腹部外科实践

主　编　吴咸中　王鹏志

副主编　李文硕　宋继昌　崔乃强　王西墨

编　委　吴咸中　王鹏志　李文硕　宋继昌　崔乃强
王西墨　周振理　陈　鲳　李　文　陈剑秋
刘　彤　齐清会　罗连成　杜　智　陈宝公
邱　奇　田在善　孙浩然　谭　健　高　硕
王　丰　王震宇　崔云峰　戴向晨　王荫龙
张金卷　李　强　陈海龙　王光霞　李卫东
韩洪秋　冯　洁　尤胜义　王毅军　余剑波
田伟军　陈志强

绘　图　郑俊延

秘　书　王　洁　高　颖

人民卫生出版社

图书在版编目（CIP）数据

腹部外科实践/吴咸中，王鹏志主编.—北京：人民卫生出版社，2017

ISBN 978-7-117-24616-3

Ⅰ.①腹… Ⅱ.①吴…②王… Ⅲ.①腹腔疾病-外科学 Ⅳ.①R656

中国版本图书馆 CIP 数据核字（2017）第 153240 号

腹部外科实践

主　　编：吴咸中　王鹏志
出版发行：人民卫生出版社（中继线 010-59780011）
地　　址：北京市朝阳区潘家园南里 19 号
邮　　编：100021
E - mail：pmph @ pmph.com
购书热线：010-59787592　010-59787584　010-65264830
印　　刷：北京盛通印刷股份有限公司
经　　销：新华书店
开　　本：889×1194　1/16　　印张：69
字　　数：2650 千字
版　　次：2017 年 9 月第 1 版　2017 年 9 月第 1 版第 1 次印刷
标准书号：ISBN 978-7-117-24616-3/R·24617
定　　价：298.00 元
打击盗版举报电话：010-59787491　E-mail：WQ @ pmph.com
（凡属印装质量问题请与本社市场营销中心联系退换）

编　者

（按章节顺序排列）

吴咸中　天津医科大学
　　　　天津市中西医结合急腹症研究所
王鹏志　天津医科大学总医院
　　　　天津普通外科研究所
李文硕　天津医科大学总医院
宋继昌　天津市第三中心医院
　　　　天津市肝胆疾病研究所
崔乃强　天津市南开医院
　　　　天津市中西医结合急腹症研究所
王西墨　天津市南开医院
　　　　天津市中西医结合急腹症研究所
张金卷　天津市第三中心医院
王　军　天津市第三中心医院
袁　强　天津市第三中心医院
刘　彤　天津医科大学总医院
　　　　天津普通外科研究所
周振理　天津市南开医院
　　　　天津市中西医结合急腹症研究所
杨士民　天津市南开医院
陈　鲳　天津市中西医结合急腹症研究所
王光霞　天津市南开医院
王剑雄　天津市南开医院
孙浩然　天津医科大学总医院
吴焕焕　天津医科大学总医院
白人驹　天津医科大学总医院
范海伦　天津医科大学总医院
谭　健　天津医科大学总医院
李承霞　天津医科大学总医院
高　硕　天津医科大学总医院
陈松秋　天津医科大学总医院
于浩楠　天津医科大学总医院
王　颖　天津医科大学总医院
蔡　丽　天津医科大学总医院
李　文　天津市人民医院
张姝翌　天津市人民医院
石　磊　天津市人民医院
董　默　天津市人民医院
钱晶瑶　天津市人民医院
冯　洁　天津市人民医院
王震宇　天津市南开医院
赵宏志　天津市南开医院
秦鸣放　天津市南开医院
王建波　天津市中心妇产医院
陈海龙　大连医科大学
邱　奇　天津市中西医结合急腹症研究所
余剑波　天津市南开医院
高宝来　天津市南开医院
刘志学　天津市南开医院
李肇端　天津市南开医院
申　岱　天津医科大学口腔医院
房　怿　天津医科大学口腔医院
陈鄢津　天津市南开医院
袁　萍　天津市第三中心医院
李春红　天津市第三中心医院
杜　智　天津市第三中心医院
孟凡征　天津市南开医院
田伟军　天津医科大学总医院
陈经宝　广东省中医院
陈志强　广东省中医院
张毓青　天津市南开医院
吴　伟　天津医科大学第二医院
王荫龙　天津市人民医院

田在善　天津医科大学
逯　宁　天津医科大学总医院
章志翔　天津医科大学总医院
戚　峰　天津医科大学总医院
李卫东　天津医科大学总医院
付蔚华　天津医科大学总医院
陈剑秋　天津医科大学第二医院
孙晋津　天津医科大学总医院
詹江华　天津医科大学总医院
胡文全　天津医科大学总医院
刘　刚　天津医科大学总医院
韩洪秋　天津医科大学总医院
吕永成　天津医科大学总医院
尤胜义　天津医科大学总医院
付　强　天津医科大学总医院
刘　健　天津医科大学总医院
张　楠　天津市南开医院
钟　岗　天津市南开医院
罗连成　天津市南开医院
杨　东　天津医科大学总医院
韩　涛　天津市第三中心医院
郑丽娜　天津医科大学
钱绍诚　天津市第三中心医院
郑　云　天津市南开医院
孙　伟　天津市第三中心医院
王毅军　天津市第三中心医院
邹连庆　天津市第四医院
舒桂明　天津市第三中心医院
李　强　天津医科大学肿瘤医院
李慧锴　天津医科大学肿瘤医院
崔志刚　天津市南开医院
崔云峰　天津市南开医院
张　晖　天津市南开医院
许大辉　天津市南开医院
戴向晨　天津医科大学总医院
罗东宇　天津医科大学总医院
朱杰昌　天津医科大学总医院
冯　舟　天津市南开医院
王　浩　天津医科大学总医院
陈宝公　天津医科大学总医院
郑俊延　天津医学高等专科学校
王　洁　天津市南开医院
高　颖　天津市南开医院

主编简介

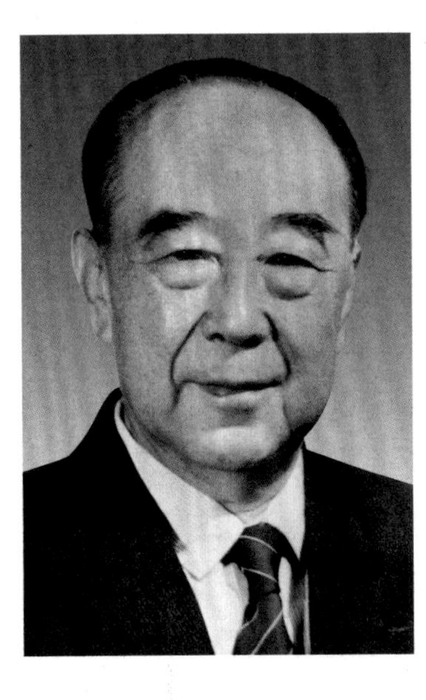

吴咸中

满族，1925 年生于辽宁省新民县，1948 年毕业于沈阳医学院。历任天津医科大学外科学讲师、副教授、主任医师、教授。

曾任天津医科大学教授及国家级重点学科点——中西医结合临床（外科）学科带头人，博士生导师。1956 年起任天津医学院附属医院外科副主任，1959—1961 年参加天津市第二届西医离职学习中医班学习两年半，曾获卫生部颁发的金质奖章。1964—1977 年任天津市南开医院院长兼外科主任，并创建中西医结合治疗急腹症研究基地，1975 年创办天津市中西医结合急腹症研究所，任所长。1978 年任天津医学院副院长，1983—1991 年任院长，1991—1994 年任名誉院长。1994 年以后任天津医科大学教授及中西医结合重点学科带头人。曾任中华医学会副会长、中国中西医结合学会名誉会长、中华医学会天津分会会长等职。出版《中西医结合治疗常见外科急腹症》（荣获 1982 年全国优秀科技图书一等奖）、《新急腹症学》《急腹症方药诠释》等专著，发表科研论文 100 余篇，在国内外杂志刊登，并有多项科研成果获部市级科技进步奖、中华医学科技奖、国家科技进步奖。1997 年获香港柏宁顿孺子牛金球奖优秀奖，2001 年获香港求是科技基金会杰出科技成就集体奖，天津市人民政府 2017 年科技重大成就奖。1996 年 2 月当选中国工程院院士。2009 年当选国家首批国医大师。曾应聘为世界卫生组织传统医学专家咨询团成员，并被国际权威机构授予“世界名人”证书。

主编简介

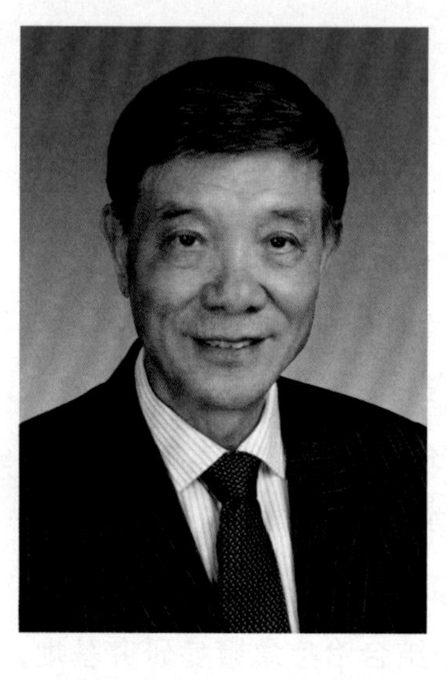

王鹏志

汉族，1937 年 9 月生。1962 年毕业于天津医科大学医疗系本科，现任天津医科大学教授、博士生导师、天津普通外科研究所所长。

天津市首批授衔普通外科专家，享受国务院特殊津贴。历任年度中华医学会科技奖励评委及国家公派留学基金评委。曾任天津医科大学总医院院长、普通外科主任，中华医学会外科分会副主任委员、国务院学位委员会学科评议组成员、天津医学会副会长、天津外科分会主任委员、《中华外科杂志》等十余家医学杂志编委、副主编等职，现任《中国实用外科杂志》等杂志资深编委、顾问，天津医学会外科分会名誉主委。

长期从事普外临床工作，专于胃肠及肝胆胰疾病的诊治，1987—1989 年赴加拿大西安大略大学进行有关移植外科博士后研究两年，回国后主持小肠移植基础与临床研究，曾列为国际小肠移植中心之一。主持及参与完成国家自然基金等 10 余项课题，4 次获得天津市科技进步奖，天津市“八五”“九五”立功奖、天津医科大学科技突出贡献奖，获全国卫生系统先进工作者称号。发表论文 160 余篇，参编医学著作 6 部、主编 1 部。

前 言

《腹部外科实践》是以天津市普通外科专家为主集体编写的高级参考书，在国内同类专著中有一定的学术地位。本书 1~3 版由天津科学技术出版社出版。首版于 1990 年，发行 7000 册。第 2 版于 1993 年出版，总字数增至 143 万字，第 1 次印刷 3000 册，很快售罄，于 1997 年第 2 次又印刷 3000 册。本书曾先后获国家中医药管理局优秀图书一等奖及天津市科技进步奖科技著作二等奖；第 3 版出版于 2004 年，分为上下两册，总字数 204 万字。本书曾先后获国家医药管理局优秀图书一等奖及天津市科技进步奖科技著作二等奖。在第 3 版前言中我曾写道："任何学术专著只能随着时代步伐不断前进、不断提高，永恒的经典是不存在的"。在本版即将付梓之际，我希望会给读者提供更新一些的内容作为参考。

经过近两年的紧张编修，预期《腹部外科实践》即将和读者见面并接受大家的检验和评价了。在欣喜之余，我愿将下述四点奉告诸君：

一、本书内涵

从第 1 版起就着重临床实践、兼顾基础理论，吸收最新技术，努力发挥中西医结合优势为主旨，深受读者欢迎。本版仍坚持初衷，继续朝着这一方向努力。近年来与腹部外科相关的理论研究成果和先进技术层出不穷，对治疗观念和治疗方法产生了巨大影响，临床疗效也随之显著提高。限于篇幅，本书难以进行充分论证，需要在实践中加以运用与不断提高。

二、本书编著者情况

从第 1 版至今，已跨越四分之一世纪，不少编著者已由青壮年步入中老年，已有十余位老专家仙逝，还有一些同志早已转移到外地或调动工作，难于联系。为保证本版的学术水平，我们以现有第 3 版编委为基础，更新了编委会力量，大量起用新人。在 35 名编委中，新增补中青年编委 19 人，80%以上具有博士学位和国外学习经历。可以说，本版编者主体是我所在的国家级重点学科——中西医结合临床（外科）创新团队的骨干，一些特邀编者一直是本学科长期的合作伙伴或指导专家。本书的出版既是该专著历史演进的阶段性成果展现，也是该学科经过二十年国家"211 工程"和天津市重中之重学科系统建设后学术成果的汇报。记得我在第 1 版《腹部外科实践》出版感怀的诗中写道："老骥自知驰程短，切盼后生胜前贤。"现在我以年过九秩之身，完成第 4 版编修工作及编者队伍的新老交替，也可称得上是告慰往者、昭示来者的一件盛事了。

三、关于内容

本版篇幅较上一版略有增加，共计39章，其中，合并调整4章，新增4章，包括第八章核医学在腹部外科病诊治中的应用，第十六章外科输血，第三十三章肝癌，第三十八章腹部外科大血管疾病。总体而言，本版较上一版更新内容约占三成，对疑难及危重症的诊疗尤为重视。我们希望这些更新内容能够反映普通外科领域国内外理论研究的最新成果及临床应用新技术、新经验和新趋势。当前，在临床实践中有两项工作特别值得重视，一是越来越多"专家共识"公布于世，二是正在强化推广"临床路径"。我们希望广大读者能够在阅读本书时互参互鉴，深入理解"专家共识"，科学执行"临床路径"，提出新问题，总结新经验，形成新常规，踏上新台阶。毕竟一部新作的出版往往仅能反映"辉煌的历史"，并为创造光明的未来提供基石。

四、关于中西医结合

中西医结合普通外科是全国中西医结合学界最为活跃且最富成果的领域之一，在国内外享有较高的学术地位，已有一大批学术成果获得国家科技进步奖、省市级科技进步奖等重大奖项。本书对中西医结合普通外科近十几年来的发展与成果做了进一步介绍，以彰显中西医结合的特色与优势，吸引更多的有志之士关心、支持并投身于中西医结合外科持续健康发展的事业中来。

尽管我们为本书的出版付出了艰辛的努力，但限于水平，仍会有疏漏错误之处，敬祈同道专家及广大读者不吝赐教。

吴咸中 谨识

2017年5月

目 录

总 论　1

各 论　527

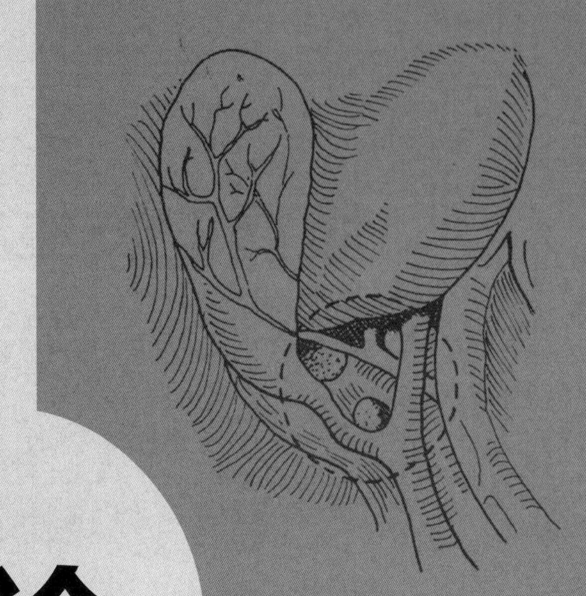

总　论

第一章

腹痛的发生机制、诊断与治疗

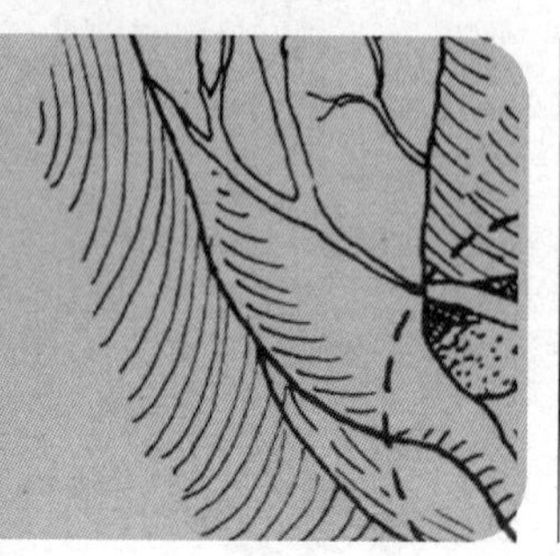

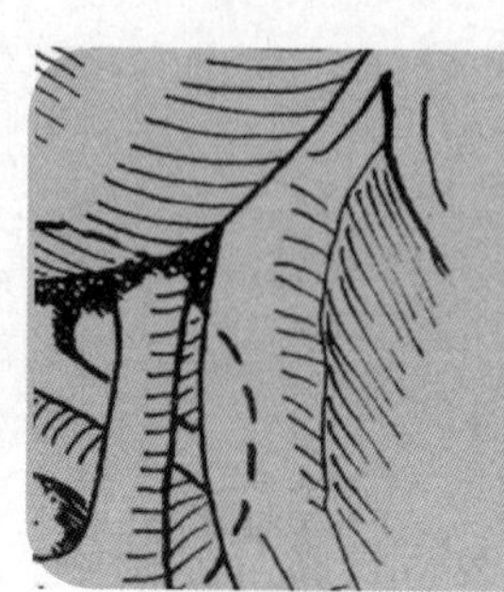

第一节 腹痛的发生机制

腹痛是腹部外科疾病中最常见的症状，像其他部位疼痛一样，腹痛具有两重性。一方面，腹痛作为一个生理信号，提示腹腔内部正在遭受某种伤害性刺激，或者已经发生某种功能性或器质性改变，从而引起人们的警惕，应及时就医并遵照医嘱进行检查及治疗；对医生来说，根据患者腹痛的性质、特点、部位、伴随的症状及发展过程，以利于作出正确诊断及选择恰当的治疗方法。从这些意义来讲，腹痛具有保护和防御性功能；老年或某些痛阈提高、感觉迟钝的患者，往往由于腹痛轻微或表现不典型，失去了早期诊断的机会，就是这种保护性功能降低的结果。但从另一方面来看，疼痛是一种痛苦，对机体又是一个不可忽视的危害；剧烈的急性疼痛可引起一系列生理生化反应，甚至可导致休克、危及生命；顽固的慢性疼痛不仅可使患者焦虑不安，甚至导致人格改变。因此，了解腹痛的发生机制，提高对各种腹痛的鉴别能力，并对引起腹痛的原发疾病进行有效治疗，是一项非常重要的临床工作。

一、引起腹痛的伤害性刺激

腹痛的原因极为复杂，包括炎症、肿瘤、出血、梗阻、穿孔及创伤等，是临床上比较常见的症状，大体上可分为外源性与内源性两大类，有时两者可互为因果。结合腹部外科疾病的情况可分为以下7类：

（一）消化管道的运动功能障碍

胃肠道、胆道、肾以下的输尿管道都是由平滑肌构成的管道系统，由于某种原因引起运动功能障碍，都可成为疼痛原因。过强的痉挛性收缩引起绞痛，如肠蛔虫症引起的肠痉挛，胆道运动功能失调引起的胆绞痛，为其典型的代表；伴随排空障碍而出现的滞留及膨胀则可引起胀痛。

（二）消化管道的机械性梗阻

由于某种病理性损害造成的消化管道梗阻，梗阻近端肠管总是企图通过强烈的收缩使胃肠道内容物通过梗阻，输送到梗阻的远端，于是就引起阵发性腹痛，并常伴有肠鸣音增强。胆道结石患者，一旦出现梗阻则表现为阵发性胆绞痛。

（三）腹腔脏器炎症

在腹腔脏器炎症时，由于组织肿胀、炎性渗出、运动功能障碍或机械性梗阻等复杂因素，可引起性质不同的腹痛，同时患者还伴有感染性的全身症状。

（四）腹腔脏器损伤及破裂

空腔脏器穿孔或破裂时，由于消化道内容物的外溢，刺激腹膜，可引起剧烈腹痛。实质性脏器破裂时（如肝、脾、胰）引起血腹，除有内出血的征象外，突发腹痛也是一个非常突出的症状。

（五）腹腔脏器的血运障碍

以胃肠道慢性缺血和急性血运障碍为最常见。慢性缺血以进食后腹痛、消化及吸收障碍为主要临床表现；以肠系膜动脉栓塞及静脉血栓形成为代表的急性血运障碍，先表现为剧烈腹痛，随后出现腹膜炎，病情危重，如不及时手术多在短期内死亡。

（六）恶性肿瘤

腹部恶性肿瘤的晚期症状之一为腹痛。空腔脏器的腹痛，多因肿瘤已侵犯到浆膜外、肠系膜根部，常易并发梗阻或穿孔；实质性脏器的恶性肿瘤则在穿破包膜侵犯到腹膜或腹后壁之后，出现顽固性腹痛。

（七）其他少见的病因

除上述6类常见的引起腹痛的伤害性刺激外，还有许多少见或较少的病因。如职业性疾病中的铅中毒；结缔组织病中的系统性硬皮症、系统性结节性红斑、结节性动脉周围炎及皮肌炎；神经系统疾病中的脊髓空洞症等，皆可出现腹部脏器受累或腹痛症状，虽不常见但亦应有所认识。

二、腹痛的特点

（一）性别与年龄

儿童腹痛常见的病因是蛔虫症、肠系膜淋巴炎与肠套叠等。青壮年则多见溃疡病、胰腺炎。中老年多为胆囊炎、胆石症，还需要注意胃肠道肿瘤等。

（二）起病情况

起病急骤多见于脏器穿孔、破裂、扭转、结石等。起病隐匿多见于溃疡病、慢性炎症等。急性腹痛多由器质性病变引起。慢性腹痛的病因可能是器质性的，如慢性胰腺炎、腹腔内恶性肿瘤等；也可能是功能性的，如功能性消化不良、肠易激综合征等。暴饮暴食后出现的急性腹痛应注意急性胰腺炎、急性胃炎，若疼痛出现在右上腹，可考虑急性胆囊炎、胆石症，肠痉挛伴有腹泻应考虑急性胃肠炎、细菌性痢疾，而不伴腹泻者提示肠梗阻。

（三）程度

疼痛的程度取决于刺激强度、病理改变发生速度及患者对疼痛的敏感性。腹痛程度一定程度上反映了病情的轻重。胃十二指肠穿孔、化脓性胆囊炎所致胆囊穿孔，胃液或胆汁强烈刺激腹膜引起的化学性腹膜炎，疼痛难以忍受。空腔脏器梗阻如肠梗阻以及胆道或者泌尿系结石引起的腹痛多剧烈，呈绞痛，但在发作间歇期间可无明显症状。

（四）节律

实质性脏器的病变多表现为持续性疼痛，空腔脏器的病变多表现为阵发性。持续性疼痛伴阵发性加剧则多见于炎症与梗阻同时存在的情况。溃疡性疼痛特别是十二指肠溃疡引起的疼痛多发生在餐后数小时，持续至下一次进餐，表现为空腹痛或者夜间痛；胃溃疡则主要表现为餐后痛。进餐后立即平卧产生的胸骨后或者剑突下烧灼样疼痛是反流性食管炎典型的疼痛特点。慢性持续性疼痛多表示腹腔内进展性固定性病变，如恶性肿瘤。持续性不同部位的腹痛说明是功能性或精神性因素所致。

（五）伴随症状

1. 伴有发热　提示腹腔内炎症性改变。

2. 伴有休克　见于内脏破裂出血、胃肠穿孔并发肠系膜炎、急性腹内脏器的绞窄、腹外脏器病变。

3. 伴有呕吐、腹泻　常见于肠道各种炎症性疾病等。

4. 伴有血便　常见于痢疾、肠套叠、急性出血性坏死性肠炎、绞窄性肠梗阻等。

5. 伴有血尿　见于泌尿系统性疾病。

6. 伴有黄疸　见于肝胆疾病、胰腺炎、胰腺癌等。

7. 伴有呕血　见于溃疡病、胆道出血、胃癌、急性胃黏膜病变。

8. 伴有腹部包块　见于炎症包块、肿瘤、肠套叠、肠扭转、卵巢囊肿、蒂扭转、蛔虫性肠梗阻等。

（六）疼痛部位、性质以及牵涉痛特点

见第二节腹痛的分类和第三节不同部位腹痛的常见病因。

三、参与疼痛形成的几个环节

（一）腹腔内感受器

分布于腹膜、腹腔脏器及各种组织的内感受器，均属于布局有特异结构的游离神经末梢，是由微细的有髓鞘纤维末梢裸露部分所构成。在接近上述组织之前一再分支，形成精细的丛状结构。从形态结构的特点来看，它们是未分化的、在进化上属于比较原始的感受装置，腹痛感觉就是从此开始的。

（二）致痛物质

伤害性刺激使受损组织释放致痛化学物质，通过直接和间接的作用，激活不同的受体使传入神经末梢去极化，产生传入冲动。研究证实，不仅许多外源性化学物质可以致痛，而且还有一些通常在组织细胞内的物质，在外伤或炎症等情况下，从受损伤的细胞内释放出来，发挥致痛作用。此类物质称之为内源性致痛物质。引起腹痛的内源性致痛物质，可分为以下 3 类：

1. 无机离子　钾离子是细胞内的阳离子，浓度为 140mmol/L，是细胞间液的 35 倍。当细胞因外伤或炎症受损时，随着细胞的破坏及细胞质的外溢，会有大量的钾离子释放出来。因此许多学者认为，在一定的条件下钾离子可以成为内源性致痛物质。氢离子是另外一个有致痛作用的无机离子。在正常代谢过程中，pH 保持相对的稳定，而在组织损伤或炎症的情况下，常出现氢离子的局部聚集，使 pH 低于正常水平。Lindahl（1974）利用 pH 电极进行测定，证明所有疼痛组织都呈酸性，表明组织 pH 降低将成为一个致痛因素。胃、十二指肠溃疡患者，由于胃酸刺激溃疡病灶而引起疼痛，服用碱性药物则多可缓解。

2. 胺类　5-羟色胺已被证明是较强的致痛物质，损伤血小板和肥大细胞释放 5-羟色胺，它有 14 个受体亚型，除了 5-羟色胺 3 为配体门控通道，其他均为 G 蛋白偶联受体。5-羟色胺主要由血小板所吸附、贮存和运载，具有激素样性质，能使血管扩张、毛细血管通透性增高，促进平滑肌收缩和内脏感觉冲动的传导，并同另一种致痛性物质舒缓激肽有协同作用。在外伤或炎症情况下，血小板释放出 5-羟色胺，可能是引起疼痛的重要原因之一。

3. 肽类　血浆激肽包括 3 种具有致痛作用的成分：舒缓激肽（bradykinin）、十肽（kallidin）和十一肽（undecapeptide），其中以舒缓激肽的致痛作用最强，在组织损伤、炎症、坏死和缺血的情况下，舒缓激肽含量明显升高，在渗出液中大量存在。舒缓激肽同 5-羟色胺之间互有协同作用。普遍认为舒缓激肽是一个重要的内源性致痛物质。

（三）机械和物理致痛因素

某些机械性和物理性因素，如消化管道的过度膨胀、肠管牵拉、肠系膜扭转以及直接机械损伤，可直接或间接地刺激神经或痛感受器而发生疼痛。这种疼痛的特点是，在机械或物理作用后立即出现的疼痛，称之为快痛（fast pain）。

（四）痛刺激转换为痛传入冲动

在内感受器受到致痛物质（或因素）作用后，还需要经过痛感受器的化学激活和由感受器静息电位过渡到动作电位的过程。根据电子显微镜观察，游离神经末梢同它所支配组织周围的细胞间液是直接接触的，这就使它有可能直接接受这些化学物质的刺激。致痛物质中的钾、氢离子、胺类和肽类，通常都带有阳离子，同痛感受器的游离神经膜表面某些蛋白质带有的阴离子残基具有很强的电亲和力，二者结合后可改变蛋白质的构相和性质，并改变了感受器膜的电化学性质，激活感受器。由此可见，致痛物质是神经末梢的激活器，同刺激的感受实际上是一化学感受过程。现代研究还表明，在感受器将刺激转换为神经冲动之前，经历了一个中间过程。在这个过程中，感受器上先出现一个直流的电位变化，称之为感受器电位。当感受器电位达到一定临界水平时，便促使与感受器相连的神经纤维上爆发动作电位。由此，感受器又相当于一个换能器，将不同能量形成的刺激转换为电信号，而感受器电位是动作电位的先导或前身，在感受器电位的基础上产生了动作电位。

（五）痛觉向中枢神经的传送

感受器被激活后所产生的传入冲动，经外周神经纤维传送到中枢神经系统。在腹腔有两个不同的通路：来自内

脏器官组织的痛纤维和自主神经同行，进入脊髓和脑，其中支配胸、腹部脏器的，加入交感神经干；食管、咽和骨盆组织的痛纤维则加入副交感神经。腹壁及壁腹膜的传入神经属躯体神经，痛纤维的细胞体均位于脊髓后根神经节内，再通过脊髓传入大脑。伤害性感受器的传入冲动，在脊髓背角神经元初步整合后，经上行通路进入中枢的高级部位。这些上行通路包括脊髓颈核束、脊髓网状束、脊髓丘脑束、脊髓下丘脑束、脊髓中丘脑束、脊髓旁臂杏仁核和脊髓旁臂下丘脑束等。在这些痛觉传导束中，脊髓网状束和脊髓颈核束传导快痛，其他的既传导快痛又传导慢痛。为了说明损伤、炎症、缺血时的致痛过程，1973 年北京医学院生理组绘制了一个示意图，有一定参考价值（图 1-1-1）。

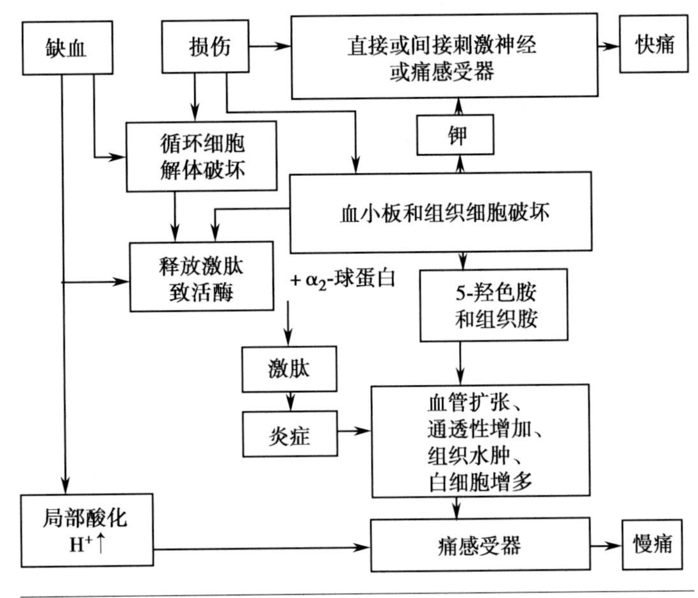

▶ 图 1-1-1　损伤、炎症和缺血时的致痛过程

第二节　腹痛的分类

学者们曾从不同角度对疼痛进行过分类。中医的分类法自成体系，根据病因病机不同，将疼痛分为风、寒、湿、热等疼痛；根据疼痛的性质分为刺痛、结痛、切痛、掣痛、胀痛及隐痛等；根据部位分为在脏、在腑、在经、在络、或在气、在血；根据整体及局部特点又分为虚痛与实痛（表 1-2-1）。

表 1-2-1　腹痛的虚实

	实痛（热痛）	虚痛（寒痛）
八纲	多为阳证、热证	多为阴证、寒证
病之部位	多在经在腑（病浅）	多在络在脏（病深）
性质与特点	痛而胀闭	不胀不闭
	痛而拒按	痛而喜按
	痛而喜寒	痛而喜热
	痛剧而坚	痛徐而缓
	饱而痛甚	饥则痛甚
脉证	胀实气粗	脉虚气少
病程	新病年壮	久病年衰
治疗效果	补而不效	攻而愈剧

中医分类法既体现了中医的整体观，也反映了痛症的性质、病因、病机、病位，与疾病的发展过程密切结合，便于指导临床治疗。西医根据疼痛的性质将疼痛分为刺痛、灼痛、钝痛等 3 大类；根据病因分为外周性痛、中枢性痛和所谓“心因痛”；根据痛产生的部位分为浅表痛、躯体深部痛和内脏痛等，这些分类方法对于腹痛的分类也很有参考价值。结合腹部外科疾病的特点，可从两个角度对腹痛进行分类。

一、根据腹痛性质的分类法

（一）阵发性绞痛

为平滑肌痉挛性收缩或蠕动增强所引起。其特点是腹痛突然发生，短时间内即可达到高峰，持续一定时间后可自行缓解，间隔一定时间又反复发作。这种疼痛往往表示空腔脏器有痉挛或梗阻，如肠梗阻、胆石症及泌尿系统结石等。胆道蛔虫所引起的阵发性钻顶样腹痛也属此类，这是由于奥狄括约肌痉挛性收缩所致。痢疾、肠炎患者在排便前也常有阵发性腹痛，是由于炎症刺激使肠蠕动增强所引起。3 种常见的绞痛的鉴别要点（表 1-2-2）。

（二）持续性胀痛（或钝痛）

可反映两种情况，一种为空腔脏器梗阻，腔内压力增高，但不伴有蠕动增强或平滑肌痉挛，此种情况多见于阵

表 1-2-2 三种常见绞痛的鉴别

类别	疼痛部位	伴随症状
肠绞痛	脐周围	肠鸣音亢进，有时可见蠕动波
胆绞痛	右上腹或剑突下，放射至右肩部	可伴有黄疸、发冷发热或胆囊胀大
肾绞痛	腰部，向腹股沟、外生殖器及大腿内侧放射	常伴有尿频等症状、可见血尿

发性腹痛的间歇期或麻痹性肠梗阻患者；另一种情况表示腹膜或腹内器官有炎症或其他病理损害（如出血及肿瘤的侵犯等）。如持续性胀痛伴有阵发性加重，多表示炎症的同时还伴有空腔脏器梗阻；如开始为阵发性绞痛，以后转为持续性胀痛，则表示空腔脏器的梗阻已并发炎症或已发生血运障碍。

（三）持续性捻痛（或拧痛）

为肠管、游离器官或带蒂肿瘤扭转所引起。腹痛突然发生，呈持续性剧烈拧痛，常向腰背部放射，不能自行缓解，见于小肠扭转、乙状结肠扭转、卵巢囊肿扭转及脾蒂扭转等。

（四）持续性锐痛

多见于溃疡病急性穿孔或急性出血性坏死性胰腺炎，由于刺激性强的消化液作用于壁腹膜所致。腹痛突然发生，持续性刀割样疼痛，难于忍受，可因体位改变、深呼吸或咳嗽而加重，故患者多采取一定姿势静卧不动。伴有腹肌紧张，腹部拒按。

（五）烧灼样上腹痛

为酸性胃内容物刺激，胃、十二指肠溃疡所引起，常于进食或服用碱性药物之后而得到缓解。

（六）刺痛

由于发炎的浆膜互相摩擦所引起，常在深呼吸、咳嗽或体位改变时出现。疼痛的出现及消失均较快。见于腹膜炎及肝脾周围炎等。

二、根据腹痛传导途径的分类法

腹壁及腹膜壁层的神经包括第 7~12 对肋间神经以及第 1 腰椎神经分支，腹膜后肌肉是由第 1~4 对腰神经根支配；这些部位病变时的疼痛均能准确定位，多为躯体痛，多见于炎症，并有特定的持续性疼痛。腹膜的脏层以及被其覆盖的脏器由第 5 腰椎以及第 3 腰椎的内脏交感神经所支配，其传递的痛觉定位模糊，为内脏性腹痛。按传入神经及临床表现腹痛可分为内脏性、躯体性和放射痛。

（一）内脏性腹痛

主要来源于自身体器官。腹腔内脏受自主神经支配，其痛纤维和自主神经同行，进入脊髓和脑。由于解剖生理特点与传导径路不同，内脏性腹痛有其本身若干特点：首先，内脏性腹痛主要由牵拉、炎症以及缺血所致，对针刺、切割或烧灼等刺激很不敏感，但对空腔器官的突然扩张膨胀、平滑肌的痉挛性收缩、化学致痛物质刺激，以及实质脏器包膜张力增高等颇为敏感，在接受上述刺激之后，根据接受刺激部位不同，可在相应部位出现绞痛、胀痛或烧灼痛；其次因疼痛感受器相对不足，常产生钝痛，持续时间长短不一，内脏性腹痛定位不够准确，但亦有一定规律可循。受腹腔动脉支配的胃、十二指肠、肝、胆及胰腺，在胚胎起源于前肠；当这些器官发生疾病时，腹痛多出现在上腹部（图 1-2-1A 前肠）。受肠系膜上动脉营养的小肠和直到脾曲部的结肠，在胚胎期源于中肠，当发生疾病时腹痛多出现在中腹部脐周（图 1-2-1B 中肠）。受肠系膜下动脉营养的降结肠、乙状结肠及直肠上段源于后肠，其疼痛则位于下腹部（图 1-2-1C 后肠）。在胚胎时，睾丸与肾源于同一部位，以后睾丸逐步降至阴囊，故在患急性泌尿系统疾病时，患者可有同侧睾丸痛。再次，值得注意的是，在出现内脏性腹痛的同时，还往往伴有明显的皮肤血管收缩、出汗、恶心、呕吐、心动过缓和血压下降等变化，患者情绪反应亦较强烈。因此，内脏性腹痛不仅仅是一个疼痛的反应，同时也是一个腹腔内脏器官功能紊乱的信号，应引起临床医生的足够重视。

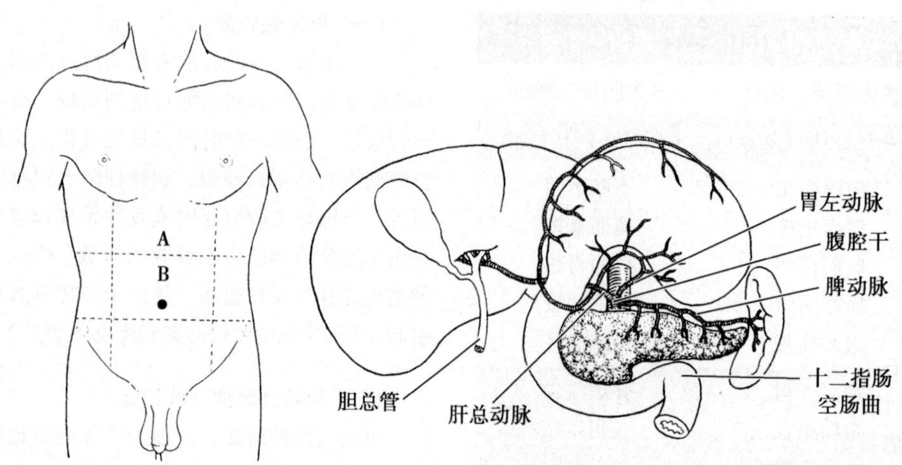

A.前肠（腹腔动脉）

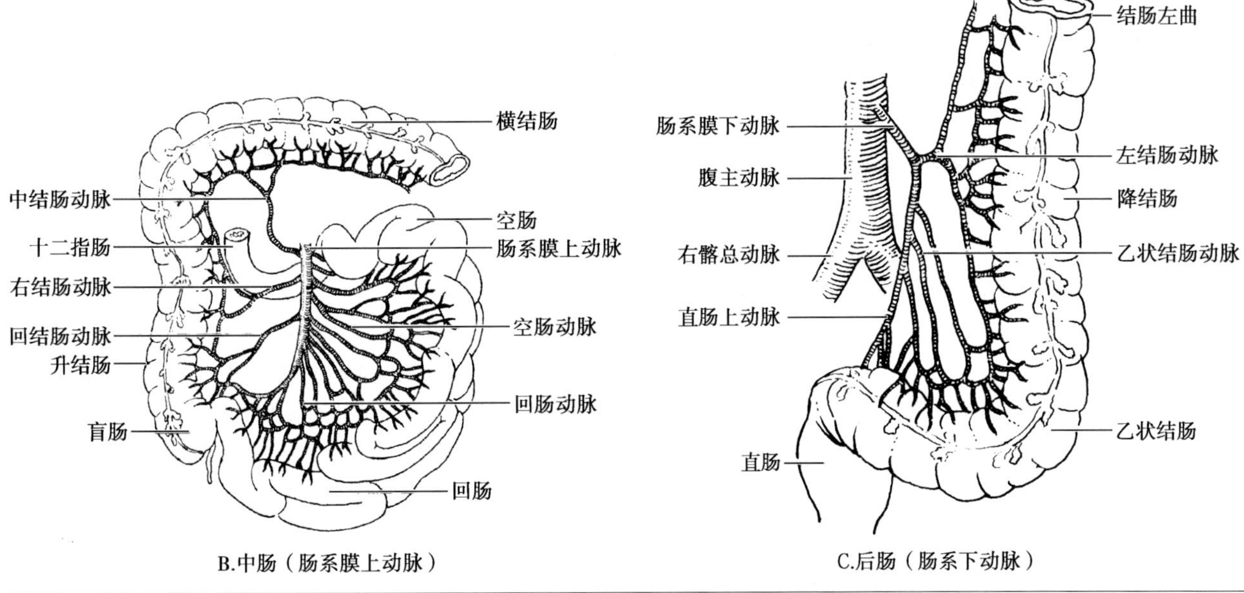

▶ 图 1-2-1　内脏性腹痛的定位

（二）躯体性腹痛

主要来源于皮肤、皮下组织、韧带、血管及神经。按照疼痛来源的不同分为表浅疼痛和深部疼痛。表浅疼痛比深部疼痛富含更多的疼痛感受器，疼痛范围明确、固定，持续时间短。前腹壁和壁腹膜的脊神经来源于下 6 对肋间神经。第 7 肋间神经分布在剑突下，第 10 肋间神经达到脐部，第 12 肋间神经终于耻骨上。当壁腹膜受到消化液、血液或炎性渗液刺激时，可出现持续性锐痛，定位准确，伴有压痛、反跳痛及肌紧张。

在各种伤害性刺激中，胃液、十二指肠液、胆液及胰液引起的疼痛最为明显；末端小肠及大肠内容物引起的疼痛次之；血液对腹膜的刺激亦比强酸、强碱液体的刺激性为小。当膈肌受到炎性渗液或血液刺激时，可在颈部或肩部出现疼痛。由于腹后壁及肠系膜根部亦受脊神经的支配，故当腹腔内病变侵犯到腹膜后及肠系膜根部时，亦在相应的腰背部产生持续性钝痛。

（三）放射性痛或牵涉痛

作用于腹腔内脏感受器的伤害性刺激，除在原刺激部位被感知外，有时还可以在远离病源器官的其他部位被感知，如此疼痛称之为放射性痛或牵涉痛（referred pain）。胃肠道初级传入纤维和躯体感觉、自主神经、肠神经系统有密切联系，所以腹腔受损的患者可能会合并自主神经系统和躯体牵涉痛。如在胆囊炎及胆道疾病时，可在右肩或右肩胛区感到疼痛；在急性胰腺炎时可在左肩或左背部有放射性痛；输尿管结石可放射至腹股沟、阴囊或股内侧；右下叶肺炎、胸膜炎、心肌梗死等胸部疾病，可由胸部放射至上腹部等。牵涉痛是内脏痛觉的一种重要生理特性，引起牵涉痛的结构基础可能是：

1. 病变脏器的初级感觉纤维进入脊髓后一方面终止于特有的二级神经元，另一方面以侧支终于有关躯体结构感觉传导的神经元。

2. 病变脏器与相应躯体结构的初级感觉纤维终于同一个二级神经元。

3. 初级感觉神经元周围突有不同侧支分布于内脏及相应躯体结构。关于放射性疼痛的发生机制曾有过不同的解释，但被多数人接受的说法是共同传导通路学说，该学说认为来自内脏和躯体组织的痛纤维通过同一脊髓节段的神经根进入脊髓的后角，甚至可能汇聚于同一个神经元而后向上传送（图 1-2-2）。当内脏痛纤维传送痛觉冲动到大脑皮质时，大脑皮质误将冲动的来源判断为来自相应部位的皮肤，故在此处出现疼痛或皮肤敏感区。

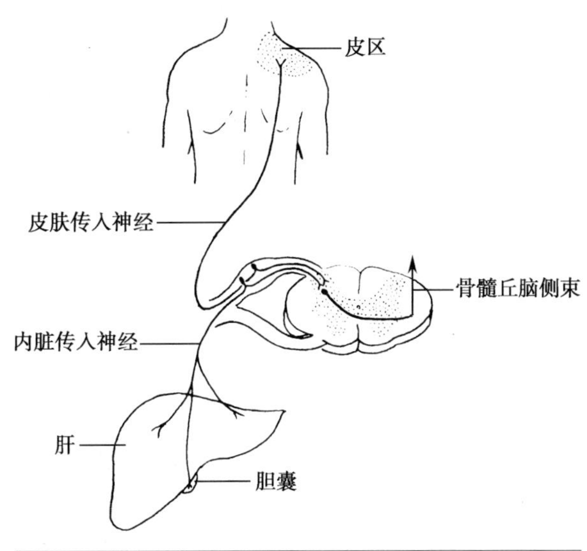

▶ 图 1-2-2　反射性疼痛的产生机制

1

第三节 不同部位腹痛的常见病因

虽然躯体性腹痛、内脏性腹痛及放射性疼痛由于传导径路的不同及致痛病因和疼痛性质的各异，往往给诊断带来一定困难，但是仍有其规律可循，如能仔细分析，不难作出正确判断。本节按腹痛出现的不同部位，对病因、病理做一些分析。

一、全腹部疼痛

突然发生的全腹痛常意味着病变广泛或病情严重。空腔器官穿孔引起的弥漫性腹膜炎，多发病急，腹痛剧烈，迅速波及全腹，同时伴有压痛、反跳痛及肌紧张；绞窄性肠梗阻多先有阵发性腹痛，发病急剧，先为肠缺血引起的伴有阵发性胀痛，随着因肠管生机的丧失则转为持续性胀痛，当肠管坏死及腹腔内出现大量血性渗出物后，很快地出现全腹膜炎及休克；因食物过敏或中毒引起的全腹痛，多伴有恶心、呕吐及腹泻，有时还出现荨麻疹及哮喘，但无腹膜炎的体征。由腹腔内局限性炎症扩散而引起的全腹膜炎，在开始阶段都会有局限性炎症的症状与体征，在扩散之后，腹痛及压痛仍以原发病部位为最明显。详细询问病史及进行体检，多能作出正确诊断。

二、剑突下或心窝部疼痛

最常见的是胃、十二指肠疾病，多为慢性疼痛或反复发作的疼痛，有时表现为烧灼痛，与饮食关系较密切。常见病有溃疡病、急性胃炎、胃癌、急性胰腺炎或慢性胰腺炎。少见病有食管炎及膈疝等。

三、右上腹痛

急性阵发性绞痛多为胆道疾病所引起，包括胆石症、胆囊炎、胆道蛔虫症及胆道运动功能紊乱。肝内胆管结石、化脓性胆管炎及先天性胆总管囊性扩张，除右上腹及剑突下疼痛外，还常伴有发冷发热及黄疸。右上腹持续性胀痛应考虑肝脏疾病，如急性肝炎、肝脓肿等。急性心力衰竭患者，由于肝脏淤血肿胀亦可引起右上腹疼痛，此时多伴有肝脏肿大。其他如大肠疾病及某些泌尿系统疾病也可引起右上腹痛，应注意大便及尿的变化。

四、左上腹痛

左上腹痛不如右上腹痛常见。脾脏疾病，包括脾脏急剧肿大、脾梗死及脾周围炎、游走脾，可引起左上腹痛部急性疼痛。主要侵犯胰体、胰尾部的慢性胰腺炎、假性囊肿及肿瘤；某些泌尿系统疾病，如肾结石、肿瘤及多囊肾，亦可引起左上腹痛，而且多波及腰背部。溃疡性结肠炎、癌及脾曲综合征也是应当注意的问题，这些疾病左上腹痛仅是其症状之一，结合其他症状及进行必要的特殊检查多可确诊。

五、右下腹痛

这是腹痛最常发生的部位，也是最易发生的误诊部位。对右下腹痛的鉴别往往涉及许多疾病，故应格外注意。

（一）阑尾疾病

这是右下腹痛最常见的原因，除常见的急、慢性阑尾炎及其并发症（包括局限性腹膜炎及阑尾周围脓肿）外，少见的阑尾疾病还有阑尾黏液囊肿、癌、类癌及肠套叠等。阑尾疾病虽然病理改变不同，但在出现症状时，多以阑尾炎的形式表现出来，或者说多在并发炎症时才出现明确的症状。这可能是阑尾疾病的共性。在抓住共性的基础上，再结合每个疾病的特性，手术前有时可确定诊断，但多数病例只有根据手术中的所见及术后病理检查才能最后确诊。

（二）回盲部及末端小肠疾病

这是肠道多发疾病部位。常见疾病有回盲部结核、癌瘤、肠套叠及克罗恩病（Crohn disease）等。这些疾病的发病过程及临床表现都有所不同，但当病情发展到一定阶段，均会出现程度不等的低位小肠梗阻症状，多在右下腹部可触及硬结或包块。再结合患者其他症状及钡灌肠、纤维结肠镜等特殊检查，多能做出正确的诊断。回肠米克尔憩室炎的临床表现与急性阑尾炎极相似，但腹部压痛点较阑尾炎略高且偏向内侧。

（三）肠系膜淋巴结结核

病程较长，多有低热、盗汗等结核病的全身症状，腹痛不规则，虽不严重但持续不断。如同时有结核性腹膜炎，已并发粘连性肠梗阻，则可出现慢性不全性肠梗阻的症状，腹痛的性质亦随之改变。

（四）泌尿系统疾病

右侧肾及输尿管结石、游走肾、肾结核、肾囊肿及肾盂积水，均可出现右下腹痛症状。但这些患者都应有泌尿系统的相应症状，而且疼痛多波及腰背部或向腹股沟或大腿内侧放射。通过泌尿系统的特殊检查多可确诊。

（五）妇产科疾病

异位妊娠破裂、卵巢滤泡破裂出血、卵巢囊肿蒂扭转、带蒂子宫肌瘤扭转，急、慢性盆腔炎及子宫内膜异位症等也可以引起右下腹痛。但这些疾病的腹痛位置均偏低，主要压痛点常在耻骨上部。盆腔检查也有助于确诊。

六、左下腹痛

原发于左下腹疼痛较少见。降结肠与乙状结肠疾病、慢性便秘有时出现左下腹痛。左侧异位妊娠破裂及肾、输尿管结石也是左下腹痛的可能原因。在极为少见的内脏转位者，回盲部与阑尾位于左下腹部，当上述器官发生疾病时则出现左下腹痛。

第四节 腹痛的诊断与鉴别诊断

为了正确鉴别腹痛的发生原因，首先应掌握与腹痛有关的解剖学、生理学及病理学知识，以便能通过疼痛现象去探求产生疼痛的原因、部位，有助于作出定性及定位诊断；其次是按照一定程序进行系统检查，防止顾此失彼；再次是建立正确的思维方法，对于患者所提供的病史资料及临床检查所收集到的数据，进行由表及里、由浅入深的分析，对于可能的病因病理该肯定的肯定，该排除的排除，把最后的诊断建立在可靠的科学的基础之上；最后还应跟踪病情变化，随时补充或修正原来的诊断意见，以便不断完善治疗方案，改进治疗方法。

一、熟悉腹内脏器的神经支配和疼痛部位

在腹内脏器疾病未波及壁腹膜和腹后壁之前，致病因素所引起的疼痛冲动，通过内脏神经传送到相应的脊髓节段，再传到大脑皮质，而后在特定的部位出现腹痛。人们可以根据内脏性腹痛的部位来推断受到伤害性刺激的腹内脏器，再根据疼痛的性质，结合其他临床表现，来推断病理性质（表 1-4-1）。

表 1-4-1 腹内脏器的神经支配和疼痛部位

脏器	神经支配	脊髓节段	疼痛部位
膈	第 6~12 肋间神经、膈神经	第 6~12 胸椎、颈椎	两侧下胸部、两侧腹部、颈部、肩部
胃、十二指肠	内脏大神经、两侧	第 7~9 胸椎	上腹中部
小肠、阑尾	内脏大神经、两侧	第 9~11 胸椎	脐周围
升、横、降结肠	内脏小神经、两侧	第 11~12 胸椎	下腹中部
乙状结肠、直肠	内脏小神经、骶神经	第 11~12 胸椎、第 2~4 骶椎	下腹中部、骶部
肝、胆道、脾	内脏大神经、一侧	第 7~9 胸椎	上腹中部、同侧上腹部、肩胛下部
胰	内脏大神经、两侧	第 6~10 胸椎	上腹中部、后腰部
肾、输尿管	内脏最小神经、一侧	第 2~4 骶椎	同侧上腹部、腹股沟部、阴囊
膀胱	骶神经	第 2~4 骶椎	下腹中部、阴茎部、会阴部
卵巢、输卵管、子宫	内脏小神经	第 10~12 胸椎、腰椎、第2~4 骶椎	下腹中部、同侧下腹部、骶部、会阴部

二、详细询问病史

询问病史是诊断疾病和分析病情的开始，诊断结论需要在各项诊断及检查程序完成之后方能做出。在询问病史时，一般先听取患者或家属的叙述，从叙述中可以得到一个有关发病经过的初步轮廓。在此基础上，医生可抓住与疾病诊断有关的若干重点问题作进一步较深入的询问、以便证实某些情况，或排除某些情况。在体检和常规化验得到结果之后，以及在治疗过程中，还可根据需要对病史中的某些问题做更进一步的查询。因此，对于病情较为复杂或病情较长的病例，询问病史不可能是一次完成的。在询问病史时，态度要和蔼亲切、听取患者叙述要耐心。切忌粗暴草率，先入为主，患者尚未把话说完，医生早已“成竹在胸”，也不要进行诱导或暗示。这些做法都容易导致对重要病史情节的忽视或曲解，给诊断造成困难。在腹痛病史的收集中应着重注意以下几个方面的内容：

（一）发病情况

了解腹痛是突然发生的还是缓慢出现的。患者认为哪些因素可能与腹痛发生有关，如饮食、劳动、情绪改变、气候变化或服用药物等。腹痛后的发展变化过程，是不断加重还是时轻时重。经过何种治疗，对治疗的反应如何。

（二）腹痛的部位

开始疼痛部位及以后变化，主要腹痛部位及放射痛部位。疼痛范围是否继续扩大，腹痛轻重与体位改变有无关系。

（三）腹痛的性质

是绞痛还是胀痛，是持续性疼痛还是间歇性疼痛，在发病过程中腹痛的性质有无改变。按照第二节所述的分类方法对患者腹痛进行分类，往往有助于病情诊断。

（四）腹痛的强度

腹痛强度与病变性质和程度、患者痛阈的高低及药物

的影响都有关系。不能笼统地认为“痛轻病轻，痛重病重”，例外的情况不在少数。胆道蛔虫症可引起剧烈的钻顶样腹痛，但在并发胆道感染以前，器质性损害多较轻微。老年人对疼痛的敏感性降低，往往自觉腹痛的程度与腹腔内病变的严重程度很不相称，忽略了这个特点容易延误治疗时机。婴幼儿不能表达腹痛的有无及其程度，有经验的儿科医生只能通过如烦躁不安、阵发的哭闹等表现，再结合反复的体检来进行判断。过早或过量地给予镇痛解痉药物，可以掩盖患者疼痛症状，导致病情估计上的错误。

（五）腹痛与其他症状之间的关系

伴随腹痛而出现的其他症状，对于分析腹痛的原因及确定疾病性质，有着非常重要的意义。在阵发性腹痛的同时，如出现腹胀、呕吐及停止排气排便，为肠梗阻临床表现。在右上腹绞痛之后，发冷发热，或出现黄疸，多为胆石症引起的胆道感染。持续性胀痛，体温增高，随后腹胀、呕吐、停止排便排气，多为腹膜炎引起的麻痹性肠梗阻。在询问病史时，除了解有无其他伴随症状外，还应注意伴随症状出现的先后次序。在慢性腹痛时，要着重了解患者食欲变化、排便情况及有无体重减轻等。

（六）过去史

过去史在腹痛的诊断中亦十分重要。应了解过去有无同样或类似的腹痛发作，有无与本病相关的慢性疾病病史，曾否做过手术。是否长期服用某种药物等等。

（七）月经史

对育龄女性患者应重视月经史的询问，应特别注意腹痛出现时间与月经周期的关系。由于某些女性盆腔内生殖器官疾病可以引起腹痛、出血等急腹症的症状，如能及时做出鉴别，有利于及时治疗。异位妊娠破裂多有月经周期后延且此次出血少的病史，卵巢滤泡破裂出血发生在月经周期的中期，卵巢黄体破裂出血则发生在月经周期的后期。卵巢囊肿扭转患者常有闭经、少量不规则的阴道出血的病史。慢性盆腔炎和盆腔结核可因急性发作而引起下腹痛，前者常有月经量过多，而后者月经量少色暗。

三、体格检查

对腹痛患者应先作系统的全身检查，其步骤和方法与其他疾病相同。结合腹痛患者特点，对急性腹痛患者首先应注意观察神态表情、体位姿态，凡惶恐不安、辗转反侧或表情淡漠者，皆为病情严重的标志。其次，注意有无皮肤干燥、眼球凹陷及唇舌干红等表现，如有则表示已有较重的脱水或电解质紊乱。再次，要测取体温、脉搏、血压及呼吸，这些生命指标对于判断腹痛的病因及病理性质很有帮助。如患者有巩膜及皮肤发黄，表示病在肝胆系统。对于慢性腹痛患者，要注意观察营养状态，如患者明显消瘦，肢体肌肉萎缩，多为慢性消耗性疾病，癌瘤的可能性较大。腹部检查应作为体检的重点，可按视、触、叩、听顺序进行。

（一）视诊

先观察腹部外形，注意有无手术切口瘢痕、皮下出血、色素沉着及腹壁静脉曲张。弥漫性腹胀常见于胃肠道梗阻、腹膜炎及大量腹水。如腹壁有明显的静脉曲张，则支持肝硬化及门静脉高压症。局限性或非对称性腹胀，常见于腹腔脓肿、肿瘤、肠扭转或肠套叠。舟状腹则是慢性消耗性疾病的一种表现。认真观察腹壁呼吸运动对急性腹痛的诊断有重要价值。腹壁呼吸运动减弱或消失为腹膜炎的重要体征。胃肠蠕动波的出现，标志着为肠道有慢性梗阻。胃蠕动从剑突下开始，向右下方移动，小肠蠕动则从左下腹走向右髂窝，大肠蠕动波很少看到。在视诊时要把观察的范围扩大到腹股沟及阴囊，不要忽视由于嵌顿疝而引起的急性腹痛。

（二）触诊

触诊要从非腹痛部位开始，逐渐转向疼痛部位。触诊动作要轻柔，先进行浅部触诊，以后再进行深部触诊。触诊要注意以下3类特征：

1. 腹壁压痛、反跳痛和肌紧张　三者是判断腹内炎性病变严重程度的重要指标，一般与炎症的范围及程度相一致，但也与腹腔内渗液的性质有关。在治疗过程中，注意观察压痛、反跳痛与肌紧张范围的变化，有助于判断病情的进退。

2. 腹部包块　如在触诊中发现包块，应注意包块的部位、大小、硬度、活动、边界、表面情况及有无压痛等。

3. 肝脾的触诊　检查有无肝脾大、表面情况、硬度及有无压痛。

（三）叩诊

腹部叩诊主要用于了解以下情况：

1. 叩痛及叩击痛　腹部有叩痛，表明腹内器官及腹膜有病变，如急性腹膜炎及血腹。肝、肾部位的叩击痛常见于肝脓肿、膈下脓肿及肾结石。

2. 腹胀的性质　叩诊呈鼓音，多为胃肠道胀气或有气腹；叩诊呈实音或浊音，则表示腹腔内有实质性肿瘤、腹腔积液或血腹。

3. 移动性浊音　为诊断有无腹水或血腹的一种诊断方法，当积液在500ml以上时，可测出移动性浊音。

4. 肝浊音界测定　肝浊音界缩小或消失，表示腹腔内有较大量的游离气体，见于消化道穿孔。但必须注意的是，严重肺气肿患者，或在明显腹胀的情况下，肝浊音界亦可缩小，故应仔细鉴别。

（四）听诊

注意有无震水音及肠音异常，前者可在胃肠道梗阻时测出，常见于幽门梗阻、急性胃扩张及急性低位肠梗阻；后者又可分为肠鸣音亢进、减弱及消失，急性机械性肠梗阻时，肠鸣音亢进且常伴有气过水声或金属音，肠鸣音减弱及消失则是肠麻痹的常见体征。

直肠与盆腔检查也应列为常规检查的一个内容。有人把直肠比喻为了了解腹腔病情的一个“窗口”。在低位阑尾炎、盆腔脓肿、卵巢囊肿扭转及盆腔炎时，直肠指诊多在病侧出现触动或触及包块。盆腔检查时可有宫颈举痛及后穹隆饱满等体征。后穹隆穿刺有血液时，多位异位妊娠破裂。

四、化验室检查及特殊检查

（一）血、尿、便常规检查

为不可缺少的检查内容，此外，还应根据需要进行生化检查、各种酶的测定及肝肾功能检查。

（二）X 线检查

包括腹部 X 线检查、胸部 X 线检查、钡餐检查及钡灌肠检查等，可根据病情需要加以选择。

（三）超声波检查

对于肝胆疾病 B 型超声波应作为第 1 线检查方法，对于腹腔脓肿的定位和腹腔渗液的诊断，都有重要参考价值。

（四）特殊检查

包括消化道内镜、经内镜逆行性胆胰管道造影（ERCP）、腹腔镜、胆囊造影、经皮肝穿刺胆道造影、CT、选择性腹腔动脉造影及核素扫描等，可根据需要与可能加以选用。

为了合适地应用各种检查方法，在腹痛诊断中，对于顽固性疼痛或疑难病例，我们提出了一个检查程序，可供读者参考（图 1-4-1）。

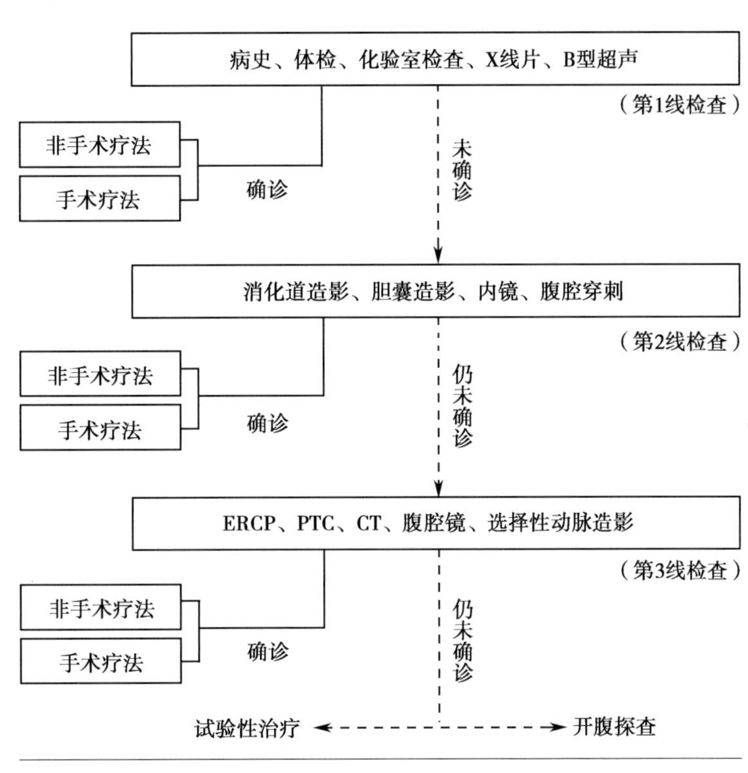

▶ 图 1-4-1　腹痛诊断与治疗示意图

第五节　内脏感觉过敏与腹痛

在临床实践中，经常遇到的是内脏性腹痛、躯体性腹痛及放射性疼痛。这几类腹痛由于致痛因素比较明确，临床表现有规律可循，故在诊断上困难不大。但也有部分患者虽有不同程度的腹痛及其他消化道症状，但经过多项检查，均未发现明确的病理损害，因而常冠以“胃肠功能性疾病”或“胃肠神经症”等模糊诊断。随着消化道功能检测手段的不断完善，已经证实许多胃肠功能性疾病存在着运动功能紊乱，但仍有 30%～50% 患者未能测出运动异常，而在有异常运动改变的患者中亦可无腹痛等明显症状。因此，内脏感觉过敏的问题日益受到重视，很可能对全面认识胃肠疾病有所帮助。

一、内脏感觉过敏的表现形式与机制

内脏感觉过敏是腹痛的一个重要特点。是指内脏器官在病理背景下，又受到新的机械性、化学性或其他类型的刺激时，其疼痛程度增加，由原来没有明显不适或者不痛感觉，发展为疼痛，由原来轻微的疼痛或不适进一步发展，

1

疼痛加剧。

内脏感觉过敏的基本表现形式有 3 种：

1. 低阈值刺激即可引起反应或不适。

2. 正常人不被感知的生理刺激，在感觉过敏的情况下被感知，引起腹痛、腹胀及早饱等症状。

3. 对伤害性刺激反应强烈，引起超越常人的剧烈疼痛。

内脏感觉过敏机制可能涉及胃肠道感受器、信号传入、脊髓背角、中枢神经以及胃肠道生理状态等。根据 Mayer 及 Crowell 等的研究报告，感觉过敏与以下 5 个环节有关：

（一）外周致敏

炎症或化学、物理刺激，使机械敏感纤维感知阈下降，同时也可使机械不敏感纤维转化成机械敏感纤维，通过这两种机制使低阈或高阈传入纤维信号产生放大效应。组织损伤或炎症后，外周神经末梢的环境可因组织损伤和随之发生的血浆外渗而发生改变。它们可引起损伤组织和因局部 C 类纤维轴突反射而活化的外周感觉神经末梢释放大量的致痛物质。这些化学中介物可产生两种截然不同的效应：①直接激活 C 类传入神经纤维；②易化 C 纤维活性，造成 C 纤维轴突频率反应曲线左移和斜率增大，引起迟发性疼痛和刺激作用下的疼痛感受增强（感觉过敏）。外周致敏纤维信号传入脊髓，通过增加神经活性物质（谷氨酰胺、P 物质、降钙素基因相关肽）的释放，作用于Ⅱ级神经元。

（二）中枢致敏

中枢致敏是继发于外周致敏而发生的信号放大，而且传入脊髓浅层背侧角，通过兴奋性神经递质释放，突然出现Ⅱ级神经元的兴奋性增加、神经可塑造性改变，这种现象被称为乘势而上（wind-up）。神经可塑造性改变使脊髓高兴奋持续存在，即使外周刺激消失后，仍存在痛觉过敏，称为疼痛记忆。由内脏伤害性感受器的敏感化，感觉传入信息增加，必然导致脊髓和脊髓上部位中枢神经元兴奋性增强。如行为学的研究：在动物鞘膜内使用 N-甲基-D-天冬氨酸（NMDA）和非 NMDA 受体拮抗剂可明显减弱内脏的过敏反应；相反，使用 NMDA 受体拟似剂可增加对内脏刺激反应的幅度和持续时间，其中包括接受内脏输入的脊髓背角神经元的反应增强。近期研究结果表明，脊髓和脊髓上的结构均参与内脏过敏的发展和维持；越来越多的证据表明脊髓-延髓-脊髓环路在中枢敏感性机制中的重要性。

（三）内源性疼痛抑制系统的作用

大脑通过延髓下行系统影响脊髓背角感觉神经元，实现内源性疼痛抑制作用，使脊髓感觉神经元兴奋性降低，感觉伤害的疼痛减轻。如果该抑制系统易化（facilitation）则脊髓背角神经元兴奋性增加，产生感觉过敏。

（四）心理因素的影响

负性心理活动实际上是大脑皮质和边缘系统的异常情绪反应，通过下行通路影响脊髓背角神经元的功能，可能与阿片介导的镇痛作用降低有关。心理因素造成的感觉过敏又反过来加重心理情绪反应，促使内脏敏感性增强。

（五）胃肠局部因素的影响

胃肠局部因素对感觉的影响亦很明显，包括平滑肌的张力和收缩、平滑肌的适应性松弛、神经系统和内分泌细胞等。肥大细胞与胃肠感觉过敏有一定关系，肥大细胞脱颗粒将导致内脏感觉阈下降。

上述 5 个环节是相互联系的，可以从下向上，即内脏的过敏从内脏传入开始，亦可从上向下，在环境、情绪或内脏刺激影响下，自主脑干核的反应性发生变化，引起内脏自主调节和内源性疼痛调节系统的变化，导致内脏感觉过敏的发生。

二、内脏感觉过敏性腹痛的临床表现

内脏感觉过敏性胃肠疾病可出现多种（或几组）胃肠道症状，但从临床实践角度来看，与腹部外科最为密切的是肠道易激综合征（irritable bowel syndrome，IBS）。

腹痛、腹胀、腹泻及便秘是 IBS 的主要症状，其中腹痛更为突出，几乎所有患者均有腹痛，小肠 IBS 的腹痛多见于脐周或右下腹，结肠 IBS 腹痛部位较广泛且定位模糊，以左下腹、右下腹、下腹部及左上腹部为多见。腹痛常发生于餐后或排便前，疼痛性质以钝痛和胀痛为多，有时也表现为绞痛或锐痛。腹痛程度多为轻中度，可耐受，持续时间可从数分钟到数小时，持续数日者极少见。腹痛反复发作，可连续数年或更长，但多能自我缓解为本病的特点。

排便习惯改变为常伴随的症状，可为便秘、腹泻或二者交替。可有自主神经紊乱的表现，精神因素或应激事件可诱发或加重症状为本病的特点，详细了解病史及腹痛发生规律有助于与其他器质性腹部疾病相鉴别。

腹部检查可有压痛，但无反跳痛及肌紧张，部分患者可在左下腹部触及腊肠样肠管。如无其他并存疾病，血、尿、大便常规检查均无异常发现。

三、内脏感觉过敏的检查及诊断

随着对胃肠功能性疾病认识的提高，现已研制了多种仪器设备开展检测工作，其中包括：内脏刺激器（电子注气泵）、经黏膜电刺激、温度刺激、诱发脑电位、正电子发射断层摄影术、反射学技术等。目前应用较广泛的是内脏刺激器，其他方法目前尚在试用阶段。

内脏刺激器是通过插入到胃肠道内的导管，在计算机控制下自动向高顺应性囊内注气或抽气，使囊内达到规定的容量或压力，以检测胃肠道感觉阈值。该检测方法已在国内部分医院开展，但还有许多问题有待进一步研究解决。在取得简易准确的诊断方法之前，依靠详细的采集病史资料，多方面的临床检查及几种行之有效的特殊检查，仍然是确定诊断的有效方法。先排除器质性疾病，以后再区别是何种功能性疾病，是以运动功能失常为主，还是以感觉过敏为主，还是两者兼有，在此基础上，进一步分析感觉过敏的产生机制并提出治疗方法。

总的说来，我们对功能性胃肠道疾病的认识还不足，对于内脏感觉过敏性疾病的认识更为不足。取得较充分的认识，掌握有效的治疗方法还需要经过一个相当长的过程，还要付出更多的努力。

第六节　中西医结合治疗急腹症疼痛

中医认为急腹症病因可概括为气、血、寒、热、湿、食、虫等七类，这些致病因素可以单独致病，且可相互转化而生病。急腹症涉及的胆、胃、大肠等均为腑。中医运用“六腑以通为用”的理论，在治疗急腹症疼痛方面具有显著疗效。中医对疼痛的病机有独到的见解，概括起来有以下三条：即“不通则痛”、“不荣则痛”和“不调则痛”。不通则痛主要是气滞和/或血瘀。气为血之帅，气行则血行，气滞则血瘀。情志不遂，肝气郁结，可致气滞腹痛；若外邪侵袭，使气机不畅，经络痹阻，可造成全身疼痛。不荣则痛主要表现在阳失温煦和阴失濡润两方面，因阴阳气血不足，经脉脏腑组织失去温煦和濡养而产生疼痛。不调则痛是指因气迹不循常规或阴阳平衡失调引起疼痛。在急腹症疼痛治疗方面，中医在一些方面弥补了西医治疗的不足，显示了良好的发展前景。在临床实践中再配合西医治疗，往往能收到更好的效果。

一、西医治疗

1. 禁食水，持续胃肠减压。
2. 法莫替丁 40mg 静注以抑制胃液分泌。
3. 应用抗生素防治感染。
4. 用能量合剂、碳水化合物等进行静脉营养。
5. 输液维持水、电解质平衡，纠正代谢性酸中毒。
6. 监测心率、血压、体温等生命体征。
7. 对症治疗。

二、中医治疗

（一）急性胃痛

包括西医的胃十二指肠溃疡、急慢性胃十二指肠炎、胃神经官能综合征以及其他各种原因引起的胃痉挛疾病，临床上可分为实热证和虚热证两大类。

1. 实热证

（1）特点：突然剧烈腹痛，腹硬如板状，肠鸣音减弱或消失，舌红苔厚，脉弦数。常见于溃疡穿孔。

（2）治疗：中医治疗宜泄热通腑，可先用承气汤灌洗，24 小时后改用大柴胡汤加减，以促进胃肠功能恢复。并发出血时可服用大黄 3g，每日 2~3 次，严重者需加用西药止血。穿孔早期针刺中脘、足三里，强刺激针 1 小时，可促进穿孔闭合。

2. 虚寒证

（1）特点：绵绵腹痛或者突发腹痛，间歇发作，苔薄白，脉弦细。常见于慢性胃炎、胃痉挛等。

（2）治疗：中医治疗宜温中缓急，和胃止痛，可选小建中汤加减。针刺上脘、中脘、足三里、内关、胃俞、合谷等穴位，也可用药袋或热水袋熨敷腹部，并持续 15~20 分钟。

（二）急性胰腺炎

1. 特点　突发剧烈腹痛，恶心呕吐，可伴发热、黄疸，舌淡红，苔白或黄，脉弦或弦滑数。

2. 治疗　发病初期，以气郁为主者，宜疏肝理气、清热解毒，方剂选大柴胡汤加减；以腑实为主者，宜清里攻下，选清胰汤或承气汤加减。如为急性出血性胰腺炎并麻痹性肠梗阻，方剂中加甘遂末 16~19g（冲服）；如急性出血性胰腺炎并坏死、渗出或形成脓肿或假脓肿者，适当加重通里攻下药物的药量，加入红藤、穿山甲、皂角刺、三菱等成分。针刺内关、足三里、下巨虚或中脘、内关、梁门、阳陵泉，强刺激，留针 20~30 分钟。

（三）急性胆囊炎、胆石症

1. 特点　大多数胆囊炎和胆石症并存，且互为因果。

2. 治疗

（1）气郁型：多见于发病初期的胆绞痛，宜疏肝利胆，理气开郁，选柴胡疏肝散加减。

（2）湿热型：多见于化脓性坏疽性胆囊炎，宜清热利湿，选龙胆泻肝汤加减。

（3）正虚邪陷：属胆囊炎的严重阶段，多伴有肝功能损害，应以防止肝性脑病为主，宜芳香开窍、清热解毒，用安宫牛黄丸之类药物治疗，并配合西医抢救。可针刺外观、阳陵泉、太冲、足三里、胆俞、肝俞等。可用阿托品 0.5mg 或山莨菪碱 10mg 作双侧阳陵泉、足三里、外关穴注射，每日一次，或者用维生素 K 34mg 作双侧足三里穴位注射，每日一次。

（四）急性肠梗阻

1. 特点　阵发性腹痛、腹胀、呕吐，严重者可呕吐胆汁或者粪液。

2. 治疗　热结型宜通里攻下、疏通气机、活血化瘀，选桃仁承气汤加减。如呕吐剧烈不能内服者，可先用大承气汤保留灌肠，同时针刺内关、足三里，数小时后再将大承气汤自胃灌入。气结型宜理气宽胸，选五仁汤加减。针刺选足三里、中脘、合谷、曲池、内庭、天枢穴等。对麻痹性肠梗阻可行足三里穴位注射，双侧穴各用新斯的明 0.25mg。推拿按摩适用于早期腹胀不明显，无腹膜刺激征的肠扭转、肠粘连性肠梗阻。

（五）腹膜炎

1. 特点 急性腹痛，初始疼痛部位不定，但很快遍及全腹，伴有发热、恶心、呕吐等。

2. 治疗

（1）早期（郁滞型）：属正盛邪衰，宜行气清里，选柴胡清解汤加减。

（2）中期（湿热型）：属热腐成脓，宜攻下实热，佐以清热，选黄连汤或石膏知母汤加减。

（3）晚期（毒热型）：属热毒侵入营血，宜清营凉血，选清营汤或犀角地黄汤加减。如发生“热厥”而致气阴两伤，属正虚邪实，相当于毒血症及感染性休克，患者精神萎靡、口干舌燥、四肢厥冷、脉沉细无力。治疗应急用四逆汤或独参汤以救逆回阳，并重用清热解毒之方剂。中药保留灌肠：用于呕吐较重，不能服药者，或者为使腹膜炎尽快吸收及促进肠蠕动恢复，方剂大承气汤为主，加延胡索、川楝子、毛冬青，煎水至200ml保留灌肠，2次/日。另一方剂为：生大黄30g，芒硝30g（冲），枳壳15g，川朴15g，延胡索15g，川楝子15g，毛冬青30g，水煎至200ml，保留灌肠。

第七节 腹部外科术后疼痛治疗

手术后疼痛（postoperative pain），简称术后痛，是手术后即刻发生的急性疼痛（通常持续不超过7天），其性质为伤害性疼痛，也是临床上常见和最需紧急处理的急性疼痛。手术后疼痛可增加氧消耗，导致短期内心血管系统、呼吸系统、消化系统、泌尿系统、骨骼肌系统、神经内分泌系统以及代谢，心理、精神的不良影响。术后痛如果不能在初始状态下充分被控制，可能发展为慢性疼痛（chronic post-surgical pain，CPSP），其性质也可能转变为神经病理性疼痛或混合性疼痛。CPSP形成的易发因素很多，其中最突出的因素是术后疼痛控制不佳和精神抑郁。美国疼痛学会在1995年提出，应将疼痛列为与呼吸、脉搏、血压、体温并重的第五大生命体征。因此，手术后有效的疼痛治疗，不但可减轻患者的痛苦，也有利于疾病的康复，有巨大的社会和经济效益。

一、术后镇痛的传统观念与现代积极治疗

术后镇痛的传统方法是按需间断肌注哌替啶或吗啡等镇痛药物。而现代“积极”的镇痛方法是指尽可能完善地控制术后疼痛，包括：术前准备、患者参与镇痛方法的选择、常规疼痛评估、使用新型镇痛装置和技术如患者自控镇痛、硬膜外镇痛以及持续外周神经阻滞镇痛等。疼痛治疗除了技术的问题之外，改变传统观念，提高对镇痛意义的认识显得十分重要。

二、腹部外科围术期疼痛处理的目的和基本原则

目的：采取最有效的镇痛方法以减少创伤应激、减轻术后疼痛，利于患者尽早恢复活动，提高患者生活质量，促进患者胃肠功能早期康复、减少并发症和缩短患者住院时间。基本原则：①根据手术部位和性质，主动预防性用药防治术后疼痛；②合理复合应用不同种类的镇痛药物，尽量减少麻醉性镇痛药物剂量；③镇痛药物需求个体差异大，疼痛治疗用药应从最小有效剂量开始，做到用药个体化；④应用镇痛药物前，应观察和检查手术部位情况，明确疼痛原因，避免因疼痛治疗掩盖并发症的观察。

三、腹部外科围术期疼痛治疗的规范管理

外科医师要明确外科手术围术期镇痛的意义，了解镇痛基本药物的用途及优缺点。有效的术后镇痛应由团队完成，这一团队需包括普通外科、麻醉科、重症医学科和护士等参加的急性疼痛管理组（Acute Pain Service，APS），能有效提高术后镇痛质量。通过多学科综合诊治（multidisciplinary team，MDT）指导患者的镇痛过程，使围术期镇痛更加科学化和规范化，提高镇痛质量，让患者获得最佳的治疗效果。

该团队使围术期疼痛处理涵盖患者的术前评估、术中和术后管理，由于主管的麻醉医师涉及术前、术中和术后各阶段，因而麻醉医师的参与不可缺少。建议病房镇痛团队由护士长、医师以及护士组成，主管医师和主管护士是病房术后镇痛治疗和护理的直接责任人。

主管医师负责制订治疗方案，下达医嘱；主管护士负责疼痛评估、患者教育、镇痛实施以及治疗效果的评估。主管护士职责是与医师共同完成患者疼痛状态评估，具体落实镇痛措施，与其他专业人员协作以及教育和指导患者与家属。麻醉和外科医师应根据围手术疼痛管理实施效果，对方案进行完善、修正及补充，常规分析并记录疼痛管理效果及药物不良反应情况。

四、腹部外科术后常用镇痛方法

术后镇痛的方式包括经不同途径给予某些镇痛药物（如全身用药，口服、静脉、肌肉、皮下注射给药，硬膜外给药等），采用机械（物理疗法）、电刺激及心理治疗等技术（表1-7-1），常用药物见表1-7-2。

表 1-7-1　急性疼痛常用的治疗药物和方法

方法	特点
NSAIDS	
口服	适用于轻度、中度疼痛，术前口服，对患有消化性溃疡或肾脏疾病的患者相对禁忌
辅助阿片类药物	加强阿片类药物的镇痛作用，注意事项同上
全身用药（酮咯酸）	适用于中度、重度疼痛，可用于对阿片类药物禁忌的患者，可一定程度上避免呼吸抑制和过度镇静，注意事项同上
阿片类药物	
口服	与全身使用效果相同，患者一旦可以耐受口服给药后即应开始使用口服阿片类药物
肌注	曾经是全身给药的常规方法，但因注射疼痛且药物吸收不可靠，所以应尽量避免此种给药方法
皮下（SC）	小量持续输注优于肌注，但具有注射局部疼痛及药物吸收不可靠的缺点，需长期反复给药时应避免此种方法
静脉	手术后的常用镇痛给药方法之一，可分次静注或持续输注（包括 PCA），但需要严密监测，可能出现呼吸抑制
PCA	可以使用静脉或皮下 PCA，镇痛效果满意且稳定，深受患者喜爱，但需要 PCA 输注泵和专业培训，注意事项与静脉使用阿片类药物相同
硬膜外或鞘内	可为具备适应证的患者提供满意镇痛。也可使用输注泵。也可能导致呼吸抑制，且有时会延迟发生，所以需要严密监测
局麻药	
硬膜外或鞘内	镇痛效果较好。联合使用阿片类药物能提高镇痛效果，可能出现低血压、全身无力、麻木等副作用
周围神经阻滞	如果留置导管则可延长镇痛作用时间，局部镇痛效果较好，也可复合小剂量阿片类药物
经皮电神经刺激（TENS）	有效缓解疼痛并改善功能，需要专业人员和设备，可以用于药物镇痛的辅助治疗
教育/心理治疗	有效缓解疼痛，让患者了解可能出现的情况，需要医护人员的时间和耐心

表 1-7-2　镇痛药及相关用药的成人剂量

药品名	商品名	口服剂量（mg）	全身剂量（mg）
NSAIDS			
对乙酰氨基酚	扑热息痛	500~1000，q3~4h	-
布洛芬	Motrin，Advil	200~800，q6h	-
酮咯酸	Toradol	10，q4~6h	负荷剂量 30+15~30，q6h
萘普生	Naprosyn	250~500，q12h	-
阿片类药物			
布托啡诺	Stadol	-	2~4，q3~4h
可待因	-	15~60，q4~6h	30~60，q4~6h
氢吗啡酮	Dilaudid	2~4，q4~6h	2~4，q4~6h
哌替啶	Demerol	50~150，q3~4h	100~150，q2~3h
美沙酮	Dolophine	2.5~10，q6~8h	2.5~10，q6~8h
吗啡	-	10~20，q2~3h	5~10，q3~4h
吗啡缓释制剂	美施康定，Oramorph，Kadian	15~30，q6~8h	
纳布啡	Nubain	-	5~10，q4~6h

续表

药品名	商品名	口服剂量（mg）	全身剂量（mg）
纳洛酮（拮抗剂）	Narcan	-	单次剂量 0.2~1.2
羟考酮	Percodan	5~10，q3~4h	-
羟考酮缓释制剂	OxyContin	10~20，q12h	-
止吐药			
常用镇静药			
氟哌利多	Inapsine	5~15，q8h	1.25~5，q6h
甲氧氯普胺	Reglan	10，tid	10，q6h
昂丹司琼	Zofran	4，q4~8h	4，q4~8h
丙氯拉嗪	Compazine	5~10，tid	5~10，q4~6h
抗组胺药			
抗焦虑药			
苯海拉明	Benadryl	25~50，q4h	25~50，q4h
羟嗪	安泰乐，Vistaril	50~100，qid	25~100，qid
劳拉西泮	Ativan	0.5~2，q6~8h	0.5~2，q6~8h
缓泻剂			
番泻叶	Senokot	1~2 片，tid	-
多库酯钠	Colace	100，tid	-

注：剂量和使用时间是根据体重平均为 70kg 的成人确定的，在实际应用时需要根据患者实际体重、接受程度及耐受性加以调整

五、腹部外科术后镇痛的新理念

近年来在脊髓水平的研究发现：持续伤害性刺激可能导致神经元的基因改变。如果不在初始阶段对疼痛进行有效控制，持续的疼痛刺激可引起中枢神经系统发生病理性重构，急性疼痛从而有可能发展为难以控制的慢性疼痛。动物疼痛模型研究表明，疼痛刺激会引起脊髓和脑内的疼痛传递增强，最终导致对疼痛的感知提高；这种“上调”和“中枢敏化”现象在脊髓中也同样存在，将导致术后疼痛加剧，甚至形成慢性疼痛综合征。因此，现在的围术期镇痛不仅仅是术后镇痛，而是以缓解手术带来的躯体疼痛和防止手术事件带来的精神焦虑、恐惧等不良反应以及防止外周和中枢敏化的发生为目的的一系列医疗行为。具体包括：术前准备、病人参与镇痛方法的选择、预防性镇痛、多模式镇痛的应用（使用新型的镇痛装置和技术、硬膜外镇痛以及持续外周神经阻滞镇痛、针灸辅助镇痛等）。

（一）超前镇痛

外科手术所致疼痛主要有生理性疼痛与病理性疼痛，手术造成的局部组织损伤可以直接诱导或通过释放细胞因子、有丝分裂原和生长因子引起炎症反应，这些细胞因子具有很强的外周或中枢神经系统致痛作用，同时还可刺激环氧酶-2（cyclo-oxygen-ase，COX-2）以及前列腺素 E2（prostaglandin E2，PGE2）等大量释放，促使炎症性疼痛的发生，这些致痛介质作用于外周伤害性感受器，使其被激活形成中枢敏化和外周敏化。这些伤害性感受器是一些细小的感觉神经末梢的分支，当局部组织损伤和炎症激活伤害性感受器，使其敏感化，导致阈值降低和对超阈值的反应性增强（痛觉过敏），表现为对伤害性刺激敏感性增强和反应阈值降低的“痛觉过敏”和非痛刺激（如触摸）引起的“触诱发痛”，以及在炎症区域有“自发痛”。炎症性“痛觉过敏”包括损伤区的原发痛和损伤区周围的继发痛。因此痛觉过敏是术后镇痛的关注点之一。为防止痛觉过敏的发生，应尽早进行术后镇痛，在术前采取镇痛措施以减缓术后痛的发生，即“超前镇痛”。所谓“超前镇痛”是指在脊髓发生疼痛传递之前，而不是单纯在切皮之前，是持续的、多模式的、阻止痛敏感状态的形成，以求取得完全的、长时间的、覆盖整个围术期的有效镇痛手段，术后疼痛才真正得到显著改善。目前大多在术前选用非甾体消炎镇痛药。

（二）多模式镇痛

迄今为止，尚无任何药物能有效地制止重度疼痛又不产生副作用。多模式镇痛是指联合使用作用机制不同的镇痛药物或镇痛方法，由于作用机制不同而互补，镇痛作用相加或协同，同时每种药物的剂量减小，副作用相应降低，从而达到最大的效应/副作用比，是最常见的术后镇痛方式。在胸、腹等创伤大的手术，多模式镇痛是术后镇痛的

首选治疗方法。治疗流程参见图 1-7-1。

六、多模式镇痛在腹部外科的应用

（一）镇痛药物的复合应用

由于镇痛机制复杂，没有一种药物可以作用在所有位点，将作用机制不同的药物组合在一起，发挥其镇痛的协同或相加作用，可以提高对药物的耐受性，降低单一用药的剂量和不良反应。在胸、腹等创伤大的手术，基础用药为阿片类药物和非甾体抗炎药（nonsteroidal antiinflammatory drugs，NSAIDs）。对乙酰氨基酚是常用的解热镇痛药，除有抑制中枢的 COX 外，还有抑制下行的 5-羟色胺（5-HT）能通路和抑制中枢一氧化氮（NO）合成的作用。单独应用对轻至中度疼痛有效，与阿片类（opioids）或曲马多（tramadol）或 NSAIDs 药物联合应用，可发挥镇痛相加或协同效应。常用剂量为每 6 小时口服 6～10mg/kg，最大剂量不超过 3000mg，联合给药或复方制剂日剂量不超过 2000mg，否则可能引起严重肝脏损伤和急性肾小管坏死。原则上所有 NSAIDs 药物均可用于可口服患者的术后轻、中度疼痛的镇痛，或在术前、手术结束后作为多模式镇痛的组成部分。在我国临床上用于术后镇痛的口服药物主要有布洛芬（ibuprofen）、双氯芬酸（diclofenac）、美洛昔康（meloxicam）、塞来昔布（celecoxib）和氯诺昔康（lornoxicam）；注射药物有氟比诺芬酯（flerbiprofen）、帕瑞昔布（parecoxib）、酮咯酸（ketorolac）、氯诺昔康等。常用口服及注射 NSAIDs 剂量和作用时间（表 1-7-3、表 1-7-4）。

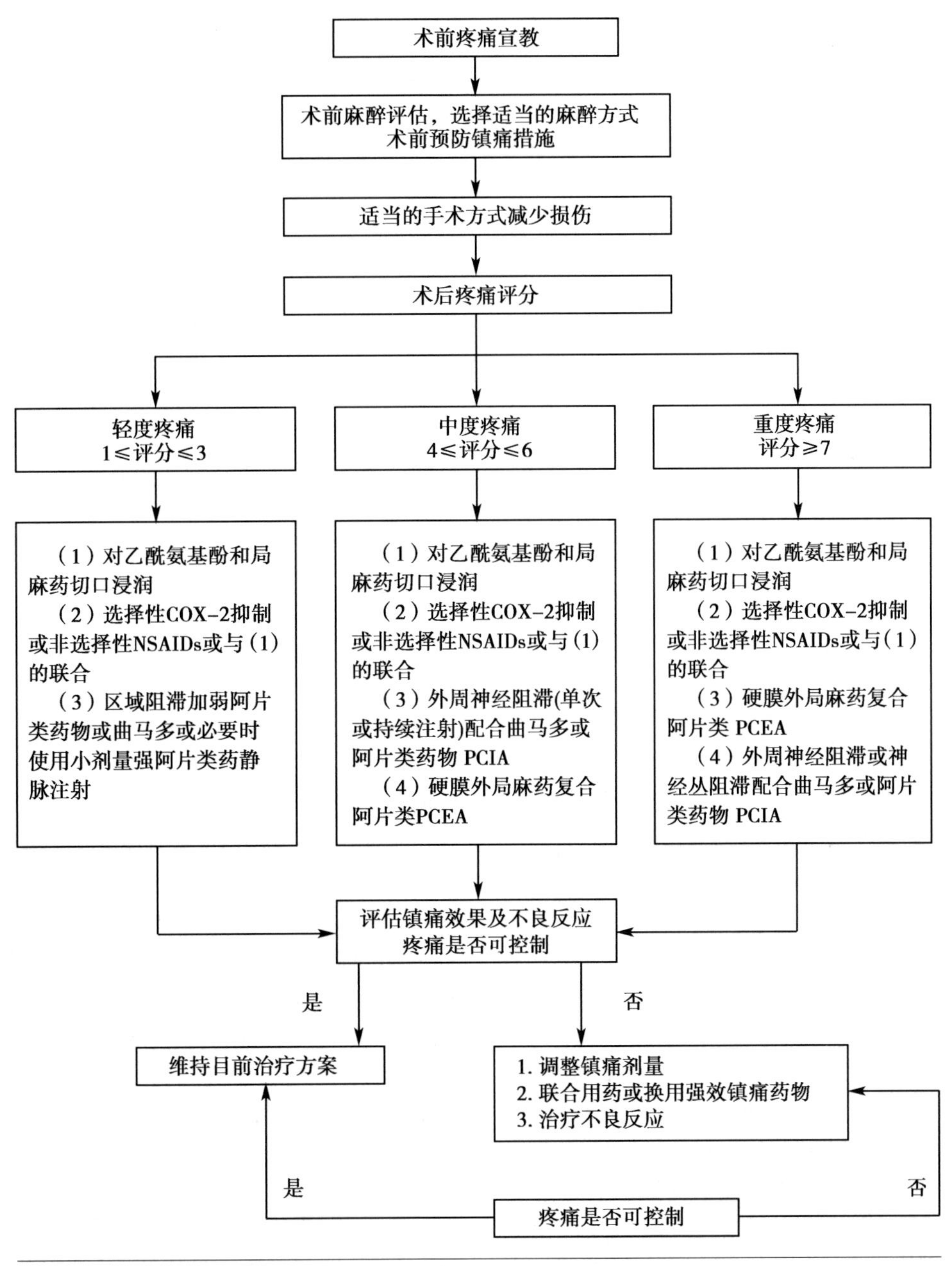

▶ 图 1-7-1 多模式镇痛治疗流程图

表 1-7-3 常用口服 NSAIDs 药物

药物	每次剂量（mg）	次/日	每日最大剂量（mg）
布洛芬	400~600	2~3	2400~3600
双氯芬酸	25~50	2~3	75~150
美洛昔康	7.5~15	1	7.5~15
塞来昔布	100~200	1~2	200~400
氯诺昔康	8	3	24

表 1-7-4 常用注射 NSAIDs 药物

药物	剂量（mg）	静注起效时间（min）	维持时间（h）	用法和用量
氟比洛芬酯	50~200	15	8	静注：50mg/次，3~4 次/日，日剂量不超过 200mg
帕瑞昔布	40~80	7~13	12	肌注/静注：首次剂量 30mg，以后 15~30mg/6h，连续用药不超过 3 日
酮咯酸	30~120	50	4~6	肌注/静注：首次剂量 40mg，以后 40mg/12 小时，日最大量不超过 120mg，连续用药不超过 2 日
氯诺昔康	8~24	20	3~6	静注：8mg/次，2~3 次/日，日剂量不超过 24mg

COX 抑制剂均有“封顶”效应，故不应超量给药；缓慢静脉滴注不易达到有效血药浓度，应给予负荷量。氟比洛芬酯、酮咯酸等可与阿片类药物复合泵注给药，维持有效药物浓度。此类药物的血浆蛋白结合率高，故不能同时使用两种药物；但同类药物中，一种药物效果不佳，可能另外一种药物仍有较好作用。

（二）镇痛方法的联合应用

指局部麻醉药切口浸润、区域阻滞或神经干阻滞与全身性镇痛药（NSAIDs 或曲马多或阿片类）、病人自控镇痛（patient conteolled analgesin，PCA）的联合应用。患者镇痛药的需要量明显降低，疼痛评分减低，药物不良反应发生率低。对于中、重度疼痛，镇痛应以 PCA 技术为基础，并辅以其他方法。

局部麻醉药用于术后镇痛治疗主要通过椎管内用药、区域神经丛或外周神经干阻滞以及局部浸润等三大类型。外周神经上有阿片受体，局麻药与阿片类药物复合应用，可增效镇痛作用并延长镇痛时间。临床上椎管内术后镇痛常合并使用局部药和阿片类药物，发挥镇痛协同作用并降低每种药物的毒性；而在区域神经丛、外周神经干及局部浸润时仍以单用局部麻醉药为主。常用于术后镇痛和局部麻醉药有：布比卡因（bupivacaine）、左旋布比卡因（levobupivacaine）、罗哌卡因（levobupivacaine）和氯普鲁卡因（chloroprocaine）。布比卡因作用时间长，价格低，广泛用于术后镇痛，但药物过量易导致中枢神经系统和心脏毒性。左旋布比卡因的药理特性与布比卡因类似，但其心脏毒性低于布比卡因。罗哌卡因的显著特点是“运动感觉分离”，即产生有效镇痛的药物浓度（0.0625%~0.15%）对运动神经阻滞作用相对较弱，同时其毒性低于布比卡因和左旋布比卡因。氯普鲁卡因起效迅速，低浓度时有一定的“运动感觉分离”现象，用于蛛网膜下腔麻醉时应不含保存剂（亚硝酸氢盐），且剂量应低于 60mg。

1. 病人自控镇痛（patient controlled analgesia，PCA） PCA 具有起效较快、无镇痛盲区、血药浓度相对稳定、可通过冲击（弹丸）剂量及时控制暴发痛，并有用药个体化、疗效与副作用比值大、患者满意度高等优点，是目前术后镇痛最常用和最理想的方法，适用于手术后中到重度疼痛。

（1）PCA 常用参数：PCA 需设置负荷剂量（loading dose），术后立刻给予，药物需起效快，阿片类药物最好以小量分次的方式给予，达到滴定剂量目的。手术后镇痛应避免术后出现镇痛空白期，且不影响术后清醒和拔除气管导管。也可术前使用作用时间长的镇痛药物，起超前镇痛和覆盖手术后即刻痛的作用。持续剂量（continous dose）或背景剂量（background dose），保证术后达到稳定的、持续的镇痛效果。静脉 PCA 时，对芬太尼等脂容性高、蓄积作用强的药物应该不用恒定的背景剂量或仅用低剂量。单次注射剂量（bolus dose），使用速效药物，迅速制止爆发痛。一般冲击剂量相当于日剂量的 1/10~1/15。锁定时间（lockout time），保证在给予第一次冲击剂量达到最大使用后，才能给予第二次剂量，避免药物中毒。有的镇痛泵设定 1 小时限量（如吗啡 10~12mg），4 小时限量等。PCA 的镇痛效果是否良好，以是否达到最大镇痛作用、最小副作用来评定。包括：VAS 0~1，镇静评分 0~1，无明显运动阻滞，副作用轻微或缺如，PCA 泵有效按压/总按压比值接近 1，没有采用其他镇痛药物，患者评价满意度高。

（2）PCA 常用给药途径：根据不同给药途径分为：静脉 PCA（PCIA）、硬膜外 PCA（PCEA）、皮下 PCA（PCSA）。

1）PCIA：采用的主要镇痛药有阿片类药（吗啡、羟考酮、舒芬太尼、氢可酮、芬太尼、布托啡诺、地佐辛）和曲马多。在急性伤害性疼痛阿片类药物的强度有相对效价比：哌替啶 100mg≈曲马多 100mg≈吗啡 10mg≈阿芬太尼 1mg≈芬太尼 0.1mg≈舒芬太尼 0.01mg≈羟考酮 10mg≈布托啡诺 2mg≈地佐辛 10mg。常用 PICA 药物的推荐方案（表 1-7-5）。

表 1-7-5 常用 PICA 药物推荐剂量

药物	负荷剂量/次	单次注射剂量	锁定时间	持续输注
吗啡	1～3mg	1～2mg	10～15min	0～1mg/h
芬太尼	10～30μg	10～30μg	5～10min	0～10μg/h
舒芬太尼	1～3μg	2～4μg	5～10min	1～2μg/h
羟考酮	1～3mg	1～2mg	5～10min	0～1mg/h
布托啡诺	0.25～1mg	0.2～0.5mg	10～15min	0.1～0.2mg/h
曲马多	1.5～3mg/kg，术毕前 30 分钟	20～30mg	6～10min	10～15mg/h

NSAIDs 有封顶效应，且不适合于分次给药。但阿片类药物应分次给予负荷剂量，给药后应观察 5～10 分钟，并酌情重复此量至 NRS 评分<4 分。

2）PCEA 适用于术后中、重度疼痛。常采用低浓度罗哌卡因或布比卡因和等局麻药复合芬太尼、吗啡、布托啡诺等药物。舒芬太尼 0.3～0.6μg/ml 与 0.0625%～0.125%罗哌卡因或 0.05%～0.1%布比卡因全剂，能达到镇痛而不影响运动功能（表 1-7-6）。

表 1-7-6 常用 PCEA 药物及剂量

	药物及剂量
局麻药/阿片药	罗哌卡因 0.15%～0.2%、布比卡因 0.1%～0.15%、左旋布比卡因 0.1%～0.2%、或氯普鲁卡因 0.8%～1.4%（可加：舒芬太尼 0.4～0.8μg/ml、芬太尼 2～4μg/ml 或吗啡 20～40μg/ml）
PCEA 方案	首次剂量 6～10ml，维持剂量 4～6ml，冲击剂量 2～4ml，锁定时间 20～30 分钟，最大剂量 12ml/h

3）PCSA 适用于静脉穿刺困难的病人。药物在皮下可能有存留，如阿片类药物生物利用度约为静脉给药的 80%。起效慢于静脉给药，镇痛效果与 PICA 相似，如采用留置管应注意可能发生导管堵塞或感染。常用药物为吗啡、曲马多、羟考酮、氯胺酮和丁丙诺啡。哌替啶具有组织刺激性不宜用于 PCSA。

2. 经皮电神经刺激（TENS）和针刺镇痛的应用 TENS 可以用于某些术后病人的镇痛，即将电极贴在疼痛部位（可以是切口的任一边），施以低压电刺激达到镇痛目的；TENS 原理的基础是 Melzack 和 Wall 的疼痛门控理论。随机对照研究已经证实，使用 TENS 的病人镇痛效果明显优于未用 TENS 的对照组。针刺镇痛是一个整体综合作用，是神经各部功能及体液各系统之间，密切联系、相互制约、相互促进、相互激发而形成的；现在研究发现针刺作用可引起 5-羟色胺、内啡肽、促肾上腺皮质激素释放；c-fos 基因表达改变；NMDA 受体、GABA 受体、阿片受体等活性改变，但机制复杂且不明确。

TENS 和针刺镇痛均可减轻术后疼痛，但并不完全，可以作为其他术后镇痛方式的辅助，其可以减少恶心、呕吐等不良反应。

（1）针刺镇痛的取穴原则：包括近部选穴、远部选穴、辨证对症选穴和按脊髓阶段和神经支配选穴。近部选穴是指在病变局部或距离比较近的范围选取穴位的方法，是腧穴局部治疗作用的体现。远部选穴是指在病变部位所属和相关的经络上取穴的方法，是“经络所过，主治所及”治疗规律的具体体现。辨证选穴是指根据疾病的证候特点，分析病因、病机而辨证选取穴位的方法，如“肺主皮毛”切皮时可选肺经穴；对症选穴是根据疾病的特殊症状而选取穴位的原则，是腧穴特殊治疗作用及临床经验在针灸处方中的具体应用。

（2）针刺镇痛穴位组合原则：既要考虑选用具有较强全身镇痛镇静作用的穴位，又要选用与手术部位有较强作用的特异性的穴位；既要注意局部、邻近、近节段选穴，又要注意远端选穴；提倡多方面综合处方。

（3）具体操作：对所选的所有穴位依次运针；重点穴位诱导。①手法运针：提插与捻转相结合，捻转频率 10～200 次，捻转角度 90°～360°，提插幅度 5～10mm。②电针：切口局部的穴位多为高频（40～200Hz），远端取穴多采取低频（2～8Hz），长时间连续波容易耐受，多采取 2Hz/100Hz 的疏密波或断续波。③刺激强度：影响因素较多，无法进行硬性规定；应根据患者体质、病情、对针刺的敏感度和耐受度，穴位的特性及敏感性，手术创伤强度及历时长短等情况合理选择。④基本原则：以患者感到较为舒适或可以忍受的中等偏强的强度为宜；手术操作较轻、创伤较小的阶段，可暂停运针予以留针；在进入手术创伤较重阶段，应及时运针，以免影响疗效。

七、普通外科术后疼痛管理的注意事项

为了充分保证患者安全，防范与镇痛相关的合并症，医师在疼痛诊断与评估过程中，应同时通过详细病史询问、体格检查及辅助检查，对有悖于常规的疼痛要谨慎处理。

1

要确认患者是否存在需要紧急评估处理的严重情况，如内出血、呼吸窘迫等。对于上述因素需要优先进行干预处理，考虑到各种手术相关并发症引起疼痛的情况，要防止由于过度镇痛而掩盖了对病情发展变化的观察。镇痛本身也会有一些并发症及药物不良反应发生的可能，如硬膜外血肿、腰骶段硬膜外阻滞镇痛可能导致尿潴留、阿片类药物镇痛可能导致恶心呕吐等，这些都需要及时进行处理。

特殊群体患者术后镇痛：老年患者因年龄相关性生理变化，加上多种药物在围术期复合应用产生的相互作用，对药物的敏感性增强。建议老年患者使用镇痛药物时起始剂量减半并且比正常人间歇延长两倍，要注意到复合使用镇静药或麻醉药可能导致或加重嗜睡、谵妄或认知功能障碍。小儿对疼痛表达困难，难以对小儿疼痛的程度及镇痛效果进行准确评估，小儿术后镇痛应根据患儿年龄、手术类型和临床情况具体情况具体分析，合理给药，以提供安全、有效、个体化的镇痛方案。

日间手术：越来越多的复杂手术在日间完成。日间手术成功实施的必要条件是充分的术后镇痛。由于患者术后很快离开医疗机构，阿片类药物自控镇痛和椎管内镇痛技术使用受限；而多模式镇痛联合应用阿片类和非阿片类镇痛药可更好地缓解疼痛并减少阿片类药物副作用，便于患者及家属在离院后自己处理疼痛问题。为了确保患者早期活动且家中无痛，疼痛管理要注意以下几点：尽量选用微创术式；尽量应用局麻药切口浸润，如有可能施行外周神经阻滞；避免使用长效阿片类药物；出院带药以口服药为主，药量要足，同时应通过电话随访，及时了解疼痛治疗效果，在提高镇痛效果的同时提高镇痛的安全性。

（吴咸中 李文硕 李肇端）

参考文献

1. Norton J. G，Richard B，Robert B. Current Diagnosis & Treatment Gastroenterology，Hepatology，& Endoscopy. 2nd ed. New York：McGraw-Hill Medical，2011，83-92

2. Steven DW，Pain Management. 2rd ed. Amsterdam：Elsevier Medicine，2011，75-80

3. Hughes JP，Chessell I，Malamut R，et al. Understanding chronic inflammatory and neuropathic pain. Ann N Y Acad Sci，2012，1255：30-44

4. Iorio N，Malik Z，Schey R. Profile of rifaximin and its potential in the treatment of irritable bowel syndrome. Clin Exp Gastroenterol，2015，8：159-167

5. Ambe PC，Kaptanis S，Papadakis M，et al. Cholecystectomy vs. percutaneous cholecystostomy for the management of critically ill patients with acute cholecystitis：a protocol for a systematic review. Syst Rev，2015，4（1）：77

6. Peters R，Kolderman S，Peters B，et al. Percutaneous cholecystostomy：single centre experience in 111 patients with an acute cholecystitis. JBR-BTR，2014，97（4）：197-201

7. KirkegÅrd J，Horn T，Christensen SD，et al. Percutaneous cholecystostomy is an effective treatment option for acute calculous cholecystitis：a 10-year experience. HPB（Oxford），2015，17（4）：326-331

8. Sun HY，Li AM，Chen S，et al. Pain now or later：an outgrowth account of pain- minimization. PLoS One，2015，10（3）：e0119320

9. Schug SA，Goddard C. Recent advances in the pharmacological management of acute and chronic pain. Ann Palliat Med，2014，3（4）：263-275

10. Ru F，Banovcin P Jr，Kollarik M. Acid sensitivity of the spinal dorsal root ganglia C-fiber nociceptors innervating the guinea pig esophagus. Neurogastroenterol Motil，2015，27（6）：865-874

11. 黄洁夫. 腹部外科学. 北京：人民卫生出版社，2005：162-170

12. 吴孟超，吴在德. 黄家驷外科学（上册）. 第6版. 北京：人民卫生出版社，2008：447-455

13. 余剑波，王国林，姚尚龙，等. 实用急腹症麻醉学. 天津：天津科学技术出版社，2010：258-266

14. 倪家骧，孙海燕，主译. 疼痛治疗学. 北京：北京大学医学出版社，2011：19-28

15. 韩济生. 疼痛学. 北京：北京大学医学出版社，2012：368-391

16. 丁正年，王祥瑞，邓小明，等. 成人手术后疼痛处理专家共识（2014）. //中华医学会麻醉学分会编. 2014版中国麻醉学指南与专家共识. 北京：人民卫生出版社，2014：280-310

17. Ronald D. Miller. 米勒麻醉学（下册）. 第7版. 邓小明，曾因明，主译. 北京：北京大学医学出版社，2011，2562-2871

18. 邓小明，姚尚龙，于布为，等. 现代麻醉学（下册）. 第4版. 北京：人民卫生出版社，2014：2010-2320

19. Apfelbaum JL，Ashburn MA，Connis RT，et al. Practice guidelines for acute pain management in the perioperative setting：an updated report by the American Society of Anethesiologists Task Force on Acute Pain Management. Anesthesiology，2012，116（2）：245-275

20. Wu CL，Raja SN. Treatment of acute postoperative pain. Lancet，2011，377（9784）：2214-2226

第二章

黄　　疸

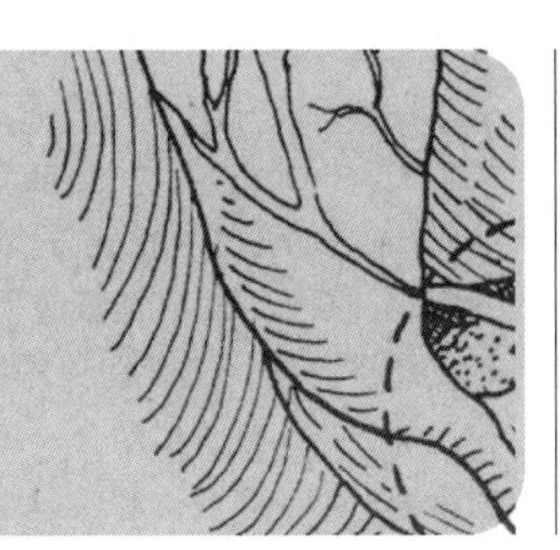

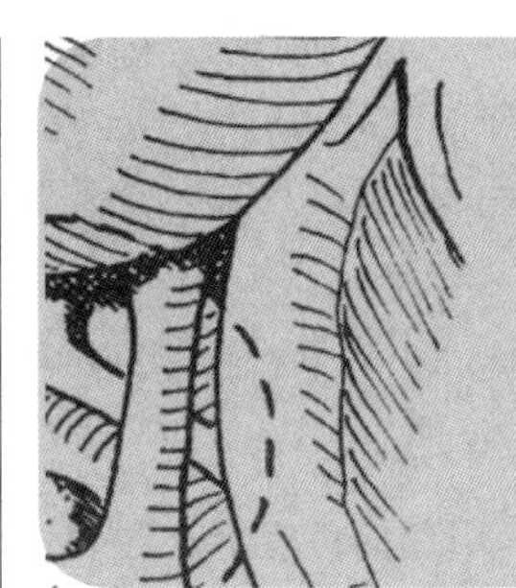

2

第一节 黄疸的分类和发生机制

黄疸（jaundice）是由于血清中胆红素升高致皮肤、黏膜和巩膜发黄的症状和体征。正常血清胆红素为1.7～17.1μmol/L（0.1～1mg/dl）。胆红素为17.1～34.2μmol/L（1～2mg/dl），临床不易察觉，称为隐性黄疸，超过34.2μmol/L（2mg/dl）时临床可出现肉眼所见的黄疸。引起黄疸的疾病很多，发生机制各异。通常根据梗阻的部位，又将黄疸分为肝前性黄疸，肝性黄疸和肝后性黄疸。理解黄疸分类及其发生机制对黄疸的鉴别以及治疗有重要意义。

一、肝前性黄疸

胆红素未进入肝脏前代谢障碍引起的黄疸，主要是红细胞破坏增加所致。血中增高的胆红素是未经肝细胞处理的未结合胆红素。主要可分为溶血性黄疸以及旁路性黄疸。前者多提示红细胞本身存在缺陷，以致脆性增加而易于裂解，多见于细胞形态异常或者酶异常。由于红细胞破坏过多，当产生的胆红素量为正常时的5～15倍时，肝细胞来不及处理，导致血中的胆红素增加。多见于先天性和后天性各种溶血性贫血、Rh因子溶血、阵发性夜间血红蛋白尿、错误输血以后、药物性溶血、蚕豆病、疟疾及败血症等。而因未成熟的红细胞破坏或红细胞生成过程中的“副产品”而产生的旁路性黄疸（“shunt” hyperbilirubinemia）是很少见的。此种情况往往提示胆红素有红细胞以外的起源，以间接胆红素生产过剩为主，以上这种病例血浆胆红素水平很少超过51.3～85.5μmol/L（3～5mg/dl），除非它同时合并肝脏的损害。

肝前性黄疸特点：除旁路性黄疸外均伴有贫血，肝细胞功能一般正常，尿中不排出胆红素，凡登白试验间接反应阳性。而旁路性黄疸其特征为以间接胆红素增加为主，用铬^{51}标志的红细胞寿命正常，但粪便中尿胆素元增加。

二、肝性黄疸

由各种原因引起的肝细胞对胆红素的摄取、结合及排泌的障碍。

（一）摄取障碍

可能由于胆红素不易与白蛋白分离或胞质内Y、Z蛋白接受功能差。实际是胆红素运输发生了障碍，肝细胞不能摄取胆红素，滞留于血液中形成黄疸。如新生儿因肝细胞缺乏Y、Z蛋白的生理性黄疸、轻型Gilbert（间接性体质性黄疸）及肝炎后胆红素增多症等。

特点：血中间接胆红素升高，尿胆红素阴性，尿胆原不增多，无溶血反应，肝功能多属正常，以^{131}I标记的胆影葡胺试验证明肝细胞摄取功能差。

（二）结合障碍

多见于胆红素结合所需酶谱活性被抑制、破坏或合成障碍。葡萄糖醛酸转换酶和微粒体催化酶为胆红素结合的重要酶谱，当肝细胞内有大量非结合性胆红素沉积时，则可抑制酶的活性；若有大块或亚大块肝组织坏死。则可破坏酶的活性或使酶合成减少，而发生胆红素结合障碍。新生儿黄疸亦可因葡萄糖醛酰转移酶活力不足引起。婴儿在哺乳期间产生黄疸称之为哺乳黄疸，改服牛奶或断乳后即可消失。推测在乳汁中可能含有抑制物质，有抑制转移酶的作用，影响间接胆红素的结合。

目前研究也发现激素应用后反可使部分患者黄疸加深。其可能机制为：激素能促进肝细胞摄取非结合性胆红素，但不能促进胆红素的结合；胆红素结合需要ATP供给能量，激素通过抑制微粒体呼吸链中的电子转移而使ATP合成减少；胆红素代谢需要细胞色素P450，激素代谢消耗大量P450，以上均可导致胆红素结合障碍。

新生儿暂时性家族性高胆红素血症，亦称Lucey-Driscoll综合征或家族性一时性黄疸。婴儿出生后即发生黄疸，血中胆红素可升至242～684μmol/L（20～40mg/dl），可发生核黄疸病、惊厥、昏迷。不及时进行换血治疗常导致死亡。推测患儿和母亲血液中含有大量的抑制肝细胞葡萄糖醛酰转移酶的物质，可能是一种类固醇。

先天性非溶血性黄疸（Grigler-Najjar病）：系由肝细胞缺乏葡萄糖醛酸转移膜，致非结合胆红素不能形成结合胆红素，导致血中非结合胆红素升高，故产生胆红素脑病（bilirubin encephalopathy）。多数在生后第2天即出现黄疸，分为重（Ⅰ型）和轻（Ⅱ型）两个类型，是常见染色体遗传病。重型患儿血中胆红素可高达427.5～769.5μmol/L（25～45mg/dl），致使中枢神经系统损伤，应用巴比妥治疗无效，预后不良，常造成早死。轻型患儿血中胆红素小于342μmol/L（20mg/dl），是胆红素葡萄糖醛酸转移酶部分缺乏，应用巴比妥治疗有效。

慢性家族性非溶血性黄疸（Gilbert病）：系由于细胞摄取非结合胆红素功能障碍及微粒体内葡萄糖醛酸转移酶不足，致血中非结合胆红素增高而出现黄疸。可发生任何年龄，多在15～20岁左右出现症状。黄疸是中度或间断发作，病程很长，多数无进行性肝功能损害，为功能性障碍。

胆红素摄取结合障碍也可发生于各类肝炎，如药物、感染等。新霉素、利福平可抑制酶的活性，黄绵马酸抑制Y、Z蛋白，均可引起间接胆红素升高。

以上几种黄疸共同特点是血中间接胆红素升高，尿胆红素阴性，尿胆原不增加，无贫血，肝功能正常。可以用以下试验作为诊断参考。

1. 胆红素排泄试验　给病人注射直接胆红素可排泄到胆管，如注射间接胆红素则不能排泄。

2. 薄荷试验　正常人服薄荷后，尿中可检出薄荷葡萄糖醛酸酯，上述病人则无。

3. 肝活组织试验　将间接胆红素加在上述病人肝活组织中孵育，不能证实有直接胆红素生成。

4. 苯巴比妥酶的诱导剂　如病人在8天之内服完1mg，多数病人胆红素明显下降，甚至降至正常水平，如Griger-Najjar病系缺乏酶引起的黄疸，故无效。

（三）排泌障碍

肝细胞胆汁排泌器病变，结合胆红素不能排泌到毛细胆管和胆道，可发生在从肝细胞到大胆管的任何部位。

肝内淤积（intrahepatic cholestasis）：主要病理改变是结合胆红素淤积在肝细胞、肝毛细胆管和小叶间胆管内，临床表现和化验室检查都和机械性胆管梗阻相同。但是一般不伴有胆管感染和疼痛，肝脏通常不扩大，没有胆管扩张和胆汁淤积性肝坏死。

1. 引起肝内淤积性黄疸的因素有以下几种：

（1）药物：如氯丙嗪、甲巯咪唑、红霉素、异烟肼、秋水仙碱、激素（甲睾酮及雌激素）、肝炎病毒、酒精等均可致细胞发生变化，毛细胆管微绒毛变平或消失，失去支架及促进胆汁流动作用，管腔扩张，胆汁淤滞。

（2）由于代谢障碍，肝细胞膜内沉着的胆固醇高于正常7倍，使其流动性通透性减低，影响了胆汁的排泌。

（3）肝细胞的紧密联结是防止毛细胆管内胆汁外溢的重要结构，一旦联结部“松弛”，胆汁即易于进入血窦。

（4）线粒体是合成胆盐的场所，如胆盐合成减低，胆盐依赖性胆汁排泌减少，影响了胆红素的排泌。

（5）血栓素B2（TXB2）增加：因肝内胆管黏膜含有丰富的前列腺素，当其受损时产生大量TXB2，对此我们曾以大量动物实验证明：先用α-萘异硫氰酸酯及胆总管结扎造成肝内、外胆汁淤积，再取出胆管黏膜测定TXB2，共含量超过正常10倍以上，并且与黄疸深度有平行关系。TXB2为强烈的胆管收缩剂故，TXB2增加是胆汁排泄障碍的重要因素。

（6）毛细胆管通透性改变：任何导致胆管损伤的因素，均可改变毛细胆管膜及其上皮细胞的通透性。通透性改变使胆汁分泌全过程，尤其是排泄过程严重受损。

（7）其他因素如微丝损失，毛细胆管管腔堵塞，胆汁反流，胆汁黏稠等均可以对胆汁排泄产生不利因素。

以上病理变化和药物、毒素等剂量的大小无关，主要是敏感作用。一般可以完全恢复，偶尔也可发展为肝硬化或因肝衰竭而死亡。

2. 常见的肝内淤滞性黄疸有以下几种：

（1）病毒性肝炎：起病多有食欲不振、恶心、倦怠，肝可触及并有压病，SGPT明显升高。若系乙型肝炎HBsAg可为阳性。一般3周内自觉症状好转，逐渐恢复。

（2）慢性特发性黄疸（Dubin-Johnson病、直接性体质型黄疸Ⅰ型）：系由肝细胞对结合胆红素及某些阴离子（如靛青绿、X线造影剂）向毛细胆管排泄发生障碍，致血清结合胆红素增高而发生的黄疸。本病可呈家族性，自幼发病，黄疸呈持续性和间歇性发作，不伴有胆汁酸潴留，无瘙痒，症状轻，肝脾偶尔可肿大。肝活检肝细胞内有黑褐色颗粒，系为去甲肾上腺素代谢产物排泄障碍所致，血中胆红素常在85.5～102.6μmol/L（5～6mg/dl），直接胆红素在50%以上，尿胆红素阳性，粪胆原可减少或正常。肝功能正常，唯BSP排泌试验45分钟滞留为10%～20%，120分钟滞留量反而高于45分钟为本病特点。

Rotor综合征：系由肝细胞对摄取非结合胆红素和排泄结合胆红素存在先天性缺陷致血中胆红素增高而出现黄疸。临床中少见，与Dubin-Johnson病略同，口服胆囊造影剂显影，肝活检肝组织内无色素颗粒，BSP虽有滞留但120分钟无再升现象。

（3）药物性黄疸：有服药史，停药后可以恢复，再用药可再复发。以氯丙嗪为代表的含有卤素的环状化合物药物引起的药物性黄疸，肝组织除小叶内淤胆外，伴有肝细胞灶性损害及汇管区炎症反应，是药物中毒性细胞器损害及过敏反应性混合型病变。临床表现为梗阻性黄疸与肝细胞损害并存。可有发热，嗜酸性粒细胞增多，BSP潴留等。睾酮的衍化物及某些口服避孕药长期服用亦可引起黄疸，主要是肝细胞对胆红素排泄作用发生异常，是肝细胞的胆汁分泌器及毛细胆管膜发生障碍，一般没有发热和嗜酸性粒细胞增多。

（4）妊娠黄疸：多发生在妊娠后半期，分娩后7～14天内黄疸即可消失。下次妊娠时可再发。其病因可能是敏感体质的妇女，对妊娠后期正常的类固醇激素所引的过强反应，造成肝细胞排泌胆汁障碍所致。常常是轻度黄疸，皮痒，SGPT正常或略高，碱性磷酸酶和胆固醇均升高，预后好。

（5）酒精性肝炎：慢性酒精中毒可因肝细胞脂肪变性，影响胆汁排泄功能，阻塞毛细胆管的胆汁，偶尔发生肝内胆汁淤积引起黄疸，亦可引起肝炎出现黄疸症状。急性病例突然出现较深的黄疸，伴有发热、食欲不振、恶心、呕吐、上腹痛及肝大。电子显微镜下可见肝细胞微细胆管周围空泡数目增多，空泡内含有颗粒物质，微细胆管微突萎缩等现象。

（6）原发性胆汁性肝硬化：叶间肝胆管周围炎症反应引起肝内胆汁滞留，最终引起门静脉周围纤维化和胆汁性肝硬化。线粒体免疫荧光试验（mitochondrial immunofluorescence test）原发性胆汁性肝硬化85%病人为阳性，而大肝胆管机械性梗阻引起的黄疸病人仅少数为阳性。一般病程6年左右，最终死亡。

2

三、肝后性黄疸

主要大胆管梗阻引起的滞留性黄疸，亦名机械性黄疸或梗阻性黄疸，又称外科性黄疸。当肝外胆道系统发生完全或不完全阻塞时，整个胆道系统内压就因胆汁淤积而显著增高，胆红素因而反流入血。胆红素反流的原因之一是因为胆道内压增高时，接连毛细胆管与细胆管的闰管发生机械性破裂，胆红素便得以直接进入淋巴。胆道内压增高同样也可使肝细胞的胆汁排泄障碍，故胆红素也可通过肝细胞的窦面质膜或紧密连接反流入血。这类黄疸常见的原因是胆管结石和恶性肿瘤。恶性肿瘤可原发于肝外胆管、胆囊、Vater 壶腹或十二指肠。胰头癌、消化道癌的肝门淋巴结转移、原发性和继发性肝癌亦可因压迫胆管而出现梗阻性黄疸，称为恶性梗阻性黄疸（malignant obstructive jaundice，MOJ）。

良性胆道狭窄，Vater 壶腹狭窄，化脓性胆管炎伴有狭窄和结石，先天性畸形，手术和外伤性胆管狭窄，寄生虫等亦是机械性梗阻性黄疸的常见原因。

另外，还有胆管周围炎症、白血症、结核或梅毒等引起的肿大淋巴结，溃疡周围炎、慢性胰腺炎、胰腺囊肿和脓肿等，都可压迫胆管造成机械性梗阻性黄疸。

梗阻性黄疸特点：血中直接胆红素升高，凡登白试验呈直接反应。若为不全梗阻，血中直接胆红素轻度升高，凡登白试验呈双相反应。如梗阻持续时间长，肝细胞亦可受损，肝功能检查不正常。

黄疸的临床分类见表 2-1-1。

表 2-1-1 黄疸临床分类表

分类	临床表现
肝前性（胆红素产生过剩）	1. 溶血 （1）先天性溶血性贫血 （2）后天性溶血性贫血 （3）输血后（血型不符）溶血性贫血 （4）新生儿溶血性贫血 （5）各种药物和感染引起的溶血 2. 旁路性黄疸
肝性（胆红素摄取、结合、排泌发生障碍）	1. 先天性非溶血性间接胆红素增高型（Gilbert 病） 2. 肝炎后高胆红素血症 3. 新生儿生理性黄疸 4. 新生儿暂时性家族性高胆红素血症（Lucey-Driscoll 病） 5. 伴有胆红素脑病的先天性家族性非溶血性黄疸（Crigler-Najjar 综合征） 6. 先天性非溶血性黄疸直接胆红素增高Ⅰ型（Dubin-Johnson 综合征） 7. 先天性非溶血性黄疸直接胆红素增高Ⅱ型（Rotor 综合征） 8. 肝细胞性黄疸 9. 肝内胆汁淤滞性黄疸（肝内阻塞性黄疸） （1）胆汁淤滞型肝炎 （2）药物性肝内淤滞性黄疸 （3）酒精性肝炎 （4）坏死后性肝硬化 （5）妊娠期复发性黄疸 （6）特发性复发性肝内胆汁淤滞性黄疸 （7）原发性胆汁性肝硬化 （8）肝内胆管闭锁 （9）肝内肿瘤（淋巴网状细胞瘤、小胆管癌） （10）良性手术后胆汁淤滞性黄疸 10. 妊娠期急性脂肪肝

续表

分类	临床表现
肝后性（肝外机械性阻塞性黄疸）	1. 胆结石 2. 恶性肿瘤梗阻（胆管、胆囊、胰腺、Vater 壶腹、十二指肠、肝脏等部位恶性肿瘤，胆管癌栓及肝门部淋巴结转移） 3. 良性狭窄 （1）创伤（手术后、医源性） （2）Vater 壶腹狭窄 （3）原发性硬化性胆管炎 （4）反复发作的化脓性胆管炎 （5）Mirizzi 综合征 （6）IgG4 相关的胆管炎 4. 胰腺炎症 （1）急性胰腺炎 （2）慢性胰腺炎 （3）胰腺囊肿 （4）胰腺脓肿 （5）IgG4 相关的自身免疫性胰腺炎 5. 寄生虫 （1）棘球蚴囊 （2）蛔虫 6. 先天性胆道闭锁

（张金卷 王 军）

第二节 黄疸的诊断与鉴别诊断

黄疸可因种种原因所引起，类型不同，形成机制也不相同，在治疗上也有原则上的区别。为了作好鉴别诊断，首先要详细地询问病史，仔细地进行体格检查和实验室检查，还应根据病情需要进行特殊检查。在积累大量临床资料的基础上，进行综合分析，才能得出正确的诊断。

一、病史及体格检查

（一）病史

1. 年龄 传染性感染可发生在任何年龄，在 30 岁左右发生的黄疸病人，90% 为传染性肝炎，婴儿和儿童要多考虑先天性家族疾病和胆道畸形，40 岁以上的患者大部分是胆石症或恶性肿瘤所引起。

2. 性别 阻塞性黄疸男性为女性的 2～4 倍，因胰头癌、肝硬化及原发性肝癌等病发病率男性多于女性。胆石和胆囊癌所致之黄疸则女性多于男性。

3. 家族史 阳性家族史对诊断高胆红素血症、溶血性黄疸及胆石症等有帮助。

4. 接触史、感染及输血史 对诊断各类型肝炎及溶血性黄疸有参考价值。

5. 服药和酒精中毒 服用肝脏易受损害的药物或长期饮酒史是诊断药物性肝炎及酒精中毒的重要依据。

6. 全身情况 由于恶性肿瘤引起的梗阻性黄疸，常伴全身进行性消瘦症状。肝细胞性黄疸多有自觉不适、食欲不振、恶心、厌食油腻食物等症状。肝内胆汁淤滞的病人一般自觉症状较少。

7. 发病情况 先有食欲不振和恶心等症状，随即发生黄疸，提示可能是各种类型的肝炎。药物性和胆石症引起的黄疸往往是突然发作，慢性肝炎和恶性肿瘤引起梗阻性黄疸，多发病较缓，黄疸逐渐加重。

8. 皮肤瘙痒 各种原因引起的梗阻性黄疸均可有瘙痒症状，因肿瘤引起的梗阻性黄疸瘙痒症状最重，胆汁性肝硬化亦常伴有瘙痒。

9. 疼痛 突然发作的腹痛为胆石所引起。持续性疼痛同时向背部放射多为胰腺癌或慢性胰腺炎。黄疸发生前疼痛提示为胆石或慢性复发性胰腺炎。轻度肝区疼痛应首先考虑各种类型的肝炎或肝内胆汁淤滞。恶性肿瘤早期往往无疼痛感觉。

2

10. 寒战　寒战高热提示胆石症和良性胆道狭窄合并急性胆管炎。病毒或药物性肝炎及恶性肿瘤一般不伴有寒战或高热。但胆管内息肉状恶性肿瘤有寒战，高热及黄疸的症状者并不少见。

11. 手术史　黄疸病人如果曾有胆道系统和胰腺部位手术历史，重点要考虑为胆石复发、医源性胆管狭窄或为恶性肿瘤复发，如其他部位手术和胆道无关，要考虑血清性肝炎，麻醉剂引起的肝损害，输血后溶血、休克、缺氧、体外循环引起的肝小叶中心性坏死等。

12. 尿和粪便的变化　病人对尿和粪便性状的描述，可为诊断提供一定的参考。白色陶土样便和深茶色尿常见于机械性梗阻，但亦可见于肝内胆汁淤积和一些肝炎的病例。溶血性黄疸的病人粪便常是深染的，但尿不深染。出血和白陶土样便对诊断 Vater 壶腹部周围恶性肿瘤有一定的参考价值，但这不是一种常见的症状。

（二）体格检查

检查黄疸病人一定要在自然光下进行。要注意不要将结膜下脂肪组织误认为黄疸，同时要排除因病人进食过多含有胡萝卜素的瓜果和蔬菜引起的胡萝卜素血症。

1. 黄疸深度　溶血性黄疸为浅黄色，肝细胞性黄疸为橘黄色，长期胆道梗阻性黄疸多为深绿色，但没有很大的诊断价值。

2. 肝功能障碍引起的几种体征　如肝臭、扑翼性震颤、肝掌、蜘蛛痣、脱发、男性乳房增大、睾丸萎缩等。

3. 腹部检查

（1）肝脏：肝脏中度或高度增大，坚硬、有结节多为恶性病变。急性病毒性肝炎肝脏轻度增大、有压痛。如为肝内胆汁淤滞肝脏既不增大也无压痛，肝脏短期内缩小者常见于急性或亚急性重型肝炎。

（2）胆囊：胆囊胀大，表面光滑、可移动、有压痛，提示为远端胆道梗阻，如胰腺癌、胆道及 Vater 壶腹周围癌、胆总管癌等所引起。胆囊管因结石堵塞造成的胆囊肿大，往往有压痛。

（3）脾脏：脾脏肿大是肝硬化伴门静脉高压症的常见表现，亦是溶血性黄疸的体征之一。偶尔也见于急性病毒性肝炎和并发脾静脉栓塞的胰腺癌的病例。

（4）腹水：肝硬化或腹腔恶性肿瘤腹膜转移，常出现腹水，恶性肿瘤引起的腹水有时为血性腹水。急性重型肝炎病人也可产生腹水，但多不伴有食管、胃底静脉曲张。

二、基本化验检查

（一）尿和粪便

尿胆红素的出现有时先于血中胆红素增高，肝前性（溶血性等）黄疸尿胆红素测定为阴性，肝细胞性和梗阻性黄疸为阳性。因溶血性黄疸胆红素生产过剩随胆汁排入肠道增多，故肠中尿胆原形成增多，经门静脉回入肝脏亦多，肝脏对多的尿胆原负担过重溢入体循环经肾排至尿中，故尿中尿胆原增多。胆道高度或完全梗阻时，胆汁不能排入肠道，没有形成尿胆原的机会，故尿中尿胆原为阴性，粪便为白陶土色往往是肝内及肝外胆道阻塞表现。柏油样黑色大便或反复潜血试验呈强阳性者，可能是癌肿溃疡或肝硬化食管胃底静脉曲张破裂出血所致。

（二）血液常规检查

中性多核白细胞增高多见于胆石症或胆道良性狭窄并发胆管炎病例，恶性肿瘤引起梗阻性黄疸病例偶尔可能增高，但急性肝炎患者多为正常或低于正常，淋巴细胞相对增高多见于肝细胞性黄疸。由于氯丙嗪类药物引起的中毒性肝炎，嗜伊红性白细胞往往增高。为进一步诊断溶血性黄疸，可作网状细胞计数、红细胞脆性试验，检查红细胞表面是否有球蛋白抗体的 Coomb's 试验以及骨髓检查。

（三）肝功能试验

各种类型的肝功能试验对黄疸患者都可应用，以下几种试验诊断黄疸的原因有实用的价值。

1. 胆红素　正常血液中总胆红素（TBiL）浓度为 1.71～17.1μmol/L（0.1～1.0mg/dl），超过 34.2μmol/L（2mg/dl）时临床即可出现黄疸症状。结合胆红素即直接胆红素（DBiL）和总胆红素的比值，对黄疸鉴别诊断有一定的意义。正常人结合胆红素少于 4.10μmol/L（0.2mg/dl），如总胆红素增加但比值低于 40%，则肝外胆道梗阻机会很少，比值低于 35%时，则几乎完全可以排除肝外胆道梗阻存在的可能性。若血清总胆红素明显增高，其直接胆红素增高尤为显著，且与总胆红素之比>60%～80%，至少大于 50%就能确定是梗阻性黄疸。

2. 碱性磷酸酶（ALP）　主要来源于肝脏和骨，在肝脏分布在肝细胞的毛细胆管膜，胆汁淤积时升高。正常值 40～160U/L。肝外或肝内阻塞性黄疸，ALP 滞留血中而均可升高，并可先于黄疸出现。肝内胆汁淤滞黄疸患者如药物性肝损害、原发性胆汁性肝硬化等升高明显，往往高于正常值 3～4 倍以上。完全性机械性梗阻，如胰腺癌、胆管结石、硬化性胆管炎等血清 ALP 往往明显升高，与胆道梗阻程度和时间成正比。血清 γ-谷氨酸转肽酶（γ-GT）在肝脏由线粒体产生，局限于细胞质与肝内胆管上皮，一般认为血中的 γ-GT 主要来自肝脏，参考值为 10～60U/L，肝内或肝外胆道梗阻时，排泄受阻逆流入血而升高，表现模式与 ALP 一致。

3. 转氨酶　血清门冬氨酸氨基转移酶（AST）即原称谷-草转氨酶（GOT）或丙氨酸氨基转移酶（ALT）即原称谷-丙转氨酶（GPT）是肝细胞损伤敏感的指标，其活力增高的幅度对鉴别肝细胞性和阻塞性黄疸有一定的价值。正常情况下血清浓度很低，30～40U/L，一般认为酶活力大于

400U/L 大多可除外肝外梗阻性黄疸，但后者并发胆道感染或阻塞时间较长时酶的活力也可大于400U/L，超过500U/L考虑病毒性、药物性肝炎可能。AST/ALT>2 提示酒精性肝炎或肝硬化，AST/ALP 的比值，Laler 报告肝细胞性黄疸多在 7 以上，肝外胆道阻塞多在 3 以下。

4. 血清蛋白测定与电泳　肝脏是绝大多数血清蛋白合成的部位，包括白蛋白、纤维蛋白原、凝血因子及大部分 α 及 β-球蛋白。白蛋白是反映肝脏生物合成功能的指标，半衰期为 20 天，合成速度 15g/天。在急性黄疸患者血清蛋白水平一般没有什么变化，但在黄疸患者同时伴有慢性肝炎时，血浆白蛋白（正常值 35~45g/L）下降，球蛋白升高。在迁延性胆汁淤滞黄疸 α_2 及 β-球蛋白典型地升高。

脂蛋白 X（Lpx）及卵磷脂胆固醇酰基转移酶：胆汁淤积时血清脂蛋白增高主要是低密度脂蛋白，Lpx 是一种异常脂蛋白，含较多的未脂化胆固醇或磷脂，可能来自肠道，在肝内分解代谢，如肝功能障碍则堆积于血液中。LCAT 为胆固醇酯化所必需的酶，肝细胞损害时 LCAT 减少，因此，如 Lpx 升高而 LCAT 减少提示肝内梗阻，相反如 LCAT 正常则为肝外阻塞，但不一定确切。

5. 血浆游离氨基酸测定　1980 年 Frend 为了比较梗阻性黄疸与血浆氨基酸谱的差别，进行了动物试验和临床观察，发现梗阻性黄疸和肝细胞性黄疸有明显的差别。梗阻性黄疸时氨基酸谱基本正常，仅有蛋、苯丙、门冬氨酸轻度升高；肝细胞性黄疸时支链氨基酸为正常水平，其他氨基酸都有显著升高，尤其是芳香族氨基酸可达正常的 4~10 倍。

6. 凝血酶原时间（prothrombin time，PT）　血液凝固至少需要 13 种因子参与，肝脏是其中 11 种凝血蛋白的合成部位（如Ⅰ、Ⅱ、Ⅴ、Ⅶ、Ⅷ、Ⅸ、Ⅹ等）。肝脏合成因子Ⅴ、Ⅶ、Ⅷ、Ⅸ需要维生素 K 参与，在肝脏代谢中参与凝血因子结构中谷氨酸残基的 γ-羧基化作用，即维生素 K 依赖性凝血因子。梗阻性黄疸时，由于肠道内缺乏胆汁酸而使脂溶性维生素包括维生素 K 的吸收发生障碍，再加上本身肝细胞功能的损坏，从而使这些凝血因子生成减少，易导致凝血功能障碍，凝血酶原时间延长，应用补充维生素 K 后可以纠正，如梗阻性黄疸患者术前发现凝血功能异常，应常规补充，防止出血。PT：临床正常范围 11~14s，肝病患者延长 4s 提示预后不良。国际标准化比值（INR）常用来表示接受新双香豆素钠治疗患者的抗凝程度，是根据实验用促凝血酶原激酶试剂的特性对凝血酶原时间测定进行标化，是反映肝衰患者凝血功能紊乱的最佳指标。二者均是 Child 肝功能分级的指标。

（四）肝炎标志检测

如患者黄疸，肝功能化验提示转氨酶明显升高，检测抗-HAV IgM 阳性提示甲型肝炎可能；HCV-Ab、HCV-RNA 阳性考虑丙型病毒肝炎可能。如 HBsAg、抗-HBc IgM、HBVDNA 阳性提示乙型病毒肝炎可能，HEV-Ab 阳性提示戊型肝炎可能。

（五）肿瘤标志检测

主要有 CA19-9、CA125、CA50、CA242 及癌胚抗原（CEA）。CA19-9 可异常表达于多种肝胆胰疾病及恶性肿瘤患者，虽非肿瘤特异性，但血清 CA19-9 的上升水平仍有助于与其他良性疾病的鉴别诊断。作为肿瘤标志物，CA19-9 的特异性不强，在各种腺癌中均可升高。99% 的胰腺癌、30% 的直肠癌，40%~50% 的胃癌，67% 胆管癌，15% 的乳腺癌中 CA19-9 均见升高。CA19-9 水平还和其他因素有关：如黄疸水平；某些炎症情况，如急性胆囊炎、急性胰腺炎、胆汁淤积性胆管炎等。因为正常和异常的胆管上皮均可产生 CA19-9，当出现胆管堵塞时，胆管上皮细胞防御功能因合并感染而减弱，增生活动增强，从而导致 CA19-9 的分泌增多。但胆道减压后，CA19-9 水平持续升高，往往提示恶性肿瘤。CA19-9 水平的监测亦是判断患者术后肿瘤复发、评估放化疗效果的重要手段。

3%~7% 的胰腺癌患者为 Lewis 抗原阴性血型结构，不表达 CA19-9，故此类患者检测不到 CA19-9 水平的异常。某些良性疾病所致的胆道梗阻或胆管炎患者，亦可导致 CA19-9 水平的升高，故在黄疸缓解后对 CA19-9 的检测更有意义，以其作为基线。65% 的胆管癌患者伴有 CA125 升高，约 30% 的胆管癌患者伴有 CEA 升高。但肠道炎症、胆道良性梗阻、胃肠道肿瘤及严重的肝损伤时 CEA 也可升高，联合应用有助于提高诊断的灵敏度及特异度。

（六）肝病自身抗体检测

原发性胆汁性肝硬化（Primary biliary cirrohsis，PBC）是一种慢性胆汁淤积性疾病，多数患者临床上可表现为黄疸，病程呈进行性，可延续数十年。其诊断标志是抗线粒体抗体（AMA），其阳性率超过 90%；AMA 对于诊断 PBC 的特异性超过 95%。AMA 一般采用间接免疫荧光法检测，滴度>1∶40 可视为阳性。而对于部分患者 AMA 阴性，其临床特点与 AMA 阳性 PBC 患者一致，称之为 AMA 阴性 PBC。这些患者几乎抗核抗体和/或抗平滑肌抗体均为阳性，其 IgM 水平较阳性 AMA 患者减低。

原发性硬化性胆管炎（primary sclerosing cholangitis，PSC）是一种涉及胆管树所有节段的慢性进展性淤胆性疾病，表现为胆管树弥漫炎症与纤维化。与炎性肠道疾病有关，临床表现为黄疸、瘙痒等。诊断标志 IgM 水平升高，抗中性粒细胞抗体（ANA）见于 80% 患者，胆管造影表现为多个局部狭窄和串珠样改变。而 IgG4 相关硬化性胆管炎（IgG4-related sclerosing cholangitis，IAC）、自身免疫性胰腺炎（autoimmune pancreatitis，AIP）都属于 IgG4 相关全身疾病，二者经常伴发。血清 IgG4 水平为特异的血清学标志，以 IgG4 水平高于正常上限 2 倍作为诊断依据可提高准确性。AIP 可压迫胆管造成胆道梗阻，导致梗阻性黄疸，这种黄疸具有波动性，激素治疗有效。IAC 是以 IgG4 升高为特征的自身免疫性疾病，可同时累及单个或多个器官及组织。主要临床及影像学表现分别为黄疸及胆管壁增厚，容易误诊为胆管癌及硬化性胆管炎。对糖皮质激素治疗反应良好。目前也发现免疫相关指标 HLA-B8，HLA-DR3 与 IAC 发病密切相关。

（七）诊断进展

基因诊断技术（包括 miRNA 及 K-ras 基因突变）进展有助于 MOJ 早期诊断。目前研究表明胰腺癌组织中存在多个异常表达的 miRNA，其中某些 miRNA 在胰腺癌早期病变中即已经出现表达水平异常，多个 miRNA 联合检测时能保持较高水平灵敏度、特异度，故 miRNA 检测有助于早期诊断胰腺癌。K-ras 基因突变与胰腺癌的发生密切相关，约 75%～100% 的胰腺癌组织中存在着 K-ras 基因第 12 位密码子的点突变，是胰腺癌发生中的早期事件，也可作为胰腺癌早期诊断指标。研究发现胰腺癌患者胰液中 K-ras 基因的突变率为 50%～100%，因此患者胰液基因分析有望成为早期诊断胰腺癌所致 MOJ 的方法。此外，p53 蛋白的异常表达、端粒酶活性增高等对早期 MOJ 诊断亦有一定价值，但均限于胰腺癌导致的 MOJ 病例。

三、特殊检查

（一）X 线检查

X 检查对黄疸的鉴别诊断有一定的限制，但胸片、腹部 X 线片和 X 射线钡餐造影对诊断有一定的帮助。胸片可确定有无继发性和原发性恶性肿瘤。腹部 X 线片可见到胆石（大约 10% 为阳性结石），一定要注意它可能不是产生黄疸的原因，还应结合其他检查进行判断。腹部 X 线片的钙斑可提示为慢性胰腺炎、肝棘球蚴囊的钙化。钡餐造影发现其他部位有恶性肿瘤可支持肝肿瘤为转移肿瘤，否则肝的肿块或占位性改变多为原发性肝癌。发现食管静脉曲张有助于肝硬化的诊断。十二指肠曲增宽或移位，胃或十二指肠受侵蚀或压迫，十二指肠空肠连接部向下移位等，十二指肠降段如黏膜分裂充盈缺损可能是 Vater 壶腹癌，胆管末端癌，十二指肠环扩大可能由于胰头癌、胰腺囊肿等引起。如胆囊肿大，伴有结石，十二指肠变位或受到侵蚀，可支持胆囊癌的诊断。

（二）放射性核素扫描和超声检查

肝扫描（radionuclide scanning，RS）是诊断早期病变的有效检查方法，^{198}金扫描可诊断出肝脏占位性病变，^{76}硒-蛋氨酸可检出胰腺的占位性病变，对于鉴别肝内、肝外梗阻有帮助。B 型超声波简便易行，对机体无损伤，每个患者都可耐受反复检查，故应列为首选的检查方法。B 型超声波可确定有无肝内占位性病变，如肝癌、肝囊肿，对肝硬化和肝炎也有诊断价值，尤其是胆石诊断准确性很高。作者经常遇到 X 线造影阴性而 B 型超声波阳性的胆石症患者，手术证实为结石。B 型超声波可清楚地了解胆囊和胆总管有无扩张，可将 90% 的梗阻性黄疸病例区分为肝内性或肝外性，对胰腺疾病的诊断可有 80%～90% 准确性。另外，还可利用特制的导针探头定位作准确的穿刺、造影和活体组织检查。

（三）CT 和 MRI

1. CT　近年来，由于 CT 的广泛应用，以及快速多排螺旋 CT 技术的迅速发展，提高了病变的检出率，并且更好地对病变特征进行描述。对肝、胆、胰占位性病变诊断较准确，是对疑有胆管、胰腺、壶腹周围肿瘤患者的首选影像学检查方法。针对肿瘤应设置特别扫描参数，对全腹部行对比剂增强扫描，包括薄层（<3mm）、平扫、动脉期、实质期、门静脉期及三维重建等，以准确描述肿瘤大小、部位、有无淋巴结转移，特别是与周围血管的结构关系等。可证实肝内胆管、胆囊及胆总管有无扩张，对确定是否需要外科手术很有帮助，可提供病变能否切除，对手术途径的选择也能提供重要参考。

2. MRI　与 CT 检查同等重要，参数要求同上，能显示肝、胆管胰腺的解剖和肿瘤范围、是否有肝脏转移。MRCP 主要根据扩张胆管显示影像，病变近端的胆管内胆汁滞留在 T_1 加权像上呈黑色低信号状结构，T_2 加权像显示高信号而呈白色条状结构，并可进行冠状位、矢状位及横断扫描，和 PCT 及 ERCP 比较优点是无创，梗阻远近端的胆道系统均可显示。可较好地显示胆管分支，可反映胆管的受累范围，对判断胆道梗阻有较高的敏感性（80%～95%）。由于血管流空效应，MRI 可显示门静脉标志，可判断有无血管受压移位，较 CT 更为优越。随着肝脏特异性对比剂（SPIO 类有 AMI-25 及 SHU-555A；肝细胞类有 Mn-DPDP、Gd-EOB-DTPA、Gd-BOPTA）的应用，增加了诊断肝脏病变的特异性及敏感性，该类对比剂的特异性是指其作用靶组织分别是 RES 细胞或肝细胞，通过降低（RES 特异性）或升高（肝细胞特异性）肝脏背景信号，使肿瘤-肝对比增强而达到提高肿瘤显示率的目的。在排除及检测肝转移病灶方面，灵敏度及特异度优于 CT 检查。

（四）经皮肝穿刺胆管造影（percutaneous transhepatlic cholangiography，PTC）

这种检查方法 50 年前就已应用于临床，但未推广，直至 1969 年 Okuda 研制了一种细长而质软穿刺针，可安全地进行穿刺，才逐渐推广。采用 Seldinger 方法，可在 B 超或 CT 引导下实施。当超声波影像有明显的扩张胆管，为了进一步证明梗阻的部位和性质，尤其梗阻部位较高时，可进行 PCT 检查。在有扩张胆管时，穿刺成功率可达 95%～100%；否则仅为 25%～73%。不仅可以进行造影来明确胆道梗阻情况，而且还可以置管进行引流（PTBD），以改善病人术前全身情况。对晚期恶性肿瘤病人进行体外引流可避免手术。这项检查也有一定的危险性，如出血、胆汁漏及败血症等并发症，造影一般只能显示梗阻以上部位胆道情况。

(五) 内镜逆行胆胰管造影 (endoscopic retrograde cholangio panrcreatography，ERCP)

对PTC检查不成功或材料获得不够，病人有严重出血倾向PTC是禁忌证者，可进行逆行胰胆管造影。目前选择性ERCP的成功率可达85%~90%，近90%的病例可以肯定梗阻部位，对胰腺、胆囊、胆管及部分肝脏疾病均有诊断价值，同时进行病变治疗如EST胆道取石，置管引流(ENBD)，减轻胆道压力。还可以同时进行活体病理检查及细胞学检查。胆汁及胰液细胞刷取有助于诊断。联合刷检和活组织检查可提高阳性率，但细胞学检查阴性并不能排除肿瘤。对高位梗阻病人ERCP一般只能显示梗阻部位以下的胆道情况。

(六) 腹腔镜检查

可鉴别肝癌、肝硬化、肝炎、并可直接观察胆囊大小及肿物外形，可对病变部位进行活体组织检查，可以结合术中超声进行诊断和鉴别诊断。可根据肿瘤的大小、侵及范围及有无腹腔种植或远处转移对肿瘤进行分期，以避免不必要的剖腹探查。

(七) 选择性腹腔动脉造影

对诊断肝、胆、胰的占位性病变有一定的价值。可根据血管走行、分布及造影变化情况诊断病变，同时可进行病变治疗，如局部灌注化疗，如肿瘤破裂出血或腹部手术后腹腔出血可进行诊断及栓塞止血治疗等。

(八) 内镜超声 (EUS)

为CT及MRI检查的重要补充，可准确描述病灶有无累及周围血管及淋巴结转移，在诊断门静脉或肠系膜上静脉是否受累方面，灵敏度及特异度优于对肠系膜上动脉的检测。EUS检查的准确性受操作者技术及经验水平的影响较大。对诊断不明确的病变可通过EUS-FNA (endoscopic ultrasound guided fine needle aspiration) 进行病变穿刺活检，病理检查进行定性诊断，IDUS (intraductal ultrasonography) 胆管及胰管内超声能进一步明确微小病变，在鉴别胆道良性或恶性狭窄方面更具有价值，可进行准确的活组织检查。

(九) 正电子发射计算机断层扫描 (PET-CT)

作为补充PET-CT可用于对肿块的良恶性以及是否存在远处转移的评估，但不可替代CT或MRI检查，在排除及检测远处转移方面具有优势。对于原发病灶较大、疑有区域淋巴结转移及CA19-9显著升高的患者，可以用来进行手术前评估。

四、外科手术剖腹探查术

通过以上各种检查方法大部分病例可以作出诊断，如仍不能确诊而高度怀疑为肝外病变引起的梗阻时，必要时可考虑剖腹探查术，以免延误治疗。经过手术探查，大部分病例可以证实诊断，尤其结合手术台术中超声、胆管造影和胆道镜检查，并可术中进行冰冻活体组织病理检测及细胞学检查，可以根据手术中的发现选择合理的术式进行治疗。

手术一般采取上腹正中切口进入腹腔，根据情况可延长为“┛”“┗”“┻”等切口，认真检查全部内脏，特别要注意胆囊、胆管、十二指肠、胰脏、肝脏和脾脏及腹膜后淋巴结情况。

胆囊情况可为术者提供胆管梗阻部位的重要标志（表2-2-1）。

表2-2-1 黄疸病人胆囊形状和手术程序

胆囊形状	可能原因	应注意检查的部位	术中检查
胆囊扩张	1. 恶性肿瘤引起梗阻（胰腺Vater壶腹及胆总管末端） 2. 急性胆囊炎 3. 胆囊积液	胰头、胆总管末端、Vater壶腹和十二指肠	1. 手术台上胆道造影 2. 淋巴结活检 3. 胆道镜检查（活检及细胞学检查） 4. 肿块部位针吸活检及细胞学检查 5. 术中超声
胆囊萎缩	1. 近肝门肝管肿瘤 2. 肝内肿瘤累及肝门胆管 3. 硬化性胆管炎	肝门、肝胆管近肝门端、肝脏	1. 淋巴结活检 2. 肿块活检和细胞学检查
胆囊内结石	1. 胆管炎 2. 慢性胰腺炎	胆总管、胰腺	手术台上胆道造影
胆囊实体肿块	胆囊癌	胆囊、肝门	肿物活检冷冻病理
未发现胆囊	胆管炎 胆道闭锁	胆管	1. 手术台上胆道造影 2. 术中超声
胆囊正常	肝内科疾病	肝脏	肝组织活检

如胆囊、胆总管扩张、色绿、壁薄、没有结石，常为胆管远端恶性肿瘤梗阻，应进一步探查Vater壶腹、十二指肠和胰头。慢性胰腺炎引起的梗阻性黄疸可在胰腺上触及坚硬的肿块，不过往往弥漫在整个胰腺，偶然亦有局限在胰头，肿块呈结节状，可能有大小不等的滞留性囊肿和钙化斑，台上胰管造影可发现胰管扩张一处或多处狭窄。

五、黄疸鉴别诊断程序

黄疸分为溶血性黄疸，肝细胞性黄疸和梗阻性黄疸。梗阻性黄疸因治疗方法的不同又可分为内科性黄疸和外科性黄疸。前者主要包括弥漫性毛细胆管炎、胆汁性肝硬化、肝内胆汁淤积症、Dubin-Johnson综合征等。外科性梗阻性黄疸的诊断确立后，还要进一步明确梗阻的部位、范围、程度、病因及梗阻引起的其他并发症，以便制定有效的治疗方案。梗阻性黄疸如延误诊断和治疗，往往会造成严重后果或失掉了根治的手术时机，最好在入院1周内作出明确的诊断。目前为明确梗阻性质、部位的特殊辅助检查方法很多，我们应该根据实际需要选择应用，尽量避免采用对病人有损伤的检查方法，如PTC就没有必要列为梗阻性黄疸的常规检查。可参考下图（图2-2-1）选用不同的检查方法。

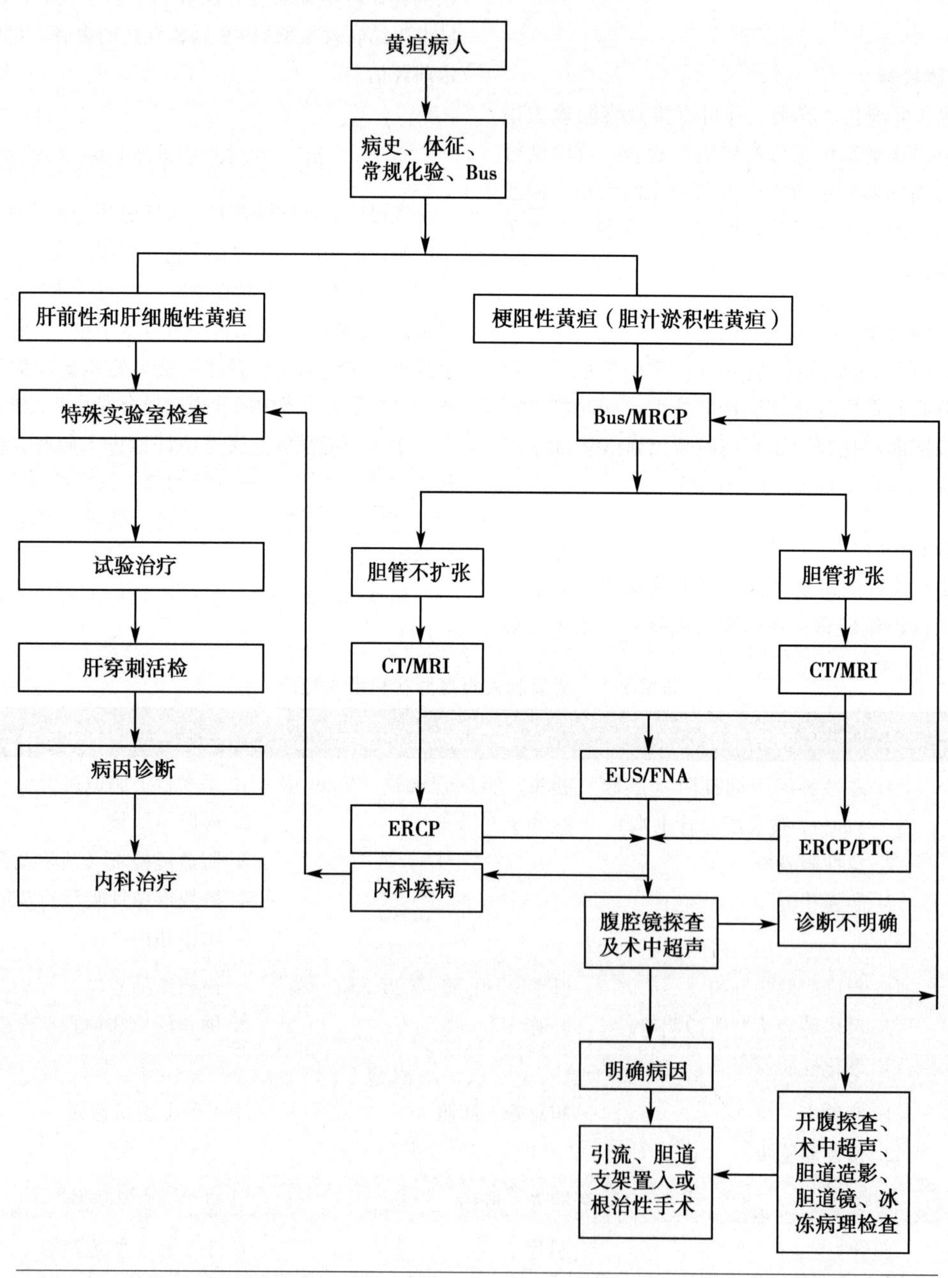

▶ 图2-2-1　黄疸检查程序示意图

（张金卷　袁　强）

第三节 梗阻性黄疸的手术前准备及外科治疗

一、一般处理

梗阻性黄疸病人一般条件差、对手术的耐受能力低下，手术前应尽量采取措施改善病人的一般条件，提高对手术的耐受能力。如纠正贫血，补充蛋白质及各种维生素，尤其是脂溶性维生素和维生素K，改善病人的营养状态。对特别衰竭危重梗阻性黄疸病人，治疗可分两期进行，以降低手术死亡率及减少感染、伤口不愈合等并发症。首先进行简单有效的引流术（如PTCD、ERBD），或内镜下经十二指肠乳头支架置入，同时给予肠外和肠内营养支持治疗，大约在10~14天之后，再进行根治性手术，如胰十二指肠切除术、肝门胆管癌根治术及胆道重建等手术。术前通过胆道引流缓解梗阻性黄疸，经胆道引流管造影，获得胆道树图像，从而可以判断胆管受侵程度，对于制定治疗方案非常有意义。但可致出血、胆漏、腹腔感染、急性胰腺炎、胆道感染、电解质紊乱等可能，增加术后并发症和感染发生的概率，其有效性及必要性存在争议。目前不推荐术前常规胆道引流。但对伴有营养不良、胆管炎或术前胆红素水平>200μmol/L，且需行大范围肝切除者，应行术前胆道引流。若患者需要行半肝或超过半肝的大范围肝切除而残肝不能代偿者，可在术前行健侧胆道引流使总胆红素降至85μmol/L后，采用病肝侧门静脉栓塞术，促进健侧肝组织增生，2~4周后重新评估手术切除的安全性。术前胆道引流、门静脉栓塞及扩大肝切除术的三联措施，被认为能显著提高肝门胆管癌切除后的存活率。

在手术前（开皮前30分钟内）和手术中（手术时间超过4小时）应用抗生素，手术时应使抗生素在血中的浓度达到理想的水平。

手术后尿少、肾衰竭是梗阻性黄疸病人常见的、危险的并发症。高胆红素血症患者（尤其是胆红素在血中超过150μmol/L的患者），细胞外液容量明显减少，腹水，肝脏单核巨噬细胞系统功能低下造成的内毒素血症，均可导致程度不同的肾脏功能障碍。由于肾功能和器质性病理改变，肾脏对缺血性损伤特别敏感．预先应采取预防尿少、肾衰竭的措施。术前要提高细胞外液容量，手术中和术后给予甘露醇以预防肾衰竭，并应合理地补充水及电解质。

手术成功与否取决于早期诊断的准确性和把握住手术时机，要避免为内科性黄疸病人滥施手术，Spellberg报告，如误对肝硬化滥施剖腹探查术，死亡率可达15%~35%；重症急性肝炎或急性黄色萎缩误施手术，死亡高达100%。某些内科性黄疸用皮质激素试验治疗5~10天，黄疸症状大部分可以减轻，但有些患者胆红素并不是直线下降，有的病例可停顿一段时间后再继续下降，故不要急于手术。有学者报告，如将肝动脉外膜剥脱可改进肝脏血液循环，有利于黄疸的消除及慢性肝炎症状的改善。

二、血液灌流及血浆置换方法

黄疸病人高胆红素血症可导致DIC，多器官衰竭已为人们所重视，清除血液高浓度胆红素，目前的办法以血浆置换和血液灌流吸附为主。血浆转换为将含有高胆红素的病人血浆以血浆分离器清除，然后输入正常人血浆，血液灌流是以高分子医用吸附材料，如：树脂，将血引致体外通过吸附罐（含有200g树脂）清除胆红素，以达降低血中高胆红素目的，作者以NK-110树脂经过长期动物试验应用于临床，经2h血液灌流，黄疸病人血总胆红素平均下降34%，典型病例下降51%，直接胆红素平均下降27%，间接胆红素平均下降40%，血浆蛋白，Na^+、K^+、Cl^-及血游离氨基酸均无影响。

三、外科手术方法

常用的外科治疗方法可分为以下几种：

（一）经皮肝穿刺胆管引流术（PTCD）

可作为危重良性梗阻性黄疸病人术前准备或晚期肿瘤病人的姑息疗法，减轻胆道压力，并可通过此途径进行狭窄部位的球囊扩张，必要时可置入内外引流管或胆道支架。

（二）经内镜逆行性胆管引流（ERBD）

适用于胆总管下端梗阻引起的梗阻性黄疸可以置管引流，如合并胆管结石导致胆道感染，可于内镜下作乳头括约肌切开术（EST），取石后再置管引流胆汁，减轻胆道压力，解除梗阻。

（三）手术引流

胆囊造口引流适用于胆总管下端梗阻，特别因恶性肿瘤引起的梗阻，但由于这种引流不如胆总管引流直接和通畅，只适用于病情危重的病人，目前已很少应用。胆总管T型管引流是最常用的引流方法，在胆管结石患者时应列为首选手术引流方法，如考虑有残余结石可能，T型管的口径宜大，通到腹壁外的通道尽量要短而直。有人设计了一种双T型管置入肝总管或胆总管，下部T型管的一臂置入十二指肠，另一臂自腹壁引出。当已建立起通畅的引流，黄疸已明显下降后，关闭腹壁外口管腔引流可维持良好的内引流，防止大量胆汁的丢失。当需要造影或强化引流时，可开放腹壁外的管腔，注药造影或连接引流管。双T型主要适用于恶性肿瘤引起的胆管下端、胰头或壶腹部梗阻。

随着微创外科的进展，内镜下 Oddi 括约肌切开或成形术显示出广阔的应用前景。其他内引流方式还包括胆总管十二指肠吻合术、间置空肠胆管十二指肠吻合术及胆肠 Roux-en-Y 吻合术，胆肠 Roux-en-Y 吻合内引流术是目前治疗晚期 MOJ 的经典术式，1893 年 Cesar Roux 提出 Roux-en-Y 胃-空肠吻合术；1908 年，Monprofit 首次描述 Roux-en-Y 胆肠吻合术。可开腹或腹腔镜下进行。于屈氏韧带下方 15~25cm 处离断空肠，胆侧空肠支与胆管断端行胆管空肠端侧吻合，距吻合口 45~55cm 行胃侧空肠支与胆侧空肠支对肠系膜缘端侧吻合，并将胃侧支与胆侧支空肠浆肌层并拢缝合 8~10cm，使之呈 Y 形，使食糜接近直线方向直接排入远端空肠，可防止反流。胆肠吻合内引流可使胆汁流入消化道，使胃肠功能紊乱得到有效恢复，纠正水、电解质及酸碱平衡紊乱状况，可有效改善全身情况。缺点是术后丧失 Oddi 括约肌功能，且可并发反流性胆管炎。近来有学者在 Roux-en-Y 胆肠吻合术基础上进行改良，即胆管空肠襻式吻合术，由于其不横断空肠，不改变空肠原有的电生理活动，因此，减少了由于胆支肠襻生理功能异常导致的胆汁反流。

（四）根治性手术

根治性手术不仅解除梗阻或建立起新的引流途径，而且同时切除引起梗阻的病变，使病人得到根治性治疗。手术的方式很多，如胆囊切除、胆管探查取石术、各种形式的内引流术，胰十二指肠切除术、肝门胆管癌根治术、肝部分切除术及各种方式胆道重建等，恶性疾病应同时进行相应区域淋巴结清扫。自 1935 年 Whipple 首次实施，胰十二指肠切除术（pancreatoduodenectomy，PD）已成为治疗胰头及壶腹周围肿瘤的经典术式，1944 年 Waston 报道保留幽门的胰十二指肠切除术（pylorus-preserving pancreatoduodenectomy，PPPD），1972 年 Beger 报道了保留十二指肠的胰头切除术（duodenum-preserving pancreatic head resection，DPPHR）。各种术式各有优缺点及其适应证。1994 年 Gagner 实施第一例腹腔镜胰十二指肠切除术，目前许多单位都已开展。对于剩余肝体积不足的肝门胆管癌可实施肿瘤侧肝脏门静脉栓塞（PVE），促进预切除肝再生，然后二期行肝切除术，此方法 1990 年由 Makuuchi 首次报道，已广泛应用于临床；随着腔镜技术的不断发展，尤其是 3D 技术及达芬奇手术机器人的出现，很多疾病除了传统的开腹手术，都已经能在腹腔镜下进行。有关章节详细介绍。

（五）胆道内支架置入

多数恶性梗阻性黄疸（MOJ）病人在就诊时属于晚期，多已失去行根治性手术的机会，预后较差。单纯行 PTCD 外引流胆汁，可减轻黄疸，但引流管易阻塞、脱落，特别是胆汁大量丧失体外，患者消化功能受影响。同时导致水、电解质及酸碱平衡失调，机体内环境稳态失衡，且需终身置管，病人生活质量较差。胆道内支架置入作为内引流的一种方法，不改变原有的胆汁流通途径，维持胆道相对正常的解剖生理功能。包括经皮肝穿刺胆管支架置入（percutaneous transhepatic biliary stent，PTBS）和内镜胆管金属支架引流（endoscopic bile duct metal stents drainage，EBMSD）。PTBS 和 EBMSD 治疗具有引流效果好，微创等优点，近年来，临床更多的晚期 MOJ 病人接受在传统 PTCD 基础上行 PTBS 或 EBMSD 治疗。但肿瘤生长或胆泥堆积会造成支架堵塞，需再次处理。也存在反流性胆管炎可能。

（六）治疗新进展

对于恶性梗阻性黄疸根据病因的不同近年来出现了粒子支架置入、经胰腺动脉化疗药物注射、射频消融联合支架置入等较新技术，胆道有效引流同时能够对肿瘤组织起到杀伤作用，取得较好效果。研究表明粒子支架对进展期胰头癌所致的 MOJ 具有较好的效果，能延缓患者的肿瘤进展，提高了支架的通畅率，延长患者中位生存时间。经动脉化疗栓塞技术（TACE）治疗胰腺癌等恶性肿瘤能够延长患者生存期、改善生存状况及减少肿瘤转移。

（张金卷　宋继昌）

第四节　中医对黄疸的认识和辨证施治

一、中医对黄疸的认识

黄疸病亦称黄瘅病，瘅与疸是可以通用的。在中医学古代文献中对黄疸很早就有记载，在《素问·六元正纪大论篇》中就有："溽暑湿热相搏……民病黄瘅而为胕肿"的论述，概括地说明了黄疸的成因。存《灵枢·论疾诊尺》中描述了黄疸的临床表现，"色微黄，齿垢黄，爪甲上黄，黄疸也。"后汉张仲景著《伤寒论》有十六处提到黄疸。《金匮要略》中对黄疸发生的机制、病程和治疗都有详细论述，一直到现在还指导着临床治疗。

黄疸是感受湿热秽浊，或因饮食不节，长期饮酒，致脾失运化，湿浊内生，湿邪郁于脾胃，熏蒸于胆，致胆液外溢肌肤，故身目皆黄而为黄疸，湿与热合，湿从热化发而为阳黄。如毒热炽盛，内陷营血，传入心包，表现高热、神昏、谵语、甚可出血，则为急性黄疸。劳伤过度或素体脾虚，中阳不振运化失常，湿从寒化，寒湿阻滞发为阴黄。另外，阳黄失治，也可转化为阴黄。

二、黄疸的辨证施治

黄疸的辨证施治可归纳为表 2-4-1。

表 2-4-1 黄疸的辨证施治

类别		辨证		论治	
		特点	症状	治则	例方
阳黄	热重于湿	身目黄染，色黄鲜明，如橘子黄，病机：湿热郁蒸，发病急，病程短	胸闷腹满，大便燥结，尿黄赤，身热烦渴。苔黄腻，脉弦数	清热泻火，疏肝利胆	茵陈蒿汤加减
	湿重于热		胸闷纳呆，腹胀便溏，口不渴，身重乏力，小便不利。苔厚腻微黄，脉濡数	利湿化浊，佐以清热	茵陈五苓散
	热毒内陷（急性黄疸）		起病急骤，高热，烦渴，胸闷，神错，谵语发斑，吐衄，便血。舌质绛红，脉弦实有力	清热解毒凉血救阴	千金犀角散、局方至宝丹
阴黄	寒湿	身目黄染，暗如烟熏，病机：寒湿困脾，发病较缓，病程长	无热畏寒，神倦，胸肋闷胀，纳呆，便溏，重者则腹胀如鼓。舌质淡，苔清腻，脉沉迟	温阳利湿，理气开郁	茵陈理中汤、茵陈四逆汤加减

（张金卷 宋继昌）

参考文献

1. 林佳媛，马国. 胆红素代谢及其调节的研究进展. 复旦学报（医学版），2014，41（3）：405-411
2. Eugene R. Schiff，Michael F. Sorrel，Willis C. Maddrey. 希夫肝脏病学. 黄志强，主译. 北京：化学工业出版社，2006：121-222
3. Ivo Novotný ，Petr Dítě，Jan Trna，et al. Immunoglobulin G4-Related Cholangitis：A Variant of IgG4-Related Systemic Disease. Dig Dis，2012，30：216-219
4. Yasutoshi Kimura，Tadahiro Takada，Steven M. Strasberg，et al. TG13 current terminology，etiology，and epidemiology of acute cholangitis and cholecystitis. J Hepatobiliary Pancreat Sci，2013，20：8-23
5. 黄勤，邹晓平. IgG4 相关的自身免疫性胰腺炎的诊断. 中华消化内镜杂志，2013，30（6）：301-303
6. 王倩，苏秀琴. 恶性梗阻性黄疸的病理生理改变. 实用医技杂志，2015，22（3）：279-281
7. Wan-Yee Lau，Eric C. H. Lai. Classification of iatrogenic bile duct injury. Hepatobiliary Pancreat Dis Int，2007，6：459-463
8. Levy MJ，Heimbach JK，Gores GJ. Endoscopic ultrasound staging of cholangiocarcinoma. Curr Opin Gastroenterol，2012，28：244-252
9. Hewitt MJ，McPhail，MJ，Possamai L. et al. EUS-guided FNA for diagnosis of solid pancreatic neoplasms：a meta-analysis. Gastrointest Endosc，2012，75：319-331
10. Hasan MK，Hawes RH. EUS-Guided FNA of Solid Pancreas Tumors. Gastrointest Endoscopy Clin N Am，2012，22：155-167
11. NCCN Clinical Practice Guidelines in Oncology（NCCN Guidelines™，hepatobiliary cancers，version 2，2015，NCCN. org
12. Marcel AC. Machado，Fabio F，et al. Laparoscopic Resection of Hilar Cholangiocarcinoma. Journal of laparoendoscopic &advanced surgical techniques，2012，22：1-3.
13. Cho A，Yamamoto H，Kainuma O，et al. Laparoscopy in the management of hilar cholangiocarcinoma. World J Gastroenterol，2014 ，20：15153-15157
14. 中华医学会外科学分会胰腺外科学组. 胰腺癌诊治指南（2014 版）. 中华消化外科杂志，2014，13（11）：831-836
15. 国际肝胆胰学会中国分会，中华医学会外科学分会肝脏外科学组. 胆管癌诊断与治疗——外科专家共识. 临床

肝胆病杂志，2015，31（1）：12-16

16. Qiu YD，Bai JL，Xu FG，et al. Effect of preoperative biliary drainage on malignant obstructive jaundice：A meta-analysis. World J Gastroenterol，2011，21（17）：391-396

17. Wang C，Xu YY，Lu X. Should preoperative biliary drainage be routinely performed for obstructive jaundice with resectable tumor? Hepatobiliary Surg Nutr，2013，2：266-271

18. Clarke DK，Pillay Y，Anderson F，et al. The periprocedural management of the patient with obstructive jaundice. Ann R Coll Surg Engl，2006，88：610-616

19. 易杰明，关养时. 胆道梗阻后炎症反应发生的过程及机制. 中国普通杂志，2012，21（5）：607-610

20. 梁张，李德卫. 恶性梗阻性黄疸的外科姑息治疗进展. 临床肝胆杂志，2013，29（6）：467-469

21. 全志伟，王忠裕，何振平，等. 恶性梗阻性黄疸术前减黄的利弊及合理选择. 中国实用外科杂志，2007，27（10）：776-782

22. 罗剑钧，刘清欣，瞿旭东. 经皮穿肝胆管引流术指南的建议. 介入放射学杂志，2010，19（7）：509-512

23. 石景森，刘昌. 外科黄疸术后严重并发症的防治. 腹部外科，2009，22（6）：332-334

24. 李宁. 恶性梗阻性黄疸的围手术期营养支持. 腹部外科，2007，20（3）：134-136

25. 余立权，张道权，姜波. 晚期恶性梗阻性黄疸的姑息性治疗. 外科理论与实践，2015，20（2）：121-125

26. 高德明，鲁建国. 外科梗阻性黄疸的诊断进展. 中国普通外科杂志，2008，17（2）：109-110

27. Divyesh Sejpal. Advancements in Biliary Stenting. J Clin Gastroenterol，2012，46：191-196

28. Dumonceaul，JM Tringali A，Blero D. Biliary stenting：Indications，choice of stents and results. European Society of Gastrointestinal Endoscopy（ESGE）clinical guideline Endoscopy，2012，44：277-298

29. 张永杰. 胆道恶性肿瘤术中胆肠吻合规范应用. 中国实用外科杂志，2014，34（10）：924-927

30. 张金卷，聂福华，王毅军，等. 改进胆管空肠 Roux-en-Y 吻合治疗成人先天性胆管囊性扩张. 天津医药，2008，36（12）：978-979

第三章
消化道出血

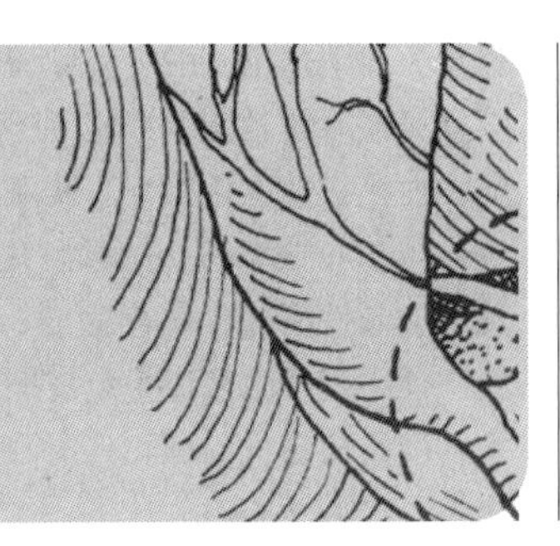
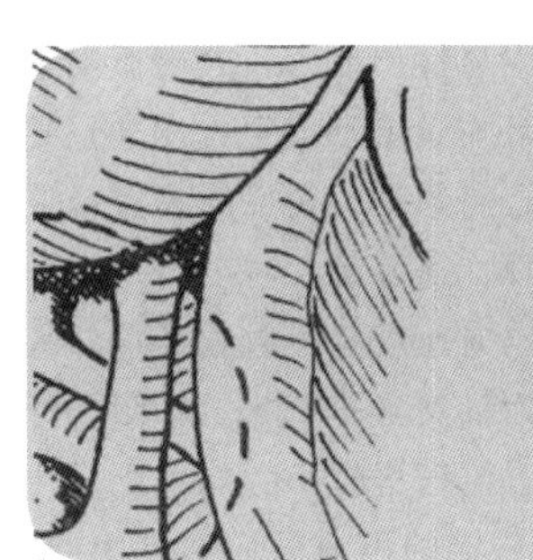

3

第一节 概 说

消化道出血（gastrointestinal hemorrhage）系指呕血和便血而言，临床上可分为隐性出血、显性出血和大出血3种类型，另依失血急缓又分为急性和慢性出血。

出血量在5~10ml时，粪便颜色可无改变，但潜血试验呈阳性，此种情况称为隐性出血；出血量在50~100ml时，可排出黑便或果酱样便，称之为显性出血；成人出血量在1000ml以上或任何足以引起循环血量波动的急性出血，均称之为大出血。急性失血的特点是短期、大量的呕血或便血，血红蛋白和红细胞计数下降，失血量大时可出现失血性休克。倾注性出血系指急性出血速度超过输血速度，靠输血难于纠正休克者。慢性失血的特点是长期、小量，以轻度便血或大便潜血阳性为主，但病程较长的病人则可出现程度不同的贫血。痔和肛裂造成的出血虽属显性出血，但多为少量慢性失血。

一般将Treitz韧带作为上、下消化道的分界点。上消化道的食管胃底静脉曲张破裂出血以呕血为主，胃和十二指肠病变、胆道和胰腺病变引起的出血多以黑便或柏油样便为主。下消化道出血包括空回肠出血和结直肠、肛管出血，由于出血位置的高低不同而排出外观不同的粪便。小肠出血除在并发肠梗阻时可有呕血外，一般皆以便血为主。回盲部、升结肠出血可排出果酱样便，降结肠、乙状结肠出血可排出与大便相混的暗红色血便，直肠出血可排出与大便不相混合的鲜红血便，痔的出血特点为便后排出鲜血。根据血便的特点可揭示出血部位，但因为大出血时血液可起到类似泻剂的作用，促进肠蠕动增强，加速排便，所以例外的情况亦不罕见，如出血量大、速度快、肠蠕动强，来自上消化道的血液也可无变化地自直肠排出，空回肠亦然。

第二节 病因病理

以食管、胃和十二指肠等为代表的上消化道出血（upper GI bleeding）可占全部消化道出血病例的80%，包含在下消化道出血（lower GI bleeding）中的结直肠和肛门出血占15%，空回肠出血占比不足5%。

上消化道出血可分为非静脉曲张性出血和静脉曲张性出血，前者以胃、十二指肠消化性溃疡出血为最多见，占所有上消化道出血的27%~48.7%，后者占据上消化道出血原因的第2位。近年来，由于内镜及选择性动脉造影技术的开展，对出血原因有了更进一步认识，且发现因急性胃黏膜病变、服用非甾体类抗炎药物和抗凝药物引起的上消化道出血有上升趋势。

随着胶囊肠镜、小肠镜技术的普及，有学者又将下消化道出血分为小肠出血和大肠出血，小肠出血也被称为中消化道出血，在临床上多为不明原因的消化道出血（obscure gastrointestinal bleeding）。在下消化道出血中，临床上除去痔、肛裂以外，肿瘤、息肉、炎性肠道疾病为最常见的出血原因。近年来对几种少见的可引起出血的疾病已引起国内外的重视，如肠道血管畸形、结肠血管扩张症及肠憩室造成的出血等。

临床上在分析消化道出血原因时常按以下4方面来考虑，即：①消化道自身的原因，如炎症、溃疡、肿瘤、血管畸形、憩室和损伤等；②邻近器官或组织的原因，如肿瘤侵犯至消化道，胸主动脉瘤穿破至食管引起的大出血等；③周身或系统性疾病引起的出血，如全身出血倾向、白血病、血小板减少性紫癜、血友病、胶原病结节性动脉周围炎，由于心脏疾病、动脉硬化造成的缺血性肠炎，创伤造成的应激性溃疡，尿毒症等；④药物的原因，如在器官移植中使用大量激素作为免疫抑制剂造成的应激性溃疡出血，水杨酸类药物，如阿司匹林引起的急性胃黏膜损害造成大出血等（表3-2-1）。

尽管如此，在临床上仍有一些消化道出血难以明确原因，造成治疗上的困惑，特别是一些间歇性的消化道出血，反复显性出血却无法发现其确切的出血部位和出血原因，导致每次出血均以维持血液循环状态、无目标全身使用止血药物为主要治疗方式，不能针对出血原因进行有效治疗。

一、几种主要上消化道出血原因的鉴别

（一）消化性溃疡出血

应从病史、发病季节、疼痛的节律性及疼痛与饮食关系等加以鉴别。一般在出血前多有溃疡病发作病史，出血后疼痛多减轻或消失。十二指肠溃疡出血往往在右上腹有一固定压痛点，急诊内镜检查有助于诊断。

一般溃疡病出血以黑便为主，出血量大时也可表现为呕血，个别病例出血也十分凶险。临床上所见的大出血多为胃溃疡侵蚀胃左、右动脉分支或十二指肠溃疡侵蚀胃十二指肠动脉或胰十二指肠动脉所造成。

（二）食管胃底静脉曲张破裂出血

常有肝脏病史，查体可发现肝掌、腹壁静脉曲张和脾肿大等慢性肝病、门脉高压症等体征，血常规可表现为脾功能亢进。

急性大出血时，以呕血为主，来势危险。由于患者肝功能受损严重，凝血酶原合成障碍，加之血小板减少，出血往往难于自止，即或有一过暂停，又常再次复发。

值得注意的是食管胃底静脉曲张破裂出血应与门静脉高压性胃炎、溃疡病所致的出血进行鉴别，对以上情况施予急症内镜检查兼有诊断和治疗目的。

（三）急性胃黏膜出血和应激性溃疡

急性胃黏膜出血亦称急性胃黏膜糜烂、急性表浅性溃

疡、出血性胃炎等。其病理特点是黏膜糜烂和浅溃疡形成，表现为多发、散在浅表溃疡，不侵犯肌层，愈合后不遗留瘢痕。发病诱因与药物、饮食有关，如连续服用解热镇痛药物，有时仅1片退热药也可引起出血性胃炎。大量饮酒也是诱因之一。胃黏膜屏障遭到破坏，氢离子逆向弥散，进而损伤毛细血管和小静脉，出现黏膜弥漫性出血或形成多发性浅表溃疡。

表 3-2-1　消化道出血原因分类

上消化道（食管、胃、十二指肠、胆道、胰腺）	下消化道（空回肠、结直肠、肛管）
各种溃疡： 消化性溃疡（胃、十二指肠）、吻合口边缘溃疡、胃泌素瘤（Zolinger-Ellison 综合征）、应激性溃疡（烧伤、颅脑损伤、激素）	新生物： 息肉和息肉病（家族性息肉病、Gardner 综合征、Peutz-Jegher 综合征、青少年性结肠息肉病、炎性息肉病）、腺癌、胃肠间质瘤、淋巴瘤
食管胃底静脉曲张： 门脉高压症、Budd-Chiari 综合征	憩室病： 结肠憩室病、小肠憩室病（Meckel 憩室、假性憩室）
胃黏膜病变： 急性胃黏膜表浅糜烂和溃疡、胃黏膜脱垂	炎性肠病： 溃疡性结肠炎、Crohn 病
新生物： 息肉、腺癌、胃肠间质瘤、淋巴瘤	特殊类型肠炎： 急性出血坏死性小肠炎、缺血性结肠炎、放射性肠炎
炎症和感染： 憩室病、食管炎症、食管异物、胃结核、胃血吸虫病肉芽肿、出血性十二指肠炎	肠道血管病变： 结肠血管扩张症、遗传性出血性毛细血管扩张症、动-静脉畸形、肠道 Dieulafoy 损害、绞窄性肠梗阻
药物： 非甾体止痛药 Mallory-Weiss 综合征 Dieulafoy 病	药物： 肠溶性药物刺激
主动脉-消化道瘘： 胸主动脉瘤穿破食管、腹主动脉-十二指肠瘘	系膜血管病变： 血管痉挛、动脉闭塞、动脉栓塞、静脉血栓形成 主动脉-肠瘘
血管扩张症： 食管遗传性出血性毛细血管扩张症	血管炎性疾病： 结节性多动脉炎、药物性动脉炎、过敏性动脉炎
术后并发症： 吻合口出血、残端出血 内镜检查或操作术后并发症 胃扭转、胃扩张	病原体感染： 原虫、寄生虫感染（阿米巴、肠蛔虫）、伤寒沙门菌等 痔、肛裂等肛管疾病
胆道出血： 胆源性肝脓肿侵及血管并破入胆管、胆管炎、结石、蛔虫、肿瘤（包括壶腹部肿瘤）、医源性胆道损伤	其他原因： 结核、子宫内膜异位症、损伤、息肉切除术后
胰腺： 炎症、肿瘤、结石、胰腺炎所致假性动脉瘤	周身或系统性疾病： 血友病、血小板减少性紫癜、肺源性或动脉硬化性心脏病、颅脑损伤、烧伤、肾功能不全

应激性溃疡的发生多与严重创伤、颅脑损伤、颅脑手术后、烧伤、感染、休克、组织缺氧或长期服用激素有关。组织病理显示溃疡常侵犯肌层，造成急性黏膜损害及出血，愈后常留有瘢痕。其病灶可为单发或多发，有甚者可见黏膜广泛断裂缺损造成黏膜下裸露。笔者曾遇到的严重病例，在清除胃内积血后见病变波及范围自胃窦至胃体大部并见胃窦裸区内有一喷涌的小动脉，胃壁小弯侧有两处已濒于穿孔。

急性胃黏膜出血和应激性溃疡出血在临床上可表现为突然大量出血，严重者可导致昏厥或休克，在上消化道出血的诊断中应给予足够的重视。

（四）胃癌及其他胃肿瘤

胃癌出血一般为小量，大便潜血持续阳性，对诊断有一定价值。因胃癌造成的大出血比较少见，但当位于胃小弯或胃大弯的肿瘤侵及胃周的主要血管分支，如胃右或胃左动脉、胃网右动脉或胃网左动脉，临床上可表现为致死性出血。

胃的胃肠间质瘤和恶性淋巴瘤均可表现有呕血或黑便，查体时可在上腹扪及肿块。特别是胃肠间质瘤在体积很小时也可在胃黏膜出现脐样溃疡，引发大量消化道出血。胃息肉和脂肪瘤等也可成为出血的原因。

（五）Mallory-Weiss 综合征

本病系因剧烈恶心、呕吐引起的食管贲门处黏膜纵行撕裂伤而造成的大呕血。典型发病过程是病人先呕吐食物和胃内容，接着是剧烈干呕，而后吐出血性呕吐物。据国外文献报道，其发病率约占上消化道急性出血的 15%，近年来国内对该病重视程度不断提高。

（六）Dieulafoy 病

该病系指胃黏膜下恒径小动脉破裂导致的上消化道大出血，在临床上并不少见。该病多为突发，以呕血为主，可呈间歇性。

正常情况下，胃的供血动脉逐级分支至黏膜下时已形成毛细血管，而罹患该病的黏膜下血管呈恒径状态，异常粗大，属先天性血管发育畸形。多种原因造成的胃黏膜损害侵及恒径血管时而发生大出血。病变区多位于胃小弯侧贲门下 6cm 范围内，在斑片状受损之黏膜下可见小动脉呈喷射样出血。

（七）胆道出血

胆道出血临床上较为少见，可分为肝内和肝外两种，蛔虫、结石、感染常为肝内胆道出血的原因，但也可见于重症肝炎、肝脏血管瘤、先天性胆管扩张等，而外伤性胆道出血的大多数病例在肝脏创伤数周后发生，是因肝内血管分支与胆管沟通所致。来自肝外胆道的出血者仅占 2.6%，结石侵蚀胆管后壁可造成门静脉血冲入胆道。

右上腹绞痛、黄疸是胆道出血的常见症状，是由于血块填塞于胆总管引起，伴有感染者可出现寒战、发热。出血时行十二指肠镜检查可见有血液自乳头部涌出。

医源性胆道出血多为经皮肝穿刺活检或经皮经肝胆道穿刺所引起，若损伤大的肝动脉分支，可造成大出血，甚至导致死亡。

二、几种主要下消化道出血原因的鉴别

（一）结直肠癌

结直肠癌是引起下消化道出血的重要原因。右半结肠癌多为隐性出血因缺铁性贫血而发现；左半结肠癌可表现为显性出血，造成大便色泽变化；直肠癌出血可表现为便血与大便不混而误诊为痔，或出现脓血便被误诊为痢疾而延误治疗。结直肠癌可以侵蚀肠管边缘血管引起下消化道大出血，亦有个别病例因结肠癌穿破至胃引起大量呕血。直肠指诊可检出半数以上的直肠肿瘤，结肠镜可对结肠各段进行直观检查，必要时进行活检，计划性筛查有助于早期诊断。

（二）炎性肠病

溃疡性结肠炎与 Crohn 病同属于炎性肠病，其临床症状亦很相似，很难将溃疡性结肠炎与结直肠 Crohn 病相区别。溃疡性结肠炎一般病变起于远侧直结肠并向近侧扩展，病变呈连续性。从直肠肛门合并症的发生率来看，约有 15%的 Crohn 病合并肛裂、大溃疡、复杂肛门瘘或肛门周围脓肿。

1. 溃疡性结肠炎　临床上诊断溃疡性结肠炎的病例有增多的趋势，表现为腹泻、血便发热、痉挛性腹痛、贫血和体重减轻。病人可合并其他疾病，如活动性肝炎、关节炎、杵状指、虹膜炎、鹅口疮、结节红斑、坏死性皮肤化脓性炎症、硬化性胆管炎或内分泌疾病。暴发型病例多见于左半结肠或全部结肠，除有剧烈与危重的全身症状外，还可有大量便血，甚至危及生命。难治性溃疡性结肠炎病情迁延，消化道出血成为主要特点，出现严重的缺铁性贫血。

2. Crohn 病　可发生于胃肠道各个部位及肠外病变，但末段回肠受累率为最高，单独小肠受累者约为 30%。末段小肠和结肠同时受累者为多。该病活动期可伴下消化道出血，个别病例甚至出现大出血，需急诊手术切除病变肠段。

（三）憩室病

肠憩室一般无症状，多在腹部或消化道检查时被发现，其中左半结肠憩室以乙状结肠最为常见，憩室可为单发也可为多发布满病变肠壁，呈小囊袋样，结肠憩室出血多为隐匿性，但也可发生大出血。

在小肠憩室出血病例中，以 Meckel 憩室居多，炎症和溃疡是造成出血的直接原因。由于 Meckel 憩室多具有独立的血管血供，炎症或溃疡引起的出血量可以很大，是儿童或青少年期严重下消化道出血原因之一。

（四）息肉和息肉病

息肉可为单个或多个，这些病变可造成长期慢性失血，个别病例可引起大出血。按形态分为有蒂、无蒂（包括炎症性息肉）两大类，从组织学上最多见的是腺瘤样息肉，可分为管状腺瘤、绒毛状腺瘤等。息肉病可具有家族遗传性，合并一些肠外表现，如骨和软组织肿瘤（Gardner 综合征）、中枢神经系统肿瘤（Turcot 综合征）、多发软骨肿瘤（Zanca 综合征）等，但这些息肉病很少引发下消化道大出血。

（五）急性出血性坏死性肠炎

该病或称为急性坏死性肠炎，以腹泻、黏液血便和全身感染为临床特征，目前病因尚未明了，可能与 C 型产气荚膜芽胞杆菌感染有关。本病具有明显的季节性，主要发生于婴幼儿及儿童，成年人也有罹患。该病以肠道出血、肠壁坏死为特征，早期可出现呕血样物或咖啡样物，同时伴有血水样便、黏液血便或暗红色血便，便量可多达

1000ml 以上。病人有明显贫血和脱水症状，合并全身感染中毒症状重，病死率高达 20%~27%。

（六）结肠血管扩张症

好发于 60 岁以上的老年人，出血部位以右半结肠居多，可反复出现果酱样或暗红色血便，亦有大出血而导致休克者。病人无腹痛症状和腹部体征。结肠镜检查有时可发现黏膜下血管怒张，但检出率不高，往往需借助于血管造影方能确诊。

（七）缺血性结肠炎

多见于老年人，由于结直肠血液供应不足所致，病变血管既涉及动脉，也包括静脉。缺血可发生于结肠的任何部位，但以左侧结肠，特别是脾曲最为常见。临床表现为腹痛、腹泻和便血三联征，多在发生左侧腹痛的 24 小时内出现腹泻及红色血便。根据缺血性病变的急缓、肠壁缺血的程度，缺血性结肠炎可分为一过型、狭窄型和坏疽型，坏疽型缺血性结肠炎伴有腹膜炎和脓毒性感染，患者多处于生命危急状态。对怀疑缺血性结肠炎进行结肠镜检查，结合组织病理检查有助于诊断，影像学检查，如超声、增强 CT、MRI 可发现局部肠管扩张、肠壁增厚，甚或出现肠壁积气，但很难做出确定性诊断。

（八）小肠肿瘤

小肠肿瘤仅占胃肠道肿瘤的 1%~2%，但也是引起下消化道急、慢性出血重要原因。小肠肿瘤起源复杂，可有来自小肠黏膜上皮的腺癌、神经内分泌肿瘤，来自黏膜下肌肉组织的胃肠间质瘤和来自淋巴组织的恶性淋巴瘤也占有很大比例。引起消化道急性出血的小肠肿瘤主要为胃肠间质瘤，起源于小肠的 Cajal 细胞，可呈腔内、腔外不同生长方式，往往血供丰富，或在对应黏膜形成“脐样溃疡”，造成出血。

第三节　消化道出血的诊断

一、病　史

详细询问病史在消化道出血的诊断中占有重要地位，近 70%的上消化道出血病人可借此作出诊断。在病史询问中应注意以下问题：

1. 出血的次数、颜色、呕血或便血的数量，可能的诱因，出血前后的症状。

2. 本次出血与以往罹患消化道疾病的关系，如有无溃疡病或肝病史、有无因某种疾病曾长期服用激素或水杨酸类药物的历史、有无可引起消化道出血的其他全身性疾病等。

3. 排除消化道以外的原因造成的出血，如咯血、鼻出血或口腔血液的下咽；周身系统疾病引起的出血；药物和饮食的干扰等。Croft 及 Wood 统计 226 例口服阿司匹林者，大便潜血阳性率可高达 70%，停药 2~3 天后大便潜血则转阴。进食肉类、动物血、肝脏也可致潜血阳性。

4. 根据症状及病人的自我感觉，推论出血是已经停止还是在继续进行。

5. 详尽了解在院外治疗情况，包括治疗方法及治疗效果。

二、查　体

（一）认真观察及记录重要生命体征，科学评估患者一般状态

急性消化道大出血时，患者对呕血和便血会产生恐慌，接诊病人应做到迅速、有序。通过患者面色、脉搏、血压和监护设备评估患者生命状态，危重患者应立即进行液体容量复苏，同时进行重点查体，争取获得对出血部位、出血数量、出血速度和出血原因的估计。早期有效容量复苏是挽救消化道出血危重患者生命的关键步骤。在近 50 年中，消化道出血的死亡率没有明显改善，美国和英国等报告在 10%~14%之间。危重医学发展、内镜技术和介入技术进步虽然改变了消化道出血的诊治模式，但其降低的死亡率被患者的逐渐老龄化和慢性合并症增多所掩盖。

（二）对失血量作出较确切的估计，是消化道大出血的重要诊断内容

由于受到胃液及消化道液体的影响，仅根据呕血、便血量很难对出血量作出正确的估计。由于出血速度的不同、对出血反应的个体差异，出血量和症状之间也未必一致。在出血的初期，虽然血容量已经减少，但血液稀释尚未充分表现出来，故血液组成最初变化不大，而且还可能由于脱水掩盖了贫血，此时血常规检查不能完全反映血液丢失的程度。因此，出血量应根据血压、脉搏等循环动态变化来推算。

成年人如出血量在 500ml 以下，可无明显的全身症状。出血量在 500~700ml 时，可出现心慌、气促、眩晕及四肢冷感等症状。出血量在 750~1000ml 以上，将出现血压下降、脉搏超过 100 次/分以上，尿量减少。当出血量达 1500ml 时（循环血量的 30%），收缩压可下降到 90mmHg 以下，脉搏达 120 次/分以上且细弱无力。此时可出现意识淡漠、反应迟钝，若不及时补充有效的血容量病人即陷入休克状态。

（三）注意发现导致消化道出血的原发疾病证据，以助尽早明确出血原因

发现肝掌、蜘蛛痣及腹壁静脉曲张，有助于门静脉高压症的诊断；上腹部深在压痛应考虑到胃或十二指肠溃疡的可能；腹痛、黄疸、寒战发热与消化道出血的先后出现是胆道出血的特征；异常的淋巴结肿大常提示消化道癌的存在；口唇、口腔黏膜、双手指掌、足底有色素沉着，应

考虑多发性肠息肉病的可能；发现皮肤、黏膜出血点应注意血液病与消化道出血的联系；从腹部肿块想到消化道肿瘤或肠套叠引起的出血；肛门指诊及直肠镜的发现，可对直肠和肛门疾患引起的出血作出明确的诊断。

三、实验室检查

1. 动态观察血红蛋白、红细胞、血细胞比容的变化。在急性大出血的最初几小时，由于血液稀释尚不充分，上述指标可无明显下降，待血液稀释逐步出现，特别是在输入液体后前述指标可明显下降，应予以动态观察。

2. 完成血型测定并行交叉配血。

3. 测定血小板、凝血功能及有关 DIC 指标。

4. 完成血气分析、电解质及酸碱平衡的测定。

5. 做肝、肾功能检查；必要时进行有关出血性疾病与血液病的实验室检查。

6. 对于隐性出血往往需进行连续的粪便潜血试验，以协助诊断。

四、明确出血部位的诊断方法

（一）特殊诊断方法

1. 鼻胃管检查　这种方法简单易行，有较大的实用价值。留置鼻胃管进行减压后，根据吸引的内容了解出血情况。如使用带气囊的长导管（Miller-Abbott 管）可深入肠道连续抽吸，进行出血部位定位诊断。

2. 消化道内镜检查　急性大出血时的内镜检查可以在床旁或手术室内进行。对上消化道大出血应争取在初始复苏、情况稳定时尽快进行上消化道内镜（EGD 镜），有报告提示在出血后 12h 内检查阳性率可达 95%。结肠镜可直接观察结肠及末端回肠，借此发现出血部位和原因，该项检查多适用于少量出血或在出血间歇期进行。消化内镜检查也可在手术时进行，将消化道积存血液冲洗干净后有助于确诊的出血部位。

3. 选择性动脉造影　当出血速度在 0.5~2.0ml/min 以上时，应用血管造影方法可发现造影剂外溢，明确出血部位。为方便起见，可先做一级分支血管造影，如发现出血病灶或可疑出血病灶时，再作选择性或超选择性血管造影。在考虑出血来自上消化道时，采用腹腔动脉造影或肠系膜上动脉造影；出血来自下消化道时，采用肠系膜上动脉或（和）肠系膜下动脉造影。出血部位不清时，考虑到消化道出血大部分来自上消化道，故腹腔动脉造影应列为首选。选择性腹腔动脉造影对上消化道出血的诊断准确率为 65%~72%，对下消化道为 66%~86%。如需手术治疗，可保留置入导管，术中通过导管注入亚甲蓝进行出血部位标记，以便手术切除范围定位。

4. 放射性核素血池显像（nuclear scintigraphy）　使用 ^{99m}Tc 标记红细胞，利用核医学显影技术显示标记红细胞的外溢情况，以对出血部位进行判断。对出血速度在 0.5ml/min 以上的消化道出血，该显像技术已经成为诊断活动期快速消化道出血的有效手段。虽然该检查对消化道出血的敏感性高于血管造影，但对出血部位诊断的精确性比较低，特别是在非独立血池部位，扫描延迟可能会造成对结果的误读。近年来，SPECT/CT 进入临床使用，同时完成高灵敏度的核素显像与高空间分辨率的 CT 断层扫描，在清晰的 CT 高分辨率解剖结构图像背景下显示放射性核素浓聚部位，显著提高了消化道出血的诊断准确性。

5. CT 和 MR 检查　近年来，多层螺旋 CT 检查在消化道出血诊断中的应用日渐增多。CT 消化道成像（virtual endoscopy）和 CT 胃肠道造影均适用于隐性出血的检查，但现有资料不能证明哪种检查方法更具有优势。增强 CT 或 CT 血管成像可以在一定程度上替代内镜检查，特别是临床对于上消化道还是下消化道定位困难时作用更为明显。当消化道大出血时（>1ml/min），胃肠道大量积血和血凝块会影响内镜观察效果，造成内镜不能准确判断出血位置，使用多层螺旋增强扫描可以增加诊断率。迄今为止，MR 检查的消化道成像和血管成像应用报道不多，特别是与 CT 检查间相互对比研究少有报道。

6. 钡剂造影　这种检查方法在确定消化道出血原因中有一定帮助，但该检查现多被其他影像学检查所替代。急症钡餐造影可帮助发现食管静脉曲张或胃、十二指肠病变，用于出血稳定后的病因检查。钡灌肠，特别气钡对比结肠造影对诊断结肠肿瘤、息肉、憩室、炎症和溃疡有一定价值。

（二）特殊检查方法的使用流程

胃肠道内容物吸引液体性状、内镜、血管造影、放射性核素血池显影等与剖腹探查对消化道出血的定位诊断各有其优缺点，也各有其适应范围。在上消化道出血时，内镜检查应列为首选。当胃内积血过多，积血或凝块不易清除，难于进行内镜检查时，则应考虑血管造影检查或增强 CT 检查。在急性下消化道出血时，痔造成的静脉大量出血可直接通过肛门镜检查作出诊断，大出血时应首先考虑进行血管造影检查。

天津医科大学总医院普通外科根据相关指南和自身临床经验，制定了消化道出血诊断流程（图 3-3-1）。

（三）不明原因消化道出血

不明原因消化道出血定义为常规内镜（上消化道镜和结肠镜）检查和 X 线小肠钡剂造影检查未能查明出血原因和出血部位的反复性或持续性消化道出血（表 3-3-1），根据出血情况也分成显性出血和隐性出血，其中危及生命的不明原因消化道大出血临床处理十分棘手。

不明原因消化道出血除重复进行 EGD 镜和结肠镜等常规检查外，进行胶囊内镜检查是获得阳性的定位有效方法，但其不能进行常规内镜检查时的充气和冲洗、局部反复观察、活组织检查及治疗等操作，肠内容物残留和动力障碍可影响其对消化道的全面观察。在出血量较多或有血凝块时，胶囊内镜视野不清，易遗漏病灶，不能控制移动速度，无法做出病因诊断，且有肠道狭窄时有发生嵌顿的危险。对胶囊内镜检查可疑病例还需进行小肠镜检查，小肠镜可分为推进式小肠镜、探条式小肠镜和双气囊或单气囊小肠镜。2006 年螺旋式小肠镜问世，螺旋式小肠镜只是匹配双气囊或单气囊的螺旋外套管，其临床意义在于提高插镜速度，缩短检查时间。对胶囊内镜和小肠镜的阳性诊断率进行比较，两者对出血部位阳性发现率几乎相当。

对于各种检查不能确诊且出血严重的病例，在有强烈的指征时可进行开腹探查。术中应根据情况配合使用相应的辅助检查措施，如术中内镜检查、血管造影等。不明原因消化道出血诊断流程（图 3-3-2）。

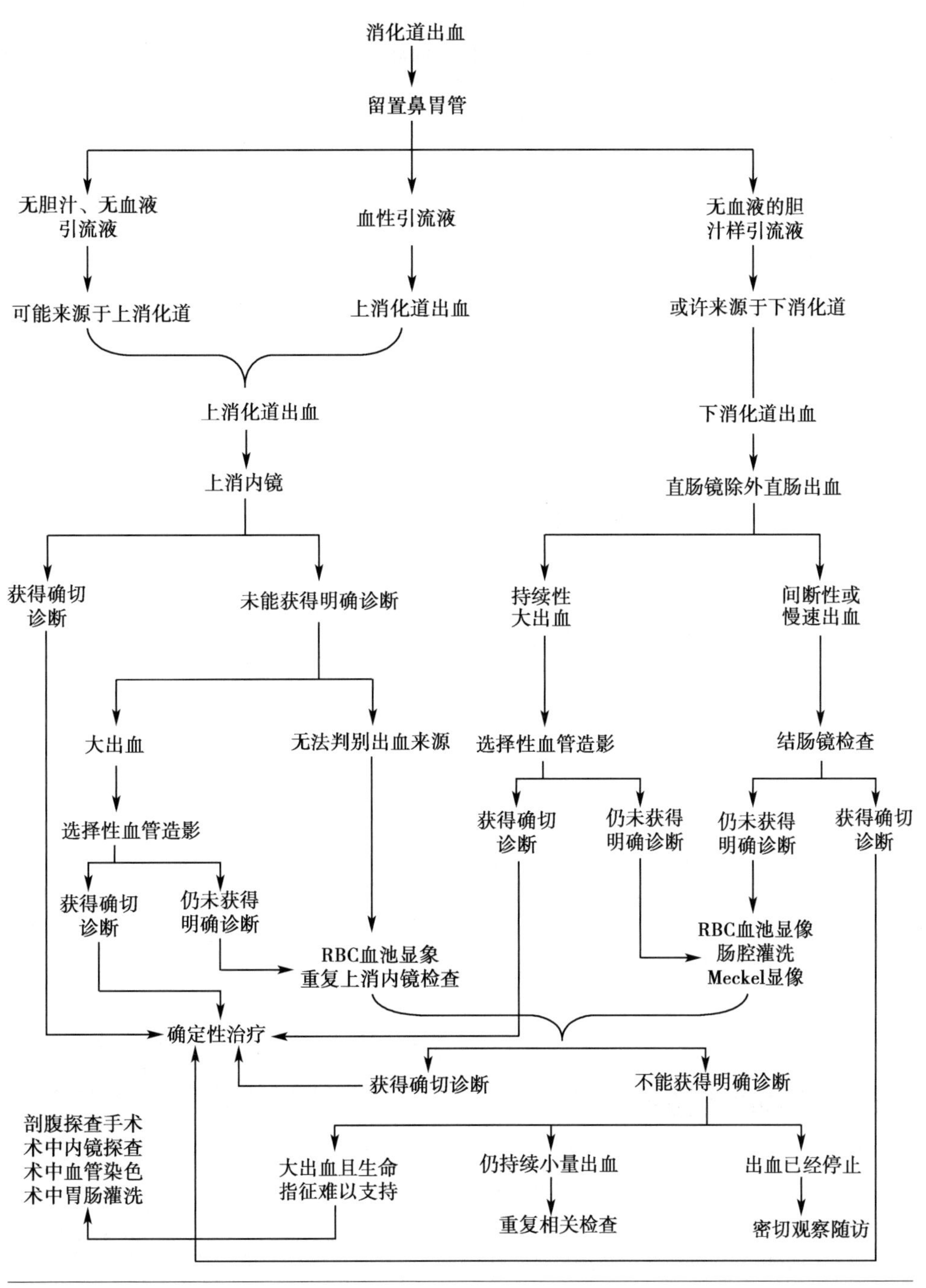

▶ 图 3-3-1　消化道出血诊断流程

3

表 3-3-1 不明原因消化道出血疾病分类

出血部位	原因
上消化道	Cameron 糜烂、血管扩张性病变、静脉曲张、Dieulafoy 病、胃窦血管扩张症（西瓜胃）、门脉高压性胃病
中消化道（空回肠）	
年龄≤40 岁	肿瘤、Meckel 憩室、Dieulafoy 病变、Crohn 病、乳糜泻（Celiac disease）
年龄>40 岁	血管扩张症、非甾体抗炎药（NSAID）性肠病、乳糜泻
下消化道	血管扩张性病变、新生物
少见病因	胆道出血、胰性出血、主动脉肠瘘

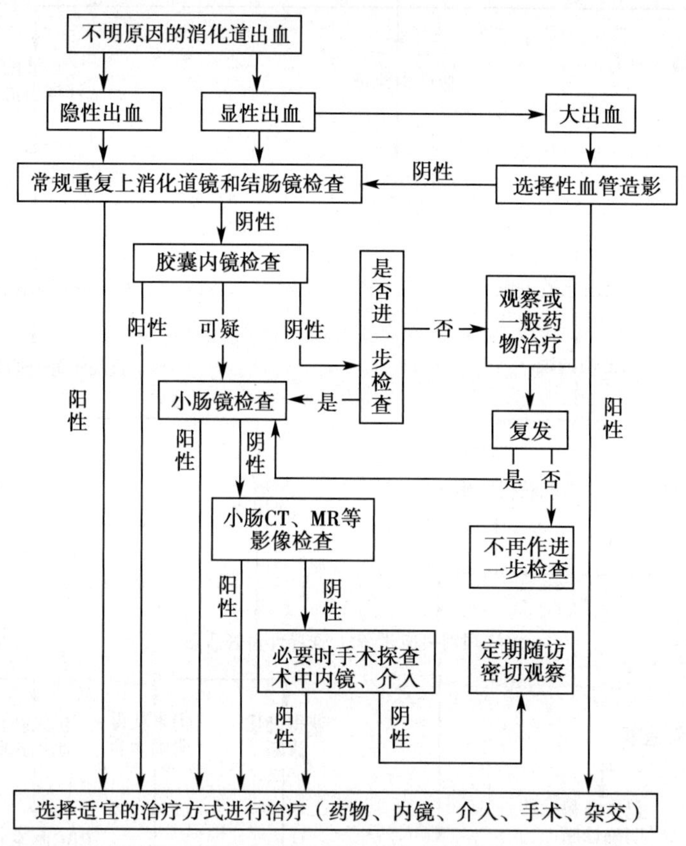

▶ 图 3-3-2 不明原因消化道出血的诊断流程

第四节 消化道出血的治疗

对隐性出血，一般在明确出血原因后即可采用确定性治疗。对肿瘤引起的隐性出血应积极进行手术治疗。对亚急性出血，在未明确病因诊断前应积极进行确诊检查，在严密观察下进行非手术治疗，力争出血停止后再做进一步处理。对急性消化道大出血的病人需行紧急处理，其中包括建立有效的液体补充通道进行容量复苏、抢救失血性休克、保持呼吸道通畅。做好对生命体征的监护，进行中心静脉压监测，观察尿量，必要时可在容量复苏的基础上予以血管活性药物保证内脏的有效灌注。还应及时完成必要的化验检查，及时填写抢救记录，随时对抢救效果作出客观估计，以便决定下一步处理。

一、消化道出血的非手术止血处理

一些急性消化道出血是可以自行停止的，甚至在就医时已经停止活动性出血。但大出血，特别是上消化道大出血，往往多难自止，需要进行紧急止血处理。急诊非手术止血处理多与诊断过程同步完成，成为救治失血性休克的中心手段，治疗成功率也日渐增多。

（一）上消化道出血

1. EGD 镜下止血　内镜止血是上消化道出血的首选治疗方式，直视可观、起效迅速、疗效确切。对非静脉曲张性出血常用方法有：①局部应用药物止血可选用 1∶10 000 肾上腺素盐水或高渗钠-肾上腺素溶液等药物进行出血点周围局部注射，使用注射用蛇毒血凝酶（巴曲亭）、凝血酶或云南白药等药物进行局部喷洒；②热凝止血可采用不同设备，包括高频电凝、氩气血浆凝固术、热探头、微波、激光等；③机械止血是对适宜部位的活动性出血采用止血夹夹闭出血血管。对食管胃底静脉曲张破裂出血常用的方法有曲张静脉套扎术、使用硬化剂或组织黏合剂（氰基丙烯酸盐）注射治疗。

2. 外周静脉药物治疗　①抑酸药物能提高胃内 pH，既可促进血小板聚集和纤维蛋白凝块的形成，避免血凝块过早溶解，有利于止血和预防再出血，又可治疗消化性溃疡。临床常用的制酸剂主要包括质子泵抑制剂（PPI）和组胺 H_2 受体拮抗剂（H_2RA）。明确消化性溃疡诊断后推荐使用大剂量 PPI 治疗，奥美拉唑 80mg 静脉推注后，以 8mg/h 输注持续 72 小时。对于低危患者可选用包括西咪替丁、雷尼替丁、法莫替丁等 H_2RA 口服或静脉滴注。②降低门静脉压药物治疗食管胃底静脉曲张破裂出血效果不逊于 EGD 内镜治疗，垂体后叶素、血管加压素、特利加压素等可明显的控制曲张静脉的出血，加用硝酸酯类药物后安全性及有效性也有改善。③生长抑素（思他宁）与生长抑素类似物（奥曲肽）对急性食管静脉曲张出血、急性胃或十二指肠溃疡出血、急性糜烂性胃炎或出血性胃炎具有肯定的临床疗效，有助于提高食管胃底静脉曲张性消化道出血内镜治疗的成功率。④许多临床研究表明，对上消化道出血患者联合使用抗生素治疗，特别是静脉曲张性出血者，可显著减少死亡率，但应注意选择抗生素种类的规范，避免抗生素滥用。⑤止血药物对非静脉曲张性消化道出血的确切效果未能证实，对有凝血功能障碍者或继发性纤溶者可酌情应用。

3. 血管介入治疗止血　①对非静脉曲张性出血，进行选择性胃左动脉、胃十二指肠动脉、脾动脉或胰十二指肠动脉造影，针对造影剂外溢或病变部位动脉内灌注血管加压素或去甲肾上腺素，导致小动脉和毛细血管收缩达到临时止血的目的。如能确定栓塞后胃肠道器官不出现坏死、穿孔的前提下，则可行出血动脉的远侧分支栓塞。因上消化道各供血动脉之间侧支交通较多，且微循环的吻合支也十分丰富，故对于上消化道肿瘤出血可选栓塞治疗。将导管超选择到出血灶的供血血管内，注入明胶海绵颗粒、聚乙烯醇微球或金属线圈等栓塞剂。②对静脉曲张性出血，介入止血采用经皮经肝食管胃底曲张静脉栓塞术（percutaneous transhepatic variceal embolization，PTVE）、经球囊导管阻塞下逆行闭塞静脉曲张术（Balloon-occluded retrograde transvenous obliteration，BORTO）直接栓塞曲张静脉达到止血目的，也可通过经颈静脉肝内门腔静脉分流术（transjugular intrahepatic portosystemic stent shunt，TIPS）或直接肝内门腔分流术（direct intrahepatic portacaval shunt，DIPS），使一部分门静脉的血流通过分流通道直接进入体循环，从而降低门静脉压力达到止血目的。

4. 经胃管灌注药物止血　可灌注硫糖铝混悬液或冷冻去甲肾上腺素溶液（去甲肾上腺素 8mg，加入冰生理盐水 100~200ml），关闭胃管 1 小时后再用生理盐水经胃管冲洗以明确出血是否停止。去甲肾上腺素灌入胃内后很快地被吸收经门静脉至肝内，经过肝脏的代谢而失去活性，故可多次重复使用，以期收缩胃局部血管达到止血目的。

5. 三腔二囊管压迫止血　是一种使用历史较久的方法，在基层医院仍是一种可用的具有诊断和治疗双重作用的工具。气囊压迫只是暂时止血措施，在食管内过长时间的膨胀易造成黏膜糜烂与溃疡，一般压迫时间为 24 小时，最长也不应超过 48 小时，气囊放气后有半数病人在 72 小时内还可能再次出血。目前这种方法已逐渐被其他方法所取代。

（二）下消化道出血

1. 确定的出血病灶　尽可能采用简单而有效的止血办法是治疗下消化道出血的关键。对急性大量便血而未明确病因者，多主张先禁食、补充血容量、纠正休克、使用镇静剂及止血药物，出血多能在 24~48 小时停止。虽然 70%~80% 的下消化道出血能自行停止，但再次出血者占 22%~25%，同时复发病例的再度出血上升到 50%。因此，出血停止后仍需进一步处理。

2. 血管介入治疗止血　动脉插管造影发现出血部位后，经局部血管注入加压素 0.2~0.4U/min，灌注 20 分钟后，造影复查，确定出血是否停止。若出血停止，继续按原剂量维持 12~24 小时，逐渐减量至停用，并自导管予以复方氯化钠溶液，证实出血停止后拔管。大约 80% 的病例可达到止血目的，但也约有 50% 的病例在住院期间会再次发生出血。该方法对憩室出血、动静脉畸形出血用效果较差，对肠道缺血性疾病所致的消化道出血会加重病情，应予禁忌使用。具有独立血供的糜烂、溃疡或憩室所致的出血，采用可吸收性栓塞材料（明胶海绵）进行栓塞止血。对动静脉畸形、血管瘤等出血可采用永久性栓塞材料，如金属线圈、聚乙烯醇微球等。一般来说，对下消化道出血采用栓塞止血应采取谨慎态度，防止引起肠管的缺血坏死，尤其是结肠，所以对适宜病例利用微导管准确定位在末级弓状动脉进行栓塞或准确将栓塞材料植入血管瘤之中。

3. 结肠镜下止血　因结肠镜无法探及小肠，即或结肠出血，也因难以清理肠腔内积血从而影响了结肠镜对下消化道出血的止血处理。因此，结肠镜止血作用有限，特别不适用急性大出血或弥漫性肠道病变。对适宜病例，结肠镜止血的具体方法包括：①对出血病灶喷洒肾上腺素、凝血酶、注射用蛇毒血凝酶（巴曲亭）等；②温度止血，有激光止血、电凝止血（单极电凝和多极电凝）、冷冻止血、

3

热探头止血等，但对憩室所致的出血不宜采用激光、电凝等止血方法，以免导致肠穿孔；③使用血管夹进行机械止血，该方法在治疗已确认的憩室出血或结肠镜息肉切除、活检后出血时效果肯定。

（三）中医治疗

中医对消化道出血的控制和巩固止血效果，有一定的疗效。根据，中医“急则治其标，缓则治其本”的原则，结合出血的不同阶段分别采用止血、消瘀、补虚等不同的治疗方法。

1. 辨证施治 按照中医理论来分析，急性上消化道出血多为实证，为各种原因所引起的“迫血妄行”，慢性出血则多为虚证，常因脾虚不能统血所引起。根据寒热虚实的不同，通常分为以下4型辨证施治：①胃热型：出血量多，血色鲜红，脘腹灼热，尿短赤，大便秘结。舌质红，苔黄腻或黄燥，脉滑数。治以清热泻火，可用泻心汤（大黄、黄连、黄芩）、犀角地黄汤（犀角、地黄、丹皮、芍药）、十灰散（茜草根、栀子、大黄、牡丹皮、棕榈皮、茅根、侧柏叶、荷叶、大蓟、小蓟）等方加减；②肝火犯胃型：多有情志不舒，出血势急、量多，色红或紫暗，心烦易怒，烦躁不安，胸胁胀满。舌红或红绛，苔黄，脉弦数。治以泻肝清胃、泻血止血，可用龙胆泻肝汤加减（龙胆草、当归、生地、柴胡、黄芩、栀子、泽泻、木通、车前子、甘草）；③脾虚型：多为慢性出血，出血量少或时多时少，血色暗淡，神疲乏力，四肢不温，纳呆便溏。舌淡苔白，脉沉细无力。治以温中健脾、益气摄血，可用归脾汤加减（白术、茯苓、黄芪、龙眼肉、酸枣仁、人参、木香、甘草、生姜、大枣）；④瘀血型：血色紫黑，胸脘痛如针刺。舌质紫暗或有瘀斑，脉滞涩。治以活血化瘀止血，可用复方活血汤加减（柴胡、瓜蒌根、当归、红花、甘草、穿山甲、桃仁、大黄）。

2. 单方、验方 此类报道甚多，常用的药物有：大黄、白芨、紫珠草、三七、地榆等。上海在应用大黄治疗消化道出血积累了大量的经验。口服单味大黄粉3g，每日2~4次，止血有效率达90%以上，平均止血时间为2.1天。天津市南开医院用乌药、降香、五倍子煎剂灌胃治疗溃疡病及应激性溃疡出血，有明显疗效。

还值得重视的是，有用中草药通过内镜喷洒作局部止血的报道，常用药物有：大黄、五倍子、白芨、马勃等。

二、消化道出血的手术治疗

虽然药物治疗、内镜治疗和介入治疗等技术日益发展，手术治疗仍是上述治疗失败的最终治疗手段，也是治疗消化道出血原发疾病的不可替代方式，但对于原因、位置不明的消化道出血应慎重实施手术探查，即使因挽救生命被迫探查时，对未找到病灶者应避免施行盲目脏器切除，如胃切除手术等。急性消化道出血的手术方式应根据病变部位、性质及病人的具体条件而定。

（一）非手术止血有效的后继手术治疗（sequent operation）

1. 对止血有效的一些病例，根据病情的临床判断暂时不会再次出血，应积极改善周身情况、在适当的时机考虑后继手术治疗，去除引起消化道出血的原发性疾病，减少消化道再出血的危险。

2. 手术适应证 适用于出血原因明确、急性出血已完全停止者。①老年人对持续出血和反复出血的耐受能力差，对估计再出血可能性大的患者，在出血症状得到控制、身体状态恢复后，应积极手术以期消除引起出血的原发病变；②由肿瘤、憩室或严重血管病变引发的消化道出血，这些非手术治疗无法治愈的原发疾病需要进行手术治疗；③控制急性出血后，规律药物治疗原发疾病效果不明显，具有明确手术指征者亦需要外科干预。

3. 手术方式和具体术式 根据原发疾病，可采用开腹或腹腔镜方式进行确定性手术。

（二）紧急手术治疗（urgent operation）

1. 紧急手术 是急诊手术的组成之一，指对出血病因基本明确、具有潜在生命危险所进行的手术治疗，此时患者生命指征尚可维持，但需短暂时间的进一步调整使其更好耐受手术打击，手术治疗应在24~48小时内完成。非手术治疗期间，需认真、缜密观察，一旦生命指征出现恶化倾向，应立即予以包括中转手术在内的相应处理。

2. 手术适应证 ①检查发现必须进行手术治疗才能止血的病变；②内镜检查发现黏膜下血管或大动脉出血，血管造影发现弥漫性病变；③出血部位和病因明确，但药物、内镜和介入等非手术治疗失败或对病灶处理不满意；④诊断明确，虽已停止出血，但考虑为暂时性停止出血或短时间内再次大出血，如上消化道再出血Rockall评分较高者。⑤有反复大出血病史，尤其近期有反复大出血且原因不明者。⑥开始出血量虽少，但已超过24h仍在继续出血，或病者年轻、周身情况良好，持续出血已达48小时者。⑦最初出血已经停止，但收入院行非手术治疗时又发生大出血者。

3. 术式选择 针对出血原因进行确定性手术，对内镜检查和血管造影检查发现的出血部位应予以标记（locality marker），以方便术中查找出血部位。内镜检查可在出血部位钳夹血管夹，术中经过X线定位切除范围；血管造影发现造影剂外以后可保留超选导管，术中注入亚甲蓝等染料确定切除部位。

（三）急救手术治疗（emergent operation）

1. 急救手术 是对于已出现危及生命且非手术止血无效的消化道大出血进行手术探查或手术治疗，此类手术为抢救性手术，要求在决定手术后尽快开始，边抢救休克，边开始手术。危及生命的消化道出血的临床特征包括：

（1）倾注性大出血，短期内出现休克，难于通过输血矫正者。

（2）虽经大量输血，在24~48小时内血红蛋白、血细胞比容仍不见上升者。

（3）需输血600ml/h以上方能使CVP维持不下降者。

（4）经6~8小时短期输血600~1000ml，血压、心率仍难以维持者。

2. 手术适应证 ①无法控制且危及生命的急性大出血、持续性或复发性大出血；②出血部位及病因不明确、短期倾注样出血造成生命指征无法维系稳定；③出血部位及病因明确，但内镜或介入治疗无效或无法治疗的大出血；④消化道大出血合并梗阻、套叠、穿孔和急性腹膜炎等外科合并症。

3. 术式选择 对出血原因和出血部位明确的病人，可按照紧急手术的方式进行手术，但一定要关注术中患者的生命指标变化，止血是手术目的，注意创伤控制，必要时采用分步手术解决出血原因。对出血部位及出血病因不明确的病人进行手术具有探查性质，应留意小肠出血的可能性，可采用强光透照肠管、分段钳夹，肠壁玻片加压等方法来确定出血部位，进行病变肠管切除。术中消化道灌洗、术中内镜和术中血管造影对明确出血部位有很大帮助，但后者需要在多功能手术室中进行。探查手术应尽量避免打开消化道，如需要结肠灌洗可切除阑尾进行顺行灌洗，需要术中EGD镜检查时采用鼻插管麻醉，需要术中结肠镜时采用分腿平卧体位等。天津医科大学总医院对原因、部位不明的消化道出血制定探查步骤，以规范探查次序（图3-4-1），避免手术过程无序。发现出血原因在损伤控制原则下予以恰当处理，如对左半结肠病变造成大出血需行肠管切除者，是否进行一期肠吻合要依肠管清洁程度而定。

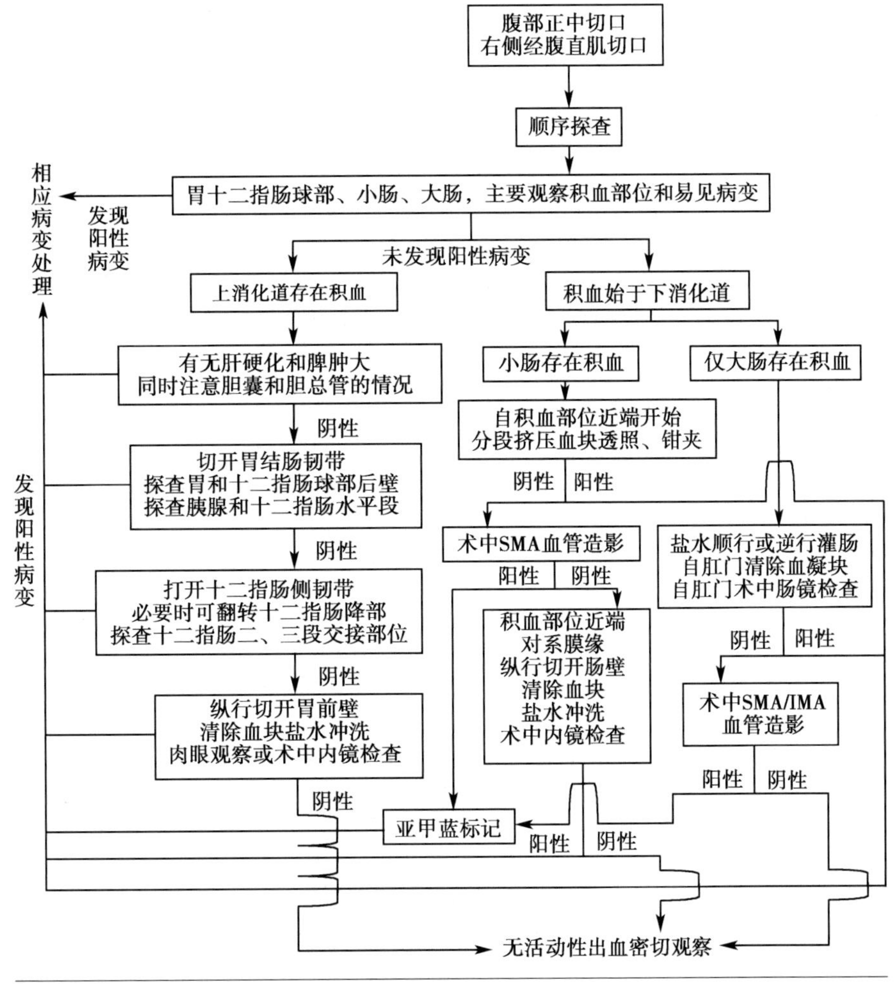

▶ 图3-4-1 不明部位消化道出血手术探查步骤

（刘 彤 王鹏志）

参考文献

1. Celinski K, Cicho LH, Madro A, et al. Non-variceal upper gastrointestinal bleeding guidelines on management. J Physiology Pharmacology, 2008, 59 (suppl2): 215-229

2. Whelan CT, Kaboli P, Zhang Q, et al. Upper gastrointestinal

hemorrhage: have new therapeutics made a difference? J Hosp Med, 2009, 4 (7): 6-10

3. 中华内科杂志编委会，中华消化杂志编委会，中华消化内镜杂志编委会. 急性非静脉曲张性上消化道出血诊治指南. 中华消化杂志，2009，29（10）：682-686

4. 王少雁，左长京. 消化道出血的放射性核素诊断. 中国实用外科杂志，2010，30（6）：433-445

5. The American Society for Gastrointestinal Endoscopy (ASGE) diagnostic algorithm for obscure gastrointestinal bleeding: eight burning questions from everyday clinical practice

6. Rondonotti E, Marmo R, Petracchini M, et al. Dig Liver Dis, 2013, 45 (3): 179-185

7. Seya T, Tanaka N, Yokoi K, et al. Life-threatening bleeding from gastrointestinal stromal tumor of the stomach. J Nippon Med Sch, 2008, 75 (5): 306-311

8. Baxter M, Aly EH. Dieulafoy's lesion: current trends in diagnosis and management. Ann R Coll Surg Engl, 2010, 92 (7): 548-554

9. Selinger CP, Ang YS. Gastric antral vascular ectasia (GAVE): an update on clinical presentation, pathophysiology and treatment. Digestion, 2008, 77 (2): 131-137

10. Kapadia S, Jagroop S, Kumar A. Cameron ulcers: an atypical source for a massive upper gastrointestinal bleed. World J Gastroenterol, 2012, 18 (35): 4959-4961

11. Cremers I, Ribeiro S. Management of variceal and nonvariceal upper gastrointestinal bleeding in patients with cirrhosis. Therap Adv Gastroenterol, 2014, 7 (5): 206-216

12. Younes Z, Johnson DA. The spectrum of spontaneous and iatrogenic esophageal injury: perforations, Mallory-Weiss tears, and hematomas. J Clin Gastroenterol, 1999, 29 (4): 306-17

13. Wilkins T, Embry K, George R. Diagnosis and management of acute diverticulitis. Am Fam Physician, 2013, 87 (9): 612-620

14. Ueno F, Matsui T, Matsumoto T, et al. Evidence-based clinical practice guidelines for Crohn's disease, integrated with formalconsensus of experts in Japan. J Gastroenterol, 2013, 48 (1): 31-72

15. 王新. 小肠镜及其在消化道出血的临床应用. 中国实用外科杂志，2010，30（6）：439-442

16. Feinman M, Haut ER. Lower gastrointestinal bleeding. Surg Clin North Am, 2014, 94 (1): 55-63

17. Abdel-Aal AK, Bag AK, Saddekni S, et al. Endovascular management of nonvariceal upper gastrointestinal hemorrhage. Eur J Gastroenterol Hepatol, 2013, 25 (7): 755-763

18. Gra a BM, Freire PA, Brito JB, et al. Gastroenterologic and radiologic approach to obscure gastrointestinal bleeding: how, why, and when Radiographics, 2010, 30 (1): 235-252

19. 王为忠，李纪鹏. 不明原因消化道出血的手术探查. 中国实用外科杂志，2010，30（6）：506-507

第四章

腹膜炎症

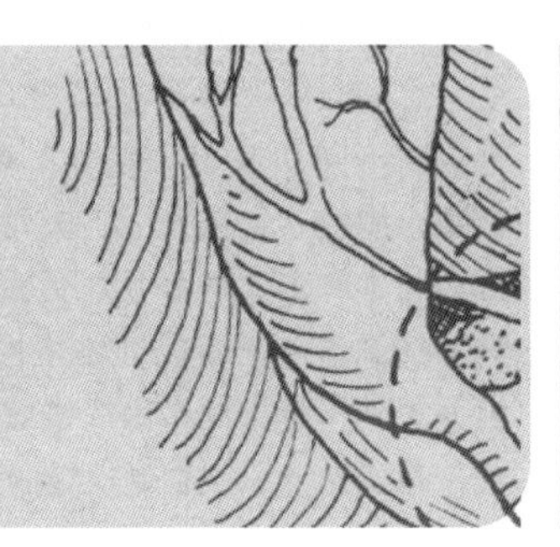

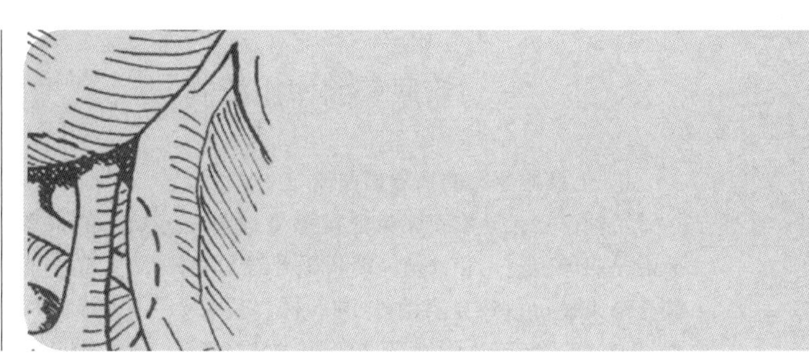

腹膜炎是由各种致病因子侵入腹腔造成的一种炎性反应过程，虽然原发因素各异，但最终都会转化为细菌性腹膜炎（广义的腹腔感染）。腹膜炎一直是腹部外科的主要疾病，仍然面临着较为困难的诊断和鉴别诊断问题。复杂病例仍然保持较高的死亡率（>10%），需要尽快改善临床现状。

第一节 病因和病理

一、病原菌的作用机制

（一）腹腔感染的病原菌菌谱

目前已知，导致腹膜炎继发感染（腹腔感染）的根本原因是病原菌侵入和繁殖。胡巧娟等对 89 家医院大样本的调查结果显示，共分离菌株 1405 株，其中革兰阳性菌 582 株（41.4%），革兰阴性菌 823 株（58.6%）。分离率最高的前 5 位病原菌为大肠埃希菌（23%）、屎肠球菌（7.6%）、铜绿假单胞菌（7.3%）、金黄色葡萄球菌（7.1%）和表皮葡萄球菌（6.8%）。大肠埃希菌和肺炎克雷伯菌对喹诺酮类的耐药率分别为 77% 与 46.7%，ESBLs 阳性检出率分别为 47.1% 和 35.5%。发现 1 株万古霉素耐药粪肠球菌（VRE），粪肠球菌对替考拉宁耐药率为 1.8%，屎肠球菌对万古霉素中介率为 1.4%。耐甲氧西林金黄色葡萄球菌（MRSA）与凝固酶阴性葡萄球菌（MRCNS）的检出率分别为 80.0% 与 74.3%，未检测到万古霉素耐药株，金黄色葡萄球菌和表皮葡萄球菌对替考拉宁的中介率分别为 1.8% 与 2.3%。铜绿假单胞菌和鲍曼不动杆菌对亚胺培南的耐药率分别为 28.8% 和 52.6%。她们认为我国腹腔感染主要致病菌以大肠埃希菌为代表的革兰阴性杆菌为主，肠球菌等革兰阳性菌所占比例有所增多；细菌耐药性仍呈上升趋势，应采取有效措施，控制耐药菌增长与传播。其他学者的临床研究也得出了相似的结论。

（二）细菌的协同作用

细菌的协同作用（synergism）不是单指混合感染，不等于各种细菌各自致病作用的累加，而是病菌各种致病作用的相互加强。最典型的例子是厌氧菌和需氧菌之间的协同机制。大量的临床研究显示，腹腔感染的主要病原菌包括厌氧菌和需氧菌两大类，因原发病和病情程度的不同而呈现复杂的菌谱分布。动物试验证实，大肠埃希菌主要导致弥漫性腹膜炎、全身败血症和早期死亡，而厌氧菌则易导致腹腔脓肿。协同的机制目前认为有 3 种：①破坏机体防御功能，从而有利于其他病菌繁殖。②为其他菌种提供营养物。③为其他菌种提供适合生长的环境。一般认为第一种作用最为重要。

（三）细菌的黏附作用

某些细菌对上皮组织具有特殊亲和力，不容易被机体的免疫机制清除。已知大肠埃希菌对肠上皮、脆弱拟杆菌对腹膜间皮有黏附作用。Edmison 等在动物试验中观察到：①大量盐水灌洗对附着在间皮上的细菌无明显清除作用；②抗生素溶液的灌洗也只能暂时降低组织中含菌量，并不能防止含菌量的迅速回升。由此可见，目前已知的疗法对具有黏附作用的病菌几乎无任何效果。曾有人报道某些 β-内酰胺族的抗生素在静脉注射后，能保持较高的腹腔渗液浓度，可能对黏附的细菌有较好的抑制作用。

（四）腹腔的病理改变

急性腹膜炎的病理改变，因原发病灶、致病菌和机体抵抗力不同而有很大差异。普遍存在的病理为腹膜充血、水肿、粗糙、失去光泽，炎性渗出。腹膜渗出起着稀释刺激液与中和毒素的作用，并通过大单核细胞吞噬细菌与异物。纤维蛋白原变成纤维蛋白，使内脏与内脏或与大网膜粘连，阻止感染的扩散。链球菌感染毒力较强、脓液稀薄，很少形成粘连；大肠埃希菌感染脓液黏稠，容易形成纤维蛋白粘连。抵抗力强的患者感染多能局限，渗出液吸收较快；体弱患者感染容易扩散，渗出液大量增加。因腹膜的总面积和皮肤的总面积接近，有人将急性全腹膜炎的渗液量比作全身 100% 面积烧伤的渗液量，应引起临床重视，但腹膜吸收等渗液的能力和速度远超过皮肤。不同部位的腹膜吸收能力不同，膈腹膜由于淋巴组织丰富吸收能力很强，在腹膜炎早期，能将大量渗出液迅速吸收。以后因白细胞失活，组织坏死脱落、细菌和纤维蛋白凝固，渗出物变为脓液，吸收速度减慢，脓液被炎症过程局限而成脓肿。除膈下区外，盆腔腹膜虽然吸收速度较慢，亦常发生脓肿。如果机体免疫能力低下，腹膜炎不能局限，大量脓液产生，腹膜炎成弥漫性。肠管充血，水肿，膨胀，肠腔内积聚大量气体与液体，肠蠕动消失，形成麻痹性肠梗阻；另一方面，由于大量细菌毒素吸收，造成毒血症或败血症，甚至中毒性休克。

二、腹膜炎的防御机制和佐剂的作用

腹腔感染后，腹膜的急性炎症反应主要表现为充血、血肿和大量渗出，以及腹膜本身具有的纤溶系统的严重损害（达 50% 以上）。腹腔对病原体的防御机制包括 3 种。

（一）吸收清除

腹膜下存在着广大的淋巴管系统，有强大的吸收能力。腹内渗液和其中的细菌、小颗粒物质（直径小于 10pm）很容易通过淋巴管的小孔而被吸收（主要通过膈腹膜）。被吸收的病菌和有害物质由全身的单核巨噬细胞系统处理，从而达到清除的作用。由于这种内吸收主要依赖于横膈腹膜，所以腹腔内保持一个通畅的液体流动环境很重要。

（二）直接吞噬

腹腔渗液中含有大量的中性粒细胞和吞噬细胞。它们在渗出液中的补体和调理素的协同下，能吞噬细菌和颗粒

物质。吞噬细菌后的细胞仍然要经淋巴管系统吸收。但是，如果感染程度较重，被吸收的细菌和毒素很容易引发炎性介质的连锁反应。

（三）包裹局限

腹腔渗液中含有大量纤维蛋白原，进入腹腔后很快转变为纤维蛋白。后者大量沉积，形成纤维素性粘连，并将细菌和有害物质包裹，使感染局限化。近年来的研究表明，机体的防御机制也存在着一定的限度。当感染程度超过这一定限度后，腹腔的吸收清除将导致菌血症和毒血症。大量试验资料证实，纤维蛋白的包裹阻碍了吞噬作用和抗生素的作用，有利于病菌的繁殖，从而造成腹腔脓肿，提高了远期死亡率。Toni Hau 等的试验显示，在向动物腹腔注入一定量的大肠埃希菌的同时，混合注入纤维蛋白量将决定腹腔感染的程度。具有增强病菌致病力的物质还有血红蛋白、胆盐和硫酸钡等。人们把这些本身几乎不引起病理损害但能明显增强病菌致病力的物质，统称为佐剂（adjuvant）。目前认为，佐剂的作用机制包括：①抑制白细胞的化学趋向性、吞噬能力和杀菌力；②妨碍吞噬细胞和抗生素的作用；③对抗补体等。同时还应指出，纤维蛋白的沉积和机化又成为后期肠粘连的主要原因。基于上述发现，20 世纪 90 年代曾兴起以肝素为主要手段的“抑制纤维蛋白沉积、促进其吸收”的新疗法，目的在于加强对腹腔内感染灶的内在清除能力，简称为“促进吸收疗法”。这种疗法在理论上同传统观点（抑制吸收、促进局限）截然相反。这一理论促进了中西医结合的活血化瘀疗法治疗腹腔感染的临床和实验室研究，取得了明显效果。

需要强调指出，腹腔脓肿的形成延缓了腹腔感染扩散的速度，为相应的诊断和治疗提供了宝贵的时间。

三、腹膜炎的继发改变

（一）水、电解质失衡

腹腔感染后，大量的腹腔渗液和肠腔积液导致水、电解质和蛋白质的大量丢失。由于代谢率和氧耗量的增强很容易导致代谢性酸中毒。正常进食的限制加重了上述两种改变。因而，低血容量和代谢性酸中毒成为腹膜炎影响全身的主要病理生理改变。这两种改变在各种毒性介质的作用下明显加重，并且又共同导致了主要脏器功能的损害。表现为：①心率加快，心输出量下降，心肌受损；②呼吸加快，表面活性物质减少，通气灌流失衡；③肝糖原储备下降，解毒功能下降；④肾血流量减少，肾血分流，尿量减少；⑤肠麻痹、扩张、黏膜屏障受损等。如果感染程度不重，或者感染程度重但得到及时、恰当的处理，上述病理过程可能逆转。否则，几种病理损害持续存在并互相加强，造成一种恶性循环，最终导致 MOF。

（二）肠麻痹和肠功能障碍

腹腔感染发生后，由于消化液和毒素刺激很快出现肠麻痹，如果病情持续加重，将转变成麻痹性肠梗阻。肠梗阻发生以后，梗阻近端的肠腔，无论是小肠，还是结肠，都会出现气体和液体的潴留，随着梗阻时间的延长，液体积聚增多，肠腔直径扩大。

在梗阻初期，肠管壁平滑肌张力增加，肠蠕动增强，随着梗阻时间延长，肠壁明显充血、水肿，肠管扩张，淤血水肿，肠壁明显增厚。梗阻肠管黏膜上皮脱落，黏膜下水肿，伴随肠绒毛坏死、脱落。梗阻近端肠组织上皮脱落，显微镜下可见黏膜下水肿，炎性细胞浸润。形态学上的异常变化进一步加重肠道平滑肌的损伤，最终会导致肠防御屏障功能减弱。肠道防御屏障的功能取决于细胞结构的完整与否。梗阻时局部肠组织缺血、缺氧，能量代谢和其他物质代谢障碍，使得细胞膜的通透性增加，钠、钙等离子和水进入细胞增多，上述变化进一步损伤溶媒体膜，导致各种水解酶的激活或释放增多。

内毒素的作用一直被人们重视，不仅仅因为它可介导多种炎症介质和细胞因子的释放，而且因为它是造成腹腔感染时机体受到第 2 次或第 3 次打击的主要原因。由于肠道内存在着巨大的细菌库和内毒素库，腹腔感染时的细菌和内毒素的异位（translocation）常在梗阻早期就已发生，并随着病情的加重而加重。这种改变常常和手术打击一起构成了对机体的第 2 次或第 3 次打击，加速了 MODS 或 MOF 的发生。适当的非手术治疗和/或中药通里攻下法的应用的意义就在于避免或减轻了第 2、第 3 次打击。

（三）腹膜炎和 MODS

腹膜炎发生后（包括早期的非感染性炎症），很快出现发热、心率增快、呼吸频率增快和外周血白细胞计数升高等全身性反应，又称为全身炎症反应综合征（systemic inflammatory response syndrome，SIRS）。SIRS 本质上是机体对外来致病因素的一种保护性反应，但也会对机体造成一定程度的损害。当机体损害程度较重时，就会出现多器官功能障碍综合征（multiple organ dysfunction syndrome，MODS）。MODS 是感染进程中的一个关键阶段，积极而适当的医疗手段介入常可使处于该状态的患者转向康复。反之，如果诊治不当或原发致病因素过强，MODS 则进展为多器官功能衰竭（multiple organ failure，MOF）。MOF 的治疗将十分困难，其死亡率在 30% 以上，并随着受累器官数量的增加而显著升高。

SIRS 的发生主要是由于机体各种免疫细胞、内皮细胞和单核巨噬细胞系统释放出大量的炎症介质和细胞因子，如过敏毒素（anaphylatoxin）、肿瘤坏死因子（TNF）、白细胞介素（IL）、血小板活化因子（PAF）和集落刺激因子（CSF）等。这些炎症介质和细胞因子之间也可互相激活，共同造成多种损害，从而导致 MODS 或 MOF。机体对这种反应也存在自身调节机制，表现为细胞因子作用的明显分界。已知具有促炎作用的有 IL-1、IL-6 和 TNF-α 等，而有抗炎作用的是 IL-2、IL-4 和 IL-10 等。两者作用相互抵制，

4

有时可达到内在平衡，即代偿性 SIRS。有时由于致病因子过多、过强，炎症介质和细胞因子的释放呈现瀑布（cascade）效应，机体很快进入 MODS 和 MOF 状态。

（四）腹腔高压症

肠膨胀不仅可以引起肠壁的解剖、血运和动力的改变，还可以使腹压升高、膈肌抬高、腹式呼吸减弱，继而影响肺内气体交换。腹压升高可以造成下腔静脉受压，妨碍下肢静脉的回流减少，使得心输出量减少，进而出现循环障碍。同时存在着有效血容量不足将加重这一状态。由于腹腔是一个密闭的体腔，总体的容量有一定的限度。急性肠梗阻可以导致腹压的急性扩张，机体来不及适应，这种状态被称为腹腔高压症（intra abdominal hypertension）。如果腹腔高压症持续存在并逐步加重，则被称为腹腔间隔室综合征（abdominal compartment syndrome，ACS）。ACS 是急性肠梗阻诱发或加重 MODS 的主要原因。

（五）脓毒症

由于腹腔感染提供了大量的细菌和毒素来源，同时肠源性菌血症和毒血症更加重了这一状态。在肠内高压和腹腔高压的条件下，很容易出现细菌的血行播散——脓毒症（Sepsis）。如果患者不得不接受手术治疗，新的创伤也会增加脓毒症发生率。一旦出现脓毒症，病情将迅速恶化，死亡率高达 20%以上，目前公认脓毒症是腹腔感染最严重的并发症。

（六）免疫功能损害

腹腔感染可引起炎性细胞因子大量释放，导致免疫过度应答而造成免疫功能紊乱，这已成为早期 SIRS-MODS 反应的主要原因。随着病情进展，将出现免疫功能损害，表现为免疫球蛋白水平和 CD_3、CD_4、CD_4/CD_8 数值明显下降。近年来的研究表明，腹腔感染常常伴有人类白细胞抗原（HLA）DR 表达水平下降，TH_1/TH_2 比值漂移，并随着病情加重（APARCHE-Ⅱ评分升高）而加重。一旦出现脓毒症，则后果严重。曾有学者引用 TH_1 细胞因子（IL-12，IFN-γ 等）进行干预，可以纠正 TH_2 型的免疫反应，改善免疫状态，提高实验动物生存率。总而言之，腹腔感染继发的一系列病理生理改变互为因果，使病情逐步加重。及时进行有效的干预，逐一或同时纠正这种病理生理改变将有助于使病情得到迅速改善。

第二节 腹膜炎分类方法的新概念

广义的腹膜炎包括了一大类腹腔炎性疾病，腹膜炎传统上一直被分成 3 大类：原发性腹膜炎、继发性腹膜炎和腹腔脓肿。随着人们对腹膜炎了解的深入，不少学者认为 3 类分法过于简单。近年来不少学者（以外科医师为主）更多地关注“第三腹膜炎”和“复杂腹腔感染”的新概念。

一、第三类腹膜炎

（一）基本概念

20 世纪 90 年代，Rosfein 和 Meakins 提出了“第三腹膜炎”（tertian peritonitis）的概念，将伴有严重免疫功能不全的腹膜炎单独划为一类。随后，Wittmann 提出了包括“第三腹膜炎”的 4 类分法。这种 4 类分法基本上以腹膜炎的病因为依据，其实用程度还有待于今后的临床验证。第三腹膜炎的主要特征是伴随免疫功能障碍、同时又无明显原发腹腔感染病灶，常见于持续腹腔透析、持续血液透析、多次接受放、化疗及部分高龄或妊娠期患者。

（二）临床特点

第三腹膜炎由于机体免疫功能障碍，临床表现明显不同于继发性腹膜炎：①临床表现不典型；②感染容易播散，很少形成包裹性腹腔脓肿；③病原菌以革兰阳性球菌为主，革兰阴性杆菌和真菌为辅；④治疗比较困难，死亡率较高。

（三）临床分歧

目前对第三腹膜炎的定义尚不统一，外科领域存在两种诊断标准：伴有免疫功能障碍的腹膜炎；难治性腹膜炎（不论原发性或继发性）。还有的学者定义为“特殊类型腹膜炎”。而在其他学科（内科，妇科，儿科等）均将此种急性腹膜炎仍然定义为原发性腹膜炎，罕见使用第三腹膜炎的概念。因此，外科领域是否继续使用第三腹膜炎的概念仍需在今后大量的临床实践中去探索。但是，只要坚持两条标准，关注此类腹膜炎的特殊性，就不影响临床的诊断和治疗：①伴有明显的免疫功能障碍；②病原菌明显不同于继发性腹膜炎。

二、复杂腹腔感染

近年来，不少学者提出了“复杂腹腔感染”（complicated intra-abdominal infections，CIAI）的概念，这是相对于单纯性腹腔感染而言。2010 年，美国外科感染学会和美国感染病学会专门发布了复杂腹腔感染的诊疗指南（第二版）。正是由于 CIAI 临床诊治困难、死亡率较高，因而受到人们越来越多的关注。

（一）病情复杂

CIAI 包括重型胰腺炎继发感染、伴有弥漫性腹膜炎的消化道穿孔、腹部手术后肠漏引起的弥漫性腹膜炎等。此类疾病不仅诊断困难，而且治疗方法也比较复杂，常常需要合理的综合性治疗，包括手术治疗、介入治疗、抗生素治疗及血液净化治疗等多种疗法的有机结合。

（二）病情严重

由于 CIAI 是一种重型腹腔感染，而且难以短期治愈，所以很容易出现 SIRS、MODS、ARDS 和脓毒症等严重并发症，死亡率较高（>20%）。而且，分离出的病原菌大多是耐药菌，使抗生素的应用十分困难。

（三）并发症多

CIAI 由于病情复杂、治疗周期长，有时虽然完全治愈了腹腔感染，也常常遗留一些并发症。常见的并发症有肠瘘、胃肠功能障碍、明显营养不良、切口疝和/或腹壁缺损（腹腔造口术的结果）。

如果能够有效地诊治 CIAI，无疑将明显的改善腹腔感染的临床现状，使死亡率降低至 10%以下。

第三节　临床表现

一、原发性腹膜炎

在磺胺药和抗生素问世以前，本病常见。目前认为，各种原因导致的机体免疫功能低下、病原菌突破各种屏障进入腹腔而造成的感染均为原发性腹膜炎。最常见的病原菌来源是肠道、呼吸道、泌尿道或胆道。

（一）症状和体征

由于原发病腹膜炎是一大类疾病的总称，诱发因素各种各样，年龄跨度较大。因此临床表现有很大的差异性，早期诊断比较困难，容易误诊。

1. 发热和腹痛　发热和腹痛是该病的主要临床表现，但不像继发性腹膜炎那样典型，大部分起病缓慢。但是，儿童的原发性腹膜炎反应强烈，呈现典型的急腹症表现，常常被诊断为“急性阑尾炎”而接受手术治疗。

2. 全身状态较差　因为该病的原发病或诱发因素影响，患者一般精神状态较差，有时会出现黄疸、顽固性腹水、低血压等临床表现。这些特征明显不同于继发性腹膜炎。

3. 治疗效果较差　在接受以抗生素为主的综合治疗后，临床效果大多不太明显。如果误诊为继发性腹膜炎而行手术治疗，则效果更差，可导致较高死亡率。

（二）病史

各种导致机体免疫功能障碍的原发病是最常见的诱发因素，如肝硬化、肾病综合征、放化疗或长期腹膜透析和血液透析等。青壮年患者虽然平素体健，但如果近期大量饮酒、过度劳累或情绪严重波动，也容易诱发该病。女性患者常有慢性妇科疾患或近期女性卫生条件较差等。儿童患者的诱发因素多见于上呼吸道感染，其次是下尿道感染或肠道感染等。详细地询问病史有助于明确诊断。

（三）实验室及影像学检查

仔细的实验室和影像学检查可提供有效的诊断依据。前者除了显示感染性疾病的一般变化外，同时可以提示特定原发病的诊断依据；后者最常见的检查结果是腹腔积液，其次是原发病的影像学改变。

（四）诊断标准

多数学者认为，在排除了继发性腹膜炎的前提下，以下 4 条可作为原发性腹膜炎的诊断标准，其中最主要的诊断依据是第 2、3 条。腹水细菌培养阳性率一般在 80%左右。

1. 有明显的诱发因素。

2. 出现腹膜炎的症状和体征。

3. 腹水检查结果符合急性炎症改变，腹水中多形核白细胞（PMN）$\geqslant 250\times10^6$/L。

4. 腹水细菌培养阳性。

（五）鉴别诊断

考虑本病时应排除肺炎（呼吸增快、腹部无压痛），但两病可同时存在。本病尤其须与继发性腹膜炎相鉴别，如果误诊误治则可导致较高死亡率。继发性腹膜炎大多没有原发性腹膜炎所特有的诱发因素。通过仔细的询问病史、查体和影像学检查，基本可以发现腹腔内的原发疾病。继发性腹膜炎常常伴有典型的急腹症临床表现，明显不同于原发性腹膜炎。

二、继发性腹膜炎

继发性腹膜炎是由腹腔内脏器病灶的细菌感染腹膜而造成。根据感染范围的大小，可分为局限性腹膜炎和弥漫性腹膜炎。前者指范围不超过腹部的两个象限，后者指炎症累及两个象限以上，范围广泛的也称全腹膜炎。

（一）感染来源

1. 空腔脏器穿孔　最常见的感染来源是急性阑尾炎穿孔，其次是胃、十二指肠溃疡穿孔。其他如回肠结核或伤寒穿孔、急性胆囊炎、胃肠外伤破裂、膀胱、输尿管或肾脏的外伤破裂、结肠憩室炎穿孔、回肠憩室炎穿孔、溃疡性结肠炎穿孔及局限性肠炎穿孔等。

2. 腹腔脏器感染性疾病　最常见的疾病为急性阑尾炎、急性胆囊炎、胆道感染、急性胰腺炎、妇科感染性疾病等。

3. 腹腔脏器缺血　腹腔脏器缺血造成的腹腔感染多见于小肠绞窄（肠扭转、绞窄疝）、肠系膜血管阻塞、结肠（盲肠状结肠）扭转、卵巢囊肿扭转、胆囊扭转等。

4. 腹腔脏器感染扩散　常见腹腔脓肿包括阑尾脓肿、肝脓肿、输卵管积脓、子宫积脓等，可以通过直接扩散或脓肿破溃导致腹腔感染（弥漫性腹膜炎）。其实腹腔脓肿也是腹腔感染的一种类型。

（二）症状

腹痛是本病最早出现的症状，也是患者就医的主要原因。腹痛首发的部位多与原发病灶的解剖定位有关，如果出现弥漫性腹痛常提示已转为弥漫性腹膜炎。腹痛的严重程度与原发病的病理改变有关。转移性右下腹痛多是急性阑尾炎的特征性表现，右上腹疼并向背部放射多提示胆系感染，上腹深在性疼痛并向背部放射常见于急性胰腺炎，上腹剧痛并很快扩散到下腹多见于上消化道穿孔，持续性绞痛伴阵发性加重提示急性炎症伴有梗阻。

发热是另一个常见症状，多在腹痛之后出现。根据原发病的病变程度不同可出现低热或高热。如果伴有全身中毒症状，则可出现寒战、心搏加快、大汗等症状。恶心呕吐也是常见的早期症状，多见于急性阑尾炎，急性胆系感染，急性胰腺炎等。

4

（三）体征

腹部压痛和反跳痛是最强烈的体征，病情较重者可伴有腹肌紧张。发病早期这些体征常常局限在某一象限，提示有局限性腹膜炎。如果病情进展，出现两个象限以上或全腹的体征，则提示已经出现弥漫性腹膜炎或全腹膜炎。腹胀和肠鸣音消失多提示已经出现肠麻痹。如果腹部移动性浊音阳性则提示腹腔渗液至少达到500ml以上。

（四）病史

详细询问病史有助于诱发原因的诊断。比如，慢性胃、十二指肠病史常提示上消化道穿孔的可能，胆石症病史常提示胆系感染的可能，慢性阑尾炎病史常提示急性阑尾炎发作的可能，慢性妇科疾病史常提示盆腔感染的可能等。

（五）实验室检查

血常规检查常显示白细胞计数升高和中性粒细胞比率增高。免疫功能低下患者（近期接受放化疗等）白细胞计数变化不明显，但仍能显示中性粒细胞比率增高。

（六）影像学检查

腹部X线片可见腹膜外脂肪线模糊和腹腔渗液表现，X线片上密度增高，肠间距离增宽。肠麻痹常表现为胃肠道积气和小肠多发气液平面。空腔脏器穿孔常伴有膈下游离气体。腹部CT检查可以提供更充分的诊断依据，常常可以发现原发病灶。

腹部超声学检查对于病灶定位和腹腔渗液的估计有重大意义。由于操作简便，可以用于动态观察，已成为临床诊断的主要方法之一。

（七）诊断

继发性腹膜炎由于具有典型的急腹症表现，临床诊断并不困难，为了制定恰当的治疗方案，还需要进一步明确以下几个方面的深层次诊断。

1. 原发病的诊断

（1）病灶部位：根据典型的临床表现和影像学检查，大多数继发性腹膜炎都能很快发现原发病灶。少数特殊病例诊断比较困难，如梅克尔憩室炎、结肠憩室炎、肠道肿瘤继发穿孔等。

（2）病变程度的判断：高层次的中西医结合治疗急腹症需要高层次的诊断水平。不仅要明确病变部位和性质，而且要明确病变的病理生理进展程度。以下用三个病种进行说明。

1）上消化道穿孔：需要明确饱腹穿孔或空腹穿孔；穿孔后就诊时间；有无并发症，如幽门梗阻或出血；腹腔渗液量的多少；穿孔发生部位、是否闭合等。

2）急性胰腺炎：需要明确是轻型或重型；有无继发感染；诱发原因；有无胆道梗阻和/或结石等。

3）急性阑尾炎：需要明确是单纯性、化脓性或坏疽性；有无粪石梗阻；有无阑尾穿孔；腹腔渗液量的多少；有无复发史等。

2. 全身状态的评估　继发性腹膜炎本质上是一种全身性疾病。如前所述，它的继发性病理生理改变常可引起严重的腹腔和全身并发症，成为死亡率居高不下的主要原因。

为了对外科感染程度进行深入了解和客观评估，以利于治疗方法的选择、估计预后和相互比较，一个理想的判断方法必不可少。Nystron等认为，一种评估系统应包括下列6个方面：①生理储备能力（年龄、功能状态）；②伴发疾病（肿瘤、肝硬化等）；③具体疾病（原发病诊断）；④疾病进展程度（病理特点）；⑤病情严重程度（生理状态）；⑥对治疗的反应（生理状态的改变程度）。其中①②两项实际上代表了机体原有的防御能力；③④两项则反映原发病的严重程度；⑤表示防御能力和致病因素之间互相斗争的结果；⑥代表了外界因素（如外科治疗）对⑤的影响程度。Dellinger在1985年报道的计分系统仍不失为一个较好的系统。APACHEⅡ是“急性生理和慢性健康”计分系统的英文缩写。该系统实际上由3部分组成：①急性生理计分（APS）；②年龄和慢性健康因素估计；③病因诊断等因素估计。它大致上包括了前述的6个方面，被认为具有简单、客观、可靠、覆盖范围大和与死亡率相关性好等优点。Nystron等用APACHEⅡ系统对5030例外科感染病人进行了病情评估，根据计分结果对死亡率作了预测，其结果与实际死亡率相关良好（$r=0.995$）。

近30年的临床实践证明，APACHEⅡ系统是一种简单、有效的评价系统，已被广泛应用。目前认为，当评分>12分时，预计死亡率在10%左右，可以纳入重症腹腔感染的范畴；评分>17分时，预计死亡率在20%左右；评分>21分时，预计死亡率在30%左右；评分>25分时，预计死亡率在40%左右。依此类推，评分每增加4~5分，预计死亡率增加10个百分点。

近年来又出现了另外两种评价系统，即曼海姆腹膜炎指数（Mannheim peritonitis index，MPI）和序贯性器官衰竭评价系统（sepsis-related organ failure assessment，SOFA），为临床评估了新的手段。但是，目前国内应用MPI或SOFA的报道较少，其临床有效性还需要进一步总结。

3. 腹部手术后腹膜炎

（1）特殊性：腹部手术后腹膜炎是一种较为复杂的腹腔感染，常常是原发病（感染性手术）、手术污染或肠瘘的继发结果。由于它容易诱发腹腔出血、肠漏或MODS等严重并发症，需要认真关注。胰十二指肠切除术后腹腔感染发生率较高，最高者达21%。结直肠术后吻合口漏继发的腹腔感染发生率为2.4%~19%，并可诱发脓毒症或MOF，导致高达15%的死亡率。

其主要的临床表现为术后不明原因的发热和腹痛、WBC升高、腹引液呈脓性改变等。仔细的查体和影像学检查有助于明确诊断。大部分病例可以从腹引液中培养出致病菌。

（2）急性时相蛋白：早期诊断是早期处理的前提，可以明显降低MODS的发生率。目前不少学者尝试通过术后早期检测急性时相蛋白达到早期诊断的目的。常用的指标有CRP（C-reactive protein）、降钙素原（procalcitonin，PCT）和脂多糖结合蛋白（lipopolyccharide-binding protein，LBP）等。大量报道显示血清CRP、PCT和LBP的升高提示腹腔感染的存在。Niels等在结直肠手术后常规检测腹引液的上述指标，每12小时一次。结果显示三者升高病例大多出现术后吻合口漏。经多因素分析，LBP的显著性最为突出。他们认为，损伤和/或感染可以诱发LBP显著升高，从而有助于细菌的清除。如果同时检测血清和腹引液的上述指标将明显提高诊断的准确率。

（八）鉴别诊断

1. 与原发性腹膜炎的鉴别　由于继发性腹膜炎多有典型的急腹症表现，一般情况下不易混淆。但是，在下列条件下就可能出现鉴别困难：①伴有免疫功能障碍患者出现继发性腹膜炎；②高龄和幼儿出现继发性腹膜炎；③术前存在腹水患者腹部手术后出现继发性腹膜炎。此时，仔细的影像学检查和腹腔穿刺常常可以协助鉴别。必要时可进行动态的影像学观察，多以腹部超声检查为主。对于鉴别诊断困难的少数病例，可以根据全身状况决定继续非手术治疗或急症剖腹探查。

2. 不同原发病的鉴别　症状和体征主要发生在上腹部的腹腔感染需要与肺炎或胸膜炎鉴别。下腹部的病变需要与泌尿系感染相鉴别，女性患者还需要与妇科感染性疾病相鉴别。详见本书相关章节。

三、腹腔脓肿

（一）概述

1. 发生原因

（1）弥漫性腹膜炎的局限：无论是原发性腹膜炎还是继发性腹膜炎，经过治疗后大部分均会消散。但有时由于机体免疫力低下和/或感染的特殊性，会遗留部分残余感染。遗留的感染灶被包裹局限后就形成了腹腔脓肿。这是最常见的发生原因。

（2）原有病灶继发感染：有时腹腔内存在的无明显症状的包裹性积液或囊肿，如胰腺假性囊肿、阑尾囊肿等。在特定条件下，上述病灶继发感染可以形成腹腔脓肿。

（3）密闭腔隙内感染：这是一种比较少见的情况。克罗恩病、肠结核、梅克尔憩室炎或结肠憩室炎等疾病由于长期反复炎性发作，形成了腹腔内多处致密粘连，进而造成原发病灶附近的相对密闭腔隙。一旦出现肠漏或较重感染，很容易形成腹腔脓肿。另外，各种原因造成的小网膜囊内感染也容易形成腹腔感染。

2. 解剖学定位　根据腹腔内解剖学的特点，一般将腹腔脓肿分为四类：①膈下脓肿；②肠间脓肿；③盆腔脓肿；④结肠旁沟脓肿。

（1）膈下脓肿：膈下脓肿包括横膈之下、横结肠及其系膜之上的所有区域脓肿。上消化道穿孔、胆系感染或上腹部手术是形成膈下脓肿的主要原因。

（2）肠间脓肿：肠间脓肿多指小肠间脓肿，常见于腹部大手术后局限型感染或包裹性肠漏。少数病例见于克罗恩病、肠结核、梅克尔憩室炎的并发症。

（3）盆腔脓肿：盆腔脓肿（尤其是Douglas窝脓肿）是比较常见的腹腔脓肿。这不仅因为回盲部是外科感染性疾病好发区域，而且盆腔又是妇科感染性疾病的主要发生区域。同时，无论是腹腔感染还是腹部大手术发生后，半坐位是普遍采用的一种医疗措施。

（4）结肠旁沟脓肿：结肠旁沟脓肿多见于右侧，常见的原发病有急性阑尾炎、上消化道穿孔或结肠憩室炎等。左侧结肠旁沟脓肿比较少见，多见于急性胰腺炎或结肠憩室炎。

3. 腹腔脓肿分布特点　腹腔脓肿一般多见于膈下或盆腔，但是出现部位直接与原发病有关。不同的报道结果差别较大，明显与其原发病谱的不同有关。如果想要了解全貌，则需要多中心、大样本的临床研究。表4-3-1显示了近年来不同学者的观察结果，有一定参考价值。肠间脓肿的比例明显升高，我们认为这同近年来腹部手术总量增加、复杂性手术比例增高有明显关系。

表4-3-1　腹腔脓肿的部位分布特点

作者	方法	脓肿总数	膈下脓肿	肠间脓肿	盆腔脓肿	结肠旁沟脓肿
唐宏波	CT	37	5（13.5%）	20（54.1%）	12（32.4%）	0
叶建明	CT	81	39（48.1%）	16（19.6%）	0	26（32.1%）
张坚	CT	18	4（22.2%）	9（50.0%）	5（27.8%）	0
李诚中	CT	39	5（12.8%）	19（48.7%）	15（38.5%）	0
潘梅红	超声	31	7（22.6%）	1（3.0%）	23（74.2%）	0
总计		206	60（29.1%）	65（31.6%）	55（26.7%）	26（12.6%）

4

（二）症状

1. 全身中毒症状　腹腔脓肿形成后，由于毒素吸收，病人多有发热和寒战表现。发热多呈弛张型，同时伴大汗和心搏加快。

2. 局部反应　由于脓肿的定位不同而表现各异。膈下脓肿多伴有上腹和下胸部钝痛，常伴不同程度的呼吸运动受限；肠间脓肿常无典型的临床表现，有时可表现为腹部的深在性疼痛；盆腔脓肿常伴有下腹部疼痛，多伴有直肠或膀胱刺激征；结肠旁沟脓肿常伴有明显的局部疼痛，严重时可触及局部压痛性包块。

（三）体征

大部分病例均有病灶部位的压痛或叩击痛。膈下脓肿常伴有肝浊音界下移和同侧肺底呼吸音减弱；肠间脓肿多伴有腹部的深在性压痛；盆腔脓肿可通过指肛检查或妇科检查触及疼痛明显的包块；结肠旁沟脓肿多伴有明显的局部压痛，并可触及局部包块。

（四）病史

详细询问病史，常可提示腹腔脓肿发生的原因和局部定位。诊治腹部手术后发生的腹腔脓肿应获取详细的手术信息。

（五）影像学检查

目前，腹腔脓肿的诊断明显依赖影像学检查，仔细的腹部 CT 检查和超声检查基本上可以明确诊断。对于确诊有困难的病例，动态观察将有助于最终明确诊断。

（六）诊断

根据病史、临床表现和影像学检查结果，一般腹腔脓肿的诊断并不困难。但有以下两个问题需要特别关注。

1. 早期诊断　脓肿早期的影像学检查结果常常不表现为包裹性积液，而是局限的软组织低密度团块和不规则的低密度区。这种炎性病理改变有可能最终转化为腹腔脓肿，也有可能逐步消散。对于此种状态应行动态观察，在确诊之前不要盲目穿刺，以免造成不必要的损伤。

2. 原发病的诊断　原发病的诊断对于腹腔脓肿来说非常重要。例如，克罗恩病造成的肠间脓肿不仅治疗困难，而且容易造成肠漏。如果肠间是医源性的，将会引发复杂的社会问题；阑尾囊性肿物继发的脓肿尽量不采取穿刺引流的方法，因为如果原发病是囊腺瘤或囊腺癌，局部穿刺引流都会造成肿瘤细胞的播散。

（七）鉴别诊断

1. 炎性包块　急性阑尾炎早期常可触及右下腹包块，CT 检查多提示软组织团块，超声检查多提示不规则的液性暗区。此时原则上应属于“炎性包块”阶段。经过积极的非手术治疗，大部分病例将会炎症消散、肿块消失，获得临床治愈的效果。

2. 包裹性积液　部分病例本身就一直存在腹腔包裹性积液（假性囊肿或真性囊肿），但无任何临床症状。如果病人出现感染性临床表现，需要鉴别是腹腔囊肿继发感染还是其他感染性疾病。仔细的影像学检查可以提供很大的帮助，因为囊肿内多为清亮液体，而且与以往的检查结果没有明显改变。囊肿发生感染后，液体多转为浑浊、密度增高。如果鉴别诊断仍有困难，可行局部穿刺检查。

3. 盆腔脓肿　盆腔脓肿是常见的腹腔脓肿之一，其原发病多见于急性阑尾炎或妇科疾病，有时对于具体病例的原发病诊断会遇到困难。此时需要腹部外科、妇科和影像学科的医师们协作，基本上可以得出明确结果。这不仅有助于腹腔脓肿的诊治，也可避免一些社会学方面的麻烦。

第四节　治疗的新进展

腹膜炎作为腹部外科的常见病，大部分病例由于病理生理改变较轻，诊断和治疗均比较容易，预后良好。但是少数重症病例（包括复杂腹腔感染）由于病理生理改变较重（详见本章第一节），并发症较多，诊断和治疗都比较困难，一直保持较高的死亡率。为了改善临床现状，不少学者从 4 个方面开展了深入的研究：①及时的重要脏器支持治疗；②早期恰当使用抗生素；③尽快清除感染来源；④积极预防或治疗并发症。

一、抗生素疗法

在处理腹膜炎的众多疗法中，抗生素疗法是唯一一种最先使用、持续全程的疗法。因此恰当应用该疗法十分重要。

（一）慎重初始用药

正确的初始用药意义重大。黎沾良通过大宗病例的调查指出，恰当的初始用药可以显著提高成功率（78.8%），而不恰当的用药仅为 26.3%。由于细菌学培养和药敏结果在治疗早期难以获得，而且病原菌培养的阳性率仅为 70%左右。因此，提高经验用药的成功率十分关键。

1. 明确诊断　由于不同感染性疾病有着不同的病原菌菌谱，因此在腹膜炎的诊断确立以后，还应进一步明确导致腹膜炎的原发疾病。原发性腹膜炎的病原菌多为革兰阳性球菌，常常是单一病菌；继发性腹膜炎的病原菌多为革兰阴性杆菌和厌氧菌；腹腔脓肿多以厌氧菌为主，革兰阴性杆菌为辅；复杂腹腔感染多为院内感染，以耐药菌种为主。

2. 覆盖面广　恰当的初始用药应该能够覆盖诊断明确的腹膜炎最常见的病原菌，同时兼顾其他可能的致病菌。这就要求临床医师非常熟悉不同病种的病原菌菌谱，同时了解最新动态。

（二）及时调整

部分病例的病程较长，因而抗生素使用的时间也比较长。在获取细菌培养和药敏结果后，应及时调整抗生素的使用方法。在没有上述条件或病原体培养阴性的条件下，如果某一种或一组抗生素使用时间较长（大于7天）、而临床疗效不明显，应及时根据经验用药的原则随时调整。

（三）关注重症感染

对一些感染程度较重的病例、尤其是复杂腹腔感染，应该贯彻“全面覆盖、重拳出击、一步到位”的原则，千万不要采用逐步升级的方法。同时，要考虑到当前临床耐药情况和药物的药效学、药代动力学特点，选择恰当抗生素。目前已知的抗生素中，杀菌作用较强、耐药较少的药物依次为亚胺培南、添加β-内酰胺酶抑制剂的混合制剂、第四代和某些第三代头孢菌素等。

（四）分清主次

虽然抗生素疗法持续全程，但腹膜炎的不同阶段有着不同的治疗重点。对于大多数腹腔感染病例而言，尽快清除或有效减少感染来源是重中之重。如果出现其他严重并发症，如MODS、腹腔高压症（或ACS）、脓毒症、严重的免疫功能障碍等，都需要及时给予纠正。临床医师应该明白一个基本的道理：抗生素疗法是有效的，但不是万能的。

二、非手术引流

非手术引流即经皮穿刺脓肿引流（percutaneous abscess drainage，PAD）的简称。随着影像学技术水平的提高，PAD已经成为腹腔感染的重要治疗手段。

（一）优势

由于PAD操作相对简单，因此创伤程度远远小于开腹手术治疗，同时又基本可以达到清除感染的目的。Politano等回顾了大宗病例腹腔脓肿治疗结果，显示PAD组（n=260）的死亡率仅为4.2%，远远低于开腹手术组（n=240）的14.6%。尤其是腹部手术后发生的腹腔脓肿，近期再次开腹治疗的风险很大，常常会造成新的创伤。

（二）适应证

目前人们已达成共识，几乎所有的腹腔脓肿均应首先采用PAD方法。伴有明显腹腔渗液的其他疾病也可采用PAD方法，如上消化道穿孔、重型胰腺炎等。对于原因不明的腹膜炎，PAD可以协助明确诊断。另外，PAD是获取标本的最有效方法，进而开展细菌培养和药敏试验。

（三）操作方法

1. 无菌操作　根据门诊手术的原则，常规消毒、铺巾、戴手套。以预定穿刺点为中心做相应的局部麻醉，然后用尖刀在穿刺点处戳一小口。

2. 穿刺方法　根据预先测定的脓肿深度，选择合适的穿刺针具。当穿刺针达到预定位置后，常可见脓液流出，提示穿刺成功。否则，可通过CT或超声定位重新调整穿刺针的位置，直到引流成功。对于较小、较浅的脓肿，在充分引流和冲洗后，即可拔除穿刺针；对于较大、位置较深的脓肿，常常需要另置引流导管于脓腔内，以便术后持续引流和冲洗；对于伴有坏死组织的脓肿，则需要放置直径较大的引流导管。可根据需要分次扩大引流口，必要时可借助纤维内镜取出坏死组织。

3. 拔管指征　临床无任何腹腔感染表现，脓腔冲洗液持续清亮数日，影像学检查提示脓腔消失或基本消失。

4

（四）注意事项

对于下腹部或盆腔脓肿的病例，进行PAD之前必须使膀胱保持空虚状态；伴有腹腔高压症病例的穿刺应该十分谨慎，最好在CT引导下尝试进行，如有难度立即停止；在腹部切口附近进行的PAD也应十分谨慎，避免损伤粘连的肠管；如果引流液出现血液，应该立即停止冲洗，并做相应处理。

（五）临床效果

PAD对腹腔单发脓肿或实质性器官的脓肿疗效好，有效率在80%以上，对大部分病例可取代传统的手术引流。但对于多发性脓肿的疗效较差，有效率仅在40%左右，故仍应以手术引流为主。PAD对脓肿的效果还与原发病的特点密切相关。Altemier曾分析了504例腹腔脓肿的治疗结果，阑尾脓肿的疗效最好，死亡率最低（2%），而并发于重型胰腺炎的脓肿死亡率高达44%。因此，对PAD的选择，应结合原发病的特点有所区别。对某些特殊类型的腹腔脓肿（如肝血肿性、多发性及肠间性脓肿），PAD的疗效不佳。但仍可作为一种减状治疗手段（palliative，PAD），以减轻危重病人的“毒素负荷”（toxin load），待病情稳定后再采用手术治疗，或者使传统的二期手术转为一期手术。Neff等在治疗憩室炎引起的脓肿时，采用了减状性PAD，使近70%的病人的两次手术转为一次性手术。

对于腹部手术后出现的腹腔脓肿，PAD的首次成功率一般在70%~80%左右，二次PAD可使成功率升到90%左右。Fulgence Kassi等认为，PAD后残存于腹腔内（尤其是肠间）的不规则积液是PAD失败的主要原因。此时，开腹手术是不可避免的。

三、微创手术

随着腹腔镜的普及和深入开展，为其治疗急性腹膜炎提供了良好的基础。单一病种的报道日益增多，同时也出现了不少大宗病例的临床研究，呈现出方兴未艾的局面。

（一）临床现状

1. 探查功能的应用　腹腔镜技术的最基本功能就是腹腔探查，这对原因不明的急性腹膜炎有十分明显的临床意义。高峰等用腹腔镜探查71例病因不明的急性腹膜炎病人，结果显示2例为原发性腹膜炎，其余69例为继发性腹膜炎。后者大部分接受了腹腔镜手术治疗，仅有4例中转开腹手术。他们认为腹腔镜探查术的优势为：①提高诊断准确度，避免不必要的开腹探查术；②了解病灶的分布和腹腔感染程度，有助于确定下一步治疗方案；③创伤小，恢复快，近期疗效（切口感染率）和远期疗效（粘连性肠梗阻发生率）均优于传统开腹手术。

2. 治疗急性腹膜炎　王哲等报道了332例继发性腹膜炎的腹腔镜手术结果，近期疗效明显改善，其术后下床活动时间、镇痛剂使用例数和出院时间均明显优于对照组（常规手术组，n = 235）；其远期疗效以粘连性肠梗阻发生率为主要观察指标，5年内仅出现1例（0.3%），明显低于对照组的8.9%（21/235）。

类似的报道很多，但有一个共同点：急性阑尾炎为主要病种，其次为急性胆囊炎和上消化道穿孔，3个病种所占比例高大90%左右。这提示采用腹腔镜治疗急性腹膜炎的疗效与原发病的病种有密切关系。

3. 治疗急性胰腺炎　腹腔镜手术可以用以重型胰腺炎的腹腔清创术，其优点是可以探查所有腹部脏器和间隙，对病变程度的了解更为直观、准确，有助于决定下一步的治疗方法。近年来，不少学者使用后入路技术，具有创伤小、直视下操作及不进入腹腔等优点。但目前的相关报道均有样本较小和缺乏对照组的不足之处，其临床意义需要进一步探索。

4. 其他方面的尝试　腹腔镜技术的发展也促进了各种各样新术式的尝试。报道较多的是治疗阑尾周围脓肿和盆腔脓肿，还有通过腹腔镜置管造瘘术治疗医源性结肠穿孔的报道等。上述几方面的探索尚未形成共识，有待进一步观察。

（二）前景

腹腔镜手术的发展前景十分光明。但是，不少学者清楚地认识到：尽管此种手术比传统开腹手术具有明显优势，但也有自身的局限性。清楚理解这一点有助于该项技术的健康发展。

1. 腹腔探查术的优势　采用腹腔镜进行腹腔探查是其最先应用于临床的术式。近年来的临床实践证明，腹腔镜探查术由于具有创伤小、恢复快、明确诊断从而有助于下一步治疗方法的确定等优点，值得大力推广。

2. 成熟术式的延伸　腹腔镜阑尾切除术和腹腔镜胆囊切除术均是非常成熟的术式，在此基础上进行急性阑尾炎和急性胆囊炎的腹腔镜治疗应该是水到渠成。少数局部腹腔粘连致密、分离困难的病例，应随时考虑中转开腹手术。

3. 简单术式的延伸　上消化道穿孔的局部修补术+腹腔引流术是比较成熟的、相对简单的术式。腹腔镜技术完全可以替代传统开腹手术。少数病例（如肿瘤穿孔、局部粘连严重等）应该随时中转开腹手术。

4. 慎重应用的领域　复杂性腹腔感染（如弥漫性腹膜炎、重症胰腺炎、术后肠漏腹膜炎等）由于全身状态较差和腹腔病理改变较重，尽量不采用腹腔镜技术。其主要原因为：①气腹对心肺功能有明显的不利影响；②由于缺乏“手感”和手的操作功能，对于较复杂的病灶难以确诊、难以处理；③在腹腔炎症较重和/或腹腔高压症的条件下，腹腔镜的操作不仅十分困难，而且容易造成不必要的损伤。

5. 尊重外科学基本原则　一种新的技术出现常常会带来巨大变化，这包括人们对传统理论、方法和技术的重新认识。在腹部外科领域，如果想要建立一种新的理论或方法，必须要有多中心、大样本、随机、双盲的研究基础，遵从循证医学的基本原则，在此之前，仍要坚持原有的理论和方法。例如，阑尾周围脓肿或盆腔脓肿的首选疗法为非手术引流（PAD），这已成为共识。如果采用腹腔镜技术治疗，其本质上同开腹手术一样，都会造成不必要的创伤。

由于腹腔镜技术的广泛普及，用其治疗的病种越来越多，几乎涉及腹部外科的大部分病种。这其实涉及一个深层次的问题：腹腔镜能做什么？腹腔镜该做什么？

四、腹腔造口术

（一）概念

腹腔造口术（laparostomy）又称为腹腔开放技术（open abdomen technique，OAT），即在腹腔手术结束时，采用双面聚四氟乙烯补片、真空辅助材料或其他材质辅助关闭腹腔，达到缓解腹腔压力和方便随时开腹探查两个目的。该术式主要用于严重的腹腔感染手术，首先是为了预防或治疗腹腔高压症，其次为了方便术后随时进腹清理残余感染。

（二）方法

1. 关腹方法　关腹的方法有多种，大同小异。下面以补片修补法加以说明。完成手术后，选择适当尺寸的腹壁疝修复专用的双面聚四氟乙烯补片，周边超过切口边缘3~5cm。在补片上预缝置悬吊缝线。用穿线针依照已定位的穿刺点，将补片上已预置的悬吊缝线经腹膜和后鞘拉至皮肤外。先将补片平整地置入腹腔，光滑面面向腹腔内，网格面（聚丙烯面）向外，向外拉紧所有悬吊缝线，使补片充分展开与腹腔内腹壁贴紧。将所有悬吊缝线打结于皮下组织内。放置闭式引流，用减张线一层关腹，并打活结（图4-4-1）。

2. 使用方法　如果术后切口渗液出现较大变化或出现不明原因高热等情况，随时开腹进行探查。手术操作需要基础麻醉，可在手术室或ICU进行。进行相应探查和处理后，再次关腹，方法同前。

3. 最终关腹方法　大部分病例的切口可以自行愈合。其他病例可能会出现切口疝或腹壁明显缺损，需要择期手术解决。

（三）临床效果

任建安采用腹腔开放技术治疗肠瘘并严重腹腔感染73例，存活率为76.7%（56/73），而死亡和放弃病例为17例

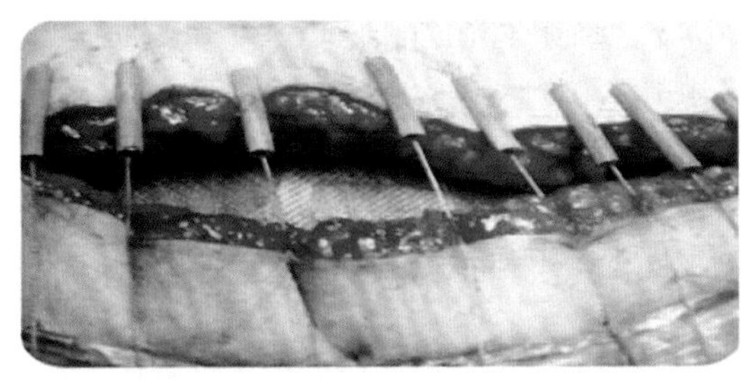

▶ 图 4-4-1　腹腔造口术的关腹方法

①关腹前将双层补片平铺在切口下方，并同腹膜做相应固定；②关腹时采用全层减张缝合方法，但要打活结，方便随时进腹。如果腹压较大，不要强行完全关闭，可如图所示保留一定的切口间隙，同时也有利于随时观察腹腔渗液的数量和质量；③如果需要再次进腹探查，可将补片中间剪开。探查结束后，将补片剪开处缝合数针，防止腹腔内容物膨出。外敷纱布或纱垫，加以固定

(23.3%)。后者的主要原因为无法控制的腹腔出血、呼吸功能衰竭或脓毒症休克等。此类病例如果采用常规方法治疗，其死亡率至少在50%以上。杨强等采用腹腔造口术治疗复杂性腹腔感染病人30例。由于对并发症的诊断和处理都非常及时，治愈率为76.7%（23/30），好转率为16.7%（5/30），死亡和放弃2例（6.6%）。这一结果明显优于对照组的46.7%（14/30）、30%（9/30）和20%（6/30）。

腹腔造口术或腹腔开放技术治疗腹腔严重感染和/或腹腔高压症患者（ACS），是一种有效的治疗方法。但是由于操作相对复杂，还有可能出现腹壁缺损、切口疝或肠瘘等并发症，因此该项手术应该由经验非常丰富的医师具体实施，而且严格掌握适应证。

五、免疫调控疗法

（一）概念

采用药物或其他方法对机体的免疫功能障碍进行调节、进而达到预防或治疗某种疾病的疗法称为免疫调控疗法(immune modulation therapy，IMT)。IMT在临床上已经应用较长时间，例如使用胸腺肽辅助治疗老年性呼吸道感染、使用免疫球蛋白预防和治疗感染性疾病、使用免疫抑制剂预防器官移植后的排斥现象以及免疫制剂在肿瘤治疗中的应用等。

为了提高临床疗效，近年来不少学者开始采用IMT治疗腹腔感染。腹腔感染时，机体的病理生理改变不仅较为复杂，而且一直处在动态变化之中，其中包括复杂的免疫反应过程。大量的研究结果使人们比较清楚地了解某一种或几种炎性介质在不同的时相有不同的反应结果，在动物实验中也有比较成功的针对性疗法。但是，这种单一因素的疗法很难在临床使用，因为临床病情的判断是多因素、多指标的综合。我们需要根据多因素、多指标的综合结果得出总体趋势的判断，然后进行免疫调控。

（二）方法

1. 营养支持免疫调控

（1）应用依据：近年来的研究表明，营养支持不仅能够改善机体的代谢，而且具有良好的免疫调控作用：①促进免疫物质的合成，有利于各种免疫因子、介质产生；②某些营养物质可以直接参与免疫功能的调控，如精氨酸、谷氨酰胺及鱼油等，被称为免疫营养物质；③谷氨酰胺通过维护肠屏障功能，参与了免疫功能的调控；④临床使用几乎无任何副作用，便于应用。

（2）临床效果：谷氨酰胺是临床应用最多的营养制剂，它可以保护肠黏膜的屏障功能进而减少内毒素的吸收，最终达到改善机体免疫功能的效果。近年来的研究表明，ω-3不饱和脂肪酸的代谢产物可以竞争性抑制花生四烯酸的释放和代谢，进而减轻机体的炎性反应、保护免疫功能。大量报道显示，使用ω-3鱼油脂肪乳剂治疗严重腹腔感染可以提高免疫球蛋白水平、CD-3和CD-4水平，提示其具有改善腹腔感染时免疫功能的作用。

如果将谷氨酰胺和ω-3不饱和脂肪酸联合应用，则会产生更好的疗效。张军港等采用这种联合营养支持疗法治疗重型胰腺炎40例，治疗7天后的APACHEⅡ评分为9.0±1.8，明显低于对照组的13.3±2.4；治疗组的肺感染发生率、腹腔感染发生率和手术干预率分别为18%、13%和5%，明显低于对照组的38%、33%和20%。他们认为这种营养支持可以调控重型胰腺炎早期过度的免疫反应，提高临床疗效。

2. 药物免疫调控

（1）免疫抑制剂：糖皮质激素是广泛的免疫抑制剂，可以用于调控腹腔感染早期出现的免疫紊乱。腹腔感染早期的SIRS-MODS反应过程中，多表现为机体免疫功能过度反应，进而产生重要脏器的功能损害（急性肺损伤、ARDS等）。糖皮质激素的临床效果已经得到人们的公认。

（2）免疫增强剂：直接使用免疫增强剂可以提供机体的体液或细胞免疫功能，降低严重腹腔感染的死亡率。国外文献曾有报道，使用胸腺肽、粒细胞集落因子或免疫球蛋白治疗腹腔感染，改善的机体免疫状态，明显降低了死亡率。由于各种原因，国内相关报道极少。

（3）免疫状态的判断：对于具体病例的免疫状态判断将决定如何使用免疫调控疗法，目前多根据免疫功能的监测结果做出判断，常用的指标有Th1/Th2平衡状态、单核细胞人类白细胞分化抗原DR（HLADR）表达水平等。

3. 中药免疫调控　大量的研究表明，不少中药对机体的免疫功能有明显的调控作用。中西医结合治疗腹腔感染的临床效果其实同其免疫调控作用密切相关，近年来该领域的研究得到人们越来越多的关注，尤其是对重症腹腔感染的干预作用。天津南开医院近年来使用大承气颗粒剂治疗重症感染病人获得明显临床疗效，同时观察到中药对促

炎因子和抗炎因子的影响，促进 Th 细胞飘移，有利于免疫平衡的恢复。毛燕群等使用以活血化瘀药物为主要成分的血必净注射液治疗自发性细菌性腹膜炎，发现血必净具有促进 Th1 应答、改善免疫平衡、促进炎症吸收等药理作用。张朝辉等根据中医的“阴阳平衡”和“整体观念”的理论，采用攻补兼施的中药方剂治疗严重脓毒症 22 例。7 天后观察到 APACHEⅡ评分和炎性介质水平明显下降，同时伴有免疫指标改善，而且都明显优于对照组。

4

中医的阴阳平衡理论对于免疫调控疗法具有很明显的启示和指导作用，因为 SIRS-MODS 过程中的免疫功能损害无非两大类型：免疫反应过强或免疫麻痹。调节这两种状态，使之趋于平衡则有利于机体的康复。

六、血液净化疗法

血液净化（blood purification）包括一系列治疗方法，其中用于治疗腹腔感染的方法以连续性肾替代治疗（continuous renal replacement therapy，CRRT）为主，其次是血浆置换（plasma exchange，PE）。近年来，这种血液净化疗法的迅速进展已成为急症治疗中的一大亮点，而腹部外科领域更加关注在治疗 SIRS、MODS 和脓毒症方面的应用。腹腔感染诱发的 SIRS-MODS 反应常常在感染灶被清除后仍然持续存在，或者被“第二次打击”（麻醉、手术、穿刺等有创性治疗）。此时，血液净化疗法将是最佳选择。

（一）CRRT

1. 作用机制

（1）清除内毒素：由于体外循环方法的不断改进，目前已经能够有效清除血浆中的内毒素。

（2）清除炎性物质：CRRT 可以清除以 TNF 为主的大部分促炎因子和抗炎因子，同时清除众多炎性介质、免疫活性物质等。大量研究证实，降低血浆中炎性物质水平可以明显改善机体的临床状态，进而明显降低死亡率。

（3）维持内环境稳定：CRRT 不仅可以纠正水电解质平衡紊乱，还可以对已经紊乱的多个系统进行调整，包括免疫系统、内分泌系统和凝血与纤溶系统。

2. 临床疗效　采用血液滤过方法治疗严重腹腔感染已有不少成功的报道。杨帆等观察到连续性静脉-静脉血液滤过（continuous venovenous hemofiltration，CVVH）治疗可以使腹腔感染病人的血浆内毒素、TNF-α、IL-10 水平明显下降。彭俊琼等采用脉冲式高容量血液滤过方法治疗腹腔感染，使尿素氮、肌酐、氧合指数和 APACHE-Ⅱ评分等指标有明显改善，进而降低了死亡率。尹娜等使用间歇性高容量血液滤过方法治疗感染性休克，明显改善了主要脏器功能，缩短了机械通气时间，进而降低了死亡率。

（二）血浆置换

1. 作用机制　通过有效的血浆分离，迅速地选择性地去除或减少血浆中的某些致病因子（循环免疫复合物，炎性介质等），进而达到治疗目的。

2. 临床疗效

（1）单独使用：单独使用血浆置换也有明显的治疗效果。张爱红等采用血浆置换疗法治疗感染性休克 23 例，治疗后中心静脉压和血氧饱和度明显回升，治疗组急性肾衰发生率、MODS 发生率、死亡率分别为 8.7%、21.7% 和 8.7%，明显低于对照组的 17.4%、47.8%和 21.7%。

（2）联合使用：目前临床多将血浆置换与其他血液净化疗法联合使用，以期达到更好的临床效果。何亚丽采用血浆置换联合连续性静-静脉血液滤过治疗严重脓毒症，结果显示单独使用血液滤过和血液滤过+血浆置换都可以明显降低病人的 APACHE-Ⅱ评分和死亡率，但是联合应用组效果更加明显。

综上所述，血液净化疗法虽然不是根治性方法，但能够成功纠正腹腔感染发生后的严重病理生理改变，降低了死亡率。更为重要的是，它为采用根治性疗法赢得了宝贵的时间。不同血液净化方法的联合应用是目前公认的有效疗法，不同组合疗法之间的比较尚未显出明显的临床意义。对于重症腹腔感染而言，仍然应该坚持个体化治疗原则。血液滤过和血液吸附（灌注）的联合应用仍在探索之中。

七、中西医结合疗法

中西医结合治疗腹膜炎已有 50 年历史，积累了大量的临床经验。随着近年来腹膜炎病因学、病理生理学和诊断技术的进展，中西医结合疗法也在不断地提高。

（一）主要治则

1. 通里攻下法　吴咸中等早年的研究证明，通里攻下法具有 3 大药理作用：①促进胃肠道运动，缩小肠道细菌库和内毒素池；②改善腹腔脏器血流；③保护肠屏障，抑制肠道细菌移位。近年来从这一基础出发，不少学者开展了通里攻下法的深入研究。崔乃强等曾报道一项大样本多中心的临床研究，采用大承气颗粒剂治疗 97 例 SIRS 或 MODS 病人。结果显示死亡率为 5.2%，重要脏器功能损害发生例数为 1.3 例/人，明显优于对照组的 15.2% 和 2.1 例/人。与之相对应，治疗组的炎性因子水平下降速度也明显快于对照组。这一结果证明，通里攻下法是治疗腹腔感染诱发的 SIRS/MODS 的有效方法。需要指出，通里攻下法可以有效治疗麻痹性肠梗阻、促进腹腔炎症的消散，进而避免了腹腔高压症所诱发的一系列病理生理损害。

2. 活血化瘀法　活血化瘀法一直是中西医结合治疗腹膜炎的多种疗法中的一部分。但在传统观点（抑制腹腔感染吸收）的指导下，它一直处于辅助地位。在腹膜炎的早期、中期，对活血药物的使用（尤其是破血药）一般都持谨慎态度，以防感染的扩散。随着对纤维蛋白沉积和粘连的有害作用的逐步认识和日益重视，以肝素为主要手段的“促进吸收”疗法，在国外的试验中一再获得成功，对活血药物的应用原则重新进行了评价，并开始了一些新的探索。

活血化瘀药治疗腹膜炎的机制不仅仅限于抗凝、促纤溶，还包括了改善微循环，促进腹腔内吞噬细胞的吞噬功能，等等。这一疗法还处于试验研究及临床试用阶段，要使它达到比较成熟并能在大范围推广，还需要进行大量的临床研究工作。但是，作为一类药物，活血化瘀药物是有广阔的应用前景，尤其在对其他类中药的增效作用方面的研究已受到越来越多的重视。

以活血化瘀药为主的血必净注射液目前已经成为治疗腹腔感染的主要辅助用药之一。王瑞刚等报道，血必净联合抗生素治疗重症腹腔感染，收到明显效果。接诊 7 天后，治疗组 MODS 发生率和死亡率分别为 25%、15.4%，明显低于单纯抗生素组的 39.3%、32.1%。

3. 清热解毒法　清热解毒法是中药治疗热症的主要方法。天津市南开医院研制的“清热解毒片”和上海龙华医院研制的“锦红片”都以清热解毒法为主，已成为临床治疗腹腔感染的代表性制剂。最近的实验研究表明，可以明显降低细菌性腹膜炎大鼠血清内毒素和细胞因子水平，其结果甚至优于抗生素疗法。

（二）发展前景

中西医结合治疗腹膜炎、急腹症已经积累了 50 余年丰富经验，明显改善了临床现状。进入 21 世纪之后，如何在该领域进一步开展“高层次的中西医结合”，已成为急需解决的重大问题。近年来的研究趋势表明，该领域的研究主要集中在三个方面：①临床热点问题；②对传统中医理论本质的探讨，进而丰富现代医学的基础理论；③逐步实现中药现代化。

1. 中医药与免疫调控

（1）临床现状：如前所述，免疫功能紊乱影响 SIRS/MODS 走向，严重者影响感染控制。但是，由于腹腔感染诱发的 SIRS/MODS 和免疫反应是一个复杂的、动态的系统，外界的干预比较困难。单因素的治疗虽然在动物实验中有成功的报道，临床应用却收效甚微。目前已知中药对机体免疫功能有明显的调节作用，但具体的作用机制尚不明了。尤其是中医证型与免疫功能紊乱类型的关系尚不清楚，值得进一步探讨。

（2）中医证型与免疫功能的关系：近年来不少学者为了提高中西医结合免疫调控疗法的疗效，对中医证型与免疫功能的关系进行了深入的探讨。傅强等关注严重腹腔感染免疫失衡与中医证型的关系，并观察到一些有启示意义的结果。他们的研究表明，反映机体促/抗炎细胞因子平衡的 IL-6/IL-10 比值及反映免疫功能的 HLA-DR、Th1/Th2 比值和 Treg 水平均能较为准确地反映中医虚实证型。其中虚症的各项指标明显降低，与其他两种证型差别明显，提示免疫功能低下是中医虚证的特征性指标之一（表 4-4-1）。此种研究不仅可以提高免疫调控疗法的临床水平，而且有助于中医“证”本质的探索。

表 4-4-1　不同中医证型细胞因子及免疫指标的变化

证型	时间（天）	n	IL-6/IL-10	HLA-DR（%）	Th1/Th2	Treg（%）
实证	1	23	1.25±0.08	62.05±4.01	3.07±0.08	4.30±0.33
	3	11	1.22±0.09	57.20±4.12	2.15±0.25	4.96±0.42
	7	9	1.18±0.12	58.08±5.54	1.85±0.19	6.72±0.26
虚证	1	4	0.83±0.15	29.16±3.65	0.87±0.15	12.02±1.23
	3	14	0.79±0.11	27.69±2.98	0.66±0.10	16.15±1.08
	7	18	0.68±0.09	20.38±2.09	0.67±0.07	17.03±1.55
虚实夹杂	1	19	0.98±0.09	53.28±3.33	1.31±0.11	7.67±0.63
	3	21	1.02±0.08	50.73±4.78	1.18±0.05	7.42±0.71
	7	19	1.10±0.08	62.90±3.48	1.29±0.07	9.63±0.87

注：虚证组各期与实证组和虚实夹杂组相比，具有显著性差别，$P<0.05$

2. “肺与大肠相表里”机制探索

（1）背景：肺与大肠相表里的中医理论一直是中西医结合治疗腹腔感染和急腹症的主要依据，由此指导下的通里攻下法已经获得了明显的临床疗效，并且成为了临床公认的重要疗法之一。目前已知其作用机制同肠源性菌血症、炎性介质、免疫损害等多种因素有关，最新的研究对其本质进行了进一步的探讨。

（2）物质基础

1）胚胎学说：肺、气管由肠的前肠发展而来，呼吸道上皮和腺体由原肠内胚层分化而成。肠道炎性疾病中肺表面活化蛋白 A（pulmonary surfactant protein，SP-A）相似分子分布在肠道上皮和肠道绒毛表面。这种肺部功能性蛋白在肠道组织中的表达被看作是肺肠共同胚胎起源的结果。

2）淋巴归巢现象：部分成熟的淋巴细胞离开淋巴器官进入体内循环，最后携带抗原再返回淋巴器官，这一过程被称为“淋巴细胞归巢”（lymphocyte homing）。呼吸道和消化道可以通过黏膜淋巴细胞归巢现象及共同免疫系统相联系，使二者发生相关性病理生理表现。

3）淋巴逃逸现象：肠道具有丰富的淋巴管和完整的淋巴引流系统，腹腔感染时肠源性病菌或毒素可以不经过门脉系统、而是经过淋巴系统直接回流入血。由于这些病菌和毒素逃避了肝脏免疫系统的处理，首先攻击了肺脏，其次是肾脏，进而造成急性损伤。崔乃强等通过大量试验研究证实了这一假说，称之为“淋巴逃逸现象”。

3. 中药板块学说的应用

（1）概念：中医药学的主要特征是整体观念和辨证论治。但是由于缺乏有效的现代科学实验数据支撑，难以获得国际认可。由于中药是多成分的复杂体系，决定了中药的药效和作用机制具有复杂的非线性特征，表现出多成分、多层次、多靶点、多代谢途径的特点。为了实现中药现代化，进而走向世界这一宏伟目标，近年来涌现了许多先进的研究方法，如药物动力学、代谢组学和网络药理学等。

吴咸中等学者多年中西医结合经验的精髓是“病证结合”和方、病、证对应的临床治疗模式。在此基础上，吴咸中于2001年提出“中药板块学说”，通过实验研究和临床实践，筛选出有效的各种治则的代表方药，优中选优，形成中药板块。然后根据中医理论和临床经验，将不同板块进行组合，以期达到更好效果，并为新药研发提供基础。

（2）活血板块的增效作用：尚晓滨等观察了活血化瘀中药对清热通下的增效作用。结果显示活血清下汤对细菌性腹膜炎大鼠重要脏器有明显保护作用，而且优于抗生素组、活血药组和攻下药组。同时，活血清下汤明显减少腹腔渗出、加快吸收，提示它能够减轻腹膜炎症的病理生理改变。这一结果提示中药板块学说是可行的，值得进一步深入研究。

陈竺院士认为，应该建立融中西医学思想于一体的新医学，兼取两长，高于两者。吴咸中院士指出，在过去500年里，中国失去了四次科技革命的机会，在第五次科技革命中表现平平且收获不多。第六次科技革命即将来临，中国将再次走到历史的十字路口。如果能够精心谋划和超前布局，抢占科技革命的有利位置和制高点，我们有可能在第六次科技革命中创造一个中国奇迹。

（周振理　杨士民）

参考文献

1. 胡巧娟，胡志东，李金，等. Mohnarin 2008年度报告：腹腔感染病原菌分布及耐药监测. 中国抗生素杂志，2010，35（8）：620

2. 崔乃强，傅强，于泳浩. 外科脓毒症诊治进展. 中国中西医结合外科杂志，2006，12（2）：180

3. 任建安. 复杂腹腔感染诊断与治疗策略. 中国实用外科杂志，2011，31（9）：871

4. 骆雪萍，施善阳，黄巍. 继发及第三型腹膜炎严重腹腔感染病原菌流行特征分析. 中国全科医学，2010，13（15）：1667

5. Solomkin JS，Mazuski JE，Bradley JS，et al. Diagnosis and management of complicated intra-abdominal infection in adults and children：guidelines by the Surgical Infection Society and the Infections Diseases Society of America ，Clin Infect Dis，2010，50（2）：133

6. 夏冬，夏国栋，刘庆，等. 第三型腹膜炎的中西医结合治疗与预后评估. 实用医学杂志，2014，30（7）：1164

7. 沈贵月，易建华. 原发性细菌性腹膜炎的诊治与预防. 临床内科杂志，2013，30（8）：575

8. Boccola MA，Buettner PG，Rozen WM，et al. Risk factors and outcomes for anastomotis leakage in colorectal surgery：a single-institution analysis of 1576 patients. World J Surg，2011，35：186

9. Niels Komen，Juliette Slieker，Paul Willemsen，et al. Acute phase proteins in drain fluid：a new screening tool for colorectal anastomotic leakage The APPEAL study：analysis of parameters predictive for evident anastomotic leakage. The American J of Surg，2014，208：317

10. 唐能源，陈伟庆. 血清及腹水脂多糖结合蛋白检测在肝硬化自发性细菌性腹膜炎诊断中的意义. 中华肝脏病杂志，2012，20（7）：492

11. 唐宏波. 腹腔脓肿的CT诊断. 黑龙江医学，2011，35（7）：513

12. 叶建明. 腹腔脓肿的CT表现及诊断价值. 医学影像学杂志，2010，20（4）：602

13. 李诚中. 腹腔脓肿的CT表现特征及其诊断价值. 河北医科大学学报，2010，31（6）：723

14. Politano AD，Hranjec T，Rosenberger LH，er al. Differences in morbidity and mortality with percutaneous verus open surgical drainage of postoperative intra-abdominal infections：a review of 686 cases. Am Surg，2011，77：862

15. 牛晓凤，赵卫东，吴江，等. CT引导下穿刺引流治疗肠道手术后腹腔脓肿的价值. 影像与介入，2013，20（7）：80

16. Kassi F，Dohan A，Soyer P，et al. Predictive factors for failure of percutaneous drainage of postoperative abscess after abdominal surgery. The American Journal of Surgery，2014，207：915

17. 高峰，李荣江，张晶锐. 腹腔镜探查术在诊断不明之非

创伤性急腹症中的应用. 微创医学，2014，9（6）：728

18. 王哲，赵付生，涂云飞，等. 急性腹膜炎腹腔镜手术与开腹手术的对比研究. 腹腔镜外科杂志，2011，16（6）：466

19. 杨强，郝文立，周振理，等. 预防性腹腔造口术临床应用研究. 中国中西医结合外科杂志，2011，17（4）：362

20. 张军港，赵刚. 免疫调控营养对重症急性胰腺炎的治疗作用. 中华消化外科杂志，2010，9（5）：350

21. 毛燕群，陈凯红，孙彤，等. 血必净注射液对自发性细菌性腹膜炎患者 Th1/Th2 亚群的影响. 实用药物与临床，2014，17（2）：183

22. 张朝晖，周刚等. 衡炎方对严重脓毒症免疫调控的前瞻性研究. 中国危重病急救医学，2011，23（2）：77

23. 刘君玲. 连续性血液净化技术在脓毒症中的应用进展. 中国血液净化 ，2011，10（1）：44

24. 王笑云，陈靖. 血液净化关键技术. 江苏科学技术出版社（南京），2012，104-107

25. 杨帆，赵允召，陈钰，等. 血液滤过治疗对严重腹腔感染病人血浆内毒素及细胞因子的影响. 肠外与肠内营养，2013，20（3）：151

26. 彭俊琼，董文霞，褚腊萍，等. 脉冲式高容量血液滤过对胃肠肿瘤术后腹腔感染的疗效观察. 中国血液净化，2014，13（2）：93

27. 尹娜，彭侃夫，吴雄飞. 严重感染和感染性休克患者行间歇性高容量血液滤过的疗效分析. 中外医学研究，2015，13（15）：41

28. 张爱红，郑全辉. 应用血浆置换治疗早期感染性休克效果分析. 中华医院感染学杂志，2012，22（13）：2812

29. 何亚丽. 血浆置管联合连续性静-静脉血液滤过在严重脓毒症治疗中的应用. 中国实用医药，2014，9（24）：28

30. 王瑞刚，赵春香，贺瑞新，等. 血必净联合抗生素对重症腹腔感染的治疗. 河北联合大学学报（医学版），2012，14（4）：509

31. 宋媛，解基良. “肺与大肠相表里” 机制的现代研究进展. 中国中西医结合外科杂志，2013，19（5）：605

第五章
消化道激素与临床

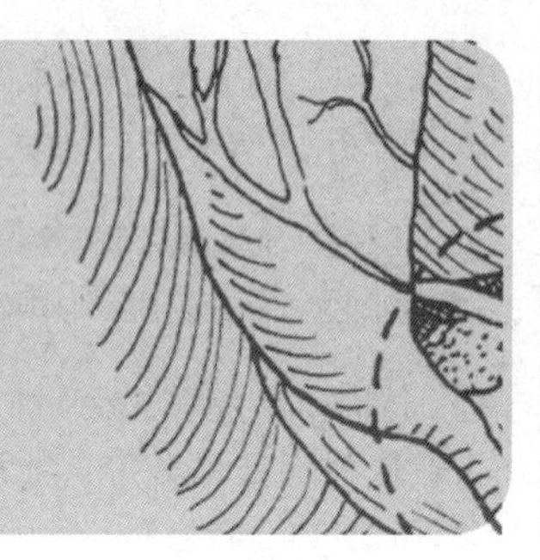
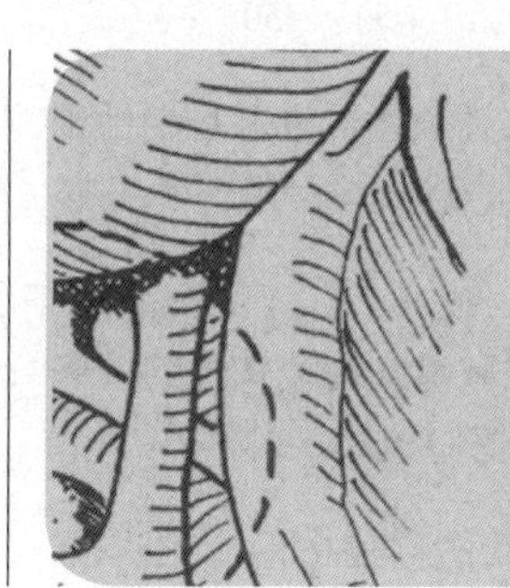

第一节 概 述

现已公认消化道是体内最大的内分泌器官。胃肠胰系统的内分泌细胞和神经分泌细胞的关系密切，在生化结构、生理效应、超微结构及胚胎学等方面都有相似之处。电子显微镜、细胞化学及免疫细胞学等新技术的应用，使内分泌病理学有了很大的进展，而临床上对消化道激素综合征的确定及治疗上的成功，又促进了基础医学研究的深入。

早在 20 世纪初，英国 Bayliss 与 Starling（1902）发现胰泌素，3 年后英国 Edkin（1905）发现胃泌素。1928 年美国 Ivy 发现缩胆囊素。此后的 50 年内，始终没有发现新的消化道激素，直到 1955 年 Zollinger 和 Ellison 通过两例溃疡病复发患者发现胰岛肿瘤，提出胰源性溃疡病综合征，重新引起人们对消化道激素的兴趣，1964 年分离出胃泌素。到了 20 世纪 80 年代初期，发现的消化道激素已达 28 种，新的激素还在不断发现，日新月异。

消化道激素，是指消化道黏膜内散在的内分泌细胞分泌的多肽类激素，起着调节胃肠道、肝脏、胆囊及胰腺的外分泌、运动与血液循环等作用。消化道激素细胞有共同的细胞化学特征，与多肽的合成、储藏及分泌有关。主要的特征是含胺量很高，能从环境汇总摄取一些物质及胺原（又称胺的前体——氨基酸，如多巴胺），使其脱羧而制成生物原的胺；用胺来做基础单位可造成更多的复杂肽，分泌蛋白质激素。由于这种特征性故命名为摄胺原脱羧细胞（amine precursor uptake and decarboxylation，APUD），用其缩写简称为 APUD 细胞。这些细胞构成神经系统的第 3 部分，即神经内分泌部分，调节自主神经，也受自主神经的影响。这些细胞合成并积聚了大量胺，经甲醛蒸汽固定后用紫外线照射能够显示荧光，用甲醛引致荧光反应法（FIF）可以鉴定 APUD 细胞。

消化道激素均为单链多肽，各种动物与人类的同一激素在结构上仅有 1~2 个氨基酸不同。胃泌素与缩胆促胰酶素在 C 端有 5 个相同的氨基酸，缩胆促胰酶素与胰高糖素在 C 端均有组氨酸，在氨基酸排列顺序上有 14 处相同。

APUD 细胞的另一生化特点是除甲状腺主细胞外，全都含有神经元特异性烯醇化酶（neuronspecific enolase），这种酶可作为 APUD 细胞的标志物，所以也用做摄胺原脱羧细胞瘤的病理诊断依据之一。

第二节 摄胺原脱羧细胞的超微结构与临床

APUD 细胞在电子显微镜下显示粗糙的内质网与高尔基体、微管微丝和大量游离核糖体。细胞内含有大量圆形分泌颗粒是该类细胞的特征。颗粒内包括一层分界膜、一个苍白晕和一个密度不同、表现各异的中心孔。这些颗粒的大小在 50~400nm 之间，多数在 100~250nm 之间。颗粒的大小、变现、分布和颗粒内容物的电子密度都因细胞的种类不同而有很大差异。

一、分泌的生理和病理生理学

以胃肠黏膜基底颗粒细胞为例，这些细胞大多为开放型，即细胞顶端暴露于胃肠腔，有多数微纤毛，能接受化学及物理刺激。刺激物和内分泌细胞的胞浆膜上的感受器相互作用，使环腺苷酶系活化，造成膜对钙的渗透度增加和膜的去极化。高糖素可加强刺激物的作用，而肾上腺素或阿脲则有抑制作用。

5

二、APUD 细胞的分泌过程

（一）合成期

发生在粗糙的内质网内，伴信使核糖核酸及不可少的带核者与酶。

（二）成熟期

分泌物由内质网转送到高尔基体去，形成分泌产物，并浓缩，加入糖分，发展为分泌颗粒，获得分界膜。

（三）运转期

分泌颗粒在胞质内运转，通过微管微丝系统。微管微丝系统是受来自细胞外或细胞内钙结合池的钙的触发而收缩的。

（四）出细胞期

颗粒到达细胞膜时，颗粒膜就和细胞膜融合，排出分泌物。细胞的膜物质不受损失。膜囊回到高尔基体或溶酶体去进行分解，这是膜物质的再循环。

（五）激素

上述分泌物自细胞基底部释出后，进入周围毛细血管，运抵靶细胞这一极为复杂的机制为新生物或其他异常细胞提供许多可能发生缺陷的机会。肿瘤有异常染色体可改变基因功能的正常表现，故肿瘤细胞分泌过程中也容易发生异常，反映在肿瘤分泌和/或储存“异位”的激素或多种激素；可产生激素而不能将其释放或造成一种可以引起靶反应但又不能查出的物质。

第三节 胚 胎 学

多数人认为胃肠胰的内分泌细胞起源于神经外胚层（神经嵴）。神经嵴是一种短暂的胚胎学结构，形成后不久，细胞转移至胚胎的各部，成为无关的分化细胞。胃肠胰的

APUD细胞有10余种都是属于源自向神经内分泌方向分化的外胚层细胞。在一些动物胚胎的不同发生时期的试验研究中，已发现具有APUD特征的细胞从神经嵴转移到原肠及其衍生物上去。用放射性自显影或甲醛引致荧光法，或用移植神经细胞的鉴定法可以测定APUD细胞通过中胚层及肠的移生。将大鼠胚胎的全部外胚层~神经嵴的前体~在形成神经嵴之前除去并将中胚层培养11天，在胰腺发生处全都发现胰岛素或B细胞。因此，现已开始怀疑所有APUD细胞都来自胚胎期的神经外胚层的提法，但又认为试验发现并不排除消化道内分泌细胞的外胚层起源，也有可能是内胚层起源。有的研究结果自相矛盾。总之，关于APUD系的胚胎学来源的争论目前还没有结束。

第四节 消化道激素的分类

目前已发现的消化道激素近30种，分别存在于消化道不同器官中。一个器官内可有多种激素，不同器官内又可有同一种激素或化学反应成分或性质极为近似的激素存在。常见的消化道激素按其常用名称、所含氨基酸数、分泌部位、作用、正常血含量及引起的肿瘤名称列入表5-4-1。

表5-4-1 消化道激素的分类

名称	氨基酸数	分泌部位	作用	正常血含量	肿瘤
胃泌素，促胃液素（gastrin）	17，34，14	胃窦、胃底、十二指肠、空肠、舌、食管、回肠的G细胞、胰岛的α_1细胞	促进胃液和胃蛋白酶分泌，平滑肌收缩，增强胃肠蠕动，缩短胃排空时间，营养胃黏膜，刺激壁细胞增殖，促胰分泌水和重碳酸盐，促使释放胰岛素和降钙素	<100pg/ml，高度萎缩性胃炎171pg/ml，恶性贫血高达1661pg/ml基础酸排出量BAO<15mmol/h	胃泌素瘤Gastrinoma，又名卓-艾综合征Zollinger Ellison syndrome或胰源性溃疡病
舒血管肠肽，血管活性肠多肽（vasoactive intestinal polypeptide，VIP）	28	胰岛D_1细胞、胃肠道（食管至直肠）、大脑	松弛血管平滑肌，血流增加，血压下降，松弛胃，胆囊，支气管平滑肌，刺激胰液及肠液分泌，抑制胃酸分泌，增强心收缩力，增加心输出量，促进糖原分解，升血糖，降血钾	<100pg/ml，肿瘤>100pg/ml 血钾3~5mmol/L	舒血管肠肽瘤vipoma，水泻综合征WDHH
生长抑素，生长激素释放抑制因子（somatostatin，SS）	14，28	胃、肠、胰δ细胞、下丘脑	抑制生长激素，抑制其他激素，释放胃泌素，对肠运动起兴奋作用，抑制神经节的抑制神经元，而对其他组织起抑制作用	胰中含量31~640pg/ml，瘤1.2~5μg/ml	生长抑素瘤Somatostatinoma
半乳糖素（galanin）	30		抑制生长激素、胰岛素、神经降压素，推动去甲肾上腺素，抑制肠运动		
胰泌素 内泌素 分泌素 （secretin）	27	十二指肠，空肠	促胰外分泌，增加胰液量，增胰液重碳酸盐，阻碍胃窦释放胃泌素，拮抗胃泌素对壁细胞作用，减慢胃肠蠕动，促进小肠水与电解质分泌，增加胆汁分泌量，增胆汁重碳酸盐，降低胆汁黏稠度	<100pg/ml或1.87±0.6mu/ml	水泻综合征WDHH

续表

名称	氨基酸数	分泌部位	作用	正常血含量	肿瘤
胰岛素 (insulin)	51	胰岛 β 细胞	促糖和脂肪贮存,促进蛋白质和核酸合成	20μu/ml,进食后 50~150μu/ml,前胰岛素 25%,C 肽 1.2ng/ml	胰岛素瘤 insulinoma
胰高血糖素,高血糖素 (glucagon)	29	胰岛 α 细胞、肠黏膜 L 细胞	促进糖原分解和糖异生作用,促进脂肪分解,促进尿素生成,增加肝胆汁分泌,肠液分泌,抑制胃肠蠕动,降低胆囊张力,抑制肠对水与盐的吸收,增加肾血流量,促进尿钾钠氯排泄,增加胰岛素、降钙素、甲状腺素、儿茶酚胺	50~100pg/ml,饥饿后 178pg/ml	高血糖素瘤 glucagonoma
肠抑胃肽 肠抑胃素 抑胃多肽 (gastric inhibitory polypeptide GIP)	43	空肠、十二指肠、回肠	抑制胃酸,抑制胃蛋白酶,减缓胃蠕动,增强肠液分泌,释放胰岛素,刺激胰高血糖素	(349±18)pg/ml,糖尿病患者升高,肥胖人升高,乳糜泻者降低	水泻综合征 WDHH
神经肽 Y (neuropeptide Y, NPY)	36	肠交感神经的内神经元和外神经元内	调节肠分泌与吸收		
YY 肽	37		促去甲肾上腺素的血管收缩作用		
胰高血糖素,类高血糖素免疫反应物 (enteroglucagon) 又称 glycentin (GLP-1)	7	胃肠道黏膜 EG 细胞(L 细胞)	促进糖原分解使血糖上升,肠黏膜增殖,在胰内 GLP-1 与 GLP-2 被灭活,在肠内,胰高血糖素被灭活而成胰高血糖素,少量肠高血糖素可分裂,释放 oxyntonmodulin(ProG33-69)	<2ng/ml	
蛙皮素(bombesin) 又名	14	胃、十二指肠 P 细胞,下丘脑	刺激释放胃泌素,分泌胃酶,胆囊平滑肌收缩	组织含量 200~700μg/g 湿重,十二指肠溃疡比正常人多 70%	
胃泌素释放肽 gastrin-releasing peptide(GRP)	27	类胰高血糖素肽-1 Glucagon-like Polupeptide-1 (GLP~1)	刺激胰岛素合成与释放,抑制胰高血糖素释放,调节生长抑素分泌,抑制胃酸分泌及排空		
		类胰高血糖素肽-2 Glucagon-like polypeptide (GLP-2)	抑制上消化道运动与分泌,对肠上皮有营养作用		

续表

名称	氨基酸数	分泌部位	作用	正常血含量	肿瘤
缩胆促胰素,缩胆囊素-促胰酶素(cholecystokinin-pancreozymin, CCK-PZ)	33	小肠(空肠最多)	增胰酶分泌,促肝分泌胆汁,胆囊收缩,括约肌松弛,促进小肠和结肠动力、平滑肌收缩,促进胰岛素、高血糖素、降钙素	60.4pg/ml,胰液外分泌功能低下时缩胆促胰素增加	
黄蛙素(caorulenin)			收缩胆囊、松弛括约肌,促进胰液分泌,增强胃肠蠕动		
胰多肽(pancreatic polypeptide, PP)	36	胰岛、胃肠	抑制肝分泌胆汁,抑制胰腺外分泌,增强胆管括约肌张力,减少胃动素	(205±62)pmol/g(湿重),400pmol/g(干重),胰岛细胞瘤与胰高血糖素瘤胰多肽升高	
胃动素速激肽(motilin tachykinins)	22	十二指肠、空肠、回肠、EC_2 细胞	增强胃蠕动,但减慢胃排空时间	5~300pmol/L	
P 物质(substance P, sialogen)	11	十二指肠、结肠、下丘脑、松果体、黑质、灰质在外周感觉神经内与降钙素基因相关多肽 calcitonin gene-related polypeptide(CGRP)同存	刺激唾液分泌,刺激肠蠕动,是中枢神经的调节物质和传递介质 CGRP 调节血流,致血管扩张	胃肠内 0.5~23pmol/g 湿重	
神经激素 A(neurokinin A)	10		平滑肌收缩,血管舒张		
神经降压肽(neurotensin, NT)	13	小肠下部 N 细胞	抑制胃酸分泌,抑制胰岛素,使血糖升高,使血管通透性增加,血液浓缩,血压下降		
代诺啡(dynorphin)垂体腺基酸环酶(pituitary adenylate cuclase. PACAP)	38	肠神经系			
脑腓肽(enkephalin)	5	胃窦、小肠上部	减慢胃肠运动,调节释放去甲肾上腺素,多巴胺、P 物质,减少胃酸胆汁胰液分泌,镇痛		
尿抑胃素,尿抑胃酮(urogastrone),抗溃疡因子(anthelone)上皮生长因子(epidermal growth factor)	53 与 52 两种	尿	抑制胃酸,刺激上皮细胞生长	尿内 1mg/1000L	

续表

名称	氨基酸数	分泌部位	作用	正常血含量	肿瘤
球抑胃素(bulbogastron)		十二指肠	抑制胃酸分泌		
5-羟色胺(5-Hydroxyt-ryptamine,5-HT),血清素(serotonin),血管紧张素、血管紧张肽(angiotensin)血管加压素(vasopressin)		胃肠嗜银细胞、血小板、脑	兴奋交感神经节前神经元,平滑肌收缩(血管、胃肠、支气管),抑制副交感神经节前神经元	代谢产物5-HIAA正常20mg/d,类癌综合征时600~1000mg/d	类癌综合征

第五节　超微结构、免疫细胞化学与临床的关系

各型胰岛素细胞用传统的组织化学法处理可呈现不同的染色。电镜下观察胰岛细胞肿瘤的分泌颗粒在超微结构上有很大的差异。伴有轻度低血糖的胰岛细胞瘤可含有很多成熟颗粒及有特征性的结晶旁轮廓的细胞，而在严重低血糖的病例，则可能有含过饱和未成熟颗粒的细胞。还有，在手术或尸检标本内也可能偶然遇到某些胰岛细胞肿瘤，显示大量成熟颗粒，却无内分泌或代谢异常的临床表现。

这种在分泌颗粒的数目和形态上的明显差异也可通过免疫反应试验反映出来。有几种可能的解释，肿瘤细胞的分泌产物和非肿瘤细胞的分泌产物一样，也可能不一样。可以认为在某些胰岛细胞肿瘤内的未成熟颗粒反映了在成长过程中的一个停顿期，或者反映了在分泌过程中出现的更复杂的偏差。胰岛素的A与B部分形成了一个由二硫键组成一圈的多肽链的两部分。这个前体物质称为前胰岛素，以后经蛋白酶移去圈的一部分变成胰岛素，其超微结构为成熟颗粒伴特征性结晶旁轮廓。正常时前胰岛素系由非肿瘤B细胞产生。这种现象提示已知胰岛细胞肿瘤可产生不同量的前胰岛素或前激素。但如酶转换系统减少或缺如时，可形成无临床症状的肿瘤。反之，一个产生极少前激素但有活跃酶转换系统的肿瘤，则可能产生激烈的症状。其他异常的可能性显然也存在，例如在微管微丝系统的缺陷造成的肿瘤，尽管有很多成熟的分泌颗粒，但不释放激素。

胃肠嗜铬细胞及其肿瘤，从组织学来源来看，无疑自成一组，在功能上似可产生许多作用未明的胺和肽。类癌就是来自这种细胞的最为人所熟知的肿瘤。在光镜下类癌显示比较恒定的形态，不论原发部位在何处，形态都相似。值得注意的是回肠类癌常伴一些有特征性的类癌综合征，而在胃、阑尾和直肠的类癌则很少表现激素综合征。这组细胞和其肿瘤的异种性是由于嗜银或亲银的成分分布的不同所致。在超微结构上，类癌必定显示较多的神经分泌型颗粒，但颗粒的大小和电子密度则有很大变异。

类癌是肠~嗜铬组织起源的肿瘤，分类属于APUD细胞瘤，可在从胃至直肠的胃肠道内出现。类癌在胃肠道内最多出现于回肠，很少在胃内。胃类癌只占胃肿瘤的2%，占胃肠道所有类癌的3.3%。

还有一组胃及结肠癌，用光镜归入“未分化”类，属上皮癌但缺乏腺体分化，对黏液物质染色的反应很淡，或者完全阴性。偶然，聚光显微镜表现提示这些肿瘤可能真正代表类癌的间变的变种。电镜证明有的有神经分泌颗粒，生化检查有相当浓度的香草扁桃酸、5-羟吲哚醋酸和儿茶酚胺，也进一步证明它们是来自内分泌或是分化的。这些资料提示不仅可能对这些肿瘤重新作病理学分类，而且有可能导致新的诊断治疗方法的产生。

形态学的异源性是神经内分泌瘤较恒定的特征。这一点在胃肠道内分泌肿瘤尤其明显。虽然胰腺内分泌细胞的胚胎学来源目前仍有争论，但从超微结构和生化方面来看，这些细胞具有其他神经内分泌细胞内的相同特征。所产生的激素谱很广泛，有的有明显的临床综合征，前节所述胰岛细胞肿瘤内就有多种激素，就是一个明显例证。

一种肿瘤，虽可有一种或多种激素，但如果有临床综合征，往往仅是一种激素的表现。许多激素（肽类）在脑或胃肠道内都存在，称为脑肠肽。这类脑肠肽有23种；例如P物质既在脑皮质、黑质、背神经根节、外周神经与胶性物质内，也存在于肠嗜铬细胞内；生长抑素既在大脑皮质脑室旁神经、垂体神经部和松果体内，也存在于胰岛和胃肠D细胞内；胃泌素既在胃窦和十二指肠内，也存在于大脑皮质（灰质）内；舒血管肠肽既在十二指肠和结肠内，也存在于大脑皮质（灰质）和下丘脑内。此外，还有促肾上腺皮质激素、α-促黑激素、β-内啡肽、蛋氨酸脑啡肽、亮氨酸脑啡肽、β-促脂素（β-LPH）、催乳素、促甲状腺素释放激素、胰多肽、缩胆囊素、蛙皮素、降钙素、组异肽（PHI）和皮吗啡。

5

第六节　消化道激素肿瘤

一、APUD 瘤的分类

（一）正内分泌 APUD 瘤

分泌该器官正常能产生的固有的激素（多肽和胺），例如胰腺的胰岛素瘤。

（二）异内分泌 APUD 瘤

有内分泌腺与非内分泌组织，分泌非该器官固有的激素，例如胰腺的胃泌素瘤。

（三）多发内分泌腺肿瘤（multiple endocrine neoplasia，MEN）

又名多发内分泌腺瘤病或 MEA 综合征（multiple endocrine adenopathy，MEA）。

Ⅰ型：MEN-1 —Wermer-Underdahl 综合征

垂体（泌乳素瘤、无功能瘤、促皮质激素瘤、生长激素瘤）。

胰岛细胞或肠胰神经内分泌（胃泌素瘤、胰岛素瘤、无功能肿瘤、高血糖素瘤、生长抑素瘤、舒血管肠肽瘤）。

甲状旁腺疾病：

相关疾病：类癌（支气管、胃、十二指肠、胸腺）、肾上腺皮质瘤（功能性与无功能性）、甲状腺（滤泡腺瘤、乳头状癌）、脂肪瘤、面部血管纤维瘤、皮肤胶原瘤。

1. MEN-Ⅰ综合征　极少在幼儿发病，发病年龄多在20~40岁，男女发病率相等；世界各地均有，未发现与种族相关。临床表现为溃疡病的症状，低血糖、甲状旁腺功能亢进（甲状旁腺增生）的症状如头痛；溃疡病的症状（卓-艾综合征、胰岛素瘤、胰多肽瘤），垂体腺瘤包括催乳素瘤和促肾上腺皮质激素瘤所致的症状，如视野缺陷、继发性停经，甲状腺腺瘤，肾上腺腺瘤或癌，肠道肿瘤或类癌，以及脂肪瘤等；高血钙可不引起症状，或可有肾结石生长。

对有潜在 MEN-Ⅰ基因携带者的筛查计划包括纠正白蛋白的总血清钙、血清甲状旁腺激素、血清催乳素、空腹血糖、血清胰多肽与胃泌素、血浆嗜铬粒蛋白 A。此计划常自 15 岁开始检查，以后每 3 年复查 1 次。手术治疗原则是使高血钙复发率降至最低，减少甲状旁腺功能低下的并发症。术式是切除甲状旁腺 3 个半，剩余半个腺体在颈部；或者将 4 个腺体全切除，而将部分甲状旁腺组织自体移植在患者的前臂肌肉内。还应经颈做胸腺部分切除术，以切除存在于胸腺的颅角内的异位甲状旁腺。胰与十二指肠的病理变化为弥散性胰岛细胞增生与胰实质的微腺瘤形成。最常见的肿瘤是胃泌素瘤和胰岛素瘤。

Ⅱ型：MEN-$Ⅱ_a$，与$Ⅱ_b$—Sipple 综合征

$Ⅱ_a$型

髓样甲状腺瘤

肾上腺髓质瘤—嗜铬细胞瘤

甲状旁腺瘤

正常表型

相关病：皮苔藓淀粉样变、先天性巨结肠症

$Ⅱ_b$型

髓样甲状腺癌

肾上腺髓质病—嗜铬细胞瘤

甲状旁腺病少见

神经节细胞瘤表型

家族性髓样甲状腺癌（FMTC）—仅有髓样甲状腺癌一病。

2. MEN-$Ⅱ_a$与 MEN-$Ⅱ_b$　MEN-$Ⅱ_b$比 MEN-$Ⅱ_a$少见，而其恶性度比 MEN-$Ⅱ_a$强得多。MEN-$Ⅱ_b$的发病年龄较早，甚至有在 2 岁之前发生。MEN-$Ⅱ_b$患者可因广泛转移，未及行甲状腺全切除术就早年夭亡。几乎每个 MEN-$Ⅱ_a$与$Ⅱ_b$患者都发生双侧性髓样甲状腺癌；MEN-$Ⅱ_a$患者中约一半还可伴有嗜铬细胞瘤，约 1/4 的患者伴甲状旁腺增生。MEN-$Ⅱ_b$患者可伴黏膜神经瘤、胃肠道的弥散性节神经瘤，还有骨骼异常和马方综合征。MEN-$Ⅱ_a$和$Ⅱ_b$患者的嗜铬细胞瘤多在 10~30 岁时发生。肿瘤的 60% 为双侧性，而散在嗜铬细胞瘤仅有 10% 为双侧性。多数嗜铬细胞瘤与发现髓样甲状腺癌同时诊断出来，有时则以嗜铬细胞瘤为首现特征。嗜铬细胞瘤多数局限在肾上腺髓质内，几乎全属良性。伴 MEN-$Ⅱ_a$与$Ⅱ_b$的嗜铬细胞瘤有时无临床症状，有时症状明显，如严重头痛、发汗、心悸、焦虑感。高血压可为阵发性或持续性。甲状旁腺功能亢进是 MEN-$Ⅱ_a$综合征的主要变化，但许多患者无症状，一些患者有肾结石和囊性纤维化骨炎，少数有皮肤苔藓淀粉样变。MEN-$Ⅱ_b$患者不一定发生甲状旁腺功能亢进。

在 MEN-Ⅱ综合征中，除了 MEN-$Ⅱ_a$与 MEN-$Ⅱ_b$之外，还有一类称为家族性髓样甲状腺癌，此类的基因与前两类相同，都是受体酪氨酸激酶（RET），其唯一遗传的畸形是髓样甲状腺癌，而没有甲状旁腺功能亢进、没有嗜铬细胞瘤，表型也是阴性。

髓样甲状腺癌的早期诊断靠免疫测定血浆降钙素升高。正常人基础血浆降钙素水平为低于 200pg/ml，临床可触及甲状腺肿物时降钙素水平可超过 1000pg/ml，病变广泛者可达 2000~3000pg/ml。

嗜铬细胞瘤的诊断是生化测定 24h 尿内儿茶酚胺及其代谢产物的含量。计算机断层摄影肾上腺扫描和^{131}碘间碘苄胍（^{131}I-metaiodobenzylguanidine，MIBG）闪烁图可显示嗜铬细胞瘤。

甲状旁腺功能亢进的诊断依据高血钙（血清钙>10.5mg/100ml）及甲状旁腺激素水平不适当的升高。

MEN-$Ⅱ_a$与$Ⅱ_b$综合征的处理是针对三处肿瘤进行手术：甲状腺全切除、两侧肾上腺切除，和四枚甲状旁腺全切除加少量甲状旁腺同体移植于前臂肌肉内。关于切除范

围虽有争议，但因 MEN-Ⅱ$_a$ 与Ⅱ$_b$ 的预后主要是甲状腺病变的预后，故多数人主张切除范围愈大，愈能根治。

二、APUD 瘤的临床表现与治疗

APUD 瘤虽也有恶性的，但大多数属良性，发展较缓慢。从一些临床症状，应当考虑到 APUD 瘤的可能：如消化性溃疡，尤其是手术后复发性溃疡——胃泌素瘤；腹泻——胃泌素瘤、舒血管肠肽瘤、类癌、髓样癌；潮红——类癌；便秘——肠高血糖素瘤；精神异常与低血糖——胰岛素瘤；迁移性皮炎——高血糖素瘤；高血糖——高血糖素瘤、生长抑素瘤、嗜铬细胞瘤、促皮质激素瘤、胃泌素瘤；低血钾——舒血管肠肽瘤、促皮质激素瘤；低胃酸或无胃酸——舒血管肠肽瘤；胆囊扩大、低张力——舒血管肠肽瘤；手足搐搦伴高血钙——舒血管肠肽瘤。

（一）胰岛细胞肿瘤

胰腺内分泌肿瘤至少有 4 种胰岛素瘤（β 细胞）、胃泌素瘤（α_1 细胞）、高血糖素瘤（α_2 细胞）和舒血管肠肽瘤（D 细胞）。此外，还有类癌和胰岛细胞其他肿瘤所引起的综合征。

1. 胰岛素瘤　胰岛素瘤（insulinoma）是胰岛 β 细胞增生或肿瘤分泌过多的胰岛素而引起的低血糖综合征。1935 年 Whipple 报告 8 例，首先命名，3 年后又提出 3 项诊断指标：①低血糖症状必须在空腹时发生；②空腹或发作时血糖为 2.78mmol/L（50mg/dl）或更低；③给予葡萄糖后低血糖症状能立即解除。

据 1018 例胰岛素瘤的统计，90%以上是由单个腺瘤引起，其余是胰岛细胞增生或多发腺瘤或癌。良性占 97%，恶性占 3%。肿瘤的部位在胰头部 300 例，胰体 305 侧，胰尾 393 例，只有 20 例在胰以外（异位），如胃、十二指肠或脾。多数腺瘤在患者症状已发展得很严重时，手术发现瘤体仍很小（直径通常为 1~2cm），呈棕栗色。

【临床表现】

引起下列症状有两种机制：一是降低葡萄糖对中枢神经系统的供应，一是代偿性释放儿茶酚胺进入血流。前者造成头痛、视力模糊、焦虑、饥饿感、精神错乱，还可以发展至昏迷及惊厥；后者可致出汗、震颤、面色苍白、心悸与忧虑。

【诊断】

（1）血糖测定：单独低血糖一项不足以证明此病，还应参照其他症状及实验室检查结果。低血糖的定义是空腹血糖低于 50mg/100ml。其他造成低血糖的常见原因还有：①功能性低血糖；②肝病使肝糖原储存减少；③胰腺以外的非胰岛生成肿瘤；④酒精中毒；⑤恶病质；⑥肾上腺及垂体功能不足；⑦外源性引致低血糖物质，如胰岛素或甲苯磺丁脲等。在作出胰岛素瘤诊断之前应排除上述原因。

（2）放射免疫测定血浆胰岛素含量（IRI）：应禁食检查。胰岛素瘤患者血浆胰岛素含量升高，可达 200μu/ml，而正常人在空腹时低于 24μu/ml。最有用的方法是将血糖量（G）与胰岛素含量比较分析。因低血糖抑制胰岛细胞释放胰岛素，故在非胰岛素瘤患者，血糖低、胰岛素也低；而在胰岛素瘤患者，血糖低，胰岛素含量却不相适应地升高。IRI/G 比率正常为 0.1，如此值超过 1，可以诊断为胰岛素瘤。

（3）氧化重氮（氯苯甲嗪 diazoxide）抑制试验：摄入氯苯甲嗪使胰岛素分泌受抑制，血糖增加。在胰岛素瘤患者，血糖低而胰岛素分泌仍明显上升。

（4）甲苯磺丁脲耐量试验：①静脉法：空腹测定血糖后，静注甲苯磺丁脲钠 1g，注射后 5、15、30、45、60、90、120、150、180 分钟各测定血糖 1 次。正常人血糖于 30 分钟内降至最低值，3 小时后恢复正常。②口服法：口服甲苯磺丁脲钠 2g 和碳酸氢钠 2g，每 30 分钟测定血糖 1 次，连续 5 小时在较低水平，而胰岛素含量升高。

（5）钙输注试验：输给钙后血钙升高，胰岛素升高，血糖下降，可诊断为胰岛素瘤。

（6）其他试验：口服葡萄糖耐量试验，亮氨酸耐量试验，静脉注射外源性高血糖素试验等都有助于诊断。C 肽或胰岛素抗体测定有助于鉴别人为低血糖症。

（7）肿瘤定位检查：根据临床表现和上述生化试验提示胰岛细胞瘤的诊断后，宜争取作肿瘤的定位检查。现代检查技术，如经内镜逆行胰管造影、超声波、计算机体层摄影、磁共振成像和腹腔镜检查等，都可使多数患者确定肿瘤部位。价值较大的定位方法为：①选择性血管造影（33 例中阳性 25 例，可疑 5 例，阴性 3 例）；②术前经皮穿肝门静脉插管（PTPC），取门静脉血标本查 IRI。此法如配合血管造影结果则更为可靠。

生长抑制素-受体闪烁术已成为在处理神经内分泌肿瘤患者当疑有转移病时必须用的分子显像法。使用正电子发射计算机体层摄影术（PET）对生长抑制素的受体摄像的敏感度更大。结合影像摄影法可用 PET/CT 来检查 APUD。

【治疗】

（1）手术：手术切除肿瘤可治愈。术前应注意避免严重持久低血糖。还须做氯苯甲嗪试验看是否能降低肿瘤分泌。手术探查的切口要充分，腹壁切口和小网膜腔前壁的切口要够大，许多肿瘤可被看到（橘红色或棕栗色）或摸到，切除不难；摘除肿瘤或远端胰切除均可，视肿瘤部位而定。若不能找见肿瘤，应从头到尾扪摸胰腺（切开胰腺下缘腹膜并游离十二指肠，两手指在胰腺一前一后扪摸寻找肿瘤）；如仍无结果，则检查十二指肠壁及胰周区寻找异位腺瘤。为确定摸到的肿物是否胰岛素瘤，可用细针多处穿刺，抽吸细胞学检查。如果仍不能找到肿瘤，则根据术前氯苯甲嗪试验结果决定手术方式。对氯苯甲嗪能使低血糖逆转者，宜避免盲目切除，寄希望于术后再作定位检查，有可能获得阳性结果后再次手术切除。如果高胰岛素血症不能被氯苯甲嗪所抑制，应行远端切除，详细检查小腺瘤或增生。第 1 次探查术时不考虑做全胰切除，宜用钝性剜除肿瘤术。胰的粗糙面不应缝合，而要引流。术中应详查血糖量，腺瘤切除后30~45分钟内血糖开始升高，但长期低血糖所致的脑损害不能好转。若术后症状仍持续，应用氯苯甲嗪维持治疗并进一步作定位检查。

对肝转移病变可用肝动脉栓塞术。

（2）药物：①摄入葡萄糖，治疗低血糖昏迷；②氯苯甲嗪口服100~200mg，2次/天；③链佐霉素（streptozotocin）20~30mg/kg（体重），静注每周1次，共10次。

2. 胃泌素瘤　胃泌素瘤（gastrinoma）是胰 α_1 细胞肿瘤所引起的综合征，又称胰源性溃疡病或卓-艾综合征（Zollinger~Ellison syndrome，ZES）。

5

1905年英国Edkin推论在胃窦黏膜内有促进分泌的物质，定名为胃泌素（或称促胃液素）。50年后美国Zollinger与Ellison先后各报告1例严重溃疡病，分泌大量高酸度胃液并在手术中发现胰腺肿瘤，其后即以二人命名此综合征。Gregory发明用放射免疫测定法后，从肿瘤标本中鉴定出大量胃泌素。到1974年本病报告已达800例以上。

胃泌素瘤的诊断要点为：①暴发性溃疡病；②胃液分泌过多、胃酸增高；③胰 α_2 细胞肿瘤；④血清胃泌素含量高。这种溃疡病的特点是：常为多发，溃疡可能发生在异常部位如空肠、食管，常为胃次全切除术后复发溃疡（吻合口边缘溃疡），常为致命性。胃液分泌很多，过夜12h的胃吸出液可超过1L，其中游离盐酸量可超过100mol/L，基础排出胃酸量（BAO）>15mmol/h，比正常大几倍，血或肿瘤内胃泌素含量超过1000pg/ml，最高可达3000pg/ml，正常仅为150pg/ml，而十二指肠溃疡患者可达400pg/ml。

因肿瘤生长极慢，病史很长，可达5~10年。约半数患者有不同程度的腹泻伴脂泻。腹泻的原因为：①胃内大量离子输入小肠，形成化学性刺激；②胃酸灭活胰脂酸，造成脂泻；③小肠腔内pH下降，刺激小肠运动，缩短肠道通过时间；④胃泌素损伤小肠黏膜，使水和电解质的吸收减少。

上消化道钡餐检查可见胃扩大，黏膜水肿增厚，皱襞增多，胃运动增强。选择性腹腔血管造影或可显示胰肿瘤血管密度增加。约20%患者有其他内分泌器官（甲状旁腺、甲状腺、肾上腺、垂体）的腺瘤（MEN）。超声波、计算机断层摄影可能发现胰腺肿瘤。

【诊断试验】

血清胃泌素含量超过1000pg/ml，可以诊断此病；若低于500pg/ml，可用其他刺激试验：①进餐试验：进食蛋白质后血清胃泌素升高；②输钙试验：静脉滴注葡萄糖酸钙2h后，血清胃泌素升高；③输胰泌素试验：静注胰泌素后血清胃泌素升高。

偶在胰外可有单发性肿瘤。此综合征应与假卓-艾综合征（Ps-ZES，Cowley综合征）区别。后者源于胃窦G细胞增生（AGCH），无肿瘤，可以出现胃酸分泌增加和血清胃泌素轻度增高，输钙试验后可使胃泌素升高，而胰泌素兴奋试验却使胃泌素含量降低。行胃窦切除加迷走神经切断术，可纠正高胃泌素血症。

【治疗】

（1）手术治疗：全胃切除术为公认的首选手术方式，对多数患者合适。

1）手术探查：开腹后彻底检查胰腺及其周围组织。应小心地将整个胰腺游离，双合诊扪摸胰腺的头、体、尾部。细致检查肝、大网膜、肝门区和小肠系膜，看有无可疑的淋巴结，有则作活检冷冻切片检查。并检查十二指肠黏膜下层，必要时切开肌层。据165个胃泌素瘤统计，其中74%位于肠系膜上动脉的右侧，分布以胰头为中心。

2）切除肿瘤：如未发现肿瘤证据，应将胰尾切除，做组织学检查是否胰岛细胞增生，或微腺瘤病。如缺乏肿瘤或增生的组织学根据，不应作全胃切除，可行迷走神经切断加半胃切除术。

3）全胃切除：即切除胃泌素的靶器官，是控制暴发性溃疡病的原则。

4）肝动脉栓塞术：对肝转移瘤有效。

（2）非手术治疗：针对高胃酸和胃液分泌过多，可用抗酸制剂和抗胆碱能药物。近年来西咪替丁（H_2-受体阻滞剂）被认为是对本病的最好的保守治疗，并被用作术前准备。如果西咪替丁不能控制胃液分泌，应尽可能作全胃切除术。链佐霉素（streptozotocin）为抑制肿瘤的抗肿瘤抗生素，亦可试用。

【预后】

约60%胃泌素瘤为恶性，但因生长缓慢，全胃切除及肿瘤切除术后的长期存活率在50%以上。本病患者中20%~50%伴有其他内分泌器官的腺瘤。

3. 高血糖素瘤　高血糖素瘤（glucagonoma）是包括皮肤坏死溶解性移行性红斑的皮肤病、舌炎、贫血、血糖增高、低胆固醇血症、低蛋白血症、静脉血栓形成的综合征，又称高血糖皮肤综合征或糖尿病皮炎综合征，早期切除肿瘤可以治愈。

1923年Kimball等命名一种能增加血糖的物质为高血糖素。1960年McGavran首先描述高血糖素瘤综合征患者。以后因能用放射免疫测定法测定血或组织内高血糖素含量，报告逐渐增多，至1978年积累了47例。

本病女性多于男性，肿瘤多发（77%）于胰体及胰尾，很少在胰头发生。病期较长，半数在诊断时病变已较广泛且有转移。组织学及组织化学检查为胰岛 α_2 细胞的癌或腺瘤。皮肤在生发层呈坏死溶解，导致大疱性破裂。表皮层的血管周围可见轻度淋巴细胞浸润。

【临床表现与诊断】

（1）典型患者有坏死溶解性移行性红斑。每个皮损在7~14天内都有特征性演变，从红斑到疱疹、中心坏死、中心结痂、红斑样边缘、最后中心清洁，有鳞屑脱落。皮损多见于摩擦部位，如臀、会阴、下腹部、腹股沟、肛周、小腿、手足或口周区。

（2）许多患者伴舌炎或口腔炎。

（3）多数患者有糖尿病，葡萄糖耐量试验阳性。往往用饮食或小量胰岛素可以控制，未发生过酮中毒或酸中毒。

（4）血浆氮基酸浓度下降。

（5）正色素正细胞性贫血，血清铁含量低。

（6）神经系统症状。

（7）明显体重减轻。

（8）血浆高血糖素放射免疫测定含量升高。正常值为50~100pg/ml，本病患者可高达850~3 000pg/ml。

（9）高血糖素激发试验：注射精氨酸或丙氨酸，可使血浆高血糖素升高，但此试验为非特异性。

（10）静注高血糖素0.5mg或更多，本病患者的血浆葡萄糖含量上升不明显。

（11）X线钡餐，只能查出肿瘤累及胰头或十二指肠的病例。

（12）选择性腹腔动脉造影，约有60%的本病患者可发现胰岛细胞瘤。

（13）超声波检查，可以查出胰腺肿瘤及肝转移瘤。

（14）多发性内分泌腺瘤病，如垂体、甲状腺、肾上腺等。

【治疗】

（1）手术切除肿瘤：可以治愈。适应证是肿瘤局限（只占全部病例的31%），切除肿瘤后皮肤病损显著好转，短期内消失。手术后初期出现糖尿病，可用胰岛素治疗，短期内恢复。因本病生长缓慢，故即使发现为恶性或已有转移，亦应切除。

（2）化学疗法：链佐霉素（streptozotocin）和氮烯咪胺（dacarbazine，DTIC），左天门冬酰胺酶等都有一定疗效，用化学疗法对已有转移的患者仍可收到长期无症状生存的效果。有人试用蛋白质置换治疗本病。

（3）皮肤病变可外用锌剂治疗。

4. 舒血管肠肽瘤

（1）舒血管肠肽瘤（vipoma）是胰岛D_1细胞瘤、由于舒血管肠肽（vasoactive intestinal polypeptide，VIP）对消化道上皮的作用，使消化道大量排水与钾并抑制胃的壁细胞产酸，造成水泻、低血钾、无胃酸或低胃酸（water diarrhea，hypokalemia，achlorhydria或hypochlorhydria）称为WDHA或WDHH综合征。因Verner与Morrison于1958年首先报告，又名Verner-Morrison综合征，又称水泻综合征或胰霍乱，其致病激素除舒血管肠肽外，还可能有胰泌素、肠抑胃肽、肠高血糖素（类胰高糖素免疫反应物），前列腺素与蛋白肽-组氨酸-异白氨酸（PHI）。

（2）舒血管肠肽的作用：

1）血管：松弛血管平滑肌，小动脉扩张，血压下降，皮肤潮红。

2）心脏：心收缩力增强，心输出量增加。

3）胃：抑制胃的壁细胞分泌胃酸。

4）肠：空肠黏膜上皮细胞内的腺苷酸环化酶被舒血管肠肽所激活，cAMP增加，使小肠黏膜绒毛向肠腔大量分泌钠，氯与水分，而钾的吸收显著减少。

5）胰：刺激胰液分泌。

6）肝：促使糖原分解，血糖升高。

【临床表现与诊断】

（1）水泻：为本病必有之症状，酷似霍乱，其特征为粪水量极大，可达8L，若粪水量在1L以下，可以否定此病。

（2）低血钾：因水泻而大量排钾，24h内可排钾300mmol，造成低血钾并导致低血钾性肾病及肾衰竭。

（3）无胃酸或低胃酸：半数以上无胃酸，少数低胃酸，故不产生消化性溃疡，可与胃泌素瘤引起腹泻者区别，给予五肽胃泌素pentagastrin，可使胃酸分泌增多。

（4）高血钙：由于血镁降低，刺激甲状旁腺分泌，引起高血钙。约见于60%的病例。

（5）手足搐搦：由低血镁引起。

（6）皮肤潮红。

（7）胆囊肿大，低张力。

（8）代谢性酸中毒，是水泻的后果。

（9）糖尿病。

（10）血清胰多肽量升高。

（11）血浆舒血管肠肽量比正常人高4倍。

【治疗】

1. 手术疗法　术前必先纠正液体与电解质丢失，可给予奥曲肽（octreotide）。手术探查肿瘤多位于胰体与胰尾。肿瘤局限者切除后可以治愈。若在胰腺上未发现肿瘤，宜探查腹膜后区，包括两侧肾上腺。若仍未能找到肿瘤则作胰次全切除术（切至肠系膜上静脉水平为止）。广泛转移者仍应对肿瘤作保证安全前提下减体切除。术后用吲哚美辛或奥曲肽化疗。

2. 非手术疗法　化学治疗可用链佐霉素（streptozotocin）、白细胞干扰素治疗此病可能有效。也可以用放射治疗。

（二）生长抑素瘤综合征

生长抑素瘤综合征（somatostatinoma syndrome）：系由胰岛D细胞发生的肿瘤，释放大量生长抑素，在临床上引起以糖尿病、消化不良和胆石症为特征的综合征。此征首由Ganda于1977年报告，不久又有Kregs报告。估计年发病率为0.025/万。84%肿瘤位于胰头，在肠系膜上动脉的右侧。生长抑素又名生长激素释放抑制激素，为胰岛D细胞和胃肠所分泌。正常胰内生长抑素含量为31~640pg/ml，增至1.2~5μg/ml则为本病。正常血清生长抑素水平为低于100pg/ml，发病后升高可达10ng/ml以上。

【临床表现】

因生长抑素对许多内分泌器官包括胃肠道都有抑制作用，故生长抑素瘤有上腹胀、消化不良（抑制胃肠功能）、胆囊结石（抑制胆囊收缩功能）、糖尿病和脂泻（抑制胰功能）、口干（抑制涎腺分泌）、正细胞正色素性贫血、胃酸低、葡萄糖耐量下降。X线钡餐、选择性血管造影或超声

5

检查可见胰腺内肿物。

【诊断】

因早期表现均为非特异性，故诊断困难。诊断措施包括计算机断层摄影、选择性血管造影（发现肿瘤并定位），胆囊超声检查（发现胆囊结石），包括内镜超声波。

【治疗】

非手术治疗可用链佐霉素。手术前处理应包括先控制高血糖与营养不良，并作肿瘤定位检查。手术探查时极少能根治切除，多数只能作保证安全前提下减体切除。由于持续高生长抑素血症可致胆石形成，故适应行胆囊切除术。

（三）类癌综合征

类癌约占消化道肿瘤的 5%，占所有肿瘤的 0.2%，占阑尾肿瘤的 0.5%。

1888 年 Lubarsch 首先在 2 例尸检中观察到远端回肠上有多发小肿瘤，镜检无腺体结构，提示可能源自 lieberkühn 腺内的上皮细胞。1890 年 Ranson 描述 1 例回肠癌与多发肝转移有腹泻及食后呼吸困难的症状，这是类癌综合征的首次临床报告。1897 年 Kulchitsky 发现小肠黏膜上皮的颗粒细胞。1905 年 Schmidt 发现这种细胞的嗜铬反应阳性。1906 年 Ciaccio 命名为肠嗜铬细胞。1907 年 Oberndorfer 将生长表现似腺癌但来势不如癌之凶猛的胃肠道感性肿瘤命名为类癌 karzinoid。此后发现这种肿瘤并不太少见。1914 年 Gosset 和 Masson 发现类癌有嗜银染色颗粒，可能源于肠道 Lieberkühn 腺的嗜铬细胞（Kulchitsky 细胞）。1938 年 Feyrter 描述弥漫性内分泌系统。1952 年 Ershmer 指出 Kulchitsky 细胞分泌 5-羟色胺。1953 年 Lembeck 分离出血清素，即 5-羟色胺。1954 年 Waldensström 首先描述一组患者，有类癌综合征表现。1955 年 Page 报告类癌综合征患者尿中排出大量 5-羟吲哚基醋酸（5-HIAA）。1969 年 Pearse 证明在消化道外也能发现类似细胞，具有同样胺原摄取及脱羧（APUD）的能力。

近几十年病理学检查方法（免疫组织化学及分子生物学）技术进展，使对弥漫性神经内分泌系统的知识有所提高，另一方面却使类癌及由此细胞系统化生的其他肿瘤的分类学造成混乱。世界卫生组织在 1980 年发表内分泌肿瘤的分类，将弥漫性神经内分泌系统的所有肿瘤都定为类癌，但有几处例外，如垂体、肾上腺、甲状腺髓样癌、小细胞肺癌、副神经节瘤和皮肤 Merket 细胞癌；还有胰岛细胞瘤也不属类癌。

类癌发生部位（1867 例分布）。

肺与支气管约 10%。

胃肠道为 85%，包括胃、十二指肠、空肠、回肠或小肠（未注明何部），盲肠、阑尾，结肠和直肠。胃肠道类癌以阑尾类癌最多，其次为直肠与回肠（表 5-6-1）。

喉、胸腺、肾、卵巢、前列腺与皮肤为 5%。

类癌可转移至淋巴、肝、肠系膜、腹膜、骨、脾、胰、卵巢、皮肤、网膜、脑等处，一般瘤体在 3cm 以下，多在 1.5cm 以下。

1. 类癌分类　Klöppel 等提议采用神经内分泌肿瘤的术语，按恶性程度高低来分类（表 5-6-2）。

表 5-6-1　类癌在胃肠道内的分布

部位	病例	部位	病例
胃	86 例 28%转移	梅克尔憩室	30 例 17%转移
十二指肠	64 例 23%转移	盲肠	40 例 71%转移
空、回肠	841 例 33%转移	结肠	28 例 52%转移
阑尾	1173 例 2.9%转移	直肠	305 例 28%转移
胆囊	5 例无转移	腹腔	转移 10 例

表 5-6-2　类癌的发生学分类

起源	器官	临床症状	免疫组化类型
前肠	呼吸道	类癌综合征少见 库欣综合征	主要为 5-羟色胺垂体激素与神经肽
	胃十二指肠、 空肠	潮红 胃液分泌过盛、腹泻、糖尿病、库欣综合征	胃肠肽 5-羟色胺、组胺
中肠	回肠	类癌综合征	主要为 5-羟色胺
	阑尾	无	
	右半结肠	类癌综合征	速激酶组的胺
后肠	左半结肠	无	多种肠肽
	直肠	无	

注：仅在广泛转移（多数为肝转移）时才有症状

2. 形态学 光镜检查很易鉴定类癌，因有均匀圆形细胞核，有规律的生长类型（条回状或分支状、髓样或岛状、腺状或花状，这3种的混合物，而且不分化）。生长类型与起源部位（前肠、中肠或后肠）无关，但与生存时间有关。电镜检查可见有典型的分泌性颗粒，并可根据颗粒形态分为A细胞、B细胞、D细胞、G细胞、ECL细胞和EC细胞。产生5-羟色胺的EC细胞含有典型的高电子密度的、多形性（卵圆形或杆状、逗号状、哑铃形或梨形）、不同大小的分泌颗粒伴紧密膜。这种EC细胞构成大多数源于支气管膜及中肠的类癌的瘤细胞，而肽颗粒则常在前肠类癌（肺除外）。

免疫细胞化学极大地修正了形态学诊断及神经内分泌肿瘤的分类。通过检查神经元特异性烯醇化酶、色粒素、突触植物素等可以区分内分泌和非内分泌肿瘤。前肠类癌常为多激素的。起源于萎缩性胃炎的胃泌素依赖性胃类癌都是良性肿瘤，而胃泌素非依赖性ECL细胞类癌则为潜在恶性的肿瘤。中肠类癌恰相反，含内分泌细胞种类较少，主要是5-羟色胺和速激肽，均可作为肿瘤标志物。后肠类癌很常见，直肠类癌含许多产肽细胞，例如生长抑索、肠高血糖素（也可能是GPL-4、PYY、脑啡肽、P物质、5-羟色胺、甚至胰岛素细胞）。多数与多发性内分泌新生物综合征Ⅰ型（MEN-Ⅰ）有关的类癌都源于前肠。

3. 临床综合征 138例的症状皮肤潮红94%、毛细血管扩张25%、发绀18%、癞皮病7%；胃肠道：腹泻78%、腹绞痛51%；心脏：瓣膜病为右心40%、左心13%；呼吸道（支气管缩窄）喘鸣音19%；肾（外周水肿）19%；关节炎7%。一组统计3 632例类癌中仅60例（1.6%）有类癌综合征。大多数患者无症状的原因有几方面，一是足以释放激素的瘤细胞数目太少；二是产生生物灭活产物如前激素；三是分泌物在肿瘤内或血液内迅速降解。因此常只在已发生广泛转移时才出现临床可发现的症状。

【临床表现】

（1）皮肤潮红：占80%，由血管舒缓素引起，而非5-羟色胺。Smith将本症状分为4型：

Ⅰ型：弥漫性红斑性潮红，位于面颈及前上胸部，呈阵发性，持续2~5分钟，发作后皮色正常。

Ⅱ型：紫色潮红，部位同Ⅰ型，持续时间长，可出现发绀，可有流泪及结膜充血，面部毛细血管扩张。

Ⅲ型：支气管类癌潮红，红色可波及全身，持续几小时到几天，结膜发红，流泪，低血压，心动过速。有的腮腺、颌下腺肿胀，潮红时腹泻加重。

Ⅳ型：胃类癌型潮红，鲜红斑块（地图样），颈根明显。

（2）腹泻：为常见症状，呈水样便，每日可达20次以上，主要是由于5-羟色胺引起，用甲基麦角新碱或合成抑制剂（对氯苯丙酸）拮抗5-羟色胺可控制腹泻。

（3）吸收不良：由于肿瘤纤维化而致淋巴梗阻，可出现癞皮病样改变（与烟酸缺乏有关）。

（4）腹痛：也是常见症状。如果并发消化性溃疡或肠梗阻，肠蠕动增强，可引起腹痛及腹胀。在出现肝转移、右下胸膜炎或腹膜炎时，则可在不同部位出现疼痛。

（5）呼吸障碍：呼吸困难，支气管哮喘。

（6）纤维化：腹膜后纤维化，可导致输尿管梗阻甚至肾衰竭。或有胸膜粘连、缩窄性心包炎、心脏纤维病变。

（7）心脏病变多在右心，左心很少受累，瓣膜及内弹力层表面沉积纤维素、三尖瓣狭窄或闭锁不全，右心房可沉积纤维素。

（8）精神障碍，与脑内色氨酸缺乏有关。

（9）关节病变疼痛，骨质疏松，多发骨囊肿。

（10）皮肤其他改变如胫前皮肤增厚，阴茎海绵体纤维化，还可出现早产、死产。

5

【病理】

1. 胃神经内分泌肿瘤

（1）良性：无功能，分化良好，小肿瘤（1cm以下）在黏膜~黏膜下层之内，无血管受累，常为胃底黏膜的肠嗜铬细胞样细胞伴慢性萎缩性胃炎和高胃泌素血症。

（2）良性或低度恶性：无功能、分化良好，在黏膜~黏膜下层之内，中等大小（1~2cm），无血管受累。

1）常为肠嗜铬细胞样细胞伴慢性萎缩性胃炎和高胃泌素血症；

2）少见多发性内分泌新生物Ⅰ型（MEN-Ⅰ）相关或散在肠嗜铬细胞样细胞肿瘤。

（3）低度恶性

1）无功能，分化良好，较大（>2cm）或扩展至黏膜下层以外。a. 常为散在肠嗜铬细胞样细胞肿瘤，少见产生5-羟色胺的肿瘤等；b. 少见MEN-Ⅰ或慢性萎缩性胃炎相关肠嗜铬细胞样细胞肿瘤；

2）有功能，分化良好，肿瘤大小不论，扩展范围不论，散在胃泌素瘤，产生5-羟色胺肿瘤。

（4）高度恶性肿瘤：有功能或无功能，分化不良，中等大小或较小的癌。

【注】如已有转移或局部扩展，应属低度恶性神经内分泌癌。

2. 十二指肠神经内分泌肿瘤

（1）良性：①无功能，分化良好小肿瘤（≤1cm）在黏膜、黏膜下层，无血管受累，在近段十二指肠内产生胃泌素或5-羟色胺的肿瘤；②神经节细胞副神经节瘤（任何大小，壶腹周围区）。

（2）良性或低度恶性：无功能，分化良好，在黏膜~黏膜下层内，中等大小（1~2cm），无血管受累或小至中等大小（超2cm），而有血管受累。

1）产生5-羟色胺肿瘤（任何部位）。

2）产生生长抑素肿瘤（壶腹区），伴或不伴Recklinghausen病，即神经纤维瘤病。

（3）低度恶性：

1）无功能，分化良好，大肿瘤（>2cm）或扩展超过黏膜下层。①产生胃泌素或5-羟色胺（任何部位）；②产生生长抑素肿瘤（壶腹区），伴或不伴Recklinghausen病。

2）有功能，分化良好，任何大小，不论扩展范围。①散在地产生胃泌素、5-羟色胺肿瘤；②遗传性多发内分泌新生物Ⅰ型相关胃泌素瘤，常为多发性。

（4）高度恶性：有功能或无功能，分化不良，中等大小或小细胞癌（多在壶腹区）。

3. 空肠和回肠的神经内分泌肿瘤

（1）良性：无功能，分化良好小肿瘤（≤1cm）在黏膜-黏膜下层内但无血管受累。多在末段回肠产生5-羟色胺的肿瘤。

5

（2）良性或低度恶性：无功能，分化良好，中等大小（1~2cm）但无血管受累，扩展不超过黏膜下层。多在末段回肠产生5-羟色胺的肿瘤。

（3）低度恶性：

1）无功能，分化良好大肿瘤（>2cm）或超越黏膜下层或有血管受累。多在末段回肠产生5-羟色胺的肿瘤。

2）有功能，分化良好，任何大小，扩展范围不论。①产生5-羟色胺的肿瘤伴类癌综合征；②上部空肠散在的胃泌素瘤。

（4）高度恶性：有功能或无功能，分化不良，中等大小或小细胞癌。

4. 阑尾的神经内分泌肿瘤

（1）良性：无功能，分化良好，小肿瘤（<2cm）阑尾系膜无蔓延。

1）常在阑尾尖部产生5-羟色胺的肿瘤。

2）少见产生肠高血糖素肿瘤。

（2）良性或低度恶性：无功能，分化良好，大肿瘤（>2cm）已累及阑尾系膜。

1）常在阑尾尖部，产生5-羟色胺。

2）少见为产生胰高糖素的肿瘤或称L细胞瘤、产生高血糖素、PP、PPY相关肽。

（3）低度恶性：

1）无功能，分化良好，大肿瘤（>3cm），累及阑尾系膜深部，产生5-羟色胺肿瘤。

2）有功能，分化良好，任何大小，扩展范围不论。产生5-羟色胺肿瘤，有类癌综合征。

（4）高度恶性：有功能或无功能，分化不良，中等大小细胞或小细胞癌。

5. 结肠、直肠神经内分泌肿瘤　结肠与直肠的类癌及神经内分泌肿瘤起源于肠管的APUD细胞。类癌在胃肠道发生频率依次减少为阑尾、回肠、胃与结肠。大多数病变均无症状，只在内镜检查中发现。这类病变的处理取决于病变的大小、部位、肌层是否受累及有无转移病变。小病变（1cm）常可用内镜或经肛门作局部切除。较大病变（大于2cm）则需标准肿瘤切除术。辅助疗法只适用于转移病变。化疗可减轻病变及对类癌综合征保守治疗。

（1）良性：无功能，分化良好，小肿瘤（<2cm）在黏膜~黏膜下层，无血管受累。

1）分支状产生肠高血糖素瘤，常在直肠内。

2）常在盲肠或结肠内产生5-羟色胺肿瘤。

（2）良性或低度恶性：无功能，分化良好，小肿瘤（<2cm）在黏膜~黏膜下层但有血管受累。

1）在直肠的分支状，产生肠高血糖素瘤。

2）多在盲肠与结肠内产生5-羟色胺肿瘤。

（3）低度恶性：

1）无功能，分化良好，大肿瘤（<2cm）常蔓延至黏膜下层之外。①多在直肠，分支状产生肠高血糖素瘤；②多在盲肠或结肠产生5-羟色胺肿瘤。

2）有功能，分化良好，大小与扩展范围不全，产生5-羟色胺伴类癌综合征。

（4）高变恶性：有功能或无功能，分化不良、中等大小或小细胞癌。

6. 影像诊断学与介入性放射学　类癌及其转移的特征是血管丰富，故可利用这特征来作放射性诊断与介入性治疗。胃肠双对比造影仍是原发类癌最好的诊断手段。胃肠类癌中最常见的是阑尾类癌，往往被放射学诊断漏诊，直至长大后才经CT发现。在CT扫描未显示前可行小肠与盲肠的肠系膜上动脉造影术。CT可看出肠系膜肿物及淋巴结转移，也可看出肝转移。其他诊断方法为CT-门静脉造影（CTAP）、超声波、磁共振成像和奥曲肽闪烁图。在透视引导下经皮针吸活检可确诊类癌及转移。

准备作肝栓塞或化疗栓塞之前常行肝动脉造影术。对不能手术的肝转移的首选疗法是肝血管堵塞疗法，部分缓解率至少50%，病死率5%。肝转移还可考虑用微囊细胞毒药物作化学栓塞治疗，及直接经皮乙醇注射。

7. 生长抑素受体闪烁图　类癌肿瘤上可发现大量高亲和力的生长抑素结合部位，奥曲肽是生长抑素类似药。类癌患者中80%~90%可用（^{111}In-DTPA-D-phe^{1}）奥曲肽闪烁图来查出肿瘤部位，其中1/3至2/3的患者可为未曾预料到的肿瘤定位。放射标记奥曲肽的推荐剂量是静脉注射200MBq。可作单光子射出计算机断层扫描术（SPECT）以强化查出奥曲肽受体表现的组织的敏感率、图像更清晰，由于肠道污染，故宜在注射前先给缓泻剂。

分析52例奥曲肽闪烁图和常规影像诊断学检查的不同结合方式，以单用奥曲肽闪烁图或加其他影像法如胸部x线片、上腹部超声波等能发现更多的肿瘤部位，发现肿瘤的敏感率为87%。此法的费用较常规影像法的费用总和还高，但能在常规影像法查无异常者中的11%病例查出至少一个病变。推算每100例可以查出65个额外病变。奥曲肽闪烁图能用作肿瘤定位，指导选择药疗，并可望指导选择放疗患者。此法有4个优点：

（1）可查出用常规影像法未发现的可以切除的肿瘤。

（2）对比较常规影像法发展的转移实际上更广泛的患者可避免无谓的手术。

（3）对肿瘤不能切除的患者能指导疗法的选择。

（4）将来可用以选择适于放射核素治疗的病人。

比较22例未行手术切除原发类癌者3种影像诊断法为类癌定位的价值，生长抑素受体闪烁图（SRS）、计算机断层扫描（CT）和超声波（US），未发现SRS比CT和US有何优越性。直径大于2cm的肿瘤三法都能查出。查出肝转移SRS也不比CT和US优越。为肝外腹内和腹外转移病变的定位则SRS比CT和US优越。SRS的另一用途是鉴定生长抑素受体阳性的转移病变，这种病变可用生长抑素类似物（如奥曲肽）治疗。

分析205例胃神经内分泌肿瘤，其中193例分化良好（2例为胃泌素细胞肿瘤，191例肠嗜铬细胞肿瘤），12例分化不良。对肠嗜铬细胞肿瘤（类癌）进一步分类：计152例伴慢性萎缩性胃炎（CAG）第1型；12例伴由于胃泌素瘤及多发内分泌新生物I型的肥大性胃病（HG）（第2型）；27例散在（第3型）。第1型病例多发生在女性（108/152）年老（平均年龄63岁）患者，随访平均53个月无一与肿瘤相关的死亡。12例第2型性别分布相等，平均45岁，1例在诊断后49个月与肿瘤相关死亡，此组平均生存期为84个月；第3型病例男性较多（20/27），平均55岁，随访平均期28个月，有7例与肿瘤相关死亡，分化不良的神经内分泌癌多为老年人（41~76岁，平均63岁），男女均有，平均生存期7个月，有9例与肿瘤相关死亡。因此，正确的临床病理学细分类可对胃内分泌肿瘤的临床行为进行预测。

【治疗】

1. 手术切除肿瘤，切除范围视肿瘤部位而定。麻醉有一定危险性。

2. 非手术治疗可用细胞毒药物如环磷酰胺与甲氨蝶呤，5-氟嘧啶等均有一定效果，其他药物，如氯丙嗪、泼尼松等亦可试用。

胃、十二指肠类癌瘤体较小者常可经内镜切除，较大肿瘤则需手术切除。转移病变可表现组胺相关的非典型类癌综合征，需用生长抑素类似物治疗。分化不良的胃神经内分泌癌往往难以根治切除。最常见的十二指肠类癌就是胃泌素瘤，常见原因是胰源性溃疡病（Zollinger-Ellison综合征），特别在多发内分泌新生物I型。尽管有局部淋巴结蔓延的趋势，但肝转移发生很晚，十二指肠胃泌素瘤常可切除，使Zollinger-Ellison综合征有治愈可能。少见的伐特氏壶腹部富含生长抑素的类癌和Von Recklinghausen病有关，可能是梗阻性黄疸的原因；根据肿瘤大小，可行局部切除或胰、十二指肠切除。神经节细胞性副神经节瘤不常见，是十二指肠的良性肿瘤。

手术治疗取决于肿瘤大小和肿瘤的部位两个因素，因为淋巴结蔓延速率和类癌的预后就取决于这两个因素。小肠类癌20%~45%有淋巴结转移，故手术应扩大切除范围至邻近淋巴结。小于1cm的阑尾类癌很少转移，只需阑尾切除；大于2cm者有30%淋巴结转移机会，故应行右半结肠切除术。结肠类癌应像结肠腺癌一样行结肠切除。小于2cm的直肠类癌很少转移，局部切除即可；大于2cm的直肠类癌如无远处转移应行标准癌切除术。一般说来，患者年龄愈小，原发肿瘤愈大，手术治疗应愈迅速。

类癌肝转移的治疗：肝转移如果局限可以切除治愈。远隔转移者也可以切除以求得治愈的可能，或为减状而切除，因为许多类癌肿瘤生长速率都很慢。对中肠的类癌综合征合并肝两叶均有转移者也可行一期手术缓解肠梗阻及局部缺血，继而行肝动脉栓塞术，能减轻肝内肿瘤负担。对全部有残余肿瘤的患者都以奥曲肽治疗作为最佳姑息疗法。64例中肠类癌综合征患者的5年生存率为70%。其中14例行意图治愈性手术（即不遗留肉眼病变一期切除术后再行肝切除），无1例死于肿瘤。辅加干扰素治疗类癌的文献报告已达300例以上，40%的病例有生化疗效，肿瘤稳定。推荐剂量为每周3~5剂，每剂5mu，根据白细胞减少程度而调整。15%的患者有抑制肿瘤的效果。干扰素的总疗效尚待探讨。

质子泵抑制剂可以控制产生胃泌素的十二指肠类癌（胃泌素瘤）患者的高胃酸分泌。控制转移性类癌肿物生长的药疗包括长效生长抑素类似物和干扰素α或两者兼用，可惜成功率不足50%，能否真正抑制肿物尚属疑问。在使用这两种药物之前先对有肝转移的患者行肝动脉栓塞术可能有益。包括Etoposide和顺铂在内的化疗只对纯分化的神经内分泌癌有效，对生长缓慢的类癌无效。

总之，减状（潮红与腹泻）的首选疗法是奥曲肽，有效而无严重副作用，缺点是必须每日注射2~3次。不久将有长效类似物问世。蛋白酶抑制剂：硼替佐米能增强细胞中毒剂大卡巴嗪的作用，这两种药：硼替佐米1.6毫米/米^{2}及达卡巴嗪580毫克/米^{2}静注每周一次，可抑制黑色素瘤及软组织肉瘤。

（四）其他可发生内分泌肿瘤的病症

1. Gardner综合征　家族性结肠息肉病、骨瘤（长骨、颅骨、下颌骨）与软组织瘤三病综合征。结肠息肉可恶变、肝母细胞瘤可在儿童期发生。常染色体显性遗传；腺瘤样结肠息肉症（APC）基因在染色体5q突变。

所伴内分泌病有甲状腺腺瘤、甲状腺癌（常为乳头状，常为多中心，双侧性、手术治疗后长期预后良好）；肾上腺腺瘤或癌。

2. Peutz~Jeghers综合征　皮肤（唇、睑、手指、生殖器）及口腔黏膜多发性雀斑，多发性良性小肠错构瘤性息肉，胃与大肠息肉偶可致出血、梗阻、套叠。可伴肠与胰的腺癌，常有乳腺肿瘤与宫颈肿瘤。常染色体显性遗传；STK11/LKB1基因在染色体19p突变，可能另一部位在19q。

所伴内分泌病有乳头状甲状腺癌，卵巢囊肿与肿瘤（性索肿瘤；Sertoli细胞肿瘤；可分泌雌激素，可致早熟同性发育）；睾丸Sertoli细胞肿瘤（大细胞；钙化；可分泌雌激素引致男性乳房增大）。

3. Carney复合征　皮肤雀斑与蓝色痣，尤其在躯干与四肢，心脏黏液瘤（良性、常累及左心房）及皮肤黏液瘤；乳腺病（黏液样纤维瘤及导管腺瘤，多发性，良性）。神经鞘瘤（脊神经根、上消化道、皮、骨），神经鞘瘤常为沙状含黑色素，可为良性，可转移，致命，常染色体显性遗传，基因位于染色体 2p 或 17q。

所伴内分泌病有垂体增生或肿瘤，可致肢端肥大症，甲状腺腺瘤；10%为恶性（滤泡），原发色素结节肾上腺皮质病（小结节含脂褐质；常引致库欣综合征）、嗜铬细胞瘤（肾上腺或肾上腺外）、卵巢肿瘤、睾丸、Sertoli 细胞瘤（大细胞、钙化、可分泌雌激素）。

（陈 鲳）

5

参考文献

1. Piazza O, Venditto A, Tufano R. Neurogenic Pulmonary Edema in Subarachnoid Hemorrhage. Parminerva Med , 2011, 53 (3): 203-210

2. Wang KK. Nuclear Medicine Imaging of Endocrine Neoplasms, Nuclear Medicine Community, 2014, 35 (1): 1

3. Miederer M. Molecular Imaging of Gastroenteropancreatic Neuroendocrine Tumors, Gastroent Clin N Amer, 2010, 39 (4): 923

4. Poklepovic A, Youssefian LE, Winning M, et al. Phase l Trial of Bortazomib and Dacarbazine in Melanoma and Soft Tissue Sarcoma, Invest New Drugs , 2013, 1: (4): 937-942

第六章

超声诊断在腹部外科中的应用

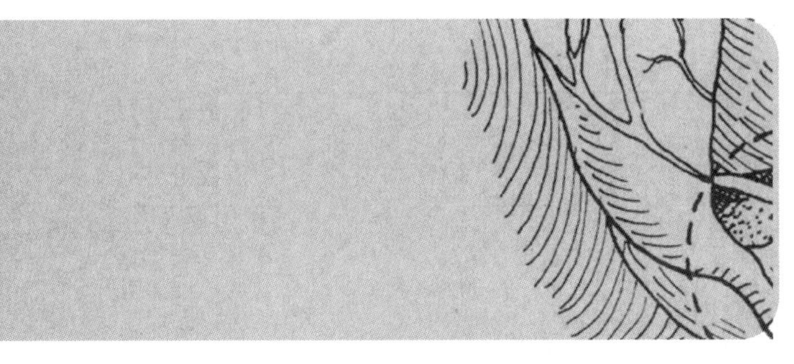
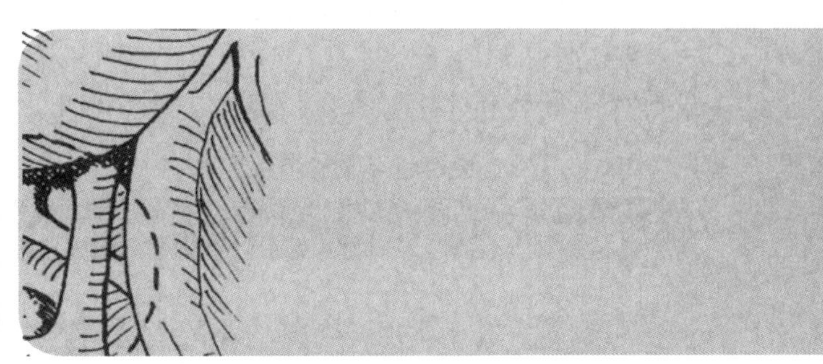

6

第一节 超声诊断在肝脏疾病中的应用

一、肝脏的超声解剖及正常声像图

（一）肝内血管走行及肝脏的分段

随着外科临床的进步，根据 Couinaud 的肝区分段分法，按照肝内血管的分布走行，将肝脏分为 8 个叶段（表 6-1-1）。

表 6-1-1 肝脏的分段

Couinaud 分类	简语	区域
Stgment 1	S1	尾状叶
Stgment2	S2	左外侧叶上段
Stgment3	S3	左外侧叶下段
Stgment4	S4	左内侧叶
Stgment5	S5	右前叶下段
Stgment6	S6	右后叶下段
Stgment7	S7	右后叶上段
Stgment8	S8	右前叶上段

肝脏左、右叶的肝内分界标志为肝中静脉，肝外分界标志为胆囊窝中点与下腔静脉左缘连线。肝左内叶、左外叶的肝内分界标志为门静脉左支矢状部，肝外分界标志为肝圆韧带与静脉韧带连线。肝右前叶、右后叶的肝内分界标志为肝右静脉，肝外分界标志为下腔静脉右缘与肝右下角至胆囊窝中点外、中 1/3 交界处的连线。在第一肝门水平划一水平线，可将肝右前、右后叶上、下段分开。肝左静脉走行可将左外叶上、下段分开。尾状叶位于左半肝背侧，横切面位于门静脉横部与下腔静脉之间，左侧为静脉韧带，右侧与右前叶上段相邻（图 6-1-1）。

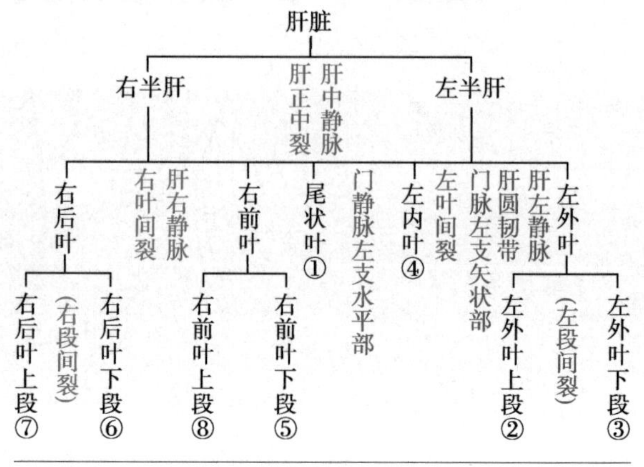

▶ 图 6-1-1 肝脏叶段解剖（8 段分段法）

各区域的边界都有肝静脉走行，肝内静脉走行各区域的中央（图 6-1-2、图 6-1-3）。

依据肝脏的超声解剖，可准确的做出血管本身病变及肝内占位性病变的定位。

（二）正常肝内血管

1. 肝静脉 主要有肝右、肝中、肝左三支肝静脉，收集门静脉与肝动脉入肝的血流，在第二肝门处注入下腔静脉（图 6-1-4），肝静脉的平均直径为 1cm。当有肝占位病变时，可见受压、移位、中断等改变。

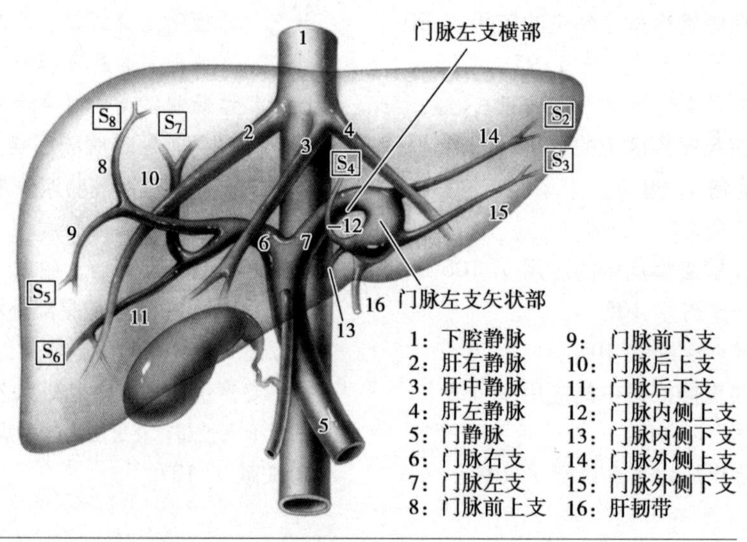

▶ 图 6-1-2 肝脏的血管走行及分区

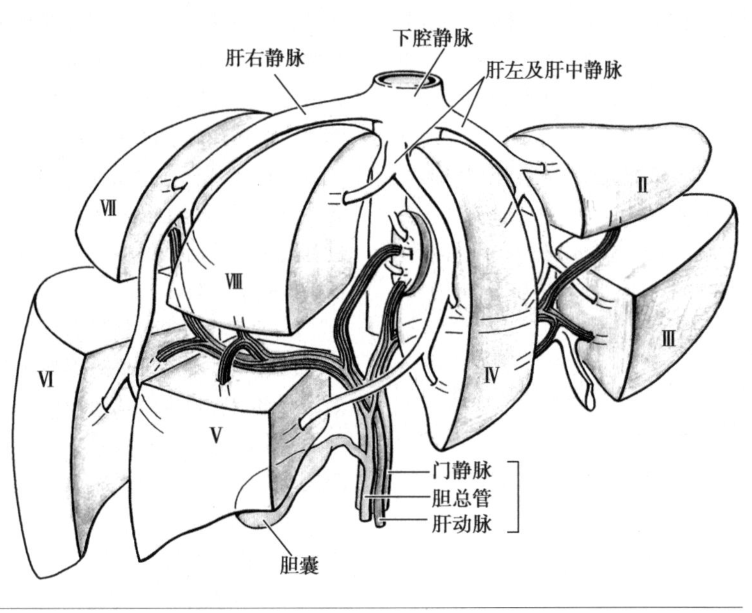

▶ 图 6-1-3　肝脏的血管走行及分段

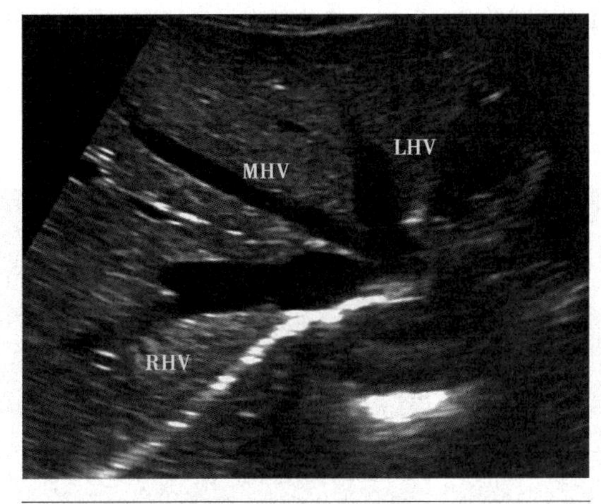

▶ 图 6-1-4　肋缘下斜切三支肝静脉声像图

2. 门静脉　由脾静脉与肠系膜上静脉在胰腺颈部后方汇合而成，主干短粗，长 7~8cm，宽约 1.2cm，至肝门部分为左、右两支，入肝后再分支。肝内门静脉分支如下：左支分为横部、角部、矢状部、囊部，角部分出左外叶上段支，囊部分出左外叶下段支及左内叶支；右支分为右前叶支、右后叶支，右后叶支分为右后叶上段支、下段支。门静脉主干的直径为 9~14mm，平均直径为 11.5mm（图 6-1-5）。

3. 肝动脉　起于肝总动脉，肝内分支不易显示，在肝门部门静脉与胆总管间多可显示。肝动脉峰值速度范围为 65~85cm/s。

此外，超声还可显示肝脏的肝圆韧带、静脉韧带及其裂沟。

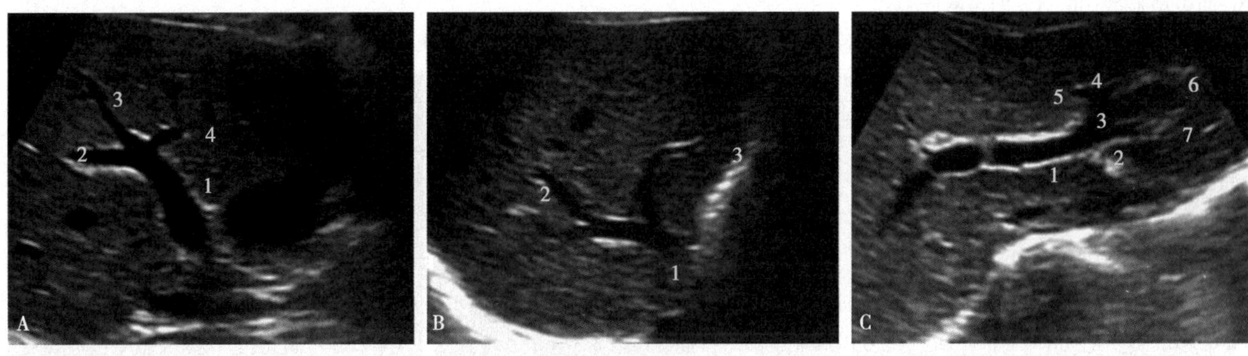

▶ 图 6-1-5　门静脉

A. 门静脉右支；B. 门静脉右前叶支；C. 门静脉左支

（三）正常肝脏声像图及正常值

1. 肝脏的轮廓及角度 正常肝脏的轮廓规则而光滑。右叶下缘角度小于75°；左半肝纵切及横切均呈三角形，其左侧缘及下缘的角度小于45°，此角度把临床触诊的变锐或变钝形象化。

2. 肝脏的内部回声 肝脏内部为密集中等细点状回声，分布均匀，肝内血管影像清晰可见。

3. 肝脏的大小 肝左叶长径7~11cm；肝左叶厚径5~7cm；肝右叶长径9~16cm；肝右叶斜径厚9~13cm。

（四）肝脏的管状结构

正常肝内管状结构为无回声区，其长轴呈两条平行回声线，短轴呈圆形或椭圆形环状回声。正常可显示肝内的门静脉、肝静脉、左右肝管及肝内胆管的二级分支。

6

二、肝恶性占位性病变

（一）原发性肝癌

1. 原发性肝癌肿块内部回声分型（图6-1-6）

（1）回声增强型：在肝癌区出现集中成团的回声反射区，其边缘常可分辨，但不甚规则。在强回声区内，回声强弱分布不等，与周围肝组织之间差别明显。其肿物后方有轻度衰减。此型多在结节型肝癌中出现。

（2）回声减低型：病变区回声低于周围肝组织的回声。这种类型不像回声增强型那样可见到清晰的边缘，但根据其回声低弱的稀疏区仍可确认其范围和大小。调节仪器加大增益后，可在稀疏区内出现较多回声点，病变后方边缘无回声增强。通常也呈现衰减效应。

（3）靶环征（牛眼征）型：特征是肿瘤病灶周围，在其中心强回声区的周围形成圆形低回声带，称为靶环征。也有人主张其回声的中心因坏死、液化而出现另一个回声稀少区极似牛眼。

2. 原发性肝癌肿块形态分型（图6-1-7）

（1）巨块型：肿块边界较为清晰，形态较规则，周边多伴有声晕。肿块内部回声以混合型多见，回声增强型次之，回声减弱型较为少见，其肿块内部常可见“结中结”图像。

（2）结节型：癌肿为多发性，表现为多个结节状回声增强或回声减低型。

（3）弥漫型：肝实质内可见多个大小不等的低回声，偶见高回声，直径多在1cm左右。由于常与肝硬化结节同时存在，超声分辨较困难。

（4）混合镶嵌型（mixed mosaic type）：病灶内回声增强和回声减低混合而成。这种表现不出现在转移性肝肿瘤中，认为是肝细胞癌的特有征象。

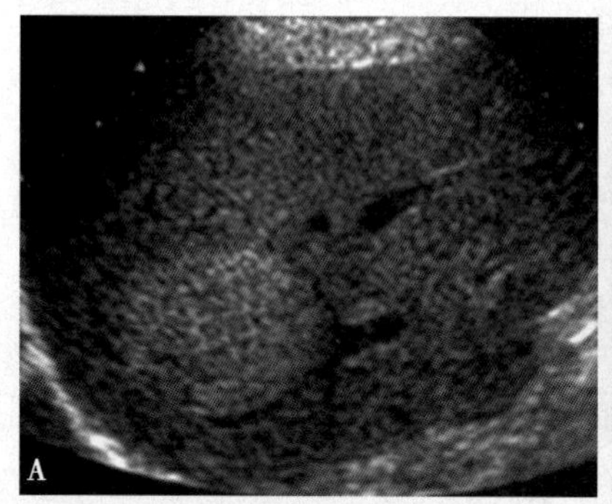

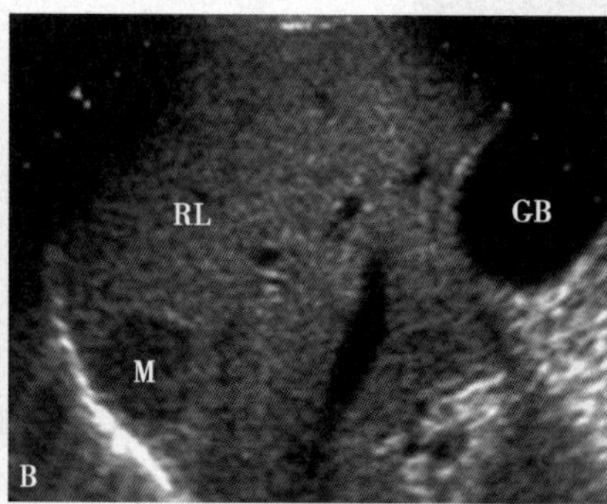

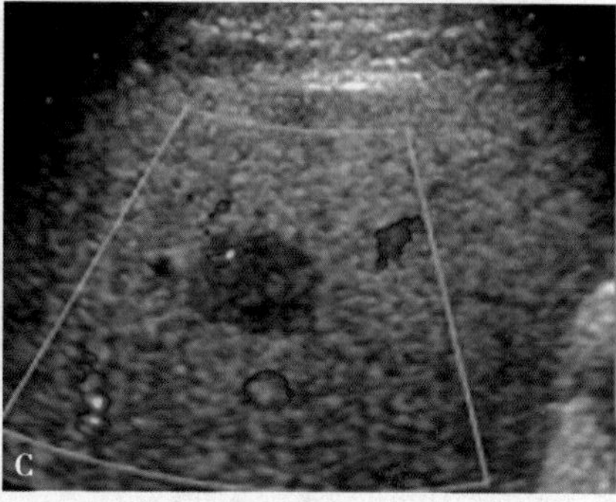

▶ 图6-1-6 肝癌回声分型

A. 回声增强型；B、C. 回声减低型

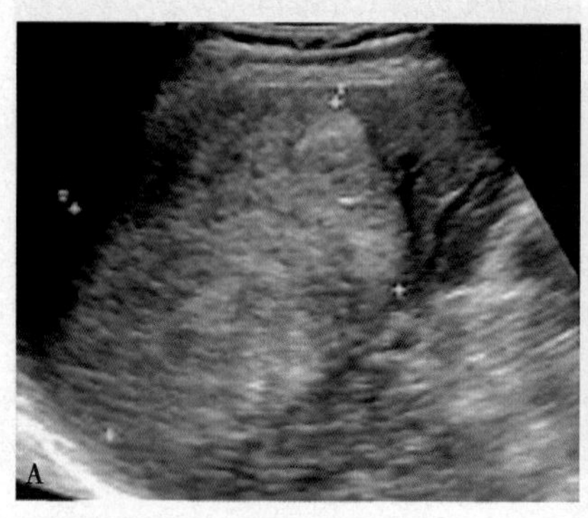

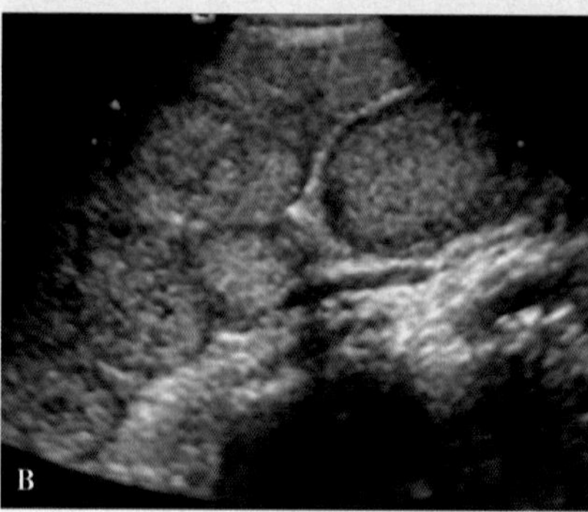

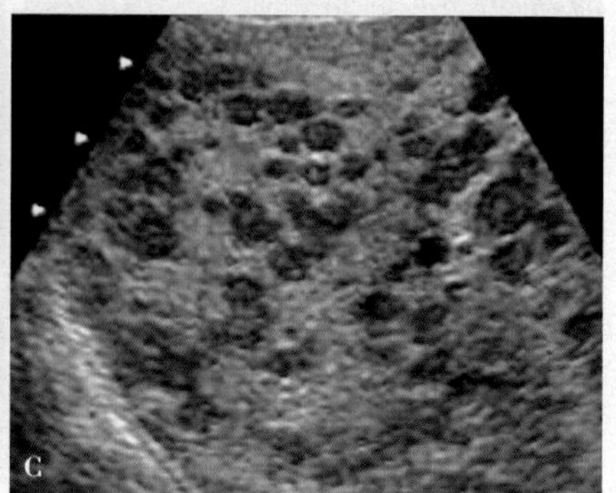

▶ 图6-1-7 肝癌肿块形态

A. 巨块型；B. 结节型；C. 弥漫型

（二）转移性肝癌

1. 转移途径

（1）血行播散，通过门静脉转移（如消化道肿瘤）。

（2）肝动脉转移（如乳腺肿瘤）；淋巴管转移（如胆囊肿瘤）。

（3）直接种植（如卵巢肿瘤）。

2. 转移性肝癌的超声分型（图 6-1-8）

（1）回声增强型：多原发于消化道肿瘤。有人报道在结肠或卵巢癌肝转移中可在病灶中出现钙化（即病灶中的强回声伴声影）。

（2）回声减低型：多见于小的转移瘤、乳腺癌、小细胞肺癌、淋巴瘤累及等。

（3）无回声型：多见于卵巢囊腺癌、结肠黏液癌、较大肿瘤的液化坏死。

（4）牛眼征型：多为乳癌、肺癌（燕麦细胞癌）及结肠腺癌肝转移。

6

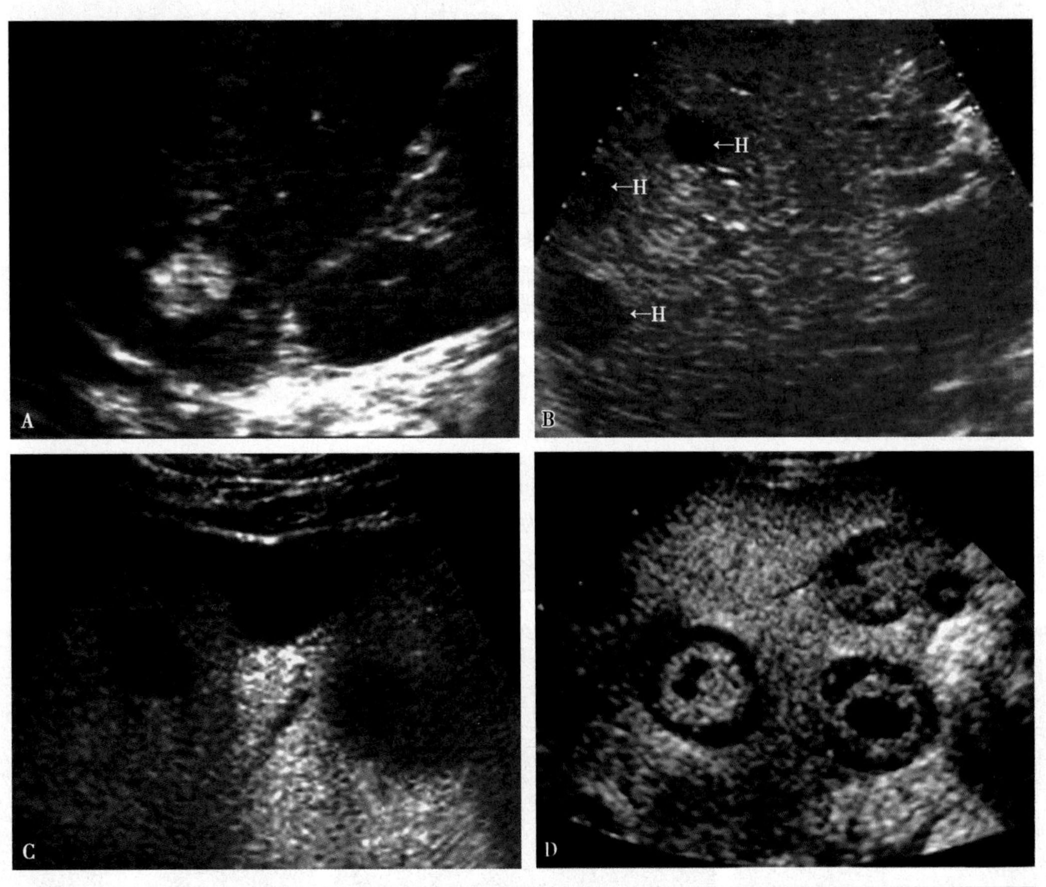

▶ **图 6-1-8　转移性肝癌声像图**

A. 回声增强型；B. 回声减低型；C. 无回声型；D. 牛眼征型

（三）肝癌的继发征象（表 6-1-2）

1. 肝脏的轮廓外形改变　癌肿靠近肝脏表面时，声像图可显示肝表面隆起前突，亦称为驼峰征（Hump sign），于肝顶部近膈面处，可造成局部横膈膨隆等。

2. 肝脏大小改变　较大肝癌可致肝大，靠近边缘处可使其边缘角度变大。肝左叶较小而薄，肝癌生长后极易显示出左叶的肿大及边缘角度的变化。

3. 肝脏内血管改变　①肝内血管压迫征：癌肿压迫肝内的肝静脉、门静脉及下腔静脉肝内段、致管腔变窄，走行不正常；②肝内血管内癌栓：可发生于门静脉、肝静脉及下腔静脉内，下腔静脉癌栓常与肝静脉癌栓同时存在，声像图表现为在静脉管腔内出现均匀的中低回声团，多普勒显示癌栓周围可有血流通过（图 6-1-9）。

4. 肝内胆管扩张　如癌肿压迫某一支肝内胆管则可致受压以上肝内胆管扩张。

（四）超声造影在肝癌诊断中的应用

超声造影在肝脏的应用最为广泛，并且造影方法、扫查程序、造影时相的观察与界定都比较成熟。超声造影在肝脏局灶性病变鉴别诊断中的应用明显提高了其定性诊断的准确性。

肝细胞性肝癌病灶造影的主要特点是动脉早期开始增强，增强水平高，95%以上为高增强；在门静脉期及延迟期，多数病灶造影剂退出表现为低增强（图 6-1-10、图 6-1-11），即呈现造影剂“快进快出”的模式。较大肿瘤由于瘤内坏死等原因而表现为瘤体内部分造影剂充盈缺损。

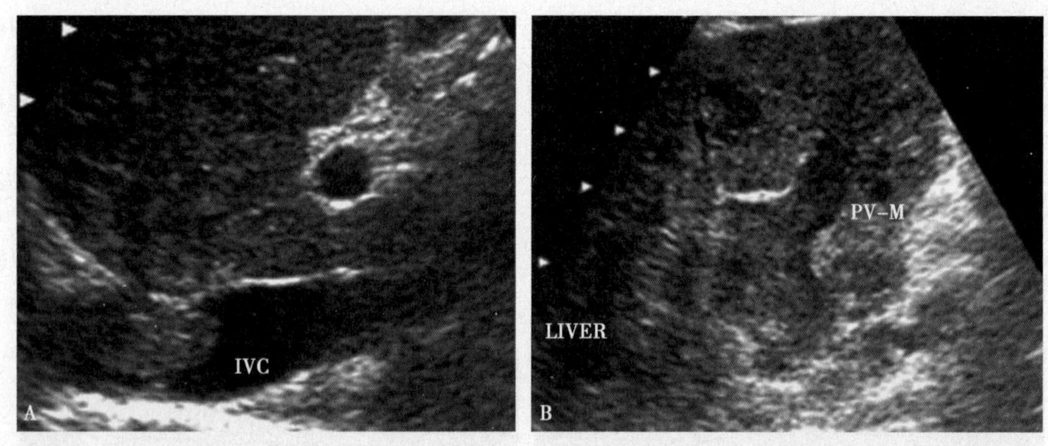

▶ 图 6-1-9 肝癌瘤栓

A. 下腔静脉瘤栓；B. 门脉左支矢状部瘤栓

表 6-1-2 原发性和转移性肝癌的超声特征

超声特征	原发性肝癌	转移性肝癌
类型（多见）	混合镶嵌型	牛眼征型
肿瘤周低声晕	窄	宽
肿瘤坏死部位	不在中心	多为中心
侧声影的有无	多出现	无
病灶数目	多为单发	多为多发
有否钙化	多无	可有

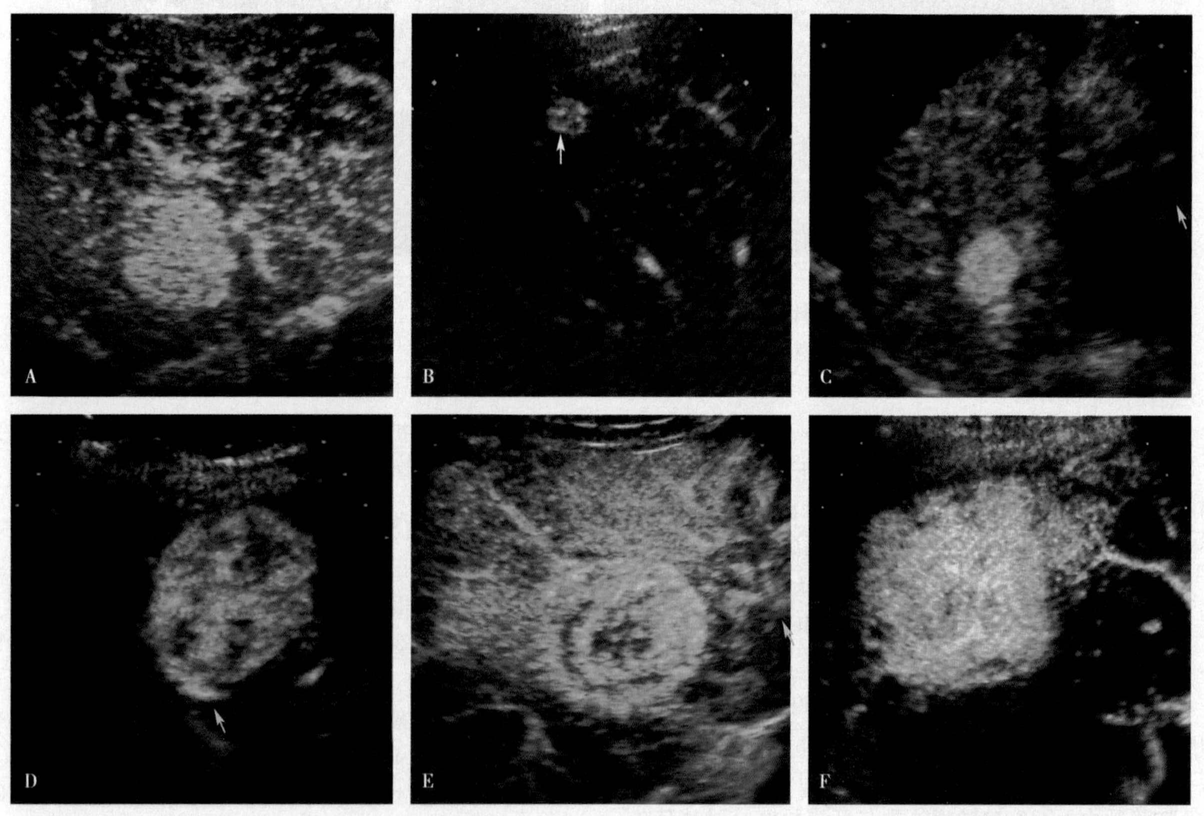

▶ 图 6-1-10 肝细胞性肝癌，超声造影动脉期呈高增强

A~C. 小病灶多为均匀高增强；D~F. 较大肿瘤呈不均匀增强

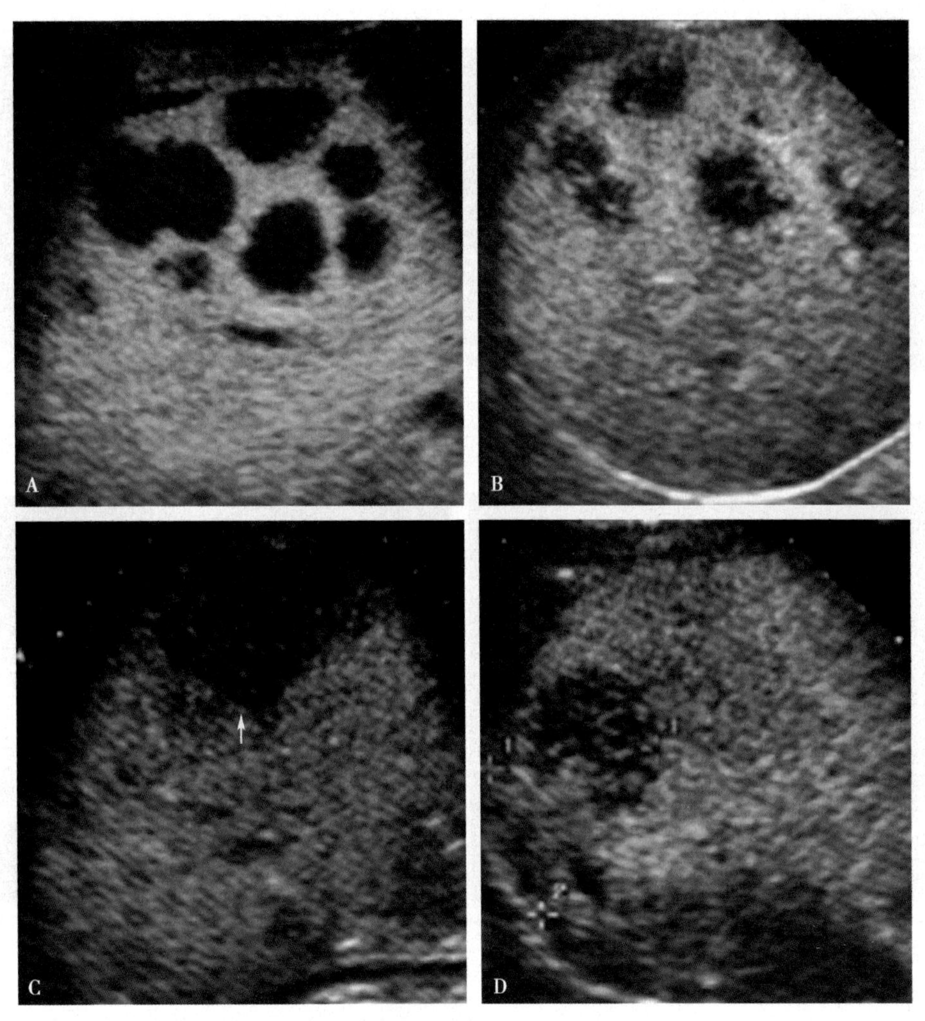

▶ **图 6-1-11　肝细胞性肝癌，超声造影静脉期呈低至无增强**

A、B. 转移性肝癌；C、D. 原发性肝细胞肝癌

三、肝脏良性含液性病变

（一）肝囊肿

1. 单纯性肝囊肿　超声诊断比较容易，一般无假阳性。肝囊肿可在肝实质内表现为近似圆形的无回声区，边缘光滑和周围肝脏有明显区别。囊肿后方回声显著增强。较大的囊肿可引起肝大、肝局部形态改变或压迫肝实质导致局部肝萎缩，巨大肝囊肿亦可引起右膈抬高或胃肠受压等（图 6-1-12）。

2. 复杂性囊肿　多见于肝内较大囊肿合并囊内出血、感染。声像图特征：囊肿出血及感染时，囊内可见密集点状沉积样或漂浮样回声，也可见不规则中强回声，囊壁较单纯性囊肿壁增厚或不规则，壁内无明显血流信号（图 6-1-13）。

3. 多囊肝　是一种先天性疾病，有遗传性，多数在中年以后发病，多囊肝其声像图特征为：

（1）肝脏弥漫性肿大，形态失常，表面不规则。

（2）肝内显示多发的大小不等的无回声区，呈透声暗区。

（3）囊间肝实质回声增强。

（4）常合并多囊肾。

4. 肝棘球蚴病（肝包虫病）　是人体感染细粒棘球蚴引起的疾病，又称棘球蚴病。早期无症状，晚期压迫周围脏器可产生相应症状。常见于肝右叶，接近肝脏表面，单发者居多。

声像图在疾病的各个阶段表现不同，特征性表现包括：子囊、孙囊征象，囊壁增厚呈双边，囊壁钙化，囊内出现漂浮的点状或块状回声。应与多发性肝囊肿、多囊肝进行鉴别。

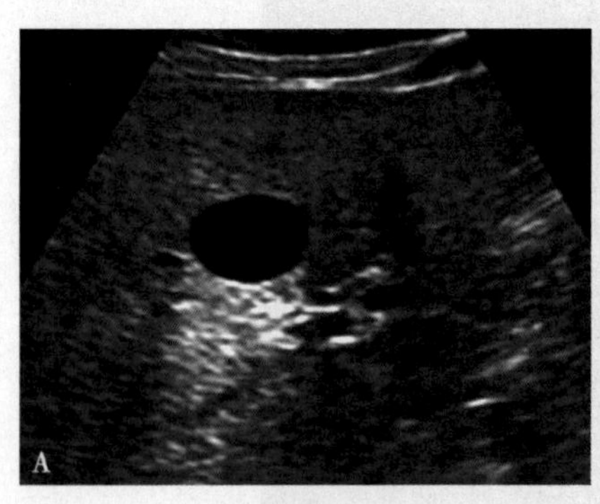

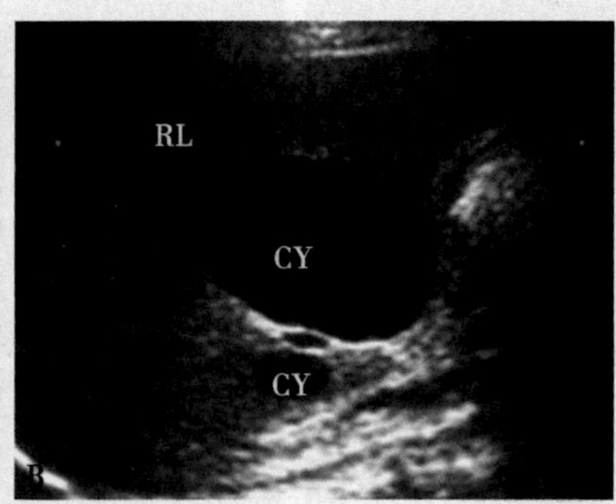

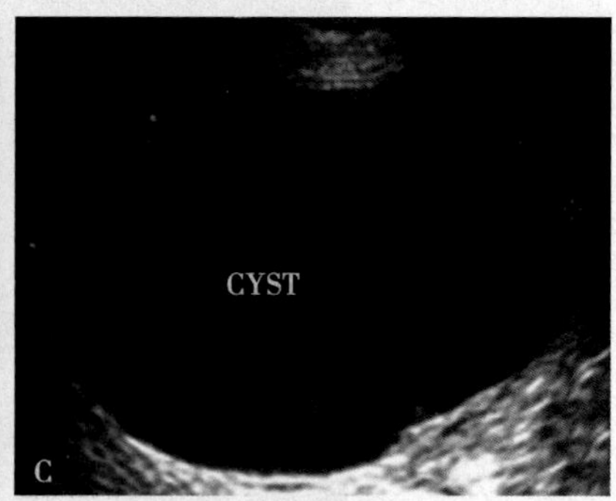

▶ 图 6-1-12 单纯性肝囊肿

6

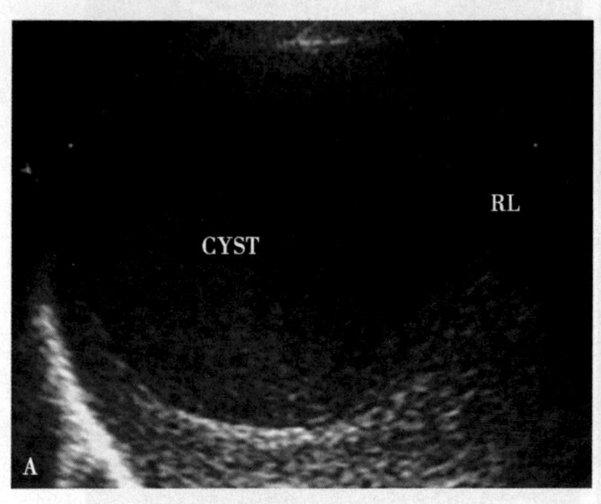

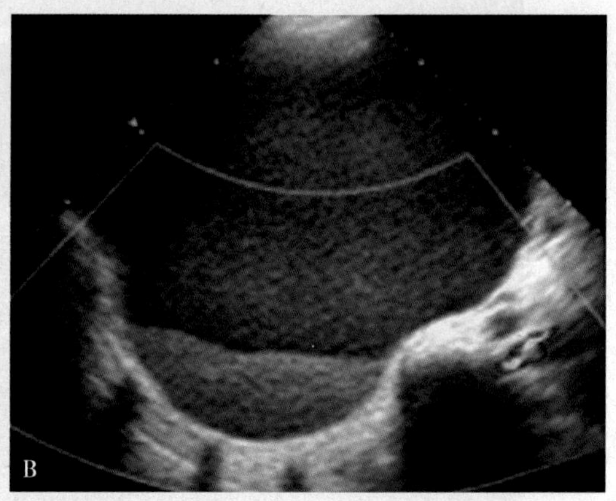

▶ 图 6-1-13 复杂性肝囊肿

A. 肝囊肿合并出血；B. 肝囊肿合并感染

（二）肝脓肿

1. 声像图特征：

（1）脓肿早期（炎症期）：病灶部位的肝实质发生急性炎症改变，声像图表现为边界欠清晰的低回声，内可见点片状较高回声，周围可见较强环状回声，随着病情发展内部可出现不规则液化腔。

（2）脓肿形成期：声像图表现为典型的液性无回声区，边界清楚，当脓汁黏稠伴坏死组织时，无回声区内可见斑点状中强回声。脓肿腔液化坏死不完全时，脓腔可呈分隔样回声或呈蜂房样多个小腔。脓肿后方回声显著增强是脓肿的重要物理学特征（图 6-1-14）。

（3）脓肿吸收期：经治疗脓肿明显缩小或消失后，声像图表现为回声较强的脓肿壁以及其内间杂的不规则回声。

2. 肝脓肿的继发征象：

（1）肝大或肝变形；较大或多发性肝脓肿局限性肿大并伴有形态改变，如右叶膈顶部肝脓肿，可致肝膈顶向上膨出使膈肌抬高。

（2）肝内血管因脓肿压迫而移位。

（3）因胆系疾病引起的肝脓肿，超声可检查出相应的胆道疾病。

四、肝脏良性实性占位性病变

（一）肝血管瘤

血管瘤是最常见的肝内良性实性占位性病变，主要是胚胎发育过程中血管发育异常所致。多数患者偶然发现，无明显临床症状。较大的（直径>5cm）、位于肝边缘部或生长速度过快的血管瘤，可以出现上腹部或肝区的不适或隐痛；如果血管瘤破裂出血，可出现急性腹痛等症状，其与肝癌的鉴别诊断有重要意义。

肝血管瘤的超声波表现复杂，声像图特征为：

1. 回声类型 肝血管瘤通常可分为三种常见类型，即强回声型、低回声型、混合回声型。较小的血管瘤多为边界清晰的强回声，内可呈筛状，多见于毛细血管瘤；较大的或巨大的血管瘤以混合回声型多见，多为海绵状血管瘤，血管瘤合并感染后也可表现为混合回声；低回声型周边多伴有较高回声环及周边裂隙征（图 6-1-15）。

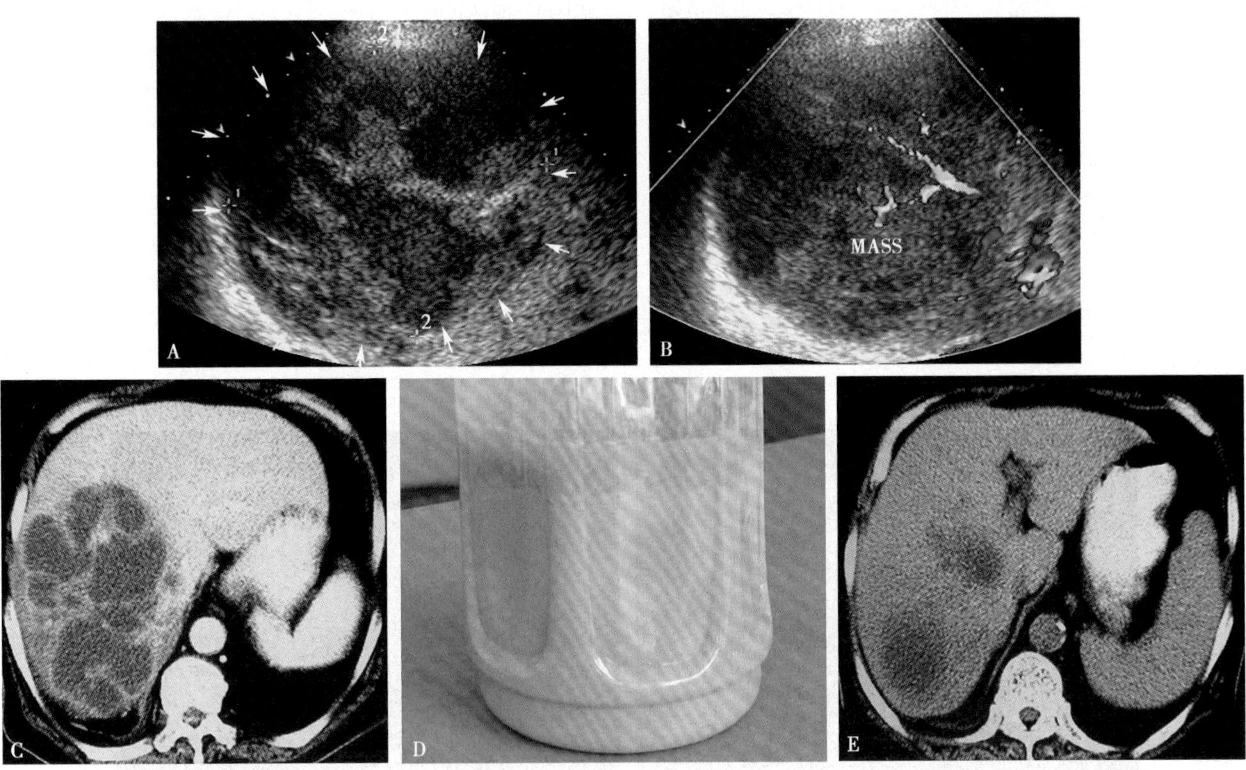

▶ 图 6-1-14　肝脓肿

A. 超声显示肝右叶较大脓肿，内部回声杂乱不均；B. 脓肿分隔处可见血流信号；C. 增强 CT 显示肝右叶较大脓腔伴坏死组织；D. 超声导向下穿刺，抽出约 450ml 黄色脓性液体，脓液菌培养为肺炎克雷伯菌；E. 治疗后复查 CT，显示病灶较治疗前明显缩小

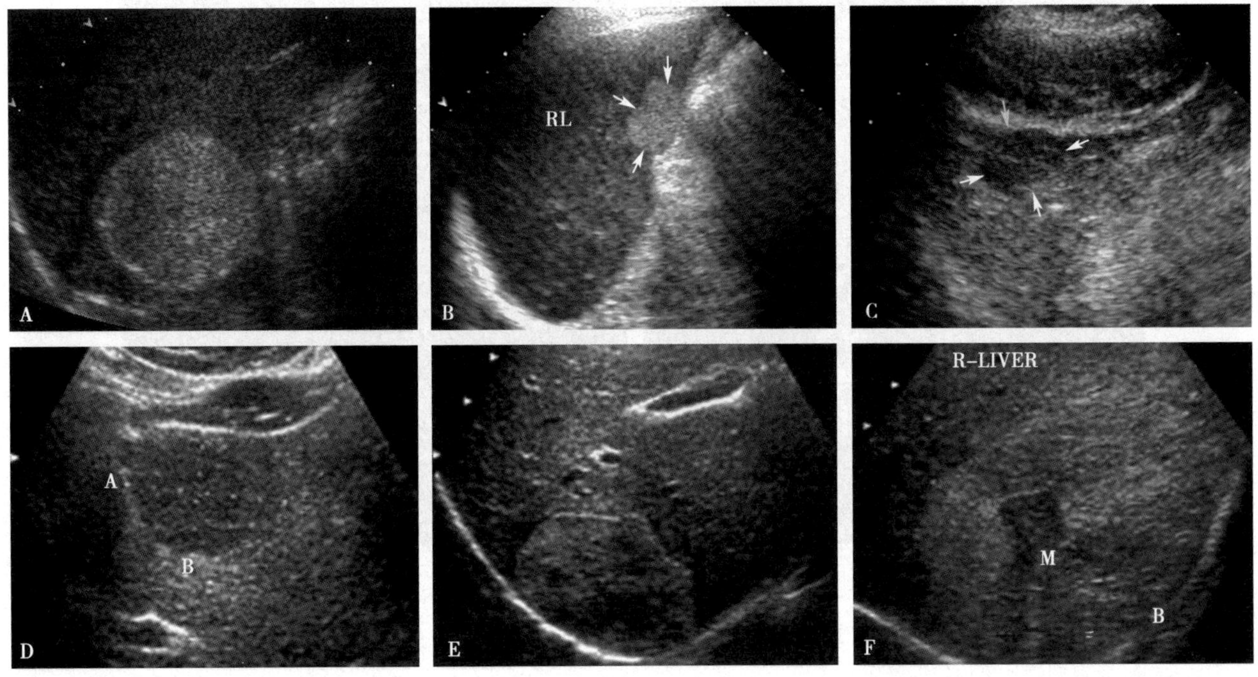

▶ 图 6-1-15　肝脏血管瘤回声分型

A、B. 高回声型；C、D. 低回声型；E、F. 混合回声型

2. 肿块形态 呈圆形、椭圆形或不规则形，边界清晰，边缘回声线样增强，一般不对周围血管及肝包膜产生明显挤压，质软，后方回声稍增强。探头加压后，较大的血管瘤可变形，并且靠近肝被膜的血管瘤边缘可以显示的更为清晰，肿块内也可产生回声强弱的变化。

3. 彩色多普勒 肿瘤内通常无明显血流信号，较小的血管瘤有时周边可见环状静脉血流；儿童肝血管瘤内血流较丰富。

肝血管瘤的检出率约为77%，检出病变的最小直径一般为1cm。漏诊病例多与部位有关，如在膈下或肾上方，受到周围组织的干扰。凡强回声、边缘清楚、直径小于3cm、临床又无症状者，超声波诊断肝血管瘤是可靠的。较大的复杂型伴有临床症状者，需要进一步进行血管造影或CT检查。

4. 超声造影在肝血管瘤诊断中的应用 肝血管瘤超声造影动脉期表现为周边结节状高增强，中央无增强，此后增强模式呈向心性填充，至延迟期逐渐呈全瘤均匀高增强(图6-1-16)。周边结节状高增强为肝血管瘤所特有的造影增强模式。

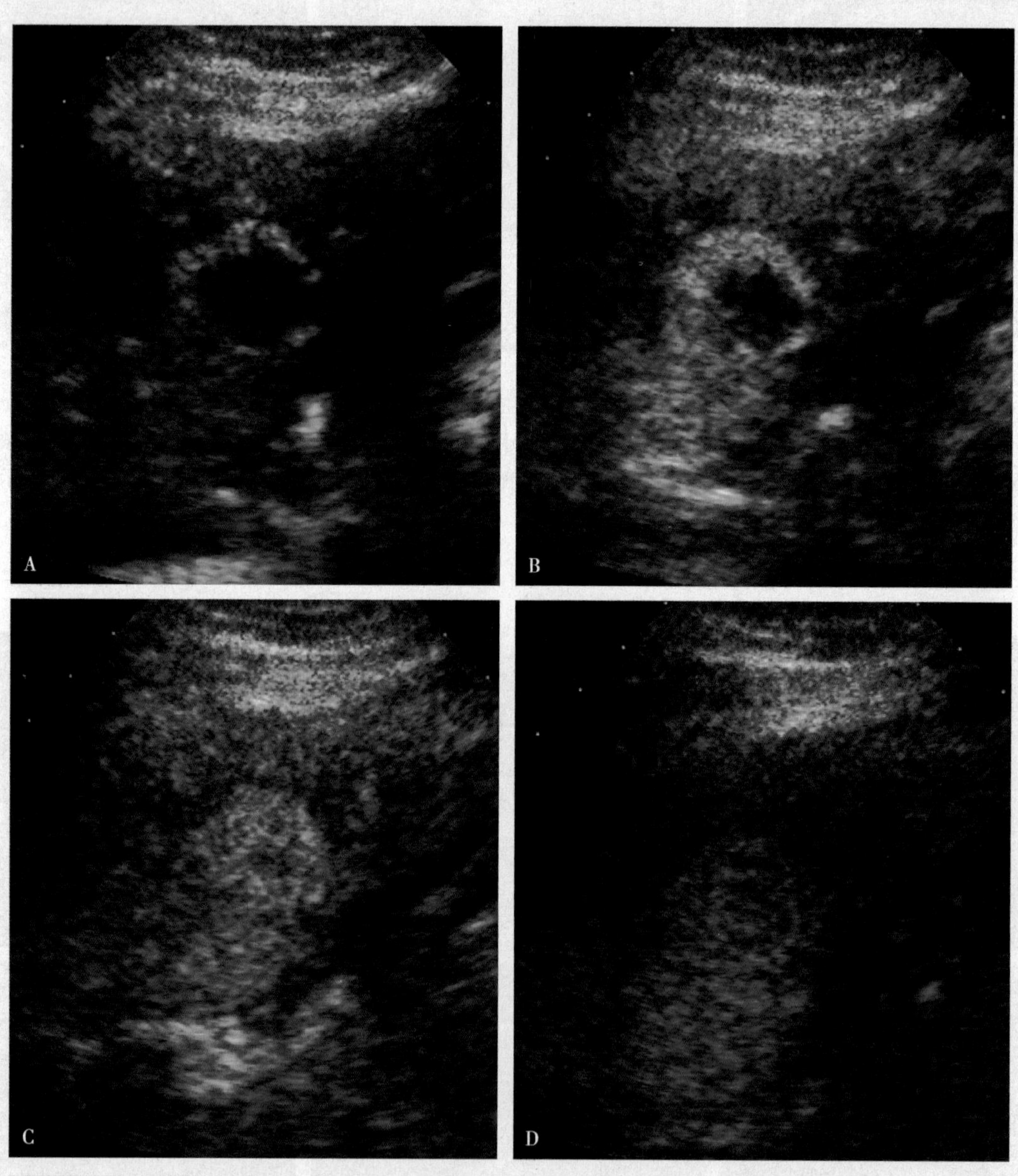

▶ 图6-1-16 肝血管瘤

A、B. 超声造影动脉期病灶呈环状结节样高增强，呈向心性填充；C. 门静脉期病灶呈均匀高增强；D. 延迟期病灶呈均匀等增强

（二）肝腺瘤

肝腺瘤是一种肝脏良性肿瘤，大体呈圆形或椭圆形，多数有完整的包膜，临床上常无明显症状。声像图表现为圆形或椭圆形，边界清，可见包膜，呈低弱回声或等回声，肿瘤周围可有动静脉血流信号，较少合并肝硬化。应与肝癌、局灶性增生结节等相鉴别。

（三）局灶性增生结节

局灶性增生结节是一种由肝细胞增生引起的良性实质性病变，多发生于年轻人，无任何症状，多为偶然发现。其组织结构是由正常肝细胞、胆管和 Kupffer 细胞构成，其内有纤维瘢痕和呈放射状排列的纤维隔膜。

超声显示病灶大多呈均匀等回声，边界清晰，内部可见粗大血流信号。超声造影可显示病灶的中央瘢痕及车轮状分布的血管。应与肝癌、血管瘤、腺瘤等鉴别。

（四）肝脏局灶性炎症

肝脏局灶性炎症可由多种原因引起，临床上无特异性症状，慢性炎症可发展为炎性肉芽肿，肝脏组织炎症增生形成境界清晰的肿瘤样团块称为炎性假瘤。

声像图显示周围肝实质无肝硬化表现，多在肝内出现局限性低或高回声区，边界可辨，内部回声不均，多无声晕，部分病例可见管道样结构穿行其中。应注意与血管瘤、小肝癌、肝腺瘤相鉴别。

（五）肝母细胞瘤（肝错构瘤）

系发生于婴幼儿的一种罕见的良性肝肿瘤。肿块往往很大，呈球形，表面光滑，其切面为不规则的囊状结构。声像图显示为肝区巨大球形肿块，边界清楚，内部呈强而不均匀回声，局部有小的液性暗区。

五、肝外伤

肝外伤时超声检查可发现明显的声像图特征，诊断较容易。其主要声像图特征如下：

1. 肝脏背膜破裂时，可看到背膜断裂像，并由断裂处可见到伸向肝实质内的楔形缺损，断裂处为与腹腔积血相连的无回声区。

2. 形成被膜下血肿时，早期表现为和周围有明显界限的低回声区，有时伴有月牙状囊状改变。随着血肿的吸收逐渐缩小，回声增强以致消失。

3. 当出现肝内血肿时，肝实质内可出现界限不明的高低混合回声区域（图 6-1-17）。

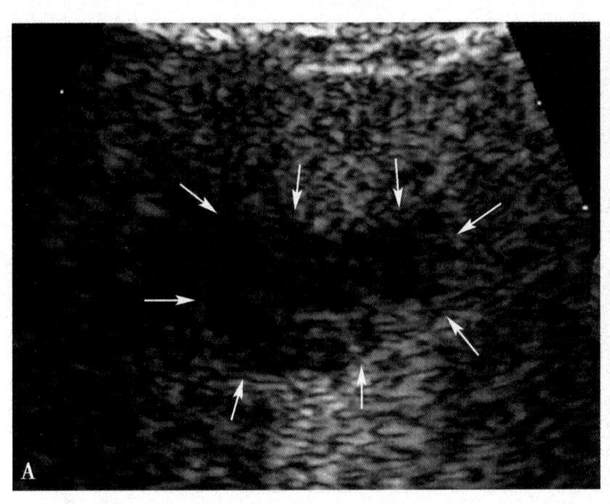

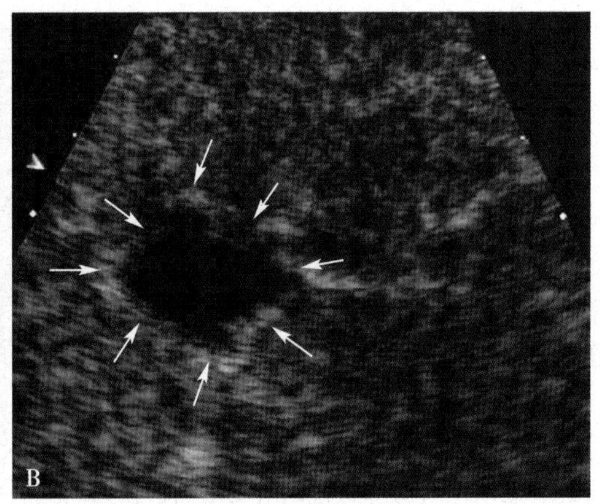

▶ **图 6-1-17　肝左叶实质内血肿**

A. 外伤 3 个月后，超声显示肝左叶不均质低回声区，边界不清，形态不规则；B. 超声造影显示病灶内无造影剂增强

4. 腹腔内积血，可见到腹水样无回声区，其内可见细小点状回声。

六、弥漫性肝疾病-肝硬化伴门静脉高压

肝硬化是门静脉高压的主要发病原因，而食管及胃底静脉曲张是门静脉高压的严重并发症，同时还可合并脾大、腹水等一系列改变。其声像图表现主要有以下几个方面：

（一）肝硬化声像图特征

1. 肝的大小及形态改变　早期肝硬化呈肝脏肿大，边缘变钝，晚期肝脏萎缩变小，肝左叶增大或无明显改变。肝形态改变可表现为肝表面不平呈细小的凸凹呈“锯齿状”改变，如果合并肝表面有较大结节可表现为“驼峰征”样隆起（图 6-1-18）。

2. 肝内结构改变　①肝正常纹理紊乱，肝内管状结构显著减少；②肝内回声增强增粗、不均匀、可呈偏高的细小网状结构或呈类小结节样回声改变；③有时可见较大的假小叶再生结节，一般<1. 5cm，多表现为低回声。④改变了原肝静脉的走行，血管内腔变窄或显示不清。

3. 门静脉及脾静脉扩张　根据国人正常值测定，门静脉主干直径>1. 4cm，脾静脉直径>0. 9cm 均认为扩张。

6

6

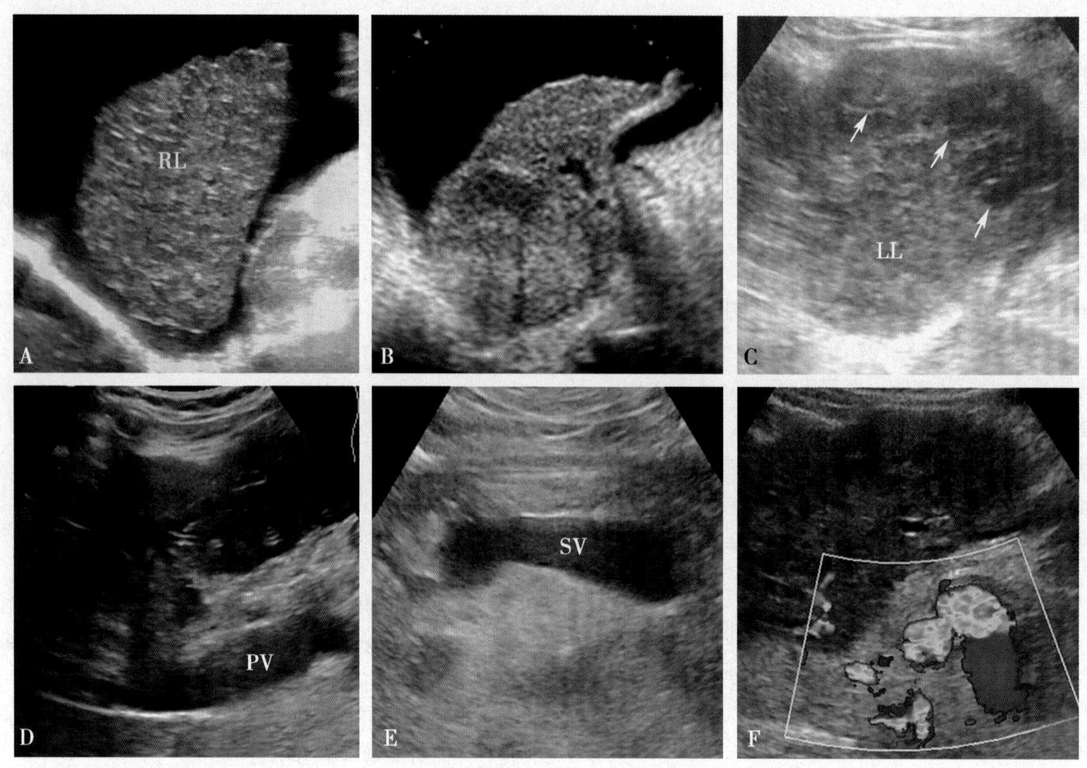

▶ 图 6-1-18 肝硬化

A. 肝硬化肝体积明显缩小表面呈锯齿状；B. 肝硬化合并较大结节；C. 肝实质内多发小结节；D. 门静脉扩张；E. 脾静脉扩张；F. 胃左静脉扩张

4. 门静脉系统侧支循环现象 ①脐静脉重开征象：在声像图上显示自门静脉左支脐部至前腹壁脐部增粗的肝圆韧带全长之无回声管腔图像，彩色多普勒显示离肝的持续性静脉血流；②胃左静脉扩张：当门静脉高压时，声像图上可在脾静脉肝端或脾静脉-肠系膜上静脉汇流部见到胃左静脉扩张，内径>0.5cm，呈蛇形或串珠样，也可见静脉瘤征象，内呈频谱持续性静脉血流；③食管及胃底静脉曲张：食管与贲门连接处以及胃底部胃壁间可见迂曲扩张的结构，并可显示静脉血流。

5. 门静脉血栓形成的诊断 声像图表现为肝门区门静脉主干管腔闭塞其内探及长条状实性结构，彩色多普勒显示无血流充盈或血流充盈缺损。

6. 脾大 明显的脾大也是门静脉高压的征象之一。

7. 出现腹水声像图 大量腹水的出现为肝硬化门静脉高压的晚期表现。

（二）诊断价值

1. 门静脉高压症的超声检查的敏感性较高，明显优于临床及生化检查，因而超声可作为门静脉高压的首选筛查方法。

2. 超声检查快捷方便无痛无害，尤其适用于不明原因的上消化道出血的检查。

3. 在门静脉分流手术前，可用超声了解相关血管的口径及通畅度，以利于选择吻合方式。在分流手术后，对于吻合口的通畅和侧支循环建立亦可作为随访观察的有用方法。

因此，超声波检查是评价门静脉高压、分流术的术前准备及术后观察的首选方法。

第二节 超声诊断在胆囊疾病中的应用

一、胆囊的超声波解剖及正常声像图

（一）胆囊的超声波解剖

胆囊位于肝下胆囊窝内，超声波可以清楚地将其分为颈部、体部、底部。正常胆囊的长径 7~10cm，宽径 3~5cm。但因个体差异，不能单纯依据胆囊的大小判定胆囊肿大。胆囊容量通常为 30~50ml，胆囊厚径≤3mm。

（二）正常胆囊声像图

1. 胆囊的形态多呈梨形或长茄形，颈部常呈弯曲状。

2. 胆囊壁为光滑、厚度均匀的纤细的强回声环，呈典型的囊状结构。

3. 胆囊内腔显示为无回声区。

4. 胆囊管纤细并呈螺旋状常不能显示。

5. 可见胆囊壁后方回声增强即侧声影。

二、胆囊异常图像的特征

（一）胆囊大小的异常

1. 胆囊肿大 胆囊的长轴>8cm，短轴>4cm，或呈球形张力状态。胆囊肿大的常见原因：

（1）急性胆囊炎。

（2）胆囊颈部结石嵌顿或胆囊管结石。

（3）胆囊颈部癌。

（4）阻塞性黄疸：胆总管结石、胆管癌、壶腹部癌、胰头癌、十二指肠乳头部肿瘤导致胆道梗阻。

2. 胆囊萎缩 胆囊的短轴<2cm，内腔缩窄，囊壁增厚。胆囊萎缩的原因：

（1）慢性胆囊炎。

（2）胆管上段癌（多见于肝门部胆管癌）。

（3）胆内瘘或胆肠吻合术后。

（4）原发性硬化性胆管炎胆囊受累，导致胆囊呈萎缩状。

（5）进食高脂餐后。

3. 胆囊不显影的常见原因

（1）胆囊切除术后胆囊床瘢痕。

（2）胆囊癌，肿瘤充满胆囊并伴周围浸润。

（3）胆囊充满型结石，超声仅可见结石影。

（4）上腹部游离气体的多重反射覆盖使胆囊不显示。

（5）胆囊先天性缺如，胆囊先天性异常较为少见。

（二）胆囊壁的异常

正常胆囊壁在生理扩张的状态下<2mm，生理收缩状态下<3mm。胆囊壁厚径≥3mm时认为胆囊壁增厚。其原因常见于急性胆囊炎、慢性胆囊炎、胆囊腺肌增生症、胆囊癌、急性肝炎、腹水潴留、低蛋白血症及进食后等。

（三）胆囊内腔的异常

正常胆囊内腔为透声良好的无回声。除多重反射所致的回声异常外，常见的胆囊内腔的异常回声：胆囊内团块样回声、胆囊壁的局限性隆起、胆汁淤积及彗星尾征。常见原因是：胆囊结石、胆囊息肉、胆囊癌、胆泥团、脓性胆汁、胆囊炎及胆固醇结晶等。

6

三、胆囊疾病的超声诊断

（一）胆囊结石

1. 典型声像图

（1）胆囊内有一个或多个强回声团。

（2）团块影可随患者体位的改变沿重力方向移动（嵌顿者除外）。此点可与肿瘤、胆固醇息肉及血凝块等鉴别。

（3）在强回声团的后方伴有声影，声影的存在对于结石，特别是较小结石的存在有重要诊断意义（图6-2-1）。

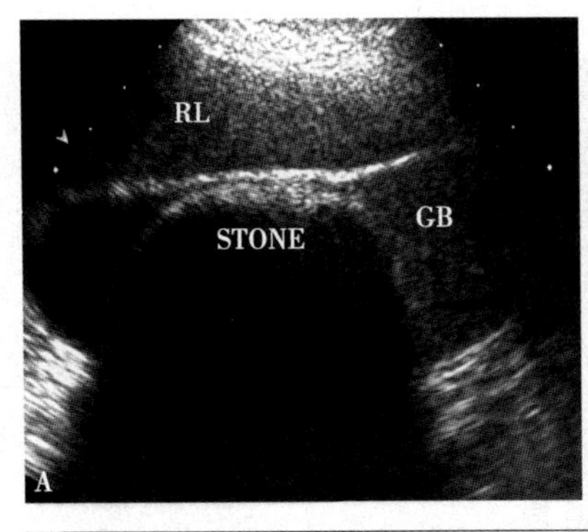

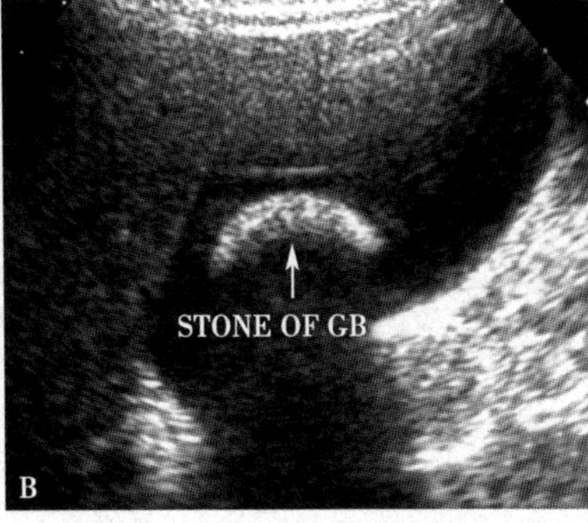

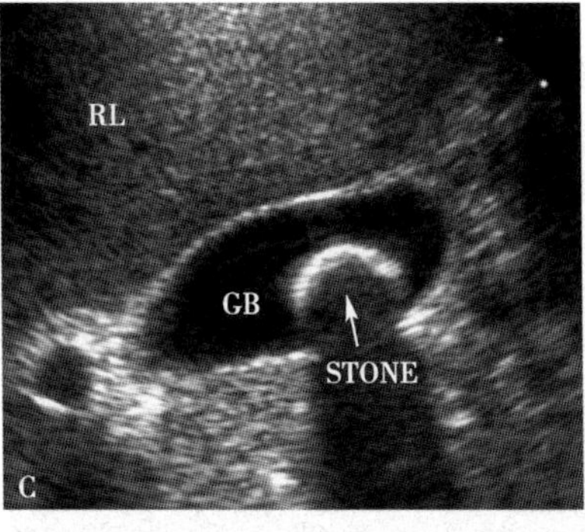

▶ 图6-2-1 典型胆囊结石超声图像表现

2. 非典型声像图

（1）胆囊内无胆汁时的结石（图6-2-2）：①胆囊失去正常的轮廓和形态；②胆汁无回声区消失，胆囊呈萎缩状；③胆囊腔充满强回声及声影多数后壁不能分辨；④“WES”三联征（wall-echo-shadow）：“W”为增厚的胆囊壁或结石前方的少许胆汁，呈低回声；“E”为强回声的结石；“S”为结石后方的声影。

（2）无声影结石（图6-2-3）：①结石直径多为3~5mm或结石密度低；②声束的宽度大于或接近结石直径时，多由于部分容积效应使声影模糊或消失；③后壁增强效应也可掩盖比较弱的声影。

（3）泥沙样结石（图6-2-4）：①泥沙样结石沉积在胆囊最低处，形成沿胆囊后壁分布的强回声带；②结石沉积层较薄时，可无明显的声影，仅为线样强回声；当结石堆积到一定的厚度时，可产生与强回声带一致的宽大而松散的声影；③体位变动时，可以看到强回声带及声影的重新分布。

（4）胆囊颈部结石（图6-2-5）：①由于胆囊颈部管腔狭小，其内缺乏足够的胆汁充盈，故颈部结石很容易遗漏而产生假阴性结果；②胆囊颈部较厚的黏膜皱襞容易误诊为结石，导致假阳性结果；③嵌顿的胆囊颈部结石可表现为“WES”征，具有鉴别诊断价值；④未嵌顿的胆囊颈部结石采取变换体位，结石可随重力移动至胆囊腔内。

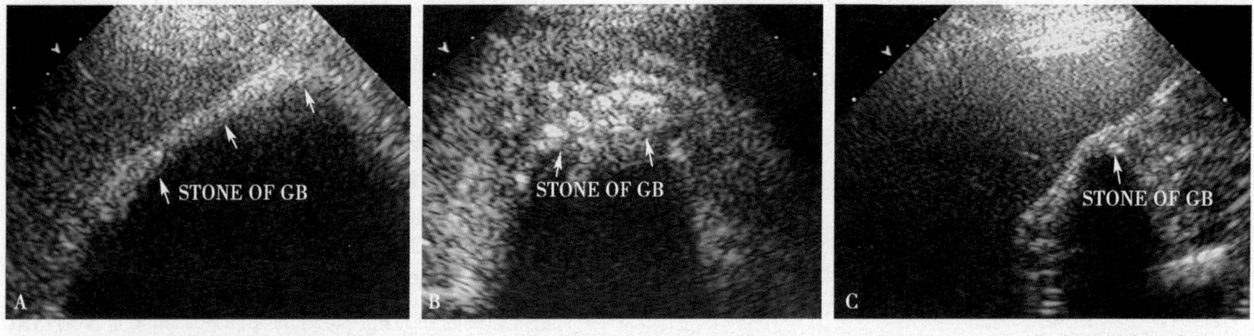

▶ 图 6-2-2 胆囊内无胆汁结石超声图像表现

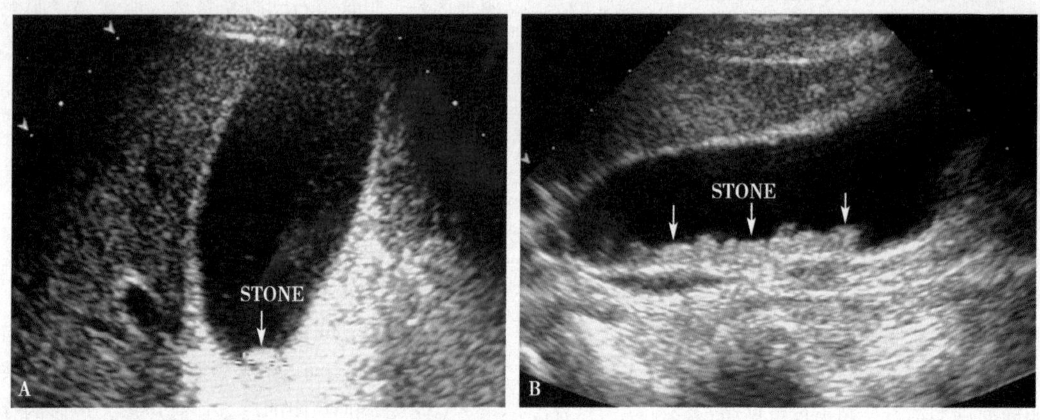

▶ 图 6-2-3 胆囊内无声影结石声像图表现

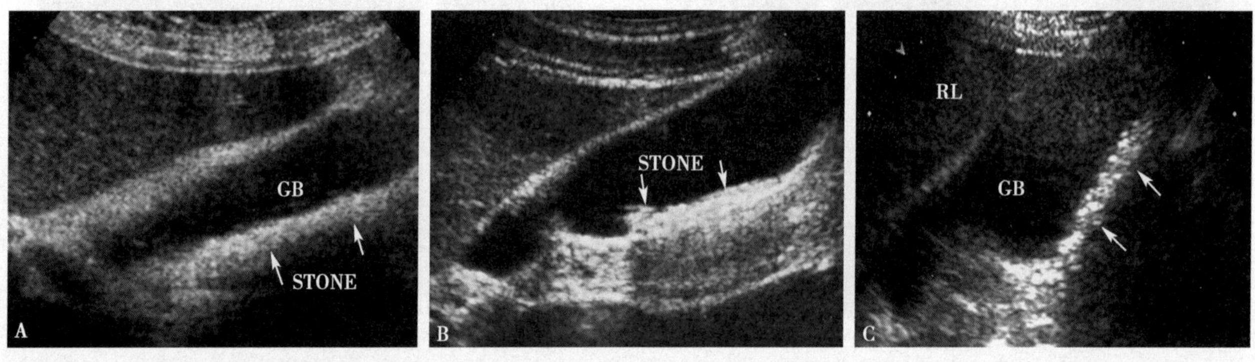

▶ 图 6-2-4 胆囊泥沙样结石超声图像表现

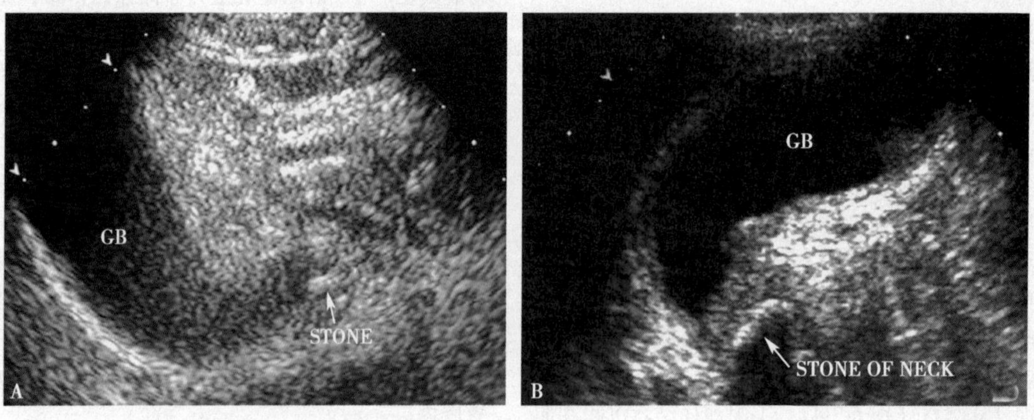

▶ 图 6-2-5 胆囊颈部结石超声图像表现

（二）胆囊炎

1. 急性胆囊炎的声像图特征

（1）胆囊肿大，以胆囊长宽径大于 8cm×4cm 视为肿大，尤以横径增大明显，显示形态饱满，呈张力性增大。胆囊轮廓模糊，外壁线规则。

（2）胆囊壁异常改变：①胆囊壁弥漫性增厚，厚径>3mm；②囊壁呈不规则的低回声带，可形成胆囊壁“双边影”或“多边影”（图 6-2-6）；③胆囊壁也可呈非对称性增厚，局部囊壁结构显示不清或呈明显的杂乱高回声；④缺血坏死的胆囊壁局部变薄；⑤穿孔时胆囊壁回声连续性中断，胆囊腔与周围积液相通。

（3）胆囊腔内的异常改变：①依据淤积胆汁或脓汁稀稠不同，可显示稀疏或密集、粗大的点状回声，可形成沉积层，也可团聚成不规则的团块，但无声影；②当合并产气细菌感染造成胆囊壁缺血、坏死时，可见胆囊前壁下方的宽带状强回声，随呼吸呈闪烁样移动，为气性坏疽性胆囊炎的超声表现，尤其是多见于胆囊颈部或胆囊管结石嵌顿、阻塞的患者（图 6-2-7）；③胆囊腔内结石征象：绝大多数急性胆囊炎伴有胆囊腔内结石，尤其是胆囊颈部和胆囊管结石嵌顿，这也是急性胆囊炎的主要病因。

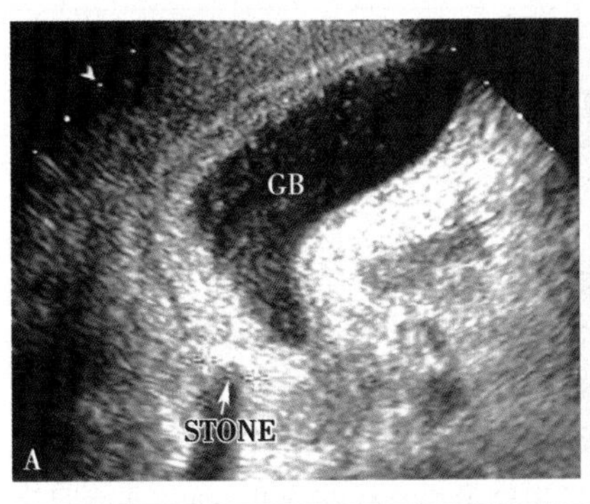

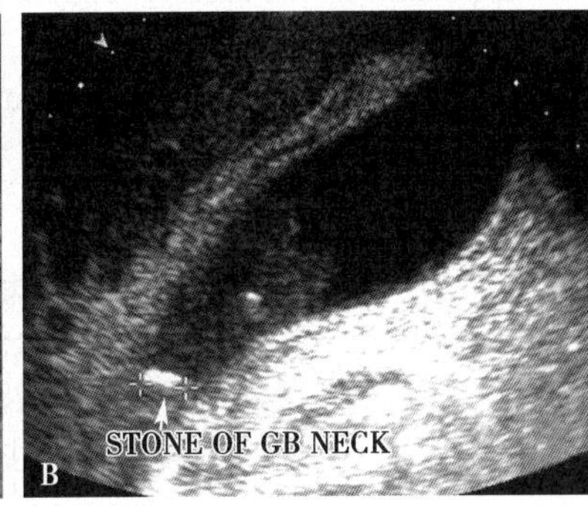

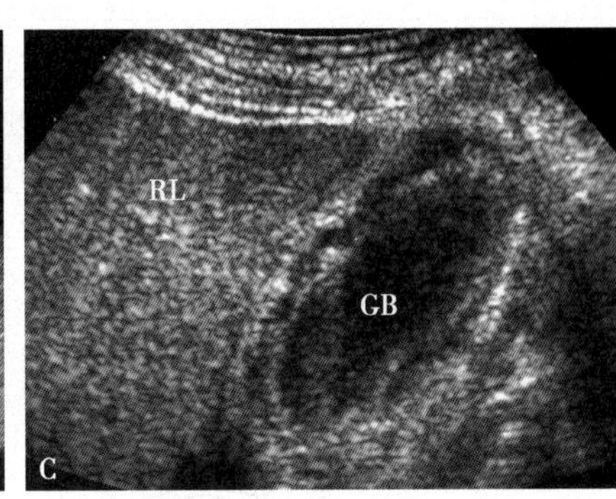

▶ 图 6-2-6 胆囊壁增厚呈双边或多边影

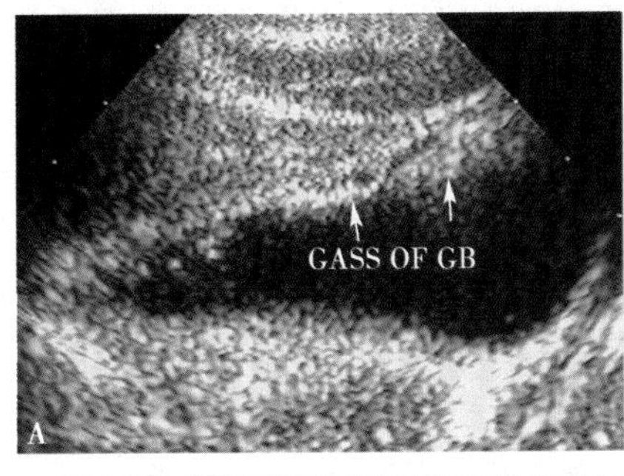

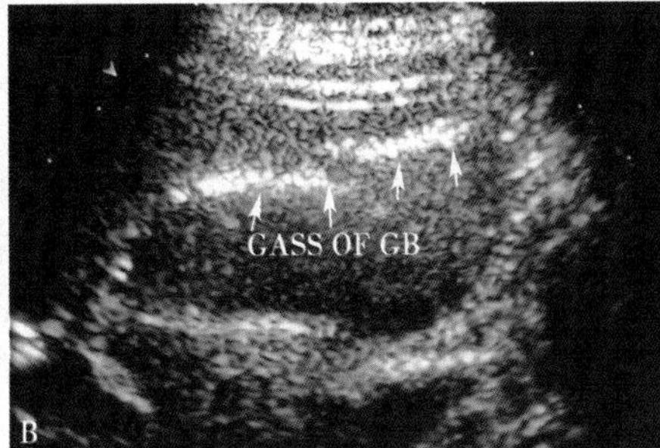

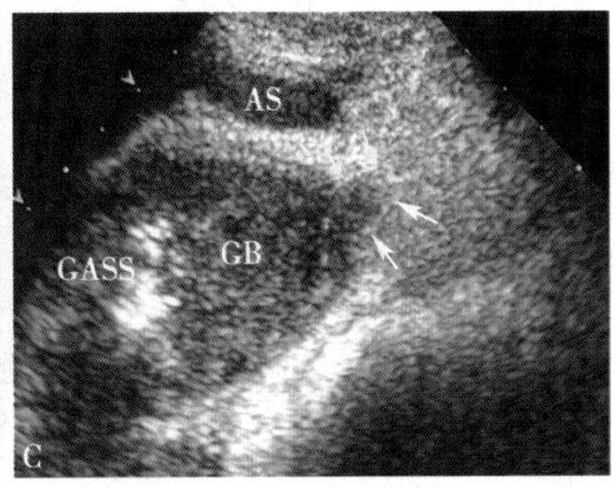

▶ 图 6-2-7 胆囊腔及囊壁内气体回声

（4）当形成胆囊周围炎以及形成积液时，可见到胆囊周围有无回声或低回声带环绕。

（5）急性胆囊炎时常可出现超声“墨菲征”阳性，即在超声检查时用探头按压胆囊的体表区域，患者深吸气时触痛加剧而被迫屏气。此体征对诊断急性胆囊炎具有特异性。

2. 慢性胆囊炎

慢性胆囊炎是比较常见的胆囊疾病，由于胆囊慢性炎性病变或纤维组织增生而导致胆囊壁、胆囊内腔及功能异常。声像图特征如下（图 6-2-8）：

（1）胆囊壁增厚：增厚囊壁可回声增强或呈双边影。

（2）胆囊黏膜毛糙，有时可见附着于囊壁的彗星样胆固醇结晶和附壁小结石。

（3）胆囊体积缩小，甚至呈萎缩状，使胆囊显示为“瘢痕样”增强回声，或仅可见胆囊内结石影，胆囊内腔显示不清，多见于萎缩性胆囊炎。

（4）部分患者由于胆囊长期慢性炎症和囊壁肌层纤维组织增生，使胆囊收缩功能减低或消失。

（5）多合并有胆囊结石。

（三）胆囊腺肌病

胆囊腺肌增生症是胆囊壁内罗-阿氏窦增殖所致的胆囊壁全周性或局限性增厚。增厚的囊壁内常合并有小结石、胆固醇结晶及小囊肿。声像图显示增厚的囊壁间可见多个彗星尾样强回声和微小囊样回声。胆囊腺肌增生症可分为三型（图 6-2-9、图 6-2-10）。

1. 局限型　多表现为胆囊底部壁局限性增厚。

2. 节段型　多表现为胆囊颈部、体部或胆囊两侧壁对称性增厚。

3. 全周型　胆囊壁弥漫性、一致性增厚。

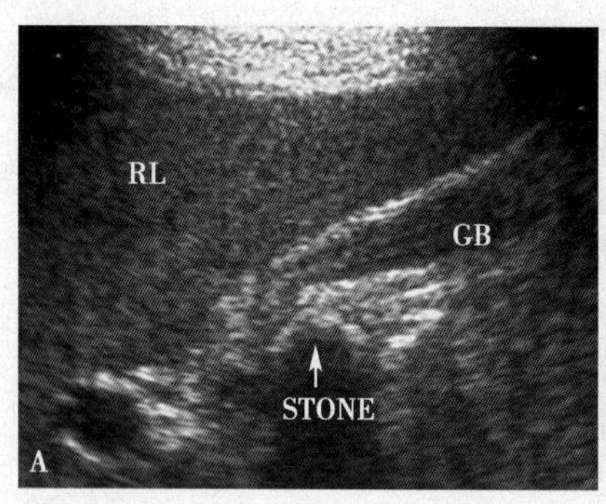

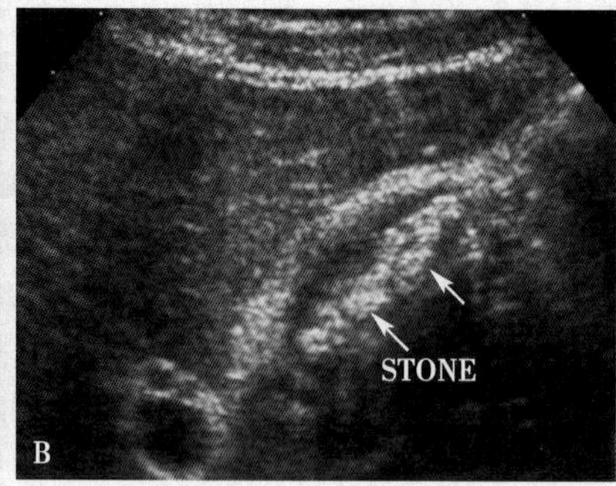

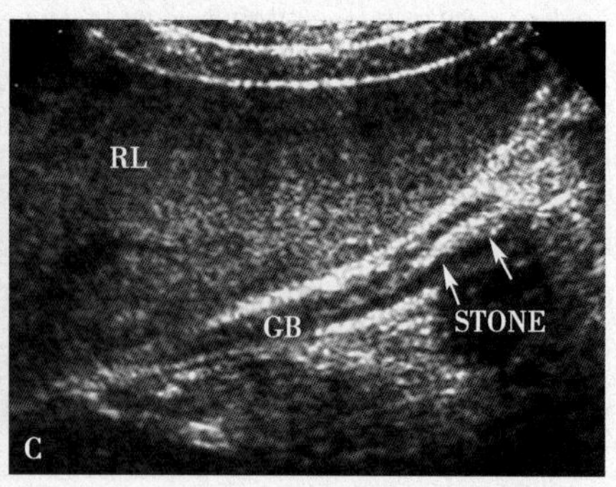

▶ 图 6-2-8 慢性胆囊炎伴胆囊结石

A. 胆囊体积缩小伴颈部结石；B. 胆囊壁增厚，回声增强伴腔内结石；C. 胆囊壁增厚呈双边影，伴腔内小结石

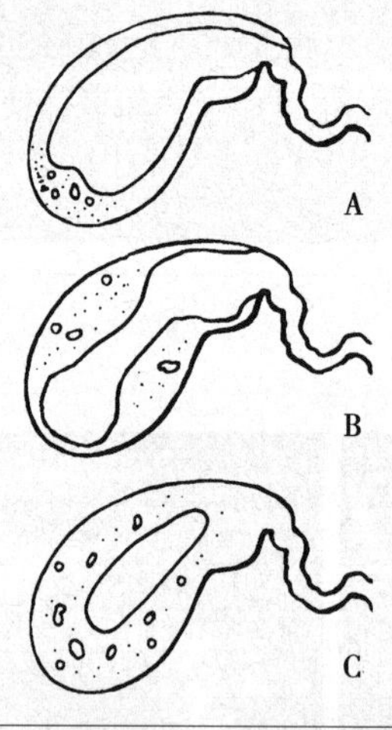

▶ 图 6-2-9 胆囊腺肌增生症分型示意图

A. 局限型；B. 节段型；C. 全周型

（四）胆囊息肉

可分为胆固醇性息肉、炎性息肉及少数腺瘤样息肉。大部分位于胆囊体部，少数位于胆囊颈及胆囊底。息肉体积小，多数在 1.0cm 以内，当>1.5cm 时应高度怀疑恶性可能。超声鉴别胆囊息肉的最小直径约为 0.2cm。胆囊息肉典型声像图特征（图 6-2-11、图 6-2-12）如下：

1. 自胆囊壁局部有一个或数个向胆囊腔内突起的圆形、椭圆形或条带状中强至强回声肿块，多数可显示与胆囊壁有较窄的蒂相连。胆固醇息肉的回声强度由息肉中的胆固醇含量决定。

2. 不随体位改变而移动，通常不伴声影。有的胆固醇息肉后方可产生彗星尾样强回声，是由于受声波作用所产生的多重反射形成的。

3. 可伴有慢性胆囊炎、胆囊结石及胆囊黏膜胆固醇沉着。

4. 彩色多普勒一般无血流信号。

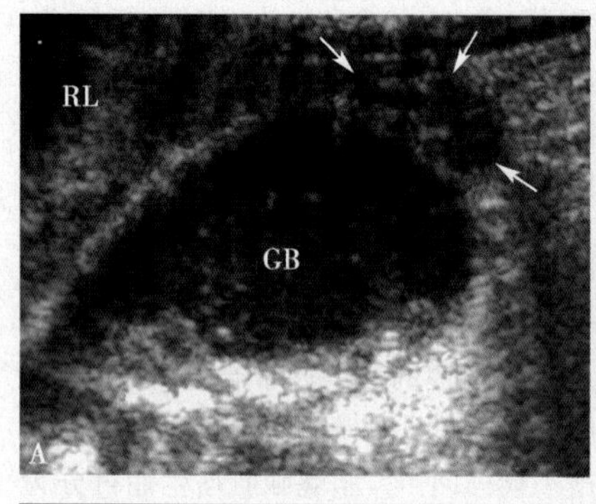

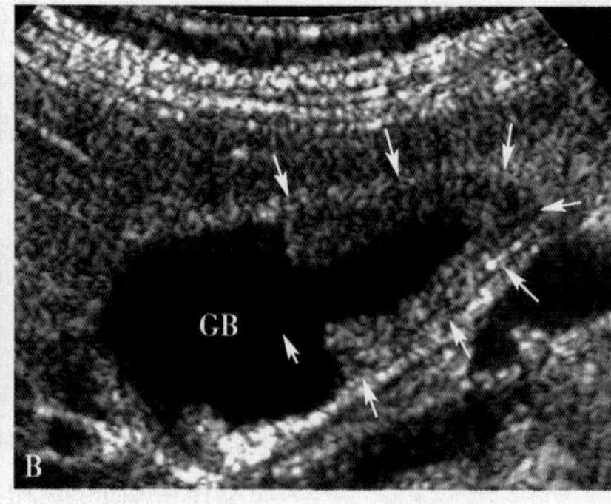

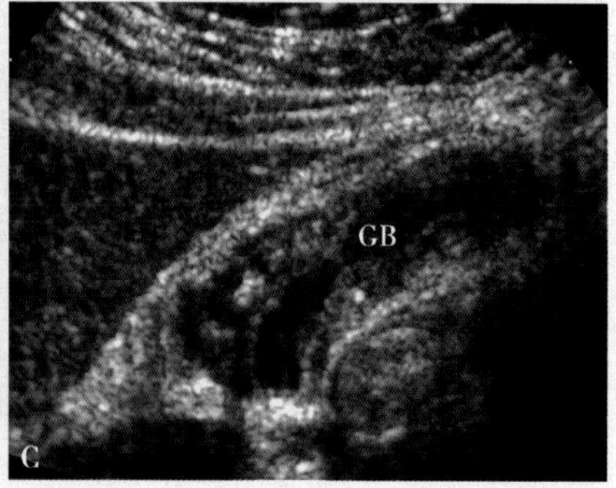

▶ 图 6-2-10 胆囊腺肌增生症

A. 局限型；B. 节段型；C. 全周型

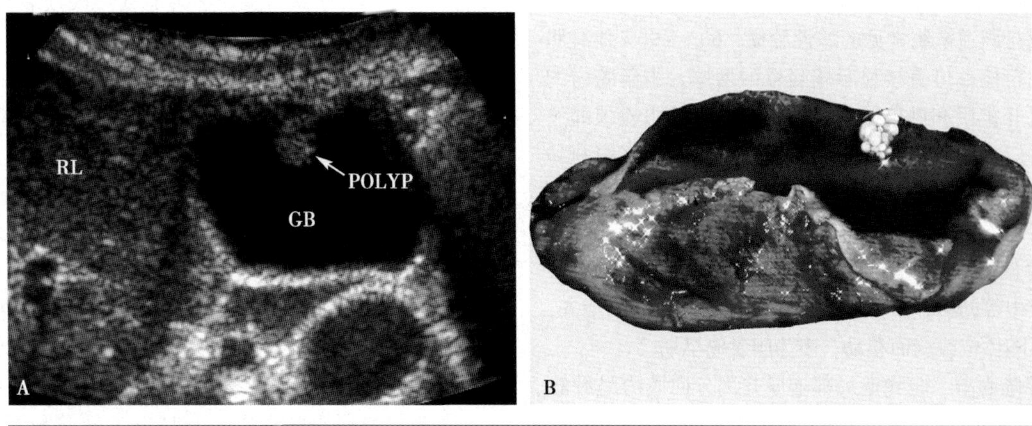

▶ 图 6-2-11　胆囊息肉

A. 胆囊附壁中等回声团凸向胆囊腔，可见较窄的蒂与囊壁相连；B. 手术标本

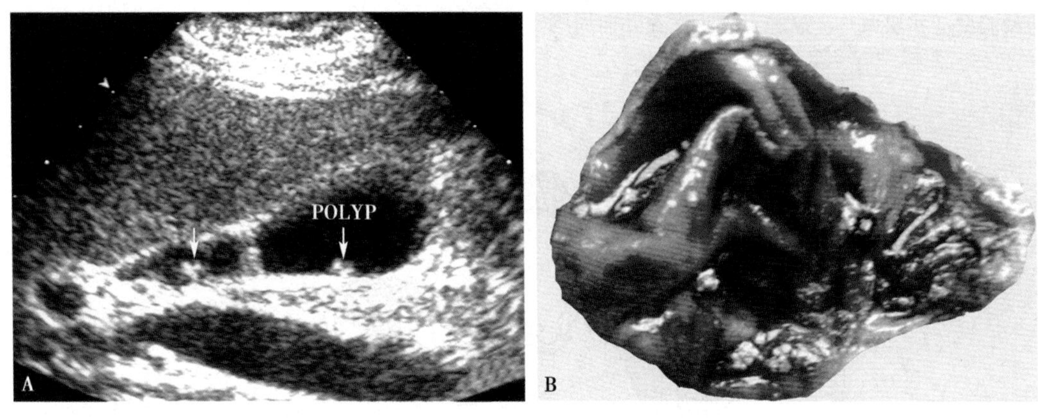

▶ 图 6-2-12　胆囊息肉

A. 胆囊附壁多发中强回声团；B. 手术标本

（五）胆囊腺瘤

胆囊腺瘤约占胆囊良性肿瘤的 6%～15%，常好发于胆囊颈部和体部，多数为单发，体积多大于胆囊息肉，声像图表现（图 6-2-13）如下：

1. 自胆囊壁向腔内凸起的中等或中强回声团块，呈圆形或乳头状。
2. 肿块基底部较胆囊息肉宽或有蒂。
3. 肿块后方不伴声影。
4. 不随体位改变移动。
5. 如应用高频探头观察，常可在瘤体内显示点状或短线样血流信号。

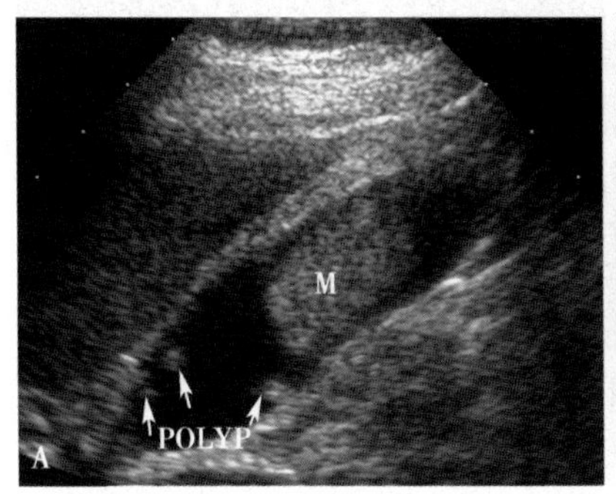

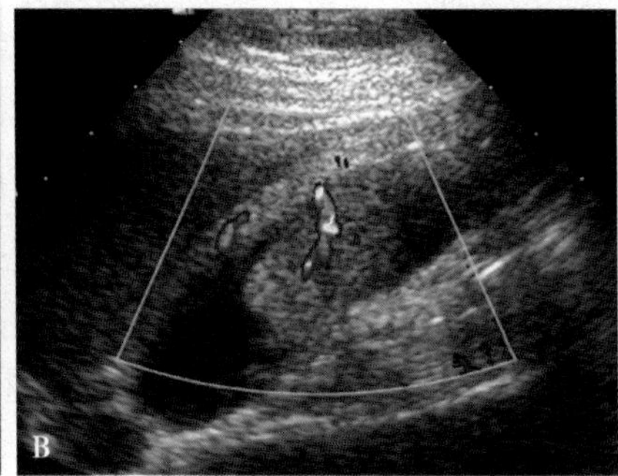

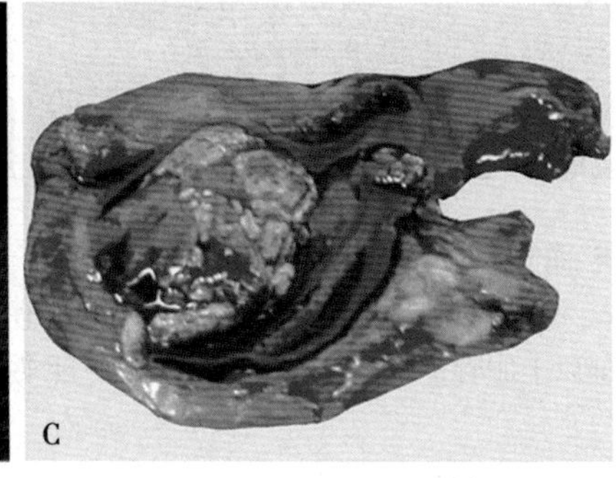

▶ 图 6-2-13　胆囊腺瘤

A、B. 胆囊附壁较大中等回声团，基底部较宽，其内可见短线样血流信号；C. 手术标本

（六）胆囊癌

胆囊癌是胆道系统常见的恶性肿瘤，60%～90%伴有胆囊结石。超声检查可直接显示胆囊壁的增厚、胆囊腔内的肿块及邻近肝实质和淋巴结有无转移，尤其是胆囊颈部癌肿易侵犯肝门部胆管而出现梗阻性黄疸，胆囊底部癌肿易侵及相邻肝实质而出现肝内浸润灶或肝内转移灶。胆囊癌超声图像（图6-2-14）可分为以下五种类型：

1. 蕈伞型　胆囊壁局部呈蕈伞状或息肉样向腔内凸起，呈低回声或中等回声，多为多发，基底较宽，边缘不整齐，无声影，不随体位改变而移动，多为胆囊癌早期。

2. 壁厚隆起型　胆囊壁局部增厚并部分向腔内呈肿块样隆起或乳头样凸起，局部囊壁结构消失。

3. 阻塞型　病灶较小，位于胆囊颈部阻塞胆囊，呈低至中强回声块，使胆囊增大并胆汁淤积，此型病灶隐匿易漏诊。

4. 肿块浸润型（实块型）　癌肿充满胆囊腔并向周围浸润，此型胆囊癌最常见，多为胆囊癌晚期表现。声像图特征：①正常胆囊内腔消失或呈不规则团块状，胆囊边缘不规整，囊壁结构消失；②显示为胆囊床的实性低回声或杂乱中等回声团块；③肿块内可见结石强回声伴声影或坏死组织回声团，此型往往因癌肿浸润肝实质而与肝脏分界不清，需与肝内肿瘤相鉴别；④常因癌肿侵及相邻肝实质，正常胆囊与肝脏界面消失或部分中断，有时也可见肝实质内浸润灶。

5. 厚壁浸润型（厚壁型）　胆囊壁呈弥漫性不均匀增厚，内腔不规则性缩窄，增厚的囊壁呈不均匀低回声，并部分向周围浸润，边缘不整，囊壁结构消失（图6-2-15）。

胆囊癌易侵犯肝实质，并且发生转移较早。在声像图中较常见并有助于诊断胆囊癌的间接征象有：①肝门部梗阻，肝内胆管扩张；②对肝实质的浸润及转移；③胆囊颈部周围淋巴结肿大；④晚期偶见门静脉和肝静脉癌栓形成。

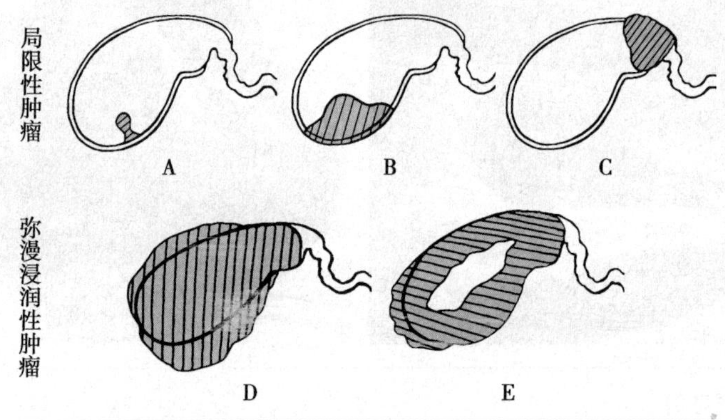

▶ 图6-2-14　胆囊癌超声分型示意图

A. 蕈伞型；B. 壁厚隆起型；C. 阻塞型；D. 肿块浸润型；E. 厚壁浸润型

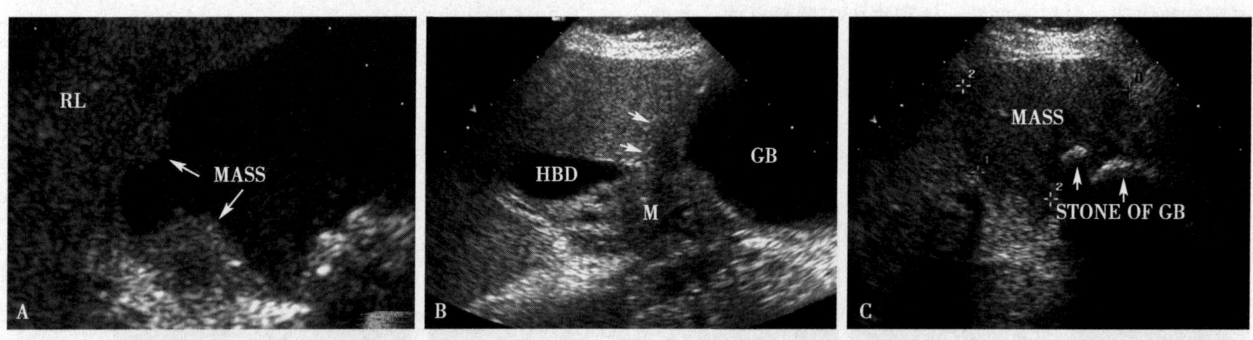

▶ 图6-2-15　胆囊癌超声图像

A. 壁厚隆起型胆囊癌，胆囊壁增厚并伴有向腔内凸起的结节状肿块；B. 阻塞型胆囊癌，胆囊颈部肿块侵及肝门部，肝门部以上胆管扩张；C. 肿块型胆囊癌，胆囊床可见实性肿块，其内可见结石强回声团，胆囊内腔消失，肿块侵入肝实质内

第三节 超声诊断在胆管疾病诊断中的应用

一、胆管的超声解剖及正常测值

(一) 正常肝内胆管

正常肝内胆管多<1mm，超声很难显示，有时仅显示为与肝内门静脉伴行的线状回声。

(二) 左右肝管

正常左右肝管为较短而纤细的管状结构，肝门部左右肝管借助于门静脉可显示，正常为与门静脉左右支平行的细管状结构，直径为2~3mm。

(三) 肝外胆管

左右肝管向下汇合，可见肝总管及与之相连的胆总管，呈长管状结构，其后方可见伴行的门静脉主干长轴和肝动脉短轴像，胆总管下段走行于胰头背侧或穿行于胰头实质内，胆总管下段多与下腔静脉伴行。当肝外胆管扩张时形成“平行管”征或“双筒枪”征。

(四) 胆管正常图像

胆管呈双线样管状结构，管壁纤细、光滑，管腔内为透声好的胆汁无回声。

(五) 正常肝外胆管直径为0.4~0.8cm (胆管压壁测量法)，部分老年人和胆囊切除术后的病人，由于胆管的代偿，肝外胆管直径可≥1.0cm。

二、胆管疾病的超声波诊断

(一) 肝内外胆管结石的超声诊断

1. 肝外胆管结石 其声像图特征 (图6-3-1) 为：

(1) 胆管腔内强回声团伴声影。

(2) 结石梗阻近端胆管扩张，部分管壁增厚，回声增强。

(3) 肝内胆管结石影像与肝内门静脉走行一致。

(4) 结石与胆管壁之间可见胆汁无回声。

(5) 部分改变体位可见结石移动现象。

(6) 化脓性胆管炎或胆管梗阻时间较长，胆管腔内可见点状及絮状回声或胆管壁增厚。

超声诊断肝外胆管结石较胆囊结石困难，其正确诊断率为74.5% (根据我们230例的随访分析)。

2. 肝内胆管结石 其声像图特征为 (图6-3-2)：

(1) 超声显示局部扩张的肝内胆管或明确强回声团与胆管密切相关。

(2) 位于扩张胆管内的强回声团伴声影。

(3) 强回声团与门静脉伴行。

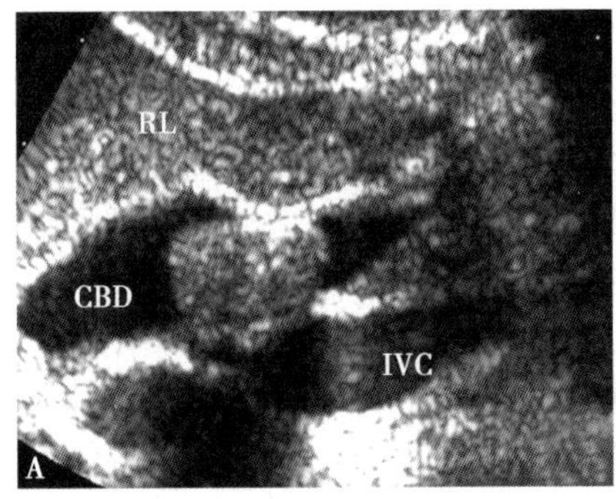

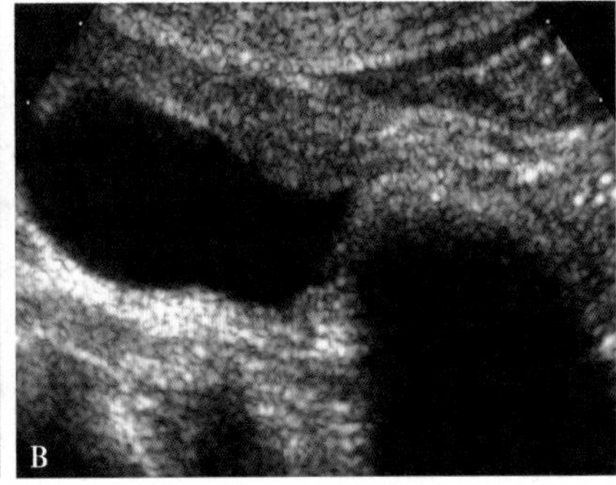

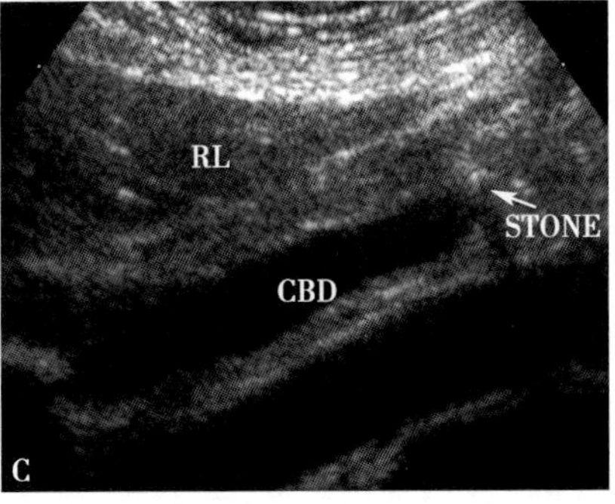

▶ 图6-3-1 胆总管结石

A. 团块状结石；B 胆总管结石嵌顿；C. 嵌顿型小结石

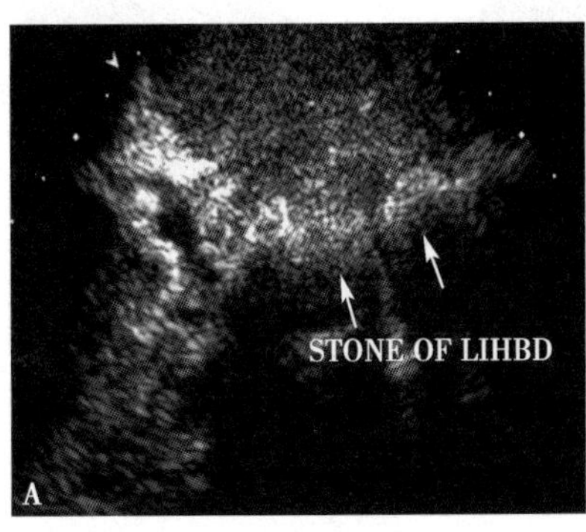

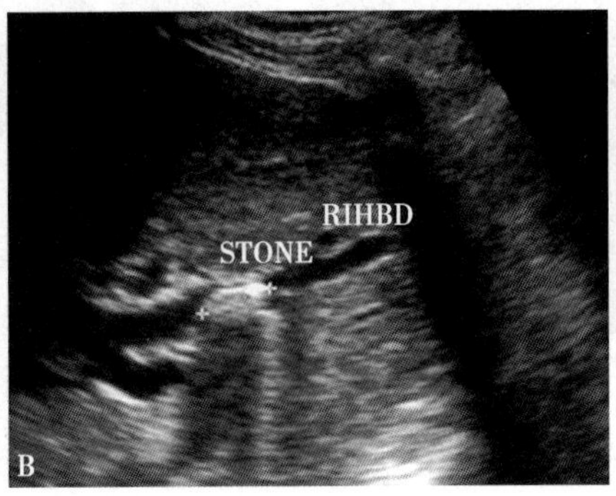

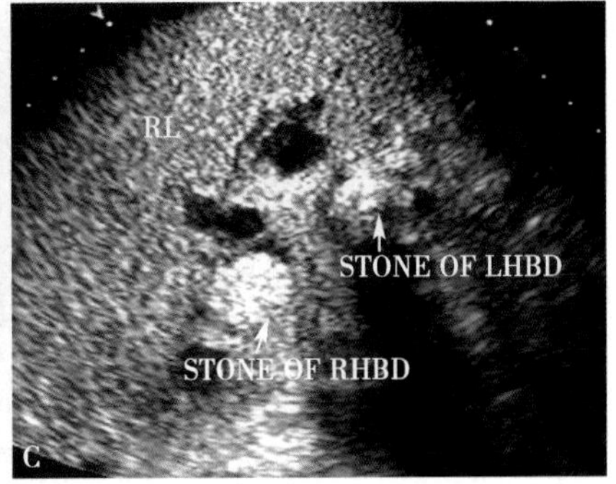

▶ 图6-3-2 肝内胆管结石

A. 左肝管结石；B. 右肝管结石；C. 左右肝结石

3. 肝内外胆管结石的鉴别诊断要点

（1）胆管内气体回声，见于胆肠吻合及 Oddi 括约肌切开或胆管外引流者。

（2）肝实质内钙化灶，多见于结核钙化灶或肝内胆固醇沉着。

（3）肝外胆管周围淋巴结钙化。

（4）腹腔镜胆囊切除术后，金属钛夹与胆管断面重叠。

（5）胆总管内引流管和支撑管。

（二）先天性胆总管囊性扩张症的超声诊断

先天性胆总管囊性扩张症根据其声像图特征分为五型，见图 6-3-3。

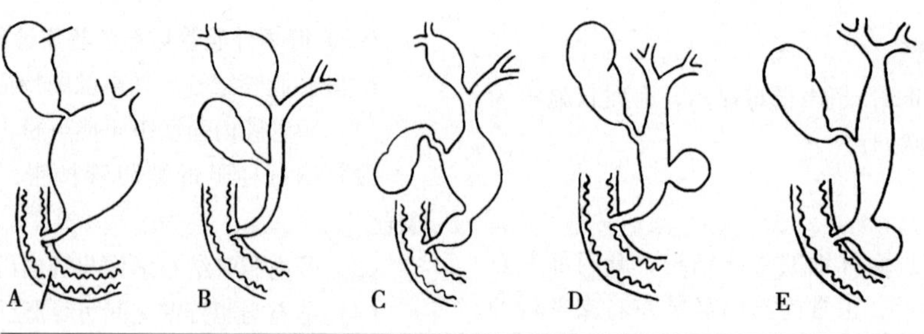

▶ 图 6-3-3 先天性胆总管囊性扩张症分型示意图

A. 肝外型；B. 肝内型；C. 肝内外混合型；D. 胆总管憩室；E. 胆总管膨出

1. Ⅰ型 肝外胆管囊性扩张，通常肝总管及胆总管均扩张，呈囊状或纺锤形。声像图特征：在肝门部可见边界清晰的囊性肿物回声，其后方显示肝门部门静脉及肝固有动脉；囊肿与胆总管相通（图 6-3-4）；囊肿以上胆管可有轻度扩张；合并结石时，囊内可见强回声团，伴声影，并随体位改变有较大的移动；合并感染时，囊肿内可见点状或絮状回声；囊肿恶变时，可见囊肿壁局限性增厚。

2. Ⅱ型 肝内胆管囊性扩张（Caroli 病），是位于左肝管、右肝管或肝内胆管的囊性扩张。声像图特征：肝实质内可见多个囊状或长柱状回声，与肝内胆管走行一致，并与肝内门静脉伴行；囊腔相互连通，断面可呈杵状指或蜂房状；囊壁薄而光滑、清晰、规整；合并结石、感染、癌变及肝脏纤维化改变时，可出现相应超声图像特征。

3. Ⅲ型 肝内外胆管囊性扩张。

4. Ⅳ型 胆总管憩室，胆总管可正常，扩张部位呈憩室状，大小不一。

5. Ⅴ型 向十二指肠内膨出的胆总管末端囊肿，胆总管与胰管共同经囊肿进入十二指肠。声像图显示囊肿位于胆总管末段并向十二指肠腔内凸出，此型超声较难检出。

（三）胆道蛔虫病的超声诊断

胆道蛔虫病的声像图特征：

1. 有蛔虫的胆道可伴有轻度或中度扩张。

2. 胆管腔内可见光滑的平行双线样结构（图 6-3-5）。

3. 多条蛔虫进入胆道或虫体呈弯曲折叠状时，可显示多条线状回声或团块状回声。

4. 活蛔虫超声动态观察可见虫体蠕动、扭曲，双线内为无回声，伴少许散在点状回声。

5. 死蛔虫因体腔液干枯，双线内回声增强呈实性，若长期存留在胆道内，虫体可萎缩、断裂、破碎乃至部分虫体溶解，此时线状回声多呈断续状或片状且边界模糊。

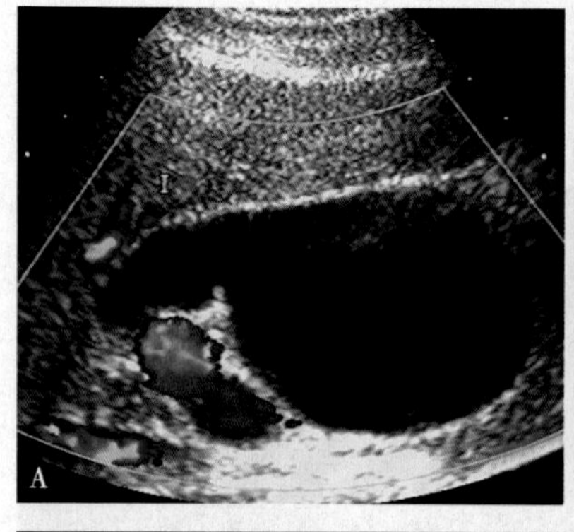

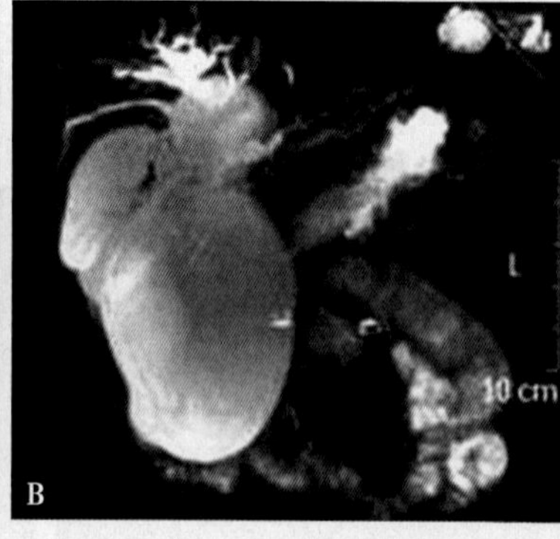

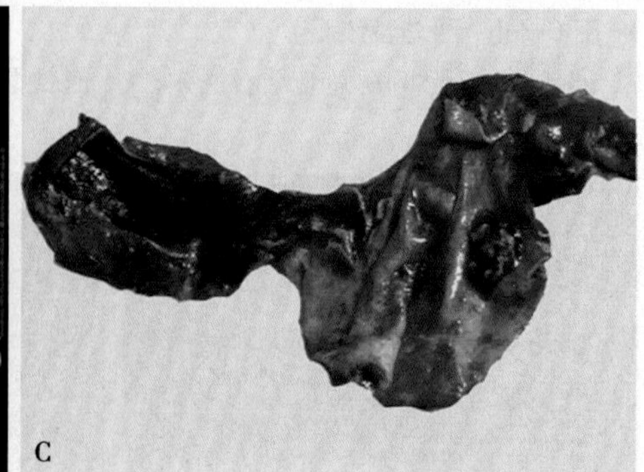

▶ 图 6-3-4 胆总管囊性扩张

A. 胆总管囊性扩张，其后方可见门静脉血流；B. MRCP 显示胆总管囊性扩张；C. 手术标本

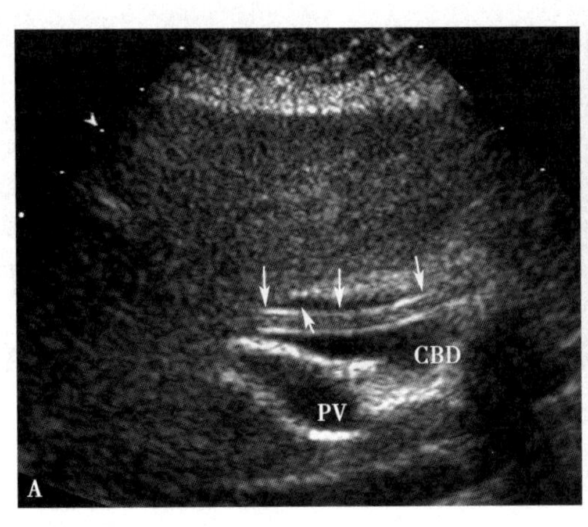

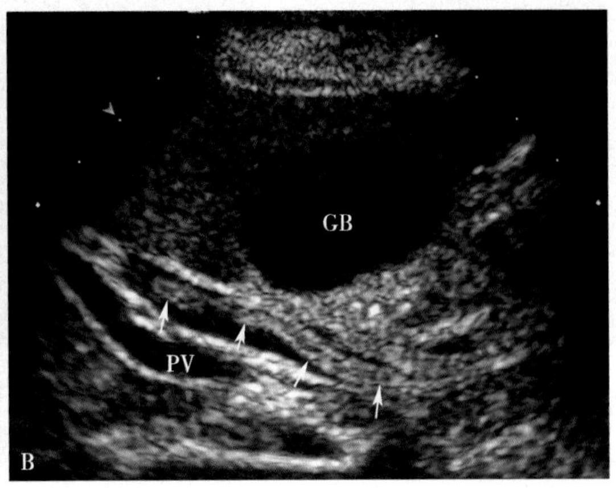

▶ 图 6-3-5　胆道蛔虫病

A. 箭头示蛔虫双线样回声；B. 箭头示胆总管内两条蛔虫

6. 虫体发生钙化时，可显示呈并行排列的结石样强回声，也可伴有声影。

7. 胆囊蛔虫可有类似声像图改变，但多呈弧形或蜷曲状。胆囊胆汁充盈量大，介质对比明显，易于作出诊断，但合并结石时，死蛔虫易漏诊。

（四）原发性硬化性胆管炎（PSC）的超声诊断

原发性硬化性胆管炎也称纤维性胆管炎或狭窄性胆管炎，是一种原因未明的胆管炎性疾病。超声的典型声像图特征为：

1. PSC 超声分型

（1）弥漫型：肝内与肝外胆管均有侵犯。

（2）肝内型：主要侵犯肝内胆管。

（3）肝外型：病变侵犯肝外胆管，可呈弥漫性和节段性，也可累及胆囊。

2. 声像图特征

（1）受累胆管内腔缩窄，甚至闭塞。

（2）受累胆管管壁增厚>2mm，有的可达 4～5mm，并呈强回声。

（3）管壁呈僵硬的强回声带，肝内胆管受累者可见多个“等号”样强回声。

（4）病变累及胆囊者，可致胆囊萎缩、壁增厚，甚至囊腔闭塞，胆囊收缩功能减弱或消失。

（5）伴有不同程度的肝脾肿大。

（6）少量腹水。

本病应与硬化性胆管癌、瘀胆性肝炎及继发性胆管炎相鉴别。

（五）胆管癌的超声诊断

胆管癌是指原发于左右肝管、肝门部胆管、胆总管中下段和壶腹部的恶性肿瘤。原发性胆管癌大多数为腺癌，少数为未分化癌和鳞癌。其声像图特征为：

1. 胆管癌的超声分型

（1）狭窄型（管壁增厚型、硬化型）：管壁不均匀性增厚，呈中等或较高带状回声，内腔明显狭窄呈“鼠尾”征，有时与周围组织无分界。

（2）乳头型（结节型）：声像图显示肿块呈乳头状凸入扩张的胆管内，边缘不整齐，呈低回声，形状不规则，胆管腔部分或完全阻塞，呈 U 形或 V 形改变。

（3）阻塞型（截断型）：肿块在扩张的胆管内呈不规则的结节状并完全阻塞胆管腔，该部位无胆汁充盈，阻塞部位以上胆管扩张，因肿块骤然截断胆管腔，致胆管壁与胆汁、肿块界面呈近似直角。

（4）周围浸润型：肿块自胆管腔内向腔外呈膨胀性生长，直径多大于扩张的胆管直径，胆管壁回声消失，在胆管周围形成不规则低回声肿块，边缘呈毛刺状，导致胆管完全性阻塞而不能显示，晚期可侵及相邻肝实质及胆囊或门静脉。

2. 肝门部胆管癌

肝门部胆管癌（hilar cholangiocarcinoma）是左右肝管及汇合部至胆囊管开口部位的胆管恶性病变（图 6-3-6）。肝门部胆管癌超声诊断要点如下：

（1）左右肝管及肝内胆管明显扩张，沿扩张的胆管追踪扫查至胆管截断部位，即胆汁回声消失处，通常可探及胆管腔内的肿瘤病灶或肝门部的肿块回声，病灶与胆汁界面为胆管梗阻的水平。

（2）由于是高位胆道梗阻，远端胆管多显示不清，即使在梗阻病灶以下扫查到胆管，其管径多无扩张。

（3）梗阻早期胆囊可正常或较大，由于胆囊内胆汁排泄受阻，胆囊腔内积存的胆汁呈淤积样改变，随着病程的进展，胆囊逐渐呈萎缩状，腔内可无胆汁充盈。

（4）当肿块位于左右肝管汇合部并侵及肝实质时，显示在左右肝管间的不规则肿块，肿块两侧扩张的左右肝管及其分支以及伴行的左右门静脉呈“蝴蝶”征样改变。

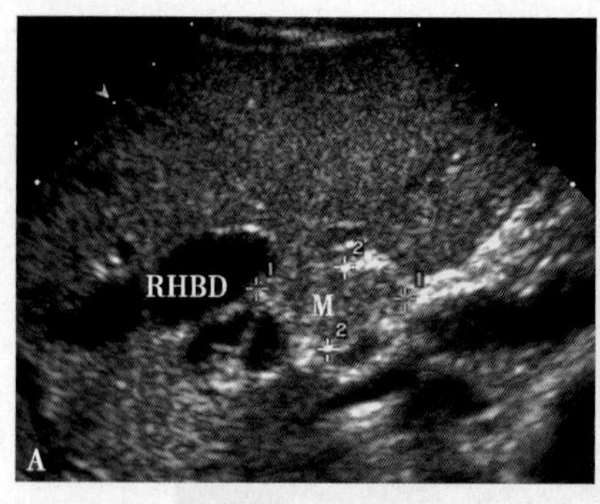

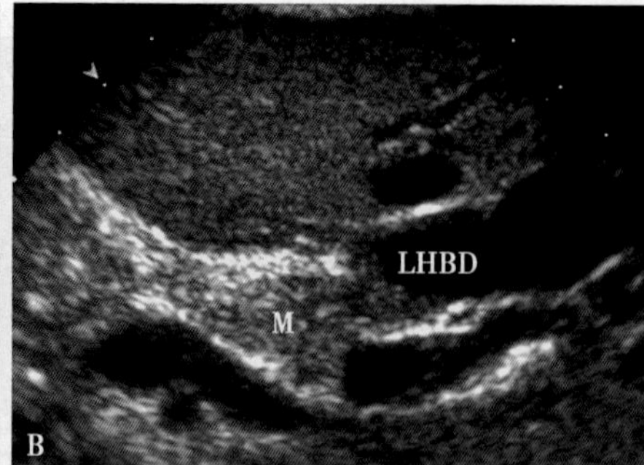

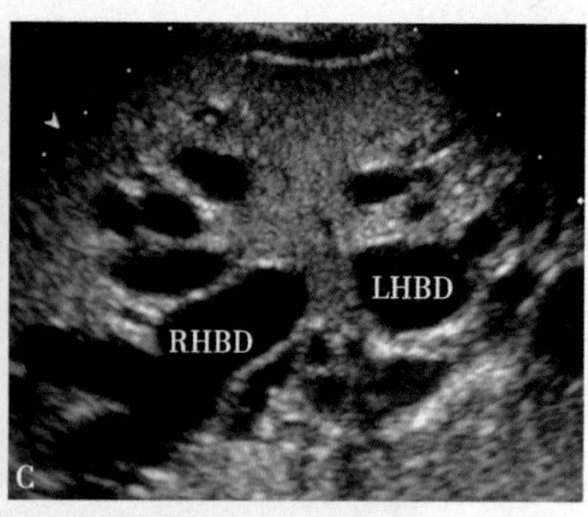

▶ **图 6-3-6 高位肝门部胆管癌**

A、B. 左右肝管汇合部可见低回声肿块；C. 肝内胆管扩张呈“蝴蝶”征

6

3. 胆总管中下段癌（图 6-3-7） 胆总管中下段癌（distal cholangiocarcinoma）是指发生于胆囊管开口处至胆总管与胰管汇合部之间的肝外胆管癌，胆总管中下段癌超声诊断要点如下：

（1）梗阻部位以上肝内外胆管扩张，胆囊增大，胆道完全性梗阻且梗阻时间较长时可见胆囊及扩张的胆管腔内胆汁淤积。

（2）胰腺段胆管癌尤其是胆管走行于胰头部实质内时，由于胆管与胰腺在解剖上密不可分的关系，使胆管的肿瘤病灶与胰腺实质界限不清，因而易误诊为胰头部癌。胰腺段胆管癌的鉴别要点是胰管无扩张及胰头部无明显增大。

（3）注意沿扩张的胆管走行连续追踪扫查至胆汁回声消失处，胆汁与肿瘤病灶可显示“U”形、近似直角或不规则“鼠尾”征。

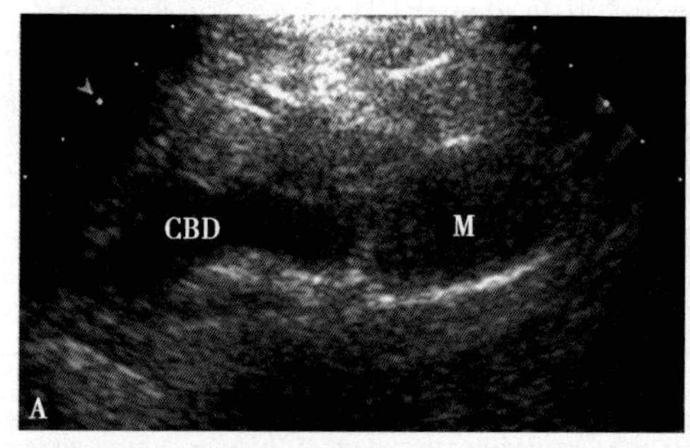

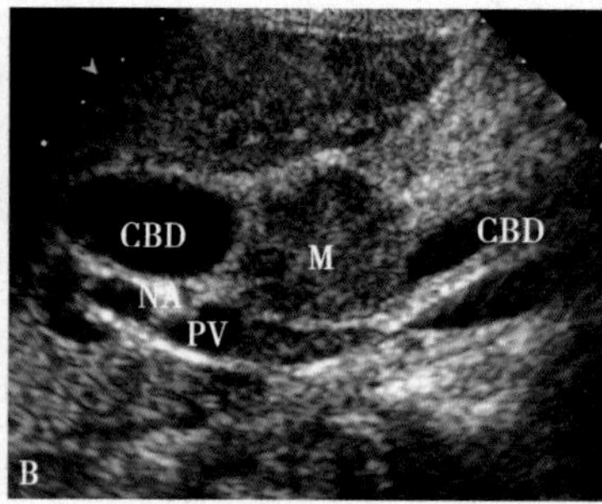

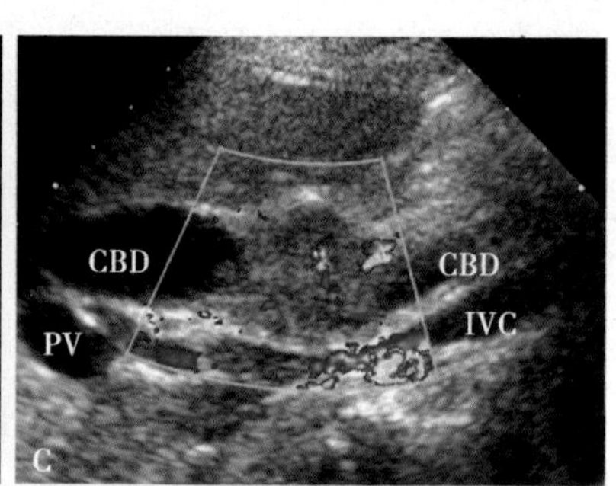

▶ **图 6-3-7 胆总管中段癌**

A. 胆总管下段癌，沿扩张的胆管追踪至胆总管下段肿块部位，显示肿块呈膨胀性生长；B、C. 胆总管中段癌，胆总管内低回声肿块向腔外呈膨胀性生长，其内可见短线样血流信号

4. 壶腹部癌 壶腹部癌是发生于自胆总管与胰管汇合至十二指肠乳头部（胆总管肠壁内段）的肝外胆管恶性肿瘤。壶腹部癌超声诊断要点如下：

（1）胆道系统全程扩张，合并胰管全程一致性扩张。

（2）沿扩张的胆总管追踪扫查至末端，可见中低回声肿块，其下缘多可见十二指肠腔内气液流动（图 6-3-8）。

（3）肿块直径较小，多 1.5~3cm，呈圆形或椭圆形。

（4）晚期肿瘤较大时，可见肿块向胆管周围浸润或凸向十二指肠腔。

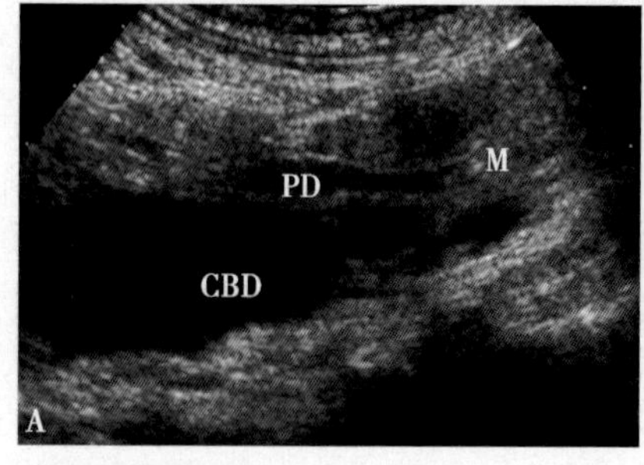

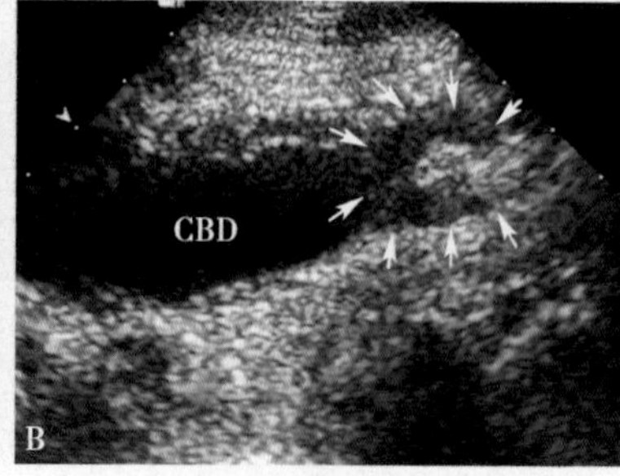

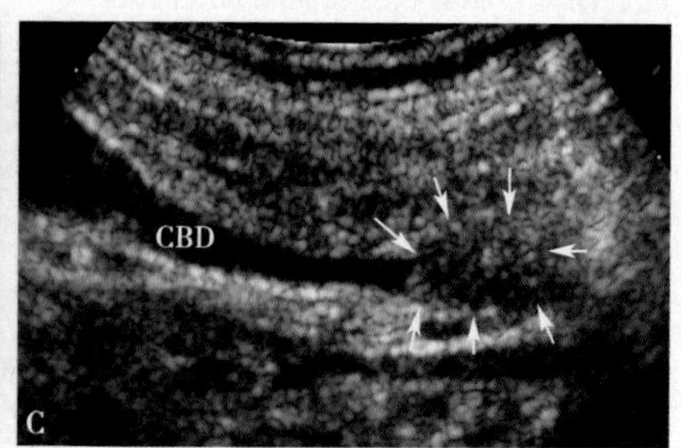

▶ **图 6-3-8 壶腹部肿瘤**

A. 壶腹部可见低回声肿块，胆总管及胰管扩张；B. 壶腹部肿块凸向十二指肠腔；C. 壶腹部肿瘤，胆管及胰管扩张

第四节　超声诊断在胰腺疾病中的应用

一、胰腺的超声解剖

胰腺的超声波检查，应用实时超声仪作胰腺的横切面是重要的。因此要熟悉胰腺的横切面超声波解剖。

（一）胰腺的扫查方法

胰腺长轴断面扫查应从上腹部经过右肾门及脾门的斜断面扫查，呈右低左高位，倾斜角度约 15°～30°（图 6-4-1）。可见胰腺位于肝左叶和胃之后，其后方为门静脉、脾静脉，其次为下腔静脉、腹主动脉及肠系膜上动脉。胰尾位于脊柱左侧，紧贴于脾门，位于左肾纵轴的上方和左肾上腺的前方。当胃腔充盈时胰腺长轴显示更为清楚。胰腺的短轴像（上下径）测量分别于下腔静脉纵切前方测量胰头部、腹主动脉及肠系膜上动脉纵切前方测量胰体部、腹主动脉左侧测量胰尾部。肝左叶及充盈的胃腔及胆囊为胰腺的扫查提供较为理想的声窗。

（二）胰腺正常声像图

正常胰腺的轮廓线完整、自然，但因胰腺菲薄，缺乏致密的包膜，故其轮廓线较肝、肾等模糊。正常胰腺的内部回声均匀、细小而密集，较周围组织稍弱或相似，一般随年龄增大而回声增强。正常成人胰腺的回声高于或近于正常肝脏的回声。

6

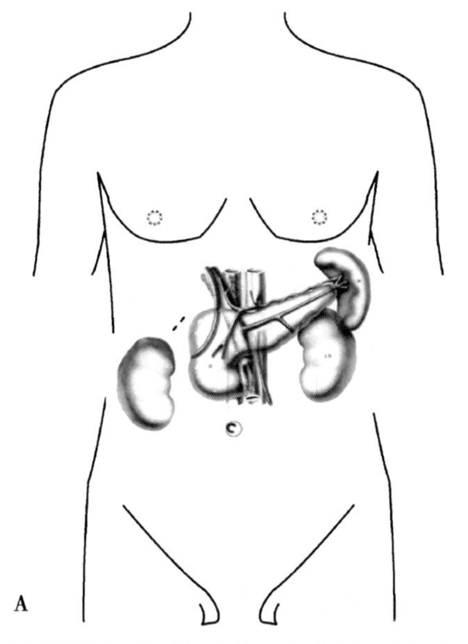

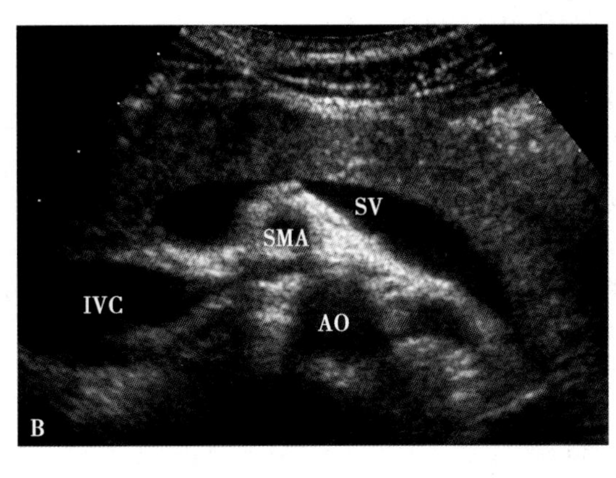

▶ 图 6-4-1　胰腺长轴声像图

A. 胰腺长轴扫查体标示意图，红线示探头走向；B. 胰腺长轴超声图

正常胰腺的纵轴断面（长轴）形态可分为以下 3 型：

1. 腊肠型　胰腺的头、颈、体、尾厚度相近。
2. 哑铃型　胰头、胰尾部较厚，胰体部细薄。
3. 蝌蚪型　胰头至胰尾部厚度依次逐渐变薄。

沿下腔静脉作纵切，可显示胰头的横切面呈卵圆形，位于下腔静脉之前。经过腹主动脉作纵切可显示胰体的横切面位于肝左叶和胃后壁的后方，呈类三角形。在腹主动脉及脊柱左侧缘纵切，可显示胰尾部的横切面呈类圆形，部分胰尾部显示不清。

（三）胰腺的超声测值

1. 正常胰腺测值　胰腺形态不规则，一般认为其前后径即胰腺的厚度反映其大小改变尚属准确。超声测量胰腺的厚度胰头不大于 2.5cm，胰体不大于 2.0cm，胰尾不大于 1.5～2.0cm 为正常。厚度增大，应考虑为病理情况。胰腺的超声测量目前仍以前后径测量为主要参考值，但是随着临床病例的不同，我们发现当胰腺前后径接近正常值时（此时患者还存有不同程度的临床症状），此时胰腺上下径（胰腺短轴像）的测量则更有意义。

2. 正常胰管测值　位于胰腺实质内的主胰管对于胰腺疾病的诊断有重要的价值。正常人胰管超声测量近胰头部最大可达 3mm，胰体部一般为 2mm。正常人胰管多数 65% 显示为双线样管状结构，少数为单线状回声。胰管管径与体型无关，而和年龄有关。年轻人管径较小，多呈单线状或 1mm 的管径，老年人管径趋于增大。

二、胰腺疾病的超声诊断

（一）急性胰腺炎的超声诊断

1. 急性胰腺炎超声观察内容　见表 6-4-1。

表 6-4-1 急性胰腺炎超声观察的内容

◇ 胰腺实质回声变化
◇ 胰腺大小的变化
◇ 胰腺形态及边缘变化
◇ 胰管的异常
◇ 胰腺周围异常改变
急性期其他异常征象
肠道功能异常
胸腔积液
胃潴留
腹腔积液（量、性状）
胰腺炎的病因诊断

6

2. 急性胰腺炎声像图特征

（1）胰腺体积的变化：胰腺弥漫性或局限性肿大，以弥漫性肿大多见，少数表现为局限性肿大，个别可形成局限性炎性肿块。超声检测胰腺肿大以测量胰腺厚径即前后径为基础测值，也可根据胰腺肿大的类别增加胰腺上下径（胰腺的短轴）的测量作为参考值，特别是局限性肿大的胰腺其上下径的测量值与自身正常胰腺的对比更具诊断价值。

（2）胰腺形态及边缘回声改变：

1）急性胰腺炎时胰腺肿胀，显示形态饱满。弥漫性肿大的胰腺形状类似较大而弯曲的“虾仁状”或粗大的“腊肠状”，局限性肿大的胰腺可呈类球形或椭球形。因胰腺肿大的部位及程度不同，可压迫相邻部位的下腔静脉、肠系膜上静脉、脾静脉以及十二指肠降段。

2）急性轻型（水肿型）胰腺炎大多数胰腺形态饱满、边缘光滑清晰（图 6-4-2）。

3）急性重型（出血坏死型）胰腺炎大多数边缘不规则，模糊不清，由于胰腺实质内局部出血坏死灶的形成可致局部边缘隆起（图 6-4-3）。

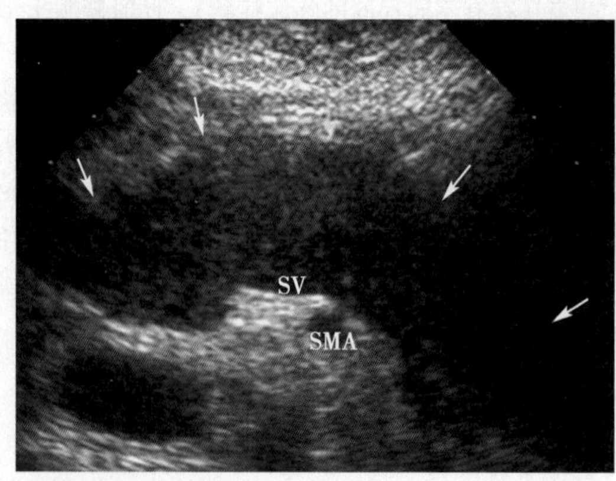

▶ 图 6-4-2 急性轻型胰腺炎

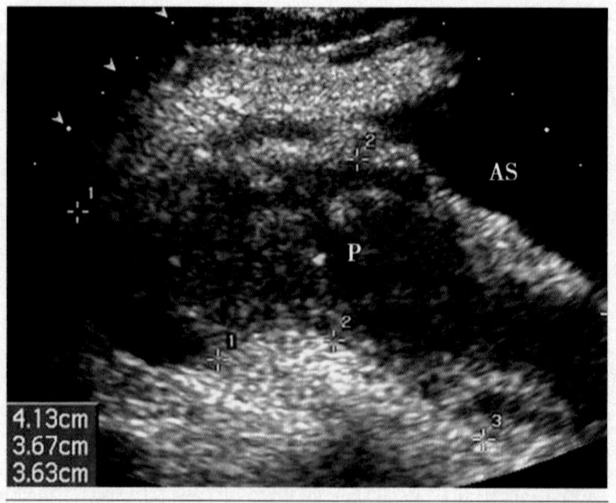

▶ 图 6-4-3 急性重型胰腺炎

4）慢性胰腺炎急性发作时，胰腺边缘可因炎性渗出和与周围组织的粘连而导致胰腺边缘呈锯齿样或毛刺样改变（图 6-4-4）。

（3）胰腺实质回声变化

1）急性轻型（水肿型）胰腺炎：超声显示胰腺实质内部弥漫性回声减低，有时后方回声轻度增强，少数水肿较重的胰腺实质可表现为无回声伴有后方回声增强，类似腊肠样囊肿结构。

2）急性重型（出血坏死型）胰腺炎：超声显示胰腺实质内出现不规则片状无回声或低回声区，胰腺边缘大多数模糊不清，后方回声可增强，有些病例可出现胰腺周围坏死灶和积液所形成的界限不清的混合回声包块。

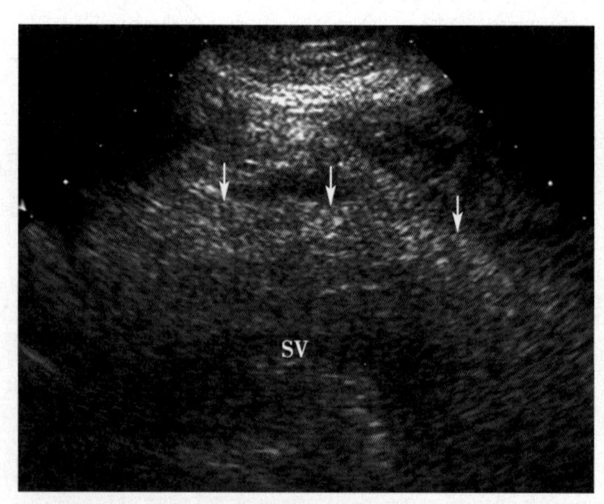

▶ 图 6-4-4 慢性胰腺炎急性发作

3）慢性胰腺炎急性发作：胰腺实质因弥漫性纤维组织增生或钙化，实质回声可弥漫性增强，也可回声不均匀且伴有强回声的钙化斑，胰管内可见结石影像。少数病例可在胰腺实质内形成瘤样炎性肿块，有时与胰腺癌难以鉴别。

（4）主胰管扩张：急性胰腺炎时仅少数出现胰管轻度扩张，直径大于 3mm，管壁回声正常，但慢性胰腺炎急性发作型胰管扩张可呈串珠状改变。当主胰管明显一致性扩张并在胰腺实质内显示肿块图像，且伴血、尿淀粉酶增高时，则应高度怀疑急性胰腺炎伴胰腺癌或肿块型胰腺炎。

3. 超声造影在急性胰腺炎中的应用 超声造影能够较清楚地鉴别急性轻型胰腺炎和急性重型胰腺炎，其灌注时相有明显的差异。急性重型胰腺炎多伴有严重的微循环障碍，组织学上表现为腺泡、小叶内及周围系膜、网膜、脂肪组织不同程度的坏死。基于上述病理改变，超声造影时可以清晰地显示胰腺实质内出血坏死灶三个时相均无造影剂灌注，呈不规则无增强区（图 6-4-5）。

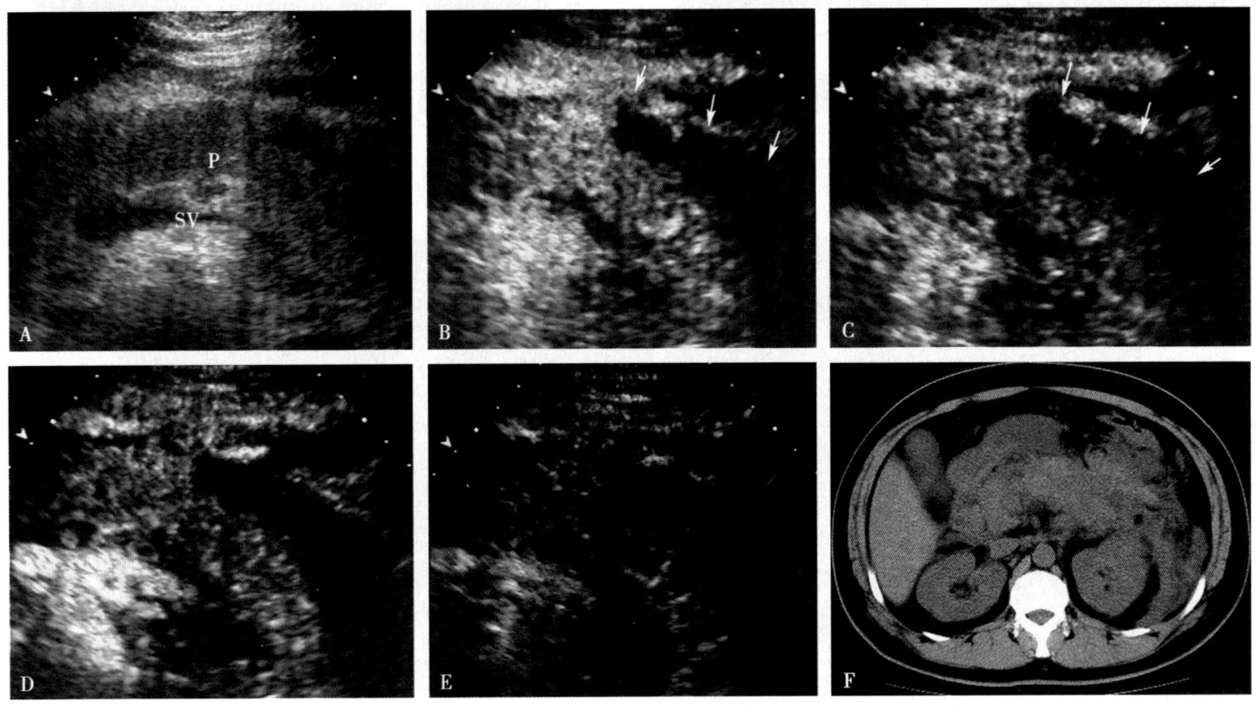

▶ 图 6-4-5 急性重型胰腺炎

A. 二维超声显示胰腺体积弥漫性增大，实质回声不均匀，体尾部可见回声减低区；B~D. 超声造影动脉期胰腺呈不均匀等增强，随即造影剂快速退出呈低增强，被膜下可见片状无增强区；E. 静脉期胰腺呈不均匀低-无增强；F. CT 显示胰腺体积增大，边缘模糊，胰周脂肪密度增高，可见条片影

4. 急性胰腺炎继发征象

（1）胰周积液及坏死灶：多发生在腹膜后、胰腺前方、肾周间隙、双侧结肠旁沟、脾周、小网膜囊等，可为无回声或低回声，晚期其内可见分隔、点状回声及中等回声等复杂回声。

（2）胰腺脓肿：急性期脓肿可发生在胰周积液或胰腺坏死区域，内部回声杂乱不一，边缘不规则，模糊不清；随着病变的迁延，脓肿边界逐渐清晰，内部因液化而变成无回声，并形成明显增厚的脓肿壁。脓肿也可发生在远离胰腺的腹膜后间隙、腹腔或盆腔等部位（图 6-4-6）。

（3）胰腺假性囊肿：①胰腺假囊肿多出现在急性胰腺炎发病后 6~8 周，是胰腺周围积液、坏死组织、陈旧性出血及胰腺分泌物被胰腺周围脏器及网膜包裹而形成的液性假腔，囊壁也可以是因渐进的炎性反应刺激肉芽组织形成导致的纤维膜；②胰腺假性囊肿超声表现为原胰周渗液区孤立的囊性无回声，边界清楚，后方回声增强，囊壁不光滑，部分囊内可见分隔以及因感染、出血或坏死组织形成的斑块样杂乱回声（图 6-4-7、图 6-4-8）。

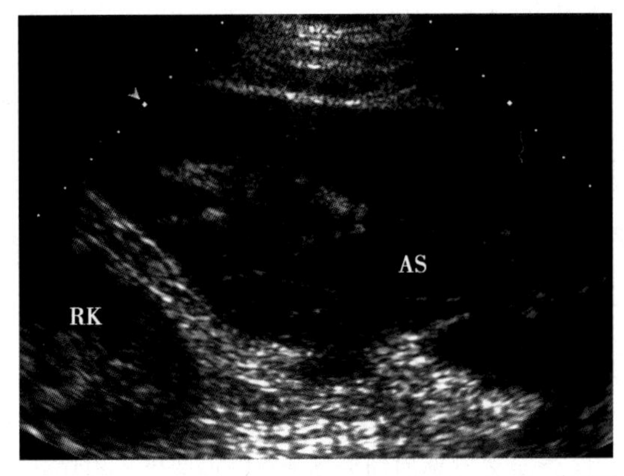

▶ 图 6-4-6 急性胰腺炎，右侧腹脓肿，其内可见絮状中等回声

（4）胃肠道改变：①肠梗阻：急性重型胰腺炎时，由于腹腔渗液和弥漫性腹膜炎可导致肠麻痹，常常引起麻痹性肠梗阻表现；②胃液潴留：由于胰腺肿大、胰头部局限性肿大或炎性肿块的形成压迫相邻胃及十二指肠，导致胃液排出受阻，超声显示胃腔内大量混有点状及黏液样回声的液体潴留。

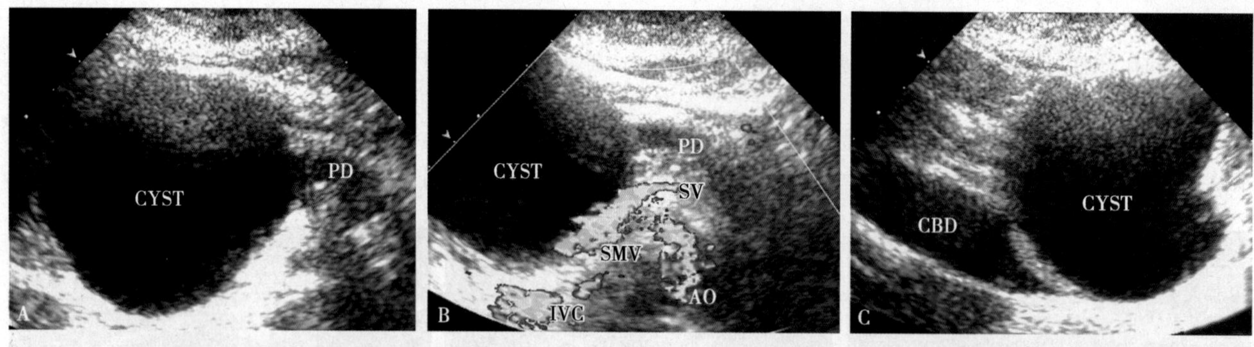

▶ 图 6-4-7 胰头部假性囊肿压迫导致胆管及胰管扩张

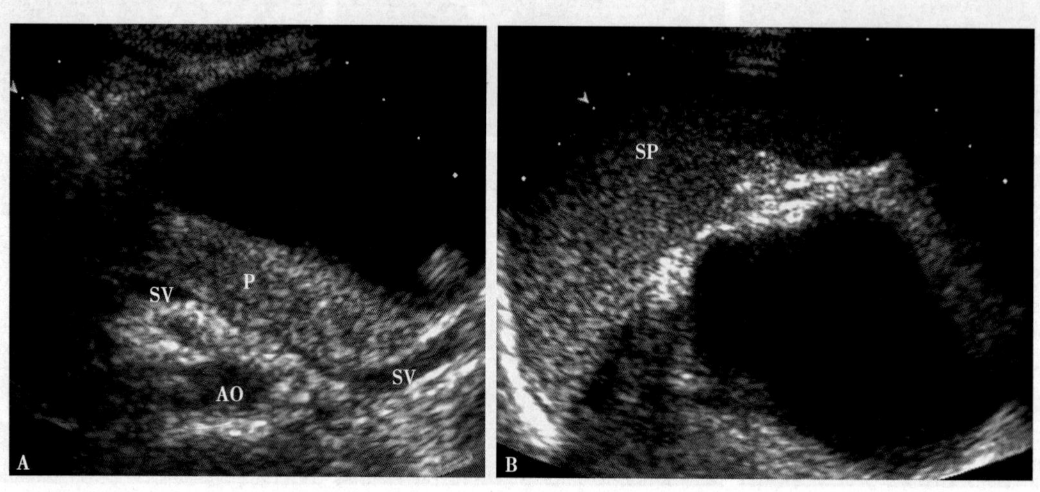

▶ 图 6-4-8 胰腺体尾部假性囊肿，胰腺大小恢复正常

A. 上腹部扫查显示胰腺前方囊性无回声；B. 左肋间扫查显示脾内侧胰尾周围囊性无回声

（5）腹水与胸腔积液：①急性轻型胰腺炎腹腔积液较少，可在胰腺周围出现条带样积液回声，也可积聚在盆腔；②急性重型胰腺炎，其积液量随着病程进展可逐渐增多，积液范围较为广泛，可位于胰腺周围、小网膜囊、两侧结肠旁沟、膈下、肠间及盆腔。由于是血性积液，超声常显示在液性无回声内可见点状回声，呈浑浊性积液超声改变；③当膈下存有积液时，尤其是急性重型胰腺炎，由于炎性渗液的刺激常可导致单侧或双侧胸腔积液，积液量依据病变程度而不同。随着病情的转归，胸腔少量积液可自行吸收。

（6）胰腺周围血管并发症：急性胰腺炎时，炎症可累及胰腺周围血管（最常受累的血管是脾静脉，其次是门静脉），导致血管周围炎症及血栓形成。①脾静脉周围炎声像图表现：脾静脉管壁周围形成窄带样低回声。②脾静脉栓塞声像图表现：脾静脉腔内可见低或中强回声，彩色多普勒显示管腔内血流信号充盈缺失、血流速度异常。

（7）胆道扩张：①急性胰腺炎时，由于胰头部急性炎症水肿、胰头部炎性肿块或胰头区假性囊肿的形成，可压迫胆总管导致肝内外胆管扩张（非胆源性）及胆囊增大，随着病变的好转可逐渐恢复正常；②胆道受压及长时间禁食可导致胆囊增大、胆囊内胆汁淤积。

5. 合并胆系疾患 急性胰腺炎时，超声检查在测量和观察胰腺的影像学征象之外，还应特别注意寻找引起胰腺炎的原发病因，常见合并胆道疾病如下：①胆管结石嵌顿；②胆道感染；③胆道蛔虫；④十二指肠乳头括约肌病变和开口处纤维化，此类病变超声难以显示；⑤十二指肠降段憩室炎；⑥胰管蛔虫，超声显示扩张的胰管腔内可见双线样虫体回声。

（二）慢性胰腺炎的超声诊断

慢性胰腺炎是一种比较少见的胰腺实质受损的渐进性胰腺疾病，多数是由于急性胰腺炎反复发作和引起胰腺炎的病因长期得不到有效治疗所致。发病早期胰腺体积可以增大、变硬，病变可局限在胰头、胰尾或整个胰腺，后期胰腺可发生腺体萎缩、胰腺实质细胞纤维化、胰腺钙化等病理改变。

1. 慢性胰腺炎声像图特征（图 6-4-9）

（1）胰腺形态的改变：早期可表现为胰腺局限性或弥漫性肿大，其肿大程度较急性胰腺炎为轻，后期显示胰腺萎缩、体积缩小。

（2）胰腺边缘回声：由于炎症浸润和与周围组织粘连，超声显示胰腺与周围组织分界不清，胰腺轮廓模糊，边缘不规整，局部可有小的突起。

（3）胰腺实质回声：胰腺实质回声增强或减低，多数伴有实质回声呈粗斑点状且分布不均匀。可合并钙化。

（4）胰管扩张：由于胰腺实质的纤维化病理改变，扩张的胰管显示粗细不均、迂曲，呈“串珠样”，有的局部可呈囊样扩张。

（5）胰管结石：超声显示扩张胰管内的强回声团，边界清晰，后方伴有声影。

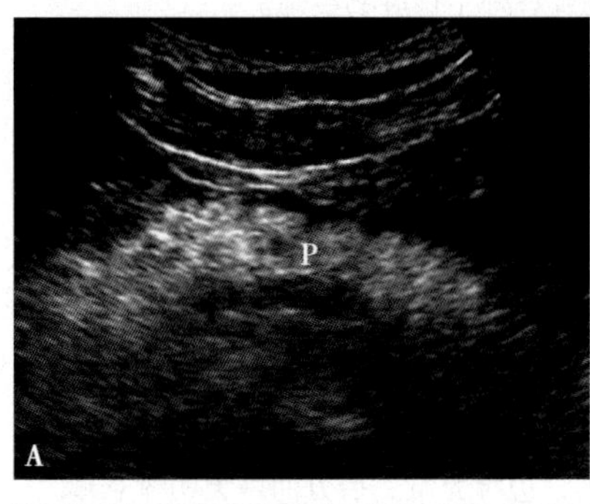

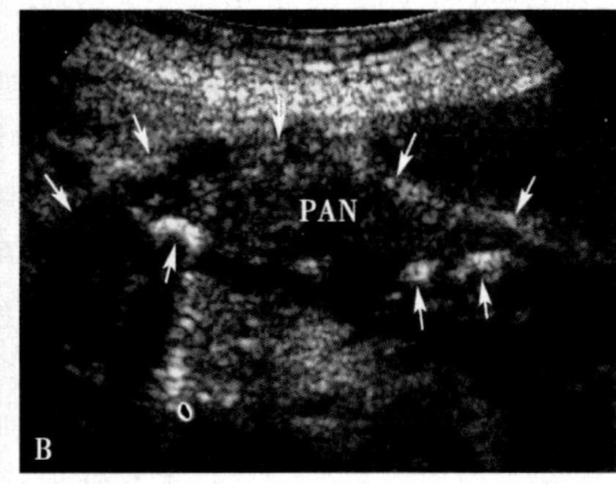

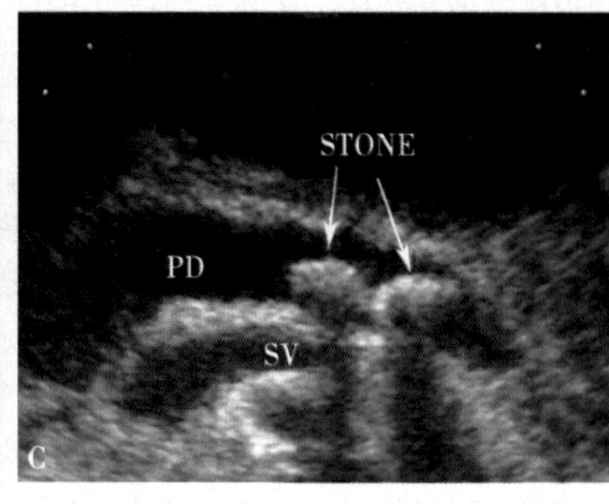

▶ **图 6-4-9　慢性胰腺炎**

A. 胰腺体积缩小，回声弥漫性增强、不均匀，边缘不规整；B. 胰腺边缘及实质内钙化斑；C. 胰管扩张伴结石

2. 慢性胰腺炎超声诊断参考标准

（1）确诊征象：伴有胰管结石及钙化（表 6-4-2）。

表 6-4-2　慢性胰腺炎超声确诊征象

胰管结石
胰管扩张>3mm 并伴以下异常回声：
胰管壁不规整或管壁呈断续状，伴回声增强
扩张的胰管可与胰腺囊肿相连
胰腺萎缩或局限性肿大并伴有钙化影

（2）参考征象：未见明显结石及钙化影像（表 6-4-3）。

表 6-4-3　慢性胰腺炎诊断参考征象

◇ 胰腺萎缩或局限性肿大：胰腺前后径<1.0cm 可确认为萎缩，>3.0cm 可判断为肿大
◇ 胰腺实质回声颗粒增粗、增强
◇ 胰腺边缘和胰管壁不规则

（三）胰腺癌的超声诊断

1. 直接声像图表现

（1）局限性胰腺癌（图 6-4-10）：①较大的胰腺癌肿块部位胰腺局限性肿大，形态不规则，边缘可呈“蟹足样”浸润性改变或局部隆起；②小的胰腺癌多位于胰腺实质内，胰腺形态无明显改变，肿块边缘较规整、清晰；③小肿块内部多呈均匀低回声，较大肿块合并出血坏死时可呈不均匀的混合回声）；④较大肿块后方回声可见声衰减；⑤CDFI：胰腺癌大多肿瘤内乏血供，CDFI 较少探及血流信号，少数病例肿块内可见星点样或短线样血流信号，常为动脉频谱，也可见彩色血流信号包绕于肿块周围。

（2）弥漫性胰腺癌：①胰腺弥漫性肿大，走行僵硬、形态失常；②胰腺边缘不规整，边缘可呈“锯齿”状小的突起，也可呈“蟹足样”改变；③实质内弥漫性回声减低，少数可见斑点样强回声。

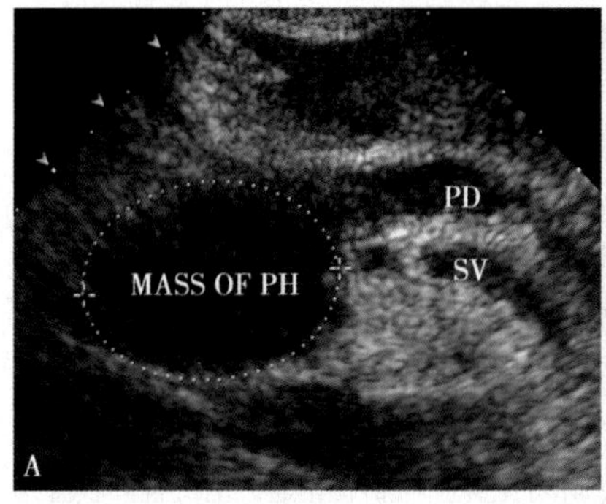

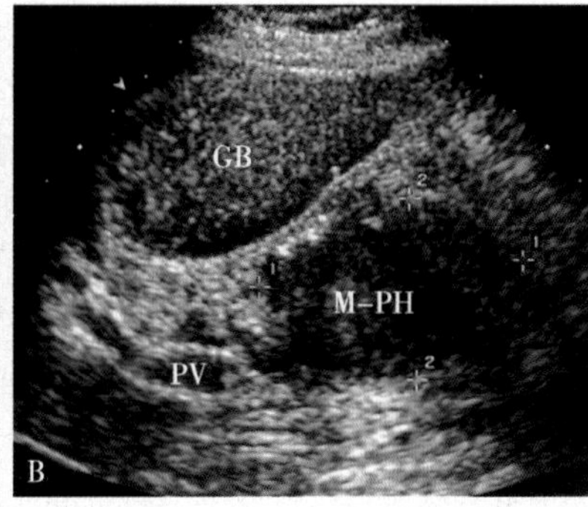

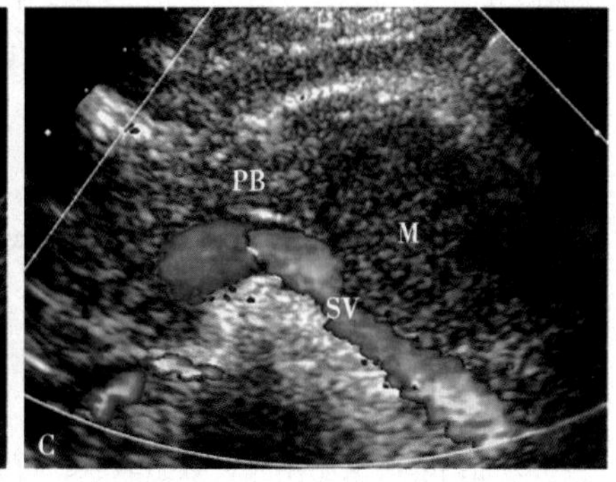

▶ **图 6-4-10　胰腺癌**

A. 较大胰头癌及胰管扩张；B. 胰头癌，肿块呈低回声，边缘呈“蟹足样”改变；C. 胰尾癌，脾静脉受侵

2. 胰腺癌超声造影　胰腺癌多数为少血供病灶，超声造影动脉期多呈低增强或不均匀筛状低增强，与正常胰腺实质相比，癌肿内造影剂开始增强时间晚且增强水平低，但消退多早于正常胰腺，造影剂早退后的肿瘤边界显示更为清晰；部分癌灶于动脉晚期即可廓清；少数病灶可至延迟期廓清。肿瘤内出现局部液化、坏死时，超声造影表现为不规则的无增强区。

3. 间接声像图表现

（1）胰头癌可见胰管一致性扩张，胰管壁多光滑。

（2）胆道系统扩张：由于胰头部肿瘤压迫、浸润胆管，导致胰腺病变部位以上肝内外胆管扩张、胆囊增大及胆汁淤积。

6

（3）胰腺周围血管受压移位：常见的受累血管包括下腔静脉、门静脉、肠系膜上静脉、脾静脉，常可导致这些血管受压变窄甚至完全闭塞，走行变异。

（4）肿瘤可累及周围组织器官，胰头癌可直接侵及相邻部位胆总管及十二指肠，胰体尾癌可侵及胃、横结肠、脾等。

（5）肝内转移灶或周围淋巴结转移。周围淋巴结肿大。

（6）晚期可见其他脏器转移征象及腹水回声。

4. 鉴别诊断　胰腺癌应与肿块型胰腺炎、胰腺囊肿、腹膜后肿物鉴别。胰头癌应与壶腹肿瘤及下段胆管癌鉴别，胰尾癌应与左肾肿物及胃外生性肿物鉴别。

（四）胰岛细胞瘤

胰岛细胞瘤是比较少见的胰腺肿瘤，多发生于胰腺体、尾部，分为功能性胰岛细胞瘤和非功能性胰岛细胞瘤。功能性胰岛细胞瘤又称胰岛素瘤，瘤细胞可产生大量胰岛素导致患者出现低血糖综合征。无功能性胰岛细胞瘤患者多因发现腹部包块就诊，肿物直径一般较大。

其声像图表现如下：

1. 肿物边界清晰，边缘光滑，后方回声无明显衰减。

2. 胰岛素瘤多数瘤体较小，非功能性胰岛细胞瘤瘤体较大（图 6-4-11）。

3. 肿瘤多呈圆形或椭圆形，边缘光滑清晰。

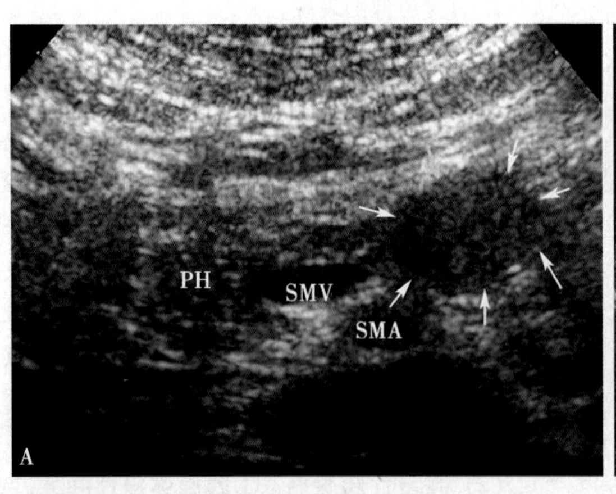

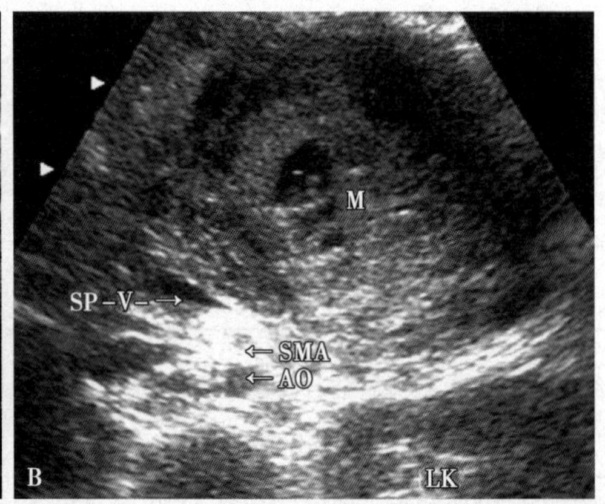

▶ 图 6-4-11　胰岛细胞瘤

A. 胰体部功能性胰岛细胞瘤，体积较小；B. 胰尾部无功能胰岛细胞瘤，体积较大

4. 瘤内回声多呈均匀低回声，少数较大病例可见囊性变及钙化。

5. CDFI 多无明显血流信号，偶见星点样血流。

（五）胰腺囊腺瘤

胰腺囊腺瘤包括浆液性囊腺瘤、黏液性囊腺瘤，是较少见的发生于胰腺导管上皮的良性肿瘤。常见的声像图表现分为两种类型（图 6-4-12）：

1. 瘤体呈密集的小囊肿样回声似蜂窝状，不形成乳头状结构，多为浆液性囊腺瘤。

2. 瘤内囊肿大小不一，数目较少，可见有乳头状实性突起，多为黏液性囊腺瘤。

黏液性囊腺瘤与囊腺癌很难鉴别，周围淋巴结转移和肝转移征象对鉴别诊断有价值。胰腺囊腺瘤应与假性囊肿、腹膜后囊性肿物鉴别。

（六）胰腺囊肿（真性囊肿）

胰腺囊肿（真性囊肿）较为少见，主要分为：①先天性囊肿，多为导管或腺泡发育异常所致，与遗传有关；②潴留性囊肿，多由于胰管狭窄、梗阻致分泌液潴留而形成；③寄生虫性囊肿，较罕见，主要为包虫囊肿。其声像图表现为（图 6-4-13）：

1. 胰腺实质内显示圆形或椭圆形无回声区，可单房或多房，边界清晰、规则，后方回声增强。

2. 部分潴留性囊肿可见囊腔与胰管相通，也可合并胰管结石、囊内结石或囊壁钙化灶，以及慢性胰腺炎的声像图改变。

胰腺囊肿应与胰腺假性囊肿、动脉瘤、胰腺囊腺瘤等鉴别。

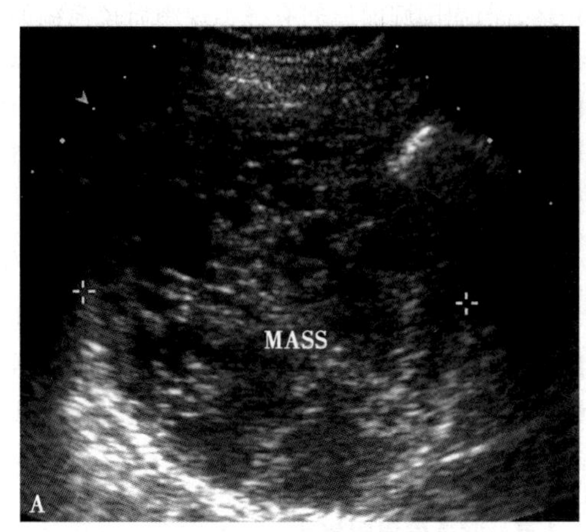

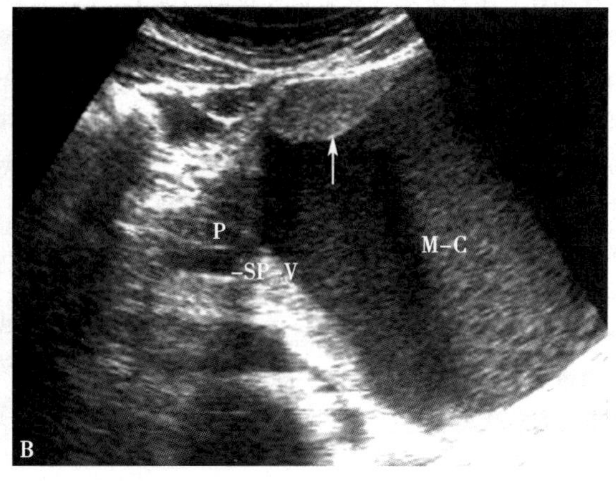

▶ **图 6-4-12　胰腺囊腺瘤**

A. 胰腺体尾部浆液性囊腺瘤，肿块内呈密集小囊肿回声；B. 胰尾部黏液性乳头状囊腺瘤，箭头示囊腔内乳头状突起，囊内可见密集点状回声

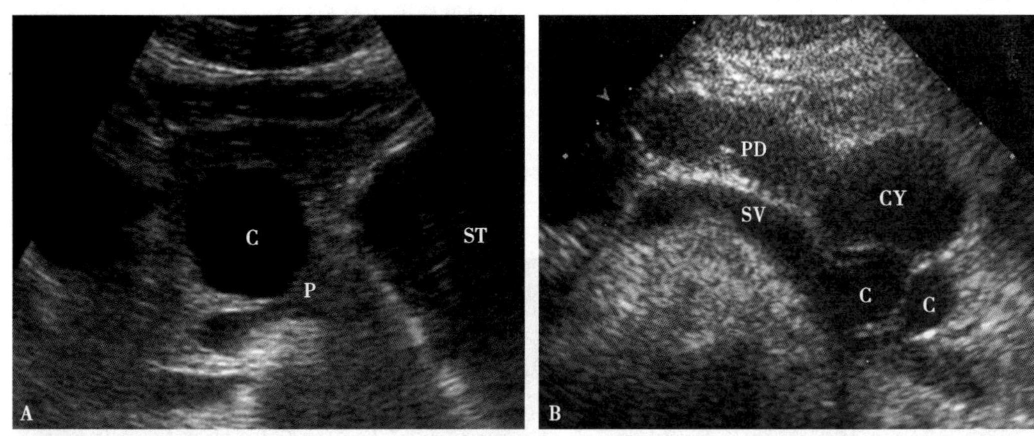

▶ **图 6-4-13　胰腺囊肿**

A. 胰体囊肿；B. 胰管扩张伴胰尾部多发潴留性囊肿

第五节　超声诊断在脾脏疾病中的应用

一、脾脏的正常声像图

正常脾脏的膈面呈弧形，整齐而光滑，脾的脏面略凹陷，有特征性的脾门切迹和脾血管回声。彩色多普勒可以显示脾内血管的走行及脾门动、静脉的血流情况。脾的实质为非常均匀的、弥漫性的中低回声。其回声强度低于肝实质，但强于肾皮质回声。

脾脏的测量方法：脾脏的原发性疾病比较少见，但脾大的有无和脾大的程度往往对损害程度的判断具有重要的临床意义。脾脏厚径测量是较为常用的测量方法，但单纯依据此法测量判断脾脏是否肿大会导致判断失误，因部分患者脾大时脾的厚径不大，而其长径明显增大。目前国内外大多学者都采用脾的面积指数测量法（千叶法）：即自脾的前下缘至脾门血管凹陷处为 a 和与此线相垂直的脾厚度 b 的乘积（S=a×b）。其正常范围约（12.2±7.6）cm^2（m±2SD），超过 20 为脾大。

二、脾脏疾病的超声诊断

（一）脾大

脾大时，内部回声常无著变。只在某些疾病时，明显肿大的脾脏内部回声弥漫性增强，而脾门血管变化比较有意义，声像图上可见脾门处出现增粗的有时是迂曲的管状结构。

1. 脾大的超声判断标准（具有下列条件之一者）：

（1）脾脏厚径：成年人男女脾厚径分别大于 4、3.8cm。

（2）脾脏长径：成年人脾脏最大长径大于 12cm。

（3）脾脏面积指数：成年人脾脏面积指数大于 20cm。

2. 脾脏肿大程度的超声评估　超声评估脾大应在脾上

极位置正常且无脾下垂、游走脾及脏器异位的情况下，根据脾下极和脾前缘所达到的部位评估脾大的程度，同时应结合脾脏的超声测值。

(1) 轻度肿大：仰卧位深吸气时扫查，脾下极位于肋缘下 2~3cm 以内，脾脏测值大于正常值。

(2) 中度肿大：脾脏前缘未超过左侧锁骨中线，下极不超过脐水平。

(3) 重度肿大：脾下极达脐水平以下，脾前缘超过左侧锁骨中线，超声显示脾脏明显肿大且周围脏器受压、变形、移位。

(4) 极重度肿大：脾下极达盆腔，脾前缘超过腹中线，脾脏周围脏器及血管受压。

(二) 脾囊肿的声像图特征

脾囊肿一般认为是先天性或退行性病变。常为单发，也可呈多房或多发。声像图表现：脾实质内可见单个、多房或多个圆形、椭圆形液性无回声，囊壁薄而光滑，后方回声增强。较大囊肿可引起脾实质的受压变形。囊肿合并出血或感染时，无回声区内可见细小点状回声

(三) 脾脓肿的声像图特征

脾脓肿常为全身感染性疾病经血行感染或脾周围脏器的炎性病变侵及脾脏所致。

声像图表现：病变初期，脾实质内可见单发或多发低回声区，与周围脾实质间有一不规则而较模糊的边界。随着病程进展，病灶发生坏死液化，而表现为液性与实性混合的回声。病程进一步发展，脓肿呈边界清晰的液性低回声区，壁较厚，内缘不规则，内部可见密集的细点状或斑块样回声。脾脏可增大、变形。

(四) 脾血管瘤

脾血管瘤较少见，声像图特征与肝血管瘤相似。因无包膜，脾血管瘤常显示为边界清晰、边缘不规则的较强回声团，回声不均匀，其内有低回声区或小的无回声区，彩色多普勒仅见点状静脉血流。

(五) 脾恶性淋巴瘤

脾恶性淋巴瘤声像图表现为脾脏肿大，脾实质回声略减低，脾内可见单发或多发低回声团块，少数可呈无回声，极似囊肿，边界清晰。弥漫型表现为蜂窝状，融合型表现为分叶状。彩色多普勒显示病灶内较少血流信号，并可探及动脉频谱（图 6-5-1）。

(六) 脾错构瘤

脾错构瘤声像图多表现为实性中等或较高回声团，偶见低回声团，形态呈圆形或类圆形，边界清晰。部分病例彩色多普勒可见血流信号，可为动脉或静脉频谱。

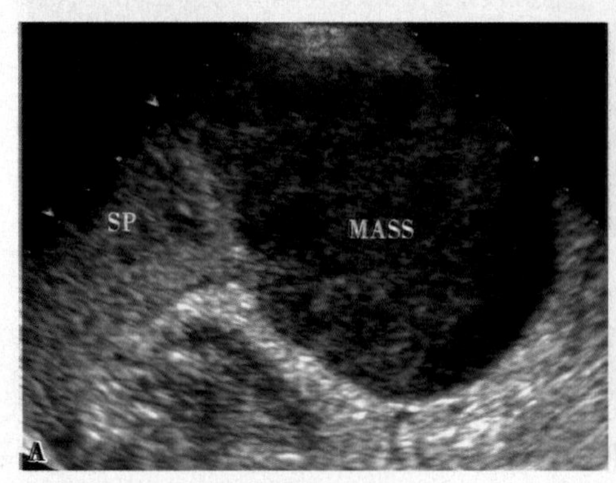

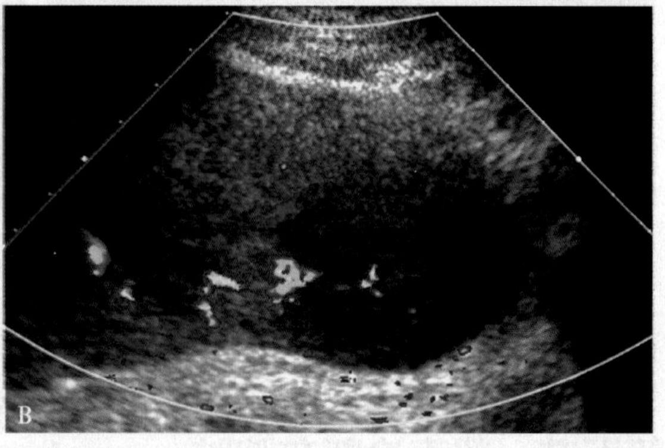

▶ **图 6-5-1 脾多发恶性淋巴瘤**

A. 脾实质内可见多个低回声团；B. 彩色多普勒可见血流信号

(七) 脾梗死

脾梗死声像图表现为脾脏弥漫性或局限性增大，脾内可见单发或多发的楔形或不规则形低回声区，较宽部回声多位于脾膈面，逐渐变窄的尖端部多位于脾内侧面。当梗死部位发生缺血、坏死、液化时，可呈无回声区。彩色多普勒显示梗死区血流信号消失。

(八) 脾外伤

脾破裂可见脾被膜的连续性中断，裂痕中充满低至无回声，可见腹腔内局限性或弥漫性无或低回声区。

脾实质撕裂伤伴有脾内血肿形成时常伴有脾大，局部脾实质回声紊乱，密度不均，可出现不规则的低声区。也可致脾门结构辨认困难。

脾包膜下血肿时，声像图显示脾大，形态失常，血肿为无回声或低回声区。包膜下血肿通常位于脾被膜面或外侧。随着血肿的机化，回声逐渐增强（图 6-5-2）。

(九) 副脾

是脾的一部分游离于脾脏之外的先天性异常，以脾门部多见。声像图表现为脾门部与脾内侧缘相邻的圆形团块，内部回声与脾实质相近，边界清晰、完整光滑，其内可见血流信号。因脾亢行脾切除后，副脾可代偿性增大，甚至再次出现临床症状。

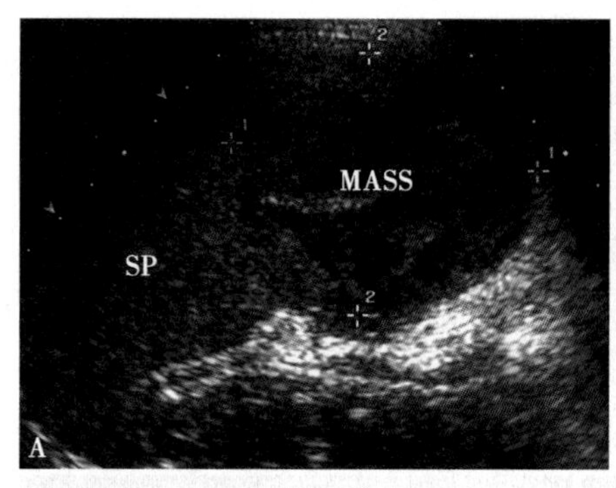

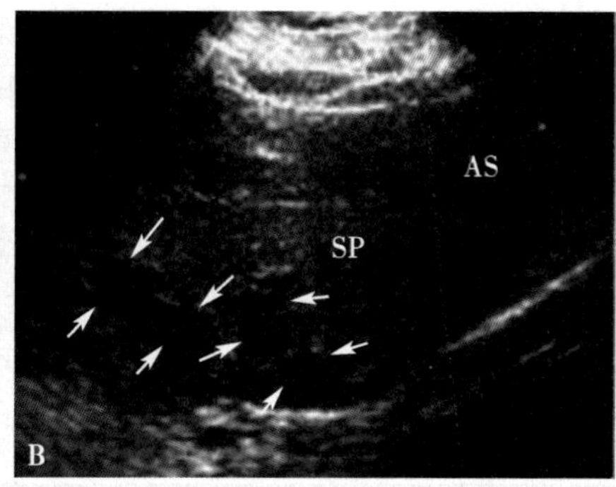

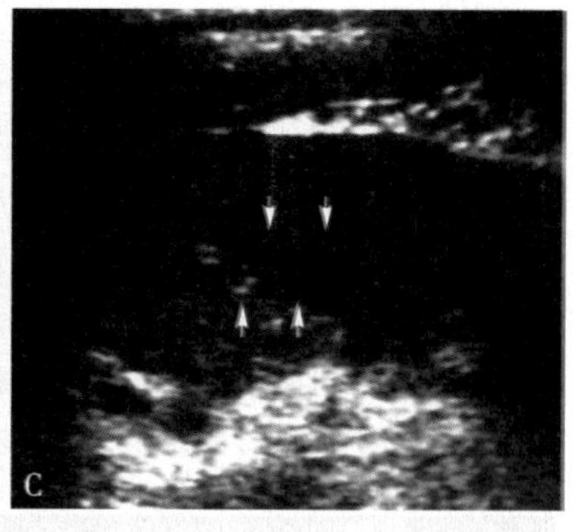

▶ 图 6-5-2　脾破裂

A、B. 脾包膜下血肿；C. 中央型脾破裂，箭头示实质内低回声血肿

第六节　超声诊断在胃肠疾病中的应用

一、正常胃肠声像图

(一) 正常胃及十二指肠

1. 正常胃及十二指肠壁层结构

(1) 正常胃壁结构超声图像分为 5 层（即胃黏膜层、黏膜肌层、黏膜下层、肌层及浆膜层）。为三条强回声及二条弱回声线状结构。黏膜层、黏膜下层及浆膜层呈强回声，黏膜肌层和肌层呈低回声（图 6-6-1）。

(2) 正常十二指肠球部肠壁结构　由腔内向外可显示三层结构，即黏膜层、肌层和浆膜层，显示为两条强回声线及中间一条低回声线。

2. 正常胃及十二指肠壁厚度　正常胃壁各部位的厚度基本一致，正常厚值应小于 5mm。正常幽门部厚度最大值应小于 71mm，十二指肠壁的厚度应小于 3mm。

3. 胃、十二指肠的扫查方法及正常声像图　上腹部纵断时，于肝左叶后方及腹主动脉左前方可见腹腔断食管及与其延续的胃贲门部回声。腹腔段食管呈口唇样回声。胃底常于左肋弓、脾的内侧可见低回声，较清晰的胃底断面图呈横断的柑橘样结构，胃底长轴断面呈“蚯蚓样”结构。

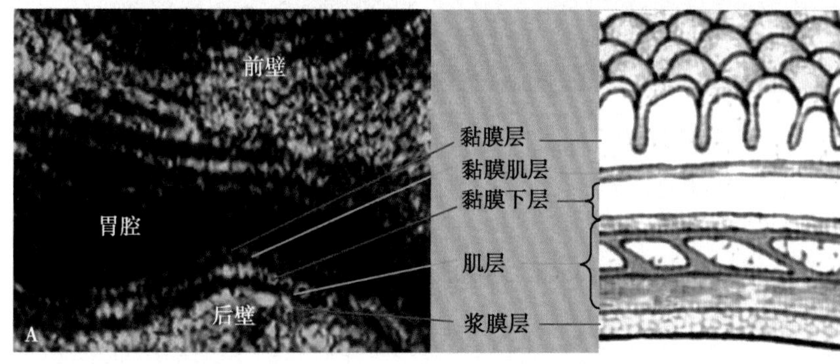

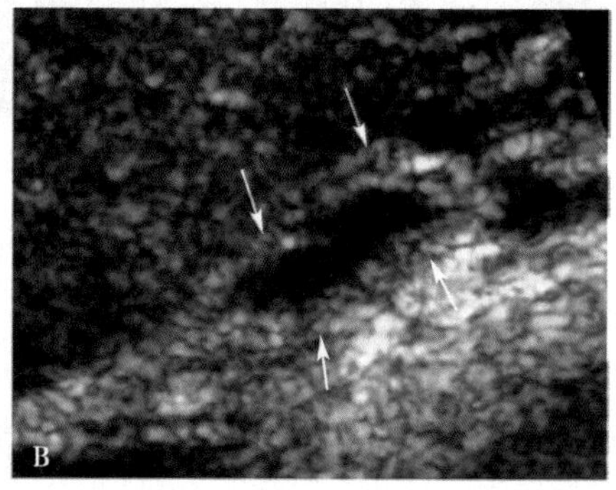

▶ 图 6-6-1　胃壁结构

A. 正常胃壁五层结构与组织结构对照；B. 正常十二指肠球部壁三层结构

于上腹部剑突下横向及矢状扫查，分别可获得胃体的长轴和短轴像，胃体短轴像多显示为椭圆形的假肾征，沿胃体向左侧连续扫查可显示胃角和胃窦部，近似“∞”形（横 8 字）的断面结构，其交界处为胃角部，左侧为胃体部，右侧为胃窦部，体表一般以椎体左缘作为胃体、胃窦部的分界标志。自胃体至胃窦部为自然曲线，无明显隆起。当纵向扫查时，可显示胃体和胃窦为卵圆形或圆形。与胃窦相接的为胃幽门部，胃幽门部长轴为类似腊肠样的断面，短轴呈靶环征。右上腹斜向扫查可见十二指肠球部位于胰头的右上方及胆囊的左侧，显示为卵圆形、三角形或扁平的管腔结构。饮水后，可显示十二指肠第 1、2 段，如饮水后右侧卧位观察，有时可显示十二指肠乳头部病变。

(二) 正常肠管声像图

1. 小肠的扫查方法及正常声像图（图 6-6-2）　常规的扫查方法是以腹部分区法进行扫查，当发现异常时沿扩张的小肠进行追踪扫查或病变部位多断面多角度扫查。正常空肠及回肠，超声难以定位显示。肠内气体较多时横断面可见小肠呈多个弧形强回声，气体少时可见到肠内容物的流动，并可衬托出肠黏膜皱襞的线样回声。部分正常人，于右下腹向上方斜形扫查，可见回盲瓣回声。回盲瓣的描出对于盲肠、回肠末段及阑尾的定位有一定的参考意义。

2. 结肠的扫查方法及正常声像图（图 6-6-3） 结肠解剖走行及位置较固定，超声检查结肠时可按照结肠的走行连续扫查，但横结肠及乙状结肠因其呈弯曲状，有时较难显示。由于结肠内含有粪便及气体，声像图可见与结肠袋相一致的弧形强回声，普通便时强回声后方可伴有轻度声影，便秘时伴有明显的声影，结肠梗阻时可出现气液便相混合的“发酵便”回声，肠炎或痢疾时可显示粥样便或水样便回声。结肠肝曲及脾曲位于肾的上方。直肠在膀胱前列腺（或子宫、阴道）的后方，显示直肠呈双环形结构。

阑尾由于脏器小、走行变异较大、正常时难以显示（高频探头有时可以显示）。

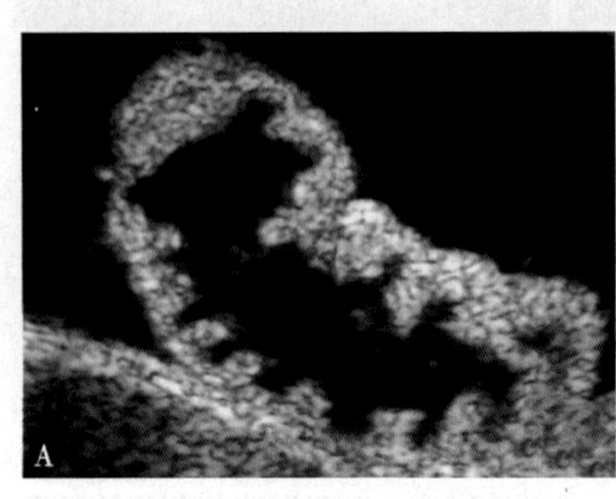

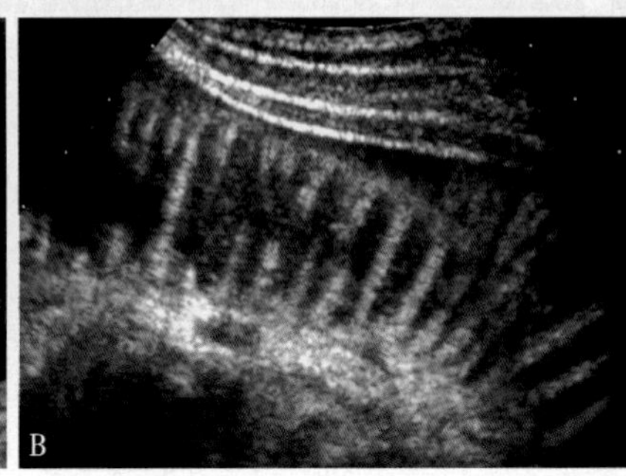

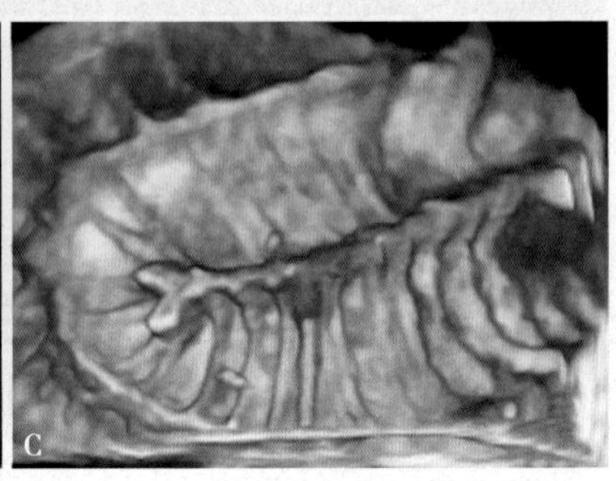

▶ 图 6-6-2 小肠声像图

A. 腹水中的小肠；B. 小肠黏膜皱襞回声；C. 三维小肠黏膜皱襞

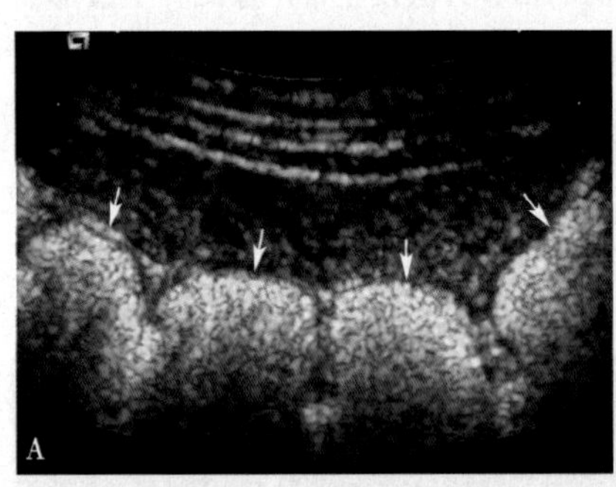

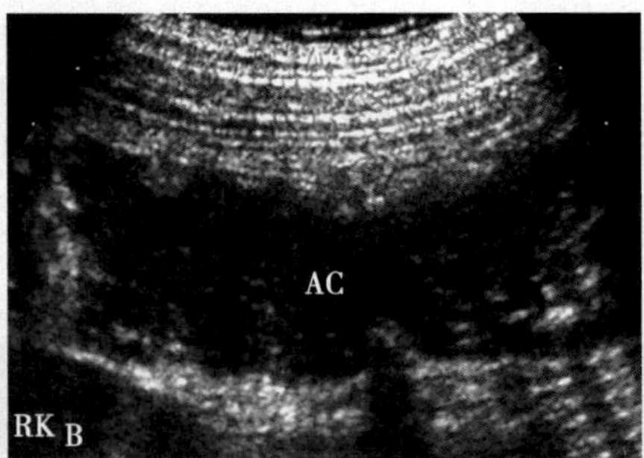

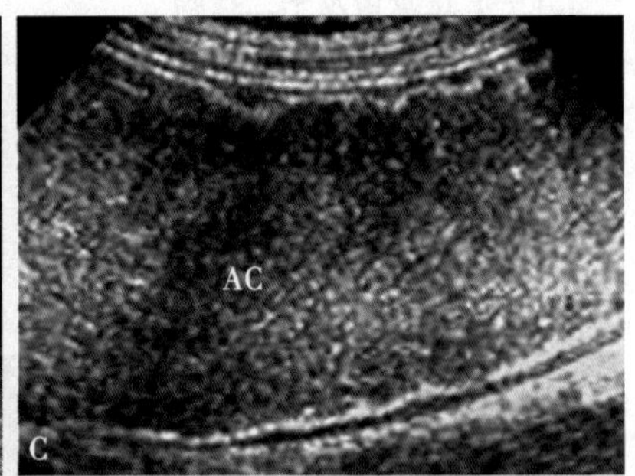

▶ 图 6-6-3 结肠声像图

A. 结肠内硬便回声；B. 结肠内水样便回声；C. 结肠内发酵便回声

二、胃及十二指肠溃疡的超声诊断

胃及十二指肠溃疡是常见的消化系统疾病之一，多单发。胃溃疡多好发于胃小弯、胃窦部及幽门部，十二指肠溃疡多位于球部前壁或后壁，以前壁多见。

（一）胃及十二指肠溃疡声像图

1. 溃疡处显示为大小不等的凹陷，凹陷形态规整，底部光滑，部分呈“火山口”样改变。

2. 于凹陷处可见线状、斑块状、圆形或半圆形强回声，此为溃疡面的白苔和附着的胃肠内容物及气体回声（图 6-6-4、图 6-6-5）。

3. 部分较大溃疡的凹陷周缘可见“黏膜纠集征”。

4. 胃或十二指肠壁局限性增厚，一般为 0.5～1.5cm，增厚的壁呈低回声。

5. 十二指肠球部溃疡若伴有畸形，显示为十二指肠缺乏蠕动。

（二）胃及十二指肠溃疡并发症

1. 胃、十二指肠溃疡急性穿孔 溃疡病急性穿孔是胃、十二指肠溃疡常见的严重并发症。超声检查可以通过以下观察内容及声像图特征为临床提供影像学诊断依据及动态观察。

（1）超声观察的内容

1）穿孔的部位。

2）穿孔直径的大小。

3）穿孔是否已闭合及闭合的方式。

4）判断腹腔内有无游离气体。

5）观测腹腔内积液的部位及积液量。

6）观察穿孔后其他间接征象及继发征象。

7）胃及十二指肠球部溃疡的部位及大小。

8）穿孔周围胃、十二指肠壁的厚度。

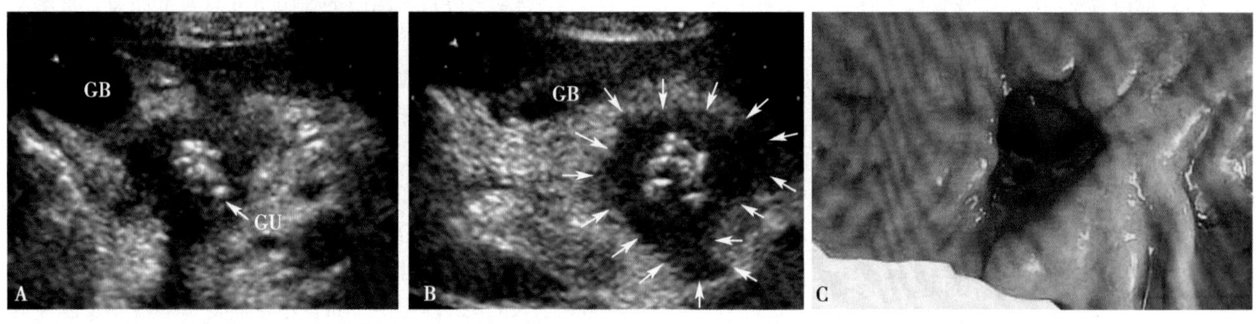

▶ **图 6-6-4　幽门部溃疡**

A、B. 幽门管部溃疡呈斑块样回声，周围壁明显水肿增厚；C. 手术标本显示溃疡面呈较深凹陷

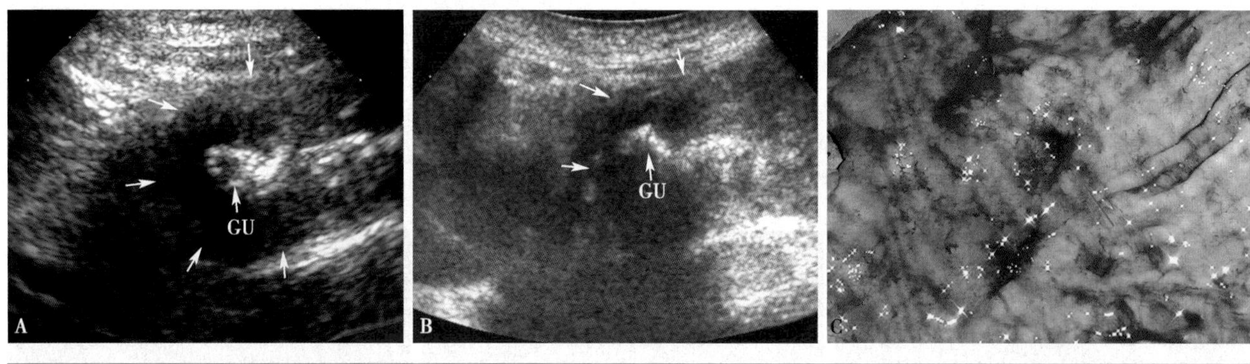

▶ **图 6-6-5　胃角多发性溃疡**

A、B. 超声显示胃角壁增厚，黏膜面凹陷呈“强圈”征；C. 手术标本，箭头示溃疡面；病理提示胃角多发性溃疡伴周围黏膜肠腺化生及不典型增生

（2）穿孔的声像图特征（图 6-6-6）

1）腹腔内游离气体征：右膈下肝前、右肝下左膈下脾前穿孔周围可见游离气体回声，表现为宽窄不一的“彗星尾”样强回声。

2）腹腔内积液征：积液可积存于穿孔周围、右肝下间隙，随着渗出的增多，渗液可流向肝肾及脾肾间隙、两侧结肠旁沟以及盆腔等。由于积液内混有胃肠内容物，故积液无回声中可见漂浮于液体间的点状、絮状及条索状回声，甚至形成脓肿。

3）穿孔部位声像图表现：胃或十二指肠可见与内腔相通并穿通至浆膜外的双线或单线样强回声，较大的未闭合的穿孔在此处可见气液外溢现象，在线样回声旁可见溃疡及壁的增厚。

4）胃肠的继发改变：可见胃潴留，严重腹膜炎可见小肠扩张伴积气积液及肠蠕动的减弱或消失。

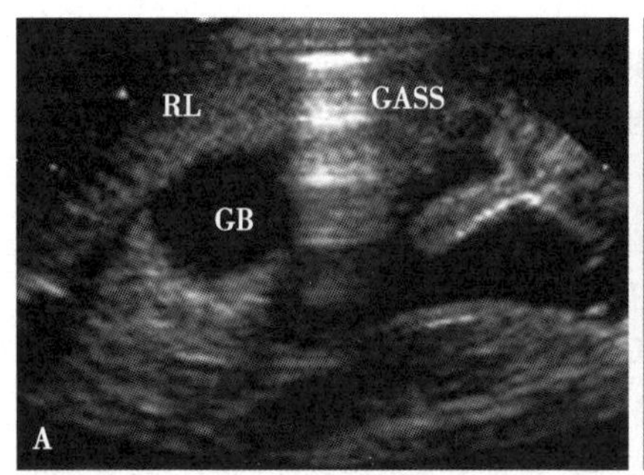

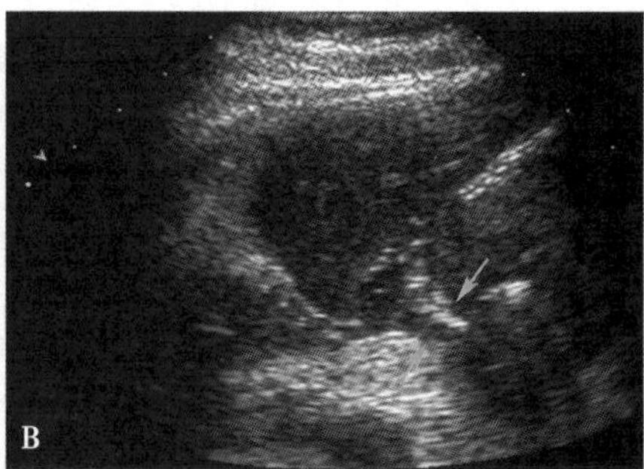

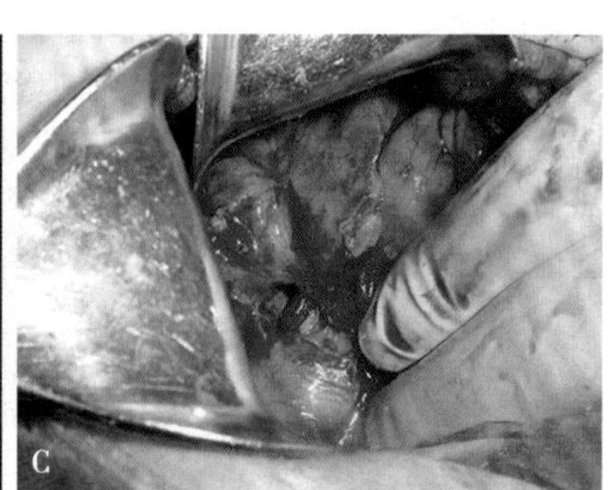

▶ **图 6-6-6　十二指肠球后壁穿孔**

A. 右肝前游离气体；B. 箭头示穿孔处；C. 术中显示十二指肠球部穿孔

2. 幽门梗阻

（1）幽门管壁增厚，管壁僵硬平直。

（2）幽门管内径变窄、变形。

（3）胃腔内大量液性回声，并可见呈斑片样漂浮回声的胃内容物及黏液。

（4）幽门管通常无开放征象，探头加压后可见少量液体通过或无明显液流通过。

三、胃癌的超声诊断

胃癌是消化道常见的恶性肿瘤，以腺癌多见。可分为溃疡型、肿块型、浸润型（局部浸润、弥漫浸润即“皮革胃”）。胃癌的声像图表现（图 6-6-7）如下：

1. 胃壁增厚　局部增厚或弥漫性增厚，呈不规则状。

2. 胃壁可见肿块形成，向腔内外凸出。

3. 增厚的胃壁及肿块内呈低回声，依据不同的病理类型呈均匀、不均匀和伴有液化坏死。

4. 病灶部位胃壁层次结构部分或完全消失。

5. 病灶黏膜面不光滑，可见凹陷样回声。

6. 胃壁僵硬，管腔狭窄。

7. 胃动力异常　幽门部梗阻可导致胃液潴留、胃蠕动减缓或消失。

8. 彩色多普勒血流　增厚的胃壁或肿块内可见较丰富的血流信号，其血管走行可沿病灶边缘呈环状或弧形，也可位于病灶内，走行不规则呈短线样或蚯蚓样。

9. 周围浸润征象　可见病灶部位浆膜强回声线中断，与周围组织粘连，分界不清，脏器间组织界面回声消失，深吸气或变换体位时胃及周围脏器不能分离，有时可见病灶嵌入邻近组织器官中。如胃小弯或胃窦部癌侵及肝左叶时，患者深吸气肝左叶不能下移并显示与病灶边界模糊；当病灶侵及腹膜后或胰腺时，显示胃后壁与腹膜后或胰腺位置相对固定、边界模糊、深吸气无下移等。

10. 转移征象

（1）腹腔淋巴结转移征象：表现为略呈圆形的低回声区，可见孤立或整个融合的形式存在。

（2）肝转移：可为牛眼征型或灰色降低型，前者多见。胃后壁肿物可出现胰腺浸润征象。

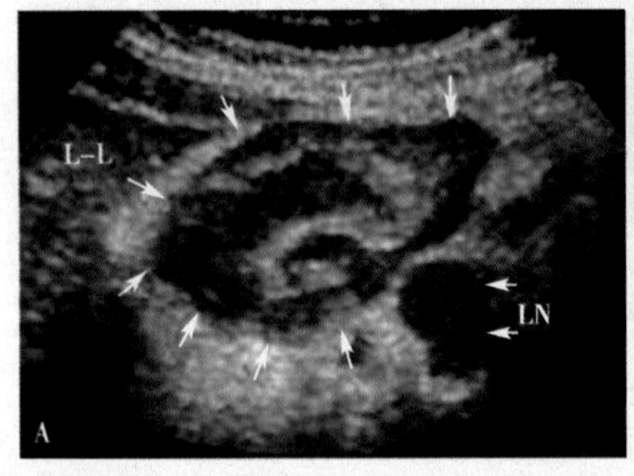

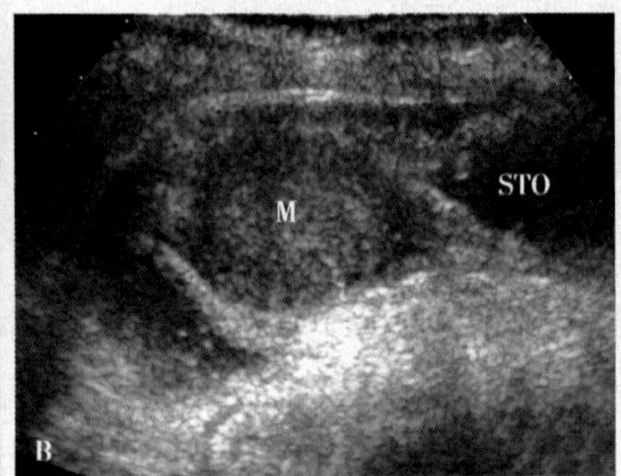

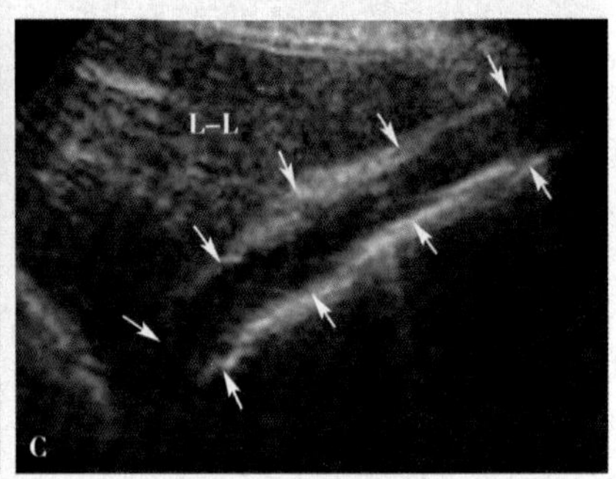

▶ **图 6-6-7　胃癌的声像图**

A. 胃小弯溃疡型胃癌；B. 肿块型胃癌；C. 皮革胃

四、胃平滑肌类肿瘤（胃平滑肌瘤、胃平滑肌肉瘤）的超声诊断

1. 胃壁黏膜下肿物，呈圆形、分叶状和不规则形。

2. 肿物内部呈低回声或中强回声，如有内部出血则出现透声暗区。

3. 生长方式　①腔内型：肿物向腔内生长，黏膜凸起，局部胃腔变窄；②腔外型：肿物向浆膜外生长，可见周围脏器受压、移位征象；③腔内外型（壁间型）：肿物同时向腔内外生长，即可见黏膜向腔内隆起有可见浆膜向腔外突出，多呈哑铃状。

4. 溃疡形成　①浅表溃疡：黏膜面局部中断或表面欠平整；②巨大溃疡：肿物局部凹陷。

5. 肉瘤样变　①肿物直径大于 5cm；②生长速度较快；③内部回声不均或出现不规则无回声或回声增强区；④溃疡扩大，溃疡面不规则；⑤肝转移，低回声型或“牛眼征型”为主。

五、胃恶性淋巴瘤的超声诊断

胃恶性淋巴瘤是发生于胃黏膜下淋巴组织的恶性肿瘤，其发病率仅次于胃癌。临床上无特异性表现，上腹部常可触及活动性包块，以青壮年多见。其声像图特征（图 6-6-8）如下：

1. 胃壁自黏膜下局限性增厚、隆起，肿块形成。

2. 病灶呈低回声，部分显示近似无回声，透声性较好。

3. 肿块形态　较小肿块呈现黏膜隆起现象，即“拱桥征”，巨块型瘤体内可见大小不等多结节融合的征象。

4. 胃壁增厚可分为局限型及弥漫型增厚，壁层结构紊乱，超声显示增厚胃壁间多个低回声小结节，也可呈小结节样黏膜隆起，应与粗大胃黏膜进行鉴别。

5. 部分病例可因合并溃疡显示黏膜面凹陷，但较小的溃疡超声难以显示。

6. 有时可见胃周及腹膜后淋巴结肿大或肝脾浸润。

7. 彩色多普勒显示病灶内不规则血流信号。

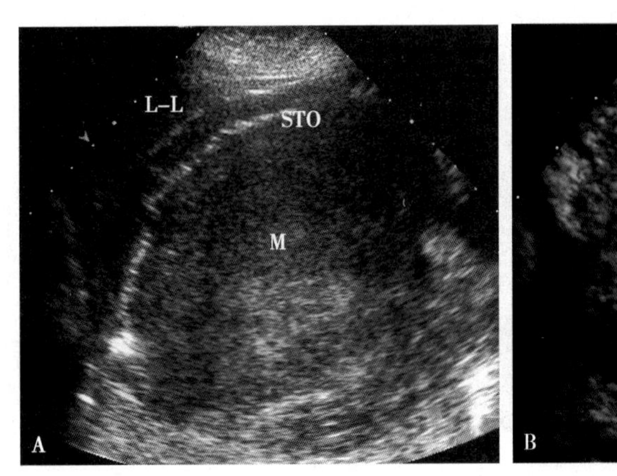

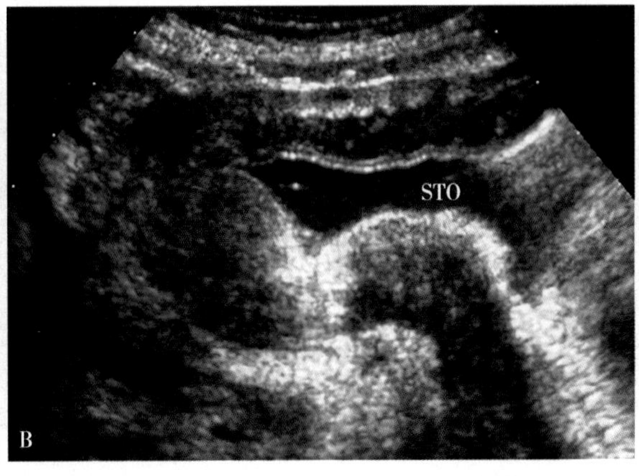

▶ 图 6-6-8　胃恶性淋巴瘤声像图

A. 胃巨块型恶性淋巴瘤；B. 胃体部恶性淋巴瘤，胃壁弥漫性增厚伴黏膜隆起呈单个“拱桥征”

六、胃脂肪瘤的超声诊断

胃脂肪瘤为来源于黏膜下的良性肿瘤，患者常无明显临床症状，其声像图特征（图 6-6-9）如下：

1. 起自胃黏膜下的实性肿块，形态多呈圆形球体状，以向胃腔内生长多见。
2. 肿块内部为均匀中等或略偏低回声。
3. 肿块黏膜表面较光滑。
4. 当胃腔充盈时，可清晰显示肿块向胃腔内凸出并呈漂浮样。
5. 周围胃壁无明显受累。
6. 彩色多普勒较少见血流信号。

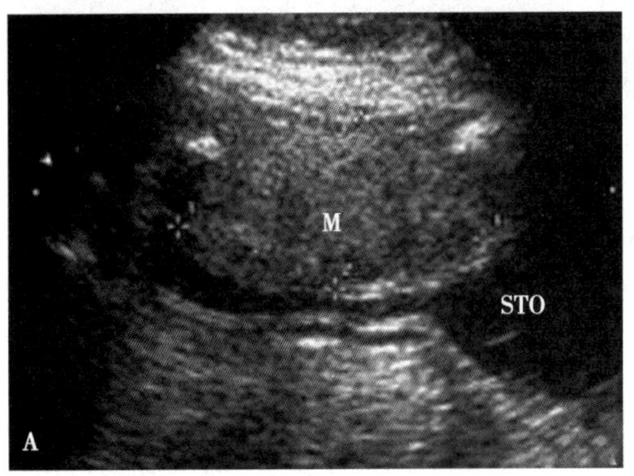

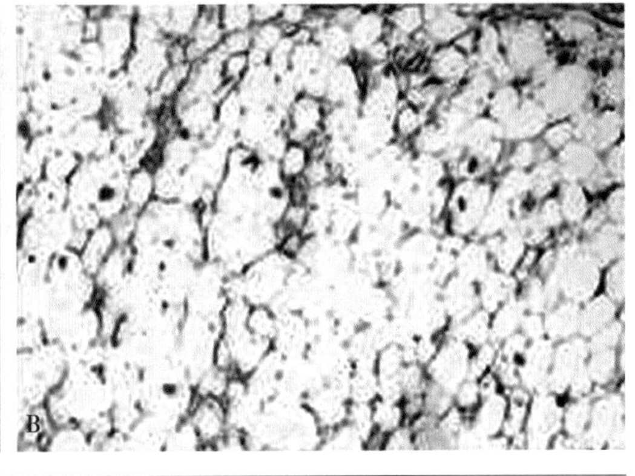

▶ 图 6-6-9　胃脂肪瘤

A. 超声显示自胃黏膜下层向胃腔内凸出的中等均匀回声团；B. 病理提示胃黏膜下脂肪瘤

七、胃肠间质细胞瘤的超声诊断

间质细胞瘤是起源于胃肠道的、由梭形细胞构成的间叶组织源性肿瘤，10%~30%属高度恶性，易发生肝脏及腹膜转移。其诊断容易与平滑肌及神经源性肿瘤相混淆。与平滑肌瘤或平滑肌肉瘤在免疫组化表型有明显差异。

声像图特征（图 6-6-10、图 6-6-11）

1. 多数为类圆形肿块，少数呈不规则形。
2. 大多数肿块内部为低回声，较小肿块回声多均匀。
3. 肿瘤内伴液化坏死或囊性变时，内部回声可不均匀，伴有不规则液性回声。
4. 肿瘤内部及周边可见较为丰富的血流信号，可呈树枝样、提篮样、星点样及条索样。
5. 肿块与胃肠道相通时，超声可显示肿块内或边缘气体样强回声，偶见气液流动，此征象有助于确定肿瘤来源于胃肠道。
6. 肿块合并溃疡　超声显示溃疡向肿块内凹陷，边缘规整，基底较平滑，恶性度较高时溃疡深大而不规则。
7. 转移征象　腹腔内脏器及淋巴结转移征象。
8. 超声造影有助于提高对肿瘤恶性度判断的准确率，并且可以使液化坏死区及溃疡凹陷处显示更清晰。
9. 超声分型　可分为腔内型、腔外型、腔内外型、浸润型。

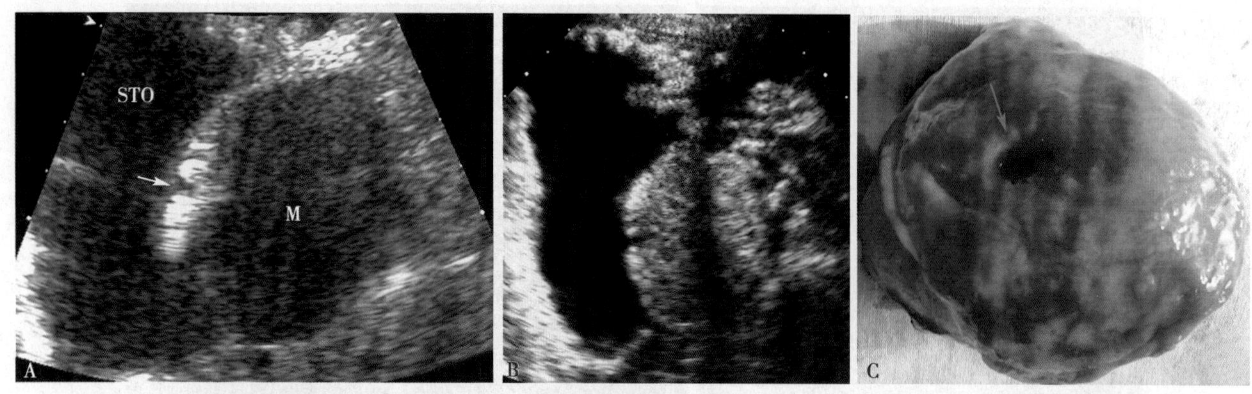

▶ 图 6-6-10 胃大弯间质细胞瘤伴溃疡

A. 胃壁均匀低回声肿块向胃腔内凸起，黏膜面可见凹陷性溃疡；B. 超声造影图；C. 手术标本，箭头示溃疡，病理诊断间质细胞瘤-低度恶性

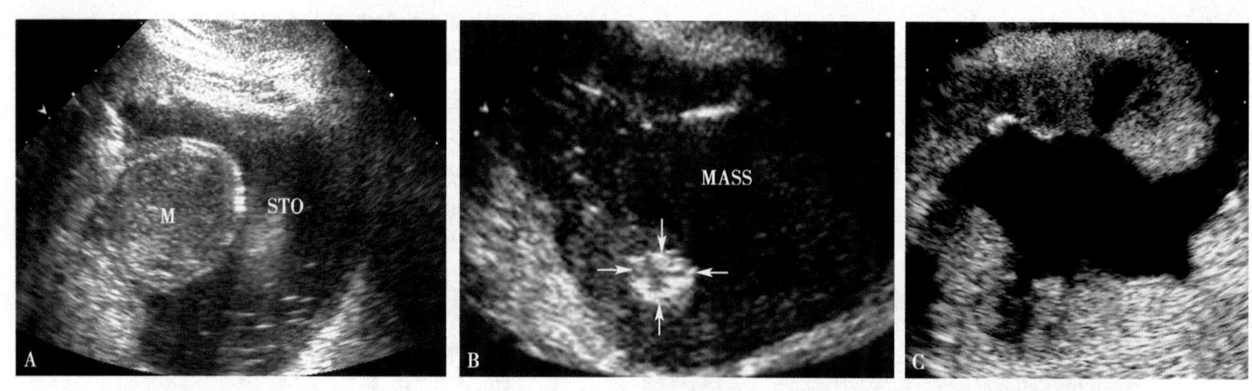

▶ 图 6-6-11 间质细胞瘤

A. 胃腔内型间质细胞瘤；B. 小肠间质细胞瘤伴溃疡；C. 小肠间质细胞瘤伴液化坏死

八、胃肠结石的超声诊断

（一）胃结石

胃结石多为食物性结石，是由于过多食用柿子、黑枣、头发、山楂或香蕉后在胃内积聚，并与胃内黏液凝结形成的团块。少数病例可以合并溃疡、出血或幽门梗阻。胃结石声像图特征（图 6-6-12）：

1. 胃壁层次清晰。

2. 胃腔内见大小不等的圆形或类圆形强回声团，形态欠规则，后方伴声影，可随体位改变或加压而移动。

3. 部分可见幽门梗阻及胃液潴留。

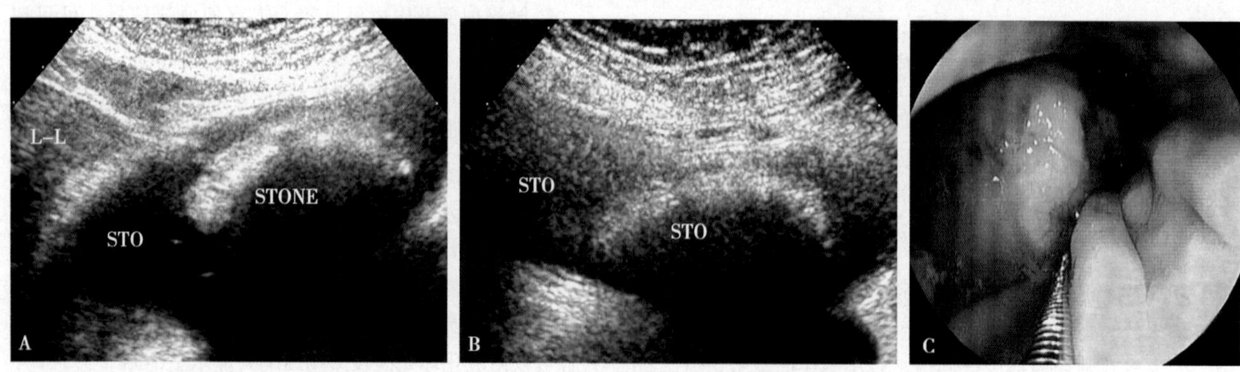

▶ 图 6-6-12 胃结石

A、B. 超声显示胃腔内较致密弧形强回声团，后方伴声影；C. 胃镜显示胃腔内胃石

（二）肠结石

肠结石是由胆道结石或食物性胃结石进入肠道所致，常引起机械性肠梗阻。声像图特征如下（图 6-6-13）：

1. 结石回声　在扩张的肠管内可见强回声团伴声影，改变体位或探头加压后形态无改变，可单发或多发，结石无嵌顿时，强回声团可在肠腔内漂浮移动。

2. 小肠扩张　超声显示结石梗阻部位以上小肠呈扩张状，并伴积气积液。

3. 肠间积液　梗阻时间较长时，肠间可见散在液体。

4. 肠蠕动改变　肠蠕动正常或逆蠕动。

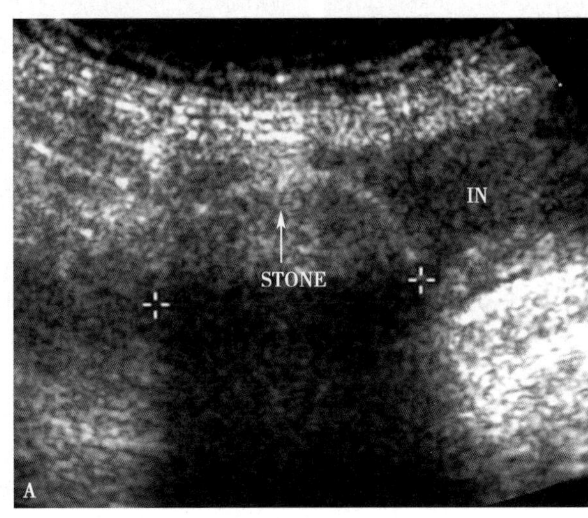

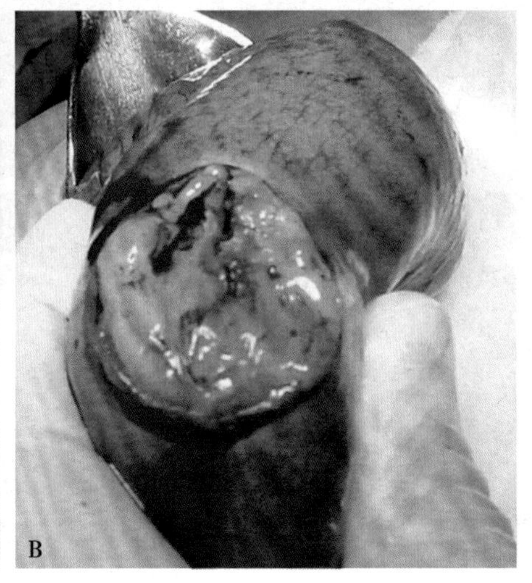

▶ 图 6-6-13　小肠结石

A. 小肠内结石影；B. 术中切开肠壁露出结石

九、肠梗阻的超声诊断

肠梗阻是急腹症常见的一种疾患，发病率仅次于急性阑尾炎和胆道系统疾病，居急腹症的第三位。不同部位及不同类型的肠梗阻可有不同的声像图表现。

（一）小肠梗阻的声像图特征

1. 小肠扩张伴肠腔内积气积液。

2. 扩张的肠腔内可见明显的气液往返流动。

3. 可见肠黏膜皱襞呈琴键或鱼刺键样整齐排列状（图 6-6-14）。

4. 有时可见少量腹水无回声区散在于肠间。

5. 可见小肠梗阻因素如小肠肿瘤、息肉、肠套叠、异物等。

（二）绞窄性肠梗阻的声像图特征（图 6-6-15）

1. 肠管扩张伴积气积液，扩张的肠管最大径超过 3cm。

2. 肠腔内气液流动减弱或消失。

3. 缺血坏死处肠管黏膜皱襞回声消失。

4. 部分肠壁因缺血而增厚晚期变薄。

5. 腹水量多而混浊。

6. 可发现缺血坏死的肠管、肠扭转的肠襻、内疝等病因。

（三）麻痹性肠梗阻的声像图鉴别要点

1. 扩张的肠管内无气液流动现象。

2. 超声常可探测到麻痹性肠梗阻的病因，如阑尾炎穿孔合并腹腔脓肿、上消化道穿孔、重型胰腺炎等。

（四）结肠性肠梗阻的声像图特征

1. 小肠及结肠扩张，小肠内可见气液流动。

2. 结肠内可见气便混合的发酵便回声，回声特点为细小点状强回声，结肠后壁回声欠清晰。

3. 结肠肿瘤所致梗阻可见不同部位结肠肿块、肠壁增厚（假肾征）。

4. 乙状结肠扭转时，常于左下腹可见扩张的肠襻，肠襻内为低回声，肠襻的根部可见中强多层条带样回声。

（五）粘连性肠梗阻的声像图特征（图 6-6-16）

1. 具有单纯性小肠梗阻的声像图特征。

2. 部分肠壁与肠壁相贴或肠壁与腹膜相贴，深吸气或肠蠕动时无分离现象。

3. 粘连的肠壁可增厚、回声增强。

4. 可见粘连性包括回声，特点为包括无明显包膜，包括内及周边可见较为固定的小肠回声，当出现蠕动时仅见腔内气液流动现象，小肠粘连与包块无法分开。

5. 偶可见粘连索带，呈中强纤维带状回声，有时可压迫肠管至压迫以上肠管明显扩张形成大的肠襻，腔内气液流动受阻，并可导致局部肠管缺血性改变。

6. 有时因粘连索带形成内疝而导致肠梗阻及肠缺血改变。

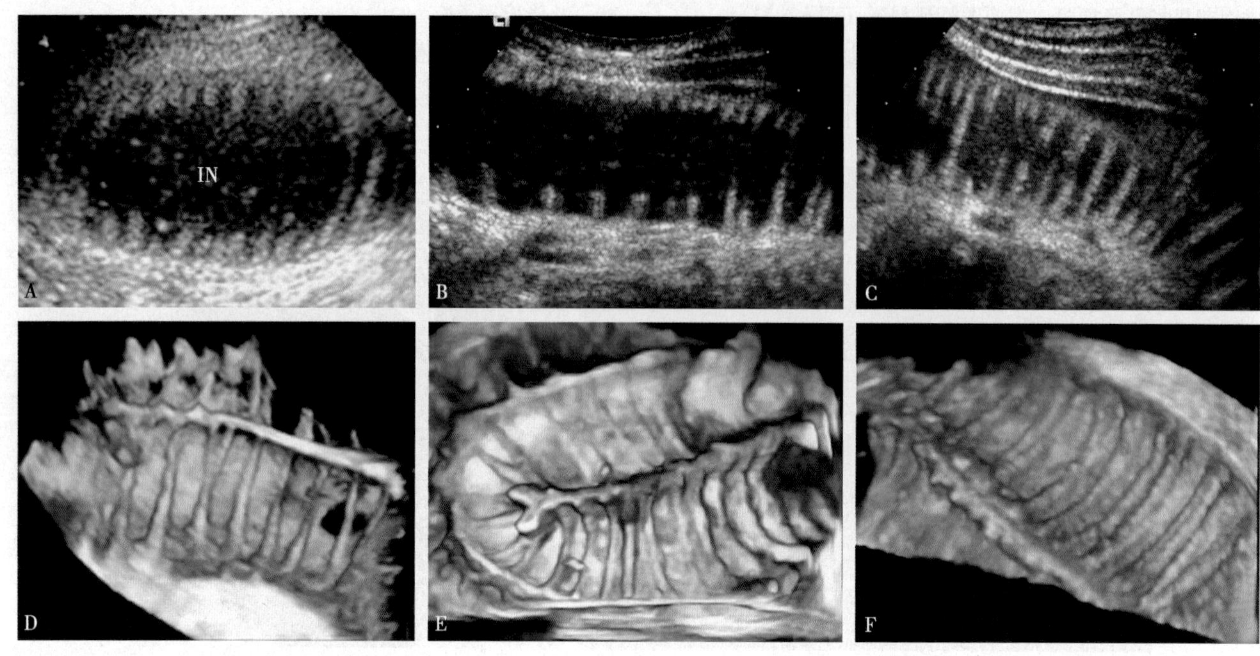

▶ **图 6-6-14 肠黏膜皱襞回声**

A～C. 二维超声所显示的小肠黏膜皱襞；D～F. 三维超声所显示的小肠黏膜皱襞

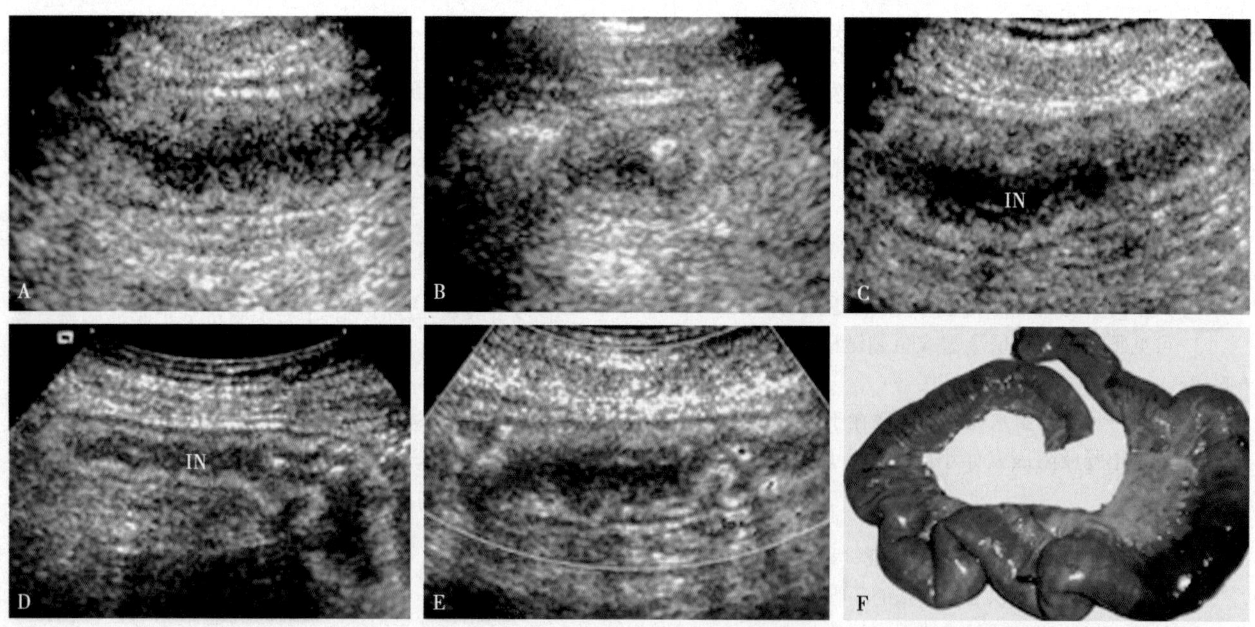

▶ **图 6-6-15 动脉性缺血**

A～D. 肠壁增厚、塌陷，黏膜皱襞部分消失、部分黏膜呈“漂浮”样改变，肠内腔缩窄；E. 壁间血流信号消失；F. 手术标本大体观，示肠管局部缺血、坏死

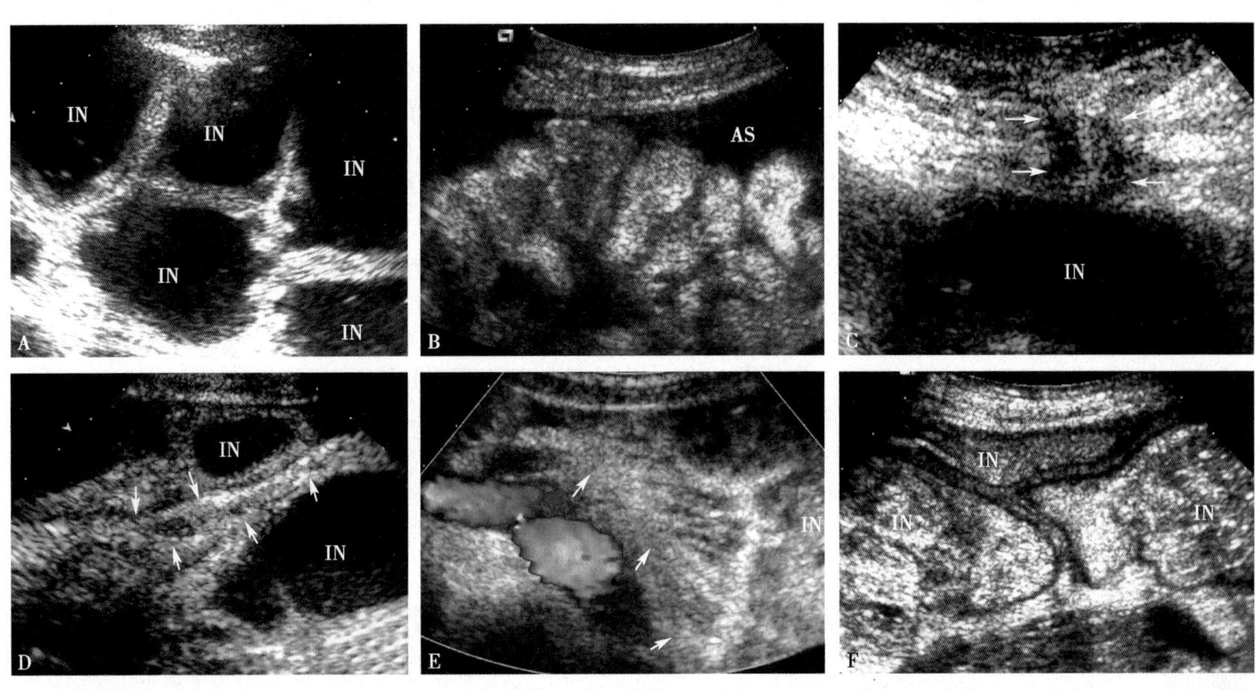

▶ **图 6-6-16　肠粘连**

A. 扩张的小肠及肠壁间粘连；B. 腹水中显示的小肠粘连；C. 肠管与腹壁切口处粘连；D. 粘连带；E. 因粘连至肠系膜呈牵拉状；F. 粘连成团的包块

十、肠套叠的超声诊断

原发性肠套叠多见于婴儿，成年人肠套叠多继发于肠道肿瘤、息肉等。套叠多是近侧肠管套入远侧肠管，套入的肠管可发生充血、水肿乃至坏死。声像图特征如下（图 6-6-17）：

1. 长轴断面声像图　呈“套筒征”，较少表现“假肾征”。由重叠的多层平行肠管形成。套头部常呈椭圆形。

2. 短轴断面声像图　呈“同心圆征”、“靶环征”或“年轮征”，由套入部肠管形成反折的浆膜及内层黏膜相互重叠所致。

3. 彩色多普勒　套入的肠系膜彩色多普勒常可见星点样动静脉血流信号，通过了解血流的改变，可以判断肠壁血液循环的变化。彩色多普勒常可显示套入肿块内的血流信号。

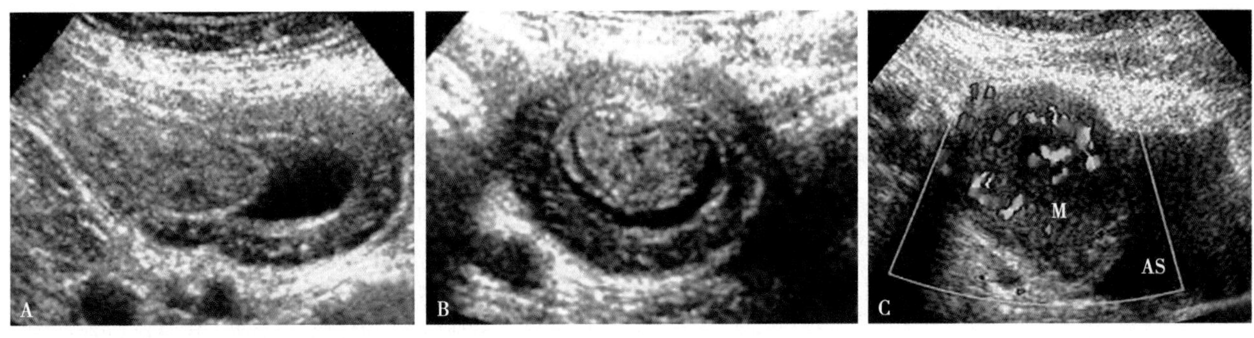

▶ **图 6-6-17　肠套叠**

A. 长轴断面呈“套筒征”；B. 短轴断面“同心圆征”；C. 套入低回声肿块内的血流信号

十一、小肠肿瘤的超声诊断

小肠肿瘤的发病率约占胃肠道全部肿瘤的 1.5%，其中约 3/4 为恶性。良性肿瘤以平滑肌瘤和脂肪瘤多见，恶性肿瘤主要为恶性淋巴瘤和腺癌。

（一）小肠肿瘤的声像图特征

1. 直接声像图特征

（1）腹部可见与小肠密切关联的可移动性肿块，肿块可向小肠腔内或腔外凸出；也可表现为肠壁增厚，多呈不规则性增厚，偶见黏膜下小结节。

（2）肿瘤若位于黏膜下，瘤体表面可见“拱桥样”黏膜皱襞。

（3）局限性肿瘤常呈均匀的低回声或等回声。

（4）病变相应部位的肠腔不同程度狭窄。

2. 间接声像图特征

（1）病变近端的肠管可扩张，出现肠梗阻征象。

（2）恶性肿瘤常引起周围淋巴结转移征象。

（3）可合并肠套叠，显示肠套叠声像图改变。

（4）恶性肿瘤晚期，可见肝脏、腹膜等脏器的转移及腹水。

（二）不同病理类型小肠肿瘤的声像图表现（图6-6-18）

1. 小肠平滑肌瘤及平滑肌肉瘤　小肠平滑肌瘤声像图显示圆形、椭圆形或分叶状的低回声或中等回声肿块，一般小于5cm，边界清楚，包膜完整，内部回声均匀，有一定的移动性，CDFI可见肿瘤周边或内部血流信号。

小肠平滑肌肉瘤肿瘤体积多大于5cm，形态不规则，内部回声强弱不均，可见伴坏死、液化的无回声区；常见肝内转移性肿块或肿瘤周围淋巴结肿大。

2. 小肠脂肪瘤　肿瘤多为内生型，直径多为2～4cm，肠黏膜下可见圆形或椭圆形肿块，呈较均匀的中强回声，边界清楚，容易引起肠梗阻或肠套叠。

3. 小肠恶性淋巴瘤　病变部位的小肠壁全周性增厚，为低回声，内部呈多结节样改变，且黏膜面易发生溃疡。横切面及斜切面扫查可呈“靶环征”及“假肾征”，肿瘤也可表现为低或中等回声团块，并多数可见血流信号。

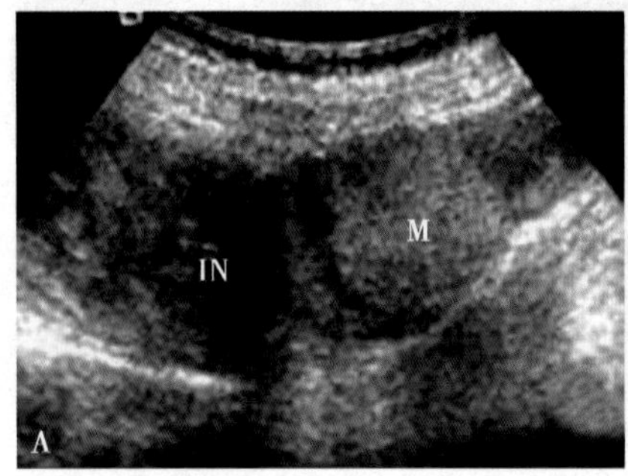

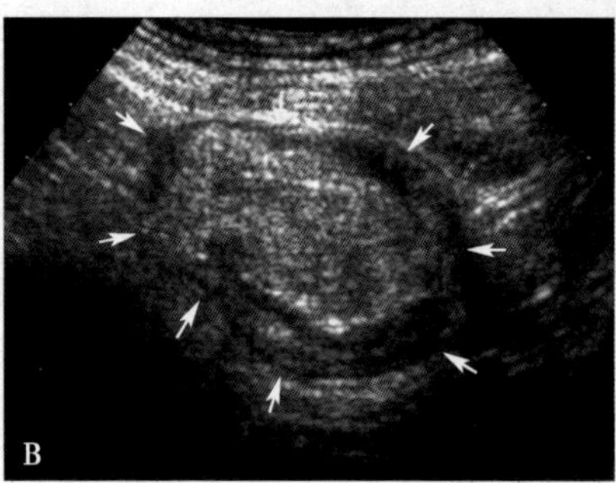

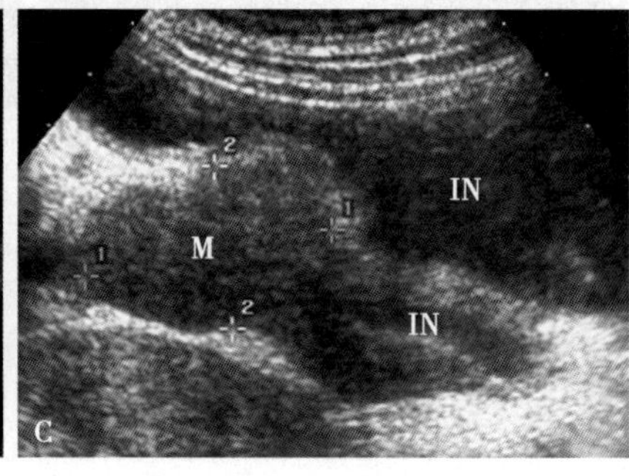

▶ **图6-6-18　小肠肿瘤**

A. 小肠平滑肌瘤；B. 小肠黏膜下脂肪瘤伴肠套叠；C. 小肠非霍奇金恶性淋巴瘤

十二、结肠癌的超声诊断

结肠癌是胃肠道常见的恶性肿瘤，以中年人发病率较高。近年来发病率有明显上升的趋势，在消化道恶性肿瘤中仅次于胃癌。

（一）直接声像图特征

1. 声像图显示肠壁增厚或不均质肿块。

2. 多数显示短轴切面呈“靶环征”，长轴切面呈“假肾征”，即增厚的肠壁为低回声，中心部为肠腔内气体及粪便形成的不规则带状或斑块状强回声。

3. 因肠壁薄厚不均（多数超过1cm），故靶心常有不同程度的偏移。

4. 病灶内多数可显示血流信号，并可探及动脉血流频谱。

（二）间接声像图特征

1. 梗阻近端小肠扩张及结肠扩张，其内可见稀便或发酵便回声。

2. 肠间、腹腔或盆腔积液。

3. 结肠肿物周围或腹腔淋巴结肿大。

4. 可伴有肝脏转移征象。

5. 肿瘤可直接侵及腹膜、膀胱、子宫、输尿管等周围脏器。

（三）超声分型

按肿瘤的形态及声像图特征（图6-6-19）可分为如下类型：

1. 溃疡型　肿瘤呈向结肠腔内凸起的低回声团块，中心部可见强回声凹陷伴边缘隆起，凹陷基底部粗糙不平，呈“火山口”状，肠内腔变窄，结肠轮廓较规则。

2. 肠壁增厚型　肠壁因癌组织浸润生长多呈不规则增厚、僵直，呈低回声，壁层结构消失，可呈典型的“靶环征”及“假肾征”。

3. 肠内肿块型　肿瘤向肠腔内生长，呈息肉状或菜花状的低回声肿块，内部回声不均匀，大多数癌肿呈不规则形，肠黏膜中断，肠内腔变窄，浆膜层较光滑。

4. 肠外肿块型　肿瘤表现为孤立的、凸向肠腔外生长的低回声肿块，可见肠腔内气体样强回声明显偏移到肿块边缘，肠腔受压，但狭窄变形不明显。

5. 混合型　肿瘤向腔内或向腔外凸起伴肠壁增厚及肠腔缩窄，无明显包膜，界限不清，并侵犯肠壁全层。

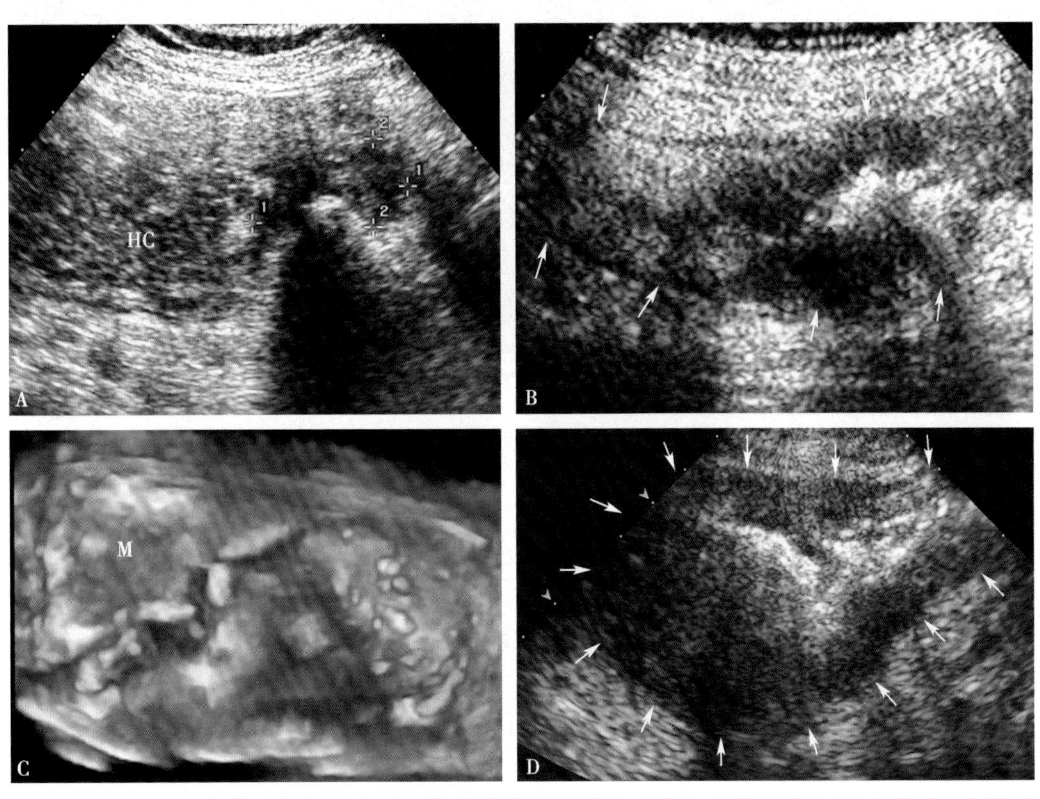

▶ 图 6-6-19　结肠癌

A. 溃疡型；B. 肠壁增厚型；C. 腔内肿块型；D. 混合型结肠癌

十三、急性阑尾炎的超声诊断

急性阑尾炎是临床上常见的急腹症之一。超声检查不仅可以诊断急性阑尾炎，而且还能判断其病理类型及并发症，如阑尾穿孔、阑尾周围脓肿、阑尾周围炎性包块等。超声检查还可以鉴别与急性阑尾炎相类似的疾病，如右侧输卵管妊娠破裂、卵巢囊肿蒂扭转、卵巢黄体破裂，以及急性盆腔炎、右侧输尿管结石、升结肠憩室炎等。

（一）阑尾炎超声观察内容

1. 观察阑尾的直径、内腔回声、阑尾壁层结构。

2. 是否合并阑尾粪石及阑尾穿孔。

3. 阑尾周围有无脓肿和炎性包块形成。

4. 观察肠管有无扩张及肠蠕动情况。

5. 观察并测量腹腔淋巴结是否肿大。

6. 观察腹盆腔等部位的积液。

7. 确定异位阑尾的位置　右上腹（肝下）、右侧腹、盆腔、脐周、左侧腹。

8. 根据声像图特征判断不同病理类型的急性阑尾炎及并发症。

（二）基本声像图特征（图 6-6-20）

1. 超声显示具有盲端的管状结构，纵断面呈腊肠形，横断面呈同心圆或靶环状。阑尾内腔扩大，呈低或无回声，阑尾明显肿大，化脓性及坏疽性有张力感。

2. 阑尾壁增厚　以黏膜下层增厚更具有病理意义。可显示黏膜下层不规整及黏膜下层回声线消失。

3. 阑尾壁层结构回声特征　显示为强-低-强的三层回声结构，如果使用高频探头，有时能够显示阑尾壁的五层结构。将阑尾壁层改变分为 4 型，并依据这 4 型将阑尾炎分为 3 个病理类型，即：卡他性炎、蜂窝织炎、坏疽性（图 6-6-20～图 6-6-22）。

4. 阑尾管径依病变程度的不同而发生相应的改变，管腔直径的大小与阑尾的显示率有关，管径越大显示率越高，还与阑尾炎的病理类型具有相关性。

（三）其他声像图特征

1. 阑尾粪石　急性阑尾炎如合并粪石，一般认为是重症阑尾炎，阑尾粪石嵌顿，阑尾先端部明显肿大，往往可以形成穿孔。约有 30% 的急性阑尾炎合并有粪石。阑尾粪石为强回声后方伴声影或不伴声影，多位于阑尾腔内或根部（图 6-6-23）。

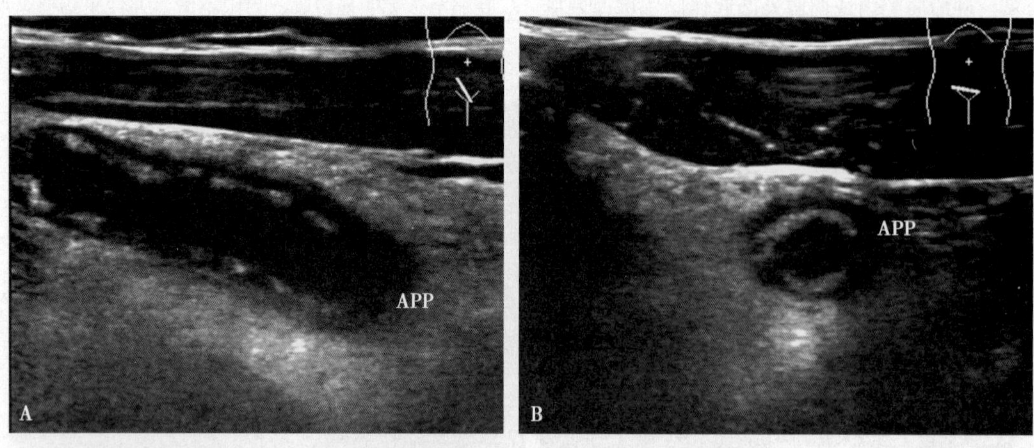

▶ 图 6-6-20 急性单纯性阑尾炎

A. 阑尾长轴断面；B. 阑尾短轴断面

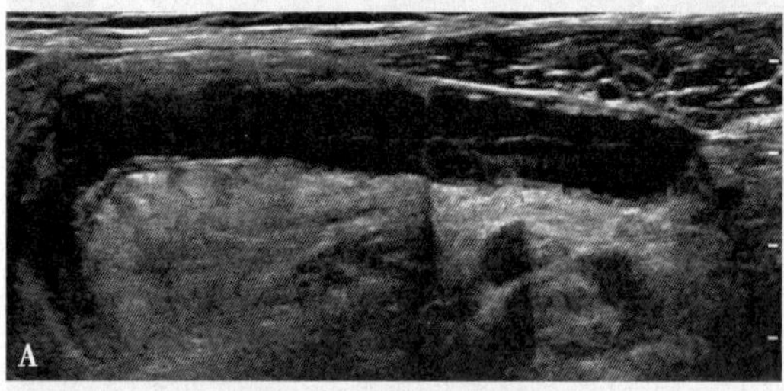

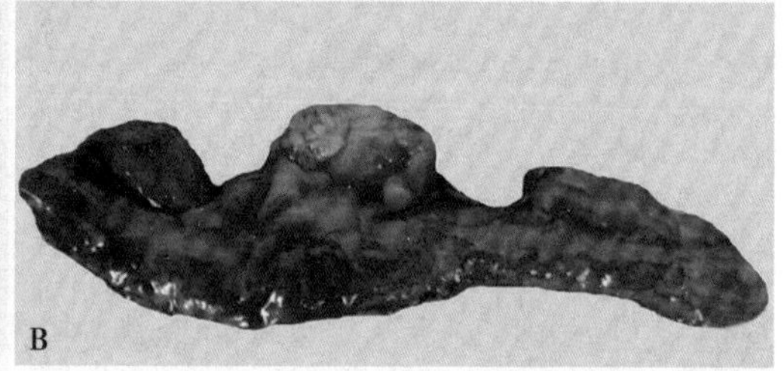

▶ 图 6-6-21 急性化脓性阑尾炎

A. 显示阑尾腔内脓性液体；B. 手术标本

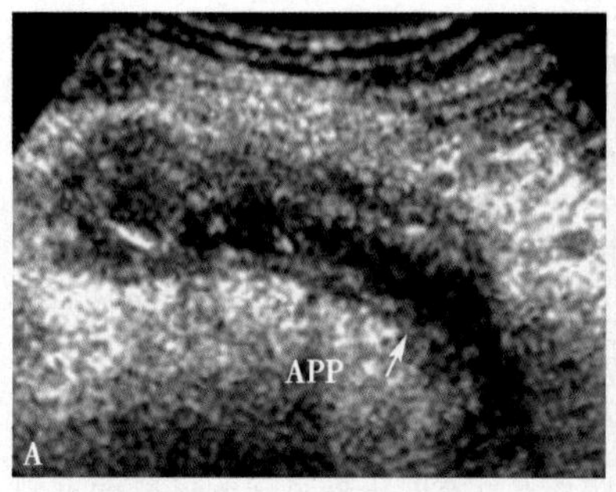

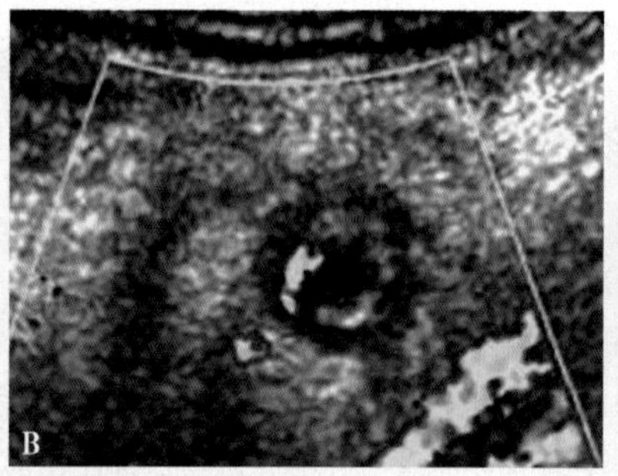

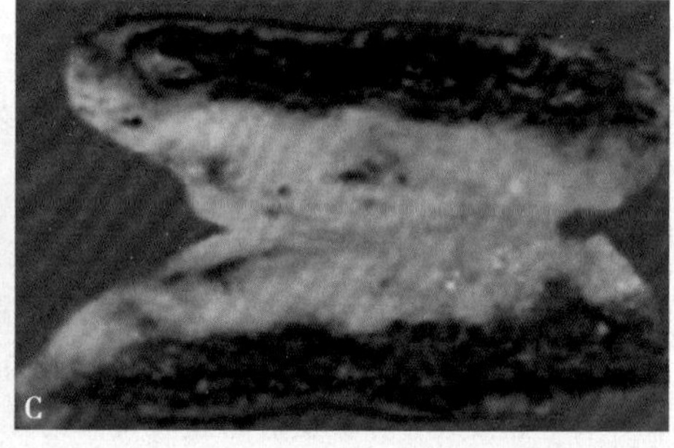

▶ 图 6-6-22 急性坏疽性阑尾炎

A. 阑尾长轴像显示腔内低回声，部分黏膜下层回声消失，壁层结构紊乱；B. 阑尾短轴像；C. 阑尾手术标本剖开面显示黏膜坏疽改变

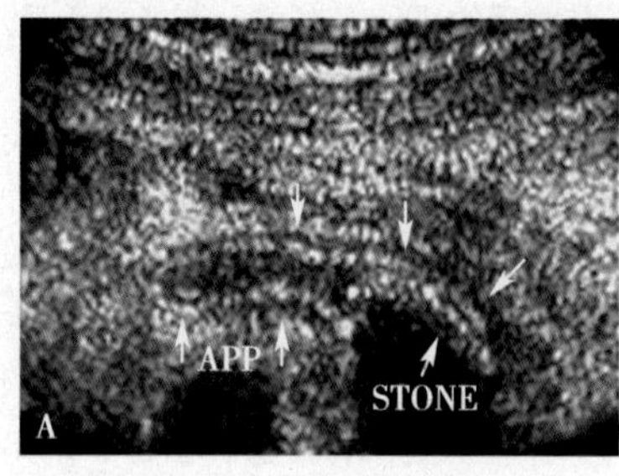

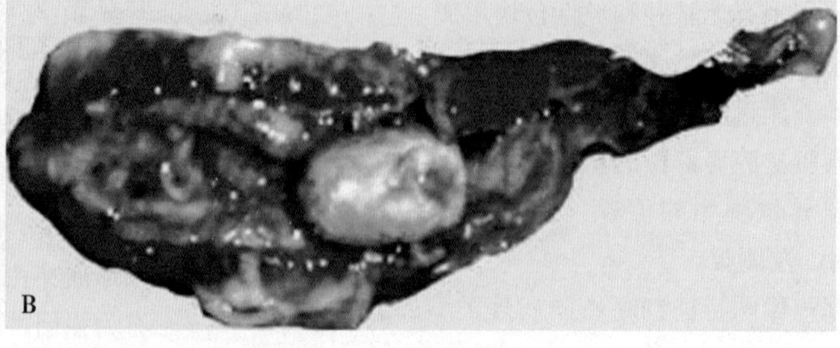

▶ 图 6-6-23 急性化脓性阑尾炎

A. 阑尾长轴像伴腔内粪石；B. 阑尾手术标本剖开面，其内可见粪石

2. 阑尾系膜　沿阑尾纵切面扫查时，可在阑尾弯曲的内侧探测到呈三角形的中强回声，为阑尾系膜，这也是阑尾的定位标志。

3. 阑尾黏液囊肿的超声诊断　阑尾黏液囊肿偶有发生，超声可明确诊断。当合并有阑尾炎时，可出现阑尾炎的临床症状及体征。阑尾黏液囊肿声像图（图 6-6-24）可分为以下三种类型：

（1）局部型：黏液囊肿构成阑尾先端部或在阑尾局部形成囊性腔，内部为无回声，并可见阑尾的部分管腔结构，囊肿与阑尾管腔相连通，此时阑尾可明显肿大，部分壁层结构消失。

（2）管状型：阑尾呈长管状囊状扩张，囊性扩张部分与阑尾根部相通，内部为无回声，囊肿腔无回声内可见斑块状回声，为黏液块。

（3）囊肿型：在阑尾区域仅显示较大囊性肿物回声，其内多数可见囊肿内的黏液块回声，常不能显示出阑尾结构。

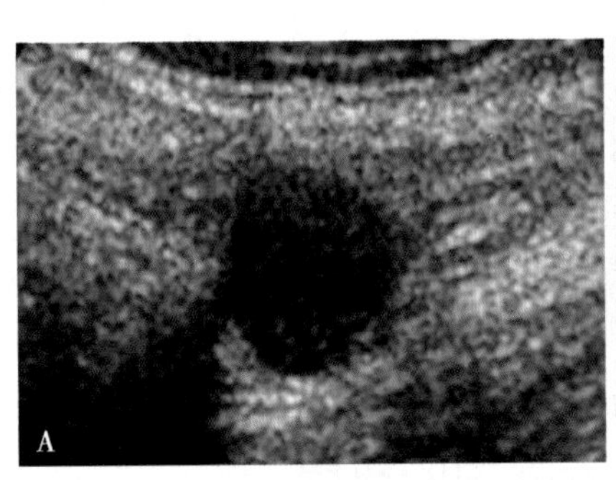

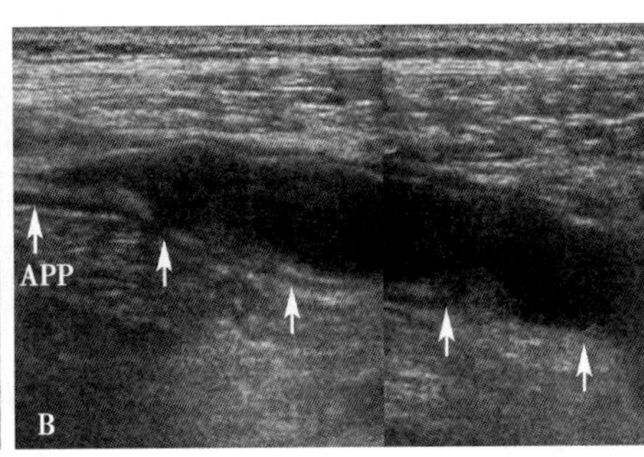

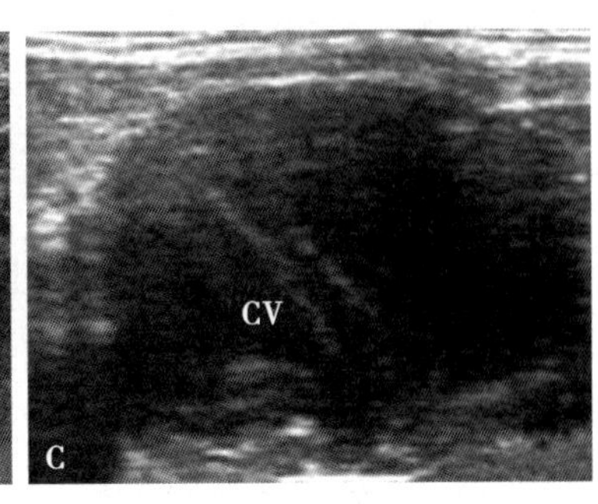

▶ **图 6-6-24　阑尾黏液囊肿分型**

A. 局部型；B. 管状型；C. 囊肿型

4. 阑尾周围的变化

（1）阑尾周围及腹腔积液，积液中有点状回声提示为腹膜炎。

（2）由于炎症致麻痹性肠梗阻。

（3）升结肠扩张和肠内粥样便回声以及盲肠、回肠末段肠壁水肿增厚。

（4）阑尾周围包裹性炎性包块，其内为低至中等回声。低回声为脓性液体回声。

5. 阑尾穿孔的声像图特征

（1）阑尾周围局限性积液或脓肿形成。

（2）阑尾黏膜下层消失。

（3）阑尾管壁连续性中断，呈断开征。

（4）盲肠周围可见增厚的脂肪。

（5）阑尾管腔直径正常或略粗。

十四、克罗恩病的超声诊断

克罗恩病是一种原因不明的肠道慢性炎性肉芽肿性病变，以回肠末段最常见，病变主要累及肠壁全层，常呈节段分布，相应的肠系膜淋巴结也受累。声像图表现：

1. 肠壁增厚　由于肠壁黏膜下层肉芽组织增生而导致末段回肠、回盲部或结肠呈节段性肠壁增厚，增厚肠壁间可见低回声结节，多数可见壁层结构（图 6-6-25）。

2. 病变部位肠腔狭窄、僵硬变形，甚至黏膜相贴呈线状，肠内容物通过不畅，出现近端肠管扩张，或呈狭窄与扩张肠管相间。

3. 病变部位可合并黏膜小溃疡，周围可见肿大淋巴结。

4. 腹腔及盆腔积液，尤其是病变晚期可出现大量腹水。

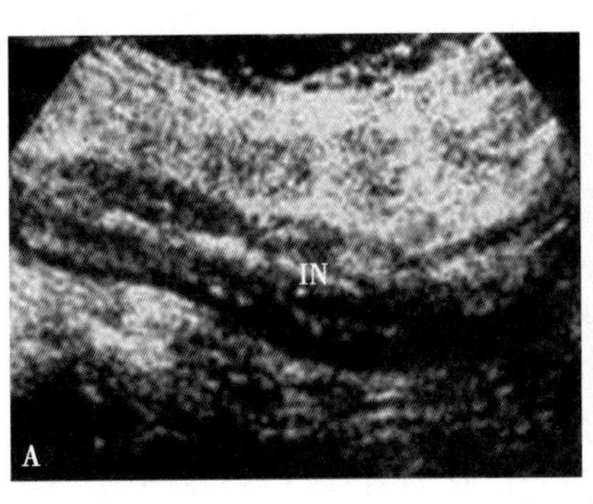

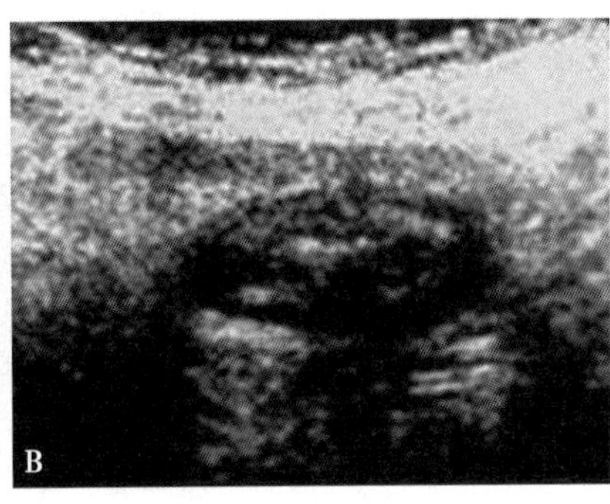

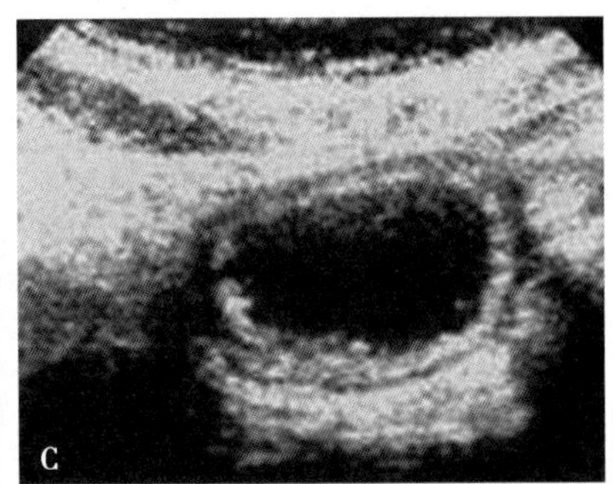

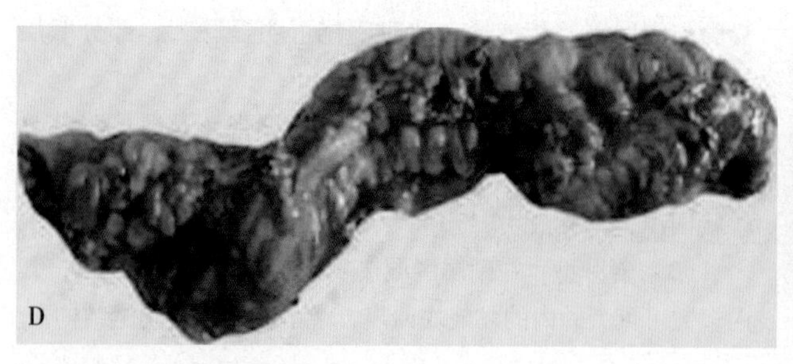

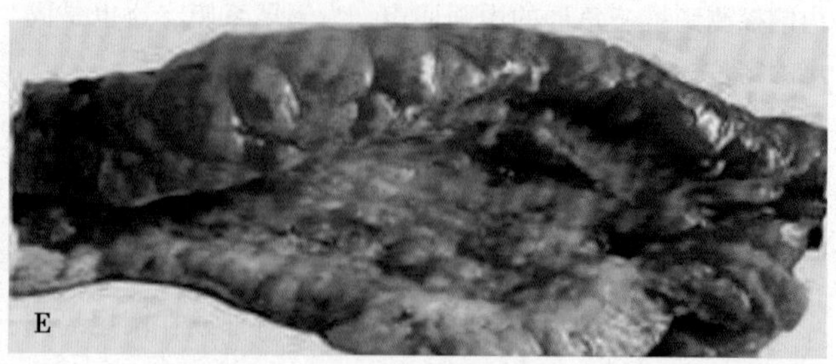

▶ 图 6-6-25 克罗恩病

A. 长轴断面显示末段回肠壁增厚伴肠腔缩窄、僵硬变形，黏膜相贴呈不规则线状；B. 增厚的肠壁短轴断面；C. 近端小肠扩张；D. 手术切除小肠标本大体观；E. 标本剖面观显示肠壁增厚及多发小结节

6

5. 并发症 可因感染形成肠瘘及肠周围脓肿。

十五、结肠憩室炎的超声诊断

结肠憩室炎声像图特征：结肠憩室不合并炎症等病变时，超声检查很难发现憩室；当出现明显并发症后，超声可在病变区域寻找到憩室病灶。

1. 结肠外侧可见向外凸出的包块，包块周边呈低回声，中心为无回声，边界欠清晰，此为憩室化脓性炎症和憩室周围脓肿的特征（图 6-6-26）。

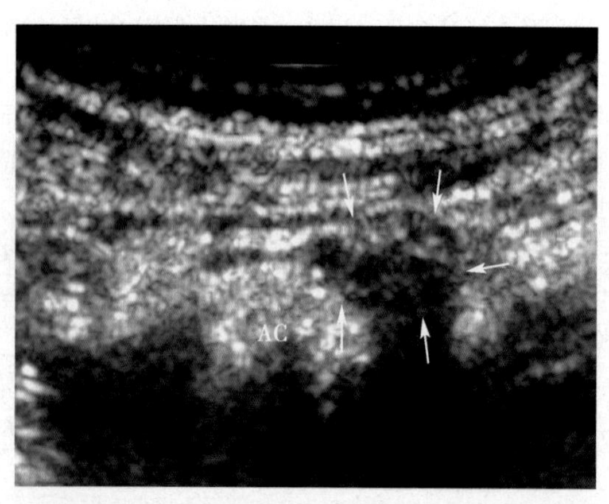

▶ 图 6-6-26 升结肠憩室炎，箭头示憩室范围，憩室壁与结肠壁相连

2. 憩室相邻结肠肠壁局限性增厚，以肌层和浆膜层增厚为主，此为憩室周围结肠的炎症反应。

3. 憩室周围或腹腔其他部位积液。

4. 有时可见小肠肠管轻度扩张，这是由于炎症刺激使肠蠕动减弱所致。

如果能应用高频探头发现阑尾回声，可有助于憩室炎的诊断。经保守治疗临床症状缓解后，超声动态观察可见肠壁水肿减轻，憩室包块逐渐显示不清。

第七节 超声诊断在腹膜后疾病中的应用

若要鉴别腹腔内及腹膜后肿物，必须熟悉腹膜后间隙的解剖层次，了解胰腺、肾脏、肾上腺及十二指肠等腹膜后脏器的形态、毗邻关系及声像图特征。从多方位扫查，观察肿物与这些脏器的关系，首先应除外胰腺、肾脏等腹膜后脏器的病变。

一、原发性腹膜后肿物超声鉴别要点

1. 腹膜后肿物位置较深，常紧贴脊柱前缘，可导致腹膜后脏器及血管移位、绕行、受压或被肿物包裹。

2. 较大肿物可出现“脏器分离征”，如：肾脏被肿物向下推移而导致脾肾分离、肝肾分离，使其间距明显增大；肿物位于上腹部时，可使胰腺前移导致胰腺与腹部大血管间距明显增大（图 6-7-1）。

3. 肿物位置相对固定，不随呼吸、体位等改变位置，仰卧位患者深吸气时，可见腹腔内肠管经肿块前方移过，称“越峰征”，此时显示肿块向后移位。

4. 肿物形态多不规则，且超声检查发现时多体积较大。

5. 膝-肘卧位时，腹膜后肿物悬吊于腹后壁，肠管等在其前方出现，无受压表现，此征象称为“悬吊征”。

6. 原发性腹膜后肿瘤回声特点 原发性腹膜后肿瘤，声像图常表现为境界清楚的圆形或近圆形肿块，可以呈分叶状。肿瘤的内部回声因肿瘤的不同类型而有差别。其中，间质性肉瘤生长迅速，常伴有肿瘤组织供血不足，可以发生囊性变、黏液性变及钙化。超声波可以有低回声型、高回声型和混合型。肿物内部可以出现不规则的无回声区。腹腔后淋巴肉瘤可表现为局部较大的实性低回声性肿物，肿物内部回声比较均匀，声衰减不显著，常伴有腹腔内淋巴结肿大及脾大。

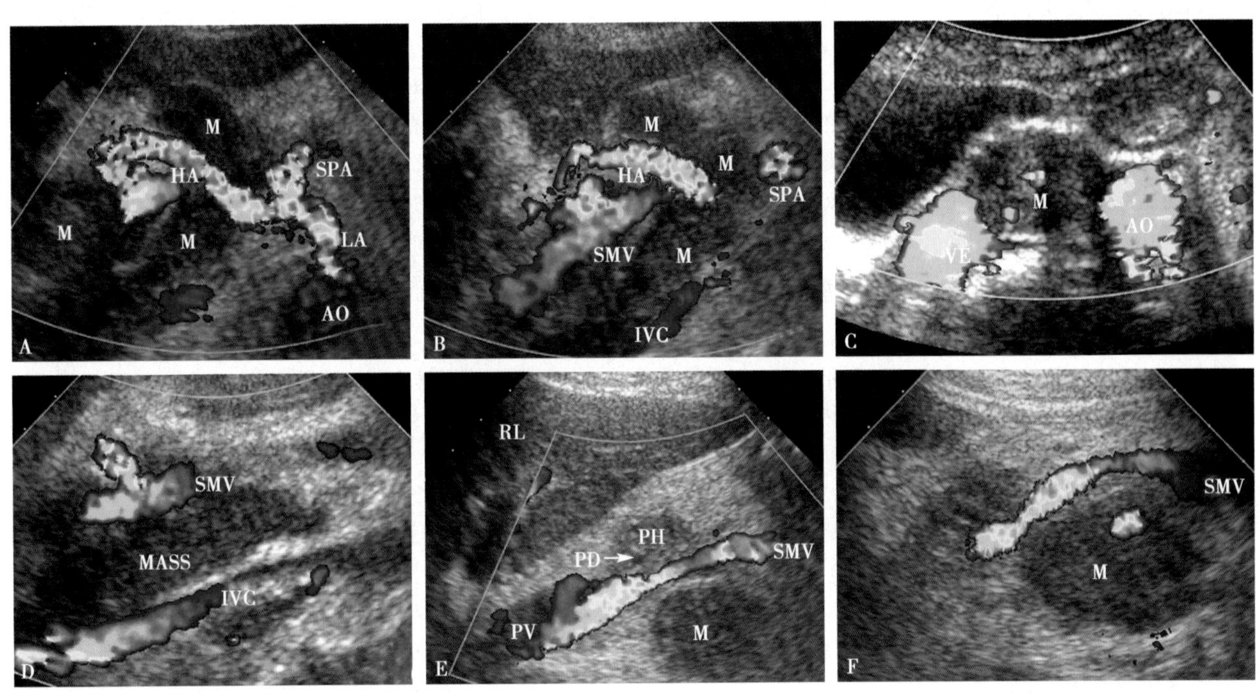

▶ 图 6-7-1　腹膜后多发肿物，挤压周围血管，使血管走行变异

二、腹膜后囊、实性肿瘤

（一）畸胎瘤

很少发生于腹膜后，发生率低于卵巢、睾丸和纵隔。声像图表现如下。

1. 良性畸胎瘤有清晰包膜；恶性畸胎瘤包膜常不完整，壁不规则增厚。

2. 可有实性或囊实性组织凸向囊腔，实质回声较复杂，为密度较高的结缔组织、软骨及钙化物，呈强或较强回声，可伴声影或声衰减。

3. 含毛发和脂类物质的团块呈较强回声，并且有声衰减。

（二）腹膜后恶性淋巴瘤

呈多发，且肿大的淋巴结体积较大。多伴有其他部位的淋巴结肿大。声像图表现如下。

1. 脊柱、腹主动脉前方及两侧多见。

2. 圆形或椭圆形低回声，大小不等，边界清晰，当结节互相融合时可呈分叶状。

3. 后方回声无增强，注意与囊肿鉴别（图 6-7-2）。

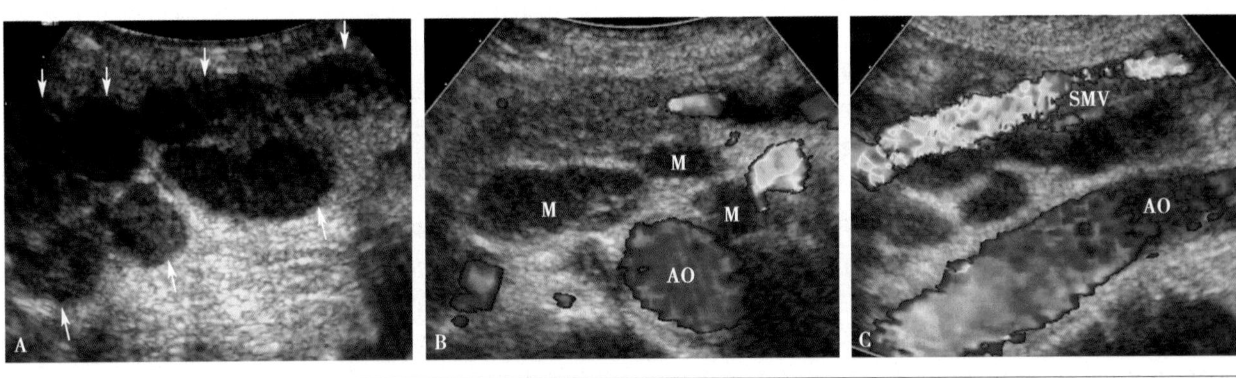

▶ 图 6-7-2　腹膜后淋巴瘤，超声显示多发低回声结节推挤 SMV 及 AO

（三）腹膜后继发性肿瘤

依腹膜后淋巴结的分布情况有以下不同表现：

1. 孤立性淋巴结肿　声像图上呈一个或若干个孤立、散在的卵圆形或圆形低回声区，境界清楚。

2. 聚集的淋巴结肿　成堆分布的淋巴结肿在断面上形似蜂窝状。

3. 融合的淋巴结肿　肿物断面轮廓起伏不平或呈分叶状，各类转移癌的淋巴结肿均呈弥漫的低回声。

（四）其他腹膜后肿瘤

良性肿瘤包括腹膜后神经纤维瘤、神经鞘瘤、脂肪瘤、纤维瘤、平滑肌瘤、横纹肌瘤、血管瘤、淋巴管瘤、间叶瘤、脊索瘤等；恶性肿瘤包括各种肉瘤、胚胎性癌、恶性脊索瘤、未分化癌、未分化肉瘤等。以上各类腹膜后肿瘤超声表现无明显特异性，鉴别诊断困难，主要依靠病理诊断。

三、腹膜后间隙积液、脓肿

腹膜后间隙积液多见于外伤后腹膜后脏器破裂出血及院内有创性检查损伤形成血肿，腹膜后阑尾炎、急性重型（出血坏死型）胰腺炎、肾盂肾炎、脊柱病变等形成脓肿。多伴有直肠刺激症状。区分血肿与脓肿，要结合病史、临床症状及实验室检查。声像图表现如下：

1. 腹膜后积液可呈无回声或低回声。

2. 积液区壁厚，形态不规则，积液范围前后径小、上下径大，并可挤压腹膜后脏器移位。

3. 积液区内可见血凝块形成的点状或斑块样回声。

4. 积液区内无血流信号。

第八节　介入性超声在腹部外科的应用

从20世纪60年代超声用于定位穿刺以来，介入性超声在临床逐步推广普及，随着超声仪器的快速发展和诊疗技术的不断提高，超声已从过去单纯的辅助性诊断方法演变为现今的集诊断、治疗于一体的相对独立的诊疗手段，其临床应用价值已经得到公认，成为临床诊疗手段中不可或缺的一部分。

一、超声引导穿刺细胞学及组织学检查

（一）超声引导细针穿刺细胞学检查

细胞学检查是以摄取人体病变部位的液体、细胞或组织，通过对其细胞形态学检查，对病变性质做出诊断。

1. 适应证和禁忌证

（1）适应证：超声检查能够显示的腹部占位性病变，需要对其性质做出诊断者，原则上皆可施行，包括实性和含液性病变。

（2）禁忌证：很少，如有明显出凝血功能障碍、可疑动脉瘤或位于肝脏表面海绵状血管瘤者及胰腺炎急性期时应避免穿刺。相对禁忌证如严重的心、肺功能不全，病人不能配合等。

2. 注意事项

（1）穿刺时嘱病人屏气，避免咳嗽和急促呼吸。

（2）密切观察针尖位置，当针尖显示不清时，必须调整探头角度直至显示清楚为止。避免进针过深，针进入肿物后有阻力感或韧性感即可抽吸。对肝脏肿块穿刺时，宜先通过1cm以上正常肝组织；对胰腺和肾脏肿块穿刺时要求直接进入肿块，对其周围组织损伤越少越好。

（3）应对病灶的不同部位穿刺取样3~4次，尤其发现肿块中心有坏死时，应在其周边取样。

（4）涂片时，用针头轻轻地把吸出物均匀地向同一方向抹在玻片后2/3的位置上。可以涂片、拉片，但不要推片，否则，恶性细胞体积大，会被推向一边且易被推挤变形，影响诊断。

（二）超声引导穿刺组织学检查

超声引导穿刺组织学检查分为细针活检及粗针活检，与细胞学检查比较，组织学检查不仅可鉴别病变的良、恶性，还可对病灶进行明确的组织病理学诊断。

1. 适应证和禁忌证

（1）适应证（图6-8-1）：①实质脏器良性弥漫性病变需确诊者；②肿瘤与非肿瘤病灶的鉴别，肿瘤的诊断和鉴别诊断；③恶性肿瘤需明确病理组织学类型以确定放疗、化疗方案者；④细胞学活检未能确诊者；⑤移植器官排斥反应的诊断。

（2）禁忌证：包括有明显出凝血功能障碍、可疑动脉瘤或位于肝脏表面的海绵状血管瘤、因淤血而引起明显的肝脏或脾脏肿大、大量腹水、胰腺炎急性期及重度梗阻性黄疸；无安全径路者。此外，禁忌粗针经空腔脏器穿刺活检。

2. 注意事项

（1）穿刺前对病人进行屏气训练，以避免在穿刺中发生咳嗽或急剧运动，影响穿刺准确性，甚至引起并发症。

（2）应选择病灶距体表最近、能避开周围脏器和大血管的穿刺路径。

（3）当靶目标周围有大血管时，必须注意进针时不要使针芯斜面背向血管，以免穿刺针偏移造成血管损伤。

（4）对于较大肿块要多点取样，尽量选择肿瘤边缘取样，避开中心部强回声坏死区（边缘部位肿瘤生长活跃，坏死较少），必要时需2次穿刺活检，活检前超声造影有助于活检准确性的提高。

3. 并发症　出血：占并发症首位；感染、肿瘤种植、气胸、腹膜炎等少见。

（三）细胞学材料做特殊检查

最近，医学生物学的进展使组织病理学诊断的新技术不断出现，已经有许多成熟的技术用于穿刺标本的检查，提供非常有价值的诊断信息，使超声引导穿刺活检应用范围更加拓宽。

1. 免疫组化技术　可研究细胞内特有物质和抗原的表达，以了解恶性肿瘤细胞的组织发生学或分化方向，在鉴别低分化肿瘤类型和确定是否转移性肿瘤等方面很有用途。

2. 癌基因检测　能根据基因表达判断良恶性和预后。流式细胞仪测定DNA含量、S期分数（S-phase fraction）和细胞增殖活性三种指标，对判断肿瘤恶性程度很有价值。

6

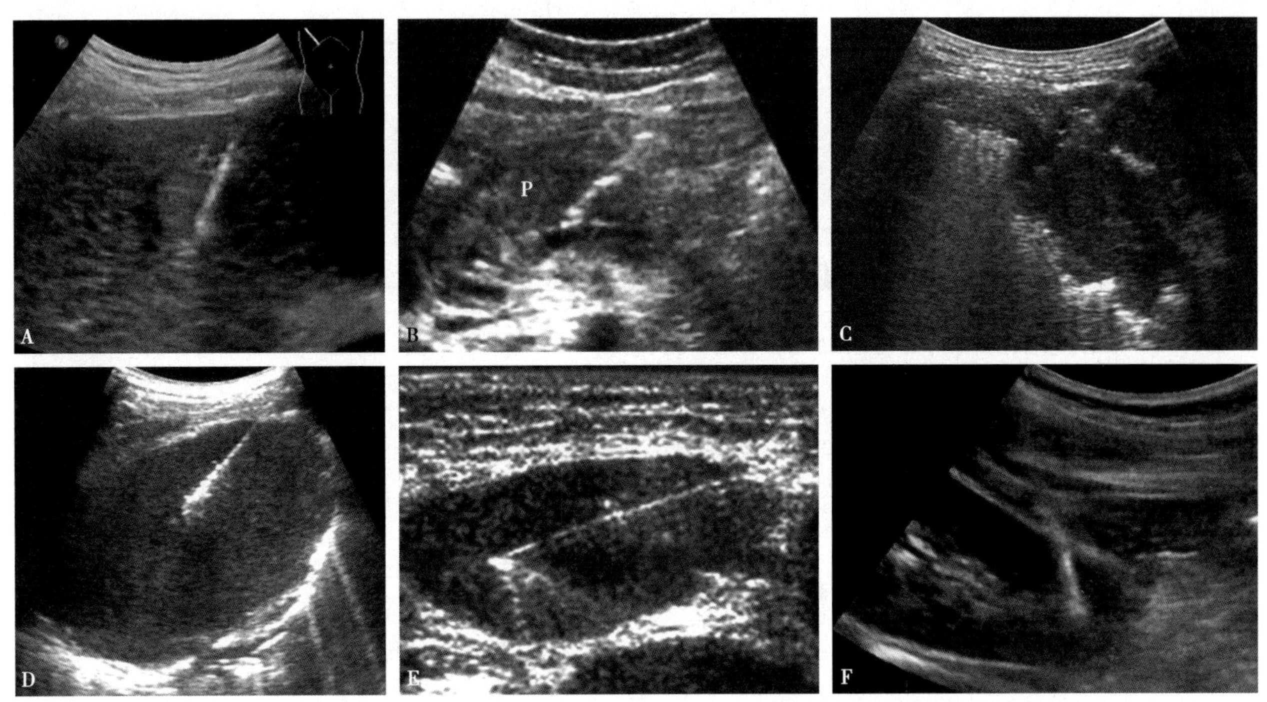

▶ 图 6-8-1　在有安全穿刺路径的条件下，超声引导组织学活检适用于腹部许多部位和脏器

A. 肝脏肿物穿刺；B. 胰腺穿刺；C. 结肠肿物穿刺；D. 盆腔肿物穿刺；E. 腹股沟淋巴结穿刺；F. 肾脏穿刺

3. 图像细胞测量技术　在肿瘤诊断中用于细胞形态参数测量、DNA 含量分析及呈色反应产物（包括细胞化学、免疫细胞化学及原味杂交）测量，对判断良恶性、肿瘤病理组织分级以及判断预后，均有价值。

二、超声引导下穿刺抽吸术及置管引流术

随着介入性超声技术的发展和人们对介入性超声技术认识的深入，超声引导下穿刺抽吸术及置管引流术在临床治疗中发挥越来越重要的作用。

（一）超声引导下穿刺抽吸术及置管引流术

1. 超声引导下穿刺抽吸术的适应证和禁忌证

（1）适应证：①腹、盆腔囊肿体积较大有破裂危险或发生扭转者；②较大囊肿有明显症状者；③胸腔、腹腔、盆腔、心包及其他部位积液不能自行吸收或经保守治疗无显著疗效者。

（2）禁忌证：①无安全穿刺路径者；②有严重出血倾向者；③与胆道、肾盂、胰管等正常管道相通者。

2. 超声引导下穿刺置管引流术的适应证和禁忌证

（1）适应证：①胸腔、腹腔、盆腔、心包及其他部位的囊肿、脓肿、积液；②各种原因引起的梗阻性病变且不能手术或不宜立即手术者。

（2）禁忌证：①有严重出血倾向者；②有大量腹水者；③无安全穿刺路径者。

3. 置管引流操作方法

（1）一步法：也称为套管针法，常规消毒铺巾，局麻，超声引导下将套管针刺入靶目标内→拔出针芯→将引流管送入靶目标腔内（图 6-8-2）

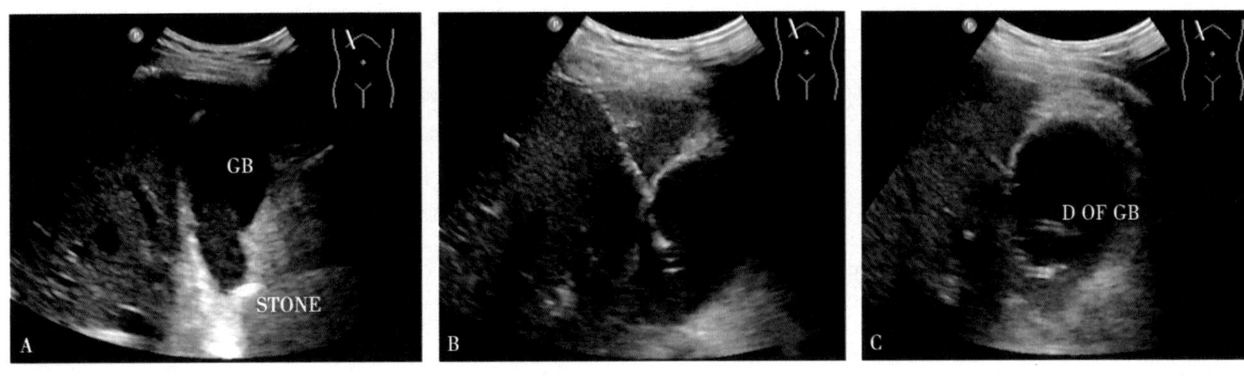

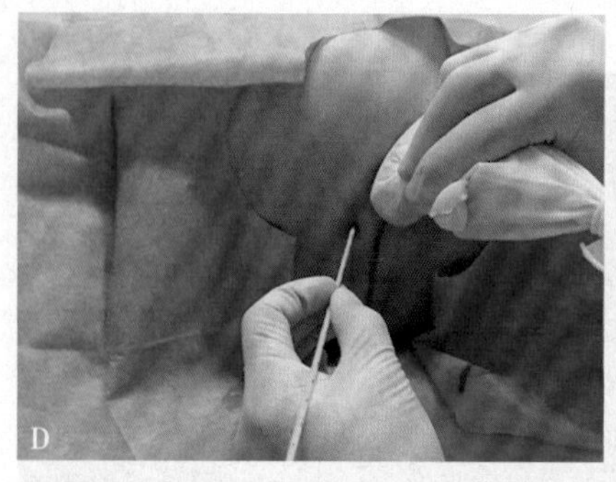
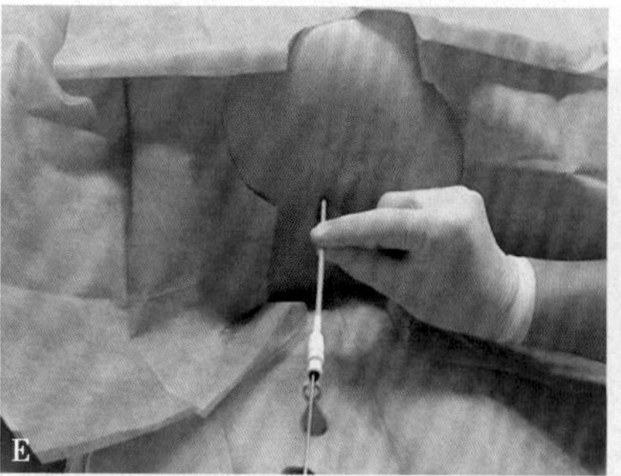
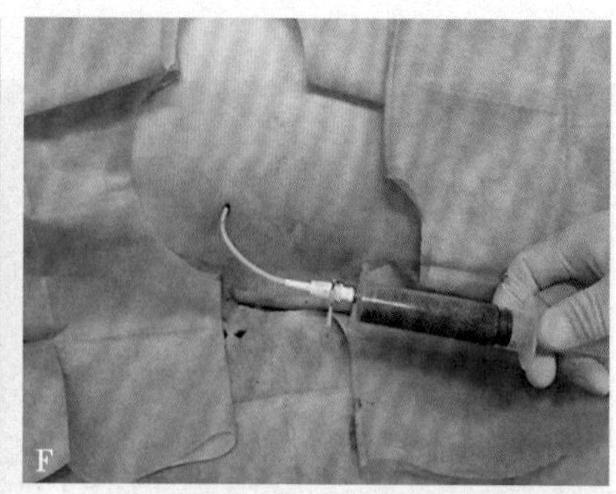

▶ 图 6-8-2 采用一步法技术徒手穿刺完成肝脓肿置管引流术

6

（2）两步法：采用 Seldinger 技术，常规消毒铺巾，局麻，超声引导下用穿刺针（常用 18G）穿刺靶目标→拔出针芯→插入导丝→拔出针鞘→扩张导管扩张针道→插入引流管，估计置管难度较大者建议采用此方法进行操作（图 6-8-3）。

（二）腹盆腔囊性肿物的超声导向下穿刺抽吸术及置管引流术

1. 操作方法与技巧

（1）患者体位根据囊肿部位和穿刺路径而定。

（2）囊肿硬化治疗前均应检查囊肿是否与胆道、胰管、肾盂等相通，如与之相通则是硬化治疗的绝对禁忌。

（3）囊肿巨大时（直径 > 10cm）可考虑置管引流及冲洗。

（4）囊肿硬化硬化剂常规使用无水酒精，或使用 50% 葡萄糖、冰醋酸、四环素等。

（5）硬化剂应该在囊液完全抽净后注入，也可适当保留少量囊液，然后用硬化剂反复冲洗（图 6-8-4）。

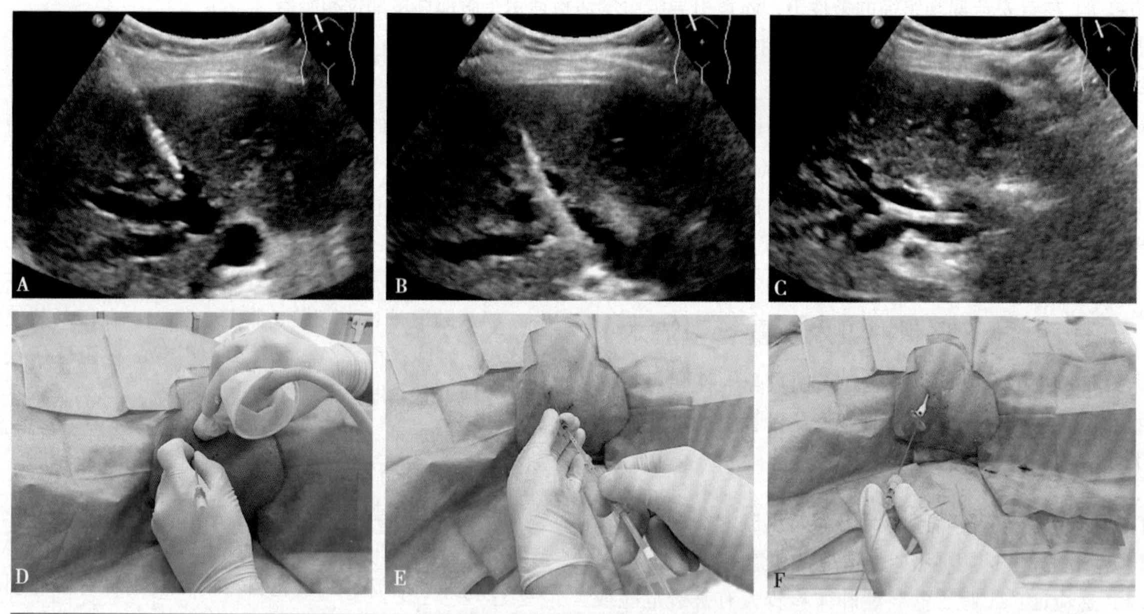

▶ 图 6-8-3 采用两步法技术徒手穿刺完成梗阻性黄疸经皮肝胆管置管引流术

2. 注意事项

（1）穿刺胰腺囊肿时，应避免经过正常胰腺组织。

（2）多囊肝、多囊肾一般不提倡硬化治疗。

（3）酒精过敏者应选择其他硬化剂。

（4）治疗后醉酒样反应严重者给予补液及纳洛酮治疗。

（5）治疗前怀疑为肝包虫病，应慎行穿刺治疗。

（三）腹盆腔脓肿及积液、包裹性积液的超声引导下穿刺抽吸术及置管引流术

1. 操作方法与技巧

（1）选择避免污染腹腔、胸腔并可以避开周围重要脏器和血管的路径为最佳穿刺路径。

（2）穿刺针刺入脓肿中心，套上注射器进行抽吸。

（3）需注意的是脓液因黏稠度和均匀程度不同，应尽可能抽出脓液，再注入冲洗液（庆大盐水、替硝唑、稀释碘伏溶液、无水乙醇等）反复冲洗抽尽，需要时应置管引流，引流管放置应遵循低位引流的原则（图 6-8-5~ 图 6-8-9）。

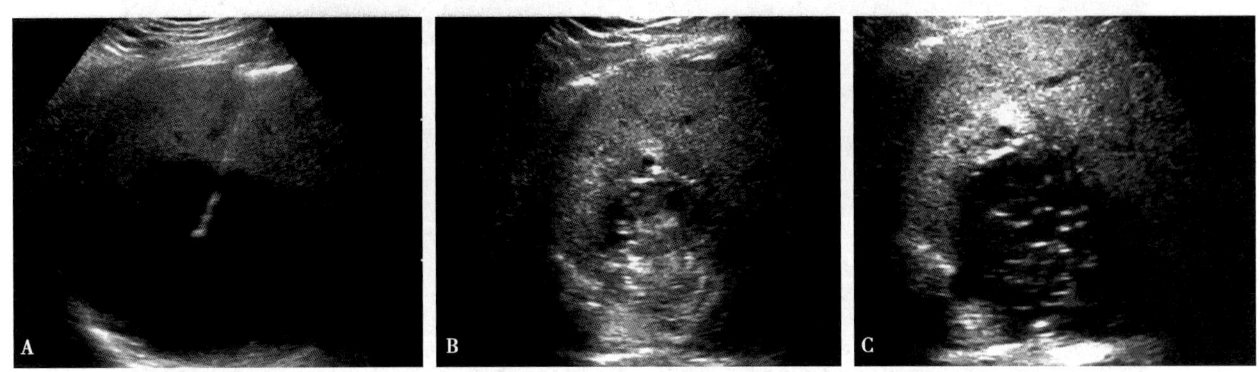

▶ **图 6-8-4　肝囊肿穿刺硬化治疗**

A. 穿刺针尖达囊肿中心部；B. 抽净囊液后注入硬化剂；C. 硬化剂在囊腔内保留 10~20 分钟

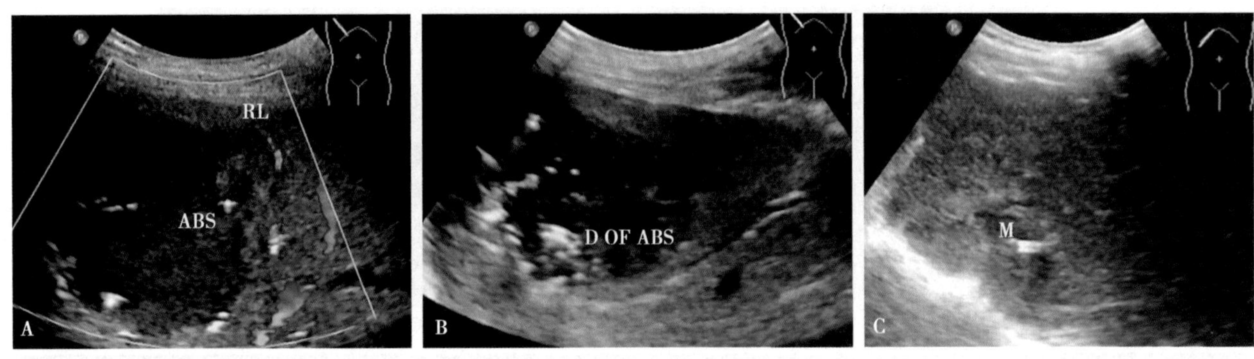

▶ **图 6-8-5　肝脓肿穿刺置管引流治疗**

A. 超声示肝右叶大小约 10. 1cm×8. 9cm 脓肿；B. 经皮经肝穿刺并置入引流管；C. 经引流及脓腔冲洗 5 天后复查，脓肿体积明显缩小

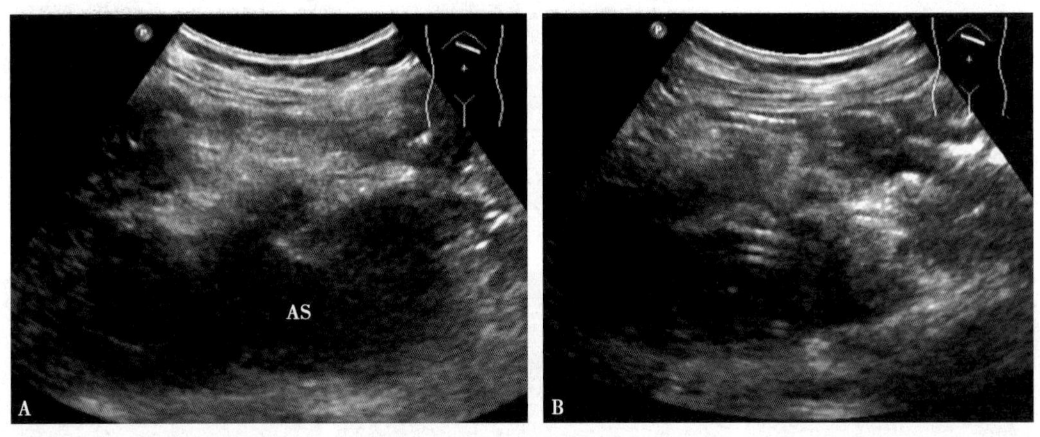

▶ **图 6-8-6　急性胰腺炎胰周脓肿置管引流**（患者女性，40 岁）

A. 胰周可见 10. 1cm×5. 6cm 脓肿；B. 置入 10F 猪尾引流管

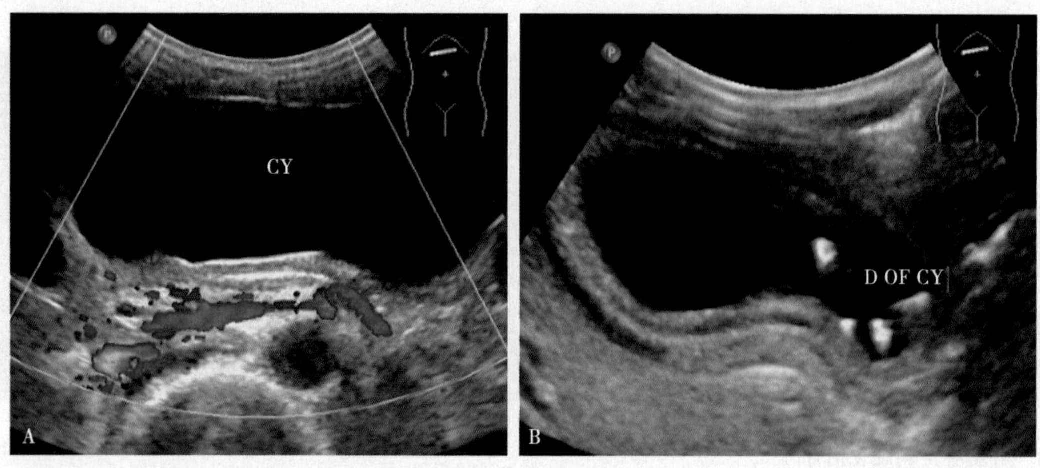

▶ **图 6-8-7 胰腺假性囊肿穿刺置管引流**（患者男性，27 岁）

A. 胰周可见 9.2cm×3.9cm 囊性肿物；B. 置入 8F 猪尾引流管

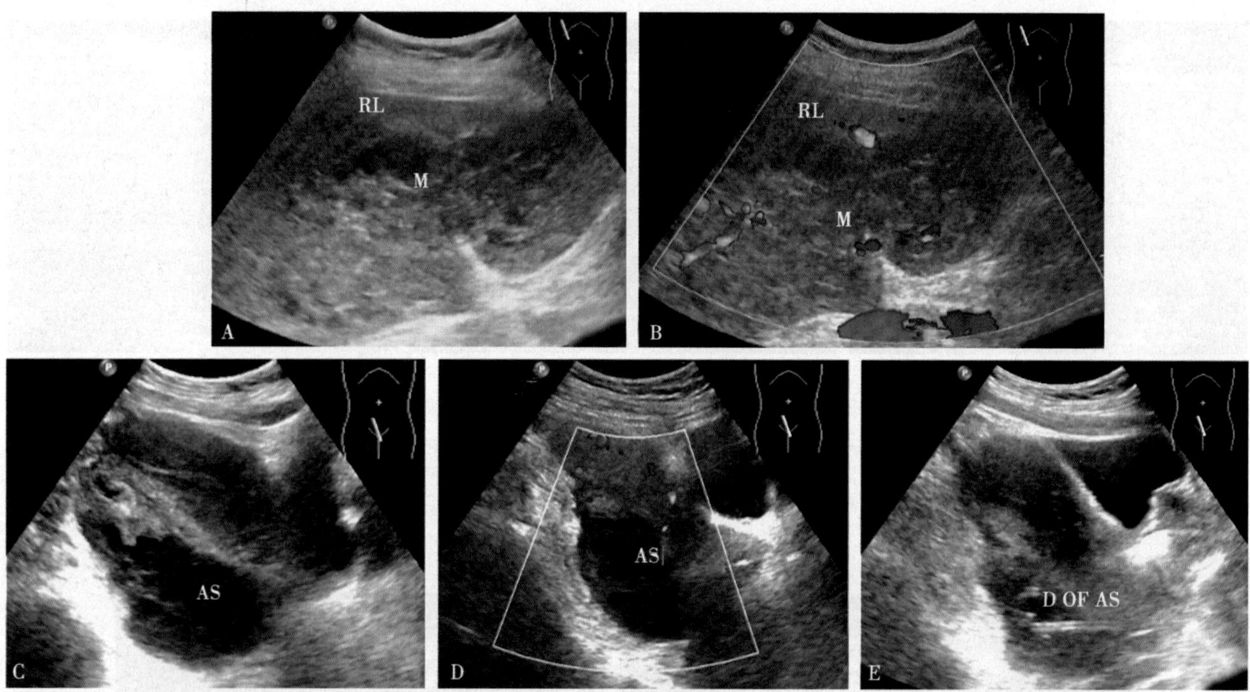

▶ **图 6-8-8 盆腔包裹性积液穿刺置管引流**

A. 阑尾炎术后，盆腔子宫直肠窝可见 7.7cm×5.0cm 包裹性积液，在超声引导下经后穹隆穿刺；B. 脓腔内置入引流管

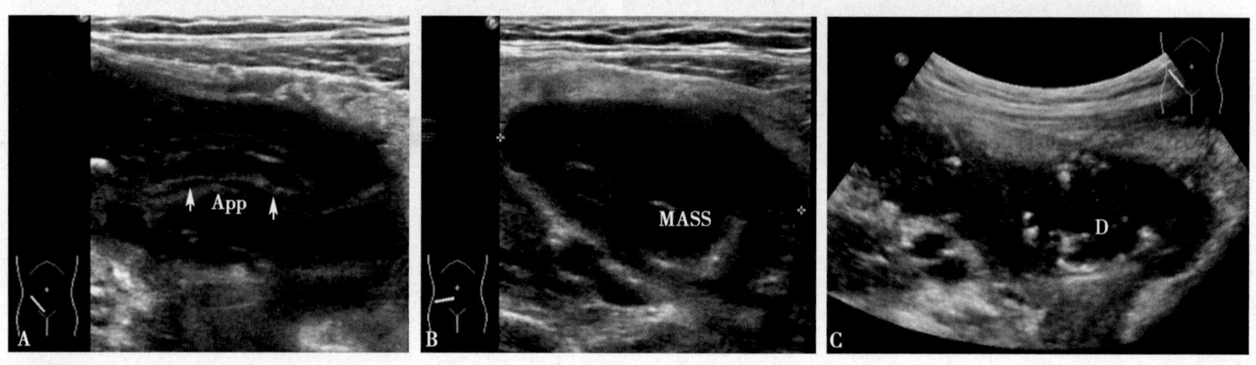

▶ **图 6-8-9 阑尾周围脓肿穿刺置管**

A. 增粗的阑尾；B. 阑尾周围脓肿；C. 置入 8F 引流管

2. 注意事项与并发症

（1）选择脓肿液化比较完全区进行穿刺置管，鉴别脓肿是否液化完全可采用CDFI检查或者超声造影。

（2）穿刺前选择最佳穿刺点和穿刺路径是穿刺成功和减少并发症的关键。如路径尽量避开膈窦和胸膈角以免引起脓胸或化脓性心包炎；位于肝表面的脓肿路径尽量要通过一些正常肝组织进行穿刺。

（3）对于部分肝周包裹性积液（积脓），如果找不到合适的穿刺路径，可以采取经肝穿刺置管引流的方法，但需注意避开肝内正常的管道结构。

（4）结核形成的寒性脓肿不可做任何的脓腔冲洗，除非合并非特异性细菌感染，也不宜做置管引流。

（5）对腹膜后脓肿，不应从前腹壁插管，只能从腹部侧方或腰背部插管，以免污染腹膜腔。

（6）拔管指征：体温及血象正常，超声检查脓腔闭合，引流液清亮且24小时少于10ml。

（7）并发症包括感染扩散、出血、气胸、脓胸、肋膈窦损伤等。

（四）超声引导下经皮经肝胆囊置管引流术（UG-PTGD）

1. 适应证

（1）急性胆囊炎，患者症状危重、年老体弱或同时合并严重的心、肺、肝、肾等脏器疾病不能耐受手术者。

（2）胆总管下端梗阻伴胆囊肿大，手术难以切除病灶或解除梗阻，经胆道引流失败者；

（3）妊娠期急性胆囊炎。

（4）急性化脓性胆管炎，肝内胆管扩张不明显而胆囊显著肿大。

（5）部分急性胆囊炎患者胆囊体积在正常范围内，但患者有持续右上腹疼痛、发热等症状，临床认为有胆囊穿刺引流指征者。

2. 禁忌证

（1）严重出血倾向，出血、凝血机制障碍者。

（2）全身衰竭、不能耐受者。

（3）陶瓷胆囊或胆囊壁增厚，胆囊壁无法穿刺者。

（4）胆囊充满结石或无结石而胆囊腔过小者。

（5）由于胃肠道气体、肋骨干扰或患者过于肥胖导致胆囊显示不清者。

（6）无安全穿刺路径者。

（7）有大量腹水者（相对禁忌证）。

3. 操作方法与技巧　一般选择胆囊体部作为穿刺进针部位。通常于右肋间经右肝右前叶穿刺，位置尽可能靠下，以免误入胸腔。通常选择平卧或左侧卧位，常规皮肤消毒，铺灭菌巾，局麻，在腹壁做3~5mm小切口，在超声引导下穿刺置管，一般采用一步法（图6-8-10）。

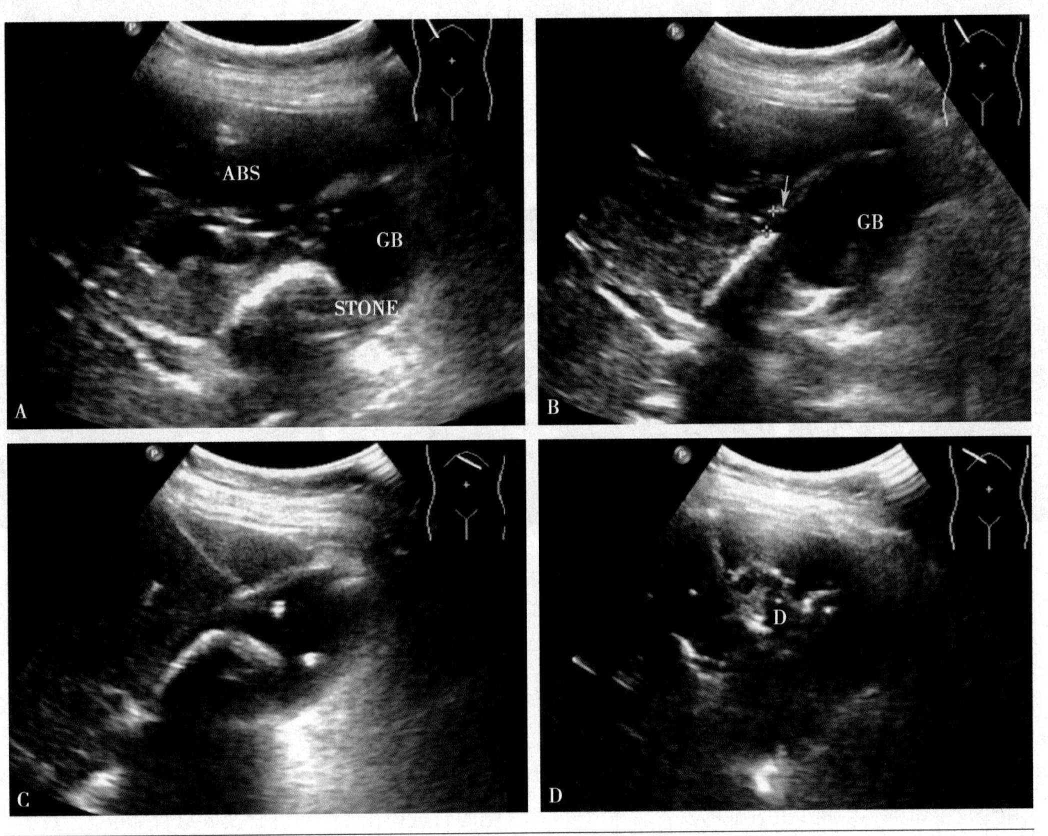

▶ 图6-8-10　此例为合并多脏器功能不全的高龄高危患者，临床表现为腹痛、高热，超声诊断为胆囊穿孔、急性化脓性胆囊炎合并肝右叶脓肿

A. 超声显示胆囊颈部结石，肝右叶脓肿；B. 胆囊壁穿孔；C. 胆囊置入8F引流管；D. 肝右叶脓肿置入8F引流管

4. 注意事项、并发症与拔管指征

（1）穿刺要经过一定的肝组织，经过的肝组织以 3～5cm 为宜。

（2）置入的引流管在胆囊腔内应留有一定的长度，尽量采用猪尾管或球囊导管以免引流管脱出。

（3）避开肝内重要管腔结构，力求一次置管成功，避免并发症的发生。

（4）并发症主要为出血、胆漏、胆汁性腹膜炎等。

（5）拔管指征：引流管原则上需要 2 周以上才可以拔管，患者胆囊炎症消退，引流胆汁清亮，经闭管两天后无明显不适可拔管。

（五）超声引导下经皮经肝胆管置管引流术（UG-PTBD）

1. 适应证

（1）临床上各种良性或恶性病变引起梗阻性黄疸，肝内胆管直径在 4mm 以上。

（2）胆道梗阻合并化脓性胆管炎，尤其是高龄和休克等危重病人，须紧急胆道减压引流。

（3）诊断原因不明的梗阻性黄疸。

2. 禁忌证

（1）严重出血倾向，出血、凝血机制障碍者。

（2）全身衰竭、不能耐受者。

（3）超声检查肝内胆管直径小于 4mm，肝外胆管直径小于 10mm 者。

（4）无安全穿刺路径者。

3. 操作方法与技巧　选择被穿刺胆管的首要条件是扩张显著、有一定的长度、距肝门有一定距离，以便于置管。经常选用的靶胆管为肝内胆管左外下支（S3）和肝内胆管右前下支（S5）。一般采用两步法进行操作（图 6-8-11、图 6-8-12）。

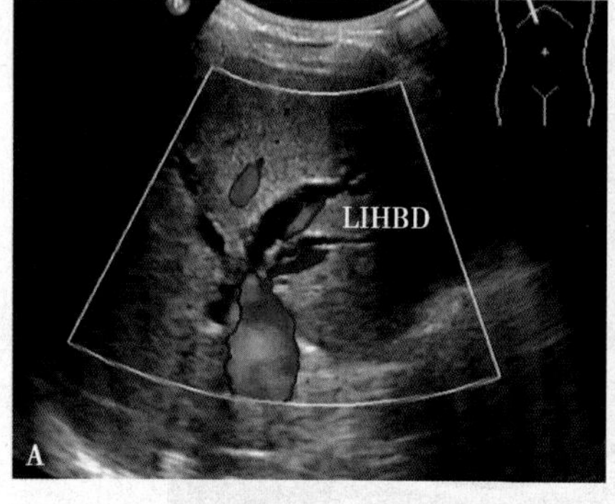

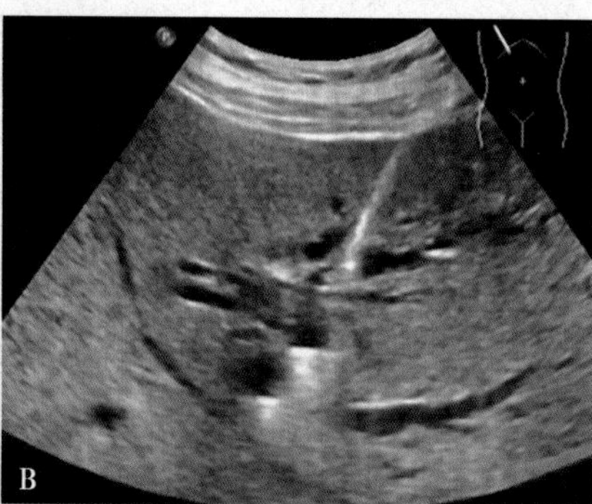

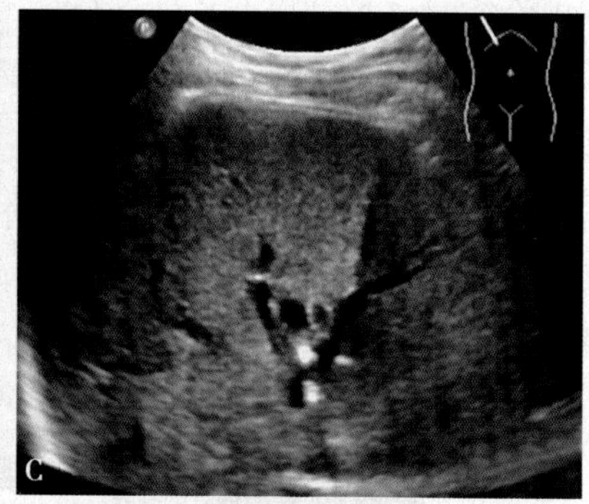

▶ 图 6-8-11　患者男性，74 岁，肝门胆管癌行 PTBD 治疗

A. 18G 介入穿刺针穿刺左肝内胆管成功后，置入导丝；B. 置入 8F 引流管

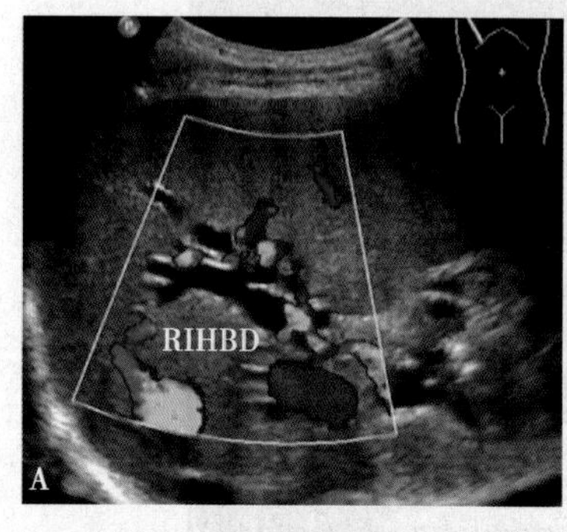

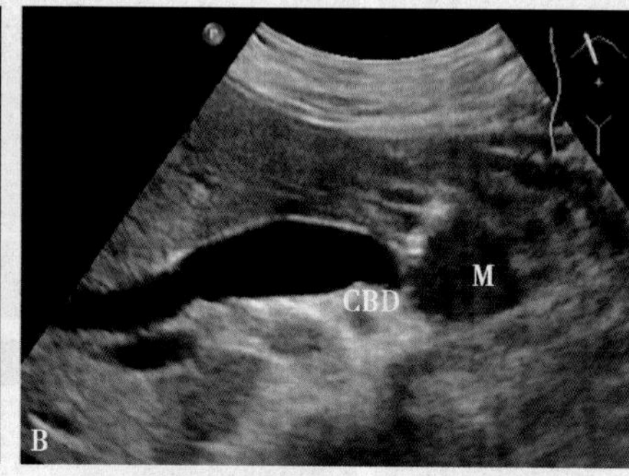

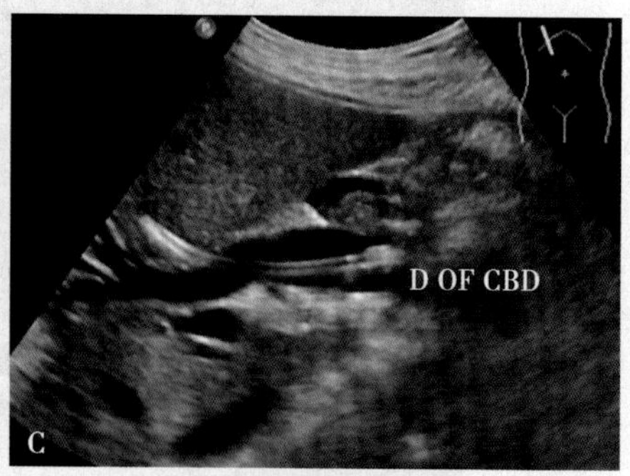

▶ 图 6-8-12　患者男性，64 岁，壶腹癌所致梗阻性黄疸行 PTBD 治疗

4. 注意事项与并发症

（1）容积效应易导致监视器上已显示针尖进入胆管，实际穿刺针并没有真正进入胆管（回抽未见胆汁流出），因此穿刺时针尖进入胆管的突破感非常重要。

（2）应避免反复试穿，以减少并发症的发生。

（3）穿刺针与胆管长轴的夹角要适合，一般 60°～70° 为宜。

（4）穿刺针针尖斜面应朝上，便于送入导丝。

（5）穿刺时要求患者须平静呼吸，以免深吸气情况下皮肤与肝实质之间产生错动使置管困难。

（6）因左、右肝管及肝总管大部分位于肝外，避免将靶胆管选择在左、右肝管及肝总管部位。

（7）并发症主要为胆汁性腹膜炎、胆漏、胆道内出血及败血症等。

三、介入性超声在肝脏恶性肿瘤治疗中的应用

超声引导下肝脏恶性肿瘤介入性治疗方法大致可分为两类：化学性治疗方法和物理性治疗方法。前者包括无水酒精、醋酸等注射疗法；后者包括射频消融治疗、微波治疗、高强度聚焦超声、激光等热治疗方法和冷冻方法。

（一）经皮无水酒精注射治疗

经皮无水酒精注射治疗（PEIT）的机制是：酒精注入瘤内，使组织脱水、固定、蛋白质变性，产生凝固性坏死。此外，酒精还可破坏肿瘤血管内皮细胞，引起血栓形成和血管闭塞，也可引起肿瘤细胞死亡。

1. 适应证和禁忌证　PEIT 主要适用于直径<3cm、数目不超过 3 个、肝功能在 Child B 级以上的小肝癌患者。而对晚期巨大肝癌、弥漫型肝癌合并门静脉癌栓、肝功能严重损害、凝血功能障碍、顽固性腹水、重度黄疸及广泛肝外转移者则为禁忌证。

2. 操作步骤　常规消毒，铺巾，局麻，将 18G 引导针刺入腹壁，然后穿刺针沿引导针进针至肿物深部边缘，由深至浅逐步推注酒精，超声可实时观察到酒精注入和弥散过程产生的强回声反射（图 6-8-13）。为保证疗效需多点次、多方位进针，或一次进针后多方位注射。研究结果表明，直径≤3cm 的病灶，每次 2~10ml，共注射 4~6 次；直径>3cm 的病灶，注射量和注射次数相应增加。治疗后为防止酒精沿针道外溢而引起腹膜刺激症状，应采取分段退针或一边退针一边推注少量利多卡因等局麻药的退针方法。

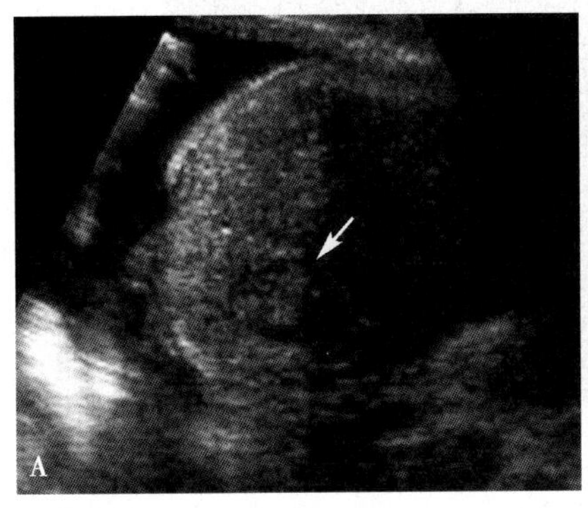

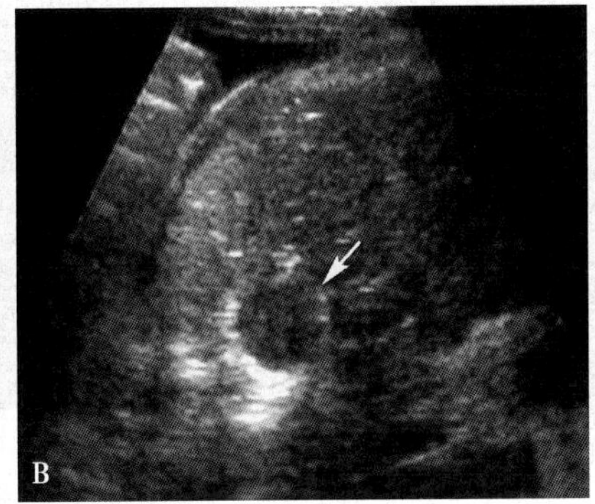

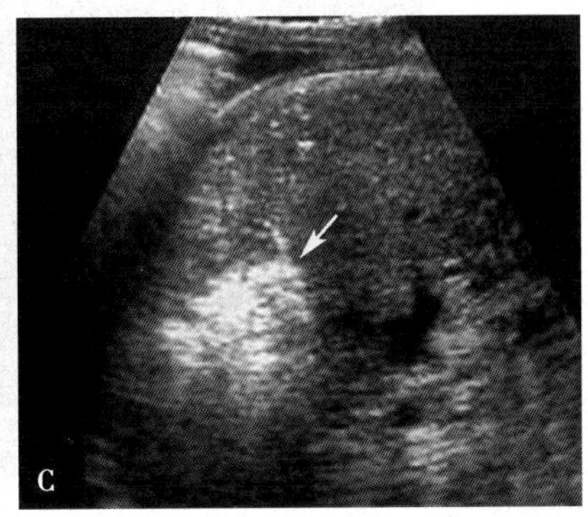

▶ 图 6-8-13　乙肝肝硬化，右胸腔积液

A. 箭头示肝右叶近膈顶部直径 2.7cm 的小肝癌，共行 4 次 PEIT 治疗，每次间隔 3 天，每次剂量 2~5ml 不等；B. 肿物周边在酒精注射早期可见环状增强；C. 治疗后病灶显示为强回声

3. 并发症　PEIT 的严重并发症如腹腔内出血、肝脓肿、节段性肝栓塞等较为少见；常见的并发症为发热、一过性腹痛、酒精的毒性反应和转氨酶一过性增高等，均可在短期内缓解。

4. 疗效评价　对于 PEIT 疗效的评价，增强 CT、增强 MRI 及超声造影均有较高的准确性。对于小的原发性肝癌，文献报道手术切除和 PEIT 的远期疗效两者相似，治疗后的复发情况也十分接近；对于大的原发性肝癌，PEIT 的治疗效果不满意，但具有一定的姑息治疗意义。

PEIT 对转移性肝癌的疗效明显低于原发性肝癌，原因有以下两个方面：①大部分肝转移癌肿瘤本身硬度明显高于周围正常肝组织，而原发性肝癌对于硬化的肝组织来说肿瘤本身相对较软，相比之下，肝转移癌对酒精扩散的相对阻力明显大于原发性肝癌，使注入的酒精更易扩散至周围肝组织，造成酒精在病灶内弥散的不均匀性和不确定性；②大多数肝转移癌常同时伴有全身广泛转移。

（二）超声引导射频消融技术

射频消融术（RFA）是将电极针插入肿瘤组织内，通过裸露的电极针使其周围组织内正负离子在射频磁场中高速振荡和摩擦，继而转化为热能并使病灶局部组织产生高温，最终凝固和灭活肿瘤组织。

1. 适应证和禁忌证

（1）适应证：射频消融主要适用于治疗大小在 5cm 以内、病灶数在 4 个以下的肝脏原发和转移性恶性肿瘤。

（2）禁忌证：肿瘤合并静脉瘤栓、肿瘤累及主要胆管、有肝外转移病灶、有无法纠正的凝血障碍、全身感染及全身状况衰竭的患者。

2. 治疗途径　射频治疗主要有以下三条治疗途径：

（1）经皮治疗途径（图 6-8-14）：具有创伤小、痛苦少、易于反复治疗、价廉等优点。

（2）经腹腔镜途径：不仅能发现和治疗术前影像检查未能检测到的小肿瘤，并可对肿瘤进行分期，还可同时应用 Pringle 操作（即暂时阻断肝动脉和门静脉血流方法）增加消融坏死灶的体积。

（3）术中途径：电极针进针更为灵活和准确，可有效避免大血管、横膈、胆囊及胃肠道等脏器的损伤；亦能发

现和治疗术前未检测到的小肿瘤、对肿瘤进行分期并采用Pringle操作增加消融坏死灶的体积。

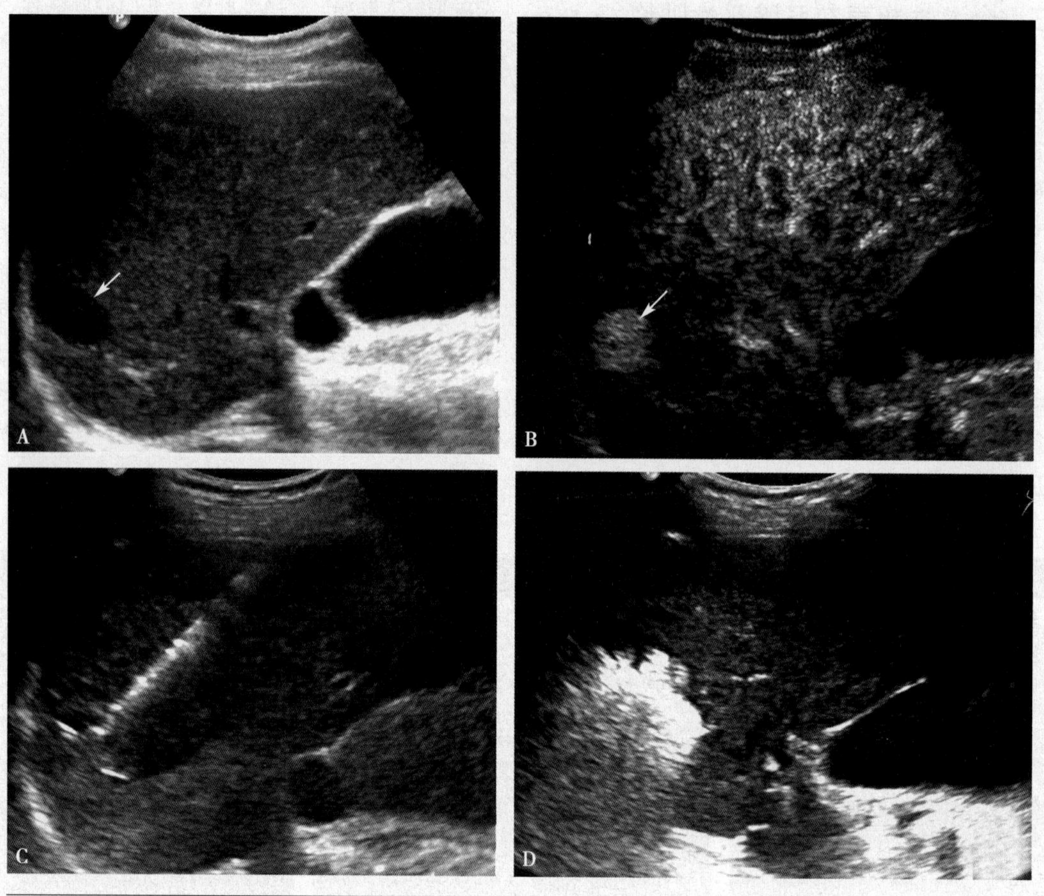

▶ 图 6-8-14 经皮射频消融治疗

A. 术前常规超声：肝右叶近膈顶处可见一边界清晰的低回声癌灶；B. 术前超声造影于动脉早期病灶迅速完全高增强；C. 穿刺射频消融治疗过程；D. 射频治疗后即刻的声像图表现

3. 并发症 射频消融治疗后，疼痛、恶心是常见的副作用，往往很快消失。有25%的病例出现延迟性并发症，其典型表现为发热、全身不适等类流感样症状。腹腔出血、肝脓肿、胃肠道损伤等严重并发症较为少见。

4. 疗效评价 在监测、随访方面，常规超声对判断是否有肿瘤残留价值有限，但可发现消融灶旁新生的病灶。临床将增强CT、MRI和超声造影作为术后随访的主要手段（图6-8-15）。

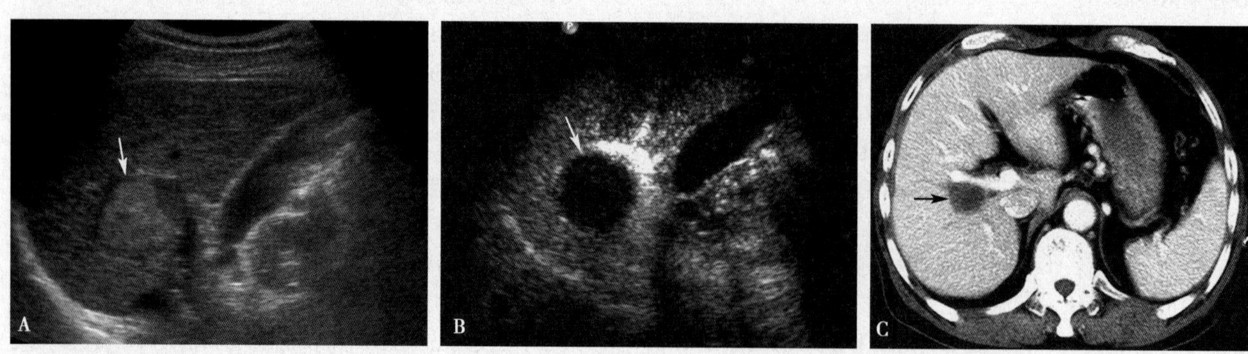

▶ 图 6-8-15 肝右叶肿瘤

A. 肝右叶肿瘤治疗前超声图像；B、C. 射频治疗后超声造影及增强CT图像表现，两者相似

（三）其他介入性治疗方法

1. 经皮微波凝固治疗（PMCT）　适应证禁忌证同射频治疗。微波致热的原理是：在细胞内外液中含有大量的离子、水和蛋白质等极性分子，在交变电场的作用下，这些极性分子发生极化旋转或震动从而产生热效应。研究结果显示，肝组织在54℃ 1分钟或60℃即刻发生不可逆坏死，肿瘤细胞耐热性更差。而微波凝固治疗的瘤外5mm处温度达54~60℃，可保证治疗的彻底性。解放军总医院通过对大量病例进行总结，从肿瘤缩小率、血流消失率、实验室检查、临床表现、测温及再活检等多方面评价，认为微波凝固治疗的疗效是十分令人满意的。其具有热效率高、操作相对简便、安全可靠、凝固性坏死范围稳定、疗效好等特点，已成为肝癌非手术治疗的重要手段。

2. 激光凝固治疗（ILT）　ILT的优势在于可以通过MRI实时监测肿瘤组织内部的热场分布，与穿刺置入测温电极相比，对深部组织热场的了解更为全面，对于3cm以下小肿瘤疗效确切，无痛苦。但ILT对较大肿块难以彻底灭活，且价格昂贵，不比射频、微波等治疗更具优势，目前国内使用较少。

3. 高强度聚焦超声（HIFU）　采用计算机控制技术和彩超成像定位方式，利用超声波对生物组织具有热效应和空化效应及其非射线性、良好的聚焦性和能量的可渗透性，在不损伤正常组织的前提下，将高强度超声聚集于靶组织内形成一个小的高强度超声聚焦的区域，该焦点区域的高强度超声能在瞬间将组织内的温度提升至65~100℃，致使该区域组织顷刻变性坏死，可治疗较大的肝脏及其他部位肿瘤，对晚期肿瘤的姑息性治疗能起到明显缓解症状的作用。

4. 氩氦刀治疗　一种微创超低温冷冻消融肿瘤的医疗设备，实质是冷冻+热疗治疗肿瘤，当氩气在针尖内急速释放时，可在十几秒内冷冻病变组织至-120~-165℃；当氦气在针尖急速释放时，将产生急速复温和升温，快速将冰球解冻，消除肿瘤。

（王光霞　王剑雄）

参考文献

1. 王光霞. 腹部外科超声诊断图谱. 武汉：华中科技大学出版社，2010：689
2. 中国医师协会超声医师分会. 腹部超声检查指南. 北京：人民军医出版社，2013：43
3. Park YN，Kim MJ. Hepatocarcinogenesis：Imaging-pathologic correlation. Abdom Imaging，2011，36：232-243
4. 王文平，魏瑞雪，李超伦，等. 超声造影诊断复发性肝细胞肝癌的研究. 中华医学超声杂志（电子版），2010，7（1）：10-14
5. 陈晓，张卫兵，秦德霞，等. 彩色多普勒超声诊断原发性肝癌并门静脉癌栓的价值. 临床医学，2012，32（10）：16-17
6. 朱文静，周振芳，王秀云，等. 超声在肝脓肿诊断及治疗中的应用价值. 中华医学超声杂志（电子版），2010，7（11）：1925-1929
7. Cescon M，Cucchetti A，et al. Value of transient elastography measured with fibroscan in predicting yhe outcome of hepatic resection fou hepatocellular carcinoma. Ann Surg，2012，256（5）：706-713
8. 赵曼曼，王兴华. 肝血管瘤超声造影特征的临床研究. 山西医药杂志，2011，40（12）：1204-1205
9. 林中能. 彩色多普勒超声诊断肝硬化门脉高压和侧支循环的价值. 医学影像学杂志，2011，21（3）：454-455
10. 杨丽云. 急性胆囊炎超声诊断与病理结果的对照分析. 海南医学，2011，22（6）：97-98
11. 刘学，姚延峰，杜瑛，等. 超声造影对胆囊内实性占位病变的鉴别诊断价值. 临床超声医学杂志，2014，16（3）：167-170
12. 张采华，王光霞. 超声造影和增强CT诊断胆囊隆起性病变比较. 中国中西医结合外科杂志，2015，21（2）：149-152
13. Meacock LM，Sellars ME，Sidhu PS. Evaluation of gallbladder and biliary duct disease using microbubble contrast-enhanced ultra-sound. Br J Radiol，2010，83（991）：615-627
14. 张勤勤，陈菲，邱少东. 超声和CT对胆囊腺肌增生症诊断价值的对照分析. 临床肝胆病杂志，2014，30（6）：544
15. Piscaglia F，Nolsoe C，Dietrich CF，et al. The EFSUMB Guidelines and Recommendations on the Clinical Practice of Contrast Enhanced Ultrasound（CEUS）：update 2011 on non-hepatic applications. Ultraschall Med，2012，33（1）：33-59
16. Xie XH，Xu HX，Xie XY，et al. Differential diagnosis between benign and malignant gallbladder diseases with real-time contrast-enhanced ultrasound. Eur Radiol，2010，20（1）：239-248
17. 杨伟，司答，钱晓莉，等. 胆囊癌实时灰阶超声造影征象研究. 中国超声医学杂志，2012，28（8）：741-744
18. 陈永明. 肝外胆管癌的超声诊断价值. 中国实用医药，2012，7（11）：80-81

6

19. DítěP, Novotný I, Precechtělová M, et al. Incidence of pancreatic carcinoma in patients withchronic pancreatitis. Hepatogastroenterology, 2010, 57 (101): 957-960

20. 黄安茜，许亮，包凌云，等. 48 例脾脏恶性淋巴瘤的超声回顾性分析. 医学影像学杂志，2010，20（6）：854-855

21. 叶卫东，王福建. 超声在外伤性脾破裂诊断及随访中的应用. 临床超声医学杂志，2015，17（4）：282-283

22. 赵萌，卢漫. 超声充盈检查定性诊断胃良恶性溃疡性病变 76 例分析. 实用医院临床杂志，2014，11（6）：107-109

23. Li Q, Peng J, Li XH, et al. Clinical sinificance of Fas and FasL protein expression in gastric carcinoma and local lymph node tissues. World J Gastroenterol, 2010, 16 (10): 1274-1278

24. 姜玉新. 医学超声影像学. 北京：人民卫生出版社，2010

25. 高爽，赵艺超，李建国. 超声在胃部肿瘤中的应用. 山东医药，2012，52（32）：98-100.

26. 黄梅，王光霞. 超声诊断非肿瘤性肠梗阻 205 例病因分析. 中国临床医学影像杂志，2011，22（3）：174-177

27. 王光霞. 粘连性肠梗阻的超声诊断. 中华医学超声杂志（电子版），2011，8（4）：696-710

28. 黄春旺，王光霞. 肿瘤性肠梗阻的超声诊断价值. 中国临床医学影像杂志，2011，22（3）：202-204

29. 吴明晓，王川予，郭发金，等. 彩色多普勒超声检查在老年人结肠癌的应用价值. 中华临床医师杂志（电子版），2011，5（1）：101-105

30. 萍萍，赵国君. 高、低频超声联合检查在急性阑尾炎诊断中的临床价值. 内蒙古医科大学学报，2015，37（2）：113-116

31. Trout AT, Sanchez R, Ladino-Torres MF, et al. A critical evaluation of US for the diagnosis of pediatric acute appendicitis in a real-life setting: how can we improve the diagnostic value of sonography?. Pediatr Radiol, 2012, 42 (7): 813-823

32. 吴国柱，红华，南晓彦，等. 超声对急性阑尾炎的诊断价值. 中华临床医师杂志（电子版），2015，9（12）：2433-2435.

33. 卢一丹，赵锦秀. 腹膜后恶性淋巴结肿大的超声声像图特征分析. 医学影像学杂志，2015，25（3）：550-551

34. Fu Y, Yang W, Wu W, et al. Radiofrequency ablation in the management of unresectable intrahepatic cholangiocarcinama. J Vacf Inrerv Radiol, 2012, 23 (5): 642-649

35. 吴洁，陈敏华，杨薇，等. 射频消融治疗中晚期肝癌的可行性. 中华肝脏病杂志，2012，20（4）：256-260

36. Caspani B, Ierardi AM, Mota F, et al. Small nodular hepatocellular carcinoma treated by laser thermal ablation in high risk locations: preliminary results. Eur Radiol, 2010, 20 (9): 2286-2292

第七章
医学影像学诊断

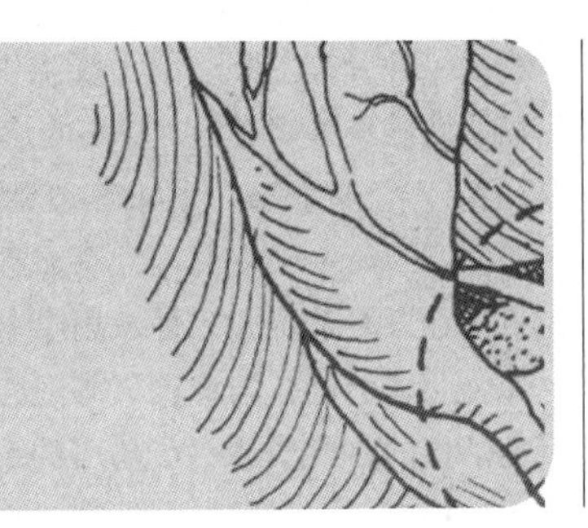
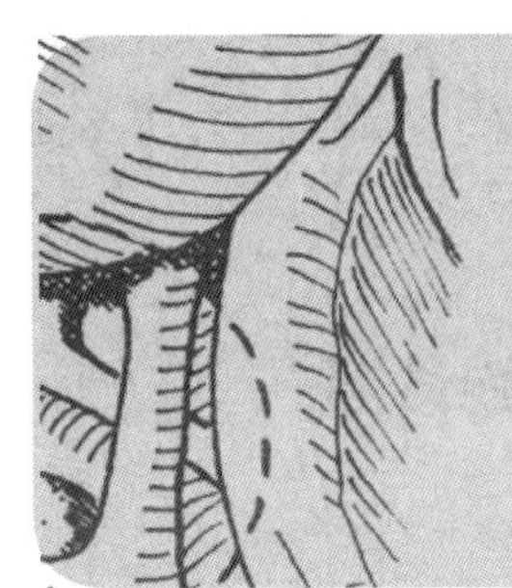

X 线诊断学始于 1895 年，经过百余年的发展，已进入当今的“医学影像学”时代。随着影像学设备的不断更新、检查技术的不断完善，使腹部疾病的影像学诊断和影像引导下的介入治疗的研究和应用提高到一个新的水平。除传统 X 线诊断仍在广泛应用外，超声成像（ultrasonography，USG）、计算机体层成像（computed tomography，CT）和磁共振成像（magnetic resonance imaging，MRI）等，也已经成为腹部疾病的主要影像学检查手段。但是，各种成像方法与检查技术都各有其优点与缺点、价值与限度、适应证与禁忌证，因此，需要结合临床拟诊疾病选择适合的成像方法与检查技术，以求安全、经济、全面、准确，达到正确诊断目的。

第一节 X 线诊断

一、X 线检查方法

（一）X 线检查

X 线检查是腹部疾病 X 线诊断中基本而重要的方法，摄片方法包括站立位后前投照、仰卧位前后投照和俯卧水平投照，疾病不同，检查方法也不同。

胃肠道疾病的 X 线检查主要用于诊断急腹症，如肠梗阻和胃肠道穿孔，因此需要拍摄包括双侧膈肌在内的立位腹部 X 线片。除急诊外，摄腹部 X 线片前应做好清理肠道的准备，否则肠内容的干扰会严重影响对病变的观察，清理肠道以检查前 1、2 天进食清淡少渣饮食和检查前晚服缓泻剂为宜。

（二）造影检查

1. 钡剂造影　用于检查胃肠道疾病，于透视下观察胃肠道并摄片检查。对于胃肠道肿瘤、炎症、溃疡、静脉曲张和功能异常等病变有较高的诊断价值；对于一些影响和波及胃肠道的腹内病变在定位和定性诊断方面也有相当的作用。气钡双重造影进一步提高了钡剂造影的诊断价值，胃、大肠双重造影可以发现早期肿瘤和一些常规钡剂造影不易显示的病变；小肠钡灌肠检查的效果也远优于常规小肠钡餐造影。低张药物如山莨菪碱、胰高血糖素等可以减弱胃肠道蠕动和扩张管腔，有助于胃肠道病变的显示。

2. 水溶性碘对比剂胃肠造影　通过观察水溶性碘对比剂在胃肠道内运行速度、肠腔充盈状态和对比剂有无渗漏，来诊断小肠梗阻、反射性肠淤积和胃肠道穿孔等急腹症。对碘过敏、极度脱水或绞窄性肠梗阻禁用。检查方法与钡餐检查相同。正常情况下，碘对比剂 1 小时可到达结肠。疑有胃肠道穿孔病例，可加照侧卧水平位片。若存在穿孔，对比剂即漏入腹腔。

3. 术中和术后胆道造影　术中胆道造影是在胆道系统手术过程中，经胆囊、胆管或穿刺引流管，将对比剂直接引入胆道系统，为手术提供明确的胆系解剖关系、病变位置、程度和范围，以利于术中采取有效措施，减少对重要组织的损害，减少结石的残留，因而可提高手术的疗效，常用于胆管结石和胆管狭窄手术中。术后经 T 形引流管或胆囊造瘘管注入对比剂入胆道系统，对于了解术后胆管残留结石、蛔虫复发、胆管狭窄以及 Oddi 括约肌是否通畅至关重要，是胆道系统术后必行的检查项目。

4. 经内镜逆行胆胰管造影（endoscopic retrograde cholangiopancreatography，ERCP）　这种检查是十二指肠内镜检查的一部分，主要适用于梗阻性黄疸、胆系疾病、胰腺肿瘤、胰腺炎等病变，有较高的诊断价值。

5. 经皮肝穿刺胆道造影（percutaneous transhepatic cholangiography，PTC）　检查主要用于梗阻性黄疸的诊断，目前在肝胆系统介入性放射学技术中也起重要作用，往往作为胆道引流、胆管狭窄等经皮穿肝扩张、套石和胆系病变活检的首要步骤。在超声的引导下进行穿刺，成功率可大大提高。本造影几乎没有绝对禁忌证，即使急性梗阻性化脓性胆管炎，也可经皮肝穿刺，除造影诊断外，可行胆系减压引流。

6. 血管造影　血管造影对腹部疾病，如肿瘤、血管性病变、创伤、出血和静脉曲张等均具有重要的诊断和治疗价值，分为动脉造影和静脉造影，详见本章第四节。

二、腹部 X 线片正常表现

腹部器官的密度大致相同，缺乏自然对比，但由于腹内脏器周围脂肪层和胃肠内气体的衬托，可大致显出一些脏器的形态和位置。

（一）胃肠道

胃内常有气体，立位时在胃底或胃体上部常形成一个液平面，称之为胃泡。仰卧时气体可均匀分于全胃，勾画出胃的形状和部分黏膜皱襞的轮廓。十二指肠球部有时会有少量气体而显影，略呈三角形。成人小肠内气体很少，一般不显影。偶尔空肠的环状皱襞在中腹部显示为一些线圈状影像，3 岁以下的婴幼儿，小肠内有气体，表现为方形网状结构，肠曲不扩张。大肠内常有气体及粪便影，有时可见结肠袋和半月皱襞。升、降结肠与侧腹壁之间的结肠旁沟，因腹膜外脂肪层和肠腔内气体而衬托为一条带状影。

（二）肝胆胰脾

肝脏为密度均匀的软组织影像，近似三角形。上方与膈肌相接呈穹隆状，下缘在右半结肠的衬托下可显示，平直或略内凹。肝右下角较尖锐，与侧腹壁腹脂线相贴近。肝左叶界限不清，偶在胃泡内可见其边缘。胆囊一般不能显影。胰腺在腹部 X 线片上不能显影。脾的下缘在深吸气，尤其在附近肠管充气时多可清楚显示。上缘多显示不清。肥胖病人因有一层脂肪包裹，显影较清楚，略呈新月形。

（三）泌尿生殖系统

因肾周存在脂肪，肾脏多能清楚显影。两肾呈蚕豆形，八字形列于脊柱两侧。左肾上缘平第 11 胸椎，下缘平第 2 腰椎水平。右肾一般较左肾低 1~2cm。肾脏密度均匀，有时因肾窦内脂肪过多而显示为大致三角形低密度区。正常肾门在 X 线片上可凹陷、平直或不清。婴幼儿缺乏肾周脂肪，X 线片上肾影不清。输尿管和膀胱常不能成影。若膀胱充满，可显示类圆形软组织影像，位于耻骨联合上方。子宫一般不显影，有时于膀胱上方形成压迹。前列腺及精囊腺不能显影。

（四）腹脂线、盆脂线与腰大肌

腹脂线相当于腹膜外脂肪层，位于腹膜与腹横肌之间，正常 X 线片上显示为带状透亮区，其长度及宽度同年龄、腹膜外脂肪量多少有关。于侧腹部还可见到另外 3 条透亮带，即皮下脂肪层及位于肌肉之间的脂肪层。此 4 条透亮带中以腹脂线及皮下脂肪层最为重要。腹膜炎或腹部外伤时，这两条透亮带可模糊、致密、甚至消失。双侧盆壁内缘可见闭孔内肌，由于周围脂肪组织（盆脂线）的对比而显示。闭孔内肌不超过 0.8cm 厚。腰大肌位于脊柱两侧，起于 T_{12}或 L_1，倾斜向外下方走行，外缘一般平直，两侧腰大肌的整个影像略呈三角形。腰大肌影下行至髂骨翼附近渐模糊，部分人可延续至髂骨翼下，约于骶髂关节中部平面之髂窝处消失。两侧一般对称。

三、腹部常见疾病的基本病理 X 线征象

（一）胃肠道基本病理 X 线征象

1. X 线表现

（1）胃肠道积气积液：见于肠梗阻、肠麻痹和反射性肠淤积。立位腹 X 线片表现为不同形状、大小不等的宽大气液平，卧位则可见扩张肠曲的黏膜皱襞。空肠黏膜皱襞似弹簧状或鱼肋状；回肠皱襞比空肠稀疏而浅或为光滑的空管状；结肠半月皱襞自肠壁垂直伸向肠腔，不横贯肠腔，半月襞相对之肠壁外缘呈小凹陷影。闭襻性梗阻时，闭襻肠曲可产生各种特殊的排列状态，如 C 字形、8 字形、马蹄形，同心圆形、花瓣形或一串香蕉形等，还可表现咖啡豆征和假肿瘤征。

（2）气腹：大多由胃肠道穿孔后游离气体进入腹腔所引起。通常在立位腹 X 线片显示为膈下带状、新月状或半月状透亮气体影。此外，还可显示脏壁气造影像、双膈顶征、气顶征（橄榄球征或足球征）、镰状韧带显影或脐膀胱韧带显影。有时气体聚积于肝肾陷凹和小网膜囊，需通过改变体位后才能做出正确的诊断。胃肠道穿孔还可发生纵隔积气、皮下气肿或腹膜后充气征象。

（3）腹腔积液：可见于胃肠道穿孔、腹腔感染、绞窄性肠梗阻和肝脾破裂等。少量积液集中于小骨盆腔内，盆腔内充气肠曲上移，盆腔密度增高。积液增多时，从盆腔向腹胁部伸延，两侧腹脂线与结肠之间距增宽，肠曲之间出现积液。大量腹水，充气肠曲漂浮于腹部中央，各肠曲间距离增宽，腹部密度一致性增高，肠管活动性加大。

（4）腹腔内局限性气体：指腹腔内某处有固定的小气泡、局限性的气团和脓气腔。这些征象一般见于胃肠道穿孔、外伤和手术后。腹腔脓肿如膈下脓肿，也可在相应部位出现液气平。

（5）腹部结石、钙化和密度增高影：腹部结石以胆系结石和泌尿系结石最为常见，偶见胰腺结石。腹部钙化种类很多，包括腹腔脏器钙化，肠系膜淋巴结钙化、血管钙化、胎粪性腹膜炎钙化以及肿瘤的钙化等。腹部畸胎瘤等可出现牙齿、骨骼等钙化或骨化的异常致密影。

2. 钡剂造影表现

（1）龛影：为胃肠道壁的组织溃烂后，钡剂填充于溃烂处所形成的管腔轮廓外局限性突出所形成的影像。胃良性溃疡切线位龛影突出于胃腔轮廓之外，边缘光滑，正位呈环状透亮区环绕，附近黏膜皱襞辐射状向龛影聚拢，止于透亮区周围，或直达龛口部。由于龛口附近胃壁增厚、肿胀，龛口可显示黏膜线（Hampton 线）、狭颈征、项圈征，在切线位上显示为溃疡墩（ulcer mound）。溃疡型胃癌导致的恶性溃疡的特征性改变为半月征（Carman 征），即龛影位于胃腔内；龛影扁而浅，即宽度大于深度，常为半月形，凸面向胃腔；龛影周围有一圈宽窄不一的透亮环，为癌溃疡边缘隆起的环堤所形成，其中多见结节状充盈缺损。龛影胃腔侧常有数个尖角状突出，称为裂隙征。两个尖角之间的结节状充盈缺损称之为指压迹征。龛影周围的黏膜皱襞突然中断、消失、破坏或呈杵状变粗。

（2）充盈缺损：肿物从胃肠道壁向腔内生长，占据一定空间，肿物区不能被钡剂充填造成胃肠腔内的充盈缺损。充盈缺损的形态、位置和大小与病因有关。良性肿瘤之充盈缺损边缘多光滑，附近黏膜皱襞无破坏。恶性肿瘤之肿块不规整，充盈缺损边缘不整，表面可有溃疡形成，周围黏膜皱襞中断、破坏。炎性息肉、静脉曲张等也可造成充盈缺损。

（3）憩室：由于钡剂经过胃肠道管壁的薄弱区向外膨出而形成的囊袋状影像，或由于管腔外邻近组织病变的粘连、牵拉造成管壁全层向外突出的囊袋状影像，其内及附近的黏膜皱襞显示正常。

（4）黏膜改变：黏膜破坏表现为黏膜皱襞影像的消失，代之以杂乱不规则的钡影，大都由恶性肿瘤侵蚀所致，也见于炎性病变，如胃肠道结核。黏膜皱襞平坦，为黏膜和黏膜下层恶性肿瘤浸润或炎性水肿引起。黏膜和黏膜下层炎性浸润、肿胀和结缔组织增生可引起皱襞增宽和迂曲，也称之为皱襞肥厚和肥大。黏膜下静脉曲张也常引起皱襞的增宽和迂曲。慢性溃疡因显著的纤维组织增生，周围皱襞呈辐射状向病变区集中，称为黏膜皱襞纠集。

胃的微皱襞胃小区，对胃黏膜表面细微病变有较高的诊断价值。正常胃小区表现为规则而均匀的网格状。胃的良恶性病变均可造成胃小区的异常，表现为胃小区大小不一，形态多样，胃小沟粗细不均，密度不匀以及胃小区的

7

消失或破坏等。

(5) 管腔大小的改变：管腔狭窄见于肿瘤、炎症、外在性压迫和发育异常等。恶性肿瘤造成的狭窄范围多较小，边缘多不整齐，局部管壁僵硬，常合并肿块。炎性狭窄可因局部痉挛或纤维组织增生造成，前者形状可变，痉挛消除后可恢复正常；炎性纤维组织增生所造成者，范围多广泛或呈分节性，边缘整齐或不整。胃肠道管腔超过正常限度的持久性增大称为扩张或扩大，可由梗阻或紧张力低下引起。梗阻常有液体或气体的积聚，亦有蠕动增强，如幽门梗阻和肠梗阻；张力低下时即使没有通过障碍，也有液体和气体积聚，但蠕动减弱。

(6) 位置和活动性的改变：胃肠道内外肿物、粘连牵拉，扭转或先天性异常可造成胃肠道位置改变。腹水或先天性固定不良可使胃肠道活动性加大。

(7) 功能性改变：局部病变刺激或神经反射性原因可造成胃肠道张力改变。张力高使管腔缩窄、变小；张力低则使管腔扩大。蠕动改变表现为蠕动波的多少、深浅、运行速度和方向的改变。蠕动增强为蠕动波增多、波幅加深和运行加快；蠕动减弱则相反。与正常运行相反方向的蠕动称为逆蠕动，可出现在梗阻区近侧的胃肠道。胃肠道麻痹，蠕动广泛消失。肿瘤浸润可使局部蠕动消失。胃肠道输送食物的动力称为运动力，表现为钡到达和离开某部的时间。如服钡剂4小时胃尚未排出，可认为胃运动力减弱或称为胃排空延迟；服钡后不到2小时即达到盲肠，为小肠运动力增强；超过6小时到达，为运动力减弱；9小时以上小肠尚未排空，为小肠排空延迟。胃肠分泌增加，表现为胃空腹滞留、钡剂呈絮状、钡剂附壁不良和胃肠道轮廓显示不佳。

（二）肝胆系基本病理 X 线征象

1. X线表现

(1) 肝脏大小、密度的改变：普遍性增大常见于充血性心力衰竭、肝炎、外伤性肝破裂、血液系统疾病以及一些全身性疾病。局限性肝脏增大可见于解剖变异、肝肿瘤、肝脓肿、肝寄生虫等。肝脏增大可以推压胃肠道使之移位，在钡剂造影上可以观察。肝左叶增大在胃泡内形成软组织影，需与胃底贲门区肿瘤相鉴别。

肝内钙化常见于肝棘球蚴病（肝包虫病）、肝囊尾蚴病（肝囊虫病）、结核、愈合的肝脓肿以及肝内胆管阳性结石。肝内低密度影提示有气体存在，主要见于肝脓肿。肠管坏死后，气体进入门静脉形成肝内的门静脉积气也表现密度减低。

(2) 胆系密度改变：胆系积气见于急性气性坏疽性胆囊炎、胆胃肠瘘、胆系肠道吻合术后和Oddi's括约肌松弛。胆系阳性结石、胆囊钙化和钙胆汁造成胆系区密度增高影。胆囊钙化又称为钙化性胆囊炎。钙化位于肌层、黏膜层或Rokitansky-Aschoff窦内。钙胆汁中含有大量的碳酸钙，以致在X线片上即可见胆囊致密影。

2. 造影表现

(1) 胆系扩张与狭窄：胆系造影时，若肝外胆管超过10mm即属扩张，其病因有胆系结石、胆管炎、胆囊炎、胆系蛔虫病、Oddi括约肌狭窄症、胆系周围淋巴结肿大和胆系运动障碍等。中度以上扩张（超过16mm）多为胆管结石或先天性胆总管囊状扩张症。部分性肝内胆管扩张常为结石或狭窄所致。长期胆囊颈管部不全性梗阻、胆总管下端梗阻、慢性胆囊炎、迷走神经切断术后和胃肠道手术后可见胆囊增大，显影浅淡。

肝外胆管狭窄多为胆管结石、胆管炎、胰腺病变、胆管或周围组织恶性肿瘤、硬化性胆管炎以及Oddi括约肌狭窄症等所致。此时伴有狭窄以上胆管扩张和持续显影。肝内胆管狭窄多为局限性环状狭窄，见于肝内胆管结石和各种原因所致胆管炎，胆囊缩小主要见于慢性胆囊炎。

(2) 胆系内充盈缺损：肝外胆管充盈缺损主要见于胆管结石或蛔虫症，胆管良恶性肿瘤和胰腺癌等也可造成。肝内胆管充盈缺损常为结石表现。胆囊内充盈缺损见于胆囊结石、良性肿瘤、胆囊腺肌增生症和胆囊胆固醇沉着症等。结石之充盈缺损可随体位改变，肿瘤等病变之缺损固定不动，两者可资区别。

（三）胰腺基本病理 X 线征象

1. 胰腺增大　见于胰腺肿瘤、囊肿和炎症。胰头部增大在胃肠钡剂造影上可表现为：十二指肠曲增大、胃窦垫征、十二指肠降部双边征、反“3”字征以及十二指肠皱襞变平、毛糙、破坏及腔内充盈缺损，同时可累及胆总管出现笔杆征。胰腺体、尾部增大造成胃肠移位、胃后间隙增宽以及胃后壁的受累。

2. 胰腺结石、钙化　慢性胰腺炎约30%的病例可见钙化或结石。结石大小不一，多数较小，常多发，沿胰腺走行分布，主胰管内多见。胰腺实质钙化呈斑点状。

3. 胰管改变　造影检查表现为狭窄、扩张、破坏、消失和受压移位等。

四、胃肠道常见疾病的 X 线诊断

（一）贲门失弛缓症

本症为下食管括约肌，即胃食管前庭部不能正常松弛开放所致，引起上段食管明显扩张，食管下段自上而下逐渐狭窄呈漏斗状或鸟嘴状。病变早期吞钡检查可见食管下端狭窄，病变长约2~5cm，边缘光滑，管壁柔软，可见细而平行的黏膜皱襞，钡剂可少量间歇地进入胃内。食管轻度扩张，下段较显。蠕动亢进，无规律，食管边缘呈锯齿状。病变发展，狭窄呈漏斗状，钡剂在食管内存积至一定高度时，由于重力，钡剂呈喷射状进入胃内。食管中度扩张，内有潴留，蠕动减弱（图7-1-1）。胃泡内常无气体。病程长久者，食管高度扩张，大量潴留，并迂曲延长，其右缘超出纵隔的轮廓，致纵隔影增宽，甚至有液平面出现。食管下段扩大呈囊袋状，横卧于膈面之上，蠕动完全消失。

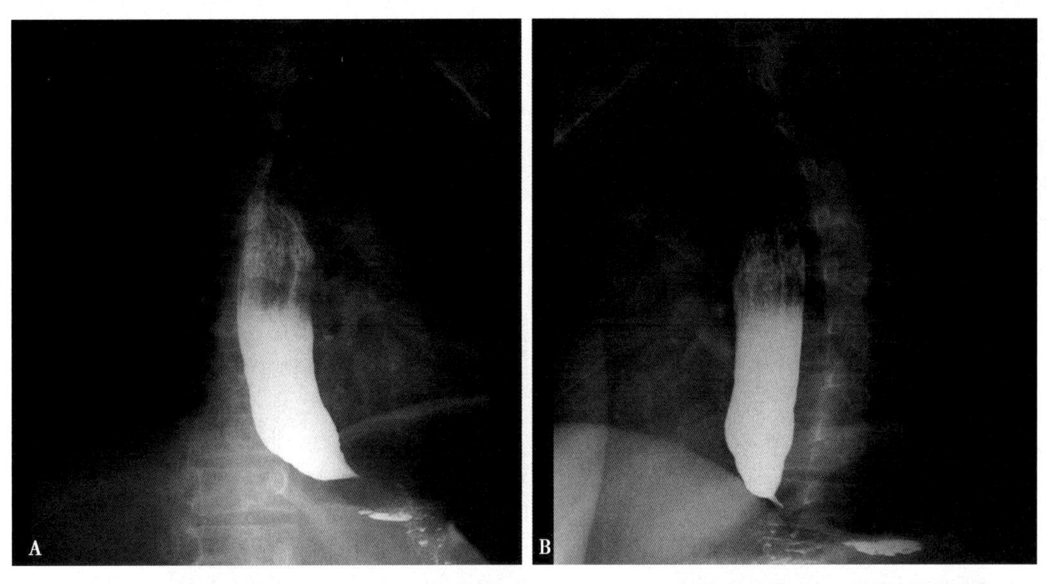

▶ **图 7-1-1 贲门失迟缓症**

食管下段狭窄如“鸟嘴状”，边缘光滑，狭窄以上食管明显扩张，内有钡剂潴留

本症主要应与食管下段癌鉴别。贲门失迟缓狭窄段边缘光滑整齐，黏膜皱襞完整以及食管显著扩张为本症的重要鉴别点，但应注意本症可并发食管癌，可能与潴留物长期刺激有关。

（二）食管癌

食管癌是我国最常见的恶性肿瘤之一，以鳞状上皮癌多见，分为①髓质型：表现为沿管壁环形不规则的充盈缺损，伴表面大小不等的龛影，管腔变窄；②蕈伞型：表现为管腔内偏心性的菜花状或蘑菇状充盈缺损，近段食管扩张，黏膜结构消失、不连续；③溃疡型：表现为较大不规则的长形状龛影，其长径与食管纵轴一致，龛影位于食管轮廓内，其以上食管管腔轻-中度扩张；④缩窄型：管腔呈环状狭窄，钡剂通过受阻，其以上食管扩张。以上各种类型肿瘤均表现为食管管壁不光滑，黏膜中断、紊乱（图 7-1-2），当肿瘤较大时，可见肿瘤以上食管明显扩张，钡剂通过受阻。

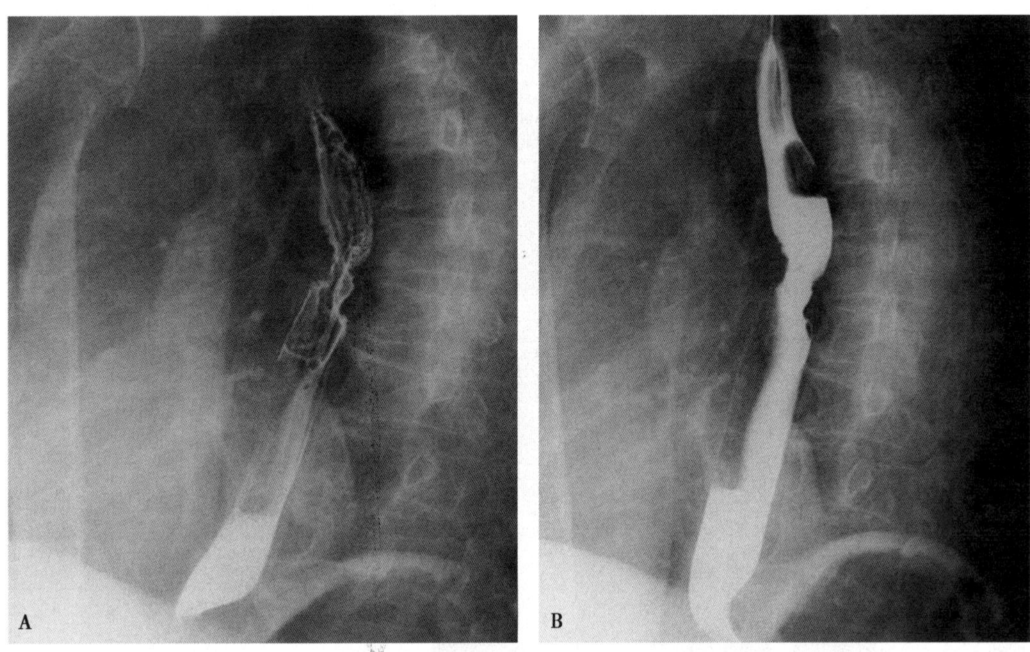

▶ **图 7-1-2 食管中段癌**

食管中段局限性管壁不光滑，黏膜破坏、中断，管腔狭窄，钡剂通过受阻

（三）胃癌

胃癌是消化道最常见的肿瘤，可发生于胃的任何部位，但以胃窦、小弯和贲门区常见。大体形态分为 3 型：蕈伞型、浸润型和溃疡型。X 线常见下列改变：①充盈缺损：形状不规则，多见于蕈伞型；②胃腔狭窄、胃壁僵硬，或胃轮廓异常平坦、僵直、无蠕动，主要由浸润型胃癌引起。弥漫浸润型者，全胃或大部胃壁增厚、容量减小，缩小呈皮革袋状，排出快；③恶性溃疡：见于溃疡型癌，典型表现为半月征及指压征（图 7-1-3）；④黏膜皱襞破坏、中断或消失，或因黏膜下肿瘤浸润致皱襞异常粗大、僵直，呈杵状或结节状，形状固定不变；⑤病变区蠕动消失。

贲门癌常在胃泡内显示肿块影，侵及胃底，使胃底与膈肌的距离加宽（图 7-1-4）。累及食管下端，造成狭窄、破坏、僵硬和充盈缺损。吞钡时见胃底贲门部出现钡剂分流、绕流、喷射、或者走行抬高成角等改变。

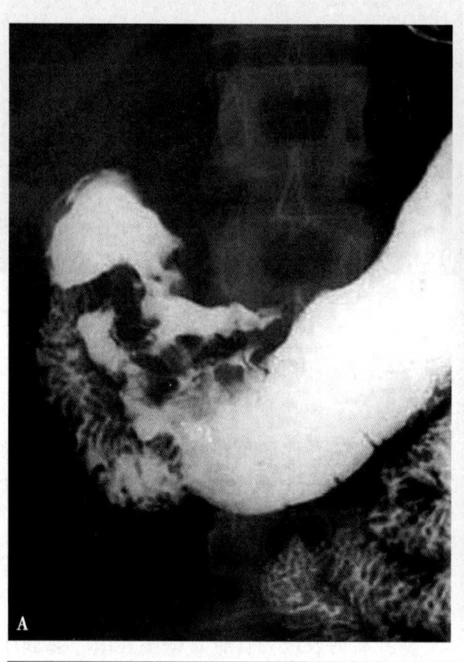

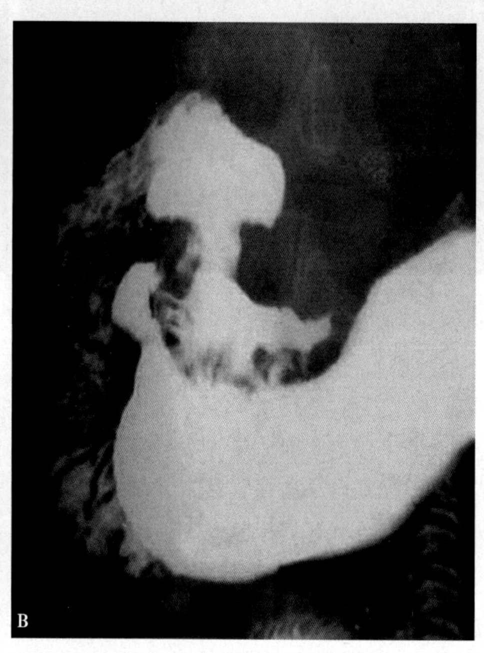

▶ **图 7-1-3 溃疡型胃癌**

胃小弯侧溃疡型胃癌，不规则盘状腔内龛影形成半月征，龛影凸面向胃腔，绕以不规则环堤，可见尖角征和指压征

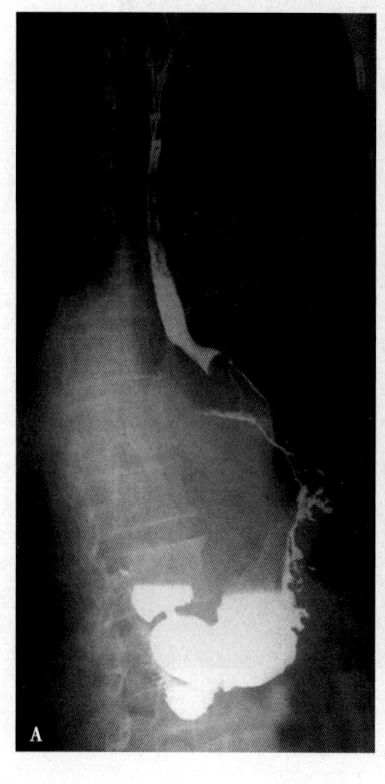

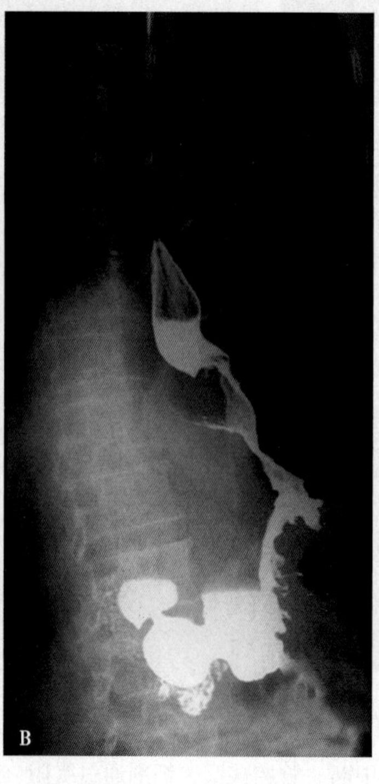

▶ **图 7-1-4 贲门胃底癌**

贲门胃底区见充盈缺损，食管下段僵硬扩张，钡剂通过贲门处出现分流及绕流

胃窦癌常表现胃窦狭窄，可呈管状、锥状或山峰状，胃壁僵硬，黏膜破坏。狭窄区上方胃壁可出现肩征或袖口征。狭窄段远端如受累，则出现幽门梗阻或幽门关闭不全，如幽门管未受侵犯，一小段幽门前区正常，与病变分界截然，称为“截然”现象，是恶性胃窦狭窄的可靠征象。

早期胃癌必须行低张下气钡双重造影才能显示。①隆起型（Ⅰ型）可显示为类圆形充盈缺损；②表浅型（Ⅱ型）之病区胃小区和胃小沟破坏消失，有时为胃轮廓局部的轻微凹陷和僵直；③凹陷型（Ⅲ型）表现为表浅的存钡区，形态不规则，典型者为不规则小龛影。

本症主要应注意与良性溃疡和胃窦炎进行鉴别。

（三）胃和十二指肠溃疡

本症是常见的消化系统疾病，X 线钡剂造影的诊断价值较高。胃溃疡的直接征象为反映溃疡的龛影。位于胃小弯之龛影，显示突出胃轮廓之外，边缘大都光滑整齐，密度均匀（图 7-1-5），龛影底平整或稍不平。龛影口部可见黏膜线、项圈征、狭颈征、溃疡墩或黏膜皱襞纠集（图 7-1-6）。胃前、后壁溃疡正位显示为边缘光整之类圆形钡影，周围有一圈水肿透亮带，或有黏膜皱襞纠集。线形溃疡之龛影为线状或短条状钡影，双重对比易显示。

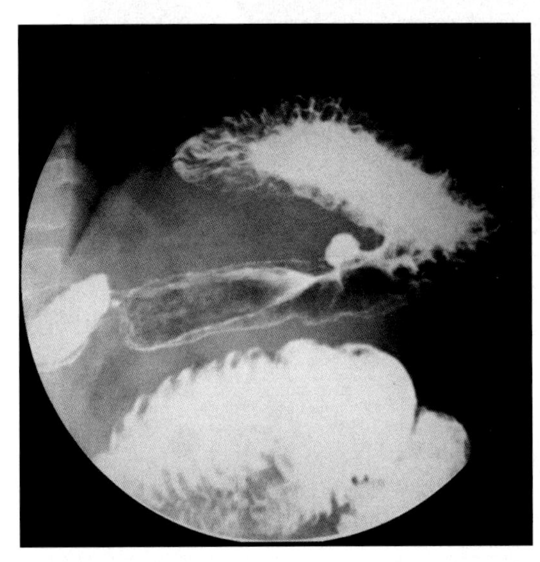

▶ 图 7-1-5 胃小弯溃疡

龛影近圆形，突出于胃影轮廓之外，龛影颈部较窄，底部较宽，边缘较光整锐利

1. 胃溃疡的间接征象 包括：①胃小弯溃疡对侧大弯出现指状切迹，这是由于胃壁痉挛或瘢痕收缩所致。显示胃大弯侧指状切迹时，应考虑和寻找对侧小弯有无溃疡；②胃小弯短缩：常见于胃小弯溃疡，因痉挛、纤维组织增生或小网膜粘连等引起；③幽门狭窄和梗阻：幽门和邻近幽门的溃疡常可形成幽门狭窄和梗阻，其他部位之溃疡均能造成幽门一时性痉挛；④胃液分泌增加：表现空腹潴留，钡剂呈絮状，不易涂抹在黏膜上；⑤蠕动的变化：溃疡较大时，龛影邻近的一段胃壁蠕动减弱，龛影处蠕动消失；⑥局部压痛。

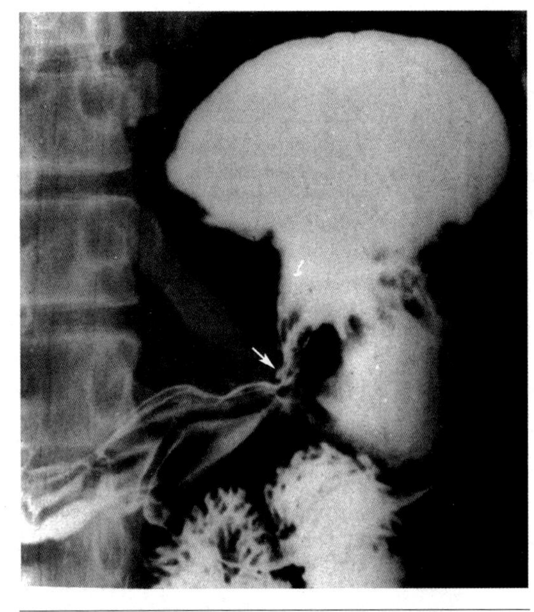

▶ 图 7-1-6 胃体小弯侧溃疡

胃体小弯侧，四周的黏皱襞呈放射状向溃疡集中，直达龛影边缘，边缘整齐

穿透性溃疡之龛影大而深，周围常有较大范围的水肿带。穿孔性溃疡立位显示气液钡三层或气钡两层影像。胼胝性溃疡之龛影大，但深度常不超过 1cm，龛口透亮带宽，边缘清楚，常有黏膜纠集。

2. 愈合溃疡 浅、小的溃疡愈合后可不留任何痕迹，大而深的溃疡愈合之后因粘连或瘢痕收缩，可使胃小弯缩短，胃体环形狭窄而成“葫芦形胃”，胃窦呈幕状上提，幽门狭窄或梗阻等。

溃疡恶变时，龛口部周围出现小结节状充盈缺损；龛影变为不规则，出现尖角；周围黏膜中断或呈杵状增粗；治疗过程中龛影增大。

十二指肠溃疡绝大多数发生在球部的前后壁，易造成球部变形。位于球后部者称为十二指肠球后溃疡。直接征象为龛影，正位为类圆形或黄豆粒状钡影，周围有水肿带或皱襞纠集。此外常见球部呈各种形状之变形。间接征象主要为功能性改变：球部激惹、胃分泌增加、胃张力及蠕动的改变，胃黏膜粗乱迂曲等。

（四）肠结核

肠结核多发于回盲部。病理上常分为溃疡型和增殖型两类。

溃疡型肠结核的主要 X 线表现为：①病变肠管痉挛收缩，钡剂不能存留于病变肠管内，常显示为回盲部无钡或很少量钡剂，呈细线条状，而上、下肠管充盈如常，此种表现称之为“跳跃征”，为溃疡型结核之典型表现；②病变区黏膜皱襞紊乱或破坏；③溃疡呈小点状或小刺状之龛影。

溃疡穿破肠壁，表现为局部脓肿或瘘管形成。

增殖型主要表现为盲肠和升结肠的狭窄、缩短和僵直。黏膜皱襞紊乱、消失以及肉芽组织增生所致之息肉状充盈缺损。回盲瓣受累时，增生肥厚，造成盲肠内侧凹陷变形，末端回肠扩张以及小肠排空延迟。末端回肠受累也出现上述类似表现。

（五）克罗恩病

本症可发生于胃肠道的任何部位，好发于末端回肠。其次为右半结肠，病变呈节段性。病变早期，X线上表现为黏膜皱襞的增粗与平坦，钡剂涂布不良，肠壁边缘可见尖刺状影，为口疮样溃疡的表现，病变发展到一定阶段可出现特征性的表现，肠管壁水肿及痉挛而狭窄，呈长度不一、宽窄不等的线样征。纵行溃疡发生于与肠管纵轴一致的对肠系膜侧，横、纵行溃疡互相交错，病段肠管呈现卵石状影像，加之肉芽肿性增生，因此在紊乱皱襞中有许多小盈缺损。正常肠管与病变肠管相间，呈阶段性或跳跃性分布，病变轮廓不对称，肠系膜侧呈僵硬凹陷，而对系膜侧肠管轮廓外膨，呈假憩室样变形（图7-1-7）。病变晚期，肠管纤维化而狭窄，常常呈线状，管腔不规则，黏膜皱襞破坏。肠间距增宽，肠管外形固定，僵硬和蠕动消失，狭窄以上肠管扩张。本症常形成内瘘或外瘘，出现相应之X线表现。

本症需与肠结核鉴别，但有时较困难。

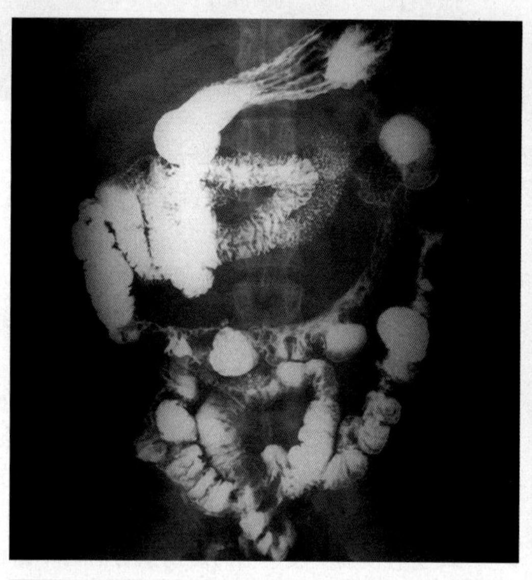
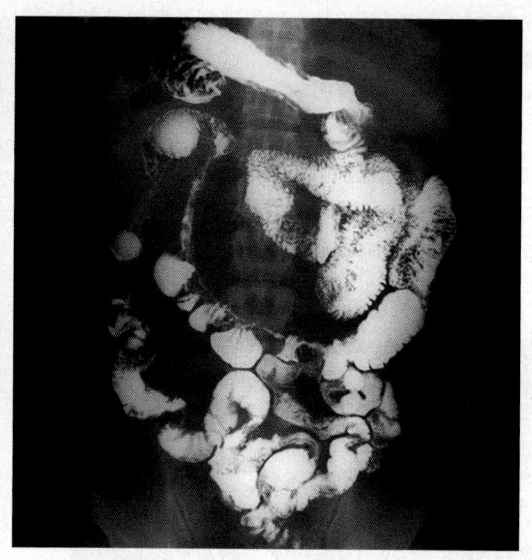

▶ 图7-1-7 克罗恩病

小肠多段肠管僵硬、狭窄，肠腔内多发充盈缺损，边缘不规则，黏膜皱襞粗乱，系膜侧小溃疡，对系膜侧假性憩室形成

（六）溃疡性结肠炎

主要的检查方法为双重对比剂结肠造影，对怀疑有结肠中毒扩张者应先行立位腹X线检查，以防穿孔。

X线表现随着病情的变化而不尽相同。发病早期，病变处常有刺激性痉挛收缩，肠腔变窄，结肠袋变浅，甚至消失，肠蠕动增强，黏膜皱襞粗细不均、紊乱、甚至消失。当溃疡形成时，在充盈像可见多发小的浅溃疡，位于肠管轮廓之外，呈锯齿状改变。当炎性息肉形成时，可见黏膜皱襞粗乱及大小不等的颗粒样或息肉样充盈缺损。病情进一步进展后，由于肠壁广泛的纤维化导致肠腔狭窄与短缩，结肠袋消失，管壁僵硬，结肠肝曲、脾曲圆钝下移，横结肠变平，盲肠位置上移。当出现严重纤维化时，在充盈相与黏膜相上，病变处狭窄的肠管多光滑僵硬，肠管舒张与收缩受限，而呈“铅管样”改变（图7-1-8）。

（七）结肠癌

结肠癌是较常见的胃肠道肿瘤，好发于直肠和乙状结肠。病理上可分为增生型、浸润型和溃疡型。

X线改变包括：肠腔内轮廓不规则的充盈缺损。肿块表面一些浅溃疡存钡区，呈斑驳样外观。肿块多居肠壁的一侧。该处肠壁僵硬、不整、结肠袋消失（图7-1-9）。肿块较大，阻碍钡剂通过。该段黏膜皱襞破坏消失。肠管狭窄，为偏侧性或环形。狭窄轮廓光滑或不规则。病变常为一小段肠管。肠壁僵硬，黏膜破坏消失，病区与正常区分界清楚。此型肿瘤易造成肠梗阻（图7-1-10）。溃疡形成：龛影形状不规则，边缘不整齐，周围常绕有一些尖角状突起和结节状充盈缺损。病段肠管狭窄、僵硬、黏膜破坏和结肠袋消失。

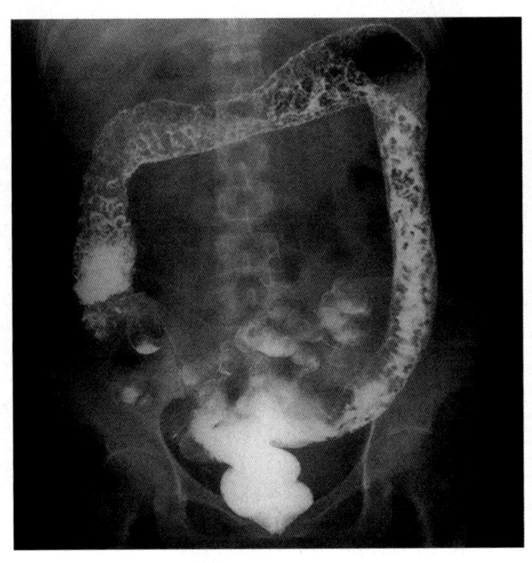
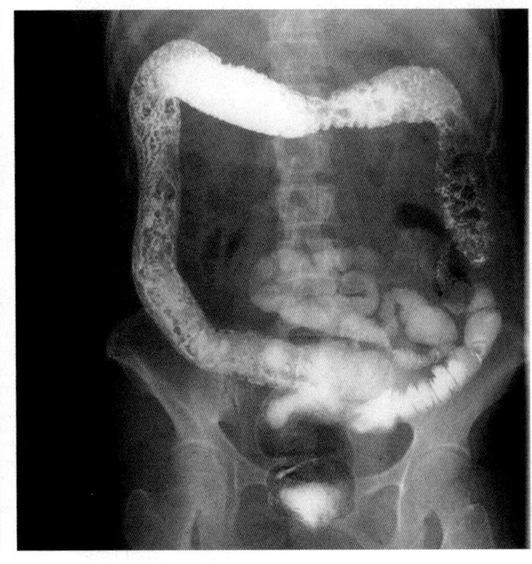

▶ 图 7-1-8　溃疡性结肠炎
结肠袋消失，管壁僵硬，呈“铅管样”改变，横结肠变平直，肠壁多发小溃疡，肠腔多发息肉样充盈缺损

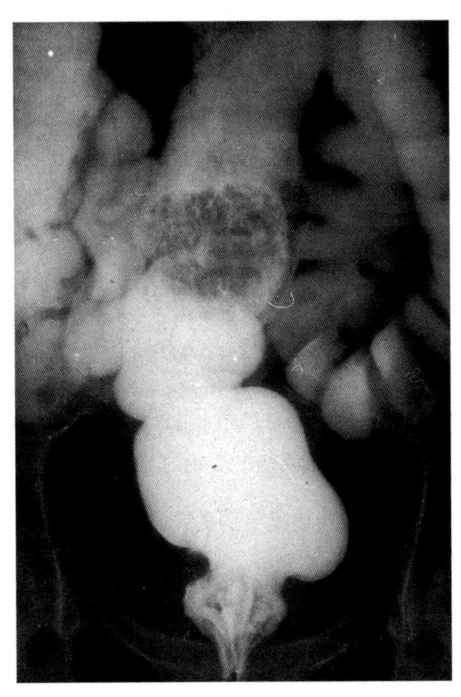

▶ 图 7-1-9　直肠与乙状结肠交界区癌
直肠黏膜破坏，肠腔菜花状充盈缺损，肠管轮廓不规则

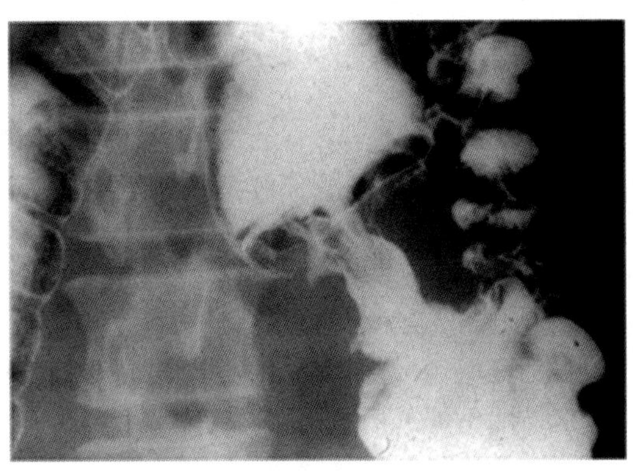

▶ 图 7-1-10　横结肠癌
横结肠环形狭窄，轮廓不规则，黏膜破坏

（八）肠梗阻

肠梗阻是临床上常见的急腹症。X 线检查对于诊断有较大的帮助，主要采用腹部 X 线片，必要时行水溶性碘对比剂造影。

1. 单纯机械性小肠梗阻　常见的病因为肠粘连、肠狭窄和蛔虫团等。典型 X 线表现为扩大的积气肠曲，横贯腹腔大部，互相靠紧，层层平行排列。立位时肠曲气液面呈阶梯状排列（见图 7-1-11）。肠曲张力存在，液面跨度较小。根据扩大肠曲的形态和分布，估计梗阻的部位。

2. 绞窄性小肠梗阻　为闭襻性梗阻，如小肠扭转、粘连带压迫和疝等。X 线片上可出现下列征象：①小跨度蜷曲肠襻，如 C 形、8 字形、花瓣状或如一串香蕉等；②咖啡豆征：闭襻显著扩大积气，形成一个马蹄形蜷曲肠襻，中间有由两层水肿增厚的肠壁形成之带状影，形如咖啡豆或薏米仁；③假肿瘤征：闭襻肠曲大量积液，在周围充气肠曲衬托下显示为一软组织肿块影；④长液面征：液面长，气柱低，因大量肠内液体和肠管张力低下造成；⑤空回肠换位：主要见于小肠扭转。此外还可显示多液量征和大量腹水征。

3. 单纯性结肠梗阻　多由肿瘤引起，表现为梗阻以上的大肠积气扩大，并有液平面。当回盲瓣功能不全时，小肠也出现扩大、积气和积液。钡剂灌肠对确定梗阻部位有很大帮助。

4. 乙状结肠扭转　多数为闭襻梗阻型。闭襻的乙状结

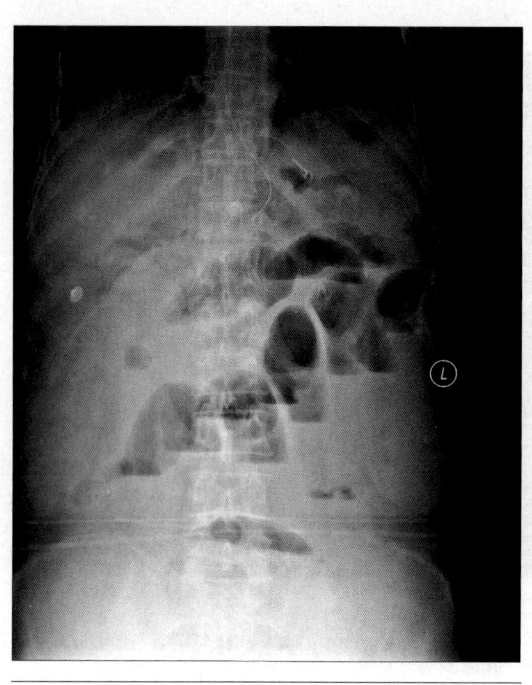

▶ 图 7-1-11 单纯性肠梗阻

腹内可见肠管扩张、积气，气液面呈阶梯状排列

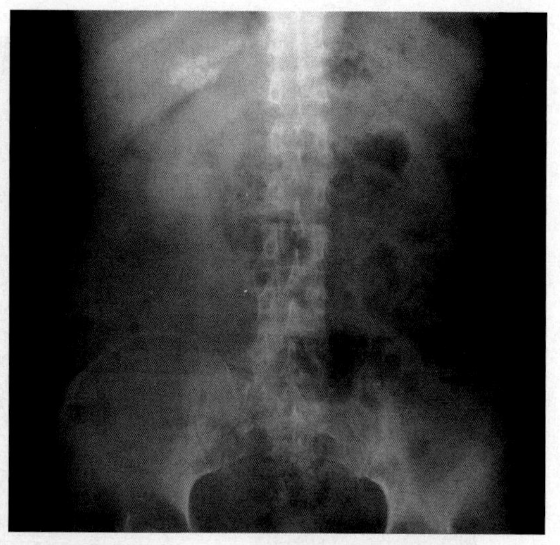

▶ 图 7-1-12 胆囊阳性结石

右上腹部可见多发边缘光滑的胆囊结石，呈“石榴子样”

7

肠曲明显扩大，呈马蹄铁状，自盆腔上升至中腹、上腹或膈下。马蹄铁之两肢向下并拢伸向盆腔，中间为两层紧靠的肠壁，故显示为 3 条纵行致密线，向下集中于梗阻点。钡灌肠可见直肠乙状结肠交界处阻塞，上端呈鸟嘴状，阻塞段皱襞呈细线状或螺旋状。

5. 麻痹性肠梗阻 大小肠均积气扩大，尤以结肠积气明显，内有大小不等的液面，分布范围广，胃内也有大量气体。本症应与低位结肠梗阻鉴别。

6. 反射性肠淤积 肠道动力和通过功能障碍，无梗阻，常由腹内脏器感染所引起。病变附近肠管积气，无明显扩大，可有少数小液面。小肠和结肠均可发生。

五、胆系常见疾病的 X 线诊断

（一）胆石症

胆石症是最常见的胆系疾病，可发生于胆囊、肝外胆管或肝内胆管。

1. 胆囊结石 胆囊 X 线阳性结石约占 10%~20%，阳性结石 X 线片即可作出诊断（图 7-1-12），但需与泌尿系结石、腹部钙化等鉴别。超声波诊断胆囊结石的准确率要高于 X 线，因此 X 线对于诊断胆囊结石并不常用。

2. 肝外胆管结石 胆管结石的基本病理变化来自胆石机械性刺激、梗阻和感染，表现为胆管扩张，管壁增厚，瘢痕性狭窄和胆汁淤积感染。X 线诊断价值有限，PTC 或 ERCP 造影可显示：①胆管内结石性充盈缺损：为诊断结石的直接征象。充盈缺损的形状、大小、数目和移动度不尽相同。②胆管扩张：胆色素石梗阻多为不完全性，肝外胆管扩张较轻，肝内胆管也受波及。胆固醇石梗阻多为完全嵌顿，胆管扩张较重。③胆管狭窄：胆管结石较少引起肝外胆管狭窄，但常见于胆管下端，以 PTC 和 ERCP 显示较好。

3. 肝内胆管结石 我国较常见，以胆色素混合石多见。X 线造影可见胆管内充盈缺损、梗阻远端肝内胆管扩张和狭窄。

（二）急性梗阻性化脓性胆管炎

PTC 检查除解决诊断问题外，还可放置引流管，行胆汁引流，待病情改善后行手术治疗。术中可再行术中胆管造影。造影表现因梗阻原因不同而异，一般可见到胆管扩张、狭窄、胆管内结石或蛔虫造成的充盈缺损等改变。

（三）胆总管先天性囊状扩张症

又叫先天性胆总管囊肿、特发性胆总管扩张症、原发性胆总管囊状扩张、巨大胆总管及囊性畸形等。极少数病例可合并肝内胆管先天性囊状扩张症（Caroli 病）。扩张多限于局部，呈球状或梭状。

ERCP 或 PTC 可清楚地显示胆管囊状扩张的直接征象，扩张的胆总管呈球形或梭形，边缘光滑，囊内密度均匀，或因含胆石而出现充盈缺损。立位时可出现液平。如囊肿位于胆总管的上中部，则胆总管末端狭窄或正常。肝内胆管一般正常，应注意同结石或肿瘤引起之胆管扩张鉴别。一般鉴别不困难，后者全部肝外胆管和肝内胆管扩张，还可见结石或肿瘤所致充盈缺损或狭窄。

六、胰腺常见疾病的 X 线诊断

（一）慢性胰腺炎

X 线检查的目的在于了解病变的程度、范围、有无并发症和假性囊肿形成等，以便制定治疗措施并同胰腺癌相鉴别。X线片可发现胰腺区钙化，为慢性胰腺炎的有力征象之一。结石少见，多位于Vater壶腹附近，但不引起黄疸。低张力十二指肠造影可显示十二指肠环增大，降段内缘轻度受压，内侧黏膜皱襞平直或呈锯齿状，有时可见乳头增大。胆系造影可见胆总管胰腺段狭窄、变形和上段胆管扩张。ERCP对诊断慢性胰腺炎有重要作用，可确定病变程度和同胰腺癌鉴别。胰管及其分支变形扭曲、扩大、充盈不规则、狭窄或闭塞。

（二）胰腺癌

胰腺癌的早期X线诊断尚不满意，所见者病变已较晚。X线检查中，钡餐造影尤其低张力十二指肠造影是诊断本病的重要方法。ERCP和选择性胰动脉造影也起重要作用。

胰头癌的早期，钡餐造影可见十二指肠内侧壁的黏膜皱襞平坦，消失，肠壁僵硬，舒张受限。病变发展即引起黏膜破坏，十二指肠环增大，内缘出现压迹，呈双边征、反3字征，甚至造成十二指肠通过障碍（图7-1-13）。胃窦大弯受压向上推移，形成垫征。胆总管下端梗阻，增大的胆囊和扩张的胆总管，在十二指肠相应部位造成弧形或带状压迹。胰体尾部癌可造成胃窦后壁垫征、胃小弯及胃体受压向左下移位或胃体大弯受压向右上移位，胃后间隙增宽以及十二指肠空肠曲下移或右移等。

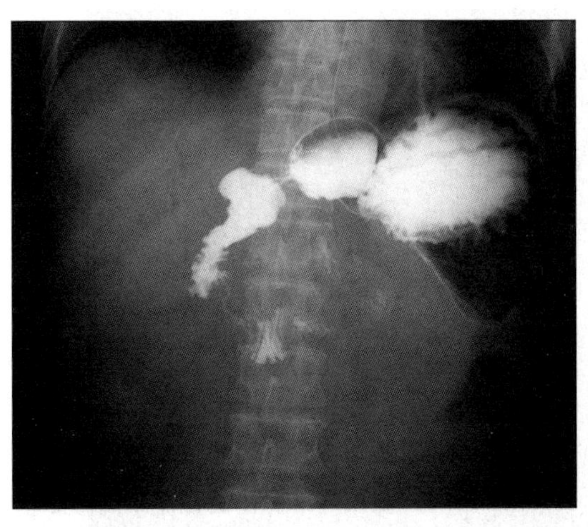

▶ **图7-1-13　胰头癌**
胰头癌侵犯十二指肠，致十二指肠黏膜破坏，管腔狭窄，十二指肠环增大

ERCP可显示胰管的不规则狭窄、梗阻或双管征（主胰管和胆总管截然中断）：腺泡上皮癌可压迫主胰管移位和胰管不规则的囊状扩张。PTC作用不如ERCP，在梗阻性黄疸行ERCP失败后，也可采用PTC，显示胆总管胰腺段梗阻。梗阻端可圆钝、光滑或平齐截断，甚或有小结节状充盈缺损，同时伴有胆总管移位。

（孙浩然　吴焕焕）

第二节　计算机体层成像在腹部的应用

一、计算机体层成像的基本原理

（一）计算机体层成像（computed tomography，CT）原理

利用X线束从多个方向沿人体某部一定厚度的断层层面进行扫描，由探测器接收透过该层面的X线，转变为电信号再经模拟/数字转换器数字化，输入计算机处理。图像处理时将选定层面分成若干个体积相同的长方体，称之为体素（voxel）。经计算机处理而获得每个体素的X线吸收系数，并排列成数字矩阵。再经数字/模拟转换器把数字矩阵中的每个数字转为由黑到白不等灰度的小方块，即像素（pixel），并按原有矩阵排列，即构成CT图像。因此CT图像是重建图像，是由不同灰度的像素按矩阵排列所构成。这些像素反映的是相应体素的X线吸收系数。

空间分辨力（spatial resolution）指能鉴别结构大小的能力，像素越小，数目越多，构成的图像越细致，即空间分辨力高。CT图像与X线图像一样，黑影表示低吸收区，即低密度区；白影表示高吸收区，即高密度区。

密度分辨力（density resolution）又称为对比分辨力，表示所能区分开的密度差别的程度。CT图像与X线图像相比，密度分辨力高，能更好地显示由软组织构成的器官，在良好的解剖图像背景上显示出病变的影像。CT图像用组织对X线的吸收系数来表明其密度高低的程度。用CT值表示密度的高低，单位为HU（Hounsfield Unit）。在描述某一组织影像的密度时，可用它们的CT值来说明其密度高低的程度。

CT图像是断层图像，常用的是横断面。通过CT设备上图像重组程序的使用，还可重组冠状面、矢状面甚至任意方位的断层图像。随着图像后处理技术的进步，还可进行多种方式的三维重建。

（二）多排探测器扫描CT（multidetector CT，MDCT）

MDCT是CT技术的革新之一，MDCT在缩短采集时间、减小层面厚度以及增加覆盖范围等方面显示了巨大的优势，它使CT从原来的横断面扫描发展为容积数据扫描，使横断面图像重组成三维图像的质量明显提高。一般MSCT排数越多，成像时间越短，层厚越薄，探测器宽度越宽，一次扫描完成的范围越大；作为螺旋CT特有的扫描参数螺距（pitch），是影响z轴分辨率的主要因素。

（三）图像后处理技术

CT图像为断层图像，而人体为三维结构，使用三维处理软件可将断层扫描资料显示为组织结构、病变的立体图像即三维图像。MDCT扫描的特点使患者能在一次屏气的

间隔内，完成肝脏或任何其他器官和部位的检查；而螺旋扫描获取容积数据的特点加上计算机后处理性能的提高，使一些新技术，例如容积再现技术和仿真内镜技术等三维重建技术得到开发和广泛应用。下面简单介绍腹部常用的三维图像处理技术。

1. 多平面重组（Multiple Planar Reformation，MPR） 多平面重建是将扫描范围内所有的轴位图像叠加起来，再对某些标线标定的重组线所指定的组织进行冠状位、矢状位、任意角度斜位图像重组。能够任意产生新的断层图像，而无须重复扫描，且能够将原图像的密度值保持到重建图像上。

2. 最大密度投影（Maximum Intensity projection，MIP） 是在容积扫描数据中对每条径线上每个像素的最大强度值进行投射呈现，大大提高了预观察高密度结构的对比度。例如，静脉内注入对比剂后行CT扫描，使用最大密度投影即可立体地显示血管影像，称CT血管造影（图7-2-1）。MIP广泛应用于具有相对高密度的组织和结构，如注射对比剂的血管、骨骼以及明显强化的软组织病灶，对于密度相差较小的组织结构以及病灶则难以显示。MIP可以显示血管及其分支的起源和走行、血管壁的钙化以及血管内腔的情况，但是缺乏立体感，且容易受周围骨性结构的遮挡。

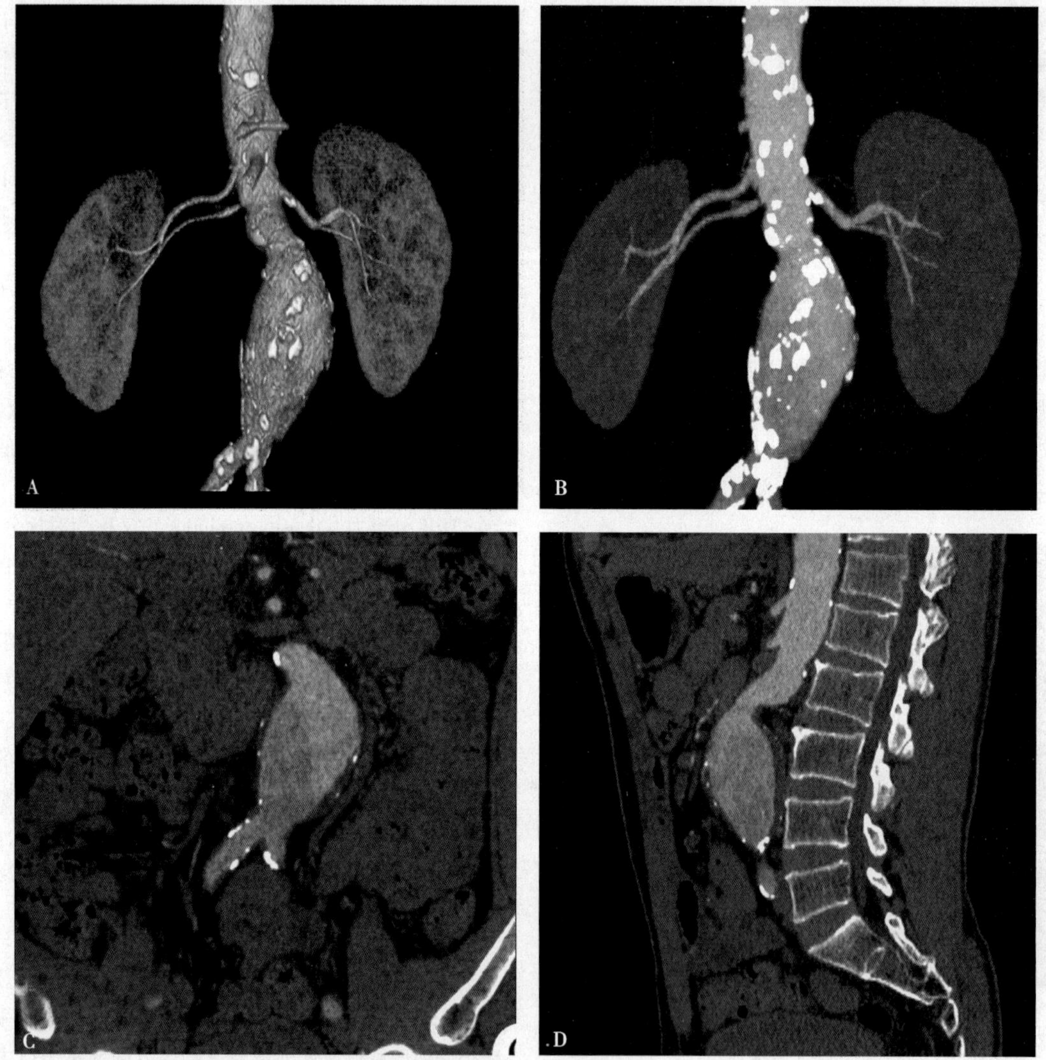

▶ 图7-2-1 腹主动脉动脉瘤CTA及三维重建对照

VR（A）与MIP（B）可以清晰地观察肾动脉以下腹主动脉呈囊状扩张，动脉壁多发粥样硬化斑；多平面重组可显示增厚动脉瘤壁和腔内血流情况（C，D）

3. 最小密度投影（minimum intensity projection，MinP） 是在某一平面方向上对所选取的三维组织层块中最小密度进行投影，主要应用于气道的显示，也可以用于肝脏增强后肝内扩张胆管的显示。

4. 容积再现（volume rendering，VR） 是对所有容积数据进行处理，用于三维显示图像的重建方法，适合于观察所有要显示物体，不需要重建物体的表面信息，直接将三维灰度数据投影显示到二维屏幕。VR的优点是实时显示，显示血管间的关系比MIP精确性更高。VR可以通过调节伪彩和阈值范围，清楚地显示注射对比剂后血管、实质脏器以及增强的软组织肿块，但对于血管壁的情况难以显示。

5. 曲面重建（curved planar reformation，CPR）　是按照曲面重建拉直后成像，可以清晰显示血管的管壁和血管内腔，但是失去了原有的解剖定位，不能显示血管的走行以及变异。

6. 仿真内镜（virtual endoscopy，VE）　容积数据同计算机虚拟现实结合，可实现管腔内导航技术，即模拟内镜检查的过程，即从一端向另一端逐步显示管腔器官的内腔。几乎所有管腔器官都可行仿真内镜显示，无痛苦，易为病人所接受。仿真胃镜可较好地显示胃腔内的占位性病变和胃腔狭窄，从远端入路可较好地观察胃底和贲门部，获得类似纤维内镜的观察效果。仿真结肠镜可显示正常肠腔内壁，发现肠腔内小至0.3~0.5cm的隆起性病变或息肉（图7-2-2）。但VE不能显示黏膜及其本身的颜色，因此不能用于诊断由黏膜充血水肿所致的炎性病变。另外，VE不能发现平坦的病变，更不能行组织活检。

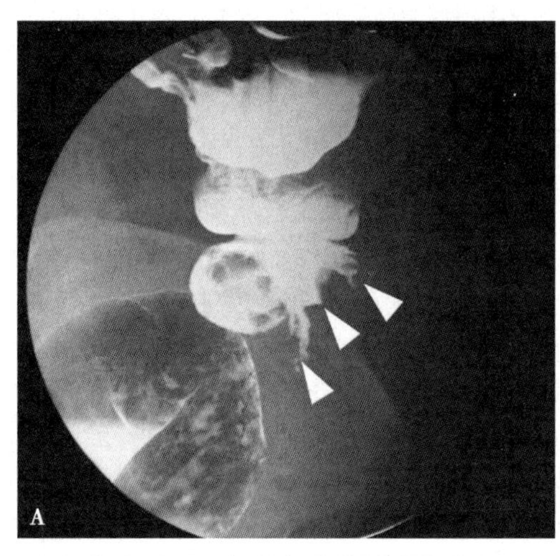

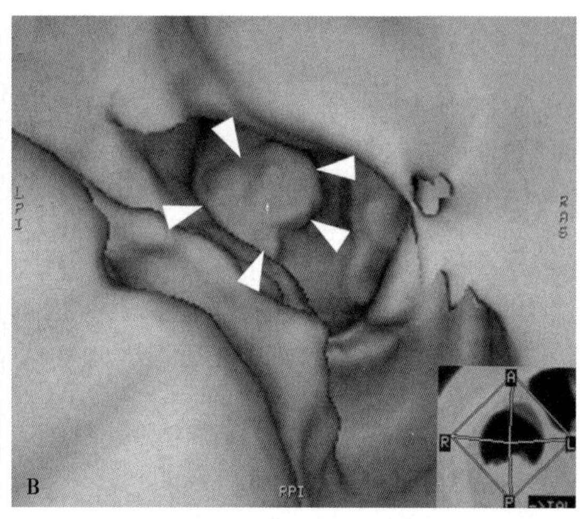

▶ **图7-2-2　结肠腺癌仿真内镜检查**

A. 钡灌肠显示盲肠不规则充盈缺损（箭头所示）；B. 仿真内镜可见盲肠底部菜花样肿块（箭头所示）

（四）腹部低剂量CT的应用

随着CT检查技术的飞速发展，其临床应用日益广泛，诊断能力日新月异。然而，CT检查使患者接受X线照射剂量的不断上升，电离辐射可能会有潜在致癌的危险。如何在保持图像诊断质量的前提下，最大限度地减少辐射剂量是放射科医师关注和努力的方向。控制CT辐射剂量的方法包括：根据患者的体型和体质指数（body mass index，BMI）优化扫描参数，在不影响图像分析的条件下，适度接受CT扫描图像伪影和噪声；使用迭代重组技术有效降低噪声和改善图像对比；应用新型探测器提高对X线的灵敏度。对于腹部使用低剂量CT扫描所得到的图像评估还在摸索阶段。

二、腹部CT检查方法

（一）平扫

指不用对比增强扫描和造影扫描进行的CT检查。腹部CT检查前应充分做好胃肠道的准备工作，尽量减少肠道内高密度影和气体产生的伪影。检查前需空腹，并于前一周内禁行钡餐检查，以防肠道内钡剂存留而造成伪影。扫描前常规口服对比剂以充盈胃肠道，如此不仅能避免将不显影的胃肠道误认为病变，还可以将这些空腔脏器的壁衬托出来，有利于观察胃肠道病变。一般采用口服阳性对比剂，检查前30分钟口服2%碘对比剂500~800ml，检查前10分钟再服200ml；也有用水或空气作阴性对比剂充盈胃肠道。对怀疑胆总管结石的病例，最好不用阳性对比剂，可饮清水代替。为了抑制肠蠕动，减少肠运动性伪影，必要时可注射抗胆碱药物或胰高糖素。扫描前应训练病人屏气且每次屏气幅度一致，以保持在同样的呼吸相获得每个层面的图像，从而确保扫描层面的连续性。

（二）对比增强扫描

扫描前由静脉注入碘对比剂后所进行的CT扫描。CT对比增强扫描的意义包括：增加病灶与正常组织的对比，可发现小病灶或可疑等密度病灶；了解病灶血供和观察病变与周围血管及组织间关系，提高对病灶的定性能力；提高恶性肿瘤分期的准确性；确定并显示病变是否为血管性病变。

1. 对比剂的应用　增强扫描使用非离子型水溶性碘对比剂，目前广泛采用对比剂团注的办法，它是指将一定剂量的高浓度对比剂通过高压注射器快速注入外周静脉，并于注药后某一特定时间或注射完毕后即刻对感兴趣区行CT扫描。对比剂用量根据不同检查部位、不同年龄、不同身高体重、不同目的有所不同，一般为80~150ml或1.2~1.5ml/kg，注射速度每秒2~4ml。

2. 动态增强CT 指静脉内开始注射对比剂后的一定时间内，对整个感兴趣区的快速连续扫描，测定其CT值，并绘出时间—密度曲线，以协助确定病变性质。CT灌注成像（CT perfusion imaging，CTPI）是在动态扫描的基础上，获得每一像素的时间—密度曲线，根据该曲线利用不同的数学模型通过计算机得出血流量、血容量、对比剂平均通过时间等参数，将上述参数进行伪彩色编码，以此来评价组织或病变的灌注状态。灌注CT是新型的功能性成像技术，它在胰腺神经内分泌肿瘤的诊断、肝脏肿瘤的鉴别诊断、显示常规检查难以发现的肝转移灶、对肝移植患者进行随诊和评价肝癌肝动脉栓塞治疗的效果等方面有很大潜力。

3. 肝脏多期对比增强检查 肝脏的血液供应是双重的，其中20%~25%来自肝动脉，75%~80%来自门静脉，双重血供的特点使其对比增强具有特殊性。在肝脏占位性病变的检查中，需要根据肝脏的双重供血特点，利用含碘对比剂以增加肿瘤—肝组织间的密度差，使其易于显示，并根据肿瘤的血供特征来鉴别病灶的性质。肝脏增强检查时，静脉内快速注入对比剂后，肝动脉、门静脉和肝实质内对比剂的浓度在短期内按先后顺序在相应时间内上升，并各保持一段时间的峰值，分别称为动脉期、门静脉期和肝实质期。使用MDCT分别在肝动脉期、门静脉期和肝实质期扫描，称为三期扫描。肝脏多期CT增强检查有利于发现病变和显示病变血供特性，从而提高了病变的发现率和定性诊断准确率，应视为肝脏的常规检查方法。

（三）造影CT

指先做器官或结构的造影，然后再行扫描的方法。临床疑为胃肠道病变时，扫描前可口服水或其他阴性对比剂，在这些低密度对比剂的衬托下可显示胃肠道壁，称胃肠道造影CT。

三、腹部CT诊断价值

应用CT检查腹部疾病日益广泛，主要用于肝、胆、胰、脾、腹膜腔及腹膜后间隙以及泌尿和生殖系统的疾病诊断，尤其是肿瘤性、炎症性和外伤性病变等。

由于CT扫描比X线片具有更佳的空间和密度分辨力，更精细、全面和准确，因而成为急腹症最重要的检查方法。肠梗阻、胃肠穿孔和急性胰腺炎等疾病，均可先行CT检查，同时也可以行三维重建在不同方位进行观察。

食管和胃肠道疾病的CT检查主要用于肿瘤的诊断，目的不仅是为了发现肿瘤，更是为了解肿瘤是否向周围侵犯及其侵犯程度、肿瘤与周围脏器及组织间的关系、有无淋巴结转移和远隔转移等。

超声是肝脏首选和筛查手段，CT检查则作为肝脏疾病的基本检查和确诊手段。CT检查目的是确定肝内占位性病变并做出定位、定性诊断；鉴别右上腹肿块的来源及其与周围组织器官的关系；了解肝脏结构和其他病变，如脂肪肝、肝硬化、门静脉高压和侧支静脉曲张及程度。由于肝脏平扫时肝内病灶和肝实质的密度差有时较小不易分辨，因此肝脏CT检查常规应包括对比增强检查。

CT有助于胆道疾病的诊断，尤其是梗阻性黄疸的诊断和鉴别诊断，当超声难以确诊时，可行CT检查，并可同时观察肝脏和胰腺。CT可显示胰腺的大小、形状、密度和结构，易于区分实性与囊性病变，是检查胰腺病变的首选方法。

四、腹部正常CT表现

CT图像为断层图像，因此必须了解正常腹部断层解剖，熟悉各器官在不同层面上的表现、与周围器官的关系以及器官内部结构，才能准确做出CT诊断。

（一）肝脏

正常肝实质在CT平扫时密度一致，略高于腹部其他实质性器官如脾和胰腺的密度。肝内血管的CT值低于肝实质，肝门附近的门静脉和第二肝门附近的肝静脉较粗大，因而显示为低密度树枝状阴影。螺旋CT增强检查，动脉早期肝内动脉显影，门静脉及肝静脉未显影，肝实质无强化；动脉晚期肝内动脉及门静脉显影，而肝静脉未显影；门静脉期，门静脉和肝静脉强化明显，肝实质开始强化；肝实质期，门静脉和肝静脉内对比剂浓度下降，肝实质明显强化。正常肝内胆管周围分支细小，平扫和增强扫描均不显影，只有肝门区肝总管在部分个体能够显示，其横断面表现为环形低密度影。下面重点介绍第二肝门层面和肝门层面的正常CT表现（图7-2-3、图7-2-4）。

1. 第二肝门层面 在胸椎右前方肝脏边缘部可见椭圆形的下腔静脉，由肝右、中、左静脉汇入其中。其中肝左静脉是肝左叶外侧段和肝左叶内侧段的分界标志，肝中静脉和胆囊窝是肝左叶和肝右叶的分界线，而肝右静脉则是肝右叶前段和肝右叶后段的分界标志。

2. 肝门层面 肝左叶外侧段和内侧段叶以纵裂（肝圆韧带裂）为界，横裂（静脉韧带裂）将左叶内侧段和尾叶分开。尾叶与右叶相连，位于下腔静脉前内方。这一层面可见门静脉、肝动脉及胆管由肝门进出肝脏。平扫时这些管道均呈低密度；静脉注射对比剂后增强扫描，肝动脉、门静脉则表现为高密度分枝状影，而胆管仍呈低密度。三个管道以门静脉最粗、较明显。

（二）胆道

1. 胆囊 正常胆囊边界清晰，胆囊壁菲薄，厚度约1~2mm，光滑锐利。

2. 肝总管与胆总管 肝总管由左、右肝管汇合而成，其在肝门横断面上呈一椭圆形低密度影，直径3~5mm，位于门静脉主干的前外侧。在向下的各层面，肝总管逐渐向内走行，并与胆囊管汇合形成胆总管。胆总管下段位于胰头内及十二指肠降部内侧，开口于十二指肠大乳头。它在横断面上表现为胰头内近十二指肠内侧壁的一个呈水样密度的小圆形影，正常直径为3~6mm。

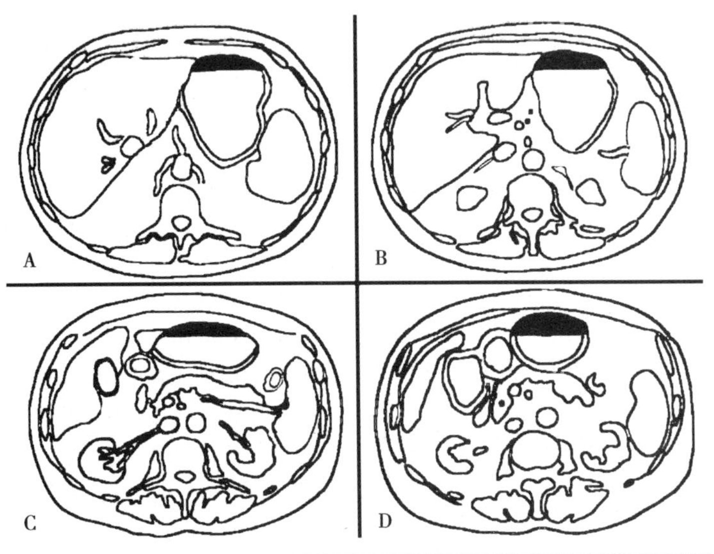

▶ 图 7-2-3　正常上腹部断层解剖示意图

A、B. 分别为第二肝门及第一肝门的横断面图像；C. 为肝下极、胰体尾部层面；D. 为胰头钩突层面

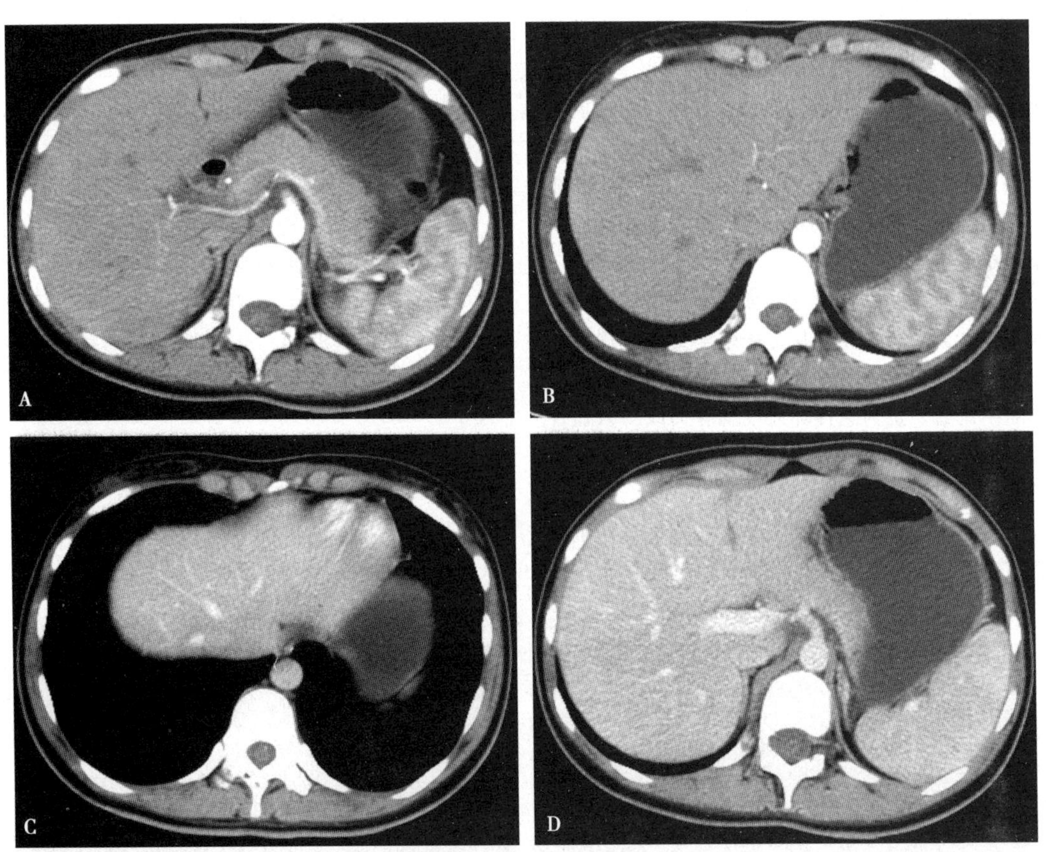

▶ 图 7-2-4　正常上腹部双期增强 CT 表现

A. 肝动脉期，肝动脉明显强化，门静脉及肝静脉未显影；B. 脾不均匀强化，呈“花斑脾”；C. 门静脉期，第二肝门水平可见肝左中右静脉汇入下腔静脉；D. 门静脉期肝门层面门静脉分支显影

（三）胰腺

正常胰腺在CT图像上呈带状形态，自胰头至胰尾逐渐变细，胰腺外形的改变是逐渐、连续的，边缘光滑或浅分叶状。胰腺实质密度均匀，肥胖者由于脂肪浸润而密度不均，呈等、低密度交错样改变，类似羽毛状结构。正常胰腺最大径分别为：头部为3.0cm，体部为2.5cm，尾部为2.0cm。

（四）脾脏

脾在横断面上可呈新月形、三角形或椭圆形。平扫检查，正常人同一CT横断面上，肝脏CT值应稍高于脾脏，反之则为异常。增强检查时，脾实质强化早于肝实质，增强早期脾内可见形态不规则的分叶状密度增高区，其间为强化程度较低的裂隙状影，形成典型的"花斑脾"，为对比剂在红髓索内流速不一所致；晚期脾实质呈明显均一强化。

7

五、急腹症和腹部外伤的CT诊断原则

CT的密度分辨力高，可清晰显示腹腔内脏器、腹内外肌肉和脂肪等组织。对于急腹症引起的异常密度变化，如腹腔积液（血）、异常气体、脏器水肿、脓肿等均可确认。文献报道CT检查对急腹症的诊断准确率达90%以上，其中对胃肠道梗阻和穿孔、腹腔脓肿、急性胆囊炎、急性胰腺炎、急性阑尾炎、阑尾周围脓肿等疾病诊断价值较高。CT在肠梗阻诊断中的作用日益提高，它在区分单纯性肠梗阻与绞窄性肠梗阻方面具有很大的优越性，能帮助外科医师及时正确地实施治疗方案。

急腹症的扫描范围一般应上起膈肌，下达盆腔，也可重点检查病变可能累及的解剖范围。国外学者多重视静脉和口服对比剂的应用以提高诊断准确率，国内多数作者提倡对平扫诊断困难者、疑为急性坏死性胰腺炎或肠缺血性病变、腹腔脏器外伤破裂或腹腔内肿块性质难以确定者行增强检查。

CT检查可清楚显示腹腔内游离气体，特别是气体量较少，仅位于圆韧带裂、胆囊窝、肝肾隐窝和小网膜囊内等部位时；对腹腔积液可确定积液所处解剖间隙和积液量；由于CT对钙化病灶的检出比X线片敏感，因而有利于显示腹内部分肿瘤的钙化及各种阳性结石，常可以明确诊断；可清楚显示腹腔脏器大小、轮廓、内在结构的改变和病变区相邻脏器的受累情况；对空腔脏器积气、积液并管腔扩大，均可获得比X线片更精确、丰富的信息，包括肠壁内、外和肠系膜的改变，如肠壁增厚、肠黏膜皱襞增粗、肠系膜水肿等，增强检查还可显示肠系膜动、静脉主干是否通畅及肠壁血供状况；对于腹内肿块影像，可以直接显示该肿块的内在结构是实体或是液体，有无坏死、囊变、钙化或脂肪结构等，为鉴别诊断提供依据。

对于腹内脏器外伤如脏器挫裂伤、包膜下血肿、实质内血肿、器官周围出血和腹腔内积液等，平扫CT检查常能识别，增强检查则能进一步明确诊断。CT检查除可识别损伤的有无及类型外，还可判断损伤的程度和复合脏器损伤，有利于临床治疗。

有关各脏器病变的急腹症表现将在脏器各论中叙述。

六、肝脏常见疾病的CT诊断

（一）肝脏肿瘤性病变

肝脏肿瘤分为良性和恶性肿瘤。良性肿瘤中最常见为海绵状血管瘤，少见的有肝细胞腺瘤、局灶性结节增生、错构瘤。恶性肿瘤主要包括转移性肝癌和原发性肝癌，后者又分为肝细胞癌、胆管细胞癌、混合性肝癌。

1. 肝海绵状血管瘤　平扫检查表现肝实质内境界清楚的圆形或类圆形低密度肿块。增强扫描早期，在肿块周边部出现斑状、结节状对比增强灶，密度接近同层大血管的密度，随时间延长增强灶互相融合，范围向中心扩展，数分钟后延迟扫描，整个肿瘤均匀增强，可高于或等于周围正常肝实质的增强密度（图7-2-5）。病灶的这种强化出现早且对比剂停留时间长的强化特征可形象地概括为"早出晚归"。较大的海绵状血管瘤，延时扫描时中心可有无强化的不规则低密度区，代表纤维化或血栓化部分（图7-2-6）。

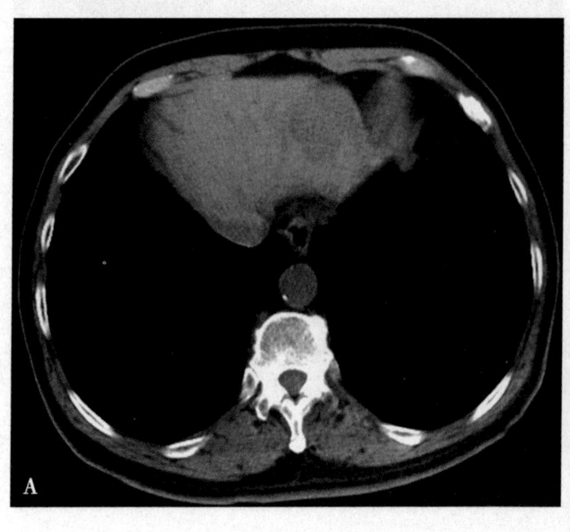

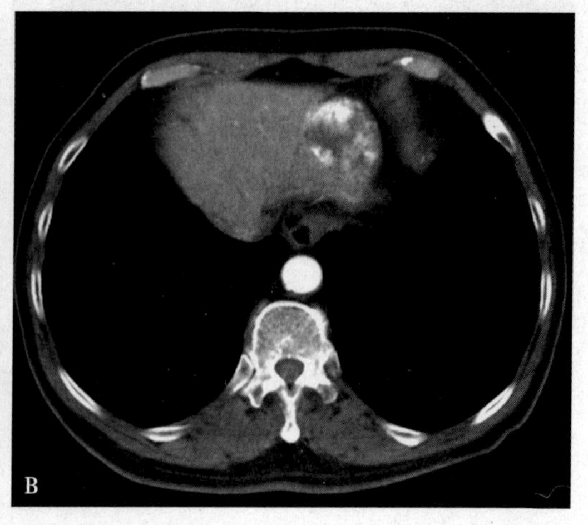

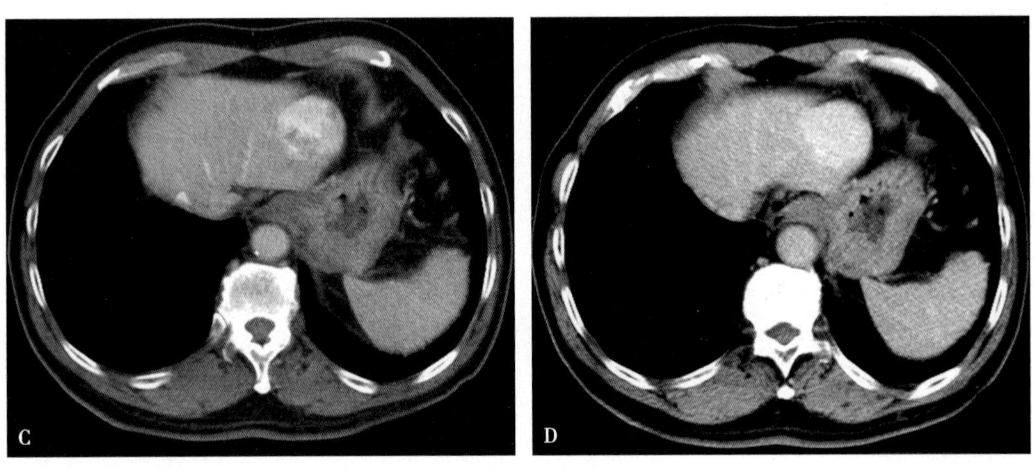

▶ 图 7-2-5　肝脏海绵状血管瘤 CT 平扫+强化

A. CT 平扫可见肝左叶外侧段稍低密度结节，边界清晰；B. 增强检查，动脉期可见边缘结节样强化；C. 门静脉期可见对比剂向内填充；D. 平衡期结节均匀强化，且强化程度高于正常肝实质

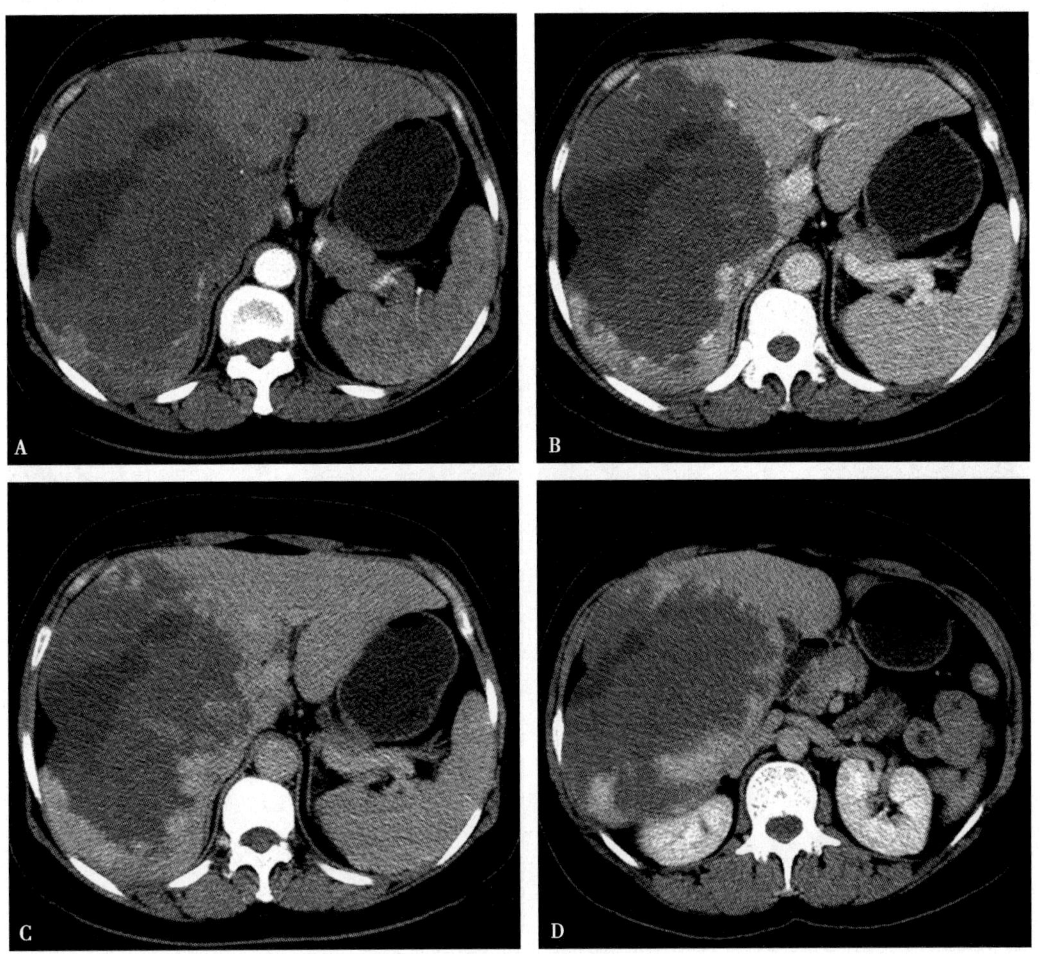

▶ 图 7-2-6　肝脏巨大海绵状血管瘤伴血栓化

肝右叶巨大低密度肿块，边界清晰，肿瘤中心见更低密度血栓化区，增强检查可见对比剂逐渐向肿瘤中心填充

2. 肝局灶性结节性增生 肝内少见的良性病变，由正常肝细胞、Kupffer 细胞、血管和胆管构成，但无正常的小叶结构。其核心为纤维瘢痕组织，周围放射状分布的纤维组织分隔形成分房结构。肿块与正常肝有明显分界，但无包膜。平扫表现为等密度或稍低密度的肿块，中央常见低密度瘢痕组织和向周围放射状分布的分隔。动态增强 CT 或螺旋 CT 多期扫描时，在动脉期肿块明显增强，至静脉期密度逐渐下降，最终呈较低密度，而中央的瘢痕组织和向周围放射状分布的分隔纤维在动脉期和门静脉期无强化，延迟扫描则发生强化（图 7-2-7）。大多数病灶 CT 无特异性表现，发现中央瘢痕组织和放射状分隔为其 CT 特征，但需要与纤维板层状肝细胞癌鉴别。

3. 肝细胞腺瘤 是起源于肝细胞的肝良性肿瘤，多见于 15~45 岁女性，与口服避孕药有密切关系。平扫可见肝内边界清楚的均匀低密度肿块，少数为等密度肿块，并发急性出血时密度增高。对比增强后，肿块在动脉期明显增强，而后逐渐下降至等密度，平衡期又恢复为低密度。部分肿瘤周围可出现脂肪变性，在肿瘤周围形成低密度环，为肝细胞腺瘤的 CT 特异性表现（图 7-2-8）。

4. 肝细胞癌（Hepatocellular Carcinoma，HCC） HCC 的 CT 分型与病理分型相同，也分巨块型、结节型和弥漫型。平扫表现单发或多发圆形、类圆形或不规则形肿块，有完整包膜者肿块边缘清晰光滑（图 7-2-9）。弥漫型者结节分布广泛，境界不清。肿块多数为低密度，少数表现等密度或略高密度。巨块型常发生中央坏死而出现更低密度区，合并急性出血或发生钙化则肿块内表现高密度灶。有时肿块周围出现小的低密度结节，称为子灶。

螺旋 CT 对比增强多期或动态对比增强扫描时，动脉期（注射对比剂后 20~30 秒）肿瘤出现明显的斑片状、结节状早期增强，从平扫的低密度变为高密度肿块，CT 值迅速达到峰值；门静脉期（注射对比剂后 40~60 秒），肿瘤增强程度迅速下降；平衡期（延迟至 90~120 秒）时，由于肝实质增强程度持续上升而 HCC 增强程度持续下降，肿瘤又回到原来的低密度状态（图 7-2-10）。动脉晚期（注射对比剂后）肝实质内明显强化的结节，在门静脉期强化程度下降，更加支持 HCC 的诊断。如在动态 CT 图像上分别测定 CT 值并绘制成时间—密度曲线，可见 HCC 的时间-密度曲线呈速升速降型，反映肿瘤内对比剂“快进快出”的特点。常规 CT 增强扫描，一般只能观察肝脏门静脉期或平衡期的 CT 表现，不能显示出肿瘤的早期强化，肿瘤密度一般都比周围正常肝密度低。坏死液化的更低密度区不发生强化。

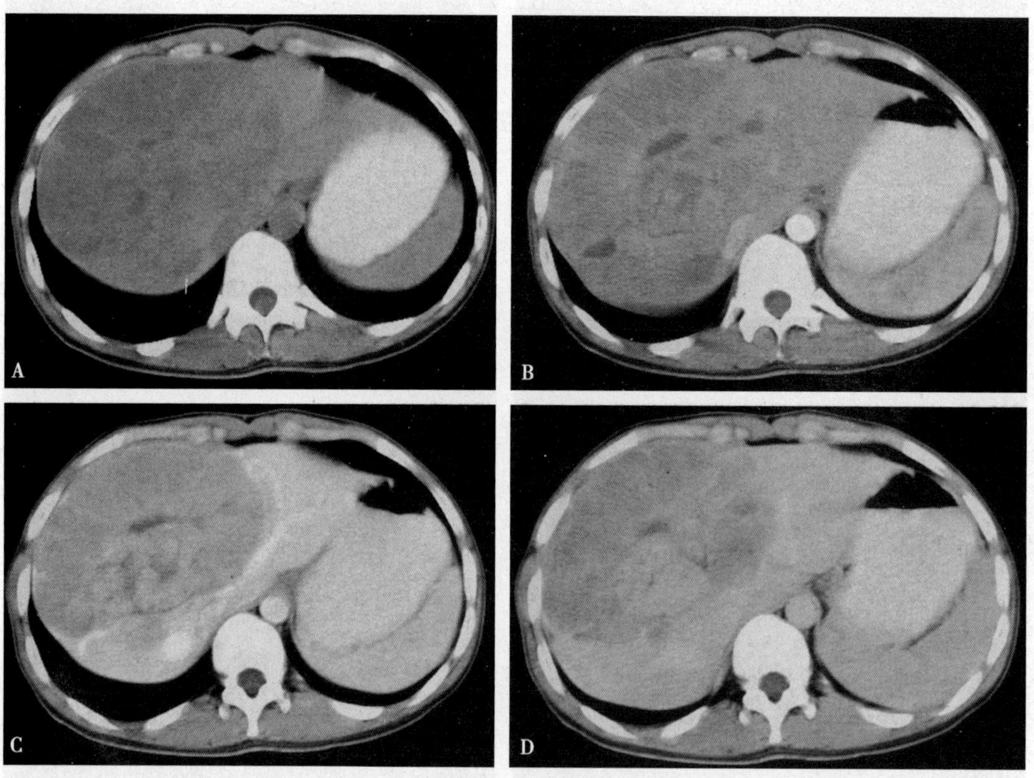

▶ 图 7-2-7 肝局灶性结节性增生

A. CT 平扫表现肝右叶略低密度肿瘤，中央见低密度瘢痕组织和向周围放射状的分隔；B. 动脉期肿块明显强化；C. 门静脉期肿瘤密度逐渐下降成低密度；D. 延迟扫描，中央的瘢痕组织和向四周放射状分布的纤维分隔强化

7

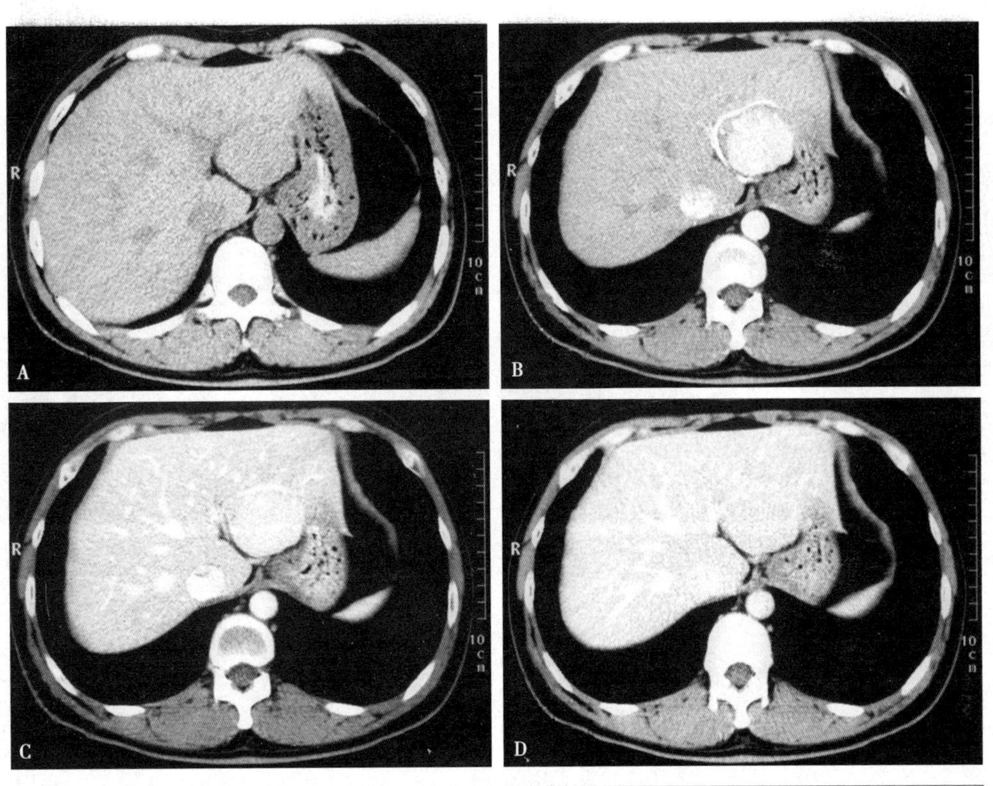

▶ **图 7-2-8　肝细胞腺瘤**

A. 平扫表现肝左叶外侧段略低密度肿瘤；B. 动脉期见肿瘤明显强化并可见肿瘤边缘包膜；C. 门静脉期肿瘤包膜显示更加完整；D. 平衡期见肿瘤强化程度降低，略低于正常肝实质

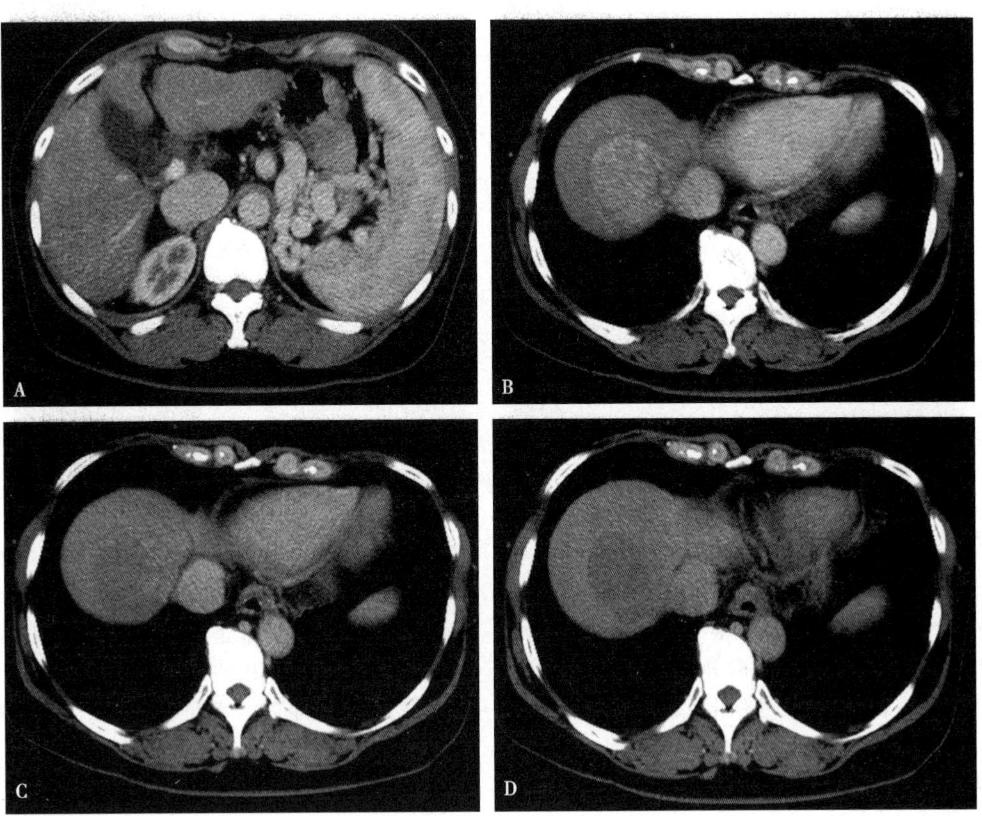

▶ **图 7-2-9　结节型肝细胞癌**

A. 显示肝硬化表现：肝边缘不光滑，肝裂增宽，脾门及胃底多发迂曲血管；B～D. 显示肝右叶"快进快出"结节，为典型肝细胞癌的强化方式，结节周围低密度包膜，呈延迟强化

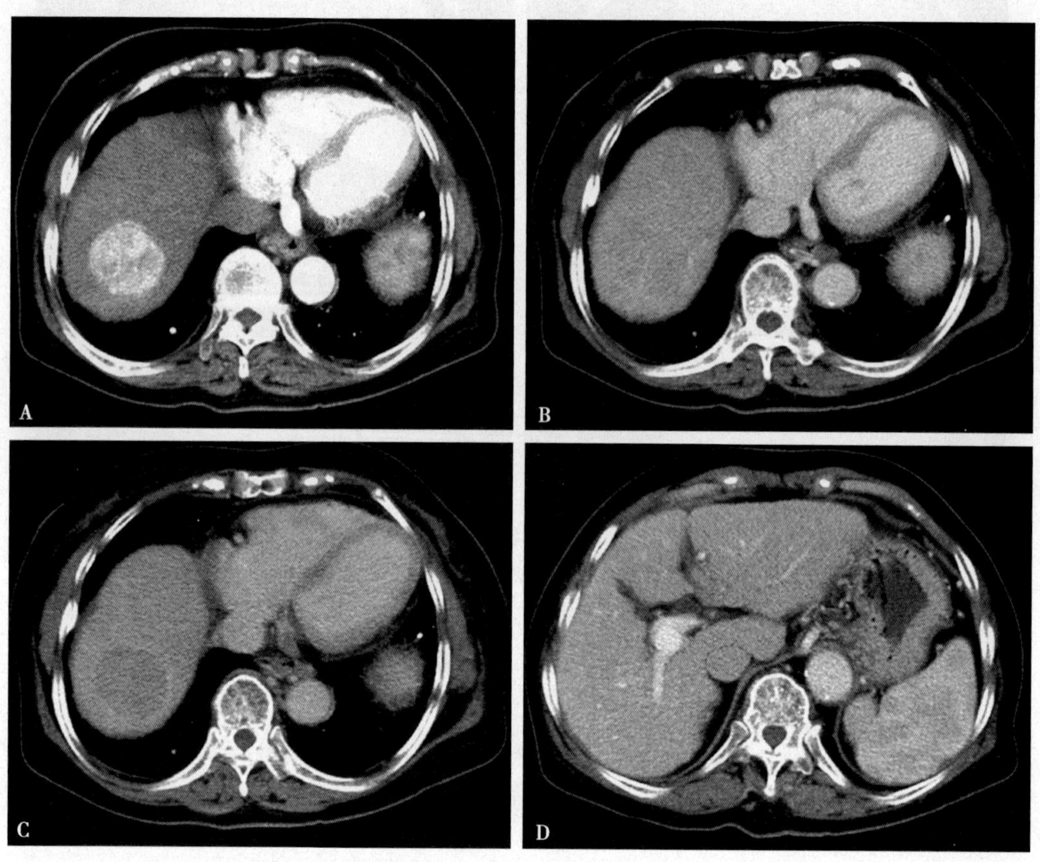

▶ 图 7-2-10 结节型肝细胞癌

A~C. 肝右叶呈“快进快出”强化的结节；D. 显示肝硬化，肝边缘不光滑，肝裂增宽，门静脉增宽

肿瘤侵犯门静脉、肝静脉及下腔静脉或血管内癌栓形成，表现门静脉、肝静脉或下腔静脉管腔不规则和/或扩张，增强检查无增强或表现充盈缺损（图 7-2-11）；肝门部或腹主动脉旁、腔静脉旁淋巴结增大提示淋巴结转移；出现肺、肾上腺、骨骼等器官的转移提示肿瘤已属晚期。

国内统计 30%～50% 的肝硬化最终合并 HCC，因此 HCC 常常发生在肝硬化基础之上，肝硬化的再生结节需与早期 HCC 鉴别，前者为门静脉供血而非肝动脉供血，动脉期的 CT 扫描结节没有对比增强，静脉期轻度增强形成低密度，与 HCC 对比增强表现不同。

5. 胆管细胞癌　指发生在肝内胆管上皮的恶性肿瘤，不包括发生在左、右肝管和肝总管的胆管癌。平扫时，肿瘤表现边缘不清的低密度肿块，有时肿块内可见钙化灶。对比增强 CT，肿瘤多表现不均匀性强化，肿瘤对比增强有随时间逐渐增加趋势，即动脉期肿瘤强化不明显，至平衡期和延迟扫描肿瘤对比增强逐渐明显，而不同于原发性肝细胞癌。肿瘤靠近肝门附近时，肿瘤周围可见扩张胆管或肿瘤包埋胆管表现。附近肝叶或肝段萎缩和门静脉分支闭塞也是常见的征象，其中肝左叶胆管细胞癌的发生率较高（图 7-2-12）。

6. 肝转移瘤　平扫常表现为肝实质内小而多发圆形或类圆形的低密度肿块，少数也可为单发肿块。肿块密度可以均匀，发生钙化或出血可见肿瘤内有高密度灶，肿瘤液化坏死、囊变则肿瘤中央呈水样密度。肿瘤的血供取决于原发瘤的血供，大多数转移瘤为乏血供性，对比增强扫描动脉期出现不规则边缘增强，门静脉期可出现整个瘤灶均匀或不均匀增强，平衡期对比增强消退。若肿瘤中央为无增强的低密度，而边缘呈相对高密度，则构成所谓“牛眼征”，常见于来自消化道肿瘤的转移瘤（图 7-2-13）。有时肿瘤很小也发生囊变，表现边缘增强、壁厚薄不一的囊状瘤灶。肾癌、神经内分泌组织来源的肿瘤为多血供转移瘤，增强检查有类似 HCC 的“快进快出”表现。

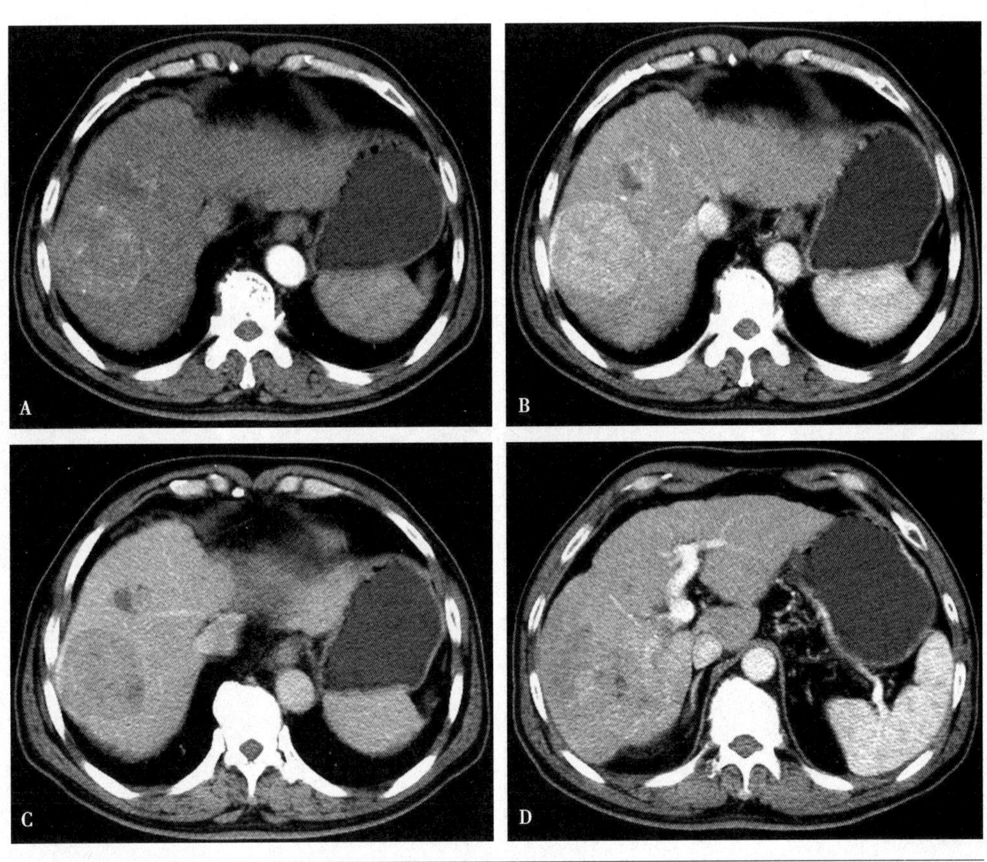

▶ 图 7-2-11　肝癌伴门静脉血栓

A~D. 肝右叶多发“快进快出”强化肿块；D. 门静脉右支腔内瘤栓

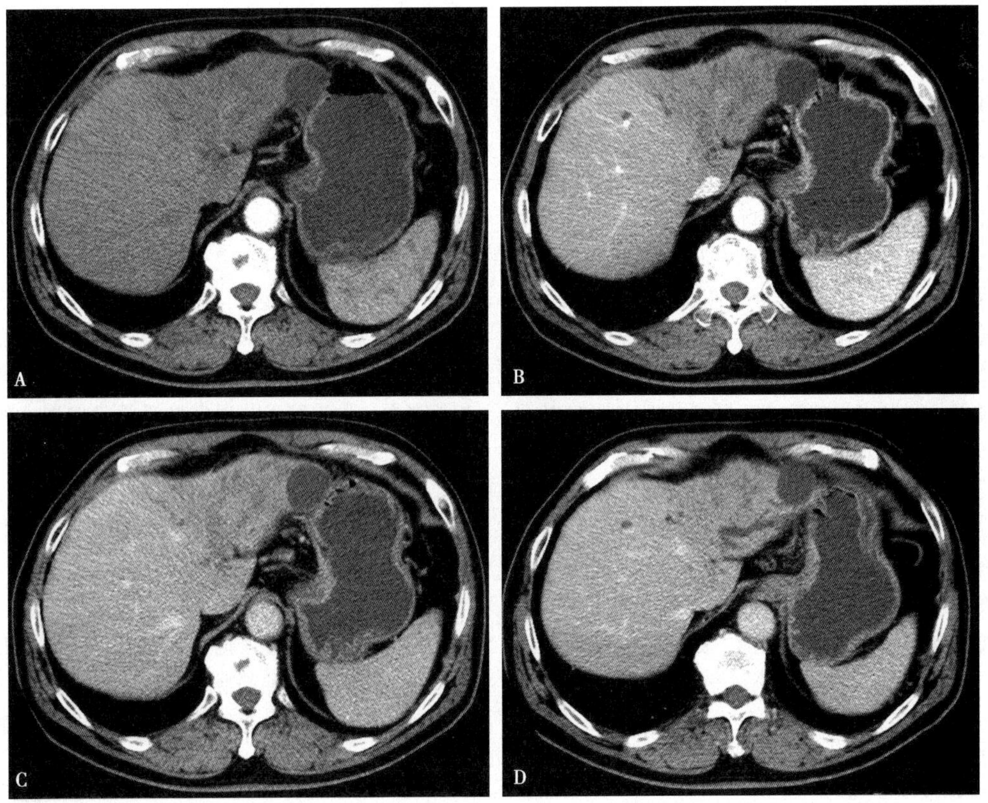

▶ 图 7-2-12　肝内胆管细胞癌

A. 肝动脉期肝左叶乏血供肿块；B. 门静脉期强化均不明显；C. 实质期呈延迟强化；D. 肝左叶体积萎缩伴左叶肝内胆管扩张

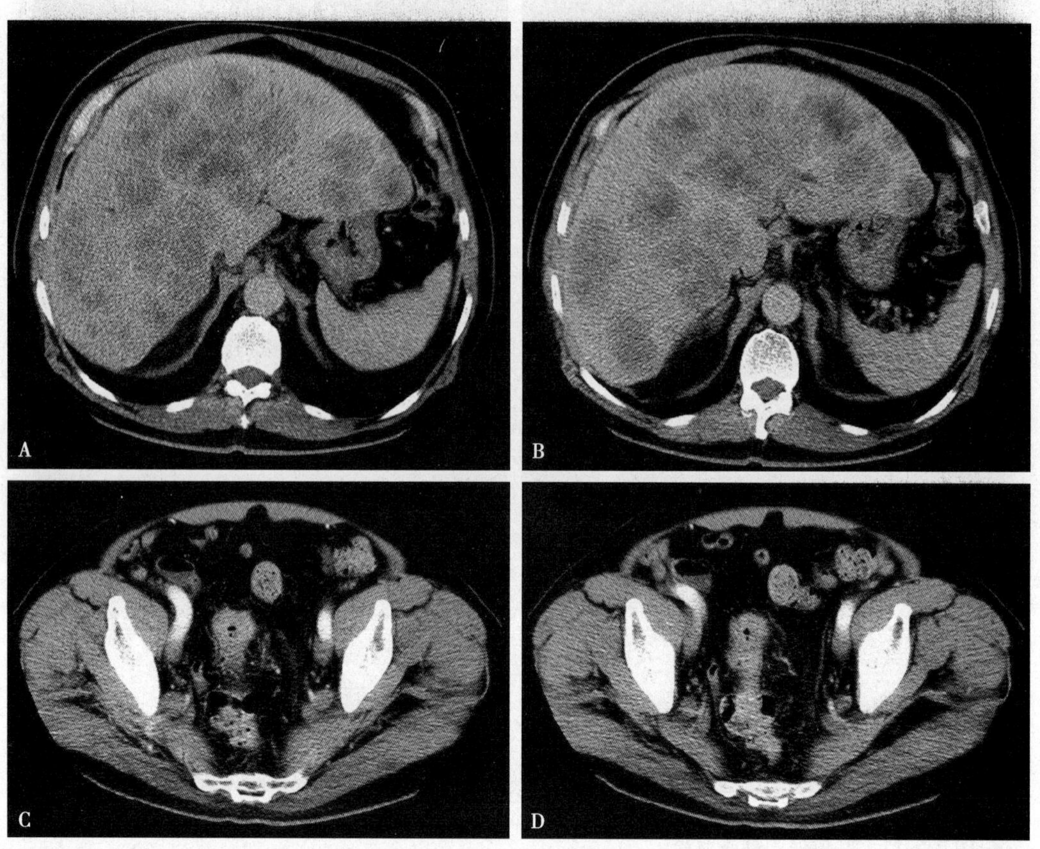

► 图 7-2-13 乙状结肠癌肝多发转移瘤

A、B. 肝实质内可见多发环形强化结节，呈典型“牛眼”征；C、D. 乙状结肠管壁明显增厚，浆膜面毛糙

（二）肝脏弥漫性病变

1. 肝硬化 肝硬化主要表现为：①肝脏大小改变：早期肝脏可增大，中晚期肝硬化可出现肝脏变小和/或各肝叶不同的增大和萎缩，结果出现肝各叶大小比例失调，常表现为肝尾叶、肝左叶外侧段增大，肝右叶、肝左叶内侧段萎缩，部分也可表现肝右叶增大，肝左叶萎缩或尾叶萎缩；②肝脏形态轮廓的改变：由于结节再生和纤维化收缩，肝边缘显示凹凸不平。部分肝段正常形态消失，如右叶下段前后边缘膨隆等；③肝密度的改变：肝硬化时，平扫多无密度异常，然而发生明显脂肪变性或纤维化时则可引起肝弥漫性或不均匀的密度降低，而较大、多发的再生结节可呈散在的略高密度灶，对比增强后扫描，在增强的肝实质内再生结节表现为多发的略低密度区；④肝裂增宽：纤维组织增生，肝叶萎缩，致肝裂和肝门增宽，胆囊外移；⑤继发性改变：包括脾大，门静脉扩张，侧支循环形成（脾门、胃底、食管下段及腰旁静脉等血管增粗迂曲，脐静脉开放），腹水（图 7-2-14）。

2. 脂肪肝 CT 检查诊断价值较高。平扫显示肝密度降低，弥漫性脂肪浸润表现全肝密度一致性降低，局灶性浸润则出现肝叶或肝段局部密度降低，CT 值测量低于正常。正常人肝实质密度总是略高于脾脏的密度，如果肝实质与脾实质 CT 值之比小于 0.85，则可诊断为脂肪肝。当肝实质密度明显降低时，衬托之下肝内血管呈相对高密度而清楚显示（图 7-2-15）。对比增强扫描可以更好地显示在平扫时脂肪肝内较难识别的低密度结节，且肝内血管能够更加清晰地显示。在弥漫性密度降低的脂肪肝内，可有正常的肝组织存在，称为肝岛，通常见于胆囊周围、肝裂附近或左叶内侧段的肝包膜下。

3. Budd-Chiari 综合征 是由于肝段下腔静脉和/或肝静脉狭窄或阻塞所致肝静脉回流障碍的临床综合征。平扫表现肝大、脾大和门静脉高压。肝密度不均，尾叶代偿性增大。对比增强后，肝段下腔静脉和肝静脉不能显影（图 7-2-16）。肝实质强化延迟且强化不均，由于尾叶经肝短静脉直接汇入下腔静脉，回流障碍不明显，因此尾叶强化明显。奇静脉和半奇静脉扩张、侧支循环建立和腹水均为继发性改变。

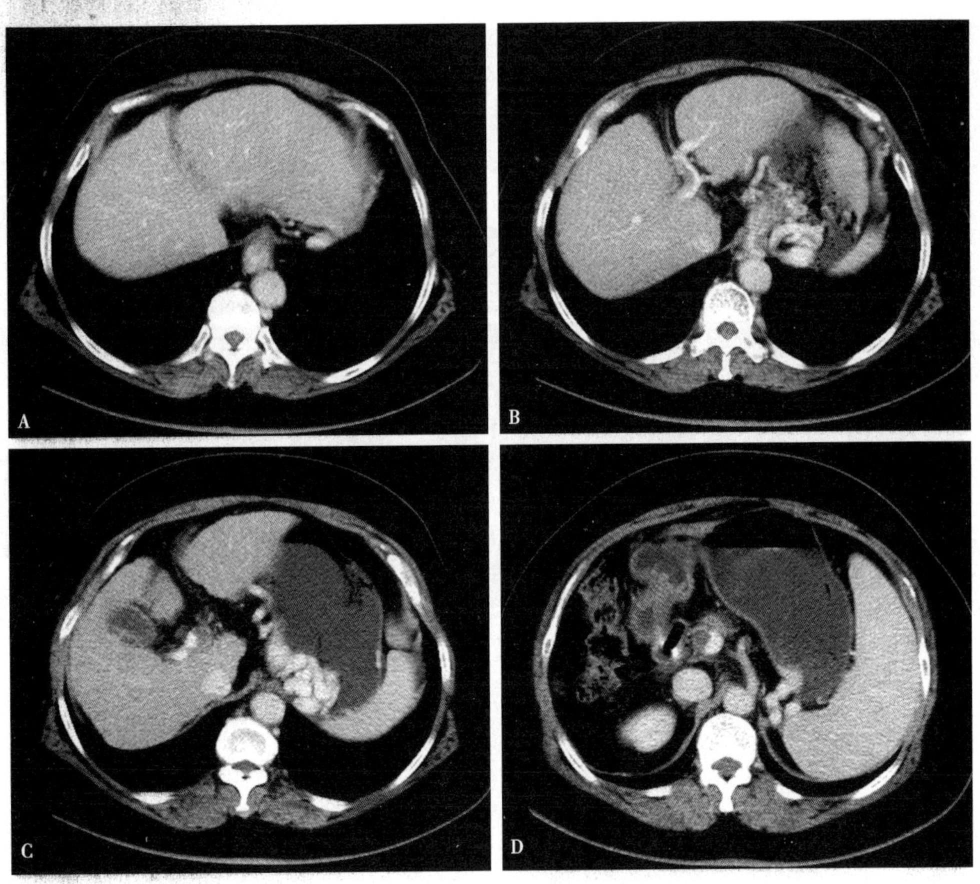

▶ 图 7-2-14　肝硬化

肝左叶体积增大，肝裂增宽（A，B），食管胃底静脉曲张，脾脏体积增大（C，D）

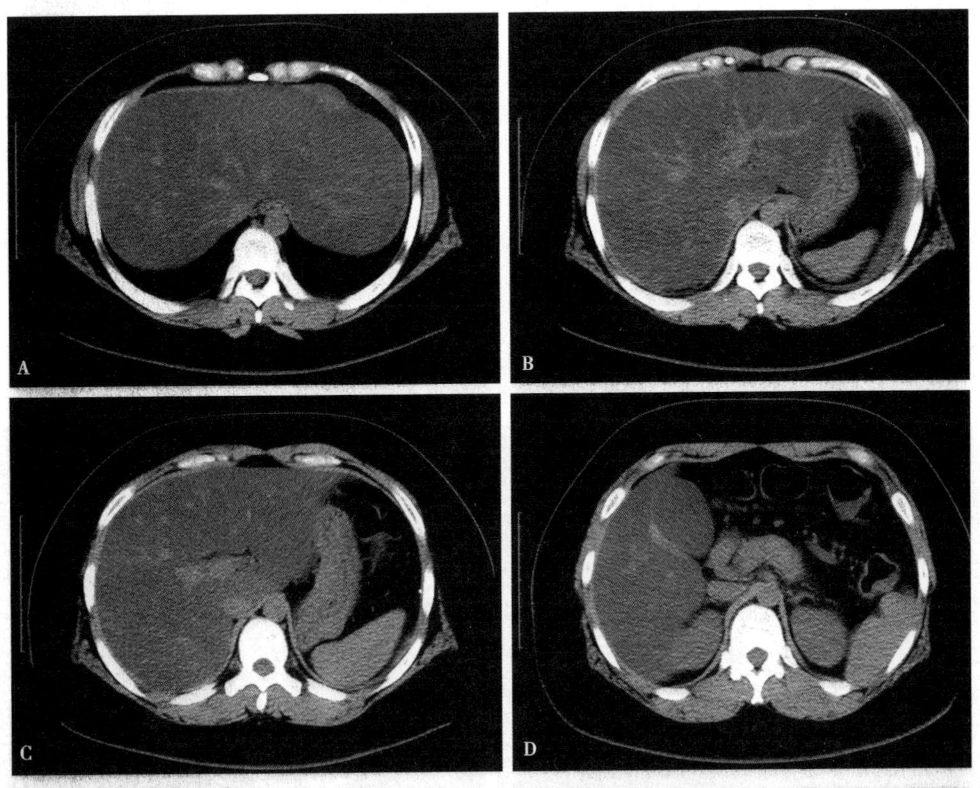

▶ 图 7-2-15　脂肪肝

肝实质密度明显低于脾实质，肝内血管显影呈相对高密度

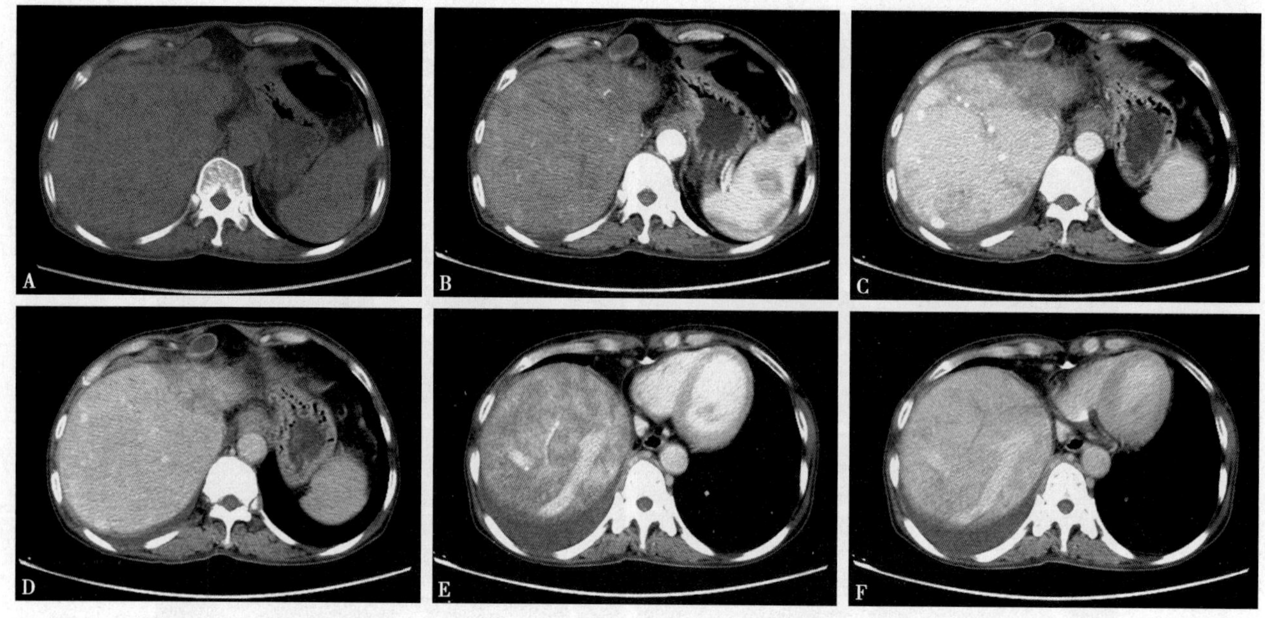

▶ 图 7-2-16 Budd-Chiari 综合征

肝段下腔静脉及肝左中静脉闭塞（A，D），肝实质强化不均（B，E），肝左叶萎缩（A~F），肝右静脉代偿性增粗，肝右体积增大（E，F）

（三）肝脏炎性病变

1. 细菌性肝脓肿 平扫显示肝实质内单发或多发圆形、类圆形低密度灶，中央为脓腔，可呈单房或多房，密度均匀或不均匀，CT 值略高于水而低于肝。20% 的脓肿腔内出现小气泡，有时可见液平面。环绕脓腔可见密度低于肝而高于脓腔的环状影即为脓肿壁，脓肿壁外周有时可见环状水肿带。对比增强 CT，动脉期脓肿周围正常肝实质由于反应性充血而呈轻度一过性强化，脓肿壁呈环形明显增强，脓腔和周围水肿带无增强。在动脉期，环形强化的脓肿壁和周围无强化的低密度水肿带构成了所谓"靶环征"（图 7-2-17）。靶环征和脓肿内的小气泡为肝脓肿的特征性表现。延迟扫描，周围水肿带发生强化，而动脉期所示叶、段性强化逐渐消退。有时在脓肿早期尚未发生液化时，脓肿可呈软组织密度肿块，与肿瘤不易区别，需结合患者临床症状及病史来诊断。另外，肝静脉或门静脉内脓栓形成对于诊断肝脓肿有一定的价值（图 7-2-18）。如病灶很小并呈多发、散在分布的低密度灶，对比增强边缘无增强或轻度增强，或病灶中心可见点状高密度影（霉菌丝积聚），应考虑为霉菌性感染。

2. 肝棘球蚴病 是棘球绦虫的幼虫寄生于肝脏而发生的寄生虫病。平扫检查显示肝实质内单发或多发、大小不等、圆形或类圆形的水样低密度囊性病灶，边缘光滑，境界清楚。合并感染时则囊壁明显增厚。大囊内有多发小囊为其特征性表现，即于母囊内有大小不一、数目不等的子囊，形成多房或蜂窝状，有时呈车轮状。母囊的密度常略高于子囊。囊壁分离表现特殊，为棘球蚴囊的另一个可靠征象。如内、外囊部分分离，囊肿显示"双边征"；内囊完全分离悬浮于囊液中，呈"水上百合征"；内囊完全分离脱落于囊液中呈"飘带征"（图 7-2-19）。有时可见囊壁环状、半环状、条索状或结节状钙化。对比增强后囊肿无强化。

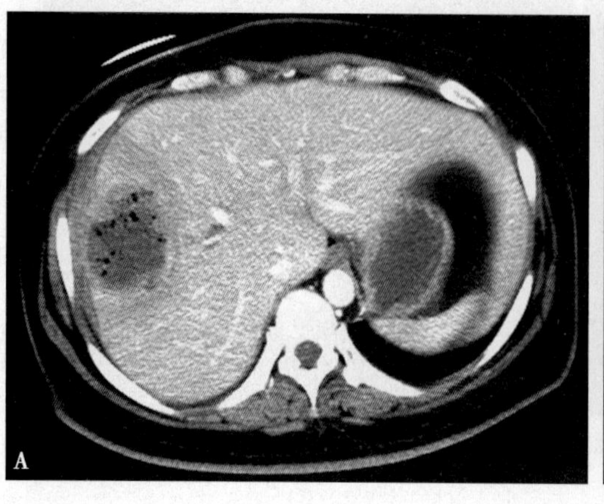

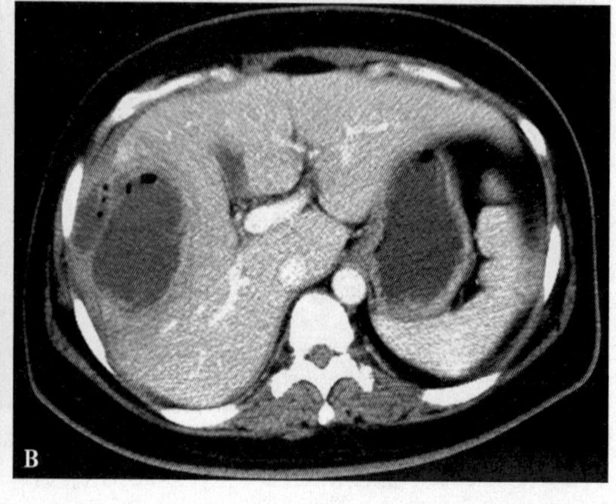

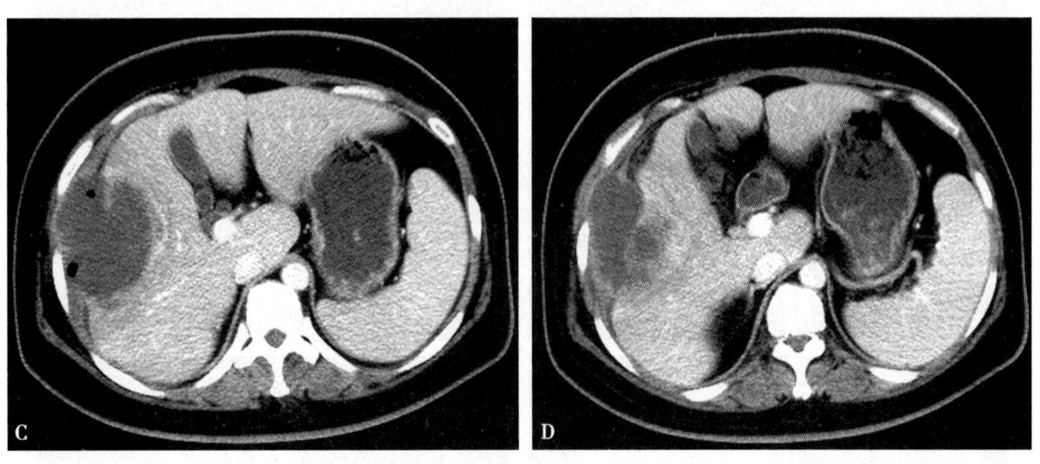

▶ 图 7-2-17 细菌性肝脓肿破入腹膜腔

肝右叶多房囊性低密度影伴腔内积气，增强早期可见脓肿壁强化，周围水肿带无强化，形成“靶环征”（A，B）；脓肿破入腹膜腔，肝周可见包裹性积液和气泡，形成膈下脓肿（C，D）

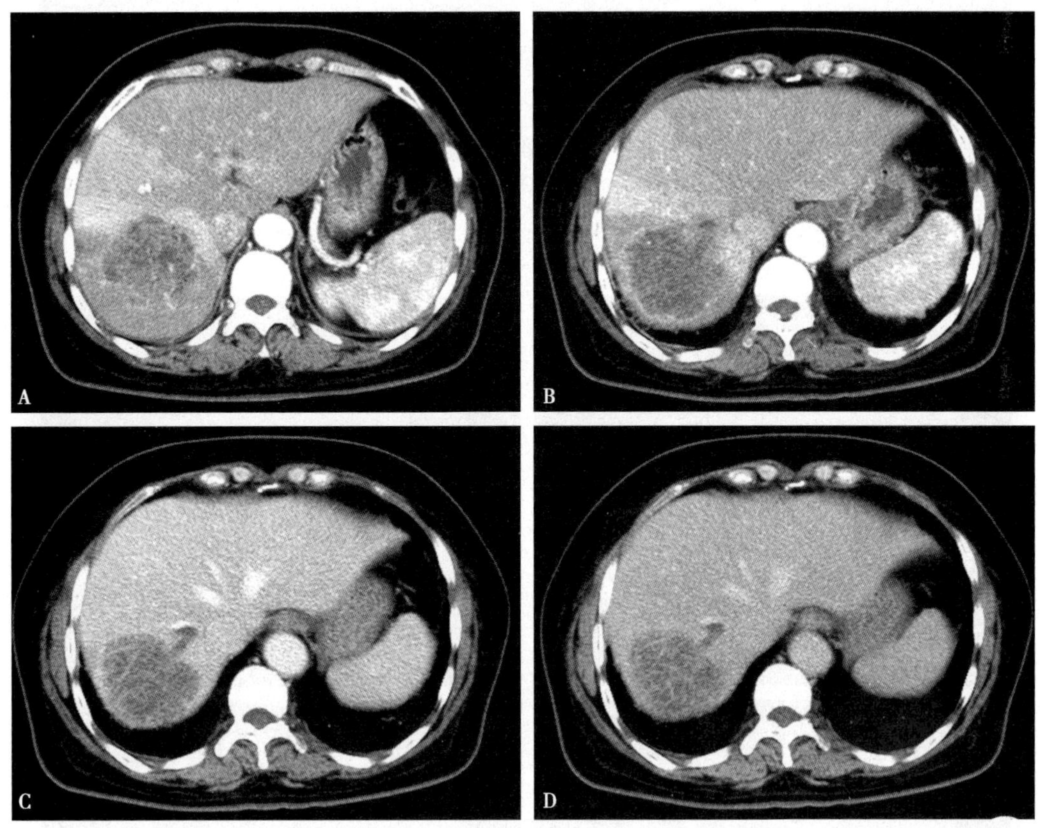

▶ 图 7-2-18 细菌性肝脓肿形成肝右静脉内脓栓

肝右叶多房囊性低密度影，肝动脉期可见肝实质呈一过性段性强化（A，B），并可见肝右静脉内脓栓（图 B~D）

（四）肝脏其他病变

1. 肝囊肿 平扫显示肝实质内圆形低密度区，边缘光滑锐利，境界清楚，囊内为水样均匀密度，CT 值 0~20HU。对比增强检查囊内无增强，囊壁菲薄一般不能显示（图 7-2-20）。囊肿发生出血，则囊内密度可不同程度增高，合并感染则囊壁增厚、有强化。发现弥漫分布的肝囊肿，应注意有无多囊肝的可能性，后者常合并多囊肾。

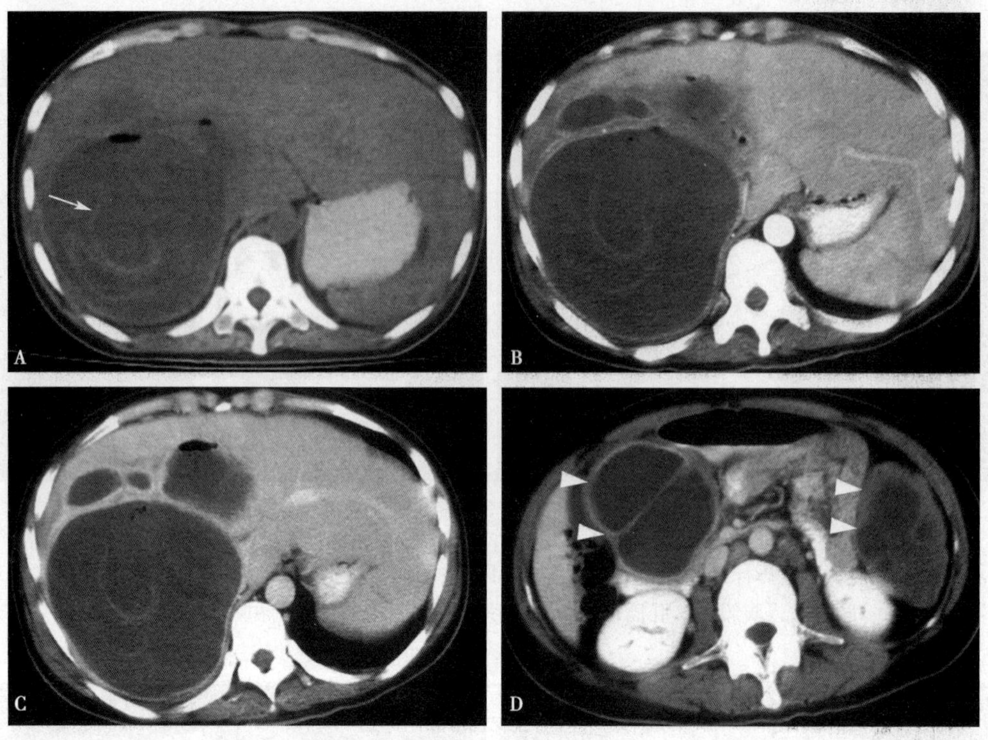

▶ 图 7-2-19 肝棘球蚴病继发感染并腹腔种植

CT 平扫显示肝右叶多房囊性病灶，较大病灶内可见内囊完全脱落于囊液中呈“飘带征”（A），部分囊内见气泡，增强检查见囊壁均匀增厚、环形强化，提示继发感染（B，C）；病灶破裂后腹腔内多发种植灶（D）

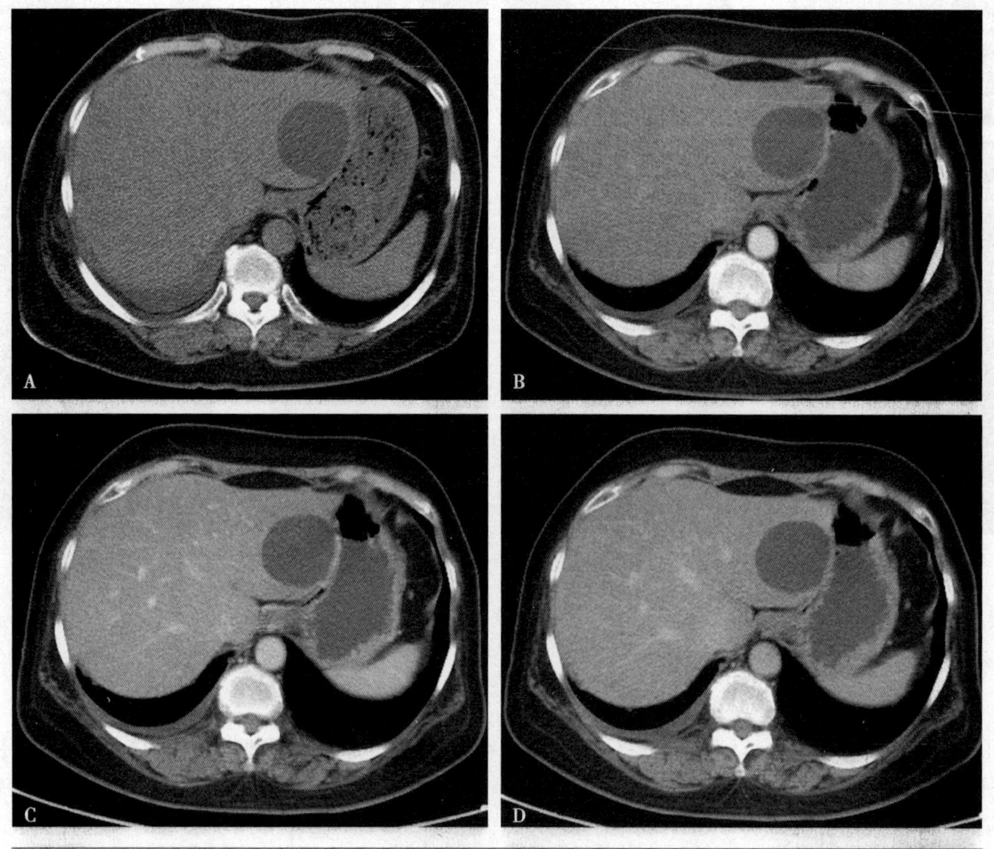

▶ 图 7-2-20 肝囊肿

CT 平扫示肝左叶外侧段边界清晰的类圆形薄壁囊性低密度结节（A），增强检查结节无强化（B~D）

2. 肝脏外伤　肝外伤是腹部外伤中较常见而严重的损伤，其发生率仅次于脾破裂而居第 2 位。上腹部开放性和闭合性的外伤常为直接原因。一般有明确的右侧胸腹部外伤史，清醒的病人诉右上腹疼痛，有时向右肩部放射，觉口渴、恶心、呕吐。肝外伤的体征主要是低血容量性休克和腹膜炎。肝脏裂伤的部位常在肝周围韧带附着处，或与肋骨、脊柱的走向一致。闭合性肝外伤主要造成以下 3 种损伤。

（1）肝包膜下血肿：肝实质表面破裂，但肝包膜尚完整，血液聚积在包膜下。CT 表现为包膜下新月形或双凸形的磨玻璃低密度或等密度影，边缘清楚（图 7-2-21）。急性血肿时 CT 值可略高或近似肝实质，增强检查血肿无强化。

（2）肝实质内血肿：呈圆形或椭圆形，偶尔呈星状病灶，为略高或等密度，增强无强化，随时间推移密度减低，病灶缩小（图 7-2-21）。

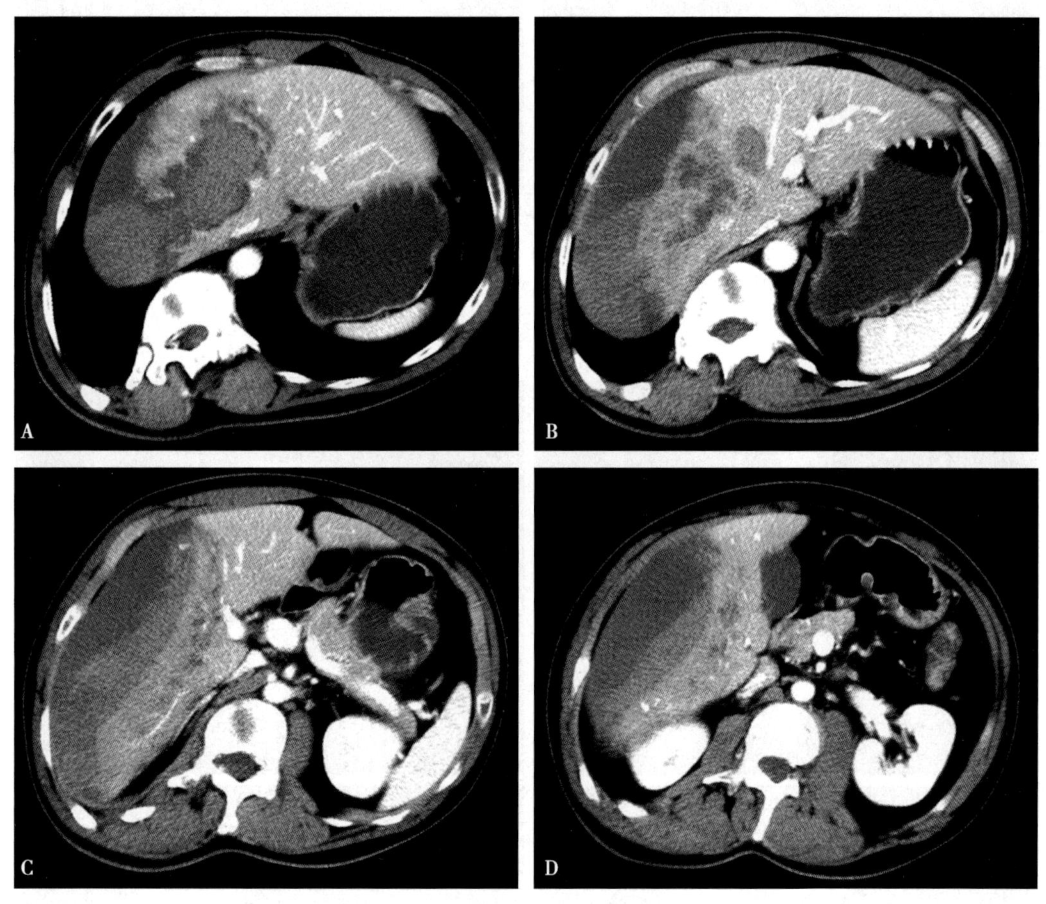

▶ 图 7-2-21　肝破裂包膜下血肿

肝右叶形态不规则，肝实质内可见混杂密度影，另于肝包膜下见高低混杂密度影，呈分层表现

（3）肝单一撕裂：不规则窄带样低密度，边缘模糊，无强化，随时间推移而密度减低，病灶缩小。

（4）肝多发性撕裂伤：即粉碎性肝破裂，病情严重，肝脏变形，腹腔内大量出血，早期即可出现休克。

七、胆道疾病的 CT 诊断

（一）胆石症

包括胆囊结石和胆管结石。

胆囊结石在 CT 上分为高密度、等密度、低密度三种类型。高密度结石 CT 平扫容易显示，表现为单发或多发、圆形、多边形或泥沙状的高密度影。等、低密度结石不易分辨，需行 MRI 检查。极少数结石内可含有气体，易于显示（图 7-2-22）。行胆囊造影 CT 表现为胆囊内的充盈缺损，其位置可随体位变换而改变。

胆管结石以高密度结石多见。肝内胆管结石呈点状、结节状、不规则状表现，与肝管走向一致，常伴有周围胆管扩张。胆总管结石时，其上方胆管扩张；而在结石部位的层面，扩张的胆管突然消失并可见高密度结石影，或于充满低密度胆汁的扩张胆管中央或偏侧可见高密度结石影，形成“靶环”征或“半月”征（图 7-2-23）。但 CT 检查对于低密度或等密度胆囊结石无法显示，因此对于可疑有结石者，需行超声或 MRCP 检查。

7

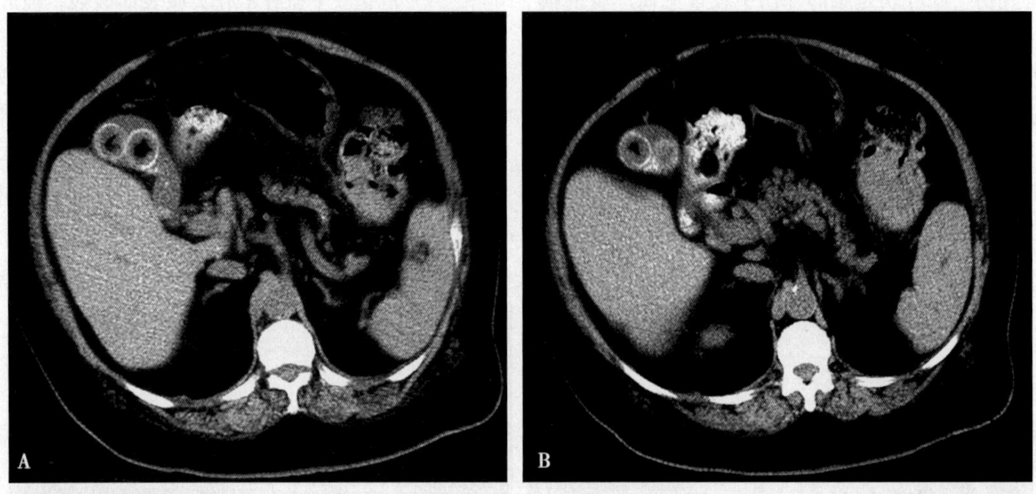

▶ 图 7-2-22 胆囊结石

胆囊腔内见两个环形高密度影，高密度影内见气体密度影

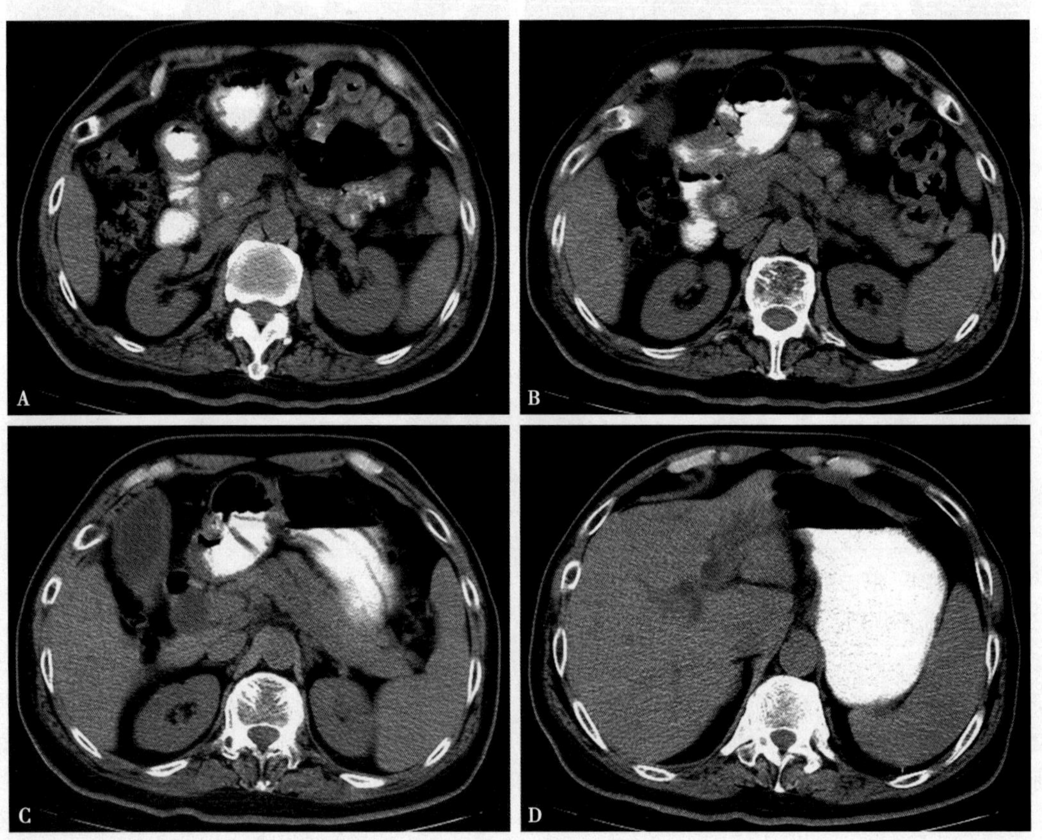

▶ 图 7-2-23 胆总管下段结石并近段胆总管扩张

胆总管胰内段腔内可见高密度影结石（A，B），其以上胆总管及肝内胆管扩张（C，D）

（二）胆囊炎

1. 急性胆囊炎　胆囊体积增大，直径常大于 5cm；胆囊壁弥漫性增厚并超过 3mm；增强检查时增厚的胆囊壁呈分层状强化，内层强化明显且强化时间较长，外层为无强化的组织水肿层。胆囊周围可有液体渗出。胆囊坏死、穿孔时，显示胆囊壁不连续，并有胆囊周围脓肿（图 7-2-24）。CT 发现胆囊壁内或胆囊内有气体，则提示为气肿性胆囊炎。

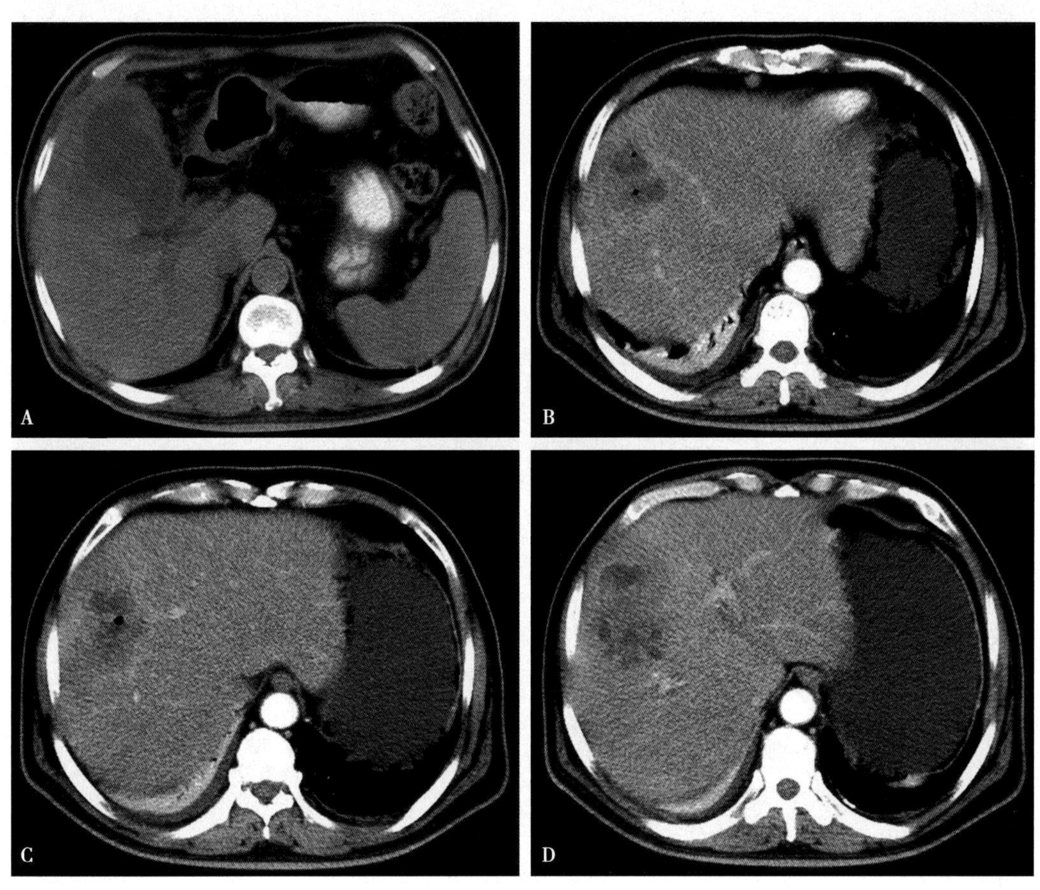

▶ 图 7-2-24 急性胆囊炎合并细菌性肝脓肿

胆囊体积增大（A），肝右叶可见多房囊性脓肿形成，伴右侧反应性胸腔积液（B~D）

2. 慢性胆囊炎 胆囊可缩小，为胆囊萎缩所致；也可增大，由胆囊积水引起。胆囊壁均匀或不均匀性增厚，有时可见弧线形钙化影。对比增强检查，增厚的胆囊壁发生均匀强化（图 7-2-25）。

3. 胆囊腺肌增生症 即胆囊壁憩室，为胆囊黏膜上皮及肌层异常增生的胆囊良性病变。CT 表现为胆囊缩小，壁不均匀增厚，可达 2cm 以上，对比增强有强化。偶尔胆囊壁可见小结石影。

4. Mirrizzi 综合征（Mirrizzi syndrome） 它是由于胆结石嵌顿于胆囊颈或胆囊管，同时并发炎症，压迫并阻塞胆总管而发生的胆道梗阻综合征。表现为肝门水平以上胆道扩张，可见结石突入胆总管，胆囊可见增大或萎缩，亦可同时见胆囊内结石。

（三）胆系肿瘤

胆系肿瘤包括胆囊和胆管的良、恶性肿瘤，其中以恶性肿瘤多见。

1. 胆囊息肉 是胆系良性肿瘤，分为胆固醇性息肉、胆囊腺肌瘤病、炎症性息肉。表现为胆囊壁向胆囊腔内突出的软组织小结节影（图 7-2-26），邻近胆囊壁无增厚，小于 1cm 的结节用薄层扫描可增加显示率。增强检查可见结节明显强化，邻近胆囊壁无增厚。当发现肿瘤直径超过 1cm，或肿瘤位于胆囊颈部，应高度警惕恶性肿瘤的可能性。

2. 胆囊癌 CT 表现分三种类型，即胆囊壁增厚型、腔内型和肿块型。胆囊壁增厚型表现为胆囊壁局限性或弥漫性的不规则或结节状增厚（图 7-2-27）；腔内型表现为突向胆囊腔内的单发或多发乳头状肿块，肿块基底部胆囊壁增厚；肿块型较多见，胆囊腔几乎全部被肿瘤所占据，形成软组织肿块，常累及周围肝实质。对比增强 CT，肿瘤及其局部胆囊壁明显强化。肝门受累则可见胆管受压、不规则狭窄和上方胆管扩张，晚期可见肝门部、十二指肠韧带及胰头部淋巴结肿大。有时伴有胆囊结石。

7

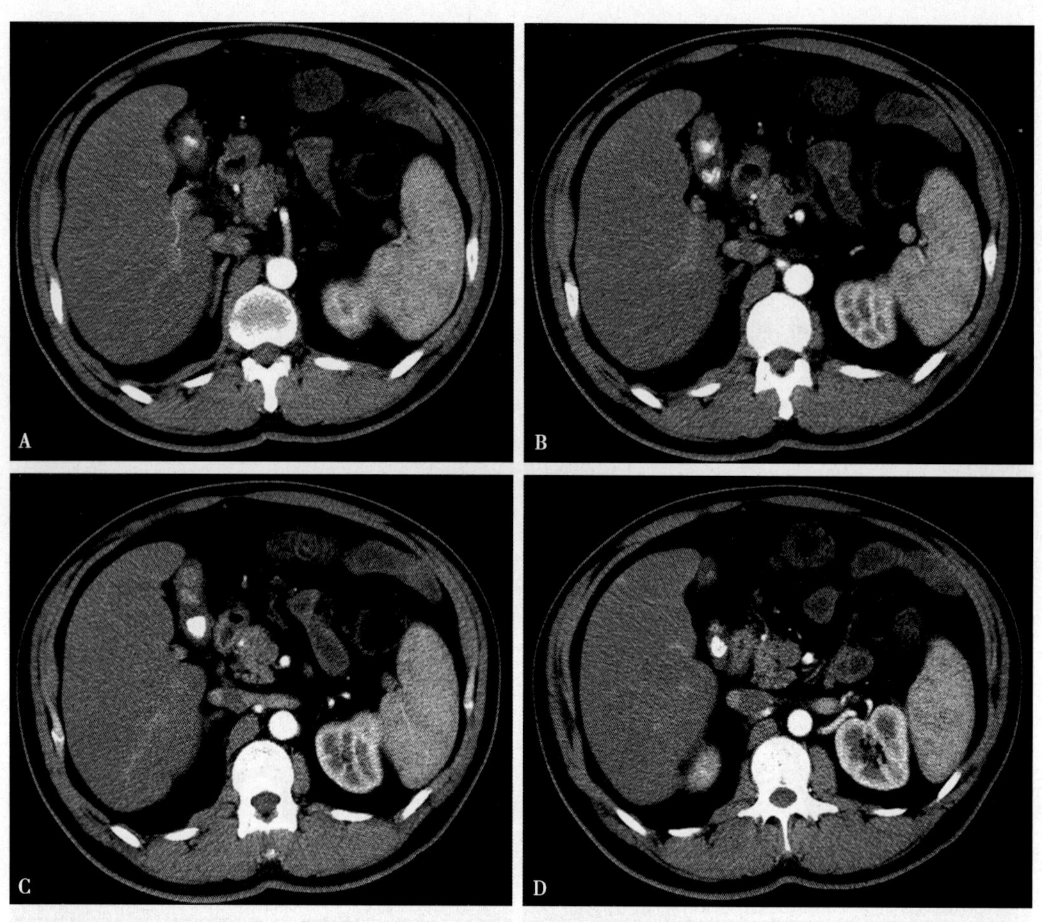

▶ **图 7-2-25 慢性胆囊炎**

胆囊体积减小，胆囊壁增厚，胆囊腔内可见多发结石，增强检查可见增厚的胆囊壁强化

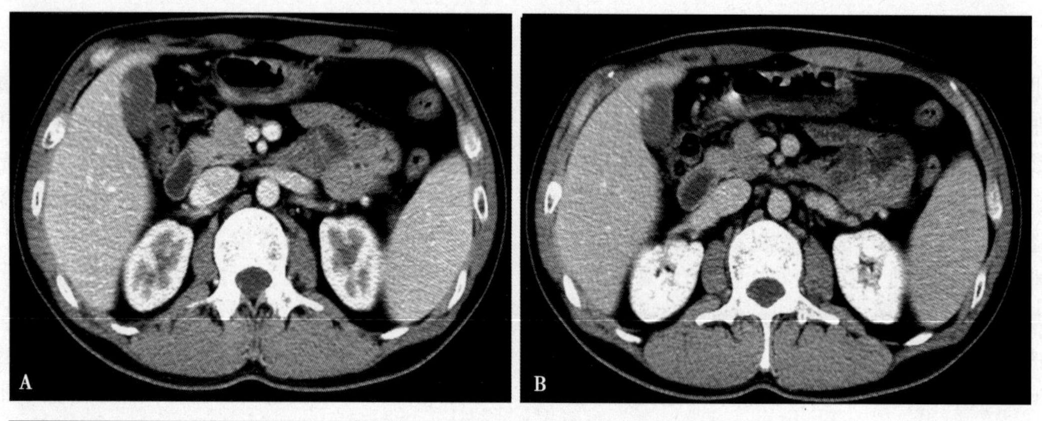

▶ **图 7-2-26 胆固醇性息肉**

胆囊腔内贴壁软组织密度结节，呈持续强化，病理证实为胆固醇性息肉

3. 胆管癌 胆管癌按其发生部位分为上段胆管癌，包括左、右肝管、汇合部、肝总管的肿瘤，也称肝门部胆管癌；中段胆管癌，指肝总管胆囊管汇合部以下至胆总管中段的肿瘤；下段癌，为胆总管下段、胰腺段和十二指肠壁内段的肿瘤。上段胆管癌占肝外胆管癌 50%。

上段胆管癌位于肝门，表现为肝内胆管扩张，70% 的病例可发现肝门区软组织肿块，扩张的左、右肝管不发生汇合。中段和下段胆管癌表现肝内和近侧胆管扩张，扩张的胆管突然变小或中断处即为肿瘤所在部位，可见局部胆管壁增厚或形成软组织肿块。对比增强肿块早期增强不明显，而延迟扫描肿块明显强化为胆管癌的特征（图 7-2-28）。肝门、肠系膜根和腹膜后等淋巴结肿大提示淋巴结转移。

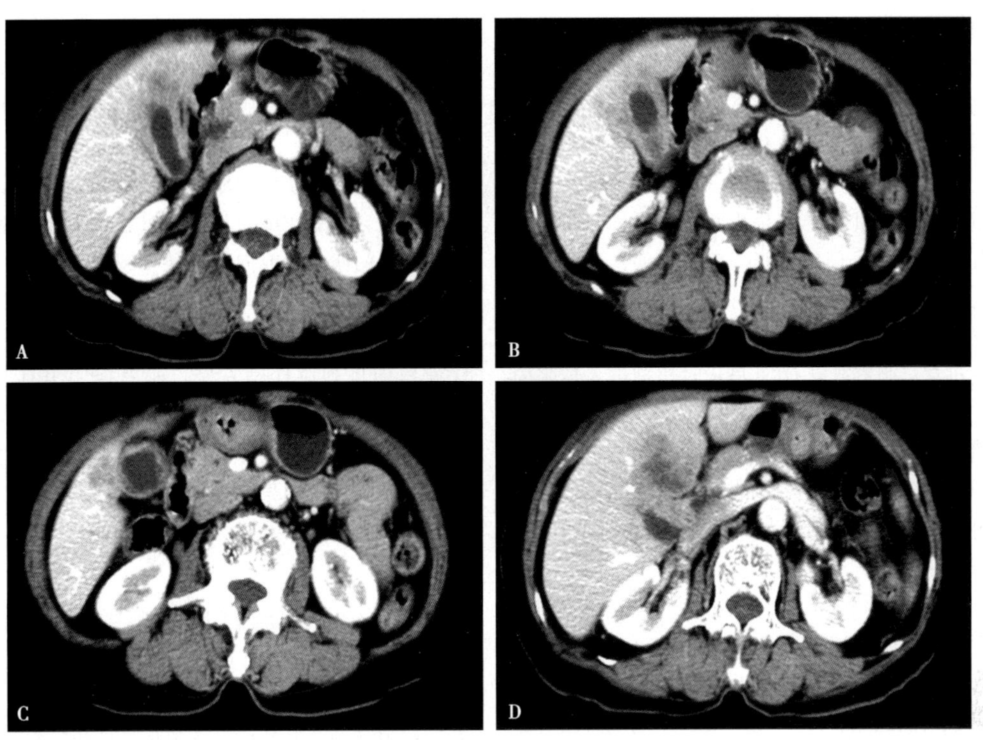

▶ 图 7-2-27 胆囊癌

胆囊壁弥漫性增厚，增厚的胆囊壁强化，邻近肝实质内见低密度肿块，边界不清，为胆囊癌侵犯肝实质

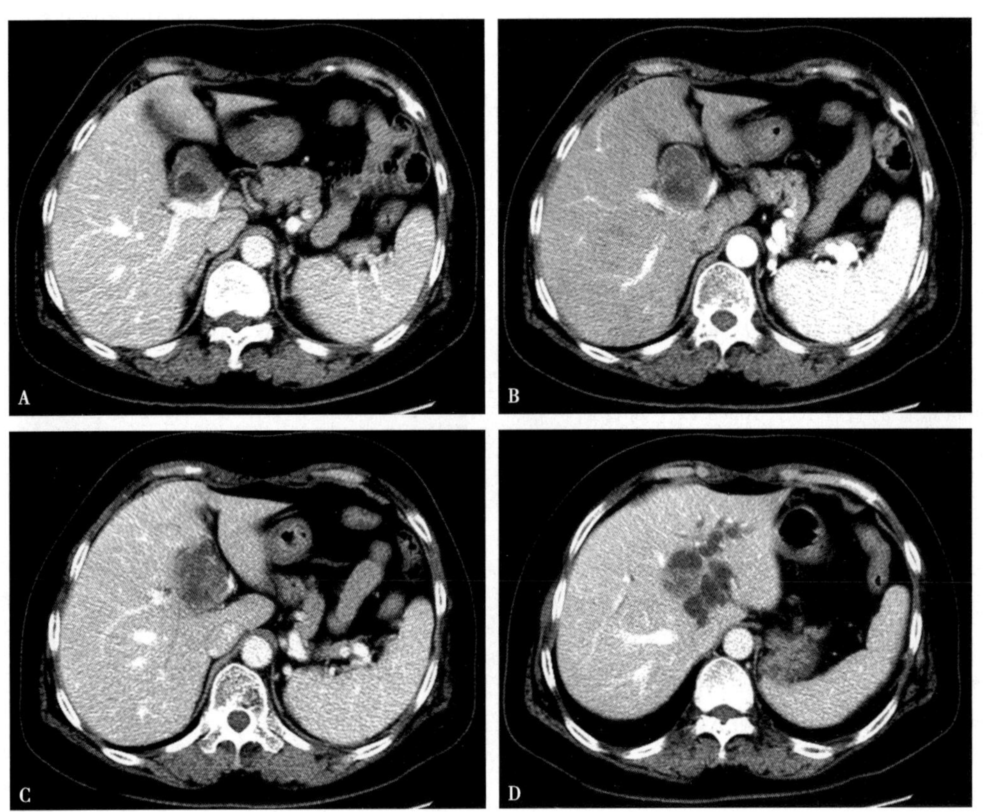

▶ 图 7-2-28 胆管癌

肝门区偏心性软组织肿块，包绕胆总管周围（A），肝动脉受压（B），肿瘤侵犯肝实质（C），伴肝内胆管扩张（D），病理证实为低分化腺癌

（四）胆管囊状扩张症

也称为胆总管囊肿或胆管囊肿，为先天性胆管壁层发育不全形成的囊状扩张。临床上主要分为肝外胆管囊状扩张；肝内胆管囊状扩张（Caroli 病）；肝内、外胆管囊状扩张。

1. 肝外胆管囊状扩张　传统称为胆总管囊肿，其最常见的类型是肝外胆管于肝门区扩张并向下延伸，直至胆总管下端，CT 表现为水样密度囊状、柱状或纺锤状肿块，直径可达 2~16cm，密度均匀，边缘光滑，壁薄均匀，肝内胆管轻度扩张或正常；胆道造影 CT，显示对比剂进入扩张的胆管内。

2. 肝内胆管囊状扩张　由先天性染色体缺陷引起。有两种类型，一种为单纯肝内胆管扩张并胆管炎和胆管结石，无肝硬化；另一种合并小胆管增生纤维化致肝硬化和门静脉高压，部分可能恶变。

7

CT 平扫表现为肝内多发、大小不等、无增强的囊肿。囊与囊之间可见小的胆管相连。增强 CT 检查可见囊内有强化的小圆点影，为囊肿所包绕的邻近门静脉小分支，称之为“中心点”征。胆道造影 CT 检查可见囊肿与胆管同时显影。单纯性肝内胆管囊状扩张，囊肿位于肝实质周围，扩张的胆管内可见胆管结石。合并小胆管增生纤维化的肝内胆管扩张，囊肿主要在肝门附近，无胆管结石而可见肝硬化和门静脉高压征象。

（五）胆道梗阻的鉴别诊断

CT 对胆道梗阻诊断有很大价值，可确定胆系梗阻及其部位和病因。

1. 胆道梗阻的诊断　CT 显示胆道梗阻的准确率高。正常肝内胆管一般不能显示，高分辨力 CT 也仅能显示部分肝门区的左、右肝管，且直径在 1~3mm 以下。当肝内胆管直径达 5mm，则认为胆管轻度扩张；达 6~8mm 为中度扩张；9mm 以上则为重度扩张。肝内胆管扩张表现为肝实质内树枝状分布的条状低密度区，形如枯枝状或软藤状，其密度低于肝内血管，增强后无强化。

肝总管和胆总管的直径大于 10mm 以上可诊断扩张，于肝门至胰头之间的 CT 层面见到圆形或类圆形水样低密度区，形成自上而下连续不断的“环影”，其消失的层面为扩张的胆管末端，即为胆管梗阻的部位。判断胆总管梗阻性扩张时，应与先天性胆总管囊状扩张鉴别，后者扩张极明显，而梗阻性扩张很难达到如此严重程度，结合临床症状则不难鉴别。

2. 胆道梗阻病因的诊断　常见胆道梗阻的病因有胆管肿瘤、结石和炎症。前者多为恶性病变，而后两者属良性病变，临床上两者间鉴别非常重要。

影像学检查主要通过观察胆管扩张的形态和程度、梗阻部位、梗阻末端的胆管形态和有无肿瘤转移的征象等进行病因分析。①胆管扩张的形态和程度：良性病变所致的胆管扩张程度大多较轻；而中、重度扩张常为恶性肿瘤所致；肝内、外胆管扩张程度一致则提示恶性可能大。②梗阻部位：梗阻部位越高，如发生在肝门部，则恶性肿瘤的可能性越大；而胰腺段和壶腹段胆总管的梗阻，恶性肿瘤和结石都有可能；③扩张胆总管末端形态：扩张胆总管末端形态的异常改变对诊断胆道梗阻病因最有帮助：良性狭窄范围长，逐渐变细而呈鼠尾巴状；恶性肿瘤则表现为边缘不规则的偏心性或向心性狭窄或充盈缺损；结石引起的胆总管扩张的下端多出现边缘光滑的充盈缺损。CT 检查显示扩张胆总管突然中断，即由大逐渐变小范围在 2cm 之内，末端层面见到阳性结石影，或出现“半月”征或“靶”征，则可明确病因为胆管结石；末端层面见到有增强的软组织肿块，并出现胆管不规则变窄、中断，管壁增厚，常提示恶性肿瘤；如果胆管由大变小逐渐过渡，范围在 3cm 以上，多为炎症性狭窄。

八、胰腺常见疾病的 CT 诊断

（一）胰腺肿瘤性病变

1. 胰腺癌　胰腺癌是胰腺最常见的肿瘤。CT 是首选的检查方法。

（1）胰腺局部增大或形成肿块：胰腺癌主要和直接的征象，肿块的密度在平扫时常与正常胰腺等密度，如发生液化坏死则在肿瘤内可见不规则的低密度区。增强扫描肿瘤密度增加不明显，而正常胰腺组织强化明显且密度均匀，所以增强扫描可以使肿瘤显示得更清楚。胰头癌常可见到胰头部增大，而胰体、尾部发生萎缩。

（2）胰管和胆总管阻塞、扩张：肿瘤压迫导致主胰管扩张，甚至形成潴留性囊肿。胰头癌早期常常侵犯胆总管下端而引起胆总管阻塞。胰管、胆总管均梗阻扩张即所谓“双管征”是胰头癌常见征象。

（3）胰腺癌侵犯血管：胰腺癌常侵犯毗邻的大血管包括肠系膜上动、静脉，脾动、静脉，下腔静脉，门静脉，腹腔动脉及腹主动脉，表现肿块与血管间的脂肪界面消失、肿块包绕血管、血管形态不规则和管腔狭窄或其内有癌栓形成甚至完全阻塞，并继发侧支循环形成（图 7-2-29）。

（4）胰腺癌的周围侵犯：胰腺癌易侵犯十二指肠、胃窦后壁、结肠、大网膜。肠管受累时，表现局部肠壁增厚、僵硬，并可引起阻塞而致近端肠管扩张。胃窦后壁受累则见胃与胰腺间的脂肪界面消失，胃壁局限性增厚或肿块突入胃腔。胰腺癌侵犯大网膜时，大网膜密度不均匀增高、增厚形成所谓的“网膜饼”，常同时有腹膜种植转移，而合并有大量腹水。

（5）肿瘤转移：胰腺癌易经门静脉转移到肝脏，表现为肝内单个或多个圆形低密度肿块，增强扫描肿块的边缘呈环状强化（图 7-2-30）。淋巴转移最常见于腹腔动脉和肠系膜上动脉根部周围的淋巴结；其次为下腔静脉、腹主动脉旁、肝门区及胃周淋巴结。

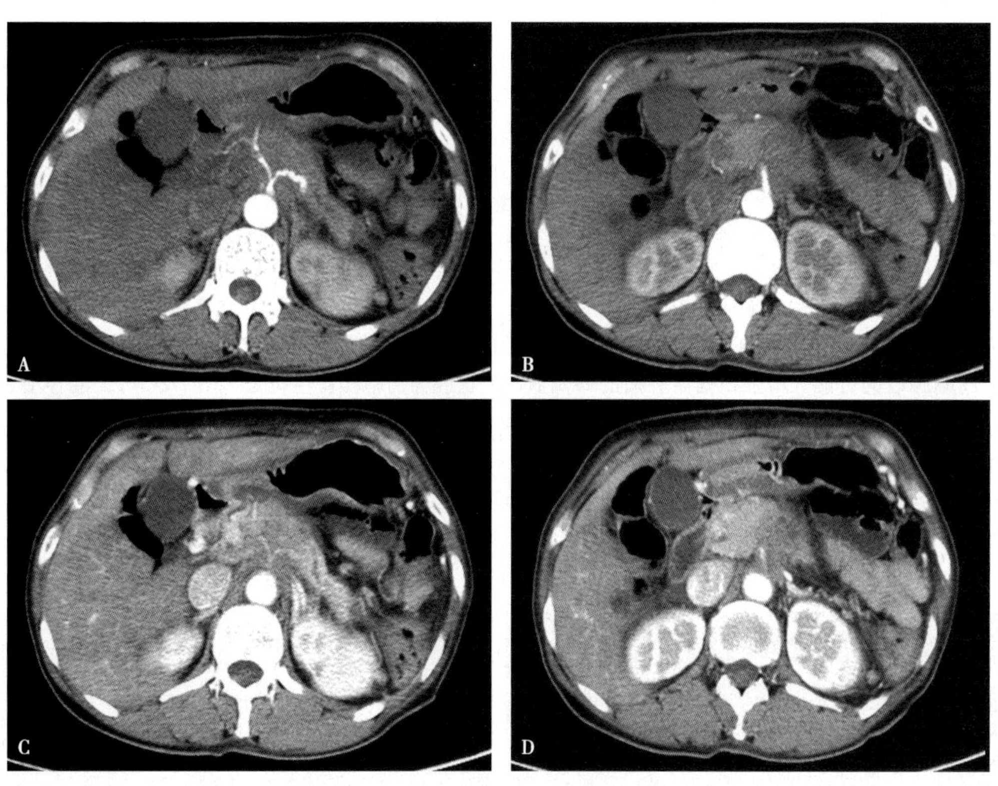

▶ 图 7-2-29　胰腺癌侵犯毗邻血管

胰颈与胰体交界区可见乏血供肿块（C，D），主胰管扩张（A，C），肿块侵犯腹腔干、肝总动脉、脾动脉及肠系膜上动脉（A～D）

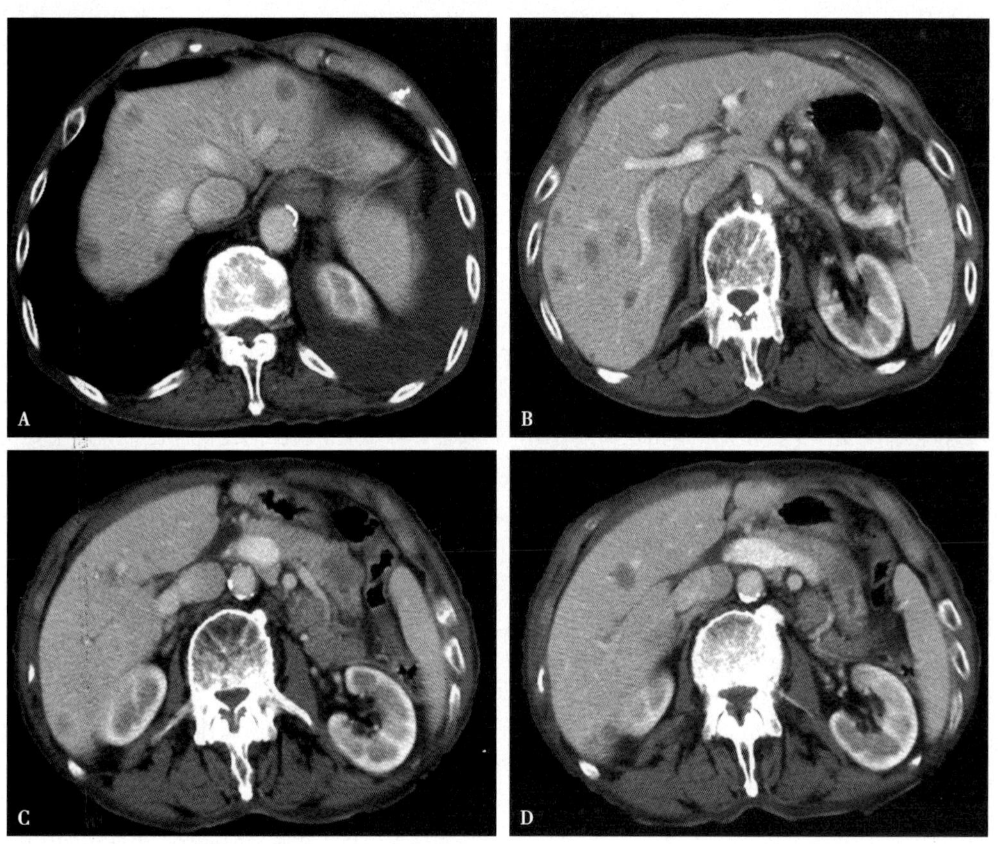

▶ 图 7-2-30　胰腺癌并肝转移

肝实质内可见多发环形强化转移灶（A，B），近胰尾部可见一乏血供肿块伴主胰管扩张（C，D）

2. 胰腺囊腺瘤和囊腺癌 胰腺囊性肿瘤发生率占胰腺肿瘤的10%~15%左右。病理上主要为浆液性囊腺瘤和黏液性囊性肿瘤。CT平扫均表现为边缘光滑的圆形或卵圆形肿块，肿块密度与水的密度相近。

（1）浆液性囊腺瘤：为少见的胰腺良性肿瘤，常发生于胰体尾部，老年女性多见。肿瘤包膜光滑、菲薄，中心纤维瘢痕和纤维间隔使囊肿呈多房状，类似蜂窝，小房的直径均在2cm以下，囊内含低密度液体。中央纤维瘢痕和分隔有时可见条状不规则钙化或特征性日光放射状钙化，高度提示浆液性囊腺瘤的可能。增强扫描后肿瘤的蜂窝状结构更清晰。

（2）黏液性囊腺瘤和囊腺癌：常有恶变可能，多见于40~60岁的女性。肿瘤多为大单囊，少数为几个直径2cm以上的大囊组成。囊壁厚薄不均，囊内有线状菲薄分隔。囊壁有时可见壳状或不规则钙化，有时可见乳头状结节突入腔内。增强扫描可见囊壁、分隔、壁结节强化，不规则厚壁及突入腔内的壁结节则提示恶性可能大。

3. 胰腺导管内乳头状黏液性肿瘤（intraductal papillary mucinous tumor，IPMT） 是一种胰腺外分泌性肿瘤，好发于老年男性。分为主胰管型、分支胰管型、混合型。在CT检查中，主胰管型IPMT表现为部分或广泛的主胰管明显扩张，扩张的导管内见结节及乳头状突起，有强化，肿瘤可有钙化；分支胰管型IPMT好发于胰腺钩突部，表现为分叶状或葡萄串样囊性病变（图7-2-31）；混合型表现为胰腺钩突部或胰尾部分支胰管扩张合并主胰管扩张。若出现肿瘤内>10mm的实性结节、主胰管扩张>10mm、弥漫性或多中心起源、壁内钙化及糖尿病症状，提示为恶性。

7

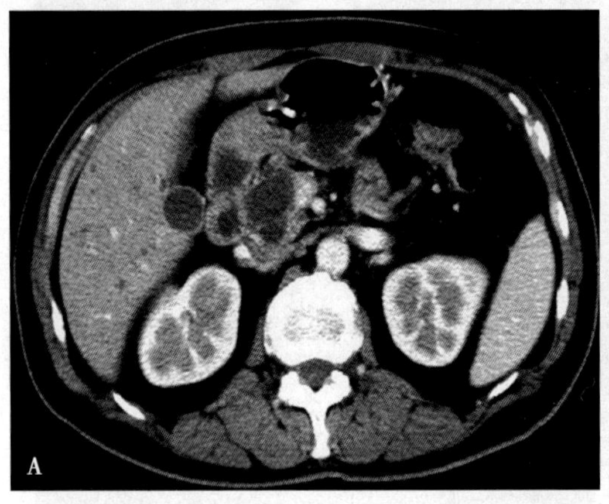

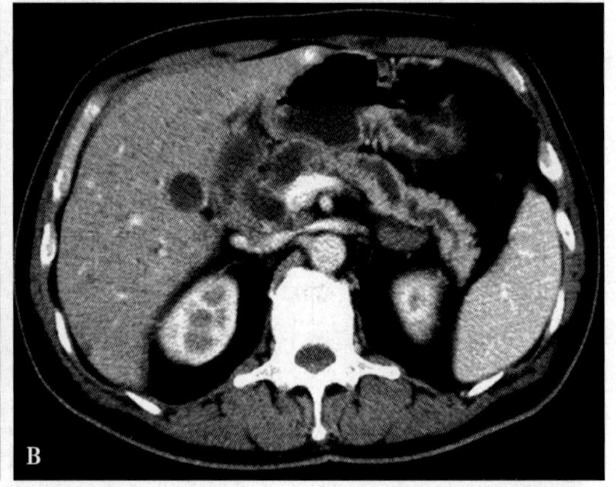

▶ 图7-2-31 混合型IPMT

胰头区多房囊性病灶，主胰管扩张，呈串珠样改变

4. 胰腺神经内分泌肿瘤（pancreatic neuroendocrine neoplasms，pNENs） 按肿瘤是否存在内分泌功能分为功能性神经内分泌肿瘤和无功能性神经内分泌肿瘤。

（1）胰腺功能性神经内分泌肿瘤：以胰岛素瘤最常见。多数肿瘤较小（小于2cm），CT平扫密度类似正常胰腺，不造成胰腺形态和轮廓改变，少数较大肿瘤出现局限性肿块。约20%病例可出现钙化。由于大多数胰岛细胞瘤为富血供性，因此增强检查时肿瘤明显强化，较正常胰腺增强CT值高10~30HU，但持续时间较短，多见于增强早期，因此行动态CT检查或螺旋CT多期增强检查有利于发现这种强化特征（图7-2-32）。少数肿瘤为少血管性，甚至为囊性表现。恶性功能性胰岛细胞瘤除显示上述胰腺肿瘤本身病变外，还可以发现肝或胰周淋巴结转移。

（2）胰腺无功能性神经内分泌肿瘤：CT表现为胰腺较大肿块，直径可为3~24cm，平均10cm。密度可均一、等于或低于正常胰腺密度；也可表现为等密度肿块内含有低密度区；20%肿块内有结节状钙化。增强CT检查，表现均一强化，密度可低于、等于或高于正常胰腺，也可为不均一强化。如果发现肝转移，局部淋巴结肿大，则提示为恶性。

5. 胰腺实性假乳头状肿瘤 是一种少见的良性但具有潜在恶性或低度恶性的肿瘤。好发于21.8~23.9岁的年轻女性。可发生于胰腺的任何部位，肿瘤主要位于胰外，仅部分与胰腺组织相连。CT表现为胰腺边缘外生性囊实性肿瘤，包膜完整，边界清晰，可伴钙化。肿瘤的内部结构表现取决于囊实性比例。实性部分呈渐进性强化，但强化程度略低于胰腺实质，包膜强化较明显（图7-2-33）。

（二）胰腺炎

1. 急性单纯性胰腺炎 少数轻型患者，CT可无阳性表现。多数有不同程度胰腺体积弥漫性增大，胰腺密度正常或轻度不均匀下降。胰腺轮廓清楚或模糊，左侧肾前筋膜常增厚，渗出明显时还可有胰周积液（图7-2-34）。注射对比剂增强扫描，胰腺均匀增强，无低密度坏死区。

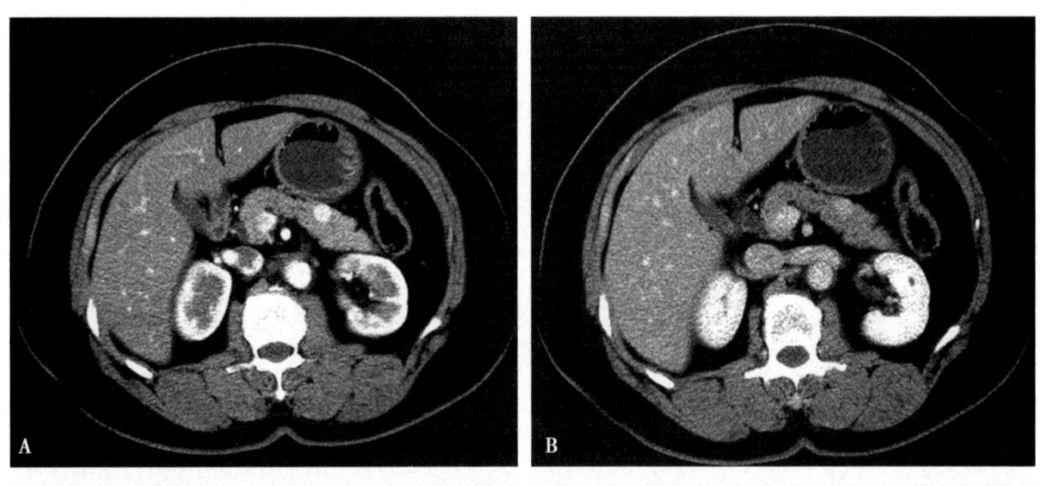

▶ **图 7-2-32　功能性神经内分泌肿瘤**（胰岛素瘤）

临床表现存在低血糖，胰体部可见一类圆形明显强化结节，强化程度高于正常胰腺实质

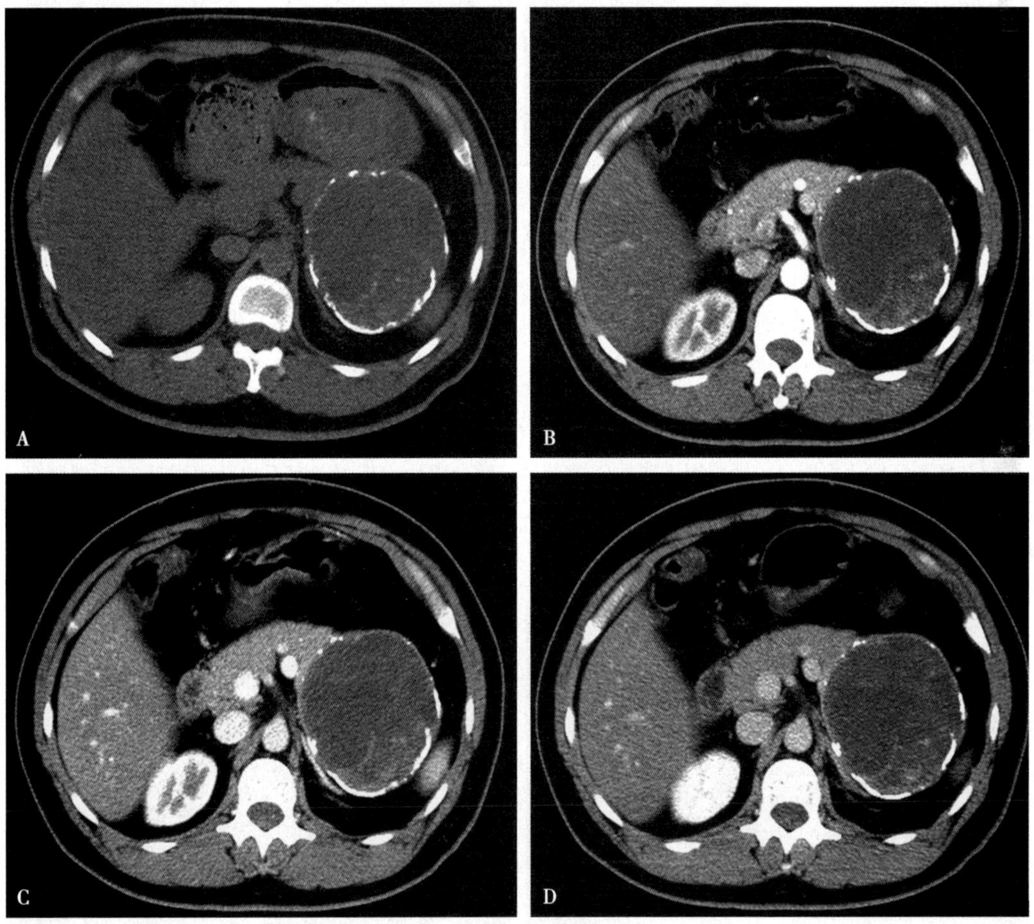

▶ **图 7-2-33　胰腺实性假乳头状肿瘤**（CT 平扫、增强）

胰尾可见一混杂密度外生性肿块，边界清晰，呈囊实性，实性部分可见渐进性强化，肿块边缘可见多发钙化灶

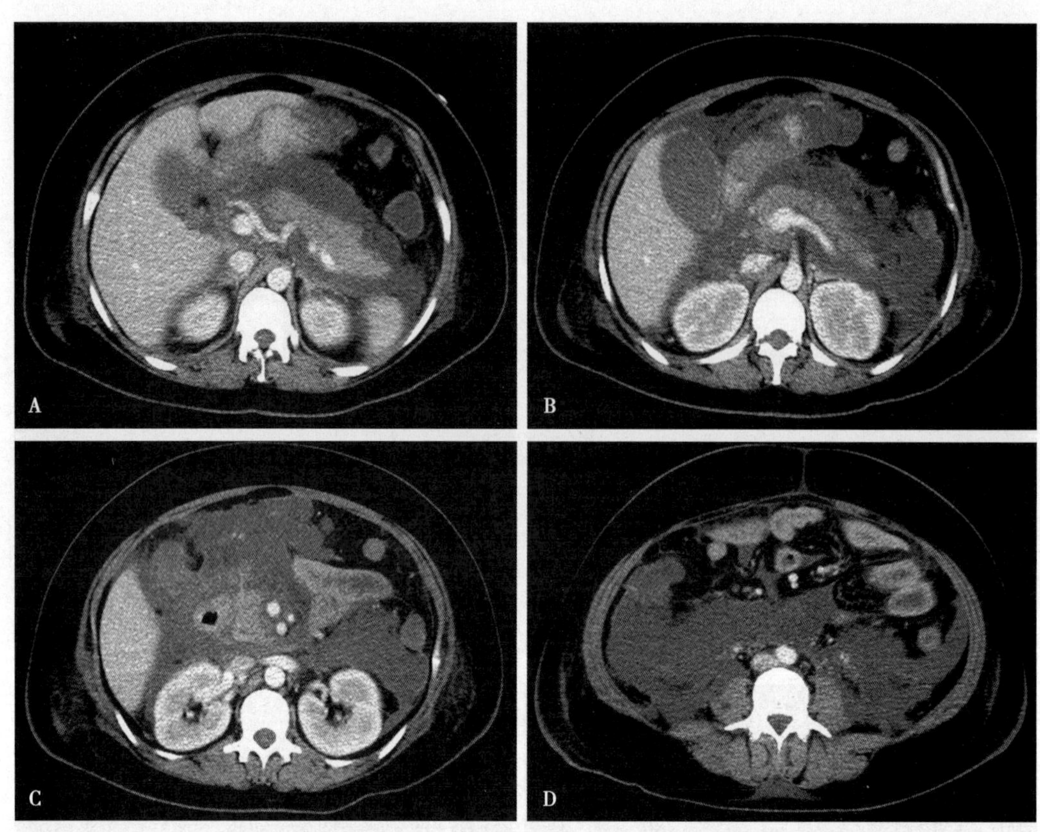

▶ 图 7-2-34 急性单纯性胰腺炎
胰腺肿胀，胰腺周围多发渗出，双侧肾前筋膜增厚（B，C），腹腔内及腹膜后多发渗出液（D）

2. 急性出血坏死性胰腺炎 胰腺体积弥漫性增大，增大程度与临床严重程度一致。胰腺密度改变与胰腺炎病理变化密切相关。胰腺密度不均匀，胰腺水肿则密度降低，坏死区域密度更低，出血区早期密度高于正常胰腺。增强扫描可使胰腺正常组织与坏死区对比更明显。胰腺周围脂肪间隙消失，常出现胰周或胰腺外积液。小网膜囊积液最为常见，小网膜囊内液体也可进入腹腔内。胰腺炎常累及腹膜后间隙，来自胰腺炎症的液体常首先充盈左前肾旁间隙，胰头部炎症可侵犯右前肾旁间隙，炎症可穿过肾周筋膜进入肾周间隙。急性坏死性胰腺炎的并发症有胰腺蜂窝组织炎和胰腺脓肿，表现为胰腺外形模糊，与周围大片不规则低密度软组织影融合成片，其内密度不均，增强后有不规则低密度区（图 7-2-35）。CT 对两者的区分有困难。脓肿较可靠的征象为病灶区域出现散在小气泡，提示产气杆菌感染。

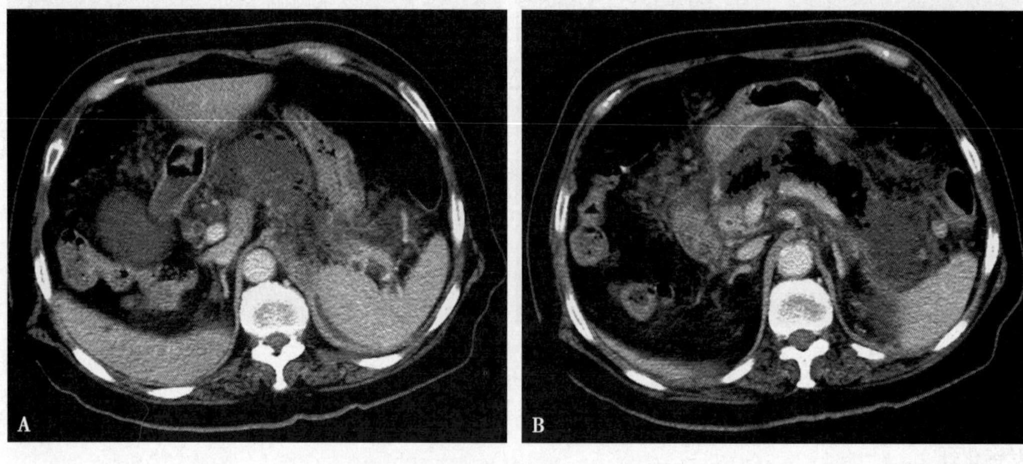

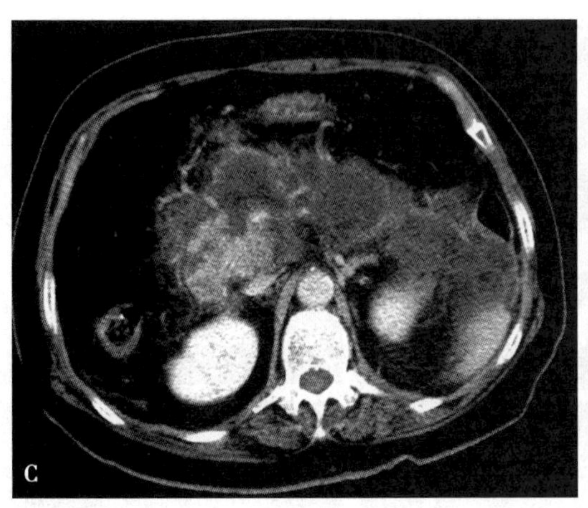

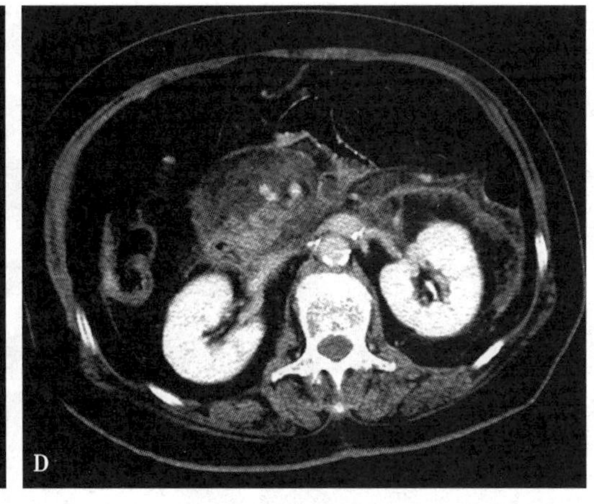

▶ **图 7-2-35　急性坏死型胰腺炎**

正常胰腺实质消失，代之为大片液体和气体密度影（A，B），左侧肾前间隙包裹性积液，腹腔内大片渗出液（C，D）

3. 慢性胰腺炎　胰腺体积常缩小，也可正常或增大。腺体萎缩可以是节段性或弥漫性；炎症也可导致胰腺体积增大，增大多数为弥漫性但少数形成炎性肿块，通常局限于胰头，须注意与胰腺癌鉴别。多数病例可显示不同程度的胰管扩张，薄层 CT 扫描可显示得更清楚。胰管扩张可累及整个胰管，也可局限于某部。如发现胰管结石和胰腺实质钙化，为慢性胰腺炎的较可靠的 CT 征象（图 7-2-36）。假性囊肿常位于胰周或胰腺内，并以胰头区较常见，往往为多发，囊壁较厚，可伴钙化，注射对比剂后壁有强化。多个小囊肿聚集一起呈蜂窝状或分房状表现，须与囊性肿瘤或肿瘤坏死鉴别。

4. 自身免疫性胰腺炎　好发于老年男性，实验室检查有丙种球蛋白血症和血清 IgG4 水平升高，自身抗体阳性。病理表现不规则胰管狭窄和胰腺弥漫性肿大，腺体纤维化伴显著的 T 淋巴细胞、浆细胞等慢性炎性细胞浸润，对于激素治疗敏感。常合并有其他部位 IgG4 相关自身免疫性疾病。CT 表现为胰腺弥漫性或局限性增大，局部呈腊肠样改变，无钙化，胰腺强化程度减低，胰周可见包膜样环形影，系炎症、周围液体或胰周脂肪组织纤维化所致，CT 扫描可见包膜呈环绕胰周的低密度纤细线影（图 7-2-37）。

九、脾脏常见疾病的 CT 诊断

（一）脾大

脾弥漫性疾病常表现为脾大。CT 可直接显示脾增大的程度、形态、密度变化及脾周围的情况。CT 横断面上，脾外缘超过 7 个肋单位，或脾厚度大于 5cm 为脾大。若脾下缘向下超过肝下缘也可认为脾大。

（二）脾囊肿

分寄生虫性和非寄生虫性两大类，后者又分为真性和假性两类。CT 表现为脾内圆形均匀水样低密度区，边缘光滑（图 7-2-38）。增强后病灶无强化，边界更清楚。脾囊肿多为单发，也可多发。少数囊肿可见囊壁钙化，外伤性囊肿由于出血和机化，囊内可呈混杂性密度。影像学检查难以区分真性囊肿与假性囊肿，需参考有无外伤史和感染史。

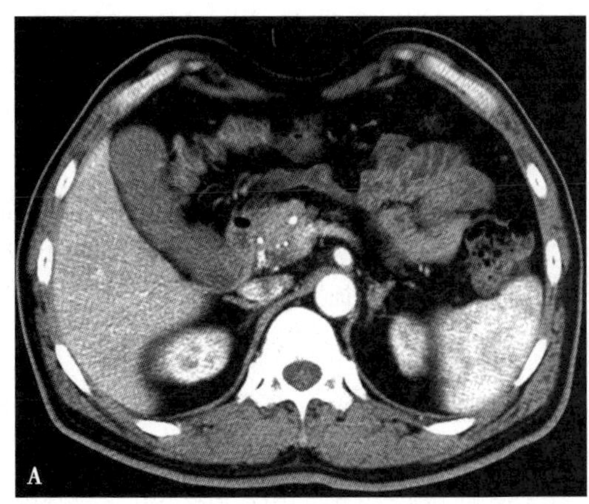

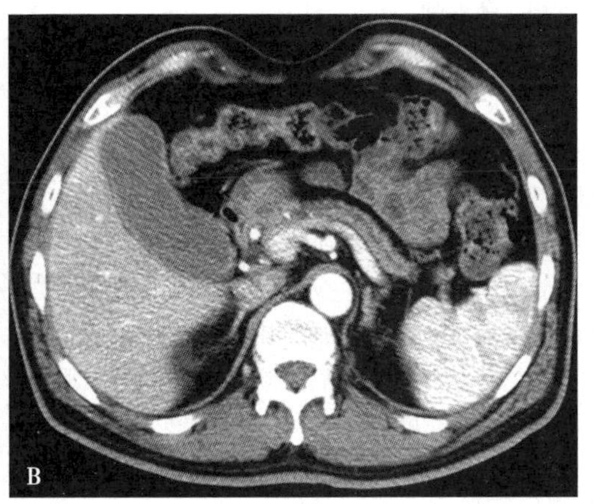

▶ **图 7-2-36　慢性胰腺炎**

A. 胰头区多发钙化灶；B. 胰腺体尾部萎缩伴主胰管扩张

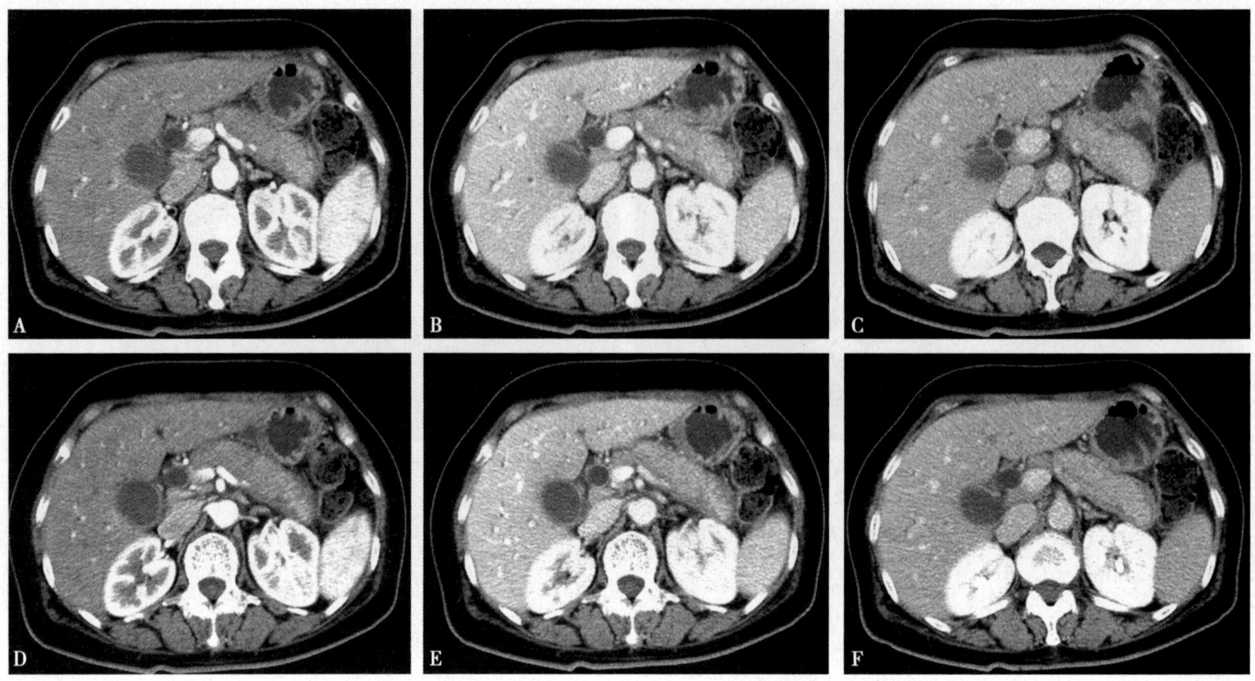

▶ 图 7-2-37 自身免疫性胰腺炎

胰腺弥漫性增大，呈腊肠样改变，动脉期胰腺强化程度不均匀减低，胰尾强化较明显，静脉期及延迟期可见胰腺强化逐渐均匀，A~C 与 D~F 分别为同一层面动脉期、静脉期及延迟期，胰尾周围可见低密度包膜（A~F），呈延迟强化

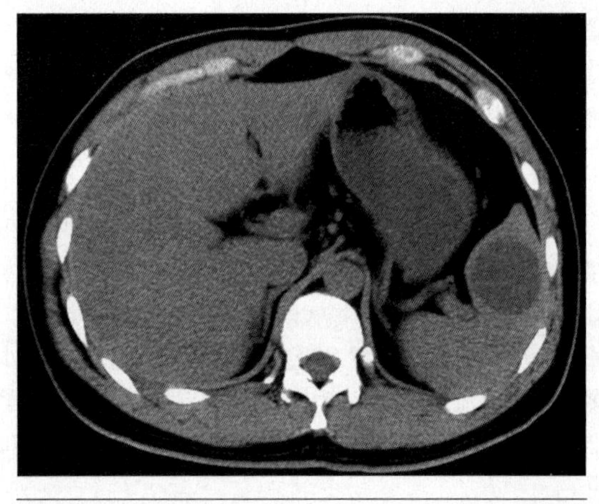

▶ 图 7-2-38 脾囊肿

脾实质内可见一边界清晰的薄壁囊性低密度结节，囊内呈水样密度

（三）脾血管瘤

典型的脾血管瘤 CT 表现类似肝海绵状血管瘤。平扫病灶表现为边缘清晰的低密度区。少数较大病灶中央可见更低密度的纤维性瘢痕区。增强扫描对比剂快速注入后，病灶周围可见明显结节状增强，然后逐渐向中央充填。延迟扫描大多数病灶能完全充填，与正常脾实质密度一致。

（四）脾淋巴管瘤

脾轻至中度增大，内见单个或多个低密度病灶，轮廓清，病灶内可见粗大间隔。内含有蛋白成分，故 CT 值高于一般囊肿。增强后瘤壁及间隔强化，中央低密度区无增强。

（五）脾淋巴瘤

分为脾的原发淋巴瘤和全身淋巴瘤脾浸润两种。病理学分为弥漫脾肿大型、粟粒型、多发结节型肿块和孤立大肿块型。CT 检查，在弥漫脾肿大型仅可见弥漫性脾肿大，无明确肿块；粟粒型淋巴瘤也因肿瘤太小而 CT 难以显示。多发结节型和孤立大肿块型除显示脾肿大外，还可见脾密度不均，内有单发或多发低密度肿块，边缘模糊不清；增强扫描后肿块与正常脾组织密度差别增大，病变显示更清楚。在全身恶性淋巴瘤脾浸润者，CT 还可见脾门及后腹膜淋巴结肿大。

（六）脾脓肿

早期表现为脾弥漫性增大，病灶密度稍低但边界不清。发生液化坏死后，平扫可见单个或多个低密度病灶，边界清或不清，形态呈圆形或椭圆形，大小不等；增强后，脾实质和脓肿壁有强化，而液化区无变化。在正常脾实质和脓肿壁之间有时可见低密度水肿带。脓肿内含小气泡或者见小液气平面为特征性表现。

（七）脾梗死

脾梗死早期表现为脾内三角形低密度影，基底位于脾的外缘，尖端指向脾门，边缘可清楚或略模糊，增强后病灶无强化（图 7-2-39）。少数梗死灶可呈不规则形。大的梗死灶中央可以伴有囊性变。当病灶内伴有出血时可见到高密度不规则形影。少数脾梗死伴包膜下积液。

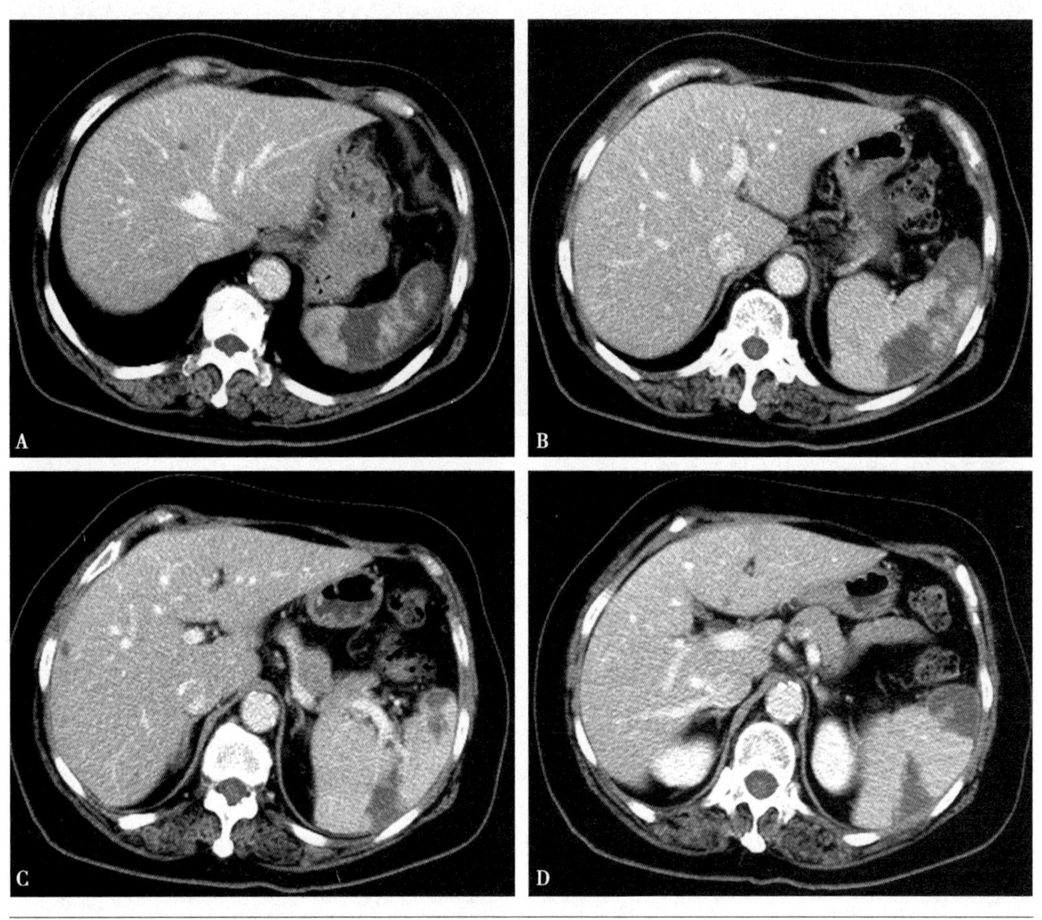

▶ 图 7-2-39　脾多发梗死灶

脾实质内可见多个楔形强化减低区，尖端指向脾门区，底端位于脾外侧缘

（八）脾损伤

在腹部闭合性外伤时，脾受损概率很高，CT 检查能确认脾损伤的有无、类型和程度。脾损伤分为以下几种类型：

1. 局限性包膜下血肿　呈新月形或半月形病变，位于脾缘处，相邻脾实质受压变平或呈内凹状。新鲜血液的 CT 值略高或近似脾的密度，其后逐渐降低而低于脾 CT 值。对比增强扫描，脾实质强化而血肿不强化。

2. 脾内血肿　视检查时间不同，脾内血肿可呈圆形或椭圆形略高密度、等密度或低密度影，对比增强血肿不强化。

3. 脾撕裂伤　在脾实质内可见不规则线样或带状低密度影，脾脏边缘常常不清。对比增强扫描显示脾边缘不连续，脾实质内可见边界清楚的裂隙（图 7-2-40）。

4. 脾周血肿　脾撕裂伤常合并有脾周血肿，因此当发现腹腔积血或脾周血肿时，必须快速明确有无脾撕裂伤。

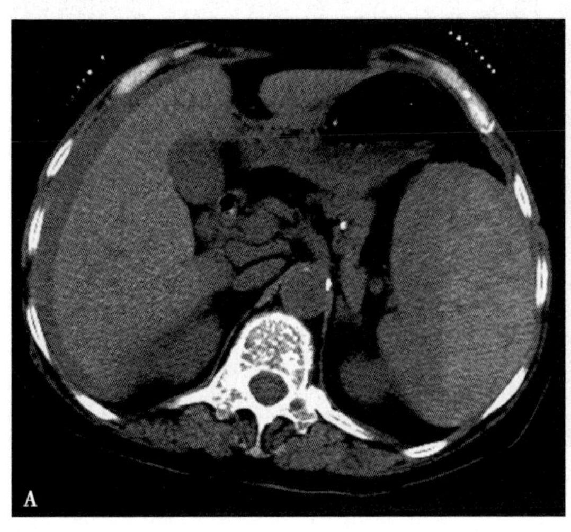

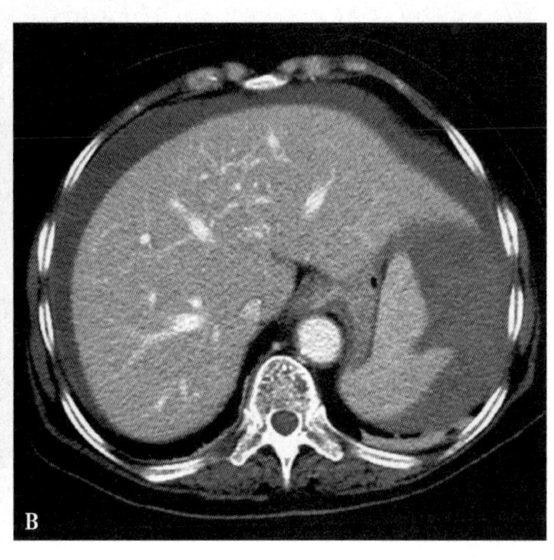

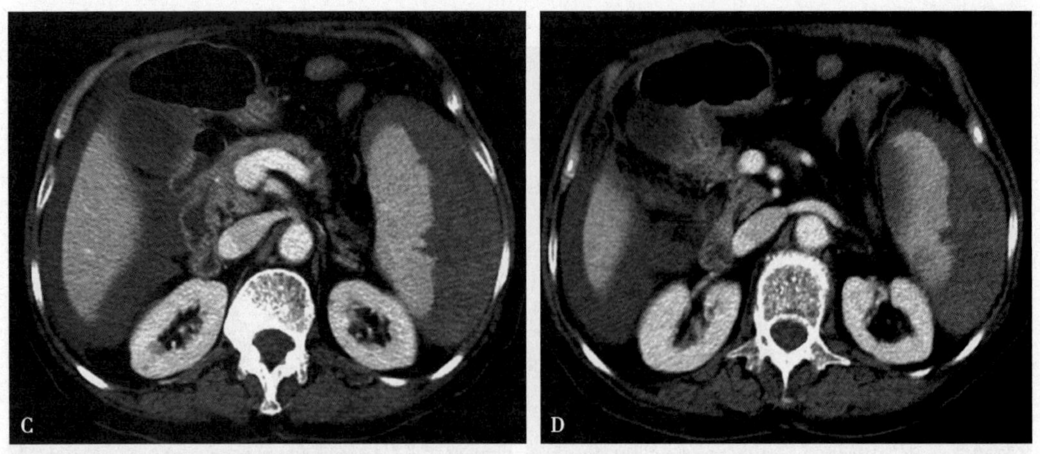

▶ 图 7-2-40 脾撕裂伤并包膜下血肿

外伤后，脾实质外侧缘不连续（B~D），脾实质内多发强化减低区，伴脾包膜下血肿形成

十、胃肠道病变的 CT 诊断

（一）食管癌

CT 的优点在于能显示肿瘤的腔外部分，与周围组织、邻近器官的关系，了解有无浸润、包绕及有无淋巴结转移，从而利于肿瘤分期。食管癌 CT 表现为局部食管壁增厚超过 5mm，管腔偏位或肿块较大使食管腔几乎闭塞（图 7-2-41）。病变上方食管常扩张。肿瘤周围浸润时，显示肿瘤与周围结构间脂肪间隙消失。当纵隔脂肪量少不易判断时，增强检查

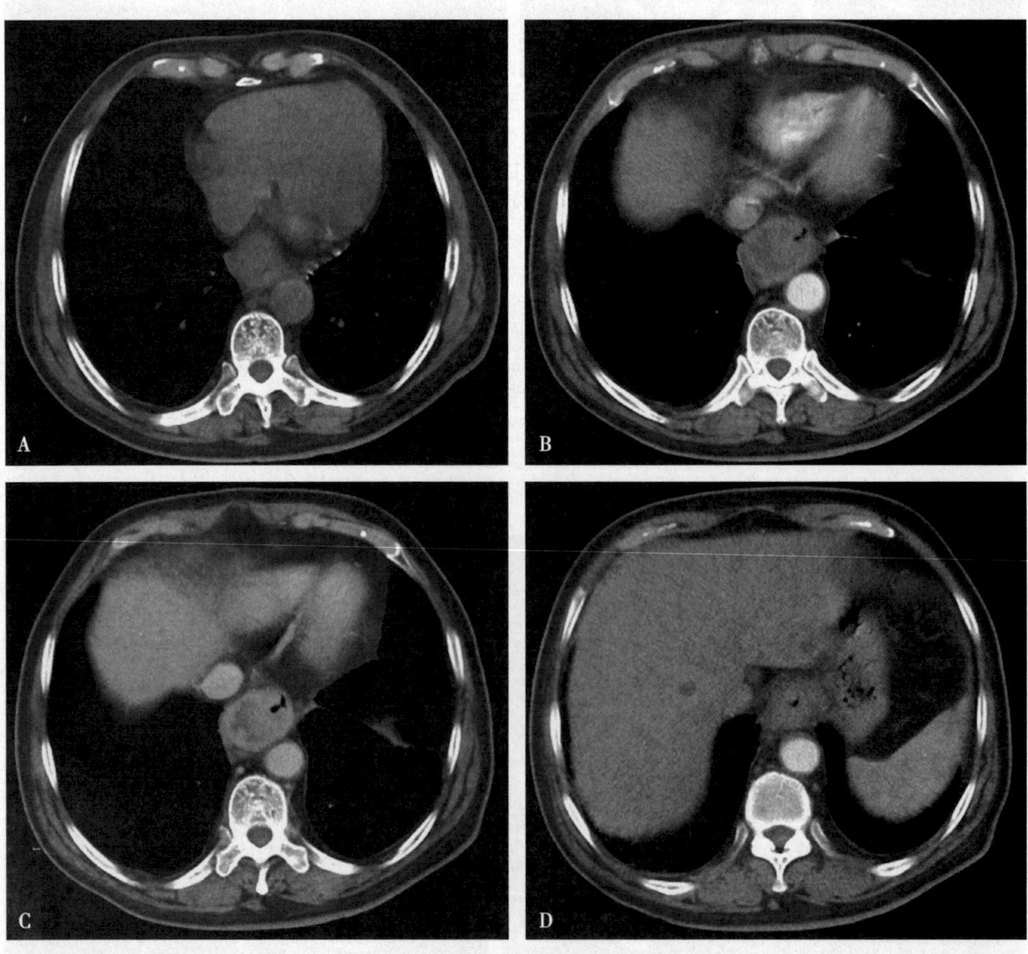

▶ 图 7-2-41 食管癌

食管下段管壁明显增厚，病变局限性形成软组织肿块（A~C），食管管腔狭窄，增厚管壁向下通过食管裂孔侵犯贲门

有助于诊断。食管癌的诊断和分期，应仔细寻找有无局部纵隔淋巴结转移，当纵隔淋巴结增大，直径大于15mm时，可诊为淋巴结转移。

（二）胃癌

CT检查对于胃癌的主要价值在于肿瘤的分期、治疗计划的制定及评价治疗效果。现在多数学者主张在检查中应口服低密度对比剂如水与脂类；服对比剂量应在800~1200ml以上，于低张后和检查前5分钟进行，若对比剂量不足，胃壁扩张不充分，会导致诊断错误。在发现和确定病变后应行增强扫描，以便根据胃壁的厚度变化和异常强化两方面来判断胃壁有无异常改变。当仰卧位扫描对胃窦和十二指肠显示不满意时，可行右侧卧位或俯卧位扫描。

胃癌表现为胃壁增厚，形成凹凸不平或结节状软组织肿块突向胃内，且胃壁柔韧度消失而呈僵直硬化的改变（图7-2-42）。CT能了解胃癌向腔外累及浸润的程度，有无突破浆膜，与邻近脏器的关系，有无直接浸润肝左叶或胰腺；判断有无局部胃腔外淋巴结肿大及肝脏转移。

关于淋巴结增大的标准，一般认为结节大于5mm时考虑为转移，小于5mm时诊断准确率下降，因而CT对小于5mm的淋巴结转移常会遗漏，行薄层增强扫描则能提高诊断准确率。

（三）胃肠道间质瘤

消化道最常见的原发性间叶源性肿瘤，多见于50岁以上中老年人，其中60%~70%发生在胃，可发生于胃的各个部分，以胃体大弯侧最多。肿瘤呈圆形或类圆形呈膨胀性向腔内外生长，以腔外生长多见，质地坚韧，边界清晰，增强检查呈中等或明显强化，瘤体较大时可有出血及囊性变。良性者直径多小于5cm，与周围结构界限清晰；恶性者直径多大于5cm，形态欠规则，呈分叶状，可见邻近器官受侵或肝转移。增强扫描多呈中等或明显强化，有坏死囊变者肿瘤周边实体部分强化明显，有时可见索条状细小血管影。肿瘤表面有时可见强化明显、完整的黏膜面（图7-2-43、图7-2-44）。

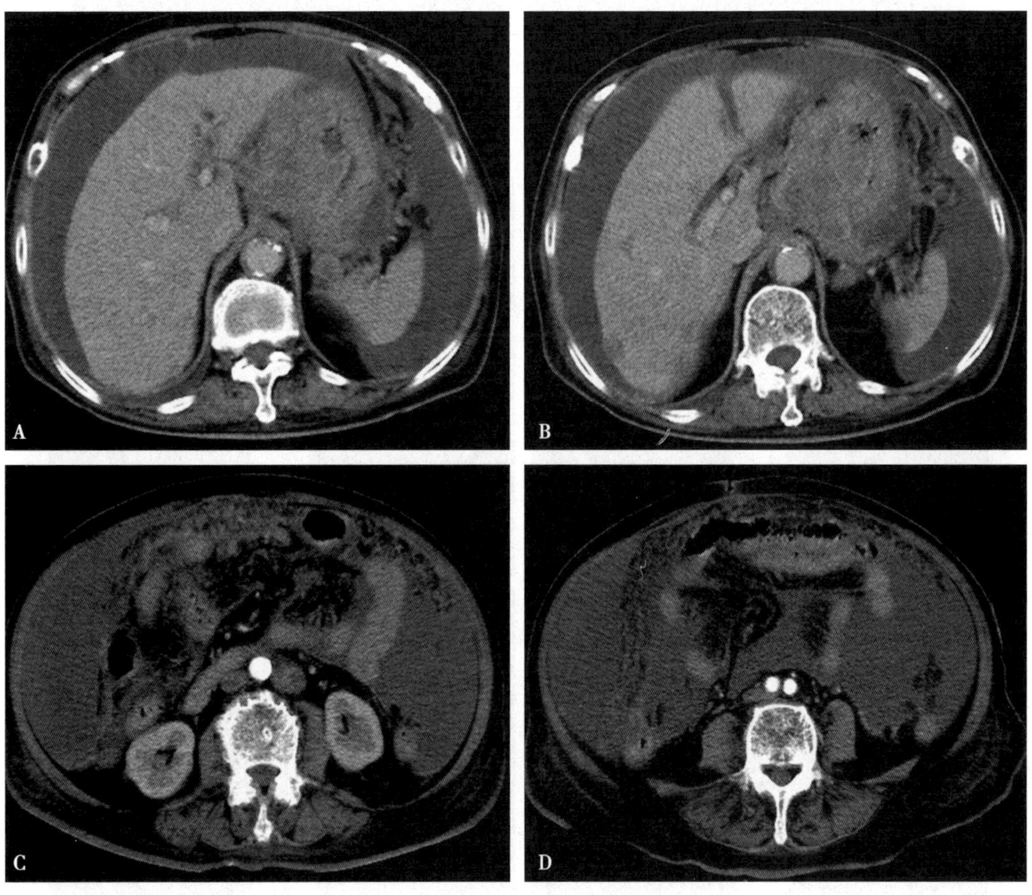

▶ **图7-2-42 贲门胃底癌并大网膜及腹膜转移**

贲门胃底管壁明显增厚形成软组织肿块（A，B），黏膜观察不清，肿块侵及胃壁各层，腹膜及大网膜弥漫增厚呈“网膜饼”；胃镜示贲门胃底腺癌（C，D）

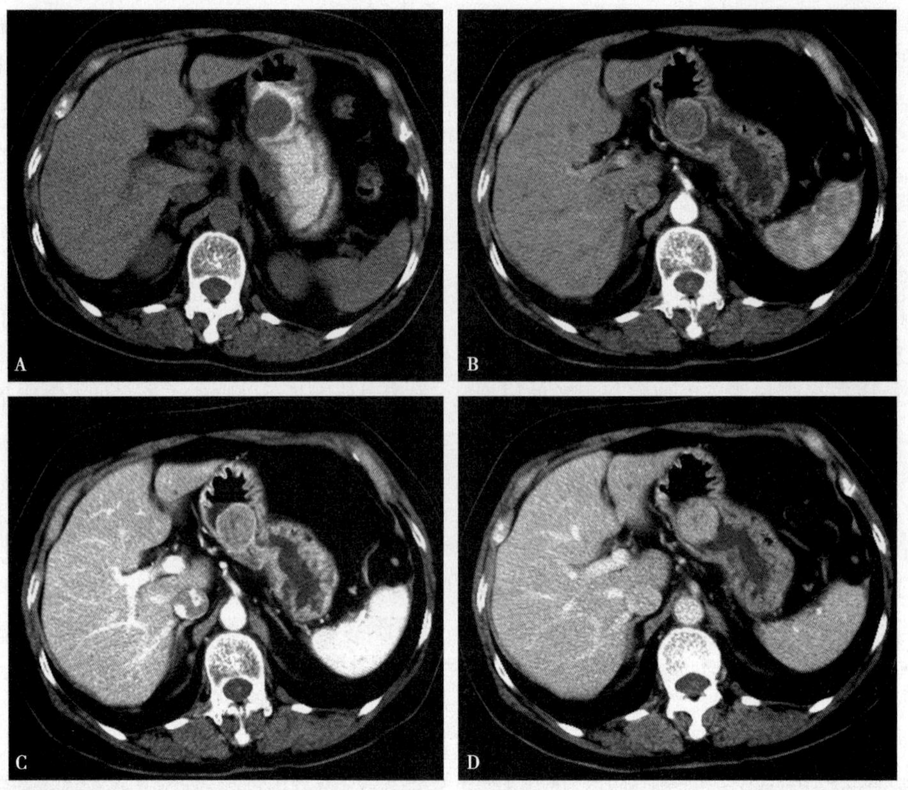

▶ 图 7-2-43　胃间质瘤

CT 平扫示胃体小弯侧可见类圆形低密度肿块，边界清晰，突向胃腔内（A），增强检查可见肿块明显持续强化（B~D）

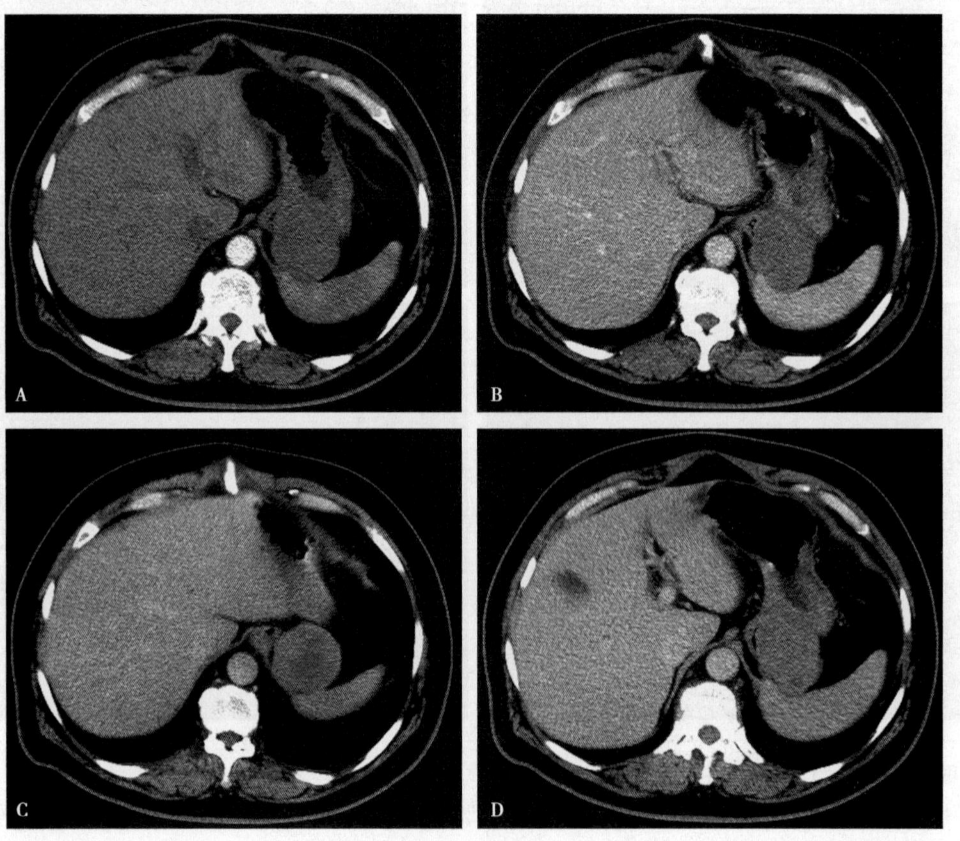

▶ 图 7-2-44　胃间质瘤

CT 平扫示胃底类圆形肿块，边界清晰，向腔外突出（A）；增强检查可见持续强化（B~D），伴中心片状无强化的坏死区（C）

（四）胃肠道淋巴瘤

胃是胃肠道器官中发生淋巴瘤最多的部位，表现为胃肠道管壁弥漫性或阶段性增厚，增厚的管壁光滑或有分叶，但无管腔狭窄，即所谓“动脉瘤样”扩张。胃周脂肪间隙正常。邻近淋巴结可见增大。

（五）十二指肠乳头癌

指源于十二指肠乳头部黏膜、壶腹内黏膜、主胰管和胆总管共同开口部壁间黏膜上皮的恶性肿瘤。CT 扫描在肠腔充分扩张的情况下，可显示十二指肠乳头区肿块突向肠腔，并有胆总管和胰管扩张的改变，这些均有助于与胰头癌鉴别。

（六）结肠直肠癌

CT 扫描对结肠直肠癌的诊断有一定的价值。扫描前的准备工作至关重要，除禁食外，必须于清洁灌肠后，再行对比剂灌肠，并应在低张后进行；对比剂可为 1% 的泛影葡胺，亦可用水代替，若拟行仿真结肠镜检查则使用空气以增加对比。检查时，膀胱应充盈，女性患者行直肠检查时须在阴道内放置纱条以了解直肠与阴道的关系。扫描范围为膈顶至盆腔，间隔为 10mm，亦可局部薄层 5mm 扫描。根据检查目的，可直接或于平扫后行增强检查。

结肠直肠癌表现为肠壁环形增厚或偏心性增厚，局部出现软组织肿块（图 7-2-45、图 7-2-46），肿块中心常有低密度坏死灶，少数肿瘤可见钙化。肿瘤向周围延伸时，可见周围脂肪间隙内出现片状或索状密度增高影。直肠癌易侵犯膀胱、精囊、前列腺、子宫和阴道，致上述器官的形态和密度发生改变，也可侵犯邻近肌肉造成肌肉增大和不对称。另外，CT 还可发现局部淋巴结转移、腹膜腔转移和腹水、肝脏和肾上腺转移等远隔转移征象。

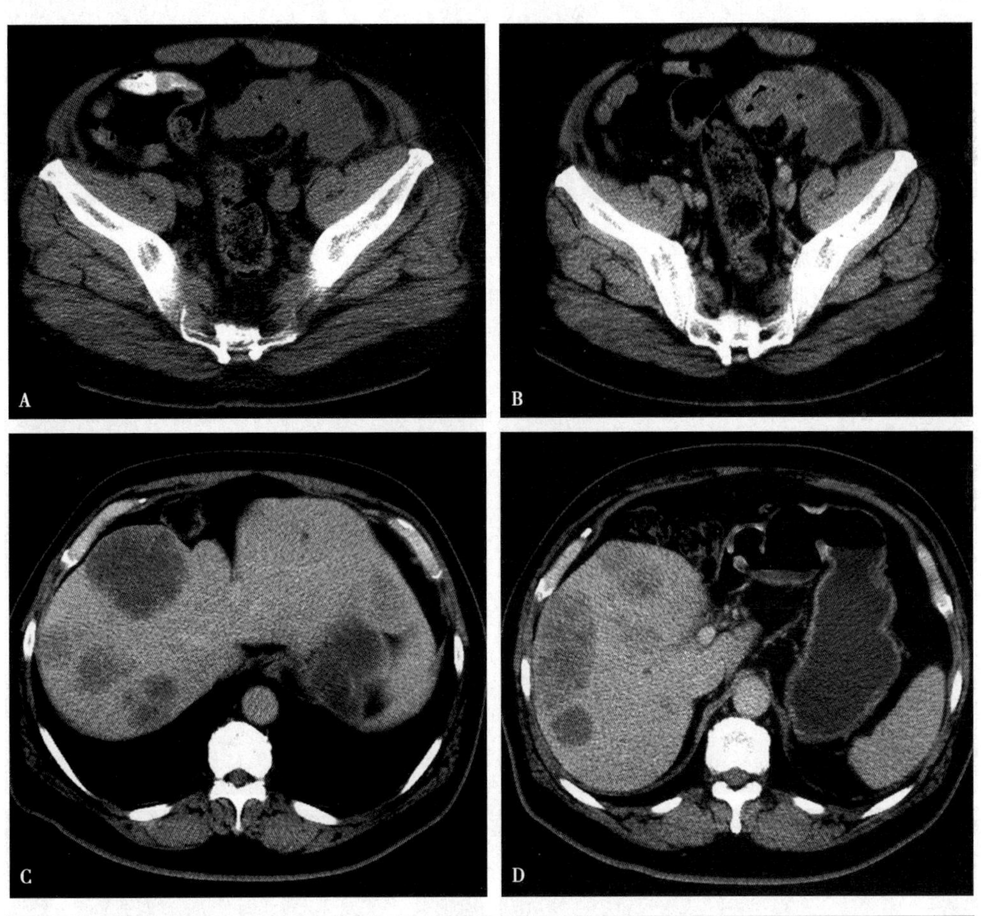

▶ **图 7-2-45　结肠癌伴肝转移**（CT 平扫及强化）

A、B. 乙状结肠区管壁明显增厚并形成肿块，管腔狭窄；C、D. 肝内多发乏血供转移灶，边界不清

CT 扫描的作用主要有如下几点：发现结、直肠内较小而隐蔽的病灶；显示肿块与周围组织的关系，有无淋巴结转移，其他脏器浸润或转移。结肠直肠癌的准确分期对于临床预后评价和制定治疗方案有重要作用。

（七）阑尾炎

正常阑尾多可显示，为一小的管状结构，壁薄，通常充有液体。急性阑尾炎时，壁增厚，常可见高密度结石。阑尾周围蜂窝组织炎时，周围脂肪密度增高，并有边界不清的软组织密度肿块影，邻近盲肠壁可增厚、受压（图 7-2-47）。阑尾周围显示边界不清、中心呈水样密度肿块时，则应考虑为阑尾周围脓肿。平扫和增强 CT 诊断急性阑尾炎的准确率很高，可与盲肠憩室炎、右半结肠部的肿瘤、克罗恩病

(Crohn 病)、妇女盆腔疾病引起的急性右下腹痛进行准确鉴别。

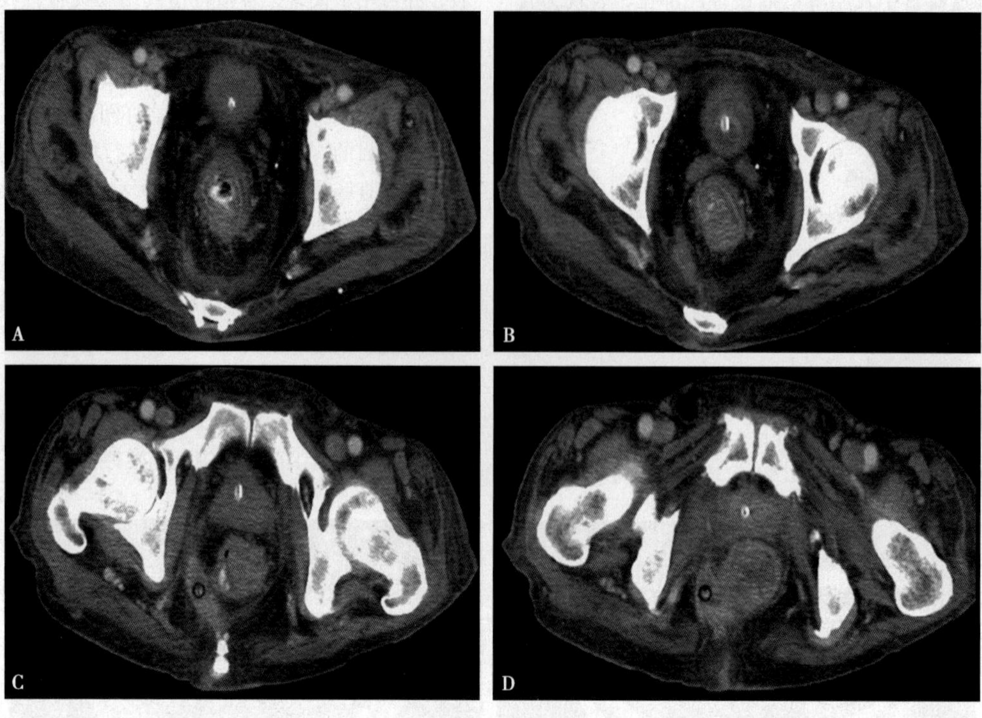

▶ 图 7-2-46 直肠癌

CT 增强检查示直肠管壁明显增厚，腔内可见软组织密度肿块形成，直肠周围间隙脂肪密度增高，提示存在周围侵犯

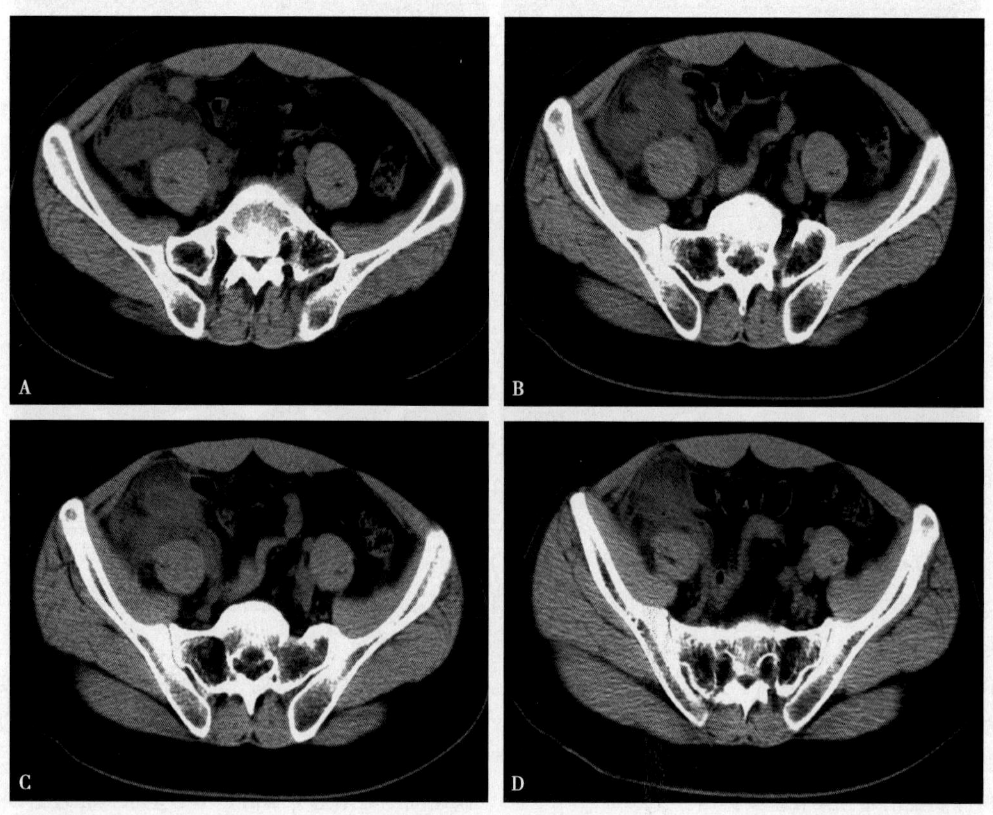

▶ 图 7-2-47 急性阑尾炎

阑尾明显增粗（A~C），管壁毛糙，阑尾周围脂肪间隙密度增高并多发渗出（B~D）

（八）小肠克罗恩病

好发于青壮年。CT 主要表现为节段性、跳跃性肠壁增厚，一般在 15mm 以内，好发于回肠末端。急性期黏膜下组织水肿，肠壁分层，表现为靶征或双晕征。慢性期，随纤维化程度加重，肠间距离增大，肠壁均匀增厚、强化均匀，肠腔狭窄。肠系膜可增厚、密度增高、肠系膜根部淋巴结肿大。活动期，增强扫描时肠系膜血管增多、增粗、扭曲，直小动脉拉长、间隔增宽，沿肠壁梳妆排列，称为“梳齿征”。CT 对于窦道、腹腔及腹壁的脓肿、瘘管等合并症诊断价值较高（图 7-2-48）。

（九）溃疡性结肠炎

好发于 20~40 岁青壮年的一种非特异性大肠黏膜的慢性炎症性病变。CT 表现为肠壁轻度、连续、对称、均匀增厚。增厚的结肠黏膜面由于溃疡和炎性息肉而凹凸不平，增厚的肠壁出现分层状“靶征”，提示黏膜下水肿。早期，肠腔变窄，结肠袋消失，肠管蠕动增强，结肠外缘形成不规则锯齿状。晚期，肠腔狭窄、肠管缩短，结肠袋消失，即典型“铅管样”变化（图 7-2-49）。中毒性结肠炎肠管扩张时，可出现穿孔。

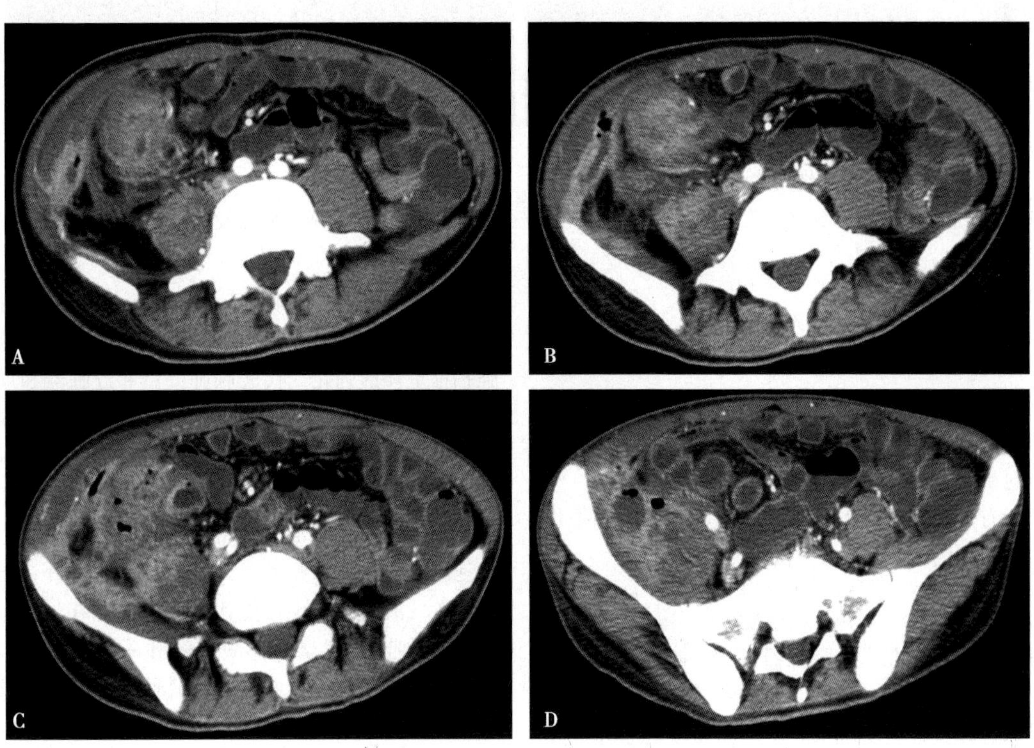

▶ **图 7-2-48　克罗恩病伴腰大肌及髂腰肌脓肿形成**

回盲部肠管管壁增厚，增强检查呈明显强化（A，B）；右侧腰大肌及右侧髂腰肌内可见混杂密度影伴气体密度，边缘呈明显强化，提示为腰大肌脓肿形成（B~D）

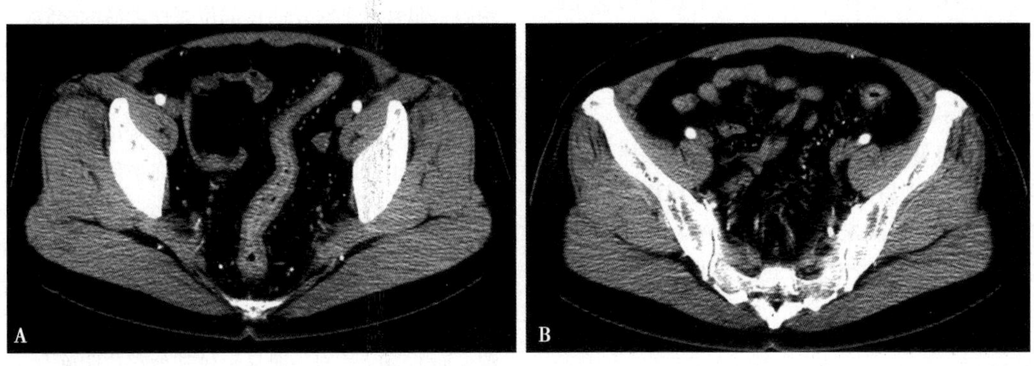

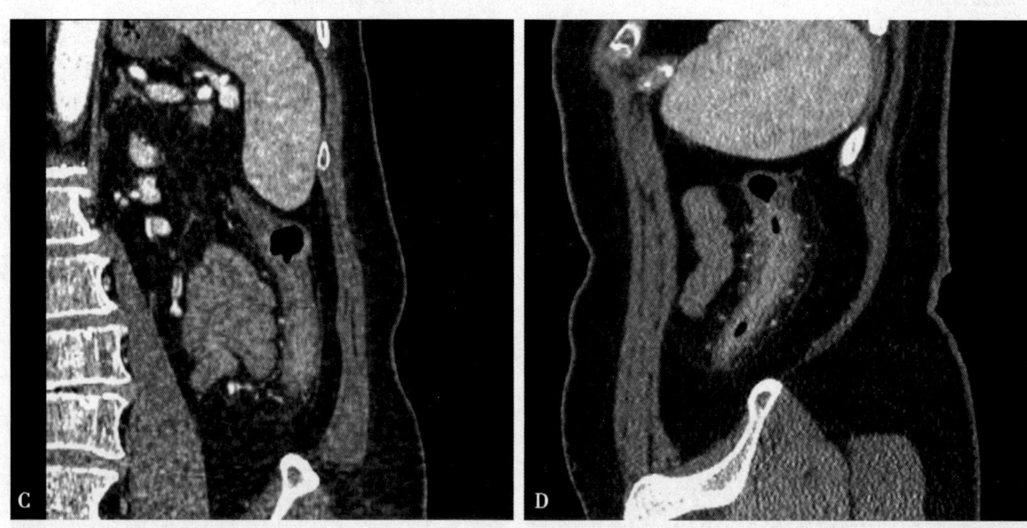

▶ 图 7-2-49 溃疡性结肠炎
乙状结肠（A）及降结肠（C，D）肠壁增厚，结肠袋消失，结肠系膜侧可见多发小结节影（B~D）

7

十一、腹膜腔病变的 CT 诊断

CT 扫描可直接显示腹膜炎的腹膜腔积液、积气，腹膜水肿及肠道积气等征象；CT 检查还可显示腹腔脓肿，并能明确定位；对于腹腔肿瘤，CT 检查不仅能显示其位置、大小，还可显示有无腹腔积液及转移。目前趋向以 CT 扫描作为腹膜腔疾病主要的影像学检查方法。

（一）急性腹膜炎

常继发于胃肠道穿孔、腹腔脏器炎症、肠坏死、腹部创伤以及术后感染。CT 检查表现主要包括：腹腔积气、积液、腹膜及相邻腹膜外脂肪层水肿增厚和肠壁增厚等（图 7-2-50）。

腹腔积气表现为大量气腹或小气泡征。因积气与积液量同时存在，故可在横轴位显示气液平面。腹腔积液可广泛分布或呈局限性。少量积液时因卧位时肝肾隐窝及盆腔位置最低而易集聚在这些部位；又因膈下压力较低，因而可显示出肝上间隙积液。大量积液时常使小肠和肠系膜向中腹部集聚并呈漂浮状，在腹腔积液衬托下，含脂肪组织的肠系膜得以很好的显示。腹腔积液的 CT 值因积液来源和性质的不同而有差异，可作为鉴别诊断的依据。

腹膜、腹脂层及肠壁增厚征象，均可与正常部分比较而得以确诊。另外，CT 扫描对原发灶和下胸部病变均可以获得良好显示。因此，当临床考虑腹膜炎而 X 线片诊断有困难或不能满足临床治疗需要时，进一步做 CT 检查是必要的。

（二）脓肿

脓肿早期 CT 平扫为软组织密度肿块影，边缘模糊，增强扫描无强化；当脓肿坏死液化后，平扫时脓肿中央为低密度（CT 值略高于水），而周边密度较高，边缘尚清，增强扫描呈环形强化，代表脓肿壁；邻近脏器和周围结构受压；脓肿内有时可见低密度气体影，呈气液平或多发排列成串气泡影，这可能是产气菌感染所致，亦可以是脓肿与肠道交通结果。气泡影的出现对腹腔脓肿的诊断有重要价值，当腹腔内有异常混杂密度病灶、边界欠清、病灶内有气泡影出现，应首先考虑为腹腔脓肿。另外，肠腔外液体内较大气液面的出现可能代表肠瘘的存在，偶尔可以是腹腔脓肿的唯一 CT 表现。腹腔脓肿一般沿腹腔解剖间隙分布，但是由于各间隙之间的连通性对腹腔积液及脓肿的引流影响，以及脓肿的局限化，所以脓肿累及范围与解剖间隙之间不一定相一致。

（三）腹膜腔肿瘤

分原发性与继发性。原发性腹腔肿瘤比较罕见，包括腹膜间皮瘤、纤维瘤、纤维组织细胞瘤及脂肪瘤等。继发性即转移性肿瘤比较常见，包括来源自胃、结肠、肝脏、胰腺、胆管、子宫及卵巢部位恶性肿瘤的转移。

腹膜肿瘤主要累及脏、壁腹膜，显示为结节状、扁平状软组织肿块或腹膜不规则弥漫性增厚。可发生于腹膜腔任何部位，如隐窝、陷凹、肠壁、肠系膜、网膜、韧带等处。发生于壁腹膜的肿瘤，可呈扁平形（饼状），以腹膜为基底突向腹内，也可呈大小不等结节或肿块；肠壁受肿瘤浸润，一般均显示肠壁增厚及粘连；肠系膜受肿瘤浸润表现为肠系膜增厚、出现结节；网膜、韧带的肿瘤浸润则表现为软组织结节或肿块，呈饼状（图 7-2-51）。发生在肝、脾表面的腹膜肿瘤一般显示较其他部位明确。

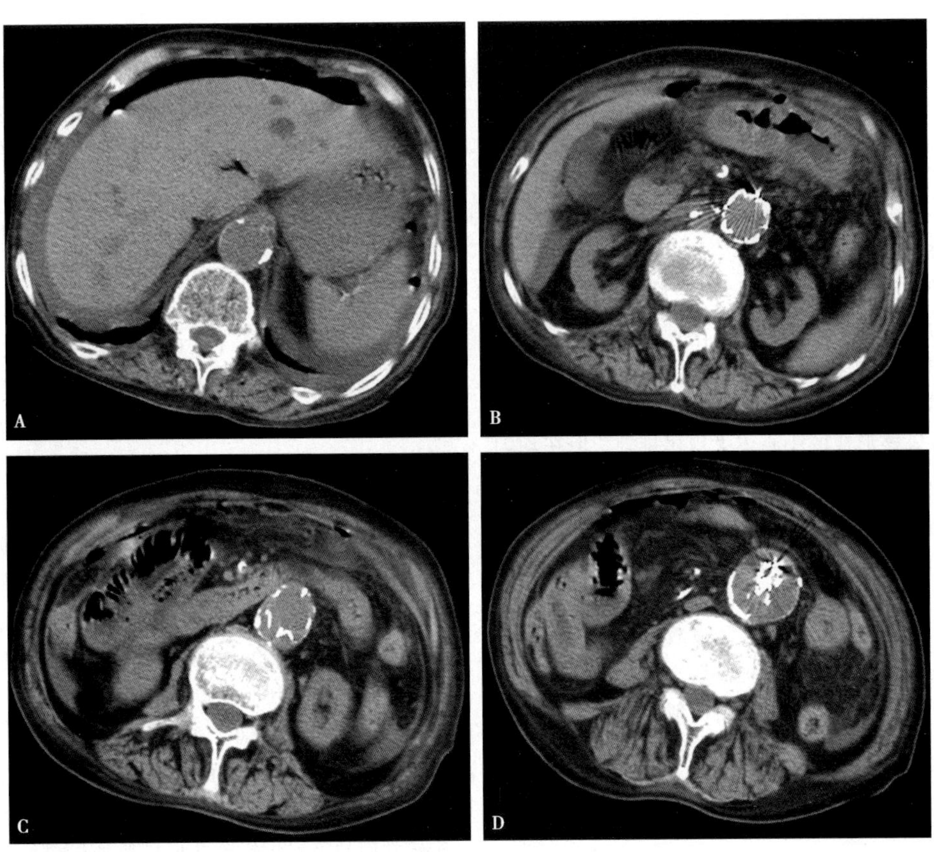

▶ **图 7-2-50 胃肠道穿孔致急性腹膜炎**

A、B. 肝脏前方腹腔内游离气体；C、D. 腹膜、大网膜增厚，富强脂肪密度增高并渗出

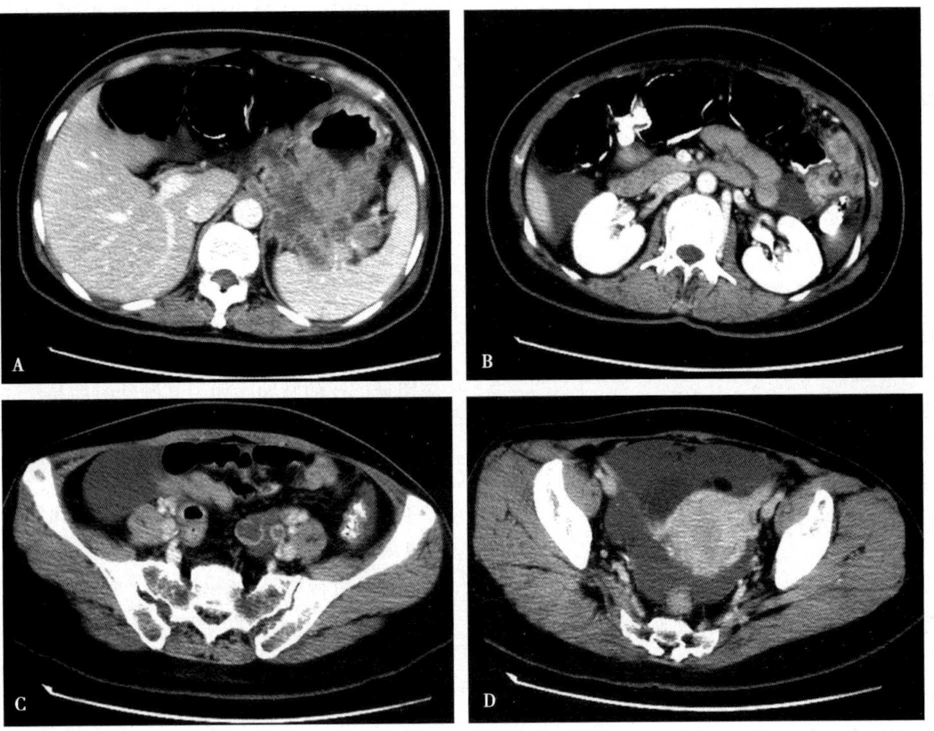

▶ **图 7-2-51 胃癌伴腹膜及大网膜转移**

A. 贲门胃底壁增厚并软组织肿块，肝胃韧带区与脾胃韧带区肿大淋巴结；B、D. 腹腔左侧与盆腔腹膜增厚并软组织肿块；C. 左侧附件区转移瘤

（孙浩然　吴焕焕）

第三节 磁共振成像在腹部的应用

一、磁共振成像原理

（一）磁共振现象

含奇数质子的原子核带正电荷，其自旋运动产生磁矩，形成小磁体，为磁性元素。人体内有多种磁性元素，其中氢核含量最丰富，因此氢核的磁共振图像应用最为广泛，目前文献中的MRI图像除特殊指明外均为氢核的磁共振图像。自然条件下氢核形成的小磁体无规律排列，但在均匀的强磁场中，小磁体的自旋轴沿磁场方向重新排列。通过对强磁场中的氢核施加某种特定频率的射频（radio frequency，RF）脉冲，使人体组织中的氢核受到激励，即吸收能量而产生共振，称磁共振现象（magnetic resonance imaging，MRI）。当中止RF脉冲后，被激励的氢核将所吸收的能量释放出来而恢复到激励前的状态，此恢复过程称为弛豫过程。氢核在弛豫过程中发射出射频信号即MR信号，MR信号被接收线圈所接收经计算机处理，形成重建图像。

7

弛豫时间是在射频脉冲终止后，氢核即质子在一定程度上恢复到原来的排列方向所需的时间。弛豫时间分两种：T_1与T_2。T_1称纵向弛豫时间（longitudinal relaxation time），是射频脉冲停止后，质子恢复原来相当程度的稳定平衡状态所需的时间，反映质子将所吸收的能量传给周围晶格所需要的时间。T_2称横向弛豫时间（transverse relaxation time），由共振质子之间相互磁化作用引起，反映横向磁化衰减的过程。

质子密度即单位体积内的质子数目。质子密度影响MR信号的强度，但信号强度不仅决定于质子的数量，更依赖其在分子内结合的状态。质子在分子内结合紧密的物质信号弱，如骨骼；结合松散的质子信号强，称活动性质子，如液体中的质子。活动性质子的密度为自旋密度。

各种器官组织，包括正常与病变组织，它们的纵向弛豫时间、横向弛豫时间和质子密度具有一定差别，这是MRI区分正常与异常以及诊断疾病的基础。MRI所显示的解剖结构非常逼真，可在良好清晰的解剖背景上显示出病变影像，使得病变同解剖结构的关系更加明确。

（二）MRI图像的特点

1. 灰阶成像与多参数成像　磁共振成像与CT都是人体断面的数字化图像，所不同的是CT影像对比仅与组织的X线吸收系数有关，而MRI为多参数成像，即影像对比取决于被检查物质的质子密度和弛豫时间。上述参数经计算机转换为模拟灰度后，在MRI图像上呈不同灰度的黑白影。因此MRI图像同CT图像一样，也是重建的灰阶成像。不同之处在于MRI的图像灰度反映的是MR信号强度的不同，即弛豫时间T_1与T_2的长短和质子密度的不同，而CT图像上灰度反映的则是组织密度的差别。因此MRI较CT可获得更多的信息。

通过选择MRI成像参数，可得到突出某个组织参数的图像，这种图像被称为加权像，如主要反映组织间T_1差别的图像，为T_1加权像（T_1 weighted image，T_1WI）；如主要反映组织间T_2差别的图像，为T_2加权像（T_2 weighted image，T_2WI）；如图像主要反映组织间质子密度的差别，则为质子密度加权像（proton weighted image，PWI）。这样，同一层面就有T_1WI、T_2WI和PWI三种图像。

2. 血流成像　MR成像过程中，心血管的血液由于流动迅速，使发射MR信号的氢核已离开了接收范围，因此其信号接收不到，这一现象称之为流空现象（flow void phenomenon）。血液的流空现象使血管腔呈无信号表现，因此不使用对比剂也可显影，这是MRI成像中的一个重要特点。

3. 多方位成像　MRI可直接获得人体横断面、冠状面、矢状面及任何方向断面的图像，有利于病变的三维定位。一般CT则难于行直接多方位检查，需采用重建的方法才能获得冠状面、矢状面或斜面图像。

4. 运动器官成像　采用呼吸和心电图门控成像技术，不仅能改善心脏大血管的成像，还可获得其动态观察效果。

5. 功能成像　目前临床中功能成像序列多种，其中临床较常用的序列包括磁共振扩散加权成像、灌注成像及磁共振波谱检查。相对于普通的MRI来讲，功能成像可以显示人体微观水平的影像或数据，因此具有很大的应用价值和发展潜力，有望在病变的早期发现、分期及预后评估方面发挥积极作用。

（三）脉冲序列

MRI对比除取决于组织本身的参数如T_1与T_2弛豫时间和质子密度外，还受所使用的脉冲序列影响。脉冲序列是MR扫描仪形成图像的参数指令，它包括射频脉冲、梯度场及数据采集时间等设置。基本的检查序列包括以下几种。

1. 快速自旋回波（fast spin echo，FSE）　是MR扫描应用最广泛的脉冲序列。其脉冲时序是，先发射一个90°射频脉冲，间隔数至数十毫秒后，连续施加多个180°脉冲，90°脉冲至测量回波的间隔时间称回波时间（echo time，TE），重复90°脉冲的间隔时间为重复时间（repetition time，TR）。

FSE可行重T_2加权成像，是其主要优点。FSE序列检查时，T_2WI上水呈高信号，而TR和TE时间越长、T_2的权重越大、水的信号也就相对越高。采用很大权重的T_2WI能突出显示含水的结构，即称之为水成像。MR水成像是显示体内静态或缓慢流动液体的MR成像技术，可使含液体的器官清晰显影，在暗黑背景中含液解剖结构如胆道、囊腔等呈白色高信号，犹如直接注入对比剂后的造影像一样。水成像技术中，MR胆胰管造影（MR cholangiopancreatography，MRCP）技术为胆胰管的检查提供了一种全新的方法。

这一技术可以将整个胆囊、胆管及胰管完整、清楚地显现。MRCP 图像显示的胆管树及胰管形态与 ERCP 相似，能够无损伤地显示自然状态下的胆道系统，不用对比剂，安全无创，多方位成像，适应证广，不适于做 ERCP 的病人也可用此方法，已成为胆道系统检查主要手段之一。

2. 梯度回波序列（gradient echo，GRE） 用一个方向相反的梯度磁场来代替自旋回波序列中使相位重聚的 180°脉冲。它使用小于 90°的射频脉冲激励，纵向磁化矢量可快速恢复到原来的平衡状态，使重复时间 TR 明显缩短。GRE 的主要优点是成像时间短又有较高的信噪比。

3. 反转恢复（inversion recovery，IR） 是用 180°射频脉冲使磁化矢量由正向转为负向。脉冲结束后，质子群弛豫，磁矢量逐渐由最大负值恢复至最大正值。反转恢复与自旋回波序列结合，IR 序列可显著地突出组织的对比。

4. 回波平面成像（echo planar imaging，EPI） 现今最快的 MR 成像方法。射频脉冲激励后，在一个 TR 周期内读出梯度以正、负振幅快速振荡，形成一个梯度回波链，构成图像。回波平面成像检查速度显著快于上述其他序列，可用于功能成像。

（四）扩散加权成像（Diffusion Weighted Imaging，DWI）

扩散是指分子从周围热能中获取运动能量而使分子发生的一连串的、小的、随机的位移现象并相互碰撞，也称为热运动或布朗运动。生物组织内的水分子的扩散分为：细胞外扩散、细胞内扩散、跨膜扩散，且扩散运动受到组织结构、细胞内细胞器和组织大分子的影响。影响水分子扩散的因素主要有膜结构的阻挡、大分子蛋白物质的吸附、微血管内流动血液的影响，从而使水分子的运动受到限制，比如急性脑梗死与恶性肿瘤、脓肿与表皮样囊肿、炎性病变时炎细胞对水分子的限制。组织中自由水扩散自由，信号衰减多，呈低信号，结合水扩散受限，信号衰减少，呈高信号。结合水尽管运动受限，但仍不能产生信号，DWI 的信号来源于组织中的自由水，不同组织对自由水扩散限制程度不同从而产生 DWI 对比。常规的 DWI 主要对细胞外自由水运动敏感，对于急性脑梗死者细胞肿大，小肝癌的细胞密度增大，从而使自由水扩散受限，DWI 呈高信号。b 值是指扩散敏感梯度脉冲，是反映附加梯度场性质的参数，在临床应用中，b 值通常选择 800~1000s/mm^2。

腹部的组织器官由于发生病变使局部组织器官的水分子弥散障碍，在磁共振扩散加权成像图像上表现为高于周围正常组织器官的信号，从而在磁共振扩散加权图像上易于识别。目前，大多数单位在腹部检查中，已将磁共振扩散加权成像作为常规检查序列，特别是肿瘤和炎症病变的检查中，起着重要的作用。

（五）对比增强与对比剂

磁共振对比剂的作用是缩短其周围质子的 T_1 与 T_2 时间而改变信号强度。根据生物分布可将对比剂分为细胞外和细胞内对比剂两类以及非特异性、特异性对比剂。

1. 细胞外对比剂 包括大部分钆制剂，如首先开发和目前广泛应用的钆-二乙三胺五醋酸（Gd-DTPA），它们在体内的分布是非特异性的，注入体内后，可在血管内与细胞外间质之间自由通过，一旦它在细胞内和细胞外之间达到迅速平衡后，则很快地失去组织间的对比，因此增强扫描时应掌握扫描时间。Gd-DTPA 使组织的 T_1 弛豫时间缩短，对比剂从静脉注入后立即行 MRI 造影增强检查，SE T_1WI 及 GRE T_1WI 像上可见组织信号增高。与 CT 使用的碘对比剂比较，Gd-DTPA 具有非常大的安全范围，肾毒性作用小，过敏反应也非常少见。应用 Gd-DTPA 进行 MRI 增强检查的目的和意义基本上与 CT 增强检查相同。肝脏 Gd-DTPA动态增强检查的原理与 CT 动态增强检查类似，不同类型肝病变的动态扫描各具一定特征性，因而能提高肝占位定性诊断的准确性。例如在肝硬化病人，平扫 MRI 无明显占位或发现肝占位而又难以定性时，采用 Gd-DTPA 动态增强，可以发现病灶并能做出鉴别诊断。

2. 细胞内对比剂 主要是以体内某一组织或器官的一些细胞作为靶细胞来强化，如单核巨噬细胞系统特异性对比剂超顺磁性氧化铁（superparamagnetic iron oxide，SPIO）及肝细胞特异对比剂锰制剂。这些对比剂在经静脉引入体内后，立即从血液中廓清并且与相关的组织结合。细胞内对比剂的作用原理是在摄取对比剂的组织（如肝组织）和不摄取的组织（如转移灶）之间产生对比。SPIO 的作用以缩短 T_2 时间为主，MR 扫描在 SPIO 注毕 30~60 分钟进行。SPIO 经静脉注入体内后被单核巨噬细胞系统摄取，其中肝脏的 Kupffer 细胞摄取 SPIO 后，致 SE T_2WI 像上及 GRE T_2WI 像上正常肝实质的信号明显减低；而肝脏恶性肿瘤包括 HCC、转移瘤等均缺乏 Kupffer 细胞，不能摄取 SPIO，因而仍然保持其原有的信号强度，从而增加了肝实质与肿瘤之间的信号对比。应用 SPIO 可以改善小病灶的检出率，并且有助于肝脏良恶性肿瘤的鉴别诊断。

3. 钆塞酸二钠注射液（Gd-EOB-DTPA） 商品名：普美显（Primovist），是近几年来应用较多的一种新型肝细胞特异性对比剂，是 Gd-DTPA 的水溶性乙氧基苄基衍生物，是肝脏 T_1 加权 MRI 顺磁性对比剂，此化合物被正常肝细胞摄取而显影。对于肝细胞功能缺失、无肝细胞功能的病变（囊肿、转移瘤或大多数肝细胞癌）不显像，故更易被检测和定位。普美显经静脉团注后，进入人体血管系统，之后便可以进行动态期成像，包括动脉期、门静脉期和平衡期，普美显的这一过程的作用机制与 Gd-DTPA 相同。在细胞水平，普美显经细胞膜上的有机阴离子转运多肽（OATP）利用主动转运的方式载入肝细胞，这种载体同时也负责摄取胆红素，普美显在肝细胞中不断积累，使得在注射约 20~120 分钟后达到最大强化效果，即 20 分钟后获得肝特异性期（又称肝胆期）影像图像，而无功能或少量功能性肝细胞不摄取普美显，从而在肝特异性期，在正常肝细胞与无强化的病灶间形成明显对比，从而更容易发现病灶。cMOAT 蛋白，又称胆汁小管（多种有机阴离子转运体），负责将普美显和胆汁转运出肝细胞，进而排入胆道。与细胞外含钆对比剂不同，普美显具有肝、肾双通道排泄途径，因此在肝功能受损或肾功能受损时，两条途径可以相互代偿。

（六）磁共振血管造影（MR angiography，MRA）

血液的流空效应使流动的血液与相邻组织间形成显著对比，从而提供了 MRA 的可能性。血流成像的方法主要分为两大类，即相位对比法（phase contrast，PC）和时间飞越法（time of flight，TOF）。这两种方法均可以用来测量血流速度和方向，目前已广泛应用于大、中血管病变的诊断。

MRA 是无创的检查方法，与 CTA 相比，MRA 具有无电离辐射的优点。但 MRA 依赖于血液流速相关的流入效应或相位移动效应，由于血流的失相位效应或血流的异常流动（如湍流），对病变的显示常常与实际情况间存在差异。同时，MRA 扫描时间长，对病人配合要求高。

为解决以上问题，3D 对比增强 MRA 逐渐成为 MRA 领域的热点。它通过静脉内注入顺磁性对比剂，以缩短血液的 T_1 弛豫时间，基于动脉血、静脉血和周围组织 T_1 弛豫时间的差异所获得的 MRA 图像，可显示成像平面内的血管。3D 对比增强 MRA 能在较少层面下获得较大血管的高分辨力图像，因此可缩短成像时间，并且可以区分血管造影的动脉期和静脉期，从而进行减影处理以获得 MRA 数字减影图像。3D 对比增强 MRA 是最有发展潜力和希望的 MRA 方法。

（七）MRI 的优点和限制

1. MRI 的优点　与其他成像技术比较，MRI 具以下优点：①以射频脉冲为成像的能量源，无电离辐射，安全无创；②软组织对比分辨力极佳，解剖结构和病变形态显示清楚、逼真；③多方位成像，能进行轴、冠、矢状以及任意斜位的层面成像且不需变动病人体位，便于再现体内解剖结构和病变的空间位置及相互关系；④多参数成像，通过分别获取 T_1WI、T_2WI、PWI 等，取得组织之间、组织与病变之间的信号对比，对显示解剖结构和病变敏感；⑤使用顺磁性对比剂行增强检查，对比明显，效果好，副作用少；⑥心血管在不注入对比剂的情况下即可显影；⑦除能进行形态学研究外，还能进行功能、组织化学和生物化学方面的研究。由于该技术所具有的潜力，也使它成为目前发展最为迅速的医学影像技术之一。

2. MRI 的限度　MRI 检查存在如下限度：①对于置有心脏起搏器或体内带有铁磁性物质的病人不能进行检查；②成像速度慢，危重症病人不宜进行检查；③对钙化灶的敏感性不如 CT，显示骨病变不够清楚，难以对以病理性钙化为特征的病变作诊断；④噪声大，运动伪影显著和 MRI 设备造成的伪影多，易受金属异物伪影的干扰；⑤检查费用昂贵。另外，某些病变的 MRI 表现缺少特异性，故在定性诊断方面仍有一定限度。

二、腹部 MRI 的诊断价值

目前胃肠道 MRI 检查应用较少，原因是成像时间长，心脏大血管搏动、呼吸运动和肠蠕动均造成明显的伪影，空间分辨力低。目前部分单位使用低张药物，如 6-542 降低胃肠道的蠕动来行胃肠道 MRI 检查，对于炎性肠病患者的应用较广泛。但缺乏合适的口服对比剂使胃肠道黏膜显影，难以发现胃肠道黏膜改变，无法显示小的溃疡及早期肿瘤。

MRI 对腹部实性脏器，尤其是对肝脏疾病的诊断价值已得到认可，并且仍然蕴藏着巨大的潜力。MRI 软组织分辨力高，有助于病变的鉴别诊断，可多方位成像，更直观地显示解剖关系。当超声和 CT 对肝占位病变的定性困难时，MRI 对鉴别诊断有很高价值，但不能代替 CT 和超声。近年来 MRI 细胞特异性对比剂的发展必将进一步提高 MRI 对肝、胆、胰、脾病变诊断的准确率。

MRI 的常规检查序列对于胆道病变的诊断价值不如超声和 CT。然而，MRCP 可以通过水成像而显示胆道及胰管的病变。在胆道梗阻时，可无创的显示胆道梗阻的部位。MRCP 对于胆系的病变及胰管阻塞性病变有很高的敏感性，正在逐步取代 ERCP 的临床应用。

随着 MRI 设备性能的提高和成像方法的不断开发，检查时间日益缩短，图像质量也在进一步提高，因此腹部 MRI 的应用已日趋广泛。

三、腹部 MRI 的正常表现

（一）肝脏

肝区 MRI 横断面图像上显示的解剖结构与 CT 扫描相同，但不同组织在 MRI 上反映的信号强度各有其特点。例如：肝周和肝裂内的脂肪组织在 SE 序列 T_1WI 和 FSE 序列 T_2WI 上均表现为高信号和中高信号；肝静脉、门静脉及其主要分支因流空效应而 T_1WI 和 T_2WI 均呈低信号，但有时因血流速度慢而在 T_2WI 上表现为高信号；液体成分的胆囊和胆道则表现为 T_1WI 低信号、T_2WI 高信号。在 SE 序列上，正常肝组织的 T_1WI 表现为均匀的中等信号强度，与胰腺信号相似，稍高于脾脏的信号；在 T_2WI 上肝组织的信号强度明显低于脾脏的信号（图 7-3-1）。

（二）胆道

SE 序列的 T_1WI 上胆管呈低信号，T_2WI 上则表现为高信号，以此可与门静脉相区别。胆汁内化学成分不同，信号强弱不一。胆囊一般显示为 T_1WI 低信号、T_2WI 高信号，但若含有浓缩胆汁的胆囊，T_1 值缩短，于 T_1WI、T_2WI 上均呈高信号。

（三）胰腺

T_1WI、T_2WI 上呈均匀较低信号结构，与肝信号相似。其背侧的脾静脉表现为无信号的血管影，是识别胰腺的标志。使用预饱和脂肪抑制技术的 T_1WI 上，胰腺实质表现为较高信号，胰腺形态显示更加清楚，因此需要在 T_1WI 压脂像上观察胰腺组织结构。

（四）脾脏

大小、形态与 CT 表现相似。脾含大量血液，T_1WI 上脾信号强度低于肝脏，T_2WI 上信号强度比肝脏高。脾门血管呈黑色流空信号。

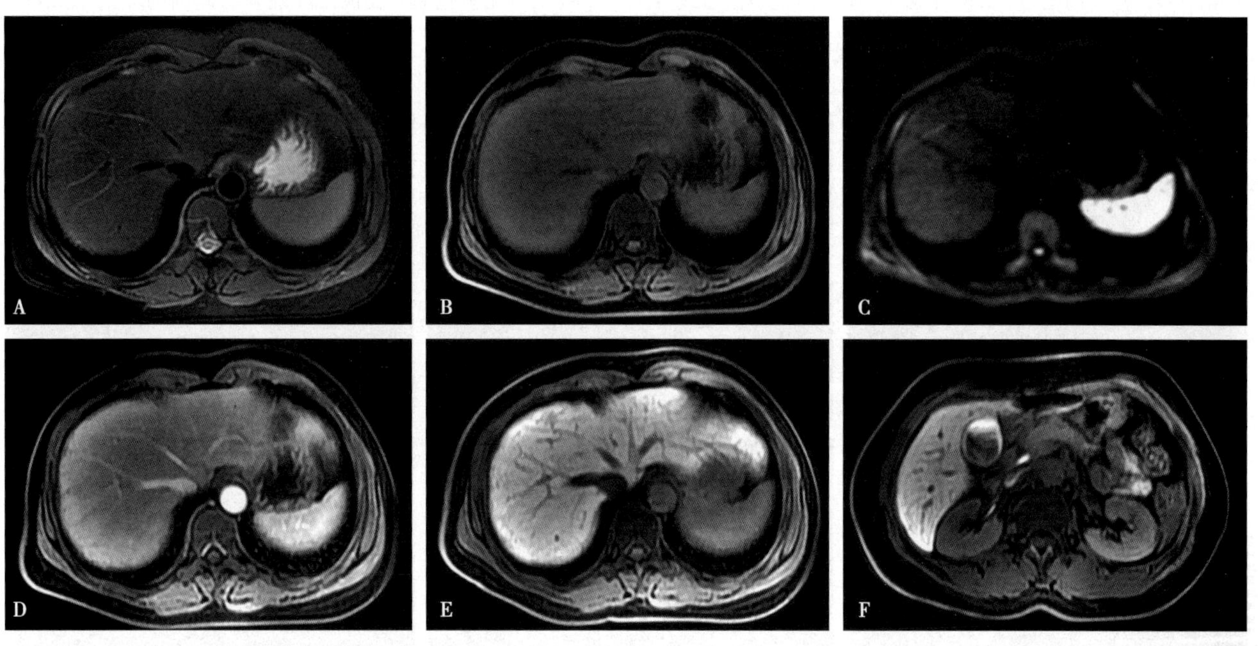

▶ **图 7-3-1　正常腹部普美显 MRI 增强检查**

A. T_2WI 显示肝实质及脾实质呈高信号，脾实质信号高于肝实质；B. T_1WI 可见肝实质与脾实质信号相似；C：DWI 图像，脾实质在 b=1000 时呈明显高信号，而肝实质则呈低信号；D~F. 普美显增强检查，D 为门静脉期，E 与 F 为肝特异性期，可见血管内基本无对比剂显示，而胆管系统内对比剂填充

四、MRI 信号异常的病理生理基础

MRI 信号强度与组织弛豫时间、质子密度、血液流动、弥散系数、化学位移以及磁化率有关，其中弛豫时间即 T_1 和 T_2 在图像对比的构成最重要，它是区分各种正常组织，正常与异常组织的基础。

SE 序列 T_1WI 上，低信号说明组织的 T_1 时间长，如骨骼肌。含液体的结构呈极低信号。高信号则表明组织的 T_1 时间短，如皮下和腹膜后脂肪。亚急性血肿也常常表现为高信号。

FSE 序列 T_2WI 上，低信号通常说明组织的 T_2 时间短，如骨骼肌。高信号常常表明组织的 T_2 时间长，如含液体结构。病变多造成 T_2 时间延长，因此常呈较高信号。

水的 T_1、T_2 时间长，质子密度较低，它在 MRI 上具有一定的特征。大多数腹部实质性肿瘤的细胞内水分增多，致 T_1 及 T_2 弛豫时间增加，在 T_1WI 上显示为稍低信号，T_2WI 则为稍高信号。含液体的肿块其弛豫时间更长，T_1WI 表现为极低信号，如坏死、囊变等。在 T_1WI，若肿块内见有高信号区，则代表出血或脂肪性变；若 T_1WI 肿块内为更低信号，而 T_2WI 肿块中心有较周围更高的信号，则表明肿瘤内有液化或坏死。

五、肝脏常见病变的 MRI 表现

（一）肝脏肿瘤性病变

1. 肝海绵状血管瘤　海绵状血管瘤由充满缓慢流动的血液的血窦构成，T_1 和 T_2 时间长。在 T_1WI 上表现为均匀性较低信号；在 T_2WI 上，在肝实质低信号背景的衬托下，病变表现为均匀的高信号灶，并且随回波时间延长，血管瘤的信号强度相对递增，直至接近胆囊信号，称之为“灯泡征”，90% 以上的血管瘤具有上述 MRI 特征。Gd-DTPA 对比剂注射后行 SE 序列 T_1WI 或 GRE 序列 T_1WI 动态增强扫描，病变表现类似 CT 对比增强所见：开始为病变边缘结节状强化，逐渐向中央扩展最后充盈整个病灶，形成高信号的肿块，肝海绵状血管瘤在 T_2WI 信号高于肝癌，低于囊肿，DWI 上呈稍高信号，但低于肝癌（图 7-3-2）。

2. 肝局灶性结节增生　表现为肝内单发或多发肿块，肿块在 T_1WI、T_2WI 都接近等信号，但与肝脏分界清晰，如肿瘤内出现瘤巢，则 T_1WI 为低信号，T_2WI 为高信号，增强检查瘤巢呈延迟强化，更加支持本病的可能。

3. 肝细胞腺瘤　一般在 T_1WI 表现为稍低信号，T_2WI 表现为稍高信号，但信号变化较大，缺乏特异性。

7

4. 肝细胞癌（HCC）　肝脏轮廓、大小及病灶形态改变均与CT相似。结节型HCC在SE序列T_1WI上表现稍低或等信号，甚至高信号；FSE序列T_2WI上为稍高信号或等信号。巨块型HCC内常有脂肪变性、出血、坏死等改变，在T_1WI上常常表现为混杂信号，其中的高信号区代表出血或脂肪变性；于T_2WI上表现为不均匀较高信号。部分HCC在T_1WI上可见假包膜，表现为环绕肿瘤周围的厚约0.5mm～3mm低信号带（图7-3-3）。

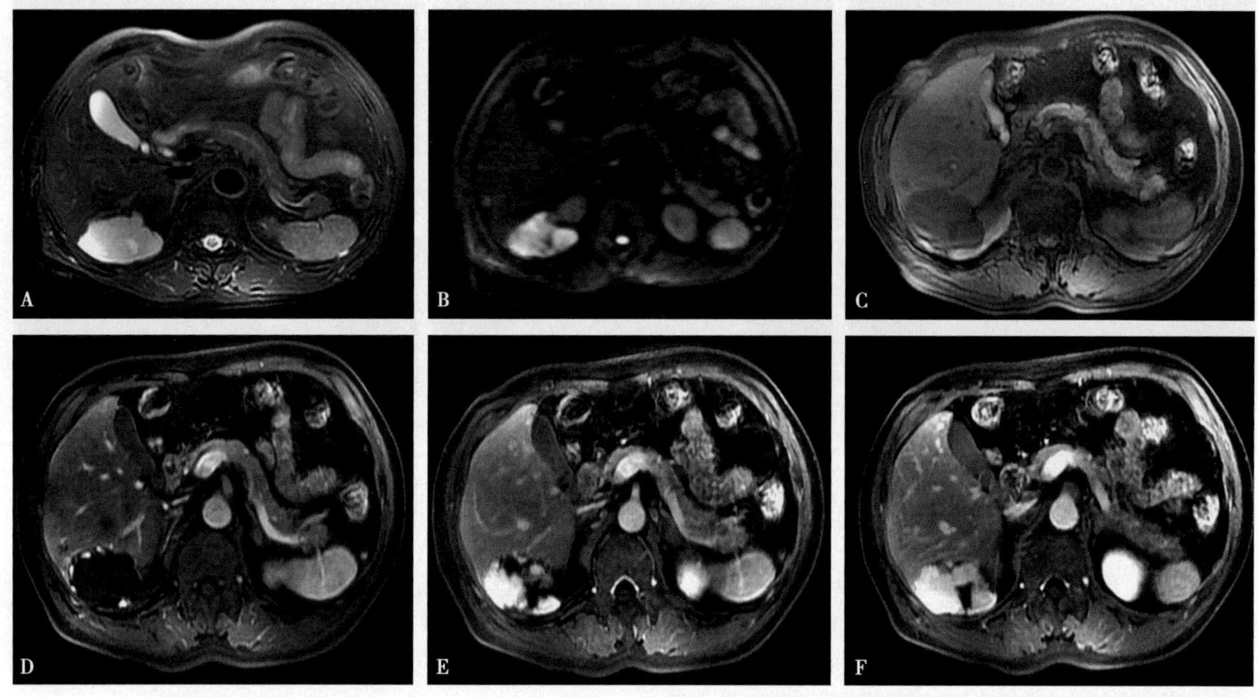

▶ 图7-3-2　肝脏多发海绵状血管瘤

肝右叶后下段可见一不规则长T_1长T_2信号（A，C），DWI呈稍高信号（B），增强检查可见对比剂逐渐进入肿块中心，且强化程度明显高于肝实质（D～F）

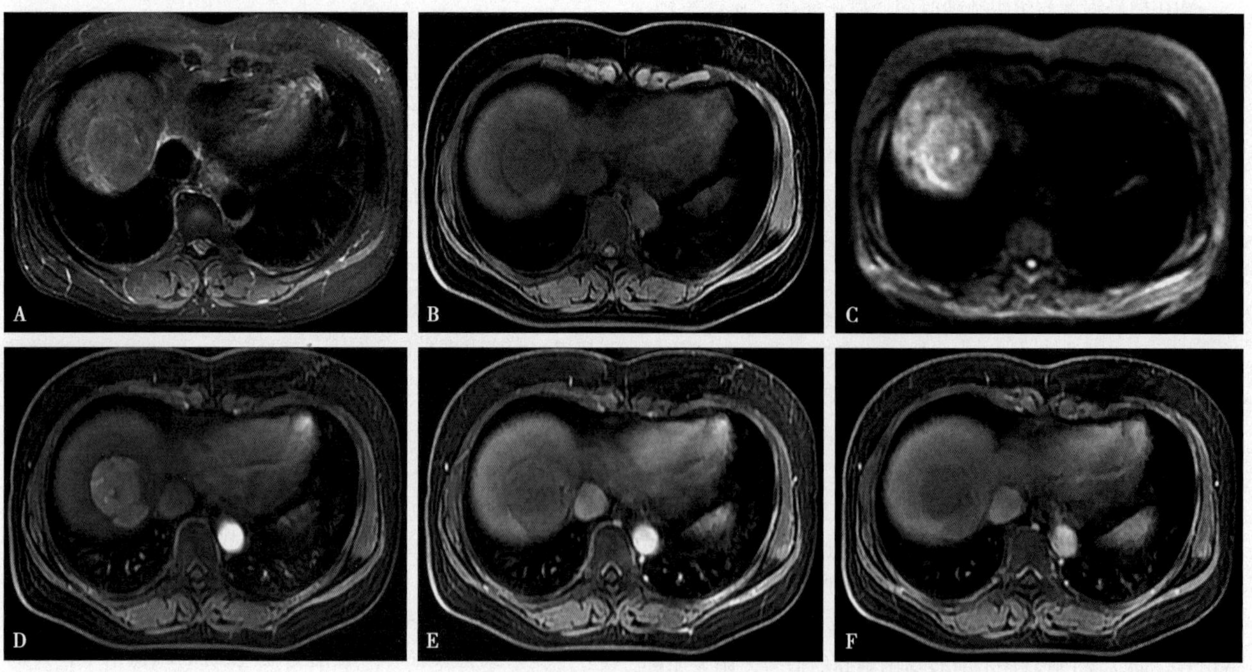

▶ 图7-3-3　肝细胞癌

肝顶见一长T_1长T_2信号肿块，边缘可见低信号包膜（A，B）DWI呈高信号（C）；于增强检查动脉期可见肿瘤明显强化（D），平衡期肿瘤强化程度降低（E）；肝特异性期肿瘤信号低于正常肝实质（F）

HCC 在 Gd-DTPA 动态增强检查上的表现与动态增强 CT 的表现类似。增强早期可见肿块均匀或不均匀强化，随后肿块信号迅速下降，晚期低于肝实质信号。肿块较大时出现无强化的坏死区。由于 HCC 缺乏 Kupffer 细胞，应用单核巨噬细胞系统特异性对比剂 SPIO 行增强检查，有助于小肝癌或巨块型 HCC 子灶的检出，并且可以根据 HCC 不摄取 SPIO 的特性鉴别肝脏肿块的良恶性。但须注意一些分化良好的 HCC 也摄取 SPIO，而一些腺瘤或分化不良结节又可不摄取 SPIO。

另外，近几年应用较为广泛的肝特异性对比剂-钆塞酸二钠注射液（普美显），由于肝癌无正常肝细胞，因此在增强检查后，肝特异性期肝癌呈明显低于肝脏的低信号，但对于一些早期肝癌或分化良好的肝癌，在肝胆期也可以有少量摄取，而对于肝细胞腺瘤等良性病变在肝特异性期时也可表现为低信号。

HCC 侵犯血管时，若出现门静脉和/或下腔静脉内瘤栓形成，则表现为血管内流空信号消失，代之以软组织信号，在 T_2WI 上表现为高信号。

5. 胆管细胞癌　表现与肝细胞癌类似，但肿瘤的边界不清，且肿块的中心或肿块以远可见有胆管的扩张，扩张的胆管于 T_2WI 显示更加清晰。

6. 肝转移瘤　常表现为大小不等的多发类圆形病灶，T_1WI 上呈稍低信号，T_2WI 呈稍高信号，DWI 肿瘤呈高信号，且大多为边缘明显高信号。肿瘤坏死则可在病变中央可见小圆形更长 T_1 的低信号和更长 T_2 的高信号灶（图 7-3-4）。有时肿瘤周围 T_2WI 表现成高信号环，称为“晕征”，可能与肿瘤周边水肿或丰富血供有关。

（二）肝脏弥漫性病变

1. 肝硬化　肝脏的形态、大小改变以及脾大、腹水等与 CT 表现类似。T_2WI 上特征性表现为网格样高信号（图 7-3-5）。肝硬化结节于 T_1WI 呈低信号，T_2WI 呈低信号，增强检查无明显强化，因此形成在高信号的网格中出现低信号的结节。

7

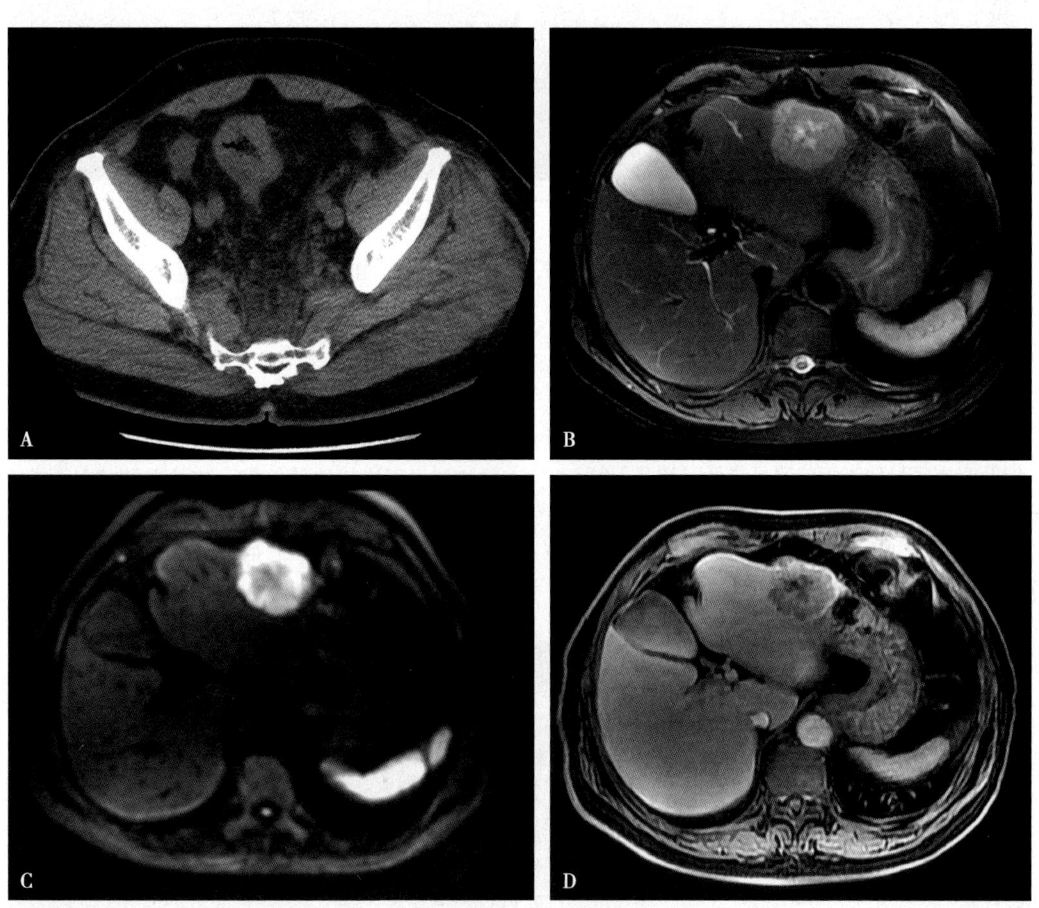

▶ 图 7-3-4　乙状结肠癌肝转移瘤

CT 示乙状结肠管壁明显增厚（A），肝左叶外侧段见一不规则长 T_2 信号影（B），DWI 图像见肿瘤呈明显高信号，且以边缘增高明显（C），增强检查见边缘不规则强化（D）

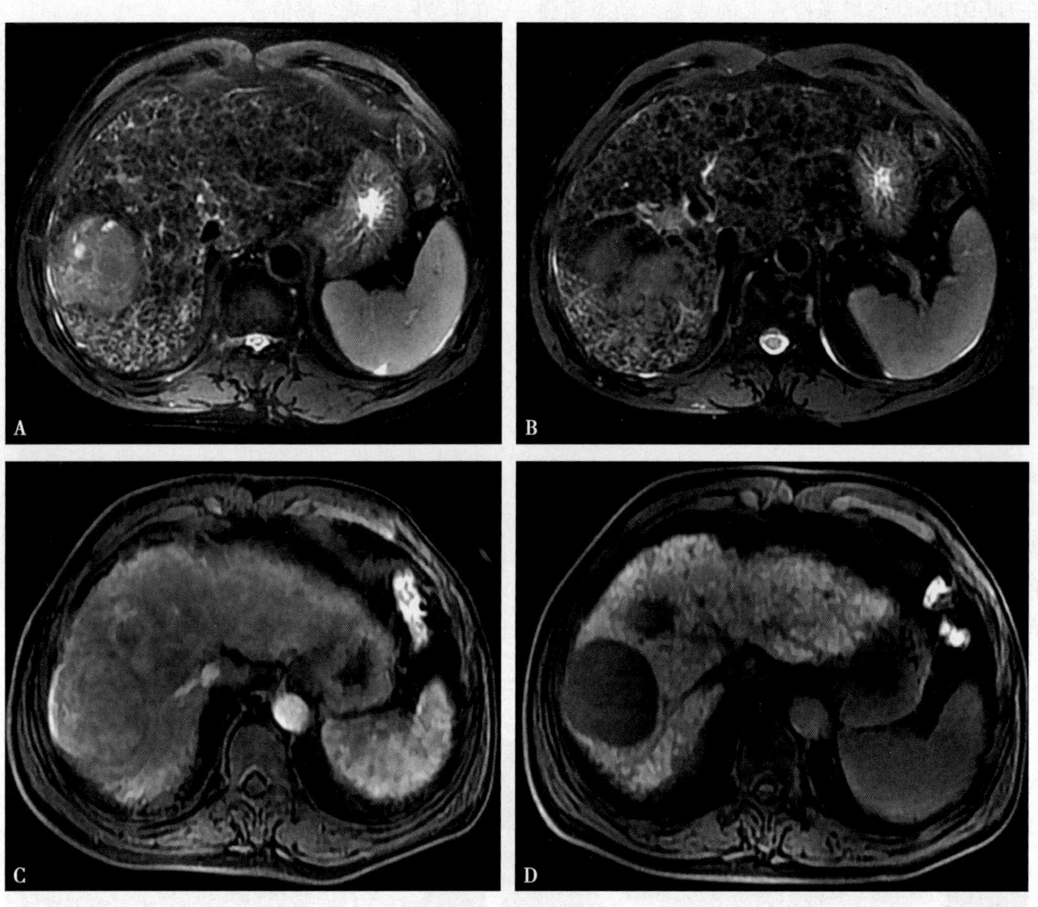

▶ 图 7-3-5 肝硬化，肝癌

T_2WI 见肝实质呈网格样高信号，肝右叶可见长 T_2 信号肿块（A，B）；增强检查可见肿块早期强化较明显，于肝特异性期肿瘤呈明显低信号（C，D）

2. 脂肪肝　大多数脂肪肝患者在 MRI 表现无异常，但在压脂肪序列上表现为信号降低。在化学位移成像的反相位，可以看到肝实质信号较正相位明显降低（图 7-3-6）。

3. Budd-Chiari 综合征　另由于肝实质淤血，因此在 T_1WI 表现为低信号，T_2WI 表现为高信号。MRA 显示下腔静脉、肝静脉狭窄、梗阻或血栓。

（三）肝脏炎性病变

1. 细菌性肝脓肿　呈圆形或类圆形肿块，脓腔在 T_1WI 呈均匀或不均匀的低信号，脓肿壁的信号强度高于脓腔而低于肝实质，其周围有一圈稍低信号环；T_2WI 脓腔显示极高信号，其周围有一圈低信号环围绕为脓肿壁，周围肝实质水肿呈明显高信号。Gd-DTPA 对比增强后，脓肿壁呈环

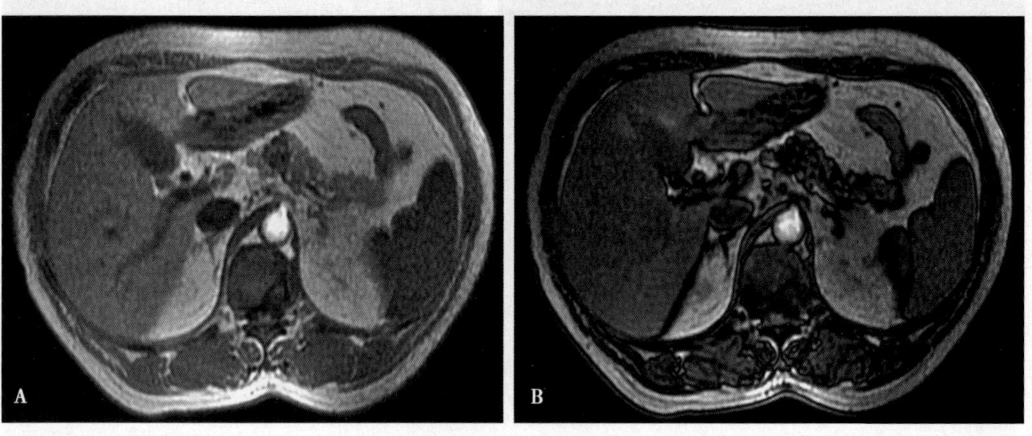

▶ 图 7-3-6 脂肪肝

A. 化学位移成像正相位；B. 化学位移成像反相位，肝实质于反相位信号明显低于正相位

状强化，分房的脓肿间隔也出现强化，DWI 表现为中心脓液呈明显高信号，脓肿壁为低信号（图 7-3-7）。

2. 肝棘球蚴病　表现为类圆形病灶，在 T_1WI 为低信号，T_2WI 为高信号，囊壁较薄，在 T_2WI 呈低信号，母囊内含有子囊时表现为玫瑰花瓣征，为肝细粒棘球蚴病的特征性表现，在水成像序列显示更加清晰，钙化在 T_1WI 与 T_2WI 均为低信号。肝泡状棘球蚴病为不规则实性肿块，浸润生长，T_1WI 与 T_2WI 上以低信号为主，T_2WI 上的低信号为其特点，病灶内小囊泡在 T_2WI 上可以表现为高信号。

（三）肝脏其他病变

1. 肝囊肿　SE 序列 T_1WI 上呈明显低信号，FSE 序列 T_2WI 上呈明显高信号。增强后囊肿信号不增强。肝囊肿在 T_2WI 上与血管瘤信号强度非常相似，此时应仔细观察 T_1WI，肝囊肿信号强度明显低于血管瘤（图 7-3-8）。

2. 肝脏外伤　MRI 对于肝脏外伤性病变的应用价值有限，主要用于观察肝脏内出血，对于急性出血，在 T_1WI 上呈高信号，T_2WI 为低信号。

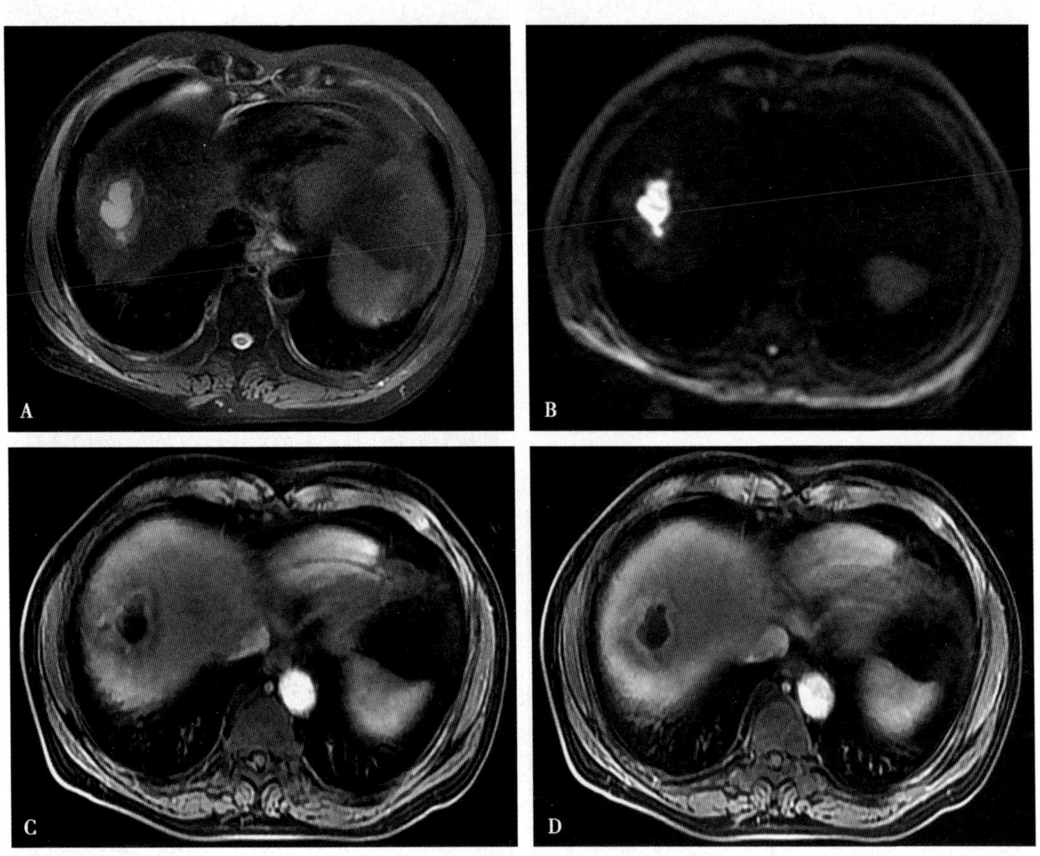

▶ **图 7-3-7　肝脓肿**（成熟期）

肝右叶见长 T_2 信号影，中心部分呈更长 T_2 信号（A），DWI 像上中心部分的脓液呈明显高信号（B），增强检查可见呈脓肿壁强化，脓肿周围的水肿带及脓腔无强化（C，D）

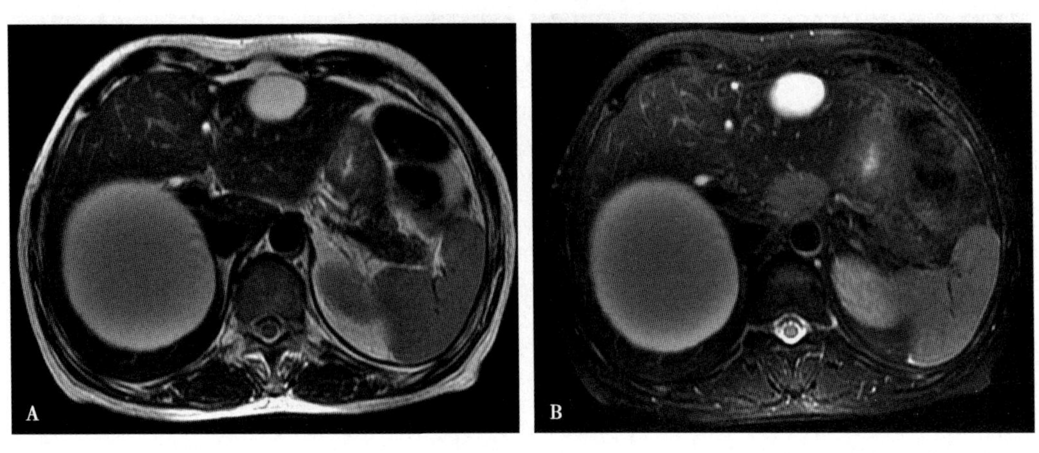

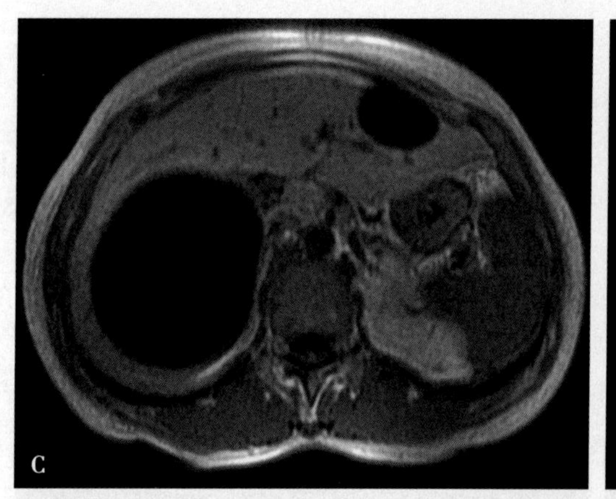
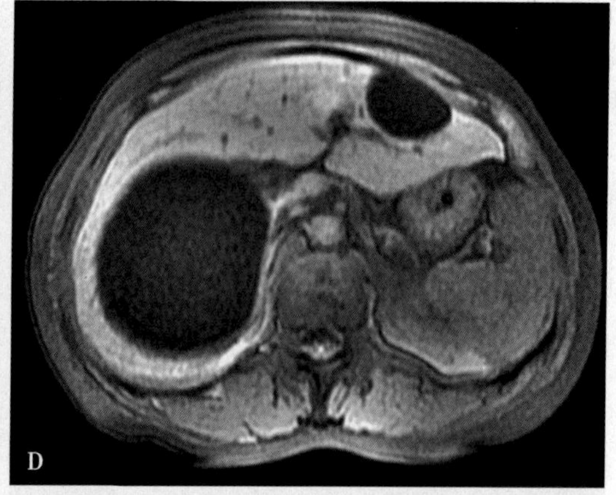

▶ 图 7-3-8 肝囊肿

肝左叶及肝右叶分别可见圆形 T_2WI 高信号（A，B）和 T_1WI 低信号水样肿块，边缘锐利

六、胆道系统常见病变的 MRI 检查

（一）胆石症

包括胆囊结石和胆管结石。胆囊内结石依据胆石成分不同在 T_1WI 上信号不同，多数为低信号，少数高低信号。在 T_2WI 上显示胆囊内结石较敏感，表现为高信号的胆汁内清楚显示的低信号胆结石（图 7-3-9）。胆管结石，在 MRCP 上可以观察到，胆管内高信号内低信号的充盈缺损，表现为扩张的胆总管下端呈倒杯口状充盈缺损（图 7-3-10）。CT 无法显示胆囊阴性结石，在 MRI 检查中可以清楚显示，因此 MRI 可作为胆囊阴性结石的首选检查方法（图 7-3-11）。

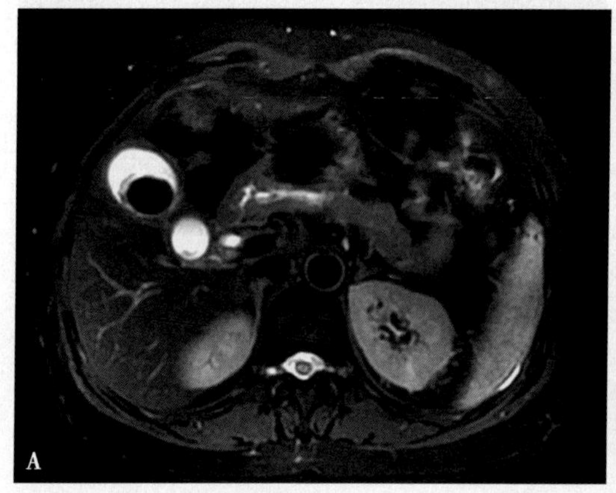
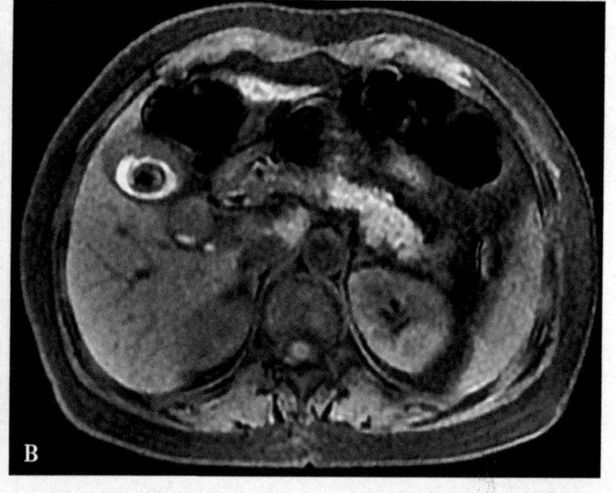

▶ 图 7-3-9 胆囊结石

胆囊腔内可见充盈缺损，在 T_2WI 上呈低信号（A），在 T_1WI 上呈中心部分低信号，边缘高信号（B）

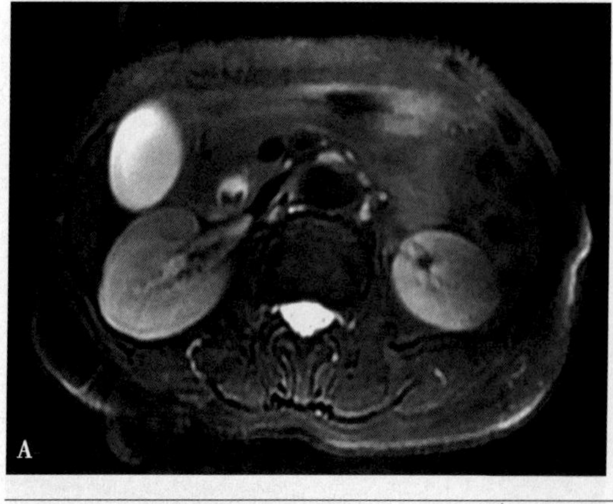
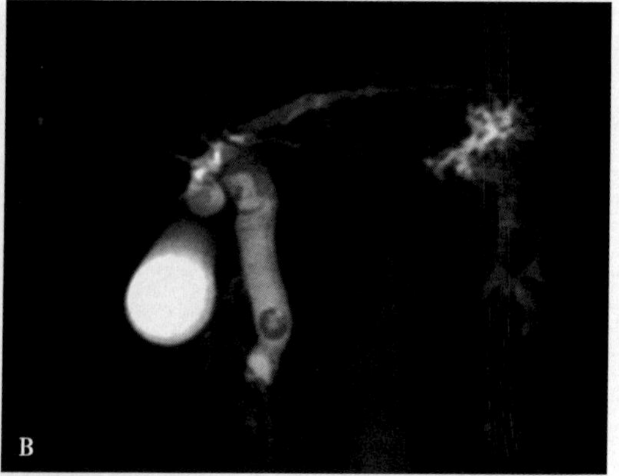

▶ 图 7-3-10 胆总管结石

胆总管末端腔内可见充盈缺损（A，B），继发肝内外胆管扩张（B）

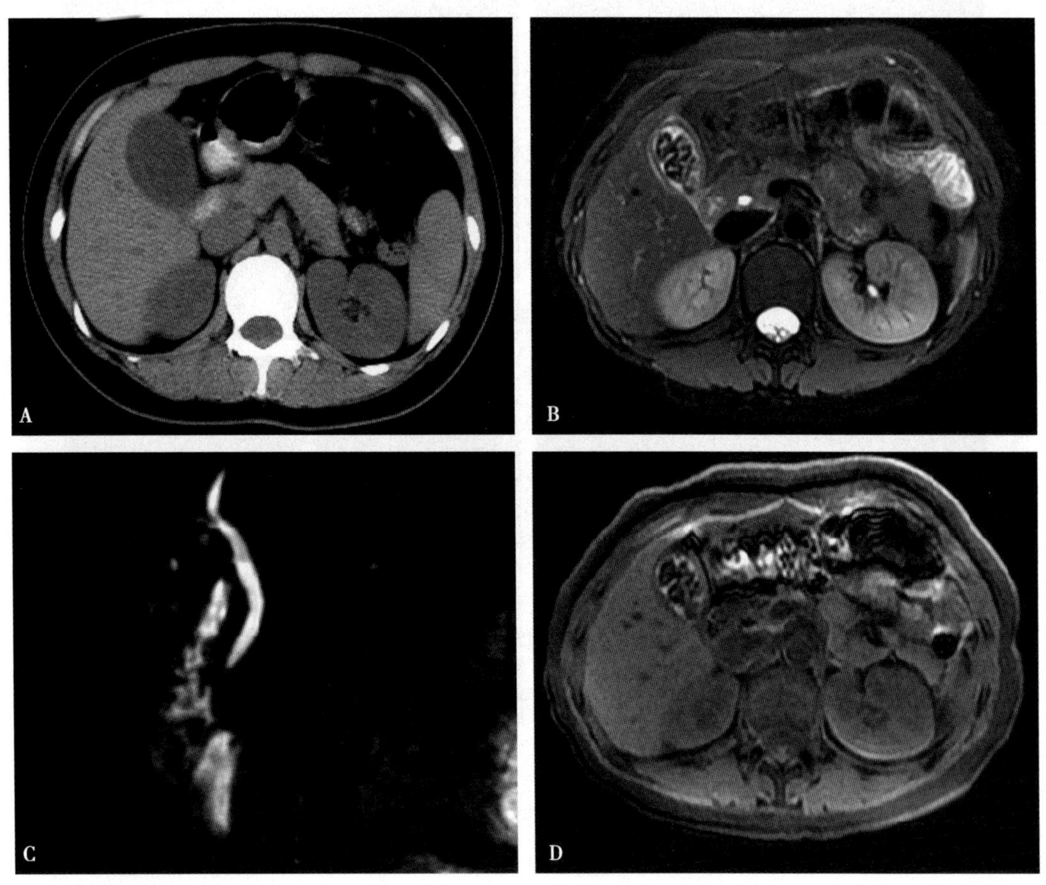

▶ 图 7-3-11 胆囊阴性结石
夜间突发腹痛，CT 示急性胆囊炎，但未见明显胆囊结石（A），MRI 检查见胆囊腔内多发结石，几乎充满胆囊腔（B~D）

（二）胆囊炎

急性胆囊炎表现为胆囊体积增大，壁增厚，增厚的胆囊壁因水肿在 T_1WI 上呈低信号，T_2WI 上呈高信号。胆囊内胆汁因含水量的增加，在 T_1WI 为低信号，T_2WI 为高信号（见图 7-3-11）。慢性胆囊炎则表现为胆囊体积减小，胆囊壁不均匀增厚，有时可以看到由于胆汁淤积，而在 T_1WI 上表现为高信号。

（三）胆囊息肉

在胆汁的衬托下，在 T_1WI 呈稍高信号，在 T_2WI 上表现为低信号的软组织影，T_1WI 增强检查可以看到沿壁息肉呈持续强化。

（四）胆囊癌

表现为胆囊壁增厚，内可见 T_1WI 低信号，T_2WI 稍高信号的实性肿块，肿块呈持续强化，在 DWI 呈高信号（图 7-3-12）。若在 T_2WI 肿块周围的肝实质出现不规则高信号，则提示肿瘤侵犯肝脏。

（五）胆管癌

胆管癌常表现为胆管局限性偏心性狭窄和软组织信号的肿块，其上端胆管扩张。扩张胆管在 SE 序列 T_1WI 呈低信号，FSE 序列 T_2WI 呈高信号。肿瘤在 T_1WI 上为等或低信号，T_2WI 为不均匀较高信号。MRCP 能立体地显示扩张的胆管，常表现为扩张的胆管突然中断，梗阻部位出现充盈缺损（图 7-3-13）。

（六）胆管囊状扩张

分为肝内胆管及肝外胆管的囊状扩张，表现为局部扩张的肝外胆管呈类圆形或梭形或肝内胆管多发囊状扩张，T_1WI 呈低信号，T_2WI 呈高信号，MRCP 显示肝内外胆管囊状扩张更为清晰（图 7-3-14）。

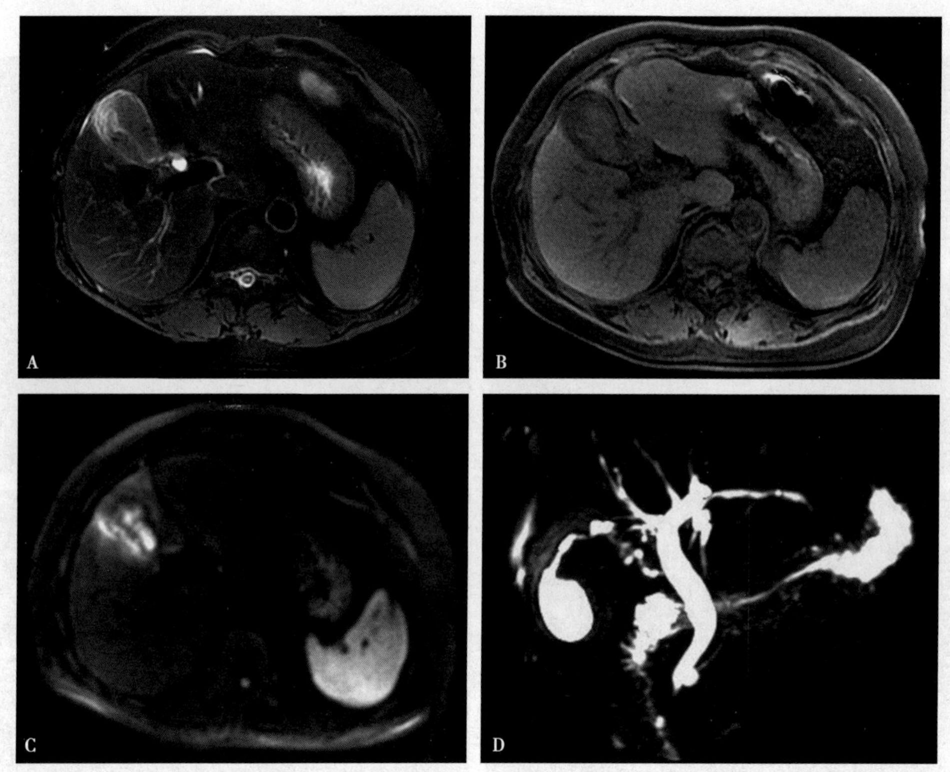

▶ 图 7-3-12 胆囊癌 MRCP

胆囊壁明显增厚呈软组织信号，于 T_2WI 呈稍高信号（A），T_1WI 上呈等-低信号（B），DWI 呈高信号（C），MRCP 可见胆囊腔变小（D）

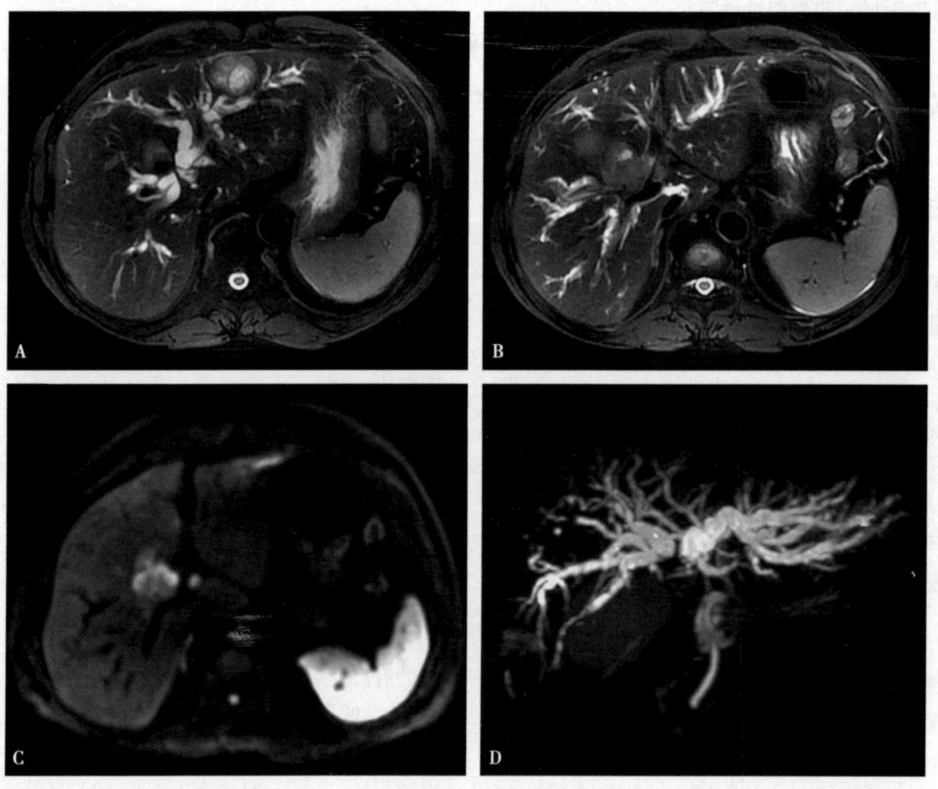

▶ 图 7-3-13 胆管癌 MRCP

肝门区可见软组织肿块，肝内胆管扩张（B），肝左叶外侧段转移灶（A），DWI 上肝门区软组织肿块呈高信号（C），MRCP 对于肝内胆管扩张显示更加直观，并可见肝左右胆管在肝门区汇合处中断（D）

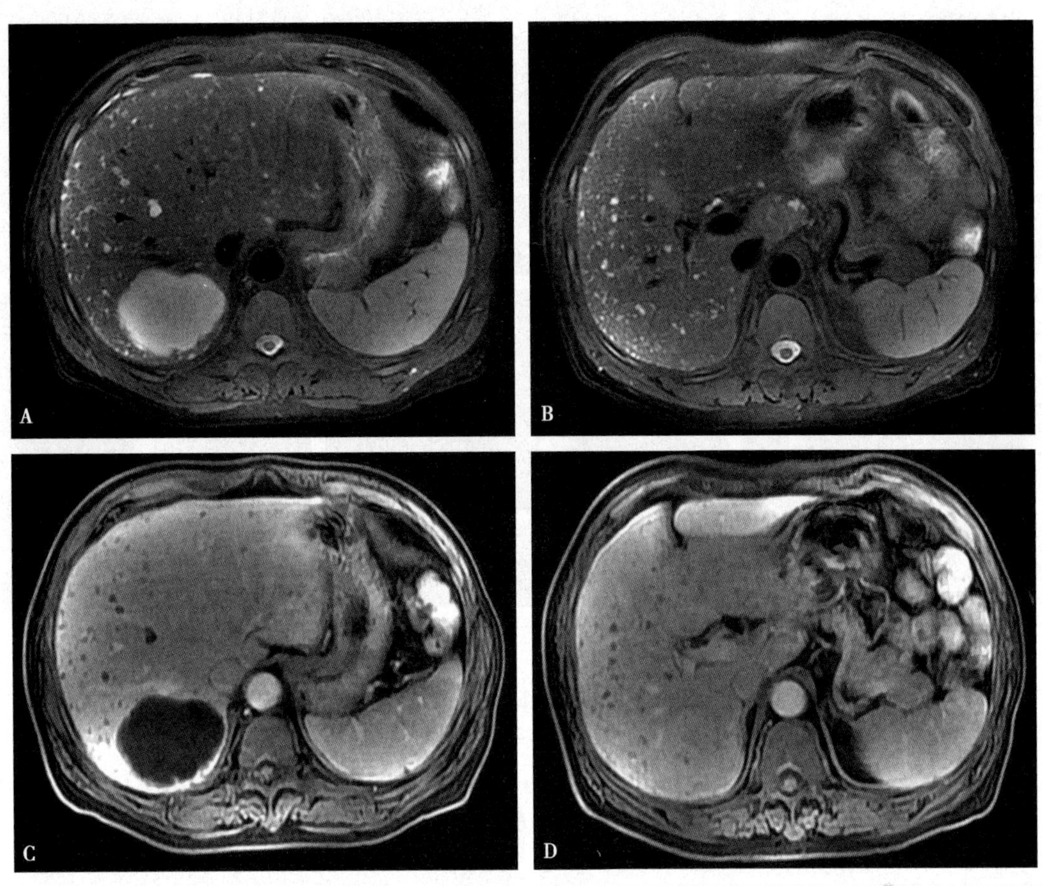

▶ **图 7-3-14　肝内胆管囊状扩张病**（Caroli 病）
肝内胆管可见多发小囊状长 T_2 信号及肝右叶较大的囊肿

（七）胆道梗阻

在 MRI 可见梗阻部位腔内充盈缺损或管壁增厚，其以上肝内外胆管管径增宽，扩张的胆管在 T_1WI 呈低信号，在 T_2WI 呈高信号。MRCP 可见从肝门至肝外由大到小呈高信号的扩张胆管，并从 MRCP 可以多方位观察，从而可以显示梗阻部位（见图 7-3-10）。

七、胰腺常见病变的 MRI 检查

（一）胰腺肿瘤性病变

1. 胰腺癌　横断面 MRI 上胰腺的形态改变与 CT 相似，可见胰腺局部增粗，形成肿块，并可见肿瘤以远胰管扩张。肿块信号在 SE 序列 T_1WI 上稍低于正常胰腺和肝，FSE 序列 T_2WI 上稍高且不均匀，坏死区信号更高。一些间接征象如肝内外胆管扩张和胰管扩张是诊断胰头癌的重要依据，称为“双管征”（图 7-3-15）。MRCP 可以清楚显示胆管和/或胰管梗阻的部位、形态。MRI 增强检查可见肿瘤强化程度低于正常胰腺实质，DWI 上肿瘤呈明显高信号。

2. 胰腺囊腺瘤和囊腺癌　表现为 T_1WI 上低信号，T_2WI 上高信号的肿瘤。浆液性囊腺瘤呈蜂窝状，并在 T_2WI 上可见低信号的肿瘤包膜及瘤内的纤维间隔，肿瘤中央的纤维瘢痕及钙化也呈低信号。黏液性囊腺肿瘤体积较大，囊壁较厚，多囊者可见纤维分隔，可有乳头状或脑回样突起。黏液性囊腺肿瘤的信号也可根据其内成分不同而信号各异。

3. 胰腺导管内乳头状黏液性肿瘤（intraductal papillary mucinous tumor，IPMT）在 MRI 上可见扩张的主胰管及分支胰管在 T_2WI 上呈明显高信号，管腔内乳头状突起和囊性病变内索条形分隔成低信号（图 7-3-16）。MRCP 可以更加清楚地显示扩张的胰管以及其内的充盈缺损，并可以看到肿瘤与胰管的关系。

4. 胰腺神经内分泌肿瘤　多为圆形、卵圆形病灶，边界锐利。SE 序列 T_1WI 上病灶信号强度与正常胰腺相等或略低，FSE 序列 T_2WI 上表现为等或稍高信号。使用脂肪抑制技术的 T_1WI 上，胰腺实质表现为较高信号，胰腺形态显示更加清楚，有助于发现低信号病变。行 Gd-DTPA 动态对比增强，可见病灶早期强化，且强化程度高于正常的胰腺实质（图 7-3-17）。

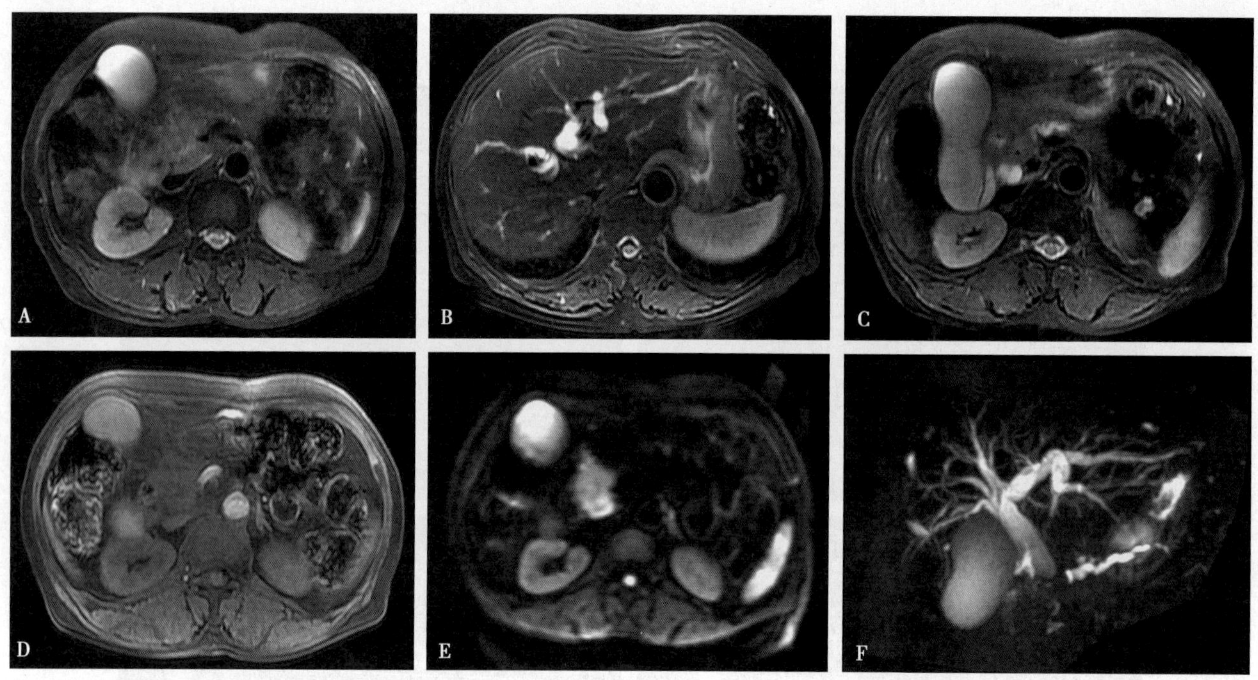

▶ 图 7-3-15 胰腺癌（双管征）

胰头区等 T_1 长 T_2 信号肿块（A，C，D），DWI 上呈高信号（E），伴肝内外胆管及胰管扩张（B，C），在 MRCP 上可见扩张的胆管及胰管呈“双管征”表现（F）

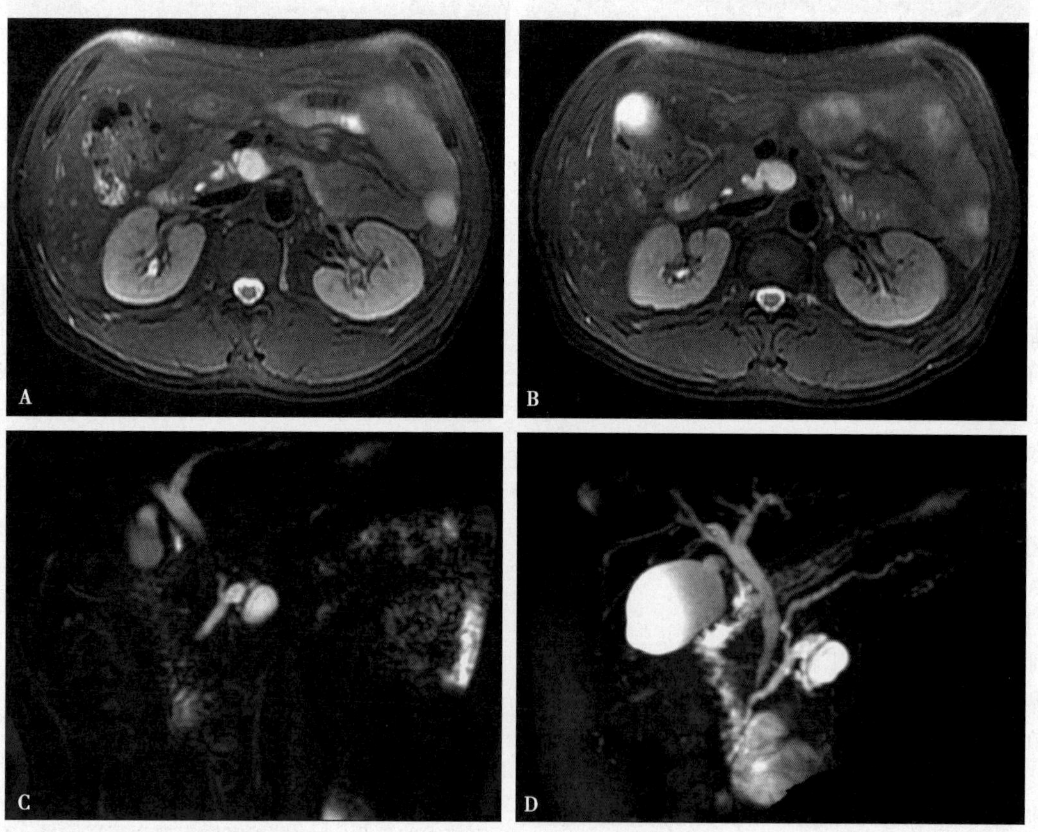

▶ 图 7-3-16 分支胰管型 IPMT

胰头区多发囊性长 T_2 信号影，内可见低信号分隔（A，B），囊性结节影与胰管相通，主胰管轻度扩张（C，D）

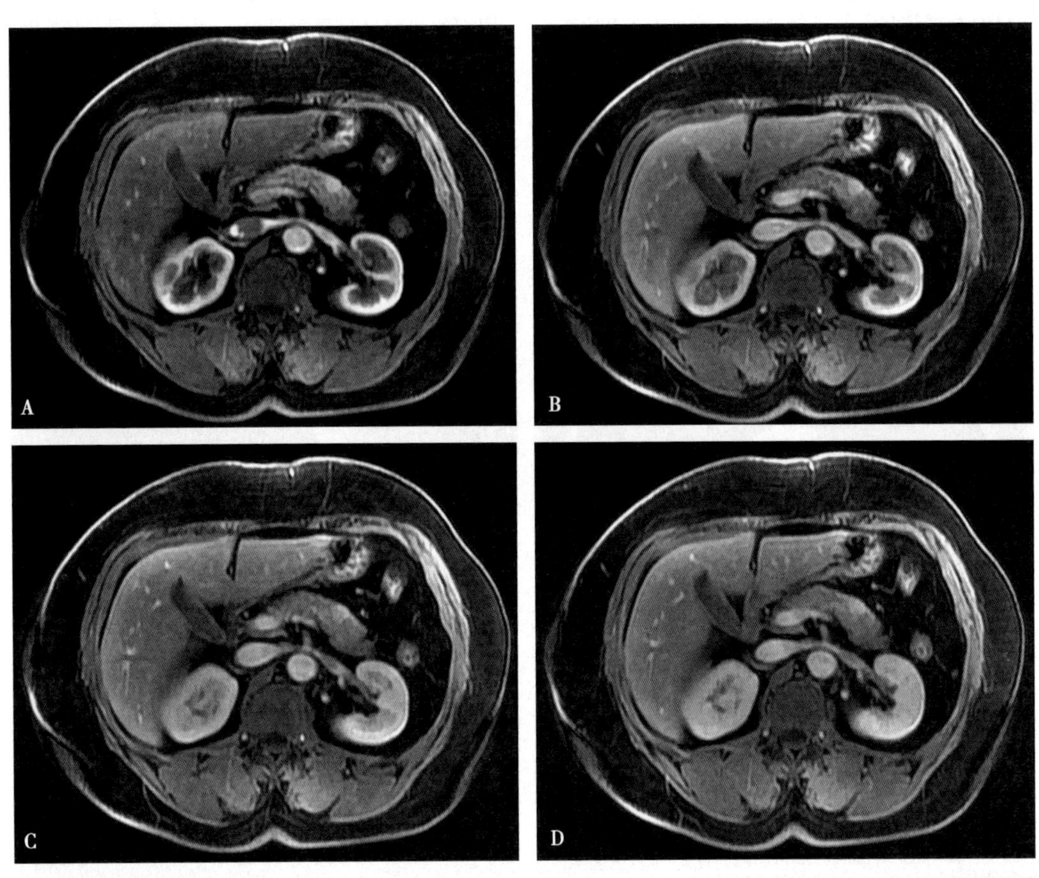

▶ **图 7-3-17　功能性神经内分泌肿瘤**

胰体部可见明显强化结节，强化各期强化程度高于正常胰腺实质（A～D），病理证实为胰腺神经内分泌肿瘤

5. 胰腺实性假乳头状肿瘤　表现为囊实性肿瘤，实性部分呈等 T_1 稍长 T_2 信号，囊性部分呈长 T_1 长 T_2 信号，增强检查可见肿瘤的实性部分呈渐进性中等强化。

（二）胰腺炎

1. 急性胰腺炎　表现为胰腺体积增大，T_1WI 呈低信号，T_2WI 呈高信号，胰腺周围不光滑，多发长 T_1 长 T_2 信号的渗出液（图 7-3-18）。如有假性囊肿形成则表现为类圆形、边缘较光滑的囊性病变，呈长 T_1 长 T_2 信号。若胰腺炎合并有出血时，则随着正铁血红蛋白的出血而表现为短 T_1 长 T_2 信号。

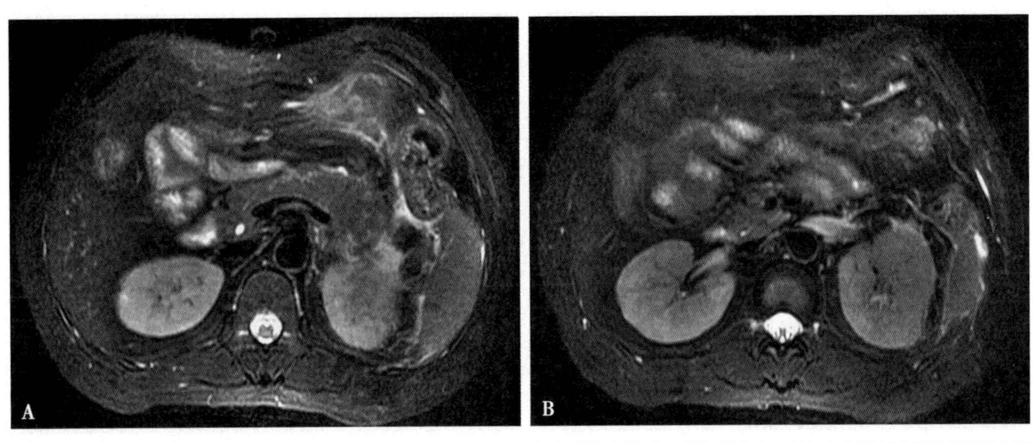

▶ **图 7-3-18　急性胰腺炎**

胰腺体积增大，胰周多发长 T_2 信号渗出液（A），左侧肾前筋膜增厚（B）

2. 慢性胰腺炎 胰腺体积增大或萎缩，T_1WI 呈混杂低信号，T_2WI 呈混杂高信号，对于钙化的显示不及 CT 检查，呈低信号或无信号（图 7-3-19）。MRCP 可以更加清楚地显示慢性胰腺炎扩张的主胰管呈串珠样改变。

3. 自身免疫性胰腺炎 表现为胰腺局灶性、弥漫性或多灶性增大，呈腊肠状改变，MRI 对于自身免疫性胰腺炎周围的包膜显示更加清晰。增强检查早期强化程度低于正常胰腺实质，并可见延迟强化，病变在 DWI 上呈稍高信号（图 7-3-20）。

7

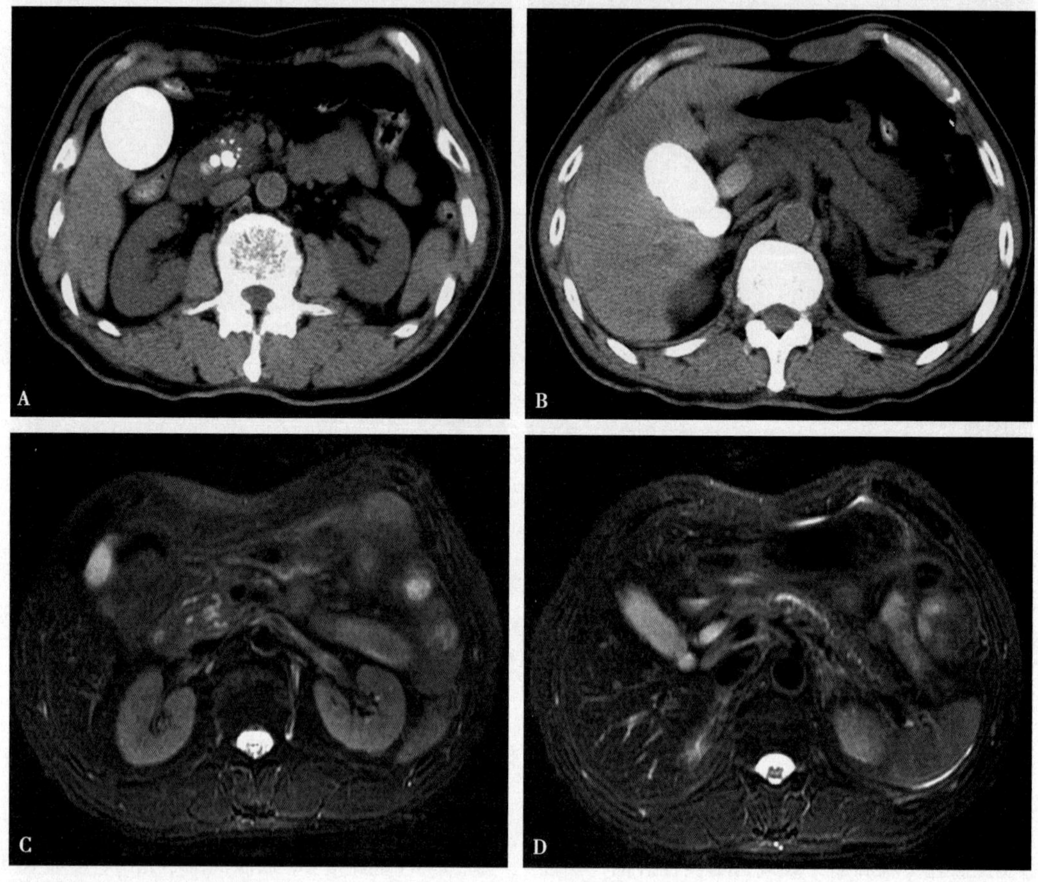

▶ 图 7-3-19 慢性胰腺炎

CT 平扫胰头区多发钙化灶，伴主胰管扩张（A，B）；MRI 上钙化呈低信号（C），扩张的主胰管呈串珠样改变（D）

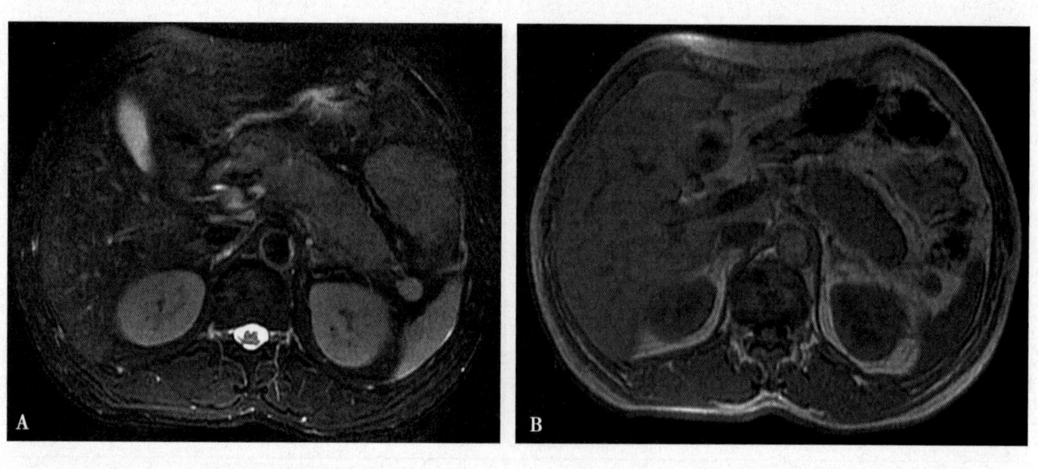

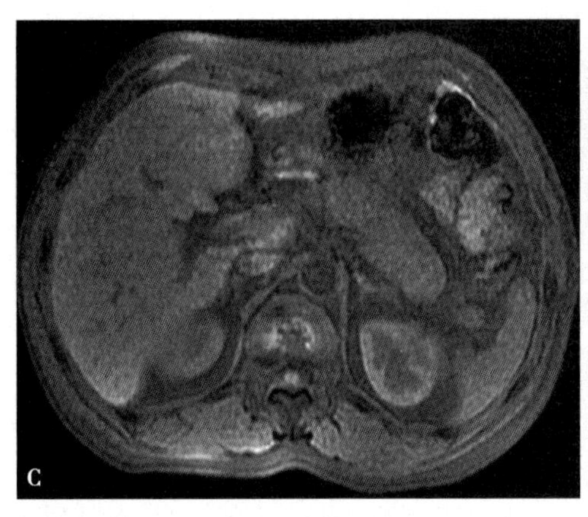

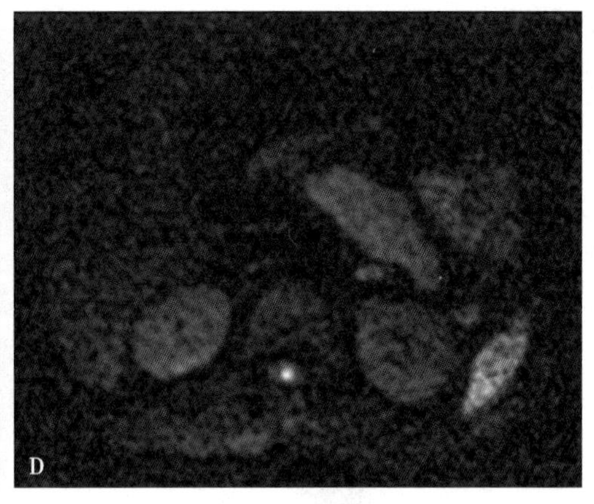

▶ 图 7-3-20　自身免疫性胰腺炎

胰体尾部弥漫增大，周围可见低信号包膜，呈“腊肠样”改变（A~C），DWI 呈稍高信号（D）

八、脾脏常见病变的 MRI 检查

（一）脾囊肿

表现为 T_1WI 低信号，T_2WI 高信号，边缘光滑、锐利的病变。增强检查无强化，DWI 呈低信号。

（二）脾血管瘤

表现为 T_1WI 稍低信号，T_2WI 明显高信号的病灶，增强检查可见明显强化，且可见对比剂逐渐向肿瘤中心填充，DWI 呈稍高信号。

（三）脾淋巴管瘤

表现为囊状长 T_1 长 T_2 信号，肿瘤边界清晰，DWI 呈低信号。

（孙浩然　白人驹）

第四节　腹部疾病的血管造影检查

血管在人体与所有的组织、器官密切相关。通过向血管内注入造影剂同时利用影像学设备来显示血管分支，根据血管的走行、分布、新生、贫乏、扩张或中断等特殊改变来诊断疾病，具有重要的临床价值，这一过程称为数字减影血管造影（digital subtraction angiography，DSA）。自 1953 年 Seldinger 首次将经皮动脉穿刺技术应用于血管造影，因其技术简便，开创了血管造影技术的新纪元。虽然近年超声、CT、磁共振在血管成像方面有了很大进步，但在实际工作中因其实时、动态显影的优势仍以数字减影血管造影为血管疾病诊断的“金标准”。

一、DSA 技术基本原理

数字 X 线荧光成像是 DSA 的基础。其基本原理是先使人体某部位在影像增强器上成像，再用高分辨率摄像机对影像增强器上的图像进行序列扫描，将所有的连续视频信号转变为间断的信息，图像被分割为很多小方格，成为矩阵化。经 A/D 转换器转成数字，按序排列数字矩阵，每组数据表示矩阵的行、列数，两者的乘积为矩阵的总像素数，图像完成数字化。将受检部位未注入造影剂与注入造影剂的数字图像输入计算机进行处理，将两幅图像的数字信息相减，获得差值信号，再经 D/A 转换器转换成模拟信号，通过显示器显示，从而获得除去骨骼、肌肉及其他组织而仅留下血管影像的减影图像。

（一）DSA 常用器械

1. 穿刺针　是建立血管通道进行下一步诊断治疗的基本器材。穿刺针一般根据用途不同分为由锋利的针芯和外套管组成后壁穿刺针或单纯用于穿刺血管的中空穿刺针。穿刺针的内径为了与通过的导丝相对应以英寸表示（图 7-4-1）。

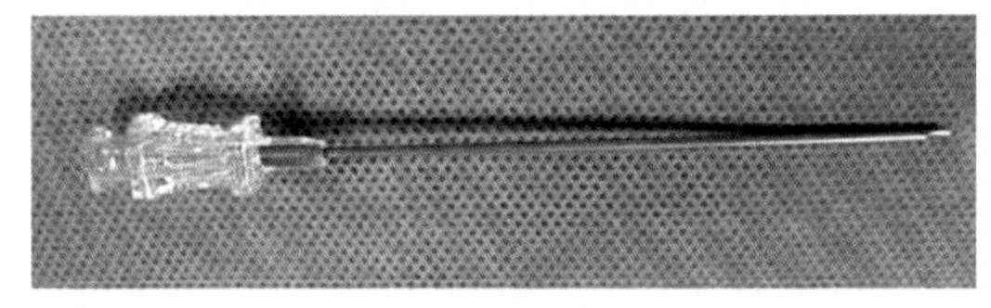

▶ 图 7-4-1　穿刺针

2. 导管　根据目的不同分为造影导管、引流导管、球囊扩张导管等。一般导管直径以法制单位 F 表示（1F = 0.335mm）球囊导管中球囊直径及长度应用公制毫米表示，导管内径则以英寸表示。

3. 导丝　是引导并支持导管鞘通过皮下组织进入血管或引导导管通过迂曲、硬化血管的重要器材。根据物理特性不同可分为超滑导丝、超硬导丝、超长交换导丝。导丝直径以英寸表示。

4. 导管鞘　主要用于引导导管或其他血管内器材顺利进入血管，同时便于导管交换。导管鞘主要由外鞘、扩张器和短导丝组成。

上述几种器材是介入腔内诊疗中常用的基本器材。

除此之外，还有支架、滤器、血管缝合器（图 7-4-2）、封堵器（图 7-4-3）以及用于取出异物的或结石的网篮、用于肿瘤治疗的激光、微波、冷冻器材等。随着新技术、新材料的不断发展，将有更多的新器材应用于临床。

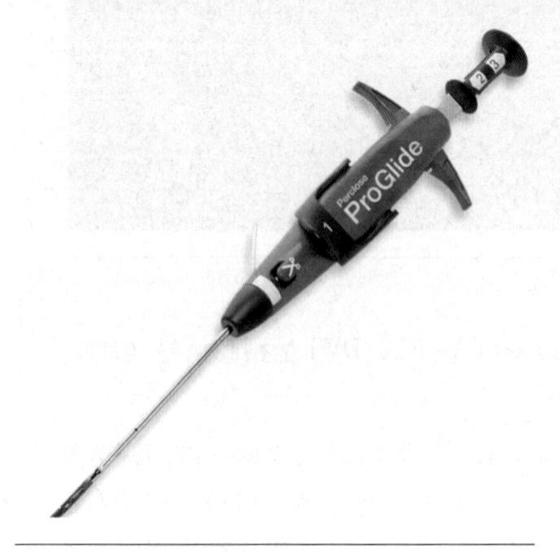

▶ 7-4-2 血管缝合器

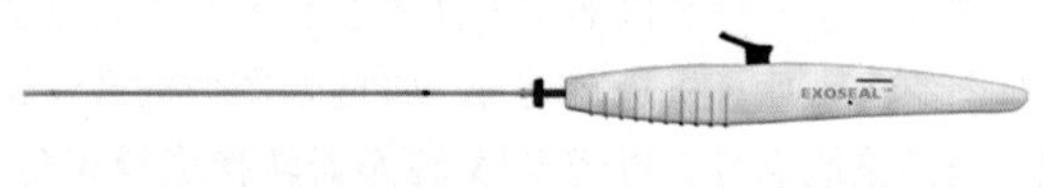

▶ 图 7-4-3 血管封堵器

(二) DSA 临床检查的适应证及禁忌证

1. 适应证

(1) 血管疾病：动脉瘤、血管畸形、血管狭窄、血管闭塞、血栓形成等；血管疾病的介入腔内治疗。

(2) 了解肿瘤血供、累及范围以及进行肿瘤介入腔内治疗。

(3) 血管外伤的诊断及治疗。

2. 禁忌证

(1) 碘制剂过敏。

(2) 严重心、肝、肾功能不全。

(3) 严重的凝血功能障碍，明显出血倾向。

(4) 高热、急性感染及穿刺部位感染。

(5) 恶性甲状腺功能亢进、骨髓瘤。

(6) 女性月经期及妊娠 3 个月以内者。

二、术前准备、术后处理及并发症

(一) 术前准备

血管造影操作复杂，有一定的痛苦和并发症，因此要认真做好术前准备：

1. 向患者说明造影的目的和过程，消除顾虑并取得充分合作。

2. 常规检查心、肝、肾功能以及有无出血倾向，有不正常时要及时纠正。

3. 做造影剂过敏试验。

4. 术日晨禁食水，下午检查者早晨可进少量流质，中午禁食水。

5. 导管插入部（一般在腹股沟部）备皮，洗澡。

6. 术前 30 分钟可注射地西泮及阿托品，使病人安静和减少血管痉挛。

(二) 股动脉穿刺要点

选择股动脉作为穿刺点，按 Seldinger 法穿刺动脉穿刺具体步骤，见图 7-4-4、图 7-4-5。

1. 刀片划开皮肤，穿刺针 45°~60°斜面向上，刺入血管，血流喷出。

2. 穿刺针稍倾斜以利于导丝送入。

3. 送入 J 型导丝，确保导丝走行顺畅无阻力。

4. 撤出穿刺针。

5. 旋转送入体外装配好扩张鞘管的动脉鞘。

6. 固定动脉鞘，退出扩张鞘和导丝，肝素盐水冲洗血管鞘。

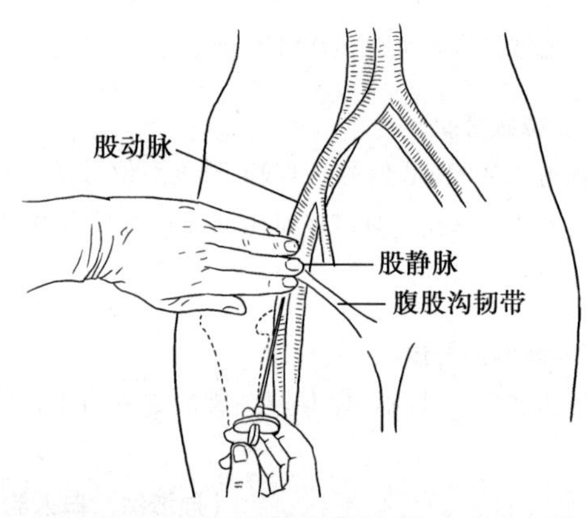

▶ 图 7-4-4 股动脉穿刺点

(三) 术后处理

1. 压迫止血 从拔管开始就要做好局部压迫，一般拔除导管后压迫 10~15 分钟，证明穿刺局部无出血和血肿形成时为止。

2. 局部加压包扎 用 1~2kg 沙袋压迫穿刺局部 5~10 小时，但要注意末梢血运。

3. 密切观察 24 小时，注意穿刺局部血肿或出血。

4. 造影检查一般不建议使用抗生素。

5. 术后 2 小时可饮水，4 小时可进流质或半流质，24 小时恢复正常饮食和活动。

(四) 常见并发症

1. 出血和血肿 拔除导管后穿刺局部压迫不当，容易造成出血和血肿。穿刺点在腋动脉者压迫止血不便，也容易形成血肿。

2. 动脉痉挛 细的动脉插入粗的导管或导管在动脉内

长时间粗暴操作或局部麻醉不充分，造影剂温度过低或浓度过高等，均可引起动脉痉挛。女性多于男性。发生痉挛时插入导管受阻，操作困难，应从导管注入血管扩张剂。严重的痉挛有引起血栓和血管内膜炎的危险，应终止检查，并在拔除导管前注入生理盐水、肝素和血管扩张剂。为了预防发生血管痉挛，首先要做好血管周围充分麻醉，仔细操作并争取一次穿刺成功。灌注用的生理盐水不要过凉。

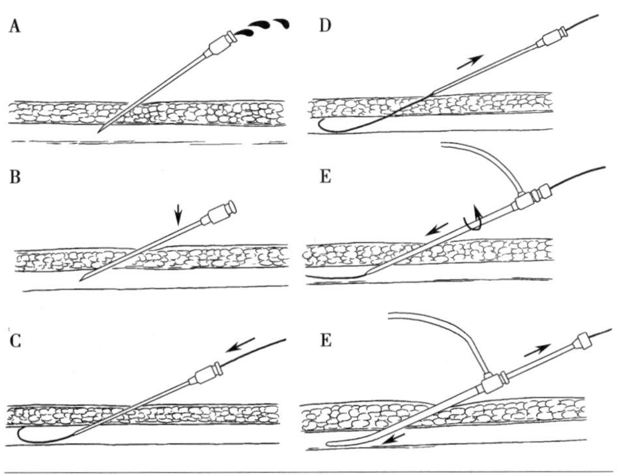

▶ 图 7-4-5　穿刺置管示意图

3. 穿破血管或内膜损伤

(1) 动脉穿孔：多见于不做透视进行盲目插入的髂总动脉近侧，特别是在动脉局部扩张、曲屈或有动脉瘤时容易发生。为了预防，要保持进针角度与动脉一致并注意动脉血喷出的速度，遇有阻力或血液喷出无力时，应在透视下注入造影剂观察，禁忌用力插入，此处穿孔出血量大，止血困难，故必须注意。

(2) 因动脉硬化、动脉瘤等内膜病变时，导管也可穿入内膜，使造影剂注入血管壁内，特别是使用直头导管容易发生，因此导管插入过程中必须有导丝引导。少量造影剂注入血管内膜一般不需要特殊治疗，但注入大量造影剂于血管壁内造成血管内膜剥脱时，则要尽快进行手术治疗。

4. 血栓形成和栓塞　血栓形成多见于导管插入部的动脉。发生原因是：反复穿刺或操作粗暴导管损伤内膜；用力压迫插入部位造成血流阻断。

动脉栓塞的原因，是动脉内的血栓或钙斑因导管插入造成脱落或注入小的凝血块等。因此在怀疑有动脉硬化或有动脉瘤的患者，为了防止栓塞，插入导管要特别仔细。慎用或不用肝素盐水灌注。

5. 导管、导丝折断　普通导丝前端的屈曲部呈螺旋状，在细的动脉分支处向相反的方向屈伸时，可以发生折断，超滑导丝出现折断较少。导管折断，多见于较细的，前端有侧孔的导管弯曲部。因此术中要注意轻柔操作。

上述并发症一旦发生，处理比较复杂，甚至可以造成死亡，应提高警惕。

三、腹部血管造影方法

(一) 腹腔动脉造影

方法：用 4~5FCobra、预成形肝动脉导管或单弯预成形导管。

从右侧股动脉插入导管，前端达第 12 胸椎和第 1 腰椎间高度时，寻找腹腔动脉开口，直到在 X 线电视下确定前端已进入腹腔动脉，用 300~350mgI 非离子造影剂 15~30ml，注射速度 5~8ml/s，以每秒 4~10 帧的速度持续采集 10~15 秒（图 7-4-6）。

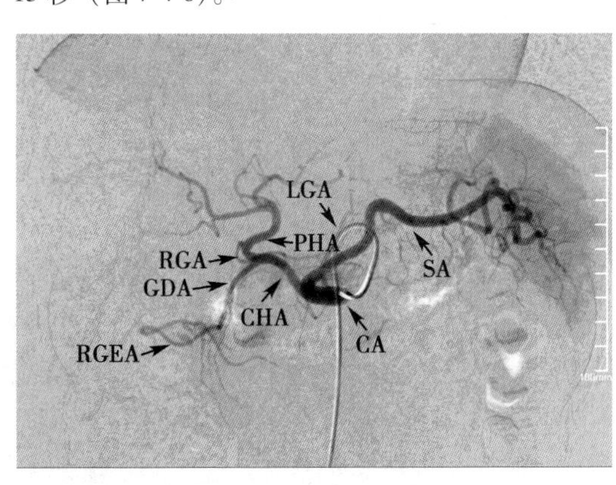

▶ 图 7-4-6　腹腔动脉造影（DSA 图像）

CA. 腹腔动脉；SA. 脾动脉；CHA. 肝总动脉；PHA. 肝固有动脉；RGEA. 胃网膜右动脉；GDA. 胃十二指肠动脉；RGA. 胃右动脉；LGA. 胃左动脉

(二) 肠系膜上动脉造影

方法：肠系膜上动脉造影和腹腔动脉造影用同形状的导管，一般以第 1 腰椎上缘作为寻找动脉开口的参照。多在腹腔动脉造影后施行。造影剂用量同腹腔动脉造影。如观察门静脉，应增加剂量，延长造影采集时间至 20~25 秒。

(三) 肠系膜下动脉造影

方法：肠系膜下动脉从腹主动脉比较锐角地向左下方

分出，因此导管前端弯曲的直径要小，可用专门的预成形单弯肠系膜下动脉导管，也可应用 SIM1 型导管等。在第 3 腰椎高度主动脉前壁稍左侧寻找开口，注意勿插入腰动脉。

造影剂用 10~15ml，5~8ml/s，造影采集 6~8 秒。

四、常见疾病的血管造影诊断

（一）肝脏疾病的血管造影诊断

选择性肝动脉造影，是诊断肝脏占位性病变的有效方法。

1. 原发性肝癌　多发生于肝的右叶，分为结节型、巨块型和弥漫型 3 种。结节型最多，巨块型次之，弥漫型最少。在组织学上原发性肝癌分为肝细胞癌、胆管细胞癌和混合型肝癌，因间质纤维组织含量不同，血管造影有不同的表现（图 7-4-7）。

（1）肝细胞癌（图 7-4-8，图 7-4-9）：在肿瘤边缘有较大的肿瘤血管新生，包围肿瘤的血管壁不规则或中断，半数以上肿瘤内毛细血管生长活跃，造影时因造影剂存留而出现着色浓染，浓染直径大于 5mm 者有诊断价值。其次动静脉瘘、动门静脉瘘、动脉扩张、血管受压伸长和分布异常发生率都很高。进入肿瘤中心的动脉，有增粗倾向。

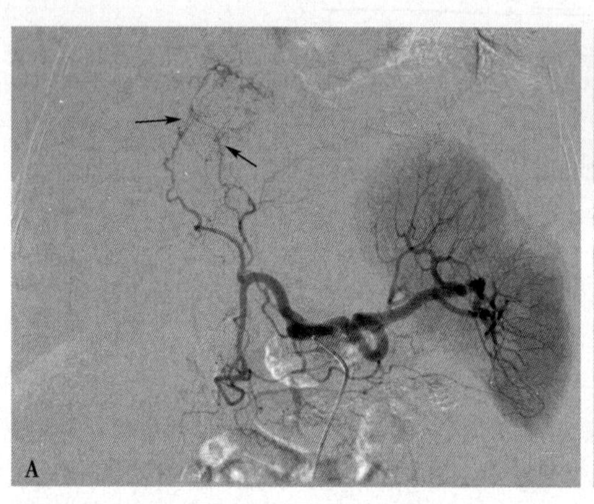

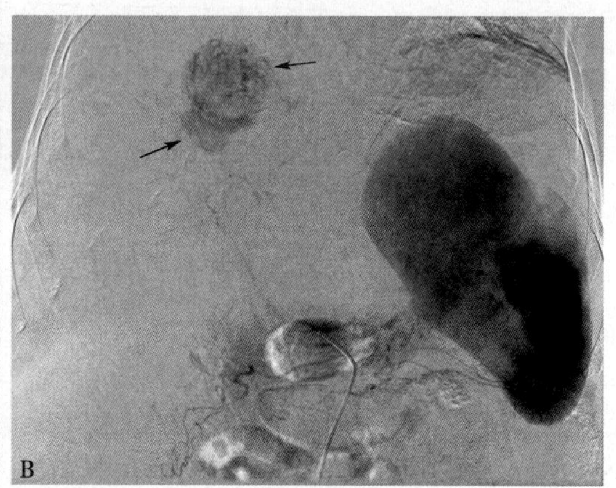

► **图 7-4-7　原发性肝癌**（腹腔动脉造影）

早期动脉可见多发增粗、迂曲、粗细不均、排列紊乱的肿瘤血管（A，箭头所示）；晚期及实质期动脉可见肿瘤染色征象（B，箭头所示），勾勒出肿块的分叶状形态

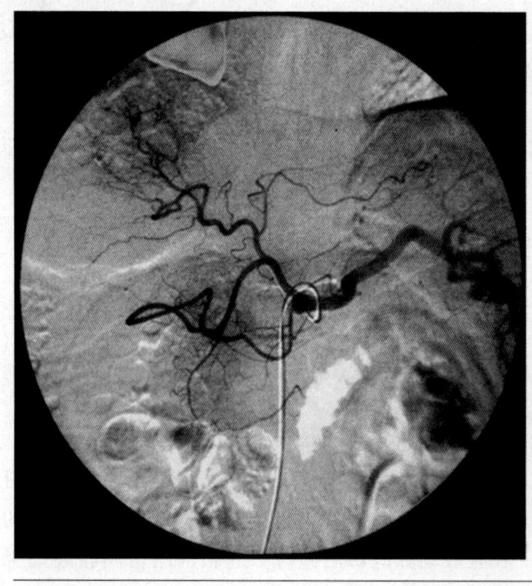

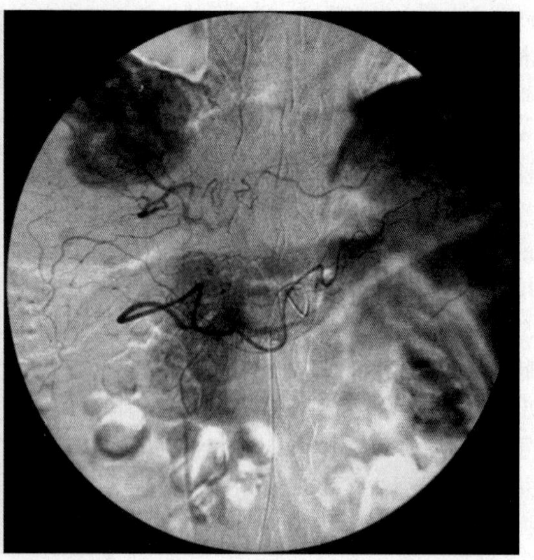

► **图 7-4-8　肝癌**

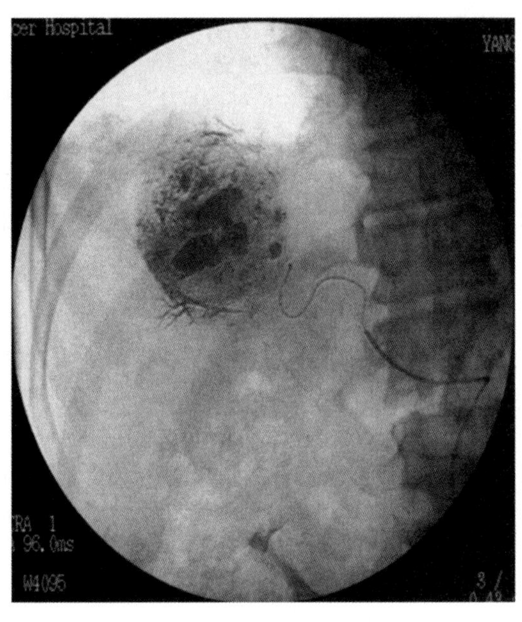

▶ 图 7-4-9　肝癌碘化油栓塞后

（2）胆管细胞癌：较肝细胞癌少见，为典型的腺癌结构，间质中纤维组织多，因此肿瘤血管比肝细胞癌细，血管造影时较少看到肿瘤实质着色，但由于肿瘤的浸润、血管有狭窄和不规则，侧支循环较发达。

2. 转移性肝癌　多来自胃、结肠、胰腺、胆囊、子宫、卵巢、肺、乳腺及肾脏等部位的肿瘤，多为血行转移。胃癌、胆囊癌、胰腺癌等也可经淋巴或直接蔓延而侵及肝脏。其组织形态可能与原发癌相似，也可表现为分化不良的癌细胞，而不能鉴别其原发癌的部位。因此在血管造影时，癌肿的血管改变与原发癌的性质和转移癌的分化程度有关，来自肾癌、肾上腺癌、乳腺癌和胰岛细胞癌者多显示血管丰富，而来自胰腺癌、胆囊癌、食管癌、肺癌等的肝转移癌则多见血管贫乏。

3. 肝脏的良性肿瘤　肝脏的良性肿瘤有腺瘤、脂肪瘤和血管瘤等（图 7-4-10，图 7-4-11），其中比较多见的是血管瘤。直径 1mm 至数毫米不等，可为单发或多发，多为海绵状血管瘤，偶见血管瘤长得很大。在肝动脉造影时因为进入血管瘤的血管分支增加，在末梢形成数毫米大的圆形斑块影。

7

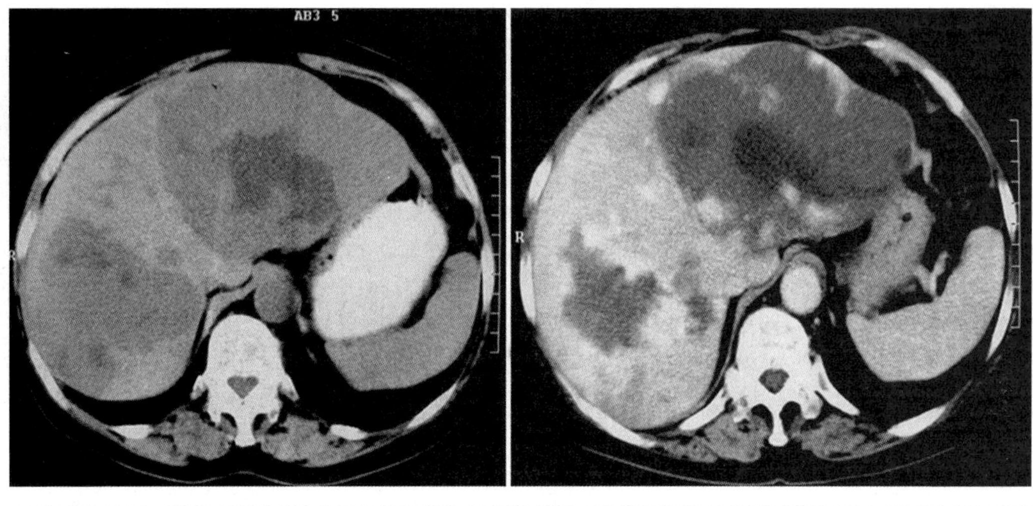

▶ 图 7-4-10　肝脏血管瘤 CT

4. 肝脏非寄生虫性囊肿　肝脏非寄生虫性囊肿比较少见，为多发，称肝多囊症，单发性囊肿罕见。囊肿的数目和大小变异很大，小的如针头帽大，大的可达儿头大小，但一般直径在 10cm 以下。囊肿可限于一叶或遍及全肝，肝血管造影时，可见肝内血管因囊肿压迫而伸长和变细，围绕囊肿成弧形，囊肿区密度减低。

5. 肝脏外伤性血肿　主要见于陈旧性的闭合性损伤引起的被膜下血肿或深部血肿。血肿边缘有炎性反应。血管造影时可以看到血肿区密度减低，在其周围则出现造影的浓厚带。

6. 肝脏的炎性疾病

（1）肝炎：是由肝炎病毒引起的消化道传染病，临床分为急性期和慢性期，血管造影主要用于慢性期：①迁延型肝炎：病后迁延不愈，病程半年以上，肝脏肿大，血管造影时，肝动脉的肝内支气管扩张，末梢显影清楚。②慢性肝炎：多见于乙型肝炎，病程在 1 年以上，临床表现因有无活动而不同。一般肝肿大，质地较硬。在血管造影时，血管内腔狭小，末梢显影不良，走行异常。③肝硬化是肝实质损害的末期现象，肝硬化的特点是间质结缔组织增生，肝实质细胞损害和肝细胞的结节状再生，3 种改变反复交错进行，使肝脏小叶结构和血液循环体系逐渐改变，肝脏质地变硬。因此肝血管明显减少，变细。动脉造影成枯树枝状。

（2）肝脓肿：分细菌性肝脓肿和阿米巴性肝脓肿两种，细菌性肝脓肿约 80% 发生在右侧，12% 发生在左侧，其余两侧同时受累，多发性脓肿比单发性脓肿多见。阿米巴肝

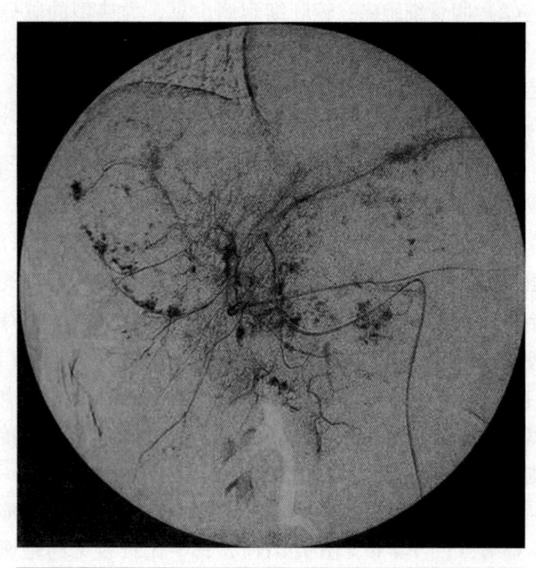

▶ 图 7-4-11 肝脏血管瘤 DSA 图像

7

脓肿 80%~90%在右侧，多为单发的脓肿，均有纤维组织壁包裹。血管造影时，肝动脉全部增强，脓肿局部血管因受压而移位、伸长，周围有反应性充血和血管增生。

7. 肝损伤 闭合性损伤，可由直接暴力，挤压或高处坠落时的对冲作用所引起。肝脏组织挫伤，肿大。血管造影时，肝内动脉伸长，末梢破裂和造影剂进入肝实质或形成门静脉胆管瘘。肝破裂时，肝内动脉断裂，大量造影剂进入肝实质。

（二）胆道疾病的血管造影诊断

胆道疾病的诊断，近年来进步很快，除有经腹腔镜胆囊造影、经皮肝穿胆管造影、十二指肠镜逆行胆管造影等各种胆囊、胆管造影法外，B 型超声波断层扫描和计算机断层扫描（CT）已广泛应用，对胆管疾病的诊断已有很大提高。但在胆囊、胆管不显影或显影不清，或疾病的早期，B 型超声波扫描断层和 CT 不能肯定诊断时，动脉造影仍是一种有效的检查方法。它能够明确病变的性质、范围、胆囊的大小、形态、位置、胆囊壁的状态以及肝脏有无转移等，但是腹腔动脉造影只有 60%能满足诊断要求。为了提高造影诊断，必要时应做超选择性肝动脉造影。

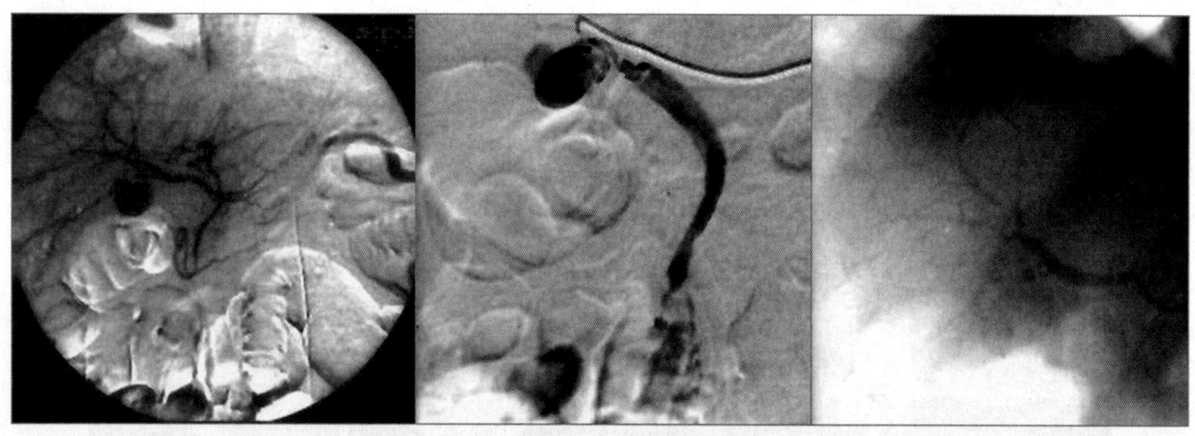

▶ 图 7-4-12 胆囊动脉出血及弹簧圈栓塞

1. 胆道肿瘤 胆道系统肿瘤可分为良性、恶性两种，良性肿瘤有乳头状瘤、腺瘤等；恶性肿瘤以癌为主，可发生在胆囊和肝外胆管的任何部位。

（1）胆囊癌：主要是腺癌，其他类型的恶性肿瘤非常少见。根据病理改变，胆囊癌可分为 4 型：①硬化型癌：最常见，表现为胆囊壁的局限性的硬结，它是由柱状上皮细胞组成的腺癌，含多量纤维组织，质地较硬；②胶样癌：肿瘤软而呈胶状，瘤细胞内含有多量黏液蛋白；③鳞状上皮癌：来自胆囊黏膜上皮化生；④乳头状癌：质地松，体积较大，凸入胆囊腔内。胆囊癌的恶性程度一般均较高，转移较早。胆囊壁上的淋巴管非常丰富，有利于肿瘤早期向肝脏及肝门淋巴结扩散。因此在动脉造影时主要表现胆囊动脉扩张、肿瘤有血管新生、胆囊壁局部增厚和浓染。当肿瘤压迫或浸润肝门时，则肝脉分支受压、狭窄或中断。如果肝实质内有新生血管，表示已侵入肝脏，胆囊摘除困难。

（2）肝外胆管癌：癌肿可以发生于肝外胆管任何部位，根据发病频数依次为胆总管、胆囊管、肝总管和胆总管汇合处、肝总管、右肝管、左肝管。胆管癌多为乳头状或扁平形，组织学上多为腺癌，转移较慢。主要累及局部淋巴结，临床上容易出现梗阻性黄疸。在血管造影时，肝固有动脉及其分支部有不规则的狭窄和屈曲，在肝门部可以有不规则的新生血管和肿瘤染色。在梗阻性黄疸并发胆囊肿大时，胆囊动脉伸长和变细。肝总动脉和肝固有动脉可受压变位，胆囊壁染成淡的线状。

2. 胆道炎症 一般不做血管造影，但在胆囊造影不显影、胆管闭塞等，为了和肿瘤鉴别时用。

（1）急性胆囊炎：胆囊壁充血肿胀，造影时胆囊壁肥厚着色，胆囊动脉扩张。

（2）慢性胆囊炎：胆囊缩小，血管缺乏，造影时胆囊壁往往不能着色，但在亚急性期，胆囊动脉及其分支气管扩张，有时伴有屈曲，当胆囊肿大时小的分支多扩张。在慢性期，末梢血管壁不光滑，胆囊壁肥厚着色不整，易误诊为癌。

（三）胃疾病的血管造影诊断

由于纤维胃镜的广泛应用和X线钡餐检查方法的改进，已能得到相当满意的诊断，因此胃的疾病很少应用血管造影。

1. 胃癌　我国胃癌发病率较高，多见于男性，胃癌可分为早期和进展期。早期是局限于黏膜或黏膜下层的胃癌，进展期胃癌则已侵犯肌层或浆膜。胃癌绝大多数为腺癌，最多见于胃窦，其次小弯，再次为贲门。胃癌发展较慢，肿瘤血管增生比较少，因此血管造影时肿瘤染色不明显，主要表现为血管壁不整、狭窄或断绝。

2. 胃肉瘤　占胃恶性肿瘤的1%～3%，胃肉瘤中的恶性淋巴瘤最多，其次是胃平滑肌肉瘤，其他胃肉瘤罕见。①恶性淋巴肉瘤，原发于胃壁内淋巴滤泡，逐步向四周扩展并侵犯胃壁全层。早期黏膜和浆膜常被肿瘤顶起而外观完整，造成胃镜检查困难。血管造影时血管绕肿瘤成轮状走行，动脉腔不整或断绝，排列和走行不规则，营养肿瘤的动脉干扩张，周围血管受压变位，肿瘤血管增生，着色明显；②胃平滑肌肉瘤：是起源于胃平滑肌的恶性肿瘤，一般为单发，可向胃腔内突出生长。具有丰富的血管，造影时血管充盈良好，血管绕肿瘤成轮状，但管腔光滑完整，为规则的走行和排列。

（四）脾疾病的血管造影

腹腔动脉造影或脾动脉造影，可以看清脾脏的大小、形态位置和内部构造等因此对无脾症、副脾、游走脾、脾肿大等容易诊断。脾脏外伤时，可看到造影剂不规则的漏出，脾实质裂隙，动、静脉瘘及动脉瘤等改变。

（五）胰腺疾病的血管造影

胰腺肿瘤，一般检查方法诊断困难，消化道X线检查、低张十二指肠造影、经皮肝穿胆管造影、逆行胰管造影等，只能间接地显示胰腺的变化，不能满足临床诊断的要求。多依赖B型超声波断层扫描、CT和MR进行胰腺疾病诊断。然而，血管造影仍不失为一种有效的检查方法，它可以直接显示胰腺的病变，特别适于胰腺的肿瘤和炎症。

胰腺的血液供应来自胃十二指肠动脉、脾动脉和肠系膜上动脉，因此胰腺疾病的血管造影应同时做腹腔动脉和肠系膜上动脉造影。

1. 胰腺的恶性肿瘤

（1）胰腺癌：胰腺癌是胰腺最常见的肿瘤，可发生在胰腺的各个部位，但胰头最多，癌瘤位于胰实质中，多为椭圆形肿块，外界清楚，直径1～10cm不等。有时向外突出。胰腺癌的血管变化可出现：①不规则的狭窄或闭塞；②新生的肿瘤血管；③血管受压移位；④肿瘤的浓染；⑤动、静脉瘘，其中动脉的不规则狭窄，闭塞或有新生肿瘤血管，对诊断肿瘤有重要价值。胰腺血管的分支和位置、分布变异比较多见，因此单纯血管变位，不能作为诊断的依据，必须结合其他变化。胰腺血管分布较少，新生的多为毛细血管，直径小于2cm的胰腺癌诊断困难。多数情况下是比较大的进展型癌，此时已不能手术根治，因此早期发现还要结合其他检查。

（2）其他恶性肿瘤：很少见，可发生胰岛肿瘤、血管肉瘤、平滑肌肉瘤等，因血管丰富，肿瘤浓染，有利于早期发现，大于15mm的小肿瘤，血管造影能够发现，但更小者诊断率也不高。

2. 胰腺的良性肿瘤　良性肿瘤血管分布多的有血管瘤和囊腺瘤，前者肿瘤全部被血管网占据，能见到斑点状阴影，但后者血管丰富主要是外廓，内部血管缺乏。

胰腺囊肿种类较多，血管造影的共同特点是血管的变位和伸长，血管分布少但在囊肿壁有炎症和周围有粘连时，其囊壁可以看到相当多的细的血管像和清楚的实质密度减低区。囊肿瘤、炎性囊肿、脓肿鉴别困难。

3. 胰腺炎　一般不做血管造影，为了和肿瘤鉴别或因胰腺炎手术时，血管造影可见动脉支增强和扩张，实质有相当浓的显影并伴有轻微的壁和管腔不整，在胰腺扩大或形态不规则者，也有血管数减少。这些变化和正常有时区别困难，和胰腺癌的鉴别有时也很困难，但胰腺癌的血管狭窄性变化比较强。胰腺弥漫性充血比较少。慢性胰腺炎，胰内血管减少，管腔不整。有囊肿形成时，伴有血管的压迫移位和狭窄。胰内局限性的慢性胰腺炎和胰腺癌鉴别困难，但胰腺炎血管浸润现象不明显。

（六）肠道疾病的血管造影诊断

肠道的疾病血管造影，随着小肠镜和结肠镜的广泛应用，已很少单纯应用于诊断，应进行腹腔动脉、肠系膜上动脉或肠系膜下动脉造影。动脉期在正常小肠壁上的小分支呈网状分布，在结肠侧可以看到轮状的横行血管。血管排列整齐逐渐变细。

1. 结直肠癌　结肠癌是结肠最常见的肿瘤，乙状结肠最多，其次是盲肠、升结肠、降结肠、结肠肝曲、脾曲和横结肠。根据形态可分为5型：①乳头状癌，癌瘤体积常较大，呈菜花状，自黏膜突起，表面常有溃疡；②结节型，癌瘤呈大小不等的结节，表面有深浅不同的溃疡；③溃疡性，癌瘤表面形成大溃疡，边缘隆起；④息肉状型，癌瘤呈息肉状，多来自息肉癌变；⑤硬化性，黏膜表面有浅溃疡和小结节，僵硬，肠管狭窄。

血管造影常表现血管分布丰富、血管粗细和分布不规则，肿瘤染色轻度不均。

2. 肠道间叶组织肿瘤　肠道间叶组织肿瘤，如胃肠道间质瘤等在肠管也比较常见。在血管造影时，有血管增加和扩张，肿瘤染色比较淡，血管壁规则。大的平滑肌瘤可见动脉移位。肠平滑肌肉瘤比结肠癌少见，血管造影、血管改变比结肠癌显著。

3. 消化道出血　在病变不明时，动脉造影可看到肠出血病灶有造影剂漏出，延迟造影其他部位已看不到造影剂，因此20秒以上的连续造影采集是必要的（图7-4-13）。

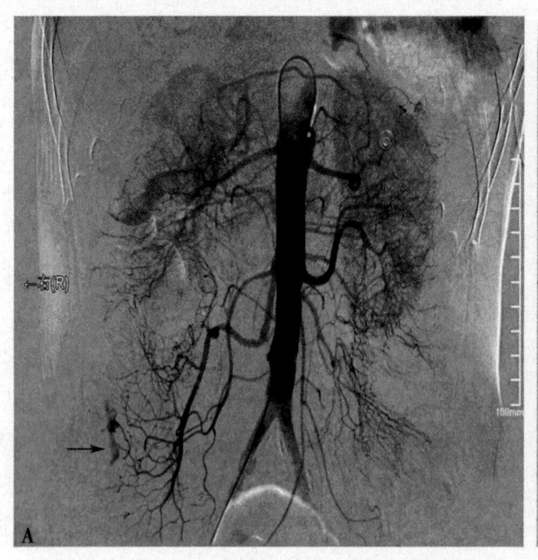

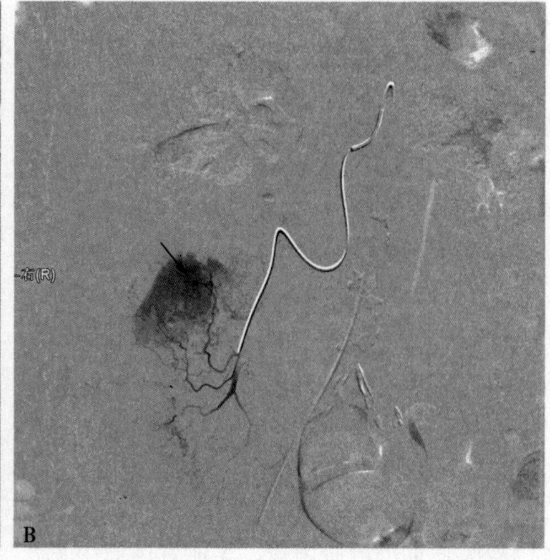

▶ **图7-4-13 消化道出血**（DSA检查影像）

腹腔动脉造影即可见对比剂溢出至肠腔内，出血靶动脉为回肠动脉分支（A，箭头所示）；经造影导管插入同轴微导管至靶动脉，造影可见对比剂溢出及回肠黏膜涂抹征象，并可见肠腔内破裂口（B，箭头所示）

4. 小肠、结肠、系膜的炎性病变　一般不作为常规血管造影，但有时为了和肿瘤鉴别或判断病变的范围，其他方法不能肯定时亦可行血管造影。

（1）克罗恩病：多见于小肠，各段均可发生，偶见于结肠。典型的克罗恩病是一种急性和慢性的肠管非特异性炎症，目前原因不明，小肠壁增厚，僵硬，肠黏膜有溃疡，反复发作最终导致肠腔狭窄。

血管造影：急性期血管增粗，浓染，早期静脉反流。在慢性期，血管减少，伴管壁不整。

（2）溃疡性结肠炎：是一种原因不明的慢性结肠炎，以溃疡为主，病变主要在直肠和乙状结肠的黏膜和黏膜下层，但也可遍及整个结肠。病程缓慢，轻重不一，可有急性发作。血管造影，急性期和克罗恩病一样，慢性期正常，没有血管狭窄。

（3）肠结核：可发生任何肠段，回盲部最多，分为溃疡型和增殖型。血管造影时血管改变与克罗恩病相同。

（4）大网膜、结肠系膜炎：炎症期血管扩张和增强，新生血管罕见。炎症消退血管减少，粘连血管移位。

5. 肠系膜血栓形成　肠道卒中，由于肠道急性缺血，常引起血性肠梗阻。临床诊断有一定困难。血管造影，可以诊断有无栓塞和部位，能够看到血管的闭塞或栓塞。在末梢如果发生弥漫性血栓形成，则血管变成细弱。

6. 内脏出血栓塞　见图7-4-14。

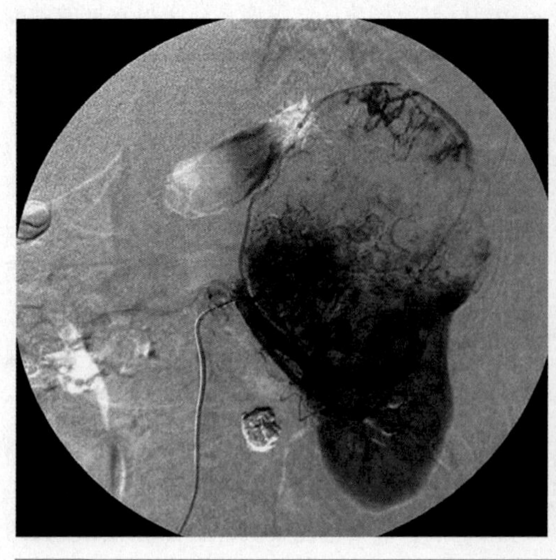

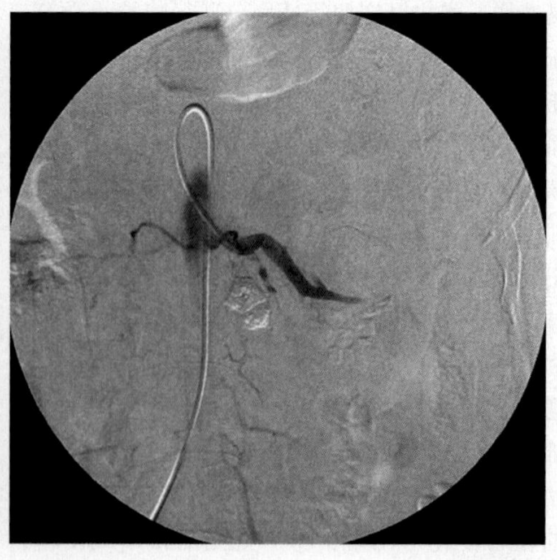

▶ **图7-4-14 肾癌及栓塞后**

（范海伦）

参考文献

1. 余建明. 医学影像技术学. X 线造影检查技术卷. 北京：人民卫生出版社，2011
2. 王鸣鹏. 医学影像技术学. CT 检查技术卷. 北京：人民卫生出版社，2012
3. 白人驹，张雪林. 医学影像诊断学. 第 3 版. 北京：人民卫生出版社，2010
4. 王成林. 肝胆胰疾病 CT、MRI 诊断. 北京：人民卫生出版社，2014
5. 周康荣，陈望祖. 体部磁共振成像. 上海：复旦大学出版社，2011
6. Choi JY，Lee JM，Sirlin CB. CT and MRI Imaging Diagnosis and Staging of Hepatocellular Carcinoma：Part I. Development，Growth，and Spread：Key Pathologic and Imaging Aspects. Radiology，2014，272（3）：635-654
7. Choi JY，Lee JM，Sirlin. CT and MR Imaging Diagnosis and Staging of Hepatocellular Carcinoma：part II. Extracellular agents，Hepatobiliary agents，and Ancillary imaging features. Radiology，2014，273（1）：30-50
8. Kucera JN，Kucera S，Perrin SD，et al. Cystic Lesions of the Pancreas：Radiologic-Endosonographic Correlation. Radiographics，2012，32（7）：E283-30
9. Engelbrecht MR，Katz SS，van Gulik TM，et al. Imaging of perihilar cholangiocarcinoma. AJR Am J Roentgenol，2015，204（4）：782-791

第八章
核医学在腹部外科疾病诊治中的应用

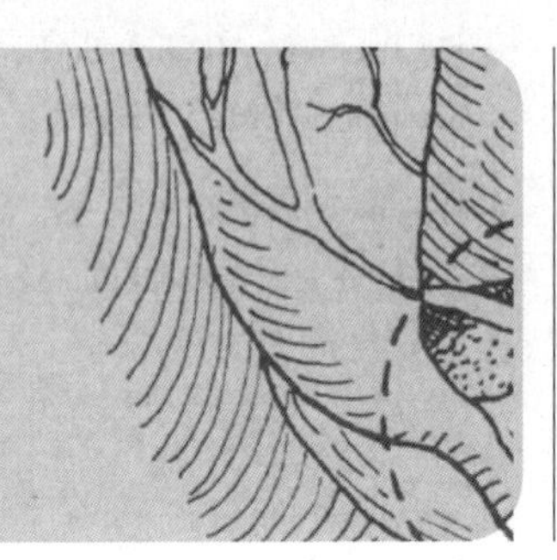
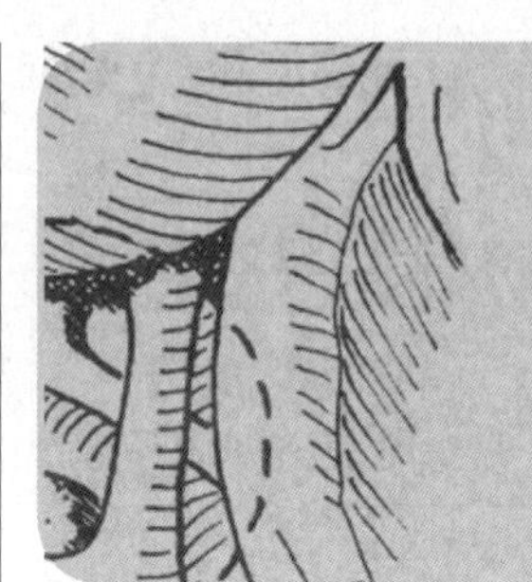

第一节　胃排空功能显像

一、显像原理和方法

（一）原理

胃排空功能显像（radionuclide imaging of gastric function）即将不被胃黏膜吸收的放射性显像剂制成试验餐摄入胃内，经胃蠕动将其传送入肠道中，用动态显像的方法观察和记录胃区放射性下降的情况，计算出胃排空率和排空时间，以反映胃的运动功能。

（二）方法

1. 显像剂　可分为流质型和固体型两种。

（1）流质型：①^{99m}Tc-DTPA 18.5～37MBq（0.5～1mCi）加入5%葡萄糖液500ml中。②50g乳儿奶粉与150ml温水混合调匀，煮成糊状，冷却至40℃以下，加入^{99m}Tc标记的717-R树脂250mg，混匀，剂量同上。

（2）固体型：将$^{99m}Tc_2S_7$胶体或^{99m}Tc-DTPA 18.5～37MBq（0.5～1mCi）加入几个鸡蛋搅匀，烘烤25分钟备用；或将$^{99m}Tc_2S_7$等滴在面包上备用。

2. 显像方法　受检者空腹8小时，坐位5分钟内口服上述显像剂并饮水至500ml。坐或卧位用显像设备对胃部进行显像，每5分钟采集1帧，2小时若放射性浓集下降50%，可延长观察时间。在为ROI取值，绘出时间-放射性曲线。计算胃排空时间，或按公式1计算各事项胃排空率。

$$t\text{时为排空率}(\%)=\frac{\text{胃最高计数率}-t\text{时胃计数率}}{\text{胃最高计数率}}\times100\%\qquad(\text{公式}1)$$

二、正常参考值

正常人卧位固体胃排空的半排空时间平均为90分钟（45～110分钟）；卧位液体胃排空的半排空时间平均为40分钟（12～65分钟）。管昌田等报道，卧位烘鸡蛋餐的胃排空率餐后15分钟正常值为18.4%±8.5%；60分钟为37.2%±12.1%；120分钟为57.0%±12.9%。

采用ROI技术勾画出胃的轮廓，计算出各时间点全胃内放射性计数，绘出时间-放射性曲线，并按下述公式计算出各时间点的胃排空率。也可将胃区划分为近端胃、远端胃分别计算各自的胃排空率。

三、临床意义

（一）胃排空延迟

胃排空时间延长是由于机械性或功能性梗阻所引起，胃排空测定对鉴别上述两种胃排空延迟类型有重要意义。

1. 机械性梗阻　胃将固体食物转变成食糜的能力可能正常，但其流动延缓，其排空较正常明显延迟，而液体食物的排空可以是正常的。

2. 功能性梗阻　属胃的运动异常。胃的搅拌和收缩功能均较差，固体和液体食物的排空均较正常延迟，尤以固体食物更为明显。

3. 注射胃复安（甲氧氯普胺）　也可用以鉴别胃排空类型。如果为机械性梗阻，排空率无变化或轻度增高；如果为功能性梗阻，排空率明显增高，并可以恢复至正常。

（二）胃排空加快

见于迷走神经切断术以及幽门成形术术后，也可见于十二指肠溃疡、萎缩性胃炎、胃泌素瘤、胰腺功能不足以及甲状腺功能亢进等疾病。

（三）近端胃与远端胃在胃排空中的机制不尽相同

液体成分的排空主要取决于近端胃的作用，而固体成分排空则取决于近端胃和远端胃的协同作用。

8

第二节　十二指肠胃反流显像

一、概　述

胆汁从十二指肠反流入胃是多种疾患的表现。核医学以外检查十二指肠-胃反流的方法，大多数依靠插入胃管或胃镜，由于机械性刺激，其本身即可能导致肠-胃反流，既不方便，也不准确。放射性核素十二指肠-胃反流显像为诊断肠-胃反流和探讨其致病机制提供了一种简便、无创伤性、在生理状态下进行的较为可靠方法。

二、原理及方法

（一）原理

十二指肠胃反流显像（duodenogasric reflux imaging）即将肝胆显像剂（hepatobiliary imaging agent）经静脉注射以后迅速被肝实质细胞摄取和分泌，并很快经肝胆系统排至十二指肠。在正常情况下，由于幽门括约肌的控制，已排入肠腔的显像剂不会进入胃内。当存在肠-胃反流时，经由肝胆排泄至肠的显像剂逆流入胃，造成胃显影，可作十二指肠-胃反流显像。

（二）显像剂与方法

1. 显像剂　应用的显像剂即肝胆显像剂，如^{99m}Tc-EHIDA和^{99m}Tc-DISIDA等。

2. 方法　受试者禁食8小时以上，坐位面向探头或平卧于探头下，视野包括肝区及上腹部。然后自肘静脉注射^{99m}Tc-EHIDA 111～185MBq（3～5mCi），即刻显像。第一帧预置计数300～500k，记录成像时间，以后每次均用同样的时间采集，每帧间隔5分钟。至30分钟，嘱患者口服牛奶300ml或油煎鸡蛋两个，以加速胆汁排泄。然后每10分钟显像1次，直至60分钟。根据情况亦可适当延长显像。

胆汁反流指数（EGRI）根据公式2计算：

$$\text{EGRI}(\%)=\frac{\text{胃内最高计数率}}{\text{全肝最高计数率}}\times 100\% \quad (\text{公式 }2)$$

三、判断标准

（一）正常情况下胆汁不进入胃，表现为十二指肠空肠曲以上的胃区无放射性浓聚，促胆汁分泌后，胃部也不会出现放射性分布；胃区时间-放射性曲线呈低水平。

（二）当存在肠-胃反流时，胃区出现放射性异常浓集，造成胃显影，即可判断为十二指肠-胃反流。胃区时间-放射性曲线可见上升。

（三）EGRI分度

这种分度仅使用于未作胃手术切除的患者。当EGRI<5%时为Ⅰ度反流；5%～10%为Ⅱ度反流；>10%为Ⅲ度反流。

8

Ⅰ度：一般于脂肪餐后40～50分钟在胃区出现少许放射性，少数正常人也有，为轻度反流，临床意义不大；Ⅱ度：胃区有明显的放射性分布，但胃影不完整，常在脂肪餐后30～40分钟出现，并可滞留60分钟，为中度反流，有明确的临床意义；Ⅲ度：胃区有明显放射性浓聚，并胃影完整，有时可见液平面影，滞留60分钟以上，为重度反流。

四、临床价值

十二指肠-胃反流显像为诊断胃肠反流和探讨其致病机制提供了一种简便、无创伤性、较为可靠的并符合生理状态的检查方法。即适用于肠-胃反流诊断，也适用于观察药物或其他治疗方法的效果。

第三节 异位胃黏膜显像

一、显像原理和方法

（一）显像原理

先天性异位胃黏膜（ectopic gastric mucosa）主要发生在以下几种疾病：一是回肠Meckel憩室（Meckel's diverticulum）约有30%的憩室内含有异位胃黏膜；二是小肠重复畸形（enteric duplications）；三是食管下段，称为Barrett食管（Barretts esophagus）；其他还可见于胃源性囊肿、重复性囊肿。异位胃黏膜与正常胃黏膜一样，能够分泌胃酸和胃蛋白酶，引起邻近食管或肠黏膜产生炎症、溃疡和出血，它同正常的胃黏膜一样也可以从血液中摄取$^{99m}TcO_4^-$而显影。尽管组织学上依靠是否存在壁细胞来诊断异位胃黏膜，当只有黏液表皮细胞存在时，$^{99m}TcO_4^-$显像就可以表现出阳性，有研究认为$^{99m}TcO_4^-$是被异位胃黏膜的黏液表皮细胞摄取，而非壁细胞摄取。

（二）显像方法

1. 患者准备 检查前3天禁做钡剂灌肠或钡餐；检查当日禁食、禁水4小时以上，检查前应排空大小便，禁用过氯酸钾、水合氯醛等阻滞$^{99m}TcO_4^-$在正常和异位胃黏膜及甲状腺吸收的药物，以及阿托品等有抑制作用的药物，或可刺激胃液分泌的药物。在等待1小时或2小时延迟显像的过程中，最好不要进食水。对于1岁以下小孩进行绷带固定即可，较大患儿不能配合检查时需镇静，以保持显像过程中体位固定。应避免口服水合氯醛镇静，否则易阻滞显像剂摄取和造成胃液下排影响图像观察，最好采用注射催眠，如苯巴比妥（0.1g/支），肌注3mg/kg。药物介入可采取检查前3天开始口服西咪替丁10mg/(kg·d)，其作用是抑制胃酸分泌，减少影响图像诊断因素和假阳性。

2. 显像方法 静脉注射新鲜$^{99m}TcO_4^-$淋洗液，按3.7MBq/kg（0.1mCi/kg）计算剂量，最小剂量不低于7.4MBq（0.2mCi），最大剂量不超过370MBq（10mCi）。患者取仰卧位，探头视野范围：食管显像以剑突为中心，肠道病变显像范围从剑突到耻骨联合。一般可采用动态或间隔显像方式检查，若设备为双探头可同时采集前位和后位图像，有助于鉴别诊断。食管显像可于病灶显示后，饮水200～300ml，重复显像。

二、正常影像

静脉注射的显像剂正常时大约25%由正常胃黏膜摄取，约20%经肾脏排泄；余下分布于其他腺体、鼻咽黏膜、脉络丛和肌肉组织等。正常人仅见胃区和膀胱有放射性明显浓集，食管不显影，随着正常胃黏膜分泌$^{99m}TcO_4^-$的排泄液，经十二指肠及小肠先后逐渐显影，尤其是十二指肠球部较为明显，影像不固定；腹部有时可见大血管隐约显示，无其他明显浓聚灶；1h内肠道影像明显淡于胃影（图8-3-1）。

三、异常表现及其临床意义

除上述正常显像以外与胃黏膜同时出现的相对固定的显像剂异常浓聚灶，尤其是在食管下段和小肠区出现的显像剂聚集，均提示为异常（图8-3-2～图8-3-4），较固定的放射性浓聚灶出现在食管，可以诊断为Barrett食管。位于回盲部附近的小圆形或近似小圆形异常放射性浓聚影多为梅克尔憩室。腹部出现的条索状或者团块状示踪剂浓聚影一般为小肠重复畸形，但应注意鉴别假阳性。

异常图像判断要点及其临床意义归纳如下：

1. 病灶显像时间 病灶大都与胃黏膜同时显影或略延迟（少数病灶可能显影明显延迟，前30分钟未明确，1小时延迟显像是必要的）。

2. 病灶显像剂浓度 随时间逐渐增浓，但个别情况下

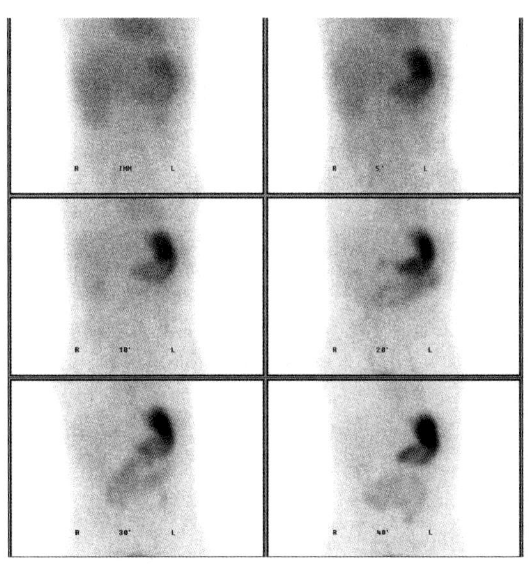

▶ 图 8-3-1　异位胃黏膜阴性图

显影强度有所减低，为肠液或出血冲淡显像剂浓聚程度影响。

3. 病灶位置　大多相对固定，少数可有相对移动，但移动范围较小。

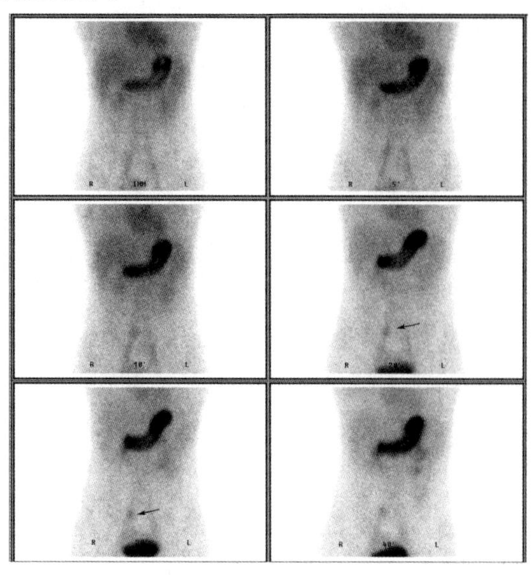

▶ 图 8-3-2　异位胃黏膜显像阳性

图中黑色箭头所指处为异位胃黏膜位置

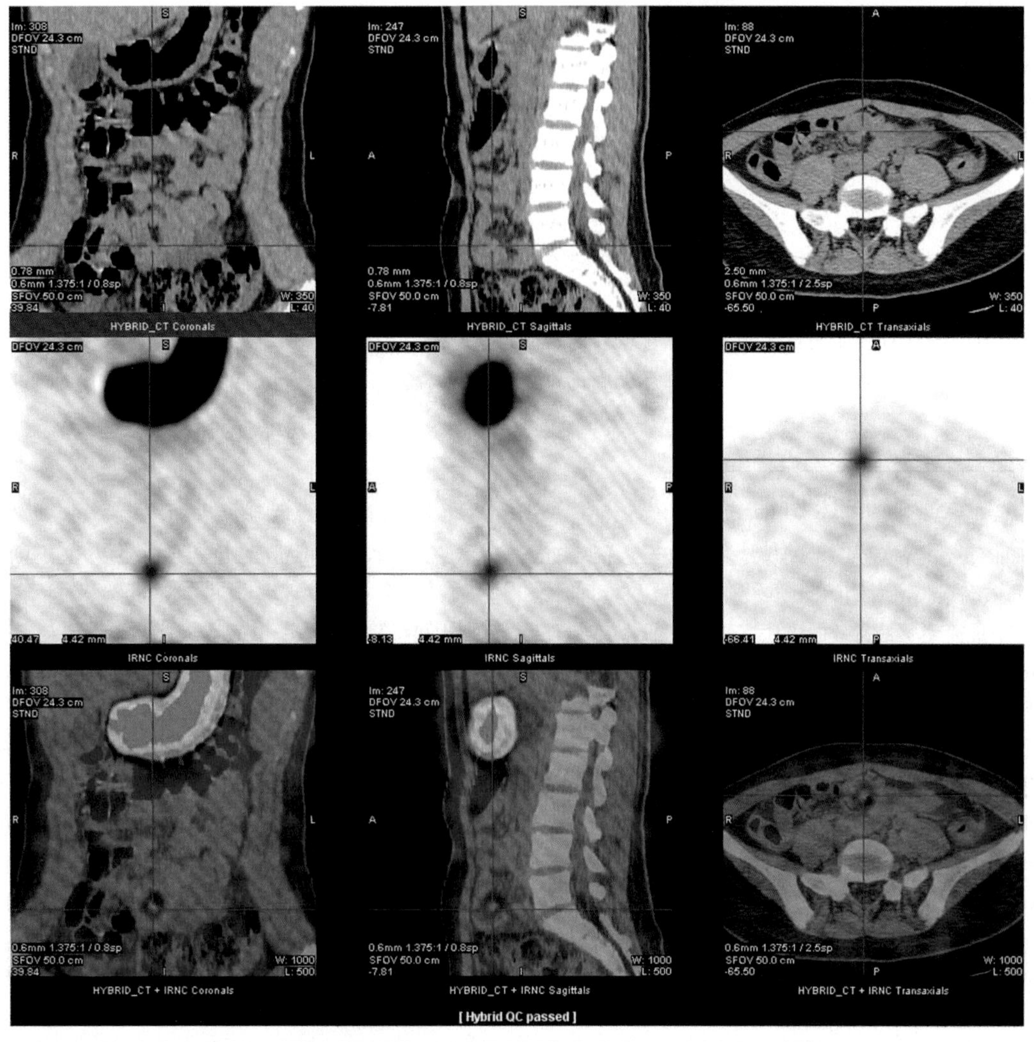

▶ 图 8-3-3　异位胃黏膜显像阳性断层显像，图示为彩图

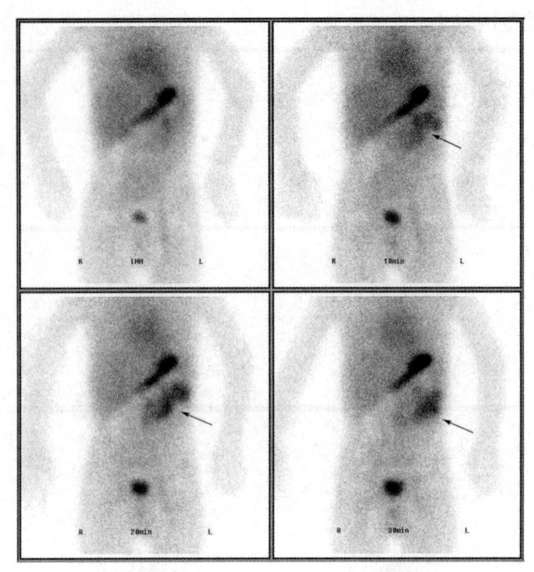

▶ 图 8-3-4 肠重复畸形，箭头所指处为重复肠管

8

4. 病灶形状 点状、小圆形或椭圆形，多为梅克尔憩室；大团块状、肠形或肠襻状，一般为肠重复畸形，但根据病灶形状推断疾病性质不是绝对的，梅克尔憩室和肠重复畸形间显像剂浓聚形状有一定的交叉，尤其是圆形浓聚灶有时亦可能为肠重复畸形。

5. 显像结果阴性，不意味着绝对不存在 Meckel 憩室或肠重复畸形，只能提示显像未见异位胃黏膜征象。

6. 对于连续采集者，尤其是采用前位和后位动态电影显示对识别胃液下排、肾盂内显像剂滞留等较有帮助。

图像特征典型明确者，如病灶与胃黏膜显影同步、位置相对固定、显像剂逐渐增浓，据此诊断异位胃黏膜的准确率较高。

四、临床价值

1. Meckel 憩室 Meckel 憩室绝大多数位于距回盲部 10~100cm 的末端系膜缘对侧的回肠壁上。本方法是目前诊断 Meckel 憩室最简便、最有效的方法，是 Meckel 憩室最佳的过筛检查。但阴性结果并不能排除诊断。

2. 小肠重复畸形 小肠重复畸形为最常见的消化道重复畸形，约有 2/3 发生在回肠，为先天发育异常所致，常在 2 岁以内出现症状。由于小肠重复畸形患者中 30%~50% 存在异位胃黏膜，故异位胃黏膜显像有助于诊断。病变较小者，与 Meckel 憩室在影像上无法区别。

3. Barrett 食管 Barrett 食管为食管远端内壁正常的鳞状上皮细胞被胃黏膜柱状上皮细胞取代，其原因与慢性胃食管反流有关。异位胃黏膜显像简便、无创，且能定位、定性，可作为本症有效的辅助检查。

第四节 胃肠道出血显像

一、概 述

采用正常时不逸出血管床的显像剂，在胃肠道出血时，显像剂即由血管破裂处进入胃肠道，显示出血灶。具有简便、无创、灵敏且便于动态观察的特点，尤其对于下消化道出血患者，是探查出血灶最常用的方法之一。

二、原理与方法

（一）原理

1. 最常采用的显像剂为 ^{99m}Tc 标记红细胞（^{99m}Tc-RBC）。^{99m}Tc-RBC 静脉注入人体后，将较持久地保留在血液循环中，腹部仅大血管和肝、脾、肾等含血量丰富的脏器显影，肠壁基本不显影。若胃肠壁有活动性出血灶，^{99m}Tc-RBC 即从出血灶处逸出进入胃肠道，形成胃肠道中异常放射性浓聚灶，据此可诊断胃肠道活动性出血。并可根据胃肠道与体表投影的关系，由异常浓聚灶的部位对出血部位作出判断分析。

2. ^{99m}Tc-胶体（硫胶体或植酸钠）也可用作显像剂。正常情况下静脉注射 ^{99m}Tc-胶体后被肝、脾等单核巨噬细胞系统迅速自血液循环中清除，腹部除肝脾显影较浓外，血本底很低，有利于出血灶的显示观察。但 ^{99m}Tc-胶体在循环中存留时间短，不利于持续动态显像观察，故仅对于探测急性活动性出血较有利，而间歇性出血不宜用此显像剂。

（二）方法

1. 显像剂

（1）^{99m}Tc-RBC；

（2）^{99m}Tc-硫胶体，^{99m}Tc-植酸钠。

2. 显像方法

（1）体内标记红细胞法：①静脉注射亚锡焦磷酸盐 1 支；②30 分钟后静脉注射 $^{99m}TcO_4^-$ 370MBq（10mCi），立即开始以每帧 2~5 分钟进行动态采集，采集 60 分钟；或间隔 5~10 分钟静态采集 1 帧，采集 30 分钟，以后 10~15 分钟采集 1 帧。60 分钟仍为阴性者，需做延迟显像。③怀疑出血点与大血管或脏器重叠时，为避免假阴性，可加作侧位显像。怀疑慢性间歇性出血的患者，可延长显像时间或用多次显像，以提高检出阳性率。

（2）^{99m}Tc 标记硫胶体或植酸钠显像法：①静脉注射 ^{99m}Tc 标记硫胶体或植酸钠 185~370MBq（5~10mCi），立即开始动态采集，常分为两个时相，第 1 时相每 1 帧/2 秒连续采集 60 秒，第 2 时相 1 分钟/帧，共采集 16 帧。②动态采集后，如没有发现出血点，则可以每隔 5~10 分钟间断静态采集 1 帧，直至 60 分钟。③由于 ^{99m}Tc 胶体可迅速自血液中被单核巨噬细胞系统清除，显像观察最长延迟至 60 分钟。

三、图像分析

（一）正常影像

1. ^{99m}Tc-RBC影像　可见腹主动脉-下腔静脉、左右髂动脉等腹部大血管影像，肝、脾、肾显影，膀胱逐渐显影，腹部其他部位仅见少量放射性本底，胃、十二指肠、空肠、回肠和结肠等不显影。有时可见由于输尿管内放射性滞留造成腹部异常放射性浓聚，腹腔手术后、肝硬化腹水等患者也可表现为腹部本底较高或不均匀的斑片状放射性分布增高，须注意鉴别。

2. ^{99m}Tc-胶体影像　仅肝、脾显影，腹部大血管影像仅在早期影像中出现，腹部本底低。

（二）异常影像

腹部胃、小肠或结肠区出现放射性浓聚灶即视为异常，随时间增浓扩展或时隐时现，有时异常放射性浓聚影，有位移并出现肠形（图8-4-1）。较典型的活动出血征象位于出血灶处出现小点片状浓聚影，随时间延长，浓聚灶放射性增强且范围增大，沿肠形向远端伸长呈条索状。小量出血或间隙性出血可仅见点片状浓聚灶，随时间延长其位置随肠道走向发生变化，甚至浓聚影出现后再消失。根据初始出现异常浓聚灶的体表投影可大致判断出血部位。但显像采集间隔时间过长，才出现的浓聚灶则有可能已远离出血部位。

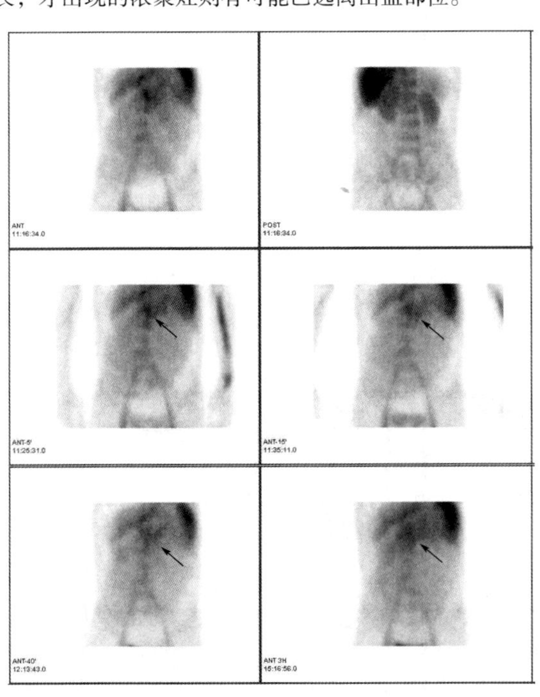

▶ 图8-4-1　消化道出血，箭头所示部位为出血部位

四、临床价值

1. 本法敏感度是93%，特异性是95%[7]。该法对出血灶定位诊断的准确率为84%~95%，假阳性约为5%[8,9]。本法能探测出出血速度0.05~0.1ml/min的消化道出血，出血量2~3ml即可被探测。而X线血管造影可探测的出血速度为≥1ml/min，本法较其灵敏10倍以上，具有准确、简便、无创、可重复动态观察等优点。其阳性检出率和定位准确性与显像时机的捕捉有很大关系。对于间隙性出血患者，延长观察时间和重复检查有利于提高阳性率。

2. 可作为首选检查。拟诊上消化道出血患者，在内镜未获明确诊断时则可行核素显像检查。而在临床上尚难以判别属上消化道或下消化道出血，尤其是出血为间歇性的患者，核素显像可以探测出血灶的存在及大致范围，亦可为进一步的内镜检查、动脉造影或有关治疗提供重要信息和依据。

3. 对于出血已停止的患者，本检查临床价值不大。

第五节　放射性核素肝胆动态显像

一、概　述

放射性核素肝胆动态显像是通过动态显像方法反映肝脏摄取、分泌、排出胆红素的功能和胆管系统的功能、形态，是一种能充分发挥核医学功能影像特点的检查。

二、原理及方法

（一）原理

肝实质细胞自血液中选择性地摄取放射性肝胆显像药物，并通过近似于处理胆红素的过程，将其分泌入胆汁，继而经由胆管系统排泄至肠道。应用肝胆显像可观察放射性药物被肝脏摄取、分泌、排出至胆管和肠道的过程，取得一系列肝、胆动态影像，了解肝胆系的形态结构，评价其功能。放射性肝胆显像剂与胆红素均经与阴离子结合进入肝细胞，故显像剂与胆红素存在竞争抑制关系。

（二）方法

1. 患者准备

（1）检查前患者整夜禁食4~12h。

（2）检查前6h至12h应停用对奥狄氏括约肌有影响的麻醉药物。

（3）禁食时间过长或使用完全性静脉营养者可能由于胆汁无法进入充盈的胆囊而造成胆囊不显影。为避免出现这类假阳性，患者检查前30~60分钟可缓慢静脉注射（3分钟以上）Sincalide 0.01~0.02μg/kg。Sincalide为一种人工合成的八肽胆囊收缩素。

2. 显像剂　目前用作放射性核素肝胆动态显像的放射性药物主要有两大类：

（1）^{99m}Tc标记的乙酰苯胺亚氨二醋酸类化合物（^{99m}Tc-

IDAs)，包括二乙基乙酰苯胺亚氨二醋酸（^{99m}Tc-EHIDA）、二异丙基乙酰苯胺亚氨二醋酸（^{99m}Tc-DISIDA）和三甲基溴乙酰苯胺亚氨二醋酸（^{99m}Tc-Mebrofenin）等，目前国内最常用的是^{99m}Tc-EHIDA。

(2) ^{99m}Tc 标记的吡哆氨基类化合物（^{99m}Tc-PAA），包括吡哆-5-甲基色氨酸（^{99m}Tc-PMT）等。

3. 剂量　显像剂使用剂量与检查目的、采集方法、血清胆红素水平、年龄及体重有关。

（1）成人：血清胆红素<2mg/dl，185MBq（5.0mCi）；

血清胆红素 2~10mg/dl，278MBq（7.5mCi）；

血清胆红素>10mg/dl，370MBq（10mCi）。

（2）儿童：7.4MBq/kg（0.2mCi/kg）（不超过 37MBq 或 1mCi）。

4. 采集方法　应根据检查目的，设置不同的采集方法和条件。

（1）动态采集：主要用于了解肝胆功能。注射后即刻采集。

8

方案 1：1 帧/秒采集 60 帧，然后 1 帧/分，采集 59 帧，共采集 60 分钟。

方案 2：1 帧/2 秒采集 60 帧，然后 1 帧/30 秒，采集 80 帧，共采集 42 分钟。可以了解肝脏血流灌注和功能。

方案 3：1 帧/30 秒，采集 60 帧，共采集 30 分钟。可以了解肝脏功能。

方案 4：注射后 60 分钟开始采集，1 帧/30 秒，采集 130 帧，共采集 65 分钟。在采集开始后 3 分钟，口服液体脂肪餐（1 分钟内服完）。可以了解胆囊动态排泄功能。

（2）静态采集：前位 500k~1000k 计数/帧

方案 1：注射后 5、10、15、20、30、60 分钟，6 小时及必要时 24 小时各采集 1 帧。主要用于小儿黄疸鉴别。

方案 2：注射后 60 分钟时采集 1 帧，服用脂肪餐或胆囊收缩素后 60 分钟再采集 1 帧，采取定时方式采集，刺激胆囊后的采集时间与注射后 60 分钟时的采集时间一致。主要用于单纯胆囊收缩率检查。

方案 3：注射后 5 分钟开始采集，以后定同样时间每 5 分钟采集 1 帧，至 60 分钟。

（3）断层采集：360°采集，3°~6°1 帧，每帧采集 10~30 秒或计数达 100k。开始采集时间与检查目的有关。

（4）高度怀疑急性胆囊炎而胆道排泄正常但 45~60 分钟胆囊持续不显影者，缓慢（大于 1 分钟）静脉注射 0.04mg/kg 吗啡。必要时，常规显像结束前（动态采集 60 分钟后或注射吗啡后 30 分钟）采集右侧位和左前斜位影像。

（5）根据不同检查目的，动态、静态、断层采集可以结合进行，灵活应用。

三、临床价值

放射性核素肝胆动态显像，方法简便、安全、无创伤，且辐射剂量低，对新生儿也适用，为临床诊断肝胆疾病的常用方法之一。

（一）正常影像

按动态显像的顺序，可分为血流灌注相、肝实质相、胆管排泄相和肠道排泄相四期。

1. 血流灌注相（blood flow perfusion phase）　自静脉注射后即刻至 30~45 秒。心、肺、大血管、肾、肝脏依次显影，见图 8-5-1。

2. 肝实质相（liver parenchyma phase）　注射后 1~3 分钟心影逐渐消失，肝脏已清晰显影，并继续浓集放射性，15~20 分钟达高峰。此期间肝细胞的摄取占优势，以后肝影逐渐变淡，见图 8-5-2。

3. 胆管排泄相（bile duct excretion phase）　随着肝细胞将放射性药物分泌入胆道，注药后 5 分钟胆管内即可见放射性。逐次显现左、右肝管、肝总管和胆囊管影像。胆囊一般在 45 分钟内显影，影像逐渐变浓增大。胆系影像随肝影变淡而更清晰，有时可见“胆道树”结构，见图 8-5-3。

4. 肠道排泄相（intestine excretion phase）　放射性药物由胆管排入肠道，一般不迟于 45~60 分钟，见图 8-5-4。

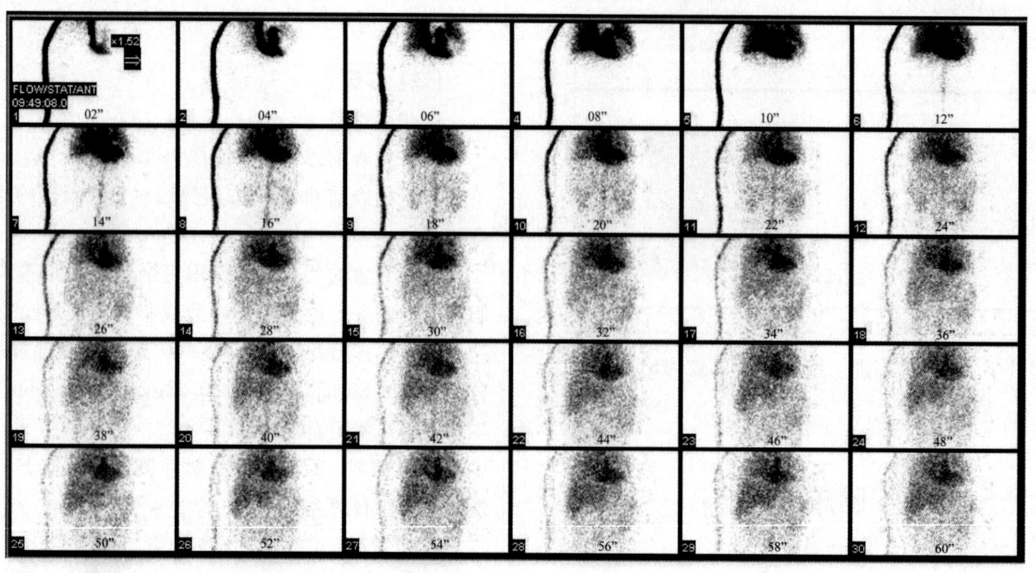

▶ 图 8-5-1　放射性核素肝动态显像的血流灌注相

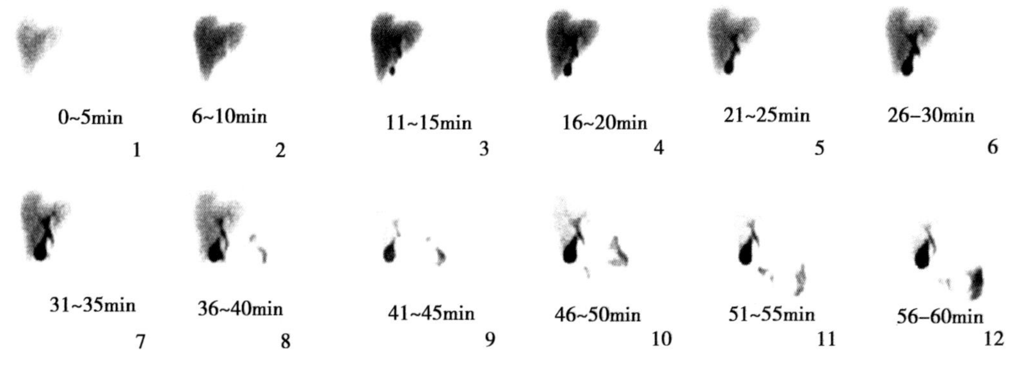

▶ 图 8-5-2 放射性核素肝动态显像的肝实质相

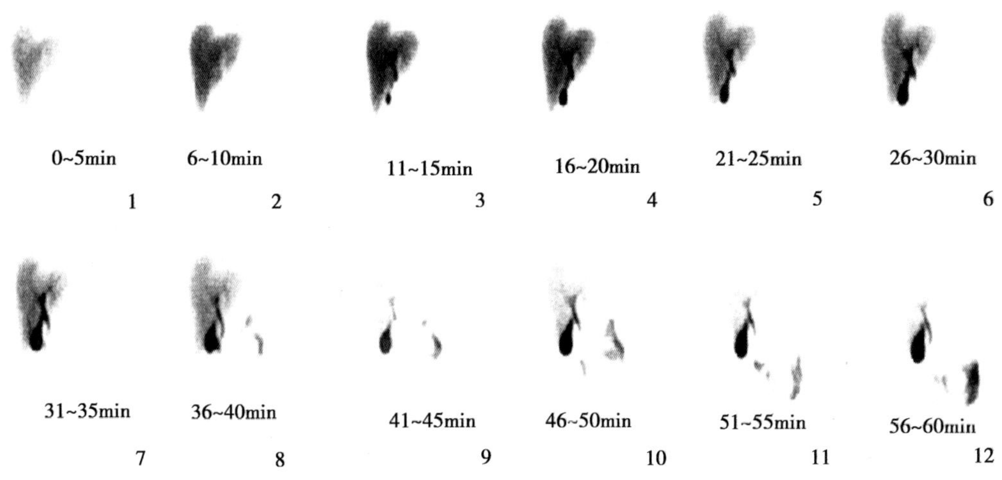

▶ 图 8-5-3 放射性核素肝动态显像的胆管排泄相

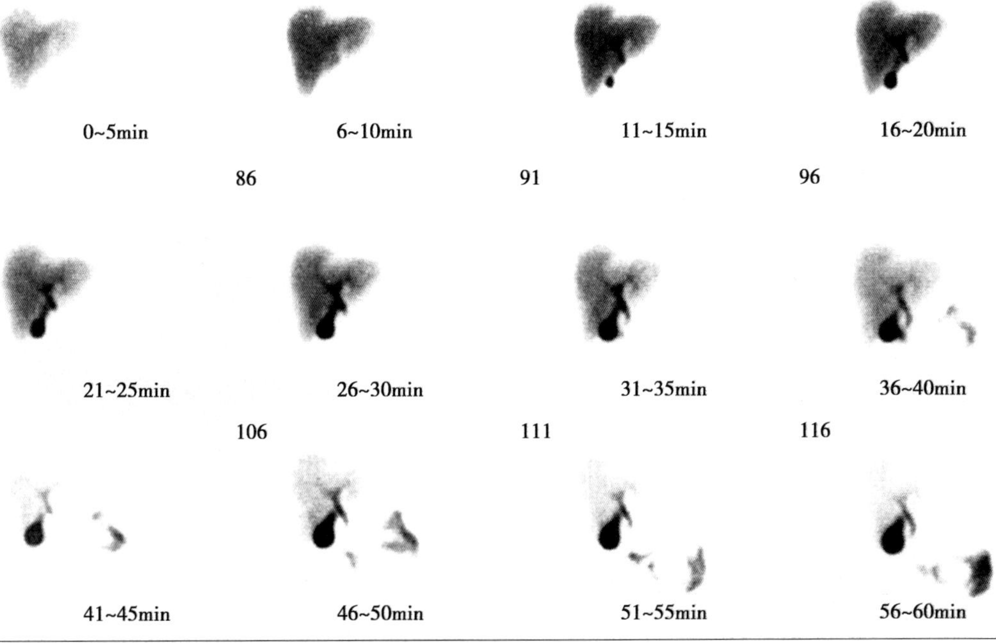

▶ 图 8-5-4 放射性核素肝动态显像的肠道排泄相

8

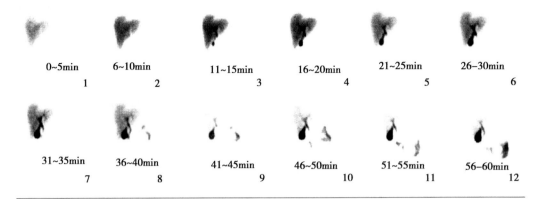

部分正常人肝胆管与肝总管始终不显影而只见胆总管和肠道内放射性浓集，一部分人肝胆管显影，常以左肝管明显，45 分钟内开始消退。

（二）异常影像

1. 急性胆囊炎　在急腹症情况下，具有正常的肝脏影像、肝胆管显影、肠道排泄相正常，而胆囊持续不显影，可证实急性胆囊炎的临床诊断。相反，胆囊显影则可排除急性胆囊炎。少数患者胆囊和肝总管均不显影，但可见肠道中出现显像剂，亦提示急性胆囊炎。研究表明，该方法在急性胆囊炎的诊断中具有很高的灵敏性和特异性，均达 95%以上。胆囊持续不显影的其他原因包括：慢性胆囊炎、胆囊结石、胆囊癌等其他胆囊疾病；急性胰腺炎、酒精中毒、长期采用静脉营养及禁食时间过长等，见图 8-5-5。

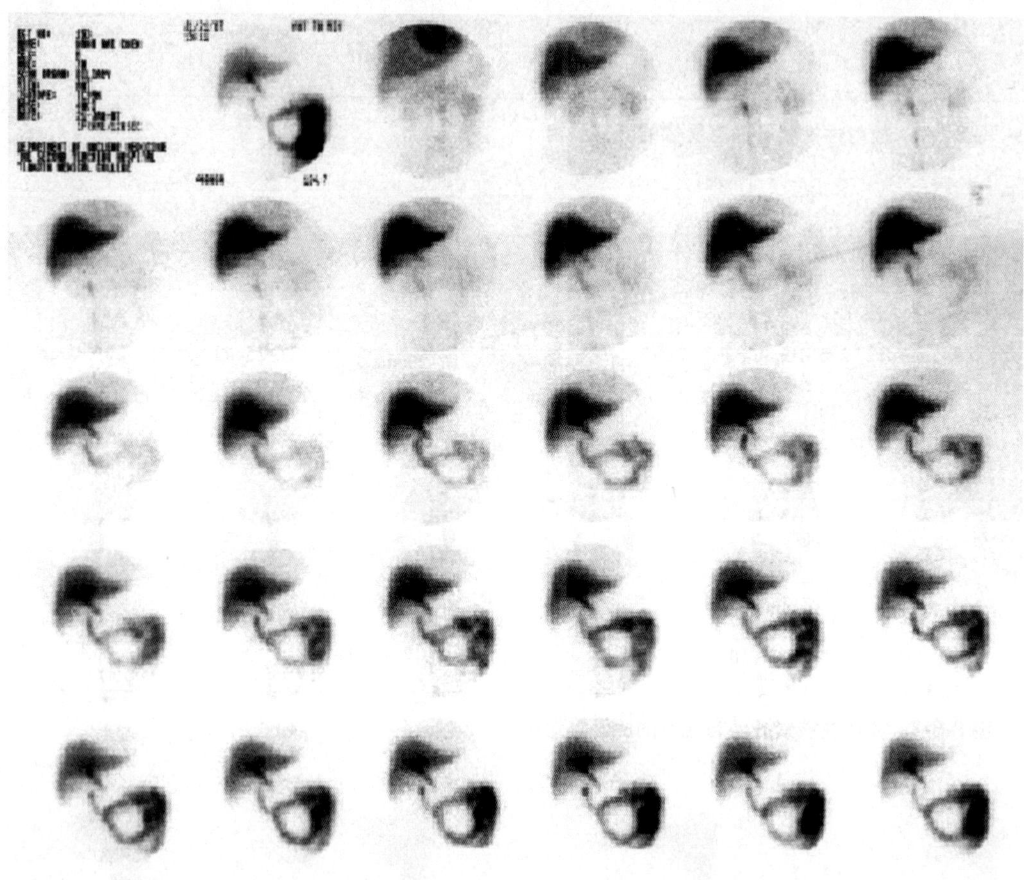

▶ 图 8-5-5　急性胆囊炎显像

2. 慢性胆囊炎　85%~90%的慢性胆囊炎患者可见胆囊显影。慢性胆囊炎的特征包括：胆囊在延迟 1~4 小时显影，且胆-肠通过时间延长是大部分慢性胆囊炎的核素肝胆动态显像的影像表现。胆囊显影越滞后，慢性胆囊炎的符合率越高。肠道先于胆囊显影是慢性胆囊炎的一个非敏感但非常特异性的征象，胆囊排胆分数（EF）低于 35%等。

3. 先天性胆管囊状扩张症（congenital biliary dilatation）又称为先天性胆管囊肿（congenital biliary cyst），在放射性核素显像肝实质相可见扩大的胆管呈放射性稀疏区，随着显像剂被排出肝细胞，肝实质放射性逐渐减少，而原来的放射性稀疏区逐渐被充盈，胆总管扩张部分放射性滞留，构成椭圆形或梭形浓聚影，可在肝影、胆囊影消退甚至进餐后仍残存，见图 8-5-6。

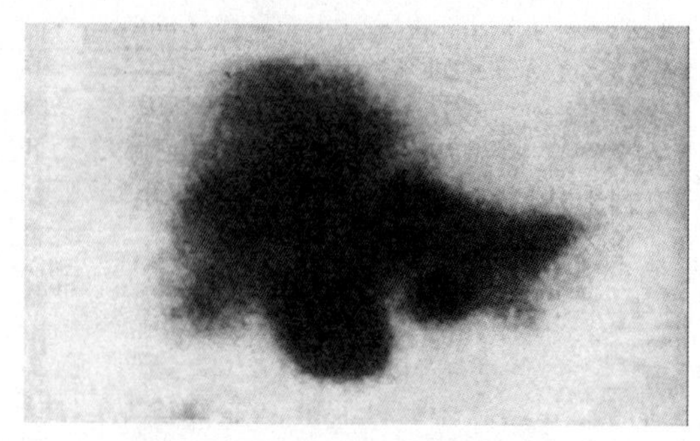

▶ 图 8-5-6　胆管先天性囊状扩张症显像

4. 先天性胆管闭锁　肝胆显像主要为了鉴别先天性胆管闭锁和新生儿肝炎。24 小时内任何时间肠道出现放射性，则可以排除先天性胆管闭锁的诊断，而诊断为新生儿肝炎。24 小时肠道内始终未见放射性，则要考虑先天性胆管闭锁的可能；尤其是肝脏显影良好的前提下，更支持这个诊断；苯巴比妥（鲁米那）介入治疗后肝胆显像，24

小时后肠道内仍无放射性则可做出先天性胆管闭锁的诊断，见图8-5-7。

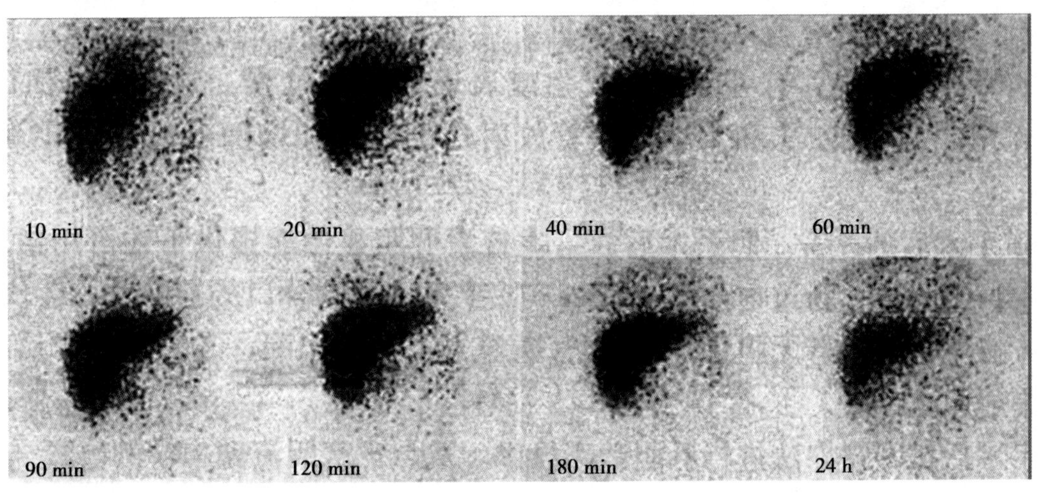

▶ 图8-5-7　先天性胆管闭锁影像

5. 肝胆道手术后的评价　胆系术后放射性核素肝胆显像能提供下述有用信息：①术后有无胆道闭塞或胆漏；②胆道、肠道吻合术后吻合口是否通畅；③胃、空肠吻合术后的胆流畅通情况，有无胆汁-胃、食管逆流；④肝移植术后有无排斥反应，有无感染或胆道梗阻；⑤胆囊切除术后疼痛综合征是常见的症状，并可由多种原因所造成。放射性核素肝胆显像证实肝胆管不完全梗阻提示该综合征的诊断。CCK介入增加肝胆影像诊断该综合征能力。

6. 检测和监测肝脏功能　观察肝脏对显像剂摄取，分泌过程可以了解肝细胞功能。用于肝移植、慢性肝炎、肝硬化、干燥综合征等疾病诊治过程中肝脏功能，以及某些肝毒性化疗药物治疗中的肝功能监测。

7. 单纯用于胆总管梗阻或不完全性梗阻目前已较少应用。

第六节　肝血流与肝血池显像

一、概　述

肝脏含血量丰富，是一个双重血供器官，其血液供应大约有75%来自门静脉，25%来自肝动脉。肝海绵状血管瘤内血供异常增多，与其他肝内占位性病变相比特点十分突出。因此肝血池显像诊断肝血管瘤有很高的特异性和准确性。

二、原理及方法

（一）原理

血池显像剂静脉注射后，主要聚集在血液循环内。分布在肝脏的放射性显像剂能够较多地分布在肝血池内而使其显影。根据肝脏海绵状血管瘤、肝脏恶性肿瘤、肝囊肿等肝内占位病变血流灌注和血池分布的不同特点，这项检查可以起到鉴别诊断作用。

（二）方法

1. 显像剂　常用^{99m}Tc标记的红细胞，740～1110MBq（20～30mCi）。

2. 受检者无须特殊准备

3. 显像方法

（1）肘静脉“弹丸”式注射显像剂的同时连续动态采集肝血流灌注，见图8-6-1。每2s/帧，共计30帧。

（2）肝血池显像：①平面显像：于注药后5、15、30分钟各进行一次静态采集。必要时延迟1.5~2小时，甚至4~6小时采集。②断层显像：断层采集一般在延迟静态采集图像发现可疑病灶时进行，开始采集时间宜迟不宜早，见图8-6-2。

三、临床价值

1. 肝脏血流灌注评价（如肝血流量测定，肝动脉、门脉血流比的测定等）　肝硬化门脉压力增高患者门脉血流指数会明显低于正常人。随病情加重，门脉血流指数逐渐降低，而肝动脉血流指数增高。门脉和肝动脉血流指数测定可以为临床评估病情、判断预后和选择分流术的适应证提供依据。

2. 肝血管瘤的定性诊断　肝脏静态显像或其他影像学检查所示肝内占位性病变处，血池相呈过度充填时多考虑为血管瘤。由于肝血管瘤血流缓慢，早期可能充填不理想，血管瘤越大这种现象越明显，容易造成假阴性。因此，延迟采集时间是非常重要的。较大血管瘤内还有可能形成血栓或机化，出现浓聚区内局部放射性分布缺损，判断时要加以注意。

3. 评估肝内占位性病变的血流灌注状态　肝癌的血供具有主要依赖于肝动脉的特点，肝动脉血流指数的测定可以协助鉴别肝癌。

8

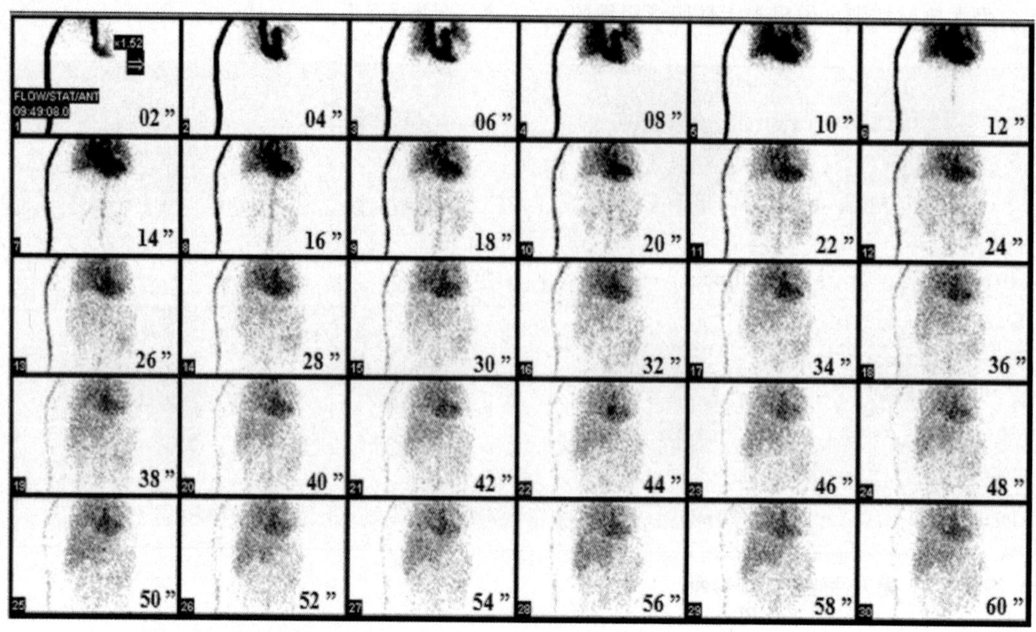

▶ 图 8-6-1 肝血流灌注相静脉期

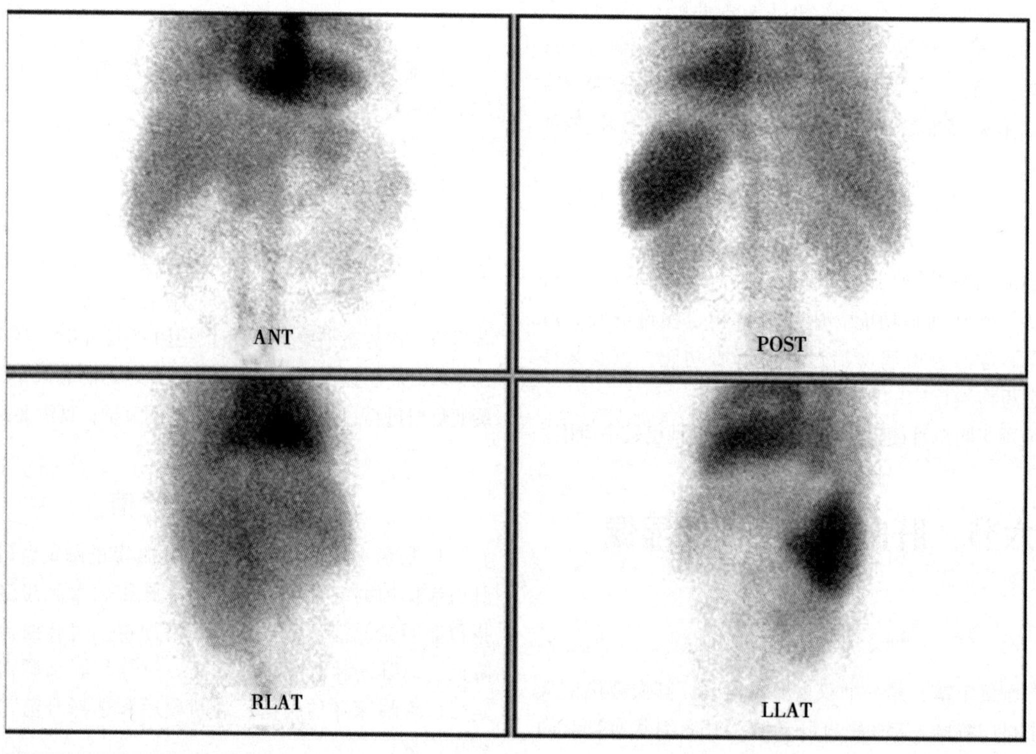

▶ 图 8-6-2 肝血池相

第七节 放射性粒子植入治疗

本疗法属近距离放射治疗（brachytherapy）的范畴。是将含有放射性核素（如^{125}I、^{103}Pd 和^{198}Au 等）的粒子源，按指定的术前治疗计划，以一定的方式直接植入，如经超声或CT 引导植入，在保证安全的前提下，尽量采用多点和多层面的方式进针植入到肿瘤、受浸润或沿淋巴途径扩散的靶区组织中，粒子持续释放低剂量率的 γ 射线。放射性粒子植入治疗技术主要依靠立体定向系统，将放射性粒子准确植入瘤体内，通过微型放射源发出持续、短距离的放射线，使肿瘤组织遭受最大限度杀伤，而正常组织不损伤或只有微小损伤。专家认为，相比其他肿瘤治疗技术，放射性粒子植入治疗技术本身技术含量并不高、难度并不大。但由于直接植入人体内，而且是放射源，所以要严格把握适应证。

一、放射性粒子植入治疗适应证和禁忌证

（一）放射性粒子植入治疗适应证

1. 需要保留的重要功能性组织或手术将累及重要脏器的肿瘤，缩小手术范围，保留重要组织，行局限性病灶切除与近距离反射性粒子治疗相结合。

2. 患者拒绝或身体条件不宜进行根治手术的肿瘤患者。

3. 预防肿瘤局部扩散或区域性扩散。

4. 较孤立的复发灶或转移灶失去手术价值者。

5. 无法手术切除或其他治疗方法无效者。

6. 术后或放射治疗后局部残留病灶。

目前国内放射粒子植入治疗多用于胰腺癌及肝癌等肿瘤治疗。

（二）放射性粒子植入治疗禁忌证

1. 肿瘤质脆，易致大出血者。

2. 肿瘤靠近大血管并有感染和溃疡者。

3. 一般情况差，恶病质或不耐受治疗者。

4. 空腔脏器肿瘤，粒子随着肿瘤组织的坏死可能脱落。

5. 估计患者寿命不能等待疗效出现。

二、放射性粒子植入的剂量估算

放射性粒子植入的剂量计算主要通过绝对吸收剂量值来反映。

放射源周围的剂量分布遵循平方反比定律，源表面的剂量最高，随着距离变化的增加，离开放射源越远剂量将迅速减小，梯度落差将逐步变缓。因此，放射性粒子治疗是一种不均匀的剂量照射模式，对于不同体积的肿瘤，只能按照特定的剂量学特点选择布源方式。

放射性粒子植入的总活度可由下列公式计算：

计算肿瘤所需放射总活度（MBq）= 期望组织吸收量（cGy）×肿瘤器官重量（g）/4.92

植入后必须进行计量学验证与质量评估，包括粒子及剂量重建。植入后30日内进行CT检查或正、侧位X线摄片，应用等剂量曲线和剂量体积直方图（DVH）等工具软件计数靶区及相邻正常组织的剂量分布，检验与植入前治疗计划相符程度，如发现有稀疏或遗漏应进行必要的补充治疗。

三、放射性粒子植入治疗腹部肿瘤

（一）胰腺癌

1. 适应证　①局部晚期无法手术切除者；②肿瘤直径<7cm；③肿瘤没有浸润大的血管和器官。

2. 粒子活度　0.5~0.7mCi。

3. 重要脏器剂量应与外照射合并计算　①推荐粒子剂量90~110Gy；②外放疗剂量45~50Gy。

4. 治疗原则　①开腹暴露肿瘤，因经皮穿刺可能造成腹腔感染、肠瘘、胰瘘等严重并发症，不推荐B超或CT引导下经皮穿刺植入；②术中明确病理；③术中彩色超声探查肿瘤大小、与血管关系；④超声指导插植粒子植入导针，间距1cm，距边界0.5~1cm；⑤检查穿刺针是否误入血管或胰管；⑥粒子植入后即刻超声探查，粒子分布不均匀时在“冷点”区补充粒子；⑦术后联合外照射+化疗；⑧与十二指肠、胃、受侵血管及腔静脉应距离0.5~1.0cm以上。

（二）肝门胆管癌

1. 适应证　①局部晚期无法手术切除者；②肿瘤直径<7cm；③没有侵犯大血管。

2. 粒子活度　0.5~0.7mCi。

3. 推荐粒子剂量　90~110Gy。

4. 治疗原则　①开腹暴露肿瘤；②术中明确病理；③术中彩色超声探查肿瘤大小、与血管关系，指导插植粒子植入导针；④距离周围重要器官1cm以上；⑤粒子植入后即刻探查，粒子分布不均匀时在“冷点”区补充粒子；⑥术后联合外照射+化疗。

（三）肝癌

1. 适应证　①局部晚期无法手术切除者；②肿瘤直径<7cm；③没有侵犯大血管；④术中残留；⑤介入治疗后控制不佳者。

2. 粒子活度　0.5~0.7mCi

3. 推荐粒子剂量：90~120Gy

4. 治疗原则　①术中用彩色彩超探查肿瘤大小、与血管关系，指导插植粒子植入导针，可采用经肝、经皮穿刺的方法，植入粒子；②距离周围重要器官>1cm；③粒子植入后即刻探查，粒子分布不均匀时在“冷点”区补充粒子；④术后联合外照射+化疗。

（四）肝转移癌

1. 适应证　①肿瘤数目<3个；②单个病灶直径<5cm；③没有肝外转移；④术中肉眼或镜下残存。

2. 粒子活度　0.5~0.7mCi

3. 推荐粒子剂量　90~110Gy

4. 治疗原则　①CT或彩色超声引导下进行；②术中有肿瘤残留时可采用平面插植技术。

第八节　放射免疫治疗

放射免疫治疗（radioimmunotherapy，RIT）是放射性药物生物靶向治疗的一种。是应用放射性核素标记的单克隆抗体（mooncloanal antibody，McAb）治疗肿瘤的方法，可提高肿瘤局部的放射治疗剂量，减少对周围正常组织的损伤。

8

一、原　理

利用发射α或β粒子的放射性核素标记单克隆抗体，其作为载体将放射性核素运载到表达相关抗原的肿瘤部位，在肿瘤组织内大量浓聚并长时间滞留；释放的射线破坏或干扰肿瘤细胞结构或功能，起到抑制、杀伤或杀死肿瘤细胞，从而发挥治疗作用。

RIT 常用的放射性药物：常用的放射性核素为^{131}I 和^{90}Y 等。国内批准上市的^{131}I-chTNT（肿瘤细胞核嵌合单克隆抗体注射液）用于放化疗不能控制或复发的中晚期肺癌患者。利卡汀是一种用于导向放射治疗肝癌的^{131}I 标记的单抗美妥昔 Hab18F（ab′）2，可与分布在肝癌细胞膜蛋白中的 Hab18G 抗原结合，将荷载的^{131}I 输送到肿瘤部位，通过^{131}I 发出的β射线杀伤肿瘤细胞。

二、适 应 证

RIT 主要适用于肿瘤复发、术后残留的较小病灶、转移形成的亚临床微小病灶和全身较广泛转移的患者。

三、禁 忌 证

冷抗体皮试阳性或 HAMA 反映阳性；妊娠和哺乳的妇女；肝肾功能障碍。

四、治疗方法

1. 准备　常规查肝、肾功能等，封闭甲状腺；用“冷”抗体作皮试。

2. 给药方法　经静脉给药最常用，且方便易行，但病灶的放射性浓聚程度低，故多提倡局部给药。如肝癌可采用高选择动脉插管；腹腔内肿瘤，可考虑腔内灌注的给药方法。局部给药能明显提高肿瘤病灶的摄取率，达到提高疗效和降低毒副作用的目的。

五、临床应用

对肝癌的治疗^{131}I 标记的单抗美妥昔 Hab^{18}F（ab′）$_2$（商品名：利卡汀）可以治疗不能手术切除的或术后复发的原发性肝癌，以及不适宜进行动脉导管化学栓塞（TACE）治疗或经 TACE 治疗后无效和复发的晚期肝癌患者。据 103 例无对照开放Ⅱ期临床研究结果显示：利卡汀对晚期原发性肝癌的控制率超过 80%。据临床经验，一般晚期肝癌发展很快，其稳定期极少能超过一个月，由此判断利卡汀对晚期肝癌具有一定的疗效，如图 8-8-1 所示。

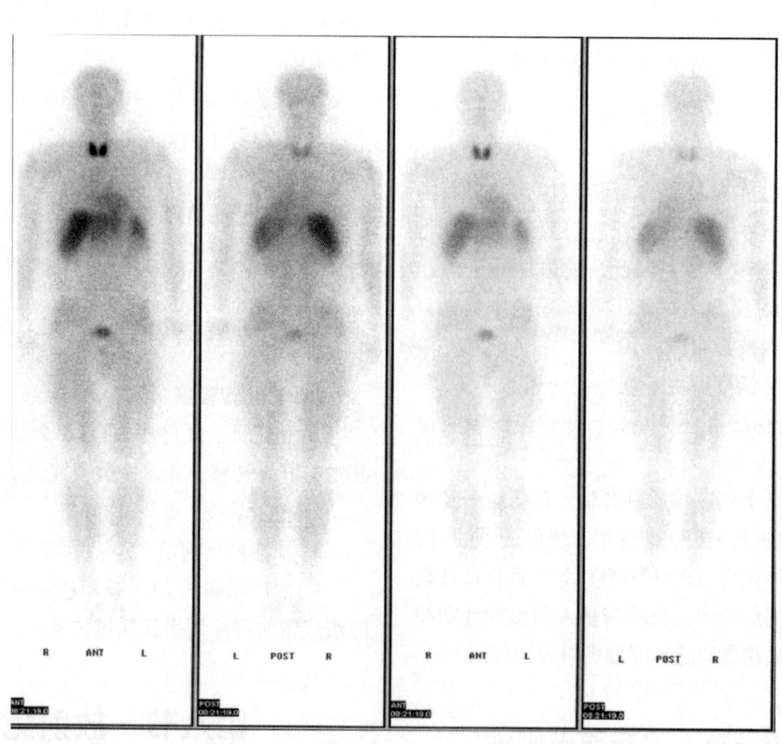

▶ 图 8-8-1　肝癌患者行利卡汀治疗后全身显像

（谭　建　李承霞）

参考文献

1. Camilleri M, Iturrino J, Bharucha A, et al. Performance characteristics of scintigraphic measurement of gastric emptying of solids in healthy participants. Neurogastroenterol. Motil, 2012, 24 (12): 1076-e562

2. Zinsmeister A, Bharucha A, Camilleri M. Comparison of calculations to estimate gastric emptying half-time of solids in humans. Neurogastroenterol. Motil, 2012, 24 (12): 1142-1145

3. Nakos A, Zezos P, Liratzopoulos N, et al. The significance of histological evidence of bile reflux gastropathy in patients with gastro-esophageal reflux disease. Med Sci Monit, 2009, 15 (6): CR313-318

4. Ohmiya N, Nakagawa Y, Nagasaka M, et al. Obscure gastrointestinal bleeding: diagnosis and treatment. Dig Endosc, 2015, 27 (3): 285-294

5. Baptista V, Marya N, Singh A, et al. Continuing challenges in the diagnosis and management of obscure gastrointestinal bleeding. World J Gastrointest Pathophysiol, 2014, 5 (4): 523-533

6. Kotani K, Kawabe J, Higashiyama S, et al. Diagnostic ability of (99m) Tc-HSA-DTPA scintigraphy in combination with SPECT/CT for gastrointestinal bleeding. Abdom Imaging, 2014, 39 (4): 677-684

7. Scheppach W. Rational diagnostic testing in obscure gastrointestinal bleeding. MMW Fortschr Med, 2014, 156 (13): 66-69

8. Arabi M, Brown R, Dwamena B, et al. Single-photon emission computed tomography/computed tomography as a problem-solving tool in patients with suspected acute cholecystitis. J Comput Assist Tomogr, 2013 , 37 (6): 844-848

9. Ma H, Freeman L. Acute gangrenous cholecystitis diagnosed on gallium scan. Clin Nucl Med, 2014, 39 (3): 270-273

10. Tulchinsky M, Colletti P, Allen T. Hepatobiliary scintigraphy in acute cholecystitis. Semin Nucl Med, 2012, 42 (2): 84-100.

8

第九章 PET/CT 在腹部外科疾病诊治中的应用

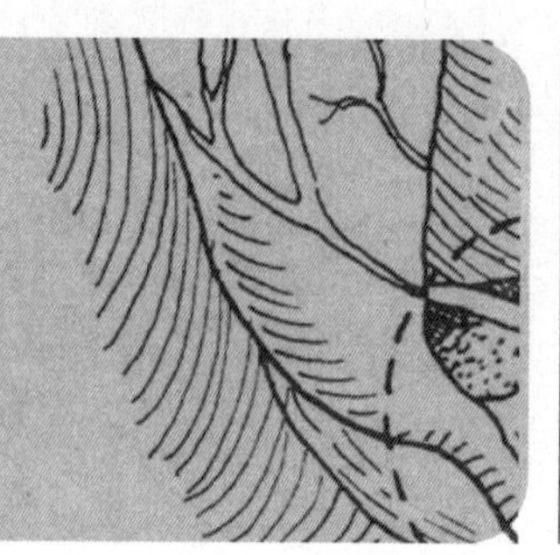

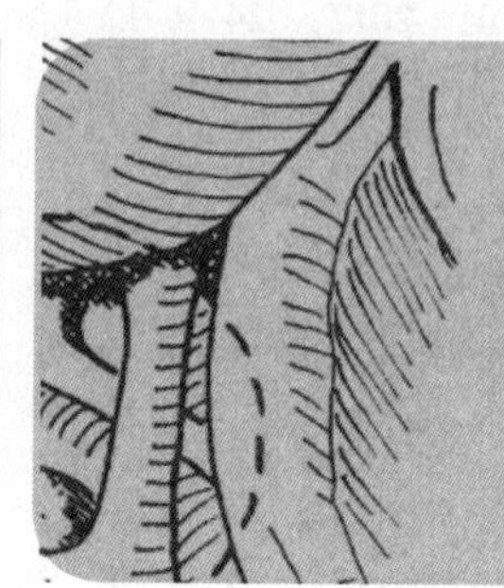

第一节 概 述

CT 是临床上最常用的影像诊断技术之一。它利用 X 线穿透人体，经过体内不同密度组织衰减后，到达接收器，通过计算机重建成像，清晰地显示脏器或病变的解剖学结构。

PET 是一种功能、代谢乃至分子显像的影像设备，其原理与 X 线 CT、MR 等不同，PET 通过探测器接收并记录引入人体内靶组织或器官的示踪剂所发射 γ 射线，经计算机重建出图像，它不仅可以显示脏器或病变的解剖学结构，更重要的是可以提供有关脏器或病变的功能、代谢甚至是分子水平的化学信息，因此有助于疾病的早期诊断。

CT 与 PET 两者从不同角度反映病变，图像各具特点，两者各有所长。为此，2000 年后国际上推出 CT 与 PET 一体化的多功能影像系统（PET/CT），使 CT 清晰的解剖结构影像与 PET 功能代谢分子影像同机融合在一起，有利于病变精确定位和准确定性。此外，除了两者单独功能外，它还获得了 CT 或 PET 影像设备单独不具有的功能。

PET/CT 显像所使用的放射性核素，是一些正电子发射核素（如^{18}F，^{11}C，^{13}N，^{15}O 等），是人体固有组成元素的同位素，可以标记多种生物分子，而不会改变被标记分子的生物特性。由于这一特点，利用 PET 可以客观地、准确地显示活体的生物信息。因此，PET 具备在疾病的功能、代谢改变的早期阶段发现异常的能力，能够探测到亚临床水平的肿瘤，所以 PET 的先进性是显而易见的。此外，PET 还可一次对整个人体进行显像，而不只是观察某一个部位，有效地防止病灶遗漏。

随着研究的不断深入，PET/CT 显像所使用的显像剂越来越多地用于临床。以下介绍几类与腹部肿瘤诊断相关的 PET/CT 显像剂。其中，当前临床应用最多、最广泛的仍是^{18}F-FDG（氟代脱氧葡萄糖）。

一、葡萄糖代谢显像

^{18}F-FDG 为葡萄糖的类似物，具有与葡萄糖相同的细胞转运和己糖激酶磷酸化过程，但转化为^{18}F-FDG-6-P 后不再参与葡萄糖的进一步代谢而滞留于细胞内。恶性肿瘤的特点是细胞的异常增殖，需要过度利用葡萄糖，而葡萄糖代谢显像正是利用了肿瘤的这个特点。^{18}F-FDG 主要用于肿瘤的诊断、鉴别诊断、分期、评价疗效、判断预后和监测复发等。

二、氨基酸代谢显像

氨基酸代谢显像主要是反映蛋白质合成代谢水平，肿瘤细胞在糖代谢旺盛的同时，对氨基酸的转运速度加快，以满足细胞增殖的需求。^{11}C-MET（甲基-L-蛋氨酸），^{11}C-TYR（酪氨酸），^{18}F-FET（氟代乙基酪氨酸），^{123}I-IMT（碘代甲基酪氨酸）等为代表性示踪剂，目前临床最常用的是^{11}C-MET。氨基酸代谢显像，肿瘤组织与正常组织的放射性比值高，图像清晰，与^{18}F-FDG 联合应用可以提高对肿瘤的鉴别能力。

三、胆碱代谢显像

^{11}C-Cho（胆碱），胆碱通过特异性转运体进入细胞，在细胞内的代谢途径为，胆碱→磷酸胆碱→胞嘧啶二磷酸胆碱→磷脂酰胆碱，终末产物磷脂酰胆碱整合到细胞膜上。细胞对于胆碱的摄取速度反映了细胞膜的合成速度，因而可作为肿瘤细胞增殖、细胞分裂的指标。是直接或间接反映肿瘤细胞增殖、细胞分裂的示踪剂，较葡萄糖代谢显像更特异。

四、乙酸代谢显像

^{11}C-ACE（乙酸，Acetate），作为三羧酸代谢的直接底物，被细胞摄取后，在线粒体内经酶作用转化为^{11}C-乙酰辅酶 A。某些肿瘤细胞（如肝细胞癌）不依赖葡萄糖无氧酵解，而是利用其他底物如游离脂肪酸代谢获取能量。因而，^{11}C-ACE 与^{18}F-FDG 联合应用可以提高肝细胞癌的诊断能力。

9

五、核酸代谢显像

^{11}C-TdR（胸腺嘧啶）或^{18}F-FLT（氟代胸腺嘧啶）：^{18}F-FLT 是胸腺嘧啶类似物，能够像胸腺嘧啶一样进入细胞，并被细胞质内的人胸苷激酶Ⅰ（TKⅠ）磷酸化，但磷酸化的产物不能参与 DNA 的合成，又不能返回至组织液中，如同 FDG 被陷落在细胞内。肿瘤细胞在增殖过程中，DNA 的合成需要 TKⅠ上调，加快核苷类底物的利用，处于 S 期的细胞 TKⅠ活跃，^{18}F-FLT 显像通过反映 TKⅠ的活性可以间接反映肿瘤细胞的增殖状况。

六、受体显像

受体广泛存在于机体各种细胞，是能与神经递质或相应配体特异结合的蛋白质，放射性核素标记的神经递质或配体进入人体后能选择性与受体结合。腹部来源于 APUD 的神经内分泌肿瘤具有多巴胺、生长抑素等受体，因此利用^{18}F-Dopa（多巴胺递质），^{111}In-Octrotide 或^{18}F-Octrotide（生长抑素类似物）进行 PET/CT 显像，可以提高对这类肿瘤诊断的特异性。

（高 硕 陈松秋）

第二节 胃及十二指肠肿瘤

早期胃癌外科根治手术有机会获得肿瘤治愈，而晚期肿瘤约有40%~60%病例会出现术后复发、预后很差。因此，过去数十年其5年累积生存率没有明显的提高。胃癌复发可见于胃床、腹膜、肝脏以及其他远处部位。常用的肿瘤标志物检测无法确定复发灶的位置，胃镜只能探查胃腔内的肿瘤复发。CT扫描既能发现局部肿瘤复发也能探查肿瘤的远处转移，因此常被用于胃癌复发病例的诊断，特别是肝脏和卵巢转移。但它缺乏特异性，当形态学影像面对术后解剖结构紊乱时也常常一筹莫展。FDG PET用于胃癌的诊断逐步受到重视，但也受制于空间分辨率的限制以及不同研究中检查方法缺乏一致性。

美国国立综合癌症网络（National Comprehensive Cancer Network）的研究数据揭示，PET/CT、单独PET以及单独CT对胃癌疾病分期的准确性分别为84%、63%和64%。美国National Oncologic PET Registry登记21 000例胃癌患者的23 000例扫描中，24%用于肿瘤诊断、28%用于肿瘤初始分期、24%用于治疗后再分期、24%用于肿瘤复发的评价。对于4期胃癌远处淋巴结的探查，PET的灵敏度要明显优于CT（74% vs. 47%）。30%~50%整体胃癌的低检出率，主要归因于这种肿瘤常见的弥漫生长类型以及含黏液的肿瘤类型。对于胃低分化腺癌FDG PET检出灵敏度同样不高，FDG摄取水平与高恶性生物学潜能的组织性类型并不一致。因此，黏液腺癌、印戒细胞癌和低分化腺癌是影响FDG PET诊断灵敏度的主要组织学类型。日本一项研究推荐的FDG PET胃癌临床应用适应证及效果评价，见表9-2-1。

表9-2-1 胃癌FDG-PET显像的临床应用情况

评估变量	临床应用
肿瘤深度	无价值
淋巴结转移	对于远隔淋巴结有价值
远处转移	低灵敏度高特异性
腹腔转移	有价值且高特异性
肿瘤复发	可能有价值但尚存在分歧
疗效评价	可能有价值
肿瘤筛查	无价值

一、胃癌的诊断

^{18}F-FDG PET对胃癌原发灶探查的灵敏度为21%~100%，特异性为78%~100%。如此大的灵敏度差异可能是技术以及组织病理学因素差异所造成的。检查前饮水扩展胃腔将有助于提高原发灶的检出，并且更准确地评价胃癌的FDG摄取水平。早期胃癌肿瘤体积较小时FDG摄取水平会被低估，印戒细胞癌和黏液腺癌也常会造成FDG摄取减低。显微镜下的各种分型中，Borrmann一型胃癌摄取FDG最高，而Borrmann四型摄取FDG最低。低分化癌FDG摄取减低的主要原因被认为是胃癌原发灶的低细胞密度。

另有报道显示，依据患者构成不同[18]F-FDG PET/CT对胃癌原发灶探查的灵敏度在不同的研究中约为47%~96%，而对于早期胃癌的探查灵敏度为26%~47%，印戒细胞癌则仅有25%。不同程度的胃壁生理性FDG摄取以及胃黏膜局灶性炎症的非特异摄取是影响胃癌探查灵敏度的主要原因，此外，不同的胃癌组织学类型之间摄取水平的差异也是重要原因。FDG摄取水平与印戒细胞癌和黏液腺癌瘤体中的细胞数量呈正相关，而与黏液量呈负相关。低分化癌和印戒细胞癌虽然有侵犯性，但是它们浸润性生长的生长模式、大量黏液成分以及低肿瘤细胞密度也是导致低FDG摄取的原因。有研究显示非肠道肿瘤（non-intestinal tumor）检出率为41%~52%，相对低于肠道肿瘤（intestinal tumor）66%~83%的检出率，但对此也有不同的观点。

胃的上、中、下三部分出现生理性摄取的几率明显不同，自上而下出现生理性摄取依次减少。胃黏膜对[18]F-FDG的生理性摄取可能表现为局限性的，胃肠道生理性的摄取SUV可能大于2.5，特别是在胃的上1/3。胃贲门部可出现生理性的高FDG摄取，而幽门部的高度摄取通常提示为病理性的。对于贲门-胃底部FDG摄取生理性与病理性的区分，主要依靠CT图像是否有异常发现加以鉴别。胃黏膜的炎性非特异摄取，可能主要来源于幽门螺杆菌感染。PET扫描开始前嘱患者即刻饮用水、牛奶或者产泡剂使胃腔扩展，将有助于减少非特异性摄取，对于胃癌原发灶特别是治疗后的疗效评价尤其重要。双时相显像指的是不同时间点进行PET显像，即常规显像和延迟显像（45分钟~1小时 vs. 2~3小时）。生理性摄取和良性疾病的FDG摄取延迟显像相对于常规显像多是下降或者是保持不变。有临床研究提示胃癌延迟显像FDG摄取增高，而胃炎则出现下降或保持不变。

二、胃癌术前分期

准确的分期是选择最优术前治疗方案的基础。FDG PET用于原发灶T分期评价会受到空间分辨率的限制，也无法用于邻近器官受累的评价。肿瘤淋巴结N分期主要依靠CT图像淋巴结大小来决定，仅以淋巴结大小作为优化淋巴结清扫手术范围并不充分。有文献认为利用FDG PET或者PET/CT评价胃癌淋巴结转移灵敏度不足，原发灶的FDG摄取水平以及淋巴结的位置也会带来影响（图9-2-1）。因此，虽然具有高度特异性，PET对胃癌淋巴结转移的探查灵敏度还不如CT检查，它对N2以及N3淋巴结转移的检出特异性在90%以上，而灵敏度则不足50%。有研究提示PET/CT能够检出10%晚期胃癌患者隐匿的远处器官转移，从而避免无谓的手术。

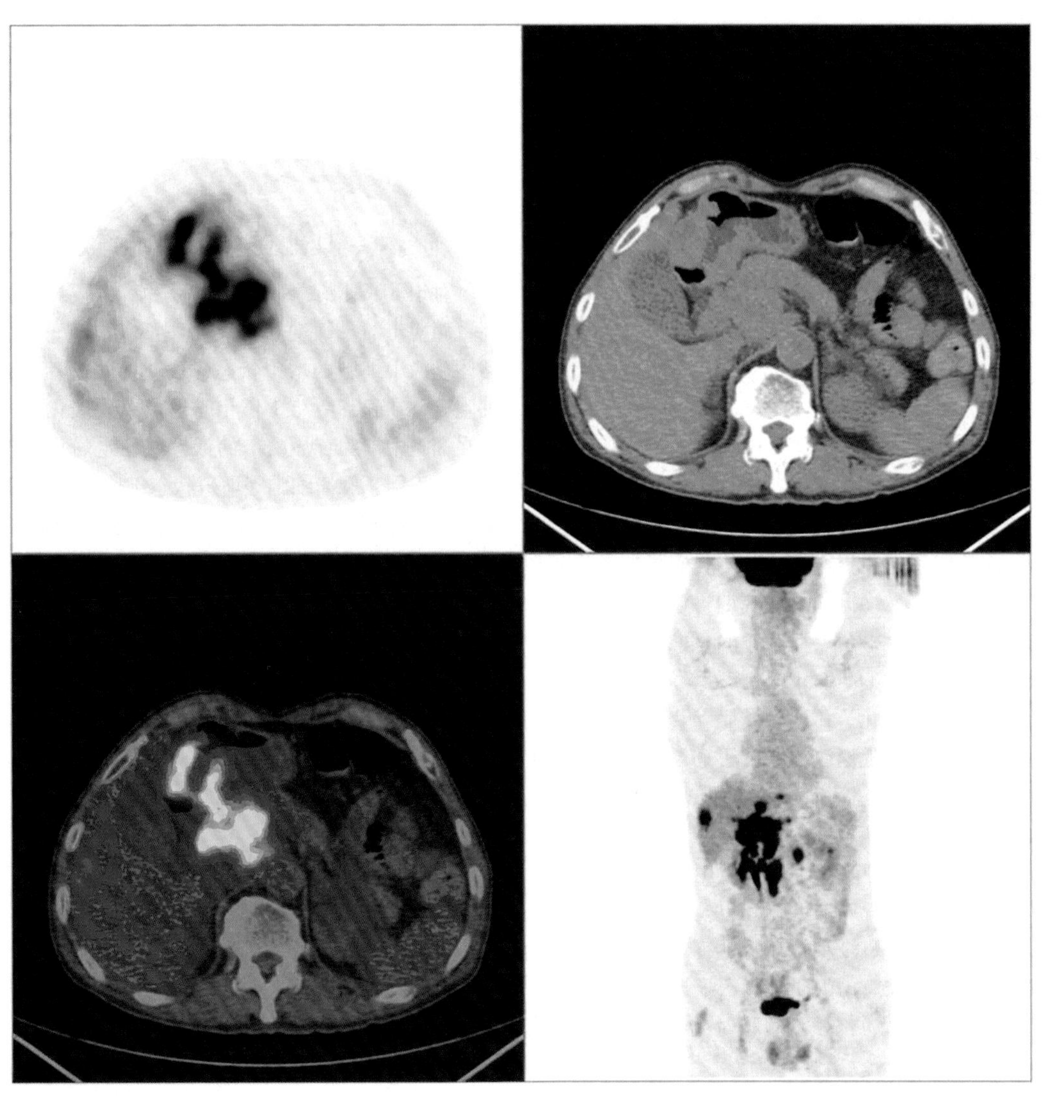

▶ **图 9-2-1 胃低分化腺癌**

男性，65 岁。主因上腹痛就医，血清 CEA4 3.16md/dl（0~5md/dl）。胃镜示胃窦小弯后壁巨大溃疡型肿物，活检病理示低分化腺癌，Ki-67 指数为 85%。图示 PET、CT、融合图像及 MIP 图像。FDG-PET 横断面图像提示，胃壁高代谢肿瘤（SUV_{max}为 14.1）及腹腔高代谢转移性淋巴结

三、胃癌术后复发的诊断

^{18}F-FDG-PET 用于复发胃癌评价的一项荟萃分析，纳入了 9 项研究的 526 例患者，FDG PET 总灵敏度为 0.78（95%CI 0.68~0.86），总特异性为 0.82（95%CI 0.76~0.87）。包括 FDG PET 在内检查手段对比的研究中，FDG PET 灵敏度为 0.72（95%CI 0.62~0.80），特异性为 0.84（95%CI 0.77~0.90）；增强 CT 灵敏度为 0.74（95%CI 0.64~0.83），特异性为 0.85（95%CI 0.78~0.90）；PET 和 CT 联合应用灵敏度为 0.75（95%CI 0.67~0.82），特异性为 0.85（95%CI 0.79~0.90）。据此，作者认为 FDG PET 对复发胃癌的探查效果略逊于增强 CT。

2010 年另一项[18]F-FDG PET/CT 胃癌术后复发评价的研究中（n=34），它的灵敏度、特异性及准确性分别为 95.8%、100%、97%，CT 则为 62.5%、10%、47%。其中，PET/CT 和与之对比的诊断 CT 都采用了增强技术。FDG PET 改变了 18 例患者（52.9%）的治疗方案。

外科胃癌术后复发多见于局部区域、腹膜、腹部以外淋巴结以及血行的远处器官转移。残胃吻合口复发的评价仍然推荐患者饮水扩张胃腔，以利于肿瘤复发与生理性摄取的鉴别。除了腹膜转移之外，现有的研究提示 FDG PET 对肿瘤复发的诊断至少不比增强 CT 差，而腹膜转移 FDG PET 的检出率不够理想，其摄取水平主要取决于原发灶对 FDG 的摄取水平。

四、胃癌预后的评价

2012 年的一项研究利用[18]F-FDG PET/CT 对胃癌术后复发进行了预测（n=271），结果提示，单因素变量分析中肿

瘤大小、浸润深度、淋巴结转移的存在、[18]F-FDG 摄取以及 SUV_{max}存在着与肿瘤复发的相关性，而肿瘤浸润深度、[18]F-FDG 摄取以及 SUV_{max} 作为多因素变量存在着与肿瘤复发间的相关关系。2 年无瘤生存率[18]F-FDG 阴性组（95%）明显高于阳性组（74%，$P<0.0001$）。[18]F-FDG 摄取是管状腺癌（$P<0.003$）组以及低分化腺癌组（$P<0.0001$）的显著预测因素。因此作者认为，[18]F-FDG 摄取是胃癌独立、显著的肿瘤复发预测因素，[18]F-FDG PET/CT 能提供有价值的术后预测信息，尤其是在管状腺癌和低分化腺癌中。对这类观点也有学者持不同意见，认为 FDG 摄取水平并不能准确预测患者预后。

五、胃癌疗效评价

新辅助化疗的应用在逐步增加，以使肿瘤降期并取得最好的外科治疗方案，最终提高局部晚期胃癌患者的总生存率，但能从新辅助化疗得到生存获益的只能是那些对临床治疗有反应的患者。常规的 CT 作为疗效评价手段，治疗效果经常会由于肿瘤纤维化、坏死、炎症以及水肿而使疗效被低估。FDG 反映的糖代谢改变早于形态学改变，可被用作一种敏感的药物疗效评价指标，FDG 摄取能反映存活肿瘤细胞数量，以及 FDG 摄取下降所反应出的肿瘤细胞杀伤率。除了疗效评价，这种改变也可以被用于预后评价的指标。FDG PET 用于预测胃癌辅助化疗以及新辅助化疗的研究较少，出现治疗前后 FDG 代谢状态改变通常提示预后良好。晚期胃癌辅助化疗应用的研究中，早期代谢变化或者更低的原发灶 FDG 摄取也都预示着相对良好的临床治疗效果。

FDG PET 在新辅助化疗疗效评价中的应用局限，是它无法区分肿瘤完全缓解与显微镜下肿瘤的残存，因此，随后的手术治疗范围的确定肯定不能仅仅依靠这一种手段独立完成。胃腔充盈不良时，胃壁生理性的 FDG 摄取常会导致疗效评价的低估。早期的疗效评价有助于发现对治疗有反应的病例，而对于没有反应的病例则应更改后续治疗方案，避免不必要的毒副作用。

六、其他显像剂用于胃癌评价

对于 FDG 摄取不高的胃癌病例，需要新的显像剂来提高胃癌检出的灵敏度和特异性。[18]F-FLT PET 显像反映的是活体显像中细胞的增殖状态，被动扩散或者主动转运进入细胞后，在腺苷激酶 1 催化下形成单磷酸化物，从而被陷落在细胞中。腺苷激酶 1 的活性在稳定静止细胞与增殖状态细胞不同，肿瘤细胞等增殖状态细胞的[18]F-FLT 磷酸盐聚集增多。有研究显示，[18]F-FLT 的胃癌检出率增高，这在 FDG 摄取不高的组织学类型中尤其有用。[18]F-FLT 与[18]F-FDG 对胃癌的检出率孰优孰劣，不同作者报道的数据不一，需要进一步的深入研究。

七、胃其他组织学类型的肿瘤及十二指肠肿瘤

（一）胃淋巴瘤

胃淋巴瘤是最常见的非霍奇金淋巴瘤结外起源，组织学分类包括弥漫大 B 细胞淋巴瘤以及黏膜相关淋巴组织淋巴瘤。有研究尝试 FDG PET 用于胃淋巴瘤的分期、预后评价以及疗效评价，见图 9-2-2。

（二）胃间质瘤

胃肠道间质瘤是最常见的起源于间质 Cajal 细胞的肿瘤，发生在胃占 70%、小肠占 20%、食管占 10%。FDG PET 在胃间质瘤的主要临床应用是疗效评价、预后评价以及肿瘤起源鉴别。

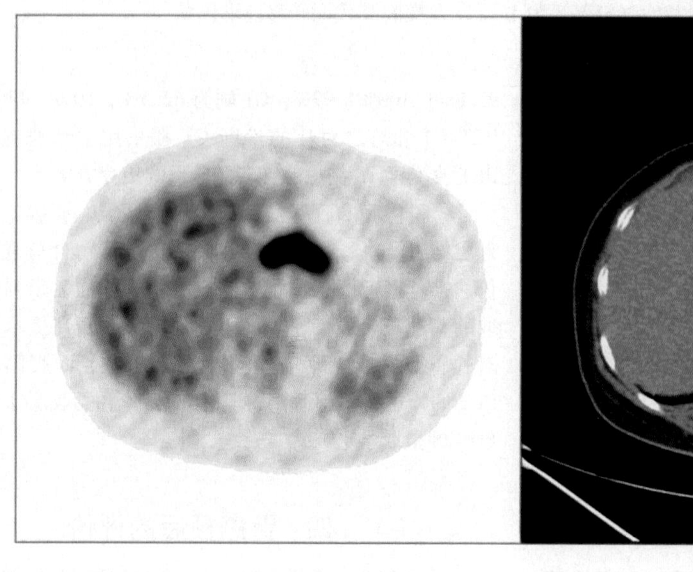

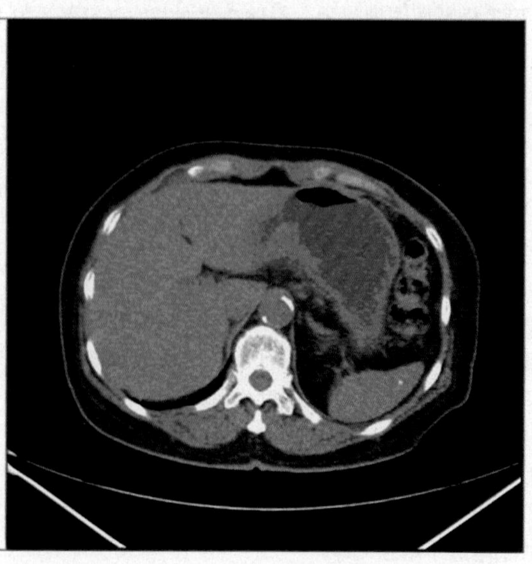

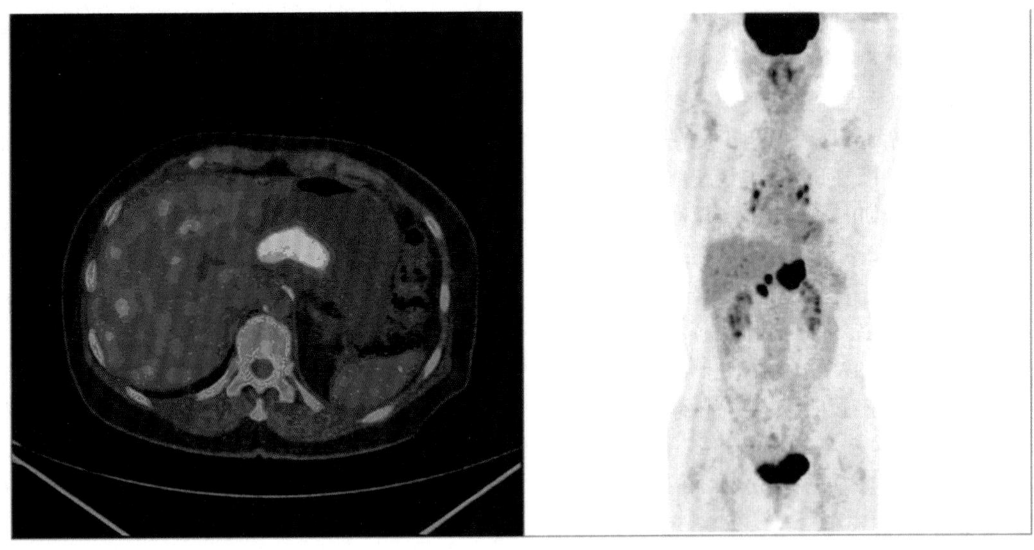

▶ **图 9-2-2 胃淋巴瘤**

女性，70 岁。主因上腹痛就医。胃镜示胃窦病变性质待定，活检病理示弥漫大 B 细胞淋巴瘤，Ki-67 指数 79.5%。图示 PET、CT、融合图像及 MIP 图像。FDG-PET 横断面图像提示，胃壁高代谢肿瘤（SUV_{max}为 22.9）

（三）胃神经鞘瘤

神经鞘瘤是起源于神经鞘施万细胞，占全部胃肿瘤的 0.2%。FDG PET 显像表现为高 FDG 摄取，需要与胃间质瘤等相鉴别。

（四）十二指肠肿瘤

十二指肠腺癌占据了小肠腺癌的 45%，但仅占胃肠道恶性肿瘤的 0.4%，此外十二指肠肿瘤还包括肉瘤、平滑肌瘤、淋巴瘤、类癌、间质瘤等。FDG PET 显像对于十二指肠肿瘤只有少量的临床应用，见于原发肿瘤和转移瘤的个案报道。

总之，现有的研究显示 PET 对于探测胃癌远处转移及复发具有高度特异性，对于治疗疗效评价具有临床应用价值，但它对早期胃癌筛查则没有价值。

（于浩楠 高 硕）

第三节 结、直肠疾病

由美国癌症学会进行的一项调查显示，2009 年美国结直肠癌的年发病人数和死亡人数在所有肿瘤中排第 3 位。中国的发病率低于欧美，但随着经济发展和人口老龄化，发病率迅速上升。虽然电子结肠镜作为诊断结直肠癌的金标准，但由于其无法判断肿瘤的侵犯深度、是否转移等因素，使得临床医师不得不求助于影像学检查。病理学显示，结直肠癌绝大部分病理类型为腺癌，对 FDG 摄取程度较高。FDG PET 代谢显像很早就应用于结直肠癌的诊断。

一、结直肠癌的诊断及分期

有关 FDG PET/CT 对结直肠癌原发灶诊断和鉴别诊断价值的研究报道都认为 FDG PET/CT 诊断结直肠癌灵敏度及特异性均不高，不适合做筛查及定性诊断。研究结果亦表明 FDG PET 对于结直肠癌诊断的灵敏度低于肺癌等其他部位原发肿瘤。主要原因是，PET 本身图像分辨率较低，对于直径小于 10mm 的病变诊断阳性率低。此外是组织学类型，与其他胃肠道肿瘤一样，结肠癌 FDG 摄取程度取决于瘤内黏液的比重，黏液腺癌的 FDG 摄取低，可出现假阴性。有报道称在 FDG PET 诊断结直肠癌的实验中，25 例黏液腺癌患者，阳性率只有 59%，明显低于非黏液腺癌（90%~96%）。

PET/CT 常规并不用于结肠癌的鉴别诊断，因其特异性较低。肠道对 FDG 的生理性摄取、炎症性肠病、肠道憩室、淋巴组织及某些药物能增加 FDG 在肠道中的摄取，如二甲双胍等，以上均能造成 FDG PET 的假阳性。一般来说，假阳性图像以弥漫性摄取及阶段性摄取为主，而局灶性的摄取通常可以认为是癌变或癌前病变，但目前仍然建议使用内镜作进一步鉴别。有文献报道，27 例结肠疾病进行 FDG PET/CT 检查，18 例发现阶段性摄取或局灶性高摄取灶患者进行内镜检查，结果 6 例发现有恶性肿瘤，7 例发现有腺瘤或息肉，5 例发现有结肠炎，而那些弥漫性摄取的患者则没有发现异常。

由于 FDG PET/CT 无法灵敏探测到小于 1cm 的病灶，因此，大部分专家并不建议将 FDG PET/CT 作为结直肠癌分期的首选。研究表明，PET/CT 无法清晰显示解剖层次，不能准确评估肿瘤浸润深度、局部扩散程度、与括约肌复杂关系等，对T分期有明显缺陷。在N分期中，众多研究表明无论是常规影像模式还是功能代谢影像均具有一定的局限性。较低的空间分辨率同样使得PET发现淋巴结转移的灵敏度降低。一项研究中，回顾了10个研究的409例病例，并比较他们的对N分期的灵敏度、特异性，结果分别为42.9%和87.9%，说明PET诊断结直肠癌N分期的灵敏度较低，不适合单纯用来进行结直肠癌的术前分期。日本学者在一项43例病例（19例结肠癌和27例直肠癌）的研究中，分析了24个腹主动脉旁淋巴结及29个腹腔淋巴结，发现在诊断N1、N2-3的淋巴结中PET/CT比CT具有更高的特异性、准确度及阳性预测值（N1特异性87.5%vs41.6%、N2-3特异性94.4% vs.72.2%、N1准确度72.3% vs.65.9%、N2-3准确度89.6% vs.77.7%），灵敏度较低（N1 52.2% vs.91.3、N2-3 75.0% vs.91.7%）。但是在诊断N4期淋巴结转移中，PET/CT和CT具有相同的灵敏度，而且特异性及准确度更高（N4灵敏度100.0% vs.100%、100.0% vs.17.7%、100.0% vs.41.7%）。总的来说，PET/CT不适合对Ⅰ~Ⅲ期的结直肠癌进行常规诊断及分期。

Ⅳ期结直肠癌或复发的患者可以同时发生肝脏或肺转移或腹膜转移。PET/CT检查范围大，对发现远处转移较其他检查手段优势明显。PET/CT比单纯CT在诊断结直肠癌肝、肺及其他部位转移具有更高的灵敏度，研究中有29%（9/31）的患者因为接受了PET/CT检查而改变了临床治疗方案。PET/CT对诊断那些常规影像学怀疑但不能确定的病灶往往具有独特的作用。术前PET与CT结合可以提高分期准确性，从而改变部分直肠癌患者的治疗方案。对100例原发性结直肠癌患者进行了FDG PET/CT全身检查，27例患者调整了治疗计划，其中，8例调整了用药方式，10例扩大了手术范围，8例避免了没有必要的手术。近年来，以PET/CT结肠成像（PET/CT colonography）为一体的全身分期模式引起了研究者的兴趣。将PET/CT结肠成像检查引入结直肠癌患者的分期中，研究结果显示PET/CT结肠成像检查仅漏诊1个病灶，其能对局部淋巴结进行准确分期，且对81.8%（9/11）的患者进行了准确分期。近期一些研究亦表明与PET/CT相比，PET/CT结肠成像在结直肠癌的分期中具有更高的准确度。但目前相关研究病例数量有限，PET/CT结肠成像在临床中的应用价值仍有待大样本病例报告，见图9-3-1。

9

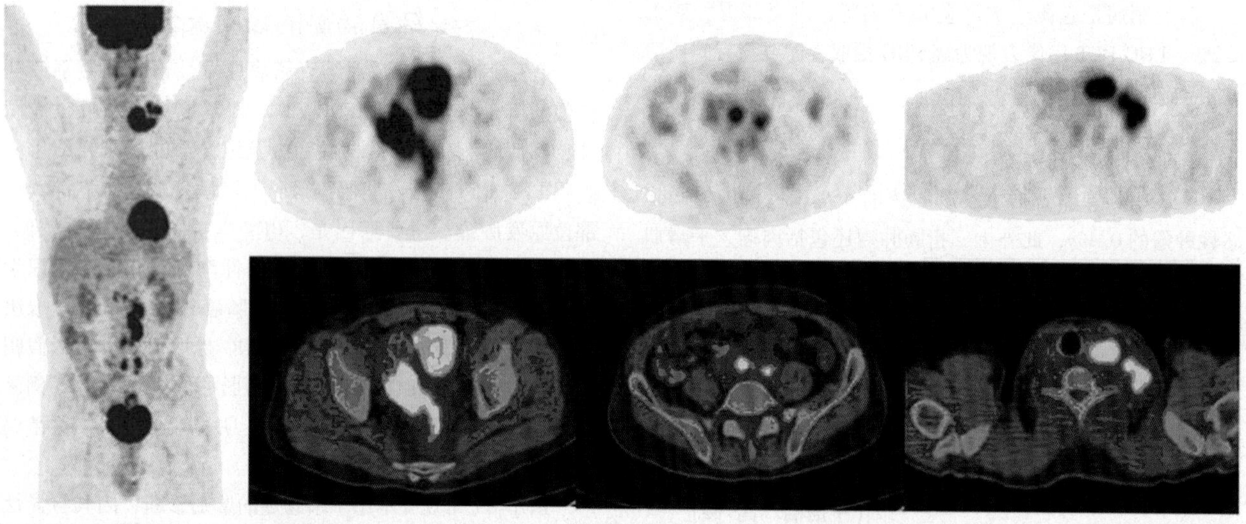

▶ 图9-3-1 直肠-乙状结肠交界区肿块

男性，58岁，腹泻3周，便中带鲜血，结肠镜取活检病理示腺癌，术前行FDG PET/CT分期，示直肠-乙状结肠交界区肿块，腹主动脉周围及左侧颈部多发淋巴结转移

二、结直肠癌的疗效评价

有关利用FDG PET/CT显像进行结直肠癌化疗后疗效评价的报道并不多。有学者在研究中让51位患者在接受化疗后2、4疗程后分别进行PET/CT及CT检查以评价疗效，结果显示使用肿瘤的SUV变化和瘤体直径变化评价疗效的一致性很好（$r=0.57$，$P=0.00001$），灵敏度及特异性均较低（77%、76%），说明二者均不适合作为短期化疗后评价的工具，但是SUV的变化可以提示化疗药物对肿瘤的作用程度，以判断是否需要更换化疗方案。在一组138例结肠癌肝转移病例中，在患者接受化疗后4周内、肝转移手术（或活检）前进行PET/CT检查，最后其中87.0%（120/138）的患者接受了活检或肝转移灶切除手术。PET/CT的灵敏度、特异性及准确度分别为89.9%、22.2%及85.5%，提示PET/CT并不适合对短时间内化疗后的患者进行疗效评价，更适合那些可疑肝转移准备接受手术切除的病例进

行术前评价。^{18}F标记的氟尿嘧啶（^{18}F-FU）已被用于结直肠癌患者治疗监测。准备进行动脉内化疗病人进行FU PET检查可帮助选择适于治疗的患者。治疗后^{18}F-FU摄取程度和患者生存期有很好的相关性，因此可预测治疗效果。抗表皮生长因子的单克隆抗体已经在临床用于治疗进展期结直肠癌，如西妥昔单抗等，有学者用^{89}Zr标记西妥昔单抗，用于评价临床患者使用该药物的获益情况。

三、结直肠癌根治术后局部复发的鉴别诊断

结直肠癌手术切除后的2年内，有40%的病人复发，出现复发后5年生存率仅为35%，早期发现肿瘤的复发并进行治疗能够提高患者的生存率。结直肠癌术后复发25%仅局限于原手术区域，且可通过再次手术而达到治愈，早期检出复发是最大程度减少转移的关键。由于手术改变了脏器的结构及脏器间相互的毗邻关系，放疗可引起局部组织的炎症、水肿和纤维化等，这些变化干扰了超声、MR、CT等手段对术后复发诊断的准确性。结直肠癌术后、放疗后瘢痕与复发的鉴别诊断一直是困扰临床的难题，大部分直肠癌术后会在骶前手术区域形成纤维性瘢块，而放疗会引起盆腔组织炎症及直肠周围软组织的增厚，这些改变可能长期存在。FDG PET通过代谢状态反映病变的生物学行为，可以在形态学改变之前更早地发现复发。在传统的影像手段和FDG PET对79例已知或可疑结直肠癌复发病人的比较研究中，FDG PET的总体灵敏度为97%，特异性为72%，明显优于传统影像手段。还有学者回顾性分析比较了FDG PET和强化CT在70例结直肠癌术后、放疗后瘢痕与复发的诊断与鉴别诊断中的价值：80%病例CT诊断为不能确定或可疑，而PET明确诊断准确性达90%以上。在回顾总结了15个研究组的结果后发现，PET/CT诊断结直肠癌复发敏感度在85%以上，而特异性则在43%~90%不等，灵敏度及准确性均与MR相当，优于CT。但有两项研究指出，PET/CT诊断小于1cm的病灶能力明显不足。有学者将130例结直肠癌术后患者分为两组，分别使用PET/CT、CT进行治疗后监测，二者最终对复发病例的检出率没有明显差异，（PET/CT组25例，CT组21例；$P=0.50$），但是PET/CT检出复发病灶的时间明显早于CT（12.1个月vs. 15.4个月；$P=0.01$），而且PET/CT组有更多的患者接受了再次手术的治疗（10例vs. 2例），提示PET/CT可能更早的发现复发及转移灶。研究报告显示，结直肠癌肝转移患者手术之后的5年生存率超过50%。考虑到大肠癌的生物学特征（多数结直肠癌分化程度较高，恶性度相对低，病程长，转移较晚）与其他恶性肿瘤（如肺癌）不同，即使发生肝脏转移，只要转移局限于肝一个叶（转移灶少于4个），没有其他部位转移时，仍可考虑对肝脏转移灶进行切除。因此患者是否适宜手术及手术方式的选择是处理结直肠癌肝转移的关键问题。在一组150例结直肠癌肝转移患者的研究中，将患者随机分为两组，分别进行CT及PET/CT的术前分期。以开腹手术是否能将肿瘤全部切除并随访3年作为标准，评价二者诊断效能。结果PET/CT组不必要的手术例数较CT组显著降低（28% vs. 45%）。有日本学者在一组较大规模的病例研究中对170例可疑结直肠癌肝转移的患者进行PET/CECT及PET/CT检查，经手术病理及临床6个月以上随访证实，PET/CECT无论在灵敏度、特异性及准确度均较PET/CT高，尤其是灵敏度（93.2% vs. 79.7%），并最终改变了38%（64/170）患者的临床治疗方案，提示PET/CECT可能是对结直肠癌术前分期的最佳选择。

四、结直肠癌术后血清癌胚抗原升高的随访

CEA作为大肠癌诊断指标，灵敏度和特异性均不理想。但结直肠癌术后定期监测血清CEA是判断术后复发或转移比较敏感的指标，可在其他随访手段（肠镜，超声，CT等）出现异常前，更早地提示肿瘤复发或转移。CEA水平的升高伴有阴性的常规影像学检查结果常导致2次开腹探查手术。虽然2次探查术发现肿瘤的概率接近90%，但适合再行根治性手术治疗的患者仅占约12%~60%。文献报道了对50例结直肠癌术后随访发现CEA升高的患者行FDG PET检查，其中31例常规影像检查未见异常，19例不能明确诊断，最终经手术病理或影像检查随访证实43例复发或转移，FDG PET正确诊断34例，灵敏度为79%，9例假阴性，其原因是复发或转移灶较小，低于PET检出的分辨率；7例无复发转移者FDG PET正确诊断3例，4例假阳性：2例为原手术区域的慢性炎症，1例为肝包膜下脓肿，1例为肺门淋巴结的反应性增生。美国国立癌症研究院的另一项研究，对28例CEA水平升高可疑复发患者进行FDG PET和CEA单抗显像的比较，FDG PET的灵敏度和特异性分别为89%和50%，而CEA单抗显像分别为18%和33%。与传统诊断手段比较，对于CEA水平升高、可疑结直肠癌复发或转移患者的诊断，FDG PET/CT显像具有明显的优势，见图9-3-2。

综上所述，临床医师应用PET/CT检查结直肠癌应考虑以下方案：①PET/CT不常规用于对Ⅰ~Ⅲ期的结直肠癌进行诊断、分期。②常规影像学可疑的转移灶，可行PET/CT以决定临床方案。③不推荐进展期直肠癌在化疗前后常规行PET/CT检查。④不推荐使用PET/CT常规监测结直肠癌术后高复发风险的病例。⑤在结直肠癌根治术后，CEA升高或出现临床症状而常规检查阴性时推荐使用PET/CT检查。⑥在拟行结直肠癌肝转移灶切除术前，推荐使用PET/CT进行分期。

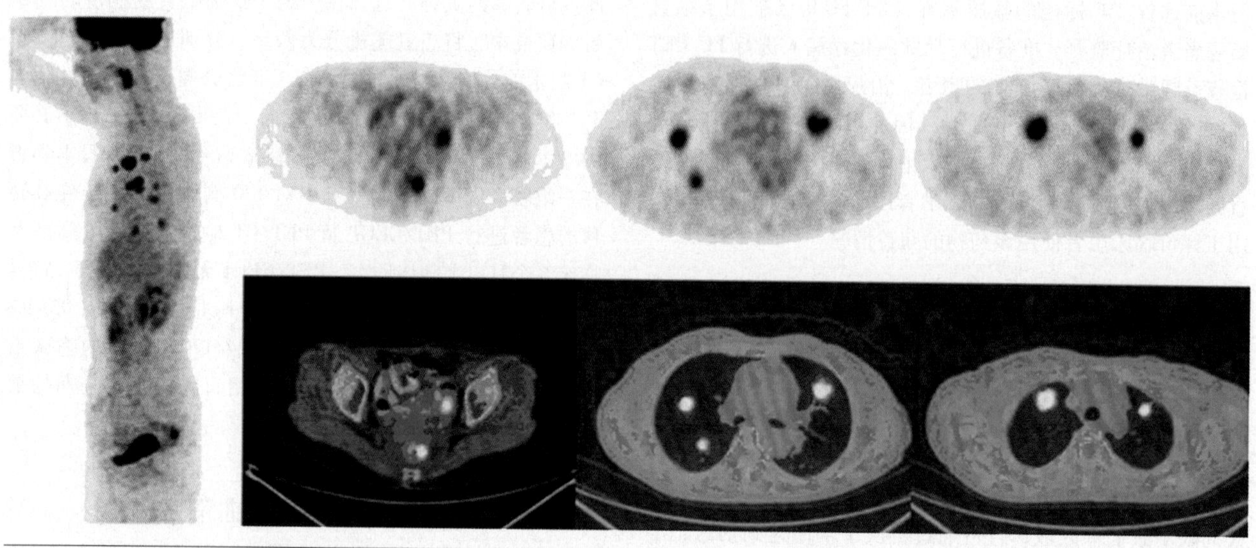

▶ **图 9-3-2 结肠癌术后复发、转移**

女性，64 岁，结肠腺癌术后 3 年，复查 CEA 升高，盆腔 CT 可疑术前原位复发，拟行手术切除。术前行 PET/CT 检查，示术区软组织高代谢软组织结节，考虑复发伴双肺转移

9

（王 颖 高 硕）

第四节 肝脏、胆囊疾病

一、肝细胞性肝癌

肝细胞性肝癌（hepatocellular carcinoma，HCC）常在肝炎后肝硬化的基础上发生，早期诊断较为困难。PET/CT 作为无创伤性的影像学显像技术，同时提供了功能和解剖双重信息，并可行全身扫描，更有利于了解肿瘤的性质及分期。

近年研究显示，^{18}F-FDG 对 HCC 的检测阳性率与肿瘤直径有重要的关系。文献报道了 90 例 HCC 患者的 110 个病灶的检测结果，研究发现^{18}F-FDG 对于<2cm 的病灶检出率仅为 27.2%，而对直径>5cm 病灶的检出率则为 92.8%。^{18}F-FDG PET 对于检测高分化、低度恶性 HCC 的灵敏度差，但对于中、低分化的 HCC 且肿瘤直径>5cm 或甲胎蛋白显著升高的患者，^{18}F-FDG PET 显像具有较高的灵敏度，是一种很好的非侵入性检查手段。^{18}F-FDG PET/CT 早期及延迟显像对 HCC 病灶的检出率分别为 73.7%和 97.4%，双时相显像在一定程度上可提高对 HCC 诊断的灵敏度和准确率，但是不能将单纯的 SUV_{max} 随时间延迟增高的表现作为独立的诊断依据。

鉴于^{18}F-FDG PET/CT 对 HCC 诊断的局限性，促使人们对其他显像剂的研究更为迫切。近年来，一些新的 PET 示踪剂，如^{18}F-FCH、^{11}C-CHO、^{11}C-MET、^{11}C-ACE 的研究已经进入临床试验阶段，并可与^{18}F-FDG 联合应用于 HCC 的临床诊断。动物实验 PET 显像发现，^{11}C-ACE 高摄取的 HCC 组织中的乙酰辅酶 A 合成酶（acetyl CoA synthetase，ACSS）活性明显高于癌周肝组织。因此，抑制 ACSS 表达活性可能在治疗^{11}C-ACE 高摄取的 HCC 中将有广阔前景。有研究显示，联合应用^{11}C-ACE 和^{18}F-FDG 对 39 例 HCC 患者进行了 PET 显像，研究两种显像剂对 HCC 诊断的应用价值，39 例 HCC 患者共 55 处病灶，^{11}C-ACE PET 显像对全部病灶检测的灵敏度为 87.3%，而^{18}F-FDG PET 检测的灵敏度为 47.3%，两者联合应用对病灶检测的灵敏度可达到 100%。^{18}F-FDG 对中、低分化的 HCC 肿瘤细胞摄取增加，而^{11}C-ACE 对高分化的 HCC 肿瘤病灶敏感度高，两种显像剂在 HCC 诊断上形成互补。另外，该研究还对 16 例 HCC 以外的肝脏恶性病变进行显像发现，^{11}C-ACE 均无异常摄取增加，进一步肯定了^{11}C-ACE 对 HCC 诊断的特异度高。但仍有不少研究发现，联合应用^{11}C-ACE 及^{18}F-FDG PET 对 HCC 病灶检出率仍受病灶大小和数量的限制。研究显示，双示踪剂联合显像的检出率为 82.7%，但对于<2cm 的病灶^{18}F-FDG 的检出率为 27.2%，而^{11}C-ACE 的检出率也仅为 31.8%。综上所述，虽然两种显像剂的联合应用既能发挥^{18}F-FDG PET 对于低分化癌高灵敏度的特点，又能结合^{11}C-ACE 对于 HCC 诊断的高特异度的优势，从而大幅度提高 PET/CT 诊断 HCC 的准确率，但对于病灶直径在 2cm 以下的小肝癌的检出率仍然较低，见图 9-4-1、图 9-4-2。

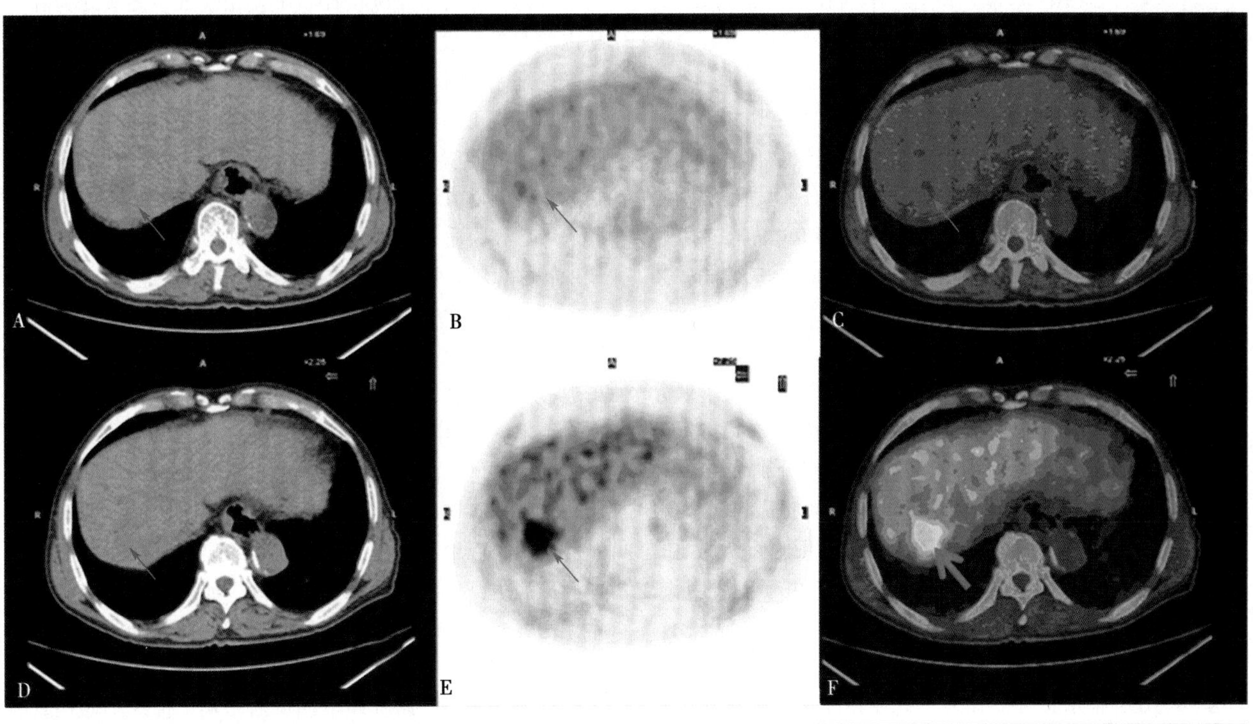

▶ **图 9-4-1　乙肝肝硬化肝癌**

男性，79 岁，乙肝伴肝硬化病史，CT 示肝右叶后上段低密度肿块影。A～C. 为 ^{18}F-FDG PET/CT 图像，肝右叶后上段轻度高代谢灶，SUV_{max}为 3.6；D～F. ^{11}C-ACE PET/CT 图像，肝右叶后上段异常高代谢灶，SUV_{max}为 10.9。穿刺病理示高分化肝细胞性肝癌

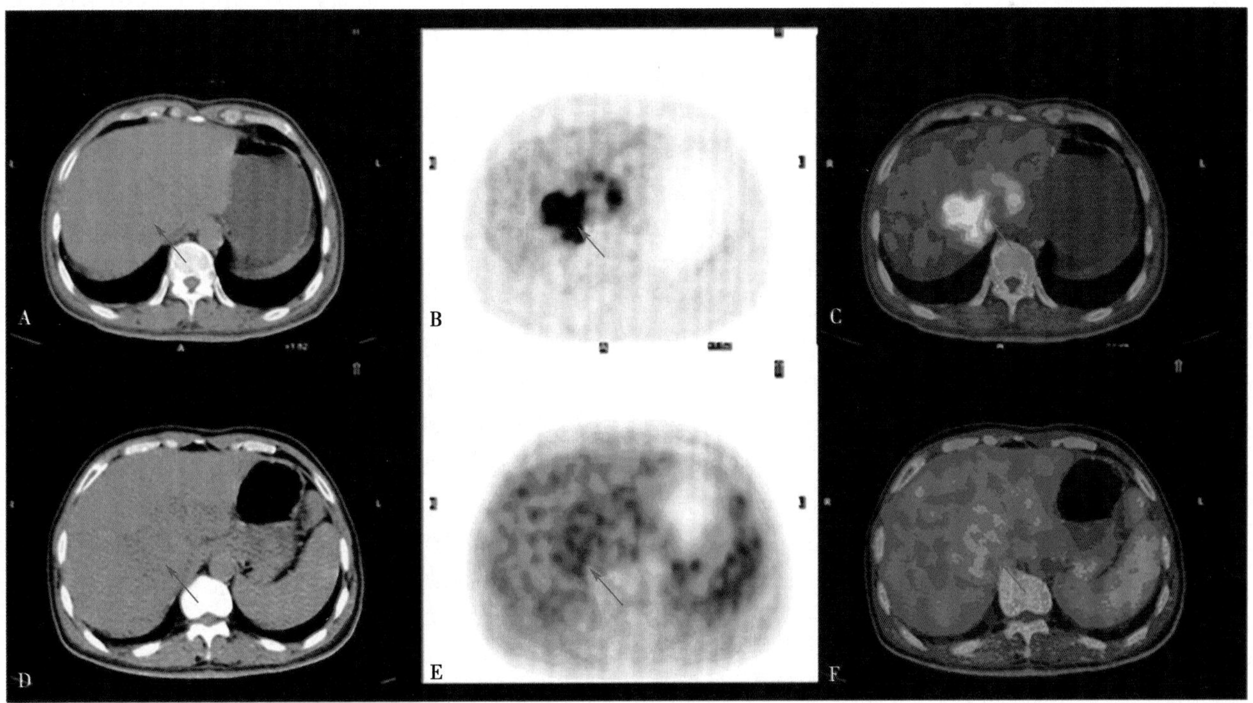

▶ **图 9-4-2　低分化肝细胞性肝癌**

男性，55 岁，B 超示肝占位，血清 AFP＞1000。A～C. ^{18}F-FDG PET/CT 图像，肝右叶低密度肿块影，大小约为 4.7cm×3.7cm，代谢异常增高，SUV_{max}为 5.6；D～F. ^{11}C-ACE PET/CT 图像，肝右叶 ACE 代谢轻度增高灶。术后病理示低分化肝细胞性肝癌

近年来，^{11}C-CHO 亦备受重视。小动物研究数据显示，^{18}F-FDG、^{11}C-CHO 和^{11}C-ACE 三种显像剂在不同分化程度HCC 的诊断价值中，^{11}C-CHO 的检出率高于^{11}C-ACE 和^{18}F-FDG，同时该研究发现 HCC 组织中与胆碱代谢密切相关的胆碱激酶的活性表达明显高于周围的正常肝组织。有学者利用动物模型研究^{11}C-CHO 摄取与胆碱在体内的代谢过程之间的关系发现，HCC 组织与癌周肝组织的胆碱摄取之间存在着异质性。^{11}C-CHO 以磷脂合成的途径参与肿瘤细胞内的代谢，其与^{18}F-FDG 在 HCC 诊断中表现出互补效应。近年来对^{18}F-FDG和^{11}C-CHO 联合显像的临床研究显示，^{11}C-CHO 对于中高分化的 HCC 病灶具有较高的检出率（75%），而对于低分化 HCC 病灶的检出率仅为 25%，这一点恰恰与^{18}F-FDG PET 产生了相反的结果，相应的^{18}F-FDG 检出率分别为 45%和 75%。这说明，^{11}C-CHO 与^{18}F-FDG 联合应用可提高 HCC 的检出灵敏度。^{18}F-FCH 作为与^{11}C-CHO 同样参与细胞脂类代谢的衍生物，与^{11}C-CHO 相比，^{18}F 标记的显像剂由于半衰期长，更容易进行临床研究。在对 12 例 HCC 患者的研究显示，^{18}F-FCH具有较高的阳性检出率，^{18}F-FCH 发现了所有新发和复发的病灶，提示其对于 HCC 的初步诊断和肿瘤复发灶检出具有价值。在其中的 9 例联合显像病例中^{18}F-FCH 均为阳性，而^{18}F-FDG 的显像只有 5 例阳性，同时显示^{18}F-FCH 对高分化 HCC 病灶效果较好，说明^{18}F-FCH 可以辅助^{18}F-FDG PET 提高其鉴别高分化 HCC 的能力。

^{18}F-FLT 能较有效地鉴别肿瘤的良恶性。文献报道了^{18}F-FLT PET/CT 显像的临床研究，结果发现 18 例 HCC 患者中有 13 例 HCC 肿瘤结节的 SUV 明显高于癌周肝组织，^{18}F-FLT PET/CT 对 HCC 的检出率为 69%，并且研究发现^{18}F-FLT的摄取程度与细胞增殖核抗原 MIB-1 的表达呈正相关（P = 0.02），^{18}F-FLT 摄取的 SUV 与生存时间有相关性，提示^{18}F-FLT SUV 有可能成为临床评价 HCC 预后的重要指标。

综上所述，乙酸盐类、胆碱类及核酸类显像剂较^{18}F-FDG在HCC 的诊断中具有各自的优势和特点。多种示踪剂的联合显像可大大弥补单一示踪剂显像在肝脏肿瘤诊断中的局限性，可以在很大程度上提高 PET/CT 临床诊断的灵敏度和特异度，在不同方面更准确地反映肿瘤综合状况，更大程度地满足临床需要。随着对各种代谢类型的新型示踪剂的不断开发及相关大量深入的临床研究的开展，PET/CT 将会在 HCC 诊断中发挥更重要的作用。

二、胆管细胞癌

胆管细胞癌对^{18}F-FDG 具有较高亲和性，特别是葡萄糖转运蛋白-1 在胆管细胞癌的阳性表达率明显增高，结节及乳头型胆管癌、中晚期胆管癌的^{18}F-FDG PET 显像效果更好，对肿瘤病变的部位、侵犯范围、区域淋巴结及远处器官等的转移灶，表现为病变高度亲和^{18}F-FDG 放射性浓聚，从而对肿瘤进行定性和分期诊断。据文献报道，^{18}F-FDG PET/CT 对胆管癌远处转移的敏感性可达 100%。

肝内胆管癌^{18}F-FDG PET/CT 典型表现主要表现为肝实质内单发或多发斑片结节状、索条状放射性摄取增高影，边缘锐利，早期显像 SUV_{max} ≥2.5，延迟显像 SUV_{max} 较早期增高 10%以上；CT 于相应部位发现不规则低密度影，边界不清，多沿胆管行径分布，CT 增强扫描病灶边缘轻度增强，常伴邻近或远侧胆管扩张；转移征象主要表现为肝门胰头区、腹膜后大血管旁等淋巴结肿大，晚期邻近肝脏受侵或转移、肺、骨骼等实质器官的转移。

肝内胆管细胞癌与肝细胞性肝癌有时难以鉴别。肝内胆管细胞癌对^{18}F-FDG 有特殊的亲和力，通常 SUV_{max} ≥2.5，延迟显像通常进一步升高；相反肝细胞性肝癌对^{18}F-FDG 的亲和力不如肝内胆管细胞癌，特别是小肝癌，通常 SUV_{max} < 2.5，延迟显像也难升高。另外，前者因起源于胆管上皮细胞，其邻近胆管均不同程度受侵扩张，而后者一般不会累及肝内胆管而引起扩张。第三，肝细胞性肝癌通常有乙肝或丙肝病史，生化检查 AFP 升高等，而肝内胆管细胞癌通常无乙肝或丙肝病史，AFP 正常，而 CA19-9 通常升高有助于鉴别诊断。

近段（肝门）胆管癌早期诊断困难。传统影像检查手段在早中期胆管癌中，仅能发现胆道扩张征象，确定梗阻的平面及梗阻程度，常难以直接显示肿瘤征象，^{18}F-FDG PET/CT 在肿瘤尚未形成明显的软组织肿块时就能观察其恶性组织的高代谢特征，很大程度上能明确病变性质，不但对胆管癌的诊断与鉴别诊断具有重要作用，同时也能了解全身较小转移征象。与传统影像学相比，PET/CT 有助于更为精确的术前评估，特别是对淋巴结转移和远处播散的术前诊断尤为重要。Meta 分析结果显示 PET/CT 对于肝门部胆管癌诊断的汇总灵敏度与特异度分别为 84%和 95%。研究显示 PET/CT 诊断胆管癌远处转移的敏感度达 65%。近段（肝门）胆管癌 PET/CT 表现为肝门区不规则结节状放射性摄取增高影，早期显像 SUV_{max} ≥2.5，延迟显像较早期增高 10%以上；CT 于相应部位发现不规则软组织影，边界清楚或与邻近肝门结构分界不清，肝内胆管均不同程度扩张，胆总管及胆囊不扩张，发生于近肝左叶者常伴左叶萎缩，CT 增强延迟扫描肝门肿块轻度增强或不均匀增强；部分病变仅示肝内胆管扩张或局部胆管壁增厚狭窄，肝门区无肿块形成。此型常侵及肝门血管及左右胆管分支，肝门胰头区、肠系膜、腹膜后大血管旁等淋巴结转移，肝脏也是常见转移靶器官。综上所述，PET/CT 对临床行胆管癌早期准确诊断及分期、指导其治疗方式、检测胆管癌疗效及预后具有独特优势和重要价值。

三、肝脏转移性肿瘤

由于肝脏接受肝动脉和门静脉双重血供，血流量异常丰富，是转移性肿瘤的好发部位，肝脏的恶性肿瘤转移最常见的来源是胃肠道。^{18}F-FDG PET/CT 对肝转移瘤的诊断具有高灵敏度，文献报道 PET/CT 对肝脏转移瘤诊断敏感性为 97.0%。近年国外研究显示^{18}F-FDG PET 与强化 CT 及 MRI 相比在检测肝转移瘤方面具有更高的优势，对于检测肝内小病灶具有更高的敏感性，PET/CT 可以准确发现直径 2cm 以下的病灶。有学者对比分析了 PET/CT 和增强 CT 在检测肝转移病灶中的作用：对 45 例有肝外恶性肿瘤原发灶并被怀疑有肝转移灶者在 72h 内行腹部增强 CT 和 PET/CT，结果显示增强 CT 检测肝转移的灵敏度与特异度分别为 87.9%和 16.7%，而 PET/CT 为 97%和 75%，表明 PET/CT 在检测肝转移病灶方面优于增强 CT。这主要是增强 CT 无法辨别出小于 15mm 的小病灶的良恶性。因此，将增强 CT 与 PET/CT 优势整合，可以达到更好的诊断效果（图 9-4-3）。

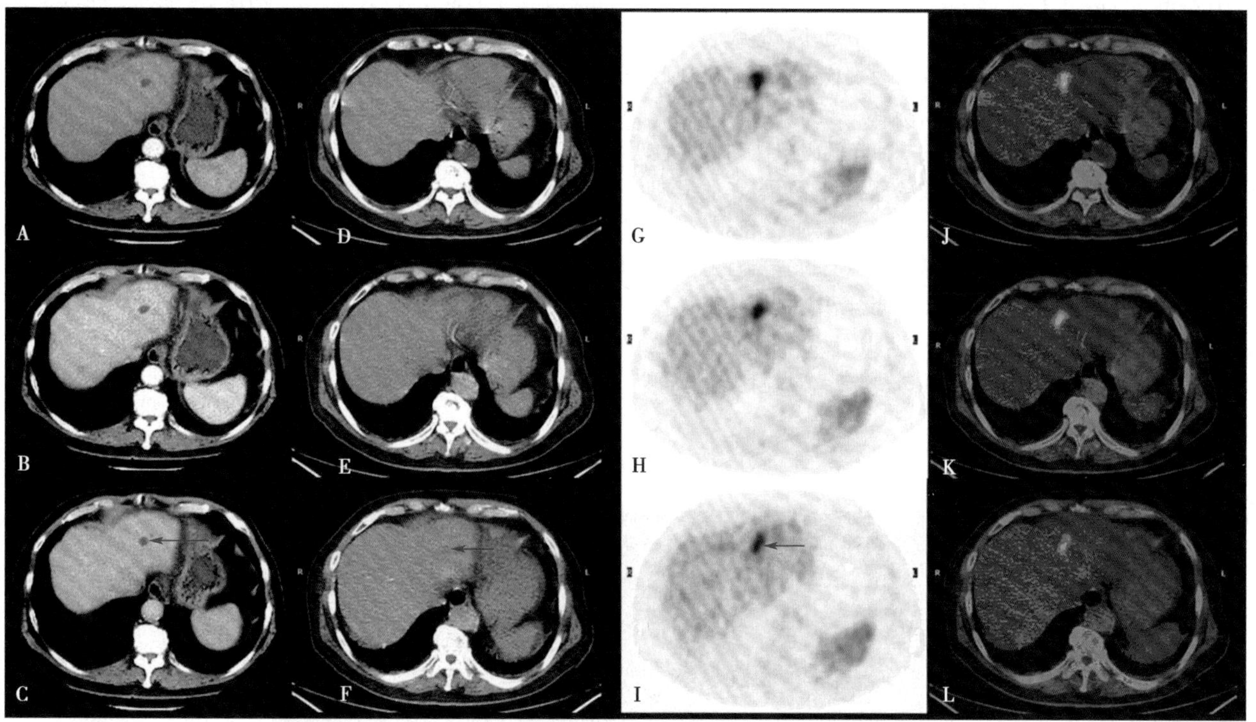

▶ **图 9-4-3 肝转移瘤**

男性，84 岁，胃癌病史。A～C. 增强 CT 显示肝左叶低密度小结节影，边缘光滑，边界清晰，考虑肝囊肿；D～L. ^{18}F-FDG PET/CT 图像，显示肝左叶稍低密度小结节影，代谢异常增高，SUV_{max} 为 7.7，考虑胃癌肝转移。后经随访证实，为肝转移瘤

9

四、胆囊癌

胆囊癌尚缺乏理想的早期诊断方法。^{18}F-FDG PET/CT 可准确无创地鉴别诊断胆囊壁内小结节的良恶性，并可对胆囊癌术后残留及疗效监测、肝内外转移有很好的临床应用价值。胆囊癌的 PET/CT 典型表现为：①直接征象：PET 典型阳性为胆囊窝结节状、环状或半环状^{18}F-FDG 放射性摄取异常浓聚影，早期显像 $SUV_{max}\geq 2.5$，延迟显像较早期增高 10%以上。CT 典型表现主要有：肿块型胆囊癌，胆囊腔大部或完全消失，被实性软组织肿块代替，与邻近肝实质密度接近，分界不清，CT 增强病灶不均匀强化；壁厚型胆囊癌，胆囊壁局部或弥漫不规则增厚，胆囊腔缩小或扩大，CT 增强增厚囊壁不均匀强化；结节型胆囊癌，突出于胆囊腔内的菜花或乳头状结节，边缘不光整，CT 增强该结节不同程度强化。②间接（转移）征象：主要表现为无其他因素导致的胆囊床模糊不清、邻近肝实质低密度灶伴^{18}F-FDG 代谢增高；肝门胰头区、大小网膜或肠系膜、腹膜后大血管旁淋巴结肿大或伴^{18}F-FDG 异常浓聚；胆囊管及肝总管受侵致肝内胆管扩张；邻近胃肠受侵、远处肺及骨骼等实质器官转移征象。具备上述①和②标准可以明确诊断，其中壁厚型或结节型胆囊病变无②标准的患者需谨慎诊断，避免假阳性和假阴性的干扰。胆囊壁局部或弥漫不规则增厚伴^{18}F-FDG 代谢增高，延迟显像 SUV 值进一步升高，CEA、CA19-9 等肿瘤标志物增高，可明确诊断胆囊癌，反之则提示良性病变；如胆囊壁规则增厚伴^{18}F-FDG 代谢增高，延迟显像降低或无变化，相关肿瘤标志物正常，提示急性胆囊炎或慢性胆囊炎急性发作，而慢性胆囊炎规则增厚的胆囊壁多无^{18}F-FDG 摄取。对于胆囊壁内结节良恶性的诊断，B 超及超声内镜检查常难定性，CT 和 MRI 则主要是根据壁内结节的形态及增强后的强化程度来判断但常误诊。PET/CT 主要根据壁内结节^{18}F-FDG 代谢程度，再结合其形态和肿瘤标志物等来判断：如壁内结节^{18}F-FDG 代谢异常增高，轮廓呈菜花状或光整，相关肿瘤标志物升高，提示结节型胆囊

癌或胆囊良性病变恶变，反之提示良性病变（息肉或腺瘤）；如壁内结节早期显像^{18}F-FDG代谢轻度增高或无摄取，延迟显像SUV值升高且>2.5，提示恶性病变；如壁内结节^{18}F-FDG代谢增高且延迟显像SUV值降低或无变化，轮廓光整，肿瘤标志物正常等，提示良性病变伴感染可能。

当急性胆囊炎或慢性胆囊炎急性发作、胆囊息肉或腺瘤伴感染等可使^{18}F-FDG高度摄取，导致出现假阳性。假阴性主要见于结节型胆囊癌，如肿瘤结节过小，癌细胞数量少而囊内液体多的病灶，^{18}F-FDG常轻度或无摄取而出现假阴性，同时还受胆囊癌合并糖尿病或急性高血糖影响等。PET/CT双时像（延迟）显像是一种降低假阳性和假阴性的有效方法，对于疑似结节型或壁厚型胆囊癌患者的早期和鉴别诊断是必不可少的步骤，既可观察胆囊等部位^{18}F-FDG摄取程度的变化，又可以帮助排除肠道等器官的受侵及转移病变；胆囊癌早期诊断及鉴别诊断中虽以^{18}F-FDG显像特征为主要依据，但需结合CT、MR及B超、实验室检查及临床病史等综合分析，才能减少误诊，提高胆囊癌早期诊断准确性。

（蔡丽　高硕）

第五节　胰腺疾病

胰腺癌是常见的恶性肿瘤，早期缺乏特异性的临床表现，症状出现时多数已属晚期，患者在初次就诊时往往已错过了手术的最佳时机，所以早期诊断胰腺癌具有重要意义。目前主要的影像学检查方法包括超声、CT、MR、EUS（内镜超声）、EUS-FNA（内镜超声引导下细针穿刺）、ERCP、MRCP等，但对胰腺癌的早期诊断、准确分期及预后评估各有一定局限性。

一、胰腺癌诊断及鉴别诊断

^{18}F-FDG PET/CT在胰腺恶性肿瘤的定性诊断及鉴别诊断方面具有明显的优势。研究证实，胰腺癌细胞在缺血缺氧环境下，其Glut1及己糖激酶-Ⅱ（hexokinase-Ⅱ，HK-Ⅱ）表达远高于正常细胞，从而使肿瘤细胞摄取^{18}F-FDG增高，见图9-5-1。

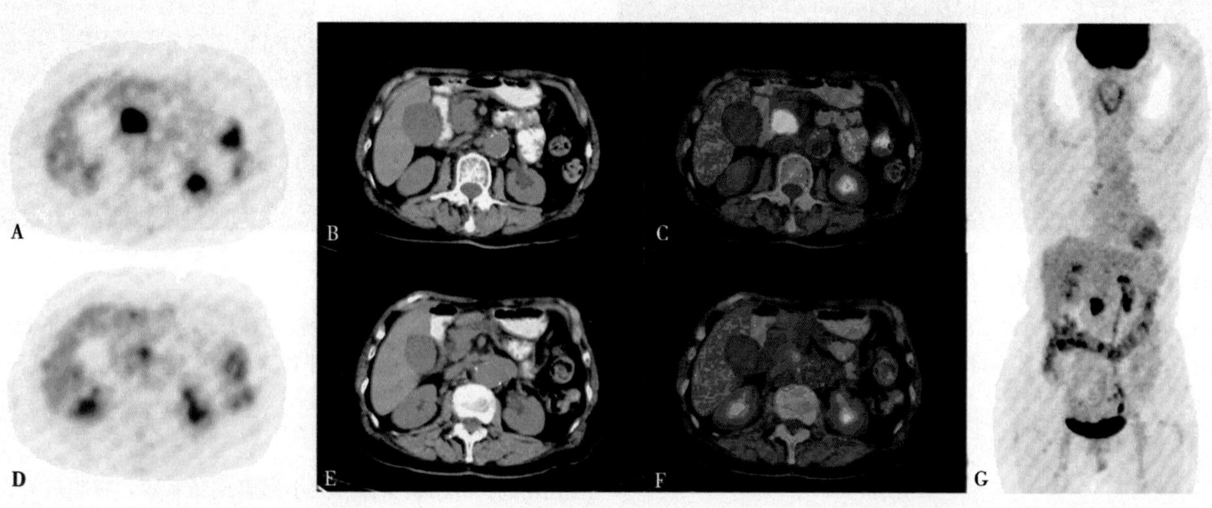

▶ **图9-5-1　胰腺癌伴淋巴结转移癌**

女性，77岁，腹痛10余天。A~C.示胰腺钩突软组织肿块，FDG异常浓集，SUV为8.3；D~F.示胰颈后方淋巴结，直径小于1cm，FDG异常浓集，SUV为5.7；G. PET MIP。PET/CT诊断为胰腺钩突恶性肿瘤伴腹膜后淋巴结转移。术后病理示胰腺钩突高-中分化导管腺癌，胰颈后方淋巴结转移癌，其余组织未见癌侵及

研究显示，^{18}F-FDG PET/CT对于胰腺癌的诊断准确性高达93.67%，远高于CT的88.61%、MR的79%。双时相^{18}F-FDG PET/CT可显著提高诊断的准确性。SUV是诊断胰腺癌的重要半定量指标。以往研究结果显示，以SUV=3.0为界值，其诊断的灵敏度与特异性分别为92%和85%。但^{18}F-FDG并非特异性肿瘤显像剂，巨噬细胞、白细胞、中性粒细胞等炎症细胞都可以通过葡萄糖转运体以及糖酵解酶过度表达从而使得FDG在局部组织细胞聚集，因此胰腺肿瘤对FDG的摄取可以受到炎症、结核等影响而表现为高摄取表现。如在自身免疫性胰腺炎中，FDG显像出现高摄取的概率可达100%，但临床可以通过胰腺PET/CT图像的特点，如单发或多发病灶、病灶摄取FDG是否均匀、胰腺外组织的摄取情况及血清IgG、IgG4的水平或延时显像的滞留指数（retention index，RI）来区分自身免疫性胰腺炎和可疑的胰腺癌病灶。其他可能导致假阳性结果的原因包括胰腺假性囊肿、炎性肉芽肿、活动性结核、黏液或浆液性囊腺瘤等。^{18}F-FDG PET/CT检查诊断胰腺癌的假阴性病例主要见于肿瘤较小、高糖代谢者以及黏液性或浆液性囊腺癌患者。

CA19-9是一种黏蛋白型的糖类蛋白肿瘤标志物，主要

存在于胃、肠、胰腺上皮中，对胰腺癌的诊断有较高的准确性。但当肿瘤体积较小，或者肿瘤本身由于酶的缺乏无法分泌大量糖类抗原时，患者的CA19-9水平可处于正常范围。^{18}F-FDG PET/CT利用肿瘤葡萄糖代谢的差异进行诊断，对于较小的病灶，可将其作为肿瘤标志物检测的有益补充；另一方面，^{18}F-FDG PET/CT显像呈高代谢的良性病变，CA19-9并不增高，这对PET/CT的鉴别诊断有补充作用，提高了诊断的特异性。

此外，同时需注意患者血糖的影响，高血糖可以使胰腺癌病灶摄取FDG降低，从而出现假阴性，因此在检查前应控制好受检者的血糖水平。

二、胰腺癌TNM分期

PET/CT的优势在于一次检查即可进行全身显像，检查范围广，有利于临床准确的分期。它不仅可以早期检出胰腺肿瘤原发病灶，有助于T分期，而且能较好的了解局部病变侵及的范围及全身转移的情况，所以有助于胰腺癌患者进行准确的N和M分期。PET/CT虽能较早期检出肿瘤原发病灶，对原发病灶具有较高的定性价值，但因其缺乏增强图像，对局部血管及邻近器官关系的清楚显示有一定局限性，故临床上一般不单独以PET/CT作为T分期的评判依据。

目前常用的发现恶性肿瘤淋巴结转移灶主要依靠增强CT、MR和US等，这些方法对淋巴结性质的判断主要依据淋巴结的位置、大小及形态，但是在某些情况下对于淋巴结定性较为困难。据文献报道，在直径小于10mm的淋巴结节中，有多达21%是恶性转移的，而在直径大于10mm的淋巴结节中，也有40%被证明是良性的。PET/CT由于综合了病灶的代谢与解剖信息，不仅有利于发现淋巴结，而且可以通过淋巴结的代谢情况判断其性质。

胰腺癌的远处转移发生率较高，容易发生其他脏器、腹膜等组织转移。其中肝脏由于其特殊的血液供应方式，是胰腺癌最容易发生转移的器官。在临床工作中，往往对胰腺癌患者无法进行准确的术前分期，最主要原因是未发现已有的肝转移病灶。有报道40%的CT检查结果认为可切除的胰腺癌，在术中往往由于发现肝转移而无法切除。并且肝内<15mm的病灶中，也可能是患者已有的良性病变，故CT发现肝内小病灶后，对其性质的鉴别需要特别注意或者结合MRI、US等其他影像检查。与这些影像检查相比，在探测肝脏转移灶方面，PET/CT具有更高的灵敏度和特异性，尤其对较小的肝脏转移病变，PET/CT具有一定的优势。研究显示，^{18}F-FDG PET/CT检出肿瘤肝转移的灵敏度为70%，能为患者的临床分期提供准确的依据，减少患者不必要手术的风险。但也有文献报道，^{18}F-FDG PET/CT检查对肝转移灶的灵敏度、阳性预测值以及准确性均低于MR检查，特别是直径小于1cm的肝转移灶，PET的检出率更低。这表明针对单一肝转移病灶，特别是体积过小的病灶，PET/CT检查与其他检查相比优势不明显，但是PET/CT检查能提供全身肝外转移情况，如肺、骨等多处转移情况，可以为临床提供较全面的信息。同时PET/CT也可以发现胰腺癌的大网膜、腹膜等种植转移病灶，由于大网膜、腹膜等组织紧贴肠管或腹壁组织表面，当转移灶形态、大小不明显时，常规增强CT或MR等有时难以发现病变，诊断较困难，而^{18}F-FDG PET/CT可以较清楚显示高代谢的肿瘤转移灶。

三、胰腺癌治疗和疗效评价

胰腺癌的治疗以手术切除为主，但相当多的患者在就诊时已属于中晚期，失去了根治性切除的机会。有研究表明，在术前、术中或术后对胰腺癌患者辅以放射治疗和/或化学治疗，有助于提高胰腺癌的手术切除率和患者的生存时间。^{18}F-FDG PET/CT可以给临床提供肿瘤治疗前后的反映变化和治疗效果的有用信息。一般情况下，肿瘤局部治疗后^{18}F-FDG代谢水平的变化趋势与走向可以通过定量分析指标来判断，治疗后PET定量分析指标较治疗前下降是治疗显效的一个标志。当肿瘤放化疗有效时，短时间内肿瘤细胞就会发生坏死，活性减低，摄取的FDG就会减少，PET/CT图像上会表现为肿瘤组织部位放射性摄取降低，通过病灶治疗前后SUV值的变化情况可以早期、有效地判断治疗效果，但此时肿瘤体积往往无明显变化，因此仅靠CT等形态学检查无法对治疗效果进行早期判断。有学者对10例应用^{18}F-FDG PET/CT评价胰腺肿瘤患者经过动脉灌注化疗结合放疗之后的治疗疗效研究中发现，6例患者治疗后CT所测得的肿瘤体积减小35.8%±7.4%，SUV值下降46.4%±4.9%；2例治疗前CT上未见明显占位病变，而PET图像上可见局部高代谢浓聚灶，治疗后SUV值分别下降47.0%和45.8%；另2例，治疗前CT和PET都检测到病灶，治疗后PET发现肿瘤病灶部位放射性摄取降低，而2个月之后CT检查才发现肿瘤病灶的缩小。同时联合CA19-9测定，此研究中除有肝脏转移的4例表现为CA19-9上升外，其余6例均为下降。对9例胰腺癌患者化疗前后^{18}F-FDG PET检查结果进行的一项研究中有4例患者通过PET/CT检测到了化疗所致的肿瘤坏死的组织学证据，表现为化疗后肿瘤SUV值降低大于50%，而CT上肿瘤大小均无明显改变，随后这些患者成功的接受了手术治疗，通过术后病理检查发现，有20%~80%的肿瘤细胞发生坏死。由此可见，CT在评价肿瘤化疗后组织学反应上的价值是有限的，它无法对治疗效果作早期、准确的诊断，而PET/CT在评价肿瘤治疗响应和疗效评估方面则有更为明显的优势。

四、胰腺癌复发和再分期

大多数文献都认为，PET/CT显像检查可明确胰腺癌术后有无局部复发及远处转移。在一项胰腺癌术后PET/CT研究中，所有患者由于CT有可疑发现或血清肿瘤指标记物升高，临床均怀疑复发，经PET/CT检查后，可明确显示肿瘤复发的部位、大小，影像上表现为病灶的FDG摄取异常浓聚，其中复发或转移灶在局部手术区域及肝实质内，所有这些患者的局部复发或远处转移病灶随后都得到病理学和临床确诊。另一项对胰腺癌术后患者所做的研究结果证明PET/CT可为50%患者增加临床诊断信息，从而改变治疗方法，其中对那些血清肿瘤标记物明显升高但形态学检查阴性的患者更有临床意义。一项对25名可疑复发或转移患者进行PET以及CT/MR的研究结果显示，在最终证实有复发或转移病例中，PET检测出了22例（96%），明显高于CT（39%）。PET发现所有7例腹壁转移结节（100%），而CT未发现1例。当PET/CT联合CA19-9时，复发病例的检出率可达100%。综上所述，PET和PET/CT对胰腺癌患者术后评估的价值主要体现在以下几方面：①胰腺癌手术区CT上有异常表现，但无法鉴别复发与手术改变及放疗后纤维化改变。②术后肝内发现小病灶需明确性质，但不想或无法进行穿刺活检术。③治疗后血清CA19-9、CEA等肿瘤标记物进行性增高而常规影像如CT、MR及超声检查阴性时。通过PET/CT检查可以对临床怀疑复发的患者进行性质的鉴别，对患者进行临床再分期，指导临床进一步治疗。

9

五、胰腺癌预后评价

胰腺癌恶性程度高、一般发现较晚，发现时可能已有远处转移，手术切除率低，因此患者生存期较短，患者预后不佳。有研究报道胰腺癌的预后与该病的分级、分期、肿瘤标志物的水平、早期诊断和及时治疗等因素有关。大多数研究表明，^{18}F-FDG在肿瘤组织部位的摄取程度的变化有利于评价患者生存期长短，是一个良好指标。有研究者对14例胰腺癌患者病灶SUV值与存活时间做了相关分析，结果表明二者之间具有相关性，病灶SUV值超过3.0的胰腺癌患者，平均生存时间为5个月，而SUV值小于3.0的患者，平均生存时间均达14个月。一项多变量分析研究表明，SUV值大于6.1，患者生存期为4~6个月，平均5个月，SUV值小于6.1的患者生存期为6~12个月，平均9个月，提示^{18}F-FDG PET显像SUV值的高低可作为患者预后评价的指标，为患者的预后提供一些有用信息。有学者对482例胰腺癌患者经长期随访后分析多个参考指标包括^{18}F-FDG PET显像的SUV值、TNM分期标准、肿瘤分级、是否有糖尿病、年龄、性别、血清CA19-9水平等对患者预后影响，通过多因素分析，结果显示其中三个因素（即肿瘤分期、分级与SUV值）可作为判断患者预后的独立因素。

六、总结和展望

总之，PET/CT对于胰腺占位良恶性鉴别诊断、临床分期、疗效监控，预后评价等都具有十分重要的作用。特别是在胰腺肿瘤是否发生淋巴结转移、远处转移、肿瘤的疗效评价方面，与现有的常规检查手段如EUS、B超、CT、MR等相比，具有较明显的优势。^{18}F-FDG是目前PET/CT显像中临床最常应用、也最成熟的显像剂，其敏感性较高，但特异性不高，在应用^{18}F-FDG显像时，应注意能够引起假阳性及假阴性诊断的多种因素，在诊断过程中，要结合患者的病史、临床表现、体征、血清学检查和其他影像检查来提高诊断的准确度。

（陈松秋　高　硕）

第六节 其　他

一、脾肿瘤

脾脏良性肿瘤比较罕见，临床常见的有血管瘤、淋巴管瘤和错构瘤。总体上说良性肿瘤缺乏特异性表现，血管瘤可以通过增强造影得到明确诊断。脾脏的原发恶性肿瘤发病率也很低，如恶性淋巴瘤、肉瘤和软组织来源的肿瘤。以往认为脾脏很少发生转移瘤，随着影像学的不断发展，越来越多的脾脏转移瘤被报道。脾脏肿瘤主要依据影像检查发现，但往往不能定性。在对体部肿瘤进行临床分期时，常利用^{18}F-FDG PET/CT进行全身显像，以便发现全身其他部位有无转移。一般情况下，一旦出现脾转移，往往是同时还有多脏器转移。但也有除原发灶外，仅有脾转移的报道，总之，^{18}F-FDG PET/CT显像可以提高肿瘤临床分期的准确性。脾脏原发恶性肿瘤以淋巴瘤较为常见，可以是全身淋巴瘤脾脏受到累及，也可以是仅原发于脾脏的淋巴瘤，部分患者以脾大为首发症状，是淋巴结外最常受累的部位。^{18}F-FDG PET/CT显像对淋巴瘤（包括脾淋巴瘤）的临床价值是肯定的，文献报道其灵敏度和特异性为均较高。主要用于淋巴瘤的分期、再分期、恶性程度评价和疗效评价。

二、小肠肿瘤

小肠肿瘤的发病率占胃肠道肿瘤的2%左右，亦分为良性和恶性，恶性肿瘤占3/4。在良性肿瘤中，以平滑肌瘤和腺瘤的发病率为高；在恶性肿瘤中，主要是恶性淋巴瘤、平滑肌肉瘤、腺癌等。小肠肿瘤起病隐匿，缺乏特征性临床表现，医生又常对其认识不足，导致对小肠肿瘤的漏诊和误诊。治疗手段主要是手术，放化疗及其他治疗方法效果不佳。对于外科医生来说，临床分期直接影响患者的预后。小肠肿瘤的诊断主要依靠影像学检查，如小肠X线气钡双重对比造影检查应用较多，其诊断符合率约50%左右。B超、CT、MR检查对小肠较小肿瘤阳性检出率低。近年来，^{18}F-FDG PET/CT显像用于小肠肿瘤的报道日趋增多，结果也得到临床的认可。^{18}F-FDG PET/CT显像可以进行小肠肿瘤的良恶性鉴别，并可同时进行肿瘤的分期。此外，对于小肠转移病例，可通过^{18}F-FDG PET/CT显像发现肿瘤原发灶。[18]F-FDG PET/CT 显像对于小肠淋巴瘤的诊断作用独特。鉴别诊断主要是与结核病，特别是好发于回盲部的病变。

三、腹膜后疾病

腹膜后疾病包括出血、感染、纤维化和肿瘤。影像学检查对于腹膜后疾病的诊断与鉴别诊断具有重要意义。[18]F-FDG PET/CT 显像对于腹膜后纤维化和原发性腹膜后肿瘤具有临床价值。腹膜后纤维化是一种原因不明的非特异、非感染性炎症。一般临床症状较轻，且缺乏特征，通常是在查体或做腹部其他检查时被偶然发现。[18]F-FDG PET/CT 显像可以确定纤维化病变范围，病变的活跃程度，并有助于进行鉴别诊断，还可进行疗效的早期评价。腹膜后肿瘤有良性和恶性之分，其组织学来源较为复杂，如中胚层（脂肪、平滑肌、血管、结缔组织等）、神经组织、胚胎残余、泌尿生殖嵴等。CT 和 MR 是腹膜后肿瘤最常用和有效的检查方法。[18]F-FDG PET/CT 显像有助于腹膜后肿瘤的良、恶性鉴别诊断，以及进行恶性肿瘤的分期。特别是对于术后肿瘤复发的评价，因不受术后解剖关系紊乱的影响，[18]F-FDG PET/CT 显像更具优势。

四、腹腔间皮肿瘤

腹膜、网膜和肠系膜是由间皮细胞和结缔组织等组成。原发肿瘤较少，称为间皮瘤，有良恶之分。恶性腹膜间皮瘤诊断较困难，而且临床进展较快。[18]F-FDG PET/CT 显像对于恶性腹膜间皮瘤的诊断较 CT 检查更具有优势。腹膜恶性间皮瘤的[18]F-FDG PET/CT 显像表现为：沿腹膜表面或肠管、腹腔脏器表面走行的线性或片状放射性浓集区。但有时需要与腹膜结核病进行鉴别，常需要结合临床和其他检查进行综合分析判断。此外，临床有时需要进行腹膜转移性肿瘤与腹膜间皮瘤的鉴别诊断，在此问题上，[18]F-FDG PET/CT 全身显像凸显优势，主要是通过发现原发肿瘤病灶进行解释分析。

五、类　癌

类癌是 APUD 肿瘤家族中的一种，发病率低，体内分布较广，绝大多数在胃肠道。其生长缓慢，症状不明显，具有转移的生物学行为。因缺乏特征，类癌诊断较困难。对于胃、结直肠内的病灶，可在内镜直视下发现。B 超、CT 等可以发现病变，但难以与其他肿瘤进行鉴别。类癌的[18]F-FDG PET/CT 显像灵敏性较低，文献报道仅 29% 左右，多数类癌显像结果表现为假阴性。近年来，[18]F-Dopa PET/CT 和[18]F-Octrotide PET/CT 显像的应用，大大提高了对类癌诊断的准确性。

（高　硕　陈松秋）

参考文献

1. Bilici A, Ustaalioglu BB, Seker M, et al. The role of 18F-FDG PET/CT in the assessment of suspected recurrent gastric cancer after initial surgical resection: can the results of FDG PET/CT influence patients' treatment decision making? Eur J Nucl Med Mol Imaging, 2011, 38 (1): 64-73

2. Shimada H, Okazumi S, Koyama M, et al. Japanese Gastric Cancer Association Task Force for Research Promotion: clinical utility of 18F-fluoro-2-deoxyglucose positron emission tomography in gastric cancer. A systematic review of the literature. Gastric cancer , 2011, 14: 13-21

3. Iwamuro M, Okada H, Takata K, et al. Diagnostic role of 18F-fluorodeoxyglucose positron emission tomography for follicular lymphoma with gastrointestinal involvement. World journal of gastroenterology , 2012, 18: 6427-6436

4. Lee JW, Lee SM, Lee MS, et al. Role of 18F-FDG PET/CT in the prediction of gastric cancer recurrence after curative surgical resection. European journal of nuclear medicine and molecular imaging, 2012, 39: 1425-1434

5. Wu LM, Hu JN, Hua J, et al. 18F-fluorodeoxyglucose positron emission tomography to evaluate recurrent gastric cancer: a systematic review and meta-analysis. Journal of gastroenterology and hepatology, 2012, 27: 472-480

6. Blencowe NS, Whistance RN, Strong S, et al. Evaluating the role of fluorodeoxyglucose positron emission tomography-computed tomography in multi-disciplinary team recommendations for oesophago-gastric cancer. British journal of cancer, 2013, 109: 1445-1450

7. Cheng MF, Wang HP, Tien YW, et al. Usefulness of PET/CT for the differentiation and characterization of periampullary lesions. Clinical nuclear medicine, 2013, 38: 703-708

8. Takebayashi R, Izuishi K, Yamamoto Y, et al. [18F] Fluorodeoxyglucose accumulation as a biological marker of hypoxic status but not glucose transport ability in gastric cancer. Journal of experimental & clinical cancer research , 2013, 32: 34

9. Cayvarli H, Bekis R, Akman T, et al. The Role of 18F-FDG PET/CT in the Evaluation of Gastric Cancer Recurrence. Molecular imaging and radionuclide therapy , 2014, 23: 76-83

10. Choi JY, Shim KN, Kim SE, et al. The clinical value of 18F-fluorodeoxyglucose uptake on positron emission tomography/computed tomography for predicting regional lymph

9

node metastasis and non-curative surgery in primary gastric carcinoma. The Korean journal of gastroenterology , 2014, 64: 340-347

11. Wu CX, Zhu ZH. Diagnosis and evaluation of gastric cancer by positron emission tomography. World journal of gastroenterology, 2014, 20: 4574-4585

12. Wu J, Zhu H, Li K, et al. F-fluorodeoxyglucose positron emission tomography/computed tomography findings of gastric lymphoma: Comparisons with gastric cancer. Oncology letters , 2014, 8: 1757-1764

13. Yoon SY, Kim JH, Kim WS, et al. Pleural Metastasis as Initial Presentation of Occult Gastric Cardia Cancer: A Possible Role of PET-CT in Diagnosis. Cancer research and treatment , 2014, 46: 415-418

14. Yun M. Imaging of Gastric Cancer Metabolism Using 18 F-FDG PET/CT. Journal of gastric cancer , 2014, 14: 1-6

15. Karunanithi S, Jain TK, Singh A, et al. 18F-FDG PET/CT in a seldom case of primary duodenal dermatofibrosarcoma protuberans with lung and skeletal metastases. Clinical nuclear medicine , 2015, 40: 140-14

16. Chan K, Welch S, Walker-Dilks C, et al. Evidence-based guideline recommendations on the use of positron emission tomography imaging in colorectal cancer. Clinical Oncology, 2012, 24 (4): 232-249

17. Joye I, Deroose CM, Vandecaveye V, et al. The role of diffusion-weighted MRI and 18F-FDG-PET/CT in the prediction of pathologic complete response after radiochemotherapy for rectal cancer: A systematic review. Radiotherapy and Oncology, 2014, 113 (2): 158-165

18. Gauthé M, Richard-Molard M, Cacheux W. Role of fluorine 18 fluorodeoxyglucose positron emission tomography/computed tomography in gastrointestinal cancers. Digestive and Liver Disease, 2015, 47 (6): 443-454

19. Wolfoft RM, Papillion PW, Turnage RH, et al. Role of FDG-PET in the evaluation and staging of hepatocellular carcinoma with compafison of tumor size, AFP level and histologic grade. Int Surg, 2010, 95 (1): 67-75

20. SalemN, KuangY, CornD, et al. [(Methyl) -11c], acetatemetabolism in hepatocellular carcinoma. Mol Imaging Biol, 2011, 13 (1): 140-151

21. Takemoto K, Hatano E, Nishii R, et al. Assessment of 18F-fluoroacetate PET/CT as a tumor-imaging modality: preclinical study in healthy volunteers and clinical evaluation in patients with liver tumor. Ann Nucl Med, 2014, 28 (4): 371-380.

22. Tenley N, Corn DJ, Yuan L, et al. The effect of fasting on PET Imaging of Hepatocellular Carcinoma. J Cancer Ther, 2013, 4 (2): 561-567

23. Kuang Y, Salem N, Tian H, et al. Imaging lipid synthesis in hepatocellular carcinoma with [methyl-11c] choline: Correlation with in vivo metabolic studies. J Nucl Med, 2011, 52 (1): 98-106

24. Park JM, Kim IY, Kim SW, et al. A comparative study of FDG PET/CT and enhanced multi-detector CT for detecting liver metastasis according to the size and location. Ann Nucl Med, 2013, 27 (3): 217-224

25. Emilio R, Carlos V, Laura M, et al. Preoperative staging of patients with liver metastases of colorectal carcinoma. Does PET/CT really add something to multidetector CT? Ann Surg Oncol, 2011, 18 (9): 2654-2611

26. Wang XY, Yang F, Jin C, et al. The value of 18F-FDG positron emission tomography/computed tomography on the pre-operative staging and the management of patients with pancreatic carcinoma. Hepatogastroenterology, 2014, 61 (135): 2102-2109

27. Saito M, Ishihara T, Tada M, et al. Use of 18F-fluoredeoxyglucose positron emission tomography with dual-phase imaging to identify intraductal papillary mucinous neoplasm. Clin Gastroenterol Hepatol, 2013, 11 (2): 181-186

28. Manfredi R, Bonatti M, D'Onofrio M, et al. Incidentally discovered benign pancreatic cystic neoplasms not communicating with the ductal system: MR/MRCP imaging appearance and evolution. Radiol Med, 2013, 118 (2): 163-180

29. Hamidian-Jahromi A, Sangster G, Zibari G, et al. Accuracy of multi-detector computed tomography, fluorodeoxyglucose positron emission tomography-CT, and CA 19-9 levels in detecting recurrent pancreatic adenocarcinoma. JOP, 2013, 14 (4): 466-468

30. Jo JH, Chung MJ, Park JY, et al. Clinical characteristics of long-term survivors of inoperable pancreatic cancer: an 8-year cohort analysis in Korea. Pancreas, 2014, 43 (7): 1022-1031

第十章
内镜检查与治疗

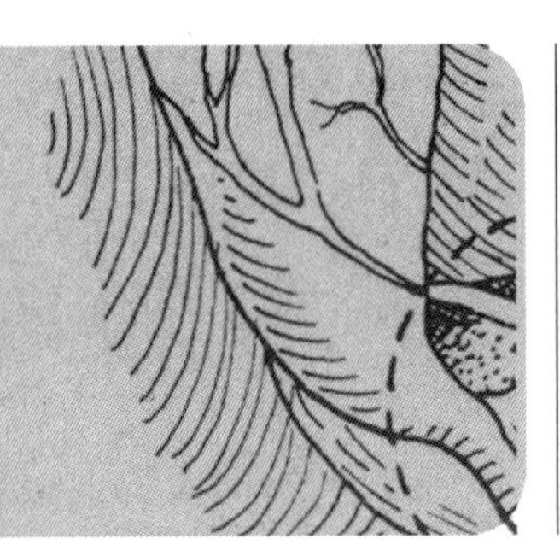
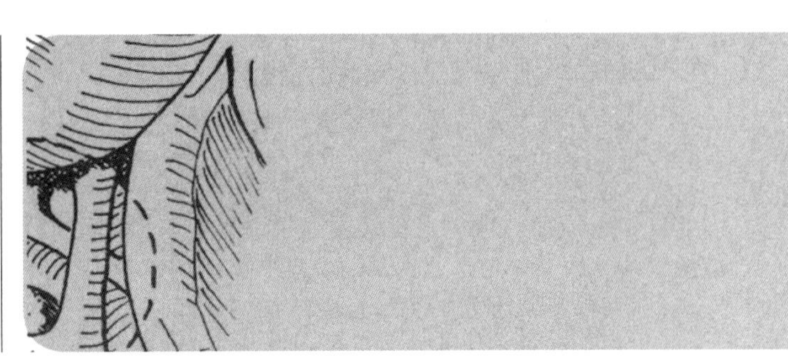

第一节　胃镜检查

一、胃镜发展简史

胃镜的发展经历了三个阶段，即硬式内镜、纤维胃镜和目前广泛应用的电子胃镜阶段。内镜的临床应用已经从单纯的检查诊断走向诊断与治疗相结合，胃镜技术与超声、染色、放大等技术相结合进行对疾病的诊治，使其显示出其特定的优势。

自 1868 年 Adolf Kussmaul（图 10-1-1）试制成第一个胃镜以后，又几经改良设计了各型胃镜，但均为硬管式胃镜，操作时有较大危险性，且患者痛苦大，观察胃黏膜也有一定局限性。

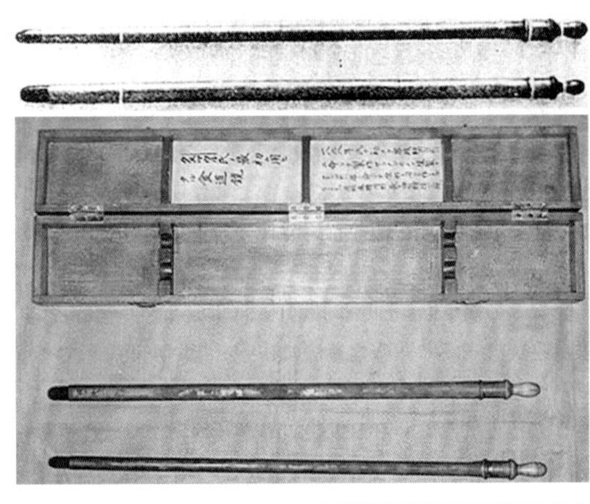

▶ 图 10-1-1　Kussmaul 胃镜

1932 年 Georg Wolf 和 Rudolf Schindler（图 10-1-2）制成半曲式胃镜以后，对胃部疾病的诊断有了很大提高，得到广泛应用，但其对胃部的观察仍不完全，检查时患者仍有一定痛苦。

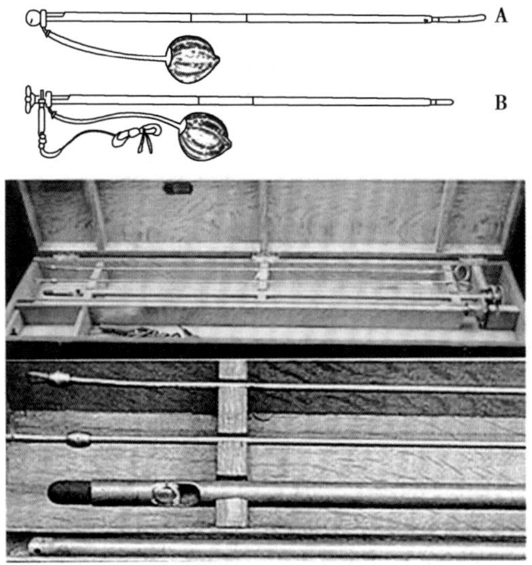

▶ 图 10-1-2　Schindler 硬式胃镜

近代胃镜开始于 1957 年。Basil Hirschowitz（图 10-1-3）应用纤维光学原理制成可曲式纤维胃镜，既减少了检查时患者的痛苦，又消灭了观察胃的盲区。

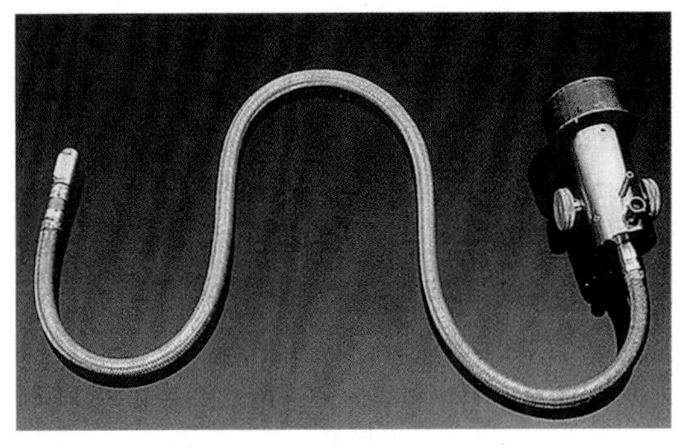

▶ 图 10-1-3　Hirschowitz 胃镜

1964 年日本 Olympus 厂制成 GIF 型纤维胃镜（fibergastroscope），同时能进行胃内摄影，以后又相继制成各型胃镜。由于光学系统的不断进展，纤维内镜也随之迅速更新产品，现已达到图像更清晰、视野大、更细径化，如 GIFXP 型外径仅 7.9mm。

1983 年美国 Welch Allyn 公司研制出第一代电子内镜，其应用原理为将被摄物的光信号转变为电信号，然后经图像处理器处理后将图像呈现在监视器的屏幕上，从而开创了内镜诊断的新时代。其后日本各厂家又相继推出各种型号的电子内镜、放大内镜等，具有影像清晰、图像大对微小病变的观察更为满意，同时通过屏幕可供多人观察讨论并可录像储存。

80 年代日本厂家又开发了超声扫描内镜，系将微型超声探头安置在内镜顶端，检查时除可通过内镜直接观察黏膜表面病变并可进行超声扫描，从而可得到消化道管壁各层次的组织学特征、病变侵害深度和周围邻近脏器的超声影像，尤其是腹腔深部的脏器如胰头部、胆总管末端等，因无肠道气体干扰，而且距离较近，比体外 B 超所得的图像更清晰，具备了超声与内镜的双重功能。

80 年代以来，胃镜除应用于诊断外尚能进行很多治疗，如可将高频电、激光、微波、射频等，经内镜导入病变部位，可用于止血、狭窄切开、息肉切除，或经胃镜注射硬化剂/组织黏合剂或套扎术用于治疗食管胃底静脉曲张出血，经活检通道置入扩张气囊施行狭窄扩张术等而取代某些剖腹手术，双管道粗孔径胃镜的应用使在治疗操作上更趋简化方便。

当前应用胃镜在诊断和治疗很多消化道疾病中已成为重要手段，许多内镜下治疗方法如内镜下黏膜切除术（endoscopic mucosal resection，EMR）、内镜下黏膜剥离术（endoscopic submucosal dissection，ESD）及经口内镜下肌切开术（peroral edoscopic myotomy，POEM）等技术已经成熟并广泛应用于临床。我们相信，随着内镜的不断更新和发展将在临床上越来越发挥着重要作用。

二、胃镜检查的适应证和禁忌证

（一）胃镜检查的适应证

因其可清晰观察到上消化道内部黏膜形态并进行组织活检做病理的巨大优势，胃镜检查均可适用于怀疑上消化道有病变为明确诊断的检查或以定期体检为目的查体。

1. 胸骨后疼痛、烧灼感、吞咽困难等疑有食管疾患者。

2. 疑有胃黏膜以及十二指肠黏膜炎症、溃疡、新生物、肿瘤、畸形等病变者。

3. 失血原因不明，尤其是高度怀疑上消化道出血者需要明确诊断或进行急诊止血患者。

4. 上消化道异物常需胃镜检查，部分异物可通过胃镜取出。

5. 其他影像学检查怀疑上消化道病变，无法明确病变性质者。

6. 手术中可通过切开的胃腔或小肠置入胃镜，可以观察十二指肠、空肠及回肠，尤其是对于经口胃镜检查不能到达的小肠肠段的出血性疾病的确诊有重要价值。

7. 上消化道病变手术术后，需对病变位置行定期复查者。

8. 所有需要通过胃镜进行内镜治疗者。

（二）胃镜检查的禁忌证

1. 拒绝内镜检查、精神异常不能合作者。

2. 严重的心血管疾患并伴有心功能不全或严重的冠心病患者、降主动脉瘤者。

3. 严重的肺部疾病者。

4. 严重的口腔或咽喉部疾患，内镜不能通过者。

5. 急性扁桃体炎、急性咽炎、腐蚀性食管炎急性期者。

6. 疑有胃肠穿孔者。

7. 全身情况极度衰竭者。

8. 传染性疾病属相对禁忌证，必须检查者，可用专用胃镜，并严格消毒。

三、胃镜的术前准备与操作技术

（一）术前准备

1. 仪器设备准备

（1）首先检查胃镜外皮是否有破损，控制旋钮、光源及监视器是否正常工作。

（2）连接好吸引、注水瓶等，注水瓶中应装有 1/2 到 2/3 的蒸馏水。

（3）调节胃镜的白平衡：首先打开光源，将胃镜头端插入到内镜台车上附带的白色塑料帽，等待数秒后胃镜即可自动调节。

（4）检查胃镜注气、注水及吸引等功能是否正常，并检查胃镜所采集的图片能否正常传输到相应的图文工作系统中。

（5）检查前在胃镜头端涂抹润滑剂，并于治疗车上准备空注射器、生理盐水及祛泡剂，以备检查过程中所需。

2. 病人准备

（1）首先应详细了解病史、体格检查、化验检查及特殊检查情况，必要时须阅读相关影像学检查报告。

（2）向患者说明检查目的、所需配合的事项及可能检查中及检查后可能出现的并发症，签署知情同意书。

（3）早晨检查者，检查前一天晚餐宜进食易消化食物，晚九时后禁食、禁水、禁烟，如有幽门梗阻者应在睡前洗胃；下午检查者，早晨清淡半流质后禁食水。

（4）检查前半小时肌注丁溴东莨菪碱 20mg，或 654-2 10mg，对精神紧张者肌注地西泮 5～10mg。

（5）口服去泡剂（甲基硅油 10ml），有助于去除胃内气泡及附着于胃壁上的黏液，利于胃黏膜上微小病变的观察及胃黏膜染色。

（6）用 2% 丁卡因作咽部喷雾 3 次，或口服 2% 利多卡因胶浆等黏膜表面麻醉剂 5～10ml。

（7）检查前取下活动义齿。

（8）安慰患者不必紧张，向患者说明胃镜检查时的配合动作。

（二）操作技术

1. 患者体位　通常取左侧卧位，双下肢屈曲，松开领口及腰带。

2. 胃镜插入　术者左手持内镜操作部，右手持镜身，微下旋旋钮，使内镜先端可弯曲部略向下弯曲，沿着硬腭的正中线推进，可见腭垂，继续进镜，通过舌根即可见会厌，可观察到 V 字形的喉头和白色声带。稍上旋钮，沿咽后壁进入食管，若遇阻力，可令患者做吞咽动作，同时顺势插入内镜，不要盲目用力插镜，以防咽部黏膜损伤或撕裂。

（三）胃镜的观察及胃腔内的定位

胃镜进入食管后，依次食管-贲门-胃底-胃窦-幽门-十二指肠循腔进镜。当胃镜插入到距门齿约 40cm 时已达到贲门。通过贲门后应向胃腔内适当注气，此时调节胃镜头端向下向左，找到胃腔后再继续插入。在远处可见到胃角，调节角度钮使胃镜先端稍向下方沿胃大弯侧继续插入进入胃窦，再调节角度钮寻找幽门。接近幽门并在幽门开放时调节先端，对正幽门并稍用力将胃镜向前推进进入十二指球部，对十二指肠球、降部进行检查，后边退镜边检查胃窦胃体部位，将镜身翻转成 J 形，观察胃底及贲门图像，最后按胃体大弯、贲门、食管的顺序检查，检查过程中各部位保存图像。需要注意的是，进行胃镜检查时将胃内液体吸干净，并避免过度注气，需抽吸时，应采取间断点吸，防止吸引黏膜对其造成损伤（图 10-1-4，图 10-1-5）。

(四) 黏膜活体组织检查

术者对胃内做一全面观察后，再调节胃镜的深度及方向，使拟咬取活检的病区呈现在视野正中。

术者左手持胃镜操作部，右手将闭合的活检钳先端插入活检钳孔内，当活检钳瓣露出纤镜约1~2cm时，在视野中即可看到钳瓣。对准病变区，嘱助手张开活检钳瓣，挟住组织后闭合钳瓣，稍用力将钳子取出，一般咬取活检4~6块。

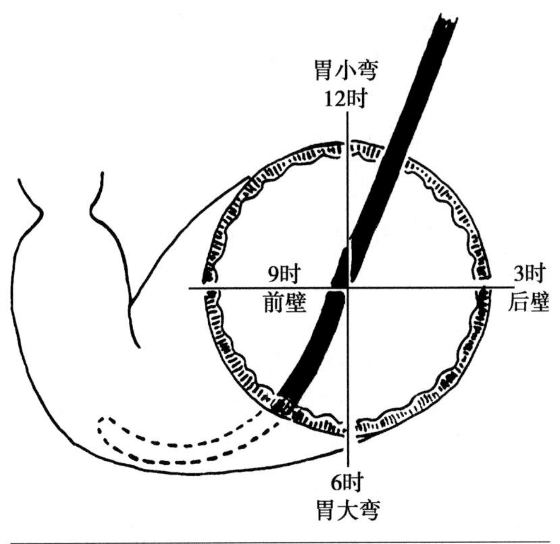

▶ 图 10-1-4 时钟法胃腔内定位示意图

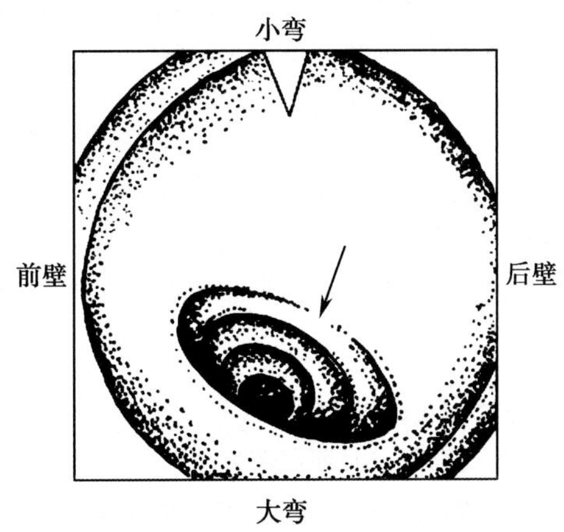

▶ 图 10-1-5 十二指肠球部胃镜下定位

标本采取后，将活检钳瓣张开，用剪成小块的滤纸粘住组织块，放入盛有10%福尔马林小瓶内；对不同部位的标本应分瓶装入，填好病理报告单并注明取材部位送病理检查。

活检后要注意取材部位有无出血，一般出血量不多，不需特殊处理。注意不要将局部隆起的血管误为肿物进行活检，引起出血。胃镜检查后，嘱患者注意大便颜色的改变，如发现有持续性出血，应及时服用止血剂，必要时再通过胃镜进行止血。

咬取标本时，应注意活检钳与病变距离不应过近或过远，一般以3~4cm为宜。活检钳与病灶呈直角取材则成功率高。此外，病变若为溃疡，应分别在溃疡边缘四周及中央区取活检；若病变为隆起型，应在隆起之顶部及基底部分别取材。如病变为多发性病灶，应注意在不同部位取材。

(五) 术后处理

顺利结束检查后，应嘱病人安静休息。为避免咽部麻痹有误咽的危险，病人应于术后1~2h麻醉作用消失后方可进食；如取活检，应在检查后2h内禁止饮食。检查当天避免进食咖啡、酒精、不易消化的食物等。若患者在检查后出现剧烈腹痛、黑便、呕吐等症状，嘱其立即来医院就诊。

(六) 胃镜检查的并发症

1. 咽部损伤　胃镜插入时可能会引起食管入口处擦伤或裂伤，引起咽部出血、水肿，最为严重的甚至造成穿孔。因此，在查镜时如若有抵抗感，不要强硬进镜。

2. 食管损伤　胃镜损伤食管可引起挫伤，但一般不具有临床重要性。若发生食管穿孔则为严重并发症。患者可有胸痛、纵隔及皮下气肿、心悸、呼吸困难等症状。因此，我们强调在插入胃镜时必须在直视下缓慢插入，遇有肿瘤等食管狭窄病变、误入食管憩室时切忌强力通过。

3. 胃穿孔　粗暴的操作可能招致损伤胃壁导致穿孔，另外，在活检时损伤黏膜，对于穿透性病变注气过多，压力过大，也可引起病变处穿孔，患者可出现急性穿孔的临床表现。

4. Mallory-Weiss综合征　若过度充气使胃部过度膨胀或检查时病人出现剧烈呕吐反应，可能会造成病人不能耐受而引起反射性剧烈呃逆，从而使贲门至胃小弯侧延胃长轴方向形成纺锤形裂伤，造成出血，一般情况下待病人安静休息后可用钛夹或止血钳即可内镜下止血，但若裂伤较深出血严重时，还需输血治疗。因此我们在退镜时，需要确认贲门处是否有裂伤出血。

5. 心血管意外　曾有报道因施行胃镜检查发生心搏骤停及心肌梗死者。有人观察在施行检查时的心电图改变，可出现室上性心律不齐、室性异搏及ST段下降等。因此，对心血管患者进行胃镜检查时应随时提高警惕，最好于心电监护下进行胃镜检查，并做好急救治疗的准备。

6. 出血　多因活检时的黏膜损伤或撕裂所致，一般出血量不多，多能自行停止。如误将曲张的静脉为肿物进行活检时，可引起大出血。

7. 肺部并发症　可出现低氧血症，一般为轻度。胃内潴留液反流出时可出现呛咳，严重者可出现吸入性肺炎或窒息。

8. 其他　有麻醉药过敏、喉痉挛、内镜嵌顿、急性胃扩张、下颌关节脱臼等。因此，我们强调在术前要详细询问病史，了解有无药物过敏史等，在检查过程中动作要轻柔熟练，避免内镜于胃内结襻，在能明确诊断的前提下，尽量缩短检查时间。这些对于减少和防止并发症的发生均甚为重要。

四、正常食管、胃及十二指肠的内镜所见

(一) 食管及贲门

正常时食管腔是闭合的，有数条纵行皱襞，充气后张

开，食管黏膜成粉白色，表面光滑，可见黏膜血管网。在食管-胃连接处，粉白色的食管黏膜与淡红色的胃黏膜分界明显，形成不规则的齿状线，是胃部腺上皮与食管鳞状上皮交接部位，用于描述黏膜的交界部分，可因疾病等原因发生位置的改变，而胃食管交界部的标志是胃黏膜皱襞消失上至1mm~1cm，代表着胃与食管的肌性连接，位置是相对不变的，需要与齿状线相鉴别。

贲门为卵圆形或半圆形孔洞，表面光滑呈橘红色或淡红色，开放与收缩交替出现。

（二）胃

1. 胃黏膜色泽　正常胃黏膜呈橘红色，表面光滑湿润并有闪光，不能见到黏膜下血管，胃黏膜颜色的深浅与血红蛋白的高低、镜头与胃黏膜之间的距离及投射角度等有关。

2. 胃黏膜皱襞　当纤维胃镜进入胃腔注气不多时，可以看到皱襞，从贲门沿着胃的长轴从各方向走行至幽门部，它们之间并互相交织着细的皱襞形成网状。当胃内充气而膨胀时，小的皱襞可展平或消失，胃小弯皱襞较少，大弯侧皱襞粗大曲折呈脑回状，充气后也不消失。

3. 胃的运动　胃的运动有3种方式：

（1）蠕动：绝大多数蠕动发生在胃窦部，蠕动有规律性。如发现蠕动波消失或胃壁僵硬时，常提示胃壁有浸润性病变，如胃溃疡或胃癌等。

（2）胃的张力运动：可有两种形式：一种为无节律性的胃壁痉挛，常见于精神紧张者或活动性溃疡病患者；另一种为内镜检查中由于注气或者由于患者嗳气而引起的胃壁张力运动，可使胃壁塌陷。

（3）搏动：多见于胃后壁，是由于脾动脉搏动传递而来。

4. 胃的分泌物　胃黏膜上常覆有透明而稀薄的黏液，胃穹隆及胃体大弯的黏液湖为灰白色稍混浊的黏液；如有胆汁反流黏液湖被染色而呈灰黄色。吞咽的唾液为白色含有气泡，常附在黏膜上。

5. 胃的血管　正常的胃黏膜上见不到血管，在贲门及近胃底部可以看到少许血管网。在胃体远端及胃窦部不应见到黏膜下血管，如在上述部位见到血管时常提示黏膜的萎缩。

6. 胃的分部　胃分幽门、胃窦、胃角、胃体、胃底，又分前壁和后壁（图10-1-6）。自贲门向左上方的膨出部分为胃底、胃小弯的垂直最低点形成角状为角切迹，角切迹至相对的大弯侧以上为胃体部，以下称胃窦部。

（1）胃窦部及幽门：胃窦为一较宽的管道，当充气扩张后既可见“黑圆孔”为幽门。随着来自胃窦的蠕动波，幽门可交替地出现关闭和开放，幽门开放时呈圆形或椭圆形，黏膜光滑，经幽门可遥视十二指肠球部黏膜；当关闭时幽门呈“星形放射状”的黏膜收缩或“菊花瓣样”突起。

（2）胃角：胃角是胃腔定位的重要标志，胃角不是一

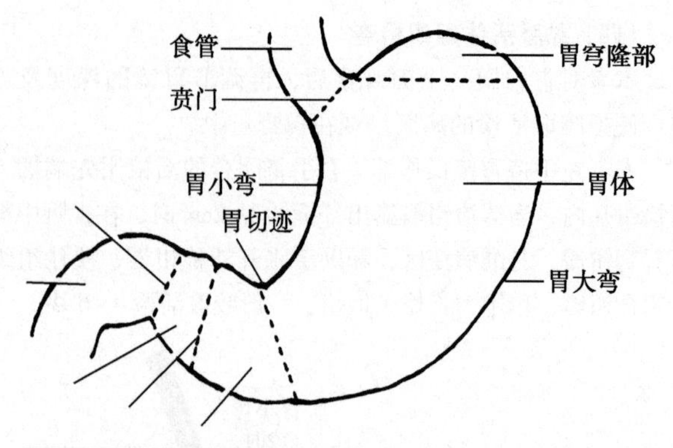

▶ 图10-1-6　胃的分部

个解剖结构，是胃小弯自上向下垂直的最低点所形成的一个弯曲角度，其前端起自胃前壁，后端融合在胃后壁，本身横过胃小弯部。由胃镜下侧面观察时呈一抛物线状，正面观时形状可有改变，且常可随着胃的蠕动胃角形状也不断改变，胃角把胃分成胃窦及胃体两个腔。若将胃镜逆时针方向转动并调节角度钮，即可看到胃体小弯侧及贲门远像（此时胃镜下可见到镜身），正常时胃角黏膜光滑，是胃溃疡的好发部位，应仔细观察。

（3）胃体部：胃角近端的大腔既为胃体部。胃体小弯侧皱襞较少，大弯侧位置低，常为很多黏液所占据，称为“黏液湖”。胃体部约有7~8条细长皱襞，沿胃长轴平行，尤以大弯侧更明显，充气时并不完全消失。

（4）胃穹隆部：胃镜退至40~50cm时即可见到胃底部。为了全面观察胃穹隆部，可采用倒转法检查。当见到胃角为一抛物线状时，将胃镜逆转90°即可见两个腔，左侧为胃穹隆部，此时可见到镜身，调节角度钮后即可观察到胃穹隆部全貌，在观察时胃内黏液多集中在胃穹隆部形成“黏液湖”。

（三）十二指肠球部及降部

当胃镜通过幽门口时即可窥见球部黏膜及球部与降部交界处（十二指肠上角）。适当注气并旋转镜身仔细观察十二指肠球部，尤其注意小弯侧及大弯侧黏膜，边退镜边观察。正常十二指肠球部为较平坦淡红色环形皱襞，注气后呈半圆形空腔，黏膜呈均匀的绒毛颗粒状，有时可透见微血管。十二指肠降部黏膜呈绒毛状，色泽较球部深，有环形皱襞，内侧壁可见十二指肠副乳头及十二指肠乳头。

五、常见食管疾病

（一）胃食管反流病（reflux esophagitis）

是指胃、十二指肠内容物反流入食管引起食管组织损伤，典型症状为烧心、反酸、胸痛、反食，可分为反流性食管炎、非糜烂性食管炎和Barrett食管，以反流性食管炎最为常见。

根据Los Angeles分型可将反流性食管炎分为四级：A

级：黏膜破损长径小于 5mm；B 级：黏膜破损长径大于 5mm，但病灶间无融合；C 级：黏膜破损融合小于食管周径的 75%；D 级：黏膜破损累及食管周径大于等于 75%。

Barrett 食管通常为反流性食管炎的并发症，是发生食管腺癌的危险因素。目前一般认为 Barrett 食管的定义是指食管下段的复层鳞状上皮被化生的单层柱状上皮所替代的一种病理现象，可伴有肠化生。

（二）真菌性食管炎

真菌性食管炎是比较常见的食管感染性疾病，易发生于应用广谱抗生素和免疫抑制剂患者；糖尿病、肾上腺皮质功能不全、营养不良和老年人为易发人群；肿瘤化疗患者、艾滋病患者，也常并发真菌性食管炎。

Kodsi 等将真菌性食管炎的内镜下表现分为四级，而后 Wilcox 等对其进行了改进。该分级为：1 级：黏膜散在白色斑块，累及小于食管黏膜 50%；2 级：黏膜散在白色斑块，累及大于食管黏膜 50%；3 级：斑块融合，累及食管全周，所累及的食管黏膜大于 50%，但未侵入食管管腔；4 级：食管全周斑块覆盖，覆盖食管黏膜大于 50%，并侵入食管管腔。

内镜检查是最敏感和特异的诊断方法，常见的是食管散在乳白色斑块，不易被水冲掉，其下为红斑状质脆的黏膜，斑块有融合，严重时整个食管黏膜覆盖厚而毛糙的乳白色假膜。

确诊可依靠内镜下细胞刷的刷拭物涂片染色，见到假菌丝、菌丝及大量酵母菌。活检发现真菌成分也具有诊断意义。

（三）食管良性狭窄

包括机械性狭窄和动力性狭窄，前者主要为炎性狭窄，以食管切除术后的吻合口狭窄和反流性食管炎引起的狭窄为多见；后者是由于食管动力异常使食物通过缓慢，最常见的是贲门失弛缓症。

食管狭窄诊断主要依靠 X 线诊断，内镜检查的目的主要是结合活组织检查以鉴别良恶性狭窄，以及内镜下对良性狭窄进行治疗。

（四）食管良性肿瘤

1. 食管平滑肌瘤　是最常见的食管良性肿瘤，约占 60%～80%，多发生于食管下段，约占 50%，食管中、上段各占 40%和 10%。平滑肌瘤位于食管壁内，起源于黏膜肌层或固有肌层，质硬，多呈圆形或椭圆形，肿块大小不一多数呈单发（图 10-1-7）。

镜下可见肿块位于食管黏膜下，向管腔内凸起，呈广基的半球状或丘状，黏膜表面光滑，色泽正常或偏灰白色，食管壁扩张好。

2. 食管囊肿　是少见的食管良性肿物，属胚胎残余组织。成人中常见的囊肿呈椭圆形，约 5～10cm 大小，症状较少，可出现吞咽困难及疼痛；婴儿中可见有较大囊肿，由于囊肿压迫邻近器官，可引起呼吸道症状或食管梗阻症状。镜下表现为柔软的肿瘤样隆起，表面黏膜光滑，色泽正常，触之有波动感。

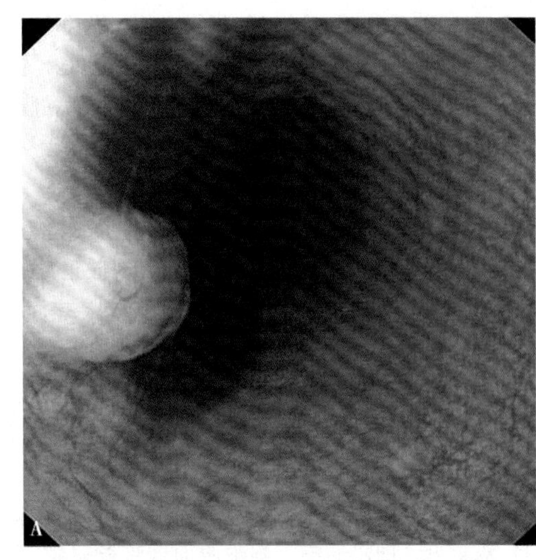

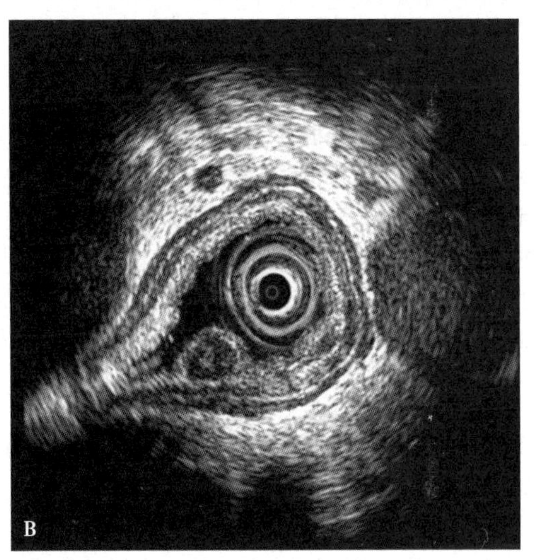

▶ **图 10-1-7　食管平滑肌瘤**

A. 内镜下所见；B. EUS 所见

（五）食管癌

食管癌是起源于食管黏膜上皮的恶性肿瘤，是我国常见的恶性肿瘤之一，在北方和南方沿海地区为高发。食管癌好发于食管中部，约占 50%～60%，食管下段占 20%～30%，上段占 10%。在我国以鳞状上皮癌最多见，约占 95%，腺癌约为 4%，未分化癌和肉瘤分别为 0.5%。

1. 早期食管癌　依照 2002 年巴黎分型标准和 2005 年巴黎分型标准更新版，浅表性食管癌（type 0）分为隆起型病变（0-Ⅰ）、平坦型病变（0-Ⅱ）和凹陷型病变（0-Ⅲ）。0-Ⅰ型又分为有蒂型（0-Ⅰp）和无蒂型（0-Ⅰs）。0-Ⅱ型根据病灶轻微隆起、平坦、轻微凹陷分为 0-Ⅱa、0-Ⅱb 和 0-Ⅱc 三个亚型。同时具有轻微隆起和轻微凹陷的病灶根据隆起/凹陷比例分为 0-Ⅱc+Ⅱa 和 0-Ⅱa+Ⅱc 型；凹陷和轻微凹陷结合的病灶则根据凹陷/轻微凹陷比例分为 0-Ⅲ+Ⅱc 和 0-Ⅱc+Ⅲ型。

早期食管癌根据其浸润的层次又可细分为黏膜内癌和

黏膜下癌。病变仅局限于黏膜上皮层，未破坏基底膜者，为M1；病变突破基底膜，侵入黏膜固有层，为M2；病变浸润黏膜肌层为M3。黏膜下癌根据其浸润深度可分为SM1（癌组织浸润黏膜下层上1/3）、SM2（癌组织浸润黏膜下层中1/3）和SM3（癌组织浸润黏膜下层下1/3）。

2. 中晚期食管癌 内镜下分三型：

（1）隆起型：①息肉样-瘤体向食管腔内生长，呈息肉样隆起，表面充血、糜烂，边界清楚，肿块周边黏膜正常，或已受侵犯，粗糙不平；②疣状—瘤体呈蕈伞样隆起，表面充血、糜烂，边界清楚，肿块周边黏膜正常；③真菌样增生。

（2）凹陷型：①溃疡型-溃疡边缘呈结节状隆起、充血、糜烂，溃疡基底不平，覆污秽苔；②侵蚀型溃疡-溃疡范围较广，已超过食管周径的一半以上，出具有溃疡型特征外，肿瘤周边食管黏膜已受侵犯，管壁僵硬，蠕动差。

（3）扁平型：即浸润型，癌细胞向食管壁侵犯，可累及食管全周，黏膜表面糜烂或可见小溃疡，如呈环形浸润则食管呈管状狭窄。

（六）食管贲门黏膜撕裂症（Mallory-Weiss综合征）

为上消化道出血的原因之一，内镜下裂伤黏膜可自食管下端至胃体上部，以贲门最多见。多为纵形线状的黏膜裂伤，常有血凝块覆盖，其边缘可见新鲜渗出，裂伤周围黏膜充血、水肿。如病变轻，仅见到一条出血性裂痕，周围黏膜炎症不显著。通常于胃底处反向观察较易发现黏膜损伤处。

（七）食管静脉曲张

食管和胃底静脉曲张以门脉高压所致最常见，偶尔可见原因不明的孤立性食管静脉曲张。

内镜下食管静脉曲张定义是少量注气使食管正常黏膜皱襞消失后，仍可见显著的静脉。应分别记录其部位、色泽、曲张程度及形态，并观察曲张静脉上有无红色征，以及食管黏膜有无糜烂、溃疡或瘢痕（表10-1-1）。

表10-1-1 食管胃底静脉曲张记录方式

判断因子（代号）	分类	
部位（L）	Ls	食管上段的静脉曲张
	Lm	食管中段的静脉曲张
	Li	食管下段的静脉曲张
	Lg	胃底的静脉曲张
形态（F）	F1	曲张的静脉呈线状
	F2	曲张的静脉呈串珠状，即静脉瘤间夹角>90°
	F3	曲张的静脉呈结节状，即静脉瘤间夹角<90°
色泽（C）	Cw	静脉瘤呈白色
	Cb	静脉瘤呈青蓝色
红色征（RC）	RC（-）	无红色征
	RC（+）	血管局限性发红
	RC（++）	介于（+）→（+++）之间
	RC（+++）	血管全周发红
出血所见	无出血	
	喷射性出血	
	渗血	

根据此记录方式描述食管胃底静脉曲张，一般不用意义模糊的概念，如轻、中、重度食管静脉曲张来记录静脉曲张程度。

孤立性食管静脉曲张原因不明，多见于老年人，多位于食管中部，单发。注意不要误为肿物而活检，引起出血。

六、异常胃及十二指肠的内镜所见

（一）慢性胃炎

慢性胃炎是胃黏膜的慢性炎症性病变，以淋巴细胞和浆细胞的浸润为主，中性粒细胞和嗜酸性粒细胞可存在，但量少。

根据1990年悉尼分类，胃炎可在内镜下表现为以下几型：充血渗出型、平坦糜烂型、隆起糜烂型、萎缩性、出血性、反流性和皱襞增生性胃炎。另外，2006年国内研讨会上慢性胃炎在内镜下分为非萎缩性胃炎和萎缩性胃炎，非萎缩性胃炎在内镜下主要表现为胃黏膜可见点片状或条状充血斑，黏膜粗糙，可伴出血或糜烂，而萎缩性胃炎的内镜下主要表现为黏膜颜色改变，呈颗粒样改变，皱襞减少，可透见黏膜下小血管，可有肠上皮化生。

（二）其他特殊性胃炎

1. 肥厚性胃炎 胃黏膜表面粗厚呈“脑回状”，光泽消失或发红，隆起之间形似“龟裂”，隆起黏膜的顶端可有糜烂，可被覆黏液，大弯或胃窦的皱襞可呈粗乱扭曲状，多量充气后仍不能变直或消失。肥厚性胃炎包括胃黏膜巨皱襞症和肥厚性高分泌性胃炎两种，前者为胃上皮良性增生而致黏膜肥厚，后者为腺体增生，大量胃液分泌，属Zollinger-Ellison综合征，两种疾患临床均为少见，为特殊的胃部疾患。

2. 疣状胃炎 多见于胃窦部，病变呈圆形脐状隆起，中央凹陷，病灶一般3~5mm，病灶色泽与周围黏膜相似或略红，中央凹陷处色灰暗或暗红，国内及日本多因其特征性的表现而称其为疣状胃炎，而1990年的悉尼分类中将其纳入隆起糜烂型胃炎。其病因是由于多种原因使胃黏膜受损，破坏或损伤了腺颈细胞，使幽门腺或胃小凹上皮孤立增生，形成黏膜隆起。

3. 残胃炎　胃大部切除术后特别是 Billroth Ⅱ式手术后易发生残胃炎或吻合口炎症。内镜下多数表现为充血、水肿，或有渗出、糜烂等，少数见息肉样隆起，部分患者可并发残胃癌。

4. 腐蚀性胃炎　自服或误服强酸或强碱，造成胃黏膜及黏膜以下组织的损害，这类患者都有腐蚀性食管炎。其诊断有赖于询问病史和仔细的体检，急性期内镜检查属绝对禁忌。

（三）消化性溃疡

消化性溃疡主要指发生在胃和十二指肠的慢性溃疡，溃疡的黏膜缺损超过黏膜肌层，不同于糜烂。

1. 胃溃疡　胃溃疡常见的部位为胃窦部的胃小弯。溃疡一般为圆形或椭圆形，边缘锐利清晰，与周围黏膜同一平面或微隆起，溃疡底面平滑呈白色或灰白色，为坏死组织所覆盖，有时基底呈褐色为陈旧性出血的痕迹。急性出血时溃疡面有渗血或为凝血块所覆盖。

急性胃溃疡较小，直径常在 1cm 以内，溃疡周围黏膜有充血水肿。慢性溃疡较大，有时直径达数厘米。当溃疡将近愈合时，溃疡面缩小，周围可见带状或线状红晕。

胃溃疡多为单发，有时可为多发，如同时伴有十二指肠溃疡，称之为复合溃疡。

内镜下胃溃疡可分为 3 期：

（1）活动期（active stage，A）

A1：溃疡的基底部有白色或黄白色厚苔，边缘锐利，周围黏膜充血、水肿，无黏膜聚集。

A2：溃疡的基底部有厚白苔，溃疡边缘常见红色再生上皮，可见黏膜向溃疡集中。

（2）愈合过程期（healing stage，H）

H1：溃疡苔变薄白苔，溃疡缩小变浅，周围黏膜皱襞集中更为显著。

H2：白苔基本消失，再生上皮显著。

（3）瘢痕期（scarring stage，S）

S1：白苔消失，被再生上皮覆盖，周围黏膜聚集显著，又称为红色瘢痕期。

S2：转为白色瘢痕后四周有黏膜纹辐射，表示溃疡已完全愈合，又称为白色瘢痕期。

2. 十二指肠溃疡　十二指肠溃疡是最常见的消化性溃疡，也是并发上消化道出血的最主要原因之一。大多数为十二指肠球部溃疡，发生于十二指肠上角以下部位的溃疡，即十二指肠球后溃疡较少见。球部溃疡以前壁最多，其次为后壁及大弯，小弯侧最少。

十二指肠溃疡形态大致可分为圆形、不规则形、线状及霜斑样四类，以圆形最多。霜斑样溃疡仅见于球部溃疡，在充血的十二指肠黏膜上有多个散在的小白苔附着。

十二指肠溃疡分期与胃溃疡相同，但在活动期 A1、A2 二期较难区分。

溃疡愈合后由于瘢痕挛缩，可致球部形态变化，如前壁凹陷形成假性憩室，后壁隆起形成假性息肉，以及幽门畸形、降段入口狭窄等变化。

（四）胃癌

胃癌是消化道最常见的恶性肿瘤，来源于胃黏膜上皮，即胃腺癌。

根据肿瘤侵犯深度可有以下五种情况：

（1）肿瘤局限在黏膜内，称为黏膜内癌；若肿瘤细胞仍在腺管内，称为原位癌。

（2）肿瘤侵及黏膜下层者，凡肿瘤局限在黏膜或黏膜下层者，无论有无淋巴转移，均称为早期胃癌；直径<5mm 者，称为微小胃癌。

（3）肿瘤侵及固有肌层，又称 pm 癌。

（4）肿瘤侵及浆膜层。

（5）肿瘤侵及全层，又称全层癌。

凡肿瘤已侵及固有肌层者，统称为进展期胃癌。

1. 早期胃癌　根据其浸润深度又可分为黏膜内癌（M-carcinoma，MC）和黏膜下癌（SM-carcinoma，SMC）。MC 又可分为 M1（上皮内癌和（或）黏膜内癌仅浸润固有膜表层）、M2（癌组织浸润固有膜中层）和 M3（癌组织浸润固有膜深层或黏膜肌层），SMC 可分为 SM1（癌组织浸润黏膜下层上 1/3）、SM2（癌组织浸润黏膜下层中 1/3）和 SM3（癌组织浸润黏膜下层下 1/3）。

早期胃癌的内镜下分型依照 2002 年巴黎分型标准和 2005 年更新巴黎分型标准（图 10-1-8）。浅表性胃癌（Type 0）分为隆起型病变（0-Ⅰ）、平坦型病变（0-Ⅱ）和凹陷型病变（0-Ⅲ）。0-Ⅰ型又分为有蒂型（0-Ⅰp）和无蒂型（0-Ⅰs）。0-Ⅱ型根据病灶轻微隆起、平坦、轻微凹陷分为 0-Ⅱa、0-Ⅱb 和 0-Ⅱc 三个亚型。同时具有轻微隆起和轻微凹陷的病灶根据隆起/凹陷比例分为 0-Ⅱc+Ⅱa 和 0-Ⅱa+Ⅱc 型。

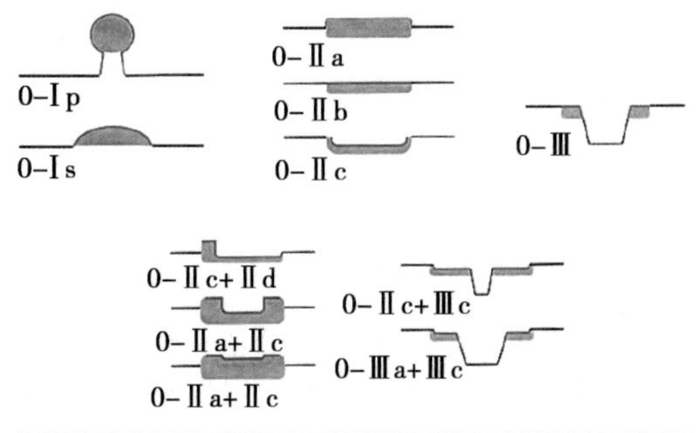

▶ 图 10-1-8　Paris 分型（2005 年）早期胃癌的内镜下分型

2. 进展期胃癌　内镜下多采用 Borrmann 分类法。

BorrmannⅠ型：息肉型，肿瘤呈息肉样隆起、无蒂、广基，与周围分界清楚，表面可有大小不等的结节、出血及糜烂。

BorrmannⅡ型：非浸润性溃疡癌，癌肿呈较大的溃疡，溃疡周围堤样隆起，溃疡底凹凸不平，被覆白色或褐色污苔。

BorrmannⅢ型：浸润型溃疡癌，在溃疡周围浸润显著，凹凸不平，范围超过溃疡，溃疡周围堤样隆起有破损。

BorrmannⅣ型：弥漫浸润型，癌肿浸润呈弥漫性，与周围正常组织之间无明显界限，癌区可有糜烂、溃疡或结节。胃腔可变小，胃襞僵硬，蠕动波减少或消失。

（五）其他胃部疾病

1. 胃石　是指由毛发、植物纤维、某些矿物质在胃内纠集成球状的硬块。我国以食用大量柿子或黑枣后形成的胃石最为多见。内镜下可见圆形或椭圆形团块，大小不一，呈褐色，表面不平整，能用内镜推动。局部胃黏膜可有充血、水肿、糜烂、溃疡等。

2. 异位胰腺　是指存在于胰腺正常位置之外的胰腺组织，以胃和十二指肠为多见。X线检查对本病诊断帮助不大，通过内镜观察及组织活检方能确诊。内镜下可看到半球形隆起，基底宽，顶部常有黏膜凹陷呈“脐样”，黏膜正常。

3. 胃结核　比较少见，临床无特异性症状、以往确诊主要靠切除标本的病理检查。近年来随着内镜的广泛应用，通过组织活检可以确诊，病例也逐渐增多。镜下可见溃疡及结节，溃疡为单发或多发，多在小弯处。溃疡较浅，多局限于黏膜层，溃疡边缘不整齐呈潜行状，表面白苔，边缘可有充血、水肿，附近有时可见粟粒样小结节，须行黏膜活检。

七、急性上消化道出血的胃镜检查

上消化道出血是临床常见的疾病。根据病史、临床表现、体格检查再结合X线钡餐造影大部分可以确诊，但仍有部分病例有时诊断困难。自从广泛应用内镜检查以来，显著提高了确诊率，并发现不少过去临床难以诊断的出血原因，如出血性胃炎、Mallory-Weiss综合征等；还可通过内镜对出血部位进行止血。

（一）检查时机

紧急内镜检查系指在上消化道出血24~48小时内进行的内镜检查。国内外不少资料均说明出血后早期内镜检查的阳性发现率显然比后期高。有人对比了两组出血病人在出血48小时以内及48小时以后检查的阳性率，前者为90%，而后者仅为33%，尤其是一些浅表性黏膜病变可由于黏膜的部分修复而失去了确诊的时机。

（二）诊断依据

内镜检查应以看到活动性出血或近期出血病变，作为判断病位及出血原因的可靠依据。活动性出血指病变处有新鲜出血或渗血；近期出血痕迹包括发现溃疡底有黑褐色着色，附有凝血块，或胃内有褐色潴留液；发现有隆突的小动脉也有助于出血的诊断。

（三）禁忌证

大量的临床实践已经证明，急症内镜检查是安全的，即使是食管静脉曲张出血，也并非是检查的禁忌证。但对于有严重出血性休克的患者，对于出血速度很快的大出血，不宜贸然进行急症检查，必须及时补充血容量，待患者情况好转后再进行检查。

（四）注意事项

1. 除极少数患者胃内血液、血块过多影响观察，检查前可考虑置胃管冰水洗胃外，可不必行常规术前洗胃。

2. 尽量采用前向直视式或斜视式内镜，以便对十二指肠以上部位进行全面细致观察，以防误漏。

3. 如发现一处病变，但未见到活动或近期出血征象时，仍应继续做全面细致的观察。

4. 当发现食管静脉曲张表面有出血或凝血块时，即不宜再插入胃内检查，以防加重出血。

（李　文　张姝翌）

第二节　结肠镜检查

一、结肠镜发展概况

自1903年Strauss首先制成直肠、乙状结肠镜以来，一直沿用至今，目前仍然是检查直肠、乙状结肠疾患的方法。但该类肠镜仅能检查距肛门30cm以内的病变，故其应用价值有较大的局限性。随着光学技术的发展，继20世纪50年代末纤维胃镜应用于临床之后，日、美等国开展纤维结肠镜的研制工作，并于60年代初应用于临床。由于光学系统的不断进展，纤维结肠镜也随之迅速更新，扩大了视野并便于镜身的插入，放大式纤维镜使对大肠黏膜的观察更为精密，细径纤维镜适用于小儿及年老体弱者的检查，治疗用的双管道纤维结肠镜等。80年代以来随着电子胃镜的问世，各种型号的电子结肠镜也开始应用于临床，放大结肠镜、可变硬度结肠镜使操作更方便，且更容易识别病变。各种型号的结肠镜不但用于诊断，而且开展了对结肠经内镜消化道息肉摘除术、经内镜黏膜切除术（endoscopic mucosal resection，EMR）、经内镜黏膜下剥离术（Endoscopic submucosal dissection，ESD）、经内镜电热活钳切除术、经内镜圈套息肉切除术、氩离子凝固术、经内镜尼龙圈结扎术、黏膜下肿物剥除术、内镜下止血以及通过内镜行乙状结肠扭转的复位等技术，已成为重要的诊断治疗手段。

电子内镜技术的发展使得内镜医生可通过电子显示屏幕进行观察，内镜操控部的操作灵活性大大提高，结肠镜操作方法也由双人操作法向单人操作逐渐普及。结肠镜单人操作法能更充分地发挥内镜本身的灵活性，术者对内镜能有较好的感知性，内镜医生的技术水平能得到更加充分的发挥，能更加准确地观察病变的细微结构，并能使被检查者的不适进一步减少，而成为结肠镜操作的主流趋势。各种光学技术及内镜下治疗配件飞速发展使内镜治疗领域逐渐扩大及多样化，对内镜的细微观察等有了更高的要求，结肠镜检查有其更加重要的意义。

二、结肠镜的类型

结肠镜的结构基本与胃镜相同，现代通用的均为直视式，目前可分为以下几大类（表 10-2-1 ~ 表 10-2-3）（以 Olympus CF 型电子结肠镜为例）：

表 10-2-1　Olympus 高清肠镜

	高清肠镜规格型号				
	CF-H290L/I	CF-H260AL/I	CF-FH260AZL/I	CF-H260AZL/I	CF-H260DL/I
外径（mm）					
先端部	12.2	13.2	14.8	13.6	13.6
插入部	12	12.9	13.2	12.9	13.2
有效长度（mm）					
标准	1330	1330	1330	1330	1330
加长	1680	1680	1680	1680	1680
弯曲角度					
上/下	180°	180°	180°	180°	180°
左/右	160°	160°	160°	160°	160°
钳道内径（mm）	3.2	3.65	3.2	3.15	3.7
视野角度	170°	140°	广角 140°，长焦 80°	广角 140°，长焦 80°	140°

表 10-2-2　Olympus 超细肠镜

	超细肠镜规格型号				
	PCF-H290L/I	PCF-PQ260L/I	PCF-Q260AZI	PCF-Q260AL/I	PCF-Q260JL/I
外径（mm）					
先端部	11.7	9.2	11.7	11.3	10.5
插入部	11.5	9.2	11.8	11.3	10.5
有效长度（mm）					
标准	1330	1330	1330	1330	1330
加长	1680	1680		1680	1680
弯曲角度					
上/下	180°	180°	180°	180°	180°
左/右	160°	160°	160°	160°	160°
钳道内径（mm）	3.2	2.8	3.2	3.15	3.2
视野角度	170°	140°	广角 140°，长焦 60°	140°	140°

表 10-2-3　Olympus 标清肠镜及双焦距高清肠镜

	标清肠镜规格型号		双焦距高清肠镜规格型号
	CF-Q260AL/I	CF-Q260DL	CF-HQ290L/I
外径（mm）			
先端部	12.2	12.2	13.2
插入部	12.0	12.4	12.8
有效长度（mm）			
标准	1330	1680	1330
加长	1680		1680
弯曲角度			
上/下	180°	180°	180°
左/右	160°	160°	160°
钳道内径（mm）	3.15	3.2	3.7
视野角度	140°	140°	常规 170°，近焦 160°

三、结肠镜检查的适应证和禁忌证

随着新型电子结肠镜的不断问世和操作技术的不断提高与改进，适应证范围不断扩大，减轻了患者的痛苦，且并发症的发生率大大减少，使结肠镜的应用越来越广泛。

直肠癌的发病率较高，90%的病例可以用指肛检查发现，但很多早期误诊的病例，就是由于忽略了这项简单检查的结果。

以上这些都是应该在行结肠镜检查前应该考虑的。

（一）适应证

1. 怀疑有结肠病变的如腹痛、腹泻、便秘、脓血便、腹部包块等。
2. 不明原因的下消化道出血、便血。
3. 不明原因的低位肠梗阻、影像学提示结直肠异常。
4. 结肠镜下治疗。
5. 内镜随访如结直肠息肉、肿瘤切除术后复查。
6. 高危人群筛查。

（二）禁忌证

结肠镜检查禁忌证很少，多为相对禁忌证，如

1. 严重的心肺功能不全。
2. 急性消化道炎症期高度怀疑肠穿孔者。
3. 各种原因引起的腹腔内粘连或结肠形成硬性扭曲时不勉强完成全结肠检查。
4. 妊娠期。

四、结肠镜检查的术前准备与操作技术

（一）术前准备

肠道准备：肠道准备是结肠镜检查的重要环节，肠道的清洁度关系着肠镜检查能否顺利进行，清洁的肠道不仅能使肠镜顺利进行，同时还能减少受检者的痛苦。

（1）饮食指导：指导受检者在检查前 3 天进食流质或少渣半流质饮食，检查前一天进食全流质饮食，避免进食米饭、馒头、水果蔬菜类食物；对于有低血糖倾向，头晕乏力者可给予输液治疗；检查当天禁食。

（2）药物选择

1）复方聚乙二醇电解质溶液：于检查前 4~5 小时服用 2 袋（137.5g），溶于 2000ml 凉开水中搅拌均匀，于 1 小时内服用 1L，之后 0.5 小时内服用 1L。或者于检查前 5 小时将 2 袋溶于 2000ml 温水中，搅拌均匀，每隔 15 分钟口服 200ml，直至患者排便呈水样便。

2）硫酸镁：将 50g 硫酸镁溶于 1000ml 温水中，于检查前一天晚 9 时（上午检查患者）或次日 8 时（下午检查患者）15~20 分钟口服完毕，服毕大量饮水，饮水量 2000~3000ml，直至排便呈水样便为止。

3）甘露醇：即将 20%甘露醇 250ml 与 5%葡萄糖盐水 500ml 混合后，于检查前一天晚 9 时（上午检查患者）或次日 8 时（下午检查患者）15~20 分钟口服完毕，服毕大量饮水，饮水量 2000~3000ml；口服完毕受检者可适量活动以刺激肠道蠕动；行息肉切除术者禁服甘露醇。

4）番泻叶：番泻叶 20g 加开水 300ml，浸泡 30 分钟，于检查前日晚服用，间隔 50 分钟后并服 5%葡萄糖氯化钠溶液 1500~2000ml，检查当日禁食。

5）磷酸钠盐：将 45ml 磷酸钠盐溶于 750ml 温水中于检查前一天晚 8 时（上午检查患者）或次日 8 时（下午检查患者）顿服，服后大量饮水，饮水量在 2000~3000ml，直至排便呈水样便为止。

（二）操作方法

结肠镜检查的主要检查目的是对全结肠及直肠肛管结构进行内镜下的检查，要求结肠镜由肛门插入，沿肠道逆

行，经全程结肠，达回盲部观察阑尾开口。

1. 操作的基本原则

（1）少注气：插入结肠镜后不宜注气过多，注气过多可引起腹胀、腹痛，肠管膨胀后移动性差不易寻找肠腔，而且可使肠管弯曲处更大，增加插镜困难。

（2）仔细寻找肠腔，循腔进镜，见腔吸气：是结肠镜的插入原则，尽量避免盲目滑进。若看不到肠腔可用下述方法寻找：①随时注气和吸气，使肠腔张开和关闭，利于寻找；②可变换体位或辅以手在腹部按压寻找肠腔；③上述方法仍不能找到肠腔时，如果看到镜前黏膜向后滑动且患者无何不适，可以小心地继续进入镜身10～20cm 后再寻找肠腔；但如进镜时有阻力，或黏膜不滑动或病人不适、腹痛时，应立即后退，重新寻找肠腔。

（3）拉直镜身减少弯曲：在进镜时，发现镜头不前进或有阻力，说明镜身在肠腔内有弯曲，此时可采用拉钩法，既消除镜身弯曲，又有缩短肠襻的作用，有利于进镜。结肠弯曲部是结肠镜通过困难的地方，既可采用前进+钩住+后拉取直+伸直镜头再前进，如此反复；钩拉法常用于乙降结肠交界处、结肠脾曲、横结肠的下垂部和结肠肝曲等部位。

2. 插入方法

（1）通过直肠：患者取左侧卧位，常规做肛门指诊，镜头涂以甘油后插入肛门。当镜头进入直肠后将肛门外镜身稍推向腹侧，使镜头和直肠方向一致，再注气后寻找肠腔。

（2）通过乙状结肠，可根据不同情况采用以下几种方法：

1）循腔进镜：当结肠镜进入直肠后可适量注气，见到肠腔后，边进镜边不停地调节角度钮前进，此情况下很易通过乙状结肠。

2）钩拉法：钩拉法的目的是使乙降结肠交界处的锐角变成钝角见图 10-2-1。

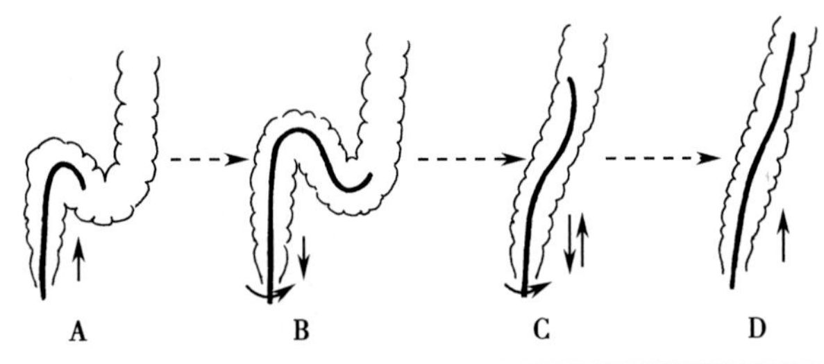

▶ 图 10-2-1　N 形钩拉法通过

3）转位法：当结肠镜先端达直肠与乙状结肠交界处时，大多数病例肠腔弯向左侧腹（图 10-2-2），少数弯向右侧腹。如果在荧光屏下见到肠腔弯向右侧时，不需要特殊手法即可使乙降结肠交界处自然形成。圈而易于通过乙状结肠（图 10-2-2）。如肠腔弯向左侧时（图 10-2-2），右手握住镜身做逆时针方向旋转，助手在腹部将镜头从左侧推向右侧腹，边推边旋转镜身，术者也随着旋转操作即使镜身由 A 改变成 C，继续插入结肠镜使其结成圈（图 10-2-2），其他尚有 N 形、P 形通过乙状结肠。由于转位法有时操作尚困难，病人痛苦，故现有时已不采用，只要遵循操作原则，不强求形式和手法。

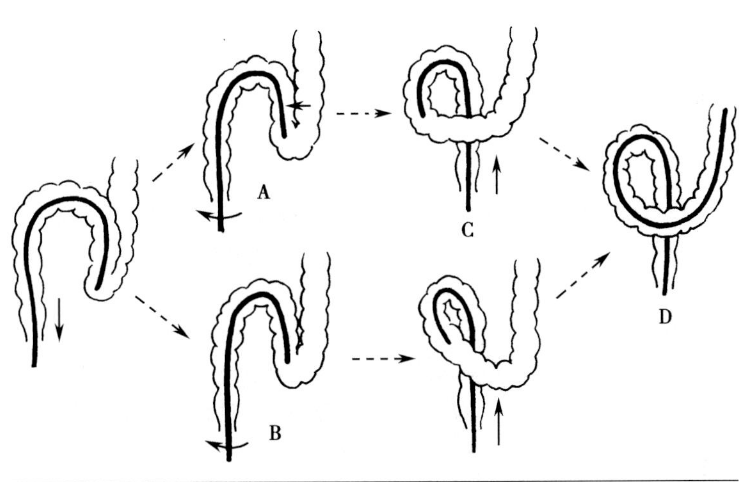

▶ 图 10-2-2　N 形 A 转拉法

（3）通过降结肠：结肠镜进入降结肠后很易通过直达脾曲，但为了更容易通过脾曲，必须解除在乙状结肠形成的 Q 圈，拉直镜身。通常采用推拉 I 法（图 10-2-3）：当 d 圈在直肠前通过时（图 10-2-3），可采用顺时针旋转镜身，e 圈在直肠后通过时（图 10-2-3），可采用逆时针旋转镜身法。

（4）通过脾曲：脾曲为膨大的盲端，通向横结肠的开口位于盲端稍下内方，故当结肠镜继续前进时应注意在降结肠内侧寻找开口部。一旦发现时既应调节角度钮，对准开口部推进镜身使其进入横结肠内。

10

（5）通过横结肠及肝曲：横结肠的系膜较长且脾曲和肝曲固定，中间部下垂呈 M 型。一般轻度下垂循腔进镜通过不困难，但横结肠下垂越多通过越困难，可遇到以下两种情况：

1）当结肠镜通过脾曲抵达横结肠下垂部时，形成脾曲和横结肠下垂部的两个弯曲处，阻力增大，如继续进镜时镜身便容易在乙状结肠打圈而镜头不能前进。此时应拉直镜身，助手用左手深压左下腹部使镜身去弯取直再继续进镜。有人用滑管固定镜身或增加内镜硬度（可变硬度结肠镜）支撑镜身，限制乙状结肠段镜身的弯度。

2）由于横结肠中部下垂，结肠镜头越过下垂部的弯曲时，须采用钩拉法（推拉Ⅱ法，图 10-2-4）。同时助手用手向上推下垂部，使结肠镜呈水平状。此时横结肠基本取直，调节角度钮寻找肠腔继续进镜。此种推拉法有时需反复数次才能成功。

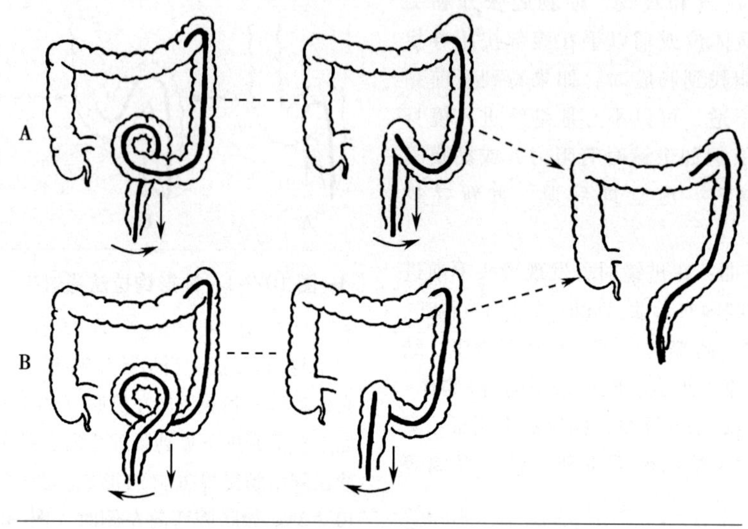

▶ 图 10-2-3 解除 A 圈襻的手法

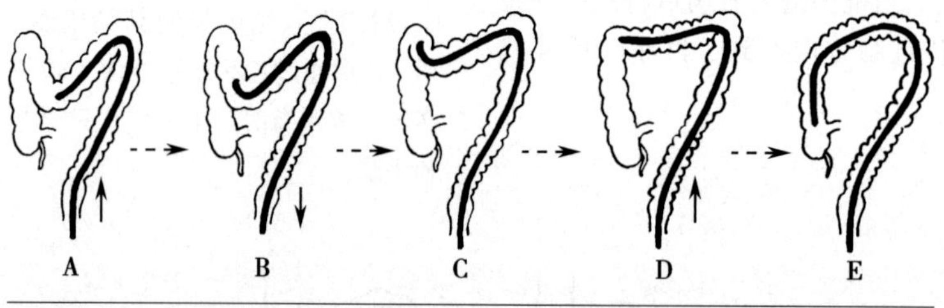

▶ 图 10-2-4 钩拉法通过肝曲（推拉Ⅱ法）

有时可采用结肠镜在横结肠打圈法通过肝曲（图 10-2-5），一旦形成圆圈，肝曲部的锐角急弯变成钝角，结肠镜便容易通过弯曲。有顺时针法和逆时针法。

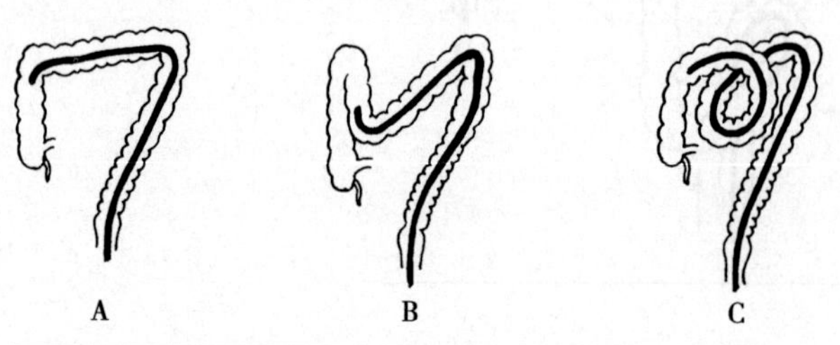

▶ 图 10-2-5 通过横结肠的 3 种走行

（6）通过肝曲：横结肠肝曲也为盲端，升结肠开口位于其左下方，故结肠镜达肝曲盲端时，应缓慢后退镜身，镜头向左下方容易发现升结肠开口。

（7）通过升结肠达盲肠：结肠镜一旦通过升结肠几乎都能达到盲肠，回盲瓣距盲肠顶端 5~6cm，并位于其内侧，常呈唇状、子宫颈状或乳头状，待其开放时可插入肠镜进入回肠。

3. 检查方法

（1）观察方法：结肠镜在插入时，只能做粗略的观察，在发现病变时应立即活检照相，以免退镜时寻找费时。主要是在退镜过程中对肠腔做详细的观察，边退镜调节角度钮边观察，一定看清肠壁四周，结肠弯曲处要仔细观察，退镜速度要缓慢，有时需反复进退观察，以防遗漏病变。

（2）活检、照相和细胞学检查：与胃镜基本相同，在此不再重复。

五、结肠镜相关并发症

尽管结肠镜检查是一项很安全的检查，但临床中仍不少见相关并发症，多与操作及镜下手术有关。

（一）肠壁穿孔

发生率约占0.2%，最多见于乙状结肠，发生穿孔后，有时可在破口内见到小肠、网膜或脂肪垂等。腹膜内穿孔诊断确立后需立即行剖腹修补、暂时性结肠造瘘术或肠部分切除。

（二）肠道出血

息肉切除术后最常见的并发症。息肉切除后的出血多在术后24小时内发生，小量出血多可自行停止，对出血量多且不能自行停止者，可通过内镜局部喷洒止血药物、内镜下电凝止血、或内镜下止血夹止血。

（三）肠系膜、浆膜撕裂

一般多发生与操作困难者，尽可能循腔进境，避免过多注气及长距离解襻。

（四）肠绞痛

与操作时间长，注气过多有关。检查时少注气，检查结束后可吸引肠道内气体。

（五）心脑血管意外

术前严格评估、术中谨慎操作可减少相关并发症。

六、正常大肠的内镜下所见

大肠由盲肠、结肠及直肠构成。正常大肠黏膜呈橘红色，光滑湿润有明显的光泽。黏膜下层血管清楚，呈鲜红色毛细血管网状，边缘光滑，粗细匀称（图10-2-6）。

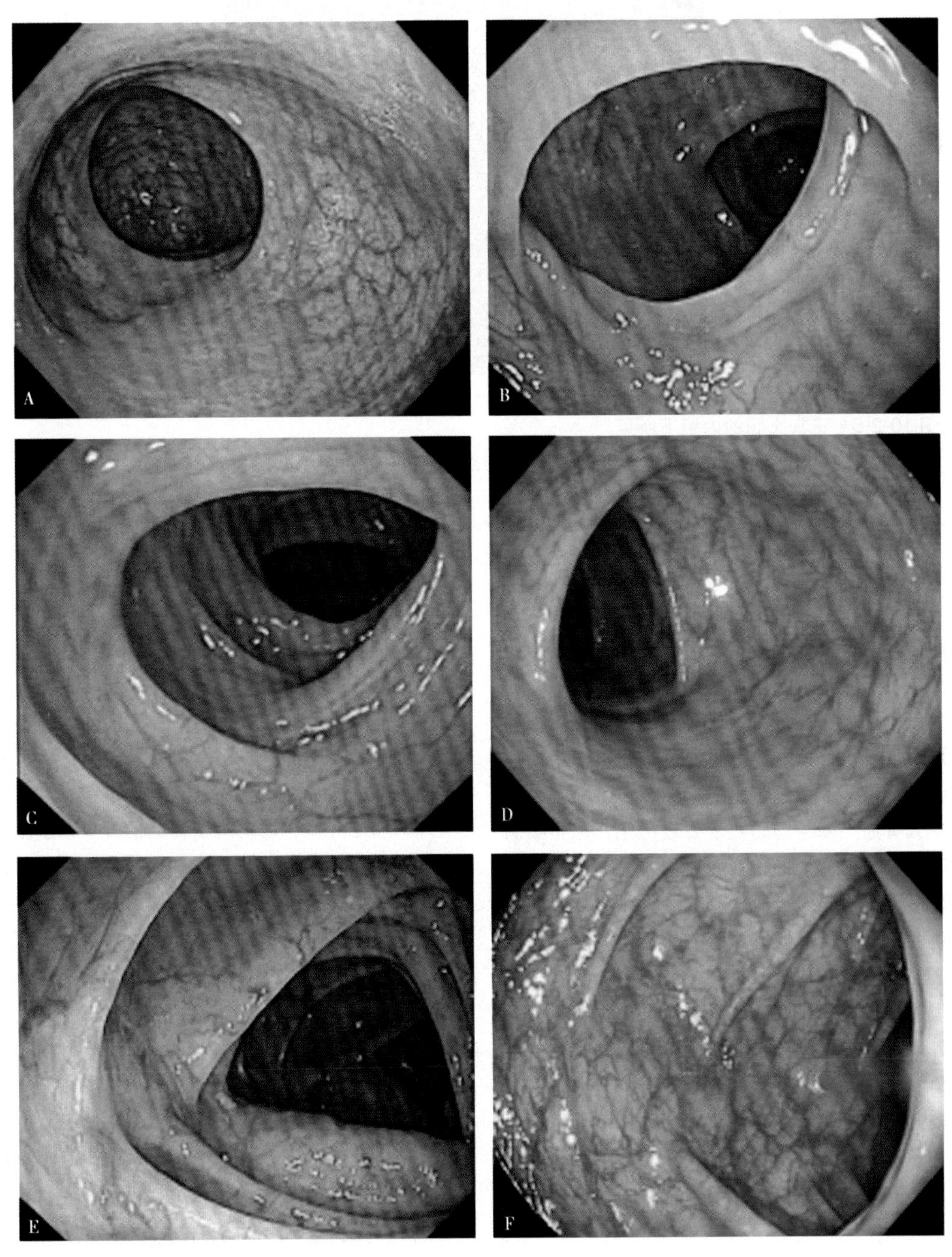

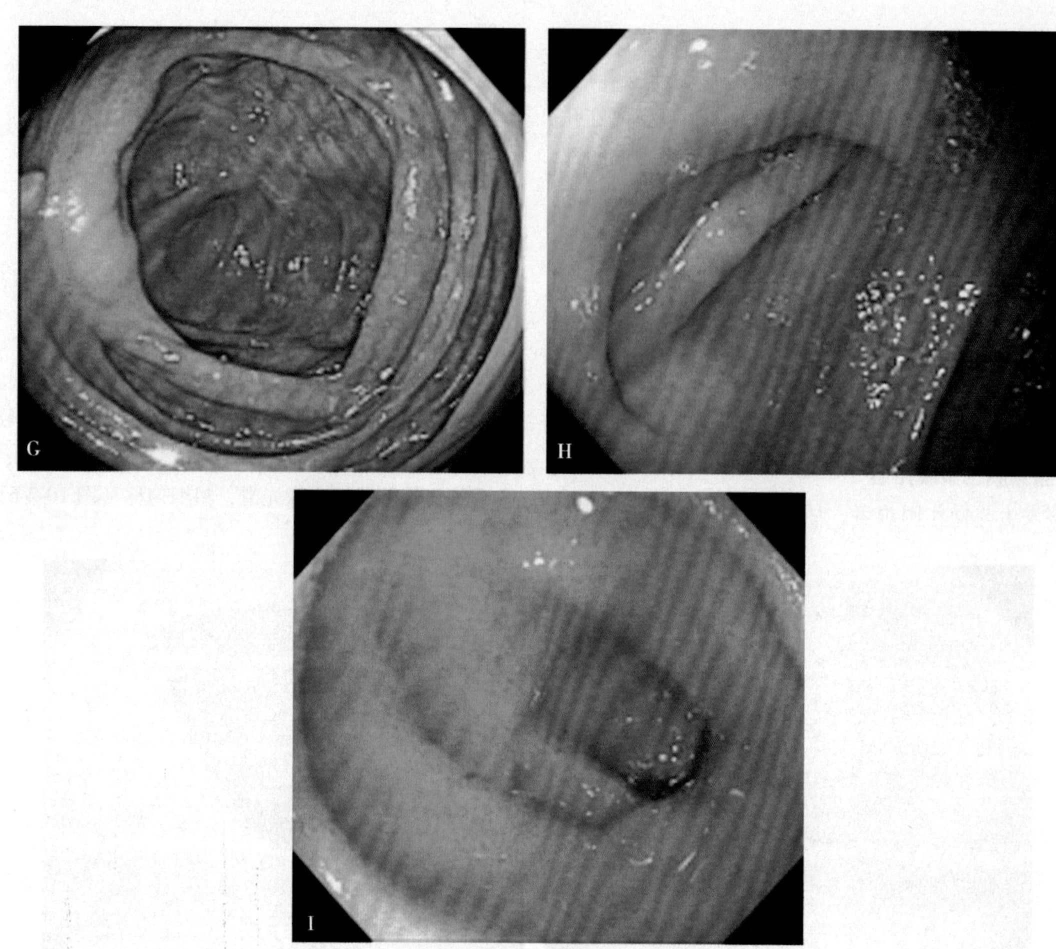

► 图 10-2-6 正常大肠的内镜下所见

A. 直肠；B. 乙状结肠；C. 降结肠；D. 脾曲；E. 横结肠；F. 肝曲；G. 升结肠近回盲部；H. 阑尾开口；I. 末端回肠

大肠各段由于解剖特点不同，内镜下各有其特征：

1. 直肠　全长 12～15cm。两端相对较细，中间膨大形成壶腹。全直肠可见多条半月形直肠横皱襞，下横皱襞距齿状线约 5cm。

2. 乙状结肠　肠腔管径最细，半月形皱襞较低，结肠袋较浅。结肠镜在乙状结肠中常因肠管过长或腹部手术后肠粘连而出现迂曲、折叠，使进镜困难。

3. 降结肠及脾曲　降结肠肠腔形态较恒定，三条结肠带在此段以等距纵向走行，将肠管周径分成三等份，结肠袋也较浅，肠腔呈三角形或圆桶状。至结肠脾曲肠管向左形成较大的角度，右侧肠壁可见深凹的结肠袋，黏膜呈淡蓝色。

4. 横结肠及肝曲　横结肠的肠管较长，常呈不同程度的下垂，半月形皱襞较厚，隆起较高，结肠袋深凹。半月形皱襞呈顶角向下的等边三角形。至结肠肝曲肠管向左或向下，形成较大角度，右上方可见穹隆状结肠袋，黏膜呈蓝色。

5. 升结肠　升结肠肠管较粗，结肠袋深陷，半月形皱襞明显。

6. 盲肠　呈短而粗的圆形盲袋，顶部可见阑尾开口，三条结肠带会聚于阑尾根部。

7. 回盲瓣　盲肠和升结肠移行部内侧缘，可见形态不同的回盲瓣，呈乳头型、唇型及中间型，乳头型是回肠末端括约肌收缩状态，防止食糜进入大肠；唇型是括约肌松弛，回盲瓣口开放，小肠内容排入大肠；中间型为乳头型向唇型转换过程的形态。

8. 阑尾开口　是阑尾于盲肠的开口，呈圆形、半月形等，稍凹陷，黏膜呈颗粒样。阑尾切除术后病人阑尾开口因根部处理方式不同而表现不同形态。

9. 末段回肠　肠腔呈圆形，黏膜呈绒毛状，青少年可见淋巴滤泡。

七、常见结肠疾病的内镜下所见

（一）大肠癌

1. 早期大肠癌　指癌灶浸润仅限于黏膜及黏膜下层者。早期大肠癌的内镜分型（发育形态分型）：

（1）隆起型：病变明显隆起于肠腔，基底部直径明显小于病变的最大直径（有蒂或者亚蒂）；或病变呈半球形，其基底部直径明显大于病变头部直径。可分为 3 个亚型：Ⅰp 型，即有蒂型，病变基底部有明显的蒂与肠壁相连；Ⅰsp 型，即亚蒂型，病变基底部有亚蒂与肠壁相连；Ⅰs 型，病变明显隆起于黏膜面，但疾病基底无明显蒂的结构，基底部直径明显大于病变头端的最大直径。

（2）平坦型：病变高度低平或者平坦隆起型者统称平坦型，可分为 4 个亚型：①Ⅱa 型：即病变直径小于 10mm，平坦型病变或者与周围黏膜相比略高者；②Ⅱb 型：即病变与周围黏膜几乎无高低差者；③Ⅱa+Ⅱb 型：即在Ⅱa 型病变上有浅凹陷者；④非颗粒型 LST：直径大于 10mm，以侧方发育为主的肿瘤群统称为侧方发育型肿瘤（laterally spreading tumor，LST），其中表面没有颗粒及结节者称为非颗粒型 LST，又可进一步分为平坦隆起性和伪凹陷型；⑤颗粒型 LST：即以前曾称的颗粒集簇型病变、结节集簇样病变、Ⅱa 集簇型、匍行性肿瘤等，可分为颗粒均一型和结节混合型。

（3）浅表凹陷型：病变与周围黏膜相比明显凹陷者，可分为 4 型，如下：①Ⅱc：病变略凹陷于周围正常黏膜；②Ⅱc+Ⅱa：凹陷病变中有隆起区域者；③Ⅱa+Ⅱc：隆起型病变中有凹陷区域者，但是隆起相对平坦；④Ⅰs+Ⅱc：隆起型病变中有凹陷区域者，但是隆起相对较高，应该引起关注的是该类型病变都是黏膜下层高度浸润者，目前不属于内镜下治疗的适应证。

2. 进展期大肠癌

（1）隆起型：以右半结肠多见。肿瘤向肠腔内生长，呈半球状、球状、菜花样，或盘状突起，瘤体较大脆而易出血。生长缓慢，浸润性小，预后较好（图 10-2-7A）。

（2）浸润型：多发于左半结肠。肿瘤环绕肠壁浸润并沿黏膜下生长，质地较硬，容易引起肠腔狭窄和梗阻。此型结肠癌的细胞分化程度较低，恶性程度高，并且转移发生的也较早（图 10-2-7B）。

（3）溃疡型：以直肠多见。

按溃疡的外形和生长情况，病理上又将其分为两类：

1）局限溃疡型：貌似火山口状，由不规则的溃疡形成。溃疡呈碟形，边缘隆起外翻，基底为坏死组织，癌肿向肠壁深层浸润生长，恶性程度高（图 10-2-7C）。

2）浸润溃疡型：肿瘤向肠壁深层生长，与周围界限不清，中央坏死，形成底大的深在溃疡，溃疡边缘黏膜略呈斜坡状抬高，而非肿瘤组织的外翻。在这类病例中，如在溃疡边缘采取活组织作检查，结果常可呈阴性，使人误认为非癌肿，值得注意（图 10-2-7A～D）。

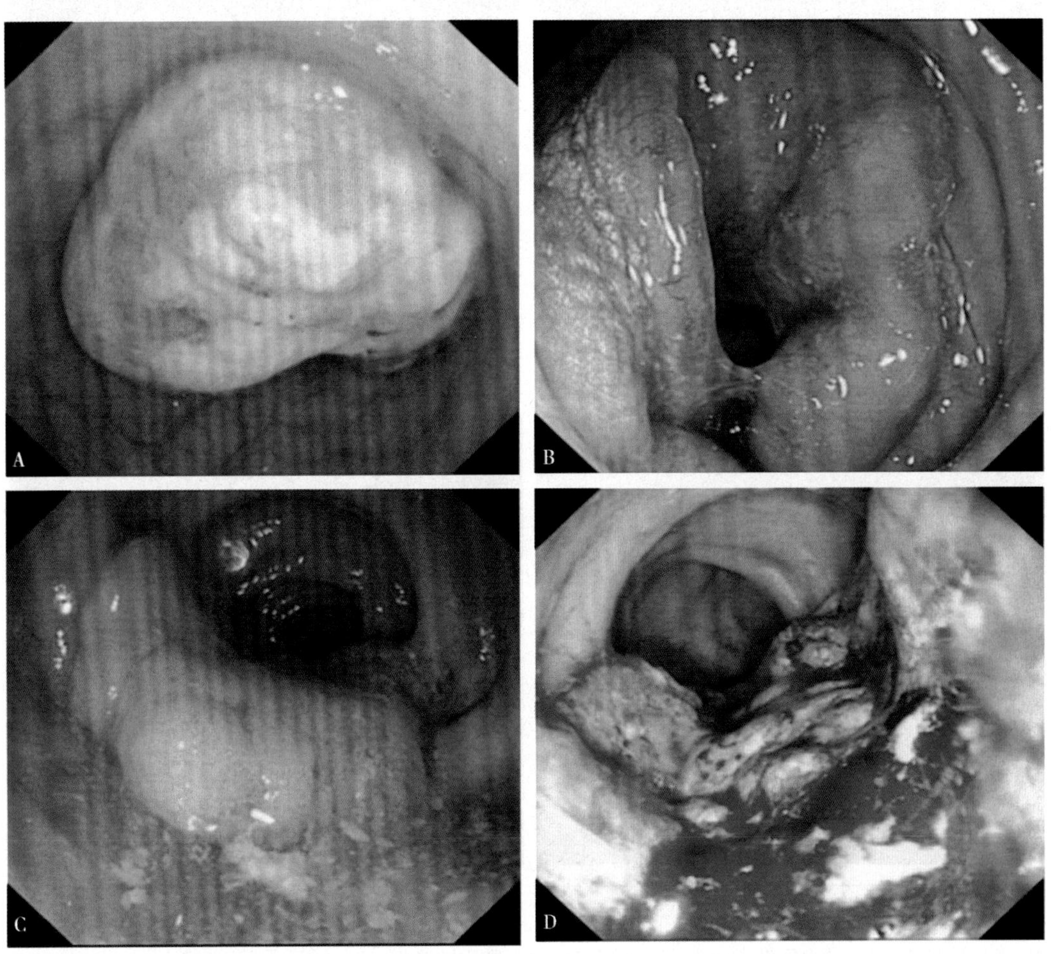

▶ **图 10-2-7 进展期大肠癌镜下**

A. 隆起型；B. 浸润型；C. 局限溃疡性；D. 浸润溃疡型

(4) 胶样型：见于黏液腺癌，即肿瘤组织形成大量黏液使肿瘤剖面可呈现半透明的胶状。此型外形不一，隆起或溃疡浸润型均可出现。

(二) 大肠息肉

临床上较多见，目前国内外多采用Morson的组织分类，即分为肿瘤性、错构瘤性、炎症性和化生性（也称增生性）4类。息肉根据有蒂和无蒂分为有蒂型、无蒂型和亚蒂型。根据息肉数目分为单发和多发，多发者称为腺瘤病和息肉病。

内镜所见：

1. 腺瘤性息肉　腺瘤可分为三种类型，即管状腺瘤、绒毛状腺瘤和管状绒毛状腺瘤，其中以管状腺瘤最为多见（图 10-2-8）。息肉呈单发或多发，大小不等，无蒂呈半球形，较周围黏膜充血发红，有蒂者常呈桑葚状或草莓样，表面暗红，可有糜烂或出血。绒毛状腺瘤大部分无蒂或亚蒂，形状不规则，表面呈绒毛状或菜花样，常附有大量黏液，质地脆常有糜烂出血，以直肠乙状结肠多见。

家族性腺瘤病内镜下呈大量小型腺瘤，大多直径>0.5cm，多呈半球形结节状隆起，少数有蒂或亚蒂，数目多少不等，总数超过100个，临床以息肉100个作为与多发性腺瘤相区别。

2. 错构瘤性息肉　黑斑息肉综合征（Peutz-Jeghers 综合征）：是一种少见的显性遗传性疾病，息肉呈多发性，分布散在，大小不等，息肉可有蒂、亚蒂或无蒂，表面光滑，有深凹的裂沟，将球形息肉分隔成许多小叶状突起，呈树枝状或脑回状（图 10-2-8）。

幼年性息肉：好发于10岁以下儿童，多见于直肠。多为单发，息肉大多有蒂，呈球形，表面光滑，或伴细颗粒状或表浅溃疡，约1cm大小，糜烂出血是本病特征。

3. 炎性息肉　是继发于大肠各种炎症性疾患后发生。由增生的纤维组织和残存的岛状黏膜构成息肉，也称假性息肉。常为多发性、无蒂，体积仅数毫米，状似绿豆和黄豆，表面光滑，色泽与周围黏膜相似或显苍白。周围黏膜常有炎性改变（图 10-2-8）。

4. 增生性息肉（化生性息肉）　常为单发无蒂，形态规则，呈露滴样，半球形隆起，体积不超过0.5cm，表面光滑，色泽与周围黏膜相同（图 10-2-8）。

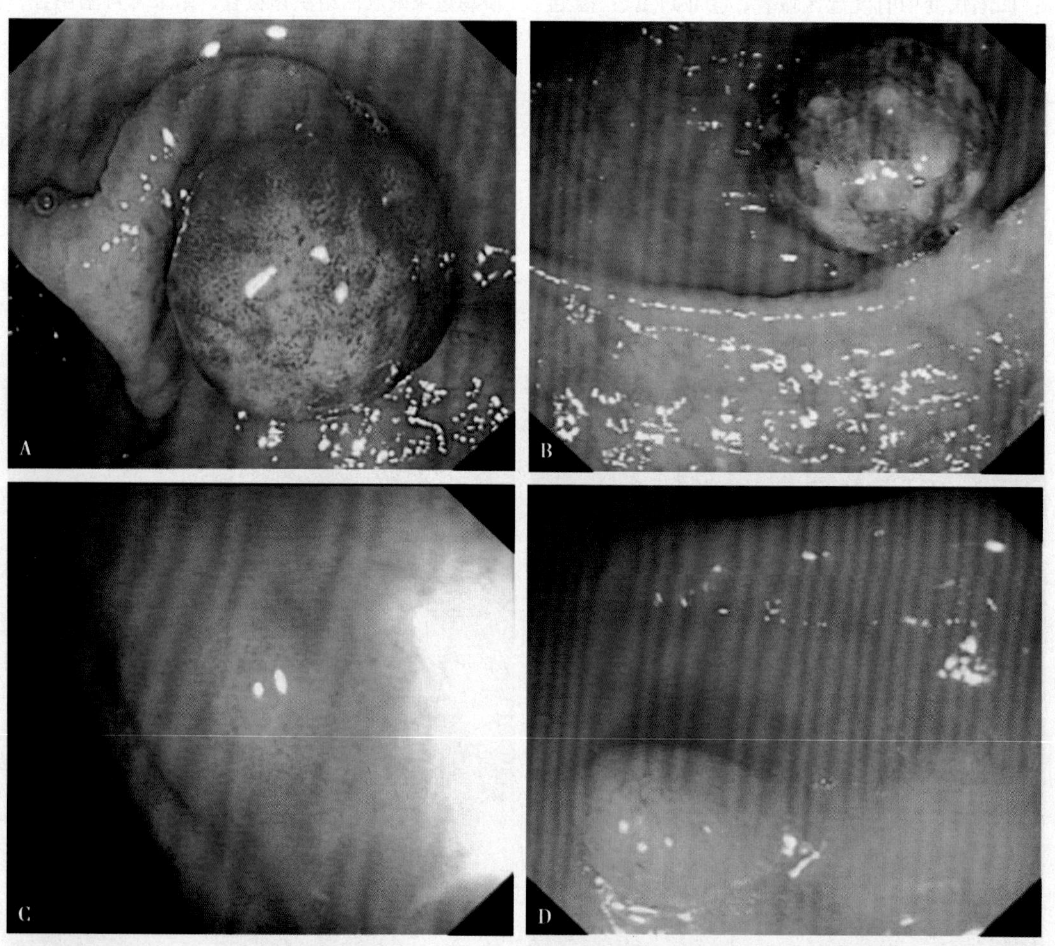

▶ 图 10-2-8　大肠息肉镜下

A. 腺瘤性息肉；B. 错构瘤性息肉；C. 炎性息肉；D. 增生性息肉

（三）结肠炎症性疾病

1. 溃疡性结肠炎　为一种原因不明的直肠和结肠的非特异性炎症，病变最先累及直、乙状结肠，可向上蔓延至其他部位结肠。临床上多表现为慢性或亚急性腹泻和黏液脓血便等。病变在活动期时黏膜充血、水肿，血管纹理紊乱、模糊，肠腔常呈痉挛状态，其后黏膜面变粗糙或呈细颗粒状，组织脆易出血；进一步发展黏膜有糜烂或表浅细小溃疡，有脓性分泌物，严重者病变部位几乎无正常黏膜。病变缓解后黏膜充血、水肿消退，如反复发作后可形成假息肉和黏膜桥。

2. Crohn 病　为一种原因不明的肠道非特异性炎症，可发生于胃肠道任何部位，但以回肠末端最常见，也常累及升结肠。内镜下早期呈阿弗他溃疡（Aphthoid），黏膜面可见散在的白色、表浅、针尖样或小圆形溃疡，相间的黏膜正常，其后溃疡变大且深，呈圆形或卵圆形，表面覆白苔，病变继续进展，溃疡可更大且深，呈匍行性，相互融合，并沿肠管纵轴分布，形成特征性纵形溃疡，病理为确诊的唯一手段，活检病理为非干酪坏死性肉芽肿。病程长或反复发作者，溃疡可纵横交错，间区黏膜呈结节状隆起，形成似“铺路石面”状的所谓卵石征；有时可见散在分布的假性息肉；晚期由于肠壁纤维化致肠腔狭窄。

（四）放射性肠炎

是腹腔、腹膜后和盆腔脏器的恶性肿瘤，接受放疗后所引起，结肠的发病率远较小肠为多；大部分的病例是宫颈癌放疗后的并发症，故以直肠最常见，多见于距肛门 7~10cm 的直肠前壁，黏膜呈局限性或弥漫性充血，血管扩张，黏膜脆易出血，进一步发展，黏膜糜烂、溃疡形成，溃疡边缘平坦，表面附有白苔，严重时可致肠腔狭窄或伴瘘管形成。

（五）阿米巴肠病

是溶组织阿米巴侵入结肠后所致的以痢疾症状为主的疾病，病变最常见于盲肠、升结肠，其次为乙状结肠、直肠。内镜下溃疡的特点为底大口小烧瓶样，黏膜表面散在分布的针尖样大小溃疡口，可有棕黄色和绿色坏死物附着，溃疡之间黏膜正常。进一步发展小溃疡可相互融合成大溃疡，较深，形态不规则、边缘隆起潜行性、类似火山口样溃疡。反复发作，可使局部肉芽组织增生，形成表面不规则肿块，称为阿米巴肉芽肿，引起肠管狭窄。

（六）肠结核

好发于回盲部，内镜下溃疡沿肠壁淋巴管分布，呈环形发展，大小不等、深浅不一，边缘不规则，潜行性，表面附白苔。由于结核性肉芽肿和纤维组织增生，肠壁可增厚、僵硬，表面有糜烂、小溃疡和大小不等假息肉或结节，严重者形成较大团块，有时可见肠腔狭窄。回盲瓣变形，表面可有溃疡和假息肉，是诊断肠结核的重要依据。

（七）结肠憩室

是肠壁局部向外膨出形成的袋状物，多见于乙、降结肠，常是多发。内镜下见肠壁有边缘清楚的圆形或椭圆形洞口，周围黏膜正常，有时可见腔内黏膜和粪渣，如有炎症时，可见洞口周围黏膜充血、水肿。

（石 磊　李 文）

第三节　胶囊内镜

胶囊内镜（capsule endoscopy）全称“智能胶囊消化道内镜系统”，又称“医用无线内镜系统”，是集图像处理、信息通信、光电工程、生物医学等多学科技术为一体的典型的微机电系统（MEMS）高科技产品，由智能胶囊、图像记录仪、手持无线监视仪、影像分析处理软件等组成。胶囊内镜的工作原理是：受检者像服药一样用水将内置摄像与信号传输装置的智能胶囊吞下，其借助消化道蠕动沿着胃→十二指肠→空、回肠→结肠→直肠的方向运行，使之在消化道内运动并实时摄像，并以数字信号传输图像给病人体外携带的图像记录仪进行存储记录，医生利用体外的图像记录仪和影像工作站，了解受检者的整个消化道情况，从而对其病情做出诊断。

一、发展史

2001 年以色列 Given 公司 M2A 胶囊内镜（图 10-3-1）的问世，填补了小肠可视化检查手段的空白，开创了消化道无线内镜诊断的新纪元，在世界各国得到广泛应用。2004 年 6 月，获得中国 SFDA 的批准，重庆金山科技集团研发了我国具有独立产权的 OMOM 胶囊内镜（图 10-3-2）。

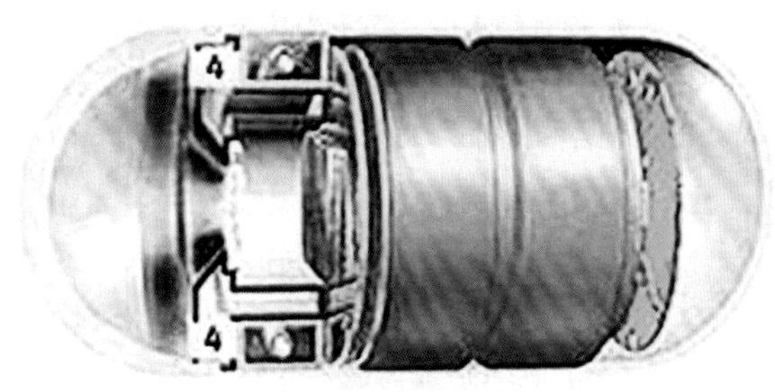

▶ 图 10-3-1　M2A 胶囊内镜

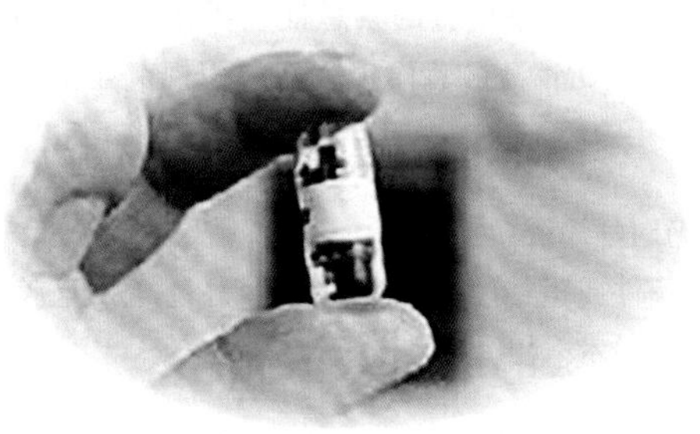

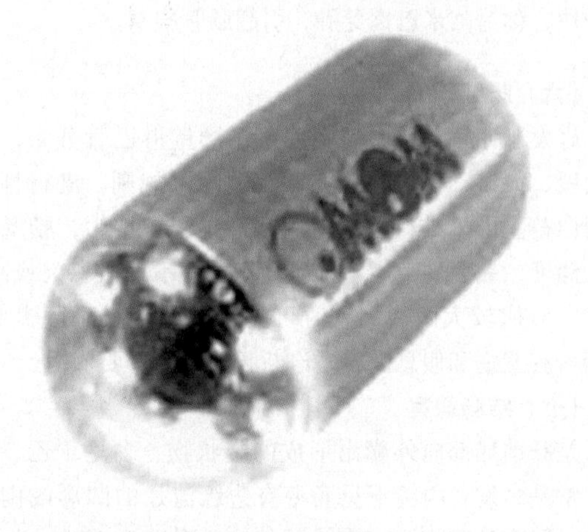

▶ 图 10-3-2 OMOM 胶囊内镜
（引自：Given 公司及 OMOM 公司官方网站）

随着胶囊内镜技术的推广，对消化道胶囊式微型诊疗系统的研发工作在全世界快速开展，产品不断丰富，各类智能胶囊内镜产品纷纷亮相，而且在功能上各有所长。例如，专用于食管检查的食管胶囊内镜，专用于结肠检查的结肠胶囊内镜，专用于探测消化道压力、pH 的胶囊内镜，可在体外遥控下完成药物释放、图像采集、组织活检和治疗等多种功能的机器人胶囊内镜。

二、胶囊内镜检查的适应证

1. 不明原因的消化道出血及缺铁性贫血。
2. 疑似克罗恩病。
3. 疑似小肠肿瘤。
4. 监控小肠息肉综合征的发展。
5. 疑似或难以控制的吸收不良综合征。
6. 检测非甾体类抗炎药物。
7. 临床上需要排除小肠疾病者。
8. 消化道功能性疾病等。

三、禁 忌 证

胶囊内镜检查最大的并发症就是胶囊不能顺利排出体外，如果胶囊在胃肠道内停留超过两周以上则定义为胶囊滞留，滞留的胶囊一般不引起症状，但部分仍需要通过外科手术取出，因此，该检查的禁忌证主要就是围绕胶囊滞留而确定。国内 OMOM 胶囊内镜临床应用规范共识意见规定如下：

（一）绝对禁忌证

无手术条件或拒绝接受任何腹部手术者（一旦胶囊滞留或无法通过手术取出）。

（二）相对禁忌证

1. 已知或怀疑胃肠道梗阻、狭窄及瘘管。
2. 心脏起搏器、心脏除颤器及其他电磁设备植入者。
3. 吞咽障碍者。
4. 孕妇。
5. 已知存在多个小肠憩室者。
6. 既往存在心衰、心绞痛、心肌梗死等心血管疾病病史者。

四、术前准备

术前准备同胃肠镜检查。

1. 确认患者的适应证。
2. 确认患者已经签署胶囊内镜检查知情同意书。
3. 确认患者肠道准备完成（方法同结肠镜检查肠道准备）。
4. 确认记录仪充满电。
5. 确认记录仪中数据已经下载备份。

五、术后护理

1. 吞服后 8~72 小时排出，故凡是 1 周内未发现胶囊排出的患者要主动与医生联系，以排除梗阻。
2. 取出胶囊后注意检查胶囊的电池情况。

六、胶囊内镜检查注意事项

1. 吞服胶囊前注意营造轻松愉快的环境，避免受检者精神紧张，导致喉肌痉挛，胶囊吞服失败。
2. 检查前 20~30 分钟口服去泡剂可以改善近段小肠黏膜观察的清晰度。
3. 胶囊滞留在食管，可以通过胃镜推送入胃。
4. 右侧卧位有利于胶囊内镜通过幽门，如果胶囊长时间（1~2 小时）不能进入十二指肠，肌注甲氧氯普胺有助于胶囊通过幽门。
5. 在整个检查过程中，不能脱下穿戴在身上的记录仪，不能移动记录仪的位置。
6. 在整个检查过程中，不要接近强电磁波信号源，以免造成信号干扰。
7. 检查过程中避免剧烈运动。
8. 检查过程中不能进食，出现饥饿感可以饮用少量糖水或静脉注射糖水。
9. 检查结束后，提示受检者在胶囊排出体外前，应使用便盆排便，以便观察胶囊是否排出。胶囊一周以上未排出者应告知医师。

七、分 类

（一）M2A 胶囊内镜

M2A 第 2 代胶囊内镜套件，含 M2A 胶囊、数据记录仪套件和 RAPID 工作站，为以色列 Given Imaging 公司产品。与第1代胶囊内镜相比，第2代胶囊内镜的阵列传感器为03版（verlion 03）传感器（字母标签型），使之能接受来自胶囊的信号，且转换成二维定位图像。不仅能显示胃肠道腔内的实景图像，还能对所见病灶进行同步定位，以利于其他影像学检查和外科手术治疗。其胶囊定位技术原理是对8片传感器所测到的胶囊发射的无线信号频率的强度水平进行脱机处理，帮助医师估计胶囊相应的对应脐部的二维位置，内镜医师可在腹部象限的模拟图上清楚地判定病变的位置。

（二）OMOM胶囊内镜

OMOM智能胶囊消化道内镜系统（以下简称OMOM胶囊内镜）是继以色列M2A胶囊内镜问世以来国内第一个自主研发的胶囊内镜。

据文献报道，OMOM胶囊内镜与同类产品（M2A胶囊内镜）比较，OMOM胶囊内镜的检查图像（图10-3-3）及结果、工作原理与之相同。相较于国外胶囊内镜产品，国产胶囊内镜大大降低了购买及检查费用，造福更多患者。

（三）食管胶囊内镜

专用于食管的胶囊内镜PillCam™ ESO是由Given公司首先研发并投入市场，于2004年通过美国FDA认证并投入临床，成为第一代产品。2008年，经过改进的第二代食管胶囊内镜被批准应用于临床。PillCam™ ESO包含两个摄像头，两头各一个，当它穿过食管时，每秒钟拍摄14张图片，其图像尺寸、视野和分辨率与PillCam™ SB一样。整个过程约持续20分钟后胶囊内镜乏电而停止工作，内镜医师可将图像下载至工作站进行阅图。整个操作过程安全、流畅、便捷，无须镇静麻醉以及插管，检查后亦无须特殊处理。

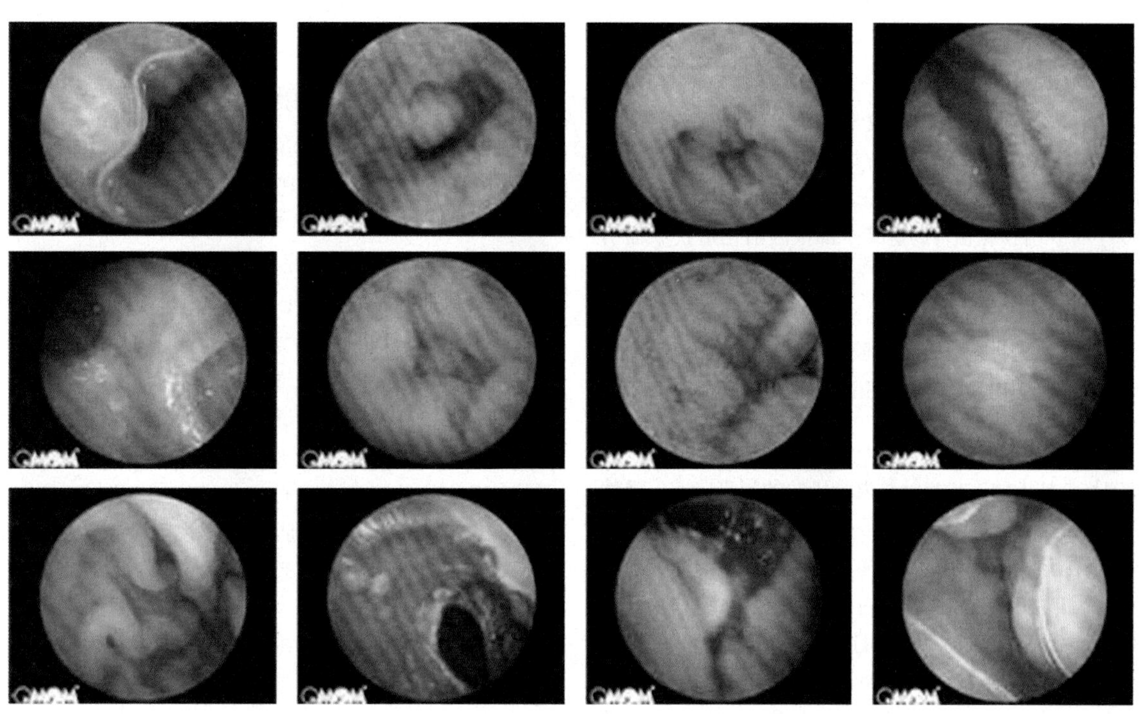

▶ 图10-3-3　OMOM胶囊内镜镜下

（四）结肠胶囊内镜

Given公司生产的结肠胶囊内镜（PillCam™），在以色列和欧洲的部分地区已被正式使用。结肠胶囊内镜和小肠及食管胶囊内镜在某些方面是有区别的，如其大小为11mm×31mm，而小肠和食管胶囊内镜均为11mm×26mm；结肠胶囊内镜两端的摄像头视角要比食管胶囊内镜大21%，视野几乎比PillCam™小肠胶囊内镜要大2倍。结肠胶囊内镜每秒共可拍摄4张图片（每个摄像头2张/秒）。结肠胶囊内镜的制作材料、数据记录及传输设备和其他类型的胶囊内镜相同，结肠胶囊内镜检查的操作方法和小肠及食管胶囊内镜操作相似，其检查前准备和常规结肠镜检查前相似，但要求更为严格。因为结肠胶囊内镜不能进行肠道的冲洗，所以肠道内所有的滞留物必须被清理干净。其目的是清理结肠，促进胶囊在肠道内的运动和保证黏膜显像清晰。对常规结肠镜检查不完全、有禁忌证或不愿进行常规结肠镜检查的患者，它可作为常规结肠镜的补充检查手段。此项技术当前只是诊断性的，其任何的阳性发现都必须在常规结肠镜下进行组织活检来进一步明确。

（五）磁控胶囊内镜

利用磁力来控制胶囊运行的方向、速度作为一个研究方向，已经过多年的探索，被视为最有前途及最有希望在临床实际开展的胶囊内镜控制技术之一。磁控胶囊内镜能

10

增加病灶诊断率并可对病变进行操作，还能缩短诊疗时间、节约电池电力，也能减少常规胶囊内镜的并发症发生率，如小肠滞留等。但目前磁控胶囊内镜尚未到达实用阶段，原因是磁控系统尚不成熟，至今为止不能满足临床需求。

（六）压力/pH胶囊内镜

无线pH胶囊（Bravo胶囊）可采用口服的方式进行检查，但如需锚定于某位置进行检测，则需经内镜放置并锚定。胶囊经内镜直视下吸附在下端食管黏膜上，克服了原先传感器定位不准和带导线的缺点，并能较长时间监测，使无线食管监测成为一种新的较有诊断价值的方法。对成人的研究显示，内镜胶囊植入的成功率为90%~95%，在1周内胶囊大多自行脱落排出体外。这套设备不但可用于食管，还可用于内镜能达到的多个部位，如十二指肠等。pH胶囊内镜也可用于对小肠酸碱度进行检测，并利于多种疾病的检测。

（七）通畅检测胶囊

2005年Given公司发布了一款新型胶囊内镜（Given patency capsule）——通畅检测胶囊内镜，严格意义上来说它并不算内镜系统，因为该产品并没用光学成像系统。它主要由乳糖通过特殊工艺制成，能在胃肠道内保持形状40~100小时。当胶囊在胃肠道某个部位因消化道狭窄而引发滞留，它可在40~100小时自行溶解，不会出现梗阻、滞留情况。其用途主要有两个：其一为单纯用来检测消化道的通畅度；其二为进行常规小肠胶囊内镜检查做前哨准备，用以评估普通胶囊内镜检查的滞留风险。

（八）机器人胶囊内镜

随着科学技术的进步和胶囊内镜研发的阔步向前，必然导致胶囊内镜由诊断型到治疗型或全功能型推进，从而完成局部定位、施药、活检等高级功能。机器人胶囊如完成上述功能，需要集成主动传动系统、内镜诊断定位系统和功能单位。其中最关键的是传动系统，目前研发中从两方面入手：一种思路是采取体外磁控方法，将数个永久磁铁置入胶囊内镜内，然后体外再安置电磁铁或永久磁铁进行控制；另一种思路是将动力系统集成入胶囊内镜本身，使胶囊内镜具备自主移动功能，从而在体外操控其移动，甚至实现完全智能自控。已有多项研究利用上述机制在动物体内进行了一系列探索。此外，胶囊内镜也可用来远程控制施药。在主动型胶囊内镜实践中，由于主动动力胶囊内镜能耗高，且受限于电池体积，电力供应矛盾日益显现。为解决此矛盾，有学者尝试应用无线供电技术于胶囊内镜亦获得不错效果，使胶囊内镜的运行获得了持续充足的电力供应。

八、展　望

现有胶囊内镜只能依靠自身动力和胃肠蠕动被动行进，功能开发受到体积和电源的限制，遇到了诸多技术瓶颈，如内镜医师不能对胶囊内镜的运动进行干预，有可能遗漏病灶，同时，胶囊前进依赖于胃肠蠕动，如蠕动过慢，很可能在完成目标前耗尽电量，使小肠检查不全。目前，全球各工科实验室和临床医师正在通力合作，为攻克技术难关做了大量开拓性的工作，各种具有内部驱动和外部驱动的可控运动的胶囊正在研制之中，不久的将来，各种不同功能的胶囊机器人将会分项完成体检、筛查和普查工作，而这些设想的实现还需要各科科学家的通力合作。

（李 文　董 默）

第四节　胆道镜检查术

胆道镜检查术（choledochoscopy）是胆道手术不可缺少的检查方法，目前扩大应用于手术前、手术中和手术后的诊断与治疗，在直视下，检查胆管有无狭窄、扩张、结石、肿瘤、出血，并进行治疗。

一、胆道镜检查发展简史

1889年Thornton提出了观察胆道的设想。1923年Bakes用耳镜与喉镜直接观察40例，1937年Babcock用膀胱镜取出胆结石，1941年Mclver首先介绍了硬式与软式胆道镜，1953年Wildegens完善了硬式胆道镜，1965年Shore报告了纤维胆道镜的应用。此后，一些国家不断出现改良的各式胆道镜。1980年以后，又研制母子镜进行经口胰管镜检查（POPS）、经口胆道镜检查术（POCS）、经皮经肝胆道检查术（PTCS）等。最近研究超细微内镜可通过正常的未切开的十二指肠镜乳头，2006年波士顿科学公司研发的SpyGlass胆管镜经美国FDA批准应用于临床，并于2013年获我国CFDA批准，为胆道镜直视下内镜治疗带来了便利，这些发展预示对胆胰管的直视镜检查将如同结肠镜和胃镜一样形成常规。

由于胆道镜的应用范围不断扩大，这种检查方法已更加显示出它的作用。特别是对降低胆道残余结石的作用最为突出，若与手术室胆道造影术合并使用，可使胆道残余结石的发病率降低到最低限度，还可决定附加手术的种类。胆道镜检查可对胆管炎作出分类。对各种原因引起的胆管狭窄，如炎症性、创伤性、肿瘤等，作出明确诊断，必要时还可进行活体组织检查。对于胆道的其他疾病，如胆道结石、胆道寄生虫病、胆道出血、胆管肿瘤等，均有一定的诊断意义。

在治疗方面，通过胆道镜可以治疗胆管结石、胆管炎、胆道蛔虫病、胆管狭窄等。

二、适应证与禁忌证

（一）适应证

1. 术中胆道镜（Intraoperative choledochoscopy，IOC）

指在开腹或腹腔镜胆道手术过程中应用胆道镜直接进入胆道进行检查和治疗。凡因胆道病变拟行胆管探查术者，均宜行术中胆道镜检查，以佐证术前诊断，明确胆道病变，了解胆管结石是否取净，尤其是肝内胆管结石与胆总管下端结石并给予相应处理，如狭窄扩张、胆道取石、息肉切除及活检等。

2 术后胆道镜（Post operative choledochofiberscopy，POC） 胆管残余结石、术后胆道出血、胆道异物等，可经胆道手术后 T 型管、U 型管、胆肠引流管、肝断面胆管引流管窦道进行检查，取出结石、异物（如缝线、寄生虫等）或进行狭窄扩张。

3. 经口胆道镜（Peroral cholangioscope，PCS） PCS 是通过有大活检通道（5.5mm）的十二指肠镜（母镜）通过十二指肠乳头插入特制的胆道镜，对胆道系统疾病进行诊治。包括胆道子母镜、SpyGlass 胆道镜和直接经口胆道镜。新一代子镜 OLYMPUS CHF-BP30 可直接插入 4.2mm 钳道内径的十二指肠镜，需双人操作。SpyGlass 胆道镜为单人操作胆道镜（图 10-4-1），具有 4 个管道，包括 2 个直径 0.6mm 的冲洗管道，1 个直径 1.2mmm 的工作管道和 1 个直径 0.9mm 的光学管道。胆管巨大结石可经 PCS 进行液电/激光碎石术、胆管黏膜良恶性肿瘤的鉴别、胆管良性息肉切除术等。

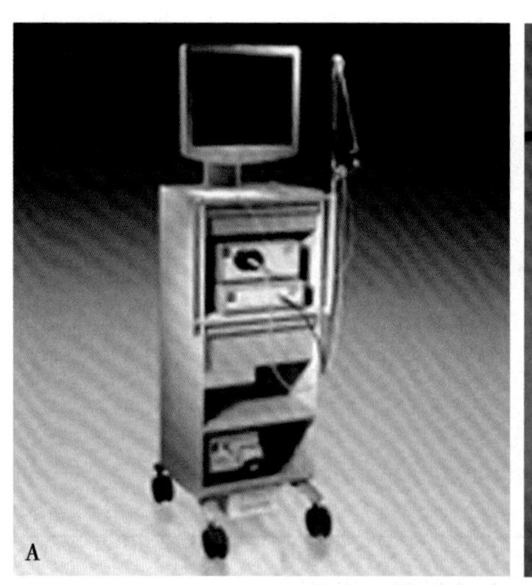

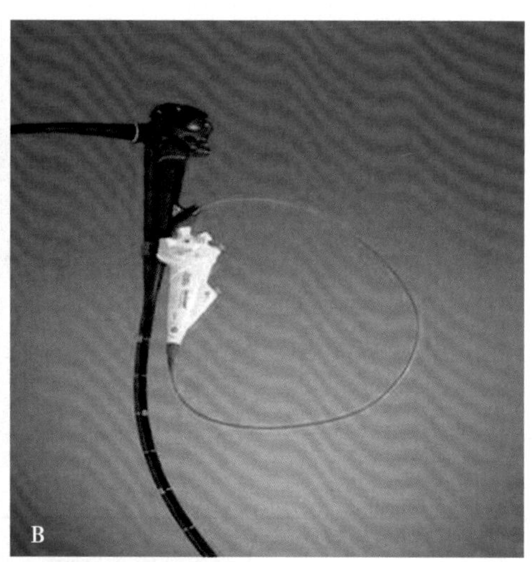

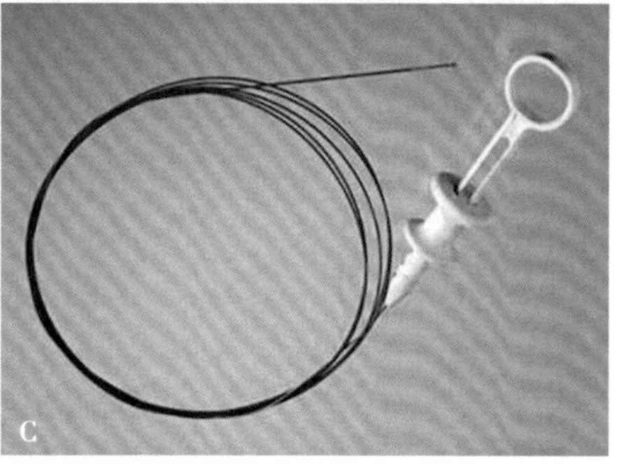

▶ **图 10-4-1 胆管子镜直视系统**
（引自波士顿科学官网）
A. 直视可视化探头和目镜 SpyGlass；B. 子镜推送导管 SpyScope；C. 一次性活检钳 SpyBite

（二）禁忌证

胆道镜检查没有绝对的禁忌证，但患者一般情况极差，以及通过术前检查对胆道病变和要进行的术式十分明确者，可不必进行胆道镜检查。PCS 禁忌证与 ERCP 相同。

三、胆道镜检查的步骤

（一）器械

胆道镜的种类虽然很多，但不外硬式与软式两类。硬式胆道镜灵活性差，但坚固、价格便宜；软式胆道镜的价值比硬式贵 2~3 倍，有一定寿命，但较灵活，又可用于术后取石（表 10-4-1）。

胆道镜主要由 3 部分组成：①光源；②镜体（包括导光装置）；③附属设备（包括液电发生器/激光发生器及输出导线/光纤、各种导管、各种取石钳、取石网、扩张器、扩张气囊、导丝等）。

（二）消毒

胆道镜的消毒方法有多种，不外浸泡法（酒精、戊二醛、苯扎溴铵）和蒸汽灭菌法（甲醛、氧化乙烯等），这些方法有的灭菌需要时间较长，有的容易损坏器械。我国多使用苯扎溴铵浸泡法，浸泡时间 10~30 分钟。

（三）操作方法

1. 手术中胆道镜检查　胆道镜的插入可通过胆囊管残端和切开胆总管两种方法。若有胆总管结石时，可将胆总管切开后，轻轻取出结石，不要损伤胆管壁，然后插入胆道镜。腹腔镜胆管探查手术胆道镜的插入通过剑突下孔或锁中线孔经戳壳进入腹腔，再通过胆总管切口或胆囊切口进入胆道。根病情可先观察胆管下端或上端，上端先观察左肝管，再观察右肝管，采用，“边观察，边注水”的办法，一般以观察10~20分钟为宜，若同时取石，最长亦不宜超过1小时，取石顺序为肝内胆管→肝总管→胆总管，取石后要常规重复检查肝内胆管各分支，最后检查胆总管，以防止遗漏结石。

表 10-4-1　目前常用 OLYMPUS 胆道镜的种类及特点

	规格型号				
	CHF P20	CHF XP20	CHF P20Q	CHF T20	CHF BP30
外径（mm）					
先端部	4. 9	3. 5	5. 0	6. 0	3. 7
插入部	4. 9	3. 7	5. 2	6. 0	3. 7
长度（mm）					
有效长度	380	450	380	380	1870
全长	670	740	670	670	2190
弯曲角度					
弯角部 先端	上 160°，下 130°	上 160°，下 130°	上 160°，下 130° 左 90°，右 90°	上 130°，下 100°	上 160°，下 100°
钳道内径（mm）	2. 2	1. 2	2. 0	2. 6	1. 2
吸入道内径（mm）	-	-	-	1. 2	-

10

2. 手术后胆道镜检查　一般在T型管引流后第6~8周进行检查，也要根据病人的体质和术式来决定检查时间，年老、体质差的病人应适当延后检查；腹腔镜胆道探查术后放置T管，因创伤小窦道形成较晚，故胆道镜检查时间不宜过早，应满8周以后进行检查。

方法：

（1）检查前行造影剂过敏试验，术晨禁食。

（2）经T型管注入造影剂（通常为30%复方泛影葡胺），了解胆道病变后拔出T型管。

（3）将胆道镜从瘘口轻轻插入，“边注水，边观察”。

（4）发现结石时，可用附属设备取石。若结石较大估计结石不能通过窦道时，不要强行拉出，以免造成窦道撕裂引起并发症。较大结石或结石嵌顿，应用液电/激光碎石。

（5）检查后要将引流管再插入胆总管内，将合适型号的T型管的T臂剪掉，头端剪2~4个侧孔后经窦道置入胆管内，如有困难可改为较细的聚乙烯管或橡皮管。

（6）必要时1周后可进行再次检查与取石。

3. 经口胆道镜检查　术前应仔细阅读MRCP及ERCP图像，了解胆管狭窄、扩张及结石部位等。

十二指肠镜到达十二指肠降部，拉直内镜，调整乳头位置在视野中央，用切开刀、导丝或造影管选择性胆管插管，成功后行胆管造影，造影后行EST或EPBD，便于胆道镜插入。胆管镜插入胆管可沿导丝插入或直接插入胆管。经乳头直接插入时，调节胆道镜向上旋钮，使其前段弧形向上弯曲，十二指肠镜与乳头拉开距离，并轻微使用抬钳器，利用Up旋钮将胆道镜推入胆管，避免用力使用抬钳器而导致胆道镜的损伤。进入胆管后，调整角度，寻找管腔，可注入生理盐水，使视野清晰。发现病变部位可一取活检，发现巨大结石可以在直视下行液电或激光碎石。

四、胆道镜检查的图像

（一）正常胆道图像

胆道镜插入胆总管之肝侧时，首先可看到左右胖管的分叉部，其形似气管分叉处的支气管隆突，称胆管第一隆突。进入右肝管后，可见前上支和后下支分叉处，称胆管第二隆突。再深入时可见到胆管第三隆突。左肝管亦可发现类似的隆突，但胆管变异较多，每个病例不尽相同。

肝侧胆管黏膜苍白、淡黄或红黄色，越靠近壶腹，颜色渐变红为淡红色或粉红色。肝侧胆管黏膜有菲薄感觉，而末端常较粗糙，纵形的皱襞可通过灌注液体而使之展开，随后可见到黏膜下的血管网。胆管镜可看到壶腹的开口，通常为放线形，有时为鱼嘴形、三角形等，并可看清Oddi括约肌的收缩与舒张情况（图10-4-2）。

（二）病理胆道图像

1. 炎症　胆道镜是诊断胆管炎的最好的方法。根据胆管镜所见可对胆管炎作出如下分类：

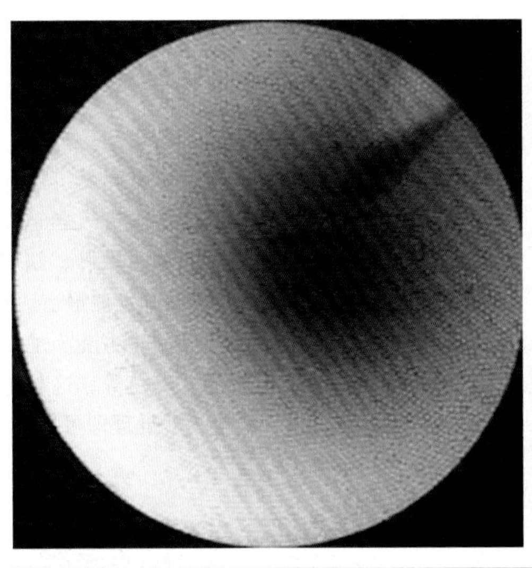
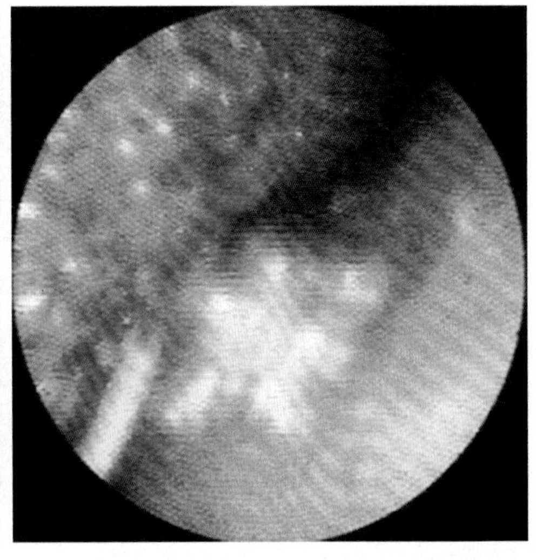

▶ 图 10-4-2　正常胆道镜下

（1）卡他性胆管炎：胆管黏膜有充血、水肿、黏膜下层有小点状溢血。

（2）纤维性胆管炎：胆管黏膜有黄色薄膜样纤维素沉积，胆管壁充血、溢血。

（3）纤维溃疡性胆管炎：胆管黏膜除有明显充血、溢血外，有糜烂或溃疡面，并有大量纤维素。

（4）化脓性胆管炎：胆管内有脓性黄绿色渗出液，有大量纤维脓苔。

（5）慢性胆管炎：胆管壁有萎缩和瘢痕引起之畸形。

2. 结石　在灌洗时，小结石可自由漂浮和滚动，较大结石遮住物镜呈一片晦暗，此时将胆道镜略加后退既可看清结石。

3. 十二指肠乳头狭窄　特征是壶腹部有瘢痕畸形、胆管远端有圆锥样狭窄，Oddi 括约肌收缩消失。

4. 十二指肠乳头炎　胆管末端水肿、充血，乳头开口向胆管腔内突出或呈红色卵圆形皱襞。

5. Oddi 括约肌功能不良　乳头开口张大，有瘢痕畸形，收缩功能消失，因胆肠逆流而有胆管炎现象。

6. 胆管狭窄　胆管变形，有结缔组织样瘢痕增生，管腔狭窄，一般只能见到狭窄上端变化，常有急性炎症或结石。

7. 胰腺肿大引起之胆管病变　胆道镜可作为间接的诊断方法，可见咀管下端呈圆锥形狭窄，胆管壁变形，常常不能判断其长度和见到十二指肠乳头。在慢性胰腺炎急性发作时，可见胆管黏膜有明显的炎症改变，如水肿、糜烂，常有大量纤维素沉积。

8. 肿瘤　表现为大小及形状不一、表面凹凸不平的隆起，易出血。如确诊有困难时，可行活体组织检查。

9. 其他　可见到异物、蛔虫等。

五、胆道镜在治疗中的应用

（一）在胆石病治疗中的应用

对于胆管结石病，特别是肝内胆管结石病的治疗往往是十分困难的，原因之一是难于将结石完全取净，其残余结石可高达 30%~50%，甚至个别报告 70%以上。自从胆道镜的广泛使用以来，这种局面已大为改观并成为行之有效的常规方法。

1. 手术中的取石　可用纤维胆道镜或硬式胆道镜，目前常用纤维胆道镜。只要使用得当，多数结石可取出。取石方法，大致有 3 类：①取石钳：是硬式胆道镜上的附件，可在胆道镜的指引下，将取石钳移向结石部位，夹住结石后与胆道镜同时拔出；②取石网：纤维及硬式胆道镜均可使用，当看到结石后，从胆道镜的侧孔管道插入取石网，张网后使结石进入网内，与胆道镜同时拔出；③气囊导管：是用一种特别的导管，其尖端有气囊，当发现有结石时，将此带气囊的导管伸向结石的近侧胆管，然后使气囊充气，拔除胆道镜及导管后，可将结石一同带出。

术中胆道镜的价值主要有以下几方面：①胆道镜作为直接诊断手段，能明显提高诊断准确性，当前对胆道疾病的诊断方法很多（如 B 超、MRCP、ERCP、DSA、CT 及术中胆道造影等），均为间接诊断手段，由于受多种因素影响，常出现假阳性或假阴性结果．手术中器械探查也有较大盲目性和穿孔的可能。国内有报告可使 31.4%的病例术前诊断得以更正和补充，有效地防止了误诊、漏诊。②提高取石成功率：术中应用网篮取石结合“冲”、“吸”，并随时利用胆镜检验取石效果，可大大降低术后残石率。近来国内文献报告，应用术中胆道镜以来术后残石率已降到 2%~6%。③清理胆管内炎性物质，胆管结石患者多伴有局部胆管的炎症，产生大量炎症物质形成絮状物，附着于胆管壁或与结石包裹，取石同时取出絮状物，起到一定预防结石复发的作用。④避免盲目探查胆道或取石造成的胆道损伤，我们注意到，凡使用探子探查胆道特别是探查十二指肠乳头开口时，几乎均造成不同程度的胆道黏膜损伤或出血，甚至造成穿孔；取石中的盲目钳夹有可能造成更严重的胆道损伤。应用胆道镜，可在胆镜指导下取石，相对安全，准确和有把握，避免盲目钳夹取石。⑤对胆道手术的术式制订有一定帮助，胆道镜术中可根据观察结石及其相关参数，制订合理的手术方案。如肝内结石多、大且充盈各个分支，可提示术者考虑肝叶切除或肝部分切除。如结石多，取石所需时间较长，可考虑术后胆道镜出石，以免手术时间过长。如肝内结石较少，局限于1、2支，可用胆道镜一次取净。⑥可了解胆道出血的部位，有利于术中及时、准确的处理。

手术中取石一般为不超过60分钟为宜。根据国内有关单位的报道，由于术中胆道镜的使用，可使术后胆道残石发生率降低到1%以下。

2. 经T型管瘘管取石　只能使用纤维胆道镜。当胆道镜发现结石后，要看清结石的全貌并使结石与镜面保持一定的距离。经胆道镜插入取石网。张网后使结石能进入取石网内。

若结石难以入网，可将胆道镜做回旋动作或将取石网做进、退、开、关等动作促使结石入网。若结石过大或结石嵌顿，应液电/激光碎石后取出。若结石过小，可用生理盐水冲出。

（二）在术后胆道蛔虫病中的应用

在我国胆道蛔虫污染较高的地区，术后胆道蛔虫时有发生。纤维胆道镜的应用，可以解决这种术后并发症。方法与胆管结石相仿，可用取石网篮或圈套器将蛔虫取出。文献中有报道，胆管内发现8条蛔虫，全部取出。

10

（三）在胆管狭窄治疗中的应用

1. 胆总管末端的十二指肠壶腹狭窄　可经导丝用扩张气囊或扩张通条扩张。

2. 肝内胆管狭窄　用扩张气囊或扩张通条扩张狭窄处后，将引流管置于狭窄处，放置3~6个月。

3. 胆管或壶腹部恶性肿瘤　可经胆道镜置入胆道支架。

（四）在胆管炎治疗中的应用

我国胆道结石的发病率较高，而且常伴有长期存在的化脓性胆管炎。这种情况，有时临床上很难处理。若行纤维胆道镜检查时，发现胆管内有不定型的小碎片结石和化脓性胆管炎，可在胆道镜的指引下，注入胆石溶解剂和抗生素或加以冲洗。

（五）SpyGlass胆道镜在临床中的应用

可用于胆管及胰管不明原因狭窄的探查加活检、胆管巨大结石联合激光碎石、直视下联合光动力及射频消融治疗胆管癌、肝内胆管辅助超选等。对不易取出的较大结石，可通过SpyGlass液电碎石术碎石后在将其取出。对于胆管内隆起性病变的性质很难确定，行ERCP术中刷检或活检的阳性率往往很低，在SpyGlass直视下行目标部位活检则可大大提高诊断的阳性率，对一些少见的胆管病变可作出准确的诊断。经Spyglass胆道镜直视下选择插管，可明显提高肝门部肿瘤的肝内胆管的选择插管成功率，扩大引流范围，提高降黄效果，从而提高患者的生存期和生活质量。

六、胆道镜检查的并发症

POC很少有并发症发生，若窦道形成不完全时，拔除T型管易发生胆汁漏，取石操作引起窦道撕裂发生胆汁漏等；操作时间过长，大量生理盐水流入肠道，可引起病人一过性腹泻；个别病人发生感染、脓肿、胰腺炎等，不一定与胆道镜有直接关系。IOC无并发症报道。PCS并发症与ERCP相同。迄今止未见胆道镜直接引起死亡的报告。手术后胆道镜检查可能发生腹痛、发热等，这与检查期间的取石、造影等操作有关，给予一般处理即可痊愈。

（李 文　石 磊）

第五节　经内镜逆行性胆胰管造影术

经内镜逆行性胆胰管造影术（endoscopic retrograde cholangiopancreatography，ERCP）是在十二指肠镜的直接观察下，进行十二指肠乳头开口插管注入造影剂，进行胆胰管造影，来诊断胰腺和胆道系统的疾病的方法，是1968年McCune首次报告的。近年来随着内镜性能的不断改进和临床应用技术的提高，其成功率已达90%以上，已成为胆胰疾病诊断的金方法。

一、ERCP的适应证与禁忌证

（一）适应证

ERCP的操作虽较复杂，但诊断确实可靠，因此许多胆胰疾病以及一些与胆胰疾病可能有关的反复右上腹痛、长期低热、上腹肿物等，无禁忌证者，均可进行ERCP。

主要的适应证有：

1. 胆系疾病

（1）梗阻性黄疸的评价：ERCP可直接显示胆系影像，胆管是否扩张、是否存在梗阻、梗阻的部位及程度。

（2）胆汁瘀积：有些病人无临床黄疸表现，但血生化检查提示瘀胆，如血清AKP升高、肝功能异常等，尤其是对胆管小结石、胆管癌、原发硬化性胆管炎等可同时行组织学检查，可有助于早期诊断。

（3）急性胆管炎：了解胆管炎的病因，同时进行胆管引流。

（4）胆石症：了解结石部位、大小、数量及胆系状态。

（5）胆系手术后并发症：如胆道残石、胆管狭窄、胆管损伤、胆漏、肝移植术后胆管狭窄等进行诊断治疗。

（6）Oddi括约肌狭窄或功能障碍：可同时进行括约肌压力测定，以评价Oddi括约肌功能状态。

（7）胆道或十二指肠壶腹部肿瘤：可同时作组织细胞学检查。

2. 胰腺疾病

(1) 急性胆源性胰腺炎：了解胆道病变，同时解除胆胰管梗阻。

(2) 慢性胰腺炎：了解胰管情况，如扩张、狭窄、结石等，必要时进行治疗。

(3) 胰腺损伤：了解有无胰漏，针对胰漏进行治疗。

(4) 胰腺癌：对胰头癌、胰腺囊腺癌等有胰管改变的胰腺癌进行诊断。

(5) 不明原因的血清淀粉酶或脂肪酶升高，不能解释的复发性胰腺炎。

3. 其他　不明原因的腹痛、体重减轻、食管或胃静脉曲张、腹水等。

(二) ERCP 禁忌证

ERCP 绝对禁忌证：

1. 病人拒绝内镜治疗。

2. 上消化道梗阻，十二指肠镜不能达十二指肠乳头处。

3. 急性的未稳定的心血管或心肺疾患。

二、ERCP 的基本操作

(一) 十二指肠镜的特点

十二指肠镜是进行 ERCP 的主要设备，主要是日本和德国制造的，主要特点如下：

1. 长度较长，一般全长在 1.5m 左右，便于进入十二指肠第二、三段。

2. 均采用侧视，便于观察乳头，有益于角度的调整和插管。

3. 有足够的弯曲度，要求前后达 120°～180°，左右在 90°以上。

(二) 造影剂

造影剂不仅要求有合适的密度，能清楚地显示胆管、胰管的病变，而且要求制剂稳定，不激活胰蛋白酶和没有毒性。常用的药物有：

1. 离子型造影剂　76% 复方泛影葡胺（Urografin）、50%泛影钠（Hypaque）等，临床应用较多，一般无明显副作用。极少数病人有过敏反应。

2. 非离子型造影剂　伊索显 300（碘曲仑）、优维显 300/370（碘普罗胺）、碘海醇等，对离子型造影剂过敏病人可选用。

(三) 造影的方法

1. 术前准备

(1) 术前首先要了解患者的病史、临床检查和其他影像检查情况，发现重要脏器严重疾病时，要经过治疗后再进行造影。

(2) 向患者讲清检查的目的，配合检查的有关事项，解除患者的顾虑，取得充分的合作，并签署手术意见书。

(3) 检查前一天晚餐不宜过饱，如上午检查则检查前晚 10 时后禁食、水；下午检查时，早餐可进少量流质，午餐禁食、水。

(4) 术前做造影剂过敏试验。

(5) 术前半小时注射 654-2 10mg、丁溴东莨菪碱（解痉灵）10mg、地西泮（安定）10mg、哌替啶（度冷丁）50～100mg。有青光眼或前列腺肥大病人禁用 654-2、丁溴东莨菪碱，可用胰高血糖素 25mg，但因其半衰期较短应于插管前静脉给药。对于一般情况较差、心肺功能不良、肝功能异常等病人，慎用地西泮及哌替啶，给予静脉输液，根据病人的反应调整用药。

(6) 术前用 2%丁卡因喷喉，每分钟 1 次，共喷 3 次，或口服 10%利多卡因胶浆 10ml。

(7) 如患者有活动义齿，检查前应取出并交家属保管。

(8) ERCP 的镇静与麻醉：由麻醉医师术前评估患者情况，并准备所需药品（常用镇静/麻醉药品有丙泊酚、芬太尼、咪达唑仑等）。由麻醉医师及护士具体掌握和实施，术中监测患者血氧饱和度、心电、血压、呼吸及双频指数（BIS）等指标。对一些特殊患者可采用气管插管全身麻醉来进行 ERCP 检查及治疗。

2. 插镜　患者于 X 线检查台上，取左侧卧位或左侧半俯卧位，头偏向右侧，松解腰带，脱去影响影像的衣服。插镜前先嘱患者咬好牙垫，自然呼吸。将十二指肠镜前端稍弯曲，慢慢送至咽部，嘱病人做吞咽动作，一般均可顺利进入食管。通过胃部时，大致观察胃部的情况，若发现病变，可择日行胃镜检查，或 ERCP 诊治完毕后，退镜仔细观察胃部，或取活检。

3. 寻找乳头和开口　十二指肠乳头，多位于十二指肠降部中间的稍内侧。乳头形态的分类与各部名称（图 10-5-1、图 10-5-2）。

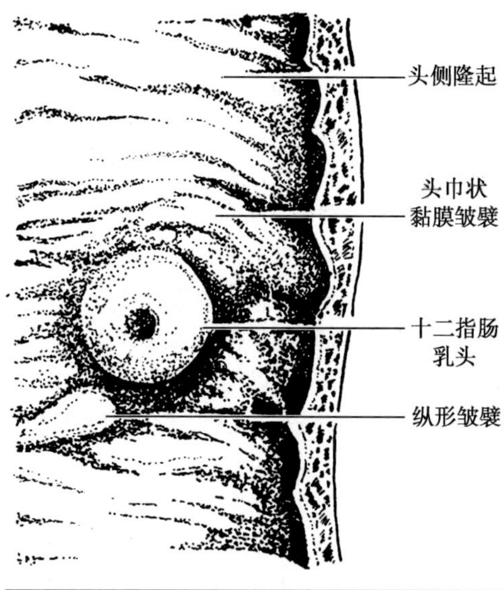

▶ 图 10-5-1　十二指肠乳头形态

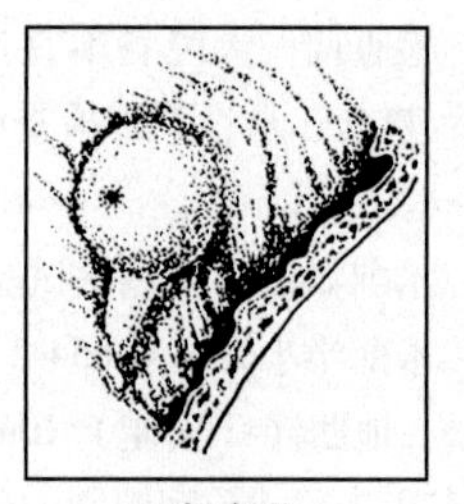
A.半球型

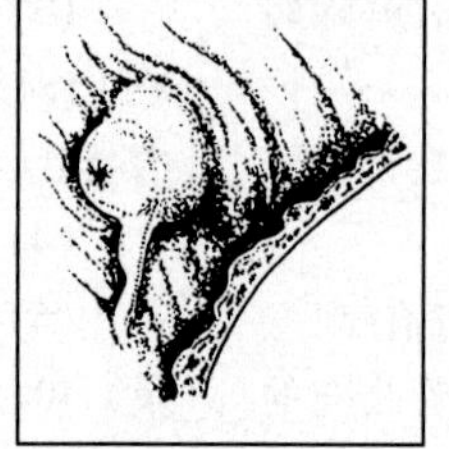
B.乳头型

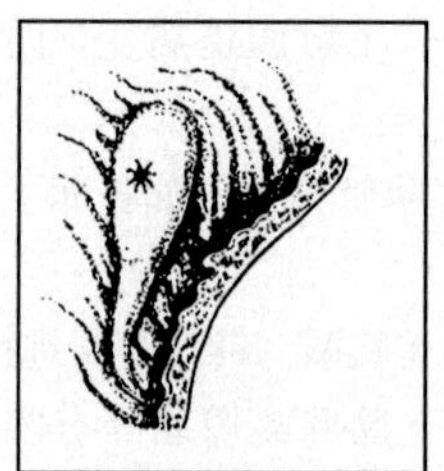
C.扁平型

▶ 图 10-5-2 十二指肠乳头区结构

熟悉十二指肠乳头位置：十二指肠乳头通常位于十二指肠降段中间内侧，可以以副乳头、纵形皱襞及胆管于十二指肠的纵形隆起等为标志，部分患者有十二指肠降段憩室，十二指肠乳头多在憩室周围，少数位于憩室内，要仔细寻找。十二指肠乳头有时位置偏低或偏高，可将内镜深入至降部远端，然后回拉内镜，于十二指肠内侧寻找乳头，有时需仔细观察皱襞间，寻找隐藏于黏膜皱襞中的乳头，可用导管将黏膜皱襞挑起，仔细观察。若从降部远端未发现乳头时可于球后仔细寻找，尤其是十二指肠球部畸形时更需仔细观察。

乳头的形态：可随肠蠕动和黏膜肌层张力的变化有所改变，一般临床意义不大，但如明显隆起，表面肿胀或有破溃，常提示有胆管结石嵌顿或乳头炎。有排石历史者，乳头开口及轮晕破碎形成花瓣状。Oddi 括约肌成形术后或乳头切开术后，乳头即变形，开口多凹陷呈漏斗状。正常乳头的开口，多为圆形或椭圆形，开口外边围有轮晕，其状如葱头。少数呈裂隙或鸟嘴形。

4. 插管和注药　进镜至十二指肠降段后进行缩短镜身操作后，找到十二指肠乳头并对乳头进行短暂的评估以确定类型，首要的应把时间用在调整好乳头的位置上，可以通过转动大小钮、旋转镜身、进境及拉镜、注气及吸气来调整插管的最佳位置。插管应看清乳头的全貌，通过对胆总管远端十二指肠壁内段的位置和角度的评估来推断胆总管远端的角度，以确定插管的轴向。通常胆管插管方向为 11~12 点方向由下向上插管，胰管插管方向在乳头开口垂直方向沿 1~2 点方位插管。胆总管插管的方法包括标准造影导管或切开刀，导丝辅助下插管术，留置胰管导丝或胰管支架后进行胆管插管，在插管困难时可应用预切开技术（针状刀预切开或经胰管切开术）、经 PTCD 会合插管技术进行插管。避免暴力插管，以免造成乳头开口损伤不易观察开口，或导管插入黏膜下，注射造影剂引起黏膜下水肿，增加插管难度。

插管前将造影导管用造影剂充满，防止造影时气体进入胆胰管，造成伪影，或引起胰管分支机械性损伤。

副乳头插管术的常用于确诊胰腺分裂以及胰腺分裂的内镜治疗。副乳头常常位于主乳头近端的内侧壁，与主乳头的距离变化很大，此外副乳头可以很小也可以十分突出。因此要正对副乳头插管有时需要内镜处于“长镜身”状态，可以采用尖头的造影导管或切开刀在导丝引导下插管。副乳头的插管需耐心细致、动作需轻柔、准确，避免剥离操作引起副乳头水肿，致使插管更困难，促胰液素能刺激胰液的排出有助于在内镜下辨认，因此可以应用促胰液素协助副乳头插管。

注药应在透视观察下缓缓注入，胰管显影则应立即摄片并拔出导管，负压吸引肠腔，使胰管尽快排空。注药后不显影或与要求不符时，都要进一步调整导管，插入合适部位，必要时用导丝代替造影剂，观察导丝走行方向，判断导管于胆管或胰管，防止大量注药和反复充盈胰管，造成术后胰腺炎。

5. 摄片　X 线片是 ERCP 诊断的客观依据，摄片的时间和次序是：

（1）胰管：在荧光屏上看到胰管显影时即照，不要等待分支显影。

（2）胆管：造影及治疗过程中要在透视下进行，关键步骤应摄片或将图像存入计算机。变换不同体位，如俯卧位、仰卧位、右侧位、右前斜位、左侧位、左前斜位等，来显示不同部位的胆管及胆囊管、胆胰管汇合部，并区别胆胰管外的影响因素，如胃肠道气体及造影剂、肋骨、脊椎、及可能显影的肾脏等。条件允许最好变换病人体位，靠重力造影剂可以将不同部位胆管显示清楚，尤其是在造影剂注入不足时更有帮助。利用头低位来显示肝内胆管；足低位可观察造影剂排出情况，也可用来作胆管内气泡与结石的鉴别，当胆管内有气体时，足低位时气泡上浮，而结石因重力向下移动，而头低位时则相反。

（四）并发症及术后处理

ERCP 一般比较安全，多数患者能够耐受，但检查过程比较复杂，需要插入十二指肠镜、插导管、注入造影剂、照相等操作，因此并发症的发生还是屡见不鲜。根据日本 1978 年 3 月全国实行 ERCP 的 60 960 例统计，发生并发症者 479 例，占 0.78%，死亡 75 例，占 0.12%。主要并发症是胆道感染和急性胰腺炎。

常见并发症：

（1）血、尿淀粉酶增高：在胰管显影的病例比较常见，一般尿淀粉酶小于正常的4倍。我院对ERCP后4h、12h、24h，检查血、尿淀粉酶，发现增高者占12%，无临床症状。

（2）胆道感染；与胆道排空障碍或胆道有潜在性感染有关。临床表现有腹痛、发热、脉快、血压下降、白细胞增高等，部分病人可有黄疸出现或加深，甚至可引起败血症导致死亡。

（3）胰腺炎：尿淀粉酶高于正常的4倍，病人常出现腹痛、恶心及呕吐，部分病人有发热，少数病人无症状。以急性水肿性胰腺炎多见，极少数病人可出现急性重症胰腺炎。

术后处理按照急性胰腺炎临床处理方法进行治疗。

有下列情况之一者应延长禁食时间，并在检查后服用中药或给予抗生素以预防感染。

①胰管多次充盈或病人反应明显者；②胆管明显梗阻，胆汁排出困难者；⑧有胆道感染或急性胰腺炎反复发作历史者。我们对后两类病例，在插管注药前，常规将胆汁吸出减压后注入造影剂并于造影后放置鼻胆管引流，可预防胆管炎的发生。

三、ERCP的胆道X线表现

近几年来由于消化道内镜设备的不断完善和操作技术的进步，ERCP图像清楚，特异性强，病变部位明确已成为胆胰疾病诊断的主要方法。

（一）正常胆道X线表现

胆道系统可分为肝内胆管、肝外胆管和胆囊（包括胆囊管）3部分。

1. 肝内胆管　在左、右肝管汇合以前称肝内胆管，口径在左、右肝管汇合以前称肝内胆管，口径大致相等，与肝总管汇合时的角度，左侧大于右侧。左、右肝管在肝内各有不同的分支（图10-5-3），左侧首先分为尾状叶左段支和左内叶支，左外叶支，以后各叶支分为上、下二段支，逐渐变细直直至毛细胆管。右肝管首先分出尾状叶右段支，继之分出右前支和右后支，以后又分别分成上、下二段支直至毛细胆管。

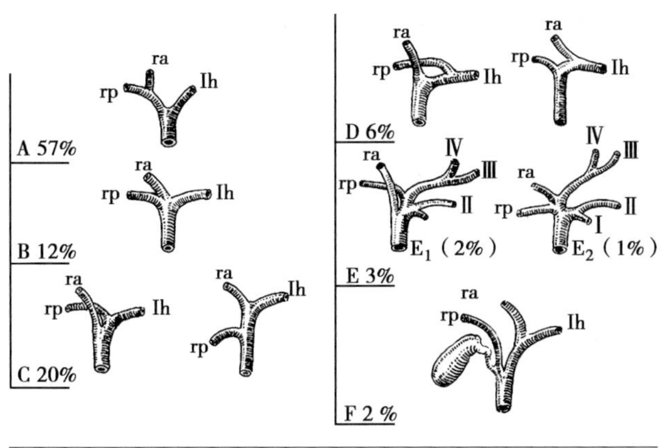

▶ 图10-5-3　左右肝管于肝内的分支

2. 肝外胆管　由左、右肝管汇合口以下，汇入胆囊管以前称总肝管，汇入胆囊管以下，称胆总管，在十二指肠乳头和胰管汇合成壶腹部，胆总管又分为十二指肠上段、十二指肠后段、胰腺段和十二指肠壁内段（图10-5-4）。胆总管与主胰管在壶腹部汇合，正常情况下胆胰管汇合于十二指肠壁内，有三种类型：即U型，胆胰管分别开口于十二指肠乳头部；V型，胆胰管共同管道较短；Y型，胆胰管共同管道较长（图10-5-5）。

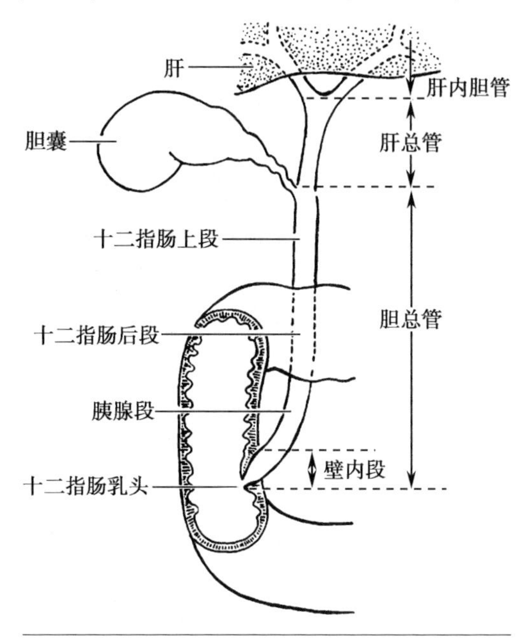

▶ 图10-5-4　肝外

胆胰管于十二指肠壁外汇合称为胆胰管合流异常（图10-5-6），有三种类型，即BP型，胆管于肠壁外汇合于胰管；PB型，胰管于肠壁外汇合于胆管；混合型，胆胰管共同形成合流部。

肝外胆管是一个弹性纤维组织构成的管道，本身具有弹性，一般胆总管直径为6~8mm。

胆囊及胆囊管：胆囊是一个梨形囊，长约5~8cm，宽2~3cm，容积约30~60ml，附着于肝右叶底面的胆囊窝内。分为颈、体和底3部。胆囊有胆囊管与肝外胆管相通。胆囊管长约2~4cm，显影时可见胆囊管螺旋瓣影像。

（二）异常胆管X线表现

1. 先天性胆管异常

（1）胆囊、胆囊管的先天性异常；胆囊的形态多种多样，多无明显临床意义，但胆囊的位置异常，如肝内胆囊，胆囊位置过低或左位胆囊等，则往往因引流不畅而易发生胆囊炎、胆石病，其临床意义不能忽视。

胆囊管也有多种变异，如胆囊管缺如或狭窄等，但多见的是胆囊管开口于胆管的位置异常。高的可在肝管，低的可共同开口于壶腹或开口于胆管左侧，造成胆囊排空不畅而出现胆囊管综合征。

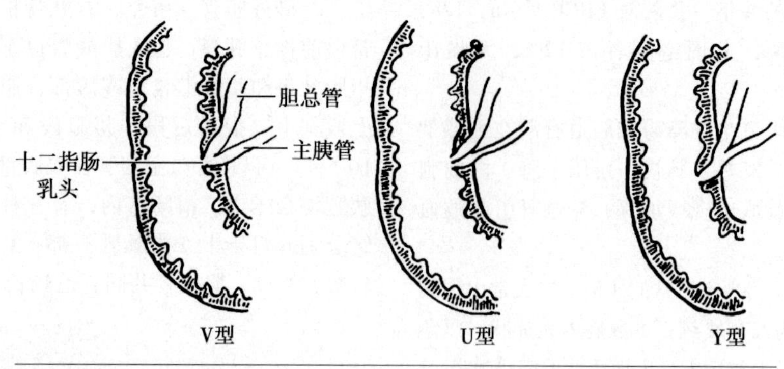

▶ 图 10-5-5 胆胰管合流部正常分型

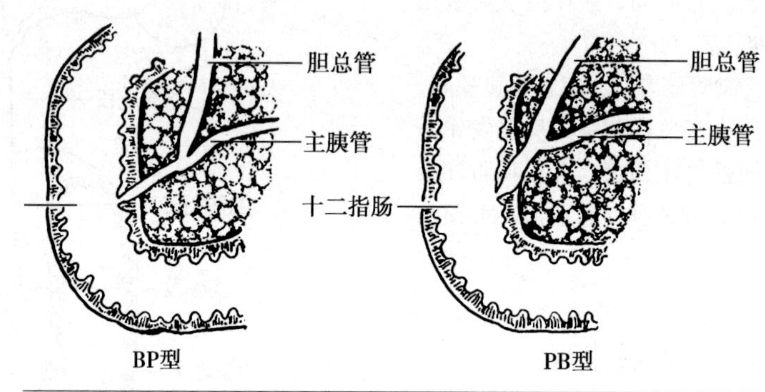

▶ 图 10-5-6 胆胰管合流异常

胆囊、胆囊管的先天性异常，ERCP 可得到明确诊断，对于合理选择治疗方法有重要的辅助作用。ERCP 显示胆囊切除术后胆囊管残端过长患者，约 50%与胆囊管先天异常有关。

（2）胆管囊性扩张症：ERCP 对本病的诊断有决定的作用，可清楚显示胆管扩张成囊状或圆球形，边缘光滑，密度均匀，合并结石或恶变时可出现典型的密度减低阴影，囊肿外的胆管可正常或稍扩张。根据造影胆管囊性扩张症可分为五型（图 10-5-7）：

Ⅰ型：肝外胆管囊性扩张，又分为 $Ⅰ_A$ 型，即胆总管型；$Ⅰ_B$ 型，胆总管节段性囊肿；$Ⅰ_C$ 型，肝外胆管呈梭型扩张。

Ⅱ型：胆总管憩室型。

Ⅲ型：胆总管壁内段囊肿。

Ⅳ型：多发囊肿型，ⅣA 型，肝内外胆管多发囊肿；ⅣB 型，肝外胆管多发囊肿。

Ⅴ型：单发或多发肝内胆管囊肿，即 Caroli 病。

2. 胆道占位性病变　胆道占位性病变包括胆石病、胆道蛔虫病和胆道肿瘤等。ERCP 对胆道占位性病变有重要的诊断价值。根据本单位 ERCP 造影分析，对胆道占位性病变的正确诊断率在 95%以上。

（1）胆石症：临床上最多见，占胆道占位性病变的 90%以上，其中包括胆囊结石、肝内胆管结石和肝外胆管结石。在 ERCP 检查时，结石部位和结石数量均可得到明确的诊断。

1）纯胆固醇结石和以胆固醇为核心的混合结石：呈圆形或椭圆形，表面光滑，多为单个，位于胆囊内，大小不等，ERCP 检查时胆囊内有典型的透亮区。

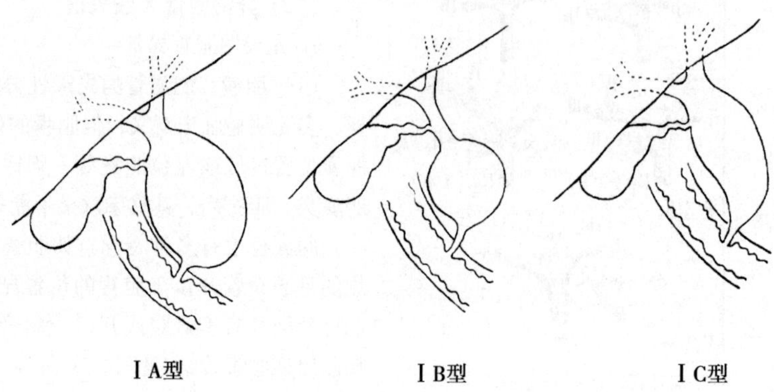

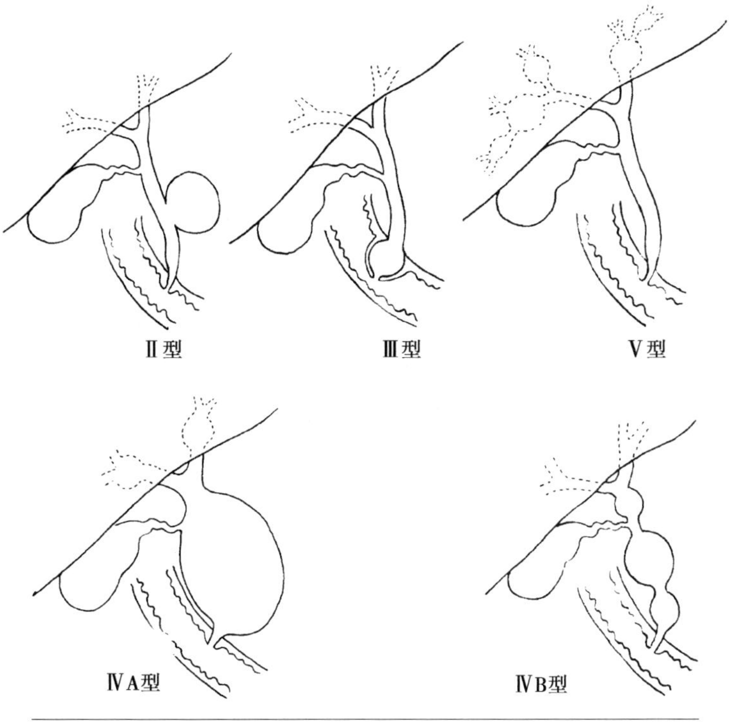

▶ 图 10-5-7　胆管囊性扩张症分型

2）胆固醇混合结石：结石体积小，存于胆囊内，可由数枚至数百枚不等，呈不规则的多边形。ERCP 检查时，胆囊内可见到多数小蜂窝状透亮区，立位时胆囊底部尤其明显。结石可经胆囊管排入胆总管内而引起胆总管下端梗阻、炎症性狭窄、急性胰腺炎以及梗阻性黄疸。ERCP 检查时，在胆总管内可见到圆形或椭圆形的透亮负影。

3）胆色素性混合结石：位于胆总管或肝胆管内，其形状、大小、数目均不一致。结石有时在胆总管内逐渐增大，其外形可与胆管形态一致或不规则的结石，胆管造影可显示胆总管及肝胆管有明显扩张，其扩张程度与结石多少成正比。胆管内有多数不定形的结石阴影，可清楚显示结石位置、大小、数目和形状。胆管壁边缘光滑。对于造成完全性胆管梗阻者，远端多呈典型的杯口状阴影，位于肝内胆管结石可出现典型的枣核状阴影。但在肝管的某一分支内有一圆形或半圆形阴影时，要注意与注入的气泡影像相鉴别。鉴别点在于结石有局部肝管的梭形膨大和改变体位时透亮负影位置不变。此外，在某些肝管内有大量结石堆积时，往往表现为多数的环状阴影或卷发状阴影，此类改变常见于左侧。

（2）胆道蛔虫病：蛔虫进入胆道后，由于异物的机械性刺激和蛔虫体带进的细菌感染，引起一系列临床表现。因此，胆道蛔虫病应尽早进行十二指肠镜检查。对于虫体未全部进入胆道者可用蛔虫钳取出，可使症状得到缓解。蛔虫全部进入胆道者，胆道造影可见蛔虫的条索状阴影，密度均匀一致，边缘光滑。死蛔虫形成结石时，典型的条状阴影消失，成为不规则的阴影，但不同于一般结石，在于结石之间可有条状阴影相连。因此，根据条状阴影的改变，可为诊断蛔虫死活提供重要的诊断依据。

（3）肿瘤：肿瘤包括 Vater 壶腹部及肝内、外胆管的原发性肿瘤。好发部位依次为乳头部、三管合流部、肝门部、胆总管、肝总管及胆囊管。

肿瘤的诊断，除临床表现和一般检查外，ERCP 检查具有重要价值，除 X 线改变呈肿瘤性狭窄，管壁表现不规则的狭窄和胆管近端扩张外，可进行细胞学检查，十二指肠镜还可直接对乳头病变进行活组织检查，明确病变性质。

壶腹癌：是指发生在十二指肠乳头、乳头附近黏膜、壶腹内黏膜、胰管开口或胆总管十二指肠壁段黏膜上皮的癌肿。在十二指肠镜下活体形态可分为 5 种类型：

1）菜花型：最多见，乳头表面呈菜花状隆起，以乳头开口为中心，表面有均匀一致的隆起小颗粒酷似菜花、质较脆，触之易出血，个别病例病变边缘有出血或陈旧性血迹。

2）溃疡型：正常乳头形态消失，多形成盆状溃疡，基底凹凸不平，表面被有血污，开口不清，边缘呈隆堤状，与十二指肠黏膜界限清楚，质硬易出血。

3）隆起型：瘤肿限于壶腹腔内，乳头向肠腔内高度隆起，表面黏膜光滑、完整，张力很大。十二指肠黏膜正常，乳头开口移向下内侧，十二指肠镜观察较困难。

4）糜烂型：乳头黏膜可见充血、水肿、粗糙颗粒状，糜烂甚至出现表浅溃疡，乳头外形肥大或萎缩。

5）息肉型：乳头形态正常，乳头表面或开口处，可有息肉状物突起，质硬，表面光滑，亦有表现为小结节或溃疡者。

在行 ERCP 时，除乳头破坏较重，开口不清，插管造影不成功而进行钳取活检外，均应首先进行ERCP，进行胆管深插管，吸引胆汁将胆管减压后，注入造影剂做胆管造影，经导管将导丝留置于胆管内后，用活检钳在糜烂、溃疡、息肉、菜花的边缘及中央部位依次钳取3~5块组织送病理，活检后经导丝置入鼻胆引流管或内支架，以防止继发感染。对隆起型，因肿瘤位于壶腹腔内，活检前应将乳头切开。

壶腹癌的ERCP有以下特点：①整个胆管系统扩张，呈“软藤样”，特别是肝外胆管系统扩张明显并均匀一致；②肝外胆管系统延长（>10cm），部分病例可出现屈曲；③胆总管末端梗阻明显，梗阻面轻度凹凸不平呈“虫食样”改变或可见充盈缺损，梗阻近端胆管壁无僵硬狭窄；④胰管呈均匀一致性扩张或无改变。

在胆管癌、胆囊癌及肝门癌，在十二指肠镜检查时，乳头多为扁平型或小半球型，ERCP造影，肿瘤远端胆管显影正常，管壁光滑而顶端则显示不整形的闭塞。如肿瘤在胆囊管开口以上，胆囊可显影正常。

胆囊癌、肝门部转移癌等压迫胆管时，胆管可表现为较长范围的狭窄、变细，直至完全闭塞。

3. 胆管狭窄与扩张　胆管由于炎症或损伤，可以发生溃疡，进而形成纤维瘢痕性狭窄，使胆汁引流不畅，胆管内压力升高，而形成近端胆管不同程度的扩张。根据天津市中西医结合急腹症研究所10 000例胆胰管造影经验，将因胆管狭窄或梗阻引起的扩张可分为3度，直径1.2~1.5cm者为轻度，1.5~2.5cm者为中度，2.5cm以上者为重度。

根据胆管狭窄的原因，可分为以下5类，其ERCP表现如下：

（1）原发性胆管狭窄：其发病率尚无准确统计。根据天津市中西医结合急腹症研究所10 000例胆胰管造影统计，其中原发性胆管狭窄占5%，狭窄的部位多见于胆总管下端，肝总管及左、右肝管。其发病原因，一般认为与局部反复慢性刺激感染，Oddi括约肌功能紊乱或全身化脓性感染有关。

无论任何原因引起的原发性胆管狭窄，ERCP均可清楚地看到胆管狭窄的部位、程度和范围。狭窄处管壁光滑且邻近胆管无破坏是与肿瘤引起的狭窄的重要区别。

（2）手术后胆管狭窄：与手术损伤和术后继发感染有关。一般多位于肝外胆管的三管合流部。其次，因胆道内引流术后，十二指肠液逆流入胆管造成的炎症也是术后胆管狭窄的常见原因，狭窄可波及整个胆管。天津市中西医结合急腹症研究所100例胆道手术后仍有残留症状者，ERCP检查结果证实，在有逆行感染的15例中，有10例有一至多处胆管的炎性狭窄。

手术损伤和粘连造成的狭窄主要表现为一处胆管变形狭窄，其余部分多正常；逆行感染造成的胆管狭窄，常为多发，以肝门及胆总管下端为最明显，部分病例可见整个胆管系统狭窄或狭窄与扩张交错。

（3）继发性胆管狭窄：继发性胆管狭窄是由于结石长期对胆管的刺激，引起局部的炎症和溃疡而形成的狭窄。胆管的狭窄阻碍胆汁的排出，又有利于结石的形成。这种狭窄特别多见于肝管及乳头部，后者可形成缩窄性乳头炎。缩窄性乳头炎引起的胆管下端狭窄，胆总管虽有不同程度的扩张，肝内胆管则多无异常或仅有轻度扩张，胆总管远端显示僵硬并逐渐形成狭窄。ERCP表现为，胆总管远端中心性线状狭窄，在Oddi括约肌的上方，胆总管突然变细呈线状狭窄或狭窄部分不能显影而呈圆钝状。临床上经常发生胆道感染并出现黄疸。

胆道远端不规则狭窄，因Oddi括约肌及胆总管受到程度不同的损害，因而出现不规则的狭窄，狭窄部分胆管壁僵硬。

（4）原发性硬化性胆管炎（PSC）：是一种罕见病，以胆管壁纤维增厚及管腔狭窄为特征，ERCP检查，根据病损累及部位分为肝内型，肝外型和弥漫型。

1）肝内型：病变侵犯肝内胆管的全部或大部，胆管造影可见胆管失去正常“胆树”状外形，分支稀疏，纤细，边缘僵硬无弹性，典型者呈“枯枝状”，或狭窄和扩张并存，呈“枝叶样”改变。肝外胆管形态大致正常，管腔较细，弹性尚好。

2）肝外型；病变主要侵犯肝外胆管，管腔狭窄，僵硬，失去光滑之曲线。多呈螺旋状狭窄。近肝侧胆管呈不规则扩张。

3）弥漫型：病变波及整个或大部胆道系统，肝外胆管纤细，僵硬；肝内胆管分布稀疏、纤细，呈“修剪枯枝状”改变，或狭窄和扩张并存，呈“枝叶样”。

（5）胆道外在性压迫：多因肝门及胆管周围炎症瘢痕、淋巴结肿大或癌转移所致，胆管失去正常解剖形态，依外在压迫物的位置和程度造成胆管延长或扭曲。一处压迫时，显示外在的压迹，多处压迫，则管腔内有不规则之充盈缺损，管壁边缘不整，甚至出现扭曲及折叠，压迫解除后可恢复原状。

四、ERCP的胰管X线表现

（一）正常胰管的X线表现

正常胰腺位于T_{12}~L_2水平，主胰管位于中央，贯穿全长，头部与胆总管共同开口于十二指肠乳头，是胰液主要排出管道。少数人胰腺分裂，胰液经副胰管引流排出，它单独开口于十二指肠副乳头。副胰管较短在主胰管的稍上方，于胰腺头、体的交界处汇入主胰管。造影时，主、副胰管可同时显影。

主胰管由开口至胰尾部逐渐变细，轮廓清楚，内壁光滑，其走行方向一般分为三型。最多的是上升型，其次是水平型，下降型最少。此外有屈曲型或S型、V型、U型及环型等。主胰管全程有两处生理性狭窄区：第一狭窄区为头、体交界处（既主胰管与副胰管汇合处）；第二狭窄区在胰体中部，为肠系膜上血管通过处。

主胰管发出 15~30 个小分支，逐渐分支伸入胰实质。在 ERCP 检查时，部分分支可以显影，逐渐变细并分出细支。分支在体部排列较整齐，头部多无规律性，但有一向下的粗大分支，伸向钩突部称钩突支。在 ERCP 检查中，分支不显影，不能认为是病理现象。

（二）异常胰管的 X 线表现

1. 胰管宽度的变化 主胰管的内径因年龄大小而异，正常老年人胰管管径较宽。在 X 线片上测量，一般头部<5mm，体部<3mm，尾部<2mm。Anscke 等测量了 100 例正常胰管的宽度发现，随着年龄的增长而逐渐增宽。胰管开口部狭窄、梗阻、慢性胰腺炎是胰管增粗的主要原因，最粗者可达 10mm 以上。

2. 胰腺癌时的胰管变化 胰管的局部狭窄、梗阻、破坏或呈鼠尾状，往往表示胰腺癌侵犯胰管。胰腺癌时胰管造影图像分 5 型：

（1）突然中断型：肿瘤近肠侧显影，胰管图像正常，肿瘤部位胰管突然梗阻中断，远肠端胰管不显影。

（2）逐渐变细中断型：近端胰管逐渐变细，僵硬，分支消失，继之中断，远端胰管不显影。

（3）狭窄型：胰管的一段明显狭窄，壁不整，僵硬或呈鼠尾状，远肠端胰管扩张。

（4）不规则型：胰管显影不规则，管壁出现囊腔或泡沫状或形成多个小囊腔。

（5）胰头癌时胆胰管同时受累时，可出现双管征。

3. 慢性胰腺炎 也可以出现胰管的粗细不等，管壁硬化、不整等改变。与胰腺癌的鉴别主要是炎症范围较广，一般涉及头、体、尾全部。对于局部胰管改变的炎症，则鉴别十分困难。根据剑桥胰腺炎分类法，轻度胰腺炎：主胰管正常，3 个以上分支异常；中度胰腺炎：主胰管呈不规则状，3 个以上分支异常；重度胰腺炎：主胰管明显不规则或扩张，囊肿形成，主胰管阻塞或充盈缺损（结石所致）。因胰腺代偿功能较好，慢性胰腺炎的胰管造影与功能不全无明显相关。

4. 胰腺囊肿 可分为真性、假性两种。ERCP 检查的主要表现是：

（1）与主胰管相通者，囊腔充盈呈圆形阴影，边缘光滑，密度均匀。

（2）与主胰管不通者，较大囊肿可使主胰管受压、充盈缺损或移位，但边缘光滑。也有对主胰管无影响而胰管显影正常者。

5. 胰石症 多为慢性胰腺炎的合并症，多为阳性结石。小结石一般如米粒大，多发，分布于胰腺内；大结石直径可在 1cm 以上，单个或多个位于主胰管或副胰管内。ERCP 检查可见胰管除显示慢性炎症改变外，结石所在部位的胰管扩张，胰液引流不畅，远端胰管显影不良。

五、影响 ERCP 造影诊断的因素及预防

ERCP 胆胰管造影显影清楚，绝大部分病例可根据图像做出明确判断，但也有部分病例造影不成功。现将常见的失败原因及预防方法分述如下

（一）胰胆管显影不清

1. 注药不足 导管插入乳头开口后，多因角度不佳或导管插入胆胰管间小凹内，虽注药不少但只有少部分流入胆胰管内，大部分反流入十二指肠内；或胰管显影只有少量造影剂进入胆管，为避免过多造影剂注入胰管，应停止注射造影剂。克服办法是外拉导管，再用抬角器上托导管，将导管深插入胆管内，注入造影剂而使胆管显影。

2. 胰管显影后，应立即摄片，防止胆管显影后胰管内造影剂排出而影响造影结果。

3. 胆管充盈后及时改变体位是克服部分肝内胆管显影不良的方法，可采用头低位、左前斜位、俯卧位、右前斜位、右侧位、仰卧位利用造影剂重力显示不同部位胆管，根据需要随时摄片。

4. 造影剂排出过快未能及时摄片，也是造成显影不良的主要原因，特别是做过胆管十二指肠吻合、乳头括约肌成形或 EST 的患者，可用气囊导管造影，将气囊充气后拉至胆管下端注射造影剂，拔除导管时一定维持头低位并在透视观察下改变体位，在胆总管下端充盈后立即摄片。

（二）高密度显影

是影响诊断的另一因素。多因为追求图像清楚，采用高浓度造影剂所致，致使微小病变如小结石等被遮盖，特别是胆管扩张明显的病人更易误诊。克服办法：在透视下注入造影剂，如发现胆管扩张明显则及时更换稀释造影剂（20%~30%泛影葡胺）。

（三）胆管内胆汁、脓汁瘀滞

是影响图像清晰度的一个常见原因。急性梗阻性化脓性胆管炎患者，胆管内注入造影剂后不仅可使胆道高压加重，而且图像边缘常呈毛刷状模糊不清，无论怎样改变体位也难得到清晰的图像。原因在于胆汁浓缩黏稠，胆管黏膜水肿，造影剂难于与胆汁充分混合所致。因此，应首先行胆管减压，尽量抽出胆汁后，注入造影剂，或先行鼻胆管引流（ENBD），排除淤滞的脓液或浓稠胆汁后再行经鼻胆管造影，以便做出诊断。

（四）气泡干扰

胆胰管内混进空气往往给诊断造成困难。空气进入胆胰管的途径可有：

1. 导管内空气未排净而进入胆胰管，其量一般较少，在胆胰管内为小的圆形透亮区，易与结石混淆，可利用体位的改变来鉴别。应在插管前宜先用造影剂将导管内空气排净，以预防空气进入胆胰管造成伪影。

2. 胆总管下端开放，如做过胆管十二指肠吻合术、Oddi 括约肌成形术及 EST 术者，因肠道内空气由乳头开口或吻合口进入胆管。空气进入量的多少不等，多的可以完全充盈胆管，似气体造影；少的则表现为圆形密度减低区，

但其特点是圆形，在胆管内随体位的变化而游动。克服办法如下：

（1）行 ERCP 时尽量少做充气，预防十二指肠内压力的升高。

（2）注药时采用头低脚高位，使气体尽量从胆管内排出。

（3）在发现难以做出鉴别的密度减低影像时，利用气囊导管将胆管气体排出。也可先放置鼻胆管，术后可于不同的体位经鼻胆管注入造影剂，可显示不同部位胆管影像。

（五）内镜的影响

在施行 ERCP 时，内镜与胆胰管处于交叉或部分重叠的位置，影响观察。克服方法：变换内镜位置，或先将内镜拉至胃内，在透视下密切观察胆管变化并拍片。

（六）胆管外病变的影响

肝外胆管一般压力较低，管壁薄软，容易受到外在压力的影响，而使胆管屈曲、变形或充盈不良。因此，在临床工作中容易将胆管外病变的压迫误认为胆管内病变。

（七）乳头旁憩室显影

见于乳头开口在憩室旁或憩室内时的 ERCP 造影，插管困难，误将充盈憩室认为胆管下端梗阻。

10

六、ERCP 治疗技术

（一）经内镜十二指肠乳头括约肌切开术

经内镜十二指肠乳头括约肌切开术（Endoscopic Sphincterotomy，EST），是 ERCP 由诊断走向治疗的重大发展。1973 年日本和西德首先把 ERCP 技术与高频电灼手术结合起来，成功地为胆道疾病的非手术治疗开辟了一条新途径。与外科手术相比，EST 不用开腹，病人痛苦小，并发症低，有利于病人的恢复，为一种安全可靠的治疗方法。

1. 仪器

（1）高频电切器：是将高频电用于乳头切开的特别设备，在高频电流发生器中，具有电切、电凝及电切电凝的混合等 3 种形式。

1）高频电的应用原理：当电流通过组织时可产生热效应，使组织发生坏死和凝固，乳头括约肌切开术是应用其热效应的一种形式。当高频电由作用电极引入机体组织，组织作为负载电阻，再与肢体电极形成回路。电流由高频发生器输出，经作用电极通过组织，再自肢体电极回流入高频发生器。在负载电阻处由于有电流通过而产生热能。

如果组织所构成的电阻是均匀一致的，而作用电极与肢体电极的面积又相等，则每单位面积组织中所通过的电流也相等，在组织中电流所产生的热量是均匀一致的。但在乳头切开的高频电灼电源中，作用电极是一根很细的钢丝，面积甚小，连接组织的肢体电极面积为 480cm^2，相对较大，因此靠近作用电极的组织电流密度大，而接近肢体电极的组织电流密度小，故在作用电极接触的组织内产生高温，破坏组织而达到治疗的目的。在接近肢体电极的组织内产生的热量甚微，故对组织没有影响。

在乳头切开中，组织破坏的范围和深度与所使用的高频电源的波形、能量、通电时间、电极种类和操作技术等有密切关系。高频电灼电源输出功率越大，通电时间越长，与组织接触越紧，则切开的范围也越大。

2）内镜用高频电灼电源的特点：①要求频率稳定在 500~2500kHz 之间，具备输出电凝波形、电切波形及两者混合波形；②有 40~300W 的功率输出，输出的高频电压在 1000~2000V。输出功率可根据需要调节，并可控制输出的时间；③使用不当或发生故障时，有报警和安全保护装置；④备有检测装置，使用前便于对性能进行检查。

（2）内镜：十二指肠乳头位于十二指肠的降段，此处十二指肠位于腹膜后，管腔狭小、柔软、弯曲，因此要求内镜不仅有足够的工作长度，而且要求镜身软硬适度以便于观察乳头、插管和切开，同时对高频电要有绝缘装置。目前日本 Olympus 厂制的各型十二指肠镜，均具备以上条件故可作为乳头切开用内镜。但在胃次全切除术后行 BillrothⅡ式吻合术的患者，在行 ERCP 或 EST 时，内镜需经胃空肠吻合口逆行而上，故有时用直视镜（胃镜或小肠镜）较易达到十二指肠乳头部。

（3）乳头切开刀：是用高绝缘塑料管装置钢丝型电极制成。在另一端以三通形式连接操纵柄，除可控制刀丝收放外，还可注药造影观察和确定刀丝的位置。乳头切开刀按钢丝展开的方式及使用手法不同分为拉式、推式、针式切开刀多种。

1）拉式乳头切开刀：钢丝固定在距导管末端约 0.5cm 处，并将约 2~3cm 长一段钢丝露于导管外，其余全部在管腔内与操纵柄连接，当需收紧切开刀时，紧拉操纵柄，切开刀先端拉成弓弦状，在放松操纵柄时，导管末端因装有特制的弹性线圈，刀丝能自动复位。

2）推出式乳头切开刀：基本结构与拉式相似，刀丝在导管先端伸出，使用时手推操纵柄，刀丝即在导管末端隆起而成弓状，沿乳头开口进行推进式切开。

3）改良式乳头切开刀：为了在乳头切开时导管前端能准确地留在胆总管下端，将拉式乳头切开刀的前端延长至 2~5cm，切开操纵与拉式同。

4）针式乳头切开刀：它与刀不同，尖端呈针状，放于高绝缘塑料管内，另一端联接操纵柄，可以控制针头外露的长度。电灼时将针头推出 0.2~0.5cm 刺入乳头黏膜，治疗后退入塑料管内。

2. 切开方法　根据乳头类型及开口情况常用的有以下几种方法：

（1）退刀切开法；乳头切开的基本方法。据统计约有 60%的乳头括约肌切开采用此法，该法适用于乳头开口较大，胆管肠腔内隆起明显，导管易于插入胆管者。完成 ERCP 后将切开刀深插入胆管，缓慢退出切开刀至刀丝露出，调整角度至导丝于 11、12 点位置，轻收刀丝，用抬钳器控制切开刀，以防止其滑出胆管，刀丝与乳头黏膜垂直于11、12点位置，利用抬钳器逐渐上举进行切开。最新设计的切开刀导丝处导管均有明显的标记，提示切开刀刀丝的长度。

（2）推进切开法

1）扁平乳头，乳头开口硬化或狭窄，因开口小不能将刀全部插入胆总管下端者；

2）壶腹周围肿瘤，导管不能完全插入时。首先施行ERCP，胆总管显影后注意导管在乳头的位置和角度，推进式切开刀，并将前端按ERCP部位和角度插入或顶住乳头开口，边推进、边切开，直至开口扩大将刀全部插入胆管。继之采用退刀切开法完成切开。

（3）乳头开窗法（电针切开法）：适用于：①胆总管壶腹部结石嵌顿，导管推石失败，乳头切开刀不能从乳头切开口进入者；②乳头过大，开口低垂或不清，无法从乳头开口处进刀者；③乳头开口狭窄，用退刀法、推进法切开乳头困难者。先用电针在胆管肠腔内隆起最明显处开窗，将电针首先将乳头黏膜切开，然后重复切开直至进入胆管腔。再由开窗口插入乳头切开刀，按退刀法完成切开，亦可用电针直接扩大切口，至满意时止。

（4）沿引流导管切开法：在施行乳头切开时，不拔除引流管，将乳头切开刀沿鼻胆管或塑料内支架旁插入胆管下端，即可按退刀法切开。不能插入乳头切开刀者，亦可用电针沿导管切开十二指肠乳头。

3. 切开长度 熟悉胆总管下端及乳头部的解剖特点，对于顺利完成乳头括约肌切开术及合理地掌握切开长度具有重要意义。胆总管位于肝十二指肠韧带的右缘，经十二指肠后方及胰头部胆总管沟斜行进入十二指肠。在壶腹部与胰管汇合开口于乳头。

在胆总管末端进入肠壁前，与十二指肠紧贴并有结缔组织相连。当胆总管进入十二指肠肠壁时，在肠壁内斜行约10~30mm。胆总管肌层在进入肠壁前、后平滑肌纤维增厚，形成Oddi括约肌，肠壁端称上括约肌，该肌收缩可使胆汁排泄停止。胆管与胰管汇合处形成壶腹和共同管道，平滑肌增厚，称之为下括约肌，对胆汁胰液排入十二指肠也有调节作用。

胆总管十二指肠壁段，在相应部位向肠腔内突入，称胆管肠腔内隆起，此隆起的长度是胆管在肠壁内的投影，隆起的高度与胆管内的压力，胆管扩张程度有关。因此在行EST治疗时，根据胆管在肠腔内隆起，掌握切开的长度是一个简便可靠的方法。天津市中西医结合急腹症研究所以胆管肠腔内隆起作为切开标志，按病情需要分大切开（全长）、中切开（4/5）、小切开（4/5以下）。

4. 适应证

（1）胆总管结石：包括原发性胆总管结石、胆总管残余结石、复发性胆总管结石及继发性胆总管结石等。EST对胆总管结石的治疗效果优于手术和单纯中西医结合非手术疗法，结石排净率达98%以上。EST后排出胆管结石的方法可分为器械取石（网篮碎石、网篮捞石、液电/激光碎石等）和药物排石两种。乳头括约肌切开后用器械排石是排出胆管结石的有效方法。

1）网篮取石：EST后网篮取石不仅可以立即解除胆汁淤滞梗阻，而且可以防止排石过程中发生的结石嵌顿，使黄疸加重或发生化脓性胆管炎等并发症。但网篮取石操作比较复杂，切开后立即取石容易引起括约肌切开口出血，同时在胆管内充满结石的病例网篮难于充分张开者则无法进行捞石。天津市中西医结合急腹症研究所除胆管内较大结石（>2cm）中药排石困难者外，EST后胆管内置入鼻胆引流管，应用药物排石，一周后再经鼻胆管造影，既可观察排石效果，又减少了切开口出血的危险，也可防止排石过程中结石嵌顿造成的胆管梗阻。

2）经口胆道镜取石：经口胆道镜取石，是将经口胆道镜（子镜）通过十二指肠镜（母镜）的大活检通道（4.2~5.5mm），经十二指肠乳头切开口插入胆总管，部分病例可直达肝内胆管，在直视下处理胆总管结石和肝内胆管结石，同时可以对胆管内其他病变进行观察、摄影和活体组织检查，对病变作出明确诊断。

3）液电碎石：液电碎石（electrohydraulic lithotripsy，EHL）是在有水的环境中高压放电产生的冲击波能够破碎固体的作用，直视下将胆总管内结石破碎后，再进行捞石或药物排石，可以治疗30mm直径以上的大结石。适于其他方法难以取出的大结石（图10-5-8）。

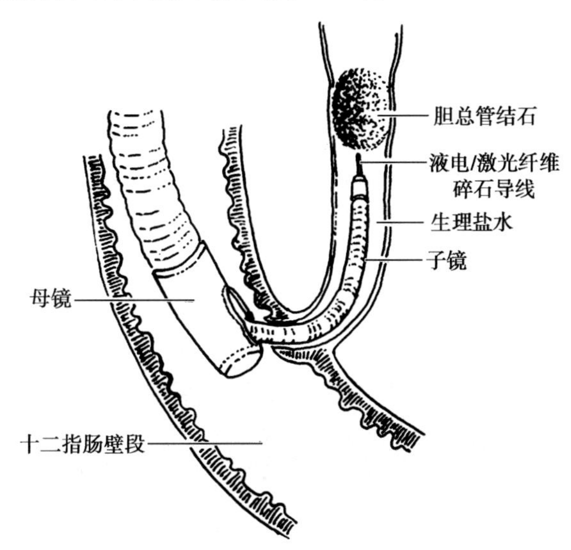

▶ 图 10-5-8 经子母镜液电/激光碎石术

4）激光碎石：早期使用的Nd：YAG激光对胆管有明显的损伤，近年来新型的燃料激光（Dye-Laser）可以有效地破碎胆石而无过多的热量释放，对胆管壁无明显损伤。激光碎石在有关激光系统改进和使用、安全的激光能量等问题解决后，将成为胆道巨大结石的首选方法。

5）药物排石：乳头括约肌切开后，使用促进胆汁分泌、胆囊收缩及残余括约肌舒张的药物，如胆囊收缩素、去氧胆酸及中药利胆排石汤等，有利于胆石的排出，一般需

10

1~2周，可顺利排出12mm以下的胆总管结石和部分5mm以下的胆囊结石。在药物排石过程中，如配合针刺（日月、期门等穴）或静脉滴入654-2对胆管排石有促进作用。

缓解期用利胆排石汤Ⅰ号：柴胡、郁金各12g，金钱草30g，木香18g，枳壳12g，大黄10g，每日1剂，7剂为一疗程。

发作期用利胆排石汤Ⅱ号：双花、连翘、金钱草、茵陈、郁金各30g，木香18g，枳实12g，大黄10g，芒硝4g，每日1剂，至结石排出或炎症消退后为止。

在发作期除口服利胆排石汤Ⅰ号外，配合针刺或电针（日月、期门穴）和静脉滴入胆碱能阻滞剂组成的综合排石法，可使胆总管下端残存的Oddi括约肌进一步松弛，解除梗阻，而加快排石过程。

EST后影响药物排石的因素：

胆管结石排出的难易与下列因素有关：①结石大小：胆管结石直径在12mm以下，胆囊结石多在5mm直径以下，而胆囊管较粗者，较易排出。②切开口的大小，胆管肠腔内隆起，是胆管十二指肠壁段在肠壁上的投影，一般长10~30mm，如能将隆起全部切开，残留Oddi括约肌较少，扩张容易，则排石效果较好。③功能状态：EST虽然能消除胆管下端狭窄、梗阻等因素，但结石能否顺利排出，还与胆道功能状态有着明显的关系。病程短，胆管壁炎性改变较轻，胆囊功能良好，胆囊壁无明显增厚或炎性改变时，不仅药物排石效果好，而且排石后扩张的胆管多能迅速复原。④排石药物的应用是否合理：利胆药物有促进胆汁的排泌作用，有利于提高胆管内压，从而可促进结石的排出。如在利胆中药的基础上加用舒张残余括约肌的药物则可进一步提高疗效。

（2）胆囊结石：胆囊结石本身不是EST治疗的适应证。但有下列情况时，则应首先进行EST治疗：①胆囊结石合并胆总管结石，而且胆总管结石的形状，大小与胆囊结石一致，证明胆囊管较粗，胆囊内结石容易排入胆总管。②反复发作胆绞痛或胆囊炎，胆总管内虽无结石，但胆总管扩张而有胆总管下端狭窄者。③胆囊结石合并有反复发作的胰腺炎者。

EST治疗的目的在于排出胆总管结石，消除胆总管下端狭窄和防止胰腺炎再发。以后再根据需要进行胆囊结石的治疗。

（3）十二指肠乳头部良/恶性狭窄：EST可解除胆道梗阻达到治疗目的。

（4）胆道蛔虫病：EST治疗胆道蛔虫病，方法简单，效果可靠。凡胆道蛔虫病已经临床或B型超声波确诊，应尽快进行十二指肠镜检查，如蛔虫已全部进入胆道，在EST后，即可用网篮从胆道内取出蛔虫。

（5）胆肠吻合术后胆总管盲端综合征：病人常有右上腹胀痛，食欲不振或食后腹痛，发热等症状。上消化道造影，可清楚地看到胆总管盲端呈袋状，并有钡剂滞留，EST后症状可迅速消失。

（6）急性梗阻性化脓性胆管炎：是胆总管结石常见而严重的并发症，最好的治疗方法是经内镜鼻胆管引流。对于插入鼻胆管引流困难者，先行EST是提高鼻胆管引流成功率的有效方法。

（7）胆道内置入支撑导管：向胆道内送入支撑管技术已经成熟，并被广泛应用，在置入支撑管前应首先行EST将乳头括约肌切开。

5. 并发症　EST术的并发症早期以出血、急性胆管炎、急性胰腺炎、十二指肠穿孔、急性胆囊炎等多见，后期则主要表现为逆行性胆道感染、逆行性胰腺炎、乳头部再狭窄和结石再发等。

Satrang 1978年统计15个医疗中心3618例并发症为7%，川井1979年统计日本848例为7.3%，竹本忠良1981年报道225例为9.3%，鲁焕章1986年304例为5.3%，死亡率则分别为1.4%、0.4%、0.4%、0.3%（表10-5-1）。

表10-5-1　四组EST术的并发症统计

并发症	Strang 1978			川井 1979			竹本忠良 1981			鲁焕章　1986		
	例数	手术	死亡	例数	手术	死亡	例数	手术	死亡	例数	手术	死亡
出血	90	27	13	28	7		7			4	1	
胆管炎	49	21	11	15	2	2	5			4		1
胰腺炎	48	3	14	11	0		1			3		
穿孔	40	19	3	1	0		4			2		
结石嵌顿	27	13		5	4							
急性胆囊炎							2	2	3	3		
再狭窄							3	2	1	2		
合计	254	83	50	62	14	3	21	4	1	16	4	1
发生率	354/3 618（7%）			62/848（7.3%）			21/225（9.3%）			16/304（5.3%）		
死亡率	50/3 618（1.4%）			3/848（0.4%）			1/304（0.3%）					

(1) 出血：分为术中出血和迟发性出血。小的出血多因乳头黏膜肌肉和部分胰腺组织受损或立即用网篮捞石而发生，以渗血为主，用盐水冲洗可看到伤口，经观察及药物治疗均可止血，一般不用输血。大的出血多因伤及十二指肠后动脉分支而引起出血，因为该动脉有约 5% 的终末支在胆管前端绕行，一旦损伤出血量较大，盐水冲洗不能显露出血点，需经手术治疗。

EST 术后出血处理：

1）黏膜下注射止血：对于小的黏膜渗血，可采用注射针在乳头切缘黏膜下，注射少量肾上腺素盐水（1∶10000）。

2）气囊压迫止血：对于切开内出血或一时难以确定出血部位的病例，可以插入气囊导管，充盈后行局部压迫止血，同时寻找出血部位，为进一步处理创造条件（图 10-5-9）。

3）止血夹止血：是较为常用和可靠的止血方法，但侧视镜下准确施夹有一定难度（图 10-5-10）。

4）电凝止血：可用于较为表浅和明确的出血点（图 10-5-11）。

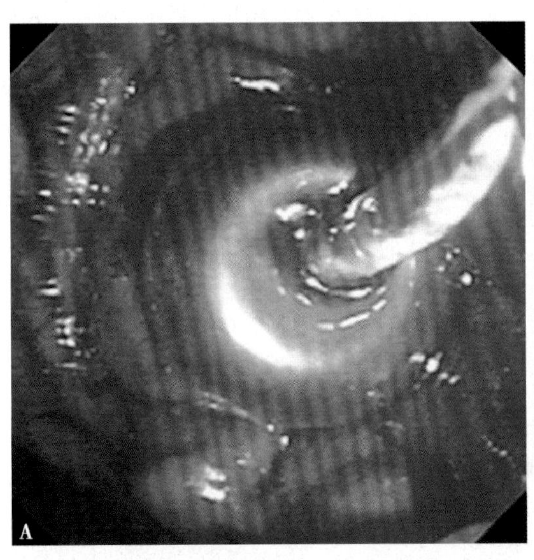

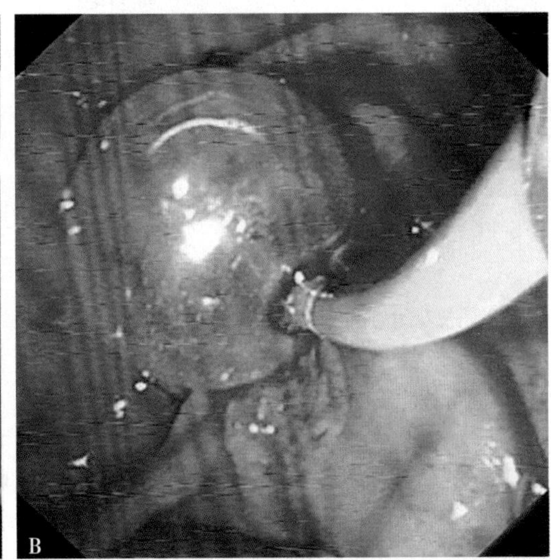

▶ 图 10-5-9 气囊压迫止血

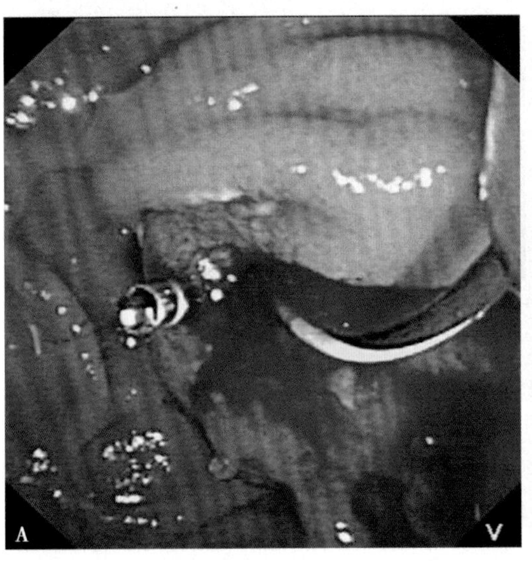

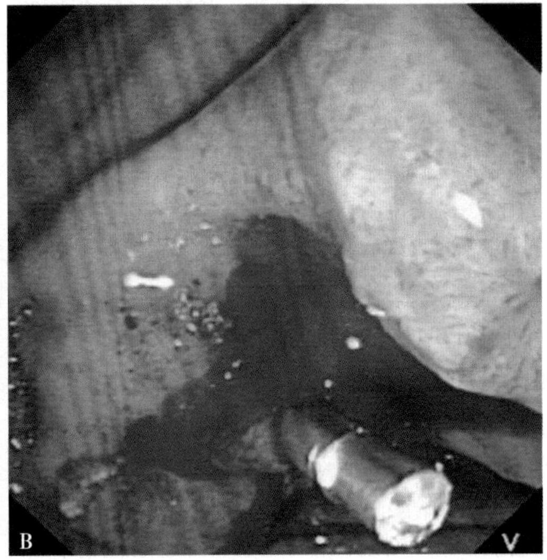

▶ 图 10-5-10 止血夹止血

10

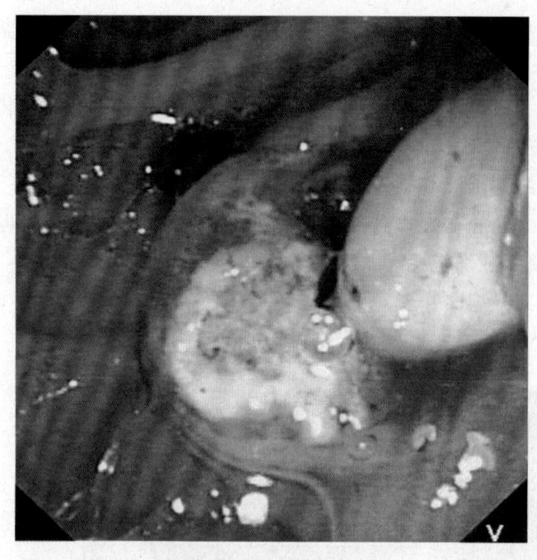

▶ 图 10-5-11 电凝止血

5）全覆膜金属支架止血：用于胆管内出血或出血部位较为深在的病例，一般要求胆管无显著扩张者，止血成功率较高，通常 1~2 周可拔除支架，但费用较高（图 10-5-12）。

6）血管介入栓塞止血：内镜止血失败后应首先考虑血管介入止血，将导管插入腹腔干内及肠系膜上动脉内造影，寻找出血分支，EST 术后出血一般为胰十二指肠后动脉分支出血，应尽量超选接近出血部位，根据出血量适量应用明胶海绵或金属圈等。

7）外科手术止血：出血量较大或其他处理均失败者应尽早手术干预。

（2）穿孔：EST 时乳头切开口超过胆管十二指肠壁段即可造成穿孔，但在胆管于腹后壁未进入十二指肠壁以前与十二指肠紧贴并有结缔组织相连，因此穿孔后常引起不同的临床表现。

1）腹膜后脓肿：多为小的穿孔，少量胆汁胰液不断渗入后腹壁而形成，临床表现多为持续性的腹痛或腰痛，逐渐加重，发热和白细胞增高，腹部有深压痛，但无明显肌紧张。大多经禁食水、胃肠减压及鼻胆管引流后可缓解。

2）大的穿孔：临床表现多为 EST 后患者起坐时突然腹痛，不敢喘气及活动，腹 X 线片可清楚地发现后腹壁有充气，腹 X 线片酷似后腹壁充气造影，应及时放置鼻胆管引流，术后按急性上消化道穿孔处理，若经非手术治疗无效，应及时手术。

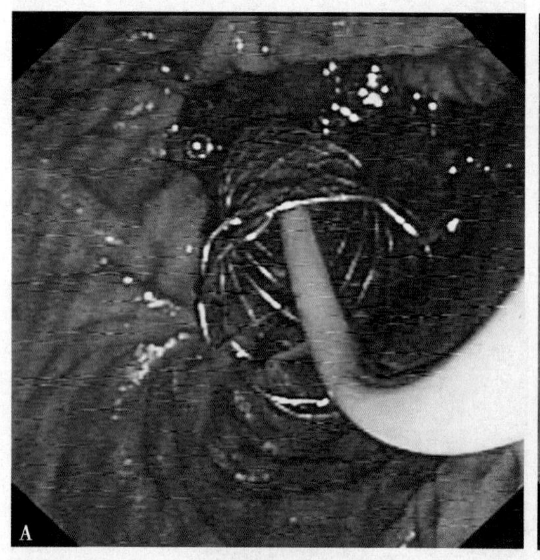

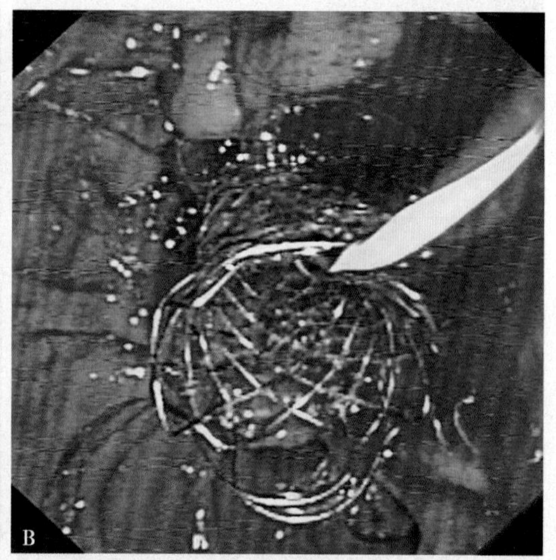

▶ 图 10-5-12 全覆膜金属支架止血

（3）急性胰腺炎：发生急性胰腺炎的原因有多方面，乳头切开时局部产生的热效应对胰管开口的影响和网篮取石的损伤，影响胰液引流，是导致急性胰腺炎的重要原因；其他如 EST 前胰管过度充盈、逆行性感染等也是造成术后胰腺炎的原因。多数表现为轻型胰腺炎，经非手术治疗后可缓解，对于术后可能发生胰腺炎患者可放置胰管支架可避免重症胰腺炎产生。

（4）急性胆囊炎；多发生于合并胆囊结石的病例。1980 年相马智等报告 EST 177 例，18 例并发症中有 2 例急性胆囊炎，1982 年山口滕道报告 421 例，23 例并发症中 4 例为胆囊炎，鲁焕章 1986 年 304 例，16 例并发症中 3 例为急性胆囊炎，并有两例在非手术治疗过程中穿孔，经急症手术治愈。这些病例均为胆囊结石，其原因可能与电灼时热效应冲击影响胆囊管开口的排空以及胆囊固有病变有关。因此，胆囊结石患者行 EST 治疗时，应特别注意急性胆囊炎的发生。

（5）再狭窄：EST 后乳头部充血肿胀通常持续 3~4 天，第 4 天后肿胀消退留有烧灼后的溃疡面，约两周左右黏膜上皮覆盖。切开口呈开放状，一般没有明显的瘢痕性收缩和缩小。鲁焕章 1986 年 304 例 EST 有 2 例分别于术后 3 个月、1 年发生上腹疼痛，发热，胆管扩张。十二指肠镜检查乳头开口边缘部充血隆起，周围黏膜光滑，均经再次 EST

治愈。但切开时有一种冲破硬韧突然落空的感觉，须注意勿切过大，防止穿孔。

（二）乳头气囊扩张术（endoscopic papillary balloon dilatation，EPBD）

1. EPBD 适应证　胆总管结石较小，年龄较轻，允许保留 Oddi 括约肌功能者；结石直径较大，意图完整取石、取石困难或缩短取石时间者；十二指肠乳头位于憩室内或憩室旁，导致行 EST 操作困难或 EST 高危患者；有解剖结构改变如毕Ⅱ式胃大部切除术患者。也可用于 EST 后十二指肠乳头再狭窄。

深插管成功后，循导管置入导丝，将导丝留在胆管内或胰管内，更换导管为扩张气囊，扩张胆管开口通常使用的气囊是直径 8~10mm，长度 25~40mm，胰管开口扩张常用气囊直径为 5~8mm。将气囊中心置于乳头部，用 20%~30% 造影剂逐渐充盈气囊，透视下见环形束带消失后停止充盈气囊，必要时可重复扩张一次（图 10-5-13）。扩张气囊的直径不能超过胆总管下端的最大直径。扩张时加压应循序渐进，缓慢加压，避免用力过猛而造成出血或穿孔。

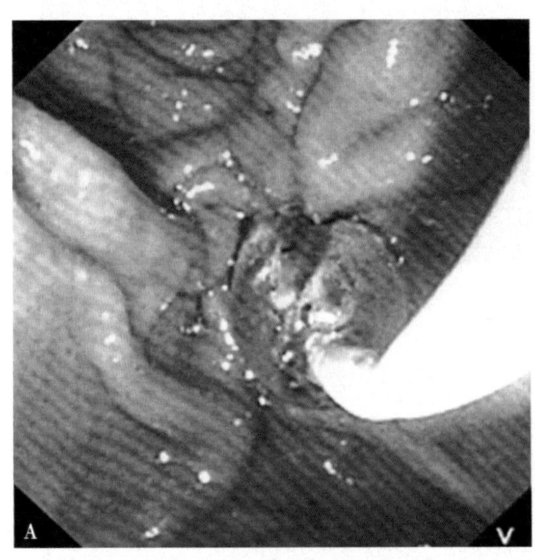

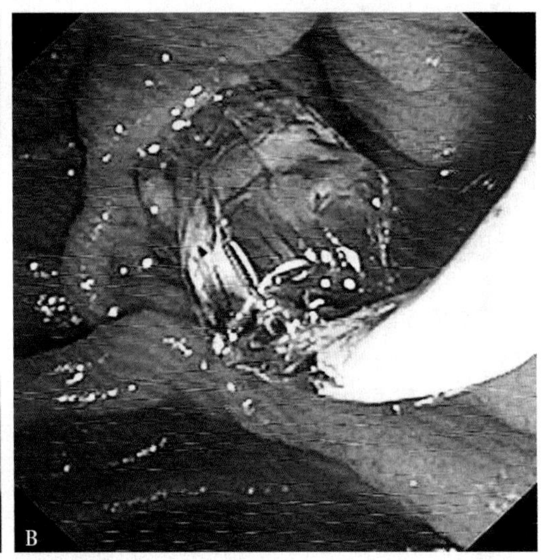

▶ 图 10-5-13　乳头气囊扩张术

2. EPBD 并发症　EPBD 的并发症主要是急性胰腺炎、出血、穿孔，个别文献报道有急性肺栓塞可能。目前关于气囊扩张技术仍有许多尚待解决的问题。根据气囊扩张直径的大小分别普通气囊导管（直径<10mm）扩张以及大气囊导管（直径 10~20mm）扩张（EPLBD）。由于在内镜操作的便利度方面，EPLBD 较 EST 有明显优势，越来越多的大气囊扩张被内镜医生所应用，成为内镜下处理胆管结石的新趋势。但作者认为大气囊扩张可能引起胆道括约肌的撕裂而导致严重的出血、穿孔等并发症，还需大量病例的临床研究来证实。

（三）内镜下取石术

内镜下取石技术包括气囊导管取石术、网篮取石术、机械碎石术、液电或激光碎石术，为使取石成功，最重要的一点是事先评估结石能否通过括约肌切口及胆总管下段。

1. 气囊导管取石术　气囊导管取石适用于直径较小的结石和泥沙样结石，胆总管及肝内胆管结石均可用球囊取出，大结石用气囊导管取石困难，并可能导致结石嵌顿。气囊导管还可以进行分段造影以确定胆管内结石已完全清除。同时气囊自胆总管上段快速回拉可以抽出由胆总管进入肝内的小结石（图 10-5-14）。

操作方法：当气囊导管进入胆管并达结石上方后，给气囊充气，然后轻柔的外拉，直至结石被拖到十二指肠乳头处。调整内镜使向外牵拉的方向与胆管轴线一致，将内镜头端向上贴近十二指肠乳头，然后保持对球囊导管的牵引力，然后大钮向下，即可将结石取出。

气囊导管取石的并发症主要是气囊破裂，当括约肌切口不够大时可能发生结石嵌顿。

2. 网篮取碎石术　目前有不同大小和结构的网篮，可取出 5~30mm 大小不等的结石。常用的为四篮丝网篮，对于胆管扩张的细小碎石可以用八篮丝网篮及螺旋状取出。过导丝网篮可以通过导丝取出肝内的结石。机械碎石术主要用于结石过大，球囊和普通网篮取石失败情况下，也可用于结石和网篮嵌顿情况下。目前波科公司生产的取碎石一体网篮有其独特优势，可以根据结石的大小将网篮塑性以便更容易的套取结石（图 10-5-15），并且套取结石后结石不容易“逃逸”。

操作要点：经胆道造影确定结石后，将网篮闭合插入胆管，直至结石上方，应确保网篮沿胆管正确方向，以防止插入黏膜下夹层导致损伤甚至穿孔，应在透视下进行避免插入胰管导致胰腺炎。用网篮取石时应注入稀释的造影剂进行结石定位，避免注射过多的造影剂，以防结石被冲入肝内胆管。在结石上方打开网篮，向回拉套取结石，避免在肝内胆管系统使用网篮套取结石，以防止结石进一步移位，在导丝引导下用球囊将肝内胆管结石拖入胆总管，方便取石。套取到结石后，将网篮轻轻收紧可避免结石滑脱。接着进镜使网篮与胆管轴线保持一致，在持续牵引网篮的同时，将内镜头端弯曲向下，右旋镜身，将结石从胆管内取出。

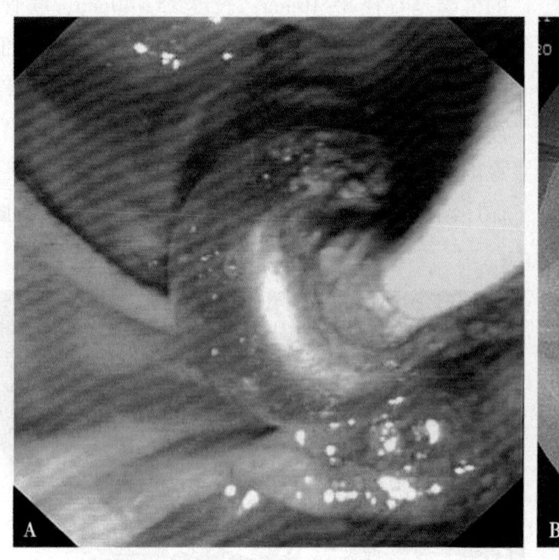

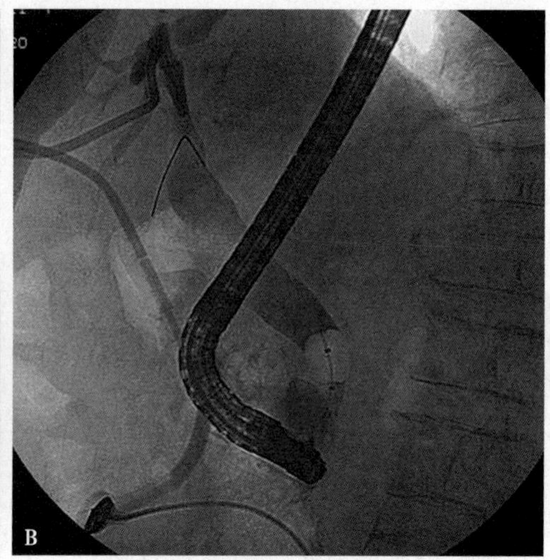

▶ 图 10-5-14 气囊导管取石术

A. 镜下所见；B. 造影所见

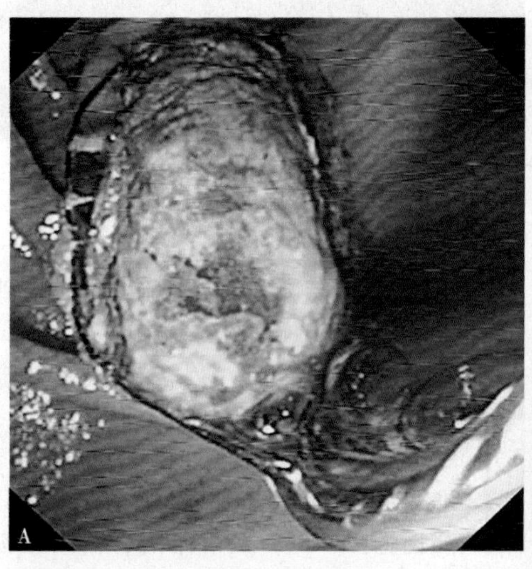

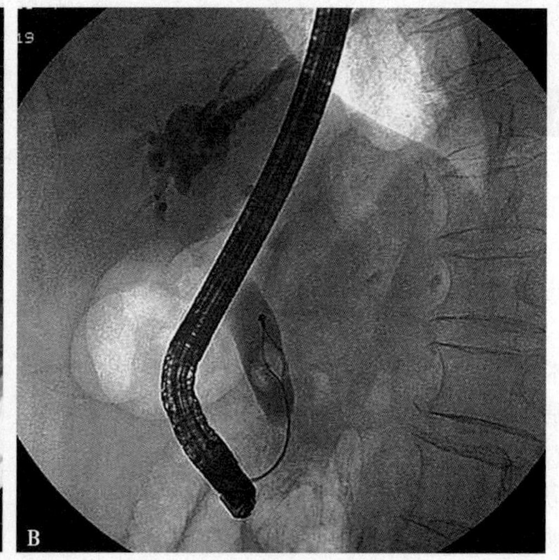

▶ 图 10-5-15 网篮取石

A. 镜下所见；B. 造影所见

网篮取石的主要并发症是网篮连同结石嵌顿，这时可以采用应急碎石术。

（四）经内镜鼻胆管引流术（endoscopic nasobiliary drainage，ENBD）

经内镜鼻胆管引流术，1976 年 Nagai 首先施行，1983 年天津中西医结合急腹症研究所在广泛开展 ERCP 和 EST 的基础上，对几种常见的胆道疾病也开展了这一治疗，取得了良好的效果。

将引流管置入胆管梗阻近端，经鼻引出体外，暂时解除梗阻，治疗胆管炎或预防胆管炎发生，为进一步治疗作准备（图 10-5-16）。其优点是可重复胆道造影而无须插镜，搜集胆汁进行细菌培养、细胞学检查及药物敏感试验、对胆道进行冲洗，且拔管简单无须插镜。其缺点是易脱落，丢失胆汁。

可根据不同部位的胆道疾病，选择不同定型的 BD 管（左、右肝管及胆总管型），也可根据胆管的形态定型 BD 管，可延长置入时间。

1. 适应证

（1）急性梗阻性化脓性胆管炎（AOSC）：是一种严重的胆道系统感染，临床表现高热、黄疸和腹痛，常并发中

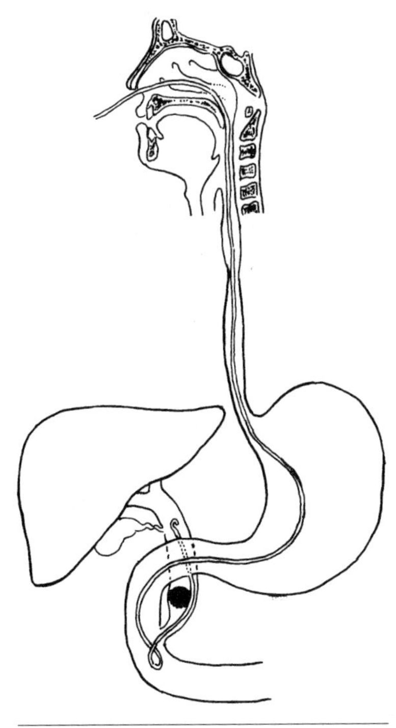

▶ 图 10-5-16　经内镜鼻胆管引流术

毒性休克和脏器功能衰竭。

（2）预防结石嵌顿：经内镜乳头括约肌切开治疗胆总管结石时，在药物排石过程中，对于较大结石容易在排石过程中发生嵌顿。如预先放置导管做鼻胆管引流，不仅可以预防结石嵌顿，而且还可以通过引流管造影观察排石过程。

（3）胆管皮肤瘘的治疗：胆管皮肤瘘通常均需手术治疗，鼻胆管引流对此症也有良好的疗效。

（4）防止 ERCP 术后胆道感染：胆管炎是 ERCP 后的严重并发症，严重者可以造成死亡。在胆管部分梗阻，多发性胆管结石，胆道蛔虫病等 ERCP 造影后特别容易发生。

（5）抽取胆汁进行化学及细菌学检查的途径：为了获取能正确反映胆汁内细菌生长的标本，任何时候都可以经鼻胆管抽取胆汁。

（6）胆管结石药物溶石的途径：残余胆道结石可以经 T 管给药溶解。应用鼻胆管引流则可在不行手术的前提下溶解胆管结石。

（7）对胆管恶性肿瘤梗阻的引流：肿瘤引起的梗阻性黄疸的胆汁外引流，可以通过经皮肝穿刺法（PTCD）或用鼻胆管引流。

2. 操作方法　术前准备同 ERCP，对重症患者应给必要的输液，纠正水、电解质失调或休克，使病人能耐受这一治疗。

（1）先行十二指肠镜检查，注意肠腔及乳头周围改变。如为 AOSC，肠腔内多无胆汁，乳头肿大，黏膜充血、水肿；既往做过 EST 或 Oddi's 括约肌成形术者，如有结石嵌顿，除可见乳头边缘水肿、充血外，偶可见棕色结石；壶腹癌引起的梗阻性黄疸，可见乳头隆起，黏膜光滑，皱襞展平，开口部硬韧，触之易出血或呈典型的菜花状等。

（2）行选择性胆管插管：将导管直接插入胆管下端，最好不使胰管显影，防止感染扩散。当导管插入胆管时，可见有胆汁或脓液外溢，如系结石嵌顿，将结石一旦推回胆管则胆汁外溢更多。如遇壶腹癌或壶腹结石嵌顿，导管插入困难时，可先行乳头括约肌切开或乳头开窗术，通畅胆管开口帮助完成插管。

（3）行低压力胆管造影：造影管插入胆管梗阻近端后，用注射器吸引胆汁后，可缓缓注入造影剂，为证实导管已进入胆管并通过梗阻部位常规透视和摄片，但不强求清楚的胆管造影。防止感染的扩散和加重。

（4）留置胆管导管：在证实导管已越过梗阻部位后，将留置导管的前端深插达肝总管部位。缓缓将内镜退出，边退镜，边内送导管。为防止导管脱出并发挥导管在胆管内的支撑作用，以利于促进沿插管周围的内引流，除尽量深插外，还力争使导管在胆管内迂曲折叠。最后将导管的外露部分从口腔移入鼻腔外固定接无菌地瓶。

并发症：经十二指肠镜鼻胆管引流，并发症少且多不严重，最常见的并发症是咽部不适、咽炎及导管脱出，在急性梗阻性化脓性胆管炎时，导管反复插入胰管，也有导致胰管逆行感染，发生胰腺炎的可能。BD 管长时间压迫十二指肠，可以造成十二指肠溃疡甚至出血。

（五）胆胰管扩张术

利用逐级扩张通条或扩张气囊对胆管或胰管的狭窄部位进行扩张。

ERCP 后将导丝插入胆道梗阻近端胆管，更换导管为逐级扩张通条或扩张气囊，对狭窄段进行扩张。良性狭窄时扩张要充分，恶性狭窄多用扩张通条扩张至所要置入支架的直径或金属支架输送导管直径即可。

（六）经内镜胆管内支架引流术

1979 年 Soehendra 首先报告经内镜置入胆管内支架引流，它不仅可以解除胆管梗阻，通畅胆汁引流，排出淤滞的胆汁，而且保证了胆肠的正常循环，是一种比较理想的、符合生理的非手术引流方法。我国天津市中西医结合急腹症研究所 1985 年起开展了这项治疗（见图 10-5-17）。

1. 适应证

（1）不能取出的胆总管结石，胆总管内结石大多数能经手术取出或经 EST 后取出。但也有一些不能耐受手术，EST 后也不能排出的胆总管大结石及梗阻性黄疸。在胆石与胆管壁之间插入内支架，是一种理想的姑息疗法，结石与支架长期摩擦可使结石破碎易于取出。

（2）胆管术后狭窄：胆管术后狭窄是胆管手术的并发症，狭窄多因胆管中部附近的损伤而引起，这种狭窄常出现症状，多数需要手术治疗。但对由于其他疾病或年老不能耐受手术的病人，经乳头插入胆管内支架是比较理想的姑息疗法。

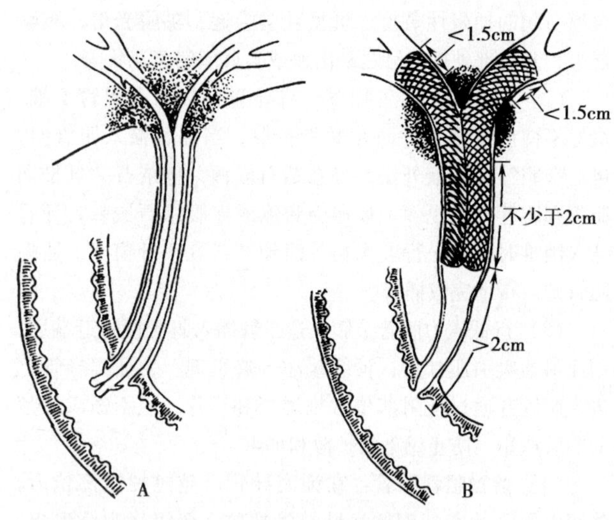

▶ 图 10-5-17 经内镜胆管内支架引流术

A. 胆道塑料支架：用于良性胆管梗阻、胆管结石等良性疾病、恶性胆管梗阻、壶腹部肿瘤等；B. 胆道金属支架：常用于胆系恶性梗阻的治疗

（3）慢性胰腺炎：晚期慢性胰腺炎的常见并发症是远端胆管的狭窄梗阻，引起黄疸，对不能耐受手术治疗的病人，向胆管内置入内支撑管可作为短期治疗，也可做永久性的引流。

（4）胆瘘：术后胆瘘的常见原因是未发觉的胆总管部分损伤及胆囊管残端漏，经乳头置入内支撑管，不仅能充分引流胆管，保证胆瘘的愈合，而且可以防止胆管狭窄。

（5）恶性胆管狭窄：对恶性肿瘤引起的胆管狭窄，置入内支撑管，不仅是晚期患者的有效姑息性措施，而且也可以作为手术治疗的术前准备。因为它不丢失胆汁、不会引起胆汁丢失综合征，是最常用的适应证。

2. 操作方法

（1）胆管内支架的选择

塑料支架与金属支架的选择：恶性梗阻性黄疸病人若很虚弱，肿瘤较大，存活时间不超过 3 个月，可使用塑料支架；病人可存活 3 个月以上，我们需要考虑病人是否适合手术，如果考虑手术治疗，术前可置入塑料支架，若不考虑手术治疗，可应用金属支架，病人不需要更换支架。如果经济条件不好而选择塑料支架，则应常规进行支架更换，并很好地随访，早期发现支架梗阻的征兆。

塑料内支架分别由聚乙烯、聚四氟乙烯制成。初期多使用一侧有猪尾和 12 个侧孔的导管，一端有猪尾主要有防止内支架由胆管内滑脱的作用，但不能防止整个导管向内进入扩张的胆管内。所以很快又产生了两端均有猪尾的导管，这种内支架很少脱落。但在梗阻近端胆管没有明显扩张时，则容易出现猪尾不能蜷曲或蜷曲不全而压迫胆管壁造成穿孔的危险。因此，又产生了一种有许多侧孔两端各有侧翼的内支架。侧瓣均向中央撬起，既可防止脱落又可避免全部进入胆道，是目前多用的一种内支架。内支架的口径一般分为法制 5Fr、7Fr、8.5Fr、9Fr、10Fr、11.5Fr 和 12Fr。使用时主要取决于所用内镜的器械孔道的大小。初期只能使用 5Fr 至 7Fr 的内支架，多因引流不畅而很快堵塞或发生胆管炎，目前已有 3.7~5.5mm 器械管道的十二指肠镜，很容易送入较粗的内支架，使胆管引流通畅，胆管炎也很少发生（见图 10-5-18）。

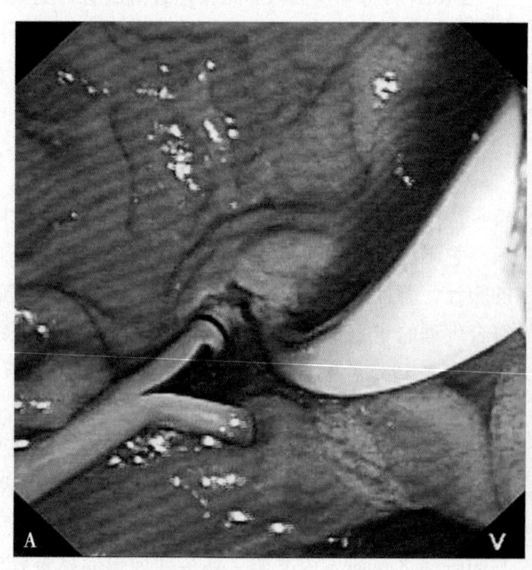

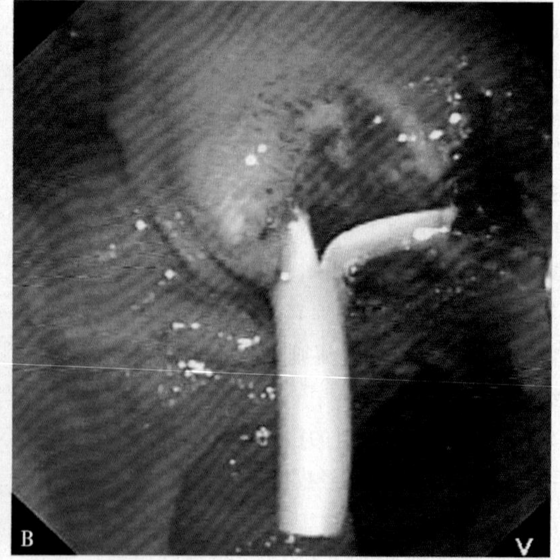

▶ 图 10-5-18 塑料支架

A. 7Fr×15cm 塑料胆道支架；B. 单猪尾塑料支架

金属可膨胀式支架主要有两种，一种是常用的展开式金属网状支架（open wire mesh stent），另一种是弹簧圈式支架（spring coil stent）。

展开式金属网状支架：壁形支架（wall stent，图 10-5-

19）是最常用的可膨胀的网状金属支架，支架释放后可膨胀至直径 1cm，长度缩短至原长度的三分之二。新型螺旋状 Z 型支架（spiral Z stent），支架释放后可膨胀但不会缩短，比壁形支架容易定位。两种金属网状支架都是由不锈钢丝制成；有不透 X 线标记，支架释放后均不能取出，展开后直径均为 1cm；两种系统均可通过 0.035 英寸导丝，释放方法相同即回拉外套管来释放支架。

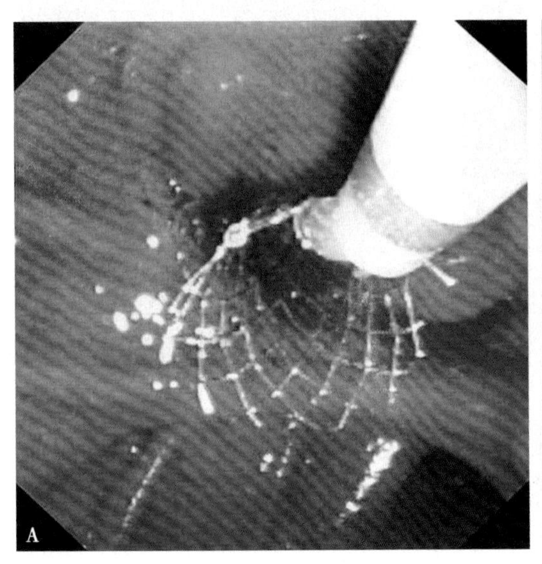

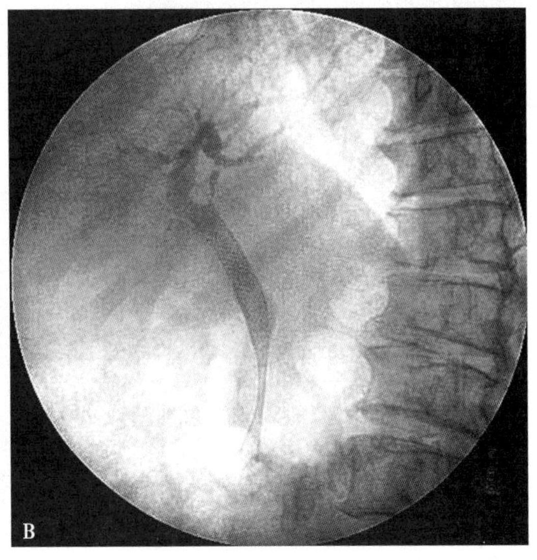

▶ 图 10-5-19 Wall stent 金属胆道支架

A. 镜下所见；B. 造影所见

（2）首先实施 ERCP，目的在于了解胆管的解剖和进一步证实适应证并根据适应证的特点选择合适的支撑管。

（3）根据不同情况决定是否对乳头施行 EST，支架置入术前的 EST 可保证顺利地将内支架插入胆道，并可防止压迫胰管开口而引起的胰腺炎。

（4）将造影导管插入胆总管并越过狭窄或梗阻部。如遇到阻力可插入导丝以帮助插入梗阻近端胆管，导管可循导丝通过梗阻达近端胆管，注入少量造影剂并经透视或摄片证实。

（5）使用支架引导导管和推送管将支架送至合适部位。

（6）当内支撑管已到达最后的位置时，先将导丝撤出，最后将推进管和导管拔出，内支架则留在原位并可看到胆汁从内支架中流入十二指肠。

3. 并发症　最常见的并发症是胆管炎，多在胆汁引流不通畅时发生。作为永久性引流时每 3 月要更新内支撑管一次，否则孔道将会被胆汁淤滞。其次是内支撑管滑脱，偶可见到十二指肠或胆管壁穿孔或胰腺炎。

（七）胰管括约肌切开术（endoscopic pancreatic sphincterotomy，EPS）

切开方法：①常规切开：与常规 EST 相似，切开方向于 1～2 点处，根据胰管扩张程度切开 5mm～10mm，较粗的胰管需要较大的切开，但要根据十二指肠乳头于肠壁隆起的程度来确定切开的大小，以避免穿孔。②于胰管内预先置入支架，用针型切开刀沿支架切开。

因十二指肠后动脉分支于十二指肠乳头右侧，行较大切开时易发生出血；单纯胰管括约肌切开术后易发生胆管炎，故有人主张 EPS 同时行 EST。

（八）胰管支架术

常用的胰管支架为带多个侧孔的单侧翼线型或单猪尾型塑料支架，利于胰管分支的引流，直径 5～7Fr 支架常用于置于小管腔内，10－11.5Fr 支架用于重度扩张的胰管。适用于胰管狭窄、与胰管相通的胰腺囊肿、胰腺损伤造成的胰漏等（图 10-5-20）。

支架置入时间：支架置入后病人症状改善后，①取出支架随访病人；②支架置入直到症状或并发症出现；③支架留置一预定时间（如 1 个月或 3 个月）；④外科手术引流，因支架治疗结果可能提示手术的效果。如果病人症状不能因支架置入而改善，支架应取出。

（九）胰腺假性囊肿内引流术

1. 内镜下透壁引流　当胰腺假性囊肿较大，靠近胃、十二指肠壁并对其形成压迫，囊肿与胃或十二指肠壁间距小于 1cm 时，适于内镜下透壁引流。

2. 经十二指肠乳头引流　当胰腺假性囊肿较小，且与胰管相通时，应首先选择经十二指肠乳头引流。

首先行 EST 及 ESP，若有胰管狭窄存在，应对胰管进行扩张，然后置入支架，支架置于胰管内，先端要超过囊肿与胰管交通处。如果囊肿较大，并与胰管的交通较大，导丝可顺利进入囊肿，可通过胰管置鼻囊肿引流管。

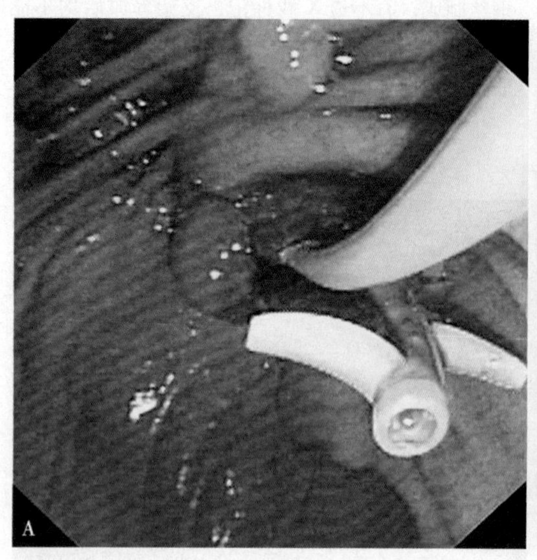

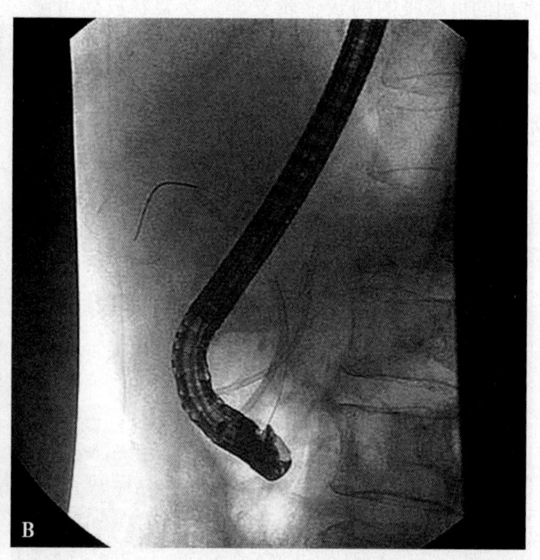

▶ 图 10-5-20 ZILVER-STENT 塑料胰管支架

A. 镜下所见；B. 造影所见

（十）胰管结石取石术

含钙结石不透 X 线常较硬，因向胰管分支生长结石呈不规则形态且嵌顿，单纯内镜取石不易成功，需体外震波碎石术（ESWL）后取石，多发的较大的胰管结石需要多次 ESWL 及内镜取石。如果胰管结石可以移动，并可透 X 线，结石常较软，内镜易于取出，无须 ESWL。

内镜完全取出胰管结石成功的条件：①胰管内结石有 3 块或以下；②结石位于头部或体部；③结石近端胰管无狭窄；④结石直径≤10mm；⑤无结石嵌顿。

（十一）内镜十二指肠乳头肿瘤切除术

十二指肠乳头肿瘤以腺瘤最为常见（图 10-5-21），1983 年，Suzuki 等报道了内镜下十二指肠乳头切除术，为十二指肠乳头肿瘤的治疗提供了微创治疗的选择。内镜下十二指肠乳头切除术主要适用于十二指肠乳头腺瘤的切除，以及未侵及固有肌层、胆管、胰管的十二指肠乳头早癌的切除。术前行超声内镜（EUS）及 IDUS 检查，有助于评价肿瘤大小、十二指肠壁的相对侵袭深度及胰胆管的受侵情况，判断能否在内镜下切除。切除方法可直接用圈套器进行电凝电切，也可采用 EMR 技术，在电凝电切前进行黏膜下注入使病变隆起。对于不能整块切除的乳头肿瘤，可进行分块切除，残余病变，可以用 APC 烧灼。术后可置入胆管及胰管支架，防止术后胆管炎及胰腺炎。十二指肠乳头切除术后早期并发症主要为胰腺炎、出血，迟发并发症为胰管或胆管梗阻以及术后残留病变复发，应定期随访复查。

（十二）Oddi 括约肌测压术（sphincter of Oddi manometry，SOM）

Oddi 括约肌由环绕胆总管和主胰管远端的平滑肌构成，主要功能是调节胆汁和胰腺的外分泌液的排出。Oddi 括约肌收缩不正常患者被认为是 Oddi 括约肌收缩功能障碍，既往也被称为十二指肠乳头炎，十二指肠乳头缩窄，胆囊切除术后综合征等。Oddi 括约肌测压提供了括约肌的基础压力、收缩频率和收缩幅度的数据资料。在临床上对怀疑有胆管和/或胆管运动障碍或括约肌狭窄引起的胆胰性疼痛时，应行 ERCP 的同时测压。Oddi 括约肌狭窄可造成持续性基础压力升高（>40mmHg）。SOM 虽然是侵入性的，但却是衡量胆管运动的标准。

1. 操作技术

（1）患者准备：和所有 ERCP 术前准备一样，但应注意测压前 12 小时内应避免使用刺激或松弛 Oddi 括约肌的药物，刺激 Oddi 括约肌的药物包括麻醉性镇痛药和其他拟胆碱药，松弛 Oddi's 括约肌的药物包括硝酸盐类、胰高血糖素、钙通道阻滞剂药和其他抗胆碱药。

与 ERCP 的操作相同，选择性插管成功后，常规性胆管或胰管造影，如发现可以解释患者症状的病因或解剖异常，则可以避免测压。

（2）测压术必需的设备：标准的诊断或治疗型十二指肠镜；液压毛细管灌流系统；测压导管；记录系统，包括拉力计、计算机及固态系统。推荐使用三腔 Arndorfer 肺水压毛细管灌流系统。

括约肌测压的异常情况包括：基础压>40mmHg；时相波幅>350mmHg；时相频率>8/mim；时相波逆向传导>50%。

2. 并发症 胆胰管测压最常见的并发症为急性胰腺炎，大多是由于患者本身的特点使其患 ERCP 术后急性胰腺炎的概率增加，而测压术本身不增加任何风险。减低术后胰腺炎发生率的主要技术包括减少对胰管的刺激，术后放置胰管支架可以降低胰腺炎的发生率。

（十三）消化道重建术后 ERCP

许多手术会重建上消化道，增加了到达胆胰管系统的难度，因此可能需要借助特殊器械或特别熟练的技术才能

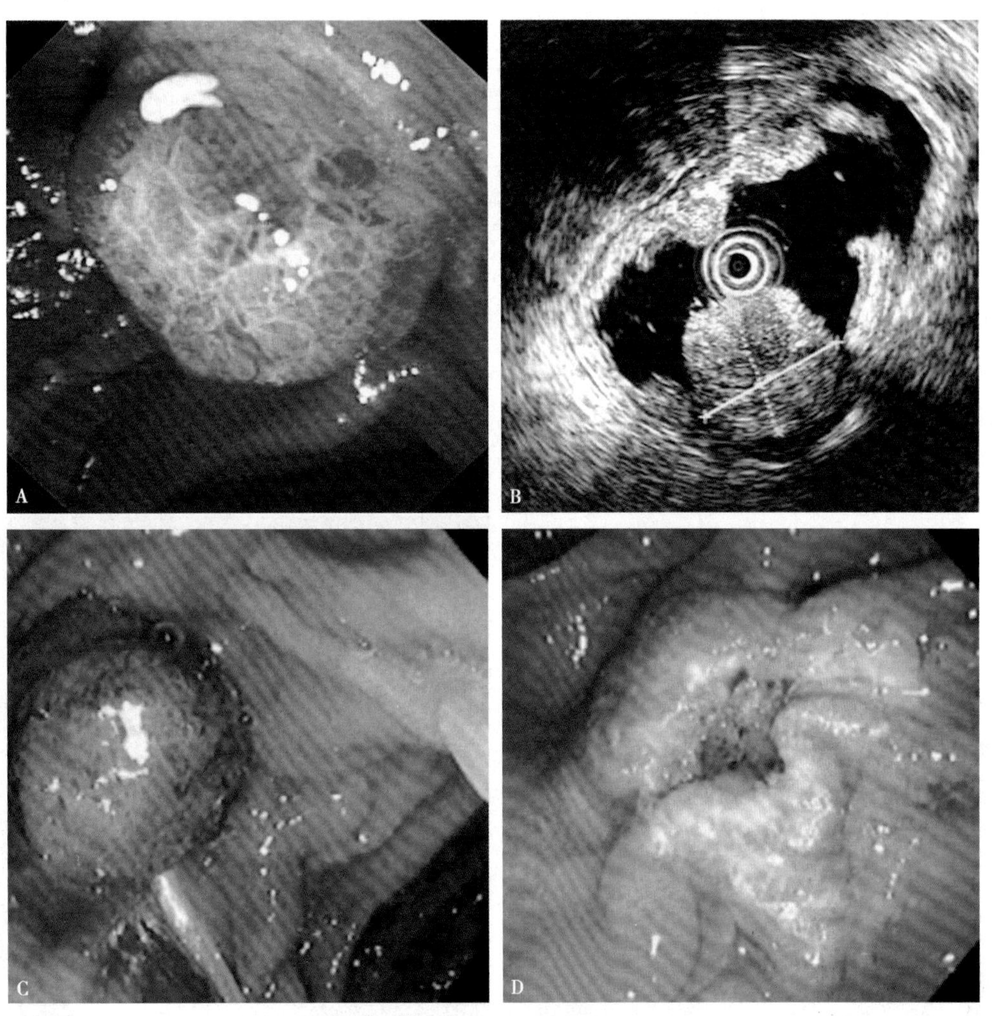

▶ 图 10-5-21　十二指肠乳头肿瘤切除术

A. 镜下所见；B. 超声所见；C. 壶腹部整块切除；D. 切除术后改变

到达胰胆管系统。

1. 食管切除术后　可能会发生吻合口狭窄或小憩室，进入十二指肠镜是应避免进入憩室或强行通过狭窄的吻合口。

2. 胃大部切除术后

（1）毕Ⅰ式术后内镜进入十二指肠一般比平常更容易，但主乳头和副乳头会比一般病例更靠近十二指肠近端，在短镜身时，由于没有幽门对内镜的控制作用，很难稳定镜身位置进行插管，这时长镜身状态更有利于胆管插管。

（2）毕Ⅱ式术后，由于胃空肠吻合术后，有的甚至增加了布朗吻合，给 ERCP 操作增加了很大困难。首先是内镜的选择，过去认为前视镜更容易通过小肠及方便胆管插管，现在许多经验丰富的医师更愿意用侧视十二指肠镜。前视镜比侧视镜更容易通过输入襻到达十二指肠，但是侧视镜的优点是更清楚地观察乳头以及具有抬钳器，更方便操作。进镜过程应动作轻柔，避免暴力操作，以免引起穿孔，使用小口径、柔软的十二指肠镜（JF240）可以减少肠壁受损的机会。进镜最好在 X 线透视下进行，以指导内镜的进镜方向。胆管括约肌切开可用毕Ⅱ式括约肌切开刀来完成，或植入胆道支架后在其上用针状刀切开，也可以用气囊扩张术，较括约肌切开操作更容易。

3. Roux-en-Y 胃空肠吻合术后　操作困难主要在于长距离的插镜并确认正确的肠腔，因此应用 125cm 长的十二指肠镜几乎不能到达主乳头位置，可以应用一些更长的内镜如成人用结肠镜或双气囊小肠镜来操作。

4. 胰十二指肠切除术后　由于正常乳头内插管的困难已不存在，因此无论前视镜还是侧视镜都可用来完成 ERCP。关键是找到输入襻及胆肠吻合口，可以借助 X 线透视的帮助，并可以通过气囊导管造影来寻找胆肠吻合口。

（李　文　董　默）

第六节　小肠镜检查及治疗

小肠镜的研究使用始于 20 世纪 70 年代，经几十年来不断地探索和改进，目前观察空肠近侧段及回肠末端已无困难。但由于小肠处于消化道的深部，迂曲弯转，故进镜和观察均较困难，检查时间长，标记定位困难，所以对空肠远侧段及回肠的观察仍不能令人满意。由于小肠个体变异较大等解剖特点决定，小肠镜检查是一种复杂且费时的检查手段，一次只能选择经口和/或经肛进镜观察，从经口和/或经肛进镜进行检查并不能保证完成全小肠的检查。

一、小肠镜的类型及其使用方法

2001年日本学者在原推进式小肠镜外加一顶端带气囊的外套管，逐步改进后形成现在的双气囊式和单气囊式小肠镜。

（一）双气囊小肠镜（DBE）

外套管前段装有与气泵连接的气囊，通过气泵控制气囊充气和放气。内镜前段也有一类似结构的气囊，构成双气囊系统（图10-6-1）。气泵有两条导管分别与套管气囊和内镜气囊连接，通过不同按钮交替控制两气囊的充气和放气，内镜和套管交替前行短缩肠管于套管之上，这样内镜就可以深入探查小肠肠腔。DBE进镜方式分经口和经肛两种。经口进镜需气管插管全麻下进行，经肛进镜可同结肠镜静脉麻醉下进行。DBE理论上讲可以完成全小肠的检查，但由于操作时间长通常将经口和经肛分开进行，或是参考其他检查有目的地选择经口或经肛进镜。小肠黏膜无明显区分标志，可选择黏膜下注射墨汁等方式定位。

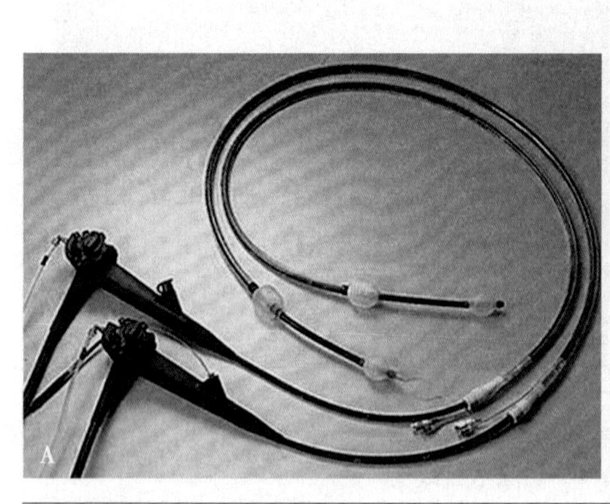

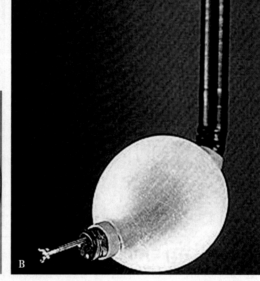

▶ 图10-6-1 双气囊小肠镜

（二）单气囊小肠镜

单气囊小肠镜与DBE相比，内镜前端没有气囊，只有外套管带一个气囊与气泵连接，少了一个气囊操作时少些交替控制气囊的烦琐。同样有经口和经肛两种进镜方式。操作方法与DBE稍有差别。内镜深入肠腔后固定旋转钮，用镜身固定肠管，放气囊进套管后充气固定肠管，连同内镜一起后拉短缩肠管于套管上，再继续进内镜。反复重复这个操作。退镜观察时类似内镜套管交替退出。

二、小肠镜检查的适应证与禁忌证

1. 小肠镜检查的适应证　疑为小肠病变，而且其部位是在利用胃、十二指肠镜或结肠镜检查不能达到的肠段。如不明原因消化道出血、可以小肠肿瘤、影像学提示小肠存在病变及小肠疾病的内镜治疗等。

2. 小肠镜检查的禁忌证　①与胃镜、肠镜禁忌证相同；②小肠广泛粘连；③不能耐受长时间麻醉剂内镜操作者；④食管静脉曲张、严重胃溃疡、球溃疡、肠腔狭窄等胃肠疾病。

3. 小肠镜检查的并发症　①小肠穿孔；②小肠黏膜损伤；③胰腺炎、胆管炎等；④咽部不适、一过性腹痛。

三、小肠镜下常见表现

1. 正常小肠黏膜　小肠的皱襞呈环形，黏膜上有密布的绒毛，小肠镜下有如天鹅绒的绒面，色粉红，如用放大小肠镜观察，可见绒毛呈手指状、舌状、叶状或棕毛状，排列整齐、致密。如用亚甲蓝（美蓝）染色，绒毛吸收亚甲蓝后变为青色，可显示微细结构（见图10-6-2）。

2. 吸收不良综合征　小肠绒毛表现不同程度的萎缩，绒毛缩小，甚至完全萎缩（如麦胶过敏）。

3. 非特异性炎症　发生于回肠下部，不包括回盲部，病变为环形或斜行的多发性散在的浅溃疡，与周围正常黏膜有清楚的分界。病理组织学检查病变限于黏膜下层。临床可有出血、贫血及低蛋白血症等表现。手术切除后复发率高。

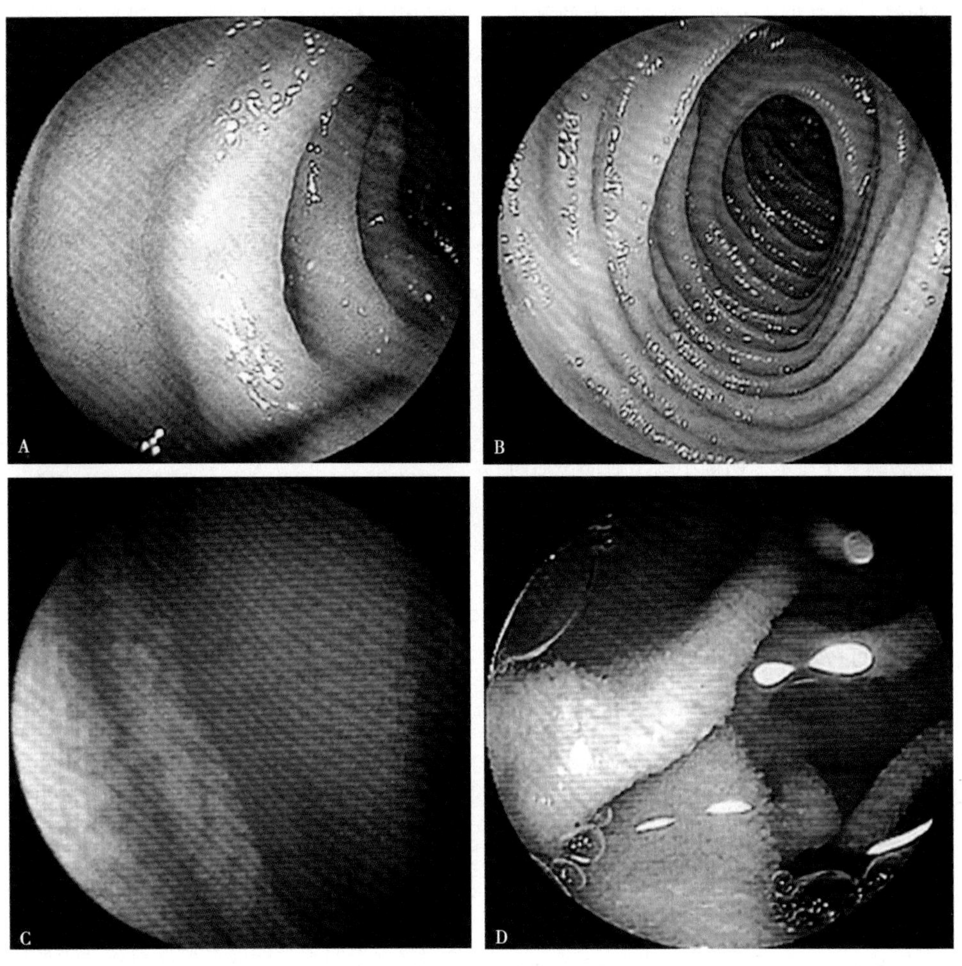

▶ 图 10-6-2：小肠镜镜下观察

（引自：智发朝．山本博德，双气囊内镜学．北京：科学出版社，2008.）

A. 部分小肠黏膜；B. 小肠肠腔；C. 正常回肠绒毛；D. 正常空肠绒毛

4. 单纯性溃疡与 Behcet 病 溃疡圆形或椭圆形，直径数毫米至数厘米。大的溃疡周边可有堤状隆起。愈合后可有皱襞集中的表现。单纯性溃疡与 Behcet 病的病变镜下难以鉴别，需根据临床表现进行诊断，无 Behcet 病临床症状者诊为单纯性溃疡。

5. 溃疡性结肠炎的小肠病变 溃疡性结肠炎病变主要限于结肠。其全结肠型在回肠末端可出现反流性（backwash）小肠炎，表现为黏膜弥漫性红肿，可伴有糜烂。溃疡性结肠炎术后（直肠与回肠吻合后）吻合口附近的回肠也可发生以上表现，伴有溃疡时，溃疡境界清楚。

6. Crohn 病 40%～50% Crohn 病变发生于回肠末端，小肠与大肠同时有病变者占 80%。病变为多发性溃疡，小溃疡可如帽针头大小或更大，圆形，覆有白苔，周围黏膜异常，散在发生，需与阿米巴肠病及结核鉴别。大溃疡多出现在肠系膜侧，为纵行浅溃疡，周围黏膜密布半球状的隆起，即卵石征，为 Crohn 病的典型表现。

7. 肠结核 多见于回肠末端的肠系膜对侧，表现为散在发生的溃疡，周围黏膜正常，小者为圆形浅溃疡，大者呈放射状、带状、地图状，溃疡底平坦，周围无卵石样黏膜隆起。愈后形成瘢痕，黏膜萎缩，可形成炎症性憩室，也可形成息肉。带状的溃疡于瘢痕化后造成小肠狭窄。

8. 肠寄生虫 梨形鞭毛虫病（贾第虫病）可见小肠黏膜水肿、发红，也可发生糜烂。血吸虫病可见虫卵沉积的结节。蛔虫寄生于小肠，常聚集成团。

9. 小肠良性肿瘤

（1）腺瘤：单发或多发，有蒂、亚蒂或无蒂。表面呈粗大的颗粒状不平。病理组织学上有腺管腺瘤、绒毛腺瘤及腺管绒毛腺瘤。临床上未长大到引起梗阻时常无症状。

（2）增生性息肉：多有蒂，可呈蘑菇状隆起。

（3）黑斑息肉病（Peutz-Jegher 综合征）：为多发的带有黑色素的息肉。黏膜也可有色素斑。病理组织学由增生的腺瘤上皮和树枝状的黏膜肌构成。据统计 90% 病例小肠中能见到息肉。

10. 小肠恶性肿瘤

（1）十二指肠乳头部癌：发生于乳头，肿瘤细胞源自十二指肠上皮、胆管上皮或胰管上皮。表现乳头肿大，乳头开口处糜烂，开口辨认不清。有的肿大的乳头表面为粗大的绒毛集合而成，肿瘤形状呈大息肉状或不规则形。

（2）空、回肠腺癌类似于大肠癌，进展期表现为突向肠腔的肿块，周围浸润，伴或不伴表面溃疡。

（3）恶性间质瘤、淋巴瘤、平滑肌肉瘤等此类肿瘤术前诊断较困难，多为术后病理确诊。

四、小肠镜的治疗

小肠镜同普通胃肠镜一样，通过不同附件、器械也可完成很多内镜下治疗术。如

1. 小肠出血小肠镜下止血术　明确小肠出血部位后可通过药物喷洒、电凝、APC 或金属夹夹闭等方法止血。

2. 小肠异物取出术，如停留于小肠的胶囊等。

3. 小肠肠腔狭窄小肠镜下扩张、支架置入术等。

4. 用于特殊 ERCP 术。如胃毕Ⅱ式切除患者，可尝试用小肠镜通过胃肠吻合口经输入襻反向达十二指肠。

（李 文　石 磊）

第七节　超声内镜检查及治疗

10

一、超声内镜的发展史

消化内镜技术开展以来，我们已经对消化道黏膜表面的情况了解清楚，但对于黏膜以下的深层病变及其周围器官，通过普通内镜检查还是不能显示的，特别是对病变浸润深度的判断、与消化道腔外器官压迫的鉴别等方面，内镜检查存在很大困难。同时，经腹超声对胰腺等深在器官的观察也有一定的局限。1980 年，日本、美国等国家先后推出了超声内镜（endoscopic ultrasound，EUS），并将其运用于临床。随着技术的不断改进与发展，超声内镜已经成为胃肠壁深层病变及周围器官病变的主要探查手段，它不仅为某些病变提供了可靠的诊断依据，也成为了某些疾病的主要治疗方法。

二、EUS 基础

（一）超声的原理

1. 超声的基本物理特性　声波是一种以振动的形式的机械振动，在空气、水、组织等介质中传播。人耳可听见的声音频率在 20~20 000Hz。超声的频谱在 20 000Hz 以上。医学诊断用超声频率在 1 000 000~50 000 000Hz（1~50MHz）。超声的传播是由于分子离开其原位置的位移并振荡沿超声波传播方向产生的位移和振动。

通过发送短脉冲，超声能量进入组织并接收组织反射信号形成组织的超声图像。超声波发射到人体内，在体内遇到组织界面时会发生反射、折射、散射和吸收，反射信号被换能器接收形成代表组织的图像。

2. 超声仪的基本构成　换能器是超声仪的关键组件，是一种能量转换器件。超声换能器将电能转换为机械能，从而产生能够传输的超声波脉冲。反射回来的超声能量又通过换能器将机械信号转换成电信号，然后通过实时图像处理器的数字化处理形成组织的声像图。

处理器中电子元器件主要用来控制换能器激发刺激、放大接收信号、时间增益补偿（TGC）并负责将输出信号传递到显示器。

3. 成像原理　在超声成像中要考虑三个不同方面的分辨率：轴向，横向和仰角或方位角分辨率。轴向分辨率是指沿超声波束轴方向上可被超声成像系统区别的两个目标点的最小分辨距离。横向分辨率是指与超声束垂直的平面上两个点能被分辨的最小间距。仰角分辨率或方位角分辨率显示与实际深度有关的二维图像。影响横向分辨率的因素同样影响仰角分辨率。对于聚焦的圆盘换能器因其是圆形对称结构所以横向分辨率与仰角分辨率是一致的。相对来说线性阵列换能器仰角分辨率是由沿平面成像的波束宽度特点决定的。

在超声仪中应用多普勒效应以检测与换能器之间的相对运动的物体。在生物学应用中所反射的物体是血管中运动的红细胞。超声内镜中应用多普勒超声来确定血管中的血流量。超声多普勒效应的基本原理是与换能器相对运动的物体发射回来与换能器所发射频率不同的超声波，称为多普勒频移。

（二）设备

1. 概况　超声内镜大体上分为两类：环扫（或者“扇形”）和线阵（或者“凸阵式”）。每一类又分为电子的和机械的（现在很大程度上被取代了）两类。根据特殊的临床需要设计有特殊的探针，用这些特制的工具检查皮下肿块和胰胆管疾病（微型探针），食管和邻近胃的癌症（奥林巴斯细长探针和日立负载型探针），结肠邻近直肠处（奥林巴斯结肠超声内镜）和肛管的病变。

（1）环扫超声内镜：主要的三大生产厂家（奥林巴斯，日立-宾得，富士能）均生产 360 度视野范围的电子环扫内镜，操作视野从普通的超声平台转到生产商的线阵内镜视野。

超声内镜医生应该仔细观察镜头的形状，如有些镜头紧靠尖端，其后有一个大的突起，是不能通过的狭窄管道，从而可能误导远处尖端直径的测量值。此外，每一个生产厂家都有不同的控制远端水充式球囊的方式，这种设计上的差别会让使用时的难易程度也有一点不同。

（2）线阵超声内镜：如奥林巴斯线阵内镜有像豌豆一样的尖端换能器可以进行 180 度平面扫描。按附属通道大小分为两种型号：2.8mm（GF-UCT240/140P-AL5）和 3.7mm（GF-UCT240/140-AL5）。两种型号都有抬钳器来协助穿刺针的进入。后一种据说能够展开一个 10Fr 支架；然而，镜头

尖端的任何角度都是用来获得准确图像的这样就减小了附属通道的直径并且使较大的支架不易通过。

2. 超声内镜处理器 可以兼容环形和线型两种系统是生产处理器的标准。部分厂家两种镜头在运行时均使用独立式的标准超声仪，也有厂家使用了专有的仪器。这不是很重要的问题，重要的是在仪器试验期间对于影像的质量问题必须给予足够的重视。

如果进行支气管内超声内镜检查，操作平台的选择就更受限制。而且，可能会需要其他的处理器来满足一些特殊探针的工作需求。

3. 专业探头 有很多探头可用于特定的临床检查。尽管这些设备相对来讲不经常使用，但是用于具体部位检查时它的优势就体现出来了。

（1）食管和胃：如奥林巴斯细长型食管探头 MH908 可能是超声内镜中没有被歌颂的英雄。但是，对于体积较大的食管癌进行分期探查时，就不得不认真考虑这种探头的应用价值了。

MH908 是一种机械型的环扫探头（7.5MHz），和所有其他奥林巴斯机械型探头使用着同一种驱动处理器。它的“盲的”圆锥形探头在进行内镜检查时可以通过标准的 ERCP 导丝。它的直径只有 8.5mm，不用扩张就可以穿过食管狭窄处。套管的长度只能够进行邻近部位的探查，远距离的胃癌却达不到。

MH-908 的优势，除了不需要扩张以外，在以淋巴结细针穿刺活检作为常规检验的单位这种优势明显减弱了。EBUS 内镜可以像细长探头一样使用，因此也可用于 FNA。

（2）结肠和肛门直肠：标准内镜在通过直肠乙状结肠连接处后安全地进行操作很困难，最初设想有专用的结肠超声内镜的想法似乎很吸引人。奥林巴斯 CF-UMQ230 满足了这种需要，但是仅限于几个地区使用（英国，日本，和亚洲的部分国家）。而标准结肠镜和微型探头的结合使用满足了大多数的需求。

（3）支气管腔内探头：奥林巴斯是第一家生产细支气管线性探头（外径，6.9mm；操作长度，600mm）并且有细针穿刺活检功能（BF-UC160）的公司。2mm 的附属通道允许专用的支气管活检针（NA-201SX-4022）通过。第二代镜头（BF-UC180F）可以将连接镜头和超声处理器的电缆（笨重的盒子）卸下，因此更容易将设备放置到清洗机内。探头的运行可以使用 EU-C60 处理器或者更好的阿洛卡宝笙阿尔法 5 和 10 的处理器。

4. 配件

（1）穿刺针：穿刺活检针比较昂贵，但是用于静脉注射使用的细针从简单的改进至今已有很长时间，针的大小从 19 G 至 25G 不等。此外，还有一些用于特殊检查的专业穿刺针，比如胰腺标本采集，腹腔神经崩解术，组织活检，以及胰腺囊肿引流针。

对用于指定任务的细针在尝试确定其最适大小及合适的负压值方面已经做了很多的工作，基本原则是针的尺寸越大，样本上的血迹越多，细胞病理学医生就越不满意。

（2）气囊：所有的超声内镜气囊材质里都含有乳胶，因此标准的超声内镜不能用于对乳胶过敏的病人。线阵内镜由于不需要气囊所以可以很好地使用，还可根据所怀疑的疾病采用微型探头。

（3）水泵：水泵可将水快速注入腔内以改善微小上皮病灶的影像。没有食管插管的病人使用水泵时必须加强护理。更重要的是，在不同的病人之间应更换无菌的连接管。50ml 无菌注射器既普遍又便宜可以考虑使用。

（4）报告系统

（5）存档

三、超声内镜的适应证、风险及并发症

（一）适应证

超声内镜的主要适应证是 CT 或 MRI 检查后进行肿瘤分期有潜在的辅助价值，淋巴结状态的评估（通常与超声内镜引导下细针穿刺术相结合）以及对胰腺疾病和黏膜下肿物的评估。

1. 影像诊断 超声表现可以对某些特定的病变作出确定诊断，例如消化道囊肿、脂肪瘤，胆管结石及某些分支胰管乳头状黏液瘤。但是没有哪种病变可以靠“典型”的超声图像获得 100%准确的诊断。因而，常常需要 EUS-FNA 或 EUS-TCB 提供病变的细胞学或组织学诊断。当 EUS 图像显示为良性病变时，需要对其随访，以便发现病变间断生长或其他恶性病变的征象。

2. 肿瘤分期 EUS 最初用于消化道肿瘤，对其进行术前风险评估和术前分期。准确分期对确定愈合、指导放化疗都是必需的，适当的时候，对选择理想的切除方法并确定切除范围也是有必要的。肿瘤的分期首先选择 CT、MRI、PET 等非浸入性坚持，它们在排除肿瘤远处转移方面优于 EUS。在排除远处转移后，EUS 常用于肿瘤的 T 和 N 分期，其对消化道腔内肿瘤分期的准确性为 85%。放疗后 EUS 分期的准确性大大降低。

3. 组织活检 线阵 EUS 技术发展于 90 年代早期，它能对消化道内及消化道外的病变进行 EUS-FNA 和 EUS-TCB。FNA 的常见适应证包括对胰腺肿瘤的活检及食管癌、胰腺癌及直肠癌淋巴结的分期。EUS 是一种创伤最小且成功率很高的获取病变组织标本的方法。获得组织病理诊断的微创方法包括经腹部超声或 CT 引导活检。

4. 治疗 能够在超声引导下通过空心的穿刺针扩展了 EUS 的临床运用。穿刺针是以治疗为目的放置材料的必需通道。最早发展的这类治疗技术是超声内镜引导下腹腔神经松解术或神经阻滞术，之后是超声内镜引导下假性囊肿引流术。目前，这两种介入技术是超声内镜引导下常规开展的技术。超声内镜引导下注射术（EUS-FNI）是将新的、潜在的治疗因子注入胰腺实体肿瘤内，同样也可对胰腺囊性肿瘤进行治疗。

5. 禁忌证 EUS 的绝对禁忌证很少，包括不可接受的镇静风险。EUS-FNA 的常见禁忌证包括凝血功能障碍（凝血酶原国际标准化比值（INR>1.5）、血小板减少症（血小板计数<50，000）、或者脏器本身不能活检。

EUS 相对禁忌证包括：①新诊断的癌症患者，还没有进行适当基本检查；②解剖结构的改变，而无法到达；③轻度凝血功能障碍或血小板减少。轻度凝血功能障碍造成临床大出血的可能性很小，但是可能增加穿刺部位出血，降低诊断的敏感性。有关高血压患者 EUS-FAN 安全性的研究资料有限。

（二）风险和并发症

EUS 和其他的内镜操作有相似的风险和并发症，包括心血管事件、清醒镇静相关并发症和药物过敏反应。

1. 穿孔 上消化道 EUS 较之胃镜更易于发生穿孔。该风险部分原因应归于 EUS 本身，斜视或侧视设计，而且伴有超出内镜视野的相对较长且硬的前端。EUS 尖端在插入时可引起消化道穿孔，特别是在成角（口咽或者十二指肠球部尖端）、狭窄（食管癌）或者盲腔的部位（咽或食管憩室）。

小探头 EUS 可以穿越狭窄的食管恶性肿瘤，从而提高了 T 和 N 分期的精确性，但是受限于超声检测的深度，检查并不全面，特别是腹腔干淋巴结。一种新型的小口径（7mm）导丝引导的 EUS，没有光学纤维设备，已经被用来对狭窄的肿瘤病变进行分期（Olympus MH-908）。

2. 出血 FNA 操作是导致 EUS 出血风险的主要因素。FNA 穿刺部位的少量腔内出血在内镜操作中是常见的，通常不会出现后遗症。在抽吸操作过程中，还可能出现肠壁、毗邻组织或靶结构的出血。

EUS 所致的腔外出血是很少见的，这些出血常伴发临床上重要的后遗症，如需要输血、血管造影术或外科干预。由于出血点通常位于肠外，因此不适合采用内镜止血法。

3. 感染 感染可继发于胰腺囊性病变、纵隔及其他部位的穿刺抽吸。通过 EUS-FNA 术前或术后应用抗生素则其发生率明显下降。上消化道 EUS-FNA 后菌血症的发生并不常见。

4. 胰腺炎 胰腺炎可于实性或囊性胰腺病变 EUS-FNA 后产生。EUS-FNA 后胰腺炎通常是轻微的，然而重症胰腺炎及致命性并发症也有报道。通过限制穿刺针道的数目、最大限度地减少穿刺损伤的“正常”胰腺实质以及避免穿刺胰管可以减少 EUS-FNA 后胰腺炎的发生。

5. 其他风险和并发症 在进行 EUS-FNA 操作时，有发生肿瘤沿针道种植的风险。

胆汁性腹膜炎是由于穿刺胆管或是胆囊引起，尤其是发生在胆道梗阻的情况下。如果误穿胆道，对于没有胆道梗阻的患者需采用抗生素治疗。如果是伴有胆道梗阻的患者，常还需要胆汁引流。

还有一项可导致不良后果的就是漏诊。尽管它不会在操作过程中立即产生对病人的损害，但远期后果还没有被充分的研究。通过对患者病史和影像学资料认真研究，以及参与正规的 EUS 培训，可以降低实际操作中漏诊的数量。

四、微型超声探头在消化道内的应用

微型超声探头（intraductal ultrasonograply，IDUS）最初用于心血管及泌尿生殖系统的检查，后来扩大应用到消化道及胆管、胰管。近年来，随着新器械的不断开发和应用，使内径大于 2.0mm 的消化管腔均可导入微型超声探头进行腔内超声检查。

（一）原理与构造

微型超声探头由外鞘和换能器芯组成，导管探头的范围在 2~2.6mm 之间，大多数是机械环扫型，并且在探头和处理器之间还需要额外的小型马达进行干预。在长度上，所有的探头都可以到达十二指肠以及回肠末端（通过结肠镜检查），这些探头的工作频率通常都很高（12~30MHz，大多数都超过 20MHz）频率随着成像的深度变化而变化，并且导致有效应用减少。最常用的微超声探头为 Olympus UM-2R 或 3R 及 UM-G20-29R，后者因可以沿导丝插入，操作较简单。虽然这种探头特别适用于检查小的黏膜病变和皮下病变还适用于腔内检查，但不适用于食管癌分期或者较大的结肠息肉检查，且很难排除病灶黏膜处的气体。

（二）超声微型探头在胆胰管中的应用

超声微型探头不但适用于较小黏膜病变的检查，对于胆胰管的腔内超声也同样适用。管腔内超声（intraductal ultrasonography，IDUS）是将超声微探头置入胆管或胰管内扫查，以诊断胆胰管疾病的一种新技术。由于所采用的超声微探头插入胆管或胰管内进行扫查，隔绝了腹部脂肪和胃肠道气体的干扰，因此对胆胰管图像的分辨率很高。适应证：由于胆胰管狭窄性质的鉴别，判断壶腹癌、胆管癌及胰腺癌的局部进展程度，可疑早期胆管癌、胰腺癌者。

1. 正常胰管、胰腺和胆管的 IDUS 图像特征 正常胰实质的 IDUS 图像呈细网状，分布均匀。胰管主要由黏膜及结缔组织构成，由内向外依次为：强回声-低回声-强回声，其组织学组成为黏膜、结缔组织和实质细胞。但关闭正常厚度为 0.31~0.19mm，通常为光滑的内层和外层，其间回声均一。内层高回声代表的界面反射波，外层高回声代表了浆膜下脂肪、浆膜及周围器官的界面反射波，其间回声均一的低回声代表了黏膜、肌层及浆膜下纤维，IUDS 同时可以显示门静脉、脾静脉、肠系膜上静脉及下腔静脉。

2. 异常胰腺、胰管和胆管的 IDUS 图像特征 胆管癌：IDUS 可以显示胆管癌的不规则增厚，主要表现为低回声团块，尤其浸润周围组织，内部回声异质性，外部边界呈锯齿状或不规则，乳头状凸起的表面，正常胆管结构破坏，可疑的淋巴结。

胰腺癌的 IDUS 超声图像表现为低回声病灶外伴强回声区，正常胰实质网状图像消失，对位分化良好的管状腺癌，胰管内病灶为高回声，胰实质正常网状图像存在，多为管

10

内乳头状腺癌。

3. 临床评价　IDUS 对于检测小于 5mm 的但管内结石优势明显，其可以有效鉴别结石、气泡、胆泥，同时对于 ERCP 取石术后用 IDUS 评估残留结石有助于降低早期结石复发。对于胆管狭窄，IDUS 可以帮助鉴别胆管狭窄的性质，恶性胆管狭窄的原因，胆管癌进展程度、术前分期。对于胰腺癌的诊断、术前分期以及胰腺导管内黏液乳头状瘤的诊断，IDUS 也有一定的优势。

五、常见消化道疾病的超声内镜下图像

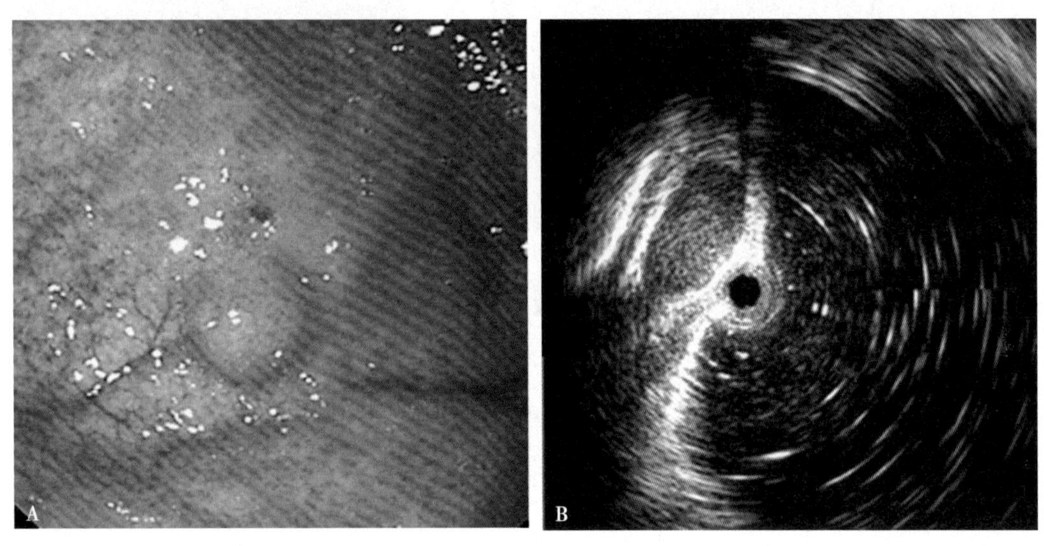

▶ **图 10-7-1　胃底良性 GIST**

A. 内镜下 GIST 表现，组织学证实为良性 GIST；B. 超声所见病变为起源于固有肌层的均匀中低回声肿物）

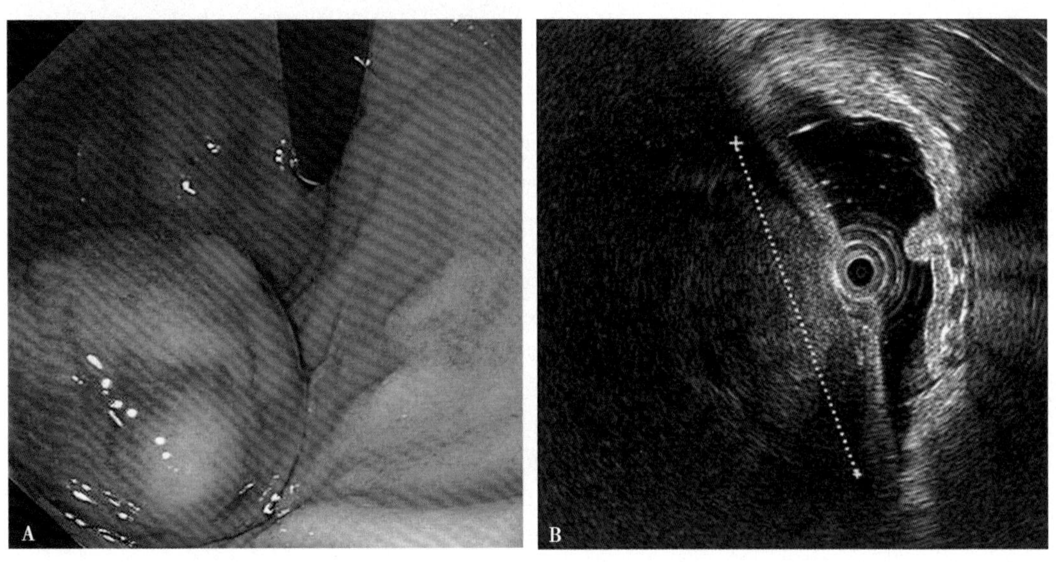

▶ **图 10-7-2　胃底的恶性 GIST**

（A. 内镜可见胃底黏膜下肿物；B. 经组织学证实为恶性 GIST，超声可见病变呈低回声，回声不均匀，内伴高回声斑点及无回声区域，起源于固有肌层）

10

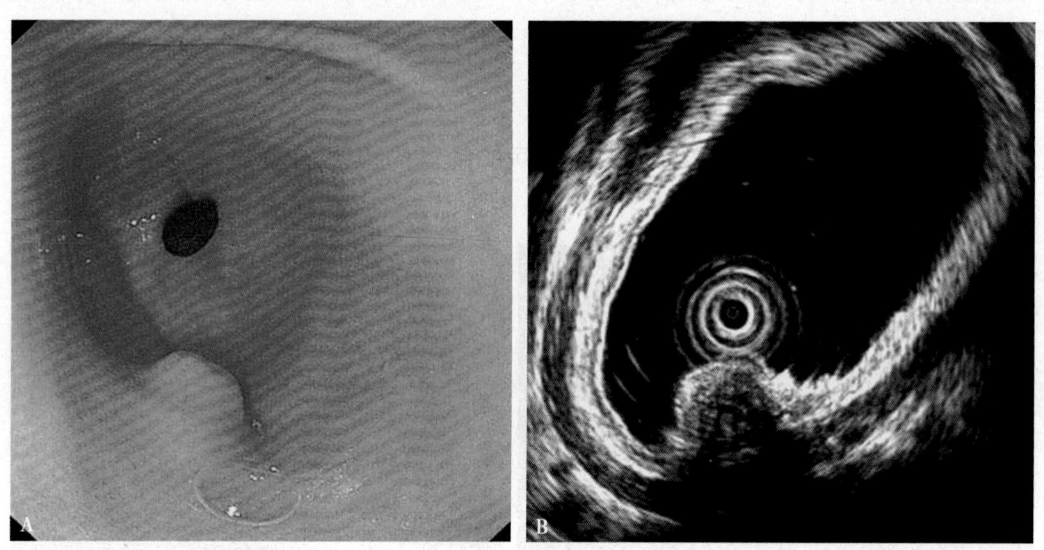

▶ 图 10-7-3 异位胰腺

A. 内镜下可见一黏膜下隆起性病变，中央略凹陷；B. 超声可见病变呈低回声，回声不均匀，病变累及第3、4层

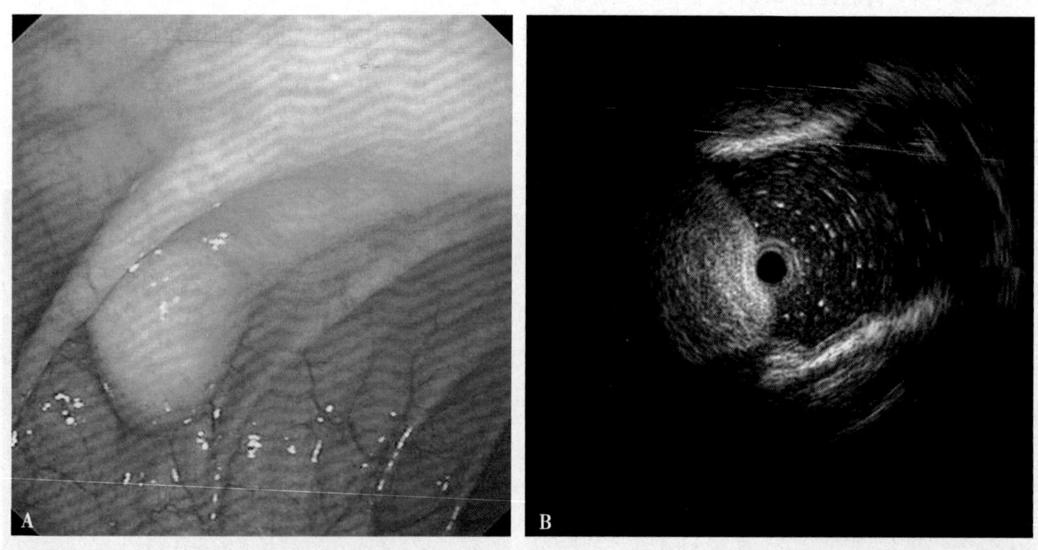

▶ 图 10-7-4 脂肪瘤

A. 内镜下可见一淡黄色黏膜下隆起性病变，表面覆盖正常黏膜；B. 超声可见病变内部呈高回声，边界清楚，内部回声均匀，起源于黏膜下层

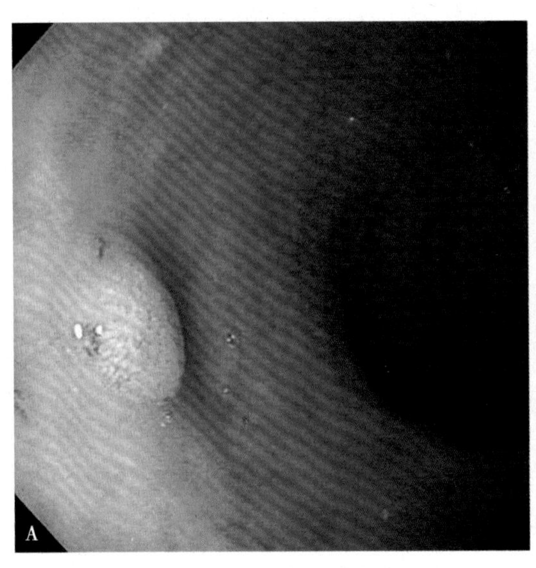

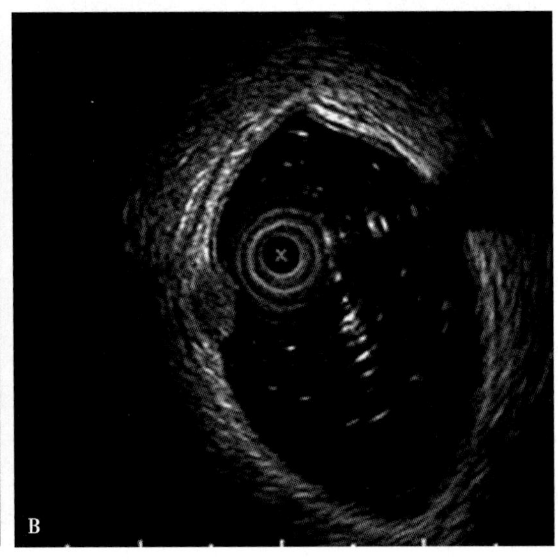

▶ **图 10-7-5　神经内分泌瘤**

A. 内镜下一圆形黏膜下病变；B. 超声可见病变呈中低回声，边界清楚，起源于黏膜下层

六、超声内镜下治疗

（一）超声内镜引导下细针穿刺抽吸和活检术（EUS-FNA）

1. 概述　随着超声内镜（EUS）的使用，细针穿刺抽吸（FNA）技术为临床提供了大量极具价值的信息，包括通过对标本的病理学检查来证实良恶性肿块和转移的证据（病理分期）。

2. EUS-FNA 的操作步骤

（1）核实病人情况，明确指征；

（2）确定病变部位并确定内镜位置；

（3）选择大小合适的穿刺针；

（4）将 EUS-FNA 针插入到内镜中；

（5）准备穿刺针；

（6）穿刺病灶；

（7）确定所使用的吸力；

（8）撤回穿刺针并处理抽吸出来的组织；

（9）为后续通路准备穿刺针；

（10）不同部位 FNA 的注意事项：

1）食管：食管是 EUS-FNA 最容易操作的部位。通过食管可以接触到的病灶大多是纵隔淋巴结或肿块，超声内镜总是处于直线位置，而且食管的管道状解剖结构也可以避免内镜的弯曲。

2）胃部：在进行 EUS-FNA 的常见部位中，胃可能是壁最厚的器官。而且胃的顺应性非常好，这意味着在进针过程中，胃可能会回缩。这一特点将会使穿过胃壁变得困难，并使定位胃周病变组织成为一个难题，特别是当病灶很小或可以移动的时候（例如：肝胃韧带淋巴结）。当遇到这些问题时，首先将注意力集中在穿过胃壁上，吸出胃内空气可以便于胃壁穿刺。与将内镜从胃食管连接处推到所要进行穿刺的位置相比，将内镜从胃腔内回撤到穿刺位置可以使胃壁更加稳固。用力使内镜头端上翘也有助于内镜头端紧贴胃壁。成功的胃部穿刺需要比一般情况更加快速用力，但仍需要注意力度控制。如果有安全制动装置，则可以用其来防止进针过远。一旦穿刺针成功穿过胃壁进入胃周，则将注意力集中于目标病灶的穿刺上。

3）十二指肠球部：当超声内镜位于十二指肠球部时，我们通常假设这是一个长镜身的位置。尽管在这个位置可能有利于对硬结病变更为有力的穿刺，但内镜的弯曲可能会导致穿刺针难以进入内镜。为避免这种情况发生，当内镜在胃腔时就应将针插入。将穿刺针置入内镜后，将内镜穿过幽门，并在球部调整内镜的位置。

理想状态下，在 FNA 全过程中，应该一直可以看到穿刺针。而且，从胃部可能更容易进入幽门病灶，因为超声内镜处于伸直状态，并且很少需要弯曲。

4）十二指肠降段（D2）：在此处进行 FNA 也会遇到与球部相同的困难。将穿刺针插入内镜可能成为问题。为避免这一情况出现，内镜应完全回抽为“短镜身”位置但仍位于降部。这一操作应保证内镜没有任何弯曲从而使进针变得容易。有时，在穿刺针进入鲁尔锁接口前几厘米时可能会遇到阻力。此时，操作者应解除内镜调节钮的所有锁定并应用上/下调节钮来将内镜头端尽量向下偏转。这一技术应可消除将穿刺针插入内镜时的阻力。当穿刺针在内镜内固定好后，内镜可以再依需要改变位置进入十二指肠降。这一技术允许任何管径的穿刺针插入，包括最常用的 19G 穿刺针。

3. EUS 引导下活检　有些病灶仅靠细胞学检查不能提供足够的信息。如淋巴瘤，分化良好的肿瘤，结节病，黏膜下病变如胃肠道间质瘤（GISTs）以及自身免疫性胰腺炎等。为了进一步明确诊断而需要完整的组织结构时，则需进行组织学检查。

Tru-Cut 活检针（Quick-Core；Wilson-Cook Medical，Inc，Winston-Salem，NC）是一种装有弹簧加载结构的装置，可以用于 EUS 引导下进行粗针活检。它的设计类似于经皮肝穿刺活检针，包括可拆卸 19-G 针及 18mm 组织标本槽。许多研究已经证实了 EUS 引导下 TCB 的安全性及功效。

在将穿刺针插入内镜前，弹簧加载结构必须被拉回。这个操作可以使切割鞘自动从标本槽回撤。针尖需要前进到针鞘上方的水平并固定制动装置。将穿刺针插入到内镜中后就可以开始取活检了。最后，TCB 针必须要通过调整方法与操作通道对齐。这个操作步骤保证了标本槽与探头方向一致。

一旦穿刺针刺入病变组织，该装置的弹簧手柄应轻轻缩回，直到感到有阻力存在。这个动作使标本槽被进一步推进到病变处（大约 2cm）。使全部的弹簧手柄回缩，然后弹簧机制就可以击发了。而后切割鞘迅速覆盖标本槽，从而保护了核心标本。

4. 特殊问题

（1）大量组织的活检：当个别病人有多种潜在的需要取活检的部位时（如胰腺肿块、腹腔结节、肝脏病变、纵隔结节），应对病变部位进行活检，如果是阳性，应确定其最高的分期，如果是阴性的，则所采集区域的附近应该更可能出现阳性的病灶。如果确认了一个转移病灶，那么主要的病灶就不需要再取活检了，除非强制要求这么做。如果穿刺的方向是由正常组织到病灶，那么只需要一个穿刺针就可以了，如果是反方向的，那么必须每取一次都换一个穿刺针，否则有假阳性或者肿瘤播散的风险。

（2）囊肿性病变：囊肿性病变可能需要穿刺囊液来分析，进行囊肿壁活检或者进行治疗。主要的风险是感染和出血。出血是值得警惕的，但是通常不会很严重，因为囊腔的容积可以限制出血的量。但感染却可以导致严重的发病率和死亡率。因此与其他病变相比，囊肿壁不应穿透，除非清楚地获得这项信息对患者很有帮助。如有明确迹象的话可以在穿刺囊肿前应用抗生素。

（3）移动病变：非固定部位的病变，如腹膜后淋巴结，因在穿刺时容易从穿刺针尖部移开而难以进行穿刺。如果病变过小，或是不直接与肠壁毗邻，或是呼吸动度过大，这个问题会变得更加复杂。首先穿刺针对准肠壁有助于进行有效的病变部位穿刺。一旦穿刺针尖进入腔外间隙就可以对准病变进行穿刺。

穿刺病变部位时，推进针尖使针尖靠近病变外壁。并需要与呼吸运动协调。穿入病变时，一次快速的刺入可增加对病变部位的穿刺效果。使穿刺针完全穿过病变部位是有必要的。如果完全穿过，病变部位就变为相对固定，这时就可以缓慢回退穿刺针至病变的部位。

（4）硬化病变：有些情况下因为病变部位较硬，使穿刺变得困难。如果穿刺困难，必须首先确认穿刺针功能正常。如果穿刺针功能完好，可以增加穿刺力度，这只能作为最后的手段，因为在用力穿刺的同时，不能很好地控制穿刺深度。如果尝试失败，也可以借助超声内镜进镜的力量（如果超声内镜的位置可以确保进镜力量的轴向与穿刺针一致）。

（5）肿瘤种植：超声内镜穿刺活检的过程中可能会发生细胞种植。在潜在可切除的恶性病变中，如果活检路径不在手术切除范围内，应重新考虑 EUS-FNA（如穿过胃壁的胰体病变 FNA）。如果可行，可以尝试经手术将被切除的部分肠壁进行活检（如胰腺颈部的肿物可经十二指肠壁穿刺）。为了防止腔外种植，如淋巴结，EUS-FNA 绝对不能在病变累及全层的肠壁中进行。

（二）介入性超声内镜

1. EUS 引导胆胰管系统引流术　自 1980 年起，超声内镜应用于临床，这一时期该技术仅限于对上皮下病变的评价和胃肠道腔内肿瘤的分期。

随着线阵式超声设备的开发应用，可以通过细针穿刺活检术（fine-needle aspiration，FNA）来获取细胞学评价；通过穿刺枪活组织检查（Tru-Cut biopsy，TCB）来获取组织学评价，这些细胞组织学检查更扩展了 EUS 的应用价值。同样，EUS 应用于引导介入技术，包括腹腔神经丛和神经节阻滞术、神经松解术，胰液引流，胆囊小肠造瘘术，还可以用来向病灶内注入细胞毒性药物：比如靶向化疗、放射粒子植入和基因治疗。在 90 年代中期，EUS 和内镜逆行胰胆管造影术（endoscopic retrograde cholangiopancreatography，ERCP）联合，被称为内镜放射超声胰胆管造影术（endoradiosonographic cholangiopancreatography，ERSCP）。由于 EUS 引导下胆胰管系统介入治疗的创伤更小，因此正发展成为一种替代外科手术和放射介入治疗的新型治疗方式。

EUS 引导下胆胰管引流有两种方式：①直接 EUS 引导下放置腔内支架；②EUS 引导下通过旁路引导导丝从十二指肠主乳头引出，然后使用会师的方式进行 EUS 联合 ERCP 治疗。

EUS 引导下胆管系统诊断和治疗

适应证：通常在 ERC 失败后，采取 EUS 引导下胆管穿刺诊断和治疗技术，用来评价和处理恶性胆管梗阻（例如：胰腺癌或胆管癌）或者良性胆管梗阻（例如，炎性狭窄、结石、先天胆管异常）。

技术方法：

1）经肝途径（肝胃造瘘术）：要进入肝内胆管通路，首先，超声内镜必须插入到胃近端（贲门、胃底或胃体近端）的位置，而且前端贴近小弯侧和后壁（图 10-7-6）。在这里，可以扫查到肝脏，并能清楚地辨认扩张的肝内胆管，从这个平面可以理想地展示穿刺径线，并方便配件的进入。

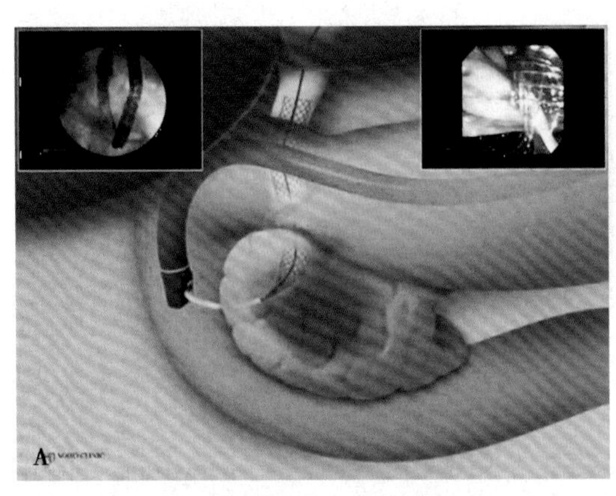
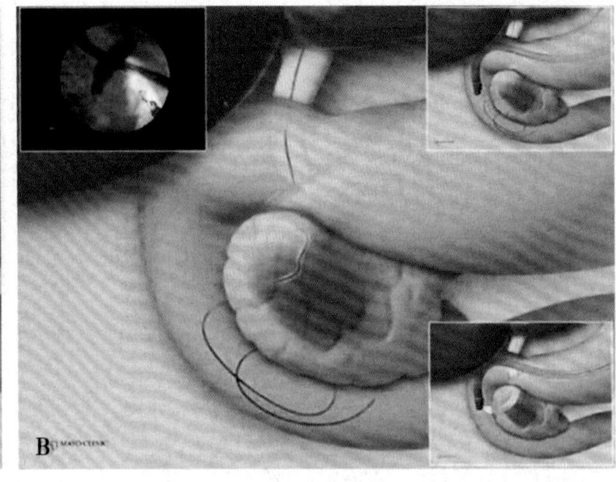

▶ 图 10-7-6 会师法，经肝内胆管和经乳头逆行支架放置技术

选择一个超声探头和左肝内胆管分支之间距离最近的位置作为穿刺路径，以便避开包括血管和非理想的胆管的中间结构。当抽吸出胆汁，证实插入胆管后，注射造影剂进行胆管显影。在放射监视下，导丝在 FNA 穿刺针引导下通过顺行的方式，穿过梗阻部位进入十二指肠。使导丝先端在十二指肠腔内盘曲，这样，无论是在退出超声内镜过程中，还是在插入侧视内镜过程中，都可有效地减少导丝退出移位的风险。穿过狭窄段进入小肠的导丝，可以提供一个通路，通过这一通路可完成后续的经乳头或经吻合口支架置入术。

一旦确认导丝位于小肠内，即可退出超声内镜，同时留置导丝。其后，可经由侧视或前视内镜来完成经乳头或吻合口的会师。用圈套器或活检钳抓持住肠腔内的导丝，导丝沿内镜钳道撤出，将导丝先端留置在所需胆管内，尾端由口引出。或者可以通过导丝插入十二指肠镜，这种方式可以不需要沿钳道抓持和退出导丝。但是，一些超声内镜操作者发现后一种方式具有一定的技术难度，并且认为这种方式不可避免地导致导丝过度拉紧，有可能造成肝组织、胆管或十二指肠的损伤。在不存在胃十二指肠解剖结构改变的患者中，操作中的内镜逆行胆管造影（ERC）部分，可以通过常规的侧视十二指肠镜来完成。有空肠吻合支或胰十二指肠切除术后 RouX-en-Y 重建术的患者，常常采用直视内镜比如结肠镜来完成操作。

一旦备选配件到位，导丝调控合理，就可以通过标准的方式来进行胆管支架置入和其他介入性治疗。在进行过初始的胆管扩张后，就可通过导丝进行后续的操作。使用扩张导管或球囊对梗阻段进行扩张后，就可以经导丝或不经导丝进行后续的介入治疗，因此，安全的导丝置管很重要。胆管扩张后，可以经导丝置入套管，在胆管内单独留置导丝，并经输送装置放置支架，达到胆管引流目的。

相比而言，经十二指肠乳头途径的胆管引流，可以单独使用超声内镜，而无须会师法完成全部的检查（图 10-7-7）。

2）肝外途径（胆总管十二指肠造瘘术）：此种方法需要超声内镜插入十二指肠，从而穿刺进入肝外胆管（胰腺段或是胰腺上段）。FNA 细针穿刺进入肝外胆管，导丝通过顺行途径留置在十二指肠。该术式类似于经皮经肝穿刺技术，支架先行通过狭窄段并经过十二指肠乳头引流入十二指肠。该技术有赖于超声内镜医师对胆管的解剖定位，从这个位置进行导丝的插入是由近端肝内胆管插入，而非自乳头进行远端插管。通过调整内镜或抬钳器位置可以解决这一问题。另外，导丝进入肝内胆管系统后，沿乳头的方向以打圈的方式前进。支架的置入保持了瘘管的通畅，其结果是通过腔内支架置入完成了胆管十二指肠吻合术，无须通过导致梗阻的肿物或乳头，达到近端胆管减压的目的。

2. EUS 引导下胰管系统穿刺和治疗　该治疗的适应证主要包括 EUS 介导的胰管穿刺和治疗大多数发生在下列疾病 ERP 技术失败后需要减压的慢性胰腺炎（继发于狭窄或结石）、既往有胰十二指肠切除术史，怀疑存在胰空肠吻合口狭窄（表现为复发性胰腺炎、腹痛、脂肪泻、或有肿瘤复发证据）、内镜下圈套法壶腹部切除术（当预防性支架置入失败时）和主胰管被破坏。

最佳的主胰管穿刺位置取决于胰管梗阻的部位，视情况选择从胃贲门到十二指肠降段之间的任何位置。由于穿刺通路要通过胰管侧支，所以 EUS 介导的主胰管穿刺比胆管穿刺困难。另外，类似于胆管穿刺，主胰管穿刺也是在 EUS 引导下进行。主胰管通路可由造影剂和顺行胰管造影所证实。然后，通过 EUS-FNA 细针穿刺顺次进入主胰管和十二指肠，随后可以导引导丝插入。与胆管通路一样，要使用 X 线透视以调整超声内镜位置、完成胰管显影、便于导丝通过。后续步骤包括扩张瘘管和置入支架，具体方式和建立胆管通路一样。

支架的放置可以通过会师法、逆行法、仅适用超声内镜的顺行法，或者放置从胰管到胃腔的支架引流。

3. EUS 引导盆腔脓肿引流术　盆腔脓肿的病因主要包括外科手术后或继发于其他疾病如 Crohn 病、憩室炎、缺血性肠炎、性传播疾病或心内膜来源的细菌栓子。

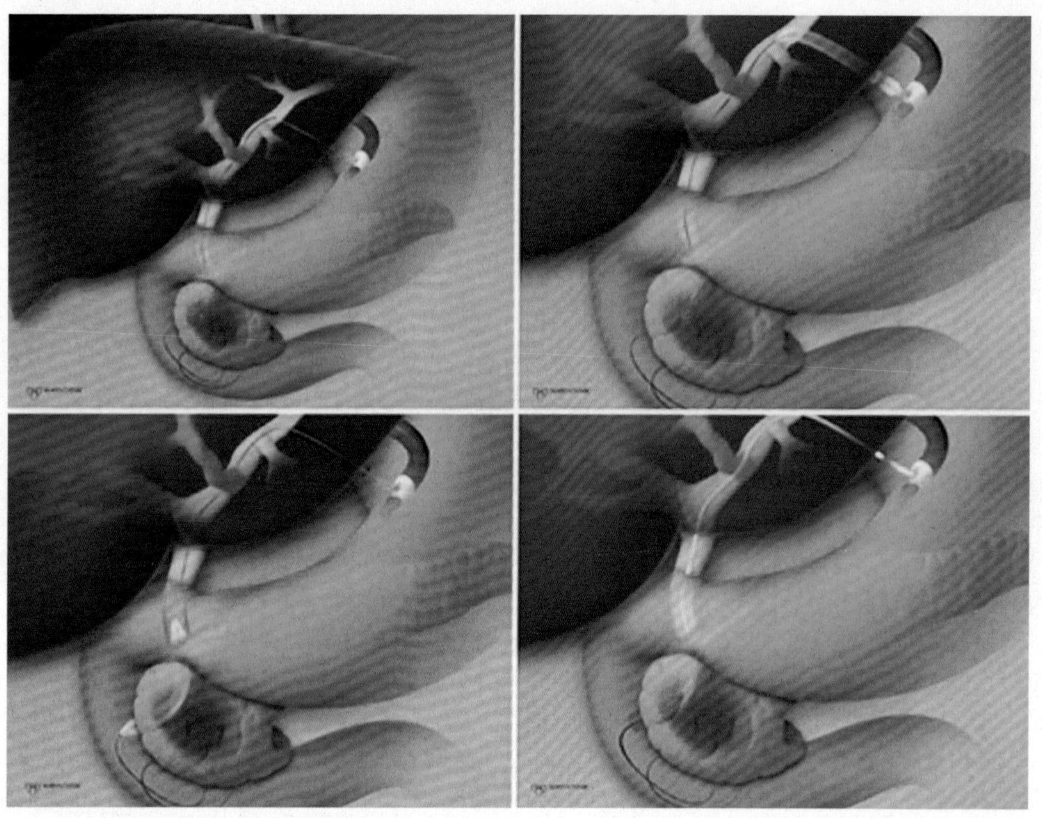

▶ 图 10-7-7　顺行方式进行支架置入，经肝内胆管、乳头顺行插入小肠的引流技术，单独使用超声内镜即可完成

由于骨盆腔、肠襻、膀胱、女性生殖系统、男性前列腺、直肠和其他神经血管结构的影响，盆腔脓肿的治疗比较复杂，以往这些治疗需要外科手术、超声引导的经直肠或经阴道介入、或 CT 引导下经皮介入来完成。随着介入超声内镜学领域的进展，我们找到了一个治疗盆腔脓肿的新方法即 EUS 引导下盆腔脓肿引流术。

在进行该治疗前所有患者均应进行 CT 或磁共振检查，以确认盆腔的解剖和脓肿的位置。若盆腔脓肿位于结肠脾曲附近，该种方法是理想的治疗途径。但若脓肿为多房的或脓肿位置与超声内镜探头距离大于 2cm，则不适于应用该技术。

手术步骤：

（1）首先，脓肿的位置必须是使用线阵式超声内镜进行定位。定位完成后，用彩色多普勒技术来避开血管。在 EUS 引导下，使用一枚 19GFNA 细针刺穿脓肿壁（图 10-7-8A）。拔除针芯，用生理盐水来冲洗抽吸稀释脓液。脓液标本送检细菌革兰染色和培养。

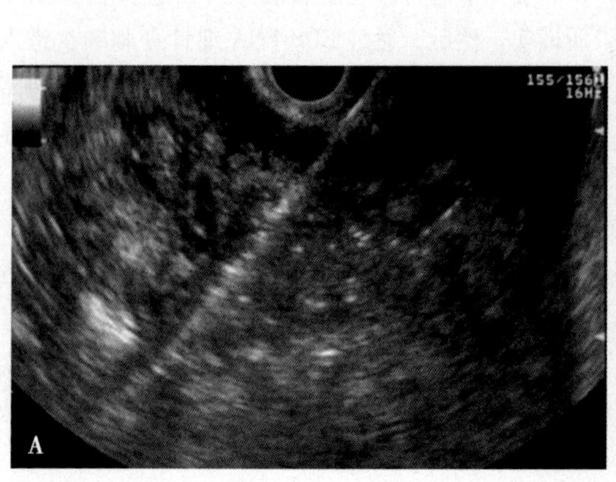

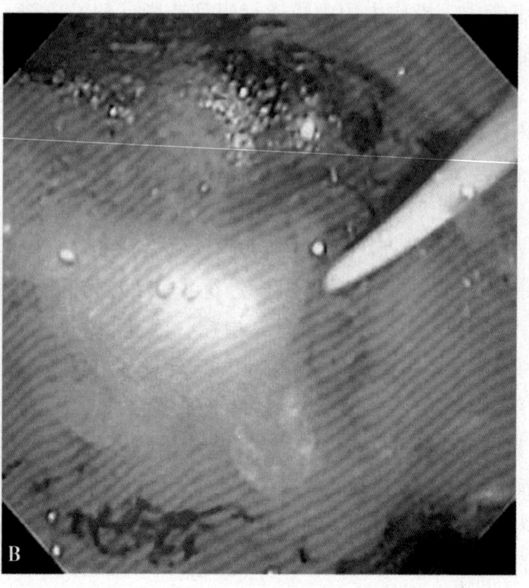

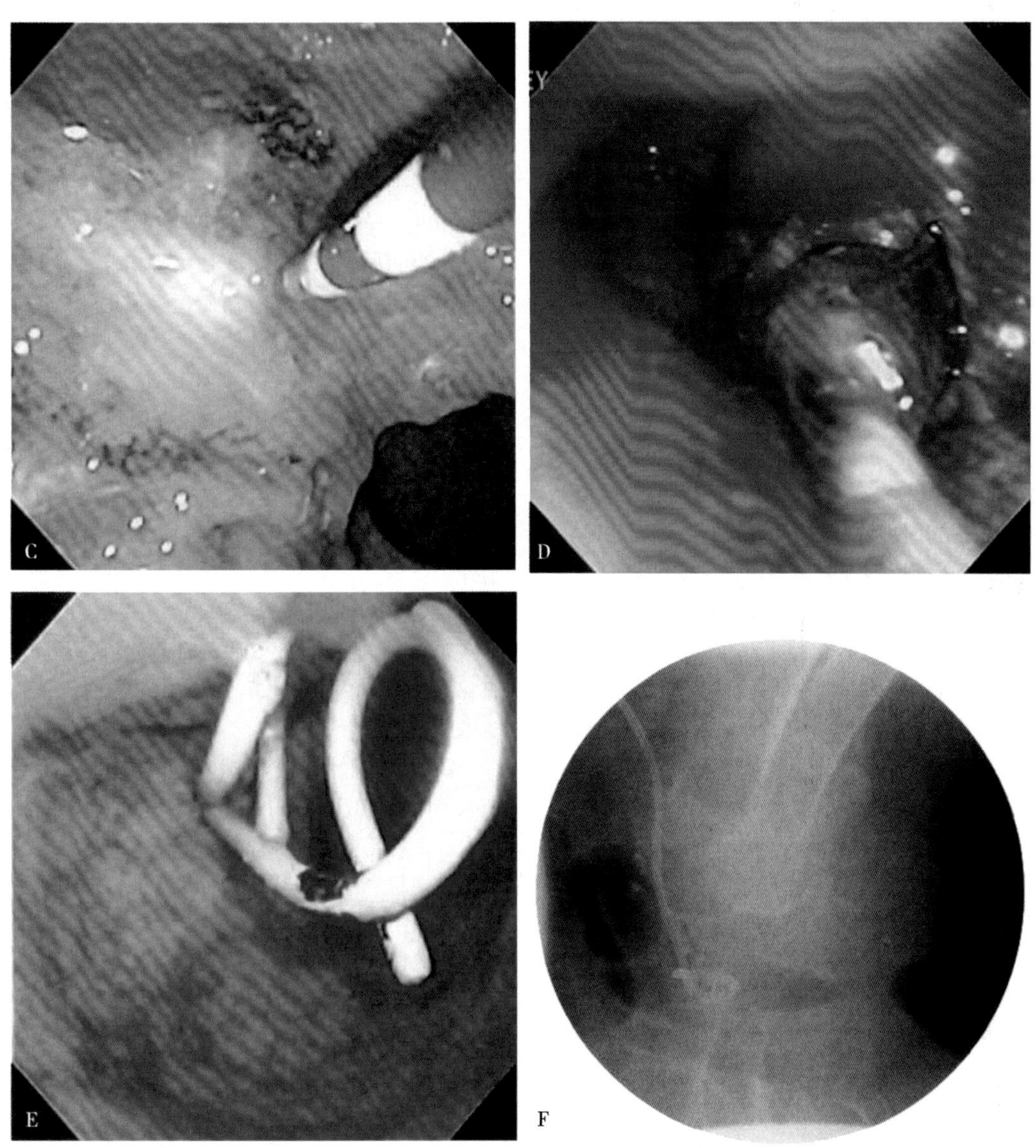

▶ 图 10-7-8　EUS 引导盆腔脓肿引流术

（引自：Hawes RH，Fockens P. 超声内镜学 . 第 2 版 . 李文，主译 . 北京：北京大学医学出版社，2013）

A. 在 EUS 引导下 1 根细穿刺针刺入盆腔脓肿；B. 0.035 英寸导丝进入脓肿腔内盘曲 C：使用 5Fr 的 ERCP 插管进行经直肠途径的扩张；D. 使用 8mm 的扩张导管进行经直肠途径的扩张；E. 2 枚双猪尾经直肠支架置入脓肿腔内；F. 透视下可见 1 根经直肠导管置入盆腔脓肿内

（2）一根 0.035 英寸的导丝通过穿刺针置入脓肿腔内（图 10-7-8B）。然后顺着导丝拔除穿刺针，一个 5Fr 的 ERCP 用造影管或一个针状刀导管用来扩张直肠至脓肿壁之间的通路（图 10-7-8C），然后使用 8mm 的扩张导管或胆管扩张球囊进行更进一步的扩张（图 10-7-8D）。

（3）路径扩张后，放置 1 枚或 2 枚 7Fr 4cm 长的双猪尾透壁支架（图 10-7-8E）。放置单个或多根支架是由脓肿内容物的黏度决定的：如果流动性强则放置 1 枚，如果黏稠则放置多枚。

（4）在脓肿大于 8cm 患者，即使放置透壁支架仍不能很好引流，可放置一个额外附加的透壁引流管（图 10-7-8F）。通过 5Fr-ERCP 导管在脓肿腔内放置另外一根 0.035 英寸导丝。通过导丝置入一个 10Fr、80cm 长的单猪尾引流管，这根引流管从患者肛门退出固定在臀部。每 4 小时进行冲洗，每次使用 30~50ml 的无菌生理盐水，直至冲洗液清亮。

（5）术后 36~48 小时复查 CT，来确认脓肿的体积是否缩小。如果脓肿体积缩小了 50%，就可以拔除引流导管。

（6）保留的支架可以继续协助引流，如果 2 周后复查 CT 扫描显示盆腔脓肿完全清除，可行乙状结肠镜拔除支架。

目前多项研究表明，以该方法治疗盆腔脓肿治疗效果好，并发症少，且住院天数明显缩短。然而由于技术尚未完全成熟，还有一定的局限性，包括：EUS 不能很好地完成多房腔的引流；如果脓肿距离胃肠道腔壁超过 2cm，则无法完成透壁的支架放置；就目前线阵超声内镜有限的可操作性而言，无法实现脓肿近端的定向。

急慢性胰腺炎伴胰腺积液可以分为三类：急性胰腺积液、假性囊肿及胰腺透壁性坏死。急性胰腺积液通常可以在急性胰腺炎发病的几周之内就可以被重新吸收，因此不需要引流。胰腺透壁性坏死是以胰液和碎片聚集为特征的病变，因此在通过内镜检查处理时，需要清除坏死胰腺组织，而不是单纯的引流囊肿内容物。而假性囊肿存在明显可辨认的囊壁，内含积液，并且没有组织碎片，若囊肿位于邻近胃肠道的地方，便可以通过 EUS 进行有效的处理。

超声内镜引导下胰腺假性囊肿引流术主要是经 EUS 寻找假性囊肿与胃或十二指肠相连并且没有血管穿行的位置，在 EUS 的引导下将穿刺针在该位置下穿刺假性囊肿，并导入引流管。根据内镜下所见，我们可将囊肿分为三种类型：①出现明显的腔外压迫：对于此类患者，绝大多数都可以在 EUS 检查之后，由胃镜成功完成囊肿引流。②黏膜下突起（无明显腔外压迫）：此类患者，与囊肿壁相邻的胃肠道内区域可由 EUS 确认并作出标记，这个标记非常重要，因为患者需在定位穿刺点进行囊肿引流。③无腔外压迫：对于在内镜检查时未发现明显腔外压迫的患者，其假性囊肿最好在 EUS 引导下或者在替代性治疗下引流。通常可以在进行 EUS 检查时把一根导丝盘绕进假性囊肿内，就可以确定路径来进行内镜引流。一般来讲，假性囊肿与和超声内镜转换器的距离不大于 1.5cm。

当假性囊肿引流是通过胃贲门或者胃底以及十二指肠进行时，内镜头端呈锐角，将 10F 的支架放置于这些位置是有难度的。这种问题可以通过放置多个 7Fr 的双猪尾型支架来克服。但如果囊肿内发生感染时，应首选放置 10F 支架。治疗性超声内镜活检孔道只有 3.7mm，当放置 10F 的支架时，活检孔道内一定不能有另外的导线，否则会增加摩擦，也使得支架的放置非常困难。

目前临床上单独引流假性囊肿的数据非常匮乏，但一些数据显示，如果患有毗邻胃或者十二指肠的无并发症发生的假性囊肿，EUS 的治疗效果与外科手术相当，并且相对于外科手术，EUS 的花费更低、住院时间更短、患者的生活质量也更高。

4. 超声内镜引导下腹腔神经节阻滞术　EUS 可以引导穿刺针向胃后部空间内包括腹腔神经丛内注射细胞毒性药物。所注射的药物，比如无水乙醇，与神经丛接触，可破坏交感神经节，会导致神经细胞液化。

由于胰腺的传出神经和交感干并行，中断腹腔神经丛可降低胰腺内的痛觉，这对于某些晚期肿瘤，尤其是胰腺癌的止痛治疗上效果显著。

操作方法：通过线阵式超声内镜，以主动脉为标示找到腹腔干逆时针转动内镜，找到脾动脉和肝动脉的交叉点，通过仔细检查常可以顺利找到腹腔神经丛。使用 EUS-FNA 穿刺针，稍微朝向腹腔动脉的头侧方向，如果显示组织结构比较松散也可直接刺入神经丛。穿刺后首先抽吸防止误入血管，确认穿刺位置正确后即可注入药物进行治疗。

EUS 引导注射治疗在 21 世纪初即应用于临床，用于治疗胰腺疾病患者的疼痛。一项大型前瞻性随机对照试验表明，腹腔神经松解术对于胰腺癌患者的疼痛有着明显的改善，剧烈腹痛得以减轻（持续 6 周），需要口服阿片类药物的概率是 14%，然而尽管试验证实了注射疗法的高效性，但仍未能证明对胰腺癌患者的生存期和生活质量有所改善。总之，就目前研究结果来看，在患有胰腺癌的患者中，EUS 引导下的腹腔神经松解术可获得显著地疼痛控制率，因此，我们推测，在将来恶性肿瘤的局部控制也可借助于注射治疗。

5. 超声内镜引导下放射性粒子植入术　放射性粒子植入治疗肿瘤始于 1896 年，目前放射性粒子植入治疗胰腺癌多采用术中或者 CT 引导的方式进行，并取得了满意效果。

胰腺癌放射性粒子的植入多采用以下几种方式：模板植入、B 超或 CT 引导下植入、术中植入及超声内镜引导下植入。由于超声内镜具备创伤小、穿刺距离短等巨大优势，因此借助超声内镜进行放射性粒子的植入已成为较为成熟的临床应用。

主要操作方法：首先根据瘤体大小、位置及放射性粒子活性等计算出放射性粒子在瘤体内的剂量分布，然后在 EUS 引导下的穿刺技术在瘤体内、周围区域及可能转移的部位永久买入放射性粒子，进行放射性治疗。该治疗的并发症主要包括放射性粒子的丢失、迁移和对正常组织的损伤，如胰瘘、胃肠道反应及感染等。

目前研究表明，超声内镜引导下的放射性粒子植入术治疗胰腺肿瘤是安全有效的，并发症少，值得推广。另有专家认为，EUS 引导下的放射性粒子植入术对各种肿瘤都是有效的。

（李 文　张姝翌）

第八节　消化道内镜下治疗

一、消化道狭窄的内镜治疗

（一）消化道良性狭窄的内镜下治疗

消化道良性狭窄是指除肿瘤以外其他病因引起的消化道狭窄性病变。按部位分类，包括食管狭窄、胃狭窄、结直肠狭窄。按病因分类，包括炎性狭窄、瘢痕性狭窄、先天异常、动力障碍性狭窄、良性占位性病变导致的狭窄等。其详细病因如表所示（表 10-8-1）。

表 10-8-1　消化道良性狭窄的病因

消化道良性狭窄	病因
炎性狭窄	反流性炎症：反流性食管炎
	腐蚀性炎症：误食强酸强碱导致消化道炎性狭窄
	手术后吻合口炎性狭窄
	感染性炎症：克罗恩病、肠结核等
瘢痕性狭窄	手术后吻合口瘢痕
	内镜下手术瘢痕
	注射硬化剂后瘢痕
	消化道溃疡瘢痕
良性肿瘤性狭窄	消化道脂肪瘤
	消化道间质瘤
先天异常	食管蹼
动力性障碍	贲门失弛缓症

各种原因所致的消化道良性狭窄根据其病理生理基础不一，治疗方法和效果也不尽相同。临床上消化道良性狭窄的治疗方法多样，炎性狭窄以消炎为主，瘢痕性狭窄以扩张治疗为主，包括外科手术、扩张、支架及药物等。但是这些方法主要都是针对食管良性狭窄形成后进行治。

内镜下治疗良性狭窄的方法很多，包括：扩张术、微波、激光、氩离子电凝术（APC）、高频电切、支架置入术、经内镜黏膜切除术（EMR/EPMR）、内镜下黏膜剥离术（ESD）、内镜经黏膜下隧道肿物切除术（STER）、经内镜下肌层切开术（POEM），外科手术等。根据不同病因的狭窄选择相应最佳的治疗方法。

1. 内镜下扩张术　操作简单、有效，常作为炎性狭窄、瘢痕性狭窄、先天异常扩张治疗的首选，内镜下扩张术包括水囊扩张器扩张术及锥形硅胶扩张器扩张术。

2. 微波、激光、氩离子电凝术（APC）、高频电切等　通过电热效应破坏狭窄病变处的组织，达到缓解狭窄的目的，也可用于炎性狭窄、瘢痕性狭窄及先天异常的治疗。

3. EMR、ESD 及 STER　用于治疗食管、胃结肠良性黏膜下肿瘤所致狭窄，通过内镜切除良性肿物达到解除狭窄的目的。

4. POEM　目前用于治疗贲门失弛缓症的首选治疗方法，在贲门上方约 5cm 处的食管黏膜表面打隧道进入黏膜下层，并对贲门固有肌层进行切开治疗，达到缓解贲门狭窄的目的。

5. 支架置入术　消化道支架从最初的塑料支架到记忆合金支架，从裸支架到覆膜支架、到新型载药支架、可降解支架等。消化道可取出支架可用于外科手术及内镜手术后良性狭窄的预防。

6. 外科手术　对于内镜下无法治疗后的良性狭窄，如巨大黏膜下肿物、严重的瘢痕狭窄等，外科手术是最终的选择。

（二）消化道恶性肿物的内镜下治疗

消化道最常见的恶性肿瘤，包括食管癌、胃癌、结直肠癌。消化道恶性肿物的治疗首选外科手术。当因高龄、有严重心脑血管疾患、肿瘤细胞广泛转移等无法进行外科手术时或外科手术术前缓解症状、预防手术并发症时，内镜下治疗手段是缓解患者临床症状、延长生存时间、提高病人生活质量的首选方法。常见内镜下治疗恶性狭窄的方法包括：内镜下金属支架植入术、肠梗阻导管植入术、内镜下狭窄扩张术等。

1. 内镜下金属支架植入术　通过内镜植入金属支架通过肿瘤狭窄部位达到开放再通狭窄的目的，一般开放期 3～6 个月。用于食管、胃十二指肠及结直肠肿瘤狭窄的再通，部分也用于手术前肠道准备。

2. 肠梗阻导管植入术　常用于手术前后出现肠梗阻的患者，分经口型及经肛型。经口型用于上消化道梗阻性病变，经鼻导入经口型肠梗阻导管先端达梗阻口侧，达到减轻狭窄近端肠道压力，排出肠内容物，缓解患者症状的目的。经肛型用于结肠脾曲以下恶性肿瘤的狭窄的术前准备，将其先端水囊通过狭窄段并注入灭菌水 20～25ml 使水囊膨起，固定于狭窄近端防止导管脱落。结肠脾曲以上恶性肿瘤狭窄的术前准备可选用内镜下植入金属支架再通。

3. 内镜下狭窄扩张术　与良性狭窄的治疗一样，需反复多次扩张达到暂时缓解狭窄的目的，常不被选用。

10

二、胃食管反流病的内镜下治疗

胃食管反流病（gastroesophagealrefluxdisease，GERD）指胃十二指肠的内容物反流至食管，引起不适症状和并发症的一种疾病。GERD 一般可分为非糜烂性反流病（nonerosive refluxdisease，NERD）、反流性食管炎（reflux esophagitis，RE）和 Barrett 食管。GERD 在欧美等国家比较常见，患病人群比例可达到 7%～15%。而近期我国某些地区的流行病学调查发现，GERD 的患病率约为 5.7%，且呈逐年上升趋势。该疾病症状发作持续时间长，且不易治愈，长期严重影响患者生活质量，且诊治费用高。近年国内外学者、专家尝试各种方法以治疗该病，主要包括一般治疗、药物治疗及内镜下治疗等，下面笔者将简要介绍胃食管反流病的内镜下治疗方法。

GERD 的内镜下治疗方法可分为 3 类，即内镜下射频消融治疗、内镜下注射或植入治疗和内镜下胃腔内缝合或折叠术。

（一）内镜下热能射频治疗

即 Stretta 射频治疗，进行该治疗的所需设备称 Stretta 设备，该设备由 1 根引导丝、射频导管和 1 个气囊组成。通过胃镜定位将引导丝留置于十二指肠内，后将射频导管经定位于胃食管交界处。将气囊上的针样电极刺入齿状线部位，打开射频发生器，使电极产生射频电流传入组织，射频电流转化为热能，使组织升温，组织温度达到85℃时射频发生器停止运转，另外从导管注入冷水来减轻组织损伤，射频治疗在齿状线上下每隔0.5cm的6~10个平面进行。该方法的作用机制目前有两种说法，一是术后下食管括约肌压力增高，二是术后一过性食管舒张频率降低。相关研究表明，该方法是一种安全、有效的治疗手段，但其在临床中的应用还不是很广泛。

（二）光动力学疗法

光动力学疗法（photodynamic therapy，PDT）主要是通过感光药物集中在易形成肿瘤的组织减少癌变，这些药物由某些波长的激光激活，从而产生细胞毒药物、单态氧，进而有选择性地破坏新生物。该种方法不良反应较少，避光时间短，适应范围广泛。有研究证明使用5-氨基乙酰丙酸治疗Barrett食管患者，取得了良好的效果。

（三）内镜下注射或植入治疗

主要包括为Enteryx，Gatekeeper、Durasphere和干细胞植入法。

1. Enteryx法　是将Enteryx溶液经内镜和X线的辅助下向下食管括约肌（lower esophageal sphincter，LES）部位的黏膜下层和肌层注射。Enteryx是一种高分子多聚物，具有生物相容性，注射后在迅速凝固成海绵状物质，后形成一层纤维膜，使LES压力和强度增加，恢复了胃食管交界处的膨胀性和顺应性，并在食管下段和胃之间形成了抗反流屏障。但因许多文献报道在使用该溶液时会出现注射位置不当，从而使溶液进入其他器官或血液循环而引起严重的并发症发生，因此，美国药监局已禁用此溶液进行临床治疗。

2. Gatekeeper法　是将聚丙烯腈水凝胶小条注入贲门部口端一侧黏膜下层。首先向食管黏膜下层注入生理盐水，产生黏膜垫，后将聚丙烯腈水凝胶小条穿刺植入。约24h后凝胶膨胀，形成LES屏障，LES静息压力增高，使胃食管交界处变小，从而起到抗反流作用。但因其在临床应用中出现食管穿孔等严重并发症，目前已基本停止使用。

3. Durasphere法　碳粒子是FIA新近批准使用的植入物之一，为悬于含3%β-葡聚糖水基载体凝胶的热解碳衣锆珠，其直径范围为90~212mm，为防止注射后移位，特别设计成惰性无活动力的粒子。治疗方法主要采用硬化治疗针将碳粒子注射进黏膜下层，以增加LES压力，从而防止胃内容物的反流。该方法被认为是可行且具有前景的一种治疗，但仍需大样本的临床资料来加以验证。

4. 干细胞注射法　近来有专家提出在胃食管交界处注射骨骼肌成体干细胞，使LES再生，从而恢复LES的解剖结构和功能。目前此种方法仍在基础实验阶段，仍需要进行更为深入的研究。

（四）内镜下缝合或折叠术

内镜下缝合或折叠术主要包括使用EndoCinch缝合器的内镜下贲门缝皱术、使用Ndo公司的Plicator全层折叠器的腔内全层折叠术、运用EsophyX装置治疗的腔内胃底折叠术等。但均因其并发症较多或者临床疗效不显著而未在临床上广泛应用。

胃食管反流目前主要以药物治疗为主，以PPI作为基础用药，辅以促动力药及其他药物治疗。但对于药物治疗效果较差者，可选择手术治及内镜治疗作为新的治疗方法，然而其长期临床效果及安全性还需大量临床证据来加以支持，有待进一步研究证实。

三、贲门失弛缓症的内镜下治疗

贲门失弛缓症（achalasia of cardia，AC）是一种以吞咽时LES松弛障碍为特征，并伴有食管体部蠕动障碍的食管运动功能障碍性疾病，临床表现为时轻时重的吞咽困难、反流、胸部堵塞感或不适感。

诊断方法包括胃镜检查、钡餐造影及食管测压，胃镜检查可排除器质性狭窄或肿瘤。内镜下贲门失弛缓症多表现为食管腔内残存大量食物残渣，食管体部扩张，伴有不同程度扭曲变形，食管管壁可呈节段性收缩环，贲门狭窄。

X线钡餐造影是检查和诊断贲门失弛缓症的有效手段，能动态观察到钡剂通过食管的影像。X线钡餐造影表现按病变演变过程可分为三个阶段：①早期：食管下段无扩张或轻度（直径<3.5cm）扩张，蠕动波可减弱或消失，取而代之的是频繁的无规律收缩运动，食管下端逐渐变细呈鸟嘴样（特异度约为75%），钡剂只能呈条状或线状通过狭窄部位而进入胃内。②中期：食管中下段中度（直径3.5~6.0cm）扩张，呈漏斗状，边缘光整，食管内钡柱需达到一定高度时通过狭窄段进入胃内，不规则运动较前减少，胃底常看不见气体。③晚期：食管高度（直径>6.0cm）扩张伴迂曲，严重时食管可扩张至正常食管横径的4~5倍，食管中下段运动消失，食管内有明显的潴留物，可见液-气平面，钡剂呈瀑布状落入食管下段囊袋内。

高分辨率食管测压一般被认为是诊断贲门失弛缓症的标准。据高分辨率食管测压的2014年芝加哥（Chicago）分型标准，贲门失弛缓症可分为以下三型（图10-8-1）：

Ⅰ型（经典型）：中位综合松弛压（IRP）>15mmHg，食管100%失蠕动性收缩。

Ⅱ型（食管增压型）：中位IRP>15mmHg，食管100%失蠕动收缩，全食管增压吞咽>20%。

Ⅲ型（痉挛型）：中位IRP>15mmHg，食管100%失蠕动性收缩，至少20%吞咽可引起食管痉挛（DL<4.5秒）。

贲门失弛缓症的治疗主要是以降低LES张力，使食管下段松弛为目标。目前主要的治疗方法有：口服药物治疗、球囊扩张、内镜下肌切开术治疗、内镜下LES处肉毒杆菌毒素注射治疗、外科手术治疗等。

10

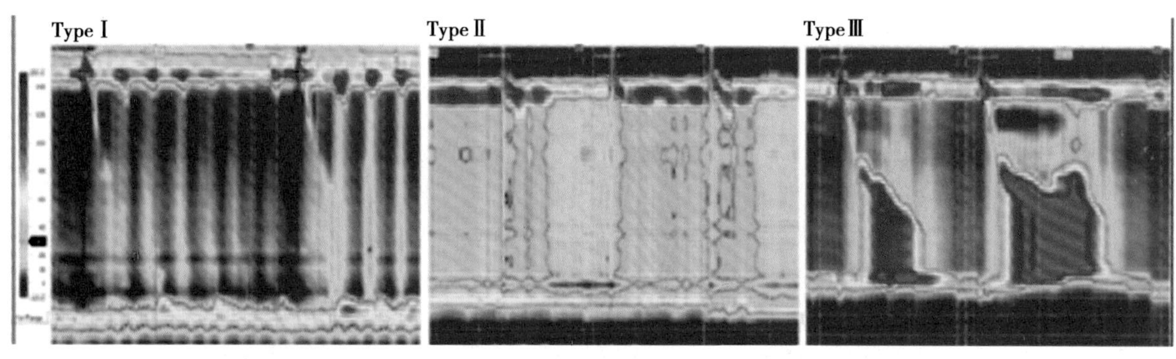

▶ **图 10-8-1 贲门失弛缓症的食管测压分型**（Chicago 分型）

目前 Heller 手术成为外科手术治疗贲门失弛缓症的基本术式。Heller 手术要点是暴露病段食管，根据狭窄长度，沿食管纵轴垂直切开食管末端肌层，切开总长度约 6~8cm，并在黏膜外剥离被切开的肌层，使达到食管周径的 1/2。但传统开放式 Heller 手术需开胸或者开腹，创伤大，大多患者不易接受，随着近年来腔镜技术的发展，腔镜下 Heller 术已逐渐取代传统的开放式 Heller 术，胸腔镜或腹腔镜下 Heller 术，特别是联合抗反流措施创伤小恢复快，手术操作简便，术后病死率低，并发症少，住院时间短，短期疗效较传统 Heller 术更好。

2010 年 Inoue 首次报道经口通过胃镜进入黏膜下层切断环形肌治疗贲门失弛缓的新术式即经口内镜肌切开术（peroral endoscopic myotomy，POEM），已广泛用于治疗贲门失弛缓症的治疗，且疗效显著。

POEM 术主要适用于明确贲门失弛缓诊断，影响生活质量的患者，可行 POEM。POEM 术禁忌证主要包括凝血功能障碍、严重心肺等器质性疾病、急性上呼吸道感染等无法耐受手术或麻醉，食管黏膜下层纤维化粘连明显，黏膜下分离建立隧道困难以及食管下段明显炎症，或巨大糜烂或溃疡者。

（一）POEM 术的基本步骤（图 10-8-2）

1. 患者在全麻下行经气管插管，患者可处于仰卧位或左侧卧位。

2. 经口置入内镜后距离胃-食管交界处（gastro-esophageal junction，GEJ）上方 8~10cm 处行黏膜下注射，黏膜抬举后纵行切开黏膜层约 1.5~2cm 显露黏膜下层。

3. 分离黏膜下层，建立黏膜下隧道：沿食管黏膜下层自上而下分离，边分离边黏膜下注射，建立黏膜下隧道至 GEJ 下方胃底黏膜下约 3cm。

4. 胃镜直视下从 GEJ 上方 7~8cm 处从上而。

5. 纵行切开环形肌至 GEJ 下方 2cm。

6. 钛夹夹闭隧道开口。

（二）POEM 术的并发症

1. 气胸、气腹或皮下气肿　一般情况下，轻度的气腹、皮下气肿及气胸不需进行特殊处理，然而对于肺压缩面积大于 30%的气胸患者，可进行胸腔闭式穿刺引流，对于严重的气腹，可行胃肠减压或腹腔穿刺放气。

2. 胸腔积液　POEM 术后出现胸腔积液的概率约为 40%，一般不需行特殊处理即可自身吸收，严重者可行超声引导下引流。

3. 出血　不易出现，术者术中一般会对活动性出血直接进行电凝或钛夹夹闭及时止血。

4. 感染　主要包括黏膜下感染、纵隔感染和肺部感染，术前预防性应用抗生素和充分清洁食管是防止该并发症出现的良好举措。

5. 消化道瘘　出现较少，保持黏膜的完整是预防出现消化道瘘的关键举措。

四、非静脉曲张性消化道出血的治疗

非静脉曲张性消化道出血系指消化道的非静脉曲张性疾病引起的出血，包括上消化道出血、下消化道出血及小肠出血性疾患。

（一）常见病因

1. 上消化道出血　多为上消化道病变所致，少数为胆胰疾患引起，其中以消化性溃疡、上消化道肿瘤、应激性溃疡、急慢性上消化道黏膜炎症最为常见。少见的有 Mallory-Weiss 综合征、上消化道血管畸形、Dieulafoy 溃疡、食管裂孔疝、胃黏膜脱垂或套叠、急性胃扩张或扭转、理化和放射损伤、壶腹周围肿瘤、胰腺肿瘤、胆管结石、胆管肿瘤、胃肠外科手术后出血、经内镜微创手术后出血（包括经内镜息肉切除术、EMR/EPMR、ESD、ESE、STER、POME）等。某些全身性疾病，如感染、肝肾功能障碍、凝血机制障碍、结缔组织病等也可引起本病。消化性溃疡、应激性病变、胃食管肿瘤、Mallory-weiss 综合征及胆胰疾病等。

2. 下消化道出血　息肉或息肉病、溃疡性结肠炎、肠结核、克罗恩病、放射性肠炎、缺血性肠炎、恶性肿瘤、血管畸形，结直肠手术后出血、经内镜微创手术（包括经内镜息肉切除术、EMR/EPMR、ESD）等。

3. 小肠出血性疾病　小肠炎性疾病、小肠间质瘤、小

10

肠血管畸形、小肠恶性肿物、小肠梅克尔憩室等，小肠出血性疾患目前多选用外科手术治疗。

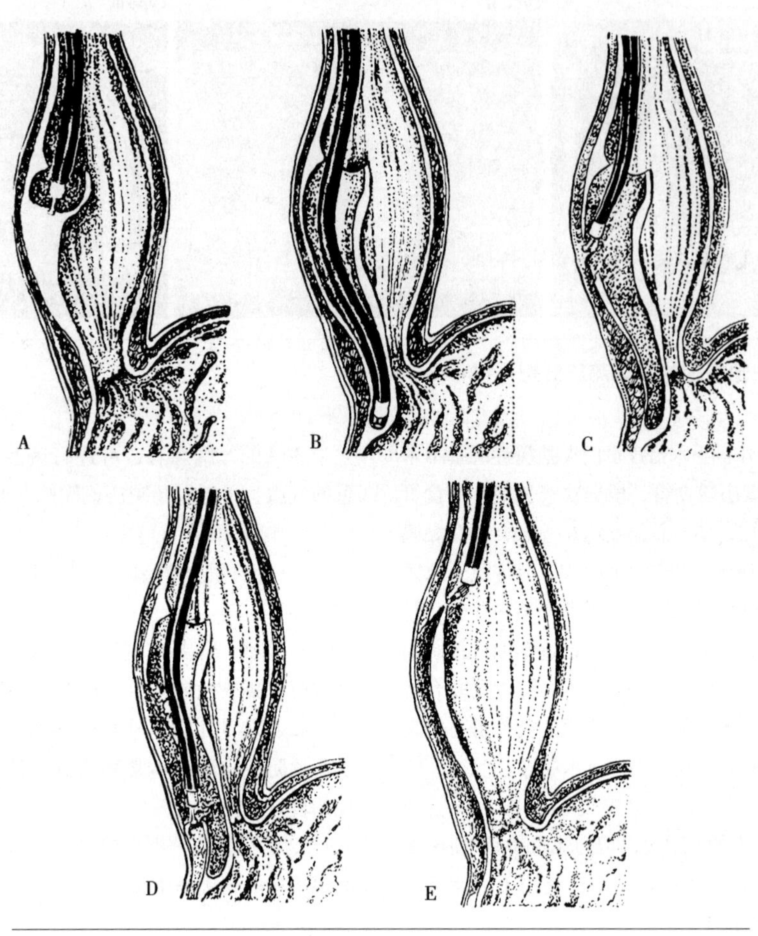

▶ 图 10-8-2 POEM 的操作示意图

（二）内镜下止血

起效迅速、疗效确切，应作为首选。可根据医院的设备和病变的性质选用药物喷洒和注射、热凝治疗（高频电、氩气血浆凝固术、热探头、微波、激光等）和止血夹等治疗。

止血夹止血主要适用于小动脉出血，故用于多数出血较汹涌，要迅速止血时，有时需放置多个止血夹。慢性渗血尤其广泛渗血时，止血夹无效。

热凝治疗中，氩气血浆凝固术（APC）凝固深度相对恒定，治疗安全；覆盖面积大，侧向优势，作用时间快，疗效明显；对金属材料无损伤，穿孔等并发症少。但是大出血伴休克或积血影响视野时禁用。

（三）内镜止血注意事项

1. 低出血风险（底苔洁净或溃疡面有非凸起性红斑）者不推荐行内镜止血。

2. 溃疡面有血凝块者，应观察是否有活动出血，如无活动出血，慎行内镜下止血。如有活动出血需冲洗使其脱落，多选用喷洒和注射方法进行止血。如止血失败可局部钛夹定位后介入下血管栓塞术或外科手术上血。慎用止血夹及电灼止血方法以免引起继发性穿孔。

3. 出血量较大的高危患者，尤其上消化道出血病人建议在手术室气管插管后再行内镜下止血治疗。

（四）药物治疗

抑酸药物：抑酸药能提高胃内 pH，既可促进血小板聚集和纤维蛋白凝块的形成，避免血凝块过早溶解，有利于止血和预防再出血，又可治疗消化性溃疡。临床常用的制酸剂主要包括质子泵抑制剂（PPI）和组胺 H_2 受体拮抗剂（H_2RA）。诊断明确后推荐使用大剂量 PPI 治疗，奥美拉唑 80mg 静脉推注后，以 8mg/h 输注持续 72 小时。其他 PPI 尚有泮托拉唑、兰索拉唑、雷贝拉唑、埃索美拉唑等。H_2RA 的常用药物包括西咪替丁、雷尼替丁、法莫替丁等，口服或静脉滴注，可用于低危患者。

五、食管、胃底静脉曲张治疗

内镜治疗食管、胃底静脉曲张包括硬化剂注射治疗、套扎治疗、组织黏合剂注射治疗及多种方法联合治疗。

（一）内镜下食管胃底静脉曲张注射疗法

1. 硬化剂注射疗法（endoscopic injection sclerotherapy,

EIS）

（1）适应证：①急性食管静脉曲张出血；②既往有食管静脉曲张破裂出血史（次级预防）；③外科手术后食管静脉曲张再发者；④不适合手术治疗的食管静脉曲张患者。

（2）禁忌证：①肝性脑病≥2期；②伴有严重的肝肾功能障碍、大量腹水、重度黄疸，出血抢救时根据医生经验及所在医院的情况掌握。

（3）疗程：第1次硬化治疗后，再行第2次、第3次硬化治疗，直至静脉曲张消失或基本消失。每次硬化治疗间隔时间为1周左右。第一疗程一般需3~5次硬化治疗。建议疗程结束后1个月复查胃镜，每隔3个月复查第2、第3次胃镜，6~12个月后再次复查胃镜。发现静脉再生必要时行追加治疗。

（4）术后处理：①术后禁食6~8小时，以后可进流质饮食，并注意休息；②适量应用抗生素预防感染；③酌情应用降门脉压力的药物；④术后严密观察出血、穿孔、发热、败血症及异位栓塞等并发症。

（5）常用硬化剂：1%乙氧硬化醇、聚桂醇注射液等。EIS治疗食管和胃底静脉曲张及其出血疗效确切，应用也最普遍，是食管胃底静脉曲张急诊止血的首选方法之一，止血成功率可达81%~98%。硬化剂注入后造成局部血管内皮无菌性损伤，血栓形成、机化、纤维瘢痕形成，阻塞血流，反复治疗可使静脉曲张逐渐减轻或血管闭塞消失。注射方法：血管内、血管旁、血管内及血管旁混合注射三种。

（6）注意事项：硬化剂注射部位的选择应于食管下端开始，各静脉注射点尽量避免在同一平面，以免术后瘢痕造成食管狭窄；注射时应避开食管蠕动波，并嘱患者平静呼吸，避免咳嗽，以免注射针划破血管造成破裂出血。

2. 组织胶注射治疗

（1）适应证：①急性胃静脉曲张出血；②胃静脉曲张有红色征或表面有糜烂，有出血史（次级预防）。

（2）方法：组织胶有效地使曲张静脉闭塞，早期再出血率明显降低，死亡率下降。医用组织黏合剂包括氰基丙烯酸盐、氰基丙烯酸酯、纤维蛋白胶等。治疗方法：目前推荐使用"三明治"夹心注射法，即将注射针内预留无阴离子的油性物质（常用碘油，也可用聚桂醇），中间推注组织胶，随后推注稍多于针腔容量的油性物质，其中组织胶可用原液或不同浓度的稀释液。组织黏合剂注射量根据静脉的大小经验性用量。经内镜注射组织胶，通过胶合液与血液接触后快速聚合和硬化，可有效闭塞曲张静脉，从而控制曲张静脉出血，早期再出血率由30%降至10%，明显降低住院病死率。常用的组织胶是N丁基-2-氰丙烯酸盐。尤其适用于食管胃底静脉曲张及预示再出血的食管粗大静脉曲张，主要并发症是脑栓塞以及门静脉、肺静脉栓塞，但发生率很低。

（3）术后处理：同硬化治疗，给予抗生素治疗5~7天，注意酌情应用抑酸药。

（二）内镜下食管静脉曲张套扎术（endoscopic esophageal varix ligation，EVL）

1. 适应证 ①急性食管静脉曲张出血；②既往有食管静脉曲张破裂出血史（次级预防）；③外科手术后食管静脉曲张再发者；④中重度食管静脉曲张无出血史，存在出血危险倾向的患者（初级预防）。

2. 禁忌证 ①有上消化道内镜检查禁忌；②出血性休克；③肝性脑病。

3. 疗程 套扎间隔10~14天可行第2次套扎，直至静脉曲张消失或基本消失。建议疗程结束后1个月复查胃镜，每隔3个月复查第2、第3次胃镜，以后每6~12个月进行胃镜检查，发现复发的情况必要时行追加治疗。

4. 术后处理 术后一般禁食24小时，观察有无并发症：如术中出血（曲张静脉套勒割裂出血），皮圈脱落（早期再发出血），发热，局部哽噎感等。

EVL其原理类似内痔橡皮圈结扎法，是一种安全、有效、简单的食管静脉曲张的治疗方法。插入内镜后观察食管静脉曲张情况，一般从食管下端近贲门开始，螺旋向上结扎曲张静脉。注意避免在同一水平做多个结扎，以免引起食管腔狭窄；结扎前必须将需要结扎的静脉完全吸入结扎器内，再释放橡皮圈，否则未将曲张静脉套扎完全，结扎组织脱落后易导致出血；即使结扎完全，术后也应注意结扎橡皮圈脱落时所致的继发性出血。EVL治疗食管胃底静脉曲张的目的是使结扎的曲张静脉纤维化，闭塞曲张静脉腔，预防和减少再出血，在紧急止血治疗方面因内镜安装了皮圈结扎器后视野较小，寻找合适结扎处较为困难，因此目前主要用于出血后择期治疗。EVL食管静脉曲张完全根除率为77.6%，再出血率及病死率分别为24.1%和22.4%。EVL术后常规给予抗酸药物及抗生素，以防止胃酸反流或继发感染。

（1）单环套扎法：每次仅能做一次结扎，故需留置内镜外套管于食管近段，以避免内镜反复进出对咽部的刺激和损伤。

（2）多环套扎法：常用6~8环，一次进镜可完成多次结扎，较为方便。

（3）密集套扎法：用一次用2~3套多环套扎器对食管曲张静脉在不同层面纵向密集套扎将曲张静脉完全阻断，可提高EVL的根除率。

（三）联合应用EVL与EVS治疗

单纯应用EVL治疗时由于只能结扎黏膜及黏膜下层的曲张静脉而留有深层静脉及交通静脉，因此，静脉曲张复发早，复发率也高；而单纯应用EIS时则由于每次硬化剂剂量较大，治疗次数相对较多，易引起食管深大溃疡，并可能导致治疗近期溃疡出血及远期食管狭窄，甚至食管穿孔或硬化剂远端脏器浸润栓塞等严重并发症的发生。

EIS与EVL是内镜治疗食管静脉曲张的主要方法，两者可互补使用，一般是EVL后，用EIS残余的曲张静脉进行治疗，或用EIS治疗胃底静脉曲张，EVL治疗食管静脉曲张。联合应用EVL与EVS可使两者产生互补协同效应，提高疗效，减少并发症发生。EVL联合EIS治疗食管胃底静脉曲张，避免了两者的缺点，又产生了优势互补，使疗效更确切、治疗更安全。

（四）联合应用组织胶与EIS治疗

组织胶不引起局部炎症和继发的食管纤维化，因此不能阻止产生新的曲张静脉，注射治疗破裂出血的静脉，而其他曲张静脉依然存在，且有并发出血的可能。因此，在应用组织胶治疗曲张静脉及破裂出血的同时，对其余曲张静脉采用硬化剂注射治疗，可有效增加组织黏合剂疗效，减少术后再出血发生率。

六、消化道黏膜层及黏膜下病变的内镜下治疗

消化道黏膜下肿瘤（submucosal tumor，SMT）泛指一类来源于黏膜层以下（主要是黏膜肌层、黏膜下层和固有肌层）的消化道病变，主要包括平滑肌瘤、间质瘤、脂肪瘤和神经源性肿瘤等。消化道SMT以良性肿瘤多见，少数为恶性肿瘤主要为平滑肌肉瘤、脂肪肉瘤和恶性间质瘤等。目前多通过行超声内镜判断肿物起源的层次、大小和内部回声从大体上判断病变性质。

10

目前国际上多上对于2cm以下的SMT多建议临床密切随访观察，对2cm以上的SMT多行外科手术切除治疗。然而随着内镜治疗技术的快速发展，SMT也可由ESD来进行内镜下的切除，且在ESD的基础上发展了新技术来进行SMT的内镜下治疗。其治疗方法有内镜下黏膜切除术（endoscopic mucosal resection，EMR）、内镜黏膜下剥离术（endoscopic submucosal dissection，ESD、内镜黏膜下挖除术（endoscopic submucosal excavation，ESE）、内镜全层切除术（endoscopic full-thickness resection，EFR）及内镜黏膜下隧道肿瘤切除术（submucosal tunneling endoscopic resection，STER）等。

（一）经内镜黏膜下剥离术（Endoscopic submucosal dissection，ESD）

随着科技的进步，内镜器械产品也随之更新，一种新的用于内镜下黏膜切除的切开刀——即IT刀被Takekoshi等发明。随着新器械的发明，新的内镜下技术也随之产生。1999年日本学者提出内镜下黏膜剥离术，此项内镜下的技术不仅可以切除直径大于2cm的病变，而且不同于EMR的圈套切除。它采用先环切再剥离的方法从而使病变能够完整切除。ESD如此明显的优势使其在出现后立即受到欢迎并被运用于切除病灶黏膜的病症中。相较EMR而言，尽管ESD操作比较困难，且易出现并发症，但ESD在整块切除、根治性切除及复发率方面优势明显，ESD技术20世纪90年代在日本首先应用于临床早期癌和大肠侧向发育病变的切除治疗，目前延伸至消化道黏膜下肿物治疗，扩大了内镜下诊断治疗消化道黏膜下肿物的适应证，推动了对消化道早期肿瘤的起源、发生和发展的认识，提高了基础研究和临床应用的水平。

（二）经内镜黏膜下挖除术（endoscopic submucosal excavation，ESE）

ESE是一项有效治疗固有肌层肿瘤的方法，来源于ESD的延伸。ESD最初用来切除位于黏膜的病灶，但随着技术提高，对于黏膜下肿瘤也可进行治疗。周平红等开创性地提出将应用ESD技术切除黏膜下肿瘤的方法称为内镜黏膜下挖除术即ESE。

ESE适应证：①直径大于2cm良性或交界性的来源于固有肌层的黏膜下肿瘤，术前EUS和CT检查确定病变为腔内生长方式；②病灶小于2cm；但患者有强烈切除的愿望。

ESE手术步骤：①标记：应用针形切开刀或氩离子束凝固（argon plasm coagulation，APC）于隆起病灶边缘进行电凝标记，但对于明显突向腔内的较大病变，不必标记；②黏膜下注射：于隆起病灶边缘标记点，多点行黏膜下注射使黏膜抬举；③切开病变外侧缘黏膜：应用切开刀沿病灶边缘标记点切开黏膜；④剥离病变：沿病变包膜周围应用切开刀等进行分离；⑤创面处理：切除病变后对于创面可见的小血管，应用电止血钳或APC进行烧灼。必要时应用金属止血夹缝合创面。

（三）经内镜全层切除术（endoscopic full thickness resection，EFR）

EFTR扩大了ESE的治疗深度，特点是变被动穿孔为"人工"穿孔，主要用于与浆膜层粘连紧密的固有肌层肿瘤。主要适用于对于起源于固有肌层和CT检查发现肿瘤突向浆膜下或腔外生长以及ESE术中发现瘤体与浆膜层紧密粘连而无法分离的胃SMT（图10-8-3）。

EFTR手术步骤：①标记、黏膜下注射及切开黏膜同ESE；②采用ESD技术沿肿瘤周围分离固有肌层至浆膜层；③应用切开刀沿肿瘤边缘切开浆膜层，造成"主动"穿孔；④胃镜直视下应用切开刀或圈套器完整切除包括浆膜在内的肿瘤；⑤应用金属夹和尼龙绳缝合创面。

对于来源于固有肌层的SMT术前必须明确病变的大小及生长方式（腔内或腔外生长），以判断该病变的切除方式。切除过程中如瘤体突向腔外，换用双钳道内镜。用异物钳拖拉瘤体至腔内，应用圈套器圈套电切包括固有肌层和浆膜层在内的瘤体，注意避免切除的肿瘤落入腹腔内。内镜下成功修补穿孔，避免追加外科手术修补以及术后腹膜炎的发生，是EFTR治疗成功的关键。对于未接受过严格的内镜缝合培训、无内镜缝合经验者，建议不要贸然开展EFTR治疗。近年来出现了许多新方法和新型内镜专用辅助缝合器械。但金属夹缝合术仍然是目前使用最为广泛的穿孔缝合技术。胃镜直视下应用金属夹自创面两侧向中央完整对缝创面。由于金属夹跨度有限，不能一次性将穿孔夹

闭，适当吸引胃腔内气体，充分缩小穿孔，利用多个金属夹夹闭穿孔，即“吸引-夹闭-缝合”。如果创面较大，无法关闭，可负压吸引大网膜进入胃腔，应用金属夹沿创面边缘夹闭大网膜和胃黏膜闭合创面，为“网膜垫（omental patch）缝合”技术；亦可换用双钳道内镜，一个钳道置入尼龙绳圈于胃壁切缘，经另一钳道多枚金属夹夹闭切缘胃壁组织和尼龙绳。最后收紧尼龙绳关闭创面。为尼龙绳结合金属夹的“荷包缝合（string suture）”方法。全层切除病变后，胃内的高压气体会迅速进入腹腔，积气过多时。会造成患者生命体征不稳，也会严重影响视野，建议用腹穿针进行腹部穿刺排气，直至创面完全缝合，确认已无空气自排气针中排出时，拔出排气针。

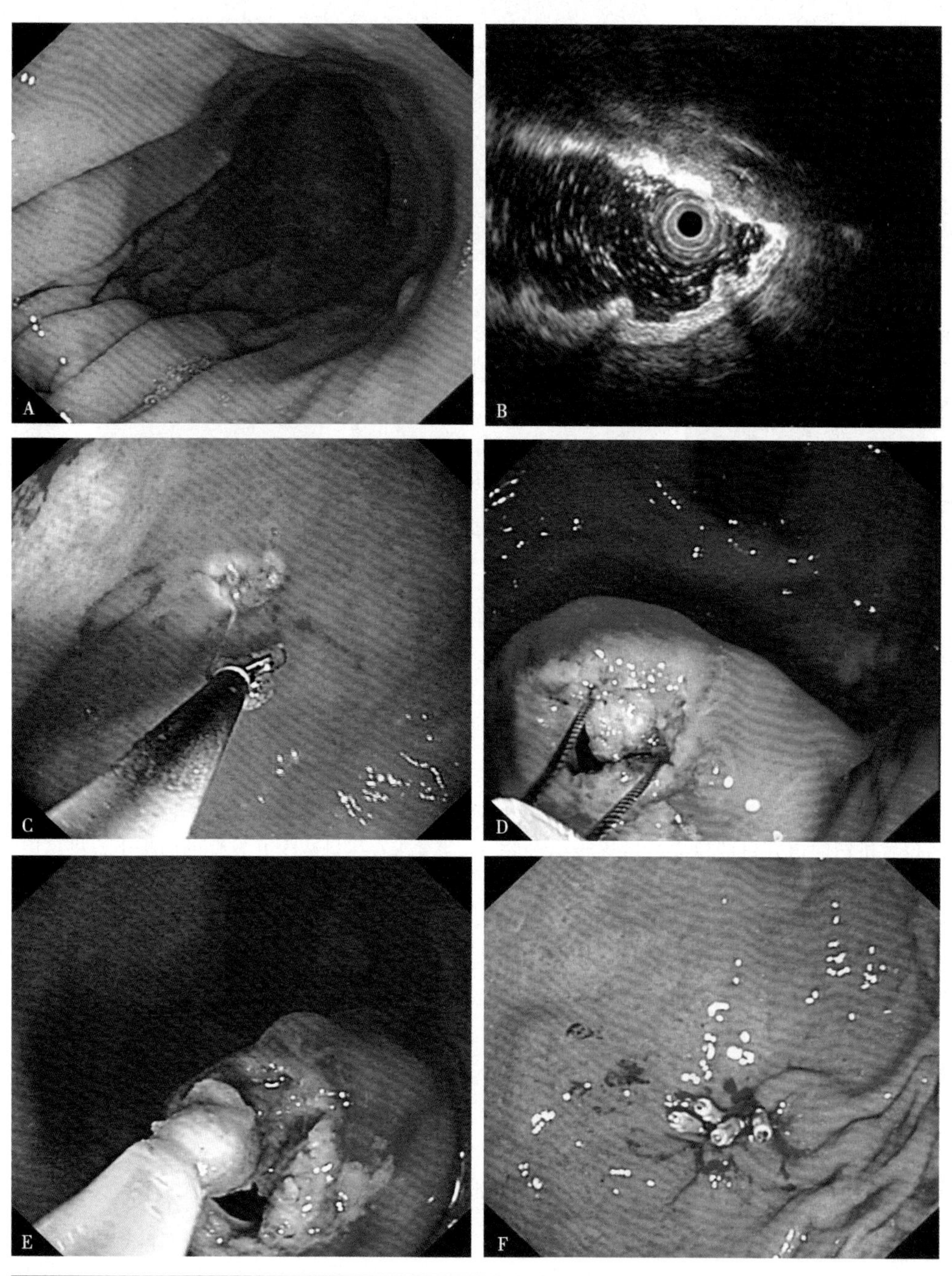

▶ 图 10-8-3　经内镜全层切除术

（四）黏膜下隧道切除术（submucosal tunneling endoscopic resection，STER）

ESD 切除固有肌层肿物易出现消化管道的穿孔风险，且由于黏膜层的破坏导致穿孔闭合修补也较为困难，因此，保持黏膜的完整性对于内镜下治疗固有肌层肿物是非常必要的。因此，在经口内镜下肌切开术即 POEM 术的基础上发展了一种新的内镜下技术—内镜黏膜下隧道肿瘤切除术（submucosal tunneling endoscopic resection，STER），该技术在临床中应用于起源于固有肌层的黏膜下肿物的切除并取得了良好的效果（图 10-8-4）。

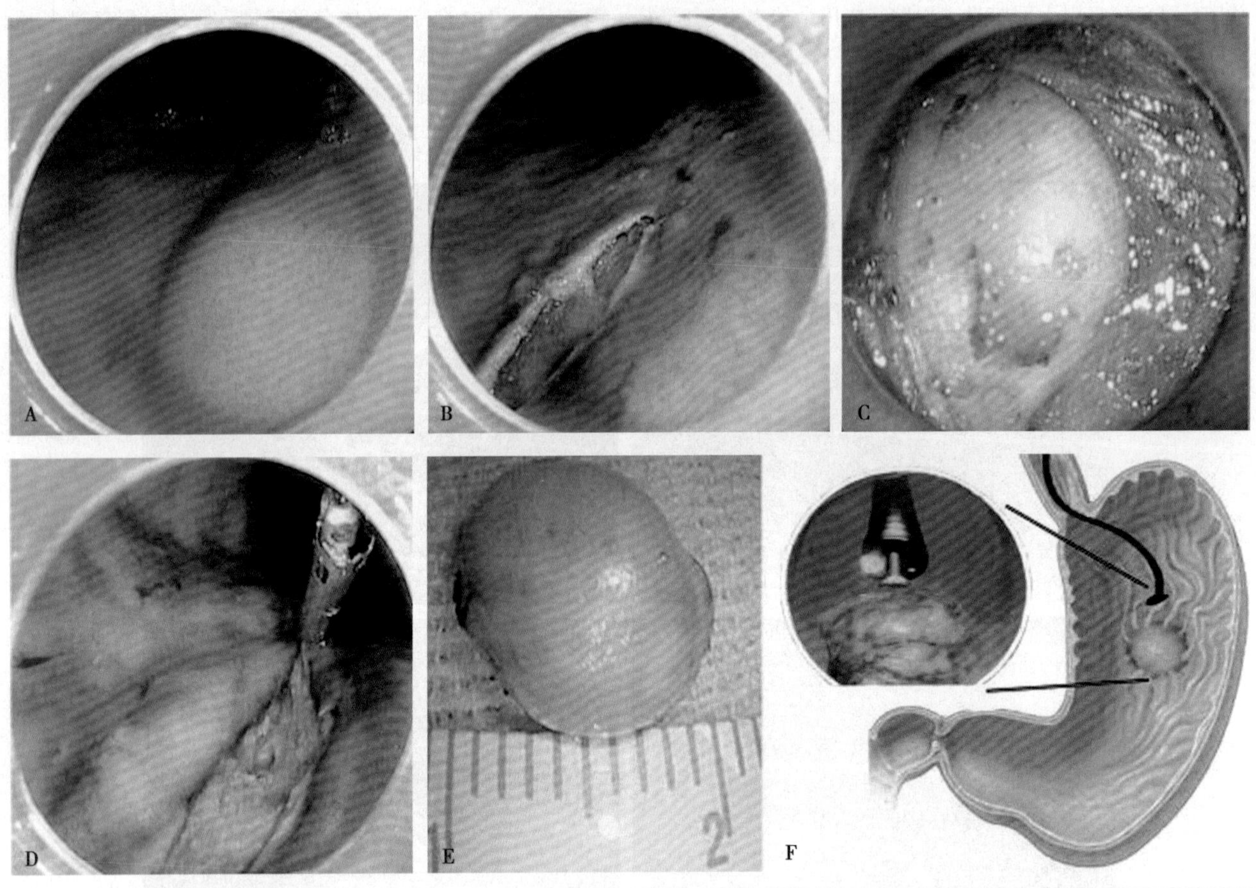

▶ 图 10-8-4 STER 手术步骤

STER 手术步骤：①建立黏膜下隧道：一般选取距肿物 3cm 以上的位置进行隧道开口的建立，后逐步向肿物方向逐渐分离黏膜层与固有肌层从而建立黏膜下隧道，直至暴露肿物；②剥离并取出肿物：沿肿物周围逐渐剥离肿物周边组织至肿物完全剥离，取出肿物；③关闭隧道开口：处理隧道内活动性出血及暴露血管后，关闭隧道开口。

对于消化道固有肿物的治疗而言，STER 相较于 ESD 的优势在于可一次性的完整剥离肿物且保持消化道黏膜的完整，因此可以有效避免消化道瘘的发生及胸腹腔的继发感染。对于消化道固有肌层肿物的治疗来讲，STER 是一种创伤小、愈合快且并发症少的微创治疗，但仍需要大样本的临床病例来加以证实。

七、消化道息肉摘除术

经内镜切除消化道息肉目前已相当普及且技术也较成熟。对于包括食管、胃、十二指肠及结直肠的息肉均可采用此方法进行治疗。该术式不仅能完整快速切割息肉鉴别良恶性，而且能彻底止血，是消化道息肉首选的微创治疗治疗方法。可作为开腹手术替代治疗的一种有效微创外科手术。出血和穿孔是内镜下息肉切除的严重并发症，临床上要求在尽量减少并发症的前提下，将息肉完全切除，实际操作中应针对息肉的多少、直径、形状及部位选择具体的切除方法

（一）切除方法

1. 经内镜电热活钳切除术　内镜下用电热活检钳钳夹息肉，利用高频电灼热效应产生局部高热，使组织水分汽化蒸发，蛋白凝固变性而被切除，具有创伤小，无痛苦，简单快捷，花费少以及术后恢复快等优点。用于直径<0.4cm 的无蒂及亚蒂息肉的治疗（见图 10-8-5）。

2. 经内镜圈套息肉切除术　是一种较为成熟和普遍采用的方法，内镜下用圈套器圈套息肉，利用高频电切除息肉的方法。适用于 0.5cm 以上隆起型息肉的切除。对于带蒂的息肉可先用尼龙结扎圈或钛夹于蒂部结扎息肉中央供血动脉后，再用圈套器于结扎处近端切除，效果尤为满意（图 10-8-6）。

3. 氩离子凝固术　氩离子凝固术（APC）又称氩气刀，是一种非接触性凝固方法。操作时不用接触病灶，氩离子束自动流向出血部位，可连续进行电凝，但电凝深度限于 3mm 内，可以避免高频电极对胃肠壁的过度接触所致的穿

孔，对出血性病变可以在直视下进行非接触电凝，因此具有操作方便，疗效显著的特点。适用于 0.5cm 以下扁平息肉的切除。尽管 APC 治疗具有较多优点，但仍有小于 1% 的并发症，主要有轻微腹痛、腹胀、烧灼感等，可能是黏膜下神经丛受刺激或凝固面受胃到胃蛋白酶的影响所致。故治疗时需掌握治疗的功率和时间，避免在同一部位反复治疗（图 10-8-7）。

需要注意的是，当遇到形态相似的散在多发的小息肉时，应先取活检送病理，确认是炎性息肉或增生性息肉，而非腺瘤性息肉后，才可使用 APC 凝除。

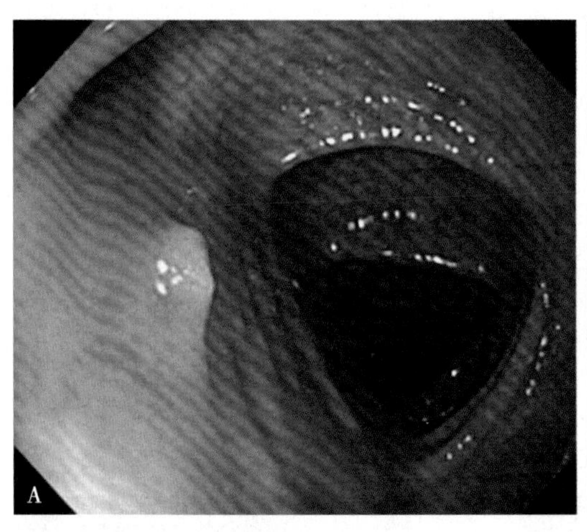

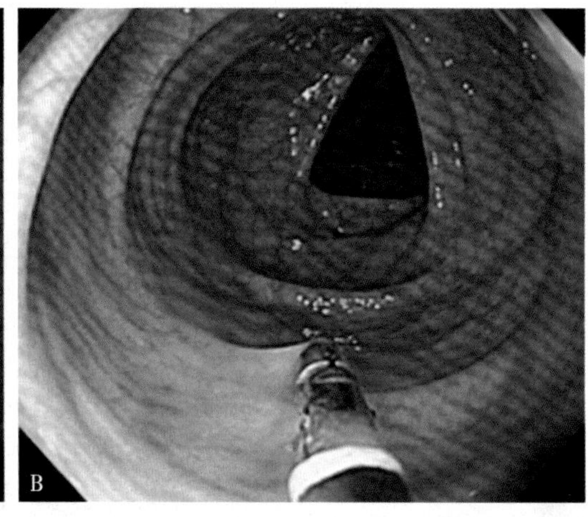

▶ 图 10-8-5 经内镜电热活钳切除术

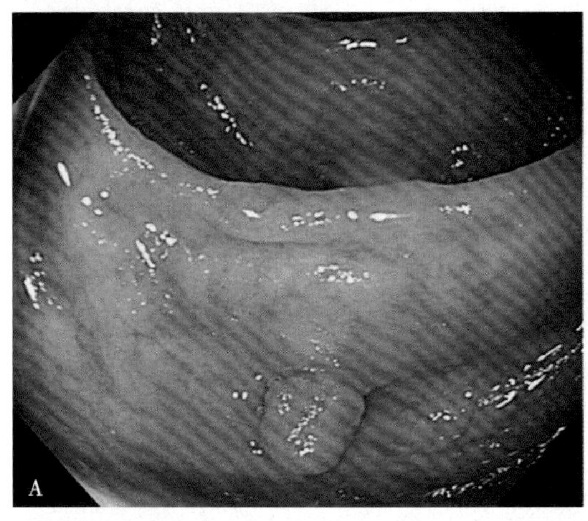

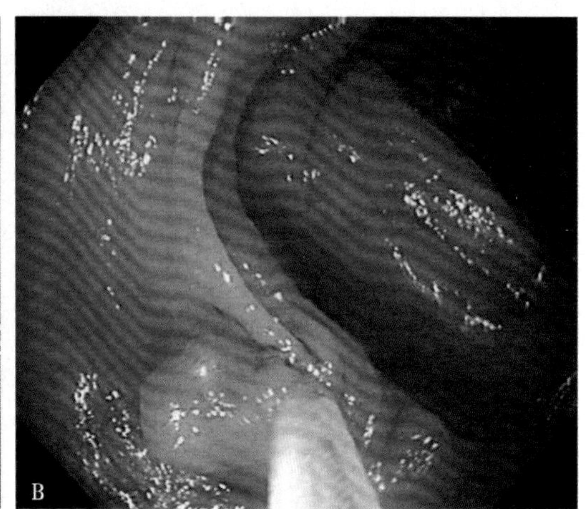

▶ 图 10-8-6 经内镜圈套息肉切除术

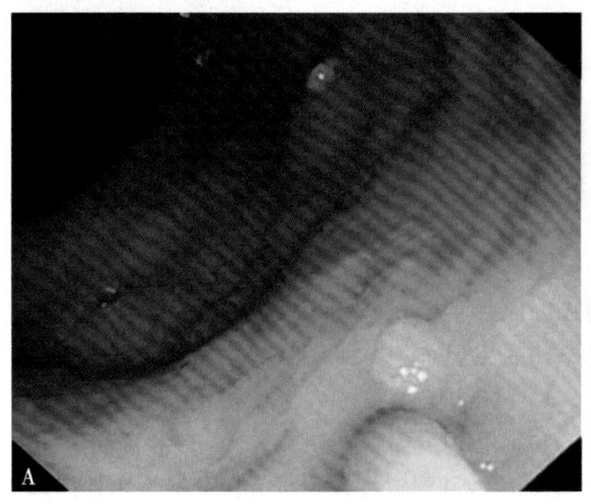

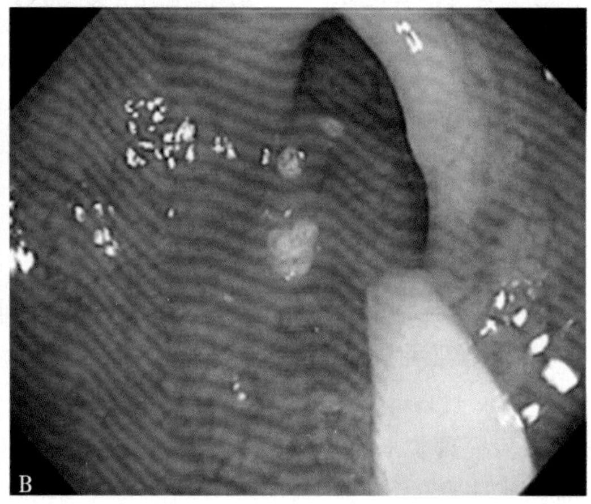

▶ 图 10-8-7 氩离子凝固术

4. 经内镜尼龙圈结扎术 对于息肉直径在 1.0cm 以上长蒂息肉的患者，通过尼龙圈结扎可以很好的阻断息肉的中央滋养血管，息肉缺少血液供应，而自行脱落坏死。其优点在于摘除息肉较彻底、缩短治疗时间，操作容易、出血发生率低等。尼龙圈脱落时间为 3~15d。单纯应用尼龙圈套扎息肉，因息肉标本不能回收进行组织学检查，易造成恶性息肉的漏诊及尼龙圈套扎脱落后引起迟发性出血，因此临床上常与高频电凝切除术联合应用，首先结扎息肉的中央供血动脉，再行高频电切除。需要注意的是尼龙圈结扎时应尽量贴近有蒂息肉蒂的根部，使其上方留有切除空间，以免切除后尼龙圈脱落造成大出血。

5. 内镜下黏膜切除术（EMR） 是由内镜高频电凝切除术与内镜黏膜注射术结合发展而来的治疗技术，最先由 Dcvhlc-J 1973 年报道，其治疗机制是把一定量的盐水注射到黏膜下层，形成水垫使黏膜下层以上的组织抬高，便于圈套切除，为了便于切除层次的确认，盐水中可加入少量靛胭脂染色剂使黏膜下组织着色。适用于 0.5cm 以上 2.0cm 以下的广基息肉。在行 EMR 前，应先确定有无黏膜下浸润。用生理盐水黏膜下注射，注射后病变明显隆起称抬举征阳性（the lifting sign)，如无隆起，表明有深层浸润。超声内镜有助于准确判断浸润深度和有无淋巴结转移。如确认无黏膜下层浸润，可进行 EMR 治疗。对于大于 2.0cm 的病灶，可行 EPMR 或 ESD。EMR 并发症主要有出血和穿孔，活动性出血常因操作伤及黏膜下深层或因有肌层表面的血管引起，一般经内镜下 APC 及止血夹等治疗均可以成功止血。而穿孔则是较严重的并发症，可能与黏膜下注射液量不够，黏膜下层与肌肉层未完全离率、切除指征掌握不严格、术中电凝电切使用不当等有关。故行 EMR 术时黏膜下注射是非常关键的操作，充分的黏膜下注射可以使息肉完全抬举，既可以使息肉完整切除，也可避免穿孔的发生（图 10-8-8）。

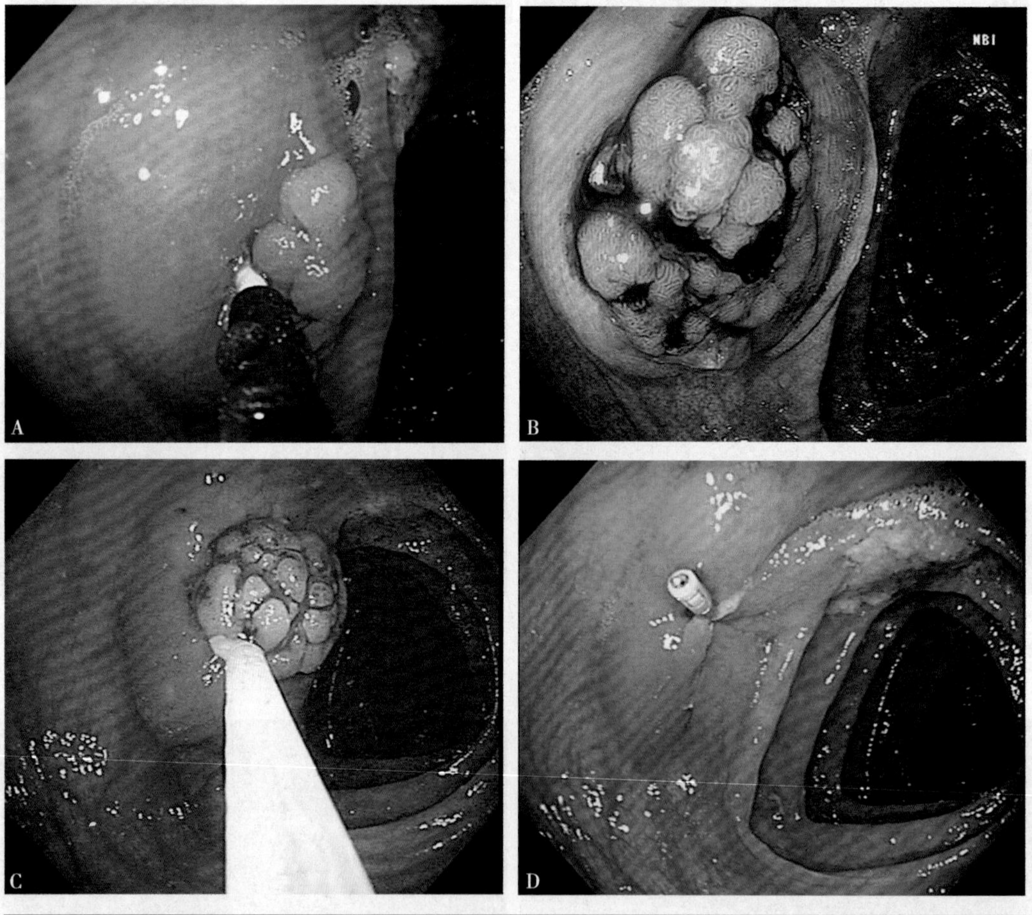

▶ 图 10-8-8 EMR 操作步骤

A. 将病变部位冲洗干净，使其充分暴露；在病变周边进行黏膜下注射；B. 放大内镜+NBI 染色观察；C. 应用圈套器将病变部位圈套；圈套器收紧后提起病变并通电切除；D. 创面钛夹封闭；回收组织标本

6. 内镜下黏膜剥离术（ESD） 针对 EPMR 在治疗早期大肠癌时的技术缺陷，ESD 通过切除病灶周围黏膜及剥离黏膜下组织达到病灶的完整切除；ESD 适用于病灶直径>2.0cm 侧向发育性肿瘤（LST)、浅表浸润的黏膜下癌、大的凹陷性肿瘤以及体积较大，可疑为恶性的隆起性病变。ESD 肿瘤残留率和复发率均较低；具有以下优势：①无论

病灶大小、位置都能切除、较大的病灶也能整块切除；②病变黏膜整块切除率高，易于进行病理组织学检查，判断病变湿润深度及范围；③能解决 EMR 不完全切除时病灶残留和复发问题。可见 ESD 是治疗消化道良性病变和早期癌变的有效手段。

ESD 可以扩大内镜下切除肿瘤的适应证并获得肿瘤的精确病理评估。许多文献认为 ESD 是比 EMR 更为可靠的早期胃肠道肿瘤内镜治疗方法。然而，由于消化道肠壁较薄，尤其结肠，肠壁薄且肠腔皱襞多，肠管走行变异大，故结肠 ESD 操作难度较大，易导致出血和穿孔并发症发生。因此，开展 ESD 技术要求内镜医师具备娴熟的内镜操作技术（图 10-8-9）。

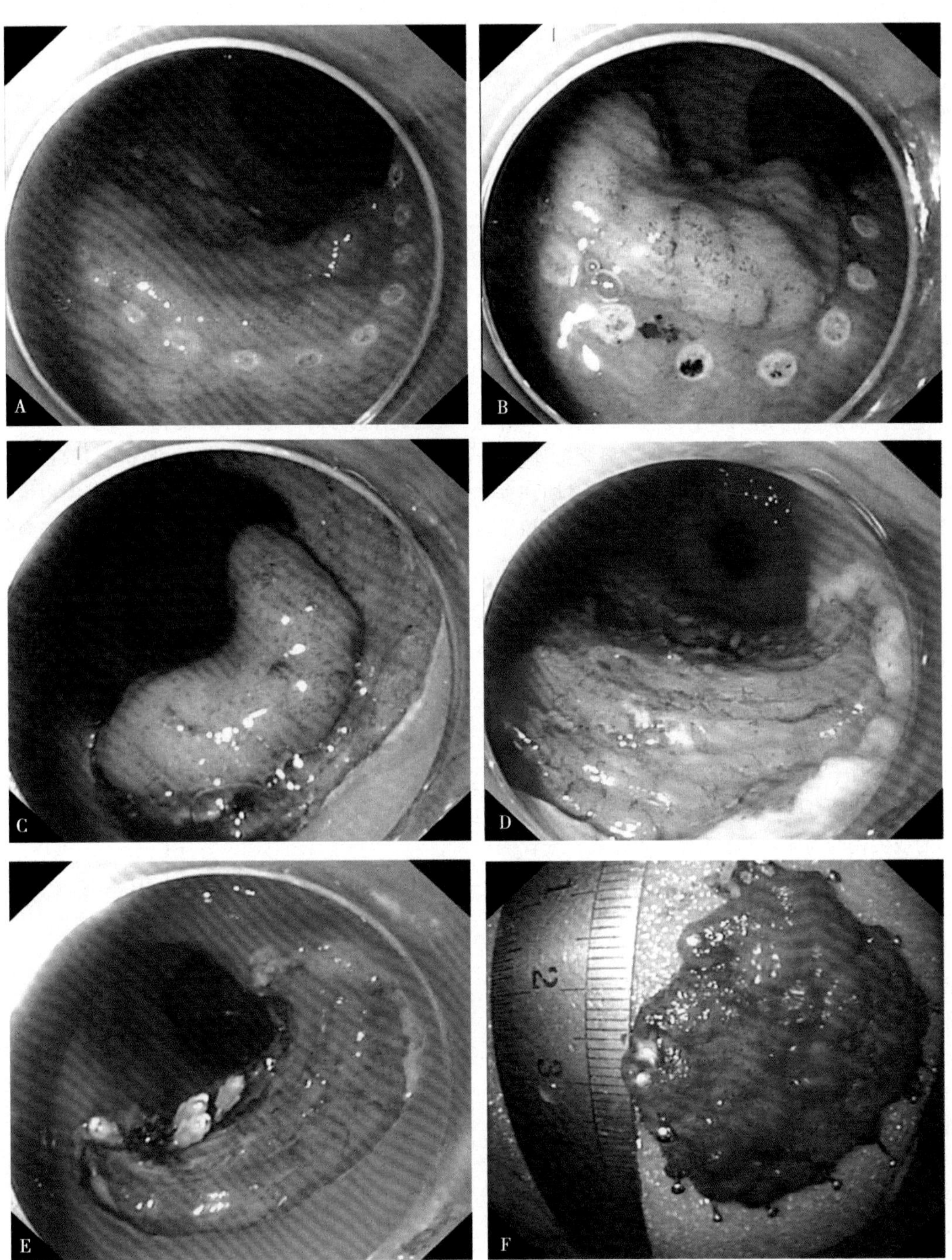

▶ 图 10-8-9 ESD 操作步骤

A. 充分暴露病变，确定病变范围并在病变外围进行标记；B. 进行黏膜下注射，观察抬举征；C、D. 在病变周围切开病变黏膜至黏膜下层、在病变周围标记点的外缘环周切开黏膜；黏膜下层剥离；E. 在剥离的过程中不断地处理裸露的血管；F. 将病变黏膜完全剥离下来，并处理创面，预防迟发型出血；标本处理

八、消化道异物取出术

（一）异物的诊断

完全清醒、有沟通能力的大龄儿童和成人，一般都能确定吞食的异物，指出不适部位。然而，一些患者并不知道他们吞食了异物，而在数小时、数天或数年后出现与并发症有关的症状。幼儿及精神病患者可能对病史陈述不清，如果出现呛咳、拒绝进食、呕吐、流涎、哮鸣、血性唾液或呼吸困难等症状及体征时，应高度怀疑吞食异物的可能。

（二）异物的处理

1. 处理原则　消化道异物一旦确诊，必须决定是否需要治疗、紧急程度、治疗方法。下列因素影响处理方法：患者年龄及临床状况，摄入异物的大小、形状分类，异物存留部位，内镜医师的技术水平。

2. 内镜介入的时机　取决于发生误吸或穿孔危险的可能性。锋利物体或纽扣电池停留在食管内，异物或食团嵌塞造成高度梗阻，需紧急进行内镜治疗。如果患者症状并不严重，也没有高度梗阻的证据，则很少需要紧急处理，因为异物可能自发地通过。任何情况下，异物或食团在食管内的停留时间都不能超过24小时。儿童患者异物存留于食管的持续时间可能并不确定，因此可以发生诸如透壁性糜烂、接管形成等并发症。

10

3. 器械　取异物必须准备的器械包括：鼠齿钳鳄嘴钳、息肉圈套器、息肉抓持器、Dormier篮，取物网、异物保护帽等。在取异物时使用外套管可以保护气道，取多个异物或食物嵌塞时允许内镜反复通过，在取尖锐异物时保护食管黏膜免受损伤。对于儿童，外套管并不常用，因为外套管插入时有损伤食管的危险。为了保护食管，异物保护帽用于取锋利的或尖锐的物体。为了确保气道通畅，气管插管是一备选方法。

4. 食团嵌塞的处理　成人食管内异物，最常见的是一嵌塞的肉块或其他的食物团。表情痛苦或不能吞咽口腔分泌物的患者需要立即处理，若异物存留超过24小时，则内镜的介入不应当被延退，因为并发症的危险将会增加。食物团通常要整块或者一块一块的取出。外套管可方便内镜的反复通过，保护食管黏膜。通过注气法使食管扩张，如果内镜能越过食团，进入到胃里，则将内镜退回到食团近端，然后轻柔地推挤食团入胃。食团嵌塞常有食管原发疾病，用内镜或扩张器盲目的推送食团，易增加相关危险性。因此可在内镜前端部接一种橡皮圈套装用它来直视下吸引取出嵌塞的食物。

5. 钝性异物的处理　使用异物钳、鳄嘴钳、圈套器或者取物网，可以轻易取出硬币。光滑的球形物体，最好用取物网或取物篮。食管内不容易抓住的物体，可以推入胃中，更容易抓住。如果异物进入胃中，大多4~6天内排出，如果未自行排出，并且没有症状，可每周进行一次X线检查，就足以跟踪其进程。在成人，直径>2.5cm的圆形异物不容易通过幽门。如果3周后异物仍在胃内，就应进行内镜处理。异物一旦通过胃，停留在某一部位超过1周，应当考虑手术治疗。发热、呕吐、腹痛是紧急手术探查的指征。

6. 长形异物的处理　长度超过6~10cm的异物，诸如牙刷、汤勺，很难通过十二指肠，有一种较长的（>45cm）外套管，可以通过食管-胃连接处，使用这种套管用圈套器或取物篮抓住异物，将它放入外套管中，然后，整个装置包括异物、外套管和内镜可以一起拉出。

7. 尖锐异物的处理　停留在食管内的尖锐异物，应当急诊治疗。环咽部或其上的异物也可用直接喉镜取出。尖锐异物虽然大多数能够顺利通过胃肠道而不发生意外，但是，相关的并发症发生率可高达35%。所以，尖锐异物如果已抵达胃或近端十二指肠，而且可以内镜下安全取出的话，就应内镜下取出。否则，应每天进行X线检查，确定其位置。对于连续3d不在肠道中前行的尖锐异物，应考虑手术治疗。在使用异物钳或圈套器内镜下取出尖锐异物时，为了防止黏膜损伤，使用外套管或在内镜端部装上保护兜，确定尖针的方向，危险降到最小。

8. 纽扣电池的处理　通常情况下，取石篮或取物网都能成功。另一种方法是直视下使用带气囊内镜，气囊可以通过内镜工作通道，到达异物的远端，将气囊充气，然后向后拉，固定住电池，一起取出。操作过程中，应当使用外套份和气管插管，这对保护气道非常重要。如果电池不能从食管中直接取出，就要推到胃中，在胃里，通常可以用取物篮取出。电池的位置在食管以下，除非有胃肠道受损的症状和体征。或反复X线检查显示较大的电池（直径大于20mm）停留在胃中超过48小时，否则没有必要取出。电池一旦通过十二指肠，85%会在72小时以内通过。这种情况下，每3、4天进行一次X线检查是适当的。

九、内镜下经皮胃造瘘术及胃空肠造瘘术

对于需要长期非经口营养的病人，经皮内镜下胃造瘘术（percutaneous endoscopic gastrostomy，PEG）及经皮内镜下胃空肠造瘘术（percutaneous endoscopic jejunostomy，PEJ）则能很好地解决胃肠外深静脉营养的缺点，同时较大的PEG胃管可以保证患者“食入”多种稀糊状饮食，并进行正常途径的食物消化代谢。各种原因造成的经口进食困难引起营养不良，而胃肠道功能正常，需要长期营养支持者，均适合行PEG/PEJ。

（一）PEG/PEJ适应证

见表10-8-2。

（二）禁忌证

①内镜检查的禁忌证；②有难以纠正的血液凝固障碍；③大量腹水；④严重的食管胃底静脉曲张；⑤胃部疾病，

如胃前壁癌、活动性巨大溃疡等；此外伴有幽门梗阻、严重的胃食管反流不宜行此手术；⑥有腹水、腹腔转移癌、伤口愈合不良及上消化道手术后的患者。

表 10-8-2 PEG/PEJ 适应证

神经系统疾病	神经性昏迷；脑卒中；脊髓侧索硬化症；植物人状态；脑损伤后
头颈部肿瘤	放疗期间；手术前后；颌面整复术前
食管	自发性或医源性食管穿孔、瘘；食管良、恶性狭窄；食管术后吻合口漏
胃、十二指肠	急性损伤后胃不全麻痹、反流；胃切除术后反流、胃瘫
气管切开	中枢神经系统疾病，严重损伤，多脏器衰竭，呼吸衰竭或要求气管插管延长
其他	长期输液反复发生感染者；严重的胆外瘘需将胆汁引回胃肠道者；神经性厌食/呕吐；各种疾病所致的吞咽困难

（三）并发症及处理

1. 术中并发症

（1）气腹：常为造瘘口处小的缺损或不恰当的造瘘管定位形成内漏，有关文献报道其发生率约为 20%，气腹若不严重可自行吸收，若严重或出现腹膜炎等情况，则需要进行广谱抗生素的治疗甚至需要外科进行干预。

（2）结肠、小肠损伤：比较少见，若损伤后出现腹膜炎，应立即外科治疗，若患者病情较为稳定，生命体征平稳，也可内科保守治疗。

（3）出血：术中出现出血现象多由于损伤腹壁血管所致，加压处理血管即可成功止血，一般不需外科进行干预，但有报道称操作损伤了大动脉、胃动脉和大量腹膜后出血者，需要外科手术或者腹腔镜干预治疗。

2. 术后并发症

（1）固定器植入综合征（burided bumper syndrome，BBS）：是放置造瘘管后的迟发并发症，它是指 PEG 后由于造瘘管内外固定器间压力过大使得内固定器向外移行而嵌入到胃前壁或腹前壁，临床表现为加压时仍不能将液体注入造瘘管、管周存在分泌物以及上腹部疼痛不适，结合胃镜、腹部 CT 一般能够确诊。一旦发现，应立即处理，否则可能出现胃穿孔或腹膜炎等致死性并发症。

（2）造瘘管漏：由于造瘘口大于造瘘管，或因造瘘管移位，引起外漏或内漏，前者需更换大号造瘘管止漏，后者应手术处理。

（3）造瘘口周围感染与脓肿形成：术前术后预防性应用抗生素，如发生感染，需应用抗生素，脓肿形成则需引流。

（4）坏死性筋膜炎：主要由于手术后造瘘管固定太紧，压迫严重而出现，为一种少见的腹壁严重感染性并发症，死亡率高。应紧急手术切开引流，清除坏死组织。对于有高感染危险的患者，如严重营养不良、糖尿病、化疗/应用免疫抑制剂等患者，在造瘘期应给予广谱抗生素预防感染，并用 1%新霉素液漱口。

（5）吸入性肺炎：是术后患者死亡的最主要原因，其发生可能与口腔清洁不佳、食管反流等有关，抬高床头，间断输送食物，保持口腔清洁，加快胃排空，促动力药物的应用，可减少吸入性肺炎的发生；

（6）造瘘管滑脱：原因多为固定不牢所致，若在 4 周内出现仍须在内镜下重新放置造瘘管，因胃壁和腹壁尚未形成瘘管，盲目插管可能导致误入腹腔，若在 4 周后出现滑脱，可直接更换新管即可。

（7）肠穿孔：造瘘管移位可能会造成空肠穿孔。

（四）操作要点（图 10-8-10）

1. 患者取仰卧位，床头抬高 45°。

2. 常规插入胃镜，使内镜前端正对胃前壁，胃腔内保持扩张状态，根据胃镜光源透射出的光亮确定确定合适的穿刺点。

3. 常规皮肤消毒、铺巾、局麻，切开皮肤，以 16 号套管针经腹壁垂直穿刺入胃腔，拔除针芯，送入导丝，插入圈套器夹住导线，连同胃镜一起推出患者体外。

4. 将导丝与造瘘管前端的线圈牢固连接，牵拉腹壁侧的环形导丝，将造瘘管经口腔、食管、贲门到达胃内，由腹壁造瘘口拉出。

5. 再进镜，观察造瘘管末端与胃壁接触是否良好。

6. PEJ　PEG 后再次插入内镜，将经 PEG 管插入的 PEJ 管经胃镜通过幽门送入十二指肠远端至空肠内，完成 PEJ。可通过 PEG 进行胃减压，PEJ 供给肠道营养。

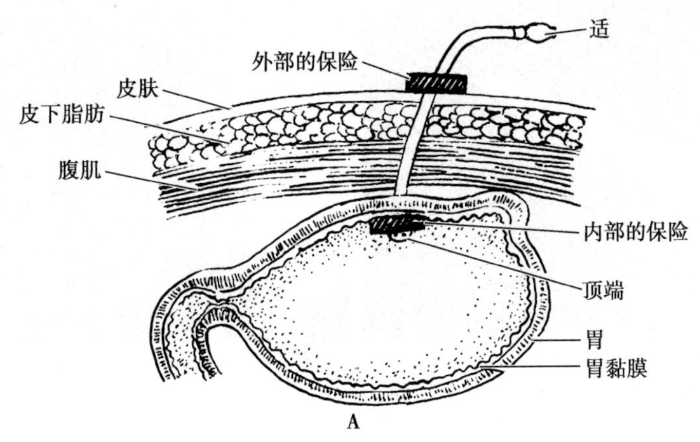

A

10

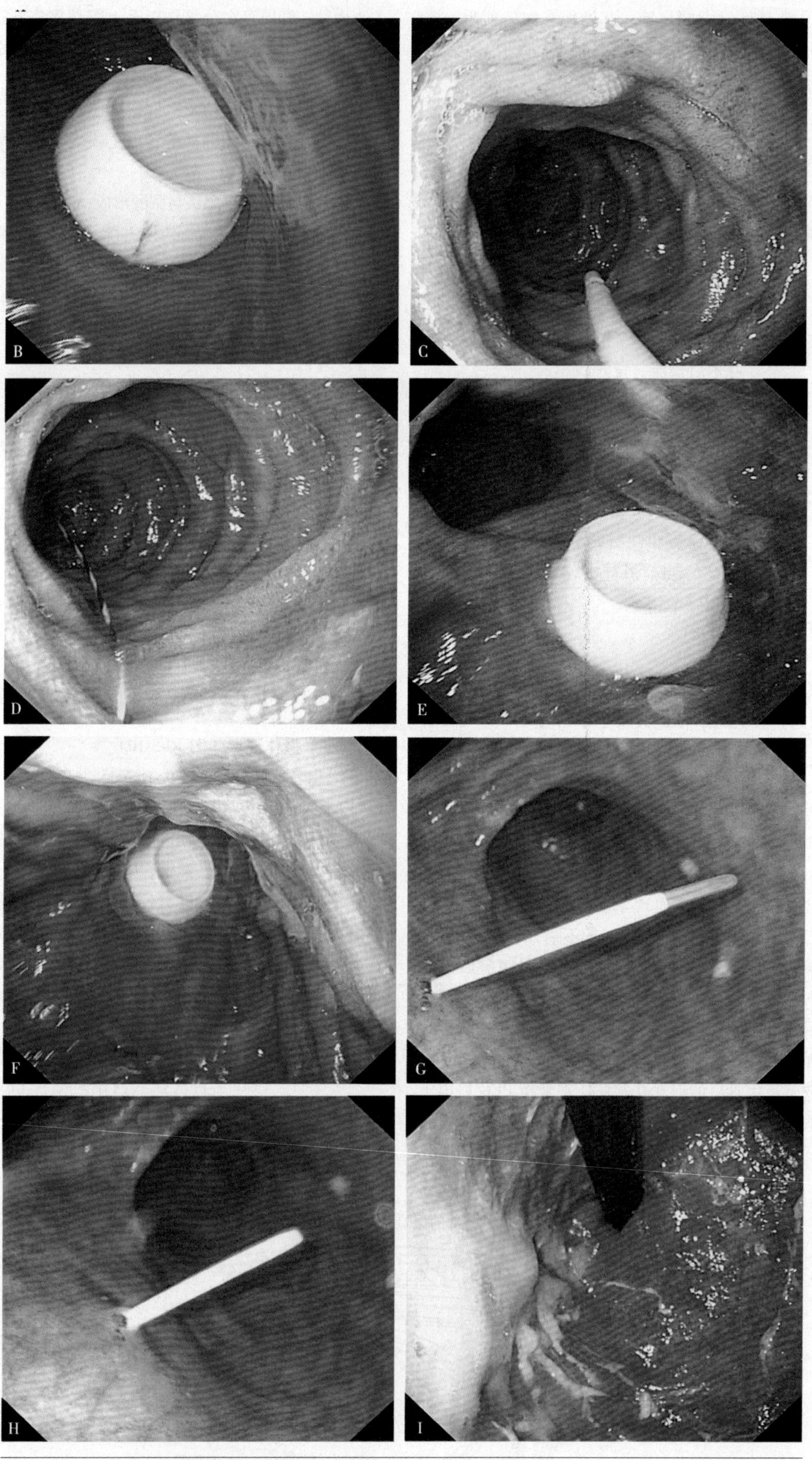

▶ 图 10-8-10 PEG 操作示意图

十、肠梗阻导管置入术

肠梗阻是常见的急腹症之一，主要病理生理改变为肠内液体潴留、电解质的丢失，以及感染和毒血症。一旦确诊实施胃肠减压是针对肠梗阻所必要的处置措施。但普通的胃肠减压管由于长度较短，只在胃腔内吸引，而对于小肠内潴留的液、气体，尤其是低位小肠内的潴留物不能直接进行吸引，因此位置较低的小肠梗阻单纯胃管减压无法达到梗阻的部位，从而不能解决梗阻。近几年肠梗阻导管广泛应用于临床，为问题的解决提供了一种方法。肠梗阻导管有经鼻和经肛型。经鼻型能够插入空肠部进行吸引减压，经肛型可以通过狭窄段充分吸引，缓解症状，手术时能一期吻合。

（一）适应证与禁忌证

肠梗阻导管置入术适应证比较广泛，如急性小肠梗阻、低位结肠恶性梗阻，尤其是术后粘连性、吻合口水肿等小肠梗阻，左半结肠及直肠肿瘤梗阻。

禁忌证主要为不能耐受内镜检查者。

1. 经鼻型　①不能耐受内镜检查；②上消化道狭窄、穿孔；③绞窄性肠梗阻；④严重食管胃底静脉曲张、胃十二指肠溃疡。

2. 经肛型　肠腔完全狭窄，导丝不能通过。

（二）肠梗阻导管作用

1. 可通过肠导管注入中药、生植物油等，直接作用于梗阻的上部，利于解决梗阻。

2. 完全梗阻，肠梗阻导管减压治疗后，可减轻梗阻以上的小肠的扩张和水肿，减少术中的污染，并利于行粘连松解和手术吻合，也利于行腹腔镜等手术。

3. 对于粘连严重和反复粘连的肠梗阻，不仅可利用肠导管在术前进行减压，还可在术中进行肠排列，避免术后梗阻复发。

4. 通过腹部X线片，肠梗阻导管可以有助于判断梗阻的具体部位，为手术解决梗阻提供方便条件。

5. 通过向肠梗阻导管注射造影剂，有助于判断是否为完全梗阻，有利于早期判断是否应行手术治疗，从而减少肠坏死等并发症。

6. 减缓腹部急症，避免急诊手术，可对患者进行营养支持改善患者状态后再行手术，减少缝合不全、创伤感染等术后并发症。部分患者可可行一期切除、吻合手术避免造瘘。

7. 在取得良好术前洗净效果的情况下，可免除术中清洗，缩短手术时间。

（三）置入方法

内镜介入下置入肠梗阻导管的方法可靠效果明显，术前准备同胃肠镜检查，并备好各种相应导丝、造影管及造影剂。

1. 经鼻型在胃镜下操作步骤（图10-8-11）

10

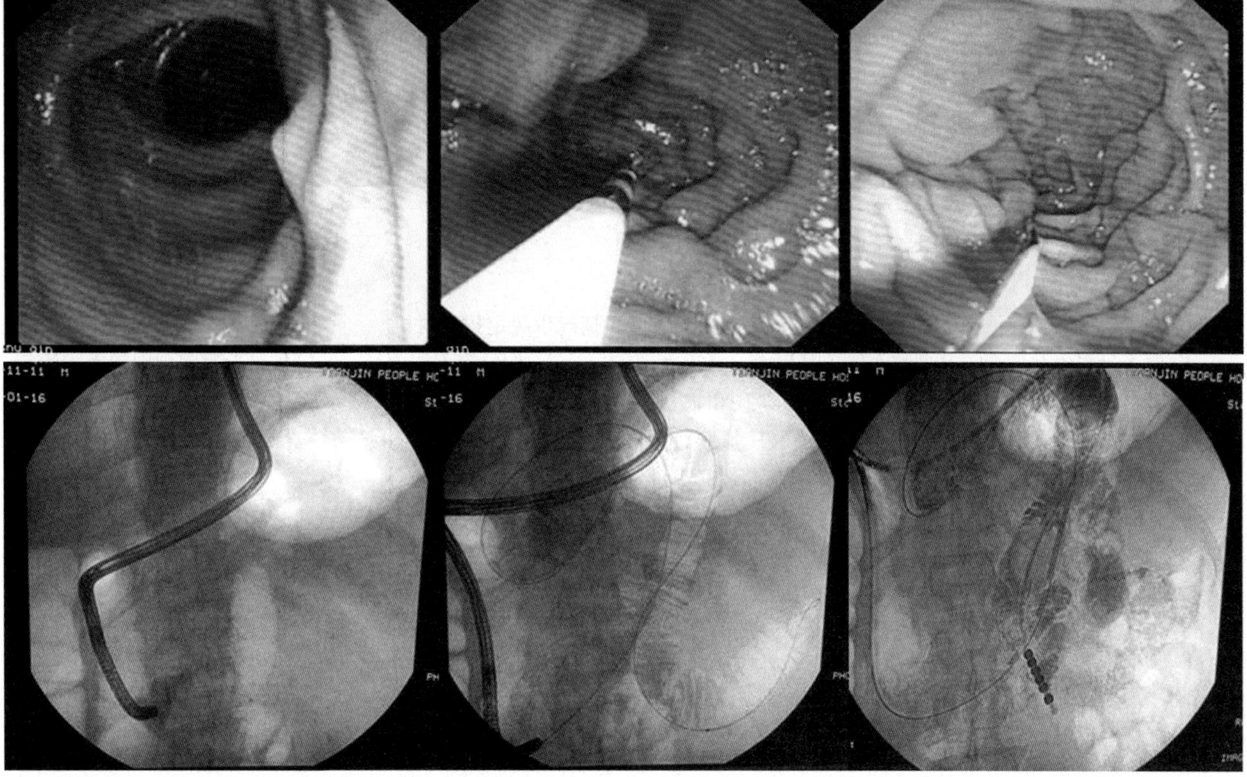

▶ 图 10-8-11　经鼻型肠梗阻导管置入术在胃镜下操作步骤

(1) 可选择超细胃镜直接经鼻插入，充分吸出胃内容物，防止误吸及呕吐使前气囊返回胃内。

(2) 进至十二指肠降部或水平部。

(3) 由钳道插入导管及导丝，在透视下尽量深插导丝过屈氏韧带至空肠近端。

(4) 留置导丝于空肠内慢慢拔出内镜。

(5) 经导丝经鼻插入肠梗阻导管过屈氏韧带至空肠近端。

(6) 向前气囊内注入蒸馏水 10~15ml。

(7) 拔出导丝，使导管在胃内呈松弛状态。

(8) 注入造影剂确定确认肠梗阻导管位置及水囊情况。

2. 经肛型置入步骤

(1) 进镜至肿物下极，观察肠腔狭窄状况，造影显示狭窄部位、大小，选择不同导丝。

(2) 透视下经活检孔道插入导管及导丝，通过狭窄段后造影显示扩张肠管。留置导管导丝于近端扩张肠管内。

(3) 更换加硬导丝，经导管导丝置入扩张导管，扩张狭窄段。

(4) 扩张后经导管导丝置入肠梗阻导管，通过狭窄段后，注水 25~35ml 充盈水囊。

(5) 撤出导丝导管，注入造影剂显示导管位置。(见图 10-8-12)

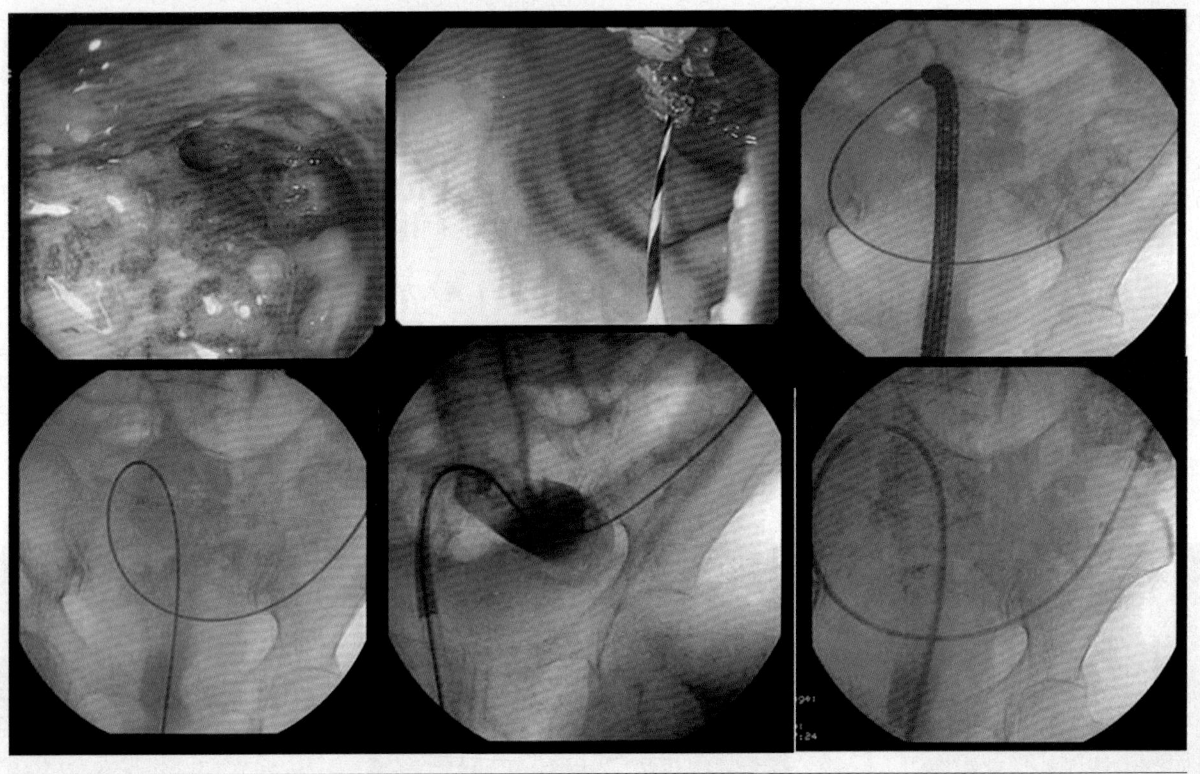

▶ 图 10-8-12　经肛型肠梗阻导管置入术在胃镜下操作步骤

(四) 并发症

1. 置入过程中并发症　经鼻型在置入过程中，鼻出血、误吸、导丝前端有可能造成食管、十二指肠穿孔和损伤。以及其他由于出血、穿孔造成的腹腔内感染、压迫肠管发生溃疡。经肛型主要是导丝造成的穿孔、出血等。严重的出血、穿孔需手术治疗。

2. 减压时并发症　减压时由于吸引负压过大，肠管有可能被吸入肠梗阻导管的侧孔，造成肠管坏死。

(五) 术后观察

1. 术后低压持续吸引，密切注意患者腹部症状变化，详细记录引流情况。经肛肠梗阻导管置入后需大量冲洗，防止导管堵塞。

2. 必要时观察腹部 X 线片确定导管位置及肠梗阻缓解情况以决定拔管时机。

3. 如导管不能前行，肠管扩张无改善则中转手术治疗。

(李 文　石 磊)

第九节　胆胰常见疾病的内镜治疗

一、胆系常见疾病的内镜治疗

(一) 胆道结石的内镜治疗

由于解剖因素和内镜器械原因，并非所有胆道结石都适用内镜治疗。主要适应证为：对于肝外胆管残留或复发结石，患者胆囊已切除并不带T管；胆管残留结石，胆囊切除术后带有T管，但T管窦道尚未形成或经T管取石失败；胆囊仍在位的胆管结石、老年患者、手术高危人群、拟行腹腔镜胆囊手术或非手术治疗胆囊结石；结石于乳头部嵌顿，或有急性化脓性胆管炎；胆源性胰腺炎。特别指出的是，对于原发性肝内胆管结石原则上不宜内镜取石，因为此类患者多数肝内胆管多个分支内充满大量结石，肝管开口常常伴有狭窄或成角，内镜下很难取出或取净结石，且容易导致感染性并发症。但对于合并肝外胆管结石、肝内胆管1、2级分支内较为松动的结石，且肝管开口无严重狭窄的病例，可在大型中心由有经验的操作者谨慎尝试内镜治疗。

胆道结石的内镜治疗，术程大致分为：乳头括约肌切开术、乳头气囊扩张术、胆管取石术与碎石术以及后续的内/外胆汁引流术，下面逐一叙述。

1. 乳头括约肌切开术　内镜下乳头括约肌切开术（endoscopic sphincterotomy，EST）是最早开展的ERCP治疗技术，根据其操作目的、方法及括约肌的破坏程度不同，分成乳头括约肌切开术（EST）、乳头预切开（pre-cut）和乳头开窗术（fistulostomy）三种，使用最多、发展最为成熟的是采用弓形刀进行括约肌切开。胆道结石治疗中EST用以扩大乳头部胆管开口，达到后续碎石、取石器械顺利进入胆道，结石取出及放置鼻胆管或胆管支架引流胆汁的作用。在乳头肿胀插管困难，胆石症又较大的病例，三种乳头括约肌切开方式可联合使用（图10-9-1）。

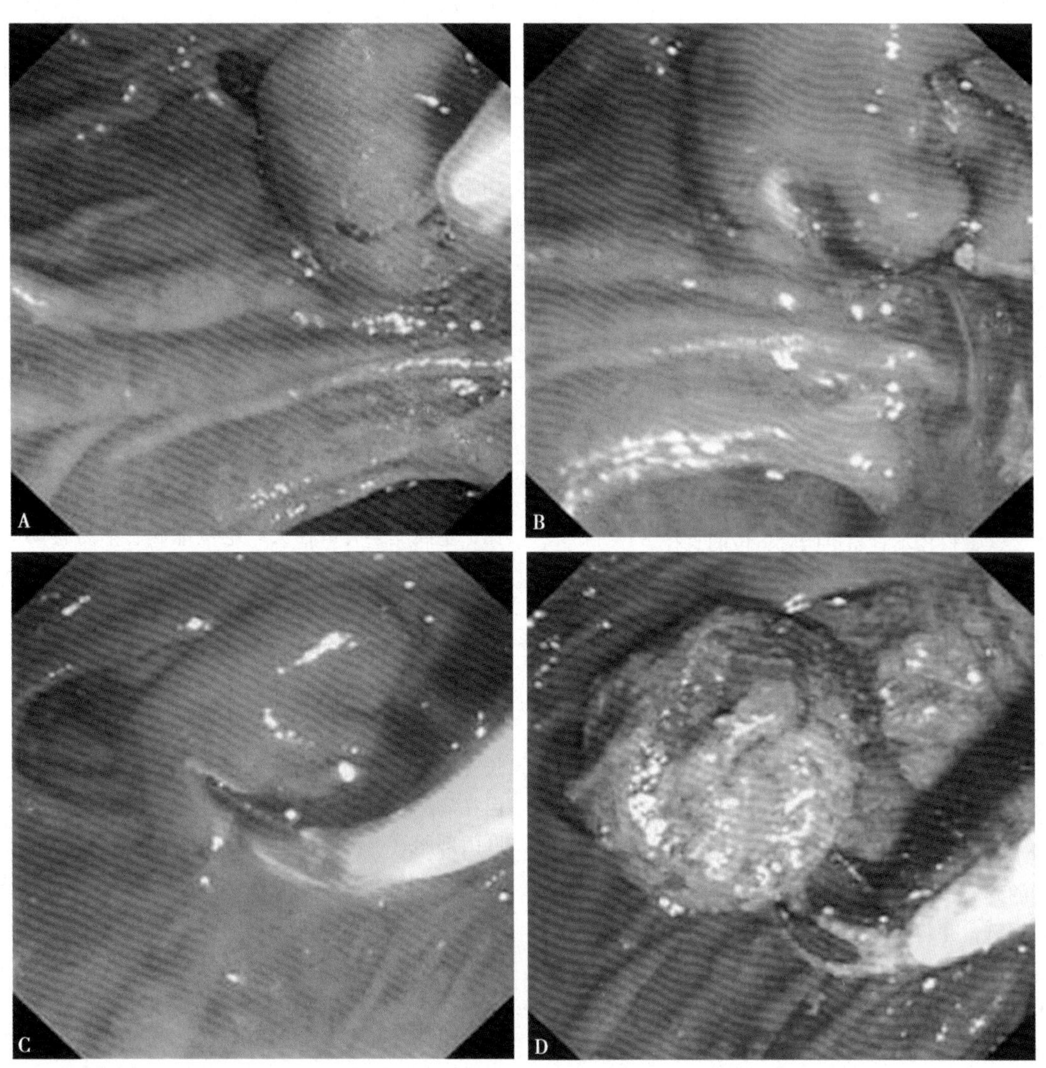

▶ 图10-9-1　胆总管下段胆结石嵌顿导致乳头肿胀，插管困难，针状刀开窗术+弓形刀追加切开后碎石取石

A. 针状刀开窗术；B. 针状刀开窗术后，混有胆泥的淤滞胆汁流出；C. 针状刀开窗术后弓形刀追加切开；D. EST术后网篮碎石取石

10

因EST必将切开部分括约肌，破坏部分括约肌功能，因此在下列病人要慎重考虑：①胆总管末端狭窄段长度超过1.5cm，通常在行EST后仍不能解决全部狭窄段，往往导致后续取石失败，可采用EST联合EPBD。原发性肝内胆管结石，通常结石深在，经常合并胆管狭窄，一般取石困难，视为禁忌。②乳头位于巨大憩室内，壁内段胆管较短，难以作足够有效的切开，而且极易发生穿孔等严重并发症，对操作不熟练的术者，应列为禁忌。③胆囊仍在位的年轻病人。EST后胆囊功能会受到一定影响，发生胆囊炎概率增高，应从严掌握。④ERCP禁忌者和严重凝血功能障碍不能纠正者。

经过近40年的发展，目前EST的操作成功率在90%以上，并发症为8%~10%。术后并发症住院包括胰腺炎（1%~6%）、出血（2%~3%）、肠穿孔（1%）、胆管炎及脓毒血症（1%~3%）。

2. 乳头气囊扩张术　内镜下乳头气囊扩张术（endoscopic papillary balloon dilatation，EPBD），通过柱状扩张气囊，使括约肌松弛，乳头开口扩大，以便进行后续的胆管取石碎石治疗。主要用于EST有顾虑或有困难的病例。其适应证为：乳头周围有巨大憩室，乳头位置角度不佳，EST切开方向难以控制；胆管乳头瘘，经瘘口切开受限；胆总管下段狭窄段较长（>1.5cm）；胃切除（Billroth-Ⅱ）术后。扩张球囊的直径有10~14mm。小气囊（≤10mm）扩张一般适用于年轻患者（<40岁）、结石较小（≤8mm）且数量少（<5枚），尤其适用于有出血倾向或胆囊在位、功能基本正常的患者。大口径气囊扩张，主要适合结石较大，且胆管全程扩张的病例。为尽可能保留括约肌功能及减少肠道穿孔发生，气囊口径不宜超过胆管下段的直径。

3. 胆管取石术与碎石术　在EST基础上，采用专用器械（如取石网篮、球囊导管等）将结石从胆管内取出；如果结石较大无法通过乳头开口，可用特殊的器械将结石粉碎后取出，常用的工具是机械碎石网篮，近年来尚可通过经口胆道镜（例如SpyGlass系统）导入碎石光纤，采用激光碎石。

在术前MRCP影像分析及ERCP术中的造影环节，即应充分判断结石数量、大小、胆管直径、乳头部情况，以便选择有利的碎石取石工具。碎石过程中务必将结石完全套取至碎石网篮，并将结石放置于胆管中部较为宽松的区域进行碎石操作，以免发生结石和/或器械嵌顿。结石硬度较高碎石困难者，应果断决定留置鼻胆管或塑料胆管支架，采用激光碎石或手术治疗等其他方式解决。取石应遵循“先下后上、先小后大”的原则，网篮碎石取石后，应用球囊导管进行胆管“清扫”，并分段造影，借以将网篮无法套取的小结石或碎石取出，并确认无残留结石。

（二）胆管狭窄的内镜诊疗

首先在ERCP胆管插管成功后，根据造影情况，并结合胆管内超声（intraductal ultrasonography，IDUS）影像、细胞刷活检结果，判断胆管狭窄的良、恶性。内镜治疗主要方式是胆管狭窄段的扩张和引流术。

1. 鼻胆管引流术　内镜鼻胆管引流术（endoscopic naso-biliary drainage，ENBD）是一种内镜胆管外引流方法，其适应证范围很广，临床主要用于急性化脓性胆管炎的胆道减压和各类良、恶性胆管梗阻的临时性引流，如手术前引流、其他治疗前的过渡性引流、ERCP后胆管感染的预防性引流，对于高位胆管梗阻、引流范围非常有限的病例，也可行ENBD试验性引流。操作成功率可达95%以上。对于预防和治疗胆道感染非常有效。选择病人时应注意规避重度食管静脉曲张并有出血倾向者，以免诱发大出血。

2. 塑料支架引流术　又称内镜逆行胆管引流术（endoscopic retrograde biliary drainage，ERBD）。主要应用于：良、恶性胆道狭窄；胆管结石不宜手术、内镜取石失败；预防结石嵌顿或胆管炎发作；胆漏；金属胆管支架阻塞后于金属支架腔内留置塑料支架。同ENBD相比，ERBD有恢复胆汁生理流向、无胆汁丢失、术后无须特殊护理、对病人生理干扰少等优点，操作成功率在95%以上，在临床已广泛用于中晚期恶性胆管梗阻的姑息性治疗。但对于肝门部胆管肿瘤应慎重考虑，因该病导致的肝内多级分支胆管受侵，支架引流范围极为有限，术后引流效果差，且易引起感染。因此对于肝门部胆管肿瘤的引流应于术前充分评估，并由经验丰富的内镜医师完成，术中往往涉及多枚支架的置入，并需根据狭窄长度和形态修改支架长度和弯曲情况。

3. 金属支架置入术　内镜下胆管金属支架置入术（endoscopic metal biliary endoprothesis，EMBE），该技术初期仅适用于无法根治切除的恶性胆管梗阻，同塑料胆管支架相比，金属支架有口径大、定位准确、不易移动等优势，引流效果理想，支架通畅时间长，平均通畅期在5~9个月，用于预计可存活3~6个月以上的病人。但不覆膜支架长期放置组织包埋往往难以取出，禁用于良性胆管疾病。近年来，随着新型半覆膜和全覆膜金属支架的研发，部分需支撑时间长于1年的良性胆管狭窄也可选用金属支架，以延长支架通畅时间，减少ERCP治疗次数，取得较好的效果。但在病例选择上要慎重，以免支架覆膜部分阻碍胆囊管或肝门部胆管引流及压迫胰管诱发胰腺炎。

4. 胆管多支架引流术　主要应用于左右肝管或2级以上分支已不交通的良、恶性胆管狭窄，比如肝门部胆管恶性梗阻导致Bismuth-Ⅱ型以上者、原位肝移植术后胆管狭窄/胆漏者、肝外胆管良性狭窄需扩大狭窄部位支撑口径。其目的是扩大胆管引流范围，提高引流效果，有效控制胆管梗阻及胆道感染，保护引流部分肝脏功能。接受多支架引流术的患者，往往狭窄段长且形态多样，术前要仔细阅读MRCP图像，研究胆管走行，比对ERCP术中胆管形态，根据胆管具体情况，合理决策引流区域，超选放置位置，决定放置先后顺序，修正支架长度及弯曲形状，尽可能顺应放置胆管走势，减少术后支架移位或压迫胆管造成出血的概率。放置多根支架的技术要求较高，操作成功率仅60%左右。

（三）胆管良性狭窄（benign biliary strictures，BBS）的内镜治疗

BBS病因以胆管炎症性狭窄、慢性胰腺炎最常见。近年来，随着腹腔镜微创手术的广泛开展、终末期肝病接受原位肝移植术病例的增多，医源性胆管损伤导致的BBS发生率较前明显升高，而这部分患者往往难以通过再次手术的方式获得有效治疗，内镜治疗几乎成为了治疗BBS的首选。具体实施时要根据狭窄原因、狭窄段部位、狭窄段长度决定治疗方案。可选择使用扩张导管或柱状扩张气囊对胆管狭窄段进行扩张。经内镜胆管引流术分为外引流和内引流两类，前者又称鼻胆管引流，后者根据引流材料不同，分为塑料胆管支架引流和金属胆管支架引流。各种方法又可联合应用。

在以往，BBS的内镜治疗多选用塑料胆管支架引流。近年来，随着新型覆膜自膨式金属支架（covered self-expandable metal stent，CSEMS）的研制，部分BBS病例应用CSEMS取得较好的效果。

在对BBS进行胆管引流时，并发症主要有：支架移位、胆管炎、支架堵塞和慢性胰腺炎加重。

原位肝移植术（orthotopic Liver Transplantation，OLT）后胆管狭窄涉及的狭窄类型及治疗较为复杂，故在此单独阐述。多数OLT后胆管狭窄是良性狭窄，少部分为肿瘤复发导致的恶性狭窄。根据狭窄部位大致又可分为吻合口型和非吻合口型。吻合口型可由局部水肿和缺血引起，非吻合口型则主要由缺血-再灌注损伤引起，其他原因还包括巨细胞病毒感染、原发性硬化性胆管炎复发、移植后淋巴组织增生引起的外源性压迫等。

据报道，经内镜治疗OLT后胆管狭窄的总有效率为77%，而不同类型的狭窄其内镜治疗效果并不一致。大多数研究认为，吻合口型狭窄（见图10-9-2）的内镜治疗效果好于非吻合口型，前者的治疗有效率约为81%，后者的有效率为41%。

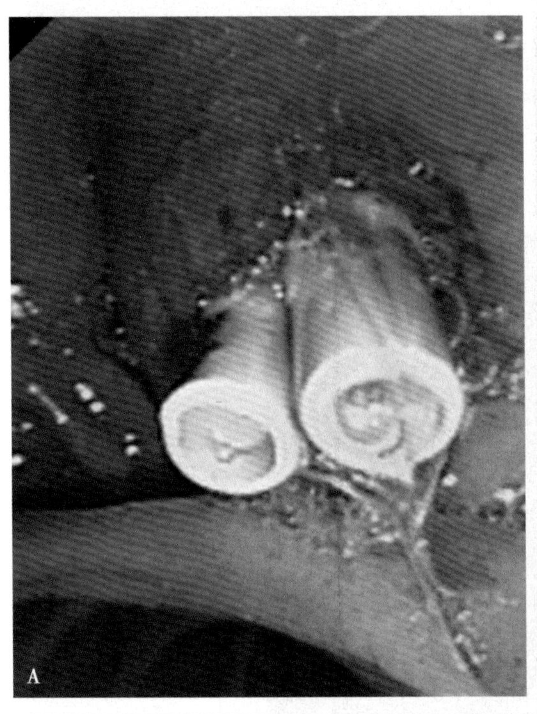

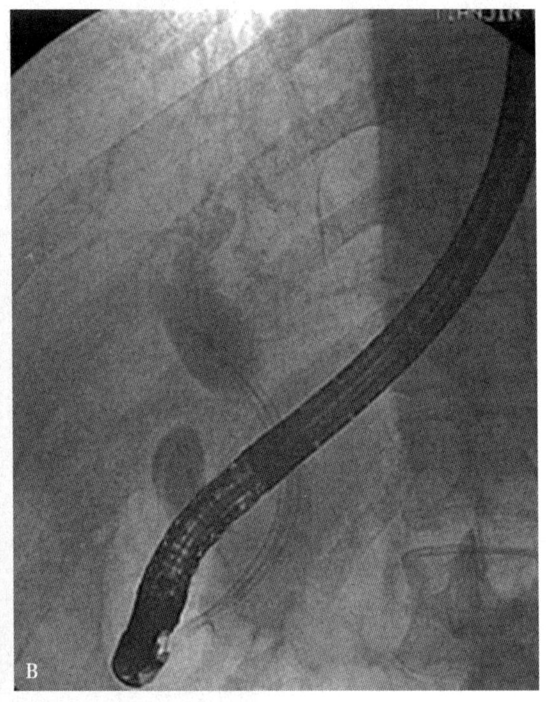

▶ 图10-9-2 OLT后吻合口狭窄，ERBD留置2枚塑料胆管支架支撑狭窄段

A. 镜下；B. 造影

内镜治疗OLT后胆管狭窄的方法主要为球囊或导管扩张术、支架放置术等，但是目前并没有一个通用的标准治疗方法。单独使用球囊扩张术治疗胆管狭窄的有效率约为62.6%，使用胆管支架的有效率为80%。大多数研究认为球囊扩张术联合支架支架引流术的治疗效果比单独使用扩张术的效果更加持久。因此，业内普遍认为，对于OLT后合并胆管狭窄的患者实施球囊扩张术，并放置至少2个支架的治疗手段是比较合适的（图10-9-3）。每3个月可根据病情发展更换或增加放置支架，放置支架的数目取决于梗阻胆管的长度和移植肝脏的大小。

（四）胆管恶性狭窄的内镜诊疗

常见的胆管恶性狭窄包括：由胆管癌、原发性肝癌侵

犯胆管、胆囊癌侵犯胆管、转移性胆管癌、壶腹癌及胰腺癌导致的胆管狭窄。

1. 肝门部胆管恶性狭窄的内镜治疗 肝门部胆管癌、原发性肝癌累及肝门部胆管，根据肿瘤侵犯的范围不同分为4型，称为Bismuth分型。内镜治疗主要是胆管多支架引流术。术中应特别注意的是，为避免胆道内压力过高导致脓毒血症或胆管炎，在注射造影剂前尽量抽吸淤滞的胆汁，如选择的胆管引流范围有限，应尽量抽净造影剂并注射少量抗生素，再进行胆管的超选，务求左右肝管引流效果（图10-9-4）。

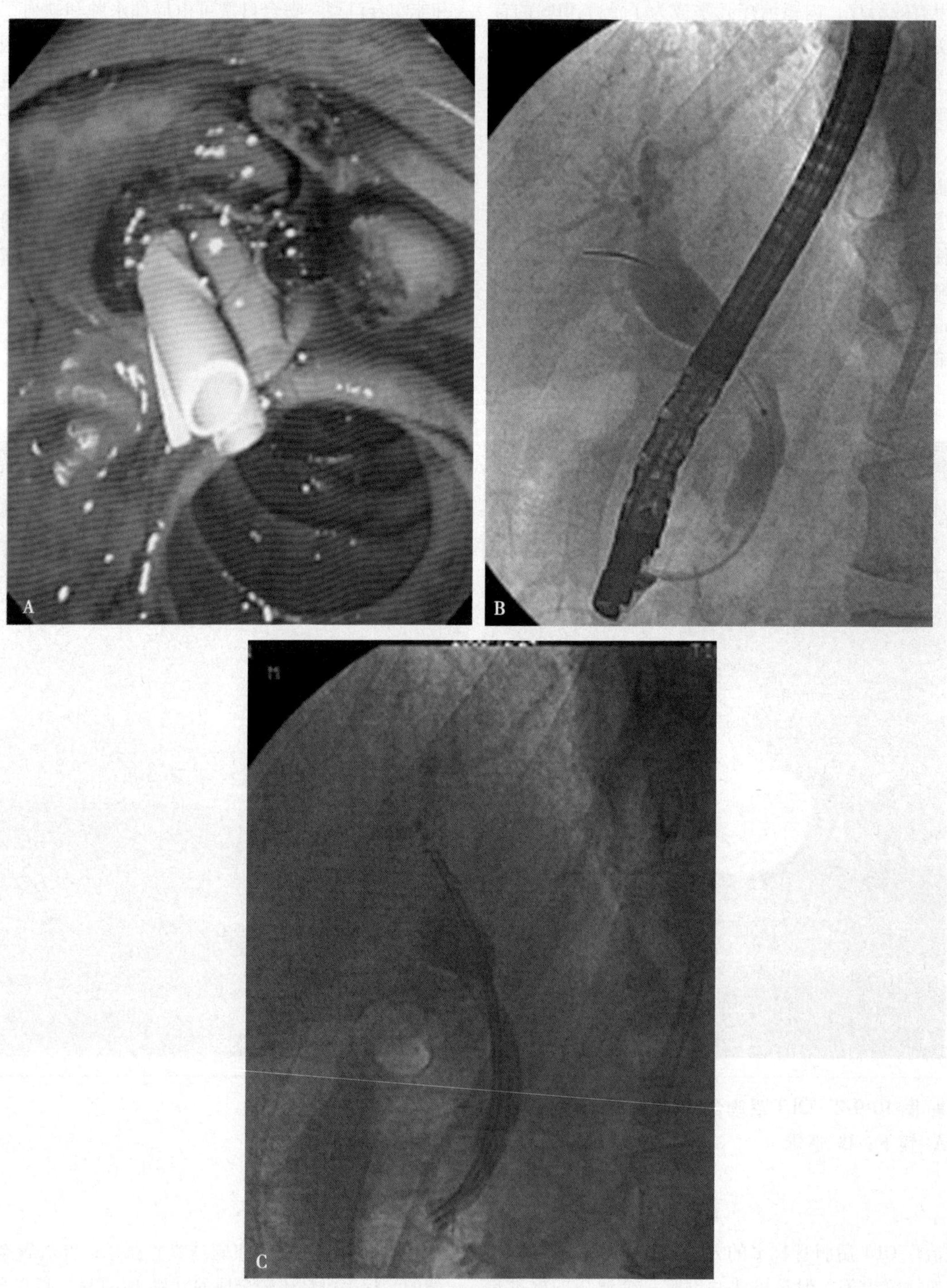

▶ **图10-9-3 OLT术后吻合口狭窄，柱状扩张气囊扩张狭窄段，ERBD留置3枚塑料胆管支架支撑狭窄段**

A. 镜下所见；B、C. 造影所见

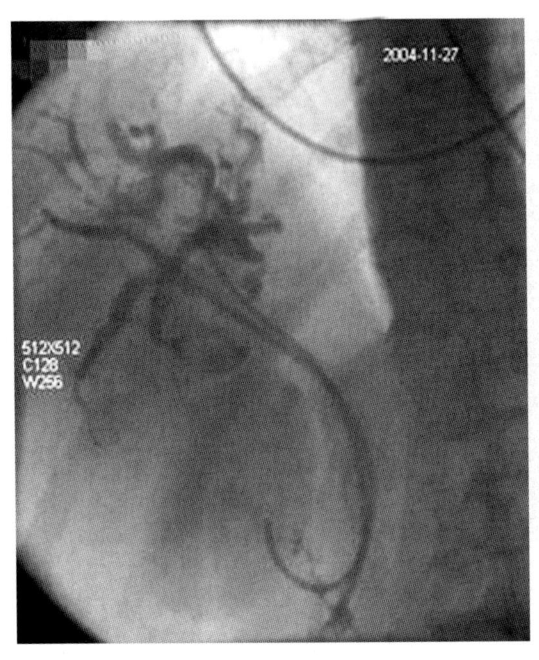

▶ 图 10-9-4：肝门部胆管癌，ERBD 留置 2 枚塑料胆管支架分别引流左、右肝管

2. 胆总管中、下段恶性狭窄的内镜治疗 胆总管中、下段癌、壶腹癌及胰腺癌多导致胆总管中、下段狭窄，内镜治疗主要采取塑料/金属胆管支架引流。由于金属支架膨胀后较大的内径、金属材质相比塑料支架对狭窄段更有力的支撑及预期寿命内尽量减少内镜手术次数等考虑，目前金属胆管支架在胆总管中、下段恶性狭窄的应用较为广泛。为减轻术后胆管炎的发生，可采取 EMBE 联合 ENBD 的方式。在金属支架内部堵塞后，再次内镜治疗时，用网篮或气囊导管取出胆管内继发的结石、胆泥、坏死组织、癌栓后，在金属支架内部可选择放置塑料胆管支架。

二、胰腺常见疾病的内镜治疗

（一）急性胆源性胰腺炎（acute biliary pancreatitis, ABP）**的内镜治疗**

ABP 是由于胆系疾病（如结石、寄生虫、乳头狭窄等）导致胰管开口处受压，胰液分泌排出受阻而引发的急性胰腺炎。ABP 的内镜下治疗应遵循“确实、稳妥、简捷”的原则，切实达到解除胆道梗阻和控制感染的目的。

胆石性胰腺炎 ERCP 过程中不论是否发现结石，一般均应行 EST，如有可能尽量清除胆管内结石，尤其是引起梗阻的结石，病情较重或情况复杂的病例，也可先行 ENBD，待病情稳定后再择期介入去除病因。

急性胰腺炎并发胰管破裂或胰漏时，可考虑内镜下胰管括约肌切开术（endoscopic pancreatic sphincterotomy, EPS）及内镜下经乳头胰管引流术。引流管应尽量越过破裂区域，将断裂的胰管或胰腺组织“架桥”连接起来，以促使破口的愈合及胰管狭窄的扩张。

在 ABP 中实施 ERCP 的主要风险，在于可能把细菌带到无菌坏死灶或液体聚积区内，应特别引起注意，避免注入过多造影剂，建议预防性给予抗生素治疗，并严格遵守无菌操作原则。

ERCP 引流失败，液体聚积区不消失且症状持续存在，可考虑 EUS-FNA 介导的经胃肠壁囊腔造瘘引流。

（二）慢性胰腺炎（chronic pancreatitis, CP）**的内镜治疗**

CP 是胰腺进行性纤维炎症病变，内镜治疗的目的包括取出胰管内结石，解除胰管狭窄，改善胰液的引流，降低胰腺内压力，减轻疼痛，延缓内外分泌功能的损害。

1. 胰管括约肌切开术及胰石的处理 ERCP 是胰管结石的一线治疗手段。可通过内镜下胰管括约肌切开术（endoscopic pancreatic sphincterotomy, EPS）、狭窄段扩张、以及应用取石篮或气囊清除胰石。EPS 多数用于主乳头，在胰腺分裂的病例还可用于副乳头。EPS 术后最常见的并发症是诱发胰腺炎，发生率 8%~10%，较 EST 高，尤其好发于胰管正常的病人。

胰管结石较坚硬，多数牢固附着于管壁或嵌顿于分支胰管，因此直接取石较困难，多数需与体外震波碎石和胰管支架联用。如果取石不成功、未完全清除结石、或存在明显胰管狭窄，应留置胰管支架；如果需要多次碎石或取石操作，可在治疗间期留置鼻胰管引流。

2. 胰管良、恶性狭窄及胰管引流术 内镜下经乳头胰管引流术分为胰管支架引流（endoscopic retrograde pancreatic drainage, ERPD）和鼻胰管引流（endoscopic naso-pancreatic drainage, ENPD）两种，前者是内引流，后者是外引流。适应证有：难以控制的急性胰腺炎或复发性胰腺炎；慢性胰腺炎伴有胰管狭窄、胰管结石；胰型括约肌功能障碍；胰腺分裂症；与胰管有交通的假性囊肿；胰头癌或乳头癌伴有胰管严重梗阻；胰腺破裂（胰漏）；预防 ERCP 术后胰腺炎等。对于胰管狭窄等原因进行引流时，胰管支架留置时间目前无统一共识，多数学者建议维持 1 年，每 3~6 个月更换一次。用于预防 ERCP 术后胰腺炎的支架通常选用较短小的支架，并仅短期留置，如术后 2 周，支架未能自行滑脱，应内镜取出（图 10-9-5）。

3. 胰腺假性囊肿的内镜治疗 超过 5cm 的胰腺假性囊肿常合并感染、出血、坏死。近年来通过内镜途径引流囊肿已经在临床广泛应用。包括 ERCP 技术、EUS-FNA 技术以及两种技术的联合应用（图 10-9-6）。

其中 EUS-FNA 技术为基础的超声内镜对囊肿的引流在超声内镜部分已经阐述，故在此不再赘述。本段重点讲述经乳头经胰管囊肿引流术。

该术式适用于与主胰管相交通的胰腺假性囊肿。可置入鼻胰管或塑料支架进行引流，囊腔较大或囊液混浊的，采用鼻胰管外引流，1 个月后，囊液减少清亮后改为支架内引流，一般需放置 6~12 个月，每 3 个月复查并更换支架。

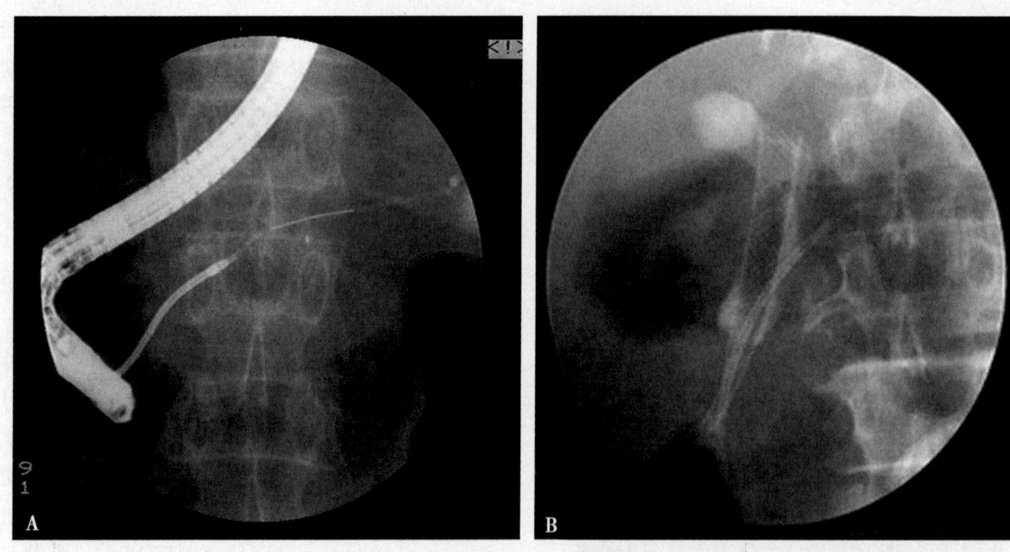

▶ 图 10-9-5 A. 胰管插管及狭窄段扩张；B. 胆管金属支架置入及胰管塑料支架置入

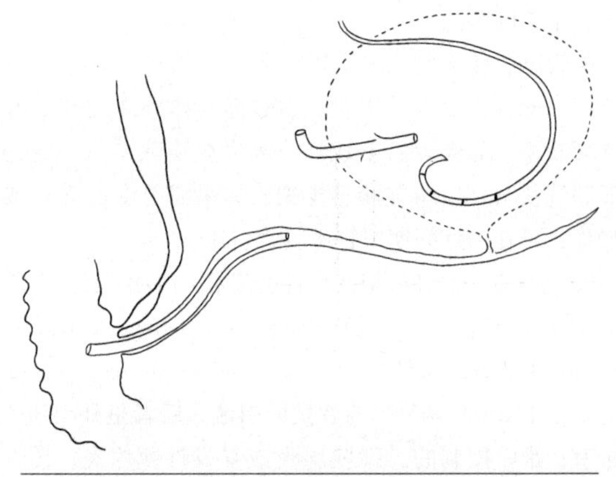

▶ 图 10-9-6 胰腺假性囊肿引流示意图

三、胃肠道重建术后

（一）Billroth-Ⅱ胃切除术后

对于该术式导致的胃肠道重建，可采用前视或侧视型内镜进行操作，也可尝试应用气囊型小肠镜，通过胃肠吻合口、经输入襻空肠反向抵到十二指肠，应注意动作轻柔，避免引起肠道损伤。乳头在内镜视野中上下颠倒（图10-9-7），采用通常的方法进行插管和乳头切开较为困难，需采用较直的导管或特殊设计的器械进行乳头插管，插管方向与正常解剖时相反（5 点方向），也可借助亲水导丝进入胆管。可先留置胆管支架再用针状刀切开胆管括约肌，也可采用 EPBD 扩张胆管开口，然后实施取石/碎石操作。

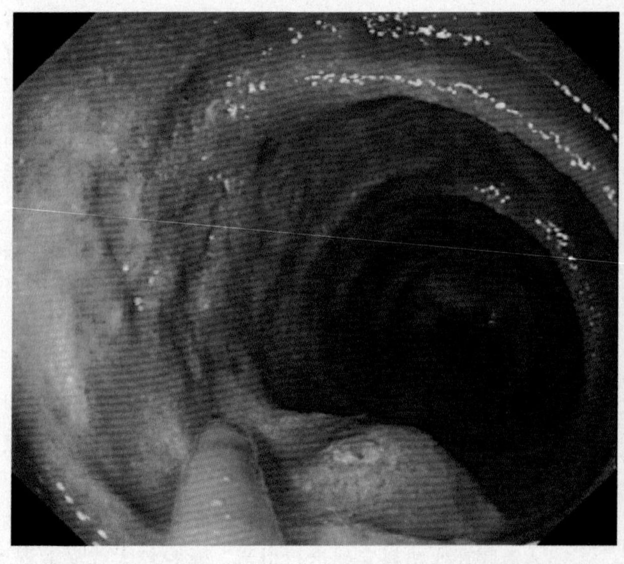

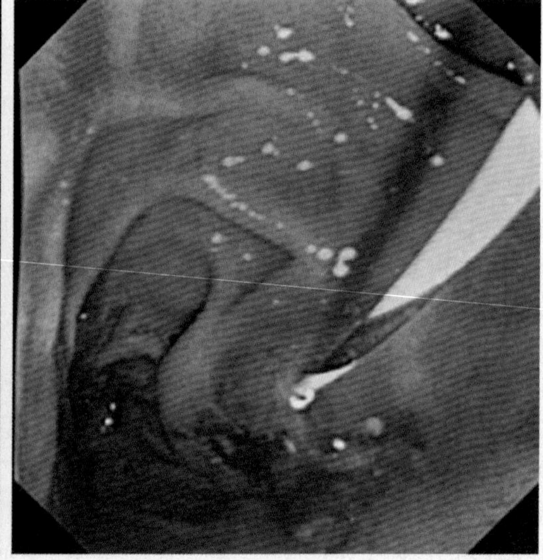

▶ 图 10-9-7 Billroth-Ⅱ术后，乳头在内镜视野中上下颠倒

对于插管及其困难者，还可采用PTCD联合ERCP的方式，进行顺行导丝引导下的逆行插管（图10-9-8）。Billroth-Ⅱ胃切除患者行ERCP时容易发生肠穿孔等严重并发症，应注意防范。

（二）胆管空肠吻合术后

本术式在行胆肠吻合时选用两种方式，一种是封闭胆总管下段，将上部胆管与空肠做端-侧吻合；一种是不横断胆管，仅做胆管空肠侧-侧吻合。端-侧吻合术后ERCP仅显示下部胆管盲端，近端胆管系统无法显示，在吻合口通畅的情况下可见肝内胆管积气；侧-侧吻合一般仍能显示整个胆系，但造影剂易排入肠道，可采用气囊导管堵塞吻合口进行造影。

（三）胰十二指肠切除术后

由于术后胃肠道重建，内镜到达胆肠或胰肠吻合口较困难，如常规十二指肠镜（侧视镜）寻找乳头困难，可使用前视的胃镜或气囊小肠镜由输入襻空肠接近吻合口。造影时可发现由于胰管空肠吻合导致的胰管扩张扭曲，造影剂流入肠道等结构改变。

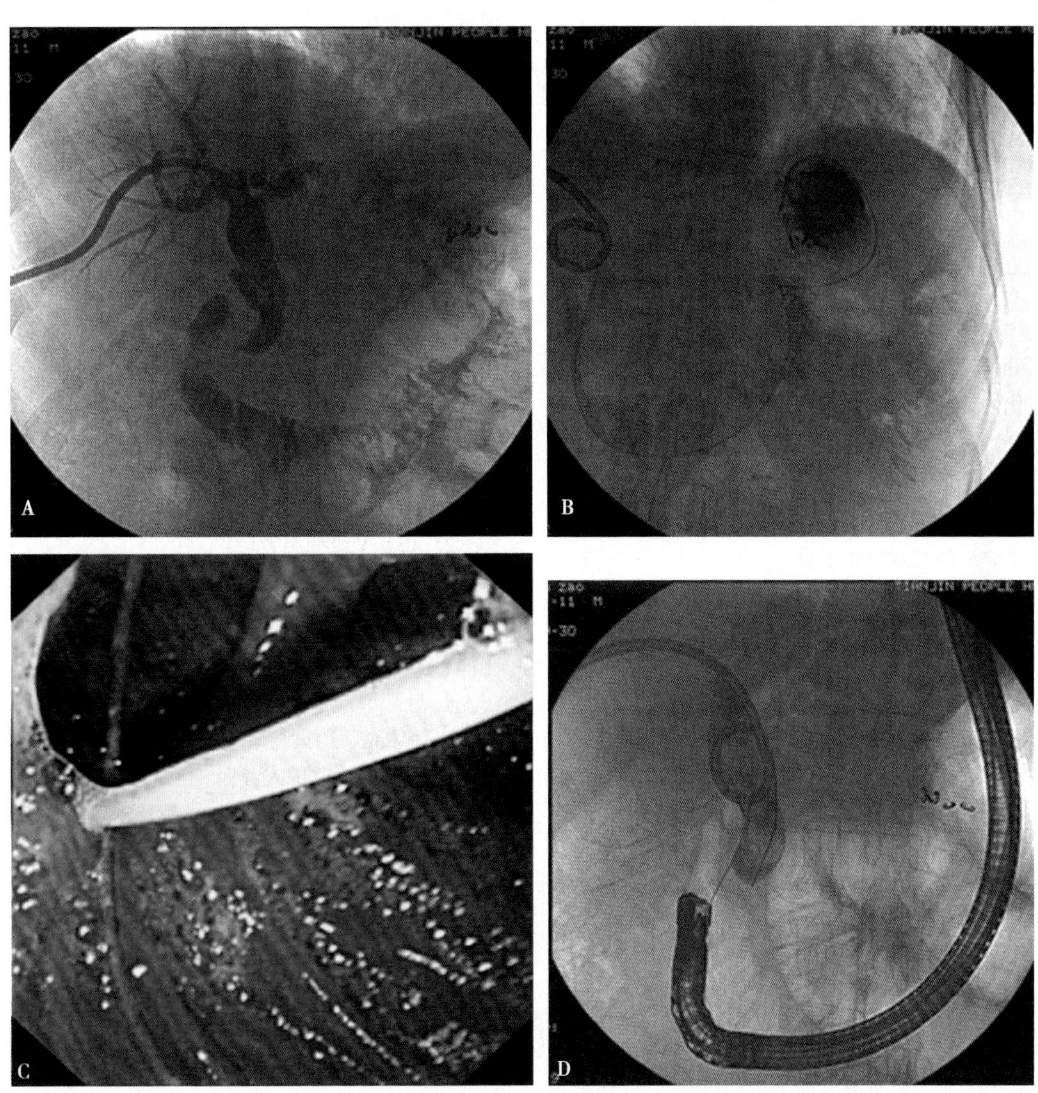

▶ 图10-9-8 PTCD联合ERCP的方式，进行导丝引导下的逆行插管

A. PTCD术后胆管造影；B. 经PTCD插入导丝至肠道内；C. 内镜下用圈套器将肠道内导丝引致口外；D. 经导丝完成逆行插管

（李 文 钱晶瑶）

第十节 消化内镜诊疗的镇静/麻醉

消化道内镜诊疗技术是消化道疾病最常用、最可靠的方法，但也会给患者带来不同程度的痛苦及不适感。随着患者对医疗服务要求的不断提高，对消化内镜诊疗的舒适需求也日益增加。目前我国已有很多单位开展了镇静和/或麻醉下的消化内镜操作，俗称“无痛”内镜诊疗，且有逐渐推广的趋势，业已积累了丰富的临床经验。但是，需要认识到，镇静和/或麻醉本身具有较高风险，有些并发症可造成严重后果，甚至死亡。消化内镜下诊疗镇静和/或麻醉的目的是消除或减轻患者的焦虑和不适，从而增强患者对于内镜操作的耐受性和满意度，最大限度地降低其在消化内镜操作过程中发生损伤和意外的风险，为消化内镜医师创造最佳的诊疗条件。

一、消化内镜诊疗镇静和/或麻醉的实施条件

（一）场所与设备要求

开展消化内镜诊疗镇静和/或麻醉除应符合常规消化内镜室的基本配置要求以外，还应具备以下条件：

1. 每单元诊疗室面积宜不小于 $15m^2$。

2. 每单元诊疗室除应配置消化内镜基本诊疗设备外，还应符合手术麻醉的基本配置要求。

3. 具有独立的麻醉恢复室或麻醉恢复区域。

4. 消化内镜诊疗区域须配备麻醉机、困难气道处理设备（如喉罩、视频喉镜等）和抢救设备（如心脏除颤仪）以及常用急救药品（如肾上腺素、异丙肾上腺素、利多卡因等）和拮抗药（如氟马西尼和纳洛酮）。

（二）人员配备与职责

消化内镜诊疗的轻度、中度镇静可由经过专门镇静培训的医师负责。消化内镜诊疗的麻醉和/或深度镇静应由具有主治医师（含）以上资质的麻醉科医师负责实施。根据消化内镜患者受检人数与受检方式以及镇静和/或麻醉的性质合理配备麻醉医师人数。实施深度镇静和/或麻醉的每个诊疗单元配备至少 1 名麻醉科高年资住院医师，建议配备 1 名专职护士，其中护士负责麻醉前准备和镇静和/或麻醉记录、协助镇静和/或麻醉管理；每 2~3 个诊疗单元配备 1 名具有主治医师（含）以上资质的麻醉科医师，指导并负责所属单元患者的镇静和/或麻醉以及麻醉恢复。麻醉恢复室的专职护士数量与床位比宜为 1∶4~1∶2 配备，负责监测并记录患者麻醉恢复情况。麻醉医师与专职护士宜相对固定，以保证镇静和/或麻醉过程及麻醉恢复过程的患者安全。

二、消化内镜诊疗镇静和/或麻醉的适应证和禁忌证

（一）适应证

1. 所有因诊疗需要、并愿意接受消化内镜诊疗镇静和/或麻醉的患者。

2. 对消化内镜诊疗心存顾虑或恐惧感、高度敏感而不能自控的患者。

3. 操作时间较长、操作复杂的内镜诊疗技术，如逆行胰胆管造影术（endoscopic retrograde cholangiography，ERCP）、超声内镜（endoscopic ultrasound，EUS）、内镜下黏膜切除术（endoscopic mucosal resection，EMR）、内镜黏膜下层剥离术（endoscopic submucosal dissection，ESD）、经口内镜下肌离断术（peroral endoscopic myotomy，POEM）、小肠镜等。

4. 一般情况良好，ASA Ⅰ级或Ⅱ级患者。

5. 处于稳定状态的 ASA Ⅲ级或Ⅳ级患者，可酌情在密切监测下实施。

（二）禁忌证

1. 有常规内镜操作禁忌证或拒绝镇静和/或麻醉的患者。

2. ASA Ⅴ级的患者。

3. 未得到适当控制的可能威胁生命的循环与呼吸系统疾病，如未控制的严重高血压、严重心律失常、不稳定心绞痛以及急性呼吸道感染、哮喘发作期等。

4. 肝功能障碍（Child PughC 级以上）、急性上消化道出血伴休克、严重贫血、胃肠道梗阻伴有胃内容物潴留。

5. 无陪同或监护人者。

6. 有镇静和/或麻醉药物过敏及其他严重麻醉风险者。

（三）相对禁忌证

以下情况须在麻醉医师管理下实施镇静和/或麻醉，禁忌在非麻醉医师管理下实施镇静：

1. 明确困难气道的患者如张口障碍、颈颏颌部活动受限、类风湿脊柱炎、颞颌关节炎等。

2. 严重的神经系统疾病者（如卒中、偏瘫、惊厥、癫痫等）。

3. 有药物滥用史、年龄过高或过小、病态肥胖、排尿困难等患者。

三、消化内镜诊疗镇静和/或麻醉的操作流程

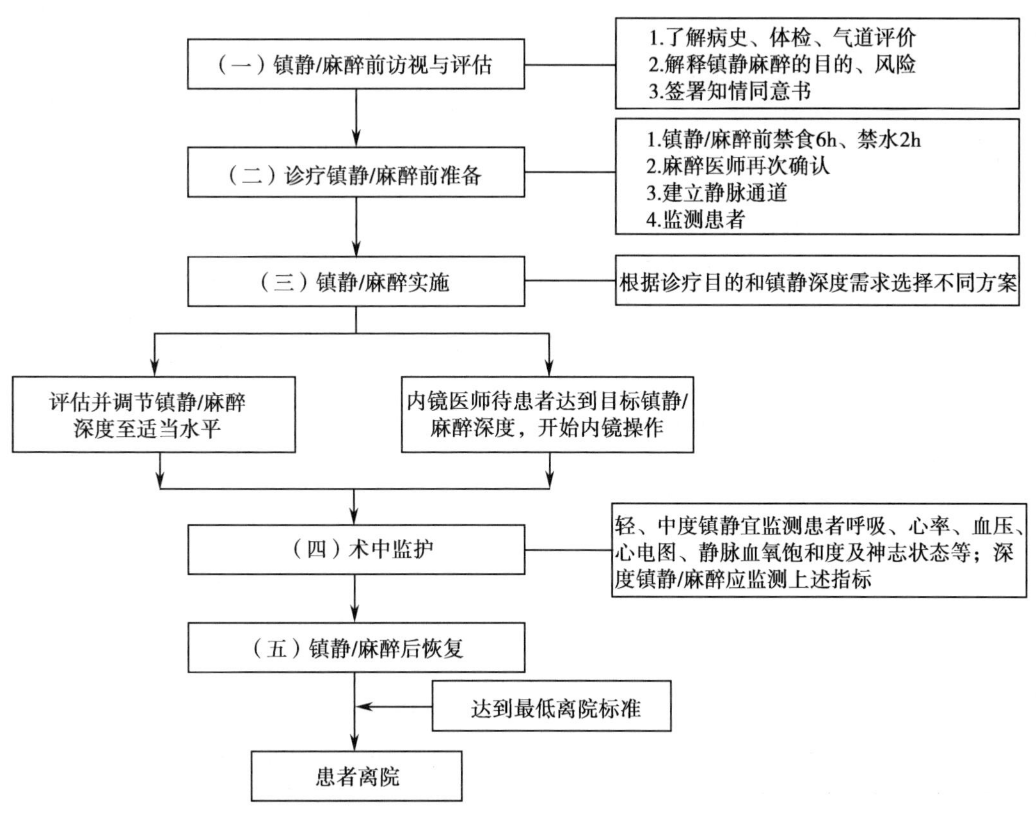

▶ 图 10-10-1 消化内镜诊疗镇静和/或麻醉的操作流程

四、消化内镜诊疗镇静和/或麻醉的管理模式

目前，随着无痛消化内镜诊疗的广泛开展，规范化应用及管理愈发显得重要，在这几年的工作中我们逐步摸索出一套安全规范的无痛消化内镜诊疗的麻醉管理模式。

（一）严格把握术前关

1. 约诊是重要环节，由麻醉护士指导患者做好术前准备。对于合并高血压、冠心病的患者，嘱其连续规律服用降压扩冠药物直至检查当日早晨，术前行心电图、血常规检查；对于糖尿病患者应控制空腹血糖<8. 3mmol/L。

2. 做好术前评估，麻醉医生术前访视患者，详细询问病史以及体格检查、实验室检查结果等。对于高血压、冠心病、肺心病、脑血管疾病及高龄患者，术前应进行心血管方面的评估及必要的治疗。

（二）严格把控麻醉过程

1. 合理选择麻醉药物及剂量，新型短效静脉麻醉药丙泊酚，具有起效快而平稳、苏醒迅速、麻醉深度可控、无蓄积等优点，给药技术智能化（靶控输注技术）使静脉麻醉操作更为方便易控。

2. 加强术中监测，常规监测患者血压、心电图、呼吸、SpO_2、意识水平等，其中 SpO_2<95%是缺氧的危险信号。长时间、较复杂的内镜操作，需镇静程度更深些，应使用脑电双频谱指数、AAI 评价意识水平。

3. 严把离科关 建立设备齐全（氧气、监护仪、抢救药品等）的恢复室，经麻醉医生评估患者达到离科标准后方可离开。

离科标准为：

（1）Steward 苏醒评分 6 分，能够正确回答问题，定向力恢复；

（2）无头晕、恶心、呕吐等不适；

（3）生命体征平稳，无疼痛等症状。

（三）“无痛”内镜操作技巧

值得提醒的是，无气管插管全麻下行消化内镜诊疗，除了掌握麻醉技巧外，内镜操作技巧亦非常重要。

1. 胃镜检查时，由于麻醉者与术者同时争夺口咽通气道，给气道保护和防范误吸带来困难。进镜是关键环节，应防止呛咳、误吸、喉痉挛。麻醉医生双手轻托患者下颌，操作者动作轻柔，边进镜边吸引，尽快进入食管、胃内，

吸除黏液和潴留液，通过幽门时，注意心率变化（心动过缓）。

2. 肠镜检查通过生理弯曲时，容易引起强烈迷走反射，导致心率骤降，应预防性给予阿托品 0.25~0.50mg。

3. 防止反流误吸是注水式超声胃镜检查的关键，麻醉过浅更容易引起呛咳和误吸。胃窦部位超声可采取头高脚低位（15°~30°），以达到体位引流、减少注水量的目的。食管腔内超声最好以注水吸气法操作或水面刚好淹没探头及病灶为宜。

4. 如何最大限度降低患者的紧张、焦虑和疼痛，又保证患者的自主呼吸及保护性反射是 ERCP 麻醉的难点。

术前常规肌注山莨菪碱 5~10mg，既可减少呼吸道分泌物，又可解痉，减慢肠蠕动，预防胆心反射。术中 Oddi 括约肌部分切开、取石、气囊或水囊扩张胆管等操作步骤，容易引发胆心反射，麻醉医生应密切观察心电变化，及时给予抗心律失常处理。

总之，无痛消化内镜诊疗采用麻醉医生指导的护士约诊、术中协助、术后苏醒观察的麻醉管理模式是安全和可行的，有利于提高麻醉效能，减少并发症。

（冯 洁 李 文）

参考文献

10

1. 令狐恩强，杨云生. 消化内镜诊断图谱. 北京：科学出版社，2007：15-62
2. 细井董三. 标准胃镜检查. 沈阳：辽宁科学技术出版社，2013：107-152
3. 中华医学会消化内镜学分会，中国抗癌协会肿瘤内镜学专业委员会：廖专，李兆申等. 中国早期胃癌筛查及内镜诊治共识意见（2014 年 4 月·长沙）. 中华胃肠病学杂志，2014，19（7）：408-427
4. Japanese Gastric Cancer Association. Japanese classification of gastric carcinoma：3rd English edition. Gastric Cancer，2011，14：101-12
5. 中华医学会消化内镜学分会消化系早癌内镜诊断与治疗协作组，中华医学会消化病学分会消化道肿瘤协作组，中华医学会消化内镜学分会肠道学组，中华医学会消化病学分会消化病理学组. 中国早期结直肠癌及癌前病变筛查与诊治共识. 中国实用内科杂志，2015，35（3）
6. 李兆申. 金震东. 消化内镜进展. 上海：第二军医大学出版社，2013，77-88
7. 李兆申. 赵晓晏. OMOM 胶囊内镜. 上海：上海科学技术出版社，2010
8. 石磊，赵卫川，李文，等. 胆道镜在腹腔镜探查术中的应用价值（附 334 例报告）. 中华肝胆外科杂志，2006，12，（12）：832-834
9. Chen YK，Parsi MA，Binmoeller KF，et al. Single-operator cholangioscopy in patiion of bile duct requiring evaluation of bile duct disease or therapy of biliayr stones. Gastrointest Endocs，2011，2（5）：203-216
10. Manta R，Frazzoni M，Conigliaro R，et al. Spyglass single operator peroral cholangioscopy in the evaluation of indeterminate biliary lesions：a single center，prospevtive，cohort study. Surg Endosc，2013，27（5）：1569-1572
11. Itoi T，Neuhaus H，Chen YK. Diagnostic value of image enhanced video cholangiopancreatoscopy. Gastrointes Endosc Chin N Am，2009，19（4）：557-566
12. 李文. 如何提高 ERCP 操作的安全性. 中华消化内镜杂志，2009，8：393-396
13. Paik WH，Ryu JK，Park JM，et al. Which Is the Better Treatment for the Removal of Large Biliary Stones? Endoscopic Papillary Large Balloon Dilation versus Endoscopic Sphincterotomy. Gut and Liver，2014，8（4）：438-444
14. Lee TH，Hwang JC，Choi HJ，et al. One-Step Transpapillary Balloon Dilation under Cap-Fitted Endoscopy without a Preceding Sphincterotomy for the Removal of Bile Duct Stones in Billroth II Gastrectomy. Gut and Liver，2012，6（1）：113-117
15. Bierig L，Chen YK，Shah RJ，et al. Patient outcomes following minor papilla endotherapy for pancreas divisum（PD）. Gastrointest Endosc，2006，63：313
16. 弋之铮. 小肠病学. 上海：世界图书出版社，2005
17. 智发朝. 双气囊内镜学. 北京：科学出版社，2008
18. 李文. 内镜超声学. 北京：北京大学医学出版社，2013：2-318
19. 杨云生. 实用消化内镜新技术. 北京：人民军医出版社，2007：152-184
20. Rana SS，Vilmann P. Endoscopic ultrasound features of chronic pancreatitis：A pictorial review，Endosc Ultrasound，2015，4（1）：10-14
21. Kongkam P，Devereaux BM，Ponnudurai R，et al. Endoscopic Ultrasound Forum Summary from the Asian Pacific Digestive Week 2012，Endosc Ultrasound，2013，2（1）：43-60
22. Jenssen C，Alvarez-Sánchez MV，Napoléon B，et al. Diagnostic endoscopic ultrasonography：Assessment of safety and

prevention of complications. World J Gastroenterol, 2012, 18 (34): 4659-4676

23. Mekky MA, Abbas WA. Endoscopic ultrasound in gastroenterology: From diagnosis to therapeutic implications, World J Gastroenterol, 2014, 20 (24): 7801-7807

24. Dietrich CF, C. Jenssen, Endoscopic Ultrasound-Guided Sampling in Gastroenterology: European Society of Gastrointestinal Endoscopy Technical Guidelines. Endosc Ultrasound, 2013, 2 (3): 117-122

25. Fusaroli P, Ceroni L, Caletti G, et al. Forward-view Endoscopic Ultrasound: A Systematic Review of Diagnostic and Therapeutic Applications. Endosc Ultrasound, 2013, 2 (2): 64-70

26. Rotman SR, Kahaleh M. Pancreatic Fluid Collection Drainage by Endoscopic Ultrasound: New Perspectives. Endosc Ultrasound, 2012, 1 (2): 61-68

27. Meng FS, Zhang ZH, Ji F, et al. New endoscopic ultrasound techniques for digestive tract diseases: A comprehensive review. World J Gastroenterol, 2015, 21 (16): 4809-4816

28. Barham K. Abu Dayyeh, Levy MJ. Therapeutic Endoscopic Ultrasound, Gastroenterol Hepatol (N Y), 2012, 8 (7): 450-456

29. Francis DL, Katzka DA. Achalasia: update on the disease and its treatment. Gastroenterology, 2010, 139: 369-374

30. 张娟，朱惠明. 内镜下微创治疗胃食管反流病的研究进展. 中华消化内镜杂志，2011，28（9）：536-538

31. 黄耀，王虹. 窄带成像：内镜诊断胃食管反流病的新突破. 国际消化病杂志，2010，30（5）：267-269

32. 黄红梅，陈洪. 非糜烂性胃食管反流病研究进展. 现代医学，2010，38（2）：196-200.

33. Boeckxstaens GE, Zaninotto G, Richter JE. Achalasia. Lancet, 2014, 383 (9911): 83-93

34. Richards WO, Torquati A, Lutfi R. The current treatment of achalasia. Adv Surg, 2005, 39: 285-314

35. Linghu E. Therapeutics of digestive endoscopic tunnel technique. Netherlands: Springer, 2014, 37-53

36. 孟凡冬，李文燕，周巧直，等. 应用芝加哥分类标准评价贲门失弛缓症患者的临床和食管动力学特征. 胃肠病学，2014，19（11）：669-672

37. 内镜治疗专家协作组. 经口内镜下肌切开术治疗贲门失弛缓症专家共识. 中华胃肠外科杂志，2012，15（11）：1197-1200

38. Chuah SK, Chiu CH, Tai WC, et al. Current status in the treatment options for esophageal achalasia. World J Gastroenterol, 2013, 19 (33): 5421-5429

39. Ates F, Vaezi MF. The Pathogenesis and Management of Achalasia: Current Status and Future Directions. Gut Liver, 2015, 9 (4): 449-463

40. Patel DA, Kim HP, Zifodya JS, et al. Idiopathic (primary) achalasia: a review. Orphanet J Rare Dis, 2015, 10: 89

41. O'Neill OM, Johnston BT, Coleman HG, et al. Achalasia: A review of clinical diagnosis, epidemiology, treatment and outcomes. World J Gastroenterol, 2013, 19 (35): 5806-5812

42. Stavros N. Stavropoulos, David Friedel, Rani Modayil, Endoscopic approaches to treatment of achalasia, Therap Adv Gastroenterol, 2013, 6 (2): 115-135

43. Czymek R, Grossmann A, Roblick U, et al. Surgical Management of Acute Upper Gastrointestinal Bleeding: Still a Major Challenge. Hepato Gastroenterology, 2012, 59 (115): 768-773

44. Barkun AN, Bardou M, Kuipers EJ. International consensus recommendations on the management of patients with nonvariceal upper gastrointestinal bleeding. Ann Intern Med, 2010, 152 (2): 101-113

45. 刘爱群，葛连英，刘立义. 内镜下氩离子凝固术治疗消化道病变的临床应用. 临床消化病杂志，2010，22（1）：10-12

46. Eisen GM, Eliakim R, Zaman A, et al. The accuracy of PillCam ESO capsule endoscopy versus conventional upper endoscopy for the diagnosis of esophageal varices: a prospective three-center pilot study. Endoscopy, 2006, 38 (1): 31-35

47. Yoshida H, Mamada Y, Taniai N, et al. New methods for the management of esophageal varices. World J Gastroenterol, 2007, 13 (11): 1641-1645

48. H Inoue, H Ikeda, T Hosoya, et al. Submucosal endoscopic tumor resection for subepithelial tumors in the esophagus and cardia. Endoscopy, 2012, 44 (3): 225-230

49. 周平红，姚礼庆，徐美东，等. 内镜粘膜下剥离术治疗消化道固有肌层肿瘤. 中华消化病杂志，2008，25（1）：22-25

10

50. 郭智慧，龚伟，彭阳，等. 经口内镜黏膜下隧道肿瘤切除术切除食管固有肌层平滑肌瘤. 南方医科大学学报，2011，31（12）：2082-2084

51. Linghu E. Therapeutics of digestive endoscopic tunnel technique. Netherlands：Springer，2014：37-53

52. 周平红，张轶群，姚礼庆，消化道黏膜下肿瘤内镜微创切除新技术的开展及评价. 中华胃肠外科杂志，2013，16（5）：406-410

53. Eisen GM，Baron TH，Dominitz JA. Guideline for the management of ingested foreign bodies. Gastrointestinal Endoscopy，2002，55（7pt1）：802-806. doi：10. 1016/S0016-5107（02）70407-0

54. 顾红祥，刘玉杰，张志坚，等. 特殊人群上消化道异物的无痛胃镜治疗. 中国内镜杂志，2007，13（2）：166-168

55. 江家赞，程宏辉，梁晓海，经皮内镜下胃造瘘术临床应用. 实用医学杂志，2011，27（14）：2621-2622

56. Rahnemai-Azar AA，Rahnemaiazar AA，Naghshizadian R，et al. Percutaneous endoscopic gastrostomy：Indications，technique，complications and management. World J Gastroenterol，2014，20（24）：7739-7751

57. Campoli PM，Cardoso DM，Turchi MD，et al. Assessment of safety and feasibility of a new technical variant of gastropexy for percutaneous endoscopic gastrostomy：an experience with 435 cases. BMC Gastroenterol，2009，9：48

58. Varut Lohsiriwat，Percutaneous endoscopic gastrostomy tube replacement：A simple procedure? World J Gastrointest Endosc，2013，5（1）：14-18

59. Richter-Schrag HJ，Richter S，Ruthmann O，et al. Risk factors and complications following percutaneous endoscopic gastrostomy：A case series of 1041 patients. Can J Gastroenterol，2011，25（4）：201-206

60. Scuffham JW，Wood KA，Clauss RP，et al. Radioiodine retention on percutaneous endoscopic gastrostomy tubes. Br J Radiol，2012，85（1012）：e076-e078

61. Poincloux L，Rouquette O，Privat J，et al. Large-balloon dilation of the sphincter of Oddi after sphincterotomy or infundibulotomy to extract large calculi or multiple common bile duct stones without using mechanical lithotripsy. Scand J Gastroenterol，2013，48：246-251

62. Teoh AY，Cheung FK，Hu B，et al. Randomized trial of endoscopic sphincterotomy with balloon dilation versus endoscopic sphincterotomy alone for removal of bile duct stones. Gastroenterology，2013，144：341-345

63. Anderson MA，Fisher L，Jain R，et al. Complications of ERCP. Gastrointest Endosc，2012，75：467-473

64. 钱晶瑶，李文. 覆膜金属胆管支架在良性胆管狭窄中的应用. 胃肠病学和肝病学杂志，2014，23（4）：380-384

65. Lee JH，Krishna SG，Singh A，Ladha HS，Slack RS，Ramireddy S，Raju GS，Davila M，Ross WA. Comparison of the utility of covered metal stents versus uncovered metal stents in the management of malignant biliary strictures in 749 patients. Gastrointest Endosc，2013，78：312-324

66. Raju RP，Jaganmohan SR，Ross WA，Davila ML，Javle M，Raju GS，Lee JH. Optimum palliation of inoperable hilar cholangiocarcinoma：comparative assessment of the efficacy of plastic and self-expanding metal stents. Dig Dis Sci，2011，56：1557-1564

67. 钱晶瑶，李文，董默，等. 经内镜逆行胆管造影术在原位肝移植术后胆漏中的诊疗作用. 实用器官移植电子杂志，2013，1（3）：165-168

68. 中华医学会消化内镜分会 ERCP 学组. 内镜下逆行胆胰管造影术（ERCP）诊治指南（2010 版）. 中国继续医学教育，2010，2（6）：1-20

69. 邓硕曾，梁幸甜，黄慧慧，等. 无痛消化内镜检查的麻醉与安全. 临床麻醉学杂志，2010，26（9）：825-826

70. 冯洁，李文，李欣，等. 一套无痛消化内镜麻醉管理模式的临床观察. 中华消化内镜杂志，2012，29（6）：307-310

71. 薛张纲，金琳. 麻醉保驾护航——让内镜治疗走得更稳更远. 中华胃肠外科杂志，2013，16（12）：1135-1137

72. 杨灿，王尔华，顾小萍，等. 可唤醒无痛麻醉技术在消化内镜诊疗中的应用. 中华消化内镜杂志，2014，31（9）：528-530

73. 中华医学会消化内镜学分会，中华医学会麻醉学分会. 中国消化内镜诊疗镇静/麻醉的专家共识意见. 中华消化内镜杂志，2014，31（8）：421-428

10

第十一章 腹腔镜检查与治疗

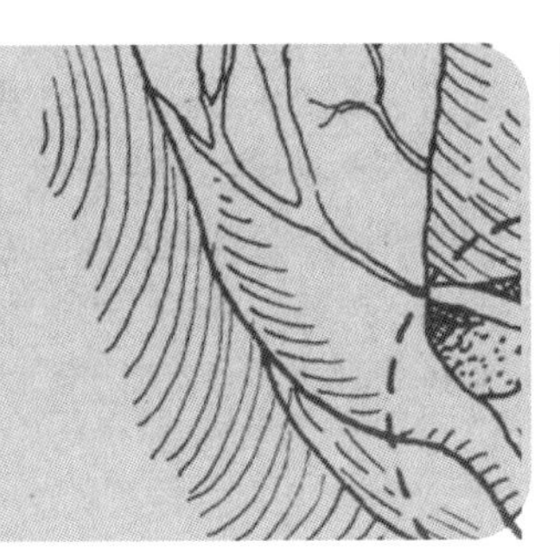

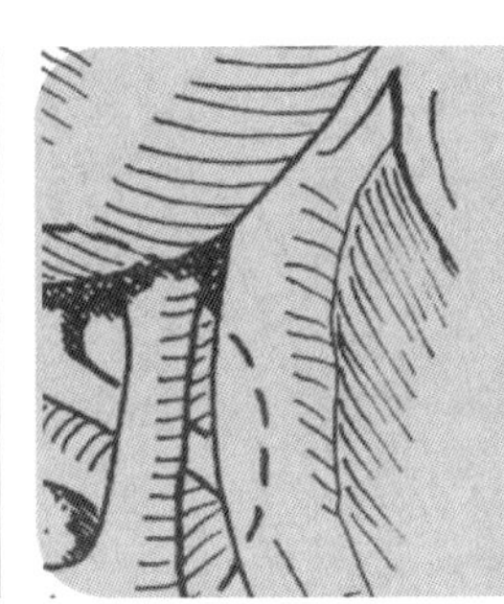

第一节　概　述

20世纪末期电视腹腔镜技术的诞生，使传统外科治疗模式发生了深刻地变革，外科医生面临着内镜技术的巨大挑战，使他们不得不接受微创外科的洗礼，也使外科医生的培养发生了变化。电视腹腔镜技术是几代人奋斗的结果，它的发生、发展经历了一个漫长的历史过程。

一、传统腹腔镜时代（1901—1986年）

这个时期的腹腔镜技术主要局限于一个人通过目镜进行诊断和治疗，应用范围受到局限。随着器械、设备和技术不断发展和完善，技术不断提高，应用范围不断扩展。如从无气腹到有气腹，发展到气腹机；气体选择从空气到氧气，最终找到最佳的 CO_2 气体；光源从头镜反光到热光源再到理想的冷光源；从无防漏气装置到橡胶密封帽的出现，等等。

（一）传统腹腔镜的诞生及其初级阶段（1901—1938年）

1901年俄罗斯圣彼得堡的妇科医师Ott首先介绍了在一孕妇腹前壁上作一小切口，插入窥阴器到腹腔内，用头镜将光线反射进入腹腔内来观察腹腔内脏器，并称这种检查为腹腔镜检查，这是腹腔镜产生的萌芽，从而开辟了腹腔镜的历史。同年德国的外科医师Kelling在德累斯顿首次用过滤的空气在狗身上制造气腹并插入腹腔镜进行腹腔内检查。

1910年瑞典斯德哥尔摩的Jacobaeus将腹腔镜技术应用于临床，几年后他便在69位病人中作了115次腹腔镜检查，他是第一位描述肝脏转移癌、梅毒、结核性腹膜炎病变等的研究者。1912年Nordentoft报道腹腔镜检查时采用Trendelenburg位（即头低足高位），并设计了穿刺锥鞘。1920年美国的Orndoff制造了梭形穿刺锥。1924年美国堪萨斯的内科医师Stone用鼻咽镜插入狗的腹腔进行观察，他还发明了一种橡胶垫圈置于穿刺针上封闭穿刺套防止在操作中漏气。1928年德国的Kalk发明了斜面为45度的腹腔镜，他于1929年首先使用了双套管穿刺针技术。

1933年普通外科医师Fervers首次报道了腹腔镜下肠粘连松解术。当时他以氧气造成气腹，用电刀松解粘连。由于氧的助燃性，当他接通电流时，腹腔内立刻发生了爆炸。因此，他是第一个建议把做气腹的气体由空气或氧气改为二氧化碳气体的人。其原因是，二氧化碳气体不助燃，被腹膜吸收后容易从肺中排出，并且二氧化碳进入血管形成气体栓塞的治疗比空气或氧气形成的气体栓塞治疗较容易。

1938年匈牙利的外科医师Veress介绍的一种注气针一直沿用至今（即Veress气腹针）。此针针芯前端圆钝、中空、有侧孔，通过针芯可以注气、水和抽吸，针芯的底部有弹簧保护装置，穿刺腹壁时针芯遇到阻力缩回针鞘内，一旦锐利的针鞘头进入腹腔内，阻力消失，针芯因尾端弹簧的作用而突入腹腔，防止针鞘锐利部分损伤内脏。

此阶段腹腔镜技术刚起步，是腹腔镜医师发明器械、设备和探索操作方法的阶段，该阶段腹腔镜专家用腹腔镜诊治的病人较少，腹腔镜的临床应用主要局限于检查。

（二）传统腹腔镜的发展阶段（1939—1986年）

随着冷光源、玻璃光导纤维及气腹机的问世，腹腔镜的临床应用有了很大发展。

1952年Fourestie发明了冷光源，解决了热光源术中腹腔脏器热灼伤问题。1956年Frangenheim使用玻璃纤维作为腹腔镜的光传导体使光损失更少，腹腔镜光照度更大，图像变得清亮。1964年德国妇产科医师Kurt Semm发明了自动气腹机，为腹腔镜外科的发展奠定了坚实的基础。

1961年妇科医师Palmer和Imemdioff系统地报道了他们成功实施腹腔镜输卵管结扎绝孕术的经验，并为世界所公认。1972年美国洛杉矶的Cedars Sinai医学中心的近1/3的妇科手术使用了诊断或治疗的腹腔镜技术。同年美国妇科腹腔镜协会成立，在短短几年内参加成员达4000余名，完成腹腔镜绝孕术几百万例。

1975年Cuschieri开始巩固并宣传腹腔镜的价值，使腹腔镜技术逐渐成为诊断异位妊娠、慢性腹痛、肝病的有价值的方法，尤其成为诊断妇科疾病的一种重要手段。

1980年9月12日德国妇产科医师Kurt Semm教授首次成功地用腹腔镜技术进行了阑尾切除，将腹腔镜技术率先引入外科手术治疗领域。遗憾的是，腹腔镜技术在普通外科却遭到冷落，仅有少数人对应用腹腔镜进行腹内脏器切除感兴趣并进行了动物实验。1985—1986年美国、英国、德国、法国等欧美国家的学者都各自进行自己的腹腔镜胆囊切除的动物实验研究。

二、电视腹腔镜时代（1987年至今）

（一）电视腹腔镜技术临床应用的初级阶段（1987—1991年）

随着光学技术、电子工业的发展，1986年微型摄像机开始融入医学界，摄像机和腹腔镜的连接给内镜外科带来了盎然生机，使腹腔镜技术发生了革命性的变化，产生了质的飞跃。它把腹腔镜图像传送到监视器上，使视野更加宽阔，图像更加清晰，更重要的是术者和助手等均可同时观看病变，助手能配合术者共同完成腹腔镜操作，从而拓宽了腹腔镜的应用范围，促进了腹腔镜外科的发展。

1987年3月15日法国里昂妇科医师Philipe Mouret为一位女病人施行腹腔镜盆腔粘连分离后，又切除了有结石的胆囊，完成了世界上首例临床腹腔镜胆囊切除术（LC），但未报道。1988年5月巴黎的Dubois也成功地开展了腹腔镜胆囊切除术，并首先在法国发表论文，介绍了36例LC手术经验，在1989年4月举行的美国消化内镜医师协会的年会上放映了手术录像，一举轰动了世界。随后LC在德国、荷兰、英国、比利时等国家相继开展，掀起了腹腔镜胆囊切除的热潮。

20世纪90年代LC的旋风迅速刮到了亚洲，1990年2月新加坡开展了亚洲第一例LC，于1991年2月19日，云南曲靖地区第二人民医院荀祖武医师完成中国首例LC，此后该技术在北京、天津等地相继开展并迅速传播到全国。

（二）电视腹腔镜发展阶段（1992年至今）

随着腹腔镜操作技术的不断提高，腹腔镜设备和器械的不断完善和改进，使得腹腔镜医师开展工作的信心不断增加，开始探索应用腹腔镜技术治疗其他器官的疾病，如：腹腔镜肝、脾囊肿开窗术，腹腔镜胆总管切开取石，腹腔镜胃大部切除术，腹腔镜肝、脾切除术，腹腔镜疝修补术，腹腔镜结直肠癌切除术，腹腔镜胰十二指肠切除术等手术，使腹腔镜手术的广度及深度都有了很大发展。

三、腹腔镜检查的适应证与术前准备

（一）适应证

腹腔内大部分脏器都可以经腹腔镜进行观察。

（二）术前准备与麻醉

术前准备包括心肺功能检查及常规化验检查，如白细胞计数、血小板、出血时间及凝血时间、凝血酶原时间、血型。腹部皮肤准备同剖腹术。

腹腔镜检查前宜禁食。麻醉前可给镇静药，用哌替啶与地西泮，或氯胺酮与阿托品。除了进行盆腔脏器的检查可能需全麻外，大多数病人可在局部浸润麻醉下行检查。多数情况下不需要静脉输液，但氧吸入及其他急救措施所用的器械要准备好。

四、检查方法

（一）选择穿刺点

应选择两个穿刺点：一是观察镜插入点，最常见部位是正中线脐下2~3cm，也可以在脐上或脐左、右2cm处。选择穿刺点的原则是避开较大腹壁血管（如腹直肌与其后鞘之间的腹壁上与腹壁下血管）；避开原有腹壁切口瘢痕（瘢痕下方容易有粘连甚至肠管）；与计划重点观察的脏器保持一定距离（因腹腔镜管较长，穿刺点离脏器太近不便于观察）。第2个穿刺点是辅助套管针的穿刺点，检查过程中指压腹壁同时直视壁腹膜选择适宜的穿刺点，此时腹腔镜灯光往往照亮此处腹壁，有助于避开较大的腹壁血管。

（二）充气

良好的人工气腹是腹腔镜检查成功的首要条件。充气时应注意3项指标，①膨胀均匀对称；②叩诊鼓音；③肝浊音界消失。首次充气量无一定标准，随患者的体型胖瘦及腹部原来胀气程度而异，具体掌握应以中等腹胀及患者能耐受为度。一般成人用气量1.5~3L，可高达6L，婴儿亦可耐受1L，腹腔内压力一般为1.33~1.60kaPa（10~12mmHg）。

（三）穿刺与置镜观察

气腹完成后改用套管针穿刺，拔出针芯，插入观察镜。观察镜进入腹腔后首先要定向，然后按次序有计划地观察腹腔内结构。如需使用辅助器械可在腹腔内观察刺入辅助穿刺针，插入探针、活检钳或电凝棒等。

（四）腹内各结构的观察

1. 镰状韧带　是最好的定位结构，因含脂肪呈黄色，正常为剑状，肥胖患者可呈梭形或球形。上为前腹壁壁腹膜，两侧即为肝左、右叶，下为胃幽门窦区与横结肠中段。近看可见韧带上微小血管，如发现镰状韧带上静脉曲张，提示门静脉系统有阻塞。壁腹膜上小白结节说明有转移瘤或粟粒性结核结节。

2. 肝　肝是用腹腔镜观察最容易成功的脏器之一，观察要细致全面，避免忽略病变漏诊，肝左、右叶色泽、大小、边缘锐钝、表面光滑、有无凸起肿物、与壁腹膜及附近脏器的粘连、表面纹理、软硬度、血管分布等都应认真详细观察。近看肝表面有白色细网纹为早期轻度肝硬化，可以当时肉眼诊断并用活检证实。正常肝一般呈红棕色、表面光滑发亮。淀粉样变性和脂肪变性均有其特征性色泽变化，不难诊断。如发现肝有散在结节，不应满足于明显病变的发现，应全面搜查，接近镰状韧带附着处的肝脏部分最容易漏诊。对弥散性小结节不要武断判断为转移癌，因为间皮瘤、类癌、粟粒性结核、寄生虫的良性病变可有类似表现，故应采集标本做病理检查证实。急性化脓性炎症有充血、水肿、渗出等表现，慢性炎症或新生物往往局部血管怒张或滋养血管明显，容易区别。肝内占位性病变常见表面局部隆起，或一叶增大，肝内病变不改变肝外形的机会不多。有怀疑时可作针刺活检，因为肉眼不能鉴别原发性肝癌的两种病理类型。病变如果散在，直视下咬取或针吸活检当然比盲目穿刺针吸活检要准确得多，且更安全。

3. 胆囊　胆囊是用腹腔镜比较容易观察的器官，常在见到镰状韧带定位后将观察镜略向右偏就能远远望到，胆囊底呈白色，或略带蓝色、和附近的棕红色肝脏及粉红色肠管、黄色大网膜颜色不同，容易识别。若胆囊底被大网膜覆盖时可用夹持钳或探针拨开大网膜显露胆囊。胆囊的急、慢性炎症、扭转、肿瘤等容易诊断，胆囊结石的诊断率不如超声波检查。一般不直接穿刺或采取活体组织检查，避免胆囊瘘胆汁性腹膜炎的并发症。

4. 脾　正常时看不到脾，如果脾肿大则可先见到脾下极。脾肿大时腹部扪诊多可查出，不必行腹腔镜检查，且因脾肿大常伴血小板减少，影响凝血机制，又是腹腔镜检查的相对禁忌，所以用腹腔镜不容易成功地观察脾。

5. 胆总管　胆总管位置较深，较难用腹腔镜观察到其全部走行。其他诊断方法如超声波、经内镜逆行胆管造影等常能较好地显示胆总管内部病变（如狭窄、炎症、结石、寄生虫等）。单纯胆总管病变不适宜应用腹腔镜检查。

6. 胃 胃贲门端、胃底及胃体大部分都在肝左叶后面，一般不易看到，但如果腹腔内脂肪不多，肝左叶薄而软时，用探针挑起，可能看到。部分胃体、胃窦、幽门及十二指肠球部常可用腹腔镜清晰地观察。十二指肠溃疡患者经钡餐造影及胃镜检查已能满足确诊及制订手术资料计划的要求，不必行腹腔镜检查，而对经上述二项检查提示胃溃疡或怀疑恶变的患者，必要辅以腹腔镜检查，明确病变范围并制订治疗方针或计划术式。

7. 胰腺 胰位于腹膜后间隙，所以一般认为腹腔镜检查不能看到胰腺，其实不尽然。通过努力，有可能经腹腔镜观察胰腺并可钳取活检。常规腹腔镜检查时，偶尔可透过含脂肪很少的透明大网膜看到胰腺。此外，可以有计划的观察胰腺，或称胰腺腹腔镜检查。患者采右侧卧位、头侧较高，使气腹集中在左上腹。进腹部位为脐上2横指，向左2横指。观察途径有：①胃上（小弯侧），在肝左叶之下进入，若患者不太胖，可见胰体的形态、颜色和质地；②胃下（大弯），用附加器械将胃大弯侧网膜无血管区刺破，经此孔进入，可观察胰体及胰尾；③幽门下（十二指肠环处），观察胰头。如需活检以用细针穿刺抽吸细胞检查比用活检钳咬取标本为安全。

8. 结肠 结肠各部分的病变多数可用腹腔镜检查出来。此法因能直接观察结肠浆膜面的病变，所以不但补充钡或气钡灌肠只能显示结肠黏膜及肌层病变的不足，有时还能纠正造影剂检查的漏诊与误诊。肥胖病人肠脂垂较大，大网膜内脂肪丰富，都影响对结肠的观察。用探针拨动盲肠有时可发现隐匿的游动盲肠症。

9. 小肠 小肠虽然位置浅，但因长而迂回弯曲，必须仔细、系统地观察，才可能做出正确诊断。

10. 盆腔器官 用腹腔镜检查盆腔器官不同于常规方法，需半身或全身麻醉，垂头仰卧位（使气腹集中在下腹部）或截石位，会阴部消毒，加用特制的子宫操纵杆。妇科腹腔镜检查术应用颇广，已成为内镜检查术的重要分支。

11. 腹水 有明显腹水的患者往往肠腔浮在腹水上，穿刺容易刺伤肠管。认为对有腹水者穿刺很安全的概念是错误的。应先用充气针抽腹水，测腹腔内压并注气造成小气垫，然后用套管针小心穿刺。观察镜插入腹腔时要几乎与腹壁平行，以免深入腹水内。可在直视下将副套管针插入，插入吸引器吸引腹水，换以气体充填腹腔，才利于观察。少量腹水临床检查不易查出，腹腔镜检查时可在两侧结肠旁沟、或肝膈间隙看到腹水。

五、腹腔镜检查的并发症

（一）并发症

1. 皮下气肿与纵隔气肿 多由于充气时操作不熟练或不按操作规程进行而造成。

2. 腹腔出血 腹壁穿刺出血量不多，一般都能控制。咬取活检时要避开明显血管部位并做好电凝止血准备。多数肝活检部位出血都能自止，极少数需电凝止血甚至开腹止血。

3. 呼吸循环障碍 很少见。

第二节 腹腔镜胆囊切除术

自从1987年3月，法国医生Philippe Mouret完成世界上第一例腹腔镜胆囊切除术（laparoscopic cholecystectomy，LC）以来，该技术给全世界的外科领域带来了巨大的变化。LC具有术后切口疼痛轻，病人恢复快，住院时间短，生活质量高和切口瘢痕小的优点，同时能取得和开腹胆囊切除术同样的效果，所以深受胆囊良性疾病患者和外科医师的欢迎。但由于LC手术存在三维空间与二维平面空间之间的差别，术者需有一个逐渐适应的过程，术者必须远离手术部位用长杆状器械进行操作，且不能用指端去触摸所要钳夹或切断的组织，缺乏开腹手术时的触觉，所以经验不足的术者造成的术后并发症较多。对初学者需进行规范化的培训，以提高术者的技术水平。

一、适应证

LC术的适应证虽主要依据病人胆囊本身的病理改变，但很大程度上受术者技术水平的限制。随着设备、器械的不断完善，手术经验的不断积累，手术适应证的范围有一个逐渐扩大的过程，可逐步将原来被认为是手术禁忌证或相对禁忌证的部分病例纳入适应证的范围。LC术者必须根据自己的实际操作水平对病人作出相应的选择，选择相应的适应证。总的来说，目前除怀疑或已被证实为胆囊恶性疾病者外，只要患者能耐受全身麻醉的风险，LC的手术适应证与传统开腹胆囊切除术（open cholecystectomy，OC）基本相同。

1. 各种类型有症状的胆囊结石。包括急、慢性胆囊炎合并结石，萎缩性胆囊炎合并结石，充满型胆囊结石。

2. 非结石性胆囊炎，有严重临床症状者。

3. 胆囊息肉样病变。怀疑或已证实为胆囊恶性息肉样病变者不是LC手术的适应证。

二、禁忌证

1. 严重的心、肺、肝、肾疾病，不能耐受全身麻醉及气腹。

2. 急性重症胆管炎。

3. 腹腔内严重感染。

4. 出凝血机制障碍，不能纠正。

5. 重度肝硬化，门脉高压症。

6. 胆肠内瘘。

7. 胆囊恶性病变。

三、手术步骤

（一）体位和术者位置

病人取仰卧位，轻度头高足低（10°~15°），右侧略抬高。术者位于病人左侧，助手位于病人右侧，扶镜助手位于术者旁边。

（二）操作孔的选择

四孔法操作（图 11-2-1）：脐下方穿刺建立气腹，并以此作为进镜孔（10mm）；主操作孔位于上腹部正中剑突下（10mm）；右侧肋缘下锁骨中线和右侧腋前线分别为辅助操作孔（5mm）。

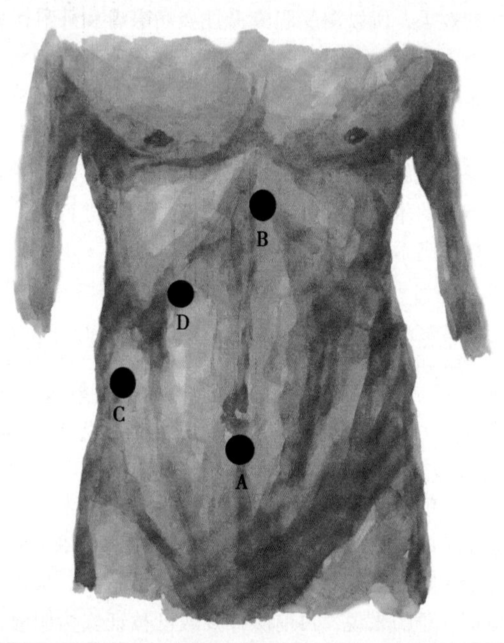

▶ 图 11-2-1 四孔法操作

A. 进镜孔；B. 主操作孔；C、D. 辅助操作孔

（三）操作要点

1. 显露 Calot 三角 包括两种显露方法：对于体型较瘦者，腋前线抓钳提起胆囊底/体部向头侧推移，锁骨中线抓钳提起胆囊壶腹部向右下方牵拉，Calot 三角可以良好显露。对于腹腔内脂肪较多者，锁骨中线抓钳向上提起胆囊壶腹部，腋前线抓钳将掩盖在 Calot 三角区的组织（网膜、十二指肠、结肠）向下方推移，显露 Calot 三角（图 11-2-2）。

2. 解剖 Calot 三角，处理胆囊管和胆囊动脉（图 11-2-3） 用分离钳钝性撕开或电凝钩钩开 Calot 三角区浆膜，游离出胆囊管和胆囊动脉。靠近肝总管约 0.5cm 处夹闭胆囊管，同时在远端近胆囊壶腹处再应用钛夹夹闭，在两枚钛夹之间剪断胆囊管。此时 Calot 三角被完全敞开，胆囊动脉清晰显露，予以夹闭后，在动脉远端近胆囊处电灼切断。胆囊动脉变异较多，对三角区内可疑组织，均应夹闭处理。

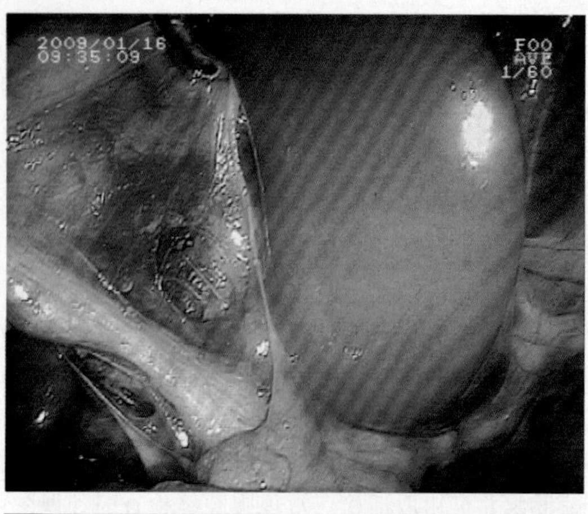

▶ 图 11-2-2 暴露胆囊三角，显露胆囊管和胆囊动脉

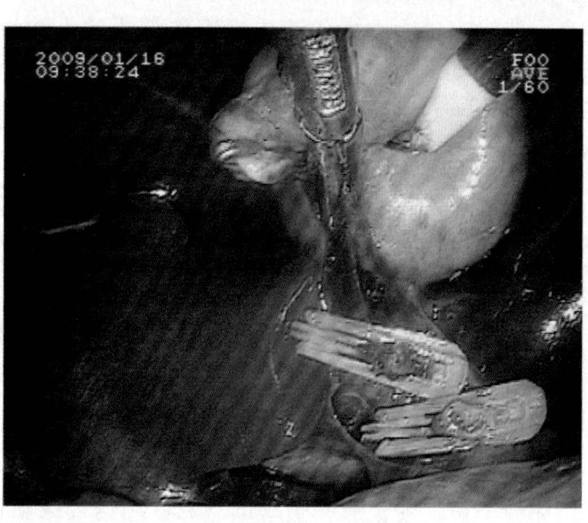

▶ 图 11-2-3 切断胆囊管和胆囊动脉

3. 分离、切除胆囊（图 11-2-4） 胆囊管和胆囊动脉处理妥当后，腋前线抓钳提起胆囊底部向患者头侧推，锁骨中线抓钳提起胆囊颈部向上翻，使胆囊和胆囊床之间保持一定张力，使用电凝钩沿该间隙切除胆囊，创面注意妥善止血。

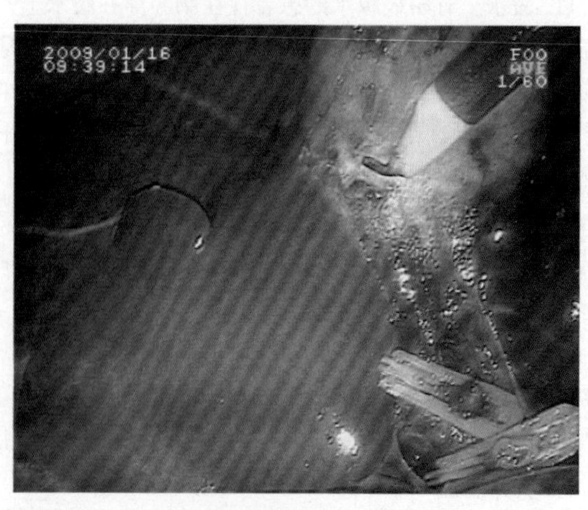

▶ 图 11-2-4 剥离切除胆囊

4. 取出胆囊标本、缝合切口。

四、手术的重点和难点

良好的手术野是正确处理 Calot 三角内结构的前提，正确处理 Calot 三角内结构是安全完成胆囊切除术的关键，处理质量的好坏直接关系到病人的预后。

（一）良好显露 Calot 三角

1. 腹壁戳孔位置　置入腹腔镜了解肝脏位置高低后，再作剑突下镰状韧带的右侧，垂直或稍低于肝脏下缘的戳孔，剑下戳孔与右锁骨中线戳孔相距要在 10cm 左右，锁骨中线和腋前线肋缘下戳孔应稍低于肝脏游离缘。

2. 体位、气腹压力变化　对于肥胖腹腔内脂肪较多，肠道准备不佳胃肠胀气者，大网膜、胃肠管上移使肝下间隙缩小，三角区显露差，此时可适当增加腹内压至 15mmHg，术中将病人置头高足低位和向左倾斜 15°，借助于上述脏器和脂肪组织的重力作用，以增宽肝下间隙，增大操作空间。

（二）解剖、处理 Calot 三角内组织

Calot 三角应尽量敞开，胆囊壶腹与胆囊管汇合部的四周应充分游离，以清晰显示其内的结构。术者可能会遇到以下问题：

1. 若 Calot 三角区粘连严重，分离时应注意以下几点：①分离粘连应在有张力牵引下紧靠胆囊壶腹进行，操作轻柔，一般采用钝性分离法（如分离钳，不带电的电钩和微型电剪等），避免盲目电凝、电切，因热力灼伤肝外胆管的病例屡有报道。②对于急性胆囊炎（或伴有结石嵌顿）病例，Calot 三角内常有明显的充血、水肿，但粘连并不严重。在分离胆囊壶腹和解剖 Calot 三角时常有水肿液外渗，可使用冲洗器头端边钝性分离，边反复冲洗以保持视野清晰，手术易获得成功。③胆总管、肝总管、右肝管与胆囊壶腹间形成无间隙粘连，可在胆囊壶腹与胆囊管交界处切开浆膜，用分离钳在胆囊管上方分离，显示 Calot 三角。若仍无法显露胆囊管时，可采用逆行切除胆囊的方法。

2. 胆囊管的粗细和长度解剖变异较大，在显露、处理时应遵循以下原则：①胆囊管与胆囊壶腹交界部的四周必须充分游离，若未能充分显示“三管一壶腹”（肝总管、胆总管、胆囊管、胆囊壶腹），在对胆囊管实施钳夹处理时，胆囊管与肝总管相汇处的上方应是空虚的间隙（意味着肝总管未在其中）。②胆囊管夹闭后，一律剪断，避免因热力灼伤肝外胆管。③胆囊管明显增粗，直接处理困难时，可逆行切除胆囊，圈套器结扎处理。

3. 胆囊动脉的走行和分支解剖变异很多，切忌处理了某一支而忽视了另外的分支：①对胆囊动脉最好不要“骨骼化”以免血管组织少，钳闭不牢固。②分离胆囊床遇有较大血管分支时，也应上夹止血，尤其在 Calot 三角内无胆囊动脉主干时更需如此。③注意有无胆囊管后方动脉，在分离胆囊管后方时有明显的韧性感觉即应怀疑这种情况，此时可先将钳闭的胆囊管上半部剪断，在剪断的胆囊管远侧再补一夹：然后将胆囊管全部剪断（已包括胆囊管后方的胆囊动脉）。

（三）正确把握中转开腹时机，减少并发症

腹腔镜手术因其特殊的手术环境以及对术者操作技术和设备性能的高度依赖，从一开始就暴露出它的局限性和独有的一些潜在危险，所以不能完全达到开腹手术的境界。鉴于此，腹腔镜术者正确的把握中转开腹的时机，无疑有着非同寻常的意义。中转开腹分为以下两种：

1. 被迫性开腹　原因如下：术中用腹腔镜难以完成手术的病变，如 Calot 三角区致密粘连；萎缩性胆囊炎、胆囊充满型结石并与周围组织或器官（胃、横结肠、十二指肠等）形成包裹，无法找到胆囊甚至怀疑有胆肠内瘘，此时强行 LC 易造成胆管、结肠、十二指肠损伤等严重后果。腹腔镜术中发现除预定完成的 LC 手术外尚有用腹腔镜术难以同期处理的其他外科病变，如胆囊癌、结肠癌、肝癌、胃癌等。

2. 强迫性开腹　即 LC 术中因发生技术性并发症不得不紧急开腹。常见原因有：术中难以控制的大出血，术中发现的胆管、肠管等脏器损伤，或因 CO_2 气腹引起的难以纠正的高碳酸血症等。外科医师需知，被迫性开腹（疾病性原因）目前仍是难免的，被迫性开腹并不代表手术的失败，而是保证手术安全性的必要措施。强迫性开腹（技术性原因）则应通过完成更多的病例，积累更多的经验，尽量予以避免。

五、常见并发症和防治

（一）胆管损伤

胆管损伤为 LC 最严重的并发症，多发生于胆道解剖变异或胆囊病变复杂时。损伤的类型多种多样，主要有游离胆管的切割伤（包括胆总管、肝总管或右肝管的部分横断及完全横断等）和胆管壁的部分损伤（包括电灼、划破、撕裂或缺损等）。

1. 常见原因　①胆囊管牵拉过度，导致胆总管变形，损伤胆总管。②胆囊管和肝总管粘连严重，分离胆囊三角时，损伤肝总管。③处理、切断胆囊管后，因肝总管与胆囊壶腹粘连严重，在处理胆囊动脉或切除胆囊时，损伤肝总管或右肝管。④游离胆囊管后，牵拉或钳夹胆囊管用力过大，导致三管汇合处胆管侧壁撕裂。⑤电切、电凝时，热力灼伤肝外胆管。⑥术中胆囊动脉出血，盲目钳夹止血导致胆管损伤。

2. 预防方法　①认识肝外胆管解剖变异的复杂性（如胆囊管开口于右肝管等），遵循沿胆囊壶腹向下解剖胆囊管的手术原则。②在分离、解剖 Calot 三角时应尽可能采用钝性分离法，避免使用电凝，以预防热力灼伤肝外胆管。

③Calot三角粘连致密，显露“三管一壶腹”关系困难时，不必强调完全显露肝外胆管，而应沿外侧分离胆囊颈部，否则若在 Calot 三角区强行分离，必将增加胆道损伤的概率。④Calot 三角致密粘连分离显露胆囊管困难时，可采用逆行与顺行结合的方法切除胆囊，可减少胆管损伤的概率。⑤术中出血、视野不清时，切忌盲目钳夹、电凝止血，否则易致肝外胆管损伤。⑥术中若发现“金黄色”胆汁，应仔细查明其来源，必要时及时中转开腹。

3. 治疗措施 ①术中发现：如胆管穿洞性或部分胆管壁损伤，可行胆管局部缝合修补加 T 型管引流术；如为横断伤，胆管缺损不多时，可在无张力下行胆管黏膜对黏膜的端端吻合加胆管重新造口的 T 型管引流，缺损较多时，需行胆管空肠 Roux-en-Y 吻合术。②术后发现：应通过 B 超、ERCP、MRCP 等检查明确损伤的部位、程度等，多数需要行胆管空肠 Roux-en-Y 吻合术。

（二）出血

1. 常见部位 穿刺孔出血，胆囊动脉出血，胆囊床出血。

2. 预防措施 牢记胆囊动脉变异多，其主干及分支可以在胆囊管的各个方向，尤其注意处理位于胆囊管后方和胆囊管并行的血管。从胆囊床上分离胆囊时，遇到较大分支血管时，应夹闭后切断；胆囊床层次不清时，遵循“宁伤胆、勿伤肝”的原则，减少胆囊床出血概率。

3. 治疗 对于紧靠胆囊管或胆总管部位的出血，可边吸引，边用分离钳夹住血管断端，确认无胆管组织后，钛夹夹闭，不要盲目钳夹，否则易导致肝外胆管损伤。胆囊床的出血，多来自门静脉系统分支，通过压迫止血可以收到良好效果。

（三）胆漏

1. 常见原因 胆囊管残端处理不满意（钳夹不牢固、钛夹脱落、胆囊管炎症重、处理困难等；胆道残余结石引起胆道高压，导致胆囊管残端漏胆汁；胆管的损伤导致胆漏；迷走胆管损伤，术中未发现及处理，导致胆漏（ERCP 通常无法看到造影剂经胆管外溢）。

2. 治疗 对于术后胆汁漏的处理应掌握三个环节：降低胆管内压力、引流胆汁和控制感染。对于术后腹腔引流管出现胆汁而无腹痛、发热等症状者可在充分引流的前提下严密观察，胆漏多在 2~3 周内自行愈合。对于胆道术后临床怀疑或证实存在胆汁漏者，尤其是患者术后早期出现腹痛、发热等症状，经对症治疗症状无明显缓解，腹腔穿刺液或引流液证实为胆汁者，应尽快行 ERCP 检查。由于十二指肠镜技术集检查和治疗于一身，通过 ERCP 不仅可以明确胆汁漏的大小、位置、原因，又能同时进行针对性的治疗（十二指肠乳头括约肌切开、合并胆管结石者予以取出、留置鼻-胆管引流胆道等），达到解除胆道远端梗阻以降低胆道压力和通畅引流漏口近端胆汁以减少胆汁进一步溢入腹腔的目的。对于引流不畅导致腹膜炎严重或病情加重者或十二指肠镜治疗后效果不佳者，应采取开腹手术治疗。

（四）周围脏器的损伤

多为十二指肠和结肠损伤，通常由于胆囊炎症重，和周围组织形成粘连，分离粘连时发生。所以在分离时一定要紧靠胆囊进行，怀疑或明确上述器官损伤时，应中转开腹行修补手术。

六、评　价

随着现代科技的发展，LC 技术已成为代替 OC 治疗胆囊良性疾病的首选方法；与传统胆囊切除术比较具有对病人损伤小、术后痛苦少、恢复快等优点，被誉为胆道外科的历史性飞跃。但由其所引起的技术并发症亦应引起 LC 医师的高度重视，相对 OC 其技术难度更大，应加强 LC 医师的技术培训，准确掌握适应证，实时中转开腹，操作中细心谨慎，避免暴力是避免或减少 LC 并发症的重要措施。

第三节　腹腔镜胆道手术

一、三镜联合胆总管探查术

三镜联合胆总管探查术是在总结了几种腹腔镜胆总管探查术的优点和不足后，发展起来的一种相对较完善的微创治疗肝外胆管结石的新技术。它最大限度地发挥了 3 种软镜和硬镜（十二指肠镜、胆道镜和腹腔镜）的优势，克服了需放置 T 管，术后无法造影检查和需再次内镜处理的不足，从而使该方法的可靠性、微创性和治疗效果均提高了一步。

（一）适应证

影像学显示肝外胆管结石或结石位于肝内胆管一、二级分支且无肝门部胆管狭窄，估计腹腔镜术中可取出；十二指肠镜取石失败，但已完成经内镜鼻胆管引流术（ENBD）治疗；胆总管扩张，直径≥1. 1cm。

（二）禁忌证

1. 胆总管下段狭窄段过长或诊断为胆总管囊性扩张症，同时存在肝外胆管结石；

2. 存在严重内科合并症，存在腹腔镜手术禁忌；

3. 既往胆道探查手术史，是该方法的相对禁忌。

（三）手术步骤

治疗过程包括两个阶段。内镜阶段：经十二指肠镜行 ERCP，证实胆管内结石取出困难，行 ENBD 治疗；腹腔镜阶段：腹腔镜胆总管探查，术中应用器械及胆道镜取净结石，检查无残余结石后，留置 ENBD 导管，一期缝合胆管切口。

1. 十二指肠镜治疗阶段 经十二指肠镜行 ERCP，证实胆管内结石取出困难，留置 ENBD 导管引流治疗（图 11-3-1）。

2. 腹腔镜治疗阶段

11

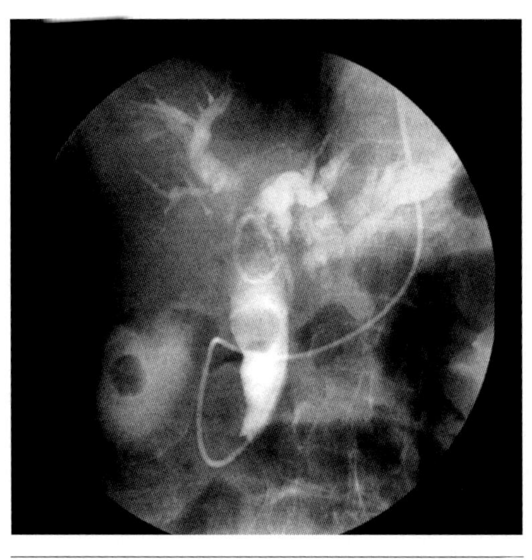

▶ 图 11-3-1　十二指肠镜取石失败，留置 ENBD 导管

（1）腹壁操作孔的位置：同腹腔镜胆囊切除术（4 孔法）。对于部分术中操作困难者，在脐与左肋缘下锁骨中点连线中上 1/3 处，建立第 5 个操作孔。

（2）显露胆总管：多数情况下均可在胆总管前壁看到或触及呈圆圈状隆起的 ENBD 导管（图 11-3-2），所以辨认胆总管较容易。若患者同时存在胆囊结石，应先夹闭胆囊管，以防胆囊内结石在术中落入胆总管中。

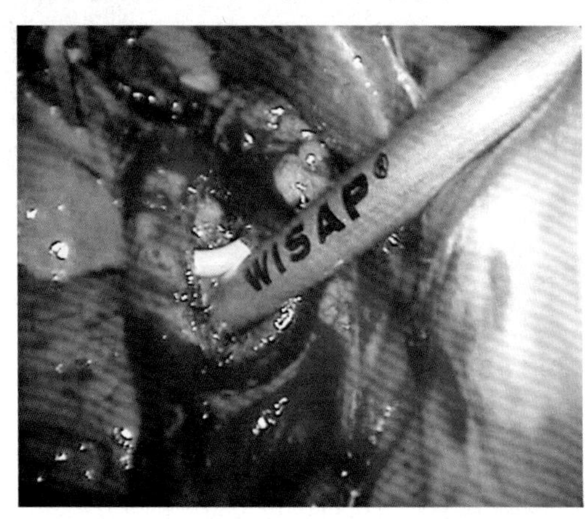

▶ 图 11-3-2　腹腔镜术中切开胆总管，可见其内 ENBD 导管

（3）切开胆总管、探查取石打开胆管后，先将其内 ENBD 导管体内端钳夹出胆管切口外，然后联合多种取石方法（器械、水冲法、胆道镜）取石（图 11-3-3），取净胆管中结石。

（4）缝合胆管切口经胆道镜检查证实结石取净后，将 ENBD 导管放回胆管中，直接缝合关闭胆管切口（图 11-3-4）。

（5）存在胆囊结石者，一并切除胆囊。放置腹腔引流管：手术完毕后于胆总管切口缝合处附近放置 1 根引流管，引流局部渗液，引流管保留至少 48 小时。

（6）术后处理：术后应用利胆中药治疗。于术后 4～5 天行经 ENBD 导管造影，若无异常即可拔除。

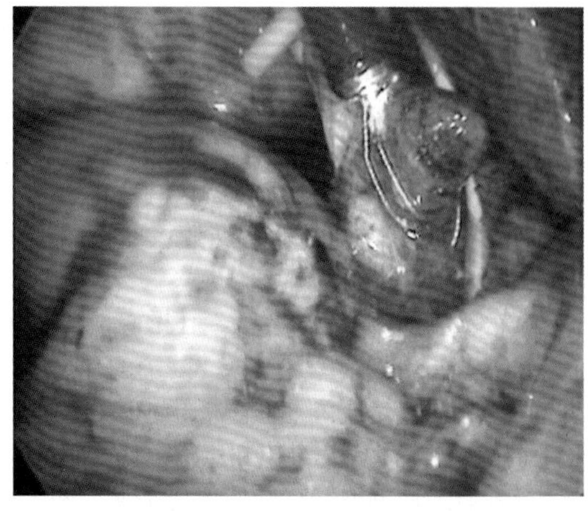

▶ 图 11-3-3　腹腔镜术中联合胆道镜取石

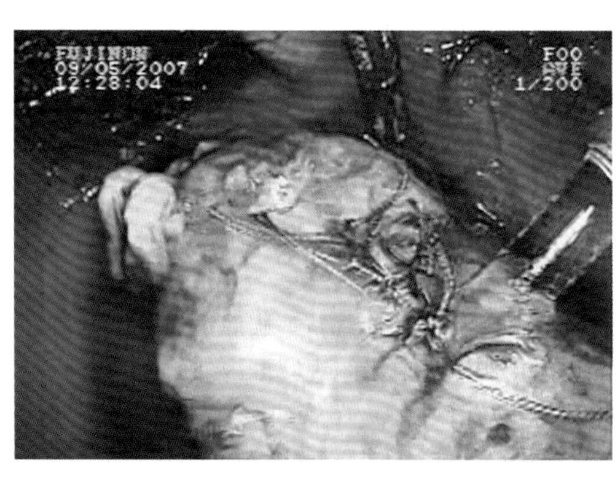

▶ 图 11-3-4　腹腔镜下直接缝合胆总管切开处

（四）手术的重点和难点

1. 术前 ENBD 导管引流是本方案的基础　通过十二指肠镜留置 ENBD 导管，可有效减少因急性胆管炎而行急诊开腹手术的机会，并能改善全身情况及中毒症状。ENBD 导管在胆管内呈 α 状，可作为术中切开胆总管时的辨认标记，并在胆管缝合后起到胆道支撑和引流减压作用。部分胆汁可沿 ENBD 导管经乳头部进入十二指肠，减少了胆汁丢失。提供术后胆道造影的通路，了解胆总管内有无残余结石。

2. 腹腔镜术中胆总管的显露是手术的关键　多数情况下均可在胆总管前壁看到或触及呈圆圈状隆起的 ENBD 导管，辨认胆总管较容易。但部分患者胆管壁炎症较重，胆总管由于存在 ENBD 导管引流了胆汁，所以张力较低，辨别困难。此时可通过 ENBD 导管向胆管内注入生理盐水，在腹腔镜下看到胆总管膨胀，从而明确胆管的位置。

3. 术中胆道镜的应用是手术成功的保证　①术中胆道镜检查与 B 超及经内镜逆行性胰胆管造影比较，可直观的了解胆道内解剖关系，并判断结石是否可靠取净。②可经胆道镜采用取石网篮等器械取出结石，降低术后残余结石率，文献报道可使术后胆道残石率从 3.8%～21% 降至 0.9%～2.2%。③应用胆道镜检查和取石，避免了胆道探条探查胆管下端的方法，使乳头部受到的刺激明显减轻，术后水肿轻微。术中胆道镜的操作较开腹手术困难。其原因为没有窦道作为依托，更无法用手来协助进镜。因此操作时腹腔镜套管应尽量深插，作用与T管窦道支撑相似，并应用套管协助调节进镜方向，由助手用一把操作钳托住胆道镜的镜身，避免进镜时镜身过度弯曲，另一把操作钳夹起胆管切开口边缘，以利胆道镜进入。胆道镜取石技术要求高，部分病人费时较长。

4. 一期缝合胆总管切开处　缝合时缝线常采用2-0或3-0的无损伤可吸收缝线，这样能减少缝合对胆管壁的损伤，并可避免由于线结脱落入胆管成为复发结石的核心；缝合采取间断缝合的方式，针距和边距一般控制在1.5~2.0mm，这样能保证胆管缝合后不发生胆管狭窄和术后胆漏的发生。缝合后应仔细检查缝合处，必要时可通过ENBD导管注水检查，观察缝合处有无胆汁渗漏。

（五）术后并发症及防治

1. 胆漏　原因有：①缝合技术不可靠。缝合时针距过大、打结不紧。②胆管残余结石。残石诱发胆道梗阻，胆道压力增高，胆汁由缝合处渗出。由缝合不严密引起小的胆漏，在通畅引流的条件下（腹腔引流和ENBD引流），一般在两周内可自愈。

2. 胆道残余结石　熟练掌握腹腔镜下胆道镜技术后应可避免。术中胆道镜应系统观察肝内外胆管，先肝内再肝外。对术中可疑存在肝内胆管残余结石，改行T管引流。若术后经鼻胆管引流管造影证实存在残石后，首选十二指肠镜取石治疗。

3. 胆总管狭窄　狭窄主要同术前胆总管直径过细有关，选择管腔直径超过1.1cm的病例，缝合时边距和针距控制在1.5~2.0mm，缝合后胆管直径损失在约1.0mm，不会造成缝合后胆管狭窄。所以应严格选择病例，并进行精确缝合。

4. 术后早期ENBD导管脱出　应再次内镜处理，重新放置ENBD导管。

二、腹腔镜胆总管探查T型管引流术

（一）适应证

B超、MRI、ERCP或术中胆道造影证实，存在胆总管结石；或者结石位于胆囊管和胆总管汇合处的上方：即位于肝总管、左右肝管或肝内胆管，无胆管狭窄，估计胆道镜可取出者。

（二）禁忌证

1. 胆管结石伴有胆管狭窄，须做胆管成型者。

2. 合并肝内胆管结石，需行肝部分切除者。

3. 胆总管直径小于0.5mm，探查后会导致胆总管狭窄。

4. 多次胆道手术，腹腔内粘连严重者。

5. 病情危重复杂，合并严重的心、肺、肝、肾等内科疾病，不能耐长时间麻醉者。

（三）手术步骤

1. 体位和操作者的位置　病人取仰卧位，轻度头高足低（10°~15°），右侧略抬高。术者位于病人左侧，助手和扶镜手位于病人右侧。

2. 操作孔的选择　同LC手术，四孔法操作：脐下方穿刺建立气腹，并以此作为进镜孔（10mm）；主操作孔位于上腹部正中剑突下（10mm）；右侧肋缘下锁骨中线和右侧腋前线分别为辅助操作孔（5mm）。

3. 操作要点

（1）术中探查找到胆总管，必要时可以穿刺证实。注意：有胆囊者应先保留胆囊，因为可以用它支撑肝脏并且可提供胆囊管一定的张力，利于手术中胆总管的暴露。但应在距离胆总管0.3~0.5cm处应用可吸收夹阻断胆囊管，防止操作时胆囊内结石进入胆管。

（2）探查胆总管：在胆总管与肝总管交界处前壁纵行切开（图11-3-5）。此处血管分布少，腹腔镜视角好，胆道镜操作方便，探查后缝合方便。切开的长度以可以插入取石器械取出结石为度，一般为1~2cm，切开时要注意变异的胆囊动脉，有时从胆总管前方跨过。

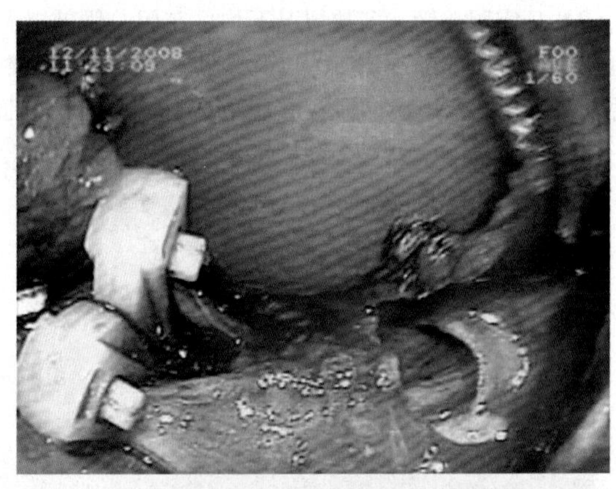

▶ 图11-3-5　腹腔镜术中切开胆总管前壁

（3）取出结石：①器械直接取石：是否成功受结石与胆管切口距离限制，与结石体积无关。利用分离钳由胆总管切开处直接取出胆管切口附近的结石，操作简便，但由于腹腔镜套管的限制，远离切口的结石取出较困难。②水冲法取石：是否成功受胆总管直径与结石体积比值限制，此值大，表明胆管内结石活动度大，容易取出，而与结石距切口距离无关。将5~6cm的输血器管套在冲洗器上，将其置入胆总管内，以生理盐水分别加压冲洗近、远侧胆管，可将胆管内活动的结石直接自胆管切开处冲出，操作简便，省时。③胆道镜取石：主要适用于取出二级肝管及胆总管远端结石。胆道镜由剑突下孔进入，在胆道镜直视下，观察近、远端胆管，了解有无结石残留。若发现结石，可将小结石直接推入十二指肠中或用取石网篮取出结石。结石取净后，应用取石网篮清除胆管腔内附壁的炎性渗出物，减少远期再发结石因素。④术中激光碎石：主要用于胆总管远端及一、二级肝管内嵌顿结石。术中经胆道镜激光碎石后取出。以上四种方法联合应用，可显著提高结石清除率。对于肝内多发结石，术中一时无法将结石全部取净时，可留待日后应用胆道镜经T型管窦道取石。

（4）留置T型管引流：经胆囊管途径者可直接缝合关闭胆囊管，这是手术的另一个重要步骤。①根据胆管的直径，选择适宜粗细的T型管，多数为18～22Fr。若术中考虑胆管中结石残留，T型管尽量粗些，这样便于术后应用胆道镜经T型管窦道取石。②修剪T管壁，便于经胆管切开处放入胆管中。T型管短臂不要留得太长，否则导致T型管放入困难。③内置T型管，严密缝合关闭胆总管切开处（图11-3-6），防止胆汁漏出。④将T型管引出体外，注水试验，证实无胆汁渗漏，缝合固定T型管。

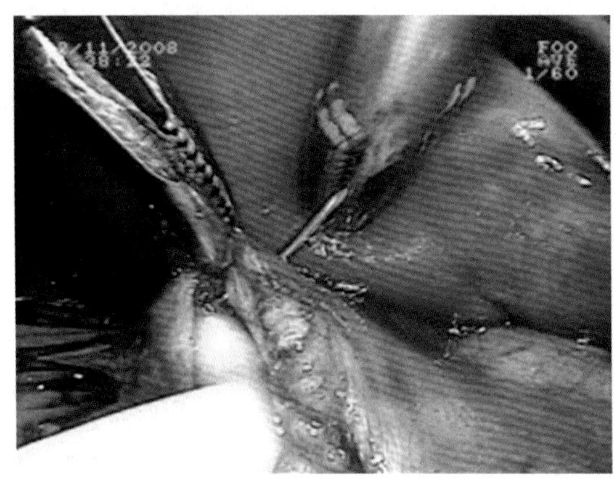

▶ 图11-3-6 胆管中留置T型管并缝合

（5）肝下方留置腹腔引流。

（6）术后处理：8～10天闭T型管，三周后经T型管造影，如无结石残留则可拔管。

（四）常见并发症和防治

1. 胆漏 由于胆总管缝合不严密或缝合线结滑脱所致。所以，缝合时保持线结一定的张力、缝合均匀；缝合后仔细观察有无胆汁渗漏；手术结束前应在肝下小网膜孔附近放置引流管，以利于引流局部渗液，并能观察和治疗术后胆漏。术后小的胆漏，一般在48～72小时后可消失。

2. T管相关并发症 ①T型管过早滑脱：发生率低，主要是由于患者术后躁动或T型管受牵拉所致。患者出现胆汁性腹膜炎，需立即行开腹手术。②T型管周围胆汁渗漏：经局部妥善引流后，待下端乳头括约肌水肿消退后，可自愈。③拔除T型管后，出现胆漏：多需急症开腹手术治疗。所以对于年老、体弱、营养不良者，还应适当延长带管时间。

3. 残余结石 由于胆道镜的术中应用，使胆管残石率明显下降。此并发症多发生于合并肝内胆管结石的患者，可待术后经T型管窦道取石。

4. 腹腔感染 术中打开胆总管取石，胆汁及结石碎屑进入腹腔，从而导致术后局部积存，发生感染。对症局部穿刺引流治疗并结合应用抗炎药物及活血化瘀药治疗后，可治愈。

5. 切口感染 由于手术操作时间较长，或结石或标本直接经切口取出，污染切口所致。我们强调，尽量应用标本袋取出胆囊和结石标本，手术结束前，应用生理盐水作切口局部冲洗，可减少切口感染发生率。

三、腹腔镜胆管空肠Roux-en-Y吻合术

（一）适应证

理论上手术适应证与开腹手术相同，尤其适合于肥胖、高龄、糖尿病等不能耐受开腹手术、胆总管直径>1.5cm者，具体如下：

1. 胆总管远端良性狭窄者，胆总管与十二指肠乳头开口的正常直径比例失常。

2. 壶腹周围癌所致胆总管远端恶性梗阻，且肿瘤已属晚期无法切除，仅适合实施减黄手术。

3. 先天性胆道畸形，如先天性胆总管囊性扩张，囊肿切除后的胆道重建。

（二）禁忌证

1. 肝内胆管结石伴有肝内胆管狭窄者。

2. 有上腹部胆道、胃肠道手术史者。

3. 原发性胆管结石合并急性胆管炎、急性胰腺炎或弥漫性腹膜炎者。

4. 患者一般情况较差，不能耐受气腹以及较大较长手术。

（三）手术步骤

1. 患者体位 仰卧头高30°足低位，左倾15°，腰部垫高10cm。该体位可使胃肠下移，右肝及尾状叶左移，使胆总管位置变浅，易于显露手术区域。

2. 操作要点

（1）腹壁穿刺孔的选择：通常采用5孔法操作。观察孔位于脐下缘（10mm），其他四孔分别为：剑突下5cm水平左侧侧腹直肌外缘为10mm操作孔，脐上方5cm水平双侧锁骨中线（右侧10mm，左侧5mm）2个操作孔。

（2）分离显露胆总管：游离显露胆囊管后予以夹闭，暂不切断，利用其做牵引用。分离肝十二指肠韧带，暴露胆总管十二指肠上段及后段。

（3）切断胆管：在胆总管十二指肠上缘处横行切断胆管（若无先天性胆管扩张症者，应在囊肿近端切断，图11-3-7），切断的胆管远端1cm处应用不可吸收线予以结扎后切断，也可用Endo-GIA腔镜下闭合。

（4）Roux-en-Y空肠襻准备：探查找到Treitz韧带，在距该韧带远端约15～20cm处，选空肠系膜血管弓良好的部位应用Endo-GIA切断空肠。将近端空肠与距空肠襻50cm处行侧侧吻合，形成Y型肠襻（图11-3-8）。

（5）胆管-空肠吻合：在横结肠中动脉左侧肠系膜上的无血管区分离出一孔隙，将旷置的空肠襻经结肠后提至胆管切开处。在空肠距末端5cm处的对系膜缘做一切口，与胆管切开长度相当，然后行胆管壁和肠壁全层缝合（图11-3-9）。

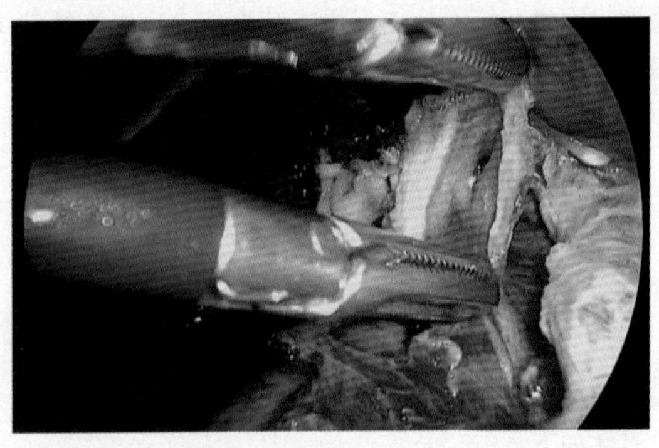

▶ 图11-3-7 横断胆管

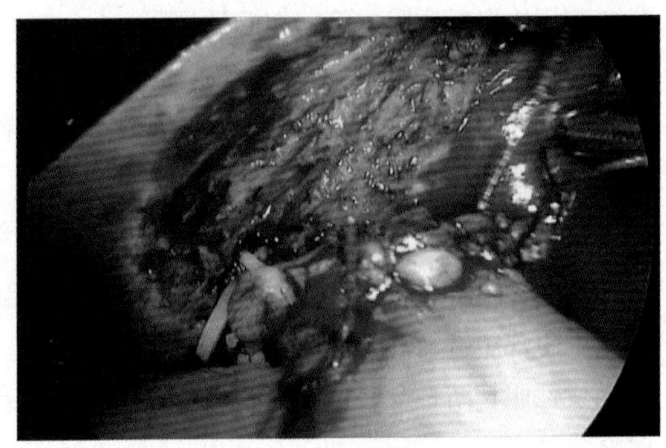

▶ 图11-3-8 腹腔镜下胆肠吻合

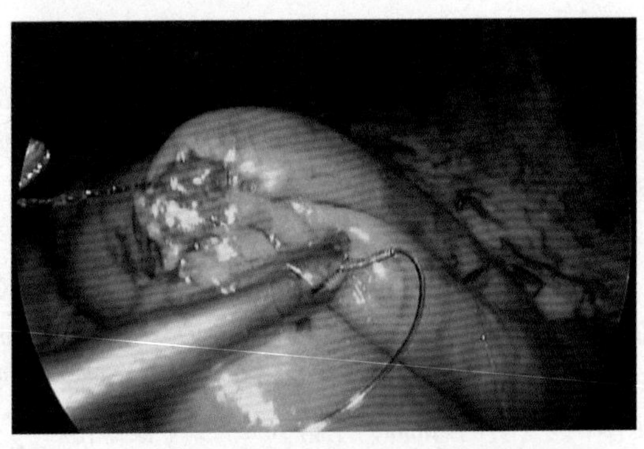

▶ 图11-3-9 完成空肠Y袢襻吻合

另外，对于胆管远端晚期恶性梗阻的病人，也可以采用结肠前的胆管-空肠吻合，采取简化操作程序的非标准的手术。先将距该韧带远端约30cm处空肠经结肠前提至胆管处，在胆管前壁及空肠对系膜缘分别切开约0.5cm，应用Endo-GIA行胆总管空肠结肠前侧侧肠襻式吻合，然间断缝合胆肠吻合下方小切口；在距Treitz韧带20cm处空肠输入襻与距胆肠吻合口远端50cm处空肠输出襻对行空肠输入输出襻侧侧吻合；最后，在空肠侧侧吻合口上方，用Endo-GIA横断输入襻空肠，从而将胆肠襻式吻合改变成Roux-en-Y形吻合。

（四）常见并发症与防治

1. 术中、术后出血 ①常见原因：解剖胆囊三角时，游离胆囊管方法不当或胆囊动脉变异，导致术中出血；显露十二指肠后段胆总管时，因十二指肠球部上缘分布许多细小血管，易招致出血。分离胆总管后壁或横断胆总管远端时，由于胆管和门静脉粘连较重，容易损伤门静脉导致出血。另外，该类患者通常合并梗阻性黄疸、胆汁性肝硬化、门静脉高压症，凝血功能较差，而肝门部及肝十二指肠韧带内的侧支静脉极为丰富，分离时极易破裂出血。②防治措施：对有肝功能损害者，术前三天应补充维生素K，以改善凝血功能。术中解剖游离胆囊管时，切忌大块切割，分离方向应与胆囊动脉相平行；术中在显露十二指肠后段胆总管时，应注意电凝止血；采用钳闭或结扎法横断胆总管远端较完全切断操作简便，且术中出血少，同时能减少门静脉的损伤。当术中出血时，切勿盲目电凝或钳闭止血，可先应用纱布压迫，然后吸净积血，明确出血部位后再作进一步处理。

2. 十二指肠损伤 ①常见原因：剥离显露十二指肠后段胆总管时，推压肠管，可致十二指肠损伤；另外在分离十二指肠后段胆管时，电凝电切距十二指肠过近，电切产生的热电效应亦可能引起十二指肠或胆总管的损伤。②防治措施：术中轻柔操作，避免暴力进行牵拉，同时使用电钩电凝、电切时应背向胃肠道，以防电钩误伤。术中发现解剖关系不清或出血难止时，及时中转开腹手术。

3. 胆肠吻合口漏 ①常见原因：胆肠吻合口张力过大，导致局部吻合缺陷；Endo-GIA切割闭合后留下的肠壁切口镜下缝合技术不过关；胃肠功能恢复不佳，导致胆汁引流不畅，胆道内压力升高导致胆肠吻合口漏。②防治措施：术中行胆肠吻合时，应该在无张力下进行，此时吻合口距Treitz韧带应在30cm左右；胆肠吻合时采取侧侧吻合法，降低吻合口张力，并留置经肠胆道引流管，先端越过吻合口达肝总管，降低胆道压力，减少吻合口漏的发生率。

4. 胃潴留与肠梗阻 胆肠侧侧吻合时，胆肠吻合口与Treitz韧带的距离过近，使空肠桥襻及其系膜过紧，在其跨过横结肠或十二指肠球部时易压迫肠道引起胃潴留、幽门梗阻或肠梗阻的发生。因此，胆肠吻合应该确保无张力，以结肠前侧侧吻合为首选。

第四节 腹腔镜肝囊肿开窗引流术

肝囊肿一般分为多发性肝囊肿及单发性肝囊肿。20世纪90年代初以前，本病主要通过开腹手术治疗，常采用“开窗”引流或囊肿联合肝叶切除；多发肝囊肿的手术目的主要是解决大囊肿的引流以缓解症状。非手术疗法中B超引导下穿刺抽液及囊肿内注射硬化剂等虽有创伤小等优点，但有一部分病人存在复发及感染问题。随着腹腔镜技术的日趋成熟，腹腔镜肝囊肿开窗引流术逐渐成为较为成熟的技术。与传统开腹手术相比，它具有创伤小、手术效果满意、病人痛苦轻恢复快、住院时间短等优点，目前成为单纯性肝囊肿治疗的首选方法。

一、适应证

1. 位于肝脏表面，在腹腔镜视野范围内的囊肿。
2. 单发直径在5cm以上而有症状的肝囊肿。
3. 多发肝囊肿，处理大囊肿以缓解症状。

二、禁忌证

1. 有重要脏器功能不全，不能耐受手术者。
2. 囊肿位置深在或贴近肝门部重要结构，腹腔镜操作有困难者。
3. 交通性或肿瘤性肝囊肿。

三、手术步骤

（一）麻醉及体位

采用全身麻醉，仰卧位。

（二）操作步骤

1. 建立气腹并探查　在脐下插入气腹针，建立气腹。用腹腔镜探查腹腔。探视肝脏及囊肿情况，观察囊肿的表面情况、部位、大小、数目等（图11-4-1），如囊肿位于肝表浅处，常可见到突出于肝表面的囊肿壁，有时囊壁较薄，略呈透明状，透过囊壁似隐约可见其内的液体。根据囊肿位置，选择不同的戳孔位置。

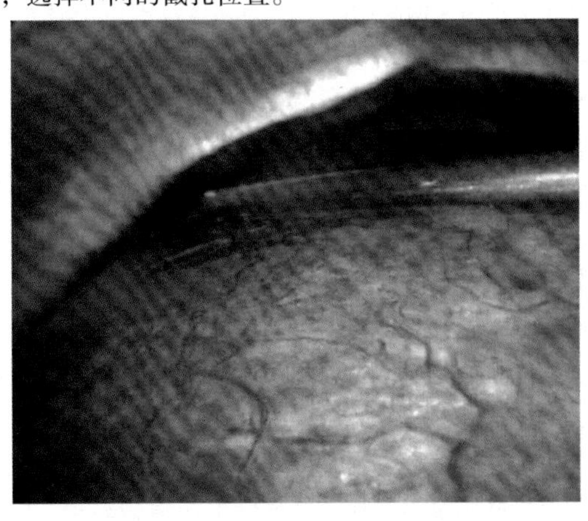

▶ 图11-4-1　腹腔镜下肝囊肿形态

2. 穿刺减压　选择囊肿壁最薄而利于腹腔镜观察囊腔处以电刀切开一小口，将清亮的液体吸尽（图11-4-2）。

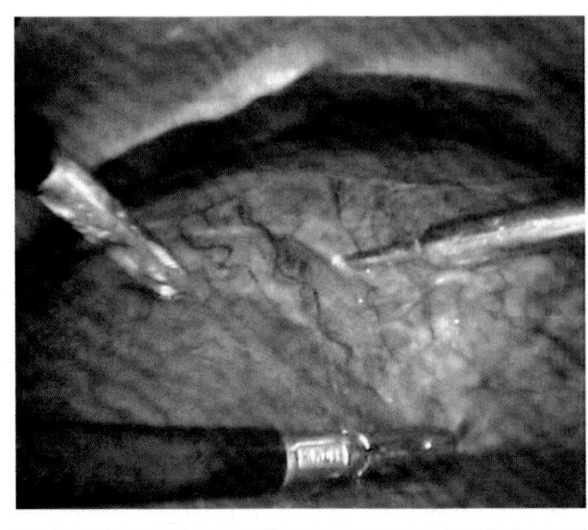

▶ 图11-4-2　穿刺减压囊肿

3. 切除囊肿壁　待液体吸尽后，囊壁皱缩即可持抓钳将囊肿顶部提起，用超声刀将囊肿顶部开窗，通常是将没有肝组织覆盖的囊肿顶部全部切除（图11-4-3）。囊肿开窗后囊壁边缘充分止血，可用电凝、钛夹钳闭或缝合止血。

4. 囊腔内处理　对于巨大的肝囊肿，当囊肿开窗后。应将腹腔镜延伸至囊腔内，以显露囊腔内部情况，如果囊肿内液体含有胆汁，表明可能与胆道相通，观察胆汁渗漏部位后可钛夹钳闭或镜下缝扎。如发现囊壁有结节状改变，应取囊壁结节活检，并行术中冷冻切片检查，如为恶性病变则需中转开腹。检查后可以用2%碘酊擦拭囊壁，破坏囊壁上皮细胞，减少囊液的分泌，减少复发。

5. 放置引流　常规在残腔最低位置放置一引流管，若囊腔较大可酌情放置2根或多根引流管，囊腔外放置一根引流管。

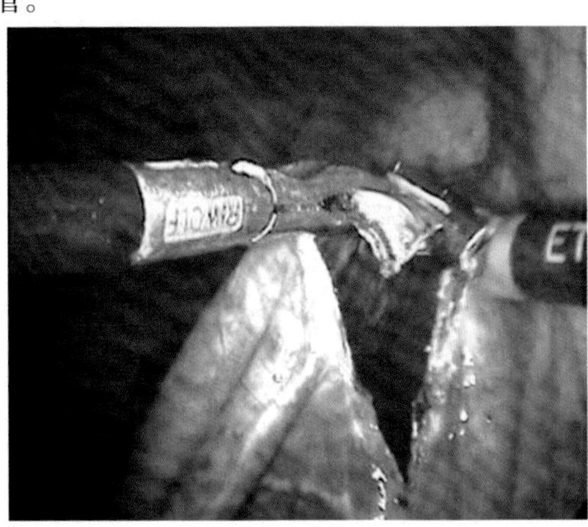

▶ 图11-4-3　切除囊肿顶部囊壁

四、术后并发症及处理

（一）囊肿复发

表现为术后数周或数月后又在同一部位出现囊肿并有相应症状复发，多数原因系囊肿部位贴近膈顶，开窗过小，引流不畅，且囊壁上皮细胞未被破坏。处理可先在 B 超或 CT 引导下穿刺抽液，同时注入无水乙醇，以破坏囊壁上皮细胞，反复穿刺无效则应手术治疗。其预防复发关键在于开窗时尽可能多切除囊壁并破坏上皮细胞，开窗部位尽可能选择最低位。

（二）胆漏

原因多为囊肿与胆道相通。处理应继续留置腹腔引流，并使其保持通畅，待引流液逐渐减少并消失后拔管。

（三）顽固性腹水

多发生在多发的巨大囊肿行开窗引流合并肝功能不全者。如果术后发生腹水，一方面应积极输入白蛋白，同时应给予利尿剂，在腹水量大且有腹压增高出现压迫症状时方可考虑排放腹水。

第五节 腹腔镜规则性肝切除术

传统的开腹肝切除术存在手术创伤大、恢复慢的不足，近年来，随着内镜、腹腔镜技术的日益成熟和设备的进步，国内外胆道外科医生都在积极地探索腹腔镜肝切除术。自从 1991 年 Reich 等用腹腔镜切除位于肝脏边缘的良性肿瘤后，腹腔镜肝切除术逐渐在临床应用，但由于肝脏解剖及生理特点的特殊性和技术器械的局限性，腹腔镜肝切除一直被看作高危险、高技术手术，国内外目前仅用于切除位于肝脏边缘的良性肿瘤或伴有肝叶萎缩的左肝侧叶的切除。腹腔镜肝切除术和开腹肝切除术相比体现了创伤小、恢复快的优势，同时大大提高了手术安全性，降低了手术风险，进一步拓展了微创治疗的范围，在临床上有一定的应用前景，该方法对于腹腔镜技术较高的医疗单位是切实可行的。

一、腹腔镜肝脏局部切除术

（一）适应证

腹腔镜肝肿瘤切除应严格选择病例，尤其重要的是肿瘤的部位和体积。①肿瘤部位：位于肝的Ⅱ、Ⅲ、Ⅳa、Ⅴ、Ⅵ的肿瘤可考虑行腹腔镜切除。②肿瘤大小：以不超过 5cm 为宜。

（二）禁忌证

1. 位于肝实质内或膈顶部等显露困难的部位。
2. 多发转移性肝癌、门静脉有癌栓或肝门淋巴结肿大者。
3. 严重肝硬化，肝功能分级 Child C 级。
4. 凝血功能障碍者、心肺等重要脏器功能不全或患者不能耐受麻醉或手术者。
5. 上腹手术史，上腹部广泛粘连者为相对禁忌证。

（三）手术步骤

1. 麻醉及体位 患者取仰卧位，两腿分开，术者位于病人两腿中间，助手和持镜手位于病人两侧。

2. 操作步骤

（1）建立气腹并探查：在脐下插入气腹针，建立气腹。用腹腔镜探查腹腔。在此过程中若发现病变位于中心区域或腹腔粘连严重，在腹腔镜下切除困难较大，应改为开腹手术。若可行腹腔镜手术，根据肿瘤位置，选择不同的戳孔位置。

（2）切肝：距肿瘤边缘 2cm 处用电钩灼出一条标志线，用超声刀分离肝实质，显露出的肝内管道用钛夹夹闭，较粗大的管道用结扎束、切割闭合器等切断闭合。

（3）取出肿瘤：从穿刺孔引入标本袋，将肿瘤放入袋内，适当延长切口将袋拖出，在此过程中，谨防肿瘤漏出标本袋造成癌细胞种植。

（4）肝创面处理：肝断面若无明显出血和胆漏，可不予再处理；可用带蒂大网膜贴敷肝断面。常规肝断面处放置引流管。

二、腹腔镜肝左叶切除术

（一）适应证

左肝内胆管结石合并肝胆管狭窄或肝左叶直径小于 5cm 的肿瘤。

（二）禁忌证

1. 上腹部手术史且腹内粘连严重。
2. 肝功能分级 Child C 级。
3. 凝血功能障碍者、心肺等重要脏器功能不全或患者不能耐受麻醉或手术者。

（三）手术步骤

1. 体位 患者取仰卧位，头高足低（约 30°），两腿分开，术者位于病人两腿中间，助手和持镜手位于病人两侧，监视器位于病人头侧。

2. 操作步骤

（1）建立腹腔镜操作孔道：于脐上方穿刺建立气腹，进腹腔镜观察；然后建立其他操作孔：左、右锁骨中线肋缘下建立主操作孔，在剑突下及左侧腋前线肋缘下建立辅助操作孔。采用手助方式时，行右上腹纵形经腹直肌切口长约 6~7cm，置入手助套。

（2）应用超声刀切断肝圆韧带、镰状韧带、左冠状韧带、左三角韧带，分离肝周粘连使左肝叶得以游离（图 11-5-1）。

（3）入肝血流的控制：分离肝十二指肠韧带，以备术中必要时阻断肝门血流（图 11-5-2）。在第一肝门左侧解剖分离出需要离断的肝左动脉及门静脉左支，用可吸收夹或钛夹夹闭后离断，在脉管结构比较多时用直线切割吻合器离断。

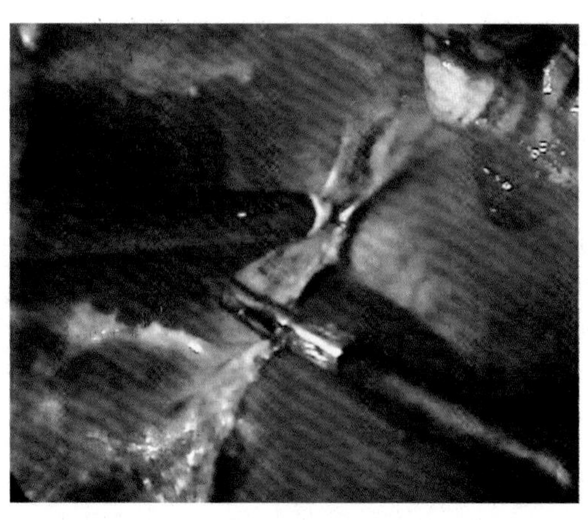

▶ 图 11-5-1　离断肝周韧带

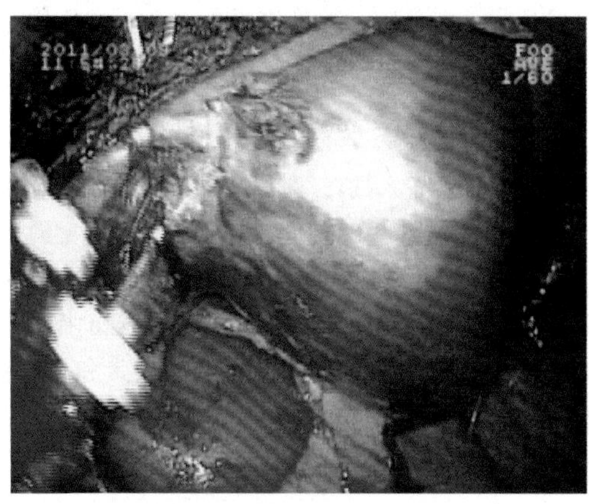

▶ 图 11-5-2　控制肝左动脉及门静脉左支

（4）出肝血流的控制：肝左静脉的阻断（图 11-5-3）。在接近第二肝门处，腹腔镜下可解剖分离出肝左静脉的主干，进行贯穿缝扎暂不切断。

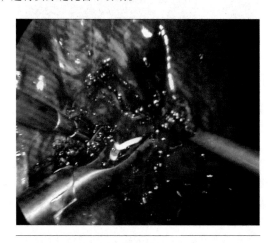

▶ 图 11-5-3　阻断肝左静脉

（5）切肝：按标准左半肝切除范围在肝脏表面标出肝切断线，用超声刀由浅入深离断肝实质（图 11-5-4）。并配合 Ligsure 止血和离断。肝断面较粗血管分离清楚后用可吸收夹或钛夹夹闭，肝左静脉处可应用直线切割闭合器切断。左肝管离断后，以胆道镜检查无残余结石后，胆管断端用可吸收线间断缝闭。

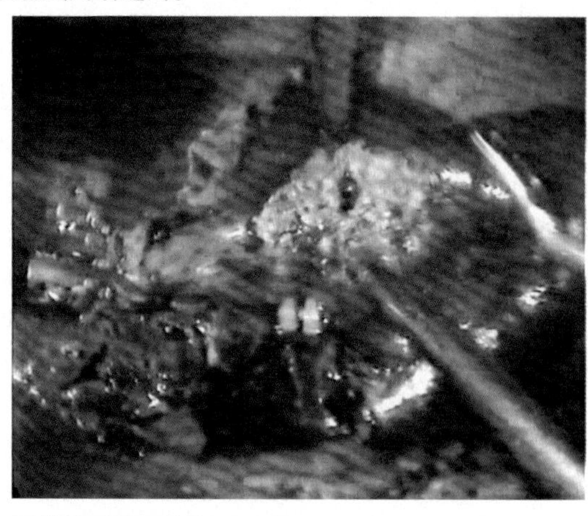

▶ 图 11-5-4　超声刀断肝

（6）切除肝标本装入标本袋，经扩大切口或手助切口取出。肝脏断面妥善检查及充分止血后，用生物蛋白胶封堵肝断面，左膈下及肝断面处常规放置腹腔引流管。

（四）手术的重点和难点

1. 控制出血是手术的关键　肝脏具肝动脉门静脉双重血供和粗大的肝静脉回流，血供丰富，切肝过程极易出血。开腹肝切除的常用基本技术，诸如第一肝门阻断、缝合止血、手的灵活触摸与压迫止血等技术，在腹腔镜下使用困难，使得肝出血不易控制。有效地控制第一、二肝门，选用合适的切肝器械成为腹腔镜肝叶切除手术成功的关键。借鉴常规开腹手术的肝门阻断办法，缝扎法阻断肝左静脉，更具实用价值。手助腹腔镜手术时，利用辅助手结合腹腔镜器械分离肝门结构，在充分显露第一肝门后，通过预置橡胶带，利用其控制第一肝门血流，从而有效降低术中出血风险；还可以利用辅助手精确解剖出左肝动脉和门静脉左干，予以钳夹处理，减少切肝时出血量。

2. 联合应用多种切肝器械断肝，提高肝切除效率。因肝脏深层组织中含有较多细小脉管，用超声刀切开效果比较好，超声刀具有分离组织不产生烟雾，出血少、术野清晰，切割组织不产生炭化，热传导效应弱及不易引起副损伤的优点，可以减少对周围组织的损伤并提高切除的效率。Ligasure 较超声刀处理血管能力强，可以闭合 5mm 以上的血管，但由于操作较慢，头端较宽大，对胆管处理欠满意，在肝切除术中应用受一定限制。我们认为对于 2～3mm 以上的脉管用钛夹/可吸收夹闭较可靠，在脉管结构比较多时用直线切割器（Endo-GIA）离断比较可靠。直线切割吻合器的应用要轻柔准确，避免造成血管的撕裂出血。

3. 妥善处理肝脏断面，严密缝合胆管断端，减少胆漏发生。左肝胆管分离暴露后予以切断，切断时应将胆管断端保留长出肝脏断面约 0.5cm，便于缝合。在胆道镜检查肝外胆管内无结石残留后间断缝合左肝胆管断端。缝合时采取间断缝合，针距不宜太大，减少术后胆漏的发生率。

（五）常见并发症及防治

1. 胆漏 常见原因：①左肝管断端缝合不严密，缝合时针距过大、打结不紧。②肝脏创面小胆管渗漏。所以，在术中切断肝脏时，左肝管断端应比肝脏断面多保留0.5cm，以便于缝合；缝合胆管断端时一定要严密，缝合后仔细检查可靠性；肝脏断面的细小管状结构尽量应用钛夹或可吸收夹夹闭处理，然后创面应用生物蛋白胶封堵，减少胆漏发生率。对于胆漏，通畅引流是一种有效治疗措施，小的胆漏一般在3~5天内可自愈；如发生胆汁性腹膜炎应及时开腹引流。

2. 腹腔内出血 多数为肝脏断面出血或肝左静脉出血。术中出血时，应吸净局部积血，应用钛夹夹闭出血血管。若患者存在肝硬化、凝血功能障碍时，肝脏断面渗血止血较困难，可局部应用热盐水纱布压迫或缝合止血，并留置腹腔引流管，术后观察腹腔引流液的情况，必要时可中转开腹止血。通过对第一、二肝门，肝左静脉的提前控制，可减少意外出血的概率。

3. 腹腔残余感染 多由于肝切除后肝脏断面处理不满意，术后局部渗液引流不畅而导致感染发生。针对上述情况，在术中，应对肝脏切除断面仔细处理，夹闭可疑细小管道，必要时缝扎；妥善放置腹腔引流管，通常在左膈下和肝断面处各放一根，以保证术后局部渗液引流通畅。对于并发腹腔残余感染者，术后应及时进行穿刺引流，改善全身中毒症状。

11

4. 胆道残余结石 常出现在合并肝外胆管结石病人中，熟练掌握腹腔镜下胆道镜技术可减少该并发症的发生率。术中胆道镜应系统观察肝内外胆管，先肝内再肝外，对于可疑胆管残余结石者应行胆总管探查，留置T管，以备术后经T管窦道进胆道镜检查和治疗。

第六节 腹腔镜胰体尾切除术

腹腔镜技术在胰腺外科中的应用源于20世纪90年代，自从Kimura等在1996年首先报道腹腔镜保留脾脏的胰腺远端切除术，开创了用腹腔镜技术实行胰腺远端切除术的先河。腹腔镜胰腺远端切除术，分保脾和联合脾脏切除两种术式，但多数学者认为脾脏是重要的免疫及造血器官之一，在胰腺体部及尾部手术过程中，应尽量保留脾脏。由于胰腺的特殊解剖位置，腹腔镜自身的局限性，致使腹腔镜胰腺外科近年来的发展相对滞后。随着手术经验的不断积累，腹腔镜医疗器械的改进，加上腹腔镜治疗具有创伤小、恢复快的优势，所以腹腔镜远端胰腺切除术在临床上的应用日益增多。

一、适应证

1. 慢性胰腺炎合并体尾部胰管结石。
2. 胰腺体尾部良性肿瘤，如胰岛素瘤、胰腺囊腺瘤等。
3. 胰腺体尾部恶性肿瘤。

二、禁忌证

1. 有严重的器质性疾病，不能耐受麻醉和手术者。
2. 有上腹部开腹手术史，考虑腹腔内粘连严重者。

三、手术步骤

（一）麻醉

采用静脉复合全身麻醉。

（二）体位

仰卧位，头高足低，两腿分开的“大”字体位。手术医师位于患者两腿之间，助手位于两侧。

（三）手术操作

1. 建立气腹、置入戳壳 通常采用5孔法操作，脐下方穿刺建立气腹，并置入10mm套管作为腹腔镜观察孔，主操作孔位于双侧上腹锁骨中线肋缘下5cm，为10mm戳孔，在剑突下及左侧腋前线肋缘下分别建立5mm的辅助操作孔。

2. 腹腔探查 用超声刀切断胃结肠韧带和胃脾韧带。将胃向上翻起，暴露胰体尾部病灶，必要时通过腹腔镜超声证实（图11-6-1）。

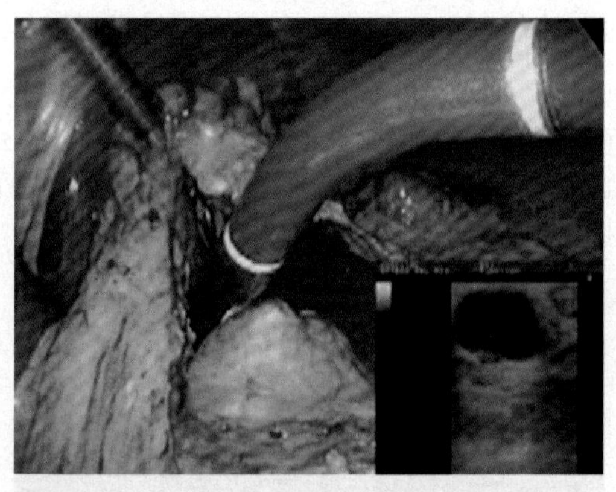

▶ 图11-6-1 腹腔镜术中超声定位胰腺病灶

3. 横断胰腺 游离胰腺后，在预定断面上用Endo-GIA离断胰腺实质（图11-6-2），胰腺残端不必缝合。对于保脾的胰腺切除术，一般在胰颈处横断胰腺，然后缝合胰腺残端，同时需要保留脾血管；胰腺尾部进一步分离，在近脾门处，原位保留胃短血管与脾脏的连接，可避免分离胰腺体、尾部和脾动、静脉相连的众多小血管，将胰腺体尾部完全游离后予以切除，其残端缝合。对确定行胰体尾加脾脏切除者，一般先处理脾动脉，减少分离胰腺和脾脏时的出血风险。

4. 取出标本 将胰体尾部和/或脾脏装入标本袋中。胰床放置引流管1根。

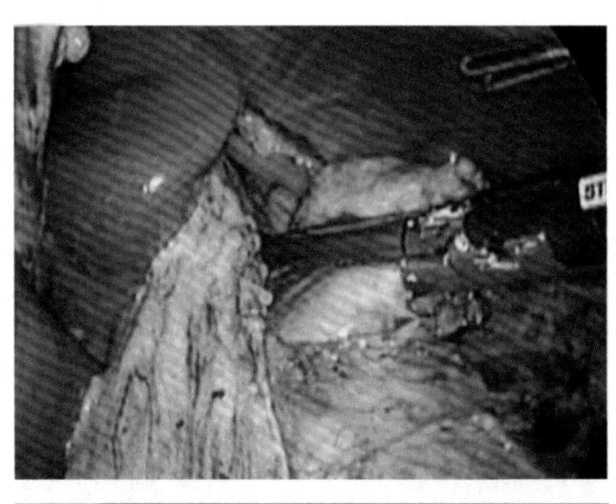

▶ 图 11-6-2　应用 Endo-GIA 横断胰腺

四、手术的重点和难点

1. 妥善处理胰周血管，尽量采用保留脾脏胰体尾切除术。

保脾有两种术式，即：保留脾动、静脉的胰体尾切除术（即 Kimura 法）和离断脾血管而保留胃短血管的胰体尾切除术（即 Warshaw 法）。后者在处理胰腺及脾脏间的关系时，尽可能地靠近胰腺尾部的末梢端来分离脾脏的动脉与静脉，保留供应脾脏血液的胃短血管。由于脾静脉与胰腺组织间的血管联系多为双侧，血管壁薄、短细、分散、支多，所以术中牵拉胰腺勿用力过大，否则可致脾静脉撕裂出血。

2. 术中联合应用腹腔镜超声，对病变进行定位并了解侵入的范围大小，同时做脾血管的定位，从而增加手术的安全性和可预见性。

3. 联合应用多种器械施行胰腺切除，提高手术安全性。

分离胰周组织时应用超声刀可以减少出血，横断胰器械以 Endo-GIA 为佳，它可以在断胰的同时有效处理主胰管，减少胰漏的发生；如果胰腺肥厚，则 Endo-GIA 断胰困难，可以考虑使用超声刀断胰腺实质，并缝扎主胰管。

五、主要并发症和防治

腹腔镜胰腺远端切除术常见的并发症为胰瘘，发生率约 11%~16%，与开腹手术（5%~23%）相近。胰腺断端的处理是预防胰瘘的关键，通常采用 Endo-GIA 直线切割缝合器离断胰腺。另一个较为常见的并发症是胰腺脓肿，一旦发现胰腺脓肿，可以考虑行胰腺脓肿引流术。

第七节　腹腔镜脾脏手术

腹腔镜脾切除术（LS）是腹腔镜外科中高难度手术之一，它需要手术者要求是不仅腹腔镜技术熟练，同时要有丰富的开腹脾切除经验。即便术者具备上述条件，若适应证选择不当，手术仍不会成功，适应证选择应遵循由易到难的原则。

目前，腹腔镜下脾切除术已经被证实安全、有效，且较开腹手术创伤小、恢复快。但由于有些病例如门脉高压症患者通常脾脏较大，行全腹腔镜下操作风险较大，中转开腹率较高可采用手助腹腔镜脾切除术（HLS），能明显的缩短手术时间，减少术中失血量，降低中转开腹手术率，增加手术的安全性，同时保留了微创治疗的优越性。

一、适应证

1. 对原发性血小板减少性紫癜、遗传性球形红细胞增多症等血液病，脾脏良性占位病变，脾体积较大的脾亢、脾肿大者，脾囊肿，外伤性脾破裂均可采用腹腔镜治疗。

2. 对于肝硬化、脾亢、脾肿大者，由于血管壁脆弱，术中分离时极易出血和创面渗血，手术适应证应根据自身腔镜手术熟练程度和病人的身体情况严格选择，肝功能 child 分级在 A、B 级的病人可以考虑手术。

3. 脾外伤只有脾损伤较轻，出血较少时才可应用腹腔镜治疗。

二、禁忌证

1. 对于巨脾、脾脏恶性肿瘤为相对禁忌证。

2. 既往有上腹部手术史，以及高度肥胖者为相对禁忌。

3. 绝对禁忌证与开腹手术相同，主要是严重心肺功能障碍，难以纠正的凝血功能障碍者。

11

三、术前准备

改善患者的全身情况，纠正凝血异常。术前 3~5 天给予病人免疫球蛋白 400mg/(kg·d)，以提高血小板计数，减少术中术后出血，对难以纠正的血小板减少病人术前用血浆置换法可提高血小板数量。对巨脾的病人，术前可应用脾动脉栓塞术，使脾脏体积缩小、以减少术中出血。由于脾脏血运丰富，拟行脾切除术的血液病病人又常合并血小板减少，因此脾切除过程中一旦发生大出血较难控制，因此 LS 术前除备足血液外，术中要保证术者随时可获得转开腹手术所需的器械。术前置胃管胃肠减压，减小胃的体积，利于腹腔镜下操作。

四、手术步骤

（一）体位

全麻后，病人取头高脚低、右侧斜卧位（左季肋部垫高），术者位于病人右侧。

（二）操作步骤

1. 穿刺孔位置　通常采取四孔法操作，进镜孔位于脐下缘（10mm），二个操作孔位于左中上腹（10mm）、左肋缘下（5mm），另一个操作孔位于剑突下 5cm。

2. 先判断脾脏大小及脾周围粘连情况　游离脾脏时根据先易后难的原则，一般先游离脾下极，用超声刀游离切断脾结肠韧带。再由助手用吸引器轻轻抬起脾下极，用超声刀切断脾肾韧带，游离脾门后方。再由下往上分层打开脾蒂腹膜和脂肪组织，游离结扎脾下极动静脉并切断，依次向上游离结扎切断脾门动静脉。最后直接用超声刀切断脾胃韧带和脾膈韧带，切除脾脏。

3. 对于巨脾，可先打开左侧胃结肠韧带，于胰尾部上缘找到脾动脉，游离后上血管夹或打结结扎脾动脉（图 11-7-1），然后依次处理脾门血管。也可游离完脾下极和脾肾韧带（图 11-7-2）后将脾蒂前后方均游离出一间隙，然后紧靠脾门直接上泰科 EndoGIA 或强生 EC60 直线切割吻合器一次切割离断脾蒂（图 11-7-3）。最后用超声刀或 Ligasure 切断脾胃韧带内胃短动静脉和脾膈韧带，完整切除脾脏。

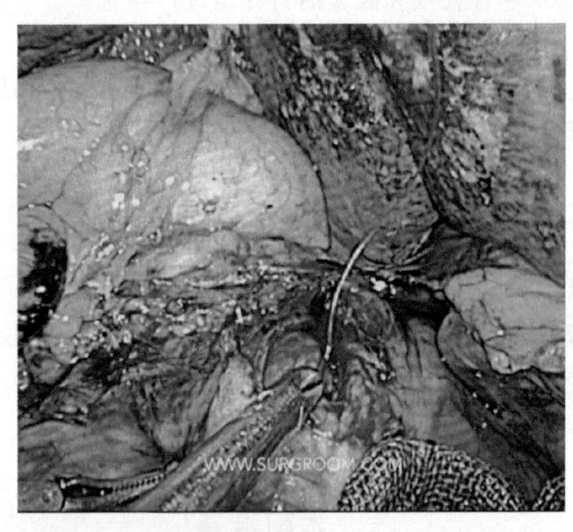

▶ 图 11-7-1　缝扎脾动脉

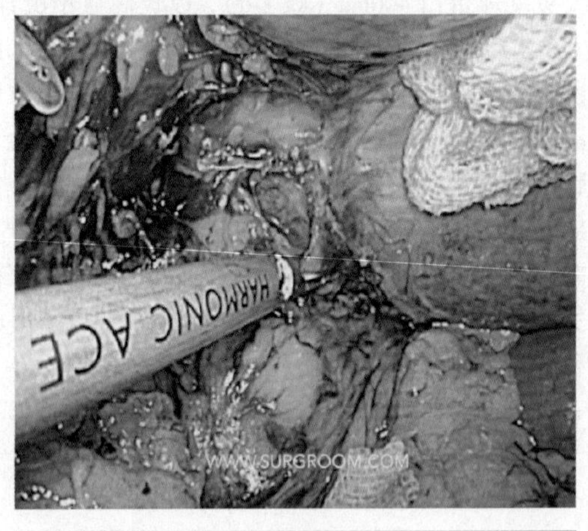

▶ 图 11-7-2　游离脾肾韧带

4. 将脾脏自腹腔取出　将脾脏移入取物袋中，在脐部戳孔处做一 3~4cm 的切口，用剪刀或其他器械将脾脏搅碎后取出。如需保证脾脏标本完整，可在耻骨联合上方做一横切口取出。左膈下放置引流。

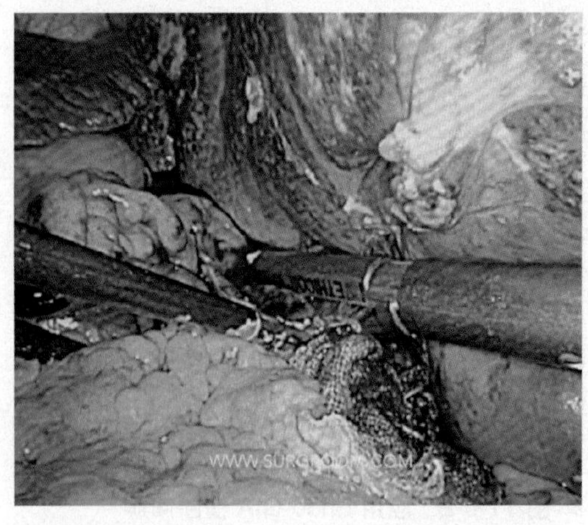

▶ 图 11-7-3　处理脾蒂

五、手术的重点和难点

1. 操作戳孔的位置应在插入腹腔镜观察后，根据脾脏大小与脾门位置来调整选择，要考虑到中转开腹手术时的切口需要。

2. 脾蒂的处理是手术的关键　处理脾蒂宜直视下紧靠血管游离，动作要轻柔。要按先动脉后静脉顺序结扎，利于脾血回流和脾体积缩小，减少手术难度和出血。应用腔镜下直线切割吻合器能简化操作，降低手术难度，缩短手术时间，大大提高手术的安全性。

3. 防止出血是行脾腔镜脾切除手术的重点　术中显露时切忌以抓钳等牵拉脾脏，避免撕破脾脏被膜造成出血，影响手术视野。术中如果出现血管撕破出血，多数情况下用组织钳夹住或放入小纱布压迫即可减少出血，待助手用吸引器吸净积血，用钛夹或生物可吸收夹夹闭出血部位。如出血控制困难，应及时中转开腹，千万不要在大量出血无法控制时再中转开腹手术。

六、常见的并发症和防治

（一）出血的预防

手术中、术后出血除了与肝硬化引起的凝血功能异常有关外，手术操作不当也较为常见，如脾包膜、脾实质、脾蒂及脾周围血管的损伤。在手术中分离脾周围组织时，动作轻柔，避免用力提拉脾周韧带或直接钳夹脾脏。脾蒂血管的处理，在处理完脾门周围组织后，完全显露脾门时再用切割吻合器直接断离。对脾亢引起的血小板明显降低的患者，术前适当予全血、血浆、血小板悬液。

（二）内脏的损伤

分离脾结肠、脾胃韧带时，距结肠和胃太近，引起胃、结肠损伤；处理脾门时容易损伤胰尾，在手术中应尽可能地靠近脾脏侧进行电凝、电切、上钛夹和断离，并应正确掌握中转开腹的时机。

（三）感染

主要为肺炎、切口感染、膈下脓肿等，常规于脾床放置引流管。

第八节 腹腔镜食管裂孔疝修补术

食管裂孔疝（hiatal hernia）定义为，部分胃囊（全胃甚至一段结肠、小肠）经食管裂孔进入胸腔。一般认为本病的发病率东方人低于西方人。女性略多于男性。发病人群多集中于中、老年患者，而且发病率会随着年龄的增长逐渐增加。食管裂孔疝在临床上主要分为三型，Ⅰ型裂孔疝主要表现为反流症状，是否需手术治疗取决于症状及食管炎的严重程度。Ⅱ型和Ⅲ型裂孔疝主要为胃疝入胸腔导致的机械性梗阻症状。由于Ⅱ型和Ⅲ型裂孔疝有能会发生致命性的并发症，如胃绞窄、穿孔、梗阻、出血和呼吸方面的并发症。普遍认为对Ⅱ型和Ⅲ型疝，无论有无临床症状，均应及时手术治疗。

传统手术治疗食管裂孔疝修补术大体分为经胸或经腹两种入路途径。但由于食管裂孔疝发病的特殊位置导致采用传统手术方式会造成手术视野难以暴露，手术创伤较大，并且容易损伤膈肌影响呼吸循环功能。随着微创治疗概念的出现，腹腔镜技术逐渐应用于治疗各种食管良性疾病，并逐渐发挥出微创治疗的优势，即视野清晰、创伤小、恢复快、术后并发症少的特点。腹腔镜食管裂孔疝修补术主要出现于20世纪中后期，手术的基本原则与开腹手术相似，包括修补食管裂孔疝、切除疝囊以及建立抗反流屏障等。随着手术技术的不断成熟，腹腔镜食管裂孔疝修补术良好的治疗效果正逐渐被广大手术医师和患者所接受。

一、适应证

1. 食管裂孔疝分型为Ⅰ型合并中、重度反流性食管炎，内科治疗效果不佳。

2. 管裂孔疝分型为Ⅱ型、Ⅲ型、巨大型食管裂孔疝（有1/3以上的胃进入胸腔，包括其他脏器疝入胸腔）。

3. 合并有重度反流性食管炎、食管狭窄、出血、反复发作的吸入性肺炎、Barrett食管等。

二、禁忌证

1. 有严重的心肺疾病，不能耐受全麻者。

2. 难以纠正的凝血功能障碍者。

3. 有上腹部手术史者（相对禁忌证）。

4. 食管缩短大于5cm。

三、手术步骤

（一）体位

气管插管全身麻醉，患者头仰卧位，双下肢外展。术者位于患者两足之间，扶镜者位于病人右侧，第一助手位于患者左侧，第二助手位于患者右侧，器械护士位于病人足侧。

（二）操作要点

1. 手术戳孔　1个5mm戳壳（辅助操作孔）在经右侧锁骨中线肋缘下置入用来挡住肝脏或者帮助分离操作；上腹部剑突下置入1个5mm戳壳为手术主操作孔；经左侧腋前线肋缘下置入一个10mm戳壳（辅助操作孔）帮助手术操作；另一个10mm戳壳（主操作孔）经左侧锁骨中线肋缘进入腹腔（图11-8-1）。通过这个孔进行分离和缝合。手术医师通过两个主操作孔进行手术操作。

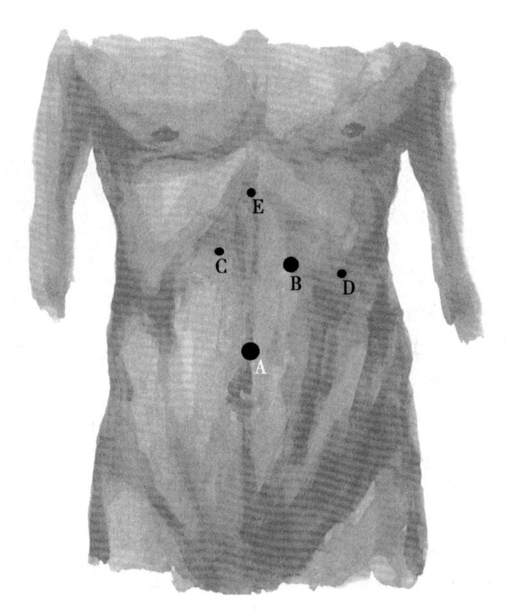

▶ **图11-8-1　食管裂孔疝**

A. 进镜孔；B. 主操作孔；C、D. 辅助孔；E. 用于抬起肝脏左叶

2. 暴露、解剖左右膈肌脚，游离食管　经辅助操作孔用腹腔镜挡肝器向上牵拉肝左叶，于胃小弯侧切开肝胃韧带无血管区。分离食管前面的腹膜，充分游离食管的侧壁及后壁，注意不要损伤食管后壁的迷走神经干。确定左右膈肌脚位置，判定食管裂孔的大小（图11-8-2）、疝内容物（胃或网膜）及疝入纵隔的途径（经食管前方、后方或随胃食管连接部疝入）。解剖纵隔时采用钝性和超声刀解剖胸段食管周围，腹腔镜可跟随器械进入纵隔使看得更清楚，仔细剥离疝囊，避免损伤胸膜。

3. 缝合膈肌脚、重建食管裂孔（图11-8-3）　使用器械自食管后面穿过游离完全的食管，并带过引流带。用引

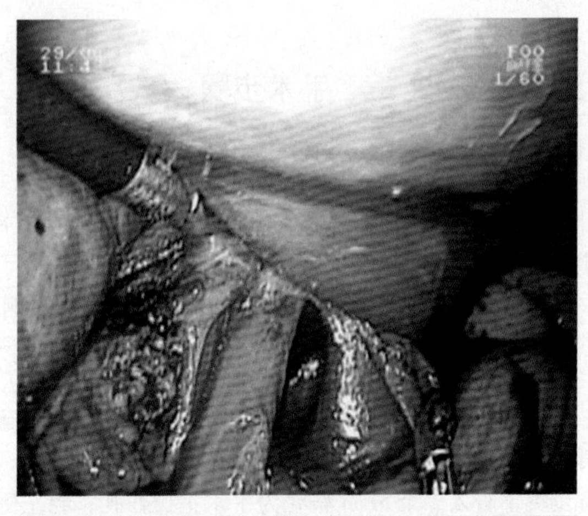

▶ 图 11-8-2 游离食管，显露疝孔

流带提起食管，在其下方修补食管裂孔。食管与最上第一针缝线间应有 1.0cm 的间隙，以保证食管有充分的通畅性。当食管裂孔较大，关闭膈肌脚张力大时，间断缝合使两侧膈肌脚靠近，再用补片作为嵌体增强修补固定于修补处（图 11-8-4），补片上方固定于膈肌，下方与胃食管及两侧膈肌脚固定。

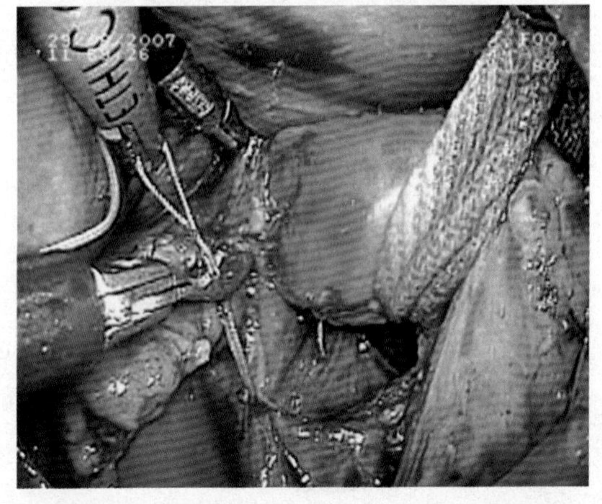

▶ 图 11-8-3 缝合左右膈肌脚

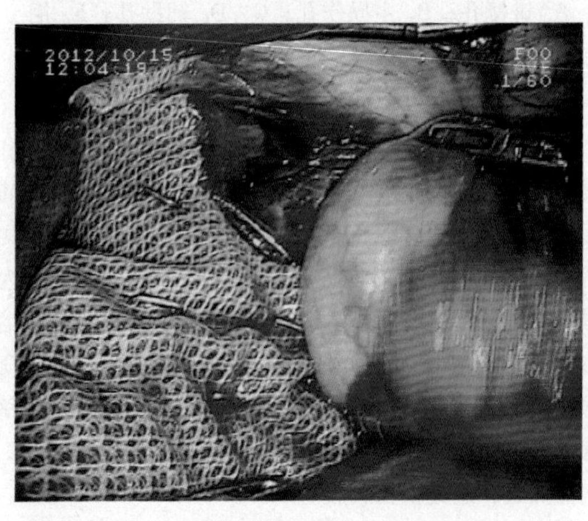

▶ 图 11-8-4 应用专用补片修补食管裂孔

4. 建立食管下端抗反流活瓣　根据术前测酸情况，采用不同的胃底折叠方式（Nissen 胃底折叠术、Toupet 胃底折叠术、Dor 胃底折叠术）。

四、常见的并发症和防治

（一）术中并发症

1. 术中出血　①常见原因：分离食管，游离胃大弯，切断胃短血管和周围韧带时候，若操作不慎可致出血。另外，部分疝囊和疝内容物粘连紧密，分离时候易容易造成出血。②预防措施：手术中应仔细分离。因为分离食管裂孔周围时容易发生出血，特别是有严重的食管炎时，操作时应注意从两侧结合，避免从一侧分离过深而损伤膈肌或纵隔血管，该间隙周围的胃短和膈肌血管分支必要时应夹闭或切断。③治疗措施：遇到血管或组织出血，可以考虑使用超声刀或 LigaSure 可达到无血效果，较粗的血管应夹闭或结扎。

2. 食管破裂　文献报道，术中食管破裂和胃穿孔的发生率约 1%，这是比较严重的并发症。①常见原因是部分长期反流的患者，食管周围炎症较重，难以分清组织层面，或者牵引、分离等操作粗暴或不当造成食管破裂。②预防方法：术前积极治疗食管炎，手术操作应在腹腔镜严密监视下置入，避免与胃食管结合部成角及动作粗暴，术中操作应准确、轻柔。应慎重使用电凝等操作。③治疗措施：术中发现应及时修补，必要时可以在胃镜的监视下进行食管修补。

3. 气胸　多项研究表明，腹腔镜食管裂孔疝修补术气胸的发生率为 2%~3%。①常见原因：疝囊多与裂孔和纵隔粘连紧密，因此分离疝囊时易损伤纵隔胸膜导致气胸。②预防方法：注意在开始分离时围绕膈肌脚，进一步向上分离时靠近食管，可避免造成气胸。③治疗措施：发生气胸后通常无须放置闭式引流，因为术后胸腔内的 CO_2 气体能迅速自行吸收，通常 1 小时内即可消失。如病人术后有胸闷、呼吸困难等表现，应及时行 X 线检查，如证实有较大气胸，应插胸腔闭式引流管。

4. 迷走神经损伤　①常见原因：多是解剖关系不明确，分离过程中造成迷走神经的损伤，容易导致术后出现胃食管功能障碍。②预防方法：游离食管下段时应明确迷走神经前、后干的走行，注意保持在原位，不要过分牵拉。③治疗措施：如果术后出现胃食管的排空障碍，应立即禁食、禁水，并给予持续胃肠减压，可以考虑通过胃管注入多潘立酮等胃肠动力药物，对胃肠道的恢复也有一定的疗效。

（二）后并发症

1. 吞咽困难　在 LNF 术后暂时性吞咽困难是常见的，但一般会在 3 个月内消失。吞咽困难超过 3 个月者仅 10%，且随着时间的延长而逐渐改善。①常见原因：术后早期吞咽困难的原因可能是食管裂孔闭合过紧、手术创面水肿、食管运动功能障碍相关。晚期食管裂孔狭窄一般考虑为瘢痕形成导致。②预防方法：术前常规行食管测压和食管动力学检查，以便手术采用合适的胃底折叠方式。术中游离食管周围轻柔避免食管损伤血肿形成。可以考虑使用探条和术中食管测压，避免食管裂孔闭合过紧。③治疗措施：建议服软食或流食至术后一个月，若仍有持续性吞咽困难可行胃镜食管扩张治疗。

2. 术后复发　术后复发率的高低是检验腹腔镜食管裂孔疝修补术效果的一项重要指标。①常见原因：术后复发的主要原因是修补时张力较大，术后裂孔关闭处撕裂，另外，还可能与短食管、膈肌脚修补失败、胃底部疝入胸腔等有关。②预防方法：如果食管裂孔过大（>5cm），闭合食管裂孔时可造成膈肌脚张力过大，应考虑使用补片，防止缝合时造成膈肌脚撕裂。术后复发多在手术后近期内出现，可能与术后咳嗽、呕吐、腹内压增高等有关，应给予相应的对症处理，有利于降低复发率。③治疗措施：可考虑再次手术。

第九节　腹腔镜胃底折叠术

长期以来，中、重度反流性食管炎（gastro-esophageal reflux disease，GERD）对内、外科医师而言都是一个棘手的问题。药物对胃食管反流性疾病的治疗主要包括抑酸药及胃动力药，它仅能在某种程度上缓解症状，不能改善胃食管连接部的解剖学改变，从根本上阻止反流。腹腔镜胃底折叠术（Laparoscopic Fundoplication，LF）安全、有效，已被大多数学者称为治疗中、重度反流性食管炎的“金标准”。目前最常用的是改良的 Nissen 胃底折叠术，即在食管远端建立 360° 2cm 的抗反流活瓣。它不需游离胃短血管，节省手术时间，术后吞咽困难的发生率低。实践证明此种手术是安全有效的，术后症状可明显缓解，食管测压和 24 小时 pH 监测结果均明显改善。

一、适 应 证

1. 经食管测压及 24 小时 pH 监测达到中、重度反流性食管炎标准者。

2. 经内科治疗反流症状及食管炎仍很严重者。

3. 经久不愈的 Barret 食管溃疡及出血，特别是合并不典型增生者。

4. 合并明显食管裂孔疝者。

5. 年轻人需长期大量药物治疗者。

6. 胃食管反流症状明显，患者愿接受外科治疗者。

二、禁 忌 证

1. 合并严重短食管患者。

2. 合并不可复性食管裂孔疝，估计局部粘连严重者。

3. 有严重伴发病，无法耐受手术及麻醉者。

4. 有上腹部手术史者为相对禁忌证。

三、手术步骤

（一）体位

气管插管全身麻醉，患者头仰卧位，双下肢外展。术者位于患者两足之间，扶镜者位于病人右侧，第一助手位于患者左侧，第二助手位于患者右侧，器械护士位于病人足侧。

（二）操作要点

1. 手术戳孔　一般采取 5 孔法，观察孔 10mm，位于脐上约 2cm 处，主操作孔位于左、右锁骨中线肋缘下 2~3cm，辅助操作孔分别位于剑突下、左腋前线肋缘下。

2. 暴露右侧膈肌脚　经辅助操作孔用腹腔镜挡肝器向上牵拉肝左叶，于胃小弯侧切开肝胃韧带无血管区。

3. 解剖左右膈肌脚，游离食管　钝性和锐性分离右侧膈肌脚和左侧膈肌脚，分离时远离食管及辨认和保护迷走神经。游离至两膈肌脚起点下方后开始游离食管侧壁和后壁。先于左侧膈肌脚与食管间隙预放置一纱布条，然后由右侧向左侧分离食管右后壁，并将食管向左前方向推移，直到由食管后壁分离间隙可见预放置在左侧膈肌脚与食管间隙的纱布条，然后以无损伤抓钳将纱布条一端牵拉至食管右侧贯穿食管后壁间隙，并将纱布条向左前方向牵拉以协助分离食管后壁。分离食管两侧壁和后壁时，操作宜轻柔，注意避免损伤食管及迷走神经。

4. 缝合膈肌脚、重建食管裂孔　以纱布条将食管向左前方提起，于食管后方缝合左右膈肌脚、关闭食管裂孔，关闭食管裂孔最上一针缝线与食管间应有 1.0cm 的间隙，以保证食管有充分的通畅性。 11

5. 建立食管下端抗反流活瓣　胃底自食管后方向前 360° 反折完成 Nissen 胃底折叠术（图 11-9-1），缝合应穿过两个折叠边和食管前壁。胃底自食管后方向前 270°反折完成 Toupet 胃底折叠术（图 11-9-2），两个折叠边分别和食管侧壁缝合。胃底于食管前方反折 180°完成胃底前折叠术（图 11-9-3）。

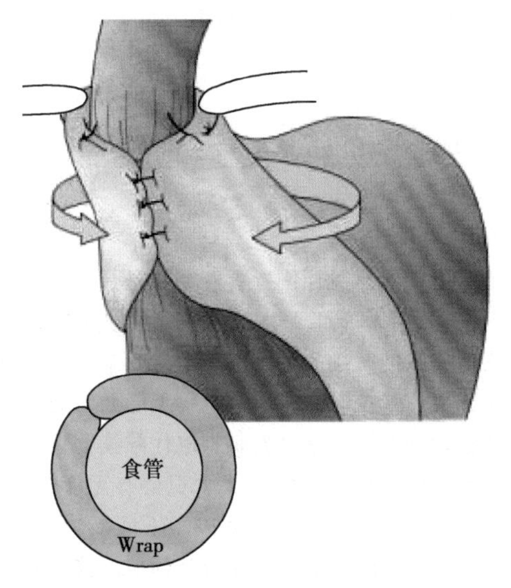

▶ 图 11-9-1　Nissen 胃底折叠术

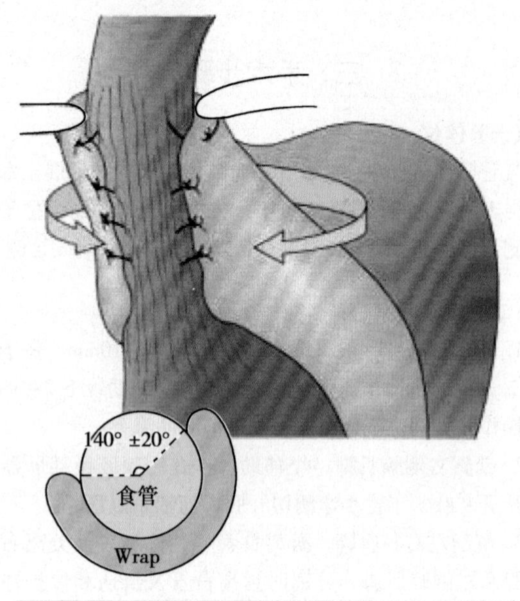

▶ 图 11-9-2 Toupet 胃底折叠术

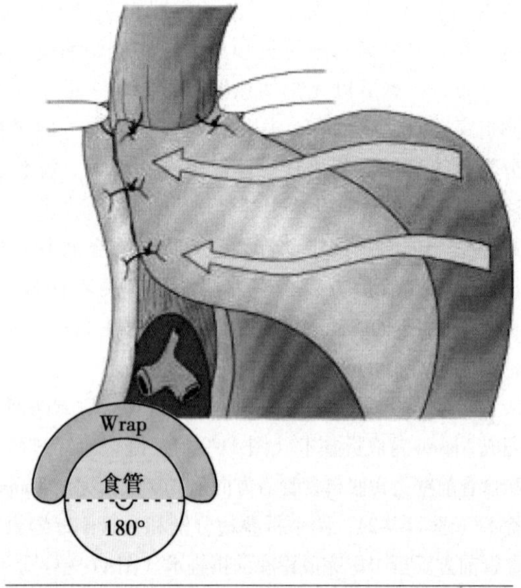

▶ 图 11-9-3 前 180°胃底折叠术

四、常见的并发症和防治

（一）术中并发症

1. 食管穿孔 ①常见原因：食管穿孔是最令人担心的并发症之一，其发生率低于 1%。食管穿孔的主要原因为严重的食管周围炎致使解剖关系不清。术者一定要认清膈肌脚后再开始分离。牵拉时，应该牵拉膈上脂肪，而不应直接抓住胃和食管。以靠后分离膈肌脚取代寻找食管可避免分破食管。术中经胃管注入空气或水观察有无食管穿孔。②治疗措施：单一的穿孔可以在腹腔镜下间断缝合修补，如果可能，应该用胃底包绕覆盖住修补部位。较为复杂的损伤或腹腔镜不易到达的损伤区域应中转为开腹修补。延迟诊断的食管穿孔较为困难，如果术后出现发热和发生梗阻，必须服水溶性造影剂检查明确诊断，晚期穿孔需行开腹手术，缝合缺损、清理污染的腹腔和纵隔区域。

2. 气胸 ①常见原因：临床上明显的气胸很少发生，文献报道的发生率为 1%～5%。常常由于术中分离食管时候不慎分破胸膜造成或因左侧膈肌与胃底粘连严重，分离粘连时损伤膈肌及胸膜。通常由于正压通气的气压较腹腔内气压高，术中很难发现。预防方法：当在纵隔深处分离时，应尽量紧贴食管。②治疗措施：如果发生气胸。可以将一根橡胶管通过裂孔和胸膜破孔插入胸腔，术后将这根导管的末端经戳壳口放入水中，然后由麻醉师进行几次最大深度的呼吸。术后用呼气末正压（PEEP）治疗是比较好的方法。PEEP 可减小腹部与胸膜腔间的压力梯度，当梯度被减小或被逆转时，气体就离开胸腔。

3. 出血 临床很少发生，常与肝脾损伤、胃短血管出血不易控制有关。①常见原因：牵拉肝脏、脾脏引起肝、脾破裂。食管周围粘连严重，手术创面大，广泛渗血。切断胃短血管后血管断端处理不可靠。②预防方法：正确使用挡肝器。将扇叶打开使其凹面对这肝左叶，向头侧牵拉、减少对肝脏的损伤。妥善处理胃短血管断端。切断肝胃韧带注意胃左动脉以及变异的肝左动脉。③治疗措施：肝脏破裂出血给予压迫止血，术中、术后给予止血药物治疗。超声刀和实施钛夹控制出血。

（二）术后并发症

吞咽困难是术后最常见的并发症。术后早期经常发生，发生率 10%～34%，但长期吞咽困难发生率较低，仅为 4%。

1. 常见原因 术后早期胃食管连接部水肿或血肿引起或因食管动力不足、胃底折叠过长、过紧以及胃底扭转等因素引起。

2. 预防方法 游离食管周围轻柔避免食管损伤血肿形成。食管蠕动减弱的患者行部分胃底折叠，后 270°或前胃底折叠有助于避免术后发生吞咽困难。完全游离胃底至左膈肌脚，胃底游离不彻底会使包绕的胃底产生扭转。

3. 治疗措施 建议服软食或流食至术后 1 个月，若仍有持续性吞咽困难可行胃镜食管扩张治疗。如果 3 个月内进行 3～4 次食管扩张仍不能解决吞咽困难，则需要再次手术。

第十节 胃十二指肠溃疡穿孔腹腔镜修补术

胃十二指肠溃疡并穿孔为普外科常见急腹症，20 世纪以来穿孔治疗的方法也在不断完善，包括：减压基础治疗、抗生素应用、液体复苏治疗及手术治疗。手术治疗时手术方式包括：穿孔单纯修补术、胃大部切除术、高选迷走神经切除术。目前内科药物治疗胃十二指肠溃疡已达到了满意效果，Rodrigue 等将穿孔修补+根除 Hp 治疗作为良性消化道溃疡穿孔的标准治疗方法。因此，对于胃十二指肠溃疡穿孔患者可采用穿孔修补术。修补术本身由于缝闭了溃疡灶，术后加以系统的药物治疗可使溃疡的治愈率显著增加，穿孔的复发率低于5%，疗效确切。

腹腔镜胃十二指肠溃疡穿孔修补术既符合微创发展趋势，又符合消化性溃疡治疗现状的特点，具有创伤小、脏器干扰少、腹腔冲洗方便彻底、术后恢复快、住院时间短、并发症少等优点，操作简单，安全实用，加之术后配合规范的抗溃疡药物治疗，效果满意，具有很好的临床应用价值。现简单地介绍一下腹腔镜下胃十二指肠溃疡穿孔修补术。

一、适应证

1. 有中毒性休克。
2. 复杂性溃疡穿孔。
3. 腹腔渗液较多者。
4. 进食后穿孔、溃疡较大、一般状况较差或经系统的中西医结合治疗12小时无效或加重者。

二、禁忌证

1. 较大的穿孔或胃后壁或球后溃疡穿孔。
2. 合并溃疡病的其他并发症　如同时有穿孔和出血情况不稳定病人，如癌变应为相对禁忌。
3. 估计腹腔内有广泛粘连，难以选择安全入路的病人。
4. 存在心血管和呼吸系统疾患不能耐受全麻的病人。

三、手术步骤

1. 建立气腹　患者在全麻下仰卧位，于脐下缘1.0cm弧形切口，气腹针穿刺造气腹，压力达到12mmHg退出气腹针，置入戳壳。

2. 探查　探查分两步，第一步为初步判断，插入腹腔镜时发现如下情况时可初步判断为胃十二指肠穿孔：升结肠旁沟及盆腔积液为黄绿色混浊液体，肝方叶下方有较多脓苔而阑尾基本正常。第二步探查腹腔，彻底清除腹腔内的渗出液及脓苔；明确穿孔部位和大小（图11-10-1），穿孔的部位往往污染及粘连较重，有时穿孔较小难以辨认，可用吸引器按压胃窦部，如见到有气泡或十二指肠内容物流出，即为穿孔部位。也可用闭合的抓钳在十二指肠表面轻轻滑动，刮除脓苔和残留物，可帮助发现穿孔部位。

3. 修补　用无损伤抓钳或电凝棒显露术野，剑突下孔置持针器，采用2-0可吸收或不可吸收线距穿孔0.5～1.0cm纵行间断全层缝合穿孔（图11-10-2），腹腔内器械打结。提一束大网膜覆盖穿孔周围并用缝线固定于穿孔位置。用生理盐水反复冲洗腹腔各部位，一般3000～5000ml，脐孔与主操作孔转换内镜和吸引器，能达到转换视野彻底冲洗腹腔的目的。最后于小网膜孔附近放置引流管右侧腹壁另戳孔引出固定。

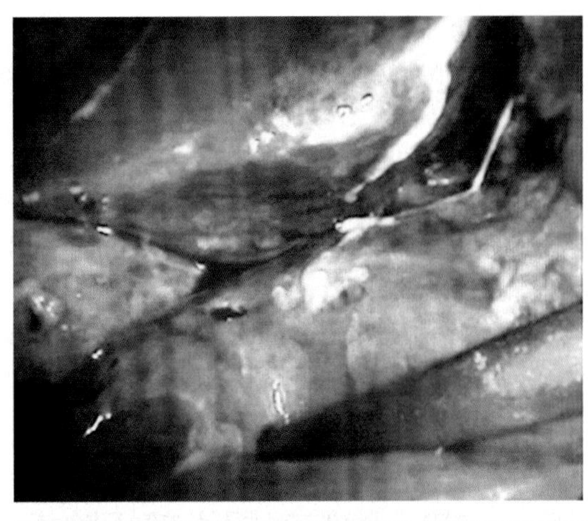

▶ 图11-10-1　腹腔镜下显示穿孔部位

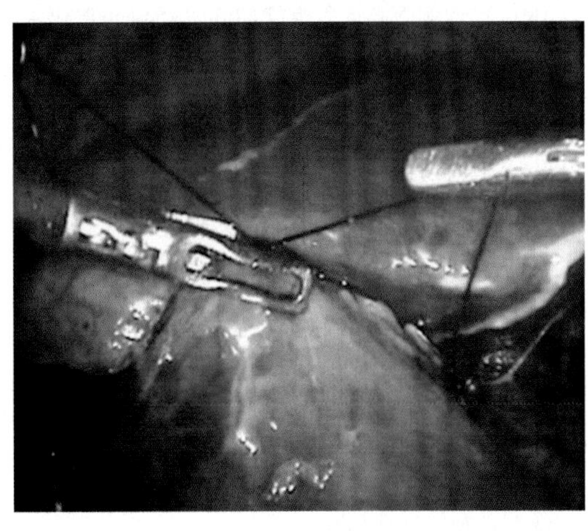

▶ 图11-10-2　缝合穿孔部位

四、术后注意事项及并发症

（一）注意事项

1. 术中用大量盐水为该手术的关键 Law　在动物实验中表明充分进行单纯腹腔冲洗组与对照组（腹腔冲洗+穿孔修补术）治疗结果无统计学差异。常规放置橡皮管引流，必要时膈下放置引流。

2. 探查可疑恶性溃疡穿孔一定行病理检查　有条件行快速冷冻病理检查。为了防止遗漏恶性病变并发穿孔，有人提出任何胃溃疡穿孔在修补前都要做活检。术中可疑恶性而病理结果为良性可通过治疗后胃镜检查。

3. 腹腔镜下十二指肠穿孔修补术要把握好手术的适应范围　对于穿孔较大或周围粘连严重的病灶处理难度较大、手术时间长、且受设备条件限制，应及时中转开腹手术。

（二）手术并发症

1. 十二指肠狭窄　腹腔镜肠穿孔的修补应遵守开腹手术缝合的原则，确保缝合后肠管的通畅。

2. 穿孔不愈合 不当的溃疡穿孔部位、大直径溃疡穿孔、易碎脆弱的溃疡边缘，是腹腔镜溃疡修补术的危险因素，出现上述情况应考虑转开腹手术。

3. 重要脏器功能障碍 休克、穿孔持续24小时以上、伴有严重内科疾病、老年病人、特别是年龄大于75岁均为腹腔镜穿孔修补术术后重要脏器功能障碍发生的危险因素。注意术前耐受性评价。

4. 腹腔脓肿 与患者免疫力差（腹腔局限吸收能力差）及腹腔冲洗不彻底有关。术中彻底冲洗腹腔，放置腹引，术后支持治疗可减少并发症发生。

第十一节 腹腔镜胃大部切除术

自1992年首例腹腔镜胃大部切除术和胃肠重建术报道至今腹腔镜手术已被广泛地运用到各种胃部疾病的外科治疗中，包括：胃、十二指肠溃疡以及胃良恶性肿瘤等疾病的治疗。近期腹腔镜胃手术的适应证已由早期的胃部分切除、胃肠吻合扩展到全胃切除以及胃癌根治术。但是目前应用最多的仍是腹腔镜毕Ⅱ式胃切除术。

一、适 应 证

1. 严格内科治疗无效的胃、十二指肠溃疡。
2. 胃溃疡合并出血、幽门瘢痕狭窄。
3. 胃溃疡合并腹腔污染轻的胃穿孔。
4. 晚期胃癌姑息性切除。
5. 胃良性肿瘤。

11

二、禁 忌 证

1. 严重心肺疾病不能耐受全麻。
2. 胃恶性肿瘤行淋巴结清扫可获得更好疗效者。
3. 上腹部手术史为相对禁忌证。

三、手术步骤

（一）体位

气管插管全身麻醉，患者取仰卧位，双下肢分开。医护人员站位：术者位于患者两腿之间，助手位于患者左右两侧，器械护士位于病人患者右足侧。

（二）操作要点

1. 手术戳孔位置 一般采取5孔法，建议每一操作孔用10mm Trocar，这样可利用术者从不同合适位置操作。通常观察孔位于脐周，操作孔分别位于腹部四个象限内，以患者体型和手术操作特点选择合适位置置入6个Trocar，A：10mm进镜孔，B、C、D：10mm主操作孔，E、F：5mm辅助操作孔。戳孔位置的选择和手术视野的暴露是手术顺利进行和安全的保证。

2. 探查腹腔 探查腹腔寻找病灶位置有助于确定最终的手术方式。进境后全面探查腹腔，排除其他疾病并以腹腔镜定位溃疡或癌灶位置，有时不能以腹腔镜准确定位时可结合术中胃镜帮助定位。病灶定位并确定胃切除范围后可于胃前壁事先作胃切除标记，如用电钩烫出一条切断线。

3. 分离胃大弯 手术以游离胃大弯开始。从两侧季肋部Trocar进入两把无损伤抓钳，抓住胃大弯并向前提起，用电凝钩游离胃远侧2/3的胃大弯网膜。选择大网膜血管弓以外无血管区分离可减少出血并可避免紧贴胃壁使用钛夹而影响胃切除时内镜切割闭合器的效果，同时也节约了手术时间。应用超声刀分离大网膜可收到安全、快速的效果，可使手术操作简化，但一定需警惕大的胃网膜血管分支，不能确信超声刀止血是否确切的情况下，一定要选用钛夹夹闭后在横断血管，否则出血后影响视野且不利于镜下再次止血。胃网膜大的血管分支以钛夹夹闭后横断比较安全，亦可用超声刀横断大网膜，5mm以下的血管可直接切断。

4. 游离十二指肠和胃小弯 从十二指肠下缘开始游离，游离完十二指肠下缘后游离十二指肠后方，分离时要慢、要十分小心，此处有许多小血管在十二指肠第一段的后方与胰腺相连。此处使用超声刀较为方便和节约时间。然后首先由肝胃韧带无血管区开始游离小网膜，靠近胃窦部小网膜处血管多，分离时要仔细、止血确切，之后游离十二指肠上方。无论游离从胃小弯开始还是从十二指肠开始必须要仔细谨慎止血。胃小弯近胃窦处网膜较厚其内含有较多大血管，如：胃右动脉、胃左动脉降支、甚至变异的供应肝脏的血管。游离十二指肠第一段由上下两侧至后方进行，游离十二指肠第一段后方需注意此处众多与胰腺相连的小血管。充分游离十二指肠第一段一周以便顺利横断。

5. 横断十二指肠 充分游离十二指肠第一段后，助手以无损伤抓钳将胃窦向前下方牵拉，从右季肋区进Endo GIA，尽量垂直插入十二指肠第一段外侧，若一次不能将十二指肠完全切断，可继续使用Endo GIA。一般情况下，60mm内镜切割闭合器可一次完全横断十二指肠（图11-11-1）。

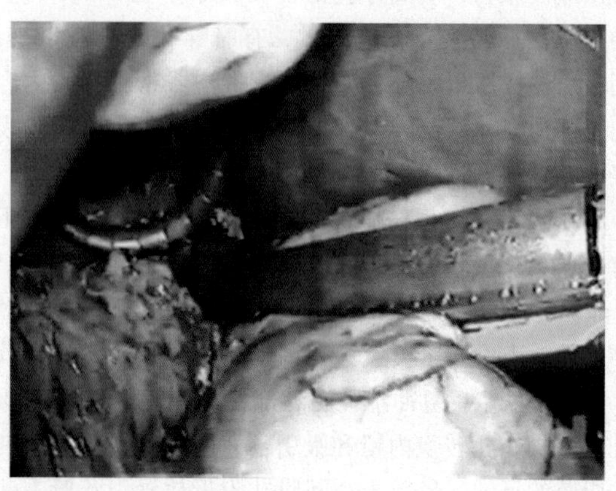

▶ 图11-11-1 横断十二指肠

6. 横断胃

（1）按预先留置的胃前壁切断线横断胃。

（2）术者选择左季肋区戳壳孔进入腹腔以便能与胃小弯、胃大弯垂直横断胃，而且此位置方便于操作。

（3）助手此时将胃大弯向左下方牵拉，产生一定张力，有助于术者按照正确的方向和顺利地将胃放入内镜切割闭合器两臂内。

（4）避开胃大小弯两侧钛夹处，因钛夹影响内镜切割闭合器效果，甚至引起切割、闭合效果失败。

（5）在操作空间允许的情况下尽量应用60mm内镜切割闭合器完成胃横断，通常两次即可完成胃横断（图11-11-2），避免重复实施内镜切割闭合器而增加切割闭合不可靠的风险。

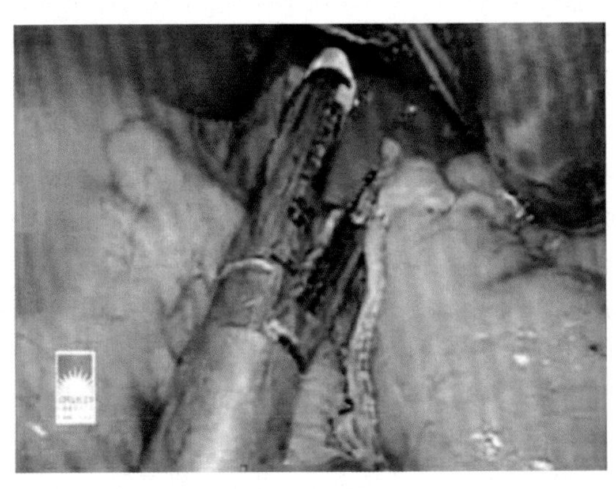

▶ 图 11-11-2 横断胃

7. 胃空肠吻合 从右上腹进入抓钳向头侧牵拉横结肠，寻找Treitz韧带，并将距其20cm的远侧空肠拉到横结肠前并靠近残胃，调整肠襻位置在确定无张力和无扭转的前提下行胃空肠吻合（图11-11-3）。选择合适的胃空肠吻合点吻合。以术者习惯选择胃肠顺蠕动和逆蠕动吻合即可以是胃大弯对输入襻也可以是胃大弯对输出襻。在吻合前缝合两针将胃和空肠固定以便于胃肠造口插入内镜切割闭合器，用电钩或通电剪刀在胃前壁和空肠对系膜侧平行预定吻合口方向切开两个小口。若术者站位于患者两腿之间胃造口选择近胃大弯切缘处，以便按照由大弯向小弯吻合方向进行，有利于术者操作。部分术者习惯由大弯向小弯方向进行吻合，此时术者可站位于患者右侧，胃造口选择近胃小弯切缘处，以便按照由小弯向大弯吻合方向进行。分别将内镜切割闭合器两臂充分插入胃肠造口内击发实现胃肠吻合，根据实际情况可多次击发扩大吻合口。采用横向闭合胃肠造口，亦可采用内镜下缝合技术做间断或连续缝合。不管采用哪种技术都应横向缝合以避免肠腔狭窄。

8. 检查吻合口及取出标本 完成吻合后，仔细检查所有胃肠断端是否止血确切，检查吻合口以避免出现吻合口漏和狭窄。胃镜进入吻合口区观察输入襻及输出襻有无狭窄，并可将吻合口浸入水中，向胃内注气观察有无气泡出

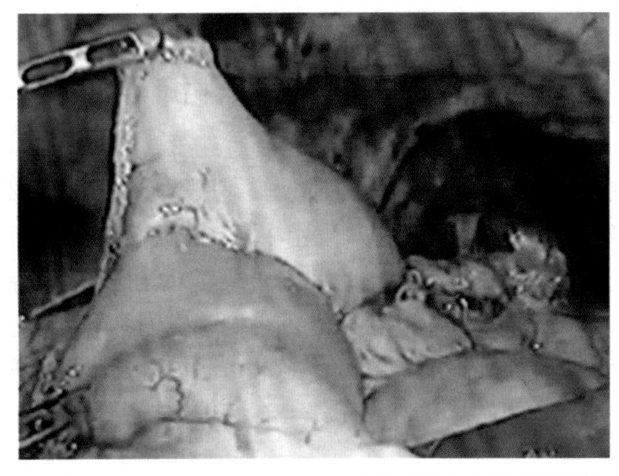

▶ 图 11-11-3 胃空肠吻合

现，亦可向胃腔内注入亚甲蓝等观察吻合是否严密。放入标本袋并在助手的协助下将标本放入其内后将腹部戳壳孔（通常选择脐部）扩大至2~3cm以取出标本。无论术中考虑是良性还是恶性病变均不主张将标本剪碎，避免术后为病理医生带来不必要麻烦；取出标本困难时可考虑将切口延长，且均用标本袋取出标本。

四、常见的并发症和防治

1. 出血 ①常见原因：严重粘连致使解剖关系不清，难以找到正常组织层次。操作、止血不够仔细，过分依赖内镜下器械，如：超声刀、切割吻合器等。②预防方法：操作需耐心、仔细，同时在游离胃大弯时远离大网膜血管弓，最好在大网膜血管弓以外游离大网膜，只有在胃切缘处方可靠近胃大弯。避免切割吻合器处有钛夹的存在，因为该金属物有碍于吻合、止血的效果。对于>1.5mm的血管和超声刀止血不确信时一定要用结扎或钛夹耐心处理。

2. 吻合失败 ①常见原因：内镜切割吻合器击发失败；不正确的吻合失败补救措施；未能实施吻合口的检查。②预防方法：正确应用内镜切割吻合器，避免击发前吻合线处有钛夹等金属物，保证内镜切割吻合器两臂内不含有其他组织。吻合失败后尽量采用内镜下缝合技术确保缝合修补满意，不可想当然的用订合器关闭缺口。吻合后应用胃镜注气或注入亚甲蓝可立即发现吻合口漏。

3. 吻合梗阻 ①常见原因：吻合口过小、吻合口张力大造成输入襻或输出襻梗阻；未能实施吻合口的检查。②预防方法：吻合口的长度不小于6cm可避免术后吻合口梗阻。吻合前将空肠襻拉到横结肠前并靠近残胃，调整肠襻位置在无张力和无扭转的前提下行胃空肠吻合。吻合后应用胃镜检查吻合口，可术者发现吻合口漏并予以更正。胃肠吻合后残留一共同切口，使用内镜闭合器时选用横向闭合可防止术后空肠襻狭窄。术中胃镜发现吻合口有狭窄，根据实际情况进行修改吻合。若一支肠襻狭窄，可行空肠-空肠侧侧吻合。

五、手术效果及评价

目前腹腔镜胃部分切除和胃肠重建已在世界范围内的到应用，该术式具有术后疼痛轻、术后活动受限少、术后切口小、切口感染及肺感染发生率低、住院时间短等优势。手术费用和操作技术困难是其主要缺点，但是随着术者经验的丰富和技术的革新该缺点可得到一定的弥补。当前除了溃疡和良性肿瘤的治疗外，该术式已扩展到早期胃癌以及晚期胃癌的姑息性治疗，甚至有医生进行胃癌根治术的尝试。

第十二节　腹腔镜胃癌根治术

腹腔镜胃癌手术初期主要应用于早期胃癌，1997 年 Goh 等首次将腹腔镜胃癌 D2 根治术用于治疗进展期胃癌，取得了良好的近期疗效，使手术指征从早期胃癌扩大到较早期的进展期胃癌。由于清扫 No. 13、No. 14 组淋巴结技术难度较大，手术操作跨越不同的解剖层次，因此腹腔镜下进展期胃癌根治术鲜见报道。腹腔镜手术由于术野局部放大作用，较开腹手术可以观察到更多的解剖层次并进行精确分离。胃背系膜在胃、脾、胰腺、肾和横结肠等脏器之间的广泛联系形成的系膜及其间隙，为腔镜手术提供了安全的外科操作平面，能有效缩短手术时间，减少术中并发症。

11

一、适 应 证

1. 年龄小于 75 岁，手术耐受良好。
2. 胃恶性肿瘤诊断明确。
3. 术前腹部 CT 检查无腹主动脉周围明显肿大淋巴结，无胃肿瘤侵犯胰腺、脾脏、肝脏、结肠等器官。
4. 无肝、肺、腹腔等远处转移。

二、禁 忌 证

1. 不能耐受长时间气腹的疾病　如严重的心肺疾患。
2. 可能导致难以控制的出血　如门静脉高压症、凝血功能障碍等。
3. 腹腔镜技术受限的情况　如病理性肥胖、腹内广泛粘连、合并肠梗阻和/或妊娠等。
4. 晚期肿瘤侵及邻近组织和器官　如输尿管、膀胱、小肠等。
5. 腹腔镜探查见腹腔广泛转移者。

三、手术步骤

（一）Trocar 位置与体位

静脉全身麻醉，麻醉成功后患者取平卧位。自脐轮下作 10mm 切口直接进腹并置 10mm Trocar 为观察孔，建立气腹，维持压力在 12mmHg。左侧腋前线肋缘下 2 横指置 10mm Trocar 为主操作孔，左锁骨中线平脐上约 2cm 置 5mm Trocar 为辅助孔，其右侧相对应位置置入 5mm Trocar 为辅助孔（如果需要应用腔镜下直线切割闭和吻合器，则此孔可用 15mm Trocar 或临时改为 15mm Trocar），右腋前线肋缘下 2cm 置入 5mm Trocar 为辅助孔。术者常规站于患者左侧。

（二）操作步骤

1. D2 淋巴结清扫和十二指肠横断　常规探查肝脏、盆腔内有无转移，明确肿瘤的位置以及浆膜侵犯程度。分别提起大网膜和横结肠，从横结肠中部以超声刀离断大网膜，进入小网膜囊。首先游离大网膜至结肠脾区，靠近胰尾裸化胃网膜左动静脉，于根部切断，清扫 No4 sb 组淋巴结。裸化胃大弯侧至预切平面，向右侧至结肠肝曲。将胃向上结肠向下方牵拉，沿结肠中动脉的左右支以及边缘动脉进行分离系膜前叶并清扫 No15 组淋巴结，向上分离结肠中动脉根部，沿胰腺下缘向右分离，暴露肠系膜上静脉，清扫 No14v 组淋巴结。于胃网膜右血管根部切断，清扫 No6 组淋巴结。暴露胃胰皱襞，在胃左动静脉根部断扎。暴露胃左动脉，在胃左动脉的根部上 Hem-o-lock 后横断，清扫 No7 组淋巴结。暴露腹腔动脉干、肝总动脉以及近端的脾动脉，清扫 No 9、8a、11p 淋巴结。打开肝十二指肠韧带被膜，沿肝固有动脉前方及外侧，清扫 No12a 淋巴结，于胃右动脉根部切断，充分游离十二指肠。沿肝下方清扫小网膜至贲门右侧，向下裸化食管下段及胃小弯侧，清扫第 1、3 组淋巴结。直线切割吻合器（Endo-GIA 45mm 或 Endo-Cutter 45mm 蓝钉仓）距幽门 3cm 横断十二指肠。

2. 胃体的横断和胃肠道重建　①体外横断和重建：上腹正中切口长 5cm 左右切口，胃提出腹腔外，在预切平面切除肿瘤，在结肠前用直线切割吻合器行胃空肠吻合。②体内横断和重建：腔镜下采用直线切割吻合器（Endo-GIA 60mm）在预切位置横断胃，将标本放入标本袋暂放膈下间隙。在腔镜下，在残胃的大弯侧距残端 2cm 处及空肠对系膜缘分别戳孔，用直线切割吻合器（Endo-GIA 60mm）进行残胃空肠吻合，手工缝合直线切割缝合器的放置孔（间断全层缝合，后间断浆肌层缝合）。脐部穿刺孔扩大后取出标本。

四、术后并发症

腹腔镜胃癌根治术的并发症与开腹胃癌根治术有许多相同点，其发生率国内外文献报道基本相当。主要的并发症有吻合口漏、吻合口狭窄、十二指肠残端漏或出血、腹腔内出血、切口感染等。腹腔镜胃癌根治术有关并发症的发生与手术者腹腔镜操作技术的正确与否及腹腔镜器械使用的熟练程度有关。要成功完成腹腔镜胃癌根治术，预防手术并发症的发生和降低手术并发症的发生率，术者首先应具有开腹胃癌根治手术的丰富经验，其次要掌握熟练的腹腔镜操作技术，能熟练使 I+1 各种腹腔镜器械及各种胃肠吻合技术。腹腔镜下的分离、解剖，以及缝合技术与开腹情况下有许多不同之处，需要更好的视野显露和更可靠确切的器械吻合技术，如果在腔镜下的技术没有把握，宁可借助辅助回来完成重要的技术操作。如十二指肠残端的处理、胃肠吻合等可以借助辅助日完成操作，对于预防吻合口展、吻合口狭窄及吻合口出血有很大的帮助。一旦出现术后吻合口或残端展应该积极充分引流、抗感染、支持治疗。多数情况保守治疗可以痊愈。吻合口出血和吻合口狭窄也可先行保守治疗，如果非手术治疗不能控制病情，应及时行手术止血和吻合口狭窄的手术处理。

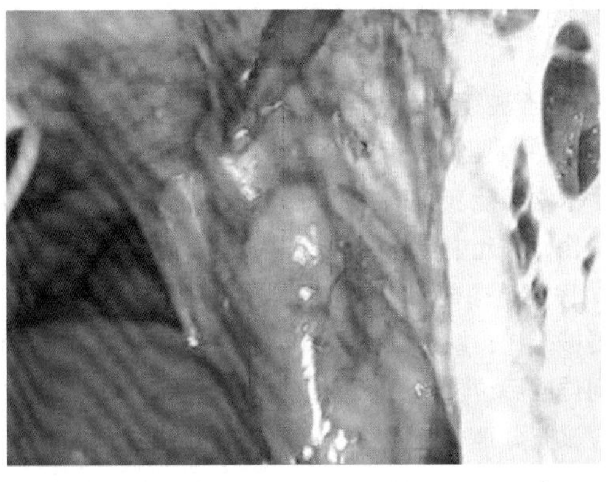

▶ 图 11-13-1　腹腔镜下显示肠管与腹壁粘连悬吊

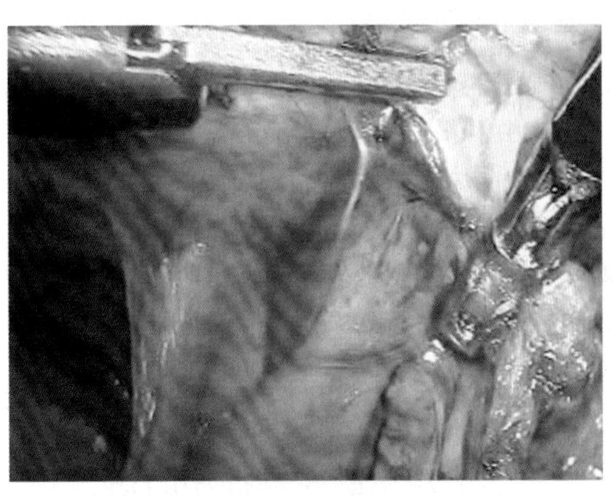

▶ 图 11-13-2　应用超声刀分离肠管与腹壁间粘连

第十三节　腹腔镜肠粘连松解术

腹腔内的粘连通常是腹部手术、盆腔感染性疾病、阑尾炎或子宫内膜异位症的后遗症，但最常见的是腹部手术后引起的粘连。急性粘连性肠梗阻是常见的外科疾病，治疗方法较多，但均有其局限性和不足，特别是在非手术治疗后梗阻的复发和开腹手术后的再次粘连梗阻是长期难以解决的问题。腹腔镜手术的出现及配合其他治疗取得较好的疗效，腹腔镜肠粘连松解术有微创及体外操作等特点，引发的粘连的因素少，能够避免术后足以引起梗阻的粘连发生，该术式已得到国内外普遍认同。

一、适 应 证

1. 粘连性肠梗阻反复发作 2 次及以上。
2. 以往未行开腹肠粘连松解术或肠切除者。

二、禁 忌 证

1. 术后早期炎性肠梗阻。
2. 首次发作的肠梗阻。
3. 结核性腹膜炎或开腹肠粘连松解术后等考虑腹腔内粘连广泛，肠管成团的病例。
4. 严重腹胀和小肠极度扩张。
5. 腹膜炎体征，可能发生肠穿孔和坏疽。

三、手术步骤

一般引起梗阻的主要粘连位于腹壁手术瘢痕下方，采用超声刀或电剪刀切断粘连带，将肠管自切口下方分离，分离时应使用肠钳将肠管向与腹壁反方向牵拉，使其与腹壁间有一定张力，避免损伤肠壁，分离主要粘连后，检查全部小肠自回盲部至 Treitz 韧带，有无肠管损伤、未松解的可能引起梗阻的肠间的粘连（图 11-13-1，图 11-13-2）。

四、手术的重点和难点

（一）腹腔镜治疗粘连性肠梗阻的技术特点

1. 第一个操作孔位置的选择十分重要，是手术能否成功的关键。为避免腹腔内脏损伤可采用开放法，即行腹壁小切口，逐层切开，置入戳壳后，再注入 CO_2 气体，初步判断腹腔内的粘连情况，选取无或较少粘连的位置，同时兼顾手术操作的方便，一般选取既往手术操作部位的对侧，远离原切口瘢痕处，如右上腹手术史选择左下腹，右下腹手术史选择左上腹等。

2. 使用超声刀分离粘连，能减少局部组织损伤、止血效果好、手术视野清晰。可使用剪刀锐性分离粘连，但尽量避免电凝止血，以免热传导，损伤肠管。

3. 分离肠管腹壁粘连时，应遵循“宁伤腹壁，勿伤肠管”的原则，尽可能保留肠管壁的完整性。

4. 术中应辨明引起梗阻的主要粘连，对不足以引起梗阻的粘连（特别是肠管间的粘连）可不分离，以免创面过大，造成术后粘连的发生。

5. 处理粘连处血管时，超声刀尽量少夹取黏膜组织，避免造成肠管障碍；处理粘连后，应注意观察所属肠管局部血运变化，发现血运不良及时处理。

6. 分离粘连后，检查全部小肠自回盲部至 Treitz 韧带，有无肠管损伤、避免遗漏主要的粘连。

(二) 腹腔镜治疗粘连性肠梗阻的难点

1. 急性梗阻期由于肠管膨胀严重、肠壁充血水肿，腹腔镜手术常不能获得满意的空间和视野，操作中容易发生肠壁损伤，因此中转开腹手术率和并发症发生率高。

2. 腹腔镜探查只能观察脏器的表面情况，术者在体外通过器械操作，缺乏精细触觉，有文献报道，有时会造成腹膜间位或后位器官、部分腹内脏器等病变的遗漏。因此术前应该充分地检查，明确诊断，消化道造影往往是术前必须检查的项目。

3. 成功施行腹腔镜手术，需要术者具有熟练的腹腔镜操作技术，目前尚不能广泛开展。

(三) 防止再发生粘连性肠梗阻的方法

1. 操作中要求　手术操作细柔，减少组织损伤；可靠止血，减少血凝块存留；术中大量无菌等渗盐水冲洗腹腔，尽量清除腹腔内细胞因子和炎症介质。

2. 药物治疗　包括减轻炎症反应药物、抗凝药物、促纤维蛋白溶解药物、生物屏障物质（透明质酸等）。

3. 中药预防粘连　以活血化瘀、通里攻下为主。

五、常见的并发症和防治

11

腹腔镜肠粘连松解术因其损伤小、术中视野清楚，极少出现肠瘘、出血等并发症。常规使用胃肠减压可以减少胃损伤的发生，并通过降低胃的容积而增加手术空间。肠穿孔可以发生在气腹针或脐部套管穿刺时及术中分离粘连时，因此发现脐部粘连严重时，应在更高的部位放入另一套管，这样能够充分地观察腹腔。若发现有肠管损伤或术中损伤肠管，依术者腹腔镜手术技术水平及损伤程度，可中转开腹手术或于腹腔镜下完成肠管修补。

第十四节　腹腔镜腹壁疝修补术

现代疝外科手术源于一百多年前的 Bassini 修补术，虽然这种手术使疝修补术后的复发率减少到 10%，但由于未从根本上解决复发的原因，因此复发率并没有进一步降低。寻找能够完全在直视下用补片覆盖腹壁缺损，更确切地说是覆盖疝可能形成的部位，成为外科医师的愿望。

随着腹腔镜技术的发展，腹腔镜腹股沟疝修补术（laparoscopic incisional hernia repair，LIHR）在无张力疝修补术基础上逐渐发展成熟。目前临床上腹腔镜治疗腹壁疝主要有 3 种方法：腹腔内补片平铺术（intraperitoneal onlay mesh，IPOM），经腹腹膜前补片植入术（transabdominal preperitoneal，TAPP），全腹膜外补片植入术（totally extraperitoneal，TEP）。在治疗腹股沟疝方面 TAPP 和 TEP 的应用较为广泛，IPOM 目前临床上主要用于切口疝的治疗。

一、腹腔镜腹股沟疝修补术

(一) 适应证

腹腔镜疝修补术适应证同开腹腹股沟疝修补手术。适用于Ⅰ型、Ⅱ型、Ⅲ型和Ⅳ型的腹股沟直疝、斜疝和股疝（中华外科学会疝与腹壁外科学组 2003 年 8 月修订稿）。

(二) 禁忌证

1. 不能耐受长时间气腹的疾病，如严重的心肺疾病。

2. 可能导致难以控制的出血，如门静脉高压症、凝血功能障碍等。

3. 嵌顿性疝、绞窄性疝是禁忌证。

4. 腹腔镜操作受限的情况，如下腹部手术史、滑疝、巨大完全性阴囊疝、病理性肥胖、腹内广泛粘连、合并肠梗阻和/或妊娠等应慎用腹腔镜修补术。

5. 晚期肿瘤侵及邻近组织和器官，如输尿管、膀胱、精索等。

(三) 手术步骤

1. 经腹腹膜前补片植入术

(1) 麻醉及体位：采用气管插管静脉复合麻醉，取头低脚高 15°仰卧位。

(2) 操作步骤

1) 建立气腹：压力 12～14mmHg。于脐上 1cm 置直径 1cm 观察孔 1 个，患侧腹直肌外侧平水平置 10mm 的套管作为主操作孔，健侧腹直肌外侧脐下水平置 5mm 套管作为辅助操作孔。

2) 探察腹腔：确定疝的位置，重点确认腹膜的每一个解剖标志，包括脐正中韧带、脐内侧韧带、脐外侧韧带，注意有无隐性疝。

3) 腹股沟区解剖：在内环上缘约 2cm 横行切开腹膜（图 11-14-1）。以弧形切口潜行分离内环周围腹膜，上至联合肌腱，下至 Cooper 韧带，内至脐侧韧带，外至髂前上棘内侧，去除腹膜前多余脂肪组织，解剖出腹壁下血管、精索，剥离疝囊（图 11-14-2）。

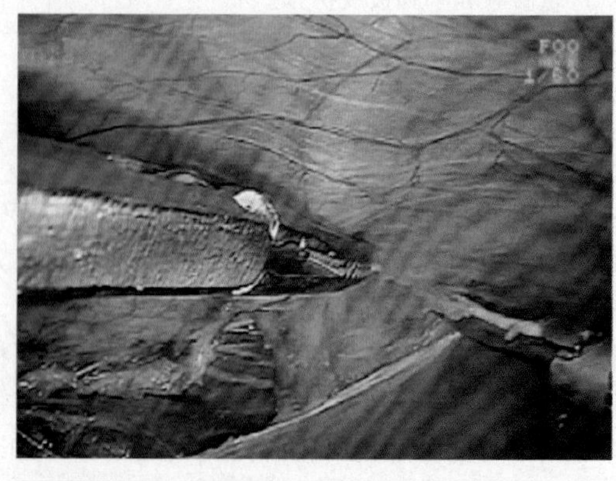

▶ 图 11-14-1　内环口上缘 2cm 横行切开腹膜

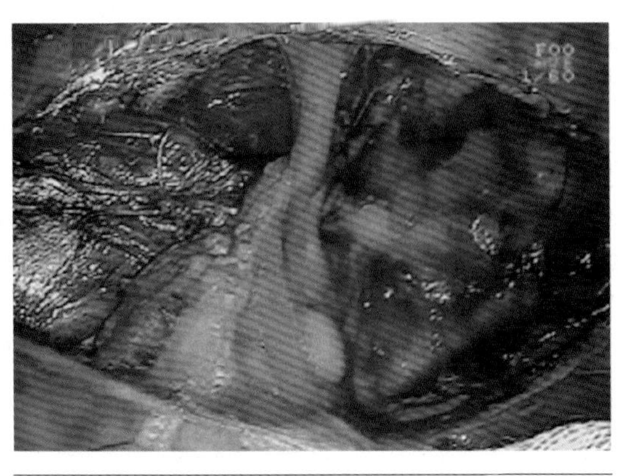

▶ 图 11-14-2　显露腹壁下血管、精索及腹股沟区其他结构

4）处理疝囊：直疝或中等大小的斜疝，可将疝囊完全游离，如疝囊较大或粘连不易剥离则可在内环处横断疝囊。

5）补片放置和固定：将修剪好的 15cm×10cm 网片卷成筒状送入腹腔，补片四周应大于疝腹壁缺损 2cm 以上，平整地放在已充分分离的腹膜前间隙，平铺覆盖斜疝、直疝、股环内口，应用钉枪将补片固定在 Cooper 韧带、耻骨结节、联合肌腱、腹直肌背面外侧缘和弓状下缘构成的支架结构上（图 11-14-3，图 11-14-4）。补片的外下方为危险三角，即输精管、精索血管之间的空隙，其中有髂外动静脉和股神经穿过，钉合时应注意避开此区域。

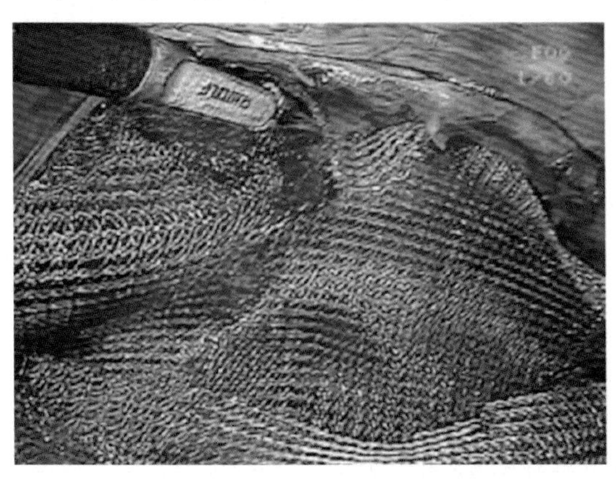

▶ 图 11-14-3　将补片置入腹膜前间隙

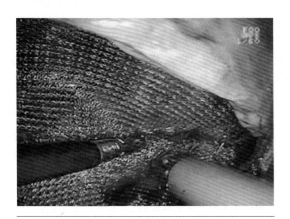

▶ 图 11-14-4　固定补片

6）腹膜覆盖网片后用可吸收缝线缝合闭合腹膜（图 11-14-5）。

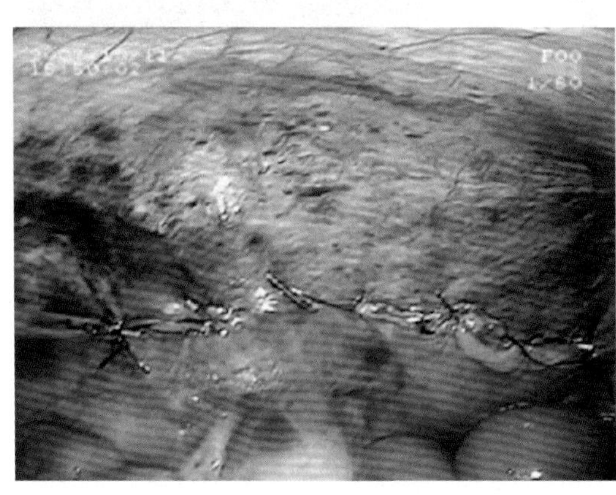

▶ 图 11-14-5　缝合腹膜切开处

2. 全腹膜外补片植入术（TEP）

（1）麻醉及体位：采用气管插管静脉复合麻醉，取头低脚高 15°仰卧位。

（2）操作步骤

1）建立气腹：脐下 2cm 做 1cm 纵行切口，逐层分开腹壁各层至腹膜前间隙，应用分离气囊建立腹膜前间隙（图 11-14-6），也可在直视下将腹横筋膜和腹膜分开，建立腹膜前气腹间隙于脐和耻骨联合连线上 1/3 置入 0.5cm 套管，下 1/3 置入 0.5cm 套管。

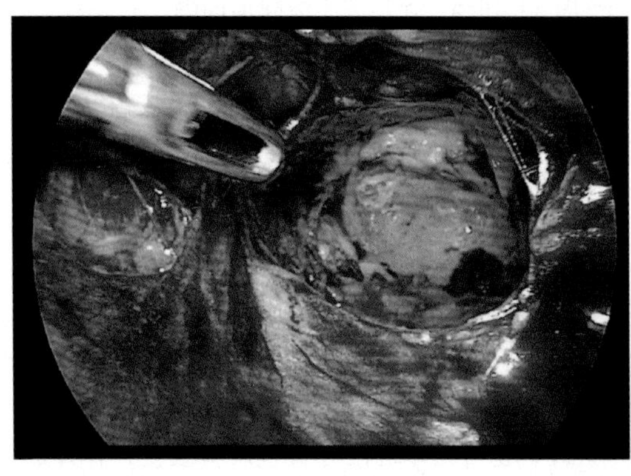

▶ 图 11-14-6　建立腹膜前间隙

2）解剖腹膜前间隙：分离扩大腹膜前间隙，要求内侧过中线，下方进入耻骨后间隙，外侧接近髂前上棘，头侧要求到髂前上棘水平。分离出腹股沟区重要解剖标志，包括耻骨结节、Cooper 韧带、腹壁下血管、精索及疝囊（图 11-14-7）。直疝及未进入阴囊的斜疝疝囊游离后不需处理，如斜疝疝囊已进入阴囊，应将精索游离后结扎并切断疝囊，远端保留不需处理。

3）补片固定：将剪裁后的补片经穿刺套管放入到腹膜前间隙内（图 11-14-8），以内环为中心，平铺在腹壁上，无须钉合。置入补片采用（10～12）cm×15cm 大小，原则

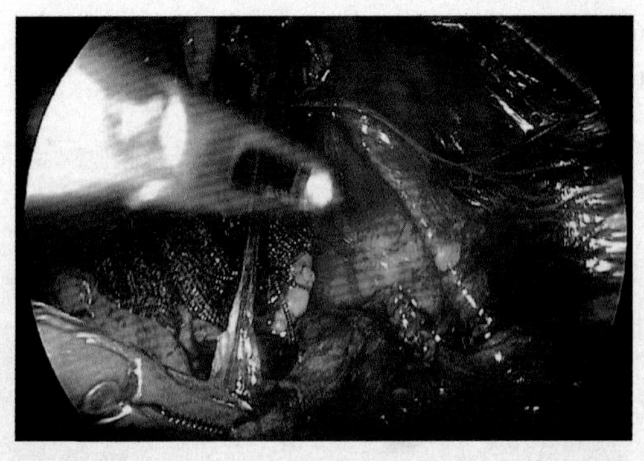

▶ 图 11-14-7 分离疝囊

上网片应覆盖整个疝内环口、Hesselbach 三角区和股环，内缘超过中线，上缘与联合肌腱有 2cm 的重叠，下缘超过 Cooper 韧带下方，覆盖腹股沟区。

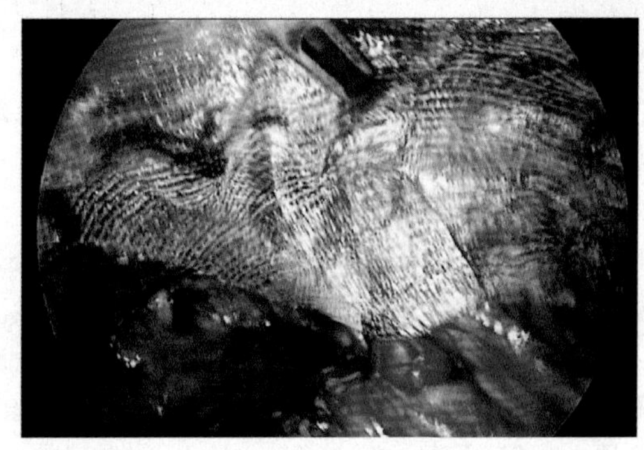

▶ 图 11-14-8 补片置于腹膜前间隙

11

4）拔除穿刺套管，缝合腹直肌前鞘及皮内缝合。

（四）并发症及其防治

1. 疝复发 常见复发的原因：①补片移位。可能是固定补片钉过少或过浅的缘故。②补片固定时留有较大空隙。多由于固定补片钉间距过宽或补片未能铺平而隆起的缘故。③内环口水肿。在这种情况下，内环口结扎线易于炎症消退后松弛，引起复发，如补片固定欠佳，则复发疝可突出腹股沟外环，也可仅呈局限外突包块样改变，补片成为疝囊内层。所以在内环口水肿的情况下，应慎行腹腔镜疝修补术。④其他：传统疝修补易复发因素如腹水、咳嗽、前列腺肥大症也可能是腹腔镜疝修补术易复发因素。

2. 肠粘连 肠粘连是 TAPP 术的严重并发症之一。对于 TAPP 术式，预防肠粘连最好的方法是保持腹膜瓣的完整性，因为如果游离的腹膜通过缝合或钉合后完全复原或完全覆盖填充物，是不可能引起肠粘连的。有些患者腹膜菲薄，在气腹状态下，分离及缝合时易被撕裂而造成缺损，因此在缝合或钉合时释放部分气腹，可减少关闭腹膜时的张力，即使在气腹状态有小的腹膜缺损，解除气腹后腹内压消失，缺损即自行闭合。

3. 血肿及血清肿 在修补直疝及巨大斜疝较易发生。巨大的斜疝由于疝囊壁厚，横断疝囊时囊壁止血不充分，易形成阴囊血肿或血清肿。在将疝囊拖入腹腔后，腹壁缺损在皮下形成假疝囊，空虚的假疝囊易于术后 2-3 天内积液，一般穿刺 1~3 次后即可消失，不会造成大的危害。手术中操作仔细，注意勿损伤精索血管，分离腹膜瓣及清除腹膜外脂肪时止血彻底。因此在横断巨大疝囊时，可在疝囊颈上方腹膜较正常处横断，以减少厚壁疝囊断面的出血。术后局部压迫尚无证据支持有减少血肿发生的作用。

4. 术后疼痛 术后顽固性的神经性疼痛预防关键是不要在“疼痛三角”上进行钉合。

二、腹腔镜切口疝修补术

（一）适应证

主要适用于剖腹术后的切口疝。

（二）禁忌证

1. 不能耐受长时间气腹的疾病，如严重的心肺疾患。

2. 可能导致难以控制的出血，如门静脉高压症、凝血功能障碍等。

3. 腹腔内广泛致密粘连，无法安全穿刺套管者，急腹症、腹腔感染或腹水等不适合植入人工补片的其他情况，过于巨大的切口疝造成腹腔镜操作空间不足。病理性肥胖、合并肠梗阻和/或妊娠等应慎用腹腔镜修补术。

4. 晚期肿瘤侵及邻近组织和器官。

5. 巨大切口疝为手术相对禁忌证。

（三）手术步骤

1. 麻醉及体位 采用气管插管静脉复合麻醉，根据疝的部位选择体位。

2. 操作步骤

（1）建立气腹：压力 12~14mmHg。第一穿刺点应远离切口疝缺损边缘至少 6cm。除此观察孔之外，根据疝的部位再增加 2~3 个操作孔。

（2）探察腹腔：确定疝的位置及疝内容物，辨认肠管等腹腔脏器与腹壁的粘连情况。

（3）超声刀游离疝内容物及腹腔粘连：充分游离切口疝缺损周围至少达 5cm 范围，在腹腔内准确测量疝环缺损范围。

（4）补片置入：选择适当尺寸的专用防粘连补片，至少应大于疝环缺损周边各 3~5cm，保证牢固有效的重叠覆盖范围，并防止术后补片自然收缩而引起的切口疝复发。将折叠补片送入腹腔后展开，大孔隙粗糙面紧贴腹壁，以利于组织长入固定牢固，而小孔隙光滑面朝向腹腔内。

（5）钉枪固定补片：可先固定补片长轴和横轴的两端，再沿腹壁疝环皮肤标记线钉合固定内圈，在内、外两圈缝合钉之间，适当补充固定缝钉。

（四）常见的并发症及防治

1. 疝复发 腹腔镜切口疝修补术后复发主要是缝合固

定不牢、修复材料过小或由于感染所致。无论应用哪种修复材料和修补方法，补片一定要超过缺损边缘 3cm 以上，最好为 5cm，这个距离已经被证明能有效防止复发。注意防止感染。

2. 肠管损伤　腹腔镜下分离肠管损伤浆膜后，如肠腔没有破裂，可缝合浆膜或不予处理。当发生肠壁全层损伤时中止疝修补术。

3. 血肿及血清肿　通常是腹壁皮下或肌肉内小血管损伤所致，使用切割性穿刺时可增加血肿的发生率。穿刺血肿多是自限性的，而疝修复部位的血肿可能因较大血管的损伤引起，手术中由于气腹压迫了出血以至于当时未曾发觉，随后形成血肿。对这种并发症，保守治疗通常有效。应用腹带束扎可帮助血肿的吸收。而穿刺抽吸并非必要，且可能会增加感染的风险，但当患者症状明显或血肿持续数月不消退需要穿刺抽吸。

第十五节　病态肥胖症的外科治疗

一、病态肥胖症的概念及病理生理

病态肥胖是世界工业化发达国家常见的公众健康问题，发生率约为 10%～15%。肥胖的治疗单靠内科控制饮食、增加体育锻炼、调整生活行为方法及药物治疗很难坚持长期终生治疗，故其减肥长期效果不甚理想，有 95%的患者会再度肥胖，况且长期药物治疗也会带来不利的副作用。在 1991 年美国国家卫生研究院肯定了对病态肥胖者外科减肥手术是减轻体重防止反弹的最成功方法。在我国经过多年的努力探索，2014 年发布的《中国肥胖和 2 型糖尿病外科治疗指南》代表我国的减重与糖尿病手术正在向标准化、规范化的方向发展。

肥胖的定义：肥胖者的体重被定义为超过成人理想体重的 20%。目前大多数流行病学调查都采用了 WHO 专家报告建议的体质指数（body mass index，BMI）阈值。BMI = 体重（kg）÷［身高（m）］^{2}。应用于 18 岁以上的成年人。WHO 根据 BMI 制定了国际分类标准（表 11-15-1）。但对于亚洲和太平洋地区，如果按照通用的 BMI 阈值进行判定，亚洲国家肥胖症患病率相对较低，BMI≥30 者尚不足 10%。由于考虑到亚洲人群向心性肥胖患病率高及人体脂肪总含量更高的特点，中国将修正后的 BMI≥24 和≥28 分别作为超重和肥胖的阈值。

肥胖的病理生理：肥胖是由于摄入的能量大于个体消耗的能量，多余的能量转变成脂肪储存在脂肪组织之中，肥胖人脂肪细胞数量较多，能沉淀聚集大量脂肪。一般成年人随着发育体重增长，脂肪组织与无脂肪体以近 3∶1 的比构成，所以肥胖者体重增加超过理想体重的主要成分是脂肪组织的重量，约占 75%。

表 11-15-1　BMI 的国际分类标准

分类	BMI 主要阈值	BMI 其他阈值
低体重	<18.50	<18.50
严重消瘦	<16.00	<16.00
中度消瘦	16.00～16.99	16.00～16.99
轻度消瘦	17.00～18.49	17.00～18.49
正常体重	18.50～24.99	18.50～22.99
		23.00～24.99
超重	≥25.00	≥25.00
肥胖临界	25.00～29.99	25.00～27.49
		27.50～29.99
肥胖	≥30.00	≥30.00
Ⅰ度肥胖	30.00～34.99	30.00～32.49
		32.50～34.99
Ⅱ度肥胖	35.00～39.99	35.00～37.49
		37.50～39.99
Ⅲ度肥胖	≥40.00	≥40.00

肥胖的病因：肥胖症由能量失衡引起，其代表一个或多个正常维持体脂含量的机制被破坏。现在已经明确肥胖症可能由多种原因引起，包括特定的药物、内分泌失调和各种遗传综合征。病因明确的肥胖人群只占西方和发展中国家总肥胖人群的 5%以下，余下 95%的肥胖症者并无明确病因，肥胖症一直被描述为“普通的”、“先天的”或“生活方式相关的”。

病态肥胖对周身器官系统的影响：病态肥胖者身体超重的主要成分脂肪组织，除了分布在体表皮下层的脂肪组织外，更重要的是内脏脂肪增加，导致血糖升高、高血糖增加胰岛素分泌，胰岛素诱发钠重吸收，导致高血压及增加脂肪酸、胆固醇转化，从而增加动脉硬化及胆石症的危险。腹腔内大网膜、肠系膜、腹膜后脂肪囊、腹膜外脂肪囊，心包储积大量脂肪组织，占据腹腔内有效空间，使腹腔内压力增加，膈肌升高，胸壁变厚，胸膜腔压力升高引起心血管功能不全、肺换气不足、动脉血氧分压下降，腹腔内静脉血淤滞、回心血流不足、导致下肢深静脉血栓形成、肺梗死等发生。还可因腹腔高压引起肾病综合征、腹外疝，以及压迫溢出性尿失禁，诱发颅内高压，剧烈头痛，搏动性耳鸣、视物模糊、脑影像正常的假脑瘤。身体过重加大双下肢负荷，引起双膝关节退行性骨关节炎。随着超重的严重程度的增加，患者将逐步丧失正常的身心功能。肥胖会增加过早死亡的风险，美国一项对 500 000 例 50 岁男性和女性进行的大型研究显示，与正常体重组相比，不论男性还是女性，BMI>30 时过早死亡的风险均增加 1～2 倍，BMI 为 25～29.9 时其风险增加 20%～30%。

二、病态肥胖症的外科治疗发展

Henrikson 在 20 世纪 50 年代首次提出了广泛小肠切除术的减重手术，并对 5 例重度肥胖症患者实施了该手术。Turnbull 和 Payne 随后开展了空肠结肠旁路术，将近 35~37cm 近端空肠直接与横结肠连接，因此大部分小肠被旷置。Kremen 在 20 世纪 50 年代首次提出空肠回肠旁路术（JIB），此后在回肠绕行的长度及吻合口的构型上不断加以改良，尽管该手术现已淘汰，但为当前用于临床的胆胰分流术、十二指肠转流术奠定了基础。Mason 通过观察发现胃大部切除术后患者体重明显减轻，从而引发了胃旁路的构想，并于 20 世纪 60 年代，首次实施了该手术。胃旁路术是第一个限制性手术，最终发展为当今广泛应用的 Roux-en-Y 胃旁路术。20 世纪 90 年代初期，Mason 意识到胃小弯具有胃壁较厚、不易发生扩张的特点，因此在胃小弯侧构建了一个垂直的管状小胃，就产生了垂直束带胃成形术。

经过多年的发展，加之腹腔镜技术的进步，目前常用的减重手术均首选通过腹腔镜来完成，包括：腹腔镜可调节胃束带术（laparoscopic adjustable gastric banding，LAGB）、腹腔镜袖状胃切除术（laparoscopic sleeve gastrectomy，LSG）、腹腔镜 Roux-en-Y 胃旁路术（laparoscopic roux-en-Y gastric bypass，LRYGB）、腹腔镜胆胰分流术（laparoscopic biliopancreatic diversion，LBPD）。胃束带术产生于 20 世纪 70 年代，通过非吻合器吻合的方法将胃分隔开来，构建一个很小的胃囊以限制食物摄入、产生饱腹感。美国的 Kuzmak 和瑞典的 Forsell 在 20 世纪 90 年代设计了可膨胀、可调节束带，解决了束带周径难以设定的问题，该术式流行于欧洲和澳洲国家。袖状胃切除术是十二指肠转流术的第一阶段手术，作为高危患者的较为安全的一期手术，从 2005 年开始单独成为一种减重术式，目前临床应用逐渐增多。Roux-en-Y 胃旁路术是由 Griffen、Young、Stevenson 在 1977 年改良了最初的胃旁路术而形成的，该术式流行于美国。胆胰分流术是在 20 世纪 70 年代末期，由 Scopinaro 首创，其源自最初的空肠回肠旁路术。

我国肥胖症和糖尿病外科治疗始于 2000 年，2007 年发布的《中国肥胖病外科治疗指南》标志着我国的减重外科从起步阶段进入发展阶段，形成了初步的规模，为后续的糖尿病手术奠定了基础；2010 年发布的《中国糖尿病外科治疗专家指导意见》、《手术治疗糖尿病专家共识》代表了我国医学界对手术治疗 2 型糖尿病的初步认可；2012 年 8 月成立的"中国医师协会外科医师分会肥胖和糖尿病外科医师委员会"进一步说明我国减重与糖尿病手术已经得到广泛认可，形成了具有独立特色的专业领域；2014 年发布的《中国肥胖和 2 型糖尿病外科治疗指南》则代表我国的减重与糖尿病手术正在向标准化、规范化的方向发展。

肥胖症外科手术的主要机制：①限制性手术：主要通过减少胃的有效容积并增加饱足感而减少进食。成人胃在非进餐情况下容积约为 300~500ml，进餐后完全扩张可达到 1000ml。袖状胃切除术和胃束带术等限制性手术产生一个容积仅有 25~50ml 的小胃。此外，还有通过胃内球囊的限制性手术来增加饱腹感等。②吸收不良性手术：主要通过减少食物从小肠通过从而减少营养物质的吸收。空肠和回肠是营养吸收的主要场所，主要吸收食物中的脂质产物、单糖类、氨基酸，同时也吸收水分、电解质及维生素等。成人空肠和回肠的平均长度分别为 2.5m 和 3.5m，空肠回肠旁路术及十二指肠转位术分别减少了小肠的有效吸收面积 90% 和 85%。其他吸收不良行手术包括胆胰分流术和胃旁路术，而胃旁路术亦构建一小胃囊，因此也兼具限制性手术的特点。

减重手术的适应证和禁忌证：

手术适应证：①T2DM 病程≤15 年，且胰岛仍存有一定的胰岛素分泌功能，空腹血清 C 肽≥正常值下限的 1/2；②患者的 BMI 是判断是否适合手术的重要临床标准（表 11-15-2）；③男性腰围≥90cm、女性腰围≥85cm 时，可酌情提高手术推荐等级；④建议年龄为 16~65 岁。

表 11-15-2 手术治疗 T2DM 患者入选标准

BMI	临床情况	手术推荐等级
≥32.5		积极手术
27.5~<32.5	患有 T2DM，经改变生活方式药物治疗难以控制血糖且至符合额外的 2 个代谢综合征组分或存在合并症	可考虑手术
25.0~<27.5	患有 T2DM，经改变生活方式和药物治疗难以控制血糖且至少符合额外的 2 个代谢综合征组分或存在合并症	慎重开展手术

手术禁忌证：①明确诊断为非肥胖型 1 型糖尿病；②胰岛 β 细胞功能已基本丧失，血清 C 肽水平低或糖负荷下 C 肽释放曲线低平；③BMI<25.0 者目前不推荐手术；④妊娠糖尿病及某些特殊类型糖尿病患者；⑤滥用药物或酒精依赖或患有难以控制的精神疾病；⑥智力障碍或智力不成熟，行为不能自控者；⑦对手术预期不符合实际者；⑧不愿承担手术潜在并发症风险；⑨不能配合术后饮食及生活习惯的改变，依从性差者；⑩全身状况差，难以耐受全身麻醉或手术者。

三、肥胖外科临床常用腹腔镜术式介绍

（一）腹腔镜可调节胃束带术

LAGB 术具有创伤小、不改变消化道结构及可调节、可恢复的特点（图 11-15-1），其效果十分显著，在 5 年内可减少超重体重的 45%~50%。但不合理的饮食很容易破

坏减重效果且使得胃小囊扩张，部分患者存在体重反弹的情况。

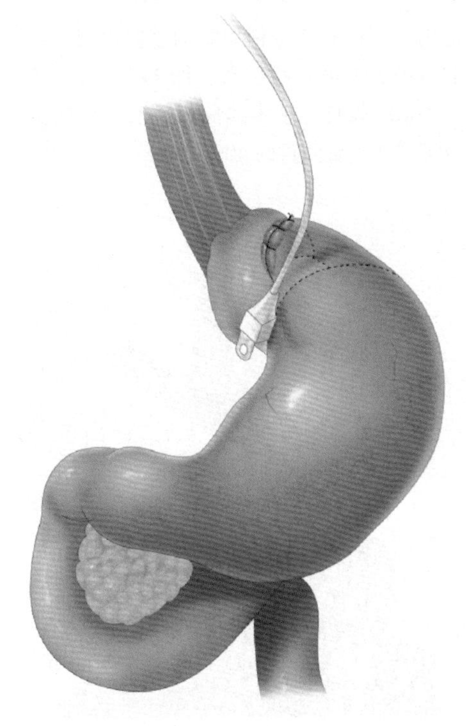

▶ 图 11-15-1　腹腔镜可调节胃束带术示意图

（二）麻醉及体位

气管插管全身麻醉，患者采用头高脚低仰卧位，双下肢分开 20°~25°。医护人员站位：术者位于患者两足之间，扶镜者位于患者左侧，另一名助手位于患者右侧，器械护士位于患者左足处。

（三）操作步骤

1. 手术戳孔　一般采取 4 孔法，观察孔（10mm）位于脐上约 2cm 处，主操作孔（10mm）右锁骨中线肋缘下 2~3cm；辅助操作孔（5mm）分别位于剑突下 2cm 和右锁骨中线肋缘下 2cm。

2. 分离小弯侧　经辅助操作孔用腹腔镜挡肝器挡住肝左外侧叶，显露右侧膈肌脚，于胃底部小弯侧切开肝胃韧带无血管区。距贲门 2cm 处，自右侧膈肌脚浅面开始经胃后壁向贲门切迹方向分离（图 11-15-2），分离操作宜轻柔，避免分离范围过大，以免束带滑动，注意避免损伤胃壁及 Latarjet 神经。

3. 分离大弯侧　拨开肝左外叶，并向患者左下方牵拉胃底，使胃膈韧带保持一定张力。以超声刀或电钩在脾上极与贲门连线中点处打开浆膜，形成一小窗。

4. 建立胃后隧道　以“可弯曲分离棒”自小弯侧进入胃后壁，轻柔向大弯侧前进，从大弯侧小窗处钝性穿出，麻醉师置入校正管，帮助手术医师确认胃、食管解剖位置及“金手指”位置正确（图 11-15-3）。

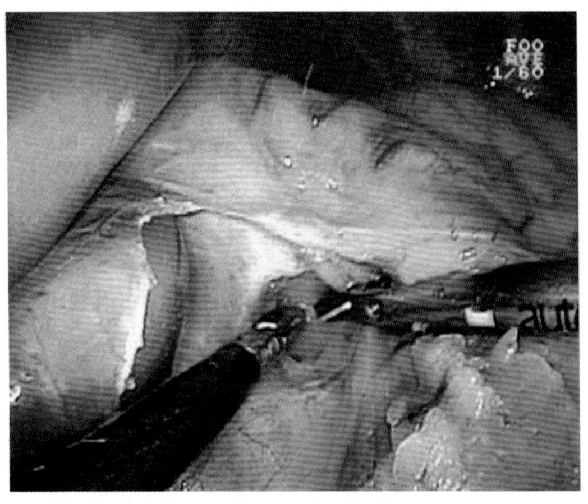

▶ 图 11-15-2　胃小弯距离贲门 2cm 向胃后壁分离建立隧道

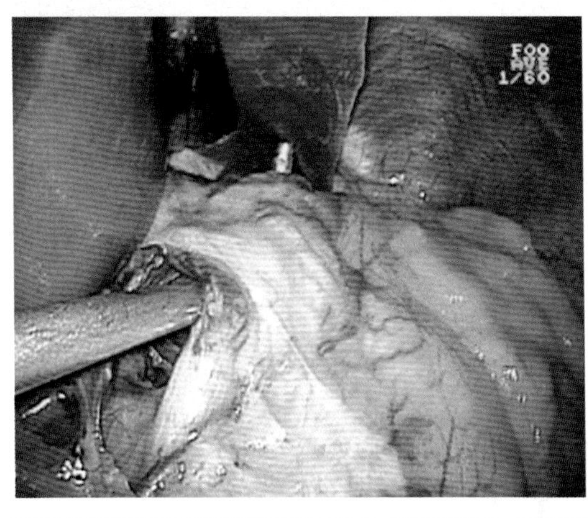

▶ 图 11-15-3　应用“金手指”在胃底后方穿过

5. 束带置入及固定　通过主操作孔将束带导入腹腔；用“可弯曲分离棒”将束带自大弯侧向右拖拽自小弯侧穿出（图 11-15-4），使束带放置在胃后壁隧道中。将束带两端对接并上扣（图 11-15-5），使束带在胃周形成环绕。缝合胃前壁 3~4 针固定束带。在束带上方形成一个胃小囊（图 11-15-6），胃小囊容量一般 15~25ml。

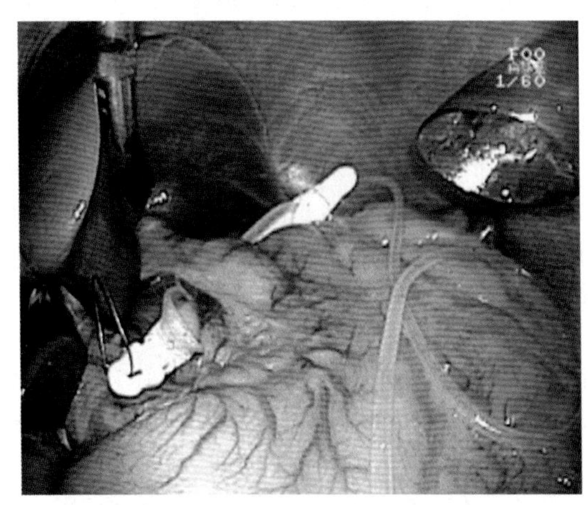

▶ 图 11-15-4　胃束带自胃底后方穿过

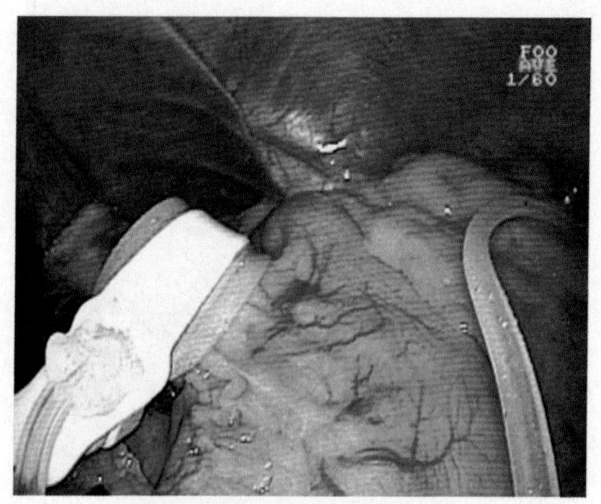

▶ 图 11-15-5 胃束带两端合拢上扣

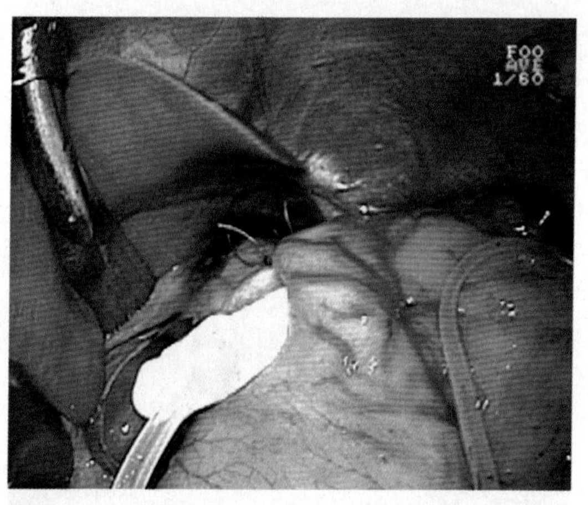

▶ 图 11-15-6 胃束带固定，上方形成胃小囊

6. 埋置注水池 关闭气腹，将注水池埋于主操作孔腹直肌前鞘浅面，用不可吸收线将注水池与前鞘缝合固定。

（四）常见并发症和防治

1. 手术切口脂肪液化、注水池感染 手术时应严格遵守无菌操作原则，以防止注水池部的感染。

2. 术后轻度恶心呕吐、进食哽咽感 LAGB 术后 4 周内应行流质饮食，切忌进食过快、过饱，导致频繁呕吐，进食食物应充分咀嚼、缓慢吞咽防止呕吐。避免进食咖啡、巧克力、冰激凌等高热能流质及饮用碳酸类饮料。

3. 胃束带周围感染、胃束带腐蚀、滑动、穿孔 束带周围感染、腐蚀、束带滑动、束带穿孔的原因目前尚不十分明确，可能与术后进食过快有关，术后科学的饮食习惯非常重要。

4. 束带上方胃囊、食管过度代偿扩张 术后 4 周起如体重下降不理想，可开始向注水泵注入注射用水使胃束带收紧以进一步控制饮食，保证体重稳定下降，一般每次注水量不超过 1ml。若注水后体重持续缓慢下降，每周下降 1~2kg 左右，表明束带松紧适度。若出现饮水梗阻、频繁呕吐，体重下降过快，则应考虑束带过紧，应适量抽出注射用水，以防止食管过度代偿扩张。

四、腹腔镜袖状胃切除术

LSG 适用于不伴有 2 型糖尿病的肥胖患者，还可以作为重度肥胖症患者的第一期手术（图 11-15-7）。该术式并发症较少，手术较简易，手术时间短，安全性较高。其术后长时间内可减去超重体重的 40%~50%。

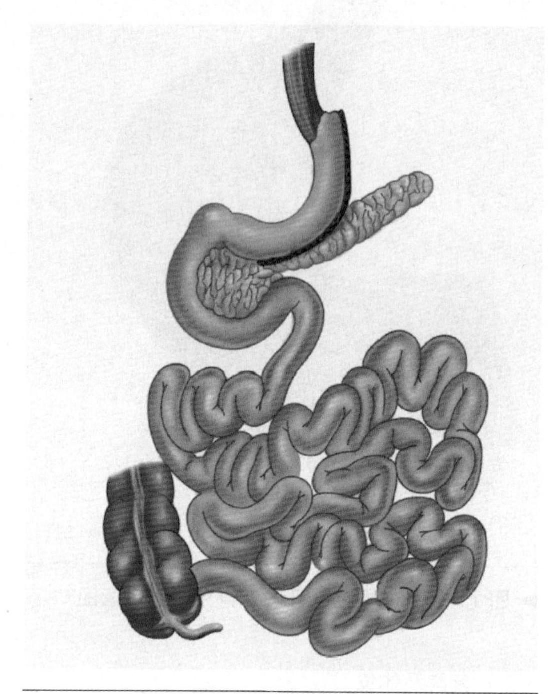

▶ 图 11-15-7 腹腔镜袖状胃切除术示意图

（一）麻醉及体位

气管插管全身麻醉，患者采用头高脚低仰卧位，双下肢分开 20°~25°。医护人员站位：术者位于患者右侧，扶镜者位于患者两足之间，另一名助手位于患者左侧，器械护士位于患者左足处。

（二）操作步骤

1. 手术戳孔 一般采取 5 孔法，观察孔（10mm）位于脐水平右侧约 3cm 处，主操作孔（10mm）右锁骨中线脐上 5cm 水平；辅助操作孔（5mm）位于左、右锁骨中线肋缘下 2cm 和剑突下。

2. 游离胃大弯 用超声刀距离幽门 4cm 处近胃大弯侧胃壁将胃结肠韧带打开一个小孔，用超声刀沿小孔紧贴胃大弯侧离断胃结肠韧带，直分离至胃底处（图 11-15-8）。在离断胃脾韧带时可用 Ligasure 或用可吸收夹夹闭后离断胃短血管。

3. 胃袖状切除 游离完胃大弯后，经口置入 36Fr 专用球囊胃管于胃腔内，紧贴胃小弯。距幽门 4cm 处应用 Endo-GIA 紧贴专用胃管进行管状胃切除（图 11-15-9，图 11-15-10），切除时选择适宜的钉高，切除的方向指向 His 角，避免留下过

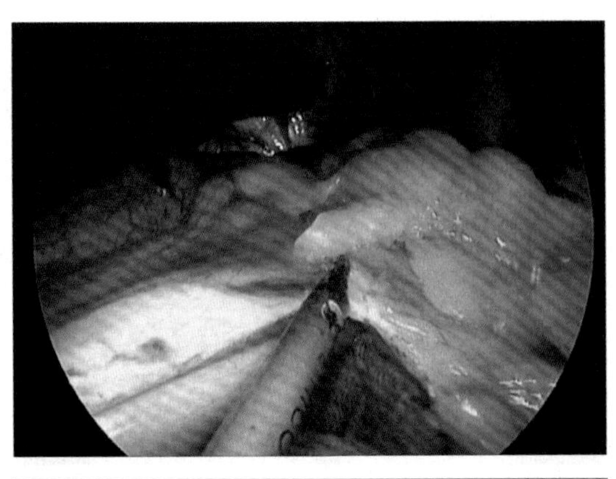

▶ 图 11-15-8 超声刀游离胃大弯侧网膜

多的胃底组织而使残胃容量过大影响减重。切除后将胃壁断端妥善止血，并以 3-0 线连续浆肌层缝合，避免出血和漏的发生。

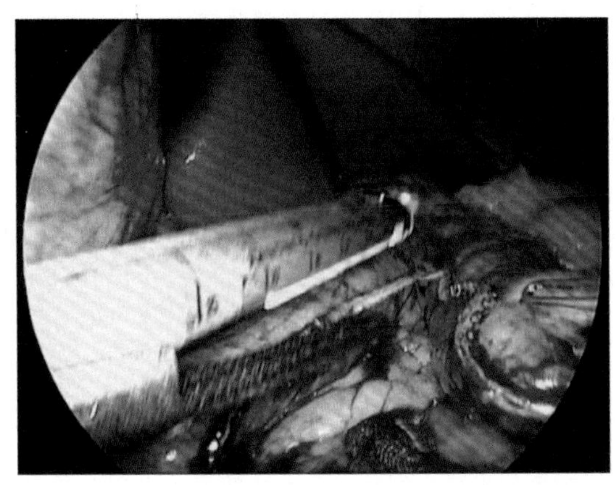

▶ 图 11-15-9 应用 Endo-cutter 将胃切割成袖状

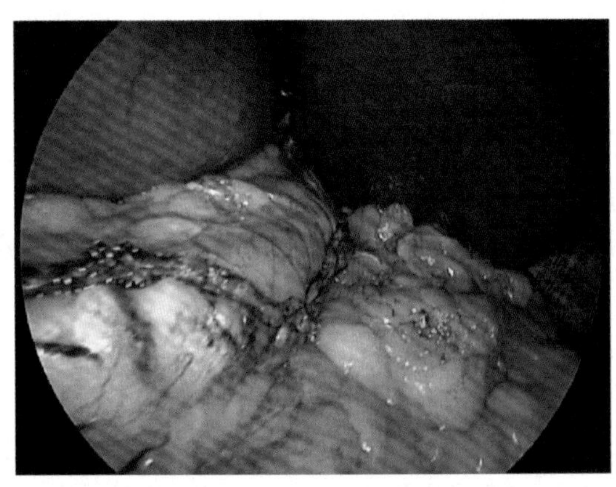

▶ 图 11-15-10 腹腔镜完成袖状胃

（三）常见并发症和防治

1. 吻合处出血、吻合口漏 术中仔细止血，吻合口漏的发生多位于两钉枪切割闭合交界的胃壁处，此处术中可用 3-0 不可吸收线作 8 字缝合，避免漏的发生。

2. 术后胃小囊扩张 术中补片或束带固定的松紧度需适宜，术后 1 个月内患者严格进食流质，细嚼慢咽，避免恶心呕吐，避免过度进食使胃小囊扩张。

3. 反流性食管炎 术后服用质子泵抑制剂治疗，效果不佳可改为胃旁路手术。

五、腹腔镜 Roux-en-Y 胃旁路术

腹腔镜 Roux-en-Y 胃旁路术（LRYGB，图 11-15-11）特别适用于伴有 2 型糖尿病的肥胖患者，术后长时间内可减去超重体重的 50%～60%，meta 分析显示 85%的已诊断 2 型糖尿病的患者血糖得到改善，77%的患者 1 年内血糖正常。

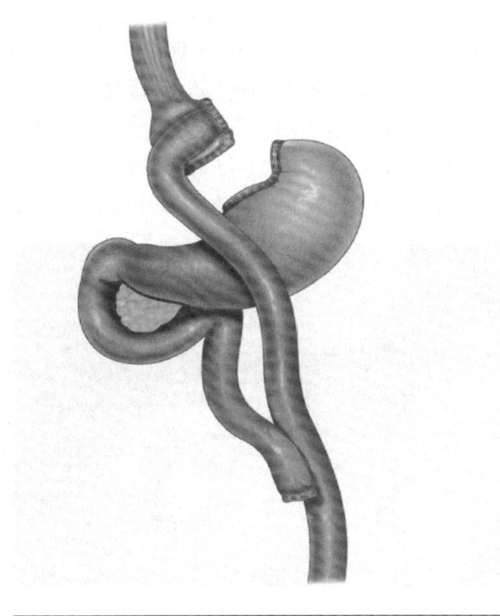

▶ 图 11-15-11 腹腔镜胃旁路术示意图

（一）麻醉及体位

气管插管全身麻醉，患者采用头高脚低仰卧位，双下肢分开 20°～25°。医护人员站位：术者位于患者右侧，扶镜者位于患者两足之间，另一名助手位于患者左侧，器械护士位于患者左足处。

（二）手术操作步骤

1. 手术戳孔 一般采取 5 孔法，观察孔（10mm）位于脐水平右侧约 3cm 处，主操作孔（10mm）右锁骨中线脐上 5cm 水平；辅助操作孔（5mm）位于左、右锁骨中线肋缘下 2cm 和剑突下。

2. 建立胃小囊 将前端带有球囊的胃管经口置入胃腔，将球囊内注气 30ml，并回拉，确定胃贲门的位置，并在胃壁进行切割线标记。用超声刀自胃底小弯侧游离，并应用 Endo GIA 沿标记切割线横断胃，形成胃小囊（图 11-15-12）。在胃小囊下切缘后壁，应用电刀切开小口备吻合用。

3. 完成胃空肠吻合 上翻大网膜和横结肠，显露 Treitz 韧带，测量 Treitz 韧带下的空肠长度。根据 BMI 的程度，设计 Roux 肠襻的长度一般在 75～150cm 之间。以设计 Roux

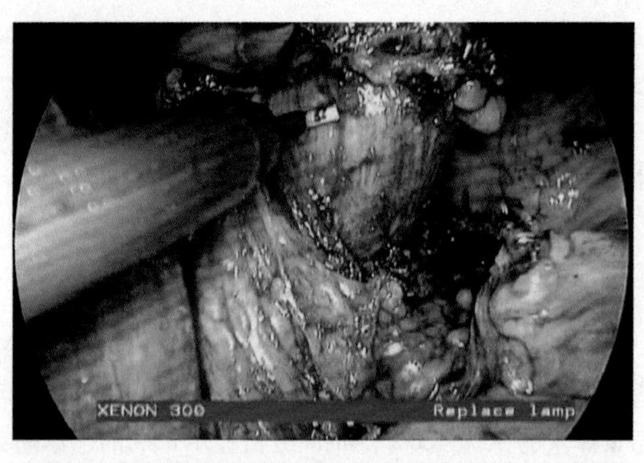

▶ 图 11-15-12 建立胃小囊

肠襻100cm为例，用电刀在距Treitz韧带下100cm处小肠肠壁对系膜缘切开小口，置入Endo GIA一条臂后，将小肠上提至胃小囊将切割闭合器另一臂经胃后壁切开处插入小胃囊，行胃空肠侧侧吻合（图11-15-13），残留部分腹腔镜下应用可吸收线缝合关闭，吻合口直径1~1.5cm。

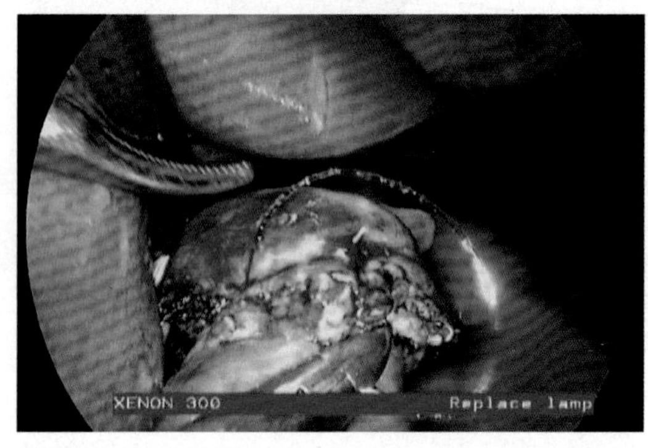

▶ 图 11-15-13 腹腔镜下胃空肠吻合

4. 完成空肠Y襻吻合　在胃肠吻合近端横断空肠（图11-15-14），将近端空肠和距离胃肠吻合口100cm的远端空肠行侧侧吻合（吻合方法同胃空肠吻合）。

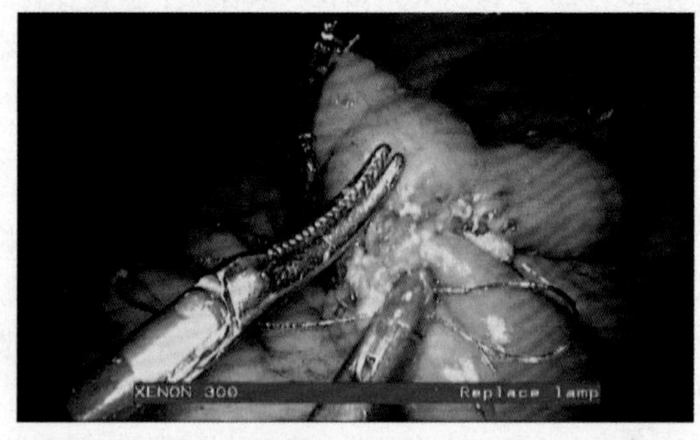

▶ 图 11-15-14 腹腔镜下空肠Y襻吻合

5. 缝合　关闭小肠系膜裂孔（图11-15-15）和Peterson间隙，预防发生内疝。

6. 胃肠吻合口后方留置引流管。

（三）常见并发症和防治

1. 近期并发症　①吻合口出血、吻合处漏：手术中仔

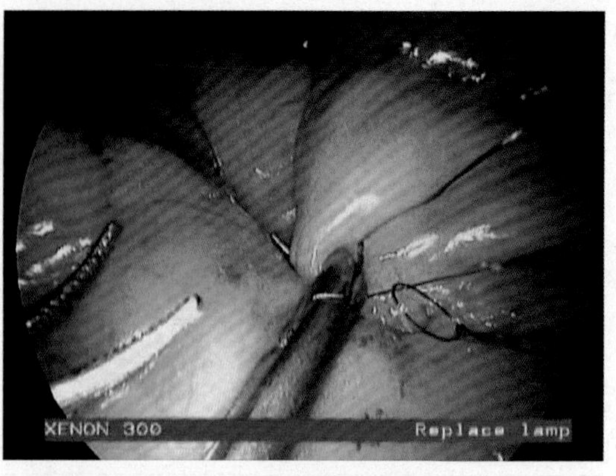

▶ 图 11-15-15 关闭小肠系膜裂孔

细止血，吻合时将胃壁和肠壁紧贴展平，避免组织褶皱，熟练掌握腹腔镜下缝合技巧，吻合后可经胃管注入亚甲蓝（美蓝）溶液，判断有无吻合口漏的发生，并将胃管远端置入空肠内，手术后使用质子泵抑制剂治疗。胃残端处以3-0线连续缝合，可有效防止出血和漏的发生。②吻合口狭窄：吻合时吻合口的大小应能充分保证胃镜通过，术后可用胃镜扩张的方法治疗吻合口狭窄。

2. 远期并发症　腹泻，维生素缺乏，倾倒综合征，胆囊结石，痛风，脱水，脱发，体位性低血压。需长期补充微量元素、维生素治疗。

六、腹腔镜胆胰分流术

腹腔镜胆胰分流术（图11-15-16）与其他肥胖症手术相比，减重效果最为明显，手术初期可减去80%的多余体重。该手术治疗肥胖伴随的2型糖尿病效果显著，术后97%的已诊断糖尿病患者血糖恢复正常，且不再需要降糖药物治疗。该术式避免了盲襻及其相关并发症的发生，但术后腹泻、营养不良发生率较高。

（一）麻醉及体位

气管插管全身麻醉，患者采用头高脚低仰卧位，双下肢分开20°~25°。医护人员站位：术者位于患者右侧，扶镜者位于患者两足之间，另一名助手位于患者左侧，器械护士位于患者左足处。

（二）操作步骤

1. 手术戳孔　一般采取5孔法，观察孔（10mm）位于脐水平右侧约3cm处，主操作孔（10mm）右锁骨中线脐上5cm水平；辅助操作孔（5mm）位于左、右锁骨中线肋缘下2cm和剑突下。

2. 显露回盲部，找到末端回肠，测量250cm回肠，用Endo GIA切断肠管。

3. 将断端的近端与距回盲部50cm的回肠行侧侧吻合，建立胆胰支，吻合口控制在3cm以上，再以3-0可吸收线间断缝合关闭肠壁上的小口，并缝合关闭小肠系膜裂孔，预防发生内疝。

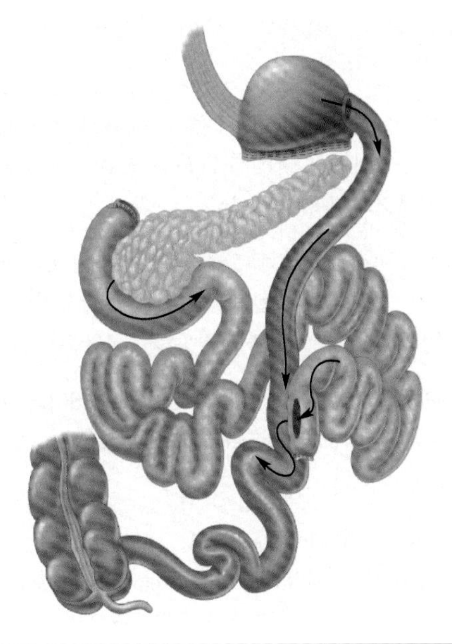

▶ 图 11-15-16 腹腔镜胆胰分流术示意图

4. 游离胃大、小弯侧，切除远端胃，保留残胃 200～500ml，关闭十二指肠起始部。将回肠断端的远端上提，于胃大弯侧与残胃行端侧吻合，建立消化支，胃镜检查吻合口，最终形成 50cm 的共同支。

（三）常见并发症和防治

1. 近期并发症 ①吻合口出血、吻合处漏：吻合后可经胃管注入亚甲蓝溶液，判断有无吻合口漏的发生，手术后使用质子泵抑制剂治疗。胃残端处以 3-0 线连续缝合，可有效防止出血和漏的发生。②吻合口狭窄：吻合时吻合口的大小应能充分保证胃镜通过，术后可用胃镜扩张的方法治疗吻合口狭窄。

2. 远期并发症 腹泻，维生素缺乏，倾倒综合征，胆囊结石，痛风，脱水，脱发，体位性低血压。需长期补充微量元素、维生素治疗。

七、肥胖症外科手术后随访及指导

（一）术后营养管理

1. 每日摄入足够水分，建议≥2000ml。

2. 每日摄入足够蛋白质，建议为 60～80g/d，对于行 BPD 的患者术后应在此基础上增加 30%蛋白摄入量。

3. 补充足量的多种维生素与微量元素，在术后 3 个月内，全部以口服咀嚼或液体形式给予。

4. 术后补充每日必需量的 2 倍，并额外补充适量的铁、枸橼酸钙、维生素 D 及维生素 B_{12}。行 BPD 的患者术后还应补充脂溶性维生素，包括维生素 A、维生素 D、维生素 E 及维生素 K。

5. 尽量减少碳水化合物与脂肪的摄入。

（二）围术期的饮食管理

1. 术前 24 小时给予无糖、无咖啡因、低热量或无热量清流食。手术日禁食。

2. 术后次日可开始酌量给予无糖、无咖啡因、低热量或无热量清流食，每 15 分钟进清流食 1 次。

3. 术后 2 天至 3 周给予低糖、低脂、无咖啡因清流食，每 15 分钟进水 1 次，每小时给予含热量清流食 1 次。

4. 术后 3 周至 3 个月给予低糖、低脂、无咖啡因半流质和软质食物。

5. 术后 3 个月以上逐步添加固体食物，直至恢复正常进食。

（三）术后随访和监测

术后长期按计划对病人进行随访和监测是保证术后疗效的关键。术后随访项目见表 11-15-3。

表 11-15-3 术后随访内容

项目	术后 1 周	术后 1 个月	术后 3 个月	术后 6 个月	术后 1 年
营养和运动调查及教育 1)	√	√	√	√	√
体重、腹围、皮下脂肪 2)	√	√	√	√	√
呼吸、心搏、血压、体温	√	√	√	√	√
血糖 3)	√	√	√	√	√
血清胰岛素和 C 肽	-	-	√	√	√
HbA1c	-	-	√	√	√
OGTT1)	-	-	-	√	-
血脂	-	-	-	√	√
血清维生素与微量元素水平	-	-	-	√	√
骨密度 4)	-	-	-	-	-
血、尿常规	-	-	√	√	√
血液生化	-	-	-	√	√
其他检查 5)	-	-	-	-	-

注：“√”为术后不同时间必须检查项目，“-”为术后不同时间非必须检查项目，随访 1 年后除骨密度外均每年检查 1 次。①如需要可增加次数；②每周至少自测 1 次；③每月至少 1 次；④每 2 年检测 1 次；⑤根据临床实际需要

11

其他注意事项：

1. 对于重度肥胖病人，监测血清肌酸激酶（CK）水平和尿量，以排除横纹肌溶解。

2. 育龄女性术后 1 年内应避免妊娠，应给予适当的避孕措施。术后无论何时妊娠，均须严密监测母体维生素和微量元素水平，包括血清铁、叶酸、维生素 B_{12}、维生素 K、血清钙、脂溶性维生素等，以保证胎儿健康。

3. 建议病人分次进行适度的有氧运动，每周最少 150 分钟，目标为每周 300 分钟。

八、总 结

肥胖症的外科手术治疗技术已发展成熟，可以有选择性的在肥胖患者中实施，它是现代肥胖症治疗的有效手段之一。减肥是一个漫长的过程，术后大约在 1～1.5 年方趋稳定，减去超重体重的 40%～80%。随体重的减轻，肥胖相关的并发疾病也会好转或治愈。尤其对于肥胖的 2 型糖尿病患者，减重外科的部分手术方式对其治疗效果优于药物强化治疗。尽管保守治疗和药物治疗仍为 2 型糖尿病的优先治疗方式，但在血糖不能得到有效控制的情况下，减重手术可作为治疗 2 型糖尿病的选择。严格选择病人及适合的手术方式，充分进行术前评估和准备，并加强术后随访和营养、运动指导，是提高手术治疗肥胖有效性和安全性的关键。

（王震宇 赵宏志 秦鸣放）

11

参考文献

1. 秦鸣放，赵宏志，王庆，等. 肝内外胆管结石的内镜、腹腔镜联合治疗. 中国微创外科杂志，2006，6（6）：430-432

2. 吴瑜，秦鸣放. 手助腹腔镜胆肠、胃肠内引流术联合^{125}I 粒子置入术治疗晚期胰腺癌. 中国微创外科杂志，2005，6（3）：182-183

3. 郑成竹，李际辉. 中国肥胖病外科治疗指南（2007）. 中国实用外科杂志，2007，10（27）：759-762

4. 丁丹，郑成竹. 手术治疗肥胖症及糖尿病——在共识与争议中发展. 中国实用外科杂志，2011，31（1）：59-62

5. 中华医学糖尿病学分会，中华医学会外科学分会. 手术治疗糖尿病专家共识. 中国实用外科杂志，2011，31（5）：367-370

6. 郑成竹，邹大进，丁丹. 2 型糖尿病外科治疗标准化临床路径——2 型糖尿病内外科诊疗流程. 中国实用外科杂志，2013，31（1）：17-18

7. 中国医师协会外科医师分会，肥胖和糖尿病外科医师委员会. 中国肥胖和 2 型糖尿病外科治疗指南（2014）. 中国实用外科杂志，2014，34（11）：1005-1010

8. Marcello PW，Young-Fadok T. The ASCRS Textbook of Colon and Rectal Surgery. Springer New York，2007，693-712

9. Adamsen S，Funch-Jensen PM，Drewes AM，et al. A comparative study of skills in virtual laparoscopy and endoscopy. Surg Endosc，2005，19（2）229-234

10. Szyca R，Tomaszewski S，Jasiński A，et al. Late complication of endoscopic sphincterotomy. Pol Merkur Lekarski，2007，22（131）：414-415

11. Tsuyuguchi T，Takada T，Kawarada Y，et al. Techniques of biliary drainage for acute cholangitis：Tokyo Guidelines. J Hepatobiliary Pancreat Surg，2007，14（1）：35-45

12. Khatibian M，Sotoudehmanesh R，Ali-Asgari A，et al. Needle-knife fistulotomy versus standard method for cannulation of common bile duct：a randomized controlled trial. Arch Iran Med.，2008，11（1）：16-20

13. Petrov MS，van Santvoort HC，Besselink MG，et al. Early endoscopic retrograde cholangiopancreatography versus conservative management in acute biliary pancreatitis without cholangitis：a meta-analysis of randomized trials. Ann Surg，2008，247（2）：250-257

14. Sinha R. Early laparoscopic cholecystectomy in acute biliary pancreatitis：the optimal choice?. HPB（Oxford），2008，10（5）：332-335

15. Ogden CL，Carroll MD，Curtin LR，et al. Prevalence of overweight and obesity in the United States，1999-2004，JAMA 295：1549，2006

第十二章
外科休克及处理

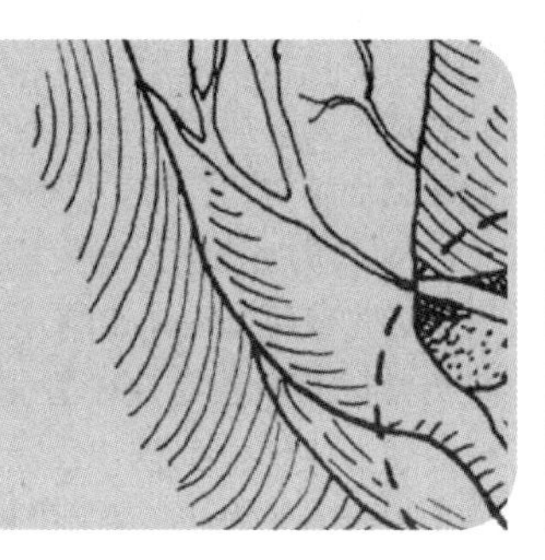
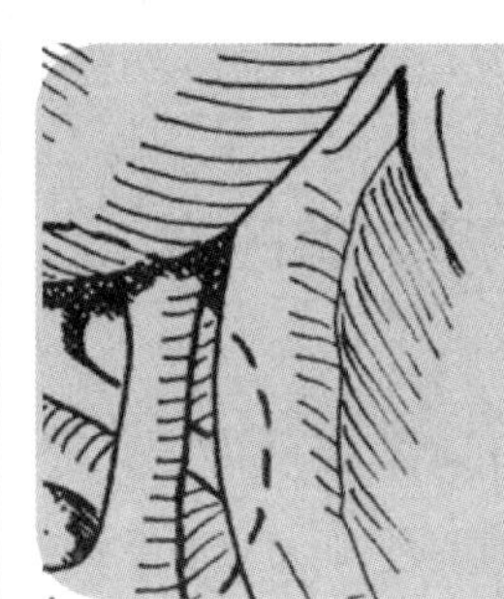

休克是因低血压、组织低灌流或循环中有毒物质所导致的分解代谢状态，其定性指标是血中乳酸盐含量明显升高。休克的发生和发展涉及神经内分泌、细胞体液、微循环、血液流变学等多方面病理生理过程，其结局也取决于多方面因素，如病因能否有效控制，治疗是否及时恰当，以及重要系统器官功能受损的严重程度。

休克依病因和病理生理特点分为低血容量性休克（包括失血性休克、创伤性休克、烧伤性休克）、脓毒性休克、心源性休克、神经源性休克和过敏性休克。外科患者以低血容量性休克和脓毒性休克最为多见。

第一节 休克的病理生理改变

一、神经内分泌和细胞体液反应

休克患者在遭受感染性（如腹膜炎、胆道感染等）和非感染性（如创伤、出血、胰腺炎等）打击后，机体处于病理性应激状态，神经内分泌和细胞体液随之发生变化，前者主要表现为肾上腺素、去甲肾上腺素和糖皮质激素等分泌增加，而后者则表现为急性期反应蛋白合成增加、产生热休克蛋白和释放炎症介质。

（一）神经内分泌反应

1. 儿茶酚胺 休克时交感-肾上腺髓质系统兴奋，去甲肾上腺素和肾上腺素大量释放入血。去甲肾上腺素和肾上腺素都能兴奋 α 受体，引起血管平滑肌收缩，使微循环缺血。肾上腺素还能兴奋 β 受体，一方面使微循环中动-静脉吻合支大量开放，导致毛细血管网血液灌注量急剧减少，组织缺血、缺氧加重；同时肺内微循环的动-静脉吻合支大量开放，使静脉低氧血直接进入左心房，引起 PaO_2 降低；另一方面，也使外周血管阻力降低，进一步加重血压下降。

12

肾上腺素水平升高还可引起特征性的代谢变化，使肝糖原降解为葡萄糖并释放到血液中，形成高血糖、高渗状态；肌糖原降解为乳酸盐并随血运到肝脏，在此进行氧化或转变为葡萄糖；肌蛋白分解为氨基酸，然后在肝脏转化为葡萄糖或酮酸，进而被氧化；在大多数休克状态下，脂肪不分解为脂肪酸，这也许是因灌注低下所致。上述代谢改变部分原因是肾上腺素抑制胰腺分泌胰岛素及骨骼肌对葡萄糖的摄取。

除上述对心血管及代谢方面的影响外，儿茶酚胺还增加血液凝固性，使血小板聚集增加，激活蛋白凝固级联反应。

2. 胰高血糖素 任何应激状态都使机体反应性释放胰高血糖素，休克时其血浆浓度更高，它对心肌收缩力有轻度影响，其主要作用是在代谢方面，与肾上腺素的作用相似。

3. 糖皮质激素 糖皮质激素和儿茶酚胺一样，在所有类型休克的早期即开始释放，并很快达到高峰。其主要作用是影响代谢过程，使骨骼肌蛋白分解成氨基酸，然后在肝脏将氨基酸转变成葡萄糖；同时对抗胰岛素的作用，减少周围组织利用葡萄糖，致使血浆葡萄糖浓度增高。糖皮质激素如可的松对心脏有轻度正性肌力作用，并对细胞、亚细胞及血管内皮细胞膜有稳定作用，还可降低血管内液外渗到间质。

4. 胰岛素 休克时胰岛素水平升高，而拮抗胰岛素的肾上腺素、胰高血糖素及可的松水平更高，至少在急性阶段是如此，因此，对整个机体代谢而言，胰岛素呈现相对不足。当休克患者恢复时，胰岛素开始处于支配地位，重建合成代谢，肌肉及脂肪对葡萄糖摄取增多，肌肉及肝脏合成糖原增加，同时，肝脏糖原异生及脂类分解减少。

5. 盐皮质激素 盐皮质激素和醛固酮一样在休克时也升高，这或许是由于促肾上腺皮质激素水平增加之故，但更为常见的原因是由于肾素-血管紧张素系统活动增强所致。肾血流量减少会导致肾素从肾近球细胞中释放，致使产生血管紧张素Ⅰ，在肺脏中转变成血管紧张素Ⅱ。血管紧张素Ⅱ是强力血管收缩剂，可刺激肾上腺皮质合成及释放醛固酮，醛固酮可使肾保留钠及水而排泄钾和 H^+。

6. 加压素 除非是醉酒患者，在大多数类型休克中均释放加压素（抗利尿激素）。容量渗量的增加、动脉压的低下或血容量耗竭，激活了渗透压感受器、压力感受器或容量感受器，这些感受器的激活导致加压素从神经垂体释放。加压素是强力血管收缩剂，特别是对供应肠道的血管收缩力最强，也作用于肾脏，加强对水的再吸收，以维持血容量。

7. 其他内分泌素或自体有效物质 在某些休克状态存在着花生四烯酸代谢产物的释放，其中两种最为重要的代谢产物是血栓素 A_2（TXA_2）及前列环素（PGI_2）。TXA_2 是强力血管收缩剂及血小板凝集剂，而 PGI_2 则是强力血管舒张剂及抗凝集剂。TXA_2 主要来自血小板，但也由白细胞合成和释放。PGI_2 可在全身的内皮细胞中合成。休克时 TXA_2 和 PGI_2 在血浆中的浓度均升高，但 TXA_2 升高更明显，致使 TXA_2/PGI_2 比值增大，导致外周血管痉挛、血小板聚集和组织器官血流量减少。

内啡肽、甲状腺素、血清素、组胺及生长激素对不同类型休克的病理生理也起一定作用，但与儿茶酚胺、皮质激素、加压素、胰岛素及胰高血糖素相比较，这些激素的作用尚难以确定。

（二）细胞体液反应

1. 热休克蛋白 热休克蛋白是机体在应激时细胞新合成或合成增加的一组蛋白质，因此也称为应激蛋白。热休克蛋白在细胞内含量很高，并在细胞内发挥作用，其基本功能是帮助新生蛋白质的正确折叠、移位、维持和受损蛋白质的修复、移除、降解，增强机体对内毒素、病毒感染和心肌缺血的抵抗能力。

2. 急性期反应蛋白 急性期反应蛋白主要由肝细胞合

成，种类很多，功能也相当广泛，主要参与抑制蛋白酶对组织的过度损伤、清除异物和坏死组织、抗感染和抗损伤等。

3. 炎症介质 机体参与炎症反应的细胞包括肥大细胞、嗜碱性粒细胞、嗜酸性粒细胞、中性粒细胞、巨噬细胞、单核细胞、淋巴细胞等，这些炎症细胞在感染性和非感染性因子的作用下活化，产生包括促炎介质和抗炎介质在内的多种细胞因子。促炎介质能促进各种炎症过程的发生，同时又可进一步活化炎症细胞；抗炎介质则通过抑制促炎介质的产生来抑制炎症反应的进一步发展。

体内主要的促炎介质有肿瘤坏死因子（TNF）-α、白细胞介素（IL）-1、IL-2、IL-6、IL-8、干扰素（INF）、白三烯类（LTs）、血小板活化因子（PAF）、黏附分子（Ams）、组织因子（TF）、血栓素 A_2（TXA_2）、活性氧、溶酶体酶和血浆源介质等；主要的抗炎介质有 IL-4、IL-10、IL-13、前列环素（PGI_2）、前列腺素 E_2（PGE_2）、脂氧素（Lipoxin）、磷脂结合蛋白-1（Annexin-1）、一氧化氮（NO）、可溶性肿瘤坏死因子受体（sTNFR）和白细胞介素-1 受体拮抗剂（IL-1ra）等。

促炎介质与抗炎介质的平衡有助于控制炎症，维持机体稳定。炎症加重时，两种介质均可泛滥入血，前者可引起全身炎症反应综合征（SIRS），后者则引起代偿性抗炎反应综合征（CARS）。当炎症反应占优势时，可导致组织细胞的大量凋亡和坏死，甚至引起严重的器官功能障碍或衰竭；当抗炎反应占优势时，导致免疫功能抑制，增加对感染的易感性；当二者并存又相互加强时，则会引起机体更为严重的损伤，称为混合性拮抗反应综合征（MARS）。

二、微循环变化

休克时微循环的变化与休克的症状和体征有密切关系，其发生和发展也影响着休克的进程和预后。休克时微循环的变化可分为 3 个时期。

（一）微循环缺血期

此期微循环变化的特点是：①微动脉、后微动脉和毛细血管前括约肌收缩，微循环灌流量急剧减少，静水压降低；②微静脉和小静脉对儿茶酚胺敏感性较低，收缩较轻；③动静脉短路可能有不同程度的开放，血液从微动脉经动静脉短路直接流入小静脉。

引起微循环障碍的主要因素是交感-肾上腺髓质系统强烈兴奋，不同类型的休克可以通过不同机制引起交感-肾上腺髓质系统兴奋。低血容量性休克和心源性休克时，心输出量减少和动脉压降低可通过窦弓反射使交感-肾上腺髓质系统兴奋；脓毒性休克时，内毒素可直接刺激交感-肾上腺髓质系统使之发生强烈兴奋。

交感神经兴奋致儿茶酚胺释放增加，对心血管系统的总效应是使外周血管阻力增高和心输出量增加，但不同器官血管的反应却有很大的差别。皮肤、腹腔内脏和肾脏血管，由于具有丰富的交感缩血管纤维支配，而且 α 受体又占优势，因而在交感神经兴奋和儿茶酚胺增多时，这些部位的小动脉、小静脉、微动脉和毛细血管前括约肌都发生收缩，其中由于微动脉的交感缩血管纤维分布最多，且毛细血管前括约肌对儿茶酚胺的反应性最强，因此它们收缩最为强烈，其结果是毛细血管前阻力明显升高，微循环灌流量急剧减少，毛细血管的静水压明显降低，只有少量血液经直捷通路和少数真毛细血管流入微静脉、小静脉，组织因而发生严重的缺血性缺氧。脑血管的交感缩血管纤维分布最少，α 受体密度也低，口径可无明显变化。冠状动脉虽然也有交感神经支配，也有 α 和 β 受体，但交感神经兴奋和儿茶酚胺增多却可通过心脏活动加强和代谢水平提高，使扩张血管的代谢产物特别是腺苷增多而使冠状动脉扩张。

交感神经兴奋和血容量减少还可激活肾素-血管紧张素-醛固酮系统，而血管紧张素Ⅱ有较强的缩血管作用，包括对冠状动脉的收缩作用。此外，儿茶酚胺增多还能刺激血小板产生更多的 TXA_2，TXA_2 也有强烈的缩血管作用。

由于上述改变，患者表现为皮肤苍白、四肢湿冷、少尿、心率和呼吸加快、烦躁不安等，但血压无明显降低。

（二）微循环淤血期

在休克的微循环缺血期，如未能及早改善微循环，则组织因持续且严重的缺氧，使局部舒血管物质（如组胺、激肽、乳酸盐、腺苷等）增多，后微动脉和毛细血管前括约肌舒张，微循环容量扩大、淤血，最终进展为微循环淤血期。此期微循环变化的特点是：①后微动脉和毛细血管前括约肌舒张（因局部酸中毒，对儿茶酚胺反应性降低），毛细血管大量开放，有的呈不规则囊形扩张（微血池），使微循环容积扩大；②微静脉和小静脉对局部酸中毒耐受性较大，儿茶酚胺仍能使其收缩（组胺还能使肝、肺等微静脉和小静脉收缩），毛细血管后阻力增加，使微循环血流缓慢；③微血管壁通透性增加，血浆渗出，血流淤滞；④由于血液浓缩，血细胞比容增大、红细胞聚集、白细胞嵌塞以及血小板黏附和聚集等血液流变学改变，可使微循环血流变慢甚至停止；⑤由于微循环淤血，静水压升高，使进入微循环的动脉血更少（此时小动脉和微动脉因交感神经作用仍处于收缩状态）。由于大量血液淤积在微循环内，静脉回心血量减少，使心输出量进一步降低，加重休克的发展。

此期患者皮肤颜色由苍白而逐渐发绀，特别是口唇和指端。因为静脉回流量和心输出量更加减少，患者静脉萎陷，充盈缓慢；动脉压明显降低，脉压小，脉细速；心脑因血液供给不足，ATP 生成减少，表现为心收缩力减弱（心音低）、表情淡漠或神志不清。严重者可发生心、肾、肺功能衰竭。

（三）微循环凝血期

从微循环淤血期发展为微循环凝血期是休克进一步恶

化的表现。其特点是：在微循环淤血的基础上，微循环内（特别是毛细血管静脉端、微静脉、小静脉）有纤维蛋白性血栓形成，并常有局灶性或弥漫性出血，组织细胞因严重缺氧而发生变性坏死。此期患者表现为DIC或多器官功能衰竭。

三、血液流变学变化

（一）血细胞比容

血细胞比容的改变与休克的原因和发展阶段有关。在低血容量休克早期，由于组织间液向血管内转移，导致血液稀释，血细胞比容降低；当休克进入微循环淤血期，由于微血管内流体静水压升高和毛细血管通透性增高，液体从毛细血管内外渗至组织间隙，因而血液浓缩，血细胞比容升高。血细胞比容越高，血液黏度越大，血流阻力越大，则血流量更少、血流更加缓慢。

（二）红细胞变性能力降低

其主要原因是：①微循环淤血期时，因血液浓缩和组织缺氧，引起血液渗透浓度升高和pH降低，使红细胞膜的流动性和可塑性降低，并使红细胞内部的黏度增加；②ATP缺乏（可由缺氧和某些休克原因直接引起）可使红细胞不能维持正常的功能和结构。结果是由于红细胞变形能力降低而难以通过毛细血管，从而导致血流阻力增高。

（三）白细胞黏着和嵌塞

发生白细胞附壁的原因可能与白细胞与管壁之间吸引力增大、休克时血流变慢和切应力下降等因素有关。休克时，还可见到白细胞嵌塞于血管内皮细胞核的隆起处或毛细血管分支处，这可增加血流阻力和加重微循环障碍，而且嵌塞的白细胞还可释放自由基和溶酶体酶类物质，从而破坏生物膜和引起细胞坏死。

12

休克时白细胞发生嵌塞的原因是：①白细胞变形能力降低；②休克时血压下降，脉压减小，动脉血流量减小，驱动白细胞通过毛细血管的力量减弱。这两方面原因可致白细胞不易通过毛细血管而发生嵌塞。

（四）血小板黏附和聚集

休克时引起血小板黏附和聚集的主要原因是：①血流缓慢，血管内壁完整性破坏，内膜下胶原暴露，为血小板黏附提供了基础；②损伤的内皮组织释放ADP，发生聚集的血小板也可释放ADP、TXA_2以及血小板活化因子（PAF），均可触发并加重血小板聚集。

（五）血浆黏度增大

休克时，尤其是严重创伤或烧伤休克时，一方面由于机体发生应激，使体内合成纤维蛋白原增多；另一方面，在休克微循环淤血期，毛细血管内流体静水压增高；同时，微血管周围的肥大细胞又因缺氧而释放组胺，从而使毛细血管通透性增高，液体从毛细血管大量外渗至组织间隙，因而血液浓缩，使血浆纤维蛋白原浓度增高，有时纤维蛋白原可高达10g/L，故可使血浆黏度增大。这不但影响组织的血流量，并可促进红细胞聚集。当纤维蛋白原浓度增加到5~8g/L时，由于血浆黏度增高，红细胞就发生聚集，形成缗钱状。

血液流变学的上述改变，不仅会加重微循环障碍和组织缺血缺氧，还可促进DIC形成和休克发展。近年来采用血液稀释治疗休克，其目的就在于改善血液流变学，降低血液黏度。

四、休克患者保存、恢复血浆量及血浆量耗竭的机制

休克时为防止血浆量丢失和恢复已丢失的血浆量，就需要减少或逆转血管内液向间质的流出，并用细胞内液补充细胞外液欠缺及发挥肾脏的代偿功能。然而，当严重休克时，由于其他病理生理进程抵消了这种代偿作用，血浆量开始丢失。

（一）休克时血浆量的保存和恢复

各种类型休克排尿量均减少。加压素使肾再吸收水，醛固酮使肾再吸收钠及碳酸氢盐，这些机制使经尿丢失的水及盐减至最低，从而保存了血浆量。

全身低血压、小动脉及毛细血管前括约肌收缩及小静脉压力减低，使毛细血管静水压降低，毛细血管床流量减低，水分及小分子物质通过微小裂隙的数量减少，从而减少了穿越血管的滤液，血浆量得以保存，但程度却有限。尽管乏蛋白液丢失到间质，血浆胶体渗透压仍降低，间质胶体渗透压仍升高，其结果是胶体渗透压梯度减低，穿越血管的液体仍增加。

虽然肾机制及穿越血管液的减少保存了血管内容量，但并不能有效的补偿血容量，血容量的补偿需补充血浆蛋白，而血浆蛋白来自间质。休克时肾上腺素、胰高血糖素及皮质激素使肝脏释放葡萄糖增加，从而使细胞外液渗透压增加，分解代谢产物的增长也增加了细胞外液渗透压。细胞外液渗透压的增加可以使细胞内液进入细胞外间隙，恢复间质液量，增加间质液压，从而驱使间质蛋白经淋巴返回血管腔，使血浆量得以补偿。

（二）休克时血浆量的耗竭

在严重休克时，有3个病理过程可以抵消保存或补偿血浆量的代偿机制：①毛细血管后括约肌的持续收缩及毛细血管前括约肌的松弛所致的毛细血管静水压增加；②毛细血管通透性增加；③细胞膜功能恶化。

在休克初期，肾上腺素能神经递质释放，血管床所有括约肌都收缩，使毛细血管静水压降低，从而保存了血浆量。在严重休克时，由于分解代谢产物蓄积，使小动脉及毛细血管前括约肌松弛，而毛细血管后括约肌仍收缩，造

成毛细血管静水压升高，驱使更多的乏蛋白液进入间质，进一步耗竭已空虚的血管间隙。然而，这些过程仅造成有限的液量丢失，因为血管外渗液是乏蛋白液，间质蛋白浓度又低，而血浆蛋白浓度则高，其结果是增高的胶体渗透压梯度将液体保留于血管腔内。

在脓毒性休克及烧伤、创伤、胰腺炎及局部缺血引起的休克，毛细血管通透性增加，血浆蛋白外渗，血容量减少，这种病理过程可造成血浆量大量丢失，因丢失到间质的液体中富含蛋白，间质蛋白浓度增加，可从血浆中吸引更多的水分及小分子物质进入间质。

在重度低血容量和脓毒性休克、或许在因烧伤、创伤、胰腺炎及局部缺血所致的严重休克，均可出现细胞膜功能恶化，即细胞膜丧失其排出钠离子的功能，钠便从细胞外间隙进入细胞，细胞膜也丧失了一些正电荷，致使氯离子进入细胞，水也随钠及氯进入细胞，钾离子可能离开细胞，伴随着细胞外液钠、氯丢失和水进入细胞内，致使间质液量及间质液压减低，血浆量锐减，低血容量状态变得更加明显。

五、休克时各系统器官功能变化

休克患者各系统器官功能均有明显的病理变化，其中最易受累的器官为肺、脑、心、肾，并常因某个或数个重要系统器官相继或同时发生功能障碍甚至衰竭而死亡。

（一）肺功能变化

休克患者呼吸功能障碍发生率高达 83%～100%。如肺功能障碍较轻，可称为急性肺损伤（ALI），病情恶化则进一步发展为急性呼吸窘迫综合征（ARDS）。ALI 和 ARDS 二者仅为程度上的差别，所有的 ARDS 都有 ALI，但并非所有的 ALI 都发展成为 ARDS。ARDS 以进行性呼吸窘迫、进行性低氧血症、发绀、肺水肿和肺顺应性降低为特征，患者往往需要借助机械通气才能维持呼吸。

休克早期由于创伤、出血、感染等刺激使呼吸中枢兴奋，呼吸加快，通气过度，可出现低 CO_2 血症和呼吸性碱中毒。休克进一步发展时，交感-肾上腺髓质系统兴奋及其他缩血管物质的作用使肺血管阻力升高。休克晚期经复苏治疗在脉搏、血压和尿量都趋向平稳以后，仍可发生急性呼吸衰竭。

SIRS 时肺往往最先受累，一般在发病早期 24～72h 内即可出现呼吸功能障碍，因此可以将 ALI 视为发生 MODS 的先兆。肺之所以特别容易受损，至少有 3 方面原因：①肺是全身血液的过滤器，从全身组织引流出的代谢产物、活性物质及血中的异物都要经过肺甚至被阻留在肺；②血中活化的中性粒细胞也要流经肺的小血管，在此可与内皮细胞黏附；③肺富含巨噬细胞，SIRS 时可被激活，产生 TNF-α 等促炎介质，引起炎症反应。

肺部主要病理变化为急性炎症导致的呼吸膜损伤，突出表现为：①小血管内中性粒细胞聚集、黏附，内皮细胞受损，肺毛细血管内可有微血栓形成；②活化的中性粒细胞释放氧自由基、弹力蛋白酶和胶原酶，进一步损伤内皮细胞，使毛细血管通透性增加，出现间质性肺水肿，当损伤进一步累及肺泡上皮，肺泡上皮的屏障功能降低，肺顺应性降低，引起肺泡水肿；③Ⅱ型肺泡上皮板层体积数目减少，肺泡表面活性物质合成降低，出现肺泡微萎陷；④血浆蛋白透过毛细血管沉着在肺泡腔，形成透明膜。肺泡内毛细血管 DIC、肺水肿形成、肺泡微萎陷和透明膜形成是其主要病理特征。

（二）肾功能变化

休克时由于血液重分布，肾脏是最早被牺牲而易受损的器官之一。休克初期发生的急性肾衰竭，主要原因为肾灌流不足和肾小球滤过率减少，及时恢复有效循环血量和肾灌注，肾功能即可恢复，称为功能性肾衰竭；如果休克持续时间延长，或不恰当的长时间大剂量应用缩血管药，病情继续发展可出现急性肾小管坏死，其机制既与肾持续缺血有关，又有肾毒素（包括药物、血红蛋白、肌红蛋白）的作用，也与中性粒细胞活化后释放氧自由基及肾微血栓形成有关。此时即使通过治疗恢复了正常肾血流量，也难以使肾功能在短期内恢复正常，只有在肾小管上皮修复再生后肾功能才能恢复，称为器质性肾衰竭。

重度低血容量性休克引起的急性肾衰竭多发生在休克后 1～5 天内，属于速发单相型。继发于 SIRS 的肾功能障碍与低血容量休克引起的急性肾衰竭有所不同，多发生在致病因子侵袭 5 天以后，病人一般经临床治疗病情稳定，甚至有所好转，以后又再次出现恶化，属于迟发双相型。

（三）心血管功能变化

休克患者心功能障碍发生率较低，因为除心源性休克伴有原发性心功能障碍外，其他类型的休克（非心源性休克）心脏多无原发疾病，心力衰竭不常见。非心源性休克早期，由于机体的代偿，能够维持冠脉血流量，心功能一般不会受到明显影响。但随着休克的发展，血压进行性降低，使冠脉流量减少，从而引起心肌缺血、缺氧，加上心肌抑制因子（MDF）、心肌内 DIC、细菌毒素及水、电解质与酸碱失衡等诸多因素的影响，可引起心功能抑制，有可能发生急性心力衰竭。休克持续时间越久，心功能障碍也越严重。

任何类型休克都有血流动力学改变。造成低血容量性休克血流动力学改变的主要原因是血容量减少及继发性血管舒缩状态异常。血管的收缩或扩张与休克严重程度及休克持续时间直接相关。一般在休克早期，由于肾上腺素能神经系统兴奋，小动脉、毛细血管前后括约肌、小静脉等呈收缩状态。在严重休克或休克晚期，由于分解代谢产物蓄积，至少会使小动脉及毛细血管前括约肌松弛。低血容量性休克的心血管反应首先是静脉功能，因血容量的 80% 位于小静脉及微静脉中，当循环容量减少，为维持体循环平均压不降低以确保静脉回流，静脉即收缩以缩小其容积。

此种血容量减少后即刻发生的防御反应，只能补偿血容量欠缺的10%，当容量丢失超过10%时，由于静脉回流减少，即出现中心静脉压或右心房压降低与心率增速，以确保心输出量。当容量欠缺超过心率增速的补偿能力时，便将依靠小动脉及毛细血管前后括约肌收缩，使周围阻力增加来维持动脉血压。这种血压的维持是以牺牲组织灌流为代价，它将加重分解代谢。因此，动脉血压的下降是一系列代偿反应失败的结果。

脓毒性休克时，血流动力学改变的原因是细菌毒素及由毒素引起的微循环障碍。不同类型的细菌毒素可引起不同的血流动力学改变。细菌内毒素引起低动力型脓毒性休克（冷休克），而外毒素则引起高动力型脓毒性休克（暖休克）。高动力型脓毒性休克时，心脏后负荷减低，心率及心肌收缩力增加，小静脉仍能保持张力，右心房压维持接近正常，心输出量增加。低动力型脓毒性休克时，由于毛细血管通透性明显增加，使大量的血管内液外渗到间质，致使患者出现明显的低血容量，心输出量显著降低。

严重休克时，由于细胞膜电位变化，液体开始向细胞内转移，心肌收缩力减低，心输出量进一步减少。右心房压也降低，静脉回流减少。

（四）脑功能变化

休克早期，由于血液重分布和脑循环的自身调节，可保证脑的血液供应，因而患者神志清醒，除了因应激引起烦躁不安外，没有明显的脑功能障碍表现。随着休克的发展，血压进行性下降可引起脑的血液供应不足，再加上出现DIC，使脑循环障碍加重，脑组织严重缺血、缺氧，能量耗竭，乳酸盐等有害代谢产物积聚，细胞内、外离子转运紊乱，导致一系列神经功能损害。患者神志淡漠，甚至昏迷。缺血、缺氧还使脑血管壁通透性增高，引起脑水肿和颅内压升高，严重者形成脑疝，压迫延髓生命中枢，可导致患者死亡。

（五）胃肠道功能变化

主要有胃黏膜损害、肠缺血和应激性溃疡。临床表现为腹痛、消化不良、呕血和黑便等。

由于休克早期就有腹腔内脏血管收缩，胃肠道血流量大为减少。胃肠道缺血、缺氧、淤血和DIC形成，导致肠黏膜变性、坏死，黏膜糜烂，形成应激性溃疡。在很多急性创伤、脑外伤和大面积烧伤患者中，内镜证实有急性糜烂性胃炎或应激性溃疡存在。

感染常是导致胃黏膜损伤的重要因素。肠道细菌大量繁殖加上长期静脉高营养，没有食物经消化道进入体内，引起胃黏膜萎缩，屏障功能减弱，大量内毒素甚至细菌经肠道和门脉系统入血。MODS患者在肠黏膜损伤的同时，菌血症、内毒素血症、败血症的发生率很高。消化道功能紊乱是休克晚期肠源性败血症、SIRS和MODS的主要原因之一。

（六）肝功能变化

创伤和全身感染引起肝功能障碍较多见，主要表现为黄疸和肝功能不全，这与肝脏的解剖部位和组织学特性有关。由肠道移位吸收入血的细菌、毒素，首当其冲的作用于肝脏。肝脏的巨噬细胞（Kupffer细胞）占全身巨噬细胞的80%~90%，他们与肝细胞直接接触。受来自肠道的脂多糖的作用，Kupffer细胞比其他部位的巨噬细胞更容易活化。这些特点对SIRS时MODS的发生至少有两方面的作用：①Kupffer细胞活化分泌IL-8、表达TF等，引起中性粒细胞黏附和微血栓形成，导致微循环障碍；②Kupffer细胞活化分泌TNF-α、产生NO、释放氧自由基等，可直接损伤紧邻的肝细胞。此外，肝脏的嘌呤氧化酶含量很多，容易发生缺血-再灌注损伤。

由于肝脏的代偿能力较强，有时虽有形态改变，但生化指标仍可正常，因此，肝功能障碍常不能及时为临床常规检查所发现。有人提出，MODS时肝线粒体功能障碍，导致氧化-磷酸化障碍和能量产生减少，认为更应从肝细胞能量障碍的角度来探索肝功能障碍的发生。

值得注意的是，创伤和感染均能导致肝功能障碍，使肝脏对毒素的清除能力下降，能量产生障碍。此外，如肝损害导致黄疸，可影响某些胆盐中和内毒素的作用，会使静脉血中内毒素水平升高，毒性增强。这些变化又反过来加剧了机体的损伤，肝脏在这个恶性循环中起重要作用。在感染引起的MODS中，患者如有严重肝功能障碍，则死亡率较高。

（七）凝血-纤溶系统功能变化

休克时可出现凝血-抗凝平衡紊乱，部分患者形成DIC。开始时血液高凝，通常不易察觉而漏诊；随后由于凝血因子的大量消耗，继发性纤溶亢进的发生，患者可有较为明显和难以纠正的出血和出血倾向。血液检查可见血小板计数进行性下降，凝血时间、凝血酶原时间和部分凝血活酶时间延长，纤维蛋白原减少，纤维蛋白（原）降解产物增加。

（八）免疫系统功能变化

MODS患者血浆补体水平有明显变化，主要表现为过敏毒素C4a和C3a升高，而C5a降低。C5a降低可能与白细胞将其从血浆中清除有关。但在C5a降低之前，由它引起的作用可能已经开始。C4a生物作用活性较小，而C3a和C5a可影响微血管通透性、激活白细胞与组织细胞。革兰阴性细菌产生的内毒素具有抗原性，能形成免疫复合物激活补体，产生一系列血管活性物质。免疫复合物可沉积于多个器官微循环内皮细胞，吸引多形核白细胞，释放多种毒素，引起细胞膜和胞质内溶酶体、线粒体等的破坏，从而导致各系统器官细胞的非特异性炎症、细胞变性坏死和器官功能衰竭。

除有明显的补体改变外，部分患者由于IL-4、IL-10和IL-13等抗炎介质过度表达，使免疫系统处于全面抑制状

12

态。此时中性粒细胞的吞噬和杀菌功能低下，单核巨噬细胞功能受抑制，杀菌功能降低，外周血淋巴细胞数减少，B细胞分泌抗体的能力减弱，特异性免疫功能降低，炎症反应失控，无法局限化，因此感染容易扩散，引起菌血症和败血症。

第二节　休克的临床表现及诊断

一、临床表现

（一）低血容量性休克

其临床表现取决于失血、失液量，休克持续的时间、代偿及原发病情况。

1. 轻度休克　失血、失液量为体液量的20%。能耐受缺血的组织如皮肤、脂肪、骨骼肌及骨骼血流量减少。表现为口干、出汗、面色苍白、四肢发凉、心率快、脉压小，血压可为正常的下限，变换体位时血压下降；可见颈静脉塌陷，尿浓缩等。

2. 中度休克　失血、失液量为体液量的20%~40%。耐受缺血差的器官如胰、脾、肾血流量减少。肢端发绀，血压进一步下降，烦躁不安或淡漠，尿量减少。

3. 重度休克　失血、失液量超过体液量的40%。口和肢端发绀，脉搏弱，神志不清，无尿，心电图有心肌缺血的表现等。

（二）脓毒性休克

脓毒性休克可能出现如下表现：①体温过高（>40.5℃）或过低（<36℃）；②非神经系统感染而出现神志改变，如表情淡漠或烦躁不安；③呼吸加快伴低氧血症，和/或代谢性酸中毒，而胸部X线摄片无异常发现；④血压偏低或体位性低血压；⑤心率明显增快与体温升高不平行，或出现心律失常；⑥尿量减少；⑦实验室检查发现血小板和白细胞（主要为中性粒细胞）减少、病原学培养阳性、血乳酸盐增高、不明原因的肝肾功能损害等。

二、休克的诊断

必须从血流动力学、代谢、内脏灌注情况及凝血功能改变等方面进行综合判断。血流动力学改变直接由血压和脉搏反映，周围循环状况和外周血管阻力可以从毛细血管再充盈时间及皮肤温度、颜色来判断，内脏灌注状况可从尿量多少得知，全身缺氧情况可由中枢神经系统表现及血中乳酸盐含量升高值确定。

（一）早期诊断标准

1. 神志恍惚或异常兴奋。
2. 换气过度。
3. 脉搏大于100次/分。
4. 脉压小于30mmHg。
5. 毛细血管再充盈时间延长。
6. 成人每小时尿量少于30ml。
7. 周围温度与中心温度差大于3℃。

对严重创伤、失血及感染患者，当出现上述两项以上体征时，应警惕有发生休克的可能。

（二）休克的诊断要点

1. 有发生休克的原因。
2. 有休克的早期临床表现。
3. 血乳酸盐含量明显高于正常（≥4mmol/L）。

第三节　低血容量性休克治疗

对于低血容量性休克，应尽早查明失血、失液的原因，尽早控制活动性出血。早期、快速和足量的补液是抢救休克成功的关键，充分的组织氧供是休克患者复苏成功的保证。

一、液体复苏

液体复苏是用液体制剂来替代所丢失的血液或组织液，以增加循环血量、改善微循环、提高心输出量，从而增加组织氧供，恢复细胞正常生存环境。扩容治疗时必须遵循以下三个原则：①输液剂种类：原则是“缺什么，补什么”；②输液量：原则是“需要多少，补多少”；③输液速度：原则是在心肺功能允许的前提下越快越好。

12

（一）补液速度

对严重低血容量性休克，最初的补液速度至关重要，应在短时间内（1~2小时）迅速恢复有效循环血容量。开始时可以25~30ml/(kg·h)速度输注，严重大出血时可更快；心率开始减慢后，可减至20~25ml/(kg·h)；心率≤100次/分、血压回升，可进一步减至10~15ml/(kg·h)或以5~10ml/(kg·h)维持。补液速度应根据血压、心率及呼吸的变化进行调整。如在快速补液过程中心率加快、血压无明显回升、呼吸增速，提示左心功能不全，应减缓补液速度，并给予强心治疗，待心功能好转后再继续补液。

为使补液安全顺利进行，可行中心静脉压（CVP）、肺毛细血管楔压（PCWP）、心排血指数（CI）及平均动脉压（MAP）监测。快速补液时，只要PCWP在正常范围内缓升，而不超过12mmHg，即可认为补液速度适宜。补液后如CVP≥5mmHg、PCWP介于8~12mmHg之间，CI 2.5L/(min·m^2)，MAP接近正常，即可认为补液量已足。由于CVP并不能直接反映左心功能，因而单纯根据CVP调节输液速度并不可靠，有时在CVP升高前，左心功能可能已经受损，因此，即使CVP在正常范围，仍有可能发生肺水肿。

（二）补液的量

补液量应根据已丢失量、正在丢失量、失血量及24h生理需要量，以及患者的血压、心率、CVP、脉压、尿量等监测结果进行综合评估。不能丢多少补多少，而应需要多少补多少。尤其当有大量第三间隙液形成时，补液量常明显超出预计量。

补液量是否适当可根据患者的血压、皮肤色泽与温度、脉搏、尿量和CVP进行评估。每小时尿量是血流动力学状态和含水量是否正常的确切反映。收缩压低于70~80mmHg时，排尿即终止。尿正常排泄量为1ml/(kg·h)，尿量少于正常量的一半（成人尿量少于30ml/h），可认为尿量过少。尿量超过正常量的一倍时，表示输液过多。尿量可作为容量补偿下限（必需补偿量）的可靠指标，但不能作为补偿量上限的依据，因为输液过多时，在尿量增加前患者很可已经发生了肺水肿。

CVP可作为容量补偿上限的可靠报警信号。如果不计算静脉壁张力和胸腔内压，CVP取决于静脉系统的循环血量和右心室功能。当心功能正常时，CVP可反映血容量是否适当及输液量是否已超越其上限。原来心功能正常的人，在输液过程CVP增至10mmHg表示血容量正常，15mmHg表示输液量已达到上限，20mmHg或更高则表示即将发生肺水肿。

（三）输液剂种类的选择

理想的输液剂应能在短时间内安全、有效地恢复血管内容量，维持组织有效灌注，并能在休克纠正后迅速排出体外。休克时常用的输液剂包括平衡盐液、胶体液和高渗电解质液。

1. 晶体液　晶体液可满足补充血容量和细胞外液的治疗要求。在血管内的半衰期不足15分钟，扩容量为输注量的1/4~1/3，维持1小时左右。初期复苏时需输注丢失量的3~4倍，才能获得满意的治疗效果，但必须在严密监测血流动力学的条件下进行。晶体液的主要缺点是可引起肺水肿和组织间隙水肿，尤其在毛细血管通透性增加的情况下更易发生，并可加重休克病情。临床常用的晶体液包括乳酸钠林格液、复方醋酸钠溶液、生理盐水及其他平衡盐溶液。它们均为等渗溶液，副作用少，在低血容量休克的早期可选用，其中又以复方醋酸钠溶液为好，因它不需经肝脏分解，全身组织细胞可直接利用生成HCO_3^-，因此优于乳酸钠林格液（乳酸根需经肝脏代谢产生碳酸氢根可缓解酸中毒，但在肝功能障碍时应注意乳酸盐堆积）。在休克未纠正前尽量少用含糖液体，以免因高血糖症造成渗透性利尿，加重水和电解质丢失。

2. 胶体液　可提高血浆胶体渗透压，将组织间隙水分回吸入血管内，能迅速、有效、长时间的维持有效血容量及心输出量，降低血管阻力，改善和恢复组织器官的血液灌注和氧转运。

临床常用的胶体液有右旋糖酐、羟乙基淀粉及尿联或琥珀明胶。前两者价廉、扩容效果好，临床应用广泛，有效作用时间可持续6~14小时，但24小时用量不能超过1.5L，以免产生凝血功能障碍、脱水、肾功能损害和变态反应等副作用。尿联或琥珀明胶不仅具有一般胶体液的特性，还有容量效应好，能恢复血管内外间的液体平衡，改善组织灌注并促进利尿，对凝血系统影响小，不引起组织脱水及单核巨噬系统蓄积，且不受用量限制的特点。

作为蛋白和多肽类产品，胶体液不可避免地存在释放组胺和激活补体的类过敏反应。值得注意的是休克时因毛细血管通透性增大，胶体外渗可加重组织水肿，如加重肺水肿。一般采用先晶体后胶体、晶体与胶体液结合的原则。

3. 高渗溶液　是指高渗氯化钠溶液及其与中分子右旋糖酐伍用的溶液。高渗溶液用于治疗低血容量性休克有很好的疗效，其机制包括：①扩充血容量，改善休克时的血液流变学。高渗作用促进细胞内和细胞间质的水进入血液循环，血浆容积迅速扩大，血黏度下降。红细胞和血小板聚集及白细胞贴壁减轻。静脉收缩，回心血量增加；②增强心脏功能，可引起心肌细胞脱水，细胞内Na^+明显增高，通过Na^+-Ca^{2+}交换机制使细胞内Ca^{2+}升高，增强心肌细胞功能；③降低外周血管阻力，扩张小动脉及前毛细血管，明显降低重要器官血管阻力，增加组织灌流量；同时收缩骨骼肌血管，促进血液重分配；也可通过降低肺迷走神经反射，兴奋肺组织内渗透压感受器，改善心血管功能；④减轻组织水肿，增加尿量，降低颅内压，改善脑、肺、肾等器官功能；⑤增加细胞免疫功能。

高渗溶液使用不当会引起不良反应，如高氯性酸中毒、低钾血症、凝血障碍、血压升高增加继发性内出血可能和神经脱髓鞘等。临床一般应用7.5%氯化钠加6%右旋糖苷70，剂量为4ml/kg或出血量的1/10静脉滴注，一次用量不超过250ml。

4. 血制品　包括全血、成分血、血浆和白蛋白。血浆主要用于烧伤、急腹症等因血浆大量丢失的休克患者。白蛋白用于休克的治疗目前还有争议，理论上讲白蛋白可暂时增加血浆胶体渗透压，扩充血容量。但临床研究发现，白蛋白可降低肾功能，加重休克时肾损害的发生。在休克晚期，白蛋白可透过通透性增加的毛细血管壁，促进间质性肺水肿的发生。因此，除非存在明显低蛋白血症和胶体渗透压下降时可考虑应用，其他情况应慎用。

如果失血量为血容量的10%~20%，Hct≥30%，初期的容量支持治疗可以用晶体液和/或人工胶体液替代；如失血量超过血容量的20%，Hct<30%，尤其老年或体弱的患者，应输浓缩红细胞与输液相结合。一般每输注400ml全血制备的红细胞（2U），可使成人血红蛋白提高10g/L或Hct提高0.03。低危患者一般维持Hct在25%~30%，高危患者维持Hct≥30%。

大量输血后PT、APTT超过正常值1.5倍或有微血管出血表现时，应输新鲜冰冻血浆，剂量为10~15ml/kg；纤维蛋白原浓度低于0.8g/L时应输冷沉淀物，剂量为1~1.5U/10kg；大量输血后血小板≤5×10^9/L时应输血小板，一般每平方米体表面积输注 1.0×10^{11} 个血小板，1h 后血小板数可增加 10×10^{9}/L，小儿每 10kg 体重可输手工制备的血小板 2U。

需要强调的是，严重失血性休克患者，在用晶体液或并用胶体液扩容加输注红细胞后，往往会出现外周组织水肿，有人误认为是晶体液过量或输注红细胞过多引起，并认为输全血可以避免低蛋白血症和外周组织水肿，甚至用输血浆来治疗外周组织水肿。大量晶体液扩容时，随着血浆蛋白被稀释，血浆胶体渗透压会降低，但组织水肿的程度明显大于胶体渗透压降低的程度，这说明胶体渗透压降低并不是组织水肿的主要原因。

临床研究证实，休克患者组织间隙内液体滞留与组织间隙基质结构改变导致的大量蛋白滞留有关。通过采用输注全血、血浆、限制晶体液输入量和利尿等措施，并不能减轻组织水肿，只会进一步减少血容量。相反，充分补充晶体液后，组织间隙内静水压升高，组织间隙中的白蛋白随淋巴液向血管内反流增加，加上肝脏合成白蛋白增加、休克症状的改善和自动利尿等因素，外周组织水肿和低蛋白血症会在数天内消失。

（四）大量输血、输液的并发症

大量输血、输液除可加重心脏负荷外，还可能引起稀释性酸中毒、电解质紊乱、凝血功能异常和低体温等。

1. 电解质及酸碱平衡紊乱 大量输入库存血后，由于抗凝剂与钙离子结合，可发生低血钙；输入低 pH 的库存血和液体，可发生代谢性酸中毒。枸橼酸盐代谢后产生 HCO_3^-，可导致代谢性碱中毒。因此在输血和补液过程中，应定时检查血浆电解质及酸碱平衡情况，及时纠正电解质与酸碱失衡。

2. 凝血障碍 主要是由于稀释性血小板减少和凝血因子减少引起，表现为 PT 和 APTT 延长。因此，输注过程中应及时检查 PT、APTT 和纤维蛋白原，有条件时监测血栓弹力图，并及时补充血小板、新鲜冰冻血浆和冷沉淀物。

3. 低体温 常见于大量输入库存血或大量输入室温下存放的输液剂患者，中心温度可低至 30～35℃。低体温可使氧解离曲线左移及心血管反应低下，引起心律失常、心输出量降低、外周血管阻力增加和组织缺氧等，并能影响血小板的功能。因此，输血输液时应将所输液体适当加温，或在输液侧静脉、肢体和大血管处，用热水袋加温。

4. 急性肺损伤 主要与库存血时间长、血液成分破坏和输血后肺毛细血管阻塞有关。另外，输异体血后，可导致宿主移植反应，出现白细胞趋化及黏附力增强，在肺内聚集和破坏后释放大量促炎因子，从而引起肺泡损伤。急性肺损伤可在输血后几分钟至几小时内发生，偶尔也发生在输血后 48 小时。用去白细胞的血液制品可降低其发生率。

5. 缺血-再灌注损伤 大量输血、输液后，经历了持续缺血缺氧的组织在恢复血流过程中，会产生大量氧自由基，造成组织细胞损伤或脂质过氧化。为了减轻缺血再灌注后的氧自由基损伤，可以在复苏中使用氧自由基清除药，如大剂量维生素 C 和维生素 E 等。

二、通气及氧合功能的维持

由于休克的预后与氧供/氧耗平衡状态有关，在组织低灌注情况下，增加 PaO_2 是提高氧供的重要措施，而保持气道通畅是实施氧治疗的先决条件。为此，除须使头、颈、舌保持适当位置外，还应及时清除咽喉和气管内的分泌物、血液或呕吐物等。可先用面罩吸氧，必要时行气管内插管，这样不仅能确保呼吸道通畅，方便吸痰，并能减轻呼吸肌工作量，也有利于行辅助呼吸。

三、血管活性药物的应用

对于低血容量休克，扩容治疗是首选。当扩容治疗不能恢复血流动力学的稳定时，可使用血管活性药。目前临床最常用的缩血管药有多巴胺、去甲肾上腺素、肾上腺素等；常用的扩血管药有硝普钠、酚妥拉明、硝酸甘油等。当病人出现低排高阻、PCWP 升高等左心功能不全表现时，可使用血管扩张药及利尿药治疗，必要时用正性肌力药，如多巴酚丁胺、毛花苷丙等。

四、纠正酸中毒

休克时大都存在代谢性酸中毒，对于酸中毒的处理，应遵循“宁酸勿碱”的原则，除严重代谢性酸中毒外，一般不宜用碳酸氢钠液治疗。当 pH<7.25、BE<-10mmol/L 时，可静滴 5%碳酸氢钠 1～2ml/kg，然后根据血气结果进行调整，计算公式为：碳酸氢钠量（mmol）= 体重（kg）× BE×0.25。1mmol 碳酸氢钠相当于 5%碳酸氢钠 1.7ml。值得注意的是，对失血性休克患者，BE 比 pH 更能反映休克的严重程度。休克发生后 24 小时内 BE 仍低于-6mmol/L 时，患者死亡率超过 60%。

12

五、防治肾、肺功能衰竭

如果对休克治疗较早，又能按照上述各项要求进行，则不至发生重要生命器官功能衰竭。相反，如延误治疗或治疗措施不当，如不适当地使用 α 受体兴奋药、对出血患者大量使用长期库存的全血等，则很易发生肾、肺功能衰竭。

（一）急性少尿性肾衰竭

如低血容量已基本纠正，尿量仍少于 20ml/h，镜检有上皮细胞管型、粗颗粒管型及大量管状上皮细胞，尿/血浆（重量）渗量比率小于 1.1，尿/血浆肌酸酐比率小于 10 而达到 1，可诊断为急性少尿性肾衰竭。治疗措施包括：立即给 20%甘露醇 100ml，于 10 分钟内滴注完；如 1h 内尿量不增多，追加 20%甘露醇 200ml，于 20 分钟内滴注完；如尿量多于 30ml/h，可再追加 1 次。否则，应改用呋塞米（呋喃苯胺酸）治疗，首次剂量 40mg，以后每 30 分钟加倍给药 1 次，到总量 300mg 时如仍少尿，即使剂量再大，也未必会出现明显利尿效果。此时应严格保持出入量的平衡，必要时用腹膜透析或血液透析辅助治疗。

（二）急性呼吸窘迫综合征（ARDS）

失血性休克并发ARDS的发病率明显低于脓毒性休克，一旦发生，常需做气管插管或气管切开及机械通气治疗。此类ARDS属急性换气功能衰竭，主要病理改变是血液-气体屏障损害。主要病理生理改变是：①PaO_2降低到60mmHg或更低，它是肺循环分流的特征，不因吸氧而纠正；②$PaCO_2$<35mmHg；③肺泡-动脉血之间氧分压差（$A\text{-}aDO_2$）增加，吸空气时>30mmHg，吸纯氧时>100mmHg，这说明氧弥散距离（正常为1μm）增宽；④肺循环分流分数增加达7%以上（正常为3%~5%），达30%~35%即需行人工通气，达50%以上时患者很少存活；⑤生理无效腔（VD）/潮气量（VT）升高>0.4（正常为0.2~0.4），表示无效通气量增加；⑥肺脏胸廓的总顺应度（正常大于60ml/cmH_2O）减低，如达30ml/cmH_2O以下，需采用机械通气，至12~15ml/cmH_2O，表示已无法维持呼吸；⑦血pH早期>7.45，中期正常，晚期<7.35。

对此类ARDS的治疗包括：①去除病因；②用PEEP支持呼吸，条件是血容量正常、血压正常；③给药理剂量的糖皮质激素。其他措施包括：应用吗啡类药物使患者安静、应用氨茶碱扩张支气管、应用呋塞米减低肺组织水肿、应用毛花苷丙增强心肌收缩力。

第四节 脓毒性休克治疗

12

脓毒性休克的治疗必须争分夺秒，力争在4h内改善微循环障碍，24h内使患者脱离休克状态。治疗应采取综合性措施，即在积极治疗原发疾病的同时，针对休克的病理生理给予补充血容量、纠正酸中毒、调整血管舒缩功能、消除红细胞凝集、防止微循环淤滞以及维护重要脏器的功能等。

一、原发病治疗

尽早清除感染病灶，积极迅速控制感染。选择作用强、抗菌谱广和对病原微生物敏感的抗生素，采用大剂量、联合用药和定时用药的原则。尽早进行细菌培养，经验治疗阶段使用广谱抗生素，一旦得到细菌培养结果，立即更换敏感性抗生素。应充分考虑致病菌的耐药性，高度重视抗生素的不良反应，肾功能受损患者慎用氨基糖苷类抗生素。

二、液体复苏

脓毒性休克时，由于缺氧及毒素的影响，患者血管床容量加大，毛细血管通透性增高，因而出现不同程度的血容量不足。据估计，休克时毛细血管的总容积较正常大2~4倍。因此，补充血容量仍是治疗脓毒性休克最有效的方法，具体见本章第三节。血容量补足的依据为：①组织灌注良好，神志清楚，口唇红润，肢端温暖，发绀消失；②收缩压>90mmHg，脉压>30mmHg；③脉搏<100次/分；④尿量>30ml/h；⑤血红蛋白回降，血液浓缩现象消失。

三、纠正酸中毒

纠正酸中毒可以增强心肌收缩力，改善微循环的淤积（酸血症有促凝作用）。但在纠正酸中毒的同时必须改善微循环的灌注，否则代谢产物不能被运走，无法改善酸中毒。当pH<7.25、BE<-10mmol/L时，可补充5%碳酸氢钠1~2ml/kg，以后应根据血气结果进行调整。

四、药物治疗

（一）缩血管药

主要用于高排低阻型休克，或在充分扩容、纠正酸中毒及应用多巴胺或多巴酚丁胺后休克仍不能纠正的患者。常用药物有：

1. 多巴胺 可激动多巴胺（D_1）受体、α_1和β_1受体，其作用呈明显剂量依赖性。1~3μg/(kg·min)时兴奋肾、肠系膜、脑和冠状血管的D_1受体，使血管扩张，血流量增加；4~10μg/(kg·min)时兴奋心脏β_1受体，使心率加快、心肌收缩力增强和CO增加；>20μg/(kg·min)时兴奋大多数血管α_1受体，使血管收缩，肾血流量减少，血流重新分布。常用量为2~10μg/(kg·min)。在心、肾功能不全的休克患者，多巴胺的强心作用减弱，而加速心率的作用增强，故应慎用。

2. 间羟胺 通过替代神经末梢贮存的去甲肾上腺素，使去甲肾上腺素释放起作用，因而是间接兴奋α与β_1受体。与去甲肾上腺素相比较，间羟胺的血管收缩作用弱，但作用慢而持久，维持血压平稳。常用剂量为10~20mg溶于5%葡萄糖液200ml中静脉滴注。

3. 去甲肾上腺素 激动α受体作用强大，对α_1和α_2受体无选择性。对心脏β_1受体作用较弱，对β_2受体几乎无作用。去甲肾上腺素虽然使血压升高，但缩血管作用强，使重要脏器血流灌注减少，不利于纠正休克。临床上常与多巴酚丁胺合用，剂量为0.5~1μg/(kg·min)。

4. 肾上腺素 激动α和β受体，其作用呈明显的剂量依赖性，且与机体的病理生理状态、靶器官中受体亚型的分布、整体的反射作用和神经末梢突触间隙的反馈调节等因素有关。肾上腺素主要用于过敏性休克，可降低毛细血管的通透性，增加心肌收缩力，缓解支气管痉挛，减少炎症介质的释放，扩张冠状动脉。临床研究发现，肾上腺素用于脓毒性休克时，可增加MAP和CO，增加肠系膜血运，降低肠道诱发的MODS的风险。常用剂量为1~20μg/min。

（二）扩血管药

主要针对休克时血管痉挛导致的微循环障碍，通过扩血管作用，以达到解除血管痉挛、降低外周血管阻力、改善微循环及提高组织器官血液灌注的目的，适用于休克早期及低排高阻型休克。

1. 胆碱能药物　有良好的解除血管痉挛的作用，并有兴奋呼吸中枢、解除支气管痉挛及提高窦性心率等作用。在休克时654-2用量可以很大，患者耐受量也较大，副作用小，比阿托品易于掌握。大剂量阿托可致烦躁不安，东莨菪碱可抑制大脑皮质而引起嗜睡。常用剂量阿托品1~2mg，654-2 10~20mg，每隔15~20分钟静脉注射。东莨菪碱0.01~0.03mg/kg，每30分钟静脉注射一次。

2. α受体阻滞剂　包括酚妥拉明和酚苄明（苯苄胺）等，可使微循环扩张，改善组织器官血液灌注。酚妥拉明作用迅速，但维持时间短。酚苄明作用时间长，可扩张微血管和改善微循环灌注，对增加肾血流量有一定作用。酚苄明常用剂量为0.5~1mg/kg于200ml液体内静脉滴注。

（三）正性肌力药

在休克治疗过程中，如血容量已补足，但血压仍偏低，心率偏快，CVP超过15cmH_2O，可给予正性肌力药治疗。

1. 多巴酚丁胺　为β受体激动剂，对$β_1$受体的兴奋作用强于$β_2$受体。能增加心肌收缩力，对CO低的患者可产生剂量依赖性CO增加。除非大剂量使用，否则心率增加不明显，故不易引起心律失常。常用剂量为2~10μg/(kg·min)，最大量不超过20μg/(kg·min)。连用3天后可因β受体下调而失效。肥厚性梗阻型心肌病患者禁用。

2. 异丙肾上腺素　主要激动β受体，对$β_1$和$β_2$受体选择性低，对α受体几乎无作用。β受体兴奋时可增加心率及心肌收缩力，同时可扩张血管，解除微循环的收缩状态。异丙肾上腺素通过增加心率和减低外周血管阻力使心输出量增加，该药可引起心律失常。常用剂量0.2mg于200ml葡萄糖注射液中静脉滴注，速度为1~5μg/min。

另外，中等剂量的多巴胺可兴奋β受体，促进内源性儿茶酚胺释放，故能增加外周血管阻力、增强心肌收缩力和增加心输出量，但心率增快较为明显。剂量为4~10μg/(kg·min)。

（四）肾上腺皮质激素

脓毒性休克中激素的应用意见尚不一致。但动物实验提示，早期应用激素可预防脓毒性休克的发生。肾上腺皮质激素的主要作用是：①结合内毒素，减轻毒素对机体的损害；②稳定溶酶体。溶酶体正常时在细胞质内，休克时缺氧使细胞内pH降低，溶酶体膜破裂，释放大量蛋白质溶解酶，引起细胞破坏。激素可以稳定溶酶体膜，防止酶的释出；③大剂量激素有解除血管痉挛，能改善微循环；④增加心输出量；⑤恢复单核巨噬细胞系统吞噬细胞的功能；⑥稳定补体系统，抑制中性粒细胞的活化；⑦保护肝脏线粒体的正常氧化磷化过程和肝脏酶系统的功能。常用药为氢化可的松，每日5~10mg/kg，一般用药1~2日，休克好转后迅速停药。

（五）防止血小板和红细胞凝集的药物

1. 低分子右旋糖酐　能防止红细胞和血小板的互聚作用、抑制血栓形成和改善血流；稀释血液，降低血液黏稠度，加快血液流速，防止DIC的发生。低分子右旋糖酐分子量小（2万~4万），易从肾脏排泄，且肾小管不重吸收，具有一定的渗透性利尿作用。每日用量为500~1500ml，有出血倾向和心、肾功能不全患者慎用。

2. 阿司匹林和双嘧达莫　阿司匹林可抑制体内前列腺素和TXA_2的生成。TXA_2有很强的血小板凝集作用，且能使血管收缩，也能延长凝血酶原时间。双嘧达莫亦能抑制血小板凝集，防止微血栓形成，剂量为150~200mg/d，分次肌内注射或静脉滴注。

3. 丹参　可解除红细胞的聚集，改善微循环，防止血流淤滞。剂量为8~12ml/d加入低分子右旋糖酐内静脉滴注。

五、通气及氧合功能的维持

一般用面罩高流量、高浓度吸氧。如PaO_2<60mmHg应及时气管插管行机械通气。对出现呼吸困难或低氧血症的患者，应及早采用保护性通气治疗，建议使用低潮气量(6ml/kg)，维持平台压不超过30cmH_2O。适宜的PEEP可以使肺复张、维持充气肺的非萎陷状态和气道稳定，但临床上很难确定理想的PEEP水平，一般从3~5cmH_2O开始，最高不超过10~15cmH_2O。

六、维护重要脏器的功能

（一）心功能不全的防治

重症休克和休克后期常并发心功能不全，其发生的原因主要是心肌缺血、缺氧、酸中毒、细菌毒素、电解质紊乱、心肌抑制因子等的作用。出现心功能不全征象时，应严格控制输液速度和量。除给予强心剂外，可给多巴胺等血管活性药物，如多巴胺5~10μg/(kg·min)，或多巴酚丁胺2~20μg/(kg·min)，以防血压下降。同时给氧、纠正酸中毒和电解质紊乱，输注能量合剂纠正细胞代谢的失衡状态。钠洛酮可使心输出量增加，血压上升，并有稳定溶酶体膜、降低心肌抑制因子的作用。

（二）肺功能的维护

肺为休克的主要靶器官之一，顽固性休克患者，常并发肺功能不全，同时脑缺氧、脑水肿等亦可导致呼吸衰竭。因而凡休克患者必须立即用鼻导管或面罩给氧，保持呼吸道的通畅，及时清除呼吸道的分泌物，必要时可做气管切开。如有明确的休克肺发生，应行IPPV或给予PEEP治疗。

（三）肾功能的维护

休克患者出现少尿、无尿、氮质血症等肾功能不全的表现，主要原因是由于有效循环血容量降低导致肾血流量不足。肾损伤的严重程度与休克发生严重程度、持续时间、抢救措施密切相关。积极采取抗休克综合措施，维持足够的有效循环量是保护肾功能的关键。

（四）脑水肿的防治

脑组织需要约20%总基础氧耗量，且对低氧非常敏感，易致脑水肿的发生。临床上可出现意识改变、一过性抽搐和颅内压增高征象，甚至发生脑疝。处理上应及时采取头部降温、使用甘露醇、呋塞米及地塞米松等，以防脑水肿进一步发展。

（五）DIC的治疗

DIC为脓毒性休克的严重并发症，是难治性休克重要的死亡原因。DIC的诊断一旦确立后，应在去除病灶的基础上积极抗休克、改善微循环以及迅速有效地控制感染并及早给予肝素治疗。肝素剂量为0.5~1mg/kg（首次一般用1.0mg/kg），每4~6小时静滴1次，使凝血时间延长至正常2~3倍。根据休克逆转程度及DIC控制与否来决定用药时间。如凝血时间过于延长或出血加重，可用等量的鱼精蛋白对抗。同时可使用双嘧达莫、丹参注射液及抑肽酶来作为辅助治疗。

七、血液成分治疗

一旦脓毒性病灶清除，凝血功能障碍便能自行恢复。当发生严重出血或在外科手术前，应使用新鲜冰冻血浆和冷沉淀物，不宜使用凝血酶。当血小板计数$<5\times10^9$/L时，无论有否出血，都应输血小板；当血小板计数（5~30）$\times10^9$/L，且有明显出血危险时，可考虑输血小板；需要接受外科手术时，血小板计数应$\geq50\times10^9$/L。在复苏的初期，尽管CVP已达到目标，但SvO_2和$ScvO_2$未达到65%和70%，此时应输入浓缩红细胞使Hct≥30%。

12

八、早期营养支持治疗

根据热、氮等营养元素的每日需要量和各器官的功能状态，选择营养支持方式和剂量，已经被证明可改善脓毒性休克的预后。早期的肠内营养支持作为肠外营养支持的补充，不急于单独满足营养的需求。即使是很少的肠内营养也足以促进胃肠道功能和黏膜完整性的恢复，减弱肠道在炎性反应中所起的促进作用和减少肠道细菌及毒素的移位。对脓毒性休克患者，要进行代谢支持以保持正氮平衡。针对高分解代谢的特点，要提高蛋白质及氨基酸的摄入量，限制糖的摄入，使热：氮比值维持在100：1左右，并提高支链氨基酸比例。

九、早期目标导向治疗（EGDT）

EGDT指在动态、定量指标的指导下进行滴定式治疗，同时根据不同层次的监测指标，结合相应治疗手段，将治疗逐步引向深入。EGDT的概念由Rivers等提出，它以在脓毒性休克发病6h内达到复苏为目标，力争在“隐蔽性休克”状态下即能发现重症患者，以便及早纠正血流动力学异常和全身性组织缺氧，防止发生更严重的炎症反应和急性心血管功能衰竭。EGDT在早期脓毒性休克治疗中有积极作用，但对中、晚期患者没有明确的效果。

早期复苏（6小时内）的目标包括：①中心静脉压（CVP）8~12mmHg，机械通气患者至少应达到12mmHg；②平均动脉压（MAP）≥65mmHg；③尿量≥0.5ml/（kg·h），④中心静脉（上腔静脉）氧饱和度（$ScvO_2$）≥70%，混合静脉血氧饱和度（SvO_2≥65%。在最初6小时复苏过程中，若CVP达到目标，但$ScvO_2$或SvO_2未达到70%或65%，可输入浓缩红细胞，使血细胞比容≥30%，和/或输入多巴酚丁胺，最大剂量为20μg/（kg·min）。

第五节 创伤性休克治疗

创伤性休克常见于严重外伤，尤其是伴有内脏损伤和大量失血的情况。平时多见于交通事故伤、挤压伤、高处坠落伤、自然灾害伤（如地震）以及较大的手术打击等。创伤性休克的病情比较复杂，且治疗难度大，有时在治疗上虽十分努力和周全，但仍有很多患者死于多器官功能衰竭。因此，对创伤性休克的治疗，应针对其病因，采取恰当的治疗和支持，以使病情能向稳定和好的方向发展。

创伤作为引起休克的病因在临床上常见以下几种类型：①创伤后低血容量性休克：主要原因为大量失血和失液；②创伤后心源性休克：指创伤造成心肌受损，导致心输出量骤减而发生休克。主要见于胸部创伤发生气血胸或反常呼吸造成胸膜腔内压增高，或心脏压塞、心肌挫伤使心脏收缩和舒张功能受限，从而阻碍静脉血回流心脏而引起休克；③创伤后神经源性休克：可因剧烈疼痛、头部创伤或脊髓损伤后静脉容积扩大和回心血量减少引起；④创伤后脓毒性休克：发生在严重感染的基础上，与创伤后机体防御功能降低有关。

一、现场急救处理

创伤性休克发病急，进展快，常可在数分钟内死亡，因此现场急救和处理必须做到争分夺秒、准确有效。

（一）确保气道通畅

复苏时首先要保持气道通畅，注意清除口咽部异物，并选择有利于通气的体位。必要时经鼻或口腔插管通气。严重休克合并气道梗阻患者，如插管失败应行紧急气管切开。对呼吸、心脏停搏者，应立即行心肺复苏。

（二）迅速止血

对急性出血可采用直接压迫、加压包扎及止血带等方法止血。但不宜盲目钳夹出血点，以免损伤重要组织。抗休克裤是一种通过充气压迫止血的急救服具，能迅速止血并压迫四肢或腹部静脉促使血液回流，常用于创伤性休克患者的转运。抗休克裤充气至 20~40mmHg 时，可能起到以下 3 方面的治疗作用：①加压止血；②驱使血液分布至上半身，以维持心脑灌流；③有助于下肢骨折的固定。但抗休克裤压力过高、时间过长易引起下半身组织缺氧，减少回心血量，并影响通气功能。此外，解除抗休克裤时，应在充分扩容和准备手术条件下进行，以防下肢血流突然增加引起血压降低。

（三）建立静脉通道

脉搏快而细弱者，常已发生休克。对没有消化道损伤的伤员，可给予含盐饮料饮用，如有条件时应尽快输液。对严重创伤性休克应迅速进行静脉穿刺，置入大口径的套管针，迅速大量输液，但应尽量避免在伤肢补液。

（四）伤员转运

经现场处理后，伤员要及时转运至合适的医疗单位进行系统的补液和药物治疗。转运前，伤员须进行一定的包扎或遮盖创面，起固定和减少污染的作用，固定后转运还能减轻疼痛和休克。应注意避免搬运过程中骨折断端引起神经和血管损伤。此外，剧烈疼痛能加重休克，故应尽早止痛。

二、液体复苏

创伤性休克患者入院后，应立即进行扩容治疗以支持循环功能。为迅速恢复血容量，应在短时间内（45~60 分钟）快速输入等渗盐水或乳酸钠林格液 1000~2000ml，然后补给胶体液或血制品。在液体复苏过程中，应在估计失血失液量基础上，结合休克严重程度，根据 CVP、血压、脉搏、尿量、血细胞比容的变化等，调整和控制输血输液速度及用量，有条件时应监测 PCWP，PCWP 低于 13mmHg 说明左心功能良好，过高时应慎重补液。

创伤性休克时，常存在不同程度的代谢性酸中毒。目前认为，此类酸中毒的纠正主要依赖恢复良好的血液灌流，一般无须补充碱性药物。只有当血容量已充分补足，血管痉挛解除，仍呈现持续性代谢性酸中毒时，才应根据血气分析结果，缓慢给予碱性药物治疗。

三、药物治疗

（一）血管活性药

在创伤性休克治疗过程中，当液体复苏不能明显改善循环状态时，即需应用药物治疗，目前较常应用的有多巴胺。多巴胺作用于 α 和 β 受体及多巴胺受体，不同剂量引起的效应也不同。小剂量多巴胺<4~6μg/(kg·min) 不增快心率，但可增加心输出量及消化道和肾脏血流量，改善休克状态。大剂量时多巴胺能加快心率、增加心肌耗氧，甚至引起心律失常。

创伤性休克当血容量严重不足时，应慎用血管扩张药，只有当充分扩容，而外周血管仍处于痉挛状态或并发脓毒性休克时，可考虑用山莨菪碱（654-2）或其他血管扩张药。在用血管活性药物时，要密切观察临床表现和进行血流动力学监测，这有助于药物选择和剂量调整。

（二）洋地黄类药

严重创伤性休克常并发心功能不全。应用洋地黄类药物能增强心肌收缩力，减慢心率，增加心输出量。但用量不宜过大，以防洋地黄中毒，一般用毛花苷丙 0.2~0.4mg，加入 25%葡萄糖溶液 20ml 内缓慢静脉注射。

（三）利尿药

创伤性休克时少尿主要由于血容量减少、肾灌流不足所致，一般无须应用利尿药。但经充分补液后仍无尿者，可静脉输注甘露醇利尿，但 24 小时用量不宜超过 100g。也可选用 β_2 受体兴奋药（如小剂量多巴胺），以增加肾脏血液灌流。若仍无尿时，可用呋塞米增加尿量，并用碳酸氢钠使尿液碱化。

（四）肾上腺皮质激素

创伤性休克治疗中，大剂量皮质激素在下列情况应用可能有益：①创伤性休克合并严重颅脑外伤；②伴有骨盆或长骨骨折的创伤性休克患者，诊断明确后或手术前给予药理剂量的皮质激素，能减少血中游离脂肪酸，防治脂肪栓塞引起的肺损伤；③短期应用于创伤后肺功能不全的早期患者。

四、并发症的防治

颅脑损伤以及大面积烧伤的创伤性休克，常诱发胃肠道应激性溃疡出血。对此类伤员可采用胃肠减压，并使用抑酸药降低出血率。严重创伤常有伤口感染和坏死组织存留，而创伤性休克本身又大大降低了机体防御功能，使内源性和外源性感染的发生率均显著增高，尤其是创伤性休克能造成肠道黏膜缺血和缺氧性损害，削弱肠屏障功能，发生肠道细菌移位和肠源性内毒素血症，而诱发脓毒症和多器官功能不全，因此必须重视胃肠道的保护和感染的防治。创伤性休克时，应尽早使用足量抗生素。选用抗生素时，除针对创面细菌外，还要兼顾肠道细菌中的需氧菌，也要考虑厌氧菌。

如创伤性休克持续发展或处理不当，极易发生诸多内脏并发症和多器官功能不全。因此，在创伤性休克治疗过程中，须密切注意心、肺、肝、肾、胃肠道等脏器功能的变化，积极进行器官功能和代谢支持，控制感染和过度的炎症反应。所采取的一切治疗措施应有利于保护和维持重要脏器的功能稳定，有利于预防和治疗内脏并发症。

五、病因治疗

在严重开放性创伤或实质性脏器损伤造成活动性出血时，如不及时手术止血，则休克不可能消除。随着外科与麻醉技术的进步及抗休克治疗的进展，目前已能使抗休克与手术同时进行。因此对内脏破裂、大血管损伤及多发性骨折引起内出血所造成的休克，须立即进行手术止血，并对损伤的脏器和血管进行修补，对骨折行复位和内固定。

胸部创伤并发休克时，常伴有心源性因素，须进行胸部创伤的紧急处理。对开放性气胸应堵塞胸部伤口，制止反常呼吸，对张力性气胸应穿刺和行闭式引流，连枷胸时，要做好局部固定，防止呼吸功能不全。胸腔大出血时，要手术开胸止血，心脏压塞时，须行心包穿刺或切开，排除积血和修补心脏伤口。

为了预防感染和脓毒症，要妥善处理创面，对坏死组织要彻底清除。对保留的间生态组织要密切观察，一旦发现出现坏死，须及时手术清除。

第六节 休克患者的监测

一、一般临床监测

（一）精神状态

主要反映脑组织的血流灌注和供氧情况。在脑血流灌注逐渐减少的过程中，脑缺氧的程度不断加重，患者可依次出现兴奋、躁动不安、神志淡漠、昏迷等症状。休克纠正后，神志逐渐恢复正常。

（二）皮温与中心温度差

对休克患者，监测皮温与中心温度非常重要。将探测电极置于食管内的心脏水平，可准确地测出心脏温度。直肠温度是外周性的，不能很好地反映中心温度。皮肤温度（脚蹬趾内侧）是CO的可靠指标，可间接反映全身血流状态。

12

连续监测趾温与中心温度，是鉴别外周灌注减少或改善的有价值指标。在严重休克初期，所测出的皮温很低（<30℃），一旦外周灌注改善，便可于30~45分钟内升至与中心温度差<4℃范围内。当补足血容量后，如皮温持续低于32℃，便应考虑使用血管扩张药物以改善外周灌注。

（三）尿量及尿/血浆（重量）渗量比率

休克患者每小时尿量对评价肾脏灌注很有价值，如排尿量<40ml/h，以及尿/血浆（重量）渗量比率（U/P比率）≤1.4，则表示肾功能不良。尿量增加是内脏灌流改善的早期反映。U/P比率应在给利尿药前测定。多尿时U/P比率可达1，如多尿并非利尿药所致，一般与肾衰竭有关。

（四）呼吸

呼吸频率增加是脓毒性休克的早期征象之一，这与通气灌流比率失衡及随之而来的低氧血症有关。失血量30%以内的休克，呼吸可正常，当失血量超过40%，由于血液输送氧能力降低，可发生特有的气饥。

（五）脉搏、脉容积和血压

1. 脉搏　脉搏可用触诊、ECG或SpO_2监测。如血压低和周围血管收缩，周围脉搏触知即困难。脉搏可灵敏地反映心血管状态，但也可受药物影响，如洋地黄、β-受体阻滞药、阿托品、新斯的明、血中激素含量的变化，特别是肾上腺素和去甲肾上腺素等。脉搏渐增是循环血量丢失的较早期征象，它可见于CVP降低前，或与CVP降低同时出现。如无体液丢失，而脉搏缓慢增速，且血压也降低，就应考虑是否存在脓毒症、酸碱及电解质失衡，以及液体超负荷或心肌损伤等。

2. 脉容积　脉容积或指容积脉搏波描记比血压更能反映血流动力学状态，当触不到桡动脉搏动时或脉搏波低平时，是补充血容量的可靠指标。一旦颈动脉或股动脉触不清或脉搏波消失，而心率增速又非循环血容量减少所致，即表示预后不佳。

3. 血压　动脉压是血流动力学的重要指标之一。袖带法测压是简而易行的间接测压法（无创性），直接测压法（有创性）的测得值一般高于间接测压，但直接测压值也可明显低于间接测压，这种差异常见于高血压、过度肥胖、低体温或休克患者。血压低而脉容积洪（除药物影响外），常见于脓毒性休克的外周血管舒张期或暖休克，血压低而脉容积细（脉搏波低平）常见于低血容量性休克及脓毒性休克的血管收缩期或冷休克。对细胞灌流而言，血压与血管状态相比较，血压居次要地位，但临床上常习惯以血压水平去表示休克的严重程度。

4. 休克指数　休克指数为脉搏（次/分）与收缩压（mmHg）的比值，常用于判断失血量和休克的严重程度。0.5为正常，1.0为中度休克，1.5为重度休克。1.0以上循环血容量丢失20%~30%，1.5以上循环血容量丢失30%~50%。休克指数受患者的健康状况、麻醉及药物（如服用β受体阻滞剂）等多种因素的影响，在此情况下，心率和收缩压的变化并不能很好反映失血量和休克的严重程度。

（六）心电监测

心电监测可以了解血流动力学改变、酸碱及电解质情况及各种治疗用药对心律、心肌供血情况的影响。任一导联均可用于了解心律，但只有肢体及心前区导联才能了解心肌供血，如aVR反映心内膜，aVL反映左心室外壁，aVF反映下壁，V_1~V_6反映心前壁。血流动力学、酸碱及电解质失衡及某些药物，不仅可以影响心律，还可使反映心肌代谢情况的ST段及T波发生改变。任何心律失常及心肌供血不良都会使心功能低下，从而加重血流动力学异常。心电监测不仅能了解心律及心肌供血情况，也是评估改善心律及心肌供血措施的良好指标。

二、血流动力学监测

重症休克患者通过放置Swan-Ganz导管，可以监测中心静脉压、肺毛细血管楔压、心输出量、心指排血数和体循环血管阻力。

（一）中心静脉压（CVP）

CVP 反映循环血容量、回心血量及右心功能，可指导休克中的扩容治疗，正常参考值为 5~10cmH_2O。当 CVP>15cmH_2O，提示心功能不全，肺循环阻力增加；当 CVP<5cmH_2O，提示血容量不足。

（二）肺毛细血管楔压（PCWP）

反映左心功能及前负荷，正常参考值为 8~12mmHg。当 PCWP>20mmHg，应限制液体入量；PCWP>25~30mmHg，提示左心功能不全，有发生肺水肿的可能；PCWP<8mmHg，伴心输出量降低、周微循环障碍，说明血容量不足。

（三）心输出量（CO）和心排血指数（CI）

正常参考值分别为 4~6L/min 和 2.5~3.5L/(min・m^2)。循环血容量不足或心功能不全时降低，但在脓毒性休克时往往增高。其与 PCWP 构成的心功能曲线用以分析心功能状态在临床中非常实用。

（四）体循环血管阻力（SVR）

结合心输出量用于指导休克的药物治疗，正常参考值为 1000~1500（dyn・s）/cm^5。SVR 低于 1000（dyn・s）/cm^5，提示存在高血流动力学状态。在脓毒性休克，如 SVR 正常或升高，提示血容量不足。

三、动脉血气分析

动脉血气分析是判断体内酸碱平衡和肺功能状态的重要指标。休克时 $PaCO_2$ 一般正常或轻度降低，在通气良好时，$PaCO_2$ 升至 50mmHg 以上，提示严重肺功能不全。吸入空气时 PaO_2 为 60mmHg 或更低，且低氧血症难以纠正，提示 ARDS 的存在，应给予机械通气治疗。

对创伤伴有轻度或中度低血容量性休克患者，如较早出现严重低氧血症，应考虑有误吸、液体超负荷或脂肪栓塞综合征。

呼吸指数（RI）是反应和追踪败血症或创伤后肺衰竭病情发展的有效监测指标。RI = A-aDO_2/PaO_2，正常值为 0.1~0.37。当 RI 升至 2 时须行气管内插管，RI 超过 7 时提示预后不佳。

休克患者几乎可以发生各种类型的酸碱失衡，其中以呼吸性碱中毒、代谢性酸中毒、呼吸性碱中毒合并高 AG 代谢性酸中毒（乳酸酸盐增多性酸中毒）、呼吸性酸中毒合并代谢性酸中毒最多见。血气分析对准确诊断、指导治疗和预后判断均有帮助。

四、血液系统监测

（一）血细胞比容（Hct）

Hct 水平可反映血红蛋白浓度和血液黏滞性。休克患者维持较低血液黏滞性又不影响氧运输的 Hct 水平很重要，一般维持 Hct 在 30%左右对运输氧量最佳，如 Hct 不低于 25%，则氧运输量仍可维持正常。

（二）凝血功能

包括凝血酶原时间（PT）、活化部分凝血活酶时间（APTT）和纤维蛋白原浓度、血小板计数。PT、APTT 时间延长，或许是发生了 DIC，或是由于输入了较大量陈旧血使不稳定性凝血因子欠缺所致。在无出血时，血小板降低表示与败血症有关。伴随输入陈旧血后发生的严重出血，一般与血小板减少有关。在无其他凝血因子异常情况下的血小板减少，并不表示发生 DIC。

五、组织灌注监测

（一）血乳酸盐含量

血乳酸盐含量可反映组织缺血的严重程度，也是衡量休克治疗效果的重要指标。正常值低于 2.0mmol/L（0.33~1.67mmol/L），休克时血乳酸盐含量明显升高，一般都大于 4mmol/L。出血性休克时乳酸盐升高的幅度较大，与休克的严重程度之间有一定关系，但不能作为判断预后的可靠指标。复苏后乳酸盐持续升高，一般表示预后不佳。

如不能测定乳酸盐含量，可用阴离子隙（AG）代替，$AG = Na^+ - (HCO_3^- + Cl^-)$，正常值为（12±2）mmol/L。如 AG 大于 30mmol/L，即可诊断为乳酸盐增多性酸中毒。

（二）胃黏膜 pH（pHi）监测

胃肠黏膜是休克期组织缺血缺氧最早受损的组织，pHi 是衡量内脏血液灌注状态和供氧情况的良好指标。pHi 的正常范围是 7.35~7.45，低于 7.30 常反映内脏处于低灌注状态。

（三）混合静脉血氧饱和度（SvO_2）监测

SvO_2 是反映组织氧平衡的重要指标，既能反映氧合功能，又可反映循环功能的变化。SvO_2 需要通过肺动脉导管采取肺动脉血进行测定，正常范围为 73%~85%。中心静脉血氧饱和度（$ScvO_2$）是采取上腔静脉血样进行测定，$ScvO_2$ 与 SvO_2 有良好的相关性，在临床上更具可操作性。在严重感染和脓毒性休克患者，SvO_2<60%，或 $ScvO_2$<70% 提示病死率明显增加。

第七节 休克的治疗前景

一、抗炎性介质治疗

炎症反应是一种生理性保护机制，反应过度或失控则可发生 SIRS，如由感染引起则为脓毒症，进一步可发展为休克，甚至发展为 MODS。临床上对炎症反应的治疗不再局限于应用抗生素，而扩大到一系列对炎性介质的调节和拮抗。

近年来研究发现，IL-1 受体拮抗剂（IL-1ra）可使 IL-1

失去活力，但仅在出现脓毒症反应后应用有效。抗 TNF-α 抗体可减少遭受内毒素攻击动物的病死率，但必须在内毒素攻击后 30 分钟后应用，否则无效。抗 CD_{14} 抗体对灵长类动物狒狒属脓毒性休克模型有保护作用，因此抑制人类 CD_{14} 通路有可能成为治疗脓毒性休克的新措施。己酮可可碱可抑制促炎介质 TNF-α 和 IL-1 的分泌。以上这些治疗方法有的仅在实验室条件下证明有效，或仅仅是理论上认为有效，在临床实践中其结果有待进一步验证。

二、抗内毒素治疗

内毒素在休克和 MODS 的发生和发展过程中起重要作用，实验研究证实，联合使用抗生素和抗内毒素药，可提高休克患者生存率。使用抗脂多糖抗体或静脉注射大剂量抗脂多糖抗体，或将 9-肽多黏菌素黏附在血滤器中空纤维的内壁上，可清除血液循环中内毒素。抗内毒素抗血清或抗体，在动物实验中也取得了满意结果。另外，针对脂多糖的核心糖脂成分而产生的抗体，被证实在人内毒素血症时有很好的治疗作用。

三、重组人活化蛋白 C

严重细菌感染引起脓毒症时，出现血管内皮损伤，血栓调理素下调，机体激活蛋白 C 能力下降，使活化蛋白 C 调节凝血酶的功能降低，微循环内发生凝血，引起 DIC 及 MODS，最终导致死亡。近年来研究发现，活化蛋白 C 是炎症瀑布式反应中调节微循环和炎症的重要调节因子，具有抗血栓、抗感染、抗纤溶作用，并通过抗凋亡机制阻断内皮细胞受损，保护血管和器官功能。临床试验证实，重组人活化蛋白 C 可呈剂量依赖性降低血浆 D-二聚体和血清促炎因子 IL-6 水平，从而降低严重脓毒症患者的病死率，但存在一定程度的出血危险。推荐剂量为 24μg/(kg·h)。

四、蛋白酶抑制剂

乌司他丁是从人尿液中提取精制而成的糖蛋白，能有效抑制多种酶的活性。用于脓毒性休克患者时，可抑制促炎因子 TNF-α、IL-6 和 IL-8 的生成和释放，降低 β-GCD 活性，稳定溶酶体膜；保持 SOD 活力，降低 MDA 含量，以减少氧自由基，从而达到对脓毒性休克的治疗作用。成人单次用量为 20 万~40 万 U，必要时每 6h 可重复使用。

五、阿片受体拮抗剂

随着神经内分泌学的发展和对休克病理生理研究的不断深入，内源性阿片样物质在休克发病中的作用越来越受到重视。内源性阿片样物质主要包括内啡肽和脑啡肽，前者广泛存在于脑、交感神经节、肾上腺髓质和消化道。休克时脑组织及血液中内啡肽含量明显增加，并作用于 μ、κ 受体，产生直接心血管抑制效应，同时还影响脑内其他递质，如 5-羟色胺、去甲肾上腺素等，产生间接的心血管抑制效应。

纳洛酮为阿片受体拮抗剂，用于休克患者可产生有利的血流动力学效应，主要表现为增强心肌收缩力、增加 CO、提高平均动脉压、改善外周微循环、减轻酸中毒、稳定溶酶体膜、改善肺肾功能，从而提高休克患者的存活率。

纳洛酮对各种类型的休克均有效，尤其适用于脓毒性休克。早期（发病 3h 内）、大剂量、重复使用效果最好。常用量为 0.4~4.0mg 分次静脉注射，或以 0.4mg/h 静脉滴注，并根据治疗效果调整剂量，力争维持收缩压在 80~100mmHg。

治疗剂量的纳洛酮无明显不良反应，超大剂量时可阻断 δ 受体，对呼吸和循环产生轻度抑制作用。少数患者出现恶性、呕吐、血压升高、心率增快等，偶有急性肺水肿和心脏停搏的报道。纳洛酮对阿片受体缺乏选择性，对 μ 受体的阻断作用较为明显，因此对应用阿片类药控制疼痛的休克患者，不宜选用纳洛酮治疗，以免镇痛效果被阻断后使患者疼痛难忍。

六、花生四烯酸代谢抑制剂

休克时细菌内毒素、缺血缺氧、炎症介质及氧自由基等，可激活磷脂酶 A_2（PLA_2），水解生物膜上的磷脂，形成花生四烯酸（AA），AA 通过环氧化酶和脂氧化酶途径生成促炎介质 TXA_2 和白三烯类（LTs）。由于 TXA_2 水平明显升高，TXA_2/PGI_2 比值增大，导致外周血管痉挛、血小板聚集、微循环障碍和组织器官血流量减少。LTs 则使白细胞贴壁和释放溶酶体酶，增加血管通透性和炎症反应，并使肺、肠系膜、冠状血管和支气管平滑肌收缩。

布洛芬为环氧化酶抑制剂，可减少 TXA_2 及 PGI_2 的生成，其中 TXA_2 减少更为明显，使得 TXA_2/PGI_2 比值下降，从而在一定程度上改善微循环障碍。同时，布洛芬还可抑制氧自由基的释放、稳定溶酶体酶，与血浆白蛋白结合，可减少血浆蛋白向血管外渗漏，从而维持胶体渗透压和有效循环血量。布洛芬对已生成的 TXA_2 无拮抗作用，因此在休克治疗时必须早期用药，而且预防性用药明显优于治疗性用药。另外，布洛芬对脂氧化酶无抑制作用，用药抑制环氧化酶后，AA 可通过脂氧化酶途径生成更多的 LTs，如果使用不当，可加重休克对机体的影响。酮洛芬与布洛芬同属于芳香基丙酸类化合物，其特点是对环氧化酶和脂氧化酶都有抑制作用，应用后不会导致 LTs 增多。

七、血液代用品

目前，血液代用品大致可以分为两大类：氟碳化合物（PFC）和血红蛋白氧载体（HBOC）。PFC 是化学合成的一种氧气溶解剂，不具有血红蛋白独特的氧结合特性和正常的代谢途径，只能在高浓度的氧气里才能提供足够的氧气溶解量，且循环时间短，存放需要合适的温度和条件，还会引起短暂的流感样综合征，如发热、寒战、恶心等。

12

HBOC包括表面修饰血红蛋白、分子内交联血红蛋白、聚合血红蛋白、脂质体包裹血红蛋白、微囊化血红蛋白、基因重组血红蛋白等，每一种都有各自的优劣势，相对于直接暴露于基质的血红蛋白修饰物，包裹的血红蛋白对机体毒性及损伤更小。

八、中西医结合治疗

中医学对休克的治疗有悠久的历史。近年来，随着对休克病理生理的深入研究，中西医结合治疗休克显现了广阔的前景。如失血性休克时并用含大黄、黄连的泻心汤，心源性休克时并用含人参、丹参的中药制剂，脓毒性休克时并用含清热解毒的祛泻药和益气固脱的扶正药等，水煎后口服或经胃管注入，均取得了良好的治疗效果。另外，中药中也不乏有抗氧化作用或清除自由基的药物。

（李文硕　王建波）

参考文献

余剑波，王国林，姚尚龙，等. 实用急腹症麻醉学. 天津：天津科学技术出版社，2010

第十三章
SIRS/MODS 的防治

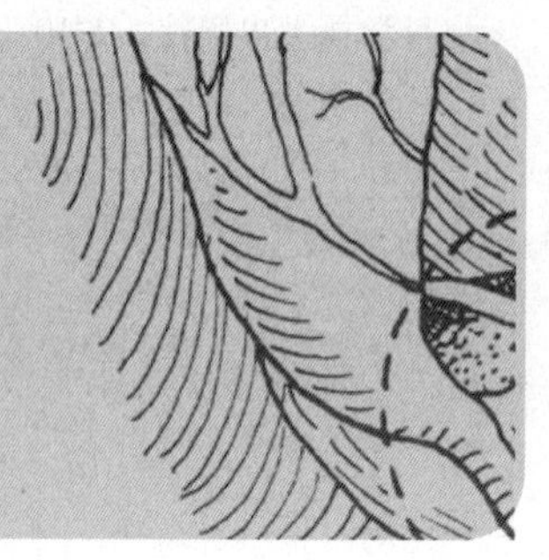
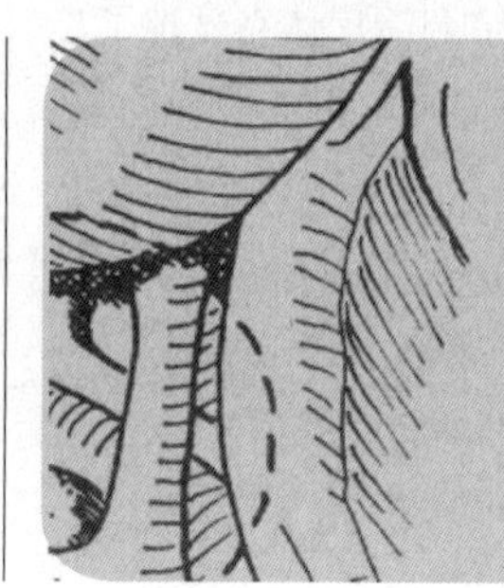

在外科领域，感染是导致全身炎性反应综合征和多器官功能不全综合征（SIRS/MODS）的主要原因。从 18 世纪开始对于感染和由此所造成的机体内环境平衡紊乱有了记载和描述。历经 200 余年的探索，人们对于炎性疾病的认识才进入到今天这样深入和广阔的境地。20 世纪 60 年代末和 70 年代初，一种新的临床综合征在外科领域引起人们的注意，即当全身或某一个脏器遭受严重创伤应激打击后，能导致其他器官功能的相继损害。1973 年，Tilney 等详细地描述了这一综合征并称之为序惯性系统衰竭（sequential system failure）。此后，各国学者纷纷报道了这一综合征，给予了不同的命名。如“进行性序贯性多系统器官衰竭”、“多系统器官衰竭（multiple system organ failure，MSOF）”、“多器官衰竭（multiple organ failure，MOF）”等，其中 MSOF 和 MOF 被广泛的承认和接受。1991 年，美国胸科医生学会（ACCP）与危重病医学会（SCCM）联席会议委员会，根据此综合征进行性和可逆性的特点，提出了全身炎性反应综合征（systemic inflammatory response syndrome，SIRS）和多器官功能障碍综合征（multiple organ dysfunction syndrome，MODS）的新术语，并对有关感染和炎症反应的名词如脓毒症（sepsis）等进行了重新定义，受到医学界的广泛关注。从 MSOF 到 MODS 反映了对此综合征认识的深入，即器官衰竭本身不是一个独立的事件，而是一连串病理过程的终末阶段，在此之前先出现器官功能不全。

第一节　Sepsis、SIRS、MODS 和 MOF 的概念

一、Sepsis 的概念

Sepsis 一词来源于希腊语，系指组织损害的两个基本形式：pepsis 原指酒和食物的发酵过程，与生活和食品保鲜有关；Sepsis 原指动植物的腐败过程，在医学领域中与死亡和疾病相关联。基于微生物是动植物腐败的根源，因此，Sepsis 在临床上用来描述因细菌感染所致一类症状与体征相近的严重疾病。共同的症状和体征包括：发热、心动过速、低血压、少尿、呼吸急促、白细胞升高、精神改变、缺氧、代谢紊乱及远隔器官的功能损害。在临床上，典型的 Sepsis 综合征最初只指由 G^- 菌感染后出现血行播散，此后扩展到 G^+ 菌感染、病毒感染、水杨酸中毒，甚至健康志愿患者在接受无菌性应激激素介质后所产生的症状。

在命名学方面，对于类 Sepsis 综合征的定义和名称各种各样，如“Sepsis（脓毒症）”，“Septic syndrome（脓毒综合征）”，“hypermetabolic organ failure complex（高代谢器官衰竭综合征）”，“multiple organ failure（多器官衰竭）”，“multiple system organ failure（多系统器官衰竭）”，“non-bacteremic clinical sepsis（非菌性临床脓毒症）”等。由于命名学方面的混乱使各治疗单位的诊断标准迥异，研究的结果难以进行比较和评估。

直到 2002 年脓毒症定义大会的召开，确定了脓毒症、严重脓毒症和多脏器功能障碍的概念。2004 年、2008 年发布了国际脓毒症和脓毒症休克治疗指南，2012 年来自 30 个国际组织的 68 位专家对 2008 版《国际脓毒症和脓毒症休克治疗指南》进行了更新。在新的 2012 版《国际脓毒症和脓毒症休克治疗指南》明确了脓毒症和严重脓毒症的定义，见表 13-1-1、表 13-1-2。

二、MOF 的概念

20 世纪 70 年代末 80 年代初，由 Eisema 和 Fry 等提出 MOF 的概念：当感染不可控制地使机体受到致命的损害，此时的许多重要器官已不可逆地不再具有正常的生理功能，这一时刻的状态则称为多器官衰竭。在美国 20 世纪 80 年代，在 1 周内发生多于 2 个器官衰竭的死亡率为 52%～100%，20 世纪 80 年代末为 52%～89%，因此 MOF 几乎与死亡是同义词。

经历 20 余年的探索，MOF 的诊断标准已经量化，其定义分度见表（表 13-1-3、表 13-1-4）。

13

表 13-1-1　脓毒症的诊断标准

感染，证实的或可疑的，及以下：
一般情况
发热（>38.5℃）
低体温（核心体温<36℃）
心率>90 次/分或超过正常年龄相关值的 2 个标准差
心动过速
意识障碍
明显的水肿或液体正平衡（>20ml/kg，24 小时后）
无糖尿病情况下的高血糖（>140mg/dl 或 7.7mmol/L）

续表

炎症情况

- 白细胞增多（>12×10^9/L）
- 白细胞减少（<4×10^9/L）
- 白细胞计数正常，有超过 10%的幼稚白细胞
- 血浆 C 反应蛋白水平超过正常值的 2 个标准差
- 血浆前降钙素水平超过正常值的 2 个标准差

血流动力学情况

- 低血压（成人收缩压<90mmHg，平均动脉压<70mmHg，或收缩压下降>40mmHg，或低于正常年龄相关值的 2 个标准差）

脏器功能障碍情况

- 低氧血症（PaO_2/FiO_2<300mmHg）
- 急性少尿［尽管已进行液体复苏，但尿量<0. 5ml/(kg・h)，持续至少 2 小时］
- 尿素升高>0. 5mg/dl 或 44. 2μmol/L
- 凝血功能异常（国际标准化比值 INR>1. 5 或 APTT>60 秒）
- 肠梗阻（肠鸣音消失）
- 血小板减少（<100×10^9/L）
- 高胆红素血症（血浆总胆红素>4mg/dl 或 70μmol/L）

组织灌注

- 高乳酸血症（>1mmol/L）
- 毛细血管再充盈时间延长或花斑

注：1mmHg = 0. 133kPa

表 13-1-2 严重脓毒症的定义

严重脓毒症的定义：脓毒症诱导的低灌注或脏器功能障碍

脓毒症诱导的低血压

乳酸高于正常值上限

尿量<0. 5ml/(kg・h)，持续至少 2 小时，尽管已进行液体复苏

急性肺损伤 PaO_2/FiO_2<250mmHg，肺部炎症不是感染源

急性肺损伤 PaO_2/FiO_2<200mmHg，肺部炎症为感染源

尿素氮>2. 0mg/dl 或 176. 8μmol/L

胆红素>2mg/dl 或 34. 2μmol/L

血小板计数<100×10^9/L

凝血功能异常（国际标准化比值 INR>1. 5）

表 13-1-3 多器官衰竭（MOF）的定义

如果患者在 24 小时内有如下的两个或更多的指标出现则认为多器官衰竭已经存在：

心血管衰竭（≥1 项）

- 心率（R）≤54 次/分
- 平均动脉压≤6. 53kPa（49mmHg）
- 室性心率正常，室颤或两者兼有
- 血清 pH≤0. 94kPa（7. 24mmHg），同时 $PaCO_2$≤0. 53kPa（49mmHg）

呼吸衰竭（≥1 项）

- 呼吸频率≤5 次/分或≥49 次/分
- $PaCO_2$≥6. 67kPa（50mmHg）
- $AaDO_2$≥350；$AaDO_2 = 713FiO_2 - PaCO_2 - PaO_2$
- 在 MOF 发生后第 4 天需要机械通气，以维持呼吸

续表

肾衰竭（≥1 项）
尿量≤479ml/24h 或≤159ml/8h
血清 BUN≥35.7mmol/L
血清肌酐≥309.4μmol/L
血液衰竭
WBC≤1×10^9/L
血小板≤20×10^9/L
血细胞比积≤20%
神经衰竭
Glasgow coma 评分≤6（无镇静剂应用时）

表 13-1-4　损伤后多器官衰竭评分

	一级	二级	三级
肺功能损害 ARDS 评分*	>5	>9	>13
肾功能损害 肌酐水平	>159μmol/L	>221μmol/L	>442μmol/L
肝功能损害 胆红素水平**	>34.2μmol/L	>68.4μmol/L	>136.8μmol/L
心功能损害 血管收缩剂用量***	小	中	高

*ARDS 评分=A+B+C+D+E

A. 肺 X 线片：0=正常；1=弥漫性的、轻度的间质模糊；2=弥漫性、显著的间质模糊或轻度气区阴影；3=弥漫性的、中度肺实变；4=弥漫性的、严重的肺实变

B. 低氧血症（PaO_2/FiO_2）：0≥250，1=175~250，2=125~174，3=80~124，4≤80

C. 每分通气量（L/min）：0≤11，1=11~13，2=14~16，3=17~20，4≥20

D. 终末呼气正压（1kPa）：0≤0.59kPa，1=0.59~0.88kPa，2=0.98~1.28kPa，3=1.37~1.67kPa，4≥1.67kPa

E. 静息顺应性（ml/1kPa）：0≥509，1=509~407，2=306~398，3=204~296，4≤204

**除外胆道梗阻和溶血

***心脏指数<3.0L/(min·m^2）要求血管收缩剂多巴胺支持：小剂量<5μg/(kg·min)；中剂量=5~15μg/(kg·min)；高剂量>15μg/(kg·min)

由此看来，MOF 是 Sepsis 的终结。一旦进入这一阶段，治疗将是十分困难甚至是徒劳的。

感染是导致 MOF 的唯一原因吗？学者们发现：感染只占产生 sepsis 综合征原因中的一半或更少，烧伤、创伤、急性胰腺炎等非感染性疾病同样可引起 sepsis 综合征，同样导致 MOF，而不论是活体或尸检都找不到有微生物侵袭的证据。动物实验也证实，sepsis 综合征可以由炎性介质引发，而无须微生物的介入。那么，sepsis 的概念则显得有局限性了，它只是反映了炎性疾病中感染的一个侧面。

此外，MOF 是疾病的结果，强调疾病的终末阶段，忽略了器官功能动态变化的全过程，它的性质是全或无的（All-or-Nothing）。MOF 阶段留给临床学家的治疗余地十分有限，有“不可逆”的含义，此概念限制了治疗学的发展。

三、SIRS、MODS 的概念

1991 年在美国胸科协会和急救医学学会共同举办的会议上提出了全身炎性反应综合征（systemic inflammatory response syndrome，SIRS）的概念。这一概念的确定是在大量研究数据分析以后得出的，是非经验性的。SIRS 的诊断标准涵盖了感染、烧伤、创伤、急性胰腺炎等不同致病因素所产生的共同的临床特征，解决了针对单一病因制定诊断标准所造成的局限性和不可比性的问题，同时也阐明了感染（infection）、脓毒症（sepsis）和 SIRS 之间的关系见图 13-1-1。

13

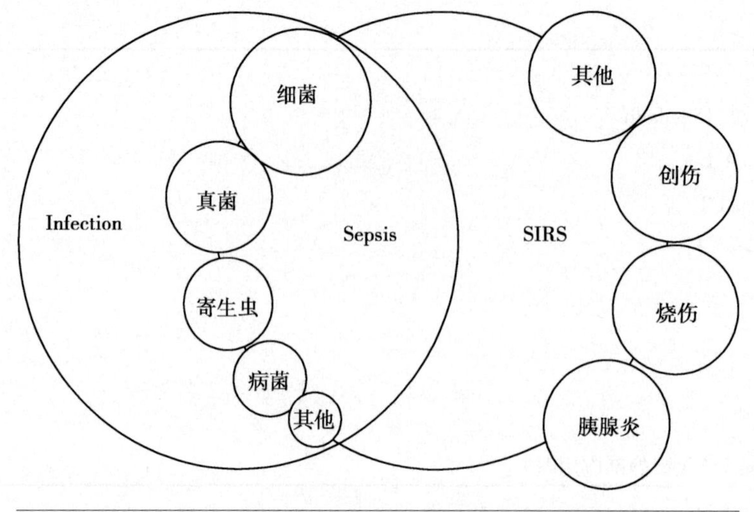

▶ 图 13-1-1 感染、Sepsis 和 SIRS 之间的关系

SIRS 的诊断标准十分明了、简单，是各种致损因素引发机体应激反应的共性表现（表 13-1-5）。

表 13-1-5 SIRS 的诊断标准

如果具备下述两项或以上指标则认为处于 SIRS 状态：
1. 体温>38℃或<36℃
2. 心率（R）>90 次/分
3. 呼吸频率>20 次/分，或 $PaCO_2$<32mmHg
4. WBC>12×10^9/L 或<4×10^9/L 或不成熟白细胞>10%

MODS 介于正常和 MOF 之间，它描述了一个阶段而不是某个时刻，是一个连续的、动态的过程，而不是终结。MODS 可逆转的特性给治疗学提供了空间和余地，促进了治疗学的发展。

MODS 主要包括肺、心血管、肾、肝、血液、胃肠道、神经、代谢和免疫九大系统，各个系统的评定标准如下：

（一）肺功能不全

肺脏常常是最先受累的器官，其功能受损的评定分为 3 部分：①机械性通气的时间和程度；②呼吸频率，$PaCO_2$ 和肺泡氧弥漫；③ARDS。

（二）心血管功能不全

心血管生理状况的评定包括心率、心律、心肌缺血程度、心源性休克程度以及心内膜炎。合并心血管功能损害所导致的死亡率也较高。

（三）肾功能不全

其判定指标主要是依靠血肌酐水平，因肾功能损害而需要血透或腹透也包括在内。

（四）肝功能不全

判定指标包括胆红素/酶学变化。

（五）血液系统功能不全

主要判定指标为 WBC、血小板计数、纤维蛋白原、DIC（播散性血管内凝血）倾向。

（六）胃肠道功能不全

胃肠道是在机体损伤后很易受累的靶器官。判定指标包括：①应激性溃疡所致出血；②进行性腹部胀气，肠鸣音减弱，不能耐受饮料和食物超过 5 天；③肠鸣音近于消失，出现中毒性肠麻痹，有高度腹胀者；④胃肠蠕动消失。在有条件的情况下胃黏膜 pH 也作为指标之一。

（七）神经系统功能不全

以 Glasgow coma 评分最为常用，包括昏迷、脑出血、脑梗死、突发的神志不清等。

（八）代谢系统功能不全

判定指标为血糖升高，胰岛素依赖、酸中毒，肾上腺皮质功能低下等。

（九）免疫系统功能不全

曾有学者采用皮肤敏感试验来判定免疫功能，但是目前尚不能普遍应用。

北京市科委重大项目“MODS 中西医结合诊治/降低病死率的研究”课题组根据循证医学理论，通过前瞻性、多中心、大样本的临床实验研究，总结出 MODS 诊断标准，此诊断标准包含呼吸、心血管、肾脏、肝脏、凝血、胃肠、中枢神经系统。此外，与之前诊断标准相比，MODS 诊断标准中各器官和系统都有 1~3 个诊断指标，且各诊断指标在临床上较易获得、易操作，并与 MODS 的预后转归密切相关，见表 13-1-6。

Marshall 也提出了类似的判定标准，而且进一步地将其量化，将 MODS 评分与死亡率作相关性比较，结果是：0 分=功能基本正常，死亡率<5%，>4 分则出现显著的功能紊乱（derangement），9~12 分死亡率大约 25%，13~16

分为 50%左右，17~20 分死亡率高达 75%，如大于 20 分，几乎 100%死亡，他提出的评分系统最高为 24 分。Marshall 的量化系统较为充分地体现了 MODS 的动态特征（见表 13-1-7）。

表 13-1-6 MODS 诊断标准

项目	条件	诊断条件
呼吸功能障碍诊断标准	氧合指数 PaO_2/FiO_2<300mmHg	具备即可诊断
心血管功能障碍诊断标准	a. 收缩压<90mmHg（1mmHg=0.133kPa） b. 平均动脉压（MAP）<70mmHg c. 发生休克、室性心动过速（室速）或心室纤颤（室颤）等严重心律失常、心肌梗死	具备 a、b 两项之一，即可诊断
肾脏系统功能障碍诊断标准	a. 血肌酐（S_{Cr}）>123.76μmol/L b. 尿量<500ml/24h	具备 a、b 两项之一，即可诊断
肝脏系统功能障碍诊断标准	a. 总胆红素（TBil）>20.5μmol/L b. 血白蛋白（ALB）<28g/L	具备 a、b 两项之一，即可诊断
凝血系统功能障碍诊断标准	a. 血小板计数（PLT）<100×10^9/L b. 凝血时间（CT）、活化部分凝血酶原时间（APTT）、凝血酶原时间（PT）延长或缩短，3P 试验阳性	具备 a、b 两项之一，即可诊断
胃肠系统功能障碍诊断标准	a. 肠鸣音减弱或消失 b. 胃引流液、便潜血阳性或出现黑便、呕血 c. 腹内压（膀胱内压）≥11cmH_2O （1cmH_2O=0.098kPa）	具备 a、b、c 三项之一，即可诊断
中枢神经系统功能障碍诊断标准	a. 意识出现淡漠或躁动、嗜睡、浅昏迷、深昏迷 b. 格拉斯哥昏迷评分（GCS）≤14 分	具备 a、b 两项之一，即可诊断

表 13-1-7 MODS 评分表（Marshall 标准）（0~24 分）

器官系统	变量	分值				
		0	1	2	3	4
呼吸系统	PaO_2/FiO_2（mmHg）	>300	226~300	151~225	76~150	≤75
肾脏	血清肌酐（mg/dl）	≤100	101~200	210~350	351~500	>500
肝脏	胆红素（mg/dl）	≤20	21~26	61~120	121~240	>240
心血管系统	PAHR	≤10	10.1~15	15.1~20	20.1~30	>30
血液系统	血小板（×10^9/L）	>120	81~120	51~80	21~50	≤20
神经系统	GCS 评分	15	13~14	10~12	7~9	≤6

SIRS、MODS 的概念扩展了人们认识疾病的眼界，将 sepsis、SIRS、MODS 和 MOF 有机地结合起来，见图 13-1-2。

13

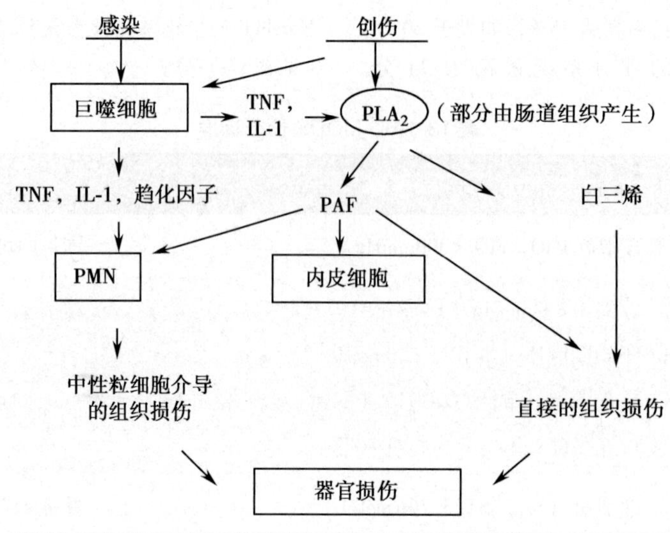

▶ 图 13-1-2 sepsis 与 MODS 和 MOF 之间的关系

第二节 导致 SIRS、MODS 的危险因素和严重程度的评分系统

一、导致 SIRS、MODS 的危险因素

除了感染以外许多疾病都可以导致 SIRS 和 MODS。Nathens 将致损因素归纳为 8 类：①感染：包括腹膜炎、腹腔内感染、肺炎、坏死性软组织感染、A 群链球菌感染、心内膜炎、脑膜炎、念珠菌病；②炎症：急性胰腺炎；③外伤：包括多发性创伤、烧伤；④缺血：包括腹主动脉瘤破裂、低血容量性休克、主动脉闭塞症；⑤免疫反应：包括自主免疫性疾病、移植排斥反应、IL-2 应用；⑥医源性因素：包括创伤治疗的延误或漏诊、输血反应、TPN（全胃肠外营养）；⑦中毒：包括药物中毒、水杨酸、砷、对乙酰氨基酸中毒和中暑；⑧特发性疾病：包括血小板减少性紫癜、HELLP 综合征、嗜铬细胞瘤。其中感染占有较大比重。

13

二、评分系统的发展

1981 年由 Knaus 等率先提出 APACHE（acute physiology and chronic health evaluation，APACHE）评分系统。APACHE 由反映急性疾病炎性疾病严重程度及急性生理学评分（APS）和患病前的慢性健康状况评估（CPS）两部分组成。其中前者对疾病转归有较好的预测价值，包括 34 项急性生理参数，均为入 ICU 后 32h 内的差值。后者包括 A、B、C、D 四个等级，分别由轻到重反映患者入 ICU 前 3~6 个月的健康状况。由于 APACHE 所包含的生理学参数及其分值均由专家主观意愿选定，且参数众多，使用不方便，未考虑年龄因素对预后的影响；只适合于群体患者的病情评估，不能预测病死率。因此，4 年以后 Knaus 在 5815 例分析的基础上将 APACHE 评分进行修正，形成 APACHE-Ⅱ系统。APACHE-Ⅱ系统将原 APS 中的 34 项指标缩减为 12 项，增加了疾病分类，使其能够适应于创伤患者。APACHEⅡ评分系统由 APS，年龄及 CPS 共 3 部分组成。其中 APS 的 34 项指标缩减为 12 项，包括体温、平均动脉压、心率、呼吸频率、动脉血氧分压、pH、血清中 Na^+、K^+浓度、血清肌酐浓度、血细胞比容、白细胞计数及 GCS 昏迷指数等。1991 年 Knaus 的数据库病例数增加至 17440。在对如此庞大病群进行分析之后再一次修订 APACHE-Ⅱ系统，APS 修改为 17 项指标，较以往的评定结果更具有相关性，形成 APACHE-Ⅲ系统。APACHE-Ⅲ系统的预计能力更强，适用范围更广（包括头部创伤）。APACHE 评分系统比较适合于感染患者，其应用最为广泛。在美国，APACHE 评分应用的普遍程度竟与“苹果派”相提并论。

与此同时，其他一些评分系统也相继建立与发展。1984 年 LeGall 提出简化的急性生理学评分系统（simplified acute physiology score，SAPS），评分系统包括 APS 中 13 项参数和年龄，其特点是使用简便，易于基层医院使用。1993 年 LeGall 以 13152 例的数据库分析将 SAPS 系统加以丰富，形成 SAPS-Ⅱ，其中加上慢性健康状况和入院诊断，使其更为完善。1985 年 Lemeshow 提出 MPMS 系统（mortality prediction model，MPMS），系统包括两部分，一部分为知觉状态、入院类型、肿瘤类型、入院时器官衰竭数、年龄、收缩压；另一部分为感染、FiO、休克。1988 年和 1994 年 Lemeshow 进行了两次修订，形成 MPM-Ⅱ系统。MPM-Ⅱ系统与 APACHE 和 SAPS 系统有较大的区别，其中包括了较多的急性疾病诊断、治疗情况（如机械性通气时间、药物使用）等。各种评分系统都有较好的预计价值。但也不可避免地存在着各自的缺陷。PRISM（pediatric risk of mortality，PRISM）于 1988 年由 Pollak 提出，在非洲、美洲范围内开始使用。

在众多的评分系统中，使用较多的仍然是APACHE-Ⅱ、Ⅲ系统，特别是在感染病群中。但是APACHE系统最大的缺陷是对创伤病群的适用性，在它的评分系统中缺乏对不同解剖部位损伤的量化评定。在创伤病群中应用较多的是TRISS（trauma-injury severity score，TRISS）和ASCOT（acute severity characterization of trauma，ASCOT）系统。

第三节 SIRS、MODS的病理生理学变化

对于SIRS、MODS机制的研究虽已十分深入，但仍然未能完全阐明它的实质，主要的研究集中于炎性介质、细胞凋亡、免疫失调、胃肠道等。

一、炎性介质的启动

在正常情况下，机体免疫系统、凝血系统具有一定的活性，以维持正常的生理状态，诸如TNF-α、IL-X、PLA_2等蛋白质或非蛋白质分子也有一定的浓度，但都处于动态平衡中。当机体受到打击后，免疫细胞出现呼吸爆发（burst），平衡被打破，SIRS被引发，虽然各种激活途径都具有最终损害血管内皮细胞导致器官功能不全或衰竭的共性，但各自还具有个性。

（一）有感染存在的激活途径

这一途径主要以巨噬细胞（macrophages）激活为始动因素，随后形成一个网络系统。在其中，TNF-α、IL-X和PLA_2、PAF扮演了重要角色（图13-3-1）。

（二）无感染存在的激活途径

如无感染存在，创伤早期的激活主要通过补体途径来实现，在其中C3a、C5a、C5b-9和PMN（多形核白细胞）扮演着主要角色（图13-3-2）。

（三）凝血激活系统

当创伤后，尤其是手术创伤，血管内皮损伤，激活凝血系统，最终导致器官损害和ARDS。在其中，凝血因子、选择素（P-and L-selectin）、纤溶物质、PAI-Ⅰ（plasminogen activator inhibitor-Ⅰ）在网络中起到重要作用（图13-3-3）。

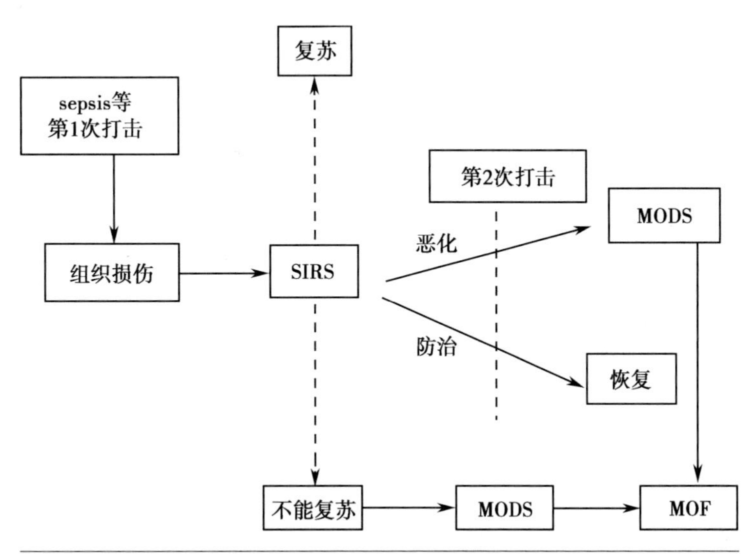

▶ 图13-3-1 感染、创伤介导的反应系统

机体遭受攻击后，无论是哪一种打击，各个激活系统都不是单一存在的，它们相互渗透，对立统一，形成一个巨大的网络。从宏观的角度看问题，Davies将SIRS的发展分为3个阶段：从开始遭受打击→局部反应→细胞因子产生、巨噬细胞和内皮细胞激活→自分泌和旁分泌激活称为第1阶段；自身稳态的打破为第2阶段；第3阶段则为SIRS。从微观的角度来分析，反应渗透到细胞生物学的诸多角落。

在众多的炎性介质中，多肽类分子以TNF-α、IL-1、IL-6、IL-8最为重要；脂类分子中以PLA_2、PAF最为重要；蛋白类分子以补体片段C3a、C5a、蛋白酶类（proteases）最为重要；糖蛋白类分子中以黏附分子选择素（selectin）、血管活性物质血栓烷最为重要；多糖类物质以LPS最为重要。TNF-α的研究最为深入，形成大的家族。TNF-α和IL-6与疾病的严重程度关系较为密切。

核因子-κB（NF-κB）是主要参与机体免疫和炎症分子表达调控的转录因子，其活化后通过调控主要炎症分子表达而参与炎症过程。致炎因子刺激炎症效应细胞NF-κB活化而发生核易位后与其目的靶基因的启动因子或增强子上特定的κB系列特异结合，启动和调控一系列参与炎症的炎症因子表达而介导多种炎症性疾病的产生。有试验表面，炎性细胞受不同刺激因子的作用，NF-κB活化而核易位可调控TNF-α基因的表达。在内毒素血症、脓毒症等模型中

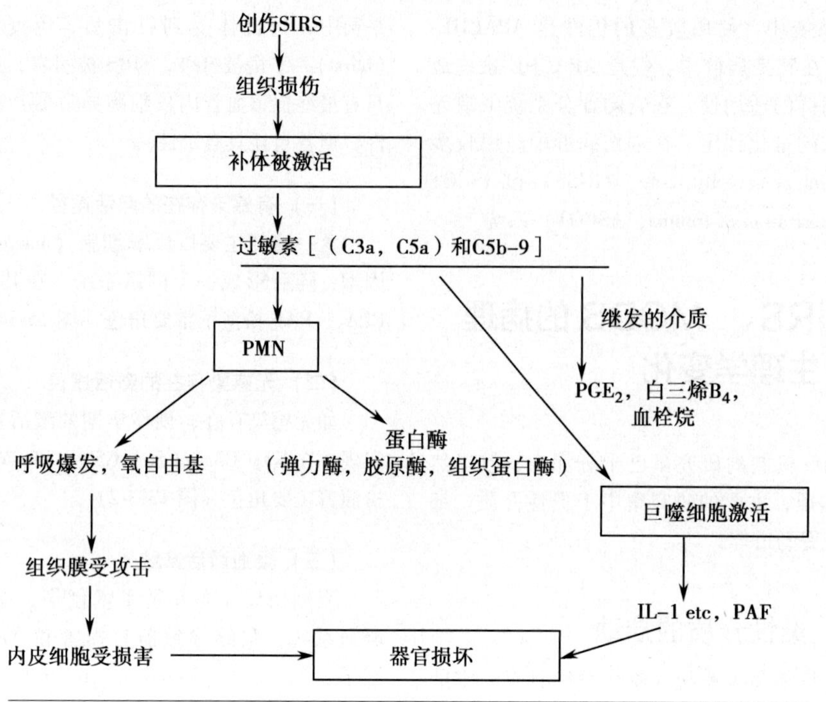

▶ 图 13-3-2 创伤诱导的早期补体激活途径

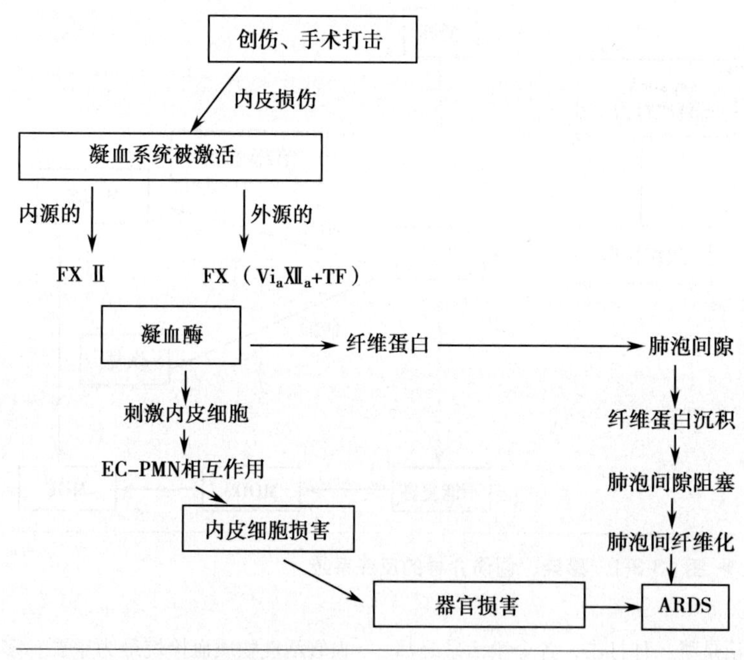

▶ 图 13-3-3 凝集系统激活网络

13

都存在着包括 TNF-α 等血清促炎细胞因子水平的升高，单核细胞或外周单核细胞及肺泡巨噬细胞 NF-κB 活性的增强。

在小分子物质中有 H_2O_2、O_2-，和 NO。NO 作为一个简单的小分子，却具有相当活泼的生物学作用。许多组织和细胞都可产生 NO。在 SIRS，MODS 中，NO 主要与血液循环的稳定性和毛细血管的功能有关，且具有明显的双向调节作用。严重休克过程中血中 NO 水平显著增高。还有研究表明适当的肺组织内 NO 水平的增高可以预防感染状态下 ARDS 的发生。NO 的产生与组织细胞中一氧化氮合成酶（NOS）的表达有关，L-精氨酸在 NOS 催化下分解成为瓜氨酸和 NO。在 SIRS、MODS 过程中，如果循环中中性粒细胞中 iNOS 出现高表达，则患者的死亡概率增加。

人体作为一个有生命的、自主的、活跃的、对立统一的整体，在炎性反应过程中还伴随着抗炎性反应。Bone 于 1996 年提出 CARS（compensatory anti-inflammatory response syndrone，代偿抗炎反应综合征）、MRAS（mixed antagonist response syndrome-混合性拮抗反应综合征）、CHAOS（cardiovascular shock，homeostasis，organ dysfunction and immune suppression，心血管休克、内环境稳定、器官功能不全和免疫抑制）的新概念，见图 13-3-4。

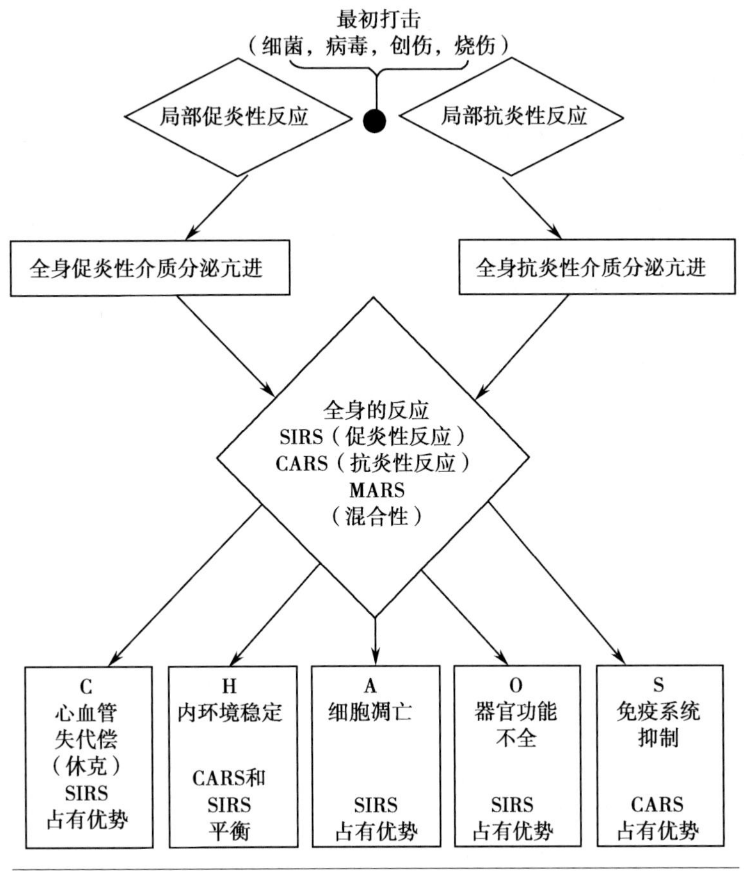

▶ 图 13-3-4 SIRS、CARS、MODS 之间的关系

细胞因子具有高度多效性，他们所产生明显不同的效应取决于激素内环境，而且机体有相当复杂的严格的受体拮抗物调节网和其他调节物质连续不断地调节细胞因子的释放。同时机体在对感染反应识别之后，激素细胞发挥防御功能，产生相似的抗炎分子以缓解和终止促炎反应。在促炎因子和抗炎因子相互作用的过程中，当二者趋于平衡时，病情就稳定；而当机体的防御系统对促炎反应达到一定程度，过度释放抗炎介质，此时临床上可出现“无免疫反应性”或“对感染的易感性”，此种情况有称为“代偿性抗炎反应综合征（CARS）”，在CARS时有SIRS的表现特征则称“混合性拮抗反应综合征（MARS）”。

二、细胞凋亡在 SIRS、MODS 中的作用

细胞凋亡是细胞在凋亡因素刺激下触发细胞程序性死亡的过程，近几年已经逐渐成为 SIRS/MODS 的研究热点。有大量的资料表明，参与 SIRS/MODS 的发生发展的细胞凋亡主要包括：①血管内皮细胞的凋亡；②炎性免疫细胞的凋亡（中性粒细胞、巨噬细胞、单核细胞、淋巴细胞等）；③器官实质/间质细胞的凋亡。

（一）SIRS/MODS 中血管内皮细胞的凋亡

血管内皮细胞的损伤是 SIRS/MODS 的早期表现和重要特征。有研究表明，在细胞凋亡的开始阶段，大量的炎性信号同时作用触发凋亡可导致瀑布样反应，进而导致 MODS。李泉等首次在体外证实了异基因 $CD8^{+}T$ 细胞能够诱导血管内皮细胞凋亡，引起组织低灌注，促使氧自由基释放增多，加速细胞凋亡，进而发展为 MODS。现代研究发现，在 SIRS/MODS 时至少有四种调节物作为引起细胞凋亡的连续性刺激信号：①内毒素（LPS）；②细胞因子和炎性介质；③热休克蛋白；④活性氧。这些持续性刺激信号与 MODS 的临床特征密切相关。

（二）SIRS/MODS 中免疫炎性细胞的凋亡

大量研究表明：sepsis、创伤、烧伤及 SAP 时，中性粒细胞（PMN）是引起组织损伤甚至 MODS 的关键细胞。PMN 激活、聚集于靶组织和释放大量炎性介质是导致 MODS 的主要途径之一。有研究显示，SIRS 患者血中 PMN 出现明显的凋亡延迟；此外，用 SIRS 患者血清培养正常 PMN 亦出现凋亡延迟现象，而用健康人的血清培养则未见此现象。而 PMN 的活化、延迟凋亡，将延长 PMN 的生命周期，进而增加炎性介质的释放，从而促进 SIRS/MODS 的发生发展，进而加

重器官组织损伤。参与延迟 PMN 凋亡反应的炎性介质有很多，包括：TNF-α、IL-1、IL-1β、IL-4、IL-6、IL-8、腺嘌呤核苷、巨噬细胞集落刺激因子、糖皮质激素等。此外，有研究显示巨噬细胞、单核细胞、T 淋巴细胞的凋亡在 SIRS/MODS 的发病机制中发挥了重要的作用。

（三）SIRS/MODS 时器官实质/间质细胞的凋亡

Maede 等研究证实内毒素诱导内皮细胞凋亡有器官特异性，这说明不同的器官对内毒素具有不同的敏感性。器官在诱导凋亡方面的差异性可以解释 MODS 时不同的临床表现，SIRS/MODS 时最先受累的器官可能是肺脏，继之发生肝、肾、肠和心肌功能不全。ARDS/ALI 是 MODS 最早出现的一组临床症状，而肺泡上皮细胞、血管内皮细胞的凋亡将加重上皮、内皮障碍的损伤，破坏呼吸膜的完整结构；另外Ⅱ型肺泡上皮细胞胞质内嗜锇性板层小体数量明显减少，肺泡表面活性物质分泌减少，进而导致肺泡内液体清除能力下降、肺泡表面张力增大，表现为肺水肿、肺萎缩、肺不张，从而加重肺组织的损害，促进疾病由 SIRS/MODS 向 MOF 的发展。此外，肝脏细胞、心肌细胞、肠黏膜上皮细胞凋亡均在 SIRS/MODS 的发生发展过程中起到了重要的作用。

三、胃肠道在 SIRS、MODS 中的作用

许多非感染性疾病如烧伤、创伤、急性胰腺炎的初期并无致病微生物的存在，在此也无外源性病菌的侵入，但为何有相当数量的患者在第一次打击后出现感染的综合征，并可在血中及某些脏器分离到细菌呢？胃肠道起到了关键性的作用，是 SIRS、MODS 最易受损的靶器官之一。

13 胃肠道屏障包括 5 大部分：①微生物屏障（由双歧杆菌、乳酸杆菌等肠道常驻菌群构成）；②机械屏障（由肠上皮分泌的黏液层、肠上皮细胞及细胞间紧密连接等构成）；③免疫屏障（由消化道相关淋巴组织 GALT、sIgA、吞噬细胞等免疫细胞群构成）；④化学屏障（由胃酸、各种消化酶、胆汁、溶菌酶、黏多糖等化学物质构成）；⑤肠-肝轴。首先，胃肠道是机体内最大的细菌和毒素的储存库；细菌之间相互制约，定植与抗定植，某些细菌还可以产生抗生素。在正常情况下，菌群之间存在着动态平衡，任何一种细菌都不能过度生长；其次，胃肠道黏膜的完整性和正常的运动功能使肠道内的细菌或毒素难以或极少穿透肠黏膜而达到肠外器官；再次胃肠道相关淋巴组织（GALT）、Peye's 斑、肠系膜淋巴结可以阻止细菌的黏附和移位（translocation），sIgA 分泌至黏膜层，与细菌细胞壁上的抗原决定簇相结合，阻止细菌的黏附；此外肝、胰、胃等分泌的胆汁、胰酶、胃酸等消化液对肠道一些外源细菌的杀伤作用从而起到屏障功能；最后，肝-肠轴形成最后一道防御系统，胆盐可以中和或阻止肠道内毒素的吸收和易位，肝脏单核-巨噬细胞系统（如 Kupffer 细胞）具有清理内毒素和细菌的作用。任何一种防御系统的破坏都将导致肠内菌毒的肠外易位，而引起肠源性感染和内毒素血症。

肠黏膜屏障的调控与多种因素密切相关，近年有研究显示，肠黏膜屏障损伤中关键的两个环节即是肠黏膜局部的缺氧和炎症因子的大量释放。其中肠缺血再灌注（I/R）损伤会引起肠黏膜局部缺氧，缺氧往往与炎症反应又会产生协同作用，进一步加重肠黏膜的损伤。有研究显示，肠屏障对缺血极为敏感，创伤等应激状态下的缺血再灌注将减少肠上皮细胞间黏附分子 CD44、Claudin-1 等紧密连接蛋白的表达，促进肠上皮细胞凋亡，增加肠道通透性，导致肠道内细菌、内毒素移位，对机体形成第二次打击（two-hit）。

此外，肠道损伤以后，除 LPS 等进入循环以外，肠道相关性淋巴组织（GALT）被激活，释放介质，参与炎性反应（图 13-3-5）。

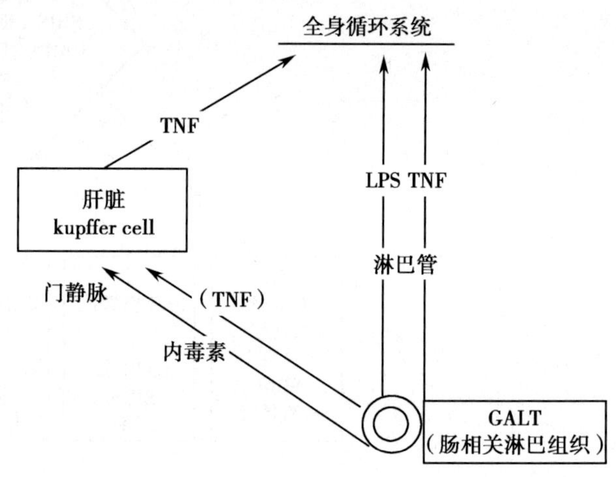

▶ **图 13-3-5 休克**（肠道缺血再灌注）**后，肠道菌毒移位途径**

肠源性感染的发生是增加 SIRS、MODS 死亡率的最危险的因素，因此有学者将肠道称为 MOF 的发动机（motor）。

四、SIRS、MODS 过程中的代谢变化

在 SIRS、MODS 过程中，神经、内分泌系统被激活后释放大量的儿茶酚胺和其他激素使机体分解代谢亢进，能量消耗增加，机体处于高代谢状态，细胞氧利用减少，线粒体功能障碍，促使器官功能发生障碍。生化代谢功能变化主要表现如下：

（一）碳水化合物代谢

在中毒或严重创伤感染初期，葡萄糖的需要量大约为正常情况下的 150%~200%，血糖水平显著升高；通常，循环中胰岛素水平增高，也有少部分正常或降低。在疾病后期特别是器官衰竭时，由于肝功能损害，内脏血流减少，组织缺血，血糖水平降低，乳酸水平升高。

（二）蛋白质代谢

在感染、烧伤、大手术等情况下，蛋白质处于分解代

谢亢进状态，每日的氮丢失量大约 30g，负氮平衡随着疾病进展越来越严重。骨骼肌甚至膈肌分解代谢，使氨基酸再分布至内脏器官。血清中白蛋白和转铁蛋白水平降低，急性期蛋白如 CRP（C 反应蛋白）、纤维蛋白原、触珠蛋白水平升高。

谷氨酰胺和丙氨酸在体内的含量最为丰富，而且是器官间蛋白质转运的主要效应物，谷氨酰胺和丙氨酸为肝脏产生葡萄糖提供最主要的营养物质。此外，肾脏为了改变 SIRS/MODS 时的酸中毒，从血液中摄取谷氨酰胺，以产生氨离子，与 H^+结合，也是骨骼肌代谢增加和体重丢失的原因之一。

（三）脂肪代谢

在 SIRS 中，脂肪是基本的能量物质，血浆中的甘油三酯（triglyceride）水平的升高或降低依赖于肝脏对外周组织分解物质的利用。与饥饿状态不同的是：在饥饿状态下循环中的酮体升高，而 SIRS 状态下酮体浓度下降，这主要与胰岛素水平相关。

（四）微量元素代谢

金属类离子以铁、锌和铜的变化最为明显，特别是在脓毒症中。由于细菌在生长、繁殖过程中需要铁和锌的参与，因而血浆中的铁、锌浓度降低。铜降低的原因是肝脏在急性期合成铜蓝蛋白所致。

导致高代谢状态的机制与激素分泌水平的变化和前炎性介质、终末炎性介质的过度分泌有关。在机体受到打击以后，特别是脓毒症状态下，神经系统被唤醒，神经内分泌网络和交感神经被激活，肾上腺素、去甲肾上腺素、ACTH（促肾上腺皮质激素）、皮质醇、生长激素及胰高血糖素均升高。

在大约 40 种细胞因子中，TNF-α、IL-1、IL-6 与高代谢反应最为密切，其中 TNF-α 最为重要。试验表明：TNF-α 与皮质醇协同分解肌蛋白，抑制脂蛋白酶的活性，使血中甘油三酯的水平增高，增加机体对胰岛素的耐受，血糖水平增高。TNF-α 诱导 IL-1β 产生，IL-1β 亦参与上述过程，IL-6 与急性期蛋白的合成有关。此外，环氧化物酶催化产物，如 PAF、氧自由基亦参与分解代谢过程。

1988 年，Plank 等对 12 例因腹膜炎所致的严重感染患者，进行了为期 23 天的详细、周密的调查。结果表明：在整个病程中，体重逐渐下降，总体体液逐渐丢失，细胞外水分逐渐丢失，总体氮水平降低，骨骼肌严重减少，内脏重量减少，总体血钾水平显著降低，总体脂肪轻度降低，以上变化在第 21 天时达到高峰。

第四节　SIRS、MODS 的防治

当前，对于 SIRS 的治疗主要是预防 MODS、MOF 的发生、发展，主要的预防方法是对原发疾病的积极、有效的治疗，良好的全身支持治疗和针对重要器官的保护。各种特异性的治疗手段都在实验阶段，由于种属的差异和临床研究的复杂性，仍然得不到满意的结果。

一、对原发疾病的有效治疗

在 SIRS、MODS 的治疗中，对于原发疾病的治疗是十分关键的，假如一个感染性疾病，其感染灶不加以有效的清除和引流，那么其他的治疗都难以奏效。

以严重的腹腔内感染为例，手术介入的目的在于清除腹腔内感染灶，充分的暴露、尽可能彻底的切除和有效的引流是手术的基本原则。对于十分严重的感染，如难以做到一次性彻底清除，应采取综合措施控制感染，改善引流，促进炎症的吸收消散。

烧伤患者除全身支持治疗外，预防继发性感染的发生对于降低死亡率具有重要的意义，手段包括严格的创面无菌处理，防止外源性感染，有计划的切痂及植皮，尽早消灭创面。对于急性坏死性胰腺炎，早期手术尽量避免。过早的胰腺骚扰，不仅不能改善预后，反而增加继发性感染的发生率和增加死亡率。对外科介入时机的掌握以有明确的脓肿形成，或有不能自行吸收的假性囊肿时为宜。

有效的复苏包括满意的肺部气体交换、丢失血容量的及时补充、适宜的血管活性药物应用等。目前关于 MODS 复苏的方法是采用积极液体复苏的常压救治还是采用限制性液体复苏的低压救治，已经成为研究的热点。传统的观点是早期给予大量补液，充分恢复机体的有效循环血容量，使血压恢复至正常水平以保证组织的血流灌注和氧供。近年来，大量的实验和临床研究发现这种传统的单纯追求血压正常的液体复苏方法往往容易造成内脏组织灌注不足，最终加重 MODS。焦丽强和孙晓光等通过临床研究证实限制性液体复苏治疗，可稳定血流动力学，保证心、脑、肾等重要脏器的血流灌注，减轻血液的过度稀释与酸中毒，降低血浆的 TNF-α 和 IL-2 水平，有效提高患者的生存率，降低病死率及后期并发症的发生率。复苏有效的标准为：①不再需要血管活性药物维持血压；②心输出量 >3L/（min · m^2）；③ SvO_2 > 65% 或氧摄取率［oxygen extraction ratio，O_2ER =（SaO_2-SvO_2）/SaO_2］<30%；④血乳酸盐水平<1. 5mmol/L；⑤尿量 29ml/h。

二、营养支持治疗

发生 SIRS/MODS 时，机体处于高度应激状态，能量代谢消耗明显增加，分解代谢大于合成代谢，短期内出现负氮平衡和低蛋白血症，免疫功能也明显下降。一旦复苏成功，首先的治疗策略是营养支持。营养支持可使危重症患者早期补充热量和蛋白质，减少负氮平衡，纠正高代谢反应，减少并发症的发生，改善预后。历经数十年的探索，营养支持治疗已经达到了相当高的水平。某些观念也在发生变化。

（一）胃肠道外营养（TPN）

在感染、创伤、烧伤等早期，胃肠道处于麻痹状态，某些疾病如胃肠道穿孔、肠梗阻、大手术后等，使胃肠道在短期内丧失功能。为了适应 SIRS 时的高代谢状态，纠正负氮平衡、提供机体合成代谢必需氨基酸及其他物质等，TPN 是一个有效的途径。一个理想的 TPN 配方除应提供每日所需液体量之外，还要包含足够的热量来源，包括蛋白质、脂肪、碳水化合物，以及亚油酸、维生素、微量元素等。

（二）胃肠道营养（EN）

在外科疾病早期，由于胃肠道功能降低，进食会造成恶心、呕吐等反应，甚至还有腹泻等表现。以往的胃肠道营养配方在能力利用、口味等方面都存在缺陷，TPN 解决了这一问题。但长期的 TPN 依赖却对胃肠道功能的恢复弊大于利。随着胃肠道营养配方的改进，力争早日从 TPN 转为胃肠道营养。早期胃肠道营养对于维护胃肠道屏障、保持肠上皮正常形态和代谢、减少菌毒移位、阻抑第二次打击都具有重要的作用。胃肠道营养可以维持肠道微生态的平衡，特别是有利于肠道益生菌群（probiotic bacteria）的完整。肠道益生菌群可以产生对黏膜生长有益营养因子，如醋酸盐、丁酸盐、丙酸盐、短链脂肪酸（short-chain fatty acids，SCFAs）、丙酮酸盐、乳酸盐、和肠上皮生长所需的必需氨基酸（精氨酸、半胱氨酸、谷氨酰胺，其中谷氨酰胺对肠上皮的生长具有重要意义），以及叶酸、抗氧化物质、多巴胺、组胺、5-羟色胺等；防止潜在性致病菌（potentially pathogenic micro-organisms，PPMs）的过度生长；刺激免疫系统，尤其是肠道相关性淋巴系统组织（GALT）的正常活性；清除肠腔内毒素；参与肠道的调节，如黏膜的分泌和利用、营养的吸收、正常的肠道运动以及通过调节 NO 来改善肠黏膜血流。在益生菌群中，研究最多和最有益的菌群是乳酸杆菌。

适宜的胃肠道营养支持可以有效地调整免疫系统。当前，针对不同的免疫状态有不同的胃肠道营养（EN）配方（请参阅第十五章）。

三、器官保护支持治疗

SIRS/MODS 的死亡率与各主要器官的功能损害程度有关，尽可能地逆转脏器功能不全，减少 MOF 的发生是 SIRS/MODS 治疗中的重要措施，其中包括：

（一）肺脏的支持

短期的适宜浓度的氧供给（FiO_2<50%或 FiO_2>50%不超过 24 小时）和及时的机械性通气；近年来提出低流量机械通气的概念，即采用潮气量 6～8ml/kg，吸气末平台压力<30cm H_2O（1cm H_2O=0.098kPa）保护性肺通气策略。此外，国内学者正在试用一些新的技术和药物治疗 ARDS/ALI，例如中性粒细胞弹性蛋白酶抑制、肺泡表面活性物质、神经肌肉松弛剂、他汀类、吸入血管扩张剂、重组人活化蛋白 C 等药物治疗及部分液体通气法、体外膜肺氧合（ECMO）技术的运用。

（二）心脏的支持

积极有效的液体复苏，维持血管内容量（前负荷）和心输血量，保证重要器官灌注。进行充分液体复苏后仍然存在低血压的患者可以使用血管收缩药物，首选药物为去甲肾上腺素。

（三）肾脏的支持

维持足够的血流量，避免肾毒性药物的应用，利尿剂不应作为常规用药，由于多巴胺具有对肾血流量改善的作用可以作为常规药物使用。一旦出现肾衰竭，血液透析是有效的治疗手段。目前治疗 MODS 常用的连续性血液净化方法，包括高容量血液滤过（HVHF）、连续性静脉-静脉血液透析（CVVH）、连续性静脉-静脉血液透析滤过（CVVHDF）、连续性血浆滤过吸附（CPFA）、血浆置换、超高通量血液净化等。

（四）凝血系统的支持

保持血小板最低在 100×10^9/L 以上，外源性血小板供给的指标是 50×10^9/L，输入新鲜的冻存血浆可以提供凝血因子，这些措施无疑对预防 DIC 的发生是有益的。

（五）脑的保护

主要的措施是预防脑水肿，适当的镇静剂以改善精神状态，然而一旦出现中枢神经系统衰竭，目前尚无有效的治疗办法。

（六）胃肠道支持

除早期的胃肠道营养以外，适当的 H_2 受体阻断剂应用可以预防消化道出血，但不适当的 H_2 受体阻断剂使用却可以增加医源性肺感染的机会，并且由于胃肠道 pH 的降低，使潜在致病菌过度生长。

（七）肝脏支持

高胆红素血症预示着肝功能的损害程度，如有胆道梗阻应给予早期解除和引流。

四、纠正免疫功能紊乱

尽管严重感染、创伤和休克是导致 SIRS/MODS 的常见原因，但在 SIRS/MODS 的病理生理过程中，免疫功能紊乱是疾病向 MOF 发展的重要威胁之一。近年来学者在不损伤宿主本身的免疫功能和减轻炎症反应的基础之上，尝试着对严重脓毒症患者进行免疫调理治疗，包括直接干预给予激素、免疫球蛋白、活化蛋白 C（activated protein C，APC）的使用和持续肾替代治疗；间接干预措施给予抗生素、肝素及镇痛、镇静等。

五、特异性治疗

基于LPS及某些炎性介质在SIRS/MODS发生发展中的有害作用，专家和学者试图应用特异的拮抗剂来中和体内的介质，以达到下调炎性反应的效用，其中包括内毒素抗体（J5-多克隆抗体、HA-LA-抗人IGM单克隆抗体、E5-抗鼠单克隆抗体）、TNF-α单克隆抗体、IL-6单克隆抗体、IL-1单克隆抗体和IL-1受体拮抗剂、PAF拮抗剂、PLA_2阻断剂、PGE_2的合成抑制剂环氧化酶等。也有外源性抑炎性因子治疗的研究，如IL-10、G-GSF，INF-γ等。外源性表面活性剂改善肺功能，减少ARDS发生率的研究也有报道。此外，还有采用通气中加入少量液体以减少肺中性粒细胞集聚，褪黑素降低失血性休克死亡率报道，其他的一些特异性治疗方法也在研究中。

大部分特异性治疗研究都是实验性、预治疗性的。虽然动物实验有许多成功的报道，但临床研究却令人失望，由于种属的差别，临床样本的高离散度，诊断标准的不统一，以及难以预计疾病发生的时刻而不能进行预治疗，并且机体自身存在内源性的拮抗剂，外源性治疗的时机是否恰当甚或起到相反的作用等原因使临床特异性治疗学研究处于停滞状态。

1996年，日本学者对血液净化治疗进行了回顾，认为血液净化对于预防和治疗MOF是有益的。但血液净化需要连续间隔的治疗才能奏效，而且需要特殊装备，具有创伤性、花费昂贵、对于SIRS或轻度MODS的治疗显然是大材小用，不是一个理想的治疗手段。

六、骨髓间充质干细胞的治疗作用

骨髓间充质干细胞（Bone marrow mesenchymalstem stem cells，BMSC）起源于骨髓支持结构的成体干细胞，具有自我更新快、多向分化、低免疫原性、归巢至损伤部位的特性。近年研究发现，BMSC不仅具有修复损伤组织功能，还具有抗炎抗氧化、抑制细胞凋亡和免疫调节作用。宋琼等将BMSC静脉移植到MODS兔模型后发现，BMSC可以整合带MODS兔肺、肝、肾等器官中，从而有效抑制细胞凋亡，促进组织细胞的修复，延迟MODS兔存活时间。Ling等研究证实BMSC移植可以通过降低MODS心、肝、肺组织中细胞凋亡蛋白酶活化因子1的表达，进而对MODS器官组织细胞起到治疗保护作用。吴海青等在BMSC治疗内毒素所致急性肺损伤的研究中发现，BMSC可以通过增强肺组织超氧化物歧化酶（SOD）活力，降低丙二醛（MDA）及髓过氧化物酶（MPO）含量，对抗炎性介质释放、抗氧化、清除氧自由基，减轻肺组织损伤。张继峰等研究中也证实骨髓间充质干细胞在脓毒症急性肺损伤时可能调控肺泡巨噬细胞NF-κB（P65）蛋白入核，使其减少促炎细胞因子巨噬细胞炎性蛋白2表达，进而减少中性粒细胞浸润起到肺保护作用。此外，有研究显示BMSC的归巢、分化、免疫调节、载体等作用在急性肺损伤的治疗中扮演了重要的角色。

七、抗生素的应用

抗生素在SIRS/MODS治疗中扮演着配角的角色，其作用是辅助性的。尤其对于非感染性的SIRS/MODS，抗生素只起到预防继发性感染的作用，而不作为常规性的使用。事实上，只有在明确的感染出现时，适宜的抗生素应用才有意义。

近年来，针对创伤后肠源性感染，许多学者试图采用口服肠道非吸收抗生素来进行选择性肠道脱污染（SDD），以期抑制潜在致病菌的过度生长，减少肠道内细菌移位。该治疗可以降低创伤后的继发性感染率，但对SIRS/MODS的转归影响不大。

第五节 中医药在防治SIRS/MODS中的应用

中医关于全身炎性反应综合征/多器官功能障碍综合征并无特异性的病名，有学者认为其临床症状与中医病名“脏竭证”相符。王今达教授根据中医学基础理论体系对中西医结合治疗Sepsis患者提出了“三证三法”辨证治疗原则，将Sepsis分为毒热证、血瘀证、急性虚证，并确立相应治疗：清热解毒法治疗毒热证；血瘀证予以活血化瘀；益气养阴扶正法治疗急性虚证。在此基础上，曹书华等将中西医结合治疗多脏器功能障碍的理论进一步深入完善，提出“四证四法”理论体系，即在“三证三法”基础上增加腑气不通证，应用通里攻下法治疗。因此，对SIRS/MODS患者的中医治疗多应采用通里攻下、清热解毒、活血化瘀、益气养阴扶正等法。多年实验及临床研究提示，中医药通过多途径、多靶点、多层次的整体调节作用，在SIRS/MODS的防治中扮演了重要的角色。 13

一、清热解毒法在防治SIRS/MODS中的应用

现在中医认为，诱发SIRS/MODS的始动感染性及非感染性病因类似中医学中的“毒邪”“热邪”。根据中医有关“毒邪”的理论，王今达等通过有关SIRS/MODS的基础实验和临床观察研究提出了“菌毒并治”与“细菌、内毒素、炎性介质”并治的原则。常用的清热解毒方药有黄连解毒汤、解毒清、清胰汤、锦红汤、血必净、解毒化瘀汤等。

翁书和等通过大量动物和临床研究证实，加味黄连解毒汤可以通过降低TNF-α、NO、iNOS、NF-κB表达，抑制MODS患者外周血单核细胞、MODS小鼠肾脏、心脏、胃肠道等器官组织细胞Toll样受体4（TLR4）的表达，从而有效控制全身炎性反应的发展，对MODS重要器官起到保护

作用，进而降低 MODS 病死率。张静喆等采用急性胆管炎致 SIRS 大鼠模型，证实锦红汤治疗组 IL-6、IL-8、TNF-α、血清 C 反应蛋白和 NO 较对照组明显降低，从而发挥调节全身炎性反应的作用。陈海龙等通过大鼠实验证实清胰汤能减轻重症急性胰腺炎相关性肺损伤，其机制可能是清胰汤可以促进腹腔内肠腔内血管活性及毒性物质的排除，保护胃肠黏膜屏障，防止毒素及细菌的移位，降低血中内毒素的水平，防止过氧化损伤；抑制转录因子 NF-κB 活性、并能减少多种炎症因子（TNF-α、IL-6、IL-15 等）的表达释放而抑制全身炎性反应，对重要组织器官起到全面防护作用。

由此可见，清热解毒的理法方药在 SIRS/MODS 的防治中具有不可取代的地位，其作用是多层次、多靶点、多方位的。但是临床中 MODS 的发病病因众多、病机复杂，造成其临床表现亦变化多端，故临床运用时应准确把握病机的变化，辨证论治，审证求因，重视君臣佐使配伍。

二、通里攻下法在防治 SIRS/MODS 中的应用

中西医结合治疗急腹症已经取得了丰富的经验，对机制研究也取得了明显的进展，根据运用中医通里攻下法治疗腹腔感染性疾病的临床经验，从 20 世纪 90 年代初期以来，国内几个医疗单位已经将通里攻下法运用于 SIRS/MODS 的治疗。常用的方剂有承气类方剂及单味大黄等。

天津市南开医院对腹腔感染病人进行了临床治疗及对比观察。从 1998 年 1 月到 2001 年 2 月，共收治重度腹腔感染性疾病患者 245 例，血清内毒素水平均高于 0. 18Eu。根据 A-PACHE-II 评分分为 3 组，每组再分为中药治疗组与对照组。中药治疗组除西医治疗外，加入大承气汤颗粒，每次 10g，每日两次。对照组仅用西医方法治疗。分别于治疗前及治疗后 1、3、7 天测定血清内毒素 TNF-α 等。观察结果表明，APACHE-Ⅱ 9～10 分以上的两组，在治疗前内毒素及 TNF-α 均明显高于正常。中药重要治疗组从治疗后第一天开始下降，第 5、7 天后下降更明显，已接近正常，对照组则高居不下。说明通里攻下中药对肠源性内毒素血症有肯定的治疗效果。

用通里攻下中药治疗 MODS 及 MOF，在北京、上海及天津等地均有成功的报告。从 1993 年 10 月到 1996 年 7 月，天津市中西医结合急腹症研究所对各种急腹症引起的 340 例 MODS 进行了治疗。全部病人按照全国危重急救医学会 MODS 病情分期诊断及严重程度评分标准进行了诊断及分类。APACHE-Ⅱ评分均在 12 分以上。根据治疗方法的不同，将病人分为两种：西医治疗对照组 45 例，中西医结合治疗组 295 例。西医治疗组包括：对原发病进行相应的治疗（包括必要的手术治疗）；给予必要的支持治疗，如禁食、胃肠减压、静脉输液、抗生素应用及吸氧治疗等；对于危重病人还给予 H_2 受体阻断剂，以预防应激性溃疡的发生；给予激素治疗，减轻过度炎症的反应，稳定周身情况。中西医结合治疗组在上述西医常规治疗的基础上，根据中医辨证加用中药治疗。由于急腹症多属里实热证，常见的证型为阳明腑实证及少阳阳明合证，严重者亦可表现为结胸里实证，在治疗上以大承气汤或大陷胸汤为主。用通里攻下药 2～3 天后，如大便已通，腹胀缓解，改用承气合剂类药物，既保持一定的通里攻下的力量，维持每日大便 2～3 次，又应防止克伐过度，必要时加用清热解毒及活血化瘀药物。

治疗过程中，动态观察血、尿、便常规、肝肾功能、心肌酶、血糖、电解质、血气分析等多项指标。还选择部分病人进行了特殊指标的观察，用以分析中药的作用机制。

从两组的治疗结果来看，中西医结合治疗组的临床疗效明显优于西医治疗对照组。前者的病死率为 16. 22%，后者为 33. 33%（表 13-5-1）。

表 13-5-1 两组治疗结果比较

	中西医结合治疗组			西医对照组		
	n	死亡例数	死亡率%	n	死亡例数	死亡率%
功能衰竭	97	3	3. 09	16	2	12. 50
1. 脏器衰竭	90	8	8. 89	12	3	25. 00
2. 脏器衰竭	51	11	21. 57	7	3	42. 60
3. 脏器衰竭	57	26	45. 61	10	7	70. 00
合计	295	48	16. 27	45	15	33. 33

两组在生命指标、肝功能、胃肠运动、血糖值及内毒素水平的变化上亦有显著差异，中西医结合治疗组均优于西医对照组。

临床观察及实验研究结果表明，中药剂无抗生素的抗菌作用，也不是某种介质的拮抗剂，中药主要是通过调动人体内在的生理功能及抗病因素，通过对整体调控来抑制过强的炎症反应及异常的免疫反应，从而达到治疗的目的。如以大承气汤为代表的通里攻下方剂，具有明显的促进胃肠道运动的作用，有助于排出肠道积滞，减少肠道细菌数目及缩小内毒素池；该类方剂能明显改善胃肠道及腹腔内

其他脏器的血液供应，降低毛细血管的通透性，促进腹膜的吸收与炎症的消散；该类方剂具有肯定的肠屏障保护作用，抑制肠道细菌及内毒素移位；此外研究还表明，该类药物还具有抑制外周血单核细胞分泌炎性细胞因子，抑制钙离子内流及消除自由基等作用。上述临床观察及实验研究结果，为阐明通里攻下法的整体效应及防治 MODS 的作用机制提供了新的依据。积极有效的治疗原发疾病，合理的联合应用中西医两种治疗方法，从不同的层次上干预 MODS 发生发展的各个环节，可能是提高 MODS 防治水平的可行途径。

三、活血化瘀法在防治 SIRS/MODS 中的应用

纵观 SIRS/MODS 的发展过程，疾病发展到一定阶段非常容易造成凝血系统功能紊乱，出现凝血功能障碍，导致出血、凝血现象的发生，微血管内存在微血栓是 SIRS 的重要特征之一。全身感染患者中的凝血系统紊乱非常普遍，包括促凝活性增加、抗凝活性降低、纤溶系统受抑制等，凝血系统过度激活最终引起凝血因子消耗和出血倾向，即发生 DIC。

罗明等采用活血化瘀通里攻下的桃核承气汤对 2006—2009 年腹部外科收集 98 例重症患者进行前瞻性疗效分析，随机分为 2 组。对照组 50 例采用常规西医治疗；治疗组 48 例在对照组治疗基础上加用桃核承气汤治疗。比较两组治疗后的器官损害或衰竭数、病死率、白细胞计数、TNF-α 和 IL-6 的变化。研究结果显示：肺功能障碍对照组发生 25 例，治疗组发生 10 例，两组差异有显著性意义（$P<0.05$）；凝血系统障碍对照组发生 15 例，治疗组发生 7 例，两组比较差异有显著性意义（$P<0.05$）；胃肠功能障碍对照组发生 14 例，治疗组发生 7 例，两组差异有显著性意义（$P<0.05$）。对照组 50 例中发生器官功能障碍 105 个（平均 2.1 个/例），治疗组 48 例中发生器官功能障碍 65 个（平均 1.35 个/例），两组差异有显著性意义（$P<0.05$）；治疗组死亡 2 例，对照组死亡 7 例，两组差异有显著性意义（$P<0.05$）。治疗 7 天后治疗组白细胞计数、TNF-α、IL-6 与对照组比较，差异有显著性意义（$P<0.05$）。由此可见，活血化瘀攻下代表方剂桃核承气汤可以明显改善 SIRS/MODS 患者的临床症状，降低病死率，促进脏器功能恢复，有效预防 MOF 的发生。

王晓明等选取中国医科大学附属盛京医院急诊科 2010 年 1~12 月 60 例 SIRS 患者，随机分为 2 组，每组 30 例。对照组给予抗生素、维持氧供、营养支持、器官功能维护等常规治疗措施。治疗组在常规治疗的基础之上加用血必净注射液（赤芍、川芎、丹参、红花、当归等）。监测两组患者的心率（HR）、呼吸频率（RR）、体温（T）、血白细胞计数（WBC）及血清 C 反应蛋白（CRP）变化。结果显示：治疗组 HR、RR、T、WBC 以及 CRP 改善情况明显优于对照组（$P<0.01$ 或 $P<0.05$）。此外，大量研究表明血必净具有强效拮抗内毒素作用，改善微循环及凝血功能障碍作用，抑制内毒素诱导单核细胞、巨噬细胞产生内源性炎性介质，下调促炎介质水平，清除炎症介质、氧自由基等内源性毒性物质，阻断细胞因子的激活及其生物学效应的作用，已经被批准为用于治疗 Sepsis 和 MODS 的国家级二类新药。

郭昌星等将 34 例 SIRS 患者随机分为常规治疗组（18 例）和（血府逐瘀汤+常规治疗）对照组（16 例）。结果显示：治疗组血清超氧化物歧化酶（SOD）全血谷胱甘肽过氧化物酶（GSH-Px）活性明显高于对照组（$P<0.01$）；治疗组血浆过氧化脂质（LPO）低于对照组（$P<0.01$）。可见，血府逐瘀汤能提高机体细胞抗氧化酶的活性，降低脂质过氧化，在一定程度上能阻止炎症反应进一步发展，对 SIRS 患者起到了一定的治疗作用。

有研究证实，复方丹参注射液可明显减轻内毒素引起细胞黏附、白细胞游出、内皮水肿、管壁增厚、内皮细胞间隙增大及出血，是治疗 SIRS/MODS 的理想药物。

四、益气养阴扶正法在防治 SIRS/MODS 中的应用

SIRS/MODS 晚期，毒热耗伤机体正气，导致正气耗竭，气阴两虚、阴竭阳脱，阴阳离决，生命难以维系，是 MODS 发病病机之本。以益气养阴扶正为治疗原则临床，常用参附注射液以益气温阳，生脉注射液以益气养阴。

郭楠等将 2013 年 3~12 月收治的 41 例 Sepsis 并发 MODS 患者随机分为 2 组，对照组给予控制感染、循环支持、呼吸功能支持、营养支持等常规治疗，实验组在常规治疗基础之上加用益气扶正之参附注射液治疗。结果显示：实验组中医症候积分、WBC、TNF-α、IL-6、HMGB1 与对照组比较显著下降（$P<0.05$）。表明参附注射液联合西医治疗 MODS 有积极影响。此外，有研究证实参附注射液具有稳定血压、改善末梢循环、双向调节免疫、改善细胞缺血缺氧的耐受性、提高休克的抢救成功率，降低 MODS 的病死率的作用。郭昌星等将生脉注射液用于 SIRS 患者的治疗，结果表明能进一步提高 SIRS 患者体内 PGI 含量，降低 TXA 含量，减少 ANP 与内毒素的释放，与西医常规治疗组比较有显著性差异，说明生脉注射液对 SIRS 患者的治疗在一定程度上起到积极作用。

（陈海龙　吴咸中　邱　奇）

参考文献

1. Fry DE, Pine M, Jones BL, et al. Surgical warranties to improve quality and efficiency in elective colon surgery. Arch Surg, 2010, 145 (7): 647-52

2. 陈海龙，吴咸中，关凤林，等. 大承气汤对 MODS 时肠

13

道细菌微生态学影响的实验研究. 中国微生态学杂志，2007，30（2）：132-134

3. Dellinger RP，Levy MM，Rhodes A，et al. Surviving sepsis campaign：international guidelines for management of severe sepsis and septic shock：2012. Crit Care Med，2013，41（2）：580-637

4. Dellinger RP，Levy MM，Rhodes A，et al. Surviving sepsis campaign：international guidelines for management of severe sepsis and septic shock：2012. Crit Care Med，2013，41（2）：580-637

5. 北京市科委重大项目”MODS中西医结合诊治/降低病死率研究”课题组. 多器官功能障碍综合征诊断标准、病情严重度评分及预后评估系统和中西医结合证型诊断. 中国危重病急救医学，2008，20（1）：1-3

第十四章
腹部外科手术麻醉要点

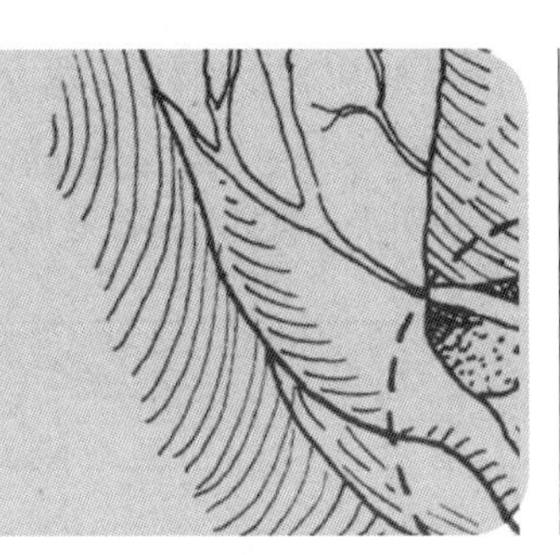

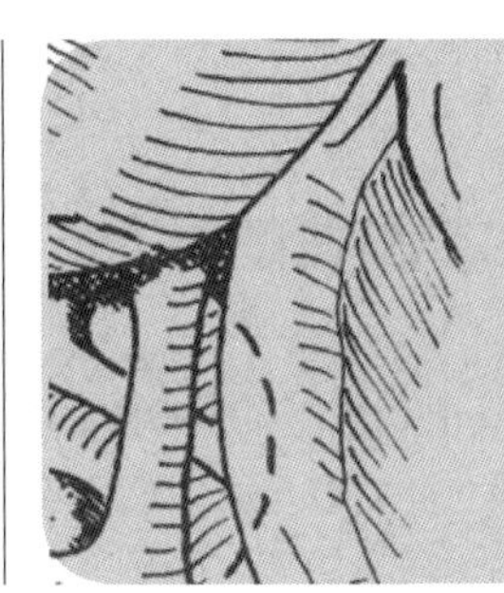

腹部外科手术麻醉方法的选择应根据疾病种类、患者情况（年龄、有无其他系统合并症、空腹或饱腹、有无失血、脱水及酸碱失衡等）、手术部位、手术持续时间及麻醉现有条件等确定。麻醉实施，包括麻醉前准备、麻醉诱导、麻醉维持、术中监测、重要脏器功能保护及术后复苏等。按常规完成这些步骤，并能及时防治在每个步骤中可能发生的问题，便能获得满意麻醉结果。由于对腹部疾病病理生理认识日益深刻，麻醉药及麻醉方法的日新月异，监测手段的多样化，为合理选择麻醉及确保病人围术期安全提供了可靠保障。现将腹部外科手术麻醉的有关问题分述如下。

第一节 腹部外科手术患者的评估

腹腔脏器的主要生理功能是消化、吸收和物质代谢，清除和处理体内有害物质和致病微生物，参与机体免疫功能，以及分泌多种激素调节全身的生理功能等。这些脏器发生病变，必然引起相应生理功能改变及机体内环境紊乱。如消化系统疾病患者常伴有食物消化吸收和代谢障碍，病程长的患者多伴有营养不良、贫血和低蛋白血症；急性消化道疾病患者常有呕吐、腹泻或梗阻，使细胞内、外液大量丢失，特别是钠和钾大量丢失，呈现严重脱水、电解质紊乱和酸碱失衡。腹腔巨大肿瘤、肠梗阻及大量腹水等患者，因腹腔内压升高、呼吸及循环均将受影响，特别是在上半身低位时更为显著；以上情况均给麻醉处理带来一定困难。如并存其他器官系统疾病或休克，则使麻醉处理更为困难。为使麻醉安全，除严格执行计划麻醉外，还必须对患者生命器官功能进行评估。

一、心脏功能评估

可通过询问患者在不休息情况下能步行最远距离或攀登最高楼层来判断。重要是了解患者心功能的储备能力。当病人能耐受相当于4个代谢当量（4METs）的运动量时（表14-1-1），说明其与围术期预后良好有一定的相关性。［1METs是指40岁、70kg男性，在静息状态下耗氧3.5ml/(kg·min)］。

表14-1-1 不同活动的能量需求量评估

代谢当量（METs）	活动量
1.75METs	生活能自理，能自己穿衣服、上厕所之类的事情，能在家中散步，能以正常速度步行1至2个街区（3.2~4.8km/h）
4.5METs	可以做些重体力的家务，如擦地、搬小件家具，但不能跳舞、打羽毛球、打保龄球
10METs	可以参加重体力运动，如游泳、踢足球、滑雪

二、肺功能评估

病人肺功能好坏常与并存肺部疾病及病人身体情况直接相关，术前并存慢性咳嗽、哮喘和过度肥胖，以及呼吸困难程度超过Ⅱ级者（表14-1-2），极易发生术后肺功能不全，同时应注意并存心脏病同样也可发生呼吸困难，需加以鉴别。术前行必要的呼吸功能检测，对预测术后肺功能不全发生十分重要，其检测项目及数值，见表14-1-3。

表14-1-2 呼吸困难程度分级

分级	依据
0	无呼吸困难症状
Ⅰ	能根据需要远行，但易疲劳，不愿步行
Ⅱ	步行距离有限制，走一或两条街需要停步休息
Ⅲ	短距离走动即出现呼吸困难*
Ⅳ	静息时即出现呼吸困难

*指呼吸疾病引起的呼吸困难，根据正常步速、正常步行结束后观察

表14-1-3 估计术后并发肺功能不全的高危险性指标

肺功能检验项目	正常值	高度危险值
肺活量	2.44~3.47L	<1.0L
第1秒的时间肺活量	2.83L	<0.5L
最大呼气流率	336~288L/min	<100L/min
最大通气量	82.5~104L/min	<50L/min
动脉血氧分压	10~13.3kPa（75~100mmHg）	<7.3kPa（55mmHg）
动脉血二氧化碳分压	4.7~6kPa（35~45mmHg）	>6kPa（45mmHg）

简易测试肺功能储备的方法有：①测胸腔周径法：测量深吸气与深呼气时，胸腔周径的差别，超过4cm以上者，提示无严重肺部疾病和肺功能不全；②吹火柴火试验：患者平静后，嘱深吸气后然后张口快速吹气，如能将置于

15cm 远的火柴火吹熄时，提示肺储备功能好，否则表示储备低下。

三、肝功能评估

有关肝功能损害程度，可采用 Child-Pugh 分级加以评定（表 14-1-4），按表 14-1-4 累计积分，5~6 分者为轻度肝功能不全，7~9 分为中度不全，10~15 分为重度不全。肝病合并出血或有出血时间延长倾向时，提示已有多种凝血因子缺乏或不足。当凝血酶原时间延长、凝血酶时间延长、部分凝血活酶时间显著延长、纤维蛋白原和血小板明显减少，提示已出现弥散性血管内凝血和纤维蛋白原溶解，表示肝脏已坏死，禁忌实施任何手术。

表 14-1-4 改良 Child-Pugh 分级

变量	分值		
	1	2	3
肝性脑病	无	分级Ⅰ~Ⅱ	分级Ⅲ~Ⅳ
腹水	无	少量	较多
胆红素（μmol/L）	<34.2	34.2~51.3	>51.3
血清白蛋白（g/L）	≥35	28~35	<28
凝血酶原时间 PT 延长秒数（s）	<4.0	4.0~6.0	>6.0
手术危险性估计	小	中	大

四、肾功能评估

肾功能储备轻度或中度下降的患者，常没有明显的临床迹象，但麻醉和手术会导致其急性肾衰竭的危险性明显增加。术前应查明肾病原因（如糖尿病、肾小球肾炎、多囊肾），肾病患者择期手术应推迟至急性病程消退。尿液分析、血浆白蛋白、血尿素氮（BUN）、血清肌酐值、内生肌酐清除率、尿浓缩试验和酚红试验等检查，是较有价值的肾功能测定。如以 24h 内生肌酐清除率和 BUN 为评价指标，可将肾功能损害分为轻、中、重 3 级，对此麻醉管理时应重点考虑，其详细内容，见表 14-1-5。

表 14-1-5 肾功能损害程度分级

	参考值	轻度损害	中度损害	重度损害
24 小时内生肌酐清除率（ml/min）	80~100	51~80	21~50	<20
血尿素氮（mmol/L）	1.79~7.14	7.5~14.28	14.64~25	25.35~35.7

五、失血量的评估

急腹症患者可因大量失血、失液导致低血容量甚至休克。失血量、失液量估计和血容量补充是急腹症患者术前、术中及术后处理的重点问题。失血的多少一般与损伤脏器有关，肝脾破裂或大血管损伤，失血量可达 1000~5000ml，有人估计肠梗阻早期肠腔积液量即达 1500ml，肠梗阻发展到绞窄时，则可损失 4000~6000ml，血细胞比容或血红蛋白浓度在急性失血时下降明显；但在肠梗阻、腹膜炎等以失液为主的低血容量患者反而会升高。因此对失血量或血容量欠缺的判断不能以血红蛋白作为唯一依据，必须结合患者表现和必要检查做出全面分析和估计。美国医学会根据症状和体征把失血程度分成四级（表 14-1-6）。但是对于老年或原有贫血者，或经长时间转运或用过镇静药物的患者，虽然出血程度较轻，也可能出现同样的体征。

表 14-1-6 失血程度分级

临床表现	Ⅰ级	Ⅱ级	Ⅲ级	Ⅳ级
失血量（ml）	<750	750~1500	1500~2000	>2000
失血量（占血容量%）	<15%	15%~30%	30%~40%	>40%
心率（次/分）	>100	>100	>120	>140

续表

临床表现	Ⅰ级	Ⅱ级	Ⅲ级	Ⅳ级
血压（mmHg）	正常或升高	降低	降低	明显降低
周围循环	正常	较差	差	严重障碍
呼吸频率（次/分）	14~20	20~30	30~40	>35
尿量（ml/h）	>30	20~30	5~15	无尿
中枢神经系统	轻度烦躁	中度烦躁	定向力障碍	嗜睡，神志不清
液体补充（3：1原则）	晶体液	晶体液	晶体液、胶体液、输血	晶体液、胶体液、输血

（余剑波　李文硕）

第二节　腹部外科手术麻醉要点

腹腔内脏深藏于腹腔内，手术部位深，特别在进腹探查、行腹内精细操作时，术中牵拉内脏容易发生腹肌紧张、鼓肠、恶心、呕吐和膈肌抽动，不仅影响手术操作，且易导致血流动力学剧变，延长手术时间，甚至增加术后并发症；因此，良好的肌肉松弛是腹部手术麻醉不可忽视的问题。

肝、脾及其他腹、盆腔内癌瘤根治手术，可因手术部位血运丰富和止血困难而发生术中大量失血和严重低血压，对此术前需做好大量输血准备，确保可靠静脉通路，及时补充血容量，维持循环功能。对胰、十二指肠等较复杂、创伤大、手术时间长，不仅失血多，还有大量细胞外液存积于手术创伤组织内变成非功能状态，最多可达细胞外液总量28%，对此必须及时予以补充。

腹腔内脏手术常有内脏牵拉反应，特别是胆囊、胆总管及肠系膜根部的手术操作，常可导致血压明显下降、心动过速，甚至心脏停搏。这种牵拉反应受交感神经和副交感神经双重支配，与此类神经有密切关系。肝、胆、胰、脾、肾等实质器官和结肠左曲以上的肠管均受胸4以下的胸段交感神经调节。腰交感干由第4~5对腰节组成，其节后纤维分布于结肠左曲以下的肠管和盆腔脏器。副交感神经的中枢位于脑干的副交感神经核及脊髓骶部第2~4节段灰质副交感核。节前纤维起自延髓迷走神经背核和脊髓骶部副交感神经核。迷走神经节后的腹腔支参与肝丛、胃丛、脾丛、胰丛、肾丛及肠系膜上下丛的组成。结肠左曲以下肠管和盆腔脏器受骶2~4副交感节前纤维分支组成的直肠丛、膀胱丛、前列腺丛、子宫阴道丛等支配。在结肠左曲以上肠管和肝、胆、胰、脾等脏器手术时，椎管内麻醉时即使阻滞平面达胸4水平，迷走神经支也不可能被阻滞。为消除牵拉结肠左曲以上胃肠等内脏的反应，可辅用内脏神经局麻药封闭或应用镇痛镇静药。而结肠左曲以下肠管和盆腔脏器的手术，阻滞平面达胸8~骶4时，交感神经和副交感神经可同时被阻滞。因此不管采用全麻或硬膜外麻醉，均应注意消除来自迷走神经的内脏牵拉反应，以减轻病人痛苦，维持循环稳定。

严重腹胀、大量腹水、巨大腹内肿瘤等患者，不仅术前因腹压过高、膈肌运动受限影响呼吸功能，当术中排出大量腹水，搬动和摘除巨大肿瘤时，腹内压容易骤然下降而发生血流动力学及呼吸明显变化。因此，麻醉医师应依据病情做好防治，与手术医生密切配合，让病人腹内压缓慢下降，并避免发生缺氧、二氧化碳蓄积和血压急剧下降。同时可以进行紧急扩容治疗，必要时使用血管活性药物支持循环。

随着外科手术的范围不断扩大，手术方式不断改进，各种新的手术体位也不断出现。但任何手术体位都有可能带来与体位相关的危险性或并发症，手术时间越长、危险性越大。在麻醉状态下，由于患者知觉部分或全部消失，各种保护性反射减弱或丧失，肌肉张力减弱，基本丧失自身保护和调节能力，由体位引起生理改变而带来的危害则更加明显。因此，在选择手术体位时，应该考虑到各种危险因素，权衡利弊，既要使手术野的显露达到最佳效果，方便手术操作，又要使因体位对患者生理产生的影响及其危险性减少到最低程度，尤其是年迈体弱者，合并有心、肺、脑等器官功能障碍者，其生理代偿能力较差，难以耐受一些对生理影响较大的体位变化，对突然改变体位时引起的生理变化也难以适应。应尽量避免一些风险性大的体位。神经损伤在麻醉中常见并发症中排第二位，虽然缺乏证据证实神经损伤与体位不当有关，但亦需引起注意。

腹腔镜手术时麻醉所遇到的主要问题是二氧化碳气腹和特殊体位对患者呼吸和循环功能造成的干扰，以及动脉血二氧化碳分压明显升高所造成一定程度的呼吸性酸中毒。一般情况好的患者能够耐受，而危重患者对由此而引起的干扰适应力就较差。某些腹腔镜手术持续时间难以预计，有时内脏损伤未能及时发现，失血量较难估计等也增加麻醉处理的难度。腹腔镜手术期间应持续监测心率、血压、心电图、脉搏血氧饱和度、呼末二氧化碳浓度。这些监测能为患者出现心律失常、气栓、皮下气肿等异常提供信息。对于心肺功能不好的患者，最好行动脉置管持续监测，方便了循环管理和血样采集。

第三节　腹部手术常用的麻醉方法

腹部手术患者具有年龄范围广、病情轻重不一以及并存疾病不同等特点，故对麻醉方法与麻醉药物的选择，需根据患者全身状况、重要脏器损害程度、手术部位和时间长短、麻醉设备条件以及麻醉医师技术熟练程度作综合考虑。理想的腹部手术麻醉应满足如下基本要求：①完全无痛；②不加重原有疾病的病理生理影响；③肌肉松弛良好；④能确保满意的呼吸、循环状态；⑤术终能及时顺利复苏；⑥术后很少并发症。

全身麻醉在腹部手术中是最常用的麻醉方法，特别是某些上腹部手术，如全胃切除、腹腔镜手术、右半肝切除术、胸腹联合切口手术以及休克病人手术均适于选用全身麻醉。由于病人情况不同，重要器官损害程度及代偿能力差异，麻醉药物选择与组合应因人而异。总的目的如下：①意识消失；②四肢躯干对手术刺激的反射活动消失，以保证安静手术野；③良好的肌肉松弛；④呼吸和循环状态良好；⑤术终能及时顺利复苏；⑥术后很少并发症。

椎管内麻醉是腹部手术常用的麻醉方法之一。该法痛觉阻滞完善，腹肌松弛较满意，对肝、肾功能影响小。因交感神经被部分阻滞，随着麻醉范围增大，对循环和呼吸的影响也增加，因此对循环功能不全的病人不宜使用。术中内脏牵拉反应较重，为其不足。

一、静吸复合麻醉

对同一患者静脉麻醉与吸入麻醉同时或先后使用的麻醉方法称为静吸复合麻醉。其方法多样，由于静脉麻醉起效快，持续时间短，病人也易于接受；吸入麻醉易于管理，麻醉深浅易于控制，故临床上最为常用。临床常用静脉麻醉诱导继之采用吸入麻醉或吸入与静脉麻醉维持的方法进行。

（一）麻醉诱导

1. 静脉诱导法　常用静脉诱导药有咪达唑仑、依托咪酯和丙泊酚。根据患者全身状况酌情选择以上静脉诱导药，并辅以麻醉性镇痛药和肌松药。诱导方法应力求起效迅速，对循环功能影响小，并尽可能降低气管插管时的应激反应。

2. 吸入诱导法和静吸复合诱导法　此二法在临床上应用较少，主要用于小儿麻醉或估计气管插管困难患者。

（二）麻醉维持

1. 吸入麻醉　在麻醉诱导后即以吸入麻醉维持。此法可通过挥发器和呼气末麻醉气体浓度监测来调节麻醉深度，保证麻醉平稳。

2. 静脉复合麻醉　在麻醉诱导后即以静脉复合麻醉维持。如丙泊酚-麻醉性镇痛药-肌松药静脉复合麻醉、氯胺酮静脉复合麻醉、芬太尼静脉复合麻醉以及神经安定镇痛麻醉等。

3. 静吸复合麻醉　在麻醉诱导后即以静吸复合麻醉维持，是目前国内常用的方法之一。

（三）注意事项

1. 实施静吸复合麻醉，应充分掌握各种麻醉药的药理特点，根据患者不同病情和手术要求，正确选择不同的静吸麻醉药组合和配伍，尽可能地以最少麻醉药量达到最完善麻醉效果，并将各种麻醉药的毒副作用减少到最少。

2. 为确保安全，必须行气管内插管。

3. 严格监测术中麻醉深度，遵循药物个体化原则，尽力杜绝患者术中知晓发生。

二、全凭静脉麻醉

全凭静脉麻醉是指完全采用静脉麻醉药及静脉麻醉辅助药的麻醉方法。由于单一静脉麻醉药很难满足手术需要，常采用多种静脉麻醉药或安定镇静药、麻醉性镇痛药和肌松药复合使用。故全凭静脉麻醉实际上是一种静脉复合麻醉，临床使用上种类多，应用方法也多。

（一）丙泊酚静脉复合麻醉

丙泊酚（异丙酚）是一种快效、短效静脉麻醉药，诱导起效迅速、经过平稳，无肌肉不自主运动、咳嗽、呃逆等副作用。苏醒迅速而完全，持续输注后无蓄积，为其他静脉麻醉药所无法比拟。目前普遍用于麻醉诱导、麻醉维持。表 14-3-1 是丙泊酚和不同阿片镇痛药伍用的常用诱导和维持剂量。

14

表 14-3-1　丙泊酚与芬太尼类镇痛药复合应用，维持 50%~95%患者对手术刺激无反应，且停药后恢复最快的药物配伍

与异丙酚配合	阿芬太尼	芬太尼	舒芬太尼	瑞芬太尼
负荷量	25~35μg/kg 于 30 秒内	3μg/kg 于 30 秒内	0.15~0.25μg/kg 于 30 秒内	1.5~2μg/kg 于 30 秒内
第一步输注	50~75μg/（kg·h）输注 30 分钟	1.5~2.5μg/（kg·h）输注 30 分钟	0.1~0.2μg/（kg·h）输注 30 分钟	13~22μg/（kg·h）输注 30 分钟
第二步输注	30~42.5μg/（kg·h）维持输注	1.3~2μg/（kg·h）输注 150 分钟		11.5~19μg/（kg·h）维持输注

续表

与异丙酚配合	阿芬太尼	芬太尼	舒芬太尼	瑞芬太尼
第三步输注		50~75μg/（kg·h）维持输注		
与上面相应的阿片类药物配合	丙泊酚	丙泊酚	丙泊酚	丙泊酚
负荷量	2.0~2.8mg/kg于30秒内	2.0~3.0mg/kg于30秒内	2.0~2.8mg/kg于30秒内	1.5mg/kg于30秒内
第一步输注	9~12mg/（kg·h）输注40分钟	9~15mg/（kg·h）输注40分钟	9~12mg/（kg·h）输注40分钟	7~8mg/（kg·h）输注40分钟
第二步输注	7~10mg/（kg·h）输注150分钟	7~12mg/（kg·h）输注150分钟	7~10mg/（kg·h）输注150分钟	6~6.5mg/（kg·h）输注150分钟
第三步输注	6.5~8mg/（kg·h）维持输注	6.5~11mg/（kg·h）维持输注	6.5~8mg/（kg·h）维持输注	5~6mg/（kg·h）维持输注

近年来借助药代动力学模型和理论，已经可以计算出达到期望的血药浓度时间以及所需给药剂量，这就是靶浓度控制输注麻醉给药系统（target controlled infusion，TCI）。用TCI麻醉给药系统实施静脉麻醉，如同在麻醉蒸发器上选定吸入麻醉药浓度一样，在静脉麻醉中选定患者所需麻醉药血药浓度，因此又被称为“静脉蒸发器”（intravenous vaporizer）。丙泊酚TCI静脉诱导操作十分简便，麻醉医生主要是确定一个适宜患者个体靶浓度。表14-3-2提供了丙泊酚和ASA不同分级患者麻醉诱导靶浓度的参考数据。但实际应用时主要还是依靠麻醉医生的临床经验来确定。麻醉维持期间靶浓度的调节见表14-3-3，表中列出手术中不同条件下常用静脉麻醉药所需的血浆浓度范围。应该注意的是，提前预防性地改变靶浓度来对抗伤害性刺激，比伤害性刺激发生后机体出现反应才处理要平稳得多，对机体干扰和影响也小。

表14-3-2　患者ASA分级与TCI丙泊酚诱导靶浓度

	TCI血浆浓度（μg/ml）
平均	5.7（2.5~12）
ASA Ⅰ	6.07
ASA Ⅱ	5.08
ASA Ⅲ	4.46

表14-3-3　外科手术不同条件时所需麻醉药血浆浓度

药物	切皮	大手术	小手术	自主呼吸	清醒	镇痛或镇静
阿芬太尼（ng/ml）	200~300	250~450	100~300	<200~250	-	50~100
芬太尼（ng/ml）	3~6	4~8	2~5	<1~2	-	1~2
舒芬太尼（ng/ml）	1~3	2~5	1~3	<0.2	-	0.02~0.2
瑞芬太尼（ng/ml）	4~8	4~8	2~4	<1~3	-	1~2
丙泊酚（μg/ml）	2~6	2.5~7.5	2~6	-	0.8~1.8	1.0~3.0

（二）依托咪酯静脉麻醉

依托咪酯是一种短效的、非巴比妥类静脉麻醉药，具有较好的镇静作用，无镇痛作用，患者可在一次臂舌循环时间内迅速入睡，诱导期安静、舒适、平稳、无兴奋挣扎，且有遗忘现象。易保持心血管系统功能稳定是依托咪酯的突出优点之一。依托咪酯诱导时血流动力学稳定，尤其适用于老年、体弱、心血管功能差的患者。麻醉诱导成人剂量为0.1~0.4mg/kg。麻醉维持建议不超过3h为宜，剂量在0.6~1.2mg/（kg·h）。依托咪酯TCI诱导，效应室靶浓度（Ce）0.5~1.0μg/ml，术中依托咪酯Ce 0.3~0.8 μg/ml；辅以镇痛、肌松药，维持BIS值40~60，术中血流动力学更平稳，无明显注射痛，但注意麻醉恢复期躁动及恶心呕吐的发生概率较高。

三、吸入麻醉

吸入麻醉是指挥发性麻醉药或麻醉气体经呼吸系统吸收入血，抑制中枢神经系统而产生全身麻醉的方法。吸入麻醉药在体内代谢、分解少，大部分以原形从肺排出体外，因此吸入麻醉具有较高的可控性、安全性及有效性。

（一）选用吸入麻醉剂原则

1. 麻醉作用为可逆性，无蓄积作用。
2. 安全范围广。
3. 麻醉作用强，可使用低浓度。
4. 诱导及清醒迅速、舒适、平稳。
5. 化学性质稳定，与其他药物接触时不产生毒性物质。
6. 在机体内代谢率低，代谢产物无毒性。
7. 无燃烧爆炸性。
8. 制造简单，易提纯，价廉。
9. 良好肌肉松弛。
10. 能抑制不良自主神经反射。
11. 具有松弛支气管作用。
12. 无臭味，对气道无刺激作用。
13. 对呼吸、循环抑制轻。
14. 不增加心肌对儿茶酚胺的应激性。
15. 对肝、肾无毒性。
16. 无依赖性及成瘾性。
17. 无致癌及致畸作用。

实际上目前没有一个药物能完全符合这些条件。七氟烷是目前临床使用最为广泛的吸入麻醉药物之一。

（二）麻醉诱导及维持

七氟烷诱导迅速、无刺激味、麻醉深度易掌握。麻醉诱导常采用8%-4%-8%方法。开始诱导时吸入8%七氟烷，每3次呼吸减少1%至意识消失后恢复至8%。这种方法可以使患者在保留自主呼吸的情况下呼气末浓度达到2.5MAC，达到诱导气管内插管的麻醉深度，对于估计有困难气道的患者很有意义。当诱导插管后即可减低七氟烷吸入浓度至1.5~2MAC或辅以40%~60%一氧化二氮维持麻醉。术中依患者血压情况调整麻醉药吸入浓度，在需肌肉松弛时辅以肌肉松弛剂。

四、椎管内麻醉

椎管内麻醉包括蛛网膜下隙阻滞和硬膜外阻滞。蛛网膜下隙阻滞适用于下腹部及肛门、会阴部手术，尿潴留发生率较高为其不足；由于细针穿刺的应用，术后头疼并发症减少，临床上仍广为使用。

硬膜外阻滞为腹部手术常用的麻醉方法之一。该法痛觉阻滞完善；腹肌松弛满意；对呼吸、循环、肝、肾功能影响小；因交感神经被部分阻滞，肠管收缩，手术野显露较好；麻醉作用不受手术时间限制，并可用于术后止痛，故是较理想的麻醉方法，但内脏牵拉反应较重，为其不足。对于上腹部手术、一般情况衰弱、休克、病情危重及需做广泛探查患者应慎用或不用。实施时，穿刺间隙选择在支配手术区域中点脊神经的相应椎间隙偏尾侧1个间隙，向头侧置管3~4cm，首次注药量为每个椎间隙1.5ml。上腹部阻滞平面T_4~L_1，盆腔手术阻滞平面T_6~S_5。为减轻内脏牵拉反应，辅以适量的镇静镇痛药。

五、全麻与硬膜外阻滞联合麻醉

全麻与硬膜外阻滞联合麻醉的应用主要是为了相互补充、弥补各自的缺陷，以求达到完善的麻醉效果。

（一）全麻联合连续硬膜外阻滞方法

根据手术范围选取硬膜外阻滞穿刺点，穿刺成功后放置硬膜外导管，给予试验剂量和首次药量后测试阻滞平面，观察循环变化并为全麻诱导剂量及药物选择提供参考。顺序行全麻诱导插管后以全麻维持。

（二）全麻复合连续硬膜外阻滞的优点

1. 可达到更完善的麻醉效果，患者围术期的安全性更高。
2. 减少全麻中镇痛药或局麻药的应用，从而减少全麻或局麻所带来的毒副作用和不良反应。
3. 减少静脉麻醉药或吸入麻醉药的应用，患者术后苏醒迅速、恢复快。
4. 可免用或少用肌松药，减少术后肌松药残留的危险，对于时间冗长的手术尤为有利。
5. 减少患者术中应激反应，利于患者早日康复。
6. 术后保留硬膜外导管，以利于进行术后镇痛。

六、针刺辅助麻醉在围术期的应用

针刺麻醉自20世纪50年代应用于临床后，几乎各种类型手术均采用过针刺麻醉；但是，由于针刺麻醉本身存在镇痛不全、肌松不良和内脏牵拉反应抑制不足等问题，致使针刺麻醉走向低谷。到21世纪，针刺麻醉逐渐发展为针药联合辅助麻醉。研究表明，针刺对机体有调整作用，可引起广泛的全身反应，包括神经递质分泌和神经内分泌改变；并从整体水平证实，在针刺介导的免疫调节作用下，交感神经与迷走神经并非是绝对的制衡与对抗关系，在中枢两者相对独立，而在外周两者则是协同作用关系，这改变了以往关于迷走神经和交感神经作用相对立、相拮抗的传统观念；可以改变中枢和外周的血流调节；可以调节免疫功能，加速神经再生；针刺对手术刺激有保护性抑制作用，减少机体的应激反应；对自主神经系统有相对的稳定性和调整作用，使血压、心率波动小，减少ET分泌，缓解心肌缺血，循环系统相对稳定；针刺后脑细胞产生内啡肽物质，具有吗啡样镇痛作用；同时干扰颅内疼痛中枢，从而对疼痛感觉迟钝；且能提高周围神经末梢痛阈，对机体有一定调整作用。针刺可应用于术前准备、术中针刺辅助麻醉、脏器保护、术后疼痛治疗以及术后恶心、呕吐的防治等方面，这也成为针刺在围术期继续发挥作用的新亮点。在腹部手术中，针刺辅助麻醉常用于以下几个方面：

（一）针刺辅助术前镇静

用针刺进行术前准备可减少患者术前焦虑，诱导内源性阿片类物质释放。在麻醉诱导前30分钟给予某些穴位刺激，可使患者精神松弛。具体刺激方法可以采用韩氏穴位刺激仪或针麻仪。

1. 选取针刺双侧内关、列缺、云门穴，进针后接韩氏穴位刺激仪，电针参数为频率2Hz/100Hz疏密波，刺激强度为患者清醒状态能耐受但又不引起疼痛的最大强度，刺激时间从术前30分钟持续至术毕。

2. 选择风池、天柱、鱼腰等穴位予以针刺并留针，接针麻仪，刺激频率调至2/100Hz，以连续波持续刺激，刺激强度为患者清醒状态能耐受的最大强度，针麻刺激从麻醉诱导持续至术毕。

（二）术中辅助镇痛

1. 针刺辅助麻醉的选穴原则 ①按照传统针灸的选穴原则进行。包括手术切口邻近部位选穴、远部位选穴和辨证对症选穴。邻近部位选穴是指在病变局部或距离比较近的范围选取穴位的方法，是腧穴局部治疗作用的体现。远部选穴是指在病变部位所属和相关的经络上取穴的方法，是“经络所过，主治所及”治疗规律的具体体现。辨证选穴是指根据疾病的证候特点，分析病因、病机而辨证选取穴位的方法。对症选穴是根据疾病的特殊症状而选取穴位的原则，是腧穴特殊治疗作用及临床经验在针灸处方中的具体应用。②选用与治疗范围的广泛性痛源相同或邻近脊髓节段的穴位，如针刺局部阿是穴、针麻的切口旁针刺等，无论弱针或强针刺激都有较好镇痛效果，但若给以较强的电针刺激，其镇痛效应则更持久；若选用远脊髓节段的穴位（如牙痛刺合谷）须用强针刺激来发挥镇痛作用，虽然患者痛苦较大，但却具有镇痛范围广、后效应长的优势。

2. 腹部手术穴位处方 内关、足三里、三阴交、切口旁针刺（均为双侧）；足三里、内关、脾俞和胃俞（均为双侧）。

（三）术后镇痛

针刺麻醉可以作为术后镇痛的重要措施减轻疼痛，减少阿片类镇痛药的使用，避免其副作用。针刺双侧足三里、三阴交可以明显缓解腹部手术后伤口疼痛。

（四）预防术后恶心、呕吐

刺激内关穴可以明显的减轻术后恶心呕吐，对于早期的治疗尤为有效。

（余剑波 刘志学）

第四节 腹部外科择期手术的麻醉处理

腔镜技术由最初用于妇科疾病的诊断，腹腔镜下胆囊切除术的开展，逐步扩展到胃肠、肝胆、脾、肾脏等手术，目前以腔镜技术为特点的微创外科手术越来越成为常规手术的首选术式。由于腔镜手术中的气腹和一些特殊体位，使得同一脏器的手术于开腹术式和腹腔镜术式间的麻醉处理有了截然不同的方法和重点，下面将分别叙述。

一、阑尾切除术

腹腔镜阑尾切除术一般采用全身麻醉。对术前有发热、厌食和呕吐的患者应对潜在的低血容量予以静脉补液纠正。由于术中头低脚高左斜卧位，对于饱胃患者应警惕术中可能发生的反流和误吸，术前应放置胃肠减压。开腹阑尾切除术在没有脓毒症和脱水的患者一般采用椎管内麻醉，无论采用蛛网膜下隙阻滞或硬膜外麻醉，于牵拉阑尾系膜时均需给予一定量的哌替啶、氟哌利多甚至氯胺酮，以消除内脏牵拉反应。

二、疝修补术

无论是腹股沟疝、股疝、脐疝和直疝，切口均在下腹部，传统术式宜采用椎管内麻醉。当手术分离疝囊颈和精索时，容易发生迷走严重反应和强烈刺激。必要时应要求术者减少牵拉或行局部封闭。绞窄性疝多伴有腹胀及脱水，为避免椎管内麻醉引起循环虚脱，可考虑选用全身麻醉。如果选择全麻，应考虑声门上气道管理措施或深麻醉下拔管，以减少苏醒期咳嗽，否则可增加疝修补的张力。

腹腔镜疝修补术一般是经腹腔途径腹膜前补片置入术（transabdominal preperitoneal prosthetic，TAPP）或全腹膜外补片修补术（totally extraperitoneal prosthetic，TEP），两种术式麻醉选择均要求全麻。TEP术式要求在腹横筋膜和腹膜之间人为建立一个腹膜前间隙，手术操作比较复杂，对术者技术要求较高，手术时间增长，并且由于分离间隙的创面大、渗血多，使二氧化碳吸收也增快增多。全麻期间应注意监测呼气末二氧化碳分压，随时注意对潮气量和呼吸频率的调整。

三、胃及肠道手术

（一）胃、十二指肠手术

对于胃、十二指肠上腹部开腹手术一般选用全麻或硬膜外阻滞。全麻宜选择麻醉诱导快、清醒快的麻醉药物。肌松药的选择及用药时间应合理掌握，需保证进腹腔探查、深部操作、冲洗腹腔及缝合腹膜时有足够的肌肉松弛，注意药物间相互协同作用，加强呼吸、循环、尿量、体液等变化的监测和管理，维护水、电解质和酸碱平衡。应注意预期大量第三间隙液体丢失和潜在失血。此类手术也可在硬膜外阻滞下完成，硬膜外阻滞可经$T_8 \sim T_9$或$T_9 \sim T_{10}$间隙穿刺，向头侧置管，阻滞平面以$T_4 \sim L_1$范围为宜。为消除内脏牵拉反应，进腹前可适量给予哌替啶或东莨菪碱。由于镇静药物可显著影响呼吸功能而发生缺氧和二氧化碳蓄积，甚至发生意外。因此，麻醉中除应严格控制阻滞平面不超过胸$_4$，并应加强呼吸监测和管理。

腹腔镜食管裂孔疝修补和胃底折叠抗反流术是目前世界上公认治疗食管裂孔疝的金标准，该手术需在全麻下完成。对于巨大食管裂孔疝（通常定义为裂孔疝长度超过6cm或30%以上胃腔疝入胸腔内），由于病情复杂，腹腔镜术中操作难度大，且患者多伴有心、肺疾病，被认为是高风险的腹腔镜手术。部分患者合并咳喘、不能平卧睡眠、脊柱前曲畸形等症状。术前应注意是否合并反复发作的吸入性肺炎、评估呼吸功能。由于这类患者发生胃食管反流和误吸的风险较高，建议麻醉诱导宜清醒插管。如果实施快速诱导插管，应置于头高位，在正压面罩给氧去氮阶段前检查胃管是否引流通畅，防止因气体大量进入疝囊内挤压胸腔内脏器而发生严重的循环紊乱。由于疝囊与两侧纵隔胸膜粘连紧密，术中分离操作时容易损伤纵隔胸膜导致气胸发生。当食管裂孔较大时，在分离食管周围组织时容易发生下腔静脉损伤，可出现难以控制的大出血和气体栓塞。术前应做好应对措施准备。

（二）腹腔镜治疗病态肥胖症

目前国内外尝试腹腔镜胃束带植入、缩胃成形术、胃肠短路术治疗病态肥胖患者，从目前资料来看疗效显著，特别是胃肠短路重组手术对一些2型糖尿病患者有很好的疗效。肥胖患者麻醉前评估除应详细了解病史及体检外，应着重了解其呼吸和循环系统状况。此外必须了解空腹血糖、糖耐量，如果发现有糖尿病或酮血症时，应该在手术前给予治疗。此外还应询问患者是否有食管反流症状。很多肥胖患者伴有气道解剖异常，麻醉前忌用阿片类药物，全麻或清醒插管前应给阿托品，以减少气道分泌物。肥胖患者易发生胃液反流，因此麻醉前应给制酸药（H_2受体阻滞药），如手术日晨给甲氧氯普胺10mg或雷尼替丁300mg口服，也可两药合用，以减少胃液，提高胃液的pH。术中严密监测非常重要。肥胖患者无创伤测压的结果常误差较大，一般提倡有创测压，同时也便于术中采动脉血做血气分析。低氧血症是肥胖患者围术期的主要危险，因此术中必须监测脉搏血氧饱和度和动脉血气，以了解患者的氧合情况；此外，呼气末二氧化碳监测对机械通气患者也非常重要。应用肌松药宜持续监测神经-肌肉阻滞程度，并尽量使用最低有效剂量，以免术后出现神经—肌肉阻滞的残余效应。麻醉选择必须是全身麻醉，麻醉诱导及气管插管过程非常重要，病理性肥胖患者气道管理困难是围术期死亡率高的原因之一。气管插管的主要困难在于喉镜不能显露声门，故麻醉诱导前必须详细评估气管插管困难的程度及风险，应备好困难气管插管所需器具。肥胖患者全麻后，特别在仰卧位时可进一步关闭小气道，气腹更加加重了功能余气量的降低，使非通气肺泡灌注进一步增加，导致静脉血掺杂增加及动脉血氧分压下降。因此，肥胖患者全麻手术中必须重视通气。适当增加患者吸入氧浓度（>50%），采用中低水平的呼末正压通气（5~10cmH$_2$O）可能有助于改善术中和术后患者肺的氧合功能，但其作用仍存在争议；对于术中采用高浓度氧通气仍难以维持血氧饱和度的患者，采用间断肺膨胀及复合呼末正压通气的方式可能有效，且利于改善术后早期的肺不张；但在肺膨胀过程中易出现较明显的循环抑制，应做好使用血管活性药物支持循环的准备。术后严格控制气管拔管指征，必要时术后第一天可行预防性机械辅助通气，有助于预防低氧血症。

（三）结肠、直肠手术

对于开腹结肠、直肠手术可酌情在全麻或硬膜外阻滞下完成，但以选用全麻联合硬膜外阻滞为佳。右半结肠切除术选用连续硬膜外阻滞时，可选T_{11}~T_{12}间隙穿刺，向头侧置管，阻滞平面控制在T_6~L_2。左半结肠切除术可选T_{12}~L_1间隙穿刺，向头侧置管，阻滞平面需达T_6~S_4。结肠手术前常需多次清洁洗肠，故应注意血容量和血钾的变化。直肠癌根治术常选用腹会阴联合切口，手术位置深，需良好的肌肉松弛，麻醉以全麻为首选；选用连续硬膜外阻滞时宜用双管法，一点取T_{12}~L_1间隙穿刺，向头置管，另一点经L_3~L_4间隙穿刺，向尾置管，阻滞平面控制在T_6~S_4，术中出血可能较多，要随时计算出血量，并给予及时补偿。手术患者取截石位，在悬吊两下肢时要注意避免腓神经压迫。腹腔镜行结肠、直肠手术，由于头低位，气腹后腹腔压力增高，膈肌向头侧移位，呼吸受限，麻醉以全麻为安全。

四、胆道手术

单纯胆囊切除术和胆道手术，目前认为选择全麻联合硬膜外阻滞为佳，但也可单纯选择全身麻醉。胆囊、胆道部位迷走神经分布密集，且有膈神经分支参与，在游离胆囊床、胆囊颈和探查胆总管时，可发生胆-心反射和迷走-迷走反射，可引起反射性冠状动脉痉挛、心肌缺血，导致心律失常、血压下降，应采取静注阿托品预防措施。对于坏疽性胆囊炎合并中毒性休克、急性化脓性胆管炎患者行手术时，术前应用药理剂量的皮质激素对治疗中毒性休克有良好效果。阻塞性黄疸常伴肝损害，应禁用对肝肾有损害的药物。胆管手术术前的内镜和应用经肝技术越来越普遍，应注意术前的体液丢失。

14

五、肝脏手术

（一）肝部分切除术

肝脏为实质性脏器，血运极其丰富，常因肝癌、肝内胆管结石、动静脉畸形、肝包囊虫病及出血而行肝部分切除术。术前评估如果存在明显的贫血和凝血障碍，应予以纠正。麻醉方法及麻醉药剂量选择应结合术前肝脏功能损害程度及术后肝实质大部分切除后可能导致的肝功能障碍程度综合考虑。所有吸入麻醉药都能减少肝脏血流，其中地氟烷和七氟烷对肝血流及肝脏氧输送影响最小，氟烷减少肝血流作用最明显。肝右叶手术为能充分暴露肝门，控制手术出血，常需行胸腹联合切口，因此必须选用全身麻醉。因为预期失血较多，标准监测内容中须增加动脉和中心静脉置管，开放大口径静脉通路。在肝实质分离时，通过肝蒂水平（Pringle 方式）暂时阻断门静脉和肝动脉血流可降低失血，常温下阻断时间不得超过 20 分钟。当需要较长时间阻断肝脏循环时，可用冰冷生理盐水行局部低温处理。现在有的学者推崇控制性低中心静脉压（low central venous pressure LCVP）技术辅助减少术中出血，即减少肝脏切除前的液体入量，中心静脉压维持在小于 5mmHg 水平，适当头低仰卧位等措施来减少术中出血；应注意的是术中发生空气栓塞和术后肝肾功能恢复。腹腔镜肝切除（laparoscopic hepatectomy，LH）发展相对较慢，目前仍是难度较大的手术。麻醉须采用全身麻醉。常规于双下肢裹上弹力绷带以防术中和术后下肢静脉血栓形成。术中常规检查动脉血气，主要并发症及预防要点为术中出血以及二氧化碳气栓。二氧化碳气栓一般发生在肝静脉损伤时，高压的二氧化碳气体随肝静脉大量进入心脏，是腹腔镜肝切除时最多的致死原因之一。

（二）肝移植手术

肝移植手术的常见病因多为肝脏肿瘤、硬化性胆管炎、原发性胆汁性肝硬化、酒精性肝硬化等，是肝脏疾病晚期根治性手术。这些患者往往表现为恶病质，且合并肝衰竭、多器官功能失调、肝性脑病以及严重代谢紊乱综合征，给麻醉实施造成了极大的困难。由于手术创伤大、时间长，容易导致患者呼吸、循环剧烈变化，可诱发或加重其他器官功能衰竭以及水、电解质和酸碱平衡紊乱。为防止超急性排斥反应，术前、术中及术后均需采用免疫抑制治疗，后者可使患者抵抗力下降，极易并发感染。因此麻醉过程的一切操作都应严格遵循无菌技术操作原则。麻醉方法可选择静吸复合全身麻醉，对于术前无明显凝血功能障碍患者可以选择静吸复合麻醉联合硬膜外阻滞。于胸 7~8 间隙行硬膜外穿刺置管，行硬膜外阻滞后再联合静吸麻醉，该方法优点在于减少全身麻醉药用量；使麻醉更趋稳定安全，术后可通过硬膜外留置导管进行镇痛治疗。诱导和维持用药应避免使用对肝脏有毒副作用的药物。一氧化二氮由于可加重静脉-静脉分流过程中气栓的危险和肠扩张，应避免使用。术中应监测包括凝血功能、酸碱平衡、电解质、血气分析、代谢紊乱、液体转移、失血、体温、尿量、血糖、血流动力学指标、肾功能等生命体征及指标，目前血流动血力学状况的整体评价有赖于有创动脉压直接测压、中心静脉压及肺动脉压监测。运用血栓弹性描记仪（TEG）评价凝血功能。肝移植手术分为三个阶段，①无肝前期：此期内，手术搬动肝脏时，由于暂时阻断门静脉回流，可致低血压，充分补液至关重要；对患者的管理重点应放在凝血功能状况的评价上，运用血栓弹性描记仪，监测凝血功能，在此期，除非有过多的失血，不应过度纠正凝血障碍。②无肝期：此期全肝被切除，门静脉、肝动脉、肝脏上下的下腔静脉也被切开。此时血流动力学发生剧烈变化：静脉回流减少，心输出量降低，内脏和下腔静脉压力增加，肾灌注压降低，体循环动脉压降低。现在，在很多中心常规使用 centifugal 泵形成门静脉、下腔静脉和腋静脉之间的旁路。静脉——静脉旁路应用的优点在于，它能够维持正常的肾灌注压、减少小肠淤血和减少出血；它的缺点是可使体温进一步降低和空气栓塞及血栓形成的危险。③新肝期：此时移植肝已被再灌注，移植肝门静脉开放作为此期开始的标志，常发生剧烈地血流动力波动，称再灌注后综合征，常表现严重低血压、心率减慢、体循环阻力降低、肺动脉压增高。原因是酸性含高钾冷保存液突然进入循环；此外，缺血的肝脏释放黄嘌呤氧化酶对此综合征的发生也起重要作用，黄嘌呤氧化酶可激活细胞氧自由基，它能够导致心肌功能失调和细胞损害。再灌注后综合征的治疗可用强烈血管收缩剂和肾上腺素能受体激动剂［如肾上腺素 0.1~0.2μg/（kg·min）］。随着移植肝再灌注和血流动力学的稳定，肝脏呈现粉红色表示灌注良好。可逆转肝细胞的损害。在此期内，凝血障碍应被很好地纠正，以使手术能够得到良好的止血。如血栓弹性描记仪检测出纤维溶解亢进，用氨基己酸拮抗；如检测出有肝素（由供体肝脏带入），用鱼精蛋白拮抗。肝移植手术结束后，应将患者送入重症监测治疗病房。在重症监测治疗病房对患者的生命体征进行严密观察，包括心电图、直接动脉压、中心静脉压、血气及水电解质平衡状况、尿量、体温、腹腔引流量及颜色等的改变。

六、脾切除术

择期脾切除手术一般用于治疗脾功能亢进、特发性血小板紫癜或霍奇金淋巴瘤。外伤性脾破裂除应积极治疗出血性休克外，应注意有无肋骨骨折、胸部挫伤、左肾破裂及颅脑损伤等并存损伤。原发性或继发性脾功能亢进需行手术者，多有脾大、严重贫血、血小板减少和骨髓造血细胞增生。凡有明显出血者，应禁用硬膜外阻滞。选择全麻时需根据有无肝损害而定，可用静脉复合或吸入麻醉。气管插管操作要轻巧，防止因咽喉及气管黏膜损伤而导致血肿或出血。麻醉手术处理的难度主要取决于脾周围粘连的严重程度。游离脾脏、搬动脾、结扎脾蒂等操作，手术刺激较大，有发生意外大出血的可能，应做好大量输血准备。巨大脾脏内储血较多，有时可达全身血容量的 20%，故麻醉中禁忌脾内注射肾上腺素，以免发生回心血量骤增而导致急性心力衰竭危险。对于脾脏轻度增大，无明显出血倾间及出凝血时间、凝血酶原时间已恢复正常者，可选用连续硬膜外阻滞。麻醉操作应轻柔，避免硬膜外间隙出血。对于脾破裂行脾切除的患者，因内出血量不好估计，为了避免麻醉后急性循环衰竭，不宜采用硬膜外麻醉，全麻为宜，以策安全。

七、胰、十二指肠切除术

对于十二指肠、胰头或壶腹周围癌，需将部分胰腺及十二指肠切除，然后行胆总管-空肠、胰腺-空肠及胃-空肠吻合术。手术范围广，手术操作复杂，需时长。由于手术范围广泛，涉及多个器官，手术部位深，出血多，使手术操作十分困难，一般认为以选用全麻为佳。为降低手术创伤所致的应激反应及减少全麻药用量，常联合应用连续硬膜外阻滞术。并做好充分输血、输液准备。

（李文硕　余剑波）

第五节　急腹症手术麻醉处理

急腹症是指腹腔内器官或组织突发的病理反应，致使急性腹痛，并伴全身反应的临床综合征，广义看，凡以急性腹痛为主诉或主要临床表现并需即刻处理的外科疾病均称为急腹症。本节中的急腹症（acute abdomen disease）包括非创伤性外科急腹症，如急性肠梗阻、急性胰腺炎、急性胆道感染、胃、十二指肠穿孔和上消化道大出血等；也包括由创伤引起的急腹症，如外伤性肝、脾破裂等。急腹症患者不仅需要手术治疗已有功能障碍的内脏器官，且由于机体应激反应、内环境紊乱也使其他器官功能严重受损，再加上常并存其他系统和器官疾病，麻醉前又无充足时间进行综合性治疗，因而麻醉处理十分困难，麻醉危险性、意外及并发症的发生率均比择期手术高。

为确保急腹症患者安全，有效实施麻醉，要求麻醉医师在掌握麻醉基础理论与技能前提下，还必须熟知急腹症的病理生理变化以及常用治疗措施，尽可能在术前短时间内对病情做出评估和准备，选择合适的麻醉方法和用药，保证手术顺利进行和患者安全。

一、急腹症患者手术麻醉特点和要求

（一）急腹症病因

它涉及腹腔内各器官的炎症、梗阻、出血、穿孔、循环障碍、损伤等，常导致全身感染中毒，水、电解质紊乱，酸碱平衡失调，血容量减少等诸多变化。多数患者术前病情危重、营养不良，此外还常并存高血压、冠心病、糖尿病等多种疾病，术中易发生心、脑血管意外、肺水肿、肾衰竭等。因此，麻醉医师必须掌握急腹症的临床特点，对术前的全身情况和重要器官功能进行检查，评估其生理和病理状态，病情允许时，尽可能术前治疗原发病和合并症，使其在最佳的生理状态下实施麻醉和手术，这是急腹症麻醉的关键所在。

（二）急腹症手术主要为腹腔内脏器实质性疾病手术

腹腔器官的主要生理功能是消化、吸收、代谢；清除有毒物质和致病微生物；参与机体免疫功能；分泌多种激素调节消化系统和全身生理功能。因此，急腹症必然导致相应的生理功能紊乱及营养状态恶化。麻醉前应根据患者病理生理改变及并存疾病的不同，积极调整治疗，改善全身状况，提高手术和麻醉耐受。

（三）腹痛是急腹症患者的主要症状

剧烈腹痛、恐惧和躁动不安，增加交感神经活性和儿茶酚胺释放，引起心动过速、血压升高及心肌氧耗增加，影响呼吸功能，加剧高代谢状态，降低免疫功能，加重原发病和休克发生、发展。因此，麻醉前应给予适量的镇痛药，剂量以不影响呼吸、循环和保持患者清醒为准。

（四）恶心呕吐是急腹症的重要症状

仅次于腹痛。围麻醉期呕吐误吸发生率高。急腹症患者多非空腹，腹痛、恐惧、休克等可使胃排空时间延迟，胃液、血液、胆汁、肠内容物都有被误吸可能，一旦发生，可导致急性呼吸道梗阻、吸入性肺炎或肺不张等严重后果，是围麻醉期并发症和死亡率增加的重要原因之一。麻醉诱导前应明确患者进食时间并行有效胃肠减压，严防吸入性并发症。

（五）体液代谢失调

急腹症患者由于恶心呕吐和体液向第三间隙丢失或水分摄入不足，术前均存在不同程度的脱水，水、电解质紊乱和体液代谢失调，麻醉前应根据其病理生理特点，失水和电解质紊乱程度与速度、酸碱失衡的类型予以纠正。

1. 水、钠代谢失调　急性腹膜炎、肠梗阻患者，可造成大量细胞外液丢失及消化液潴留，此外，反复呕吐、长期胃肠减压，可使胃肠道消化液持续丢失，引起等渗性脱水。

2. 电解质异常　肠梗阻患者因呕吐、胃肠减压和肠腔积液可造成大量水、钠和钾离子丢失。重症急性胰腺炎可丢失大量蛋白质和各种电解质，出现钾、钠、氯、钙、镁、磷降低和低蛋白血症。门静脉高压食管胃底静脉曲张的肝硬化患者多伴有腹水和水肿，易出现稀释性低钠血症、低钾血症和低氯血症。

3. 酸碱平衡失调　急腹症患者因失血性、感染性休克引起代谢性酸中毒甚至乳酸盐增多性酸中毒。老年急腹症患者，由于肺活量降低，残气量增加，肺内气体分布不均匀及肺泡内气体弥散功能障碍等原因，CO_2 排出受限，引起呼吸性酸中毒；由于疼痛、发热、低氧血症等原因引起肺泡通气过度，体内生成的 CO_2 排出过多，P_aCO_2 降低，导致呼吸性碱中毒。

（六）休克

急腹症患者常合并休克，首先应行抗休克治疗，恢复有效循环血容量，维持内环境稳定，改善微循环，促进血液重新分布，选择手术时机，尽早手术，围麻醉期保证心、脑、肾等重要器官的血流灌注，防治多器官功能衰竭。

1. 低血容量休克　胃肠道穿孔、急性胆道感染、急性胰腺炎所致的腹膜炎早期，腹腔浆膜水肿和渗出，或肠梗阻大量细胞外液积存于肠管中，引起低血容量性休克；常见的消化道大出血如消化道肿瘤、胃、十二指肠溃疡出血、门静脉高压症所致的食管胃底静脉曲张破裂等，当失血超过全身总血量的20%时，可引起失血性休克；除呕血、便血外，胃肠道内也可潴留大量血液，失血量难以估计。麻醉前应根据血红蛋白、血细胞比容、尿量、尿比重、血压、脉搏、脉压、中心静脉压等指标补充血容量和细胞外液量，并作好大量输血准备。

2. 感染性休克　急性弥漫性腹膜炎及绞窄性肠梗阻等患者，可引起全身性炎症反应，导致感染性休克。围麻醉期应强调“早期强化治疗”，以纠正血流动力学紊乱、改善组织缺氧、防止MODS为目的，以CVP、MAP和SvO_2为复苏目标，依病情采用液体复苏、使用血管活性药物、输注红细胞等措施，同时使用抗生素、控制血糖、支持呼吸、肾功能、保温和维持内环境稳定等支持措施，力争在尽可能短的时间内达到复苏目标。防止更严重的炎症反应和急性脏器功能衰竭，降低病死率。

（七）胆道疾病多伴有感染，阻塞性黄疸和肝损害

可对多个器官、系统产生影响，常有水、电解质，酸碱平衡紊乱，营养不良，贫血，低蛋白血症等继发性病理生理改变，对麻醉和手术耐受降低，围麻醉期易发生多种并发症：如心律失常、严重低血压、肝肾衰竭、凝血异常等，麻醉选择与处理的难度较大。围术期应加强肝、肾功能维护，预防发生肝肾综合征；麻醉前给予抗胆碱药；术中观察出凝血变化，遇有异常渗血，及时检查纤维蛋白原、血小板，并给予抗纤溶药物或纤维蛋白原治疗。

14

（八）肥胖、严重腹胀、大量腹水、巨大腹内肿瘤患者

当术中排出大量腹水，搬动和摘除巨大肿瘤时，腹内压容易骤然下降而发生血流动力学及呼吸的急剧变化。因此，麻醉医师应依据病情做好防治，并避免发生缺氧、二氧化碳蓄积和休克。

（九）注意防治内脏牵拉反应

术中牵拉内脏易发生腹肌紧张、鼓肠、恶心、呕吐和膈肌抽动等，不仅影响手术操作，且易导致血流动力学剧变和患者痛苦。在结肠左曲以上肠管和肝、胆、胰、脾等脏器手术时，椎管内麻醉要阻滞内脏交感神经支时，阻滞平面应达胸4~腰1，但迷走神经不能被阻滞；而结肠左曲以下肠管和盆腔手术，阻滞平面达胸8~骶4时，交感和副交感神经可同时阻滞。为消除牵拉结肠左曲以上肠、胃等内脏的牵拉反应，术中应辅用肠系膜根部和腹腔神经丛封闭或应用镇痛、镇静药。此外，良好的肌肉松弛是急腹症麻醉不可忽视的问题。

二、麻醉前评估

急腹症患者病情复杂多变，就诊时间仓促，难以进行仔细检查和必要的术前准备与治疗，麻醉选择和处理困难，增加了手术风险。为此，麻醉医师应在术前短时间内对患者全身情况和重要器官功能做出评估，为正确处理提供依据。

（一）病史与体检

急腹症患者常需尽早手术，麻醉前应争取时间访视、了解病情和疾病诊治过程，复习如下病史：①个人史：包括劳动能力，有无烟酒嗜好，有无吸毒成瘾史，有无服用安眠药史等；②过去史：应注意与麻醉有关的疾病，如抽搐、癫痫、高血压、脑血管意外、心脏病、冠心病、心肌梗死、肺结核、哮喘、慢性支气管炎、肝炎、肾病、脊柱疾病或出血性疾病等；③过敏史；④用药史：包括是否已应用降压药、β-受体阻断药、糖皮质激素、洋地黄、利尿药、降糖药、镇静安定药、单胺氧化酶抑制剂、三环类抗抑郁药、抗生素等，应了解用药持续时间、剂量和有无特殊反应等；⑤手术和麻醉史；⑥最近一次进食时间，病情允许应做适当的禁食、禁饮准备。

（二）病情估计

麻醉前尽快掌握患者全身情况、生命体征和各器官系统功能状况，以便选择适当的麻醉方法和药物，对可能出现的意外和并发症采取防范措施。

1. 病因　主要有炎症、实质脏器破裂、空腔脏器穿孔、梗阻及脏器扭转、出血和损伤等，引起腹腔内和腹膜后组织的急剧病理变化，常以腹部症状、体征为主，同时伴有如下临床征象：①腹痛：常为器官病变所在部位，是最常见症状和重要诊断依据；②恶心呕吐：腹痛后出现，为反射性或梗阻性恶心呕吐；③腹胀：为局限性或全腹腹胀；④发热寒战：反映腹腔炎症的程度；⑤大小便异常或黄疸等。

2. 重要器官功能的评估　①既往并存心血管疾病者（高血压和/或冠心病）常易并存发心肌损害，此类患者面临严重的心血管负荷压力，极易发生心肌的氧供需失衡，一旦遭受手术、应激、疼痛、休克、感染、缺氧等不利因素，心肌收缩力易致降低，出现心力衰竭。患者由于水、电解质失衡或处理不当，可引起低血压或心律失常。如合并脓毒血症、肺栓塞、心肌梗死，则病情凶险，预后极差。②常有腹胀、腹压增高、膈肌上升使肺泡通气不足，肺功能残气量减少，导致通气/灌流比例失调，引起低氧血症；腹痛引起过度通气产生低二氧化碳血症；原有肺部疾患或呼吸功能不全者可诱发急性呼吸衰竭；术后麻醉药的残余

作用，切口痛或排痰无力等也可引起术后呼吸衰竭。③患者伴有肝、肾疾患，可明显增加肝、肾功能损害的危险性。④术前如已存在休克、肺间质性水肿、脑水肿和水电解质紊乱等多种并发症，增加了麻醉难度，风险大，有发生心搏呼吸骤停危险。⑤其他：大于65岁老年患者、既往有心肺疾病史和中枢神经系统退行性变等，因脏器代偿功能差，易出现多器官损伤，对麻醉耐受性差。

（三）实验室检查和辅助检查

1. 术前测定电解质、血糖、血常规、尿常规、粪便潜血以及血清淀粉酶等。

2. 术前测定肝、肾功能，为麻醉方法和药物的选择提供参考。

3. 常规行胸片、腹部X线片和B超检查。

4. 常规行心电图检查，病情需要应行超声心动图检查以进一步了解心脏功能。

5. 动脉血气分析能反映机体的通气情况、酸碱平衡和氧合状况等。如果肺部受损严重、持续时间长就会存在高CO_2和低氧血症，术后呼吸系统并发症明显增加。动脉血乳酸盐动态监测可及时快速了解急腹症患者的内环境，对预后的判断主要取决于治疗后乳酸盐清除和利用的速度，乳酸盐清除滞缓或继续升高，表明病情严重，预后差，死亡率高。

三、麻醉前准备

急腹症是最常见的外科急诊，临床特点有三个含义：①起病急；②病情重，多有饱胃和伴有水、电解质和酸碱失衡，继发低血容量或感染性休克；③多需要紧急手术治疗。在时间允许的条件下，针对主要病理生理改变予以适当处理，做好各项准备，减少或避免意外事件发生，降低围术期并发症和死亡率。

（一）常规准备

1. 常规禁食 对有严重腹胀、饱胃、肠梗阻、消化道穿孔、出血或弥漫性腹膜炎患者，麻醉前必须进行有效的胃肠减压。

2. 患者体温达到38~39℃，常提示炎症疾病或合并感染。应采用物理或药物降温，降低至38℃以下，提高麻醉、手术耐受力。

3. 饱胃的处理 饱胃患者又不能推迟手术时，为避免呕吐误吸，应作如下准备。

（1）放置粗胃管（直径约7mm）吸引，虽不能完全吸净胃内容物，但因胃管刺激，诱发呕吐，有助于将部分胃内容物吐出。

（2）抑酸剂：奥美拉唑作用于胃壁细胞的氢-钾离子ATP酶（质子泵），与其不可逆结合，使该酶失活，产生强大的抑酸效果，比西咪替丁强8~10倍，是最强的抑酸药物。H_2受体阻滞剂可产生剂量依赖性胃酸分泌减少，西咪替丁200~400mg、雷尼替丁50~100mg肌注或静注，可明显降低胃液分泌量和胃液氢离子浓度。西咪替丁可延长茶碱、普萘洛尔、利多卡因等许多药物的排泄，增加其毒性。雷尼替丁与这些副作用无关。

（3）甲氧氯普胺拮抗多巴胺受体，增强食管下端括约肌张力的同时松弛幽门，加快胃排空。麻醉前缓慢静注，有止吐作用，但会诱发腹部痉挛、锥体外系反应等，可用苯海拉明25~50mg静注拮抗。甲氧氯普胺能增强逆行性肠蠕动，肠梗阻患者禁用。

（二）特殊准备

1. 纠正体液代谢失调

（1）纠正水、电解质和酸碱平衡紊乱：急腹症患者术前均存在不同程度的脱水、明显低血容量，除血流动力学改变外，还表现为少尿或无尿，尿比重和血细胞比容（Hct）升高。麻醉前应根据其病理生理特点予以纠正。输入一定量的平衡盐液、胶体液、白蛋白等，待尿量增加、尿比重下降后手术，以防止麻醉诱导后会血压下降和心率增快和休克。在补充细胞外液容量同时，应结合病史及实验室检查，纠正酸碱失衡和电解质紊乱，特别应纠正低血钾、钙血症和代谢性酸中毒。代谢性酸中毒可引起严重的低血压、心律失常和死亡，但应注意过度使血液碱化因氧解离曲线左移，不利于组织供氧。碳酸氢钠治疗只用于pH<6.90或BE<-15mmol/L时。通过上述处理，可为手术和麻醉提供良好的内环境条件。

（2）对失血性休克患者，在低血容量未纠正前，仓促实施麻醉和手术可加重休克。当失血量低于血容量的20%时，机体可通过周围血管收缩和组织间液进入血管内补偿丢失的血浆量，动脉压可暂时维持在正常范围，但由于组织间液量减少，机体对失血的敏感性增加，麻醉药的抑制和术中少量失血即可导致血压严重下降，术前补充一定量的平衡盐液，有助于麻醉中循环稳定。急性失血超过全血容量30%时，机体即难以完全代偿，患者即呈现低血压和组织灌注不足的体征，术前应加强补液和输血。对活动性出血需紧急手术时，经适当输血、输液，待循环情况适当改善后，即可开始麻醉，术中继续抗休克治疗。当只有手术止血才能挽救患者生命时，则需在休克状态下麻醉和手术，不宜过分强调术前准备。近来提出了延迟复苏的概念，特别是对有活动性出血的休克患者，已不主张快速给予大量的液体进行即刻复苏，而主张在到达手术室彻底止血前，先给予少量平衡盐液维持机体基本生命体征，当手术彻底止血后再进行充分的容量复苏。因过早地使用血管活性药、抗休克裤、平衡盐液或高渗盐液提升血压，并不能提高患者的存活率，反而增加病死率和并发症。

2. 早期适量的液体复苏 对重症急腹症患者（如急性重症胰腺炎、急性梗阻性化脓性胆管炎等）如合并感染性休克，则强调早期达标治疗（early goal directed therapy，EGDT）。EGDT是要求在3~6小时内足量输入平衡盐液、白蛋白、胶体液或高渗盐溶液等，输红细胞保持 HCT≥30%，同时充分给氧，必要时用正性肌力药或输注多巴酚丁胺最大剂量至2μg/（kg·min）。其治疗目标是：①中心静脉压（CVP）8~12mmHg；②平均动脉压≥65mmHg；③尿量≥0.5ml/（kg·h）；④中心静脉血氧饱和度（saturation of central venous blood oxygen，$ScvO_2$）≥70%或混合静脉血氧饱和度（saturation of mixed venous blood oxygen，SvO_2）≥65%。

3. 合并症治疗　有合并症的急腹症患者，除非由于大出血，需紧急手术，否则均应在麻醉前做适当的治疗，尤其对一些特殊合并症，如不加以纠正，患者或许不是死于手术，而是死于合并症。

（1）急腹症手术并存糖尿病的患者，必要时应行眼底、心、肺功能检查、深静脉彩色多普勒扫描、凝血功能和D-二聚体等检查，评估心、脑血管疾病风险和麻醉、手术耐受力。年龄>65 岁、病程超过 5 年、空腹血糖>14mmol/L、合并心、脑血管疾病或糖尿病肾病、预期手术时间>90 分钟、需要全身麻醉者，更应谨慎处理，并准备好相应的防范措施，可采用胰岛素和/或补充液体，血糖控制在 10mmol/L 以内、尿酮体消失、酸中毒纠正后方可手术。糖尿病高血糖危象包括糖尿病酮症酸中毒（DKA）和高血糖高渗性综合征（HHS），是可能危及生命的急性并发症，禁忌手术。

（2）对 DKA 和 HHS 的处理

1）对于原因不明的恶心呕吐、脱水、休克、意识障碍、神经精神症状的患者，尤其是呼吸有烂苹果味、血压低而尿量多者，不论有无糖尿病病史，均应想到本病的可能性。早期诊断是决定治疗成败的关键，应立即检测：血糖、尿素氮/肌酐、血清酮体或尿酮体、电解质、血气分析。

2）当血酮≥3mmol/L 或尿酮体阳性，血糖>13.9mmol/L 或已知为糖尿病患者，血清 HCO_3^->18mmol/L 和/或动脉血 pH>7.3 时可诊断为糖尿病酮症，而血清 HCO_3^- <18mmol/L和/或动脉血 pH<7.3 即可诊断为 DKA。血糖>33.3mmol/L，血浆渗透压>320mmol/L，无酮症酸中毒，诊断 HHS。血浆有效渗透压=2×（［Na^+］+［K^+］）(mmol/L)+血糖(mmol/L)。

3）DKA 和 HHS 的治疗原则：尽快补液以恢复血容量、纠正脱水状态，降低血糖，纠正电解质及酸碱平衡失调，同时积极寻找和消除诱因，防治并发症。每小时监测一次血糖，每 2 小时监测一次电解质。具体方案参照自中华医学会糖尿病分会《中国高血糖诊断和治疗指南》2012 版。①大量补液：在第 1 个 24h 内补足预先估计的液体丢失量。第 1 小时输入生理盐水（0.9% NaCl），速度为 15~20ml/（kg·h）(一般成人 1~1.5L，视脱水程度可酌情增加至 2000ml)。随后补液速度取决于脱水程度、电解质水平、尿量等，一般第 2 小时 1000ml，第 3~5 小时 500~1000ml/h，第 6~12 小时 250~500ml/h。根据血流动力学、出入量、实验室指标及临床表现判断补液效果。对于心肾功能不全患者，在补液的过程中要检测血浆渗透压，警惕补液过多。②维持正常血钠：如果纠正后的血钠浓度正常或升高，则最初以 250~500ml/h 的速度补充 0.45% NaCl，同时输入 0.9%NaCl。如果纠正后的血钠浓度低于正常，仅输入 0.9%NaCl。纠正的［Na^+］=测得的［Na^+］(mg/dl)+1.6×［血糖值（mg/dl）-100］/100。③胰岛素：连续静脉输注胰岛素 0.1U/（kg·h），重度 DKA 患者则以 0.1U/kg静注后以 0.1U/（kg·h）输注。若第 1 小时内血糖下降不到 10%，则以 0.14U/kg 静注后继续先前的速度输注。当 DKA 患者血酮值的降低速度<0.5mmol/（L·h），则需增加胰岛素的剂量 1U/h。当 DKA 患者的血糖≤11.1mmol/L，HHS 患者的血糖≤16.7mmol/L 时，可以减少胰岛素输入量至 0.02~0.05U/（kg·h），同时静脉给予 5%葡萄糖，并继续胰岛素治疗，维持血糖值在 8.3~11.1mmol/L（DKA）或 13.9~16.7mmol/L（HHS）之间，DKA 患者血酮<0.3mmol/L。④补钾：为防止发生低钾血症，在血钾<5.2mmol/L 时，并有足够尿量（>40ml/h）的前提下，应开始补钾。一般在每 1L 输入溶液中加 KCl 1.5~3.0g。血钾 4.0~5.2mmol/L 时补 KCl 0.8g/（L·h），血钾 3.3~4.0mmol/L 时补 KCl 1.5g/（L·h），发现血钾<3.3mmol/L时应优先进行补钾治疗。⑤纠酸：pH<6.9 的成年患者进行补碱治疗，方法为 $NaHCO_3$ 8.4g 及 KCl 0.8g 配于 400ml 无菌用水（等渗等张液）中，以 200ml/h 速度滴注至少 2 小时，直至 pH>7.0。此后每 2 小时测定一次静脉血 pH，如果需要，治疗应该每 2 小时重复进行一次。⑥补磷：大多数 DKA 患者无磷酸盐治疗的指征。对心衰、贫血、呼吸抑制以及血浆磷酸盐浓度<0.3mmol/L 者可补充磷酸盐以避免低磷相关的心肌、骨骼肌麻痹及呼吸抑制。可将磷酸钾4.2~6.4g加入输液中，同时监测血钙。建议采用 KCl：K_3PO_4=2：1 的配比方案治疗。

4）DKA 缓解的标准包括血糖<11.1mmol/L，血酮<0.3mmol/L，血清 HCO_3^-≥15mmol/L，静脉血 pH>7.3，阴离子间隙≤12mmol/L。HHS 缓解的标准还包括渗透压及精神神经状态恢复正常，由于容易发生脑水肿，HHS 空腹血糖和渗透压的纠正应在 12~24 小时内逐步进行。

4. 心功能不全者，需用正性肌力药物支持。

5. 低氧血症者，及早给予合适的氧供并纠正低氧血症。

四、麻醉前用药

1. 急腹症患者疼痛剧烈、恐惧和躁动不安必然促使儿茶酚胺释放，加重微循环障碍，促进休克发展，应重视麻醉前用药，故麻醉前在严密观察病情下，可肌内注射哌替啶，但剂量应以不影响呼吸、循环，保持意识存在为准。不推荐应用吗啡，因其会收缩奥狄括约肌，增加胆道内压力，并可抑制呼吸中枢，故对呼吸功能不全、呼吸道梗阻、年老体弱及 1 岁以下小儿禁用。

2. 对垂危、昏迷、休克的急腹症患者可于送手术室后

14

麻醉诱导前分次少量从静脉给予术前用药，以便于麻醉医师更合理用药和监护，提高安全性。

3. 存在休克的患者，在给予足够的液体复苏和血管活性药物治疗后，仍无法确保恢复血流动力学稳定时，可给予药理剂量的糖皮质激素，这不仅仅减少术后恶心呕吐、减轻疼痛，也可改善异常肺功能。

4. 急腹症患者多合并腹腔内感染，应在切皮前 30 分钟至 1 小时应用抗生素，保证药物浓度在术中达到高峰，对长于 2 倍药物半衰期或手术时间超过 4 小时者，需要追加抗生素。

5. 有出血危险因素的重症急腹症患者，麻醉前可使用 H_2 受体阻滞剂或质子泵抑制剂预防应激性溃疡（SU）。另外，H_2 受体阻滞剂可降低围术期应激反应，提高免疫功能，减轻手术创伤、输血和脓毒症引起的免疫功能抑制。

五、急腹症手术的麻醉选择

急腹症患者具有年龄范围广，病情轻重不一及合并症不同等特点，故对麻醉方法与麻醉药物的选择，需根据患者全身状况，重要脏器损害程度，手术部位和时间长短，麻醉设备条件以及麻醉医师技术水平作综合考虑，还需要规范麻醉操作，密切观察、正确判断和处理术中生命体征变化，以维护重要器官功能。

（一）局部麻醉

严格按照局麻药使用的安全剂量和浓度进行局部麻醉，是最为安全有效、对机体生理影响小、利于快速恢复的麻醉方法之一，辅助适量的镇静、镇痛药，麻醉效果更完善，原则上局部麻醉下能完成的手术绝不选用其他麻醉方法；但局部麻醉阻滞不易完善、肌松不满意、术野显露差，使用上有局限性，只适用于短小手术患者。手术切口部位的局部浸润麻醉在疼痛管理方面能加强镇痛，患者更舒适，可增加满意度，减少术后恶心呕吐和住院时间。

（二）区域麻醉

主要包括硬膜外阻滞麻醉、蛛网膜下隙阻滞麻醉、蛛网膜下隙-硬膜外间隙联合阻滞麻醉、骶管神经阻滞等，其既可满足手术要求，保证手术患者不痛，并可有效阻断传入神经刺激，抑制应激反应，利于术后镇痛、伤口愈合，很少发生负氮平衡、糖耐量异常，是急腹症患者常用的麻醉方法之一。

1. 硬膜外阻滞麻醉　对于大多数急腹症手术，硬膜外阻滞麻醉能提供满意的麻醉效果。连续硬膜外阻滞麻醉技术可以降低应激反应和抑制自主反射，利于术后镇痛、伤口愈合，有助于防止器官功能失调，包括降低心、肺功能损害，缩短肠麻痹时间等。

（1）对人体生理的主要影响表现为：①由于交感神经节前纤维被阻滞，麻醉区域内血管扩张，导致血管床容积和血容量平衡失调而干扰循环功能；②对呼吸系统的影响取决于麻醉平面的高低，平面越高，对呼吸的影响越明显。一般认为，当感觉阻滞平面在 T_8 以下时，对呼吸功能基本无影响，感觉阻滞平面达到 T_2～T_4 以上时，因肋间肌和膈肌受累，肺活量下降，通气功能明显减退。

（2）适应证：呼吸、循环功能尚属正常或术前存在低血容量但已基本上得到纠正的急腹症患者，仍可采用中、低平面硬膜外阻滞麻醉，如阑尾炎、胃穿孔、肠梗阻、胆囊炎等。尤其对饱胃患者，该方法能保持正常气道反射，减少围术期呕吐、误吸的发生率。可提供充分的肌松和肠管收缩，为手术提供最佳术野显露，交感神经阻滞后能增加肠管血液灌注，而且通过硬膜外间隙持续给药可提供术后镇痛。

（3）常用药物：1%～2%利多卡因、0.25%～0.33%丁卡因、0.5%～0.75%布比卡因和 0.5%～0.75%罗哌卡因均可使用。如无禁忌，局麻药中可加 1∶200 000 肾上腺素，即每 20ml 药液中加 0.1%肾上腺素 0.1ml。对急腹症患者，为达到起效快和维持时间长的目的，常将两种局麻药复合应用，最常用的是先单次给予利多卡因，然后用布比卡因、罗哌卡因维持，或用 1%利多卡因和 0.5%罗哌卡因混合液维持。

（4）给药方法：急腹症患者可按下列程序慎重给药：①置入硬膜外导管后不宜立即注药，待平卧建立静脉输液通道、快速扩容后，再分次少量试探性注药；②注入试验量 3～4ml，根据出现的阻滞范围和血压波动幅度，了解患者对药物的反应，若给药后虽无蛛网膜下隙阻滞的征象，但血压下降幅度较大，除给予快速补液和应用升压药物外，应延长再次给药时间；③给予试验量后 5～10 分钟，如无蛛网膜下隙阻滞的表现，血压稳定，可每隔 5～10 分钟注药 3～5ml，直至阻滞范围能满足手术要求；④术中根据患者反应、麻醉效果、手术时间和所用局麻药种类确定追加给药的时间和剂量，尽量采用最低有效的局麻药浓度和剂量，控制最小的麻醉阻滞平面。

（5）术中管理：硬膜外间隙给药后，由于交感神经和运动神经受到阻滞，可引起一系列生理紊乱，最常见的是血压下降、呼吸抑制和恶心呕吐。

1）血压下降：由于交感神经阻滞后，引起小动脉扩张使周围血管阻力降低，静脉扩张使静脉系统内血容量增加，故心输出量减少，血压下降。同时，交感神经阻滞后，迷走神经相对兴奋性增强，可使心率减慢。低血压发生率和血压下降幅度与麻醉平面、阻滞范围及患者全身情况密切相关。如麻醉平面不高、范围不广，可借助于未被阻滞区域内的血管收缩进行代偿。急腹症患者对局麻药耐量小，麻醉平面易偏高，阻滞范围偏广，加上存在有不同程度水、电解质和酸碱平衡紊乱，因而血压波动范围偏大；若循环变化明显，应放弃硬膜外阻滞，改用其他麻醉方法，切勿勉强坚持。急腹症患者出现休克时，动脉压的维持在很大程度上依赖外周血管收缩，这一代偿若遭到破坏，可导致顽固性低血压，甚至危及患者生命。有的失血患者正处在休克代偿期，尽管血压“正常”，但血容量已明显减少，即使小剂量局麻药施行硬膜外阻滞，也有导致心脏骤停的危险，从原则上讲，在休克好转前应禁用硬膜外阻滞麻醉。血压下降的处理包括快速输液补充血容量，必要时静注麻黄碱，麻醉中尽量使用最低有效浓度和剂量的局麻药。预防措施包括硬膜外间隙给药前先行扩容治疗，必要时预防性应用升压药物，如麻黄碱等。

2）呼吸抑制：主要是由于麻醉平面过高，引起肋间肌和膈肌不同程度麻痹所致，严重者可致呼吸困难，甚至呼吸停止。术中必须仔细观察患者呼吸变化，并做好呼吸急救准备。

3）恶心呕吐：硬膜外阻滞麻醉不能有效消除牵拉内脏引起的牵拉痛或牵拉反应，患者常出现胸闷不适、烦躁、恶心呕吐等，需及时静注辅助药物加以控制，如哌替啶50mg、异丙嗪25mg或氟哌利多2.5mg，用药后无效者，可施行迷走神经和腹腔神经丛封闭，或静注小剂量氯胺酮，必要时可考虑改用全麻。

2. 蛛网膜下隙阻滞麻醉

（1）适应证：适用于呼吸、循环功能尚属正常的下腹部手术急腹症患者，手术时间在2~3小时内，如阑尾切除术等。

（2）常用药物：丁卡因、利多卡因、布比卡因和盐酸罗哌卡因均可应用，临床上以盐酸罗哌卡因、布比卡因最常用。

（3）麻醉管理：蛛网膜下隙阻滞后也可引起一系列生理紊乱，麻醉中应密切观察，及时处理。

1）血压下降和心率减慢：蛛网膜下隙阻滞平面超过T_4后，常出现血压下降，多数于注药后15~30分钟发生，同时伴心率减慢，严重者可因脑供血不足而出现恶心呕吐、面色苍白、躁动不安等症状。血压下降的程度主要取决于阻滞平面的高低，也与患者心血管功能代偿状态以及是否伴有高血压、血容量不足或酸中毒等病情密切相关。处理应首先补充血容量，可先快速输液200~300ml；如果无效可静注麻黄碱15~30mg，如仍反应不良，可考虑静滴间羟胺5~10mg，直至血压回升至满意水平为止。对心动过缓者可静注阿托品0.25~0.5mg。

2）呼吸抑制：当胸段脊神经阻滞后引起肋间肌麻痹，胸式呼吸减弱，腹式呼吸增强，患者潮气量减少，严重者可致发绀。遇此情况应迅速吸氧，或行辅助呼吸，直至肋间肌张力恢复为止。如果发生“全脊麻”引起呼吸停止，血压骤降，或者心脏停搏，应立即施行气管内插管机械通气及胸外心脏按压等措施进行急救。

3）恶心、呕吐：诱因有三方面：①血压骤降，脑供血骤减，兴奋呕吐中枢；②迷走神经功能相对增强，胃肠蠕动增加；③手术牵拉内脏。一旦出现恶心呕吐，首先检查是否有麻醉平面过高及血压下降，并采取相应治疗措施。

3. 蛛网膜下隙-硬膜外间隙联合阻滞麻醉　蛛网膜下隙-硬膜外间隙联合阻滞麻醉具有起效快、效果确切、肌松充分和手术时间不受限等优点，主要适合于呼吸和循环功能正常的下腹部急腹症手术患者，如阑尾切除术等。和蛛网膜下隙阻滞麻醉一样，联合阻滞麻醉同样可引起明显血压下降，如采用同一针法，则存在从蛛网膜下隙注药到硬膜外置管成功这一“危险的时间差”，因而同样不适合于低血容量和休克代偿期的急腹症患者。

（三）全身麻醉

对不适合椎管内麻醉的急腹症患者均可采用全身麻醉，如低血容量、感染性休克，肥胖或上腹部手术等。全麻优点是确保气道通畅及足够通气，麻醉诱导快并易于控制麻醉深度及持续时间。缺点是诱导时气道反射消失增加了误吸的发生率，而且全麻药物作用可加重循环功能紊乱。

1. 麻醉诱导　呼吸、循环功能稳定的急腹症手术患者，全麻诱导同择期手术一样，但应注意控制呼吸道，尤其是饱胃患者，全麻诱导的关键是保证呼吸道通畅，防止胃内容物反流、呕吐和误吸，所用药物不应进一步加重循环抑制。可采用表面麻醉下清醒气管内插管、健忘镇痛诱导或快速顺序诱导插管。对严重低血容量、休克代偿期或已处于休克状态的急腹症患者，以清醒气管插管最为安全，必要时可用小剂量氯胺酮诱导。值得指出的是，氯胺酮主要是通过兴奋交感神经、使血液中内源性儿茶酚胺浓度增加以升高血压，但它对心脏本身具有负性变力作用，因此用于交感神经反应已削弱的危重患者，就显示出心肌抑制作用，甚至发生心脏停搏。

（1）常用药物：对于循环功能尚属正常的急腹症患者，临床常用的全麻诱导药物，如丙泊酚、依托咪酯、苯二氮䓬类药物等均可使用。由于丙泊酚可产生剂量依赖性血压下降和心输出量减少，因此不适合于低血容量或处于休克状态的急腹症患者。苯二氮䓬类药物可产生轻度血管扩张和心输出量下降，可用于低血容量或心血管功能储备较差的患者，如快速静注较大剂量或与阿片类药物复合使用，可发生明显血流动力学改变，小剂量缓慢静注给药尚属安全。依托咪酯对血压、心率、心输出量影响轻微，适用于血流动力学改变明显患者的麻醉诱导。氯胺酮通过释放内源性儿茶酚胺而使血压、心率增加，因此适用于血流动力学受损患者的麻醉诱导，但当患者存在严重的血容量、自主神经明显抑制时，可呈现心肌抑制现象。

（2）麻醉诱导

1）对于饱胃的急腹症患者，表面麻醉下清醒气管插管是保证呼吸道通畅和避免呕吐误吸最安全的方法。①表面麻醉：用1%丁卡因或2%~4%利多卡因进行舌根，口咽直到声门及气管内喷雾，重复2~3次；②气管内麻醉：环甲膜穿刺成功后，向气管方向迅速注入1%丁卡因或2%~4%利多卡因3~5ml；③暴露声门后于患者吸气，声门开大时插入气管导管，并迅速给气管导管套囊充气，同时给以全麻和肌松药；④术中麻醉维持和术后处理方法与快速诱导气管内插管麻醉方法相同。

2）健忘镇痛诱导气管插管技术已逐渐取代清醒气管插管，通过合理应用镇静、镇痛药物和充分的表面麻醉使得在气管插管过程中患者无不适感觉、能保留自主呼吸且术后无记忆，有效控制应激反应，具有用药剂量低、遗忘作用强、心血管波动小且安全性高的优点。

3）快速顺序诱导（rapid sequence induction，RSI）是目前临床上为防止饱胃患者行全麻气管插管时反流误吸而采取的一种全麻诱导技术。其目的是缩短从保护性气道反射消失到气管插管成功的时间。RSI 包括：充分的预氧合、快速顺序注射事先计算好剂量的静脉麻药和肌松药、实施环状软骨压迫（Sellick 手法）、在气管插管成功导管套囊充气前避免进行正压通气。步骤如下：①抽吸胃管尽量吸尽胃内容物，纯氧去氮 3~5 分钟；②伸展颈部以使气管直接在食管前部；③静注丙泊酚、依托咪酯或氯胺酮后随即给予琥珀胆碱，助手向脊柱方向压迫环状软骨；④不要试图用面罩做人工呼吸，防止气体进入胃内；⑤肌松后迅速暴露声门、插管、气管导管套囊充气、直到插管成功后方可解除压迫环状软骨；⑥如果插管不成功，在随后的插管和面罩通气过程中都要继续压迫环状软骨。

（3）肌松药选择：全麻诱导期间呼吸道保护性反射减弱，易发生缺氧、反流、误吸等并发症，应尽快行气管插管控制呼吸道，因此理想肌松药应具备非去极化作用、起效快、时效短、恢复迅速、无蓄积作用、无心血管不良反应和无组胺释放等特点。琥珀胆碱是气管插管最常用的肌松药，用药后由于出现一过性肌纤维收缩，胃内压升高，可增加饱胃患者呕吐、误吸的发生率。罗库溴铵、维库溴铵与顺式阿曲库铵不阻断交感神经节，不释放组胺，对心血管影响轻微，是较理想的肌松药，麻醉诱导和维特均可应用；为加快诱导期间非去极化肌松药起效时间，可以采取大剂量用药、预注法、限时法、联合用药等方法。罗库溴铵在非去极化神经肌肉阻断剂中起效最快，能为插管提供极好的条件；Sugammadex 是第一个肌松药选择性拮抗剂，静脉注射后迅速进入组织与罗库溴铵分子形成螯合物，使罗库溴铵的神经阻滞作用从神经肌肉接头向血浆内扩散而被迅速终止，逆转其肌松作用。行 RSI 时，如果备有 Sugammadex，罗库溴铵既有效又安全。

（4）呕吐、误吸的处理：反流、误吸多发生于全麻诱导过程中，一旦发生呕吐，应迅速使头偏向一侧，必要时采取头低位，以利用呕吐物的外流，并及时清除口咽部呕吐物。发生误吸后立即行气管插管术，取头低位，先行气管内吸引（用生理盐水 5~10ml 从气管导管注入，行气管内灌洗），再辅助呼吸。待患者咳嗽反射恢复后，反复灌洗直至吸出清亮液体为止。误吸固体物时应行气管镜或支气管镜检查取出。

2. 麻醉维持　术中需根据病情变化及时调整麻醉深度，尤其对心血管功能储备较差或伴有酸碱失衡或电解质紊乱患者更应慎重处理。对处于休克状态的急腹症患者，其对全麻药物的耐量明显减少，如辅以肌松药则用量更小。既往对危重患者要求尽量采用浅全麻以减轻心血管抑制，甚至仅用肌松药制动；目前主张麻醉不宜过浅，以尽量减轻手术操作引起的应激反应、利于患者预后，为避免心肌抑制，可分次静注芬太尼或舒芬太尼加深麻醉。

合理的麻醉用药可以避免术中疼痛不适，减少麻醉及手术风险，降低并发症发生。丙泊酚用于麻醉维持，停药5~10分钟后患者苏醒完全，没有兴奋现象，是较理想静脉全麻药；瑞芬太尼是新一代超短效麻醉性镇痛药，镇痛作用相似或强于芬太尼，易被体内酯酶迅速水解，起效快、作用时间短、持续给药无蓄积作用，无论持续输注多长时间，输注停止后瑞芬太尼血药浓度减少 50% 的时间仅需3~5分钟。采用瑞芬太尼-丙泊酚-肌松药微泵静注（TCI 或 TIVA）维持麻醉，麻醉效果好，停药后恢复迅速。七氟烷和地氟烷，其血气分配系数低，无刺激性，具有麻醉维持平稳、苏醒快、麻醉深度易于调控等优点；一种吸入麻醉药与 N_2O-O_2 复合使用，配合肌松药、少量镇痛药物维持麻醉，对患者心血管系统影响小，肌肉松弛，术后苏醒和恢复快，是急腹症患者比较安全的麻醉方法。值得注意的是，由于 N_2O 比氮气溶解度高，弥散入肠腔的速度比氮气快。吸入 60% 氧化亚氮，大约每 10 分钟肠腔内气体容积增加 1 倍，肠腔内压增加可引起梗阻肠管血液灌注受损，同时肠胀气使手术结束时关腹困难，因此，氧化亚氮不适合用于肠梗阻患者维持麻醉。

急腹症患者要求充分的肌肉松弛，以避免因术中牵拉内脏引起腹肌紧张、鼓肠、恶心呕吐和膈肌抽动而影响手术操作，可选用对心血管影响小的罗库溴铵、维库溴铵、顺式阿曲库铵等。维库溴铵主要经胆汁排泄、其次经肾排泄（15%~25%），阻塞性黄疸及肝硬化患者时效延长，肾功能障碍时经肝脏排泄增加，所以适用于肾功能障碍患者。肝、肾功能均障碍的患者，应选用顺式阿曲库铵，因该药在血浆中经 Hofmann 消除及胆碱酯酶水解，不依赖于肾脏或肝脏。由于肌松效应个体差异很大，最好用肌松监测仪监测神经肌肉阻滞程度，以准确指导用药，取得 4 个成串刺激监测中 T_1 至 T_4 全消失为适度。

接受抗生素治疗的急腹症患者，应注意抗生素与肌松药的偕同作用：许多抗生素能增强肌松药的肌松作用，在氨基苷类抗生素中以新霉素和链霉素抑制神经肌肉传递功能最强，其次还有妥布霉素、庆大霉素、阿米卡星等，其增强非去极化肌松药和去极化肌松药作用有接头前和接头后的双重作用，作用于接头前有类似镁离子作用，影响乙酰胆碱的释放；作用于接头后对接头后膜有稳定作用，其阻滞作用可为钙离子和抗胆碱酯酶药拮抗，但拮抗并不完全。多粘菌素 E 对神经肌肉接头作用是抗生素中最强的一种，作用于接头前和接头后，其阻滞逆转困难，且不能用钙和新斯的明拮抗。林可霉素和克林霉素增强非去极化肌松药，而不增强去极化肌松药，其作用同样有接头前和接头后双重作用，并可部分被钙和新斯的明拮抗。由于抗生

14

素增强肌松药的作用机制复杂，所以对抗生素增强肌松药作用所致的阻滞延长，最好是在维持人工通气下让其自然恢复。青霉素和先锋霉素在临床剂量范围内没有明显的增强肌松药作用。

（四）联合麻醉

全身麻醉+局部麻醉或区域麻醉，适用于呼吸、循环功能尚属正常或术前存在低血容量但已基本上得到纠正，无严重脓毒症的急腹症患者。全麻联合椎管内麻醉在充分控制呼吸的同时，椎管内麻醉能阻断手术区域大多数的交感神经冲动传导、使疼痛主要传入途径被阻断，大大减弱了疼痛刺激的传入量，而经次要途径传入的有害刺激在中枢被全麻所抑制，更好抑制了应激反应，同时还可保护免疫功能、降低围术期并发症、促进伤口愈合和肠功能恢复，对患者早期康复起到积极作用。联合麻醉时由于椎管内麻醉和全身麻醉都有一定的镇痛和肌松作用，可根据手术要求灵活掌握全麻或椎管内阻滞的用药量，以患者无知晓、肌肉松弛和循环稳定为原则。

六、麻醉期间监测

麻醉期间监测对急腹症患者的早期诊断、预后判断以及治疗过程中效果的观察、方案的反馈与调整至关重要，早期合理地选择监测指标并正确解读有助于指导急腹症患者治疗。

急腹症手术患者，应常规连续监测心率、血压、尿量、皮肤温度、心电图、呼气末二氧化碳分压、体温、血氧饱和度和精神状态等，及时判断是否存在低灌注状态、电解质紊乱、麻醉药物或缺氧等因素引起的心律失常等。麻醉期间最好能行有创动脉压监测，尤其是应用血管活性药治疗、常需要及时监测血气和其他实验室指标。放置粗的中心静脉导管，以便建立最快的静脉通路，也为放置肺动脉漂浮导管提供方便，一般可通过监测 CVP 和尿量来指导输液，重症者应监测 PCWP 和中心静脉血氧饱和度（$ScvO_2$），并测定 CO、DO_2、VO_2 及其他血流动力学参数以指导治疗。

（一）基本监测

1. 动脉血压　对于循环功能尚属正常的急腹症患者可采用间接血压测定。一般来讲，患者基础收缩压下降20%~30%，即进入休克状态。一般认为，动脉血压降低超过原基础血压 1/3 以上，脉压小于 20mmHg，并且有组织血流减少的表现（如尿量少于 20ml/h、意识障碍、皮肤湿冷等），即可诊断为休克。休克指数=脉搏/收缩压，其值大于 1 时提示有效血容量明显减少。对低血容量或处于休克状态的急腹症患者应尽量采用动脉置管直接监测血压，可选用桡动脉、股动脉或足背动脉，但应注意避免感染和血管栓塞。有创动脉血压是可靠的循环监测指标，连续动脉血压波型与呼吸运动的相关变化可有效指导输液，若动脉血压与呼吸运动相关的压力变化>13%，或收缩压下降>5mmHg，则高度提示血容量不足。

2. 脉搏和心率　休克早期脉搏的变化要先于血压下降，表现为脉搏细速。血压下降，心率由快变慢，脉搏细弱，说明心肌严重缺血、心力衰竭，休克恶化。

3. 意识状况　休克早期，神经细胞对缺氧的反应是兴奋，表现为烦躁不安、焦虑。随休克加重，脑组织血流灌注明显减少，神经细胞功能转为抑制，此时表情淡漠、意识模糊，最后出现昏迷。

4. 皮肤改变　皮肤苍白、青紫、呈现花纹或花斑状，多由于皮肤血管收缩和血流淤滞所致。毛细血管再充盈时间延长，静脉萎陷。

5. 尿量　采用精密尿袋测量每小时尿量、尿的颜色和比重。尿量是反映肾脏血流灌注的最敏感指标。正常成人每小时尿量可达 30ml 以上。休克早期可出现少尿、甚至无尿。每小时尿量<30ml，提示血容量不足或心缩无力。同时，尿量可间接反映血压的变化；如尿量每小时在 20~30ml，血压多在 10.7kPa（80mmHg）左右；如尿量极少或无尿，提示血压<8.0kPa（60mmHg）。

6. 其他指标　如毛细血管充盈状态、脉搏氧饱和度和体温等。

值得注意的是，上述这些指标常不能敏感地反映组织的氧合改变。

（二）常规血流动力学监测

对重症急腹症患者最好常规采用有创血流动力学监测。

1. 体循环的监测参数　有心率、血压、中心静脉压（CVP）、心输出量（CO）和体循环阻力（SVR）等。CVP 反映回心血量及右心功能，对指导休克的扩容治疗是一简便而较准确的指标，正常值 6~12cmH_2O；如小于 5cmH_2O，需要输血、输液以补充血容量；大于 15~20cmH_2O 表明有明显右心功能不全，急需降低前负荷和改善心功能；当低血容量和右心衰竭同时存在时，CVP 偏高常掩盖低血容量。临床常以心脏指数作为判断心功能的依据，正常范围 2.6~4L/（min·m^2）；降低提示循环血量不足或心功能抑制，但在感染性休克时，心输出量往往增高，其与 PAWP 构成的心功能曲线用于分析心功能状态在临床中更实用。

2. 肺循环监测参数　有肺动脉压（PAP）、肺动脉嵌压（PAWP）和肺循环阻力（PVR）等。PAWP 是反映左心功能及其前负荷的可靠指标，正常范围 6~12mmHg。心功能正常时，PAWP 小于 18mmHg；其小于 6mmHg 时提示血容量相对不足；大于 20mmHg 多为中度肺淤血；大于 25mmHg 多为重度肺淤血；大于 50mmHg 常有明显的肺水肿。

3. 动态血流动力学指标（dynamic indices）　可动态观察与分析容量与心脏、血管的功能状态是否适应机体氧代谢的需要。较为常用的包括：收缩压变化率（SPV）、每搏量变化率（SVV）、脉压变化率（PPV）、血管外肺水（EVLW）、胸腔内总血容量（ITBV）等。而对于正压通气的患者，应用 SPV、SVV 与 PPV 可更好评价容量状态。

SVV 正常值为≤10%，如>13%提示循环血容量不足，值得指出的是当潮气量大于 8ml/kg 时，SVV 将随机体的容量改变而改变。故其对指导补液程度有缺陷。

（三）呼吸功能监测

包括通气功能监测、通气效应、脉搏氧饱和度、气道压、$P_{ET}CO_2$ 和血气分析等。

1. 动脉血气分析　血气分析是判断肺功能状态的最基本指标。在休克治疗中，根据其数值纠正酸中毒和低氧血症，当 PaO_2<60mmHg，且低氧血症难以纠正时，提示存在 ARDS，应予机械通气治疗。$PaCO_2$ 在休克时一般正常或轻度降低，在通气良好时，如 $PaCO_2$ 上升至 6.67kPa（50mmHg）以上，提示肺功能严重不全。

2. 连续气道状态监测（CAM）　采用旁气流（side stream spirmeter，SSS）技术，对患者气道的通气压力、流率、阻力、肺容量和肺顺应性等指标进行动态观察，以顺应性环（pressure volume，PV 环）和/或阻力环（flow volume，FV 环）改变为主的综合分析，它对了解肺和气道的力学状态有重要临床价值，能使麻醉医师及时发现麻醉机呼吸管道系统的异常情况。

（四）局部组织灌注指标

包括消化道 CO_2张力测定和胃肠黏膜内 pH 监测。严重感染或休克时，患者全身组织灌注减少，胃肠道常较早处于缺血、缺氧状态，CO_2 积蓄与清除障碍，易于引起细菌移位、诱发脓毒症和 MODS；消化道 CO_2 张力测定与胃黏膜 pH 监测能反映该组织局部灌注和供氧情况，可用以评估消化道灌注，也可发现隐匿性休克，是评价危重患者预后的良好指标。

（五）氧供需平衡/全身灌注监测指标

临床上可通过监测氧输送（DO_2）、氧消耗（VO_2）、中心静脉血氧饱和度（saturation of central venous blood oxygen，$ScvO_2$）或混合静脉血氧饱和度（saturation of mixed venous blood oxygen，SvO_2）和血乳酸盐值来了解机体的氧供需平衡情况。SvO_2 可反映氧的交换、输送和组织利用氧的总状况，它代表体内氧供和氧耗的平衡情况，其正常值为 70%左右；如低于 60%表示氧供不足或氧耗增加，低于 50%提示存在严重的酸中毒，低于 40%的病人代偿能力基本丧失，处于死亡前状态。$ScvO_2$ 与 SvO_2 有一定的相关性，在临床上更具可操作性，虽然测量的 $ScvO_2$ 值要比 SvO_2 值高 5%~15%，但它所代表的趋势是相同的，可以反映组织灌注状态。休克造成的代谢性酸中毒，实质就是严重的乳酸盐增多性酸中毒，乳酸盐的升高一般先于血压下降，因而乳酸盐的蓄积可作为组织灌注不良的指征；动脉血乳酸盐状况对判断预后主要取决于治疗后乳酸盐清除及利用的速度，乳酸盐清除越滞缓或继续升高，表明病情越重，预后越差，死亡率越高。其动态监测可及时快速了解急腹症患者的内环境，为其预后及制定救治措施提供依据。

（六）出凝血功能监测

一般监测 PT（INR）、APTT、Fib、D-Dimer 等项指标。对凝血功能障碍者可用 Sonoclot 分析仪（SCA）或 TEG 监测凝血功能，如数值明显降低和凝血时间延长，提示发生了 DIC。

（七）体温监测

包括鼻腔温、肛温、血液温等。急腹症手术必须建立一种体温监测，但不强调多种体温监测同时使用。血温监测比鼻腔温、肛温更可靠，更灵敏，它可反映瞬间温度变化，受干扰和影响的因素少，具有其他种类体温监测不可替代的作用。

（八）脑电活动监测

脑电活动监测方法有：①脑电双频指数（Bispectral Index，BIS）；②熵指数（Entropy）；③Narcotrend 指数；④脑状态指数等。根据这些监测所获数值，可以满足全身麻醉所需要的最基本要求：无意识、无知晓、无回忆。以避免麻醉过深抑制循环和术后苏醒延迟，能更好地实施精确麻醉。

（九）其他监测

肌松监测、食管超声、渗透压监测、对并存糖尿病的急腹症患者，应监测血糖、血酮体、尿糖、尿酮体及电解质变化等。

七、麻醉术中管理

（一）维持组织灌注和内环境稳态

急腹症患者维持体液平衡和组织灌流，调理免疫功能，维持内环境稳态和血流动力学稳定，有助于改善器官功能，保证细胞物质交换。

1. 后续液体治疗　急腹症手术患者，早期容量复苏成功后，手术可导致细胞外液继续丧失，后续的液体治疗十分重要。围术期应根据患者病情、心肺功能、术中出血量及尿量、平均动脉压、心率、中心静脉压、动脉血气分析等监测指标指导晶体液、胶体液、全血或成分血及电解质的选择，并根据输液后监测结果不断调整液体治疗方案，以维持血流动力学稳定和水、电解质、酸碱代谢平衡，保证有效循环血量和重要器官灌流。

（1）输液量：麻醉期间的输液量：①术前禁食所致的液体欠缺量；②手术前累计缺失量；③术中失血失液量；④第三间隙丢失量。术前欠缺量应根据患者体液丢失的程度和术前纠正情况确定。术中体液丢失量包括：a. 腹腔脏器暴露所造成的水分蒸发，约为 0.8~1.2ml/（kg·h）；b. 手术创面组织液和淋巴液的丢失，腹腔手术约为 50~100ml；c. 第 3 间隙丢失液，上腹部手术为 10~15ml/kg，下腹部手术为 5~10ml/kg；d. 失血：术中对 10~15ml/kg 以下的手术失血，可用平衡液 20~30ml/kg 补充，出血量达

15%以上时，应输血或血浆代用品。麻醉期间液体治疗是维持患者术中生命体征稳定的重要措施，其根本目的是维持组织灌注及保证组织氧供。

（2）输液种类：晶体液（如糖盐液）可有效地补充人体的生理需要量，但其扩容效果差、维持时间短，大量输注后易出现组织间隙水肿、肺水肿等。人工胶体扩容效能强而持久，利于控制输液量、减少组织水肿，但其能干扰凝血功能、损害肾功能、引起过敏反应等。当患者术中存在明显血容量不足而需大量输液时，应首选胶体液扩容，若患者未发生严重低血容量，仅需补充细胞外液或功能性细胞外液时，可使用平衡盐液补充。水分补充采用5%～10%葡萄糖液，由于手术创伤造成的儿茶酚胺释放导致胰岛素作用障碍，术中葡萄糖利用降低，因此葡萄糖的补给不宜过多，只需满足脑细胞和红细胞的代谢需要即可，约为0.3g/（kg·h）。

（3）输液速度：麻醉开始后，可快速输液扩容，以免因麻醉药作用使周围血管扩张、心输出量减少而致血压下降，一般滴速为20～30ml/（kg·h）。对欠缺量的补充应根据欠缺量的多少和患者心血管功能状态确定。如果欠缺量较少（血容量20%以下），患者心血管功能正常，则可快速补充；如果欠缺量较多或心血管功能较差，则应用目标导向性液体治疗，根据循环动态（如脉压变化率及每搏量变化率）或静态（如血压、心率、CVP或PCWP）监测指标情况，如果行容量负荷试验后血流动力学改善，可继续快速补液。待患者循环稳定后，再以3～4ml/（kg·h）的速度行维持补液。

（4）复苏终点与预后评估指标：机体在应激反应和药物作用下，神志改善、心率减慢、血压升高和尿量增加常不能真实反映休克时组织灌注的改善。而心脏指数>4.5L/（min·m^2）、氧输送>600ml/（min·m^2）及氧消耗>170ml/（min·m^2）可作为预测预后的指标，但非复苏终点目标。碱缺失和血乳酸盐水平与患者预后密切相关，应动态监测。现循证医学并不支持单凭某一种或某一组指标作为复苏终点，须连续、动态地评估治疗反应性，在综合临床表现的基础上，采用多个不同指标相结合的方法，才能最终获得患者真实状态。改善组织灌流、纠正细胞缺氧是液体治疗的核心目的。

2. 血管活性药物　容量复苏同时，可应用血管活性药物借以提高和保持组织器官的灌注压，但不能代替容量复苏，应尽快减量或撤离。常用的药物包括去甲肾上腺素、血管加压素和多巴酚丁胺。去甲肾上腺素（NE）在逆转顽固性低血压方面，比多巴胺更有效，大剂量NE［大于4μg/（kg·h）］，可明显提高平均动脉压，增加体循环血管阻力，同时降低血乳酸盐浓度。对容量充足但心输出量低的患者，可使用多巴酚丁胺2.5～10μg/（kg·min）来增加心输出量，降低肺毛细血管楔压。若同时有低血压，可在去甲肾上腺素基础上加用血管加压素（最大剂量0.03U/min），剂量大于0.03～0.04U/min的血管加压素仅用于抢救治疗。若充分液体复苏和血管活性药物治疗不能恢复血流动力学稳定，可给予氢化可的松持续输注。另外尚应及时纠正酸中毒，因为酸中毒严重时使血管活性药物作用差，且容易出现心律失常。

3. 围术期成分输血　应根据不同疾病的不同病理生理特点及临床表现选择血液制品种类及输注时机，严格把握指征，避免不良反应甚至严重并发症。

（1）红细胞：一旦消除组织低灌注，且无削弱组织灌注的状况，如心肌缺血（或其他相关心脏病）、严重缺氧、急性出血或严重乳酸盐增多性酸中毒等，血红蛋白<70g/L时，输注红细胞，目标值70～90g/L，Hct控制在21%～30%。为节约用血和实现血液保护，应根据S_vO_2、氧供、氧耗和乳酸盐水平综合分析，个体化输血，避免盲目过量输血，以减少并发症，包括血源传播疾病、免疫抑制、红细胞脆性增加、输血相关性急性肺损伤（TRALI）等。

（2）新鲜冰冻血浆（fresh frozen plasm　FFP）：用于补充凝血因子缺乏，FFP含有纤维蛋白原及其他凝血因子。在凝血功能监测指导下输入FFP可明显改善凝血功能。

（3）血小板：有活动性出血、手术、侵入性操作时，血小板计数（PLT）<（10～20）×10^9/L时预防性输注血小板。每10kg体重输注2U血小板可增加血小板数（10～20）×10^9/L，但在大量出血的情况下，按理论计算的剂量远不能达到预期目的，血小板的输注应增加数倍才能达到止血目的。

（4）冷沉淀物：内含凝血因子Ⅴ、Ⅷ、Ⅻ、纤维蛋白原等，适用于特定凝血因子缺乏所引起的疾病及肝硬化、食管静脉曲张等出血。对大量输血后并发凝血异常患者及时输注冷沉淀物可提高凝血因子及纤维蛋白原等凝血物质的含量，缩短凝血时间、纠正凝血异常。

（5）纤维蛋白原：血浆纤维蛋白原<0.8g/L时应用，首次给药1～2g，每2g纤维蛋白原可使血浆中纤维蛋白原提高约0.5g/L。

（二）调控应激反应，保护脏器功能

手术应激反应可使患者机体发生一系列神经内分泌、免疫、血流动力学改变，急腹症患者术前已存在重要脏器储备功能降低，导致对手术应激的耐受明显降低，易出现术后重要脏器损害，影响术后恢复及转归，因此，麻醉医师在围术期不只是起到保驾护航作用，更重要的是防治围术期器官功能损伤的发生发展，根据病情选择合理的麻醉方式及麻醉药物、调控应激反应、适时药物干预促进机体内稳态，减少重要脏器功能损伤的发生率和死亡率。

1. 选择合适麻醉方案　依据患者基础状况、原发疾病、病情严重程度、手术部位等方面，充分考虑外科手术要求，结合麻醉医师自身的判断及麻醉设备条件，选择合理的麻醉方案对围术期重要脏器的功能保护十分重要。

（1）麻醉方式：①硬膜外麻醉可阻断交感和躯体神经伤害性刺激传导，全麻可有效地抑制了心理应激。因此，

全麻联合硬膜外可有效控制机体围术期应激反应。②针刺可通过调节体液免疫及细胞免疫改善围术期机体的免疫功能，促进患者术后淋巴细胞增殖反应，增加外周血淋巴细胞亚群 $CD3^+$、$CD4^+$ 细胞的相对数，提高 $CD4^+/CD8^+$ 的比率，稳定 T 细胞亚群系统的平衡；增加 NK 细胞百分率、NK 细胞活性，减轻术后的免疫抑制；同时，还可减少术中麻醉药用量、降低手术应激反应、维持血流动力学稳定、减轻手术并发症和提高术后恢复质量，且对心、脑、肝、胃肠等器官具有一定保护作用。

（2）合理选用麻醉药物同样重要：①对重症急腹症患者，若选择七氟烷作为麻醉诱导和维持药物，它可以通过上调半胱天冬酶-1 的活化水平，促发 pyroptosis（进化上保守的死亡模式，对机体炎性反应与免疫应答具有重要调节作用）而发挥对炎症、病原菌清除等免疫调节作用。②丙泊酚可通过调节内皮一氧化氮合酶耦联过程，改善内皮功能失调，通过抑制细胞凋亡在神经损伤、能量代谢平衡方面有重要作用。③α_2 肾上腺素受体激动剂-右美托咪定（DEX）作用于脑和脊髓 α_2 受体，抑制神经元放电，产生镇静、镇痛、抑制交感神经活性的效应，具有神经保护作用，可抑制应激状态下交感神经的过度兴奋，降低去甲肾上腺素的浓度，维持血流动力学稳定，DEX 还有抗炎作用，能抑制炎性因子的产生，DEX 对重症急腹症导致的多器官损伤具有保护作用。④单纯吸入麻醉药和静脉麻醉药均不能有效减轻手术应激反应，需要配合有效镇痛才能获得较好效果，阿片类药物不仅能抑制应激所引起的神经内分泌和自主反应；在非应激状态时也能刺激相应受体产生抑制作用；另外可通过钝化疼痛的感觉部分有效控制术中应激反应。

（3）术后镇痛：多模式术后镇痛不仅将手术切口部位的交感和躯体感受传入通道完全阻滞，还将一些有害的炎症反应阻断，可使副作用减至最低而镇痛效果良好，可有效调控应激反应。因此，合理选择麻醉方式及麻醉药物是围术期器官功能保护的关键步骤之一。

2. 非甾体类抗炎药和糖皮质激素与应激反应的调控

非甾体类抗炎药（NSAID）通过抑制环氧酶而阻断花生四烯酸（AA）的代谢，抑制前列腺素（PG）的生成，阻止 TAX_2/PGI_2 失衡，减少环腺苷酸（cAMP）浓度，抑制 IL-6 水平，升高 IL-10 水平，从而抑制炎症反应、减轻疼痛，稳定心血管功能；同时，由于内毒素的释放可加重应激反应，而 NSAID 可减少内毒素所致的发热、心动过速、代谢率增高及应激激素的释放等不良反应。糖皮质激素（GC）虽然具有抗毒、抗炎、抑酶、抗休克等诸多优点，但其有延缓伤口愈合和免疫抑制作用，因此，只有合理选用并配合其他疗法，才能达到减轻疼痛、预防术后高热及改善术后脏器功能等作用。

3. 乌司他丁　对胰蛋白酶、α-糜蛋白酶等丝氨酸蛋白酶及粒细胞弹性蛋白酶、透明质酸酶、巯基酶（木瓜蛋白酶、组织蛋白酶 B、H 等）、纤溶酶等多种酶有抑制作用，具有稳定溶酶体膜，抑制炎症介质释放及心肌抑制因子（MDF）产生，阻断炎症激活的恶性循环，减少组织细胞损害，改善循环和组织灌注；抑制超氧化物生成，清除超氧化物和氧自由基以及改善免疫功能等作用。围术期应用乌司他丁，可以保护机体的脏器由于手术应激所致的不良损害，提高免疫功能、抑制蛋白质代谢等，从而达到对围术期机体的保护作用。

4. 前列腺素 E_1（PGE_1）是炎性化学介质，也是炎症调节介质；可能通过抑制 TNF-α、PLA_2、OFR 的释放，阻止细胞因子炎性介质与白细胞之间的相互作用；防止白细胞的过度激活，减轻白细胞对组织的损伤；减轻多器官功能的损害。

（三）维持呼吸道通畅和有效通气量

多数急腹症患者可发生 ARDS。麻醉期间，要保持呼吸道通畅，预防胃反流和误吸；特别是饱胃患者，如未行胃管减压，全麻诱导期间或术中有可能发生胃内容物反流和误吸，造成呼吸道梗阻，使肺通气量下降、肺弥散功能障碍、肺内分流，引起低氧血症。硬膜外麻醉下施行手术者，其阻滞平面不能过高、过广，术中应行面罩给氧。全麻应行控制呼吸及保证氧供，对于 ARDS 急腹症患者采用个体化的肺保护性通气策略是有益的，其包括：小潮气量、呼气末正压、容许性高 CO_2 血症、肺复张策略、压力控制通气等。初始呼吸频率（f）= 12 次/分，吸呼比值(I：E) = 1：2，吸入氧气浓度 40%～60%，采用小潮气量（6～8ml/kg），呼气末正压（6～8cmH_2O）通气，吸气末平台压控制 ≤30cmH_2O，避免肺泡过度膨胀，预防肺损伤；间歇联合应用肺复张手法（每 30 分钟）防止肺萎缩，降低肺内分流和改善氧合功能。容许性高 CO_2 血症可减弱肺的机械性过度膨胀，降低炎症反应程度，减少生物活性物质的释放。越来越多的研究表明肺保护性通气策略可显著降低患者术后并发症的发生率和术后需呼吸机辅助呼吸比例，缩短患者住院时间。

（四）控制血糖

由于麻醉、手术创伤以及术后疼痛等刺激可使机体产生强烈的应激反应，导致应激性高血糖，损害细胞免疫功能，刺激炎症细胞因子生成，降低中性粒细胞和单核细胞吞噬和趋化功能，增加中性粒细胞凋亡，降低单核细胞提呈抗原的能力，影响微循环，增加感染的危险性、延迟创口愈合等。急腹症并存感染、心血管疾病以及肝、肾功能不全的患者，术中血糖升高预示术后更多不良反应。围麻醉期应用胰岛素可很好地治疗高血糖和这些有害的免疫影响，适度的血糖控制可减轻机体炎症反应，降低急腹症危重患者的病死率。

（五）防止术中、术后低体温

手术室温度通常在 20～25℃，低于患者体温调节范围；麻醉造成血管扩张加剧热量散失；手术操作时间较长，内脏或伤口暴露时间过长；大量输入低温液体或血液；保温措施不当等，常造成急腹症患者术中、后低体温。这不仅可降低麻醉药物的体内代谢、延长作用时间，降低苏醒质量；还可抑制免疫；刺激糖皮质激素和儿茶酚胺类物质的分泌，加剧应激反应；增加切口感染率；导致凝血功能障碍，增加术中失血量和术后心血管事件等。急腹症患者以老年人居多，尤其容易受低体温的影响。术中体温监测和保温是急腹症患者麻醉管理的重要内容之一，具体包括提高室温；使用保温毯、保温被和保温床垫；加温所有静脉输液及腹腔冲洗液；使用手术台上的空气加热器等措施。

（六）术中并发症处理

1. 凝血障碍和DIC　虽经全面治疗而仍处于持续低血压患者较易发生，此与该类患者常存在大量失血、低血容量、脓毒症、低氧血症、高 CO_2 血症、代谢性酸中毒、低钙血症、低体温以及大量输液、输血等不利因素密切相关，导致临床难以控制的出血、血栓形成以及继发器官功能障碍的发生，死亡率骤升，严重影响患者预后。围术期患者出凝血功能障碍影响因素颇多，其中休克、酸中毒以及低体温形成所谓“死亡三角”，能够进一步恶化凝血功能障碍，临床需给予高度重视。麻醉医师根据疾病的病理生理过程、临床表现以及恰当的实验室检查结果（血栓弹力图是一种床边即时用以评估凝血过程中全血黏弹性特征的检测方法，在凝血病的识别以及指导输血治疗等方面均优于血浆常规凝血功能试验）给予综合评估判断和治疗。早期按比例积极补充各种凝血因子；避免过多输注晶体溶液；在充分外科引流及有效抗感染治疗的基础上，早期给予恰当的抗凝等治疗。

2. 心律失常和心功能不全　主要与高龄、术前并存心血管及心律失常疾病、麻醉手术创伤、低氧血症、高 CO_2 血症、低血温、酸中毒、电解质紊乱等相关，术前积极治疗原发病，增强心脏贮备功能；术中要严密观察，给予充分保温、氧供及循环支持，减少手术创伤，维持正常血容量和血压，控制输液量，增加能量和纠正电解质、酸碱紊乱，正确、及时和适量地药物治疗围术期心律失常和心功能不全，对降低麻醉风险提高手术成功率具有重要意义。

14

八、麻醉后注意事项

1. 腹部手术结束，患者尚未完全清醒或循环、呼吸功能尚未稳定时，应加强对呼吸、血压、中心静脉压、脉搏、尿量、体温、意识、皮肤颜色温度等监测，并给予相应处理。除某些危重急腹症患者术后需继续进行一段时间的机械通气支持外，大部分患者要求在全麻后及早清醒（必要时可应用相应拮抗药物催醒），这样既有利于重要脏器自主调节能力迅速恢复，又有利于患者康复和术后护理。

2. 呕吐误吸在麻醉苏醒期也易发生。饱胃患者，即使进行了充分的术前准备和经历了较长的手术时间，术中胃内容物也不会排空，加上术中胃肠胀气等原因，更易发生呕吐。因此，全麻后拔除气管导管是急腹症患者又一危险时刻，这就要求全麻后必须等待患者咳嗽、吞咽反射恢复、呼之能应答后再慎重拔管。

3. 麻醉医师须亲自检查呼吸、血压、脉搏、四肢末梢温度颜色及苏醒程度，待患者各项生命体征稳定后方可送回术后恢复室或ICU病房；术后应常规给予氧治疗，预防术后低氧血症。向主管手术医师和值班护士交代清楚后，方可离开患者。

4. 术后应进行血常规、血细胞比容、电解质、血气分析等检查，并据检查结果持续静脉补液。术后液体由正平衡应逐渐转为负平衡，表现为尿量增加、水肿消退、体重下降。此时应严格控制输液速度，对术前营养差、低蛋白血症的老年患者，可输入白蛋白或行静脉营养支持，动态监测血浆B型钠利尿肽（B-type natriuretic peptide，BNP）有助于术后监测补液。如果BNP无明显变化，可继续谨慎快速输液；如血浆BNP升高或超过100pg/ml，应立即减慢输液，必要时给予利尿剂。

5. 重视和防治术后并发症　急腹症常加重合并症的病情，即使手术顺利，术后也可能死于并发症。故对术后并发症的及时发现、处理和预防至关重要。术后最常见的是肺部并发症，要注意防治肺感染，保持呼吸道通畅，选用适当的抗生素，给予超声雾化吸入帮助排痰，小面积肺不张可在鼓励咳嗽和协助吸痰后改善；发生大面积肺不张时，可采用纤维支气管镜吸出分泌物。其次是心血管并发症，对高血压、冠心病者，术后严密监测心电、吸氧和对症治疗，控制血压，改善心功和冠脉血供，利于减少术后心血管并发症。急性肾损伤在重症急腹症患者中很常见，预防措施主要是适当补液、保持适当血容量、维持适当的灌注压和避免使用肾毒性药物等。患者术后禁食、静脉补液期间，应随时调整胰岛素用量及液体成分，防止血糖过高或过低。合理的营养支持对防治术后并发症有重要作用，纠正老年患者营养不良不能操之过急，应积极治疗原发病，并考虑营养与药物的相互作用关系。

九、手术后处理

（一）术后疼痛管理

术后疼痛可激活交感神经系统，增加全身氧耗，引发术后高凝状态和免疫抑制，导致泌尿、消化系统功能恢复延迟，促进深静脉血栓形成，导致睡眠障碍，对患者心理情绪和行为产生不良影响。此外，术后对急性疼痛控制不佳可能发展为慢性疼痛，影响患者远期预后和生活质量。术后镇痛的目标应是：①安全镇痛；②有效镇痛，包括迅速和持续镇痛以及抑制突发痛；③清醒镇痛；④缓解运动痛；⑤不良反应少；⑥患者满意度高。术后疼痛产生的机制复杂、环节多，单一药物治疗无法涵盖所有靶点，为提高单一镇痛药物的效能，减少副作用，术后可选用不同镇痛机制的药物以及不同的镇痛方式进行组合，实施多模式镇痛。其中，对乙酰氨基酚或非甾体抗炎药与阿片类药物、曲马多配合，是术后镇痛尤其是治疗中重度疼痛的常用配方。一些辅助药也可作为多模式镇痛，围麻醉期使用α_2-肾上腺素受体激动剂-右美托咪定、加巴喷丁和普瑞巴林；小剂量氯胺酮输注等可减轻术后疼痛。不同镇痛方式的组合是多模式镇痛的常见形式。其中，区域阻滞可以通过阻滞神经传导降低手术应激反应，镇痛强，不影响意识，减少术后肠麻痹发生，利于患者早期进食和早期活动。区域阻滞常用的方法包括：硬膜外阻滞、椎旁神经阻滞、胸膜腔或腹膜腔阻滞、外周神经阻滞。一些新的剂型和给药方式用于术后镇痛，有广阔发展前景。其中包括：芬太尼经皮离子渗透（fentanyl iontophoretic transdermal，fentanyl ITS）、硬膜外缓释吗啡、缓释局麻药、切口持续输注局麻药和患者自控镇痛（patient controlled analgesia，PCA）等，此外，针刺镇痛也具有疗效确切、副作用少的优势。

（二）术后恶心呕吐（PONV）

PONV发生的影响因素主要包括女性、有PONV史、术中使用了吸入麻醉药或阿片类镇痛药、手术类型（如腹腔镜、胆管和胃肠道手术等）。严重的PONV可导致伤口裂开、切口疝形成、水电解质和酸碱平衡紊乱、吸入性肺炎等。PONV防治：识别中到高危的PONV患者，给予有效地预防治疗；可采用局部或区域阻滞麻醉时，尽量避免全麻；全麻时避免吸入麻醉，选用丙泊酚等全静脉麻醉；术后硬膜外镇痛及使用非阿片类镇痛药等多模式镇痛方法；减少术后腹胀等不适反应。

（三）术后肠麻痹和肠功能紊乱

可导致急腹症患者不适，延迟术后恢复、延长住院时间。预防方法是微创手术、减少阿片类药物用量、术后使用选择性外周阿片受体拮抗剂、不插鼻胃管、早期进食和下床活动等。麻醉医师通过麻醉方法和用药等优化选择对预防术后肠麻痹和肠功能紊乱可发挥重要作用，如对于急腹症大手术，促进术后胃肠功能恢复的重要方法是选用硬膜外镇痛。因为硬膜外阻滞了交感神经的传导，减少了术后肠麻痹，有利于患者早期下床活动，术后肠功能恢复时间明显缩短。

（四）术后谵妄（postoperative delirium，POD）

是急腹症术后一种常见的急性综合征，以意识、认知障碍及注意力不集中为主要临床表现；一旦发生会延长住院时间并增加住院费用，增加死亡率。虽然POD发病机制尚不清楚，但其发病主要是由多种易感因素与诱发因素之间共同作用引起的。

1. 易感因素（predisposing factors）

（1）年龄≥75岁，男性。

（2）基础疾病史，术前房颤、外周血管疾病、心脑血管疾病史、肾功能不全、糖尿病（尤其是血糖控制不良者）。

（3）术前存在认知障碍，如痴呆。

（4）术前听力、视觉损伤。

（5）既往谵妄病史。

（6）酗酒。

（7）术前营养不良（血清总蛋白<30g/L）及电解质紊乱。

（8）术前贫血。

（9）抑郁症病史。

（10）躁郁症或精神分裂症是独立危险因素。

2. 诱发因素（precipitating factors）

（1）有创检查或手术。

（2）部分麻醉药物的使用，如术中使用大量、长效阿片类药物比短效制剂风险更大。

（3）苯二氮䓬类药物是发病的独立因素。

（4）抗胆碱类药物或具有抗胆碱/抗组胺不良反应药物。

（5）术中低血压。

（6）术后48小时内缺氧是独立危险因素。

（7）术后镇痛不足。

（8）术后心输出量低。

（9）急性失血性贫血、输血增加风险，且发生率与严重程度与输血量呈正相关。

（10）术后急性肾衰竭。

（11）围术期感染。

（12）导尿、限制活动（身体制动）、睡眠不足、昼夜节律紊乱。

（13）长时间使用呼吸机，其发病率与使用时间呈正相关。

（14）围术期神经合并症，如脑缺血、脑出血等。

3. 预防与治疗

（1）多元化介入策略（multicomponent intervention strategies，MIS）作为一种非药物手段，针对围术期多项诱因和易感因素进行干预。①护理方面：鼓励患者术前进行适度身体锻炼，术后尽早活动，尽量避免导尿；帮助患者恢复定向障碍；给视觉或听觉障碍的患者佩戴眼镜、助听器；提供单间病房，提高睡眠质量，避免夜间护理和治疗项目等。②治疗方面：有效缓解疼痛；积极纠正贫血、低氧血症、低/高血压；保证足够碳水化合物及其他营养物质摄入；尽量避免精神兴奋药物的使用及有创操作等。

（2）药物性预防和治疗：褪黑素和右旋美托咪啶效果较为肯定，持续静脉输注可减少谵妄的持续时间。

十、常见急腹症手术麻醉

（一）急性肠梗阻患者手术麻醉

任何原因引起肠内容物通过障碍统称肠梗阻，是常见外科急腹症，主要临床表现为腹胀、腹痛、恶心呕吐、肛门停止排气排便等。按肠壁有无血运障碍，分为单纯性和绞窄性。绞窄性肠梗阻应及早手术，如果患者已处于休克

14

状态，必须边抗休克边紧急手术，一旦延误手术时机，纵然手术切除坏死肠段，严重的感染将使并发症及死亡率增加。由于急性肠梗阻患者有呼吸受限，严重水、电解质和酸碱失衡以及可能发生的感染性休克，术前应尽量纠正，补充血容量，并作胃肠减压，麻醉应选择气管内插管全身麻醉，一般情况好的患者也可选择连续硬膜外阻滞麻醉。术中加强生命体征和血流动力学监测，对严重休克的危重患者，应行中心静脉压（CVP）和/或直接动脉压监测。麻醉期间，要保持呼吸道通畅和有效通气量，预防胃反流和误吸。

1. 病理生理特点

（1）单纯机械性肠梗阻：水、电解质失衡和代谢紊乱是单纯机械性肠梗阻的主要病理生理特点。正常情况下，小肠内的大量液体，除少部分是经口摄入外，大部分是胃肠道消化腺的分泌液。据统计成人每天约有5~10L水进入小肠，其中大部分被重吸收，仅500ml或更少的液体进入结肠。因此，一旦小肠出现单纯机械性梗阻，肠腔内大量液体和气体无法向下正常运行，导致梗阻的近端肠腔内容物积聚，梗阻部位越低，内容物积存越明显。高位小肠梗阻虽肠腔内积聚液量少，但由于肠腔急性扩张引起的反射性呕吐严重，大量水、Na^+、K^+、Cl^-、H^+丢失，引起低氯、低钾、代谢性碱中毒和脱水。随着脱水程度加重，患者出现血容量减少、心率增快、中心静脉压降低、心输出量降低和血压下降，进而影响肺脏的通气功能和肾脏的排泄功能，最终引起酸中毒和氮质血症。

（2）绞窄性肠梗阻：梗阻的肠壁发生血供障碍，称为绞窄性肠梗阻。绞窄性肠梗阻除梗阻本身造成水、电解质丢失外，同时存在血运障碍造成毛细血管通透性增加所致的血浆和血细胞丢失，因而其水电解质丢失、代谢障碍和血流动力学变化比单纯机械性肠梗阻更明显。同时，由于肠黏膜受损，毒素吸收和细菌移位致脓毒症，当梗阻肠壁血供严重受阻，则发生肠壁坏死、破裂和穿孔，大量细菌和毒素进入腹腔，最终造成多器官功能障碍或衰竭。

（3）结肠梗阻：结肠梗阻造成水、电解质丢失一般较机械性小肠梗阻轻。若回盲瓣正常，很少出现逆流性小肠扩张，但易危及肠壁血供，引起绞窄性肠梗阻；若回盲瓣功能不全，可伴低位小肠梗阻的表现。当结肠内积气引起肠壁极度扩张时，易发生穿孔，引起弥漫性腹膜炎。

2. 麻醉前准备

（1）纠正水、电解质和酸碱平衡失调：急性肠梗阻患者由于频繁呕吐及大量消化液积存在肠腔内，可引起急性脱水。所丧失的体液与细胞外液相同，因而血清钠浓度和血浆渗透压仍在正常范围。细胞内液在脱水初期无明显变化，若体液丧失持续时间较长，细胞内液外移，可引起细胞脱水。患者表现为尿少、厌食、恶心、乏力、唇舌干燥、眼球下陷、皮肤干燥松弛等。若短时间内体液丧失达体重5%（约相当于丢失细胞外液20%），患者出现脉搏细数、肢端湿冷、血压不稳或下降等血容量不足症状，严重者出现低血容量性休克。高位肠梗阻时丧失大量胃液，Cl^-和K^+丢失可引起低Cl^-性和低K^+性碱中毒。

术前应针对细胞外液减少程度，快速补充平衡盐液或等渗盐水，恢复细胞外液容量。如果患者已有血容量不足表现，提示细胞外液丧失量已达体重5%，若体重为50kg，可给平衡盐液或等渗盐水2500ml；如无明显血容量不足表现，可给上述量的1/3~2/3，同时测定血细胞比容，精确计算补液量，一般血细胞比容每升高1%，欠缺液体500ml。等渗盐水中含Na^+和Cl^-各为154mmol/L，血清含Na^+和Cl^-各分别为142mmol/L和103mmol/L，即等渗盐水中Cl^-含量比血清高50mmol/L，正常情况下肾脏有保留HCO_3^-和排Cl^-的功能，Cl^-大量进入体内后不至引起血Cl^-明显升高，但在重度缺水或处于休克状态，肾血流量减少，排Cl^-功能受到影响，如果静脉补充大量等渗盐水可引起高Cl^-性酸中毒。常用的平衡盐液有1.86%乳酸钠液加复方氯化钠液（1∶2）和1.25%碳酸氢钠液加0.9%氯化钠液（1∶2），二者电解质成分与血浆含量相仿，既可避免输入过多Cl^-，又对酸中毒的纠正有一定帮助。但应注意患者处于休克状态，所选用的平衡盐液以醋酸钠复方氯化钠液为佳，乳酸钠复方氯化钠液可增加血中乳酸盐含量，不利于纠正代谢性酸中毒。

慢性肠梗阻患者，由于消化液持续性丧失，缺水少于失钠，故血清钠低于正常范围，细胞外液呈低渗状态，又称低渗性脱水，术前应根据细胞外液缺钠多于缺水和血容量不足的程度，采用含盐溶液或高渗盐水治疗。

（2）胃肠减压：通过胃肠减压，吸出胃肠道内的气体和液体，可减轻腹胀，降低肠腔内压力，减少肠腔内的细菌和毒素，改善肠壁血液循环，利于改善局部病变。同时，有效的胃肠减压也是减少围麻醉期呕吐误吸的重要措施之一。

（3）抗生素应用：单纯机械性肠梗阻患者，一般不需预防性应用抗生素。绞窄性肠梗阻可引起细菌移位，发生严重多菌混合感染，导致败血症、腹膜炎、感染性休克、MODS等，所以早期正确地应用抗生素，对降低患者的并发症和病死率有重要意义。选择抗生素的原则是要“早、重、广”，即要在采集血培养标本后1小时开始应用抗生素（早）、而且要静脉给予抗生素（重）、以及要选用能抑制所有可疑菌种的广谱抗生素或多种抗生素联合应用（广）。

3. 麻醉管理 急性肠梗阻患者，若不存在低血容量休克或感染性休克，且低血容量在术前已得到很大程度纠正，可采用连续硬膜外阻滞麻醉，经T_9~T_{10}或T_{10}~T_{11}间隙穿刺，头端置管，可获得较为良好的肌肉松弛和最低限度的呼吸循环抑制，患者术中神志清醒，可避免呕吐误吸，尤其适用于饱胃患者。对有水、电解质和酸碱失衡、腹胀明显、呼吸急促、血压下降和心率增快的休克患者，选用气管内插管全身麻醉较为安全。麻醉诱导和维持过程中应强调预防呕吐误吸，所用药物不进一步加重循环抑制为宜。硬膜外联合全麻，镇痛、镇静、硬膜外局麻药用量均明显

14

减少，具有镇痛、肌松良好，苏醒快，拔管早，术后镇痛好，便于术后管理及并发症少等优点，但避免硬膜外腔和静脉同时给药，不失为老年高危患者较理想的麻醉方法。

麻醉过程中，对于休克患者，应继续抗休克治疗，以维持心脏、肺脏和肾脏等重要器官的功能，预防 ARDS、心力衰竭和肾衰竭。注意输血、输液的速度以及晶体与胶体液的比例，维持合适的血红蛋白浓度和血细胞比容，必要时在 CVP 和 PCWP 指导下补液。对术前应用抗生素的患者，术中应注意抗生素与肌松药相互作用。麻醉苏醒期应避免呕吐和误吸，待患者神志完全清醒、咳嗽吞咽反射恢复、呼吸循环功能稳定，可慎重拔除气管内导管。完善的术后镇痛有利于术后早期胃肠功能恢复，消除腹胀并保护肠黏膜功能，防止细菌移位，促进吻合口愈合。

（二）急性胰腺炎患者手术麻醉

急性胰腺炎，尤其重症急性胰腺炎患者起病急、病情重、易并发 ARDS 和全身多脏器损害，常伴有水、电解质和酸碱失衡，继发出血性或感染性休克，给麻醉管理带来挑战。因此，选择合适的麻醉诱导和维持方案、术中合理的容量复苏和正确选用血管活性药物、采用低潮气量加呼气末正压的通气策略以及维持电解质、酸碱平衡是保证此类患者围术期安全和改善预后的关键。

1. 病理生理特点　胰腺导管上皮细胞正常时分泌含高浓度 HCO_3^- 的碱性液体和黏多糖，前者能抑制蛋白酶活性，后者有黏液屏障作用；胰腺腺泡还分泌蛋白酶抑制因子。正常情况下，胰液内的胰蛋白酶原以无活性状态存在，流入十二指肠后，被胆汁和肠液中的肠激酶激活，变为有活性的胰蛋白酶，具有消化蛋白质的作用。在致病因素作用下，胆汁或十二指肠液逆流入胰管，胰管内压增高，腺泡破裂，胰液外溢，大量胰蛋白酶原被激活后变为胰蛋白酶，胰蛋白酶又能激活其他酶，如弹性蛋白酶和磷脂酶 A。弹性蛋白酶能溶解弹性组织，破坏血管壁和胰腺导管，使胰腺充血、出血和坏死。磷脂酶 A 被激活后，作用于细胞膜和线粒体的甘油磷脂，使其分解为溶血卵磷脂，后者可破坏胰腺细胞膜和线粒体膜的脂蛋白结构，致细胞坏死，引起胰腺及胰腺周围组织的广泛坏死。在脂酶作用下，胰腺炎症区、大网膜和肠系膜脂肪液化，产生大量游离脂肪酸，与血液中钙结合成钙皂，胰岛 α 细胞产生的胰高血糖素也刺激甲状腺分泌降钙素、抑制骨钙释放，使血钙明显降低。由于胰岛 β 细胞受到损害，胰岛素分泌降低，而胰高血糖素分泌增加，致使血糖升高，发病初期更为明显。胰腺局限性或广泛性出血坏死，使大量的胰酶和生物毒性物质通过腹膜后间隙到达盆腔和纵隔造成组织坏死、感染、出血、腹膜炎等。另外，胰酶、生物毒性物质还可通过门静脉和胸导管进入血液循环，激活凝血、纤溶、补体等系统，可导致肝、肾、心、脑等重要器官的损害，如急性呼吸窘迫综合征等，严重者引起多器官功能障碍。

2. 麻醉前准备

（1）纠正水、电解质紊乱：由禁食、胃肠减压及呕吐等所引起的水、电解质紊乱需及时予以纠正，对血容量不足者，应迅速补充液体，可输入晶体和胶体液，纠正低血容量。低血钾时给予氯化钾静脉滴注。手足抽搐时，给予10%葡萄糖酸钙 10～20ml 静脉注射。伴休克者可根据 CVP 和 PCWP 积极扩充血容量，必要时给予糖皮质激素。对伴有呼吸窘迫综合征者，及早行气管内插管或气管切开进行人工通气治疗（如 PEEP 等），以减少肺内动静脉分流，同时给予利尿剂减轻肺间质水肿。

（2）麻醉前用药：一般不主张麻醉前给予镇静、镇痛药物，仅给予抗胆碱药（如阿托品、654-2 等），除能保持呼吸道干燥外，还能解痉止痛、减少胰液分泌及解除胰腺微动脉痉挛而改善胰腺微循环。必须镇静时，镇静剂剂量以不影响呼吸、循环、意识为准，可在麻醉前 30 分钟肌内注射咪达唑仑 2～5mg。疼痛剧烈时，严密观察病情，可肌内注射盐酸哌替啶 25～50mg。不推荐应用吗啡，因其会收缩奥狄括约肌，增加胆道压力。饱胃患者，可静脉注射甲氧氯普胺 10mg；存在休克者，抗休克治疗同时，可给予糖皮质激素；应用抑肽酶或乌司他丁，减少胰腺分泌。

3. 麻醉管理　对急性轻型胰腺炎（又称水肿性胰腺炎）伴结石患者，可采用连续硬膜外麻醉，经 T_8～T_9 间隙穿刺，头端置管，但需小量分次注药，上腹部手术的阻滞平面不宜超过 T_3，否则胸式呼吸被抑制，膈肌代偿性活动增强，可影响手术操作；此时，不宜使用较大量镇痛镇静药，否则可显著影响呼吸功能而发生缺氧和二氧化碳蓄积，甚至发生意外。因此，麻醉中除应严格控制阻滞平面外，应加强呼吸监测和管理。

重症急性胰腺炎（又称出血坏死性胰腺炎）患者，术前大多并存有多脏器功能损害和休克。选择全麻便于呼吸循环管理，麻醉诱导和维持应尽量选择对循环干扰较小的麻醉药物。采用健忘镇痛慢诱导方法可有效抑制气管插管反应，且可避免快诱导使用大剂量静脉麻醉药而导致诱导期低血压。手术除常规监测项目外还应行有创动脉压和中心静脉压监测。对术前有明显休克患者应在麻醉诱导前行有创动脉压监测，以便实时了解麻醉诱导期循环变化。同时应行脑电双频谱指数（BIS）监测以避免麻醉过深抑制循环和术后苏醒延迟。对术前伴有休克者，术中需使用血管活性药物维持循环稳定。去甲肾上腺素的强效 α 效应可增加外周血管阻力，能纠正感染性休克的血管扩张，使心率减慢、尿量和 CI 增加，用量从 0.5～1μg/min 开始，逐渐调节以维护血压稳定。对术前合并有急性呼吸窘迫综合征者，在术中应采用低潮气量加适当呼气末正压，PEEP 压力应根据患者反应逐步增加，以 0.66～2.0kPa（5～15mmHg）为宜；潮气量选择 4～6ml/kg，吸呼比值 1∶2；术中定期监测血气，以便及时调整机械通气参数。术中继续液体治疗，注意胶体与晶体比例适当，由于毛细血管内皮细胞受损，通透性增加，胶体液可渗入肺间质，加重肺水肿，故早期不宜补充过多胶体，以晶体液为主，对伴有感染性休克患者可酌情给予白蛋白、血浆等。在保证血容量足够、血流动力学稳定的前提下，要求出入量呈轻度负平衡（-500～-1000ml），并记录每小时尿量。为了促进水肿液的消退，应防止输液过量而加重肺间质和肺泡水肿，在监测CVP或PCWP下，可给予呋塞米。应注意DIC发生，及早给予治疗。低氧血症和肺动脉高压可增加心脏负荷，加之感染、代谢亢进等可影响心功能。因此，除了维持血容量正常外，应酌情选用多巴胺、多巴酚丁胺、酚妥拉明，毛花苷C、硝酸甘油等心血管活性药治疗。术中监测血糖变化，血糖高者可适量给予胰岛素，以免发生高渗性脱水、高渗性非酮症性高血糖昏迷和酮症酸中毒。对继发多器官功能不全患者的处理，可参照本书第十三章。

（三）上消化道大出血患者手术麻醉

消化道大出血是指呕血、大量黑便、便血，导致血压、脉搏明显变化或血红蛋白浓度降到100g/L以下，或血细胞比容低于30%的临床病症。由于患者发病前个体情况不同，有人提出当患者由卧位改为直立时，脉搏增快10～20次/分，收缩压下降2.66kPa（20mmHg）可作为诊断急性大出血的标准。引起上消化道大出血的常见原因为胃十二指肠溃疡出血、门静脉高压引起的食管胃底静脉曲张破裂出血等，经内科治疗48小时仍难以控制出血时，常需紧急手术治疗。

1. 上消化道大出血手术患者的特点　有效循环血量急剧减少是各种原因所致上消化道大出血的共同特点。如果患者面色苍白、皮肤湿冷、站立时眩晕，表明失血量已达全身总血量的15%，站立时收缩压下降2.66～3.99kPa（20～30mmHg）表明失血量已达25%以上，平卧时出现休克症状时表明失血已达50%或更多。由门静脉高压引起的食管胃底静脉曲张破裂出血患者还具有以下特点：①均有不同程度的肝硬化；②由于纤维蛋白原缺乏、血小板减少、凝血酶原时间延长、第Ⅴ因子缺乏、纤溶酶活性增强等原因，易发生凝血功能障碍；③腹水造成大量蛋白丢失，加上水钠潴留，患者表现为低蛋白血症。

2. 麻醉前准备　麻醉前多有程度不同的出血性休克、严重贫血、低蛋白血症、肝功能不全及代谢性酸中毒等，术前均需抗休克综合治疗，待病情初步纠正后方能实施麻醉。急性失血患者必须迅速扩容以恢复有效循环血量，选择液体的原则是首先补充血容量，其次是提高血红蛋白浓度，最后应考虑凝血功能。总输液量不应受估计失血量的限制，扩容治疗应以能维持动脉压、正常的组织灌注及尿量为依据。失血量在30%以下时用3倍失血量的醋酸钠林格液能有效提升血压，失血量超过30%时应补充一定量胶体液，如羟乙基淀粉、明胶等。急性失血性休克患者慎用葡萄糖液，以免引起高渗性昏迷和加重缺血、缺氧性脑损伤。大量输液引起的血液稀释有利于改善微循环和保护肾功能，以往认为血细胞比容在30%时最有利于组织血供，近年来认为20%尚属安全，但对孕妇及老年人应慎重。在大量失血超过全血量40%以上时应补充全血或浓缩红细胞，以维持血细胞比容在20%以上，或血红蛋白在70g/L以上。大量输入液体或库血可引起血小板减少，血小板数量降至$50×10^9$/L以下时应补充血小板。

严重循环紊乱患者应监测CVP以指导输液速度和输液量，既往无明显心脏病患者，CVP变化能准确反映血容量状态；有心功能受损者可监测PCWP和心输出量（CO），动态观察CVP、PCWP及CO变化更有意义。常规放置尿管监测尿量，既可作为补充血容量的指标，又能早期发现肾衰竭。动脉血气分析可综合评价酸碱平衡状态、呼吸功能及组织氧合情况等，对治疗有重要指导作用。

3. 麻醉管理　上消化道大出血患者，宜选用气管插管全身麻醉，为避免误吸，应采用清醒气管插管，麻醉维持以不进一步加重循环抑制为前提，麻醉诱导和维持可选用对心肌和循环抑制轻的依托咪酯、氯胺酮、咪哒唑仑、芬太尼、氧化亚氮等。对门静脉高压症引起的食管胃底静脉曲张破裂出血患者，除遵循上述原则外，还应注意以下问题：①避免使用对肝脏有损害的药物，如氟烷或高浓度安氟烷，可用氧化亚氮、七氟烷、地氟烷、氯胺酮、苯二氮䓬类药物等。②肌松药应首选顺式阿曲库铵，因该药在生理pH和体温下经hofmann消除，不依赖于肝脏或肾脏；维库溴铵主要经胆汁排泄，用于肝硬化患者时效延长；泮库溴铵仅少量经胆汁或肝脏排泄，可适量应用。③麻醉中避免缺氧和二氧化碳蓄积。④适量给予新鲜冰冻血浆、冷沉淀物或血小板，以补充凝血因子。

术中根据患者血压、CVP或PCWP、尿量等变化，继续输血、输液治疗，维持血压在12kPa（90mmHg）以上、尿量在30ml/h以上和血细胞比容不低于30%。肝硬化患者术中易发生低血糖，其原因为：①肝糖原储备少，不易分解为葡萄糖。②肝硬化时胰岛素灭活减少，胰岛素水平相对较高；但由于手术应激，肝硬化后肝细胞的胰岛素受体失灵，不能利用胰岛素，血糖并不降低；一些挥发性麻醉药可抑制胰岛素释放和减少糖原合成，可产生高血糖。肝硬化患者虽然血糖不低，但因肝糖原储备减少，手术时间长时仍应补充适量葡萄糖0.1～0.2g/（kg·h）；肝硬化患者常有低血钾，故输入GIK溶液较好。低蛋白血症患者可补充白蛋白，使血浆白蛋白高于25g/L，以维持血浆胶体渗透压和预防肺间质水肿。

（四）胃、十二指肠溃疡穿孔及胃癌穿孔患者手术麻醉

多数患者有长期溃疡病史及营养不良等情况，胃肠道穿孔可发展成严重弥漫性腹膜炎，引起剧烈腹痛、大量失液、高热、严重水、电解质和酸碱失衡，而发生感染性休克，术前应予以相应处理，除补充血容量、纠酸外，对严重营养不良、低蛋白血症或贫血者，宜适量输血或血浆。围术期重点是预防心、肺等重要脏器出现并发症。

1. 病理生理改变　胃、十二指肠溃疡或胃癌穿孔后，大量具有化学腐蚀性的胃、十二指肠内容物进入腹腔，其

14

成分包括食物、酸性胃液、碱性十二指肠液、胆汁、胰液、胰酶及多种细菌等，迅速引起弥漫性腹膜炎，此期主要是强酸、强碱对腹膜的强烈刺激引起剧烈腹痛和大量渗出，也称为化学性腹膜炎。腹膜大量渗出最终导致低血容量性休克。穿孔数小时后大量细菌繁殖，逐渐出现细菌性腹膜炎，病情进一步发展，感染加重，细菌毒素吸收，在原有低血容量休克的基础上出现感染性休克，最终导致多器官功能障碍。

2. 麻醉前准备

（1）一般准备：监测患者体温、脉搏、呼吸、血压、尿量，必要时行中心静脉插管监测 CVP。行胃肠减压，避免胃、十二指肠内容物继续进入腹腔。根据可能的病原菌选择有针对性的、广谱的抗生素，必要时复合用药，避免感染加重。

（2）液体复苏：胃、十二指肠穿孔后，腹腔大量渗液，可出现不同程度的脱水，严重者出现休克。腹膜渗出液的电解质含量与细胞外液相似，平均 Na^+ 为 138mmol/L、Cl^- 105mmol/L、K^+4. 9mmol/L，故输液应以等渗盐水或平衡盐液为主，并根据血压、脉搏、尿量和 CVP 调整输液速度和输液量以纠正电解质及酸碱平衡紊乱。

3. 麻醉管理 对穿孔时间短，进入腹腔的胃、十二指肠内容物量少，呼吸、循环功能稳定的患者可采用硬膜外阻滞麻醉，经 T_7~T_8 或 T_8~T_9 间隙穿刺，头端置管，阻滞范围以 T_4 至 L_1 为宜。为消除内脏牵拉反应，进腹前可适量给予哌氟合剂。若阻滞平面超过 T_3，则胸式呼吸被抑制，膈肌代偿性活动增加，可影响手术操作；此时，如再使用较大剂量辅助药物，可显著抑制呼吸而发生缺氧和二氧化碳蓄积，甚至心脏停搏。因此，麻醉中除严格控制阻滞平面外，应加强呼吸监测和管理。

对于感染性休克、内环境紊乱、饱胃、腹胀或呼吸急促的患者，宜选择气管内插管全麻，便于呼吸管理和充分供氧。积极抗休克治疗，补充血容量，以晶体液为主，适当补充胶体液或血浆，以维持胶体渗透压；对低蛋白血症或贫血患者，适量补充白蛋白、或浓缩红细胞。在液体治疗同时合理应用血管活性药物（首选去甲肾上腺素），提升动脉压，恢复心肌收缩力，促进血液循环，改善微循环状态，促进组织灌流，保护重要器官和组织功能。必要时应用小剂量糖皮质激素提高对儿茶酚胺的敏感性，缩短休克恢复时间。围麻醉期全面监测呼吸、体温、脉搏血氧饱和度、尿量和心电图等各种生理指标，必要时监测有创动脉压和中心静脉压，及时纠正电解质紊乱和酸碱平衡失调以及贫血状态。

（五）急性胆道感染患者手术麻醉

急性胆道感染，尤其急性梗阻性化脓性胆管炎是一种常见的外科急腹症，病情危重，常伴有低血压、中毒症状、脱水、电解质紊乱、凝血机制紊乱以及肝肾功能损害等，如不及时手术，死亡率很高。

1. 病理生理特点

（1）急性胆囊炎：急性胆囊炎发病几乎都有不同程度的胆囊梗阻（结石或胆囊管自身原因），胆汁在胆囊内淤积，随着炎症发展，胆囊内压力增高，黏膜充血、水肿、渗液增多，但炎症只在黏膜层，胆囊轻度增大，称为单纯性胆囊炎。随着病变的发展，囊壁全层受累，黏膜可发生溃疡，可见散在小脓肿，胆囊明显增大，表面呈灰红或蓝绿色，血管明显充血扩张，浆膜面常附有纤维素或脓性渗出物，常与邻近器官或组织粘连，胆囊内胆汁呈脓性，称为化脓性胆囊炎。如炎症仍未控制，囊内压力进一步增高，血液循环障碍，一处或多处发生坏死，并于胆囊底或颈部发生穿孔，称为坏疽穿孔性胆囊炎。急性胆囊炎患者有10%~15%发生穿孔或坏疽，多数情况下胆囊已被网膜或邻近脏器组织包裹，穿孔后形成胆囊周围脓肿或形成内瘘，仅2%~5%的患者穿孔后胆汁流入腹腔而发生胆汁性腹膜炎。

（2）急性胆管炎：胆管炎有起病急、变化快、病程长、病情复杂、病死率高及所造成的病理变化难以彻底清除等特点。胆道内高压、败血症、内毒素血症、感染性休克、高胆红素血症等构成了对全身内环境的严重扰乱，并可引起多个器官尤其是肝、肾损害。一般将急性胆管炎分为 3 级：①急性单纯性胆管炎：炎症轻，胆管壁及黏膜充血、水肿，胆汁淤积但清亮，胆管内压力轻度增高，肝功能轻度损害，可有菌血症及轻度感染表现。②急性化脓性胆管炎：在急性单纯性胆管炎基础上如梗阻未解除，感染进一步加重，发生完全性梗阻，管壁有化脓性改变，黏膜糜烂，出现溃疡，胆管明显扩张，压力增高多在 2. 45kPa（25cmH_2O）左右，有菌血症。当压力超过 3. 53~3. 73kPa（36~38cmH_2O）时，肝脏停止分泌胆汁。胆管内压力增高后可破坏肝细胞的连接部位，致使细菌、胆色素颗粒由此进入肝血窦，最后进入血液循环，此时胆管腔内充满脓性胆汁，胆囊涨大，肝肿大，肝细胞浊肿，肝窦扩张，并可出现小片状肝细胞坏死。③急性梗阻性化脓性胆管炎（AOSC）又名急性重症型胆管炎（ACST）：是胆道感染中最严重的一种类型，胆管内压力更高，多在 3. 92kPa（40cmH_2O）以上，胆汁分泌完全停止，胆管内充满白色脓液，可造成管壁坏疽穿孔。因严重内毒素血症、高胆红素血症等可导致多器官功能衰竭，其中肝脏受累早而重。中毒性休克时，肾皮质血管收缩压下降，内毒素使机体产生 Schwarteman 反应，血管活性物质使肾小球和肾小管周围毛细血管内纤维蛋白沉积，同时高胆红素血症可造成肾小管上皮乳头间质细胞的胆红素沉积，肾小管内出现微细胆栓，严重者有肾小管细胞和肾乳头坏死，以上均可造成急性肾衰竭。晚期由于严重黄疸，维生素 K 不能在肠道中吸收，因而肝脏合成Ⅱ、Ⅶ、Ⅸ、Ⅹ因子下降。肝细胞的持续损害，使其合成Ⅵ、Ⅶ、Ⅷ因子减少，而且在休克、酸中毒、内毒素血症等时，血浆连接蛋白减少，血栓素 A_2（TXA_2）增多，血管内皮广泛损伤，激活Ⅻ、Ⅲ因子及血小板活化

14

因子（PAF），处于高凝状态，继而发生 DIC，由于大量消耗凝血因子和血小板，凝血酶可激活血浆素原等诱发纤溶，出现严重出血倾向，且休克不易纠正。此外，急性呼吸窘迫综合征、中毒性脑病、心衰均可发生，最终可导致多器官功能衰竭和死亡。

2. 麻醉前准备　麻醉前应重点检查心、肺、肝、肾功能，对合并症特别是高血压、冠心病、肺部感染、肝功能损害、糖尿病等应进行适当治疗。由于胆道感染多为混合性感染，可使用强效广谱抗生素，同时加用甲硝唑。对凝血功能障碍患者，麻醉前应给予维生素 K 治疗，使凝血酶原时间恢复正常，必要时输入新鲜血或浓缩血小板。阻塞性黄疸患者易出现自主神经功能失调，表现为迷走神经张力增高，心动过缓，围麻醉期易发生心律失常和低血压，麻醉前应给足量阿托品。吗啡和芬太尼可引起胆总管括约肌和十二指肠乳头部痉挛而使胆道内压上升，可达 2.94kPa（30cmH_2O）或更高，持续 15~30 分钟，且不能被阿托品解除，故麻醉前应禁用。

急性胆囊炎患者因感染、发热等易致水、电解质及酸碱平衡紊乱，严重者出现休克，术前应给予适当的抗休克治疗。ACST 常伴有全身多脏器损害，对全身的生理功能干扰大，危重患者处于休克、肾功能不全以及水、电解质和酸碱平衡紊乱状态时如匆忙手术，易引起多种并发症，因此术前必须给予足够的支持治疗以恢复内环境稳定。可在 CVP、血气分析及尿量监测的基础上给予补液，纠正水、电解质及酸碱平衡紊乱，并补充维生素 K，去甲肾上腺素为首选血管升压药，不建议将小剂量多巴胺作为肾脏保护药物，同时应用适量糖皮质激素。为预防 ACST 引起的肾功能损害，应在扩容后适当给予利尿剂以维持尿量，避免使用肾毒性药物。

3. 麻醉管理　急性单纯性胆囊炎、急性单纯性胆管炎或循环功能稳定的急性化脓性胆囊炎和急性化脓性胆管炎患者，可在硬膜外麻醉下进行；经 T_7~T_8 或 T_8~T_9 间隙穿刺，向头侧置管，平面控制在 T_4~T_{12}之间。胆囊和胆管部位迷走神经分布密集，且有膈神经分支参与，因此在游离胆囊床、胆囊颈和探查胆总管时可发生“胆-心反射”和“迷走-迷走反射”，患者不仅出现牵拉痛，而且可引起反射性冠状动脉痉挛、心肌缺血，轻者导致心率、血压下降，心律失常，重者可致心脏停搏。可采取预防措施如局部神经封闭、应用哌氟合剂及阿托品等。老年人迷走神经张力高，若术前并存心血管病或电解质紊乱，心脏传导系统易因缺血而发生病理变化，因术中迷走神经反射发生率高，以行气管插管全身麻醉为宜。

14

急性重症胆管炎（ACST）或急性化脓性胆管炎、急性化脓性胆囊炎、坏疽穿孔性胆囊炎出现休克时，应在气管插管全身麻醉下施行手术。该类患者常合并有严重肝功能障碍及其他重要脏器损害。尽量选择不经肝脏代谢且不加重循环抑制的麻醉药物，多数吸入麻醉药及肌松药经肝肾代谢，对肝脏、肾脏带来损害，丙泊酚具有抗氧化作用，能有效地清除氧自由基，减轻肝细胞的氧化应激损伤，保护肝功能。由于胆汁分泌受阻，故肌松药应首选顺式阿曲库铵，对部分经胆汁排泄的肌松药如罗库溴铵也可选用，但作用、恢复时间可能延长。对主要经胆汁排泄的肌松药如维库溴铵应慎用。

胆道手术可促使纤维蛋白溶酶活性增强，致使纤维蛋白原溶解而发生异常出血，术中应观察出凝血变化，遇有异常出血，应及时检查纤维蛋白原、血小板，并给予抗纤溶药物治疗。另外，麻醉和手术也使凝血因子合成障碍、毛细血管脆性增强，促使术中渗血增多。对 ACST 患者，术后应送 ICU 做进一步监护和治疗，继续行保肝、保肾治疗，预防肝肾综合征；对老年人、肥胖及并存气管、肺部疾病者，应防治肺部并发症；胆总管引流患者，应计算每日胆汁引流量，注意纠正水、电解质及酸碱失衡。

（六）外伤性肝脾破裂大出血患者手术麻醉

此类患者由于循环血量急剧减少，可呈现不同程度休克。对健康成人，急性失血少于血容量 15%，由于周围血管收缩，组织间隙液向血管内转移，以及肾小球滤过率减低使排尿减少等代偿作用，可不发生休克。20% 以上的失血，机体为保证心、脑等重要器官血液灌流，肾、肠道、肝、脾及肌肉等处血流量明显减少，低血压和组织灌流不足等相继发生，表现为程度不同的休克。机体对低血容量耐受性差，但对贫血的耐受性却较好，如血容量减少 20% 以上，可能引起严重后果，但如红细胞减少 20% 以上，血容量不变，则可不致发生明显生理紊乱。基于这种认识，采用晶体和或胶体溶液治疗失血性休克，取得了良好效果。

对肝脾破裂大出血必须紧急行手术治疗。急性大出血患者多有饱胃，由于疼痛、恐惧、休克等引起强烈应激反应，使交感神经功能亢进，迷走功能抑制，胃排空时间显著延长；加之没法得知有关进食的信息，因此该类患者一律按饱胃对待。为防止饱胃反流、误吸的危险，提倡快速顺序诱导插管。对这类休克患者，麻醉诱导可待消毒铺巾后进行，以缩短从诱导到开始手术的时间，有利于维持患者血压稳定。患者入室后需立即建立多条大静脉通道，常规放置粗的中心静脉导管，以便建立最快的静脉通路，也可通过监测中心静脉压（CVP）指导输液，必要时可使用加压输液器加快输液速度。应建立有创动脉血压及时了解患者循环状况。患者失血较多时，应及时采用自体血液回收、回输，尽量少输或不输异体血，避免异体输血并发症。血红蛋白低于 70g/L 应输血；失血量>50%，应补充适量新鲜冷冻血浆来维持血浆胶体渗透压并补充部分丢失的凝血因子。失血性休克造成组织灌流不足，患者大多有较严重的代谢性酸中毒；血液过度稀释，可出现低钾血症。动态监测动脉血气，可及时了解患者内环境变化，利于纠正酸中毒、补钾、补钙；还可了解血红蛋白以指导输血。大出血患者，由于低血容量休克，可致心肌缺血，同时伴有代谢性酸中毒，且大量输液输血和术野暴露会造成患者低温，抑制心肌收缩力，引起心律失常，甚至心脏停搏。术中保温和纠正代谢性酸中毒，降低上述风险。失血性休克未控制出血（腹膜后血肿、消化道出血等）时早期积极复苏可引起稀释性凝血功能障碍；血压升高后，血管内已形成的凝血块脱落，造成再出血；血液过度稀释，血红蛋白降低，可减少组织氧供。为此，应进行控制性液体复苏（延迟复苏），即在活动性出血控制前应给予小容量液体复苏，在短期允许的低血压范围内维持重要脏器的灌注和氧供，避免早期积极复苏带来的副作用。早期控制性复苏的目标：对于未合并脑损伤的失血性休克患者，最初收缩压应控制在80~90mmHg（1mmHg=0.133kPa），以保证重要脏器的基本灌注。在控制性复苏的基础上尽快止血，待出血控制后再进行积极容量复苏。

应选择对循环抑制轻又能满足手术要求的麻醉方法和药物。以选用全身麻醉为宜。全麻诱导插管应根据具体病情决定，对于昏迷、垂危及饱胃患者，应充分吸氧后在表面麻醉下行气管内插管；对于烦躁不安、不能合作者，可选用对循环影响较小的全麻药，如氯胺酮、依托咪酯或咪达唑仑等，复合小剂量芬太尼和肌松药行气管内插管。以浅麻醉加肌松药维持麻醉为宜，N_2O 复合低浓度吸入全麻药和肌松药较为常用，但应避免发生低氧血症；对休克或低氧血症者，吸入全麻药MAC明显降低，低浓度吸入即可达到较满意麻醉，应用肌松药可减少全麻药用量及其对循环的影响。对于血压难以维持者，可选用氯胺酮复合小剂量芬太尼和肌松药维持麻醉，但氯胺酮的缩血管及轻度负性心肌力作用对组织灌注也有一定损害，应予以注意。术后镇痛应完善，避免应激反应；预防感染及心、肺、肾等重要脏器的继发性损害。

（高宝来　余剑波）

第六节　麻醉期间监测

监测的目的：腹部外科手术患者易发生低体温、缺氧、循环障碍以及水电解质、酸碱平衡紊乱等，这些均会影响围术期安全。麻醉医师在围术期对患者呼吸、循环、体温、神经肌肉功能和代谢等进行实时密切监测，能早期发现并处理那些导致血流动力学和呼吸功能剧烈改变并可能危及生命的因素，降低腹部外科手术患者围术期并发症及死亡率。

一、临床观察

任何监测设备都不能取代麻醉医师的细心临床观察和准确判断，这包括以下几个方面：

（1）一般情况：年龄、性别、精神状况、营养状况、是否有牙齿松动。

（2）心血管系统：脉搏、心音强弱、血压、皮肤（颜色、温度、毛细血管充盈时间）、脉搏、黏膜和术野的血色（出血量、血管充盈情况）。

（3）呼吸系统：胸廓起伏、呼吸音、呼吸频率和深度等。

（4）体温。

（5）流泪与否以及瞳孔大小、形状变化。

（6）肢体肌张力和运动情况。

（7）尿量：术前放置导尿管并妥善固定，记录每小时的尿量，应维持在1.0ml/（kg·h）以上。

二、呼吸功能监测

呼吸功能监测主要用于评价肺部氧气和二氧化碳的交换功能，观察通气储备是否充分、氧合是否有效，这对防止因呼吸系统引起麻醉意外很有帮助。高龄腹部外科和重症急腹症患者可能存在通气、换气功能差，呼吸储备功能有限，肺顺应性差，对缺氧耐受差的特点。因此，腹部外科手术患者麻醉期间的呼吸功能监测非常重要，必须持续至手术结束和患者完全苏醒为止。主要有以下几方面：

（一）吸入氧浓度

吸入高浓度氧可以引起吸收性肺不张、氧中毒及高氧肺损害等并发症。全麻期间，吸入混合气特别是使用压缩空气时，必须采用氧分析仪测定，防止混合气氧浓度过高或过低。目前对吸入氧浓度监测分为机谱电极法、电流电极法和顺磁反应法，前两种方法都需要带有氧电池传感器，氧电池使用一段时间后需要更换；第3种方法测定氧浓度时需从气体回路中抽取气体样品，抽取数量从20ml到150ml不等，可能会影响潮气量。

（二）脉搏血氧饱和度

数字血氧技术（Masimo SET）在抗干扰和弱灌注方面明显优于传统血氧技术。脉搏血氧饱和度（SpO_2）正常值为≥95%，SpO_2 90%~94%为氧失饱和状态（desaturation），<90%为低氧血症（FiO_2=0.21）。及时有效地评价血氧饱和或氧饱和状态，对了解机体氧合功能、早期发现低氧血症提供了有价值的信息。

（三）血气分析

是判断肺功能状态的基本指标，休克治疗中，可根据血气分析结果积极纠正酸中毒和低氧血症。当 PaO_2<60mmHg、顽固低血氧难以纠正时，提示存在ARDS，应予机械通气治疗。$PaCO_2$ 在休克时一般正常或轻度降低，通气良好时，$PaCO_2$ 上升至6.67kPa（50mmHg）以上，提示有严重肺功能不全。危重患者长时间手术必须动态监测动脉血气。

1. 碱缺失　不但可反映全身组织酸中毒情况，还能准确反映休克严重程度和复苏程度。碱缺失可分为3度：轻度（-2~-5mmol/L）；中度（-6~-14mmol/L）；重度（≤-15mmol/L）。碱缺失与患者预后密切相关，碱缺失的

14

值越低，多器官功能障碍综合征（MODS）发生率、死亡率和凝血障碍的概率越高，住院时间越长。碱缺失≤-15mmol/L，则有生命危险。

2. 血乳酸盐测定 正常人体内含有一定量乳酸盐（正常1～1.5mmol/L），为葡萄糖代谢中间产物。当机体缺氧时葡萄糖进行无氧代谢，乳酸盐不能在肝肾进一步代谢为二氧化碳和水，导致乳酸盐在体内大量堆积。休克时血乳酸盐水平被认为是判断缺氧严重程度及预后的重要指标，是危重患者病情监测的有用指标，可用于判断疾病的严重程度及评价预后。乳酸盐水平越高，且长时间不能恢复正常者，预后越差。血乳酸盐＜1.4mmol/L，病死率为0；＜4.4mmol/L，病死率为22%；4.4～8.7mmol/L，病死率为78%；＞10mmol/L，病死率为90%；若＞13mmol/L，则病死率为100%。

（四）呼气末二氧化碳浓度（$P_{ET}CO_2$）

可用来评价肺泡通气功能、循环功能变化以及整个呼吸道通畅情况和呼出气重复吸入情况，并可动态反映患者在机械通气期间心肺系统、通气系统或供气系统的情况，其趋势图可判断机体在围麻醉期有无麻醉过浅、躁动、休克或心脏停搏等，已广泛应用于临床并成为必不可少的监测项目之一。

（五）连续呼吸道监测

连续呼吸道监测采用旁气流技术，对患者通气压力、容量、流率、阻力和胸肺顺应性等10项通气指标进行动态观察。以顺应性环和/或阻力环变化为主的综合分析，了解肺和呼吸道力学状态。连续气道监测的突出特点是动态显示顺应性环和阻力环，在通气异常的早期，SpO_2、$P_{ET}CO_2$和血流动力学未改变以前，顺应性环和阻力环即可出现改变。可诊治通气失常，反映心肺复苏效果，并对预测与防止麻醉意外有重要临床价值。

14

三、循环功能监测

（一）无创血流动力学监测

1. 心电监测（electrocardiography，ECG） ECG监测无创、简单、准确，适用范围广，是麻醉期间常规的监测项目，可及时发现各种心律失常、心脏传导障碍、心肌缺血、心肌梗死和电解质紊乱等。低血压及心率增速是使ST段低下及T波低平、双向及倒置的常见原因。体内儿茶酚胺水平增高、交感兴奋以及低血钾，是房性及室性早期收缩的常见原因。

2. 创性血压监测（noninvasive blood pressure，NIBP）是最基本的监测项目，反映心输血量和外周血管的总阻力。同时与血容量、血管弹性、血液黏滞度有关。NIBP无创、重复性好、操作简便、容易掌握、自动化测压、省时、省力，且NIBP与直接动脉压监测相关性好。

3. 经胸电阻抗法心输血量监测 经胸电阻抗法利用心动周期中胸部电阻抗的变化来测定左心室收缩时间和计算心搏量。胸电阻抗法是无创连续、操作简单、费用低并能动态观察CO变化趋势。由于其抗干扰能力差，易受患者呼吸、手术操作及心律失常等干扰，尤其是不能鉴别异常结果是患者病情变化或机器本身因素所致，在一定程度上限制了它在临床上的广泛使用。

4. 二氧化碳部分重吸收法心输血量监测 CO_2部分重吸收法监测心输血量是采用Fick原理。其所测得心输血量由CO_2产生量和呼气末CO_2与动脉CO_2含量之间的比例常数求得，其与温度稀释法有良好的相关性。

5. 经食管超声技术 经食管超声技术根据物体（红细胞）移动的速度和已知频率超声波的反射频率呈正比的原理设计，其超声多普勒探头通过测定红细胞移动速度来推算降主动脉的血流量，M型超声探头还可测量降主动脉直径大小、左心室充盈期舒张末面积，其与每搏容量指数相关，为前负荷的定量指标。测量结果准确性高，与热稀释法高度相关，已成为围麻醉期监测的重要组成部分。

（二）有创血流动力学监测

1. 直接动脉压监测（Intra-arterial pressure，IAP） 适用于各类危重症患者，复杂大手术，严重低血压、休克需反复测量，需要反复监测血气等。可选用桡动脉、股动脉或足背动脉，但应注意避免感染、出血、血肿和血管栓塞等。IAP是可靠的循环监测指标，能实时了解动脉、心肌收缩力和外周血管阻力变化；连续动脉血压波型与呼吸运动的相关变化可有效指导输液，若动脉血压与呼吸运动相关的压力变化＞13%，或收缩压下降≥5mmHg，则高度提示血容量不足。

2. 中心静脉压（CVP） 正常值5～12cmH_2O。对患者血容量及心功能评估起一定作用，对临床补液量具有一定指导意义。如小于5cmH_2O，需要输血、输液补充血容量；大于12cmH_2O时，提示有右心功能不全可能，静脉血管床过度收缩或肺循环阻力增加；大于15～20cmH_2O表明有右心功能不全，急需降低前负荷和改善心功能，应限制补液量，如患者血压许可，一般情况好，可予适当强心、利尿治疗。当低血容量和右心衰竭同时存在，CVP偏高常掩盖低血容量。

3. 肺动脉楔压（PAWP） 正常范围8～12mmHg。可了解肺静脉、左心房、左心室舒张末期的压力和肺循环阻力情况，是反映左心功能及其前负荷的可靠指标。心功能正常时，PAWP小于18mmHg；小于8mmHg时提示血容量相对不足；大于20mmHg多为中度肺淤血；大于25mmHg多为重度肺淤血；大于50mmHg常有明显的肺水肿。

4. 动态血流动力学指标（dynamic indices） 可动态观察与分析容量与心脏、血管功能状态。常用的指标包括：收缩压变化率（SPV）、每搏量变化率（SVV）、脉压变化率（PPV）、血管外肺水（EVLW）、胸腔内总血容量

（ITBV）等。临床可瞬时、连续测得这些参数，主要通过脉波指示剂连续心排血量（pulse indicator continuous cardiac output，PiCCO）监测技术，即利用热稀释和脉搏波形分析原理，进行血流动力学和容量监测。相对于Swan-Ganz肺动脉漂浮导管，PiCCO放置更为简单安全，只需要放置中心静脉导管和股动脉导管，利用脉搏波形模拟分析的方法，进行PiCCO监测。对于正压通气患者，应用SPV、SVV与PPV可更好地评价容量状态。SVV正常值为10%～15%，通常>13%则提示循环血容量不足。

四、体温监测

体温是5大生命体征之一，围术期动态监测体温并进行合理处理对患者恢复和预后非常重要。正常中心体温36.8～37.2℃，除非需要，手术期间的中心温度不应低于36℃。对有恶性高热病史或家族史、预期体温可能出现明显改变或怀疑体温已经发生明显改变的手术、长时间体腔暴露手术、失血量较大手术、需大量快速输血输液手术、恶性高热病史或家族史手术患者以及长时间危重和高龄患者手术必须进行体温监测。术中通常选择监测鼻咽或食管中部温度，足踇趾外侧皮肤常用于监测外周温度，休克患者中心体温与外周肢端皮肤温度差值对判断休克严重程度有帮助（正常不>2℃）。

五、神经肌肉传导功能监测

腹部外科手术麻醉在使用肌松剂患者中使用4个成串刺激肌松监测可较准确地监测神经肌肉阻滞和恢复，便于及时追加药物或使用肌松拮抗药物。

六、脑功能监测

围术期监测脑功能状态可反映患者镇静和麻醉深度以及意识的状态，防止术中知晓，避免过深麻醉，减少麻醉药物的用量，提高麻醉质量和安全性。临床上采用EEG监测仪来监测，应用最广的监测方法有BIS、AEP、Narcotrend Index、MLNAP、SI、PS等。

七、尿量监测

尿量在一定程度上反映肾脏及内脏器官灌流（与有效血容量和微循环有关）情况。全麻和椎管内麻醉患者需监测排尿量，尤其长时间、复杂、失血量较多、高危和高龄患者手术必须监测尿量。术中尿量应维持在1.0 ml/(kg·h）以上，必要时测定尿比重。

麻醉期间应针对不同腹部外科手术患者的特点和手术类别，结合科室的现有设备及技术条件选择合适的监测技术，实时监测患者生命体征。必须强调，不管是何种监测指标，其数值意义都是相对的，经常受到许多因素干扰，需要进行动态监测和综合评估，实施综合评估应注意以下三点：结合症状、体征综合判断；分析数值的动态变化；多项指标的综合评估。

关于急腹症手术麻醉监测已在第五节中详述。

（李文硕　高宝来）

参考文献

1. Millerr D，Eriksson LI，Fleisher LA，et al. Millers Anesthesia. 8th ed. philadephia：Saunders，Elsevier Inc，2014
2. Inouye SK，Westendorp RG，Saczynski JS. Delirium in elderly peopl. Lancet，2014，383（9920）：911-922
3. Kozek-Langenecker SA，Afshari A，Albaladejo P，et al. Management of severe perioperative bleeding：Guidelines from the European Society of Anaesthesiology. Eur J Anaesthesiol，2014，31（4）：247
4. Han J-S. Acupuncture analgesia：areas of consensus and controversy. Pain，2011，152（3S）：S41-S48
5. Manecke GR，Asemota A，Michard F. Tackling the economic burden of postsurgical complications：would perioperative goal-directed fluid therapy help? . Crit Care，2014，18（5）：566
6. Dlinger RP，Levy MM，Rhodes A，et al. Surviving Sepsis Campaign：international guidelines for management of severe sepsis and septic shock，2012. Intensive Care Med，2013，39（2）：165-228
7. Futier E，Constantin JM，Paugam-Burtz C，et al. A Trial of Intraoperative Low-Tidal-Volume Ventilation in Abdominal Surgery . N Engl J Med，2013，369（5）：428-437
8. Meguro M，Mizuguchi T，Kawamoto M，et a1. Continuous monitoring of central venons oxygen saturation predicts postoperative liver dysfunction after liver resection. Surgery，2013，154（2）：351-362
9. Holst LB，Haase N，Wetterslev J，et al. Lower versus higher hemoglohin threshold for transfusion in septic shock. N Engl J Med，2014，371（15）：1381-1391
10. Moreira J. Bleeding and Coagulopathies in Critical Care Reply. N Engl J Med，2014，370（22）：2152-2153
11. Wang H，Xie Y，Zhang Q，et al. Transcutaneous electric acupoint stimulation reduces intra-operative remifentanil consumption and alleviates postoperative side-effects in patients undergoing sinusotomy：a prospective，randomized，placebo-controlled trial. Br J Anaesth，2014，112（6）：1075-1082

12. Bouman EA, Theunissen M, Bons SA, et al. Reduced incidence of chronic postsurgical pain after epidural analgesia for abdominal surgery. Pain Practice, 2014, 14 (2): E76-84

13. 余剑波，王国林，姚尚龙. 实用急腹症麻醉学. 天津：天津科学技术出版社，2010

14. 刘进，邓小明. 中国麻醉学指南与专家共识. 北京：人民卫生出版社，2014

15. 庄心良，曾因明，陈伯銮. 现代麻醉学. 第4版. 北京：人民卫生出版社，2014

16. 邓小明，姚尚龙，于布为，等. 现代麻醉学. 第4版. 北京：人民卫生出版社，2014

17. Ronald D. Miller. 米勒麻醉学. 第7版. 邓小明，曾因明，主译. 北京：北京大学医学出版社，2011

第十五章

外科病人液体治疗

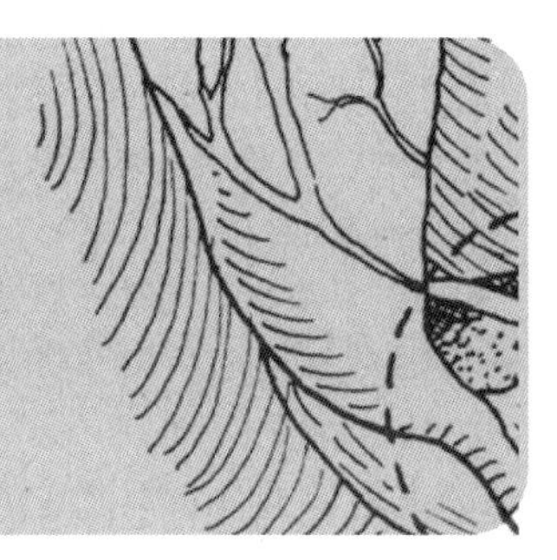
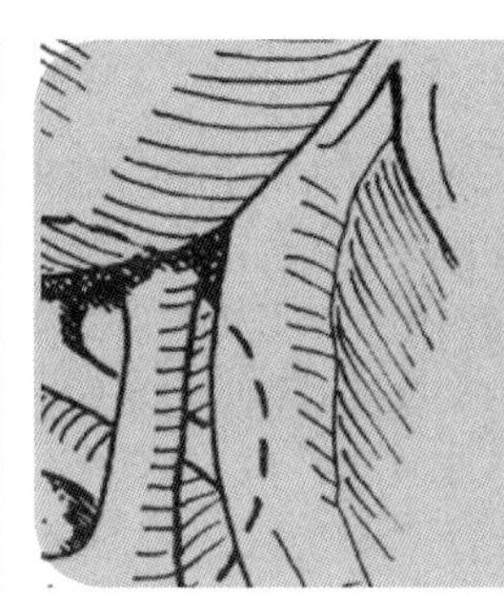

外科病人液体治疗的主要目的是确保手术病人以及外科各种危重症患者的体液成分与容量平衡。外科病人容量失衡的常见原因是各种原因引起的血容量或成分丢失，以及各种炎症反应导致的功能性细胞外液丢失。为能有效地救治病人，全面了解体液的生理知识十分重要。

第一节　体液相关生理知识

一、体液存在状态

体液是以水为溶剂，以各种电解质和非电解质为溶质形成的溶液，它存在于身体中被细胞膜包裹的细胞内空间中，以及介于细胞膜和组织之间的间隙中，形成所谓的细胞内液和细胞外液，在细胞外液中又有被血管壁包裹的血管内液，细胞内液的高钾和细胞外液的高钠状态是生命起源和进化的产物。

水分子是由一个氧原子和两个氢原子以两个氧氢键（O-H）形成的极性分子，由于它是极性分子，它的氢原子仍然可以和其他电负性大、半径小并在价电子层有孤对电子的其他原子如氧、氟、氮等形成氢键（H…O、H…F、H…N）。氢键的形成不仅使水获得高溶性能，也使得一些生命物质如蛋白质及核酸等获得了它们独特的功能。

水分子中的O-H键的存在时间仅为1×10^{-11}秒，它的断裂不仅成为酸碱平衡的物质基础，也为质子在水中传递创造了条件。此外水分子形成氢键的特性不仅使水成为最佳溶剂，也是使水存在时期的耗能过程，再加上水O-H键的自发断裂，从而使水获得了9.3天的半寿期。

水是极性分子，由于H…O键的不时形成与断裂，使水分子成为多分子群居的物质，现已查明水分子是以50~70个水分子缔合为一簇的群体。

现已查明，人体内各间隙的水是与电解质和非电解质以水化离子或水化分子状态存在，一般一个Na^+与19.6个水分子缔合在一起，也即1mmol Na^+能结合0.3412ml水，一个K^+与9.6个水分子缔合在一起，也即1mmol K^+能结合0.167ml水。1克蛋白质在25℃、相对湿度0.92条件下能结合水0.3ml。以上事实表明，体液是以结合水的状态存在，另外未与电解质和非电解质相结合的水，我们称其为自由水则是以50~70个水分子缔合为一簇的形式而存在。每日经呼吸道和皮肤蒸发的水属于自由水，经其他途径丢失的水则属于结合水与自由水的混合水。

15

二、水的电离及pH计数法

（一）水分子的电离

水分子是由一个氧原子及两个氢原子以两个氧氢键（O-H）形成的分子，在25℃时每5.5亿个水分子中有一个水分子的O-H自动断裂，在O-H键断裂时，断裂O-H中的氢原子的一个电子被氧原子占有，就使氢原子变成裸露的质子，其直径明显缩小，在水溶液中成为氢离子（H^+），水分子中的另外一个氧氢键中的氧原子因仍占有断裂氧氢键中氢原子的一个电子，便使其成为羟离子（OH^-），其直径明显加大，H^+及OH^-的形成过程，称之为电离。

（二）pH计数法

为表述溶液中氢离子的含量，由于溶液中H^+含量甚微，1902年Sorenson便使用了pH计数法，此计数法是将pH定义为H^+浓度的负对数，即pH=-log［H^+］。此计数法之结果为pH低表示溶液中H^+浓度高，反之pH高表示溶液中H^+浓度低。此外，由于小于1的对数是负数，所以当溶液中的H^+浓度很低时（对mol而言），pH就显示为正值，如溶液的H^+浓度为0.0000001mol/L，则可写为1×10^{-7}/L，其pH=-log（1×10^{-7}）/L，pH=7，由于细胞内液、细胞外液及血液的H^+浓度都很低，因此以pH表示其H^+浓度最合适。如血浆的pH正常为7.36~7.44，平均为7.41。纯水25℃时H^+含量为0.0000001mol/L，其pH即为7。如某溶液的H^+浓度为3.2×10^{-4}，则其pH为-log（3.2×10^{-4}），即-log（3.2）和-log（10^{-4}），-log（3.2）=-0.5，-log（10^{-4}）=4，即该溶液的H^+浓度的pH为4-0.5=3.5。

第二节　体液容量平衡

维持细胞外环境稳定，是保证细胞功能正常的条件，在维持细胞外环境稳定中，需要很多器官系统参与，其中主要有循环、呼吸与肾脏。另外，中枢神经系统及内分泌的调节也发挥着主要作用。当机体进行代谢时，体液的pH、电解质平衡与水的分布难免会发生一些变化，然而依靠一些器官的调节和补偿作用，便可适当加以纠正，从而保持了内环境稳定。

一、体液在体内的分布

正常成人体内含水量接近体重60%，水是人体组成的主要成分。“容量”这个词是指整个体水在人平均体重70kg时近于40L。水是诸多营养物质（有机物与无机物）溶解与从血液运送到细胞和代谢产物由细胞返回到血液的载体。此外，水也是众多细胞内代谢反应进行的场所。

整个体水可以从理论上将其划分为两个主要贮库，即细胞内液区，它包括被细胞膜包绕的所有水；另一为细胞外液区，它包括细胞膜外的所有水。如整个体水为40L，则细胞内水占25L、细胞外水占15L。

从解剖学来讲，可将细胞外水的功能划分为血浆和间质液（组织间隙液），血浆中的细胞呈游离状态，血浆是血管内间隙水。间质液将血管外细胞沉浸其中，并成为营养物与代谢产物从血液到细胞及从细胞到血液相互穿行的媒介。另外，在身体中还有一些潜在性的间隙，如心包腔、胸膜腔、腹膜腔及滑膜腔，正常情况下他们仅有少量清亮黏液，必要时也可将他们看作为间质液间隔的一部分。70kg 成人各液体间隔中水的容量见表 15-2-1。

表 15-2-1　各液体间隙中的水容量

体液间隙	占体重%	整个体水%	70kg 成人体水容量（L）
整个体水	60	-	42
细胞外水	20	33	14
①血浆	5	8	3.5
②间质液	15	25	10.5
细胞内水	40	67	28

人在成长过程水占整个体重与细胞内、外水占整个体水的百分含量并不保持恒定。以体重的百分表示，在妊娠期及儿童初期整个体水呈减低，而细胞内水（体重百分）增多。

二、体液容量平衡的维持

每日经口摄入的水多为饮料及食物中含有的液体，此外，还有身体代谢产生的少量水，这两种来源加在一起每日摄入水总量接近 2500ml，其中经口摄取为 2300ml，超过 90%。

水从身体丢失的途径依周围环境和生理状况而异，在环境温度为 20℃ 时，大约经尿丢失 1400ml、经汗丢失 100ml、经粪便丢失 200ml，其余 600ml 为不显性丢失水，即从呼吸道呼出与皮肤弥漫性蒸发失水。

（一）渗透压对维持液体平衡的作用

决定身体水间隔中水分布的重要因素是渗透压，当膜对水渗透而对溶质粒子不渗透时，就会分割为两种不同溶质浓度的液体间隔，水通过膜从含水多的溶液（含溶质少）向含水少的溶液（含溶质多）净转移，这种水的移动称为渗透作用，渗透压力的大小可从终止水分子单向移动侧的静水压数值得知。

溶液理论上的渗透压与每单位溶液容积中溶质粒子数呈正比例，溶液的溶质粒子浓度是用容积渗克分子浓度（容量渗量）/L 这一术语表示。1mol/L 的非离子溶质，如葡萄糖或尿素产生 1 个 Osm，而 1mol 的 NaCl 等于 2mol 的 Osm（2 个 Osm），因为它可离解成 Na^+ 及 Cl^-。理论上的渗透压是预先假定溶质粒子不能自由地通过膜，当膜对溶质是可渗透时，则不产生有效渗透压。膜对溶质的渗透作用越强，则溶质对溶液产生的容量渗量（即有效渗透压）越小。细胞膜对非离子物质尿素比 Na^+ 及 Cl^- 更为渗透，因此在同样容量渗量时，尿素溶液穿越细胞膜的有效渗透压比 NaCl 溶液小得多。

【重量】渗克分子浓度（Osm/kg）这个术语在表达渗透压时经常遇到，如同容量渗量（Osm/L）一样，它也是表示溶液中的溶质粒子浓度，但是它是以重量（kg）表示溶液中溶质浓度，即重量渗量是反映一定重量中的溶质浓度，特别是指每千克溶剂中溶质粒子数。虽然它与容量渗量单位的浓度相比不方便，但重量渗量的优点是不受温度变化的影响，因为温度能使溶剂容量膨胀或缩小。

血浆的有效渗透压是使间质液穿越血管内皮细胞进入血管腔的力，主要是由大分子蛋白不能透过血管内皮细胞的作用，血浆蛋白浓度较间质液为高（50%以上），因此使血浆产生相对高的渗透压或吸水性能。对不能穿越毛细血管内皮细胞的蛋白及其他大分子常称之为胶体（分子直径 > 1nm），其所产生的渗透压最恰当的术语是胶体渗透压。

水穿越毛细血管内皮细胞移出到组织间隙的滤过力是来自毛细血管处的静水压，在毛细血管动脉侧（P_A）为 2.67kPa（20mmHg）、在毛细血管静脉侧（Pc）为 2kPa（15mmHg）。此外，还有组织间隙负液压（Pt），在肌肉组织为 -0.95kPa（-7.1mmHg），及组织间隙胶体渗透压（πt），在肌肉为 1.05kPa（7.9mmHg），将液体保留在血管腔内的力只有血浆胶体渗透压（πc），正常为 3.47kPa（26mmHg），上述各力的综合作用无论是在毛细血管动脉侧或毛细血管静脉侧均是使毛细血管内液体滤出：①毛细血管动脉侧滤过压 = 3.47kPa-（2.67kPa+0.95kPa+1.05kPa）= 1.2kPa；②在毛细血管静脉侧的滤过压 = 3.47kPa-（2kPa+0.95kPa+1.05kPa）= 0.53kPa。以上①及②均说明，无论是在毛细血管动脉侧还是在毛细血管静脉侧，血管内液均呈滤出状态。根据《实用淋巴医学》记载（张涤生主编，北京：人民军医出版社，2007：46），每小时均有 120ml 滤出液通过淋巴引流返回循环。

上述①式及②式之结果表明，血浆胶体渗透压是确保血管腔内容量的核心力量，在行液体治疗时，如将其过度稀释，将使组织间隙的液体量迅速增加，这不仅会增加淋巴引流负荷，更增加氧及供能物质弥散到细胞内之距离，从而造成细胞缺氧及能量物质缺乏。细胞外液容量与其容量渗量主要由下丘脑的肾素-血管紧张素-醛固酮系统调节，其中肾脏的排泄作用发挥着举足轻重的作用，现将它们的调节功能扼要介绍如下。

15

（二）肾脏对维持液体平衡中的调节作用

肾单位是肾脏的功能单位，每个肾脏约有(1.0~1.5) × 10^6 肾单位，肾单位由包曼囊、近曲细管、亨利襻、远曲细管及集合管组成。包曼囊呈盲状，是由近于50条毛细血管连接成束的入球及出球小动脉形成，这种毛细血管网状物称为肾小球。肾脏有特别丰富的血液供应，心输出量的25%通过肾脏，值得注意的是肾脏仅为体重的0.5%。

肾小球毛细血管网起着从血浆排除水及电解质、葡萄糖、氨基酸及代谢废物的作用。在正常人，肾小球滤液中无血细胞、蛋白质及分子量超过50 000的物质。每段肾小管对肾小球滤液中水与溶质的透过性互不相同，肾小球滤液进入被毛细血管网包绕的各段肾小管后，滤液中的物质可以被选择性的回吸收进入血液，这些围绕肾小管的毛细血管也可从血中分泌一些物质进入肾小管，这种排除毒性产物的作用是肾脏的重要功能，并经尿排出体外。尿形成的基本过程包括滤过，有选择性的再吸收滤液中的物质进入血流，从围绕肾小管的毛细血管分泌一些物质进入肾小管。肾脏通过这些过程有能力调节液体与电解质平衡，以适应整个身体的功能。

健康人肾脏对饮食及液体中的电解质变化很敏感，其补偿作用表现对尿的容量与浓度改变两方面。肾小球毛细血管的静水压与身体其他部位毛细血管的静水压相比高约3倍，这种高的静水压使物质经半透膜滤过进入包曼囊的速率达到130ml/min，每日滤过量达187200ml，但仅有约1400ml尿排出，相当于滤过液的0.75%左右，99%以上滤液被再吸收进入血中。

（三）下丘脑、肾素-血管紧张素-醛固酮系统对维持体液容量平衡的作用

下丘脑、肾素—血管紧张素—醛固酮系统及肾脏均对细胞外液容量及容量渗量起反应，实际上下丘脑抗利尿激素（ADH）也称加压素，及产生于肾上腺皮质的醛固酮，都通过肾脏发挥它们的作用。

抗利尿激素产生于下丘脑视上核，但它贮存于神经垂体，并由此分泌，它是一个保存水作用强的激素，其作用是增加肾远曲细管及集合管对水的渗透性。因此很容易使水进入包绕肾小管的毛细血管中（简称围管毛细血管），但对这种激素行使作用的机制并不完全了解。ADH可增加肾小管上皮细胞的腺苷酸环化酶活性，使cAMP浓度升高，导致水吸收进入细胞腔膜。给外源性的cAMP或磷酸二酯酶抑制剂，可使cAMP的作用明显，延长cAMP活性，酷似ADH作用。ADH可因血管容量减少或细胞外水容量渗量增加触发其从神经垂体释放，下丘脑对细胞外液高容量渗量的反应归咎于水移出神经细胞进入较高渗的间质液中，使神经垂体神经细胞缩小，诱发神经垂体释放ADH。

血容量减少可激活张力感受器和遍及血管网的压力感受器，这些信息可传至下丘脑，其他激素如血管紧张素Ⅱ，由于受到肾小动脉张力感受器松弛（血容量减少）的影响而间接释放，它可直接兴奋下丘脑，使ADH更多释放。

细胞外液的容量渗量增高或血容量减少，可兴奋下丘脑的水排出区域，“水排出功能”这个术语涉及因ADH增多使肾小管再吸收水增加，与尿排出减少的情况。然而，这些因素也兴奋下丘脑水摄入区域，产生口渴感觉，因此便摄入较多的水，使细胞外液稀释与血容量增高，从而使ADH释放减少，体液容量平衡恢复。

其他激素如醛固酮在维持液体平衡中也起着重要作用，它是由肾上腺皮质产生与分泌。与ADH一样，也是通过肾发挥作用，促使远端肾小管与集合管重吸收Na^+，其机制可能是通过腔膜上的Na^+通道、某些线粒体酶或Na^+-K^+-ATP酶这些新合成的蛋白的转录和翻译（是将RNA所携带的遗传密码逐个翻译成氨基酸，并形成多肽链的过程）。醛固酮作用的部分机制是由蛋白引起，这可从用放线菌素D（抗肿瘤药）及嘌呤霉素（它们是蛋白合成抑制剂）抑制电解质平衡调节得到证实。由于醛固酮促进钠重吸收使细胞外液容量渗量增高，因此引起液体潴留（过去认为是由于下丘脑-ADH机制）。对于这种患者因已存在过剩的水潴留，禁忌高钠饮食。

下面一些物质依其血浆中浓度，影响醛固酮释放，它们是：

1. 血管紧张素Ⅱ增加　这是一个作用强的多肽激素，它参与醛固酮作用肾素—血管紧张素途径，它作用于肾上腺细胞膜上的受体，刺激其合成与释放醛固酮。

2. 心钠素降低　心钠素是心房细胞合成的肽激素，当小动脉弹性增加，预示血压升高时释放。其功能与醛固酮相反，它抑制肾重吸收钠促进钠排泄。

3. K^+浓度升高。

4. ACTH升高。

5. 钠浓度减低。

血管紧张素Ⅱ对促进醛固酮释放特别重要，它的形成过程是由肾素启动。肾素是由肾脏的肾小球小体细胞中的蛋白水解酶合成、贮存与分泌，肾素分泌是由肾灌注压减低引起，这可被小体中的张力与压力感受器所察觉。肾素先是水解为血管紧张素原即血管紧张素Ⅰ，它是一非活性肽，血管紧张素Ⅰ再被水解酶（血管紧张素转化酶）在血管内皮细胞中特别是肺血管中生成八肽的血管紧张素Ⅱ。然后血管紧张素Ⅱ影响肾上腺皮质细胞的特殊感受器，导致醛固酮释放。醛固酮的作用是保留钠促使钾从尿中排泄。

为说明血管紧张素Ⅱ对促使肾上腺皮质合成与释放醛固酮的作用，须了解产生多肽激素-受体相互影响的兴奋信息来自两个主要途径，一个是通过加速cAMP合成使蛋白激酶活性增加，另一是由磷脂水解产物作为信使增加细胞内钙浓度。

血管紧张素Ⅱ与其爱体相互作用后便产生一系列的级联反应，这包括蛋白G、磷脂酶C及肌醇三磷酸盐。磷脂酶C能增加Ca^{2+}通道的Ca^{2+}传导，使细胞内Ca^{2+}浓度升高；肌醇三磷酸盐可从细胞内质网贮库中释出Ca^{2+}。细胞内Ca^{2+}浓度升高，对一些合成酶是个刺激，可通过Ca^{2+}结合蛋白钙调蛋

15

白（calmodulin）介导，钙调蛋白存在于所有有核细胞中。

肾素-血管紧张素-醛固酮系统包含了肾、肝、肺、肾上腺与下丘脑等器官在维护体液容量平衡方面的协作关系（图 15-2-1）。虽然在图中没有说明血管紧张素Ⅱ被血浆氨基肽酶水解除去残余的天门冬氨酸进一步变成血管紧张素Ⅲ的情况，血管紧张素Ⅲ也具有生理活性，事实上也观察到在对醛固酮激发能力上比血管紧张素Ⅱ更为强力的物质，但因它在血浆中含量较血管紧张素Ⅱ明显为少，因而它对维持液体平衡所起的作用即被人们忽视。除醛固酮有保留体水作用外，血管紧张素Ⅱ也是强的血管收缩剂，它可减少肾小球滤过率，减轻钠滤过负荷。另外它还可唤醒下丘脑口渴中枢兴奋与 ADH 释放，这二者均可增加体水容量（图 15-2-2）。此图展现了下丘脑的中枢性作用与血管紧张素Ⅱ在维持液体平衡的激素调节作用。

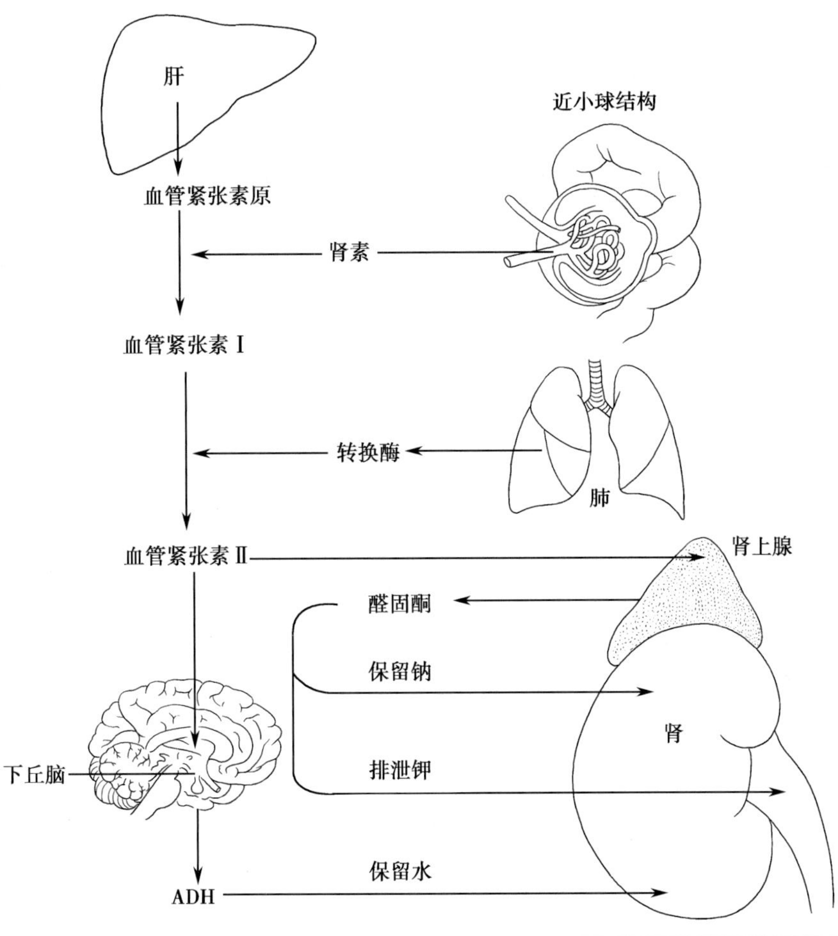

▶ 图 15-2-1　肾素-血管紧张素-醛固酮系统展示了肾、肝、肺、肾上腺与下丘脑等器官在维护体液容量平衡方面的协作关系

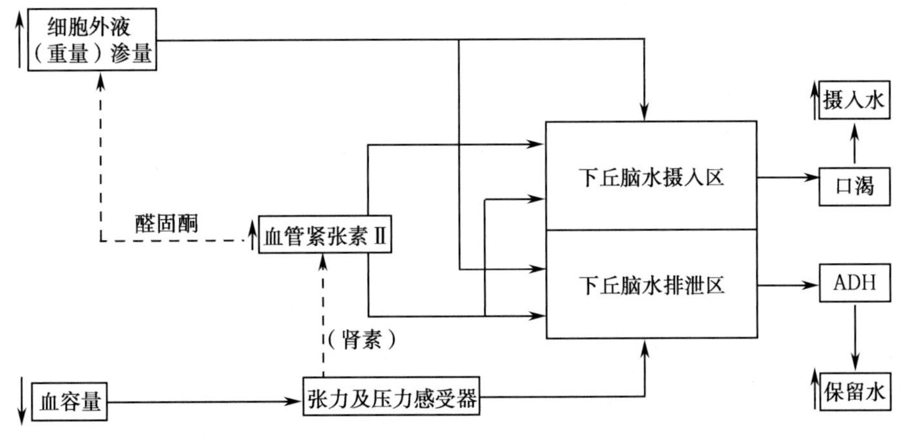

▶ 图 15-2-2　维持体液容量平衡机制概要

15

三、体液电解质平衡的维持

电解质是指分布于身体各液体间隔中的阳离子与阴离子，这些阳离子与阴离子浓度保持平衡是为确保电中性。细胞外液中阳离子有钠、钾、钙与镁，与这些阳离子保持电平衡的阴离子有氯、碳酸氢盐、蛋白盐及浓度较低的有机酸盐、磷酸盐及硫酸盐。体液的电解质组成见表 15-2-2。

表 15-2-2 体液的电解质成分

	血浆（mmol/L）	间质液（mmol/L·H_2O）	细胞内液（mmol/L·H_2O）
阳离子	153	153	195
Na^+	142	145	10
K^+	4	4	156
Ca^{2+}	2.5	1~1.5	1.6
Mg^{2+}	1	0.5~1	13
阴离子	153	153	195
Cl^-	103	116	2
HCO_3^-	28	31	8
蛋白	17		55
其他	5	6	130
容量渗量（mmol/L）		294.6	294.6
渗透压［kPa（mmHg）］		758（5685.8）	758（5685.8）

对毛细血管而言，血浆中除大分子蛋白外均为可滤过物质，它们可自由地进入肾小球，而肾小球滤过的很多物质，除少数代谢废物随尿排出外，其他均被重吸收利用，这项工作是通过肾小管主动或被动再吸收完成。主动转运是 ATP 依赖膜转运系统的作用，使物质逆浓度梯度穿越细胞膜，以葡萄糖为例，尽管血中葡萄糖浓度是尿中的 20 倍，但它能从滤液中主动转运穿越肾小管细胞进入血液，其他溶质如氨、钾及磷酸盐离子，尿中浓度要比血为高，这些物质是从血中逆浓度梯度转运至肾小管细胞。被动转运是不需能的过程，是物质穿越膜从高浓度间隔向低浓度间隔的单纯弥散作用，这个过程也是肾小管细胞的作用。

15

（一）钠平衡

钠可被肾小球自由滤过，滤过的钠约 75% 由近曲细管重吸收，15% 由亨利襻吸收，5% 由远曲细管重吸收，10% 由集合管重吸收。钠是细胞外液主要阳离子。

在近曲细管钠离子的主动重吸收导致氯、碳酸氢盐及水的被动重吸收。伴随阴离子氯、碳酸氢盐及阳离子钠的转移，必须维持细胞外液电中性，与此同时水的转移保证了正常渗透压。事实上所有的细胞内液含钾浓度均比较高，含钠浓度均比较低，而血浆及其他细胞外液则钠浓度高、钾浓度低，这可从表 15-2-2 得知。显然，为维持穿越细胞膜的离子梯度，必须消耗能量，不然，每一种离子均将简单地依浓度梯度弥散通过细胞膜，在细胞内、外液中取得浓度平衡。细胞内、外液 Na^+、K^+ 浓度梯度的维持是依靠 Na-K^+-ATP酶泵作用，这是肾小管细胞“泵”钠进入血液借以交换钾的机制，也是保留钠使钾不断的经尿丢失的方法。

醛固酮作用下的钠重吸收发生于远曲细管，此处对钠离子具有高度选择性，同时很少伴随水的弥散，这是调节细胞外液渗透压的重要系统。然而这种机制增加钠潴留，也将伴随水潴留，这是由于细胞外液渗透压的升高，通过释放 ADH 刺激肾小管再吸收水（见表 15-2-2）。

（二）氯化物

细胞外液中的氯化物与钠相平行，氯化物一般伴随钠穿越细胞膜，在近曲细管中氯化物重吸收是被动的，但在亨利襻升支及远曲细管氯化物重吸收是主动的。

（三）钾

钾是细胞内液中的主要阳离子，维持正常平衡对细胞生存很重要。一个正常人为维持钾平衡，每日摄入量必须等于排泄量。

钾自由地经肾小球滤过，除亨利襻降支外，钾在整个肾单位可主动经肾小管重吸收，仅约滤过钾的 10% 进入远曲细管，并向前进入集合管，在此可能被分泌与重吸收。在远曲细管，通过一些控制机制，完成钾排泄量的改变。

首先一个机制是依赖细胞中钾含量，当高钾饮食时，细胞内、包括远端肾小管细胞内钾浓度升高，这提供了有利于阳离子分泌进入肾小管管腔的浓度梯度，这便可使钾排泄增加。

调节钾平衡的其他重要因素是醛固酮，它除使远曲细管重吸收钠外，同时还使远曲细管分泌钾增加，事实上血浆钾浓度升高可直接兴奋肾上腺皮质产生与释放醛固酮。

肾保留钾的另一个机制发生于集合管，这包括主动重吸收与 H^+ 分泌相结合，即钾从尿进入集合管细胞与被 H^+/K^+-激活 ATP 酶直接催化的 H^+ 移出集合管细胞相平行。

(四) 钙及镁

在近曲细管中钙的重吸收与钠及磷酸盐的重吸收相关联，而且这三个离子的重吸收率与肾小管液体再吸收率相一致。肾小管重吸收钙与甲状旁腺激素（PTH）的作用密切相关，PTH 在近曲细管同时行使对钙、钠及磷酸盐重吸收的抑制作用，但在远曲细管 PTH 则明显促进钙重吸收，而对钠及磷酸盐的影响则逊色。

肠道是钙排泄的主要途径。正常成人每日经尿排泄钙 150mg，仅为经肾小球滤过量的 1%，其余 99% 在近曲细管及远曲细管重吸收。

为达到钙平衡，控制钙离子的经肠道吸收要比调节经尿排泄更重要。当饮食中钙含量增多，则摄取吸收的钙减少，使钙吸收总量仍保持相对稳定。当高钙饮食钙吸收轻度增加时，肾排泄阳离子便反射性增多。

镁经肾小球滤过后，随后便与钙并行主动被肾小管细胞重吸收。

四、体液酸碱平衡的维持

酸碱平衡是机体内环境稳定的重要组成部分。机体维持酸碱平衡的目的，是保持细胞内液（1CF）中性，以使细胞内的化学反应能顺利完成。中性是指对 pH 而言，[H^+] 与 [OH^-] 在数量上相等，由于水在体温下较在室温下更为电离，因此人身体内的中性不是 pH 7，而是 pH 6.8。由于 H^+ 是在细胞内产生，且其较易透过细胞膜，因此得以使细胞外液 [H^+] 维持于 pH 7.4。

酸碱平衡，实际上是指将细胞外液（ECF）中 [H^+] 维持于 35~45nmol/L（0.000035~0.000045mmol/L）、即 pH 7.45~7.35，将 ICF 中 [H^+] 维持于 80~100nmol/L、即 pH 7.1~7.0 的状态。H^+ 是由营养素代谢与能量利用过程产生，一般均可在营养素的有氧代谢与能量再生成过程中自行消除，只有那些不能被自身代谢进程中自行消除的 H^+，才需要由 H^+ 受体加以消除（即所谓缓冲）。体内作为 H^+ 受体的物质有 HCO_3^-、蛋白质的组氨酸、HPO_4^{2-}、NH_3，其中含量最多的是 HCO_3^- 及蛋白质的组氨酸。

(一) H^+ 的体内含量

成人体内 H^+ 总量为 3000nmol（0.003mmol），其中 ECF 中含 600nmol，ICF 中含 2400nmol。

(二) H^+ 的生成与 H^+ 净生成量

体内营养素代谢与能量利用过程都产生 H^+。H^+ 的净生成是指在营养素代谢过程中产生的不能被自身代谢过程中消除的 H^+，它需要由其他 H^+ 受体加以缓冲消除。体内 H^+ 的净生成主要来自阳离子氨基酸赖氨酸、精氨酸、组氨酸，及含硫氨基酸半胱氨酸、胱氨酸、蛋氨酸等。

1. 由 CO_2 生成的 H^+ 成人 CO_2 生成量为 224ml/min，在碳酸酐酶作用下 CO_2 与 H_2O 化合生成 H_2CO_3，500 个 H_2CO_3 可解离 1 个 H^+ 及 1 个 HCO_3^-。由 CO_2 生成的 H_2CO_3 量每日为 20mmol，由 H_2CO_3 生成的 H^+ 每日为 40000nmol（0.04mmol）。

2. 营养素（糖、脂肪及蛋白）代谢生成的 H^+

（1）葡萄糖无氧酵解时生成 H^+：如：$C_6H_{12}O_6 \longleftrightarrow CH_3CHOHCOO+2H^+$。

（2）脂肪酸代谢时生成 H^+：如：脂肪酸 $\longleftrightarrow$ 4 酮酸阴离子 $+4H^+$。

（3）中性氨基酸代谢时生成 H^+：如：半胱氨酸 $\longleftrightarrow$ 尿素 $+CO_2+H_2O+SO_4^{2-}+2H^+$。

3. 能量利用时产生 H^+ 人体内只有 ATP 是能量的施与者，即：$ATP^{4-} \longleftrightarrow ADP^{3-}+Pi^{2-}+H^+$。成人对 ATP 需求量为 72mmol/min（43.56g），由此产生的 H^+ 为 103680mmol/d。幸好在由 ADP 生成 ATP 时又将这些 H^+ 消除，而不致发生 H^+ 蓄积。

4. H^+ 净生成（即 H^+ 蓄积）正常情况下，H^+ 净生成主要来自阳离子氨基酸赖氨酸、精氨酸、组氨酸，及含硫氨基酸半胱氨酸、胱氨酸、蛋氨酸等，这是因为含硫氨基酸在代谢时生成 SO_4^{2-} 和 H^+ 的亲和力很低，需经其他途径消除 H^+，另外，阳离子氨基酸在代谢时生成的 H^+ 也需与 NH_3 结合变成 NH_4^+ 由肾脏排泄。H^+ 净生成量约为 1mmol/(kg·d)。

(三) H^+ 的缓冲

1. 酸和碱的含义　酸是指能提供 H^+ 的复合物，碱是指能接受 H^+ 的复合物。酸解离产生 H^+ 和与 H^+ 相匹配的碱，如：$HA \longleftrightarrow H^+A^-$。

2. 缓冲剂　是一种复合物，当体液 H^+ 浓度升高时它可与 H^+ 结合，使体液 [H^+] 降低，反之，当体液 [H^+] 降低时，它可释放 H^+。由于机体的物质代谢与能量利用时呈持续状态，H^+ 便不断的生成，因此依靠缓冲剂及时将生成的大量 H^+ 缓冲，是确保体液 [H^+] 稳定的重要措施。

3. 缓冲剂含量

（1）碳酸氢盐（HCO_3^-）：70kg 体重成人，ECF 容量为 15L，血浆 [HCO_3^-] 为 25mmol/L，其 ECF 中 HCO_3^- 量为 375mmol。ICF 的 HCO_3^- 浓度约为 ECF 的 50%，其容量为 ECF 的 2 倍，因此 ICF 的 HCO_3^- 量也为 375mmol。在 ECF 中，HCO_3^- 是唯一的缓冲剂。在 ICF 中 HCO_3^- 是起始缓冲剂及重要缓冲剂。

（2）蛋白质（组氨酸咪唑基）：在 ICF 中的缓冲剂中，蛋白质在数量上居主要地位。现已查明在构成蛋白质的氨基酸中，组氨酸的咪唑基是 H^+ 的受体，其含量成人为

15

2400mmol，由于组氨酸的 pK 值与 ICF 的 pH 相似，因此在 2400mmol 的组氨酸中可有近 1200mmol 是 H^+受体，即 H^+供体与 H^+受体比例为 1∶1。

（3）磷酸盐：$H_2PO_4^-$ 是 H^+供体，HPO_4^{2-} 是 H^+受体。在 ECF 中无机磷酸盐含量为 1mmol/L，ICF 中无机磷酸盐含量为 4～5mmol/L。无机磷酸盐的 pK 值近于 6.8，与 ICF 的 pH 相近，故 H^+较易与之结合。由于有机磷酸盐与 H^+的亲和力很低，故其难以成为 H^+缓冲剂。

在 ECF 中 H_2PO^- 占 20%，HPO_4^{2-} 占 80%，这表明它与 H^+结合的数量很少。

在 ICF 中 $H_2PO_4^-$ 占 33%，HPO_4^{2-} 占 67%。而在尿液中，当 pH 为 5.8 时，$H_2PO_4^-$ 含量占 90%，这表明几乎每个磷酸盐离子都结合了 H^+。尿液中的 H^+ 含量为 0.01mmol/L（10000nmol/L），仅为需经尿液排泄的 H^+量中 1/4660，而每日尿液中 $H_2PO_4^-$ 含量约为 30mmol，这表明无机磷酸盐对消除体内净生成的 H^+量发挥着重要作用。

正常情况下，在 ECF 及 ICF 中磷酸盐的缓冲作用并不重要，但在强烈运动时它便成为骨骼肌中的主要缓冲剂，其缓冲作用如下：

1）ATP 分解，提供肌肉收缩与舒张所需能量，同时生成 HPO_4^{2-} 及 H^+，即：$ATP^{4-} \longleftrightarrow ADP^{3-}+HPO_4^{2-}+H^+$。

2）由于 ADP 增多及 ATP 减少，导致磷酸肌酸（CrP^{2-}）分解，在此过程中生成 ATP，并消耗了一个 H^+，即：$CrP^{2-}+ADP^{3-}+H^+ \longleftrightarrow$ 肌酸$+HPO_4^{2-}$。

3）在上述反应中，CrP^{2-} 转化为肌酸及 HPO_4^{2-}，即：$CrP^{2-} \longleftrightarrow$ 肌酸$+ATP^{4-}$。

在上述能量消耗过程，先是 ATP 失去一个高能磷酸键变成 ADP 与 HPO_4^{2-} 及 H^+。其中 H^+在 CrP^{2-} 与 ADP 生成 ATP 时被消耗，剩余的 HPO_4^{2-} 便成为 H^+受体，成为强烈运动时骨骼肌内的重要缓冲剂。

（4）NH_3：是在近曲细管细胞内由谷氨酰胺生成。阳离子氨基酸及含硫氨基酸在代谢时产生的 H^+主要由 NH_3 与之结合，生成 NH_4^+ 后由尿排泄，尿液中以 NH_4^+ 的形式排出的 H^+可达 0.2mmol/min，每日以 NH_4^+ 的形式排泄的 H^+量可达 288mmol 之多。

4. 每日需缓冲的 H^+量　尽管在营养素代谢与能量利用过程 H^+大量生成，但每日需缓冲的 H^+量仅为 1000mmol。ECF 的 HCO_3^- 缓冲 350mmol，ICF 的 HCO_3^- 缓冲 250mmol，组氨酸的咪唑基缓冲 400mmol，即 ICF 的缓冲剂缓冲 65%，ECF 中的缓冲剂缓冲 35%。

（四）缓冲剂的复原与 HCO_3^- 的再生成

当 HCO_3^- 及蛋白质与 H^+结合后便丧失其对 H^+的缓冲作用，恢复这些物质作为缓冲剂的功能，主要靠呼吸的调节作用。在 ICF 中，结合 H^+的蛋白质将 H^+释出后，蛋白质即复原。释出的 H^+与 HCO_3^- 结合后生成 CO_2 和 H_2O，CO_2 透过细胞膜进入循环由肺呼出。同样，ECF 中与 H^+结合的 HCO_3^-（即 H_2CO_3）也需生成 CO_2 由肺呼出。尽管胞质中［HCO_3^-］约为［H^+］的 1×10^6 倍，但在生成 CO_2 过程，它们是按 1∶1 比例消耗。蛋白质的复原是以牺牲 ICF 中的 HCO_3^- 为代价取得的。消耗的 HCO_3^- 需在肾小管上皮细胞中重新生成。肾小管上皮细胞生成 HCO_3^- 有两条途径，即：

1. 由 CO_2 生成　CO_2 在碳酸酐酶作用下与 H_2O 化合生成 H_2CO_3，然后解离成 H^+ 及 HCO_3^-，HCO_3^- 进入血液，H^+ 与 HPO_4^{2-} 结合形成 $H_2PO_4^-$，随尿排出。

2. 由谷氨酰胺生成　谷氨酰胺在肾小管上皮细胞代谢后，生成葡萄糖、NH_4^+、H_2O 及 HCO_3^-（谷氨酰胺→葡萄糖$+NH_4^++CO_2+H_2O+HCO_3^-$），$HCO_3^-$ 进入血液，NH_4^+ 随尿排出。经上述两条途径生成的 HCO_3^- 量，取决于机体对 HCO_3^- 需要。

（五）机体维持酸碱平衡的机制

为维持细胞内液中性及细胞外液 H^+浓度低于中性，以利于细胞内液 H^+弥散，细胞内外液缓冲碱、细胞内外液离子交换、肺脏及肾脏的调节与排泄作用发挥着重要作用。一旦体内 H^+生成过多、外界 H^+大量进入或排泄障碍，细胞内外液缓冲碱即刻发挥作用。如果是体内 H^+生成过多，首先由细胞内液 HCO_3^- 与 H^+结合，其次发挥缓冲作用的是细胞内液蛋白质组氨酸的咪唑基。如果是外界 H^+大量进入，可立即被细胞外液的 HCO_3^- 结合。成人细胞外液 HCO_3^- 含量为 350mmol，细胞内液 HCO_3^- 含量亦为 350mmol，蛋白质组氨酸咪唑基含量为 2400mmol，在中性环境下只有 1200mmol 可作为 H^+ 受体。在完全性缺氧情况下，H^+ 生成量为 72mmol/min，上述全部缓冲碱仅能起 26 分钟缓冲作用。但大脑皮质耐受完全性缺氧的时限仅为 3 分钟左右，因脑细胞缺乏 ATP 储备。如果肺脏功能健全，当体液 H^+浓度增高后 10～30 分钟，肺脏便可通过过度换气排出更多 CO_2 进行代偿，即每多排出 CO_2 1mmol，即表示排出 H^+ 1mmol，因为 HCO_3^- 与 H^+是 1∶1 结合，然后生成 1 个分子 CO_2。如果肾功能正常，被消耗的 HCO_3^- 将在 12～24 小时由肾小管上皮细胞生成，细胞内外液离子交换的代偿作用于 H^+增高后 2～4小时出现，为维持细胞内外液电平衡，由细胞内每弥散到细胞外 1 个 H^+，便会在 ATP 作用下使 1 个 K^+由细胞外液进入细胞内液，因此 H^+生成过多常可使细胞外液 K^+低下。肾脏对酸碱平衡的调节出现于体液 H^+增高后 12～24 小时，其作用较持久，它可直接排泄 H^+，但此种作用效能低下，较为重要的是 HPO_4^{2-} 及 NH_3 与 H^+结合生成 $H_2PO_4^-$ 及 NH_4^+ 排泄 H^+，正常情况下以 $H_2PO_4^-$ 形式排泄的 H^+为30mmol/d，以 NH^{4+}形式排泄的 H^+为 288mmol/d，以 H^+形式排泄的 H^+ 仅为 0.015mmol/d。$H_2PO_4^-$ 及 NH_4^+ 的生成也是 HCO_3^- 再生成的途径，由此途径生成的 HCO_3^- 量依机体需要而定。

（六）酸碱平衡的常用术语、定义与原则

1. 中性　中性是指对 pH 而言［H^+］与［OH^-］在数量上相等。由于水在体温（37℃）比在室温（26℃）更为电离，因此在人体中性不是 pH 7.0，而应是 pH

6.8。pH 6.8 是细胞内的平均 pH，人体细胞内液保持中性，可使身体中许多化学反应得以顺利完成，并能使细胞外液 pH 维持于 7.40 左右，即中性偏碱，这有利于 1CF H^+ 排泄。

2. pH　pH 是氢离子浓度负对数，其基本含义是：对数以 10 为准，浓度是测量每升溶液中起活性作用的 mol/L。因此，pH 这个符号很容易使人在概念上产生混乱，像是酸度增加、pH 减低。为避免在概念方面混乱，在讨论酸碱平衡时，最好避免使用“增加”、“减低”这两个词，而要以“酸改变”及“碱改变”替代。

3. 呼吸性酸与呼吸性酸中毒　CO_2 是唯一能被呼出的酸，但确切地说，CO_2 并不是酸，只是当 CO_2 在碳酸酐酶作用下与 H_2O 化合后才生成 H_2CO_3，H_2CO_3 可以解离成 H^+ 及 HCO_3^-。但须指出，800 个 CO_2 分子仅 1 个有机会变为 H_2CO_3，H_2CO_3 中的 H 1000 个中仅 1 个能变成 H^+。然而广大临床医生已习惯把 CO_2 和呼吸性酸当做同义语去理解，在评价酸碱平衡时也是把血液 PCO_2 作为影响血液 pH 的首要因素去进行讨论。高 PCO_2 是呼吸性酸中毒。

4. 代谢性酸与代谢性酸中毒　酸的含义是指能提供 H^+ 的复合物。代谢性酸是指机体在代谢进程中除由 CO_2 以外途径所生成的 H^+，但不包括外源性添加的 H^+ 及对体液缓冲碱稀释所致的体液［H^+］异常。呼吸性酸中毒这个术语是指因 CO_2 排出障碍所致的体液［H^+］异常。代谢性酸中毒这个术语的含义是指除因 PCO_2 升高（除外对代谢性碱中毒呼吸补偿）以外的所有原因致成的体液［H^+］异常升高。血气分析仪的问世，可以直接检测血液的 pH 及 PCO_2，但未测定血液中［HCO_3^-］，而血气检测报告却标出了血液中 HCO_3^- 含量，这种情况的出现是基于以下逻辑推理，即凡是不能用 PCO_2 改变解释的体液［H^+］改变，都归咎或归类于代谢性因素的影响，Henderson 方程式确定了［H^+］与 PCO_2 及［HCO_3^-］三者间的关系，即［H^+］$=24\times PCO_2/$［HCO_3^-］。当得知其中两个数值时，便可计算出另外一个数值。

5. 海特森（Henderson）方程式

$$[H^+]=\frac{24\times PCO_2}{[HCO_3^-]}$$

［H^+］为 nmol/L，PCO_2 为 mmHg，［HCO_3^-］为 mmol/L。

海特森方程式反映出 H_2CO_3 对我们了解与评价酸碱失衡的重要作用，它的分离产物平衡式为：［H^+］×［HCO_3^-］= $k1\times H_2CO_3=k2\times$［$CO_2$］×［$H_2O$］，在人体中［$H_2O$］是恒定的，而 PCO_2 要比［CO_2］更使人通晓，因此上述公式即可写成：［H^+］×［HCO_3^-］$=k\times PCO_2$，也即：［H^+］$=k\times PCO_2/$［HCO_3^-］，公式一侧的产物与公式另一侧的产物是成比例的。

单纯呼吸性酸中毒（高 PCO_2），提示代谢情况正常及［HCO_3^-］与［H^+］均增加，H^+ 主要被蛋白质缓冲，如果对高 PCO_2 肾脏以减少［H^+］进行代偿，则［HCO_3^-］可进一步升高，即呼吸性酸升高 HCO_3^- 水平和进一步增加代谢性补偿。

同样，单纯代谢性酸中毒提示 PCO_2 正常，高的［H^+］伴随着相应的［HCO_3^-］下降，实际上呼吸补偿是使 PCO_2 降低，它可使［H^+］及［HCO_3^-］均减低，即在代谢性酸中毒时 HCO_3^- 水平已降低，呼吸补偿则使 HCO_3^- 水平进一步降低。

6. 重要原则Ⅰ及重要原则Ⅱ

（1）重要原则Ⅰ：是指 PCO_2 与 pH 的关系，即 PCO_2 每改变 1.33kPa（10mmHg）（以 5.33kPa 为基础），pH（以 7.40 为基础）改变 0.08。

（2）重要原则Ⅱ：是指 HCO_3^- 与 pH 的关系，即 HCO_3^- 每改变 10mmol/L，pH 改变 0.15。

从对 pH 的影响来看，PCO_2 0.27kPa（2mmHg）与 HCO_3^-1mmol/L 的改变作用相当。HCO_3^-6mmol/L 改变，可使 pH 变化 0.1。

7. THUMB 原则 1 及 THUMB 原则 2

（1）THUMB 原则 1：是 pH 与［H^+］数值的换算方法，即将 pH 的 7 及 7 后的小数点去掉，即为其［H^+］nmol/L，如 pH 7.40 即为［H^+］40nmol/L。当 pH 高于或低于 7.40 时，可将高于 40 的数值与 40 相减，或将低于 40 的数值与 40 相加，如 pH 7.38，则其［H^+］为 40+（40-38），得［H^+］42nmol/L；如 pH 7.42，则其［H^+］为 40-（42-40），得［H^+］38nmol/L。此原则适用于 pH 7.28～7.55 之间，因［H^+］52～25nmol/L 之间，pH 与［H^+］近于线性相关。

当 pH 在 7 上下变化 0.3 时，相当于［H^+］增加或减少一倍，其计算方法为：从 pH 7.0 开始，其值每升高 0.1，将 pH 7.0 时的［H^+］乘以 0.8（其继续增高值可采用插入法计算）即得其［H^+］数值，因 pH 7.0 时之［H^+］为 100nmol/L，则 pH 7.1 时的［H^+］为 100×0.8=80nmol/L，pH 7.2 时为 100×0.8×0.8=64nmol/L，pH 7.3 时为 100×0.8×0.8×0.8=51nmol/L。当低于 pH 7.0 时，则 pH 每降低 0.1，将 pH 7.0 时的［H^+］除以 0.8 即可，如 pH 6.9 时的［H^+］为 100÷0.8=125nmol/L，pH 6.8 时的［H^+］为 100÷0.8÷0.8=156nmol/L，pH 6.7 时的［H^+］为 100÷0.8÷0.8÷0.8=195nmol/L。

（2）THUMB 原则 2：是 pH 与 PCO_2 数值的换算方法。此原则有助于识别代谢性酸中毒或代谢性碱中毒时 PCO_2 的预期代偿数值，即于上述两种异常情况时，将 pH 7 及 7 后的小数点去掉，剩余的数值便是 PCO_2 应有的数值。如代酸时的 pH 为 7.25，表示［HCO_3^-］降低 10mmol/L，其 PCO_2 值应为 3.33kPa（25mmHg），这一结果不符合在代谢性酸中毒时［HCO_3^-］每下降 1mmol/L、PCO_2 应降低 1mmHg 的呼吸补偿原则，比实际补偿多 25%。在代谢性碱中毒，依此原则计算出的 PCO_2 数值与实际补偿性升高的数值则相差 41.25%，如代碱的 pH 为 7.55，表示［HCO_3^-］升高

10mmol/L，依 THUMB 原则 Ⅱ，PCO_2 应为 7.33kPa（55mmHg），较正常升高 2kPa（15mmHg），能补偿［HCO_3^-］升高 7.5mmol/L 对［H^+］的影响，而实际的代偿是：［HCO_3^-］每升高 1mmol/L，PCO_2 仅升高 0.09kPa（0.675mmHg），仅能补偿［HCO_3^-］升高对［H^+］的影响的 33.75%，较按 THUMB 原则 2 计算的结果少 41.25%。这表明在代谢性碱中毒时，用 THUMB 原则 2 去估算 PCO_2 预期升高数值，会比实际高 41.25%。

8. 阴离子间隙（AG）是指阳离子［Na^+］与阴离子［Cl^-］+［HCO_3^-］的差值。此差值表示还存有一定数量未被测定的阴离子，它们是蛋白质、有机酸盐与其他无机酸盐，其他无机酸盐主要是 SO_4^{2-} 和 HPO_4^{2-}，它们的浓度仅当肾功能障碍时才发生改变，因此，AG 加大常预示有机酸盐增多，体内最易生成的有机酸盐是乳酸盐，当缺氧或组织灌流障碍时，丙酮酸盐的 H^+ 受体作用便明显呈现出来，此时就会出现乳酸盐增多现象，同时丙酮酸盐含量也增多。由于乳酸盐是与 H^+ 一起生成，因此 HCO_3^- 被消耗，也即［HCO_3^-］降低与 AG 加大近于 1∶1 改变。

当发生混合性酸盐失衡时，AG 加大表示存在代酸，AG 增长速率表示 H^+ 蓄积速率。

（七）酸碱失衡时生理代偿反应

海特森方程式确定了［H^+］与 PCO_2 及［HCO_3^-］三者间的关系，其中居首要地位的是［H^+］。机体为维持 ICF 的中性状态，即［H^+］100nmol/L（pH 7.0），当 PCO_2 或［HCO_3^-］任一发生改变时，其中另一参数便要相应发生改变，以补偿原发性改变对［H^+］影响，但一般难以做到完全性补偿，此乃因呼吸对 PCO_2 的调节，及肾脏再生成 HCO_3^- 和排泄 $H_2PO_4^-$ 与 NH_4^+ 均需一定时间，或者还存在其他未知因素的影响。常见酸碱失衡的生理代偿反应如下：

1. 在代谢性酸中毒时 血浆［HCO_3^-］每下降 1mmol/L（从 25mmol/L），PCO_2 下降 0.13kPa（1mmHg）（从 40mmHg），能补偿［HCO_3^-］下降对［H^+］影响的 50%。

2. 在代谢性碱中毒时 血浆［HCO_3^-］每升高 1mmol/L（从 25mmol/L），PCO_2 上升 0.09kPa（0.675mmHg）（从 40mmHg），能补偿［HCO_3^-］上升对［H^+］影响的 33.75%。

3. 在急性呼吸性酸中毒时 PCO_2 升高 1 倍，血浆［HCO_3^-］仅增加 2.5mmol/L，能补偿 PCO_2 对［H^+］影响的 12.5%。

4. 在慢性呼吸性酸中毒时 PCO_2 每升高 0.13kPa（1mmHg），血浆［HCO_3^-］增加 0.3mmol/L，能补偿 PCO_2 对［H^+］影响的 60%。

5. 在急性呼吸性碱中毒时 血浆［HCO_3^-］降低甚微，对 PCO_2 降低对［H^+］影响的补偿作用甚微。

6. 在慢性呼吸性碱中毒时 PCO_2 每下降 1mmHg（从 40mmHg），血浆［HCO_3^-］下降 0.5mmol/L，能完全补偿 PCO_2 对［H^+］的影响。

（八）正确识别混合性酸碱失衡

任何一个病人如同时存在两种性质相同的酸碱失衡，则容易使人理解，因为一个病人在某一时间内只能有一种［H^+］，即：正常、酸中毒（［H^+］> 45nmol/L）、碱中毒（［H^+］<35nmol/L）。

如果一个病人在同一时间内存在两种性质相异的酸碱失衡，则可使人困惑，因为在任一时间内血浆仅有一种［H^+］。［H^+］决定体液酸碱状态。PCO_2 及［HCO_3^-］只能说明致成体液［H^+］变化的原因及生理补偿情况。在（七）中已详细讨论了各种酸碱失衡时的生理代偿反应，超过代偿反应范围，便可认为存在性质相异的酸碱失衡。一般认为，代偿反应对血浆［H^+］的影响最大限度只能达到完全代偿，如慢性呼吸性碱中毒时，血浆［HCO_3^-］下降的代偿即属于此，代偿对血浆［H^+］的影响决不会达到对血浆［H^+］起支配作用的程度。这样看来，混合性酸碱失衡只会有以下几种：

1. 两种性质相同但原因各异的并存酸碱失衡有：①代谢性酸中毒并存呼吸性酸中毒；②代谢性碱中毒并存呼吸性碱中毒；③呼吸性酸中毒并存代谢性酸中毒；④呼吸性碱中毒并存代谢性碱中毒。

2. PCO_2 或［HCO_3^-］改变超出生理代偿范围所造成的并存性酸碱失衡有：①代谢性酸中毒并存呼吸性碱中毒；②代谢性碱中毒并存呼吸性酸中毒；③呼吸性酸中毒并存代谢性碱中毒；④呼吸性碱中毒并存代谢性酸中毒。

为能准确了解混合性酸碱失衡，必须明确以下 4 点：

1. 在代谢性酸中毒与代谢性碱中毒时，要认真检查 $PaCO_2$ 升降数值。

（1）在代谢性酸中毒时：血浆［HCO_3^-］每下降 1mmol/L，$PaCO_2$ 应代偿性下降 0.13kPa（1mmHg），如果 $PaCO_2$ 下降超过这个范围，且其单独对 pH 的影响已能使 pH 超过 7.45，则应认为并存呼吸性碱中毒。

（2）在代谢性碱中毒时：血浆［HCO_3^-］每升高 1mmol/L，$PaCO_2$ 应代偿性升高 0.09kPa（0.675mmHg），如果 $PaCO_2$ 升高超过这个范围，且其单独对 pH 的影响已能使 pH 小于 7.35，则应认为并存呼吸性酸中毒。

2. 要比较 AG 增加与［HCO_3^-］下降情况，一般 AG 增加数值应与［HCO_3^-］下降数值相等。如果 AG 增加数值明显超过［HCO_3^-］下降数值，则在此期间一定有额外的 HCO_3^- 来源（即并存代谢性碱中毒）。如果［HCO_3^-］下降明显超过 AG 增加，有两种可能情况存在，一种是正常 AG 型代谢性酸中毒，另一种是 AG 增加型代谢性酸中毒。

3. 在呼吸性酸碱失衡时，要仔细检查血浆［HCO_3^-］变化情况，在急性呼吸性酸碱失衡时，血浆［HCO_3^-］变化不明显。

（1）在慢性呼吸性酸中毒时，$PaCO_2$ 每升高 0.13kPa（1mmHg），血浆［HCO_3^-］应代偿性升高 0.3mmol/L，如果血浆［HCO_3^-］代偿性升高超过这个范围，且其单独对 pH 的影响已能使 pH 超过 7.45，则应认为并存代谢性碱中毒。

（2）在慢性呼吸性碱中毒时，$PaCO_2$ 每下降 0.13kPa（1mmHg），血浆［HCO_3^-］应代偿性降低 0.5mmol/L，如果血浆［HCO_3^-］代偿性降低超过这个范围，且其单独对 pH 的影响已能使 pH 小于 7.35，则应认为并存代谢性酸中毒。

4. 密切结合临床状况，认真分析血气分析与电解质检查结果。

第三节　外科病人体液失调治疗

一、常用输液剂

输液剂选择是由为补充已存在的体液欠缺与正在不断进行的体液丢失所决定。当个别输液剂不能满足要求时，便需要采用一种以上输液剂，钾、钙、镁等电解质可临时加入输液剂中。

1. 乳酸钠林格液　具有血浆的离子成分，可用于补充细胞外液丢失。

2. 0.9%NaCl 液　可用于治疗低钠或低氯血症，输入过多可造成钠超负荷及高氮血症，甚至造成高氯性代谢性酸中毒。

3. 低浓度盐液（如 0.45%、0.33%及 0.2%NaCl 液）用于补充胃肠减压丢失及行维持输液。

4. 复方电解质葡萄糖 R2A 注射液　含 Na^+ 60mmol/L、K^+ 25mmol/L、Mg^{2+} 1mmol/L、Cl^- 49mmol/L、HPO_4^{2-} 6.5mmol/L、乳酸盐 25mmol/L，是细胞内液补充剂。

5. 高渗盐水（3%NaCl、5%NaCl 液）用于治疗有症状的低钠血症。

6. 血浆膨胀剂有白蛋白、血浆蛋白及代血浆制剂，用于补充血浆蛋白及血浆量，以维持血浆胶体渗透压及血容量。

二、细胞外液容量异常的治疗

钠是细胞外液间隔的主要电解质。对细胞膜而言，钠不能透过，水在体内可以自由移动。此外，在体液丢失时，总是先丢失血管内液，其次是间质液，最后是细胞内液。水在体液间隔间的自由移动，可以防止发生不同体液间隔间产生渗透浓度差别，但这要有一个过程。容量欠缺后临床症状出现的快慢与严重程度，主要取决于血管内容量丢失的速度与量。

（一）细胞外液容量欠缺

慢性细胞外液容量欠缺可表现口渴、腋窝或腹股沟部干燥、体重下降、眼下陷与组织丰满度减低、体重低下、尿少、体位性低血压及心动过速，血清尿素氮及肌酸酐可升高，呈现血清尿素氮/肌酸酐 > 15∶1，如无失血，血管内容量每欠缺 1L，血细胞比容增加 6%～8%，尿浓度升高，尿钠排泄 < 20mmol/L，如果丢失的是等渗液，血浆钠浓度不能反映血管内容量，血浆钠浓度可正常。

急性容量欠缺表现为生命体征改变，而不伴随组织改变，如果危及器官灌流，尿排出可减少。试图弄清欠缺量价值不大，而要即刻弄清所有欠缺。要立即进行容量复苏，直至血流动力学各项指标达到正常，复苏需要的液体量是容量欠缺的最好估剂量。

对低血容量的液体复苏开始时要用等渗液如乳酸钠林格注射液，在危重症患者要采用留置导尿管如 Foley 尿管监测尿流量，尿排出量超过 0.5ml/（kg·h）是理想的，开始液体复苏后，病史及体格检查可帮助确定容量欠缺的起因及类别，在实施液体复苏全过程中应行 CVP 监测，有助于评估输液速度及输液量。

（二）细胞外液容量过剩

外科手术的影响、创伤和疾病可使大量液体隔离在血管外间隙（第 3 间隙丢失），一旦病情缓解和毛细血管渗透性恢复正常，液体便终止丢失并最终返回，这种隔离液以一种变换不定的速率自动回输，此时如果不调整液体治疗方案，便会发生容量超负荷。容量超负荷的表现是体重增加、CVP 升高、肺水肿、周围水肿及第 3 心音奔驰等。对血容量超负荷的治疗是限制输液量，如发生急性症状，则给襻利尿药治疗。

三、体液渗透浓度异常的治疗

身体各体液间隔中溶质含量决定各体液间隔液的渗透浓度，血清钠浓度反映着身体所有间隔的溶质浓度（因水可以自由移动），它可权衡整个身体的渗透浓度状态。由于身体各体液间隔受各自的壁垒包绕，水可以自由移动，且可单独获得与丢失，当体液渗透浓度改变时，便出现血管腔、间质与细胞 3 部分腔隙的膨胀或缩小。尽管容量的功能优先于渗透浓度，但对细胞外液来讲，都是由钠浓度所决定。水及钠的获得或丢失，是细胞外液渗透浓度异常的原因。

15

（一）低钠血症

是指对钠而言水相对增多及细胞内液容量增多（除外由高血糖引起的低钠血症）。当血浆［Na^+］低于136mmol/L 时，即可称为低钠血症，主要由 Na^+ 丢失及水潴留引起。低钠血症由于水向细胞内转移，引起细胞水肿，这在中枢神经系统尤为重要，因为大脑被封闭在颅腔内，脑细胞肿胀将引起一系列临床症状。治疗低钠血症的主要目的在于使细胞内液容量缩小至正常。

多数具有低钠血症的外科病人血容量正常或血容量过多，对无症状病人的治疗是限制给水。对具有低血容量病人治疗最好是再水化（rehydration），因为他们的症状常常是由于脱水（容量欠缺）而不是由于低钠血症造成，可给等渗盐水或乳酸钠林格注射液使血容量恢复正常。由于迅速使血容量正常化可以导致高钠血症，因此在审慎地补充容量时，需连续监测血浆［Na^+］。对于有症状的低钠血症病人需立即治疗，以减轻持续低钠血症，因为大多数低钠血症超过48小时会发生中枢性脑桥脱髓鞘。给3%～5% NaCl液缓慢地增加血清［Na^+］，其增加速率以不超过0.5mmol/（L·h）为准。对急性低钠血症（<48小时），应迅速给予治疗，症状急的低钠血症可用高渗盐水治疗，其纠正血清［Na^+］速率可为1～2mmol/（L·h）。

（二）高钠血症

高钠血症不是一个特殊疾病，要寻找其原因并治疗其引发疾病。所有高钠血症病人均有细胞内液容量缩小，脑易于激动，如为急性或严重高钠血症，很容易发生中枢神经系统出血。高钠血症几乎常是由于单纯水丢失引起，失水的两个预期反应是口渴与尿的高度浓缩及排尿量极度减低。水丢失的两个主要途径是大量排尿及在不摄入水情况下的非肾性失水。钠获得对高钠血症形成很少有作用，确定钠获得可从ECF容量扩张及ECF中Na^+潴留量加以认定。

一旦高钠血症出现症状，其病死率很高，要立即进行治疗，迅速纠正高钠血症伴有的最大危险是脑水肿及脑疝。慢性高钠血症脑细胞已逐渐适应细胞内增加的渗透溶质含量，恢复了细胞的容量，这些细胞改变不会很快翻转，突然减低细胞外钠浓度及渗透压会造成细胞肿胀，因为慢性高钠血症能较好耐受，迅速纠正纯水欠缺几乎没有什么好处。为降低血清［Na^+］给水速率不应超过使血［Na^+］下降0.7mmol/（L·h），给水量取决于水欠缺、不可察觉水丢失及尿排泄速率。

四、体液成分改变的治疗

（一）钾失衡治疗

钾是细胞内液的主要阳离子，它决定细胞内液容量与渗透浓度，并直接左右细胞膜静息膜电位和动作电位。维持细胞内、外液K^+浓度比例为30对确保神经、肌肉功能正常，特别是对心脏功能正常十分重要。细胞内液K^+浓度较为恒定，一般不受治疗的直接影响，细胞外液K^+浓度易发生改变，其获得或丢失虽仅为体K^+总量的1%，即可造成血浆钾50%增加或减少，从而影响神经、肌肉功能，同样，即使是少量K^+从细胞内移向细胞外，而并无身体中K^+净获得或丢失，也将对神经、肌肉功能产生类似影响，钾平衡是由肾及肾外组织如胰岛素、肾上腺素、醛固酮等所调节。

1. 高钾血症的治疗　取决于血浆钾水平及ECG改变或临床症状，对具有ECG异常的严重高钾血症必须紧急治疗，高钾血症的膜电位影响由于钙水平增高而减低，迅速输入10%～20%葡萄糖酸钙可以挽救生命，其作用短暂，一般仅约持续30分钟，给$NaHCO_3$液是另一短暂措施，给葡萄糖25～50g加常规胰岛素10～20U可使钾移入细胞内间隔。

对高钾血症的关键性治疗包括增加钾排泄，可用K^+-Na^+交换树脂如聚苯乙烯磺酸钠去实现。一般是将聚苯乙烯磺酸钠40g溶解在山梨酸液20～100ml中口服，每1g可消除钾约0.5mmol，对严重高血钾及肾衰竭病人应采用腹膜透析或血液透析治疗。

2. 低钾血症的治疗　低钾血症的主要危险是引起心律失常、呼吸衰竭和诱发肝性脑病。低钾血症的治疗是补钾，在治疗之前必须要考虑到酸碱平衡问题，补钾途径及速度依存在的症状严重程度而定。在慢性低钾血症，血浆钾由4mmol/L降至3mmol/L，表示体钾缺乏100～400mmol，但血浆钾由3mmol/L降至2mmol/L时，体内总钾量缺乏则要远高于上述数字。如果病人存在细胞内外液分布异常，则血浆［K^+］难以确切反映体内钾缺乏程度，因此补钾应在监测血浆［K^+］下进行。

一般来讲，最安全的补钾途径是口服补钾。但下述情况必须静脉补钾：胃肠道疾病影响K^+摄入和吸收；严重低血钾伴呼吸肌无力或心律失常；K^+向细胞内转移（糖尿病酮症酸中毒恢复期）。静脉补钾速度不能超过40～60mmol/h，外周静脉补钾浓度不应超过60mmol/L，一般≤40mmol/L。因葡萄糖可通过胰岛素使血浆［K^+］降低，故不宜用含糖溶液补K^+。

病人一旦发生低血钾后是否需要进行钾治疗目前尚有争议，但遇以下情况则需紧急进行钾治疗，如：应用洋地黄类药或原有心脏疾病，低血钾可使心律失常发生的危险性增加；K^+向细胞内转移，如糖尿病酮症酸中毒恢复期或应用β_2激动剂；代酸需过度通气而呼吸肌无力不能维持足够肺泡通气量；K^+严重缺乏或持续性丢失。

如遇病人发生严重低血钾（1.5mmol/L）并伴ECG异常，可采取“冲击量”补钾，即在1分钟内使血浆［K^+］由1.5mmol/L升至3.0mmol/L，也即1分钟内应至少补充KCl 4.5mmol。首先给冲击量后，将补钾速度减慢至1mmol/min，在5分钟内测定血浆［K^+］1次，如血［K^+］仍低于3.0mmol/L可重复冲击量，当血［K^+］达到3.0mmol/L后，补钾速度即应减慢。在补钾全程应行ECG监测。

（二）钙失衡治疗

钙在ICF中含量极微，约为100nmol/L，在ECF中Ca^{2+}近于1mmol/L，二者之差近于10000∶1。循环中的钙40%与蛋白结合，10%为螯合物，仅50%呈离子状态，它具有生理活性，是调节内环境稳定的重要成分。

钙对细胞功能的实现发挥着重要作用。一般发生在哺乳动物身体中的所有活动都需要钙的参与。钙是正常兴奋—收缩耦联必不可少的物质，肌肉组织的收缩功能、纤毛活动、有丝分裂都需要钙的参与。钙也包含在具有收缩性成分内，像是神经组织的分泌（如神经传导）、酶分泌及内分泌组织分泌激素等。环磷酸腺苷及磷酸肌醇是调节细胞代谢的主要第2信使，它们的主要功能也是通过调节钙活动实现。为数众多的细胞内酶的激活也需要钙。钙最为重要的两种作用是心肌起搏点活动的产生及心肌动作电位“平顶”相的产生。在细胞膜及骨结构方面，钙也发挥着与生命有关联的功能。

1. 低钙血症的治疗　低钙血症的特点是神经细胞膜应激性增强及手足抽搐，在症状明显的手足抽搐，由于呼吸肌强直性收缩可造成喉痉挛、支气管痉挛或呼吸停止。由于平滑肌痉挛可造成腹部痛性痉挛及尿频。精神状态改变包括：易激、抑郁、精神失常及痴呆。低钙血症也可损害心血管功能及并发心力衰竭、低血压、心律失常、对洋地黄类药不敏感及β-肾上腺素能活动障碍。

低钙血症（Ca^{2+}<1mmol/L）可由于甲状旁腺功能衰竭、钙三醇活性减低、钙形成螯合物、钙沉积作用引起，单纯每日食物中缺钙不致造成低钙血症，因甲状旁腺及维生素D能动员骨骼中贮存的钙以维持血钙正常。甲状旁腺功能不全可因手术切除或损伤甲状旁腺或甲状旁腺功能抑制引起，甲状旁腺功能抑制可发生于严重低镁或高镁血症、烧伤及脓毒症，急性胰腺炎也可抑制甲状旁腺功能及影响维生素D的作用。此外，过分的给予磷酸盐治疗所致的高磷酸盐血症也可诱发低钙血症，这种低钙血症是因钙沉积作用及钙三醇合成抑制的结果。大量输入枸橼酸盐血因生成钙螯合物也可发生低钙血症，一个肝肾功能正常、体温也正常的成人，1小时内输血8000ml，可不致发生低钙血症，但如肝肾功能障碍、体温低下时，输血速度>0.5～2ml/（kg・min），则可发生低钙血症及使心血管功能受损。急性酸血症时，由于蛋白结合钙减少，钙离子即增多，反之，当急性碱血症时，由于蛋白结合钙增加，钙离子即减少。一般认为血清白蛋白每改变10g/L，与整个血清钙0.2mmol/L变化相关联。

有症状的低钙血症血清［Ca^{2+}］<0.7mmol/L。对于低钙血症的治疗应要考虑机体当时所患疾病及其他电解质异常的影响。在脏器缺血及脓毒症时，给钙治疗可增加细胞损害，对心脏外科手术时的低离子钙血症给钙治疗不仅增加MAP，不增加因α受体兴奋所引起的血管收缩。高钾血症及低镁血症能加强低钙血症诱发的心脏及神经肌肉兴奋性，反之，低钾血症能保护低钙血症的手足抽搐，因此，如纠正低钾血症而同时不纠正低钙血症，可引起手足抽搐。另外，低镁血症或高磷酸盐血症也可引起低钙血症。

对无症状的低钙血症，它可能是因白蛋白水平低、离子钙水平正常而不需要治疗，对有症状的低钙血症（血Ca^{2+}<0.7mmol/L）则需静脉给予葡萄糖酸钙或氯化钙治疗。给钙速度不应超过1.25mmol/min（50mg/min），长期补钙则需口服乳酸钙、枸橼酸钙或碳酸钙，维生素D_3（骨化三醇）可增加肠道对钙的吸收。

2. 高钙血症的治疗　高钙血症是指整个血清钙>2.625mmol/L或离子钙>1.3mmol/L，其心血管、神经肌肉、泌尿系及胃肠道的病理生理表现为：高血压、心脏传导障碍、洋地黄敏感；虚弱、反射活动减弱、感觉迟钝、昏迷；氮血症、肾钙质沉着及肾石病；消化道溃疡、胰腺炎及厌食。当整个血清钙不超过2.875mmol/L时，一般无症状，为轻度高血钙；血清钙2.875～3.25mmol/L时，属中度高血钙，病人可表现嗜睡、厌食、恶心及多尿；血清钙高于3.25mmol/L时，为严重高血钙，病人可出现神经系统及肌肉方面症状，如肌肉无力、抑郁、记忆力障碍、情绪波动、嗜睡、恍惚、甚至昏迷。当整个血清钙浓度升高超过3.5mmol/L时，需要立即治疗，以防止潜在的致死性合并症。治疗方法是使肾最大限度的排泄钙，因为这种病人常有脱水，应静脉输入每升含钾20～30mmol的0.9%或0.45%的盐水溶液，速度为200～300ml/h，以促进利尿，另外，也可以给予呋喃苯胺酸钠促进钙排出，但应首先补足容量欠缺。加强利尿及给盐能达到每日排泄钙2～4g，血透析则可每日移除钙18g。

长期治疗应依高钙血症原因而定，对甲状旁腺功能亢进的主要治疗是切除异常的甲状旁腺（腺瘤或增生）。对因肿瘤分泌激素递质所致的高钙血症可通过摘除肿瘤加以控制，对转移的骨疾病可用普卡霉素（光辉霉素）或降钙素抑制骨吸收治疗。

（三）镁失衡治疗

镁是具有多种功能的重要的二价阳离子，主要位于细胞内间隔，细胞内镁约为2400mg，细胞外镁仅为280mg。50%镁位于骨骼内，25%在肌肉内，血清中的镁含量不足整个身体镁的1%。正常情况下循环中的镁浓度为0.8～1.2mmol/L，它以3种形式存在，蛋白结合30%，15%形成螯合物，离子镁为55%，仅离子镁具有活性。镁是重要的调节器或许多酶共同因子，对钠-钾泵、Ca-ATP酶、腺苷酸环化酶、质子泵以及钙慢通道的调节，镁均起重要作用，由于镁对钙慢通道调节、对维持正常血管张力、防止血管痉挛及在一些组织防止钙超载均起一定作用，因此镁被认为是内源性钙拮抗剂。由于镁部分调节甲状旁腺激素分泌及维持终末-器官对甲状旁腺激素与维生素D敏感性起重要作用，因此镁离子浓度异常可以导致钙代谢异常。镁对钾代谢的影响主要是通过调节Na^+-K^+-ATP酶发挥作用，此酶可控制钾进入细胞，特别当钾处于缺乏状态时，它控制肾小管再吸收钾。另外，镁还有膜兴奋性调节器的功能，并成为细胞膜及骨骼结构成分。

血清［Mg^{2+}］主要被肾内在机制调节，甲状旁腺激素及维生素D仅施加少许影响，而镁及PO_4主要被肾内在机制调节，在肾失PO_4方面甲状旁腺激素作用较大。

1. 低镁血症治疗　低镁血症是指血清［Mg^{2+}］<0.7mmol/L，其临床特征与低钙血症相似，主要表现为神经应激性增加及手足抽搐。血清［Mg^{2+}］高于0.6～0.7mmol/L很少出现症状。多数有症状病人血清［Mg^{2+}］均低于0.4mmol/L，病人经常诉说有软弱、困倦、肌肉痉挛、感觉异常及压抑。低镁血症严重时，可发生癫痫、精神错乱及昏迷，心血管异常表现有冠状动脉痉挛、心衰、心律失常及低血压。

镁欠缺治疗是补充镁，1g 硫酸镁能提供 4mmol 镁，1g $MgCl_2$ 能提供 5mmol 镁，对轻度缺镁仅口服镁治疗即可。一般镁需要量为 0.15～0.2mmol/（kg·d）。对有缺镁症状及严重低镁血症病人（<0.4mmol/L）应静脉给硫酸镁治疗，首次剂量为硫酸镁 1～2g 1h 以上输入，继之以每小时 1～2mmol 之剂量持续输入，同时监测血清镁水平，即使在紧急情况下镁输入速度也不应超过 0.5mmol/min，同时要行 ECG 监测，以避免心脏毒性反应。

2. 高镁血症治疗　血清［Mg^{2+}］>1.04mmol/L 即为高镁血症，常由于给含镁制剂造成，如抗酸剂、灌肠剂、胃肠营养处方，特别是肾功能障碍病人。由于镁可以阻断肾上腺素能神经末梢及肾上腺释放儿茶酚胺，可将血清镁离子浓度提高到 2.08～3.33mmol/L，用于治疗预痫、子痫、破伤风及嗜铬细胞瘤，及预防应激反应所致的血压升高。高镁血症可在神经肌肉结合部位对抗乙酰胆碱释放及作用，造成骨骼肌功能抑制及神经肌肉阻滞，镁可增强非去极化肌松剂作用，减低琥珀胆碱的钾释放反应。高镁血症对腱反射与呼吸、循环功能的影响，与血清镁离子浓度相关联，血清 Mg^{2+} 1.25～2.08mmol/L 出现血压降低、深腱反射减弱，3.54mmol/L产生嗜睡现象，5mmol/L 时出现呼吸功能不全及深腱反射消失，7.5mmol/L 出现心传导阻滞及呼吸肌麻痹，10mmol/L 出现心脏停搏。

高镁血症可产生急性神经肌肉与心脏中毒，可经静脉给钙 2.5～5mmol 拮抗，以便为建立根本性治疗赢得时间。扩张细胞外液容量及给利尿剂可增进镁排出，如情况紧急或肾衰竭病人，可采用血液透析治疗。

第四节　外科病人行维持输液与补充输液

一、维持输液

维持输液是补充每日因禁食所致的水、电解质正常丢失，它与补充输液一起重建正常的血流动力学状态。

依可察觉和不可察觉水丢失确定电解质和水的基础需要量，不可察觉水丢失平均为 8～12ml/（kg·d），体温每超过 37.2℃时，每升高 1℃水丢失量需增加 10%，一个 70kg 体重成人，如果没有发热，他每日的不可察觉水丢失约为 840ml，另外，排尿及粪便丢失也必须计算在内。现提供下述公式作为计算维持输液需液量的参考：①对于第一个 10kg 体重，按每日 100ml/kg 计算；②对于继后的 10～20kg 体重，按每日 50ml/kg 计算；③超过 20kg 以上的体重，按每日 20ml/kg 计算。将上述 3 个需要量相加，即为行维持输液的总需液量，如一个 70kg 体重成人，其维持输液量则为 1000+500+1000=2500ml。老年病人或合并心脏疾病病人，超过 20kg 以上的每 kg 体重的需液量要减少到 15ml/（kg·d）。

为行维持输液，预计需钠量为 1～2mmol/（kg·d），钾需要量约为钠的 50%［0.5～1mmol/（kg·d）］。需短期行液体治疗病人，可不需补充钙、镁或磷，但对危重症病人，如果欠缺这些电解质，则必须补充。对长期需行液体治疗病人（1 周以上），则应按需要量补充这些电解质及微量元素，维生素、蛋白质及热量也必不可缺。

二、补充输液

补充输液是指对体液异常丢失的补偿，对外科病人来讲，包括对外科疾病、手术创伤及手术后恢复过程的液体治疗。

（一）外科疾病的补充输液

外科病人常需补偿继发于创伤、烧伤、腹膜炎及胃肠分泌液（表 15-4-1）丢失所致的血容量与间质液欠缺，创伤、烧伤、水肿及腹膜炎性渗液富含蛋白质，其电解质浓度与血浆相似，这些液体丢失可用乳酸钠林格液与一定量血浆、白蛋白或代血浆制剂补偿。如果细胞外液容量足够、肾脏及心血管功能正常，所有胃肠分泌液丢失，可用乳酸钠林格液或 0.9% NaCl 液补偿，经胃肠分泌液丢失的钾、镁、磷也需加以补偿，如果心血管或肾脏功能障碍，则需在血清电解质监测下精确地予以补偿。慢性胃液丢失可产生低氯性代谢碱中毒，它可用盐水纠正。慢性腹泻可产生高氯性代谢酸中毒，它可用含碳酸氢盐液或含乳酸盐液预防或治疗。

（二）手术期间的补充输液

手术期间伴随创伤、出血及对组织操作引起的功能性间质液急性减少，必须及时予以补偿，对于这种减少常称之为“第 3 间隙”丢失。在开腹手术时，不包括严重出血，可伴随功能性细胞外液容量减少 15%，功能性细胞外液容量对血容量减少来讲，是一个生理性补充血容量的有效贮水池。另外，健康人施行胃或胆囊手术时，如术中不给予钠，细胞外液容量减少近于 2L，肾小球滤过率急性减少 13%。如果病人术中输注乳酸钠林格液，以维持细胞外液容量，则肾小球滤过率将增加 10%。当手术操作广泛时，细胞外液容量减少可更多。

表 15-4-1　每日胃肠分泌液量及电解质成分

来源	容量（ml/d）	Na^+（mmol/L）	K^+（mmol/L）	Cl^-（mmol/L）	HCO_3^-（mmol/L）
胃液	1500	60	10	130	-
回肠液	3000	140	5	104	30
胰液	400	140	5	75	115
胆汁	400	140	5	100	35

依伦理原则，不存在当人处于休克状态时而不进行复苏的血容量、间质液及细胞内容量急剧变化的资料。对轻度出血，生理防御反应可使血浆容量迅速恢复。当人发生低血容量时，可立即出现间质液向血管内净转移，速率可达 50ml/min。对比之下，延长实验性出血性休克时间，便会出现钠及水在细胞内积聚，这是因为休克能使能量储备耗竭及细胞膜功能损害，从而造成细胞肿胀，此时钠被细胞内不能弥散出细胞的有机磷酸盐与蛋白盐阴离子吸引，被吸引在细胞内的钠又依渗透梯度将水吸入细胞。许多研究者认为，一旦全身血流动力学恢复稳定，由休克引起的细胞膜功能改变及细胞内钠浓度便会恢复正常。对病人的研究说明，病人在巨大创伤或脓毒症复苏后的前 10 天，实际上细胞内液容量仅轻度减少，然而整个体重却增加，在这些病人间质液量增加 55%。同样地认为，由于在创伤病人胶体渗透压减低，间质液与血容量之比将增加，在某些病人要超过 5∶1。

基于对手术范围广泛可使大量液体被扣押隔绝这种估计，产生了当高危外科手术时需补充第 3 间隙丢失的准则，现提出一简单公式供参考。即在行维持输液与补充估计的血液丢失外，对创伤小的手术以 4ml/（kg・h）、中等创伤手术以 6ml/（kg・h）、巨大创伤手术以 8ml/（kg・h）补充乳酸钠林格注射液。

术中监测血压及排尿量可帮助手术医生及麻醉医生避免因血容量欠缺所致的低血压。对危重病人、高危心脏病病人、液体平衡异常病人手术时，可行 CVP、PAWP 及心输出量监测，以估计输液速度与输液量是否适当。

（三）手术后的补充输液

术后补充输液取决于手术结束时病人体液容量是否欠缺，是否存在正在进行的体液丢失（如引流、胃肠减压、大量利尿等）。此外，还应注意从术后第 3 天开始出现的“脱复苏（deresuscitation）”，即隔绝于第 3 间隙的体液被动员逐渐返回到细胞外液及血管腔。为做好术后液体治疗，必须规范好维持输液与补充输液这两部分液体的需要量，即补充输液的需液量应以各途径的异常丢失为依据，对胸、腹腔等处的引流液可用乳酸钠林格液补偿，对大量利尿丢失的液体可用含 0.2%的盐液补偿。在确保体液容量与渗透浓度的前提下，如果术后需要行液体治疗少于 1 周，除注意维持钾平衡外，其他电解质如钙、磷、镁等可暂时不补充。为避免“脱复苏”所致的高血容量对循环的不良影响，于术后第 3 天根据病人循环呼吸情况，适当采取限制输液量方针，以策安全。

手术后期间的体液状况可由生命体征、排尿情况及 CVP 监测结果加以了解，尿排出量应保持在 0.5ml/（kg・h），尿比重指示体液容量状况和肾脏的浓缩与稀释功能，尿比重超过 1.010～1.020，指示是浓缩尿，尿比重低于 1.010，指示是稀释尿。

每天测体重及液体出入量，可使液体治疗容易施行，对液体治疗来讲，每日的入与出必须平衡，体重增加一般表示整个体水增加超过蛋白或脂肪含量。

第五节　外科病人酸碱失衡治疗

维持身体内环境［H^+］稳定有赖于缓冲碱的缓冲作用、呼吸的调节作用及肾的排泄作用。氧运送及确保有氧代谢顺利进行是维持细胞完整的关键。正常的有氧代谢受损或缓冲碱成分比例发生改变，以及肺肾功能障碍，就将出现酸碱平衡失调。酸碱平衡实质上是指体液的［H^+］维持在 35～45nmol/L（pH 7.35～7.45）的状态，也即 H^+的生成、缓冲、消除与排泄处于动态平衡过程。

一、代谢性酸中毒的治疗

代谢性酸中毒的主要特征是血浆［HCO_3^-］降低，这可因迅速输入大量不含 HCO_3^- 的液体的稀释作用，为缓冲细胞外液［H^+］，细胞内 K^+与细胞外液 Na^+及 H^+进行交换，以及体内 HCO_3^- 含量减少。临床上更多的代酸与 HCO_3^- 净丢失有关。正常成人每日净生成 H^+70mmol，它大部分被肾脏生成的 HCO_3^- 所平衡。身体内 HCO_3^- 含量减少，可使净 H^+生成增多（肾外性酸中毒），肾脏排泄 H^+减少也使体内 HCO_3^- 含量减少（肾脏酸中毒）。下面是临床常见的 4 种代谢性酸中毒：

（一）急性代谢性酸中毒

对轻度与中度代谢性酸中毒的治疗，主要是纠正引起代谢性酸中毒的原因。对外科手术与创伤病人，代谢性酸中毒常是由于低氧血症及组织灌流不良引起，这需要通过输血、输液进行扩容治疗加以纠正。

对多数代谢性酸中毒病人，碳酸氢盐是理想的替代品，

15

它具有防止心血管虚脱的效能，在血 pH 不低于 7.1~7.2 时，可不给碳酸氢盐。为使血清 HCO_3^- 浓度升至预期水平，所需碳酸氢盐量并不能被精确地加以计算，初期给药的目的是使血 pH 升至 7.2~7.3（给 $NaHCO_3$ 液 50~100mmol）。当需要更多 $NaHCO_3$ 液时，应以动脉血气分析结果为依据。迅速使血清 HCO_3^- 浓度达到正常也许是有害的，因为有机酸阴离子是碳酸氢盐的前体，它们的最终代谢产物与所给的 $NaHCO_3$ 一起可导致代谢性碱中毒。

（二）慢性代谢性酸中毒

对远端肾小管性酸中毒（RTA）的治疗是每天给碱纠正酸中毒及防止钙质沉积与肾石病，此类病人如并发低钾血症也必须补钾，对轻度近端 RTA 病人不需特殊治疗，对严重病人则需用噻嗪类利尿剂及给低盐饮食，以达到中度容量欠缺，这可减少需补 $NaHCO_3$ 量。

（三）糖尿病酮症酸中毒

对此种病人，应给胰岛素纠正酸中毒及高血糖，酮酸阴离子代谢后可促进并导致 HCO_3^- 生成，胰岛素可抑制酮形成及糖异生，并刺激周围组织利用酮及糖。可先静脉注射常规胰岛素 20IU，继之以 5~10U/h 速度持续静滴，待病情好转后以 1~3U/h 剂量维持，直至酸中毒消失。在头 24 小时内容量复苏是需要的（4~5L），0.9%NaCl 液与 0.45% NaCl 液 1L 交替输入对脑水肿的危险很小。补钾很重要，对糖尿病酮症酸中毒病人如不识别低钾血症可造成病人死亡。

（四）高渗性非酮症酸中毒

对此种病人的治疗是纠正致成高渗性非酮症高血糖的原因，像是由革兰阴性细菌引起的脓毒症。通过给胰岛素纠正高血糖。容量欠缺要比糖尿病酮症酸中毒更为严重，并要注意补钾。

二、代谢性碱中毒的治疗

15

代谢性碱中毒是继发性酸碱紊乱，它主要继发于细胞外液容量缩小，及更为多见的是钾缺乏。因此，纠正缺钾及容量欠缺便纠正了代谢性碱中毒。要用含氯的溶液纠正容量欠缺。对于没有血管内容量欠缺病人给乙酰唑胺（碳酸酐酶抑制剂）可促进肾脏排泄 HCO_3^-。对因肾功能不全不能增加 HCO_3^- 排泄病人，或严重代谢性碱中毒病人，可给酸中和细胞外液过剩的 HCO_3^-，初期目标是部分纠正代谢性碱中毒，准则是给酸 2.2mmol/kg，可使血清 HCO_3^- 约降低 5mmol/L。为排除过多的 HCO_3^- 有时常需行透析治疗。

三、呼吸性酸中毒的治疗

呼吸性酸中毒是因血 PCO_2 升高使细胞外液 pH 减低。原因是换气不足。尽管肺疾病是低氧血症的常见原因。由于 CO_2 较 O_2 更易弥散，故呼吸性酸中毒并不常见。低换气的原因有呼吸中枢抑制、气道阻塞、慢性阻塞性肺疾病及通气机安装不当等。

对急性呼吸性酸中毒的治疗是行气管内插管，以达到充分通气，体内 CO_2 蓄积量可依血 PCO_2 每升高 0.13kPa（1mmHg）（从 40mmHg 算起），CO_2 蓄积 2ml/kg 计算。对慢性代偿性呼吸性酸中毒的治疗，因存在低氧血症而变得复杂，完全纠正低氧血症可进一步使呼吸抑制，及使呼吸性酸中毒恶化。不能使 PCO_2 迅速正常化，因脑的 HCO_3^- 浓度再平衡滞后于全身的变化。

四、呼吸性碱中毒的治疗

呼吸性碱中毒是因 PCO_2 降低使细胞外液 pH 升高。PCO_2 降低可因过度换气、氧缺乏、肺顺应性减低反射性兴奋、药物影响或机械通气造成。治疗是消除引起过度换气的原因，并要确定引起低氧血症原因及加以纠正。对急性症状性呼吸性碱中毒，重呼吸或呼吸 5% CO_2 可临时缓解症状。如果呼吸性碱中毒是由于机械通气造成，通过调整潮气量或呼吸频率即可消除。

五、混合性酸碱失衡的治疗

明确在代谢性酸中毒与代谢性碱中毒时呼吸通过调节 $PaCO_3$ 对血浆［HCO_3^-］变化对［H^+］影响的补偿范围，以及在呼吸性酸中毒与呼吸性碱中毒时肾脏通过调节血浆［HCO_3^-］对 $PaCO_2$ 变化对［H^+］影响的补偿范围，是诊断是否存在混合性酸碱失衡，以及在混合性酸碱失衡中哪一种酸碱失衡居领先地位的依据。确定补偿范围可排除“代偿过度”的提法。

在代谢性酸中毒时，如果血浆［HCO_3^-］每下降 1mmol/L，$PaCO_2$ 下降超过 0.133kPa（1mmHg），则可能同时存在呼吸性碱中毒（以减去 $PaCO_2$ 补偿作用部分后，剩余的降低部分对 pH 的影响能否单独构成碱中毒为准）。

在代谢性碱中毒时，如果血浆［HCO_3^-］每升高 1mmol/L，$PaCO_2$ 升高超过 0.09kPa（0.675mmHg），则可能同时存在呼吸性酸中毒。在慢性呼吸性酸中毒时，如果 $PaCO_2$ 每升高 0.13kPa（1mmHg），血浆［HCO_3^-］增加超过 0.3mmol/L，则可能同时存在代谢性碱中毒。在慢性呼吸性碱中毒时，如果 $PaCO_2$ 每下降 0.13kPa（1mmHg），血浆［HCO_3^-］下降超过 0.5mmol/L，则可能同时存在代谢性酸中毒。

对两种原因不同、但性质相同的混合性酸碱失衡，一般容易识别，只要是血浆［HCO_3^-］或 $PaCO_2$ 各自的变化范围能使血 pH 达到异常即可。这可见于以下 4 种情况，即代谢性酸中毒合并呼吸性酸中毒、代谢性碱中毒合并呼吸性碱中毒、呼吸性酸中毒合并代谢性酸中毒、呼吸性碱中毒合并代谢性碱中毒。

由于代谢性酸中毒与代谢性碱中毒的评价指标均为血浆［HCO_3^-］，呼吸性酸中毒与呼吸性碱中毒的评价指标均

为 $PaCO_2$，因此难以理解会存在代谢性酸中毒合并代谢性碱中毒及呼吸性酸中毒合并呼吸性碱中毒：

1. 代谢性酸中毒合并呼吸性碱中毒治疗　主要治疗原发病及代谢性酸中毒。对过度通气病人，可给镇静剂或吗啡类药减低通气，如呼吸性碱中毒是使用呼吸机通气的结果，应调整潮气量及每分钟呼吸次数，将 $P_{ET}CO_2$ 控制在正常水平。

2. 代谢性碱中毒合并呼吸性酸中毒治疗　代谢性碱中毒是继发性酸碱紊乱，它主要继发于细胞外液容量缩小，及更为多见的钾缺乏。主要治疗原发病，其次是增进通气。低钾时补钾。对伴有 ECF 容量缩小病人，需补充 Na^+ 及 Cl^-，并适当补 K^+。

3. 代谢性酸中毒合并呼吸性酸中毒治疗　主要治疗原发病。可行气管内插管确保气管通畅，以利于用呼吸机治疗。并应根据血浆［HCO_3^-］降低情况，适当给予 $NaHCO_3$ 液治疗。

4. 代谢性碱中毒合并呼吸性碱中毒治疗　主要治疗原发病，根据 ECF 容积缩小情况与低血钾程度给予 NaCl 液及 KCl 治疗，并适当采用镇静剂及吗啡类药，抑制过度通气。

第六节　常见急腹症病人的液体治疗

一、急腹症病人液体治疗的目的

急腹症病人液体治疗的主要目的是：①补充功能性细胞外液丢失；②纠正酸碱失衡；③补充生理性水分丢失；④提供为机体代谢所需的能量。

为更好的理解急腹症患者功能性细胞外液的变化，首先复习一下细胞外液的生理功能。

体液可分为细胞外液及细胞内液。细胞外液又分为血管内液和组织间隙液。在组织间隙液中又区分为与毛细血管及淋巴管紧靠的液层，及将细胞膜互相隔离开的液层两部分。后者称为横贯细胞液（transcelular fluid）。由于血浆胶体渗透压及毛细血管内静水压的作用，血管内液可和组织间隙液中与毛细血管紧靠的液体相交换。

毛细血管壁很薄，它存有无数小孔，孔穴总面积约占血管壁的 20%。氧、二氧化碳、麻醉气体、水、电解质、葡萄糖等，可由毛细血管壁内膜直接向组织间隙移行。分子量小的蛋白，也可通过毛细血管壁的孔穴。血管内的蛋白质 24h 内有 45%漏出，然后经淋巴管再回到循环中。5-羟色胺类药可使毛细血管壁的孔穴加大。

向组织间隙移行的水、电解质，依靠细胞内、外液的渗透压及细胞膜上三磷酸腺苷酶的作用，与细胞内液进行交换。当由毛细血管移出的液量超出一定范围，即使毛细血管与细胞间的距离加大，导致组织间隙液的潴留。

潴留的组织间隙液，和横贯细胞液，都不能作为血管内液的后备力量，Randall 称其为第 3 间隙（third space）。

按细胞外液的功能，又可将细胞外液分为功能部分及非功能部分。功能性细胞外液包括血管内液及组织间隙液与毛细血管、淋巴管紧靠的液层。而横贯细胞液及毛细血管移出过多的那部分液体（加大毛细血管和细胞间距离的那部分液体），属非功能性细胞外液。

二、几种常见急腹症病人功能性细胞外液的改变

（一）胃肠穿孔后导致腹膜炎的病人

可使大量功能性细胞外液渗入腹腔。渗入量的多少，与穿孔脏器内容物的性质、进入腹腔的量、穿孔时间长短等因素有关。由于脏器内容物之刺激，腹腔浆膜可呈广泛性水肿，成人如全腹腔浆膜水肿厚 2mm，可潴留细胞外液 2L 左右。细胞外液减少时，组织间隙液首先向血管内转移，以维持血浆量。当向血管内转移的组织间隙液不能维持有效循环血量时，血压即可降低。一旦出现此种情况，再加之缺氧、酸中毒及毒素等的影响，细胞膜的通透性将增强，钠及水分可大量向细胞内转移，致成组织间隙液进一步减少。

腹膜炎渗出液的电解质含量，平均钠为 138mmol/L，氯为 105mmol/L，钾为 4.9mmol/L。此外，尚含有 4%以上的蛋白质。

（二）肠梗阻病人

可有大量细胞外液积存于肠管内，成人血浆量一般约为 3500ml，每日消化液的分泌量为血浆量的两倍左右，其中除少量随粪便排出体外，大部分仍回到循环中。肠梗阻病人，由于肠黏膜吸收功能障碍及肠腔内压不断升高，致肠壁静脉回流受阻，而使肠腔内积存大量液体。如伴有肠绞窄，尚可积存一定量的血液及毒素类物质。

肠液含钠量稍低于血浆（110～120mmol/L），钾与氯含量和血浆近似，HCO_3^- 含量比血浆高 2～3 倍。

（三）急性胆道感染和胆囊炎病人

如无胆囊穿孔，则腹腔内渗液较少，否则胆汁对腹膜的刺激，腹腔内可有大量渗液及广泛性腹腔浆膜水肿。急性胆道感染和坏疽性胆囊炎病人，由于细菌内毒素的影响，常有明显的中毒性休克症状。其循环方面的病理生理改变为：①细菌内毒素进入循环后，作用于血小板、白细胞及血液其他成分，使之释放组胺、5-羟色胺及缓激肽等。其中组胺可使小动脉扩张，小静脉收缩；5-羟色胺可使肺小动脉及肺小静脉收缩，对肺外血管之作用则恰相反；缓激肽则可使小血管扩张，特别是扩张皮肤和肌肉小血管。由于这些物质的影响，在中毒性休克早期，肝及肺血管收缩，其他血管则扩张。因心脏的代偿作用，此时心输出量可不减少。继之，由于血液大量淤积在肺、肝、肠管等处，静脉回流减少，心输出量减低，血压随即下降；②由于交感

活动增强，血中儿茶酚胺浓度明显升高，使小动脉、毛细血管前括约肌及毛细血管后小静脉收缩，导致毛细血管床缺血；继之，因严重缺血和酸中毒，使小动脉及毛细血管前括约肌麻痹扩张。由于毛细血管后小静脉抗酸能力较强，此时仍可处于收缩状态，结果导致毛细血管床瘀血，静水压逐渐升高，加之毛细血管壁因缺氧及毒素等之影响使其通透性加大，使血管内液大量外渗，导致血液浓缩，使血容量进一步减少。因此，有人用大量输液来提高心输出量，改善循环状态，曾获得显著疗效。我们亦同意这种作法。

（四）急性胰腺炎患者

由于胰腺肿胀，致胰腺淋巴回流受阻，不仅加重胰腺自身的炎症病变，且可导致腹水及炎性渗出液向后腹膜腔渗出。由于胰蛋白酶对血液、血浆珠蛋白及组织蛋白的作用，可生成有毒物质血色素原（hemochromogen），并使组胺及激肽（kinin）类游离，引起全身血管扩张、血管壁通透性增强，并损伤血管壁，使血液淤滞于毛细血管及血管内液大量向组织间隙转移。由于磷脂酶 A（phospholipase A）活性升高，可破坏细胞内线粒体，使三磷酸腺苷形成障碍，从而影响肝、脑、肾等脏器的功能；磷脂酶 A 对神经富有亲和力，它可以优先作用于神经细胞线粒体使其破坏，这可用以解释胰腺炎病人的脑症状。胰蛋白酶及磷脂酶 A 皆可渗至后腹膜腔，作用于后腹膜神经丛，产生剧烈的腹痛。此外，胰酶的腹腔及后腹膜腔渗出，是致成腹水及后腹膜腔水肿的主要原因。胰蛋白酶可作用于血浆纤维蛋白原及其他凝血因子，引起广泛性血管内凝血，这种高凝状态的出现，将影响全身各重要器官功能。磷脂酶 A 还可破坏胰腺自身的溶酶体膜，造成胰腺自溶，促使胰腺向坏死方向发展。

（五）肝、脾破裂大出血及消化道大出血病人

由于循环血量急剧减少，首先使氧运输障碍。正常成人，血液每分钟所能输送的氧量称为有效氧量。

有效氧量 = CO/min × SaO_2% × Hbg% × 1.34。

如 CO 为 5 250ml/min，SaO_2 为 95%，Hb 为 15g%，每克 Hb 携氧 1.34ml。

则有效氧量 = 5 250ml/min × 95% × 15g% × 1.34ml/g

有效氧量 = 1000ml.

而成人安静时，每分钟氧的实际消耗量力 250ml，仅为有效氧量的 1/4，也即在正常情况下，氧对机体有充分的储备能力。当大出血时，由于循环血量减少，心输出量降至正常时的 2/3 或更低，如以 2/3 计算则为 3500ml/min；由于出血的影响，肺功能受损，使动脉血氧饱和度降至正常时的 2/3 或以下，如以 2/3 计算则血氧饱和度为 64%；出血时，由于血液稀释，血红蛋白亦降低至正常时的 2/3，即 100g/L。将此结果代入上式则此时的有效氧量为 300ml。即血液输送氧的能力，几乎等于安静时氧的实际消耗量，氧储备能量近于零。

为应付此种情况，机体即进行代偿。为增加心输出量，容量血管收缩，使回心血量增加；组织间隙液向血管转移，使血容量加大；交感性兴奋，使心率加快、心肌收缩力增强。为提高血氧饱和度，呼吸幅度加大，次数增多。为增加血红蛋白含量，储血器官收缩，使尽可能多的红细胞进入血液循环。当上述代偿机制仍不能补偿血液大量丢失所造成的影响时，机体即进入严重休克状态。此时输血便成为唯一挽救病人生命的措施。

上述 5 类病人，都有大量的功能性细胞外液丢失，因此及时恢复功能性细胞外液量，是抢救此类病人的主要治疗措施之一，并为手术治疗创造良好条件。

三、急腹症病人手术过程对功能性细胞外液的影响

Shires 等曾对开腹手术时细胞外液的变化进行了研究，发现手术出血量小、手术扰乱小，细胞外液量几乎无改变；手术野广泛、出血量在 2000ml 以上、且手术时间长者，细胞外液量比术前减少 10%～28%。Fountain 等报告，开腹手术时，由于手术操作对肠管的干扰，可使浆膜下组织潴留大量的血浆成分，浆膜水肿可达 4mm。成人如全腹腔浆膜的一半水肿增厚 2mm，据他们推断，可潴留细胞外液 1L。同时也认为，成人行腹腔内手术，可潴留功能性细胞外液 1600ml。另外，尚有一定量的细胞外液从肠管及腹膜表面渗出。根据 Adamsons 等观察，手术切口处组织，每 100g 可潴留水分 4g。

由于手术操作确可引起一定量细胞外液丢失，因此应适当地给予补充，对预防术中及术后尿少、体温明显升高、呼吸道分泌物黏稠及维持循环功能稳定等，无疑有良好作用。

四、关于输液剂种类的选择

（一）对腹膜炎病人

以补充平衡盐液为主，同时根据血红蛋白或血细胞比容浓缩程度，补充适当量的低分子右旋糖酐或羟乙基淀粉代血浆，以利于及时恢复有效循环血容量及改善微循环灌流。

（二）对肠梗阻病人

应补充按 2/10 的 5%葡萄糖液、7/10 的 5%葡萄糖盐水液、1/10 的 1.25%碳酸氢钠液组成的液体，这种液体与肠腔液的电解质含量近似。当有肠腔积血时，尚应以根据积血量补充一定量全血。

（三）对急性胆道感染及胆囊炎病人

如伴有腹膜炎，应补充一定量平衡盐液。对以中毒性休克为主者，如确定低血容量是造成低血压及微循环障碍的重要因素之一，应补充一定量的低分子右旋糖酐或羟乙基淀粉代血浆，以恢复有效循环血量及改善微循环。同时

输入一定量的平衡盐液，以补充功能性细胞外液的细胞内转移。

（四）对急性胰腺炎病人

需输入大量平衡盐液及适当量的血浆或代血浆制剂，以保持血细胞比容在36%～40%。失血较多者，尚应补充一定量全血。对此类病人，液体治疗只是治疗措施中的一个重要方面。此外，还应给大量止痛药、蛋白酶抑制剂抑肽酶（aprotinin）、皮质激素类药、血管活性药及强心药等。

（五）其他

对丢失全血为主的肝、脾破裂及消化道大出血病人，主要应输入全血。当血源困难时，可输入大量平衡盐液及一定量代血浆制剂。但最好使血细胞比容保持在28%以上，以维持满意的循环状态。

为补充手术过程功能性细胞外液丢失，可输入平衡盐液。

当患者处于休克状态时，所选用的平衡盐液，应以含碳酸氢钠的复方氯化钠液为佳，乳酸钠林格注射液可增加血中乳酸盐含量，不利于立即纠正代谢性酸中毒。

此外，任何休克病人，常有不同程度的低血钠，低血钠可使肾脏负担加重，对发生肾功能障碍起一定作用，因此，应根据血钠降低的程度，及时予以补充。

五、如何确定输液量及输液速度

（一）正确估计体液丢失量并不容易

Marriott对脱水程度的分类可作为估计体液丢失量的参考。他将脱水程度分3类：

1. 轻度脱水　体液丢失量约为体重的2%，病人只表现口渴，其他症状均不明显。

2. 中度脱水　体液丢失量约为体重的6%，病人表现极度口渴，尿少，尿比重达1.035以上，口腔黏膜干燥，心率增速，体温升高，血压开始下降，但无意识障碍。

3. 重度脱水　体液丢失量约为体重的7%～14%，除中度脱水所述症状明显外，尚出现意识障碍，烦躁不安，幻觉，甚至昏迷。

对大出血病人，有人以血压值的高低，估计血液丢失量。如失血量在15%以下，血压及脉搏可很少改变；失血量为20%～30%，成人血压可降至9.33kPa（70mmHg），脉搏可达120次/分；失血量为30%～50%，血压可达6.66～0kPa（50～0mmHg）。

上述估计体液或血容量丢失量的方法，只能作为预计补液量或输血量的参考。在我们的经验中，曾遇一肝破裂患者，腹腔积血3000ml，而血压为110/80mmHg，脉搏80次/分，周围静脉明显收缩，脉细弱，肢端苍白、冷湿，无尿。此例说明：当病人代偿能力较强时，虽其他休克征象明显，但血压尚可维持在正常范围，因此依血压值的高低估计血液丢失量，变异范围较大，并不可靠。

我们认为补血、补液量的多少，应以能维持良好循环状态为准则。根据我们的经验，对于因严重脱水或大量出血而致重症休克病人，为维持循环稳定，补充的液量常远超出所估计的丢失量，这可能与下述因素有关：①毛细血管床的广泛开放，致使大量血液瘀滞于微循环血管内；②细胞外液大量向细胞内转移；③腹腔渗液的大量生成；④高热及多汗等之影响。因此，我们是以下述标准作为液量补足的指征：

1. 肢端温暖而红润，皮肤指压试验时间正常。

2. 不吸氧时SpO_2在96%以上，成人排尿量每小时不少于30ml，儿童不少于20ml，婴儿不少于10ml。

3. 脉搏容量饱满，且速率在正常范围。

4. 血压在正常水平。

5. 神志清楚。

（二）关于液体补充速度以下意见可供参考

1. 对伴有脱水酸中毒的急腹症病人可先在1小时内快速输入平衡盐液、或生理盐水、碳酸氢钠液2000ml；血容量欠缺明显时，为能及时恢复血容量及改善微循环，可先输入代血浆制剂500ml。因单纯输入等渗的平衡盐液，它可直接向血管外溢出，血管与组织间隙是以1∶4进行分配，这样血容量恢复的速度比较缓慢，不利于及时使血压回升。此外，亦有的作者报告，输入平衡盐液后，约有2/3离开血管，1/3仍保留在血管内。

2. 为补充手术所致的功能性细胞外液的丢失　有人提出可在手术第1h，补充平衡盐液2L，以后每小时1L。亦有人认为，对于2～3h的胃切除术、乙状结肠手术、胆囊切除术等，只需给平衡盐液1L左右即可。我们认为这主要须根据病人情况而定。

3. 关于液体补充的最大速度　高折认为，以不超过5ml/（kg·min）之速度，总量不大于200ml/kg给平衡盐液，对机体生理功能可无障碍。但对进行性心脏病患者、心功能代偿不全、肺功能低下者，则不安全。

一般是以CVP、血压及呼吸表现等作为输液速度的依据。

如CVP低、血压低、呼吸平顺且呼吸道无阻力，可快速进行输液。如一男性15岁腹部外伤致空肠穿孔患者，伤后24小时入院，在全身麻醉下行肠切除吻合术。术后高热41℃，血压不能测知，脉搏扪不清，呼吸急促，烦躁不安，尿少，血红蛋白160g/L，腹腔渗液较多，CVP为0.59kPa（6cmH_2O）。上述情况表示体液明显欠缺，遂在CVP连续观察下加速输液，11h内输液3350ml，19h内共输液10190ml。即使如此，CVP仍低于0.49kPa（5cmH_2O）。

在输液过程中，如CVP升高超过正常范围>1.18kPa（即大于12cmH_2O），或虽CVP不高，但呼吸急促，呼吸阻力大，交换量减小，呼吸困难，甚或出现两肺湿性啰音，则表示左心功能不良。遇此种情况，无论血压水平如何，皆应减缓输液速度或暂停输液，而给洋地黄、多巴胺或异丙肾上腺素等强心，待心功能好转后，再根据心功能情况及液体欠缺量的多少，继续进行补液。

如血压已正常，肢端红润而温暖，排尿量明显增多，CVP虽仍较低，但也表示循环血量基本恢复正常，此时，只须缓慢行维持输液即可，以防止输液过量所招致之并发症。

一般情况下，如心功能正常，CVP的变化可作为判断血容量的可靠指标。但在慢性肺疾患、肺梗死及儿茶酚胺类药治疗时，CVP多升高，甚至仅用儿茶酚胺类药治疗也可发生肺水肿。当对CVP值有怀疑时，可根据其对输液的反应，去判断有否低血容量。如以40~60ml/min之速度输入胶体液100~200ml，CVP升高不越过0.29kPa（$3cmH_2O$），且随液体输入，血压明显升高，尿量也有所改善，则可断定仍有低血容量。如上述测试使CVP持续升高超过0.29kPa（$3cmH_2O$），则表示右心功能不良。此时主要应改善心脏功能。

CVP并不能及时反映左心室功能状态。有的病人虽已有肺水肿和左心衰竭。而CVP可正常或处于低值，此时PCWP和左心房压是反映左心室功能状态的可靠指标，当这些压力明显升高时，提示左心功能不良。但有的作者还认为，既往有肺疾病，或当肺血管阻力发生改变时，甚至PCWP亦不可靠。由于上述测压技术较为复杂，因此我们以密切观察有否呼吸困难、呼吸阻力及潮气量的大小，及两肺有否湿性啰音出现等作为替代。如表现有呼吸困难、呼吸阻力加大、潮气量减小，或两肺底出现轻度湿性啰音，则表示左心功能不良，输血输液即应缓慢或暂停，并努力改善心功能。

（李文硕 申 岱 房 怿）

参考文献

Halperin ML, Goldstein MB. Fluid, Electrolyte, and Acid-Base Physiology. U. S. A.: W. B. Saunders Company, 2010

第十六章
外科病人输血

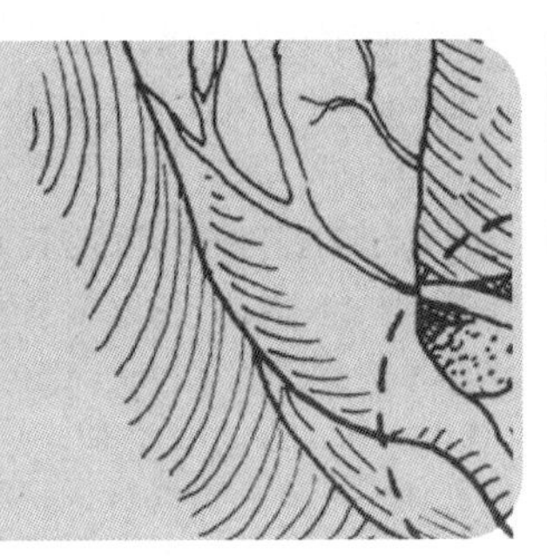
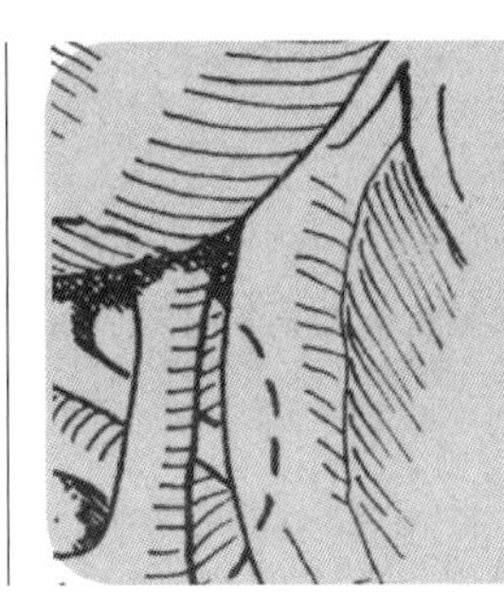

输血是外科特别是手术病人术中常用的治疗措施，他不能为各种平衡盐液或代血浆制剂的输入所替代，这是由血液的功能所决定。现将外科病人输血治疗所涉及的相关生理及病理生理分析如下。

第一节　血液相关生理知识

血液的主要功能是运输功能，其次是维持机体电解质平衡和血浆胶体渗透压，最后是血液凝血功能。

一、血液的运输功能

在运输功能中首先是对氧和二氧化碳的运输，其次是对供能物质运输。

（一）血液的氧运输

氧是细胞线粒体中氧化磷酸化必需的气体，成人每分钟需 ATP 72mmol，约为 36.5g（ATP 分子量为 507），成人机体中 ATP 的存储量仅能满足机体需能 66 秒要求，因此需要在氧的参与下由线粒体的氧化磷酸化迅速生成 ATP。成人每分钟需氧 12mmol，约为 268.8ml，如以每克血红蛋白携氧 1.39ml、心输出量 5L/min 计算，每升血中应有 39g 血红蛋白满负荷氧才能满足此要求，为此目前国际上均主张当每升血中的血红蛋白含量低于 70g 时必须采取输血治疗，以免发生组织缺氧。

（二）血液二氧化碳运输

二氧化碳是机体供能物质代谢的终产物，成人每分钟生成量为 10mmol，约为 224ml。二氧化碳在磷酸酐酶作用下与水化合生成碳酸，然后与 Na^+或 K^+结合形成碳酸氢盐，体内生成的二氧化碳 88%以碳酸氢盐形式被运输，物理溶解的二氧化碳和与血红蛋白结合的二氧化碳各占 6%，物理溶解的二氧化碳在碳酸酐酶作用下生成碳酸后，碳酸中的氢每 1000 个可以生成一个 H^+，它对体液中的 H^+浓度产生影响，从而影响体液的 H^+浓度平衡。

（三）血液产供能物质运输

供能物质是指经体内代谢后能产生 ATP 的物质，机体所需供能物质 50%～60%来自葡萄糖，20%～30%来自脂肪酸，15%～20%来自氨基酸。机体对上述产能物质的利用率取决于机体能代谢这些物质的酶含量，超出酶的利用率则使这些物质在体内堆积，而对机体产生不利影响。如成人对葡萄糖的利用率仅为 5mg/（kg·min），其供应量超出此范围就会发生二型糖尿病。

二、维持电解质平衡功能

体液电解质浓度稳定对确保机体各脏器功能正常十分重要，在电解质中以 K^+及 H^+浓度稳定最为重要，这是由于它们在细胞内外液中的浓度差较大，且很容易发生变化，对生命器官功能影响大。

（一）K^+平衡的维持

K^+是细胞内液的主要阳离子，其含量平均为 150mmol/L，这种状态是由生命进化初期的生活环境所决定。因为是水创造了生命，生物体原先是生活在海水中，原始海水含大量钾盐，因此细胞内含钾盐高，后来海水中的钾盐沉积于海底变成矽酸盐，更多的钠盐溶于海水中，因此细胞外液呈现高钠状态。K^+在细胞内液平均含量为 150mmol/L，K^+在细胞外液平均含量 4mmol/L，细胞内外差 37.5 倍。胰岛素、β_2 受体兴奋、α 肾上腺素能受体抑制以及细胞外液 H^+浓度低下，均可促使细胞外液 K^+移入细胞内，K^+主要经尿液排出体外，成人每快速利尿 1L（每小时尿量大于 250ml 定为利尿）丢失钾 18～22mmol，其中主要为细胞外液钾。为说明钾对骨骼肌和平滑肌的影响，列式①$\frac{[Na^+]+[K^+]}{[Ca^{2+}]+[Mg^{2+}]+[H^+]}$，为说明钾对心肌的影响，列式②$\frac{[Na^+]+[Ca^{2+}]+[OH^-]}{[K^+]+[Mg^{2+}]+[H^+]}$，①式说明 K^+能兴奋骨骼肌及平滑肌；②式说明 K^+能抑制心肌。

（二）H^+平衡的维持

Carlos Pestana 主张将酸碱平衡一词的称呼改为 H^+浓度平衡较为合理，此种称呼反映了问题的实际内涵，我们同意这种意见。人体内的 H^+主要来自水分子分解及二氧化碳溶于水后生成的碳酸。

1. 每 5.5 亿个水分子的裂解生成 1 个 H^+，每升水生成 100nmol H^+，即 pH 7。

2. 二氧化碳溶于水后，在碳酸酐酶作用下生成碳酸，碳酸中的 H 每 1000 个生成一个 H^+。每 10mmHg CO_2 生成 1.143nmol H^+。为什么体液中的 H^+含量如此低下呢？此乃由于 H^+有嗜大分子性能，它一旦与大分子结合，便会将大分子的物理和化学性能彻底改变，因此 H^+在体内含量甚微，现测定成人体内 H^+含量仅为 3000nmol（0.003mmol），其中细胞内液含 2400nmol，细胞外液含 600nmol。维持体液 H^+浓度平衡，主要靠肾脏和呼吸的排泄作用，以及体液缓冲系统的缓冲作用。

三、维持血浆胶体渗透压功能

血浆胶体渗透压是由血浆蛋白分子对水分子的吸附作用所形成，一般每克蛋白能结合水 15ml，1g 白蛋白结合水分子后形成 5.44mmHg 的胶体渗透压，1g 球蛋白结合水分子后形成 1.43mmHg 胶体渗透压，正常血浆胶体渗透压为 26mmHg，毛细血管壁的孔径为 3.5～4nm，白蛋白的直径为 14.6nm，水分子的直径为 0.272nm。血浆胶体渗透压是将液体保留在血管腔内的力。将血管腔内液体移出血管腔的力有：

1. 靠近毛细血管小动脉端的压力（一般为 20mmHg）及靠近毛细血管小静脉端的压力（一般为 15~20mmHg）。

2. 间质内负压（肺脏为-8.3mmHg，其他组织为-5.5~-7.1mmHg）。

3. 间质内胶体渗透压［骨骼肌为（7.9±1.2）mmHg，皮下组织为（8.6±1）mmHg，肺为（14±2.4）mmHg］，这些数字表明，为了确保血管腔内容量正常，维持足够高的血浆胶体渗透压十分重要。一般认为 1gm 右旋糖酐能结合水分子 25ml，1gm 羟乙基淀粉能结合水分子 30ml，与蛋白质相比较均有一定优势，可根据情况输用。

四、维持凝血功能

外科手术病人维持凝血功能正常是保证手术成功的重要条件。在凝血过程中起核心作用的物质有血小板、凝血酶原、纤维蛋白原，维持血流中这三个物质的含量及功能正常对确保机体自然凝血十分重要。

（一）血小板

是具有黏附、聚集、释放血小板因子 3（PF3）、促凝、血块收缩和维护血管内皮完整六种功能于一身的单细胞，它释放的 PF3 可与凝血因子Ⅸα、Ⅷα-Ca^{2+}形成复合物，并能进一步与凝血因子Ⅹα-Ⅴα-Ca^{2+}等亦形成复合物后作用于凝血酶原，使凝血酶原转变成凝血酶，进入凝血过程的下一步骤。为实现上述功能一般要求血小板的数量应为 60×10^9/L 以上。

（二）凝血酶原

是维生素 K 依赖性凝血因子，它在肝脏合成，正常人它在血浆中的质量浓度为 150~200mg/L，分子量 72 000，凝血酶原在血小板因子 3 的复合物作用下生成具有蛋白水解活性的凝血酶，分子量 36 000，凝血酶是蛋白水解酶，可以通过对多种因子的蛋白水解作用介入凝血过程。

（三）纤维蛋白原

它是血栓中的纤维蛋白的来源。凝血酶可使纤维蛋白原转变为纤维蛋白，纤维蛋白原主要由肝脏合成，正常人血浆中质量浓度为 2~4g/L，分子量为 340 000，手术期间低于最低值的常见原因，绝大多数是由于 DIC 消耗所致。纤维蛋白原在凝血酶的作用下可形成纤维蛋白凝块，发挥凝血作用。纤维蛋白凝块可为肝素及纤维蛋白溶酶溶解，致成难以制止的广泛性渗血，对此只有用抗血纤溶芳酸等治疗。

除上述维持凝血功能三个核心因素外，还有其他不能忽视的凝血因子，如因子Ⅲ，又称组织凝血活酶因子，不存在于血浆中，而存在于脑、肺及胎盘中，它是因子Ⅶ的辅助因子；因子Ⅶ，血浆中仅含少量（0.5~2mg/L），他主要是与因子Ⅲ形成复合物，激活因子Ⅹ，启动外源性凝血；因子Ⅹ，可被复合物（因子Ⅸα、因子Ⅷα）及（因子Ⅶα、因子Ⅲ）激活为Ⅹα，然后在 Ca^{2+} 作用下与 Vα 形成复合物，它可激活凝血酶原变成凝血酶；因子Ⅺ，在血浆中以酶原形式存在，血小板中也含量丰富，缺乏后产生血友病 C；因子ⅩⅢ，是止血必需的凝血因子，血浆中质量浓度为 25mg/L，正常情况下在血浆中以酶原形式存在，当机体需要时在 Ca^{2+} 参与下被凝血酶激活，激活的ⅩⅢα，可使溶解的纤维蛋白变成稳定的纤维蛋白凝块。

为维持血液在血管内流动，血液中的纤溶系统必须有效拮抗血液中凝血系统的作用。血液中抗凝因子有①A-TⅢ；②组织因子途径抑制物（TFPI）。A-TⅢ是通过抑制凝血酶、抑制凝血因子Ⅸα、Ⅹα、Ⅺα、Ⅻα、纤溶酶、胰蛋白酶、激肽释放酶等；蛋白 C 系统起抗凝作用是经过 PC 被活化成 APC，APC 发挥抗凝活性，然后 APC 被清除；TFPI 可直接抑制活化的因子Ⅹα 以及因子Ⅶα・Ⅲ复合物。

第二节　外科手术时的异常出血

外科手术术中异常出血是外科手术少见情况，一旦发生，如术前缺乏适当准备，常难以挽救患者生命。现将外科手术术中异常出血的可能情况分述如下。

一、血友病和血管性血友病

血友病和血管性血友病是外科手术患者并存的十分少见的术中异常出血性疾患。血友病 A 系缺乏凝血因子Ⅷ，血友病 B 系缺乏凝血因子Ⅸ，血管性血友病系缺乏抗血友病因子Ⅷ：C。

为能获得手术成功，如为小手术，对血管性血友病血浆Ⅷ：C 或Ⅸ应达到正常水平的 20%~30%；对中等手术应达到正常水平的 30%~40%，大手术应达到正常水平的 40%~60%，有时应达到正常水平的 60%~80%，以策安全。

二、肝脏疾病

凝血因子Ⅶ、Ⅹ、Ⅸ、Ⅱ、Ⅴ、纤维蛋白原等均由肝脏合成，当 APTT 的正常值为 31~43 秒时，如测值超过正常值 10 秒，则表明因子Ⅸ、Ⅺ、Ⅻ缺乏。PT 正常值为 11~13 秒，如延长超过 3 秒，表明因子Ⅶ、Ⅹ、Ⅴ缺乏，此外如纤维蛋白原含量低于 1.7g/L，即可发生止血困难。对肝病患者应根据化验结果进行有针对性治疗。

三、外科手术中的弥散性血管内凝血

弥散性血管内凝血（DIC）是外科手术中经常发生的严重广泛性创面渗血，如果抢救不及时或抢救措施不当，病人死亡率相当高，在 1972 年以前天津医科大学总医院的此类病例死亡率在 90% 以上。后经研究得知，其病理生理机制是由于纤维蛋白溶酶活性增强所致，正常情况下，人体某些组织和器官如肺脏、胰腺、子宫、前列腺等处，存在大量纤维蛋白溶解酶，但均处于非活性状态，一旦发生缺氧、二氧化碳蓄积、酸中毒或使用血管收缩剂等情况，纤维蛋白溶解酶便可迅速被激活，将人体内的纤维蛋白原及纤维蛋白大量溶解，从而产生难以控制的广泛性创面渗血，由于对DIC的病理生理机制的充分了解，便开始采用大量的纤维蛋白溶解酶拮抗剂治疗，并配合药理剂量的皮质激素，从而使产后大出血患者得到了救治，并取得突破性成果，使得医科大学总医院30多年来产后大出血患者出现第一例存活的产妇，与此同时我们亦将此种经验推广到外科手术患者，同样获得了成功。1974年4月我们将我们的救治经验以《产后大出血及手术大出血病人急救处理的初步经验》为题目刊载于《天津医药》杂志上。

第三节 围术期成分输血

一、成分输血基本概念

成分输血是将全血的各种有效成分分离出来，分别制成高浓度的制品，根据患者需要输给相应制品。

成分输血的主要优点是一血多用，使一个人的献血多人受益。由于制品浓度高和纯度高，因此疗效好，可避免输入不必要的成分所产生的不良反应，使输血治疗更加安全。

成分输血是1959年由Gibson所创，20世纪70年代逐渐发展起来，到70年代世界广泛施行，80年代在发达国家成分输血达95%以上，到90年代发达国家已达100%。目前全血仅用于血容量不足伴有进行性失血的休克病人。全血已成为制备成分血的原材料，给患者输入全血既不合理，也是对血资源的浪费。

目前成分输血以输红细胞最多，血浆用量日趋减少。在我国成分输血比国外晚10年左右，大城市中成分输血比例已达90%以上。

成分血是采用血细胞分离机制备，它是根据血液成分的比重不同将全血用低温离心机进行离心分离，血浆平均相对密度是1.027，血小板是1.040，淋巴细胞是1.055，中性粒细胞是1.090，红细胞是1.096。相对密度差越大的成分分离效果越好。

16

二、成分输血的优点

目前认为，成分输血具有以下优点：

1. 成分输血对免疫功能影响小。研究证明，只输浓缩红细胞或洗涤红细胞的病人肿瘤复发率低，输全血及血浆者高，血浆对免疫功能的抑制作用最强，洗涤红细胞几无影响。

2. 成分血制剂容量小、浓度和纯度高，治疗效果好。一般规定200ml全血为一个单位（IU）从400ml全血中制备的血小板容量仅为25~30ml，但却含全血的60%血小板，其容量只为全血的1/15。

3. 成分血不良反应少，相对安全。因其可避免不需要成分引起的不良反应。

4. 成分血可减少输血传播的疾病。由于病毒在血液中各成分的分布不均匀，如白细胞传播病毒的危险性最大，血浆次之，红细胞及血小板相对安全。

5. 成分血便于保存，使用方便。如血小板在22℃±2℃的条件下可保存5天，新鲜冰冻血浆在-20℃下可保存1年，普通冰冻血浆在-20℃下可保存5年。

6. 成分血可综合利用，节约血液资源，可使一人献血多人受益。

三、输全血的缺点

1. 大量输全血可使循环超负荷。对容量正常的贫血病人如输血量过大可致急性肺水肿，对老年人、婴幼儿及危重症患者，即使输入全血量不大也有发生肺水肿的危险。

2. 输入全血过多，不仅可造成电解质紊乱，并可加重肝肾功能障碍。

3. 输入全血容易产生同种免疫，增加不良反应，特别是发生抗体抗原反应。

4. 全血内所含的各种成分不浓不纯，难以达到所需治疗剂量，疗效较差。

四、输全血的适应证

卫生部（现国家卫生计生委）发布的《临床输血技术规范》规定（〔2000〕184号文件），全血可用于急性大量失血可能造成低血容量休克病人，或存在活动性出血，估计失血量超过自身血容量30%的病人。

五、血细胞制品的临床应用

（一）红细胞

1. 红细胞悬液、悬浮红细胞　是从全血中移除血浆后的高浓缩红细胞，血细胞比容（Hct）可达0.90。我国规定200ml全血制备的红细胞为1U，每个单位中含200ml血的全部红细胞及50ml添加剂，其中所含的白细胞与血小板碎屑比全血少，故输入后不良反应发生率大为减少。一般可保存21~42天，它适用于临床各科输血。

2. 浓缩红细胞（压积红细胞）　是将新鲜全血或库存血经离心或静置待红细胞下沉后移去上层血浆后制成。每个单位总量为110~120ml，其中含200ml全血的红细胞及30ml血浆和15ml抗凝剂，Hct为0.70~0.8，在4℃±2℃条件下可保存21~35天，其适应证等与1相同。

3. 洗涤红细胞　是将全血离心去除血浆和白细胞后，再用0.9%NaCl洗涤红细胞5~6次，最后加0.9%NaCl液

50ml 制得。每个单位总量 110～120ml，其中含红细胞 60～70ml 及 0.9%NaCl 50ml。不含其他电解质及血小板，基本上输入后无不良反应。本品只能在 4℃条件下保存 12 小时。本品适用于：①对全血及血浆有过敏反应者；②自身免疫性溶血性贫血病人；③肝肾功能障碍者；④因反复输血已产生因白细胞及血小板抗体引起输血发热反应病人。

（二）白细胞

将含有抗凝剂的血袋轻离心使红细胞下沉，血小板仍停留在上层血浆中，分出上层血浆将白膜层挤入另一血袋中收集。此法可获得粒细胞 1.5×10^{10} 个，每个单位约 200ml，本品除含粒细胞外，尚含有少量红细胞、淋巴细胞及血小板。本品在室温下保存不应超出 24 小时，输注的适应证为：①中性粒细胞低于 0.5×10^9/L；②有明确且严重的细菌感染者；③强有力的抗生素治疗 48 小时无效病人。每次输注剂量应大于 1.0×10^{10} 个粒细胞，每天输注，连续 4～5 天，直到体温下降为止。输注效果以体温下降为准。

（三）血小板（浓缩血小板）

用血细胞分离机采集，一次可获血小板 2.0×10^{11}～6.0×10^{11} 个，每 200ml 全血可制备浓缩血小板 1U，不保存的血小板制剂为 25～30ml，保存的为 50～70ml。我国规定 1U 为一个治疗量，含血小板 $\geq2.5\times10^{11}$ 个。在 22℃±2℃下可保存 24 小时，在特制的血小板保存袋内因透气性能好可保存 5 天。输注浓缩血小板的适应证为：①血小板低于 20×10^9/L 伴严重出血者；②血小板计数不低，但功能异常致严重出血者，如血小板无力症、阿司匹林类药物影响者；③大量输血致血小板低于 50×10^9/L 伴严重出血者。也有人认为当血小板低于 5×10^9/L，无论有无明显出血，为预防颅内出血，都应及时输注血小板。

六、血浆及其衍生物的临床应用

（一）新鲜冰冻血浆

新鲜全血于 4℃离心将血浆分出，迅速置于-30℃冰冻即为（fresh frozen plasma，FFP），使用时融化，FFP 中除血小板外，含有全部凝血因子，200ml 袋装 FFP 中，含血浆蛋白 60～80g/L、纤维蛋白原 2～4g/L，其他凝血因子 0.7～1.0IU/ml。在-30℃可保存 1 年。

1. 适应证　①凝血因子缺乏；②肝病患者获得性凝血功能障碍；③大量输血伴发凝血功能障碍；④口服抗凝药物过量引起的出血；⑤抗凝血酶Ⅲ缺乏；⑥血栓性血小板减少性紫癜；⑦血浆置换时作为一种置换液。

2. 用法　FFP 应用时应在 37℃水浴中融化，溶化后在 24 小时内用完，输注速度为 5～10ml/min。

3. 输注剂量　通常首次剂量为 10～15ml/kg，维持剂量为 5～10ml/kg。若输注剂量为 10～20ml/kg，则使多数凝血因子升高 25%～50%。由于大多数凝血因子在比较低的水平就能止血，故应用 FFP 的剂量不宜过大。

4. 注意事项　有以下六方面：①FFP 不能置于温液下自然融化，以免使纤维蛋白析出；②融化后应尽早输用，以免使不稳定的凝血因子丧失活性；③AB 血型血浆可输给任何血型受血者，A 型血浆可输给 A 型和 O 型受血者，B 型血浆可输给 B 型和 O 型受血者，O 型血浆仅能输给 O 型受血者；④新鲜冰冻血浆正常为淡黄色半透明的液体，一旦出现颜色异常及凝块，则不能再输注；⑤FFP 一旦融化后如果因故不能及时输注，可置于 4℃条件下暂存，但时间不能超过 24 小时；⑥FFP 不能用于补充血容量及营养，因其可传染肝炎及艾滋病，并可引起不良反应。

（二）普通冰冻血浆

它来自保存期超过 6～8 小时的全血分离出来的血浆，全血有效期之内或过期 5 天的全血分离出来的血浆，以及保存超过 1 年的 FFP。它与 FFP 的区别是它缺乏不稳定的凝血因子Ⅴ和Ⅷ，它适用于凝血因子Ⅴ和Ⅷ以外的凝血因子缺乏的病人。

（三）冷沉淀物

是将 FFP 置于 4℃条件下融化，当其融化达到尚有少量冰碴时取出后重离心，温度为 0～4℃，然后移去上层血浆，剩下的不溶解的白色沉淀物即为所需的冷沉淀物。冷沉淀物与剩下的少量血浆（25ml 左右）即置于-30℃下冰冻保存。

400ml 全血分离的血浆所制备的冷沉淀物为 1U，容量 20～30ml，其中含凝血因子Ⅷ和ⅩⅢ约为 100IU，含纤维蛋白 200～300mg，含等于 200ml 血浆中含有的血管性血友病因子（FⅧ复合物）。此外，还含有 250～500mg/L 的纤维结合蛋白及其他各种免疫球蛋白等物质。冷沉淀物在-30℃下可保存 1 年。

1. 适应证　主要有以下 5 方面：①凝血因子Ⅷ缺乏者（血友病 A 患者）；②血管性血友病因子（Ⅷ：C）缺乏者；③纤维蛋白原缺乏者；④纤维结合蛋白缺乏者；⑤凝血因子ⅩⅢ缺乏者。但主要用于治疗血友病 A、血管性血友病、先天性或获得性纤维蛋白原缺乏症患者，也用于治疗手术后出血及 DIC 等。

2. 用法　冷沉淀物在 37℃水浴中 10 分钟或更短时间融化后，必须在 4 小时内输入。

3. 输注剂量　一般为治疗血管性血友病为 10kg 输 1U，每日 1 次，维持输入 3～4 天，对因子ⅩⅢ缺乏的出血，每 10kg 体重输注 1U，每周 2～3 次。

4. 注意事项　①一般不做血型交叉配合实验，但对早产儿或新生儿输注时最好给予血型相同的或相容的冷沉淀物；②融化冷沉淀物时水浴温度不应超过 37℃，以免因子Ⅷ失活，当于 37℃水浴加温后，如其融化不完全，说明其中所含纤维蛋白原已变成纤维蛋白，此品已不能输用；③如已融化的冷沉淀物因故不能输用，不宜再冻存；④冷沉淀物黏度大，输注时最好加入少量枸橼酸钠溶液，以利

16

于输入。

（四）纤维蛋白原浓缩剂

是从健康人混合血浆中分离提取，为白色冻干制剂，它适用于先天性纤维蛋白原和获得性纤维蛋白原减少症，其使用剂量依病情而定，使用前用注射用水 2ml 稀释，然后置于 37℃ 水浴中轻轻转动直至完全溶解，如溶解后出现大块不溶物，不宜为患者输用，一般每次输入 2~4g。

第四节　外科患者急性失血的治疗对策

从生理功能而言，失血与输血并非是等价治疗，此乃因病人在失血之同时，其生命器官的贮备能力同时尚有不同耗损，而输血仅使机体获得容量方面补偿，其器官贮备能力耗损并未获得补偿，而所输的血液中由于加入抗凝剂及贮存，不仅血小板、粒细胞及不稳定性凝血因子已丧失，且增加了细胞碎屑、K^+、NH_4^+、乳酸盐等物质，并有传播肝炎、艾滋病等危险，这表明输血治疗应慎重实施。

为避免输异体血的上述不良影响，近年来经研究出台了一系列保护性治疗措施，如术前采集自身血，术中或术后收集自身失血，术中进行血液稀释，以及行控制性降血压术减少术中失血等措施，已取得了满意的效果。现将非保护性治疗措施之外患者急性失血的治疗对策分述如下。

一、一般性急性失血的治疗对策

（一）成人全血量为 5000ml，如无贫血，一般急性失血 15%（750ml），不需要输血治疗，仅需输入等量代血浆制剂或相当于失血量的 2~3 倍的平衡盐液即可。

（二）成人急性失血 20%~30%（1000~1500ml）时，可表现为心率明显增速，收缩压基本正常，脉压缩小，毛细血管充盈缓慢，呼吸增快，焦虑不安等。功能性细胞外液向第三间隙转移（功能性细胞外液是指当血容量减少时能渗入到血管腔补充血容量的细胞外液；第三间隙是指潴留的组织间隙液及横贯细胞液所占的空间），此处所指功能性细胞外液包括部分细胞外液及由血管腔滤出的一部分液体，从而出现血液浓缩，由于这些病理生理改变，此时应首先采取液体治疗而非输血，应以输入平衡盐液及代血浆制剂为主，当 Hb<100g/L 时，除了输注大量平衡盐液及代血浆制剂外，还要适当输入红细胞。

16

二、迅速大量失血的治疗对策

当成人失血量在短时间内超过全血量 30%时，即失血量超过 1500ml，将会出现明显休克症状，血压降低，脉细速，皮肤湿冷，毛细血管充盈缓慢，尿少和烦躁不安等。

此时应首先迅速输入大量平衡盐液及代血浆制剂扩充血容量，纠正功能性细胞外液欠缺，改善已衰竭的周围循环，Hb<100g/L 时，尚应适当输入一定量的红细胞，如失血量过大，除上述液体治疗外尚应考虑输入一定量全血。鉴于输血可传染肝炎及艾滋病，美国国立卫生研究院及美国麻醉医师协会推荐输血的 Hb 阈值为 Hb=70g/L。美国血库协会规定输血的阈值是 Hb<80g/L，对 ICU 内病人的低危患者 Hb 70~90g/L 为输血指征。对 ICU 内的高危患者以将 Hb 保持于 100~120g/L 为宜。当输注红细胞制品时，以输红细胞悬液为首选，因该制剂中添加了红细胞营养成分和红细胞膜稳定剂。一般认为输注 400ml 全血制成的红细胞可使成人 Hb 升高 10g/L，或是 Hct 升高 0.03，输注的目的是提高血液的携氧能力。

当大量输血后如出现微血管出血表现，检测血液 PT 和 APTT 值大于正常对照值 1.5 倍时，应输注 FFP 治疗，用量为 10~15ml/kg 体重；如出现凝血严重障碍，且检测的纤维蛋白原质量浓度低于 0.8g/L，则应以每 10kg 体重输注冷沉淀物 1~1.5U。对大失血后输注大量平衡盐液、红细胞以及库存全血病人，一旦出现微血管出血体征，除检测血液 PT 和 APTT 外还应检测血小板，如血小板计数<50×10^9/L，应及时输注浓缩血小板。

第五节　对预计手术中大出血病人的预防对策

为使预计术中大出血手术得以顺利实施和确保病人安全，经过多年的研究和实践，以下措施可供采用：①自身输血：它包括血液稀释术、术前自体血采集储存术、术中失血和术后引流血回收术；②控制性低血压术；③止血药的应用。

一、自身输血

（一）血液稀释术

血液的第一大功能是携氧，因此以 Hct 或 Hb 指导血液稀释，当血液被稀释后，同样的失血量，而被稀释的血液，其血红蛋白丢失量即减少。根据血液稀释后 Hct 的数值，将血液稀释术分为：①轻度血液稀释，Hct>0.30；②中度血液稀释，Hct 0.25~0.30；③极度血液稀释，Hct<0.20。大量的临床和实验研究证明中度血液稀释是安全的。

血液稀释对凝血系统的影响是使血小板减少及纤维蛋白原降低，为保证凝血系统功能正常，目前认为：①必须保持血小板在 50×10^9/L 以上；②必须使纤维蛋白原含量在 0.3g/L 以上，实施中度等容量血液稀释，均可保证上述两项指标在低限水平以上。

1. 常用血液稀释方法　常用血液稀释方法有以下三种。

（1）急性等容血液稀释：是于麻醉后由动脉或深静脉采血，同时经由静脉快速输入平衡盐液和代血浆制剂，平衡盐液的输入量为采血量的 4 倍，代血浆制剂的输入量和采血量相等。如采血 1000ml，则输入代血浆制剂 1000ml，平衡盐液 2000ml。

（2）急性高容量血液稀释：利用血管壁的弹性储备，在麻醉后快速输入一定量平衡盐液和代血浆制剂，一般为血容量的 20%~30%，使血管内容量高于基础血容量，达到血液稀释的目的，为降低心脏前负荷，可适当给予血管扩张药治疗。

（3）急性非等容血液稀释：为解决急性高容量血液稀释的稀释较高及心脏前负荷加重问题。便将全血先移出一部分，以基础血容量 15%~20%为度，采血后在快速补充采血量 2~2.5 倍的平衡盐液及胶体液，此种操作类似急性等容血液稀释，稀释后的血容量高于其基础血容量，故称其为非等容血液稀释。

2. 血液稀释过程的监测　除常规监测 ECG、SpO_2、血压外，Hct 及 Hb 监测必不可缺，对行动脉穿刺和中心静脉穿刺病人，应顺便行有创动脉压及中心静脉压监测。

3. 移出血液回输的时机　急性等容血液稀释及急性非等容血液稀释病人，在行血液稀释过程中病人都有血液移出，移出的血液何时回输必须有一个统一规定，一般认为当病人 Hb<60g/L 时，必须将移出的血液回输。

（二）术前自体血采集储存术

对择期手术病人，如身体一般情况良好，可在术前 2~4 周采集自体血储存，手术时术中输用，这称之为术前自体血储存技术（preoperative autologous blood donation，PABD）。此种技术由医院输血科或血库实施。

1. 适应证

（1）只要行择期手术，一般情况按 ASA 分级Ⅰ~Ⅱ级、Hb>110g/L（Hct>0.33），都适合行 PABD。

（2）术前估计术中出血量超过血容量 15%（750ml）的成年人。

（3）已经对输血产生免疫抗体的病人。

（4）稀有血型或曾经配血困难的病人。

（5）因宗教信仰不接受同种异体输血的病人。

2. 禁忌证

（1）对输血可能性小的手术。

（2）造血功能异常及凝血功能障碍者。

（3）有菌血症的病人。

（4）Hb<100g/L 的病人。

（5）心、肺、肾功能障碍者以及冠心病、不稳定型心绞痛病人。

3. 采血计划与采血量　采血量 = 400ml×患者体重/50kg。可在手术前 2~4 周采血，每次最多不应超过 500ml 或自体血容量的 10%，每次采血间隔时间不少于 5 天，最后一次采血距手术日期必须大于 3 日。

4. 采血步骤方法有以下两种：

（1）单纯采血法：术前第三周采血 400ml，术前第二周采血 200~400ml，术前第一周采血 200ml，共采血 800~1000ml 供术中输用；

（2）蛙跳式采血法：术前第三周采血 400ml，术前第二周采血 800ml，同时将上次采血 400ml 血回输，术前第一周采血 1000ml，同时将上次共采集的 800ml 回输。这样共采血 1000ml 供术中输用，这样消除了储存血时间长的缺点。

5. 注意事项　根据临床观察以下事项供参考：

（1）采血后当红细胞减少 10%~20%时，可刺激骨髓促进红细胞生成 2~3 倍，若同时采用重组人红细胞生成素治疗可使红细胞生成增加 40%，即每次采血后皮下注射 400μg/kg 体重。

（2）对自体采血者也应行 ABO 血型、梅毒血清反应、HBsAg、HCV、HIV 等项目检查。

（3）采血时常规检测生命体征，约有 1.5%~5.5%献血者可发生一过性迷走性血管反应，一般不需特殊治疗。

（4）采血后应立即行输注平衡盐液治疗。

（5）血袋上应有明确标记，以利于查对。

（6）输血时除核实应有的明确标记外，尚应注意是否发生血液被污染。

（7）有条件的单位可通过冷冻使储存时间更长。

6. 自体血储存技术的优点和缺点：

（1）优点：①无年龄限制；②有肿瘤或肝炎病史者也可实施；③储存血量可达 1000ml；④不会发生同种免疫、输血后发生移植物抗宿主病、免疫抑制等；⑤可避免输异体血所致的病毒感染等疾病；⑥可进行浓缩红细胞、新鲜冰冻血浆分离保存，可在手术前 3 天内行自体血小板成分采血获得血小板。

（2）缺点：①由于反复采血病人需多次来医院；②血液保存有效期有限，如因故不能使用造成浪费；③由于反复采血可使病人术前 Hb、Hct 降低；④采血保存期间可有细菌污染危险；⑤在采血保存期间血液凝血因子等降低。

（三）血液回收技术

为对大出血患者急救和大出血时节约用血，自体血回收再输入方法一直被临床采用，目前由于科技进步及相关人员努力研究，已将血液回收作为一门专门技术问世。依据回收血液处理方式分为：①清洗式血液回收；②过滤式血液回收。目前广泛采用清洗式血液回收技术，现将此技术介绍如下。

1. 血液回收操作流程　清洗式血液回收是利用负压收集术野出血，用肝素或者枸橼酸钠抗凝，经过滤网过滤后，储存于储血罐内，当收集达一定容积后，由回收机对血液进行离心分离，并用乳酸钠林格液或生理盐水清洗后，将取得的红细胞悬液泵入输血袋内储存，待输给回收患者。

（1）出血的收集与抗凝：利用负压通过双腔吸引管收集术野出血，手术医师应尽量及时将出血吸入吸引器中，要控制吸引的负压在 20kPa 以内（150mmHg），以减少红细

16

胞破坏。如有空气混入，溶血率可增加1倍，当出血凶猛时可添加1~2条负压吸引管。

（2）在吸引出血之同时，通过双腔吸引管之副腔注入抗凝剂，与回收血混合，抗凝剂可选用肝素或枸橼酸葡萄糖液（ACD）。如选用肝素即于1L生理盐水或乳酸钠林格液中加入肝素2万~3万单位。抗凝剂与吸入血量之比为1：5. 如抗凝剂用量不足，可在管路或储血罐内出血凝固或血凝块。

（3）收集的血液的过滤和储存：红细胞直径为6~9μm，因此滤过网孔应以直径20~30μm为宜，以免混入更多杂质。储血罐以2000ml为宜。

（4）离心分离与清洗：当储血罐内血液达一定量时，启动血液回收机，以200~600ml/min的速度将血液注入高速离心杯（以4000~10000r/min速度）进行离心分离。血液中的有形成分存于离心杯底部或紧贴杯壁，当杯中存留的红细胞达到红外线血层探测仪表感知水平时，仪器即自动停止泵血。此时即开放管路，清洗离心杯内杂物，清洗速度及清洗液用量依回收机型号各异。

2. 回输回收血液　将回收储存于血袋中的浓缩血细胞于患者需要时通过带有孔径40μm网孔过滤器回输给病人。

3. 清洗式回收血液成分

（1）红细胞：其Hct可达0.45~0.65，其携氧能力及体内生存时间与体外循环血液的红细胞相当。

（2）白细胞及血小板：按回收血液中Hct的变化同比计算，因有50%白细胞被清除，所以回收血液中白细胞计数一般为（4~12）$\times10^9$/L，血小板清除率达到90%以上，所以清洗回收血液中血小板计数仅为（10~50）$\times10^9$/L。

4. 术中血液回收工作的管理与实施

（1）应由专职人员实施，以免实施工作过程出现疏漏。

（2）在回收过程中，术者、麻醉医师及实施回收人员经常沟通，如术中一旦肠腔破裂，此时应立即停止血液回收，以免回收血液污染。

（3）对输回收血患者，术后定期随访，观察有无异常反应及并发症。

（4）定期对回收血质量进行检测，总结经验。

5. 术中血液回收的禁忌证

（1）术野有恶性肿瘤者。

（2）术野有感染者或败血症患者。

（3）术野中有胶原止血材料或使用不适用于静脉内应用的抗生素患者。

（4）嗜铬细胞瘤手术术野的出血不宜回收。

（5）术野中混有大量杂质颗粒的血液不应回收。

6. 大量输入回收血应注意的问题　回收的血液由于经过清洗过程，血浆、血小板、各种凝血因子几乎丧失殆尽，大量输入时一定会造成低蛋白血症和凝血功能障碍，因此应同时补充一定量的白蛋白、新鲜血浆和血小板。一般情况下，失血量在2000ml以下的回收血，在输入回收血之同时，只补充血浆代用品即可；对大于2000ml而小于3000ml的出血的回收血，如果补充血浆代用品后，血流动力学各项指标稳定，术野亦无渗血，可不补充白蛋白和新鲜血浆，否则仍需补充。对超过3000ml以上出血的回收血，在输入回收血之同时，需充分补充白蛋白及新鲜血浆，借以止血和防治组织水肿。此外，当输入回收的浓缩血细胞超过3000ml时，如血小板计数低于50×10^9/L，应补充适当量的血小板。

大量（>3000ml）输入浓缩红细胞时，如监测激活凝血实验（ACT）明显延长，需给以少量鱼精蛋白（5~10mg）拮抗，以利于止血和防止术后创面渗血。

二、控制性低血压术

对估计术中大出血病人，在充分麻醉状态下，将手术区域置于最高位，其他部位低垂，然后根据所需血压水平，应用神经节阻滞剂或血管扩张药，将血压降至手术所需要水平，以减少手术失血，为安全起见一般不采用深麻醉使心脏抑制的方法降压。

行控制性低血压术常采用全身麻醉，全身麻醉方法多为静脉麻醉或静吸复合麻醉，下肢手术亦可采用椎管内麻醉。对难以控制的大出血手术，需将血压降至生命器官难以耐受的水平才能实施，此种情况下则需同时采用全身降温加以保护。

（一）各生命器官能耐受的血压水平

1. 目前认为脑组织灌注压的安全低限为MAP 50~55mmHg，一般认为MAP—颅内压不宜低于50mmHg，也有研究发现当MAP低达30mmHg，也不会发生脑缺血。

2. 对心脏的影响　依文献记载，冠状动脉的临界闭合压力为10~40mmHg，低于此值则冠脉内血流即停止流动，ECG对低血压的反应并不十分敏感，因此不能以此作为监测心肌缺血的良好指标；

3. 对肾血流的影响　肾小球毛细血管压正常为60~75mmHg，因此当MAP低于75mmHg时，肾小球滤过率即降低，尿量即减少，但肾组织的供血并无影响。

（二）常用的行控制性低血压术药

用于行控制性低血压的药物应具有起效快、作用时间短暂、很少毒副作用及使用方便等特点。因此临床上常采用以下药物：

1. 樟磺咪芬（trimethephan）　为自主神经节阻滞剂，作用迅速，持续时间短暂，一般配成0.1%溶液持续静滴，大部分被胆碱酯酶分解，仅30%经尿排出，是20世纪50年代行控制性低血压麻醉术的常用药。

2. 硝酸甘油　对胆碱能及肾上腺素能神经支配的平滑肌都有松弛作用，但以对血管平滑肌松弛作用最明显，可将其配制成一定浓度的溶液持续静滴，如需短暂时间降血压，亦可直接静脉注射，成年人一次静注0.25mg，可使收缩期血压下降30mmHg左右，此药为氧化剂，可使SpO_2降

16

低1%~2%，并可引起心率增速。

3. ATP　对动、静脉血管均有扩张作用，作用时间短暂，一般为45秒左右，临床常根据需要行单次静脉注射，如剂量过大或注射速度过快，个别病例可致一过性心搏停止。

硝普钠因需避光给药，现已很少应用，此外，以吸入麻醉行控制性低血压术，常因心肌抑制程度难以控制，现已不再应用。

（三）行控制性低血压术血压水平的调控

行控制性低血压术时要求血压平稳下降直至手术术野出血程度达预期水平为止，为使血压平稳下降一般采取以下措施：

1. 手术区域处于比较高的位置，非手术区域低垂，特别是两下肢。

2. 严格控制术中输液速度及输液量。

3. 依手术需要从静脉分次或持续滴注降压药。

4. 为防止血压意外性降低，可在另一输液的通路中置入一定量50%的葡萄糖，当需要时适当滴入，控制血压意外性降低。以上4点是我们多年来行控制性低血压术的经验。

（四）行控制性低血压术结束时血压的回升

一旦手术完成，便应将病人的血压回升到生理需要的水平，为防止手术区域出血，一般是将血压逐渐回升，为达此目的应采取扩容办法，常用的方法是静滴50%葡萄糖液，如估计术中失血较多还应及时输入一定量代血浆、红细胞及血浆。一般禁忌使用缩血管药物升高血压，在升高血压前将病人体位恢复到实施低血压前状态。

（五）行控制性低血压术时病人的监测

为使行控制性低血压术顺利实施及确保病人安全，应实施以下监测：

1. 有创动脉压监测　它能瞬时反映血压变化，利用血压控制及给降血压药。

2. 中心静脉压监测　借以了解静脉回流及右心功能状况。

3. SpO_2监测　借以了解血液氧合及周围循环状态。

4. 置入保留尿管，了解排尿量，借以了解内脏灌流情况。

5. ECG及EEG监测　借以了解心肌供血情况，以及全身麻醉深度、脑组织供血情况。此外，必要时还应行血气监测，借以了解〔H^+〕平衡与组织供血情况（乳酸盐情况）。

（六）行控制性低血压术的适应证及禁忌证

1. 适应证　①身体各部位的血管瘤手术；②血供丰富部位的手术；③精细的显微外科手术；④大量输血有困难或需限制输血的手术。

2. 禁忌证　①严重心脑血管疾病病人；②心、肺、肝、肾功能不全病人；③ASA分级三级以上以及全身情况较差病人；④对行控制性低血压术缺乏经验的医师。

三、止血药的临床应用

根据出血与凝血机制，近年来为防止手术出血和减少手术失血，一批有针对性的止血药相继问世。根据给药途径将其分为两大类，即：①静脉注射性止血药；②局部性止血药。

（一）静脉注射性止血药

常用静脉注射性止血药有：①抗纤溶药；②促凝血药。

1. 抗纤溶药　有天然的抗纤溶药如抑肽酶及乌司他丁及人工合成的抗纤溶药如氨基乙酸、氨甲环酸及氨甲苯酸。①抑肽酶是从动物牛肺中提取的一种天然的广谱丝氨酸蛋白酶，具有广谱蛋白酶抑制作用；②乌司他丁是从人的尿液中提取的精制糖蛋白，具有抑制各种胰酶的作用；③氨基乙酸又名6-氨基乙酸，是人工合成的纤维蛋白溶酶活性抑制剂；④氨甲环酸又名止血环酸，也是纤维蛋白溶酶活性抑制剂；⑤氨甲苯酸又名止血芳酸，与氨基乙酸和氨甲环酸一样都是人工合成的纤维蛋白溶酶活性抑制剂，通过抑制纤维蛋白溶解酶对纤维蛋白溶解而发挥止血作用。其用量可以参考相关药理教材应用。

2. 促凝血药　有酚磺乙胺（又名止血敏）、凝血酶原复合物、冻干人纤维蛋白原、冻干人凝血因子（Ⅷ）、重组的Ⅶ因子激活物及蛇凝血素酶（又名立止血），可根据出血病人当时情况有针对性选用。

（二）局部止血药及止血材料

有从猪血、兔血或牛血中提取的凝血酶原加入凝血活酶及钙激活制成的凝血酶，吸收性明胶海绵及医用生物蛋白胶等，这些局部止血药和止血材料，仅适用于局限性渗血的止血，而不适用于广泛性渗血的治疗。

（李文硕　吴咸中）

16

参考文献

1. 邓硕增，刘进. 血液保护与输血安全. 成都：四川科学技术出版社，2007

2. 李文硕，王国林，于永浩. 临床液体治疗. 北京：化学工业出版社，2008

3. 李文硕，王国林，于永浩，等. 临床输液手册. 天津. 天津科学技术出版社，2007

第十七章 外科营养

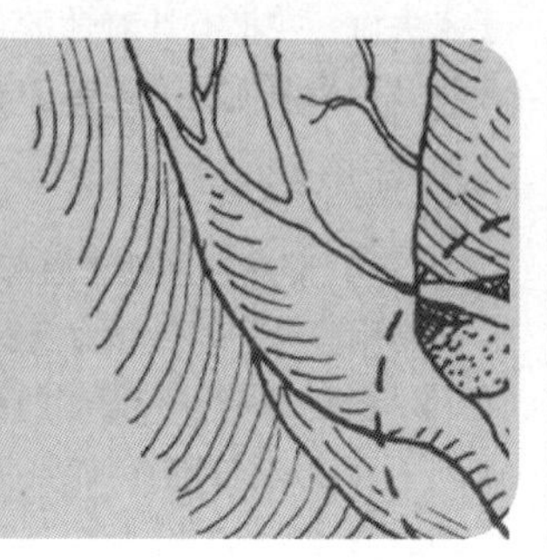

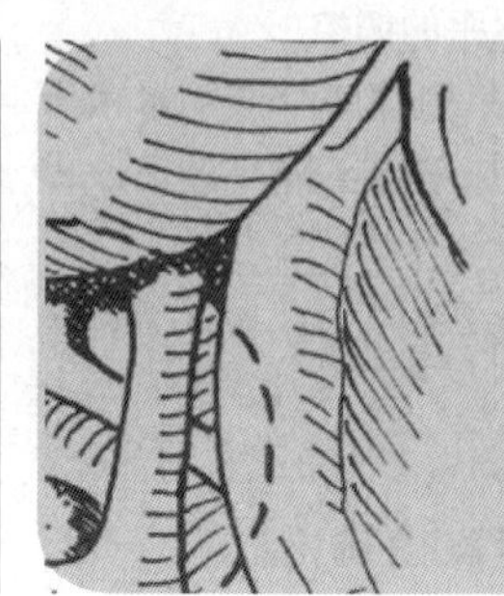

第一节 概 述

一、外科营养的历史现状及新进展

外科营养指与外科疾病相关的营养，它在临床营养学中占有很重要的地位。外科手术作为一种治疗手段，本身也是一种创伤。手术创伤可引起一系列代谢改变，手术创伤后的炎症、感染以及围术期的禁食和营养不良等均可对代谢有不同程度影响。外科手术的特殊性决定了外科营养支持有别于其他疾病条件下的营养支持。

外科营养虽然是仅有50年左右的历史，但发展迅速；其理论及临床实践观点不断更新。外科营养的历史与目前的进展介绍如下：

（一）外科营养的历史

外科营养学是在现代外科学基础上发展起来的一门新兴学科。自20世纪60年代Dudrick等提出了肠外营养治疗的理念，并开始在临床实施，随之广泛应用，挽救了大量肠道功能障碍和危重患者的生命。当时肠内配方饮食也同期问世。但当时大量的研究偏重于肠外营养，肠内营养并未引起高度重视。到20世纪80年代中期，随着基础与临床研究的深入，人们发现长期应用肠外营养可导致肠黏膜萎缩、屏障功能降低，从而导致肠道细菌移位、感染并发症增加；而肠内营养更符合肠道黏膜细胞摄取能量的需求，并且可使受损的肠道屏障功能得以修复，减少了感染等并发症的发生。因此肠内营养逐步得到重视，渐渐占据了临床营养的主导地位。对于腹部外科患者，由于多数情况下可能伴有不同程度的肠道功能障碍，因此，肠外营养仍是此类患者主要的营养支持路径。20世纪90年代以后，代谢组学、分子技术及基因分析对代谢及创伤的基础研究进一步发展，同时各种新的材料、方法在外科营养领域临床应用的不断发展也为患者带来了更好的结局指标。人们对外科营养的认识逐步深入，使之成为腹部外科患者特别是危重症患者治疗的重要手段之一。在腹部外科，肠外营养与肠内营养将会在今后较长的一段时间内互为补充，规范及合理地应用将使更多的患者受益。

（二）外科营养的现状和发展趋势

1. 目的的变化　随着对营养认识的不断深入　现代营养支持的目的已不再局限于满足能量的给予，更重要的是提供细胞正常代谢所需的营养底物，并应用代谢调理以改善组织、器官的功能与结构，促进患者的康复。

2. 营养筛查与营养评估　外科患者是否给予营养既往更多地是由医生个人根据临床检验结合经验判定，近年来开始对入院患者采用营养风险筛查及评述，依据筛查结果决定是否给予患者营养支持给予最佳营养支持方案。中华医学会肠外肠内营养学分会推荐使用“营养风险筛查工具2002（NRS2002）”，若NRS≥3分，考虑给予患者营养支持。

3. 营养支持的方法的改变　从早期的“当患者需要营养支持时，首选静脉营养”到“当患者需要营养支持时，首选周围静脉营养”，再发展成为现代的“当肠道有功能，且能安全应用时，应用它”。

4. 强调内环境的稳定重于营养支持　创伤应激后24~72小时内，机体合成代谢明显受抑，此时应重点关注如何维护患者内环境的稳定，纠正水、电解质平衡紊乱，而不是营养支持。

5. 营养支持热量供给的改变　营养支持时热量的供给由20世纪70年代前的数倍于机体需要量到逐渐认识过多的热量物质可能增加机体负担，甚至导致重要脏器的功能损害，应采用“适度热量供给”的原则，每天供给热量一般以25~30kcal/kg，热氮比100∶1~120∶1为妥。如有可能，可采用间接测热法进行更加精确的能量消耗测定。

6. 特殊营养物质的发展　随着外科营养的发展，除了传统的营养物质，人们又发现了许多特殊营养物质，包括抗氧化剂、ω-3脂肪酸、影响免疫的营养素如：谷氨酰胺、精氨酸、核苷酸等。

7. 围术期营养支持观念变迁　强调术后早期恢复经口进食和肠内营养，配合加速康复外科理念，通过给予更充分的术前准备，适当地镇痛，早期离床活动，可使多数患者术后迅速恢复进食。

8. 营养支持强调个性化　现代营养治疗应避免“程式化”强调“个性化”原则。临床上采用何种支持方法必须根据患者的具体病情而定；对营养支持反应性较差的特殊患者，包括肠道功能衰竭、急性重症胰腺炎、糖尿病、烧伤、肝硬化以及器官移植或大手术的围术期等应予重点关注，根据患者的代谢表现不同对营养支持的方法作相应调整。

二、能量及基本营养物质

人体能量的物质来源是食物，当人类消化、利用碳水化合物、蛋白质及脂肪时，可产生能量或合成储存能量的物质。机体每日不断地从所摄入的食物或储存的物质中进行能量转换，产生热能和机械能，以维持机体正常的生命活动。

（一）能量代谢

临床上常见的问题是如何确定患者能量的需求量。计算基础能量消耗（based energy expenditure，BEE）的经典公式，是Harris-Benedict公式：

男性：BEE（kcal/d）= 66+13.8W+5.0H-6.8A

女性：BEE（kcal/d）= 655+9.6W+1.85H-4.7A

（W：体重，kg；H：身高，cm；A：年龄，岁）

但是，此公式计算的是健康人体的能量消耗量，在临床上各种疾病不同其能量消耗量与需求量也不同。在许多情况下，机体能量消耗值并不等于实际能量需要量，而且不同患者的能量消耗与能量利用效率之间的关系也不同。饥饿时能量消耗下降30%～40%，择期手术对能量需求仅增加约10%；严重创伤、多发性骨折时，能量消耗可增加30%；感染时能量消耗的增加可达50%～60%；大面积烧伤时能量消耗增加最明显，可增高100%，临床上较为简便的计算基础能量需求可按20～25kcal/（kg·d）来计算。

能量的来源主要包括三大营养物质：糖类、蛋白质和脂肪。其中，糖类是重要的能源物质，机体的大脑、神经组织及其他一些组织则完全依赖葡萄糖氧化供能。糖类提供的能量，占总能量需求的40%～70%（目前推荐为50%～55%）。脂类是机体储存能量的主要形式，脂类供能占总能量需求的30%～50%。蛋白质在肠道分解为短肽及氨基酸，进入机体后，50%以上转化为葡萄糖来功能，一部分用于合成人体所需的各种蛋白质，维持生命功能。正常机体每日处于动态氮平衡状态。

（二）水

水是人体含量最多的成分。全身含水量占体重的50%～70%。人体内水分的分布可以粗略概括为3个“2/3”，即2/3的体重为水重量；其中2/3的水在细胞内液，1/3的水在细胞外液；2/3的细胞外液为组织间液，1/3的水在血管内。

正常成人每日水的精确需要量存在争议。我国尚未提出水的需要量标准，美国肠外肠内营养学会提出成年人每日水需要量推荐为20～40ml/kg。

水的来源和排出量每日维持在2500ml左右。体内水来源包括每日饮人约1200ml的水，摄入食物中所含的水约1000ml，内生水300ml。水排出以经肾为主，其次是经肺、皮肤和粪便排出。成人水的出入量平衡如下（表17-1-1）：

表17-1-1 成人每日水平衡

来源	摄入量	排出部位	排出量
饮水或饮料	1200ml	肾脏（尿液）	1500ml
食物	1000ml	皮肤（蒸发）	500ml
内生水	300ml	肺脏（呼气）	350ml
		肠道（粪便）	150ml
合计	2500ml		2500ml

（三）糖类

糖类按照其结构分为单糖、寡糖和多糖。其生理功能包括：供给能量、构成细胞和组织、节省蛋白质、维持脑细胞的正常功能、对抗酮体的生成、解毒、加强肠道功能等。

糖类供能应占总能量的50%～55%，在临床上成人每日最低的需要量为100～150g糖。

（四）蛋白质

蛋白质是人体氮的唯一的来源。大多数蛋白质的含氮量相当接近，平均含氮量是16%，因此任何生物样品中，每克氮相当于6.25g蛋白质。

蛋白质具有多种生理功能，主要包括：供给生长、更新和修补组织的材料；参与构成酶、激素和部分维生素；供给能量；增强免疫功能；维护神经系统的正常功能；传递信息的控制；维持毛细血管的正常渗透压，保持水分在体内的正常分布；运输功能；维持血液的酸碱平衡等。

构成人体的氨基酸约有20种，其中8种是人体自身不能合成或合成速度不能满足人体需要，必须从食物中摄取，这类氨基酸被称为必需氨基酸。包括：赖氨酸、色氨酸、苯丙氨酸、蛋氨酸、苏氨酸、异亮氨酸、亮氨酸和缬氨酸。人体自身可以合成且能满足需要的氨基酸称为非必需氨基酸。包括：丙氨酸、精氨酸、天门冬氨酸、天门冬酰胺、谷氨酸、甘氨酸、脯氨酸、丝氨酸、谷氨酰胺。

正常成年人每日蛋白质的最低需要量为30～50g，疾病状态下，氮需要量增加，并且需要在能量供给充足的情况下，才能够发挥蛋白质的作用。

（五）脂类

脂类是脂肪、类脂和固醇的总称。脂类的生理功能主要包括：供能和贮能、构成身体组织和细胞的重要成分、提供必需脂肪酸、促进脂溶性维生素的吸收、保护作用、增加饱腹感等。

脂类的摄入量，应占总能量的30%～50%，每日适宜的量为1～1.5g/kg，最大不应该超过2g/kg。

（六）维生素

维生素是维持生命的物质，是维持人体生命活动必需的一类有机化合物，也是保持人体健康的重要活性物质。维生素天然存在于食物中，人体几乎不能合成，需要量甚微，有其特殊的生理功能，但维生素既不参与机体组成，也不提供能量。

维生素按其溶解性分为脂溶性维生素和水溶性维生素两类，前者包括维生素A、维生素D、维生素E、维生素K等，后者包括B族维生素、维生素C、生物素等。水溶性维生素机体内无储备，每天需给予。脂溶性维生素机体有一定的储备量，短期应用肠外营养支持者可不给予，超过4周以上的肠外营养支持患者，应给予生理需要量的脂溶性维生素。

（七）微量元素

微量元素是人体必需的无机微量营养素，人体需要量极少，但对于健康与疾病状况至关重要。微量元素主要包括锌、铜、铁、硒、铬、钼、锰、碘、氟等。长期禁食时必须考虑微量元素的给予。

（八）特殊营养物质

1. 抗氧化剂　抗氧化剂是保护细胞和组织免受氧化和亚硝化应激的重要成分。主要的抗氧化剂，维生素E、维生素C和谷胱甘肽能够以协同或者互补的方式发挥作用。

2. ω-3脂肪酸　ω-3脂肪酸是多不饱和脂肪酸，能够起到抑制炎症反应、调节炎性因子的作用。

3. 影响免疫的营养素　包括谷氨酰胺、精氨酸、核苷酸、多不饱和脂肪酸和微量营养素，目前正在研究的还包括类黄酮、益生元、益生菌，他们均在人体免疫功能中发挥重要作用。

三、手术创伤代谢

外科病人由于疾病或手术治疗等原因，常常处于饥饿或感染、创伤等应激状况，此时机体会发生一系列代谢变化，以维持机体疾病状态下组织、器官功能以及生存所需。故而在临床工作中，了解各种应激状态下机体的代谢改变，并对其进行相应的处理，能够帮助改善手术创伤患者的临床结局。

（一）饥饿时机体代谢改变

外科手术，尤其是涉及消化系统的手术，往往伴随着禁食。禁食时饥饿反应的基础是外源性能量底物和营养物质缺乏。饥饿早期，机体首先利用肝脏及肌肉的糖原储备消耗来供能。数小时至1天之内储备的糖原耗尽，机体转而依赖糖异生作用供能。此时，机体能量消耗下降，肝脏及肌肉蛋白开始分解以提供糖异生前体物质，蛋白质合成下降。随后，脂肪动员增加，成为主要能源物质，以减少蛋白质消耗。血浆葡萄糖及胰岛素浓度下降，血酮体及脂肪酸浓度增高，组织对脂肪酸利用增加。饥饿第三天，体内酮体形成及糖异生作用达到高峰，大脑及其他组织越来越多利用酮体作为能源，减少对葡萄糖利用，较少依赖糖异生作用，从而减少了骨骼肌蛋白分解程度。随着饥饿的持续，所有生命重要器官都参与适应饥饿的代谢改变，平衡有限的葡萄糖产生和增加游离脂肪酸及酮体的氧化，其目的是尽可能地保存机体的蛋白质，使生命得以延续。

（二）创伤应激状态下机体代谢变化

外科感染、手术创伤等应激情况下，机体发生一系列代谢改变，其特征为静息能量消耗增高、高血糖及蛋白质分解增强。应激状态时碳水化合物代谢一方面是内源性葡萄糖异生作用明显增加，另一方面是组织、器官葡萄糖的氧化利用下降以及外周组织对胰岛素抵抗，从而造成应激性高血糖。创伤后蛋白质代谢变化是蛋白质分解增加、机体表现为负氮平衡，其程度和持续时间与创伤应激程度、创伤前营养状况、病人的年龄及应激后营养摄入有关，并在很大程度上受体内激素反应水平的制约。脂肪是应激病人的重要能源，创伤应激时机体脂肪组织的脂肪分解增强，其分解产物作为糖异生作用的前体物质，从而减少机体蛋白质分解，对创伤应激病人有利。

第二节　临床营养筛查与评估

一、营养风险筛查

（一）营养风险的概念

营养风险：现存的或潜在的营养和代谢状况所导致的疾病或手术后出现相关的临床结局的机会。与我们多数人的直观理解不同。它并不是指临床病人出现营养不良的风险，而是指与营养因素有关的，出现临床并发症的风险。所以，我们如能通过某种手段发现患者的营养风险，并且在一定程度上给予营养干预，就可以改善病人的临床结局。而发现病人的营养风险的过程，即为临床营养风险筛查；发现营养风险的手段，即为临床营养风险筛查的方法。我们将临床上常用的营养筛查的方法介绍如下。

（二）临床营养筛查的方法

1. 主观全面评定法　主观全面评定法（subjective global assessment，SGA）是美国肠内肠外营养学会推荐的临床营养状况的评估工具，其评估的内容包括详细的病史与身体评估的参数。病史主要包括：①体重改变；②进食改变；③现存的消化道症状；④活动能力改变；⑤患者疾病状态下的代谢需求。身体评估主要包括：①皮下脂肪的丢失；②肌肉的消耗；③踝部水肿；④骶部水肿；⑤腹水。

2. 微型营养评估　微型营养评估（mini nutrition assessment，MNA）是一个专用于老年患者营养风险评估的工具。MNA具有快速、简单，易操作的特点，一般需要10分钟即可完成。该评估工具的信度和效度好，可用于预测健康结局、社会功能、死亡率、看医生的次数和住院花费。

3. 营养不良通用筛查工具　营养不良通用筛查工具（malnutrition universal screening tool，MUST）是由英国肠外肠内营养协会多学科营养不良咨询小组发展的。该工具主要用于蛋白质热量营养不良及其发生风险的筛查，主要包括三方面的评估内容：①体质指数（BMI）；②体重减轻；③疾病所致的进食量减少。通过三部分的评分最终得出总得分，分为低风险、中等风险和高风险。

4. 营养风险筛查2002 营养风险筛查2002（nutritional risk screening 2002，NRS-2002）是由丹麦肠外肠内营养协会提出，欧洲及中国肠外肠内营养学分会推荐的，适用于住院患者营养风险筛查的方法。该方法建立在循证医学基础上，简便易行。NRS-2002包括四个方面的内容：人体测量、近期体重变化、膳食摄入情况和疾病的严重程度（表17-2-1）。

目前上述工具均可用于住院患者的营养风险筛查。部分工具同时具有筛查和评估功能。

表17-2-1 NRS-2002初筛表

	问题	是	否
1	体质指数（BMI）<20.5?		
2	最新3个月内患者的体重有丢失吗?		
3	最近1个星期内患者的膳食摄入有减少吗?		
4	患者的病情严重吗?（如，在重症监护中）		

注：是：如果任何一个问题的答案为“是”，则按下表（表17-2-2）进行最终筛查；如果所有问题的答案为“否”，每隔一周要重新进行筛查。如果患者被安排有大手术，则要考虑预防性的营养治疗计划以避免大手术所伴有的风险

表17-2-2 NRS-2002最终筛查表

	营养状况	疾病状况
0分	营养状况正常	营养素需要量和正常人一样
1分	3个月内体重减轻大于5% 或在上周膳食摄入量减少25%～50%	髋部骨折 合并急性并发症的慢性疾病，如肝硬化、慢性阻塞性肺疾病 血液透析、糖尿病、肿瘤
2分	2个月内体重减轻大于5% 或BMI为18.5～20.5 或上周膳食摄入量为正常摄入量的25%～50%	胃部外科大手术 卒中 严重肺炎、恶性贫血
3分	1个月内体重减轻大于5%（3个月内体重减轻大于15） 或BMI小于18.5 或上周膳食摄入量为正常摄入量的0～25%	头部损伤 骨髓移植 重症监护患者（APACHE>10）
	营养状况得分	+疾病状况得分　　=总分

注：年龄：年龄≥70岁，总分加1

总分≥3分：患者有营养风险，应进行营养干预，单项指标>3分可判定有营养不良

总分<3分：患者每周进行一次上述营养筛查。如患者准备进行大手术，应进行预防性营养干预计划，这样可以减少营养不良的风险

举例：某患者，女性，45岁，已婚，身高168cm，体重50kg。主诉：间断腹痛半月，加重3天。入院诊断：肠梗阻。入院后给予胃肠减压、灌肠、纠正水、电解质紊乱等基础治疗。治疗3天后，腹痛加重，出现发热，腹膜炎征象，行急症手术治疗。术后转入重症监护病房。

该患者在初筛表中，问题3、4的回答均为是。进入最终筛查表。其BMI为17.7，1个月内体重减轻大于5%，近期处于禁食水状态，1周内摄入量为0～25%，故营养状况评分为3分。患者病情危重，有多个脏器衰竭，且为ICU病人，故疾病状况评分为3分。年龄小于70岁，0分。该患者总得分为3+3+0=6分，表明营养不良并有营养风险，应给予营养支持。

二、营养评估

营养评估（nutritional assessment）是指通过人体组成测定、人体测量、生化检查、临床检查及多项综合营养评估方法等手段，对患者的营养代谢和机体功能等进行全面检查和评价，以确定营养不良的类型及程度，评估营养不良所致后果的危险性，用于制定营养支持计划，考虑适应证和可能的副作用，并监测营养支持的疗效。

营养评估的指标，主要包含以下几方面：

（一）体格测量

1. 体重　这是临床上最常用的体格检查指标。3～6个月内非自愿的体重减轻是评价机体营养状况的有用指标，

体重减轻<5%为轻度，体重减轻>10%为重度。即使患者存在1年以上的体重减轻，但如果最近有体重增加，这也不能反映营养不良。如果患者体重持续减轻，临床医师应该对此警惕并找出原因。

2. 体质指数　体质指数（body mass index，BMI）可以对不同性别年龄人群进行比较。计算公式如下：

$$BMI=体重（kg）/［身高（m）］^2$$

BMI>30为肥胖，25~30为超重，20~25为正常。18.5~20为潜在的营养不良。<18.5为营养不良。BMI<20与疾病死亡率和临床结局相关。老年人由于骨质疏松体重丢失，这个范围将提高到22，即BMI<22与临床结果有关。即使BMI在正常或者肥胖范围，但是如果患者最近有非自主性体重丢失，仍然可能存在营养不良。

3. 上臂中围（mid-arm Circumference，MAC）和三头肌皮褶厚度（triceps skin fold thickness，TSF）　MAC是用卷尺测量肩峰和尺骨鹰嘴中点的手臂围，这个指标易测量且误差也较小。在无法测量体重时它是很好的替代指标。上臂中围与某些疾病的死亡率、发病率等指标有很好的相关性，对于老年患者，MAC与BMI相比，能更好地预测死亡。它主要是测量包括肌肉、骨骼、体液及脂肪等组织的总的成分，上臂中围如果和三头肌皮褶厚度结合可分析出机体肌肉和脂肪的比例。

4. 握力测定　握力是反映肌肉功能十分有效的指标，而肌肉功能与机体的营养状况密切相关。正常男性握力≥35kg，女性≥23kg。

（二）功能测试

1. 直接肌肉刺激　对拇收肌进行电刺激后直接测量肌肉收缩、舒张和力量，可以追踪力频率曲线。在饥饿和再喂养早期就可以检测出改变。

2. 呼吸功能　呼吸功能检测中，FEV_1能够反映呼吸肌力量。最大呼气量的峰流量会随着营养状况改变而变化，它代表了呼吸肌的力量。呼吸功能与机体蛋白质营养状况密切相关，如果机体蛋白质减少20%，呼吸能力会急剧下降。

3. 免疫功能　严重的蛋白质能量营养不良可导致细胞调节免疫功能、巨噬细胞功能、补体系统显著功能受损，分泌性免疫球蛋白A、抗体浓度和细胞因子产生也显著减少。总淋巴细胞计数是评价细胞免疫功能的简易方法，测定简便、快速，适用于各年龄段，其正常值为(2.5~3.0)×10^9/L，(1.8~1.5)×10^9/L为轻度营养不良，(1.5~0.9)×10^9/L为中度营养不良，<0.9×10^9/L为重度营养不良。

（三）实验室检查

1. 血清白蛋白　可以反映外科风险及疾病的严重程度，但它不能反映机体营养不良状况。白蛋白的代谢半衰期大约是18~21天，所以其代谢变化对浓度的影响需要过一段时间后才能显现出来。

2. 代谢半衰期更短的蛋白质　血清前白蛋白、转铁蛋白和视黄醇结合蛋白半衰期短、血清含量少且全身代谢池小。较白蛋白相比，是反映营养状况更敏感、更有效的指标。

3. 肝功能、电解质及微量元素检测　肝脏中酶的活性、肌酐、尿素以及电解质水平（钙、磷、镁离子浓度）都应常规检测，它们均可反映人体营养状况。锌、硒和铁的检测对于胃肠道疾病的患者有一定的帮助。

4. 肌酐　尿中排出的肌酐反映了机体肌肉组织的状况。例如，肌肉发达的举重运动员排出的肌酐高，而虚弱的患者则很低。机体24小时内排出的肌酐可以用来计算肌酐身高指数（creatinine height index，CHI）

CHI（%）=24小时肌酐排泄量/24小时同性别及身高的标准肌酐值×100%

CHI可以用来评价机体肌肉组织的状况，如果减少5%~15%，属于轻度虚弱；15%~30%属于中度虚弱；30%以上为重度虚弱。

5. 氮平衡　氮平衡是评价机体蛋白质营养状况可靠和常用的指标。氮平衡=摄入氮-排出氮。若氮的摄入量大于排出量，为正氮平衡；若氮的摄入量小于排出量，为负氮平衡；若氮的摄入量与排出量相等，则维持氮的平衡状态。机体处于正氮平衡时，合成代谢大于分解代谢，意味着蛋白净合成。而负氮平衡时，分解代谢大于合成代谢。

6. 能量代谢测定系统（代谢车）　能量代谢测定系统（代谢车）是根据间接测热法的原理，通过氧耗量、二氧化碳产生量来测算机体能量消耗。代谢车的优势在于能够相对准确地判断患者的能量消耗特点，确定营养物质的用量与内容，避免营养物质供给过量。美国肠内肠外营养协会（ASPEN）推荐在有条件做能量消耗测定时，提供1.25倍实际测得的总能量消耗（REE）给卧床的营养不良患者；提供1.5倍实际测得的REE给能自主活动的营养不良患者。

营养风险与患者的临床结局密切相关。所有患者应在入院前均应做营养风险筛查，此后住院期间最好每周重新筛查，对于筛查中发现的有营养风险的患者要制定营养改善计划，对于代谢状况或生理功能异常导致不能用常规方法治疗的患者，应该请营养专家会诊，进行更加精确的营养评估，并调整营养支持及治疗方案。

第三节　肠外营养

肠外营养（parenteral nutrition，PN）指经静脉给予营养物质的一种方法。因其营养物质不经过胃肠道，所以在危重症病人、胃肠道疾病及外科手术后病人中应用广泛。

一、肠外营养支持的适应证和禁忌证

肠外营养支持可分为永久性支持与临时性支持两大类。需要持续或者永久进行肠外营养支持的人群，往往是永久

性胃肠道结构异常的患者，典型的例子是短肠综合征的患者。而临时性肠外营养支持的人群是指由于疾病无法（或不足量）行肠内营养的患者，此类患者一旦能够恢复经口进食或肠内营养支持，肠外营养支持就应停止。我们通常所谓的肠外营养支持的适应证，即指的是临时肠外营养支持的适应证。

通常认为肠外营养支持可应用于以下几方面。

1. 肠道功能无法完成肠内营养支持，如消化道穿孔、消化道梗阻、消化道动力障碍、消化道吸收功能障碍等。

2. 肠内营养不安全，如难治性呕吐、缺血性肠病等。

上述人群，是肠外营养的绝对适应证。而临床工作中，更难以把握的往往是相对适应证。例如，无器质性胃肠道疾病，而经口进食差，无法满足生理需要时，是否需肠外营养支持？营养不良的患者，是否需要肠外营养支持？因此肠外营养支持的适应证始终难以统一。在进行临床决策前，我们应确定两件事情：

其一是营养支持能否使患者“获益”？在临床上最重要的获益是包括并发症率死亡率降低、疾病治愈、治疗费用减少、症状的改善、生活质量提高等。获益还应包括一些功能性的变化，例如加速创伤愈合、提高免疫力、增加肌肉力量而改善疲劳等。这些因素的综合决定了肠外营养支持适应证的强度。

其二为适应证在实践中的多样性。以上我们所提及的适应证均为出自临床角度的考虑，但医疗行为还受许多其他因素制约，包括行政、监管、支付形式、伦理等，这些在各个国家地区存在差异，恰恰是这些差异，造成了肠外营养支持适应证在不同国家、地区之间的差异。例如，多数国家肠内营养应用比例高于肠外营养，而我国却有很大差距。

在临床实践中，肠外营养支持适应证可参考中华外科学会临床营养支持学组《临床肠内及肠外营养操作指南》中有关 PN 支持适应证。

适应证根据疗效显著的程度分为三类。

（一）疗效显著强适应证

1. 胃肠道梗阻 贲门癌、幽门梗阻、高位肠梗阻等。

2. 胃肠道吸收功能障碍 短肠综合征（广泛小肠切除术后）、肠瘘、放射性肠炎；严重腹泻、顽固呕吐>7 天。

3. 重症急性胰腺炎。

4. 严重营养不良伴胃肠功能障碍。

5. 严重的分解代谢状态 大面积烧伤、严重的复合伤、感染等。

（二）有疗效的中度适应证

1. 大手术、创伤的围术期 对严重营养不良的病人可减少术后并发症。严重营养不良的病人需在术前进行营养支持 7~10 天；预计大手术后 5~7 天胃肠功能不能恢复者，应于术后 48 小时内开始 PN 支持。

2. 肠外瘘。

3. 肠道炎性疾病 克罗恩病、溃疡性结肠炎、肠结核等。

4. 严重营养不良的肿瘤病人。

5. 重要脏器功能不全 肝功能不全；肾功能不全；心、肺功能不全。

6. 炎性粘连性肠梗阻。

（三）PN 支持的禁忌证

1. 无明确治疗目的，或已确定为不可治愈、无存活希望而继续盲目延长治疗者。

2. 病人胃肠道功能正常或可适应 EN 者。

3. 病人一般情况好，预计禁食时间少于 5 天。

4. 原发病需立即进行手术者。

5. 心血管功能或严重代谢紊乱需要控制者。预计发生 PN 并发症的危险性大于其可能带来的益处。

二、肠外营养的成分及配制

由于营养物质不经过胃肠道而直接进入血液被人体吸收，故肠外营养制剂的成分与肠内营养制剂有很大区别。其成分一般包括：水、电解质、糖类、氨基酸、脂肪、维生素及微量元素等。其要求不仅要提供足够的能量，维持或提高患者的营养状况，增强免疫力，加速康复，还要有良好的耐受性，不良反应小，并发症发生率低，渗透压在一定范围之内等。

（一）糖类

目前，供静脉使用的糖的种类较多，如葡萄糖、果糖、转化糖、木糖醇、山梨醇、麦芽糖等。其中，葡萄糖最符合生理需求，是常用的糖类制剂。糖几乎是机体中所有细胞的主要直接能量来源。葡萄糖制剂是肠外营养中必不可少的主要营养素之一。糖类应占总需能量的 50%~60%，每克葡萄糖可供能 4kcal（1cal=4.184J），一般糖类供给量为 3~3.5g/（kg·d）。

（二）氨基酸制剂

氨基酸制剂是肠外营养中氮的来源。氨基酸制剂中必需氨基酸含量大于 40%，其他为非必需氨基酸。氨基酸制剂能提供人体蛋白质合成所必需的原料。计算氨基酸总量时，应按 1.2~1.5g/（kg·d），热氮比 150∶1，1g 氮=6.25g 蛋白质=7.5g 氨基酸。

（三）脂肪乳剂

脂肪乳剂是肠外营养应用中的另一种重要的能量供给物质，脂肪乳剂主要提供能量和并提供生物合成需要的碳原子，还可提供人体必需脂肪酸、三酰甘油和磷脂，以维持细胞膜的完整性和人体脂肪组织的稳定。脂肪乳剂具有能量密度高、富含必需脂肪酸、等渗、无高渗性利尿、不从肾脏排泄、对静脉壁刺激小、可经外周静脉输入等优点。脂肪乳剂与葡萄糖混合使用有节氮效应。根据脂肪乳剂的结构及来源不同一般分为长链脂肪乳、中/长链脂肪乳、结构脂肪乳、橄榄油脂肪乳、鱼油脂肪乳剂等。每克脂肪乳剂供能约 10kcal，脂肪乳剂供能应占总能量 30%～50%，脂肪乳剂相对价格较高，临床上常选择为其低值即每日最低需求量，占总能量 30%。

（四）维生素

维生素包括水溶性维生素和脂溶性维生素，前者包括维生素 B、维生素 C 和生物素等，后者包括维生素 A、维生素 D、维生素 E、维生素 K 等。水溶性维生素机体内无储备，需每天给予。脂溶性维生素机体有一定的储备量，短期应用 PN 者可不给予。维生素给予时一般应用的是复合制剂。

（五）微量元素

虽然人体对微量元素的需要量极少，但它们具有重要的特殊功能。微量元素在各种常规输液中仅以痕迹量存在而带人体内，对接受肠外营养支持 4 周以上的患者必须考虑补充供给微量元素。常用的复方微量元素制剂内含铁、锌、锰、铜、铬、硒、铂、氟、碘等的每天成年人正常需要量。

在肠外营养制剂的配制，一般选用全营养混合液，且均是现配现用。为简化操作，目前已采用批量化生产的办法制造出肠外营养双腔袋或三腔袋，分别盛有含微量元素和维生素的碳水化合物溶液、氨基酸和脂肪乳剂，中间有隔膜，互不接触，使用时只要稍加挤压，即可推开隔膜而混合成“全合一”营养液，即全营养混合液。该制剂配制方便，使用简单，保存时间延长，在密闭容器内滴注降低了气栓和污染的机会，减少高浓度葡萄糖输注的并发症，还能改善脂肪乳剂中长链脂肪酸的氧化，避免脂肪乳剂输注过快的不良反应。代表产品如卡文（含葡萄糖 11%、氨基酸 18Novum、脂肪乳 20%），有 2400ml、1960ml、1440ml 三种包装规格，产品配方能满足多数状况稳定病人的需要。

实例：患者，女性，50 岁，体重 60kg。急性胰腺炎治疗第 4 天，水、电解质紊乱已纠正，循环系统稳定，应如何进行营养支持？

1. 确定每日补充水和能量总量　患者 60kg，水需求量按照 50ml/（kg·d），为 50×60＝3000ml。能量需求量按照 30kcal/（kg·d），应给予能量＝30×60＝1800kcal。

2. 确定葡萄糖总量　葡萄糖每日占总能量 50%～60%，按照 60%计算，葡萄糖供能为 1800kcal×60%＝1080kcal，糖总量＝1080/4＝270g。

3. 确定氨基酸总量　热氮比为 120∶1，氮源＝1800/120＝15g，即氨基酸 15g×6.25＝94g。可选择 10% 氨基酸 900ml。

4. 确定脂肪乳总量　脂肪乳供能占 30%，1800kcal×30%＝540kcal；1g 脂肪乳供能按 10kcal 计算，共需脂肪乳 54g；可选择 20%脂肪乳 250ml。

5. 电解质、维生素及其他　每日可给予氯化钾 6g、氯化钠 10～12g、少量硫酸镁及葡萄糖酸钙、适量补充水溶性维生素。

6. 确定 PN 总方案　患者日需水量 3000ml，应计算入其他治疗性液如抗生素、生长抑素等。PN 总量可给予 2500ml，其中：10%氨基酸 900ml、20%脂肪乳 250ml、25%葡萄糖 1100ml、10%浓氯化钠 120ml、10%氯化钾 60ml、葡萄糖酸钙 5ml、硫酸镁 5ml 以及日需求量的水溶性维生素。

三、肠外营养的输入途径

肠外营养的输入途径主要有中心静脉和外周静脉两种。以高渗葡萄糖为主要热源者需经中心静脉输入。用糖类和脂肪乳剂作混合热源者可经周围静脉输入。预计病人只需短期（<2 周）营养支持或中心静脉置管有困难时宜由外周静脉输入。目前指南推荐当需要肠外营养支持时，首选经外周静脉输入。

（一）经外周静脉输入

根据病情预计在 2 周内结束营养支持的患者。首选全合一营养液经外周静脉途径，大量临床患者的应用证实是安全、可行的。外周静脉输入肠外营养制剂其优点主要有：①操作简便；②可避免中心静脉导管相关的并发症；③能够早期发现静脉炎的征象。

外周静脉能耐受最大渗透浓度仅为 900mmol/L，而 50%葡萄糖渗透浓度高达 3800mmol/L，难以从外周静脉输注，故经外周静脉输入应选择全营养混合液。同时，混合液中应保证有足够的脂肪乳剂，因为脂肪乳剂可降低渗透压，同时具有保护血管内皮的作用。

外周静脉输注营养液的耐受程度，主要取决于液体的渗透压、pH、输注速度、导管部位、导管材料、导管直径及其与血管直径的比例、输注段血管内血液流速等因素。在临床实践中，应根据患者的具体情况具体选择并及时调整，力争提高患者的耐受度，降低静脉炎的发生率。

（二）经中心静脉输入

中心静脉导管（central venous catheters，CVCs）指导管先端位于大的中心静脉的多种导管。由于管口周围血流量比末梢静脉大，输注的液体被迅速稀释，刺激性药物对血管壁不会造成损害，因而 CVCs 在临床上应用非常广泛。临床上常用的中心静脉导管置管及连接方式，有颈内静脉穿刺、锁骨下静脉穿刺、经外周中心静脉穿刺置管（peripherally inserted central catheter，PICC）、中长静脉导管（middle line）以及经隧道导管、皮下埋藏式输液港等。CVCs 一般用于具有 2-4 周的静脉营养；近年来，伴随着对长期静脉治疗（包括系统化疗）需求的提高，PICC 在临床的应用得到推荐。传统 CVCs（颈内静脉穿刺和锁骨下静脉穿刺）与 PICC 优缺点比较如表 17-3-1 所示。

表 17-3-1 传统 CVCs 与 PICC 优缺点比较

	传统 CVCs	PICC
置管成功率	低	高
操作时间	短［(18±4) 分钟］	长［(32±9) 分钟］
导管留置时间	短（1 个月以内）	长（数月至一年）
费用	低	高
穿刺并发症	多，如出血、气胸等	少
远期并发症	常见	少见
输液速度	快	慢
适合患者	危重症、急症病人	稳定长期输液病人

四、肠外营养的并发症及处理

由于肠外营养不经胃肠道而直接进入血液，且需在血管内穿刺置管，故其较肠内营养有较多的并发症。可分为代谢并发症和导管相关并发症两大部分。

（一）代谢并发症

1. 水、电解质紊乱　肠外营养支持治疗中，水电解质紊乱时最常见的并发症。严重的电解质紊乱可导致明显的住院时间延长和死亡率增加。预防和处理的关键在于合理监测和调整水电解质供给，如详细记录出入量并认真分析，条件许可应每日进行体重测定，定期进行血液生化检测。

2. 高血糖　肠外营养患者往往因原发疾病、糖尿病、应激状态下抗胰岛素激素的分泌等而产生一定程度的胰岛素抵抗。这些因素作用的结果是使患者易于出现高血糖。由于血糖控制对危重患者的重要性，接受肠外营养的患者必须注意监测血糖水平。对于血糖稳定的患者，在肠外营养配方中根据血糖变化额外添加胰岛素常可维持血糖于适宜水平；对于血糖不稳定的患者，需监测血糖，并根据血糖改变调整胰岛素用量，目标是维持血糖于 4.4～8.3mmol/L。

3. 低血糖　低血糖较高血糖的发生相对少见。多见于胰岛素应用量过大、肝肾衰竭、肾上腺功能不全、尿毒症、营养不良、糖尿病患者和婴幼儿。预防和处理的关键仍然是血糖的密切监测与提高警惕性。

17

4. 高脂血症　引发高脂血症主要是由于给予的脂肪量超过机体清除脂质的能力所致，主要表现为高甘油三酯血症。当机体清除脂质的能力降低时更容易发生高脂血症，这种情况见于危重疾病、尿毒症、糖尿病、肝肾功能损害患者和家族性高脂血症患者。肠外营养期间应注意监测血脂水平，住院患者可每周测定血清甘油三酯浓度 1～2 次，根据耐受性调节脂肪乳剂量。发生的高脂血症一般很容易通过减少或暂停脂肪乳剂输入而纠正。严重的高脂血症也可给予胰岛素或使用血浆置换治疗。

5. 肝脏脂肪变性　表现为肝酶升高（超过正常上限 1.5 倍）、胆红素轻度升高、肝脏增大，超声检查可显示肝脏结构改变。脂肪变性早期发生在门脉周围，此时一般是可逆的，但可进展为整个小叶的脂肪性肝炎，伴有不同程度的胆汁淤积和肝脏纤维化。降低热量摄入可减少此并发症的发生。对于需要长期肠外营养且已有肝脏损害的患者，早期开始周期性 TPN 输注（每次间隔 6～8 小时）可减少脂肪变性的发生。

6. 胆汁淤积　长期接受肠外营养治疗的患者易出现黄疸、高胆红素血症、血浆 γ-谷氨酰转肽酶和碱性磷酸酶升高。组织学检查有门脉周围胆汁淤积浸润和广泛纤维化。疾病终末期有肝硬化表现。肠外营养期间监测肝脏功能极为重要。处理措施包括如下：①少量给予肠内营养或补充缩胆囊素，以刺激胆囊收缩、促进肠肝循环；②适当应用抗生素抑制肠道内细菌生长；③应用熊去氧胆酸；④更换氨基酸制剂，提供适宜的氨基酸和牛磺酸；⑤更换脂肪乳剂，提供必需脂肪酸，避免剂量过大。⑥可行超声引导下胆囊穿刺引流术。

7. 代谢性骨病　主要表现为骨密度降低、血清碱性磷酸酶升高、高钙血症、骨痛、骨折等。增加钙、磷、镁摄入，调整维生素 D 剂量，补充降钙素、甲状旁腺激素和适当运动等可能有助于代谢性骨病的防治。

（二）导管相关并发症

1. 中心静脉置管相关并发症　包括气胸、动静脉损伤、神经损伤、胸导管损伤、纵隔损伤、空气栓塞、导管位置异常及心脏损伤等。减少置管并发症的关键在于对中心静脉置管人员的规范化培训、规范化操作及一定数量的置管经验积累。置管并发症的早期发现与明确诊断至关重要，置管后胸部 X 线检查通常能够协助诊断；通常这些并发症易于处理，但有些严重并发症可能需胸外科干预。

2. 导管相关感染　感染是中心静脉导管的严重并发症。接受肠外营养的患者往往已有明显的基础疾病和伴发疾病，而缺乏肠内营养可造成肠道免疫功能下降和黏膜屏障受损所致的肠道菌群移位，这些都使该类患者成为导管相关感染的高危人群。导管相关感染包括导管细菌定殖、局部感染和导管相关的菌血症、脓毒症。预防导管相关感染最重要的措施是在穿刺置管、药液准备、给药和导管护理时严格遵守无菌原则，终端滤器的应用在一定程度上可减少导管相关感染发生的概率。一般不主张预防性使用抗生素。没有感染证据时也不必定期更换导管。发生局部感染的患者多数应拔除导管，并送导管尖端、导管出口渗液和经导管抽出的血样做培养。发生导管相关性脓毒症的患者必须拔除导管，取样送培养，并给予广谱抗生素。

3. 导管相关静脉血栓形成　导管相关的静脉血栓形成是一种常见的并发症，文献报告的发生率从3.9%~38.0%，这可能与导管类型、基础疾病、检查方法和诊断标准不同有关。导管相关的静脉血栓形成常见于锁骨下静脉和上肢静脉，血栓脱落可造成血栓栓塞。严重血栓栓塞可导致患者死亡。抗凝治疗可减少导管相关静脉血栓形成的发生率和血栓栓塞的风险，临床上可应用低分子肝素和华法林。血栓形成的患者可进行溶栓治疗。

4. 导管堵塞　导管阻塞常因导管内血栓形成或药物、无机盐沉淀所致，PICC通路较其他导管多见。预防导管堵塞的重要因素是规范化的导管管理，包括输注液体成分的合理配比、终端滤器的应用、正压封管装置的应用以及标准化的导管冲洗维护。导管堵塞一旦发生，可试用溶栓药冲洗，必要时需更换导管。

第四节　肠内营养

肠内营养（enteral nutrition，EN）是指经胃肠道用口服或管饲来提供代谢需要的营养素基质及其他各种营养素的营养支持方式。患者的胃肠道功能存在，但经口摄食不能满足机体的全部需求，部分患者不能或不愿意进食，均应考虑通过各种途径给予肠内营养。肠内营养的并发症明显少于肠外营养，且花费低廉，仅约为肠外营养的七分之一。

一、肠内营养支持的适应证和禁忌证

（一）适应证

1. 经口摄食不足或禁忌　①不能经口摄食：因口腔、咽喉炎症或食管肿瘤手术后；②经口摄食不足：营养素需要量增加而摄食不足，如大面积烧伤、创伤、脓毒症、甲亢、癌症及化疗、放疗时；③经口摄食禁忌：中枢神经系统紊乱、知觉丧失、脑血管意外以及咽反射丧失而不能吞咽者。

2. 胃肠道疾病　包括短肠综合征、胃肠道瘘、炎性肠病、胰腺疾病、结肠手术前准备、憩室炎、胆源性腹泻、吸收不良综合征及顽固性腹泻等。

3. 其他　①术前或术后营养补充：需要择期手术的营养不良患者，于术前经2周EN，使代谢状况得到改善。在腹部手术后24小时左右，小肠蠕动及吸收功能逐渐恢复正常。所以，在主要手术完毕后放置空肠造口喂养管，术后可及时开始肠内营养。②心血管疾病：心脏病恶病质时，如经口摄入的热量不足1000kcal/d，则应EN补充。如低于500kcal/d，则应采用全份EN以维持其代谢需要。③先天性氨基酸代谢缺陷病。

（二）禁忌证

①肠功能障碍；②完全性肠梗阻；③无法经肠道给予营养；④高流量胃肠道瘘；⑤置饲管时增加机会性感染可能时；⑥伦理方面，如临终关怀。

需强调的是，肠内营养的并发症发生率相对较低，以上所列的禁忌证亦非绝对禁忌。例如在肠功能衰竭的某一阶段，肠内营养支持可能使患者获益。胃肠道瘘患者一旦有机会实施肠内营养支持，亦可使其获益。故在临床实践过程中，可考虑合理使用。

二、肠内营养制剂的成分与选择

肠内营养制剂是一组以各种营养素为基础，适应人体胃肠道功能需求的人工合成制品。

肠内营养制剂有其共同特点：①营养素种类多，各种营养素含量基本符合推荐的膳食供给量标准；②各种营养素组成成分、比例、含量明确，便于使用者对其进行选择及营养素需要量的计算；③不含乳糖的配方，适用于乳糖不耐受者；④使用方法方便快捷，无须复杂加工过程。肠内营养制剂虽然种类繁多，但其营养素的组成成分大致相同，主要包括蛋白质类、脂肪类、糖类、维生素类、无机盐类等。

一般建议将肠内营养制剂分为：①氨基酸型、短肽型（要素型）；②整蛋白型（非要素型）；③组件型。根据其针对不同需求人群又可分为平衡型、疾病特异型和其他型。

（一）氨基酸型、短肽型（要素型）肠内营养制剂

要素型肠内营养制剂（elemental diet）是氨基酸或短肽类、葡萄糖、脂肪、矿物质和维生素的混合物。此类制剂不形成残渣或残渣量极少，易吸收，并可使粪便数量显著减少，主要适合于胃肠道消化和吸收功能部分受损的患者，如短肠综合征、炎性肠病、胰腺炎等患者，其渗透浓度一般为400~700mmol/L；但因氨基酸味道及口感不佳，较适宜管饲患者使用，必要时也可口服。

（二）整蛋白型肠内营养制剂（非要素型）

这类肠内营养制剂氮的来源是整蛋白或蛋白质游离物，渗透压约300mmol/L，接近等渗，能量密度为0.5~2kcal/ml，口感较好，刺激肠功能代偿的作用较强，可用于有一定胃肠道功能或胃肠功能较好、但不能自主进食或意识不清的患者，口服或管饲均可，是临床上应用最广泛的肠内营养制剂。根据治疗疾病不同的需要，还有创伤用、糖尿病用、

肿瘤用、肺病用、肝病用、肾病用、免疫加强等多种类型的肠内营养制剂。

（三）组件型肠内营养制剂

组件型肠内营养制剂（module diet）仅含某种或某类营养素，可作为平衡型肠内营养制剂的补充剂或强化剂，以弥补疾病状态下使用平衡型肠内营养制剂的不足，以及个体间的差异。亦可采用两种或两种以上的组件型肠内营养制剂进行补充和强化，以适应患者的个体需要。该类制剂主要包括蛋白质组件、脂肪组件、糖类组件、维生素组件和矿物质组件。

三、肠内营养制剂的输注途径

（一）口服

口服是肠内营养支持的首选手段。因为经口服的肠内营养能刺激具有抗菌作用的唾液分泌，故优于管饲营养。选择口服营养制剂应注意考虑患者对气味、口感的偏好。因为临床中，最常见的口服营养制剂的问题是患者的配合不佳以及营养制剂口味差不能耐受。此外，应用口服营养制剂时不应替代或减少患者主动的正常饮食。

（二）管饲

管饲适用于短期的肠内营养支持（少于4周）。食管造口术、胃造口术和空肠造口术适用于需长期营养支持的患者。

管饲的适应证：应用鼻胃管和鼻肠管的适应证包括那些因神经或精神障碍所致的进食不足及因口咽、食管疾病而不能进食者。烧伤患者、某些胃肠道疾病、短肠及接受化放疗的患者也可以考虑使用。此种方法亦可用于由全肠外营养过渡至肠内营养，以及由肠内营养过渡至自主口服进食时。

喂养管最适的放置位置和输注方法应根据患者的具体病情决定。对于住院患者，优先考虑进行连续性输注，而家庭护理的患者则尽可能行间隙性输注。小肠耐受间隙性输注的能力较差，则需要连续输注。连续输注很少引起代谢紊乱。在误吸发生率上，连续和间隙输注之间无明显差异。在住院患者中，间隙输注所致的腹泻发生率较高。

17

（三）内镜置管：PEG、PEJ和D-PEJ

当预计肠内喂养需要大于3~4周，长期的经鼻管饲可能带来一系列的鼻咽部及食管并发症，可考虑采用经皮内镜置管技术。

1. 经皮内镜胃造口术（PEG）的常见适应证包括：神经性吞咽困难（例如急性缺血性卒中、脑肿瘤、阿尔茨海默病）、上消化道肿瘤、创伤、长期机械通气和口咽部手术等。其操作相对简单，且比手术造口经济，并发症少。

2. PEG-空肠喂养（PEG-J）在胃输出襻有狭窄的患者或危重患者，由于存在吸入性肺炎的危险，可将PEG扩展为PEG-空肠喂养（PEG-J）。方法有几种，其中最简便的方法是将喂养管在导丝或内镜的引导下置入幽门后。导管尖端应超过屈氏韧带远端20cm以上。

PEG-J法允许在胃肠减压的同时进行幽门后的肠道喂养。但是否能减少误吸，还有待进一步证实。喂养管位置放置不对，以及口咽部分泌物的持续吸入，已被认为可能是导致PEG-J患者反复发生误吸的原因。空肠喂养管由于管径小，堵塞率相对高，并且容易折断和渗漏。

3. 直接经皮内镜空肠造口术（D-PEJ）对胃大部切除、Billroth2式手术后和频繁PEG-J移位的患者，可以选择D-PEJ。在回顾性研究中，D-PEJ操作成功率已经达到72%~88%。潜在并发症的发生率与PEG类似。此方法仅适用于某些特定患者，因为其置管难度大，且存在较多并发症可能。

（四）手术置管：胃造口术、空肠造口术

手术置管通常用于无法行内镜置管、内镜置管失败以及常规腹部手术且术后需要造口给予肠内营养支持的患者。外科手术造口技术优于内镜技术之处包括可使用较粗的喂养管、避免腹腔内脏器的穿孔和损伤，以及胃和腹壁的安全固定。从而降低了腹腔内渗漏的危险。其缺点则是存在由外科手术过程所带来的并发症和死亡率升高的风险，操作通常需要全身麻醉，且费用更昂贵。

四、肠内营养支持的并发症与处理

（一）耐受不良

肠内营养作为最经济的营养支持方式，其好处已经得到肯定。但是在使用肠内营养过程中经常会出现各种患者无法耐受的情况。胃肠道并发症是管饲时最多见的并发症，包括恶心、呕吐、胃排空延迟、腹胀、肠痉挛、便秘和腹泻等，其中以恶心、呕吐、腹胀、腹泻最为常见，有10%~20%的患者会发生恶心、呕吐，腹胀、腹泻占管饲患者的5%~30%。腹胀、腹泻等很多种原因可导致肠道对营养物质的吸收能力下降甚至消失，产生肠内营养不耐受。

1. 恶心呕吐　为预防或减少恶心呕吐的发生。适当控制输注速度、浓度和温度有助于预防此并发症的发生。在营养液进入人体前加温至30~40℃，在一定程度上也可降低恶心、呕吐的发生。

2. 腹泻　为预防腹泻的发生，应随时注意调整胃肠营养液的浓度，改变营养液的渗透压，以便肠道能适应。选用无乳糖的营养液并给患者口服胰酶，可以防止因缺乏乳糖酶和脂肪酶而致的腹泻；使营养液保持适宜的温度也有助于防止患者腹泻。如果腹泻原因一直未查清楚，且一直未能有效控制，为满足患者能量需要应改用TPN后再观察，适当时可短期口服小剂量的止泻药观察。

3. 腹胀　禁食天数是患者发生腹胀的重要相关因素之

一。早期使用肠内营养的患者更容易耐受肠内营养，且发生腹胀的概率降低。禁食时间越长，患者肠道内的生理结构破坏越严重，肠道功能恢复所需要的时间越长，也越容易发生腹胀。有选择地根据患者的具体生理、病理情况来制定肠内营养方案非常必要。

4. 便秘 充分饮水和应用含有不溶性纤维的配方通常可缓解便秘。持续的便秘可选用软化剂或肠道蠕动刺激剂。

（二）代谢性并发症

1. 高血糖与低血糖 高糖血症常见于接受高热量喂养者，及合并由糖尿病、高代谢、皮质激素治疗的患者。监测尿糖和酮体是发现高糖血症有效方法。一旦出现，应行胰岛素治疗。低糖血症多发生于长期应用肠内营养而突然停止者。因此，在停用肠内营养时，应逐渐进行，治疗过程中亦应监测血糖，警惕低血糖的发生。必要时可适当补充葡萄糖。

2. 电解质紊乱和高碳酸血症 由于膳食量不足或过大、腹泻等原因，可导致低钠或高钠血症、高钾或低钾血症等。预防的方法是定期检查血电解质，及时补充。当机体摄入大量碳水化合物时，分解后产生 CO_2 增加，如肺功能不佳，可由于 CO_2 潴留产生高碳酸血症。

3. 再喂养综合征 营养不良早期患者的血磷水平仍可能维持于正常范围，但其细胞内磷可能已耗尽。当长期营养不良患者恢复摄食或接受肠内、外营养治疗后，外源性葡萄糖的供给使机体的供能由脂肪转为碳水化合物，随着胰岛素分泌增加，合成代谢增强，细胞对葡萄糖、磷、钾、镁和水的摄取增加，以致出现明显的低磷、低钾、低镁血症和水电解质紊乱等代谢异常。预防其发生的关键是在开始行肠内营养时，应给予少于实际需要的热量、钠和液体，以避免电解质紊乱，并适当予以补充，以避免由于水、电解质迅速变化引起的心脏负荷加重。

（三）机械性并发症

1. 误吸 误吸是极其严重的并发症。其危险因素包括意识水平降低、咽反射减弱、神经功能损害、食管下括约肌功能异常、胃肠道反流、仰卧位、大量胃潴留等。防治其发生可考虑以下几点

（1）测量胃潴留量，调整输注速度及输注量，延长输注时间。

（2）半卧位。

（3）以鼻空肠管代替鼻胃管。

2. 导管相关并发症 导管移位可导致出血、气管及胃肠道损伤，导管本身可引起接触性的咽、食管、胃及肠道黏膜坏死、溃疡和脓肿，也可能引起呼吸道并发症。导管堵塞也是常见的并发症。多数由于内容物喂养后的不及时冲洗管道所致。临床上有多种方法疏通管道，例如温水不断抽吸、使用胰酶、产气液体等。

第五节 特殊外科病人的营养支持

一、肿瘤患者的营养支持

肿瘤患者营养支持的理想目标是逆转恶病质/营养不良，进而防止与之相关的并发症与死亡。癌症恶病质与单纯性饥饿和营养不良不同，其发生机制相当复杂，是多种代谢紊乱的结果。

研究发现。许多介质均可干扰肿瘤患者的正常代谢、导致瘦体组织和脂肪组织减少，并引起营养底物利用障碍。大家也一致认同：合理营养支持对于肿瘤患者并非无足轻重。营养支持和抗分解代谢药对于体重丢失的患者十分重要，两者之间不仅可以相互影响，也是患者获得良好营养和临床结局的必要条件。

肿瘤患者接受短期营养支持（通常为围术期 PN 或 EN）时，给予常规配方即可，如需改善患者免疫功能、减轻术后分解代谢或降低高血糖风险，也可补充特殊的营养底物。如果营养支持的目标是逆转恶病质，则应根据恶病质的代谢特点具体调整方案。

1. 围术期肿瘤患者的营养支持 营养支持可使营养不良的患者获益，而免疫增强配方亦有利于体重正常的患者。ESPEN 最新发布的外科患者肠外营养指南中指出，建议使用加速康复方案，患者可在术后 1~3 天恢复正常饮食。因此，对于接受选择性手术的非营养不良患者，几乎没有围术期营养支持的必要，只有极少数患者可从中获益，主要是发生手术并发症的高风险人群，例如体重丢失者、极低体重者（BMI 低于 18.5，或根据年龄判断）、高炎症反应者以及发生感染性并发症者。

2. 接受放疗和/或化疗期间的营养支持 如患者存在以下状况降低抗肿瘤治疗的依从性和造成疗程推延并影响治疗效果，可考虑营养支持。包括厌食、恶心、呕吐、黏膜炎、体重下降等。如果存在上消化道梗阻性肿瘤或治疗引起的局部黏膜炎影响患者吞咽功能时，可通过置管给予肠内营养支持。

3. 无法治疗的肿瘤患者的营养支持 存在慢性恶性（完全性或不完全性）肠道梗阻导致患者可能因饥饿而非肿瘤死亡时，应给予肠外营养支持。

4. 终末期肿瘤患者的营养支持 对于终末期肿瘤患者，机体最主要的需求是水分的供给而非能量补充，此阶段任何营养干预对患者均无益处，只应适度补水而不建议给予肠外或肠内营养。

二、急性胰腺炎患者的营养支持

对于急性胰腺炎患者而言，给予充足的液体和营养是一个非常重要的问题。虽然我们对代谢、临床营养和干预的认识已有了很大提高，但对于如何给急性胰腺炎患者合

理营养治疗却依然存在很多分歧。很多年以来，人们一直认为经口或肠内营养对急性胰腺炎有害，认为进食会刺激胰腺的外分泌，继之发生自身消化。但同时，也清楚重症胰腺炎病程长、并发症多，患者会发生营养不良。近年来，不少学者进行了针对急性胰腺炎不同时期给予肠内营养支持的研究。总之，急性胰腺炎患者的营养支持，很多方面仍存在争议。

三、老年患者的营养支持

老年人是特别易患营养不良的群体，尤其当他们患有慢性的精神或生理的疾病时。老年患者均应做营养不良风险的筛查，并给予制定合理的治疗计划。营养支持治疗营养不良的效果是显著的。目前有证据显示，良好的营养、甚至是补充维生素和矿物质都能对老年人保持身体健康和生活质量起到重要的作用。在制订任何治疗计划时，伦理学的考虑是也是很重要的，应该尊重患者自己的选择，确保有益而无害。

由于老年人总能量消耗的各组成部分均有下降，所以总能量消耗也就相应减少，即大多数情况下老人每千克体重的能量消耗也减少。住院患者每日能量需求为预计值的1.3倍，以维持体重。每日给予30~35kcal/kg的能量可以满足绝大多数老年住院患者的需求。

为老年患者制订营养治疗计划比为年轻患者考虑的因素更多。应首先考虑口服补充的方法，但老年人依从性差。Peake等发现老年患者对口服补充制剂的依从性只有52%。影响依从性的因素有：没有送达给患者、缺乏医护人员的监督、配方的液量过多、呕吐、口味等。因此，在老年人进行营养治疗时，应重点关注患者的配合。

第六节　中西医结合与临床营养

现代营养学与临床营养学是20世纪中后叶开始建立并完善的学科，并且越来越多地受到人们的重视。而中国传统医学中，对营养素早有应用。大量临床实践表明，中医药的不少方剂、独特治法，可以改善临床患者的营养状况，提高免疫力，且对营养支持治疗有明显的协同作用。

17

1. 中医药改善危重患者腹痛、腹胀等症状　危重症患者最常出现的腹部症状为腹胀，可伴有腹痛、呕吐、便秘等症状。所有这些腹部情况均导致肠内营养难以早期实施，部分腹胀明显的患者甚至可发生腹腔间隔室综合征。从中医学角度而言，属于阳明腑气不通，治宜行气通腑为法，其代表方是承气汤类。在临床上可根据患者实际情况或急下存阴，或攻补兼施。可以早期改善腹部情况，促进肠内营养的早期实施。这是中医药治疗与营养支持治疗互补、协同的典型例子。

2. 中医药改善患者营养状况　有研究表明健脾益肺冲剂口服、双足三里交替进行隔姜灸、参麦注射液穴位注射，能够改善患者体重、血清白蛋白、前白蛋白等营养学观察指标。培土生金综合治疗可有效改善患者的消化吸收功能，改善营养状态，提高患者的生存质量。中医学认为，“肾为先天之本”、“脾为后天之本”，机体的营养状态与脾肾功能密切相关，现有研究结果亦提示应用健脾、补肾治疗能够改善患者的营养状态。

3. 中药与肠营养结合提高免疫功能　随着现代临床营养学的发展，营养支持不应仅停留在维持机体的氮平衡，保持患者的瘦体质，而且还要维持细胞的代谢，保持组织器官的结构和功能，进而调控免疫及内分泌等功能。近年来有学者提出免疫营养，即在标准营养配方中加入免疫营养物进行营养支持这一概念，在围术期中应用以调控患者免疫功能，有利于减少术后并发症的发生。而中医药在提高免疫力方面，有不少良方。健脾益气方药中四君子汤辅助肠内营养，能改善和优化术后机体的细胞免疫功能及营养状况。益胃活血汤（黄芪、当归、党参、白芍、白术、茯苓、丹参、陈皮、生地、郁金各、白花蛇舌草组成）联合肠内营养能提高术后患者免疫力，促进伤口愈合，恢复胃肠蠕动，缩短恢复时间和减少并发症。在肠内营养的同时加用中药大黄，不仅能有效地减轻创伤后的急性炎症反应和分解代谢，而且能促进术后肠功能恢复，有利于手术后肠内营养的吸收。

4. 针灸与临床营养　针灸中有不少穴位与营养免疫有关，有补益功能，如足三里。针刺足三里可使内源性NO明显升高，从而调节内皮细胞、平滑肌细胞和神经细胞的功能，进而起到调节胃肠运动，保护肠黏膜的作用。在重症胰腺炎的治疗中，采用泻法针刺足三里、内关、中脘、天枢、脾俞、胃俞，能够使胰腺炎患者的腹胀症状有效缓解，为肠内营养的实施创造条件。

5. 中药外敷与临床营养　中药外敷、艾灸等中医特色疗法在改善肠道功能、促进肠内营养的早期实施有一定的帮助。重症胰腺炎的患者，应用生大黄、甘遂胃管注入，并联合芒硝局部外敷，能较早缓解腹胀、腹痛等症状。采取大黄粉外敷神阙穴以行气通腑，可以改善危重症患者的胃肠功能。

总之，在中医药辅助下临床营养支持可以得到更好的实施，中医药治疗手段已经越来越得到了国际上的关注和认可，中西医结合临床营养支持有着极大的发展空间。

（陈鄢津）

参考文献

1. Luboš Sobotka. 临床营养基础. 第4版. 蔡威，译. 上海：上海交通大学出版社，2013

2. 中国抗癌协会肿瘤营养与支持治疗专业委员会. 中国肿瘤营养治疗指南（2015）. 北京：人民卫生出版社，2015

3. 石汉平，余红兰，吴承堂. 普通外科营养学. 北京：人

民军医出版社，2012

4. 韦军民. 老年临床营养学. 北京：人民卫生出版社，2011

5. Ukleja A，Freeman KL，Gilbert K，et al. Standards for nutrition support：adult hospitalized patients nutrition in clinical practice. Nutr Clin Pract August，2010，25（4）：403-414

6. Osland EJ，Adv A，Isenring E，et al. Australasian Society for Parenteral and Enteral Nutrition guidelines for supplementation of trace elements during parenteral nutrition. Asia Pac J Clin Nutr，2014，23（4）：545-554

7. Lambert E，Carey S. Practice Guideline Recommendations on Perioperative Fasting：A Systematic Review. JPEN J Parenter Enteral Nutr，2016，40（8）：1158-1165

8. 韦军民. 老年患者肠外肠内营养支持中国专家共识. 中华老年医学杂志，2013，32（9）：913-929

9. Boullata JI，Gilbert K，Sacks G，et al. A. S. P. E. N. Clinical Guidelines：Parenteral Nutrition Ordering，Order Review，Compounding，Labeling，and Dispensing. JPEN J Parenter Enteral Nutr，2014，38（3）：334-377

10. 潘宏铭，季加孚. 恶性肿瘤患者的营养治疗专家共识. 临床肿瘤学杂志，2012，17（1）：59-73

11. Mirtallo JM，Forbes A，McClave SA，et al. International Consensus Guidelines for Nutrition Therapy in Pancreatitis. J Parenter Enteral Nutr，2012，36（3）：284-291

12. 陈孝平，汪建平. 外科学. 第8版. 北京：人民卫生出版社，2013

13. 张北平，许秋霞，赵喜颖. 浅析中医药在肠内营养中的地位. 现代消化及介入诊疗，2011，16（1）：63-65

14. 周开国，何桂珍. 中西医结合与临床营养. 中国中西医结合杂志，2010，30（3）：241-245

15. 王少言，初巍巍. 肠内营养联合四君子汤对结肠癌患者术后营养状态及免疫功能的影响. 解放军医药杂志，2015，27（5）：49-52

16. 伍晓汀，陈博. 临床营养支持策略的变迁. 中国实用外科杂志，2011，31（1）：25

17. 黎介寿. 临床营养支持的发展趋势. 肠外与肠内营养，2010，17（1）：1

18. 张燕忠，冯变喜. 外科营养支持在临床应用中存在的问题. 中国药物与临床，2010，10（1）：117

19. 蔡威. 我国营养学发展现状. 上海交通大学学报（医学版），2010，30（1）：1

20. 方仕，麦海妍. 住院患者营养风险筛查及营养支持状况. 中国公共卫生，2010，26（5）：574

21. 陶晔璇. 住院患者营养筛查现状. Chinese Journal of Practical Internal Medicine，2011，31（3）：172-174

22. 黄琳，王振江. 肠外营养制剂的新进展及其安全应用，2010，7（3）：9

23. 王力. 全合一营养液经外周静脉输注的安全性观察. 临床医药实践杂志，2000，1（5）：361

24. 杨俊，秦环龙. 外科营养相关导管合理选择及并发症处理. 中国实用外科杂志，2012，32（2）：128

25. Nehra D，Fallon EM，et al. A comparison of 2 intravenous lipid emulsions：interim analysis of a randomized controlled trial. JPEN J Parenter Enteral Nutr，2014，38（6）：693

26. Carlson SJ，Fallon EM，et al. The role of the ω-3 fatty acid DHA in the human life cycle. JPEN J Parenter Enteral Nutr，2013，37（1）：15

27. Weimann A，Braga M，Carli F，et al. ESPEN guideline：Clinical nutrition in surgery. Clin Nutr，2017，36（3）：623-650

第十八章

血液净化疗法在腹部外科中的应用

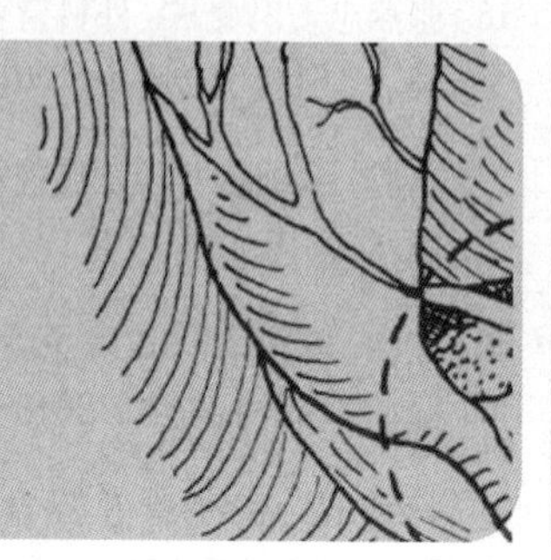

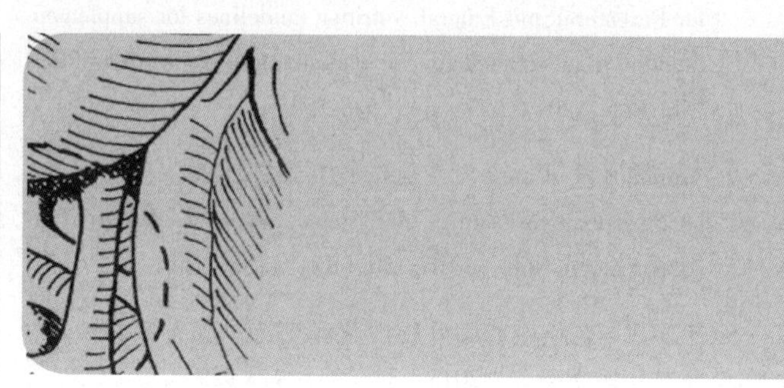

第一节　血液净化疗法的基本原理

血液净化是指把患者血液引出体外并通过一种净化装置，除去某些致病物质，净化血液，达到治疗疾病的目的。按照这个定义，血液净化应该包括血液透析、血液滤过、血液透析滤过、血液灌流、血浆置换和免疫吸附等。腹膜透析虽然没有体外循环，仅以腹透液交换达到净化血液的目的，但从广义上讲，也应包括在血液净化疗法之内。随着肾脏替代治疗范围的不断拓展，它不仅被应用于肾衰竭的治疗，在急性胰腺炎、多脏器功能衰竭和其他危重病患者抢救中也起了非常重要的作用。尤其是连续性血液净化治疗（continuous blood purification，CBP），是在血液透析基础上发展而来的。CBP 是指所有连续、缓慢清除机体过多水分和溶质，对脏器功能起支持作用的各种血液净化技术的总称，克服了传统间歇性血液透析同时存在的“非生理治疗”的缺陷，应用于临床，已从最初单纯肾脏替代治疗的手段扩展到各种临床危重病例的救治，尤其是脓毒症伴急性肾损伤、重症胰腺炎、严重电解质紊乱等，其治疗范围也远远超过了肾脏病领域。

血液净化的基本原理包括：

一、弥散与透析

溶质溶于溶剂形成溶液是一个溶质均匀分散到溶剂中的过程。只要溶质在溶剂中浓度分布不均一，即存在浓度梯度，溶质分子与溶剂分子的热运动就会使溶质分子在溶剂中分散趋于均匀。弥散即是指在有限的分布空间里，半透膜两侧的溶质有达到相同浓度的趋势，因此膜两侧的浓度差是溶质弥散的动力，最终导致溶质由高浓度侧向低浓度侧转运。

二、对流与滤过

弥散是溶质与溶剂分子热运动的结果，而对流则是指溶质和溶剂在跨膜压差的作用下一起通过半透膜，它的传质推动力并非是浓度差，而是力学强度的差别，如压力差。如用一个滤过膜将血液和滤过液分开，膜两侧有一定压力差，血液中的水分在负压吸引下由血流侧对流至滤过液测，血液中一定分子量的溶质也随着水分的传递从血液进入滤过液，这样一个跨膜对流传质的过程称为滤过。

三、吸附与灌流

由于材料的分子化学结构和极化作用，许多材料表面带有不同基团，在正负电性的作用下或在分子间力的作用下，许多物质可以被材料表面所吸附。将材料制成具有不同孔道结构的吸附罐，血液和吸附剂直接接触，溶质分子通过生物亲和力、静电作用力和范德华力被吸附剂吸附的过程称为血液（血浆）吸附，其技术方式为血液灌流。

（袁萍　杜智）

第二节　血液净化疗法抢救危重症患者的依据

普通外科疾病患者除出血外，细胞外液迅速转移至受伤部位，并存积于体腔及深部组织，其结果往往是水电解质及酸碱平衡的失衡。腹部手术后肾小球滤过率及肾小管浓缩稀释功能均下降，手术耐受下降，失血、败血症、脱水、低血压、原有的内科疾病、麻醉剂的使用等易导致急性肾衰竭，外科手术打击，组织损伤导致肌红蛋白、血红蛋白阻塞肾小管易导致急性肾衰竭。而外科危重症由于创伤和外科疾病或继发于上述原因而出现的严重临床表现，如全身炎症反应综合征、脓毒症、多器官功能障碍综合征、成人呼吸窘迫综合征、坏死性胰腺炎等，病情变化快，死亡率高，在抢救和治疗中存在许多困难。

正常人体对炎症反应具有高度的自限能力，对于一般的感染、损伤，体内存在炎症因子和抗炎症因子正负反馈调节，所以会出现疾病和恢复，这是正常的病理反应过程。但是，当遭遇严重的感染和创伤，致病因子毒力强，数量大或持续时间长，炎症因子呈瀑布式爆发，导致机体对炎症反应的失控，体内自限的炎症与抗炎作用失调而出现全身性炎症反应（systemic inflammatory response syndrome，SIRS），可进一步发展为脓毒症休克和多器官功能障碍综合征。但近年来研究表明在脓毒症早期高反应之后，若致病因子持续存在和/或在大量初始致炎因子的作用下，机体自身防御机制将出现明显的抗炎症反应，释放抗炎症介质，如 IL-10、前列腺素 E2 等，如果此时炎症反应不能及时、有效地控制，抗炎因子继续过量释放，机体则表现出免疫抑制状态。这种免疫细胞低反应伴血浆中抑制性细胞因子 IL-10、前列腺 E_2 明显增高的现象称为代偿性抗炎反应综合征（CARS），或称为“免疫麻痹”。此时患者体内抗炎因子（Th2 因子）占据主导地位，机体丧失了识别和抵御致病因子的能力，而且重要脏器之间的正常功能和协同作用遭到破坏，此后迅速出现的、难以控制的继发性感染是导致脓毒症患者死亡的主要原因。机体无论是处于免疫亢进还是免疫抑制状态对机体都十分不利，炎症反应的转归将取决于机体内部 Th1/Th2 以及促炎/抗炎介质产生的动态平衡，维持机体内环境稳定。CBP 临床使用特点如下：

18

（一）血流动力学稳定

在 CBP 中，可以连续缓慢等渗的清除水分及溶质，能不断地调节体液平衡，清除更多的液体量，更符合生理状况，等渗超滤有利于血浆再充盈、肾素血管紧张素稳定，改善机体对血管活性物质的反应，维持器官的适当灌注，细胞外液渗透压稳定，治疗中体温稍下降，能较好地维持血流动力学的稳定性，有利于肾功能及其他器官功能的恢复。

（二）纠正酸碱紊乱

碳酸氢盐置换液从治疗开始的瞬间酸中毒的纠正即迅速开始，置换液的离子浓度等渗可调，使机体的内环境控制在正常生理范围，提供细胞代谢的正常生理环境，有利于器官功能的恢复。

（三）提供营养补充

一般情况下，在高分解代谢患者和术后禁食的患者，往往每日输入大量的糖溶液才能达到热量与氮的正平衡，由此造成液体量过大、高糖等。而 CBP 具有稳定的血流动力学作用，能够按需进行营养支持及药物治疗。

（四）清除炎性介质及重建机体免疫内稳状态

内毒素及有害细胞因子和炎性介质大量产生造成血流动力学紊乱、代谢异常、休克等一系列严重症状，大量临床观察报告表明，在高容量血液滤过治疗的滤液中可检出 TNF、IL-6、IL-1，同时发现血浆中上述成分减少。多数作者强调 CBP 通过反复的超滤和吸附作用清除重症感染患者循环中的高浓度可溶性炎症介质，亦有研究显示 CBP 能够调节急性重症胰腺炎患者的免疫状态，改善内皮细胞功能。

第三节 连续性血液净化临床适应证

一、适应证的选择

（一）一般适应证

任何原因引起的体液过多、泵衰、肺水肿、电解质紊乱、酸碱平衡失调、营养支持，静脉用药。

（二）外科患者及危重症适应证

严重的感染性休克、败血症，如急性坏死性胰腺炎、肠梗阻术后、腹部外伤、腹腔感染、挤压综合征、脑外伤、脑外科术后、肝脏术后、肝肾综合征、肝衰竭、重度大面积烧伤，肺感染等。纠正水、电解质、酸碱平衡紊乱，维持机体内环境的稳定，清除炎症介质，改善炎症反应状态，清除器官水肿，保证营养、热量支持。

18

1. 全身性炎症反应综合征（SIRS） 正常人体对炎症反应具有高度的自限能力，对于一般的感染、损伤，体内存在炎症因子和抗炎症因子正负反馈调节，所以会出现疾病和恢复，这是正常的病理反应过程。但是，当遭遇严重的感染和创伤，致病因子毒力强，数量大或持续时间长，炎症因子呈瀑布式爆发，导致机体对炎症反应的失控，体内自限的炎症与抗炎作用失调而出现 SIRS。在此过程中内毒素起着重要的作用，内毒素是一种脂多糖，广泛存在于革兰阴性杆菌中，它是外科患者致病菌中最为普通的一类。SIRS 时，内毒素诱导的 IL-1、IL-8、肿瘤坏死因子大量产生，促进器官功能衰竭。

2. 重症急性胰腺炎 重症急性胰腺炎是外科常见急腹症，病情凶险，多伴有明显腹膜炎、腹胀等体征和器官功能障碍，胰腺（及胰周）多有坏死，死亡率高达 22.4%～53.3%。大量的报告资料均显示，过早的手术治疗会由于应激反应和手术的打击而加重炎症反应，且容易诱发继发感染，目前多数学者倾向于早期避免手术而采取药物联合 CBP 技术治疗。CBP 可有效清除胰腺炎患者体内的 TNF-α、IL-6、α 干扰素等炎性介质，从而减轻炎症反应，并且纠正水、电解质、酸碱平衡紊乱和稳定内环境，有助于病情转归。但目前仍缺乏大规模的临床随机对照试验。

3. 脓毒症 脓毒症是严重烧伤、创伤、休克及大手术后常见的临床并发症，可进一步发展成为脓毒性休克和多器官功能障碍综合征，是导致危重症患者死亡的重要原因。在脓毒症的发生过程中，经历了免疫激活、免疫抑制和免疫类型转化等多个环节，免疫细胞的活性状态直接影响其病程的发展。研究发现，在炎症早期应用 CBP 可消除瀑布炎症样反应，阻止器官的进一步损伤。并且能通过调节白细胞、中性粒细胞及淋巴细胞来重建机体免疫系统的功能。Meta 分析显示，血液净化治疗组与常规治疗组相比可明显降低脓毒症患者病死率。

二、血管通路

CBP 一般采用 Seldinger 技术，应用中心静脉双腔插管，常见置管部位为股静脉、颈内静脉和锁骨下静脉。危重病患者双腔静脉导管的部位选择通常是根据患者的病情而定，如果患者存在凝血功能障碍，或严重心衰不能平卧时，选择股静脉置管比较安全，但是股静脉置管感染的发生率高于颈内静脉或锁骨下静脉。使用超声引导穿刺可以减少反复穿刺及出血等并发症的风险。而且，静脉导管只能用于血液滤过，而不能用于输液、取血标本等。

三、抗凝剂的应用

CBP 作为一种体外循环的治疗模式多数情况下需要抗凝治疗。抗凝剂的使用是 CBP 的重要问题，是使用中常常遇到的困难之一。一方面要充分抗凝，有效达到抗凝治疗的目的，另一方面又要避免抗凝过度诱发或加重患者的出血。常用的抗凝方法如下：

（一）全身抗凝

全身抗凝指的是抗凝作用不只局限于体外循环的滤器和血管通路，还包括体内的血液循环。①普通肝素使用方便，需要时可以鱼精蛋白中和，可监测，其不利之处为代谢动力学个体差异大、无法预测。尤其对于 ICU 的老年危重患者，不同个体，甚至不同病程阶段，其凝血状态存在明显差别，在使用过程中应当及时监测及调整肝素用量。②低分子肝素具有较强的抗血栓作用，而抗凝血作用较弱，具有出血危险性小、生物利用度高及使用方便等优点，但其价格较高，鱼精蛋白不能对其完全中和，监测手段较复杂，通常需要靠临床经验来调整。③前列腺素抗凝半衰期短，但使用时需监测血小板的聚集功能，无中和制剂，且前列腺素有扩血管作用引起血压下降，限制了其应用。

（二）局部抗凝

1. 局部肝素抗凝　适用于已存在明显出血倾向需要避免全身抗凝的患者。具体做法为滤器前给予肝素全剂量抗凝，滤器后及血液输回体内之前给予鱼精蛋白中和肝素的作用，用药方式为持续静脉泵入。不同来源的肝素与鱼精蛋白中和效价不同。

2. 局部枸橼酸抗凝　该方法利用枸橼酸盐与钙螯合起到抗凝的作用，滤器后需要由另外的管道注入氯化钙，补充被螯合的钙，恢复凝血功能，因此需要特殊的透析液和额外补充钙剂。适用于由于肝素的使用而导致严重血小板减少的患者。

3. 无肝素抗凝　对于凝血机制不良，外科术后有出血倾向者，可以用无肝素抗凝办法。具体方法是用含肝素的生理盐水预充滤器和血管通路，并浸泡 15 分钟，治疗前用生理盐水冲洗滤器和血路，体外循环开始后，血流量维持 200～300ml/min，每 30 分钟关闭动脉血路并用生理盐水冲洗滤器 1 次。应用前稀释法，选择膜材料组织相容性好，长度较短的滤器。应用无肝素技术进行 CBP 是多发出血患者和手术后外科患者安全的抗凝办法。

四、置换液的选择

目前置换液尚无统一配方，根据患者病情不同可选用不同配方。置换液的基本要求应无菌、无致热原、达到生理输液标准、成分可调控，要注意钾、磷的调整。碱基常用碳酸氢盐和乳酸盐。多器官功能障碍综合征及脓毒血症伴乳酸酸中毒或合并肝功能障碍者，不宜用乳酸盐，因此，近年来大多数作者推荐用碳酸氢盐做缓冲碱。

（一）Kaplan 配方

等渗盐水 1000ml+10%氯化钙 20ml

0. 45%盐水 1000ml+碳酸氢钠 50mmol/L

交替使用

（二）Port 配方

等渗盐水 1000ml+10%氯化钙 10ml

等渗盐水 1000ml+50%硫酸镁 1. 6ml

等渗盐水 1000ml

5%葡萄糖溶液 1000ml+碳酸氢钠 250mmol

顺序使用，其中 Na^+ 147mmol/L，Cl^- 115mmol/L，可按需要调整 Na^+、Cl^- 含量。

（三）南京军区总医院配方

等渗盐水 3000ml＋注射用水 820ml＋5%葡萄糖溶液 170ml+10%氯化钙 6. 4ml+50%硫酸镁 1. 6ml，装入输液袋中（A 液部分）与 5%碳酸氢钠 250ml（B 液部分），用同一通道同步输入，但 B 液不加入 A 液，以免钙离子沉淀。

（四）置换液输入方法

置换液输入途径有前后稀释法两种。目前多采用前稀释法，后稀释法虽有节省置换液的用量，使血液与滤过液中溶质的浓度基本相同的优点，但当血细胞比容>45%时不能采用，且易发生凝血；前稀释法滤过液中溶质浓度虽低于血浆，但通过增大超滤量，足以弥补。此外，前稀释法肝素用量小，出血发生率低，滤器使用时间显著延长。

（袁　萍　杜　智）

第四节　常用血液净化形式

常用血液净化形式及特点见表 18-4-1、图 18-4-1。

表 18-4-1　常用血液净化形式及特点

中文名称	英文缩写	原理
连续性动静脉血液滤过	CAVH	对流
连续性静脉静脉血液滤过	CVVH	对流
连续性动静脉血液透析	CAVHD	弥散+少量对流
连续性静脉静脉血液透析	CVVHD	弥散+少量对流
连续性动静脉血液透析滤过	CAVHDF	弥散+对流
连续性静脉静脉血液透析滤过	CVVHDF	弥散+对流
持续性缓慢超滤	SCUF	对流

18

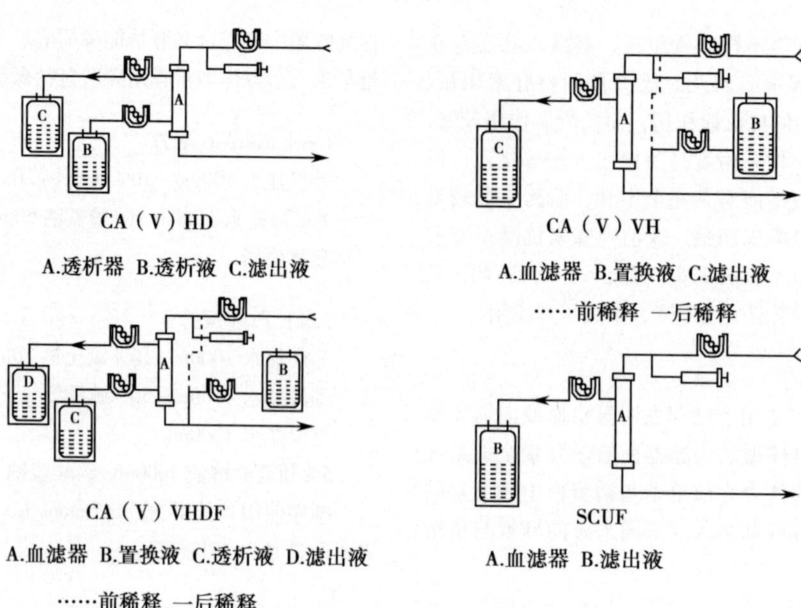

▶ 图 18-4-1 血液净化形式及特点

（袁 萍 李春红）

第五节 其他血液净化形式

吸附是血液净化清除溶质的重要原理之一，近年随着吸附原理的深入研究，吸附临床应用的广泛拓展，在危重症的治疗中起到了越来越重要的作用。血液净化形式见表 18-5-1、图 18-5-1。

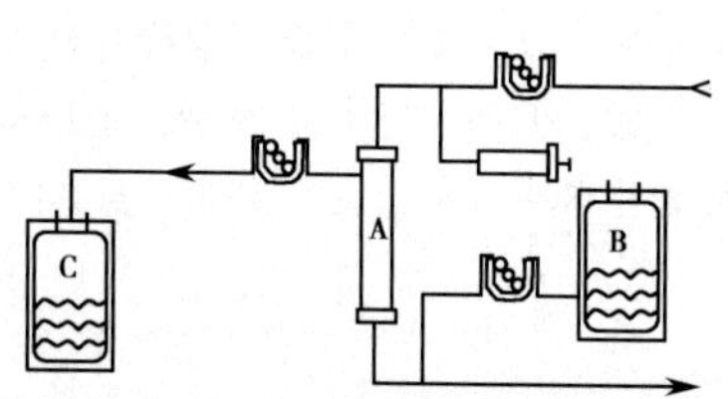

PE：A. 血浆分离器；B. 新鲜血浆
C. 滤出血补液

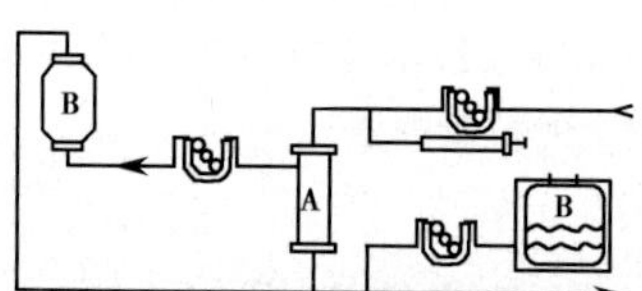

PP：A. 血浆分离器；B. 灌流器
C. 补液

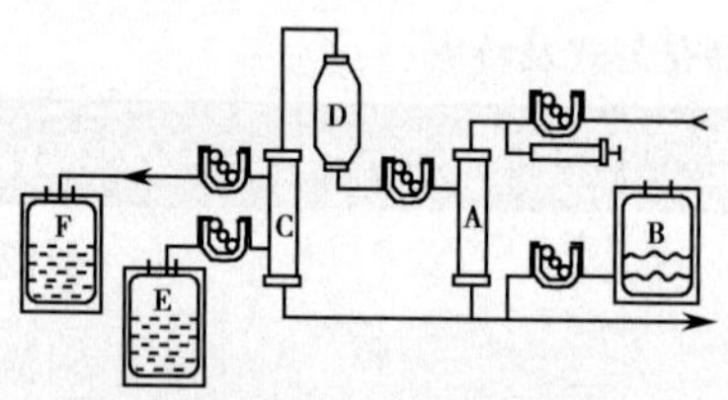

HPHD：A.血浆分离器; B.灌流器
C.透析器蛋白吸附剂; D.补液
E.透析液; F.透出液

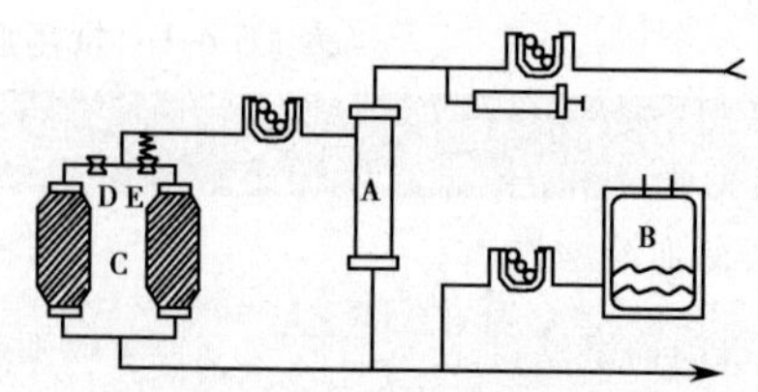

PA：A.血浆分离器; B.新鲜血浆
C~E.水止

▶ 图 18-5-1 血浆置换疗法

表 18-5-1　其他血液净化形式

中文名称	英文缩写	全名
血浆置换	PE	plasma exchange
血液灌流	HP	hemoperfusion
血浆灌流	PP	plasma perfusion
免疫吸附	PA	Plasma absorbent
灌流+透析	HPHD	hemoperfusion hemodialysis
非生物型人工肝	NBAL	nonbioartificial liver

一、血浆置换疗法

(一) PE 适应证

体内堆积的各种致病因子在疾病的发病机制中起着重要作用，可以导致器官功能损害。PE 的基本原理是通过有效的血浆分离/置换方法迅速地或选择性地从循环血液中去除致病性血浆或血浆中的某些致病因子。此外，血浆置换还对免疫系统功能具有调节作用，增强某些疾病状况下机体的单核-巨噬细胞系统功能，还可通过置换液补充机体所需物质，如白蛋白、球蛋白、凝血因子、调理素、电解质等。

在外科疾病中常应用于重度感染、MODS、重度黄疸患者的术前准备，术后肝衰竭、肝性脑病、器官移植前后的排斥反应、中毒、肿瘤化疗等。

(二) 抗凝剂使用

膜式分离法抗凝剂使用同一般 CBP。但离心法（重力法）为枸橼酸盐（ACD），特别应注意补充钙剂，QB（血流量）50～100ml/min 较合适，QP（血浆流量）不超过 30ml/min 为适宜，有时 QB 可达到>200ml/min 时，抗凝剂可适当减量但 QP 不可加大以减少快速输入血浆的副作用。

(三) 关于置换液问题

常用置换液有 4%～5%白蛋白溶液（HAS）、新鲜同型血浆（RFP）、新鲜冰冻血浆（FFP）及血浆代用品如右旋糖酐，血制品抗凝剂均为枸橼酸盐，应随时注意 Ca^{2+} 的情况和 K^{+}、Mg^{2+}。尤其在反复进行 PE 治疗的重症患者要随时监测电解质和凝血指标。

(四) PE 的禁忌证

相对禁忌证包括严重活动性出血或 DIC；对血浆、人血白蛋白有严重过敏史者；严重低血压或休克等全身循环衰竭；不稳定的心、脑梗死患者；重度脑水肿伴有脑疝等濒危等；临床医生认为不适合 PE 治疗的情况，或不能耐受治疗者。

二、血液（浆）吸附疗法

吸附是血液净化清除溶质的重要原理之一，而血液灌流是最早广泛应用于临床的吸附疗法，主要用于清除身体内源或外来毒素及逾量的药物。灌流技术和吸附材料不断改进从广谱的物理吸附逐渐发展为特异性吸附。尤其是免疫吸附材料研究成功，能够特异的选择性的吸附血浆中特定的病因物质，使血液净化技术得到突破性的发展。在腹部外科中，可应用于 MODS、SIRS、脓毒症、急性坏死性胰腺炎等。

天津市第三中心医院肝胆外科应用 NK-110 大孔树脂 PP 治疗高胆红素血症，胆红素一次清除率达到 50%，应用 PP 治疗急性坏死性胰腺炎血浆中 TNF-2、IL-8、IL-6 等细胞因子以及氧自由基、丙二醛、胰蛋白酶明显下降，减少白细胞游出和血小板聚集，效果显著。

三、分子吸附再循环系统

分子吸附再循环系统（MARS）是 20 世纪 90 年代发展起来的一种新型的人工肝支持系统。治疗的原理主要是支持替代肝脏部分解毒功能。MARS 人工肝支持系统不同于其他人工肝支持系统的关键技术是 MARS FLUX 透析膜（模拟肝细胞膜），故 MARS 的工作原理非常类似于肝细胞的解毒作用。常应用于胆汁淤积症、急性/暴发性肝衰竭、原发性移植肝脏失功/功能障碍、肝脏手术后肝衰竭/障碍或以肝衰竭为主的多脏器衰竭。

除替代肝脏部分解毒功能外，MARS 还兼有部分透析和 CRRT 的特点，对水电解质、酸碱平衡均有一定调节作用，且去除毒素广泛，故可以实现对人体多器官功能的支持。临床上除了治疗肝衰竭之外，最大的关注点就是脓毒症。其机制来源于 MARS 能够无选择性地清除细胞因子和炎症介质及内毒素，调节免疫稳态，改善内皮功能。国内外用 MARS 治疗脓毒症、MODS 的报道屡见不鲜。

四、血浆滤过吸附透析

血浆滤过吸附透析是一种新的体外循环治疗方法，它在一个设备中结合不同的血液净化原理，其技术核心是由用四种功能的滤器组成一个连续系统，可以特效排除疾病涉及的各种相对分子质量的物质，重建机体水电、酸碱平衡，是治疗脓毒症有效的手段。但目前仍缺乏大规模临床试验。

（袁 萍 李春红）

第六节 结 语

总之，CBP 技术在不断发展并且已广泛应用于治疗各类疾病及抢救危重症患者，作用机制已远远超出人们所熟悉的超滤、脱水、清除、补充置换液等范畴，是危重症患者一个基本的治疗工具。CBP 对机体内环境精确地调控，血流动力学稳定，直接清除炎症介质，改善组织水肿，改善微循环和细胞摄氧能力，并对营养支持、药物的输入创造了条件，在保证脏器功能的同时，为积极治疗原发病争取时间，从而大大提高危重病患者的救治成功率。

但是 CBP 不是病因治疗，疾病的转归决定于病因的治疗，因此在 CBP 的同时应积极的进行病因治疗和必要的辅助治疗，如休克患者用药物维持血压，外科感染要尽快引流清除病灶，正确使用抗生素。有些抗生素在 CBP 治疗中可以经过滤液丢失，因此要注重血中药物的有效浓度。全身营养支持可增加机体抵抗力，减少蛋白分解，提高存活率等。

CBP 治疗时机的选择也同样是重要的问题。在合适时机开始 CBP 治疗，能更好发挥其调节容量、纠正酸碱及电解质紊乱等优势。目前关于 CBP 治疗时机尚无明确统一标准。但多数研究发现早期 CBP 治疗能更好改善患者预后。常用的血液净化技术在治疗方面各有特点，在 CVVH 基础上联合 PE、PP 等方式亦有报道，但仍需大规模临床试验证实其远期疗效。每一位医生都应掌握 CBP 的适应证和开始治疗的时机，选择有效的 CBP 形式，制定周密的综合治疗方案，才能 CBP 在抢救危重患者中发挥独特的功效。

（袁 萍 李春红）

参考文献

1. 王质刚. 血液净化学. 第 3 版. 北京：北京科学技术出版社，2010

2. 宋继昌. 人工细胞与人工肝脏. 北京：中国医药科技出版社，2000

3. Angus DC. The search for effective therapy for sepsis：back to the drawing board? . JAMA，2011，306（23）：2614-2615

4. 崔嵘，陈齐国. 连续性血液净化治疗脓毒症患者的临床研究. 中国医药导报，2013，10（34）：28-30

第十九章 中医药治疗

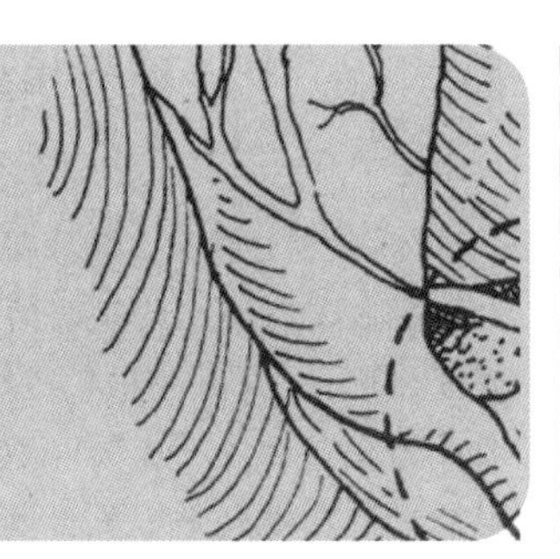

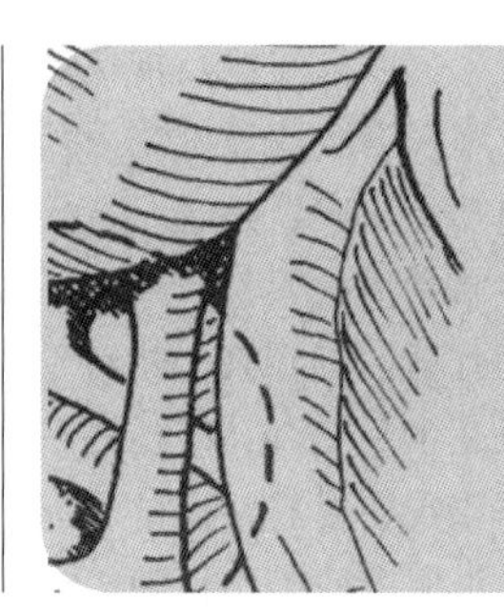

第一节　概　说

在腹部外科疾病中，中医药的应用范围较广，如应用得当，可取得令人满意的效果。在手术前的准备中，根据病人不同疾病辨证论治，有助于改善病人的周身情况，提高对手术的适应能力，防止某些术后并发症的发生。手术后由于手术干扰大小的不同，病人可能出现不同的并发症或不适，最常见的问题是腹痛、腹胀、食欲不振及排便不畅等。给予疏肝理气、健脾和胃、理气消胀或通里攻下药物，通过控制腹胀的发生使胃肠道功能早日恢复正常，使上述症状得到缓解。在某些功能性或动力性疾病，中医药可成为主要治疗方法，取得肯定的疗效。近年来，外科及肿瘤科医生对肿瘤的治疗都强调扶正的重要性，即在外科治疗肿瘤的同时注意改善病人整体情况，提高整体抗瘤能力及增强免疫功能。目前，在已初步形成的多学科肿瘤治疗中，中医药已成为不可缺少的组成部分。鉴于以上情况，我建议外科医师应学习与掌握与自己专业相关的中医学知识，以便能运用中西两法治疗外科疾病，更好地提高诊治水平。

一、辨病与辨证相结合

辨病与辨证相结合是中西医结合基本内容之一。吸取西医与中医两法之长，在明确西医病理改变及发展趋势的基础上，再按照中医辨证论治的要求遣方用药，以求取得中西合治的良好疗效。

根据中西医结合治疗急腹症的长期实践，将诊断分为三个层次或步骤，对于临床指导治疗起到有益的作用。

第一层次：在病人住院后最短时间内，通过病史、体检、常规化验、B超及X线检查作出病因、病位及病理损害的性质与轻重程度的判断，先做出西医诊断，为治疗方法的选择提供参考，多数病人即可进行初步治疗。

第二层次：对于病情较复杂的病人，在前述常规检查的基础上，根据病情还需要进行一些特殊检查（如CT、磁共振、内镜、生化检查及其他特殊检查等），还应对心、肺、肝、肾等重要器官功能进行必要的检查与评估。综合上述检查结果再决定治疗方法的选择。

第三层次：对于选用非手术疗法治疗的病人应进行密切的观察。除根据病人的症状及体征外，还需选用其他客观的指标进行检测，以判断病情的发展趋势。对于已具备中转手术指征的病人，应适时地改用手术治疗。

分型与分期是疾病诊断的动态观察方法，准确的分期、分型有利于正确认识疾病的内在变化与外在表现，有助及时调整治疗方法，提高疗效。

分型是对同一类疾病的横向区分。同一类疾病，由于局部病理损害轻重的不同及机体反应态势的差异，在中医辨证上会有所不同，从而在治疗上也需有所改变。分期是对同一病人在不同发展阶段进行的纵向区分。凡病程较长的疾病都有初、中、后三个阶段，每个阶段都有它外在特点，都有它内部病理改变的内在根据。有效的治疗可改变病情的发展，进而能缩短中期与后期的时间。

近年来国外对重大疾病都制定了评分方法，比较客观与实用。既有助于病情轻重的判断及预后的预测，也有利于疗效的评估。

二、选方用药要分清主次

（一）抓住主证，照顾兼证

在临床表现比较复杂的情况下，要结合八纲、脏腑辨证，选方用药。例如，对于黄疸要以清热利湿、利胆消黄为主要治法，如同时兼有恶心、呕吐可辅以理气消胀及降逆止呕药物；对于肠道阻塞要以通里攻下为主，根据寒热虚实的不同，佐以温中散寒或清热解毒药物，等等。

（二）急则治其标，缓则治其本

一般说来，病因为本，病状为标，治疗病因与消除病状有着一致的关系，即消除病因后，症状可随之缓解。但在一些特殊情况下，由于病情危急，不得不先以对症治疗为主，待急性症状缓解后，方能进行有效的病因治疗。例如各种原因引起的急性肠梗阻，都应以通里攻下法治之，使梗阻症状解除后，再考虑病因治疗。

（三）扶正与祛邪

正确处理好扶正与祛邪的关系，也是运用中医药的一条重要原则。正与邪两个对立的方面。在临床治疗中，祛邪要防止伤正，而在扶正时又必须避免留邪。对于正盛邪实的急病，当以祛邪为主，对于正气已衰的久病，则应以扶正为先。对于虚实相兼的病人亦可攻补兼施。

（四）病轻药轻，病重药重

根据疾病轻重的不同，病人体质强弱的差异，在药味的选择与用药剂量上也要有所区别。病轻者，药轻，也可使用丸剂，病重者则应以大剂量汤剂为主，必要时还可1日服两剂。

三、中药、西药与手术的相互配合

某些腹部外科疾病可单独使用中草药治疗，有些腹部外科疾病则需要中药与西药并用，还有一些疾病需要施行手术治疗，在手术前后可配合使用中西药物。各种治疗方法都有它的适应证与禁忌证，认真选择各种治疗方法，根据需要把各种疗法有机地结合起来，往往可以收到更好的治疗效果。

第二节　消化道功能调节类药物与方剂

一、降逆止呕药物与方剂

降逆止呕中药是针对恶心、呕吐及呃逆所采取的治法。常用于腹部外科疾病和手术后出现的恶心、呕吐、呃逆等病人。

降逆止呕的运用大致可分为两类：

（一）用于实热证

因胃热、痰浊引起的恶心呕吐。

（二）用于虚寒证

因胃气虚弱或脾胃虚寒所引起的恶心呕吐。然而，在临床上亦可见到虚实相兼、寒热错杂的情况兼有痰浊内阻等，需要认真地辨证用药。常用的降逆止呕药物如下（表19-2-1）。

表 19-2-1　常用的降逆止呕药物

药名	性味	归经	功效	剂量（g）
半夏	辛、温、有毒	脾、胃	降逆止呕，燥湿化痰	3~10
旋覆花	苦、咸、微温	脾、肺、胃、大肠	降逆下气，消痰饮	3~10
生姜	辛、温	心、肺、脾	温肺散寒，开胃止呕	3~6
吴茱萸	辛、苦、热	肝、脾、胃、肾	温中止痛，降逆止呕	3~10
代赭石	苦、寒	肝、心包	镇肝降逆，止血	10~30
竹茹	甘、微寒	胃、肺	清热止呕，凉血化痰	2~3

常用的降逆止呕方剂有：旋覆代赭石汤、丁香柿蒂汤、橘皮竹茹汤、小半夏汤、半夏厚朴汤等。方剂组成如下：

旋覆代赭石汤：旋覆花、代赭汤、人参、半夏、甘草、生姜、大枣。

丁香柿蒂汤：丁香、柿蒂、人参、生姜。

橘皮竹茹汤：橘皮、竹茹、人参、半夏、麦冬、赤茯苓、枇杷叶、甘草。

小半夏汤：半夏、生姜。

半夏厚朴汤：半夏、厚朴、茯苓、生姜、苏叶。

二、理气消胀药物与方剂

理气消胀药物用于气滞引起的腹痛、腹胀、大便不爽或便闭等症。临床使用时，要根据证候属性、病变部位来决定。

气滞属热证者，要选用偏寒性的行气消胀药物，如川楝子、枳壳、延胡索；胃脘胀痛，用香附、木香；脐腹胀痛，用乌药、木香；如小腹及脐下胀痛，用沉香、乌药、川楝子。常用的理气消胀药物如下（表19-2-2）。

表 19-2-2　常用理气消胀药物

药名	性味	归经	功效	剂量（g）
柴胡	苦、平微寒、无毒	肝、胆、心包、三焦	疏肝开郁，和解退热	5~10
香附	辛、微苦、平	肝、三焦	疏肝止痛，解郁调经	4~10
川楝子	苦、寒	肝、心包、小肠、膀胱	理气止痛	10~15
青皮	苦、辛、温	肝、胆	疏肝理气、散结止痛、消积化滞	3~10
白芍	苦、酸、微寒	肝	缓肝敛阴，解痉止痛	3~30
延胡索	辛、苦、温	脾、肝	行气止痛，通经活血	10~15
木香	辛、苦、温	脾、大肠	疏肝解郁，行气止痛	1~10，最大 30
乌药	辛、温	脾、肺、肾、膀胱	行气止痛，散寒	3~10
厚朴	苦、辛、温	脾、胃、肺、大肠	行气消胀，燥湿除满	3~6
枳实	苦、微寒	脾、胃	破气消积，化痰除痞；枳壳理气宽胸	5~10

续表

药名	性味	归经	功效	剂量（g）
莱菔子	辛、甘、平	脾、胃、肺	消食下气，化痰除胀	10~15
大腹皮	辛、微温	脾、胃	理气宽中，行水消胀	3~10
砂仁	辛、温	脾、胃、肝	行气调中，和胃醒脾	2~5
白豆蔻	辛、温	脾、胃、肺	行气开胃，化湿宽中	3~6

常用的理气消胀方剂，根据其作用可分以下几类：

1. 理气开郁 金铃子散、瓜蒌薤白白酒汤。
2. 理气止痛 良附丸、芍药甘草汤。
3. 和解少阳 小柴胡汤、大柴胡汤。
4. 疏肝健脾 四逆散、逍遥散、痛泻要方。

金铃子散：川楝子、延胡索。

瓜蒌薤白白酒汤：瓜蒌、薤白、白酒。

良附丸：高良姜、香附。

芍药甘草汤：芍药、甘草。

小柴胡汤：柴胡、黄芩、半夏、人参、甘草、生姜、大枣。

大柴胡汤：柴胡、黄芩、半夏、芍药、枳实、大黄、生姜、大枣。

四逆散：枳实、芍药、柴胡、甘草。

逍遥散：柴胡、当归、白芍、白术、茯苓、甘草、生姜、薄荷。

痛泻要方：白术、白芍、陈皮、防风。

三、通里攻下药物与方剂

通里攻下药物或泻下药是作用于肠道引起腹泻或润滑肠道促使排便的药物。通里攻下药物主要用于里实证。在临床应用上，可将通里攻下药分为以下4类：

（一）寒下药

使用性味苦寒的泻下药物治疗热性疾病，常用于腹腔内炎性急腹症、大多数急性肠梗阻、有里热表现的消化道出血等。

（二）温下药

使用温散的泻下药物治疗寒实证，在腹部外科中，常用于病程较长、年龄较大、体质较弱的患者，亦可用于有内寒见证的胃肠道及胆道系统的功能紊乱性疾病。

（三）峻下药或峻下逐水药

使用峻猛逐水药物，可引起强烈腹泻，使积聚在肠腔或体内的水分从大便排出。在腹部外科中，常用于急性肠梗阻、门静脉高压症引起的腹水或其他腹腔积液。

（四）润下药

是具有润肠通便作用的药物，其泻下作用较缓和，多用于年老体弱、产后血枯、病后伤津等所致之便秘或肠道堵塞不通者。常用的通里攻下药物如下（表19-2-3）。

表19-2-3 常用通里攻下药物

药名	性味	归经	功效	剂量（g）
大黄	苦、寒	脾、胃、大肠、心包、肝	攻积导滞，泻火凉血，活血祛瘀，利胆退黄	3~12，最大30~60
芒硝	苦、咸、大寒	胃、大肠	润燥软坚，泄热通便	3~10（冲服）
番泻叶	甘、苦、大寒	大肠	泻热导滞	3~6（代茶饮）
芦荟	苦、寒	肝、胃、大肠	清热，泻下，凉肝杀虫	1.5~3（不入煎剂）
巴豆	苦、热、有大毒	胃、大肠、肺	温下逐水	巴豆霜0.1~0.3g，或生巴豆1粒（不入煎剂）
甘遂	辛、寒	肺、肾、大肠	攻水逐饮，消肿散结	1~3水煎服，1.5~1冲服
火麻仁	甘、平	脾、胃、大肠	润燥，滑肠，滋养补虚	10~30
郁李仁	甘、苦、平	大肠、小肠	润肠通便，利尿，消肿	6~15

常用的通里攻下方剂有：大承气汤、甘遂通结汤、大黄附子汤、麻子仁丸等。方剂组成如下：

大承气汤：大黄、厚朴、枳实、芒硝。

甘遂通结汤：甘遂、桃仁、牛膝、厚朴、木香、生军。

大黄附子汤：大黄、附子、细辛。

麻子仁丸：大黄、厚朴、枳实、麻仁、杏仁、芍药。

四、健脾和胃药物与方剂

中医所讲的健脾和胃，有十分广泛的内容。除有调整消化道功能以外，还有益气、生血、统血、主肌肉、主四肢、化湿、化痰等功能。

根据中医对脾胃功能的独特认识，健脾和胃法可分以下4个方面（图19-2-1）。

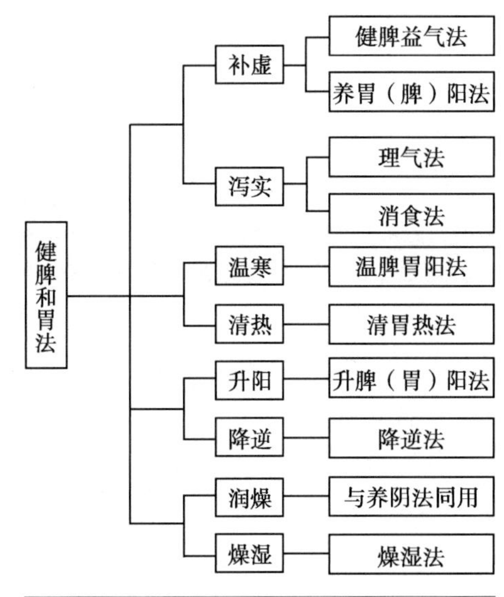

▶ 图19-2-1 健脾和胃法各种疗法

图19-2-1中的各种治法，多在其他治法中做了介绍，以下仅就消导药作简要介绍。消导药主要用于脾胃功能不和或有食滞化热等情况，是腹部外科中不可缺少的一种治疗方法。药理学研究表明，大多数消导药都具有以下两个相同或相似的药理作用：一是促进消化作用，由于这类药物多含有消化酶，故有助于脂肪、蛋白质及淀粉的消化分解；二是促进消化液分泌，山楂、麦芽、鸡内金均具有促进消化液分泌的作用，胃酸酸度也可明显提高。常用的消导药如下（表19-2-4）。

表19-2-4 常用的消导药物

药名	性味	归经	功效	剂量
山楂	酸、甘、温	脾、胃、肝	消食化滞	6~15g，大剂量30g
麦芽	甘、平	脾、胃	和中健胃	10~12g，大剂量60g
谷芽	甘、温	脾、胃	健脾消食	10~30g
神曲	甘、辛、温	脾、胃	健脾和胃，消食化积	10~15g
鸡内金	甘、平	脾、胃、小肠、膀胱	健脾消食，破瘀化石	3~12g，大剂量20g

常用的健脾和胃方剂有：保和丸、枳术丸、木香槟榔丸、人参健脾丸等。方剂组成如下：

保和丸：山楂、神曲、半夏、茯苓、陈皮、连翘、莱菔子。

枳术丸：枳实、白术。

木香槟榔丸：木香、槟榔、青皮、陈皮、莪术、黄连、黄柏、大黄、香附、牵牛子。

人参健脾丸：人参、麦芽、白术、橘皮、枳实、山楂。

第三节 治疗腹腔炎症药物与方剂

广义的腹腔炎性疾病大致有以下几种情况：一是腹腔脏器的炎性疾病，如急性阑尾炎、胆道感染、急性胰腺炎等；二是腹腔非炎性疾病，但在中医辨证上有“热证”表现者，如病程较长的消化道功能紊乱、晚期癌症的细胞坏死等；三是手术后腹腔炎症并发症。

治疗腹腔感染的常用中草药是清热药物。根据临床上的应用习惯，可分为以下几类：

一、清热解毒药物

用于里实热证，常见的表现有高热、烦躁、口干咽痛、尿短赤、便结、舌红、苔黄或腻、脉弦数或滑数。

二、清热泻火药物

用于热在气分，表现有大热烦渴、大汗、脉洪大等。

三、清热利湿药物

用于湿热证，主要的临床表现为午后发热、心烦或有黄疸、头沉重感、胸闷纳呆、口渴不欲饮、尿黄赤、便结、舌红、苔黄腻、脉弦滑。

四、清热凉血药物

用于血热妄行引起之吐血，便血等证。

五、养阴清热药物

用于阴虚发热证，如五心烦热、自汗、午后潮热、舌红、脉细数等。

值得注意的是，清热解毒药常与活血化瘀、理气开郁及通里攻下药物合并使用。分析引起炎症的不同原因，确定不同的病位，再根据治疗当时的辨证特点，进行两法或三法合用，是提高腹腔炎性疾病治疗效果的重要环节。常见的清热解毒药物如系下（见表19-3-1）。

表 19-3-1 常用清热解毒药物

药名	性味	归经	功效	剂量
金银花	甘、寒	肺、胃、心、脾	清热解毒	10~60g，最大100~120g
连翘	苦、微寒	心、胆、三焦	清热解毒，消痈散结	10~30g
蒲公英	苦、甘、寒	肝、胃	清热解毒，消痈散结	10~60g
紫花地丁	苦、辛、寒	肝、胃	清热解毒，凉血消肿	10~60g
红藤	苦、平	胃、大肠	清热解毒，活血散瘀	15~30g，大量60g
败酱草	辛、苦、微寒	胃、大肠、肝	清热解毒，消痈排脓，活血止痛	10~30g
白花蛇舌草	苦、甘、寒	胃、大肠、小肠	清热解毒，活血消肿	15~60g
蚤休	苦、微寒、有小毒	肝	清热解毒，消肿止痛	3~10g
虎杖	苦、寒	肝、肺、胆	清热解毒，利湿退黄，活血化瘀	15~30g
石膏	辛、甘、大寒	肝、胃	清热泻火，除烦止渴	25~30g，重症可用120~150g
知母	苦、甘、寒	肺、胃、肾	清热泻火，滋阴润燥	6~12g
栀子	苦、寒	心、肺、肝、胃、三焦	清热利湿，凉血解毒	3~10g
芦根	甘、寒	肺、胃	清肺胃热，生津止渴	15~30g
白头翁	苦、寒	胃、大肠	清热凉血，解毒	9~15g
生地黄	甘、苦、寒	心、肝、肾	清热凉血，养阴生津	10~30g
元参	苦、咸、寒	肺、胃、肾	清热养阴，解毒散结	10~30g
牡丹皮	苦、辛、微寒	心、肝、肾	清热凉血，活血散瘀	3~10g
大青叶（板蓝根）	苦、大寒	心、肺、胃	清热解毒，凉血消斑；板蓝根利咽	10~15g，大剂量30g
茅根	甘、寒	肺、胃、膀胱	清热利尿，凉血止血	15~30g，鲜用30~60g
地骨皮	甘、淡、寒	肺、肾	凉血退热，清泄肺热	10~15g
银柴胡	甘、微寒	肝、胃	退虚热，清疳热	3~10g
青蒿	苦、寒	肝、胆	退虚热，凉血截疟	10~15g
白薇	苦、咸、寒	胃、肝	清热凉血，利尿通淋	3~10g

常用的清热方剂有：黄连解毒汤、五味消毒饮、白虎汤、茵陈蒿汤、泻心汤、犀角地黄汤、青蒿鳖甲汤等。方剂组成如下：

黄连解毒汤：黄连、黄芩、黄柏、栀子。

五味消毒饮：金银花、野菊花、蒲公英、紫花地丁、紫背天葵。

白虎汤：石膏、知母、粳米、甘草。

茵陈蒿汤：茵陈蒿、栀子、大黄。

泻心汤：黄连、黄芩、大黄。

犀角地黄汤：犀角、地黄、芍药、丹皮。

青蒿鳖甲汤：青蒿、鳖甲、知母、丹皮、生地。

第四节　改善血液循环药物与方剂

在腹部外科疾病中，血液循环障碍是一个十分常见的病理过程；在中医辨证中常把某些临床见证归结为血瘀。循环障碍与瘀血有其相同之处，亦有其不同之处。我们从中药应用的角度出发，把循环障碍与血瘀分为以下几类：

一、腹腔炎症、梗阻、肿瘤等

多有局部的血运障碍，严重者亦可导致全身的血运障碍。

二、吐血及便血

应激性溃疡、胃及十二指肠溃疡出血、门静脉高压症引起的出血，由于病人常有瘀血的见证，故可采用化瘀疗法进行治疗。

三、功能性疾病

多表现局部的血运障碍，如胆道功能紊乱、肠功能紊乱等。

从中医辨证来看，具有下列症状与体征时，当考虑有瘀血的存在：腹痛固定、刺痛或钝痛、腹部按之有肿块、唇舌发黯或有紫斑、脉涩等。结合腹部外科疾病的特点，瘀血证可分为两种：

（一）实热瘀血

多因腹腔急性炎症所引起，除上述的瘀血见证外，还兼有里热现象，如发热、口渴、尿赤、便结、舌红苔黄、脉数等。在治疗上除活血化瘀之外，还要加用清热解毒或清热凉血药物，如病人有热结腑实的临床表现，应与通里攻下法并用。

（二）虚寒瘀血

慢性炎症、梗阻、恶性肿瘤等常表现虚寒瘀血。除上述的瘀血见证外，还可有面青、肢冷、畏寒、胃痛喜按、舌淡苔白、脉沉迟等虚寒病象。在治疗上活血化瘀药物常与温经散寒药物并用。常用的活血化瘀药物如下（表19-4-1）。

表19-4-1　常用的活血化瘀药物

药名	性味	归经	功效	剂量
桃仁	苦、甘、平	心、肝、大肠	活血化瘀，润肠通便	3~10g
红花	辛、温	心、肝	活血通径，祛瘀止痛	3~10g
川芎	辛、温	肝、胆、心包	活血行气，祛风止痛	3~10g
牛膝	苦、酸、平	肝、肾	生用散瘀消肿，熟用补肝肾，强筋骨	3~10g
蒲黄	甘、平	肝、心包	生用消瘀止痛，炒用止血	3~10g
五灵脂	甘、温	肝、脾	生用散瘀止痛，炒炭止血	3~10g
乳香	辛、苦、温	心、肝、脾	活血止痛，外用消肿生肌	3~10g
没药	苦、平	肝	活血止痛生肌	3~10g
丹参	苦、微寒	心、心包	凉血祛瘀，养血安神	6~15g
赤芍	苦、微寒	肝	活血，凉血，祛瘀止痛	3~15g，最大30g
郁金	辛、苦、凉	心、肺、肝	行气解瘀，祛瘀止痛，利胆退黄	3~5g，最大30~60g
泽兰	苦、辛、微温	脾、肝	活血祛瘀，通经	3~10g
穿山甲	咸、微寒	肝、胃	活血通经，消肿排脓	3~10g
皂角刺	辛、温	肝、胃	消肿排脓	3~10g
三棱	苦、平	肝、脾	破血祛瘀，消积止痛	3~10g
莪术	辛、苦、温	肝、脾	破血散瘀，消积止痛	3~10g
水蛭	咸、苦、平、有毒	肝、膀胱	破血祛瘀，通经消癥	3~6g
虻虫	苦、微寒、有毒	肝	破血祛瘀，散结消癥	0.6~1.5g
土鳖虫	咸、寒、有毒	心、肝、脾	逐瘀破积，通络	3~10g

常用的活血化瘀方剂有：桃红承气汤、失笑散、膈下逐瘀汤、血府逐瘀汤、少腹逐瘀汤、通幽汤、复元活血汤、大黄䗪虫丸等。方剂组成如下：

桃仁承气汤：桃仁、大黄、桂枝、甘草、芒硝。

失笑散：蒲黄、五灵脂。

膈下逐瘀汤：五灵脂、当归、赤芍、桃仁、红花、香附、乌药、川芎、丹皮、延胡索、枳壳、甘草。

血府逐瘀汤：当归、生地、桃仁、红花、枳壳、赤芍、柴胡、桔梗、川芎、牛膝、甘草。

少腹逐瘀汤：小茴香、干姜、延胡索、没药、当归、川芎、肉桂、赤芍、蒲黄、五灵脂。

通幽汤：桃仁、红花、生地、熟地、当归、升麻、甘草、槟榔。

复元活血汤：柴胡、天花粉、当归、红花、穿山甲、大黄、桃仁、甘草。

大黄䗪虫丸：大黄、黄芩、甘草、桃仁、杏仁、赤芍、生地、干漆、虻虫、水蛭、蛴螬、䗪虫。

第五节 控制消化道出血药物与方剂

消化道出血的原因很多，由于病因不同，出血的途径和程度也不同。中医对消化道出血的认识和控制出血的方法是很独特的。总的说来，要通过辨证分型、分阶段进行治疗，而且在止血的同时还要注意化瘀。

常用的止血药物有针对血热妄行的凉血止血；针对由于瘀血、血不循经而出血的化瘀止血；针对脾虚、脾不统血而出血的健脾益气止血等。常用的理血止血药物如下（表 19-5-1）。

表 19-5-1 常用的理血止血药物

药名	性味	归经	功效	剂量
三七	甘、微苦、温	肝、胃	祛瘀止痛，消肿定痛	3~10g
大蓟、小蓟	甘、凉	肝	凉血止血	3~15g，最大 30~60g
茜草	苦、寒	肝	凉血止血，行血祛瘀	6~15g，鲜品 15~30g
血余炭	苦、平	肝、胃	止血消瘀	3~10g
花蕊石	酸、涩、平	肝	止血化瘀	10~15g
白及	苦、甘、涩、微寒	肝、肺、胃	收敛止血，消肿生肌	3~5g
仙鹤草	苦、凉	肺、肝、脾	收敛止血	10~15g，大量 30~60g
棕榈炭	苦、涩、平	肺、肝、大肠	收涩止血	3~10g
地榆	苦、酸、微寒	肝、大肠	凉血止血，泻火敛疮	3~10g
乌贼骨	咸、微温	肝、肾	收敛止血，制酸敛疮	10~15g，吞服 1.5~3g
藕节	涩、平	肝、肺、胃	收敛止血	10~15g
侧柏叶	苦、涩、微寒	肺、肝、大肠	凉血止血	3~10g

常用的理血止血方剂有：十灰散、四生丸、槐花散等。其他还有清热凉血的止血方剂，如泻心汤、犀角地黄汤等。方剂组成如下：

十灰散：大蓟、小蓟、荷叶、侧柏叶、茅根、大黄、茜草、栀子、棕榈、丹皮。

四生丸：生荷叶、生艾叶、生柏叶、生地黄。

槐花散：槐花、侧柏叶、荆芥、枳壳。

19

第六节 抗恶性肿瘤药物与方剂

中医对恶性肿瘤的认识已积累了丰富的经验。早在《内经》中就有“肠瘤、肠覃、石瘕”等的记载。后代中的“噎嗝、癥瘕积聚”，也多属腹腔消化道肿瘤。根据中医对致病因素的认识，总结了“坚者削之，结者散之，留者攻之，损者益之”的治疗原则。

实践证明，中草药治疗肿瘤有很大潜力。根据中医的认识，要从“扶正”与“驱邪”两方面入手。扶正包括具有补气养血的中草药，驱邪包括活血破淤、清热解毒、化痰软坚等药物。这些药多散在于补益扶正、活血破瘀、清热解毒、化痰软坚药物之中（表 19-6-1）。

表 19-6-1 治疗恶性肿瘤的常用中草药

药名	常用中草药
扶正补益	人参、黄芪、当归、白术、茯苓、天冬、薏苡仁、淫羊藿、桑寄生、刺五加、灵芝、猴头菇
活血破瘀	莪术、三棱、丹参、斑蝥、穿山甲、水蛭、虻虫、麝香、土鳖虫、大黄、紫草
清热解毒	半枝莲、白花蛇舌草、山豆根、龙葵、山慈姑、七叶一枝花、土茯苓、虎杖、黄连、芦荟、苦参、地龙、夏枯草、龙胆草、喜树皮、穿心莲、天花粉
化痰软坚	半夏、天南星、瓜蒌、猪苓、汉防己、蝮蛇、蜈蚣、僵蚕、全蝎、蛇皮、瓜蒂、大蒜

在运用中草药治疗恶性肿瘤时，应参照以下原则：

1. 必须用中医药理论为指导，吸取西医之特长，把辨病治疗与辨证治疗结合起来。例如胃癌可有肝胃不和，脾胃虚寒，痰湿凝结、瘀毒内阻、胃热伤阴、气血双亏等类型，治疗上也有所不同。肝癌、胰腺癌也可表现为肝胃不和、痰湿凝结等类型，则又要采用相类似的治疗。这充分体现中医“同病异治”的特色。

2. 根据病变的发展程度，选择治疗的重点。一般说来，病变初期正气充足，病邪不盛，当以驱邪为主；病变发展至中期，正盛邪实，当以公补兼施或先攻后补；病变晚期，邪盛正衰，当以扶正为主，兼以攻邪。

3. 中草药与手术、放射、化学药物的互相配合。临床上不少经验证明，现代医学治疗肿瘤的各种方法配合中草药，可提高疗效，以及手术成功率，减轻化学药物及放射线引起的毒副作用。这也是中西医结合值得重视的领域之一。

第七节 改善周身情况，提高抗病能力的药物与方剂

中医认为疾病的产生是由于正气与邪气相争的结果，邪气盛则实，精气夺则虚。正气包括阴、阳、气血，故在疾病的过程中可出现阴虚、阳虚、气虚和血虚等不同情况。对于虚证的治疗，早在《黄帝内经》中，就确定了“虚则补之”的原则，后世医家又从不同的角度发展了扶正疗法，简称补法。根据上述认识，应根据虚证的不同表现，采用不同的治法：纯虚之证当以温补或清补法治之；虚实相兼之证，或先驱邪而后扶正，或先扶正而后驱邪，亦可采取攻补兼施法治之；对于邪去正伤的虚证，应以调补为主。常用的补益扶正药物如下（表 19-7-1）。

表 19-7-1 常用的理血止血药物

药名	性味	归经	功效	剂量
人参	甘、微苦、微温	脾、肺、心	大补元气，补脾生津	3~10g，大剂量用至 30g
党参	甘、平	脾、肺	补中益气	10~15g，大剂量用至 30~60g
山药	甘、平	肺、脾	补脾胃，益肺肾	10~30g
白术	苦、甘、温	脾、胃	补脾益气，燥湿利水，安胎	3~12g
黄精	甘、平	脾、胃、肺	补脾润肺	10~18g
甘草	甘、平	入十二经	补脾益气，清热解毒，缓气止痛，调和诸药	3~12g
肉苁蓉	甘、咸、温	肾、大肠	补肾益精，润肠通便	10~18g
补骨脂	辛、苦、大温	肾、脾	补肾助阳，止泻	3~10g
益智仁	辛、温	脾、心、肾	补脾暖肾，缩尿	3~10g
熟地黄	甘、微温	心、肝、肾	补血滋阴	10~30g，大剂量 60g
何首乌	苦、甘、涩、温	肝、心、肾	补肝肾，益精血	10~15g
当归	甘、辛、温	肝、心、脾	补血活血，润肠通便	3~15g
枸杞子	甘、平	肝、肾	补肝肾，生津血	10~18g
沙参	甘、苦、微寒	肺、胃	养胃生津	6~15g，大剂量 30g
麦门冬	甘、微寒、微苦	心、肺、胃	养阴清热	10~18g，大剂量 30g

续表

药名	性味	归经	功效	剂量
石斛	甘、微寒	肺、胃、肾	滋阴清热，养胃生津	10~18g
龟板	甘、微咸、平而偏凉	肾、心、肝	滋阴潜阳，退虚热	10~30g（打碎先煎）
鳖甲	咸、寒	肝、脾	益阴除热，破血软坚	10~30g（打碎先煎）

常用补益扶正的方剂有：四君子汤、参苓白术散、补中益气汤、生脉散、四物汤、六味地黄丸、一贯煎、金匮肾气丸等。方剂组成如下：

四君子汤：人参、白术、茯苓、甘草。

参苓白术散：人参、茯苓、白术。

补中益气汤：黄芪、白术、陈皮、人参、升麻、柴胡、当归、甘草。

生脉散：人参、麦冬、五味子。

四物汤：当归、川芎、芍药、地黄。

六味地黄丸：地黄、山药、茯苓、泽泻、山萸肉、丹皮。

一贯煎：沙参、麦冬、当归、枸杞子、生地、川楝子。

金匮肾气丸：地黄、山药、山茱萸、泽泻、茯苓、丹皮、桂枝、附子。

（吴咸中　田在善）

参考文献

1. 徐泽，徐杰. 癌症治疗新概念与新方法. 北京：人民军医出版社，2011
2. 吴咸中. 承气汤类方现代研究与应用. 北京：人民卫生出版社，2011

第二十章
针灸疗法

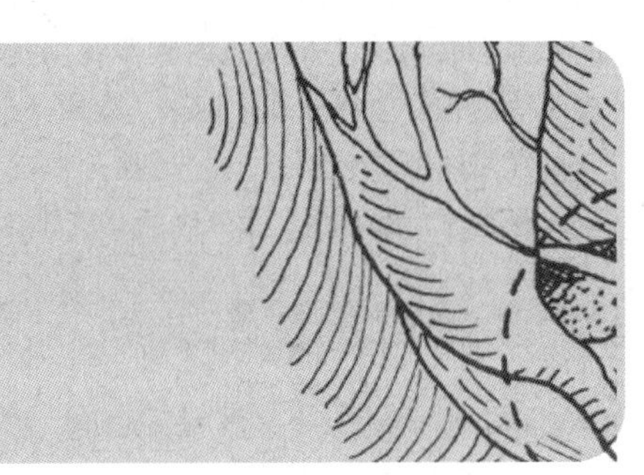
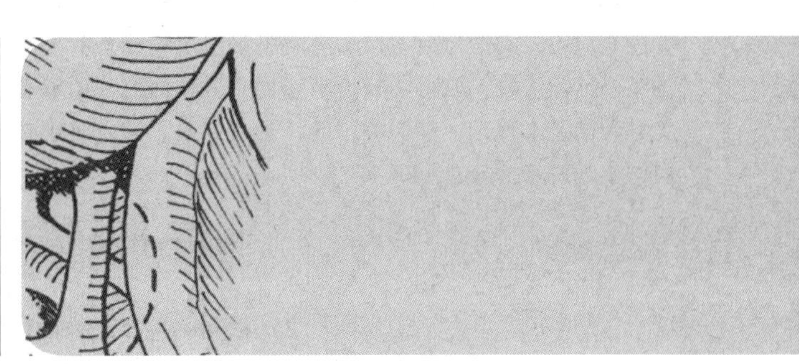

针灸疗法有着悠久的历史，历代医家通过长期实践及不断探索，积累了宝贵经验。针灸疗法有着方法简便，收效迅速，费用经济，副作用少，易于推广等优点，因此，深受人民群众的欢迎。几千年来，针灸在保障人民健康，治疗疾病方面起着积极作用。建国后，广大医务工作者在针灸学原有基础上又有新的发展。特别是在针灸治病、针灸镇痛、经络实质的研究等方面都有所发现、有所创新。与此同时，耳针、水针、电针、光针等也相继应用于临床。在腹部外科疾病的治疗中，针灸或作为辅助疗法与中西药物配合应用，或作为独立疗法应用于某些疾病或某些疾病的某一治疗阶段，取得了较为满意的疗效。因此，了解有关针灸的基本理论，掌握常用的针灸穴位及手法，对于外科医生来说是十分必要的。

第一节 经络学说

经络学说与脏腑学说紧密相关，是中医基础理论中的重要组成部分，一直在医疗实践中起着重要的作用。尽管经络学说的实质至今尚未完全阐明，但经络现象的客观存在，已越来越为人们所重视。根据中医理论，经络是人体气、血、津液循行的通路，并由此而濡养全身。由于经络的沟通和联系，将人体的内脏器官、孔窍、骨骼、筋肉和皮毛等组织，紧密地联系起来，构成一个统一的整体。

经络的组成包括：十二经脉（十二正经），奇经八脉、十二经别、十五别络、十二经筋和皮部（图 20-1-1）。

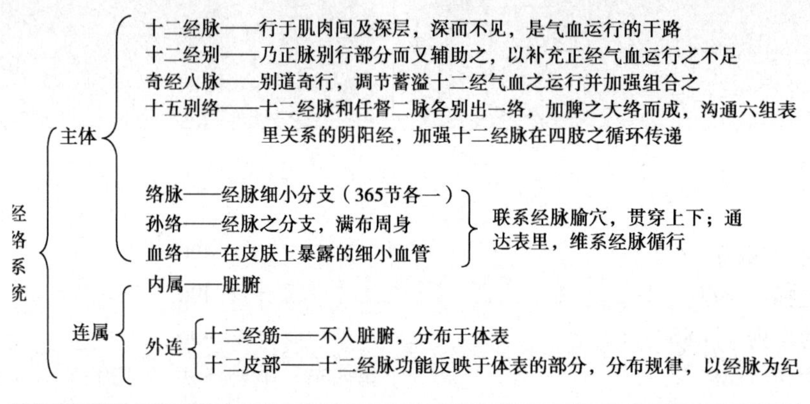

▶ 图 20-1-1 经络组成

经络的循行规律是：手之三阴（手太阴肺经、手少阴心经及手厥阴心包经）从胸走手；手之三阳（手太阳小肠经、手少阳三焦经及手阳明大肠经）从手走头；足之三阳（足太阳膀胱经、足少阳胆经及足阳明胃经）从头走足；足之三阴（足太阴脾经、足少阴肾经及足厥阴肝经）从足走腹。十二经脉流注次序是：十二经脉起于中焦，从肺开始，止于肝经，再由肝经上注于肺，它流注于体内脏腑，又浅出于体表肢节，由里出表，从表入里，一经接一经在人体环流，其流注次序为：

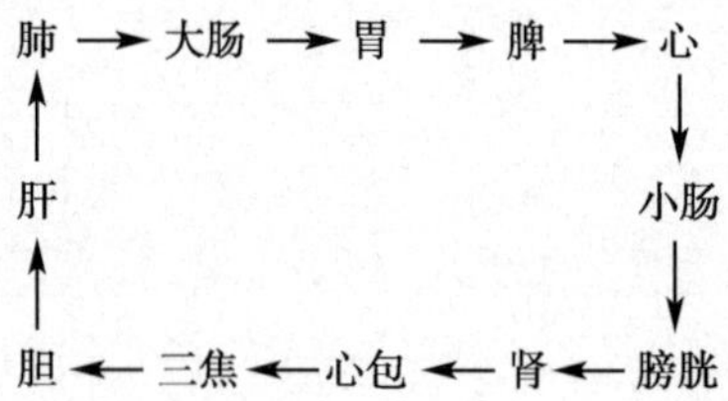

奇经八脉即冲、任、督、带、阴维、阳维、阴跷、阳跷。八脉之中，任脉行于腹，督脉行于背，与十二经脉合称十四经最为重要。其中以肝、胆、脾、胃、大肠、小肠、肾、膀胱、任、督诸经与腹部疾病的关系最为密切。

经络即是气血运行的通道，又是外邪传变的途径。机体的异常变化，可以在经络穴位上有所反映，对疾病的诊断和治疗有重要的作用，故有“治病不明脏腑经络，开口动手便错”的说法。

第二节 穴位的选择

穴位是经络和脏腑相通之点，是气血流注之处。针灸是以物理的刺激作用于体表的一定穴位，通过经络的传导，起到疏通气血、平衡阴阳、调整脏腑及提高机体抗病能力等作用，从而达到治疗疾病的目的。因此，在疾病的治疗中合理地选择穴位，是十分重要的问题。

人体穴位可分为 3 类：属于十四经的穴位称为经穴；十四经以外的穴位称为经外奇穴；另外，还有患病部位的敏感压痛点，称之为阿是穴。

一、穴位选择的原则

1. 根据疾病所涉及的脏腑选穴。

2. 根据病人的体质强弱，疾病的轻重缓急，针对主要矛盾选穴。

3. 疗效好、安全、方便、少而精、痛苦少。

二、常用取穴方法

1. 就近取穴　就是在患病的局部、周围或其邻近部位来取穴。

2. 循经取穴　取患病脏器相应经络的经穴。

3. 相配取穴　根据临床实践经验和经络学说来灵活配方。

三、腹部外科疾病常用穴位

腹部外科疾病常用穴位的位置、所属经络、主治及针刺方法见表20-2-1。

表20-2-1　腹部疾病常用穴位及针法

穴位	位置	所属经络	主治	针法
四白	眼平视瞳孔直下3.5cm（1寸），正当眶下孔出	足阳明胃经	胆道蛔虫病	直刺1.5~2.8cm（0.3~0.8寸）
迎香	鼻翼旁1.75cm（0.5寸），鼻唇沟中	手阳明大肠经	胆道蛔虫病	横刺、针尖透向四白、深1.8~3.5cm（0.5~1寸）
素髎	鼻尖端正中	督脉	休克，低血压，心动过缓	向上斜刺1.8~3.5cm（0.5~1寸）
人中	人中沟上1/3与下2/3交界处	督脉	休克，昏迷（配内关、足三里、涌泉）	从下向上横向刺1.8~3.5cm（0.5~1寸）
人迎	喉结旁开5.25cm（1.5寸）	足阳明胃经	低血压（与人中、太冲、内关、素髎交替使用）	直刺或斜刺1.8~3.5cm（0.5~1寸）
巨阙	鸠尾穴下1寸，相当于脐上21.0cm（6寸）处	任脉	膈肌痉挛，胆道蛔虫病	直刺5.3~7cm（1.5~2寸）
上脘	前正中线脐上17.5cm（5寸）	任脉	胃扩张、胃痉挛、胃炎	直刺3.5~7cm（1~2寸）
中脘	前正中线脐上14cm（4寸）	任脉	溃疡病、胃炎、肠梗阻、胃痛、呕吐、腹胀、腹泻、便秘、消化不良	直刺3.5~7cm（1~2寸）
下脘	前正中线脐上7.0cm（2寸）	任脉	胃痛、腹痛、呕吐、腹胀、溃疡病	直刺3.5~7cm（1~2寸）
梁门	脐上14cm（4寸）中脘穴旁开7.0cm（2寸）	足阳明胃经	胃痛、溃疡病、胃炎、胃肠神经官能症	直刺3.5~7cm（1~2寸）
期门	仰卧位，在乳中线上，乳头下2肋，于第6肋间隙	足厥阴肝经	胆囊炎、胃肠神经官能症、肝肿大	斜刺1.8cm（0.5寸）
章门	腋中线，当第11浮肋前端	足厥阴肝经	胸胁痛、呕吐、腹胀、肝脾肿大	直刺或斜刺2.8~3.5cm（0.8~1寸）
神阙	脐窝正中	任脉	肠粘连，休克，急、慢性肠炎	隔盐、隔姜灸7~14壮
天枢	脐旁开7.0cm（2寸）	足阳明胃经	肠麻痹，腹膜炎，胃炎，肠炎，肠道蛔虫病，便秘	直刺5.3~8.5cm（1.5~2.5寸）
大横	脐旁开12.25cm（3.5寸）	足太阴脾经	腹胀，腹泻，便秘，肠麻痹，肠寄生虫	直刺3.5cm~7cm（1~1.5寸），治蛔虫时向脐中方向横刺7~8.5cm（2~2.5寸）

续表

穴位	位置	所属经络	主治	针法
气海	前正中线脐下 17.5cm（5 寸）	任脉	腹胀，腹痛，肠麻痹，尿频，尿潴留	斜刺向下 7～10cm（2～3 寸）
关元	前正中线脐下 10.5cm（3 寸）	任脉	腹痛，腹泻，尿路感染，肠道蛔虫病	向下斜刺 5.3～7cm（1.5～2 寸）
水道	脐下 10.5cm（3 寸），关元旁开 7.0cm（2 寸）	足阳明胃经	膀胱炎，尿潴留，肾炎	直刺 3.5～5.3cm（1～1.5 寸）
足三里	外膝眼下 10.5cm（3 寸），胫骨外侧缘约一横指处	足阳明胃经	溃疡病，急性胰腺炎，小便不利，急慢性胃炎，急慢性肠炎，肠梗阻	稍偏向胫骨，直刺 3.5～7cm（1~2 寸）
合谷	拇、示食指伸张 1～2 掌骨之中点	手阳明大肠经	各种疼痛	直刺 1.8～3.5cm（0.5～1 寸）
曲池	屈肘成直角肘窝桡侧横纹头至肱骨外上髁之中点	手阳明大肠经	高热，贫血，过敏性疾病	直刺 3.5~7cm（1~2 寸）
手三里	曲池穴下 7.0cm（2 寸）	手阳明大肠经	溃疡病，胃痛，腹痛，腹泻	直刺 3.5~7cm（1~2 寸）
阳陵泉	屈膝，腓骨小头前下方凹陷处	足少阳胆经	胆囊炎，胆道蛔虫症，胆石症，习惯性便秘	直刺，向胫骨后缘斜下深 3.5~10cm（1~3 寸）
内关	仰掌，腕横纹正中直上 7.0cm（2 寸），两筋之间	手厥阴心包经	休克，呕吐，胃痛，腹痛，膈肌痉挛，各种手术痛	针直刺 3.5～7cm（1～2 寸），可透外关
上巨虚	足三里穴下 10.5cm（3 寸）	足阳明胃经	腹痛，腹胀，腹泻，阑尾炎，肠炎，胃炎，胰腺炎	稍偏向胫骨方向直刺 3.5～7cm（1~2 寸）
至阳	第 7~8 胸椎棘突之间	督脉	胆囊炎，胆道蛔虫症，胃痛	斜刺 2.5～3.5cm（0.7～1 寸）
膈俞	第 7 胸椎棘突旁开 5.25cm（1.5 寸）	足太阳膀胱经	膈肌痉挛，神经性呕吐，慢性出血性疾病	微斜向脊柱 1.75～3.5cm（0.5~1 寸）
肝俞	第 9 胸椎棘突旁开 5.25cm（1.5 寸）	足太阳膀胱经	胆囊炎，胃病	微斜向脊柱 1.75～3.5cm（0.5~1 寸）
胆俞	第 10 胸椎棘突旁开 5.25cm（1.5 寸）	足太阳膀胱经	胆囊炎，胆道蛔虫症，腹胀	微斜向脊柱 1.75～3.5cm（0.5~1 寸）
脾俞	第 11 胸椎棘突旁开 5.25cm（1.5 寸）	足太阳膀胱经	溃疡病，神经性呕吐，肝脾肿大，胃下垂，肢体乏力	微斜向椎体 3.5～5.25cm（1~1.5 寸）
胃俞	第 12 胸椎棘突旁开 5.25cm（1.5 寸）	足太阳膀胱经	胃痛，胃扩张，胃下垂，溃疡病，胰腺炎，肠炎，食欲不佳	微斜向椎体 3.5～5.25cm（1~1.5 寸）
大肠俞	第 4 腰椎棘突旁开 5.25cm（1.5 寸）	足太阳膀胱经	肠炎，痢疾，便秘，腹胀	直刺 3.5~5.25cm（1～1.5 寸）

注：位置之寸：系指针灸学的同身寸，下同；针方之寸=3.5cm

根据常见症状可参照表 20-2-2 选取穴位。

表 20-2-2 腹部外科疾病常见症状及取穴

症状	穴位	
呕吐	足三里，内关，中脘，胃俞	
呃逆	足三里，内关，天突，巨阙，膈俞	
吐血		
胃火	合谷，内庭，大陵，不容	
脾虚	足三里，隐白，脾俞，膈俞	
肝逆	太冲，期门，肝俞	
胁痛	章门，期门，支沟，阳陵泉，丘墟	
胃痛	足三里，内关，中脘，胃俞	
腹胀	膻中，中脘，气海，足三里，天枢	
腹痛		
脐上痛	下脘，滑肉门	配足三里，三阴交
当脐痛	灸神阙	
脐旁痛	天枢，大横	
脐下痛	气海，大巨	
少腹痛	中极，府舍	
腰痛	肾俞，委中，腰阳关	
肾绞痛	肾俞，三阴交，志室，太溪	
便秘	大肠俞，天枢，支沟	
尿闭	膀胱俞，中极，太冲	
尿血		
实证	小肠俞，中极，太冲	
虚证	肾俞，膀胱俞，气海，三阴交	
尿潴留	①三阴交，肾俞，中髎；②次髎，委中，中极；③三阴交，阳陵泉	
尿路感染	肾俞，膀胱俞，中极，三阴交	
黄疸		
阳黄	阳陵泉，胆俞，至阳，阳纲，中封，腕骨	
阴黄	肝俞，脾俞，中脘，足三里，商丘	
高热	曲池，合谷，大椎	
低血素	素髎，内关，人中，中冲，涌泉，足三里，灸百会，神阙	
肠寄生虫病	大横，四缝，足三里	

第三节 针刺手法

针刺前医生应先用肥皂水将手洗净，然后用75%酒精擦手，患者将要针刺的穴位及周围部位亦用75%酒精消毒。施针时点刺进针后，轻捻转直插入穴。肌肉丰满和四肢穴位多采用直刺，胸背部穴位宜斜刺，透穴和颜面穴位要横刺或沿皮刺。针刺以有针感（酸、麻、胀、重感）效果为好。腹部外科疾病若系里实热证，多用强刺激。在恢复期、重症病人或体质虚弱者，针刺多用中强刺激或弱刺激，即提插、捻转的幅度与频率均中等或较小、较慢。针刺治疗腹部疾病一般多采用留针一段时间，约15~30分钟或更长一些。功能性或梗阻性疾病留针时间较短，炎症性疾病留针宜长。在留针期间，每隔5~10分钟捻转1次。每日可针1次或多次，7~10日为1疗程，或视具体病情而定。

施针时，在胆囊肿大、严重肿胀时，应注意针刺不宜过深，以免损伤内脏。

在施针过程中，偶可发生一些意外情况，需及时进行相应的处理。这些情况有：

一、晕 针

每于饥饿、劳累、体弱、精神过度紧张或刺激过强时发生。可表现出恶心、头晕、眼花、心慌、面色苍白等症状。若能及时出针，让病人平卧片刻，饮热茶等，即可恢复；严重者可针刺人中、合谷、涌泉、足三里等穴，即可苏醒。

二、弯 针

多因针刺后体位改变所致，处理时宜顺时针方向慢慢取出，避免用力捻转；弯曲较大者，须轻微摇动针体，顺着弯曲的方向退出。

三、滞 针

因病人精神或局部肌肉紧张或弯针所引起的出针困难，可在针的周围轻捏几下使肌肉松弛；或在附近再刺1针即可拔出。

四、折 针

由于针的结构不佳或病人体位移动所造成。针端外露者可用钳夹出，否则需要手术取出。

灸法：灸法使用的主要材料为艾绒。灸法是用艾绒放置在体表穴位上烧熏，借艾火的温热之力来温通经络，调和气血，以达到防止疾病的目的。灸法适用于里虚寒证，有升举下陷之气，有回阳固脱之功。灸法有直接灸或间接灸之分。灸法因受到很多禁忌证的限制，在腹外科疾病中应用较少。

第四节 电针疗法

电针疗法系在手法针刺的基础上，利用电流的刺激来代替手法的机械刺激，在腹部疾病中常常使用。它不仅节省人力，还可以比较准确地调节刺激量，使其达到适度的刺激，故其止痛、解痉的作用比单纯针刺为强。电针疗法也常用于针刺麻醉。电针常用者有：①蜂鸣式电针机；②电子管电针机；③半导体电针机。在治疗中应选择能控制输出电压，电流强度者为宜。

1. 电针治疗方法　电针选穴规律，基本上同针刺选穴，但取穴少。在选主穴的同时必须选双穴以便连接电极。操作方法：选好穴位，皮肤消毒，进针后提插捻转，待有针感后既可将电针机上的输出线夹夹在针柄上，然后开放电针机电源开关，调好频率，并逐步调高输出电流至病人能够耐受的程度为止。治疗完毕应先将输出电位器调到“0”，然后关闭电源开关。取下输出线夹起针。电针治疗时间一般10分钟左右，如系疼痛患者，可延长至1小时以上。

2. 联接导线的原则　一般为负极接病体后侧、上侧的穴位，正极接前侧、下侧的穴位；但应注意，正负极应接在身体的同一侧穴位上，否则电流越过脊柱，可以引起脊髓休克；近延脑部的穴位，电刺激的强度不宜过强，因有发生心搏、呼吸停止的危险；有严重心脏病者，应避免电流回路经过心脏。

第五节 穴位注射或水针疗法

水针疗法是根据所患疾病，选用某些药物注射于相应的穴位或局部痛点内，以充分发挥其针刺与药物对疾病治疗的协同作用。

水针疗法的适应证非常广泛，除腹部外科疾病外并可治疗多系统疾病。腹部外科常用的药物有阿托品、新斯的明、普鲁卡因及10%葡萄糖液等。

按一般针刺治疗取穴的原则选穴，用快速进针法，有针感后，在急性腹痛病人可快速推药，以加强刺激。每穴注入药液量应根据部位或病情而定。头面部穴位或耳穴一般为0.3~0.5ml；四肢及腰背肌肉丰富处可2~15ml；小剂量穴位注射，可为药物一般剂量为1/5~1/2。每日1次或数次，应注意无菌操作；掌握药物性能、药理作用及每次注药总量、副作用及过敏反应等；药液一般不宜注入关节腔内。

第六节 耳针疗法

耳部与人体各部存在着内在联系，按照中医理论，除手阳明大肠经外，其他五条阳经均循行于耳部，由于阳经与阴经相通，因此，十二经脉均与耳部有相应的联系。

当人体患病时，在耳壳上的相应部位可出现敏感点，针刺这些特定的敏感点和穴位，就可以达到治疗疾病的目的。

耳针疗法具有适应证广，奏效迅速、副作用少、操作简便、经济适用等优点。在腹部疾病治疗中，多用以解痉、镇痛、消炎、升压及排石等。

耳穴的分布有一定的规律性，耳壳好比一个在子宫内倒置的胎儿，头在下，脚在上。腹部疾病常用的耳穴见表20-6-1。

表 20-6-1 腹部疾病常用耳穴

耳穴名	部位	主治
膈	耳轮角	膈肌痉挛，止血
尿道	耳轮部，与膀胱穴水平	尿路感染，尿频，尿急
耳尖	将耳轮向耳屏对折时，耳轮上面的尖端处	放血 3~5 滴有退热、消炎、降压、降血氨、镇静、止痛作用
阑尾$_1$	趾与指穴连线中点	阑尾炎
阑尾$_2$	在肩与肘之间	阑尾炎
阑尾$_3$	锁骨穴内下方	阑尾炎
下腹	膝穴外下方	小腹痛
腹外	肩穴上方，对耳轮与耳舟交界处	腹痛，季肋疼痛，肾绞痛
腹$_1$	肩关节穴上方	胆石症，胸胁痛
腹$_2$	与对耳轮下脚下缘同水平的对耳轮部	中、下腹部疼痛
屏尖	耳屏上面一个隆起处	放血有消炎、退热、降压、止痛作用
肾上腺	耳屏下面一个隆起处	有类似肾上腺素和肾上腺皮质激素的作用；抗炎、抗过敏、抗休克、高血压、低血压、渗血、退热
枕	对耳屏的后上方	消炎、镇静、止痛、抗休克
脑点	平喘与脑干穴之间	调节大脑皮层的兴奋与抑制，对神经、内分泌、消化、泌尿、生殖系统有治疗作用，还有止血功能
内分泌	屏间切迹底部的稍前方	调节各种内分泌紊乱所引起的疾病，也有促进吸收、排泄、代谢作用
神门	盆腔穴的内上方	有调节大脑皮层兴奋与抑制作用，还有镇痛、镇静、抗过敏作用
便秘	附件穴下方	大便秘结
直肠下段	三角窝的内下角	肠炎、便秘
（新）尿道	子宫穴内侧近耳轮内侧缘	尿频、尿急、尿痛、尿淋漓、尿潴留
（新）直肠上段	新外生殖器穴上方	结肠功能紊乱
胃	在耳轮角消失处	消化不良，急、慢性胃炎，溃疡病，胃扩张，嗳气，吞酸，失眠
十二指肠	下垂点与小肠穴之间	十二指肠溃疡，幽门痉挛，胃酸缺乏症
小肠	在耳轮角上方偏外侧 1/2 处的耳甲艇部	消化不良，肠炎，肠胀气及心脏病
大肠	在耳轮角上方偏内侧 1/2 处的耳甲艇部	肠炎，腹泻，便秘，肠麻痹及呼吸系统疾病
阑尾	在大肠穴与小肠穴之间	急、慢性阑尾炎
膀胱	大肠穴的上方	膀胱炎，尿频，尿急，尿淋漓，尿潴留，尿崩症

续表

耳穴名	部位	主治
肾	小肠穴的上方	为强壮穴，对大脑、肾、造血系统都有补益作用
输尿管	膀胱与肾穴之间	肾石病，肾绞痛
腹水点	小肠穴上方	电解质平衡紊乱，腹水，肠粘连
胰腺点	十二指肠穴上方	急慢性阑尾炎，消化不良，胰腺性腹泻
胆胰	肾与左肝肿大区划为二等分的 1/2 段（左为胰、右为胆）	消化不良，胰腺炎，胆囊炎，胆石症，胆道蛔虫病，胸肋痛
肿瘤特异区	轮 4 至轮 6 间的一条弧形线	治肿瘤时有一定的止痛作用

第七节　激光针灸

用激光照射穴位或穴区治疗腹部疾病，是近年来开展的新工作，使用的激光器为二氧化碳激光器（30W，用凹面反射镜发散照射，功率密度为 230mW/cm^2），或氦氖激光器（1.7mW 密度分别为 9600mW/cm^2 及 1.53mW/cm^2），照射时间为 10~20 分钟/次。大多数患者都得到了程度不同的疗效。其作用机制可能与针灸相似。根据天津市中西医结合急腹症研究所的初步经验，激光针灸主要适用于阑尾炎及阑尾周围脓肿后期所形成的炎性包块或硬结，腹腔手术或腹膜炎后的腹腔粘连（伴有部分性肠梗阻症状者）、慢性阑尾炎及慢性胆囊炎等。

（孟凡征　吴咸中）

第二十一章 剖腹探查术

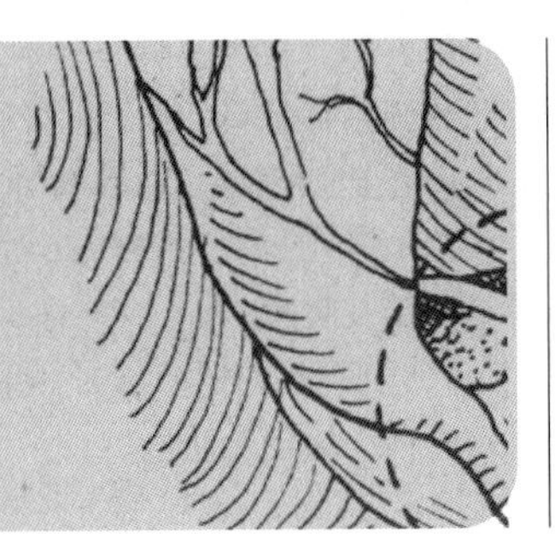
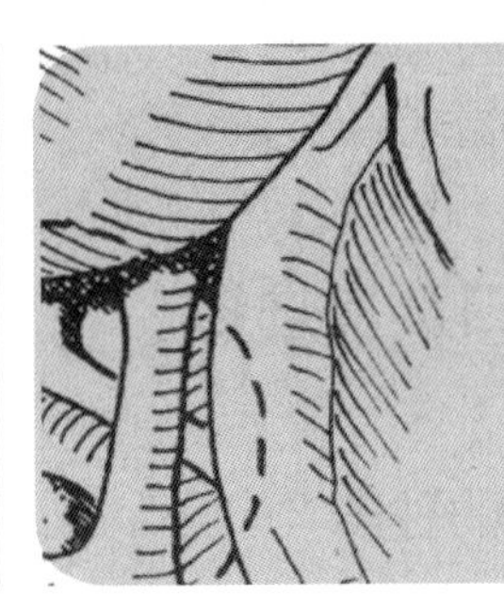

剖腹探查术是指对病因不明的腹部外科疾病，或虽然确诊但进行何种手术尚难肯定的病例，采用手术行进一步诊断和治疗的手术方式。

在当今精准医学时代，大多数病例通过检查都能在术前确保诊断明确和制定相应手术方案，但尚有病例仍需通过剖腹探查手术做到进一步诊断和处理。如对腹部闭合性损伤术前有时只能明确是空腔脏器损伤还是实质脏器损伤，不能肯定是单一脏器损伤还是多个脏器损伤；又如壶腹周围癌的患者，术前诊断明确但最终能否行根治性手术尚需探查之后方能决定。治疗组在术前应明确：手术切口的选择、探查步骤以及要讨论是否采用微创方式进行探查。

第一节 腹部切口及其选择

一、腹部切口的种类

常用的腹部切口分五类。

（一）纵切口

是腹部外科中最常用的一类切口。常用的纵切口有：脐上或脐下的正中或旁正中切口和经腹直肌切口（图 21-1-1）。

1. 上腹正中切口　上起自剑突下，下至脐上约 1cm 处，可适当左或右绕脐向下延长。适用于探查上腹部脏器，常用于胃、十二指肠疾病的手术。其优点在于此切口出血少，不切断肌纤维，不损伤神经，能提供良好的手术入路，切口便于延长，并可迅速地切开和关闭。其主要缺点是切口瘢痕将承受较大张力，因腹壁 Langer 式皮肤纹理线是横向走行的，故有侧向压力，术后较易发生切口疝，术终关闭切口应牢固确切。

2. 下腹正中切口　上起脐下，下至耻骨联合中点上缘。常用于膀胱、前列腺、子宫及其附件的手术，可向上绕脐延长切口。

3. 旁正中切口　根据病变部位，左、右、上、下腹部均可选用。切口约距中线 1cm，纵行切开腹直肌前鞘，游离腹直肌内侧缘并向外牵引，然后切开腹直肌后鞘和腹膜。上腹右旁正中切口常用于胃、十二指肠、肝、胆囊、胆管及胰头等手术。左上旁正中切口则用于胃癌、胃溃疡、迷走神经切断术及胰体尾部等手术。下腹右旁正中切口常用于回盲部、右侧卵巢等手术。下腹左旁正中切口常用于乙状结肠、直肠等手术，也可用于探查盆腔脏器。

4. 经腹直肌切口　与旁正中切口相似，一般于腹直肌内侧 1/3，最好是内侧 1/6 处，纵行分开腹直肌后，切开腹直肌鞘及腹膜。

5. 腹直肌外缘切口　由于严重损伤腹直肌的神经支，现已很少采用此切口。

（二）横切口

根据不同脏器手术的要求，可在腹部不同平面做横切口。上腹部横切口可略呈凸弧形，以避免肋缘的限制。下腹部横切口则略呈凹弧形，以避免髂骨的限制。这是显露胰腺或子宫等脏器极好的切口，但施行此切口费时较多，唯术后切口疝和切口裂开较少。

（三）斜切口

这是显露腹腔两侧固定脏器的一种进路。如右下腹的斜切口（Mc-Burney 切口）做阑尾切除术。上腹部的肋缘下切口（即 Kocher 切口），右侧可作胆囊切除术，左侧可作脾切除术（图 21-1-2）。

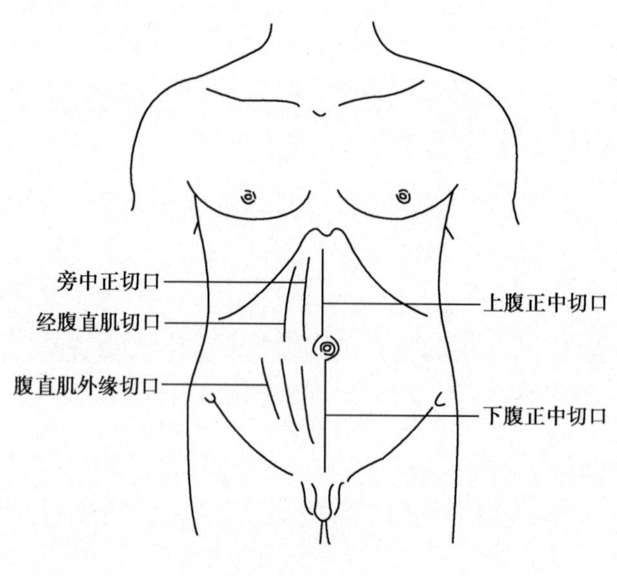

▶ 图 21-1-1　腹壁的纵行切口

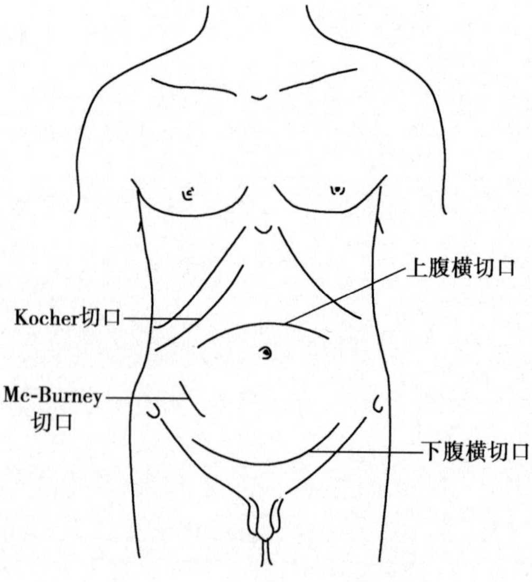

上腹横切口
Kocher切口
Mc-Burney
切口
下腹横切口

▶ 图 21-1-2　常用的腹壁切口及斜切口

（四）复杂切口

切口形状与拉丁字母相似，故也称字母形切口。目前除T形与L形切口外，其他切口已很少采用。

（五）胸腹联合切口

为广泛显露上腹部内脏的切口。切口位于第8肋间隙，越过季肋缘直达前腹壁。右侧胸腹联合切口特别适用原位肝移植及右半肝切除术或肝极量切除术，有时也用于肝总管、胆总管重建手术，肾，肾上腺或门腔静脉分流术等，左侧胸腹联合切口适用于食管下端及近端胃次全切除术或全胃切除术，粘连性巨脾切除术，胰腺远端手术，左肾，肾上腺手术以及脾肾静脉分流术等。但此切口关闭费时，术后并发症也稍高，不宜常规使用此切口。

按切口的长短又可分为大切口、小切口和微切口几种。大切口如胸腹联合切口、上腹肋下倒U形切口。小切口长度为5cm以下；优点是术后疼痛较轻，切口瘢痕较小，患者容易接受，适于腹内无明显粘连且目的单一的手术，如：胆囊切除术和阑尾切除术等，缺点是术野显露不充分，探查困难，必要时仍需扩大切口。微切口是指适于腹腔镜手术的切口，小至5mm，用以插入手术器械和插入腹腔镜观察镜。微切口在手术结束时常不需缝合，术后创痛轻微，瘢痕很小，是其优点。

二、切口的选择

（一）腹部切口的原则

一般来说，能最直接暴露病变组织的切口就是最好的，它需要满足以下几点：

1. 切口长短必须适度，容易直接到达病变部位。术野显露满意，便于操作。
2. 切口便于延伸。
3. 尽可能少损伤腹壁各层组织，如肌肉、神经、血管等。
4. 关腹缝合简便，愈合牢固，并不影响腹壁的功能。

（二）具体切口的选择

要根据患者的体型、年龄、一般状态、病情缓急、麻醉方式和需要探查的病变部位等来选择切口，不能机械地制定一个标准。但在术前诊断尚未肯定，如何选择探查切口尚有犹豫时一般常选择纵切口，通常选择腹正中切口，旁正中切口或经腹直肌切口最好弃用。若不能肯定上腹部或下腹部的病变时，可先在脐旁做一脐上、下长短相同可容一手探查的小切口，然后根据探查后的发现，再作适当的延长。在提倡微创的时代，我们似乎已经习惯了小切口手术，但决不能采用暴露欠佳的小切口做任何手术。

若探查后发现所做切口缺点太多时，宁可关闭原来切口，另作合适的切口，亦不作对腹壁损伤很严重的纵横交错切口。这样能使创口愈合良好。

选择切口还要兼顾以下几个问题，如可能造瘘，切口最好距离造瘘口远些。再次手术时如选择原切口，为了避开腹腔内粘连可将切口向上或下延长1~2厘米。

第二节 探 查

对腹腔内器官的探查应完整而有条不紊地按顺序进行。

一般的检查顺序是：先从胃及十二指肠球部开始，以后为肝、胆囊及胆管、胰腺及脾脏，向下推开大网膜及横结肠检查十二指肠降段，再从Treitz韧带自上而下地检查全部小肠、盲肠及阑尾，最后沿升结肠经横结肠、降结肠、乙状结肠至直肠和盆腔脏器以及腹膜后脏器。必要时触摸肾、肾上腺和输尿管等。

在麻醉松弛和充分显露下，对胃前壁、大、小弯、网膜及其淋巴结，贲门、幽门进行视诊和触诊。然后切断部分胃结肠韧带，游离胃大弯，对胃后壁进行探查。将胃提起后，胃的后壁、十二指肠第1段后壁部分、胰腺和脾脏内侧缘可获得良好显露，并能很好地触摸胰头前面、胰颈体、尾部，可显示出病变。

肝脏是易于探查的，可用手在肝的膈面和脏面进行触摸，以发现病变。

正常胆囊程海绿色，用手指轻轻地挤压即可使其黏稠的内容物排空，其壁薄而富有弹性，但泥沙样结石不易发觉。用左手示指插入小网膜（Winslow）孔内，拇指置于肝、十二指肠韧带的前方，沿胆总管走行向上和向下进行触摸，寻找结石、肿物及肿大的淋巴结，并试测胆总管的外径。正常直径为7mm大小，若大于10mm则可以认为有胆总管扩张，需进一步详查，必要时进行胆总管切开探查，并可行胆道镜探查。

脾脏也易于检查，用手进行触摸，判断有无损伤，脾肿大及肿瘤。

十二指肠4个部分按顺序检查。首先仔细检查球部，了解幽门口的开放情况以及括约肌的紧张度，球部有无瘢痕畸形或狭窄与增厚，还应对其周围各部分进行检查。其次切开十二指肠侧腹膜，游离十二指肠第1部和降段向内侧牵开，可显露下腔静脉、右侧输尿管、胰头背面及十二指肠的游离部分。将左手拇指在上，其余四指在下，则十二指肠降段和胰头可握于手中，进行触摸，详查胰头、壶腹，胆总管下段胰内胆管部分和十二指肠降部的病变。必要时可切开十二指肠降段肠壁探查十二指肠乳头部分。若有胰头病变可疑时，施行经十二指肠内侧壁对胰头部进行针吸活检，也可行胰管造影术，若在壶腹部有结石嵌顿，可行Oddi括约肌切开术，将结石取出。

显露十二指肠第3、4段两部分较困难，因它位于腹膜后。可采用Cattell方法，先游离右半结肠，然后切开小肠肠系膜无血管的腹膜附着处，向上游离至十二指肠空肠悬韧带（Treitz韧带），将结肠右半部及小肠移到左侧，即可直接显露十二指肠的第3、4段。在游离十二指肠降段时，继续游离可显露十二指肠第3段肠系膜根右侧部分，必要时游离胃结肠韧带，更能较充分地显露十二指肠第3段肠系膜根右侧部分，然后沿十二指肠空肠曲向右侧进行触摸至肠系膜根左侧缘即可。由于Cattell显露法对组织创伤较大，故不宜常规使用。

沿十二指肠空肠曲逐渐提拉空肠对小肠及其系膜进行视诊及触诊至回盲部。对升结肠和降结肠只进行触摸，若有病变可疑时，可切开侧腹膜游离之。将横结肠上提便于检查横结肠、横结肠系膜及系膜根部肿大淋巴结等病变。然后将乙状结肠提起进行检查至乙状结肠直肠交界处，向下触摸直肠，可疑有病变时，切开腹膜反折向下游离之。还可触摸膀胱、骨盆壁，子宫及其附件等。

对肾、肾上腺、输尿管以及大血管可进行触摸检查，当发现可疑病变时再切开腹膜，显露腹膜后组织，逐个进行检查。

要注重腹腔隐蔽脏器探查，如结肠脾曲，因为距离切口较远而且深在。对于有周围粘连的脾脏不宜强行分离，否则可造成难以控制的渗血。

一般的探查顺序如上所述，但根据病情的不同情况，探查重点可有所侧重，探查顺序可另行安排。

一、急腹症和腹部损伤的腹部探查

在术前应根据病情和损伤的部位综合分析做出术前的初步诊断，来选择不同的探查切口。按层切开腹壁后达腹膜，切开腹膜注意有无游离气体及液体，注意其性状，是纯血，血性、胆汁或胃、肠内容物还是其他混浊或脓性液体，有无臭味。应记录腹腔内液体量，并取部分液体进行涂片及送细菌培养。如为严重内出血病例，切开腹膜后，应一面尽快吸净腹腔内的血液，一面寻找积存大量血块的部位，此处常为出血之处。若为单纯脾破裂或血管破裂，可在无菌条件下收集血液并进行回输。找到出血部位后先采取临时措施控制出血，再根据出血部位的特点进行结扎、缝合和切除等方法彻底止血。止血后，要按顺序仔细检查腹腔内脏器及腹膜后脏器以免遗漏复合脏器伤。如为空腔脏器损伤，切开腹膜之后，先吸净腹腔渗液及流出的胃肠内容物。炎症反应明显部位及大网膜包裹处，常为空腔脏器破裂之所在，但损伤时间很短时则此现象不明显。仔细观察渗液的性状，往往可提供重点探查的线索。如损伤部位在小网膜腔内或在腹膜后，而且在损伤初期渗出物较少，易被忽略，因此，必须详查腹腔诸脏器，有无出血、组织水肿及渗出等情况，必要时切开胃结肠韧带探查胰腺，切开十二指肠和升、降结肠的侧腹膜，充分显露腹膜后脏器，可找到损伤部位，并进行妥善的处理。对腹腔大出血血压不稳病例，可用腹腔纱垫压迫止血，等到病人生命体征稳定后再进行探查。

若腹腔内有纯血及血块时，应探查肝、脾是否有破裂，探查盆腔脏器是否有异位妊娠或卵巢滤泡破裂出血。若渗液中有食物残渣，说明有胃或十二指肠穿孔。若渗液为胆汁性液体，除查胃、十二指肠外，还要探查肝、胆囊和胆管。若渗液为血性，可能是急性出血性坏死性胰腺炎，血运性肠梗阻或绞窄性肠梗阻所致之肠坏死，也可能是恶性肿瘤腹腔转移所引起的血性腹水。若有脓性渗液未找到病变者，在小儿应考虑原发性腹膜炎；在成人应检查肝脏，是否为肝硬化所致的腹水感染；在妇女还应仔细探查盆腔脏器是否输卵管积脓所引起的弥漫性腹膜炎。

一般来说，腹腔内脏器炎性病变都会出现局部炎性充血、水肿、增厚、变硬、周围粘连等表现。若为坏疽性病变，则病变脏器颜色暗紫或变黑。在出血性坏死性胰腺炎时，大网膜上有脂肪坏死，出现皂化斑。肠梗阻时，梗阻近端肠管膨胀扩张。梗阻远端肠管萎缩、变细。癌性腹膜炎时，脏腹膜和壁腹膜有转移或种植的肿瘤结节。发现脏器破裂、穿孔、炎症、坏死后，给予止血、缝合、修补、切除和引流等相应的处理。开腹后，如探查所见不能解释病人的临床表现时，应按顺序探查腹腔内脏器，以期发现主要病变，给予处理，以免遗漏。如术前诊断为急性阑尾炎合并局限性腹膜炎病例，手术作麦氏切口，探查时仅见阑尾充血、水肿、变硬、肥厚，没有坏死和穿孔，但有大量稀薄脓性混浊液渗出与阑尾病变不符合，可探查回肠末端，排除Meckle憩室感染、穿孔。有时需另行上腹探查切口进行探查，可发现腹膜炎系胃、十二指肠溃疡穿孔所致。穿孔后由于脓性渗液沿升结肠间隙流注到右下腹部，故出现与阑尾炎穿孔类似的临床表现。手术结束时，吸净腹腔内渗液，根据病情，用大量盐水冲洗腹腔以减少肠间脓肿发生的机会。

二、腹腔肿瘤的剖腹探查

根据肿瘤的性质、生长部位和术前影像学的诊断，选择显露充分并便于延长的腹部切口，探查的顺序是先从远端的脏器开始。以胃癌患者为例，切开腹膜后，注意腹腔有无渗液并注意其性状。先探查肝脏有无转移结节病灶，胆囊是否正常，肝、十二指肠韧带内有无肿大的淋巴结，质地如何。然后检查脾脏。脾门有无肿大的淋巴结，沿十二指肠空肠曲向下触摸整个小肠、回盲肠、升结肠、横结肠、降结肠、乙状结肠到直肠及盆腔壁。女性患者要检查子宫及附件，有无肿物及转移结节。最后进行胃的检查，弄清肿瘤侵犯的部位、肿块的大小，沿胃大、小弯进行检查有无淋巴结转移。若病变在胃后壁，应将胃结肠韧带切开，检查胃后壁与胰腺有无粘连，对探查的结果进行综合分析后，确定手术方式。如病变限于胃本身或仅扩展到区域淋巴结时，应行根治性手术。对其他部位的恶性肿瘤也是如此，只是在探查的顺序上稍有变动而已。

三、术前已知病理损害的腹腔探查

由于病理损害已经明确，不宜再进行广泛的探查，可根据不同病情进行必要的操作。常见有以下几种情况：

1. 上消化道大出血合并休克的患者，找到出血部位后应立即采取止血措施，不必对所有的内脏进行探查，以免拖延手术时间，加重休克。

2. 急腹症合并中毒性休克的患者，找到病因后及时解决，对邻近脏器可根据需要作适度探查，不宜拖延手术时间以加重病人负担。

3. 诊断明确的疾病，如急性胆囊炎的患者，只做局部的探查，显露胆囊及肝外胆道，必要时探查肝脏、十二指肠第 1、2 段和胰头，没有必要对小肠及结肠进行广泛的检查。

4. 年老体弱和并发严重内科疾病的患者，在手术探查时，要有限度、有重点，尽可能缩短手术时间并减少对内脏的干扰。

5. 术后出现合并症的患者，在再次手术时，进行局部处理即可。如引流腹腔脓肿、切口裂开的缝合等。

6. 对于病情危重病人在行开腹探查时时，更应有“损伤控制”的概念，如对肝破裂大出血失血性休克病人可先施予纱垫压迫止血；对因肠坏死造成多脏衰感染性休克的病人在行坏死肠管切除，送往 ICU 复苏 48 小时后再根据病人情况完成确定性手术，减少外科创伤对病人造成的二次伤害。

四、有关腹腔镜探查问题

腹腔镜手术作为诊断和治疗急腹症的技术已被广泛接受，腹腔镜诊断的准确性使外科医生能够更准确地辨别急性腹痛的原因。在腹腔镜技术开展的早期，此项技术仅应用于急性胆囊炎手术，继而临床证实腹腔镜阑尾切除优于开放手术，肠道憩室炎的腹腔镜肠管切除也被证明是安全有效的。在危重病人，腹腔镜探查、冲洗和引流可广泛使用。上消化道穿孔、甚至小肠穿孔、结肠病变均可使用腹腔镜探查。对于吻合口瘘等术后并发症的探查，腹腔镜是备选的方法之一。

第三节　切口的关闭

以往一直强调腹壁切口要分层缝合。动物实验和临床经验显示，切口愈合系由一个整体的致密瘢痕组织形成连接。缝合所起的作用只是将切口边缘对合，在致密瘢痕组织形成过程中起保护作用。目前提倡用可吸收缝线在腱性或横切口的几层肌性部分作一层缝合。腹膜是否缝合不做强求。缝合间距不要太大，拉拢切口时也不宜过紧，太紧则易造成组织缺血坏死妨碍愈合，太松则留有空隙也会导致愈合不良。皮下脂肪层则不需要缝合，这里牵扯到所谓切口死腔问题，经过临床研究结果提示不缝合皮下脂肪层患者的切口均对合整齐，愈合良好，并发症明显少于传统的关腹方式。

（田伟军　王鹏志）

参考文献

1. Courtney MT, Daniel RB and Marl BE. et al. Sabiston Textbook of Surgery. 19th ed. Elsevier, 2012

2. 张太平，王天笑，赵玉沛. 上消化道重建手术缝线材料的合理选择. 中国实用外科杂志，2012，32（8）：669-671

3. Di Saverio S. Emergency laparoscopy: a new emerging discipline for treating abdominal emergencies attempting to minimize costs and invasiveness and maximize outcomes and patients' comfort. J Trauma Acute Care Surg, 2014, 2: 338-350

第二十二章
腹部手术后并发症

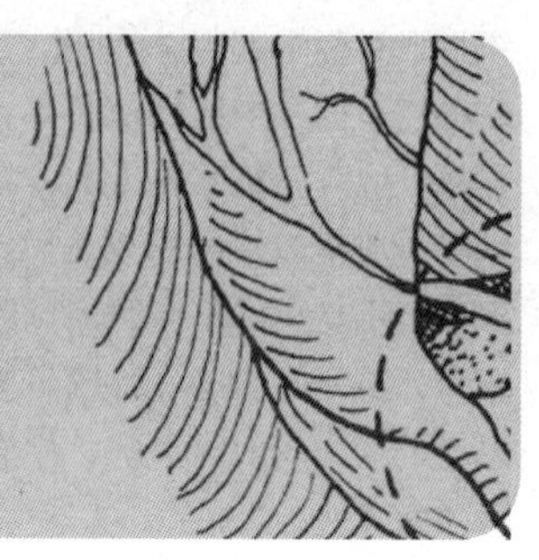

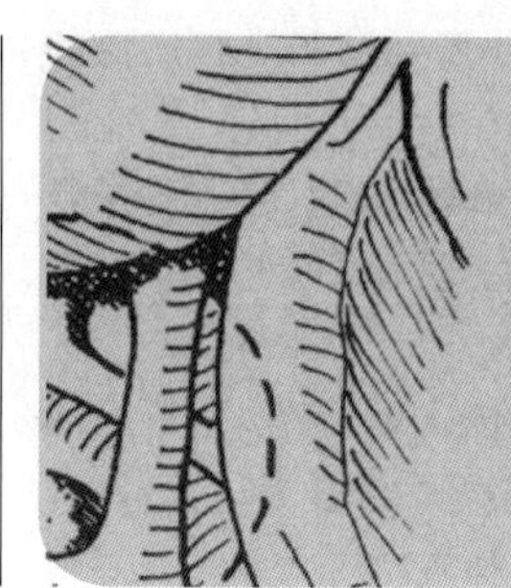

腹部外科手术是临床外科领域最常实施的手术。随着现代医学理念、技术和器械的进步，腹部外科手术在内容、范围和深度上均达到了极高的境界；尤其在腹腔镜外科和移植外科上，使腹部外科治疗超越了传统手术范畴。腹部外科手术的广泛开展，挽救了许多患者的生命，使大量患者获益；但也不能避免因种种不同的原因而给少数患者带来一系列的并发症，增加了他们伴随的痛苦，延长了治疗时间，严重者甚至危及生命。因此，如何在术前、术中预防和避免并发症的发生，以及一旦并发症发生后如何早期发现并及时正确地处理，减少患者痛苦、降低医疗纠纷风险，是每一个外科医生应该掌握的、也应该深入思考和研究的问题。

手术后并发症可分为一般并发症和特殊并发症两类：一般并发症是各种腹部手术后都可能发生的并发症，如手术后休克、感染、出血、切口裂开、肺部并发症、下肢深静脉血栓形成和应激性黏膜病变等；特殊并发症是仅发生在特定手术之后的并发症，如胆道手术后胆汁瘘、肝叶切除术后肝肾综合征、胃肠吻合术后吻合口瘘、脾切除术后大出血等。

第一节　手术后休克

休克是急性循环功能衰竭导致组织灌注不足和细胞氧利用障碍的一种临床综合征，是腹部手术后较为严重并发症，病死率较高。手术后休克发生原因是多方面的：术前病理状态及合并症情况如低血容量、感染、贫血、水电解质紊乱、脏器功能不全、糖尿病酮症、血液系统和免疫系统等疾患的影响，术中、术后大出血，术后严重感染，术后急性肺栓塞等等，甚至药物过敏也可导致休克。但腹部外科术后休克常见于低血容量性休克。

在休克早期（代偿期）主要表现为组织氧利用障碍，此时是抢救患者的“黄金时间”。其特点是交感——肾上腺髓质系统兴奋，导致皮肤和内脏血管收缩，相应部位出现灌注不足的表现，这是早期识别休克的重要依据；其中，意识、尿量和皮肤则是3个较为敏感的“窗口”。首先，意识是反映脑灌注情况的敏感指标。神志淡漠或烦躁、头晕、体位改变时出现晕厥，通常提示循环血容量和/或脑血流不足。其次，在一定程度上，尿量可以反映肾脏血流甚至心输出量，少尿［<0.5ml/（kg·h）］是识别危重患者组织灌注不足的敏感指标。但值得注意的是在围术期，如麻醉导致抗利尿激素分泌增加、术中输液量和输液速度、血管活性药物以及利尿剂的应用等均可能影响尿量的观察与判断。第三，皮肤温度与色泽也反映组织灌注。在休克早期，四肢末端血流显著减少，皮肤出现发绀和/或湿冷，毛细血管再充盈时间也相应延长。实验室检查中，高乳酸血症（>1.5mmol/L）是血流不足情况下反映组织缺氧和/或细胞氧利用障碍的敏感指标。

在休克早期，如无严重感染或继发性大出血，在维持脏器功能基础上，一般给予输血补液、纠正水电解质紊乱等对症治疗后即可好转。若休克表现及各项检测指标没有好转，甚至反而加重，往往提示预后不佳，要积极排查休克原因，尤其是有无手术后继发出血。

手术后继发出血主要原因是手术时止血不完善所致；如小血管结扎不牢、术中渗血未发现；或过于依赖超声刀、结扎速血管闭合系统（Ligasure）等器械单纯闭合血管，术后随着麻醉复苏，患者出现疼痛、烦躁等导致血压升高或创面摩擦增加，进而致使血管重新开放、出血。早期腹腔内少量出血多无特殊临床表现或体征，多数依靠观察术后留置的腹腔引流管的引流液颜色、质地和量来判断。如患者术后未放置腹腔引流管，则需通过密切观察临床体征，结合血红蛋白等实验室检查以及B超或CT等评估，必要时行腹腔穿刺确诊。而随着腹腔镜手术的普及开展，手术后腹腔穿刺套管口（Trocar孔）出血被忽视、甚至出现失血性休克的案例时有发生，需要引起重视。一旦明确诊断腹腔存在活动性大出血，应立即进行手术探查，彻底止血，避免持久性的低血容量性休克引起严重的代谢障碍、弥散性血管内凝血（DIC）等，而走到不可逆的阶段。

手术后休克重在预防，而引起休克的原因又呈多样性，因此，对于高危病人应当采用多方面措施，预防手术后休克的发生。

一、手术前需进行完善的术前评估和准备积极处理或纠正可能或正在引起休克的原发疾病、维持内环境的稳定。特别对于那些伴有潜在或显著容量不足的病人（如消化道梗阻、肠瘘、慢性腹泻、创伤、急性失血等），应当尽快进行评估并积极纠正水电解质紊乱及营养障碍；对于合并重要脏器功能异常和/或糖尿病合并症的病人，应将相关指标（包括血糖水平）调整至适宜水平。

二、手术中的仔细操作以及手术结束前的认真检查尤其在血管残端的处理上，牢固的缝扎是最为保险的手段；使用超声刀、结扎速血管闭合系统（Ligasure）等器械时要注意应用“筑坝技术”（分次凝闭切割法），对于大于5mm的血管，建议加用止血夹或缝扎止血；手术结束前要全面仔细检查手术部位有无出血，特别不要遗漏一些易因牵拉、挤压而致出血的脏器（如肝、脾等），要彻底止血后再关闭腹腔；对于术后有渗血可能的粗糙面尽可能进行修补或缝扎，并留置腹腔引流管。

三、重视术后观察及液体复苏治疗的选择和把握。

第二节　肺部并发症

尽管外科技术、麻醉水平不断提高，呼吸系统疾病仍是手术后最为常见的并发症；尤以急诊手术后更为常见。据统计，约25%术后病例的死亡与肺部并发症相关，高龄患者、肺部急慢性疾病、长期吸烟史是导致术后肺部并发

22

症发生的三大高危因素。

一、术后肺不张

肺不张指肺部小气道和肺泡塌陷，丧失氧合功能。是全麻术后常见并发症，腹部大手术术后肺不张病发率约为10%~20%，尤以上腹部术后常见。

（一）病因

腹部手术后肺不张主要与患者自身呼吸道分泌物增加、呼吸道清除能力下降、手术后呼吸运动受限等因素有关。

1. 呼吸道的阻塞是最常见的原因。

（1）患者有长期吸烟史或合并急慢性肺部炎症，麻醉药、肌松剂等药物的应用，气管插管的刺激等因素，导致呼吸道分泌物增加。

（2）术后镇静镇痛药物使用，术中损伤膈神经或膈肌，术后因疼痛、体位受限、腹带包扎过紧等，导致咳嗽反射减弱或消失，分泌物在呼吸道内潴留形成堵塞。

（3）胃内容物的误吸入呼吸道。

（4）气管插管不当。插管过深可导致单侧支气管堵塞；反复插管失败可导致缺氧或气道陷闭；麻醉下长期低通气状态，肺泡萎陷不能复张。

（5）低血容量或休克状态时，肺血流灌注下降，肺泡表面活性物质形成减少导致肺泡塌陷。

2. 肺的机械性压迫最常见的是上腹部膈下积液、血肿，胸部的血气胸，腹部肿瘤合并肺部转移等。

3. 术后急性肺水肿或肺动脉栓塞后遗症的影响。

（二）临床表现与诊断

多出现在术后24~72小时，小范围的肺不张可无特殊临床症状及体征；当一侧肺不张的范围超过30%可出现一系列临床症状。由于呼吸道堵塞、肺灌注减少，导致肺换气及通气功能减弱，出现缺氧和二氧化碳蓄积。早期以急性缺氧为临床表现，表现为烦躁不安、气促、血压升高；如持续不能缓解可表现为呼吸困难、鼻翼扇动、唇甲发绀、心动过速、血压下降，甚至昏迷，主要因为缺氧合并二氧化碳潴留。如果肺不张超过72小时，不可避免地诱发肺部感染，出现发热、脓痰等症状。查体可在肺不张部位叩诊出现浊音或实音，以肺底多见，听诊时呼吸音消失或呈管状呼吸音。血气分析在早期即可表现出血氧分压下降，二氧化碳分压升高；胸部X线检查可见肺叶段容积缩小，肺不张部位透亮度降低等表现；螺旋CT检查特异性更高，且能明确支气管腔内阻塞性病变的位置甚或性质，评估有无肺动脉栓塞等。

（三）治疗

肺不张主要治疗原则是清除支气管内分泌物，去除肺不张因素，通畅呼吸道，促进肺泡复张。护理方面可鼓励患者做深呼吸和咳嗽，辅助翻身、拍背，能有效排出分泌物；痰液浓稠者，可给予口服、雾化吸入或静脉使用化痰药物；如果无力咳嗽则可给予纤维支气管镜吸痰；如存在整叶、整段肺不张的患者，还可用纤维支气管镜行肺部灌洗；合并存在肺部感染的患者需根据痰培养情况适当选用抗生素；必要时可配合支气管扩张剂。

（四）预防

特别对于择期手术患者，预防比治疗更为重要。术前进行严格的肺部评估，高危病人术前常规雾化吸入准备；手术前需戒烟2周以上；合并肺部感染或呼吸道疾病急性发作患者应在病情控制稳定后再行手术；术前指导患者练习胸式呼吸、咳嗽动作，锻炼增加肺活量。

术中注意保持呼吸道通畅，全麻患者注意吸净呼吸道分泌物，避免误吸。

术后鼓励患者早期活动。对于浅呼吸病人，选用适当镇痛剂，有助于病人深呼吸，减少肺不张，但镇痛剂剂量要避免抑制呼吸中枢；危重病例或以上综合治疗难以改善者，必要时需术后维持气管插管，IMV、PEEP方式辅助呼吸，同时必须加强吸痰。

二、术后肺部感染

术后肺部感染是外科术后最常见的感染并发症之一。据统计，腹部术后肺部感染的发生率将近20%，而所有外科院内获得性肺部感染的病例中，约75%是术后病人；术后重症肺炎的死亡率高达20%~40%。

（一）病因

与术后肺不张类似，二者往往互为因果，可相互转化。

（二）临床表现与诊断

一般术后肺部感染主要表现为呼吸急促，咳嗽，咳痰，痰液呈黄色或白色黏稠状，体温升高、多超过38℃；病情严重时可有呼吸衰竭和意识障碍。查体可发现肺实变，叩诊呈浊音或实音，肺泡呼吸音减弱。血常规提示白细胞升高，中性粒比例升高，甚至出现核左移；血气分析提示低氧血症和高碳酸血症；胸部X线检查表现为一侧或双侧肺部不规则片状阴影，边缘模糊，下肺野为著，胸腔有炎症渗出，或可有肋膈角变钝。

（三）治疗

主要是清除气管内分泌物和积极抗感染治疗。

1. 一般治疗加强翻身拍背，护理积极指导患者咳嗽、咳痰，鼓励患者早期下床活动；若痰液黏稠，不易咳出，给予雾化吸入、祛痰剂、支气管扩张剂；对于重度肺部感染、呼吸衰竭患者，应积极气管插管予机械通气，以保证肺部潮气量及氧合。

2. 抗感染治疗通过气道痰液作细菌培养，在培养结果出来前经验性选用合适的抗生素。轻-中度肺部感染常见致病菌为金黄色葡萄球菌、肺炎球菌、流感嗜血杆菌等，青霉素G、阿莫西林及第二代头孢菌素效果欠佳，一般需使用β内酰胺酶类广谱抗生素和第三代头孢菌素；对于β内酰胺酶类不敏感时，可选喹诺酮类药物；对于重症肺部感染，常见病原菌为铜绿假单胞菌、耐甲氧西林金葡菌、厌氧菌等，抗生素可选用覆盖β内酰胺酶类+酶抑制剂或碳青霉烯类，根据情况必要时升级；若合并球菌感染，可合用万古霉素；若存在真菌感染注意增加抗真菌药物。

（四）预防

可参考肺不张，首先从减少呼吸道分泌物、增强分泌物清除能力和及早恢复肺的换气、通气功能入手，而不应过度强调抗生素的应用。

三、急性肺损伤/急性呼吸窘迫综合征

急性肺损伤（acute lung injury，ALI）/急性呼吸窘迫综合征（acute respiratory distress syndrome，ARDS）是指在非心源性疾病过程中，因肺毛细血管内皮细胞和肺泡上皮细胞损伤造成弥漫性肺间质及肺泡水肿，导致的急性低氧性呼吸功能不全或衰竭；是一种病死率极高的危重症。腹部术后出现急性肺损伤/急性呼吸窘迫综合征发病率较低，约为1.4%，多见于高龄、全身状态差、有心肺基础疾病者及婴幼儿。

（一）病因

各种直接或间接损害肺脏、导致全身炎症反应的因素均可诱发急性肺损伤/急性呼吸窘迫综合征；在腹部外科中，以严重的创伤打击、重症感染、休克、误吸、大量输入库存血、补液过快过多等因素所致多见。以肺容积减少、肺顺应性降低、严重的通气/血流比例失调为病理生理特征。

（二）临床表现与诊断

以进行性低氧血症、呼吸窘迫、肺部影像学上表现为非均一性的渗出性病变为特征。

一般认为，急性肺损伤/急性呼吸窘迫综合征具有以下临床特征：①急性起病，通常在直接或间接肺损伤后12~48小时内发病。②常规吸氧后低氧血症难以纠正。③肺部体征无特异性，急性期双肺可闻及湿啰音或呼吸音减低。④早期病变以间质性为主，胸部X线片常无明显改变；病情进展后，可出现肺内实变，表现为双肺野普遍密度增高、透亮度减低、肺纹理增多增粗，可见散在斑片状密度增高阴影即弥漫性肺浸润影。⑤无心功能不全证据。

目前诊断急性呼吸窘迫综合征已采用2012年“柏林定义”提出的诊断标准：①起病时间：已知临床病因后1周之内或新发/原有呼吸症状加重。②胸部影像：即胸部X线或螺旋CT扫描，可见双侧阴影且不能完全用胸腔积液解释、肺叶/肺萎陷、结节。③肺水肿：其原因不能通过心衰或水负荷增多来解释的呼吸衰竭；如果没有危险因素，就需要客观评估排除静水压水肿。④缺氧程度的分层评估：a. 轻度：$200mmHg<PaO_2/FiO_2\leqslant 300mmHg$，PEEP或CPAP $\geqslant 5cmH_2O$，轻度ARDS组中可能采用无创通气；b. 中度：$100mmHg<PaO_2/FiO_2\leqslant 200mmHg$，PEEP $\geqslant 5cmH_2O$；c. 重度：$PaO_2/FiO_2\leqslant 100mmHg$，PEEP $\geqslant 5cmH_2O$。说明：如果所在地区纬度高于1000米，应引入校正因子计算：[$PaO_2/FiO_2\times$（气压/760）]；FiO_2：吸入氧浓度；PaO_2：动脉血氧分压；PEEP：呼吸末正压；CPAP：持续气道正压。

（三）治疗

1. 积极控制原发病去除致病因素。包括充分引流感染灶、有效清创、合理使用抗生素、手术损伤控制、保持出入量平衡、减少肺水肿、改善肺顺应性等。

2. 有效的供氧必要时需机械通气。目的是改善低氧血症，使动脉血氧分压达到60~80mmHg；可根据低氧血症改善的程度和治疗反应，选择鼻氧管、吸氧面罩、无创机械通气、气管插管接呼吸机等不同的供氧方式。

3. 药物治疗以遏制全身失控性炎症反应、改善氧合能力为主要目的；主要包括肺泡表面活性物质、利尿药、β受体激动剂、他汀类药物、糖皮质激素、化痰药、抗凝药、抗氧化剂与酶抑制剂、血液净化治疗、营养干预等，但至今尚未确定其可靠疗效，仍以对症选用药物支持为主。

4. 全身脏器功能支持。

（四）预防

减少创伤打击、彻底清除炎性病灶、做好围术期肺功能评估和保护、规范输血输液、遏制全身炎症反应、有效通气等是预防急性肺损伤/急性呼吸窘迫综合征的关键。

第三节　手术后感染

手术是诱发感染的主要病因之一尤其在腹部手术中。腹腔感染中约25%~30%为术后患者，主要表现为腹膜炎和腹腔脓肿，多见于中老年患者。患者若术前存在腹腔感染，则是病程的延续，即所谓的“残余感染”或“残余脓肿”可能；也可能是腹腔术中受到污染，或者术后其他并发症继发的结果。术后才并发的腹腔感染会使得病情复杂化，出现术后腹腔多源性、多重耐药感染的危重患者极容易诱发多脏器功能不全，增加其死亡率。虽然外科技术不断进步和新的有效抗生素相继问世，但腹部术后感染发生率仍居高不下，病种、病情、术式、敏感菌等多种因素差异较大，特别是危重、高龄、复杂手术术后腹腔感染的治愈率仍偏低；因此，如何防治手术后感染，是外科医生面临的一项重要课题。

腹部手术后感染根据发生位置不同，可分为切口感染、膈下脓肿、盆腔脓肿、肠襻间脓肿、异物脓肿等。

一、病　因

1. 相应术区的原发病污染　如术后膈下脓肿多见于上

腹部手术，如上消化道穿孔、胆囊坏疽穿孔等；盆腔脓肿多见于下腹部，如阑尾穿孔、肠穿孔等疾病。

2. 存在诱发术后感染的原发客观条件 全身因素包括：高龄患者，基础情况差，营养不良，合并脏器功能不全，如肝硬化、糖尿病、肾功能不全、免疫功能低下或抑制、炎性瀑布反应等；局部因素包括：术前存在腹腔原发感染灶，手术时间长、创伤巨大、出血渗液过多等等。

3. 手术主观因素 操作粗暴导致脏器损伤、止血不完善形成血肿；缝合结扎过度导致血供不良，组织坏死感染；消化道吻合不牢靠或残端结扎脱落，出现残端漏；术中无菌操作不当，造成术中污染；术后遗留异物；术区残腔较大，组织反应性渗液多又未作适当引流等等。

4. 感染源 主要来自肠腔内常驻菌，脓肿多为两种及以上混合性感染；包括各种需氧菌和厌氧菌。主要病原菌为大肠埃希菌、肺炎克雷伯菌、金黄色葡萄球菌、铜绿假单胞菌、脆弱类杆菌，还有粪肠球菌、链球菌及其他肠杆菌属等。胃肠道、肝胆胰术后菌群多以革兰阴性杆菌为主的混合性感染，常需要做厌氧菌和需氧菌双份培养以提高细菌培养的阳性率。

5. 感染途径 包括感染源的直接蔓延，脏器损伤坏死、残腔积血积液，经淋巴系统扩散；经门静脉扩散等。

二、临床表现与诊断

（一）切口感染

是指手术切口因细菌生长和繁殖而导致组织出现红肿热痛等急性炎症反应，甚至出现坏死、化脓等改变，是最常见的手术后感染。一般正常的手术切口在术后24～48小时内可有自觉疼痛，但会逐渐减轻，仅在活动或咳嗽等刺激下疼痛轻度加重；且体温、心率、白细胞计数等逐渐恢复正常。若术后72小时以上，在静息状态下仍感觉明显伤口疼痛，而且疼痛呈刺痛、胀痛或跳痛感，夜间更甚，且体温上升、心率加快、白细胞计数升高等，往往是切口感染的征兆。此时应仔细检查切口，常可见切口发红、发热、肿胀、压痛；原适度的缝合线变得绷紧，如形成表浅脓肿可能触及波动感，甚至脓液溢出。对于肥胖患者及切口深部感染时，表面不一定有红肿和波动，有时可发现凹陷性水肿，以手指加压后切口局部陷下，疼痛加重，恢复较慢，这是深部脓肿的特征。对可疑切口感染者，需留取分泌物做细菌培养及抗生素敏感试验；如切口无明显分泌物者，可在其压痛最明显处拆除1针缝线，用无菌血管钳探查切口并取分泌物做相关培养。

（二）膈下脓肿

指位于膈肌以下、横结肠及其系膜以上的脓肿，为腹腔结肠上区最常见的感染，原发灶多源于肝胆和胃。因脓肿部位深在，临床上腹痛等症状往往不典型，感染波及膈肌时可伴有肩、颈部放射痛；临床表现以全身中毒性症状为主，可见发热、寒战、心动过速、呼吸急促、汗出、呕吐、食欲不振、焦虑等；热型多以弛张热多见，可表现为术后早期体温持续不降或术后3～5天接近正常后再次波动，通常急性弥漫性感染、脓毒症和脓肿形成急性期表现为高热，而使用抗生素后热型常常不规律。实验室检查主要表现为白细胞、中性粒增多、核左移，少数患者尤其是老年人白细胞总数可正常范围；由于发热、骨髓抑制和术中出血，可呈贫血和血清白蛋白下降，血沉、降钙素原、C-反应蛋白等炎症指标升高等；血培养阳性提示脓毒血症、全身性感染征象，预后不佳。膈下脓肿X线征象有膈肌抬高，膈肌运动受限、固定，肋膈角变钝，胸腔积液等；B超探查的准确性高达70%～90%，应作为常规选择；腹部螺旋CT能精确显示膈下脓肿位置、形态、大小和分期，不受肠腔、气体和创口影响，敏感性极高。B超引导下的诊断性穿刺目前多用于鉴别膈下脓肿和积液，并可留取脓液标本行细菌学检查。

（三）盆腔脓肿

是腹腔手术后最常见的一种残余脓肿，由于半坐卧位时盆腔是腹腔最低部位，因此腹内渗液或脓液最易积聚于此，形成脓肿。男性盆腔脓肿位于膀胱直肠陷窝，女性则位于子宫直肠陷窝。由于盆腔腹膜面积较小，而且吸收毒素能力较低，因此盆腔脓肿表现与膈下脓肿相反，其全身症状往往较轻，以局部症状为主。表现为术后持续发热，同时伴有明显的直肠刺激征及膀胱刺激征，出现排便次数增多、里急后重、黏液血便、尿频及排尿困难等；行肛门指检可触及直肠前壁腔内囊性肿物隆起，伴触痛感，脓肿成熟后可有波动感；B超及CT可对盆腔脓肿位置、积脓量等提供可靠的信息。必要时可经直肠穿刺或女性阴道后穹隆诊断性穿刺抽脓。

（四）肠襻间脓肿

多为急性腹膜炎术后脓液残留、积聚所致。脓液被包围在肠管、肠系膜与网膜之间，可形成单个或多个大小不等之脓肿。以腹胀痛为主要临床表现，部分可触及腹部包块，但多无特征性。由于脓肿周围有较广泛的粘连，故常伴发不同程度的粘连性肠梗阻表现；如脓肿穿入肠管或膀胱，则形成内瘘，脓液可随大小便排出。B超、CT可测出脓肿的部位、大小和腹壁的距离，但应与肠腔内积液相鉴别。

（五）异物脓肿

各种原因导致异物遗留腹腔后，引起腹膜无菌性纤维素渗出反应，表现为粘连、包裹、肉芽肿形成，最终可形成脓肿。据统计，医源性异物中约80%为纱块、纱布垫及棉球等，偶尔可有血管钳等金属器械遗留；部分开放性腹部外伤病人因病情危重无法一期完成确定性手术或因手术探查遗漏等因素可导致创伤异物残留。临床表现与腹腔内脓肿表现类似，主要依靠X线、B超或CT等检查发现腹腔内异物残留确诊。

三、治　疗

(一) 非手术保守治疗

术后早期存在潜在腹腔继发性感染病灶的患者应给予足量全疗程抗生素。在脓肿形成期，非手术治疗包括抗生素和营养支持治疗，必要时根据病情给予成分输血以纠正患者贫血状态、增强免疫力。抗生素的选用应根据致病菌选用广谱抗生素，待穿刺、引流后可依据药敏结果选用敏感抗生素。对于切口感染，一般应拆除缝线、清除切口内线头或异物等，通畅引流、换药后往往感染可以消退。

(二) 介入穿刺引流

对于生命体征不稳定的危重患者，介入穿刺引流对治疗腹腔脓肿意义重大，可赢得再次剖腹探查机会。其创伤小、并发症少是主要优点；并发症有肠瘘、胆瘘、胸膜损伤和出血等。脓肿部位穿刺可通过B超引导或CT引导下进行；前者适用于脓肿直径在4~5cm以下的病例，可反复进行；后者适用于脓腔较大的病例，还可以进行反复灌洗引流。引流管妥善固定和定期冲洗是保证疗效的重要护理因素；待窦道形成后，即使引流管掩出，仍可通过窦道再次置管。

(三) 手术后早期感染，脓肿尚未形成，引流效果不佳，再次剖腹探查更应慎重；短期内再次手术，对病人的打击往往是致命的，病死率大概在13.9%~43%；近年来盲目手术探查已非常罕见。再次手术引流指征包括：全身中毒症状明显、脓腔存在分隔、脓腔多发、位置较深（存在网膜肠管包裹不清等因素）、脓腔内有窦道等。手术根据脓肿部位不同，选择不同路径切口。

1. 腹侧经腹腔切口　适用于右侧结肠旁沟、肝下、网膜囊脓肿。方法为经右侧肋缘下Kochar切口，探查脓腔，打开间隔，吸尽脓液后冲洗，留置引流管。只要在术区垫好纱块保护术野，避免脓液外溢，造成继发性腹膜炎的可能性不大。

2. 背侧腹膜外切口　右侧切口适用于右上、右下、腹膜外间隙脓肿；左侧切口适用于左下后间隙（小网膜囊）脓肿。手术方法同经腹腔切口。

3. 经胸壁切口　适用于右肝上间隙高位脓肿，尤其对于有胸膜粘连者。一般分为两期进行，首先在胸侧壁第8、9肋间隙近脓肿做切口，切断小部分肋骨达胸膜外，然后用碘伏纱块填塞伤口，使胸膜与膈肌粘连；待5~7d后经原切口穿刺吸脓，在针尖方向指引下经胸膜、膈肌切开到达脓腔，放置引流管进行引流。若已形成胸膜粘连者则可一期手术切开引流。

4. 经直肠、阴道小切口　适用于盆腔脓肿。术前应排空膀胱，以免损伤；有条件者可在B超监测辅助下进行。已婚妇女可通过经阴道后穹隆切开，其他患者均可经直肠切开，尖刀沿穿刺针头刺开脓肿壁，再用弯钳扩大切口，脓液流出后手指插入脓腔探查，留置橡皮胶管缝合固定于肛周皮肤以免脱落。

四、预　防

1. 严格遵循无菌操作技术规范。

2. 术中充分止血，关腹紧密不留死腔；管腔缝合或吻合需牢靠，但要避免缺血。

3. 改善术前、术后患者全身营养状态及免疫功能。

4. 对Ⅱ类切口术前可进行预防性抗感染治疗；对Ⅲ类切口，术中应注意充分冲洗，反复查看创面及肠襻间有无脓液残留，术后足量全疗程应用广谱抗生素。

5. 对消化道重建、术区污染重、吻合口缝合欠满意者应留置腹腔引流，必要时行预防性造瘘。

6. 严格执行器械清点，避免异物残留；腹腔镜手术术区应充分冲洗引流。

7. 术后采用半坐卧位或斜坡卧位，利于体位引流，减少膈下感染可能。

第四节　腹部切口裂开

腹部切口裂开是腹部手术后的严重并发症之一，文献报道其发生率为0.3%~6%，病死率约10%~25%，是导致腹部外科手术失败、患者死亡的重要原因。腹部切口裂开多发生在术后5~10天，可分为切口部分裂开和切口全层裂开两大类：切口部分裂开是指切口任何解剖层面的裂开，但皮肤缝线仍保持完整；切口全层裂开是指切口各层均已裂开，多伴有腹腔脏器（大多为肠管和网膜）的脱出，如未经缝合而皮肤能顺利愈合则后期形成切口疝。

一、病　因

理论上任何部位的手术切口均存在裂开的可能，但腹部手术切口由于其局部解剖结构的特殊性、易受污染和腹腔压力影响，因而切口裂开也更常见。导致腹部切口裂开常见的原因有切口愈合不良、手术及缝合技术操作不当、术后腹内压增加等；但往往是同时多因素共同作用的结果。

1. 患者的全身机体状况是影响切口愈合能力的重要因素，如高龄、营养不良、肥胖、伴有消耗性或免疫功能缺陷疾病（如糖尿病、尿毒症、黄疸、慢性阻塞性肺病、恶性肿瘤等）等，可导致组织愈合能力减弱。

2. 手术操作不当包括选取切口部位不当；手术中操作粗暴、牵拉过度、大块结扎以及频繁使用电刀等引起大片组织损害甚至缺血坏死；切口保护不周导致切口感染；拆线时间过早等。

3. 缝合技术不过关，如针距过宽、结扎过松，腹腔内容物容易突出或腹腔渗液流出，不利于组织对合，甚至形成积液、血肿；针距过窄、结扎过紧，又会造成局部组织割裂、缺血、坏死。

4. 术后腹内压增加是造成腹部切口裂开的重要诱因，包括术后恶心呕吐、剧烈咳嗽、顽固性呃逆、呼吸机辅助呼吸、腹腔积液、腹胀、肠梗阻、尿潴留、疼痛等均可引起术后腹内压明显升高。

二、临床表现与诊断

腹部切口裂开一般发生在术后2周内，尤以术后5~10天为高发；根据切口裂开时间可分为急性切口裂开和慢性切口裂开两种。

（一）急性腹部切口裂开

是最为常见的切口裂开类型，多发生在术后3~7天。多为缝线处组织坏死或缝线切割过度、切口积液等所致。合并明显感染者，其前驱期切口有明显的红肿热痛表现，并有明显脓血性渗液。但随着无菌技术和抗生素的运用，大多数患者多无明显前驱症状，其一般情况的恢复也似正常，或可能有轻度低热或腹胀，切口仅表现为外观稍饱满或有淡红色浆液渗出，直至拆线后或突发腹内压剧烈增加情况下，方表现出腹部切口的部分或全层裂开。

（二）慢性腹部切口裂开

主要是由于切口全层感染或患者营养不良等原因，伤口不能愈合所致；这种切口裂开后往往形成切口疝甚至导致腹内脏器外露。

三、预防与治疗

腹部切口裂开是一种严重并发症，要积极做好预防。主要是针对导致切口裂开的各种高危因素，如术前需正确评估患者的全身状态，积极纠正营养不良和水电解质紊乱、改善脏器功能、控制血糖、强化肺功能锻炼、减少腹水等；加强手术技能锻炼和改进缝合技术，预防切口感染，必要时可做预防性减张缝合；术后避免出现腹内压增高等。

一旦发生并确诊切口裂开，要积极治疗。切口部分裂开者，如腹膜完整，可予清创引流、加强换药等处理，待创面腔隙缩小、肉芽新鲜后可根据情况予蝶形胶布拉合或二期缝合。而对于切口全层裂开者，要立即无菌保护好切口及脱出的腹腔脏器，做好术前准备行急诊手术再次清创缝合；术中注意术野的严格消毒，判断腹腔内容物的血运情况，彻底清除失活组织、感染灶及残余缝线等；缝合方式需做减张缝合，注意各层次所选用缝线，推荐使用单股高强度可吸收缝线（如普迪思缝线PDS-Ⅱ），必要时减张线可用金属丝代替，并维持2周以上才能拆除皮肤减张线。值得指出的是，因切口全层裂开而急诊手术者，局部组织水肿、粘连常较为严重，清创缝合时要注意做好保护，避免医源性创伤导致肠瘘、大出血、腹壁血肿等并发症发生。

第五节　下肢深静脉血栓形成

深静脉血栓形成（deep venous thrombosis，DVT）是血液在深静脉内不正常凝结引起的静脉回流障碍性疾病，多发生于下肢；而血栓的脱落可进一步引起肺动脉栓塞（Pulmonary Embolism，PE）；两者合称为静脉血栓栓塞症（venous thromboembolism，VTE）。既往认为，下肢深静脉血栓多发生于盆腔手术和髋关节手术，但近年来欧美各国文献报道发现，腹部大手术后其发生率超过25%，而在我国报道为2.6%~7.9%，但有逐渐增高的趋势。

一、病　因

发生下肢深静脉血栓的主要原因是静脉壁损伤、血流缓慢和血液高凝状态。

（一）静脉壁损伤

手术中及手术后往往需要进行深静脉穿刺或长期留置导管，或经下肢静脉输注高渗性或有刺激性液体，从而导致静脉壁的化学性或机械性损害。在受损的血管壁上血小板迅速聚集与黏着，进而形成血栓。如有感染，细菌可沿静脉蔓延，形成感染性血栓静脉炎，引起更为严重与复杂的肢体与全身性损害。

（二）血流缓慢

手术时体位不当可使静脉过度受压、手术后卧床和活动减少、术后血容量不足、合并下肢静脉曲张等，都会导致下肢静脉血流缓慢导致静脉淤血、组织缺氧，激活内源性凝血系统，促进血栓形成。

（三）血液高凝状态

先天性血液高凝状态疾病（如血小板增多症、先天性异常纤维蛋白原血症、抗凝血酶缺乏、纤溶酶原缺乏等）、高龄、肥胖、吸烟、心肺功能不全、恶性肿瘤、系统性红斑狼疮、血管内植入物、手术或创伤的打击、大量使用止血药物等，均能导致血液出现高凝状态，激活血液中的凝血因子，通过内源性和外源性凝血途径激活凝血酶原，使纤维蛋白原转化为纤维蛋白，形成血栓。

临床上往往是两个或三个因素互为因果、相互的综合作用导致下肢深静脉血栓形成。

二、临床表现与诊断

下肢深静脉血栓形成的主要临床表现为：患肢的突然肿胀、疼痛、软组织张力增高，活动后加重，抬高患肢可减轻，静脉血栓部位常有压痛。血栓位于小腿肌肉静脉丛时，Homans征和Neuhof征呈阳性（患肢伸直，足突然背屈时，引起小腿深部肌肉疼痛，为Homans征阳性；压迫小腿后方，引起局部疼痛，为 Neuhof 征阳性）。多发生在左下肢，约 2/3 患者发生于术后 48 小时以内，但多数为小范围小腿肌间静脉丛血栓，不影响主干静脉回流，故临床上常被忽略；如发病 1~2 周后，随着浅静脉压升高，患肢可出现浅静脉显露或扩张。

严重的下肢深静脉血栓形成患者可出现股白肿甚至股青肿。股白肿为全下肢明显肿胀、剧痛，股三角区、腘窝、小腿后方均有压痛，皮肤苍白，伴体温升高和心率加快。股青肿是下肢 DVT 最严重的情况，由于髂股静脉及其侧支全部被血栓堵塞，静脉回流严重受阻，组织张力极高，导致下肢动脉痉挛，肢体缺血；临床表现为患肢剧痛，皮肤发亮呈青紫色、皮温低伴有水疱，足背动脉搏动消失，全身反应强烈，体温升高；如不及时处理，可发生休克和静脉性坏疽。静脉血栓一旦脱落，可随血流进入并堵塞肺动脉，引起肺动脉栓塞，危及生命。

辅助检查在下肢深静脉血栓形成的诊断中具有非常重要的作用。常用的检查有：①血浆 D-二聚体测定。D-二聚体是反映凝血激活及继发性纤维蛋白溶解功能的特异性分子标志物，测定值阴性时一般可排除下肢深静脉血栓，阳性者则需要进一步结合临床体征及影像学检查；特别是在 >500μg/L（ELISA 法）时诊断急性 DVT 的灵敏度较高（>99%）。②彩色多普勒超声检查，灵敏度、准确性均较高，是下肢深静脉血栓形成诊断的首选辅助检查方法，适用于对患者的筛查和监测。③下肢静脉造影。准确性最高，至今仍是诊断的标准；可以有效判断有无血栓、血栓部位、范围、形成时间和侧支循环等全方位情况。④螺旋 CT 静脉成像准确性较高，最大的优点是可同时检查肺部、腹部、盆腔和下肢静脉情况。⑤磁共振静脉成像（MRV），在无须使用造影剂下能准确显示髂、股、腘静脉血栓，但不能满意地显示小腿静脉血栓。

血栓形成后易于附着于血管壁，未经溶解的血栓可发生机化，在此过程中静脉瓣膜受到破坏甚至消失或者黏附于管壁，导致继发性深静脉瓣膜功能不全，即血栓形成后综合征（Post-Thrombosis Syndrome，PTS），表现为下肢长期肿胀、静脉曲张、足靴区色素沉着及溃疡形成，严重影响病人的生活质量。

三、预　防

下肢深静脉血栓形成重在预防，比任何治疗更有实际意义。下肢深静脉血栓形成的预防主要包括围术期危险因素的评估和清除、机械抗栓装置及抗凝药物的应用。

1. 病人术前应停止吸烟，应积极纠正术前存在的心肺功能不全、凝血功能异常、肝功能异常，并注意控制血糖。术中小心操作，特别是在邻近下肢或盆腔静脉周围的操作应轻巧，避免静脉内膜损伤。原则上，术后早期应床上活动，争取短期内下床活动；早期活动要循序渐进，逐步增加活动量，一般先在床上开始小量运动，鼓励病人深呼吸和咳嗽；早期进行被动运动，包括足趾和踝关节伸屈活动、下肢肌群松弛和收缩的交替活动、间歇翻身等；但病人如有休克、心衰、严重感染、出血、极度衰竭，或有特殊固定和制动要求等情况时，则不应强求早期活动。

2. 机械抗栓装置包括加压弹性长袜、间歇充气加压装置、足底静脉泵等，均可增加下肢静脉血液回流，减少静脉血液淤积，从而预防围术期下肢深静脉血栓形成的发生，同时不增加出血风险。

3. 对具有下肢深静脉血栓形成危险因素的病人，术前应进行风险的评估，并以此为依据对这些病人作预防性抗凝治疗。术前预防性抗凝治疗的药物目前仍主要以肝素为主，包括低分子肝素以及低剂量普通肝素，但其缺点是引起肝素诱导的血小板减少症；近年来出现的直接Ⅹa 因子抑制剂（如利伐沙班）和凝血酶抑制剂（如达比加群），其优点是可口服吸收，且服药期间无须监测凝血功能和调节剂量，抗凝效果和华法林、低分子肝素类似，但出血风险明显减低。而对术前已服用维生素 K 拮抗剂（如华法林等）口服抗凝药物的病人常需暂停口服药物，选用过渡（桥接）抗凝策略，围术期改用上述药物抗凝。

四、治　疗

一旦发现下肢深静脉血栓形成，应立即进行规范治疗，包括早期的抗凝和溶栓治疗，首选药物治疗。

（一）抗凝治疗

是下肢深静脉血栓形成的基本治疗，可抑制血栓蔓延，有利于血栓自溶和管腔再通，从而减轻症状、降低继发肺动脉栓塞的发生率和病死率。但是单纯抗凝不能有效消除血栓、降低血栓形成后综合征发生率。目前常用的抗凝药物包括普通肝素、低分子肝素、维生素 K 拮抗剂（如华法林）、直接Ⅱa 因子抑制剂（如阿加曲班）、直接Ⅹa 因子抑制剂（如利伐沙班）、间接Ⅹa 因子抑制剂（如磺达肝癸钠）、凝血酶抑制剂（如达比加群）等。目前推荐，急性期下肢深静脉血栓形成（发病 2 周内），建议使用维生素 K 拮抗剂联合低分子肝素或普通肝素，也可以选用直接（或间接）Ⅹa 因子抑制剂；在 INR 达标（1.5~2.5）且稳定 24 小时后，停低分子肝素或普通肝素，维持口服维生素 K 拮抗剂或Ⅹa 因子抑制剂至少 3~6 个月（视病因、治疗效果等而定）；对于高度怀疑下肢深静脉血栓形成患者，如无抗凝治疗禁忌证，在等待检查结果期间可行抗凝治疗，根据确诊结果决定是否继续抗凝；有严重肾功能不全的患者建议使用普通肝素。

（二）溶栓治疗

是利用溶栓药物激活体内纤溶酶原，转化为有活性的纤溶酶而促进血栓的溶解，达到清除新鲜血栓的目的；包括导管接触性溶栓和系统溶栓两种方式。导管接触性溶栓是将溶栓导管置入静脉血栓处，溶栓药物直接作用于血栓；

系统溶栓是经外周静脉全身应用溶栓药物。目前推荐，对于急性期中央型或混合型下肢深静脉血栓形成，在全身情况好、预期生存期≥1年、出血风险较小的前提下，首选导管接触性溶栓；如不具备导管溶栓的条件，可行系统溶栓。溶栓治疗最常使用的药物是尿激酶，对急性期血栓起效快，溶栓效果好，过敏反应少，常见的不良反应是出血。治疗剂量无统一标准，一般首次剂量为4000U/kg，30分钟内静脉推注；维持剂量为60万~120万U/d，持续48~72小时，必要时可持续至5~7天。其他药物还包括：重组链激酶，溶栓效果较好，但过敏反应多，出血发生率高。重组组织型纤溶酶原激活剂，溶栓效果好，出血发生率低，可重复使用。溶栓治疗过程中须监测血浆纤维蛋白原（FIB）和凝血酶时间（TT），如FIB<1.0g/L应停药；INR应控制在2.0~3.0范围。

（三）手术取栓治疗

是消除血栓的有效方法，可迅速解除静脉梗阻。目前认为，一旦出现股青肿时，应立即手术取栓；对于发病7天以内的中央型或混合型下肢深静脉血栓形成患者，全身情况良好，无重要脏器功能障碍也可行手术取栓。常用Fogarty导管经股静脉取出髂静脉血栓，用挤压驱栓或顺行取栓清除股腘静脉血栓。

（四）置入下腔静脉滤器的指征

下腔静脉滤器的放置可以预防和减少肺动脉栓塞的发生，但长期留置也可导致下腔静脉阻塞和较高的深静脉血栓复发率等并发症，因此目前对下腔静脉滤器置入术的适应证问题争议很大。目前达成的共识是：对多数下肢深静脉血栓形成患者，不推荐常规应用下腔静脉滤器；对于有抗凝治疗禁忌证或有并发症，或在充分抗凝治疗的情况下仍发生肺动脉栓塞者，建议置入下腔静脉滤器。此外，学者们认为下腔静脉滤器的置入还有一些相对指征：髂、股静脉或下腔静脉内有漂浮血栓；急性下肢深静脉血栓形成、拟行导管溶栓或手术取栓等血栓清除术者；具有肺动脉栓塞高危因素的患者行腹部、盆腔或下肢手术。

（五）中医辨证论治

此类患者的基本病因病机为气滞血瘀，活血通络为基本大法，但由于病位于下焦，湿性重浊，易于下注，且湿瘀困阻，郁而化热，局部可见瘀肿发热之症。因此，早期常用祛瘀通络、化湿清热之法，后期正气渐虚，虚实夹杂，常用攻补兼施调理。

第六节 应激性黏膜病变

应激性黏膜病变（Stress Related Mucosal Disease，SRMD）又称应激性溃疡、应激性胃炎等，是指机体在严重创伤、复杂手术、危重疾病等严重应激状态下发生的急性消化道黏膜糜烂、溃疡、出血等病变。是术后消化道出血的最重要原因之一，严重者可导致失血性休克或消化道穿孔，使病人全身情况进一步恶化，病死率可高达50%。

目前认为，手术、麻醉及原发疾病等的打击，导致人体出现应激反应，出现内脏血流灌注不足（或胃肠道黏膜缺血），黏膜屏障被破坏，是导致危重病人发生应激性黏膜病变的主要原因。其最主要成正相关的影响因素是：手术或创伤的程度大，年龄（>60岁），男性，合并脓毒症、肝肾等多脏器功能不全、凝血功能障碍、消化道溃疡等病史，抗凝药物的使用等。应激性黏膜病变多发生在手术后的3~5天内，少数可延至2周；与消化性溃疡出血不同，其为全胃多发性黏膜糜烂或溃疡，通常无明显的前驱症状，临床表现主要是上腹痛或反酸、黑便，留置胃管的患者可见胃管内血性、暗红色或黑褐色胃液引出，严重者可表现为呕血和/或血便。

应激性黏膜病变处理的核心是预防，重点是减轻应激反应，包括手术损伤控制、减少感染、快速康复、微创技术和药物干预等现代医学理念和手段的综合应用。药物预防的目标是控制胃内pH≥4。目前临床上已证实质子泵抑制剂（PPI）能够迅速改变胃内酸性环境（pH>6），对于高危人群，相关指南推荐应在危险因素出现后予静脉注射或滴注；而对择期复杂手术病人，如果合并危险因素，可在围术期应用抑酸药配合胃黏膜保护剂，预防应激性黏膜病变的发生。

一旦发生应激性黏膜病变出血，应积极治疗原发病，同时立即采取各种措施控制出血：①输血、补液，维持病人血流动力学稳定。②禁食、胃肠减压；消除或降低应激源。③迅速提高胃内pH（pH≥6），以促进血小板聚集和防止血栓溶解；推荐使用质子泵抑制剂针剂。④视情况可联合应用生长抑素类药物、止血药物。⑤如病情许可，应立即行内镜检查并可施行内镜下止血治疗。⑥非手术治疗不能有效控制出血者，要及时行介入或手术治疗。⑦在出血停止后，建议继续应用抑酸药物和胃黏膜保护剂。⑧急性期采用静脉用药，待病情稳定后转为口服用药，直至病变愈合，推荐使用质子泵类药物，疗程为3~4周。

（陈经宝 陈志强）

参考文献

1. Townsend CM Jr，Beauchamp RD，Evers BM，et al. Sabiston Textbook of Surgery. 19th ed. Elsevier Saunders，2012：281-325

2. Dellinger RP，Levy MM，Rhodes A，et al. Surviving Sepsis Campaign：international guidelines for management of severe sepsis and septic shock（2012）. Crit Care Med，2013，41（2）：580-637

3. 石岩，翁利，杜斌. 围手术期病人休克早期识别与预防.

中国实用外科杂志，2014，34（2）：111-114

4. 中华医学会重症医学分会. 中国严重脓毒症/脓毒性休克治疗指南（2014）. 全科医学临床与教育，2015，13（5）：365-367

5. Jaume Canet，Lluís Gallart，Carmen Gomar，et al. Prediction of Postoperative Pulmonary Complications in a Population-based Surgical Cohort. Anesthesiology，2010，113（2）：1138-1150

6. Gajic O，Dabbagh O，Park PK，et al. Early identification of patients at risk of acute lung injury：evaluation of lung injury prediction score in a multicenter cohort study. Am J Respir Crit Care Med，2011，183：462-470

7. 中华医学会外科学分会血管外科学组. 深静脉血栓形成的诊断和治疗指南. 第2版. 中国医学前沿杂志（电子版），2013，5（3）：53-57

8. 符伟国，王利新. 围手术期静脉血栓栓塞疾病诊治争议与共识. 中国实用外科杂志，2015，35（1）：66-71

9. 中华医学会外科学分会. 应激性黏膜病变预防与治疗——中国普通外科专家共识（2015）. 中国实用外科杂志，2015，35（7）：728-730

第二十三章
腹部外科重症监护

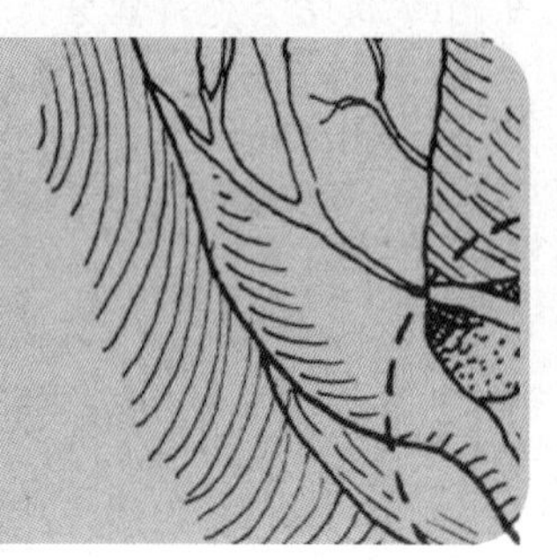
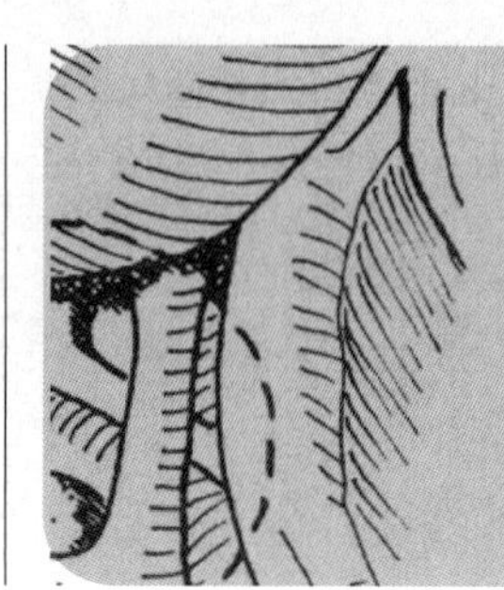

1958 年美国在 Baltimore 市医院建立了世界上第一个具有现代规模的 ICU，经过 30 多年的发展，ICU 已成为医院现代化建设的重要内容，ICU 床位数在医院总床位中所占比例已成为权衡医院医疗水平的标志。由于危重患者治疗具有显著的多学科性，因此，国内外 ICU 的发展是以综合 ICU 和专科 ICU 并举。

ICU 的国内译名有称“加强医疗病房”，有称“加强监护病房”，英国用加强治疗病房（ITU）。鉴于病房的命名一般应包括收治对象和诊治特点两层内涵，因而本章将其称为“重症监护治疗病室”。

第一节　重症监护治疗病室

一、ICU 的体制

ICU 的体制应根据医院的特点及条件决定，目前大致可分为以下几种形式：

（一）综合 ICU

收治医院各科室的危重症患者，是一级临床科室，受院部直接管辖。

（二）专科 ICU

一般是临床一级或二级科室所设立的 ICU，如心脏内科 ICU（CCU），呼吸内科 ICU（RCU）及新生儿内科 ICU（NCU）等。

（三）部分综合 ICU

介于专科与综合 ICU 之间，即由一级临床科室为基础组建的 ICU，如外科、内科或麻醉科 ICU 等。

鉴于各种形式的 ICU 均有其自身的优缺点，因此 ICU 的建立要因地制宜，根据条件与客观需求决定。目前的趋势是以部分综合 ICU 或专科 ICU 为主。

1. 专科 ICU　专科 ICU 是各科将本专业范围内的危重症患者进行集中管理和加强监测治疗的病房。除 CCU、RCU、NCU 等以外，烧伤科，神经科，脏器移植等都可设立自己的 ICU。不同专科的 ICU 有各自的收治范围和治疗特点。专科 ICU 由专科医生负责管理，通常由科主任或在科主任领导下指派 1 名高年资的医生固定或定时轮转并负责管理。专科 ICU 的特点与优势是对患者的原发病进行专科处理，其不足之处是对专科以外的诊治经验与能力相对不足，因而遇有紧急情况，常需请其他专科医生协助处理，如气管切开、气管插管、呼吸器治疗、血液透析等。此外，建设 ICU 需要投入大量的财力与物力。因此，即使在发达国家医院，仍是根据各医院的优势建立相应的专科 ICU。

2. 综合 ICU　综合 ICU 是在专科 ICU 的基础上逐渐发展起来的跨科室的全院性 ICU（GICU），以处理多学科危重症患者为工作内容。GICU 归属医院直接领导，也可由医院中的某一科室来领导。GICU 一般由从事危重病医学的专科医生全面负责 GICU 的日常工作，包括患者的转入、转出，全面监测，治疗方案的制订和执行，以及与各专科医生联系和协调等。　原管患者的主管医生每天应定期到 ICU 查房，负责其专科处理。

GICU 的特点与优势是克服了专科分割的缺陷，体现了医学的整体观念，也符合危重病发展的“共同通路”特点。但是，也应当看到，要求一个 ICU 专职医生对医学领域中如此众多的专科患者的专科特点均能有较深入、全面的掌握并具有熟练的技能是难以办到的，因此，GICU 实际上难以收容全院各科室的危重患者，也难以很有效地提高诊治水平与医疗质量，所以目前已较少建立 GICU。

3. 部分综合 ICU　鉴于上述两种形式 ICU 的优缺点，部分综合 ICU 的建立有利于扬长避短。部分综合 ICU 的患者来自多个邻近专科，较典型的例子是外科 ICU（SICU）或麻醉科 ICU（AICU），两者主要收治外科各专科或各手术科室的术后危重症患者，这些患者除了专科特点外，有其外科手术后的共同性。因此，部分综合 ICU 的建立具有重要的现实意义。

二、外科 ICU 的建设

（一）病房与床位要求

外科 ICU 的位置最好与手术室相邻近。ICU 病床数一般按外科总床位数的 3%～5% 设置，此比例应随医院发展的水平而提高。每张病床应有 15～18m^2 的面积，除此之外，还要有相同面积的支持区域，作为实验室、办公室、中心监测站、值班室、家属接待室、仪器室、净物室和污物处理室等。病房应是开放式，一般一大间放置 4～6 张床位，每张床位之间可安装移动隔档，另设一定数量的单人间。病房内设有护士站，护士应能看到所有病床，中心护士站应设有通讯联络设备和控制室内温度、光线、通气等操纵装置。每个床位至少要有 8～10 个、10～13A 的电源插座，分布于床位的两侧。电源至少来自两条线路，并且有自动切换装置，当一路电源中断时，可自动启用另一路电源。每个床位至少要有两个氧气接头、两个吸引器接头、最好配有压缩空气接口等。

（二）仪器配备

ICU 仪器配备应根据 ICU 的任务、医院财力及工作人员的水平而定，一般仪器设备应包括以下 3 方面：

1. 监测与专项治疗设备　包括：①循环系统：心电监测记录仪、除颤器、临时起搏导管和起搏器、心输出量测定仪、动脉及静脉穿刺针、肺动脉漂浮导管等，有条件时应配有主动脉气囊反搏器或体外同步反搏器等；②呼吸系统：能进行多功能呼吸治疗与监测的呼吸机、氧气和 CO_2 测定仪、各种型号带气囊的气管造口套管、气管导管和咽喉镜、简易人工呼吸器以及纤维支气管镜等；③泌尿系统：尿比重计、腹膜透析装置、床边血液透析机等。

2. 诊断仪器设备 床边X线机、血气及电解质分析仪、晶体和胶体渗透压计、自动生化分析仪、超声波诊断仪、检眼镜等。

3. 护理设备 除一般病房的常规设备外，应有微型电脑输液泵、电热毯、降温毯、冰帽、测温仪、自动血压计等。每个ICU病室必须有装备齐全的急救车，车内备有抢救用具、急救药品和一定数量的治疗用品。

（三）科学管理

ICU的医护人员除执行国家卫生计生委颁发的"医院各级人员职责"外，为了保证工作的有秩序的进行，还需要建立和健全自身的各项制度，包括：朝会制度、交接班制度、病人转入转出制度、抢救工作制度、保护性医疗制度、死亡病例讨论制度、医疗差错事故报告制度、会诊制度、护理查房制度、药品管理制度、医嘱查对制度、用药查对制度、输血查对制度、仪器保管使用制度、消毒隔离制度、病区清洁卫生制度、财物管理制度、进修人员管理制度以及家属探视制度等。同时还需要建立健全各种技术操作和诊疗常规，如体外循环术后监护常规、休克监护常规、呼吸机治疗监护常规、气管造口护理常规、各种导管和引流管护理常规等。

（四）人员配备

ICU专职医生的人数应视病房的规模和工作量需要而定。不同规模的ICU应有所区别，医生与床位的比例一般为1：0.5~1：1.0，外科ICU可设主任1名、副主任1~2名，主任可由外科主任或副主任兼任，主治医生和住院医生可按1：2~1：3比例配备，低年资主治医生和住院医生可轮转，高年资主治医生应相对固定。

ICU的护士应当固定。不论何种ICU，均应设专职护士长1~2名，护士人数根据对护理量的计算而确定，计算方法是以每个病人每周所需护理的工作时间，病房每周所需总护理小时数，除以1名护士每周的工作时间数（按40小时计算），得出所需护士人数（表23-1-1）；护士与床位的比例一般为3.0：1，当危重病人较多时，还要适当增加护士人数。

表23-1-1 病情危重程度与护理工作量

病人危重程度	病人情况	护理工作量
病危	护士不能离开床边，病人常有一个或多个脏器功能衰竭，随时可有生命危险	每日护理量在24小时
病重	严重创伤、大手术后，或有脏器功能障碍等病人，若不能有效控制病情则可发展成病危	每日护理量为8~16小时
一般	病情基本稳定，无明显危险因素	每日护理量为4~8小时
自理	病人生活能自理，无生命危险	每日护理量少于4小时

除医生、护士外，ICU还需要多种专门人才，如呼吸治疗师、管理仪器设备的医学工程师、实验室技术员、护理员、清洁工等。

三、外科ICU收治对象

外科ICU的收治对象是来自外科各科室的危重病人，即呼吸、循环等重要脏器有严重功能不全，或器官功能急性衰竭，随时有生命危险或严重代谢障碍的病人。因此，外科ICU收治病人应有其适应证，主要适应证为：

1. 术后需行呼吸支持治疗的病人。
2. 术后意识障碍的病人。
3. 心力衰竭或伴有严重心律失常的病人。
4. 低心输出量综合征病人。
5. 各种原因导致的休克病人。
6. 严重代谢障碍的病人。
7. 急性肾功能不全病人。
8. 重大复杂手术后需强化监测治疗的病人。
9. 急性呼吸衰竭病人。
10. CPCR病人。
11. 经短期加强监测治疗可望恢复的多器官功能不全病人。

四、日常工作内容

（一）监测

包括呼吸功能、循环功能、氧传递、水电解质和酸碱平衡、血液学和出凝血功能、代谢状态、肝肾功能、胃肠道功能、神经系统功能等；对不同病症的监测内容应有所侧重，一般分为三级（表23-1-2）。

表 23-1-2　ICU 三级监测

项目	Ⅰ级监测	Ⅱ级监测	Ⅲ级监测
血压	持续（有创）	持续（无创）	持续（无创）
心电图（含心率）	持续	持续	持续
体温	持续	每 4~6 小时	每 8~12 小时
血流动力学	每 2~6 小时	必要时	必要时
CVP	每 2~6 小时	每 2 小时	必要时
PCWP	每 2~6 小时	必要时	必要时
PVR	每 2~6 小时	必要时	必要时
呼吸监测	每 2~6 小时	每 8 小时	必要时
血气分析	每 2~6 小时	每 12 小时	每 24 小时
血电解质	每 12~24 小时	每 24 小时	每 24 小时
血液学监测	每 12~24 小时	每 24 小时	每 24 小时
肝、肾功能	每 24 小时	每 48 小时	入室 1 次
出入量小结	每 6~8 小时	每 12~24 小时	每 24 小时

表 23-1-2 列举的 ICU 三级监测可供临床参考。主要应根据病情而定，对伴有颅脑外伤 CPCR 患者，高级神经活动监测和颅内压监测等实属必需。此外，如胸部 X 线片、CT 等检查有助于病情判断，血糖及渗透压以及血药浓度测定等也应视情况而定。

（二）判断病情严重程度

ICU 中对疾病严重程度的判断目前仍以 APACHE Ⅱ 为常用（表 23-1-3），此评估内容以病情与脏器功能为基础，其分值为 0~71，分值越高病情越严重，可定时进行评分，并以 24h 内最差的评分作为标准，进行动态比较，可评估病情的严重程度并预测预后。

表 23-1-3　APACHE Ⅱ疾病严重程度分类系统

生理指标	不正常值高限				0	不正常值低限			
	+4	+3	+2	+1		+1	+2	+3	+4
1. 体温（中心温度）（℃）	≥41	39~40.9		38.5~38.9	36~38.4	34~35.9	32~33.9	30~31.9	≤29.9
2. 平均动脉压（mmHg）	≥160	130~159	110~129						
3. 心室率（次/分）	≥180	140~179	110~139		70~109		55~69	44~54	≤39
4 呼吸频率（自主或机械通气，次/分）	≥50	35~49		25~34	12~24	10~11	6~9		≤5
5. 氧合：A-aDO_2 或 PaO_2（mmHg）	≥500	350~499	200~349		<200				
FiO_2 大于 0.5，记录 A-aDO_2；FiO_2 小于 0.5，仅记录 PaO_2					PaO_2>70	$PaO_2$61~70		$PaO_2$55~60	PaO_2 小于 55
6. 动脉 pH	≥7.7	7.6~7.69		7.5~7.59	7.33~7.49		7.25~7.32	7.15~7.24	≤7.15

续表

生理指标	不正常值高限				0	不正常值低限			
	+4	+3	+2	+1		+1	+2	+3	+4
7. 血浆钠（mmol/L）	≥180	160~179	155~159	150~154	130~149		120~129	111~119	≤110
8. 血浆钾（mmol/L）	≥7	6~6.9		5.5~5.9	3.5~5.4	3~3.4	2.5~2.9		<2.5
9. 血浆肌酐（mg/100ml）	≥3.5	2~3.4	1.5~1.9		0.6~1.4		小于0.6		
10. 血细胞比容（%）	≥60		50~59.9	46~49.9	30~45.9		20~29.9		<20
11. 白细胞总计数（$\times10^9$/L）	≥40		20~39.9	15~19.9	3~14.9		1~2.9		<1

12. Glasgow 昏迷评分（GCS）

Glasgow 昏迷评分（GCS）= 15-实测 GCS 值

[A]总评分（APS）为 12 项指标评分总和

[B]年龄评分

年龄（岁）	评分值
≤44	0
45~54	2
55~64	3
65~74	5
≥75	6

[C]健康状况评分，如对器官功能严重不全或免疫力低下患者的评分：

a. 不能手术或急诊手术者减 5 分

b. 择期手术者减 2 分

APACHE Ⅱ评分

____

[A]+[B]+[C]的和

[A]：APS 评分______

[B]：年龄评分______

[C]：慢性健康状况评分______

APACHE Ⅱ总评分______

注：器官功能严重不全指按以下标准作出的诊断：

（1）肝：证实有门静脉高压以及因此而致的上消化道出血史；肝衰竭/脑病/昏迷史；活检证实有肝硬化。

（2）心血管系统：纽约心脏学会分级标准Ⅳ级。

（3）呼吸系统：慢性限制性、阻塞性或肺血管疾患导致的活动严重受限，如不能登楼梯或进行一般家务劳动；有慢性缺氧，高 CO_2 血症，继发性红细胞增多症；严重的肺动脉高压>40mmHg，或依赖呼吸机。

（4）肾脏：长期接受血液透析。

（5）免疫力下降：患者接受抑制免疫的治疗、化疗、放射治疗；近期或长期接受大剂量激素治疗；晚期白血病、淋巴瘤、艾滋病等抗感染能力低下的情况。

（6）上表系按（mmHg）计算，如需要时也可按 1mmHg=0.133kPa 换算。

（三）治疗特点

ICU 的治疗重点是对系统与脏器功能进行支持和对原发病控制，具有以下几个特点：

1. ICU 集中采用了各种可能得到的最先进的医疗监测和治疗手段，从而强化了对患者的监测、诊断与治疗，但是，不能因此而忽视医护人员床边观察病情，以及把监测得到的资料加以综合分析、作出判断、制定治疗方案的重要性。不仅如此，ICU 医生还要在实施的过程中进行再监测、在分析、再判断并修正治疗方案。一个危重患者的抢救成功通常是监测→认识→治疗→再监测→再认识→再治疗过程的不断深化。

2. 当患者处于病程的危重期，虽然原发病的原因各有不同，但患者的表现常有其共同即各种疾病危重期发展的共同通路，也即患者不仅可发生单一脏器或多个脏器的功能障碍，各个脏器之间又互相联系、互相影响和互为因果。因此，在对多脏器功能进行全面支持的同时，特别要注意各脏器间功能的平衡与协调，这种平衡与协调在不同的时期有其不同的重点和内容，例如在处理低血压时要维护心脏及肾脏等重要脏器的功能，在控制感染时要维护各脏器的功能与改善全身的营养状态等。

3. ICU 患者的疾病涉及多个脏器，有时对各个脏器的治疗原则可能是相互矛盾的。这就要求我们的治疗要从整体的观念出发。要分析轻重缓急，找出主要矛盾，然后根据病情轻重缓急及主要矛盾拟订治疗方案，当一个主要矛盾获得缓解或解决后，另一个问题可能会上升为主要矛盾，因此对病情作出动态分析与判断在治疗中十分重要，这需要有良好的思维、丰富的经验和较高的临床判断能力。

4. 处理好原发病的治疗和继发性病理改变治疗之间的关系　承发病的治疗是提高危重患者治愈率的基础与关键，但继发性病理改变有时也直接危及患者生命，如休克时的代谢性酸中毒。因此，对继发性病理改变的治疗有利于原发疾病的好转并为原发病治疗赢得时间，当原发疾病已获控制，而继发性病理改变仍严重存在时，对继发性病理改变的治疗则成为治疗成败的关键。

5. 处理好支持治疗与替代治疗的关系　支持治疗是针对重要器官系统发生的严重功能不全，但尚属可逆性病变，旨在努力恢复重要器官系统自身功能的支持措施。若病变不可逆，重要器官系统功能已达到不可恢复的程度，需用替代治疗，这两种治疗在一定条件下可以互相转化。

第二节　常用监测措施

监测是了解机体各生命器官功能状况的适时性方法，是评估患者状况、各种治疗措施效果及患者预后的客观指标。常用的监测有：体温监测、神经系统功能监测、循环功能监测、呼吸功能监测、肾功能监测、肝功能监测、酸碱平衡监测、电解质监测及凝血功能监测。

一、体温监测

体温分为体表和中心温度。中心温度是指体内胸腔的温度。体表温度即体表皮肤温度。中心温度较体表温度高且较稳定，体表温度可随环境温度和衣着的变化而变化。各器官因代谢水平不同而有所差异，脑及肝脏较其他器官高1℃，血液温度为37.8℃，皮肤温度较中心温度低5~8℃。

正常人体有体温调节的功能，可保持体温在一个相对恒定水平，即中心温度37±0.4℃，由于各种原因致使机体的体温调节中枢功能紊乱以及环境的影响，可使体温高于或低于正常范围。此种情况，临床医生应根据病因予以正确诊断和相应处理。所以体温监测，是重症患者治疗中不可缺少的一项重要工作。体温监测的方法有：定时用体温计进行腋下、口腔或肛腔温度测定和鼻咽腔温度或皮肤温度连续测定。

（一）测温方法

1. 经口腔测温法　将体温计放于患者舌下，嘱闭口用鼻呼吸，3分钟后取出。

2. 腋下测温法　体温计放入腋窝中，嘱其屈臂过胸，将体温计夹紧，5~10分钟后取出，查看度数并记录。

3. 肛腔测温法　患者侧卧（或平卧）屈膝，将体温计的1/2插入肛门内，3分钟后取出，小儿及神志不清患者，应扶住体温计，不得离开，以防折断、脱落或滑入直肠内。

4. 电子温度计测温法　电子温度计有两个探头，一个用于口腔，一个用于直肠。用后弃去探头外套，以防交叉感染。此种监测仪的体温探头可连续监测体温。

（二）注意事项

1. 伴有口腔疾病昏迷不醒患者，不能行口腔测温。肛门直肠疾病及热坐浴或灌肠后15分钟内，不宜用肛门测温。

2. 过于消瘦的腋窝不能夹紧体温计，不宜测量腋温。

（三）体温异常

体温异常分为体温升高（发热）和体温降低两种。

1. 体温升高　分为：①低热：37.3~38℃；②中度热：38.1~39℃；③高热：39.1~41℃；④超高热：41℃以上。体温升高的临床表现一般为以下3个阶段：

（1）体温上升期：患者表现为浑身疲乏无力、肌肉酸痛、无汗、畏寒或寒战等。根据发热的升高速度可分为体温骤升型和体温缓升型。

（2）高热持续期：临床表现皮肤潮红、呼吸频速和出汗等。其热型可表现为稽留热、弛张热、间歇热、回归热、波状热和不规则热等。①稽留热：即高热持续数天或数周，24小时内体温波动<1℃，常见于大叶性肺炎、伤寒、斑疹伤寒等；②弛张热：即体温在39℃以下，但24小时内体温可上下波动2℃以上，常见于败血症、风湿热、重症肺结核、化脓性病变等；③间歇热：即高热期与无热期交替出现，体温波动幅度可达数度。无热期（间歇期）可持续1天乃至多天，反复发作。常见于疟疾、急性肾盂肾炎、体外循环心内直视手术后等；④回归热：即体温可突然骤升至39℃以上持续数天后又骤然降至正常水平，常见于回归热、霍奇金病、周期热等；⑤波状热：常见于特殊菌种的感染，如布鲁菌病等；⑥不规则热：常见于大面积烧伤、结核病、风湿病的急性发作期、渗出性胸膜炎、支气管肺炎、感染性心内膜炎等。

（3）体温下降期：体温的下降有两种形式：骤降和缓降。

2. 体温下降　32~35℃为浅低温；25~31.9℃为中度低温；24.9℃以下为深低温。体温过度下降临床上并不常见，只有当患者的病情十分严重（如严重败血症等）、循环衰竭、机体抵抗力极度下降、代谢水平低下或较长时间暴露在低温环境下等才可能发生。此外，体外循环心内直视手术时为了保护心脏和全身的重要脏器，也需将患者体温降至中度低温或深度低温状态。

二、神经系统功能监测

神经系统功能监测：主要包括患者意识、瞳孔大小和对光反应，以及运动、感觉和反射等情况。

23

（一）意识监护

根据患者对时间与空间的辨别能力、清醒状态及维持清醒的时间、对内外环境中的刺激具有有意义的应答能力来判断其意识状态。清醒时 BIS 值>95。

1. 意识障碍分类（BIS 值<95）

（1）嗜睡：是最轻的意识障碍，是一种病理性倦睡，呈持续性睡眠状态，对外界刺激仍有反应，可被唤醒，并能正确回答和做出各种反应，一旦刺激去除则又陷入睡眠状态；

（2）意识模糊：是意识水平轻度下降，较嗜睡为深的意识障碍．保持简单的精神活动，但对时间、空间、人物的辨别能力下降，注意力和记忆力减弱，但理解和判断能力基本正常。

（3）昏睡：比嗜睡深但比昏迷浅，患者处于深睡状态，给予强刺激（压迫眶上神经、摇动身体等）后方能唤醒，不能正确回答问题，反应迟钝，醒后又立即步入昏睡状态。

（4）昏迷：完全丧失意识，不能唤醒，反射减退或消失。根据其程度又分为深、浅及中度昏迷。

1）深昏迷：患者的全身肌肉完全松弛，感觉消失，各种生理反射如角膜反射、瞳孔对光反射、各种腱反射、吞咽反射、咳嗽反射等均消失，病理反射也消失，对各种刺激均无反应，仅维持呼吸及血液循环功能。

2）浅昏迷：患者无随意运动，处于被动体位，对一般刺激无反应，但对强烈刺激如压迫眶上神经或针刺足底时有反应。生理浅反射如角膜反射、瞳孔对光反射、吞咽反射、咳嗽反射等仍存在，但尿潴留或失禁。病理反射如巴宾斯基征阳性。

3）中度昏迷：强烈刺激时稍有反应，角膜反射减弱，瞳孔对光反射迟钝。意识障碍的程度极不稳定，病情经常由轻转重或由重转轻地不断变化。

2. 特殊意识状态

（1）谵妄状态：以兴奋性增高为主的高级中枢神经急性活动失调状态，意识模糊、定向力丧失、感觉丧失（幻觉、错觉）、言语杂乱、精神活动兴奋、烦躁不安、对刺激反应增强。

（2）去皮质状态：系大脑脚以上内囊或皮质受损害。可有视、听反射，双上肢内收，肘、腕关节屈曲僵硬，双下肢过伸强直稍内旋。

（3）去大脑状态：系中脑以上损害。全身肌张力增高，上肢过伸强直，双下肢过伸内收稍内旋，头后仰，严重时呈角弓反张状态。

（4）无动性缄默：系中脑至间脑的上行激活系统部分性破坏所致。表现为缄默不语、四肢不动的特殊意识障碍。

（5）植物状态：系严重脑缺血缺氧所致的损害。表现为缺乏皮层高级神经活动而长期存活的状态（丘脑动物）。BIS 值<40，亦不见暴发抑制波。

（二）颅内压监测

颅内压增高的后果是脑血液循环障碍进一步恶化，出现脑受压、脑移位，甚至脑疝，最终导致脑干损伤而致死。持续颅内压监测，动态分析颅内压变化，有助于了解颅内压动力学变化和颅脑顺应性，能准确地判断病情、做出早期诊断、指导治疗、判断预后。通常是以人的侧脑室内液体压力为代表，在椎管蛛网膜下隙通畅情况下，与侧卧位时腰椎穿刺测得的压力大致相等。成人正常颅内压为 6.9~17.7kPa（70~180cmH_2O），平均为 9.8kPa（100cm H_2O），女性稍低。儿童为 3.9~9.8kPa（40~100cm H_2O），平均为 6.9kPa（70cm H_2O）。

1. 腰穿测压　正常值为 0.69 ~ 1.78kPa（7 ~ 18.2cmH_2O）。侧卧位用内径 1cm 的玻璃管测得。缺点是脑脊髓腔的密闭性被破坏，并有部分脑脊液（CSF）流失，所测得的压力是一相对值，代表测压瞬间的颅内压情况。如已有脑疝或椎管粘连，其值不能反映颅内压对颅内高压的患者有导致或加重脑疝的危险。因此行腰穿测压应注意以下事项：

（1）疑有颅内压升高者必须做眼底检查，观察有无视乳头水肿和水肿程度。如视乳头水肿明显，估计颅内压很高或有脑疝先兆者，禁忌穿刺以免发生脑疝，凡患者处于休克、衰竭或濒危者、局部皮肤有炎症者、后颅窝有占位性病变或伴有脑干症状者，均禁忌穿刺。

（2）进针时要轻柔，以免阻力突然消失时刺伤马尾神经或血管，而不能反映实际情况，以免延误诊断。

（3）穿刺时如患者出现呼吸、脉搏、心律和面色异常时，应立即停止操作并作相应处理。

（4）鞘内注药时，先放出等量脑脊液再注入药物，药物及药量要严格按规定执行。行气脑检查时，应缓慢放液 10ml，然后缓慢注入过滤空气 10ml，如此反复进行达到所需量时再行拍摄。

2. 颅骨钻孔穿刺脑室测压　属于开放性测压法，缺点同上。

3. 闭合性测压　此法是将专用的压力换能器放置颅内，它能比较正确地反映颅内的压力情况，且能行持续颅内压监测。缺点是有仪表的误差，由于换能器放置的部位不同，可引出不同的压力数据。分为：

（1）脑室内插管测压法：所测压力较准确，操作简便。既能监护，又能行脑室内引流和注药，具有诊断和治疗的双重价值。但其合并颅内感染高于其他方法，约为 1%~2%。当颅内巨大血肿和严重脑肿胀使脑室塌陷或脑室移位时，脑室穿刺不易成功，个别会造成颅内血肿。监护期间有时会发生脑室测压管堵塞或脱出。持续控制性脑室脑脊液引流是控制颅内压的有效且安全的措施，在降低颅内压的同时，使压力容积曲线左移，提高颅内顺应性。

（2）硬膜下测压法（SDP）：传感器接触的是脑皮质，随不同区域脑组织顺应性的不同可能使测得的压力偏低或偏高。因既存在并发颅内感染的危险，又不能引流降压，且安装较复杂，临床上较少使用。

（3）硬膜外测压法（EDP）：传感器接触的是硬脑膜，

且有较大的弹性，常需克服这些弹性才能将压力传到传感器。故测得的压力常较脑内压高。因不打开硬膜，故较安全，颅内感染率明显下降，监护时间可延长。缺点是有些传感器欠准确和不具有引流减压的功能。

（4）脑组织测压法（BTP）：传感器四周为脑组织，与它所含的血容量和含水量有很大的关系，故测得的压力与其他几种压力有较大的区别，常用于反映脑水肿的程度。

（5）测脑脊液压法（CSFP）：同 IVP。

4. 侧脑室穿刺测压　测得压力略低于腰穿值，但结果可靠。

5. 颅内压增高分级

正常　　<2.0kPa（<15mmHg）

轻度增高　　2.0~2.67kPa（15~20mmHg）

中度增高　　2.67~3.20kPa（20~24mmHg）

重度增高　　>5.33kPa（>40mmHg）

一般将颅内压>2.67kPa（>20mmHg）作为临床须进行降颅压处理的界限。

6. 颅内压波的波形

（1）正常波：压力曲线平直，无快速与大的波幅升降。

（2）A 波：又称高原波或平顶波，见于颅内压持续增高。压力波幅骤然升高，可达 8~13.3kPa（60~100mmHg），持续 5~10 分钟以上而后又突然下降至原来的水平或更低，呈间歇性发作。A 波开始多为间歇性，表明颅内压增高已到严重程度，是机体代偿功能趋于衰竭程度，应立即采取降低颅内压的有效措施。持续的 A 波状态表明颅内压增高已发生不可逆的脑损害，预后恶劣。

（3）B 波：是一种节律性震荡波，波幅增高不超过 0.66~1.33kPa（5~10mmHg），持续 0.5~2 分钟，是正常人睡眠时出现的波型，也可是颅内压代偿机制受损的反映。可能与脑干功能受损有关。

（4）C 波：较少见，每分钟 4~8 次的震荡波，波幅小于 B 波，C 波与全身动脉波不稳有关，无重要临床意义。

（三）瞳孔监测

对瞳孔注意形状、大小、双侧是否等大等圆、对光反射调节等：瞳孔正常为圆形，双侧等大，直径为 3~4mm。瞳孔缩小是由动眼神经的副交感神经支配，瞳孔扩大是由交感神经支配。

1. 瞳孔变化

（1）一侧瞳孔缩小：天幕裂孔疝早期可出现，继而瞳孔扩大。

（2）双侧瞳孔缩小：脑桥出血或中毒（有机磷农药、毒菌等）、药物反应（吗啡、阿片类药物、毛果芸香碱、氯丙嗪等），亦可见于脑室或蛛网膜下隙出血。

（3）一侧瞳孔扩大：见于中脑受压，如合并同侧视力急剧减退，应考虑同侧眼动脉或颈内动脉闭塞。

（4）双侧瞳孔散大：瞳孔散大见于脑外伤、颈交感神经刺激、青光眼、濒死状态、药物影响（阿托品、可卡因等）。如伴对光反应消失，系中脑严重损害。

（5）一侧瞳孔缩小伴眼睑下垂见于 Honer 综合征。

（6）瞳孔大小不等常提示颅脑病变，见于脑外伤、脑肿瘤、中枢神经梅毒、脑疝等。

2. 对光反应　是检查瞳孔功能活动的测验。正常人受到光的照射后双侧瞳孔立即缩小，移开光源后瞳孔迅速恢复原状。间接对光反应为用手隔开两眼，观察对侧瞳孔的反应，正常当一侧瞳孔受刺激后对侧也立即缩小。瞳孔反应迟钝或反应消失见于昏迷患者。

3. 调节反应　嘱患者注视 1m 以外的目标（手指），然后将目标迅速移近眼球（距眼球约 20cm），正常人此时瞳孔迅速缩小，同时双侧眼球向内聚合，称为辐辏反应。动眼神经功能损害时（虹膜麻痹）调节反应和辐辏反应均消失。

（四）脑功能障碍严重程度评分

见表 23-2-1、表 23-2-2。

表 23-2-1　Glasgow 计分法

睁眼反射	计分	言语反射	计分	运动反射	计分
自动睁眼	4	回答正确	5	遵嘱活动	6
呼唤睁眼	3	回答错误	4	刺痛定位	5
刺痛睁眼	2	语无伦次	3	躲避刺痛	4
不能睁眼	1	只能发声	2	刺痛肢屈	3
		不能发声	1	刺痛肢伸	2
				不能活动	1

注意：用此法评估脑外伤患者，应在患者入院和 6 小时后进行。有报告称在入院和 6 小时检查，患者达 8 分或 8 分以下，约 50%的患者预后好或达中度致残，35%~40%将会死亡，10%~15%将会严重致残或呈植物生存状态

表 23-2-2 Glasgow-Pittsburgh 昏迷评分表

反应	计分	反应	计分
A. 睁眼动作		3. 两侧反应不同	3 分
1. 自动睁眼	4 分	4. 大小不等	2 分
2. 呼唤睁眼	3 分	5. 无反应	1 分
3. 刺痛睁眼	2 分	E. 脑干反射	
4. 刺痛无反应	1 分	1. 全部存在	5 分
B. 言语反应		2. 睫毛反射消失	4 分
1. 有定向力	5 分	3. 角膜反射消失	3 分
2. 对话混乱	4 分	4. 眼脑及眼前庭反射消失	2 分
3. 不适当的用语	3 分	5. 上述反射均消失	1 分
4. 不能理解语言	2 分	F. 抽搐	
5. 无言语反应	1 分	1. 无抽搐	5 分
C. 运动反应		2. 局限性抽搐	4 分
1. 能按指令活动肢体	6 分	3. 阵发性大发作	3 分
2. 肢体对疼痛有局限反应	5 分	4. 连续大发作	2 分
3. 肢体有屈曲逃避反应	4 分	5. 松弛状态	1 分
4. 肢体异常屈曲	3 分	G. 自发性呼吸	
5. 肢体直伸	2 分	1. 正常	5 分
6. 肢体无反应	1 分	2. 周期性	4 分
D. 瞳孔光反射		3. 中度过度换气	3 分
1. 正常	5 分	4. 不规律或浅呼吸	2 分
2. 迟钝	4 分	5. 无	1 分

注意：1. 此为修订的 Glasgow 分类法，增加到 7 项指标 35 个等级，更详细地评估昏迷程度。最好为 35 分，最差为 7 分

2. 眼前庭反射　用冰水灌注一侧耳出现眼球震颤，脑桥、中脑损害时，此反射消失

3. 脑干反射包括　瞳孔对光反射、角膜反射、咳嗽反射、吞咽反射、睫-脊反射（脊髓反射除外）

三、循环功能监测

循环功能监测的主要常用参数有心律、血压、心输出量、肺循环和体循环血管阻力等，这些对于重症患者具有极其重要的临床意义，不仅可提供治疗依据，还可以判定患者对于治疗的反应，也可提示预后。

（一）心律监测

对于窦性心律患者可以用触摸桡动脉搏动方法，而对于心律失常的患者则应用 ECG 方法测定，尤其是对于心房纤颤患者，用触摸外周动脉搏动的方法是不能正确计数的。在现代医疗中，重症患者监护均使用 ECG 监护仪，可以清晰地反映患者的心率和节律。

（二）血流动力学监测

血流压力是血流动力学监测的重要指标，它包括体循环动脉血压、中心静脉压、右心房压、右心室压、肺动脉压、肺毛细血管楔压、左心房压、体循环血管阻抗、肺循环阻力等。

1. 动脉压（BP）　习惯称血压，测定方法有：水银柱袖带式测压，也可利用监护仪进行无创性血压（NIBP）或有创血压监测（IBP），前者简便易行，反映的血压参数准确。对于重症患者，尤其是循环功能不稳定患者最好应用有创血压监测，即经桡动脉穿刺进行连续性血压监测，可以随时反映患者的血压变化情况，可及时发现患者血流动力学异常。正常人的血压为 12.0～18.7/8.0～12kPa（90～140/60～90mmHg）。

2. 中心静脉压（CVP）　将导管插入患者右心房或近右心房腔静脉内进行测压，对于容量负荷不足或过量，以及右心功能不全等均有极好的提示作用。中心静脉压测定的插管部位有锁骨下静脉、颈外静脉、颈内静脉或大隐静脉、股静脉等。一般认为上腔静脉较下腔静脉精确，尤其是腹

内压增高时。

（1）方法：①备好中心静脉压测定装置，使测压管零点与右心房中点在同一水平面上（腋中线与第4肋间交点）；②以盐水多次冲洗静脉测压导管后，输液导管通过三通开关或Y型接管连接静脉测压导管，接头须紧密衔接；③在局麻下静脉穿刺，柔和地插入静脉导管，达右心房或上、下腔静脉的近右心房处。扭动三通开关使测压管与静脉测压导管相通，则测压管内液体迅速下降，至一定水平不再下降时，液平面的计数即中心静脉压。正常值为0.59~1.18kPa（6~12cmH_2O）。

（2）注意事项：①操作必须严格无菌；②测压管的零点必须与右心房中心同一平面，体位变动时应注意调整零点位置；③经大隐静脉插管时，导管尖端高度应超过膈肌；④保持静脉导管畅通，每次测压后倒流入导管的血液应冲洗干净；⑤导管留置时间一般不超过5天，过久易发生静脉炎；⑥中心静脉压<0.49kPa（5cmH_2O），提示有效血容量不足，>1.5kPa（15cmH_2O），提示心功能已有明显衰竭，应考虑给速效洋地黄制剂治疗；⑦如测压过程中发现静脉压力突然显著波动性升高，很可能导管尖端进入右心室，应立刻退出一小段后再测压，这是由于右心室收缩压力明显升高所致；⑧有明显腹胀、肠梗阻、腹内巨大肿瘤或腹部大手术致腹内压力增高时，用大隐静脉插管显示压力增高时，不能代表真实的中心静脉压；⑨肺部疾病患者中心静脉压大多偏高。

3. 肺动脉压（PAP）　在重症患者监测中也作为血流动力学监测的重要指标，可以反映患者的肺血管阻力情况，如有肺梗死或左心功能不全时，则可以见到肺动脉压力明显增高。但大多数患者监测时不用此项测定。如应用漂浮导管可间接测定左心房压（LAP）。肺动脉压正常值为2.0~3.7/0、59~1.18kPa。

4. 肺毛细血管楔压（PCWP）　是一项重要的心功能监测指标，可以间接反映左心房的压力，即左心室的容量负荷，测定PCWP-般均使用漂浮导管（Swan-Ganz导管）。在重症患者的监护治疗过程中有明显的指导意义，肺毛细血管楔压正常值为0.66~2.0kPa（5~15mmHg）。

右心房压、右心室压、肺动脉压及肺毛细血管楔压等监测均可应用漂浮导管（Swan-Ganz导管），插入途径有锁骨下静脉、颈外静脉、颈内静脉或大隐静脉、股静脉等。插漂浮导管时，当导管尖端插至右心房水平时（约至45cm标志处），将1~1.2ml的二氧化碳气体注入漂浮导管头部的小气囊内，然后继续将导管向前推进，由于气囊的漂浮作用，将引导导管经右心室、肺动脉而至一侧的肺动脉的分支内，沿途可分别观察到右心房压、右心室压、肺动脉压、肺毛细血管楔压的波形。确认为肺毛细血管楔压后将导管固定，然后将导管的外孔与压力换能器连接，并通过三通接头与0.01%肝素生理盐水相连，便可在监护仪上连续观察压力波形和压力。左心房测压管可以在心脏外科手术中经房间隔插入，以备术后连续测定左心房压力。

5. 心输出量测定（CO）　一般采用热稀释法测定，即经漂浮导管的CVP接头快速（3秒内）注入5ml的冰水（0~5℃），导管头部的热敏电阻可测定单位时间内肺动脉血液温度的变化，该温度之差与心输出量间存在明显的负相关性。在测定前要将注射水的温度必须十分精确地输入测定仪器内，因为热释法心输出量测定仪测定心输出量时是以注射盐水时血温的单位时间内变化为依据。如果输入的盐水温度不准确，则输出的测定结果就不会准确。由于此法有一定的误差，故测定时一般至少重复2次，取平均值为其结果。现代的心输出量监测仪应用产热线圈或激光产热的方法，仍是利用热稀释原理进行计算，不过测定的结果更加准确、误差更小，并且不受人为因素的影响，将是今后心输出量测定仪的主流。正常值：4~8L/min。

6. 周围血管阻抗（TSR）　TSR表示心室射血时作用于心室肌的负荷。

计算公式：TSR=（MAP-CVP）/CO×79.80

正常值：1000~1500dyn·s/cm^5

应用漂浮导管时要检查其头部的气囊是否破裂漏气，注入的气体最好是二氧化碳，因为万一球囊破裂后，泄漏的CO_2可以经肺排出而不至于发生严重的气栓并发症。用左心房导管测压时必须绝对保证不经此管进入气体，否则会发生脑梗死等严重并发症，甚至造成病人死亡。一旦病人病情好转，应尽早去除导管，以防长时间应用后发生栓塞或导管败血症。

四、呼吸功能监测

呼吸功能监测是重症监护中极重要的一部分，因为呼吸的基础是细胞与其周围环境间进行气体交换。在进行呼吸功能监测时，病人的通气功能、氧和二氧化碳的传递、血流动力学情况以及组织摄取和利用氧的能力是四项最基本的内容。

（一）肺容量监测

1. 潮气量　正常人潮气量一般为5~7ml/kg，其中一部分进入肺泡内进行气体交换，即肺泡容量（VA），另一部分是进入气道即为无效腔（Vd），一般无效腔占潮气量的25%~35%，其值相当于2ml/kg。

2. 每分通气量（V_E）　指每分钟吸入或呼出的气体量，正常成人约为6L/min（5~7L/min）。

3. 肺活量（Vc）　正常为60~80ml/（kg·min），是反映通气贮备能力的基本指标。

4. 功能残气量（FRC）　正常人的FRC约为40ml/kg，或者占肺总量的35%~40%，体位改变会影响FRC值。

（二）气道压力监测

1. 气道阻力　是气体流入肺内的非弹性阻力。

通气阻力=［峰压-呼气末正压kPa（cmH_2O）］/吸入气体流速（L/s）

正常值为 0.196~0.294kPa（L/s）。

2. 顺应性 肺及（或）胸廓的顺应性是指单位压力变化所致的比容变化（△V/△P）。计算公式为 V_T/（平台压-PEEP）

正常人的顺应性应为 0.00102ml/kPa，即 100ml/0.1kPa，而一般的机械通气患者的顺应性较正常人低，约在0.00041~0.00081mlkPa，即 40~80ml/0.1kPa。

（三）肺通气功能和换气功能监测

通过测定动脉血的氧和二氧化碳分压可以了解肺的通气功能和换气功能，同时监测呼出气的氧浓度，可以算出氧耗及组织利用氧情况，也可利用测得的动、静脉血的氧浓度用 Fick 法计算出心输出量。监测呼出气体，可以计算无效腔通气（V_D/V_T）、CO_2 产量及其他通气指标。亦可用以调节适当的通气量。

V_D/V_T =（$PaCO_2-P_ECO_2$）/$PaCO_2$。健康人 V_D/V_T 参考值为 0.28~0.36，若>0.6 时，提示通气功能严重损害，需用机械通气支持。

（四）呼吸中枢驱动和呼吸肌功能监测

1. 口腔闭合压（$P_{0.1}$） 为阻断气道下测定吸气开始 0.1 秒时的口腔压力。可作为呼衰患者停用呼吸机的一项指标。$P_{0.1}$<0.588kPa，均成功停机。否则，停机往往失败。

2. 最大口腔吸气压（Pl_{max}） 为吸气肌收缩后引起的胸腔负压的变化，反映了整个吸气肌群功能，是急慢性呼吸衰竭患者呼吸肌功能的定量指标。如 Pl_{max} 低于-2.94kPa，预示脱机可能成功，大于-1.96kPa 预示脱机失败。

3. 呼吸肌耐力测定的张力时间常数（TTdi） 此表示每次呼吸过程中膈肌的能耗与膈肌做功储备的比值，是反映呼吸肌耐力的较好指标。若 TTdi>0.15~0.18 时，呼吸肌可发生疲劳，称为呼吸肌疲劳阈值。TTdi<0.15 可作为停机成功与否的指标。

4. 驱动时间常数（DTm） 其可综合评价呼吸中枢驱动、呼吸肌耐力。DTm>0.04 时，提示呼吸肌功能较差，不能停机。

（五）氧传送及组织利用氧情况监测

1. 肺的氧合功能 常用 P（A-a）DO_2 及 PaO_2/FiO_2（氧合指数）评价。

2. 氧传输 单位时间内血液携带氧的含量。氧传输=心搏指数×动脉血氧含量×10。正常范围在 550~650ml/（min·m^2）。

3. 混合静脉血氧分压（PvO_2）及氧饱和度（SvO_2） 可检测心输出量、了解组织的耗氧量及其他影响氧传送的因素。PvO_2 正常值为 4.13~5.87kPa。低于正常值表明组织的氧供不足或氧的需求增加，常见于贫血、血容量不足、心源性休克、低氧血症、体循环或肺循环的右-左分流、通气灌注比率不匹配、发热、癫痫发作、寒战、疼痛、甲状腺功能亢进等。高于正常值则表明组织供氧过多、氧流量过大、存在体循环的左-右分流、使用高压氧、心输出量增加或氧的需求减少等。SvO_2 正常值为 60%~80%。低于或高于正常值的意义与上述的 PvO_2 相同，对于临床治疗均有十分重要的意义。

（六）组织氧合监测

1. 基本参数

（1）动脉血氧含量（CaO_2）：其计算公式为：

$$CaO_2=(1.39\times Hb\times SaO_2)+(0.003\times PaO_2)$$

式中 1.39 是每克血红蛋白在完全氧合的情况下结合氧 1.39ml。SaO_2 动脉血氧饱和度（%）。在式中用小数表示，不用百分数。式中 Hb 的单位是 g/dl，0.003 是体温 37℃、PaO_2 0.13kPa（1mmHg）时每 100ml 血浆中物理溶解的氧量。但应注意血红蛋白的变化较血氧分压的变化对动脉血中氧含量的影响大。

（2）氧输送量（DO_2）：其计算公式为：

$$DO_2=Q\times CaO_2=Q\times(1.39\times Hb\times SaO_2)\times 10$$

DO_2 受心输出量（Q）及动脉血氧含量（CaO_2）的影响。此计算公式将物理溶解的氧含量忽略不计。×10 是将 Hb 的单位 dl 变为 L。如以心脏指数（CI）计算 DO_2，则 DO_2 的单位为 ml/（min·m^2）。

正常值：520~570ml/（min·m^2）

（3）氧摄取量（VO_2）：其计算公式为：

$$VO_2=Q\times(CaO_2-CvO_2)$$
$$=Q\times 13.4\times Hb\times(SaO_7-SvO_2)$$

（4）氧摄取率（O_2ER）：其计算公式为：

$$O_2ER=VO_2/DO_2\times 100\%$$

正常值：0.2~0.3（20%~30%）。

（5）血乳酸盐含量：其在全血与血浆中的浓度相同。可以帮助判断 VO_2 是否能满足组织有氧代谢需求。

正常值：0.33~1.67mmol/L。

2. 组织氧平衡 组织氧和依赖 DO_2 及 VO_2。因为组织不能储存氧，故 VO_2 与组织有氧代谢相关联。1mol 葡萄糖完全被氧化，产能量（ATP）36mol。当 VO_2 不能满足组织有氧代谢需要时，葡萄糖更多地进行无氧酵解，生成乳酸盐。此时 1mol，葡萄糖仅生成 ATP 约 2mol。此种 ATP 生成受限于摄氧量状态，称力细胞缺氧。当细胞缺氧致使器官功能障碍时，称为休克状态。

3. 组织氧合监测 通常用 DO_2 和 VO_2 来反映。但这两个指标仅反映机体供氧和氧摄取情况，而不能精确反映组织利用氧情况（这需要测量代谢率）

（1）组织氧合监测的意义

1）低 VO_2 意味组织摄氧减少。此种状况如因细胞代谢率降低所致，提高氧支持并不适宜。但危重症患者低代谢率情况是很少见的，故 VO_2 低于正常范围［100ml/（min·m^2）］应视为组织氧合受损害，如血乳酸盐浓度增高则更支持组织缺氧的诊断，但应注意，心输出量监测不能评估组织氧合情况。

2）正常的 VO_2 需通过监测血乳酸盐含量来判断。

（2）氧债：组织长时间摄氧不足称为氧债。对手术后复苏和出血性休克患者的研究表明，组织长时间的摄氧不足与多器官功能障碍有明显关系。这说明氧债意味着组织缺血，早期纠正氧值可以控制组织缺血结果的扩大。

4. 纠正组织 VO_2 不足的步骤

（1）步骤 1：监测中心静脉压或肺毛细血管楔压。

1）如果低，补液至正常充盈压 CVP 1.33～1.60kPa（10～12cmH_2O）或 PCWP 2.40～2kPa（18～20mmHg）。

2）正常或高，进行步骤 2。

（2）步骤 2：监测心输出量。

1）如果低而充盈压（CVP 成 PCWP）不高，补液至正常充盈压。

2）如果低而充盈压高，静滴多巴酚丁胺 3μg/（kg·min）直至心脏指数（CI）>3.0L/（min·m^2），如果血压低可用多巴胺 5μg/（kg·min）。

3）CI>3.0L/（min·m^2）进行步骤 3。

（3）步骤 3：监测氧摄取率（VO_2）。

1）如果 VO_2<100ml/（min·m^2），补液至正常充盈压。用多巴酚丁胺使 CI>4.5L/（min·m^2）。如果 Hb<8g/dL，纠正贫血。

2）当 VO_2>100ml/（min·m^2），进行步骤 4。

如果血容量及 CI 正常，VO_2 不能稳步提高，预示预后较差。

（4）步骤 4：监测血乳酸盐含量。

1）如果血乳酸盐含量>4mmol/L，并伴有休克的其他指征（器官功能障碍、低血压），可采用降低代谢率（通过镇静，停止进食）和提高 VO_2 至 160ml/（min·m^2）治疗（如果可能）。

2）当血乳酸盐含量<4mmol/L，应继续观察。

5. 血乳酸盐监测　血乳酸盐监测可以帮助判断 VO_2 是否能满足组织有氧代谢的需要。无氧酵解并非使血乳酸盐升高的唯一因素，其他因素包括肝功能不良（肝脏清除乳酸盐能力下降）、维生素 B_1 缺乏（阻碍丙酮酸盐进入线粒体）、碱中毒（刺激糖酵解）及由小肠细菌产生的 D-乳酸。脓毒症时血乳酸盐增高不是由于缺氧，而是因为内毒素抑制丙酮酸脱氢酶，使丙酮酸盐不能进入线粒体，因此生成更多乳酸盐。

一些器官可直接氧化乳酸盐供能，如心脏、脑、肝和骨骼肌。

6. 胃黏膜细胞 pH 测定　氧输送的易变性和血乳酸盐水平是代表整个机体氧合的情况，而不是某一内脏的情况。内脏低灌注在危重症患者是常见的，且其常常是多器官功能障碍的前兆。这促进了胃黏膜 pH 测定用于评价内脏氧合情况方法的发展。

（1）方法

1）胃黏膜酸度张力计是放置在 16 号鼻胃管尖端的一气囊，其允许二氧化碳渗透，将其放置在胃黏膜处，注入生理盐水 2.5ml，30 分钟后气囊盐水中的二氧化碳浓度与胃黏膜细胞中的二氧化碳浓度达到平衡，测定盐水中的二氧化碳分压。

2）测定动脉血中的碳酸氢盐浓度。

3）用 Henderson-Hasselbadh 方程计算 pH，此 pH 即为胃黏膜细胞内的 pH。

pH＝6.1+log 动脉血 HCO_3^-/盐水 PCO_2×0.03

胃黏膜 pH 较 VO_2 更灵敏地反映脏器氧合情况。

（2）注意事项

1）胃酸分泌可影响测定结果。必须抑制其分泌。常规剂量的组胺 H_2 受体阻滞剂不能达到满意的效果。测定前 1 小时给予雷尼替丁 100mg 静脉推注，可有效地抑制胃酸分泌 2～4 小时。

2）胃黏膜 pH 提高，有细菌菌落生长的可能。

3）酸碱失衡亦可影响胃黏膜的 pH。代谢性酸中毒在休克患者中普遍存在，呼吸性碱中毒常见于机械通气过度的患者。

4）动脉和胃黏膜的碳酸氢盐浓度，在低血流状态并不一致。

五、肾功能监测

重症患者肾功能的状态对于整个机体的治疗有明显的临床意义。如果肾功能不全或衰竭，则将影响整体治疗效果。因此，对于重症患者进行严密的肾功能监测十分重要。严重的循环功能障碍和呼吸功能不全所造成的低血压、低氧血症、酸中毒等均可对肾脏构成严重的损害乃至肾衰竭。肾功能监测的主要目的是防止发生急性肾功能不全或急性肾衰竭，以及发生急性肾衰竭后能给予及时正确治疗。急性肾功能不全或肾衰竭（ARF）系肾脏排泄氮质代谢产物的能力急骤下降，导致氮质代谢产物在机体内大量积聚，形成氮质血症和水、电解质平衡紊乱，并影响到其他器官功能。

（一）肾前性肾衰竭

当休克或有效循环血容量明显不足时，全身血液重新分配，肾脏的血流量可比正常时减少 50%～70%，造成肾小球的有效滤过率（GFR）明显降低，原尿明显减少，机体排氮、排酸能力明显下降，而发生氮质血症和水钠潴留等。早期由于尚未发展到肾小管坏死，如能及时发现和治疗，其病理改变是可逆的。肾前性肾衰竭的常见原因有：大量失血、过度利尿、消化道丢失大量液体、皮肤失水、心功能衰竭、药物作用、败血症等。

实验室检查可有血液浓缩、血细胞比容升高、血尿素氮（BUN）和血肌酐（S_{Cr}）升高。BUN/S_{Cr}>20，尿比重>1.030、尿渗量>500mmol/L，尿钠<20mmol/L、排钠分数（FE_{Na}）<0.1%。

（二）肾性肾衰竭

包括肾实质性坏死和肾小管坏死，其中最为多见的为急性肾小管坏死。该病变常因肾脏血流灌注不足或肾毒性损害所致，其 GFR 迅速下降而造成急性肾衰竭。常见的病因有：休克、败血症、体外循环手术中的灌注技术不良、过多的游离血红蛋白阻塞肾小管、肾毒性药物的作用（如氨基糖苷类抗生素、造影剂、环孢素等）。

实验室检查患者血 BUN 明显升高、高血钾、高血钙、高血镁、尿渗量<250mmol/L，尿钠>40mmol/L，排钠分数（FE_{Na}）>0.1%、低血钠、代谢性酸中毒。

（三）肾后性肾衰竭

一般由外科疾病引起，如结石、肿瘤、血块等引起的输尿管梗阻。膀胱结石、膀胱肿瘤、前列腺肥大、前列腺肿瘤所致的下尿路梗阻等。外科性肾衰竭皆有原发病灶存在，同时也有相应的临床症状。经询问病史和仔细体检，不难作出诊断。

（四）肾功能监测内容

1. 尿量　正常范围>0.5~1ml/（kg·h），是肾灌注是否充分的指标。成人少尿是指<500ml/d，儿童<200ml/d。

2. 肌酐（Cr）清除率　血 Cr 正常值<50~160μmol/L。肾功能不全时>200μmol/L。术后肾损害者需待 12~24 小时以后血 Cr 才开始升高。肌酐清除率和每小时尿量均出现异常时，提示肾小球滤过功能减低。

3. 尿常规　急性肾衰竭时，尿比重 1.010~1.040，尿钠>20mmol/L。肾小管功能可用尿钠/尿 Cr 与血 Cr 之比来评价，正常值<1。若>1 时，提示肾小管功能减低。目前多采用尿钠排泄分数（FE_{Na}）监测肾小管功能。其代表尿钠排量占肾小球滤过钠量的比率，与肾排水量无关。具体计算如下：

$$FE_{Na}=U_{Na}\times P_{Cr}\times 100/U_{Cr}\times P_{Na}$$

U_{Na}和 P_{Na}分别代表尿和血浆钠浓度，U_{Cr}和 P_{Cr}分别代表尿和血肌酐浓度。肾前性少尿早期损害较轻时 FE_{Na}<1%，而少尿型急性肾小管坏死 FE_{Na}>2%。如应用利尿剂后 FE_{Na}仍低，更证实为肾前性少尿。非少尿型急性肾小管坏死、严重肾小球肾炎、急性间质性肾炎、尿路梗阻早期、造影剂、非创伤性横纹肌裂解症和高尿酸血症所致急性肾衰竭时 FE_{Na}常较低。

4. 血 BUN　正常值为 1.8~7.0mmol/L，氮质血症时>15mmol/L，其增加的幅度可以帮助判断肾功损害程度，每天增加的幅度越大，其病情越重。

5. 血清和尿液　β_2-球蛋白（β_2-MG）正常成人血浆 β_2-MG<2mg/L，尿 β_2-MG<370μg/24h。血浆 β_2-MG 升高见于：①肾小球滤过功能损害使排泄减少，其敏感性和特异性均高于血肌酐和尿素氮测定；②恶性肿瘤尤其是放疗和化疗后肿瘤细胞大量坏死时，SLE 等自身免疫性疾病；③肾移植后急性排斥反应期。肾功能受损时 β_2-MG 排泄减少。血 β_2-MG 正常而尿 β_2-MG 排泄量增高提示近端肾小管受损。

（五）注意事项

肾衰竭的治疗一是要及时明确诊断；二是要处理积极；三是要有耐心。因为患者一般情况比较危重，因内科疾病发生的 ARF 的死亡率一般为 20%~50%。而外科疾病所致 ARF 的死亡率为 60%~70%。在治疗中，只要积极认真进行每一项治疗（包括原发病的治疗），患者的肾功能是可以逐渐恢复的，并不需要长期依赖透析治疗。总的来说，积极地预防和早期的诊断处理在肾功能的维护和治疗中是至关重要的。

六、肝功能监测

肝脏是人体重要的代谢器官，其主要功能有：①代谢功能：如糖、脂、类、蛋白质的同化、贮藏和异化；核酸代谢；维生素的活化和贮藏；激素的灭活及排泄；胆红素及胆酸的生成；铁、铜及其他重金属的代谢等；②排泄功能：如对胆红素和某些染料的排泄；③解毒功能：如对化合物的氧化、还原、水解、结合等：④凝血和纤溶因子的生成等。

肝功能监测是重症患者治疗中的一项重要工作。通过肝功能的严密监测可以了解是否有肝功能损伤及损伤的程度。对肝脏功能作动态比较以观察病情的变化，有助于病毒性肝炎和肝癌的诊断，及评价患者对某些手术的耐受性。当然应该结合其他的检查综合来判断重症病情。

（一）蛋白质代谢监测

肝脏是蛋白质代谢的主要器官，如白蛋白、糖蛋白、脂蛋白、凝血因子和纤溶因子，以及各种转运蛋白等均系肝细胞合成，当肝功能受损时这些蛋白质的合成减少。γ-球蛋白虽非肝脏合成，但当肝脏内单核细胞系统受到免疫刺激作用时，则 γ-球蛋白的生成亢进。因此，测定血清蛋白水平和分析其组分的变化，可以了解肝脏对蛋白质的代谢状态。

急性重症肝炎时，虽然已有肝功能受损，但由于 γ-球蛋白生成增多，因此总蛋白并不降低。亚急性重症肝炎时，总蛋白常随病情的加重而减少，若有进行性减少时，则提示可能发生了肝坏死，白蛋白逐渐下降，则预后不良；治疗后白蛋白上升，提示治疗有效；白蛋白减少至 25g/L 以下，易发生腹水。A/G 倒置见于肝脏损害严重及病变范围较大。血清总蛋白>80g/L 称为高蛋白血症，主要因为球蛋白增加所致，见于有肝硬化、慢性炎症、M-蛋白血症、恶性淋巴瘤等。血清总蛋白<60g/L 称为低蛋白血症，见于慢性肝病、结核、慢性营养障碍、恶性肿瘤等。

肝炎病情加重后，白蛋白、α、β-球蛋白减少，而 γ-球蛋白增多。肝硬化时，白蛋白中度或高度减少，α_1、α_2 和 β-球蛋白也有下降趋势，γ-球蛋白明显增多。肝细胞癌时，其电泳图像与肝硬化相似，但常有 α_2-球蛋白增高，偶可出现甲胎蛋白区。硫酸锌浊度试验（ZnTT）、麝香草酚混浊度试验（TTT）在肝炎、肝硬化的诊断中有意义。甲胎蛋白（AFP）在原发性肝癌时呈阳性反应（>500ng/ml）。癌胚抗原（CEA）在转移性肝癌时血清浓度增高（>Sng/ml）。异常凝血酶原（APT）增高（>30ng/ml）提示肝细胞癌。肝功能极度衰竭或血液不能正常流经肝脏时，血氨值明显升高（>352.2μmol/L）。

（二）糖代谢监测

肝脏是糖代谢的主要器官，在维持血糖稳定性方面起主要作用。肝脏实质性损伤时，可引起肝脏的糖代谢异常。肝脏可将半乳糖合成为糖原。肝实质性损伤时，对半乳糖的代谢功能降低，或由于门静脉和体静脉之间发生病理性或人工性短路，血液中的半乳糖清除率降低。5%暴发性肝衰竭患者血糖明显下降，甚至突发性昏迷。

（三）脂类代谢监测

肝脏除合成内源性胆固醇和脂肪酸等脂类外，还摄入外源性脂类和由脂肪组织而来的游离脂肪酸。它们在肝脏中合成三酰甘油、磷脂等，组成极低密度脂蛋白（VLDL），还合成高密度脂蛋白（HDL）和卵磷脂-胆固醇-酰基转移酶（LCAT）。肝脏还能将胆固醇异化为胆酸、磷脂及胆固醇而进入胆汁中：阻塞性黄疸时，总胆固醇增加（>2.3g/L），肝细胞受损时，因胆固醇的酯化发生障碍，血中胆固醇酯的比例减少；在肝硬化和严重肝炎时，血中总胆固醇减少。血清脂蛋白-X（Lp-X）是在各种原因所致的胆汁淤积、阻塞性黄疸时出现在血液中的异常脂蛋白，可用以鉴别黄疸的类型及判断预后。

（四）胆红素代谢监测

胆红素每天生成250~500mg，这种胆红素是非极性的游离胆红素（间接胆红素），在血液中与白蛋白结合，在肝细胞膜上和白蛋白分离后，胆红素被肝细胞摄取，并与肝细胞中的Y、Z受体蛋白结合，移至内质网，在此再和其他物质结合。结合胆红素（直接胆红素）主要是在二磷酸尿苷转移酶的催化下生成双葡萄糖醛酸胆红素。黄疸指数在7~15U时为隐性黄疸，>15U时为显性黄疸。此指数达100U以上时多见于阻塞性黄疸和肝炎；胆石性梗阻时此指数多在100U以下，肿瘤性阻塞时此指数多在100U以上；50U以下多为溶血性黄疸。直接胆红素（SDB）增高>35%见于阻塞性黄疸或肝细胞性黄疸，<40%的黄疸多为溶血性黄疸。支持溶血性黄疸诊断的检查为：血清间接胆红素增加、van den Bergh（vdB）试验直接反应阴性、间接反应阳性至弱阳性，总胆红素增高。vdB试验为直接即刻反应或直接双相反应、间接反应亦为阳性者系肝细胞性黄疸，可见于各种肝炎及急性重型肝炎血清直接胆红素增加、vdB反应为直接即刻反应、间接反应阴性者为阻塞性黄疸，见于胆石症、胰头癌、肝癌等。正常人尿中的尿胆素为阴性，而尿中尿胆素阳性见于阻塞性黄疸和肝细胞性黄疸。黄疸合并严重肾脏损伤时，尿内胆红素呈阴性反应。溶血性黄疸时，血中增加的主要是间接胆红素，它不能经肾脏排泄，因此尿内胆红素为阴性反应。尿中的尿胆原增加时见于肝功能障碍、溶血性黄疸、严重便秘等；减少时见于胆总管梗阻或肝细胞性黄疸的终末期。

（五）血清酶学监测

酶蛋白含量约占肝脏总蛋白含量的2/3。当肝脏受到实质性损害时，某些酶从受损伤的肝细胞中逸出入血，使其在血清中的活性增高；有些酶在肝细胞病变时生成减少或病理性生成亢进。谷-丙转氨酶（GPT）升高见于急性肝炎，若为重症肝炎时，一度上升的转氨酶可随病情的恶化而降低，表明功能性肝细胞减少。肝硬化活动期GPT轻度或中度升高，代偿期为正常或微升。GPT与黄疸分离表明大量肝细胞坏死。亮氨酸氨基肽酶（LAP）在血清中的活性增高时，见于阻塞性黄疸、肝内胆汁淤积、肝癌或其他肝内占位性病变及胆道系统疾病。碱性磷酸酶（ALP）在阻塞性黄疸时明显增高。γ-谷氨酰转肽酶（γ-GT）主要存在于肝细胞浆和毛细胆管内皮中，当肝细胞或毛细胆管受损时，γ-GT明显升高。其他尚有单胺氧化酶（MAO）、脯氨酰羟化酶（PH）、鸟嘌呤脱氨酶（Gu）和多种血清同工酶（isoenzyme）也可供临床进行肝功能监测。

七、凝血功能监测

正常人体内的抗凝与凝血总是处于一种平衡状态，一旦这种平衡被打乱，患者则会出现明显的出血倾向，有时会引起致死性的大出血，因此对于有非外伤性出血症状的患者应进行凝血功能方面的监测。凝血功能监测包括以下各项：①出血时间：Duke法正常值小于4分钟；②血小板计数：低于100×10^9/L为血小板减少；③凝血时间：试管法正常值为5~11分钟，>15分钟为凝血功能严重障碍；④凝血酶原时间：试管法正常值为（12±0.5）秒，>正常值3秒为延长；⑤纤维蛋白原定量：正常值2~4g/L，低于1.5g/L为减少。凝血功能障碍性疾病的种类很多，总体上分为如下几种：

（一）先天性凝血因子缺乏

在凝血因子中，除因子Ⅲ、Ⅳ以外，其他各种血液凝血因子都可有先天性缺乏，其中较为常见的有因子Ⅻ（血友病甲，可分为轻、中、重三型）、因子Ⅸ（血友病乙）及因子Ⅺ缺乏（血友病丙），因子XIII和因子Ⅰ质和量的异常。

（二）获得性凝血因子缺乏

多数凝血因子由肝脏合成，严重的肝脏疾病可以引起凝血因子合成障碍。因子Ⅱ、Ⅹ、Ⅺ依赖维生素K的参与在肝脏合成。各种原因造成的维生素K吸收不良或肠内维生素K合成不足均可导致依赖维生素K的凝血因子缺乏而引起出血。Ⅴ因子可判断预后，血液中Ⅴ因子<正常的50%对肝衰竭的早期诊断有意义，<15%伴昏迷提示预后不佳。急性肝病患者排除DIC后，凝血酶原比例低于正常人的50%，常可预示肝性脑病的发生，可作为诊断急性肝衰竭

23

的指标。

（三）消耗性凝血功能障碍

许多危重症、创伤及脓毒症等患者均可发生弥散性血管内凝血（DIC），产生的机制是血管内皮损伤后，暴露其下的胶原组织可激活因子Ⅻ，引起凝血级联反应，造成广泛的小血管内凝血，消耗了大量血中凝血因子和血小板而致广泛出血：最后，凝血过程中形成的凝血酶、受损伤组织中或血管内壁释放的激活物质，以及被激活的因子Ⅻ等都使血液中的纤溶酶原转变为纤溶酶，阻止纤维蛋白形成，导致低凝状态而出血，称为继发性纤溶亢进。

（四）获得性过多纤维蛋白溶解症

主要由于：①纤溶酶原活化素释放过多，促使纤溶酶原转化为纤溶酶，继而引起纤维蛋白（原）及因子Ⅴ、Ⅷ分解成纤维蛋白（原）降解产物（FDP），而致临床出血；②纤溶酶原活化素破坏减少；③获得性纤维蛋白溶解（白血病末期可见到）；④DIC 发展过程中的一个组成部分。

（五）血小板量与质的缺陷

各种原因（先天性、药物性、尿毒症、骨髓增殖性疾病、异常丙球蛋白血症等）所致的血小板数量的减少或质量的不佳，均可引起临床出血症状。

八、酸碱平衡监测

（一）评价血浆酸碱状态的指标

1. pH　7.40±0.05。

2. $[H^+]$　（40±5）nmol/L。

3. $PaCO_2$　（5.3±0.66）kPa [（40±5）mmHg]。

4. $[HCO_3^-]$　（25±2）mmol/L。

5. AG（阴离子间隙）　AG = $[Na^+]$ －（$[Cl^-]$ + $[HCO_3^-]$），正常值为（12±2）mmol/L（除外 K^+）。

6. 海特森（Henderson）方程式　$[H^+] = 24\times PCO_2/[HCO_3^-]$。

式中各指标的单位为：PCO_2，kPa（mmHg）；$[HCO_3^-]$，mmol/L；$[H^+]$，nmol/L。

7. 重要原则Ⅰ（Golden Rule Ⅰ）　为 $PaCO_2$ 与 pH 的关系。$PaCO_2$ 升高或降低 1.33kPa（10mmHg）[以 5.33kPa（40mmHg）为起点]，pH 降低或升高 0.08（以 7.40 为起点）。即↑$PaCO_2$ 1.33kPa = pH 0.08↓；↓$PaCO_2$ 1.33kPa = pH 0.08↑。

当获得动脉血气结果后，可依下述步骤估计呼吸性成分对酸碱平衡的影响：

（1）计算实测 $PaCO_2$，与正常值 5.3kPa 的偏离数值。

（2）依重要原则Ⅰ计算实测 $PaCO_2$ 对 pH 的影响。

（3）如实测的 pH 恰好等于计算的 pH，则所有改变均系呼吸性影响所致，否则，如实测的 pH 小于计算的 pH，其小于部分是由代谢性酸中毒所引起，如实测的 pH 大于计算的 pH，其大于部分是由代谢性碱中毒引起。

8. 重要原则Ⅱ（Golden Rule Ⅱ）　为 HCO_3^- 与 pH 的关系。HCO_3^- 变化 10mmol/L，pH 改变 0.15。即↑HCO_3^- 10mmol/L = pH 0.15↑；↓HCO_3^- 10mmol/L = pH 0.15↓

9. 重要原则Ⅲ（Golden Rule Ⅲ）　为 HCO_3^- 欠缺量的计算公式。即：HCO_3^- 欠缺量（mmol）=［HCO_3^- 欠缺（mmol/L）×病人体重（kg）］/4。

10. 阴离子间隙　是指阳离子 $[Na^+]$ 与阴离子 $[Cl^+]$ + $[HCO_3^-]$ 的差值，此差值表明有一定数量未被测定的阴离子存在，如蛋白质、有机酸盐与其他无机酸盐。阳离子 K^+、Ca^{2+}、Mg^{2+} 的浓度几乎不变，白蛋白的浓度也较恒定（在肝硬化或肾病综合征时可有明显改变），其他未被测定的无机酸阴离子主要是 SO_4^{2-} 和 HPO_4^{2-}，它们的浓度只有在肾功能障碍时才会改变。因此，AG 的加大经常是有机酸盐增多的结果。体内最易生成的有机酸盐是乳酸盐（见于缺氧），其次是酮酸盐（见于胰岛素缺乏），由于这些有机酸盐是与 H^+ 一起生成，因此使 AG 加大和 HCO_3^- 浓度降低（为缓冲生成的 H^+），二者相互变化近于 1∶1。

发生混合性酸碱失衡时，AG 的加大表示存在代酸，AG 的增长速率指示 H^+ 蓄积的速率。

（二）酸碱失衡的识别

对酸碱失衡的识别，一要根据临床表现，二要分析血浆 $[H^+]$、$[HCO_3^-]$、$PaCO_2$ 及 AG 的检查结果，三要想到机体可能发生的生理反应（即代偿作用）。现将有关问题分述如下：

1. 基本酸碱失衡　基本酸碱失衡主要有以下 4 种：

（1）代谢性酸中毒：血浆 $[H^+]$ 升高，血浆 $[HCO_3^-]$ 降低。

（2）代谢性碱中毒：血浆 $[H^+]$ 下降，血浆 $[HCO_3^-]$ 升高。

（3）呼吸性酸中毒：血浆 $[H^+]$ 及 $PaCO_2$ 均升高。

（4）呼吸性碱中毒：血浆 $[H^+]$ 及 $PaCO_2$ 均降低。

2. 酸碱失衡的生理反应　当发生酸碱失衡后机体常出现的生理反应（即代偿作用）如下：

（1）代谢性酸中毒：血浆 $[HCO_3^-]$ 每下降 1mmol/L（从 25mmol/L 计算），$PaCO_2$ 下降 0.13kPa（1mmHg），从 5.33kPa（40mmHg）计算，或根据 THUMB 原则 2 去推断预期的 $PaCO_2$ 数值。

（2）代谢性碱中毒：血浆 $[HCO_3^-]$ 每升高 1mmol/L（从 25mmol/L 计算），$PaCO_2$ 上升 0.09kPa（0.675mmHg），从 5.33kPa（40mmHg）计算。

（3）呼吸性酸中毒：急性呼吸性酸中毒时，$PaCO_2$ 增加一倍，血浆 $[HCO_3^-]$ 增加 2.5mmol/L. 慢性呼吸性酸中毒时，$PaCO_2$ 每升高 1mmHg，血浆 $[HCO_3^-]$ 增加 0.3mmol/L。

（4）呼吸性碱中毒：急性呼吸性碱中毒时，血浆

[HCO_3^-] 变化甚微。慢性呼吸性碱中毒时，$PaCO_2$ 每下降 0.13kPa（1mmHg），血浆 [HCO_3^-] 降低 0.5mmol/L。

（三）混合型酸碱失衡

1. 在代谢性酸中毒与代谢性碱中毒时，要认真检查 $PaCO_2$ 升降数值，以确定是否存在呼吸性酸碱失衡。

2. 在代谢性酸中毒时，血浆 [HCO_3^-] 从 25mmol/L 每下降 1mmol/L，预期 $PaCO_2$ 将从 5.33kPa 代偿性下降 0.13kPa。如果 $PaCO_2$ 下降超过此范围，则认为并存呼吸性碱中毒。

3. 在代谢性碱中毒时，血浆 [HCO_3^-] 每升高 1mmol/L，预期 $PaCO_2$ 将从 5.33kPa 代偿性升高 0.09kPa。如果 $PaCO_2$ 升高超过此范围，则认为并存呼吸性酸中毒。

4. 要比较血浆 AG 的增加与 [HCO_3^-] 下降情况，在 AG 增加型代谢性酸中毒，下降的 [HCO_3^-] 数值一般等于血浆 AG 增加的数值。如果血浆 AG 增加的数值大大超过 [HCO_3^-] 下降数值，则一定有额外的 HCO_3^- 来源（即并存代谢性碱中毒）。另一方面，如果下降的 [HCO_3^-] 明显超过血浆 AG 增加，有两种情况造成 [HCO_3^-] 下降，一种是正常 AG 型代谢性酸中毒，另一种是 AG 增加型代谢性酸中毒（如 L 乳酸盐增多）。

5. 结合临床状况及酸碱失衡的实验室检查。

6. 在呼吸性酸碱失衡时要注意代谢性调节，并将急性与慢性失衡加以区别。在急性呼吸性酸中毒或呼吸性碱中毒时，血浆 [HCO_3^-] 仅轻度改变。在慢性呼吸性酸中毒时，$PaCO_2$ 从 5.33kPa 每升高 0.13kPa，预期血浆 [HCO_3^-] 将从 25mmol/L 代偿性升高 0.3mmol/L。在慢性呼吸性碱中毒时，$PaCO_2$ 从 5.33kPa 每下降 0.13kPa，预期血浆 [HCO_3^-] 将从 25mmol/L 代偿性下降 0.5mmol/L。

（四）混合性酸碱失衡的诊断原则

1. 显然，实验室的结果经过分析矫正相信是准确的。有两种方法可以发现实验材料错误，首先是计算血浆 AG，如果 AG 很低或呈负值，大概其中之一的电解质值是错误的，除非患者有多发性骨髓瘤或低蛋白血症。其次是用海特森方程式（[H^+] $=24\times PaCO_2/$ [HCO_3^-]）去分析 [H^+]、$PaCO_2$ 及 [HCO_3^-]，以评价实验室结果。如果 3 个参数中有一个是错的，那它根本上就是错的。如果差异很大，则足以使诊断发生改变。另外，这些实验应加以重复，以排除错误。

2. 计算血浆 AG，如果计算值增加超过预期值 5mmol/L，则患者大概存在代谢性酸中毒。

3. 将血浆 AG 的增加与血浆 [HCO_3^-] 下降幅度进行比较，这些改变在大小方面应该相似，如果 [HCO_3^-] 改变与血浆 AG 的改变不相符，超过 5mmol/L，说明存在混合性失衡。如果血浆 AG 升高小于血浆 [HCO_3^-] 下降，则提示存在代谢性酸中毒成分，包括 $NaHCO_3$ 丢失或肾小管性酸中毒。

4. 在代谢性酸中毒或代谢性碱中毒，要注意 $PaCO_2$ 预期改变，如果 $PaCO_2$ 明显升高，则并存呼吸性酸中毒，如果 $PaCO_2$ 明显低下，则患者并存呼吸性碱中毒。

5. 对呼吸性酸碱失衡，临床上必须区分是急性和慢性（超过 3~4 天），因其生理代偿程度明显不同。

九、电解质监测

体液中的电解质与体液容量、成分、渗透浓度和细胞功能状态密切相关。Na^+决定细胞外液（ECF）容量、渗透浓度及 ECF 与细胞内液（ICF）HCO_3^- 含量。Na^+ 每改变 3mmol/L 与 1L 水改变相关联。Na^+及相应阴离子各1mmol/L 与渗透浓度 2mmol/L 相关联。在 ECF 与 ICF 中 HCO_3^- 仅与 Na^+相配合形成电中性。K^+是 ICF 的主要阳离子，K^+决定着 ICF 容量与渗透浓度，保持细胞内、外液 K^+ 35：1 对维持细胞膜静息膜电位和动作电位十分重要，以确保神经、肌肉功能正常。

电解质监测能使临床医生了解体液状态，能确定脱水性质及脱水量，是评估体液电解质平衡的客观依据。

（一）低钠血症

当血浆 [Na^+] 低于 136mmol/L 时即可诊断为低钠血症。主要由于 HCO_3^- 丢失及（或）水潴留引起。低钠血症是指水向细胞内转移引起细胞水肿，特别是脑细胞肿胀将引起临床症状。但在由于高脂血症、高蛋白血症或高血糖血症引起的低钠血症时，则不伴有细胞肿胀。其中高血糖血症伴低钠血症时，可出现部分细胞肿胀，其余细胞萎缩。由于 Na^+决定 ECF 容量，Na^+缺乏 ECF 缩小。如果低钠血症伴 ECF 缩小，则是发生了 Na^+丢失，如果低钠血症伴正常或高 ECF 容量，别可能是由于心功能不全所致。ECF 容量，可从血流动力学状态证实。对于严重的有症状的低钠血症，特别是急性的，必须迅速治疗。目的是提高血浆 [Na^+] 以减轻脑水肿，提升的幅度为 6mmol/L 或症状有所改善，但要注意在治疗过程中勿发生心力衰竭及中枢性脑桥脱髓鞘（CPM）。

（二）高钠血症

血浆 [Na^+] >150mmol/L 即可诊断为高钠血症。高钠血症是指 ECF 中 [Na^+] 高于正常，并且 ICF 容积缩小。高钠血症多因单纯水丢失引起。高钠血症严重，会出现神志混乱或惊厥。若用葡萄糖液治疗，葡萄糖入量勿超过 0.25g/（kg·h），以免因利尿加重高钠血症。

（三）低钾血症

血浆 [K^+] 低于 3.5mmol/L 即可诊断为低钾血症，低钾血症主要危险是引起心律失常、呼吸衰竭和诱发肝性脑病。低钾血症的主要原因是经肾脏排出 K^+过多，其次是腹泻经胃肠道失 K^+过多。如血浆 [K^+] 不低于 3mmol/L，很少出现明显临床症状，但如合用洋地黄类药或伴有代谢性碱中毒时，心律失常发生率会明显升高，遇此应立即进行治疗，必要时行冲击量补钾。

（四）高钾血症

血浆［K^+］>5mmol/L 即可诊断为高钾血症。肾脏排 K^+ 过少是造成高钾血症的主要原因，钾摄入过多本身不会引起高血钾，细胞破坏会使 ICF 中 K^+ 释出导致高血钾。高血钾的主要症状是乏力，严重者可因呼吸肌麻痹而死亡。此外，高血钾会发生危及生命的心律失常。当肾脏不能有效排 K^+ 时，应行透析治疗。对致死性高钾血症应给葡萄糖酸钙、$NaHCO_3$、K^+ 结合树脂等进行紧急治疗。

第三节 围术期危重症监护治疗

围术期是由术前、术中及术后 3 个相互联系的阶段构成。危重症是指患者病情已达到濒危阶段，按 ASA 分类属第 5 类 E。各种病因的危重患者，无例外地先后出现循环、呼吸、代谢等系统功能严重损害，因而构成病情复杂多变的特点，其中部分危重患者手术治疗原发病是挽救生命的唯一方法。

一、术前患者高危标准

1. 术前有严重的心肺疾病，如急性心肌梗死、COPD。
2. 癌瘤根治术，手术时间超过 6 小时。
3. 多于 3 个器官或多于两个系统的创伤；两个体腔的开放创伤；多发性长骨和骨盆骨折。
4. 失血超过 1000ml。
5. 有一个以上重要脏器生理功能损害的 70 岁以上的老年患者。
6. 低血容量休克患者。
7. 感染性休克患者。
8. 血培养阳性的败血症患者。
9. 白蛋白低于 30g/L 的严重营养不良患者。
10. 需机械通气支持的呼吸功能衰竭患者。
11. 急性胰腺炎、内脏穿孔、消化道出血、肠梗阻、肠坏死患者。
12. 急性肾衰竭患者。
13. 急性肝衰竭患者。
14. 昏迷患者。

二、术后患者高危标准

1. 出现病情重大变化，如发生急性心肌梗死、肺栓塞、术后大出血。
2. 生命体征不稳定，如低血压、心律失常。
3. 任何一个生命器官出现功能衰竭。
4. 术中失血 4000ml 左右，输血或输红细胞在 1600ml 以上。
5. 发生水、电解质与酸碱失衡，每日输液量在 5000ml 以上。
6. 严重感染、内脏穿孔、肠坏死、胰腺炎、吸入性肺炎、血液培养阳性，体温升高>38.3℃超过 2 天。

三、围术期危重症监护治疗

对监测指标的选用，应以可操作性及对诊断与治疗具有指导作用为前提。

（一）呼吸功能的监护治疗

1. 呼吸功能监测的主要指标有

（1）氧合指数（PaO_2/FiO_2）：是监测肺换气功能的主要指标，当 PaO_2/FiO_2<40kPa（<300mmHg）时，为急性肺损伤（ALI），当 PaO_2/FiO_2 26.7kPa（<200mmHg）时，为 ARDS。

（2）PaO_2：是反映机体氧合功能的重要指标，当肺通气、肺血流量、吸氧浓度、心输出量等低下时，PaO_2 便低于正常［正常 10.7~13.3kPa（80~100mmHg）］。

（3）SpO_2：是监测氧合功能的重要指标，它与 PaO_2 有良好的相关性（r = 0.84 ~ 0.99），在 PaO_2 低于 13.2kPa（99mmHg）时，SpO_2 可以灵敏地反映 PaO_2 的变化。

（4）$PaCO_2$：是反映肺通气功能的重要指标，每分通气量降低 50%或增加 50%，$PaCO_2$ 增加 2 倍或降低 2 倍。

（5）$P_{ET}CO_2$：可反映肺泡内 CO_2 分压（P_ACO_2），当通气/血流（V/Q）比例正常时，P_ACO_2 接近于 $PaCO_2$，因此可用 $P_{ET}CO_2$ 替代 $PaCO_2$ 了解肺通气功能情况。

2. 围术期呼吸功能支持治疗　低氧血症及高 CO_2 血症是呼吸功能不全的主要表现。一旦 PaO_2 低于 8.0kPa（6.0mmHg）或 SpO_2 低于 90%，即应立即进行氧治疗，从加大吸入气体氧浓度开始，直至进行机械通气，目的是使 PaO_2 达 10.7kPa（80mmHg）以上或使 SpO_2 达 95%以上。

$PaCO_2$ 或 $P_{ET}CO_2$ 低下，是通气过度的表现，遇此应给呼吸抑制剂治疗，减少通气，如为机械通气，应减少通气量。$PaCO_2$ 或 $P_{ET}CO_2$ 升高是通气不足表现，它可与 SpO_2 低下同时发生。一般 $PaCO_2$ 每升高［从 6.0kPa（45mmHg）］0.13kPa（1mmHg），表示每公斤体重蓄积 CO_2 2ml，据此可推算出体内 CO_2 蓄积量，从而可调整加大通气量，使体内蓄积的 CO_2 按预定时间内排出。如为自主呼吸，应使用呼吸兴奋剂治疗。

3. 如何确保气道通畅　气道通畅是保证呼吸功能正常的前提。舌后坠、咽部及气管内分泌物增多，是使呼吸道阻塞的常见原因。因此应定时吸出口腔及咽部分泌物或呕吐物，遇有舌后坠应置入口咽气道或鼻咽导管。对不能自行维持气道通畅的患者，应行气管内插管或行气管造口术。对保留气管内插管的术后患者，如果吸空气时 SpO_2 不能达到 95%~96%水平，应保留气管内插管，便于行呼吸支持治疗。

（二）循环功能的监护治疗

1. 循环功能监测的主要指标

（1）CVP：是右室前负荷与右心功能状态的指标，当右心功能正常时，CVP 升高回心血量减少，CVP 降低回心血量增加，因为驱使血液回心的力 = Pms［正常 1.87kPa（14mmHg）－CVP］；此外，右心功能不良时，CVP 升高，回心血量减少。

（2）动脉压：在血容量及小动脉状态正常时，动脉压是左心功能状态的可靠反映。动脉压服务于组织灌流，组织灌流与动脉压成正相关，血压升高 1 倍，组织灌流量增加 1 倍。对组织灌流来讲，血压的作用仅相当于血管内径改变对组织灌流影响的 1/16。由于血压高低与小动脉舒缩状态相关联，当小动脉强烈收缩时，血压可很高，但组织灌流却很差。相反，当小动脉扩张时，血压可较低，但组织灌流却很好。

（3）心输出量（CO）：是循环的根本，它受控于静脉回流多少、心包压高低、心率快慢、小动脉舒缩状态及心肌收缩力大小。在这 5 个影响因素中，静脉回流及心肌收缩力是根本。支持或改善循环功能，首先是应确保足够循环容量。对补充血容量来讲，代血浆优于全血及乳酸钠林格注射液。心肌收缩力的好坏与心肌营养状态直接相关，因此，改善和增进冠状动脉灌流是增强心肌收缩力的主要措施，恰当的应用硝酸甘油类药，可取得良好治疗效果。

（4）PCWP：是左室前负荷与左心功能状态的指标，它是左心房压高低的反映，是左心室充盈的力。PCWP 升高，表示左心室功能不良，除非是由于冠状动脉灌流障碍引起，强心药治疗会收到良好治疗作用。

（5）混合静脉血氧饱和度（SvO_2）：是组织氧摄取情况的指标，可用以评估心输出量、SvO_2、Hb 和机体氧耗的变化。氧供增加（心输出量增加）、氧耗增加（脓毒血症）可是 SvO_2 升高；贫血心输出量降低（低血容量、心源性休克）、低氧血症（通气不足、肺内分流增加、肺水肿）、高热（氧耗增加）可使 SvO_2 降低。

2. 围术期循环功能支持治疗　危重症围术期循环功能不全的常见原因是低血容量，其次是心脏功能受损及血管舒缩状态异常。CVP、动脉压、PCWP 及 CO 监测，有助于评估输血、输液速度及输血、输液量是否适当，高的 CVP、PCWP 常表示右、左心室功能不全，是需严格控制输血、输液速度及输液量的指标，良好的动脉压、CVP、PCWP 及 CO，预示血容量及心功能正常。

脓毒症及中毒性休克患者，虽存在血容量欠缺，但由于内毒素及 MDF 的作用，血压及 CO 可很低，而 CVP 及 PCWP 却可很高。对此可在充分扩容治疗的基础上，使用药理剂量的皮质激素，以及大剂量的呋塞米治疗，抑肽酶的应用亦有一定治疗作用。

（三）电解质与酸碱平衡监护治疗

1. 常用监测指标

（1）血浆［Na^+］：在无全血丢失情况下，血浆［Na^+］每升高 3mmol/L（以 146mmol/L 为准），表示脱水 1L。它是等渗性脱水的定性与定量指标，也是评价治疗等渗性脱水效果的指标。当遇难以控制的高钠血症，常预示预后不佳。

（2）血浆［K^+］：伴随大量利尿，常可发生严重低钾血症，临床医生经常忽视排尿失钾这一常见的生理现象，且经常被 20 世纪 50 年代倡导的术后 1 周内不需补钾的错误概念所困扰。经临床研究证实，一般每快速利尿 1L，细胞外液失钾 20mmol 左右，即应及时补钾 1.5g。忽视这一事实，不仅因严重低钾血症可使呼吸肌麻痹，致发生严重呼吸抑制，而且由于血钾过低可致严重心律失常。同时由于大量利尿还将并存一定程度的脱水酸中毒。

（3）血浆［HCO_3^-］：整个围术期都会因大量输血、输液使血浆［HCO_3^-］稀释，致成稀释性酸中毒。另外，因任何输液剂的 pH 都 ≤7（仅 $NaHCO_3$ 液例外），这也是致成 ECF 酸中毒的又一重要原因。但由于呼吸抑制、肾脏排泄功能障碍（由于少水、无尿），以及肾小管再生成 HCO_3^- 作用受阻，使体内缓冲碱大量消耗，且不能再生成。因此监测血浆［HCO_3^-］，并及时调整其浓度在正常范围，是确保 ICF 中性环境的重要措施。

（4）$PaCO_2$：是酸碱平衡的核心指标，这一点可由重要公式Ⅰ确认（见本章第二节，八、酸碱平衡监测中 7）。因血气分析报告给予的血浆［HCO_3^-］值，并非是直接测定，而是先除去依重要公式Ⅰ（见本章第二节，八、酸碱平衡监测中 7）$PaCO_2$ 对 pH 的影响程度，然后将剩余的 pH 依重要公式Ⅱ（见本章第二节，八、酸碱平衡监测中 8）推算出血浆［HCO_3^-］应有的数值。另外，$PaCO_2$ 也是评估缓冲碱复原情况的指标，高的 $PaCO_2$，不仅预示存在呼吸性酸中毒，也表示缓中碱复原受阻。因此，为从根本上解决酸碱失衡，首先应将 $PaCO_2$ 调整到正常范围。

（5）血浆 pH：是 ECF 中［H^+］状况的指标，可提示 ICF H^+ 排出的内环境状况。保持 ECF 中［H^+］正常，有利于 ICF 中 H^+ 的弥散，可确保 ICF 的中性环境，以利于细胞内的物理化学变化及各种酶活动正常进行。

（6）血乳酸盐浓度：是细胞有氧代谢是否正常的客观指标，是休克综合征定性的指标。循环功能突然异常，而血乳酸盐不升高，不应视为休克，可能是循环虚脱。改善组织灌流，应伴随升高的血乳酸盐降低，否则预后不佳，乳酸盐大量生成如果是单纯无氧酵解的结果，此过程可生成一定的能量，但也生成更多的 H^+，因此乳酸盐增多常与［H^+］升高并存。

2. 围术期电解质与酸碱失衡监护治疗　维持 ECF 容量、成分及各成分含量，以及渗透浓度正常，是细胞生存所需的内环境。维持 ECF［Na^+］正常及维持 ICF［K^+］正常，是确保 ECF 容量及 ICF 容量正常的前提。保持 ECF 中［H^+］低于中性液，是使 ICF 中的 H^+ 向 ECF 弥散的条件，以利于 H^+ 经呼吸及肾脏排出。

在机体的 3 个体液间隔中，血管内液最活跃，它是使体液保持动态平衡的动力，间质液起着桥梁与贮库作用，细胞内液是机体物质代谢进行的场所，是体液的核心。目前的实验室条件还难以对细胞内液进行直接监测，因此只能借助于维持ECF正常及提供足够的供能物质，寄希望于获得理想的细胞内液状态。在围术期电解质失衡中，高钠血症及低钾血症较常见；在体液容量失衡中，低血容量较常见；在酸碱失衡中，代谢性酸中毒较常见。

一旦出现血压低，脉搏增速、CVP低下、排尿量少或无尿，应迅速输入代血浆及乳酸钠林格液恢复循环容量，直至上述症状消失。高钠血症是高渗性脱水表现，应根据血浆钠浓度升高幅度计算需液量，并应及时用复方电解质葡萄糖R4A注射液（相当于1/5浓度的0.9%NaCl液的含Na^+、Cl^-量）治疗。严重低钾血症常由大量利尿引起，应根据血钾低下程度、呼吸抑制与心律失常情况，迅速大量补钾，必要时行冲击量补钾，为确保患者安全，在冲击量补钾过程应行ECG及血浆K^+监测。

一旦发生代谢性酸中毒，应根据血pH及血浆［HCO_3^-］给适当剂量的$NaHCO_3$液，同时增加通气及维持足够尿量。由于代谢性酸中毒的常见原因是组织低灌流，因此，维持良好的循环状态是预防和治疗代谢性酸中毒的主要措施。

（四）肾功能监护治疗

肾脏是机体调节水、电解质及酸碱平衡的重要器官，也是一些物质代谢产物排泄的场所，对净化机体内环境起着重要作用。

1. 肾功能监测的主要指标

（1）排尿量：是评估内脏循环状况的主要指标。正常尿量是指1ml/（kg·h）；少于此量的50%为尿少，即成人每小时尿量少于30ml，儿童每小时尿量少于20ml；多尿是指成人尿量超过1.5～2ml/min，或>2.5L/d。

（2）尿比重：是评估肾小管功能状况的指标，正常情况下尿比重应大于1.010。

（3）粗颗粒管型：是评估肾小管有否器质性病变的指标。

（4）血尿素氮（BUN）：是评估肾小球滤过功能的指标，当肾小球滤过功能下降到正常的50%以上时，BUN才升高，因此BUN不是反映肾小球滤过功能的敏感性指标。

（5）血肌酐（Cr）：是评估肾小球滤过功能的指标，当肾小球滤过功能下降到正常的30%时，Cr才明显升高，因此，Cr也不是反映肾小球滤过功能的敏感性指标。

2. 围术期肾功能监护治疗　急性肾功能不全的主要表现是尿少或无尿，导致酸中毒及高血钾。积极治疗原发病及控制发病环节是治疗急性肾功能不全的基础。在少尿期应严格控制水、钠入量，努力纠正水、电解质、酸碱平衡失调，并控制感染，必要时应行透析治疗。在多尿期要努力防治低血钾、低血钠、低血钙、低血镁及脱水，并应继续努力控制感染。

（五）肝功能监护治疗

肝脏是供能物质代谢、有毒物质解毒、主要凝血因子生成的重要场所。肝脏功能不全可直接影响肾脏功能、中枢神经系统功能、凝血功能和物质代谢。

1. 肝功能监测的主要指标。

（1）血清胆红素：评估肝脏排泄功能。

（2）血清白蛋白：评估肝脏合成功能。

（3）凝血酶原时间：评估肝脏合成功能。

（4）SGPT：评估肝细胞有否损伤。

肝功能监测的指标虽很多，但多数指标的特异性和敏感性不强。同时，由于肝脏具有巨大的储备能力，在肝功能试验异常之前很可能已存在一定程度的肝功能损害。某些非肝脏疾病亦可引起肝脏异常反应。因此对所采用的肝功能监测指标及其所获结果，应根据患者病情进行具体分析，以便能正确评估肝功能状况。

2. 围术期肝功能监护治疗　围术期肝功能不全的常见原因是长时间低血压、低灌流、低氧血症等对肝细胞的损害，以及一些有毒物质对肝细胞的直接损害。

因此，保证通气和充分供氧、改善和加强内脏循环灌流，并根据患者情况使用药理剂量的皮质激素对肝细胞进行保护，是防治肝功能不全的主要措施。

（六）出凝血功能监护治疗

出凝血功能正常是使手术安全实施及术后顺利康复的重要保证。

1. 出凝血功能的监测指标

（1）出血时间及毛细血管脆性试验：是反映血管因素的指标。

（2）血小板计数、血小板黏附试验、血小板聚集试验及血块退缩试验；是反映血小板功能的指标。

（3）凝血时间、凝血活酶试验、凝血酶原时间：是监测凝血功能的指标。

（4）纤溶酶原测定、纤维蛋白降解产物测定、优球蛋白溶解时间：是反映纤维蛋白溶解系统状况的指标。

（5）凝血酶凝固时间、抗凝血酶Ⅲ：是监测血中抗凝物质的指标。

2. 围术期出凝血功能监护治疗　血小板减少及纤维蛋白原缺乏是围术期出凝血功能障碍的常见原因。如为血小板减少引起的出血，应输浓集血小板或新鲜血治疗，酚磺乙胺因能增强血小板的聚集和黏附，亦可酌情应用。如为纤维蛋白溶酶活性增强使纤维蛋白原大量分解致成的出血，应采用纤维蛋白溶酶活性抑制剂如氨基乙酸、氨甲苯酸、氨甲环酸及抑肽酶等治疗，必要时还应输入适当量的纤维蛋白原，以补充已分解的纤维蛋白原。如为血管性因素造成的出血，可采用卡巴克络（安络血）及酚磺乙胺治疗。对因使用肝素不当造致的出血，应采用鱼精蛋白拮抗。

（李文硕）

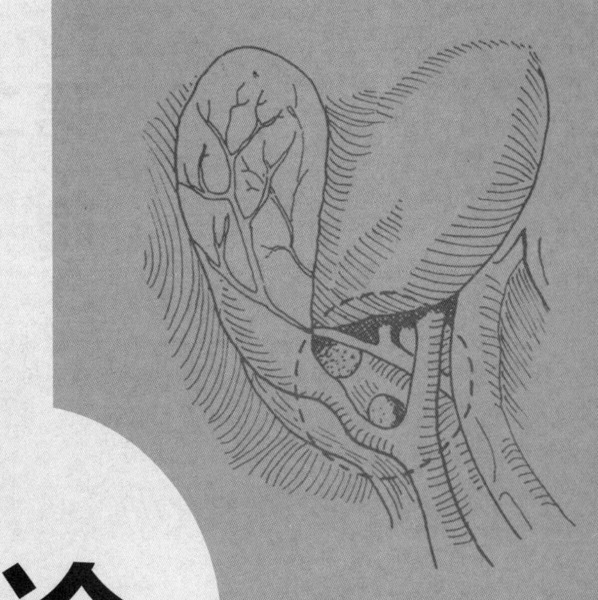

各 论

第二十四章
腹 壁 疾 病

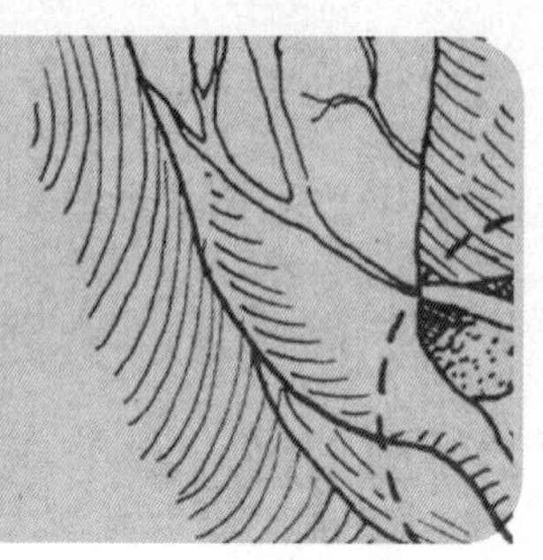
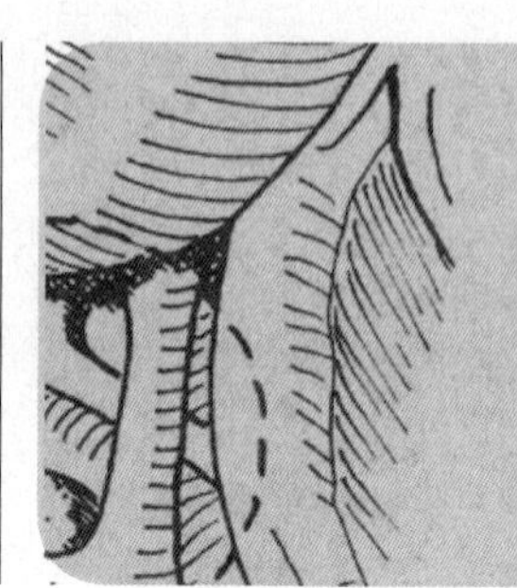

第一节 腹壁的解剖

腹壁对腹腔内脏器有包裹和保护作用，腹腔内脏器各种生理活动的完成，以至大小便、分娩、呕吐、咳嗽等动作均有赖于腹壁的完整性。腹腔内的各种疾病也均需对腹壁或通过腹壁进行检查，以得出诊断。在进行腹部手术时也必须从腹壁切开，最后缝合，并要求术后达到完善的缺口愈合。因此，熟悉腹壁各层解剖特点，对腹部外科工作者具有重要意义。腹壁可分为前后及两侧4个部分，文章仅以前侧腹壁为主要内容进行论述。

一、腹壁的区分

腹壁的上界为肋弓、胸骨剑突、第12肋及第12胸椎，下界为耻骨联合、耻骨结节、腹股沟韧带、髂棘与髂嵴。为确定腹部脏器在腹前壁的投影，常将腹壁分为几个部分，即由最下两肋弓最低点之间和两侧髂嵴最高点之间各画一水平线，经两侧腹股沟韧带中点做两条垂直线。腹部脏器与各部分的关系见图24-1-1、表24-1-1。

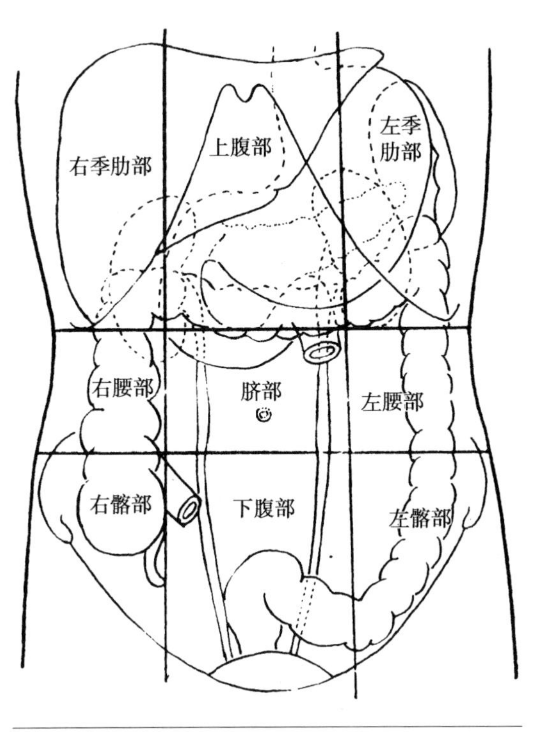

▶ 图24-1-1 腹腔脏器在腹壁的投影

24

表24-1-1 腹壁的区分

右季肋部	上腹部	左季肋部
肝（部分） 胆囊（部分） 右肾（上部） 结肠肝区	肝（部分） 胆囊（部分） 胃体与幽门（部分） 十二指肠（部分） 胰腺（部分） 左右肾、肾上腺	肝 脾 胃 胰尾 左肾 结肠脾区
右腰部	**脐部**	**左腰部**
升结肠 回肠（部分） 右肾（下部）	胃大弯 十二指肠 横结肠 空回肠 两侧输尿管	降结肠 空肠 左肾
右髂部	**下腹部**	**左髂部**
盲肠与阑尾 回肠（末端） 右侧附件（女性）	回肠 乙状结肠 膀胱 两侧输尿管 子宫（女性）	空回肠 乙状结肠 左侧附件（女性）

24

二、腹壁的几个重要标志

（一）腹白线

位于腹壁正中，上起胸骨剑突下至耻骨结节，此线上宽下窄，宽处可达2cm，时有裂隙，为白线疝的好发部位。脐在其中点，位置颇不固定，约平第3、4腰椎间。

（二）半月线

位于腹白线两侧腹直肌外侧缘，右侧下半常为阑尾切除术之切口入路。

（三）耻骨结节

在阴茎悬韧带上方3cm处。

（四）腹股沟韧带

为腹前壁之腹外斜肌移行于大腿的增厚部分，其中男性有精索通过，女性有子宫圆韧带通过。

三、腹壁的结构与层次

腹壁的厚薄因人而异，胖人肥厚，增加了触诊的困难，瘦人较薄，有时可看到某些内脏的轮廓，有利于疾病的诊断。腹壁共分6层。

（一）皮肤

其纹理有一定方向，成Langer线。沿线的走向切开则切口愈合良好，在选择切开时要注意此点。腹前壁的皮肤较薄，富弹性和移动性，故常选为植皮的供皮区，用以修复身体其他部位之皮肤缺损。

（二）腹浅筋膜（皮下组织）

脐以上为一层，脐以下则分浅层与深层。浅层为脂肪组织，深层为富有弹力纤维的筋膜，在中线附着于腹白线，向下在腹股沟韧带下方连接股深筋膜，附着于大腿阔筋膜，但在耻骨联合前面并不附着，而移行于阴囊和阴茎。

（三）腹肌

腹前壁外侧部的肌肉由浅入深为腹外斜肌、腹内斜肌和腹横肌，此三块腹肌的纤维互相交错能增强腹壁。腹前壁的内侧有纵行的腹直肌，为腹直肌鞘包裹。此鞘以腹内斜肌腱膜为基础形成，其前后面分别由腹外斜肌和腹横肌的腱膜增强。腹直肌鞘分前后二叶，前叶与腹直肌的腱滑附着，后叶约在脐与耻骨联合中点平面下消失，其孤立的下缘即为半环线。两侧腹直肌鞘在中线相连处为腹白线（图24-1-2、图24-1-3）。

（四）腹横肌膜

附着于腹横肌和腹直肌鞘后叶（半月板下直接贴于腹直肌）的内面，腹横肌和腹横肌之间结合疏松，但与腹直肌鞘后叶连接较紧，因此手术时二者常做一层切开。

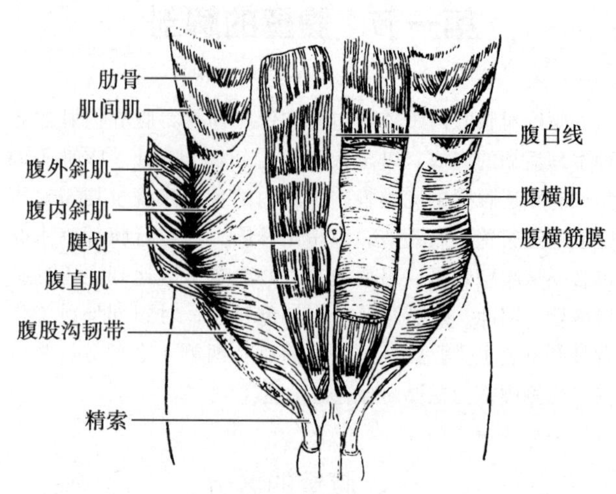

▶ 图24-1-2 腹前壁肌肉

（五）腹膜外脂肪

为填充于腹横肌膜与腹膜壁层之间的脂肪组织。上腹部的腹膜外脂肪较少，下腹部则较多，且延伸于腹膜后间隙，因此化脓性感染时可以互相扩散。内含丰富的血管网、淋巴网与神经末梢。

（六）腹膜

腹壁的最内层为腹膜壁层，它与覆盖脏器表面的腹膜脏层相移行。脏、壁层之间的腔隙为腹膜腔，腹膜腔内有少量浆液，可减少脏器活动好时的摩擦。腹膜的再生能力很强，能使术后和伤后的创面很快愈合，因而在手术时，常将脏器没有腹膜的部分盖以腹膜，称为再腹膜化，以促进愈合和减少粘连。但在腹膜的修复过程中，也常因结缔组织的过度增生而形成粘连，严重时出现粘连性肠梗阻。腹膜具有丰富的毛细血管和淋巴管，故腹膜的吸收能力很强，当腹膜腔内有少量积液（血）或积气时多能被吸收。另一方面，由于吸收了炎性分泌物中的毒素也易产生中毒性症状。由于腹膜上部较下部面积大，吸收的速度较快，故对急性腹膜炎患者常采取半卧位，使积液积于吸收速度较慢的盆腔，以减轻中毒症状，此外如形成脓肿也便于引流。

四、腹壁的血管神经与淋巴

（一）腹前壁的动脉

腹前壁的动脉主要为下6对肋间动脉，4对腰动脉和腹壁上、下动脉。腹壁上动脉为胸廓内动脉的直接延续，在腹直肌肌鞘内腹直肌之后与腹壁下动脉吻合，在腹直肌肌鞘外侧缘，腹壁上、下动脉与肋间动脉的分支相连。腹壁下动脉起自髂外动脉，其体表投影相当于腹股沟韧带中、内1/3交点与脐连接，在做腹腔穿刺时要注意此点，勿损伤此动脉（图24-1-4）。另有外侧腹壁动脉起自旋髂深动脉。

（二）腹前壁的静脉

浅静脉很丰富，相互吻合成网，脐周更为显著。脐以上的浅静脉经胸腹壁浅静脉入腋静脉，脐以下的浅静脉则经腹壁浅静脉入大隐静脉。此外，脐周围的静脉还与深部的腹壁上、下静脉和脐旁静脉吻合，脐旁静脉行于肝圆韧带周围与门静脉相连（图 24-1-5）。当因各种病因引起门静脉高压时，门静脉血流可经上述静脉与上、下腔静脉交通，此时可出现腹壁静脉怒张，脐部形成“海蛇头”样突起，称“克-鲍综合征”。

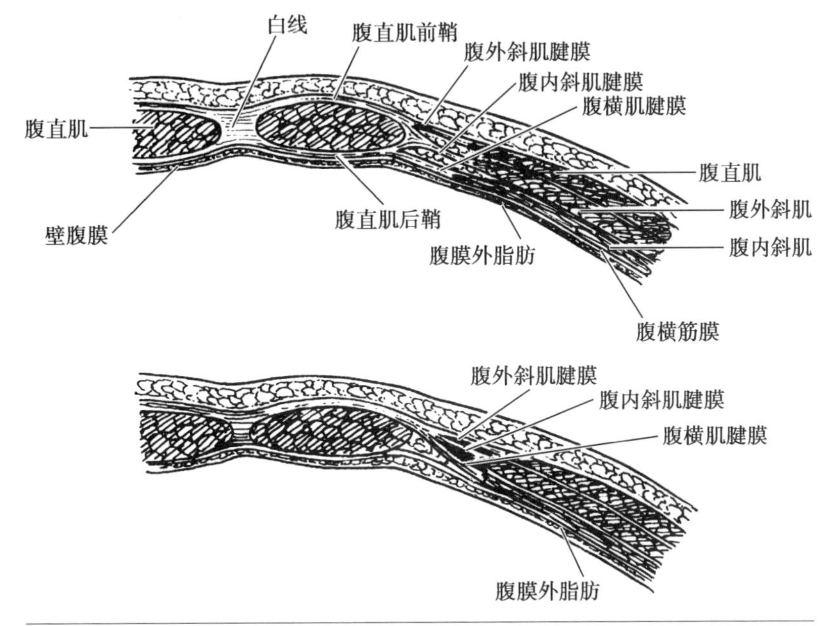

▶ 24-1-3 腹前壁肌肉横断面

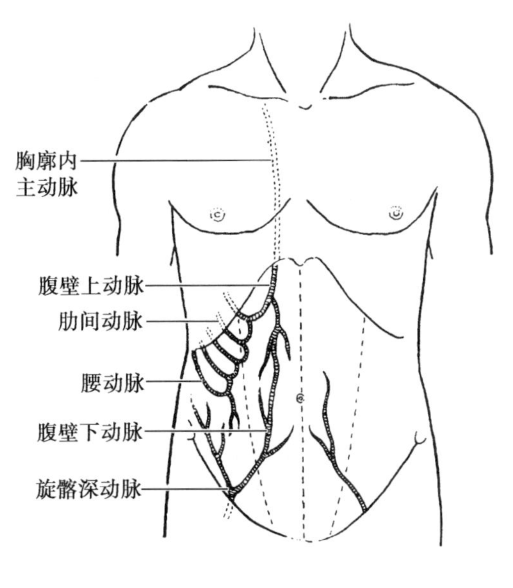

▶ 图 24-1-4 腹壁动脉

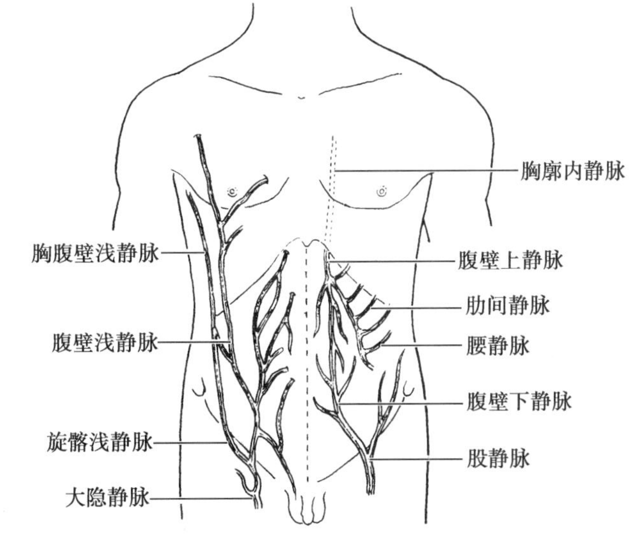

▶ 图 24-1-5 腹壁静脉

（三）腹前壁的神经

腹前壁的神经有下 6 对肋间神经、髂腹下神经和髂腹股沟神经，下 6 对肋间神经越过肋间隙前端，向下内方斜行于腹内斜肌和腹横肌之间，支配 3 块腹肌，以后在腹直肌鞘外侧缘的内侧，穿过鞘的后叶入鞘内，支配腹直肌后，又穿过鞘的前叶，分布于附近皮肤。其中第 7-9 肋间神经分布于脐以上的腹前壁皮肤，第 10 肋间神经分布于脐平面皮肤，第 11 到 12 肋间神经、髂腹下神经和髂腹股沟神经分布于脐以下的腹前壁皮肤。做腹壁切口时，要熟悉这些神经的分布情况（图 24-1-6），避免损伤，防止术后腹肌瘫痪和切口疝的发生。由于腹前壁的神经主要为肋间神经，故当胸椎和胸部疾病侵犯肋间神经时，可出现腹前壁疼痛，易误诊为急腹症。

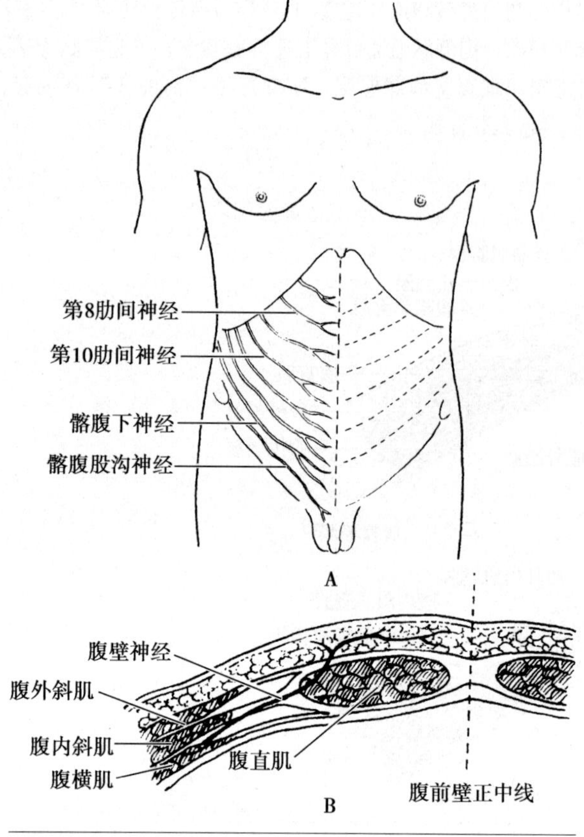

▶ 图 24-1-6　腹壁神经

6 对肋间神经和腰丛的分支不仅分布于腹壁的肌肉和皮肤，而且也分布到腹膜壁层。因此，腹膜壁层神经属于躯体神经，对触、痛觉的敏感性强，疼痛的定位准确，受炎症刺激后能引起腹肌的反射性收缩，即腹肌紧张。紧贴膈肌下面的腹膜壁层受膈神经支配，当此处受到刺激时，经膈神经反射作用，可引起疼痛或发生呃逆。支配腹膜脏层的神经属于自主神经，对痛觉定位差，但对牵拉、膨胀和压迫等刺激较为敏感。

（四）腹前壁的淋巴

腹前壁淋巴管可分浅、深两组。

1. 浅组　位于浅筋膜内，与腹壁浅血管伴行，脐以下的浅淋巴管与腹壁浅血管伴行，腹股沟部和臀部浅淋巴管与旋髂浅血管伴行，均汇入腹股沟下浅淋巴结，脐以上的浅淋巴管大部分斜向外上注入腋淋巴结的胸肌组和肩胛下组，少数淋巴管终于胸骨淋巴结。肝脏的淋巴管沿肝圆韧带走行至脐，与腹前壁的淋巴管相同，故肝癌的转移灶发生在脐部，而后转移至腹股沟淋巴结。

2. 深组　与腹壁深血管伴行，主要引流腹肌的淋巴。腹前壁上部深淋巴管沿腹壁上动脉上行，终于胸骨淋巴结，腹前壁下部的深淋巴管注入髂外淋巴结。

第二节　腹壁疾病

一、急性炎症

腹壁急性化脓性感染，如疖、痈、蜂窝织炎是常见的疾病，由脓毒血症形成的转移性脓肿也可发生在腹壁，其治疗原则与其他部位相同（本节从略）。

（一）新生儿皮下坏疽

这是新生儿最常见的腹壁急性炎症疾病。大多数为溶血性金黄色葡萄球菌感染所引起。感染来源可有以下几个方面：

1. 产妇患脓痂疹、疖、会因不洁，医护人员鼻腔、手指、工作服的接触感染。

2. 初产妇对婴儿照顾不周，婴儿裹脐带布、绷带、尿布或衣服换洗不及时或造成创伤感染。

3. 婴儿腹部与背骶部皮肤柔软，容易损伤。此外，脐部感染，大小便刺激所致尿布性皮炎，亦易成为感染的门户。

4. 新生儿组织系统功能尚不健全，对外界适应力差，遇有冷、热或局部挤压等刺激均可引起局部血运障碍，使炎症易于发生及扩散。细菌也可由上呼吸道感染处经血行传到腹壁引起感染。

【临床症状】

就诊多在生后 10 天左右。发病季节以夏、冬季为多。发病部位，80%在背臀及骶尾部；其次为下腹、会阴、季肋和脐周围。初期症状为发热及频繁哭闹，体温可达 39℃，可有轻度贫血，精神及食欲均差。严重者可出现败血症及中毒性休克征象。

局部皮肤初期发红，变硬，边缘境界不清，继之局部呈紫红色，触之有空虚感，就诊较晚者局部皮肤可出现黑色坏死区。

【治疗】

早起切开引流是本病治疗的关键。手术要求消灭死腔，充分排出渗液与剪出坏死组织，并使表皮与基底重新密切贴合。不正确的诊断与消极的观察，或单独采用抗生素药物治疗会使病变扩大并带来严重后果。切开引流以多处小切口引流为妥（长 1～2cm），这样可防止创面过大延长愈合时间及因瘢痕挛缩造成脊柱畸形或影响发育。同时也要应用有效的抗生素治疗，以防败血症的发生。加强营养及补充多种维生素也是十分必要的。对病情严重的患儿可进行小量多次输血，以增强机体抵抗力，加快创口的愈合。

【预后】

本病早期诊断，处理恰当、合理采用抗生素，注意患儿营养，病死率很低，但如发生败血症，则病死率较高。

（二）术后腹壁切口厌氧菌感染

早在1897年Veillon和Zuber开始描述厌氧菌感染，近年来由于厌氧菌培养技术的改进，厌氧菌的检出率逐步提高，开始对腹部切口厌氧菌感染100例进行细菌培养，厌氧菌的阳性率为60.7%。

厌氧菌感染有如下特点：

1. 内源性　厌氧菌通常来自机体肠道内的正常菌丛，当机体内因任何原因引起组织内氧的还原电位差降低时，包括血管损伤、组织缺血、缺氧、水肿压迫、休克及异物等，以及机体抵抗力严重下降，如恶性肿瘤、糖尿病、长期应用激素和免疫抑制剂等，为厌氧菌感染提供了合适条件，体内厌氧菌即可由其原生长地扩散而引起感染。

2. 多种混合感染　国内何家亮报道的100例中，混合感染占47.2%，单独厌氧菌感染占12.4%。因此，对外科感染进行培养时，应对需氧与厌氧菌同时做培养，以免遗漏厌氧菌感染的可能。

3. 感染的缓发性　多数厌氧菌生长缓慢，因此临床症状出现较晚，常在切口拆线后才逐渐出现感染症状，甚至有时患者出院后才发生切口感染。

4. 脓液恶臭　厌氧菌感染的脓液具有恶臭气味。

5. 产气性　多数类杆菌、消化链球菌可使组织内发生气体，皮下有捻发音。产气荚膜杆菌则引起气性坏疽。

【症状与分型】

根据症状不同可分为3类：

第1类：简单的感染，细菌未侵入深部组织，体温无大变化，无全身中毒症状，伤口轻痛，仅有少量皮下积气。

第2类：厌氧性蜂窝织炎。细菌先侵入失去生机的组织，而后向筋膜扩散。但由于细菌不侵犯健康组织及不产生大量毒素，虽然情况比较严重，但感染有局限的可能，易于治疗。此种患者，体温可有明显波动，伤口胀痛伴皮下积气，有时可伴红、肿、热、痛等炎症表现。

第3类：气性坏疽。这类感染不只局限于失去生机的组织或筋膜中，而且能侵犯健康的肌肉组织并产生致死量毒素。发病凶险，潜伏期长短不一，短者术后6小时即可发病，伤口处剧烈疼痛，非一般止痛剂所能缓解。继而伤口呈紫铜色，随着血运障碍的加深，可呈暗红或紫黑色，并且出现大小不等含浆液分泌物的水疱。伤口内肌肉呈腐肉状，失去弹性，切割时不出血，伤口周围无一般化脓性感染之炎症反应，渗出液为带有腥味的洗肉汤样。由于有气性浸润，手按患部有皮下捻发感，有时可有气体自伤口逸出。严重时腹腔内形成多量气体，表现为腹胀、肠麻痹及全腹压痛。全身情况凶险，面色苍白，烦躁不安，极易疲乏，呕吐呃逆，有时狂躁谵语，体温达39℃以上，呈弛张热型。呼吸急促，脉速，神志一般清楚，晚期可发生昏迷，血压逐渐下降，出现中毒性休克。白细胞计数增高，红细胞计数降低。

【诊断与鉴别诊断】

由于厌氧菌的种类较多，且培养需严格条件，要在2~3天后方能得出培养结果来，故本病之早期诊断主要依靠临床征象，伤口局部的典型表现，结合全身情况之变化。必要时可送伤口脓液镜检，如有革兰阳性带有荚膜的粗大杆菌，可肯定是第3类诊断。

对于第1、2类型的感染应与需氧菌感染相区别。

1. 正常的术中积气　这是由于腹部手术在切开腹壁各层时，空气积存在于组织间隙中所致。常见于腹股沟疝术后1~2天，伤口周围有少量积气，但无继续扩散之势，3~4天后可自行吸收。伤口无疼痛，体温无大变化。

2. 枯草杆菌感染　枯草杆菌是一种致病力很弱的细菌，正常存在大气中，当发生此菌感染时在术后2~3天于切口处有少量积气及轻度疼痛，无全身症状。伤口渗液培养可得到证实。

3. 大肠埃希菌感染　此菌常发生在下腹部手术后，术后3~4天体温中度上升，伤口红肿，引流时可见少量积气及轻度疼痛，无全身症状。伤口渗液培养可得到证实。

在3类厌氧菌感染中以气性坏疽病情凶险，本节仅对第3类患者的治疗做一概述。

【治疗】

1. 细菌学检查　对高度可疑病例，应立即取伤口渗液做涂片镜检，如发现革兰阳性带有荚膜的粗大杆菌即可诊断。同时送伤口分泌物厌氧菌培养进一步定型确诊。

2. 伤口处理　一经诊断，立即处理伤口。拆线、扩创，以3%过氧化氢冲洗或1∶5000高锰酸钾液冲洗，冲洗后用1%过氧化氢糊剂外敷，每4h更换1次。

3. 抗生素应用　首选青霉素族及四环素族。

4. 全身支持疗法　注意水电解质平衡及酸碱平衡紊乱，进行肾功能、心功能、肺功能的维护，必要时给予输血及静脉营养疗法。并及时给予止痛、退热及镇静营养疗法。并及时给予止痛、退热及镇静等对症治疗。有条件时可进行高压氧舱治疗以迅速提高血液及组织间的氧含量。中药可用生地、紫菀、紫花地丁、丹皮、赤芍、生栀子、甘草等凉血解毒药物。

5. 抗气性坏疽血清疗法　$(3\sim5)\times10^4$U，1次/天，肌内或静脉注射。有时可引起过敏反应，故应用时需密切观察。

6. 护理　将患者移入单人房间，以防交互感染。医护人员在检查与治疗患者时要穿戴隔离衣、口罩、帽子。处理伤口要戴无菌手套，患者用过的一切物品、器械、被单等均要彻底灭菌，敷料应焚毁。处理过患者的手术间、急救室、放射科、检查室和用过的推车，轮椅也需严格消毒。

气性坏疽的预防：此病病情凶险，后果严重，故预防比治疗更为重要。国内文献曾对手术室产气荚膜杆菌的分布情况抽样调查作过报告，地面及鞋底涂抹标本阳性率占42.9%~70.6%，这一情况必须引起外科工作者的足够重视。

1. 注意手术室环境之消毒与灭菌工作，不合条件的手术室不能使用。手术室附近如有修建工程时，因尘土飞扬，环境更易被污染，故手术室门窗应加强防护，手术室应定期进行空气灭菌处理，对患者粪便污染的手术台进行彻底的清洗及灭菌后再行使用，手术室地面应保持湿润，防止尘埃飞扬，室内空气应定期做细菌培养检查。

2. 外科工作人员要自觉严格遵守无菌操作。无论在何种条件下工作，都要认真执行有关规定，以杜绝医源性感染的发生。

3. 肠道手术前，对患者要进行必要的肠道准备，术中注意减少污染。

4. 对可疑患者，及时诊断治疗，防止对其他患者交互感染。

二、慢性炎症

（一）腹壁结核

原发于腹壁的孤立性结核病临床上比较少见。1878年Gorard首先报告此病。过去对其病因说法不一，有人认为系原发于腹壁肌层，有人认为与腹壁深部淋巴结结核破溃向周围肌肉、筋膜浸润有关。国内文献报道的病例，多见于右侧腹部，认为主要与腹壁淋巴系统丰富及右侧腹腔内发生结核感染的机会较多有关，上腹壁结核有可能继发于胸壁结核病变，而临床观察很少有原发于肌肉的结核病灶。

【病理】

局部标本多为结核性肉芽肿或钙化性结核病变，少数为寒性脓肿。

【临床表现】

发病年龄多在16~30岁之间，女性多于男性。不少患者为无意中发现腹部肿块，一般无何明显症状。个别患者可有低热、盗汗、倦怠与食欲不佳。肿块生长缓慢。少数患者局部微痛，肿块多呈圆形或椭圆形，其部位以右侧腹为多，个别患者可在左侧腹、上腹及下腹部。肿块大小不等，可由鸽卵至拳头大，大多无移动性，腹壁表皮无炎症表现、有的可有深部波动感。当有继发感染时可有炎症反应，个别病例可在破溃后形成窦道。全身体检往往可以在其他部位发现结核病灶，如经淋巴结结核、肺结核、胸膜炎、腹腔结核、泌尿生殖结核及骨结核等。要进行常规胸部X线检查及血沉检查，根据具体情况做骨关节X线或胃肠X线检查。以确定腹壁结核是原发还是继发。

【诊断与鉴别诊断】

1. 要区别继发性腹壁结核，继发性腹壁结核之脓腔多与胸腔、腹腔、脊柱、髋关节等相通，详细检查上述部位不难作出鉴别。

2. 肿块位于右上腹者，要与肝肿瘤、肝脓肿、胆囊炎相鉴别。此时需做肝功能、AFP化验、超声波或肝扫描检查等，必要时亦可加用胆囊造影检查。

3. 肿块位于上腹部，需与胃肠胰之肿块区别。

4. 肿块位于侧腹壁，要与泌尿生殖器肿瘤鉴别。

5. 肿块位于下腹部，如为女性，需除外妇科盆腔器官肿块。

6. 注意与腹壁其他疾病区别，必要时可局部试穿，注意脓汁之性状，有干酪样物，涂片标本白细胞以淋巴细胞为主，细菌学染色为阴性，脓汁普通培养不生长，即可确诊。B型超声波检查可以明确病变限于腹壁或与腹腔内脏相连。

【治疗】

1. 非手术疗法　适用于早期患者及一般情况较差同时伴有多发结核病灶的患者，口服异烟肼100mg，3次/天，或利福平内服。肌注链霉素，1g/d，或静脉输入对氨柳酸。

2. 手术疗法　适用于全身情况良好，局部已形成脓肿者，可行病灶清除术，如病灶较小可将病灶彻底切除。脓肿较大时，可切开后撒入链霉素粉剂（注意皮试），将附近肌肉瓣填入以消灭死腔。如全身情况不佳，而局部已出现波动时，仅用局部穿刺注药法，注入链霉素或异烟肼注射液，或单纯切开将脓刮除术，术后加用抗结核治疗，一般后果良好。伤口可获二期愈合。

（二）腹壁放线菌病

腹壁放线菌感染常继发于腹腔放线菌病，临床上很少见，侵犯部位很广，误诊率高。多发生在颌面部。腹部放线菌病只占18%~28%，可发生在任何部位，但一般以回盲部居多。又因门静脉的传染途径，肝脏发病率也较多见。因此，由放线菌感染的阑尾脓肿、肠道感染、肝脓肿，如破溃至腹壁即可形成腹壁的放线菌病。

【病因与传染途径】

放线菌是一种革兰阳性呈枝状丝生长的厌氧性真菌。常潜居于龋齿或脓性扁桃体小窝中。丝状断节常被吞入消化道，消化道黏膜完整时不发病，当胃肠黏膜有溃疡时，此菌即进入周围结缔组织而形成脓肿，并向周围扩散，穿透皮肤形成窦道或多发瘘管，其分泌物中含有黄色小颗粒，系由放线菌块构成。

【临床表现】

本病缺少典型的临床体征，发病过程无一定规律，并多有混合感染，所以常被误诊为慢性阑尾炎、十二指肠溃疡、结核、膈下脓肿、慢性化脓性感染或肿瘤等。在国内蔡氏报告的18例中，仅有2例术前确诊。本病之病程缓慢且有局限增殖性改变之特点，常自行穿破形成窦道，创口经久不愈，流出黄白色分泌物并含有小颗粒样物。根据此点，并在除外其他疾病后就应考虑到本病的可能。病例标本中，因其纤维组织广泛，而真菌很少，故需观察许多切片才能作出诊断。也有病理诊断为肉瘤，但由于病灶软化，又在脓肿中发现了真菌，使原诊断得到修正。故常规检查分泌物，涂片寻找真菌，或局部多处切取标本进行病检是减少误诊的重要步骤。

【治疗与预后】

本病为慢性消耗性疾病，患者全身情况多较差，故要及时纠正脱水、贫血及营养不良等全身改变。过去常用碘剂治疗，因其治疗机制目前尚不清楚，现已很少单独使用，采用磺胺与广谱抗生素可获更好疗效。由于本病常因粘连广泛，难以彻底切除，局部仍有在破溃之可能，故当病变由一脏器扩散到周围组织时，只要能排除恶性肿瘤之可能，仍应以药物治疗为妥。手术治疗首先适用于诊断不清需切除活检以除外恶性肿瘤者，其次对部分病例，手术治疗可使创面开放引流，改善局部厌氧条件，对抑制放线菌繁殖，减少机体对毒素的吸收，改善机体状况均有帮助。个别病变局限的病例也可用手术切除治愈。

过去本病的死亡率可高达 50%~70%。近年来由于抗生素的应用及静脉营养等疗法的进展，多可获得良好的治疗结果。

（三）腹壁血栓性静脉炎（Mondor 病）

1939 年 Mondor 首先报告此病，因而得名。该氏曾对病理作了较细的观察和研究证实本病为闭塞性静脉内膜炎。在文献上也有人认为本病为淋巴管炎，他们的根据是索条中心管腔中有淋巴样物质而没有红细胞成分，并缺乏肌纤维与弹力纤维，故认为是淋巴管轻度炎症所致。国内张氏等通过病理观察，发现在急性病例的管腔中有变性红细胞及新鲜血栓，故认为本病是静脉病变而非淋巴管疾病。

【病因】

本病为病因不明的特发性或过敏性血栓静脉炎。其发病与创伤及感染无关。在早期病例的病理标本中，可看到血管壁的变性反应性改变，同时绝大多数病例中查不出感染的病史，故其病理改变不支持慢性炎症之诊断。

【临床表现】

多数患者因发现胸腹壁浅在条索伴自发性疼痛或活动时牵扯痛而就诊。病程由 15 日至 15 个月不等，病程短者多有自发痛，病程长者多无其他自觉症状。发病初期多为一处小条索，以后逐渐延长。上腹壁者可延至胸壁达腋窝；下腹壁者走向腹股沟处。查体时，胸腹壁可见皮下浅在条索，质坚硬，局部无红肿，用手指将条索一端拉紧时，在皮肤上可出现一凹陷性皮肤浅沟，如将两端拉紧，在皮肤上可出现条索状隆起，局部有程度不等之压痛。

【治疗与预后】

部分患者仅用抗生素或局部热敷可能改善，对于无效病例可加用局部理疗。病情有进展者，可手术切除部分条索。个别患者也可不治自愈。此病为良性疾病，预后良好。

（四）腹壁术后无菌性结节（Schloffer tumor）

这是一种在腹部手术数周或数年后于腹壁切口处发生的硬结，基底较深在。病理为纤维增生的瘢痕组织，中心常含有缝线头、纱布屑等异物，有时可形成小脓肿。患者可无自觉症状，仅述切口处结节经久不消，有的可反复增大或缩小，合并感染时形成慢性炎症过程，时好时犯。可在局麻下彻底切除结节一期缝合。

三、腹直肌自发性破裂

此病为非直接外伤所引起的。腹直肌破裂，其发病原因目前不明，因多见于经产妇，估计与多次妊娠后腹直肌纤维有部分变性有关。

本病多见于孕妇，发病前常伴有上呼吸道感染史或气管炎史，发病突然，下腹剧痛，辗转不安，逐渐向腹中线扩散，但无放射痛，有时伴恶心，偶有呕吐，二便正常。查体腹部有肌紧张及压痛，在腹直肌部位可触及边界不清的固定包块。常规化验出凝血时间正常，红细胞计数稍有下降。在诊断上，应与妊娠合并阑尾炎、异位妊娠、卵巢囊肿扭转相鉴别，B 型超声波检查可明确诊断。治疗以手术探查为主，清除血块缝合肌层。术后要平卧数日，加用腹带以加强腹壁之保护。同时要注意预防与积极治疗上呼吸道感染，避免便秘与排尿困难，防止病情复发。

四、腹直肌鞘内血肿

腹直肌鞘内动脉曲折，腹直肌下部由坚强的肌腱膜包绕，而动脉分支进入肌肉以前又有较长一段距离，腹直肌后鞘下方海氏三角区为薄弱之点，对腹壁血管的保护支持作用均较差，当肌肉强烈收缩时，此处血管易被撕裂，成为发病的局部解剖原因。造成血肿的诱因常有以下几个方面：①直接或间接的创伤；②肌肉变性或肌炎；③患有动脉硬化的患者血管变性；④肥胖人肌张力低下；⑤妊娠妇女雌激素的影响，加之分娩时腹肌过度收缩；⑥长期服用抗代谢药，抗高血压药和抗凝血药之影响等。

【临床症状】

当咳嗽、呕吐或腹肌强力收缩后出现下腹疼痛，继而出现腹部包块，包块通常局限于一侧腹直肌内，不超过中线，血液渗入肌肉内使肌肉变硬，成腊肠样肿块，腹部 X 线侧位片可显示出腹直肌增宽的影像。根据本病的特点需与其他急腹症相鉴别，如阑尾穿孔、溃疡病穿孔、肠系膜血管栓塞等。B 型超声波检查有助于诊断。

【治疗】

发病 24 小时内，局部可用冷敷及加压包扎。同时治疗原发病。如对本病诊断准确，处理及时，可免除不必要的剖腹探查手术。但如血肿不断扩大，仍应考虑手术治疗。手术的目的是切开血肿，清除血块，结扎出血之血管。本病预后良好，术后应注意腹壁的保护。

24

五、滑脱性肋骨综合征

1992年首先由 Darise-Colley 所描述，临床上并不少见，但易被忽略。也有命名为滑脱性肋骨，卡搭响肋、肋间综合征、创伤性肋间神经炎等。文献上曾报道不少因误诊为内脏疾病而进行了不必要的剖腹手术的病例。

【病因】

真正的病因目前不明，有人认为与上肢过度频繁上举和躯体转动等间接创伤有关。造成局部疼痛的原因是由于第8、9、10前肋软骨间关节异常活动所致。

【症状】

常见的症状为局限于上腹部的针刺样痛，尤其在转身或转腰时发生。偶有局限于肋缘下和放射到背部的钝痛、钻顶痛和灼痛。这些症状易与原发于腹腔疾病的疼痛相混淆。

【查体】

可发现沿肋间神经的径路有触觉减退及相应的肋间肌痉挛。有的可用“钩型手法”诱发疼痛，即检查者在近患者肋缘下，以弯成钩形的手指向前方牵拉肋缘而发生疼痛。肋缘处可在胸腰部运动时发生卡嗒响声，或患者自己听到和感觉到。常规化验、心电图、胸部及肋骨X线检查均无异常发现。

【治疗】

激素局部封闭疗法可获长期止痛。对症状顽固不消失者或非手术治疗无效者，可行肋缘切除术。手术切除之肋缘组织，除有不完全性关节脱位外，无其他异常发现。

六、腹壁肿瘤

（一）良性肿瘤

1. 血管瘤　是腹壁常见的良性肿瘤，多数呈圆形或扁盘形。身体其他部位往往也有同样病灶。可分毛细血管型与海绵状型两种，极少数为生长活跃的血管内皮瘤。治疗以手术切除为主。切除血管瘤后应将腹壁缺损中的盘膜部分适当修补，以防肌疝的形成。范围广泛不宜切除者可用二氧化碳雪或液氮治疗。

2. 脂肪瘤　多发生于腹壁前面或两侧，可在腹壁占据很大面积，身体其他部位也可有多发性脂肪瘤存在，治疗以手术切除为主。对病史较短，生长迅速者，切除病检以警惕脂肪肉瘤之可能。

3. 硬纤维瘤　多见于女性，多发生在下腹部或腹外斜肌肌膜中，经产妇多发。其发病可能与妊娠分娩、肌肉腱膜损伤及内分泌失调有关。本病术后易复发，但不发生远处转移。临床表现为卵圆形或扁平状包块，生长慢，质坚硬，多在腹壁深层，需与腹内肿块相鉴别。治疗以手术切除为主，切除要广泛，包括附近的肌膜、肌肉和部分腹膜。不彻底的切除容易复发，且可促进其恶变之倾向。不同意手术治疗者可试用放疗但只能暂时姑息，难于根治。

4. 畸胎瘤　腹壁畸胎瘤殊为罕见，但偶有发生，如增长迅速应注意有恶变的可能。

除上述几种良性肿瘤外，腹壁还可发生腹壁皮肤平滑肌瘤、上皮瘤、乳头状瘤、纤维瘤、神经纤维瘤、皮样囊肿及腹部切口纤维骨化等。

（二）恶性肿瘤

腹壁的恶性肿瘤多为继发，且以转移癌为最常见。少见的原发性恶性肿瘤以肉瘤为主。

1. 纤维肉瘤　起源于腹壁的深层组织，早期不易发现。很少侵犯附近淋巴结，可发生血行转移。治疗以腹壁大块组织切除为主，对放疗不敏感。不彻底的切除易于复发。

2. 黑色素瘤　多见于脐部，也可发生在其他部位。病因多为腹壁的皮肤痣受到束腰或裤带的长期摩擦刺激所致。本病早期就可出现广泛的血运转移，故预后不好。早期切除腹壁痣，可预防其恶变的发生。

3. 继发性癌　常见于脐部，由于腹内癌肿（胃、结肠）沿腹内淋巴管、淋巴间隙转移而来，也可能为腹内癌肿腹种植的一种表现。

4. 原发性皮肤癌　腹壁上较少见，但偶尔可见于腹壁瘢痕、瘘管，或由放射性皮炎的癌前病变发展而来。病理分为鳞状上皮癌与基底细胞癌及皮肤附件癌三种。治疗为广泛切除，预后不佳。

七、脐部疾病

（一）脐部解剖

脐在胚胎发育过程中，为腹壁最晚闭合之处，脐部没有脂肪组织，故皮肤、筋膜与腹膜直接相连为腹壁弱点之一，是疝的好发部位。又由于其上缘组织融合差，故脐疝多从脐之上缘突出。脐的筋膜为致密的筋膜板，发育良好者，脐环闭锁时形成脐凹陷，发育不良的脐环闭锁则形成脐膨出。胎儿时期，通过脐环出入的有两条脐动脉、一条脐静脉、卵黄管及脐尿管等结构，出生前后均闭锁，如不闭锁或延期闭锁则生后留下各种畸形。

（二）先天性疾病

1. 卵黄管未闭（脐肠瘘）　在正常胚胎发育过程中，胚胎早期肠与卵黄囊相通，供给胎儿营养。胚胎第4周肠与卵黄囊间的通道逐渐变窄而形成管状结构，称之为卵黄管。在胚胎的第6周，此管逐渐闭锁形成纤维索并渐被完全吸收。由于卵黄管闭合过程中的异常可出现以下几种畸形（图24-2-1）。

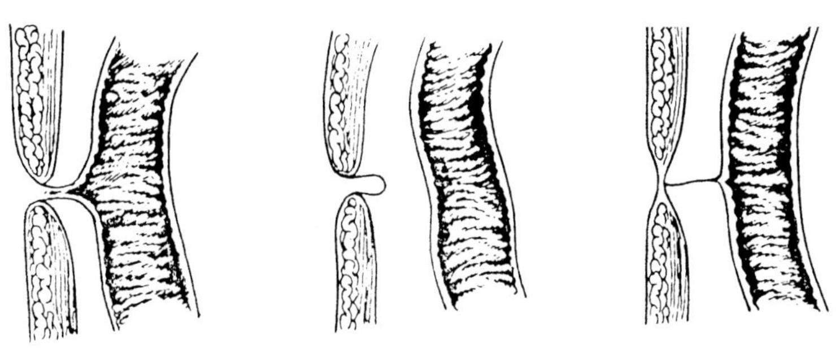

▶ 图 24-2-1　卵黄管未闭各型示意图

（1）卵黄管完全闭锁：肠腔与脐完全相通，形成开口于脐部的先天性肠瘘，亦称卵黄管瘘或肠瘘。临床特点为自脐部间歇性排气或排出粪样物质。个别年龄较大的儿童偶尔可以从脐孔排出蛔虫。如瘘管过大，在腹压增加时，可发生瘘管与回肠的不全脱垂，严重时可发生机械性肠梗阻与肠绞窄（图 24-2-2）。

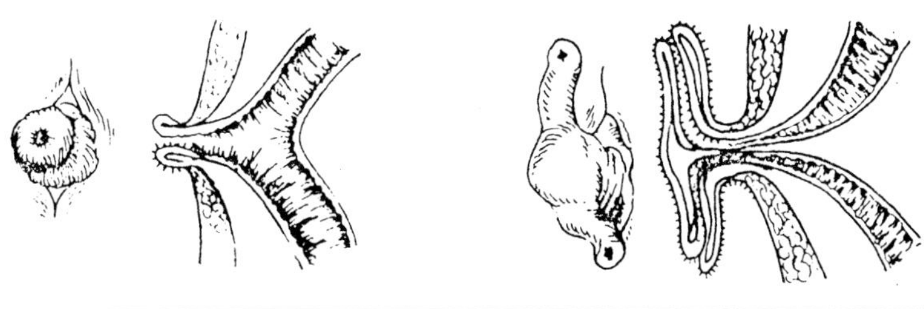

▶ 图 24-2-2　卵黄管完全未闭各伴肠脱出

（2）卵黄管部分未闭：接近脐部形成脐窝，中间部分未闭锁形成卵黄管囊肿，如近肠管处未闭锁则形成梅克尔憩室。前者临床特点为脐部肿块，触诊时有囊性感。当梅克尔憩室发炎时出现类似阑尾炎的症状与体征，有的患者则表现为腹泻、便血或脐右侧腹痛。

（3）脐部黏膜残余形成脐茸：临床特点为在脐部可见到凸出的鲜红色之肠黏膜，症状反复发作，成为久治不愈的“脐炎”。

（4）卵黄管及其血管纤维化索带残留：形成腹腔内脐肠索带。临床可表现为不定期之脐周腹痛，亦可由此索带引起机械性肠梗阻及肠绞窄。

【诊断】

可用探针自外口探入。并放入塑料管，注入 12.5% 碘化钠进行造影，拍腹正中部正、侧位 X 线片，如造影剂进入小肠，则可确诊为卵黄管完全未闭。

【治疗】

以手术治疗为主，并发肠绞窄者需做肠部分切除术。

2. 脐尿管未闭　胚胎期由于脐尿管之闭合异常，可出现以下几种畸形。

（1）脐尿管脐端与膀胱端完全未闭合。

（2）脐尿管膀胱端未闭合。

（3）脐尿管脐端未闭合。

（4）脐尿管脐端与膀胱端闭合，而中间未闭合者，形成脐尿管囊肿。

诊断脐尿管未闭症一般不难。临床特点是脐窝部经常有尿液溢出。在脐窝部可找到瘘孔，如向瘘孔内注入少量亚甲蓝，尿液着色即可确诊。在成人多为不完全性瘘，其临床表现不易被误诊，甚至进行不必要的切开引流造成经久不愈之窦道。脐尿管囊肿应与脐部腹壁其他肿瘤相鉴别，B 型超声波检查将会提供重要依据。

【治疗方法】

为手术切除。有感染者待感染控制后再行手术。

3. 脐膨出　是一种由于先天性腹壁发育不全，在脐带周围形成腹壁缺损，导致腹腔内脏脱出的新生儿畸形。发病率为 1/6000～1/7000，男女之比为 3∶2。本病属于新生儿急症，处理不当死亡率很高。绝大部分患儿需在生后立即手术，否则由于局部皮肤破溃、坏死、感染，病儿很难继续生存。少数病例由于囊膜逐渐纤维化形成瘢痕，从而保护了脱出之内脏，避免了早期死亡。本病死亡率与治疗时间有关，有条件时应尽早手术。

【病理分型】

可分为胚胎型脐膨出（巨型脐膨出）和胎儿型脐膨出（小型脐膨出）两种（图 24-2-3）。

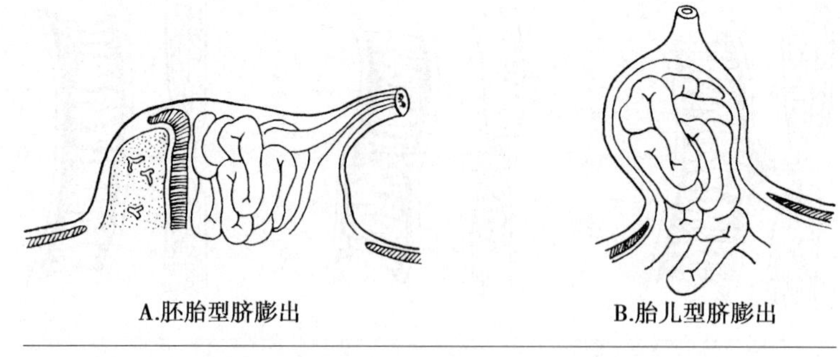

▶ 图 24-2-3 脐膨出分型

【临床症状】

1. 胚胎型脐膨出 由于胚胎第 10 周前，腹侧中胚叶 4 个裂的体层发育受阻所致，使腹壁发生一个宽阔的缺损，其腹壁边缘远离脐窝不能相遇。因此在 10 周前移行在体腔以外的中肠不能回纳入容积较小的腹腔内，整个胎儿期内脏于腹腔外生长。由于脐上方缺损往往大于下方，故上腹之肝、脾、胃、胰等均易突出腹腔之外，尤以肝脏为著，这也是次型诊断的一个标志。脐膨出内脏之外围有一囊膜包裹，此膜是由羊膜和壁腹膜融合形成，二者之间有一片胶冻样结缔组织，色略白而透明，厚约 1mm，一般脐带残株位于脐膨出囊之下半部，甚至接近下缘，此点可与脐疝相区别。

2. 胎儿型脐膨出 由于胚胎第 10 周以后形成腹壁的体层发育停滞所致。腹壁缺损较少，体腔已达相当容积，部分中肠已回纳到腹腔内，脐带残株在囊膜之中央，这个囊即为扩大的脐带基底。故有些作者又称次型为脐带疝型。在囊内仅有些肠襻，而肝、脾、胰等均未脱出体腔之外，此点可与胚胎型相别。这二型之别在临床工作中有实际意义，因其治疗方法与预后截然不同。胚胎型的腹壁缺损多在 6cm 以上，而胎儿型的腹壁缺损则在 6cm 以下。但也要根据新生儿体重来决定。

3. 脐膨出伴多发性畸形 据文献报道伴有其他畸形者可高达 40%，故要注意患儿全身体检。伴发畸形的种类很多，如唇裂、多指（趾）及先天性心脏病等。胚胎型因腹壁发育不全而影响脐带发育，常伴卵黄管未闭、脐尿管未闭、膀胱外翻、小肠膀胱裂、肛门闭锁、肠管缺损或膈疝等。其中肠旋转不良更为多见。胎儿型因腹壁发育较完整，其他严重畸形较少见，并发迈克尔氏憩室较正常儿多见，个别患儿还可伴发巨舌型及巨舌巨体综合征，即 EMG 综合征。这是一种多发性先天畸形，除脐膨出巨舌外、伴有生长、体重超过正常水平，早熟躯体发育巨大。此种畸形之患儿可在新生儿期发生低血糖及腹腔内恶性肿瘤。脐膨出早产儿多见，据统计 1/3 未成熟儿，体重约 2500g 以下，胚胎型者常发生难产，新生儿死亡率也高，而胎儿型死亡率较低。

【诊断】

根据形态特征一望而知。但对出生时囊腔已破者应与先天性腹壁裂相鉴别，后者脐与脐带的位置形态均正常，只是在脐旁腹壁触之有一裂隙，通过该裂隙，肠管可突出到腹腔外，并无囊膜覆盖，而在脐膨出的患者中，在肠曲或内脏之间可找到破裂残存的囊膜。

【治疗】

以手术治疗为主。手术最好在出生后 6 小时内施行，因此时消化道内无空气与食物，腹内压力不太大，修补腹壁比较容易。

1. 术前准备 用无菌温盐水纱布包敷膨出囊膜，给予抗生素、鼻胃管减压、保暖、补液或输血。

胎儿型脐膨出处理不难，手术可分为 3 步：内脏复位、切除疝囊、修补腹壁。

腹壁缺损在 3～5cm 者，多能一期修补成功；缺损在 7cm 以上者，则需分期手术。若强迫将胚胎型脐膨出（缺损较大）的内脏还纳，勉强缝合腹壁，可能发生下列严重并发症：

（1）呼吸障碍：膈肌上推，使呼吸困难，引起发绀，甚至致命。

（2）循环障碍：腹内压增高，使下腔静脉及门脉回流受阻，造成循环衰竭及下肢充血性水肿。

（3）肠梗阻：腹内压增高，胃肠道受压，可发生肠管堵塞、坏死或穿孔。

（4）创口崩裂：创口张力太大，容易裂开，再次造成内脏脱出。

腹壁缺损较多，大部内脏脱出时，不可勉强缝合。手术方式有两种：

（1）初期手术将腹壁皮肤广泛潜行游离，上达胸部，两侧达腰部，保留疝囊，充分清洗后将皮肤缝合，是成为人工的腹壁疝，日后腹腔容积较大时再做二期疝修补手术。

（2）用硅胶制成的圆筒套在囊膜上，圆筒的边缘缝合于腹壁缺损的边缘。每日在圆筒上加一排缝线使圆筒缩短，迫使内脏逐步还纳。一般需 1～2 周后将圆筒去除，缝合腹壁。

2. 非手术疗法 对囊膜完整的脐膨出，又因合并其他严重畸形或早产儿等原因不能耐受手术者，可在加强护理条件下行非手术疗法。用苄烷铵液涂刷囊膜使其结痂，防止囊膜破裂或痂皮裂隙避免感染，逐渐使痂皮收缩，缓慢加压于膨出的内脏而达到瘢痕愈合，同时给予全身支持疗法。

3. 手术处理　继续保温、补液或输血、肠道外营养、给抗生素、持续胃管减压。

（三）脐部感染

1. 新生儿脐炎　多由于新生儿断脐时污染所致。致病菌除破伤风杆菌外，常见者为金黄色葡萄球菌和溶血性链球菌。由于新生儿脐部淋巴引流广泛和脐带血管未闭，加上免疫能力低下，所以感染极易迅速扩散。轻者仅脐部发红，有少量脓性分泌物，重者可发展为腹壁蜂窝织炎，甚至皮肤广泛坏死。脓汁由脐孔中溢出，也可在脐周形成脓肿，感染可沿未闭之脐静脉侵入血液循环，出现门静脉炎，门静脉栓塞或败血症。若向腹膜腔扩散也可出现化脓性腹膜炎。因此，新生儿脐炎是一个严重的疾病，应重视早期处理。

治疗初期局部可用依沙吖啶（雷佛奴尔）或小檗碱纱布湿敷，有效抗生素的口服或肌注，有脓时需切开引流。如已出现败血症及腹膜炎体征时，要加强全身支持疗法，如给予输血、输液及肌注丙种球蛋白，或免疫球蛋白制剂，采用广谱抗生素静脉滴注。

2. 成人型脐炎　成人多表现为慢性脐炎，可由急性脐炎转变而来，也可由滑石粉、脐石、污垢等局部刺激所引起。有时脐部残留息肉样组织形成脐茸，激发感染后易与脐部肉芽肿相混。此种感染不易治疗，可用电灼或手术切除之。

（王西墨　张毓青　吴　伟）

第二十五章 腹外疝

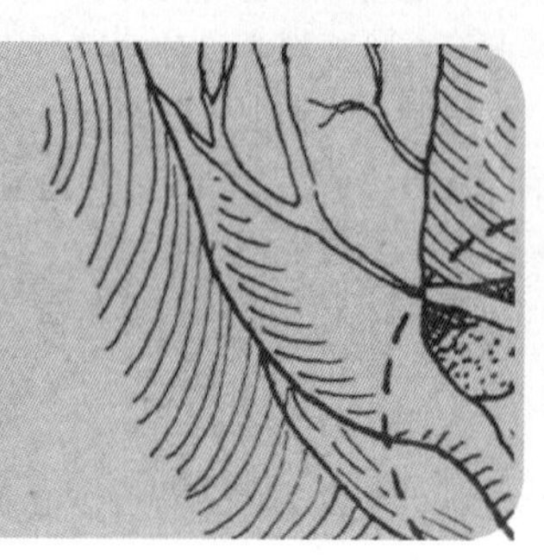
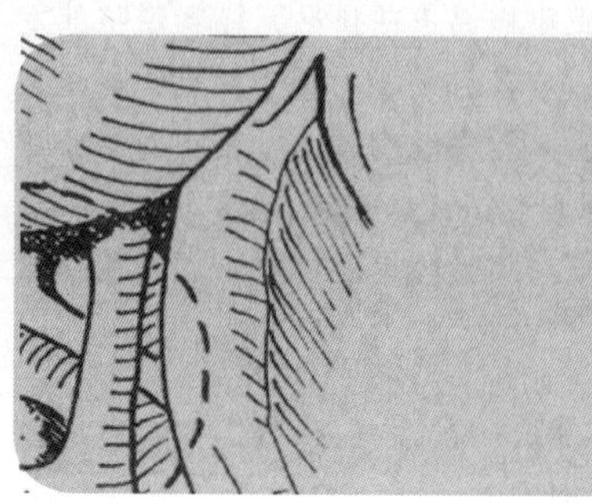

"疝（hernia）"一词来源于拉丁语，意思是"断开、破裂"。疝是人类认识的最古老的疾病之一，现存古埃及人的莎草纸手稿（约公元前1552年）描述了"一种由咳嗽引发的体表隆起"。我国马王堆出土医书《五十二病方》（成书于战国末年）也记载了多种治疗疝的方法。现代医学中，疝被定义为体壁的一个薄弱区域或纤维肌性组织的彻底损坏，来自体腔的结构能经此出入。现代解剖学的建立和麻醉学、无菌术、材料学等学科的进展，促进了疝外科的发展。20世纪后叶，人们逐渐认识到大多数成人的腹壁缺损并非是由于解剖学异常引起的，而是与胶原代谢异常引起的结缔组织损害有关。腹腔镜技术的发展给疝和腹壁外科带来了新的技术和改变。疝的历史就是一部浓缩的外科学发展史。

第一节　腹外疝概述

腹外疝是指腹腔内组织或器官通过腹壁筋膜的薄弱或缺损所形成的异常隆起。这些缺损最常见于腹前壁，特别是一些薄弱区域如腹股沟区、脐部等。大约75%腹外疝发生在腹股沟区域（腹股沟疝、股疝）。腹外疝通常是由疝外被盖（皮肤、皮下组织等）、疝囊及其所包含的疝内容物（腹内脏器或组织）组成。根据临床表现，腹外疝可分为可复性疝、难复性疝、嵌顿疝和绞窄疝。

可复性疝指疝块常在站立或活动时出现，平卧休息后或用手推送后可回纳腹腔。难复性疝指疝不能完全回纳，但疝内容物未发生器质性病理改变，也无严重症状。由于疝内容物（多数是大网膜）在反复疝出和回纳过程中，使疝囊颈部受到摩擦而损伤，从而出现粘连，使疝内容物不能顺利回纳或不能完全回纳至腹腔内。滑动性疝属难复性疝的一种类型，由于覆盖脏器的脏腹膜随同脏器一同经疝环向外滑出，故其疝囊壁的一部分由不完全被脏腹膜所包绕的脏器构成，同时滑出的脏器又构成了疝内容物（如盲肠、乙状结肠或膀胱）。嵌顿疝是疝内容物在疝环处受压，不能还纳，可有某些临床症状（如腹痛和消化道梗阻的表现）但尚未发生血运障碍。绞窄疝是嵌顿疝病程的延续，疝内容物出现了血运障碍，若不及时处理可发生严重的并发症，甚至因肠穿孔、腹膜炎而危及生命。

嵌顿疝和绞窄疝实际上是同一病理过程的两个阶段，在这一病理过程中，可有一些特殊类型。包括：①Richter疝：嵌顿的内容物仅为部分肠壁，即使出现嵌顿或发生了绞窄，但临床上可无肠梗阻的表现。②Littre疝：嵌顿的疝内容物是小肠憩室（通常为Meckel憩室）。此类疝亦易发生绞窄。③Maydl疝：一种逆行性嵌顿疝，两个或更多的肠襻进入疝囊，其间的肠襻仍位于腹腔，形如W状，位于疝囊内的肠襻血运可以正常，但腹腔内的肠襻可能有坏死，术中需要全面的检查。④Amyand疝：疝内容物为阑尾，因阑尾常可并发炎症、坏死和化脓而影响修补。

第二节　腹壁的解剖学概述

一、腹前外侧壁层次

腹壁像一个柔韧的腹带，包绕着大部分腹腔脏器，并向后延展至脊柱的骨性支架、向下延至盆腔、向上延至肋缘。侧腹壁至少包括九层结构（图25-2-1），由浅至深依次为：皮肤、Camper筋膜、Scarpa筋膜、腹外斜肌腱膜和腹外斜肌、腹内斜肌腱膜和腹内斜肌、腹横肌腱膜和腹横肌、腹横筋膜、腹膜外脂肪和腹膜。这些层次延伸至腹股沟区形成腹股沟管。腹壁中部的主要成分是腹直肌，腹股沟区是指髂前上棘水平以下的腹前外侧壁，由耻骨两侧腹股沟管周围的斜肌构成。

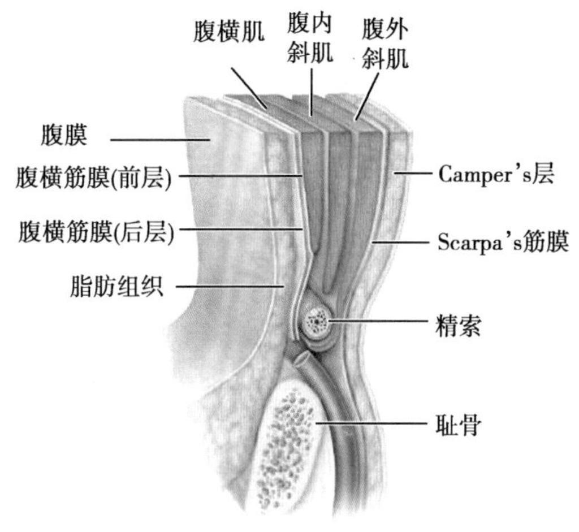

▶ **图25-2-1　侧腹壁结构**
（引自：Daniel B. Jones. Master Techniques in Surgery：Hernia. Wolters Kluwer Health/Lippincott Williams & Wilkins，2013）

Camper筋膜包含了下腹壁的大部分脂肪，起到协调真皮网状层的作用。这一层向下延续至覆盖会阴部及外生殖器的相应层次，也包括阴囊的肉膜肌纤维。该层次中主要血管有：腹壁浅静脉、旋髂浅静脉以及股静脉的分支。

Scarpa筋膜为均匀的膜性层，由疏松结缔组织构成，位于皮下组织的深部，在腹股沟区最为明显。它与腹外斜肌腱膜连接疏松，但与腹白线及耻骨联合连接紧密，并且延伸至阴茎的背侧形成阴茎襻状韧带（女性的阴蒂悬韧带），再向外下方，附着于大腿的阔筋膜。

腹外斜肌及其腱膜是组成腹前外侧壁的三层扁平肌腱膜中最浅的一层，它起源于下面8对肋骨的后方，向内下方延展至腹白线、耻骨和髂棘，腹外斜肌腱膜的纤维向内覆盖腹直肌参与构成腹直肌前鞘。在髂前上棘下方，腹外斜肌完全腱膜化，所以在腹股沟区没有腹外斜肌，只有腹外斜肌腱膜。腹外斜肌腱膜下缘向内反折构成腹股沟韧带。

腹股沟韧带是腹外斜肌腱膜下方的增厚部分，悬挂于髂前上棘和耻骨结节间，形成腹股沟韧带的腹外斜肌腱膜在朝向大腿侧呈圆柱状、而朝向腹股沟管侧呈凹槽状以对精索起到支撑的作用。附着于耻骨体及耻骨结节的腹外斜肌腱膜形成一个三角形裂隙，称为外环或浅环，精索或圆韧带由此通过。陷窝韧带是腹股沟韧带附着于耻骨结节之前的三角形延伸。该韧带附着于耻骨梳，其外侧端与耻骨梳韧带近端相连，被认为是股环的内侧缘。

腹内斜肌及其腱膜位于构成腹壁的三层肌腱膜的中间层。腹内斜肌部分起源于胸腰筋膜和髂嵴，向前上方展开并附着于下4对肋骨下缘、腹白线和耻骨。脐部水平以上的腹内斜肌腱膜分为两层包裹腹直肌并在中线处重新汇合参与构成腹白线。脐部水平以下的腹内斜肌腱膜没有分为两层而只覆盖腹直肌前方。腹内斜肌最下方的肌束呈弓状在前方越过精索或子宫圆韧带。腹内斜肌的弓状下缘通常与其下方的腹横肌弓状下缘平行或稍高。在男性中，腹内斜肌下方部分肌束参与构成包绕精索的提睾肌。

腹横肌及其腱膜是构成腹壁的三层肌腱膜中的最深层，起源于髂棘、胸腰筋膜和下6肋。腹横肌束的走行是水平的，只有其下缘呈弓形，该弓状下缘为直疝发生区域的上界，所以对外科医生来讲是重要标志。弓状下缘面积大小以及下部腹横肌腱膜纤维的数量和强度的不同，对腹股沟直疝的发生具有重要影响。在脐水平以上，腹横肌腱膜与腹内斜肌腱膜的后层融合参与构成腹直肌后鞘；在脐以下，参与构成腹直肌前鞘；而在后鞘的腱膜组织逐渐移行为弓状线。在少数情况下，腹横肌腱膜的纤维与腹内斜肌腱膜的纤维在此融合形成真正的联合腱。

腹直肌构成了前腹壁的中部，其上方附着于第5~7肋软骨及剑突；下方附着于耻骨嵴、耻骨联合及耻骨上支。腹直肌被由三层扁平肌腱膜组成的腹直肌鞘前后包绕，从肋缘到脐与耻骨连线的中点（弓状线），腹直肌后鞘由腹内斜肌腱膜的后叶、腹横肌腱膜以及腹横筋膜组成；而弓状线以下的腹直肌后壁仅有腹横筋膜和一些腹横肌的腱膜束。腹壁下动脉和静脉沿着腹直肌背面走行，血管和腹膜之间只有腹横筋膜相隔。两侧腹直肌在中线处被腹白线相隔，腹白线是由三层扁平肌腱膜在中线处交织融合而成。

腹横筋膜是连续的、完全包绕腹腔的腹内筋膜层的一部分，腹内筋膜在不同区域根据覆盖的肌肉有不同名称：衬于腹横肌下故称腹横筋膜。腹横筋膜与髂腰筋膜、腰大肌筋膜及闭孔筋膜相延续，它作为腹直肌筋膜覆盖于腹直肌后面的下半部。位于腹横肌弓状下缘和Cooper韧带及髂耻束之间的腹横筋膜是容易发生疝的危险或薄弱区域。腹横肌弓状下缘由外向内在髂耻弓和内环上方构成了一个比较强有力的腱性上缘，同时跨过了腹股沟区附着于腹直肌鞘或耻骨上。同样的，髂耻束和Cooper韧带构成了一个比较强有力的腱性下缘，该下缘始于髂耻弓，经内环下方和股静脉之间止于耻骨上支。在这些腱性边缘中间，腹横肌的连续性靠腹横筋膜维持。因此，腹横筋膜成为腹股沟管的底部。

腹膜前间隙是腹膜和腹横筋膜之间的潜在间隙。在近耻骨处，腹膜与腹横筋膜被从膀胱顶部延伸至脐部的残余脐尿管隔开。在膀胱区域，耻骨后间隙成为Retzius间隙。由残余脐尿管走行导致的腹膜皱襞样隆起称为脐正中襞。紧贴脐正中襞两侧为脐内侧襞，襞内含有闭锁的脐动脉。在两侧，腹膜与腹壁肌肉层的间隙称为Bogros间隙，换句话说，Bogros间隙是Retzius间隙向两侧的延伸。腹壁下动脉在Bogros间隙垂直向上进入腹直肌，而其下面的腹膜形成脐外侧襞。

壁腹膜为腹前外侧壁的最内层，移动性较大。腹腔脏器或组织经缺损或薄弱处突出时，壁腹膜可形成疝囊。

二、腹股沟区解剖

腹股沟为腹前外侧壁下部两侧的三角形区域，其内侧界为腹直肌外缘，上界为髂前上棘至腹直肌外缘的水平线，下界为腹股沟韧带。

髂耻束是从外侧跨过股静脉的那部分腹横肌里的腱膜带，起源于髂前上棘，向内侧延展并与Cooper韧带附着在耻骨结节。它参与构成了由腹横肌及其腱膜和腹横筋膜形成的深部肌腱膜层的下缘。在外侧，腹股沟韧带覆盖着髂耻束纤维的表面。然而，腹股沟韧带与髂耻束属于腹股沟区不同的肌筋膜层，腹股沟韧带是腹外斜肌的一部分；髂耻束是腹横肌的一部分。髂耻束向内侧走行时与腹股沟韧带分离并组成内环的下缘。腹横筋膜与髂耻束一起跨过股静脉形成股管前缘。

Cooper韧带又称耻骨梳韧带，是腹横筋膜与耻骨上支至耻骨结节的骨膜的聚合，它通常厚达数毫米，紧密附着在耻骨支并在其内侧嵌入髂耻束和陷窝韧带。Cooper韧带是股管的后缘。

腹股沟内环又称深环主要由腹横肌腱膜的纤维构成，位于耻骨结节和髂前上棘之间。在位于上方的腹横肌弓状下缘和位于下方的髂耻束之间区域的稍外侧，形成一个V形的不完全的环状结构，开口的两端向外向上延伸（腹横筋膜钩），对进入腹股沟管的精索结构起到支撑作用。髂耻束构成内环的下缘；腹横肌的弓状缘和腹横筋膜上脚一起构成内环的上缘。腹横筋膜钩是腹股沟内环“百叶窗”功能的基础。在咳嗽等增加腹内压的活动时，腹横肌收缩、腹横筋膜钩悬吊带结构向外上方拉紧，这种悬吊结构的收缩和运动可关闭部分内环同时牵拉精索结构靠近腹壁。这样对该区域抵御可能形成疝的压力提供了额外的保护。

腹壁下动脉是Hesselbach三角的外侧缘，因此是区分直疝和斜疝的重要标志。在腹壁下血管内侧的缺损是直疝；外侧的缺损则是斜疝。

耻骨肌孔（myopectinealorifice，MPO）是腹股沟区一个卵圆形区域（图25-2-2），由法国外科医生Fruchaud于1956年命名。该区域仅由腹横肌腱膜和腹横筋膜保护，所有腹股沟疝皆发生在此区域。耻骨肌孔的上界为腹内斜肌和腹横肌的弓状下缘、内侧为腹直肌外缘、下界为 Cooper 韧带、外侧为髂腰肌。腹股沟韧带和髂耻束将耻骨肌孔分为两个区域，二者对理解腹股沟疝的关键意义是上半部分包括腹股沟管，腹壁下动脉进一步将其分为：腹壁下动脉的内侧的 Hesselbach 三角，为直疝的好发部位。外侧三角，包含腹股沟内环，为斜疝的好发部位。下半部分包括股管。

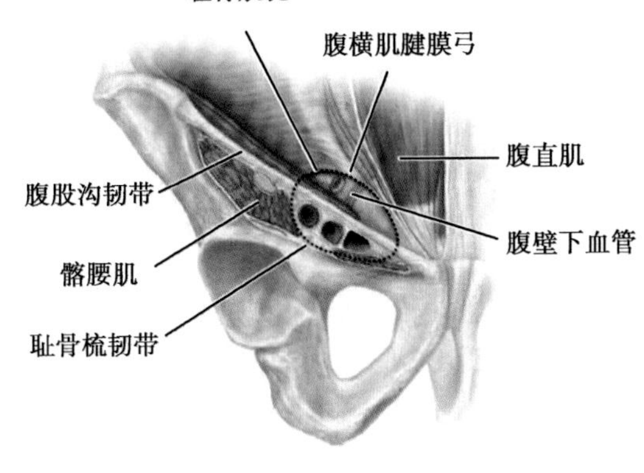

▶ 图 25-2-2 耻骨肌孔结构

（引自：Daniel B. Jones. Master Techniques in Surgery：Hernia. Wolters Kluwer Health/Lippincott Williams & Wilkins，2013）

腹股沟管位于前腹壁下方，是一条指向前内下方的斜行通道。位于腹股沟韧带内侧，起点为髂前上棘至耻骨结节中点内侧 2cm，终点为耻骨结节。腹股沟管始于腹壁深层的内环，男性的精索和女性的圆韧带经此进入腹股沟管。腹股沟管止于腹壁前层的外环即腹外斜肌的裂隙，精索在此穿出。在正常情况下，壁腹膜覆盖着一部分精索和内环；当出现腹股沟疝的时候腹膜通过缺损部位膨出而成为疝囊。典型的腹股沟管边界可分为：前壁、后壁、下壁和上壁。前壁基本上由腹外斜肌腱膜构成，外侧被下面的部分腹内斜肌和腹横肌的纤维所加强。下壁是腹股沟韧带形成的窄沟。上壁是由腹内斜肌和腹横肌及其腱膜形成的弓状下缘。后壁主要是腹横肌腱膜和腹横筋膜，腹横肌层被下面的髂耻束和 Cooper 韧带所加强。后壁在腹股沟管中最为复杂和重要，因为后壁的缺损导致疝的形成。

股管位于股鞘的最内侧，是形成股疝的位置，呈圆锥形，长度为 1.25～2cm。股管的前壁为髂耻束（深层）和腹股沟韧带（浅层）；外侧壁为股静脉；后壁为 Cooper 韧带和髂肌；内侧壁为陷窝韧带。

精索是男性中悬吊睾丸的索状结构。它始于腹膜前间隙，在内环处与输精管、睾丸动静脉汇合通过腹股沟管下降至阴囊。

圆韧带由纤维组织细胞和肌纤维组成。它附着于子宫的前上方，向外侧通过子宫阔韧带达骨盆，跨过髂外血管进入腹股沟管；其纤维以扇状止于大阴唇。

三、后外侧壁

后外侧壁是指上界为第十二肋、下界为髂嵴、外界为髂前上棘向上的垂直线的腹壁区域（图 25-2-3）。八块肌肉分三层排列构成了后外侧腹壁或称腹壁的腰部：浅层为腹外斜肌、背阔肌。中层为竖脊肌（荐棘肌）、腹内斜肌和下后锯肌。深层为腰方肌、腰大肌、腹横肌。

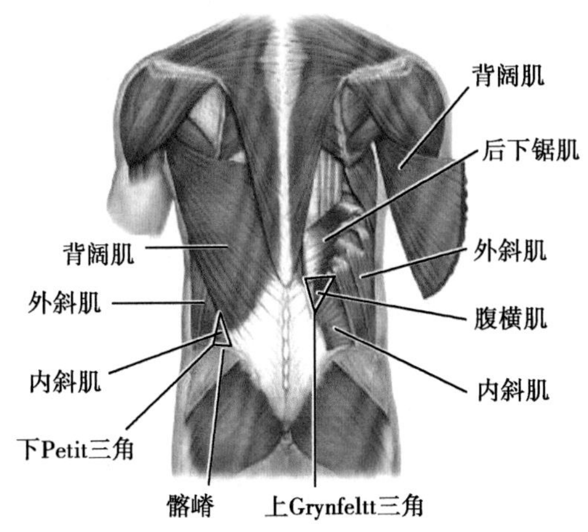

▶ 图 25-2-3 后外侧壁结构

（引自：Daniel B. Jones. Master Techniques in Surgery：Hernia. Wolters Kluwer Health/Lippincott Williams & Wilkins，2013）

（一）腰三角（Petit 三角）

腰三角是后外侧壁肌肉浅层的薄弱区域，界限为：外侧为腹外斜肌后缘。内侧为背阔肌前缘。下缘是髂嵴。底部是腹内斜肌和部分腹横肌。顶部为浅筋膜和皮肤。

（二）腰上三角（Grynfeltt 三角）

腰上三角与后外侧壁的中层肌肉有关，该区域比腰三角更易发生疝。其边界为：上缘是第十二肋和下后锯肌。外缘是腹内斜肌后缘。内缘为荐棘肌前缘。底部为腹横肌腱膜。顶部是腹外斜肌和背阔肌

四、前腹壁和腹股沟区的神经

前腹壁肌肉的神经支配非常复杂，外侧的肌肉和腹直肌及其覆盖的皮肤的神经支配大部分由上部的肋间神经和下部的腰神经（T_7～T_{12}，L_1，L_2）提供。神经走行于腹内斜肌和腹横肌之间；腹外斜肌受肋间神经分支的支配，神经的前端提供了部分腹壁皮肤的神经支配。

腹股沟区的神经起源于腰丛，分布于腹壁肌肉组织，影响壁腹膜和皮肤的感觉。髂腹下神经（T_{12}，L_1）起自腰大肌外侧缘，走行于腹壁层次之间，在腹股沟外环内上

方1~2cm穿过腹外斜肌，其感觉纤维支配耻骨上区的皮肤。髂腹股沟神经（L_1）沿髂腹下神经走行，然后沿精索或子宫圆韧带穿过内环和外环，支配阴茎根部或阴阜、阴囊或大阴唇及大腿内侧。生殖股神经（L_1，L_2）走行于腰大肌前方，在到达内环以前分为两支：生殖支穿过髂耻束从外侧进入内环汇入精索。其感觉纤维分布于阴囊前面；运动纤维分布于提睾肌，支配提睾反射（轻划大腿内侧皮肤，引起提睾肌收缩，使同侧的睾丸上提）。股支沿腹股沟韧带下方走行，支配大腿前内侧的感觉，也是提睾反射的传入支。股外侧皮神经（L_2，L_3）起源于腰大肌外缘，沿髂窝至髂血管外侧、髂耻束和腹股沟韧带下方，支配大腿外侧的感觉。股神经发自腰大肌外侧，经腹股沟韧带下方行至股静脉和股鞘的外侧，为大腿提供运动和感觉神经支配。

五、腹壁和腹股沟区的血管

腹前外侧壁肌肉的血液供应主要依靠下部3根或4根肋间动脉、旋髂深动脉和腰动脉。腹直肌则有复杂的血液供应，包括腹壁上动脉（乳房内动脉的终末分支）、腹壁下动脉（髂外动脉分支）和肋下动脉。腹壁上动脉和腹壁下动脉进入腹直肌鞘并在脐部附近汇合。

腹壁下动静脉在内环内侧跨过髂耻束沿腹直肌背侧上行，形成腹膜皱襞，称为脐外侧韧带。在起始部附近，腹壁上动脉发出两个分支：提睾肌动脉和耻骨动脉。提睾肌动脉穿过腹横筋膜进入精索；耻骨动脉垂直向下跨过Cooper韧带与闭孔动脉在进入闭孔前形成吻合支——“死亡冠”。在Cooper韧带附近操作时，如果损伤该吻合支可能导致持续大量的出血。

睾丸血管伴随输尿管沿骨盆外缘进入骨盆，然后沿髂外动脉外缘越过髂耻束在内环外侧进入精索。睾丸动脉或称精索内动脉起源于腹主动脉，紧贴肾动脉下方。睾丸动脉、输精管动脉和提睾肌动脉彼此吻合形成丰富的侧支循环为睾丸提供血供。右侧睾丸静脉注入下腔静脉、左侧睾丸静脉注入肾静脉。

输精管动脉发自膀胱下动脉，与输精管外膜形成微血管网；输精管静脉注入蔓状静脉丛和膀胱静脉丛。蔓状静脉丛则注入与睾丸动脉并行的睾丸静脉。

提睾肌动脉或称精索外动脉起源于腹壁下动脉；提睾肌静脉注入腹壁下静脉。

第三节 腹壁疝的病理生理学

最常见的疝发生在腹壁用来对抗腹内压的强度相对较低的区域，如腹股沟、脐部、食管裂孔和先前手术切口部位。导致疝发生的原因可能是多方面的，具体到每个病例，可能是单一因素也可能是多种因素起作用。

一、增高的腹内压

一般认为，腹内压力增高是引起疝的重要因素，如肥胖、慢性肺病的咳嗽、用力以及腹水。然而，近来的研究提示：这些因素的存在并不会引发疝的发生，除非有其他促发因素。

二、腹壁的完整性

（一）胶原

腹壁抵抗腹内压升高的能力依赖于胶原纤维，因为胶原纤维是腹壁的组成成分并使其保持强度。胶原的质和量的下降是疝发生和复发的一个重要因素。Ⅰ型胶原是成熟和稳定的胶原；Ⅲ型胶原是一种未成熟的异型体，往往在切口疝和腹股沟疝患者的细胞外基质中呈现更高的浓度。腹壁疝患者结缔组织中Ⅰ/Ⅲ型胶原比例的下降，一方面源于合并胶原合成缺陷的结缔组织病如成骨不全、马方综合征、Ehlers-Danlos综合征等；另一方面，基质金属蛋白酶（MMPs）引起细胞外基质过度降解改变了胶原的表达方式。基质金属蛋白酶（MMPs）主要是细胞外的蛋白质和锌依赖性内肽酶。Bellon最早提出MMP的过度表达与腹壁疝相关，他在腹股沟直疝患者的成纤维细胞中发现了MMP-2的过度表达。

（二）吸烟

Read等研究发现烟草中的某些物质可以使抗蛋白酶失活，从而提高了循环蛋白酶和弹性蛋白酶的水平，导致了腹直肌鞘和腹横筋膜中细胞外基质的破坏，成为形成疝特别是复发疝的独立的危险因素。

（三）降低腹壁强度的其他因素

随着年龄的增加，肌肉和筋膜的退化；体格锻炼的缺乏；多胎妊娠以及疾病、手术和长期卧床导致的体重和体质的下降。

第四节 疝修补材料学概述

疝修补材料学的发展提供了更多的疝和腹壁修补方法，提高了治疗效果，是推动疝和腹壁外科发展的重要因素。目前在美国和欧洲，超过90%的腹股沟疝和腹壁疝都使用假体材料修补。很久以前，外科医生就认识到仅仅用缺损边缘的自身组织拉拢缝合进行疝修补是远远不够的，一百多年来，不断尝试使用自身组织或其他材料进行修复。Phelps于1894年第一次将人造假体材料应用于疝修补。他将银丝线放置于腹股沟管后壁并缝合了覆盖其上的腹壁各层。依靠对异物的宿主反应增加腹股沟后壁的纤维化来加强疝修补。德国外科医师改进了这项技术，将精细的银线织成网状，作为最早的“补片”常规使用于疝修补中。1958 年 Francis Usher 公布其使用聚丙烯网片进行疝修补，由此引发了当今的疝修补假体材料革命。在此之后尝试使用了很多材料，有些保留至今。随着材料学的不断发展，有很多不同的网片用于修补腹壁疝。Cumberland 和 Scales 提出理想的修补材料应具备以下特性：①不应被组织液影响而产生物理性质的改变；②化学性质稳定；③不存在炎症和异物反应；④无致癌性；⑤不产生过敏和超敏反应；⑥能耐受一定的机械张力；⑦可根据需要任意裁剪；⑧易于消毒。Debord 则认为理想的生物型修补材料还必须满足 3 个增加的标准：①抗感染；②必须提供防止粘连屏障朝向腹腔内脏的一面；③在体内更像自体组织，既可提供持续的修补强度，又不过分刺激生成瘢痕和形成包裹。很显然，理想的补片尚未被制造出来，但这确实为材料的评估和未来发展的目标提供了很好的基准。目前使用的修补材料可以分为合成材料和生物材料。

一、合成材料

（一）聚丙烯（polypropylene，PP）

聚丙烯是目前用于疝和腹壁缺损修补最常用的材料。特点是网孔较大，有利于纤维组织长入，能够提高组织的强度和抗拉性，白细胞和巨噬细胞可自由进入网孔内，不易藏匿细菌，有较好的耐受感染能力，感染后可不必去除网片。但因其表面粗糙、质地较硬，在腹腔内放置易引起肠粘连甚至肠瘘等严重并发症，不能单独放置在腹腔内。

（二）膨化聚四氟乙烯（expanded polytetraflurethylene，e-PTFE）

聚四氟乙烯（PTFE）是一种由氟原子连接碳骨架的聚合物。碳氟键是已知最稳定有机键之一。这就意味着与聚酯和聚丙烯相比，PTFE 在人体宿主生化环境下具有更强的抗氧化性。组织酶和微生物尚无法降解此种补片。膨体聚四氟乙烯（ePTFE）补片每侧可以制作不同大小的孔径，以便于宿主组织与不同大小孔径发生不同的相互作用。但极小的孔径意味着 ePTFE 在感染存在时的表现不佳。聚丙烯和聚酯，在污染环境中的表现不错，或当暴露在外时允许肉芽组织长入网片的丝束之间，而 ePTFE 则不同，一旦发生感染或暴露则必须移除。不过，因其孔小，它就不像裸露聚丙烯或聚酯那样发生粘连。

（三）聚酯（polyester）

聚酯是一种带连接氢氧的碳氧骨架的聚合物。聚酯材料形成瘢痕收缩较少，组织粘连较少，而且比聚丙烯感觉柔软。缺点是炎症反应和感染发生率高于聚丙烯。

（四）可吸收材料

目前常用的可吸收材料有聚羟基乙酸（polyglycolic acid，Dexon）和聚乳酸羟基乙酸（polyglactin，Vicyl）。由于 Dexon 和 Vicryl 不能刺激起足够的纤维组织增生，吸收后往往在修补部位再次形成腹壁疝。因此，不适合单独用于腹壁疝的永久性修补。但可用于关闭严重污染的缺损（如感染引起的伤口裂开、腹壁疝合并腹膜炎、外伤性腹壁缺损等），作为二期修补的一期治疗。另外，可吸收材料可与聚丙烯、聚酯等组合成新的复合材料。

（五）复合补片

为充分利用不同材料各自特点复合而成的补片。例如对腹壁疝修补使用腹膜内补片需要独特的双面性能。一面补片要紧贴腹壁，无须改变补片结构即可结合在腹壁内，同时保持其机械性能，防止复发。同时另一面不能与腹腔内脏结合，其目的是重新形成腹膜而不产生粘连。如一面为聚丙烯而另一面为 ePTFE。

25

二、生物材料

生物网片来源于同种异体或异种的组织。经过脱细胞技术处理，去除引起宿主细胞免疫排斥反应的所有成分，并完整保留细胞外基质的立体支架结构。可吸引宿主细胞在支架内生长并分泌新的细胞外基质，形成自身组织并完成对缺损组织的修复重建。网片可以来源于人或猪的真皮，也可以来自于黏膜下层。因为在污染的环境中使用合成网片会增加感染的概率。组织缝合关闭切口疝又具有较高的复发率，人们开始使用生物网片强化修补，减少感染的概率，并为无菌伤口提供桥接。如果使用生物网片后出现了疝复发，可以使用合成网片再次手术。虽然这种材料有很好的耐受感染的能力，但是缺点就是随着弹性蛋白的降解，网片的强度会减弱，可能导致膨出和复发。所以生物网片的应用目前主要是局限于污染或感染的环境中。

第五节 腹股沟疝

腹股沟疝修补术是当今最常见的外科手术。尽管发病率高，但在疝修补的技术方面仍在不断改进。首次手术治疗腹股沟疝的证据可以追溯到公元一世纪，最早的疝手术通过阴囊切口广泛暴露并需要切除同侧睾丸。几个世纪以后，大约公元 700 年前后，疝手术的原则进展到强调一并结扎、整体切除疝囊、精索和睾丸。而在解剖学基础上进行的疝修补手术是在 16 世纪现代解剖学建立以后。Bassini 以其创新的解剖技术和低复发率彻底改变了腹股沟疝的手术方法。他的第一例腹股沟疝修补术完成于 1884 年，并在 1889 年发表了最初结果。Bassini 对超过 250 例腹股沟疝患者进行了术后长达 5 年的随访，随访率达到 100%。其中有只 5 例复发。这一复发率在当时是前所未有的，标志着疝修补手术演变的一个转折点。在 Bassini 以后的一个世纪中，腹股沟疝修补术的演变以降低远期复发率为首要目标。为此，手术的改进致力于减少用于修补缺损的组织的张力。

20世纪初诞生了织补修补术，以合成线编织的方法桥接两侧筋膜来减少切口的张力。最早的补片诞生于20世纪初期，将由银丝制成的银质网片沿腹股沟管放置。但随着时间的推移，银网因金属疲劳而导致疝复发。1958年，Usher首次应用聚丙烯合成网片。随着Lichtenstein等提出“无张力疝修补术”理念和将补片放置在腹股沟管底部的修补方法后，这种技术开始流行起来。此外，为了寻找一种减少复发的技术手段，另一个重点放在了精细解剖上，而不是使用补片。最流行的版本是1958年面世的Shouldice技术，其实际上是Bassini的改良术式。该技术涉及对整个腹股沟管底部的细致解剖和腹股沟管的四层关闭。腹横筋膜本身的两层缝合相对于Bassini的间断单层缝合。虽然该术式在技术上对初学者来说具有挑战性，但它一直具有良好的远期结果和低复发率。今天，腹腔镜技术已被确认在腹股沟疝的治疗方面安全有效，成为常用术式。腹腔镜疝修补术于20世纪90年代初随着腹腔镜技术在普通外科各个专业的普及而开发出来。

【流行病学】

自然人腹股沟疝年发病率国外报道在1‰～3‰，2005年，在天津市开展了国内首次针对自然人口采取随机的分层抽样方法进行的关于成人腹股沟疝的流行病学调查，结果显示成人“腹股沟疝”年患病率为2‰；其中，60岁以下的中青年的患病率为1.2‰，60岁及以上的老年的患病率为5.9‰。腹股沟区是腹壁疝最常见的区域，75%的腹壁疝出现在腹股沟区。发生于腹股沟区的疝（groin hernia）中，95%是腹股沟疝（inguinal hernia），其余为股疝（femoral hernia）。男性腹股沟疝的发病率是女性的9倍，虽然女性股疝发病率多于男性，但腹股沟疝仍然是女性最常见的疝。在人的一生中男性患腹股沟区疝（groin hernia）的概率大约15%，而女性则低于5%。疝的诊断与年龄有明确的相关性。在过了婴儿初始峰值以后，腹股沟疝随着年龄的增长变得越来越普遍。同样，疝的并发症（嵌顿、绞窄和肠梗阻）更常见于高龄患者。目前在美国，每年腹股沟疝修补术约有70万例。

【解剖分类】

腹股沟疝根据解剖位置进一步分为直疝和斜疝两种类型，二者是基于疝缺损与腹壁下血管的相对位置。腹壁下血管构成了海氏三角的横轴，腹直肌外缘为海氏三角的内缘、腹股沟韧带为外缘。发生于腹壁下血管外侧的腹股沟疝被称为斜疝，位于腹壁下血管内侧的则称为直疝。直疝位于海氏三角内，股疝则位于腹股沟韧带内下方。

1. 斜疝疝囊自内环疝出，此处恰好是男性精索和女性子宫圆韧带穿过腹壁的位置。斜疝可见于任何年龄的患者，其病因被认为是先天性的。普遍认为斜疝是由于胎儿时期的鞘状突闭锁不全或未闭锁。鞘状突就是一层腹膜，当睾丸或卵巢穿过腹股沟管进入男性阴囊或女性子宫阔韧带时，鞘状突覆盖在睾丸或卵巢的表面。当睾丸下降进入腹股沟管以后，内环关闭，同时鞘状突闭锁。如果没有正常关闭，就提供了发生斜疝的环境。在这种情况下，在内环处残留的腹膜形成了一个囊袋，腹腔内容物通过这个囊袋就可以疝出，形成临床上可见的腹股沟疝。从解剖上讲，内环位于外环和残留腹股沟管的外侧，这就可以解释为什么斜疝位于腹壁下血管的外侧。值得注意的是，斜疝更多见于右侧，因为在整个胎儿发育期，右侧睾丸下降的时间较晚。

2. 直疝与斜疝不同，直疝位于腹壁下动静脉的内侧，直疝三角内。直疝大多是获得性的，很少见于年轻患者。发生直疝的原因被认为是腹股沟管后壁纤维肌肉结构薄弱，导致此区域内的腹壁无法承托腹腔内容物。直疝与搬举重物和过力之间的确切关系尚不明确。一些研究表明，在长期从事重体力劳动的人群中，直疝的发病率并没有增加。

【临床表现】

腹股沟疝的表现多种多样，从无症状的疝到合并腹膜炎的绞窄疝。很多疝都是通过常规的体格检查而发现，或是因为患者一些不相关的主诉通过检查发现。对于这些疝仍然推荐手术修复，因为这些疝最终都会变成有症状的疝；无症状的疝也有发生嵌顿和绞窄的风险。

腹股沟疝最常见的症状就是腹股沟区的不适或压迫感，这些症状在腹部紧绷肌肉组织、提举重物、或排便的时候加重。这些增加腹腔内压力的动作使得疝内容物突出至疝缺损处，加重不适的感觉。疝缺损周围的紧绷的筋膜环压迫腹腔内结构的内脏神经会导致疼痛。对于可复性疝，当患者停止紧绷腹部肌肉时压力降低不舒适的感觉会缓解。

当疝内容物卡压在疝缺损处，疝内容物不能还纳腹腔时，会出现强烈的或局灶的疼痛，这就是嵌顿疝。疝缺损环对于疝内容物的压力阻断了疝内容物的静脉回流，导致组织充血、水肿、组织缺血。最终，疝内容物的动脉血流受阻，导致组织缺血和坏死，而成为绞窄疝。

虽然所有类型的腹股沟疝都会导致嵌顿和较窄，但是股疝更容易发生这种并发症。如果疝缺损环卡压了空腔脏器，则嵌顿疝和绞窄疝的症状表现为肠梗阻。因此，所有肠梗阻的患者都应该进行全面腹股沟区体格检查，以排除腹股沟疝和股疝。如果在疝囊内没有肠管，嵌顿疝可以表现为硬的有压痛的包块。

【体格检查】

腹股沟疝应该让患者立位检查。这样可以使疝内容物填充疝囊，使得体格检查更容易诊断疝。值得注意的是单纯依靠体格检查是不可能准确的腹股沟疝的解剖分型的（如斜疝还是直疝）。

对于男性患者，检查者应该使用示指或中指在外环附近插入阴囊进行检查，手指的方向朝向内侧指向耻骨结节。这样检查者的手指尖就位于外环，然后使患者咳嗽或进行Valsalva动作。检查者戴手套的手指会感受到腹股沟疝的冲击，就像丝绸一样的感觉。这就是“丝绸手套”征。

虽然针对婴儿的腹股沟区的体格检查并没有什么不同，

但是针对儿童通过压迫腹股沟区引出疝是充满挑战性的。对于正在拼命啼哭的婴儿来说，诊断腹股沟疝非常容易，也可以通过屈曲腹壁肌肉增加腹腔内压力而诊断腹股沟疝。

股疝的检查包括在大腿上方腹股沟韧带下方触诊股管。最容易触及的体表标志就是股动脉，股动脉位于股管的外侧。在股动脉内侧是股静脉，股管位于股静脉的内侧。这个区域通过两个手指的触诊非常容易定位，然后令患者咳嗽或紧张腹壁肌肉进行检查。总的来说，有针对性的体格检查包括对男性和女性的腹股沟疝和股疝好发区进行探查。

【治疗原则】

无论疝的位置和种类如何，目前只有手术修补可以有效治疗腹股沟疝。20 世纪 40 年代硬化剂注射治疗腹股沟疝曾在欧美风行一时，其仅靠疝囊及其周围组织的粘连可能在部分患者暂时起作用，但复发不可避免，因该方法成功率低、并发症多且给手术增加难度和风险而被淘汰，但近年来国内仍有地区应用。据天津市一项针对注射治疗后疝复发的术后回顾性病例报告，102 例经注射硬化剂或医用胶后复发的腹股沟疝患者，术者发现均有不同层次、不同程度的瘢痕粘连、纤维组织结构变性、精索血管硬化、肠管粘连等。术后并发症发生率为 14. 68%。

择期行疝修补手术可以减轻症状并预防并发症的出现，如嵌顿和绞窄。虽然针对腹股沟疝自然病程的数据有限，但是这些数据表明这些并发症比较少见，但是如果并发症出现，就伴随有较高的病死率。同时，择期行腹股沟疝修补手术的风险，尤其是对于合并有内科疾病的患者来说，是非常低的。手术治疗的效果通常很好，较少出现术后并发症，患者恢复基础健康水平的速度相对较快。

推迟手术治疗的主要风险就是发生嵌顿和/或绞窄。我们无法发现哪种类型的腹股沟疝更加容易出现嵌顿和绞窄。在疝出现后不久发生疝嵌顿的风险最大。这可能是由于在疝出现的早期阶段，缺损通常较小，缺损环能够紧紧地压迫疝囊；因此疝内容物能够在疝囊内被迅速的卡压。经过了一段时间后，由于腹腔内压力的变化以及进入疝缺损内的组织压迫使得疝缺损被拉伸。在 6 个月以后，发生疝嵌顿的可能性从每年 5%下降到 1%~2%。总的来说，体格检查时可以触及的缺损越大，发生疝内容物嵌顿的危险越低。很明显，除了可能切除部分嵌顿组织的风险以外，择期腹股沟疝修补手术仍优于急症修补手术。

【麻醉】

很多麻醉方式，包括全麻、区域麻醉（如脊髓麻醉或硬膜外麻醉）、局部麻醉，均适用于腹股沟疝修补手术。腹腔镜手术通常需要全麻，因为需要完全的肌肉松弛，以便于在腹腔内或腹膜前间隙内充气。

开放手术通常在区域麻醉或局部麻醉下进行。其优势在于麻醉术后恢复期较短，以及麻醉强度可以根据患者在手术中的舒适程度很容易地增强或减弱。这种方法唯一的缺点就是，对于较大的腹股沟疝，患者在手术中会感觉到疼痛。在腹股沟疝修补手术中，局麻可以通过在手术切口以前直接浸润组织或对髂腹股沟神经和髂腹下神经进行局部神经阻断来进行。后一种方法具有更好的局部疼痛控制，但是完成的难度较大。相对于弥漫性的组织浸润，局部神经阻断很少造成软组织水肿。

脊髓麻醉或连续硬膜外麻醉的麻醉范围比局部麻醉更大，使得手术医生能够在手术野中更加自由的进行操作。而这些麻醉方式有其自身的风险，例如尿潴留、延长的麻醉效果、低血压、脊髓性头痛。同时这些麻醉方式也会延长手术后在医院内的恢复时间。

【手术技术】

25

（一）Bassini 手术

Bassini 手术是建立在精细解剖的基础上的，以缝合的方法重建腹壁治疗腹股沟疝。这种缝合包括上缘的三层结构——腹横筋膜、腹横肌和腹内斜肌与下缘的腹股沟韧带。具体步骤如下：

切开皮肤和皮下组织：皮肤切口从耻骨结节至髂前上棘约 8~12cm；切开腹壁浅筋膜（Scarpa 筋膜）；游离无名筋膜（与由疏松蜂窝状组织形成的精索外筋膜相连），以暴露腹外斜肌腱膜和外环。

切开腹外斜肌腱膜：沿其纤维走向切开腹外斜肌腱膜，切口应达腹股沟外环上缘以暴露腹股沟管；将腹外斜肌腱膜的上叶与腹内斜肌游离、下叶与精索或子宫圆韧带游离。

游离精索：将精索从腹股沟管后壁完全游离后，用引流管穿过提起，便于暴露腹股沟管后壁包括腹横筋膜。

切除提睾肌：用两把镊子提起提睾肌并纵行切开而成内外侧两瓣。在内环处辨认由此进入腹股沟管的生殖股神经生殖支，并将其放置在精索的后方。

处理疝囊：如果是斜疝，应尽可能将疝囊从周围结构（包括输精管血管和精索血管）高位游离。疝囊一旦打开，应将其内容物送回腹腔，并切除疝囊及其粘连物。疝囊残端以慢吸收线缝合结扎。如果疝囊能够充分与周围组织游离，其残端会很容易缩入腹膜前间隙。如果存在精索脂肪瘤，必须将其与精索分离后，在内环处结扎切除。

打开腹横筋膜：此为修补的关键步骤。将腹横筋膜从内环处沿着与腹股沟韧带平行方向剪开至耻骨结节。推开腹膜外脂肪以使筋膜与腹膜和膀胱游离；显露上方的腹直肌和腹横肌腱膜以及下方的 Cooper 韧带。如果是直疝，可以在打开腹横筋膜后解剖疝囊。以手指钝性分离探查相关的股疝。

深层缝合：疝修补应首先以缝合内侧包含腹直肌鞘开始。以镊柄插入腹横筋膜下方推开腹膜外脂肪以保护腹膜和膀胱。以拉钩牵拉三层结构及其下方组织，以便于在耻骨骨膜和腹股沟韧带缝合第一针。随后缝合上方的三层结构，进针要距离下缘 3cm，间距为 1cm，避免包含髂腹下神经。第二针和第三针缝合应包含腹横筋膜、腹股沟韧带和 Cooper 韧带，这样可以预防股疝的发生。接下来的缝合可以仅包括腹横筋膜和腹股沟韧带。缝合张力不要过大，只有使三层结构与腹股沟韧带靠近即可。缝合过紧可能造成局部缺血和组织断裂。最后一针用于重建内环，不要太紧，否则会压迫精索血管（图 25-5-1）。缝合完毕后，应以镊子牵拉精索检查内环处是否能容纳一指尖、精索能否在其长轴移动自如。

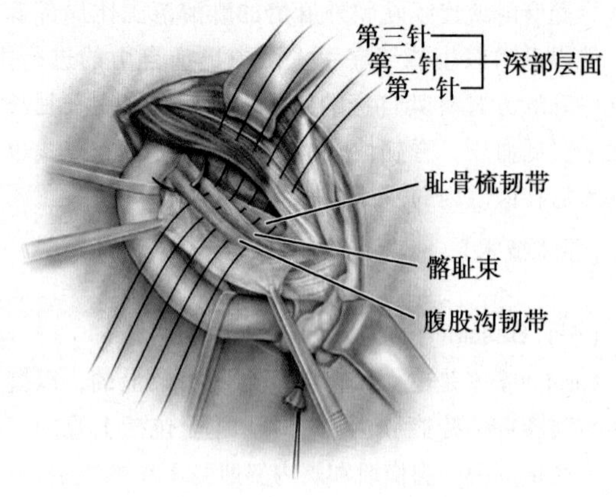

▶ 图 25-5-1 Bassini 手术缝合示意图
（引自：Daniel B. Jones. Master Techniques in Surgery：Hernia. Wolters Kluwer Health/Lippincott Williams & Wilkins，2013）

表层重建：精索复位于腹股沟管、缝合腹外斜肌腱膜；间断缝合浅筋膜和皮下脂肪以避免死腔。最后间断缝合皮肤。

（二）Shouldice 手术

Bassini 后出现了许多改良术式，其中较为成功的是 50 多年前提出的 Shouldice 术式。其手术原则与 Bassini 术式相同，不同点在于前者是三层结构与腹股沟韧带和髂耻束是多层重叠连续缝合而不是间断缝合。这样可以避免 Bassini 术式可能出现的间断缝合线间的薄弱区域；同时减少了缝合组织的间距，从而减轻了张力。

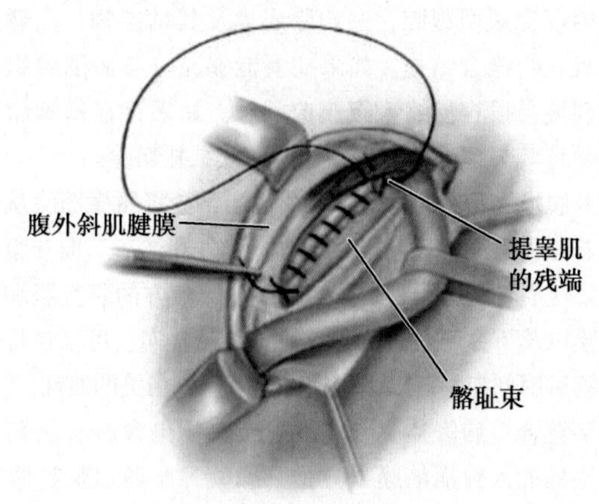

▶ 图 25-5-2 Shouldice 术式第一、二层（第一根线）缝合示意图
（引自：Daniel B. Jones. Master Techniques in Surgery：Hernia. Wolters Kluwer Health/Lippincott Williams & Wilkins，2013）

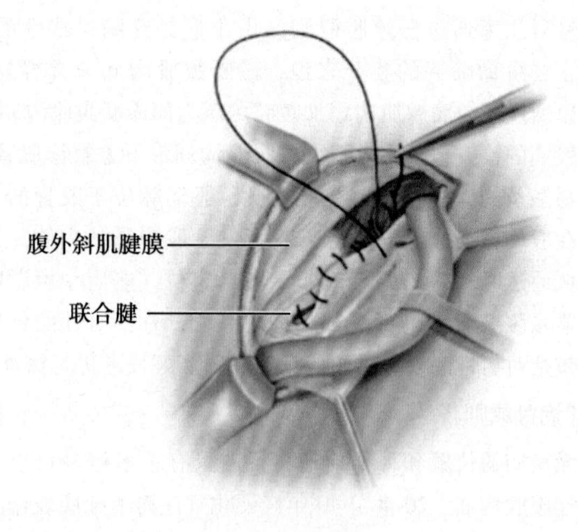

▶ 图 25-5-3 Shouldice 术式第三、四层（第二根线）缝合示意图
（引自：Daniel B. Jones. Master Techniques in Surgery：Hernia. Wolters Kluwer Health/Lippincott Williams & Wilkins，2013）

其修补方式为：第一层，腹横筋膜下瓣的游离缘通过连续、重叠的方式，在腹横筋膜上瓣的后方，缝合至腹横筋膜以及腹直肌后鞘外侧部分的后表面。连续缝合的位置内侧起始于耻骨结节，向外上方延续至超过内环，因此在精索进入腹股沟管的入口处收紧了腹横筋膜。第一层缝线并不打结，从外上向内下方继续连续缝合，将腹横筋膜上瓣的游离缘缝合至下瓣腹横筋膜的基底部以及腹股沟韧带。第二层缝线的终点为耻骨结节，最后和第一层缝线起始处的线尾打结。第三层缝线起始于收紧的内环，将内侧的联合腱（腹内斜肌腱膜和腹横肌腱膜）和外侧的腹股沟韧带缝合至一起。第三层终止于耻骨结节，最后作为第四层缝合返回至内环，第四层包括内侧的腹直肌前鞘和外侧的腹外斜肌腱膜的后面。这样精索位于新形成的腹股沟管后壁前方，最后连续缝合腹外斜肌腱膜。Shouldice 最初的手术是使用不锈钢钢丝连续缝合所有四层，而今天的手术医生通常使用不可吸收的合成缝线。

（三）Cooper 韧带修补术（McVay）

在不使用网片的单纯组织修补术式中，Cooper 韧带修补术式是唯一可以同时修补腹股沟疝和股疝的手术方式。该术式也以 Chester McVay 的名字命名，他提出了松弛切口这一概念，以降低修补产生的压力，在 1940 年，该术式被普遍接受。

Cooper 韧带修补术式开始步骤同 Bassini 手术相似。暴露并游离精索，打开腹横筋膜并清除筋膜后方的组织。此时，暴露 Cooper 韧带，清理 Cooper 韧带上的纤维和脂肪组织的附着。在修补以前，先做减张切口：在腹外斜肌腱膜内侧深面钝性分离，将其与腹内斜肌和腹直肌前鞘分开。在耻骨结节上方 1.5cm 处切开腹直肌前鞘，向头侧方向延伸，长约 7~8cm。然后用不可吸收缝线将腹横肌腱膜弓缝合在耻骨韧带上，共缝 2~3 针，第 1 针缝线应穿过陷窝韧带，然后拉紧缝线结扎。在缝最后一针时，用手指挡住股静脉，避免造成损伤。

该手术的劣势包括手术时间较长，需要进行大范围的分离，存在潜在的发生血管损伤和血管栓塞等并发症，术后恢复时间较长。

（四）Lichtenstein 技术

Lichtenstein 手术是首个真正的无张力疝修补术，并在远期结果中呈现较低的复发率。该手术解剖腹股沟管、游离精索结构和处理疝囊步骤与 Bassini 类似，但无须打开腹横筋膜。强调识别并保护三根腹股沟神经以预防术后慢性疼痛。裁剪和放置补片要点如下（图 25-5-4）：①将 7cm×15cm 补片下端裁剪成类似脚印状。内侧端覆盖耻骨结节大约 2cm、弧形一边覆盖海氏三角，另一半覆盖腹股沟韧带。②第一针将补片覆盖固定在耻骨结节 1.5~2cm，要缝合在耻骨结节上的腹直肌鞘，避免损伤骨膜。然后用该针连续 3~4针缝合网片与腹股沟韧带至内环口水平，超过内环口以外的缝合是不必要的，而且可能损伤股神经。③内环上方的补片剪成两个尾端（上尾端宽度为 2/3，下尾端 1/3），上尾端覆盖在下尾端以使精索通过，补片内侧缘间断缝合两针，一针缝在腹直肌鞘，一针缝在内环旁的腹内斜肌腱膜。两个重叠的尾端缝于腹股沟韧带。④保留下内环口上方 5cm 的补片，其余剪掉，保留的补片不用缝合，而是平铺到腹外斜肌腱膜下。在内环口以外把网片缝合于腹内斜肌可能会损伤神经。

25

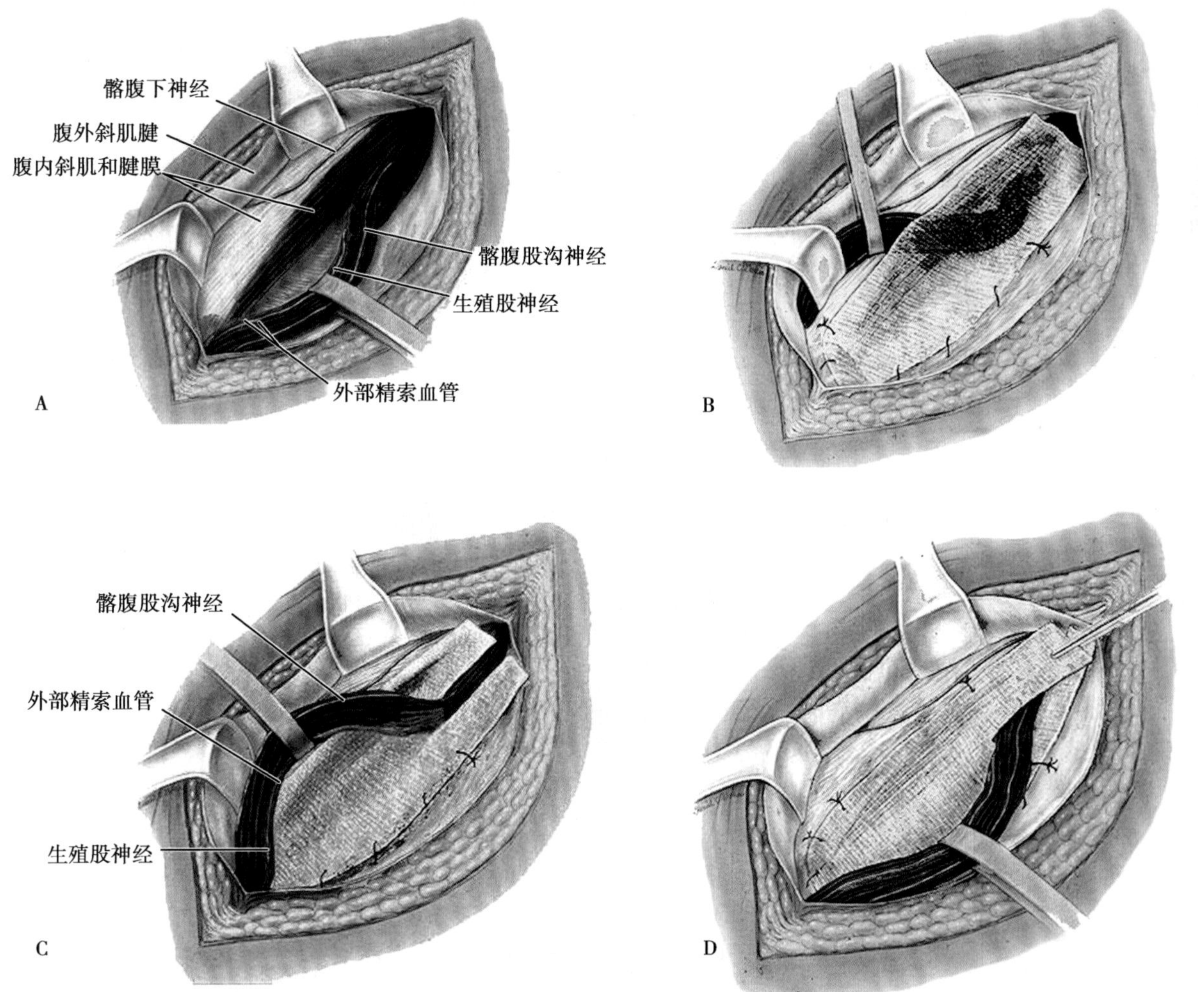

▶ 图 25-5-4 Lichtenstein 术式示意图

A. 打开腹外斜肌腱膜，提起精索，辨认重要神经；B. 放置补片，固定于耻骨结节及腹股沟韧带；C. 将补片内环侧剪成两尾端，使精索从其间通过；D. 使补片两尾端重叠缝合于腹股沟韧带

Rutkow 和 Robbins 报告了 Lichtenstein 的改良术式——网塞和平片修补术。在这项技术中，补片的放置与 Lichtenstein 类似，另外使用一只伞形或锥形的网塞充填内环。这样，不仅仅是缩紧而且是关闭了内环。这种改良术式被很多普通外科医生采用。网塞和平片可以连续或间断缝合至腹股沟管周围组织，也可以放置在适当位置而不缝合固定。

这样，人体的自然瘢痕形成机制将随着时间的推移固定假体。大型或长期的斜疝可能扩大内环缺损范围，需1~2针缝合固定网塞，以避免网塞向前滑至腹股沟管或向后滑入腹膜前间隙。

（五）腹膜前间隙修补术

腹膜前间隙位于腹横筋膜和腹膜之间，无论是通过内环（斜疝），还是通过腹股沟管底部的腹横筋膜（直疝），实际的腹股沟疝缺损都位于该间隙之前。很多作者，包括Rives、Nyhus、Stoppa和Kugel推荐使用腹膜前间隙或后入路途径修补腹股沟疝。他们认为这种手术方式相比于传统前入路方式更加有效，因为在腹膜前进行修补就是在疝内容物和疝缺损之间进行修补。这种手术方式也推荐用于困难的复发疝治疗，因为既往前入路手术后从后入路进行手术可以避开瘢痕组织。应用网片对这种手术方式的改进则相对简单。理论上，将网片放置在腹横筋膜下方，完全覆盖了耻骨肌孔，也就覆盖了潜在的发生直疝、斜疝和股疝的区域。然而也有作者认为：因为在腹膜前间隙中，输精管是裸露的，在此处植入补片与输精管直接紧密接触，有可能导致输精管纤维化甚至梗阻，进而影响睾丸功能和精子的产生。

25

（六）腹腔镜腹股沟疝修补手术

腹腔镜腹股沟疝修补手术最早是由Ger基于耻骨肌孔和腹膜前间隙修补理论在1979年提出的，但是腹腔镜疝修补手术被广泛接受才是最近20年的事。虽然腹腔镜疝修补术到目前还存有争议，但越来越多的研究显示腹腔镜疝修补术和开放式疝修补术的成功率类似，并且有更快的术后恢复、更低的疼痛发生率、切口小而美观和探查对侧疝、隐匿疝和股疝等优点。在处理双侧疝和复发疝方面更具优势。

腹腔镜腹股沟疝修补要求外科医生从与传统前入路修补相反的角度熟悉耻骨肌孔的解剖（图25-5-5）。因此，详细了解腹股沟区深层和前腹壁深层的解剖对操作腹腔镜腹股沟疝修补术是非常重要的。耻骨肌孔区域5根主要神经都位于内环的外侧，从外向内依次为：股外侧皮神经、股前皮神经、股神经、生殖股神经的股支和生殖股神经的生殖支。这些位于“疼痛三角”的神经分支在其走行上会存在很多变异。所谓“疼痛三角”的内缘为精索血管、前缘和下缘为髂耻束、外缘为髂嵴。另一方面，重要的血管结构位于内环的中下方。在一些个体，存在一根或多根来自腹壁下血管的分支，跨过Cooper韧带与正常的闭孔动脉相连，形成血管环，被称为“死亡冠”。如果解剖这一区域不加注意的话，出血是相当显著而难以控制的。精索内血管、输精管从不同的方向接近内环，构成“危险三角”的顶点。之所以成为“危险三角”，是因为髂外血管、旋髂深静脉、生殖股神经的生殖支和股神经都位于这一区域。有三种不同的腹腔镜腹股沟疝修补手术方式。

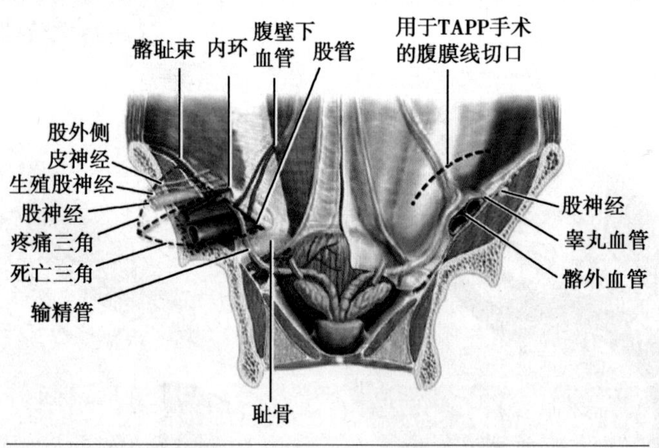

▶ 图25-5-5 腹膜前间隙解剖示意图

（引自：Daniel B. Jones. Master Techniques in Surgery：Hernia. Wolters Kluwer Health/Lippincott Williams & Wilkins，2013）

1. 经腹腔腹膜前修补（TAPP） 穿刺套管通过脐部和两侧腹直肌外侧缘放置 在腹腔内可以非常容易的识别疝缺损。在检查过双侧腹股沟区域后，如果有必要就进行腹腔镜粘连松解术，识别脐正中韧带（脐尿管遗迹）、脐内侧韧带（脐动脉的遗迹）、脐外侧皱襞（腹膜覆盖腹壁下血管形成的皱襞）。在疝缺损上方切开壁腹膜，将腹膜向下方反转，暴露疝缺损、腹壁下血管、Coope韧带、耻骨结节、髂耻束。然后，将精索结构从腹膜表面游离。对于直疝，轻柔牵拉腹膜使其与前方变薄的腹横筋膜相分离，腹膜囊就被牵拉回腹腔。对于斜疝，腹膜囊从精索表面剥离后，被牵拉回腹腔内。或者对于比较大的斜疝，可以在内环远端横断疝囊，这样就只需要游离近端疝囊。然后将大张的补片放置在腹膜腹横筋膜之间，要求补片大小为10cm×15cm，由内及外展平补片。覆盖范围：内侧到腹直肌中线、外侧到髂腰肌、上缘覆盖联合腱 2~3cm、下缘插入耻骨梳韧带内下方 1~2cm。钉枪固定补片采用三点法：耻骨梳韧带、腹直肌外侧缘、内环口外上方联合腱。应避免在“死亡冠”、“危险三角”和“疼痛三角”区域钉合补片。最后可吸收线连续关闭腹膜。

2. 完全腹膜外腹腔镜腹股沟疝修补手术（TEP） 是近来最流行的手术方式 这种术式完全在腹膜前间隙内进行，不涉及腹腔内。该手术中术者在后方的腹膜和前方的腹壁组织中分离出一个层面，然后向腹膜前间隙内充气。在脐下做切口，切开疝同侧的前鞘，将腹直肌向外侧牵拉，钝性分离腹膜前间隙使其可以容纳球囊套管进行充气。一旦腹膜前间隙被充满气体，在中线位置脐部与耻骨联合之间放置另外两个套管。对于有经验的医生来说，这种方式能够很好地观察腹股沟区的解剖结构，解剖分离及固定补片的方式同 TAPP 手术类似。

3. 腹腔内置补片技术（IPOM） 是简化版的 TAPP 手术，这种手术的腹腔镜暴露就是直接观察腹腔内。该技术不需要广泛的分离腹膜瓣，不需要解剖腹膜前间隙。而是将大张网片简单的钉合或缝合至腹膜后面以修补疝缺损。理论上讲，一旦结缔组织生长植入网片内部以后，瘢痕化的腹膜就不能再发生移动，也不能在经由腹壁缺损而疝出，腹腔内压力使得腹腔内容物保持在网片的后方。这种手术方式的劣势就是网片直接同腹腔内容物发生接触，有可能发生粘连以及网片侵蚀肠管。

（七）腹股沟疝的术后并发症

虽然腹股沟疝修补手术具有良好的短期和远期效果，但是新的入路和技术以及材料的应用，也带来了一些新的、甚至是难以解决的并发症。

复发：绝大部分早期复发（术后一年之内）的原因都是技术缺陷。①尽管使用缝线或网片修补，但在有张力的情况下进行组织修补仍容易导致组织撕裂。②补片固定不善。③术中未做全面检查，遗漏了并存疝特别是股疝。远期复发可能与修补材料的皱缩、患者腹内压的增高有关。有研究证明疝复发的原因同吸烟有关。吸烟和疝复发的关系最早报道于 1981 年，随后的研究也证实了蛋白溶解酶降解结缔组织成分而导致疝复发。在手术后的早期阶段，患者也可能在分离的层面形成血清肿，或者在远端疝囊中可能积液。这些良性的术后并发症必须同术后早期复发相鉴别。

腹股沟复发疝的治疗方法应根据前次手术的具体情况慎重选择，特别是补片修补的病例。因为解剖关系不清、补片与组织粘连，容易损伤精索结构和血管。建议重新选择入路和放置补片的层次：如果之前是开放修补，则可以选择腹腔镜；之前是腹腔镜修补，可采用开放术式。如果前次是开放腹膜前间隙修补，则可选择 Lichtenstein 或网塞修补。

感染：虽然腹股沟疝术后感染是不常见的术后并发症，但一旦发生，总会面临是否需要去除补片这一难题。引起感染的危险因素包括：年龄超过 70 岁、合并糖尿病、肥胖、补片类型、其他因素如吸烟和免疫抑制等。腹股沟疝手术部位的感染可以分为表浅感染和深部感染，表浅感染一般发生在术后 30 天之内，而深部感染通常发生在一年之内甚至数年以后，并且累及肌肉筋膜层和补片。

当发生表浅感染时，皮肤菌群是最常见的致病菌，首先是充分引流伤口内的积液，必要时选用恰当的针对革兰阳性菌敏感的抗生素。担心暴露补片而避免打开伤口引流积液的做法是错误的，即使在网片存在的情况下，大多数腹股沟疝术后伤口感染都是可以通过将伤口敞开、通畅引流、以及积极使用抗生素来治疗，很少需要将网片去除。相反，如果不做敞开引流，由于感染灶内的压力而导致深部感染。推荐使用基于吸引清创原理的伤口负压封闭引流（VSD）处理有补片的感染伤口。与传统伤口开放式去创面屏障不同，VSD 可有效地将创面与外界隔离，防止常规换药和引流带来的外界细菌污染和入侵。

早期的深部感染很难区分是网片本身感染还是在网片前的皮肤或软组织感染。大多数可以通过伤口切开、清创引流和 VSD 等配合抗生素治疗。

对于迟发性和慢性深部感染，特别是微孔补片如膨化聚四氟乙烯，通常伴有窦道形成或慢性脓毒症，补片去除和伤口清创是根除感染的最佳治疗方式。

慢性疼痛：腹股沟疝修补术后慢性疼痛越来越受到人们重视，但有关疼痛的发生率，发病机制和治疗方法等方面尚存争议。国际疼痛研究联盟认定术后慢性疼痛一般是指外科手术后持续至少 3 个月的疼痛。但在疝外科领域由于合成网片修补早期的异物炎症反应可能持续几个月，所以一般将持续 6 个月或更长时间的症状作为术后慢性疼痛的标准。文献报道腹股沟疝术后慢性疼痛的发生率为 0.7%~43.3%，影响正常工作和生活的慢性疼痛发生率为 0.5%~6%。数据差异很大是由于对于慢性疼痛的不同定义、不同评估时间、和不同的评估方法造成的。

目前认为在发病机制上需将患者相关因素和手术相关因素综合考虑（图 25-5-6）：①术前疼痛状态和躯体疼痛感知系统的功能水平是发生术后疼痛的危险因素。②术前焦虑抑郁等精神因素是术后急性疼痛的危险因素。③术后急性疼痛反应的严重程度与发生慢性持续性疼痛之间存在着确切的关系。④术中神经的损伤是术后慢性持续性疼痛的主要发病机制。⑤与不同的手术技术相关的手术创伤特别是在补片可能引起神经压迫也很重要。⑥最新有关基因型特征的文献表明，COMT 基因对疼痛的敏感性起着很重要的作用，GTP 环化水解酶控制正常机体以及脊柱术后相关疼痛患者的疼痛敏感性。

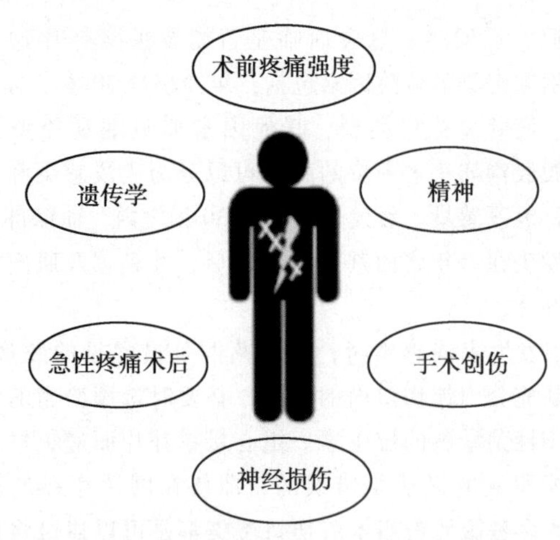

▶ 图 25-5-6 疼痛机制
（引自：Volker Schumpelick，Robert J Fitzgibbons. Hernia Repair Sequelae. Springer，2010）

术后神经性疼痛一般位于局部神经的分布范围，包括髂腹股沟神经、髂腹下神经、生殖股神经的生殖分支，以及股外侧皮神经。在开放手术中髂腹股沟神经、髂腹下神经以及生殖股神经最容易受到损伤，而腹腔镜手术中最容易损伤股外侧皮神经。神经损伤的原因通常都是缝线或补片压迫了神经。神经性疼痛可以通过在手术中避免损伤神经来预防。髂腹股沟神经和髂腹下神经在游离腹外斜肌腱膜的时候最容易发生损伤，而生殖股神经在游离精索和分离提睾肌的时候容易发生损伤。手术时可有意的切除疑似损伤的神经，切除神经的结果就是这些神经支配区域的感觉丧失，即大腿的内上方和半侧阴囊。相比于瘢痕或网片压迫神经导致的慢性持续性疼痛来说，感觉丧失能够被患者耐受。在腹腔镜手术中，避免在髂耻束以下钉合就能避免发生神经损伤。

神经性疼痛通常开始采用保守治疗，可以在受累及的腹股沟区域注射局麻药物。将局麻药物沿已知的神经走行进行注射，既可用于诊断也可用于治疗。如果保守治疗不成功，可能需要进行腹股沟探查手术，结扎或切断受累的神经分支。但这不是首选的治疗方法，因为再次探查会使得腹股沟区形成大量的瘢痕组织，也可能使得以前未受损伤的神经发生损伤。有时候患者表现的术后神经性疼痛与已知的腹股沟神经的分布走行并不一致。对于这些患者应该避免再次探查腹股沟区域，因为再次手术可能无法缓解疼痛并可能造成其他组织结构的损伤。

2008 年，200 多位国际疝外科专家学者在罗马，就六大项疼痛的相关临床问题达成共识，并作为指南发表。①重新定义腹股沟区神经源性疼痛，即疼痛的起因是由于神经损伤直接引起或由于疾病影响体感系统。患者接受疝手术前没有腹股沟区疼痛，或者，如果患者术前存在疼痛，术后的疼痛感觉应与术前疼痛感不一致。②为了减少术后腹股沟区慢性疼痛的发生，推荐术中注意辨认和保护所有三条腹股沟区神经。③选择性切断可疑受损的神经是可推荐方法之一。④不推荐在疝修补术中使用黏合胶以减少疼痛风险。⑤预防性神经切除术不能减少术后慢性疼痛的发生率。⑥推荐存在以下情况是考虑外科治疗：术后至少 1 年，炎症反应消退，疼痛程度影响日常活动，保守治疗无效。

睾丸损伤：腹股沟疝修补术后可以见到睾丸肿胀和睾丸萎缩。阴囊或睾丸水肿可以继发于腹股沟管内的水肿或血肿。另外，游离精索时损伤蔓状静脉丛的精细静脉，可引发血栓形成并破坏其侧支循环从而导致缺血性睾丸炎。对于大多数病例，成年患者无须急症手术，睾丸萎缩不会产生感染的并发症，因此不是必须行睾丸切除手术。体格检查有压痛的睾丸需要行超声检查以排除睾丸扭转或睾丸脓肿。睾丸坏死是腹股沟疝修补手术少见的并发症，通常需要行睾丸切除术以避免形成感染。

（八）嵌顿和绞窄性腹股沟疝

腹股沟疝发生绞窄是疝本身的并发症而不是手术的并发症。绞窄疝的病理生理过程伴随有较高的致死率和致残率，尤其是对于有其他合并症的老年患者。绞窄的风险在可复性疝出现后的第一个月至第一年中最高。Gallegos 及其同事估计腹股沟疝在 3 个月的时候发生绞窄的可能性为 2.8%，在 2 年时发生绞窄的可能性为 4.5%。随着时间的进展，疝内容物不断压迫疝缺损边缘，疝囊颈部被不断加宽，颈部对疝囊的压迫变得松弛，减少了发生嵌顿和绞窄的可能性。

绞窄疝的死亡率同绞窄的时间和患者的年龄有关。绞窄的时间越长，组织缺血、水肿的程度也越严重，发生坏死的可能性也就越大。因此绞窄疝需要急症手术干预。如果嵌顿疝经过体格检查和实验室检查没有发现有绞窄的明显征象，则可以尝试进行手法复位，但是需要给患者一些镇静药物以缓解不适感。在嵌顿疝被还纳以后 1~2 天可以考虑进行修补手术，这样可以避免再次嵌顿导致绞窄。

嵌顿疝的手术一般在全麻下进行因为有可能需要切除肠管。对于特殊的病例也可以使用硬膜外麻醉或脊髓麻醉，但是不能使用局麻。切口位置的选择根据患者的诊断和临床评估。对于那些在疝囊里没有缺血肠管的患者，选择腹股沟切口既能够将疝内容物还纳，也能够修补疝缺损。如果探查腹股沟管时发现无活力的肠管，可以在腹横筋膜深面的腹膜前间隙内进行肠管切除和吻合，或者另做一个中线切口。如果开始的体格检查就提示有缺血肠管需要切除，在中线做探查切口，在腹腔探查完成、关腹以后在腹股沟管内使用组织修补腹股沟疝。另一个可以选择的方法就是在腹膜前进行疝修补，这样可以评估肠管也可以修补疝缺损；如果需要进行广泛的肠管切除和吻合也可以很快进入腹腔。考虑到绞窄疝会增加细菌移位和伤口感染的风险，应该避免使用网片。

第六节　其他腹壁疝

一、股　疝

虽然股疝只占腹外疝的5%~10%，但是在最常见的腹壁疝中排名第二位。女性股疝多于男性，比例为4∶1。与腹股沟疝不同，股疝大多不是先天性的。在婴儿及儿童的股疝发病率非常低，仅为0.5%。另外，在股管内没有胚胎发育过程中预先形成的腹膜囊。股疝缺损的形成多见于中老年女性，原因可能是由于生育导致腹股沟区肌肉的薄弱或盆底组织的薄弱。这表明组织张力及其弹性的自然丧失是股疝发生的主要原因。股疝的症状通常都是急性的。事实上，据估计大约有40%的股疝都是因为疝内容物发生嵌顿或绞窄而来急诊就医的。从这方面来讲，股疝可以伴随有肠梗阻的症状。股疝形成的潜在空间位于股管内，在股血管和股神经的内侧，邻近较大的股淋巴管。腹股沟韧带构成这一空间的头侧边界。然而，这一空间位于腹股沟韧带的下方，疝内容物可能位于腹股沟韧带的前方，因此增加了诊断股疝的难度。

【临床表现】

股疝常常表现为腹股沟内下方的一个小包块。常常是在最初发现的时候就很难还纳。随着疝囊的不断增大，股疝常常向下延伸，但是也可以向上、向前延伸超过腹股沟韧带。由于股管周围的解剖边界，股疝表现为急性绞窄的病例并不少见。股疝的鉴别诊断包括股部淋巴结肿大、腹股沟脂肪瘤或其他一些软组织肿瘤，但是很少有恶性的。

【治疗】

股疝修补历史悠久。在19世纪，使用经股入路单纯关闭卵圆窝的方法早已出现，但是该手术方式的复发率很高，所以最终被经腹股沟入路修补所取代，Chester McVay让该术式在全世界范围内流行直到无张力修补术的出现。目前临床上最常用的股疝修补术按照张力情况可分为传统（张力性）修补和无张力性修补，按照入路划分可分为开放修补和腹腔镜修补。开放修补中主要术式有4种，分别是McVay、网塞、Lichtenstein和腹膜前修补。在开展无张力疝修补的早期阶段，临床上应用最多的术式是网塞，但填充的网塞可使患者产生明显的异物感，且限制股静脉的生理性扩张并产生压迫，难以恢复腹股沟及股环区的正常解剖和生理功能，存在继发深静脉血栓等远期并发症的风险。对于嵌顿的股疝，传统McVay术式更为合适。随着耻骨肌孔概念的提出，腹膜前修补技术特别是腹腔镜疝修补术得到了迅速发展。人们发现该术式不仅克服了网塞术式的缺点，并且可以同时预防、修补腹股沟斜/直疝，目前已成为了股疝修补的主流术式。由于开放腹膜前修补术式需在非直视条件下分离Bogros间隙，技术不熟练者有造成血肿的可能，改良的Lichtenstein无张力修补术依然是股疝修补的主要术式选择之一。

二、脐　疝

脐位于腹壁正中部，在胚胎发育过程中，是腹壁最晚闭合的部位。同时，脐部缺少脂肪组织，使腹壁最外层的皮肤、筋膜与腹膜直接连在一起，成为全部腹壁最薄弱的部位，腹腔内容物容易于此部位突出形成脐疝。脐疝的发生是由于在儿童时期脐部瘢痕闭合的不完全或未闭合，大多数儿童的先天性脐疝随着婴儿逐渐发育为儿童而逐渐闭合，在2岁以前，很少择期做儿童的脐疝修补手术，这个年龄段发生脐疝嵌顿的可能性也很小。成人脐疝除极少数是婴儿脐疝的持续或复发外，一般都是后天性的，多发生于中老年肥胖女性。男女比例约为1∶3。好发于一些腹压增高的情况，例如妊娠、肥胖、腹水、肠梗阻导致持续的腹胀或腹膜透析。

【临床表现】

脐疝的诊断并不困难。表现为脐部出现的软包块。大多数的病例中包块很容易还纳，实际的筋膜缺损很容易通过触诊明确。患者可能有不明确的腹痛史，伴有包块的疝出和还纳。在临床中一般通过体格检查就可以明确脐疝的诊断。脐疝也可以在成人体检时发现。这种脐疝通常很小，疝内容物非常容易还纳。

【治疗】

小的、无症状的、可复性的成人脐疝可以观察，无须立即手术干预。但成人脐疝一般不能自愈，随着病程延长疝环及疝囊会逐渐增大，患者会有脐部及下腹部的疼痛及坠胀不适感，而且有脐疝嵌顿的可能。

需要特别关注的是继发于慢性、大量腹水的脐疝患者。治疗这种脐疝术后发生致残或致死的较多。液体移动导致血流动力学不稳定、感染、电解质失衡和失血。这种患者由于腹腔内压力持续增高，术后容易出现疝复发。因此对于这类患者，只有症状逐渐加重或脐疝发生嵌顿的时候才考虑手术。

手术方法：在脐部下方的皮肤皱褶处做一个短弧形切口。使用电刀和钝性分离向头侧游离皮瓣使其与疝囊分离。分离疝囊周围与筋膜的附着以便于将疝囊完全还纳以及有足够的筋膜宽度进行修补。将疝内容物还纳腹腔，切除多余疝囊后将腹膜关闭。补片大小要在四周各个方向上超过缺损边缘2~5cm。用不吸收缝线做穿筋膜缝合，确保补片各方向都被固定。补片放置之后，缝合上面覆盖的筋膜。

三、上腹部白线疝

上腹部白线疝是位于两侧腹壁肌肉在中线的连接处形成的疝，上起剑突，下至脐部。腹壁中线称为白线，两侧的腹直肌位于白线外侧。在白线区域没有肌肉层保护，腹腔内容物可能通过中线筋膜的缺损疝出。脐旁疝是位于脐

25

部边缘的上腹部白线疝。整个人群发生白线疝的可能性是3%到5%。白线疝常见于中年人。男女比例为3∶1。20%的白线疝是多发的，但一般只有一个主要的缺损。

【临床表现】

白线疝一般没有症状，大多是在查体时偶然发现。有症状的患者一般主诉在脐上方腹部隐痛，站立或咳嗽时加重，平卧后缓解。严重的疼痛多继发于腹膜前脂肪或大网膜的嵌顿或绞窄。肠管绞窄在白线疝中很少发现。

白线疝的体格检查是在脐上方的中线处触及一个小的、软的可复性包块。在做Valsalva动作或咳嗽的时候包块突出。对于肥胖的患者触诊比较困难。一般诊断白线疝很少需要影像学检查，如果需要建议进行CT检查。

【治疗】

做横切口或纵切口暴露疝内容物，清除白线以及周围筋膜上的皮下脂肪。尽量寻找经缺损疝出的腹膜囊。如果有小疝囊可以将小疝囊反转入腹腔，或者将大疝囊打开，还纳疝内容物，切除多余疝囊。使用聚丙烯或尼龙线间断缝合，横向关闭缺损，缝合周围筋膜。

这种修补方法通常就足以减少术后复发率。通常来说对于单独的白线疝并不需要进行白线重建。大多数患者在其他的部位不会再出现白线疝。

四、闭孔疝

闭孔疝是最少见的疝之一，大多数医生在其整个职业生涯中并没有见过。腹腔内容物通过盆腔的闭孔疝出形成闭孔疝。闭孔疝真实的发病率并不清楚。女性多见，女性男性比例为6∶1。发病率在性别方面如此大的差异可能是由于女性盆腔解剖不同造成的，包括更宽的盆腔，更宽的闭孔管，以及妊娠导致的盆腔直径增加。大多数闭孔疝都是在70多岁和80多岁时诊断的，闭孔疝的发病与年龄有关。双侧闭孔疝占闭孔疝患者的6%。

【解剖】

闭孔是由坐骨和耻骨支形成（图25-6-1）。闭孔膜覆盖了闭孔空间的大部分，只遗留了一小部分供闭孔血管和神经通过。这些血管离开腹腔，穿过闭孔管，进入股部的内侧面。闭孔管周围的边界，上界是耻骨上支的闭孔沟，下界是闭孔膜的上边缘。闭孔管长大约3cm，在闭孔管内闭孔血管和神经位于疝囊的后方。疝囊通常保持闭孔管的形状，又长又窄，进入股部以后疝囊呈球样扩张。疝囊位于耻骨肌深面，体格检查很难发现。闭孔疝的疝内容物最常见的是小肠，少见的有阑尾、Meckel憩室、大网膜、膀胱、卵巢等。

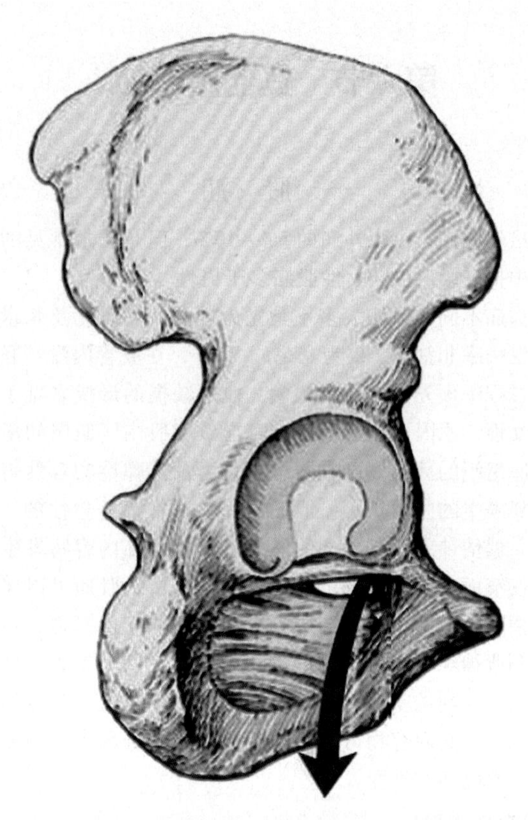

▶ 图25-6-1 闭孔疝通过闭孔管的方向

【临床表现】

闭孔疝的诊断有时非常困难，有五个临床表现可以帮助诊断闭孔疝。但很少这五点同时存在。①肠梗阻：超过80%的闭孔疝都会伴随不完全性或完全性小肠梗阻症状，经常伴随间断腹部绞痛和呕吐。约30%的患者都曾有反复发作肠梗阻病史，并可自行缓解。②闭孔神经痛：股前内侧感觉迟钝或感觉过敏（分布有闭孔神经前支的皮支）。③Howship-Romberg综合征：是闭孔疝的特殊症状，发病中25%~50%会出现这种症状；大腿伸展、内收和内旋导致疝压迫闭孔神经引发闭孔神经痛，大腿屈曲可缓解这种症状。④Hannington-Kiff综合征：由于闭孔神经受压造成大腿内收肌反射缺失，一些人认为该症状比Howship-Romberg征更为特殊。⑤偶尔在肠梗阻的患者，血性渗出液会导致股三角区变成紫红色。

【治疗】

治疗闭孔疝的唯一方式就是手术。由于有发生肠管嵌顿和绞窄的风险，所有的闭孔疝一经诊断应该尽快手术。由于闭孔疝的位置特殊以及闭孔疝发生绞窄后非常难诊断，所以无法保守治疗。术前诊断闭孔疝非常少见，在发展为肠梗阻以前诊断出闭孔疝也不常见。闭孔疝的典型病例一般都表现为急性小肠梗阻，伴有肠管缺血的查体、实验室以及影像学检查证据。因此闭孔疝修补手术常常是经由正中切口进行的急症手术。有3种手术路径治疗闭孔疝：下腹部中线经腹腔途径、下腹部中线腹膜外途径、经前股部暴露。

五、会阴疝

会阴部的疝非常少见，会阴疝是腹腔内容物通过薄弱的盆底而疝出。会阴疝也被称为盆腔疝、坐骨肛门窝疝、耻骨下疝、Douglas 窝疝。会阴疝要同比较常见的直肠或膀胱膨出相鉴别，这些情况同盆底松弛相关，多是由于分娩造成的，而不是真正的疝。

原发的会阴疝非常罕见。1821 年 Scarpa 报道了第一例会阴疝。继发性的会阴疝，或是手术后会阴疝更加常见，多见于腹会阴切除术后的患者，这些患者的盆腔肌肉在切除远端直肠的时候经过了解剖分离。原发性会阴疝多见于老年患者，通常在 50 多岁至 70 多岁之间发生。女性比男性至少多 5 倍，这同女性的盆底较宽，以及妊娠和分娩的长期效果有关。原发性会阴疝的促发因素包括较深的或拉长的 Douglas 窝，肥胖，慢性腹水，盆腔感染史，以及产伤。

手术后会阴疝多见于腹会阴切除手术的患者以及盆腔脏器切除术的患者。这是由于肛提肌肌肉切除以后，周围筋膜对盆底的不完全修补造成的。骶尾骨切除被认为是一个额外的加重疝形成的因素。像原发性会阴疝一样，继发性会阴疝也是女性多于男性。

【临床表现】

会阴疝的患者通常主诉为一个柔软的突起，在卧位时突起可以还纳。有报道前部会阴疝会发生轻微的尿潴留或不适。柔软的包块可以位于阴道后方或是阴唇，会影响分娩或性交。在后部会阴疝中，患者主诉包块位于臀大肌之间，此时如果疝在站立位出现，那么患者表现为坐下困难。患者一般不会有便秘或排便不净的感觉。会阴疝发生绞窄的可能性较小，因为盆底部的缺损较大，缺损周围都是软组织和萎缩的肌肉。直肠脱垂会同后部会阴疝相混淆，虽然有时候这两种疾病是同是存在的。即使是后方的会阴疝，其疝出的包块也位于脱垂的直肠前。

【治疗】

会阴疝的手术路径存在 3 种选择，包括经腹腔、会阴、和腹腔会阴联合。为了完全的修补会阴疝推荐使用经腹腔方法。经会阴入路的会阴疝修补手术更加直接，避免了开腹探查，但是却可能无法充分暴露疝的实际缺损范围。对于特殊的病例如在经腹腔修补手术中，无法将疝内容物还纳，可以考虑联合使用这两种方法。实际的疝缺损从腹腔内可以获得最佳的暴露范围，并有助于放置补片加强修补。

六、半月线疝（Spieghel 疝）

半月线疝发生在半月线位置，沿腹直肌的外侧缘从肋弓至耻骨联合。Adriaan van der Spieghel（1578—1625）是一名解剖学和外科学教授，最早准确描述了半月线。他于 1645 年描述了半月线筋膜，该筋膜是外侧的腹横肌和内侧的腹直肌后鞘之间的腱膜结构。这层筋膜就构成了半月线。1764 年解剖学家 Josef Klinkosch 发现了在半月线一处缺损出现疝，然后以 Spieghel 命名。

【临床表现】

患者通常表现为中下腹部在腹直肌外侧的肿胀。患者主诉在肿胀点有锐痛或压痛。在仰卧位疝内容物可以自行还纳。有 20% 的半月线疝会发生嵌顿，所以一旦半月线疝的诊断明确就应该进行手术修补。虽然半月线疝位于腹外斜肌腱膜下方，但是查体一般可以触及包块。

如果诊断不明确，可以进行影像学检查。腹壁超声检查诊断半月线疝的准确率为 86%。腹部 CT 检查也可以明确诊断半月线疝。

【治疗】

由于半月线疝有发生嵌顿的可能性，一旦诊断明确，就应该考虑手术修补半月线疝。在包块和筋膜缺损表面做横切口，位于皮下的疝囊会立即显露，而位于腹壁肌肉间的疝囊需要进一步分离才能显现。切开腹外斜肌腱膜，分离腹外斜肌，在肌肉后方找到疝囊。将疝囊同周围的组织游离，暴露疝囊颈部。打开疝囊，将腹腔内容物还纳，切除多余疝囊或将疝囊直接还纳至腹腔。缝合腹内斜肌和腹横肌腱膜的内侧缘和外侧缘关闭筋膜缺损。从根本上说，这种手术方式将外侧的腹内斜肌和腹横肌筋膜同内侧的腹直肌鞘缝合在了一起。也可在筋膜下方放置补片，与筋膜固定后，在补片上方关闭缺损。

七、腰 疝

先天性的腰疝非常少见，但是文献中也有个案报道。腰疝多见于 50 岁以后的患者。2/3 的病例为男性，左侧腰疝更常见。双侧腰疝也有报道。获得性的腰疝同腰背部创伤、脊髓灰质炎、背部手术，以及使用髂嵴作为骨移植供区的手术有关。

腰疝发生较窄非常少见，因为疝缺损 3 个边缘中的至少 2 个是柔软的肌肉成分。腰疝随着时间而逐渐增大，表现为较大的包块悬垂至髂嵴。腰疝的症状表现可以是腰部或下背部模糊的钝痛也可以是局灶性的疼痛，疼痛位于疝缺损附近。体格检查可见在下后腹部一个柔软的肿块，通常还纳没有困难。在用力或做标准的 Valsalva 动作时疝会增大。怀疑腰疝的患者应该进行超声以及 CT 检查以明确诊断。

手术治疗腰疝通常是在全麻下进行，患者采取改良的横向卧位。使用肾托加宽第 12 肋和髂嵴之间的腰部空间。在疝的表面做斜切口，识别疝囊。解剖需要将背阔肌游离，以到达更深的腰上三角。一旦发现疝囊，就将疝囊打开，将疝内容物还纳腹腔。将疝囊内翻或切除。治疗腰疝的复杂的手术包括利用肌瓣与移植物，如果腰疝缺损较小，并且周围的组织健康，可以使用尼龙线或聚丙烯缝线间断或连续缝合缺损。如果缺损较大并且周围组织比较薄弱，应该使用大张的不可吸收网片放置在腹膜与腹壁肌肉层之间。为了防止网片移动，可以使用不可吸收缝线将网片间断缝合至周围组织。

25

25

第七节 切口疝

术后切口疝，是开腹手术以后筋膜组织愈合和关闭不良的结果，是腹部外科最常见的并发症之一。由于筋膜组织的裂开，肠管和网膜连同疝囊经筋膜裂口疝出。疝囊会逐渐增大，巨大腹壁切口疝中可以容纳大量的小肠和大肠。腹壁切口疝发展到最后的阶段就是腹腔内容物无法位于腹腔内，导致腹腔容积丧失。以往开腹手术后的切口疝发病率高达20%。当前切口疝的发生率为2%~11%。据估计在美国每年进行大约100 000例腹壁切口疝修补手术。小切口发生切口疝的可能性较小，所以腹腔镜穿刺孔疝相对于巨大的腹壁中线切口发生疝的可能性小很多。曾经认为切口疝的形成多发生在开腹手术以后的12个月内，但是长期的随访数据表明，至少有1/3的切口疝发生在手术后的5~10年。

【病因】

很多危险因素会导致切口疝的形成。一些因素在第一次手术医生的控制之下，而很多因素同患者有关或同术后并发症有关。

1. 切口感染 切口感染是形成切口疝的最重要的危险因素之一。

基于这个原因，如果在筋膜水平有任何潜在的感染，都应该积极的早期敞开伤口引流。

2. 关腹技术 关闭伤口的技术同切口疝的形成有关。

在有张力的情况下关闭伤口容易造成筋膜闭合的障碍。因此推荐使用连续缝合关闭切口，这样可以使张力沿着切口全长分布。为了达到这样的目的，建议缝合切口的边距为1cm，针距为1cm。

3. 切口选择 切口的种类也会影响切口疝的形成。

有限的数据表明，横切口相对于中线垂直切口来说发生切口疝的可能性更低。

4. 与患者相关的其他危险因素 包括高龄、营养不良、腹水、服用皮质类固醇激素、糖尿病、吸烟、肥胖。此外，急症手术会增加发生切口疝的概率。

【临床表现】

切口疝患者一般主诉在腹壁原切口瘢痕深部出现肿块。该肿块可以导致不同程度的不适症状，也会影响局部美观。咳嗽或用力的时候疝内容物经过腹壁缺损疝出。对于比较大的腹壁切口疝，表面的皮肤由于缺血或压迫性坏死导致形成溃疡。切口疝发生较窄导致肠梗阻的并不少见。这种情况可能伴有反复出现的腹部绞痛以及不完全性肠梗阻伴随的恶心。

切口疝通过查体比较容易诊断，触诊也可以明确筋膜缺损的边缘。应该沿着切口的长轴仔细检查腹壁，因为切口疝可能是多发的。对于肥胖患者如果怀疑切口疝而不能通过体格检查明确诊断的，腹部CT是最好的检查手段，可以看见疝囊内的腹腔内容物。对于仅偶尔疝出体外的极端病例，腹腔镜检查可以明确疝的缺损。

【临床分型】

由于切口的不同，切口疝在发生位置和缺损大小上存在着差异，这也造成了修补难度和疗效存在着较大的差异。因此，制定一个理想的切口疝分类方法对选择修补术式和方法、评估疗效具有重要意义。2008年10月在比利时的Ghent。欧洲疝学会主席Kingsnorth组织部分学会委员及特邀专家召开了一个切口疝分类会议。经过讨论和协商，最后建立了欧洲疝学会腹壁切口疝分类方法。该方法以切口疝的位置及缺损大小为分类的基本要素，目前在临床上和文献中被更广泛地应用。

（一）按位置分类

按位置将腹部分为中线区域（以M表示）和外侧区域（以L表示）。

1. 中线区域切口疝 其上界为剑突；下界为耻骨；外界为腹直肌鞘外侧缘。因此，凡位于两侧腹直肌鞘外侧缘间的切口疝均被称作为中线切口疝。根据所在中线区位置不同，又分为5个亚类（图25-7-1）：①M1：剑突下切口疝（剑突以下3cm）；②M2：上腹部切口疝（剑突下3cm至脐上3cm）；③M3：脐部切口疝（脐上3cm至脐下3cm）；④M4:脐下切口疝（脐下3cm至耻骨上3cm）；⑤M5：耻骨上切口疝（耻骨以上3cm）（图25-7-1）。当切口疝延伸超过一个M区时，以治疗最困难的疝位置为主，中线疝治疗由难至易依次为M1—M5—M3—M2—M4。因此，如M1延伸到M3疝，定为M1：M5延伸到M3，定为M5；M2延伸到M4。定为M3。而对于多个缺损的切口疝分类，由一个切口引起的不同疝缺损视作一个疝。而由两个切口引起的两个缺损视作两个疝。

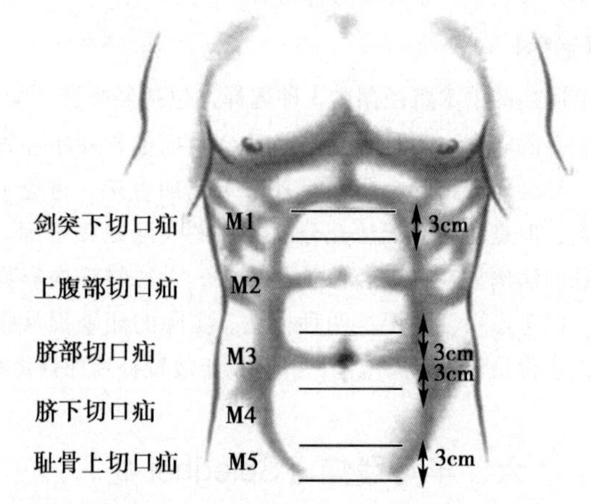

▶ 图25-7-1 腹部切口疝分类

2. 外侧区域切口疝 其界线头端为肋弓。尾端为腹股沟区，内侧为腹直肌鞘的外侧缘，外侧为腰区。根据切口疝所在侧区位置不同又分为4个亚类（图25-7-2）：①L1：肋缘下切口疝（肋骨下缘至脐上3cm水平线间）；②L2：胁腹部切口疝（腹直肌鞘外缘外侧，脐上3cm及脐下3cm

水平线之间)；③L3：髂部切口疝（脐下 3cm 水平线至腹股沟韧带之间)；④L4：腰部切口疝（腋前线背外侧)。

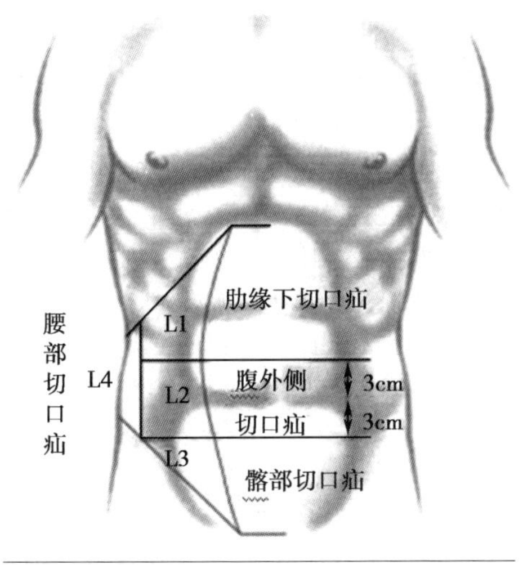

▶ 图 25-7-2 腰部切口疝分类

（二）按大小分类

由于切口疝大小及形状差异较大，不宜用一个参数或一个测量数据来概括。而将疝缺损的宽径作为一个重要的分类标准，同时兼顾缺损的长径口。

1. 宽径为疝缺损两外侧缘间的最大水平距离 以 W 表示，用 cm 做单位。根据距离大小分为 3 个亚类，即 W1：<4cm；W2：≥4～10cm；W3：≥10cm。如为多发疝，则以最外侧的两个疝缺损外侧缘间距为准（见图 25-7-1）。

2. 长径为疝缺损最头端缘和最尾端缘之间的垂直距离，以 L 表示，用 cm 做单位。长径不分亚类。如为多发疝，则以最头端和最尾端的两个疝缺损上下缘间距为准（见图 25-7-1）。

（三）分类表

为了便于临床使用和研究数据的收集，会议还制定了一个切口疝分类表（图 25-7-3，表 25-7-1）。

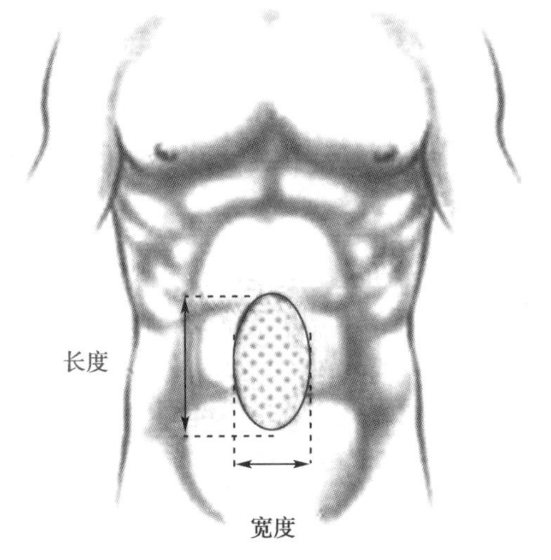

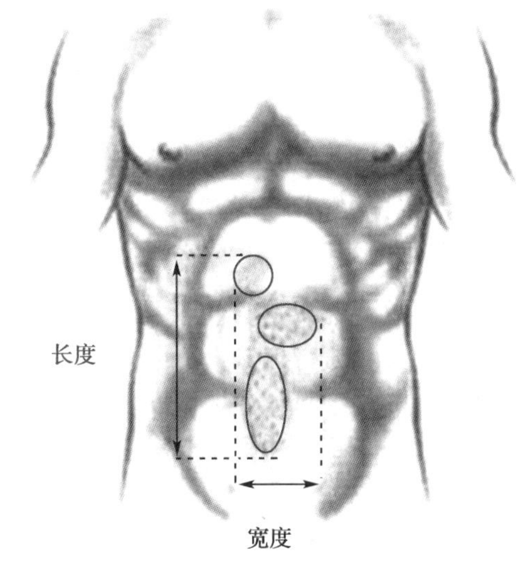

▶ 图 25-7-3 切口疝长度、宽度计算方法

表 25-7-1 切口疝分类表

EHS 切口疝分类			
Midline	剑突下切口疝	M1	
	上腹部切口疝	M2	
	脐部切口疝	M3	
	脐下切口疝	M4	
	耻骨上切口疝	M5	
Lateral	肋缘下切口疝	L1	
	腹外侧切口疝	L2	
	髂部切口疝	L3	
	腰部切口疝	L4	

续表

EHS 切口疝分类			
复发性切口疝?		Yes○ No○	
长度：cm		宽度：cm	
宽度 cm	W1<4cm ○	W2≥4～<10cm ○	W3≥10cm ○

【治疗原则】

切口疝的治疗应该遵循重建腹壁解剖结构、恢复腹壁生理功能、预防并发症的原则。腹壁功能的稳定是由骨骼，肌肉，筋膜间一系列复杂的相互作用维持的，这是一个动态平衡的过程，并一直处于不断变化中。基本解剖结构加

上神经的支配就组成了肌肉和筋膜间复杂的功能环，腹壁的功能不仅在于保护腹腔内脏器，对于躯干的旋转和弯曲，保持直立的体位乃至支持呼吸运动、保持稳定的腹腔内压是至关重要的。腹壁的完整性会影响到它的功能，进而影响患者的生活质量。所以为了重建腹壁解剖结构、恢复腹壁生理功能，原则上应尽可能关闭肌筋膜缺损。

【术前评估】

对于巨大的切口疝患者，单凭体格检查无法准确全面的判定其真实大小。因此，必须加用影像学技术如 CT 和 MRI。CT 或 MRI 除了可以清楚地显示腹壁缺损的位置、大小、疝内容物其与腹内脏器的关系外，还可用于计算疝囊容积和腹腔容积、评价腹壁的强度与弹性，有助于临床治疗。对于巨大疝伴有全身性疾病的患者应严密监测呼吸功能，包括常规胸部 X 线检查、肺功能及血气分析。

【手术时机的选择】

局部感染史和患者的全身情况是影响切口疝治疗效果的重要因素。对于全身情况差，伴心肺功能不全等内科合并症者，应在积极的术前准备后再选择适当的手术时机。对无切口感染史的切口疝，可在切口愈合后 6 个月行修补手术，对于切口感染导致的切口疝，应在伤口愈合一年后进行手术。因在感染控制、伤口愈合后仍可能有隐匿性感染存在，过早实施手术极有可能使伤口再次感染，导致修补失败。

【手术方式的选择】

（一）非补片修补

非补片修补方法能够形成更有弹性的、有自己的血管和神经支配的腹壁，降低血清肿和感染的风险。

1. 单纯或重叠缝合　单纯或重叠缝合单纯缝线修补或改良的 Mayo 方法，即筋膜边缘重叠缝合。多项研究表明相比单纯缝线修补，开放性的补片修补手术对于切口疝修补更有优势，可明显降低复发率。近期的一项随机性、回顾性报道指出，即使对于筋膜缺损小于 4cm 的疝，单纯缝合修补后的复发率仍高得令人难以接受。这些研究都强调指出伤口瘢痕的薄弱和缺陷是导致切口疝的病理性原因。因此现在已不推荐切口疝使用单纯的缝线修补。

2. 成分分离技术　20 世纪 90 年代，Ramirez 等提出了组织结构分离技术，即对自体组织进行层次分离来修补腹壁缺损，主要操作要点为：从中线部分分离两侧皮肤及皮下组织，自腹直肌前鞘和腹外斜肌筋膜外缘 2~3cm 直到腋前线，形成一个游离平面，纵向切断腹外斜肌腱膜，使腹外斜肌和腹内斜肌分离，最大程度向中线部位移动两侧腹直肌。这项技术的核心就是保证腹直肌的完整，使腹直肌在大的切口疝中无张力的靠近，利于重建腹壁解剖结构与生理功能，并预防腹筋膜室综合征。但其复发率较高，推荐联合使用合成补片支撑减弱的前腹壁。

（二）补片修补

1. 肌前补片置入法（onlay）　将网片放置在皮下筋膜前。这种手术方式可以修补包括正中切口疝在内的各种腹壁缺损。该法操作简单易行，可用来修补较大的切口疝。不足之处在于缺点是需要进行广泛的皮下分离，术后血清肿和补片感染的发生率较高。

2. 腹膜前补片置入法（sublay）　网片被放置在腹膜和关闭的腹直肌后鞘之间。此法优点是不仅有缝合点抵抗张力，而且补片前方有肌筋膜层协助抵抗腹内压力，术后复发率低，术区僵硬感减轻。不足之处在于腹膜前游离难度增大，分层困难，手术创伤大。

3. 腹腔内放置补片修补术（underlay）　包括开放法、腹腔镜法和杂交法。①开放 underlay 法优势在于操作简单，充分利用腹膜的抗感染和吸收能力，避免术后血肿及浆液肿的形成；不足之处在于补片缝合固定操作困难，手术创伤仍较大，而且需要腹壁全层的缝合，术后疼痛不适感更为明显。②腹腔镜修补法适用于中小型切口疝，缺损的横向长度小于 10cm。禁忌证包括：复发切口疝（因广泛的粘连）、难复切口疝（因疝内容物无法还纳）、需要附加胃肠道手术的患者。③杂交法是适用于复杂切口疝的术式，通过开腹手术进入腹腔，直视下游离粘连后将防粘连补片悬吊固定于腹壁。置入腹腔镜后逐层缝合关闭切口。人工气腹后以钉枪进一步固定补片。

【修补材料的选择】

切口疝补片主要分为两大类：人工合成补片和生物补片。目前最常用的人工合成补片材料包括聚丙烯（polypropylene）、聚酯（polyester）以及膨化聚四氟乙烯（expanded polytetraflouroethylene，ePTFE）。与 ePTFE 相比，聚丙烯与聚酯补片在污染条件下有优势，即使暴露于感染区，也可以被肉芽组织从孔洞中穿过并最终覆盖；而 ePTFE 与腹腔脏器直接接触时只引起轻度粘连，一般不会导致肠瘘的发生，可以较为安全地放置于腹腔内。为了避免或者减少大孔径补片置于腹腔后产生的不良后果，产生了以可吸收材料或不可吸收材料为屏障的复合型补片。

生物补片是由动物或人皮经特殊处理后去掉了异体抗原制成，所以不会产生排斥反应，此类补片既可以用于腹腔内修补，也可以用于腹腔外腹壁修补，经过一段时间生物补片会逐渐吸收，近期效果令人满意。尽管目前对于生物补片的临床和试验的经验都很有限，但生物补片的植入是在有腹壁感染时最好的处理方法。理想的补片材料仍有待开发，这也是产品种类繁多、各项研究之间缺乏认同的原因。

【治疗策略】

所谓切口疝的治疗策略，即遵循在不增加腹压的前提下重建腹壁解剖结构与生理功能的原则，根据术前和术中的评估，最终对现有治疗方案做出选择，选择包括修补方式和修补材料。影响制定治疗方案的因素包括有腹内压与呼吸功能、疝的类型（大小与位置）外，还应重点考虑以下几个方面：

（一）是否存在感染

使用不可吸收合成补片并不适宜，研究表明其再感染率可高达50%~90%。可吸收补片可用于感染腹壁缺损的重建，但只能作为临时措施，需分期多次手术，最后再行确定性手术完成腹壁重建，耗时6~12个月。直接缝合可用于小的腹壁缺损（<5cm）修复。生物补片的出现使感染腹壁缺损的修复能一次完成，因其胶原基质将被自身组取代，而再血管化及自身细胞的长入有利于对抗感染，因此生物补片是目前较为理想的污染状态下切口疝修补材料。

（二）腹膜是否可以完整关闭

由于现有各种合成材料都或多或少会引起粘连。在不必要情况下应用腹膜内补片的植入是不适当的。如果可以关闭，应避免采用植入腹腔的人工合成补片（包括复合人工材料），避免补片-内脏接触，将材料放置腹膜外。

（三）能否闭合筋膜缺损

如果可以则首选 sublay 术式和聚丙烯补片。尽可能在不增加腹压的前提下聚拢向两侧移位的腹壁肌筋膜层，以重建腹壁解剖结构与生理功能。如缺损较大，可考虑采用组织结构分离技术联合合成补片修补。建议术中监测呼吸力学变化，确保在不增加腹压的情况下关闭腹腔。

总之，对于腹部切口疝而言，不仅要能成功地完成修补，更重要的是能达到腹壁功能性重建。目前还没有任何一个手术术式是完美无缺的，所以强调切口疝的治疗策略显得尤为重要。

第八节 造口旁疝

造口旁疝是由结肠造口或者回肠造口部位发展而成的疝。是一类特殊的切口疝，也是腹部各类造口手术后常见的并发症之一。文献中，体格检查发现造口旁疝的发生率为35%，当使用腹部 CT 检查时，该比例可超过60%。近20年来，外科医师一直在不断努力探索更新的预防方法降低造口旁疝的发生率和更佳的修补技术降低修补后的疝复发率。

【病因】

（一）手术相关因素

1. 造口位置选择不当，因腹直肌具有约束功能，经腹直肌造口者，造口旁疝发生率较低。而经腹直肌旁或经切口造口者，造口旁疝发生率相对较高。

2. 术后出现切口感染。

3. 关腹时局部张力过大以及各层组织对合不良。

4. 血管或神经损伤导致肌肉萎缩，腹壁强度降低。

（二）全身疾病影响

高龄、肥胖、糖尿病、营养不良、恶性肿瘤、Crohn 病等影响组织愈合。

（三）腹压升高

剧烈咳嗽、严重腹胀、腹水或腹内存在较大的肿瘤等。

【临床分型】

2013年欧洲疝学会引入了一种新的造口旁疝分类系统（表25-8-1）。该法主要通过评估造口旁疝缺损大小以及是否合并切口疝（concomitant incisional hernia，CIH）而将患者分为四个亚群。这种分类方式被认为有利于不同研究之间的比较以及基于数据库的资料收集。因此，如果这种方法广泛使用后，将有助于未来循证治疗指南的开发。

表25-8-1 EHS 造口旁疝分类

分型	缺损大小（cm）	cIH
Ⅰ型	≤5cm	无
Ⅱ型	≤5cm	有
Ⅲ型	>5cm	无
Ⅳ型	>5cm	有

注：cIH 合并切口疝

【诊断】

2年内有腹部造瘘（口）史的患者出现向外突出的皮下肿块，在长时间站立行走或增加腹内压（如搬重物、咳嗽、用力排便、排尿）时出现，休息或平卧时减小或消失；肿块会渐增大。因疝囊扩张牵扯腹壁和造口，部分患者可出现局部钝痛，坠胀感，饱胀感，消化不良，便秘等不适。CT 检查和超声检查有助于诊断。CT 还可有助于判断疝环的大小、疝内容的成分。

【治疗】

（一）手术指征

造口旁疝手术治疗指征与时机把握目前缺乏统一的认识。通常认为无症状的造口旁疝应该接受密切的观察，临床医生应对有症状的造口旁疝患者提出警示，尤其交代疝嵌顿或绞窄的可能性。如果伴有严重并发症，如难以忍受的疼痛、频繁肠梗阻，出现嵌顿或绞窄；或者对于造口适应不良患者，以及存在其他症状对患者生存质量具有显著影响时，则应该考虑进行手术治疗。

（二）手术方法的选择

造口旁疝的手术修补方式主要分为三种：单纯缝合修补、瘘口再造和补片修补。单纯缝合造口旁缺损不是一个长效的解决方案（存在较高的复发率），但对于具有症状但手术条件较差的患者是较好的选择。瘘口再造是一个可行的方法，尤其是对于较大的缺损；但存在的顾虑在于可能造成腹壁两处位置易发疝。显而易见，补片修补是最有效的治疗方法。然而，最佳的手术方式、补片种类及放置位置尚未确定。

25

1. 开放式修补 造口旁疝缺损补片可以放置在腹直肌后或腹腔内，首选腹中线切口，很多患者合并有中线切口缺损。既往的正中切口瘢痕予以切除，进入腹腔后进行粘连松解术，还纳疝内容物并确定筋膜边界，疝囊无须切除。确认腹直肌后鞘后，仔细游离腹直肌。游离腹直肌后间隙两侧直达腹内斜肌。在造口缺损的边缘剥离后鞘。如造口缺损位于腹直肌中间，补片应该会有足够的空间覆盖缺损。如造口缺损位于腹直肌鞘外或邻近腹直肌鞘外缘，则需要在腹直肌外缘小心切开后鞘进入腹膜前间隙，以便补片外侧的放置。

至少 5cm 的补片与缺损重叠。在补片中间修剪出一个钥匙孔，以便补片包绕造口的肠襻。补片使用不可吸收单丝缝线行全层固定。随后在补片上方关闭腹直肌前鞘，以提供富含血管的被盖。

造口缺损的修补同样可采用腹腔内补片放置（IPOM）的方式进行。造口旁疝的 IPOM 手术最早由 Paul Sugarbaker 医生于 1985 年提出。他可以有效地充分覆盖疝缺损，同时提供一个完好的皮肤至腹腔内肠管管道。它还能够避免 Keyhole 修补手术中所需要的补片修剪步骤。Sugarbaker 修补的路径与开放式 Keyhole 技术相似。不同点在于补片的放置方式。在还纳疝内容物、明确造口肠襻后，将肠管固定贴附于腹壁一侧。选择适当大小的补片确保超过缺损环 4～5cm，将一段造口肠管从补片上方潜行而出，继而将进行补片修补，补片无须剪裁。这时补片可有效地形成一个吊索或吊床，将肠管吊起。肠襻周围的缺损根据其大小缝合关闭。

2. 腹腔镜修补 越来越多的数据表明，造口旁疝的腹腔镜修补术后效果明显优于开放手术，并发症发生率及复发率均显著降低。补片的放置方式为 Keyhole 技术、改良 Sugarbaker 技术和 Sandwich 技术。

（1）Keyhole 法（图 25-8-1）：具体手术步骤是：腹腔镜下先分离造口肠管周围区域粘连、暴露疝环缺损，然后剪裁防粘连补片预留一造口肠管通过的适当孔径并围绕造口肠管，或使用造口旁疝专用补片，覆盖造口周围缺损进行修补，并使用螺旋钉沿补片边缘及造口旁疝疝环每隔进行钉合固定。

（2）Sugarbaker 法（图 25-8-2）：患者体位与腹腔镜腹壁疝修补术式一致。手臂内收固定。最初的 Trocar 建立视术者的喜好而定，一般在造口对侧肋弓下引入可视 Trocar，其余 Trocar 可放置在一旁以便腹腔内粘连松解和补片放置。

（3）Sandwich 法：即 Keyhole 法和 Sugarbaker 法的组合。先以 Keyhole 法覆盖腹壁缺损，再以防粘连补片采用 Sugarbaker 法将潜行肠管位于两张补片之间。

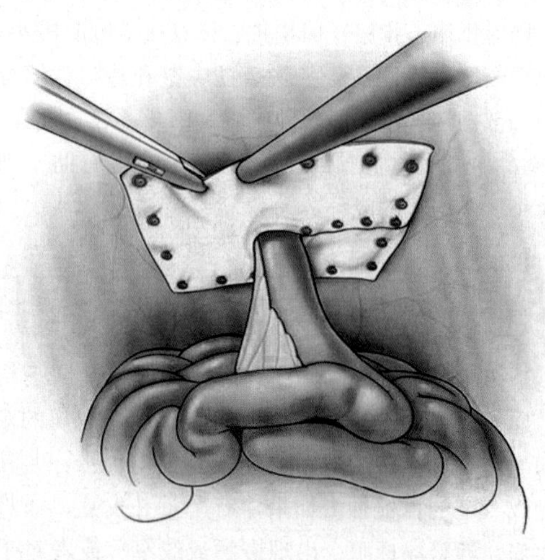

▶ 图 25-8-1 Keyhole 法
（引自：Fazio VW，Church JM，Wu JS，et al. Atlas of Intestinal Stomas. Springer，2012）

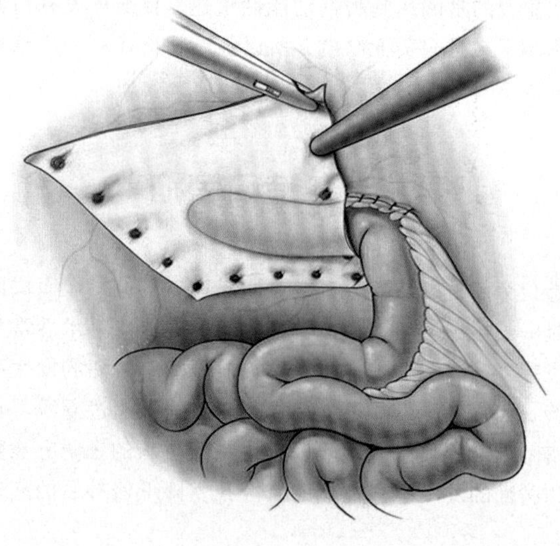

▶ 图 25-8-2 Sugarbaker 法
（引自：Fazio VW，Church JM，Wu JS，et al. Atlas of Intestinal Stomas. Springer，2012）

【术后管理】

造口旁疝患者与腹壁疝患者的术后管理非常相似。首先应该关注到患者的疼痛控制情况，患者可能需要使用吗啡或氢吗啡酮的经静脉患者自控镇痛（PCIA）设备。特别是开放式修补，术前即可放置硬膜外镇痛导管。如果患者的肾功能允许，可在镇痛药物配方中增加使用注射用酮咯酸。地西泮可用于治疗腹壁肌肉痉挛。一旦肠道功能恢复，可使用口服止痛药物。术后第 1 天即可给予缓泻剂。

正如任何腹壁疝术后的患者一样，生命体征的日常监测是十分重要的。温度曲线上升或不明原因的心动过速应警惕肠道损伤的可能。这些表现应与体格检查结果相互结合。早期识别肠道损伤对于任何疝病患者来说都是至关重要的。每天都需要特别关注造口情况。可通过肉眼观察造口肠管的活性。

鼓励早期下床活动，以避免潜在的深静脉血栓形成。住院期间应给予皮下注射肝素以及序贯加压袜治疗。

术后第 1 天拔除尿管。需监测 24 小时引流量；对于人工合成材料补片，无论引流量多少，引流管通常在 48、72 小时后拔除；而生物或生物可吸收补片，需要留置引流管直至每日引流管少于 30ml。

患者出院标准为胃肠功能恢复，可耐受正常饮食，下地活动自如，以及口服止痛药后无疼痛问题。多数患者可于术后 4~5 天出院。

（王荫龙　王西墨）

第二十六章 腹部损伤

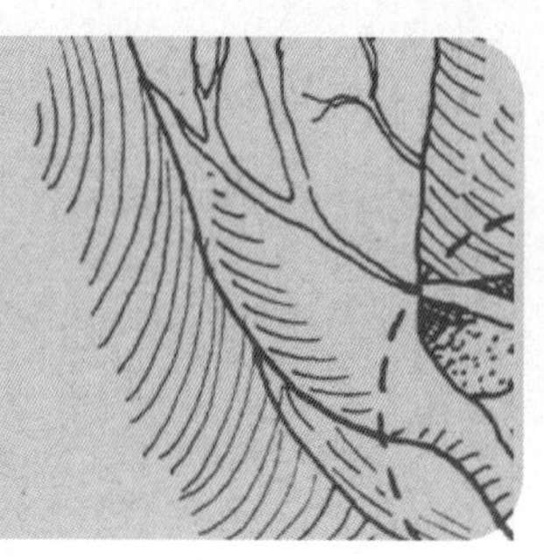
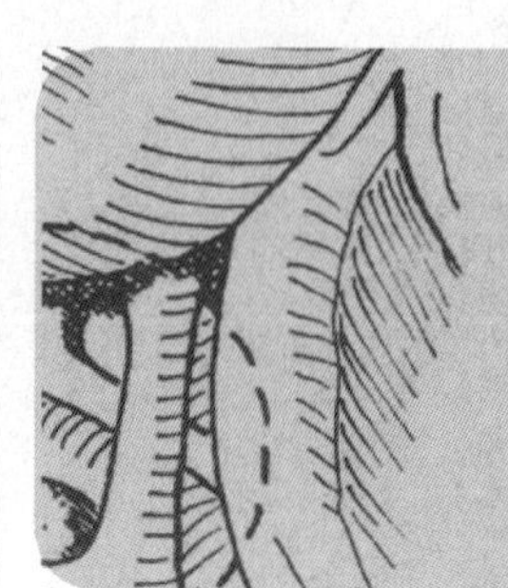

第一节 概 述

创伤是最古老的外科话题，目前仍然是年轻人死亡的最多见原因。无论在战时还是平时，腹部损伤都是比较多见的，因腹部损伤死亡的病例约占损伤死亡病例的10%，这并不意味着腹部损伤发生率低，而是因为腹部损伤在威胁生命方面不如颅脑损伤和胸部损伤严重。大部分腹部损伤可以治愈，但腹部大血管或实质脏器的严重损伤可导致大出血、腹腔内多个脏器严重损伤，如诊断和治疗稍有延误，其后果则很严重。近20年来，创伤的治疗理念发生了很多变化，新型战伤的处治也为创伤外科的实践提供了宝贵的经验，这都促进了创伤诊治水平的提升。随着CT大量投入创伤患者的评估，促使实质脏器损伤越来越多地采取非手术治疗的方案，而手术范围也在相应缩小，比如脾脏修补和部分肾切除。结肠损伤以前多强调造瘘，然而目前几乎所有情况都可以考虑直接缝合修补。对于内环境严重紊乱的患者，采用损伤控制策略，尽可能缩短初次手术的时间，通过外科ICU治疗恢复内环境稳定后，再行决定性手术。血管内介入技术越来越多的用于止血和血管再通，避免了在创伤患者实施危险的大血管显露所面临的困难而尴尬的局面。以血栓弹力图指导的成分输血，则大大降低了大量输注血制品所带来的凝血病风险。

【原因与分类】

腹部损伤可分为开放性损伤（open injury）和闭合性损伤（closed injury）两大类。根据腹膜是否被穿透，又可分为穿透伤（penetrating injury）和非穿透伤（nonpenetrating injury）。腹部开放性损伤是由锐性物体，如刀、剪或枪弹等物体造成的穿透伤，均有伤口与外界相通，腹部闭合性损伤则多由挤压、坠落、车祸等原因所造成，也称之为钝性损伤（blunt injury）。根据脏器的解剖特性，将腹部脏器分为实质脏器和空腔脏器两类，实质脏器，包括肝、脾、胰和肾脏等，这类脏器血运丰富，质地脆软，损伤后破裂常造成腹腔内出血或腹膜后血肿。空腔脏器包括胃、小肠、大肠、胆囊和膀胱等，这类脏器在充盈状态下受暴力作用易于破裂，内容物外溢引起腹膜炎。

在腹部开放性损伤中，一般锐性刺伤可造成实质脏器破裂出血，也可穿破空腔脏器造成腹膜炎，作为一种低能量损伤，除非伤及重要血管，一般不会立即危及生命。枪弹伤（gunshot wound）是一种最严重的穿透伤，枪弹在通过机体的全过程中形成一个破坏性弹道，可累及许多脏器，其损伤的严重性不仅是投射物所穿透的组织，而且包括附近更多的组织损伤。子弹射入软组织，其冲击波随之传导到周围组织，并以声速向四周扩散，引起广泛的组织损害。枪弹伤损害程度同子弹动能相关，即与投射物的质量和速度的平方成正比（$KE=mv^2/2g$），也就是说质量大与速度快的子弹能造成更广泛和更严重的损伤。

和平时期腹部创伤的常见形式是腹部闭合性损伤，在现代社会以机动车冲撞最多，其次是交通意外中的路人被车撞伤，再次为坠落伤，另外还可见各种暴力直接击打腹部的情况。导致腹部闭合性损伤的机制大致如下：首先较迅猛的外力挤压腹部，导致腹内压骤然升高，可造成易碎的实质脏器破裂，如肝、脾破裂；也可使充盈的空腔脏器破裂，如胃肠破裂。其次，腹腔内器官被挤压在腹壁和脊柱之间，这种轧铡作用可直接导致器官的断裂或破裂，常见于方向盘或安全带勒轧的情况，易损器官多为胰腺和小肠。另外，当人体处于高速运动状态时，由于撞击或人体运动突然减速，停止运动，虽然身体处于静止状态，但腹内移动性较大的脏器仍受惯性作用继续运动，而使其在腹腔内固定部位发生损伤，如脾蒂、肾蒂、肠系膜根部、十二指肠空肠曲等处易于受伤，这是由于剪切力（shearing forces）造成的。

【临床表现】

腹部损伤的主要临床表现为内出血和腹膜炎，常伴有休克征象。实质脏器及大血管损伤的临床表现以内出血为主，空腔脏器损伤临床表现以腹膜炎为主。内出血的主要表现为患者烦躁不安，甚至出现表情淡漠或昏迷状态，面色苍白、口渴、血压下降、脉率增高，腹部膨隆，可有移动性浊音。腹膜炎的主要表现为腹痛、腹胀、恶心、呕吐，体检时可发现腹肌紧张、压痛及反跳痛，肠音减弱或消失，由于血容量减少及毒素吸收也可出现休克。腹痛的程度和性质由于损伤脏器的不同而有所差异，一般空腔脏器穿孔所致的腹膜炎疼痛较明显，上消化道穿孔引起的疼痛更为剧烈。对于昏迷患者腹部症状和体征可能不明显，应仔细检查。对有血尿患者，应注意泌尿系统的损伤。总之，腹部损伤的临床表现差异很大，其突出的症状和体征与损伤脏器、复合伤、患者年龄、健康状况、受伤至治疗相隔时间等许多因素有关。

【辅助检查】

1. 体格检查　是第一线的诊断方法，首先要迅速对伤员的生命体征做出判断，如存在循环不稳定或其他危象，应立即展开抢救并马上评估使用其他紧急干预手段。在没有外在出血部位的情况下，神志尚存的低血压首先要怀疑腹腔内出血。对于神志清楚的患者，体格检查能提供重要的临床线索，即使初次检查没有阳性发现，对有疑问的患者通过反复多次检查，往往能获得有意义的临床线索。而对神志不清的伤员，体格检查结果不可靠，需考虑其他诊断方法。

在受伤的早期，血液化验检查结果对伤情诊断意义不大，血红蛋白、剩余碱及淀粉酶等结果可能正常，需反复检查，特别要注意血红蛋白水平的波动。血型检测在创伤患者是必需的，育龄妇女还要行尿妊娠试验检查。

26

2. 腹腔穿刺和腹腔灌洗　是简单有效的诊断方法，如抽出不凝血或空腔脏器内容物，可形成腹腔内脏器损伤的诊断。随着床旁超声技术的引入，腹腔穿刺或灌洗的使用相应减少。由于实质脏器损伤非手术治疗方案的引入，腹腔穿刺抽出不凝血不再是紧急开腹手术的绝对指征，需进一步行 CT 检查以决定治疗方案。然而在患者循环不稳定，无法移动至放射检查室的条件下，诊断性腹腔穿刺及灌洗仍然是行之有效的检查手段。

3. 超声检查　特别是床旁超声检查有很多优点，方法简单，经济，无创，可反复多次检查对比，特别是在训练有素的创伤医生手中结合对受伤机制的考虑，能形成非常可靠的诊断。但该方法对操作者要求高，对于空腔脏器损伤和后腹膜腔结构的检查不可靠。在患者循环不稳定的条件下，床旁超声检查可对腹膜腔内进行快速检查，使用 3~5MHz 探头，先于剑突下矢状面扫描，随后扫描 Morrison 间隙和脾肾间隙，最后在耻骨上水平扫描（图 26-1-1），如有腹腔内出血可通过以上检查发现无回声液区，对出血量在 100ml 以上的腹腔内出血检测敏感性在 95%以上，结合诊断性腹腔穿刺和腹腔灌洗，可以获得紧急开腹探查的确切依据。

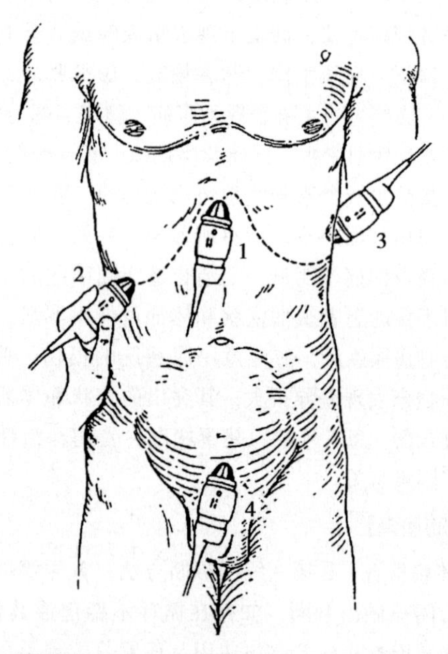

▶ 图 26-1-1　腹部超声检查步骤

4. CT 检查　是腹部闭合性损伤最常用的检查方法。虽然对空腔脏器损伤的检查结果还不够完善，但对实质脏器的损伤可以提供相当精确的诊断信息，最新检察技术可使其准确率达到 92%到 98%。此外对腹膜后间隙、膈肌以及腹腔大血管损伤和脊椎的伤情也能提供有用的参考。肝脏和脾脏裂伤传统上要开腹探查，目前则有相当多的病例采用非手术治疗，而 CT 检查则是必需的决策依据。但对循环不稳定，生命垂危的伤员，使用上受到限制。

表 26-1-1　肝脾损伤分级

肝脏损伤分级	
1	包膜下血肿<10%，裂伤深度<1cm
2	包膜下血肿为 10%~50%；肝脏裂伤深度为1~3cm；实质内血肿长度≤10cm
3	包膜下血肿>50%；裂伤深度>3cm，实质内血肿长度>10cm
4	裂伤范围占 25%~75%肝叶或 1~3 个肝段
5	裂伤范围超过 75%或>3 个肝段；肝后腔静脉或主要肝血管损伤
脾脏损伤的分级	
1	被膜撕裂，裂伤深度<1cm；包膜下血肿<10%
2	裂伤深度 1~3cm，未累及小梁血管；包膜下血肿 10%~50%；实质内血肿<5cm
3	裂伤深度>3cm，或累及小梁血管；包膜下血肿>50%或进行性扩大；包膜下或实质内血肿破裂
4	裂伤累及段或脾门大血管，导致组织丧失血供，范围>25%
5	脾脏完全破碎，脾门血管损伤，脾脏完全丧失血供

【诊断】

详细地采集病史对于腹部损伤的诊断十分重要。应详细询问受伤时间、部位、致伤物的性质、暴力的作用方向、速度和力量等。在交通意外中，车辆的种类、伤者的座位以及同行者的伤情，车辆受损状况、是否倾覆等都是重要的受伤机制线索，可以为判断伤情的严重程度提供依据。腹部损伤的诊断有时是比较困难的，尤其是钝性损伤，常累及多个腹腔脏器，而且由于其他部位的复合伤存在，使早期症状模糊不清。在检查患者的过程中，要充分宽衣暴露，对于穿透伤，需明确伤道方向、深度、全身及腹部情况，乳头以下的穿透伤和臀部会阴部的深部穿透伤应考虑有进入腹腔的可能，对于枪弹伤应了解子弹速度、质量、方向及出口、入口的位置；对钝性损伤则应注意淤肿的部位，如出现安全带淤痕，需警惕腹腔内脏器受损的可能。在临床上，对严重损伤的患者，不管其他部位的损伤程度如何均应认真地反复检查腹部。在确定腹内脏器损伤后，应进一步确定损伤的脏器，然后再决定是否需要进行手术探查。除了结合临床症状和物理检查外，还应进行其他辅助检查，包括临床化验检查、腹腔穿刺和腹腔灌洗、超声波检查、X 线检查，腹腔血管造影及 CT 等特殊检查。

必须强调的是，创伤的救治是一个紧急的处置过程，必须边抢救边诊断，应根据患者损伤程度、全身状况和诊断上的需要选择适当的辅助诊断方法。如果病情危重，在不影响复苏治疗的前提下选用适当的辅助检查，尽快得到较完整的临床资料，有的则应在病情稳定后再进行。

【治疗原则】

腹部损伤的治疗，首先是迅速对患者进行正确估价和及时地复苏，并恰当安排好诊断和治疗程序。对直接威胁生命的病理变化应采取积极治疗措施，如对窒息、气胸、血胸和大出血的妥善处理等。对生命体征不稳定或气管受压的伤员，要迅速行气管插管，考虑到患者病情，在运输至检查室或手术室过程中可能出现窒息的患者也要行气管插管。建立静脉通路，对血流动力学不稳定的伤员要建立两条以上大口径输液通路。对存在气胸和血胸的伤员，如出现生命体征不稳定或需要正压通气的情况，需安置胸腔闭式引流。持续腹腔内出血在腹部损伤中最为致命，需要紧急开腹探查。如患者意识尚存，但出现难以纠正的低血压，诊断性腹腔穿刺抽出不凝血，则需要马上手术。此外，明确的腹膜刺激征，影像学检查发现气腹征或膈肌破裂以及确定的难以控制的消化道出血，都构成紧急开腹探查的指征。如循环稳定，则应尽快通过 CT 检查评估腹部伤情，以决定进一步处治的步骤。

腹部闭合性损伤中实质脏器损伤较多见，这一类损伤多适合非手术治疗。绝大多数 1 级到 2 级的损伤都能成功进行非手术治疗。对于 3 级以上的损伤，需要考虑血管内介入栓塞治疗。但选择非手术治疗必须非常小心，仔细的监护观察是必不可少的，同时相关单位必须准备好随时转为手术治疗，如存在其他非腹部部位的损伤或者意识不清，不便观察病情的情况，则应及时手术探查。肝破裂较之脾破裂，非手术治疗更容易成功，如初次超声评估腹腔内出血量在 300ml 以上或需要紧急输血以维持循环稳定者，非手术治疗失败的可能性则会相应上升。非手术治疗策略是建立在准确的伤情判断的基础上的，CT 检查最好为高分辨率设备并同时强化，需要高度警惕漏诊空腔脏器损伤，如血管内栓塞失败或造影显示严重的血管损伤，要果断转为手术治疗。空腔脏器损伤，虽然不会出现迅速的循环衰竭，但一经延误，可造成感染性休克，严重威胁伤者的生命。故对有明确腹膜刺激征或 CT 检查显示腹腔积液但不能确定实质脏器损伤者，须高度怀疑腹腔内空腔脏器损伤，积极开腹探查。

由于腹部创伤常涉及多个脏器，必须进行仔细的探查和周密的处理，故需有满意和可靠的麻醉配合。手术前尽量保证充分的备血，通畅的静脉通路，在转运患者过程中不要夹闭胸管，并保证水封瓶位于有效平面，给以广谱抗生素和破伤风抗毒素，安置胃管尿管，在搬动患者的过程中始终假定患者存在脊柱不稳定，平衡移动，避免继发损伤。一般选用气管内全身麻醉。手术的基本目标是止血和控制消化液外溢。开腹探查宜采用纵行切口，并根据需要延长。在术前诊断明确的时候，也可选择更方便的切口，强调获得充分的显露，建议使用自动牵开器和手术头灯。入腹后，迅速将游离小肠拖出腹腔外，吸出腹腔游离血液，用腹纱有序填塞各个象限，以临时控制出血。腹部闭合性损伤最常见的出血部位是肝脏、脾脏和肠系膜，开放性损伤则根据损伤的入口部位判断易损部位，常见肝脏、腹膜后血管和肠系膜。如果填塞不能有效控制出血，则该部位需要优先处理。迅速临时关闭肠管部位，钳闭、结扎、缝闭或半自动关闭器都可使用。在基本止血和控制消化道破裂后，再开始顺序探查。可根据术前诊断有针对性地重点探查，为了避免漏诊，还应进行系统地全面探查，特别要注意膈肌和膈下部位，腹膜后间隙和盆腔的探查。一般可采取下列顺序，即脾、肝、膈，整个胃肠道及其系膜（从上至下或由下而上进行）、盆腔，然后打开胃结肠韧带进小网膜囊，探查胰腺及腹膜后脏器和大血管。对于发现的损伤给以相应的处理，随后以单股线（最好为可吸收线）连续关腹，腹壁污染严重者可延期关闭皮肤，对腹胀严重或腹壁挫伤严重者，则考虑临时关腹措施。

术后治疗除注意补充血容量，维持水分及电解质平衡外，还应选用适当的抗生素以预防或治疗感染。

26

第二节 膈损伤

【病因】

膈损伤（injury of diaphragm）可因胸腹部钝性损伤或穿透伤所造成，其中以穿透伤为多，据文献报告可占 78%。现在交通事故为膈损伤的最主要原因，自发性膈肌破裂，妊娠和医源性膈肌破裂很少见。膈肌损伤 90% 合并有其他胸腹脏器损伤，死亡率可高达 10%~20%。

【病理】

膈肌损伤多发生在一处，两侧膈肌同时损伤者很少见。多数膈肌裂伤以中心腱为起点放散向外伸延，裂口较大，可达 10cm 以上。穿透伤裂口较小，一般小于 2cm，因此容易发生内脏嵌闭。文献报告膈损伤发生在左侧者占 84.6%，右侧占 14.1%，两侧同时发生者仅 1.3%。其原因可能为：①右侧膈肌有肝脏保护，较小裂口不易发生膈疝，较大的暴力常先导致肝脏的损伤；②先天性膈肌薄弱处右侧较左侧少；③在穿透性损伤时行刺者常以右手持凶器，其攻击目标多指向心脏，故易刺伤左侧膈肌。

膈肌撕裂后，由于胸腹部压力差的存在，有利于腹腔内脏移入胸腔。左侧膈破裂突入胸腔的脏器为胃、左侧结肠、脾、网膜、小肠等。右侧膈破裂肝脏常突入胸腔。由于膈肌破裂腹腔脏器向胸腔突入，胸腔内压呈正压，肺脏受压，气体交换面积减少。严重者发生纵隔移位，影响静脉回心血量。如果心包区膈肌发生破裂，内脏突入心包，发生心脏压塞，影响心脏功能。另一方面，经膈肌突入胸腔的脏器还有发生嵌闭以至绞窄的危险。因此膈破裂不但可导致呼吸循环障碍，而且可使突入脏器坏死。

【临床表现】

根据损伤程度、突入胸腔脏器情况以及复合伤的有无，临床表现甚为复杂，再加上膈肌损伤常被其他部位损伤所掩盖，容易误诊。膈损伤的突出症状为胸痛及气短。疼痛有时向肩背部放射。当腹内脏器突入胸腔，引起纵隔移位时，呼吸困难更明显，严重者可出现发绀。此外，早期患者可有消化不良症状；随着病情发展，还可能出现腹痛、腹胀、恶心、呕吐等肠梗阻症状，甚至发生肠绞窄和中毒性休克。心包区膈肌破裂时，腹部脏器突入心包，可引起心绞痛、心律失常或心脏压塞症状。物理检查，在胸腹壁可见钝性伤迹或伤口，枪弹口等。可出现舟状腹。移位于胸腔的胃肠道内充满大量气体，伤侧呼吸音低，有时在胸腔可听到肠音。由于纵隔移位，气管向健侧偏移。

【诊断】

对胸腹部严重创伤都要考虑到膈肌损伤的可能性，仔细检查以期能及时确诊。在复合性损伤时，由于伤情复杂，往往需要连续观察。当怀疑膈肌损伤，同时合并腹内脏器损伤时，需要开腹探查，手术中常规探查膈肌顶部，可及时发现膈肌破裂。在腹部钝性伤中，除常并发腹部脏器损伤外，肋骨骨折和骨盆骨折也是常见的复合伤。文献报告并发肋骨骨折者占 45%～73%，并发骨盆骨折者占 20%～50%，因此对严重下部肋骨骨折和骨盆骨折的患者要想到膈肌破裂的可能。在穿透性损伤中，可根据伤道进行判断，以确定诊断。

X 线检查是诊断的关键，当胸片出现以下征象时就有膈肌损伤的可能：①胸部出现一个界限明显的阴影，符合部分是液体、部分是气体的胃泡；②在大片不透光区域内存在一些大气泡或小圆透亮区；③膈肌升高或模糊不清；④纵隔向对侧移位；⑤心包区膈破裂时，心脏轮廓扩大，在心脏区可见到含气体的肠襻影像。

当胸片解释不清时，还可应用下列方法帮助诊断：①插入胃管，如果在胸内看到胃管顶端，或胃管根本不能插入胃内，说明胃可能突入胸腔；②采用人工气腹方法，向腹腔注入 200～300ml 气体，如膈破裂，可出现气胸；③上消化道钡餐造影时，采取头低脚高位检查，可见胃和小肠襻进入胸腔；④透视检查，患侧可出现膈肌反常呼吸或膈肌运动减弱；⑤肝扫描可提供右侧膈肌损伤情况；⑥腹腔动脉和肠系膜上动脉造影也是有效的诊断方法。

尽管普通 X 线检查的很重要，但对于膈肌损伤的诊断率确很有限。目前在情况稳定的患者，该检查已为 CT 检查所代替，CT 对钝性膈肌损伤诊断的敏感性可达 63%，特异性为 100%。如果没有腹腔脏器经膈肌破损疝入胸腔，CT 就不能诊断膈肌破裂。所以对于穿透性胸腹结合部损伤，要通过探查来明确膈肌损伤。鉴于遗漏膈肌损伤会带来较高的损失，既往对胸腹结合部开放性损伤主张强制性探查。在探查中，强调充分显露，所以如果选择经胸入路，需要双侧气管插管，且只能探查一侧膈肌，故很少使用。一般选择经腹腔探查胸腹结合部开放伤，然而，在穿透性损伤中，造成膈肌损伤的概率只有 0.8%到 15%，阴性探查率非常高，所以目前多采用腹腔镜探查作为这种情况下的诊断手段，以避免不必要的腹壁开放切口，同时腹腔镜对于小的膈肌损伤也可实施直接修补。

【治疗】

膈肌破裂确诊后应尽快进行手术治疗，因为腹内脏器存在着嵌闭的危险，且对呼吸循环的影响不断增加。膈肌损伤的患者大部分有复合伤，故早期手术是必要的，但对没有影响腹内脏器和没有影响呼吸循环的膈破裂患者可适当延迟手术，有利于进一步明确诊断和作好术前准备工作。术前上消化道和下消化道同时进行充分减压，有利于手术时腹部脏器复位。手术切口根据确诊时间和复合伤情况而决定，一般多采用腹部切口，一方面因腹部损伤造成腹部脏器损伤的机会多，有利于彻底检查；另一方面开腹对呼吸的影响小。对于从腹部检查困难的病例可采用胸腹联合切口，但要严格掌握适应证。从腹部缝合右侧膈肌较困难，分离肝右三角韧带和肝镰状韧带，可以较好地暴露，如果没有腹部脏器损伤可从第 5 肋间开胸进行修补。急性膈肌破裂手术时，复位突入的脏器并不困难，如同时有多种脏器突入胸腔时，可先放回小肠，最后放回胃。修补膈肌一般可采用粗的不吸收缝线间断褥式或重叠缝合。注意避免缝合膈神经分支，对合的创缘应避免过大的张力，以免术后发生修补部位的再破裂。在钝性损伤中，如破裂巨大无法一期缝合，可考虑使用不吸收人工补片修补。如同时存在严重污染，不适于人工补片修补，须就近寻找自体修补材料，如背阔肌片、阔筋膜张肌或网膜。目前还没有确实有有效的生物补片。修补后用大量温盐水彻底清洗胸腔和腹腔，并于手术后安放胸腔闭式引流管，术后持续胃肠减压，以预防并发症的发生，术后应注意保持呼吸道的通畅，保护肺功能，以防止呼吸衰竭和肺部感染。

第三节　肝脏损伤

【肝损伤的原因和分类】

肝脏损伤（injury of the liver）可分为两种类型：①开放性损伤，多为锐性暴力所致，如刀伤、枪伤等造成。此类暴力可使肝脏实质和肝被膜破裂，一般口小而深，并与胸壁或腹壁开放伤口相通；②闭合性损伤，多因钝性暴力所致，如车祸及钝器直接打击等，也可能是间接的暴力，如从高处坠落，肝脏受到对冲力作用发生破裂，常造成严重挫裂伤。

【病理生理】

根据受伤方式，又可将开放性肝外伤分为：①刺入伤；②贯通伤。将闭合性肝外伤分为：①肝破裂；②肝包膜下血肿；③中央型肝破裂。根据受伤程度，可将肝外伤分为单纯性肝裂伤和复杂性肝伤，后者多伴有肝门损伤或肝后面的肝静脉，下腔静脉的损伤。

严重肝外伤的死亡率高达 24%～62%，主要死于难以控制的大出血及感染。出血性休克是一常见症状，当门静脉、肝静脉等血管损伤时失血较多，休克出现早而且严重。肝损伤后的感染也是危险的并发症，当肝内较大肝管受到损伤时，胆汁外溢至腹腔，可引起胆汁性腹膜炎。腹腔内大量积血和胆汁的外溢，以及破碎肝组织的坏死更易造成感染。厌氧杆菌的繁殖，使肝组织本身分解产生组胺等血管活性物质，再加上细菌本身毒素作用，加重周围循环衰竭。病情进一步发展可引起呼吸衰竭、肾衰竭等严重并发症，常危及生命。

【诊断】

右下胸及右上腹的开放性损伤同时合并肝外伤，诊断多不困难。闭合性腹部损伤合并肝损伤且伴有大量腹腔内出血及腹膜刺激征者诊断也较容易。但对早期闭合性腹部外伤，临床征象不明显者，必须严密观察全身及腹部体征的变化。注意观察脉搏、血压、神志、周围循环的变化，定时测定红细胞计数，血红蛋白和血细胞比容等，如出现下降，应警惕肝破裂的可能。腹痛是常见症状，一般限于上腹部或波及全腹，可随深呼吸运动而加重，有的患者放射至右肩。如发现第 9~12 肋骨后段有骨折时，应想到肝损伤。无肠道破裂的肝损伤患者，肠蠕动音可以存在。还要注意腹胀，移动性浊音、贫血等体征。

循环稳定的闭合性损伤，需要 CT 检查确定诊断。诊断性腹腔灌洗很敏感，但对肝破裂没有特异性，肝破裂患者在就诊时，70% 已不再出血，故腹腔灌洗阳性发现只对诊断有帮助，对治疗指导意义不大。

【治疗】

大多数肝破裂患者适合非手术治疗，只要患者循环稳定并且可除外其他腹部脏器的损伤，不论损伤分级如何，都可试行非手术治疗，这几乎包括 85% 的肝破裂患者，涵盖全部 1 级到 3 级的损伤和少量更高级别损伤的情况。证实腹腔内出血，在肝破裂患者不再强制手术探查。在 CT 检查时，如发现动脉喷血或明显造影剂滞留等持续出血的证据或高级别损伤（4 级或 5 级），单纯非手术治疗容易失败，这时血管内介入栓塞往往能有效控制出血，减少开腹探查的必要性，在肝破裂的治疗中地位越来越重要。

肝右叶后方的损伤或沿 Cantlie's 平面展开的裂伤，即使广泛而深在，通常容易非手术治疗成功，而左叶损伤，由于周围包围限制的结构不完整，容易持续出血。如果病情稳定，损伤分级不高，不必进行频繁的血红蛋白检查，甚至不需要过长时间的卧床或 ICU 监护，除非为了证实创伤愈合（大约 8 周），也不必对无临床症状的肝破裂患者进行反复 CT 检查。如患者循环不稳定，CT 显示损伤范围增大或需要持续输血，则应紧急进行血管造影，试行动脉栓塞治疗。

如果经以上处理患者情况仍不稳定，或存在其他开腹探查指征，则须手术处理肝脏损伤。在开腹探查中须注意肝脏所在位置深在，必须获得良好充分的暴露才能实施，手术应使用自动牵开装置，要随时准备向右侧增加辅助横行切口或扩大至胸腹联合切口以显露受伤部位。

手术目的首先是止血。大部分肝损伤分级为 1 级到 3 级，止血操作比较简单，比如单纯电凝止血、缝合或施放止血剂都能达到目的。复杂肝破裂出血凶猛，需要合理的止血策略，首先可用纱垫压迫暂时止血，使麻醉师得以快速复苏患者。最初的压迫止血非常重要，将肝由左向右压，并尽量保持肝脏的解剖位置，适当向后压以减轻肝静脉系统的出血。不要在裂伤中过于坚实地填入止血纱，以免加重裂伤。充分复苏，达成循环稳定后再试图修补损伤。理想操作是确切止血、控制胆漏、彻底清创及充分引流。但须强调初次手术的根本目标是止血，如果循环不稳定，压迫和填塞如能有效控制出血，就不要再作进一步处理。如果填塞无效，须使用 Pringle 手法阻断肝十二指肠韧带控制出血，以利探查和处理。常温下每次阻断肝门的时间不宜超过 20 分钟，如需控制更长时间，应分次进行。如果阻断后出血确实减少，则通过肝实质对损伤部位实施直接缝合，交替阻断和开放第一肝门血流，以辨认出血点，缝扎止血；如入肝血流阻断后，出血不减少，则肝静脉损伤可能性较大。以指捏法清除挫灭肝组织，寻找破裂的管道系统，予以结扎或缝扎，肝脏的缺损则以网膜填塞。止血后须放置闭式引流装置。

对于较深肝创面或肝组织缺损较大时，或在结扎血管和胆管后仍有渗血时，可用明胶海绵填入创面，再用纱条或碘仿纱条填塞压迫止血，纱条另一端自腹壁伤口引出体外，于病情稳定 3~5 天后分期撤除。此法可能引起填塞部位肝组织坏死，并发严重化脓性感染、胆汁瘘及继发出血等，故应予以注意，但在伤情危重的情况下是可取的方法，约 5% 的肝破裂只能采用此法。对于肝脏穿透伤，由于伤道狭长，难以显露，不便直接缝扎止血，可使用经创道内填塞的方法，直接将裁成条状的网膜组织拉入创道并缝合固定于周围健康的组织，也可以使用三腔两囊管引入创道，尾端引出腹壁外，充起条形球囊压迫止血。

选择性肝动脉结扎在结扎创面血管仍不能控制出血，进行肝叶切除又存在困难时，是一种有效措施。但损伤动脉血供，可能导致术后胆漏、肝脓肿的发生概率上升，且肝静脉严重损伤出血也不能用此法止血。故此法虽简单，但应严格掌握手术指征。术中结扎右肝动脉须同期切除胆囊。肝动脉结扎后可有暂时的肝功能改变，如转氨酶升高及凝血酶原降低等变化。

【并发症及其处理】

肝外伤后的主要并发症有出血、感染、胆瘘、肝坏死、肺和肾衰竭等。

1. 出血　术后出血临床上并不少见，手术早期出血多与止血不彻底有关，后期出血则分为感染及组织坏死所引起的继发性出血。多见于填塞止血或裂伤较深而缝合后留有残腔引流不畅的病例。另外，肝外伤后输入大量库存血和肝外伤后肝功能暂时性损害，特别在低血容量休克时，

26

凝血因子受到抑制，出现凝血障碍，也是术后出血的一个原因。还有应激性溃疡出血，胆道出血等。因此手术止血尽可能彻底，不留死腔，有效地引流，输注新鲜血液可提供丰富的血小板和凝血因子。必要时可再行手术止血。胆道出血多发生在伤后数天至数周，出血多来源于损伤处的动脉，因局部感染、坏死造成血管与胆管的沟通。临床上表现为周期性上腹痛，黄疸及呕血、黑便，有时能吐出条索状血凝块。近年来开展数字减影血管造影发现此类患者常存在肝内动脉某个分支的假性动脉瘤，选择性动脉栓塞效果确切。

2. 感染 腹腔、胸腔和切口都可发生感染。由于休克、组织缺氧、创伤所致之肝组织坏死、腹腔内积血都为感染的发生提供了有利的条件。感染出现在膈下或肝下，也可发生在肝内。手术中彻底清除无生机的肝组织，完善的止血，妥善处理胃肠道损伤，通畅引流，合理使用抗生素，积极纠正休克都是预防感染的重要措施。对局限性积液采用超声或 CT 导引下的经皮穿刺引流，多能奏效。

26

3. 胆汁瘘 多因裂伤深处的较大肝内胆管未予以结扎，或填塞止血过程中肝管被压迫坏死所致。胆汁外漏后可引起胆汁性腹膜炎、局限性脓肿或外瘘。也可膈下胆汁性脓肿向胸腔穿破而形成胆汁胸膜瘘及脓胸。对较大肝内胆管损伤，应予以结扎，并行胆总管 T 型管引流。对长期不愈合的胆瘘应手术切除或施行瘘管与空肠 Y 型吻合术。

4. 肺、肾并发症 常见的肺部合并症有肺不张、肺炎等。严重肝外伤可引起“呼吸窘迫综合征”因此复苏后应适当限制液体入量，保持呼吸道通畅，必要时行气管切开。急性肾衰竭多因肝脏损伤严重，大量失血，长时间休克所引起。因此，肝损伤时及时纠正休克，正确处理伤面和预防感染等措施是十分重要的。

第四节 胆囊和肝外胆管的损伤

【病因】

胆囊和肝外胆管损伤（injuries of the gallbladder and extrahepatic bile duct）很少见。胆囊损伤的发生率约占腹部损伤的 2%，肝外胆管损伤 95% 是手术时的误伤，其中最多见的是在胆囊切除术时误伤胆管，其次是胃及十二指肠疾患的手术的解剖过程中发生误伤，特别在现代外科中，电外科设备极大地方便了止血的操作，但其能量特点也带来周围组织的损伤，胆管壁纤细脆弱，容易受到这种损害。

【病理】

肝外胆管位置较深，与肝、胃、十二指肠、胰和大血管（门静脉、下腔静脉、腹主动脉）紧密相邻，所以肝外胆管损伤多合并邻近器官的损伤。腹部钝性损伤造成胆囊破裂的不多见，较多见的是胆囊床的破裂，并伴有肝破裂。腹部钝性伤所致胆管损伤最多见部位是在胰、十二指肠连接处，其次在肝管分叉或肝门处。胆道损伤造成胆汁外溢，漏入腹腔引起胆汁性腹膜炎，也可漏入腹膜后导致弥漫性腹膜后感染。胆管小的撕裂伤可引起胆管周围炎，甚至发生胆管纤维化和狭窄。

【临床表现】

单纯胆管损伤临床上不多见，而多以复合伤的形式出现。临床上常常缺乏典型症状，尤其在损伤的早期，临床上很难确诊。有些病例在数天前或数周前有上腹部钝性损伤史，继而出现持续性上腹部疼痛、恶心、呕吐、黄疸、腹胀等，有的大便呈白陶土色，尿呈深黄色，后期可出现腹水。体温一般可中度升高。胆管损伤后常出现不同程度的休克。

【诊断】

腹部穿透伤一般可根据伤道行开腹探查，明确诊断，而腹部钝性损伤所致肝外胆管损伤的诊断是十分困难的，一方面因为这种损伤多合并肝、胰或空腔脏器损伤，另一方面其临床表现差异很大，并且常是隐晦的，早期不易识别，易延误诊断。因此右上腹部的严重创伤都有胆管损伤的可能性，尤其临床上有胆汁性腹膜炎和黄疸时，更有诊断价值。腹腔穿刺可抽出胆汁性液体。临床化验检查，血清胆红素可升高，主要是直接胆红素，血浆蛋白下降，白细胞计数上升。有的尿胆红素呈阳性，静脉胆管造影和动脉造影也有一定诊断价值。ERCP 对肝外胆道损伤具有重要的诊断价值。

【治疗】

胆管损伤应采用手术治疗，术野显露必须充分，利于探查和修补。胆囊裂伤可行切除胆囊。肝管和胆总管的单纯裂伤（<50%周长），可早期缝合、修补，并放置 T 型管引流。当胆总管完全断裂时，可找到其两断端，如断端存在生机，可以直接端端吻合，并且引流。胆管一期对端吻合不建议安置支架，因为它形成狭窄的概率可达 50%。复杂胆管损伤（>50%周长），无法一期修补，可采用胆管空肠或肝管空肠的 Roux-en-Y 吻合术。

对于病情危重而又未能找到胆管损伤的确切部位的病例，或对早期修补缺乏适当设备和技术条件的可采用外引流方法。

第五节 胰腺损伤

【损伤原因】

胰腺损伤（injury of the pancreas）少见，占全部创伤患者的 0.2%～2%，约占腹部损伤的 3%～12%。一般分为两类：

1. 钝挫性损伤 多为事故中上腹部受到挤压，胰腺被挤轧在脊柱上导致损伤。

2. 穿透性损伤 多为上腹部或腰背部的枪弹伤或刺伤

所致，常伴有邻近脏器和血管的损伤。

有报道显示，50%~100%的胰腺损伤合并其他脏器损伤，平均累及3~4个器官。受累器官包括肝脏、大血管、十二指肠、结肠及小肠、胃、脾和肾脏。特别是如同时合并大血管损伤，如主动脉、门静脉或肠系膜下静脉，是腹部损伤最多见的死因，在开放性损伤病死率可达50%~75%，在闭合性损伤则中为12%。

【病理】

胰腺损伤可包括胰体挫伤，撕裂伤、包膜下血肿、胰腺完全性或部分性断裂、胰、十二指肠破裂以及严重的复合伤等。

胰腺同十二指肠、脾、胃、胆管和结肠相邻，而且胰腺本身供血丰富，又同一些大血管关系密切，因此胰腺损伤常伴有复合伤和大出血。轻度胰腺挫伤仅表现为局部水肿、瘀斑、出血，胰腺被膜通常是完整的，也有部分破裂。严重腹部挤压伤，可造成胰腺破裂并损伤胰管，有时胰腺本身完全断裂。

胰腺损伤后可发生创伤性胰腺炎，如果主胰管未受损伤，这种炎症可能是间质性的。由于消化酶的刺激，腹膜后可能程度不同的炎性渗出，如果损伤造成广泛的胰腺实质破坏，胰腺可出现明显的水肿及出血，以致血容量减少。如果胰腺血管损伤可引起胰腺血肿。胰管的完全性或部分性断裂，常导致持续性胰液外溢，组织坏死，外瘘形成，并且引起水和电解质严重失衡，由于小肠缺乏胰酶，可导致营养物质的消化与吸收障碍。如果外瘘自发闭合或引流不畅，患者将出现腹痛及胃肠道症状、发热、寒战等。经过长时间以后，在损伤的胰腺组织纤维愈合的过程中，可形成假性囊肿。

【临床表现】

由于胰腺位于腹膜后，故胰腺损伤后，临床症状常不明显或不典型，当伴有其他脏器损伤时更易被其他脏器损伤的症状所掩盖。临床上一般可出现上腹疼痛、恶心、呕吐、腹胀等。体征可有上腹压痛、肌紧张，肠音减弱或消失。损伤严重者可出现休克。如合并周围脏器损伤，症状与体征将更趋复杂。

【诊断】

对下胸部、上腹部的损伤，无论是穿透性的还是钝挫性的损伤，都要考虑胰腺损伤的可能。对于穿透伤可在穿通伤道内用探针或进行造影协助诊断。胰腺钝性挫伤症状和体征早期不明显，可延迟几小时后才出现，很多病例诊断是在手术探查时才确定诊断。临床上没有特殊的症状或体征可作为胰腺损伤的诊断标准。可根据外伤史、临床表现和化验检查，以及腹腔穿刺或灌洗，X线检查等进行诊断，必要时行动脉造影、胰腺扫描和超声波检查。检查包括：

1. 一般化验　白细胞计数可在正常范围或升高至20×10^9/L左右，如果并发出血，血红蛋白可下降。

2. 腹腔穿刺和灌洗　可分别在腹部各个象限用粗针头穿刺抽液进行淀粉酶的测定，一般在伤后4小时可观察到腹腔渗液淀粉酶浓度升高，主胰管破裂时可早期得到阳性结果，同时还可观察腹腔内出血情况。

3. 淀粉酶测定　血清淀粉酶测定是很有价值的诊断方法，一般可升至250U/L以上。其下降也很迅速，可能由于创伤后胰腺分泌功能受到抑制所致。伤后不久测定的数值可能在正常范围，但每4小时重复测定可显示逐渐升高。血清淀粉酶的高低与胰腺损伤的严重程度不成正比，甚至有的病例在正常范围。血清淀粉酶升高也不一定标志胰腺损伤，如胃、十二指肠、小肠损伤后也可出现淀粉酶升高。此项检查可作为胰腺损伤参考。尿淀粉酶测定同样可提供诊断依据。

4. 腹部X线片　一般无特异表现，有时可在十二指肠区出现气体，由于胰腺水肿或血肿，可出现胃、横结肠移位或局限性肠麻痹。

5. 血管造影　对诊断不明的复合伤患者，在病情许可时可进行血管造影或选择性血管造影，可显示出因胰腺及周围出血所致腹膜后结构变形或胃、十二指肠移位。

6. 超声检查　可发现胰腺回声不均和周围积血、积液，也可发现损伤后形成的假性胰腺囊肿。

7. CT扫描　能显示胰腺轮廓是否整齐及周围有无积血积液。它是闭合性胰腺损伤的初始检查手段，其诊断敏感性为55%~85%。如检查延迟，则发现疾病的概率升高，故对有持续症状或化验呈高淀粉酶血症者，应反复检查。

8. 开腹或腹腔镜探查　必要时进行腹腔探查是早期诊断胰腺损伤的可靠方法，同时还可探查其他脏器，排除任何损伤，特别是腹膜后出血或多发性腹部脏器损伤时，更应及时开腹探查，以便早期明确诊断及进行及时治疗。术中胰管造影具有理论上的可行性，但临床应用非常有限。

【治疗】

临床上对怀疑或确诊为胰腺损伤的患者都应进行手术探查，主胰管的状态、损伤的位置以及患者的总体状态是就决定手术选择的主要依据。相比复杂的胰腺切除和胰肠吻合操作，应尽量选择单纯引流和胰体尾切除这类手术，这样简单的操作可减低手术并发症和死亡率。其基本原则包括有效止血、彻底清创、最大限度保留有活性的胰腺组织，广泛通畅的胰周闭式负压引流，对损伤严重的病例建立营养性空肠造瘘。

手术切口一般采用上腹正中切口，打开腹腔后注意有无出血，腹腔渗液及肠内容物外溢。迅速控制出血后，对腹腔脏器进行全面检查，并仔细探查胰腺的头部、体部和尾部。通过胃结肠韧带打开网膜囊，暴露胰腺。探查胰头和十二指肠最好用Kocher法，即沿十二指肠降部侧缘切开腹膜，并用手指钝性分离，使整个十二指肠同胰头一起游离，翻向中线，检查胰头。

探查完毕后，可根据胰腺损伤的情况按下列方法处理：

1. 对胰腺组织挫伤或被膜撕裂，探查证实无胰管损伤后，经合理的清创处理后，仅安置充分引流就可以了。不要缝合受伤的胰腺被膜或实质，这样更容易形成假性囊肿。手术的逻辑是如果术后出现胰漏，也是一个可控性的胰漏，它们通常会自行愈合。可行网膜囊和胰腺周围引流。引流一般采用橡皮管，最好采用双套管吸引引流。

2. 对SMA以远的胰腺横断伤建议采取远端胰腺切除术　如患者周身条件允许，可考虑保留脾脏。保留胰腺断端可以用吻合器关闭或使用不吸收

缝线行水平褥式缝合关闭。如能辨认主胰管，同时需要结扎。留置闭式引流装置。在局部和周身条件都满意的条件下可考虑实施保留胰尾与胃肠道吻合的手术，但必须权衡急症手术局部条件往往不佳，手术失败概率较大，不可贸然实施。

3. 对于SMA右侧不包括乳头区的损伤没有理想的手术方案　可选的术式包括单纯清创引流、覆盖胰腺损伤部位的胰腺空肠吻合甚至胰腺十二指肠切除术，须根据局部及周身情况选择。手术越复杂，相关并发症越多，可控制的单纯胰漏是最好对付的并发症这一逻辑在这种情况下同样是可取的，清创和引流应该是首选的方法，尽量避免更复杂危险的手术。

4. 合并十二指肠损伤处理起来比较棘手　胰头和十二指肠的严重损伤需要作胰十二指肠切除术，但这种情况在实践中非常少见，大约仅占这一类合并损伤的7%～10%，手术指征包括：严重的胰头损毁合并难以控制的出血、邻近血管损伤所致严重出血以及严重的十二指肠、胆管和胰腺联合伤。如有实施胰十二指肠切除术指征，损伤局部条件及伤员全身状况往往很差，建议采用损伤控制性原则，第一步先完成切除手术，以尽量缩短抢救手术的时间，在术后24～48小时，患者一般状况改善后再行重建手术。如局部切除指征不充分，简单的修补、清创及引流是首先要考虑的方法。如十二指肠损伤较严重，可参照十二指肠损伤的处理，实施十二指肠憩室化手术。

5. 对于诊断延迟而循环稳定的伤员，如经影像检查证实伤情进展不严重，主胰管损伤概率不大，可考虑非手术治疗，单纯给以观察和支持治疗，对后期出现的胰腺假性囊肿再给以针对性的治疗。

【并发症】

胰腺损伤常见的并发症有胰瘘、伤口感染、胰腺炎、出血、腹内脓肿、假性胰腺囊肿和胰腺功能不全。

1. 胰瘘　是伤后最多见的并发症，发生率约为10%～20%。绝大多数胰瘘可自行闭合，不需手术治疗。需要进一步干预处理的机会不到7%。

2. 胰腺损伤　10%会出现胰腺脓肿，指示存在主胰管的断裂及结肠损伤，需要引流和近端肠转流。

3. 创伤后胰腺炎　在胰腺损伤后的发病率在3%～8%，临床上很难确诊，如术后出现持续腹痛，麻痹性肠梗阻和高淀粉酶血症，应考虑这种可能，一般可采用保守疗法治疗。

4. 假性胰腺囊肿　胰腺损伤的常见并发症，发生率在1.6%～4%。若充分引流一般可以预防。如囊肿已形成，应作内引流术，如囊肿胃吻合术或空肠囊肿吻合术。

5. 术后出血　其发生率为3%～10%，大多数需要再次手术。血管内介入治疗有时也有效。

6. 胰腺功能不全　多发生在胰、十二指肠切除术的患者，主要表现为吸收不良综合征和糖尿病。单纯部分胰腺切除几乎不会发生胰腺功能不会。

第六节　脾损伤

【病因】

尽管脾隐藏在左季肋深部，但脾脏是血运丰富，脆性较大的器官，左上腹和左下胸部的穿透性和非穿透性损伤，常可导致脾破裂（rupture of the spleen）。在腹部闭合性损伤中，脾破裂居于首位。引起脾脏损伤的原因有左季肋部或左上腹部钝性伤、挤压伤、胸腹部刺伤、枪弹伤、手术中的牵拉或挤压伤以及减速伤所致的脾蒂撕裂。此外，对冲性损伤（如受伤部位在左肩、右腹、足、臀部或左右髂部）形成的冲击力，可导致脾脏破裂。有病变的脾脏更易发生破裂，甚至轻微的腹部挫伤也可导致脾脏破裂。

【病理】

脾脏实质较脆弱，伤后最容易发生被膜和实质的同时破裂，其次是被膜下破裂，中心破裂较少见。病理解剖上可分为真性破裂、被膜下破裂和中央破裂3种。

由于脾脏损伤的程度不同，出血量及速度亦有差异。粉碎性破裂或脾门大血管的损伤常引起急性大出血，患者迅速发生出血性休克。中央破裂或被膜下破裂由于受到被膜和脾实质的约束，早期出血可较少，但在实质和被膜被胀裂后，可出现真性破裂，引起大量出血。此种情况临床上称之为“延迟性脾破裂”。

【临床表现】

受伤后患者常主诉腹痛，开始限于左上腹，随着出血量增加腹痛将扩散到整个腹部。疼痛可放射至左锁骨上凹外侧。如果失血量较多，短时间内即可出现烦躁、口渴、心悸、呼吸困难、出冷汗、面色苍白等休克征象。有的还有恶心、呕吐，严重者可神志不清。

体格检查可见患者脉弱而快，血压下降。腹部压痛，大部分患者压痛在左上腹，少数全腹均有压痛，肌紧张一般较轻，反跳痛明显。腹部叩诊有移动性浊音或固定浊音。肠音正常或减弱。直肠指诊时在直肠阴道或直肠膀胱凹有触痛。有的病例可在左上腹触到包块，叩诊呈浊音。

【诊断】

根据外伤部位和内出血的临床表现，再结合化验检查，X线检查，腹腔穿刺等进行分析，诊断并不困难，但有15%的患者脾破裂后数日或数周始发生延迟性出血，诊断

上可能遇到困难。有些严重损伤病例，由于创伤所致的意识障碍及休克，掩盖了脾破裂的症状和体征，可能造成误诊。以下诊断方法可根据实际情况加以采用。

1. 化验室检查 脾破裂患者的红细胞计数，血红蛋白、血细胞比容均可出现进行性下降，白细胞计数上升，可达（15~20）$\times10^9$/L不等，分类中杆状核增加（10%~25%）。尿常规检查有无血尿可帮助鉴别是否有合并的肾损伤。

2. 腹腔穿刺 这是常用方法，对内脏出血的确诊率可高达95%。穿刺点常选择左下腹脐与左髂前上棘连接线中外1/3的交接点，方向朝向左髂窝，抽得不凝固血液为阳性。如未能吸出血液，可变换伤者体位或改变穿刺方向。必要时可作腹腔灌洗，在正中线脐下3cm处于腹腔内放置塑料管或硅胶管，并注入500~1000ml生理盐水，定时分次抽吸，注意观察液体色泽变化及镜检。

3. X线检查 由于左上腹积血，脾影消失或变形，左膈升高，呼吸运动受限，胃泡向右前推移，结肠脾曲下降。如发现下胸部肋骨骨折，更有助于脾损伤的诊断。

4. 超声检查 对脾脏损伤部位、程度和腹腔和血量能提供极有价值的信息。因为其为无创性，可重复检查。可以动态观察非手术治疗的效果。

5. CT检查 能清晰地显示脾外形和解剖结构，确定腹内脏器有无合并伤。对脾被膜下血肿的诊断有较大帮助。在非手术治疗中可重复检查。

6. 血管造影 具有高度特异性和准确性。在巨大出血性脾囊肿的检查，可发现脾动脉被挤压。还可以经导管注射血管栓塞剂进行止血。但对设备要求很高，临床经验较少，目前很少应用。

7. 腹腔镜 当伤者处于昏迷状态而诊断困难时，如有条件可根据情况采用。

【手术治疗】

过去很长时间绝大多数外科医生均主张脾破裂后应立即手术，摘除损伤的脾脏。曾普遍认为损伤的脾脏自行止血困难，由于组织脆弱，血管丰富，又不能修补；还认为脾摘除对机体无任何影响，故用脾切除术来治疗脾外伤已被大家所接受。近年来的研究已经证明，脾脏是一个功能复杂的器官，它对造血系统具有调节作用，又是一个免疫器官，在抗感染方面具有重要性。尤其对儿童和单核-巨噬细胞系统存在缺陷的人，切除脾脏可明显地降低机体对细菌感染的抵抗能力，部分患者可发生“脾切除术后凶险感染”，甚至导致死亡。另外，近年的研究还表明，脾脏能产生抗恶性肿瘤因子，如Tuftsine和自然杀伤者细胞（NK cells），有助于抑制恶性肿瘤的发生与发展。因此，对正常外伤脾实行保留脾手术以及对于某些损伤较轻的患者试用非手术疗法，是腹部外科的一个新进展。现将目前可供选择的手术方法及其适应证分述如下：

1. 缝合与修补对于裂口小而浅的脾损伤可采用褥式缝合。

如裂口与脾脏长轴垂直，损伤血管较少，也可采用缝合的方法。其伤口内可用止血海绵填塞，再将被膜同髓质一起缝合。进针与出针操作应轻柔准确，缝线结扎时松紧适度，必要时是要垫片支持缝线，避免割裂脾被膜造成新的出血。

2. 部分脾切除术局限性脾破裂、部分脾组织已失活可做部分脾切除术。

应有良好的手术显露，术中患者一般情况平稳，出血已控制。游离脾脏后并将伤脾托出腹部切口从容地进行。创面缝合后用纤维蛋白黏合剂覆盖，或用止血海绵覆盖。术后置引流管并严密观察引流情况。

3. 脾切除术较轻的脾损伤应尽量采取保留脾的方法，但对损伤严重的脾破裂或脾门大血管损伤，已有病理改变的脾破裂，以及患者垂危或修补有困难时，仍以脾切除为宜，以挽救患者的生命。

26

【非手术治疗】

自20世纪70年代后期以来，用非手术疗法治疗脾破裂的尝试，已经积累了初步的经验。鉴于我国目前大多数医院的监测条件、血源条件等尚不理想，一旦非手术治疗过程中出现突发凶险的变化，可能失去剖腹探查的机会。因此应对非手术治疗脾破裂持审慎态度。非手术疗法的一般适应证是：①暴力较轻，作用部位明确的脾损伤；②年龄小于55岁；③非开放些损伤；④能除外腹内其他脏器合并伤；⑤血流动力学稳定；⑥腹痛较轻并逐渐好转；⑦CT脾损伤分级3级以下。

非手术治疗过程中若出现患者腹痛加重、血流动力学不稳定、血红蛋白下降或发现可疑腹内脏器合并伤均应及时中转手术，以免丧失抢救的机会。无论是非手术治疗或保留脾脏的手术都必须遵循“抢救生命第一，保留脾脏第二”这样一条原则。

【并发症】

从脾脏所具有的免疫功能和在血液系统的作用来看，脾脏损伤后行脾切除术，必然导致免疫系统与血液系统的紊乱，直接影响吞噬细胞，白细胞的吞噬功能。免疫物质IgM、备解素、调理素水平下降，淋巴细胞减少等。使患者术后容易发生感染，尤其是儿童。感染一般是血源性的，并呈暴发型，死亡率很高。其临床表现是：发病急剧，恶心、呕吐、畏寒高热、头痛、腹痛，很快陷入昏迷，或发生弥散性血管内凝血，甚至死亡。感染多数发生在术后1~2年内。但有的近则十几天，有的长达数十年。致病菌多为肺炎球菌，约占50%，其次为脑膜炎球菌、大肠埃希菌、流感杆菌、葡萄球菌和链球菌。其总发生率为不到0.5%，但死亡率高达50%。鉴于上述严重并发症，脾损伤后，尤其是儿童，处理时尽可能保留脾脏，采用非手术治疗或力争行脾部分切除术，创伤严重不能缝合止血时，行脾切除术后必须预防性应用抗生素。脾脏损伤手术后的其他并发症有：

1. 出血多发生在术中或术后24~48小时，手术中常由脾门血管撕裂引起，术后出血多由术中止血不仔细或结扎线脱落引起。因此应特别注意手术中操作和术后观察。

2. 血小板增多症正常情况下，脾切除后 2~3 天即有血小板增高，约在 7~14 天达到最高峰，以后逐渐下降，一般在术后 1~2 个月内恢复正常。术后血小板计数通常为（400~500）$\times10^9$/L，有时高达（600~700）$\times10^9$/L 甚至可达 100×10^{10}/L 以上。此时有可能形成静脉血栓，特别是脾静脉及门静脉内的血栓形成，成为术后持续发热的一个重要原因。当血小板计数超过（500~1000）$\times10^9$/L，可给予肝素治疗，以预防静脉血栓形成。

由于手术可造成胰尾部、胃大弯的损伤，在切除脾脏时要注意其他脏器损伤。术后还有发生左膈下血肿感染可能，常有发热，左上腹疼痛，甚至可触到包块，X 线检查可发生左膈升高，一旦确诊应及时引流。

26

第七节 胃损伤

【病因和病理】

胃损伤（injury of the stomach）并不多见。胃受肋弓的保护，胃壁较厚，活动性又较大，故胃的钝性挫伤比较少见，但易受锐器所致的穿透性损伤。有时手术、胃镜检查或胃内异物等亦可造成胃的损伤。

胃在钝性外力作用下，浆膜层、肌层可有裂伤，胃壁内可形成血肿，严重的损伤可造成胃壁的全层破裂，胃内容物外溢，继发全腹膜炎，穿透损伤大部分可造成胃破裂：胃壁血液循环丰富，周围血管同时损伤，可导致腹腔内大量出血，黏膜下血管破裂则可引起胃内出血，甚至出现失血性休克。

【临床表现】

胃损伤的临床症状由于损伤范围和程度的不同，以及合并脏器损伤的有无而出现不同症状。临床检查上又可有局限性压痛，腹肌紧张一般较轻微。胃壁破裂，尤其是饱食后破裂，其症状和体征均较明显，主要表现为剧烈腹痛及呕吐，呕吐物含血，并可出现弥漫性腹膜炎，但以上腹部为最显著. 出现腹壁压痛，肌紧张，肠音消失，肝浊音界可能消失，有时出现移动性浊音，甚至发生休克。当伴有邻近脏器损伤时，症状和体征将更为严重与复杂。

【诊断】

有上腹部或下胸部损伤历史，上腹部有腹膜刺激症状时，都应考虑到胃损伤的可能。如为穿透性损伤，可根据伤口部位，伤道方向，流出胃肠内容物的性质，估计脏器受损情况。必要时可进行以下检查：

1. 腹部 X 线片　可发现膈下游离气体。

2. 腹腔穿刺　较易抽出消化道内容物。

3. 开腹探查　一旦确定有胃破裂的可能时，应及时开腹探查，既可迅速确诊受伤范围，又可达到及时治疗目的。

【治疗】

对胃破裂的诊断已经明确或高度怀疑时，均应手术治疗。手术切口采用上腹正中切口，打开腹腔后先清除腔内积血、积液及食物残渣，然后止血，再进行腹腔内脏器的探查，仔细检查胃及附近脏器的损伤情况，必要时打开胃结肠韧带，检查胃后壁情况。胃底食管结合部是胃开放性损伤的好发部位，然而也是探查中容易忽视的部位，需要小心。

小的胃穿孔可单纯缝合，严重这可考虑部分胃切除术。对腹腔污染严重的病例应放置引流管，术后禁食和胃肠减压，同时给予补液及抗生素治疗。

胃破裂手术修补后的主要并发症为腹腔和伤口感染，尤其是膈下脓肿和盆腔脓肿。故应注意腹腔引流和抗生素的应用，以防止并发症的发生。

第八节 十二指肠损伤

【病因和病理】

十二指肠损伤（injury of the duodenum）可分为钝性挫伤和穿透伤两大类。穿透伤可发生在十二指肠的任何部位，钝性挫伤大部分发生在十二指肠降部及横部。根据暴力作用程度和方式，可造成十二指肠壁挫伤、穿孔、破裂和十二指肠壁间血肿。前半部穿孔或破裂，肠内容物溢入腹腔，引起腹膜炎，临床症状和体征均很明显；十二指肠后半部穿孔或破裂，可造成腹膜后间隙感染，临床症状和体征常不明显或延迟出现。胰腺和肝胆管与十二指肠解剖关系密切，常伴有合并伤。十二指肠壁间血肿可位于黏膜下、肌肉内或浆膜下，以浆膜下血肿最为常见。较大的血肿可阻塞十二指肠，临床上出现高位肠梗阻症状，呕吐胆汁样物，导致脱水和电解质紊乱。如伤及十二指肠的大血管可造成内出血。十二指肠损伤后、肠液丢失及出血均可使患者发生休克。

【临床表现】

因损伤的部位和性质的不同，以及是否伴有复合伤，其临床表现也有差异。腹膜内十二指肠破裂，临床症状明显。主要为突发的剧烈腹痛，以右侧为重，同时伴有恶心及呕吐，早期无腹胀，随着腹腔渗液的增加及腹膜炎的加重，出现腹胀，停止排气。上腹有压痛及肌紧张，肠音消失。肝浊音界下移。如为十二指肠壁间血肿，症状和体征以上腹疼痛和反复的胆汁性呕吐为主。腹膜外十二指肠破裂，早期症状不明显，或延迟出现，有时一直是隐晦的，极易造成误诊。一般症状和体征为上腹疼痛，多为持续性并逐渐加重，很快向右下腹部扩散，也可以局限在右侧，疼痛多放散至背部、右肩部或右侧睾丸。上腹部可有深压痛，甚至延至肾区，右侧腰大肌内缘亦有触痛，有时右腹部存在一浊音区，并逐渐扩大。

【诊断】

一般穿透性损伤，常需开腹探查后始能明确诊断。钝性挫伤所致的十二指肠后壁损伤诊断常较困难，临床上没有腹膜刺激症状，腹腔穿刺和灌洗也多为阴性。十二指肠损伤伴有胰、肾、肝的复合伤，十二指肠损伤的征象常被掩盖，成为临床诊断中的一个难题。

目前临床常用的诊断方法有：

1. 腹腔穿刺术和灌洗 十二指肠腹膜后损伤早期不易得到阳性结果。

2. 腹部X线片 有的病例可在腹腔或腹膜后看到游离气体。

3. 血清淀粉酶 少数患者可见升高。

4. CT扫描 可以发现十二指肠旁出血渗出、气影或口服造影剂外漏，是除手术探查外最可靠的方法。以上各种检查方法的阳性率均不高，故怀疑十二指肠损伤的患者，应及时进行开腹探查。手术时要仔细检查，否则也可能漏诊。

【治疗】

对疑有十二指肠损伤的腹部外伤应尽早进行开腹探查，延迟手术会增加死亡率。

手术前应纠正脱水及电解质平衡失调，早期给予抗生素。通常采用正中或右旁正中切口、切开十二指肠侧腹膜，分离后腹膜直至清楚看到主动脉前面，并暴露肠系膜上动脉下面的十二指肠第4部。仔细探查，特别是当发现腹膜后有血肿、游离气体及胆汁性液体时更应探明原因。文献报告手术漏诊率可达25%左右，应予以警惕。

根据十二指肠损伤情况，包括对邻近脏器的复合伤和患者全身情况的估计，作出恰当的处理。①对于单纯性小的裂伤和穿孔给予两层缝合，关闭裂口；②损伤裂口较大时，要清除无生机的组织，然后缝合修补，横向缝合裂口，防止肠腔狭窄，必要时在损伤的近端和远端进行减压术（即上面输入部分行胃造口术；下面输出部分作空肠造口术）；③当缺损较大，不适合做直接修补时，可行十二指肠空肠Roux-en-Y型吻合术，将裂口直接与空肠吻合；④对于十二指肠第4部的损伤，要尽量地切除受损的部分，然后直接作十二指肠空肠吻合术；⑤对严重碾挫伤所造成的十二指肠、胰腺和胆管损伤可作胰十二指肠切除术；⑥对于证实为十二指肠壁间血肿的患者，如病情稳定可保守治疗，给予胃肠减压和静脉补液。如有腹膜刺激症状或持续梗阻，可进行手术，清除血肿，同时行十二指肠憩室化手术。

手术后在十二指肠周围安放引流管进行负压吸引，彻底引流，特别注意腹膜后的引流。术后禁食两周以上，待对比造影显示肠道无梗阻后，再行进食。

最常见的并发症为十二指肠瘘、胰瘘、败血症等，应予注意。

第九节 小肠损伤

【损伤原因】

小肠损伤（injury of the small lintestine）主要为两种原因造成，一类为穿透性损伤，如枪弹伤、刺伤等；一类为非穿透性损伤，如挤压伤、钝性伤等，手术中也有意外损伤肠管者。由于小肠在腹部分布广泛，小肠及其系膜损伤在腹部穿透性损伤中较多见，但因为小肠及系膜可移动，并能压缩，而在腹部非穿透性损伤中较少见。近年来，交通事故所致之腹部撞击伤成为小肠损伤常见原因。在钝性损伤中，由于肠管被外力挤压在坚硬的脊柱上，造成肠壁或系膜损伤，或者突然外力作用于腹部，近端空肠由十二指肠悬韧带的相对固定和末端回肠由盲肠固定，易造成这些部位肠壁的撕裂伤。小肠粘连等病理性固定，往往使固定肠襻容易遭受损伤。

【病理】

小肠损伤的后果多为肠壁和肠系膜破裂，造成肠内容物外溢和出血。损伤可为单发，但亦可为多发，肠壁的损伤程度可以是完全的或不完全的。穿透性损伤时如腹壁伤口较大，小肠可以脱出至腹壁外，并可能发生肠绞窄。

小肠壁损伤一般包括：浆膜破裂，浆膜肌层破裂，穿孔，裂伤和肠壁间血肿。在钝性外伤中肠壁破裂处可见到大约直径1cm的玫瑰花型的外翻黏膜通过肌层裂口膨出。肠内容物溢出肠腔，造成腹腔污染，发生腹膜炎。大的壁间血肿有时发生延迟破裂。

小肠系膜损伤包括挫伤、血肿和裂伤。肠系膜血管的断裂可引起腹腔内大量出血，而且会影响肠壁的血液供应，甚至造成所属肠段的广泛坏死和穿孔。

【临床表现】

小肠损伤的临床表现主要取决于损伤的程度、受伤的时间，以及是否有复合伤。其主要症状和体征是腹膜刺激征和炎症表现，如持续性腹痛、恶心、呕吐。检查患者可发现腹部压痛，以损伤部位为最明显，腹壁肌肉强直，压痛及反跳痛，肠音消失，晚期则出现腹胀及麻痹性肠梗阻。如损伤严重或出血较多，可出现休克症状，脉搏增快，血压下降，面色苍白，甚至神志恍惚，辗转不安等。

【诊断】

小肠的非穿透性损伤由于缺乏特异性症状及体征，在早期一般不易确诊，必须密切观察。值得注意的是，有时轻微腹部损伤，也可以引起肠道的严重损伤。诊断应根据受伤性质、部位和方式，结合腹部脏器损伤的一般表现，必要时再配合腹腔穿刺及X线检查进行全面分析。X线检查正常并不能排除小肠的损伤，特别在损伤的第一个24小时内。高度怀疑肠道损伤，经观察无好转，应立即剖腹探查。穿透性损伤常可根据伤道的深度、部位及方向判断腹内脏器是否存在损伤，一般诊断多无困难。

【治疗】

对于已经确诊或高度怀疑有小肠损伤的患者应采取手术治疗。手术一般取右旁正中或正中切口，有利于小肠的探查。除认真处理已经发现的小肠及系膜损伤外，从盲肠开始至十二指肠悬韧带之间的全部小肠均应进行仔细的检查，还应注意其他脏器的损伤。

对于小肠穿孔和横位裂口一般采用缝合关闭手术。先进行清创，去除无生机组织，再行两层修补。肠襻有严重损伤，清创后难以缝合或缝合后可能发生肠腔狭窄者，以及一段小肠有多处穿孔，需采用肠切除术，然后行小肠端端吻合。

对于浆膜层的小裂口可不缝合，因缝合反易造成粘连，对于肠壁间小的血肿不必切除，但大的壁间血肿应予切除，以防止延迟性肠破裂。

对于小肠系膜挫伤、血肿及裂伤，根据小肠本身的血液供给情况选择适当的术式，如果小肠缺血可切除缺血肠段，施行一期肠吻合。

第十节 结肠与直肠损伤

【损伤原因】

由穿透性损伤所致的结肠及直肠损伤（injuries of the colon and rectum）比较多见，主要为刀伤及枪弹伤。在非穿透性损伤中由交通事故所造成的钝性损伤比较多见，也有因坠落而发生的结肠损伤。在腹部创伤中，结肠损伤比小肠损伤少得多。绝大多数直肠损伤是由于穿透伤，特别是会阴部以及大腿、臀部或骶部的穿透伤可累及直肠，甚至可造成膀胱、尿道等复合损伤。骶骨的粉碎骨折也可刺破直肠。

此外，还有医源性损伤，在进行诊断或治疗操作的过程中，如清洁洗肠、肠镜检查、乙状结肠镜检查、钡灌肠等均可造成结肠或直肠损伤。其原因一是操作不当，二是结肠本身存在病理变化，如肿瘤、溃疡性结肠炎或粘连等。有极少数外伤是由于精神变态、将异物插入直肠所造成的。

【病理】

在结肠挫伤时，损伤区可见浆膜下出血，肠壁水肿，但浆肌层无破裂。如损伤累及附近系膜或网膜，可造成系膜或网膜血肿，甚至血管断裂发生内出血，有的可造成血管梗死。肠壁挫伤后有时可出现延迟破裂。

无论穿透性损伤还是非穿透性损伤，都可造成结肠裂伤或穿孔，这种裂伤包括完全性裂伤和不完全性裂伤。完全裂伤或穿孔后可造成粪便溢出，污染腹腔，发生腹膜炎。严重的结肠损伤可发生肠管横断或部分坏死。

结肠肠壁较薄而血运又较差，愈合能力不如小肠，肠内容物的刺激性虽较小肠为小，但所含细菌较多，感染力强，因此结肠损伤后，早期的症状可能不严重，确诊的时间一般较晚，而感染的危险性与严重性则较大。

直肠损伤可分为腹膜内和腹膜外损伤，腹膜内直肠损伤的病理变化基本与结肠相同。腹膜外直肠在骨盆骨折时常被损伤，因为直肠与骨盆关系密切，广泛的骶骨骨折提示有直肠损伤的可能。结肠和直肠的损伤常不是孤立的，常伴有其他脏器的损伤，应予以注意。

【临床表现】

根据结肠和直肠损伤的程度与部位，以及是否伴有复合伤，临床的症状和体征有很大差别。腹部损伤后如累及结肠和直肠，一般都出现腹痛，常伴恶心、呕吐及便血。最突出的体征为腹膜炎，多为全腹压痛、肌紧张、反跳痛，肠鸣音消失。当结肠裂伤较大或横断后，肠内容物溢出较多，症状出现得早，而且明显，当裂口小，肠腔空虚，肠内容物溢出较少时，临床症状轻微，早期不易确诊。腹膜外直肠损伤和腹膜后结肠损伤一般没有腹膜炎症状。如果合并肠系膜血管破裂，临床可出现失血症状。

【诊断】

判断是否有结肠损伤是临床上的一个难题，如有明显的腹膜刺激征和直肠出血，应尽早手术探查。在腹部X线片上有时可看到游离气体，腹膜后积气，单侧腰大肌影像消失，以及麻痹性肠梗阻。骨盆和腰椎骨折提示有结直肠损伤的可能。腹腔灌洗是一个有用的诊断方法，应在拍完腹部X线片后再作灌洗，以免气体进入腹腔，影响X线诊断，抽出的灌洗液应作血细胞、细菌或淀粉酶的检查，出现一项以上异常情况可考虑手术探查，阴性结果并不能完全排除结肠损伤，阳性结果可作为手术探查的指征。

腹膜外直肠损伤在诊断上更困难，较严重的骨盆损伤通常合并有大量软组织损伤和直肠损伤，常规作直肠指诊是很重要的，必要时作肠镜检查，可发现血液流出和损伤部位。偶尔可见到小肠襻或大网膜自伤口中脱出。

【治疗】

由于大肠损伤部位和程度不同，处理也应有所区别。如肠壁不全裂伤、黏膜完整，可修补浆肌层，然后用网膜加固。对不影响肠壁血运的肠系膜出血可结扎出血点和清除血肿。对于穿透伤，如病程短，污染轻，可以一期缝合损伤的结肠，但对于肠壁损坏范围较广的钝性损伤，必需行结肠外置。对结直肠损伤有的如下处理方法：

（一）盲肠和升结肠损伤

对于右半结肠损伤一般不主张外置，因为处理上较困难，并发症又多。

1. 缝合　右半结肠的小裂伤，边缘血运良好，污染不严重者，可仔细缝合修补，缝合区域放引流。

2. 切除　右半结肠损伤严重时可行右半结肠切除，早期切除受伤肠管，进行结肠回肠端端吻合一般比较安全。当然不一定作正规右半结肠切除术，如损伤局限在盲肠，亦可切除盲肠行升结肠及末端回肠端端吻合。

当有较严重复合伤存在，腹腔污染严重，肠管血运不良或患者不能耐受长时间手术时可采用切除病变肠管，近端肠管断端造瘘的方法，远侧肠管断端可以关闭亦可另外作一个皮肤黏膜漏。

（二）肝曲及其远侧的结肠损伤

1. 缝合　对于刺伤所致的较小清洁伤口可用缝合法关闭，但在枪击或钝性伤时缝合破裂的结肠是十分危险的，常可导致吻合口瘘，而行肠外置术则是比较安全的。缝合部位应安放引流管。

2. 结肠外置　可将受伤的肠段游离，并提出腹腔，将外伤区结肠造口外置。如果有多处结肠创伤，可将近端破裂处做结肠造口术，较远侧的裂口行清创术后作横行缝合，并放置引流管。

3. 切除　当结肠损伤严重，裂口长达 6~7cm 以上时，可将这段受损肠管切除，两残端同时外置。

对于腹膜内直肠和远端乙状结肠损伤，因这段肠管活动度受限，妨碍安全外置，可选择 Hartmann 切除法：切除损伤部分，近端作结肠造瘘，远端关闭。待病情缓和后择期再行肠切除手术。

（三）腹膜返折以下直肠损伤

这部分直肠在开腹术时不能看到，切开腹腔内直肠两侧腹膜，通过直肠膀胱凹（或直肠阴道凹）的基底可以检查肛提肌平面的直肠。直肠损伤很少是孤立的，常伴有膀胱、尿道或骨盆的创伤，应注意检查并给予恰当处理。手术时探查直肠周围区域，清除异物及直肠内粪块，彻底清洗直肠周围间隙，然后修补直肠裂口；对于严重裂伤可作乙状结肠造口术。通过会阴部尾骨旁切口充分引流直肠后间隙。

第十一节　腹部大血管损伤及骨盆骨折所致大出血

一、腹部大血管损伤

腹部大血管损伤（injuries of the great abdominal vessels）并不少见，尤其是腹部和后腰部的穿透性损伤，往往可伤及大血管而发生致命性出血，约有 1/3~1/2 患者在到达医院前死亡，即使及时送至医院，其死亡率仍高达 40% 左右。因此对这类患者的救治要更为迅速和恰当。

为明确损伤部位和评估损伤程度，如病情允许可作腹部 X 线片和胸部 X 线检查，也可作静脉肾盂造影和腹腔血管造影。一般对腹腔或腹膜后的穿透伤应作剖腹探查。非穿透性腹部血管损伤的诊断比较困难，进行性腹部膨隆和血流动力学不稳定提示存在腹部大血管损伤，要根据全身和腹部体征决定是否剖腹探查。腹主动脉、下腔静脉、髂动脉、髂静脉等大血管位于腹膜后，后腹膜对血管损伤有某种程度的压迫填塞作用，腹膜后发生较大血肿，常提示有腹部大血管损伤的可能。后腹膜区可分为三个区（图 26-11-1），分别有不同的血管分布，相应区域的血肿提示有关的血管损伤，具有不同的损伤特点和风险。中央区域（Ⅰ区）包括腹主动脉、腹腔干、肠系膜上动脉、门静脉和下腔静脉；肾旁区域（Ⅱ区）包括双侧肾动静脉；Ⅲ区是盆区，包括髂动脉和髂静脉和它们的分支。

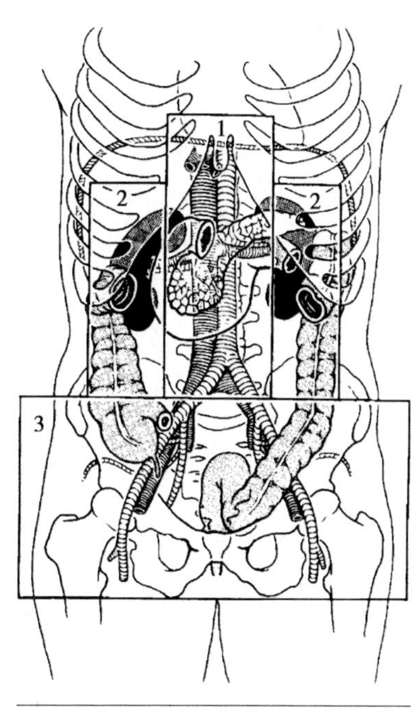

▶ 图 26-11-1　腹膜后分区

1. 中央核心区域；2. 外侧后腹膜区；3. 盆后腹膜

术前要进行复苏，并准备足够的血源。但需注意在确切止血之前，要采取允许性低血压，避免激进的容量复苏，限制晶体液的使用，以免加重凝血病。一般采取腹部正中切口，如肾静脉以上的腔静脉损伤，可将切口延长并向右横过肋缘至第 5、6 肋间打开胸腔，才能得到充分的暴露。通过 Cattel-Braasch 切开（图 26-11-2），游离右半结肠、结肠肝曲、十二指肠和胰头可获得肝下大血管的良好暴露。

而近端腹主动脉的暴露可采用左侧胸腹联合切口，将脾、胰和胃向前反转（图 26-11-3）。

虽然腔静脉内压较低，但腔静脉损伤的处理比动脉损伤的处理更困难。其原因为：同时控制出血处的近端和远端比较困难；腔静脉壁较薄弱，如处理不当裂口有扩大的可能；另外，腔静脉的侧支循环多，如腰静脉、脾静脉和肾静脉等，即使控制了出血处的近远端，亦难达到满意的止血。一般先用填塞压迫控制损伤区出血，尽可能避免使用血管钳盲目钳夹，以免撕裂脆弱的静脉壁而加重损伤。最好使用手指或海绵钳控制出血，再进行适当暴露，然后直接缝合修补。大部分主动脉损伤可用单纯缝合进行修补。

肾静脉以下的腔静脉损伤时，暴露较容易，一般可缝合修补，在损伤较复杂或伴有其他脏器严重损伤时，应结扎损伤段腔静脉或进行人工血管移植。如果损伤发生在肾静脉以上和膈之间的腔静脉，处理是十分困难的，因有肋弓、肝、胰、和肠系膜的阻碍，难以充分暴露出损伤部位。

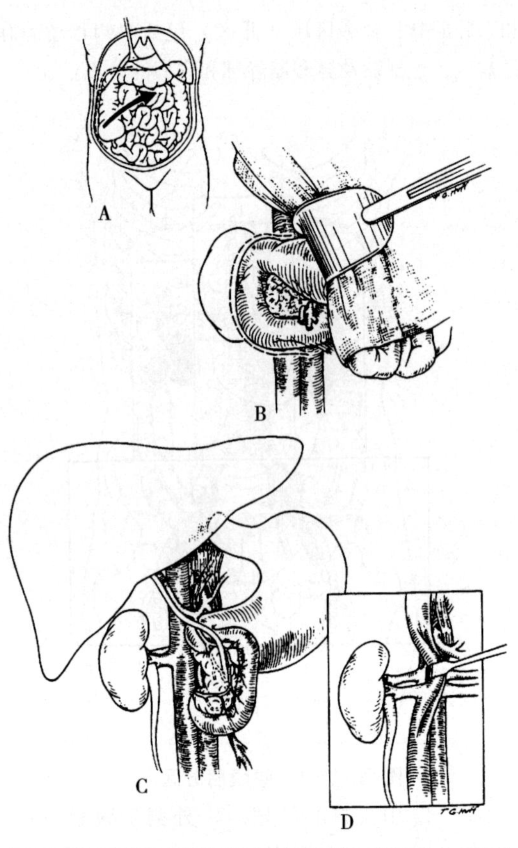

▶ 图 26-11-2 Cattel-Braasch 切开

A. 切开升结肠侧腹膜；B. 联合 Kocher 操作；C. 显露下腔静脉及右肾门；D. 右肾门

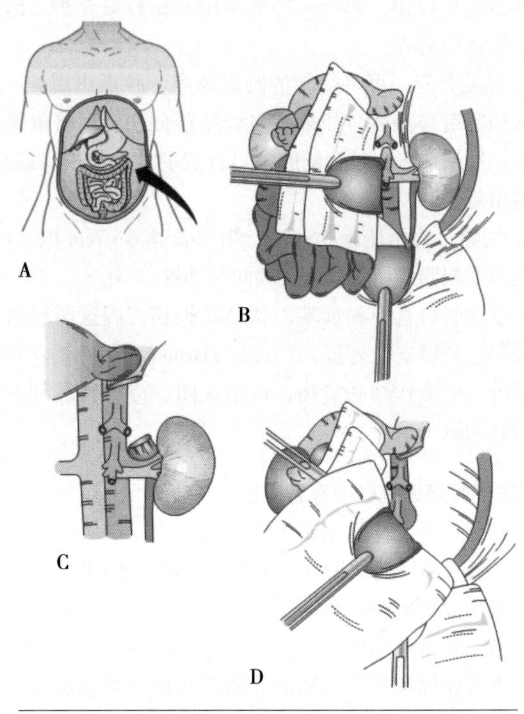

▶ 图 26-11-3 左侧内脏内旋

A. 切开降结肠侧腹膜；B. 显露腹主动脉及左肾门；C. 显露腹主动脉；D. 显露内脏动脉

暂时阻断这段静脉，就会减少 1/3 回心血量，而使一个低血容量的患者发生心脏停搏。近年来采用静脉内导管转流法处理腔静脉和肝静脉损伤，如手术操作恰当，这种方法出血少，可提供清楚的手术野，能够确切地修补损伤的静脉，同时又可保证静脉血的回流。其操作方法为：切开右心耳，向上提起其边缘，使其形成一个井状凹陷，放入 F32-36 号塑料导管直达肾静脉以下，在心耳部分的管壁剪一侧孔，并使此段管子进入右心房，然后用带子分别包绕肾静脉上方和心包内腔静脉，拉紧带子，使腔静脉壁紧贴塑料导管。同时阻断门静脉 3 个分支的血流。这样就可控制住此段损伤的腔静脉出血，同时通过转流管将下腔静脉血流直接流入右心房。导管的心外部分开口可作快速输血用、插管时注意避免气体栓塞。完成转流后，游离肝右叶，从侧面暴露腔静脉。这样便可修补肝右静脉损伤或腔静脉的损伤。有些人采用经腹放置腔静脉转流管，但出血较多，而且影响肾静脉以下的腔静脉的血液回流。当合并有肝以上腔静脉损伤时，这种损伤可造成心脏压塞，因此应立即开胸处理。切开心包修补腔静脉，可采用上述内转流法。在修补腔静脉损伤时可用 Satinsky 钳部分阻断血流，进行修补。有时腔静脉后壁损伤，可通过前壁进行修补。完全断裂的血管可行端端吻合，缺损较大的可作血管移植。

二、骨盆骨折所致大出血

盆腔中包括部分大小肠、膀胱与生殖器官、髂动脉、髂静脉。在坐骨大孔，闭孔和腹部均有大血管、神经通过，所以骨盆骨折常引起盆腔脏器与重要血管的合并损伤，其中大出血是骨盆骨折患者的主要死亡原因，约占骨盆骨折死亡患者的 1/3。

【临床表现】

凡是骨盆骨折出现下列情况，都应注意有大出血的可能：①骨盆环有两处以上骨折；②体检时发现骨盆骨折属于不稳定型者；③严重挤压伤引起的骨盆骨折；④骨盆环后半部发生骨折脱位者。骨盆内主要动脉为髂内动脉及其分支，供给盆腔脏器和盆壁、外生殖器、臀部肌肉和大腿中部血液。当骨折线通过髂骨或坐骨后下支延伸至坐骨大切迹时，可损伤髂内血管的根部及其主要分支。此外，骶髂关节移位骨折可能损伤髂总血管或其分叉部分。骨盆骨折出血可能为动脉出血、静脉出血或骨折断端渗血，临床上出血原因常是多方面的。盆腔血管有广泛的侧支吻合，单纯结扎止血有时不能奏效，再则盆腔的静脉丛排列接近骨面，管壁薄，伸缩性差，骨折时很容易撕裂，造成难以控制的出血。

【诊断】

骨盆骨折常造成腹膜后大出血，临床上迅速出现不同程度的休克现象，如面色苍白、出冷汗、脉搏增快、血压下降及尿量减少等全身表现。下腹部逐渐膨隆，在受伤部位、腰部、腹股沟、臀部及会阴部可出现大范围的肿胀和瘀斑。一般患者常诉受伤部位疼痛和腹部疼痛。物理检查腹部有压痛、肌紧张及反跳痛，多以下腹部为主。同时应注意与腹腔内出血及脏器损伤相鉴别。除根据一般物理检查外，辅以腹腔穿刺和灌洗，X 线检查，选择性血管造影等。应注意的是腹膜后血肿可沿着前腹壁膨出盆腔，穿刺针可能误入血肿，因此穿刺点应选在脐上部。

【治疗】

控制骨盆骨折大出血的方法可分为非手术疗法和手术疗法两种，目前趋向于采用非手术疗法：

1. 非手术疗法

(1) 大量输血补充血容量：对于已发生失血性休克的患者应进行快速大量输血，腹膜后间隙的潜在容量很大，可高达 4000ml 以上，因此输血速度要快，量要大，特别是在前 8 小时。如快速大量输血仍持续低血压，应及时进行手术探查，以明确是否有大的动脉或其他脏器损伤，并作出适当的处理。

(2) 动脉内栓塞止血：这种方法应在选择性动脉造影明确出血部位后，再用自体静脉血凝块或含凝血致活酶丰富的肌肉浆状物以及明胶海绵等物质注射到髂内动脉及其分支内，起到栓塞止血作用。这种方法不仅阻止近端血管出血，而且也阻止了被栓塞血管的侧支循环，使受损的髂内动脉出血明显减少。

(3) 气囊导管止血：此法为应用双腔气囊导管进行动脉内插管，利用其中一管腔充气使末端气囊膨胀，阻断髂内动脉血管，另一管腔直通导管末端细孔，可注入造影剂观察止血后远端情况。

(4) 压力褥套：应用压力褥套前尽量排除腹腔内或胸腔内出血，确定骨盆骨折为出血的主要来源，在 8 小时内快速输血 2000ml 之后仍有出血时，立即应用压力褥套。如有四肢骨折应事先妥善固定，并放置尿管和胃肠减压管。注意对血流动力学的监测，必要时可应用呼吸机辅助呼吸。在病情稳定后 8 小时再慢慢减压，观察 12 小时后若无继续出血再除去压力褥套。

(5) 内在压迫止血：此疗法一般应用于弹道所致的盆腔出血，可作为一辅助止血方法。将一大口径弗氏尿管（气囊可膨胀 30ml）顺弹道插入盆腔，然后使气囊膨胀，外部进行牵引，使气囊压迫盆壁的血管，此法有一定的止血作用。

2. 手术疗法　在决定手术探查时必须选择好指征和时机，做好充分的术前准备，否则盲目打开血肿后，内在压力消失，粉碎骨折髓腔广泛渗血，反而引起出血增加，不能达到手术的预期效果。因此打开腹膜后血肿的指征为：①手术中发现血肿迅速扩大，或具有搏动性，证实有较大血管断裂；②经血管造影证实有血管损伤；③快速大量输血后仍不能维持血压，辅以其他方法（如压力褥套、动脉内栓塞法等）仍无效果者。

术前必须备有充足血源，开腹后首先探查其他脏器有无损伤，因为有些病例可因肝、脾等其他脏器破裂造成失血性休克，与盆腔出血相混淆，容易误诊。

手术中发现大的血管破裂可给予修补或吻合，不能修补时可结扎止血，对较大血管损伤也可行血管移植。难以找到出血点时，可结扎髂内动脉，有时可结扎双侧髂内动脉，但对老年人由于动脉硬化可能影响侧支循环的通畅故应慎重。结扎髂内动脉后仍不能达到止血目的时，可暴露腹主动脉，并给予暂时阻断，局部填塞止血，并加压包扎。对于那些创面广泛渗血而又未发现大血管损伤的病例，可直接用纱垫填塞，并将纱垫尾部留置在腹腔外，待病情稳定后，一般 3~5 天分次取出纱垫。

（逯 宁　章志翔）

参考文献

1. Blackbourne LH, Baer DG, Cestero RF, et al. Exsanguination shock: The next frontier in prevention of battlefield moritality. J Trauma, 2011, 71 (1 Suppl): s1-s3

2. Bhullar IS, Frykberg ER, Siragusa D, et al. Age does not affect outcomes of nonoperative management of blunt splenic trauma. J Am Coll Surg, 2012, 214: 958

3. Burlew CC, Moore EE, Cuschieri J, et al. Sew it up! A Western Trauma Association multi-institutional study of enteric injury management in the postinjury open abdomen. J Trauma, 2011, 70 (2): 273-277

4. Dabbs DN, Stein DM, Philosophe B, et al. Treatment of major hepatic necrosis: lobectomy versus serial debridement. J Trauma, 2012, 69 (3): 562-567

5. Peitzman AB, Richardson JD. Surgical treatment of injuries to the solid abdominal organs: a 50-year perspective from the Journal of Trauma. J Trauma, 2010, 69 (5): 1011-1021

6. Piper GL, Peitzman AB. Current management of hepatic trauma. Surg Clin North Am, 2010, 90: 775

7. Sharp JP, Magnotti LJ, Weinberg JA, et al. Adherence to a simplified management algorithm reduces morbidity and mortality after penetrating colon injuries: a 15-year experience. J Am Coll Surg, 2012, 214 (4): 591-597

第二十七章
腹膜、 网膜和肠系膜疾病

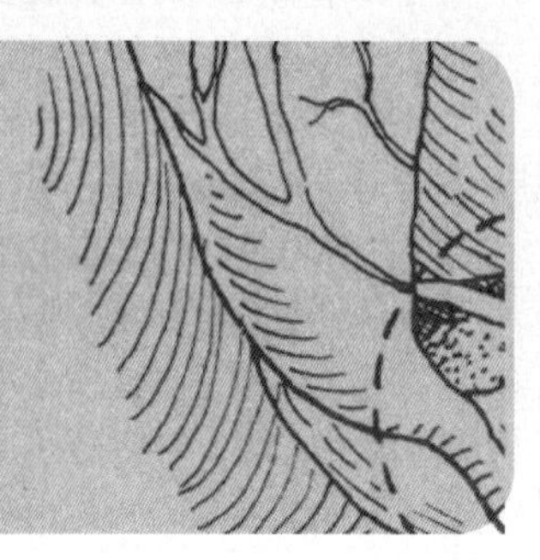

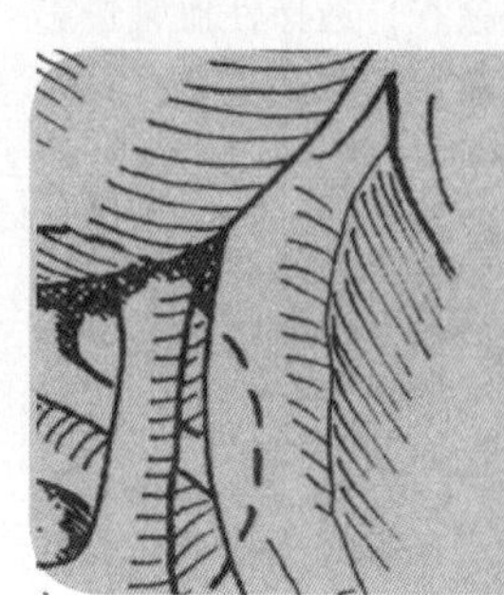

第一节　解剖和生理概要

一、胚胎学

在胚胎第4周时，原始体腔被横膈（后来发展成膈肌）分隔为心包腔和腹腔两部。两腔之间，在横膈的背缘经一对胸膜管相通。至第7周，胸腔和腹腔完全隔开。开始时腹腔被原肠及其系膜分为左右两半，系膜也根据其位置称为腹侧和背侧系膜。其后腹侧系膜逐渐吸收消失，只有小网膜及镰状韧带，与膈肌相连的部分和膀胱悬吊韧带存留。这样，腹腔就变成一个大腔，肝、胰、脾分别在腹侧和背侧系膜内生长。

胃沿长轴旋转90°时大弯侧生长过快，前肠系膜的附着处也随之转移。腹侧系膜带着肝包膜转向右及头侧，成为小网膜。背侧胃系膜的一部分和后腹膜融合而成胃脾韧带；另一部分包裹横结肠及其系膜并与其融合而成大网膜；还有一部分和壁腹膜融合，使胰腺和十二指肠第二部，都位于腹膜后。

二、解剖学

腹膜是覆盖囊状腹膜腔的浆膜。除了输卵管开口之外，腹膜可以说是个密闭的包囊。腹膜分为壁层和脏层，虽然同属浆膜，但因其神经支配不同，两层的临床意义也不同。腹膜具有丰富的血供并有大量脂肪附着，表面积约为$2m^2$，相当于皮肤的总面积。从某种意义来说，全腹膜炎的渗出液量就相当于全身面积烧伤的渗出液量；但腹膜的渗透度极强，这点和皮肤不同。正常腹膜腔内有75~100ml清亮草黄色液体，起着润滑作用。

腹膜由一层间皮细胞和一层疏松结缔组织组成。间皮是单层鳞状上皮；结缔组织层内含胶原和弹力纤维、脂肪细胞、网状细胞和巨噬细胞。腹膜受激惹后，鳞状上皮可变成立方上皮状，并包含囊状间隙。正常腹液内细胞数是（2~2.5）$\times10^9$/L，主要为巨噬细胞和间皮细胞及淋巴细胞，可有少数多型核中性粒细胞即嗜伊红白细胞；炎症时颗粒白细胞增多。

网膜是连接胃与邻近器官的双层腹膜的延伸。腹膜折叠形成大网膜和小网膜，腹膜内液体的自然流动性决定了进入腹膜腔内的液体的蔓延路线，也决定了腹腔内疾病的扩散路线。

系膜是由于壁、脏腹膜相互延续移行，形成许多将器官系连固定于腹、盆壁的双层腹膜结构，其内含有出入该器官的血管、神经及淋巴管和淋巴结等。主要的系膜有小肠系膜、阑尾系膜、横结肠系膜和乙状结肠系膜等。

三、腹腔内间隙及引流

腹腔内液体的积存受几个因素控制：解剖屏障将腹腔分隔、体位和重力作用、呼吸运动及液体的来源。腹腔被2个横行的解剖屏障分隔成3个水平区。上屏障是横结肠及系膜，下屏障是盆腔上缘和腰大肌与髂血管。结肠上区和结肠下区都被椎体、主动脉和下腔静脉和结肠下区的肠系膜分成左右两半。右肝下区常称为肝肾间隙（Morison囊），左肝下区主要是小网膜囊。盆腔被盆结肠及系膜分隔。

仰卧位时有二处位置低下：右肝下区，及肝肾间隙和直肠膀胱窝。

半坐位并不能防止弥漫性腹膜炎并发膈下脓肿。腹液向上移动靠两种作用：浆膜间隙之间的毛细管作用和吸气时膈下区的吸引力作用。即使有气腹存在也不能阻止腹液向上移动。

腹腔内脓肿除膈下、肝下和盆腔脓肿以外，常经前腹壁切口引流。盆腔脓肿在男性可经直肠前壁引流，在女性可经阴道后壁引流。膈下或肝下脓肿可经腹膜外径路进入。左或右膈下脓肿可经肋下引流。肝后或肝下脓肿可经后切口引流。即先在骨膜下切除第12肋，然后经肋骨床在第1腰椎棘突水平横行切开，可避免损伤胸膜，再切开或推开膈肌进入脓腔。

四、生理学

腹膜的渗透力很强，表面积很大，所以腹液是细胞外液的重要组成部分。把重水（氧化氘）置入腹腔内，很快就和患者的血浆及间质液平衡。腹腔内置入等渗盐液，每小时约可吸收30~35ml；但若用高渗液体，则水分可自血管内间隙移至腹腔内，引致低血压与休克。由于正常腹膜具有液体分泌与吸收双向平衡作用，故可进行腹膜透析。只要调整透析液的成分，就能将血流中过多的水分、钠、钾与代谢产物去除，有些药物也能经腹膜透析排出体外（表27-1-1）。

表27-1-1　能经腹膜透析排出体外的药物

抗菌类药				
青霉素G	氨苄西林	甲氧苄青霉素	阿莫西林	羧苄西林
美洛西林	哌拉西林	替卡西林	头孢唑林	头孢克肟
头孢噻肟	头孢氨呋肟	头孢氨苄	头孢噻吩	新霉素

续表

万古霉素	两性霉素 B	磺胺类药	磺胺甲噁唑	甲氧苄啶
呋喃妥因	乙胺丁醇	甲硝唑	阿昔洛韦	
神经系药				
卡马西平	苯妥英钠	苯丙胺	副醛	安宁
水合氯醛	苯胺	乙氯戊烯炔醇		
消化系药				
西咪替丁	法莫替丁	雷尼替丁	甲氧氯普胺	
循环系药				
地高辛	奎尼丁			
其他				
甲氨蝶呤	麦角胺	四氯化碳	蘑菇	二巯丙醇
硼酸	氯酸盐	氟化物	溴化物	碘化物
氨	钙	铁	铅	锂
镁	钾			

注：庆大霉素、卡那霉素、异烟肼、菲纳西丁和巴比妥类曾被认为可经透析排出体外，近又有报告被列入不能由腹膜透析排出（表27-1-2）

27

表 27-1-2 不能由腹膜透析排出体外的药物

阿米卡星，氨曲南（单菌霉素），头孢氯，头孢他啶，氟康唑，氟胞嘧啶，丙氧芬，地西泮，鸦片类，甲喹酮，致幻剂，苯海拉明，阿托品，奥沙西泮
抗抑郁药，地芬诺酯，洋地黄

水和电解质、尿素、甚至内源性或外源性毒性物质都可以自由吸收。因此，腹膜炎或肠梗阻时细菌毒素都可经腹膜吸收。除了腹膜和血循有密切关系之外，腹膜腔和胸膜腔之间也可不依赖血循进行交通。Meigs 综合征患者把胶体全置入一浆膜腔后不久就会在另一腔内出现，可能是经膈肌的淋巴途径进行的。脏腹膜由内脏神经支配，其特点是感觉的弥漫性，多指向腹前壁而不指向腹后壁，定位模糊，对切割、烧灼无痛，而对牵拉、膨胀及缺血甚为敏感。壁腹膜由体神经支配，前腹壁的壁腹膜由下 6 对胸神经支配，对各种刺激都很敏感，感觉锐性疼痛，定位明确，感觉就在刺激部位，刺激强烈时还可引起腹肌紧张，压痛和反跳痛。后腹膜的敏感度较前腹膜差。

腹膜有较强的修复能力，腹腔内腹膜缺损面的再腹膜化，通过以下机制来完成。

1. 缺损周围的腹膜脱落少数有活力的间皮细胞在缺损面，以后增生形成细胞岛，再融合而覆盖缺损面。

2. 缺损面由邻近的完整腹膜内的间皮细胞生长而覆盖。

3. 血内单核细胞及组织内的组织细胞从缺损面的深层移行，然后分化成间皮细胞。

第二节 气腹、血腹、腹腔内异物及腹膜肿瘤

一、气 腹

腹腔内存在气体的情况称为气腹（pneumoperitoneum）。气腹有时单独存在，有时与液体（如腹水、血液、炎性渗出液等）同时存在，称为水气腹（hydropneumoperitoneum）。半个世纪以来，X 线检查膈下呈现游离气体（气腹）被用作诊断溃疡病急性穿孔的有力证据。

（一）气腹的诊断方法

1. 胸腹部叩诊时，肝浊音界消失或变窄。

2. X 线检查膈下呈现游离气体。

（二）影响气腹出现的因素

1. 气体多少 活体实验证明，膈下注气 20~50ml 就可在 X 线下显示出气腹的存在。

2. 投照体位 投照腹部 X 线片有 4 种体位，最常用者为直立位，膈下呈镰状透亮区。其次为左侧卧位，适于危重患者，少量气体也可在右腰部或右髂窝内显示。仰卧位投照必须有相当多的气体方能显示。斜位投照在临床上很少应用。

3. 投照技术及胶片的质量也可影响气腹的检查结果。

（三）气腹对溃疡病穿孔的诊断价值

有典型的临床病史和体征，X线检查气腹阳性，即可诊断为上消化道穿孔。据统计1966例溃疡病穿孔患者中，气腹阳性者1532例，平均阳性率为78%。肝门周围、镰状韧带周围及圆韧带周围游离气体、胃周局限性小气泡影常提示上消化道穿孔，而肠系膜内游离气体常提示下消化道穿孔。站立位时两侧膈下同时出现游离气体的机会最多，其次为单右膈下，再次为单左膈下。胃溃疡穿孔两侧气腹的出现率无显著差别，而十二指肠溃疡穿孔右侧气腹率为左侧的两倍。一般穿孔愈大，气腹率愈高，但也有半数病例穿孔虽小而气腹阳性。无气或气少者，手术中发现的穿孔不一定小。气腹阳性也不能作为溃疡病急性穿孔的唯一可靠诊断依据，假阳性气腹在文献上也屡有报告。

（四）气腹的可能原因

1. 溃疡病穿孔和胃癌穿孔（单靠气腹不能区分溃疡的部位，也不能区别良性与恶性）。

2. 胃肠道穿孔

（1）小肠穿孔（结核、伤寒、憩室、梗阻、外伤）。

（2）结肠穿孔（阿米巴、憩室、软疳、外伤、癌、直肠淋巴肉芽肿）。

3. 开腹手术后约有1/3患者无气腹，有气腹者以术后第1天气量最多，一般在2~3天内自行吸收，少数可长达10天左右。

4. 腹腔镜检查术后，使用不同气体其吸收速度亦不相同，用二氧化碳充气作气腹行腹腔镜检查者，术后残气约经4h可吸收完毕，用氧充气者术后2天，用空气者需时较长。

5. 近10年来微创外科开展，经腹腔镜手术大量施行，术后气腹更为常见。

少见的气腹原因还有以下几种：

1. 经腹壁逸入空气

（1）腹壁创伤。

（2）腹腔穿刺。

（3）人工气腹治疗肺结核压缩空洞。

（4）人工气腹作为脐膨出或成人脐疝修补术的术前准备。

（5）疝手术中行人工气腹以诊断对侧隐性腹股沟疝。

2. 经胃肠道逸入空气

（1）肛门体温表或灌肠管头损伤。

（2）胃镜检查损伤（文献报告多属旧式硬胃镜）。

（3）乙状结肠镜检查损伤。

（4）钡气双重对比灌肠损伤。

（5）扁桃体切除术后或喉手术后胃破裂。

3. 经女性生殖器逸入空气

（1）输卵管通气造影。

（2）阴道灌洗。

（3）产后膝肘位锻炼。

（4）阴道镜或宫腔镜检查术后。

4. 胸内病变

（1）气管与腹腔之间瘘管（肺或支气管与膈肌粘连穿透）。

（2）胸腔穿刺时误伤膈肌或间接经裂孔疝。

（3）肺气肿大疱破裂。

（4）下叶肺炎。

（5）使用人工通气机，特别是呼气末正压呼吸（PEEP）或间歇正压通气（IPPV）后。

（6）微创外科使用胸腔镜行胸内手术，需先行人工气胸，术后可能有气体由胸腔进入腹腔。

5. 腹内病变

（1）小肠含气囊肿-小肠浆膜下无数大小不等的气泡，气泡破裂造成气腹，往往不出现急腹症临床表现或仅有轻度症状。

（2）空肠憩室病。

（3）急性气性胆囊炎。

（4）产气菌造成的急性胰腺坏死。

（5）梭状芽胞杆菌腹膜炎。

（6）膈下脓肿（产气菌）。

（7）输卵管脓肿。

（8）肾周围脓肿。

（9）急性阑尾炎：一组200例阑尾炎穿孔中2例有气腹，另组报告阑尾炎气腹率高达7.1%。

（五）人工气腹的病理生理学

近10余年来经腹腔镜手术数骤增，人工气腹可使视野开阔，利于手术操作，但也带来许多新问题。气腹使腹腔内压短时间内剧增，并持续至腹腔镜手术全过程，造成对全身各系统多数脏器的不良影响，引起一些以往临床未遇的并发症。因而对人工气腹的病理生理学认识不容忽视。

腹腔内压升高的原因包括：肠麻痹或肠梗阻所致的肠膨胀、腹部或脊椎创伤伴腹内出血或腹膜后出血、复苏措施后、弥漫性腹膜炎、腹腔填塞止血、军用抗休克裤、肝衰竭伴腹水，以及配合腹腔镜手术所行的人工气腹。

腹内压升高对肝及门静脉血流量有一定影响，门静脉内的阻力是0.0023kPa（0.0174mmHg），肝动脉内的阻力是0.15kPa（1.14mmHg）。肝内胆汁分泌也与门静脉血流量相关。其他因素包括高碳酸血症（用二氧化碳做气腹）、血pH减低，及许多血管活性激素。

腹内压升高可使术后发生下肢血管血栓栓塞的并发症，手术时间延长如肿瘤切除、肥胖症也是增加危险的因素。

腹内压升高对肠系膜循环也有明显影响，释放血管收缩素使肠系膜血管、肾血管、腹腔血管、门静脉、下腔静脉等血管内血流减少，内脏产生的游离基增加、肠管代谢力下降、肠菌移位。

气腹对心血管系统的影响有高碳酸血症、刺激儿茶酚胺释放，心肌功能受抑，血压升高，心率增快，可能会导致冠状动脉痉挛或心律失常的发生。由于中央血管缩窄使全身血管阻力增加，而局部血管舒张。心输出量改变影响使肾血管阻力增加，肾静脉高压，肾功能改变。水平位诱导人工气腹，比头高位或是头低位诱导更能够减少血流动力学波动的严重性。

用二氧化碳作气腹对患者的通气有明显的影响。因腹膜吸收二氧化碳使动脉内二氧化碳张力明显增加，引致呼吸性酸中毒。高碳酸血症引起潮气量、终末潮气二氧化碳分压及呼吸频率都增加。同时，气腹对两肺下叶的压力增加使能充分换气的肺泡量减少，造成通气与灌流不匹配，死腔与分流体积扩大。必要时应采用机械通气，甚至应用呼气末正压通气法（PEEP）来处理。

腹内压升高压迫腹内大血管、减少腰静脉丛排出的血流量，使脊椎内血管腔的静脉压升高，从而转至颅腔，造成颅内血管腔及矢状窦急性扩张，增高颅内压。颅内压升高使脑血管狭窄、刺激延髓的颈$_1$神经元释放儿茶酚胺和血管加压素。

腹内压急性升高引起应激反应，通过中枢神经系统的传入神经支、脊髓-丘脑束、延髓及脑桥、下丘脑、垂体、肾上腺、内脏引起一系列内分泌反应。

二、血　腹

血腹（hemoperitoneum）为腹腔内积存血液，有时伴其他液体，如胆汁、胰液、肠液、尿等。血液的 pH 为 7.38，微碱性，对腹膜有一定的刺激性，其刺激程度较强酸或强碱（如消化液）为弱，但终属腹腔内异物，治疗以促其吸收或将其排出为原则。

（一）血腹的诊断

1. 临床内出血表现　典型症状为口渴、心悸、眼前发黑；局部体征为轻度腹膜激惹征；全身表现有面色发白、皮肤湿冷、脉快、脉压低、血压下降。实验室检查有贫血，早期血细胞比容上升，后期下降，这些症状与体征与内出血的快慢及量的大小有关。

2. 腹腔穿刺　为最常用与比较可靠的方法，如积血量少，穿刺部位不合适亦可得到假阴性结果，对可疑的病例进行腹腔灌洗，检查灌洗液中有无红细胞，可提高诊断的准确率。

3. 阴道后穹隆穿刺　主要用于异位妊娠的诊断。

4. 腹腔镜检查　有条件的单位可以采用，不但能确定有无血腹，而且也可查明出血的原因及部位，同时可进行治疗，吸出积血、止血，或行微创手术，去除病因。

5. 其他特殊检查　超声、CT 等。

诊断上需要解决三个问题：①出血量的估计；②血性渗液中血液占比例；③腹膜后血肿破裂如何和腹腔内实质脏器破裂鉴别。

（二）血腹的原因

1. 腹部外伤　最常见的原因，多为脾、肝、肾等实质脏器破裂出血，少数直接损伤腹腔血管。

2. 医源性损伤　腹腔手术止血不彻底、血管结扎线脱落、创面大量渗血，皆可形成血腹，腹腔镜手术时可损伤血管形成血腹。

3. 腹膜后血肿破裂　腹膜后脏器、血管外伤亦可形成血肿，骨盆骨折或腰椎骨折可引起腹膜后有大量出血，血肿破裂入腹腔形成血腹。

4. 妇产科疾病　①异位妊娠破裂：异位妊娠主要为输卵管妊娠，妊娠破裂出血量大，病情凶险。②卵巢黄体破裂、卵巢卵泡破裂，可发生于未婚及已婚妇女，卵巢黄体破裂较多见，破裂多发生于月经前期。

5. 腹腔良恶性肿瘤破裂　常见的是肝癌破裂出血，腹主动脉瘤、肝血管瘤、脾淋巴瘤、脾海绵状血管瘤等破裂出血。

6. 自发性腹腔脏器或血管破裂

（1）自发性脾破裂。

（2）腹部卒中是自发的腹内脏器血管破裂引起的肠系膜内、腹膜后或腹腔内严重的出血，起病突然、病情凶险、预后严重。

7. 引起腹腔血性渗液的疾病　急性出血性坏死性胰腺炎、绞窄性肠梗阻、大网膜扭转、卵巢囊肿蒂扭转等炎症或血液循环障碍疾病，腹腔内可出现血性渗液。癌症晚期亦可出现血性腹水。

三、其他腹腔内液

（一）腹腔内有多处可以积液

1. 膈下间隙，左侧与右侧，左膈下积液比右膈下积液更常见。

2. 肝下间隙（肝左叶之后）。

3. Morrison 囊（胆囊旁）。

4. 小网膜囊（多在胰腺炎后或胰腺损伤后）。

5. 左与右结肠旁沟（分别在左结肠与右结肠外侧）。

6. 盆腔。

7. 小肠襻与小肠襻之间。

（二）腹腔内积液类型

腹腔内积液除血液外，还有：

1. 腹水　由于腹腔内分泌增加或吸收减慢而致，可能是漏出液，也可能是渗出液。

2. 乳糜液　乳糜液在试管内静置后可呈 3 层：上层乳状，中层水状，下层混浊。腹腔内有乳糜液，系由创伤、淋巴组织肿瘤、腹部手术、腹膜炎、肝硬化、结核、先天缺陷及腹膜透析而致。乳糜液本身有抑菌作用，极少感染。

处理方法包括限制盐液饮食、给利尿剂、手术结扎或腹膜腔静脉分流。

3. 胆汁　未感染的胆汁对腹膜腔有轻微刺激性，可使腹液增加，造成胆汁性腹水，或称胆腹液（bile ascites）。胆腹液多在胆道手术后发生，少数是婴儿胆道自发穿孔所致。只要胆汁无菌，患者可能无大痛苦；一旦胆汁发生感染，则成胆汁性腹膜炎，需行紧急手术。

4. 尿　尿液积存于腹腔内多由尿路创伤所致。含尿囊肿（nrinocyst）若是无菌可呈现一肿物而无其他症状；有症状者需手术处理。

5. 胎粪　胎儿肠内胎粪无菌。子宫内胎肠破裂致胎粪漏入腹腔。最早可在妊娠中期发生，引起无菌性炎性反应、液体积存、最终致腹腔钙化。新生儿有几种可能情况：一是穿孔已久，形成纤维性粘连与X线片显示钙化，婴儿可能无症状，仅在出生后发生肠梗阻；另一是新近穿孔已被围堵，形成胎粪性假囊，婴儿腹部可摸及肿物。还有可能因新近穿孔在婴儿出生时有腹水，急需手术治疗。

四、腹腔内异物

腹腔内异物可从3种途径进入：①腹部穿通伤，如子弹、弹片或随子弹带入的碎衣片；②手术时带入腹腔，如纱布、缝线、手术器械等；③经胃肠道或尿路进入，如鱼骨、木片、缝针、别针、破碎玻璃片。

异物进入腹腔后常引起下列反应：①细菌感染；②无菌性炎症腹膜包裹异物，形成无菌性脓肿；③形成瘘管或窦道；④腹腔内粘连。渗出液量和纤维化范围视异物的性质和大小而定。

无菌性腹腔内异物的临床表现多种多样。无菌纱布在腹腔内可导致腹内肿物，发冷发热和中毒症状。火炮子弹在腹腔内常被纤维化组织包裹，一般不会造成严重症状，故不必强行取除。

腹腔内小异物有时可形成腹膜肉芽肿。最常见的异物是手套上的滑石粉，滑石粉为含水矽酸镁，可引起腹膜的强烈的成纤维细胞增生反应，几个星期内形成坚实的粘连或肉芽肿。肉芽肿在浆膜面上呈小颗粒或结节状。显微镜下表现为慢性肉芽肿，有单核细胞、上皮样细胞、多核巨细胞、淋巴细胞、浆细胞、成纤维细胞等，有时有坏死区。单核细胞或巨细胞内常可见异物颗粒。

五、腹膜肿瘤

腹膜的化生能力很强，病理形态为乳头样突出、假腺泡、鳞状上皮化、甚至软骨的化生。腹膜的原发肿瘤极少见，有良性与恶性。间皮瘤可分为纤维型、中间型（局限性原发乳头瘤）和弥散性3种。纤维型间皮瘤可以切除治愈。恶性间皮瘤可伴坚韧腹内粘连，使肠系膜短缩，有时造成腹腔内全部闭锁。腹膜的转移瘤有单个小结节及弥漫浸润等。早期的诊断很重要，治疗上要了解疾病期别，制定切除范围更适宜的瘤细胞减灭术，实施更有效的化疗药物组合，达到延长患者生存时间的目的。

第三节　腹膜炎症

（参见本书第四章）

第四节　腹膜粘连

腹膜面与腹膜面之间的不正常黏附称为粘连。粘连有纤维蛋白性和纤维性2种，膜状粘连多属纤维蛋白性，长而窄的纤维粘连称为粘连带。

【病因学】

粘连的形成，除了先天性原因之外，不外乎损伤或炎症两种因素。

（一）浆膜面缺损

较大范围的浆膜面缺损，在其修复过程中，由于成纤维细胞的增生与胶原纤维的合成，终于形成纤维粘连。故在胃肠手术中，应尽量避免浆膜面的损伤，对于已经损伤的浆膜面尽可能予以修补或覆盖。但有的动物实验表明，绽开的腹膜缺损面能迅速愈合而不产生粘连，相反，如强行缝合或移植腹膜片覆盖，粘连的发生率反而增高。这当然要根据具体情况而定、在较大张力下进行缝合会引起组织缺血、过多的缝线会引起异物反应，都可成为促进粘连形成的原因。

（二）组织缺血

临床观察和实验结果表明，腹膜或腹腔脏器缺血是形成粘连的另一重要原因。

（三）浆膜干燥与出血

腹膜干燥可致间皮细胞脱落，出血后可释放血内凝血因子，包括纤维蛋白，也为形成粘连准备条件。

（四）异物

腹腔内小异物可引起肉芽肿，或形成粘连。

【病理】

无论何种原因引起的腹膜粘连，大都经过炎症反应过程。手术创伤造成无菌性炎症，细菌感染引起化脓性炎症。各种刺激均可使腹膜纤溶活性降低。腹膜受刺激后释放激肽及组胺、5-羟色胺、肝素等血管活性物质，增加毛细血管通透性，使纤维蛋白渗出凝固后形成腹膜面粘连。刺激持续时间较短，渗出的纤维蛋白可在几天内被吸收，不形成粘连，但先决条件是间皮细胞完整。纤维蛋白若不能被吸收，有成纤维细胞和新生毛细血管长入，则机化而成坚实的持久的纤维粘连。

腹膜形成粘连的过程本是机体对各种刺激的保护性反应，缺乏这种反应则刺激物（感染源等）不能被局限，腹腔内手术后的愈合（如空腔脏器切开缝合或吻合）不能得到保证。只是当纤维性粘连形成引起症状时才给患者带来痛苦与危害。因此，正当的粘连应当予以维护，引起症状的粘连才是需要预防和治疗的。

【症状与体征】

有的患者腹腔内有广泛膜状粘连而无明显症状，另一些患者仅有局限性粘连但可产生严重症状，关键在于粘连是否引起肠道的运动与肠内容通过障碍。多数患者的第一症状为腹痛，常随肠蠕动亢进而增剧，肠活动静止而腹痛缓解。患者多有腹部手术史（腹壁可见切口瘢痕）或腹内炎症史。可伴有恶心、呕吐、便秘、嗳气、腹胀等部分性肠梗阻症状。如单纯前腹壁（切口下）与脏器之间的粘连，可因采取俯卧位而使腹痛缓解。如粘连造成完全性肠梗阻，则症状与体征可因梗阻的部位与性质的不同而有很大的差异。粘连带可致肠管压迫、折曲、扭转或内疝，重则可引起肠绞窄及腹膜炎。

诊断根据临床表现，过去有腹部手术史或炎症史；在建立诊断之前应排除其他原因所引起的肠道运动功能紊乱。在无明显梗阻的条件下，钡剂全消化道检查发现肠管移动受限有助于诊断；在部分病例腹腔镜检查也是可以考虑的一种检查方法。

【预防】

腹膜粘连既是腹膜对刺激的反应，就不可能绝对防止，只能尽量减少有害粘连的发生。首要的预防措施是轻巧的手术操作，减少对腹膜的损伤。如对各脏器的操作要轻柔，注意用温湿纱垫覆盖，拉钩下亦应用温湿纱垫保护，减少腹膜裸面与粗糙面。同样重要的是避免组织缺血，清除腹腔内积脓积血和异物，注意防止肠内容溅污腹腔（肠道手术前准备及术中加垫保护），必要时引流腹腔并及时撤除引流物。

许多药物曾被用于实验及临床来预防粘连的发生。抗凝物质如肝素、枸橼酸钠，双香豆素等曾用于少数病例取得效果，但有引起出血的危险。清除腹腔内纤维蛋白的方法，如腹膜透析（用葡萄糖液或生理盐水等），或用酶制剂如链激酶、纤维蛋白溶酶、透明质酸酶等，效果还不肯定。防止纤维蛋白衬覆腹壁的物质，如橄榄油、猪油、人油（脂肪瘤切除标本炼成）、羊毛脂、羊水、聚乙烯氮戊环酮炔（PVP）和右旋糖酐等均有报告，但对其预防效果评价不一。抗炎药物（抑制成纤维细胞增生），如可的松、促肾上腺皮质激素等曾用于动物实验，但效果不确切。

中医中药对预防和减轻腹腔粘连的发生有一定作用。针刺和通里攻下、活血化瘀、清热解毒等中药，能加速术后肠蠕动恢复，且有消炎、减少渗出和制止组织机化等作用。热疗、深部X线照射、激光局部照射及穴位照射现也开始用于临床，但全面评价其预防效果还为时尚早。

第五节　肠系膜及大网膜其他疾病

一、解剖与生理概要

胃、空肠与回肠、阑尾、横结肠、乙状结肠、肝、脾等脏器都各有其系膜附着于腹后壁，系膜由二层间皮膜组成、内含一定量的脂肪和疏松结缔组织、血管、淋巴管和淋巴结。胃肝韧带既是胃和十二指肠第1段的腹侧系膜，又是肝和胆囊的背侧系膜，常称小网膜。胃结肠韧带延续为大网膜的前层，大网膜理论上应为4层间皮膜，实际内部二层已融合消失，二层膜之间含脂肪、淋巴组织和血管。

小肠系膜呈扇形，高度为12～25cm，系膜根宽仅15cm，附着于自第1腰椎体左缘至右骶髂关节斜线的后腹壁；系膜包含全部空肠与回肠、肠缘长约6m，故小肠系膜有无数皱褶。

十二指肠后三段、胰腺、升结肠和降结肠的系膜于胚胎时期与壁腹膜融合，成为只有一层间皮膜的系膜即一层壁腹膜，腹膜外的脂肪结缔组织内含有血管、淋巴管和淋巴结。在这些部位施行手术时可以利用这层“系膜”作为手术分离面。

大网膜的血管分布主要由胃网膜右动脉（来自胃、十二指肠动脉）和胃网膜左动脉（来自脾动脉）在胃大弯缘相吻合形成胃网膜动脉弓，胃网膜动脉弓向下发生副网膜动脉、右网膜动脉、中网膜动脉和左网膜动脉，还有约10支短网膜动脉。左、中、右3支分别在远端吻合而成大网膜动脉弓。此弓与右侧的副网膜动脉排列多呈“IW”状。男性大网膜长14～36cm，平均长25cm。宽23～46cm，平均35cm，女性长宽各短1～2cm。

大网膜常被称为“腹腔内警察”或“腹腔内的灰姑娘”（意即勤杂工），已为试验与临床资料所证实。大网膜的疏松结缔组织内有大量巨噬细胞。将细菌或炭末注入腹腔内，很快就被大网膜运走，不久就可在间皮下的巨噬细胞内见到细菌或炭末。腹腔内异物如弹片、纱布等往往被大网膜包裹。小量出血如毛细血管渗血可经大网膜移行覆盖止血。大网膜还有黏附的功能，炎症或穿孔部位常见大网膜黏附，防止炎症扩散。如果纤维蛋白性粘连未能迅速吸收，毛细血管长入，可以机化而形成坚实的纤维粘连，常导致不良后果，如牵拉腹痛、肠梗阻、扭转、内疝等。大网膜的面积占腹膜的面积比例比较大，所以也在腹膜吸收上起主要作用。大网膜内毛细血管为液体交换的不容忽视的场所。此外，大网膜作为组织移植物，近年已日益显示其有用价值。

二、肠系膜淋巴结炎

（一）急性非特异性肠系膜淋巴结炎

急性肠系膜淋巴结炎并非常见病，但有时呈急腹症表现，须与阑尾炎相鉴别。本病好发于学龄前及学龄儿童，男孩较多。本病的确切病因目前尚不明，患儿常有近期上呼吸道感染史。手术时发现肠系膜淋巴结普遍充血、肿大，显微镜下仅见淋巴结增生、充血、水肿。淋巴结细菌培养常为阴性，多由腺病毒引起。小儿感染小肠结肠炎耶尔森菌和假结核耶尔森菌者易患肠系膜淋巴结炎，非典型鸟-胞内分枝杆菌感染也能发生本病，偶见由沙门菌或弯曲杆菌种引起。

典型症状为脐周、右下腹或右侧腹绞痛，疼痛间歇期患儿感觉良好，有时伴无力、食欲不振、恶心及呕吐。多数患者无急性病容，可有低热、面红、咽部充血、颈淋巴结肿大。腹部压痛位置比阑尾炎高而偏内侧，左侧卧位时因肠系膜及淋巴结的位置转移使最大压痛点也转向左侧，此点有助于同阑尾炎相鉴别。血白细胞计数可增至15 000。超声检查时在右下腹部逐步加压法有助于鉴别肠系膜淋巴结炎伴急性末端回肠炎与急性阑尾炎。超声波表现为：未见炎性阑尾，可见末端回肠肠壁增厚，淋巴结肿大。CT扫描可见阑尾正常，淋巴结肿大。

本病以非手术治疗为主，若为耶尔森菌属感染宜用环丙沙星治疗，若为鸟-胞内分枝杆菌感染宜用克拉霉素（clarithromycin）治疗。如在剖腹手术中发现本病，则宜切除阑尾，不宜切取淋巴结做活体检查，因活检部位容易引起粘连。术后有发生呼吸道并发症的可能性，事先应有所估计。

（二）结核性肠系膜淋巴结炎

结核性淋巴结炎可为原发性，即牛型结核分枝杆菌经肠黏膜进入肠壁的集合淋巴结再传至肠系膜淋巴结；也可以是继发性，来自肺结核或肠结核。淋巴结发生结核性病理变化：结节形成、干酪样变或钙化，也可并发粘连、结核性腹膜炎或化脓感染。临床有急性和慢性等多种表现，多数有低热、体弱、消瘦、腹泻等中毒症状；偶有腹部绞痛。腹部X线检查可在右髂窝部发现淋巴结钙化斑。肠系膜淋巴结结核以非手术治疗为主，用抗结核药物及全身支持疗法。

三、肠系膜及大网膜囊肿

肠系膜及大网膜可发生罕见的囊肿，如肠源性囊肿或先天性肠重复症、淋巴管囊肿（海绵状淋巴管瘤或囊性淋巴管扩张症）、皮样囊肿、包虫囊肿和肠系膜恶性神经鞘瘤等。

囊肿往往不引起症状或仅有腹部膨隆或轻度不适，偶可引起肠出血或肠梗阻。检查可发现腹部有浮动性肿物。如为肠系膜囊肿，肿物左右移动度较上下移动度为大。若肿物为可向上下左右各方向移动，则考虑为大网膜囊肿。超声波与CT为最有用的检查，可发现与其他结构并无交通的囊肿。

若有手术适应证，最好是将囊肿切除，但肠系膜囊肿常与肠系膜血管黏附在一起，此时应作肠切除。网膜囊肿容易切除，包虫囊肿在切除时要注意勿使囊肿液溅出以免引起强烈的变态反应。

四、大网膜梗死

大网膜梗死可由于扭转、血栓形成、结节性多动脉炎、栓塞，或创伤所引起。本病常发生于营养良好的青年人。病因模糊，可能因静脉过度充盈加轻微创伤，或因腹内压增高导致血栓形成所致。梗死的部位常见于大网膜的右下游离缘，呈红色或紫黑色硬块，主要临床表现为持续性右下腹痛，发病缓慢或突然。恶心呕吐不常见。检查时压痛点常高于阑尾炎的压痛点，并可触及肿物，有时局部皮肤感觉过敏。本病很少有术前获得诊断者，多数患者于术前诊断为急性阑尾炎。治疗为将受累网膜广泛切除。

五、大网膜肿瘤

大网膜肿瘤多为转移瘤，原发部位常在结肠、胃、胰腺或卵巢。若有弥漫浸润，可形成大网膜饼块状。原发肿瘤少见。多无症状，或有腹痛，仰卧时疼痛加重，站立位疼痛减轻；少数病例有恶心。腹部扪诊可摸到肿物。良性大网膜肿瘤有脂肪瘤、平滑肌瘤、纤维瘤、内皮瘤及神经纤维瘤；恶性肿瘤包括平滑肌肉瘤、血管外皮细胞瘤、肌肉瘤与纤维肉瘤。手术切除肿瘤及大网膜，良性者预后良好，恶性者生存期平均半年。

六、大网膜扭转

本病可为原发或继发。原发扭转无明显原因，可能由剧烈运动或过强的肠蠕动所引起，大网膜移动性大或血流动力学因素可能是扭转的诱因。扭转常为单极性、不完全或完全扭转。大网膜的右侧游离缘容易扭转。继发于疝、粘连、囊肿及肿瘤的扭转可为单极性或双极性（网膜另有一处固定）。大网膜扭转的临床表现和治疗都与大网膜梗死相同。

七、肠脂垂炎

肠脂垂是在大肠肠壁上包含脂肪组织的腹膜小囊、偶可在阑尾上见到。肠脂垂常在结肠壁上排成两行，一行在游离结肠带的外侧。有些血管常在此处进入肠壁，结肠憩室也在此处发生。

肠脂垂的疾病以肠脂垂炎为常见，可由于扭转或血栓形成，故也可以看作是大网膜扭转或梗死的微型部分。肠

27

脂垂炎多发生在乙状结肠与盲肠部位。其他病变如继发于憩室炎的急或慢性炎症、肠脂垂退变脱落后形成的腹腔内游离体，诱发肠套叠等。肠脂垂炎的临床症状是左下腹或右下腹痛，很少能在术前确诊，手术时发现宜将其切除。

八、先天性腹腔内疝

先天性腹腔内疝可分为无疝囊与有疝囊两种。第一种是经大网膜孔疝入经小肠系膜或大肠系膜或子宫阔韧带的先天缺陷疝入；第二种是十二指肠旁疝或结肠系膜疝，因肠管旋转异常而形成。

右侧结肠系膜疝继发于十二指肠在第二期旋转不全。十二指肠只旋转 90°，仍留在腹腔的右侧，此时大肠在其上面正常旋转。这样近段小肠就被圈入右半结肠的系膜内。手术纠治法可将右结肠的腹膜附着处切开，就能安全地使结肠回到左侧，小肠留在右侧。这样肠管的位置就像是旋转第 1 期后的位置（不再旋转）。

27

左侧结肠系膜疝以往被认为小肠经近十二指肠第 4 段的十二指肠旁窝疝入而成，现在认为较大可能是在旋转第 2 期间，小肠移向左，在降结肠的下方；由于结肠固定，小肠就在左结肠系膜的后侧被圈住。手术纠治法可沿肠系膜下静脉的边缘，即在左结肠系膜的融合处切开，松解被圈住的肠管。

第六节 大网膜移植外科的进展

一、大网膜的功能与解剖特点

对大网膜的解剖和功能，解剖学家虽已早有所认识，但直到 19 世纪末，人们才认清了网膜的真正功能。大网膜含有较多的脂肪，具有丰富的血管、淋巴管和神经组织，伸展性大，抗炎能力强，移植成功率高，易与其他组织粘连而形成丰富的血管吻合，故具有明显的组织修复功能。近年来应用此特点进行了带蒂或游离网膜移植术，对腹腔以外的组织缺损进行覆盖，修复和改善局部血液循环，收到良好效果。

在胚胎的第 4 个月，胃背系膜向左边突出，与横结肠和结肠系膜融合，发展成大网膜，出生时，大网膜由两层腹膜组成，于胃大弯侧呈帘状下垂后，反折上行覆于横结肠，其下垂部分游离于腹腔表面，游离缘呈裙边状，内含淋巴管和血管，其中的胃网膜动脉，右侧起于胃、十二指肠动脉，左侧起于脾动脉。大网膜的动脉主要来自胃网膜左右动脉，二者交织形成胃网膜动脉弓。起自胃网膜右动脉的为大网膜右动脉，起自胃网膜左动脉的为大网膜左动脉，发自网膜左右动脉相连处的为大网膜中动脉。胃网膜右动脉右侧有时发出大网膜副动脉，向下分出若干分支分布于大网膜的右裙缘处。大网膜中动脉末梢部分分出左右若干终末支，分别和大网膜左右动脉的终支吻合而形成大网膜动脉弓。大网膜延长术时，应充分利用该动脉弓。大网膜静脉与动脉伴行。

由于上述动脉常有变异，1972 年 Alday 对 136 例和宁夏医学院解剖教研组在 1977 年对 80 例尸检进行了详细的观察。根据大网膜中动脉分叉的水平和大网膜中动脉缺如的情况，将大网膜分成 5 种类型。

1. 大网膜中动脉于大网膜的下端分叉，此为最常见的类型（图 27-6-1 Ⅰ型）。

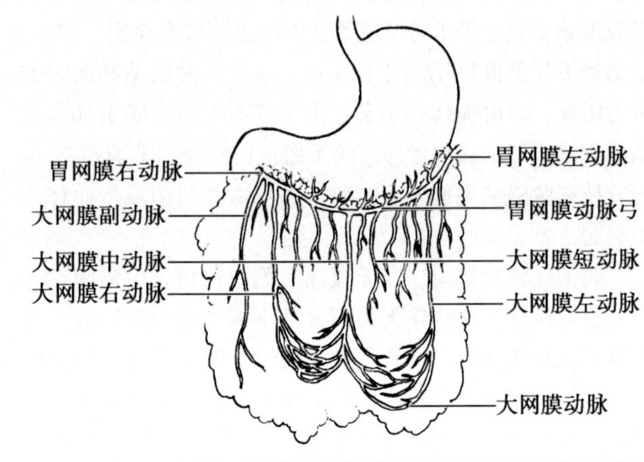

▶ 图 27-6-1 大网膜血管分布Ⅰ型

2. 大网膜中动脉胃网膜动脉弓和大网膜下端之中部有 2~3 个分叉，约占 10.2%~11.2%（图 27-6-2 Ⅱ型）。

3. 大网膜中动脉从胃网膜动脉弓发出后约 2~3cm 即行分叉，约占 2.9%~6.2%（图 27-6-3Ⅲ型）。

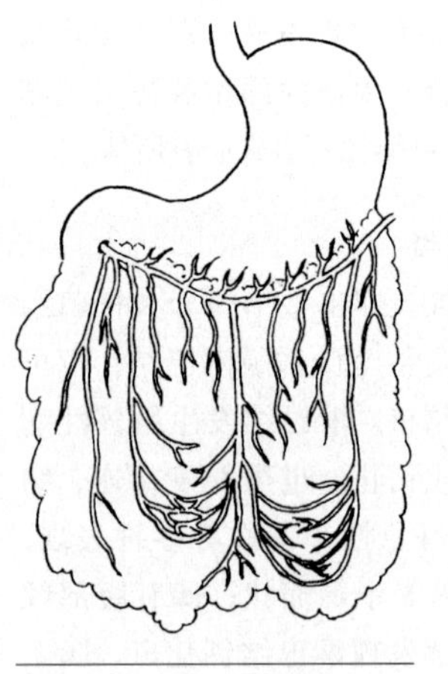

▶ 图 27-6-2 大网膜血管分布Ⅱ型

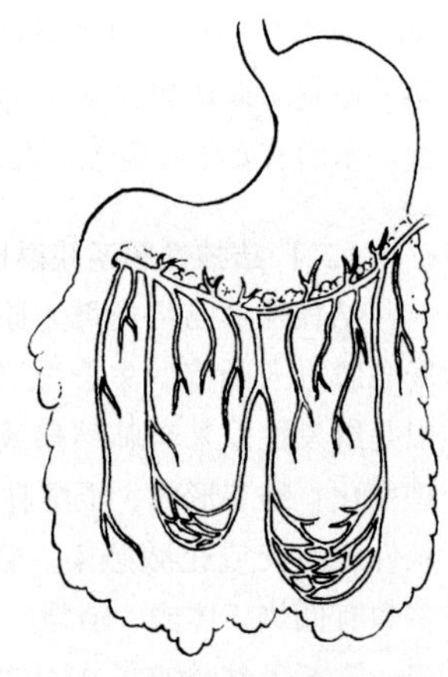

▶ 图 27-6-3 大网膜血管分布Ⅲ型

4. 右侧和左侧大网膜动脉互相吻合，形成网膜动脉弓，大网膜中动脉缺如，约占 0.7%~1.3%（图 27-6-4 Ⅳ型）。

5. 脾动脉的终末支参与形成胃网膜动脉弓，而单独形成大网膜左动脉。大网膜中动脉从胃网膜右动脉发出，约占 0.7%~3.8%（图 27-6-5 Ⅴ型）。此型做胃大弯侧胃管与食管吻合手术时，极易发生胃管缺血，不可不注意。

用带蒂的大网膜移植或行大网膜游离移植均需对大网

膜的血管分布情况进行仔细的检查，这对于选择以哪一根或哪几根血管为蒂的裁剪方式或进行血管的吻合极为重要。

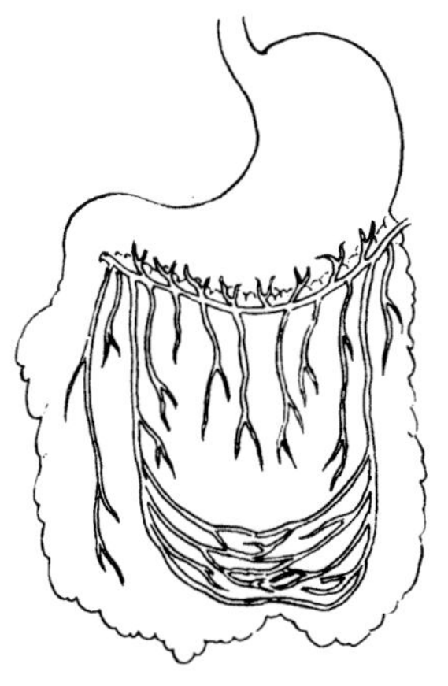

▶ 图 27-6-4　大网膜血管分布Ⅳ型

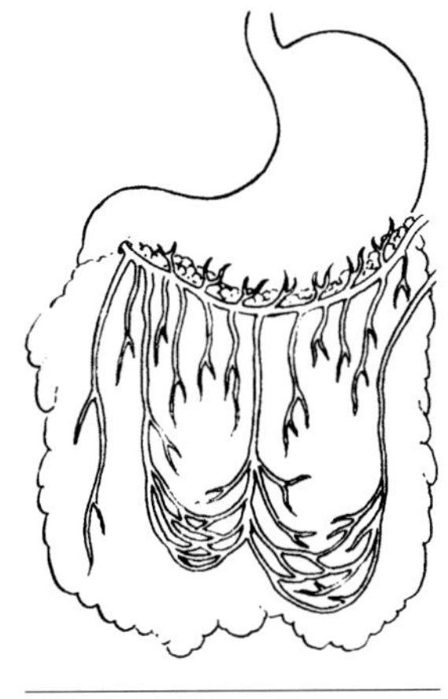

▶ 图 27-6-5　大网膜血管分布Ⅴ型

二、大网膜的移植方法

用大网膜做覆盖、修补或建立新的血循径路时，迄今为止基本上有 3 种方法。

（一）大网膜带蒂移植术

根据大网膜的具体情况（如有无粘连及短缩）和所要求到达组织的距离，确定带蒂大网图膜的移植方式和长度（需保留大网膜血管弓和一侧的胃网膜血管）。为了增加其长度，裁剪方法有 5 种（图 27-6-6~图 27-6-10）。

按图 27-6-8 法游离大网膜的血管弓，使大网膜具有细长的蒂，它能 100% 地到达头颅、膝或前臂，15% 到达踝部，5% 到达大足趾。

移植时，行上腹部正中切口，根据需要适当延伸大网膜。将带蒂网膜经皮下隧道移植于受植区。在通路上与周围组织略加固定，切忌经腹腔内较长距离穿行，以免发生肠梗阻。一般移植距离越长，网膜血行供应越差，故长距离之移植多行游离移植加做血管吻合，以保证游离网膜的良好血供。

还有两种方法是保留胃网膜右动脉干和保留胃网膜左动脉干（图 27-6-9~图 27-6-10）。保留胃网膜右动脉干的术式是在胃网膜左动脉的起源附近（脾门处）将胃网膜左动静脉切断，再沿胃大弯的腹侧贴近胃壁离断大弯侧血管，保留自幽门后向前分支的胃网膜右动脉干。另一术式特别适于大网膜黏附在肝叶上时，即从十二指肠第 2 段下方开始离断胃网膜右血管，再向左沿胃大弯断血管，保留胃网膜右动脉干。后式比前式能获得更长的带蒂大网膜瓣，可用于直肠切除术后会阴窦的修补术。

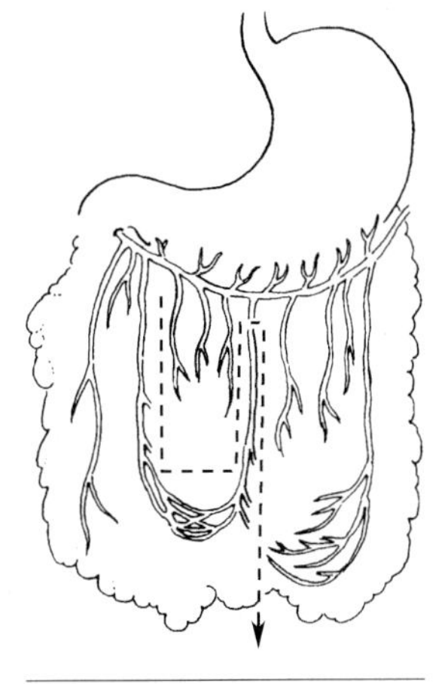

▶ 图 27-6-6　切断大网膜中动脉延长术

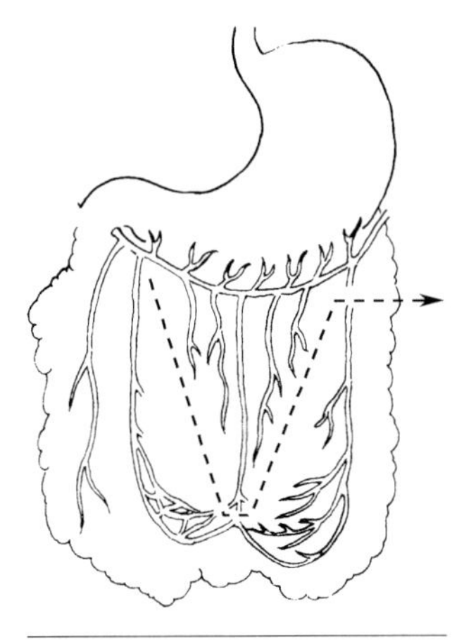

▶ 图 27-6-7　切断大网膜左动脉延长术

（二）游离大网膜移植加做血管吻合术

本法是取一片游离的大网膜，选择合适的网膜血管（一般采用胃网膜右动脉）与受植区附近的动静脉用显微外科的方法进行血管吻合，并将移植大网膜固定于受植部位。这种移植手术目前大多应用于头皮、胸壁、腹壁的缺损，颜面部肌肉萎缩或乳房的充填及改善脑、脊髓、心脏、四肢血管闭塞性疾病的血行，游离移植的大网膜，自移植区取得血运而存活，存活的大网膜中的脂肪组织逐渐被纤维组织所替代，应尽量避免感染，否则大大降低移植网膜的存活率。

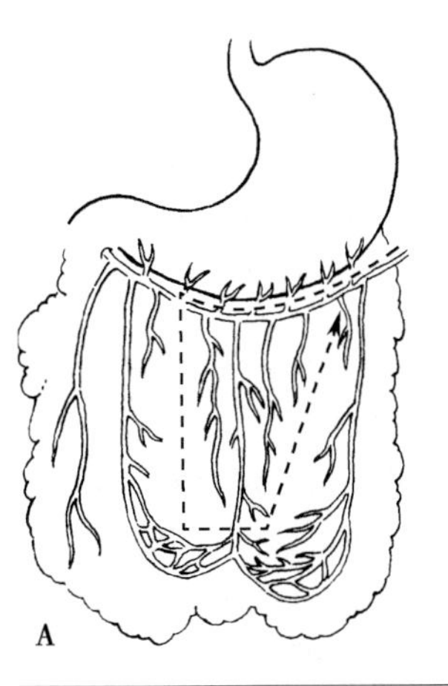

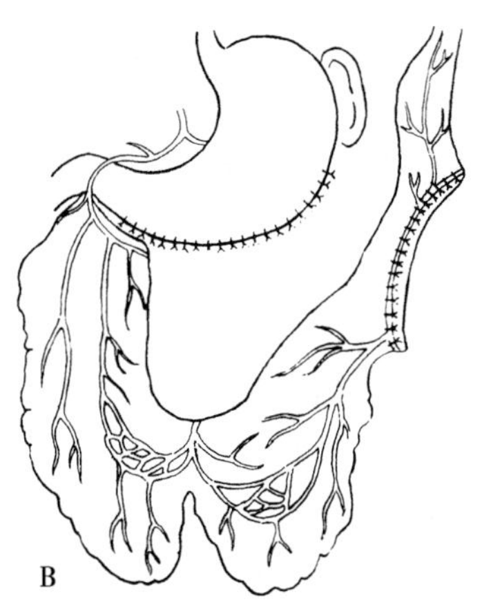

▶ 图 27-6-8　Aiday 大网膜延长术

27

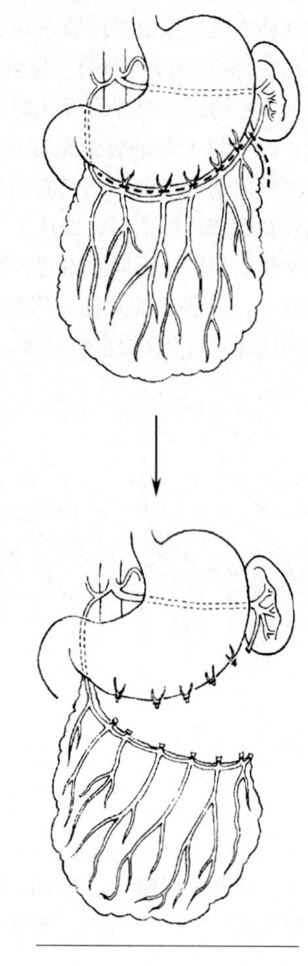

▶ 图 27-6-9 保留胃网膜右动脉干

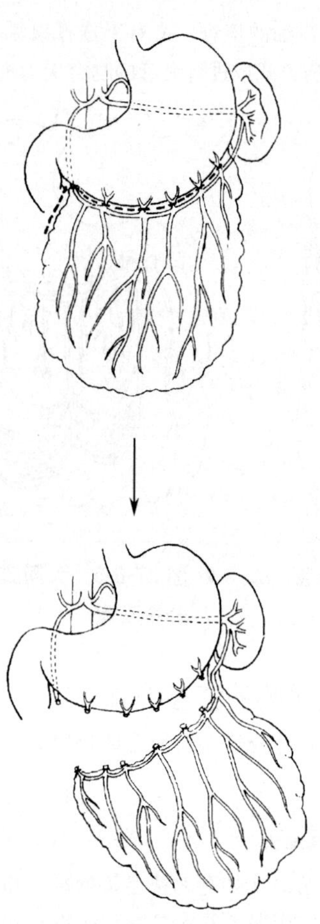

▶ 图 27-6-10 保留胃网膜左动脉干

（三）大网膜轴型皮瓣

1979 年沈祖尧等报道用本法来代替传统的远隔部位皮肤带蒂移植。主要方法是，先将带血管蒂的网膜移植于欲取皮的皮瓣下浅肌膜之上，待网膜与皮瓣形成新的血运后，将皮瓣按所需大小以网膜为轴切断，除网膜侧以外的 3 个边的皮肤深达肌膜，然后再原位缝合。3 周后待大网膜与皮瓣建立良好的血行供应后，可连同待血管蒂的网膜及皮瓣一同取下，移植于受植区。将网膜蒂的血管与受植区附近的动静脉吻合，可修复较大的皮肤缺损。本法的优点是：不受皮肤原有的血管供应的限制，皮肤血行供应与正常情况近似。且可切取较大的皮瓣，从而为游离皮瓣移植创造了一种新方法。大网膜轴型皮瓣是一种复合组织瓣，预料今后也可使复合组织瓣内包括肋骨、髂骨、神经或其他组织、成为身体组织移植的一种有用的新技术。

三、大网膜移植有较广的适应范围

目前较常应用的有以下几个方面：

（一）利用大网膜再腹膜化

如修补消化道穿孔，修补肠瘘，加固吻合口，覆盖肝切除术后的肝脏断面，以及覆盖腹膜缺损面预防及治疗粘连等。

（二）修复体表缺损

如头皮创伤或烧伤后巨大缺损，包括颅骨缺损，可将大网膜移植到硬脑膜上，以后再行植皮；胸腹部缺损可用带蒂大网膜移植并覆以中厚皮片；肢体复合伤用带蒂大网膜移植覆盖创面，既能抵抗感染，又能保护肌腱与神经组织，有助于保存受伤肢体。

（三）治疗皮肤顽固溃疡

如腋部、腹股沟部及会阴部皮肤放射治疗后溃疡，复杂性瘘管和压疮等，均可用移植大网膜进行修复。

（四）充填深部缺损

如面部外伤后缺损的充填，慢性骨髓炎死腔的充填，慢性脓胸和直肠根治切除术后盆腔的充填等。

（五）改善血液循环、治疗淋巴、血液循环障碍

如大网膜包心治疗心肌缺血，大网膜包肾治疗肾缺血。包肝、包肾作为脾切除术后辅助措施治疗门静脉高压症，大网膜移植于患肢治疗淋巴水肿，大网膜移植于腘部或小腿肌间隙治疗下肢缺血性疾病，移植大网膜治疗缺血性脑卒中等。

（六）整形

大网膜轴型皮瓣为游离皮瓣移植增添了移植新方法，

应用大网膜作乳房切除术后的重建也有成功的报告。

四、移植大网膜并无严格的禁忌证

但以下 3 种情况对移植网膜十分不利，强行移植可招致失败。

1. 大网膜发育不良、短缩、很难进行带蒂的网膜移植。
2. 以往腹腔感染所造成的大网膜粘连及纤维化，限制了大网膜的移动范围。
3. 由于手术所造成的大网膜粘连及短缩。

五、大网膜移植术是一种比较安全的手术

但对技巧上要求较高，处理不当可出现并发症，甚至使移植完全失败。主要的并发症有以下 3 类：

1. 腹部切口感染、裂开和疝的形成。
2. 受区切口的血肿及感染。
3. 移植大网膜的血运障碍，包括血管受压、扭曲和阻塞，进而引起移植大网膜的脂肪坏死和纤维化。此类并发症多见于游离大网膜移植，与血管吻合不通畅有关。

（王西墨　张毓青　陈　鲳）

参考文献

1. Furukawa A, SakodaM, Yamasaki M, et al. Gastrointestinal tract perforation: CT diagnosis of presence, site, and cause. Abdom Imaging, 2005, 30 (5): 524-534
2. Walsh C A, Pistilli M, Karantanis E. Cardiac arrhythmias and gynaecological laparoscopy: a reminder. J Obstet Gynaecol, 2010, 30 (8): 878-879

第二十八章 胃十二指肠疾病

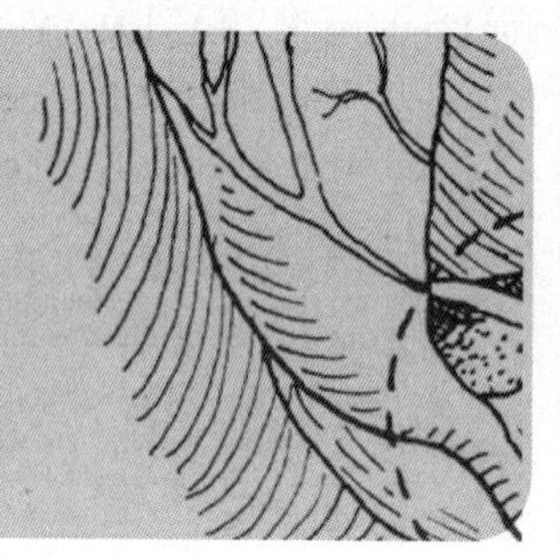
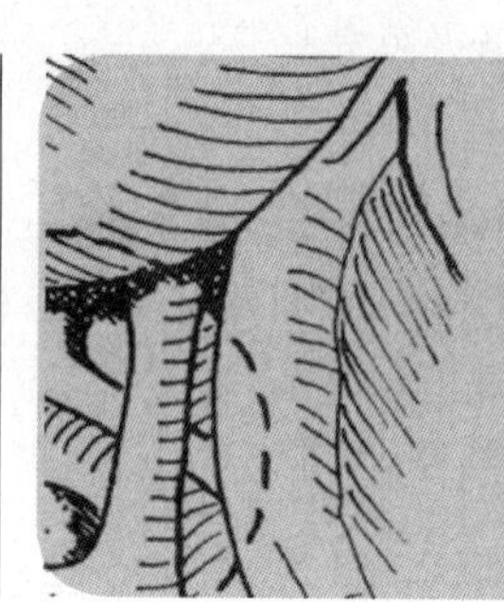

第一节　解剖生理概要

一、胃的解剖

胚胎期的原肠（primitive gut）分为前肠（foregut）、中肠（midgut）及后肠（hindgut）。前肠最后发育而成为食管、胃及近端十二指肠。由胚胎第4周开始，前肠即开始呈梭形扩张，以后随着胚胎的不断增大，此膨大部分即开始由左向右旋转，原来悬吊原肠的腹肠系膜和背肠系膜亦随之旋转。由于背肠系膜缘较腹肠系膜缘生长迅速，因此，胃的远端及十二指肠近端即移至右上腹。原来之腹肠系膜缘形成小弯，腹肠系膜形成小网膜，原来之背肠系膜缘形成胃的大弯，背肠系膜即形成大网膜。

（一）胃的形态

胃可分为贲门部、胃底部、胃体部和幽门部4个部分（图28-1-1）。①贲门部：邻近贲门的胃壁称贲门部；贲门部分泌碱性黏液的贲门腺，与其他胃部腺体的分泌液不同。②胃底部：贲门切迹平面以上，胃壁向贲门左上方形成半球形凸向横膈的部分称胃底部，毗邻膈左穹隆下面胃底部内腔常有约50ml咽下的空气，直立位X线摄片可清楚看到；放射学称之为胃泡。③胃体部：贲门部与幽门部之间宽大的中间部分称胃体部；其长轴向右下前方。胃体部的近口侧与胃底相接，远口侧在胃小弯以角切迹为界；在胃大弯则无明显标志，通常在胃大弯开始横向走行处，作与角切迹之连线，为胃体部同幽门部的分界线。④幽门部：胃壁靠近幽门的部分，称幽门部，临床上又称胃窦；占全胃8%～17.7%。钡餐检查时，在胃小弯的上2/3与下1/3交界处可见一凹陷，称胃角（incisura angularis）。胃角以远的部分为胃窦，胃角与贲门部之间宽大的中间部分，即为胃体部。幽门部的长轴向右上方，其近口侧较为扩大，称幽门窦亦即幽门前庭，内腔较宽敞。幽门窦通常是胃最低的部分。幽门部远口侧的环形肌层逐渐增厚，管腔变窄呈管状，长2～3cm，称幽门管，其增厚的环形肌层在幽门管终末处形成幽门括约肌，围绕幽门口，并向管腔突出为幽门瓣。幽门窦和幽门管是溃疡病的好发部位。

空胃和松弛胃的幽门部并无明显的界限，但幽门窦与幽门管有时可借大弯处不甚明显的中间沟进行区分。而幽门管与十二指肠则可以幽门前静脉（Mayo vein）或幽门口处管壁的幽门缩窄（pyloric constriction）为分界标志，术中常以扪及幽门括约肌环而辨认。

胃的大部分在肋缘下受到保护，空腹的胃呈J形或倒L形，但变异较大。胃的食管端与十二指肠端比较固定，其余部分比较游离，故其形状常随体位、充满程度及蠕动情况可有较大变化。

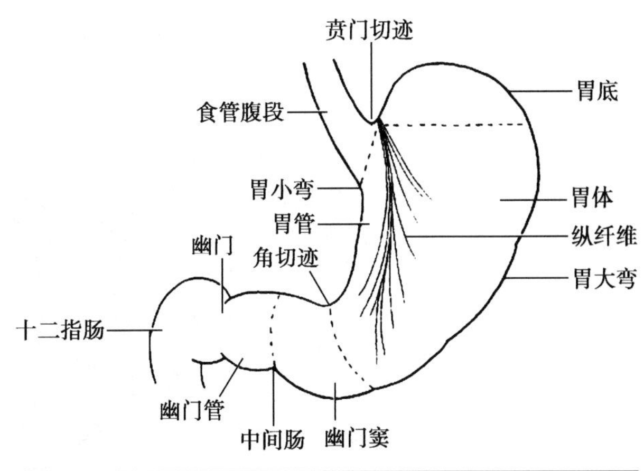

▶ 图28-1-1　胃的大体形态和分部

胃小弯的长度在尸检中测量平均为12.5cm，大弯长平均为31cm。小弯在胃右侧，呈凹陷状，大弯在左侧，突出状。胃被脏腹膜所覆盖，在大小弯形成双层之间皮细胞层，胃的血管、神经及淋巴由此进入。

28

（二）胃周围韧带

1. 胃肝韧带　它为胚胎期腹肠系膜之残留，由小弯伸至肝脏，也就是小网膜。

2. 胃脾韧带　为胚胎期背肠系膜衍化形成，它将大弯的上缘与脾门相连。

3. 胃结肠韧带　系从背肠系膜衍化而来，它连接胃大弯之下缘与横结肠，并向上与胃脾韧带融合。此韧带过剩部分由大弯下垂至横结肠以下成为大网膜。

4. 胃膈韧带　胃膈韧带实际是腹膜皱襞组织，由胃大弯上部胃底连接膈肌，全胃切除术时，游离胃贲门及食管下段需切断此韧带。

5. 胃胰韧带　胃窦部后壁连接胰头颈部的腹膜皱襞。此外，胃小弯贲门处至胰腺的腹膜皱襞，其内有胃左静脉。在门静脉高压时，血液可经胃左静脉至食管静脉、奇静脉流入上腔静脉，可发生食管胃底静脉曲张。

（三）胃的血液循环

1. 动脉　胃的血液供给非常丰富，均来源于腹腔动脉。胃左及胃右动脉供给小弯的血液，前者直接来自腹腔动脉，后者来自肝动脉；左右胃网膜动脉供给胃大弯之血液；脾动脉通过胃短动脉供给胃底血液；胃、十二指肠动脉通过分支供给幽门血液。这些血管的末梢彼此又相互吻合形成血管环。胃左动脉之降支在小弯侧与胃右动脉相吻合。这些血管的末梢彼此又相互吻合形成血管环。左右胃网膜动脉在大弯侧彼此相吻合，只有胃短动脉在胃壁外未包括在此血管环内（图28-1-2）。通过选择性腹腔动脉造影观察，各血管间的吻合清晰可见，无一处终末血管，说明胃壁内的血管吻合非常丰富，这些血管通过大小弯前后壁的肌层在黏膜下形成广泛的血管网，称为黏膜下血管丛，这些血管丛除小弯外到处可见，在小弯侧只有从胃左右动脉分出的细小分支供给。因此，当行高选择性迷走神经切除术时，应将小弯之剥离面行浆肌层缝合，以免发生坏死。

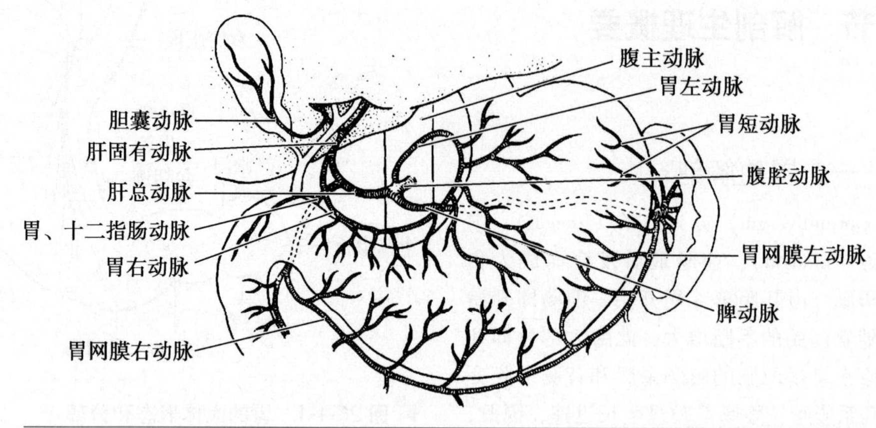

▶ 图 28-1-2 胃的动脉血液供应

胃动脉供给虽然丰富，但亦常有变异，最常见者为左肝动脉直接起自胃左动脉，在这种情况下如行胃近端切除时，将胃左动脉由近端结扎，就可能会导致肝左叶坏死，应加注意。

2. 静脉 胃的静脉与动脉伴行，最终均导入门静脉系统。胃网膜左右静脉及胃短静脉引流大弯之血液至门静脉，胃右静脉及幽门静脉和胃左静脉引流小弯之血液至门静脉，胃左静脉经冠状静脉入门静脉，胃左静脉之上行支在胃黏膜下与贲门，胃底和食管下端黏膜下及食管外之小静脉相连，食管下端之静脉与食管中部之静脉相吻合。在正常情况下，此食管之静脉均经奇静脉导入上腔静脉。当门静脉因某种原因发生梗阻使门静脉压增高时，这些相吻合之血管即行扩张，使门静脉血液通过冠状静脉、胃左静脉、胃底静脉及食管下端静脉经奇静脉流入上腔静脉。因而食管及胃底黏膜下之静脉处于高压之下而迂曲扩张，常易引起上消化道大出血。

（四）胃的淋巴

胃壁内的淋巴管在黏膜下形成黏膜下淋巴管丛，穿过肌层，在浆膜下紧靠脏腹膜形成浆膜下淋巴管丛。这些淋巴管丛均与胃壁内之动静脉丛相伴行，而且相当广泛和丰富。因此，局部的胃癌常可经黏膜下广泛浸润。由于食管下端黏膜下淋巴管丛（网）与胃上端（贲门、胃底）之淋巴管丛相通，故贲门胃底癌亦常侵及食管下端而发生吞咽困难。因胃下端与十二指肠间缺乏这种淋巴管间的交通，故胃窦部癌瘤很少侵及十二指肠，但胃及十二指肠浆膜下则存在有广泛的交通，故胃癌手术时除广泛切除胃癌本身外，如波及上端应将食管下端作较长的切除，如波及下端应将十二指肠亦作较多之切除，以达到根治。

胃外的淋巴伴随动脉走行，一般分为 4 个区域(图28-1-3)。

1. 胃左动脉区之淋巴管流经小网膜淋巴结，然后沿胃左动脉之主干至腹腔动脉淋巴结，胃左动脉分叉处淋巴结上行又与贲门及腹腔内之食管相交连。

2. 胃右动脉区淋巴结引流至幽门上淋巴结，经胃右动脉又至肝动脉区然后与胃网膜右动脉区沿肝动脉至腹腔淋巴结。

3. 胃网膜左动脉区和胃短血管经过胃脾韧带在脾门处至胰、脾淋巴结（胰尾附近），然后经脾动脉至腹腔淋巴结。

4. 胃网膜右动脉区之淋巴结围绕胃网膜右血管至幽门下淋巴结，由此向上至胃、十二指肠动脉处沿肝动脉至腹腔动脉淋巴结。此组又可与胰、十二指肠环及肝、十二指肠韧带和肝门相连。这也就是胃癌经常转移至胰头或至肝门淋巴结的原因。

随着胃癌根治术的广泛开展，根据胃癌淋巴结转移特点，将胃周淋巴结分为 No. 1 ~ No. 20、No. 110、No. 111、No. 112 组，根据胃癌部位进一步区分为第一站、第二站和第三站，以利于淋巴结清扫术的进行。

（五）胃的神经分布

胃与十二指肠受自主神经支配，分为交感神经与副交感神经系统两大部分。分布于胃及十二指肠的交感神经起源于下胸段脊髓的灰质侧角，由 $T_5 \sim T_{12}$ 发出节前纤维经椎旁的交感干组成大、小内脏神经，再进入腹腔神经。在此经触突（synapse）改换神经元，形成节后纤维经腹腔神经丛，然后与动脉一起进入胃壁及十二指肠壁。一部分直接支配胃及十二指肠的活动，一部分和壁内神经丛中的神经节细胞发生联系。

此处交感神经受刺激时，可使血流减少，且可影响胃及十二指肠壁的张力和活动。一般说来，交感神经兴奋可使胃及十二指肠壁松弛并抑制它们的活动。

副交感神经对内脏的支配靠迷走神经来传送，在相当于气管分叉部，左右迷走神经在食管的两侧下行，在下胸部食管周围有分支相连形成食管丛。此食管丛之一部分在食管裂孔下又重新组成前（左）迷走神经干和后（右）迷走

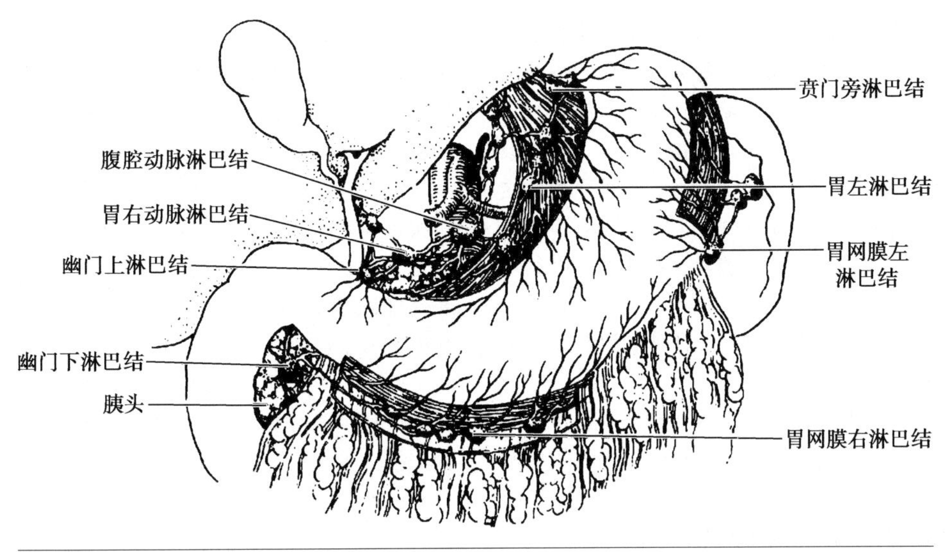

▶ 图 28-1-3　胃的淋巴管和淋巴结

神经干沿小弯向下又分为前胃支及肝支，后迷走神经干则分出后胃支及腹腔支。前后胃支在小网膜内沿小弯下行直达胃窦，呈鸦爪状进入胃壁，前者称拉氏神经（Latarjet nerve），后者称鸦爪（Crow foot）。由拉氏神经又分出很小分支至胃小弯，鸦爪之上缘即角切迹处，亦即胃窦与胃体之交界处，此处距幽门之距离在小弯侧约 7cm 左右，在大弯侧约为 6~7cm。

食管下端与胃之交界处，称食管胃结合部，由于白色之食管鳞状上皮与橘红色胃的柱状上皮参差相连，形成 Z 形，故称 Z 字线（Z line），这种现象只有在胃镜下才能见到。

（六）胃壁构成

胃壁由 4 层组成，分别是黏膜层、黏膜下层、肌层和浆膜层。胃壁肌层分为 3 层，外层为纵行肌，中层为环行肌，内层为斜行肌。此 3 层均为平滑肌，难于分开。在手术时可视为一层。但它与黏膜下层及黏膜则易于分开，当行胃切除术或胃肠吻合术时，即易于在胃黏膜下将黏膜下血管丛切断结扎，以避免术后出血。

1. 胃的黏膜　胃的黏膜由单层的柱状上皮形成，由于所在部位及其功能的不同，习惯上将它们分为贲门腺、泌酸腺区（壁细胞区）和幽门腺区，在近端十二指肠黏膜有布伦内腺（Brunner glands）或称十二指肠腺。

2. 贲门腺　在食管与胃交界处下方很小的一部分，约 0.5~3.0cm 左右，仅含有黏液细胞，在下端食管黏膜的固有层也存在有相同之腺体。

3. 胃底与胃体的腺体和细胞　此两部之腺体及所含细胞基本相似，均为单层之管状腺体，每个腺体包括腺小凹、峡部、颈部和基底部。每个腺体含有数种细胞、即壁细胞、主细胞及黏液细胞等。壁细胞多在腺体的上部，主细胞多在腺体之基底部，黏液细胞存在于腺颈及峡部，此与腺体表面之黏液细胞不同。另外尚有一种胃的内分泌细胞，如嗜银细胞，它们散在于腺体内。

4. 幽门腺区　胃窦及幽门的腺体具有共同的特性，故可合称为幽门腺。幽门腺为单管分泌腺，腺管内腔大，腺细胞呈柱状，分泌黏液及电解质。腺细胞之间夹杂着少量壁细胞。大量分泌胃泌素的 G 细胞存在于幽门腺细胞之间。

胃、十二指肠交界以下至 Vater 壶腹部之十二指肠黏膜中，可见 Brunne 腺，它可分泌碱性黏液以中和胃酸，有助于防止消化性溃疡的产生。空肠则无此腺体，故胃空肠吻合后易发生空肠溃疡。

二、胃的生理

胃的生理功能主要有两种，即运动功能与分泌功能。在胃内虽然也可对某些物质（如酒精、水、肽以及葡萄糖等）有吸收作用，但为量很少，速度也很缓慢。

（一）胃的运动

胃的运动功能有三，即贮存食物、使食物与胃液充分混合，并以适宜的速度将食糜缓慢的推入十二指肠。

1. 胃运动的方式

（1）容受性舒张：一个正常胃之所以能够容纳 1~2L 的食物而胃内压力却很少增加的原因，是由于胃壁具有这种特殊功能所致。当咽部、食管等处的感受器受咀嚼和吞咽食物的刺激时，即可反射性地通过迷走神经引起近端胃（包括胃底及胃体）部肌肉的舒张，这种现象称为容受性舒张，它可使胃完成贮存食物的功能。

（2）紧张性收缩（亦称慢缩）：当胃被充满后，即开始这种缓慢而紧张性的收缩，这种收缩能调节胃壁的张力，使胃的容积能适应食量的增减，而胃内压力不致有较大的变动，但在消化过程中，紧张性收缩逐渐加强，使胃内亦具有一定的压力，有助于胃液渗入食物，并能协助食糜不断向幽门及十二指肠方向移动。

（3）蠕动：进食后约数分钟，蠕动波即由胃体部上端开始向幽门方向进行，这种蠕动波以每分钟3次的频率向前推进，约需1分钟即可由胃体上端到达幽门，如此时幽门开放，则可有一小部分食糜进入十二指肠，每一蠕动波一般可使1~3ml的胃内容物进入十二指肠，这种作用称之为幽门泵（pyloric pump）。如幽门关闭，胃的蠕动和终末胃窦收缩，二者共同完成胃内容物的混合和研磨，以利于胃液的消化作用。

2. 胃运动的调节　胃运动受神经、体液和胃肌本身电活动的共同作用调节。

中枢神经系统通过迷走神经和交感神经来调节胃的活动。当交感神经受到刺激时，可使胃基本电节律的频率和传导速度减低并减低其收缩力；迷走神经对胃的影响较大，具有兴奋和抑制两种作用。在大多数情况下，胃均处于迷走神经兴奋的影响下，可使胃的基本电节律传播加快并使胃肌收缩增强。如迷走神经受到抑制或双侧迷走切断后，胃的蠕动即行减弱，胃排空减慢。除了消化道始端的吞咽和末端的排便活动可受意识影响，几乎所有的消化系统活动都在我们的意识控制之外，而且不被感知。胃肠运动是自主进行的，它们由交感神经、副交感神经系统、存在于肠壁内称为肠神经系统（enteric nervous system，ENS）和Cajal间质细胞（interstitial cells of cajal，ICC）的肠神经细胞网控制。

28

体液因素对胃的运动亦可产生一定影响。目前已知有多种胃肠道激素能影响胃的收缩和电活动。胃泌素可增加胃收缩的频率和强度，而促胰液素和抑胃肽则能抑制胃的收缩，胃动素（motilin）亦可能具有刺激胃运动的作用。

胃壁肌肉本身亦具有一定的电活动，称为“胃的基本电节律”。这种电节律起源于胃大弯的上部，以每分钟约3次的频率沿胃的纵行肌向幽门方向传播。虽然基本电节律并不一定伴随有胃肌的收缩，但在基本电节律基础上产生的动作电位则可引起胃肌的收缩。目前认为，这种基本电节律可能是决定胃蠕动频率、速度和方向的重要因素。

3. 胃的排空　胃内容物经幽门排入十二指肠的过程，称胃排空。胃排空的动力是胃的收缩运动，只有胃内压超过十二指肠内压，压差足以克服幽门阻力时，才发生排空。

胃的排空除受胃的运动、神经和体液的调节及幽门括约肌的活动等调节外，还与食物的物理性状与化学组成有关。所进食物越是稀薄成为流质则排空越快，颗粒小者较大块食物排空快，碳水化合物食物排空最快，脂肪食物排空最慢。就一般混合食物而言，约需4~6小时始能完全排空。

进食后胃运动的增加，可使胃的压力加大，促使胃的排空，胃内容物的体积对胃壁是一种机械性的刺激，通过胃壁神经的反射或迷走神经-迷走神经反射，引起胃运动加强。

当胃内容物一旦进入十二指肠后，即可反射性地引起胃排空的减慢。目前已知在十二指肠壁上存在有酸、脂肪及渗透压感受器。胃内容进入十二指肠后即可影响这些感受器，反射性的引起胃排空减慢，这种反射称胃肠反射。另外，在胃内容物的刺激下，小肠黏膜释放的促胰液素和肠抑胃素等都有延缓胃的排空作用。

幽门括约肌对胃的排空有一定的作用，它除能够限制每次胃蠕动排出的食物量以外，并有防止十二指肠内容物反流入胃的作用。幽门括约肌的活动除受神经的支配外，还受胃肠道激素的调节。如胃泌素可抑制其紧张性，而促胰液素和缩胆囊素、促胰酶素可使其压力升高。

胃、十二指肠连接部的协调运动是胃排空的生理基础，胃排空时在胃和幽门及十二指肠球部之间发生一系列的协调运动，使胃排空顺利进行，如果胃、十二指肠之间运动失调，胃的排空就不能正常进行。

（二）胃液的分泌

1. 胃液的性质、成分和作用　胃液是由胃黏膜中的泌酸细胞和非泌酸细胞所分泌的一种混合液体，呈酸性反应，无色而透明，pH约为0.9~1.5。正常成人每日胃液的分泌量约为1.5~2.5L，非泌酸细胞所分泌之黏液微呈碱性，重碳酸盐之浓度约为25mmol/L，其中含有钠、钾及氯化物等。

泌酸细胞主要分泌盐酸和氯化钾，它们以15：1的比例分泌。胃液中最大的氯离子浓度为15mmol/L。

胃液中的这些电解质的成分与泌酸细胞及非泌酸细胞分泌的比例有关。如泌酸细胞分泌活跃，则胃液中氢离子浓度增加，而钠浓度下降，但氯化钾的浓度几乎保持恒定。

盐酸中的氯离子来源于血液中的盐，由于胃液中的氯离子浓度较血浆中氯离子的浓度约高62mmol/L（胃液中氯离子浓度平均为170mmol/L，血浆中氯离子浓度平均为108mmol/L），因此氯离子的转移是由于“氯泵”的作用所致。这就需要消耗一定的能量。

壁细胞分泌盐酸过程中所需要的能量是以三磷酸腺苷（adenosine triphosephate，ATP）形式提供的，主要来源于有氧代谢过程，因为当盐酸分泌增加时，胃黏膜的耗氧亦有增加。

有人提出，细胞内酸分泌的反应可能受环磷酸腺苷（cAMP）的控制。细胞膜结合的腺苷酸环化酶（Adenylate cyclase）可使细胞内的ATP转化为cAMP，细胞内的cAMP可被磷酸二酯酶（Phosphodiesterase）水解，这种水解作用可被甲基黄嘌呤（methylxanthines）如茶碱、咖啡因及罂粟碱所抑制。在游离的蛙的胃黏膜中已经发现cAMP可刺激酸分泌以及甲基黄嘌呤增加，黏膜开始有酸分泌，然而在狗和人体内的研究中，在酸分泌与黏膜cAMP之间并无有关的变化。五肽胃泌素可刺激酸分泌，但胃黏膜活检中的cAMP的含量并不增加，动脉内输注罂粟碱可使胃黏膜的cAMP增加，但并不刺激酸分泌。

（1）内因子：内因子系一种由胃壁细胞所分泌的黏蛋白，它可与维生素B_{12}形成一种复合物，在有钙离子存在的情况下，有利于维生素 B_{12} 在末端回肠的吸收。

正常人内因子的分泌量大大超过为促进维生素 B_{12} 吸收所需要的量。各种能引起胃酸分泌的刺激，如刺激迷走神经、注射组胺或胃泌素等，均可引起内因子分泌的增加。然而在恶性贫血、广泛性萎缩性胃炎和胃酸缺乏的患者，内因子则分泌很少。

（2）胃蛋白酶：胃蛋白酶为由胃主细胞所合成之重要的消化酶，在主细胞内先以不具有活性的酶原颗粒贮存，再合成酶原。在安静的状态下，主细胞以恒定的速度将胃蛋白酶原分泌入胃内。在胃液中可测出 7 种胃蛋白酶原。这些胃蛋白酶原可分为两大组，即胃蛋白酶原Ⅰ和胃蛋白酶原Ⅱ。此二者存在于胃底和胃体的主细胞和黏液颈细胞，胃蛋白酶原Ⅱ也在幽门腺区和 Brunner 腺内发现。用放免方法在血浆内可找到胃蛋白酶原Ⅰ。胃蛋白酶原的分泌与胃酸的分泌平行。在人类，组胺、胃泌素有明显的刺激胃蛋白酶原分泌的作用。阿托品、前列腺素、抑胃多肽（GIP）和血管活性肠肽（VIP）可抑制胃蛋白酶原的分泌。

分泌入胃内的胃蛋白酶原并无活性，必需在胃酸或已被激活的胃蛋白酶的作用下，才能转变成具有活性的胃蛋白酶。它在酸性较强的环境中才能发挥作用，最适宜环境为 pH 为 2。若 pH 逐渐升高，则其活性也逐渐降低，当 pH 上升至 6 时，活性即消失。临床上有些胃酸缺乏的患者，胃液中可无胃蛋白酶。

（3）黏液（mucus）：胃液中的黏液系由表面上皮细胞、胃腺中的黏液细胞以及贲门腺和幽门腺所分泌。黏液中含有多种大分子物质，如黏蛋白、黏多糖、糖蛋白以及蛋白质等。人类黏蛋白为黏液的主要组成部分。

（4）5-羟色胺（serotonin）及某些胃肠道激素：如胃泌素、缩胆囊素和促胰液素均可刺激胃黏液的分泌，对胃黏膜的摩擦或局部刺激或局部应用酸或高渗液都可增加胃黏液的分泌。迷走神经的作用是否能引起胃黏液的分泌目前尚有争论。

目前认为胃黏液根据存在的形式可分为两种：

（1）可溶性黏液：系胃腺的黏液细胞、贲门腺和幽门腺所分泌，为胃液中一个组成部分，称腺性黏蛋白。空腹时胃液中无此黏液，迷走神经兴奋或拟副交感神经药物可引起它的分泌。

（2）不溶性黏液：系胃黏膜的表面上皮细胞所分泌，呈胶冻状，黏稠度大。它在胃黏膜的表面形成一层黏稠的黏液膜，随胃酸的分泌而分泌。

胃黏液的主要作用为润滑，使胃黏膜不易受食物中坚硬物质的损伤，同时有中和胃酸的作用，从而对胃黏膜有一定的保护作用，称胃黏液屏障。

1）胃黏膜屏障：在正常情况下胃腔内的氢离子浓度比血浆内要高出 10×10^4 倍。二者间之所以能维持着这样大的离子浓度梯度，是靠胃黏膜所特有的屏障作用来维持的。这种黏膜的屏障作用是由胃上皮细胞的顶部细胞膜和连接邻近细胞的致密结缔组织所构成的一个脂蛋白层。它具有防止氢离子由胃腔侵入黏膜内和防止钠离子由黏膜内向胃腔内扩散的特性，这一特性即称为胃黏膜屏障，它和胃黏液屏障共同形成防止溃疡产生的防御因子。这一具有防御作用的脂蛋白层可被很多有机溶媒或药物所破坏，如酒精、胆酸、阿司匹林或咖啡因等，使 H^+ 及 Na^+ 产生逆向扩散，使胃黏膜受到损害，产生肿胀、糜烂、溃疡或出血。

2）Brunner 腺的分泌：在幽门至瓦特壶腹部的十二指肠黏膜下层有 Brunner 腺，当它受到食物或某些内分泌机制的刺激后，可分泌含有胃蛋白酶原的碱性分泌物。胃泌素、缩胆囊素、促胰液素和糖原均可刺激 Brunner 腺的分泌。它的分泌对胃酸可起到中和作用。胃酸的最大分泌与十二指肠的重碳酸盐的比例在健康人与十二指肠溃疡患者几乎是相等的，但在十二指肠溃疡病中 Brunner 腺对促胰液素的敏感性较健康人为低。因此，对十二指肠的酸化所产生的重碳酸盐反应也较健康人低。

2. 胃液分泌的调节　胃液为由胃黏膜的壁细胞及非壁细胞所分泌的物质所组成。壁细胞主要分泌盐酸，它含有 H^+ 150～170mmol/L，Cl^- 160～170mmol/L，K^+ 7mmol/L，不含钠离子。壁细胞可将氢离子浓缩 10×10^4 倍以上。Grossman 提出可能有 5 种物质对壁细胞有刺激作用。即乙酰胆碱（acetylcholine）；胃泌素（gastrin）；假设的肠相激素-肠泌酸素（entero-oxyntin）；直接刺激壁细胞的已消化的蛋白质（digested protein）和胃底肥大细胞分泌的组胺（histamine）。非壁细胞分泌的液体与细胞外液的成分相似，主要为 Na^+ 约 150mmol/L，几乎不含氢离子。胃液的酸度取决于壁细胞的分泌与非壁细胞分泌液的混合程度。它们的分泌除受神经和体液的支配外，胃黏膜本身的血流量亦对其有直接关系。

（1）刺激胃液分泌的因素：可分为两大类，即自主性分泌（消化间期）和刺激性分泌（膳食性或药物性）。①自主性分泌：系指在没有意识或其他刺激的情况下胃液的分泌，它可能反映胃泌素和乙酰胆碱的基础分泌。②刺激性分泌：这是通过食物对感官如视觉、嗅觉、或咀嚼作用所引起的刺激（脑相）或食物对胃或小肠的直接刺激（胃相和肠相）所引起的分泌。这 3 种时相并不是截然分开，各在不同时间刺激分泌，而是互相加强互相重叠的。

脑相：由感官对食物或其他物质引起的反应，使延髓的迷走神经核被激活，冲动沿周围的迷走神经而达于胃黏膜。在胃黏膜内的迷走神经末梢可释放乙酰胆碱，在胃底和体部乙酰胆碱作用于 G 细胞的乙酰胆碱受体，使之分泌胃酸；刺激主细胞使之分泌胃蛋白酶原。胃窦黏膜内的迷走神经末梢释放的乙酰胆碱，使胃窦的 G 细胞分泌胃泌素，胃泌素又可刺激壁细胞，使之分泌胃酸。

胃相：为食物对胃黏膜之直接刺激或食物引起胃的膨胀从而引起胃液的分泌。胃相分泌主要为胃窦黏膜与食物或某些物质接触或胃窦膨胀，使迷走神经末梢释放乙酰胆碱，作用于 G 细胞，产生胃泌素，再刺激胃黏膜壁细胞，使胃酸分泌增加。胃泌素的分泌与胃窦部的酸度有明显关系，当胃窦部黏膜表面的 pH 为 6 以上时分泌最为活跃；当 pH 降至 3.5 时，胃泌素的分泌即行减少；当同达到 1.5 时，胃泌素的分泌即行停止。由于胃泌素对胃液分泌与溃疡形成关系密切、因此检查血清内胃泌素的含量对诊断某些疾病或估价溃疡病手术后效果，有重要意义。

目前用放射免疫方法已能快速而准确地测定血清内胃泌素的浓度，根据 Thompson 意见，在临床上对下列患者应作血清胃泌素的测定：①溃疡病患者行胃大部切除术后或已行其他降低胃酸的手术后有溃疡复发或又出现溃疡复发症状者。②十二指肠溃疡患者有酸分泌过多者（BAO>15mmol/h）。③患者有十二指肠溃疡和腹泻。④患者有十二指肠溃疡和高血钙。⑤患者亲属有 Zollinger-Ellison 综合征或有Ⅰ型多发内分泌腺瘤综合征。⑥患者有球后溃疡或空肠溃疡。⑦上消化道 X 线检查提示有 Zollinger-Ellison 综合征的可能者。⑧年龄小于 20 岁的十二指肠溃疡患者。⑨疑有胃窦旷置的术后患者。

28

肠相：目前已证明多种物质如食物尤其是蛋白质或酸性物质与近段空肠接触，或使近段空肠膨胀均可刺激胃酸分泌，这种存在小肠内能刺激胃液分泌的物质的性质尚不十分清楚，但已知它并非胃窦外产生的胃泌素，而是另一种胃肠道激素，暂命名为“肠泌酸素”（entero-oxyntin）。

（2）抑制胃液分泌的因素：胃液分泌的抑制受以下三种因素影响：

1）去除了头相刺激，亦即使迷走神经的活动减低。

2）胃酸本身的反馈作用使胃液的分泌减少，目前已经证实胃窦部的酸化作用使胃泌素的释放受到抑制。胃窦部的 pH 下降至 5 时，胃的刺激即行减少；如 pH 达到 1.5 时，则胃泌素的释放即行停止。酸性物质进入十二指肠亦可抑制胃液的分泌。

3）脂肪或高渗溶液亦具有同样的作用，目前已知这是由于当十二指肠黏膜受酸、脂肪或高渗溶液刺激后，可产生一种激素，称为胃抑多肽（GIP）。十二指肠尤其是十二指肠球部的酸化，除抑制胃液的分泌外，同时还释放一种能抑制胃泌素作用的激素，称为促胰液素（secretin）。高渗溶液对胃分泌的抑制，可能是由于刺激十二指肠渗透压感受器后，由十二指肠分泌的另一种激素所致。

三、十二指肠的解剖与生理

十二指肠位于幽门和空肠之间，呈 C 字形，按其走行的方向分为 4 部。①球部几乎占第 1 部的全部，上连幽门，周围有腹膜包裹，可移动，此处黏膜平坦，无环行黏膜皱襞。②降部由球部下行，长约 9~10cm，此部 3 面有腹膜覆盖，后面无腹膜，被十二指肠肾韧带所固定，故不能移动。此部外侧紧靠右肾内缘，后内侧与胆总管及下腔静脉相邻，内侧包绕胰腺头部，十二指肠乳头即开口于此部中央内侧，副胰管则位于其近侧 1cm 处。胆道或胰腺手术时，常需将此部之侧腹膜切开，将此部与胰头彻底游离，以便探查胆总管下端、壶腹及胰腺头部。③横部为十二指肠的第 3 部，长约 7.5cm，在下腔静脉及腹主动脉前面腹膜后面，向左横跨第 3、4 腰椎椎体，向左上至第 3 腰椎椎体左侧。此部上方与胰腺钩突相接，其远端前方有肠系膜上动、静脉跨过。④升部即为十二指肠第 4 部，先向上行，然后向前向下至十二指肠空肠曲与空肠相接，在第 1、2 腰椎左侧由 Treitz 韧带悬吊于腹后壁。

十二指肠球部的黏膜薄而平滑，其他部黏膜呈环状皱襞，称 Kerckring 环形皱襞。十二指肠黏膜内有 Brunner 腺，分泌碱性的十二指肠液。

十二指肠的血运由十二指肠上动脉、十二指肠后动脉和起源于胃十二指肠动脉的胰十二指肠上动脉以及来源于肠系膜上动脉的胰十二指肠下动脉等血管供给。

十二指肠较短，平均 25~30cm。胃十二指肠连接部包括末端胃窦、幽门及近端十二指肠，末端胃窦和幽门都是胃壁肌结构的延续；末端胃窦和幽门的蠕动具有机械泵作用，且形成漏斗状通道。生理情况下胃窦、幽门、十二指肠之间的运动互相协调。在胃排空时，胃窦末端收缩，球部充盈，食糜即进入十二指肠。

十二指肠的收缩形式有两种，即离心收缩和向心收缩。离心收缩时，收缩限于 2cm 长的肠段内，这种收缩肠腔内压力不发生改变，也不推进食糜，不能使十二指肠排空，只能将食糜与胆汁和胰液混合。向心收缩时，能使 2cm 以上的肠段排空，同时引起肠腔内压力升高达 2.66kPa（20mmHg）。空虚的肠段在环状收缩消失时就再充盈。十二指肠末端的收缩频率为 12 次/分，由其电活动频率所控制。但它也受胃电活动的影响，这两种电活动相互作用，结果每 5 个左右的十二指肠的去极化可由胃窦传来的去极化所增强，增强的十二指肠去极化通常跟着就发生收缩，胃窦与十二指肠节律的耦联说明了十二指肠的收缩大多数是跟在胃窦收缩之后出现的。

十二指肠球部是一个灵敏的感受器区域，并对从胃进入球部的食糜发生反应。此外，渗透压平衡、中和胃酸以及小肠消化都从该部以及其下几厘米的十二指肠开始。

十二指肠腺分泌物的主要作用是润滑和保护十二指肠黏膜不受胃酸的侵蚀。十二指肠腺的分泌受神经体液和局部刺激等因素的调节。刺激迷走神经促进其分泌，这一效应可被阿托品阻断。交感神经兴奋则抑制其分泌，切断内脏大神经后，十二指肠腺分泌增加，而用电刺激其外周端则产生相反的效应。

免疫细胞化学研究证明，大鼠的十二指肠腺泡周围有致密的血管活性肠肽（VIP）免疫反应的神经纤维网，并观察到腺体附近有 VIP 免疫反应的神经细胞体。给大鼠静脉内注射 VIP，十二指肠腺的分泌明显增加，表明 VIP 可能是调节十二指肠腺分泌的一种重要神经递质。刺激迷走神经，向十二指肠内灌注酸性物质，以及对十二指肠黏膜局部的机械刺激，都可引起 VIP 释放。

四、胃液分析及其临床应用

在临床上应用胃液分析来协助诊断，已有70~80年的历史。由于在试验方法上的不断改进，直到现在仍是一种简便、易行、安全而比较可靠的辅助诊断方法、过去将胃酸分为”游离酸”及“结合酸”，二者之和称为总酸，而且用临床单位来表示它们的浓度，现已废弃。因为胃内的“游离酸”和“结合酸”浓度的高低，一般并非由于胃酸分泌浓度的差别，而是由于其分泌速度、胃液排空快慢及胃液内非酸性分泌液（黏蛋白、中性氧化物、重碳酸盐及胃蛋白酶等）的缓冲作用等所决定。如胃酸分泌的速度慢、分泌后即被缓冲或由于胃液内缓冲物质过多，则其浓度可能在pH 3.5以上，如用传统的方法测定，可能被认为无游离酸，而实际上并非如此。

近年来采用酚酞为指示剂，以1/10mol/L NaOH滴定，终点为pH 8.2~10.0，滴定结果为胃酸浓度（可滴定酸），用mmol/L来表示。同时也根据胃液分泌量计算单位时间内胃酸的分泌量，以mmol/h来表示。这样就能更好的说明胃酸的分泌情况。如甲乙二人的胃酸浓度均为40mmol/L，但其1小时的胃液分泌量分别为20及60ml，则其单位时间内的胃酸分泌量分别为0.8mmol/h及2.4mmol/h，二者相差3倍。由此可见，同时测定二者的重要性。

胃酸为一强酸，在水中可以完全离解，用氢氧化钠滴定，则可测出可滴定酸之浓度，用以表示游离的氢离子浓度，如加入缓冲物质（如胃液），则一部分游离的氢离子被缓冲，pH升高，但可滴定的酸则不变，因此单纯用滴定法滴定胃酸浓度较低的胃酸，不够可靠，易将低酸误认为无酸，在高胃酸时，滴定胃酸之浓度则比pH更能敏感地反映胃酸的变化。因此一个胃酸的测定应包括：

1. 每份胃液的量（ml）。
2. 每份胃液可滴定酸浓度（mmol/L）。
3. 单位时间内胃酸的分泌量（mmol/L）。
4. 用玻璃电极或pH试纸测每份胃液的pH。

外科医生可借助患者的胃液分析来进行胃和十二指肠疾病诊断，亦可据此来考虑患者是否需行手术以及做什么样的手术。在溃疡病手术后的患者，亦可根据其胃液分析来确定有无溃疡复发，或迷走神经切除是否完全或其他疾病（如胃泌素瘤及卓-艾溃疡等）。

（一）方法

为了准确的了解胃液分泌的真实情况，在作这一检查时应尽量消除对胃液分泌的各种影响。因此应注意以下几点：

1. 试验前2~3天应停用一切碱性药物及抗胆碱能药物。
2. 所用胃管之内径尽量要大些，设法将胃管之尖端放至胃窦部，以便尽可能将胃液吸尽。
3. 抽吸胃液时要连续吸引，且不断使患者变换体位。
4. 在抽吸胃液时唾液不要咽下，以免影响胃液的浓度。

（二）胃液分析的方法

1. 基础胃酸排出　试验前12~14小时禁食、水及烟，多于试验前一天晚8小时后禁食水，于试验晨8小时放入胃管。胃管之尖端至胃窦部，吸净胃液弃去，然后行连续吸引，1小时后，测量胃液量，pH及滴定酸度，即为基础胃酸排出。正常基础胃液量为30~110ml/h，基础胃酸排出为2~5mmol/h。计算方法为：基础胃酸排出（BAO）=基础胃液量×胃酸浓度（mmol/L）。

例如：一个人的基础胃液量为80ml，胃液浓度为40mmol/L，则根据上述公式：

$$BAO（mmol/h）=80ml\times40mmol/L=3.2$$

2. 最大胃酸排出（MAO）　测定最大胃酸排出量，需用对胃黏膜的刺激剂。过去曾用试餐法或用酒精作为刺激剂，现已废弃。目前常用之刺激剂有：

（1）增量组胺试验（augmented histamine test）：为了使胃内的壁细胞都能发挥最大分泌功能，因此需采用加倍（增量）的组胺来作为刺激剂。每千克体重皮下注射磷酸组胺0.04mg（2.75mg磷酸组胺=1.66mg双氢氯化组胺=1mg组胺碱）。此药副作用较大，在用药前30分钟肌内注射抗组胺药物，如苯海拉明等，故在有严重心、肺、肝、肾疾病者禁用。

（2）Histolog（3-β-2氨基吡唑）：此药之作用及用法与组胺同，但其促使胃酸分泌出现高峰的时间较慢，故需收集2小时胃液。

（3）五肽胃泌素：它直接作用于胃的壁细胞，副作用小，高峰出现快，每公斤体重用6μg作皮下或肌内注射。然后每隔15分钟收集1次胃液（连续吸引），共4次60分钟。记录每次胃液的量，测定pH，并滴定酸度，收集4管胃液排出盐酸之总和即为最大胃酸排出（MAO）。在4份中取连续二次最大值之和乘以2，称为高峰排出（PAO）。

根据PAO值可计算出壁细胞的数量，约每5000万个壁细胞每小时可分泌1mmol/L盐酸，例如某人之PAO为9.4mmol/h，其壁细胞数则为：

$$5\times10^7\times9.4=47\times10^7 \text{ 个壁细胞}$$

不论应用何种刺激剂，在注射后收集4个15分钟之胃液，其胃酸排出之总和称最大胃酸排出（MAO），正常为17~23mmol/h。

如将15分钟至45分钟之间30分钟所得的胃酸分泌量加在一起称为最大组胺反应（MHR），为刺激后最大30分钟的盐酸排出量，因为不论在正常或异常情况下，它均比前30分钟或后30分钟的胃酸分泌量高。

3. 胰岛素试验（Hollander test）　主要是利用胰岛素使血糖降低，刺激迷走神经，以增加胃酸之分泌；主要用于胃迷走神经切断术后，了解迷走神经切断是否完全。

一般静脉注射胰岛素0.15~0.2U/kg，然后收集2小时胃液（连续吸引），每15分钟1次。在注射0.5、1及1.5

小时，各取血做血糖测定，血糖应低于 2.8mmol/L，如有严重低血糖，应予纠正。

如迷走神经正常，则试验后所得之 MAO 应增高 5mmol/h 以上。如迷走神经切断不完全，则胃酸增高在 1~5mmol/h 之间。

（三）胃液分析的临床应用

1. 虽然正常成人的胃液分泌在不同作者的报告中差异较大，例如一个正常人的基础胃酸排出（BAO）为 1.2~2.4mmol/h，但正常人的上限（ULN）可至 4.1~6.6mmol/h，正常成人的最大胃酸排出（MAO）在增量组胺试验时为 20mmol/h，但其正常上限可至 40mmol/h；正常人的高峰排出在五肽胃泌素刺激下平均为 25mmol/h，但其上限可高至 45mmol/h。虽然如此，一名外科医生仍然可以用它来进行溃疡病的诊断，手术方式的选择以及检验手术的效果等。

（1）十二指肠球部溃疡：多数学者认为十二指肠溃疡患者的胃液分泌的酸度较正常高，不论是基础胃酸分泌还是在不同刺激下的胃酸分泌，均是如此。在活动性十二指肠溃疡，其基础胃酸排出（BAO）及最大胃酸排出（MAO）的平均值与正常值的上限，有较大的重叠现象，因此在诊断上应结合患者病史，上消化道钡餐造影检查，必要时应行纤维胃镜检查来全面考虑。有人认为如 30 岁以上的男性，其 MAO>35mmol/h 或 30 岁以上的女性的 MAO>15mmol/h，同时有溃疡病症状或上消化道出血者，即应考虑十二指肠溃疡。如男性患者的 MAO<12mmol/h 或女性的 MAO<10mmol/h，可排除活动性溃疡。对于无症状的患者，若 MAO 明显高于正常，则有相当一部分患者在以后可能会发生溃疡。

（2）胃溃疡：胃液分析对于胃溃疡的诊断一般认为价值不大，因为这类患者的胃液分泌均可在正常范围以内。有人认为胃酸的分泌（不论是基础或在组胺等的刺激后）与胃溃疡的部位有关。胃体的溃疡其分泌较正常为低，但幽门前区的溃疡则胃酸的分泌常较正常为高。Baron 根据 MAO 的高低将不同部位的溃疡按顺序作如下安排，即 MAO：十二指肠球部溃疡>幽门前胃溃疡>胃角（角切迹）溃疡>胃体溃疡。胃体部溃疡胃酸的降低，可能系由于壁细胞成分的减少、碱性非壁细胞成分的增加或胃内氢离子的逆向弥散有关。如胃溃疡的胃酸较高，常提示有复合性溃疡的存在。

（3）胃癌：胃液分析对于鉴别良性溃疡与胃癌的价值不大，虽然胃癌患者的 BAO 及 MAO 常低于正常，但仅有 18%的患者出现胃酸缺乏症（pH≥7）。早期胃癌一般对胃酸排出影响不大，但早期隆起型胃癌和进行性胃癌的基础胃酸排出（BAO）和最大胃酸排出（MAO）常低于正常。

（4）胃炎：随着纤维内镜的普遍应用，胃炎的诊断也逐渐增多。胃液分析不但在胃炎诊断上有所帮助，亦可作为观察治疗效果的一项指标，胃炎对胃黏膜的损害大，最大胃酸排出（MAO）减少。浅表性胃炎胃酸分泌只有轻度下降（<10mmol/h）；但在萎缩性胃炎和肠腺化生时，则可有明显的降低（<4mmol/h）；严重的萎缩性胃炎则常有胃酸缺乏症，游离酸可降至零。

（5）胃酸缺乏症：在一般的胃液中，无游离酸存在并不一定为胃酸缺乏症，特别是在小剂量组胺的刺激后，因为有一部分人尤其是老年人，可以无游离酸。如用增量组胺刺激后，胃液的 pH 不能降至 7.0 以下时，则可诊断为“胃酸缺乏症”。一般的胃酸过低常见于胃癌、萎缩性胃炎、缺铁性贫血、B 族维生素缺乏症，肾上腺皮质或腺垂体功能减退等，而真正的胃酸缺乏症则常见于恶性贫血、胃黏膜萎缩、严重缺铁性贫血、全胃切除术后及少数胃癌患者。

（6）卓-艾综合征（Zollinger-Ellison syndrome）：卓-艾综合征在胃液分折中的表现为特征性的，即高酸和高分泌状态，基础胃酸排出（BAO）一般超过 15~20mmol/h，最大胃酸排出（MAO）及高峰胃酸排出（PAO）超过 50mmol/h；BAO：MAO 大于 0.6；12 小时的空腹胃液量大于 1000ml，有时甚至可达 2000ml。若基础胃液分泌量超过 200ml/h，基础胃酸排出大于 15mmol/h，则应高度怀疑卓-艾综合征。

2. 术前胃液分析的结果与手术方式的选择　根据术前胃液分析的结果，来选择治疗方法，到目前为止尚未取得一致意见。有些学者认为，术前高峰分泌（PAO）值高的患者，其术后溃疡复发率较高。因而主张这类患者不宜作高选择性迷走神经切断术。Wastell 认为，术前 PAO 高于 40mmol/h 者，即不采用高选择性迷走神经切断术。但 Joffee 在他的前瞻性的研究中，在 10 例 PAO 高于 40mmol/h 而行高选择性迷走神经切断术的患者中，经随访仅有 1 例复发，Jesen、Madson 和 Johnston 将 40 例 PAO 超过 50mmol/h 患者与 60 例一般酸分泌量患者作了对照，发现两组无论在临床、减酸效果和 Hollander 试验阳性率方面，均无明显差异，因而认为关键在于迷走神经切断是否完全。目前一般认为，如术前 PAO 高于 40mmol/h，应行迷走神经切断术加胃窦切除术；PAO<40mmol/h 者，行高选迷走神经切断术。

3. 在手术后的应用　手术后行胃液分析的目的有三个。

（1）了解手术后是否达到减酸的目的。

（2）对迷走神经切除术尤其是高选迷走神经切断术后，观察迷走神经切断是否完全。

（3）是否有溃疡复发。

胃术后的胃液分析除高选迷走神经切断且不附加引流术者外，均因幽门被切除或其功能被破坏而影响检查的准确性、主要是由于胃液的排出过快不易收集到全部胃液，胆汁的反流干扰测定结果等。虽然有人将不吸收的物质如“PSP”注入胃内作为标志，来调整其误差，但因尚有十二指肠或空肠液的反流中和，故其准确性较差，仅能作为参考。

在胃大部切除术后的患者，由于幽门窦及大部壁细胞被切除，其 MAO 约下降 90%左右；如为迷走神经切除加胃窦切除，则 MAO 可下降 85%左右。如术后 MAO<1mmol/h，

则很少有溃疡复发，但如术后的 BAO>5mmol/h 或 MAO>15mmol/h，则应考虑溃疡复发。如术后 BAO 较低，而 MAO 很高，则说明壁细胞残留过多，可能需行高位胃切除或迷走神经切断术。如 BAO 增高但在最大刺激下 MAO 仅轻微增加，则说明壁细胞的“基础激励”（Basal drive）增加，也就是 BAO/MAO>0.6，还有可能是因为胃窦的残留使胃泌素产生过多或是卓-艾综合征之故。

迷走神经切除术后不论为迷走神经干切除、选择性迷走神经切除，还是高选择性迷走神经切除术，为了观察或检验迷走神经切除是否完全，应做胰岛素试验，即 Hollander 试验这一试验的原理主要为在胰岛素所致的低血糖的情况下，使迷走神经兴奋，从而刺激壁细胞分泌胃酸，故此试验又称胰岛素低血糖试验。如迷走神经切除完全，则胃酸的分泌可降为零，也就是所谓 Hollander 试验阴性。

具体做法：术前准备与胃管之放入与其他胃液分析法同，胃管放至胃窦部后，将空腹胃液吸净弃掉，然后试验开始，可连续抽吸胃液 1 小时（或予 15 分钟吸净胃液 1 次，共 4 次），记录胃液量并测胃酸之含量，作为基础胃酸排出（BAO），以 mmol/h 表示。于 1 小时末给患者静脉注射胰岛素 0.2U/kg 体重，然后每隔 15 分钟抽净胃液 1 次，共 8 次 2 小时，在给胰岛素前应取血作血糖测定。给胰岛素后每 30 分钟亦应取血测血糖 1 次，共 4 次，在此四次的血糖检验中，至少有 1 次血糖需降至 2.8mmol/L 以下，试验才算有效。因此这样的试验有一定的危险性，可引起中枢神经系统的症状，亦可诱发心律失常、抽搐、昏迷等，故在做此试验时应准备高渗葡萄糖注射液及其他急救措施，以免发生意外，必要时可中断试验。因此这一试验对患有心血管疾患及低血钾患者应禁用。

用 Hollander 试验的结果来评价迷走神经切断是否完全，以阴性或阳性来表示。

1）阴性：表示迷走神经切断完全，即刺激后胃酸分泌常可降至零或 MAO，BAO<1mmol/h。但在术后早期胃肠道功能尚未恢复而有胃潴留或有肠液反流者可产生假阴性，在评价时应慎重。

2）阳性：胰岛素试验阳性，多表示迷走神经切除不全，但阳性率的发生与术后时间的长短有关。因此有人将其分为早期和晚期两类。例如术后两周内行 Hollander 试验检查，其阳性率为 3%～6%；1～2 年，阳性率为 30%～60%；3～5 年，阳性率为 70%～90%。Smith 等发现在迷走神经切除术后 6 个月内，Hollander 试验，约 40%的患者由阴性转为阳性，他们把这一现象归咎于迷走神经的失用或再生，但有的学者认为晚期 Hollander 试验虽为阳性，但如 BAO 及 MAO 降低仍较多者，并不能说明迷切不全，亦不能评价是否有溃疡复发。根据 Gilespie 的标准，PAO 大于或等于 BAO×3 始为阳性。若 BAO 为零或低值，MAO 亦为低值，则表示迷切完全。

天津医科大学第二医院根据术前的胃液分析结果来选择手术方式的原则如下：①单纯 BAO 增高者，说明患者的迷走神经的兴奋性增强，采用高选迷走神经切除。②单纯 MAO 增高者，说明壁细胞数增多或分泌活动旺盛，采用胃大部切除术；③如 BAO 及 MAO 均高、则采用迷走神经切断术加幽门窦切除术；④如 PAO 增高，则行胃大部切除术或行迷走神经切断术加幽门窦切除术。

五、24 小时胃内 pH 监测及其临床意义

24 小时食管及胃内 pH 监测是定量及动态测量食管及胃内酸度，反映酸或碱性反流的一项技术，比以往其他方法显示了其优越性。上消化道钡餐造影及内镜检查主要从病理形态上反映上消化道疾病的特征，可发现较明显的器质性病变，但有的疾病在形态上并无异常，而是由于消化道动力异常引起的各种症状，如胃食管反流（gastroesophageal reflux，GER）引起的烧心、胸痛等，这些病例通过以往的钡餐造影或内镜检查往往仍不能确诊。而上消化道腔内 pH 监测从胃酸的分泌及胃肠动力角度来反映其病理生理变化，从而可以诊断一些用器质性疾病解释不了的功能性疾病。长时间（24 小时）食管内 pH 监测系统能反映昼夜酸反流的节律、反流的程度。胃内 pH 监测反映胃酸分泌情况。食管多部位放置电极还可判断腔内 pH 升高或下降的来源和方向，有助于碱反流的判定，在胃内同时放入多个 pH 电极能用来判断有无十二指肠胃反流。

28

1988 年 Allen 等设计了一种可随身携带的 24 小时连续测量的锑电极置于食管/胃内，参考电极（Ag/Agel 电极）置于胸骨前皮肤。1991 年 Duroux 等设计了一种更为敏感和实用的 pH 电极——“离子敏感场效应晶体管”电极（ion sensitive field effect transistor，ISFET），可长期（24 小时）监测胃肠道腔内的 pH 变化。

（一）pH 监测仪器及其原理

一般采用瑞典 CTD-Synectics 公司生产的 Digitrappet MKIII 24 小时 pH 便携式监测仪，每次监测前均用 pH 7.01 与 pH 1.07 的缓冲液定标电极。

pH 监测的原理是将对腔内氢离子敏感的 pH 电极置入食管或胃腔内，使离子的变化转变为电流的变化，并将信息储存于电脑内，最后由计算机进行分析。

（二）pH 监测方法

检查前受试者禁食 8 小时以上，检查日晨用 1%的卡因行鼻黏膜麻醉，将参考电极置于前胸部，单晶锑电极经鼻咽腔置于食管下括约肌（LES）下 5～10cm，以胃镜检查时记录的贲门部位、电极进入胃内时的 pH 梯度变化及 X 线透视法确定电极位置。待定位后，pH 监测仪开始记录，其间嘱受试者记录用餐起止时间、卧位起止时间及症状发生的时间。标准餐最好按中国营养协会 1988 年推荐的膳食标准，结合受试者身高体重计算而得。受试者可自由活动，禁烟酒、浓茶、咖啡及过酸过辣等刺激性饮食。24 小时后记录仪自动关闭，移去电极并及时清洗消毒，将记录仪连

于电脑，输入受试者个人资料，进行 pH 的分析处理。

（三）胃内 pH 监测的观察指标和正常曲线

胃内 pH 监测的观察指标包括：①胃内 pH<3 和>3 的时间%；②夜间 pH>4 的总持续时间、最长持续时间及占夜间的百分比；③进餐时胃内 pH 的变化。

正常人的 24 小时胃内节律：正常人空腹时胃内 pH 很少>2，进餐及餐后引起 pH 升高，夜间 pH 最低，而在后半夜或清晨又开始升高，正常人夜间短暂的、突发的 pH 升高被认为是十二指肠胃反流（duodenal gastric reflux，DGR）。在正常人胃体和胃窦分别放置电极显示夜间一过性的 pH 升高以胃窦部明显，更加支持夜间胆汁反流的说法。图28-1-4 为正常人 24 小时胃内 pH 节律。

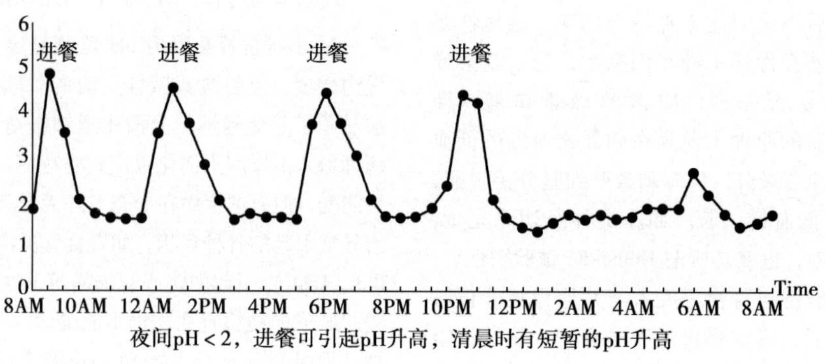

▶ 图 28-1-4 正常人胃内 pH 节律图

天津医科大学第二医院测定 38 例健康成人的胃内 24 小时 pH，其分布规律，基线为 1.63±0.34，进餐可中和胃酸，使 pH 升高，随食物排空，pH 逐渐恢复至基线水平（见图 28-1-4）。测定胃排空时间为（180±46）分钟，胃排空受进食量、进餐成分、胃动力状况及各种条件影响，而且进食后胃壁细胞加大胃酸分泌量，故以胃内 pH 变化情况推断胃排空时间虽有一定的局限性，但胃内 pH 却能精确地反映进餐对胃内酸度的影响，在消化系统疾病的诊治过程中具有重要价值。我们按 Fuchs 分期，提示立位期 pH 为 1.58±0.43，夜间平卧位为 2.17±0.89。自发反流占 31.5%（12/38），受试者无任何症状，视为生理性反流，无病理性意义。24h pH>3 的时间百分比为 27.58%±8.81%，与国内柯美云报道（32.3±5.2）%相近。反流指数可以 Fuchs 和 DeMeester 计分，后者积分值正常<14.25。

24 小时食管及胃内 pH 监测是定量及动态测量食管及胃内酸度，是反映酸或碱反流的一项技术，比以往其他方法显示了其优越性。

（四）胃内 pH 监测的适应证及临床意义

胃内 24 小时 pH 监测在临床上，主要用于以下几方面的研究：

1. 正常胃酸分泌的节律　正常人的昼夜胃内 pH 节律见图 28-1-4。

2. 消化性溃疡及功能性消化不良酸分泌的病理生理变化　大部分十二指肠溃疡（duodenal ulcer，DU）患者的 24 小时胃内 pH 变化与正常人相似，但 pH 较正常人低，餐后及早晨 pH 升高的幅度小，少数十二指肠溃疡患者的 24 小时 pH 呈持续低水平，且对进食无反应。胃溃疡患者胃内 pH 水平高于正常组，且餐后升高持续时间长，幅度高，夜间呈明显碱性。但不伴胆酸升高，说明胃溃疡时的 pH 升高与胃酸减少有关。

功能性消化不良（functional dyspepsia，FD）患者对进餐的反应与正常人相似，但夜间胃内 pH>3 的时间较正常人长，出现的频率多，推测与夜间的十二指肠胃反流有关。

对消化性溃疡、功能性消化不良胃内 pH 监测的分析，了解其酸分泌及碱反流的病理生理变化，有助于对上述疾病发病机制的认识且对治疗有指导意义。

3. 抑酸药物的疗效评价　胃内 pH 监测已广泛应用于考查抑酸剂的抑酸效果，认为 24h 胃内 pH>3 的时间百分比在 75%以上时溃疡愈合率最高。所以胃内 pH 监测是评价药物抑酸效果的重要指标。

4. 十二指肠胃反流　正常人亦存在 DGR，但持续时间短，病理性 DGR 临床上多见于胃切除术后（Billroth Ⅰ，Billroth Ⅱ式）、胆囊切除术后、原发性胆汁或肠液反流性胃炎。胃切除术后的患者胃内 pH>4 的时间百分比明显增加，同时伴有胃内胆酸浓度的升高。所以胃内 pH>4 来判断 DGR 较为准确，尤其放置多个电极时判断更准确。

5. 监测胃肠功能障碍状况　胃肠功能障碍易诱发多器官功能障碍综合征（MODS）。发生 MODS 时，由于胃肠道黏膜血运受到影响，进一步影响胃内 pH 水平。胃黏膜内 pH 能够敏感反映 MODS 发生过程中最容易受累的胃肠黏膜缺氧情况，为研究胃肠功能障碍提供敏感指标。

动态 pH 监测方法简便，对患者生活基本无影响，能精确灵敏地反映胃内 pH 变化，被国际胃肠动力学界视为胃酸测定的标准，广泛应用于与酸相关性疾病的诊断及评价各种抑酸药的疗效。

（戚 峰　王鹏志）

第二节　胃、十二指肠溃疡的外科治疗

胃十二指肠溃疡（gastroduodenal ulcer），又称消化性溃疡（peptic ulcer，PU），是指在各种致病因子作用下，黏膜发生的炎性反应和坏死性病变，病变可深达或超过黏膜肌层，局部表现为位于胃或十二指肠壁的局限性圆形或椭圆形的缺损。

【流行病学】

近年来，消化性溃疡病的发病率虽然有下降的趋势，但仍然是常见的消化系统疾病之一。一般认为人群中约有10%在其一生中罹患过消化性溃疡病。在不同的国家、不同的地区，其发病率有较大的差异。我国人群的发病率尚无确切的流行病学调查资料，但有资料报道国内胃镜检查人群中，消化性溃疡检出率为10.3%~32.6%。本病可见于任何年龄，以20~50岁居多，男性多于女性（2∶1~5∶1）。临床上十二指肠溃疡（duodenal ulcer，DU）多于胃溃疡（gastric ulcer，GU），两者之比约为3∶1。天津市南开医院对2000年1月至2007年12月12 217例行胃镜检查患者进行分析，共检出消化性溃疡2081例，总检出率为17.03%，其中十二指肠溃疡1748例，检出率为14.31%，胃溃疡333例，检出率为2.72%，两者之比5.25∶1。

【病因与发病机制】

消化性溃疡病的发病机制主要与胃十二指肠黏膜的损害因素和黏膜自身防御-修复因素之间失平衡有关。损害因素包括胃酸及胃蛋白酶、幽门螺杆菌（*Helicobacter pylori*，*H. pylori*或Hp）感染、药物因素如非甾体类药物（nonsteroidal antiinflammatory drugs，NSAIDs）、酒精、吸烟、胆汁反流及炎性介质等；胃十二指肠黏膜防御因素系指胃黏膜-黏液屏障、重碳酸氢盐、细胞更新、磷脂、黏膜血流、前列腺素和表皮生长因子等。其中，胃酸分泌异常、*H. pylori*感染、NSAIDs的广泛应用是引起消化性溃疡病的最常见病因。

1. 胃酸在消化性溃疡病的发病中起重要作用　1910年Schwarz提出“无酸，无溃疡（no acid，no ulcer）”学说，确认消化性溃疡是由于胃酸-胃蛋白酶导致的自身消化所致，证实胃酸在此病的发病中起重要的作用。1963年Shay和Sun提出胃黏膜攻击——防御因子平衡理论，这一学说在20世纪90年代以前在消化性溃疡的发病机制中占主导地位。

人胃内的主要攻击因子为胃酸及胃蛋白酶。胃酸主要由壁细胞所分泌，目前已知壁细胞表面至少有3种受体，即乙酰胆碱受体、胃泌素受体及组胺受体。迷走神经兴奋时释放乙酰胆碱和胃窦部的胃泌素分泌细胞（G细胞）受刺激时释放的胃泌素，均可刺激壁细胞释放胃酸。胃蛋白酶（pepsin）主要由主细胞分泌，在细胞中以不活动的胃蛋白酶原（pepsinogen，PG）形式存在，有活性的胃蛋白酶可溶解天然蛋白质，但不能溶解黏液。

胃内的主要防御因子为黏液、黏膜抵抗力、黏膜血流和抑制胃液分泌的各种内在因子。黏液由表面上皮的柱状细胞、胃体部腺体的黏液颈细胞、贲门及幽门腺细胞所分泌。黏液覆盖在黏膜细胞的表面，防止细胞受胃蛋白酶的消化。如黏液分泌率低于清除率（如被胆汁或其他有机溶媒所破坏），则黏膜表面上皮即易受到胃蛋白酶的自身消化。胃肠道的黏膜上皮细胞生存周期很短，一般在数天内即可更新，此过程需要充分的黏膜血流供应。胃肠道嗜铬样细胞（Enterochromaffin cell，EC）细胞分泌的5-羟色胺、血液循环中过高的去甲基肾上腺素、多巴胺等可能通过肾上腺素能和多巴胺能神经而使胃黏膜血管收缩，使供血受阻。而胃内内源性产生的前列腺素E_2可扩张胃黏膜下小动脉，调节去甲肾上腺素引起的血管收缩，以维持黏膜必要的血供。这种对血管调节的动态平衡保证了黏膜的及时更新，以防止消化性溃疡的发生。另外前列腺素E_2还可刺激胃窦部产生HCO_3^-，对胃黏膜细胞也有保护作用。

十二指肠溃疡患者都存在基础酸排量（basal acid output，BAO）、夜间酸分泌、五肽胃泌素刺激的最大酸排量（maximal acid output，MAO）、十二指肠酸负荷等增高的情况。胃溃疡患者往往存在胃排空障碍，食物在胃内潴留促进胃窦部分泌胃泌素，从而引起胃酸分泌增加。一些神经内分泌肿瘤，如胃泌素瘤大量分泌胃泌素，导致高胃酸分泌状态，过多的胃酸成为溃疡形成的起始因素。造成高酸的原因可归纳如下：

（1）产酸细胞增多：胃酸增高的内在物质基础就是胃内产生胃酸的壁细胞，以及促使壁细胞产生胃酸的G细胞增多。正常人壁细胞总体（parietal cell mass，PCM）约有10亿个细胞，每小时泌酸22mmol。胃溃疡患者的PCM较少，平均为8亿个，每小时泌酸18mmol；而十二指肠溃疡患者的PCM约为18亿个，是正常人的2倍，每小时泌酸42mmol，壁细胞数与最大胃酸分泌相平行。十二指肠溃疡的胃酸排出量增大，同时壁细胞对各种刺激的敏感性也较高。消化性溃疡患者胃窦部的G细胞群也有增加，十二指肠溃疡患者的胃窦面积为40~100cm^2，平均为73cm^2，对照组仅为50~79cm^2，平均为65cm^2。且发现十二指肠活动性溃疡患者血清内的乙酰胆碱灭活减慢，因而可刺激壁细胞及G细胞释放更多的胃酸及胃泌素。

（2）胃酸化时反馈性抑制障碍：正常情况下，胃泌素的分泌与胃的酸化有明显关系，正常人在进食后。尤其是给予高蛋白饮食或肉汁后数分钟，胃泌素分泌即达最高峰，如胃液pH降至3以下，胃泌素的分泌即开始减少，说明pH的下降由反馈机制抑制胃泌素的分泌。临床资料证实，十二指肠溃疡患者的血清胃泌素含量与对照相比，胃液pH常在2.5以下，而胃泌素并不降低，因而考虑此类患者的反馈机制可能有障碍。

28

（3）胃排空及幽门括约肌功能失常：胃的排空运动和幽门括约肌功能与胃酸及胃泌素有密切关系。迷走神经兴奋及胃泌素的释放可增强胃窦部的收缩，使幽门括约肌松弛、胃排空加快。如幽门有梗阻，则胃排空障碍，胃窦内压力升高，刺激G细胞，使血清胃泌素增高。十二指肠球部溃疡患者常有胃排空增快，尤其是活动性十二指肠溃疡的患者，其胃的排空时间较正常人约快2倍左右。

胃溃疡和十二指肠溃疡的发病机制不尽相同。胃溃疡的主要病理生理变化可能为幽门括约肌功能不良及胃排空迟缓。幽门括约肌的功能失调，可使胆汁及十二指肠的碱性液体反流至胃内。胃的排空迟缓则可使胆汁等碱性十二指肠液体在胃内潴留，从而损害胃的黏膜屏障，使胃内的H^+产生逆向扩散，胃的潴留可刺激胃窦的G细胞分泌胃泌素量增加，同时迷走神经活动的降低，导致胃蠕动减少，胃易潴留，从而发生胃溃疡。而十二指肠溃疡的发病与球部的高酸和高胃蛋白酶浓度有密切关系，造成二者升高的原因有胃酸的过度分泌、胃排空过速和十二指肠内胃酸中和机制的缺陷等。

2. 幽门螺杆菌是消化性溃疡病重要发病原因和复发因素之一　自1982年澳大利亚学者Warren和Marshall发现*H. pylori*，并在1983年成功地从人胃黏膜组织中分离以来，现已明确*H. pylori*与慢性胃炎、消化性溃疡的发生、发展与复发、胃癌和黏膜相关性淋巴样组织（MALT）淋巴瘤密切相关。流行病学调查表明，*H. pylori*感染情况各国家与地区不同发病率各有差异，与社会经济水平，人口密集程度，公共卫生条件以及水源供应有较密切的关系。*H. pylori*的感染率在发达国家为25%~50%，发展中国家达50%~90%。我国普通人群*H. pylori*的感染率可达到50%~80%。一项meta分析表明，我国自然人群血清学检测*H. pylori*感染率为58.07%，总体水平较经济发达国家高，与发展中国家水平一致，农村地区*H. pylori*感染率高于城市地区人群，各年龄组人群*H. pylori*感染率基本呈现随年龄上升趋势。

临床研究已证实，消化性溃疡患者的*H. pylori*检出率显著高于普通人群，95%以上的十二指肠溃疡以及70%~85%的胃溃疡与*H. pylori*感染有关。天津南开医院的资料显示，2081例消化性溃疡患者中*H. pylori*阳性者1085例，总*H. pylori*感染率为52.14%。国外研究表明，*H. pylori*阳性者一生中患消化性溃疡风险是阴性者的3~10倍。而且根除*H. pylori*后溃疡的复发率明显下降，由此认为*H. pylori*感染是导致消化性溃疡的主要病因之一。

*H. pylori*是一种微需氧革兰阴性杆菌，呈螺旋形，有鞭毛、适应性的酶和蛋白，这使它能在胃内酸性环境中定植和生存。*H. pylori*产生的毒素和有毒性作用的酶能破坏胃黏膜屏障，还能使机体产生炎症和免疫反应，增加胃泌素的分泌，最终导致一系列疾病的发生。其致病能力取决于引起组织损伤的毒力因子、宿主遗传易感性和环境因素。*H. pylori*的毒力包括空泡毒素（VacA）蛋白、细胞毒素相关基因（CagA）蛋白、鞭毛的动力、黏附因子、脂多糖、尿素酶、蛋白水解酶、磷脂酶A和过氧化氢酶等。

目前，*H. pylori*感染引发消化性溃疡机制包括以下5种学说：①Goodwin的“漏屋顶”学说：这是较为经典的学说，将胃十二指肠黏膜屏障比喻为屋顶、胃酸为雨。*H. pylori*感染破坏了黏膜屏障，造成“漏屋顶”，下雨（胃酸）就会使房子里面积水（溃疡形成）；不下雨（抑制胃酸），房子里面可以无积水（溃疡愈合）。原因是*H. pylori*的局部定植并损伤胃十二指肠的黏液屏障和黏膜屏障，导致了溃疡的发生。抑制胃酸后溃疡愈合，但只能获得短期的疗效，漏雨的屋顶没有解决。根除*H. pylori*后黏膜修复（修好屋顶）才能长期防雨，达到治愈溃疡病的目的。这种说法将*H. pylori*感染和酸的作用结合起来，广为接受。②Levi的“胃泌素相关”学说：*H. pylori*感染后会使胃窦部G细胞释放胃泌素增加，因而胃酸分泌增加，这在十二指肠溃疡的形成中起重要作用。其机制为*H. pylori*产生的尿素酶水解尿素产生氨形成“氨云”，使胃窦局部pH增高，破坏了胃酸对胃泌素分泌的反馈性抑制作用。③“胃上皮化生”学说：十二指肠溃疡患者十二指肠承受高酸负荷，而引起十二指肠黏膜损伤和十二指肠内胃上皮化生。*H. pylori*仅定植于胃黏膜上皮层，当其定植于十二指肠胃化生上皮后，释放毒素、破坏性的酶类以及激发的免疫反应导致十二指肠炎症的产生。炎症可使黏膜对致溃疡因子攻击的耐受力下降，导致溃疡的发生。④介质冲洗学说：*H. pylori*感染可以导致多种炎性介质的释放包括溶血素、白三烯、血小板活化因子、白细胞介素等，这些炎性介质在胃排空时到达十二指肠而致溃疡发生。⑤“免疫损伤”学说*H. pylori*在胃黏膜内定植可刺激机体产生特异性免疫反应，通过体液免疫和细胞免疫的损伤而导致溃疡形成。

*H. pylori*根除后溃疡复发的病例中，事实上绝大部分是*H. pylori*感染再燃，或患者的*H. pylori*感染未被真正彻底治愈，部分则是患者服用了NSAIDs。因此，根除*H. pylori*有可能真正解决溃疡治疗中溃疡复发难题，使以往被认为是终生疾病的消化性溃疡得到彻底治愈。故有人针对已被学术界所公认的“无酸，即无溃疡”的观点，甚至提出了“无*H. pylori*，即无溃疡”的观点。认为胃十二指肠溃疡的发病是胃酸、*H. pylori*感染等种因素共同作用的结果。

3. NSAIDs类药物在消化性溃疡发病，特别是在上消化道出血中起重要作用　NSAIDs为非甾体抗炎药，其应用日趋广泛，常用于抗炎镇痛、风湿性疾病、骨关节炎和心脑血管等疾病，这类药物疗效肯定，然而它们具有多种不良反应。Roth于1986年提出“NSAIDs胃病”这一概念，系指因服用非甾体类抗炎药物所致的胃黏膜病变，而NSAIDs相关性溃疡是NSAIDs胃病的一种类型。流行病学调查显示，在服用NSAIDs的人群中，15%~30%可患消化性溃疡病，其中胃溃疡发生率为12%~30%，十二指肠溃疡发生率为2%~19%。NSAIDs使溃疡出血、穿孔等并发症发生的危险性增加4~6倍，而老年人中消化性溃疡病及并发症发生率和死亡率均与NSAIDs有关。

NSAIDs致胃黏膜病变的发病机制主要包括NSAIDs的直接损伤作用和抑制前列腺素合成，上皮细胞屏障功能减弱，H^+反向弥散过多，进一步损伤黏膜上皮，致使糜烂、溃疡形成。NSAIDs相关性溃疡常存在一定的高危因素，高龄、有溃疡病史、服用剂量较大、同时服用类固醇和抗凝药物、吸烟、饮酒及合并幽门螺杆菌感染胃溃疡都会使NSAIDs相关性溃疡的发生率和危险性相对增加。连续服药发生溃疡的高峰时间大约在一个月左右，长期服用可引起黏膜对NSAIDs的适应性和耐受性增大。

其他药物，如肾上腺皮质激素、抗肿瘤药物和抗凝药的广泛使用也可诱发消化性溃疡病，亦是上消化道出血不可忽视的原因之一，尤其应重视目前已广泛使用的抗血小板药物（氯吡格雷）能增加消化道出血的风险。

4. 其他因素　如吸烟、饮食因素、遗传、胃十二指肠运动异常、应激与心理因素等在消化性溃疡病的发生中也起一定作用。消化性溃疡的发生具有其内在的发病基础，如酸分泌增高、幽门螺杆菌感染等，但是日常生活中的某些有害因素也是发生的外在因素，这些因素在发病过程中虽然不是导致消化性溃疡的直接原因，但可以成为诱发消化性溃疡的相关危险因素。

胃溃疡和十二指肠溃疡在发病机制上有许多相同之处，但也存在着明显差异。防御因素的削弱在胃溃疡中占主导地位，而损害因素的增强是十二指肠溃疡的主要病因。消化性溃疡与慢性胃炎几乎都合并存在，而且在消化性溃疡发生之前大多先有慢性胃炎，进而才转为消化性溃疡。

【病理】

1. 胃溃疡　胃溃疡为一种慢性病，急性溃疡与此不同，多表现为胃黏膜上的浅表性小溃疡，可在数日内痊愈，不遗留瘢痕。慢性溃疡多发生于胃小弯的角切迹附近，此处恰位于胃体（泌酸细胞区）与幽门窦黏膜（非泌酸细胞区）之交界处，其他部位比较少见，大弯或胃底的溃疡很少发生，一旦发生多属恶性。溃疡数目多为单发，少数可见到两个或两个以上的溃疡。溃疡直径一般在0.5~2cm左右，很少超过2.5cm。溃疡多呈圆形或椭圆形，为一种贯穿性病变。由黏膜开始向黏膜下层及肌层侵蚀，甚至可达浆膜层。溃疡边缘整齐，分界清楚，溃疡底部光滑，呈白色或灰白色之缺损，深浅不等，由内至外依次分为4层：脓性渗出、纤维样坏死、肉芽组织及瘢痕组织。溃疡的周围多有炎症存在，有时被突起的结缔组织所围绕。当溃疡向深部扩展接近浆膜时，可引起穿孔，亦可由于在浆膜面发生纤维素性炎症反应，与网膜或附近器官或组织发生粘连，可避免穿孔。有时溃疡底部、边缘与附近组织因结缔组织增生，粘连而变得硬韧，与溃疡融合在一起，称为“胼胝性溃疡”。如溃疡反复发作，侵入胃黏膜下层，侵蚀较大血管时可致大出血。如溃疡发生在幽门附近或在幽门管，由于炎症刺激，可引起幽门痉挛，而产生类似幽门梗阻之症状。少数胃溃疡患者，反复发作，溃疡变大加深，溃疡周围黏膜上皮不断增生，可发生癌变。

2. 十二指肠溃疡　十二指肠溃疡绝大多数发生在球部，也就是在十二指肠第1段距幽门3~4cm以内。发生在第2、3段的溃疡比较少见，约占十二指肠溃疡的2%~20%，称为“球后溃疡”。十二指肠球部溃疡多位于前壁或后壁，而以前壁为多见，少数也可在前后壁同时发生，称为“吻状溃疡”。十二指肠溃疡多为单发，约1/4为多发。约有15%~53%的胃溃疡并有十二指肠溃疡或瘢痕，称为“复合性溃疡”。偶见少数活动性十二指肠溃疡同时伴有一个活动性胃溃疡。

十二指肠溃疡直径一般在0.2~1.5cm左右，但亦可见较大者。多呈椭圆形，溃疡侵及深层组织，在前壁可致穿孔，在后壁如侵及胃十二指肠动脉等较大血管，可引起大出血。溃疡周围由于炎症刺激而与周围器官或组织粘连，如胰、胆囊、肝及十二指肠韧带、肝及结肠等，给外科手术治疗带来困难。球部溃疡可由于炎症刺激或瘢痕形成引起幽门痉挛或瘢痕性梗阻。

【临床表现】

大多数胃及十二指肠溃疡患者都具有典型的临床症状和体征，近年来由于抗酸剂、抑酸剂的广泛使用，使得一部分患者症状不够典型，且呈日益增多趋势，有的甚至毫无任何溃疡病症状，而以出血或穿孔等为首发症状。典型的临床表现如下：

1. 中上腹痛、反酸　是消化性溃疡病的典型症状，腹痛发生与进餐时间的关系是鉴别胃与十二指肠溃疡病的重要临床依据。

疼痛多在上腹部剑突下，一般不易根据疼痛部位来确定溃疡部位，但可作为参考。如胃溃疡疼痛多位于上腹剑突下正中线偏左或左上腹；十二指肠溃疡则多位于上腹正中偏右；发生于后壁的溃疡，当溃疡侵入胰腺等周围脏器时，疼痛常较剧烈，常放射至腰背部；高位胃小弯溃疡可致前胸痛；伴发食管裂孔疝的胃溃疡可引起剑突下痛并向胸骨后放射。

疼痛的性质、程度依溃疡的部位、大小、深浅及患者本身对痛觉的耐受性不同而异。多为灼痛、钝痛或隐痛，有时亦可能剧痛。每次疼痛持续时间长短不一，两次疼痛之间可有缓解期，但当溃疡穿透至浆膜层或与周围脏器穿透粘连时，则疼痛变为持续性。

溃疡病的疼痛多有规律性，即春、秋两季最易发病。过度紧张、劳累、情绪波动或饮食不当，气候变化等皆可诱发疼痛发作。发作后经休息、饮食调理及药物治疗后，症状可逐渐缓解。每次发作一般为数日或数周，也可持续数月不等，如未进行有效的治疗多反复发作。发作期可逐渐延长，缓解期缩短，以致频繁发作，疼痛失去规律性。有的患者在疼痛发作后，经过严格的内科治疗，症状逐渐减轻，乃至痊愈。

溃疡病的疼痛与进食的关系密切。胃溃疡疼痛的规律是进食-疼痛-缓解。胃溃疡常在进食后约30分钟至1小时后疼痛发作，再持续疼痛1~2小时。待胃排空后缓解，但也有的患者常因进食加重疼痛。疼痛的性质常为隐痛、烧灼样痛、钝痛，疼痛程度一般较轻，在疼痛区有压痛点，用碱性药物可缓解。十二指肠溃疡患者的疼痛多呈所谓“空腹痛”，即“疼痛-进食-缓解”的发作规律，患者在饭前或饥饿时疼痛，有些患者可有睡前痛、夜间痛等不同表现，因为胃酸分泌一般在夜间最高，进食或服用制酸药物后疼痛可缓解。疼痛多呈钝痛、灼痛或饥饿样痛。由于溃疡愈合后易于复发，故疼痛亦多有反复发作。病程较长，常可延至数年或数十年。

溃疡产生疼痛的原因，多认为与胃酸和溃疡面的接触有关。胃酸引起的化学性刺激，使溃疡边缘及底部的神经末梢的痛阈降低，再加以胃的蠕动或痉挛使肌纤维的张力增加而引起疼痛，但有些患者虽有溃疡存在，平时却毫无症状，直至穿孔或出血后始考虑溃疡病的诊断。嗳气、反酸为溃疡病常见的症状，十二指肠溃疡出现此类症状者更为多见，多因胃酸过多及消化功能紊乱所致。

2. 恶心呕吐　溃疡病是否出现恶心呕吐，与溃疡的部位、活动程度及有无并发症有关。在溃疡的活动期或接近幽门部的溃疡，常因幽门发生痉挛而出现呕吐，有的甚至出现类似幽门梗阻的症状，但与机械性幽门梗阻不同，在呕吐物中常有胆汁存在。溃疡静止期患者，如出现反复呕吐，应考虑幽门梗阻的存在。

3. 出血　胃和十二指肠溃疡均可发生上消化道出血。出血量的多少随溃疡侵蚀血管直径大小而不同。临床上常表现为呕血或黑便，有的患者只在大便检查时发现潜血。胃溃疡大出血时，多出现呕血，十二指肠溃疡出血则多以便血为主。临床症状与出血多少及出血速度有关，出血量大且速度较快，则可出现呕血及血容量不足之临床表现，如头晕、眼花、心悸、冷汗、脉快而弱，甚至突然晕倒等症状；如小量出血，患者可无明显症状或仅有一般贫血症状。

4. 消化性溃疡病主要并发症　为上消化道出血、穿孔、幽门梗阻和癌变。目前穿孔和幽门梗阻已减少，此可能与临床上根除 *H. pylori* 和应用质子泵抑制剂治疗有关。十二指肠溃疡发生癌变的风险很小，而慢性胃溃疡恶变的观点尚有争议。

5. NSAIDs 溃疡　由于 NSAIDs 有较强的镇痛作用，临床上 NSAIDs 溃疡无症状者居多，部分以上消化道出血为首发症状，或表现为恶心、厌食、纳差、腹胀等消化道非特异性症状。

6. 体征　溃疡病的体征与溃疡部位、活动程度以及有无并发症有关。

活动期患者常因疼痛、消化功能紊乱以及出血等而有营养不良、消瘦或面色苍白等。局部体征多不明显，且无特异性。压痛与病变部位并不完全一致，因而只能作为参考。

后壁穿透性溃疡可在背部第 6～12 胸椎的棘突中线上有浅压痛，双侧有深压痛，于第 10～12 胸椎棘突右侧 3cm 处也有局部压痛点，称为 Bous 征。

【诊断】

典型的溃疡病患者，根据病史、症状及体征，诊断多无困难。当活动期溃疡，影响到其他器官或出现并发症时，症状常失其规律性。有部分患者症状始终不典型甚或无明显症状，据统计约有 10% 的患者无明显症状。即使已发生严重并发症（如穿孔、出血等）的患者，亦有 20% 左右的患者平时并无溃疡病症状。

对不典型的慢性溃疡病患者，尤其是对某些诊断为溃疡病而经严格的溃疡病治疗后不见好转时，应考虑到其他一些腹部疾病的可能性。如胆石症、慢性胃炎、因各种原因引起的胃肠道功能紊乱、胃下垂、早期胃癌、慢性胰腺炎以及慢性阑尾炎等。此外，消化性溃疡病还须与胃癌、淋巴瘤、克罗恩病、结核、巨细胞病毒感染等继发的上消化道溃疡相鉴别。因此，在诊断时尚需进行下列各项检查，以便对确定诊断提供可靠的依据。

1. 内镜检查　食管胃十二指肠内镜（EGD）即胃镜检查是诊断消化性溃疡病最主要的方法。近年来由于纤维胃镜的普遍开展，大大地提高了溃疡病的诊断水平。它能从多种角度全面观察溃疡，且可在直视下采用涮洗细胞或做活体组织病理学以及 *H. pylori* 检查。胃镜检查过程中应注意溃疡的部位、形态、大小、深度、病期以及溃疡周围黏膜的情况。胃镜检查对鉴别良恶性溃疡具有重要价值。必须指出，胃镜下溃疡的各种形态改变对病变的良恶性鉴别都没有绝对的界限。因此，对胃溃疡应常规做活组织检查，治疗后应复查胃镜直至溃疡愈合。NSAIDs 溃疡以胃部多见，分布在近幽门、胃窦和胃底部，溃疡形态多样，大小为 0.2～3.0cm 不等，呈多发、浅表性溃疡。

2. *H. pylori* 的检查　目前诊断 *H. pylori* 感染的方法很多，分为侵入性及非侵入性两大类。侵入性诊断方法主要是依赖胃镜活组织检查包括快速尿素酶试验（RUT）、组织学检查、细菌培养、*H. pylori* 基因检测如聚合酶链式反应（PCR）、寡核苷酸探针杂交等。非侵入性检测方法主要是指不需要内镜检查的方法，主要包括^{13}C 或^{14}C 尿素呼气试验（Urea Breathing Test，UBT）、粪便 *H. pylori* 抗原检测、*H. pylori* 抗体检测、尿液 *H. pylori* 抗体试验等。对消化性溃疡病建议常规做尿素酶试验、组织学检测或核素标记^{13}C 或^{14}C 呼气等试验，以明确是否存在 *H. pylori* 感染。细菌培养可用于药物敏感试验和细菌学研究。血清抗体检测只应用于人群普查，不能反映是否现症感染和治疗后复查是否根除。国际共识认为粪便抗原检测方法的准确性与呼气试验相似。

此外，在一些特殊的情况下，可能还需行如下检查。

1. 胃液分析　在临床上经过详细询问病史和体格检查，凡是可以确诊的，就不需要作胃液分析。若遇到疑难病例，非作胃液分析不能确定诊断时，那就要进行胃液分析。在消化性溃疡患者的胃液内，酸度通常增高，酸度增高是诊断十二指肠溃疡的重要依据。

一般成年人胃液分析的正常值如下：BAO 2~5mmol/h，基础胃液量 30~110ml/h；MAO 15~20mmol/h，胃液量 100~210ml/h；PAO 24.4mmol/h（男），23.2mmol/h（女）。均与壁细胞数和G细胞数量相关。

不同的消化性溃疡其胃液分析的结果不尽相同，但也不绝对，应结合其他检查综合分析。胃液分析对胃溃疡的诊断意义不大。一般胃溃疡的胃酸多为正常或偏低，但复合性溃疡多为高酸。大部分十二指肠溃疡病患者的BAO及MAO均高于正常，但也有部分患者处于正常范围。如BAO>5mmol/h，MAO或PAO>20~40mmol/h或更高，则有诊断意义。有合并症的溃疡病患者的PAO常大于40mmol/h。胃癌患者的BAO或MAO常低于正常，但幽门窦癌，有时可高于正常。卓-艾综合征（Zollinger-Ellisons Syndrome），基础胃液分泌>200ml，BAO>20mmol/h，或BAO：MAO>0.6，即应考虑此病的可能。

胃液分析亦可作为胃手术方式的选择依据。手术前如BAO及MAO增高不明显，可行迷走神经切除术加幽门窦切除术或高选择迷走神经切断术。如MAO显著增高，则行胃次全切除术：如PAO>45mmol/h，不宜采用高选迷走神经切断术。手术后如患者有溃疡病症状，且MAO>15mmol/h，可疑复发，如MAO>25mmol/h可诊断为复发。

2. 大便隐血试验 消化性溃疡在活动阶段，大便里经常有或多或少的血液。当消化性溃疡大量出血时，大便变成柏油色，当然可以用肉眼来观察；如果仅仅是少量的出血，那就很难用肉眼来判断了。肉眼所不能察见的微量血称为“隐血”或“潜血”，必须做隐血试验来证明。隐血试验阳性时，再结合临床症状、体征，可判定溃疡是否处在活动期。消化性溃疡患者，若反复多次检查大便隐血试验均为强阳性，特别是经严格的休息和治疗后仍持续阳性者，应考虑有恶性病变的可能。

3. X线检查 主要是消化道X线钡餐造影检查，这是一种简单、可靠的诊断方法。近年来采用双重对比造影，使诊断准确率大大提高，约90%~95%的患者可以明确诊断。它不但可以确定溃疡是否存在，而且还可观察溃疡的部位、数目、大小、深浅、溃疡周围黏膜的情况以及有无恶变，同时还可通过动态观察来判断病情的进展。

龛影是诊断溃疡的主要而直接的依据，尤其是胃溃疡几乎完全依据龛影来进行诊断，同时还可根据胃溃疡的大小以及溃疡周围黏膜的情况确定有无恶变。十二指肠溃疡则仅有半数左右见到龛影，球部的激惹、变形亦可作为诊断依据。

有的患者虽有溃疡，但在上消化道造影检查时因种种原因却不能显示出龛影，如溃疡小而浅，溃疡被血块、黏液、食物等充满因而钡剂不能进入，以及幽门窦或幽门管的溃疡引起幽门痉挛等。因此X线检查未见龛影，不能除外溃疡之存在。

【治疗】

近年来，随着对消化性溃疡这一常见病的病因和发病机制的深入研究，不断有新的药物应用于临床，且其治疗效果不断提高。20世纪70年代 H_2 受体拮抗剂（H_2 receptor antagonist，HRA）的问世，明显降低了消化性溃疡合并症的发生率，是消化性溃疡病治疗学上的一个里程碑。80年代比组胺 H_2 受体阻滞剂的抑酸作用更强大而持久的 H^+/K^+-ATP酶质子泵抑制剂（proton pump inhibitor，PPI）问世，极大地提高了溃疡的愈合率；幽门螺杆菌是溃疡的主要病因在世界范围内已经得到共识，针对幽门螺杆菌的治疗能够有效减少溃疡复发的概率，使溃疡病的治疗策略出现重大变化。外科手术治疗方面，消化性溃疡病需要行择期手术治疗的病例已明显减少；但在治疗溃疡病的并发症如溃疡病穿孔、出血和幽门瘢痕狭窄等方面，外科手术仍具有不可替代的地位。

（一）消化性溃疡病的内科治疗

1. 一般治疗 消化性溃疡治疗原则是消除病因，控制症状，促进溃疡愈合、防止复发和避免并发症，所以一定注重整体，合理休息，生活规律。注意饮食规律，戒烟戒酒，禁食损伤胃黏膜的药物。避免情绪紧张、波动，饮食要定时定量，进食不宜太快，避免过饥过饱，避免粗糙的、过冷过热和刺激性食物，如香料、浓茶、咖啡等刺激性食物。因消化性溃疡发病与身心因素有关，胃酸分泌以及胃的节律性运动，亦受精神状态影响。必须调节情绪，保养身心。

2. 药物治疗

（1）消化性溃疡病的抑酸治疗：抑酸治疗是缓解消化性溃疡病症状、愈合溃疡的最主要措施。质子泵抑制剂是首选的药物。PPIs即 H^+/K^+-ATP酶抑制剂，其抑酸作用强，特异性高，持续时间长久。胃酸分泌的最后步骤是胃壁细胞内质子泵驱动细胞内 H^+ 与小管内 K^+ 交换。PPIs阻断了胃酸分泌的最后通道，与以往临床应用的抑制胃酸药物——H_2 受体拮抗剂相比较，作用位点不同且有着不同的特点，即夜间的抑酸作用好、起效快，抑酸作用强且时间长、服用方便，所以能抑制基础胃酸的分泌及组胺、乙酰胆碱、胃泌素和食物刺激引起的酸分泌。抑酸药物主要包括：①H_2 受体拮抗剂：H_2 受体拮抗剂能阻止组胺与胃黏膜上的 H_2 受体结合，使壁细胞胃酸分泌减少。国内常用的药物有3种，西咪替丁（cimetidine）、雷尼替丁（ranitidine）和法莫替丁（famotidine）。一日量分2次给予，也有夜间一次给予，获同样效果，即西咪替丁800mg，雷尼替丁300mg，法莫替丁40mg。H_2 受体拮抗剂的抑酸效果略逊于PPI，对十二指肠溃疡需要8周，用于治疗胃溃疡时应当更长。H_2 受体拮抗剂在用于治疗消化性溃疡病时建议与抑酸药联合应用。②质子泵抑制剂：此质子泵抑制剂可以抑制任何刺激引起的胃酸分泌。现常用的质子泵抑制剂有奥美拉唑（omeprazole）、埃索美拉唑（esomeprazole）、兰索拉唑（lansoprazole）、泮托拉唑（pantoprazole）、雷贝拉唑（ribeprazole）、常用剂量依次为20mg/d；20mg/d；30mg/d；

40mg/d；10mg/d，可在1~3天内控制症状，十二指肠溃疡在服药后二周愈合率可达70%，4周后达90%以上，6~8周后几乎全部愈合；胃溃疡的愈合作用不如十二指肠溃疡，应适当延长服药时间。

胃内酸度降低与溃疡愈合存在直接的关系。如果用药物抑制胃酸分泌，使胃内pH升高≥3，每天维持18~20小时，则可使几乎所有十二指肠溃疡在4周内愈合。消化性溃疡病治疗通常采用标准剂量的PPI，每日1次，早餐前半小时服药。治疗十二指肠溃疡疗程4周，胃溃疡为6~8周，通常胃镜下溃疡愈合率均在90%以上。对于存在高危因素及巨大溃疡的患者建议适当延长疗程。PPI的应用可减少上消化道出血等并发症的发生率。

（2）消化性溃疡病的抗酸治疗：抗酸治疗亦有助于缓解消化性溃疡病的腹痛、反酸等症状，促进溃疡愈合。20世纪70年代以前治疗消化性溃疡主要靠这类药，已有近百年的应用历史，主要是一些无机弱碱，口服后能直接中和胃酸，可减弱或解除胃酸对溃疡面的刺激和腐蚀作用。价格较便宜，常见碳酸氢钠（小苏打）、氢氧化铝、氢氧化镁、碳酸钙等。这类药也可制成复方制剂，如复方氢氧化铝（胃舒平，含氢氧化铝、三硅酸镁、颠茄浸膏）等。现在仍在使用的为胶体铝镁合剂和复方碳酸钙等，其余的多已废弃不用。

28

近年来的研究认为，加强胃黏膜保护作用，促进黏膜的修复，是治疗消化性溃疡的重要环节之一。与此同时以增强胃黏膜保护作用而开发的胃黏膜保护剂也得到不断发展，如各种剂型的胶态铋、硫糖铝、铝碳酸镁、施维舒、麦滋林-S颗粒等和前列腺衍生物等。

常用药物包括：①枸橼酸铋钾（bismuth potassium citrate，BPC）：用量为120mg，4次/日，8周1个疗程，对DU和GU的愈合率与H_2受体拮抗剂相仿。②硫糖铝（sucralfate）：用量为1g，3~4次/日。③铝碳酸镁（TTaicid）：用量为1g，3~4次/日。④前列腺素（prostaglandine）：现临床可应用的有两种，米索前列醇（misoprostol）和恩前列素（enprostil），用量分别为200μg，4次/日和35μg，2次/日，疗程4周，疗效与西咪替丁相近。

（3）消化性溃疡病的抗*H. pylori*治疗：根除*H. pylori*应成为消化性溃疡病的基本治疗，它是溃疡愈合及预防复发的有效防治措施。*H. pylori*感染是目前世界上人类最广泛的慢性细菌性感染，根除疗法是治疗消化性溃疡的一种最有效、最廉价和最简单的方法。单一药物不能彻底根除*H. pylori*，含铋剂三联或含质子泵抑制剂的三联方案，甚至是四联方案，但耐药已是当前一个热门的研究问题。常用药物为：①含铋剂三联：CBS 240mg，2次/日+甲硝唑400mg，2次/日+四环素500mg，2次/日，或CBS240mg，2次/日+甲硝唑400mg，2次/日+阿莫西林500mg，2次/日，或CBS240mg，2次/日+甲硝唑400mg，2次/日+克拉霉素250mg，2次/日，疗程1~2周，*H. pylori*根除率85%以上；②含质子泵抑制剂三联：奥美拉唑20mg（或其他PPI制剂），2次/日+甲硝唑400mg，2次/日+克拉霉素250mg，2次/日，或奥美拉唑20mg（或其他PPI制剂），2次/日+甲硝唑400mg，2次/日+阿莫西林1000mg，2次/日，或奥美拉唑20mg（或其他PPI制剂），2次/日+克拉霉素250mg，2次/日+阿莫西林1000mg，2次/日，疗程1周，*H. pylori*根除率90%以上；③在三联疗法根除失败时可用四联疗法：为含铋剂三联+质子泵抑制剂，疗程1周。

在“第四次全国幽门螺杆菌感染处理共识报告”提出，我国推荐的用于根除*H. pylori*感染治疗的6种抗菌药物中，甲硝唑、克拉霉素、左氧氟沙星耐药率较高，阿莫西林、呋喃唑酮和四环素的耐药率仍很低。耐药显著影响根除率，因此标准三联疗法（PPI+克拉霉素+阿莫西林）及（PPI+克拉霉素+甲硝唑）根除率已低于或远低于80%。因此，*H. pylori*根除治疗方案发生变化以下变化：①共识推荐铋剂+PPI+两种抗菌药物组成的四联疗法。疗程为10d或14d，放弃7d方案。②不再细分一线和二线治疗方案，可选择其中的1种方案作为初次治疗，如初次治疗失败，可在剩余的方案中再选择1种方案进行补救治疗。

（4）NSAIDs溃疡的治疗：对NSAIDs溃疡治疗效果最好的药物应首选PPI，其能高效抑制胃酸分泌，显著改善患者的胃肠道症状，预防消化道出血，并能促进溃疡愈合。胃黏膜保护剂可增加PG合成、清除并抑制自由基、增加胃黏膜血流等作用，对NSAIDs溃疡有一定的治疗作用。

（二）消化性溃疡中医治疗

1. 辨证论治

（1）肝气犯胃证：治则：疏肝理气、和胃止痛的中医治疗。方药：柴胡疏肝散加减（柴胡、白芍、炙甘草、枳壳、川芎、香附、沉香、郁金、青皮、川楝子）。加减：疼痛明显者加延胡索，三七粉（冲服）；嗳气明显者加柿蒂、旋覆花，广郁金；烦躁易怒者，加丹皮、栀子；伴泛酸者加海螵蛸、浙贝母；苔厚腻者加厚朴、薏苡仁。胃蠕动活跃或亢进者，加芍药、甘草；溃疡呈圆形或椭圆形，中心覆盖黄苔或白苔，周围黏膜充血水肿者，加蒲公英、银花、紫花地丁。

（2）寒热错杂证：治则：寒温并用，和胃止痛。方药：半夏泻心汤加减（黄连、黄芩、干姜、桂枝、白芍、半夏、炙甘草、陈皮、茯苓、枳壳）。加减：畏寒明显者加高良姜、香附；胃脘痞满者加檀香、大腹皮；胃脘烧心者，加左金丸；嗳气者，加代赭石；嘈杂泛酸明显者，加煅瓦楞子、乌贼骨、浙贝母。

（3）瘀血阻络证：治则：活血化瘀，通络止痛。方药：失笑散合丹参饮加减［蒲黄、五灵脂、丹参、檀香、砂仁、延胡索、三七粉（冲服）、郁金、枳壳、川楝子］。加减：兼气虚者加黄芪、党参；泛酸者加海螵蛸、浙贝母；胃镜下见溃疡合并有出血或患者呕血或黑便者加大黄粉、白及粉。

（4）胃阴不足证：治则：健脾养阴，益胃止痛。方药：一贯煎合芍药甘草汤加减（沙参、麦冬、炒白芍、甘草、当归、枸杞子、生地、玉竹、石斛、香橼)。加减：干呕者，加姜半夏、竹茹；反酸嘈杂似饥者加煅瓦楞子、浙贝母；神疲乏力者加黄芪、太子参；大便干燥者加火麻仁、郁李仁；舌红光剥者加玄参、天花粉；失眠者加酸枣仁、合欢皮；胃黏液量少黏稠，加浙贝母、瓜蒌。溃疡呈现红色瘢痕或白色瘢痕者，用香砂六君子汤善其后。

(5) 脾胃虚寒证：治则：温中散寒，健脾和胃。方药：黄芪健中汤加味（黄芪、桂枝、白芍、高良姜、香附、广木香、炙甘草、大枣）。加减：泛吐清水明显者加姜半夏、陈皮、干姜；泛酸明显者加黄连、吴茱萸、乌贼骨、瓦楞子；大便潜血阳性者加炮姜炭、白及、仙鹤草；胃黏液稀薄而多，用胃苓汤；溃疡继续变浅、变小，中心覆盖白苔，周围黏膜皱襞向溃疡集中者，加黄芪、当归、白芍；胃蠕动缓慢，加枳实、白术。

2. 中成药治疗

(1) 荆花胃康胶丸：2粒/次，3次/天，适用于肝气犯胃、寒热错杂与胃络瘀阻证。

(2) 气滞胃痛颗粒：5g/次，3次/天，适用于肝气犯胃证。

(3) 三九胃泰颗粒：2.5g/次，2次/天，适用于气滞夹湿热证。

(4) 小建中颗粒：15g/次，3次/天，适用于脾胃虚寒证。

(5) 康复新液：10ml/次，3次/天，适合于气阴两虚兼瘀血证。

(6) 温胃舒胶囊：3个/次，3次/天，适用于脾胃虚寒证。

(7) 养胃舒胶囊：3个/次，3次/天，适用于胃阴不足证。

(8) 健胃愈疡片：4~6片/次，3次/天，适用于寒热错杂证。

(9) 胃复春：4片/次，3次/天，适用于脾虚气滞或胃络瘀阻证。

(10) 阴虚胃痛片：6/次，3次/天，适用于胃阴不足证。

(11) 复方三七胃痛胶囊：3~4粒/次，3次/天，适用于胃络瘀阻证。

3. 针灸疗法

主穴：中脘、足三里、内关、胃俞、脾俞、肾俞。

配穴：肝胃不和，加肝俞、期门、膈俞、梁门、梁丘、阳陵泉，用泻法。饮食积滞者，加梁门、下脘、天枢、脾俞、支沟，用泻法、强刺激。脾胃虚弱者，加章门，用补法，另外加灸脾俞、胃俞、下脘、气海、关元、天枢。胃阴不足者，加三阴交、太溪，用补法。胃热者，刺金津、玉液出血。胃寒者，主穴加灸。瘀血阻络者加肝俞、期门、三阴交。每天1次，10天为1个疗程。

4. 中西医结合治疗

(1) 西医为主，中医按需治疗：本病西医治疗的要点是降低胃酸、保护黏膜和根除 *H. pylori*。一般十二指肠溃疡或疼痛，反酸明显时应以降低胃酸为主，而胃溃疡或胃脘不适、饱胀、嗳气明显时则应以保护黏膜为主，同时兼顾其他的药物治疗。对于难治性溃疡、体虚迁延反复或寒热瘀湿证候明显者，可按需要分别给予辨证论治、中成药或针灸治疗。

(2) 中医为主，西医对症治疗：按前述5个证型进行中医辨证论治，给予相应的中药方剂加减治疗。若患者有些症状不能迅速缓解则可辅以西医对症治疗。

(3) 病证结合，中西医结合治疗：对每个患者要进行具体地辨证与辨病，实行个体化治疗。如肝气犯胃证大致相当于溃疡病早期或瘢痕期，以神经胃肠功能失调为主要表现者，给予舒肝理气与调节功能相结合的治疗；寒热错杂证相当于溃疡病急性活动期 *H. pylori* 阳性者，应予健脾清热与除菌消炎相结合的治疗；瘀血阻络证多为溃疡充血明显伴有出血倾向者，应予活血化瘀与护膜止血相结合的治疗；胃阴不足证相当于溃疡病活动缓解但仍有炎症反应或伴萎缩病变者，应予养阴清热与改善微循环相结合的治疗；脾胃虚寒证相当于活动程度减轻趋向于愈合过程者，应予温中散寒与促进愈合相结合的治疗。在病证结合治疗过程中要灵活运用中西医结合原则，如根据辨证用西药治疗或根据辨病用中药治疗等。前者如中医辨证为肝郁气滞证出现情志障碍则应给予心理疏导、抗抑郁药和促胃动力药；后者如胃阴不足证出现黏膜糜烂则应在滋养胃阴的同时加用清热解毒药才能提高疗效。

（三）消化性溃疡的外科治疗

【适应证】

时至今日，绝大多数消化性溃疡已属内科治疗范畴，因药物治疗效果差而接受外科治疗的患者正日臻减少。目前，外科治疗的指征仅限于消化性溃疡的严重并发症和内科治疗无效者。其中胃溃疡手术治疗主要适应证为：严格内科治疗8~12周溃疡不愈合；并发穿孔、机械性梗阻、内科不能控制的大出血；Ⅱ型胃溃疡；巨大胃溃疡或怀疑恶变者。十二指肠溃疡手术治疗主要适应证为：并发穿孔、机械性梗阻、内科不能控制的大出血以及经3个疗程系统内科治疗无效者。

【手术方法】

胃十二指肠溃疡确定性手术的目的为去除或减少胃酸的产生。100多年来，这种外科手术治疗随着解剖学和生理学的进展而不断得到改进，但大体上可以分为两大阶段：胃大部切除术时期和迷走神经切断术并存时期。

(1) 胃大部切除术（Gastrectomy）：消化性溃疡的胃大部切除手术源自治疗胃癌的手术。世界上第1例成功的胃切除手术于1881年1月29日在维也纳由德籍外科医生Theodor Billroth完成。为一位43岁女性胃癌患者做了胃切除和胃十二指肠吻合术，手术获得成功，患者术后生存近4个月。这就是第1例成功的、后来被称之为Billroth Ⅰ式的胃

28

切除。1882 年，Rydygier 成功地为 1 例幽门溃疡并狭窄的患者施行了 Billroth Ⅰ式手术，开创了消化性溃疡外科治疗的纪元。

此后即有很多学者用这一方法来治疗溃疡病，而且在手术方法上有了许多改进，这些手术方式的改进，无非是为了降低手术死亡率，减少手术后并发病及手术后溃疡的复发。Billroth Ⅰ式手术有几种改良术式，如 1911 年 Schoemaker 的切除整个小弯，1922 年由 Harberer 和 1923 年由 Finney 提出将胃残端全口与十二指肠前壁吻合等，见图 28-2-1。Billroth Ⅰ式：即胃大部切除后胃十二指肠吻合，本术式理论上具有以下优点：①切除了溃疡及其周围胃炎区域；②切除了胃窦部，此为胃溃疡的好发部位和胃泌素产生的部位；③比较符合生理，操作较毕Ⅱ式相对简单，术后并发症少。缺点是可能存在胃切除范围不够，以及吻合口的狭窄。临床上对于Ⅰ型胃溃疡如无幽门梗阻和排除了癌变者，以毕Ⅰ式首选。

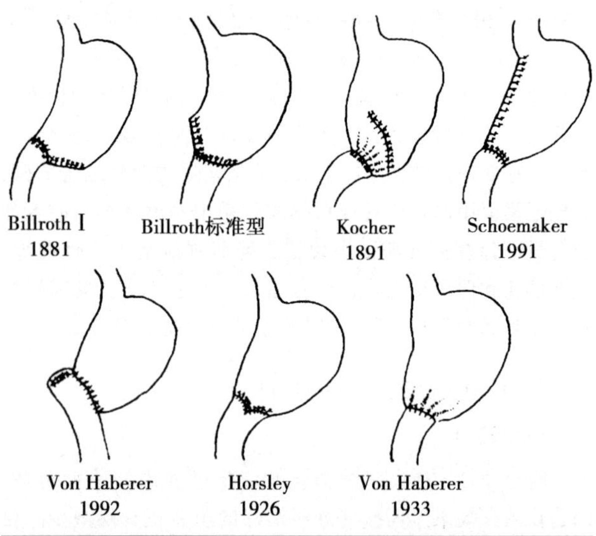

▶ 图 28-2-1 Billroth Ⅰ式胃大部切除术方法的变迁

1885 年 Billroth 为一患者在结肠前行胃空肠吻合术。手术时发现患者一般情况较好，尚能耐受继续手术操作，故将胃远端及部分十二指肠切除将十二指肠断端封闭，再将胃与上部空肠吻合，获得成功。此即所谓之 Billroth Ⅱ式手术。这一手术可以切除较多的胃，而无吻合上的困难，故被多数学者所采用，成为之后治疗消化性溃疡的主要术式。1932 年 Matthaws 和 Dragstedt 用动物实验证实了胃酸在溃疡发病机制中的重要作用。这些研究的结果使外科学者们确信，为了有效地控制胃酸，胃切除的范围不应少于 65%～75%。

Billroth Ⅱ式：即胃大部切除后行胃空肠吻合术，十二指肠残端缝合或旷置。毕Ⅱ式胃大部切除术能够切除足够大的范围而不致吻合口张力过大。吻合口的大小可根据情况选择，但手术操作比较复杂，术后并发症多。临床上对于Ⅱ型、Ⅲ型胃溃疡、高位胃溃疡、巨大胃溃疡、Ⅰ型溃疡合并幽门梗阻、十二指肠变形者应以毕Ⅱ式首选。

Billroth Ⅱ式手术的改良术式更多，主要与胃小弯的处理、吻合口与结肠关系、输入襻的位置等有关。早期 Billroth Ⅱ式多为结肠前，1888 年，Kronlein 描述了残胃断端全口与空肠、输入襻对胃小弯吻合。1889 年 Von Eiselberg 又用部分封闭胃小弯改良这一术式。1896 年 Hofmeister 创用结肠后、小弯部分封闭和输入襻对小弯的术式。1911 年，Polya 将该术式改为全口吻合。1895 年，Von Eiselbery 为胃窦癌并梗阻的患者做了胃窦旷置术，该手术首先应用于癌肿不能切除的患者，后经改良应用于瘢痕化严重的十二指肠溃疡。由于胃窦旷置后，黏膜不接触胃酸，胃泌素分泌大量增加，故胃窦旷置在 1921 年被放弃。为了克服这一缺点，Bancroft 创用了切除黏膜的胃窦旷置术。目前常用的 Billmth Ⅱ式手术有 Hofmeisten Finsterer 或 Polya 等方法，见图 28-2-2。

胃空肠 Roux-en-Y 吻合术：即胃大部切除后残胃与空肠的 Y 形吻合，此术式对于防止反流和小胃综合征有较好的效果，实际它应属于毕Ⅱ式的范畴。见图 28-2-2。

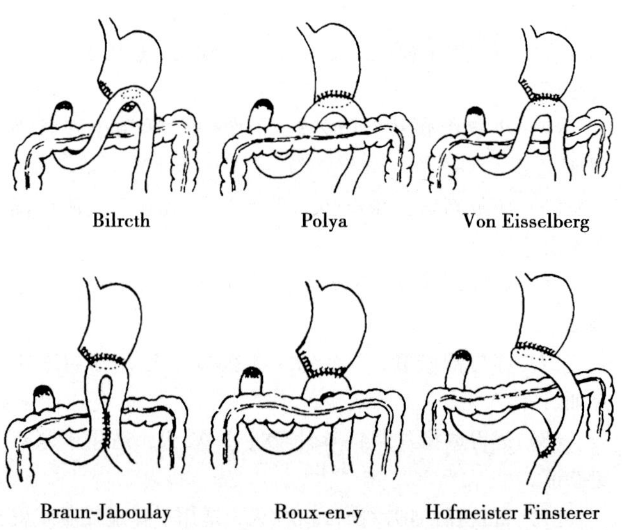

▶ 图 28-2-2 Billroth Ⅱ式手术胃空肠吻合的不同术式

在选用 Billroth Ⅱ式手术时，在胃肠重建方面还有许多细节问题值得研究。如结肠前吻合与结肠后吻合，空肠输入段（近端）对大弯（顺蠕动）及空肠输入段（近端）对小弯（逆蠕动）。究竟采用哪种方式，应根据患者的具体情况和手术者个人的经验来选择，不能强求一致。一般讲结肠前吻合比较简单，术后一旦出现并发症需再次手术时也较易处理。其缺点为输入襻较长，易发生边缘溃疡。如输入襻过短，则可发生横结肠受压或因横结肠扩张压迫，使吻合口排空障碍。另外，由于横结肠与空肠系膜间的空隙较大，可引起内疝。结肠后吻合，输入襻可较短，如手术时将屈氏韧带加以游离，则可将输入襻缩至最短，因而可无结肠前吻合之缺点。但结肠后吻合操作比较复杂，如患者横结肠系膜肥厚过短，则无法进行。目前多将横结肠系膜孔固定于胃壁，如固定不牢，脱落后可引起系膜裂孔疝，亦可因压迫吻合口而引起梗阻，故在固定时应缝合牢固。且应距吻合口至少 2～5cm。输入襻肠段之长度最好不超过 15cm，以免术后发生边缘或空肠溃疡。吻合段空肠蠕动方向之选择，以选择顺蠕动（即近端对大弯）为宜。从文献报道来看，逆蠕动吻合（即近端对小弯）术后易发生输入襻梗阻。这两种手术方式在过去的 100 多年中，曾为多数外科学者用于溃疡病的治疗，并不断加以改进。到目前为止仍有一些国家继续采用，取得了满意的结果。在我国，这两种术式仍然是溃疡病外科治疗的主要手段。但是 BillmthⅡ式手术后的并发症发生率明显高于 BillrothⅠ式手术，有时甚至需要再次手术治疗，或者尚无有效的疗法。从 20 世纪 50 年代起，人们又逐步认识到 BillrothⅠ式手术的优点，主张在条件允许时，尽量采用 BillrothⅠ式手术。随着吻合技术的进步及新理论、新技术的问世，使术前的诊断水平得到极大提高，术式的选择更加合理，术后近期和远期疗效均有了明显改善。

（2）迷走神经切断术（Vagotomy）：胃大部切除术虽然是已经成熟的术式，但是仍然存在着并发症发生率和残胃癌发生率都较高的两大问题，仍不是一种理想的手术，因此不少外科学者又探索了新的术式。20 世纪 20 年代，欧洲的外科医生开展了迷走神经切断术。1922—1924 年，里昂著名的解剖学家和外科医生 Latarjet 为十二指肠溃疡患者施行多例迷走神经切断术，他注意到术后胃排空延迟等问题，并用胃空肠吻合来克服这些缺陷。美国生理学家兼外科医生 Dragstedt 在 1943 年施行首例膈上迷走神经干切断术，亦证实了迷走神经切断术抑制十二指肠溃疡患者的胃酸分泌，促进溃疡的愈合，但同时也发现约有半数的患者术后发生胃低张力、腹胀等症状，为解决这个问题 Dragstedt 同时附加胃空肠吻合作为胃引流术，但却有 10%～13%的患者有溃疡复发。也有人主张用幽门成形术代替胃空肠吻合术。不论哪一种引流手术都可能存在共同的缺点，即因有幽门窦的存在，则常因各种刺激使胃泌素增加，从而使胃酸增高。1947 年 Edwards 和 Herringfon 于开始施行迷走神经切断术加幽门窦切除术、这样可保留 50%～60%的胃，且清除了幽门窦黏膜产生胃泌素的作用。目前美洲一些国家迷走神经干切断术加幽门成型或胃窦切除仍是治疗胃十二指肠溃疡的术式选择之一。

1925 年，Bircher 描述了胃底的选择性迷走神经切断术。选择性迷走神经切断术是迷走神经切断术的一个重要改进。这一手术仅切断迷走神经的胃支，保留了肝胆及内脏分支，从而减少了肝、胰及内脏功能紊乱，使腹泻的发生率下降。这可能是首次倡导在临床使用选择性迷走神经切断术。1948 年 Jackson 和 Franksson 重新报告这一手术，曾一度受到重视，但不久又发现此种手术仍可出现胃潴留，仅 40%的患者取得满意的结果，20%尚需再次手术，如同时附加引流术，则腹泻或倾倒综合征之发生亦不少见，因而此种手术亦非理想。

在这种情况下，一种新的迷走神经切断术——高选择性迷走神经切断术问世了。1957 年，Griffith 和 Harkins 报告狗的胃部分迷走神经切断术，即切断分泌胃酸及胃蛋白酶的胃底胃体的神经支配，而保留了幽门窦部的神经。1967 年 Holle 等报告了高选择性迷走神经切断术的临床应用，但他又在这个手术中添加了引流性手术，等于部分否认这类手术的优点。1970 年 Amdrup 和 Johnston 分别在丹麦和英国使用不加任何引流手术的高选择性迷走神经切断术。高选择性迷走神经切断术适用于无明显瘢痕狭窄或梗阻的十二指肠溃疡。高选迷切的术式仅切断供应胃底及胃体部壁细胞的迷走神经分支，而保留了胃窦部的神经支配，从而不仅减少了胃酸的分泌，促进溃疡愈合，又保存了胃的排空功能，术后并发病较胃切除少，理论上是一种较为理想的治疗方法。

手术方法：

1）胃迷走神经干切断术（trunk vagotomy，TV）：又称全腹腔迷走神经切断术。这种手术是在食管下端将左（前）、右（后）迷走神经各切除一段，并将食管下端壁上的迷走神经小纤维完全剔除。此法手术简单，切除完全，对降低胃酸分泌可靠，但其主要缺点是不但将支配胃壁的神经切断，同时也切断了支配其他内脏的神经分支，以致术后发生胃的排空障碍、胃内容物潴留，以及其他内脏的分泌和运动功能障碍，见图 28-2-3。

2）选择性胃迷走神经切断术（seletive vagotomy，SV）：即全胃迷走神经切断术。在胃迷走神经的左肝支及右腹腔神经支以下切断，仅切断了支配胃的迷走神经，而不影响支配其他内脏的神经，因而避免了其他内脏的功能紊乱，见图 28-2-3。

以上两种方法虽然方法简单，但它们均存在有共同的缺点。即术后发生胃的张力和蠕动减退、幽门发生痉挛，结果导致胃排空能力降低、胃内容物潴留，长期对幽门窦黏膜的刺激，使胃泌素分泌增加，从而增加了胃酸的分泌，产生胃溃疡。故在施行上述手术的同时尚须加做胃引流术。目前临床常用的胃引流术有下列 3 种：

幽门成形术：主要包括 Heineke-Mikulicz 法和 Finney 法。

Heineke-Mikulicz 法：早期的外科医生试图用相对简单和姑息的成形手术治疗十二指肠溃疡，其目的是解除瘢痕性幽门狭窄。Heineke 在 1886 年、Mikulicz 在 1888 年分别介绍了纵切横缝的幽门成形术，后来将这一手术称为 Heineke-Mikulicz 幽门成形术。具体方法是沿胃、十二指肠的长轴纵行切开幽门环，切口必须包括胃前壁 3.5cm 及十二指肠前壁 2.5cm，然后横行缝合（图 28-2-4）。此种方法不适用于十二指肠有严重病变之患者。

Finney 法：1902 年，Johns Hopkins 医院的 Finney 施行另一种方式的幽门成形术。沿胃大弯经幽门处作一倒“∩”字形切口，然后将十二指肠与胃吻合（图 28-2-4）。此法引流通畅，但操作复杂，亦不适用于十二指肠有严重病变的患者。

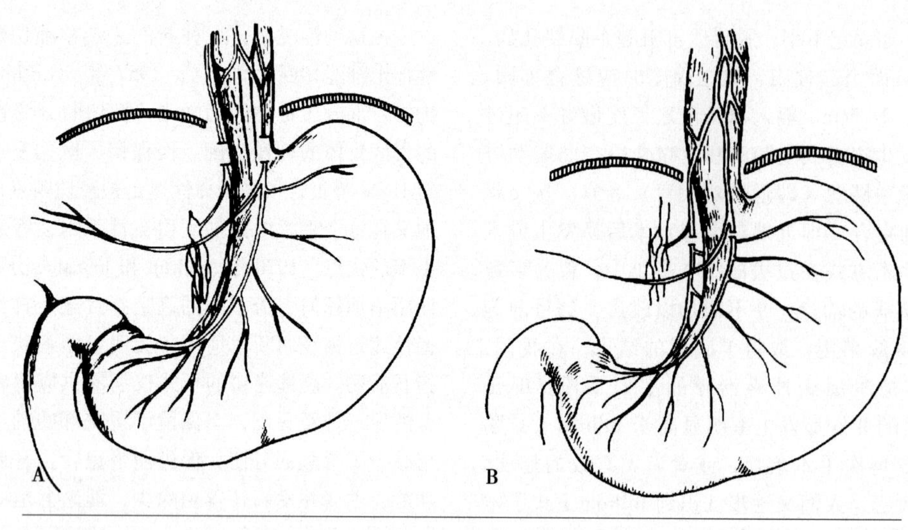

▶ 图 28-2-3 TV 及 SV 示意图

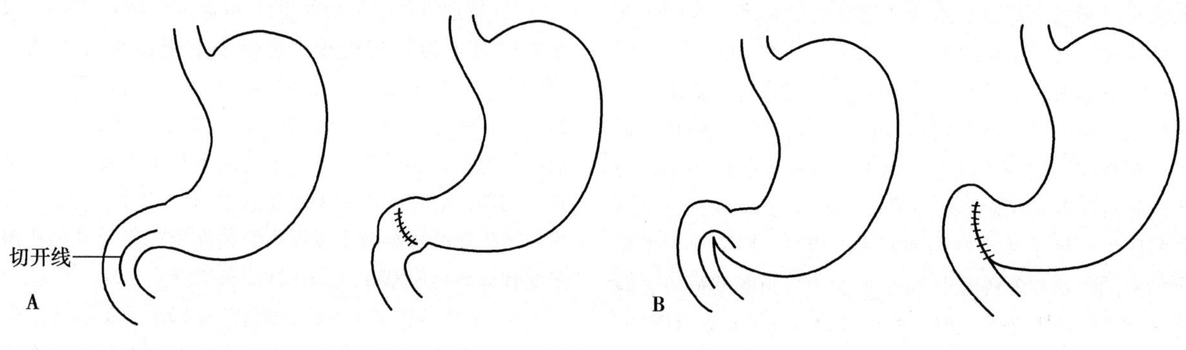

▶ 图 28-2-4 幽门成形术

胃空肠吻合术：这是最常用的方法。但吻合口应靠近幽门窦之最低位置，否则引流不畅，术后易发生吻合口空肠溃疡。此手术引流效果最好，十二指肠球部病变严重者亦可适用。幽门窦或半胃切除：此法不但解决了胃的引流问题，而且切除了幽门窦，残胃做 Billroth Ⅰ式或 Billroth Ⅱ式吻合，它同时去除了胃酸分泌的头相和胃相，使胃酸分泌显著减少，理论上是治疗十二指肠溃疡最有效的方法。临床应用亦证明它具有胃迷走神经切断术及胃大部切除术的双重优点。但手术范围较大，术后并发症也较多。

3）高选择性迷走神经切断术（highly selective vagotomy，HSV）：亦称壁细胞迷走神经切断术（parietal cell vagotomy，PCV）或胃近侧迷走神经切断术（selective proximal vagotomy，SPV）。此手术仅切断支配胃体及胃底部分泌胃酸的神经，保存了幽门窦和十二指肠的迷走神经纤维，使幽门窦及幽门的功能保持正常，不必附加胃引流手术。适用于无幽门机械性梗阻的十二指肠顽固性溃疡。手术操作方法是：首先确定前后 Latarjet 神经与支配幽门窦的鸦爪分支之交界，此点恰在角切迹处，亦即由幽门向小弯侧约 5~7cm 处为鸦爪神经之第 1 支。由此点近侧沿小弯靠近胃壁将前后进入胃壁的血管包括神经分支完全切断，直至胃贲门及食管下端，保留左迷走神经干肝支和右迷走神经干腹腔神经支，见图 28-2-5。高选择性迷走神经切断术作为一种理想的消化性溃疡的外科治疗方法，在国外已得到广泛的应用，大有取代其他手术方法而独占鳌头的趋势。可惜这一方法的远期效果尚不够稳定，有待于时间的考验。

4）保留交感神经的壁细胞迷走神经切断术（parietal cell vagotomy with adrenergic preservation，PCV-AP）：Coehel 在 1987 年施行了保留胃交感神经的高选择性迷走神经切断术，这是在 HSV 基础上发展的新术式。交感神经系统有抑制胃酸分泌的功能。行高选择性迷走神经切断术若能保留支配胃的交感神经支，将会增强迷走神经切断术的降酸效果。胃的交感神经来源于腹腔神经丛，沿腹腔动脉及其分支分布到胃壁。只要在切断迷走神经时能够保留胃左动脉及其分支不受损伤，就可以保留支配胃的交感神经，见图 28-2-5。

随着腹腔镜技术的在腹部外科的应用，目前有的学者已尝试腹腔镜下的迷走神经切断术。由于腹腔镜下高选择性迷走神经切断术操作步骤复杂和手术时间较长（尤其无超声刀时），人们常采用各种简化了的混合型迷走神经切断术（Taylor 手术）。混合型迷走神经切断术主要包括迷走神经后干切断和前干高选择性切断术或迷走神经后干切断和胃小弯前壁浆肌层切开缝合术。后者在切断迷走神经后干

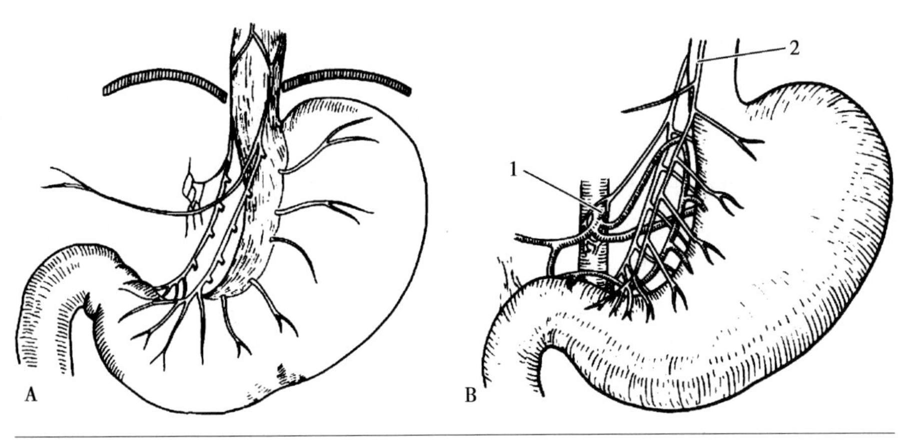

▶ 图 28-2-5 HSV 及 PCV-AP 示意图

后，距胃小弯边缘 1.5cm 并平行于胃小弯，用电刀自幽门上 5~7cm“鸦爪”上方至 His 角全程切开胃小弯前壁浆肌层、直至胃黏膜层膨出。经胃管注入空气确认未穿通后，用线缝合关闭胃壁浆肌层切口。如有胃黏膜层破裂，则先修补裂孔，再缝合关闭浆肌层。腹腔镜下胃小弯前壁浆肌层切开缝合术操作步骤并不简单，Harmon 等首先报告腹腔镜下采用内镜直线型切割吻合器行胃小弯前壁切开缝合术，用直线型切割吻合器一次性完成胃小弯前壁部分胃壁直线型切除和吻合术，也即所谓腹腔镜改良 Taylor 手术。

目前对迷走神经切断术的评价尚不一致，远期疗效不够稳定，复发率较高，约 12%左右。复发的原因普遍认为与迷走神经切除不全有关。因此在手术中如何判断迷走神经切除是否完全，实为关键之所在。术中确定胃体和胃窦的分界线的方法有：pH 电极测定法、刚果红染色法和用解剖标志定位法等。目前一般都应用解剖标志定位法，距幽门 5~7cm 前 Latarjet 神经末端鸦爪状左侧上缘即相当于胃体胃窦分界线。术后检测胃迷走神经是否完全切断的方法有两种：其一，采用夜间 12 小时胃酸测定法：十二指肠溃疡患者夜间 12 小时的胃酸分泌量均高于正常，胃迷走神经切断后，这种夜间高胃酸分泌即不再出现。如胃酸总量超过 20mmol/L 或 MAO-BAO≥5mmol/h，则说明迷走神经未被完全切断；其二，进行胰岛素（Hollander）试验：给患者按 0.2U/kg 静脉注射胰岛素，血糖下降至 50%以下即可刺激迷走神经中枢而引起胃酸分泌。如胃迷走神经切断完全，这种低血糖引起的胃酸分泌反应也应消失，如未消失，则说明迷走神经切断不完全。

【手术方法的选择】

外科治疗溃疡的主要目的是消除或减少引起胃酸分泌的因素，去除溃疡病灶。手术方式有胃大部切除术和迷走神经切断术及由此衍变的各种术式。临床上治疗消化性溃疡的手术究竟采用哪一种方法，与很多因素有关，但主要是依据溃疡的位置决定。

（1）胃溃疡的手术选择：根据溃疡发生部位的不同，将溃疡分为 4 型，根据不同情况采用不同术式。需要注意的是，手术前需行胃镜活组织检查，以除外癌变。

Ⅰ型：小弯溃疡，位于小弯侧胃切迹附近。常为低胃酸分泌，约占胃溃疡 80%。大多数患者可行远端胃大部切除、BillrothⅠ或Ⅱ式吻合。而迷走神经切断术附加胃引流术，溃疡复发率很高。

Ⅱ型：胃十二指肠复合性溃疡。常先发生十二指肠溃疡，继发胃溃疡。常发生在年轻人，为高胃酸分泌，易合并出血，病情顽固，占 5%~10%。手术选择与十二指肠溃疡相同，如迷走神经切断术附加胃窦部切除术，或是高选择性迷走神经切断术。

Ⅲ型：幽门前及幽门管溃疡。通常为高胃酸分泌，内科治疗易复发。再加上可能是胃癌的易患处，故在治疗时须特别谨慎，外科治疗选择迷走神经切断附加胃窦部切除为宜。

Ⅳ型：高位胃溃疡，位于胃上部 1/3，距食管胃连接处 4cm 内，在 2cm 以内者称“近贲门溃疡”。低胃酸分泌，易发出血和穿孔。对于高位胃溃疡治疗的术式选择应根据患者的一般状况及溃疡的位置、大小，是否为恶性，以及是否穿透、出血和穿孔、周围组织炎症反应、水肿严重程度等具体情况而定，能够切除溃疡者应尽量切除以免遗漏癌肿。一般情况较好、较年轻的患者可选用 Pauchet 手术，即行远端胃大部切除、胃大弯侧作适量切除、小弯斜向上呈舌瓣状切至贲门下，半口胃空肠吻合，溃疡如穿透可予旷置。对于溃疡难以切除者可选用 Kelling-Madlener 手术，即溃疡遗留原位的远端胃大部切除，术后结合药物治疗促进溃疡愈合。或行改良的 Kelling-Madlener 法，即将高位胃溃疡行局部切除术，修补缺损的胃壁，再切除胃远端 50%后行 BillrothⅠ式或Ⅱ式手术术式。对高位溃疡采用近端胃切除或全胃切除治疗应持慎重态度。采用 Kelling-Medlener 手术亦应慎重，因不切除溃疡病灶未能根治，术后仍有发生出血、穿孔等并发症的危险，而且还有溃疡是否为恶性的问题。

此外，还有一些特殊的胃溃疡，如穿透性胃溃疡和胃空肠吻合口溃疡，这些溃疡都需要外科手术治疗。

穿透性胃溃疡：胃溃疡均可向胃壁深部穿透，尤以高位胃溃疡或胃体后壁溃疡多见，胃及脏器主要是胰腺、肝脏，可合并出血或胰腺炎。其手术处理与普通溃疡的胃切除治疗并无不同，只是难以剥离及切除溃疡，一可沿其溃疡边缘切断，溃疡面以苯酚（石炭酸）烧灼后旷置于原处，幽门及胃窦部可行 Bancroft 旷置术，再行胃切除、BillrothⅡ式吻合术。

胃空肠吻合口溃疡：这是溃疡患者术后再发溃疡，胃切除术后约 2%~4%，发生在迷走神经切断术后约 10%~15%。应根据吻合口溃疡的发生原因选择手术治疗方式。如因胃泌素瘤和Ⅰ型多发性内分泌瘤（MEN-Ⅰ）所致的吻合口溃疡，应选用全胃切除治疗。其他原因引起的吻合口溃疡的术式选择，可选迷走神经干切断加胃空肠吻合口切除、再行残胃空肠吻合或行残胃空肠 Roux-en-Y 吻合术。

（2）十二指肠溃疡的手术选择：对于有适应证的难治性十二指肠溃疡，可选择：①胃大部切除术、BillrothⅠ式或Ⅱ式吻合术；②各种类型的迷走神经切断术、附加或不附加胃引流术/胃部分切除术或胃窦部切除术。

28

胃大部切除术：在我国作为十二指肠溃疡外科治疗的主要术式。由于切除胃远端的 60%~70%，降低胃酸较显著，总的治疗效果较好。胃大部切除术后胃肠道的重建，可视病变情况及手术者的习惯而定，可采用 BillrothⅠ式吻合或 BillrothⅡ式吻合。如溃疡周围粘连不多，又非球后侵及胰腺之胼胝性溃疡，应尽量采用 BillrothⅠ式手术。如溃疡周围粘连紧密或为侵及胰腺之胼胝性溃疡，则最好行 BillrothⅡ式手术或选用幽门窦旷置手术，即 Bancroft 手术，以免损伤邻近的重要脏器。

迷走神经切断术：常用术式有以下几种：选择性迷走神经切断+胃窦切除术、高选择性迷走神经切断术和保留交感神经的壁细胞迷走神经切断术。

【手术效果的评定】

评价各种胃切除术及迷走神经切断术，可参照改进的 Visick 分级进行效果的评定。

Ⅰ级：属优，无任何胃肠症状，术后营养良好。

Ⅱ级：属良，偶有轻微不适及上腹饱胀、腹泻或有轻度倾倒综合征，调整饮食便能控制。

Ⅲ级：属中，有轻~中度倾倒综合征，反流性胃炎等症状，用药物调整可坚持工作，能正常生活。

Ⅳ级：属差，有中~重度症状，有明显的并发症或溃疡复发，不能工作、不能正常生活，多需再次手术。

（李卫东　王鹏志）

第三节　溃疡病外科手术治疗的并发症

一、胃大部切除术后的近期并发症

（一）出血

胃大部切除术后 24~48 小时内，于胃管内可见咖啡色液体吸出，这是一种正常现象，多为手术时的残留或术后吻合口边缘的少量渗血。一般量不大，多于 36~48 小时内即行消失。术后由胃管吸出大量鲜血，或拔掉胃管后患者呕血或便血应视为已发生术后出血的并发症。出血原因多为吻合口边缘血管结扎不牢或未予结扎，此类原因所致出血，多出现在术后早期。因吻合口周围缝线感染或缝线脱落所致出血，多在 2~3 周内发生。近年来，随着器械吻合在消化道吻合的普及，会出现一些新的情况。在不同组织吻合时，钉高的选择有一定的技巧，选择不当会导致术后吻合口出血。一般在使用常规器械吻合后，应观察吻合情况，必要时加固缝扎止血。术后胃肠减压的应用不但可消除由于胃肠瘀滞所致的潴留，而且可根据从胃管吸出内容物的性质和量，对有无出血做出早期诊断。因此，术后放置胃肠减压 24~48 小时还是适当的。

术后出血诊断有困难者，也可借助于纤维胃镜或选择性腹腔动脉造影检查进行确诊。

胃大部切除术后引起的出血，一般采用非手术治疗，均能获得满意效果。但如出血量较大，速度快，特别是当非手术疗法不能控制时，亦应及时采用手术治疗。

（二）十二指肠残端破裂

Billroth Ⅱ式胃大部切除术后的严重并发症，近年来随着手术技术的提高，其发生率已降到 1%以下，但若处理不及时，死亡率高约 10%~15%。

【病因】

（1）十二指肠残端由于溃疡、瘢痕、炎症或者水肿，组织脆弱，难于进行满意的缝合；或由于断端与周围组织粘连，不易分离，缝合不严。

（2）空肠输入襻梗阻：各种原因引起的空肠输入襻梗阻，均可使胆汁和胰液在十二指肠内潴留，继而使十二指肠内压力增高。如为部分梗阻，当压力增高至一定程度后，可使胆汁等突然进入胃内，而发生胆汁样呕吐，即所谓输入襻梗阻综合征。如梗阻较重，增高之压力即可导致残端破裂。输入襻梗阻可通过观察术后胃管内吸出内容物来进行诊断。如术后 24h 胃管内可见有胆汁或胆汁样液体，表示输入襻畅通；如术后 24~48 小时，胃管内吸出内容物无胆汁，且患者觉得上腹胀痛，应考虑输入襻梗阻，警惕十二指肠残端破裂的可能。

（3）感染：在分离十二指肠残端时，由于瘢痕组织及周围组织粘连，造成较大损伤，尤其是损伤胰腺，加之患者全身营养状况不良，低蛋白血症等，患者抗感染能力下降时，可在断端周围发生感染，继而引起残端破裂。

（4）手术操作不当，如在分离十二指肠残端时，将周围血管分离切断太多，影响残端的血运及愈合。在封闭残端时，缝合过密、过紧，包埋的组织过多，均会引起组织缺血。

（5）器械吻合选择不当，选择了不恰当钉高的残端闭合器使组织闭合不良，成钉不完全均会导致术后残端破裂。

【临床表现】

十二指肠残端破裂多发生在术后4~7天。残端破裂后首先引起胆汁性腹膜炎。表现为上腹或右上腹突然疼痛，逐渐加重，面色苍白，出冷汗等，严重时可出现休克。全腹有腹膜炎征象，同时伴有发热及白细胞增高等感染现象，部分患者可出现黄疸。少数患者症状不够典型，有时可延误诊断。因此，在胃大部切除术后，对十二指肠残端处理不够满意时，必须严密观察患者术后恢复过程，注意患者的症状及体征，以便能早期诊断。

十二指肠残端破裂的预防：对十二指肠残端处理常规采用全层缝合外加浆肌层缝合。现将几种常用的较困难的十二指肠残端的处理方法，介绍如下：

(1) 幽门窦旷置术或称Bancroft-Plenk手术：对前壁或后壁靠近幽门的溃疡，当周围有广泛的粘连不易分离时，不宜强行切除溃疡。强行切除不但消耗时间，易损伤周围器官，且十二指肠断端不易关闭，即或勉强缝合，术后亦易发生残端破裂。此类患者可行幽门窦旷置术。在行此项手术时，应注意以下几点：①幽门窦黏膜必须剥除干净。②止血必须彻底。③剩余的幽门窦及幽门必须保持足够的血运。这一手术如能使用得当，其结果与切除溃疡者相同。

(2) Benett的Bancroft改良法：此法的操作及注意事项与Bancroft-Plenk法基本相同，只是在前壁将胃窦、幽门及十二指肠球部切开，使溃疡暴露，以便在直视下止血。此法主要适用于需做Bancroft手术，但又有溃疡出血之患者。

(3) Nissen法：对于十二指肠球部后壁之较大的穿透性溃疡，特别是已穿透至胰腺组织者，可采用此法关闭残端。首先沿溃疡近缘切断十二指肠，然后将十二指肠残端之前壁与溃疡之远侧缘行间断缝合，使肠腔封闭，再将溃疡之近侧边缘与十二指肠前壁浆肌层行间断缝合，这样可使溃疡被隔离于肠腔之外，且为肠壁所覆盖，有利于愈合。

(4) 十二指肠残端造瘘术：对于十二指肠残端缝合困难或因种种原因十二指肠残端缝合不满意，术后有可能发生破裂的病例，可采用残端造瘘术。

难于封闭缝合的十二指肠残端，采取上述处理后，多可预防残端破裂的发生。如残端破裂已经发生或虽不能确诊，但已有明显的急性腹膜炎的症状和体征，均应立刻手术探查。

【治疗】

十二指肠残端破裂一旦发生，死亡率甚高。如诊断明确应尽早手术干预，手术主要目的在于通畅引流，企图缝合残端之裂口往往是徒劳无功的。通过引流，腹膜炎可逐渐吸收消散，形成十二指肠残端瘘，如无空肠输入襻梗阻，经过充分引流后，多能自行愈合。如合并空肠输入襻梗阻，则应在适当的时机将输入襻梗阻解除，否则瘘孔难以愈合。早期的残端破裂可以行十二指肠残端造瘘术，用F16~20号软橡皮管，放入肠腔6~8cm即可。导管由右上腹壁另造一戳口引出，妥善固定。十二指肠残端瘘属于高位肠瘘，每日丢失液体及电解质甚多。此类患者营养状况已较差，在残端瘘发生后，患者多不能正常进食，营养状况将更趋低下，甚至产生严重的水、电解质紊乱，形成恶性循环。为了打破这一恶性循环，在手术后必须给予静脉补液、输血、纠正酸、碱失衡，补充维生素等。如术后引流通畅，腹膜炎症逐渐局限，肠功能恢复，则可适量进食，以增加营养，有利于瘘口愈合，但进食后，可促使消化液分泌增加，因而引流液可增加。此时进食往往受到限制。只要患者进食后无任何不适，即可随意进食。必须知道，只有患者的入量超过出量，患者才能生存，瘘口才能愈合。

对于一些不能口服或口服量甚少的患者，可给予全胃肠营养。空肠营养造瘘对维持营养非常有益。实践证明是一种非常有效的方法。另外对局部皮肤的保护以及抗生素的应用，亦应加以注意。

(三) 梗阻

胃大部切除术后发生梗阻性并发症者，BillrothⅡ式明显多于BillrothⅠ式。自从在BillrothⅠ式手术的吻合口采用间断缝合，且在部分吻合口张力较大的患者中做十二指肠侧腹膜切开游离后，BillrothⅠ式术后吻合口梗阻已不多见。就是在手术后发生梗阻，亦多因吻合口水肿所致，经过保守治疗多能自愈。

BillrothⅡ式手术后，按梗阻的部位可分为吻合口梗阻、输入襻梗阻及输出襻梗阻。

1. 吻合口梗阻 可因炎症水肿或痉挛所致，亦可由于胃大部切除术后的非器质性梗阻的胃排空功能障碍，常称之为术后胃轻瘫。术后胃肠道功能紊乱，一般持续24~72小时，其主要原因是麻醉及手术造成的应激状态下，肾上腺素和去甲肾上腺素大量释放，过量的儿茶酚胺抑制胃及小肠的动作电位和收缩能力，引起胃和小肠膨胀、分泌物及气体潴留以及排空明显减弱。残胃呈低张状态，出现功能性吻合口梗阻，这种情况多在术后7~11天发生，但亦可于术后4~5天出现。此类患者术后开始多无异常表现，但在进食全流或半流质饮食后，自觉上腹胀满、烧心、反酸，随即发生呕吐，量逐渐增多。腹部检查仅有轻度压痛。多数患者可有震水音，腹部X线片可见扩张之胃泡，钡餐检查仅见钡剂少量通过。纤维胃镜可见吻合口大小正常，但局部充血，水肿并表现僵硬。

此类梗阻一经确诊，可采用非手术治疗，包括胃肠减压、输液、并注意矫正低蛋白血症，亦可给予中药治疗及适量抗生素或高浓度盐水洗胃。一般经2~3周后即可痊愈。

吻合口梗阻亦可由机械性或器质性原因引起。如吻合口过小，吻合时内翻过多，吻合口纤维组织增生或外在性压迫等。所出现的症状与水肿等相似。但症状逐渐加重，X线钡餐检查或纤维胃镜可确诊。一经明确诊断，以手术治疗为主。

2. 输入襻梗阻(输入襻梗阻综合征)。

【病因】

(1) 空肠输入襻与吻合口处缝合不当，形成锐角。

（2）空肠输入襻过长、扭曲或皱褶。

（3）在行近端对小弯（逆蠕动）吻合时，空肠系膜压迫 Treitz 韧带。

（4）在行结肠前吻合时，由于扩张结肠的压迫，使胃肠吻合处通过障碍。

【临床表现】

输入襻梗阻可发生于术后近期，亦可在术后相当长的时间之后发生。如于术后几天内发生，则有可能导致残端破裂，如在术后比较长的时间内发生，则多有餐后上腹胀满，不适和疼痛等症状，进食或休息后缓解。当输入襻内潴留的大量胆汁样液体涌入胃内时，引起呕吐，是本病的特点。呕吐量较大，且因不能正常饮食，而致体重减轻。如梗阻严重输入襻成闭襻性梗阻，呕吐物往往不含胆汁，这时十二指肠内压力增高，胆管及胰管内压力也相应增高，故血清淀粉酶可升高，甚至发生肠坏死并发休克。

对典型的慢性梗阻，诊断并不困难，但术后急性发作者，只有想到本病，再加以仔细检查才能确诊。X 线钡餐检查可有所帮助。

28

【治疗】

如症状不严重，对患者的工作与生活又无明显影响者，可采用非手术治疗方法，注意饮食的调节或采用中药治疗，可自行缓解。如症状明显，上腹胀满，疼痛严重，呕吐量越来越大，经 X 线钡餐检查发现输入襻过长，扭曲或扩张等，则应考虑手术治疗。可根据局部情况采用下列手术方法：

（1）将原 Billroth Ⅱ式改为 Roux-Y 式吻合：将原输入襻由胃肠吻合处切断，然后将其吻合于输出襻空肠之上，吻合位置至少应距原胃肠吻合口 50cm，以免术后发生胆汁反流。

（2）扩张的输入襻与输出襻之间做侧侧吻合：即 Braun 吻合，这种方法比较简单，但术后易发生碱性反流性胃炎。

（3）间置空肠：对于输入襻过短成角造成的梗阻，也可以通过间置一段带血管蒂空肠延长输入襻的长度，见图 28-3-1。

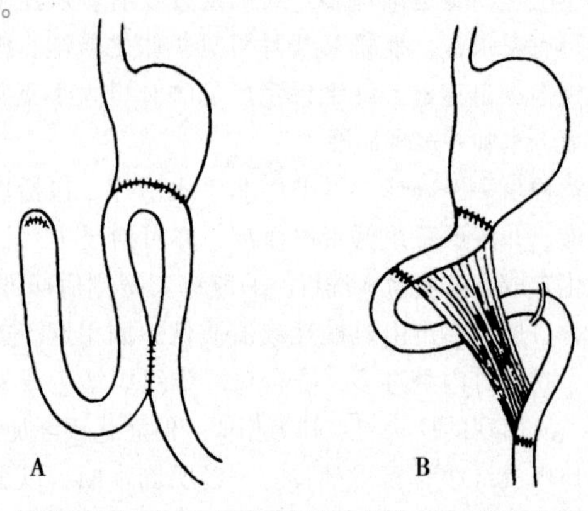

▶ 图 28-3-1 输入襻梗阻再手术术式

A. 加做 Braun 吻合短路；B. 改为间置空肠重建

3. 输出襻梗阻

【病因】

多因粘连，扭曲、内疝或横结肠系膜孔压迫所致，亦可由于胃肠吻合处空肠内翻过多所造成，见图 28-3-2。

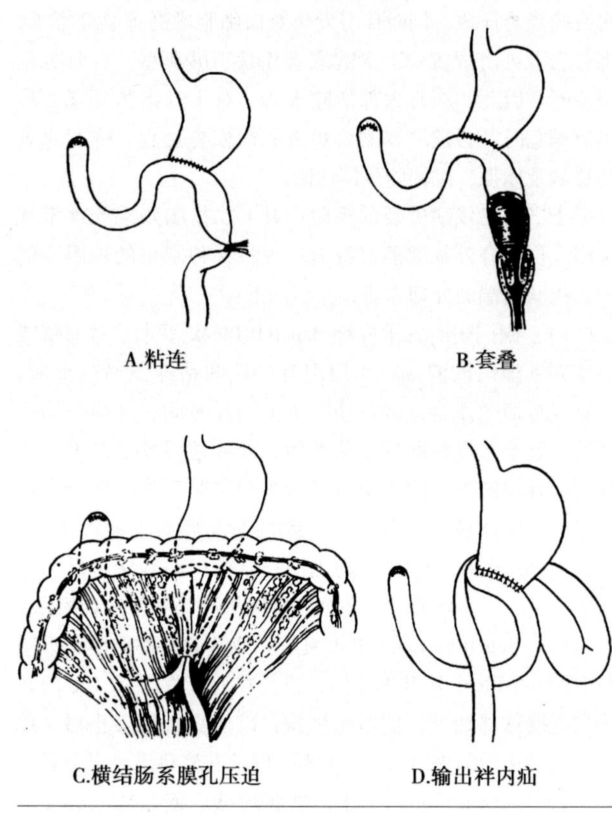

▶ 图 28-3-2 输出襻梗阻的原因

【临床表现】

输出襻梗阻的主要症状亦多为上腹胀及疼痛，多在进食后发生。胀痛不如输入襻梗阻严重，呕吐物中含有胆汁和食物，此点与输入襻梗阻不同。呕吐后症状即可减轻，呕吐严重时可有头昏、乏力及嗜睡等碱中毒现象。体格检查可见上腹偏左膨隆，有压痛。X 线钡餐检查，可见钡剂滞留于胃内，或见输出襻位置异常或成角扭转，甚至完全梗阻。

【治疗】

如症状较轻，呕吐不重，可试行保守治疗，包括胃肠减压、补液或给予静脉营养等，有时可得到缓解。如梗阻不能解决，则应手术探查，根据局部具体情况采用不同的手术方法。

（四）吻合口漏

随着手术技术的提高以及器械吻合的普及，胃大部切除术后吻合口漏的发生已很少见，在十二指肠因溃疡瘢痕或炎症反应很重时行毕Ⅰ式吻合时易于发生胃十二指肠吻合口漏，在毕Ⅱ式吻合时发生的胃空肠吻合口漏在临床上更为罕见。

吻合口漏发生时，轻或中度症状仅表现为腹腔引流出消化液，轻度发热或白细胞升高。较重的吻合口漏会表现出腹膜炎的严重表现，难以控制的腹腔液体积聚、腹腔内感染，甚至严重的全身感染等。对于轻至中度的吻合口漏可以采用非手术治疗，应用抗生素控制感染，加强消化液引流及营养支持治疗。同时，还要强调解除消化道漏远端肠道梗阻，保证远端的肠管通畅。对于严重的消化道漏，若出现严重感染和难以控制的内环境紊乱，需要手术探查治疗。术中细致检查吻合口，小的裂口以大网膜敷贴加以广泛引流，大的裂口必要时切除漏口，但切缘须保证为健康组织，更改吻合方式，同时术中放置空肠营养造瘘是必需的。

（五）手术后急性胰腺炎

胃大部切除术后胰腺炎发病率虽然低，但死亡率甚高。这种并发症多在术后数日内发生。发病原因虽尚不清楚，但多认为因手术时的损伤所致，如对穿透至胰腺的溃疡过度分离。Oddis 括约肌痉挛，空肠输入襻梗阻引起的胆汁逆流入胰管，也可能是术后胰腺炎的发病原因。

【临床表现】

急性胰腺炎的症状常常被术后的伤口疼痛掩盖，易于延误诊断。因此，在术后数日内出现与原手术恢复期不相称的症状与体征，如突然出现循环衰竭，病情恶化，即应想到此病的可能。血清淀粉酶的测定可作为辅助诊断。腹腔穿刺出血性液体，淀粉酶含量明显增高，则可确诊。

本病须与十二指肠残端瘘、吻合口瘘并发出血，以及急性输入襻绞窄性肠梗阻相鉴别。

【治疗】

关键在于预防，手术时避免损伤胰腺，对穿透至胰腺的胼胝性溃疡，如分离有困难时不必强行分离，可行溃疡旷置术。诊断一经确立，则应根据急性胰腺炎的类型及患者的临床表现给予积极治疗。

二、胃大部切除术后的晚期并发症

（一）倾倒综合征

正常胃的功能像一部渗透调整器，胃液将食物稀释并混合成食糜，在一段时间内仅有一小部分通过幽门排入十二指肠。任何手术破坏了幽门的功能或给予分流，使胃排空加快，高渗性物质进入空肠，即可使大量细胞外液渗入空肠。这一快速的液体转移，在临床上可引起腹部绞痛、恶心、呕吐、腹泻、晕厥、出汗及面色苍白等一系列症状，这些症状统称为倾倒综合征。

【发病率】

各学者报告的发病率相差悬殊，有 0.3%～80% 不等。这与切除和重建方式明显相关。根据美国的两篇报道发病率为 12% 和 42%，日本的发病率则更高为 38.4%～67.6%，而我国的发病率在 25.6% 和 2.8% 较国外报道为低。我国倾倒综合征发病率低的原因，多数学者认为可能与饮食性质有关。

【病因】

倾倒综合征的发病原因，目前尚不清楚。一向认为与胃的排空迅速和血浆容量的减少有密切关系。任何破坏幽门功能或行胃肠引流的手术，都可以使胃内容物很快进入小肠。食物尤其是高渗性食物进入小肠不但可刺激小肠、肝、胆和胰液的分泌，而且可以使大量细胞外液渗入肠腔，造成循环血量骤减。可以使一个倾倒综合征的患者血浆容量下降 12%。血浆容量的减少可产生全身症状，而液体转移至小肠则产生肠道症状，为什么同一类型的手术方式，有的发生倾倒综合征，有的不发生，这可能与肠道内分泌功能有关，如 5-羟色胺、激肽、胰高血糖素、血管活性肠肽等。这些内分泌激素在有倾倒综合征的患者中可以升高，但其浓度与症状的轻重并无一定的关系，因此对这一问题尚需做进一步研究。

【临床表现】

倾倒综合征可分为两种类型：

1. 早期（渗透）　多在餐后半小时以内发生，尤其在进食碳水化合物饮食后，由于大量的渗透调节物质进入小肠，引起血管内液体外流。循环血量随之减少，结合血管活性物质的释放，如血管活性肠肽（VIP）引起的症状。

2. 晚期（低血糖）　多在餐后 2～4 小时发生，因碳水化合物迅速进入十二指肠，导致血糖增高，导致胰岛素反应性释放，引起低血糖。晚期倾倒综合征往往比早期倾倒综合征更隐匿和非特异，往往难以诊断。

倾倒综合征的症状可分为：①胃肠道症状：主要由于液体转移至肠道所致，包括上腹部胀满、恶心、呕吐、肠鸣音亢进、腹痛及腹泻等。②全身性症状：主要由于血浆容量减少所致，包括潮热、出汗、面色苍白、眩晕、疲乏、心悸、耳鸣、口干、视力模糊及血压下降等。

【化验检查】

血浆容量减少，产生血浓缩和电解质紊乱，表现为血细胞比容增高，血清钠及氯化物增高，血清钾降低。早期倾倒综合征血糖可以升高，晚期倾倒综合征由于胰岛素过度分泌可以出现低血糖。

【治疗】

倾倒综合征随着术后时间的推移，可以自然改善，因此并非所有患者均需手术治疗，应根据不同的情况采用不同的治疗方法。

1. 非手术治疗　包括饮食治疗，要多次少餐，避免进流质特别是高浓度的碳水化合物，应进食高脂肪、高蛋白及碳水化合物之食物，其比例以 5∶1.5∶1 比较合适。

由于平卧可使胃排空减慢及减少空肠的扩张，减轻对残胃的牵拉，故餐后可平卧 20～30 分钟，可使症状减轻，亦可给予镇静剂或解痉剂。有人认为设法抑制胃内淀粉酶的活力，使胃内 pH 调整至 4 左右，可使淀粉不在胃及肠道上部分解，亦可减轻症状。

2. 手术治疗　到目前为止尚无一个标准的手术方法来治疗倾倒综合征，需视患者第一次手术的具体情况而定，一般可以从以下两个方面来考虑。

（1）扩大或重建胃的手术：利用空肠来扩大胃的容积，减缓胃的排空时间，因而消除倾倒综合征的症状。多适用于胃切除面积超过 3/4 的患者。

（2）延缓胃的排空时间：将一段空肠肠襻（20cm 左右）间置插入胃与十二指肠间进行吻合。此段空肠可顺蠕动放置，亦可逆蠕动放置，后者效果更佳，但间置空肠段不宜过长，否则易引起梗阻。

（二）营养与代谢障碍

1. 贫血

（1）缺铁性贫血：这是胃大部切除术后的常见并发症之一。女性较男性多见。用毕Ⅰ式胃大部切除术患者相对于十二指肠旁路术（全胃切除、毕Ⅱ式胃大部切除术）在手术后 48 个月时缺铁性贫血的发生率明显减低。胃切除面积越大，发生此种贫血的机会越大。发生的原因主要与胃酸过低，铁盐不能得到充分溶解，以及十二指肠被旷置，使铁的吸收受到影响有关。食物内含铁不足及吻合口周围炎症的慢性失血也是贫血发生的原因。

28

（2）巨细胞性贫血：又称恶性贫血，胃大部切除术后发生较少，主要是由于内因子的缺乏所致。内因子的缺乏系胃大部切除，壁细胞减少或胃窦被切除，使胃泌素分泌减少所致，残余胃的炎症性变化亦可造成分泌减少。所谓内因子是由胃内腺体分泌的一种黏蛋白，维生素 B_{12} 的吸收只有在它的作用下才能完成。当内因子缺乏时，维生素 B_{12} 因吸收障碍而缺乏。另外胃内容物的瘀滞，可引起细菌的繁殖，细菌的繁殖亦可消耗维生素 B_{12}。

2. 脂肪泻　在正常成人，每日所食入的脂肪 90%～95%被吸收。胃大部切除术后，尤其是 Billroth Ⅱ手术后，由于十二指肠旷置，所进的食物不能与胆汁及胰液充分混合，因而影响脂肪的消化与吸收，大便中常有不消化的脂肪滴，这一现象在我国并不明显，可能与我国居民的饮食习惯有关。

3. 腹泻　胃大部切除术后腹泻的发生率较迷走神经切除术后为常见。发生的原因很多，有的学者将其并入倾倒综合征，认为腹泻系因胃排空迅速和液体转移至肠道所致，但也可由于脂肪的消化吸收不良而引起，而将其并入脂肪泻中。

4. 骨病　胃大部切除术后骨病系由于骨质代谢异常而引起的骨质软化、骨质疏松及病理性骨折等，是一种晚期的并发症，多在术后 5～10 年发生。如不长期进行随访，多难发现。由于过去对此并发症认识不足，加以无症状的骨质软化患者较多（占 15%～22%），因而被认为发病率较低，未受到应有的重视。

此种并发症的发生原因主要为维生素 D 和钙的吸收障碍。

（1）摄入不足：胃大部切除术后患者多有偏食的现象，一般不喜高脂食物，维生素 D 属于脂溶性维生素，故可引起其缺乏。

（2）胃肠改道：胃大部切除术后尤其是 Billroth Ⅱ术后，十二指肠被旷置，食物不能充分与胆汁及胰腺混合，影响脂肪吸收，但不影响维生素 D 的吸收，同时也可使脂肪在肠道形成钙皂，钙的吸收便受到影响而引起血钙降低。另外有人观察到十二指肠中有活跃的钙吸收和输送系统。维生素 D 在人体内必须转变成有活性的代谢物，才能发挥生理作用。维生素 D 的中间代谢产物，25-羟胆钙化醇参与肠肝循环。十二指肠被旷置后，这种活跃的钙吸收和输送系统被消除，同时这种肠肝循环被扰乱，故可引起吸收与利用不良。

此病早期可无临床表现，仅有代谢及生化方面的异常。血清钙降低及血清碱性磷酸酶升高，后者在除外畸形性骨炎或肝功能不良等其他因素时，常有确诊意义。近年来从维生素 D 代谢的研究认识到 25-ODH 水平的改变，可直接反映维生素 D 的代谢，故多推荐做血清 25-ODH 的测定，一般多有降低。X 线片早期可无变化，因为骨内钙化减少 30%以上时，才能在 X 线上显示出来。

病情显著时可有骨病、压痛，病理性骨折及在 X 线片上显示骨质疏松。

治疗比较简单，对胃大部切除术后晚期患有营养不良的患者，应想到此病的可能。应间断或持续的给予钙及维生素 D 加以预防。如有严重腹泻患者，需口服钙及维生素 D，一般治疗 3～6 个月即可。

（三）碱（胆汁）反流性胃炎

胃大部切除术后，血清胃泌素水平可下降 1/2～2/3，胃泌素除有刺激壁细胞产生胃酸作用外，而且它还是胃黏膜上皮的生长激素，有加强胃黏膜屏障的功能。胃大部切除术后胃泌素下降，可使胃黏膜萎缩，由于幽门亦同时被切除，故碱性的十二指肠液可反流入胃，胆汁、胰液与胃黏膜特别是已有萎缩的黏膜接触后，改变了表面黏膜层的特性，使胃黏膜屏障受到损害，产生氢离子逆向扩散。此时胃黏膜中肥大细胞的胞浆颗粒减少，释放 5-羟色胺，组胺等血管活性物质，进一步刺激壁细胞分泌胃酸，血管活性物质作用于黏膜的微循环，使毛细血管后静脉收缩，使微静脉血流瘀滞，毛细血管通透性增加，黏膜充血甚至出血。但黏膜对反流物的反应，取决于黏膜所处的环境。如胃内 pH 小于 2，十二指肠内容物反流入胃后则胆酸沉淀，离子没有活性，胰酶也失去活性；如 pH≥6，则胆盐与胰酶均具有活性。此外，胃内尚有许多具有生物活性的微生物，其中某些微生物能使不结合胆盐具有刺激性，这些都是在胃大部切除术后加重黏膜受损的因素。

碱（胆汁）反流性胃炎的临床表现主要为上腹部或剑

突下持续性的轻微至剧烈的烧灼痛。常在进食后加重，呕吐并不能使症状缓解。在腹痛的同时，常有胆汁样呕吐。过去常被认为输入襻症状。自从纤维胃镜广泛应用以来，此病的诊断得以证实。通过纤维胃镜观察。可见混有胆汁的十二指肠内容物反流入胃，胃黏膜上和黏液池中均染有胆汁，特别是在皱襞脊及沟内存有胆汁，这种表现常被描述为"虎皮样"改变。有时可见多发浅表性胃糜烂，但明显出血者少见。这些病变越靠近吻合口越重，胃底较轻。

此病一旦确诊，可以用铝碳酸镁（达喜）治疗。此药为胃黏膜保护剂，在餐后及睡前服用，服药1~2周后开始出现效果，如经过调整饮食习惯及服药无效果，症状持续或加重，必要时可考虑手术治疗。

手术治疗的主要目的是使十二指肠液转流，使其不再反流至胃内。

如原手术为Billroth Ⅰ胃大部切除术，则可用间置空肠手术，见图28-3-3。如原手术为Billroth Ⅱ式胃大部切除术，则可视情况采用Roux-en-Y式手术。此两种手术之要点在于空肠吻合距原胃肠吻合口长度必须保持在40~50cm以上，才能避免十二指肠内容物的反流见图28-3-4。

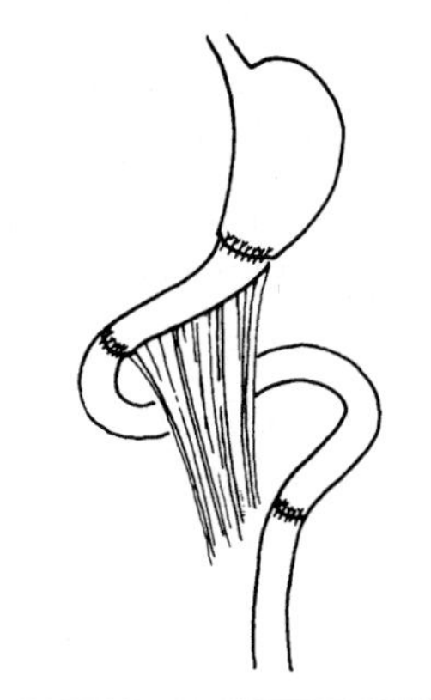

▶ 图28-3-3　B-Ⅰ式吻合术后碱性反流性胃炎的纠正术式

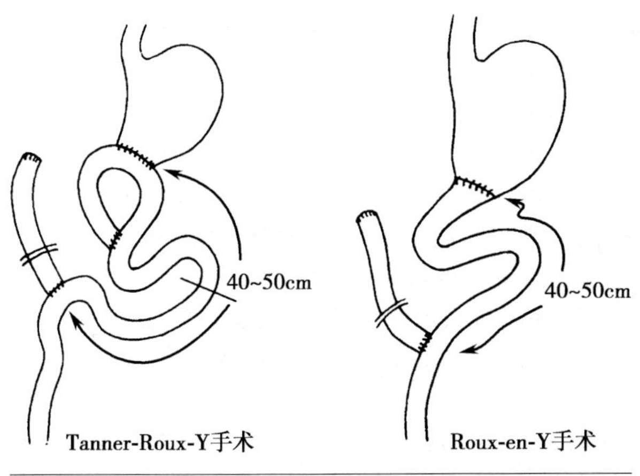

▶ 图28-3-4　B-Ⅱ式吻合术后碱性反流性胃炎的纠正术式

（四）吻合口溃疡

其发生率约为0.6%~7%。Billroth Ⅱ式胃大部切除术后典型的吻合口溃疡发生在吻合口的空肠侧。主要的临床表现为腹痛。疼痛的性质与部位与术前症状相似，但也可为位于左上腹和脐下。有些患者可发生上消化道出血或黑便，亦可因溃疡穿透至腹腔或穿入结肠而形成胃空肠结肠瘘。

凡胃大部切除术后的患者，如再出现溃疡病症或大便潜血阳性时，应想到吻合口溃疡的可能。发生吻合口溃疡的原因主要有：①胃切除范围不够。②胃窦黏膜残留。③溃疡的病因未去除，如胰源性溃疡。④空肠输入襻过长。

吻合口溃疡的诊断可借助于上消化道造影或纤维胃镜检查，以后者的诊断确诊率高。任何一个吻合口溃疡的患者，都应想到卓-艾综合征的可能，故应检查血清胃泌素的含量。

吻合口溃疡可以应用内科药物治疗，但往往效果难以确定。对内科治疗无效的患者，应再次手术治疗。设法矫正第一次手术的问题，如切除残留的胃窦部或其黏膜并切除溃疡，如第一次手术未去除迷走神经者，应行迷走神经切断术。在手术时应注意探查胰腺及其周围，以免将胰源性溃疡的病因漏掉。

（五）残胃癌

因胃的良性疾病而行胃大部切除术后，经过相当长的一段时间，一般多在20年左右残胃上发生胃癌，称为残胃癌。发病率各地报告不一样，约为0.3%~11%，近年来有逐渐增多的趋势。

【病因】

其发病原因可能与下列因素有关：

1. 胃大部切除术后胃炎的发病率很高，而以吻合口附近为重，胃炎可为浅表性，严重者亦可转化成萎缩性胃炎，其中常伴有肠腺化生和不典型增生，这些都与胃癌的发生有着密切的联系。天津医科大学第二医院曾对42例胃大部切除术后不同时期的患者做了纤维胃镜及活体组织检查，发现39例残余胃黏膜有不同程度的炎症表现，活检证实主要为浅表性胃炎及萎缩性胃炎、部分伴有肠腺化生或不典型增生。

2. 亚硝胺与胃癌的发病关系已为多数学者证实。胃大部切除术后，常导致肠道细菌特别是杆菌进入胃内。这些杆菌的代谢产物或某些酶类可促成食入的亚硝酸盐和次级胺合成亚硝胺，对胃癌的形成亦有一定影响。

【临床表现】

残胃癌的临床表现与一般胃癌或复发溃疡的症状相似，除上腹不适及疼痛外，同时有腹胀及消瘦，食欲不振。如肿瘤位于吻合口则可出现恶心、呕吐等梗阻症状。

为了提高该病的诊断水平，首先应提高对残胃癌的警惕性。胃大部切除术后患者常有各种消化道症状，易掩饰残胃癌的早期症状，故对胃大部切除术后5年以上的患者，凡出现腹痛、腹胀、消瘦及贫血等症状，应做详细检查。

【诊断】

1. X线钡餐造影 这是一种常用的检查方法，胃大部切除术后，胃小弯侧及吻合口附近的黏膜常有一些改变，再加上钡剂排空较快，故早期病变不易被发现。有人认为在行钡餐检查时，采用头低脚高位，可减慢胃的排空，因而可提高诊断率。

2. EGD内镜检查 对残胃癌的诊断价值较大，如同时取活检或刷洗细胞检查，则阳性率更高。

3. CT及PET-CT检查 残胃癌的CT表现与胃癌一致，所不同的是手术后残胃的形态根据手术方式、时间不同而有所差异。而且CT在残胃癌的分级分期方面也具有明显的优势。PET-CT检查往往在残胃恶变处可见示踪剂浓集，对鉴别残胃良恶性病变有一定帮助。

【治疗】

本病一经确诊，即应早期手术，行全胃切除术。本病早期诊断困难，确诊后已多属晚期，一般切除率约30%，预后较差。

28

（六）胆囊结石

胃大部切除术后并发胆囊结石的病例报道日渐增多，天津医科大学总医院报道2009—2014年间行胃癌根治切除术后胆囊结石的发病率为10.8%，探求其形成原因，主要有以下几点：

【病因】

1. 术后禁食时间长，缺少食物的刺激，胆囊排空延迟，胆囊内胆汁淤积时间长，促进胆囊结石的形成。

2. CCK的作用 远端胃大部切除（尤其是毕Ⅱ式）术后胃肠道重建。使食糜不经十二指肠直接进入空肠，减少了对十二指肠刺激，使CCK分泌明显减少从而引起胆囊收缩力和动力降低，胆汁淤积。

3. 远端胃大部切除术后破坏了幽门-胆囊反射。

4. 大部切除术常常切断迷走神经干，胆囊处于低张力状态，降低了胆囊收缩功能，出现胆囊排空障碍，胆汁淤滞引起胆囊炎。

5. 胃大部切除术后常遗留胆囊与横结肠、大网膜等周围组织不同程度的致密粘连。这种粘连势必要影响胆囊的收缩功能，造成胆囊排空障碍、胆汁潴留、胆汁黏滞度增高，而易于形成结石。

【预防】

胃大部切除术后，胆囊结石发生率以全胃切除最高，Billroth Ⅰ式最低。为预防术后发生胆囊结石，需注意以下几点：

1. 胃大部切除同时行选择性迷走神经离断术时，保留肝胆支。

2. 术后3~6个月行一次胆囊超声检查。

3. 低脂饮食，酸类食物可提高内源性缩胆囊素分泌，增强胆囊收缩功能。

4. 根据胆囊超声检查对胆汁淤积者，可以服用清肝利胆药物或胆酸药物。

【诊断】

本病诊断并不困难，往往易误诊为胃大部切除术后其他并发症而延误诊治。遇到此类病例通过超声检查基本可以确诊。

【治疗】

以外科手术治疗为主。随着临床经验的积累和医疗水平的提高，采用腹腔镜行胆囊切除术者逐年增多。由于前次手术部位在胆囊附近，局部粘连紧致，对于胃大部切除术后的腹腔镜胆囊切除，较其他腹部手术患者难度更大，建议在有经验的单位开展。

（付蔚华 王鹏志）

第四节 胃十二指肠溃疡的并发症

一、溃疡病急性穿孔

溃疡病急性穿孔（acute perforation of peptic ulcer）是溃疡常见的严重并发症。溃疡穿孔的发生率在文献报告中差异很大，在1%~8%之间。十二指肠溃疡穿孔发生率远远高于胃溃疡穿孔，大约占全部穿孔病例的90%左右。诱发溃疡病急性穿孔的因素很多，其中溃疡病活动期是最危险因素，其次是高龄、应用免疫抑制剂、幽门螺杆菌阳性以及长期服用NSAIDs等。本病多发生在9月到次年3月的秋末至初春季节，我国北方省份的发病率高于气候偏暖的南方地区。

【病因和病理】

形寒饮冷、激烈精神刺激、劳累过度、创伤刺激等常为引起穿孔的诱因。发生穿孔前多数患者有近期溃疡病症状加重的病史。

发生穿孔的溃疡绝大多数位于胃或十二指肠前壁。一般统计，十二指肠溃疡穿孔多于胃溃疡穿孔，有人报告十二指肠溃疡穿孔占70%以上，而胃溃疡穿孔仅占20%左右。绝大多数为单发穿孔，同时发生两个以上穿孔者十分罕见。幽门前后为穿孔的好发部位，胃底溃疡穿孔、空肠溃疡穿孔，胃切除后吻合口溃疡穿孔均很少见。但在卓-艾综合征时则是例外。约70%以上穿孔直径小于5mm，大于10mm的大穿孔仅占5%~10%。

溃疡病穿孔病例中多数为单纯性穿孔，也有一部分为复杂性溃疡穿孔，即同时合并有幽门梗阻或出血。

溃疡穿孔后，胃、十二指肠内容物漏溢腹腔后，由于消化液呈高度碱性或酸性，对腹膜是强烈的化学刺激物，可产生以剧烈腹痛、休克为主的一系列症状。穿孔后数小时，由于胃肠分泌的抑制，漏出液减少或停止，穿孔处粘连闭合以及腹膜渗出液的稀释等作用，化学性腹膜炎症状可逐渐缓解。另一方面，也可由于穿孔难以闭合，渗出液多或继发细菌感染，出现化脓性腹膜炎，使病情逐渐加重。穿孔后病情的转归取决于人体抗病能力与病邪之间斗争的消长。一般言之，病情的进退取决于：①穿孔前胃内容的质和量、穿孔的大小和部位、腹腔渗液的多少；②全身一般健康状态的好坏，穿孔粘连闭合的条件和能力，腹膜吸收能力的强弱；③治疗方法是否得当。穿孔后腹膜炎可以诱发 SIRS-MODS 的变化，是导致临床死亡的主要原因。此时无论采取手术治疗或非手术治疗，都需要其他疗法的配合，如抗生素疗法、血液净化疗法、免疫调控疗法等，详见本书相关章节。

【临床表现】

按溃疡病急性穿孔后的病理演变转归过程可划分为 3 个阶段，在临床表现上各有特点。

1. 初期　溃疡穿孔后，患者立即感到骤然腹痛。腹痛极为剧烈，有如刀割或烧灼样，患者取蜷曲卧位或蹲位而不敢稍动。一般为持续性疼痛，但也可有阵发性加重。腹痛多起自上腹或右上腹，瞬间即延及全腹，但仍以上腹为重，少数患者疼痛可放射至右肩背部，此为膈肌或腹后壁腹膜受刺激所致。少数患者有恶心呕吐，早期为反射性呕吐，一般不剧烈，吐出物为食物及胃液。由于剧烈腹痛引起血管收缩反应，患者常有颜面苍白、四肢逆冷、冷汗出、气短促、脉数无力、血压降低等休克现象。呼吸短促除因休克外，也常与腹壁肌肉和膈肌运动受限有关。发病 3～5 小时后，上述症状可有不同程度的缓解，如果再施以恰当的积极治疗，10 小时内多可得到进一步的缓解。

2. 中期　溃疡穿孔后 8～12 小时，随着渗液的吸收或继发感染的出现而表现体温升高、脉搏变快、大便燥结、小便黄赤、舌苔由白转黄等化热感染的现象。穿孔小、渗液少、感染轻的患者，腹痛症状已基本缓解，查体可仅在上腹或右上腹部有肌紧张和压痛，腹部其他部位则变软，压痛消失，肠鸣音恢复，腹壁呼吸运动也恢复正常。也有少数病例，由于少量漏出液流积于右下腹，仅右下腹有压痛，此时体检酷似急性阑尾炎，临床当引起注意。

穿孔大、渗液多、感染重的患者，如不及时施行手术治疗，初期剧烈腹痛虽可有所缓解，但随着感染的加重迅速出现脉快、发热，舌苔转黄，白细胞计数上升等明显全身感染症状。腹部可出现不同程度腹胀，肠鸣音再度减弱或消失，甚至出现麻痹性肠梗阻。腹膜炎加重后，渗液增多，腹部可叩出移动性浊音或局限性实音区，实音区多出现在右上腹、肝下区或右下腹，同时局部有压痛或叩痛。个别感染重、年老体弱患者，可出现血压降低，脉搏加快等感染性休克征象。

3. 后期　中期病理改变可有两种不同的变化趋势。腹腔感染重的患者，中期各种症状进一步加重，形成腹腔脓肿或穿孔未闭形成内瘘。腹腔脓肿多在膈下，其中以右膈下和右肝下区为最常见，左膈下次之，再次为盆腔脓肿和肠间脓肿。一旦出现以上情况，除表现局部有炎症或脓肿体征外，全身还可出现脓毒血症的征象，严重者可出现高热、肠麻痹、脉快、血压降低，发展为中毒性休克，以致死亡。

多数穿孔小、渗液少、感染不重的患者，经过积极的非手术疗法治疗而趋向痊愈。临床表现为自觉症状显著减轻，腹膜炎得到控制，腹部体征逐步消失。往往随着大便通下，热象渐退，舌苔由黄转白，脉象由弦数变为弦脉或弦细脉。此时患者可仅遗留中疡病症状和体征或消化不良等胃肠功能失调症状，再经过一段时间调理休养即可康复。

【诊断】

1. 典型的病史和体征　70%以上的溃疡病急性穿孔患者过去有胃、十二指肠溃疡的历史并有近期溃疡病加重现象。有些患者有发病诱因，也有少数患者无明确的溃疡病病史而突然发生穿孔者。该病的临床特点是突然发生的剧烈腹痛，瞬间即延及全腹。典型的体征是腹壁呼吸运动受限，腹部肌肉强直，呈板样腹，全腹有压痛，以上腹及右半腹为重，肠鸣音消失，呈“安静腹”。因胃内气体游溢腹腔积于膈下，肝脏浊音界缩小或消失。

2. X 线检查　腹部立位 X 线片有助于该病的诊断。溃疡病穿孔后胃内气体进入游离腹腔，在立位 X 线片上在膈下或肝下可见到新月形透明气带，称之为气腹。但其阳性率在 70%左右，故气腹阴性并不能完全排除溃疡病穿孔。由于腹膜炎症水肿，在腹部 X 线片上可看到腹膜外脂肪线的影像模糊或消失。如果在膈下区出现较大气液平面，表明该区域有积液。右肝下局限的密度增高阴影，也是该部位有积液的可疑征象。腹部 CT 检查可以明显提高诊断率，其主要表现为腹腔游离气体、腹腔积液和穿孔处周围的炎性改变，CT 检查诊断正确率超过 90%。

3. 超声波检查　超声检查的直接表现为病变处胃肠壁增厚、连续性中断或塌陷。动态观察可见到胃肠内液体流出过程，呈现为“漏斗征”或“通道征”。间接影像多为腹腔积气、腹腔积液、周围组织增厚等。穿孔后就诊时间较晚者可出现炎性包块，如“包裹征”或“填塞征”。大多数病例表现为胃肠蠕动减弱或消失。

超声波检查的优势之一是便于动态观察，这有助于提高诊断正确率，同时可以对病情改变趋势做出及时判断。

4. 腹腔穿刺检查　目的在于抽取腹腔液体，通过对腹腔液的性状观察，以推断腹腔渗液的多少及腹腔污染的轻重。穿刺部位可取右下或左下腹部，原则上应在影像学协助下进行。穿刺所获液体可进行肉眼及镜下观察，同时做化验检查。

5. 内镜检查　在诊断疑难病例可做急症内镜检查，在确定诊断和鉴别是否有出血、幽门梗阻或胃癌穿孔时较有价值，但因患者有一定痛苦，不宜轻易采用。

【鉴别诊断】

1. 急性胰腺炎　一些发病急的重型胰腺炎需和溃疡病

穿孔相鉴别。急性胰腺炎病变在腹膜后，故常有腰背部牵涉痛，腹痛多为持续性痛，可伴有阵发性加重，恶心呕吐多较剧烈。腹痛及压痛多以左上腹为重，一般血、尿淀粉酶均有明显升高。必要时可做腹腔穿刺术，通过腹腔液的性状及淀粉酶可做进一步鉴别；也可做超声波检查协助鉴别。85%以上的急性胰腺炎患者可发现胰腺肿大增厚，超声波反射减弱等征象。

2. 急性阑尾炎　急性阑尾炎的腹痛多开始于心窝部或脐上，数小时后转移到右下腹。阑尾穿孔后的腹膜炎，有时与溃疡病穿孔的中后期体征相似，详细询问病史、腹部立位X线片及腹腔穿刺有助于进行鉴别。

3. 急性胆囊炎　重症胆囊炎伴有腹膜炎者，有时须和溃疡病穿孔鉴别。急性胆囊炎除在发病上和溃疡穿孔不同外，一般炎症反应重，再配合X线检查和超声波检查一般可以鉴别。

4. 胃癌穿孔　胃癌的胃病史一般较短，多在1年之内，胃痛症状常为持续性隐痛，反酸不明显，全身情况恶化较快。对年龄大的可疑病例可做内镜检查以资鉴别。

5. 溃疡病穿孔症状不典型时还应与某些内科疾病，如大叶性肺炎、急性胸膜炎、心肌梗死等相鉴别。

28

【治疗】

（一）治疗原则

目前溃疡病急性穿孔的疗法主要有非手术疗法和手术疗法两类。治疗方法的选择应根据每一患者具体条件，本着因人而异的原则来决定。具体原则是：凡用非手术疗法可以治愈者，优先选用非手术疗法；复杂性溃疡穿孔需要做手术治疗者，则优先考虑胃大部切除术；患者情况危重或腹腔渗液多、污染重，不宜采用非手术疗法。对又无施行胃大部切除术的适应证和条件者，穿孔缝合修补术不失为一有效的疗法。

（二）非手术疗法

非手术疗法的临床效果直接与病例的选择有关，影响疗效的主要因素有就诊时间、进食状态、腹腔感染程度、年龄和全身状态等。马进等报道321例非手术治疗结果，其中无任何危险因素的19例全部治愈。其余病例随着危险因素的数量增加，死亡率由3.1%逐步上升，直到100%。危险因素主要包括腹痛范围、进食状况、腹穿结果、就诊时间、是否高龄和发热程度等。

1. 适应证

（1）空腹穿孔，所造成的腹腔感染程度较轻。

（2）就诊时间较早，一般不超过12小时。

（3）腹腔感染程度较轻，主要表现为全身状态较好，腹膜炎比较局限。

（4）就诊时，腹膜炎已经局限，表现为腹部炎性包块或腹腔脓肿。

（5）单纯性穿孔，不合并幽门梗阻或上消化道出血。

患者的年龄对预后也有一定的影响，高龄患者由于抵抗力较差，腹腔感染不容易局限，容易诱发中毒性休克。因此，高龄患者原则上不主张采用非手术疗法。

2. 治疗方法　按照中医辨证与病理发展过程，可将溃疡病急性穿孔的非手术疗法分为3期。

第1期：从患者入院到穿孔闭合腹膜炎局限为第1期。该期治疗目的在于疏通气血，缓急止痛，增强机体抗病能力，促进穿孔闭合。治疗方法以针刺为主，同时配合禁食、输液及胃肠减压。

（1）针灸穴位：循经取穴与局部取穴相结合。主要穴位有中脘、梁门、天枢、内关、足三里。其中内关、足三里是重点穴位。

（2）针刺方法：手法捻转，用强刺激，有针感后留针30~60分钟，在留针期间每15分钟捻转刺激1次。如果用电刺激则在有针感后接电针机。

（3）针刺次数：每日3~4次，症状缓解后逐渐减少次数。

针刺的治疗作用有镇静止痛、促进穿孔粘连闭合、调整全身功能状态，以抗炎、调整胃肠道运动和分泌功能等作用。

天津市南开医院报告，用电生理方法通过对腹式呼吸和腹直肌复合肌电的观察，见到在非手术治疗成功病例中，第1次针刺后腹直肌肌电发放开始明显减弱。多数在第1次针刺后两小时到第2次针后1小时腹式呼吸完全恢复，腹直肌肌电完全消失（溃疡病急性穿孔后未接受针刺治疗前，表现腹式呼吸运动明显抑制或消失；腹直肌肌电发放强而频率高的肌电曲线）。在临床观察到约80%的患者经1~3次针刺，腹痛即明显缓解，腹部肌肉紧张消失。故该期一般需要12~24小时，当达到以下指标时即可转入第2期治疗：①腹痛明显减轻；②腹壁肌肉紧张消失或局限在右上腹；③压痛局限在上腹或右上腹部；④肠蠕动恢复或有排气排便。

第2期：从穿孔闭合到腹腔渗液完全吸收为治疗的第2期。在辨证上，此期系由第1期的中焦气血郁闭进而变为郁久化热的阶段。临床可见舌苔转黄、脉数、便燥、发热、尿黄等一派热象。根据由“郁”转“热”的特点，这一期治疗目的在于清内热，消除腹腔的渗液和感染，促进胃肠道功能的恢复。

（1）胃肠减压：当第1剂中药由胃管注入后，观察2~4小时，如无不适反应，即可停止减压拔除胃管，开始进流质饮食。

（2）抗生素：一般不需应用抗生素，在年老体弱或感染症状明显者，可配合应用抗生素，以选用广谱抗生素为宜。

（3）中药：内服中药是本期主要疗法。

处方：复方大柴胡汤

柴胡、黄芩各9g，枳壳6g，川楝子9g，延胡索、白芍各9g，木香6g，大黄9~15g，蒲公英15~30g，生甘草6g。

动物试验研究表明本方诸药，分别具有恢复胃肠功能、抑菌减毒和促进腹腔渗液吸收等积极作用。经此方治疗后，有80%患者在3天内体温恢复正常，约90%以上患者在5~6天内腹膜炎体征消失。

服法：第1剂由胃管注入，以后每日1剂或2剂，晚上服或早、晚分服。

加减：腹腔感染重者，加清热解毒药金银花、连翘等；大便燥结不下者，加通里攻下药芒硝或番泻叶等；有瘀血者，加活血化瘀药桃仁、红花、赤芍等；气滞重者，加疏肝理气药郁金、香附等；湿热蕴结中焦者，加清热燥湿药黄连、栀子、龙胆草等。

该期一般需3~5天，达到下列指标即可转入第3期：①食欲恢复，大便通畅；②自觉症状基本消失，或仅遗留溃疡病症状；③腹肌紧张及压痛消失，或仅在剑突下、右上腹有轻压痛；④体温及白细胞计数恢复正常。

第3期：此期为溃疡病治疗期，方法从略，可参阅其他有关书籍。

（三）非手术疗法的并发症与防治

溃疡病穿孔非手术疗法的并发症发生率约5%~7%，常见并发症为腹腔脓肿和胃潴留。

1. 腹腔脓肿　溃疡病穿孔残留的腹腔脓肿以膈下脓肿最多，肠间脓肿和盆腔脓肿较少见。形成膈下脓肿和膈下积液的原因有：适应证选择不当、治疗过程中发生病情反复加重。预防的方法是恰当地选择适应证，治疗中避免激烈活动和突然增加腹压。在第1期治疗中应保持有效的胃管持续减压，以防止出现病情反复加重的过程。对膈下脓肿的治疗，除少数感染症状轻的可采用非手术疗法观察治疗外，一般应考虑早期引流为佳。根据膈下脓肿的部位和脓液清稀的特点，可采用穿刺抽脓或穿刺插管引流的疗法。穿刺点的选择，首先通过X线或B型超声检查确定脓腔所在部位，再用超声波检查指导定点穿刺。一些脓液稀、感染轻、脓量少、穿孔已闭合的病例，经1~2次穿刺多可治愈。对需要置管引流者，则可在穿刺地经穿刺针插入塑料管，可起持续引流作用，并可通过该管做脓腔冲洗，待引流出脓液逐渐减少以致消失后，可经该管造影，造影证实无脓腔后即可拔管。

2. 胃潴留　在非手术治疗1周左右时常可出现胃排空障碍，其原因为炎性水肿、粘连、胃蠕动不良及幽门开闭失调所致。经非手术疗法治疗大都可以缓解，只有极少数形成长久的幽门狭窄。终需手术治疗。也有个别因适应证选择不当，使本来已存在的幽门狭窄进一步加重者，应当适时地选择手术治疗时机。胃潴留的中药疗法可根据辨证选用逍遥散、四逆散、苓桂术甘汤、二陈汤等方药治疗。

（四）手术疗法

凡是不适合非手术治疗的病例都应接受急症手术治疗，主要包括腹腔感染较重、复杂性穿孔、全身状态较差等。非手术治疗无效或病情加重者，应立即中转手术。具有溃疡病并发症反复发作史的患者，原则上应采取手术治疗。主要的手术方式有以下几种。

1. 单纯修补术　单纯修补术仍然是治疗消化性溃疡急性穿孔的主要术式。由于不适合非手术治疗，表明腹腔感染较重和/或全身状态较差。单纯修补术具有操作简单、手术风险小和术后恢复快等优点。

术中需要注意修补效果比较确定，必要时可将大网膜固定在穿孔部位。所有病例都应进行充分的腹腔冲洗，并放置足够的腹腔引流管，尤其是膈下部位的引流。腹腔感染特别严重病例应采用治疗性腹腔造口术。

单纯修补术的远期疗效明显不如胃大部切除术，其溃疡复发率高达60%以上，并发症发生率也比较高（3.5%~35.3%）。如果术后坚持严格的内科治疗，则溃疡复发率可降至5%左右，而且很少出现并发症。

2. 胃大部切除术

（1）适应证：原则上穿孔时间不超过12小时患者，同时符合以下三个条件之一就应实施胃大部切除术：复杂性穿孔；不能除外肿瘤穿孔；近期多次出现消化性溃疡并发症。该术式即可治疗急性穿孔，同时根治消化性溃疡，其术后溃疡复发率低于3%。如果同时坚持内科治疗，可以达到完全根治的效果。

（2）术式选择：胃大部切除术的切除范围为2/3~4/5。影响切除范围的主要因素有溃疡的位置（十二指肠溃疡或胃溃疡）、年龄等。胃肠道重建方式原则上首选毕Ⅰ式吻合，该术式更符合生理状态。如果行毕Ⅰ式吻合比较困难，不宜勉强操作，可行毕Ⅱ式吻合，同时行空肠-空肠侧侧吻合。如此操作可以明显降低传统毕Ⅱ式吻合术的并发症发生率。对于高龄或病情较重患者，可同时空肠内置入肠内营养导管，以备术后出现胃瘫或腹腔感染时进行肠内营养或中药治疗。

3. 腹腔镜修补术　腹腔镜修补术（laparoscopic repair，LR）开始于20世纪90年代，近年来报道明显增多。LR与传统的开腹修补术相比，具有微创外科普遍的优势：创伤小、恢复快。丁杰等人通过大样本meta分析，显示LR的主要优点在于术后排气时间更早、切口感染率更低、住院时间更短和围术期死亡率更低。但两种术式的手术时间、腹腔感染发生率、修补处漏发生率和败血症发生率等均无明显差别。手术操作基本上分为三个部分。

（1）探查：气腹建立后首先探查腹腔，重点探查膈下、上腹部和盆腔，显露胃、十二指肠，找到穿孔部位。吸除右侧膈下、肝下、右结肠旁沟及盆腔积液。

（2）修补：将2-0可吸收线放入腹腔，在距穿孔边缘3mm处进针，沿肠管长轴全层间断缝合2~3针，力度适宜，避免切割。选择张力松弛血运丰富大网膜覆盖穿孔处，并加以固定。

（3）充分引流：彻底冲洗腹腔，将引流管放置肝下及

28

盆腔，由左上操作孔及左下腹戳孔引出固定。拔出套管，缝合脐部切口。

采用LR治疗急性溃疡病穿孔虽然有一定优势，但也不能盲目扩大使用范围。在LR探查或操作过程中，如果出现需要中转开腹的指征，应该立即中转开腹。

4. 腹腔镜胃大部切除术 腹腔镜胃大部切除术已开展10余年，择期手术的经验比较成熟，可以作为一种术式的选择。但是，急性上消化道穿孔的腹腔镜胃大部切除术尚无疗效满意的大宗病例报道。多数学者认为，在腹腔急性炎症状态下行腹腔镜胃大部切除术的手术难度较大。由于缺乏手的触感，探查和分离相对困难，手术时间延长，而且容易发生较严重并发症。因此，腹腔镜胃大部切除术不是治疗急性上消化道穿孔的首选术式。

二、幽门梗阻

幽门梗阻（pyloric obstruction）为消化性溃疡最常见之并发症，多见于十二指肠球部溃疡，偶可见于幽门管或幽门前区溃疡。在十二指肠球部溃疡中发生幽门梗阻者约占8%，而在胃溃疡中仅占2%左右。

【病因及发病机制】

幽门是消化道最狭窄的部位，正常的直径约1.5cm，因此容易发生梗阻。位于幽门或幽门附近的溃疡可以因为黏膜水肿、溃疡引起反射性幽门环行肌收缩，更常见的原因是慢性溃疡所引起的黏膜下纤维化，形成瘢痕性狭窄。

痉挛性幽门梗阻：位于幽门或幽门附近的溃疡，由于黏膜水肿或因溃疡引起反射性幽门环行肌收缩，致使幽门通过障碍，其梗阻为间歇性。痉挛性幽门梗阻和水肿性幽门梗阻称为不完全性幽门梗阻。它是暂时的，但也可反复发作。

水肿性幽门梗阻：由于溃疡活动，黏膜炎症水肿，可使幽门通过受阻，但炎症水肿吸收后，即可缓解，这种梗阻为暂时性。

瘢痕性幽门梗阻：较常见。慢性溃疡所引起的黏膜下纤维化，形成瘢痕性狭窄引起的幽门通过受阻，致使食物和胃液不能顺利地通过。瘢痕性幽门梗阻称为完全性梗阻，这种梗阻是很难或不能缓解，属永久性，常需手术治疗。

多种因素可同时存在，但多以某一种因素为主。

【病理生理改变】

梗阻一旦发生，则食物及胃液发生潴留，不能通过幽门进入小肠，甚至发生呕吐，不但影响正常食物的消化和吸收，且可造成大量水与电解质的异常丢失，从而引起全身与局部一系列病理生理改变。

（一）全身病理生理改变

1. 营养障碍 由于摄入食物不能进入小肠充分消化与吸收，再加之以呕吐，必然导致营养障碍，包括贫血及低蛋白血症等。

2. 水和电解质的紊乱 正常成人每天分泌唾液1500ml，胃液2500ml，共约4000ml左右。当幽门梗阻时，这些液体不但不能吸收，反而因呕吐丢失大量水分和电解质，每升的胃液中平均含有氯140mmol、钠60mmol、钾12mmol。水分的丢失首先影响细胞外液，结果使细胞外液的渗透压升高，细胞内水分外移，使细胞内脱水。如继续呕吐，又得不到补充，则可出现循环衰竭。由于呕吐物中尚含有大量电解质，故可出现下列情况：

（1）缺钾：由于胃液内的钾含量高于血清钾，故当胃液大量丧失时，钾离子即可大量丢失，加以患者不能进食，从食物中不能获得，肾脏又不断继续排钾，可使钾更趋于缺乏。在饥饿状态下，体内发生分解代谢，结果使钾由细胞内移至细胞外，此时虽有较重之缺钾，但血清钾可仅稍低于正常，易被误诊。

（2）缺钠：胃液内钠的含量虽比血浆低，但如大量呕吐，且又不能经口摄入，亦可引起缺钠。幽门梗阻患者，由于大量呕吐，细胞外液减少，血液浓缩，故血浆钠只轻度降低、亦易被误诊。

（3）酸碱平衡的紊乱：正常胃的壁细胞可将水与CO_2生成碳酸，后者离解为H^+及HCO_3^-，H^+进入腺管腔和Cl^-结合为盐酸（HCl），HCO_3^-则返回循环。肠黏膜上皮在碱性环境中亦可制造碳酸（H_2CO_3），离解后成HCO_3^-和H^+，前者进入肠液，后者则回至血液循环，与血液循环内的HCO_3^-中和；胃液内的HCl至肠内又与HCO_3^-中和，从而达到酸碱平衡。幽门梗阻时，因大量呕吐，使胃内HCl大量丢失，使上述平衡破坏了［HCO_3^-］/［H_2CO_3］的比值，使血内缓冲碱总量增加，pH上升，造成代谢性碱中毒。此类碱中毒，多有低氯及低钾，称低氯低钾性碱中毒，为幽门梗阻特有的代谢紊乱。由于血液内钾的缺乏，则在远端肾小管细胞内钾离子也减少，故只有H^+与钠离子相交换，尿排H^+量增多，使尿呈酸性，这种代谢性碱中毒的患者而有酸性尿的矛盾现象，也是幽门梗阻所特有的现象。

（二）局部病理生理改变

幽门梗阻常为逐渐形成，即由部分梗阻逐渐加重至完全梗阻。在梗阻初期，为了使食糜能排入十二指肠，胃蠕动增强，胃壁肌层呈代偿性肥厚，但胃无明显扩大。随着梗阻不断加重，胃虽有强烈的蠕动，亦难克服幽门的阻力，胃乃逐渐扩张，蠕动减弱，胃壁松弛，胃发生潴留，呈袋状扩张。

由于胃内容物潴留，使幽门窦黏膜受到刺激，产生胃泌素，促使胃壁细胞分泌增加，胃黏膜发生炎症变化，甚或产生溃疡。

【临床表现】

大多数因溃疡病所致的幽门梗阻，均有溃疡病历史。梗阻一旦形成，将出现有特异性的症状，即呕吐隔夜食物。至于是否伴有疼痛以及呕吐的轻重与溃疡部位和梗阻原因有关。

1. 呕吐 呕吐为幽门梗阻之主要症状，呕吐多发生在下午或夜间，如为完全梗阻，则呕吐量较大，内容为所进食物及胃液，味酸不苦，不含胆汁，可有腐臭味，常有隔夜食物被吐出，吐后自觉舒适。幽门痉挛引起的呕吐，呕吐量不大，很少有隔夜食，吐物中常含有胆汁。

2. 疼痛 幽门梗阻患者，并不一定出现疼痛。如溃疡病经治疗痊愈后，因瘢痕所致的幽门梗阻，虽腹胀、呕吐严重，但一般并无腹痛，在溃疡病的发作期，因局部水肿、炎症或幽门痉挛所引起的幽门梗阻，则常伴有明显的上腹痛。幽门管溃疡、幽门前或十二指肠接近于幽门之溃疡均可引起此类症状，此类患者之腹痛多为持续性，进食后腹痛加剧，呕吐后可减轻，多数患者对非手术治疗有暂时效果。

3. 体格检查 患者多有营养不良、消瘦及明显脱水征。梗阻时间越长，体征越明显，如未经治疗，可出现碱中毒的临床表现。

腹部检查可见上腹膨隆由左上向右下方移动的胃蠕动波，少数患者还可见到逆蠕动。左上腹可略加刺激即可出现蠕动波，如在空腹时于上腹部有振水音存在，则有诊断意义。

4. 化验室检查 因脱水常有明显血浓缩，病程较长时可有低蛋白血症，血清钾、钠、氯降低、已出现低氯低钾性碱中毒时，二氧化碳结合力升高，血气分析 pH>7.45，BE>+3。严重患者可因尿少而出现血中尿素氮或非蛋白氮升高。如患者有缺钾时，则尿可呈酸性。

5. EGD 内镜检查 EGD 镜检查不但可确定梗阻之有无，同时可确定梗阻之性质，并可做活体组织检查以明确诊断，如行胃潴留的影像检查，可在直视下吸引或洗胃数日后再行检查。

6. X 线检查 腹部 X 线片可见胀大之胃泡。如行上消化道造影检查，可明确诊断，且可了解梗阻之性质，但对有严重梗阻之患者，由于胃内有大量食物存留，影响造影剂之充盈，故常不能判明梗阻之性质。对此类患者可先行胃肠减压，待吸尽胃内容后再行造影检查，常有助于诊断。但临床上不推荐钡剂的上消化道造影。

7. 盐水负荷试验 先将胃内存积的内容物抽吸干净，然后于 3~5 分钟内注入生理盐水 700ml，30 分钟以后再吸出胃内盐水。若抽出不及 200ml，说明无幽门梗阻；若抽出超出 350ml 以上，则认为有梗阻存在。

【诊断与鉴别诊断】

根据病史及典型的症状与体征，诊断并不困难，但引起梗阻之确切原因，以及某些少见之上消化道梗阻性疾病包括外在性压迫，则需采用某些特殊检查始能确诊。

鉴别诊断：

1. 胃癌所致的幽门梗阻 患者病程较短，胃扩张程度较轻，胃蠕动波少见。晚期上腹可触及包块。X 线钡餐检查可见胃窦部充盈缺损，胃镜取活检能确诊。

2. 十二指肠壶腹部以下的梗阻性病变 如十二指肠肿瘤、环状胰腺、十二指肠淤滞症均可引起十二指肠梗阻，伴呕吐，胃扩张和潴留，但其呕吐物多含有胆汁。X 线钡餐或内镜检查可确定梗阻性质和部位。

【治疗】

1. 纠正水、电解质及酸碱平衡紊乱 对病史较长之严重患者，应首先纠正脱水、电解质及酸碱平衡紊乱，具体方法如下：

（1）对于轻症患者，由于溃疡病所致之幽门梗阻，胃酸一般较高，呕吐后丢失的氯多于钠，故补液可全部用生理盐水，待尿量增至 40~50ml/h 后，则可由静脉补充氯化钾，这样对脱水和轻度低钾低氯性碱中毒常可得到纠正。

（2）对危重患者，二氧化碳结合力超过 30mmol/L 或血氯低于 85mmol/L，则除纠正脱水外，可应用 0.1mol HCl 溶液作静脉滴注治疗低氯性碱中毒，效果良好，补氯量可根据血 Cl^- 的测定来计算：

补氯量（mmol/L）= 血氯下降值（mmol/L）×
体重（kg）×0.25

所得的 mmol/L 数，按 0.1mol 等渗 HCl 溶液 1mmol = 10ml 计算补给。

盐酸溶液须经静脉插管缓慢滴入，并应在 24 小时输完。在输注期间，应根据 Na^+、K^+ 丢失情况，加入等渗盐水及氯化钾溶液，同时应每 4~6 小时重复测定 K^+、Na^+、Cl^- 及二氧化碳结合力，随时调整治疗方案。

2. 改善营养 幽门梗阻患者由于长期呕吐，营养情况一般较差，因此除纠正脱水及电解质紊乱外，尚应补给足够的热量，以免过度消耗自身的脂肪和蛋白，但一般的静脉补液，每日所供给的热量有限，故对病情较重营养很差的患者，应给予全胃肠外营养。

3. 胃肠减压 有效的胃肠减压不但可以解除胃潴留，同时也可使胃本身的血液循环及黏膜的炎症得到改善。对一些较重的患者，可用等渗盐水洗胃，以便有利于手术或进一步检查。如梗阻系因水肿或痉挛所致，经减压后，随着水肿的消退，症状可以得到缓解。

4. 手术治疗 幽门梗阻为溃疡病手术治疗的绝对指征，但手术方式的选择，则应根据患者情况，设备条件以及技术力量来决定。应以安全有效并能根治溃疡为原则，常用的手术方法有：

（1）胃空肠吻合术：方法简单，近期效果好，死亡率低，但由于术后吻合口溃疡的发生率很高，故现已很少采用。对于年老体弱，低胃酸以及全身情况极差之患者仍可考虑选用。

（2）胃大部切除术：如患者一般情况尚好，在我国为最常用之术式。

（3）迷走神经切断+幽门窦切除/胃引流术：对青年患者较为适宜。

三、消化性溃疡出血

消化性溃疡出血（peptic ulcer bleeding，PUB）是消化

性溃疡最常见的并发症，也是上消化道大出血最常见的原因。约15%~25%的溃疡病患者可出现较明显的出血。男性比女性多见，男女比约为5.5∶1。十二指肠溃疡并出血者比胃溃疡多见，约为胃溃疡的3~4倍。在并发出血之前，大多数患者有长期反复发作上腹痛史，但10%~15%的患者以出血为消化性溃疡的首发症状，尤以老年人多见。PUB的平均病死率为4%~10%，老年患者病死率更高。约有80%的溃疡病出血可自行或经内科治疗停止，仅有20%的患者出血量大或有反复出血，在这些患者中病死率最高可达36%。PUB病情急、变化快、危害大，严重者甚至可危及生命。

【病因及病理】

溃疡病大出血主要由于活动期的溃疡，侵蚀了溃疡基底部之血管所致，在手术时可见在溃疡基底部或其边缘被侵蚀的动脉，小量出血常由溃疡面渗血所引起。

饮食失调、精神过度紧张、疲劳、用对胃肠黏膜有损害的药物（如糖皮质激素、非甾体类抗炎药物、磺胺、抗凝剂等）、吸烟、酗酒或伴随疾病恶化等均可使溃疡活动而引起出血。

28

出血的胃溃疡多位于小弯侧之后壁，有时与胰腺粘连。它们常侵及小网膜上的血管，有时也可侵及胃左动脉的较大分支。十二指肠溃疡出血亦多见于后壁溃疡，常因溃疡侵及胃十二指肠动脉、肝动脉、胃网膜右动脉和幽门动脉所致，有时溃疡亦可侵蚀较大之静脉而引起出血。出血之血管多为部分管壁被侵蚀破溃，管壁周围因炎症浸润固定，不易自行止血。

溃疡大出血所致的病理生理改变与其出血量和出血速度有关。出血50~80ml往往可引起柏油样的大便，而不致引起其他显著症状。所谓大出血系指一个成人在短时间内估计失血量在1000ml以上或失血量超过其血容量的20%者，大量快速失血则引起低血容量性休克贫血缺氧、循环衰竭、死亡。大量血液在胃肠道内往往还引起血生化改变，表现为非蛋白氮增高。

第一次出血后易发生再次出血，十二指肠溃疡再次出血率为30%~50%，胃溃疡再次出血率为6%~40%。

【临床表现】

胃或十二指肠出血可表现为呕血或黑便，或者二者同时兼存，其表现形式显然与溃疡的部位、出血量的多少以及出血的速度有关。十二指肠溃疡出血的发病率较胃溃疡高，出血时黑便较呕血为多见。呕血多见于胃溃疡出血。如胃溃疡出血量小，出血速度慢，亦可仅有黑便。

1. 呕血　上消化道出血的特征性症状，通常幽门以上大量出血表现为呕血。呕吐物的颜色主要取决于是否经过胃酸的作用。出血量小，在胃内停留时间较长，呕吐物多棕褐色呈咖啡渣样；出血量大、出血速度快、在胃内停留时间短，呕吐物呈鲜红或有血凝块。有呕血者一般都伴有黑便。

2. 黑便或便血　黑便色泽受血液在肠道内停留时间长短的影响。通常黑便或柏油样便是血红蛋白中的铁经肠内硫化物作用形成硫化铁所致；出血量大、速度快、肠蠕动亢进时，粪便可呈暗红色甚至鲜红色，类似下消化道出血。

有黑便者不一定伴有呕血。通常幽门以下出血表现为黑便。如果幽门以下出血量大、出血速度快，血液反流至胃，可兼有呕血；反之，如果幽门以上出血量小、出血速度慢，可不出现呕血仅见黑便。

3. 循环衰竭　失血量超过400~500ml时，可出现头晕、面色苍白、口渴、脉快、血压正常或偏高或体位性晕厥等现象，如失血量超过800~1000ml时，则可出现明显的休克现象，包括出冷汗、脉快而细、血压下降等。便血前常觉腹部不适，有便意，便血时常觉心慌、乏力、眼前发黑，甚至在排便时或便后发生晕厥。少数患者就诊时仅有低血容量性周围循环衰竭症状，而无显性呕血或黑便，需注意避免漏诊。

4. 腹部体征　溃疡病出血患者腹部多无明显体征，可能有腹胀及局部有轻度压痛，肠鸣音活跃是由于血液对肠管刺激所致。

5. 其他临床表现

（1）贫血和血常规变化：急性大量出血后均有失血性贫血，但在出血早期，血红蛋白浓度、红细胞计数与血细胞比容可无明显变化。上消化道大量出血2~5小时，白细胞计数升高，可达（10~20）$\times 10^9$/L，止血后2~3天可恢复正常。

（2）发热：上消化道大量出血后，多数患者在24小时内出现低热，持续数日至一星期。发热的原因可能由于血容量减少、贫血、周围循环衰竭、血红蛋白的吸收等因素导致体温调节中枢的功能障碍。

（3）氮质血症：上消化道大量出血后，由于大量血液分解产物被肠道吸收，引起血尿素氮浓度增高，称为肠源性氮质血症。常于出血后数小时血尿素氮开始上升，24~48小时可达高峰，3~4天后降至正常。若活动性出血已停止，且血容量已基本纠正而尿量仍少，则应考虑由于休克时间过长或原有肾脏病变基础而发生肾衰竭。

【诊断与鉴别诊断】

对以往有典型的溃疡病史或曾经影像检查证实溃疡病患者，诊断并不困难。对于无典型溃疡病史的患者，则诊断较为困难，应与其他易引起上消化道出血之疾病相鉴别。过去有溃疡病出血史并不能完全排除其他原因引起的出血。引起上消化道大出血的疾病很多，除溃疡病外，尚有门静脉高压所致之食管或胃底静脉曲张破裂、上消化道肿瘤、应激性溃疡、急慢性上消化道黏膜炎症最为常见。少见的有Mallory-Weiss综合征、上消化道血管畸形、Dieulafoy溃疡、食管裂孔疝、胃黏膜脱垂或套叠、急性胃扩张或扭转、理化和放射损伤、壶腹周围肿瘤、胰腺肿瘤、胆管结石、胆管肿瘤等。

急性上消化道出血时，对出血病因、出血部位、出血程度及预后的诊断，可选用下列方法以协助诊断。

1. 实验室检查 常用化验项目包括胃液或呕吐物或粪便隐血试验、外周血红细胞计数、血红蛋白浓度、血细胞比容（Hct）等。为明确病因、判断病情和指导治疗，尚需进行凝血功能试验（如出凝血时间、凝血酶原时间）、血肌酐和尿素氮、肝功能、肿瘤标志物等检查。

2. EGD内镜检查 包括EDG镜和纤维十二指肠镜检查，是病因诊断中的最为关键检查，应列为首选。实践证明，这一检查方法对上消化道出血的诊断有90%以上的准确率。

内镜检查能发现上消化道黏膜的病变，应尽早在出血后24~48小时内进行，并备好止血药物和器械。如果患者一般情况许可，检查时间越早越好。应仔细检查贲门、胃底部、胃体垂直部、胃角小弯、十二指肠球部后壁及球后处，这些部位是易遗漏病变的区域。当检查至十二指肠球部未能发现出血病变者，应深插内镜至乳头部检查。若发现有2个以上的病变时，要判断哪个是出血性病灶。对内镜检查发现的病灶，只要情况许可，应在直视下进行活组织检查以明确病灶性质。

3. 选择性动脉造影 对诊断胃肠道出血部位有较高的准确性，出血速度在0.5~2ml/min即可显示出来。当纤维胃镜检查不能明确指出出血部位时，血管造影常可显示出血之部位与范围。如血管造影显示为胃左动脉分布区的多数小出血点，可采用经胃左动脉灌注血管收缩剂进行止血；而当证实为一大的血管出血时，则应早期手术治疗。

对上消化道急性出血的检查步骤，应首先应用纤维胃镜检查，如内镜检查不能明确诊断，则可行血管造影。钡餐检查尤其是急症的钡餐检查，常因凝血块的存在而造成假象或影响诊断，同时由于钡剂阴影的存在，而影响其他的检查结果，故在临床不推荐使用。

4. 术中诊断方法 对某些术前难以确诊而手术探查又难以发现病变之上消化道大出血患者，可在术中应用内镜检查。即经胃或肠管造口，首先吸净胃肠内之血液，然后放入经浸泡消毒之纤维胃镜，缩紧造口部，逐段进行检查，常可发现术前检查不易发现之病变。此法之唯一缺点即为切开胃肠道易于导致污染，但如注意无菌操作技术，造口仅为上部胃肠道，污染的机会不至于太大。

5. 失血量的估计 病情严重度与失血量呈正相关，因呕血与黑便混有胃内容物与粪便，而部分血液贮留在胃肠道内未排出，故难以根据呕血或黑便量判断出血量。常根据临床综合指标判断失血量的多寡，对出血量判断通常分为：大量出血（急性循环衰竭，需输血纠正者。一般出血量在1000ml以上或血容量减少20%以上）、显性出血（呕血或黑便，不伴循环衰竭）和隐性出血（粪隐血试验阳性）。临床可以根据血容量减少导致周围循环的改变（伴随症状、脉搏和血压、化验检查）来判断失血量。

【治疗】

消化性溃疡患者出血、再出血或持续出血的患者病死率较高。因此，应根据病情行个体化分级救治，高危患者的救治应由富有经验的消化内科医师、普通外科医师、内镜医师、高年资护士等多学科作实施。监护室应具备上消化道内镜治疗设备；血库应提供24h输血服务；常规配备急救设备与药物，救治人员应具备气管插管技术。

1. 出血征象的监测

（1）记录呕血、黑便和便血的频度、颜色、性质、次数和总量，定期复查红细胞计数、血红蛋白、血细胞比容与血尿素氮等，需要注意血细胞比容在24~72小时后才能真实反映出血程度。

（2）监测意识状态、脉搏和血压、肢体温度，皮肤和甲床色泽、周围静脉特别是颈静脉充盈情况、尿量等，意识障碍和排尿困难者需留置尿管，危重大出血者必要时进行中心静脉压测定。

2. 液体复苏

（1）建立静脉通道、快速补液输血：根据失血的多少在短时间内输入足量液体，以纠正血液循环量的不足。对于急性大量出血者，应尽可能施行中心静脉压监测，以指导液体的输入量。下述征象提示血容量已补足：意识恢复；四肢末端由湿冷、青紫转为温暖、红润，肛温与皮温差减小（1℃）；脉搏由快弱转为正常有力，收缩压接近正常，脉压大于30mmHg；尿量多于30ml/h；中心静脉压恢复正常。

（2）液体的种类和输液量：常用液体包括生理盐水、平衡液、血浆、全血或其他血浆代用品。急性失血后血液浓缩，输入生理盐水或平衡液等晶体液。失血量较大时，可输入血浆等胶体扩容剂。必要时输液、输血同时进行。

3. 止血措施

（1）抑酸药物：抑酸药能提高胃内pH，既可促进血小板聚集和纤维蛋白凝块的形成，避免血凝块过早溶解，有利于止血和预防再出血，又可治疗消化性溃疡。临床常用的制酸剂主要包括质子泵抑制剂（PPI）和组胺H_2受体拮抗剂（HRA）。诊断明确后推荐使用大剂量PPI治疗：奥美拉唑80mg静脉推注后，以8mg/h输注持续72小时，其他PPI尚有泮托拉唑、兰索拉唑、雷贝拉唑、埃索美拉唑等。常用HRA药物包括西咪替丁、雷尼替丁、法莫替丁等，口服或静脉滴注，可用于低危患者。

（2）生长抑素及其类似物：生长抑素是由14个氨基酸组成的环状活性多肽，能够减少内脏血流、降低门静脉阻力、抑制胃酸和胃蛋白酶分泌、抑制胃肠道及胰腺肽类激素分泌等。临床常用于急性静脉曲张出血（首选药物）和急性非静脉曲张出血的治疗，使用方法为首剂量250μg快速静脉滴注（或缓慢推注）后，持续进行250μg/h静脉滴注（或泵入），疗程5天。奥曲肽是人工合成的8肽生长抑素类似物。使用方法是急性出血期应静脉给药，起始快速静脉滴注50μg、继以25~50μg/h持续静脉滴注，疗程5天。

（3）局部止血药物：对上消化道出血的患者推荐插入

胃管，以观察出血停止与否，同时可灌注去甲肾上腺素溶液（去甲肾上腺素 8mg，加入冰生理盐水 100~200ml），云南白药等中药也有一定疗效。

（4）内镜下止血：起效迅速、疗效确切，应作为首选。可根据医院的设备和病变的性质选用药物喷洒和注射、热凝治疗（高频电、氩气血浆凝固术、热探头、微波、激光等）和止血夹等治疗。

（5）选择性血管造影及栓塞治疗：选择性胃左动脉、胃十二指肠动脉、脾动脉或胰十二指肠动脉血管造影，针对造影剂外溢或病变部位经血管导管滴注血管加压素或去甲肾上腺素，导致小动脉和毛细血管收缩，使出血停止。无效者可用明胶海绵栓塞。

4. 手术治疗　诊断明确但药物和介入治疗无效者，诊断不明确、但无禁忌证者，可考虑手术结合术中内镜止血治疗。

对溃疡病大出血是否采用手术治疗，以及何时采用手术治疗，对患者的预后有很大影响。下列情况可作为选择手术治疗的参考：

（1）年龄：年龄越大，死亡率越高。有人报道发病年龄小于 60 岁者，死亡率低于 6%，而年龄超过 60 岁者，死亡率可达 10%~21%。因高龄患者多有动脉硬化、血管壁弹性差，出血后不易自停，故应早期手术。

（2）出血后短期即出现休克或在补足失血量后血压及脉搏仍不稳定，或出血经积极的非手术疗法治疗后一度停止，但不久即又发生大出血者。

（3）有长期溃疡病史或经钡餐及纤维胃镜检查证实为胃溃疡或十二指肠后壁溃疡者。

（4）溃疡病发病时间较长或已有其他并发症的溃疡大出血。

手术方式基本有两种：一为局部缝合止血，适用于一般情况不佳，不能耐受较大手术的患者；另一为溃疡根治性手术，即包括溃疡在内的胃大部切除术，不但切除了溃疡、制止了出血，而且也治疗了溃疡病，为一理想的手术方法。

四、胃溃疡癌变

胃溃疡发生恶变成为胃癌，这是一个从来没有得到完全肯定，甚至是一个一直受到各种证据质疑的观点。胃的良性溃疡多年来曾被认为是胃癌的癌前期病变，认为一部分胃癌是由胃的良性溃疡发展而来，癌变率各家报道不尽一致，从 3.9%~14%不等。其机制是发生胃溃疡癌变的患者多有长期慢性胃溃疡病史，溃疡边缘上皮细胞反复破坏与黏膜修复再生、化生、不典型增生，随着时间的推移，溃疡的边缘易于发生癌变。但也有学者认为，胃癌与溃疡是两种不同的疾病，对临床医生重要的问题不是一个胃溃疡如何恶变，而是应该设法区别一个胃的溃疡病变是良性还是恶性。

【临床表现】

胃癌和胃溃疡两者的临床表现十分相似，尤其是溃疡型胃癌，其钡餐检查或纤维胃镜下所见，有时与胃溃疡很难鉴别，但二者的预后截然不同，因此应十分警惕，以免将早期的胃癌误诊为胃溃疡而贻误治疗时机。

1. 发病年龄　胃溃疡多发生于青年人、以 40 岁左右较多见。胃癌的高峰年龄是 40~60 岁，40 岁以下的胃癌患者占 20%。

2. 症状　如过去有典型的胃溃疡症状，但疼痛的性质和规律性发生改变时，应考虑胃溃疡发生恶变的可能。

3. 全身情况　胃溃疡对患者的全身情况改变较小；胃的恶性病变随着病变的进展常有乏力、消瘦、体重减轻、贫血及腹部出现包块等。

【诊断】

临床上鉴别胃溃疡病变是良性还是恶性，并非易事，尤其在早期，就是通过一些先进的技术设备，有时也不易做出明确诊断，尚需在短期内（2~4 周）反复检查方能确诊。过去曾认为恶性溃疡属于进行性发展而不能愈合之病变，近年来由于内镜检查的进展，使这一概念发生动摇。在进行鉴别诊断时，应根据患者之临床表现及各项检查结果，全面分析，方能得出正确的诊断。临床上尚可借助以下方法进行诊断：

1. 实验室检查　任何实验室检查在早期病变都无特异性。有些化验检查需连续多次检查后才能做出比较正确的判断。如在经内科治疗后，且服用潜血检查膳食后大便连续呈现阳性反应，有助于恶性溃疡的诊断。胃液分析对诊断有一定帮助，如胃酸排出过低或经增量组胺或五肽胃泌素刺激后仍无胃酸排出，则多考虑为恶性溃疡。

2. EGD 内镜检查　内镜是目前鉴别溃疡性质最直接和最有效的方法，如能同时取溃疡各部（溃疡底、环堤及周围）作活检并刮取细胞检查，则确诊率更高。

3. X 线检查　X 线钡餐造影检查对溃疡的诊断颇有价值，但目前临床已不常用。龛影是溃疡的主要 X 线征象，但对溃疡性质的判断，尚需根据溃疡的位置、溃疡口部的情况、溃疡的环堤、溃疡周围黏膜皱襞的情况以及溃疡周围胃壁的蠕动情况等加以鉴别。

4. 试验治疗　经过上述的各项检查，大多数胃的溃疡均能作出明确诊断，但仍有少数患者不能明确溃疡的性质。对此类患者可给予 2 周左右的严格的内科治疗（包括饮食及药物治疗），然后再重复上述检查。主要是胃镜检查，并再次取活检以明确诊断。

【治疗】

对已确诊为恶性溃疡者，处理方法与胃癌相同。对经各种检查方法不能确定溃疡性质的患者，亦不宜过久地延误时间，在手术中，可根据冷冻切片检查结果，选用相应的手术方式。

（李卫东　周振理）

第五节　特殊的胃、十二指肠溃疡

一、卓-艾综合征

卓-艾综合征（Zollinger-Ellison syndrome，ZES）系由发生在胰腺的一种非β胰岛细胞瘤或胃窦G细胞增生，所引起的上消化道慢性难治性溃疡。由前者所引起的消化性溃疡称之为卓-艾综合征Ⅱ型，而由后者引起的称之为Ⅰ型。1955年Zollinger及Ellison首先报告2例此类患者，1956年由Eiseman和Maynard提出将此综合征称为卓-艾综合征。以后随着对本病认识的不断加深，又出现了许多其他命名，如胃泌素瘤、胰源性溃疡、原发性胃泌素增多症、胰腺非B细胞瘤等。近几年来，由于对胃肠道激素研究的不断进展，对此症有了进一步的认识，发现有的患者血清胃泌素含量不一定升高，同时此类肿瘤亦不全在胰腺上，故仍以卓-艾综合征较为确切。

【流行病学】

此症约占溃疡病的1%以下，并非罕见疾病。我国过去报道不多，并不能说明我国此类患者少见，可能与对该症的认识不足以及在溃疡病手术时探查不够仔细有关。此病虽可发生在任何年龄，但以青壮年较多见，男性略多于女性。

【病因与病理】

自1955年卓-艾报告此综合征后，1961年Grossman、Tracy和Gregory等在原发的肿瘤和肝脏的转移瘤中提出了胃泌素样物质（gastrin-like substance），其后又被Code等所证实。至1964年Gregory和Tracy才首先由致溃疡之胰岛细胞瘤中将胃泌素提纯。这一肿瘤所分泌的大量胃泌素造成大量胃酸分泌，从而在上消化道产生难治性溃疡。但胃泌素不仅来自胰腺的非β胰岛细胞瘤，在卓-艾综合征中约有10%左右的患者未能发现肿瘤，而仅为胰岛细胞的增生。

ZES的肿瘤多来自胰腺的“D”细胞，以胰头及胰尾较多见，但亦可发生于胃窦或十二指肠的G细胞，少数亦可见于脾门或胆管等处。肿瘤细胞释放大胃泌素即G-34和小胃泌素即G-17。空腹血清胃泌素的含量可高至300～350 000pg/ml，故胃液量及胃酸排出均明显升高。胃体黏膜肥厚，壁细胞增生。若肿瘤在胰腺，则胃窦部的G细胞数常无改变。由于大量而持续地胃酸分泌，患者常发生顽固或多发的胃肠道溃疡，极易发生出血或穿孔，且难以用一般治疗溃疡的方法治愈。溃疡最常见的部位在十二指肠第1段，其次是胃。约有25%的溃疡可发生在食管下端、十二指肠第2～3段或空肠上段。多发性溃疡占10%～20%。肿瘤体积一般都很小，直径多在1cm以内，可以单发也可能多发，约半数以上为恶性且有远处转移。如肿瘤生长尚未超出胰腺被膜，肉眼很难鉴别良性或恶性。在镜下它们的细胞形态和结构亦很相似，故良恶性的鉴别，只能根据是否侵犯血管、淋巴管或有无转移病灶来加以判断，从细胞的形态看，此种肿瘤不易与类癌或嗜银细胞瘤相鉴别，约有10%～20%的患者还可伴有胰腺以外的其他内分泌肿瘤，如甲状腺、甲状旁腺、肾上腺或脑下垂体等同时有腺瘤存在，形成多发性内分泌腺腺瘤病。

【临床表现】

卓-艾综合征虽然可发生在任何年龄，但以青壮年较多见，这与一般溃疡病的好发年龄相似，少数患者可有家族史。

多数患者为逐渐发病，当确诊时已有1年以上的病史。曾按一般溃疡病治疗而不见好转，有的甚至经过多次手术而不能解除病痛，使患者在精神上受到严重创伤。

腹痛多表现为上腹部烧灼样或难以忍受的疼痛，呈进行性发展，不易被一般的内科治疗的控制，施行外科手术后，常在术后短期内复发。如此类患者术前胃液分泌亢进未能控制，则可发生穿孔、出血，甚至发生内瘘。

腹泻亦为常见的症状，有时甚至为患者的首要症状。有的在溃疡症状出现前，即已出现原因不明的腹泻。每日数次至十余次，为水样泻，量多时可达数千毫升，严重时可达10000ml。因而引起严重脱水及低血钾。约1/3～3/4的患者发生腹泻。腹泻原因主要为胃酸分泌过多，进入小肠后对肠黏膜产生刺激，同时由于胃酸对游离脂肪酶活性有抑制作用，使脂肪的消化及吸收受到障碍。高胃泌素血症能抑制肠道水分及电解质的吸收并使小肠蠕动增加。因此有时易误诊为“吸收不良综合征”或“胰霍乱”（Verner-Morrison综合征）。

一般统计约有10%～20%的患者合并有其他内分泌肿瘤。最常见者为甲状旁腺肿瘤，亦可累及其他内分泌器官，如脑下垂体、肾上腺、甲状腺及卵巢等，称为多发性内分泌腺瘤病（MEN），为了与另一组多发性内分泌腺瘤病相区别，将包括ZES在内的这一组多发性内分泌腺瘤病称为Ⅰ型（MEN-Ⅰ）。当合并其他内分泌腺瘤时，则可出现相应的激素分泌增多的复合综合征。详情见胰腺内分泌腺瘤。

【诊断与分型】

（一）诊断

根据上述的临床表现以及包括暴发型溃疡或复发性溃疡的发生，少见部位的消化道溃疡及胃酸的显著增高，均应想到本病的可能。为了提高对本病的认识，避免误诊，对有下列情况者应考虑本病的可能，需作进一步检查：

（1）突然发生的溃疡病，且在短期内即有出血或穿孔等并发症者。

（2）慢性溃疡病经内科正规治疗或外科手术治疗后于短期内复发，且胃液及胃酸分泌过高者。

（3）不明原因的腹泻。

（4）溃疡病合并其他内分泌腺异常。

（5）溃疡病同时伴有少见部位的肿瘤，如十二指肠后壁的肿瘤，或其他部位来源不明的转移瘤。

28

（6）少发部位的溃疡，如球后溃疡、原发性空肠溃疡等。

（7）消化道X线的异常表现，如胃体、底的黏膜皱襞粗大、胃张力低下、十二指肠及空肠扩张、肠壁黏膜皱襞粗糙水肿并可见团絮状阴影、小肠蠕动亢进以及少见部位的溃疡等。

（二）临床检查

近年来由于对血清胃泌素测定的开展及胃液分析方法的改进，超声影像检查以及CT、选择性血管造影等的应用，为本综合征的诊断提供了有利的依据。

1. 胃液分析　这是最常用也是最简便的诊断方法。如操作方法正确多能为诊断提供有力的依据。

本病在胃液分析中的最大特征就是单位时间内胃液及胃酸的分泌量极度增加。患者夜间12小时空腹胃液分泌量大于1000ml，有时可至数千毫升或高至10000ml。1小时的基础胃液分泌大于130ml，BAO>15mmol/h。且BAO/MAO>0.6，这是由于患者在空腹时血中胃泌素浓度仍然较高，故仍可使胃酸继续排出，再加用胃液分泌刺激剂，其结果变化不大。但必须注意有少数患者此比值小于0.6，因此在临床上必须多次检查并结合其他检查方能有助于最后确诊。

2. 胃泌素测定　目前用放免方法来测定血清胃泌素的含量已广泛用于临床，敏感而可靠。正常空腹血清胃泌素浓度为50~100pg/ml，平均为65pg/ml。十二指肠溃疡病患者空腹血清胃泌素水平大约为600pg/ml，ZES患者的血清胃泌素可有明显升高，空腹水平即高于500pg/ml，常在1000~10000pg/ml之间。

临床上少数ZES患者的胃泌素并不增高而与一般十二指肠溃疡患者相似而某些非ZES患者如某些胃酸缺乏或低酸患者及某些胃窦部易受刺激的患者如幽门梗阻等，亦可引起血清胃泌素的升高。在这些情况下应作以下试验，以资鉴别：①进餐试验：正常人或溃疡病患者在进食蛋白饮食后血清胃泌素水平可上升3倍，而ZES患者则很少变化。②钙刺激试验：钙可促使肿瘤释放胃泌素或加强胃泌素的作用因此当静脉滴注钙12~15mg/kg 3小时后测定血清胃泌素浓度及胃液分泌，可见明显增加。一般可增加2~3倍。这种情况在正常人或十二指肠溃疡患者则不易见到。也可将钙剂2mg/kg作静脉快速注入1小时后做血清胃泌素测定及胃酸分泌测定，结果与上法相似。③促胰液素试验（secretin test）促胰液素系由小肠黏膜的S细胞所分泌，为胃窦G细胞释放胃泌素的抑制剂，可减低正常人或十二指肠溃疡病患者的胃液分泌和血清胃泌素的含量。但在ZES患者中，如在2小时内每千克体重注入促胰液素3U，则血清胃泌素及胃液分泌可明显上升。

在某些常见的外科疾病中亦可引起胃泌素的升高，应设法予以鉴别：①溃疡病合并幽门梗阻：这主要是由于幽门梗阻后产生胃潴留，使胃窦部扩张，刺激胃窦部之“G”细胞产生胃泌素，使血清中胃泌素升高。对此类患者，应用胃肠减压将胃排空后再测定血清胃泌素含量。②胃窦部“G”细胞增生：亦可引起血清胃泌素升高。对此类患者，可用钙刺激试验和促胰液素试验加以区别。单纯“G”细胞增生，此两种试验均不能使血清胃泌素升高。③溃疡病术后胃窦黏膜残留：可引起胃液分泌增加及血清胃泌素含量增高，并可导致溃疡复发，易误诊为ZES。对此类患者在诊断时应根据第1次手术时的情况加以鉴别或在再次手术时经过仔细探查方能证实。用促胰液素试验也可有所帮助，即胃泌素并不增加。④甲状旁腺功能亢进：甲状旁腺功能亢进患者可引起血清胃泌素含量增加，如手术切除甲状旁腺腺瘤后，血清胃泌素仍处在高水平则应考虑尚存在有ZES的可能，此类患者当属于多发性内分泌腺瘤病Ⅰ型（MEN-Ⅰ）。⑤短肠综合征：可伴有胃液分泌增加及血清胃泌素升高，可用进餐试验加以区别。

3. 影像学检查

（1）消化道钡餐造影检查：常可发现上消化道不同部位的溃疡。FOX报道约4/5的患者可在十二指肠球部发现溃疡，但亦可在其他少见部位发现溃疡，如十二指肠2、3段或空肠上段等。如患者既往无胃手术历史，但钡餐检查发现有空肠溃疡，则可诊断为ZES。钡餐检查的其他所见还包括胃黏膜皱襞粗大、张力低下、胃液积聚、十二指肠及上部空肠扩张及肠壁黏膜粗糙水肿等。

（2）选择性动脉造影：根据选择插管动脉之不同可显示胰腺、十二指肠或肝脏之ZES肿瘤或肝内之转移瘤。对肿瘤之定位很有帮助。

（3）胰腺扫描：利用^{75}硒蛋氨酸（3μCi/kg体重）作静脉注射，然后行胰腺扫描可显示胰腺内之占位病变，但因此类肿瘤之体积一般较小，故诊断价值不大。

（4）CT检查：对胰腺、肝脏或十二指肠壁之肿物的诊断价值颇大，肿物较小即可被发现，目前已被广泛采用。

（5）超声断层检查：这是一种无损伤、灵敏度又高的检查方法，对肝及胰腺的检查安全而可靠、但较小胰腺肿瘤不易被发现，因而对ZES之诊断受到一定限制。

（三）分型

为了对卓-艾综合征（ZES）有更加明确的认识，Zollinger将ZES分为4种类型：

1. 典型的ZES　有急剧、顽固的溃疡病的典型症状，并有腹泻或脂肪泻，多次测定血清胃泌素均有明显增高。

2. 临界型　发病历史、胃液检查及X线检查均支持ZES的诊断，但多次测定血清胃泌素浓度均波动在正常上下（200~500pg/ml）。

3. 延迟或隐匿型　标准的溃疡病手术后，仍持续有胃液分泌亢进表现。

4. 合并其他内分泌异常型　即除ZES外，尚合并有腺垂体、甲状旁腺、甲状腺、肾上腺或卵巢的肿瘤样病变，最常见者为甲状旁腺腺瘤伴功能亢进。

【治疗】

内科治疗虽可暂时使症状缓解，但终不能控制本病的进展，并发症多，死亡率高，因此仍以外科手术治疗为主。手术方法主要有两种，即单纯肿瘤切除和全胃切除术。但具体选用何种手术方式，尚需根据肿瘤之部位、性质、多少以及有无转移来确定。

1. 胰腺肿瘤切除术

（1）单纯肿瘤切除只适用于单发的良性肿瘤，术后应定期复查血清胃泌素，如仍有上升，应考虑有残余肿瘤，需作全胃切除。

（2）位于胰头部的肿瘤，很少有机会能施行单纯肿瘤切除术，为了全部切除肿瘤往往需行胰及十二指肠切除术，但这种手术十分复杂，术后死亡率较高，故有人主张行全胃切除术。

（3）位于胰体尾部的肿瘤，可行胰体尾切除术，如怀疑尚有残存的肿瘤，可同时加作全胃切除术。

2. 全胃切除术　经手术探查活检证实肿瘤已转移至淋巴结或肝脏时，应设法消除胃液分泌的来源，目前只有全胃切除术方能达到这一目的。全胃切除术后虽可给患者带来一些营养上的问题，但较之溃疡及其合并症所给予患者的痛苦要轻很多。患者一旦度过手术危险期，则在生存时间内全身状况均会得到改善。有的病例在全胃切除术后发现肿瘤（包括转移瘤）有退化现象。

3. 对胰岛细胞增生的处理　经手术仔细探查后未发现肿瘤时，应取胰体或尾部组织送冷冻切片检查，如有增生或微小肿瘤时，在切除胰体、尾后，应同时行全胃切除术，因为剩余的胰腺组织中尚可能留有隐匿性肿瘤未被切除。

4. 十二指肠壁肿瘤　此类肿瘤可为单发，亦可伴有胰腺肿瘤或淋巴转移。对这一部分的肿瘤除非肿瘤很小且为单发可行局部切除术，大多数患者均需行全胃切除术。

5. 无肿瘤亦无增生　经手术探查及胰腺冷冻切片检查，既未发现肿瘤亦无增生，则可行迷走神经切除加胃窦切除，因为某些患者的胃液分泌过多，胃酸分泌过高是由于胃窦部G细胞增生所致。

6. 对某些经多次胃部手术后又伴有溃疡复发及血清胃泌素过高者，虽无组织学的诊断，亦应考虑ZES的可能。全胃切除术有时是唯一能解除患者痛苦之方法。

二、应激性溃疡

应激性溃疡（stress ulcer）泛指在严重创伤及急性疾病中发生的胃、十二指肠急性溃疡及黏膜糜烂，以上消化道出血为主要临床表现，严重者可危及生命。对该病曾有许多不同命名，如急性消化性溃疡，糜烂性胃炎、出血性胃炎等，由于病变多种名称，近年来有人主张统称为急性胃黏膜病变（AGML），对某种特殊原因引起的溃疡或黏膜病变又常给予特殊的命名。如因严重烧伤引起的急性黏膜病变称为Curling溃疡，因颅脑损伤引起者称Cushing溃疡等。随着复苏和监护技术的进展，使很多严重创伤患者从休克和多器官功能衰竭中恢复过来，但其中部分患者仍不免死于脓毒血症或应激性溃疡出血。

【病因】

目前对应激造成黏膜溃疡的机制尚不太清楚，可能与下列因素有关：

1. 复苏时的输血量　凡低于2000ml者，罕有应激性出血发生，而高于5000ml者则经常发生。

2. 急需手术的休克患者以及手术后出现并发症者，较易发生。

3. 胸腹腔脏器合并损伤较单纯胸部，软组织，肢体等损伤更易发生应激性出血。脊髓损伤合并截瘫者应激性溃疡出血的可能性较大。头部损伤引起痉挛、磨牙和用力换气，其胃酸分泌增高者，应激性溃疡出血率较高。

4. 损伤后的并发症，如肺不张、肺炎、肠麻痹伴腹胀、呼吸困难和换气不足、坏死性筋膜炎、肠瘘、急性肾衰竭和腹膜炎等，均能促使应激性溃疡出血的发生。

【发病机制】

1. 缺血　因大量失血、血压降低与胃肠道血液灌流的减少，是促进应激性溃疡发生的重要因素。一方面低血压引起反射性内脏血管收缩，使胃肠道黏膜缺血；另一方面在创伤后应激状态下儿茶酚胺、5-羟色胺及多肽类物质释放增多，从而引起血管收缩，进一步使黏膜缺血。

Moody认为，单纯胃黏膜屏障的破坏不一定引起黏膜损害，如同时有血流量减少，即可激发急性黏膜损害。很多实验证明，减少黏膜血流灌注量50%以上即可导致严重的胃黏膜糜烂，如果增加血流量在3倍以上，即能防止实验性阿司匹林胃炎的发生。Ritchie在实验中也证实，如动脉内注入异丙基肾上腺素增加黏膜血流量，即可防止在出血性休克时应激性溃疡的发生。

Moody认为胃黏膜的血流灌注具有以下3种作用：

（1）扫除逆向弥散的H^+。

（2）缓冲已进入黏膜固有层的H^+。

（3）渗出含有高浓度HCO_3^-和Na^+的液体以缓冲和扫除H^+。

因此可以说胃腔内H^+的存在，是应激性溃疡发生和发展的必要条件。

2. 能量变化　主要表现为能量不足，胃黏膜内腺嘌呤核苷酸水平减少，可导致细胞死亡。Menguy通过大量动物试验证实：

（1）在出血性休克时可产生特异性的能量不足。休克后15分钟，胃黏膜ATP减少最多，达75%，肝和骨骼肌则分别减少64%和2%，可见在休克时胃黏膜能量代谢损害最重。胃黏膜的糖原水平分别为肝和骨骼肌的1%和6%，使糖的酵解作用（glycolysis）降低，细胞坏死，发生溃疡。

（2）Menguy将应激性溃疡的范围规定如下：①必须是遭受应激后迅速发生的溃疡；②溃疡不发生在胃窦部；③溃疡只发生在胃近端（胃底及体部），也可引起大小肠的病变。

28

溃疡不发生在胃窦部与能量变化有关。根据 Menguy 的试验研究，在家兔出现出血性休克 30 分钟后，胃窦部 ATP 减少 23%，而胃体和底部的 ATP 则减少 67%。它们间之所以有这种差别，这主要是由于血流再分布而使更多的血液流到胃窦部之故。胃底和体部 ATP 的减少显著，是由于这两部线粒体的呼吸率较高，ATP 的转换率也较快，在血流分配紊乱的情况下，腺嘌呤核苷酸的分解和 O_2 流向组织较快。

3. 胃分泌的变化　虽然在严重应激状态下，未见患者或实验动物的胃酸或胃蛋白酶的增加，但胃腔内酸度和蛋白酶的致病浓度受胃黏膜的血流、黏膜的酸碱平衡和其他一些因素等改变的影响。在黏膜屏障遭受破坏的情况下，如缺血或能量不足，胃液亦可呈相对高酸，使黏膜受到损害。

4. 皮质类固醇和前列腺素的作用　对于皮质类固醇能否导致应激性溃疡，尚有待于进一步研究。现已知类固醇能稳定胃黏膜的溶酶体膜，因而曾被用于伴有心肺疾病的脓毒症患者。但是类固醇又有改变胃黏液性能的作用，因而可破坏胃黏膜屏障。目前多数学者认为类固醇既不能引起应激性出血，亦不能预防其发生。

28

现已知胃黏膜内有高浓度的前列腺素 E 和 PG_1，它们均具有黏膜细胞的保护性能，防止黏膜发生溃疡。某些致溃疡制剂，如阿司匹林、胆盐、酒精等是抑制前列腺素的催化剂，因此，干扰了前列腺素的生成，使黏膜细胞的保护受到损害。

【病理】

应激性溃疡的大体病理特点为在胃底及胃体部之多发性、表浅性溃疡，不侵犯胃窦。在严重创伤或烧伤后一个小时内即可在胃黏膜上出现被苍白黏膜包围之红斑状病灶，以后即可见黏膜局灶性出血及稀疏的糜烂，4~5 天可形成急性溃疡。在创伤或大手术后所致之黏膜病变多见于胃黏膜，但严重烧伤后胃和十二指肠的发生率几乎相等。十二指肠病变也包括局部黏膜红斑、水肿、糜烂和急性溃疡。

显微镜下可见广泛性黏膜损伤，黏膜下血管明显充血，黏膜及黏膜下组织水肿及出血。这些变化均为分散存在。溃疡在镜下最大的特点是在溃疡周围没有炎性渗出，溃疡黏膜下无瘢痕形成。

【临床表现】

应激性溃疡的首发症状多为上消化道出血或急性穿孔。上消化道出血可表现为呕血或便血，一般多在创伤后数天内发生。由于创伤的部位与性质不同，可分为以下几种：

1. 胃脑综合征（Cushing 溃疡）　见于头部外伤、颅内严重病变或颅内大手术后，最常见为脑血管意外后数天内发生的上消化道大出血，病情严重，死亡率较高。在形态上，Cushing 溃疡较深，常侵犯食管、胃或十二指肠壁的全层，故可发生穿孔。

2. 严重烧伤伴发的溃疡（Curling 溃疡）　烧伤面积超过 35%即可产生 Curling 溃疡，多发生在烧伤败血症后，胃及十二指肠均可累及，出血率较高，约占 60%。病变不规则，较深，且为多发性。

3. 静止性溃疡被激活　已经静止无症状的溃疡，当遭受创伤或脓毒血症的侵袭后溃疡可被激活，而出现溃疡病症状。有人认为临床上使用类固醇后所产生之溃疡，亦为老的溃疡被激活所致，但激活机制目前尚不十分明了。

4. 药物引起的溃疡　非激素类抗炎药物（如水杨酸制剂、吲哚美辛及酒精等）可引起胃的溃疡，这是由于胃黏膜屏障受到破坏所致。

【诊断】

根据发病历史及临床表现一般诊断并不困难，对某些诊断确有困难者，可行 EGD 内镜或选择性血管造影检查。

由于应激性溃疡多为表浅性溃疡且多位于胃底及体部，故胃钡餐检查帮助不大。

内镜检查有特殊重要性，早期在胃的近段黏膜上可见多数散在的苍白斑点，24~36 小时后即可见多发性浅表红色的糜烂点，以后即可出现溃疡，甚至呈黑色，有的表现为活动性出血。

选择性动脉造影可确定出血的部位及范围，且可经导管注入药物止血。

【治疗】

（一）治疗原则

应激性溃疡多并发于严重的全身性疾病，因此一旦发生，死亡率甚高，故预防这一疾病的发生是首要的。

1. 积极而有效地治疗原发疾病，并设法去除病因。

2. 治疗休克，迅速纠正低血压，补充血容量及改善微循环灌注。

3. 降低胃液和胃酸的分泌，即早期应用 H_2 受体阻断剂或质子泵抑制剂，并安放胃管进行持续胃肠减压。抽出胃内容，既可减轻危重患者常见之腹胀，又可解除胃酸对黏膜的有害作用。

（二）治疗方法

关于治疗可根据不同情况采用不同的治疗方法。

1. 非手术治疗　应激性溃疡一旦发生，如无严重的并发症（如大出血或穿孔等），可首先考虑非手术治疗。

（1）制酸剂的应用：同预防。

（2）胃肠减压：不但可吸除胃酸，而且可通过胃管用冰盐水灌洗，对止血有一定作用。

（3）通过纤维胃镜对出血处直接进行电灼或局部喷洒止血药品或通过介入选择性动脉插管由胃左动脉输注垂体后叶加压素、或栓塞治疗控制出血。

2. 手术治疗　如经非手术治疗不能控制出血或已有穿孔者，应即行手术治疗。迷走神经切断术加半胃切除术是首选的手术方式，也有人采用胃大部切除术或全胃切除术。Richardson 主张采用阻断胃血管的手术方法来治疗应激性溃疡的大出血，即结扎胃左、右动脉及胃网膜左、右动脉，仅保留胃短动脉。据报道术后再出血率低，亦无胃坏死。

不论采用何种手术方法，积极处理原发病至关重要，但因原发疾病与应激性溃疡均为严重疾病，故死亡率仍很高，一般超过30%。

三、幽门管溃疡

幽门管为连接十二指肠球部与胃窦之管状部分，长约2~4cm，周围有幽门括约肌包绕。正常时幽门括约肌进行有节律的收缩，以调节胃的排空。幽门管溃疡的发病机会较少，约占全部溃疡病的2%~4%。幽门管溃疡应属胃溃疡范畴，但因其所处部位特殊，一旦发生溃疡，常具有特殊的症状，钡餐检查又不易发现，易被延误，故专题加以介绍。

【临床表现】

幽门管溃疡患者多具有典型的十二指肠球部溃疡症状，即空腹时的上腹痛，进食后好转，对制酸剂的治疗反应较好。亦有不少患者具有旧溃疡症状，即进食后疼痛不见好转，反而加重。有些患者进食后由于食物及胃酸对溃疡的刺激，不但疼痛加剧，而且易出现恶心、呕吐、上腹胀满等幽门痉挛症状。幽门痉挛与梗阻不同，下列3点有助于鉴别：

1. 疼痛　幽门管溃疡疼痛较剧烈，尤其在饭后更明显加重，而幽门梗阻一般以胃胀为主，无明显疼痛。

2. 呕吐性质及内容物　幽门管溃疡所致之呕吐多在饭后即刻发生，吐出物为食入食物并混有胆汁，鲜有隔夜食物，而幽门梗阻之呕吐多发生在夜晚，含有隔夜食物、鲜有胆汁。

3. 体征　幽门管溃疡虽有类似幽门梗阻之症状，但一般无明显胃潴留，很少在空腹时出现振水音，但幽门梗阻患者均有胃潴留及空腹振水音。

【诊断】

根据临床症状及体征可做出初步诊断。钡餐检查可见幽门部有激惹现象。少数患者经过仔细观察有时可见到幽门管的伸长、扭曲变形或狭窄等。对诊断不清者可行纤维胃镜检查即可明确诊断。

【治疗】

幽门管溃疡疼痛明显，且易产生出血及梗阻等并发病，保守治疗效果不佳，应采用手术治疗。手术方式多采用胃大部切除术或迷走神经切断加胃窦切除术。

四、外科治疗后的复发性溃疡

外科治疗后的复发性溃疡又称胃空肠溃疡、空肠溃疡、吻合口溃疡或边缘溃疡，系指胃或十二指肠溃疡经手术治疗后，在上述部位发生新溃疡。在所有的复发性溃疡中，约95%以上见于十二指肠溃疡术后，胃溃疡手术后很少发生。手术后的溃疡复发率，各家报告不一，目前根据多数文献的报道大约在3%左右，其中以十二指肠溃疡术后之复发率最高。男性的复发率较女性为高。

【病因】

复发性溃疡多因第1次手术的术式选择或操作不当所致。如在胃大部切除术时胃切除的面积不够，高选迷走神经切断时迷走神经切除不全或仅以胃空肠吻合治疗溃疡病等。近几年来也注意到卓-艾溃疡亦为复发性溃疡的一个原因。

【临床表现】

复发性溃疡发生的时间，多在术后半年至数年内发生，但有的患者可在术后短期内或迟至十几年后才发生。

主要症状为上腹痛，多与术前相似。疼痛的部位与所施行的手术术式有关。如仅为胃空肠吻合术，则复发溃疡之疼痛多在脐上，如为Billroth Ⅱ式手术后，则疼痛多居右上腹。疼痛之部位、性质及程度因人而异，变化较大。

出血为复发溃疡另一常见的症状，约50%~70%的复发溃疡患者有消化道出血。可表现为大出血，但多为慢性小量失血，因而常出现程度不同的贫血。恶心、呕吐、食欲减退及体重减轻亦可伴随上述症状而出现。

【诊断】

溃疡病经手术治疗后，不论为何种手术方式，凡出现上述症状，均应考虑复发溃疡之可能、必要时应行下列检查加以证实，并设法找出溃疡复发之原因：

1. 根据手术历史及与饮食有关之临床症状，应想到本病之可能。

2. 内镜检查　EGD镜的检查对诊断有重要意义，它可明确地作出胃炎与溃疡的鉴别诊断。但在施行Billroth Ⅱ式手术或胃空肠吻合术后发生于吻合口空肠侧的溃疡常不易被发现，须仔细观察，最好选用侧视型内镜。Billroth Ⅰ式手术后的复发溃疡多位于吻合口之胃侧。用不吸收缝线作吻合，有时可出现缝线脓肿，亦可产生类似溃疡的症状。有时在内镜下可观察到吻合口溃疡之中心即为不吸收之缝线。

3. X线检查　上消化道钡餐造影检查对复发性溃疡之诊断不如对胃或十二指肠溃疡的诊断可靠。一般认为仅有50%左右的准确率，因此钡餐造影检查阴性，并不能排除复发性溃疡。吻合口溃疡在钡餐造影检查时并不一定出现龛影，有时可根据吻合口的压痛和激惹即可做出诊断。

在术后近期行钡餐造影检查，常将正常吻合口的突起或缺损误诊为吻合口溃疡，这是由于吻合口的水肿或吻合口缝线的影响所形成的假象所致。因此做为对复发性溃疡之诊断，术后的钡餐检查以6~8周为宜。

【治疗】

治疗复发性溃疡的关键在于设法消除溃疡复发的原因，在找出复发原因以前，可先行正规的非手术治疗，包括饮食的调理，禁烟戒酒，同时给予保护胃黏膜的药物以及制酸剂如H_2受体阻断剂或质子泵抑制剂，常可获得较满意效果。对那些疗效不佳而确有明显复发原因的患者应在必要的准备之后施行手术治疗。手术的主要目的是去除造成复发溃疡的原因。因此必须结合上次手术术式及目前患者的状况，综合分析，慎重选择第2次手术的术式。

1. 胃空肠吻合术后之复发溃疡　对于此类溃疡，目前均认为以胃大部切除术为佳。约87%可获良好结果。手术死亡率仅占0.5%左右。根据Baltz的报道，迷走神经切断术加胃窦切除术可使93.3%的边缘溃疡患者获良好效果。

2. 胃大部切除术后之吻合口溃疡　如上次手术切除的面积已够，又无胃窦黏膜的遗留或其他胃外的致溃疡因素，则以迷走神经切断术的效果为最好、方法也比较简单。如因其他原因所引起的溃疡复发，则应进行相应的处理。

3. 迷走神经切断加引流术后的溃疡复发　对此类手术后的溃疡复发，一般认为多系迷走神经切除不全所致。

4. 其他特殊原因所致之溃疡复发　对某些多次复发之溃疡，应考虑其他一些特殊原因。如ZES及多发性内分泌腺瘤病Ⅰ型（即MEAⅠ）等。应进一步检查，作相应处理。

五、老年溃疡病

28

随着人民生活水平的提高、科学文化的进步与医药卫生事业的发展，人类的平均寿命不断延长，60岁以上的老人在逐年增多。随着年龄的增长，各重要脏器也不断出现退行性改变，各器官的储备能力或代偿能力也在不断下降，因而对创伤手术的应激能力减退，并发症增多，死亡率也增高，故对老年人所患的各种疾病应加以特别重视，因老年并非手术的禁忌。

老年溃疡病的发病率，根据文献报道，一般在7%～19%之间。

【临床特点】

1. 胃溃疡较十二指肠溃疡多见，且多合并有胃炎，故老年溃疡病的胃酸排出量较青壮年为低。

2. 不论是胃还是十二指肠溃疡，疼痛症状不明显或不典型。由于老年人反应比较迟钝，有时虽有穿孔等并发病，症状与体征也不如青年患者明显，因此易被误诊。

3. 合并出血者多，根据报道有明显出血症状者较青壮年多2倍。出血亦不易自止。

4. 病程迁延，不易治愈。这是由于高龄患者多有动脉硬化、局部血流量减少以及黏膜抵抗力降低所造成。

5. 常同时合并有其他器官的疾病，如心血管疾病或呼吸系统疾病等。

【治疗】

由于老年病者有以上的临床特点，因而一经明确诊断，即应积极采取相应的治疗方法。有关外科治疗的适应证，与一般溃疡病外科治疗的适应证相同，但在术前应全面了解各器官系统的情况，以便预防和减少并发病。

高龄并非手术的禁忌，但术前、术中及术后均应想到患者对创伤的应激能力差，伤口愈合慢，各器官的功能减退，故在输血、输液、手术操作以及手术后处理上均应根据老年人的特点慎重考虑。

1. 急性大出血的患者，因患者多有高血压及动脉硬化，出血难以自停。如无其他禁忌证，宜早期手术。如经一般非手术治疗，病情稳定，出血逐渐停止者，亦可改为择期手术。

2. 老年的溃疡穿孔虽较少见，但穿孔后不易局限而形成全腹膜炎，一般情况较差，宜行简单的单纯缝合术。但如患者一般情况好，发病时间短，腹腔污染不重，又无其他器官的伴发病亦可考虑胃大部切除术。

3. 幽门梗阻，可根据患者情况施行胃空肠吻合术或胃大部切除术。

4. 疑有癌变者，应在充分准备后，早期手术。

（戚峰　王鹏志）

第六节　胃食管反流性疾病

上消化道有两种常见的反流性疾病，一为胃食管反流，一为十二指肠胃反流。两种反流同属消化道动力学障碍，在病理生理及临床上有同异。相似之处如：①两种反流均可在生理情况下发生；②下食管括约肌（LES）和幽门均可因张力低下，手术或病理改变影响其解剖和功能，并改变了食管、胃及十二指肠的pH环境，构成病理性反流；一定浓度和数量反流物，及其滞留在上述器官达一定时间，均可导致反流性食管炎及胃炎；故反流性食管炎及碱性反流性胃炎的疼痛症状分别由用酸和碱的灌注所激发。

一、胃食管反流病

胃食管反流病（gastroesophageal reflux disease，GERD）是胃、十二指肠内容物反流入食管引起不适症状和/或食管黏膜病理改变的一类临床状态，为常见的消化道疾病。根据是否导致食管黏膜糜烂溃疡，分为反流性食管炎（reflux esophagitis，RE）及非糜烂性反流病（nonerosive reflux disease，NERD）。胃食管反流既为一种生理现象，又是病理表现。两者的区别在于病理性胃食管反流产生症状且有食管组织学改变，生理性食管反流则否。

GERD在全球总体人群的发病率达20%，在我国发病率约为5%～10%，在西方国家发病率较高，在美国此病每年新发患者为6.4×10^5，约占全部食管疾病的3/4。据2000年出版的Adam所著《实用食管疾病的处理》（*Practical Management of Esophageal Disease*）一书介绍，西方国家每日体验到烧心症状者为5%～10%，40%的人每月有过烧心症状。我国王其彰对胃食管反流症状的人口调查，根据1727例的总结7.05%的人每日至少受到一次烧心症状的困扰，31.9%每月至少有一次烧心症状。北京协和医院1986年对3000名接受胃镜检查患者调查发现，反流性食管炎占5.8%。上海地区对成人胃食管反流病流行病学调查显示症状发生率为7.68%。可见我国胃食管反流症状的发生与西方国家极为相似，但中国人群GERD病情较轻，NERD较多见。近些年以来，各地食管功能检查工作的普遍开展，胃食管反流病的发现例数不断增加，该病随年龄上升而增加，50岁以上多见。胃食管反流病男女比例接近；但男性发展成反流性食管炎高于女性（2～3∶1）；男性更易发展成Barrett食管，与女性的比例为10∶1。

胃食管反流病大多数患者症状轻微，可以通过改变生活方式及药物治疗得到控制，而其中的10%～30%会出现严重的食管炎等并发症而需要考虑外科治疗。

由于胃食管反流作为一种病理生理基础可累及多个领域和学科，例如呼吸科、心血管科、儿科、口腔科、耳鼻喉科、加强病房的危重患者以及需要接受手术治疗的腹/胸外科。因此，对胃食管反流病的研究逐渐成为国际上研究的热点，在国内业已引起密切关注。

【病因及病理生理】

食管抗反流功能的机制主要是：①膈肌脚纤维（右脚为主）环绕下端食管收缩时的钳夹作用；②食管与胃底成锐角（His角）；③食管进入胃的入口处，其纵行皱襞形成的瓣膜作用；④腹腔内段食管受腹内压的挤压作用；⑤食管下端括约肌（lower esophageal sphincter，LES）的作用，LES张力为最重要的食管抗反流因素，LES出现功能障碍时，则出现两种病理现象：贲门失弛缓症和胃食管反流。

GERD是由多种因素造成的以LES功能障碍为主的胃食管动力障碍性疾病，直接损伤因素是胃酸、胃蛋白酶及胆汁（非结合胆盐和胰酶）等反流物。

如胃食管连接部抗反流机制中的一种或数种发生障碍（抗反流屏障结构与功能异常、食管清除作用降低、食管黏膜屏障功能降低）即可发生胃食管反流。在酸性胃内容物反流食管时，患者感觉“烧心”。由于炎症使食管壁变僵硬，导致食管清除酸的时间延缓，使LES压力下降。如此恶性循环，其结果使更多的酸易于进入食管，引起消化性食管炎，使食管应激性增强，造成继发性痉挛，该过程就是：刺激、痉挛、炎症，逐渐形成瘢痕、狭窄、出血、穿孔，假憩室，食管下端黏膜鳞状上皮化生柱状上皮（Barrett食管），或许发生食管裂孔疝。

胃食管反流患者食管以外可造成损害。过多反流，夜间刺激咽喉黏膜，引起气道吸入，发生哮喘、肺炎，婴儿及儿童则继发呼吸道感染，并发缺铁性贫血及发育障碍（图28-6-1）。

28

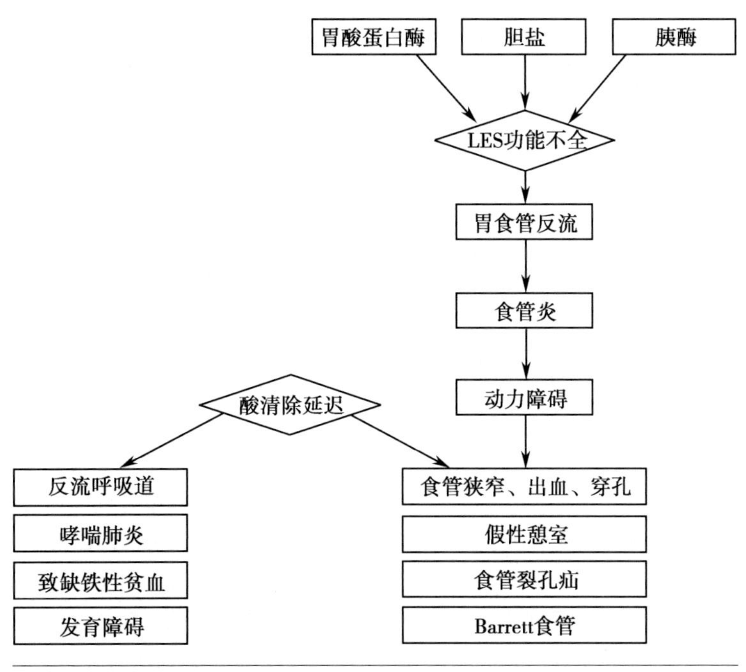

▶ 图28-6-1　胃食管反流病发病机制

也应该指出，食管的反流液中有胆汁比无胆汁的食管炎症更为严重。Kranendonk研究十二指肠液对鼠食管的作用，发现单独胃液不产生黏膜损害，单独胆汁或胰液能产生食管溃疡，若两者同时存在，损害更大。胃内胆盐的浓度对胃食管反流和食管炎症状的发生很重要。

【临床表现】

临床上胃食管反流病表现多样，轻重不一。

1. 烧心和反流是本病最常见的典型症状　烧心是指胸骨后或剑突下烧灼感；反流是指胃内容物向咽部或口腔方向流动的感觉。烧心和反流常在餐后1小时出现，姿势性或反流性烧心，由于扭曲弯腰、咳嗽、妊娠、腹水、用力排便、穿紧身外衣和围腰、头低位、仰卧等姿势均可诱发或加重烧心。由于进食过量或摄入茶、酒、咖啡、果汁、阿司匹林等物质而诱发。部分患者烧心和反流症状可在夜间入睡时发生。

2. 非典型症状　胸痛、上腹痛、上腹部烧灼感、嗳气等为GERD的不典型症状。胸痛由反流物刺激食管引起，发生在胸骨后或心窝部，严重时可为剧烈刺痛，放射到后背、胸部、肩部甚至耳后，如同心绞痛或心肌炎，可伴有或不伴有烧心和反流。这种由 GERD 引起的非心源性胸痛占 80%。病程初期由于炎症造成食管局限性痉挛，可发生间歇性咽下困难和呕吐；少数患者吞咽困难是由食管狭窄引起，呈持续或进行性加重。

3. 食管外症状　包括咳嗽、咽喉症状、哮喘和牙蚀症等，无论患儿或成人均可出现吸入性肺炎甚至窒息，即食管外综合征。2006 年蒙特利尔共识意见提出，尽管以上症状已确认与 GERD 存在关联，但这些症状的发生为多因素作用的结果，GERD 并不一定是唯一的因素。另外，有 59% 低通气睡眠呼吸暂停患者由明显的胃食管反流引起（北京协和医院，1992 年）。

4. 早产儿、婴幼儿发育障碍　婴幼儿特别是早产儿的 LES 发育不成熟，极易发生胃食管反流，临床上常表现为厌食、拒奶、体重不增或消瘦明显、哭闹、呼吸暂停；稍大儿童主要表现为呕吐、甚至可出现反复的喷射性呕吐、生长发育迟缓、营养不良。北京协和医院对 15 例胎龄 29~32 周的早产儿进行 24 小时食管 pH 监测发现 73.3% 的患儿存在病理性 GERD，给予胃动力药西沙比利后患儿症状迅速缓解，体重增加。天津医科大学第二医院郑军在 1999 年报告观察 40 例早产儿发生 GERD 发生率 82.5%，80% 为无症状型。

28

5. 并发症

（1）上消化道出血：浅表糜烂性食管炎常为少量持久性出血，伴有不同程度的缺铁性贫血。如发生边界性溃疡甚至穿孔或大出血。

（2）食管狭窄：长期反复胃食管反流可引起食管炎，食管黏膜充血、水肿、糜烂、溃疡，纤维组织增生，瘢痕形成，食管壁的顺应性降低，食管狭窄，痉挛引起吞咽困难。

（3）Barrett 食管：反复的食管炎使食管下段鳞状上皮被化生的柱状上皮替代，称之为 Barrett 食管。其腺癌的发生率较正常人高 10~20 倍。

【诊断】

腹部外科医生必须加强对胃食管反流病的认识，GERD 的常用诊断方法主要包括症状评估、内镜检查和食管 pH 值检测等，但主要还是基于临床症状。典型症状为烧心及反流，典型症状者占 88%，有典型症状者，不管其是否存在食管炎症均可用抗酸药物试验治疗，如治疗有效，则可进一步证实本病诊断；对症状不典型或有典型症状而抗酸药物治疗无效者，应作胃镜检查、24 小时食管 pH 监测进行综合分析来作出诊断。

1. 质子泵抑制剂（PPI）试验简便、有效　PPI 试验作为 GERD 的诊断试验方法简便、有效，敏感度可达 78%，但特异度较低。具体方法为：对于有烧心、反流症状且内镜检查阴性疑似 GERD 的患者，可给予标准剂量 PPI 口服 2 次/天，治疗 1~2 周，如症状减轻 50% 以上，则可判断为 PPI 试验阳性。

2. 内镜　与欧美国家建议初诊患者先行 PPI 试验相比，我国共识意见对内镜检查的推荐更为积极。我国共识意见建议具有反流症状的患者在初诊时即行内镜检查。

EGD 镜检查时常可发现胆汁带着泡沫自幽门反喷入胃内，将黏液池染黄；可因内镜刺激导致胃肠痉挛、恶心、呕吐，并非真正 GERD，故有一定假阳性和假阴性。另则胃镜为有刺激检查，症状较轻的患者有时不能耐受，依从性差，影响检查的次数和观察的时间有限，其应用价值有一定局限性，但对食管黏膜已发生病理改变者，则可以判断 RE 的严重程度和有无并发症，结合活检可与其他原因引起的食管炎和其他食管病变作鉴别。胃镜下 RE 分级（Savary-Miller 4 期分级法）：Ⅰ期：贲门上方一处或多处非融合性的黏膜损害，红斑伴/或不伴有渗出或浅表糜烂；Ⅱ期：融合性糜烂，渗出病变，但未完全累及食管环形皱襞；Ⅲ期：融合性糜烂，渗出病变，已完全累及食管环形皱襞，导致食管壁炎性浸润，但未引起狭窄；Ⅳ期：慢性黏膜病变，如溃疡，壁纤维化，狭窄，短缩，瘢痕化，Barrett 食管。

食管黏膜活检诊断反流性食管炎的标准是：①鳞状上皮基底细胞层增厚；②乳突向上皮表面延长，超过正常厚度的 2/3；③固有膜内中性粒细胞浸润。

3. 食管反流监测　是 GERD 的有效检查方法，是 GERD 诊断的客观依据，包括食管 pH 值检测、食管阻抗-pH 监测和无线胶囊监测等方法。24 小时食管 pH 监测能记录白天和夜间及 24h 食管内的 pH<4 的百分比、pH<4 的次数、持续 5 分钟以上的次数、最长持续时间等观察指标。这些参数能帮助确定在生理活动状态下有无过多的反流，并有助于阐明胸痛和酸反流的关系。未使用 PPI 的患者可选择单纯 pH 监测；若正在使用 PPI 治疗则需加阻抗监测以检测包括弱酸和弱碱反流在内的所有非酸反流，meta 分析提示服用 PPI 后行反流监测，弱酸反流是最常见的反流形式，为 PPI 疗效欠佳的重要原因。无线胶囊监测可使监测延长至 48 小时甚至 96 小时。

4. 食管 X 线钡餐　传统的食管钡餐检查将胃食管影像学和动力学结合起来，可发现食管下段黏膜皱襞增粗、不光滑，可见龛影、狭窄，食管蠕动减弱；并可显示有无钡剂从胃反流至食管，因此对诊断有互补的作用，但其敏感性较低。2014 年共识提出，如患者不存在吞咽困难等症状，不推荐行食管钡剂造影。

5. 食管测压　食管测压可了解食管动力状态，用于术前评估，但不能作为 GERD 的诊断手段。由于下食管括约肌压力低下以及食管蠕动障碍等动力学异常并非 GERD 的特异性表现，因此食管测压诊断 GERD 的价值有限。但通过食管测压可对下食管括约肌进行定位，有利于置放食管反流监测导管；而且在行抗反流手术前可排除其他食管动力障碍性疾病，如贲门失弛缓症、硬皮病引起的严重食管动力低下等。因此，食管测压在临床上有利于评估食管功能。

6. 核素胃食管反流检查　用同位素标记液体，显示在平卧位及腹部加压时有过多的核素胃食管反流。如肺内显示核素增强时，表明有过多的反流，常是肺部病变的原因。

由于操作烦琐，且有放射性污染，目前临床已很少使用。

【治疗】

目的在于控制症状、治愈食管炎、减少复发和防治并发症。

1. 改变生活方式　是 GERD 治疗的一部分，可以减轻症状、防止复发、且无须花钱。体位方法包括餐后保持直立位，避免用力提物、弯腰低头；避免睡前小吃或饱餐，少进水，应用促动力药；睡觉时垫高上半身 15~20cm。防止食管下括约肌基础压力降低的措施，包括尽量减少饮食中脂肪、巧克力、酒精和咖啡的摄入以减少反流和加重烧心症状。吸烟增加胃食管反流和促使十二指肠胃反流，因此需戒烟。减少引起腹压增高的因素，肥胖者需减肥，有证明体重下降 4.5~6.8kg 可明显减轻症状；不穿紧身衣服。避免服促进反流药物，如抗胆碱能药物、钙通道阻断剂及硝酸甘油等使食管收缩力减弱及引起胃排空延迟。

2. 药物治疗　目的是减低胃内容物的酸度，减少胃食管反流，保护食管黏膜。常用药物有抗分泌剂、抗酸剂、促动力药、黏膜覆盖药，临床上常联合用药。

抗分泌剂包括 PPI 和 H_2 受体拮抗剂。多项 meta 分析显示，PPI 对食管炎愈合率、愈合速度和反流症状的缓解率均优于 H_2 受体拮抗剂，是治疗 GERD 的首选药物，70%~80% 的反流性食管炎患者和 60% 的非糜烂性反流病（NERD）患者经 8 周 PPI 治疗后可获得完全缓解。2014 共识意见建议，如单剂量 PPI 治疗无效可换用双倍剂量；如一种 PPI 治疗无效，可选用其他 PPI 进行治疗。研究显示，GERD 治疗中最优胃酸抑制需要在 24 小时中使胃内 pH>4 的时间达到 16 小时，在疗程方面，共识意见认为 PPI 治疗 GERD 使用疗程至少 8 周。与治疗 4 周相比，治疗 8 周可将症状缓解率和食管炎愈合率提高 10% 以上。合并食管裂孔疝的 GERD 患者以及 Savary-Miller 分级Ⅲ期、Ⅳ期的患者，PPI 剂量应加倍。PPI 包括埃索美拉唑、奥美拉唑、泮托拉唑、兰索拉唑等；H_2 受体拮抗剂有西咪替丁、雷尼替丁、法莫替丁、尼沙替丁等。

促动力药包括多潘立酮（吗丁啉）、莫沙必利、依托比利等，这类药物可能通过改变 LES 压力、改善食管蠕动功能、促进胃排空，从而达到减少胃内容物向食管反流及减少其在食管的滞留时间。但此类药物疗效不确定，因此只适用于轻症患者，或作为联合用药。

抗酸剂包括氢氧化铝、氧化镁、三硅酸镁、碳酸钙等。目前认为，长期服用含铝镁的抗酸剂应慎重，短期应用是安全的。

黏膜覆盖有硫糖铝、藻酸盐制剂、胶体次枸橼酸铋、蒙脱石散（思密达）等，起到一定的黏膜保护作用，可作为辅助用药。

3. 维持治疗　GERD 具有慢性复发倾向，为减少症状复发，防止食管炎复发引起的并发症，可给予维持治疗。

维持治疗方法主要包括：①持续维持：指当症状缓解后维持原剂量或半量 PPI 每日 1 次，长期使用；②间歇治疗：指 PPI 剂量保持不变，但延长用药周期，最常应用的是隔日疗法；在维持治疗中，若症状反复出现，应增至足量 PPI 维持；③按需治疗：是指经初始治疗成功后停药观察，一旦出现烧心、反流症状，随即再用药至症状消失。2014 共识意见指出，NERD 和轻度食管炎（Savary-Miller 分级Ⅰ期和Ⅱ期）患者可采用按需治疗和间歇治疗，PPI 为首选药物，抗酸剂是可选药物；重度食管炎（Savary-Miller 分级Ⅲ期、Ⅳ期）及 Barrett 食管患者通常需要 PPI 持续维持。但西方国家认为长期使用 PPI 有造成难辨梭状芽胞杆菌感染的可能，我国尚无此类研究证实。

4. 手术治疗　大多数患者症状轻微，可以通过改变生活方式及药物治疗得到控制、其中的 10%~30% 会出现严重的食管炎及其并发症而需要接受手术治疗。治疗病例数目虽然明显低于保守治疗，然而手术治疗却是胃食管反流治疗方法中最重要的一部分。过去认为重度反流性食管炎、出血、狭窄及部分 Barrett 食管病例，均是外科治疗的适应证，最新指南指出“对 PPI 治疗有效但需长期服药的患者，抗反流手术是另一种治疗选择”。

外科手术方法不下数十种，但不外把食管末端的一部分缝合到胃上，以便在腹内压力升高时，经胃传导压力，使缝合部起一抗反流活瓣作用，另一作用是提高食管末端压力。抗反流手术的术式，基本上有 3 大类：全胃底折叠术、部分胃底折叠术和贲门固定术。

1956 年 Nissen 报告了他设计的全胃底折叠术（360°胃底折叠术），以后屡经改进，1977 年发表了最后一篇报道。“Nissen 胃底折叠术”实际泛指传统和改良的 Nissen 手术许多术式。其目的明显减少了咽下困难和胃膨胀综合征（亦即气顶综合征，gas bloat syndrome，GBS）的发生。短松 Nissen 手术（short floppy Nissen）这种手术被认为是应用最广、疗效最佳的手术方式，见图 28-6-2~图 28-6-5。

河北医科大学第四医院王其彰自 20 世纪 80 年代就开始研究胃食管反流病，根据胃食管结合部的解剖结构设计了贲门斜行套叠术，临床应用已上百例，全部病例术后反流症状消失，经食管 pH 监测未见食管异常反流，食管下括约肌压力亦显回升。此手术有效地建立了抗反流屏障，效果确实，易于掌握，有推广价值。

近年随着微创外科蓬勃发展，腹腔镜抗反流手术（食管裂孔疝修补和/或胃底折叠术）以其只需重建（不需切除且无须取标本）、图像放大、光照良好、可在狭小间隙内操作的突出优势而迅速成为胃食管反流病的首选手术方式。用腹腔镜治疗胃食管反流病首先由加拿大医生 Gegeal 于 1991 年开始，不久 Dallemagne 等于 1991 年在比利时开会报道 12 例治疗效果。腹腔镜下施行的手术以 Nissen 手术为主，此项技术以其创伤小、恢复快、近远期疗效与开放式 Nissen 手术相当等优点，因此，临床上愿意接受此项手术的患者数量急剧上升，在美国等国家，每年施行此项手术患者约 5 万~7 万例。已迅速成为治疗食管裂孔疝的首选术式。在欧美国家已成为除腹腔镜胆囊切除术以外的另一标准手术。国内也已开展了此项技术。微创技术的发展，使手术治疗更为安全、简便、有效。中国对于GERD诊治的专家共识演变过程是：2007年多数倾向为手术治疗应综合考虑，由有经验的外科医师慎重决定；2009年认为抗反流手术与药物治疗相当，但手术并发症和死亡率与外科医生经验相关；2014年趋于一致的意见是抗反流手术在缓解症状和愈合食管炎方面的疗效在一定程度上优于药物治疗，应得到更多的认可和推广。

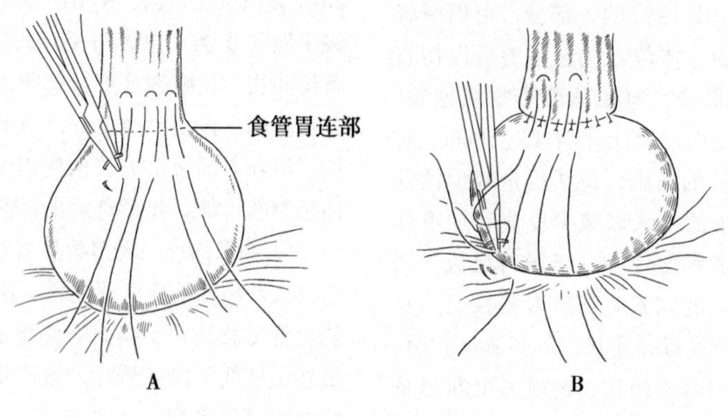

▶ 图28-6-2 抗胃食管反流的四种术式（1）

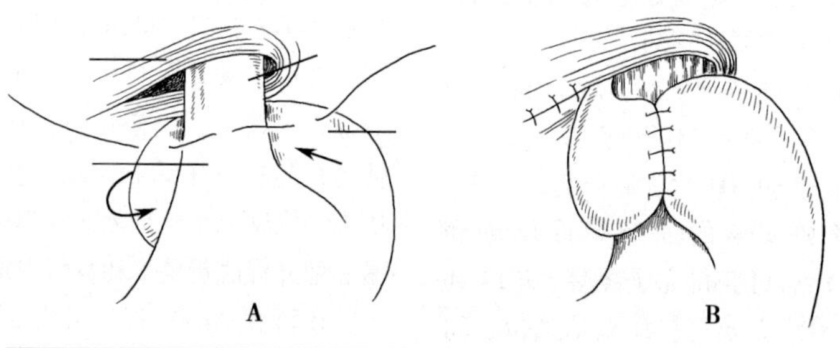

▶ 图28-6-3 抗胃食管反流的四种术式（2）

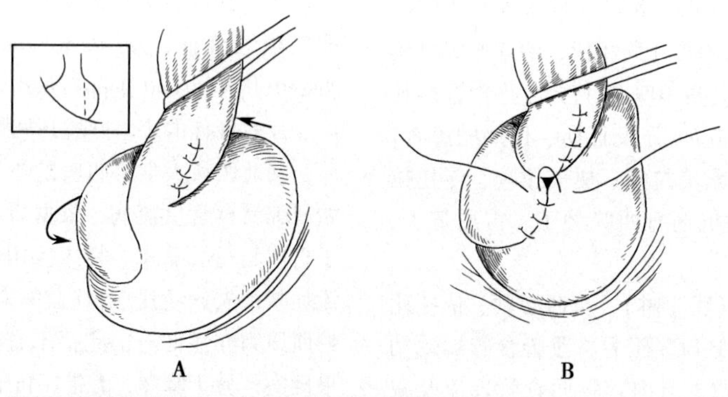

▶ 图28-6-4 抗胃食管反流的四种术式（3）

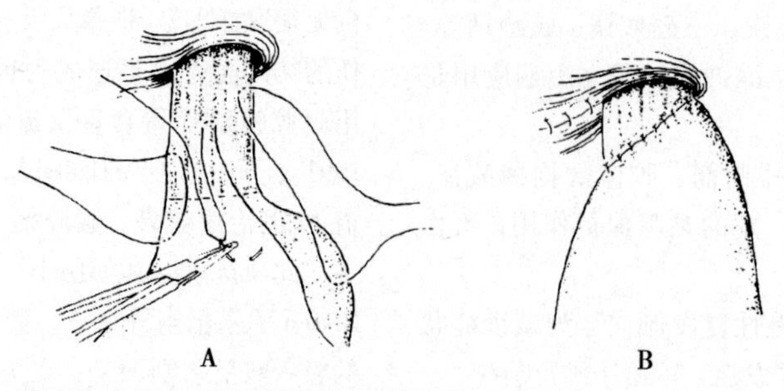

▶ 图28-6-5 抗胃食管反流的四种术式（4）

5. 内镜治疗　目前GERD内镜下治疗手段主要分为射频治疗、注射或植入技术和内镜腔内胃食管成形术。其中射频治疗和经口不切开胃底折叠术（transoral incisionless fundoplication，TIF）是近年研究的热点。

射频治疗技术是近几年才出现的治疗GERD的新方法。该技术具有操作简单、微创、安全、有效、副作用少、恢复快等特点，易于被患者接受，为临床上药物疗效不理想的患者提供了新的微创治疗方法。术后2小时即可进流质饮食，活动无限制，术后2天内可出院。关于射频治疗目前已有4项RCT，随访3~6个月，结果显示手术组症状改善和生活质量评分均优于假手术组，但上述研究均缺乏长期随访的结果。此外，大部分患者术后虽然症状改善，但仍有反流症状，术后仍需使用PPI，而pH监测参数和食管炎愈合率等客观指标改善不明显。因此，射频治疗的长期有效性仍需进一步研究证实。

TIF是近年新兴的内镜下抗反流手术，近期一项随机多中心交叉对照研究纳入了63例GERD患者，结果显示术后6个月手术组症状缓解率和食管炎愈合率均优于高剂量PPI组。但其长期疗效仍需进一步研究证实。

6. 并发症的治疗

（1）食管狭窄：食管慢性溃疡性炎性反应改变可导致瘢痕形成和食管狭窄，临床上尤以食管下段多见。GERD相关食管狭窄的主要治疗方法为气囊扩张，但术后复发率较高，故合并食管狭窄的患者经扩张后需PPI维持治疗，以改善吞咽困难的症状和减少再次扩张的需要，对年轻患者亦可考虑抗反流手术。

（2）Barrett食管：Barrett食管是常见的GERD相关并发症，也是与食管腺癌发病密切相关的癌前病变之一，有64%的食管腺癌患者伴有Barrett食管，故应使用PPI及长程维持治疗，定期随访是目前预防Barrett食管癌变的唯一方法。早期识别不典型增生或早期食管癌应及时手术切除。

二、十二指肠胃反流

十二指肠胃反流系以胆汁和胰液为主的碱性液体引起胃炎，它具有的剑突下或上腹痛用抗酸药和进食非但不能缓解，甚至会加重症状；而胃食管反流引起食管炎，其烧心症状可因服抗酸药和进食而缓解。

两种反流可单独存在，或合并存在。但可以肯定地说，胃食管反流患者若同时存在十二指肠胃反流，不但胃黏膜遭到损害，食管黏膜同时会遭受更严重损害。

【病因与发病机制】

消化道手术或某些疾病导致胃肠结构异常或胃肠动力改变。 十二指肠逆蠕动及其与幽门、胃窦的运动关系决定着肠胃反流的发生及反流量。十二指肠出现逆蠕动，此时幽门开放，则肠胃反流即发生。相反，即使十二指肠逆蠕动很强，如果同时出现强大的胃窦收缩，也可阻止肠胃反流的发生。正常情况下，胃、十二指肠协同收缩，防止反流发生。任何导致胃肠动力紊乱和解剖结构异常的因素均可能引起病理性十二指肠胃反流发生。胃切除、迷走神经干切除或选择性迷走神经切除术均破坏了胃肠正常蠕动节律的发生，破坏了幽门功能，造成顺蠕动减少，甚至出现逆蠕动，食糜和碱性液（如胆汁、胰液和十二指肠液等）滞留于胃内，对胃黏膜造成严重破坏。也有作者提出，由于胃手术破坏了迷走神经肝胆支，造成胆囊收缩功能下降，胆汁不能有效地储存在胆囊中，持续向十二指肠排出，也容易向胃反流。胆石症或胆囊功能障碍的患者，常伴有十二指肠胃反流，并且在胆囊切除后更加严重。究其原因除了胆囊丧失了储存浓缩胆汁、间断排泄胆汁入十二指肠的功能，使空腹时胆汁反流入胃增加外，此类患者胃窦十二指肠动力改变也十分常见，胃、十二指肠收缩不协调，导致发生反流。在肠胃反流的基础上，如果下食管括约肌功能异常，导致下食管括约肌压力显著下降或其频繁发生自发性松弛，则易使胃、十二指肠内容物反流，形成十二指肠胃食管反流。

目前已经知道，过量十二指肠内容物反流入胃，使结合胆酸在胃内转变为更具毒性的游离胆酸，卵磷脂在胰酶作用下转化为溶血卵磷脂，共同破坏胃黏膜屏障，致使大量氯离子逆向弥散；继而肥大细胞破裂，释放5-羟色胺、组胺等血管活性物质；终致胃黏膜炎症、糜烂，甚至浅表性溃疡。胃内胆盐的浓度对反流性胃炎和食管炎发生很重要；若胆盐和胃酸结合起来，损害性更大。

有报道，幽门螺杆菌（helicobacter hylori，Hp）可能诱发胆汁反流，抗Hp治疗可减轻十二指肠胃反流的临床症状。Hp和胆汁在反流性胃炎的发病过程中似有协同作用。

【诊断】

1. 临床表现　十二指肠胃反流可能是胃炎/手术后碱反流性胃炎、胃溃疡、食管炎、胃癌、食管癌的重要病因之一。其临床表现为胃部手术后出现抗酸剂不能缓解的上腹痛（上腹部持续性烧灼样疼痛）、呕吐胆汁、体重减轻三联征。

2. 内镜检查和病理活检　内镜检查可见胆汁性肠内容物经吻合口反流入胃。炎症弥漫性分布于残胃。根据Sydney系统的标准，内镜诊断标准为距吻合口2cm以上的胃黏膜，同时存在以下两种以上征象：胃黏膜水肿、间有红斑、组织脆弱易出血、渗出、多发性糜烂甚至浅表溃疡、黏膜增生或萎缩、黏膜下血管凸现、肌层内出血点和结节形成，任何单一征象在残胃中都可以是正常的。

观察到胆汁积聚，必须同时有病理诊断。胃黏膜活检呈萎缩性胃炎或浅表性胃炎改变。可采用Rauws评分，评价严重程度包括如下4项标准：①固有层炎性浸润密度（0~2）；②固有层多形核白细胞密度（0~3）；③上皮内多形核白细胞（0~3）；④浅表糜烂（0~2）。0代表无，1代表轻度，2代表中度，3代表重度。需注意的是反流性胃炎临床症状的严重程度与病理活检并无对应关系，部分没有任何症状者，内镜检查和病理活检亦可能发现严重的黏膜

28

病变。内镜检查可鉴别输入襻综合征。

3. 光纤分光光度计 Bilitec 2000 检测，1993 年，Bechi 等发明一新型光纤分光光度计，称为 Bilitec 2000，能 24h 连续监测，直接反映胃内胆汁浓度。该设备基本工作原理与传统的分光光度计一样，它测定样品在特定波长光照下的光吸收率，确定样品中某种物质的浓度。胆红素在 450nm 处存在特异吸收峰，样品在该波长光照下，不同的吸收值对应了不同的胆红素浓度。胆红素是胆汁中最重要的成分，就像是胆汁天然的标记物一样，从胆红素的浓度我们可以推算样品中胆汁含量。Bilitec 2000 采用先进的光纤技术和计算机技术，构造精巧，可随身携带。该仪器主要由光纤探头、光源和信号处理单元组成。光源每隔 8s 输出 1 次信号，24 小时可以得到 10 800 个样品信息，为减少误差，计算机取相邻两次结果的平均值贮存，实际得到 5400 个数据，达到持续监测的目的。

Bechi 等在体外用 Bilitec 测定胃液中胆汁胆红素浓度，证实 2.5～100μmol/L 范围内，光吸收值与浓度有很好的相关性。Bilitec 2000 的有效性、准确性和稳定性在大量实验研究中得到证实。目前，确定胆红素存在的吸收阈值，许多学者在研究中以吸收值大于 0.14 为确定反流的标准。

4. 其他检查

（1）放射性核素监测胆汁反流，则以静脉注射^{99m}Tc-HIDA 后，放射性核素从胆管排入肠道，如在胃内出现放射性即可诊断肠胃反流。如诊断有怀疑，可做激发试验。

（2）24 小时胃内 pH 测定：如胃内持续 pH 偏高则胆汁反流可能性较大。Imada 等报道 34.1%胃大部切除术后胃内 pH 高于 7。

【治疗】

1. 非手术治疗 症状轻微的反流性胃炎，可先行非手术疗法，但疗效差。可选用胃肠动力药如多潘立酮、西沙比利等。硫酸铝考来烯胺可保护胃黏膜。应用抗 Hp 药物：1990 年悉尼世界胃肠病会议上，推荐有机铋加阿莫西林或四环素加甲硝唑三联疗法为根除 Hp 的标准治疗方案，即胶态枸橼酸铋 120mg，4 次/天加阿莫西林或四环素 500mg，4 次/天加甲硝唑 400mg，4 次/天，口服 2 周，根除率在 85%左右。关于根除 Hp 治疗方案有二联、三联、四联疗法等等。吸烟可增加胆汁反流，故患者应戒烟。静脉营养可减少胆汁和胰液的分泌，临床治疗 2～4 周后，胃镜及活体组织复查，胃炎有明显好转，对体质衰弱、营养不良者尤为适宜，并可作为术前准备之用。

2. 手术治疗 药物治疗无效和症状持续 1 年以上者可考虑手术治疗。手术的主要目的是防止十二指肠内容与胃接近或接触，这个目的几乎肯定能实现。全胃切除者应考虑代胃术。

（1）Roux-en-Y 胃空肠吻合：目前认为最有效和常用的手术方法，为了保证十二指肠内容流入空肠而不能逆流到胃，新的输入襻空肠入口应在胃肠吻合口下 50cm 处。以前施行过迷走神经切断术和幽门成形术后发生胆汁反流性胃炎者再手术后包括半胃切除和结肠前 Roux-en-Y 胃空肠吻合术。

（2）Henley 顺蠕动空肠间置术：1952 年由 Henley 首创，是将一段空肠插入胃与十二指肠之间（Henle 襻），适用于毕氏Ⅱ式胃空肠吻合后胆汁反流性胃炎。同时也用于毕氏Ⅰ式吻合，只需拆除原吻合口，间置入顺蠕动肠段即可。原毕氏Ⅱ式吻合，则需在接近原吻合口处切断输入襻，关闭残端，在输出襻 40cm 处切断、与十二指肠残端作端-侧吻合，原输入襻肠段再与远端空肠作端-端吻合。

（3）Tanner-roux-Y 术：与 Roux-en-Y 术接近，但在胃空肠吻合口处加作空肠-空肠端侧吻合即可。

另外，全胃切除术后丧失了食物储器、常出现反流性食管炎、倾倒综合征、腹胀、食欲不振等症状，从而导致全身营养状况、免疫功能及生活质量下降，使手术治疗质量受到影响。多年来人们不断摸索新的代胃方法以改善上述症状。回顾全胃切除术消化道重建的演绎发展过程，我们认为术式选择取决于外科医生的经验。可供选用术式见图 28-6-6～图 28-6-9。

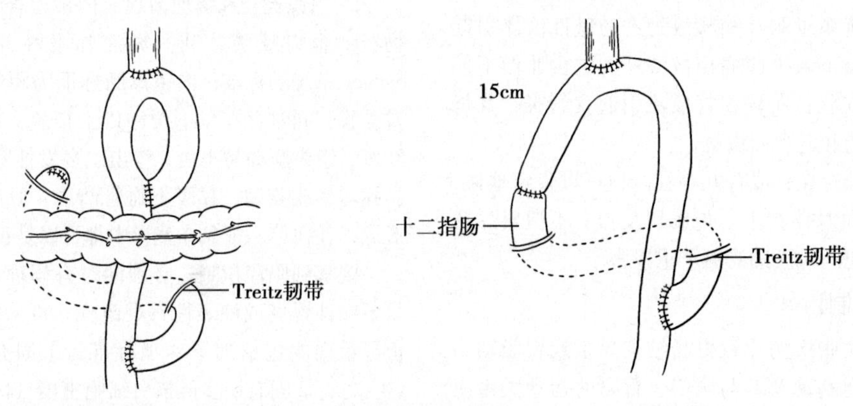

▶ 图 28-6-6 全胃切除术后消化道重建方式（1）

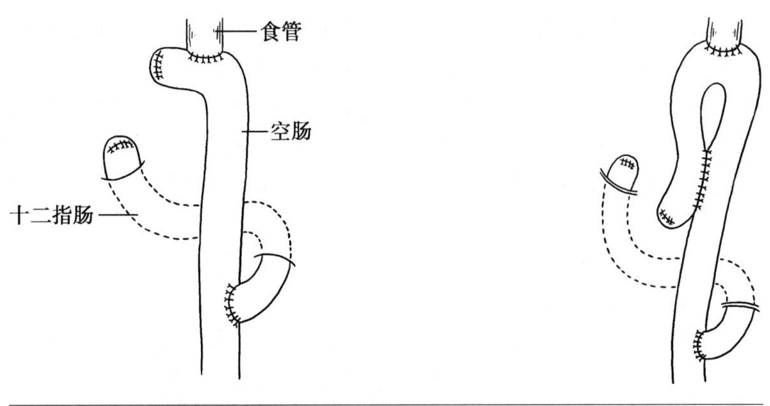

▶ 图 28-6-7　全胃切除术后消化道重建方式（2）

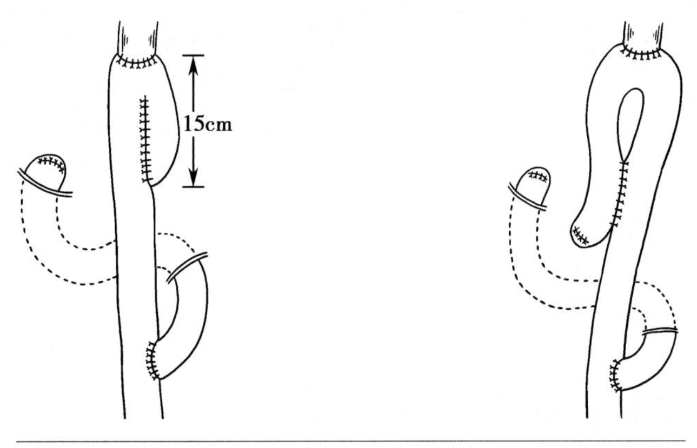

▶ 图 28-6-8　全胃切除术后消化道重建方式（3）

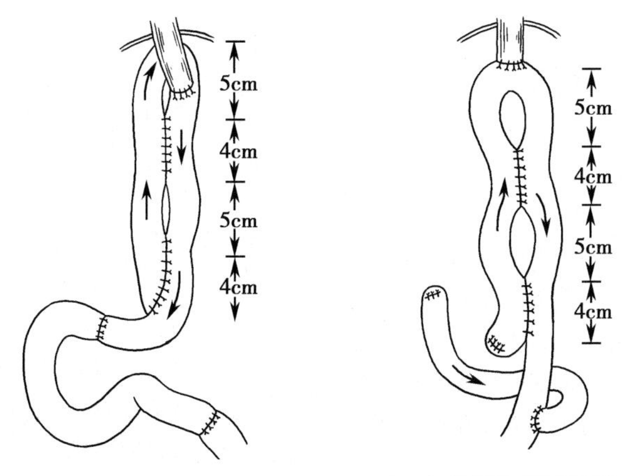

▶ 图 28-6-9　全胃切除术后消化道重建方式（4）

采用 Roux-en-Y 吻合，食管与空肠或空肠袋的吻合口与其远侧的空肠-空肠端侧吻合口相距必须超过 40cm，方可有效地防止反流。至于采用何种术式吻合评价不一，但多数外科医生倾向于采用构建 J 形（食管与空肠端侧吻合）空肠袋与食管行 Roux-en-Y 吻合以重建消化道。但也可采用回结肠段间置代胃，可利用其回盲瓣的抗反流作用有效地防止发生反流性食管炎，同时间置的回结肠段也具有较大容量的贮袋作用。另外，对于近端胃癌，肿瘤至少离幽门 8cm 以上，幽门周围无融合淋巴结转移，可行保留幽门和 2~5cm 胃窦的回盲肠间置代胃术（图 28-6-10）。这样即有良好贮存袋，保留了幽门及回盲瓣又有良好有效防反流作用。生存质量满意，不过该术式术前需作好充分肠道准备，术中防污染且操作较复杂。

关于 Roux-en-Y 襻长度问题，40~50cm 以上可有效地防止反流，但是有相当一部分患者出现 Roux-en-Y 壅滞症（Roux-en-Y 综合征），表现为上腹胀痛、恶心呕吐、胃排空迟缓，尤其在餐后较重。Mathias 首先于 1985 年报道。全胃切除、食管空肠 Roux-en-Y 吻合术后，8%患者发生 Roux-en-Y 综合征。Roux-en-Y 空肠襻自身在 Roux-en-Y 综合征的发病中起着一定的作用。研究表明，Roux-en-Y 综合征的发生率与 Roux-en-Y 空肠襻内运动密切相关。最近有学者发现 Roux-en-Y 综合征的发生率与 Roux-en-Y 空肠襻内细菌过度生长有一定关系。因此，在治疗 Roux-en-Y 综合征时，除应用消化道促动力药外，还应考虑应用抗生素，无效且严重者甚至需要再次手术治疗。

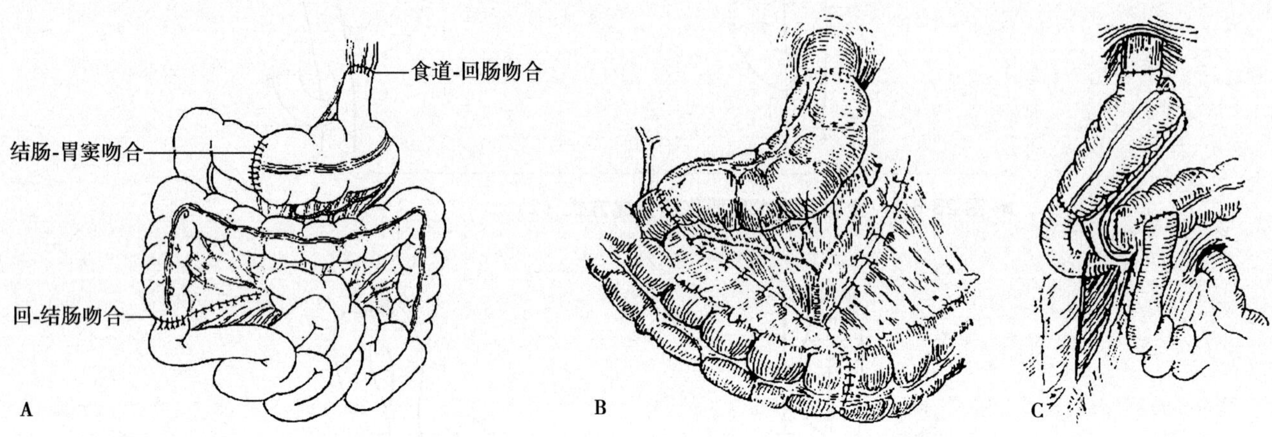

▶ 图 28-6-10 全胃切除术后间置结肠代胃

A. 回盲肠间置带胃术；B. Moroney 横结肠带胃术；C. Mc Lee 回肠结肠带胃术

（陈剑秋 孙晋津）

第七节 胃、十二指肠先天性畸形疾病

一、先天性幽门肥厚

先天性幽门肥厚（congenital hypertrophy of pylorus）是婴幼儿期常见病之一，其发病率在欧美国家较高，约占 0.3%~0.5%；我国发病率远较欧美为低，约为 0.1%，此病的发病在消化道畸形中居第 3 位，仅次于肛门直肠畸形和先天性巨结肠症。由于常在出生后数周即出现症状，故被列为先天性疾病。男婴较多，男女比为 4∶1~5∶1，且以第 1 胎为多，约占 30%~40%。此病有家族性发生的倾向，故考虑可能与染色体隐性遗传有关。如不治疗，可因饥饿、脱水或营养不良，对各种感染的抵抗力减低，发生继发病而导致死亡。

【病因和病理】

病因迄今未明。多数学者认为幽门肌肥厚并非发育上的畸形，而是在胎儿期由于幽门通过不畅，而引起代偿性幽门肌肥厚，其幽门通过不畅的原因，有以下几种说法：

1. 幽门肌间神经丛先天性发育缺陷　经病理证实，此处不仅神经节细胞、神经纤维束在数量上显著减少，而且有神经细胞未成熟和变性现象。

2. 胚胎期肠管腔化异常。

3. 遗传因素　很多学者均报告此病有家族性倾向。Carter 认为本病既不是隐性遗传，也不是显性遗传，而是由一个显性基因和一个性修饰多因子基础构成的定向遗传基因型。

4. 出生时中枢神经损伤所致的幽门括约肌与胃壁肌肉运动失调。

5. 近年来有人用五肽胃泌素成功地做出了肥厚性幽门狭窄的动物模型，认为胃泌素对婴儿幽门肥厚的发病可能有一定作用。

幽门括约肌是由内斜肌、中环肌及外纵肌 3 层平滑肌所组成，幽门肌层肥厚以环肌为主，纵肌也有肥厚，环肌一般较正常者厚 2~4 倍，不仅肌肉肥厚，且有肌细胞排列紊乱，发育不良有退行性变，有神经节细胞及神经纤维数量的减少。肥厚的幽门括约肌呈一橄榄状，表面光滑，色苍白，一般长 2~3cm。括约肌本身无炎症现象，有时仅有水肿，它可使幽门呈机械性梗阻。食物贮留于胃中，常引起胃黏膜炎症和糜烂，甚至溃疡，胃壁增厚，由于幽门梗阻，胃可有强烈蠕动。由于患婴不能正常吸收营养物质和水分，而发生脱水、营养不良，又因失去大量胃液，而至血氯过低，碱中毒，严重可使患者致死。

【临床表现】

1. 发病年龄　症状多发生在出生后 2~4 周内，少数患者在生后第 1 周内发病，曾有人报告晚的发病时间为生后 5 个月。

2. 症状　本病主要表现为高位消化道梗阻。

（1）呕吐：其出现早晚与幽门肌肥厚、增生的轻重、幽门管腔的狭窄程度有关。初起较轻，主要为哺乳后溢乳，但并非每次哺乳后均发生，数日后呕吐为喷射状，且次数频繁，呕吐可在食后立即出现，亦可发生在食后 1~2 小时，最多为食后10余分钟。吐物为不含胆汁的乳凝块或清液。呕吐后强烈求食，但食后复又呕吐，呕吐后衰竭无力。一般不含血液，并发胃炎或食管炎者例外。或吐隔夜食物。

(2) 体重减轻：系因频繁呕吐及摄入不足所致。消瘦程度与病程长短、呕吐轻重成正比。

(3) 便秘、尿少：主因进入肠内食物和液体过少所致。有时排出少量绿色饥饿性粪便。

3. 体征

(1) 一般情况：随着病情的早晚有所不同，早期一般无任何体征，晚期可因失液、低渗性脱水、中度脱水、电解质紊乱而致囟门下陷、皮干、弹性消失、口渴等。低钾低氯性碱中毒可加重呕吐，呼吸浅慢，严重者可出现昏迷等精神症状。同时伴有全身抵抗力低下，易发生全身性感染如肺炎、败血症等，此时病情可以恶化。

(2) 腹部情况：上腹膨隆，在肋下见自左向右移动之蠕动波。多数病儿可在肝下缘及腹部触得橄榄状肿物，质硬、光滑、活动，腹部有振水音。

(3) 黄疸：少数患者（约8%）可出现黄疸，此类黄疸为间接胆红素上升。可发生抽搐、角弓反张等神经症状，生存者常有智力损害；黄疸原因不明，各家说法不一。其原因可能是：①腹腔内压力增高致门静脉血流受阻，而肝动脉血流代偿性增加，间接胆红素进入血液循环所致；②与肝糖原的消耗及热量的过分消耗有关；③肝脏的葡萄糖醛转移酶不足引起，而Etzioni则认为葡萄糖醛转移酶活性降低可能是由于幽门狭窄患儿反复呕吐、摄入热量不足所致；④自主神经平衡失调，引起胆总管痉挛，脱水所致胆汁浓缩及淤积。一般行幽门括约肌切开术后，黄疸均可消退。

(4) 有时可发现其他先天性畸形，如腹股沟疝、骶尾部囊肿、鞘膜积液等。

4. X线检查　此项检查有一定价值，尤其在临床不能肯定诊断时价值更大。在行钡餐检查时，需注意避免吸入性肺炎之并发症。主要的X线征象为：①胃明显扩张；②胃有强烈的蠕动；③幽门管变窄、变长；④胃排空迟缓，在梗阻严重时，常在检查后24小时胃内仍有残钡，正常情况下胃在餐后3~4小时后即可排空；⑤十二指肠球基底部蕈状压迹。

5. 化验室检查　早期可正常，严重脱水时可有血红蛋白增高等血浓缩现象。有碱中毒时血二氧化碳结合力增高、血氯化物减少、尿氯化物亦减少。

6. 超声波检查　主要测量幽门肌肉的长度、厚度。但其有误诊，误诊率约为5%。

【诊断与鉴别诊断】

大多数病例，根据典型的临床病象和体征即可得到确诊。如临床诊断有困难可作钡餐检查。

需要与本病相鉴别的疾病有以下几种：

1. 幽门痉挛　为功能性疾病，多于出生后即出现呕吐，呕吐为间歇性、非喷射状，较幽门肥厚为轻，呕吐时好时坏，无严重脱水，上腹部可见胃蠕动波。但幽门部摸不到肿块，经解痉挛剂和镇静剂治疗后即可缓解。X线钡餐检查见幽门通过良好，幽门管无明显狭窄。

2. 先天性十二指肠梗阻　呕吐在生后即发生，吐出物中含有胆汁，腹部未及肿块，钡餐显示梗阻在十二指肠段。

3. 贲门松弛和食管裂孔疝　鉴别主要依靠钡餐检查，前者表现为头低位时钡剂迅速流入食管，后者则可见食管与胃连接部位异常或贲门、胃底疝入纵隔，腹段食管缩短等征象。

4. 非梗阻性呕吐

(1) 中枢神经系统疾病：颅内压升高之各种疾病可引起喷射性呕吐，但其呕吐为间歇性，且和进食无关。同时还伴有其他神经系统征象。

(2) 喂养不当：由于喂养方法不当和奶品质量不佳所致，其呕吐虽和进食有关，但多非喷射状，经调理后不在呕吐。

(3) 全身性感染：呕吐虽可发生，但伴有体温升高、嗜睡、昏迷等全身性感染征象。

【治疗】

1. 非手术治疗　因治疗时间长，且效果不肯定，目前已基本趋于废弃。

2. 手术治疗　诊断确定后，应尽早施行手术治疗。

(1) 适应证：①非手术治疗无效者；②腹内可及肿块者；③有幽门梗阻者。

(2) 术前准备：充分的术前准备对于增加患儿对手术的耐受性和减低手术的危险性有着重要意义。术前准备应着重于矫正脱水、碱中毒、电解质紊乱、贫血和低蛋白血症，补充必要的营养。梗阻严重者术前应用温盐水洗胃，洗出奶块及黏液，以减轻黏膜水肿。

(3) 麻醉：可采用静脉复合麻醉。

(4) 切口：右上腹旁正中或经腹直肌切口，亦可行右侧肋下缘斜切口。

(5) 手术要点：自1907年Conrad与Ramstedt首施幽门环肌切开术治疗本病，该手术已成为标准术式。要点是在幽门前上侧无血管区纵行切开浆膜层，近端切到胃窦部，远端不可超过幽门肿块边界，钝性分离肌层直至幽门管黏膜完全膨出。术中务必小心，不要切破黏膜，若术中黏膜破裂，应及时缝合。

(6) 腹腔镜手术：1991年Alian等首先报道使用腹腔镜行幽门环肌切开术获得成功后，目前已得到广泛开展，其手术效果与开腹手术相当，且手术创伤小，术后恢复快，外形美观等优点。手术要点同开腹手术。有别于成人的是，腹内压力不应太高（<8mmHg）；小孩腹壁薄，穿刺要轻柔。有作者报告黏膜穿孔率6%~10%。

二、贲门失弛缓症

贲门失弛缓症（achalasia）是最常见的食管运动功能障

碍性疾病，其特征为食管下括约肌在吞咽时无松弛，吞咽时无原发性食管蠕动，故发生吞咽困难症状。但少数病例反而可产生胃食管反流，虽然其发生率很低，近年来引起学者们注意。其发生机制可能是食管下括约肌有短暂的不完全松弛，形成反流。发病年龄20~50岁，男女发病数接近（1∶1.15）。

【病因和病理】

该病的病因迄今不明，因而有贲门痉挛，贲门不张，先天性巨食管症等不同命名。其发病综合各家报道有以下几种说法：

1. 神经系统发育缺陷　经病理证实，此患者的脑干迷走神经背侧核及迷走神经食管壁肌间神经丛的神经节细胞有破坏，退化现象。

2. 遗传因素　此病有家族倾向，它常是染色体隐性遗传。

3. 病毒感染　嗜神经病毒可选择性的侵犯脑干迷走神经核，并沿迷走神经轴突传播到食管壁肌间神经丛，致食管无神经支配而发病。

28

4. 精神因素　此病发病与精神刺激有关。

贲门失弛缓症主要由于食管壁的肠肌间神经丛有变性和数量减少，显示副交感神经分布有缺陷而致食管的张力消失。此退化现象常因病理的加重而逐渐上延，其退化原因可能与营养障碍、慢性病、精神因素等有关。

食管下端失去正常收缩功能，贲门不能相应张开，即形成共济性弛缓，食物不能顺利通过贲门。食管为了抵抗这种阻力，即加强收缩而致逐渐形成肥厚与扩张。如食管壁张力和蠕动显著减弱，则有食物及分泌物淤滞而使食管黏膜充血，水肿，溃疡，而溃疡又可致出血，穿孔或癌变。

近些年来，食管动力学方法检查食管体部和食管下括约肌，证明贲门失弛缓症是一个全食管的病理改变，并不仅限于贲门部，食管体部无蠕动也许是本病更重要的病理生理特征。

【临床表现】

该病多发生于青壮年，女性略多于男性。主要症状有吞咽困难及胸骨后沉重感。

1. 吞咽困难　其程度不等，与食物种类和情绪有一定关系。

2. 胸骨后沉重感　有时表现为阻塞感或疼痛感。早期的疼痛多在吞咽食物时出现，且较剧烈，是因食管肌肉非共济性地收缩所致。晚期的疼痛较缓和，以在食管充盈时为甚，系由食管扩张所引起。

3. 呕吐　小儿呕吐多发生在夜间，且呕吐物极易反流入气管，引起窒息、发绀、阵发呛咳及反复肺感染。长期呕吐可导致贫血、营养不良。

4. 体重减轻　因进食困难和长期呕吐而致体重减轻，但营养尚可维持在一定水平。

【诊断与鉴别诊断】

1. X线检查　X线胸片显示食管重度扩张时，胸片上纵隔增宽，食管内有液平面。典型晚期患者心脏右侧见有极为宽阔的纵隔，有比作为引长的凸形弓。多数患者胸片显示胃泡区无气体，食管钡餐造影，能动态观察钡剂的通过并显示食管影像。卧位时钡剂不再被推进。典型的患者钡餐造影时，食管体部缺乏蠕动波，体部呈不同程度的扩张，食管远端扩张最为显著，严重扩张直径达6cm以上。食管下端呈漏斗状狭窄，边缘光滑平整，称作“鸟嘴状”，国人有称为“萝卜根”状狭窄。

2. 内镜检查　①食管腔内有大量食物或液体残留；②食管黏膜可能正常，有时食管黏膜可出现炎症表现：黏膜弥漫性充血、肿胀、糜烂，严重者溃疡、出血、穿孔及癌变；③内镜下食管体部扩张，或弯曲变形，可伴憩室样膨出无张力，有时观察到体部食管呈多个环形收缩，下食管括约肌区持续性关闭，推送内镜时虽有阻力，但不难进入胃内。

3. 食管压力测定　常用于观察患者食管的运动病理生理变化，有助于确定诊断。这种检查对X线检查结果阴性的患者尤为重要。另外，该病行Heller手术是否加做抗反流手术，加做何种手术，做了后对手术的评价，只有靠食管pH监测结果来确认。

此外，尚有核素食管通过时间、食管钡剂排空指数测定对食管排空功能的检查，同时也用于评估治疗对食管功能的疗效。

在鉴别诊断上主要应与以下几种疾病相区别：

（1）食管癌：老年多见，进行性加重，病情与情绪无关，病史短。X线检查除食管有些扩张外，主要有食管的充盈缺损。

（2）食管瘢痕性狭窄：可发生于任何年龄，有吞食腐蚀性物质历史。X线钡剂检查可见食管狭窄。

（3）食管或食管外良性肿瘤：有吞咽困难，临床少见。主要靠X线钡剂检查做出鉴别，食管有被压迫现象，但食管黏膜可正常。

【治疗】

目前，贲门失弛缓症的治疗以缓解症状为主，主要有一般治疗、药物治疗、内镜下治疗及手术治疗等方式，每一种治疗方式都是针对减少LES的压力，达到缓解症状和防止病情发展的目的。

1. 一般治疗　适合于症状较轻容易缓解，食管无增宽或轻度增宽无变形，LES压力不增高或轻度增高，食管内无结石形成的贲门失弛缓症患者。主要通过改变饮食习惯，调整情绪，做扩胸运动加深呼吸等，可不同程度的缓解症状；精神心理因素可诱发或加重贲门失弛缓症患者的症状，因此，加强心理治疗，对治疗贲门失弛缓症也显得至关重要。

2. 药物治疗　目前尚无治疗贲门失弛缓症的特效药物。目前较为常用的两种药物包括硝酸盐类和钙离子通道阻滞剂。硝酸盐类药物通过阻断肌球蛋白轻链的脱磷酸化来抑制LES的收缩，而硝苯地平通过阻断细胞钙离子的摄取，抑制 LES 的收缩，进而来降低 LES 静息压力。虽然二者均可有效降低 LES 压力，不同程度改善食管的排空，但长期服用产生的耐药性降低了药物治疗的有效性，此外诸如周围性水肿、低血压、眩晕等不良反应也限制了药物的临床应用。目前认为上述药物均不能长期缓解症状，一般只用作不能行内镜下干预或手术治疗者或作为拟行更有效治疗者的过渡治疗。

3. 内镜治疗

（1）肉毒素注射：肉毒素是乙酰胆碱释放的强效抑制剂，通过降低 LES 的压力，促进食管排空，从而改善症状。肉毒素注射安全有效，但长期疗效不佳，1 年的症状缓解率低于 60%。鉴于其长期疗效不满意，该疗法多数也只是当一种临时选择或用于那些无法耐受球囊扩张、食管肌切开术的患者。目前已很少使用。

（2）内镜下球囊扩张：内镜下球囊扩张治疗是通过机械方法使部分 LES 肌纤维断裂，降低其张力，部分或完全纠正 LES 松弛障碍。目前球囊扩张治疗贲门失弛缓症所需的球囊直径以及扩张压力大小尚未达成共识，较常用的是采用 30mm 直径球囊进行初次扩张，之后根据症状的缓解程度以及食管排空的改善程度，判断是否需要进一步扩。球囊扩张是临床较普遍应用的贲门失弛缓症扩张治疗的一线治疗方式。食管穿孔是球囊扩张最严重的并发症，其发生率在 1.5%~3.0%，食管穿孔的发生可能与患者的年龄有关，小的穿孔可采用抗生素、肠外营养等保守治疗，而较大的穿孔则需手术修补。胃食管反流并发症并不常见，应用质子泵抑制剂多能得到缓解。

（3）支架植入术：内镜下支架植入术通过支架持续扩张使 LES 肌纤维断裂，重新塑形从而降低 LES 压力。支架分永久性和暂时性两种，目前多使用暂时性支架。同内镜下单纯球囊扩张术比较，二者近期疗效相似，而在远期疗效方面支架植入优于单纯球囊扩张。支架置入和取出相关并发症包括：支架移位或脱落、胸骨后疼痛、反流、消化道出血。虽然支架植入的疗效得到肯定，但由于受到费用过高、并发症过多等因素制约，目前并不常用。

（4）经口内镜下食管肌层切开术（POEM）：POEM 术是在内镜下黏膜剥离术（ESD）的基础上发展而来，是利用经口内镜下隧道技术实现食管内环肌的部分离断，达到降低 LESP 的目的，是治疗贲门失弛缓症的一种新技术。随着 POEM 的不断开展，其安全性及有效性也逐渐被证实。一项国外的多中心前瞻性研究显示，POEM 的术后症状缓解率在 6 和 12 个月分别达到 89%和 82%，随访过程无严重并发症发生。近年由国内专家共同起草的 POEM 治疗贲门失弛缓症专家共识中指出，确诊为贲门失弛缓症并影响生活质量的患者均可接受 POEM 治疗。POEM 手术主要适应于内镜下 Ling 分型 Ling Ⅰ 型和 Ling Ⅱ A 型，但对于右侧食管壁平直光滑的部分 Ling Ⅱ B 型和 Ling Ⅱ C 型，经谨慎评估后也可行 POEM 手术治疗，Ling Ⅲ 型患者一般不建议采用 POEM 治疗。POEM 主要的术后并发症包括皮下气肿、气胸、纵隔气肿、出血以及黏膜损伤，通过常规治疗一般都能得到有效解决。POEM 术作为一种新的治疗技术，具有微创及内镜下直视的优点，近期治疗效果明显，具有良好的发展前景，但远期疗效仍有待观察。

4. 手术治疗　对于食管腔明显扩张或需多次内镜下扩张治疗的贲门失弛缓症患者，手术治疗可以得到满意的远期疗效。

最简单、安全和最有效的手术方法是 Heller 手术。1913 年德国外科医生 Heller 开创食管前后壁肌层纵行切开手术治疗贲门失弛缓症，为一种黏膜外的肌肉层单纯切开术。这种手术的关键在于完全切开贲门部环状肌纤维，并使黏膜充分游离膨出，黏膜上的细小血管必须予以结扎切断，万一有黏膜的破伤，立刻进行缝合修补。1923 年经 Zaaijer 改为仅切开食管前壁肌层，称为改良 Heller 手术，为外科治疗贲门失弛缓症的标准术式，在简化手术操作的同时仍能保证治疗效果。

Heller 手术术后 10 年优良率为 68.1%，术后 15 年为 57.1%，随着术后时间的延长，胃食管反流患者比例增加。为避免术后胃食管反流，在完成 Heller 术后主张行 Dor 手术（即胃底缝合于食管腹段的左侧和前上壁的胃底折叠术），既有效、操作简单，又可减少术后由于胃底折叠压迫食管造成吞咽困难的概率。

随着微创外科的发展，1992 年开始使用胸腔镜完成改良 Heller 手术，资料显示利用胸腔镜或腹腔镜行改良 Heller 术可以达到与开胸或开腹 Heller 术同样的治疗效果，且创伤小，并发症少，减少住院时间。有文献对胸、腹腔镜的安全性和有效性方面进行了比较，认为腹腔镜术式具有更高的症状缓解率（89.3%比 77.6%），以及更低的胃食管反流发生率（14.9%比 28.3%）。腹腔镜术式能为术者暴露远端食管提供更好的视野，从而缩短手术时间，获得更好的疗效。因此，目前多数外科医师更倾向于腹腔镜下 Heller 肌切开术合并部分胃底折叠术。

胃、食管黏膜穿孔是最常见的术中并发症，文献报道其发生率约为 6.9%，一经发现应当立即修补。术后并发症较少，常见的有酸反流、肺炎、出血等，应积极治疗。此外，术后症状的复发可以通过气囊扩张治疗，如果治疗失败，那可能就需要再次行腹腔镜下 Heller 肌切开术。

三、自发性胃穿孔

自发性胃穿孔（spontaneous gastric perforation）的发病率不高，但死亡率很高。一般多在生后 2~3 天发生，故又称新生儿胃穿孔。多数人认为是胃壁肌层先天发育缺陷所致，亦被称为先天性胃壁肌层缺损。如能得到早期诊断和正确治疗，死亡率尚可大大降低。近年来因新生儿外科及麻醉技术的发展，合理使用抗生素及支持疗法，死亡率已有显著下降，术后存活率与患儿的体重和破裂范围大小有直接关系。

【病因和病理】

该病的发病原因迄今仍不明了，但有以下几种说法：

1. 多数学者认为系由于胃壁肌层在胚胎发育过程中发生障碍所致。

2. 由于胃壁血管发育异常而导致胃壁发育障碍。

3. 感染、败血症可导致新生儿胃壁坏死穿孔。

4. 特发性胃穿孔，无明显原因可解释的穿孔属此类。

胃壁肌层缺损穿孔，多因出生后进奶及吞咽空气，使胃迅速膨胀，或由于新生儿呕吐致使胃内压升高，持续压迫胃壁，使薄弱部分坏死、穿孔。

穿孔部位多在胃底、胃大弯前壁、贲门部为多，后壁少见。穿孔大小不一，其边缘呈黑色坏死，穿孔附近黏膜变薄。组织学可见黏膜及黏膜下组织菲薄，血管分布稠密并充血扩张，有的可见弥漫性出血，但很少有炎性改变。穿孔处无肌纤维，胃腺发育不良，有的地方无胃腺。少数浆膜层亦缺如。

【临床表现】

28

一般无明显前驱症状，少数患儿穿孔前有激惹、躁动或嗜睡、哭声无力、拒食、少量呕吐。穿孔可发生在生后数小时至生后2~3天。随上述前驱症状之后出现腹胀、呼吸困难、口唇发绀、呈持续性和进行性加重，很快出现脱水、休克，病儿呈现危重状态。

呼吸困难及口唇发绀，主要是因胃穿孔后出现大量气腹，使膈肌升高，影响心肺功能所致；由于胃穿孔所致弥漫性腹膜炎和肠麻痹，可出现腹胀，同时还可出现少量呕吐，含有胆汁和血液。

常见体征有哭声无力、拒食、精神萎靡、呼吸困难、口唇发绀、腹胀及腹膜炎表现。

【诊断与鉴别诊断】

大多数病例从典型症状及体征即可作出诊断。X线片可显示有膈下大量游离气体、膈肌升高。还要与其他原因所致的腹膜炎相鉴别：

1. 其他原因所致的胃穿孔　溃疡病所致和由于机械性损伤所致胃穿孔，须开腹后做病理检查方能确定。

2. 胎粪性腹膜炎　有腹胀、腹膜炎征象，主要为小肠广泛粘连所致。X线表现之气液平多呈包裹性，腹腔内气体较少，且有点状或斑块状钙化阴影。

【治疗】

唯一的治疗方法即早期确诊后进行手术治疗。术前准备一定要做好。主要是控制休克、矫正电解质紊乱、胃肠减压、腹腔穿刺、保温、给予抗生素等。手术的主要方法是修补穿孔、其穿孔的周围坏死组织必须完全切除。手术中须探查腹内是否还有其他先天性畸形。术后胃管放置必须通畅，进行有效的胃肠减压。同时给予抗生素、维生素，必要时给予输血，待肠功能恢复后再予进食。

【并发症】

1. 再发穿孔。

2. 术后脓毒血症。

3. 内毒素休克　充分的腹腔引流，可减少毒素来源。

4. 呼吸衰竭。

5. 急性肾衰竭　主要治疗应控制败血症。

6. 感染　切口和腹腔内感染。

【预后】

术后主要死因是败血症所引起的休克和弥散性血管内凝血（DIC），其占死因的80%。死亡率与患儿是否足月出生及其体重有直接关系。

四、胃、十二指肠重复畸形

胃重复畸形（duplication of stomach）极为罕见。有人统计此病在消化道重复畸形中局第4位。消化道重复畸形（duplication of the alimentary tract）的共同特点是畸形的消化道均为圆球状或管状空腔组织，壁有完整的肌层和黏膜层，与消化道的某个部分极其相似，且与消化道的某个部分相邻或相通。以往由于对此畸形的认识不一致，因此文献上曾有各种不同的命名，如肠性囊肿、肠内囊肿、巨大憩室、不典型的梅克尔憩室等。基于这类畸形在解剖方面和消化道某一部分有相同性质，消化道重复这一词最恰当，现已普遍被采用。

本病可在任何年龄发现，但在婴儿或儿童期最为多见，约2/3在出生后1年中被确诊。女性较男性多见。

【病因和病理】

在胚胎早期，消化道的各部分往往有憩室形的外袋，在正常发育时，这种外袋逐渐退化，如未退化，即可由此发展成重复畸形。在胚胎发育第6~7周时，肠道由于上皮增殖而成索条状，以后再出现腔化期，最后许多空泡相互融合而形成肠腔。如在发育过程中空泡间未融合即形成消化道重复畸形。

此类患者中约1/3还合并有其他发育畸形。重复的消化道囊壁有完整的上皮组织，与消化道某部黏膜相似，但不一定与邻近消化道黏膜相同，且其囊壁中可有不同的消化道黏膜。如此囊壁不与原消化道相通，重复囊壁黏膜分泌的黏液不能排出，腔内压力升高，可使囊壁坏死。

1. 胃重复　往往与胃大弯相连，有时与胰腺粘连且较重。

2. 十二指肠重复　重复的十二指肠与十二指肠紧密附着，有一共同壁、多位于肠曲的内侧。

【临床表现】

由于重复畸形所在部位、类型、大小，是否与原胃肠道相通、有无并发症等不同因素，临床变异很大。症状可出现在任何年龄，但1岁以内发病者占61%~65%。不少在出生后1个月内发病，也有成年后始出现症状，极少患者终生无症状，仅因其他疾病行剖腹或者尸检始被发现。

1. 胃重复　此畸形较少见，约占消化道重复畸形的

3.8%。重复可发生在胃任何部位。常见胃大弯，次为胃后壁及小弯侧，幽门区最少见。症状的轻重视重复胃囊的大小及对胃压迫症状的轻重而定，主要症状为上腹胀满、食欲不振、呕吐、体重减轻、发育和营养不良、腹痛、贫血，呕血和便血。有时可扪及肿块。

2. 十二指肠重复 常引起高位肠梗阻，有时可扪及肿块。此重复极少见。

【诊断与鉴别诊断】

消化道重复畸形的症状很不典型，该病于术前多不能确诊，主要靠手术探查来诊断。膈疝、肠壁憩室、肠系膜囊肿等疾病须与本病鉴别，但单纯从临床症状很难作出鉴别。

腹部CT平扫仅能显示重复畸形的大小和位置，应注意有无脊椎畸形并存。

超声波检查可协助诊断重复畸形的性质、部位、大小和消化道关系。

【治疗】

1. 胃重复 胃重复手术的方式有以下几种：

（1）切除术：因多与胃大弯相连，故切除重复胃较易，如涉及幽门，可行黏膜外囊壁切除术。

（2）内引流术：如畸形较大，不能切除者可与邻近脏器作吻合，行内引流，如与胃做内引流或与空肠作Roux-en-Y型引流。

（3）外引流术：与胰腺粘连较重者，可切开囊壁将其黏膜剥出后，与腹壁行袋形缝合术。

2. 十二指肠重复 因重复的十二指肠与十二指肠有黏着，故切除重复的十二指肠十分困难。可考虑实行侧侧吻合术使重复十二指肠和十二指肠相沟通，亦可施行重复十二指肠与空肠Roux-en-Y型内引流术。

五、先天性十二指肠闭锁及狭窄

先天性性十二指肠闭锁及狭窄（congenital duodenal atresia and stenosis）是两种不相同的疾病，以往均把此病包括在小肠闭锁与狭窄的章节中，实质两者病因与病理完全不同，他们可引起十二指肠梗阻，其约占新生儿十二指肠梗阻的0.8%~2.5%。闭锁与狭窄发病比例约为3∶2或1∶1。狭窄预后较闭锁为佳。闭锁在生后数日内即被发现，而狭窄多在婴儿或儿童期发病。

【病因和病理】

十二指肠闭锁与狭窄发病原因迄今未完全清楚。多数学者认为，该病与胚胎早期肠道再度腔化过程中发生的异常有关。如胚胎停止于肠腔充实期，即出现闭锁或各种类型狭窄。上述理论并非本病单一病因，因此病常伴发其他畸形，如心血管和泌尿系畸形、十二指肠部位的其他发育畸形，如环状胰腺等。

肠管病变可位于十二指肠任何水平，以胆总管，胰管壶腹附近为最多见，十二指肠近端膨大，远端细小，其类型可分为：①肠腔内有隔膜，其中仅有一小孔相通；②十二指肠黏膜增生而形成程度不同的狭窄；③十二指肠节段性狭窄。

国内余氏将其分为5型，较适用于临床。

Ⅰ型：十二指肠近端呈扩张盲袋，远端细小与近端相分离，肠管失去连续性。

Ⅱ型：十二指肠近远两端均盲闭，中间有纤维索带相连。

Ⅲ型：闭锁两端肠管相连两者直径差异甚大。

$Ⅳ_A$型：十二指肠第2或第3段腔内隔膜型闭锁，中央有一小孔仅容探针通过。

$Ⅳ_B$型：完全性隔膜型闭锁，隔膜脱垂到远端肠腔内。

$Ⅴ_A$型：十二指肠内黏膜环状狭窄。

$Ⅴ_B$型：十二指肠节段性狭窄，表现于胆总管胰管壶腹附近的一缩窄肠段。

各型十二指肠闭锁为完全性梗阻，闭锁近端的十二指肠和胃明显扩张、肌层增厚、蠕动减弱。闭锁远端十二指肠萎瘪、细小、壁薄、肠腔内不含气体。十二指肠狭窄为不完全性梗阻、狭窄近端肠管为抗拒梗阻、使肠管逐渐增厚、增宽而逐渐成为巨十二指肠。

【临床表现】

十二指肠闭锁的主要表现为高位肠梗阻。临床症状有：

1. 呕吐 一般在生后几小时至1~2天内即开始。其呕吐特点为喂奶后即出现呕吐，且呕吐剧烈而频繁，吐出物多带胆汁。吐出量比进奶量多，甚至呈喷射状。

2. 腹胀 一般较轻、位于中腹部，呕吐后腹胀好转。

3. 便秘 24小时内无胎便排出，或仅排出少量色淡、黏液物、为其阻塞下肠管的分泌物和肠管的脱落细胞。

十二指肠狭窄的症状较闭锁为轻，可有间歇性呕吐，吐出物为积存之奶汁及凝块。症状的迟早决定于狭窄程度的轻重。

临床体征可有上腹膨隆、振水音等。因呕吐可出现脱水、消瘦，病程较长的病儿将出现发育不良、营养低下及贫血等慢性消耗性症状。

【诊断与鉴别诊断】

凡有上述症状者，应怀疑本病。

X线诊断有价值，十二指肠梗阻的腹部直立位X线片可见到典型的胃和十二指肠第1段内有扩大重复的液平面，即“双泡征”，而腹部其他部位不含气体。十二指肠狭窄的X线片见上腹部的胃泡明显扩大，十二指肠球部胀气或有液平面，而腹部其他部位仅有少量气体。

超声检查，产前超声检查对先天性胃肠道梗阻和体表畸形的诊断准确率很高，患儿出生后超声检查有典型的“双泡征”。

对无胎便之新生儿，要与以下两种疾病鉴别：

1. 胎粪性便秘 如稠厚胎便聚积在直肠内，新生儿肠

28

蠕动微弱不能使其排出，可于出生后数日内无大便。直肠指检多能刺激排便反射，用盐水灌肠多能清除胎粪。

2. 先天性巨结肠　在出生后早期表现为一种不完全性、低位、急性或亚急性肠梗阻，一般在灌肠后排出胎便即可好转。以后可有几天、几周，甚至几个月的“缓解期”，但以后终于再出现严重便秘及腹胀。

【治疗】

手术是唯一的治疗方法。术前准备十分重要，须纠正脱水及电解质紊乱，对于贫血及营养不良的病儿，应给予输血或静脉补充蛋白质。手术的术式应根据具体情况而定。

1. 十二指肠对端吻合术　闭锁或狭窄段切除后行对端吻合者，一定要无张力、否则易发生肠瘘。

2. 十二指肠空肠吻合术　一般多用结肠后顺蠕动吻合。

3. 胃空肠吻合术　多用结肠后逆蠕动吻合，使扩张的十二指肠旷置。缺点为后期可发生吻合口溃疡。

4. 隔膜切除术　环形切除隔膜，十二指肠的切口可纵切横缝，对十二指肠狭窄的病儿效果较佳。

六、肠旋转不全

肠旋转不全（malrotation of intestine）是指在胚胎期肠道以肠系膜上动脉为轴心的旋转不全或异常，使肠管位置和肠系膜的附着点发生异常而引起的肠梗阻。本病多见于新生儿，但也有少数病例发生于婴儿或较大儿童。

【病因和病理】

肠管在胚胎期进行正常旋转，肠系膜附着在后腹壁，如不按此规律旋转即发生旋转不全。在胚胎的第6~10周，消化管生长的速度远远超过腹腔的生长，而使肠系膜上动脉供应之中肠不能容纳在腹腔内而被挤到脐带底部，形成一个暂时性脐疝；到第10周，生长速度加快，中肠又逐渐回到腹腔内，此时肠道发生180°逆时针旋转。十二指肠和空肠交界处转至肠系膜上动脉背后和中线左侧，盲肠、升结肠转至右季肋部、到第11星期以后，直肠下降至右下腹并固定。如在中肠旋转期，肠管未能按上述程序旋转及变位，即为肠回转不全。

肠回转不全的病理特点是：

1. 十二指肠受压　中肠旋转不良，可使腹膜系带跨越十二指肠第2段前面，并附着于腹壁右后外侧，形成梗阻。或因盲肠未向下腹部下降直接压迫十二指肠降部，使十二指肠直接受压形成梗阻。

2. 肠扭转　在肠旋转不全时，整个小肠系膜未能正常地从左上腹至右下腹宽广地附着于后腹壁，相反它仅在肠系膜上动脉根部附近有狭窄的附着，这时小肠易以肠系膜为中心发生扭转，多呈顺时针方向扭转，但亦可因肠管曲折成角而导致梗阻。

在肠回转不全病例中，几乎都有程度不同的十二指肠被压及不完全性梗阻，约有2/3的患者同时发生肠扭转。

【临床表现】

肠旋转不良可发生于任何年龄，症状随年龄而异。约75%的病例在出生后1个月内就出现症状，部分在儿童期或成年后发病，有极少数患者终生无症状，甚至在尸检中被发现。

1. 呕吐　出生后3~5天突然发生大量胆汁性呕吐，少数在第1次喂奶后发生呕吐。这种突然发生的呕吐，常是喂奶后肠蠕动增剧引起肠扭转所致。在婴幼儿少数可无症状，多数表现为长期、程度不严重的、间歇性呕吐，呕吐物中含有胆汁。

2. 粪便　此病之新生儿24小时内均有正常胎便，如发生肠坏死，可有便中带血。

3. 腹痛　如发生肠扭转病儿将有阵发性哭闹不安，少数可自动复位，复位后腹痛消失，病安静如常。

4. 黄疸　近年新生儿肠旋转不良伴黄疸屡有报道。扩张的胃和十二指肠压迫胆总管可使血清中直接胆红素增高，而间接胆红素增高则为肠系膜静脉或门静脉受压，其血流量减少、肝动脉血流量代偿性增加，使未经处理的间接胆红素重回大循环。新生儿肠旋转不良伴黄疸其预后不佳。

【诊断与鉴别诊断】

对新生儿出现的高位肠梗阻，呕吐物中含大量胆汁，且有正常胎便，应考虑到本病的可能。X线片显示胃、十二指肠扩张，左上腹和右上腹略低处各有一个液平面．下腹部只有少数气泡或显示一片空白。

本病需与先天性十二指肠闭锁及狭窄相鉴别。后者呕吐物中亦含胆汁，但无典型胎粪，X线片示液平面较本病为大，钡剂灌肠对确诊本病很有帮助，可见盲肠和升结肠位于上腹部或左侧腹中。

新生儿肠旋转不良伴黄疸，可能与新生儿高胆红素血症、新生儿肝炎或先天性胆道畸形相混淆，诊断时应注意鉴别。

必须指出，肠旋转不良可以与上述几种发育畸形同时存在。

【治疗】

诊断明确后，应尽早手术。术前纠正脱水、贫血情况。

开腹后注意腹腔内是否有血性液体，如有应首先考虑到肠坏死的可能，其次应注意是否有肠扭转的存在。扭转多为顺时针方向，应进行逆时针复位，一定要复位至肠系膜根部完全平坦为止。在复位满意后，应注意肠管的色泽、血管搏动及肠蠕动。如有可疑应予以温盐水湿敷，湿敷后上述改变恢复正常，此段肠管可保留；否则，为肠坏死，应做肠切除术和对端吻合术。此后需详细探查十二指肠是否受压，要充分暴露十二指肠，将腹膜带状物予以切断。第3步要检查空肠和十二指肠交界处，使空肠在脊柱右侧，与十二指肠呈直线相连。再注意空肠是否有粘连带，如有需行切断及缝扎。此外，还应检查腹腔内是否还有其他先天性畸形。

【术后处理】

术后最重要措施是胃肠减压和防止呕吐物吸入。由于手术操作较多、范围较广，术后常有肠麻痹，应严密观察肠蠕动的恢复。液体疗法要维持3~4天，直至婴儿能正常摄入乳汁时为止。

（陈剑秋　孙晋津）

第八节　胃、十二指肠异物及瘘管

一、胃、十二指肠异物

胃、十二指肠异物（Gastroduodenal foreign bodies）是少见病。根据异物的来源可分为内源性异物与外源性异物两大类。前者是在胃内逐步形成的，后者是由外界进入的。

（一）内源性异物

1. 毛粪石　该类异物在人、畜均可发生，主要是由不同的毛发、植物纤维和某种矿物质等所组成，以毛发所致之毛球为最常见，约占文献报道病例的55%。

多数患者无任何症状，有的患者则出现上腹胀闷和疼痛，恶心、呕吐、食欲不振及消瘦等症状。腹部检查在上腹部可触及大小不等的硬韧包块，表面光滑，活动，无压痛。钡餐时可见移动性胃内巨大充盈缺损，大、小弯无充盈缺损，表面光滑。待钡剂排出后，胃内仍可见表面附着钡剂之圆球。这类患者多有咬食咀嚼头发的怪癖，上腹胀痛，可触及活动肿块。X线钡餐检查可给予很大的帮助。本病尚应与胃癌相鉴别，两者虽然都有食欲不振、消瘦、贫血、上腹肿块等症状，但根据胃镜检查及X线钡餐造影多能确诊。

胃切开取石是治疗本病的唯一方法。

2. 柿石　该病主要因空腹吞食大量柿子和黑枣所致。柿和黑枣中含果胶、树脂和鞣酸，与胃酸结合后可生成一种黏稠胶状物，胃酸度愈高，愈易形成结石。胶状物再与食入过多的植物纤维黏合在一起，沉淀而成柿石。本病多见于盛产柿子和黑枣的北方地区。

本病的主要症状是消化不良、恶心、呕吐、食欲不振，上腹不适和轻度疼痛，时间过久也可出现消瘦无力等全身症状。

腹部检查于上腹可触及坚硬、光滑、轻压痛、活动之肿块，有时可伴有幽门梗阻症状。根据病史、体征和X线诊断多不难确诊、但有时需与胃肿瘤及腹膜后肿物相鉴别。

较小者可以中药治疗，采用消积化结之剂，较大者应手术取石。

（二）外源性异物

1. 食入异物　绝大多数胃肠道异物，均由误食所致。一般异物如能通过食管、贲门，则可在消化道内通过，只有少数存在胃内长期不能排出。

一般无明显症状，如食入异物带有腐蚀性可有疼痛；如肿物过大，可有消化道梗阻症状；如食入尖锐性异物，可因排出困难而发生并发症：胃肠黏膜损伤致出血，胃肠穿孔致腹膜炎，排出困难致消化道梗阻等。

对于胃内异物的诊断，主要依靠病史。如为金属异物可行X线检查。通过X线检查可以了解异物的大小、停留部位，以及预测能否自行排除。一般异物于吞咽后4~5天多能排出。对于不能排出的异物应考虑手术治疗，手术治疗的指征是：①如异物在某一部位被嵌住达数周以上，经X线的反复检查其位置仍无改变者；②异物已产生肠梗阻者；③较大、较长、较尖锐，或者呈分叉状异物；④有较大量胃肠道出血者；⑤有腹膜炎体征、表示已发生胃肠道穿孔者。

术前准备应包括：①开腹以前应再作X线透视，以确定异物的位置有无移动；②插入胃管，抽出胃内容；③有出血，穿孔及腹膜炎等并发症者，应给予液体、输血和抗生素。

手术切口应根据异物位置而定。

如无手术指征可耐心等待异物的自行排出，在等待期禁用作用剧烈的泻剂。

2. 穿入异物　可因外伤等原因使异物进入胃、十二指肠内，如子弹或弹片伤；在个别特殊情况下，腹腔内已经包裹的异物，由于感染及穿破进入消化道中；另外胆囊结石也可由于粘连、感染及压迫，先形成胆胃或胆十二指肠瘘，随后巨大胆石进入胃或十二指肠。本病的临床表现，视异物的性质和有无并发症而有所不同。诊断一般困难不大，以手术取出异物是主要的治疗方法，对于并发症应采取相应的治疗措施。

二、胃、十二指肠瘘

胃、十二指肠瘘（gastroduodenal fistula）可分为内瘘和外瘘两类。内瘘是指胃、十二指肠与其他空腔器官之间所形成的异常交通；外瘘是指体表与胃、十二指肠之间形成的通道。

（一）胃瘘

【病因】

1. 外瘘　因胃外伤或术后感染，或因胃病变（炎症、溃疡、癌）本身与腹壁粘连而后破溃所致。最多见的是为了人工灌食所作的人工外瘘——胃造瘘。

2. 内瘘　胃病变与其他空腔器官粘连后破溃所致，如胃结肠瘘等。为了治疗幽门梗阻所作的胃空肠吻合术则是人工内瘘的典型代表。

【临床表现】

1. 外瘘　小瘘只由腹壁流出少量渗液或胃内容，有时亦可有气体排出。瘘孔周围皮肤可遭受程度不同的损害。患者一般情况好，经过适当的处理多可自行愈合。大瘘有大量胃液丢失，使患者产生水电解质平衡紊乱、低钾、低氯性碱中毒、消瘦、营养不良，严重者可因衰竭而致死。这类患者死亡率可高达40%。

2. 内瘘 症状的有无及性质如何，视瘘管相通的器官而有不同，与瘘管大小也有一定关系。很多内瘘可以完全没有症状，如胃空肠瘘及细小的胃胆囊瘘等；较大胃结肠瘘可出现粪样嗳气和呕吐、腹泻、消化及营养不良、消瘦、贫血等症状。

【治疗】

1. 外瘘 较小的胃瘘，只要瘘管下部消化道通畅多可自愈；较大胃瘘，须注意保护皮肤，若渗液较多除在瘘孔周围皮肤涂用糊剂和油膏、经常调换敷料外，还应禁食水，从瘘孔中插入引流管进行连续吸引。纠正水电解质紊乱，通过静脉补充营养。待病情稳定后，再根据病理情况施行瘘管切除及胃修补术，或胃大部切除术。

2. 内瘘 不引起症状者，不需处理；对症状明显者，应根据不同病理情况选用内瘘的修补或切除手术。

（二）十二指肠瘘

【病因】

1. 外瘘 外伤引起者少见；大部分继发于胃和十二指肠、胆囊、胆管或右肾切除等手术后。其发生原因可有：①上腹部腹腔引流管放置不当，长期压迫十二指肠所致；②在上腹部手术时，由于出血盲目钳夹止血，或因分离粘连时损伤十二指肠手术中未发现，术后成瘘；③Billroth Ⅱ式胃大部切除术，十二指肠残端闭合不牢，或因空肠输入襻梗阻所引起的十二指肠残端破裂及引流后所形成的瘘。

2. 内瘘 多因十二指肠与邻近空腔器官病变粘连破溃所致，如腹主动脉瘤压迫十二指肠导致致命的腹主动脉十二指肠瘘，下腔静脉永久性滤器压迫导致下腔静脉十二指肠瘘；在胆总管梗阻时，所做的胆肠吻合属于人工内瘘。

【临床表现】

1. 外瘘 小瘘时从腹壁伤口流出的渗液较少，但对皮肤的刺激较强；大瘘除皮肤受十二指肠液的浸渍而造成的严重糜烂及炎症外，尚有因大量丢失十二指肠液所引起的脱水及酸碱失衡，病程延长可导致严重营养障碍及衰竭，处理不当死亡率很高。

2. 内瘘 一般无明显症状，偶有消化不良、恶心、呕吐等。

【诊断】

均靠X线造影（碘油或钡剂）来证实。

【治疗】

1. 外瘘 小瘘，仅有少量黏液分泌渗出者，只要瘘管远端的肠道通畅，大都可以自行愈合；大瘘，除应注意保护皮肤外，还应注意水电解质平衡、如补液、输血及营养物质的供给等。待全身情况稳定后，再根据病理情况施行手术治疗。单纯修补很难成功，往往需要施行胃大部切除术。

2. 内瘘 无症状的内瘘，不须处理；有症状者，可根据具体情况采用适当的手术治疗。

第九节 胃、十二指肠特异性炎症

一、胃结核

胃结核（tuberculosis of stomach）是人体各器官结核病中最罕见的一种。一般在术前很难确诊，多为术中或尸体解剖的病理检查所证实。其所以少见，可能与胃酸的杀菌力，胃壁缺乏淋巴滤泡和被吞噬的结核菌很快通过胃有关。

【病因和病理】

绝大部分胃结核是继发性的，半数以上的原发病灶为肺结核，其余为肠结核、骨结核及附睾结核等。

结核菌感染侵入胃壁的途径可能为：①直接侵入黏膜；②经血液和淋巴液的传播；③邻近淋巴结结核或腹膜结核的直接蔓延。

胃结核主要病理表现为溃疡，可为单发或多发，多在幽门部靠近小弯处、溃疡边缘多不整齐，呈潜行状，很少穿透肌层，故穿孔机会极少，溃疡的附近有时伴有粟粒性小结节。溃疡的周围亦可伴有结核性肉芽肿。

幽门梗阻可能是由于结核溃疡的炎性反应、瘢痕形成或结核性肉芽肿的纤维增生所致。但多数为胃幽门外淋巴结或腹膜结核病变所引起。

【临床表现】

胃结核的临床表现很不一致，有些无症状或很轻微，有些类似慢性胃炎、胃癌、多数似溃疡病，患者有上腹部不适或疼痛，常伴有反酸嗳气，腹痛与进食无关。幽门梗阻所表现之呕吐多以下午、晚间为重，呕吐物为所进之食物，不含胆汁，潜血可为阴性，呕吐后腹胀减轻。除胃症状外还可伴全身结核症状，如乏力、体重减轻、下午发热、夜间盗汗等。体格检查上腹有时可触及不规则的包块，有幽门梗阻时，在上腹部可见胃型、蠕动波及振水音。

【诊断与鉴别诊断】

术前较难确诊，X线检查亦无特异性征象。本病需与溃疡病及胃癌等病相鉴别，但从临床症状鉴别十分困难，一般多在切除后经病理检查证实或经胃镜活检证实。

【治疗】

手术是主要的治疗方法，病变局限者可切除，对于难以切除的幽门梗阻可施行胃空肠吻合术，以缓解症状。术后进行一阶段抗痨药物治疗。

二、胃梅毒

胃梅毒（syphilis of stomach）在我国极为罕见。梅毒对胃病的影响可能通过3种途径：①胃壁形成特异性梅毒性病变；②中枢神经的梅毒通过神经对胃的影响；③梅毒与其他胃病变同时存在。本节仅就与外科有关的胃壁梅毒病变作一简要叙述。

【病理】

真正的胃梅毒极为罕见，第1、2期梅毒不引起胃病变，3期梅毒可引起真正的胃病变。它是一种类似树胶样的肉芽肿，累及胃壁范围较大，多不形成明显肿块，而呈广泛浸润性“革袋胃”，使胃壁广泛增厚变硬，极似一种浸润型胃癌，在黏膜上可出现巨大或多数浅表溃疡。但典型的梅毒溃疡则属罕见。本病变多发生在幽门或幽门前区。

【临床表现】

胃梅毒的临床表现根据病变的位置，范围及性质而不同。有类似溃疡病的腹痛，进食后可缓解；另有类似胃癌病症的消瘦、全身无力、恶病质等全身症状。常有全身淋巴结肿大，其他部位常同时有3期梅毒的病理改变。

【诊断与鉴别诊断】

术前不易诊断，因临床表现和X线检查均无特异性表现，梅毒抗体检测有助于发现该病。须与浸润性胃癌之“革袋胃”加以鉴别，但只能靠病理证实。下述情况有助于胃梅毒的诊断。①患者有尚未治疗的3期梅毒；②年龄较胃癌为轻，平均较胃癌小10~15岁；③不易触及肿块；④常有全身淋巴结肿大；⑤体重减轻较胃癌为缓慢；⑥一般情况较胃癌为好。

【治疗】

手术为唯一的治疗方法。如术前已确定为梅毒应先给予1个疗程的驱梅治疗。

三、胃霉菌病

胃霉菌病（mycosis of stomach）亦十分罕见。

【病因和病理】

霉菌广泛地存在于空气、水、食物、人类的口腔及胃肠道中。平时仅为一种无害的寄生，但在胃黏膜局部血液循环障碍或免疫力减退时，才能引起胃炎或胃溃疡，甚至有穿孔及窦道形成。能引起胃霉菌病的主要菌种有白色念珠状菌和曲菌，其他尚有放线菌。开始时仅在胃黏膜上形成一层假膜，以后才出现溃疡，溃疡可为单发，也可为多发，有时很小，有时较大，严重者可遍及整个胃壁，可发生穿孔，但较罕见。病灶坏死组织中可有霉菌存在，放线菌感染时可有硫黄颗粒。

【临床表现】

类似胃炎、胃溃疡和胃癌。

【诊断与鉴别诊断】

文献上已经报道的胃霉菌病都未发现特异的临床及X线征象，最后确诊只有依赖于手术或活体组织检查。本病须与胃炎、胃溃疡和胃癌加以鉴别。

【治疗】

如能明确诊断，胃霉菌病应以内科治疗为主，对于症状较重，诊断不清，很难与胃溃疡及胃癌作出鉴别者，应考虑外科手术治疗。

四、胃血吸虫病

胃血吸虫病（schistosomiasis of stomach）在血吸虫病流行地区等不罕见。

【病因和病理】

感染血吸虫后，在黏膜层和黏膜下层有虫卵沉积，多数钙化，周围有大量纤维组织增生及慢性炎性细胞浸润而形成假结节。晚期由于幽门增厚可导致幽门梗阻，因黏膜溃疡可并发上消化道出血，偶尔可有穿孔发生。

胃血吸虫病与溃疡的关系，有的学者认为除虫卵沉积所致的机械刺激之外，虫卵内毛蚴毒素的作用及胃壁营养障碍等，可能系形成溃疡的因素，也可并发穿孔。

胃血吸虫病合并胃癌，有的学者认为这是在慢性胃溃疡形成之后再发生癌变的结果，与虫卵沉着似乎并无直接因果关系。

【临床表现】

胃血吸虫病的临床表现随虫卵沉着部位、数量和产生的病变程度而不同，有类似溃疡病，如上腹部疼痛、呕吐，有时可吐出“粉皮状”物（子囊）。呕血、柏油便，有时上腹可触及肿块。早期可用抗酸剂缓解症状。

【诊断与鉴别诊断】

术前确诊较难，临床表现与一般的胃、十二指肠溃疡病相似。但与溃疡也有不同之处，如：①缺乏一般溃疡病疼痛的规律性；②晚期用抗酸剂治疗效果不佳；③并发幽门梗阻、上消化道出血者较多；④嗜酸性白细胞在白细胞计数上多高于正常。

X线检查与胃癌不易鉴别的是幽门处有充盈缺损和胃壁僵直现象。胃镜检查中可取活检确定诊断。

开腹后如发现以下病理改变应考虑到本病的可能。①腹腔内除胃幽门部的病变外，常可发现肝脏有结节性硬化，脾脏有充血性肿大；②肠襻间有粘连，尤其是乙状结肠及盲肠等，肠壁外常有粘连及小结节；③病变部位活组织切片发现钙化的虫卵。

【治疗】

术前难于确诊，多数疑有溃疡病或伴有幽门梗阻而进行手术。鉴于血吸虫病肉芽肿可能引起癌变，故胃大部切除术是可以选用的手术术式。本病如术前已确诊，需用抗血吸虫病的药物进行治疗。

五、胃克罗恩病

胃克罗恩病（Crohn disease of stomach）被认为是一种

胃肠道慢性、非特异性炎症。1932 年 Crohn 等首先以局限性回肠炎为名，详述了本病，故称克罗恩病。1973 年 WHO 专家小组规定：本病为原因不明的，以年轻成人为主的消化道各部位的纤维化、溃疡和肉芽肿炎症性病变。过去认为本病只累及末端回肠，但现在已知从口腔到肛门的消化道各部分均可累及。临床上除出现与病变部位有关的症状外，还伴有发热、营养障碍、贫血、关节炎、虹膜睫状体炎和肝损害等全身性损害。

【病因和病理】

该病的病因迄今不明。最早认为与结核菌感染和食物过敏有关，但未能得到证实。近年来的某些研究提示本病可能与病毒感染有关。

主要病变在胃肠、胃肠系膜及周围所属淋巴结。一般分为 3 期：

1. 急性期 主要侵犯黏膜下层，局部水肿、充血，有单核细胞浸润，淋巴管扩张。

2. 亚急性期 水肿及充血较轻，有浆细胞、淋巴细胞及较少数的嗜伊红细胞浸润。淋巴管扩张，内皮细胞增生，并可见多数多核巨细胞及结核样结节形成。

在上述两期，胃肠壁黏膜可出现溃疡，即“阿弗他”状小溃疡出现，可呈铺路石状。

3. 慢性期 胃黏膜皱襞明显粗大，胃壁弥漫性肥厚、僵硬，主要侵犯胃体部，有明显纤维化。胃壁增厚，病变可呈跳跃式分布，其所属淋巴结可有水肿及非特异性炎症反应。

【临床表现】

主要发生在青壮年，起病缓慢、初期症状多不明显；后期可在饥饿时上腹持续性胀痛，伴恶心、呕吐，进食后症状可缓解，但解痉止痛药物并不能缓解上腹痛。如并发幽门梗阻和上消化道出血，则出现相应的症状及体征，患者多有体重减轻，有时伴有发热、营养障碍、贫血、关节炎等病象。可与肠病同时存在。

X 线检查为胃壁增厚伴胃窦僵直，狭窄，可伴有胃溃疡。

胃活体组织检查可发现肉芽肿。

【诊断与鉴别诊断】

临床上无特异性症状及体征。X 线钡餐检查可发现充盈缺损和孤立小溃疡。胃镜检查，可看到黏膜充血、水肿及小溃疡，典型病例呈现铺路石状改变。活检可见典型的肉芽肿和非特异性炎症。需与胃癌、胃结核等疾病相鉴别。

【治疗】

1. 非手术治疗

（1）药物治疗：常用药有皮质激素、水杨酸偶氮磺胺吡啶（SASP）和硫唑嘌呤。近年来也有人主张采用左旋咪唑，小剂量青霉胺及甲硝唑等治疗。

（2）营养治疗：在活动期常伴有营养障碍，对病变好转不利，可给予要素饮食或静脉营养。

2. 手术治疗 适用于积极内科治疗无效和有并发症者，如梗阻、出血、穿孔及癌变等，胃大部切除术及胃空肠吻合术为最常选用的术式。

（陈剑秋 孙晋津）

第十节 急性胃扩张

急性胃扩张系指因某种原因所引起的胃的极度扩张，腔内潴留大量液体，由于液体及电解质的丢失引起严重的全身紊乱。1842 年 Rokitansky 首先对急性胃扩张进行了临床描述，1873 年 Fiagge 又报告了一例，并对文献做了充分的复习，使该病成为一个独立的疾病。多年来，文献上对急性胃扩张进行了大量的报道，曾有过许多不同的命名。如原发性胃扩张，急性胃麻痹，急性肠系膜动脉压迫，急性胃、十二指肠瘀滞症等。早年的报道多注意手术后的急性胃扩张，随着胃肠减压的广泛应用此类胃扩张已大为减少，但其他原因所引起的胃扩张还时有发生。因此，全面了解急性胃扩张的发病原因，正确认识急性胃扩张所带来的复杂与严重的病理生理改变，改进该病的预防及早期诊断，仍是提高临床疗效的关键。

【病因与发病机制】

急性胃扩张的病因可分为阻塞性和运动性障碍。阻塞性障碍包括肿瘤，胃扭转，肠系膜上动脉压迫综合征和医源性因素如 Nissen 胃底折叠术。运动性障碍导致急性胃扩张可能因糖尿病，副肿瘤现象或神经性贪食症引起。

手术后急性胃扩张常发生于腹部大手术后前几天，其发生原因也是多方面的。手术中粗暴的胃肠牵拉，迷走神经切断术后，由于反射性胃运动抑制或胃壁张力与蠕动的减弱，均可成为胃扩张的直接原因。在麻醉过程中大量空气吸入胃内，手术后的吸氧治疗，均可助长胃扩张的发生。严重创伤，特别是腹膜后出血及背部创伤，常引起反射性胃运动抑制，故急性胃扩张的发病机会显著增加，这类患者常有频繁的呕吐，如未进行妥善的处理，可能发展为严重的急性胃扩张。采用胸腹部石膏模型治疗骨折或骨结核时，由于包扎过紧，特别是将患者固定于后伸体态时，由于脊柱前突，使肠系膜上动脉更易压迫十二指肠横部，因而发生急性胃扩张，称之为石膏模型综合征。在某些饥饿及营养不良的人群，由于胃肠张力已低，胃肠道已有不同程度的萎缩，故在短时间进食大量难于消化的饮食后，可能出现程度不同的胃扩张，这在灾荒年间也是屡见不鲜的。

除上述情况外，在某些严重疾病中，如糖尿病酸中毒、重症急性胰腺炎、肺心病、尿毒症及肝硬化昏迷等，均可发生急性胃扩张。其发生原因很可能与毒血症及电解质紊乱（尤其是缺钾）有关。

【病理生理】

胃扩张后势必将小肠推向下方，使肠系膜上动脉和肠系膜拉紧，压迫十二指肠横部，使胃、十二指肠内容瘀滞。胃液，胆汁及胰液的潴留又刺激胃及十二指肠黏膜分泌增加，进一步使胃扩张加重，加重了的胃扩张进一步推挤小肠及牵拉肠系膜，刺激内脏神经，加重胃、十二指肠麻痹。如此往复不已，形成恶性循环。

在急性胃扩张时，由于胃窦部受到机械性刺激，胃泌素分泌增多，进而促进了胃酸的分泌。当十二指肠横部受到肠系膜上动脉及肠系膜的压迫后，胆汁及胰液不能下行，也反流到胃中，使胃明显扩张。在本病的早期患者可有频繁的呕吐，但当胃壁完全麻痹并随着内容的剧增而变成菲薄之后。患者反而不能呕吐以减轻胃内张力，使胃继续涨大，有时几乎占据整个腹腔。由于扩张胃内压力的增高，除胃壁继续变薄外，血液循环亦发生障碍，开始表现为静脉回流受阻，产生被动性渗出，进而引起黏膜出血糜烂，甚至穿孔破裂，见图 28-10-1。

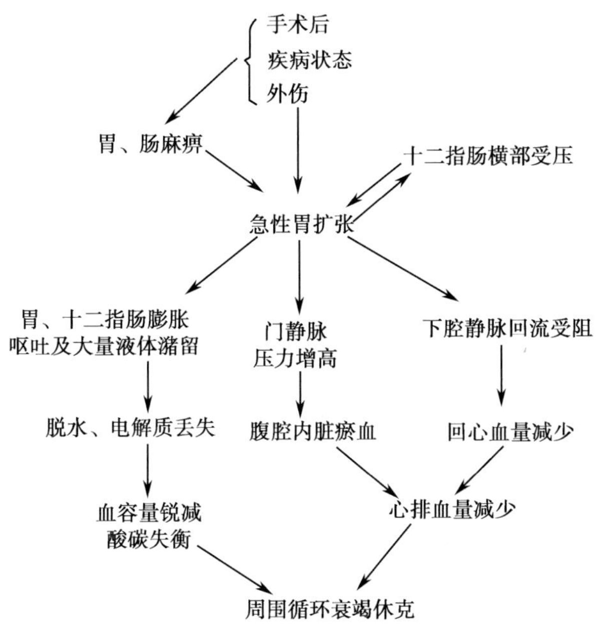

▶ 图 28-10-1　急性胃扩张的病理生理变化

急性胃扩张的并发症包括坏死、穿孔、休克，甚至死亡。当胃内压力上升超过 30cmH_2O，静脉流量的下降可能会导致缺血和梗死的胃壁发生破裂。胃壁坏死、破裂相关的死亡率据报道分别为 37.5% 和 55.6%。如果其病理表现为黏膜缺血，表明胃梗死过程已经开始。早期手术干预是预防致命性并发症的关键。

【临床表现】

急性胃扩张虽然是一个独立疾病，但它作为手术后、外伤或某些严重疾病的并发症而发生。值得注意的是其发病并不急剧，从开始发病到表现出典型症状需要一个过程。

溢出性呕吐往往是引人注目的第一个症状。患者在感到上腹部饱满感或撑胀感的同时，开始出现频繁的呕吐。每日总量可达到数千毫升，但亦有的患者呕吐量不大。当患者出现呕吐时，检查腹部多能出现上腹胀满，有的可见到胃型，叩诊呈鼓音，可测出震水音，肠鸣音多减弱。与呕吐及腹胀相比，腹痛多不严重，主要为上腹或脐周胀痛，但当胃扩张发展到严重程度时，由于液体及电解质的丢失可出现轻度口渴、脉快、表浅静脉萎陷、尿少及血压降低等症状。未得到及时治疗的患者可出现烦躁不安，甚至出现神志障碍及休克。

根据早期文献报道，本病的死亡率可高达 60% 左右，近年来随着诊断及治疗方法的改进，死亡率已大为降低，但预后仍不容乐观。

【诊断及鉴别诊断】

根据发病历史、典型症状及体征，诊断并不困难。有价值的诊断方法包括：

1. 腹部 X 线片　立位 X 线摄片可发现胃内巨大气液平面，胃的下缘可达盆底，在侧位平面上，可见充气胀大的十二指肠影像。

2. CT 检查　可见扩张胀大的胃的解剖影像学改变。

3. 当进行胃肠减压时，胃管送入胃腔后即可有大量液体及气体吸出，可在若干小时内连续吸出数千毫升。

4. 化验室检查　多能反映严重脱水、电解质紊乱及酸碱失衡，往往有 BUN 升高。

本病应与弥漫性腹膜炎所致的肠麻痹及高位机械性肠梗阻鉴别。前者有明显的腹膜刺激征象，且体温及白细胞均升高，肠鸣音消失。后者多伴有阵发性腹痛，肠蠕动增强，呕吐物多为小肠内容。腹部膨胀不如急性胃扩张显著，吸净胃内容物后症状不能立即减轻。

【治疗】

对于急性胃扩张，应把重点放在预防上。腹部手术时操作要轻柔，手术切口要适当，避免粗暴地牵拉。麻醉过程中避免空气大量吸入，对于腹部复杂手术及腹部损伤后应用胃肠减压，直到胃肠功能恢复，是预防急性胃扩张的有效措施。

急性胃扩张一旦确诊，应给予以下治疗：

1. 禁食及胃肠减压　吸净胃、十二指肠内容，使胃、十二指肠回缩。保持休息以便恢复其张力与蠕动功能。为了改善循环及清除附着在黏膜表面上的糜烂坏死组织，可用温盐水反复洗胃。禁食时间一般较长，避免早期进食引起扩张的反复。

2. 补充血容量及纠正酸碱失衡　由于急性胃扩张常导致大量液体的丢失及血流动力学紊乱，故应先补充足够量的血浆及其他胶体液，积极纠正酸碱失衡，注意水分及电解质的补充，待尿量恢复后再补钾。为胃肠道功能的恢复创造条件。

3. 为了促进患者的恢复，可给予补气健脾及理气开郁的中药，改善胃肠道的功能。

4. 对出现以下情况者，应行开腹探查手术：①胃肠减压无效，病情继续恶化。②X 线可见气腹。③腹腔穿刺可见血性渗液或者呈腹膜炎体征。术中探查若合并胃壁血运障碍应切除坏死的胃壁或行部分胃切除术。

（付蔚华）

第十一节 胃扭转

因胃本身或周围腹膜（器官）的异常，使胃沿不同轴向发生部分或全部扭转时，称为胃扭转。

【病因和病理】

正常胃受食管下端、幽门部以及肝胃韧带、胃脾韧带、胃结肠韧带的固定，很少有轴向的改变。但当这些部位发生异常，如较大的食管裂孔疝，膈疝，膈膨出，或胃周围诸韧带的松弛，即可为胃扭转提供发病条件。除解剖学的因素外，剧烈呕吐、胃扩张、胃巨大肿瘤或横结肠膨胀等，均可导致急性胃扭转。慢性胃扭转多继发于胃本身或周围器官病变。如胃穿透性溃疡、肝脓肿、胆道感染等，使部分胃壁向上或向右粘连而引起扭转。慢性胃扭转多为部分性，胃壁无血液循环障碍，症状亦较轻。急性胃扭转多较严重，可引起胃壁血运障碍。

【分类】

根据扭转类型可分为3种：

1. 系膜轴型扭转　即从胃小弯中点到大弯中部之连线为轴心发生扭转，使胃窦与胃体重叠。如为自左向右逆时针扭转，则胃体在胃窦之前。如自右向左顺时针方向扭转，则胃窦在胃体之前，见图28-11-1。

2. 器官轴型扭转　胃以贲门至幽门之纵向连线为轴发生扭转。这是最常见的类型，约占2/3，通常与膈肌缺损有关，尤其是食管裂孔疝，见图28-11-2。

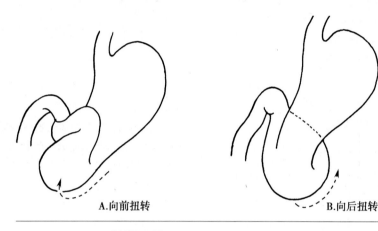

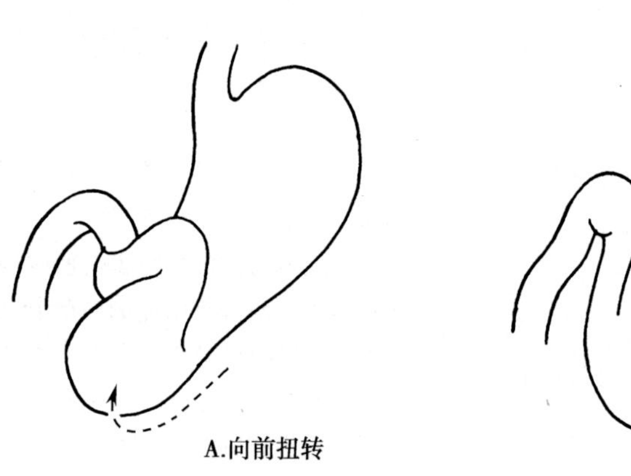

▶ 图28-11-1　系膜轴性扭转

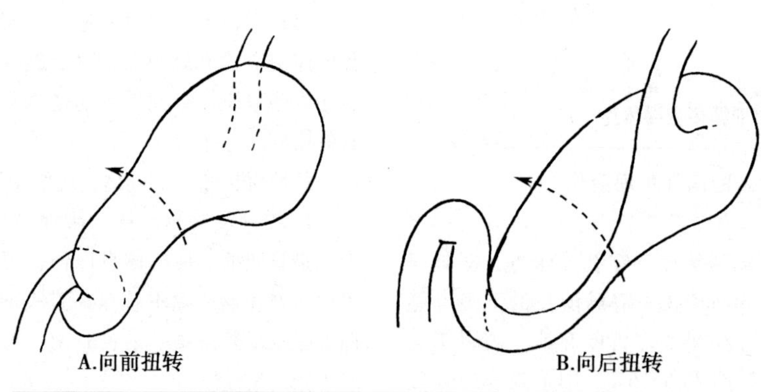

▶ 图28-11-2　器官轴型扭转

3. 混合型扭转　兼有上述两型特点。

根据扭转的程度可分为完全扭转和部分扭转。前者多伴有胃壁血运障碍，多见于急性胃扭转，后者多表现为慢性扭转，甚少有血运障碍。

【临床表现与诊断】

胃扭转的临床表现与胃扭转的程度，发病的快慢以及有无血运障碍有着密切联系。

1. 急性扭转　发病急，症状重。表现为上腹部局限性膨胀及剧烈疼痛，牵涉至背部及下胸部。呕吐频繁，呕吐物中不含胆汁。一般将突发上腹部疼痛，频繁干呕和胃管不能插入胃内称为Borchardt三联征，为急性胃扭转的特征。全身性变化取决于胃的血液循环是否受到障碍。如果胃的血运受到障碍，则可出现腹膜炎，体温升高，休克等全身症状。

2. 慢性扭转　可无症状或仅有轻度上腹不适。常与溃疡病，慢性胆囊炎，胆石症的症状相混淆。钡餐检查可明确诊断，X线的特征视扭转的类型而异。腹部X线片可见充气胀大的胃泡，如有膈膨出或膈疝，可见左膈升高。系膜轴性扭转的钡餐检查，可见两个有液平面不与胃体相连，胃体变形，幽门向下，黏膜皱襞扭曲。腹部CT可以根据胃解剖部位的改变提供诊断。

【治疗】

胃扭转治疗原则涉及三方面：①减压扩张的胃。②纠正胃解剖扭转。③预防复发。

急性胃扭转若无穿孔坏死或严重的全身症状和体征，可先放入胃管，洗出胃内容物，待急性症状缓解后，再进一步检查，明确病因，然后考虑手术治疗。否则以尽早手术为宜。对于无血运障碍的胃，可行胃固定术或胃底折叠术，在条件允许的情况下可以考虑腹腔镜手术。对已有血运障碍的胃，应根据探查结果行部分或全胃切除术。对偶然发现的无症状或症状轻微的患者不需要手术治疗。

第十二节　肠系膜上动脉压迫综合征

该综合征系指肠系膜上动脉压迫为主，并存其他致病因素，造成的慢性部分性十二指肠横部的梗阻。该病无确切的发病率，但并非临床罕见病。如不给予恰当治疗也可导致营养不良，影响发育，且可出现因十二指肠高压而引起的如急性胃扩张、急性胰腺炎等并发症。

【病因和病理解剖】

十二指肠横段从肠系膜上动脉和腹主动脉之间穿过，接着开始上行，直至屈氏韧带（十二指肠空肠悬韧带）为最高点，后又反转下降。

肠系膜上动脉一般约在第1腰椎平面有腹主动脉分出，如果肠系膜上动脉由腹主动脉分出位置过低或两者之间夹角过小，可对横过其间的十二指肠形成机械性压迫；另外，十二指肠上升段过短或屈氏韧带过短，也可形成肠系膜上动脉对十二指肠的纵行压迫。以上为该病发生的病理解剖因素。引起肠系膜上动脉压迫综合征的因素是多方面的，除以上病理解剖的先天因素外，尚有十二指肠周围炎症和粘连，发育营养不良消瘦导致胃肠下垂，形成对肠系膜上动脉的牵拉等后天性致病因素的存在，见图28-12-1。

在一些年轻的女性患者中，除以上机械性梗阻因素外，动力性致病因素在发病中的作用也不容忽视。这些患者常合并有胃肠道运动功能紊乱、神经性呕吐、习惯性便秘等动力因素。这些因素的存在往往造成诊断上的困难，也可使原已存在的机械性梗阻加重，同时也可能是某些患者手

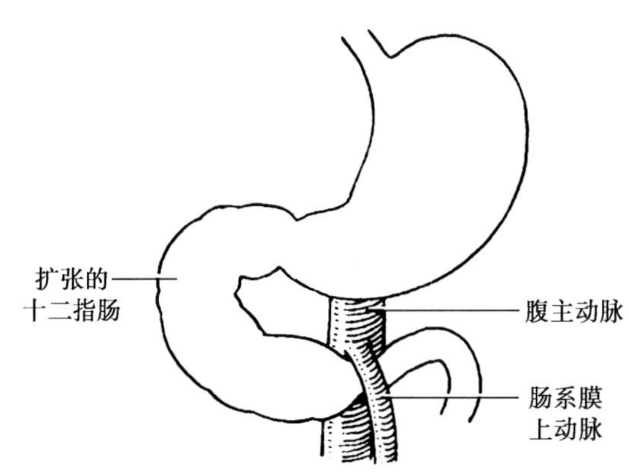

▶ 图 28-12-1　肠系膜上动脉压迫综合征

术后效果不满意的原因之一。

【临床表现】

肠系膜上动脉压迫综合征可发生于任何年龄，但临床病例多在15-50岁之间，以20-30岁为多发年龄，性别在发病上差别不大，男性年龄偏高，女性年龄偏低。发病多数为慢性过程，也有以急性症状起病者。

一般病期较长，起病缓慢，且有一部分患者表现为间歇反复发作的特点。主要症状为上腹胀痛，其中有一半以上患者出现呕吐，其症状类似于幽门梗阻，少数患者胀痛较重，而自行探吐，吐后症状可得到缓解。呕吐出现的早晚与频度和梗阻的程度不一定成正相关关系。呕吐量大，仍能进食者，虽病期较长，可能对营养和水、电解质影响较轻，但呕吐量大和影响进食者，常可在短期内出现消瘦、脱水和电解质紊乱，食后采取俯卧或侧卧位可使症状缓解者有50%左右，这可能因餐后俯卧或侧卧减轻了胃肠下垂对肠系膜上动脉的牵拉，缓解了对十二指肠的压迫，有利于胃内容物通过的缘故。

体格检查多无特殊阳性体征，约有一半左右患者可查出胃内震水音。

以急性症状起病者，有表现为上腹胀痛、频繁大量呕吐为主要症状的急性胃潴留者，也有以上腹剧痛，恶心呕吐，血、尿淀粉酶升高的急性胰腺炎为首发症状者。

【诊断与鉴别诊断】

肠系膜上动脉压迫综合征的诊断除应具有上腹胀痛、呕吐等典型症状外，主要的确诊手段为X线上消化道钡餐造影。典型的造影所见为十二指肠横段，升结肠交界处有纵行压迫征象，钡剂通过受阻，经过改变体位或加压按摩方可通过。其受压受阻的十二指肠影像呈纵行刀切状，受阻近端的十二指肠可有不同程度的扩张和逆蠕动波出现，严重者可见幽门松弛，钡剂在胃和十二指肠内反复可出现“钟摆样运动”，而不易通过受压处。

近年来常用腹CT诊断包括：

（1）SMA成角从正常的28°~65°下降至小于22°。

（2）SMA距离主动脉由正常的10~28mm变为小于8mm。

28

（3）胃和十二指肠近端扩张，十二指肠第三部分梗阻。

其他可用的检查方法，还有内镜和血管造影，可对本病的诊断和鉴别诊断有所帮助。

鉴别诊断的内容应包括对十二指肠梗阻原因的鉴别和对本病的致病因素的分析判断。造成十二指肠横段梗阻的原因有肿瘤、结核、克罗恩病等，这些病在上消化道造影时多表现为肠腔狭窄，很少出现刀切征，必要时通过小肠镜观察黏膜变化，可对鉴别诊断有所帮助。

合并有功能性胃肠功能紊乱者，多系青年女性患者，症状特点是其发作往往和情绪变化有关，恶心不重，呕吐量少，且多伴有腹泻、便秘、失眠等神经官能症状，虽然病史很长，但对全身营养状态影响较轻。此类患者可能经过非手术治疗而逐渐好转，但也可能因为功能性紊乱使机械性梗阻症状加重，症状不能缓解而最终需手术治疗。

【治疗和预后】

肠系膜上动脉压迫综合征虽为慢性部分性梗阻，经非手术治疗（营养疗法、卧床休息、中药、针灸等）多可获得症状缓解，但也常因反复发作而最终需手术治疗。

28

（一）非手术治疗

非手术的综合治疗在本病的治疗中占有重要地位，某些患者手术后也需给予恰当的非手术治疗，方能收到满意的效果。

1. 急性发作症状严重者或因十二指肠高压而出现并发症者，需给予禁食、鼻胃管减压、输液、纠正水、电解质失衡，待症状缓解后再做进一步检查和治疗。

2. 有明显营养障碍者，需在术前术后给予改善，必要时可采用静脉营养疗法。

3. 调节自主神经功能紊乱与止吐，可采用针灸和药物。

4. 体位减压也是可用的，食后取俯卧位或侧卧位以利食物通过。

5. 中药的应用需根据辨证论治的原则，有肝瘀气滞者宜疏肝理气；气虚血少者宜补气养血；有湿热者宜清利湿热；有瘀血者当活血化瘀，另外加降气止呕，通条大便等药物。

（二）手术治疗

1. 适应证　恰当选择手术适应证是提高本病疗效的重要环节。出现十二指肠高压引起的并发症者，宜在并发症缓解后，择期行手术治疗。对症状反复发作，影响营养发育者，宜手术解决机械性梗阻，术后如仍有症状者，再配合其他综合的非手术疗法。年轻女性患者，病史短，或合并有其他神经官能症状者，或虽然反复发作，但对营养发育影响不大者，均宜先采用非手术综合疗法。

2. 手术方法：1908 年 Stavely 首次报道应用十二指肠空肠侧侧吻合术治疗本病。手术治疗的目的在于彻底解除机械性梗阻因素，故凡能达此目的又无其他弊端的术式均可采用。

（1）十二指肠空肠吻合术：此术式吻合口应尽可能靠近梗阻区域，否则，吻合口远端仍留下较长的梗阻近端肠襻，术后仍可能残留部分梗阻症状。吻合可采用空肠端或空肠侧和十二指肠侧壁作吻合。

（2）十二指肠悬韧带松解术：只适应因升段十二指肠过短或屈氏韧带过短的病例，手术并不简单，疗效不尽可靠，还有发生再粘连梗阻的可能。

（3）十二指肠空肠改路吻合术：即游离十二指肠横段及升段，在空肠上端靠近屈氏韧带处切断，由肠系膜上动脉后提出，另在横结肠系膜穿孔，做十二指肠空肠端对端或端侧吻合。此术式能彻底解决机械性梗阻，而对脏器解剖形态改动不大，治疗效果满意。

（4）十二指肠环形引流术：先行胃远侧部分切除（并发胃溃疡者行胃大部切除术），再距 Treitz 韧带 10 ~ 15cm 处（按血管弓供血情况也可 20cm 处）切断空肠，远侧端空肠于结肠后通过横结肠系膜戳孔拉向上方，与十二指肠球部端端吻合。于此吻合口下方 10-15cm 处行胃半径（一般为 5cm）与空肠端侧吻合。再于胃肠吻合口下方 15-20cm 处近侧段空肠与远侧段空肠端侧吻合。此术式适用于有强烈逆蠕动的患者。

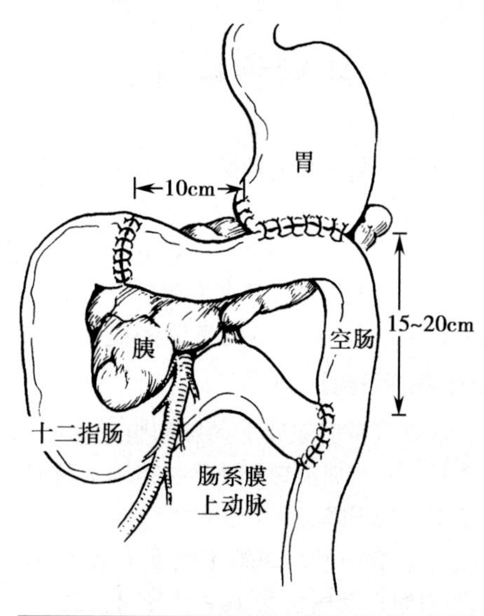

▶ 图 28-12-2　十二指肠环形引流术

肠系膜上动脉压迫综合征手术治疗预后较好，但应强调综合治疗的意义，特别是一些病史长，已发生十二指肠高度扩张，有强烈逆蠕动者，或合并有神经动力因素者，手术后仍需恰当配合药物治疗，方能收到满意效果。

（付蔚华　王鹏志）

第十三节　胃、十二指肠憩室

胃及十二指肠憩室曾被认为是罕见病，因而在临床上对这两种病缺乏足够的认识。随着近代X线技术的发展以及消化道内镜的应用，对这一疾病的发生，发展以及由它引起的各种并发症，有了较为深入的了解。

一、胃憩室

胃憩室比较少见，按憩室壁有无肌肉组织，可将憩室分为真性憩室与假性憩室。憩室壁内常有异位的胰腺组织，因而可导致炎症、溃疡、出血、甚至穿孔等并发症，这些情况与溃疡病极为相似。

【发病率】

在常规的X线钡餐检查中，胃憩室的发病率约为0.05%。在整个消化道中，胃憩室的发病率最低，约为0.9%。而以结肠及十二指肠的发病率最高，分别为63.5%及34.1%。

【分类】

1. 真性憩室　憩室壁包括胃壁的全层，又可分为两类：

（1）先天性真性憩室：因胃壁先天发育薄弱所致。

（2）后天性真性憩室，又可分为两类：①推式憩室：由于长期胃内压力增加致使胃壁的薄弱处突出，形成憩室。②拉式憩室：因胃外的粘连牵拉所致。

2. 假性憩室　系胃壁肌层局限性缺损所致的胃黏膜的突出。

3. 不完全性憩室　憩室壁仅突入肌层，浆膜表面无形态上的变化。

【病因与病理】

胃憩室的形成原因为胃壁肌层组织的薄弱或局限性缺损、胃周围粘连的牵拉和胃内压力长期而持续性升高所致。这些病因可同时存在，可为先天性也可为后天性。

胃憩室多为单发，以食管胃交界处或幽门旁发病较多。憩室大小不等，如憩室口较大引流通畅，可无症状；如憩室口狭小，则易有食物潴留，发酵腐败，加以胃酸消化酶作用，则引起黏膜发炎、糜烂、溃疡、出血甚至穿孔等并发症。在少数情况下，憩室内亦偶见有良性或恶性肿瘤存在。

【临床表现】

胃憩室一般无任何特异性临床症状，仅有部分患者出现饭后闷胀，嗳气，食欲不振以及恶心、呕吐等症状，如有憩室炎则可出现上腹部持续性疼痛。贲门旁憩室有时可出现吞咽困难，幽门旁憩室可出现恶心、呕吐等类似幽门梗阻的症状。

【诊断】

由于胃憩室无典型的临床症状，故在临床症状较重且经过各项检查不能明确诊断时，应想到此病。

X线钡餐检查有时因位置或憩室入口过小而不能显影，故对可疑患者应多次反复行X线钡餐检查，且在检查时反复变换体位，方能使阳性率提高。

纤维胃镜对胃憩室的诊断有较大帮助，尤其幽门旁憩室，但对贲门旁或胃体前后壁的口小憩室，因位置或黏膜皱襞的影响，有时亦常被遗漏。

【治疗】

大多数无症状憩室不需要特殊治疗。有轻度上消化道症状时，可采用内科治疗，包括少渣饮食，体位引流及加用一些制酸及解痉药物，多可得到缓解。遇有下列情况应考虑手术：

1. 经内科严格而系统的治疗无效或暂时缓解但不久复发者。

2. 经X线检查证实憩室口小，引流不畅，钡剂潴留时间过长。

3. 有并发症者，如出血、穿孔、伴有幽门或贲门梗阻症状者。

4. 疑有癌变者。

手术方式可根据憩室的位置、大小及局部的病理改变而定，可采用的手术方法有内翻缝合、局部切除及胃大部切除术。腹腔镜手术治疗可行并且效果良好。

二、十二指肠憩室

十二指肠憩室比较多见，但引起症状者少见。其中约90%为单发，仅10%为多发。由于十二指肠与胆管及胰腺关系密切，且十二指肠憩室大部分位于第二段，因而如出现并发症，常影响胆汁及胰液排泌，应加以重视。

【发病率】

由于多数十二指肠憩室不产生临床症状，故其确切的发病率难以精确统计。随着内镜的普及，其发现率有增高的趋势，一般报告约10%~20%。

【分类】

按病因来分，可分为先天性（原发性）十二指肠憩室和后天性（继发性）十二指肠憩室。

【临床表现】

由于憩室生长的部位不同及憩室本身并发症的有无，临床症状可多种多样。大部分腔外憩室无任何症状，多在钡餐检查时无意中被发现。当憩室因引流不畅而发生潴留时，则可出现憩室炎症状，表现为上腹部不适，饭后上腹胀满，嗳气反酸等。如憩室影响胆管或胰管，则可引起胆管炎、黄疸或胰腺炎的临床表现。如憩室压迫十二指肠，则可引起十二指肠梗阻症状。临床常见者多位于乏特壶腹附近。

【并发症】

1. 憩室炎　主要是由于食物的潴留或结石的压迫，加以各种消化酶的刺激，使黏膜充血、水肿、糜烂，甚至可发生溃疡、出血或穿孔。

2. 胆道梗阻及炎症　多因壶腹周围憩室的炎症、压迫或粘连牵拉，使胆管扭曲变形，或因炎症刺激引起水肿及奥迪括约肌痉挛，从而引起胆道梗阻或同时伴有炎症。

3. 胰腺炎　多因壶腹周围憩室或胰胆管共同开口于憩室，引起胰管引流不畅或胆汁逆流所致。

4. 结石形成　主要由于憩室引起胆管梗阻、胆汁淤积或胆道感染形成结石。

5. 十二指肠梗阻　由于憩室的扩张，结石的压迫等导致十二指肠肠腔狭窄，发生梗阻。

【诊断】

十二指肠憩室多无典型症状，只能依靠某些特殊检查加以证实。常用检查方法如下：

1. X线检查　应用低张力十二指肠造影检查，易于发现十二指肠憩室。一般为突出于肠壁之圆形或椭圆形袋状阴影，轮廓清晰，边缘光滑。可位于肠系膜缘或对肠系膜缘，亦可位于壶腹周围或嵌入胰头内。如憩室颈较细，则钡剂潴留于憩室内时间较长，立位检查时可见液平。对某些不易发现的憩室，尤其位于肠系膜缘或十二指肠后壁之憩室，可用经胃管向十二指肠内注气的方法协助诊断。

28

腹部X线检查对十二指肠憩室的诊断无任何帮助，但在上消化道穿孔的诊断中，在腹部X线片上发现腹膜后十二指肠周围有气体阴影时，应考虑十二指肠憩室穿孔的可能。

2. 十二指肠内镜检查　十二指肠镜检查对诊断颇有帮助，确诊率更高。

3. 胆管造影检查　可用口服或静脉胆道造影检查、经皮穿刺胆管造影（PTC）或经十二指肠逆行胰胆管造影（ERCP）。这些检查主要是为了明确憩室与胆胰管之间的关系。一般胰胆管与憩室的关系分为三个类型：

（1）胆胰管共同开口于憩室顶部。

（2）胆胰管共同开口于憩室颈部。

（3）胆总管开口于憩室顶部。这些异常的开口，一般均无括约肌的正常功能，因而易引起憩室内容物逆流，从而导致胆管感染或胰腺炎。

4. 对某些术前诊断为上消化道大出血、穿孔或梗阻性黄疸患者而行剖腹探查术时，探查中不能对其症状做出合理解释时。如胆总管明显扩张但又找不到明确的梗阻原因，腹膜后及十二指肠周围水肿、有胆汁污染或气体者，应考虑到十二指肠憩室及其并发症的可能。

【治疗】

1. 无症状憩室，无须特殊治疗。

2. 症状轻者，可用非手术治疗，包括饮食、制酸剂及体位引流等，可获得较好的结果。

3. 对一些症状较重但无严重并发症者，可采用经十二指肠的憩室内翻缝合或切除术。

4. 对有严重的并发病如出血、穿孔者，可行局部切除缝合加引流。

5. 对某些胆胰管开口异常之憩室，则应视情况行相应的成型手术。

（付蔚华）

第十四节　胃、十二指肠肿瘤

胃和十二指肠肿瘤包括良性肿瘤和恶性肿瘤，胃恶性肿瘤中以胃癌最多见，来源于胃黏膜上皮，是我国最常见的肿瘤之一。

一、胃　癌

胃癌（gastric carcinoma）是全球最常见的恶性肿瘤，近年来胃癌的发病率、死亡率全球呈下降趋势。2000年全球发病率为男性第3位（22.0/10万）、女性第5位（10.3/10万），死亡率为男性第2位（16.3/10万）、女性第3位（7.9/10万）。发达国家与发展中国家胃癌发病率和死亡率具有很大差别，见表28-14-1。

根据全国性估计预测分析，我国胃癌发病率、死亡率总体呈下降趋势（表28-14-2），但是，全球每年逾百万的新发病例中，中国占41%；每年因胃癌死亡80万人，中国占35%。由于全民的胃癌筛查尚未普及，致使在胃癌的早期诊断方面情况依然不容乐观。在日本，早期胃癌发现率平均为45%，部分普查结果显示高达79%，在我国，早期胃癌的比例不超过20%。深化基础研究，提高早期诊断水平，将是胃癌防治的关键问题。

表28-14-1　发达国家与发展中国家胃癌发病率和死亡率比较

年份	发病率（1/10万）				死亡率（1/10万）			
	发达国家		发展中国家		发达国家		发展中国家	
	男性	女性	男性	女性	男性	女性	男性	女性
2008	第4位（16.7）	第8位（7.3）	第2位（21.1）	第4位（10.0）	第4位（10.4）	第6位（4.7）	第3位（16.0）	第4位（8.1）
2012	第5位（15.6）	第9位（6.7）	第2位（18.1）	第4位（7.8）	第4位（9.2）	第6位（4.2）	第2位（14.4）	第3位（6.5）

表 28-14-2　我国胃癌发病率和死亡率

年份	发病率（1/10 万）		死亡率（1/10 万）	
	男性	女性	男性	女性
2000	41.9	19.5	32.7	45.0
2005	37.1	17.4	28.8	13.3
2010	34.1	13.4	23.7	9.8
在恶性肿瘤中的位置	第3位	第4位	第3位	第2位

【流行病学与病因学】

目前，尽管没有某一种单一因素被证明是胃癌发病的直接原因，但流行病学及病因学研究显示，多种因素与胃癌的发病有关。

（一）环境因素

从全世界胃癌的分布来看，胃癌的高发病率地区有东亚（特别是韩国、蒙古国、日本和中国）、中欧和东欧以及南美的一些国家，低发病率地区包括北美及非洲大部分国家。在我国，胃癌高发区具有“两个半岛、沿海一线和内陆一片”的特点。据全国胃癌登记中心提供的数据，西北的甘肃、青海，华东的上海、江苏地区，东北的辽东半岛为胃癌高发地区，华南和西南地区较低，同时数据还显示农村明显高于城市。以上说明在同一国家的不同地区，其发病率亦不尽相同。这种区域差别的主要原因是饮食方式的不同、食物贮存、食用的农产品新鲜程度，以及幽门螺杆菌的在当地的流行程度。

（二）生活与饮食习惯

调查显示，胃癌之发病与生活方式及饮食习惯有关。经过对722个文献的系统性回顾，得出以下结论：①有强有力的证据证明非淀粉类蔬菜，具体包括葱以及水果可以防止胃癌；②有力的证据表明，盐和盐类罐头食品，是这种癌症的原因；③有限的证据表明，豆类，包括大豆和大豆制品，以及含硒食物可以防止胃癌；④有限的证据表明，辣椒、加工肉类、熏食品、烤过的动物性食品是胃癌的病因。

多数学者都认为胃癌病因最主要是某些致癌物质通过人们的饮食或不良的饮食习惯和方式，不断地侵袭人体而形成。其中以化学物质N-亚硝基化合物（N-nitrosocompounds，NOC）最受重视。大量的动物实验已证实NOC是潜在致癌物。流行病学研究表明，胃癌的发生与NOC的前体物硝酸盐的摄入量呈正比。食用加盐腌制蔬菜或烟熏肉和鱼办法保存的食物，这样的食物中含有大量的硝酸盐和亚硝酸盐，在胃中可转化为强烈致癌的NOC，增加了胃癌的风险。在喜欢吃咸鱼、熏肉和腌菜的国家，比如日本、中国、韩国等，胃癌的发病率就明显高于其他地方。同时，吃大量的红肉，特别烧烤的红肉，同样增加风险。

有的调查显示，日本为胃癌的高发地区，但是定居美国的日本后裔，习惯于美国人的生活习俗后，胃癌的发病率显著下降。饮用绿茶者胃癌的发病危险则下降48%，新鲜蔬菜及水果也有预防胃癌的保护作用。说明生活和饮食习惯对胃癌的发病有较大的影响。

吸烟和饮酒与胃癌的发病有关。大量的吸烟（每日超过20支）和饮酒（每2周超过5次）的人患非贲门胃癌的风险是不吸烟饮酒人的5倍，接近18%的胃癌可以归因于吸烟的恶果。吸烟的男性死于胃癌的人数是不吸烟男性的2倍，吸烟时间越长或还患有胃溃疡、烧心病史的人患胃癌的可能性更大。女性吸烟同样增加了胃癌风险。

28

（三）幽门螺杆菌（*Helicobacter pylori*，*H. pylori* 或 Hp）

1994年，世界卫生组织/国际癌症研究组织（WHO/IARC）将 *H. pylori* 列为Ⅰ类致癌原。有研究显示，慢性 *H. pylori* 感染是导致胃癌发病的最危险因素，大约90%的非贲门区的胃癌与之密切相关。

H. pylori 作为胃癌的Ⅰ类致癌原，对其致胃癌确切作用机制各国学者进行深入的研究。1998年，日本学者Watanabe等先报道了单独使用 *H. pylori* 长期感染蒙古沙鼠能成功诱导出胃腺癌。在 *H. pylori* 持续感染的蒙古沙鼠模型中，可以观察到胃黏膜的病变从活动性胃炎、萎缩、肠化生到异型增生等衍进过程，观察至62周时，37%的感染动物发生胃腺癌。由此得出结论，*H. pylori* 感染可导致胃黏膜炎症的发生，持续感染可使萎缩与肠化生逐渐发生并进行性加重，最终产生胃癌。通过多年来的研究，发现 *H. pylori* 感染可能主要是通过两种途径导致胃癌发生：①间接作用：*H. pylori* 相关性炎症反应在胃癌形成中起间接作用；②直接作用：*H. pylori* 通过诱导胃上皮细胞基因突变和蛋白调节改变、DNA异常甲基化、miRNA水平的改变和对端粒酶活性的影响可在胃癌形成中起直接作用。因此，*H. pylori* 是胃癌发生的一个重要危险因素，它与宿主因素及多种外在因素相互作用、相互影响，最终导致胃癌的发生。

（四）性别、种族及遗传

男性胃癌发病及死亡均比女性高，其比例各国相差不多，约为2∶1。天津医科大学总医院普通外科总结胃癌手术治疗患者385例，男女比例为2.3∶1。从横断面调查资料显示，胃癌的发病和死亡随年龄的增长而升高，在40岁时上升明显加快，70岁以上或75岁以上年龄组达高峰，高发区的发病年龄会提前，同一地区男性比女性发病年龄升高提前。

在许多国家和地区内，都可看到胃癌的发病率存在种族差异，如美国的白人和黑人的发病率存在差异。在我国不同民族胃癌的发病和死亡率也存在差异。我国各民族间生活习惯、居住环境和劳动条件等差别很大，哈萨克族、回族、藏族、朝鲜族和蒙古族的胃癌发病率明显高于全国水平。

同时，胃癌也存在着家族聚集性。患胃癌的个体其中接近10%~15%有胃癌家族史，胃癌患者的一级亲属患胃癌的概率是普通人的2~3倍。Woolf曾发现一个有胃癌家族史的家庭，其家族成员的胃癌发病率为一般人群的2~4倍。有人报告一个“癌家族”的调查结果，在650个有血缘关系的亲属中，有95人患恶性肿瘤，其中男性多死于胃肠癌，女性则多患乳癌。此外，包括遗传性非息肉性肠癌、家族性腺瘤性息肉等遗传性疾病的家族罹患胃癌的风险轻度增加。

Aird等于1953年首次报道A型血者易患胃癌，O型者则比较少见。1957年，Robert在4000例胃溃疡和6500例胃癌患者中，其溃疡与癌之比为O型血为1.16∶1；A型血者则为0.84∶1，说明A型血者发病率高。1972年日本的粟田秀夫曾对120名70岁以上胃癌患者进行调查，发现半数以上为A型血。他认为可能系此种类型血液内缺乏其他血型的某种成分所致。

（五）胃癌前期的病变

主要包括癌前状态（precancerous conditions）与癌前病变（precancerous lesions）。

胃癌的发生是一个多因素、多基因作用的复杂过程。胃癌的发生很少直接从正常胃黏膜上皮产生，在癌变之前多数经历一段相当长的演变过程，1988年Correa提出胃癌的发生模式为：正常胃黏膜→慢性浅表性胃炎→慢性萎缩性胃炎→小肠型肠上皮化生→大肠型肠上皮化生→异型增生（中重度）→胃癌，这是目前较为认可的胃癌进展模式。其中慢性萎缩性胃炎→肠上皮化生→胃黏膜上皮不典型增生作为胃癌发生、发展的重要阶段，被笼统称为癌前病变，是进行早期干预并防止胃癌发生的最有效的阶段。

1972年世界卫组织提出把胃癌前的病变分为癌前状态和癌前病变。胃癌前状态为临床概念，指胃癌前期疾病，如慢性萎缩性胃炎（chronic atrophic gastritis，CAG）、胃溃疡、胃息肉、残胃及肥厚性胃炎；胃癌前病变为病理概念，包括肠化生（intestinal metaplasia，IM）、不典型增生或称异型增生（dysplasia），异型增生是目前公认的癌前病变，尤其是中-重度异型增生。肠上皮化生是指肠上皮取代胃黏膜上皮并异常增殖，是胃黏膜癌变过程中的关键环节，特别是不完全性结肠型肠上皮化生被认为与胃癌的发生关系密切。

1\. 癌前状态　经过多年的观察，发现多种疾病与胃癌的发生有关，其中比较典型的有慢性胃炎、胃息肉、慢性胃溃疡及残胃等。因此，多数人将其视为癌前状况。

（1）慢性胃炎：慢性胃炎与胃癌的关系已比较明确，从慢性胃炎到胃癌的发生，要经过一系列病理演变过程。比较公认的中间过程是萎缩、肠化、异型增生。而慢性胃炎的发生与幽门螺杆菌关系密切。事实证明，对于幽门螺杆菌感染不给予治疗，通常导致慢性萎缩性胃炎，并发肠化，胃癌的危险随之增加。因此，临床上应该给予重视，加强对幽门螺杆菌感染的防治。

（2）胃息肉：胃息肉一向被认为是癌的前期病变，但目前报道仍不统一。胃息肉分两种，一种叫腺瘤性息肉，是由密集的排列拥挤的增生旺盛的腺体组成的，因有不同程度的不典型增生，癌变率可达30%，被人们称“癌前病变”；另一种叫增生性息肉，也叫炎性息肉或再生性息肉，属于腺体增生延长，排列比较紊乱，腺体之间有较大空隙，有的中间夹有未成熟的细胞。绝大多数无不典型增生，癌变率只有1%~2%。

（3）胃溃疡：胃溃疡与胃癌的关系一直受到很多学者的重视，但许多方面尚有争论。根据临床及实验研究，目前多数人认为慢性胃溃疡有发生癌变的可能，其发生率报道不一。但主要难点在于区分溃疡癌变与癌性溃疡仍存在困难，甚至不可能。尽管如此，还是有人提出溃疡癌变的诊断标准，即如果在瘢痕化溃疡边缘部分发现了比较早期的癌，则可认为是溃疡癌变。

（4）残胃：因良性病变而行胃部分切除术后，残留胃发生癌（残胃癌）的危险性明显增加，多数发生在术后10年以上。但残胃癌发生的机制目前尚不十分清楚，一般认为，胃部分切除术后胃酸减少或缺乏，细菌过度生长，从而使胃内硝酸盐向硝胺的转化增加，继而可引起化生，不典型增生以及癌的发生。另外残胃癌多发生在毕Ⅱ式吻合术后，可能因消化道重建，碱性肠液及胆汁、胰液等长期反流，使残胃黏膜发生一系列病理变化，而引起癌变发生。

2\. 癌前病变　2000年WHO公布的新版消化系统肿瘤病理学和遗传学分类中，将上皮内瘤变（intraepithelial neoplasia，IN）和肠化生视为胃癌的癌前病变（precancerous lesion of gastric cancer，PLGC）。

（1）胃黏膜上皮内瘤变：2000年国际癌症研究机构（international agency for research on cancer，IARC）对胃肠道癌前病变和早期胃癌的诊断标准作了一些规定，首次将IN的定义引入到消化系统肿瘤中，建议用IN取代“异型增生”、“不典型增生”和“原位癌”。胃黏膜上皮内瘤变（gastric intraepithelial neoplasia，GIN）是指胃黏膜上皮结构和细胞学上的异常。结构异常表现为上皮排列紊乱和细胞极性丧失；细胞学异常表现为细胞核不规则、深染，核质比例增高和核分裂活性增加等。WHO推荐将上皮内瘤变分为2级，即低级别（low-grade intraepithelial neoplasia，LGIN）与高级别上皮内瘤变（high-grade intraepithelial neoplasia，HGIN），LGIN相当于轻度和中度异型增生，HGIN相当于重度异型增生和原位癌。进行胃镜活检时应用上皮内瘤变这一名称，并不排斥同时存在癌。临床中大部分

GIN属于低级别，在经过适当对症治疗之后还是可以逆转的。虽然LGIN的癌变率并不高，但是患者仍然需要定期复查和积极治疗。对于HGIN在短期内发生癌变的可能性较高，所以临床上多建议行内镜下黏膜或黏膜下切除。

（2）胃黏膜肠上皮化生：IM是指胃黏膜固有腺体在病理情况下被肠腺样腺体所替代，当受到刺激时出现杯状细胞和吸收细胞。根据IM黏膜组织学变化的不同，可将IM分为3种亚型：完全小肠型（Ⅰ型）、不完全小肠型（Ⅱ型）及不完全大肠型。根据研究证实，不完全性IM发生胃癌的危险性远远大于完全性IM。流行病学调查发现，胃黏膜肠化生具有高致癌风险，因此被视作胃癌前病变。一项对PLGC的长期研究指出，*H. pylori*、重度CAG、IM是胃癌的高发因素。因此，IM的逆转治疗的成效对于降低胃癌的发生率有着实质性的意义。

【病理】

（一）大体类型

1. 早期胃癌　早期胃癌的概念是日本人最早提出的。目前已被广泛接受，早期胃癌是指癌组织只浸润到黏膜下层而不管它的大小及有无淋巴结转移。1962年日本内镜学会规定的早期胃癌大体分型方案如下，见表28-14-3和图28-14-1。

表28-14-3　早期胃癌分型

基本类型		特征		亚型
Ⅰ型	隆起型	隆起突入胃腔，高于胃黏膜两倍以上，约5mm以上		
Ⅱ型	浅表型	肿物平坦或轻微隆起，或轻微凹陷，其高度和深度在5mm以内		Ⅱa表面隆起型 Ⅱb表面平坦型 Ⅱc表面凹陷型
Ⅲ型	凹陷型	病变凹陷，深度超过5mm		
Ⅳ型	混合型	Ⅱa+Ⅱc Ⅱc+Ⅱa	Ⅱc+Ⅲ Ⅱc+Ⅱa+Ⅲ	Ⅲ+Ⅱa Ⅲ+Ⅱc

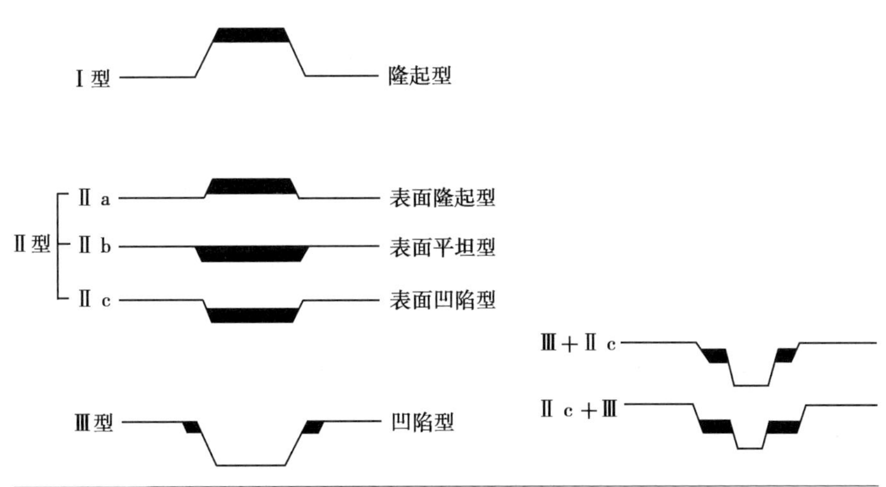

▶ 图28-14-1　早期胃癌分型示意图

随着上消化道内镜（又称食管胃十二指肠镜，EGD）的广泛应用及对早期胃癌认识的深入，不但使胃癌的早期诊断率有所提高，而且发现更小的胃癌的机会也不断增加。实践中也逐渐形成了对特殊类型早期胃癌的认识，如小胃癌、微小胃癌、“一点癌”等。小胃癌（SGC）是指癌灶面积为5.1~10.0mm^{2}的胃癌，约占早期胃癌的15%；微小胃癌（MGC）是指癌灶面积小于5mm^{2}者，约占早期胃癌的10%；“一点癌”（超微小胃癌）是指纤维胃镜检查黏膜活检证实为癌，但手术切除标本经病理连续切片未能发现癌者，因此也称为“一钳癌”。多发早期胃癌是指同一胃腔内有两个以上癌灶，彼此间有正常黏膜存在。原位癌则是组织学概念，即癌灶仅限于腺管内，而未突破腺管基底膜者。

2. 进展期胃癌　进展期胃癌与早期胃癌是同一疾病的不同发展阶段，是指病变超过黏膜下层而侵犯到肌层或更外层组织。一般认为由早期胃癌发展到进展期胃癌大约需2~7年时间，平均约为3年左右。目前，进展期胃癌分类方法较多，其生长方式等生物学特性仍然是大体分类的主要基础，至今仍沿用的Borrmann分型既突出了胃癌的形态学特征，同时也反映了生物学特性，见图28-14-2。

Borrmann Ⅰ型（巨块型、息肉样型）：肿瘤向胃腔内生长，隆起明显，外型可呈巨块状，息肉状，蕈伞状或菜花

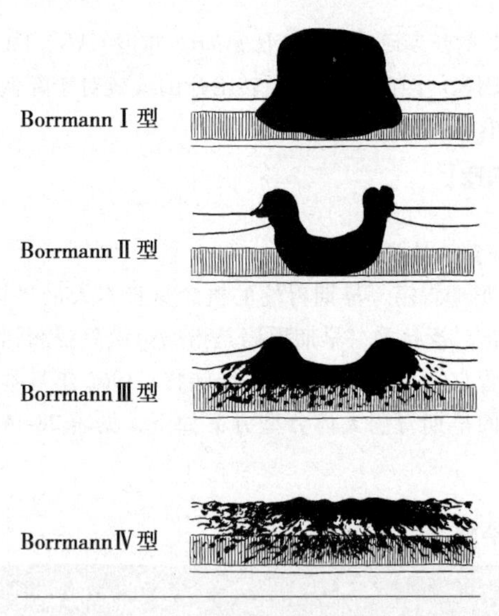

▶ 图 28-14-2 进展期胃癌 Borrmann 分型

状，基底较宽大，边界较清楚。此型胃癌生长相对缓慢，转移发生也较晚，组织学类型一般以分化较高的乳头状、乳头管状或管状腺癌常见。此型较少见，约占 3%~5%。

BorrmannⅡ型（限局溃疡型）：肿瘤边缘隆起，中心为较大溃疡，周边呈环堤状，肿瘤界限尚清楚，向周围浸润不明显。组织学类型也多以分化型腺癌多见。此型约占 30%~40%。

Borrmann Ⅲ型（浸润溃疡型）：肿瘤边缘隆起，中心为较大溃疡，但环堤状隆起部分被浸润破坏，呈“溃堤状”，周围界限不甚清楚，肿瘤细胞实际浸润范围超过肉眼所见界限。组织学类型多位低分化腺癌和印戒细胞癌。此型所占比例最多，约占 45%~55%。

Borrmann Ⅳ型（弥漫浸润型）：肿瘤向胃壁各层弥漫性浸润生长，表面没有明显的肿块隆起或者深溃疡形成，胃壁增厚变硬，黏膜皱襞粗大或者变不规整，胃腔变狭小，失去弹性，状似皮革制成的囊，故称“革囊胃”。组织学类型也多分化较低的腺癌、富于纤维间质的癌（硬癌）和印戒细胞癌。此型约占 10%~15%。

Borrmann Ⅴ型（不能分型）：包括不能列入 Borrmann Ⅰ~Ⅳ型的其他混合类型。

（二）组织学类型

胃癌的组织学分型一直比较繁杂，临床实际应用中也不尽统一，目前比较常见的组织学分型有以下几种。

1. Lauren 分型（1965 年）

（1）肠型胃癌

（2）弥漫型胃癌

肠型胃癌有与结肠相似的腺结构，伴有弥漫性炎性细胞浸润及肠化生；弥漫型胃癌由许多小的相同的细胞组成微簇，不形成腺管或仅有不明显腺管。

2. Ming 分型（1977 年）

（1）膨胀型胃癌

（2）浸润型胃癌

膨胀型胃癌之癌细胞聚集成较大团块，癌巢与其周围组织之间有较清楚的界限，浸润不明显；浸润型肿瘤癌细胞分散呈条索状，向周围组织内浸润分布，界限不清楚。

3. 世界卫生组织（WHO）分类（2010 年） 见表28-14-4。

表 28-14-4 胃癌的 WHO 分类（2010 年）

腺癌	伴淋巴间质的癌（髓样癌）
乳头状腺癌	混合性腺癌
管状腺癌	肝样腺癌
黏液腺癌	腺鳞癌
差分化黏附性癌	鳞状细胞癌
（包括印戒细胞癌和其他变异型）	未分化癌

4. 日本胃癌研究会分类（1993 年） 见表 28-14-5。

表 28-14-5 胃癌的日本胃癌研究会分类（1993 年）

一般型	特殊型
乳头状腺癌	腺鳞癌
管状腺癌	鳞癌
高分化型	类癌
中分化型	未分化癌
低分化腺癌	其他
实性型	
非实性型	
黏液腺癌（胶样腺癌）	
印戒细胞癌	

5. 组织学分级（G） Gx 分级无法评估；G1 高分化；G2 中分化；G3 低分化；G4 未分化。

（三）胃癌的分期

国际上，有关胃癌分期的权威机构有三家，即国际抗癌联盟（UICC），美国肿瘤联合会（AJCC）和日本肿瘤协会（JCC）。在胃癌的分期中主要有两大分期系统，即 UICC/AJCC 制定的 TNM 分期系统及日本胃癌研究会在“胃癌规约”中制定的 TNM 分期系统。1966 年，UICC 首次制定胃癌国际 TNM 分期法，至今已有五十年，期间进行了多次修改，日本胃癌处理规约首版制定于 1962 年，此后亦经多次修订。在 2002 年 UICC/AJCC 第 6 版分期和 1999 年 6 月日本胃癌学会出版第 13 版《胃癌处理规约》之前，两大分期中的淋巴结（N）分期存在根本区别，即 UICC/AJCCN 分期是以淋巴结转移数目为依据的，而日本的 N 分期则以转移淋巴结距病灶的解剖距离为依据。这种状况为临床造成许多不便。2010 年日本第 14 版《胃癌处理规约》与第 7 版 UICC/TNM 分期整合形成国际上统一的临床分期。新的分期的特征是以T（5段）、N（4段），并以淋巴结转移个数判定的N进行TNM分期，使不同分期的生存曲线能更精确的分层化。

原发肿瘤（T）

T：肿瘤浸润深度

Tx：原发肿瘤无法评估；

T0：无原发肿瘤证据。

Tis：原位癌（上皮内肿瘤，未侵及固有层）

T1：肿瘤侵犯黏膜固有层，黏膜肌层或黏膜下层。

T_{1a}：肿瘤侵犯黏膜固有层或黏膜肌层；

T_{1b}：肿瘤侵犯黏膜下层。

T2：肿瘤侵犯固有肌层。

T3：肿瘤侵犯浆膜下结缔组织，未累及脏腹膜或邻近器官。

T4：肿瘤侵犯浆膜（脏腹膜）或邻近组织。

T4a：肿瘤侵犯浆膜（脏腹膜）但未累及邻近器官；

T4b：肿瘤侵犯邻近器官。

区域淋巴结（N）

Nx：区域淋巴结转移无法评估。

N0：无淋巴结转移。

N1：1~2个区域淋巴结转移。

N2：3~6个区域淋巴结转移。

N3：7个或7个以上区域淋巴结转移。

N3a：7~15个区域淋巴结转移；

N3b：≥16个区域淋巴结转移。

远处转移（M）

M0：无远处转移。

M1：有远处转移。

TNM分期

0期：Tis N0M0

Ⅰ期：

ⅠA：T1N0M0

ⅠB：T2N0M0、T1N1M0

Ⅱ期：

ⅡA：T3N0M0、T2N1M0、T1N2M0

ⅡB：T4aN0M0、T3N1M0、T2N2M0、T1N3M0

Ⅲ期：

ⅢA：T4aN1M0、T3N2M0、T2N3M0

ⅢB：T4bN1M0、T4bN0M0、T4aN2M0、T3N3M0

ⅢC：T4bN3M0、T4bN2M0、T4aN3M0

Ⅳ期：T（任何）N（任何）M1

随着新的诊断方法和技术手段的应用，在术前或术中已能对胃癌做出相对准确的分期诊断。目前较常借用的手段包括X线、内镜、CT、磁共振、内镜超声、血管造影、腹腔镜等有可能在手术前或术中对肿瘤浸润胃壁的深度及范围作出评估，进行临床分期，即cTNM分期。而以术后切除标本进行病理检查，进行分期，称pTNM分期。

（四）胃癌的扩散和转移

胃癌在生长过程中，可通过以下途径扩散或转移至；邻近或远处器官。

1. 直接蔓延　胃癌穿透胃壁全层，即可向胃的周围蔓延，可侵犯附近器官，如胰腺、横结肠或其系膜、大、小网膜、肝及腹壁等。癌细胞亦可沿黏膜下淋巴管网扩展蔓延，胃上部癌可直接扩展侵及食管下端，胃下部癌也可以通过浆膜下浸润而侵入十二指肠。

2. 淋巴转移　经过淋巴途径转移是胃癌的主要转移方式。现行TNM分期对胃周淋巴结进行了详细的分组，实践证明随胃癌发生部位不同，其淋巴转移途径具有一定规律。因此，掌握胃癌淋巴结分布情况及其转移规律，对于胃癌的手术治疗具有十分重要的意义。

胃周围淋巴结分组，见图28-14-3和表28-14-6。

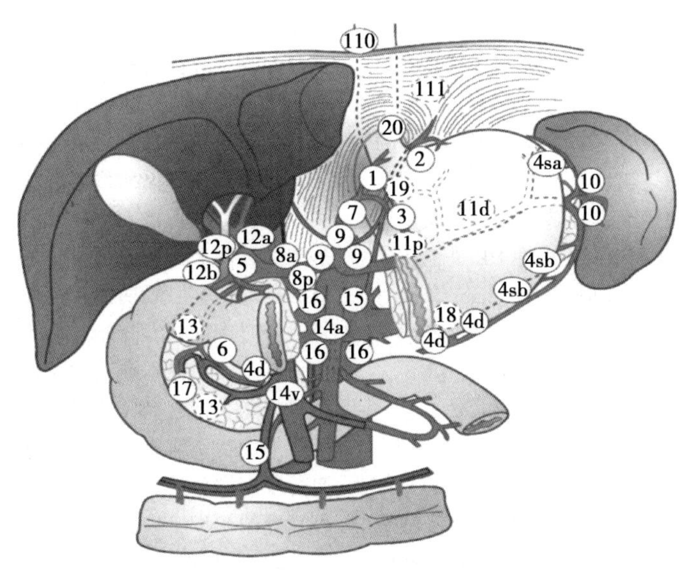

▶ 图28-14-3　胃周淋巴结分组

表 28-14-6 胃周淋巴结分组

No. 1	贲门右	No. 12p	肝十二指肠韧带（门静脉旁）
No. 2	贲门左	No. 13	胰头后
No. 3	胃小弯淋巴结	No. 14v	肠系膜上静脉
No. 4sa	胃短血管	No. 14a	肠系膜上动脉
No. 4sb	胃网膜左血管	No. 15	结肠中血管
No. 4d	胃网膜右血管	No. 16a1	主动脉裂孔
No. 5	幽门上	No. 16a2	腹主动脉旁（腹腔干上缘至左肾静脉下缘之间）
No. 6	幽门下	No. 16b1	腹主动脉旁（左肾静脉下缘至肠系膜下动脉上缘之间）
No. 7	胃左动脉	No. 16b2	腹主动脉旁（肠系膜下动脉上缘至腹主动脉分叉之间）
No. 8a	肝总动脉（前上组）	No. 17	胰头前
No. 8p	肝总动脉（后组）	No. 18	胰腺下缘
No. 9	腹腔动脉干	No. 19	膈下
No. 10	脾门淋巴结	No. 20	膈肌食管裂孔
No. 11p	脾动脉近端	No. 110	下胸部食管旁
No. 11d	脾动脉远端	No. 111	膈上
No. 12a	肝十二指肠韧带（肝动脉旁）	No. 112	中纵隔后
No. 12b	肝十二指肠韧带（胆管旁）		

28

由于胃癌的病期不同，恶性程度不同，加之各淋巴管、淋巴结之间有着丰富的淋巴网，因此一处肿瘤可累及多组淋巴结，甚至可发生跳跃转移，最常见的远处转移为通过胸导管转移至左锁骨上淋巴结，称为 Virchow 淋巴结。

3. 血行转移　多发生于癌的晚期，癌细胞侵入血管，发生全身播散。最常见的转移部位为肝、肺、骨、脑、肾等。

4. 腹腔种植　癌穿透胃壁，癌细胞由浆膜表面脱落，可种植于腹腔或盆腔。最易发生种植的部位是壁层和脏腹膜，Douglass 窝内种植是胃癌的晚期表现。胃癌有时也可转移至卵巢，形成所谓 Krukenbergs 瘤，右侧较多见，其确切转移途径尚不十分肯定。

5. 胃癌微转移　1993 年国际抗癌联盟（UICC）出版的《肿瘤 TNM 分期补充材料》中指出，当远处转移灶生长至直径 1～2mm 时，称作微转移。按照学术界公认的肿瘤转移（TNM 分期）概念，转移包括 4 种情况：病理 HE 染色认定的病灶>2mm 称为转移；病灶<2mm 但超过 0.2mm 者称为微转移；<0.2mm 的病灶定义为亚显微转移；单个淋巴结只有 1 个转移癌细胞则被称为孤立肿瘤细胞。

【临床表现】

（一）症状

1. 早期胃癌　早期胃癌多无明显症状或仅有类似溃疡和慢性胃炎或消化不良等症状，一般不引人注意。患者可有上腹胀痛、钝痛、隐痛，恶心，食欲不振，嗳气和消瘦等；少数溃疡型（Ⅱc 型和Ⅲ型）早期胃癌也可有溃疡样症状，呈节律性疼痛，反酸，内科治疗可缓解等。有的患者胃癌与某些良性病变共存或在某些良性病变的基础上（如慢性萎缩性胃炎，消化性溃疡等）发生癌变，而这些良性胃部疾病的症状已长期存在，或反复发作，更易使患者和医生放松对胃癌的警惕，而延误诊断时机。

（1）上腹不适：是胃癌中最常见的初发症状，约 80% 患者有此表现，与消化不良相似，如发生腹痛，一般开始较轻微，且无规律性，进食后不能缓解，逐渐加重，可以为隐痛，钝痛。部分可以有节律性疼痛，尤其胃窦胃癌更明显，甚至进食或服药可缓解。老年人痛觉迟钝，多以腹胀为主诉。这些症状往往不被患者所重视，就医时也易被误认为胃炎或溃疡病。故中年患者如有下列情况，应给予进一步检查，以免漏诊：①既往无胃病史，但近期出现原因不明的上腹不适或疼痛，经治疗无效；②既往有胃溃疡病史，近期上腹痛的规律性改变，且程度日趋加重。如症状有所缓解，但短期内又有发作者，也应考虑胃癌的可能性，及时作进一步检查。

（2）食欲减退或食欲不振：食欲减退和消瘦是胃癌次常见症状，将近 50% 的胃癌患者都有明显食欲减退或食欲不振的症状，部分患者是因进食过多会引起腹胀或腹痛而自行限制进食的。原因不明的厌食和消瘦，很可能就是早期胃癌的初步症状，需要引起重视。

2. 进展期胃癌　胃癌病变由小到大，由浅到深，由无转移至有转移是一个渐进性过程，因此早期，进展期乃至进展晚期之间并无明显界限，不仅如此，各期之间症状常有很大交叉，有些患者病变已届进展期，但症状尚不明显，有些虽处早期但已有较突出的症状，也有些患者是以器官转移的症状或并发症的症状而就诊。进展期胃癌常见的症状如下：

（1）腹痛：当胃癌发展扩大，尤其在浸润穿透浆膜而侵犯胰腺或横结肠系膜时，可出现持续性疼痛，并向腰背部放射。癌性溃疡穿孔的患者也可出现腹部剧痛和腹膜刺激征象。

（2）随着病情的发展，胃部的症状也日趋明显，但此时的症状随癌瘤的部位不同而异。胃窦部的癌，因其接近幽门，可出现幽门梗阻症状，如上腹胀满不适、嗳气，逐渐即可出现恶心、呕吐，可吐隔夜食等典型的幽门梗阻症状，吐后上腹胀满缓解。胃小弯或角切迹的溃疡型癌可出现类似胃溃疡的症状。贲门胃底癌症状出现晚，多在晚期侵及食管下端引起吞咽困难始被发现。

（3）呕血和黑便：癌肿表面形成溃疡时，则出现呕血和黑便。1/3胃癌患者经常有小量出血，多表现为大便潜血阳性，部分可出现间断性黑便，但也有以大量呕血而就诊者。

（4）胃癌发展至晚期则可出现食欲减退、消瘦、疲乏无力、明显贫血及营养不良等全身症状，往往是进行性加重，最后表现为恶病质。胃癌累及结肠时常可引起腹泻，鲜血便等。

（二）体征

1. 早期胃癌可以无任何体征。或仅有上腹部压痛。中晚期胃癌多数上腹压痛明显。如已出现幽门梗阻，则在上腹部可见胃蠕动波，并有空腹振水音。部分患者腹部可触及肿块，质硬，表面不平滑，有触痛，尤其患胃窦部癌的消瘦患者更易发现肿块。如肿物已固定，则多表示癌瘤已侵及邻近器官。

2. 上腹部肿块、直肠前隐窝肿物、脐部肿块、左锁骨上Virchow's淋巴结肿大，左腋下淋巴结肿大，腹水等常提示已有远处转移。并常因转移部位不同而出现相应体征，而使临床表现非常复杂。如肝转移可出现肝大，黄疸等，卵巢转移可发现卵巢肿大和大量腹水，肺部转移可有呼吸困难等。

3. 胃癌伴癌综合征也可成为重要体征，包括反复发作性血栓静脉炎（Trousseau综合征）、黑棘皮病（皮肤皱褶处有色素沉着，尤其在两腋）、皮肌炎、膜性肾病、微血管病性溶血性贫血等。

4. 晚期患者可有发热、贫血、恶病质等。

【辅助检查】

1. 常规化验　贫血常见，约50%有缺铁性贫血，是长期失血所致，或由营养缺乏造成。如合并有恶性贫血，则见巨幼细胞贫血。粪便隐血试验常呈持续阳性，检测方便，并可作为胃癌筛检的首选方法。胃液分析多显示低胃酸排出，但胃酸正常并不能排除胃癌之可能。

2. 肿瘤标志物检测　目前临床所用胃癌标志物主要有CEA、CA19-9、CA125、CA724等，但特异性均不强，联合检测可增加其灵敏性及特异性。天津医科大学总医院普通外科对189例患者进行肿瘤标志物的检测，CEA、CA19-9、AFP升高的分别为17.5%、16.4%、4.8%，联合检测为32.8%，联合检测有助于诊断。

（1）癌胚抗原（carcinoembryonic antigen，CEA）：CEA最早分离于成人结肠癌患者，1965年由Gold首先报道。正常情况下，血清中CEA水平很低（<2.5μg/L）。在消化道细胞恶变时，血清CEA可出现明显升高，故可作为消化道恶性肿瘤的辅助诊断。若患者CEA>20μg/L，则提示可能有消化道肿瘤。CEA连续随访检测可用于恶性肿瘤术后疗效判断，手术切除肿瘤后6周，CEA水平多恢复正常，反之则提示有残存肿瘤。

（2）糖链抗原199（carbohydrate antigen 199，CA199）：CA199是一种与胰腺癌、胆囊癌、结肠癌和胃癌相关的肿瘤标志物。胰腺癌、胆囊癌血清CA199水平明显升高，尤其是胰腺癌晚期阳性率约74.9%，胃癌阳性率约为50%，是消化道恶性肿瘤的重要辅助诊断指标之一。

（3）CA125：CA125是1981年由Bast发现的一种卵巢相关抗原。卵巢癌患者血清CA125水平明显升高。CA125在其他非卵巢癌患者血清中，如胃癌也有一定比例的升高。

（4）CA724：CA724是一种肿瘤相关糖蛋白抗原，是胃肠道和卵巢肿瘤的标志物，对原发性胃癌较CEA和CAl99更有价值，可作为胃癌分期参考及治疗后复发情况的依据。胃癌患者血清中CA724阳性率为18.16%~59.4%，其血清中水平高低与肿瘤大小、转移、分期及预后等有关。

（5）胃蛋白酶原（pepsinogen，PG）Ⅰ、Ⅱ型：PGⅠ和PGⅡ型分别由主细胞和黏液颈细胞分泌，大部分酶原分泌入胃腔，遇酸后肽链裂解激活，发挥其消化蛋白质的功能，小部分酶原透过胃黏膜毛细血管入血，检测胃液或血中PG含量能反映胃黏膜的分泌功能和形态变化。目前有许多关于PGⅠ和PGⅡ水平改变与胃癌发生的研究，在胃癌的癌前病变慢性萎缩性胃炎、胃溃疡患者的血清中PGⅠ和PGⅡ的比值下降，在胃息肉、早期胃癌和进展期胃癌（包括肠型胃癌和弥漫性胃癌）其比值亦下降，在40岁以下的胃癌患者尤为明显。

3. 内镜检查　EGD是检查上消化道腔内疾病最有效的手段。内镜检查可对胃黏膜有一个全面的评估并且可以活检确定组织学分型，对胃癌的检出率可达到95%。内镜检查过程中应仔细观察黏膜病变，应用放大型内镜及色素内镜均有助于发现病变。凡有浅而不规则的溃疡或糜烂，黏膜表面粗糙不平者，均应进行活组织检查。活检要注意取材的部位及取材的数量。溃疡型病变应在其基底及边缘取材，隆起型病变应在其中心及基底处分别取材。取材数目以4~6块为宜，每个象限一块和中央两块。在一些弥漫型胃癌可能出现特殊问题，黏膜表面病损很小但是黏膜下及

28

胃壁有广泛的累及，如果在内镜检查时胃不能正常膨胀扩张，或者内镜显示黏膜皱襞异常，我们必须意识到浸润型胃癌和黏膜下淋巴瘤的可能性，大多数情况下通过大活检钳和大块组织切取活检可以成功。如果内镜检查后仍有疑虑，应在6-8周内再做一次内镜。

随着EGD的不断发展及检查技术的不断提高，使早期胃癌的确诊率逐年增加。目前，我国的早期胃癌发现率不足10%。为了提高早期癌发现率，应提倡纤维胃镜普查工作，并且临床上建议所有怀疑上消化道疾病，尤其是高度怀疑发现溃疡病变的患者均应使用内镜检查，以助于疾病的诊断和鉴别诊断。

4. X线钡餐造影检查　近年来，X线钡餐造影检查有了很大的进步，恰当地应用不同方法的钡餐造影，可使早期胃癌的诊断率达到80%以上。因为胃癌的形态、大小和部位的不同，可产生不同的影像。进展期胃癌，X线检查一般可以做出定性诊断。巨块型胃癌可见突入胃腔、边缘不规则之充盈缺损，黏膜破坏或中断现象；溃疡型胃癌则多表现为胃腔内龛影，边缘不整；弥漫型胃癌则表现为胃壁僵硬，黏膜象不清楚，无蠕动波，视癌浸润之范围可表现为局限性狭窄或呈现“革袋胃”，无龛影或充盈缺损等。位于大、小弯之胃癌，由于X线投照方向与之呈切线关系，因而容易被发现，位于前、后壁之胃癌，则需用不同充盈度的投照或控制压力投照或双重对比等方法，始能显示。幽门部的癌瘤常引起幽门梗阻，X线造影检查，常仅见胃内有大量的钡剂潴留，幽门不能通过，不易显示癌瘤之影像，易误诊为良性梗阻。故对年龄较大、病程较短而钡餐造影检查显示幽门梗阻者，虽未显示有肿瘤影像，亦应考虑为胃癌的可能。位于贲门胃底的肿瘤X线钡餐检查容易被忽略，因其位置不能用加压投照，且钡剂不易停留，故不易显示。投照时应使患者头低脚高位，使钡剂充盈于贲门部，常可发现贲门黏膜有断裂或胃底与膈肌之间的距离加宽。早期隆起型胃癌需在适量的钡剂充盈加压和双重对比的检查下方可显示，早期浅表型胃癌比较难以显示，凹陷型胃癌在双重对比造影及适当加压投照下常显示有形态不整、边缘不规则及黏膜中断等影像。

总之，通过不同方法的X线检查，可观察各部位胃黏膜的微细变化。可清晰的显示胃腔各区，并能查出0.5~1cm的小癌灶。尽管如此，X线检查也常有一定的漏诊病例，需配合其他检查，以降低漏诊率。

5. 超声波检查　随着超声波检查的普及和技术的改进，超声波在胃癌诊断中的应用价值越来越受到重视。利用水充盈法或胃超声显像液法，体表超声波不仅可以发现进展期胃癌，早期胃癌的发现率亦有所提高，超声波检查除可显示病变的大小、形态、部位及内部结构等情况外，还可提示肝脏及腹腔淋巴结有无转移等信息。

胃的内镜超声波检查（endoscopic ultrasonography，EUS）：正被越来越多地应用于临床，为胃癌的诊断提供了新的手段。利用内镜超声检查可以清楚地显示胃壁的结构，一般认为胃壁结构可显示5层：第1层强回声带，相当于黏膜层及在黏膜表面产生的界面波；第2层弱回声带，相当于黏膜肌层；第3层强回声，相当于黏膜下层；第4层低回声带，相当于固有肌层；第5层强回声带，相当于浆膜层及浆膜外组织中产生的界面波。发生胃癌时，胃壁正常5层结构增厚破坏，局部形成低回声的肿块。根据破坏层次可以判断肿瘤的浸润深度，从而进行肿瘤的T分期，但其准确性，受检查自身限制、诊断医师水平及熟练程度等因素的影响而差异较大。在N分期的诊断上，EUS可以通过淋巴结的形状、回声密度等判断其有无转移，文献报道，EUS对胃癌术前T、N分期的准确率可分别达70%~88%和65%~77%，并可作为目前唯一能比较准确鉴别黏膜和黏膜下癌的检查方法。此外，EUS受到超声束穿透距离的限制（7.5MHz，最大穿透距离为5~7cm），一般肝右叶大部，腹腔内肠系膜上血管以下的后腹膜和肠系膜淋巴结等均不能被EUS探及，所以EUS对于胃癌N和M分期存在一定的局限性，特别是对M分期不能提供结论性诊断。所以，单独运用EUS不能满足实施胃癌综合治疗方案的需要，有必要联合螺旋CT和腹腔镜等检查以进一步提高胃癌术前分期的准确率。

经腹超声检查（transabdominal ultrasonography，TAUS）：TAUS操作简便、经济且无创，近年来随着其仪器性能和检查方法的改进，对胃癌术前分期的判断准确率亦有所提高。经腹超声检查时正常胃壁亦可呈5层结构，尽管其总体清晰度可能不及EUS，但仍能相对准确地判断胃癌的T分期。有研究显示其对胃癌术前T分期的判断准确率亦达78.6%~81.0%，同时，其对胃癌腹腔动脉周围淋巴结转移的敏感度和对该区域转移淋巴结的检出率分别达74%和73.9%。但我国的文献报道，TAUS对胃癌术前T分期的判断准确率仅为56%，N分期的判断准确率为57.1%，而双重超声造影技术的准确率可达88.1%。肿瘤与胰腺间“滑动征”阴性有助于判断胃癌胰腺浸润。但是由于受肋骨和胃底气体的干扰，超声对胃底肿瘤的探测常不够理想。尽管如此，TAUS仍可作为胃癌患者术前的一项常规检查。此外，TAUS还有助于胃癌远处转移病灶的检出，特别是肝脏转移。

6. 腹部CT扫描　CT扫描在胃癌的术前诊断中占据了越来越重要的地位。NCCN指南中，腹腔及盆腔的CT扫描已作为胃癌的常规术前检查。多层螺旋CT（multi-slice spiral CT，MSCT）图像上，正常胃壁厚度一般在0.5cm以下，在CT增强扫描图像上可呈1~3层结构。其3层结构对应关系为：①明显增强的内层（相应于黏膜层和黏膜肌层）；②中间低密度层（相应于黏膜下层，包含脂肪和结缔组织）；③外层轻微增强（相应于固有肌层和浆膜层）。胃癌则表现为胃壁增厚和/或胃壁异常增强。MSCT在胃癌最常见的征象是胃壁增厚、胃腔肿块，溃疡和胃腔狭窄。胃壁增厚是其主要表现，可为局限性或弥漫性，病变的胃壁厚度由0.5~4cm不等。

28

有研究显示，MSCT 对胃癌术前 T 分期的总体判断准确率较高（73.8%），特别是对 T3 和 T4 期胃癌的判断准确率分别达 86.5% 和 85.8%。MSCT 判断胃癌对应于第 7 版 TNM 分期的 CT 分期标准见表 28-14-7。

表 28-14-7　胃癌 T 分期的 CT 影像

T 分期	CT 影像
T1a	肿瘤处黏膜较正常略增厚或强化，低密度带完整
T1b	<50%厚度的低密度带被破坏
T2	>50%厚度的低密度带被破坏，但邻近外层的相对高密度带可见
T3	无法区分增强的肿瘤病灶与邻近外层的相对高密度带，但外周浆膜面光整，脂肪间隙清晰
T4a	增厚胃壁外缘出现结节状或不规则高密度影，脂肪层密度增高模糊并见条状致密影
T4b	有邻近脏器受侵犯的表现，如肿瘤与邻近组织间脂肪间隙消失，接触面凹凸不平，对应结构形态与密度的改变等

CT 由于其对转移淋巴结的敏感度较高，故其应该成为判断胃癌术前 N 分期的首选方法。有研究报道，MSCT 对胃癌 N 分期的判断准确率为 75.2%，CT 对胃癌淋巴结转移判断的敏感度和特异度分别为 86.3% 和 76.2%。另有文献报道，CT 能谱成像还有助于鉴别淋巴结是否存在转移，提高 N 分期的准确率。关于淋巴结转移，淋巴结大小与转移相关联，主要的困难是诊断较小淋巴结的转移。如果可以看到淋巴结转移或淋巴结的大小超过 10mm 则可以视为淋巴结转移。然而 CT 扫描上肿大的淋巴结不全是肿瘤转移的，肿瘤侵袭的淋巴结和炎症增大的淋巴结通过 CT 扫描不能看出来。

CT 对于胃癌远处转移的诊断效果也已被广泛认可，尤其对于肝转移的诊断。但对于腹膜转移诊断的准确率，却差强人意。文献报道其敏感性仅 20% 左右，也就是说有相当一部分病例，术前未被诊断出腹膜转移，而在术中或术后病理证实为腹膜转移。

天津医科大学总医院普通外科对 295 例胃癌手术患者进行腹部 CT 检查，其中 135 例行增强 CT 扫描，其结果为平扫 CT 的 T、N、M 分期与术后病理分期的准确率分别为 71.9%、72.5%、90.0%；增强 CT 的 T、N、M 分期与术后病理分期的准确率分别为 78.5%、75.6%、88.9%。

CT 检查获取的薄层扫描数据，可以进行多平面重建（multiplanner reformation，MPR）和仿真内镜（virtual endoscopy，VE）等后处理技术，使得 CT 对于胃癌的分期准确率不断提高。近年来，由于能谱技术的不断发展，能谱 CT 的研究成为热点，CT 能谱成像在区分不同组织类型的肿瘤和肿瘤的分级方面具有广阔的前景。分化越差的肿瘤，血容量值越高，碘基图显示碘的浓度越高。

7. 磁共振成像（MRI）检查　受设备、扫描技术及检查费用等因素影响，MRI 检查目前尚不能作为胃癌患者的常规检查，但对于超声或 CT 检查怀疑肝脏转移的患者，MRI 有助于明确诊断。目前，由于快速 MRI 技术的发展，不仅提高了图像清晰度，而且由于成像速度快，可进行动态增强扫描，从而为胃癌术前分期提供了与 CT 相当的图像质量。一项比较研究显示：MRI 与 CT 对胃癌术前 T 分期的准确率基本一致（74.4% vs. 76.7%）。

8. 正电子发射型断层成像（PET/CT）^{18}F-氟脱氧葡萄糖（^{18}F-2-fluro-D-deoxy-glucose，^{18}F-FDG）　PET-CT 可以从形态学与功能学两个层面对胃癌进行检测及全面分析，因此在术前分期、预后评估及疗效监测方面具有一定的指导意义。由于 PET-CT 对于淋巴结的判定具有更高的特异性与阳性预测值，因此对于 CT 不能明确是否转移的肿大淋巴结，PET-CT 可以发挥自己的优势。CT 可以了解肿瘤的浸润深度以及周围器官的情况，但对于治疗后组织纤维化与肿瘤复发有时难以鉴别。PET-CT 可以利用肿瘤组织葡萄糖代谢旺盛，而坏死纤维化组织葡萄糖代谢极低的特点，很好地对二者进行鉴别，从而适时调整最佳的治疗方案。PET-CT 对于胃癌的诊断价值更多地体现在某些肿大淋巴结的判定、疗效评估、术后监测复发等方面。

9. 腹腔镜和腹腔镜超声（laparoscopic ultrasonography，LUS）检查　目前普遍认为，在非侵袭性影像学检查中，EUS、TAUS、MSCT 和 MRI 等检查方法对腹膜转移的敏感度均较低，而通过腹腔镜对腹腔的直视检查则可鉴别其他影像学方法难检出的较小的网膜及腹膜种植灶，有望填补这一诊断盲区，Muntean 等研究显示，诊断性腹腔镜检查对胃癌远处转移的敏感度、特异度和准确率分别为 89%、100% 和 95.5%，成功避免了 37.8% 患者行不必要的剖腹探查术，研究者据此认为行新辅助化疗等术前治疗的患者应常规接受诊断性腹腔镜检查。

LUS 是应用于腹腔镜手术中的超声设备。20 世纪 60 年代，日本学者 Yamakawa 第一次使用直径 5mm，长 30cm 的超声探头通过腹腔镜来观察胆囊结石和胃癌，由此开创了 LUS 在腹腔镜手术中的应用尝试。此后 LUS 专用探头随着腹腔镜技术的进步而不断发展，超声技术的发展也使得 LUS 具有了实时显像、高分辨率、彩色多普勒成像等多项功能，至 20 世纪 90 年代，LUS 逐渐为欧美和日本的腹腔镜手术医师所广泛接受。LUS 具有实时、高分辨率、血流成像及穿透力适中等特点，可以多角度直接接触靶器官，不受腹壁、骨骼、含气空腔脏器等物理屏障干扰，不仅具有腹腔镜直观的视觉效果，也拥有超声影像特有的对深度、层次、解剖关系和组织性质的实时判断，并且 LUS 较常规超声具有更高的分辨率和检出率。LUS 在腹腔镜手术中可以发挥多方面的功能，包括判断病灶范围及周边重要解剖结构以协助制定治疗决策，搜查术前检查遗漏的病灶进行准确的肿瘤分期，协助定位、定性诊断，引导手术或介入治疗等。

LUS 对肿瘤的 T 分期接近于 EUS，准确率达 92%，并可检出直径仅 3mm 的转移淋巴结，能对所有 16 组淋巴结作出比较准确的评估，其准确率达 89%。LUS 可检出腹腔镜检查漏诊的肝脏转移灶，其对肿瘤的 M 分期准确率达 92%。此外，LUS 对肿瘤可切除性的评估准确率达 96%，联合 EUS 和 LUS 对不可切除病例的检出率达 100%。

【诊断和鉴别诊断】

1. 临床诊断　主要依据：①早期可无症状和体征，或出现上腹部疼痛、饱胀不适、食欲减退；或原有胃溃疡症状加剧，腹痛为持续性或失去节律性，按溃疡病治疗症状不缓解，可出现呕血、黑便；②进展期体重下降，进行性贫血、低热，上腹部可触及包块并有压痛，可有左锁骨上淋巴结肿大、腹水及恶病质；③贲门部癌侵犯食管，可引起吞咽困难；幽门部癌可出现幽门梗阻症状和体征；④实验室检查早期可疑胃癌，游离胃酸低度或缺乏，血细胞比容、血红蛋白、红细胞下降，大便潜血（+）；肿瘤标志物异常增高；⑤影像学检查提示胃癌（胃气钡双重对比造影、CT）；⑥胃镜及活检组织学病理诊断。

28

2. 鉴别诊断　胃癌诊断时应与胃的一系列良、恶性疾病进行鉴别，由于目前辅助检查在临床的广泛使用，胃癌误诊的概率已经很低。需要鉴别的疾病如下：①胃的良性病变：胃溃疡、胃息肉（胃腺瘤或腺瘤性息肉）、胃平滑肌瘤、胃巨大皱襞症（与浸润型胃癌相似）、肥厚性胃窦炎（多由幽门螺杆菌感染引起）及胃黏膜脱垂等；②胃的恶性病变：原发性恶性淋巴瘤、胃的间质瘤、神经内分泌肿瘤（neuroendocrine tumor，NET）及神经内分泌癌（neuroendocrine carcinoma，NEC）等。

【治疗】

诊断技术的提高使早期胃癌的发现率不断增加，胃癌的治疗效果也明显改善，治疗观念上也发生了一些新的变化。但是目前公认的是，外科手术仍然是治疗胃癌的主要方法，也是胃癌有希望治愈的唯一方法。其他方法，如化疗、放疗、分子靶向治疗及免疫治疗等是胃癌治疗的重要辅助手段，基因治疗有希望为胃癌的治疗带来新的前景。

（一）胃癌手术治疗的历史沿革

20 世纪前的胃癌手术为胃切除和消化道重建方式的改良和演变。胃切除的最早成功记录是 1881 年 1 月 29 日，由维也纳大学的 Billroth 和他的助手完成，为一位 43 岁女性胃癌患者行幽门窦部肿瘤切除，患者术后恢复顺利，术后 22 日出院（该病例 4 个月后死于肝转移）。由此揭开了外科手术治疗胃癌的崭新一页，使外科手术成为治疗胃癌的首选方法，并一直持续了一百多年。在当时，探索胃切除的安全性与消化道重建的合理性是当时临床研究的主要内容，围绕着这两方面内容各国学者们进行了大量的临床研究。胃切除手术的许多成功经验以及 Billroth-Ⅰ式、Ⅱ式等经典的重建方式，都是胃切除术发展与完善的结果，胃癌的治疗也随着胃切除术的发展和完善而不断进步，成为胃癌治疗历史上重要的初级阶段。胃切除术以切除原发灶，治疗胃癌的直接浸润作为理论基础。

进入 20 世纪后开始认识到胃周淋巴结的重要性。胃癌的淋巴结转移是非常复杂的。早在 1875 年 Sappey 研究胃的淋巴回流系统的解剖时就发现，胃的淋巴回流网络并非仅局限在胃及其相关的系膜、韧带，还涉及邻近的相关脏器，如胰腺上缘、脾门、肝十二指肠韧带、肠系膜血管根部等部位的淋巴结都在胃的淋巴回流系统内。手术清除与胃癌的相关淋巴结究竟应该切除哪些，切除到什么程度、多大范围等都是临床上必须直接面对的难题。1944 年日本的 Tajikani 提出胃癌的系统性淋巴结清除，并带领着日本胃癌研究会对胃癌淋巴结转移的规律与合理的清除范围进行了深入的研究，将胃癌的外科治疗带入了胃癌根治术阶段，提出了胃癌标准根治术（D2）及胃癌扩大根治术（D3）。1960 年开始，日本采取以胰腺上下缘、腹膜后淋巴结清除为核心的 D2 清扫手术和 D2+的清扫以来，D2 清扫的科学价值受到世界瞩目，以 D2 为核心的淋巴结清扫具有极低的手术死亡率和良好的长期生存效果。欧美的研究并未证实上述结论，后经分析证实尽管存在人种、体质的差异，采取严格的质量控制，降低手术侵袭，D2 手术并不会增加手术死亡率，在发挥有效的局部控制的同时，还能提高其 5 年生存率。此外，根据日本的 JCOG9501 试验 D2 与 D3 手术的比较性，大规模的 RCT 研究，其结果并未证实对进展期癌具有实质性的、有效的局部控制效果。否定了 D3 预防清扫的价值。迄今为止欧美、亚洲的科学研究成果证实，以 D2 为标准，系统的预防性的淋巴结清扫手术，具有良好的安全、可靠的治疗效果。日本第 3 版“指南”明确规定 D2 为标准手术。美国的 NCCN（2010）和欧洲的 ESMO（第 7 版）指南也推荐 D2 清扫。

20 世纪 80 年代后，开展了胃癌缩小手术，并出现了缩小手术和扩大手术并存的局面。在早期胃癌，淋巴结转移规律基本上都已为临床上所掌握，对某些特征性较强的早期胃癌基本上能够完全治愈，所以目前对早期胃癌研究的内容是缩小手术，缩小手术范围以减轻不必要的创伤，保留部分脏器功能以提高生活质量等等。而在进展期胃癌，目前仍处于以创伤换取“治愈”之目的阶段，为达到治愈不惜扩大创伤范围，舍弃部分脏器功能。在发现手术创伤的作用已经发挥到极限，并非与手术范围的无限扩大呈正比，仍难达到目的以后，不得不探索结合化学的、物理的创伤手段以获得“治愈”。所以到 20 世纪末日本胃癌学会制订了《胃癌治疗指导方针》，将胃癌的手术归纳为早期胃癌的缩小手术、进展期胃癌的标准手术、部分晚期胃癌的扩大手术等。

（二）胃癌的术前分期及治疗治疗选择

基于胃癌临床分期的胃癌综合治疗方案：胃癌术前分

期是实施胃癌综合治疗方案的需要，在胃癌术前评估的基础上，不同分期可选择相应的治疗方案。日本《胃癌治疗指南》（第3和4版）中根据胃癌的临床分期确定如下治疗方案：部分胃黏膜癌（分化型，无溃疡表现，直径小于或等于2cm）因其淋巴结转移率极低。可行内镜下微创治疗，包括内镜下黏膜切除术（endoscopic mucosal resection，EMR）和内镜黏膜下剥离术（endoscopic submucosal dissection，ESD）；其余部分胃黏膜癌和黏膜下癌可行胃切除+D1或D1⁺淋巴结清扫；对于进展期胃癌或术前判断为有淋巴结转移的早期胃癌，均需行胃切除+D2淋巴结清扫；对于直接侵犯邻近脏器的原发肿瘤或转移灶，应联合切除受累脏器以获得R0切除；对于临床分期为M1期（有远处转移）的胃癌，仅行姑息性治疗。此外，部分局部进展期胃癌，单纯手术往往难以达到根治目的，常存在肉眼或镜下残留灶，所以多为姑息性切除，但也不能明显改善预后，对于这部分病例有必要行新辅助化疗等术前治疗，待肿瘤体积或转移灶得以适当控制后再考虑手术。见图28-14-4和表28-14-8。

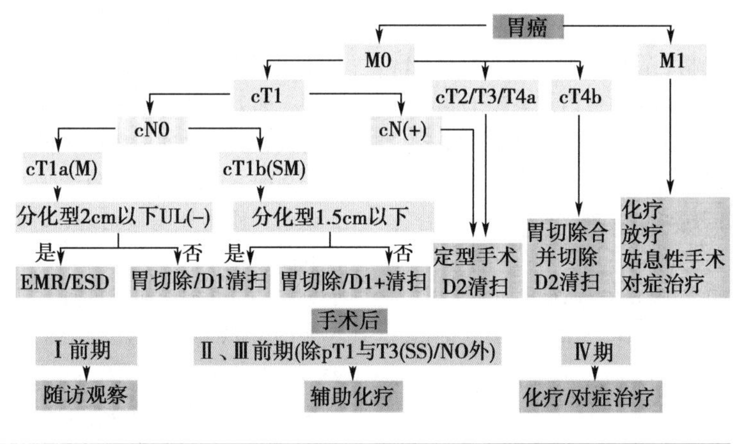

▶ 图28-14-4　日本《胃癌治疗指南》（第3版）中基于胃癌临床分期的治疗方案

表28-14-8　日本《胃癌治疗指南》基于胃癌临床分期的治疗方案

	N0	N1（1~2个）	N2（3~6个）	N3（7个以上）
T1a（M）	$Ⅰ_A$ ESD/EMR（整块切除）［分化型，＜2cm，UL（-）］胃切除D1（上述以外）	$Ⅰ_B$ 标准手术	$Ⅱ_A$ 标准手术	$Ⅱ_B$ 标准手术
T1b（SM）	$Ⅰ_A$ 胃切除D1（分化型，＜1.5cm）胃切除D1+（上述以外）			
T2（MP）	$Ⅰ_B$ 标准手术	$Ⅱ_A$ 标准手术 辅助化疗（p$Ⅱ_A$）	$Ⅱ_B$ 标准手术 辅助化疗（p$Ⅱ_B$）	$Ⅲ_A$ 标准手术 辅助化疗（p$Ⅲ_A$）
T3（SS）	$Ⅱ_A$ 标准手术	$Ⅱ_B$ 标准手术 辅助治疗（p$Ⅱ_B$）	$Ⅲ_A$ 标准手术 辅助化疗（p$Ⅲ_A$）	$Ⅲ_B$ 标准手术 辅助化疗（p$Ⅲ_B$）
T4a（SE）	$Ⅱ_B$ 标准手术 辅助化疗（p$Ⅱ_B$）	$Ⅲ_A$ 标准手术 辅助化疗（p$Ⅲ_A$）	$Ⅲ_B$ 标准手术 辅助化疗（p$Ⅲ_B$）	$Ⅲ_C$ 标准手术 辅助化疗（p$Ⅲ_C$）

续表

	N0	N1（1~2个）	N2（3~6个）	N3（7个以上）
T4b（SⅠ）	$Ⅲ_B$ 标准手术+合并切除 辅助化疗（$pⅢ_B$）	$Ⅲ_B$ 标准手术+联合脏器切除 辅助化疗（$pⅢ_B$）	$Ⅲ_C$ 标准手术+联合脏器切除 辅助化疗（$pⅢ_C$）	$Ⅲ_C$ 标准手术+联合脏器切除 辅助化疗（$pⅢ_C$）
任何T/N M1		Ⅳ 化疗，放疗，姑息手术， 对症治疗		

（三）外科手术治疗

1. 早期胃癌 早期胃癌指不论癌的大小，不管有无淋巴结转移，凡癌组织浸润限于胃黏膜层内或黏膜下层内的胃癌，T1胃癌。T1分成T1a（M）和T1b（SM），T1外科治疗的基本原则是在保证不丢失根治性的前提下，充分将生活质量和低侵袭性手术问题考虑在内，合理选择治疗方法。早期胃癌的治疗方法包括内镜下切除和外科手术。与传统外科手术相比，内镜下切除具有创伤小、并发症少、恢复快、费用低等优点，且疗效相当，5年生存率均可超过90%。因此，国际多项指南均推荐内镜下切除为早期胃癌的首选治疗方式。

28

（1）内镜下治疗：早期胃癌内镜下切除术主要包括内镜下黏膜切除术（EMR）和内镜下黏膜下层切除术（ESD）。1984年，日本学者Tada等首次报道EMR用于早期胃癌局部病灶全层黏膜组织大块切除以进行病理学检查，判断肿瘤的浸润深度。1994年Takekoshi等发明尖端带有陶瓷绝缘头的新型电刀（insulated-tip knife，IT刀），使更大胃肠道黏膜病灶的一次性完整切除成为可能。1999年日本专家Gotoda等首先报道了使用IT刀进行早期胃癌的完全切除，2003年将其正式命名为ESD。

1）EMR：EMR指在内镜下将黏膜病灶整块或分块切除，用于胃肠道表浅肿瘤诊断和治疗的方法。EMR大致可归纳为两种基本类型：非吸引法，有黏膜下注射-切除法（息肉切除法）、黏膜下注射-抬举-切除法、黏膜下注射-预切-切除法等；吸引法，有透明帽法（EMR with a cap，EMRC）和套扎器法（EMR with ligation，EMRL），常用的是后者。EMRC在内镜前端安置透明塑料帽进行吸引、切除，使EMR操作变得更简单方便，能在狭小的操作空间中切除较大病变、并发症少，但切除的病变大小受透明帽大小的限制。EMRL方法圈套器很容易将病变套住，切割过程中视野清晰、凝固完全，易于掌握切除深浅度，局部损伤轻微，术中术后出血等并发症少，较为安全，且切除成功率不受病变部位影响。EMR治疗早期胃癌的整块切除率为56.0%~75.8%，完全切除率为66.1%~77%。我国EMR治疗早期胃癌的完全切除率在80%~95%之间，整块切除率为70%左右。与胃癌外科根治性手术相比，采用EMR治疗的患者在术后生存率及病死率方面差异无统计学意义，但其术后出血率、病死率、住院时间及住院费用明显更少。

2）ESD：ESD是在EMR基础上发展起来的新技术，根据不同部位、大小、浸润深度的病变，选择适用的特殊电切刀，如IT刀、Dua刀、Hook刀等，内镜下逐渐分离黏膜层与固有肌层之间的组织，最后将病变黏膜及黏膜下层完整剥离的方法。操作大致分为5步。病灶周围标记；黏膜下注射，使病灶明显抬起；环形切开黏膜；黏膜下剥离，使黏膜与固有肌层完全分离开，一次完整的切除病灶；创面处理，包括创面血管处理与边缘检查。ESD治疗早期胃癌的整块切除率为86.8%~99.0%，完全切除率为79.9%~97.1%。在日本，胃ESD已被公认为一种疗效确切且广泛应用的治疗方式。在国内，对于在适应证范围内的早期癌，ESD整块切除率为93.8%~100.0%，完全切除率为84.6%~100.0%。研究表明，ESD与外科治疗疗效和预后均相当，但复发率相对较高。

EMR与ESD的适应证最大区别在于两种方法能够切除病变的大小和浸润深度不同。EMR对整块切除的病变有大小限制且仅能切除黏膜层病灶，而ESD则无大小限制，可切除SM1层病灶。相比EMR，ESD治疗早期胃癌的整块切除率和完全切除率更高、局部复发率更低，但穿孔等并发症发生率更高。

除上述在指南上推荐的两种术式以外，我国许多内镜中心在尝试进行内镜下胃壁全层切除（EFR），然后将缺损胃壁进行内镜下关闭。

国内较为公认的早期胃癌内镜切除适应证如下：

绝对适应证：病灶最大径≤2cm，无合并溃疡的分化型黏膜内癌；胃黏膜HGIN。

相对适应证：病灶最大径>2cm，无溃疡的分化型黏膜内癌；病灶最大径≤3cm，有溃疡的分化型黏膜内癌；病灶最大径≤2cm，无溃疡的未分化型黏膜内癌；病灶最大径≤3cm，无溃疡的分化型浅层黏膜下癌；除以上条件外的早期胃癌，伴有一般情况差、外科手术禁忌证或拒绝外科手术者可视为ESD的相对适应证。

禁忌证：国内目前较为公认的内镜切除禁忌证包括，明确淋巴结转移的早期胃癌；癌症侵犯固有肌层；患者存在凝血功能障碍。另外，ESD的相对手术禁忌证还包括抬举征阴性，即指在病灶基底部的黏膜下层注射0.9% NaCl溶液后局部不能形成隆起，提示病灶基底部的黏膜下层与肌层之间已有粘连；此时行ESD治疗，发生穿孔的危险性较高。

（2）外科手术治疗：T1 的外科治疗针对于 EMR 和 ESD 适应证以外的情况，采取 D1 或 D1+的保留幽门胃切除（pylorus preserving gastrectomy，PPG）、保留大网膜胃切除等保存功能的缩小手术。针对早期胃癌的保留幽门的胃部分切除手术与传统远端胃切除手术比较性研究，PPG 具有远端胃切除手术等同的长期生存效果。但在 cN（+）的 T1 时，标准手术（D2）是应选方法。

2. 进展期胃癌及部分早期胃癌 涉及部分 T1、T2、T3、T4 期胃癌的治疗。

（1）手术的种类

1）治愈性手术（radical OP）："标准手术"系指胃切除 2/3 或全胃+D2 淋巴结清扫，主要针对可治愈切除的 T2、T3、T4 期胃癌。而非标准手术根据病变进展程度变更胃切除范围和淋巴结清扫范围，包括缩小手术和扩大手术。缩小手术的切除范围和淋巴结清扫程度未满足标准手术要求（D1、D1+等），适用于部分 T1，而扩大手术是指联合其他脏器切除（T4b）的扩大联合切除手术以及 D2 以上的扩大清扫手术。

2）非治愈性手术：分为缓解（姑息）手术和减荷手术（debulking OP）。缓解手术是为改善出血、狭窄等症状，对不能治愈切除者进行的手术，是Ⅳ期病例的治疗方法之一。对于肿瘤所致狭窄及持续性出血，能安全进行胃切除时可行姑息胃切除，但当切除有困难或危险时应行胃空肠吻合术等短路手术。短路手术中在胃体部进行部分或完全离断、旷置癌灶的胃空肠吻合术较单纯胃空肠吻合术在患者生活质量等方面的效果佳。减量手术是指对存在非治愈因素且不伴出血、狭窄、疼痛症状者进行的手术，以减少瘤量、延长症状出现和生存时间为目的，但目前缺乏明确的循证医学证据支持。

（2）胃的切除范围

1）全胃切除术（total gastrectomy，TG）：含贲门（食管胃结合部）和幽门（幽门）的全胃切除。

2）远端胃切除术（distal gastrectomy，DG）：含幽门的胃切除术，保留贲门，标准手术为切除胃的 2/3 以上。

3）保留幽门胃切除术（pylorus preserving gastrectomy，PPG）：保留胃上部 1/3 和幽门及部分的幽门前庭部（幽门胃窦部 3~4cm 左右）的胃切除术。

4）近端胃切除术（proximal gastrectomy，PG）：含贲门（食管胃结合部）的胃切除术，保留幽门。

5）胃节段切除术（segmental gastrectomy，SG）：过去也称为横断切除，指胃全层的环周性切除。是介于 ESD/EMR 等内镜治疗与标准胃切除手术之间的手术方法。PPG 尽管也保留了贲门、幽门，属于胃的分段切除，但是这里所指的分段切除是指与 PPG 相比，胃切除范围及淋巴结清扫范围更小的术式。为了限制清扫范围，主要针对几乎没有淋巴结转移可能的黏膜内癌，有时也适用于病变较大的腺瘤。

6）胃局部切除术（local resection，LR）：胃的非全周性切除，是指胃的楔形切除。是介于 ESD/EMR 等内镜治疗与标准胃切除手术之间的手术方法。可以清扫肿瘤旁的淋巴结，引入腹腔镜手术后，成为创伤较小的手术方法。局部切除可以扩大切除范围，而不会导致胃的明显变形，适用于直径 4cm 以下的肿瘤。尽管可以较大程度的保留胃，但由于其适应证与内镜手术存在重叠，常规治疗中的应用也越来越少。

7）非切除手术（胃空肠短路术、胃及空肠造口术）。

对于手术后残胃癌的手术方式如下：①残胃全切除术（completion resection of remnant stomach）：初次手术术式不计，含贲门或幽门的残胃全切除手术。②残胃次全切除术（subtotal resection of remnant stomach）：保留贲门的远端胃切除。

切除断端的距离：以治愈为目标的手术，应保证切除范围距肿瘤边缘有充分的断端距离。对于 T2 以上病例，术中应确保 3cm 以上（局限型）或 5cm 以上（浸润型）的近端断端距离。断端距离短于上述要求且怀疑断端阳性时，应对近肿瘤的切除断端行术中冷冻病理学检查，以确保断端阴性。食管浸润型胃癌并非必须确保 5cm 以上断端距离，但要进行术中断端冷冻病理学检查以确保断端阴性。对 T1 肿瘤应确保大体 2cm 以上的切除断端距离。对边界不明肿瘤且接近断端者，应行术前内镜活检以确定肿瘤边界并予以标记，供术中切除范围的判定。远端部癌应切除十二指肠第一部 3~4cm，近端部癌应切除食管下端 3~4cm。

切除术式的选择：cN（+）或 T2 以上肿瘤的标准手术，通常选择远端胃切除术或全胃切除术。能确保近端切缘距离时行远端胃切除术，难以确保时行全胃切除术。虽能确保近端切缘但因病变侵犯胰腺而行胰脾联合切除时，可行全胃切除。另外，大弯侧病变有 No. 4sa 淋巴结转移时，考虑联合脾切除的全胃切除手术。当食管胃结合部腺癌大部位于食管时，按食管癌行中下部食管切除、近端胃切除和胃管重建；cN0 的 T1 肿瘤，依肿瘤的位置可以考虑缩小切除范围。PPG 用于胃中部的肿瘤、远侧缘距幽门 4cm 以上。近端胃切除术用于胃上部的肿瘤、能保留 1/2 以上的胃；目前胃局部切除术和胃分段切除术应作为研究性的手术。

（3）淋巴结清扫：对于淋巴结清扫的范围的确定，目前东亚国家与西方国家已趋于统一，D2 淋巴结清扫已作为胃癌根治术的标准术式，并在 2010 年的 NCCN 指南中，将胃切除及 D2 淋巴结清扫作为推荐术式，同时规定淋巴结清扫数目不应少于 15 个。

系统的淋巴结清扫范围依胃切除术式规定如下：超越规定范围或仅部分未满足规定时，应按 D1（+No. 8a），D2（-No. 10）方式记载，见表 28-14-9。原则上，对 cN（+）或 T2 以上肿瘤应进行 D2 清扫，对 cT1N0 肿瘤进行 D1 或 D1+清扫。由于术前、术中进行肿瘤浸润深度的诊断有难度，另外大体上也几乎无法确认淋巴结有无转移，所以对

28

疑似病例原则上进行 D2 清扫。具体的指征掌握：①D1 清扫：EMR、ESD 适应证之外的 T1a 和 1.5cm 以下分化型 T1b、cN0 肿瘤；②D1+清扫：上述 D1 清扫适应证以外的 T1、cN0 肿瘤；③D2 清扫：治愈切除的 T2 以上肿瘤和 cN(+) T1 肿瘤。对胃上部大弯浸润进展期胃癌的治愈切除术，推荐脾切除的完全清扫。

表 28-14-9 各种胃癌术式标准淋巴结清扫范围要求

	全胃切除	远端胃切除术	近端胃切除术	保留幽门胃切除
D0	未满足 D1 的清扫	未满足 D1 的清扫	未满足 D1 的清扫	未满足 D1 的清扫
D1	No. 1~7	No. 1、3、4sb、4d、5、6、7	No. 1、2、3a、4sa、4sb、7	No. 1、3、4sb、4d、6、7
D1+	D1+No. 8a、9、11p	D1+No. 8a、9	D1+No. 8a、9、11p	D1+No. 8a、9
D2	D1+No. 8a、9、10、11p、11d、12a 对于食管浸润癌，D1 追加 No. 110，D2 追加 No. 19、20、110、111	D1+No. 8a、9、11p、12a	D1+No. 8a、9、10、11 对于食管浸润癌，D1 追加 No. 110，D2 追加 No. 19、20、No. 110、111	D1+No. 8a、9、11p

胃癌胃切除及淋巴结清扫的相关问题：

No. 10 组淋巴结清扫问题：尽管进展期胃上部癌是否应为清扫 No. 10 组淋巴结而实施脾切除术尚有争议，目前认为保留脾脏的原位或切口外 No. 10 组淋巴结清扫术具有较好的应用前景，但技术要求更高。

预防性 No. 16 组淋巴结清扫：预防性 No. 16 组淋巴结清扫的价值已被日本的 JCOG9501 研究结果否定。

对于下部胃癌的 No. 14v，不能否定 No. 14v 对下部胃癌 No. 6 有转移病例的清扫效果，考虑与 No. 6 的连续性而行此处清扫时，应记载为 D2（+No. 14v）以备未来的解析。

对于 No. 13 淋巴结转移，在得到治愈切除的十二指肠浸润型胃癌病例中，有 No. 13 转移者也有长期生存的可能，故 D2（+No. 13）也可选用。

大网膜切除：大网膜切除 T3（SS）以上肿瘤的标准手术通常切除大网膜。对 T1/T2 肿瘤可行距胃大网动脉 3cm 以上切除，对结肠侧大网膜予以保留。

网膜囊切除：对于突破胃后壁浆膜的肿瘤病例，为切除网膜囊内的微小播种病变可进行网膜囊切除，但缺乏预防腹膜复发的有用证据。因此对 T2 期以下的胃癌患者不建议进行此项操作。

联合脏器切除：联合切除相关脏器可达到 R0 切除效果时，可以考虑实施联合脏器切除。

（4）消化道重建：重建方式种类繁多，各种重建方法各有优、缺点。临床常用的重建方式如下：全胃切除术后的重建方法包括食管空肠 Roux-en-Y、空肠间置和 Double tract 法；远端胃切除术后的重建方法包括 Billroth Ⅰ、Billroth Ⅱ、胃空肠 Roux-en-Y 和空肠间置法；保留幽门胃切除术后的重建方法是指胃胃吻合法。近端胃切除术后的重建方法包括食管残胃吻合、空肠间置和 Double tract 法。

（5）腹腔镜下胃癌根治术：1994 年，Kitano 等首次报道了在腹腔镜辅助下行胃癌根治性远端胃大部切除术。此后国内外应用腹腔镜手术治疗早期胃癌的报道日渐增多，多中心前瞻性随机临床对照试验表明：早期胃癌行腹腔镜手术的近期疗效优于传统开腹手术，远期疗效与开腹手术相当，因此早期胃癌行腹腔镜手术得到国内外学者的一致肯定。腹腔镜胃癌根治术与开腹胃癌手术相比具有疼痛轻、胃肠功能恢复快、住院时间短、术后并发症率低、腹壁瘢痕小、生活质量高以及对机体免疫功能影响小等优点，且根治度、近期及远期效果均能够达到开腹手术的水平，目前在国内外已广泛开展应用，而且在日本、韩国，腹腔镜辅助胃癌根治术已成为早期胃癌的标准术式之一，并逐渐应用于进展期胃癌。

1997 年 Goh 等首次将腹腔镜胃癌 D2 根治术用于治疗进展期胃癌，在其后的十年间，腹腔镜胃癌 D2 根治手术病例报道逐年增多，取得较好的近期疗效。关于腹腔镜进展期胃癌根治术的中远期疗效，一些回顾性研究、小样本的前瞻性研究及多中心的临床研究随访结果显示，腹腔镜胃癌根治术能达到与开腹手术相当的中远期疗效。KLASS 研究是正在韩国进行的一项Ⅲ期多中心、前瞻性 RCT 研究，该研究主要通过比较腹腔镜辅助远端胃切除术（laparoscopy-assisted distal gastrectomy，LADG）和开腹远端胃切除术（open distal gastrectomy，ODG）患者的远期生存率和复发率．验证 LADG 用于远端胃癌的根治效果。研究中期报告共纳入 179 例 LADG 和 161 例 ODG 胃癌患者。初步分析结果显示：LADG 与 ODG 在术后并发症发生率（10.5% vs. 14.7%）和手术死亡率（1.1% vs. 0）方面差异均无统计学意义（$P>0.05$），从而证实腹腔镜在胃癌手术中的应用是安全可行的。目前，这项研究仍在进行之中，LADG 的远期疗效究竟如何尚需等待。日本的一项 1294 例腹腔镜胃癌根治术的多中心的研究显示：ⅠA、ⅠB 及Ⅱ期患者 5 年生存率分别为 99.8%、98.7%和 85.7%。日本第 4 次腹腔镜胃癌手术调查 272 例腹腔镜进展期胃癌手术的疗效，中位随访时间为20个月，有14例胃癌患者出现复发，ⅠB、Ⅱ及ⅢA期患者5年生存率分别为期98.7%、91.2%和58.0%，与同期开腹手术相当。虽然当前有研究显示，腹腔镜胃切除加D2淋巴结清扫对于进展期胃癌其效果与开腹手术相当，但仍需等待目前正在进行的大样本多中心随机对照试验的结果确认（日本JCOG-0703、JCOG-0912、JLSSG-0901，韩国KLASS-01、KLASS-02，中国CLASS-01）。

规范实施腹腔镜胃癌手术，首先需严格把握手术适应证和禁忌证。腹腔镜胃癌手术同样要遵循开腹胃癌手术的原则。中华医学会外科学分会腹腔镜与内镜外科学组2007年制定了腹腔镜胃恶性肿瘤手术操作指南明确提出腹腔镜胃恶性肿瘤的手术适应证为胃肿瘤浸润深度在T2以内者、胃癌的探查及分期、晚期胃癌的短路手术和胃癌术前、术中分期检查考虑为Ⅰ～Ⅲa期者。可作为临床探索性研究的适应证包括肿瘤侵及浆膜层但浆膜受侵面积<10cm者、胃癌伴肝或腹腔转移需姑息性胃切除术者。禁忌证包括：胃癌伴大面积浆膜层受侵，或肿瘤直径>10cm，或淋巴结转移灶融合并包绕重要血管和/或肿瘤与周围组织广泛浸润者；腹部严重粘连、重度肥胖、胃癌急症手术和心、肺功能不良者为相对禁忌；全身情况不良，虽经术前治疗仍不能纠正者；有严重心、肺、肝、肾疾患，不能耐受手术者。

手术方式包括全腹腔镜胃手术和腹腔镜辅助胃手术。全腹腔镜手术要求胃的切除与吻合均在腹腔镜下完成，技术要求较高，手术时间相对较长，但对于胃上部癌且食管下段受累时，全腔镜下食管胃/空肠吻合比小切口的辅助吻合有优势。腹腔镜辅助手术要求胃的游离及淋巴结清扫在腹腔镜下完成，胃的切除或吻合通过腹壁小切口辅助下完成，是目前应用最多的手术方式。手助腹腔镜胃手术也是一种手术模式，在腹腔镜手术操作过程中，通过腹壁小切口将手伸入腹腔进行辅助操作完成手术。

3. 食管胃结合部癌　食管胃结合部腺癌（adenocarcinoma of the esophagogastric junction，AEGJ）是食管胃结合部腺上皮组织的恶性肿瘤。从20世纪90年代初期以美国为代表的流行病学调查发现，食管腺癌和AEGJ在所有肿瘤的发病率增长是最快的，由此引起了国际同行的广泛关注。在过去的几十年里，丹麦、意大利、英国等多个西方发达国家的胃癌发生率明显下降，然而，许多国家的AEG的发病率却明显上升。在我国，AEG的流行病学特征呈现出类似于西方发达国家的特点。近20年来在我国食管癌高发区出现食管鳞癌发病率下降，贲门腺癌发病率显著上升。

2000年WHO肿瘤分类中已将AEG作为一类疾病单独列出，并将其定义为食管和胃交界处的腺癌性病变。目前，AEGJ作为一类不同于食管癌和胃癌的独立疾病的临床观点已为多数学者所接受，有关AEGJ的分型、生物学特性和临床病理分期的认识也逐渐趋向统一。食管胃结合部由远端食管、贲门及近端胃构成，但三者的界限尚存在争议，焦点在于食管胃交界（esophagogastric junction，EGJ）或称胃食管交界（gastroesophageal junction，GEJ）的判定。在解剖学上EGJ为远端食管与近端胃移行的部位；在组织学上EGJ为鳞柱状交界（squamous columnar junction，SCJ）。Siewert等基于食管-胃结合部的解剖特点，认为远端食管癌和贲门癌属于同一种疾病，首次提出了食管胃结合部癌的概念。他以贲门近侧和远侧各5cm为界，此区域内的肿瘤以其主体病变为准被区分为三个部分：①Ⅰ型：远端食管癌：肿瘤中心位于EGJ上1～5cm处；②Ⅱ型：贲门癌，肿瘤中心位于EGJ上1cm至下2cm范围，侵犯EGJ；③Ⅲ型：贲门下癌，肿瘤位于EGJ下2～5cm范围。目前，Siewert分型被国际胃癌协会（IGCA）和国际食管疾病学会（ISDE）等多数学者所接受，是较为公认的分型方法。Siewert分型为进行合理的外科治疗方案奠定了基础，对于不同类型的AEG，应该采取不同的手术方式和治疗方案。

手术切除是AEG的唯一根治手段，外科手术的首要目标是完整切除AEG原发肿瘤及清扫淋巴结。①SiewertⅠ型AEG的手术治疗：其生物学行为和淋巴结转移方式更接近于食管癌，目前多主张行食管胃部分切除术联合纵隔淋巴结清扫，经胸、经食管裂孔、经胸腹联合切口切除术是该型肿瘤的主要手术路径；②SiewertⅡ、Ⅲ型AEG的手术治疗：其生物学行为和淋巴结转移方式更接近于胃癌。因此，与胃癌的治疗方式有很多相似之处，即近端胃或全胃切除联合远端食管切除，以及腹腔D2淋巴结清扫。此种肿瘤多主张经食管裂孔和胸腹联合切口为主要手术路径。

各型AEG手术食管胃切除范围：Ⅰ型：经右或左侧胸腔切口，切除距病变上缘5～10cm的下段食管和距病变下缘5cm的近端胃；Ⅱ型：经腹/胸切口或胸腹联合切口，切除距病变上缘5cm的下段食管和距病变下缘5cm的近端胃或全胃；Ⅲ型：经腹部切口，切除距病变上缘5cm的下段食管和全胃或近端胃。

淋巴结清扫：Siewert各型AEG的淋巴转移规律各自不同，因而清扫范围亦不同。①Ⅰ型：由于其解剖学位置较高，多采取开胸手术。淋巴结转移率也以No.110（111、112、20、1、2、3a、3b、4sa、4sb、7淋巴结为高，故手术时必须彻底清扫这些淋巴结。而No.8a、9、10、11p、11d、5、6、19淋巴结则较少发生转移，可根据探查有无增大的淋巴结而决定是否清扫这些淋巴结；②Ⅱ型：即真正的贲门癌。对于SiewertⅡ型患者，淋巴结清扫范围应至少包括No.1、2、3a、3b、4sa、4sb、7、8a、9、11p淋巴结，而其余淋巴结的清扫与否则应根据术中是否发现有肿大淋巴结等具体情况而定；③Ⅲ型：即为近端胃癌，行近端胃或全胃D2切除术的淋巴结清扫范围，见表28-14-9。

4. Ⅳ期胃癌及复发转移胃癌　胃癌复发可分为腹腔内复发和腹腔外复发，其中以腹腔内复发最为常见，其形式主要有残胃复发、局部（手术野）复发、腹膜转移、肝脏转移、盆腔种植转移、淋巴结转移等。究其原因有些微转移癌在术前可能就已经存在，只是没有被发现或根本不能发现，甚至化疗也不能将所有的微转移癌全部消除。随时间发展势必形成明显的癌灶。不论如何，复发癌和转移性胃癌是现实存在的，即便是早期胃癌行根治手术后也有2%~10%的复发率。天津医科大学总医院普通外科对2004年1月-2009年11月胃癌根治术后复发的71例病例进行分析，71例胃癌根治术后复发患者中，腹腔内复发占90.1%（64/71），其中前3位的复发转移分别为腹腔淋巴结转移96.9%（62/64），残胃及吻合口复发20.3%（13/64），肝脏转移14.1%（9/64）。实践表明，只要对胃癌的复发及转移进行具体分析，适当采取积极的治疗措施，有些患者仍然可以获得缓解，从而提高生活质量，延长生存期。

（1）胃癌肝转移（gastric cancer with liver metastasis，GCLM）：胃癌肝转移是胃癌血行转移的最常见形式，约占胃癌死亡率的46%。术前已明确或术中发现的肝转移占胃癌病例的2.0%~9.9%；此外，在接受根治性切除术的胃癌患者中13.0%~30.0%将最终出现肝转移。胃癌肝转移分为同时性和异时性GCLM，当前针对两者的定义尚未达成共识：Hwang等将同时性GCLM定义为术前及术中发现的肝转移，或胃癌术后1年内发生的肝转移，而Thelen等则定义为胃癌术后6个月。异时性肝转移通常发生在胃癌术后2年内。

28

GCLM还可按肝转移灶的数量及分布被定义为：H1，转移灶局限于1个肝叶；H2，两个肝叶可见数个散在转移灶；H3，两个肝叶可见多量、散在转移灶。

目前，GCLM患者的最佳治疗策略应建立在每一例患者的临床病理学特征基础之上，利用已有的循证医学证据，通过多学科团队（multidisciplinary team，MDT）讨论制定个体化方案。

GCLM的手术切除：有学者认为转移灶适合手术切除且能达到"治愈"的效果需满足下述无腹腔种植或其他肝外转移、原发灶具备D2胃癌切除可能和肝转移灶技术上可切除且残肝贮备有保障。手术方式包括转移灶切除或肝段、肝叶切除术。若转移灶不可切除，对于无梗阻、穿孔、出血并发症的GCLM患者实施胃癌姑息性切除术，在临床研究的结论上存在着分歧。

GCLM局部治疗包括：肝转移灶的消融治疗，常见的消融技术包括射频消融（radio-frequency ablation，RFA）、微波消融（microwave ablation，MWA）和冷冻消融，每一项均可单独使用或与胃癌手术联合应用，分别可行超声或CT引导的经皮途径、经腹腔镜途径或开放手术途径。

GCLM肝转移灶的放射介入治疗，常用手段包括：肝动脉灌注化疗（hepatic arterial infusion chemotherapy，HAIC）、经导管动脉栓塞（transcatheter arterial embolization，TAE）和经导管动脉栓塞化疗（transcatheter arterial chemoembolization，TACE）等。HAIC利用化疗药的首过效应，使肝转移灶具有较高的局部药物浓度，且无明显的全身毒副作用。该治疗不仅用于控制局部转移灶，还作为术前降期治疗方案，通过缩小肿瘤体积，获得降期效果，从而实现进一步的手术切除目的。TACE通过化疗药物与血管栓塞物联合应用不仅使组织局部获得更高的药物浓度，而且阻断了肿瘤的血供，因而具有更强的抗肿瘤效果。GCLM全身治疗主要包括化疗和分子靶向治疗。

（2）残胃癌和残胃复发癌：残胃癌是指胃十二指肠溃疡等良性病变行胃大部切除术5年以上，胃癌切除术后10年以上，在残胃发生的原发癌。残胃复发癌是指胃癌根治切除术后10年以内在残胃发生的癌。对于仅存在残胃复发，其他部位未发现明显转移，且周身情况尚好的患者，则应按胃癌的治疗原则进行处理，还是应该积极争取手术治疗。手术方式的选择应视具体情况而定，可以行残胃切除或联合其他脏器切除。有些伴随其他部位转移或周身状况不佳，已确属晚期，应予以化疗、分子靶向治疗及支持治疗。

（3）卵巢转移：胃癌的卵巢转移被称为Krukenberg's瘤。一般是在术前的影像检查和手中探查时发现，但极少数也可能为首发表现。转移瘤切除范围根据患者具体情况而定，多数情况下行全子宫、双附件切除术，如患者身体情况很差或术中发现腹腔内广泛转移可行双附件切除；如转移灶局限于盆腔，而且原发瘤可切除，或原发瘤已经切除且无其他复发迹象，可采用全子宫、双附件切除，并尽可能切除盆腔转移灶。配合手术可选择适当的化疗药物进行化疗，其中腹腔化疗具有控制腹水、毒副作用小的特点。

（4）腹膜转移：腹膜转移往往是腹腔种植的结果，包括手术操作中的癌细胞污染，因此，术中注意无瘤操作技术非常关键，同时注意术中用化疗药进行腹膜腔清洗也非常重要。多数腹膜转移为多发性，手术切除有一定困难，要予以区域性治疗，包括腹腔化疗（intraperitoneal chemotherapy，IPC）及腹腔温热灌注化疗（hyperthermic intraperitonal chemotherapy HIPEC）或循环式腹腔热灌注化疗（continued circulatory hyperthermia perfusion，CCHP）。

腹腔温热灌注化疗：腹腔温热灌注化疗率先由Spratt等1980年创立，这一技术用来预防胃肠道肿瘤和卵巢癌术后复发或远处转移或腹膜腔转移。腹腔温热化疗是将42.5~45℃的生理盐水约1500~2000ml注入腹腹腔，然后将某些较强渗透力的化学药物注入腹腔，使腹腔内的恶性肿瘤直接浸泡在含有化学药物的等渗盐水中，直接发挥抗肿瘤作用，也可通过门静脉、腹膜吸收发挥全身抗肿瘤效应。由于化学药物在腹腔内停留时间较长，药物的药代动力学等因素发生改变，使得药物持续发挥抗肿瘤作用时间延长；再加上42.5℃以上的温度一方面可以直接杀伤癌细胞，另一方面又可以增加化疗药的敏感性及通透性等因素，抗肿瘤作用协同或相加。常用药物为顺铂60~100mg、卡铂400~600mg、5-FU 750~1000mg等化疗药物。对一个完整的化疗方案凡不适合腹腔给药的其他药物，可静脉给予（即双路化疗或双途径化疗），以达到整个化疗方案的治疗剂量。

（四）化学疗法

化疗开始于20世纪60年代，以氟尿嘧啶单药治疗，总反应率最高达到21%。70年代开始出现联合化疗，其中FAM（氟尿嘧啶、多柔比星、丝裂霉素C）和FAMTX（氟尿嘧啶、多柔比星、环磷酰胺）常用，且FAMTX的反应率和中位生存期均优于FAM。FAMTX在欧美曾一时作为化疗的标准方案。80年代四氢叶酸钙的出现，可增强5-Fu的细胞毒性作用，使反应率达到33%~44%，开始了以生化调节理念为基础的化疗方案的研究。顺铂和鬼臼类药物的引用，使诸多联合化疗方案问世，如FUP（氟尿嘧啶、顺铂）、ELF（依托泊苷、亚叶酸钙、氟尿嘧啶）等。90年代PELF（顺铂、表柔比星、亚叶酸钙、氟尿嘧啶静脉输注）和ECF（表柔比星、顺铂、静脉持续滴注氟尿嘧啶）为主的化疗方案兴起。和FAMTX相比，PELF能明显增加反应率，但对总生存期无明显延长。而ECF治疗胃癌的反应率和中位生存期均有提高，分别是46%和8.7个月。近年来一些新药陆续进入临床，如紫杉醇、多西他赛、氟尿嘧啶口服制剂、伊立替康以及奥沙利铂等。新一代化疗药物单药或联合治疗胃癌，显示出较好的抗瘤活性。

1. 常用化疗方案

（1）单药方案：卡培他滨（CAPE，Capecitabine，Xeloda，希罗达）：属氟尿嘧啶（5-FU）前体，口服后在肝内经羧酸酯酶生成5-脱氧氟胞苷（5-DFCR），再经胞苷脱氨酶作用产生5′-脱氧氟尿苷（5′-DFUR），在肿瘤组织中高量的胸苷磷酸化酶（TP）作用下产生5-FU。其单药反应率可达19.4%。

用法：850~1250mg/m^2，口服，一日2次，第1~14天，每3周重复，共8周期。

（2）替吉奥（S-1，TS-1）：FT-207（替加氟）的复方口服剂，其组成比例是替加氟（FT-207）、吉美嘧啶（CDHP）、奥替拉西钾（Oxo）摩尔比是1∶0.4∶1。其中CDHP强烈抑制二氢嘧啶脱氨酶（DPD）的活性，阻止5-FU的降解；Oxo减少消化道反应达85~90%。S-1单药应用于化疗其反应率可高达49%。

用法：40mg/次（<1.25m^2），50mg/次（1.25~1.5m^2），60mg/次（>1.5m^2），口服，一日2次，第1~28天，每6周重复。共3周期。

（3）两药联合方案

1）以铂类为基础的化疗方案：奥沙利铂（oxaliplatin、L-OHP）：奥沙利铂是稳定的、水溶性第三代络铂类化合物，通过形成链内复合体阻止DNA复制和转录。

氟尿嘧啶联合顺铂（CF/FP）：①顺铂：60~80mg/m^2，静脉滴注，第1天（或分2~3天用）；或顺铂：15~20mg/(m^2·d)，静脉滴注，第1~5天；②氟尿嘧啶：425~750mg/(m^2·d)，静脉滴注24小时，第1~5天；③每3周重复1次，共6~8个周期。

卡培他滨联合顺铂（XP）：①顺铂：60~80mg/m^2，静脉滴注，第1天，或顺铂20mg/(m^2·d)，静脉滴注，第1~5天；②卡培他滨：1000~1250mg/m^2，口服，一日2次，第1~14天，间歇7天；③每3周重复1次，共6~8个周期。

卡培他滨联合奥沙利铂（XELOX/CapeOX）：①奥沙利铂：130mg/m^2，第1天；或奥沙利铂65mg/m^2，静脉滴注，第1、8天；②卡培他滨：850~1000mg/m^2，口服，一日2次，第1~14天，间歇7天；③每3周重复1次，共6~8个周期。

奥沙利铂-亚叶酸钙-氟尿嘧啶方案（FOLFOX4）：①奥沙利铂：85mg/m^2，静脉滴注2小时，第1天；②亚叶酸钙：200mg/(m^2·d)，在氟尿嘧啶前2小时静脉滴注，第1、2天；③氟尿嘧啶：400mg/(m^2·d)，静脉注射，然后再用600mg/(m^2·d)，持续静脉滴注22小时，第1、2天；④每2周重复1次，共8~12个周期。

奥沙利铂-亚叶酸钙-氟尿嘧啶（mFOLFOX6）：①奥沙利铂：85~100mg/m^2，静脉滴注2小时，第1天；②亚叶酸钙：一日400mg/m^2，在氟尿嘧啶前2小时静脉滴注，第1天；③氟尿嘧啶：一日400mg/m^2，静脉注射，然后再用一日2400mg/m^2，持续静脉滴注44~48小时；④每2周重复1次，共8~12个周期。

奥沙利铂-亚叶酸钙-氟尿嘧啶方案（mFOLFOX7）：①奥沙利铂：85~100mg/m^2，静脉滴注，第1天；②亚叶酸钙：一日200~400mg/m^2，在氟尿嘧啶前2小时静脉滴注，第1天；③氟尿嘧啶：2400~3000mg/m^2，持续静脉滴注46小时；④每2周重复1次，共8~12个周期。

顺铂-替吉奥（CS）：①S-1：40~60mg，口服，一日2次，第1~21天；②顺铂：60mg/m^2，静脉滴注，第8天；③每5周1个周期。

奥沙利铂-替吉奥（SOX）：①奥沙利铂100mg/m^2，静脉滴注，第1天；②S-1：40~60mg，口服，一日2次，第1~21天；③每3周1个周期，共6~8个周期。

2）以紫杉醇为基础的化疗方案：紫杉烷（taxanes）：主要通过在癌细胞分裂时与微管蛋白结合，使微管稳定与聚合，阻断有丝分裂，抑制肿瘤生长。包括紫杉醇（paclitaxel）和多他赛（docetaxel）。此类药物的注意事项为用药前给予抗过敏药、止吐药物。

多西他赛-顺铂（DC）或氟尿嘧啶（DF）：①多西他赛：60~75mg/m^2，静脉滴注，第1天；②顺铂：60~75mg/m^2，静脉滴注，第1天；③或氟尿嘧啶：500~750mg/m^2·d)，静脉滴注，第1~5天；④每3周重复1次，共6~8个周期。

多西他赛-卡培他滨（TX）：①多西他赛：60~75mg/m^2 静脉滴注，第1天；每3周重复1次；或30~36mg/m^2，静脉滴注，第1、8天；②卡培他滨：825~1000mg/m^2 口服，一日2次，第1~14天，间歇7天；③每3周重复1次，共6~8个周期。

卡培他滨-紫杉醇（XELOPAC）：①紫杉醇：135~175mg/m^2，静脉滴注，第1天；②卡培他滨：825~1000mg/m^2，口服，一日2次，第1~14天，间歇7天；③每3周重复1次，共6~8个周期。

紫杉醇-顺铂（TC）或氟尿嘧啶（TF）：①紫杉醇：125~

28

$175mg/m^2$，静脉滴注，第1天；②顺铂：60~$75mg/m^2$，静脉滴注，第1天；或氟尿嘧啶：一日500~$750mg/m^2$，静脉滴注，第1~5天；③每3周重复1次，共6~8个周期。

多西他赛-替吉奥（DS）：①多西他赛：35mg/m2，静脉滴注，第1、8天；②S-1：70~80mg/(m^2·d)，口服，第1~14天；③每28天为1个周期。

3）以伊立替康为基础的化疗方案：伊立替康（irinotecan，CPT-11）：伊立替康是拓扑异构酶Ⅰ抑制剂，能使其失活，引起DNA单链断裂，阻碍DNA复制和RNA合成，最终抑制细胞分裂。1994年在日本首次上市，具有广谱抗肿瘤活性。单药应用总反应率为18.4%~43%。注意事项为注意观察迟发型腹泻和急性胆碱能样反应；注意药物对骨髓抑制的作用。

伊立替康-亚叶酸钙-氟尿嘧啶（FOLFIRI）：①伊立替康：150~$180mg/m^2$，静脉滴注30~120分钟，第1天；②亚叶酸钙：200~$400mg/m^2$，在氟尿嘧啶之前，静脉输注，第1、2天；③氟尿嘧啶：一次$400mg/m^2$，静脉注射，然后$600mg/m^2$持续静脉滴注22小时，第1、2天；④每2周重复1次，共8~12个周期。

28

伊立替康-顺铂（IP）：①伊立替康：150~$180mg/m^2$，静脉滴注0.5~2小时，第1天；②顺铂：$60mg/m^2$，静脉滴注，第1天；③每2周重复1次，共8~12周期。

伊立替康-替吉奥：①伊立替康（CPT-11）：$180mg/m^2$，静脉滴注，第一天；或$80mg/m^2$，第1、15天；②替吉奥：$60mg/m^2$，口服，分2次，第1~14天；③每3周为1个周期，共6~8个周期。

（4）三药联合方案

表柔比星-顺铂-氟尿嘧啶方案（mECF方案）：①表柔比星：$50mg/m^2$，静脉滴注，第1天。

顺铂：$60mg/m^2$，静脉滴注，第1天；②5-FU：200mg/(m^2·d)，持续静脉滴注，一日1次；或500~$600mg/m^2$，静脉滴注24小时，第1~5天；③每3周重复一次，共6~8个周期。

表柔比星-顺铂-卡培他滨（ECX）：①表柔比星：$50mg/m^2$，静脉滴注，第1天；②顺铂：$60mg/m^2$，静脉滴注，第1天；③卡培他滨：一次$625mg/m^2$，口服，一日2次，第1~14天，间歇7天；④每3周重复1次，共6~8个周期。

表柔比星-奥沙利铂-卡培他滨方案（EOX）：①表柔比星：$50mg/m^2$，静脉滴注，第1天；②奥沙利铂：$130mg/m^2$，静脉滴注，第1天；③卡培他滨：一次$625mg/m^2$，口服，一日2次，第1~14天，间歇7天；④每3周重复一次，共6~8个周期。

多西他赛-顺铂-氟尿嘧啶（DCF）：①多西他赛：$60mg/m^2$，静脉滴注3小时，第1天先用；②顺铂：$60mg/m^2$，静脉滴注，第1天；③氟尿嘧啶：500~750mg/(m^2·d)，静脉滴注，第1~5天；④每3周重复1次，共6~8个周期。

紫杉醇-顺铂-氟尿嘧啶（TCF）：①紫杉醇：135~$175mg/m^2$，静脉滴注3小时，第1天先用；②顺铂：$60mg/m^2$，静脉滴注，第1天；③氟尿嘧啶：一日500~$750mg/m^2$，静脉滴注，第1~5天；④每3周重复1次，共6~8个周期。

紫杉醇-顺铂-卡培他滨（TCX）：①紫杉醇：135~$175mg/m^2$，静脉滴注3小时，第1天先用；②顺铂：$60mg/m^2$，静脉滴注，第1天；③卡培他滨：825~$1000mg/m^2$，口服，一日2次，第1~14天，间歇7天；④每3周重复1次，共6~8个周期。

2. 给药方式

（1）术后辅助化疗：微小亚临床转移灶是胃癌术后复发的根源，理论上辅助化疗可以清除残存肿瘤细胞，起到预防肿瘤复发和转移的作用。治疗方案选择：①术后无化疗禁忌早开始（第3周前后）；Ⅰ期原则上不辅助化疗，凡ⅠB期有以下情况之一者应考虑辅助化疗：病理类型恶性度高、脉管癌栓、有淋巴结转移、癌面积>5cm、多发癌及40岁以下青年患者。选用药物可单药或二药联合；②Ⅱ期酌情辅助化疗，可单药或二药联合；③Ⅲ期是辅助化疗重点，可二药或三药联合，不用更多药物联合；④Ⅳ期根治难以彻底，按晚期对待选用化疗方案；⑤体力状况差、高龄、不耐受两药联合方案者，考虑采用口服单药化疗。

（2）新辅助化疗和围手术化疗：1982年Feri提出“新辅助化疗”的观念，其作为化疗时机的提出促进了整个肿瘤领域观念的变革。胃癌新辅助化疗（neoadjuvant chemotherapy，NACT）。又称术前化疗（preoperative chemotherapy），具有以下的优点：术前杀灭微小转移灶、降期、增加手术切除率和减少术中的转移、术前化疗还提供了体内考察药物敏感性的机会，以便术后更有针对性地选择药物，剔除不宜手术治疗的患者。MAGIC试验是第一个证明新辅助化疗可以改善局限性胃癌生存的Ⅲ期临床试验。入组503例胃、胃食管结合部及低位食管腺癌患者，随机分入围手术化疗组（250例）或术后观察组（253例），化疗组方案为术前3个周期ECF及术后3个周期ECF。与对照组相比，试验组肿瘤直径、T分期和N分期得到改善，死亡率和手术并发症发生率两组差异没有统计学意义；中位随访时间超过3年，中位生存期提高了4个月（24个月比20个月，$P=0.009$），5年生存率从23%提高到36%，序贯化疗还显著提高了无复发生存率（$P=0.0001$）。MAGIC试验结果说明，新辅助化疗是安全的，可以达到降低病理分期、减少术后复发转移和延长生存的目的。MAGIC试验开创了局部进展期胃癌综合治疗模式，巴塞罗那第七届国际胃肠道癌症研讨会达成共识，根据MAGIC结果，对T3、T4或N+的胃癌推荐采用围术期化疗。MAGIC研究即为围手术化疗里程碑式的临床试验。

NACT一个担心的问题是如果化疗不敏感可能延误手术时机，但从随机对照的临床资料看，对于可手术的患者术前2~3个周期的化疗并不降低手术切除的概率，在治疗中局部进展的患者很少，进展的患者大多是发生了远处转移。

因此，从另一个角度考虑，疾病快速进展且化疗无效的患者，即使一开始就接受了手术，也往往预后不好，术后很快复发。尤其是在新辅助化疗中出现远处转移的患者，反而避免了不必要的手术。

胃癌的术前化疗应遵循高效低毒的原则，可考虑的化疗方案包括ECF，或其衍生方案ECX、EOX、EOF，或试用氟尿嘧啶类药物（包括卡培他滨）联合顺铂或奥沙利铂，联合紫杉烷类如FOLFOX、XELOX、XELOPAC等。术前化疗周期数为2~4周期。对于分期较晚但耐受性好的患者可以选择三药联合方案，对于耐受性较差的患者可选择两药联合。对于需要转化治疗使肿瘤降期的患者，如果HER-2（+++）或HER-2（++）/FISH（+）可以联合曲妥珠单抗，但值得注意的是曲妥珠单抗不宜与蒽环类药物联合。

（五）术后同步放化疗

放疗是除了手术外另一个强有力的局部治疗手段。

SWOG9008/INT-0116是2001年来自美国的一项多中心、前瞻性、随机对照三期临床研究。共入组556例可评价病例。无远处转移的进展期胃癌患者在接受根治性手术切除后，被随机分成观察组（275例）和辅助治疗组（281例），后者为辅助化疗-放化疗-再辅助化疗。结果显示局部区域控制良好并使生存获益。辅助治疗组的中位生存期和3年总生存率分别为36个月和50%，而观察组仅为27个月和41%（$P=0.005$）；辅助治疗组无复发生存期和3年无复发生存率分别为30个月和48%，而观察组分别为19个月和31%（$P=0.001$）。但该研究中D2切除率仅10%，无法证明标准的D2根治术后放疗是否仍具有价值。而亚洲地区的ARTIST研究则对这一疑问做出进一步的回答。研究入组D2根治术后Ⅱ~Ⅲ期胃癌患者458例，1∶1随机分入术后单纯化疗组或同步放化疗组。结果显示在化疗的基础上增加放疗相对于单纯化疗并未显著延长3年无病生存率（78.2% vs. 74.2%，$P=0.0862$）。因此，目前仍不推荐D2术后的胃癌患者常规接受术后放疗。但亚组分析显示在淋巴结阳性的396例患者中，同步放化疗组患者3年无病生存率更高（77.5% vs. 72.3%，$P=0.0365$）。

基于目前有限的证据，胃癌术后患者辅助治疗策略应根据手术的根治程度进行不同的选择。D0和D1术患者术后应给予同步放化疗强化局部控制，D2患者可以选择单纯辅助化疗。术后联合放疗的化疗方案：氟尿嘧啶一日425~600mg/m^2+亚叶酸钙一日20mg/m^2，静脉滴注，第1~5天，每周重复1次，或卡培他滨一次625mg/m^2，口服，一日2次，放疗期间每周第1~5天。

（六）分子靶向治疗

分子靶向治疗（molecularly targeted therapy）是以肿瘤细胞过度表达的某些标志性分子为靶点，选择针对性的阻断剂，有效干预受该标志性分子调控及与肿瘤发生密切相关的信号转导通路，从而达到抑制肿瘤生长、进展及转移的效果。近年来随着对胃癌分子生物学研究的不断深入，使胃癌的分子靶向治疗研究有望成为胃癌治疗的一种新手段。目前对表皮生长因子受体（epithelial growth factor receptor，EGFR）通道和对血管内皮生长因子（vascular endothelial growth factor，VEGF）通道等受体酪氨酸激酶抑制剂的特异性分子生物靶向治疗手段在胃癌综合治疗方面取得了较大进展。

1. 针对EGFR的靶向治疗　EGFR家族由四名成员组成：HER-1（也称为EGFR-1，ErbB1），HER-2（也称为ErbB2），HER-3，HER-4。于胃癌而言，以HER-1，HER-2为治疗靶点的药物是目前研究的热点。

（1）抗EGFR-1单抗：比较有代表性的药物即西妥昔单抗（cetuximab）和帕尼单抗（panitumumab），是当前FDA批准的EGFR-1的单克隆抗体。进行了西妥昔单抗联合卡培他滨与顺铂一线治疗晚期胃癌的随机对照Ⅲ期临床研究（EXPAND）和表柔比星、奥沙利铂以及卡培他滨（EOX）联合帕尼单抗治疗初治的晚期食管癌胃癌的随机多中心研究（REAL3）临床试验，但遗憾的是，EXPAND和REAL3研究均为阴性结果。

28

（2）抗HER-2单抗：代表药物为曲妥珠单抗（trastuzumab，herceptin）、帕妥珠单抗（pertuzumab，Omnitarg）。曲妥珠单抗是1998年美国FDA批准上市的第一种重组DNA衍生的人源化单抗。2009年ASCO会议上Van等报道了一项多中心的国际Ⅲ期临床研究，即ToGA试验。符合入组标准的584例患者按1∶1的比例被随机分为2组，XP（5-FU/卡培他滨+顺铂）+曲妥珠单抗方案组294例；XP方案组（5-FU/卡培他滨+顺铂）290例。分别经过平均18.6月和17.1个月的中位随访时间，得出结论：曲妥珠单抗与化疗联合的疗效优于单纯化疗，两组患者的中位总生存期（mOS）分别为13.8个月和11.1个月（$P=0.0048$），客观缓解率（ORR）分别为47.3%和34.5%（$P=0.0017$）。两组在不良反应方面无统计学差异。因此，ToGA研究可谓是胃癌治疗的一项里程碑式研究，其研究结果确立了曲妥珠单抗在胃癌中的治疗地位，使其成为HER-2阳性患者的重要治疗药物。

（3）EGFR酪氨酸激酶抑制剂（tyrosine kinase inhibitor，TKI）：代表药物有吉非替尼（gefitinib）、厄洛替尼（erlotinib）、拉帕替尼（lapatinib）等。研究显示吉非替尼和埃罗替尼治疗胃癌疗效欠佳，因此有学者认为，多靶点药物可能是治疗进展期胃癌的新选择，临床试验也相继开展。

拉帕替尼是一种作用于EGFR-1和HER-2双靶点的TKI，比曲妥珠单抗更优越的是其分子量小，能够透过血脑屏障。关于拉帕替尼在胃癌中的治疗进行了两项临床研究TRIO-013/LOGiC临床研究和TYTAN临床研究。TRIO-013/LOGiC是拉帕替尼联合卡培他滨与奥沙利铂（CapeOx）治疗HER-2阳性晚期或转移性胃、食管或胃食管结合部腺癌研究。结果发现与单纯化疗相比，尽管ORR从40%提高到53%，总生存期（OS）从10.5个月提高到12.2个月，但拉帕替尼与化疗联合没有带来统计学意义的 OS 获益。TYTAN 是比较拉帕替尼联合紫杉醇组与单用紫杉醇组作为二线治疗 HER-2 阳性转移性胃癌患者的一项随机Ⅲ期临床研究。该研究的总体结果为阴性，两组间 OS 和无进展生存期（PFS）均未达到统计学差异。但亚组分析却发现中国大陆人群能够从拉帕替尼联合紫杉醇方案中显著获益。

2. 针对 VEGF 的靶向治疗 血管内皮生长因子（VEGF）和血管内皮生长因子受体-2（VEGFR-2）介导的信号转导途径是血管生成的关键环节。因此，有关胃癌抗血管生成的靶向药物也成为近年研究的热点，其中包括贝伐单抗、雷莫芦单抗（ramucirumab，cyramza）、舒尼替尼（sunitinib，索坦）、索拉非尼（sorafenib）、西地尼布（cediranib）、阿帕替尼（apatinib）等。

（1）抗 VEGF 单抗：贝伐单抗（bevacizumab，avastin）是重组的人源化单克隆抗体，通过抑制人类血管内皮生长因子的生物学活性而起作用。Kang 等进行的贝伐珠单抗治疗晚期胃癌的Ⅲ期 AVAGAST 临床研究，并在 2010 年 ASCO 年会上公布了研究结果，共入组 774 例转移性或不可手术的胃或胃食管交界处局部晚期腺癌的患者。随机分成卡培他滨/顺铂联合安慰剂组和卡培他滨/顺铂联合贝伐珠单抗组，均为 3 周方案。主要研究终点是 OS，次要研究终点是 PFS 及 ORR 等。结果发现：虽然贝伐珠单抗联合化疗组的疗效及 PFS 显著优于贝伐珠单抗联合安慰剂组（6.7 个月对 5.3 个月，$P=0.0037$），但不能显著改善患者 OS（12.1 个月对 10.1 个月，$P=0.1002$），亚组分析显示，任何人群均未从贝伐单抗中获得显著生存优势。

（2）抗 VEGFR 单抗：雷莫芦单抗是一种完全人源化 IgG1 单克隆抗体，是一种受体拮抗剂，靶向结合于 VEGFR-2，从而阻断血管内皮生长因子配体（VEGF-A，C，D）的相互作用，并抑制受体激活。关于 ramucirumab 治疗胃癌进行了两项临床研究。Ⅲ期 REGARD 临床研究结果表明：ramucirumab 是一线药物（含有顺铂和氟尿嘧啶化疗方案）治疗失败后晚期胃癌的 mOS（5.2 个月 vs. 3.8 个月，$P=0.047$）、mPFS（2.1 个月 vs. 1.3 个月，$P<0.0001$）、疾病控制率（49% vs. 23%，$P<0.0001$）均获益。高血压的发生率治疗组明显高于安慰剂组（16% vs8%），而其他不良事件的发生率相似（94%vs88%）。Ⅲ期 RAINBOW 临床研究结果表明：ramucirumab 联合化疗药（紫杉醇）在晚期（局部晚期、不可切除性或转移性）胃癌一线治疗中使患者的 mOS（9.63 个月 vs. 7.36 个月，$P=0.0169$）、mPFS（4.40 个月 vs. 2.86 个月，$P<0.0001$）、疾病控制率（28% vs. 16%，$P=0.0001$）均明显获益。> 5% ramucirumab + 紫杉醇患者发生≥3 级的不良事件。REGARD 和 RAINBOW 的研究结果，再一次让我们看到了胃癌靶向治疗的新希望。

（3）抗 VEGF 靶向治疗的 TKI 制剂：阿帕替尼（apatinib）是一种新型的小分子酪氨酸激酶抑制剂，选择性地抑制 VEGFR-2。2014 年 ASCO 会议上报告了由秦叔逵和李进教授共同牵头的阿帕替尼治疗晚期胃癌的Ⅲ期临床研究。该项多中心、随机、双盲、安慰剂对照的Ⅲ期试验，共入组 273 名患者，2∶1 随机分配至口服阿帕替尼（850mg，po，qd，28 天为 1 个周期）或安慰剂治疗。主要终点是 OS。疗效方面，阿帕替尼组相比于对照组，mOS 明显延长（195 天 vs. 140 天，$P<0.016$）。阿帕替尼组的 mPFS 也明显延长（78 天 vs. 53 天，$P<0.0001$）。阿帕替尼组和安慰剂组的 ORR 分别为 2.84%和 0。安全性方面，阿帕替尼组一般耐受性良好。超过 2%的患者发生的 3/4 级不良反应为高血压、手足综合征、蛋白尿、乏力、厌食、转氨酶升高。本研究进一步证实了阿帕替尼治疗二线化疗失败的晚期胃癌患者的疗效和安全性。

综上所述，目前很多化疗联合分子靶向治疗胃癌的全球Ⅲ期研究结果已证实，化疗联合分子靶向治疗可以提高疗效，延长无进展生存期和整体生存期。分子靶向药物可能将更多地运用于胃癌的治疗。

（七）其他治疗

1. 生物反应调节剂（biological response modifiers，BRM） 是肿瘤治疗中的一个观念。主要目的在于采用调整机体抗肿瘤免疫反应的手段和机制，改变宿主与肿瘤之间的关系，消除机体免疫功能的障碍，直接或间接杀伤肿瘤。目前应用的免疫调节剂可以分为两类，一类为化学和生物活性分子，如 BCG、左旋咪唑、香菇多糖等。一类为细胞因子及免疫活性细胞，如白细胞介素、肿瘤坏死因子、LAK 细胞、NK 细胞等。从现有的资料分析，胃癌的生物反应调整治疗，效果不如有些肿瘤那样明显。目前主要应用在以下几个方面：①与化疗药物配合应用，许多研究表明，多种生物反应调节剂与化疗药物联合应用，可以起到协同抗癌作用。同时，生物反应调节剂能诱导产生具有杀伤肿瘤细胞的活性细胞，如 NK 细胞、细胞毒 T 淋巴细胞等。化疗药物引起的白细胞降低也有所减轻；②应用于失去手术机会的晚期患者；③应用于复发癌以及癌性腹水的患者，对于这些患者，应用生物反应调节剂的综合治疗，往往能够改善患者的机体状况，延长患者的生存期。

2. 胃癌晚期的最佳支持治疗（best support care，BSC） BSC 作为胃癌晚期的姑息治疗手段之一，目的是减轻症状、缓解疼痛、改善生活质量，而对肿瘤本身的治疗无意义。常见措施包括：针对出血的内镜治疗、介入治疗、手术治疗；针对梗阻的球囊扩张治疗、胃空肠短路或空肠营养管置入等手术治疗；针对疼痛的化疗、放射治疗、“三阶梯”镇痛治疗；针对恶心、呕吐等消化道症状的药物治疗等。

【胃癌随访】

胃癌术后辅助治疗结束后，2 年内每隔 3~4 个月应全面复查一次，2~5 年内每半年复查一次。5 年以后每年复查 1 次。包括体检，检测肿瘤相关标志物（CEA，CA19-9

等），X线胸片/胸部CT、腹部超声、腹盆腔增强CT（半年至1年）、胃镜（每年1次）等。

二、其他胃肿瘤

其他胃肿瘤可分为上皮源性肿瘤和间叶源性肿瘤。上皮性源肿瘤主要包括息肉（腺瘤）、及神经内分泌肿瘤，间叶性肿瘤包括胃肠道间质瘤、平滑肌瘤和平滑肌肉瘤及原发性淋巴瘤等。

（一）上皮源性肿瘤

1. 胃息肉（gastric polyp）　胃息肉是指起源于胃黏膜上皮细胞凸入胃内的隆起病变。胃息肉在消化道息肉中最常见，发病率随年龄增长而增加。

【病理】

病理上主要分为增生性息肉、腺瘤性息肉和胃底腺息肉。

（1）增生性息肉：是炎性黏膜增生形成的息肉样组织，并非真正的肿瘤。其大体特征表现为：病变较小，大多直径<2.0cm，单发或多发，呈圆形或橄榄形，有蒂或无蒂。组织学上其结构主要由腺体组成，一般排列尚规则，细胞分化良好，核分裂象少见。间质以水肿，斑状纤维化，浆细胞、淋巴细胞浸润和少量平滑肌纤维为特点。一般认为萎缩性胃炎和胃黏膜肠上皮化生，常合并有增生性息肉存在。

（2）腺瘤样息肉：来源于胃黏膜上皮的良性胃肿瘤。一般为单发，且体积较大，呈球形或半球形，一般无蒂，呈乳头状或绒毛状。显微镜下为非典型腺体增生，表现为核异型、增大、染色质增多，核排列不整及高分裂象现象。根据组织学上的差异，可分为管状、绒毛状及混合型腺瘤。本型息肉可恶变，尤其瘤体直径大于2cm、绒毛状腺瘤、异型增生Ⅲ度者恶变率更高。

（3）胃底腺息肉：是常见的息肉，在长期服用质子泵抑制剂的患者中出现率更高。表现为胃底、胃体黏膜淡粉红色广基息肉样隆起，一般直径都<0.5cm，扁平无蒂，表面光滑。镜下为息肉内有被覆胃底腺的上皮，即含有壁细胞、主细胞及黏液颈细胞的囊肿，表面陷窝短或缺如，息肉表面被覆单层腺窝上皮，伴不同程度胃小凹和腺体的囊性扩张和胃小凹变性，而不是典型的增生表现，周围黏膜形态学和组织学均无异常。胃底腺息肉的癌变的风险几乎没有，只有在非常少见的患有家族性息肉病的患者中，胃底腺息肉有癌变的风险。

【临床表现】

病变早期或较小的胃息肉，一般无临床症状。随病程发展，尤其在胃酸分泌低下或缺乏的患者，往往出现上腹不适、隐痛、恶心、厌食及消化不良等症状。合并糜烂或溃疡者可有上消化道出血，多表现为粪潜血试验阳性或黑便，呕血少见。位于幽门部的带蒂息肉，可脱入幽门管或十二指肠，而出现幽门梗阻的表现。息肉生长于贲门附近时可有吞咽困难。胃息肉很少有阳性体征，合并炎症时上腹部可有压痛，出血多者有继发性贫血表现。

【诊断】

胃息肉常无临床症状，诊断较为困难，多数是通过胃镜检查和X线胃钡餐检查被发现。

（1）胃镜检查：内镜下可见息肉呈圆形或椭圆形隆起，形态因病理类型而各异，内镜直视下活检及组织学检查可明确其性质及类型，同时可进行治疗。

（2）X线胃钡餐：胃腔内呈现圆形或半圆形边界整齐清晰、表面平整的充盈缺损，有蒂者可见其移动。但其发现率低于胃镜，适用于内镜检查有禁忌证者。

【治疗】

（1）内镜下治疗：内镜下切除胃息肉是最常用的治疗方法，尤其适用于有蒂息肉。内镜息肉切除的方法很多，应根据息肉的部位、大小、形态，有蒂或无蒂等，选用不同的治疗方法。主要有高频电凝切除法、激光及微波灼除法、尼龙丝结扎法及氩离子凝固法等，以及采用内镜下黏膜切除术（EMR）和内镜黏膜下剥离（ESD）等技术。

一般来说，对于小于0.5cm的息肉，直接用活检钳钳取切除，有时候也用氩气激光电凝的办法治疗，安全快速；对于直径小于2cm的有蒂和亚蒂息肉，可直接用接高频电的圈套器套入息肉根部，一次性进行切除。大于2cm的宽基底息肉可分次摘除或用尼龙圈套扎。扁平无蒂息肉可以采用EMR方法切除，近年来，越来越多医生采用ESD技术，甚至可以完整切除5到10cm的扁平息肉。对于活检或脱落细胞检查发现有恶性细胞者，则应按胃癌处理。

（2）手术治疗：对于部分息肉特别大，或者息肉位置不适合内镜治疗，或者合并其他需要手术治疗的情况时，可以采取手术治疗的方法，可采用胃部分切除或胃大部切除术。

2. 胃神经内分泌肿瘤　1907年德国病理学家Oberndorfer首次提出了“类癌（carcinoid）”或“类癌瘤（carcinoid tumor）”这一术语，指的是一组发生于胃肠道和其他器官嗜银细胞的新生物。由于类癌是起源于神经内分泌细胞的肿瘤，能够合成、贮存和分泌生物活性胺、小分子多肽类或肽类激素，故又称为小分子多肽或肽类结构瘤（amine precursor uptake and decarboxylation tumor，APUD tumor，APUDOMA）。100多年来，通过大量的观察和研究，人们已逐步认识到，神经内分泌肿瘤是一类起源于胚胎的神经内分泌细胞、具有神经内分泌标记物和可以产生多肽激素的肿瘤。其中胃肠胰神经内分泌肿瘤（gastroenteropancreatic NEN，GEP-NEN）最常见，占所有NEN的55%～70%，胃内分泌肿瘤（gastric neuroendocrine neoplasm，g-NEN）在占有一定的比例。

【病理】

2010年第4版《WHO消化系统肿瘤分类》对NEN的命

名、分类及分级作了修订。NEN 包括所有高、中、低分化的神经内分泌瘤，NET（neuroendocrine tumor）指高、中分化的神经内分泌瘤；NEC（neuroendocrine carcinoma）指低分化的神经内分泌癌。新分类将 GEP-NEN 分为：①神经内分泌瘤（NET）：NET1 级（类癌），NET2 级；②神经内分泌癌（NEC）：大细胞 NEC，小细胞 NEC；③混合性腺神经内分泌癌（mixed adenoneurooendocrine carcinoma. MANEC）；④部位特异性和功能性神经内分泌肿瘤：包括产生 5-羟色胺 NET、产生胃泌素 NET、节细胞副神经节瘤、产生高血糖素样肽和产生 PP/PYY 的 NET、产生生长抑素 NET、杯状细胞类癌、小管状类癌、胃泌素瘤、高血糖素瘤、胰岛素瘤、生长抑素瘤和血管活性肠肽瘤等。NEN 根据肿瘤细胞的增殖活性分级，增殖活性的级别采用核分裂象和/或 Ki-67 阳性指数两项指标，具体标准详见表 28-14-10。

表 28-14-10　胃肠胰神经内分泌肿瘤的分级标准

分级	核分裂象数（/HPF）	Ki-67 指数（%）
G1（低级别/高分化）	1	≤2
G2（中级别/中分化）	2~20	3~20
G3（高级别/低分化）	>20	>20

NEN 具有独特的显微镜下表现。高分化的 NET 具有典型的组织病理学形态特点。光镜下，瘤细胞排列成实性巢状、缎带状、小梁状或腺管样。肿瘤细胞形态均匀一致，为小细胞或中等大小细胞；细胞质中等量或丰富，嗜伊红双染或透亮，部分呈细颗粒状；核圆形或卵圆形，大小形态规则，染色质呈略粗的颗粒状，核仁一般不明显。在瘤细胞巢周围有丰富的小血管和不等量的纤维间质围绕。典型的低分化的 NEC 包括小细胞和大细胞神经内分泌癌，形态与肺的相应肿瘤相同。小细胞癌的瘤细胞小、圆形或卵圆形，体积一般小于 3 个淋巴细胞；胞质稀少，核细颗粒状或深染，核仁不明显，核分裂象易见，呈弥漫分布或巢团状排列，常伴坏死。大细胞神经内分泌癌的瘤细胞往往大于 3 个淋巴细胞，染色质粗颗粒状，核仁明显，胞质丰富，坏死和核分裂象易见，呈器官样、菊形团状排列或弥漫分布。

免疫组织化学染色是 NEN 诊断和鉴别诊断不可替代的方法，不仅能够帮助确定肿瘤细胞具有神经内分泌细胞分化，而且能够确定 NEN 分泌的特定的多肽激素和生物活性胺。免疫组织化学检测的指标主要包括突触素（synaptophysin，Syn）和嗜铬粒素 A（chromogranin A，CgA），联合检测将有助于确定肿瘤是否具有神经内分泌细胞性质。其他神经内分泌标志物如 CD56、PGP9.5、NSE 等，因标志物本身或检测用抗体的特异性不高，不能作为 NEN 独立的诊断依据。

【临床表现】

胃神经内分泌肿瘤是由高胃泌素血症引起的肠嗜铬细胞样细胞瘤（ECLoma），可分为 3 型。1 型 g-NEN 是由（自身免疫性）萎缩性胃底炎继发胃酸缺乏引起，复发率高；2 型 g-NEN 则是由于胃泌素瘤分泌大量激素导致高胃泌素血症（卓-艾综合征）引起，绝大部分患者合并多发性内分泌腺瘤病Ⅰ型（MEN-Ⅰ）；3 型 g-NEN 较少见，多为散发，不伴随胃部病变，该型恶性度较高（NECG3），生物学行为类似胃腺癌，治疗方法应参照胃癌，见表 28-14-9。

【诊断】

（1）生化指标：血清 CgA 是 GEP-NEN 中最常用、最有效的肿瘤标志物，可以指导治疗、评估疗效，还可用于肝转移患者的随访。24 小时尿 5-羟吲哚乙酸（5-hydroxyindoleacetic acid，5-HIAA）是 5-羟色胺的代谢产物，其检测类癌综合征的灵敏度为 100%，特异度为 85%~90%。此外，g-NEN 仍需检测胃泌素（必查）、HP 抗体、甲状腺功能、甲状腺过氧化物酶、胃壁细胞抗体。

（2）影像学检查：目前推荐 GEP-NEN 的影像学检测手段包括常规的 CT、MRI、超声、奥曲肽扫描（somatostatin-receptor scintigraphy，SRS）、内镜、超声内镜（endoscopic ultrasound，EUS）及选择性血管造影等，以及 PET（positron emission tomography），尤其是^{68}镓标记生长抑素类似物的 PET，较 SRS 以及其他检测手段更为灵敏。

g-NEN 主要通过内镜诊断，超声内镜（endoscopic ultrasound，EUS）可以协助局部肿瘤的分期以及内镜下的息肉切除。g-NEN 内镜活检应当包括最大的腺瘤的活检、胃窦部（2 块）以及胃底（4 块），对于>1~2cm 的 g-NEN 应当行 EUS 检查。1 型 g-NENs 不需要常规行 CT/MRI/SRS 检查；2 型 g-NEN 中由于易合并 MEN-Ⅰ，应当行全身检查；3 型 g-NEN 应按照胃腺癌进行全身检查。

3 种类型 g-NEN 的临床病理见表 28-14-11。

表 28-14-11　3 种类型 g-NEN 的临床病理特征

临床病理参数	1 型	2 型	3 型
占 g-NENs 比例（%）	70~80	5~6	14~25
肿瘤特征	小（<1~2cm），65%的病例多发，78%有息肉	小（<1~2cm），多发，有息肉	大（>2cm），单发，有息肉、溃疡
临床表现	几乎无症状	几乎无症状	疼痛、体重下降、缺铁性贫血

续表

临床病理参数	1型	2型	3型
相关疾病	慢性萎缩性胃炎	胃泌素瘤（卓-艾综合征）/MEN-Ⅰ	无
病理分级	多为G1	G1~G2	NEC/G3
血清胃泌素水平	↑	↑	正常
胃内pH值	↑↑	↓↓	正常
转移比例（%）	2~5	10~30 （肝及淋巴结转移）	50~100 （肝、淋巴结及腹腔外转移）
肿瘤相关死亡（%）	0	<10	25~30

【治疗】

（1）手术治疗：1型g-NEN建议内镜下切除。>1cm的息肉应当行EUS后，再进行内镜下切除。肿瘤浸润超过黏膜下层、内镜下黏膜切除术（endoscopic mucosal resection，EMR）术后切缘阳性、存在远处转移、淋巴结转移或者低分化（G3）的患者，应当行根治性手术联合淋巴结清扫。胃窦切除或者生长抑素抑制胃泌素分泌的治疗目前存在争议。2型g-NEN仅需要行局部切除术。3型g-NEN应当按照胃癌的处理模式进行手术及术后治疗。

（2）局部治疗：主要是针对肝转移灶，通过射频消融、激光热疗、动脉栓塞和选择性内放射治疗等手段控制肝转移灶，可以有效减轻肿瘤负荷，减少激素分泌，从而改善患者的生活质量。

（3）随诊：未复发的1型g-NEN应每2年复查胃镜；复发的1型、所有2型g-NEN应每年复查胃镜。3型g-NEN术后应按照胃腺癌的要求进行复查。

（二）间叶源性肿瘤

1. 胃肠间质瘤（gastrointestinal stromal tumors，GIST）是消化道最常见的间叶源性肿瘤，曾被认为是平滑肌（肉）瘤。1940年，美国哥伦比亚大学病理学家Stout在研究胃肠道平滑肌来源的平滑肌瘤、平滑肌肉瘤、平滑肌母细胞瘤和某些奇特的平滑肌瘤时曾经首先使用过“stromal tumors”（间质瘤）这个名词。1983年，纽约州立大学的病理专家Mazur和Clark在研究28例胃的平滑肌瘤和平滑肌肉瘤时，发现有些肿瘤既缺乏典型的平滑肌分化的超微结构，也没有平滑肌和神经鞘膜细胞的特征，并首次提出胃肠道间质瘤的概念。目前认为，GIST起源于Cajal间质细胞，或来源于更原始的具有多潜能分化的中胚层间质干细胞。组织学上多由梭形细胞、上皮样细胞偶或梭形-上皮样混合细胞排列成束状或弥漫状图像，免疫组化检测通常为CD117或DOG-1表达阳性，大多数病例具有c-kit或PDGFRA基因突变。

【流行病学和发病机制】

胃肠间质瘤在所有胃肠道恶性肿瘤中仅占不足1%，发病率为6.8~14.5/100万，在美国，每年约有3000~4000例新发病例。GIST可发生于各年龄段，高峰年龄50~70岁，无性别差异。GIST可起源于胃肠道的任何部位，但是胃（60%）及小肠（30%）是最常见的原发部位。十二指肠（4%~5%）和直肠（4%）原发GIST较少见，很小的一部分起源于食管（<1%）和阑尾（1%~2%）。

c-kit基因属于Ⅲ型酪氨酸激酶的生长因子受体家族成员，位于4q12-13，编码一个跨膜Ⅲ型生长因子受体。该受体蛋白（KIT）由胞外配体结合结构域、单个跨膜结构域和胞内酪氨酸蛋白激酶结构域组成。正常情况下，KIT酪氨酸激酶激活以及信号转导是在与配体干细胞因子（stem cell factor，SCF）结合后启动的。SCF与KIT结合导致受体分子形成二聚体，在信号转导完成后，受体发生内在化而降解。但c-kit基因近膜结构域的突变（11号外显子突变），消除了近膜结构域对激酶活性的抑制作用，KIT不依赖配体便可结合成二聚体，导致酪氨酸激酶自磷酸化，激活底物，启动多条信号转导通路。因此，酪氨酸激酶持续激活，导致无控制的增生，最终形成肿瘤。

血小板源性生长因子受体α（PDCFRA）基因是另外一酪氨酸激酶受体相关编码基因，位于4q11-12。突变型PDGFRA的信号传导通路与突变型c-kit的信号传导通路相似。正常情况下，配体与受体结合后，受体构型发生改变，胞内酪氨酸激酶自磷酸化从而启动下游信号传导通路，而突变型PDGFRA具有不依赖配体的自磷酸化功能。

【病理】

大体观，肿瘤分界清楚，呈球形或半球形，质地坚韧，表面呈结节状或分叶状。可单发也可多发，大小从1cm以下到20cm以上不等。如肿瘤增长速度较快、瘤体生长较大可造成瘤体内出血、坏死及囊性变，并在黏膜表面形成脐样溃疡导致消化道出血。根据瘤细胞的形态及其在肿瘤内所占的比例，GIST可分为梭形细胞为主型（50%~70%）、上皮样细胞为主型（20%~40%）和混合型（10%）三种类型。按其生长方式不同，可分为三种类型：①腔内型：肿瘤位于黏膜下；②腔外型：肿瘤位于浆膜下；③壁间型：肿瘤位于平滑肌间。胃肠间

28

质瘤的主要转移途径为血行转移，常见的器官为肝脏。肝转移和/或腹腔种植播散是临床上最常见的恶性表现。淋巴结转移极少见。所有 GIST 均具有恶性潜能。GIST 的恶性程度判断一般依据美国国立卫生研究院（NIH）2008 年推荐的风险分级方案，见表 28-14-12。

表 28-14-12 原发 GIST 切除术后危险度分级（改良 NIH 标准）

危险度分级	肿瘤大小（cm）	核分裂象数（/50HPF）	肿瘤原发部位
极低	<2	≤5	任何部位
低	>2 且≤5	≤5	任何部位
中等	≤2	>5	非胃原发
	>2 且≤5	>5	胃
	>5 且≤10	≤5	胃
高	任何	任何	肿瘤破裂
	>10	任何	任何部位
	任何	>10	任何部位
	>5	>5	任何部位
	>2 且≤5	>5	非胃原发
	>5 且≤10	≤5	非胃原发

免疫组化及基因检测：GIST 免疫组化染色 KIT（CD117）约 94%~98%阳性，多呈胞膜和胞质弥漫强阳性。DOG1 阳性率为 94%~96%，CD117 与 DOG1 具有高度的一致性，多数梭形细胞表达 CD34。GIST 从分子水平被分为三型，即 c-kit 突变型（80%）、PDGFRA 突变型（5%~10%），以及 c-kit 和 PDGFRA 野生型（10%~15%）。野生型 GIST（无 c-kit 和 PDGFRA 突变）患者应考虑检测琥珀酸脱氢酶基因（SDH）突变。c-kit 和 PDGFRA 基因突变的检测不但对 CD117、CD34 表达均阴性的 GIST 的诊断，而且对靶向药物选择、剂量调整和预后都有重要的临床意义。

【临床表现】

GIST 的临床表现方式多样，从无症状到非特异性的腹部不适、疼痛、出血、和腹部肿块。在早期阶段（直径<2cm）常无症状，往往是在肿瘤普查或常规体检、内镜检查、影像学检查，或因其他疾病手术时被发现。甚至少数肿瘤体积较大的患者也是在体检时被发现。随着疾病进展，病灶不断增大，机体局部和全身会产生一系列症状，其表现与肿瘤大小、发生部位、肿瘤与胃肠壁的关系、是否破溃、穿孔等因素有关。

（1）消化道出血：出血量小时仅表现为大便潜血，出血量大时则会有呕血、黑便、血便、贫血。GIST 体积较小时，由于黏膜尚完整，一般不会出血，随着肿瘤的增大，因受压或供血不足以及机械刺激等原因，黏膜发生糜烂、溃疡，肿瘤中心缺血、坏死甚至肿瘤破裂，发生出血，少数患者需急诊手术切除病灶才能控制出血。天津医科大学总医院普外科总结 2008 年至 2014 年以“消化道出血”为首发症状的 GIST 患者有 57 例，约占 28.5%。

（2）腹部不适与疼痛：可表现为轻微腹部不适，或有膨胀、沉重感，常被误认为是胃炎、胃溃疡、肠痉挛或胆囊炎等疾病。中腹或左上腹部的腹部不适、疼痛，病变多位于胃或空肠。

（3）腹部肿块：一般来说，GIST 倾向于向胃及肠腔内膨胀性生长。肿物较大时体检可触及境界清楚的圆形或椭圆形肿块，少数呈分叶状。

【诊断】

（1）电子胃肠镜及超声内镜检查：内镜下可见黏膜下肿块，顶端可有“脐样”溃疡，常伴有出血。早期的 GIST 缺乏特异性的临床表现，尤其是小的间质瘤，大多数患者在普通内镜检查时发现黏膜下隆起性病变后，需借助超声内镜明确诊断。超声内镜（EUS）下不同病变的起源层次和回声特点不同，胃间质瘤多为起源于胃固有肌层的黏膜下肿瘤，呈圆形、椭圆形或不规则隆起。对于疑似 GIST 者，如需明确性质，首选超声内镜引导下穿刺活检，指导治疗方案。

（2）影像学检查：胃肠间质瘤的影像学评价手段中，CT 及 MRI 显示客观、操作简便。CT 检查速度快且具有较高的密度分辨率，能直观显示肿瘤发生的部位、生长方式、大小、形态、有无分叶、密度、均匀性、强化程度、边界、轮廓，消化道壁有否增厚及增厚的程度，邻近结构有无侵犯以及腹膜和脏器转移情况。MRI 软组织分辨率高，还可提供更多的序列对比，反映肿瘤内部出血、坏死、囊变及黏液变的情况。CT/MRI 是目前临床对肿瘤分级、制定治疗方案预后评估和随访等方面的主要影像学手段。

（3）X 线钡餐造影检查：可显示 GIST 病变部位、形态、范围，钡餐造影示胃局部黏膜隆起，呈凸向腔内的类圆形充盈缺损，可能伴有一些特征性现象。比如脐样溃疡、桥状皱襞等。

（4）鉴别诊断：GIST 应注意与胃癌、胃平滑肌（肉）瘤、神经鞘瘤等相鉴别。

【治疗】

对于临床上考虑为 GIST 的患者，应先进行临床评估，判定 GIST 位置、大小、是否局限、是否转移，从而决定治疗方式。

（1）外科手术：手术治疗原则是应完整切除肿瘤，保证切缘组织学阴性。不推荐常规行淋巴结清扫。术中应避免肿瘤破裂和注意保护肿瘤假性包膜完整。

适应证：

1）直径≤2cm 局限性胃 GIST：无症状者根据其在内镜或内镜超声下是否合并边界不规整、溃疡、强回声和异质性等因素选择治疗方式，如无上述因素，应定期行内镜或内镜超声随访，如在随访中发现肿瘤增大，应考虑手术切除；对于不能坚持随访者，应与患者讨论是否行早期干预；如合并以上不良因素，应积极手术切除。

伴出血或腹痛等临床症状者，应积极行手术切除。

2）直径>2cm 的局限性胃 GIST：评估无手术禁忌证、能达到 R0 切除者，可直接行手术切除。

临界可切除或虽可切除但手术风险较大、需要行联合脏器切除或严重影响脏器功能者，术前宜先行甲磺酸伊马替尼治疗，待肿瘤缩小后再行手术。

术式选择：

开放手术：①局部或楔形切除：对于直径≥2cm 的胃 GIST，应考虑行局部或楔型切除，切缘距离肿瘤 1cm 即可；②近端胃切除：贲门部的肿瘤无论大小均有可能行近端胃切除；③远端胃切除对于发生于胃体的巨大 GIST 及发生于远端 1/3 胃的 GIST，远端胃切除是比较合理的术式；④全胃切除全胃切除虽然也是治疗胃 GIST 的手术方式之一，但较少应用。

内镜下治疗：近年来，随着消化内镜技术的发展，以内镜黏膜下剥离术（ESD）及其衍生技术包括内镜黏膜下挖除术（ESE）、内镜下全层切除技术（EFR）、内镜经隧道肿瘤切除术（STER）和腹腔镜内镜联合手术（LECS）等的内镜切除技术可治疗多数的胃 GIST。应用各种内镜技术以及双镜联合技术治疗 GIST 是近几年才提出来的治疗方案。对于如何为患者选择适合的治疗方式，目前还缺乏达成共识的指南或标准。所以在选择治疗方案时，要全面考虑肿瘤的大小、位置、生长方向、浸润情况和切除后功能影响等多个因素，此外，更重要的一点是要充分考虑术者自身的技术成熟度和操作经验。

腹腔镜手术治疗：因为肿瘤破裂是 GIST 独立的不良预后因素，一旦肿瘤向腹腔发生破溃，其术后种植复发的风险极高。在选择腹腔镜手术治疗 GIST 时应该严格掌握其适应证，而且操作应谨慎规范。

适应证：①肿瘤直径为 2~5cm；②肿瘤位于腹腔镜下易操作的部位（如胃大弯、胃底体前壁）；③辅助检查提示肿瘤边界清晰、质地均匀，呈外生性生长；④无胃外侵犯和腹腔转移征象的原发局限性的胃 GIST；⑤其他部位的 GIST，在具有丰富腹腔镜经验的中心可考虑行腹腔镜手术治疗。

（2）围术期药物治疗

1）术前治疗：如果术前评估不确定手术能否达到 R0 切除，或需要行联合多脏器手术，或预计术后发生并发症的风险较高，应考虑术前行甲磺酸伊马替尼治疗，在肿瘤缩小且达到手术要求后，再进行手术治疗。如果需要进行术前治疗，应行活检以明确诊断。但活检可能引起肿瘤的破溃、出血，增加肿瘤播散的危险性，应当慎重对待。

术前用药的剂量和时限：近 90%的 KIT 外显子 11 突变和近 50%的外显子 9 突变的晚期 GIST 患者可从甲磺酸伊马替尼治疗中有效获益。甲磺酸伊马替尼的推荐剂量为 400mg/d，c-kit 外显子 9 突变的患者，为提高治疗的有效性、降低不良反应发生率，推荐将甲磺酸伊马替尼剂量从 400mg/d 提高至 600mg/d。须及早进行疗效评估，以避免延误手术治疗时机。达到肿瘤最佳疗效后（通常 6~12 个月）可进行手术。

药物疗效评估：治疗前应行影像学（增强 CT/MRI）基线评估。术前治疗期间，每 1~3 个月内使用 Choi 标准（表 28-14-13）或参考 RECIST 标准进行疗效评价。PET-CT 可对肿瘤应答作出早期评估，有条件者可考虑使用。

表 28-14-13　GIST 靶向治疗疗效 Choi 评价标准

疗效	定义
CR	全部病灶消失，无新发病灶
PR	CT 测量肿瘤长径缩小≥10%，和/或肿瘤密度（HU）减小≥15%；无新发病灶；无不可测量病灶的明显进展
SD	不符合 CR、PR 或 PD 标准；无肿瘤进展引起的症状恶化
PD	肿瘤长径增大≥10%，且 HU 变化不符合 PR 标准；出现新发病灶；新的瘤内结节或已有瘤内结节体积增大

2）术后辅助治疗：对于不同基因突变类型患者，辅助治疗的获益存在差异。辅助治疗前需进行 c-kit 和 PDGFRA 基因突变检测。

辅助治疗适应证：目前推荐具有中高危复发风险的患者作为辅助治疗的适应人群。辅助治疗剂量推荐甲磺酸伊马替尼辅助治疗的剂量为 400mg/d。治疗时限：对于中危患者，应至少给予甲磺酸伊马替尼辅助治疗 1 年；高危患者辅助治疗时间至少 3 年；发生肿瘤破裂的患者，可以考虑延长辅助治疗时间。

（3）复发转移/不可切除 GIST 的治疗：伊马替尼是复发转移/不可切除 GIST 的一线治疗药物，一般主张初始推荐剂量为 400mg/d；而 c-kit 外显子 9 突变患者，鉴于在国内临床实践中，初始治疗可以给予伊马替尼 600mg/d。如伊马替尼治疗有效，应持续用药，直至疾病进展或出现不能耐受的毒性。苹果酸舒尼替尼（sunitinib，索坦）是一个多靶点受体酪氨酸激酶抑制剂（tyrosine kinase inhibitor，TKI），证实在伊马替尼耐药的 GIST 可获得客观缓解率和控制疾病进展。瑞戈非尼（regorafenib）推荐用于伊马替尼和舒尼替尼治疗后疾病进展的患者。

【随访】

腹部超声、全腹部增强 CT 或 MRI 扫描可作为常规随访项目，必要时行 PET-CT 检查。

胃肠间质瘤 R0 切除后随访：①低危患者，术后 6 个月行腹部超声检查，1 年时行增强 CT 检查，持续 5 年；②中、高危患者，术后 3 个月行腹部增强 CT 检查，术后 6 个月及 1 年行腹部超声、增强 CT 或 MRI 检查，持续 3 年；之后每

28

6个月复查一次腹部CT；5年之后每年复查一次。

转移或者复发、不可切除以及术前治疗的患者随访：①在药物治疗前必须进行全腹部CT增强检查作为基线标准和评估治疗效果的依据；②在药物治疗开始后每3个月复查一次增强CT或者MRI，如果涉及治疗决策，可适当增加随访次数。

2. 原发性胃恶性淋巴瘤（primary gastric malignant lymphoma，PGML）是指肿瘤起源并局限于胃的淋巴组织。而继发性胃淋巴瘤，则是作为全身性恶性淋巴瘤的一部分。在胃部恶性肿瘤中，原发性淋巴瘤约占0.5%~3.0%。

胃是结外淋巴瘤的好发部位之一，约占结外淋巴瘤的4~25%，近年来发病率有上升趋势。胃恶性淋巴瘤主要有黏膜相关淋巴样组织（mucosa associated lymphoid tissue，MALT）淋巴瘤，其为低度恶性B细胞淋巴瘤，以及高度恶性弥漫大B细胞淋巴瘤（diffuse large B-cell lymphoma，DLBCL），两者均为非霍奇金淋巴瘤；另外还有滤泡性淋巴瘤，套细胞淋巴瘤等B细胞淋巴瘤，成人白血病淋巴瘤等T细胞淋巴瘤，但MALT淋巴瘤和DLBCL以外者少见。

28

【病理】

原发性胃淋巴瘤的发病原因目前尚不完全清楚，但某些因素被认为与胃淋巴瘤的发病有关。有人发现胃淋巴瘤患者细胞免疫功能受损，推测此种情况的出现可能是某些病毒所致。近年大量研究表明，幽门螺杆菌（*H. pylori*）感染与胃淋巴瘤的发生有一定关系，尤其在具有低度恶性的MALT类型淋巴瘤，其关系更加密切。

原发性胃淋巴瘤好发于胃体部及胃窦部。但是胃淋巴瘤能通过整个胃表面进行扩展，故病变通常较大。胃淋巴瘤也可能多中心发生。

（1）大体类型：①溃疡型：最多见，常为多发性溃疡，大小不等，边缘隆起，底面不平但相对较洁净，多无皱襞集中；②结节型：表现为多发或弥漫性小结节，黏膜隆起，表面亦可发生溃疡；③浸润型：表现为局限性皱襞肥厚、粗大，有的呈弥漫型生长，类似革状胃。胃镜下可见胃壁扩张不良，胃腔狭小；④息肉型：呈局限性隆起肿块，外观可为息肉样、蕈状或盘状，质脆易发生溃疡；⑤混合型：以上4种类型中任何2种以上的类型并存。

（2）组织学类型：胃恶性淋巴瘤按其细胞组成分为霍奇金病（Hodgkin's disease）和非霍奇金淋巴瘤（non-hodgkin lymphoma）两大类，主要是非霍奇金淋巴瘤，霍奇金病在胃淋巴瘤中的比例较少，约为1/10，多属T细胞型，其细胞成分较复杂，但以具有巨网细胞为特征，此类型恶性度较高。

（3）临床分期：1994年国际胃肠道淋巴瘤的病理和分期会议在瑞士Lugano举行。目前Lugano分期系统广泛被采用，可以较好的指导治疗和反映临床预后。

Ⅰ期：病变局限于胃肠道，可以是单发病灶或多个不连续病灶，其中Ⅰ1病变局限于胃肠道黏膜及黏膜下层；Ⅰ2病变浸润肌层和浆膜。

Ⅱ期：淋巴结受累，其中Ⅱ1期为局部淋巴结受累，如胃淋巴瘤的胃周淋巴结受累；Ⅱ2期为远处淋巴结受累，如主动脉旁、腔静脉旁和盆腔淋巴结受累。

Ⅲ期：侵透浆膜，侵及邻近器官和组织。

Ⅳ期：为广泛结外受侵或横膈上受侵。

【临床表现】

胃MALT淋巴瘤：约占胃恶性淋巴瘤的40%。男女比例相等。青年到老年均可发生，发病年龄平均60岁。胃DLBCL约占胃淋巴瘤的45%~50%，发病中位年龄60岁。

最常见的症状为上腹痛或脐周不适。有的与溃疡病的症状相似，有空腹痛及餐后减轻现象，服用制酸剂常能暂时缓解症状，因而有部分患者延误诊断。多数患者有体重减轻，且减轻程度与病程有关。因此，按溃疡病进行药物治疗症状虽有改善，而体重仍持续下降者，应想到本病的可能性。消化不良，恶心、呕吐等症状亦较常见。还可发生上消化道出血，如呕血、黑便等。一部分患者可能触及上腹肿物。但需注意的是，胃淋巴瘤与胃癌不同，虽然已经可以摸到肿物，但并不意味着不能切除。另外，少数患者肿瘤可发生穿孔或穿破至其他脏器。

【诊断】

（1）化验：常规化验检查可能发现贫血及大便潜血阳性。

（2）X线检查：对本病的诊断无特异性，常误诊为胃癌，溃疡等，钡餐检查X线片上可见多个不规则充盈缺损，如“鹅卵石样”改变。

（3）EGD镜及内镜超声检查：EGD镜见病变部位以胃窦及胃体部最多见，并可侵犯至胃底、贲门、胃角，甚至跨过幽门侵入十二指肠球部。最常见的类型为溃疡型和肿物型（即隆起型病变）。本病的主要特点为黏膜下肿物，如黏膜完整，大体可与胃癌鉴别，已发生溃疡者则应由溃疡底取材及刷洗细胞检查。

超声胃镜表现为起源于胃黏膜下层的低回声病灶，回声不均匀，同时可了解病变侵犯深度及胃壁各层变化和了解胃周淋巴结和邻近组织器官的情况。

（4）CT检查：可显示胃壁局限性或弥漫性增厚及块状病灶，部分患者增强扫描显示增厚的胃壁有轻度强化，还可进一步了解胃周围淋巴结有无肿大以及邻近脏器有无占位病变和肝、脾是否肿大。CT检查还可以发现腹腔其他部位的转移灶。

（5）恶性淋巴瘤主要靠病理组织学确定诊断。HE染色胃低度恶性淋巴瘤可见淋巴样细胞浸润和胃腺体破坏；胃高度恶性淋巴瘤为片状过渡型母细胞。此外，可行免疫组化抗体CD3、CD5、CD10、CD19、CD20、CD23、CD79a、cyclin D1、BCL2等检测；行细胞表面标志kappa/lambda、CD14、CD20、CD5、CD23、CD10流式细胞术检查；MALT淋巴瘤要行MALT淋巴瘤特异性（t11；18）（q21；q21）染色体易位和AP12-MALT1融合基因阳性等检查。

（6）胃淋巴瘤手术前应注意区别原发性胃淋巴瘤与继发性胃淋巴瘤，这对预后的判断及治疗方法的选择非常重要。Dawson于1961年曾提出原发性胃淋巴瘤的5条诊断标准：①无浅表淋巴结肿大；②血白细胞总数及分类正常；③X线检查，无纵隔淋巴结肿大；④除胃及区域淋巴结受累外，无肠系膜淋巴结或其他组织侵犯；⑤肝脾正常，并排除非原发性可能。

【治疗】

该病在确诊时通常都是较局限的，各种治疗手段的5年生存率也较为相似，均>80%。但由于手术导致患者器官不能保全和长期的并发症，因此普遍倾向于以保全器官功能为主的治疗，如化疗、放疗、抗体治疗和抗感染治疗等。因此，过去20年间，胃淋巴瘤的治疗策略发生了巨大的变化。

胃淋巴瘤的治疗原则主要根据病理类型和临床分型。

（1）胃MALT淋巴瘤治疗

1）抗*H.pylori*治疗：抗*H.pylori*治疗是Ⅰ、Ⅱ期胃MALT淋巴瘤的首选标准治疗方法。治疗可以使60%~100%*H.pylori*阳性的MALT淋巴瘤、没有（t11；18）染色体易位的患者获得长期缓解。对于疗效的组织学评估仍面临着标准化及连续随访方面的问题。除菌治疗后MALT淋巴瘤消退时间为2~3个月至数年，需定期行内镜检查。

2）放疗：适于MALT淋巴瘤Ⅰ~Ⅱ1期病例，治疗后淋巴瘤残留或*H.pylori*（-）者行胃、胃周淋巴结30Gy/20次的放疗可以作为治疗的选择。

3）化疗和分子靶向治疗：对Ⅱ期以上病例可选择全身性化疗，其目标是改善症状，延长生存时间。常用方案为CHOP方案及CVP（环磷酰胺、长春新碱、泼尼松龙）方案。

胃MALT淋巴瘤是B细胞来源的肿瘤，抗CD20抗体利妥昔单抗（rituximab，美罗华）可用于胃MALT淋巴瘤患者。MALT淋巴瘤化疗联合分子靶向治疗主要适应于进展期（Ⅲ、Ⅳ期）病例，限局期MALT淋巴瘤除菌治疗失败、不适应放疗或复发病例，不适应手术或不欲手术者。常用方案为利妥昔与CHOP联合应用（R-CHOP）方案及氟达拉滨（fludarabine）+rituximab方案。

4）手术治疗：胃MALT淋巴瘤不适应放疗和化疗者才考虑手术治疗，出现并发症如穿孔、出血或梗阻等情况下需行手术治疗。

（2）胃DLBCL治疗

1）化疗和放疗：应用大剂量的联合化疗，并通常联合利妥昔单抗治疗。DLBCL初始病例标准治疗方案：限局期为R-CHOP疗法3周期+放疗40Gy。进展期为R-CHOP疗法8周期，每3周为1周期。

2）手术治疗：主要适用于非外科治疗过程中引起的大出血和穿孔等并发症病例及少数属于抢救性的外科治疗。尽可能切除胃残留病灶，不必行系统淋巴结清扫，行必要范围的胃切除即可。此外，对不适于化、放疗者，亦可行胃癌标准根治术。

3. 胃平滑肌瘤（gastric leiomyoma）和胃平滑肌肉瘤（gastric leiomyosarcoma） 胃平滑肌瘤和胃平滑肌肉瘤均为起源于胃壁间叶组织的肿瘤。胃平滑肌瘤是最常见的胃良性肿瘤，在一组尸检报告中，占尸检患者的45%。但由于直径小于3.0cm的平滑肌瘤，很少有临床症状，故临床上发现较少。胃平滑肌肉瘤发病率较低，约占胃恶性肿瘤的0.25%~3%，男性略多于女性。

【病理】

胃平滑肌瘤可以来自胃壁任何平滑肌组织，包括黏膜肌及血管平滑肌。多为单发。初期位于壁内，可向内生长而突向胃腔（黏膜下肿物）也可向外生长而呈外生性（浆膜下肿物），还可同时向内、外生长而呈哑铃形。因其多为膨胀性生长，因而边界较清楚，表面光滑，但无真正的包膜。随着肿瘤的增大胃黏膜隆起，肿瘤顶部黏膜有的呈“脐样”的中央溃疡形成，易引起出血。极少数发生胃壁穿孔。显微镜检查所见多为高分化的平滑肌细胞，伴有不同程度的黏液变性和玻璃样变，边缘的瘤细胞与周围的胃壁细胞相混合。免疫组化标记已被广泛应用，肌源性标记物desmin、actin、SMA表达阳性。

胃平滑肌肉瘤起源于肌层的平滑肌组织，亦有极少数起源于黏膜肌层或血管肌层，少数可由胃良性平滑肌瘤恶变而来。大小不一，可为单发，也可多发。生长方式表现为多样性。可表现为胃内型、胃外型及胃壁型。肿瘤中心常发生坏死、囊性变。切面呈淡褐色或灰黄色。镜下见瘤细胞常排列成束，呈编织状，细胞呈梭形，细胞浆嗜酸性，核棒状而两端钝，可发生坏死、钙化或囊性变，常出现核的多形性，核分裂象多见。由于这种肿瘤没有包膜。而且其边缘的肿瘤细胞与周围的胃壁细胞常相互混合。胃平滑肌肉瘤以血行转移为主。常见转移部位为肝脏、肺脏及脑。少数发生种植及淋巴结转移。

病理区别良恶性最重要的指标是核分裂数，但核分裂数的标准至今意见不一。有学者提出平滑肌肉瘤的核分裂数应为等于或大于2/HPF，有的提出等于或大于5/10HPF为恶性，有的以超过10个/连续10HPF可见有丝分裂细胞则认为恶性。此外，肿瘤直径超过5cm、直接浸润、有转移倾向及肿瘤坏死囊性变者亦提示恶性。

【临床表现】

胃平滑肌瘤和胃平滑肌肉瘤的早期症状不明显。其症状出现的时间和程度主要取决于肿瘤的部位、大小、有无溃疡及并发症类型等，主要为上消化道出血、上腹疼痛和腹部包块等表现。

（1）上消化道出血：为胃平滑肌瘤和平滑肌肉瘤的突出临床表现，呈间断性小量出血，偶有大出血导致休克者。其出血的发生与肿块受压或由于肿瘤供血不足中心部缺血坏死及表面溃疡形成等有关。

（2）腹痛：常呈隐痛或胀痛，部位不确切，多由于瘤体牵拉、压迫邻近组织或由于消化管蠕动不协调、功能紊乱等引起。

(3) 其他：较大的肿瘤可能在上腹触及包块；位于贲门附近较大的肿瘤可发生咽下困难，位于幽门者可有幽门梗阻症状；肿瘤中心坏死可能最终导致胃穿孔。

【诊断】

临床上胃平滑肌瘤和胃平滑肌肉瘤早期诊断率的高低在于对此病的警惕性。只要想到本病的可能，则仍可以借助各种检查手段，提高诊断率。

(1) X线检查：上消化道钡餐显示胃内型一般为圆形或椭圆形充盈缺损，有时其中央可见脐样的溃疡龛影，周围光滑，无黏膜聚集现象；胃外型表现为胃受压，胃壁黏膜完整，皱襞有拉平现象。胃平滑肌肉瘤常大于5cm，外形不规整。

(2) EGD镜及超声胃镜检查：可见半球形或球形隆起，表面黏膜紧张光滑，用活检钳触之，质韧或硬，较固定，黏膜或可推动。肿物顶部中央往往有凹陷溃疡形成，其形态如肚脐，溃疡的底部有时还附有污秽苔及出血点，通过溃疡面组织活检，有助于病理诊断。肿瘤位于黏膜下者，活检的阳性率较低，应采用挖洞式活检，或内镜下高频电刀部分切除后病检。

28

超声胃镜检查可观察胃腔内黏膜面的情况，即色泽、有无隆起、溃疡、充血、糜烂，黏膜有无增粗、破坏等，以及可清楚显示肿瘤与胃壁的层次，观察肿瘤的形态、大小、质地及与周围组织的情况。

(3) CT扫描：CT可清晰观察肿块的位置，大小与周围器官的关系。通常表现为：①圆形或卵圆形肿块，大小不等，胃平滑肌瘤多为平扫肿块内密度多较均匀，强化后可均匀或不均匀。平滑肌肉瘤为平扫时均匀或不均匀的高密度肿块，强化后均匀或不均匀增强；②肉瘤中心常有坏死，中央部可见低密度区；③肿瘤较大时可见胃壁处受压的表现，并可与肝、胰、脾等紧密接触，甚至使其移位，受压。

【治疗】

胃平滑肌瘤和胃平滑肌肉瘤对放疗和化疗均不敏感，多不主张应用，手术是治疗的唯一手段。

胃平滑肌瘤手术原则：完全切除肿瘤，尽可能保存胃的容量；由于胃平滑肌瘤很少侵犯淋巴结，一般无必要行区域淋巴结清扫。常用术式：①胃楔形切除：一般沿距肿瘤边1~2cm正常胃壁作楔形切除；②胃大部切除术：较大的肿瘤尤其是邻近贲门或幽门者常不能行楔形切除，因易致切除边缘不足或术后引起狭窄梗阻，这些病例常需作胃近端或远端的胃大部切除。

胃平滑肌肉瘤切除范围根据肿瘤部位、大小，采用肿瘤楔形切除术、姑息性肿瘤切除术、胃次全切除术、全胃切除术及扩大的胃切除术等，最为常见的为胃次全切除术。若肿瘤直径大于5cm或幽门、贲门部位的肿瘤直径大于3cm，则行远端或近端胃大部切除，手术切缘距肿瘤2~3cm。侵及胃2个分区以上的巨大平滑肌肉瘤，需行全胃切除。胃平滑肌肉瘤手术无须做区域淋巴结清扫。转移方式主要是血行和局部播散，肿瘤侵犯邻近器官时，可连同肿瘤和部分胃一并切除，如联合脾、胰尾、肝及部分膈的切除，对于复发或已有肝转移者持积极手术态度。

三、十二指肠肿瘤

原发性十二指肠肿瘤（primary tumors of the duodenum, PTD）是指原发于十二指肠各段的良性和恶性肿瘤，不包括Vater壶腹、胆总管下段和胰头部肿瘤。PTD好发于中年人，女性稍多于男性，男女之比为1∶1.2，发病高峰年龄50~70（平均54）岁。其发病率低，原发性十二指肠肿瘤约占整个小肠肿瘤的20%~25%。PTD按其病变性质可分为良性和恶性。

（一）原发性十二指肠良性肿瘤

原发性十二指肠良性肿瘤（primary benign tumors of the duodenum, PBTD）：包括腺瘤、Brunner腺瘤、平滑肌瘤、脂肪瘤、纤维瘤及血管瘤等，以腺瘤最为常见。十二指肠良性肿瘤可见于任何年龄，以40~60岁多见，男女发病大致相等。

【病理及发病机制】

1. 腺瘤（adenoma） 多数腺瘤呈乳头状或息肉状，突出于黏膜表面，可为单发或多发，根据其病理特征又可分为：①管状腺瘤（tubular adenoma）：此种腺瘤多为单个，呈息肉状生长，大多有蒂，组织学上主要是由增生的肠黏膜腺体组成，上皮细胞可有轻度异形性属真性肿瘤；②乳头状腺瘤（papillary adenoma）和绒毛状腺瘤（villous adenoma）：常为单发，表面呈乳头状或绒毛状隆起，基底部宽，无蒂或短蒂，组织学上此种腺瘤表面由一层或多层柱状上皮覆盖，间质富含血管，故临床上极易出血，柱状上皮细胞内含有大量黏液细胞可有不同程度异形性，不同的文献报道其恶变率在28%~50%；③Brunner瘤：Brunner腺瘤多发生于十二指肠球部，且为十二指肠所特有。不属肿瘤性而是黏膜下十二指肠腺的增生，又称息肉样错构瘤或结节样增生，肿瘤多位于黏膜下，呈息肉样突起，直径可由数毫米至数厘米，无明显包膜，镜下可见黏膜肌层下十二指肠腺增生由纤维平滑肌分隔成大小不等的小叶结构，本腺瘤除可偶见有细胞的不典型增生外很少恶变；④胃肠道息肉综合征：家族性腺瘤性息肉病（familial adenomatous polyposis, FAP）如Gardner综合征、Peutz-Jeghers综合征等，此类病变均为多发性，可分布于全消化道，十二指肠的病变可发生恶变。

2. 平滑肌瘤（leiomyoma） 起源于胚胎的间叶组织，常为单发，呈圆形或椭圆形，有时呈分叶状，直径小的不到1cm，大者可达10~20cm左右。肿瘤生长方式有多种，肠腔内、沿肠壁、肠腔外生长，一般质地较韧，平滑肌瘤表面黏膜可因糜烂、溃疡而发生消化道出血。其恶变率为15%～20%。

3. 其他　较为罕见的十二指肠良性肿瘤还有脂肪瘤（lipoma）、血管瘤（hemangioma）、纤维瘤（fibroma）和错构瘤（hamartoma）等。

【临床表现】

十二指肠良性肿瘤缺少特异性临床表现。往往只有一般的消化道症状，如腹部疼痛、食欲减退、反酸嗳气等，而不被引起注意。肿瘤较小时可无明显症状，仅在胃镜或十二指肠镜检查时偶然发现。肿瘤较大时可出现消化道出血、黄疸及十二指肠梗阻等十二指肠肿瘤比较突出的症状。出血的原因主要是由于肿瘤表面缺血坏死所致，有时甚至表现为急性大出血。靠近乳头部位的肿瘤，由于压迫的原因，可以引起黄疸。较大的肿瘤可以导致不同程度的十二指肠梗阻，从而导致恶心、呕吐、腹痛等症状。此外，来源于浆膜下的肿瘤向腔外生长，可扪及腹部包块。

【诊断】

由于十二指肠良性肿瘤缺少典型的表现，临床上又比较少见，因而误诊率也比较高。但是，只要提高认识，及时采用适当的检查手段，其早期诊断率势必有所提高。

1. 上消化道钡剂造影　上消化道钡剂造影是十二指肠肿物首选的诊断方法。十二指肠低张双对比造影阳性率90%以上。其优势在于：能够动态观察十二指肠排空情况，且能够较好的显示黏膜病变，有利于发现较小的肿瘤。十二指肠肿瘤在消化道造影中可表现为肠腔充盈缺损、环形狭窄、肠壁僵硬及管壁外压迫。

2. 纤维内镜及内镜超声　胃、十二指肠镜可以直接观察直接观察肿瘤外观，并可以取活检或切除后活检。由于十二指肠第3、4段观察上的局限性，故有人主张以小肠镜来检查十二指肠乳头开口以下部分的十二指肠病变，而上消化道造影与纤维内镜相结合可以有效地降低误诊率。内镜下取活检是术前定性诊断最为可靠的证据，但是对于黏膜下层或更深组织来源的肿瘤，由于取材表浅，往往难以取到肿瘤组织。近年来细针穿刺活检技术应用日益广泛，要求多点穿刺，即时镜检，需要较高的技术水平。

对于十二指肠隆起性病变，内镜检查判断其病变性质的准确率不高，而超声内镜则可清楚显示消化道管壁结构，并可判断其为黏膜病变还是黏膜下病变。对于黏膜下病变，可根据其回声强弱、特点及起源判断其性质。可以发现小到0.5cm的病灶，对2cm直径以上的肿瘤敏感度达88%。

3. 腹部超声诊断　普通超声对十二指肠肿瘤诊断有一定的局限性，原因是十二指肠腔内的气体干扰了超声影像的观察。但如十二指肠肿瘤生长在壶腹周围引起胆管扩张或胰管扩张；大的十二指肠球部肿物引起幽门梗阻导致胃扩张等，超声检查可能提供间接影像以供临床参考。

4. CT及MRI　对于十二指肠良性小肿瘤的诊断意义不大，但对于较大的肿瘤有一定帮助。CT可以清楚地显示十二指肠腔内外的肿块，了解肿瘤的大小、肿瘤对邻近组织的结构的侵犯以及肝脏、淋巴结转移情况，MRI因其良好的软组织对比度，能多方位精确定位。

【治疗】

十二指肠良性肿瘤的治疗可分为内镜下切除和手术切除。

1. 内镜下十二指肠肿瘤局部切除术　其适应证仍有较大争论。有学者提出，对于直径<1cm的肿瘤可行内镜下切除；对于>2cm的肿瘤应手术切除；对于1～2cm之间的肿瘤应行内镜超声检查，累及黏膜下层者手术切除，未累及者行内镜下切除。此外，因高龄、体质差、有严重合并症等高危因素不能耐受手术或拒绝手术的患者，可考虑施行内镜下切除，可一次或多次切除病灶，以起到减瘤和解除胆肠梗阻的作用。

内镜下切除的方法主要有圈套电凝切除、分次或分块切除及多种热灼除等，也可根据具体情况，联合采用射频消融、Nd-YAG激光、光动力学疗法等多种治疗手段。切除后的肿瘤应作完整病理检查，防止遗漏恶性病变。

2. 手术切除　是目前治疗十二指肠肿瘤最为有效的方法。手术方式的选择取决于肿瘤的部位、大小和肿瘤的生物学特性。

（1）局部切除：较小的平滑肌瘤（直径<3cm）或绒毛状腺瘤，可连周围的肠壁组织作局部切除，应注意切除距肿瘤边缘3～5mm肿瘤周围的正常十二指肠黏膜以保证切除的彻底性。为防止术后十二指肠肠腔狭窄在切除部分肠壁时要斜行切开，斜行缝合或纵行切开横行缝合。

（2）十二指肠节段切除：对于较大的十二指肠良性肿瘤或广基和局限在一个部位的多发息肉，可以行有病变的肠段切除术。①球部或十二指肠乳头以上降部的肿瘤，若切除十二指肠过多，难以行修补和肠吻合时，可行Billroth Ⅱ式手术；②水平段和升段的十二指肠行肠段切除术后，可行十二指肠空肠吻合术。

（3）十二指肠乳头部切除和成形：位于十二指肠乳头附近的较小肿物，可于术中行切开十二指肠探明肿物与乳头的关系如果肿物在乳头旁，尚与乳头有一定的距离，则可切开黏膜将肿瘤完整摘除，如肿瘤已侵及乳头宜先切开胆总管，放置一软探针或导管经乳头引出作为标志；切除乳头及肿物后行胆管、胰管与十二指肠吻合再关闭十二指肠切口。

（4）保留胰腺的十二指肠切除术（pancreas-spared duodenectomy，PSD）：PSD主要适应于十二指肠良性肿瘤，如位于十二指肠降部的巨大腺瘤或平滑肌瘤；某些有恶变倾向的病变，如家族性腺瘤性息肉病（FAP）、合并十二指肠及壶腹周围息肉等。此手术即保证了足够的切除范围彻底，切除了肿瘤好发部位，又保留了胰腺功能可减少术后并发症的发生。

（5）胰十二指肠切除术　对于十二指肠的恶性病变宜

采用本手术。

（二）原发性十二指肠恶性肿瘤

原发性十二指肠恶性肿瘤（primary malignant tumors of the duodenum，PMTD）以腺癌为主，常见的还有胃肠间质瘤、平滑肌肉瘤、恶性淋巴瘤及神经内分泌肿瘤等。天津医科大学总医院总结1993—2008年79例原发性十二指肠恶性肿瘤，男女比例约为1.2∶1；年龄36~78岁，中位年龄55岁。本组腺癌66例，间质瘤10例，神经内分泌癌1例，恶性淋巴瘤2例。

【病理及发病机制】

1. 十二指肠腺癌　原发性十二指肠腺癌（primary adenocarcinoma of duodenum）是指起源于十二指肠黏膜的腺癌，多为单发可由腺瘤恶变而来。组织学上可见腺瘤-腺癌转化及腺癌中的残存腺瘤组织，因此，腺瘤可以认为是腺瘤可以认为是腺癌的癌前病变。

十二指肠腺癌，好发年龄为50~60岁，男女发病率大致相等。本病发生率为0.04%，占整个消化道恶性肿瘤的0.4%，占小肠恶性肿瘤的25%~40%，而十二指肠长度不足小肠总长度的10%。根据癌瘤所在位置，可将十二指肠腺癌的发生部位分为乳头上部、乳头周围（不包括发生于胰头、壶腹本身及胆总管下段的癌）及乳头下部。以发生于乳头周围者为最多，约占60%，其次为乳头下部，发生于乳头上部者较少。

病理形态：①大体形态：可分为息肉型、溃疡型或环状溃疡型和弥漫浸润型。其中息肉型最多见，约占60%，溃疡型次之；②组织形态：可分为管状腺癌、乳头状腺癌及黏液癌。位于十二指肠乳头附近以息肉型乳头状腺癌居多，其他部位多为管状腺癌，呈溃疡型或环状溃疡型，溃疡病灶横向扩展可致十二指肠环形狭窄。不论何种类型，在确诊时多已有区域淋巴结转移。

2. 十二指肠胃肠间质瘤（gastrointestinal stromal tumors of duodenum，GIST）　GIST可发生于从食管至直肠的任何部位，但发生于十二指肠的间质瘤较少，约占间质瘤的4%~5%，是临床比较少见的一种消化道疾病。GIST来源于胃肠壁Cajal细胞或与Cajal细胞同源的间叶干细胞，由突变的c-kit或血小板源性生长因子受体a（PDCFRA）基因驱动；组织学上多由梭形细胞、上皮样细胞、偶或多形性细胞，排列成束状或弥漫状图像，免疫组化检测通常为CD117或DOG-1表达阳性。GIST的恶性程度判断一般依据美国国立卫生研究院（NIH）2008年推荐的风险分级方案。

3. 原发性十二指肠恶性淋巴瘤（primary malignant lymphoma of duodenum）　十二指肠恶性淋巴瘤很少见，占小肠恶性淋巴瘤的10%~15%，其起源于十二指肠黏膜下淋巴组织，可向黏膜层和肌层侵犯，表现为息肉状、黏膜下肿块或在肠管纵轴黏膜下弥漫性浸润，常伴有溃疡。肿瘤常为单发，少有多发。组织学分型可分为霍奇金病和非霍奇金淋巴瘤（NHL），临床上绝大多数为NHL。其组织免疫学分型多属B细胞型，约占84%，T细胞型约占8%，非B非T未定型的U细胞型约占8%，其中B细胞型预后较好。

4. 十二指肠神经内分泌肿瘤（duodenal neuroendocrine neoplasm，d-NEN）　是一类起源于胚胎的神经内分泌细胞、具有神经内分泌标记物和可以产生多肽激素的肿瘤。

本病好发于十二指肠降部，球部次之，水平部和升部少见。肿瘤一般位于黏膜下，直径大小不一，75%的d-NEN直径<2cm，质硬而可推动，易发生黏膜浅表性溃疡；病灶多为单发，1/3为多发。光镜下细胞可呈方形、柱形多边形或圆形，胞核小而均匀一致，核分裂少见。胞浆内含有嗜酸性颗粒，银染反应阳性。免疫组化染色常显示肿瘤含有生长抑素、胃泌素等激素。

2010年第4版《WHO消化系统肿瘤分类》对NEN的命名、分类及分级作了修订。神经内分泌瘤中，NET（neuroendocrine tumor）指高、中分化的神经内分泌瘤；NEC（neuroendocrine carcinoma）指低分化的神经内分泌癌，并进行了G分级（G1、G2、G3），见表28-14-10。

【临床表现】

原发性十二指肠恶性肿瘤症状缺乏特异性，大多数就诊时已属中晚期。通常情况下良、恶性PTD的临床表现类似，所以，单纯根据PTD临床表现判断其病变性质的价值有限。

1. 本病起病隐匿，无特异性临床症状，尤其早期多无不适，易被忽视，进展后可出现腹痛、消瘦、黄疸、呕吐、消化道出血、不全性肠梗阻、腹部包块、贫血等。其中上腹部胀痛、黄疸、消化道出血是其常见症状。

2. 进展期的典型临床表现包括以下4种：

1）溃疡症状，出现上腹疼痛，且该腹痛为不典型的腹部隐痛、胀痛为主。上腹部胀痛的性质与十二指肠溃疡相似，但进食及抑酸药物不能缓解，当肿瘤侵及胰腺或后腹壁时，疼痛常放射至腰背部。

2）上消化道出血症状，如呕血、便血及大便潜血试验阳性。临床上常伴有明显的贫血症状。

3）胆道梗阻症状，如黄疸、发热。黄疸的出现取决于病变的部位，乳头周围区癌常可侵犯或阻塞胆总管开口处而早期出现黄疸，可伴胆囊和肝脏肿大。临床上称之为无痛性黄疸。

4）高位肠梗阻症状，如恶心、呕吐、腹胀和腹部包块症状。

3. 临床表现与肿瘤部位有关　肿瘤所在部位不同，出现的症状也不同。十二指肠球部PMTD的首发临床表现为消化道出血、肠道梗阻，降部位于乳头周围部位的PMTD以肠道出血、胆道梗阻为主，水平部和升部的PMTD主要表现为肠道梗阻症状。

4. 肠穿孔和腹膜炎都因肿瘤侵及肠壁发生溃疡，多见于恶性淋巴瘤。

5. 神经内分泌肿瘤　90%的患者没有症状，临床多由于消化不良行胃镜检查时发现d-NEN，其余10%患者引起的症状包括：胃泌素瘤患者可伴有 Zollinger-Ellison 综合征（10%）、类癌综合征（4%，表现为皮肤潮红、胸闷、气急、心悸、低血压、腹泻等），40%～60%的 d-NEN 伴随区域淋巴结转移。

【诊断】

由于十二指肠肿瘤起病隐匿，因此对于 40 岁以上患者出现上消化道出血、高位肠梗阻及溃疡病症状而又不能用肝、胆、胃等疾病解释时，应对十二指肠作详细检查。

1. 内镜检查　胃、十二指肠镜以及小肠镜不仅可以直接观察肿瘤外观，还可以经内镜超声探测肿瘤来源、基底部的浸润深度，同时可以镜下取活检；对于黏膜下层或更深组织来源的肿瘤，近年来发展的细针穿刺活检；当肿瘤较小时可以行内镜下治疗，是目前发展最为迅速的技术之一。随着胃十二指肠镜的广泛应用，PTD 的诊断率明显提高，国内报告一般在 80%以上。

十二指肠癌内镜下的形态可见：隆起型、溃疡型和溃疡浸润型。如见腺瘤表面顶部黏膜粗糙、糜烂，应考虑有癌变可能。

十二指肠间质瘤内镜下主要特点为黏膜下隆起，表面光滑，顶部可呈中央凹陷或溃疡样，覆盖白苔或血痂，触之易出血。通过内镜可以进行活检或行穿刺活检明确诊断。EUS 是一种有效的检查手段，它能近距离接近肠壁并提供高分辨率图像，可以发现直径<2cm 的肿瘤。十二指肠淋巴瘤内镜下形态多样，可表现为浸润型、结节型、溃疡型与息肉型，与消化道癌表现相似，溃疡型常表现为表浅的溃疡，溃疡周围有环堤，与周围正常组织界限较腺癌清晰，且肠壁的柔韧性与腺癌相比较好。超声胃镜不仅可以明确肿瘤浸润的程度，而且可以了解局部淋巴结情况。

神经内分泌肿瘤内镜下病变多<2cm，由正常黏膜覆盖，略呈橘黄色。病理活检时应注意深取材，可获诊断，部分病例需行免疫组化染色或电镜检查才能确诊。

2. 影像学检查

（1）十二指肠癌：X 线造影表现为局部黏膜破坏、溃疡、肠壁僵硬、肠腔狭窄。CT 及 MRI 表现为突入肠腔内不规则肿块或局限非对称性环周肠壁增厚，黏膜面凹凸不平，可伴溃疡形成，增强扫描肿瘤多为高强化。高位肠梗阻时，表现为病变处以上肠管及胃腔的扩张。癌肿浸透外膜表现为外膜面毛糙、索条或结节状凹凸不平，浸润肠周脂肪则表现为 CT 密度升高、MRI T_2 信号减低及不规则小片、索条影。发生在降段内壁的十二指肠癌可能累及乳头，继发胆系扩张，导致出现“双管征”。PDC 可伴有胰腺周围、腹膜后大血管旁、肝十二指肠韧带、小肠系膜的淋巴结转移。

（2）十二指肠间质瘤：上消化道钡餐尤其是十二指肠低张造影可明确病变部位、显示肠腔内病变及黏膜情况，表现为黏膜展平、表浅溃疡形成、充盈缺损，肠管推压移位。CT 扫描阳性率较高，可以准确判断肿瘤部位和大小，也能发现肝脏和腹腔转移的情况。肿瘤在 CT 上表现为软组织团块影，中等密度，增强 CT 可获得多期增强扫描图像，能够反映 GIST 的强化特点，有助于提高病变的定位及定性，对于肿瘤危险度鉴别诊断有重要价值。

（3）十二指肠淋巴瘤：X 线造影表现为病变局部肠壁僵硬，黏膜破坏，充盈缺损，龛影或伴肠腔狭窄。CT 及 MRI 显示十二指肠肠壁环周均匀增厚以及周围肿大淋巴结对肠管的推挤，增厚肠壁可与周围肿大淋巴结融合不易区分。淋巴瘤与腺癌的鉴别点在于，尽管肠壁增厚明显，但梗阻并不显著，甚至可能由于浸润肌间神经丛导致“动脉瘤样扩张”；淋巴瘤肠壁增厚较为均匀，外膜面多光滑、周围脂肪浸润少见，也较少侵犯邻近脏器，而腺癌多为不规则增厚，常导致外膜外浸润并累及周围脏器；增强扫描淋巴瘤多为轻中度均匀强化，而腺癌常为不均匀高强化。

（4）十二指肠神经内分泌肿瘤：CT 表现：肿瘤起源于肠道黏膜或黏膜下，病灶多表现为向腔内生长的息肉样肿块或结节，或呈壁内肿块，较少向腔外生长；CT 平扫呈等或稍低密度，密度均匀或不均，钙化少见，增强扫描早期病灶明显强化，延时期强化程度逐渐减低，可能与神经内分泌肿瘤的瘤巢血供丰富有关。十二指肠神经内分泌肿瘤以局部淋巴结转移为主，转移淋巴结主要位于胰周、后腹膜、大弯侧、小弯侧及肠系膜，CT 平扫表现为等或低密度，增强扫描呈均匀或不均匀强化，无动脉期显著强化特点。

【治疗】

手术切除是十二指肠恶性肿瘤的主要治疗方式。治疗方案应根据肿瘤的病理类型、部位、大小、有无邻近浸润及远处转移、患者的身体状况等综合考虑。根据肿瘤部位的不同，分为乳头区与乳头上、下区肿瘤，其对手术方式的选择具有决定性的作用。

1. 手术方案常用术式

（1）胰十二指肠切除术（Whipple 术）：胰十二指肠切除术被认为是目前十二指肠恶性肿瘤的根治性手术和标准的治疗方法。随着胰十二指肠切除术的日益成熟和渐低的术后死亡率，很多医生更倾向于行此术式。Bakaeen 等认为对于淋巴转移的恶性肿瘤，胰十二指肠切除术根治效果优于十二指肠节段切除术。若肿瘤未侵及十二指肠球部，且无第 5、6 组淋巴结转移者可行保留幽门的胰十二指肠切除术（PPPD）。

（2）保留胰头的十二指肠切除术：可用于没有侵犯胰腺的良性十二指肠疾病或癌前病变、很少转移的低度恶性的十二指肠肿瘤等。

（3）十二指肠节段切除术：适用于乳头下方界限清楚的小癌灶，尤其是位于十二指肠水平部和升部的肿瘤。术后与 Whipple 手术一样可以获得较长的生存期。Tocchi 等认为十二指肠乳头下区恶性肿瘤若无胰腺浸润，肿瘤边缘切除足够的范围，十二指肠节段切除为最宜术式。

（4）远端胃切除术：适用于十二指肠乳头上区良性肿瘤和早期恶性肿瘤。行远端胃切除术时，远端切缘至少距肿瘤边缘1cm，切缘距十二指肠乳头上至少1cm。

（5）十二指肠肿物单纯切除术：主要适用于十二指肠乳头肿瘤，适应证为：①乳头部位良性肿瘤局灶恶变；②恶性肿瘤直径<3cm，分化程度高，肿瘤切除后切缘活检阴性，无淋巴结转移；③高龄、体质差、有严重合并症的高危因素患者。乳头区肿物行局部切除时，既要保证切除的彻底性，即应切除距肿瘤边缘0.5～1cm的正常组织；又要注意胆、胰管开口成形和黏膜化，局部切除乳头附近的肿瘤时应注意避免伤及乳头及壶腹。术中常规做肠缘、胆管、胰管三处切缘冷冻病理检查，若发现肿瘤残留，则应扩大切除范围或改行Whipple手术。

（6）旁路手术：包括胃空肠、胆肠吻合术，属姑息性手术，主要适用于肿瘤晚期无法行根治性手术的患者，目的是解除消化道梗阻和黄疸症状，预后不佳。

（7）肠道及胆道梗阻的减症治疗：对于一些失去了手术指征（如远处转移、局部晚期等）的十二指肠恶性肿瘤患者，通过内镜引导下的金属支架置入术，可以解决十二指肠梗阻。行ERCP下放置支架或经皮肝穿刺胆管引流（PTCD）。

28

2. 十二指肠非腺癌性恶性肿瘤的外科手术治疗

（1）十二指肠间质瘤：①直径在1～2cm的GIST，或系膜缘直径≤1cm的GIST，影像学评估与胰腺分界清楚，乳头区肿瘤切除后直接关闭不影响十二指肠乳头功能，可行十二指肠楔形切除术；②较大的非乳头区GIST，根据GIST所在位置切除十二指肠第一段至第二段近端（乳头上区节段切除）和切除十二指肠第二、三段交界至第四段（乳头下区节段切除），选择节段性十二指肠切除术；③乳头区的较大GIST，肿瘤未侵犯胰腺，可采用保留胰腺的十二指肠全切除术；如侵犯胰腺应行胰十二指肠切除术或保留幽门的胰十二指肠切除术；④较大的系膜侧GIST，特别是肿瘤与胰腺边界不清或出现胰腺受侵、无法分离，应选择胰十二指肠切除术。对于十二指肠GIST，应慎用腹腔镜治疗。

特别注意的是，临界可切除或虽可切除但手术风险较大、需要行联合脏器切除（Whipple）或严重影响脏器功能者，术前宜先行甲磺酸伊马替尼治疗，待肿瘤缩小后再行手术。

（2）原发性十二指肠恶性淋巴瘤的外科治疗：原发性十二指肠恶性淋巴瘤的治疗手段目前主要是化疗、放疗和手术。随着淋巴瘤化疗和生物治疗的发展，外科手术在胃肠淋巴瘤中的一线治疗作用，已受到越来越多的质疑。原发性十二指肠恶性淋巴瘤最主要的外科适应证是出现了严重的并发症，如梗阻、穿孔、出血。上述严重并发症威胁到患者生命，外科治疗是十分重要和必要的。对于诊断不明确的患者，外科手术还可以明确诊断，为后续治疗创造条件。

（3）十二指肠神经内分泌肿瘤的外科治疗：十二指肠神经内分泌肿瘤的治疗首选外科手术切除，其次为内镜下切除。手术方式有十二指肠局部切除、十二指肠节段切除、胰十二指肠切除术。术前肿瘤定位、大小、浸润深度、周边淋巴结转移、肿瘤术前G分期是临床医生决定治疗模式的主要因素。十二指肠NEN>2cm，尤其是G2、G3期，或者存在淋巴结转移的肿瘤，无论大小均应手术切除；壶腹周围NEN，无论大小均应行胰十二指肠切除并清扫周围淋巴结；对于少数潜在可切除肝转移的患者，在不增加手术风险的前提下，可考虑手术联合RFA或单纯RFA治疗。对于≤1cm（G1）的十二指肠NEN可行内镜下切除或局部切除，术后应每3~6个月行内镜复查，若内镜病理检查发现肿瘤细胞异型性明显或肿瘤浸润脉管、有残留等应再次行内镜下扩大切除或外科手术切除。

3. 辅助治疗

（1）原发性十二指肠腺癌：由于该病的发病率相对较低，既往积累的回顾性研究资料较少，故对于手术后辅助放化疗效果的评价有待进一步的证实与验证。

（2）同其他胃肠间质瘤一样，十二指肠间质瘤术后同样需要行病理检查并且对CD117、CD34以及Dog-1进行免疫组化检查以进一步明确病理诊断及复发风险，根据复发风险决定是否进行辅助治疗。目前推荐对中高度复发风险的患者进行靶向药物治疗，另外建议进行基因检测。中国胃肠间质瘤诊断治疗共识（2013年版）推荐伊马替尼剂量400mg/d，对于中危患者至少给予辅助治疗1年，高危患者辅助治疗时间至少3年。此外，应用伊马替尼对原发不可切除的十二指肠间质瘤进行术前治疗已经被证实是安全可行的。

（3）原发性十二指肠恶性淋巴瘤：由于十二指肠恶性淋巴瘤对放疗和化疗均具有较好的治疗反应，因此不管肿瘤是否切除，术后化疗是必要的；放疗亦可选择合适的患者进行，疗效要优于单纯的手术治疗。恶性淋巴瘤的化疗目前多采用联合用药方案。较常用的是CHOP方案，对肿瘤没有切除或术后复发者，也可在化疗的基础上作局部放疗常用直线加速器或^{60}Co，总量在35～45Gy/4～5W，常能有效控制肿瘤残留或复发病灶。

（4）十二指肠神经内分泌肿瘤：目前可用于胃肠道神经内分泌肿瘤的药物主要有生长抑素、依维莫司、化疗药物等，发生类癌综合征时，生长抑素的应用是类癌治疗的里程碑。

（李卫东）

参考文献

1. 中华消化杂志编委会. 消化性溃疡病诊断与治疗规范（2013年，深圳）. 中华消化杂志，2014，34（2）：73-76

2. 郭庆捷，曹泽伟. 天津地区消化性溃疡的流行病学分析. 新医学，2010，41（2）：104-106

3. Jun KH，et al. Retrospective Analysis on the Gallstone Disease after Gastrectomy for Gastric Cancer. Gastroenterol Res

Pract，2015：827-864

4. 中国医师协会急诊医师分会. 急性上消化道出血急诊诊治专家共识. 中国急救医学，2010，30（4）：289-293

5. Perry RR，Feliberti E，Vinik A. Gastrinoma Zollinger-Ellison-Syndrome. South Dartmouth（MA），2013，Nov：28

6. Wise TN1，Balon R. Psychosomatic medicine in the 21st century：understanding mechanisms and barriers to utilization. Adv Psychosom Med，2015，34：1-9

7. 中华医学会消化病学分会. 2014年中国胃食管反流病专家共识意见. 中华消化杂志，2014，34（10）：649-661

8. Khan WI，Ghia JE. Gut hormones：emerging role in immune activation and inflammation. Clin Exp Immunol，2010，161（1）：19-27

9. Peters B1，Oomen MW，Bakx R，et al. Advances in infantile hypertrophic pyloric stenosis. Expert Rev Gastroenterol Hepatol，2014，8（5）：533-541

10. Cox A，et al. Acute gastric dilatation causing respiratory distress. JRSM Short Rep，2011，2（5）：41

11. Parkin DM，Bray F，Ferlay J，et al. Global cancer statistics，2002. CA Cancer J Clin，2005，55（2）：74-108

12. Torre LA，Bray F，Siegel RL，et al. Global Cancer Statistics，2012. CA Cancer J Clin，2015，65（2）：87-108

13. Watanabe T，Tada M，Nagai H，et al. Helicobacter Pylori infection induces gastric cancer in Mongolian gerbils. Gastroenierology，1998，115（3）：642- 648

14. 胡祥. 日本《胃癌处理规约》的重要变更（第14版）. 中国实用外科杂志，2010，30（4）：241-246

15. Willis S，Truong S，Gribnitz S，et al. Endoscopic ultrasonography in the preoperative staging of gastric cancer：accuracy and impact on surgical therapy. Surg Endosc，2000，14（10）：951-954

16. Segura JM，Olveira A，Conde P，et al. Hydrogastric sonography in the preoperative staging of gastric cancer. J Clin Ultrasound，1999，27（9）：499-450

17. Pan Z，Pang L，Ding B，Gastric cancer staging with dual energy spectral CT imaging. PLoS One，2013，8（2）：e53651

18. Anzidei M，Napoli A，Zaccagna F，et al. Diagnostic performance of 64-MDCT and 1.5-T MRI with high-resolution sequences in the T staging of gastric cancer：a comparative analysis with histopathology. Radiol Med，2009t，114（7）：1065-1079

19. Lee JE，Hong SP，Ahn DH，et al. The role of 18F-FDG PET/CT in the evaluation of gastric cancer recurrence after curative gastrectomy. Yonsei Med J，2011n，52（1）：81-88

20. Muntean V，Mihailov A，Iancu C，et al. Staging laparoscopy in gastric cancer. Accuracy and impact on therapy. J Gastrointestin Liver Dis，2009，18（2）：189-195

21. 中华医学会消化内镜学分会，中国抗癌协会肿瘤内镜专业委员会. 中国早期胃癌筛查及内镜诊治共识意见（2014年，长沙）. 中华消化杂志，2014，34（7）：433-448

22. Kim HH，Hyung WJ，Cho GS，et al. Morbidity and mortality of laparoscopic gastrectomy versus open gastrectomy for gastric cancer. An interim repor--a phase Ⅲ muhicenter，prospective，randomized trial（KLASS Trial）. Ann Surg，2010，251（3）：417-420

23. 中华医学会外科分会腹腔镜与内镜外科学组. 腹腔镜胃恶性肿瘤手术操作指南（2007版）. 中华消化外科杂志，2007，6（6）：476-480

24. 陈凛，张士武. 食管胃结合部腺癌淋巴结转移规律及其对临床指导意义. 中国实用外科杂志，2012，32（4）：277-280

25. 王振，李卫东，朱理玮. 71例胃癌根治术后复发类型及相关因素分析. 天津医科大学学报，2012，18（1）：93-96

26. Cunningham D，Allum WH，Stenning SP，et al. Perioperative chemotherapy vers us s urgery alone for res ectable gastroesophageal cancer. N Engl J Med，2006，355（1）：11-20

27. Jeeyun Lee，Do Hoon Lim，Sung Kim，et al. Phase Ⅲ Trial Comparing Capecitabine Plus Cisplatin Versus Capecitabine Plus Cisplatin With Concurrent Capecitabine Radiotherapy in Completely Resected Gastric Cancer With D2 Lymph Node Dissection：The ARTIST Trial. J Clin Oncol，2012，30（3）：268-273

28. Waddell T，Chau I，Cunningham D，et al. Epirubicin，oxaliplatin，and capecitabine with or without panitumumab for patients with previously untreated advanced oesophagogastric cancer（REAL3）：a randomised，open-label phase 3 trial. Lancet Oncol，2013，14（7）：481-489

29. Bang YJ，Van Cutsem E，Feyereislova A，et al. Trastuzumab in combination with chemotherapy versus

28

chemotherapy alone for treatment of HER2-positive advanced gastric or gastro-oesophageal junction cancer (ToGA): a phase 3, open-label, randomised controlled trial. Lancet, 2010, 376 (9726): 687-697

30. Hecht JR, Bang YJ, Qin SK, et a1. Lapatinib in combination with capecitabine plus oxaliplatin (CapeOx) in HER2-positive advanced or metastatic gastric, esophageal, or gastroesophageal adenocarcinoma (AC): The TRIO-013/LOGiC Trial. J Clin Oncol, 2013, 31 (suppl): a4001

31. Fuchs CS, Tomasek J, Yong CJ, et al. Ramucirumab monotherapy for previously treated advanced gastric or gastro-oesophageal junction adenocarcinoma (REGARD): an international, randomised, multicentre, placebo-controlled, Phase 3 trial. Lancet, 2014, 383 (9911): 31-39

32. 曹海龙，王邦茂，姜葵，等. 胃底腺息肉的临床特征分析. 中华消化内镜杂志，2011，28 (10)：569-571

33. Caterino S, Lorenzon L, Petrucciani N, et al. Gastrointestinal Stromal Tumors: correlation between symptoms at presentation, tumor location and prognostic factors in 47 consecutive patients. World J Surg Oncol, 2011, 9: 13

34. 中华医学会外科学分会胃肠外科学组. 胃肠间质瘤规范化外科治疗专家共识. 中国实用外科杂志，2015，35 (6)：593-598

35. 陈峻青. 胃恶性淋巴瘤诊治现状—日本《胃恶性淋巴瘤诊疗指南》首版解读. 中国实用外科杂志，2011，31 (11)：994-996

36. Ferrucci PF, Zucca E. Primary gastric lymphoma pathogenesis and treatment: what has changed over the past 10 years?. Br J Haematol, 2007, 136 (4): 521-538

37. 李姝，王邦茂，方维丽，等. 原发性胃恶性淋巴瘤的内镜诊断和临床病理特点. 世界华人消化杂志，2010，(35)：3796-3799

38. Bal A, Joshi K, Vaiphei K, et al. Primary duodenal neoplasms: A retrospective clinic-pathological analysis. World J Gastroenterol, 2007, 13 (7): 1108-1111

39. 彭承宏，邓侠兴. 原发性十二指肠癌诊断与外科治疗. 中国实用外科杂志，2008，28 (11)：943-944

40. Hu JX, Miao XY, Zhong DW, et al. Surgical treatment of primary duodenal adenocarcinoma. Hepatogastroenterology, 2006, 53 (72): 858-862

41. 薛聪龙，石汉平. 十二指肠恶性淋巴瘤的外科治疗. 临床外科杂志，2012，20 (10)：684-685

42. 赵建军，王杨，吴凡. 十二指肠神经内分泌肿瘤的诊断和治疗. 中华普通外科杂志，2014，29 (3)：192-194

43. 丁杰，廖国庆，张忠民，等. 腹腔镜与开腹消化性溃疡穿孔修补术比较的 Meta 分析. 中国胃肠外科杂志，2011，14 (10)：785

44. 韦飞景，叶素萍，雷练昌. 完全腹腔镜下胃大部切除术手术配合体会. 微创医学，2013，8 (6)：774

28

第二十九章
小肠疾病

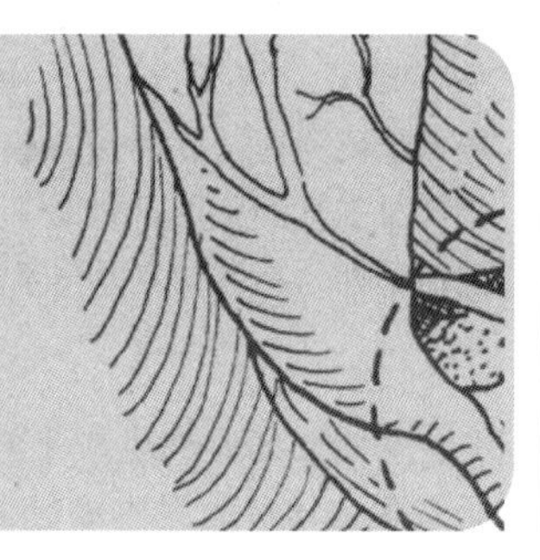
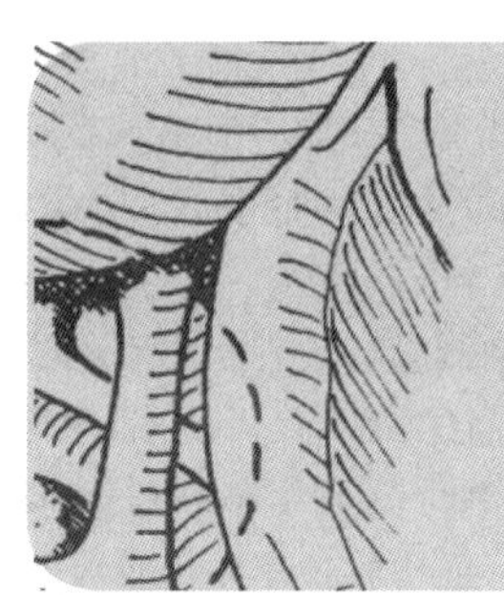

第一节 解剖与生理

小肠起自幽门，止于回盲瓣，分十二指肠、空肠和回肠，十二指肠相关内容已在前章记述。

一、解剖概要

（一）形态

空肠（jejunum）起始于十二指肠空肠曲，横结肠系膜根部的 Treitz 韧带为确认其起始部的标志，回肠（ilenum）止于右下腹的回盲瓣，共占消化道全长的 3/5。空回肠长度在成年人个体差异很大，尸体解剖测量与生理状态下的长度也不完全相同，大约是个体身高的 160%，一般记述为 3~5m，比较精确的研究表明小肠平均长度为 261cm。空肠和回肠之间没有明确的解剖标志，通常将位于左上腹及中腹的近侧 2/5 小肠称为空肠，位于中下腹及右下腹的远侧 3/5 小肠称为回肠。近端空肠相对固定于后腹壁，系膜内动脉弓仅有一个初级弓，直支血管逐渐延长，系膜内周围脂肪较少，系膜血管显得比较稠密。向远端则血管弓愈逐渐增多，由初级弓分出的血管支吻合成 2 级弓、3 级弓，到末段回肠可达 4~5 级，直支较短，系膜内脂肪较多，这些解剖形态特点在手术时可帮助判断小肠肠襻的大致部位。

29

（二）结构

空回肠壁自肠腔内向外分黏膜层、黏膜下层、肌层和浆膜层（图 29-1-1）。肠黏膜由上皮层、固有层和黏膜肌构成，形成许多环状襞，该皱襞自近段空肠向远端回肠逐渐减少。包括柱状细胞、杯状细胞和神经-内分泌细胞（neuroendocrine cell）在内的肠上皮覆盖细小指状突起形成小肠绒毛、微绒毛。黏膜下层是富有弹性的一层纤维结缔组织，含有丰富的血管、淋巴网和神经组织，是肠壁结构中最为坚固的一层，在肠吻合操作时务必将其连同黏膜一并缝合。肌层又分为内层环肌和外层纵肌。浆膜下层鲜为提及，为包含血管、淋巴及神经的薄层疏松结缔组织，在肠道肿瘤分期中具有重要作用。浆膜即为包绕小肠的脏腹膜。

（三）系膜

空肠及回肠全部为脏腹膜包裹并借小肠系膜附着于腹后壁，肠管由上而下逐渐变细，肠壁亦渐变薄。小肠系膜由二层腹膜组成，其中含有血管、神经、淋巴组织及脂肪。系膜在腹后壁的附着点称肠系膜根，起于第 1 或第 2 腰椎的左侧，向右下斜行跨越腹主动脉与下腔静脉止于右骶髂关节前方，全长约 15cm。由于小肠系膜根部的长度远较小肠的长度为短，故小肠系膜呈扇形并有许多折叠。系膜自根部至肠管的距离两端较短、中部较长，使小肠具有较大的活动性，其活动方向与系膜根部相垂直。

（四）血管

空回肠的血液供应来自肠系膜上动脉（图 29-1-2）。肠系膜上动脉为腹主动脉的第 2 大分支，在腹腔动脉下方由腹主动脉分出，于胰腺颈部下缘穿出后纵行跨过十二指肠横部进入小肠系膜根部，其分支供应胰腺、十二指肠、全部小肠、升结肠和横结肠。肠系膜上动脉直接发出 12~16 支空肠动脉和回肠动脉为空回肠提供血供，并在小肠系膜内形成网状动脉弓，由动脉弓再分出直支到肠壁内。小肠静脉的分布与动脉大致相同，最后汇合成肠系膜上静脉与肠系膜上动脉并行，在胰腺后方与脾静脉汇合形成门静脉。

（五）淋巴

小肠是人体最大的淋巴库，具有大量的免疫活性细胞和丰富的淋巴网络，在食糜吸收、免疫防御和肿瘤播散中起重要作用。空肠和回肠的淋巴管起源于小肠绒毛中心的乳糜管，肠黏膜下层有很多淋巴滤泡，10~70 个淋巴滤泡在回肠积聚而形成纵形分布的淋巴滤泡称 Peyer 淋巴集结。在黏膜、黏膜下及浆膜下层有许多淋巴管丛，沿小肠壁、血管弓及肠系膜动脉周围有多数淋巴管和淋巴结。淋巴液

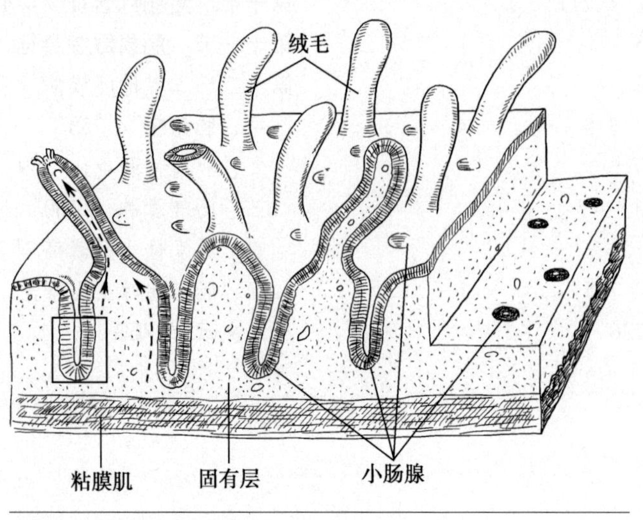

▶ 图 29-1-1 空回肠壁结构示意图

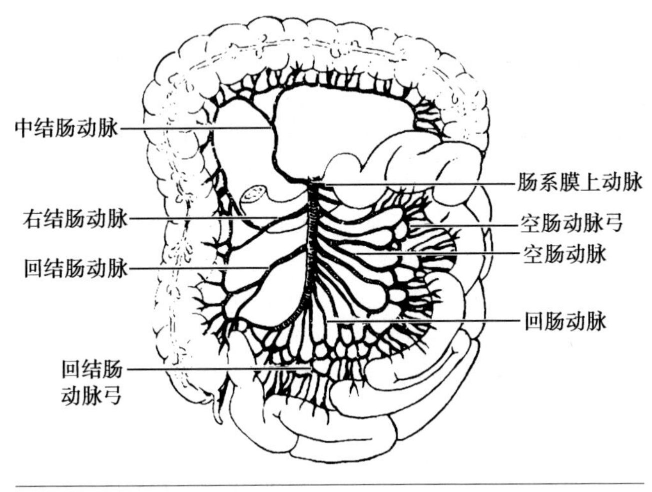

▶ 图 29-1-2　小肠的动脉

先汇流于系膜根部较大的淋巴结，再流至肠系膜上动脉周围的淋巴结，最后流入腹主动脉前的腹腔淋巴结而至乳糜池。

（六）神经

小肠的神经支配来自交感神经的内脏神经和副交感神经的迷走神经（图 29-1-3），由腹腔神经节发出的神经纤维在肠系膜上动脉周围组成肠系膜上丛，然后沿肠系膜动脉分布至肠壁内。这些神经纤维包括来自内脏神经的交感神经节后纤维和迷走神经的节前纤维，与肠壁内神经装置——黏膜下 Meissner 神经丛和肌层内 Auerbach 神经丛相互联系。交感神经兴奋时小肠蠕动减弱、血管收缩，迷走神经兴奋时小肠蠕动及腺体分泌增加。小肠病变的疼痛感觉常放射到第 9、10、11 胸神经分布的区域，即脐部周围。

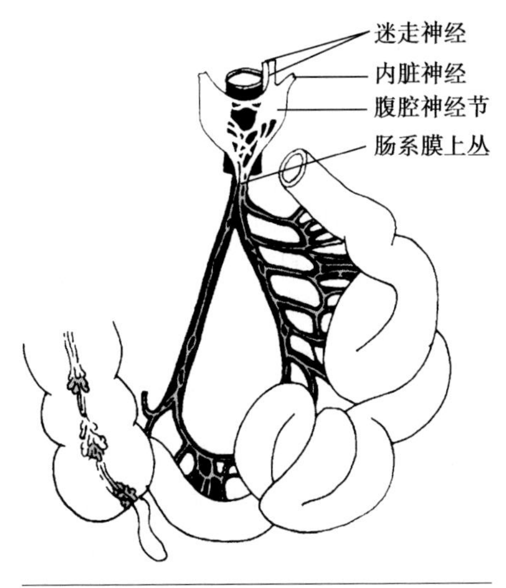

▶ 图 29-1-3　小肠神经模式图

二、生理功能

（一）消化与吸收

小肠是食物消化和吸收的主要场所。除胰液、胆汁和胃液在空回肠继续参与消化作用外，小肠黏膜腺体也分泌含有多种酶的碱性肠液，如肠肽酶可将多肽分解成可被小肠绒毛吸收的氨基酸，这些消化液共同参加食物的消化。小肠黏膜的绒毛构成近 10m^2 的吸收面积，食糜在小肠分解为葡萄糖、氨基酸、脂肪酸后被小肠黏膜吸收，葡萄糖、氨基酸及 40%的脂肪酸由毛细血管吸收后经门静脉系统到达肝脏，60%的脂肪酸由乳糜管吸收到达乳糜池及胸导管。除食物外，约 8000ml 的消化液及摄入的水分、电解质也在小肠内吸收进入血液循环。

由于小肠在消化、吸收功能上的重要性，小肠疾病造成肠腔梗阻或肠瘘时，可引起严重的营养障碍及水、电解质失衡。手术切除过多小肠的后果也是严重的，对脂肪吸收的影响更为明显。如剩余 2/3 小肠，吸收功能尚可保持正常，剩余 1/2 小肠只能维持最基本的吸收功能，切除 2/3 的小肠多数患者将出现短肠综合征。保留小肠不足 1/5，特别是与回盲部一并切除时，患者不经肠外营养或小肠移植很难存活。

（二）运动

小肠运动功能受肌源性、神经性、体液性因素的影响，运动方式包括节律性节段运动、摆动及蠕动，使食糜与消化液充分混合，与肠黏膜密切接触，不断向下运行以完成同化作用。远侧小肠的蠕动较近侧小肠慢，上段空肠每分钟收缩约 17~21 次，下段回肠每分钟收缩约 10~12 次，餐后1.5~3 小时进食内容达到末段回肠，5~7 小时后从末段回肠完全排出。在异常情况下，小肠可出现突发性肠蠕动，由十二指肠或近端小肠开始，迅速波及全部小肠，待蠕动结束继之而来的是无活动的静止期。十二指肠及回肠末段有时可见逆蠕动，但空肠和近段回肠的逆蠕动属病理性质。

（三）神经-内分泌功能

空回肠具有大量的神经-内分泌细胞，分泌多肽样激素。该类细胞大部分细胞呈锥形，其顶端有绒毛突起伸入肠腔内，微绒毛可直接感受食物成分和酸碱度刺激而引起细胞的分泌活动；另有一类细胞无微绒毛，与胃肠腔无直接接触，其分泌可由神经兴奋或局部内环境的变化而引起。十二指肠、空肠黏膜在氢离子刺激下释放的促胰液素（secretin），可刺激胰腺分泌水、碳酸氢盐，促使胰酶进入肠腔，为脂肪消化提供适宜的酸碱度，刺激肝脏分泌水和电解质起利胆作用。由肠黏膜释放的缩胆囊素-促胰酶素（cholecystokinin-pancreozymin，CCK-PZ）刺激胆液、胰液分泌，促使胆囊排空和 Oddi 括约肌开放，有利于食物的消化吸收。胃泌素（gastrin）具有同样的作用，但作用的程度不同。每种激素作用于同一靶器官时可能有兴奋或抑制作用，彼此间也可相互增强或减弱。脂肪进入十二指肠或小肠抑制胃酸分泌，可能是肠抑胃素（enterogastrone）抑制了胃的分泌活动及胃收缩。神经-内分泌细胞也可以形成肿瘤，即以往所称的类癌，现统一命名为胃肠道神经-内分泌肿瘤（GI-NEN）。

（四）屏障作用

生理情况下，消化道内有很多细菌，在出现梗阻或感染时细菌数量会成倍增长。小肠能对肠腔内的微生物、毒素起到一定的屏障作用（gut barrier），防止肠道细菌移位（bacterial translocation）。凭借这种作用，肠道可以有效地避免非己抗原刺激，起到对机体的保护作用。肠屏障功能可分为机械屏障、生物屏障和免疫屏障 3 个部分。机械屏障借肠壁结构为基础，黏膜层的基底膜与上皮细胞间的紧密连接、上皮绒毛的摆动和肠腔表面的黏液都有助于肠屏障功能的发挥，现已证实谷氨酰胺、精氨酸以及生长激素等因子对肠上皮具有难以替代的濡养作用。肠黏膜上皮底部的 Paneth 细胞可分泌溶菌酶，肠黏膜定植的肠道正常菌群可以有效防止致病菌的移位，这些都起到生物屏障作用。愈来愈多的学者在肠腔清洁时支持选择性肠道去污（selectivegutdecontamination）的观点，避免正常的肠道厌氧菌被过度清除。免疫屏障是肠道免疫功能的具体体现，肠道相关淋巴组织（gut-associated lymphoid tissue）和由黏膜层中浆细胞产生的 sIgA 都参加了这一屏障系统的构建。

（刘 彤 王鹏志）

29

第二节 肠道先天性畸形

一、先天性肠旋转不良

先天性肠旋转不良（Congenital malrotation of intestine）是指胚胎发育期间，中肠以肠系膜上动脉为轴心的旋转运动不全或固定异常，引起肠系膜附着不全和肠道位置异常。它是新生儿期肠梗阻的常见原因，发病率大约 1/6000。多数在出生以后 1 周内发生十二指肠不完全性梗阻，少数在婴幼儿期发病，在成年期发病者稀见。男女之比为 2∶1。

【胚胎学】

胚胎发育时，中肠发育分为三个阶段：第一阶段，胚胎第 4~10 周原始肠管已形成单独的管道，它分为前肠、中肠、后肠 3 部分。由共同的肠系膜上动脉将肠管分为近端和远端，近端发育成为十二指肠、空肠和近段回肠，远端发育成为回肠、盲肠、升结肠和横结肠近段。第一阶段后期，中肠迅速生长，由于消化道生长速度远较腹腔为快，因此，中肠被挤入脐带基底部，成为暂时性脐疝。十二指肠空肠襻回至腹腔，以肠系膜上动脉为轴心，开始 90°的逆时针方向旋转，转至肠系膜上动脉右侧。第二阶段，胚胎第 10~12 周，腹腔生长加速，容积增大，因此突入脐带内的中肠以肠系膜上动脉为轴心逆时针从左向右再旋转 90°，转至肠系膜上动脉的背后。十二指肠转至脊柱右侧，中肠依次从左向右，以空肠、回肠、盲肠和升、横结肠的顺序退回到腹腔，中肠同时作 90°逆时针旋转。此时十二指肠、空肠交界部位于肠系膜上动脉后中线右侧，中肠末端的盲肠、升、横结肠从左腹部转至右侧，直至盲肠转至右下腹髂凹部。第三阶段，在完成正常旋转的同时，小肠系膜从十二指肠悬韧带（Treitz 韧带）自左上向右下方附着于后腹壁，升结肠和降结肠由结肠系膜固定于后腹膜（图 29-2-1）。

在旋转过程中，小肠发育的任何阶段受到某些因素的影响，旋转过程发生障碍，即可发生肠旋转不良。中肠完全未旋转是导致中肠扭转的主要原因。

【病理】

胚胎肠管在旋转时任何阶段，如果发育暂时停滞，就可发生肠旋转不良的各种病理改变。其中包括腹膜索带压迫十二指肠，肠扭转，空肠上段膜状组织压迫和扭曲，肠不旋转，中肠反向旋转，盲肠位置正常的肠旋转不良，十二指肠反向旋转，等等。

（一）十二指肠部分梗阻

绝大多数先天性肠旋转不良均存有片状腹膜粘连或索带（Ladd band）压迫十二指肠而引起部分性肠梗阻，为最常见的病理改变，由于盲肠位于右上腹或是中腹部，同时从盲肠、升结肠发出的宽阔的膜状索带跨越十二指肠第 2 段前方，附着于右侧腹壁，压迫十二指肠降部而引起十二指肠梗阻。

（二）肠扭转

其发生率较高，在肠旋转失常时，整个小肠系膜不附着或附着不全，仅在肠系膜上动脉根部附近有狭窄的系膜附着于后腹壁，因而小肠极易环绕肠系膜根部发生扭转。有时盲肠、升结肠非常游离，与小肠同时扭转，多是顺时针方向。

（三）空肠上段膜状组织压迫和扭曲

空肠上段膜状组织压迫和屈曲，使十二指肠及肠系膜上动脉位于横结肠前方，压迫横结肠、空肠第 1 段，多因腹膜系带粘连、发生屈曲和压迫，造成十二指肠不完全性肠梗阻，也可使空肠屈曲形成梗阻。在肠旋转不良病例中约半数存在这种病理畸形。手术时必须注意探查。

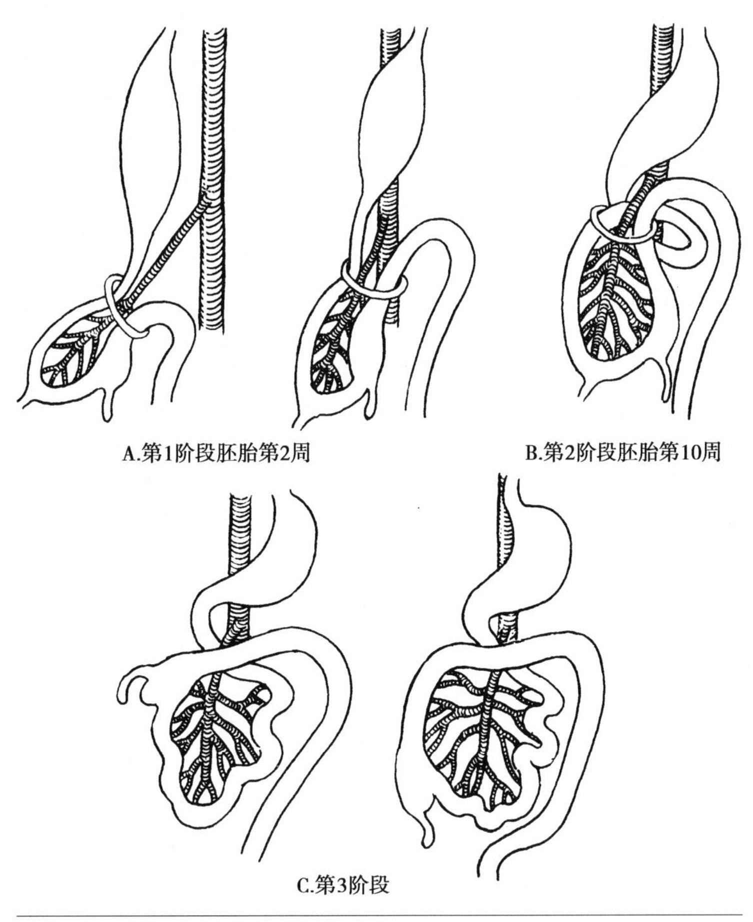

▶ 图 29-2-1　肠胚胎发育过程旋转示意图

除此之外，尚有少数病例可见以下病理改变：①肠不旋转：中肠从脐带退回腹腔后，不发生任何旋转。②盲肠位置正常的肠旋转不良：盲肠或十二指肠位置正常，升结肠和结肠肝曲发出的腹膜带压迫十二指肠引起梗阻。③肠反向旋转：中肠从脐带退回腹腔内，中肠进行顺时针旋转而非逆时针，此时十二指肠及盲肠位置颠倒，肠系膜上动脉位于横结肠前并压迫造成横结肠不全梗阻。④肠旋转不良伴发畸形：30%肠旋转不良患儿有伴发畸形，常可合并脐膨出、腹裂、膈疝、十二指肠闭锁或狭窄、空肠闭锁、环状胰腺、直肠肛门畸形、先天性心脏病、脊柱畸形等等。这是由于胚胎早期体腔和腹壁的发育与消化道发育同时进行，某些因素对两方面发育都会存在影响。⑤先天性内疝：常见为十二指肠旁疝和网膜孔疝。小肠肠管在旋转时陷入结肠系膜中，右侧结肠系膜包裹小肠而形成疝囊，为右结肠系膜疝。

【临床症状】

由于肠旋转不良的病理改变不同，临床表现差异也很大，主要症状可以归于以下几种：急性肠扭转、十二指肠梗阻、间断性或慢性腹痛或无症状性偶然发现。发病和就诊年龄2/3为新生儿，1/3在婴幼儿期。依症状发生的时期可将肠旋转不良分为以下两类表现。

（一）新生儿肠旋转不良

新生儿于出生后24小时内常有正常色泽的胎便排出，以后大便量减少，多数于生后3~4天经过数次喂奶后出现呕吐。多为喷射状，呕吐物内容物含有乳汁或黄绿色胆汁。新生儿腹部阳性体征不多，查体常可见到上腹部饱满或自左向右的胃蠕动波，呕吐后腹部饱胀可暂时好转，但多日后又可反复呕吐，大便量减少并干燥。若病程延长，可出现慢性脱水和营养不良。

（二）婴儿及儿童肠旋转不良

亦有拖延到幼儿时期才来就诊，还有少数患儿一直无任何症状，突然发生剧烈腹痛，频繁呕吐，腹部肿胀，或出现腹膜刺激征象，多为肠旋转不良并发肠扭转所致。如上述症状加重或是有血便排出，则有肠坏死的可能，可出现水、电解质紊乱，甚至出现休克，如不及时抢救，短期内常可死亡。但在成人亦有因其他腹部疾病，进行其他手术时才发现存在先天性肠旋转不良，却无伴发症状。

【诊断和鉴别诊断】

新生儿肠旋转不良的诊断并不十分困难，手术前诊断正确率达到90%左右，凡是新生儿有高位肠梗阻的症状，呕吐物含有大量胆汁，曾有正常胎便排出者，应考虑肠旋转不良的诊断。肠旋转不良的诊断，主要依据临床症状及

X线检查。凡新生儿有高位肠梗阻症状，呕吐物内含有绿色胆汁，并曾有正常胎便，应考虑肠旋转不良的可能。

（一）立位腹部X线片

新生儿可见胃及十二指肠扩张，可出现“双泡征”，但有时十二指肠内仅充满液体而无气体，则表现为胃胀大积气。一般小肠内只有少量散在的气体，中下腹部可见一片致密阴影。如合并肠扭转且已至晚期，扭转肠管内可充满大量气体，须与麻痹性肠梗阻相鉴别。

（二）X线钡餐检查

对以部分性肠梗阻为临床表现的患儿，可做钡餐造影检查。可见胃胀大且排空缓慢，有逆蠕动，钡剂可进入十二指肠，第1段显著扩大，降部和水平段交界处有时呈“鸟嘴样”改变，少量钡剂可进入空肠。新生儿一般不需做钡餐检查，以免呕吐时误吸入肺内。

（三）钡剂灌肠

对诊断肠旋转不良的主要依据，如显示盲肠位于上腹部或右上腹部，或盲肠与横结肠重叠，即可确诊为肠旋转不良。亦有少数病例盲肠已达到正常位置，亦不能除外本病的可能。可因有束状带或是腹膜带压迫十二指肠引起不完全性肠梗阻。

29

（四）超声检查

在超声检查下观察肠系膜上血管的定位对肠旋转不良的诊断有指导作用，这项检查在肠旋转不良的诊断中所起的作用是在呕吐患儿中排除肥厚性幽门狭窄。

（五）CT检查

应用增强CT检查可以显示肠系膜血管走向，位置，对于肠旋转不良的诊断有辅助意义，特别是对于年长儿童，反复慢性腹痛，伴间歇性呕吐，CT可以帮助诊断。

（六）鉴别诊断

新生儿肠旋转不良须与先天性十二指肠闭锁、肠狭窄、环状胰腺和胎粪性腹膜炎相鉴别，有时只有通过开腹探查方能确诊。如较大的婴儿和儿童的肠旋转不良应与其他原因引起的十二指肠不完全性或间歇性梗阻相鉴别，如环状胰腺，十二指肠隔膜，肠系膜上动脉压迫综合征等，钡餐或钡剂灌肠可提供很大帮助，若不能完全确诊，应早期探查手术。

【治疗】

肠扭转是急诊手术指征。传统的手术效果满意，目前已有腹腔镜手术治疗成功的报道。手术切口通常选用右上腹横切口，通常包括以下几点：托出肠管，将扭转肠管复位，分离松解Ladd索带，扩展小肠系膜根部附着点，检查有无合并畸形，阑尾内翻，荷包缝合，避免污染腹腔。

（一）术前准备

应根据不同的症状区别对待，新生儿须持续胃肠减压，保温。做好手术前的准备。不完全梗阻常伴有慢性脱水，可在数日内纠正水、电解质失衡和贫血后再进行手术。如系肠扭转，必须迅速纠正脱水和做好输血准备，行急症剖腹探查术，使肠扭转复位，如有膜状束带应予松解。

（二）手术方法

开腹后仔细观察肠管色泽和小肠与结肠排列情况，常见病变如下：

1. 肠扭转　新生儿即可见到色泽发紫和细小尚未充气的小肠，须迅速将全部小肠用手托出至切口外，首先使肠扭转复位至肠系膜完全平坦，小肠色泽转至红润、肠腔内充气膨大。此时可见盲肠位于右上腹或上腹中部压迫十二指肠，结肠亦可位于小肠后的左侧腹腔内。如扭转肠襻已经坏死，应予以切除，进行小肠端端吻合术。如绞窄的肠段过长，难以确定能否成活，可将肠管纳入腹腔内，以热敷料外敷腹壁及腹腔，观察10分钟后仔细辨别肠管的活力，再切除坏死肠段，尽可能多保留一些可疑的坏死肠段。新生儿期至少应保留40%以上的小肠，方有可能使患儿发育成长。

2. 压迫在十二指肠上的腹膜带　自上腹部的盲肠、升结肠、有一层薄膜跨越十二指肠第2、3段与后腹膜粘连，须将此膜及粘连带切断并剥离，松解十二指肠，并检查高位空肠。将粘连处全部切开松解，解除肠管的扭曲，后将小肠纳入右侧腹腔，使盲肠和结肠纳入左侧腹腔。若盲肠及升结肠位置正常而有十二指肠梗阻，应切除右侧结肠旁沟腹膜，游离右半结肠，探查十二指肠，尤其是3、4段。常规切除阑尾，可免今后发生误诊。

3. 中肠反方向旋转病例的处理方法　十二指肠及肠系膜上动脉在横结肠前压迫引起横结肠梗阻，可切除右半结肠，再行横结肠吻合术。亦可考虑升结肠与左侧横结肠吻合或回肠与横结肠吻合术。

4. 内疝　确诊的病例应及时手术，可疑的病例亦应行开腹探查术。切除右侧结肠旁与侧腹壁间的腹膜，彻底切开Ladd纤维带。松解回肠末端以防扭转。解脱被包裹的小肠，关闭腹内可形成疝的空隙。

（三）术后监护

须细心护理，保温，补充和矫正水、电平衡，静脉高营养补充蛋白质及维生素、微量元素等。如术后情况良好，一般手术后3~4天肠蠕动恢复，可开始进食。预后大多良好。

（四）术后并发症

术后肠梗阻，多数由于手术中索带未彻底松解。遗漏并存的消化道畸形，如遇术后仍然存在症状应给予及时处理。伴发乳糜腹，通常发生在淋巴管内压力增高，淋巴液渗入到腹腔内，多数病例在行Ladd手术后乳糜腹可自愈。

二、先天性肠闭锁与肠狭窄

先天性肠闭锁（congenital intestinal atresia）与肠狭窄

(congenital intestinal stenosis) 指从十二指肠到直肠间发生的肠道先天性闭塞和狭窄，为新生儿肠梗阻中常见的先天性消化道畸形，占所有新生儿肠梗阻的85%~95%，也是新生儿时期主要急腹症之一。发病率各地略有出入，约1/5000~1/3000，Forrester等报道在澳大利亚首都区和新南威尔士州的发生率为2.9/万。空、回肠闭锁较十二指肠和结肠闭锁更多见。小肠闭锁第一例手术成功病例在1911年完成，但其后的死亡率一直很高，直到20世纪50年代对于病因病理认识的提高，手术技术进行革新，再有就是麻醉水平提高，术后营养支持和监护水平的提高，手术效果不断得到改善，目前小肠闭锁的存活率已经超过90%。先天性肠狭窄较肠闭锁少见，经治疗其预后亦较好。

【病因】

先天性肠闭锁和肠狭窄的发病原因，尚不清楚，目前有多种学说解释其发生。主要有以下几种学说：肠管空泡化学说、血管学说、炎症学说等。

（一）肠管空泡化学说

目前较支持Tandler（1900）提出肠管实体化的再空化过程障碍学说。胚胎早期的原肠，来自内胚层，第5周时分为前肠、中肠和后肠。空肠、回肠和右半结肠为中肠，此时肠管内上皮细胞增殖而使肠腔内闭塞为实心期；以后因空化作用，实心的肠腔内出现很多空泡、空泡扩大而融合，彼此互相沟通形成管形，在胚胎11~12周完成贯通的肠腔。如在胚胎第2~3个月期间如肠管发育停止即形成闭锁，如在小肠发育过程中，发生障碍或空化不全，就形成肠闭锁或肠绞窄。

（二）血管学说

空肠中下段及回肠在胚胎发育过程中，并无上述暂时性肠管实变期存在。闭锁原因是胚胎期肠管血运障碍引起肠闭锁，如肠缺血，坏死，宫内肠套叠，小肠扭转等因素，也可形成肠闭锁或肠绞窄。

（三）炎症学说

临床上肠闭锁患儿常有腹膜粘连，胎粪性腹膜炎常合并肠闭锁，闭锁肠的两端可见肉芽和瘢痕组织，提示肠管炎症、肠穿孔腹膜炎也可导致肠闭锁。胎儿坏死性小肠炎、胎儿阑尾炎穿孔、肠坏死胎粪性腹膜炎可能是这部分小肠闭锁的主要原因。

在十二指肠闭锁和绞窄中，还伴有其他十二指肠部位的先天畸形，如环状胰腺、肠旋转不良，胆道畸形等，不能用单一病因来加以解释。

【病理】

肠道的任何部位都可发生闭锁和狭窄，肠闭锁最多见于回肠，其次是空肠和十二指肠，结肠闭锁少见。而肠狭窄则以十二指肠最多，回肠较少。另有10%~15%的病例为多发性闭锁。根据病理将肠狭窄和肠闭锁进行如下分型：

（一）肠狭窄

最多见于十二指肠和空肠上段，常呈隔膜状，脱垂在肠腔内，形态如“风帽”状，中央有2~3mm直径的小孔，回肠与结肠可见局限性环状狭窄。

（二）肠闭锁

1. 肠闭锁Ⅰ型　肠管外形连续性未中断，仅在肠腔内有一个或偶尔多个隔膜使肠腔完全闭锁。

2. 肠闭锁Ⅱ型　闭锁两侧均为盲端，其间有一条纤维索带连接，其毗邻的肠系膜有一V形缺损。

3. 肠闭锁Ⅲa型　闭锁两盲端完全分离，无纤维索带相连，毗邻的肠系膜有一V形缺损，整个小肠长度变短。

4. 肠闭锁Ⅲb型　闭锁两端完全分离，有广阔的系膜缺损，致使远侧小肠如刀削下的苹果皮样呈螺旋状排列（apple-peel闭锁）。此型闭锁肠系膜上动脉发育不全，小肠的长度有明显的短缩。患儿常为早产和低体重儿，可合并如肠旋转不良等畸形，并可出现短肠综合征。

5. 肠闭锁Ⅳ型　为多发性闭锁，各闭锁段间有索带相连，酷似一串香肠，小肠长度通常变短。有时有的肠系膜有一V形缺损。

肠闭锁近侧15~20cm肠管因长期梗阻而发生显著扩张，直径可达3~5cm，肠壁肥厚，血运不良，呈暗紫色；缺乏蠕动功能，有些极度扩张的盲袋可在产前发生穿孔，导致胎粪性腹膜炎。闭锁远端肠管异常细小如鸡肠，其直径不到4~6mm，肠管完全萎缩，肠腔内无气体，仅有少量黏液；有时远端盲肠由于胎儿肠套叠的遗留而呈球茎样。近年来的研究提示，在近、远端的肠壁内存在神经节细胞的缺如或发育异常，因此提示在作肠吻合时应注意其肠壁内的神经节细胞的分布情况，避免术后发生功能性肠梗阻。

肠闭锁的患儿可合并其他畸形，有肠旋转不良，腹裂，脐膨出，肠重复畸形，肛门闭锁，肠扭转、肠穿孔、胆道闭锁、先天性心脏病、先天性愚型等症。

29

【临床表现】

本病主要为典型的新生儿肠梗阻的临床表现，母亲孕期多有羊水过多病史。患儿出生后表现为完全性肠梗阻，主要症状为呕吐、腹胀和胎粪排出异常等，而症状出现的早晚和轻重取决于闭锁的部位和程度。在生后最初几小时，患儿全身情况尚好，以后由于呕吐频繁，可出现脱水，吸入性肺炎，全身情况会迅速恶化。如同时有肠穿孔腹膜炎，腹胀更加明显，腹壁水肿发红，同时有呼吸困难、发绀和中毒症状。

（一）十二指肠闭锁和狭窄

出生8~24小时内出现呕吐，呕吐物内含绿色胆汁，历时过久，则可含有粪便样物。十二指肠闭锁患儿出生后多无胎粪排出，有时仅有少量灰白色或青灰色黏液样物，为闭锁远端肠管的分泌物和脱落细胞。

肠狭窄患儿表现为部分性肠梗阻，狭窄不严重者，可

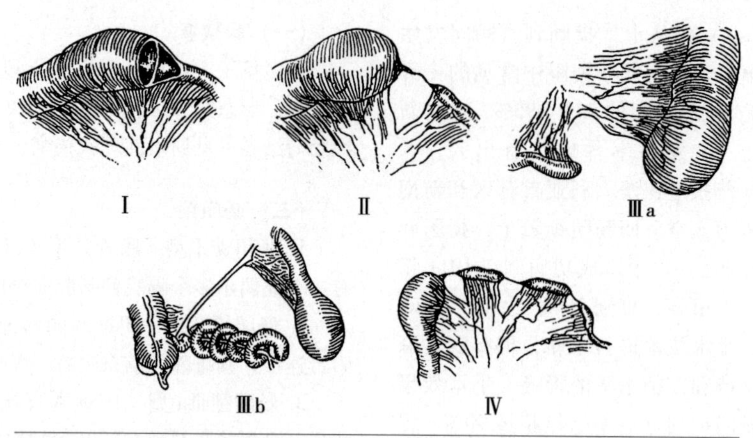

▶ 图 29-2-2 肠闭锁的分型

于生后数周或数月无症状，直至加食固体食物才出现间断呕吐症状。

（二）小肠闭锁和狭窄

其主要症状为呕吐、腹胀和便闭。呕吐多于第一次喂奶后或生后第一天出现。肠闭锁位置越高，则呕吐出现越早，而末端回肠闭锁则在出生后 2~3 天才出现。腹胀是肠闭锁的常见特征，其程度与闭锁的位置和就诊时间有关。高位闭锁腹胀程度较轻，而低位闭锁全腹呈一致性膨胀，进行性加重，且出生后无胎便排出。因新生儿腹壁薄，常可见到蠕动波及听见亢进的肠鸣音；如已发生肠穿孔，腹腔内有气体和液体，腹部更膨大，膈肌抬高，可影响呼吸，出现呼吸困难。而肠狭窄的临床表现多数为不全性肠梗阻，表现为反复多次呕吐，出生后可以有胎便排出。

（三）结肠闭锁和狭窄

结肠闭锁以右半结肠多见，主要表现为低位完全性肠梗阻，喂奶后逐渐出现腹胀，胆汁性呕吐，无胎粪排出，腹部可见肠型及蠕动波。结肠狭窄症状与狭窄的严重程度有关，狭窄严重者类似于结肠闭锁。患儿多有消瘦、营养不良和贫血。

【诊断与鉴别诊断】

（一）分娩时多有羊水过多

结合婴儿出生后有频繁呕吐，进行性腹胀，无正常胎粪排出，应首先考虑到本病。产前超声检查，多显示扩张和梗阻的胎儿肠管。当母亲妊娠期间有羊水过多史，建议多次行超声检查进行早期诊断。

（二）肛门检查

生后无胎粪排出，直肠指检或生理盐水、开塞露灌肠仍无正常胎便排出，则可除外由于胎粪黏稠所引起的便秘和先天性巨结肠。

（三）腹部 X 线片

对诊断肠闭锁和肠狭窄定位有很大价值。十二指肠闭锁和狭窄立位腹部 X 线片显示典型的双泡征，这是由于扩张的胃和十二指肠第一段内的气液平面所形成。如梗阻在十二指肠远端，有时可出现三泡征。如在全腹部见到多数扩大的肠曲和液平面，为低位回肠闭锁。

（四）X 线钡剂灌肠

对肠闭锁患儿进行钡剂灌肠有时是必要的，可以根据胎儿型结肠确定肠闭锁和结肠闭锁的诊断，还可以除外先天性巨结肠和肠旋转不良。部分十二指肠和近端空肠狭窄的病例需行钡餐检查，才能明确诊断。

（五）超声检查

生后超声检查可以提示肠管扩张的区域和腹腔积液的情况，同时可以排除腹部肿物，再有是新生儿肠套叠，内疝应注意排除。

【治疗】

新生儿具备完全性肠梗阻的症状，一旦明确为肠闭锁，应立即进行手术治疗。根据肠闭锁不同类型，采用不同的手术方法。如条件许可，应行一期肠吻合术；情况极差者，可行双口肠造瘘术。术前准备是保证手术成功必不可少的条件，病情越重，术前准备越显得重要；患儿只有在稳定的病情下完成手术，才可以保证手术的成功率。

（一）手术前准备

持续胃肠减压，矫正脱水和保暖，纠正低血容量和水、电解质失衡。做好术前术后全胃肠外营养的计划。预防性应用抗生素应在术前 30 分钟经静脉给药，当有穿孔腹膜炎的表现时应同时补充血浆或新鲜血 5~10ml/kg，患儿平稳后立即手术。

（二）手术方法

治疗小肠闭锁，以切除近端膨大的盲端，做端端吻合最为理想。

1. 十二指肠高位空肠肠闭锁　十二指肠闭锁的病例，可采用十二指肠纵形切口，切除隔膜后横向缝合；或作十二指肠与十二指肠侧侧菱形吻合术。前者方法简单，效果较好；但是有损伤十二指肠乳头的可能性，而后者的手术方法较为安全。高位空肠闭锁，近端肠段扩大约 10cm 以上，远端肠段空瘪细小，远近端口径大小悬殊时，应尽可能切除膨大部分，或在近端空肠盲端行楔形切除成形后再与闭锁远端行端端吻合术，或剪开闭锁远端肠系膜对缘 4～5cm 行端背吻合术。

2. 低位空肠闭锁和回肠闭锁　两端肠壁无连续时，应切除近端扩大的盲端 10cm 以上，远端肠襻行肠系膜对缘切开，以注射器向肠襻内注入生理盐水，使其扩张，同时探查下段肠襻是否通畅，并使远端肠道内分泌物或胎粪样便排出，再行端侧吻合或端端吻合术。

3. 膜式肠狭窄　手术步骤与肠闭锁相同，切除扩张肠管，再行端端吻合术，轻度狭窄，可采取肠壁纵切横缝法，扩大肠腔。

4. 多发性肠闭锁　三处以上的闭锁，处理比较困难，行Ⅰ期肠吻合术中特别注意检查远段肠管通畅情况，回肠远段闭锁尽量保留回盲瓣。采取多个吻合口或肠造瘘，死亡率很高。

5. 结肠闭锁和狭窄　约占肠闭锁的 10%，病理变化、手术处理原则与小肠闭锁相似，如情况不好，可先行结肠造瘘术，或作肠外置双管造口术，以后择期作根治手术，预后较好。

（三）小肠闭锁手术后常见的并发症

1. 盲襻综合征　侧口吻合的患儿，有 1/3 在术后可出现盲襻综合征。常于术后远期发生间断腹胀、腹痛、呕吐、贫血、低热、生长停滞。现改为浆肌层吻合，以一层间断褥式内翻缝合法，可使吻合处较为宽大，盲襻综合征的发生率略少于前者。

2. 短肠综合征　小肠闭锁患儿的小肠较短，若切除 1/2 以上，即可引起严重腹泻和吸收功能不良，此类患儿，须长期应用全胃肠外营养或口服要素膳。

3. 褐色肠综合征（brown bowel syndrome）　因新生儿曾行肠闭锁手术，1 年后发生近端小肠扩张，环肌肥厚伴脂褐质沉着，原因为营养不良及维生素 E 缺乏所致，提示患病初期，静脉营养及补充维生素的重要性。

（四）术后护理

1. 肠闭锁术后应将患儿置于保温箱内，做好新生儿常规护理、保暖及避免吸入性肺炎。

2. 在禁食、胃肠减压或小肠造口减压期间，要准确记录出入量，及时补充水分及电解质。

3. 保护静脉，使各种营养素能顺利输入。

4. 肠管切除过多，剩余小肠过短和肠瘘的患儿，术后早期采用完全肠道外营养疗法，必要时需行小肠延长手术。

三、Meckel 憩室及其并发症

梅克尔憩室（Meckel diverticulum）又称先天性回肠末端憩室，在胚胎发育期间，因卵黄管退化不全，可发生各种类型的卵黄管异常，如脐瘘、脐窦、脐茸、卵黄管囊肿和回肠远端憩室。1809 年 Meckel 从胚胎学和临床上对本病作了较详细描述，故命名为梅克尔憩室。据统计，人类约有 2%～3%存在此种畸形。北京协和医院在 3500 例尸检中发现率为 1.75%；Rich 在 17 000 次尸检中发现率为 0.73%。一般男性多于女性，其比例约为 2∶1～3∶1。本病的并发症主要有以下几项：炎症、坏死穿孔、出血和肠梗阻，本病发生并发症后的手术死亡率可达 4%～6%。

【胚胎学与病理】

原始消化管的头端称为前肠，后端称为后肠，中间段称为中肠并与卵黄管相连。胚胎早期卵黄管发育同时，由腹腔动脉发出的卵黄管动脉分为左右支，沿肠系膜两侧至卵黄管并通向脐部，该动脉包绕卵黄管并营养卵黄管。若卵黄管未完全闭合，与回肠相通，即形成回肠远端憩室（梅克尔憩室）；如脐端卵黄管未闭，脐与中肠间由细小的卵黄管相通，可从脐部漏出黏液样分泌物，如瘘管较粗，脐部可漏出大便样物，刺激脐周围皮肤，发生糜烂，称为脐瘘；如脐端与肠端均吻合，仅中间一段未闭合时，由于黏膜分泌的黏液积存在管腔中，可膨大成为囊状肿物，谓之卵黄管囊肿；如肠端闭合消失，脐端尚残留一短管，即形成脐窦；如此处残留鲜红色息肉样黏膜，并有黏液性分泌物，称之为脐茸。由于卵黄管残余部分退化程度不同，故梅克尔憩室的形态不一，一般憩室多在距回盲瓣 10～100cm 的回肠上，盲端游离在腹腔内，长约 2～5cm，呈指状或袋状，位于肠系膜对侧，有自己的系膜和血管。憩室内黏膜，常有胃、胰、结肠等迷走组织，故易发生穿孔及出血，亦有因憩室腔内进入粪块或钻入蛔虫，可诱发炎症或坏死等并发症。在脐与回肠间有残余索带存在时，可成为肠扭转的轴心，索带与脐分离后粘连于肠壁或肠系膜上，可引起内疝。同样残留的动脉系膜带也是引起肠梗阻的主要因素。

【临床症状】

梅克尔憩室发生并发症时，临床表现为各种不同外科急腹症，其临床症状包括以下几个方面（图 29-2-3）。

（一）肠梗阻

约占 25%～40%，因肠套叠、肠扭转、腹内疝等引起。以憩室本身的扭转、粘连引起的肠梗阻最为常见，其次是因回肠远端憩室向肠腔内翻转，形成肠套叠，以脐部纤维索带为轴心发生小肠扭转。由于回肠憩室纤维索带与腹壁或脏器相连，纤维索带压迫小肠发生肠梗阻或内疝，或憩室连同小肠进入腹股沟疝囊内发生嵌顿，均可出现恶心、呕吐、剧烈的阵发性腹痛，腹部膨隆，并有高调肠鸣音。在肠套叠时常可触及肿块。病情恶化时，发生水和电解质紊乱。

（二）憩室出血

由于憩室内迷走的胃黏膜分泌盐酸及胃蛋白酶腐蚀憩

29

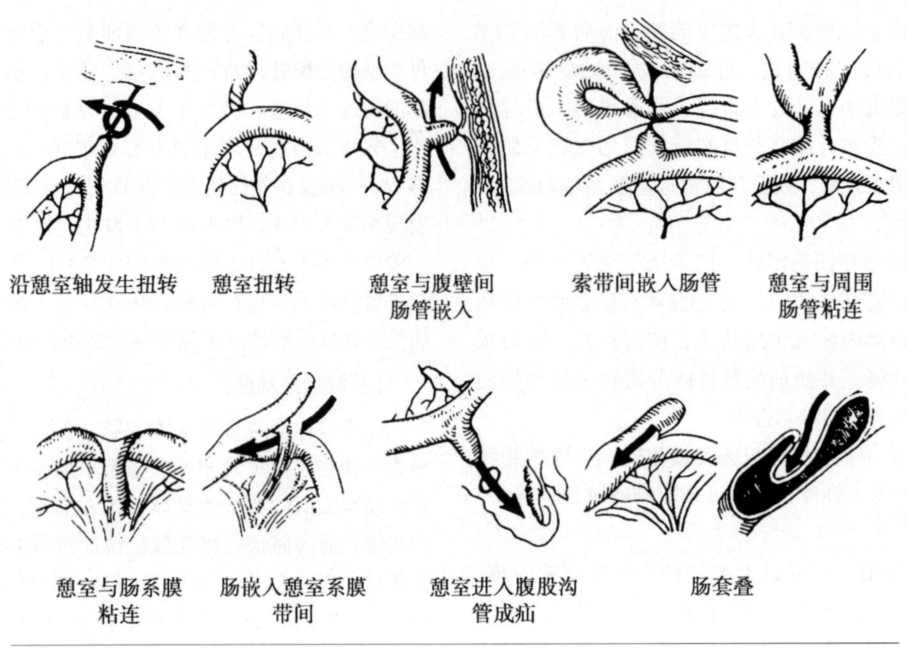

▶ 图 29-2-3 回肠远端憩室引起的肠梗阻

室黏膜组织引起溃疡性出血，约占20%~30%左右，多见于2岁以内的婴儿。出现无痛性便血，或黑褐色血便。出血时多有暗红色或鲜红色血块。患者可出现面色苍白、口渴、烦躁不安、脉细速等休克症状。

（三）憩室炎

占14%~34%，有些憩室较窄，形似盲袋，当憩室引流不畅或有异物滞留时，可发生炎症性改变。发炎后有呕吐、发热、白细胞计数增高，右下腹部压痛或有腹膜炎体征，酷似急性阑尾炎，故常误诊。

（四）憩室溃疡穿孔

憩室溃疡穿孔较少见，它并非是憩室炎发展的结果，而是消化性溃疡所致穿孔。这类并发症常发生在1岁以下的婴儿，新生儿也可发生。憩室溃疡穿孔常骤然发病，数小时后迅速出现弥漫性腹膜炎症状，婴儿因腹肌发育较差，故无肌紧张强直而表现为明显的腹胀。

（五）憩室疝

憩室可随小肠进入腹股沟疝囊成为疝内容物的一部分，称为Litter疝。憩室嵌顿于腹股沟疝囊内，可引起不全性肠梗阻症状。需要与之鉴别的疾病有精索囊肿感染，精索炎或腹股沟淋巴结炎。

（六）憩室肿瘤

少数病例手术探查时发现憩室部存在脂肪瘤，胃肠间质瘤，神经纤维瘤，或发现胃肠道神经内分泌肿瘤。临床表现不一致，可有腹痛、便血、肠梗阻等症状。

【诊断与鉴别诊断】

到目前为止，能有效协助诊断梅克尔憩室的方法不多，无症状的憩室在术前很难确诊。出现并发症的病例，其临床症状的特殊性也不明显，因此术前作出正确诊断有一定困难。以下情况有助于协助憩室的诊断和鉴别诊断。

1. 婴幼儿脐部患有脐瘘、脐窦、脐茸及疑有卵黄管囊肿时，应考虑到本病的诊断。此类患儿，若突然发生肠梗阻，应疑有梅克尔憩室或脐、回肠之间的索带。

2. 如有消化道出血，应与结肠息肉或小肠息肉相鉴别。梅克尔憩室出血量多，息肉出血量少且慢。

消化道出血的辅助检查：简单胃管或纤维胃镜检查可除外上消化道出血。纤维结肠镜或钡剂灌肠检查可除外结肠息肉。急性出血期数字减影可明确出血部位。对于急性溃疡出血的患儿，可做选择性肠系膜动脉造影来协助诊断。

3. 可用同位素^{99}锝（^{99}Tc）扫描检查（Berquist，1979）

因此种同位素大部分经胃黏膜聚集及排泄，其诊断的准确性可达到70%~80%。出血憩室常伴有异位胃黏膜，采用^{99}锝酸盐（$^{99}TcO_4^-$）法，每隔15分钟扫描摄影，持续1~2小时，可在下腹部获得放射性堆集区，有助于对梅克尔憩室的诊断。

4. 超声检查　在憩室有并发症出现时超声检查可以协助诊断，包括观察扩张肠管与脐部相连，合并肠套叠时，超声可以显示“靶心征”。

【治疗】

手术指征：腹部手术时偶然发现的无症状的梅克尔憩室，是否需要切除有不同看法。大多数学者主张切除无症状的憩室，因为肉眼无法准确判断憩室内是否存在异位胃黏膜组织。如果局部肠道有严重炎症、或与憩室无关的急性肠梗阻且全身情况极差者，则不宜切除憩室。各种憩室并发症必须手术治疗，而且大多数在急症情况下手术。

(一) 回肠远端憩室(梅克尔憩室)引起的并发症

包括肠扭转、肠梗阻、穿孔、出血等,均须进行急症手术,解除梗阻并切除憩室;如憩室病变侵及回肠,应连同部分回肠一并切除,并作回肠-回肠端端吻合术。近年来采用腹腔镜手术切除憩室,取得微创、美观的良好疗效。腹腔镜具有手术视野广泛,避免术中肠管体外暴露等特点,特别是针对不同原因的小肠出血,具有很好的探查和治疗作用。

(二) 卵黄管畸形所遗留的其他病变

可进行如下处理:

1. 脐瘘 凡有黏液和粪便排出,刺激脐周皮肤发生糜烂,或引起小肠外翻者,应在出生数周后进行择期手术,切除脐部与回肠远端相通的部分肠管。

2. 脐茸和脐窦 如分泌不多,可用硝酸银烧灼破坏黏膜组织,使其愈合。如无效,应行手术切除。若有脐与回肠间索袋存在,或有卵黄管囊肿时,应一并切除之。

3. 脐部肉芽肿 为脐带脱落时感染或异物刺激,无黏膜组织,一般经搔刮或硝酸银烧灼后,多能愈合。

四、消化道重复畸形

消化道重复畸形(alimentary tract duplication)是指附于消化道系膜侧、具有与消化道结构相同的球状或管状空腔物的一种先天性发育畸形。可发生在从舌根至肛门消化道的任何部位。重复畸形以空肠、回肠为多,以前命名为肠源性囊肿、肠内囊肿或巨大憩室等,现在统一为消化道重复畸形。于新生儿、婴幼儿较多,成人偶可见到。重复肠道与每个脏器的发生部位,似有一定的规律。如食管的重复畸形多发生在右后纵隔,胃则在大弯侧,小肠与结肠在系膜侧,而直肠在后侧,且往往合并同区域其他畸形。如食管重复畸形常伴有脊柱畸形,肠道重复畸形时,常可见泌尿系统的畸形病变。

【胚胎学】

消化道重复畸形的发生原因不明,可能是一种多源性发育畸形,常合并有椎体畸形、短颈畸形。目前关于其发生原因存在多种学说。

(一) 胃肠道的胚胎发育异常学说

肠道重复畸形可能与胃肠道的胚胎发育异常有关,因为重复畸形往往合并一种或一种以上的胃肠道畸形,如胃肠道闭锁或肠旋转不良等。

(二) 脊索与原肠分离异常学说

胚胎第三周脊索形成过程中,将要发育成神经管的外胚层与内胚层之间发生粘连,粘连处逐渐形成一根索带或管状物,即神经管-原肠。神经管与原肠分离发生障碍,即原肠受到索带牵拉产生憩室状突起,突起不断演变则形成不同的肠管状结构,即消化道重复畸形。

(三) 憩室形外袋未退化学说

Lews 和 Thyng 等研究家畜和人胚发现早期消化道各部常有憩室样的外袋,尤以回盲部最为多见。肠道正常发育时,这种外袋逐渐退化,如胚胎停止发育,则未退化的憩室样囊状外袋可发展为重复畸形。

(四) 血管学说

近年来,有学者研究证实胚胎期肠管发生缺血性梗死,梗死后残留的肠管经附近的血管供应血液,就会发育成为重复畸形。

(五) 消化道再管道化障碍学说

Bremer 提出,胚胎早期,再管道化时,腔内空泡融合,如有一部分空泡未与肠腔完全融合,可发展为重复畸形。

但没有一种学说能满意地解释清各种畸形发生的原因。目前认为,其发病机制为多源性,不同部位,形态的畸形由不同病因引发。

【病理】

消化道重复畸形 75%出现在腹部,以回肠和回盲部最为多见。按照其形态分为囊肿型和管状型两种(图 29-2-4)。

(一) 囊肿型

约占 80%,呈球形、卵圆形或囊形,大小不等,巨大者可占据大部分的胸、腹腔。囊壁与管壁含有平滑肌,腔内为黏膜,大部分与邻近的消化道黏膜一致,但亦有异位黏膜,如肠腔内有胃黏膜等。囊内分泌物蓄积使囊壁紧张,囊内压增高而产生胀痛和压痛。囊肿可以分为肠外囊肿型,依附在肠壁向外突出,早期不引起症状。肠内囊肿型,位于黏膜下层或肌层,向肠腔内突出,多见于回盲瓣附近,早期即可阻塞肠腔引起梗阻。

(二) 管状型

管状重复畸形位于肠系膜附着处,与正常肠管平列走行,形成双腔管道,长度从数厘米到数十厘米不等,有时延伸到大部分小肠或整个结肠。如重复畸形的远端有孔道则近端为盲端;如远端无通道,近端有交通口与正常肠管相通,则分泌物滞留在重复畸形肠腔内,肠腔因积液而扩大。孤立的重复畸形有单独的血管,可从肠系膜向外走向腹腔任何部位。

管状重复畸形具有完全正常的肠管结构,多数畸形的远端有出口与主肠管相通,近端呈盲端,其内腔伴有迷走异位黏膜,比囊肿型更多见。

【临床症状】

消化道重复畸形的临床症状表现不一,常因消化道重复畸形所在的部位及体积大小而不同,可发生在任何年龄,新生儿和婴幼儿较儿童期为多,成年人偶有发生。通常情况下有如下临床症状,如肠梗阻、腹部肿块、消化道出血、肠扭转肠坏死等。不同部位的消化道重复畸形各有不同的临床表现:

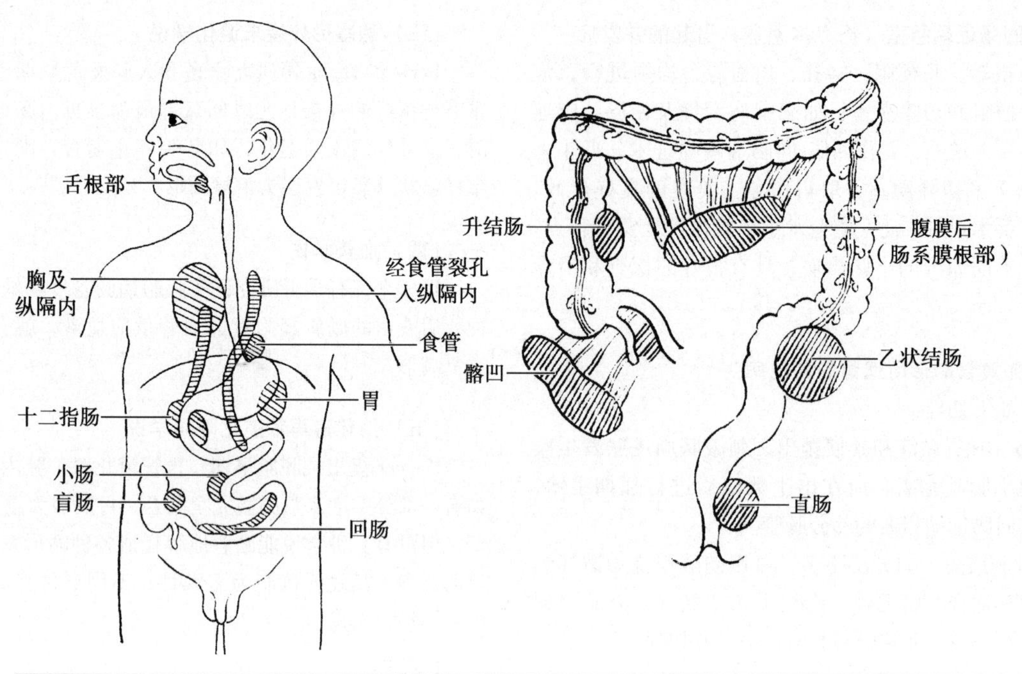

▶ 图 29-2-4 先天性消化道重复症的各种形态及好发部位

29

（一）口腔内重复畸形

圆形囊肿好发于舌腹或舌根，多呈圆形囊肿；体积较大者导致上呼吸道梗阻，可手术切除。胸部重复畸形的异常肿块，如压迫呼吸系统可出现发绀、呼吸迫促、喘鸣等症状。压迫食管时则可产生吞咽困难等梗阻症状。压迫神经可产生疼痛、肌肉萎缩和麻痹等。

（二）胃重复畸形

多位于胃大弯，其次在胃后壁及胃小弯，是消化道畸形中唯一发生在系膜对侧缘的类型。畸形多数与胃腔不通，因囊腔压迫胃体或幽门产生压迫症状。症状多于 1 岁内出现。

（三）十二指肠重复畸形

临床表现多种多样，无特异性。畸形很少与主肠管相通，呕吐为早期症状，频繁而持续。如果囊肿侵蚀十二指肠可以形成溃疡，表现为呕血、黑便、贫血。

（四）小肠重复畸形

约占消化道畸形 50% 左右，好发于小肠的系膜侧。小肠肠外型囊肿因其体积较大，腔内压力增高产生腹痛。也可压迫邻近肠管引起肠梗阻。肠内囊肿型早期堵塞空肠肠腔可诱发肠套叠。因消化道畸形内有迷走胃黏膜和胰腺组织，侵蚀肠壁产生溃疡导致消化道间断出血。查体在腹部可触及相对固定的压痛性肿物。

（五）结肠重复畸形

症状较轻，但压迫肠管可发生低位肠梗阻症状，伴有出血时呈鲜红色血便。且常伴发输尿管、膀胱、尿道、阴道等重复及肛门畸形等。

（六）直肠重复畸形

于排便时可从肛门直肠内脱出肿块，此为直肠球状重复畸形的特征，直肠指诊常可于直肠后扪及囊性肿物。

【诊断与鉴别诊断】

消化道重复畸形术前确诊率低。

1. 新生儿期，反复发生呼吸困难、出现发绀、气喘、咳嗽、吞咽困难者，胸部摄片中发现后纵隔有卵圆形边缘光滑的阴影，或伴发脊柱畸形时，应高度考虑胸部消化道重复畸形。

2. 患儿呕吐频繁，呕吐物含有胆汁，超声检查提示十二指肠相邻处有囊性肿块，上消化道造影检查显示十二指肠受压。

3. 腹部检查多可触及包块，囊性或指压有变化的肿物。

4. 反复出现下消化道出血，而乙状结肠镜检正常。

5. 用力排便时肛门处有肿物突出，排便后肿物缩小。

6. 排出大便变形或有低位肠梗阻而直肠指诊可触及边界清楚的肿物。

7. 直肠外阴部瘘，用探针检查或造影检查与正常直肠不相通。

本病主要应于肠系膜囊肿相鉴别，后者活动度较大，属于淋巴性起源，囊壁薄，与肠管互相分离。

【治疗】

手术切除为唯一的有效疗法，因重复畸形与消化道有共同的肌层、黏膜及有同一来源的血液供应，因此，需根据不同部位及形状采取不同的手术方法。

（一）消化道重复畸形及肠管部分切除术

如为单纯囊肿或憩室，与消化道连接不密切者，可行单纯囊肿切除术；如与邻近肠管同一血运供应，须同时切除该段有共同血运的肠管，行端端吻合术。

（二）单纯重复畸形切除术

主要适用于孤立性囊肿型重复畸形，它与周围肠管无共同的血液供应，有单独的壁层，容易进行单纯囊肿切除手术。

（三）囊肿开窗内引流术

适用于食管、十二指肠及直肠的重复畸形。

（四）黏膜剥脱术适用于范围广泛的管形畸形

但这种手术时出血较多，故较少应用。

囊壁部分切除外引流：适于囊壁严重感染与周围组织广泛粘连无法切除。

（五）腔镜手术

包括胸腔镜手术，腹腔镜手术。腔镜手术的目的有两个，一是对于反复消化道出血，反复腹痛的患者具有探查作用。二是对于确诊的病例可以采用腔镜技术进行治疗，完成囊肿切除手术及吻合手术。

五、无神经节细胞症

无神经节细胞症（aganglionosis）是临床表现以便秘为主，病变肠管神经节细胞缺如的一种消化道发育畸形。虽然以前广泛应用先天性巨结肠的名称，但是根据其病理基础应用无神经节细胞症或 Hirschsprung 病更准确些。此为常见的消化道发育畸形，表现为功能性肠梗阻的疾病。1886 年 Hirschsprung 首先描述 2 例新生儿，由于肠道功能不完善引起结肠扩大及远端收缩狭窄，后被命名为 Hirschsprung 病。1920 年 Dalla Valle 开始注意到肠壁神经丛中神经细胞的发育与肠运动功能之间的关系。1948 年 Swenson 等确定了先天性巨结肠症的远端无神经节细胞的发病学说，本病发病机制才逐步明确，命名为先天性巨结肠症（congenital megacolon）。该病为一种胃肠道发育畸形，占消化道发育畸形的第 2 位，约在 2000～5000 名出生婴儿中有 1 例，男、女之比为 4∶1。Rickham1975 年报道新生儿巨结肠 4/67 例有家族史。Swensom 统计 32/498 与家族史有关。

【病因】

冈本（Okamoto，1967）对胚胎早期消化管内神经丛的发育过程作了研究。研究结果表明，胚胎第 5 周时食管壁内最外层 Auerbach 神经丛的神经元细胞开始出现，第 6 周时在胃贲门部，第 7 周时在小肠，第 8 周时在结肠近端部，第 12 周时移行至直肠。如此时胚胎消化管远端血运障碍，或母体受病毒感染、代谢紊乱等毒素的影响，可使乙状结肠下端或直肠上端肌层内 Auerbach 神经丛和黏膜下 Meissner 神经丛发育障碍，即运动神经元的自主神经节细胞有先天性缺如或减少，病变肠管则丧失蠕动能力而处于痉挛状态，形成功能性狭窄和肠梗阻，以致粪便通过困难。又因肠壁内脏感觉、运动神经系统的缺陷，失去正常的直肠反射性收缩和肛门括约肌松弛，而使粪便排出困难，淤积在近端结肠内，发生代偿性肠壁肥厚及肠腔扩张，形成巨结肠。

目前各国学者认为神经节细胞发育停滞原因如下：

1. 遗传因素　Badne 认为本病属多基因遗传，男性需要的基因阈低，故多发。也有人提出此病是第 10 个染色体上的 RET 基因突变引起病变。分析证实无神经节细胞症是一种遗传性疾病，其表达形式是常染色体显性、常染色体隐性和多基因形式。其他研究较多的相关基因还包括 EDNRB、EDN3、GDNF 等。

2. 早期胚胎阶段微环境改变　Kamagate 先后观察到肠内在神经起源，发生与迁移与细胞外基质蛋白、纤维蛋白等密切相关。细胞外基质蛋白对于细胞黏附与运动具有重要的影响作用，上述物质在提供发育中的肠神经脊衍生十分重要，细胞迁移过程中有层黏蛋白和胶原Ⅵ有关，后两者对神经细胞生长、成熟有促进作用。

从神经发育障碍分析，可解释这一发育停顿越早，无神经节细胞肠段越长。由于尾端乙状结肠及直肠是神经母细胞最后伸入的肠段，故此等部位为最常见的发病部位。

【病理解剖】

典型的大体标本可分为两部分：病变肠管近端肠管异常扩张，管壁肥厚，色泽略为苍白，环状纤维增厚，丧失柔软性和结肠袋，腔内有质地坚韧的粪石，黏膜水肿，有时有小的溃疡，称为扩张段（图 29-2-5）。在扩张部分的远端，则比较狭窄，又称为“痉挛段”，外表亦无特殊性。病变在乙状结肠远端或直肠上端的无神经节区，肠管呈严重痉挛，近端通过呈漏斗状的移行段至扩张段，此处神经节细胞分布逐渐趋向正常。

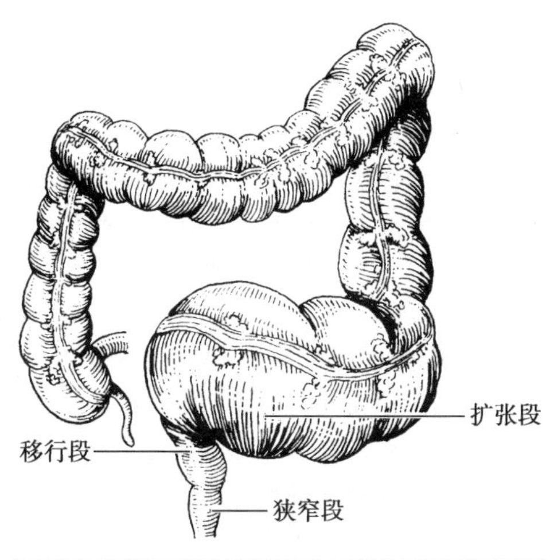

▶ 图 29-2-5　巨结肠痉挛区与大肠管的移行区

按照无神经节细胞肠段延伸范围，可分为以下几种类型（图 29-2-6）：

29

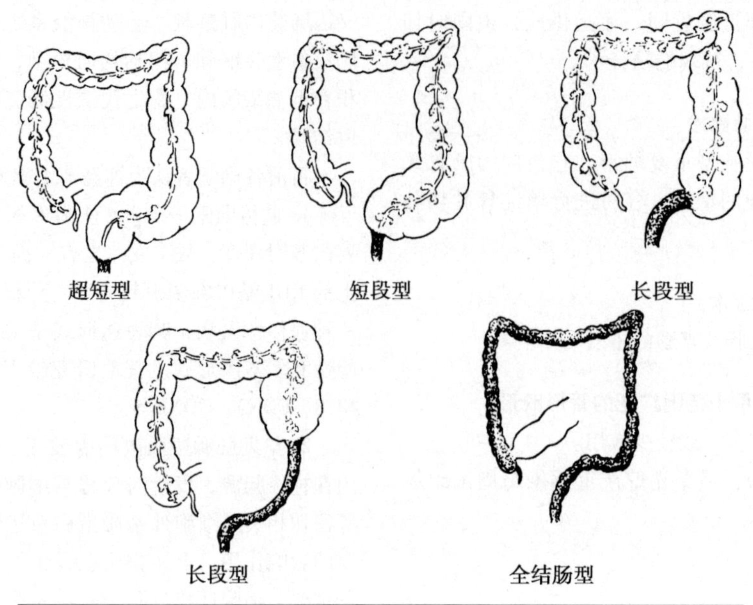

▶ 图 29-2-6 巨结肠分型

（一）超短段型

亦称内括约肌失弛缓症，病变仅局限于直肠下段，新生儿期狭窄段在耻尾线以下，有研究认为此型并非真正的无神经节细胞症。

（二）短段型

病变位于直肠近、中段，相当于第二骶椎以下，距肛门不超过 6.5cm。常见型：无神经节细胞区，自肛门开始向上延至第一骶椎以上，乙状结肠以下。

（三）长段型

病变之肠段，延伸到降结肠或横结肠。全结肠型：病变肠段包括全部结肠及部分回肠末端，全肠无神经节细胞症十分罕见。

【病理生理】

正常肠管的运动由肌间神经丛中的神经元，即神经节细胞支配，与副交感神经纤维即节后胆碱神经元相连接。肠壁本身的内脏感觉和运动系统，能自主地发动和调节肠管蠕动。无神经节细胞肠管的肌间神经丛和黏膜下神经丛中神经节细胞缺如，丧失了对副交感神经的调节，直肠环肌不断受到副交感神经兴奋的影响而呈痉挛状。副交感神经纤维大量增生，释放乙酰胆碱，胆碱酯酶活性增强，加重了肠管的痉挛状态；其主要原因为肠壁内缺乏神经节细胞，使副交感神经找不到靶细胞，故而增生延长，此现象称为向神经性（neurotropism）。概括起来其主要病理改变有以下几方面，神经节细胞缺如，胆碱能神经系统异常，肾上腺素神经异常，非肾上腺素能非胆碱能神经异常，Cajal 间质细胞异常。也有的学者认为，狭窄段痉挛性收缩与交感神经节后纤维（肾上腺素能神经）增生也有关系，临床上表现为功能性肠梗阻。通过结肠内压力测定，见到扩张肠段内蠕动正常，痉挛段肠管内呈持续的高张力，内括约肌也处于紧张状态而丧失正常排便反射。在结肠内压力超过痉挛段和内括约肌张力时，才能排出少许粪便及气体。正常肠管发生代偿性、继发性扩大肥厚，神经节细胞亦产生退化变性直至萎缩，减少或消失。

【临床症状】

（一）症状

多数在出生后 2~3 天开始出现症状，主要症状包括：

1. 胎便排出延迟 90%患儿都有胎粪性便秘，常于生后 3~4 天排出少量胎便并伴有部分性肠梗阻的体征，经生长后症状可暂时缓解，但数日后又重复便秘。个别病例于初生时排出正常胎便，数日后才出现便秘现象。

2. 腹胀 出生后随着吞咽空气而发生腹胀，少数可表现为极度膨胀，腹部皮肤发亮，并可见到肠型及蠕动波，静脉怒张，有时可触及扩张的肠襻。经洗肠排便排气后，腹胀能很快缓解，但不久腹胀又重复出现。有时便秘与腹泻反复交替。

3. 呕吐 常与便秘、腹泻的轻重呈正比，多数呕吐胃内容物，并带有胆汁。因经常呕吐，可发生继发性脱水、消瘦、发育营养均差，面色苍白，贫血貌。腹胀明显，脐孔可以外翻，因经常便秘、腹胀，可使横膈抬高，严重时可影响呼吸及循环系统功能。

（二）直肠指诊

可触及呈痉挛状态的直肠内括约肌，直肠壶腹部空虚，短型巨结肠，示指可达移行区，能摸到包绕手指顶端的缩窄环，指检可激发排便反射，当手指退出时，有大量稀便和气体喷射状排出。

（三）并发症

无神经节细胞症并发症可以有肠梗阻、肠穿孔、腹膜炎、小肠结肠炎。各种并发症大多发生在生后头两个月，以后比较少见或程度较轻。小肠结肠炎为最常见的并发症，是小儿巨结肠最严重的并发症。关于小肠结肠炎的原因，多数人认为与大量粪便长期潴留、细菌感染及严重腹胀导致的肠壁血液循环障碍有关。严重结肠炎时，结肠局部分泌免疫球蛋白 IgA 的细胞数目和分泌量均明显减少和降低。IgA 在肠道中起着一种天然保护膜作用。IgA 减少将加重肠壁损伤。患儿排出大量水样奇臭粪便，腹胀并不减轻，有时伴有呕吐咖啡样液、高热及严重水、电解质紊乱，临床上称之为巨结肠危象。据 1973 年 Swenson 统计，新生儿巨结肠症如不及时治疗，约有 70% 的病例在 1 年内因肠炎死亡。重症小肠、结肠炎可在短期内死于中毒性休克。

腹膜炎是另一个可能出现的并发症，肠炎可引起腹膜刺激征象，腹腔有炎性渗出，临床上很像化脓性腹膜炎。还有少数新生儿，由于扩大的肠腔内压力增高，代偿性肥厚尚未形成，肠壁菲薄，肠壁承受压力的最大部位，可以发生穿孔。有时因在洗肠时使用过硬的肛管而引起医源性肠穿孔。

【诊断】

近年来常用的辅助检查方法有放射线检查、肛门直肠测压、直肠黏膜乙酰胆碱酯酶组织化学和病理活检四种。临床上往往几种方法相互配合进行诊断。

（一）依据临床症状

如延迟排出胎便、顽固性便秘、腹胀、直肠指诊时的特殊表现，诊断无神经节细胞症并不困难，为了详细了解病情可作下列特殊检查。

（二）X 线检查

1. 直立位腹部 X 线片　为新生儿肠梗阻之常规检查，摄片前不作肛管排气或洗肠。X 线片可见腹部普遍胀气，结肠比小肠更为严重，或有“气液平面”，盆腔段肠管常不充气，为一结肠低位梗阻的表现。

2. 钡灌肠造影　是最常用的检查方法。新生儿时期，在发病的早期由于近端肠管的代偿性扩大尚未形成，故近端肠管的变化多不明显。特点为在病变肠段与扩张肠段之间有一明显移行分隔区，呈现“锥体”状表现。病变肠管以上经 24~48 小时仍可有钡剂在结肠内存留。全结肠型巨结肠，显示肠管直径正常，但结肠长度变短，且缺乏蠕动。对超短型巨结肠在检查时多无法显示较窄段与移行段，需用直肠肛管测压或组织化学方法检查帮助确诊。

（三）直肠内压测定

正常情况下当直肠内压力增高时，肛门内括约肌会出现松弛反射，内括约肌松弛反射又称为直肠肛门抑制反射。然而在无神经节细胞症患儿，直肠肛门痉挛性狭窄，上述反射消失，其敏感性和特异性较高。

（四）直肠黏膜乙酰胆碱酯酶组织化学检查

最突出的特征为无神经节肠管肌层存在无髓鞘样神经纤维增多，这些异常的神经纤维属于胆碱能神经，副交感神经纤维变粗增多，故利用乙酰胆碱酯酶染色，可见到大量增粗的胆碱酯酶神经纤维，沿着肠腺延伸或缠绕着肠腺伸向黏膜层，且染色变深。

（五）肌电图测定肠肌的波形

正常波形为慢波和快速小棘状波，巨结肠波形低矮、光滑、缺少峰形电位。但肌电图生理差异性较大，各种波形判断有一定技术误差，且受到直肠内粪便、小儿哭闹和外括约肌的肌电波形影响。

（六）直肠活体组织检查

诊断可靠，可直接证实壁间神经节细胞缺如，在无神经节细胞症病变肠段神经节细胞缺如是病理学诊断的主要标准。

【鉴别诊断】

便秘具有双重含义：排便困难或次数减少。在成人如果用力排便占排便时间的 25% 以上和/或每周大便 2 次或更少，儿童标准则低于成年人。凡临床上出现便秘的表现，并伴有腹胀和呕吐，应怀疑无神经节细胞症，但是有些疾病需要进行鉴别诊断。

（一）特发性巨结肠

患儿出生后胎便排出正常，后来由于某些未知原因造成顽固性便秘合并污粪，称为特发性巨结肠，主要是未找到解剖病理因素。治疗上采用灌肠和饮食治疗，排便训练可获得良好效果。

（二）获得性巨结肠

毒素中毒可导致神经节细胞变性，发生获得性巨结肠。由于毒素影响，不但结肠扩大，而且出现巨小肠、巨食管表现。

（三）继发性巨结肠

先天性直肠肛门畸形，如直肠舟状窝瘘，肛门狭窄和先天性无肛术后引起排便不畅均可继发巨结肠。

（四）胎便堵塞综合征

亦为需进行鉴别的疾病之一。由于胎粪黏稠，呈圆锥形堵塞于直肠下端，可引起结肠梗阻。经一次洗肠后即可排除胎便，症状可完全缓解，无反复便秘现象。

（五）先天性甲状腺功能低下

在新生儿和婴儿期易发生腹胀、呕吐等症状，常误诊为先天性巨结肠。甲状腺功能不全可引起便秘，应用甲状腺等治疗，可以减轻便秘，使直肠及乙状结肠的扩张逐渐消失。

引起便秘的原因比较多，其他方面需要鉴别的疾病，巨结肠同源病，不属于神经节细胞缺如，而是在质与量上变化，但临床上也以便秘为主，病理检查可以鉴别。临床上还有中枢神经系统病变，如大脑发育不良，大脑萎缩，唐氏综合征及小头畸形常伴有便秘，需要进行鉴别。

【治疗】

无神经节细胞症除了一部分短段型和超短段型外，一般均以根治手术治疗为主。在新生儿和婴儿阶段，一般先用非手术疗法，维持营养及发育，争取在合适的时机进行根治手术。而一般情况较差，梗阻症状严重，宜暂行造瘘手术，待一般情况好转后再重新判断是否需要进行根治手术。

（一）非手术疗法

亦称“护理疗法”。对新生儿可疑巨结肠出现便秘的患儿，须精心护理。包括保温、解除腹胀和便秘、定期扩肛及洗肠、口服缓泻剂等。洗肠液用25～30℃生理盐水，用一较粗的软肛管，轻柔地送入扩张的结肠内。用注射器将生理盐水注入结肠，每次50～100ml，反复灌肠和抽吸，同时按摩腹部，使结肠内气体和粪便不断排除，并使水分尽量排除，以防吸收后引起水中毒。如有粪块不易清除时，可加用混合洗肠液（甘油15ml，50%油酸镁30ml，生理盐水45ml，共90ml），按30ml/kg体内注入。在并发肠炎时，应注意矫正水、电解质失衡，每日洗肠2～3次，此时禁忌进行任何手术治疗。

（二）中西医结合治疗

1. 耳针　具作用有调节自主神经系统功能的，可选用肾、交感、皮质下、直肠上段等穴位，留针30分钟，每日一次。

2. 人参液注射大肠俞及肾俞穴　据报道，人参有类似乙酰胆碱的作用，注射后可使肠蠕动增强，促进排便。

3. 内服中药　因大便不通，腹大如鼓，常采用行气通下法。常用郁李仁、火麻仁、厚朴、枳壳等；因气虚阳衰，运化失司，气滞血瘀，而腑气失降者，宜用补气导滞法，常用党参、黄芪、巴戟天、九香虫、枳壳、桃仁、红花等。可连服1～2个月，每日1剂，在不同阶段根据辨证选用不同的方剂。

4. 采用特别扩肛器扩肛治疗　扩肛器长15cm，直径1.9～2.5cm，将扩肛器进入痉挛肠段的上方，越过移行区，每日扩张1次，持续半小时，1个月为1个疗程。

（三）结肠造瘘术

对于伴有小肠结肠炎或全身情况较差或全结肠型巨结肠患儿应先作结肠造口手术，一般在乙状结肠近端或右侧横结肠，全结肠型应作末端回肠造口。结肠造口术虽能缓解症状，但造口术后仍不能完全避免肠炎的发生，且护理较为困难，故近年来主张造口治疗者日趋减少。我国自采用中西医结合治疗及护理以来，非手术疗法取得了较好的疗效，在适当的时机采用经肛门巨结肠根治术，将取得了较为理想的疗效。

（四）巨结肠根治术

根治手术的目的是针对无神经节细胞的肠段，目前较为定型的手术方式有四种，Swenson手术，Duhamel手术，Soave手术，Rehbein手术。巨结肠的各种手术方法，如图29-2-7所示。

1. Swenson手术　自1948年Swenson开展拖出型直肠乙状结肠切除术以来，巨结肠症的手术方法不断得到各种改进，不少患儿获得了合理的手术治疗。

2. Duhamel手术　1957年Duhamel提出了“结肠切除-直肠后结肠拖出术”，得到了普遍的重视及推广，降低了手术死亡率，提高了临床疗效。

3. Soave手术　Soave手术即直肠黏膜剥除、鞘内结肠拖出术，此手术优点是不需要游离盆腔，结肠经直肠鞘内拖出，不易发生吻合口瘘，对盆腔神经损伤少。

4. Rehbein手术　Rehbein手术即经腹结肠切除，结肠直肠吻合术；此手术特点是腹腔内操作，盆腔基本不分离，内括约肌未切除，无肛门失禁、污粪并发症，术后常有内括约肌痉挛及便秘复发。

5. 全结肠无神经节细胞症手术（TCA）目前应用较多是Martin手术，即切除升结肠、横结肠，回肠游离，由直肠骶前间隙拖出至肛门。将回肠与保留的结肠进行侧侧吻合，形成新肠腔。

6. 腹腔镜巨结肠根治手术　1994年Smith在腹腔镜辅助下成功为1例2岁巨结肠患儿施行Duhmamel手术，之后国内外许多单位相继开展这项技术，多采用Soave手术，目前已经成为巨结肠根治手术的经典术式。手术难点在于确定保留肠管的神经分布及质量判断，尤其是巨结肠同源病；而腹腔镜的优点是术后粘连少，腹部伤口美观。

（五）术后并发症预防及处理

1. 吻合口瘘　吻合口瘘是根治术早期最严重并发症，往往造成盆腔脓肿，腹膜炎，甚至危及生命。吻合口瘘的原因较多，包括结肠末端血供不良、盆腔感染、肠壁张力过大、吻合口肠壁间夹杂脂肪和大量疏松组织，都可能发生吻合口瘘。如果有瘘形成了，应尽早行回肠造瘘手术。

2. 腹、盆腔出血　多为肠系膜动、静脉结扎不牢靠，术后结扎脱落引起。

3. 直肠回缩　因近端结肠游离长度不够充分，勉强拖下后吻合，术后容易发生直肠回缩。

4. 吻合口狭窄　多数情况下是由于拖出肠管张力较高，回缩后吻合口发生狭窄或是Soave手术，直肠肌鞘内拖出后，容易发生收缩狭窄。

5. 输尿管损伤　主要是由于手术者经肛门拖出时误伤输尿管，输尿管损伤后应作及时修补手术。

6. 尿潴留　盆腔神经丛损伤后，造成术后膀胱收缩无力引起尿潴留；术中应注意减少拉钩牵引，可以避免发生术后尿潴留。

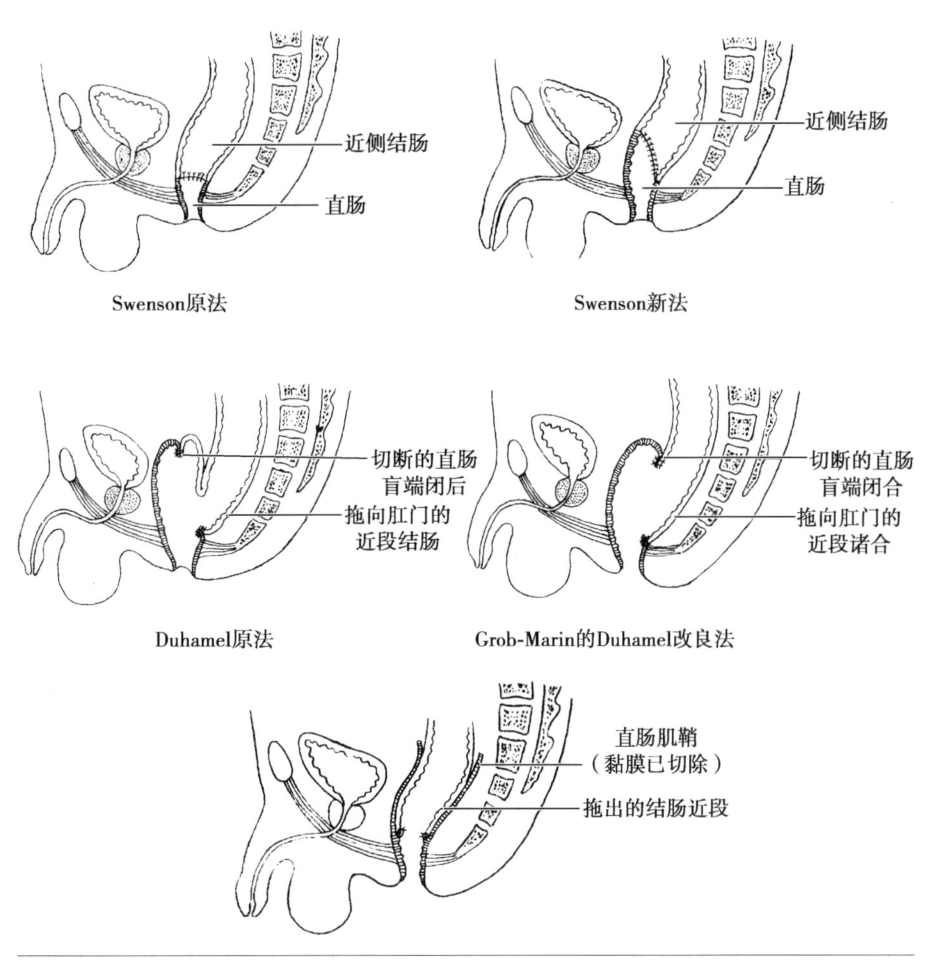

▶ 图 29-2-7　巨结肠的各种根治手术方法

7. 盲袋和闸门综合征　盲袋和闸门为 Duhamel 手术特有的并发症，其原因为直肠结肠间隔钳夹过低引起。

8. 污粪、失禁　巨结肠术后早期污粪、失禁发生率较高，患儿排稀便时常有少量粪便污染内裤，污粪严重时可以发生肛门失禁。引起这一并发症的主要原因是内括约肌切除过多容易发生污粪；相反，保留过多可出现内括约肌痉挛，便秘复发。

（詹江华　胡文权）

第三节　感染性肠道疾病

一、肠结核的外科

肠结核（intestinal tuberculosis）是由结核分枝杆菌所引起的肠道慢性特异性感染。外科所见的肠结核多是肠结核穿孔合并腹膜炎及局限性脓肿、炎症及瘢痕绞窄造成的肠梗阻，以及结核性炎症所致的肿块或肠瘘。

【病因和病理】

病原菌多是人型结核分枝杆菌。肠结核绝大多数继发于肠外结核，特别是开放性肺结核，原发性肠结核少见，常同时伴有肠系膜淋巴结结核及腹腔结核，统称之为腹腔结核症。经胃肠道感染是结核分枝杆菌入侵的主要途径，开放性肺结核患者，咽下自身含有大量结核菌的痰液后引起肠结核，其次也可经粟粒性结核血行播散至肠道或自附近脏器，如盆腔、肾脏的结核病灶直接蔓延所致。肠结核可发生于消化道的各段，无论从尸检、手术或 X 线资料分析，均表明病变位于末端回肠及回盲部者居首，可能和下列因素有关：①含结核分枝杆菌的肠内容物在回盲部停留较久，增加了局部肠黏膜的感染机会；②结核分枝杆菌易侵犯淋巴组织，而回盲部有丰富的淋巴组织，因此成为肠结核的好发部位。其他部位依次为升结肠、空肠、横结肠、降结肠等，直肠及胃结核极少见。

病变的病理变化随机体对结核分枝杆菌感染的免疫力和过敏反应的不同，以及结核菌侵入的数量和毒力不同而异。大致分为 3 型。

（一）溃疡型肠结核

较多见，约占 60%，常合并有活动性肺结核，为继发性肠结核。病变的病理变化随机体对结核分枝杆菌感染的免疫力和过敏反应的不同而异。当结核菌侵入的数量较多、毒力较强且机体呈过敏反应时，在病理上以渗出性病变为主，可伴有干酪样坏死及溃疡形成。溃疡性结核多发生在回肠末端，病变开始于肠壁的淋巴集结及孤立淋巴滤泡。继而发生干酪样病灶，病变处黏膜层被破坏，形成大小不一、深浅不等的多发性溃疡。溃疡沿肠壁淋巴管呈环形分布，溃疡所在肠段的浆膜面，常可见到小结核结节。肠系膜淋巴结因受累而肿大，肠系膜淋巴结可有干酪样坏死，有时会出现钙化灶。当病变愈合时，产生瘢痕收缩，引起不同程度的肠狭窄，这种狭窄常为多发性，多集中于末端回肠。两个环形狭窄中间的肠管逐渐扩张，肠壁增厚，因而呈一串腊肠状。肠穿孔常发生于肠腔狭窄的近端或两个狭窄之间。但因肠管的结核性溃疡发展较慢，多同时伴有腹膜及肠系膜淋巴结结核，常与肠外邻近组织发生紧密粘连，如溃疡并发穿孔则多形成局限性脓肿，最终可穿破腹壁形成肠外瘘。

（二）增生型肠结核

较少见，约占10%，原发性肠结核以这种类型为多。当机体免疫力较强，感染较轻时，则表现为肉芽组织增生，形成结核结节及纤维化，呈增生表现。增生型肠结核的病变多局限于回盲部（85%），其病理特点为黏膜下层有大量结核性肉芽组织和纤维组织增生。黏膜一般完整，但可折叠隆起呈假息肉样改变，突入肠腔。病变肠段增厚变硬，与周围组织粘连，导致肠腔狭窄及梗阻。

29

（三）混合型肠结核

以上两种病变在不同程度上同时存在。该型约占30%，有时称为“溃疡增生型”。实际上是由于人体的免疫能力及感染的严重程度不同而出现的不同病理改变，故增生性狭窄和瘢痕性环形狭窄同时存在。

【临床表现】

本病多见于中青年患者，据统计30岁以下者占71.5%；40岁以下者占91.7%，女性多于男性，男女比例为1∶1.85。

在肠结核的活动期，患者多有午后潮热、夜间盗汗、腹胀、食欲不振等结核病的全身中毒症状。本病一般发展缓慢，病程较长，但约有1/10的患者因结核病累及阑尾而发生阑尾炎急性发作，或因肠梗阻、肠穿孔等并发症而急症入院。

溃疡型肠结核多有活动性肺结核，因此可有低热、乏力、盗汗、食欲不振、消瘦等全身症状。腹部症状主要是腹部隐痛及痉挛性腹痛，以右下腹及脐周为著。每于进餐时或餐后均可有疼痛发作，排便后可略缓解。由于病变肠襻炎症和溃疡的刺激，使肠蠕动增加，肠排空过快，故常有腹泻或腹泻与便秘交替的症状，大便不成形，有水样泻，如病变未侵犯结肠，一般粪便不带黏液和脓血。其他如恶心、呕吐也较常见。腹部检查时，整个腹部有韧性感。早期仅右下腹部有轻度压痛；晚期因长期部分性肠梗阻，可有肠型及蠕动波，肠鸣音活跃或出现高调肠鸣音。如有穿孔形成脓肿可触及压痛包块，如形成肠瘘可在腹壁出现瘘外口及肠内容外溢。如肠结核穿孔可出现突然的剧烈腹痛及腹膜炎体征。

增生型肠结核，起病缓慢，病程较长，早期症状不明显，仅有轻度腹胀，腹部隐痛及腹泻。在发生肠腔狭窄后出现不完全性低位小肠梗阻症状，有不同程度的腹痛、腹胀、呕吐及便秘。约2/3病例于右下腹部可扪及类肠管状肿块，肿块中等硬、有轻压痛、固定或稍可推动。

【诊断】

肠结核在临床症状及体征上均无特异之处。在诊断时，根据临床表现，若有肺部或其他部位的结核病灶，特别是青年人，应考虑本病的可能。实验室及X线检查有助于肠结核的诊断。

（一）实验室检查

包括血象、红细胞沉降率、粪便检查。血沉多明显增快，可作为估计结核病活动程度的指标之一。溃疡型肠结核的粪便多为糊样，一般无肉眼黏液和脓血，但显微镜下可见少量脓细胞与红细胞，隐血试验阳性。白细胞、血小板、血红蛋白及红细胞沉降率等指标有助于判断肠结核病情严重程度。结核分枝杆菌T细胞斑点试验（T-SPOT.TB）、PPD试验、结核分枝杆菌DNA检测等有助于增加肠结核诊断的灵敏度和特异度。

（二）X线检查

应摄胸部X线片，以明确患者是否有活动或陈旧性肺结核病灶。腹部X线片可观察是否有小肠梗阻及钙化斑。在急性穿孔时可有气腹表现。

X线钡餐造影和钡剂灌肠检查对肠结核的诊断具有重要意义。应首选小肠系统钡剂检查，但在有肠梗阻或病变范围广时，钡剂检查应慎重，因黏稠钡剂可能会加重肠梗阻，若涉及结肠各段时，尚需进行钡灌肠检查。

溃疡型肠结核主要表现为病变肠段痉挛收缩和激惹现象。钡剂进入该段肠管后通过很快，充盈不佳，而病变上下两端肠曲充盈良好，称为“跳跃征象”（Stierlin征）。如能充盈，可因黏膜破坏而见皱襞紊乱，肠腔狭窄呈锯齿状征象，以及肠段收缩变形。若病变在小肠可见多数肠管扩张及狭窄，且有分节现象，钡餐呈雪花样分布。

增生型肠结核主要表现为盲肠或升结肠近端肠段、回肠末端肠腔绞窄、收缩及畸形。黏膜皱襞紊乱，有时可见息肉样充盈缺损，肠管僵直，结肠袋消失等征象。

已有瘘管形成者，可在瘘口注药造影，根据病变范围及其形态的改变可协助诊断。

（三）结肠镜检查

结肠镜可以对全结肠和回肠末段进行直接观察，因病变主要在回盲部，故常可发现病变，对本病诊断具有重要价值，对于极少数病变位于乙状结肠下段或直肠的患者，可行乙状结肠镜检查。内镜下可见病变肠黏膜充血、水肿，溃疡形成（常呈横行、边缘呈鼠咬状），大小及形态各异的炎性息肉，肠腔狭窄等。镜下取活检送病理检查有确诊价值。典型的肠结核内镜表现具有环形溃疡及回盲瓣病变等特点。

为了与肠道其他肉芽肿性疾病鉴别，只要符合下列条件之一者，都可确诊为肠结核：①病变组织的病理切片找到结核菌；②肠壁或肠系膜淋巴结找到干酪坏死性肉芽肿；③从病变处取材培养结核菌结果阳性；④从病变处取材做动物接种证实有结核病变。以上条件均需通过内镜或手术探查在病变处取材才能得出结论，所以一般病例根据临床症状、体征及典型的 X 线表现，肠外找到结核病灶，抗结核试验治疗 6 周病情明显改善，便可做出肠结核的临床诊断。

(四) CT 检查

近年来影像学的发展对肠结核的诊断发挥了重要的作用，CT 对肠结核的定位及定性诊断率高，可作为诊断肠结核的首选检查方法之一。CT 可见不对称的肠壁增厚（多呈单层状），较大的坏死淋巴结，肠壁异常强化及腹膜块状改变等。

【鉴别诊断】

1. 克罗恩病　两种疾病的临床表现、X 线及肠镜检查较相似，误诊率达 50%~70%，且由于治疗方案及预后截然不同，因而必须仔细鉴别。肠结核病程缓解与复发倾向不明显，常有肠外结核表现，较少有瘘管、腹腔脓肿及肛周病变，肠腔内呈横行、浅而不规则的溃疡病变，克罗恩病则多见纵行裂隙状溃疡。活检抗酸染色阳性有助于肠结核诊断，出现干酪性肉芽肿则可确诊，诊断困难时可行诊断性抗结核治疗，克罗恩病经抗结核治疗 2~6 周后症状多无明显改善，治疗 2~3 个月后内镜所见常无改善。有手术指征者可行手术探查，术后病理均不见干酪性肉芽肿者可排除肠结核诊断。

2. 结肠癌　发病年龄一般比肠结核大，常在 40 岁以上。一般无发热、盗汗等结核毒血症表现。结肠镜检查及活检可确诊。

3. 本病应与肠道恶性淋巴瘤、溃疡性结肠炎及其他一些少见疾病如肠阿米巴、性病性淋巴肉芽肿、肠道非典型性分枝杆菌病、肠道放线菌病等相鉴别。

【治疗】

无并发症的肠结核，应行内科治疗。溃疡型肠结核常继发于肺结核，因此，应重视对肺结核的治疗。如有空洞或开放性肺结核应予隔离，并嘱患者避免吞入自己的带菌痰液，同时给予抗结核药物治疗及全身支持治疗，只有肺结核好转，痰中排菌停止，肠道才能不再继续受到感染，肠道病变才能得以控制。手术治疗主要限于有并发症的肠结核。手术治疗的适应证包括：

1. 急、慢性或完全、部分性肠梗阻者，如回盲部增生型结核等。结核性肠梗阻患者病程长、全身情况差、手术复杂、Ⅱ期手术率较高，必须加强抗结核及营养支持治疗。手术以解除肠梗阻为主，情况好转后可行Ⅱ期手术。

2. 急性游离穿孔合并急性腹膜炎。

3. 穿孔后形成局限性脓肿或肠瘘。

4. 不能控制的肠道出血。

5. 腹部包块不能与恶性肿瘤鉴别者。

小肠结核时，宜切除病变肠段，行端对端肠吻合。若病变为多发时，亦可分段切除及吻合，但应注意保留小肠足够长度，应避免做广泛肠切除。

回盲部结核时，一般行右半结肠切除术及回肠结肠端端吻合术，尽可能不做短路手术，以避免产生盲襻综合征。

急性肠穿孔时，应立即行紧急手术，根据患者全身情况及病变局部病理变化选行病变肠段切除术或腹腔引流术。

对粘连紧密或包裹成团的肠管，如果没有梗阻存在，不宜进行广泛分离，以免损伤肠壁造成更加严重的粘连、梗阻或肠瘘。

术后仍须继续进行抗结核药物治疗及全身支持治疗，直到病情稳定为止。肠结核如病变局限，其他结核病灶情况稳定，对病变肠段行手术切除效果良好，一般复发机会很少。

二、肠伤寒的外科

肠伤寒（intestinal typhoid）是由伤寒杆菌所引起的一种急性传染病，以持续性发热、相对性缓脉、玫瑰疹、脾大及白细胞降低为其主要临床特点。主要病理变化是肠道内淋巴组织的增生和坏死。绝大多数病例可经内科治疗而治愈，但在发病过程中如出现肠道穿孔、出血、胆道感染及败血症所致的转移性脓肿等并发症时，需要进行外科手术治疗，其中最常见的并发症为肠壁穿孔。

肠伤寒穿孔的发生率为 2%~6%，穿孔后即使得到及时手术治疗，因患者一般病情危重，十分衰弱，抵抗力低下及术后伤寒病仍然存在，故死亡率仍较高。近年来随着肠伤寒内科治疗的进展，肠穿孔发病率有所降低，肠穿孔手术治疗效果也有提高，死亡率已降至 30%左右。

【病因和病理】

伤寒杆菌随饮食进入消化道，侵入小肠。本病显著的病变是在末端回肠，主要侵犯肠壁的淋巴集结（Peyer 结）并在此处大量繁殖。发病的第 1 周，肠壁上的淋巴集结因充血、水肿及增生而肿胀，同时因伤寒杆菌及其毒素不断进入血液循环而引起全身症状。在病程的第 2、3 周，淋巴集结组织发生坏死脱落，形成与肠管纵轴方向一致的溃疡。多位于肠系膜对侧缘。溃疡深浅不一，一般达黏膜下层，有的深达肌层及浆膜层。在这种情况下，一旦某种因素促使肠腔内压力增高或肠蠕动亢进时，如腹胀、便秘、腹泻及服用泻剂等，即容易发生穿孔。由于肠伤寒极少引起腹膜反应及粘连，因此穿孔不能被包裹局限形成内瘘而造成弥漫性腹膜炎。穿孔发生在椭圆形的炎症浸润斑片中，因此，穿孔多发生在病程的第 2、3 周，穿孔部位绝大多数位于回肠末段，90%的穿孔位于距回盲瓣100cm以内，其他部位亦偶可见到。穿孔一般为单发，约10%的病例为多发穿孔。有些病例虽为单发穿孔，但在穿孔附近的肠壁上可发现因溃疡所形成的肠壁变薄病灶，称之为“临迫穿孔”状态。

【临床征象及诊断】

伤寒多发生在夏秋季节，伤寒肠穿孔也在此季节多见。肠伤寒穿孔发生率一般在5%左右，约60%～70%发生在病程2～3周，10%发生在病程的第1周，其余可发生在第4周和4周以后。

伤寒患者突然发生右下腹痛，随后迅即遍及全身，伴有呕吐、腹胀，并出现腹部明显压痛、反跳痛及肌紧张，以右下腹最显著，肝浊音界缩小，肠鸣音消失等腹膜炎表现，这时诊断较为容易。穿孔后白细胞比原来水平增高，1/3患者超过$10.0\times10^9/L$，个别可达$20.0\times10^9/L$以上。2/3患者腹部X线检查可出现气腹，少数患者在穿孔后可发生休克等情况。有些患者由于长期卧床，身体衰弱，反应迟钝以及伴有腹胀等症状，使腹肌紧张及肝浊音界缩小或消失等体征不明显，这时作出正确诊断并立即手术往往有困难，因此病史中要注意，有些患者在肠穿孔前可有消化道出血、腹部隐痛等前驱症状，也有些患者在穿孔前曾有误用泻剂、误行灌肠或饮食失节等诱发穿孔的因素。但对于病情严重，神志不清的患者，难以提供可靠的病史，故应依靠认真地观察、反复检查并比较腹部体征的变化，来进行确诊。有时患者并未发生穿孔而有腹痛、腹胀的症状，则应详细检查，慎重考虑，不可贸然进行剖腹探查术，以免加重病情。

对于缺少明显症状或典型症状的患者（逍遥型伤寒患者），可仅有轻度头痛、四肢酸痛、食欲减退及轻度发热，患者多能照常工作及活动，常于突然穿孔时始来院就诊。此类患者最易误诊，尤其易误诊为阑尾炎穿孔。因此，应根据流行季节及伤寒病流行动态，仔细询问病史及反复细致查体，利用X线及腹腔穿刺等诊断手段，方能作出合理诊断。

手术时对腹腔渗液应作细菌学检查，血液要作伤寒杆菌培养及肥达试验，可进一步明确病因诊断。

【治疗】

肠伤寒穿孔确诊后应及时手术治疗。手术时间越早，治疗效果越好。据统计在24小时内行剖腹治疗者，死亡率约为10%，48～72小时则上升至30%，患者出现休克症状者，死亡率可高达50%。开腹手术一般可采取右下腹部斜切口，与阑尾切除术切口相同。此类切口可以满足探查末段回肠的要求，手术打击小，对腹腔干扰小，又可避免因伤口继发感染而引起的切口裂开及切口疝等并发症。若因病情需要另作切口时，此切口可作引流之用。切开腹膜后，吸净腹腔渗液，探查盲肠及阑尾，证实无病变后自末端将回肠提出逐段检查，穿孔多距回盲瓣100cm以内，找到穿孔后，如穿孔仅为一处，且附近肠壁组织比较正常，则行穿孔缝合术，腹腔内放置引流，腹壁切口可一期缝合。如发现仅有薄层浆膜的“临迫穿孔”，也应采用浆肌层缝合修补之。若穿孔过大，周围肠壁水肿硬结，恐缝合后难以愈合，可在修补缝合穿孔后同时加作穿孔近端回肠插管造口术。对于多发性穿孔，视患者一般情况及穿孔邻近肠壁的健康状态，施行肠部分切除术或进行肠插管造口术。手术结束时应很好清洗腹腔，放置有效的引流如双腔负压引流管，以减少残留脓肿的发生与及时发现肠瘘。肠伤寒穿孔的患者一般都很虚弱，不能耐受过大手术打击，手术的原则以尽量简单、快速为好。

手术后，除对伤寒病及腹膜炎要继续给予抗生素等积极治疗外，还应给予有效的全身支持疗法，加强护理，防止并发症的发生。

伤寒穿孔病愈合后，如插管处仍不愈合，待伤寒病痊愈，患者完全恢复后，再行手术处理。

三、结肠阿米巴病

结肠阿米巴病又称阿米巴痢疾，是由溶组织内阿米巴滋养体侵入结肠肠壁引起的急性或慢性炎性病变。主要病变部位为结肠，最多发生于盲肠，其次为升结肠、直肠、乙状结肠、阑尾、回肠或其他部位的肠道。严重者全部大肠及小肠下段均可受累。

被溶组织内阿米巴包囊污染的食物和水经口摄入后，未被胃液杀死的包囊进入小肠下段，经胰蛋白酶作用脱囊而逸出滋养体，寄生于结肠腔内。被感染者的免疫力低下时，溶组织内阿米巴滋养体侵入肠壁，分泌溶组织酶，破坏黏膜细胞，在黏膜层和黏膜下层形成糜烂、溃疡和脓肿。由于黏膜表层坏死小于黏膜下层坏死，形成口小底大如烧瓶状称纽孔样或穿凿样溃疡。初期，病灶局限，溃疡间黏膜大多正常，一般不侵犯肌层。严重感染或并发有细菌感染时，则肠道溃疡广泛，大片黏膜及黏膜下层坏死，病变扩展深及肌层及浆膜层，可侵犯小动脉，造成出血及穿孔。滋养体亦可分泌具有肠毒素样活性的物质，可引起肠蠕动增快、肠痉挛而出现腹痛、腹泻。

慢性病变主要是阿米巴肉芽肿或慢性肠炎。若病情迁延不愈，则组织坏死与愈合同时存在，溃疡底部出现肉芽组织增生，肠壁增厚，可有肠息肉、肉芽肿或呈瘢痕性狭窄等。少数患者由于大量结缔组织增生，局部水肿，病变累及肠壁各层及邻近肠系膜脂肪组织，即多数小脓肿病灶与水肿的肠系膜和肿大的淋巴结融合形成瘤状溃疡，称为阿米巴肉芽肿。

也有35%～75%的病例，临床症状极其轻微，常被患者忽视，但肠内有阿米巴包囊寄生，称为阿米巴包囊者。

结肠阿米巴病的主要临床表现为急性或慢性痢疾症状，可有腹痛、腹泻、脓血便（血多于脓），病情严重者可为全血便。结肠阿米巴病的并发症除阿米巴肝脓肿外，还有发生在肠道的并发症，虽发病率不高，但常需外科治疗。

（一）阿米巴肠穿孔

阿米巴肠穿孔发生率为1%~4%，因肠阿米巴病行尸检患者的肠穿孔率为3%~20%。急性穿孔多发生于盲肠、阑尾、升结肠，其次是直肠乙状结肠交界处，多发生于具有急剧症状的阿米巴痢疾患者。穿孔后发生弥漫性腹膜炎，病情凶险。

急性穿孔应及早进行手术治疗。阿米巴病结肠穿孔的特点是穿孔较大，而且肠黏膜或肠壁有较大范围的坏死。肉眼可见，黏膜上灰白色的坏死组织及肠壁成片的坏死灶。即刻作黏膜涂片及肠内容物显微镜检多能找到阿米巴滋养体。对于小穿孔可进行缝合，大的穿孔以及肠壁成片坏死病变，范围广泛且分界不清者，单纯缝合后难以愈合。若全身情况允许，应行病变肠段切除术、远近端双腔造口术。术后经抗阿米巴治疗痊愈后，再作二期手术。急诊时行一期肠吻合术是危险的，若患者情况危急或肠管广泛浸润、水肿、粘连时，可行近端造口，并作充分的腹腔引流，术后应行抗阿米巴治疗。肠穿孔是阿米巴结肠病的严重并发症，即使经过积极治疗，死亡率仍高。

慢性穿孔由于先形成粘连，穿孔后感染被局限而形成局部脓肿，或穿入附近器官形成内瘘，如直肠膀胱瘘、结肠空肠瘘等。一般无剧烈腹痛，而有进行性腹胀、肠鸣音消失及局限性腹膜刺激征。

（二）阿米巴阑尾炎及阑尾脓肿

因阿米巴肠病好发于盲肠，故累及阑尾的机会较多。结肠阿米巴病的尸检病例中，发现4.0%~6.2%有阿米巴阑尾炎，有的形成脓肿或穿孔。单纯阿米巴阑尾炎很少见，其症状与细菌性阑尾炎相似，往往在手术中才发现病变不仅限于阑尾，盲肠肠壁表现为增厚、水肿。这种情况下，不但处理阑尾残端困难，术后也很容易形成阑尾残端瘘。

慢性阿米巴阑尾炎较常见，表现为反复发作的右下腹痛及右下腹压痛，或右髂窝持久不适感。在伴有化脓菌感染时，可有急性发作。

对怀疑有阿米巴阑尾炎的患者，应先给予抗阿米巴药物治疗，然后再行手术。若贸然行手术治疗，可使病变扩散，形成粪瘘甚至死亡。

（三）阿米巴肉芽肿

病变多见于盲肠，其次为乙状结肠、降结肠和直肠。约5%~10%为多发性。初期可无症状，病情发展后则出现局限性腹痛、腹泻及发热等症状。增生的肉芽肿使肠腔狭窄，可引起肠梗阻、肠套叠、大出血、肠壁穿孔或穿通腹壁形成内外瘘等。扪诊除局部压痛外，可扪及较硬肿块。X线钡剂灌肠检查可见充盈缺损及肠腔狭窄。肠壁的阿米巴脓肿及肉芽肿突入肠腔，形成锯齿状阴影。乙状结肠镜检查可见黏膜增厚，肿物呈葡萄状突入肠腔，且附近常有散在的肉芽组织和溃疡。自溃疡底部采取标本行活组织检查，阿米巴滋养体检出率较高。阿米巴肉芽肿易误诊为肠道肿瘤，经术后病理检查发现阿米巴原虫方能证实诊断。术前的正确诊断有重要的临床意义，因阿米巴肉芽肿大都无须手术治疗，多数病例用抗阿米巴药物疗法即有良好疗效，故有了正确诊断即可避免不必要的手术。阿米巴病经药物治疗后，遗有瘢痕性狭窄或内、外瘘，应予手术治疗。

（四）结肠癌或直肠癌

慢性阿米巴肠病可能与结肠癌、直肠癌同时存在，有人认为可能是慢性炎症对肠道刺激所致。

（五）直肠-瘘管

溶组织内阿米巴滋养体自直肠侵入，形成直肠-肛周瘘管，也可为直肠-阴道瘘管，管口常有粪臭味的脓液流出。若只作手术不作病原治疗，常复发。

四、急性坏死性小肠炎

坏死性小肠炎（necrotizing enteritis，NE）是局限于一段肠管的以弥漫性溃疡、坏死为主要特征的急性蜂窝组织炎性病变。本病主要发生于早产儿及新生儿，国内本病病死率为10%~50%，病情发展迅速，重症可出现败血症和中毒性休克，严重威胁患者生命。因病变的发展阶段不同，曾有各种不同命名，如“急性出血性肠炎”、“急性节段性肠炎”、“肠坏疽”等。由于血便是本病最主要的症状，故称为急性出血性肠炎较为适宜。

29

【病因】

曾认为本病与细菌感染或过敏有关。近年来经动物实验证实，本病与C型产气荚膜杆菌（即可产生β毒素的Welchii杆菌）的感染有关。某些患者肠腔内蛋白酶，特别是胰蛋白酶的浓度低下或进食含有胰蛋白酶抑制剂因子（如生大豆粉、生甘薯干等）的食物时，Welchii杆菌的β毒素易起致病作用，造成人体肠道微循环障碍，导致斑片状坏疽性肠道病变。另外认为儿童，尤其是肠道屏障尚未成熟的早产儿，其胃酸和胰酶分泌功能低下，在喂养不当时也易罹患此病。本病大多在喂养开始后发病，并与人工喂养的种类、奶的渗透压，授乳的方法、时间等有关。喂养提供的食物，成为肠道内细菌生长繁殖的营养来源。人工喂养易发生NE可能与乳类的成分和渗透压有关，母乳喂养可减少NE发生率。亦有观点认为急性出血性肠炎的发生与肠道隐窝内的帕内特细胞受损相关。

【病理】

NE的典型病理改变为坏死性炎性病变。肠道病变的范围可局限也可广泛，甚至影响到全消化道（十二指肠除外）。最常受累的是空肠，其次是回肠和结肠，很少累及胃及十二指肠。一般在空肠下段病变最严重，上段较轻。肠壁的炎性病变呈单一或多发的节段性分布，病变肠段和正常肠段分界清楚，但严重时可融合成片。肠壁水肿、增厚、失去弹性及蠕动。严重者有浆膜下出血点及片状坏死，肠管扩张，肠腔积气，肠腔内充满浑浊血性液体及坏死物质，病变多发生在对侧肠系膜。进展期可出现肠壁积气，分为黏膜下积气和浆膜下积气，壁间气体可经坏死肠壁进入肠系膜静脉，再引流到门静脉，出现门静脉积气。肠系膜广泛水肿，淋巴结有不同程度肿大，受累肠段表面覆有纤维素并互相粘连，腹腔内有稀薄脓液及血性渗出液。

黏膜充血、水肿、增厚、粗糙，并可见点状或片状出血、溃疡及坏死病灶。黏膜下层严重水肿、充血、出血及坏死，晚期可有小脓肿形成。病变首先自黏膜和黏膜下层开始，以后逐渐扩展至肌层及浆膜层，严重者坏死病变融合成片，甚至穿孔。一般黏膜病变比浆膜表面所显示的病变范围为大。

显微镜下可见肠壁各层均有充血、水肿、大量淋巴结细胞、浆细胞、单核细胞、嗜酸性和中性粒细胞浸润，血管壁胶原纤维肿胀及纤维素样变性，肠壁肌间神经丛细胞有营养不良性改变，小血管内有血栓形成，肠壁有局灶性出血、坏死及溃疡形成。

肠外器官有时也可发生病变，如肝脏脂肪变性、间质性肺炎、肺水肿、肺出血等，少数患者可伴有肾上腺局灶性坏死。

【临床表现】

本病多发生于儿童，其次是青少年（4~14 岁），农村发病高于城市。夏秋季节发病较多。我国大多数地区均有发病，在我国珠江流域较多，长江流域、山东、辽宁、北京等地均有过报道。约 1/3 病例有饮食不当、进食不洁食物病史，少数病例继发于上呼吸道感染。

临床上起病急骤，以全身毒血症、急性腹痛、腹胀、腹泻及便血为主要表现。

（一）腹痛

常突然出现，多为持续性，可有阵发性加重。腹痛部位多在脐周或上腹部，少数人可有全腹疼痛，但以病变部位为著。

（二）恶心及呕吐

腹痛出现不久即开始恶心及呕吐，呕吐物为黄水样、咖啡样或血水样。农村儿童常呕吐蛔虫。有些人因伴有频繁呕吐甚至被误诊为急性肠梗阻。

（三）腹泻及便血

腹泻的程度不一，粪便最初为糊状便，继而转为黄色水样便，在 12~72 小时后出现黏液血便、果酱样便或鲜血便。粪便带有特殊的腥臭味，无里急后重。早期每日数次或十数次，后期排便次数减少甚至停止。

（四）全身中毒症状

发病后常有高热、软弱、全身不适等症状。若出现嗜睡、谵妄或昏迷，或早期出现中毒性休克，均提示病情严重，已有肠管坏死。

（五）体格检查

可有腹胀及腹部压痛，新生儿可有明显腹胀。在肠管坏死时，可有腹肌紧张、肠型、触痛性包块及腹膜刺激征。

（六）实验室检查及 X 线检查

血常规中白细胞计数增高，一般在（12~20）$\times10^9$/L，有核左移现象。早期 X 线检查可能无特异性征象，但多次 X 线摄片连续观察其动态改变，具有诊断价值。早期可见：①局限性小肠积气；②肠黏膜及肠间隙增厚；③病变肠管僵直，可见有张力的胀气肠襻；④胃泡多呈中度胀气，部分有不同程度的胃潴留。进展期典型 X 线征象表现为：①肠管扩张，肠腔内见多个细小液平面；②肠壁囊样积气；黏膜下层可见小囊泡或串珠状积气透亮区；浆膜下的积气呈细线状，半弧状或环状透亮影；线条状和弥漫的小泡状肠壁积气容易识别，局限、少量的小泡状肠壁积气判断比较困难，应仔细观察。③门静脉积气：肝影自肝门向肝内呈树枝状透亮影向外围方向伸展；④腹腔积液或积气影，主要为双膈下新月形透亮影或前腹壁下出现小的倒立三角形透亮影。如为仰卧位像，少量的游离气体诊断困难，当游离气体较多时主要征象为“足球征”“镰状韧带征”“铅笔素描征”。肠坏死时可有无规则致密阴影团及腹腔内游离气体。X 线钡灌肠在急性期会加重出血或引发穿孔，应列为禁忌。

（七）超声检查

早产儿应避免辐射检查，彩色多普勒超声可见腹腔积液，并能良好显示门静脉气体。

【诊断与鉴别诊断】

有急性腹痛、呕吐、腹泻，继而出现便血、肠梗阻及中毒性休克等临床表现时，应考虑到本病的诊断，但必须与某些急性腹痛疾病相鉴别。由于本病中毒症状重，又伴腹泻，易误诊为中毒性痢疾，但后者起病急，开始即有高热、惊厥，重者可有休克，数小时内出现脓血而出血性小肠炎起病较缓，以腹痛、腹泻为主，发病 1~3 天内出现便血，而无脓便。

由于出血性小肠炎也可有呕吐、腹胀及便血，故应与肠套叠相鉴别。后者呕吐时伴有阵发性腹痛，中毒症状出现晚，右下腹多可扪到肿块，排出紫红色果酱样大便，而出血性小肠炎的便血为血水样便，全身中毒症状明显。

另外，出血性小肠炎尚需与急性阑尾炎、Meckel 憩室炎、过敏性紫癜、Crohn 病、肠蛔虫病及胆道蛔虫病相鉴别。以上各病多具有各自的特征，故一般能做出鉴别。

【治疗】

轻型病例，经过非手术疗法可获治愈。本病治愈后很少再发，一般不遗留肠管狭窄或慢性炎症。

（一）休息、禁食、胃肠减压

患者应卧床休息，完全禁食。当症状明显好转后可给予易消化的流质饮食，以后逐渐加量，逐渐过渡到正常饮食，过早进食可致症状加重，影响康复。

（二）输血、补液、维持水及电解质平衡

出血性小肠炎患者多有脱水、失钠及失钾，应自静脉补给充足液体。儿童每日液量为80~100ml/kg，其中10%葡萄糖溶液占2/3~3/4，生理盐水占1/3~1/4。成人液量至少每日2000~3000ml。特别在禁食期间有腹泻呕吐严重者，易发生低血钾，应及时口服或静脉补充钾盐。此外，须适量输以新鲜全血或血浆、白蛋白［3.5~4.0g/(kg·d)］等。增加乳铁蛋白的摄入有助于预防败血症及坏死性小肠炎的病情进展。

（三）积极救治感染性休克

早期诊断和积极治疗休克是治疗本病的关键。首先应补充血容量，先输入胶体液，给予血管扩张药，如山莨菪碱等。控制肠道细菌感染，有利于减轻肠道的损害。进行血细菌培养的同时，一般给予对肠内细菌有效的药物，如甲硝唑、诺氟沙星、卡那霉素、先锋霉素、庆大霉素等。宜两种抗生素联合应用，自静脉滴入，5~7天为1个疗程。

（四）中西医结合疗法

在抗休克及抗生素治疗的同时，采用中西医结合的疗法常可加速病情的好转及康复。中药可采用清热解毒、行气化滞、理气止血之法。常用的方剂组成是：白头翁、马齿苋、凤尾草各18g，银花、千里光各15g，穿心莲、川楝子各12g，黄连、黄柏、砂仁各6g，黄芩、秦皮、广木香、枳壳、槟榔各9g。肠道出血者加槐花散；肠麻痹者可采用承气汤与黄连解毒汤；高热、抽搐及昏迷者可用紫雪散，再配合针灸或电针治疗。

（五）对症治疗

高热烦躁者，给予物理降温及镇静剂，便血量多者可适当输入新鲜全血及试用止血药，如对羧基苄胺、维生素K、酚磺乙胺（止血敏）等，腹痛可针刺足三里、天枢、合谷等穴，腹胀明显呕吐频繁者应行胃肠减压。

（六）益生菌治疗

多项研究表明益生菌可预防早产儿坏死性肠炎的发生，并能改善预后。双歧杆菌和乳酸菌可通过增加肠道优势菌群减少有害菌群改善症状。

（七）手术治疗

1. 手术适应证　在内科治疗过程中出现严重腹胀、腹膜刺激症状、出血量多、机械性肠梗阻的情况下应积极手术治疗，可采取肠造瘘术进行干预，挽救生命。手术治疗的适应证是：①有严重肠坏死伴明显腹膜炎征象，腹腔穿刺有脓性或血性液体者；②腹腔内有游离气体，提示有肠穿孔者；③经积极治疗休克不见好转，病情继续恶化，提示肠道毒素持续吸收者；④反复大量肠出血，伴有出血性休克者；⑤肠梗阻症状明显，经非手术治疗后不能缓解者；⑥已出现腹腔脓肿，需手术引流者。

2. 手术方法的选择　①肠管以充血出血为主，病变虽然广泛，但尚无肠管坏死者，可以0.25%普鲁卡因行肠系膜根部封闭注射，术后积极进行全身性治疗。②肠管内有坏死病变且局限者，应彻底切除坏死肠段后做端端肠吻合。手术时必须仔细判断肠管生机，不可因炎症水肿、片状或点状出血而贸然行广泛肠切除，导致后遗的短肠综合征。③病变过于广泛，无法切除，应做造口术，通过药物治疗观察病情进展，以后再行二期吻合。

五、假膜性肠炎

假膜性肠炎（pseudomembranous enterocolitis）是一种发生在结肠和小肠的急性黏膜坏死、纤维素渗出性炎症疾病，在坏死的黏膜上形成假膜。多在应用抗菌药物后导致肠道菌群失调，使难辨梭状芽胞杆菌大量繁殖，产生毒素致病。是目前已知的抗生素相关性腹泻的最主要原因，占抗生素相关性腹泻的25%~33%。

【病因及发病机制】

大多数发生于应用广谱抗生素之后的患者，特别是腹部大手术后，如胃肠道癌肿手术后的患者。也可发生于结肠梗阻、尿毒症、糖尿病、白血病、再生障碍性贫血、充血性心力衰竭、败血症以及心肺慢性疾病等患者。

在正常人体肠道内，有大量多种细菌存在，大肠中每克内容物含有10×10^8~10×10^9细菌，小肠内也含有约10×10^6/g，它们之间相互依赖，相互制约，形成一种细菌和细菌之间、细菌和人体之间的自然的生态平衡。这些细菌在正常情况下，借助于细菌本身和它所引起人体产生的抗体来抵抗感染，对机体不构成危害，而且还可合成某些维生素和抵抗致病菌的侵袭。

当大量应用广谱抗生素后，改变了肠道内细菌之间的这种平衡，出现菌群失调。非致病的肠内细菌，如大肠埃希菌等，由于对抗生素敏感而被大量杀灭，小量的抗药性强的细菌，如金黄色葡萄球菌、铜绿假单胞菌（绿脓杆菌）、某些荚膜芽胞杆菌以及真菌等，则迅速生长繁殖，分泌外毒素引起肠道病变。20世纪50年代初人们就对假膜性肠炎进行了广泛研究，认为四环素与氯霉素是主要的诱发因素，病原菌是金黄色葡萄球菌。1977年Bartlett和Browne等报告应用克林霉素可在仓鼠肠道中诱发艰难梭状芽胞杆菌肠炎。1977年Larson发现假膜性肠炎患者大便的无细胞滤液在组织培养中有细胞毒作用。1978年George确定假膜性肠炎是由艰难梭状芽胞杆菌（*C. difficile*）引起的，但也不排除小部分是由金黄色葡萄球菌或其他细菌引起。

难辨梭状芽胞杆菌是人类肠道中正常菌群之一，约占正常人肠道的3%，为革兰阳性厌氧杆菌，易产生耐药性。当患者长期使用或不规范使用某些抗生素（氨苄西林、头孢霉素和红霉素等）以后，可引起肠道内菌群失调，耐药

的难辨梭状芽孢杆菌能导致抗生素相关性腹泻和假膜性肠炎等疾病。部分难辨梭状芽胞杆菌能产生A、B两种毒素，A为肠毒素，能趋化中性粒细胞浸润回肠肠壁，释放淋巴因子，导致液体大量分泌和出血性坏死；毒素B为细胞毒素，能使肌动蛋白解聚，损坏细胞骨架，致局部肠壁细胞坏死，直接损伤肠壁细胞。这两种毒素基因（*tox*基因）位于染色体上。长期使用抗生素导致菌群失调后，该菌可引起内源性感染。在医院内，若易感人群增多，亦可引起外源性感染。感染率15%~25%，但大多为无症状携带者。症状一般出现在抗生素治疗5~10天，水样腹泻。5%的患者可出现血水样腹泻，排出假膜，有发热、白细胞增多等全身中毒表现，严重者可危及生命。

【病理】

假膜性肠炎主要累及结肠，以结肠远端为主，乙状结肠、直肠病变达80%~100%，近端及全结肠亦可受累，呈连续性分布。病变限于黏膜和黏膜下层，主要病理改变是黏膜坏死且有假膜形成。受累肠段可呈节段性分布。黏膜充血、水肿，有许多局限性坏死病灶，表面被以点状、斑块状假膜，有时假膜可融合成片，严重时整个肠段完全为假膜所覆盖。假膜为黄色、棕色或黄绿色，由纤维蛋白、中性粒细胞、单核细胞、黏液、坏死的细胞碎片和细菌组成。假膜质软而脆，容易和黏膜分离，而漂浮于粪便中。剥离后可显出溃疡面，在假膜未融合的部位可见到水肿充血的黏膜。肠腔扩张并有大量液体积聚。浆膜表面较完整，炎症重的部分可见到浆膜充血发红。显微镜下可见病变部位腺管扩张，充满黏液，黏液排出后组成假膜的一部分。固有层中有中性粒细胞、浆细胞及淋巴细胞浸润，腺体断裂坏死。坏死的黏膜和渗出物中可见到大量革兰阳性球菌。黏膜下层毛细血管扩张、充血及血栓形成，血管壁坏死，导致黏膜缺血、坏死。一般仅限于黏膜层，但也有向黏膜下层扩展，累及肠壁全层，甚至导致大片坏死及穿孔。

【临床表现】

本病多见于接受抗生素治疗及大手术后的患者。最早可以在用药两天之内发病，最晚可在停药后3周发病，一般是在用药后4~6天。大多起病急骤，病情发展迅速。

腹泻为本病突出的症状。由于黏膜炎症及外毒素刺激，病变肠道除吸收功能受损外，还有大量水、钠分泌增加，大量液体渗入肠腔，引起腹泻。腹泻的轻重程度取决于细菌的数量及其毒力的大小，以及患者的机体抵抗力。一般在手术后或在大量应用抗生素治疗2~7天内发病，最快数小时即可发病，多发生在胃肠道手术后。

少数轻型患者每日大便2~3次，大便非血性，腹泻一般为水泄。稍重者典型大便呈淡绿色“海水样”或“蛋花汤样”水样便，含有许多黏液及脱落的假膜碎片，是本病独有的特征。同时伴有发热、腹痛、腹胀、恶心等症状。重型除上述症状外，出现大量水泻，每日可达数千毫升，甚至可达万毫升。部分患者有血便。由于大量液体丢失，引起严重脱水及电解质紊乱，最后因循环衰竭而死亡。

少数患者起病急骤，呈暴发型，常发展成外科急腹症，引起高热，严重腹胀，呕血，便血和明显中毒症状，如精神迷乱、呼吸深促、手足发凉等，这类患者由于肠麻痹、中毒性巨结肠而有大量肠腔液体聚积未能排出，甚至出现肠穿孔，并不一定出现严重腹泻，由于感染中毒，数小时内即出现休克，死亡率很高。

另外还有心动过速、发热、全身无力甚至谵妄、定向力障碍等毒血症表现。腹痛有时很剧烈，往往被误认为术后吻合口漏或其他急腹症。

【诊断与鉴别诊断】

诊断必须结合临床诊断标准及实验室检查。根据有广谱抗生素应用病史、严重的腹泻或便血和结肠镜下较特征的表现（如水肿、充血、黏膜白斑、假膜和非特异性的小溃疡或糜烂等），可考虑假膜性肠炎的临床诊断。确诊有赖于细菌培养或毒素检测。

本病还须与溃疡性结肠炎、Crohn病、缺血性结肠炎相鉴别。

【治疗】

早期诊断及时治疗是降低死亡率的关键。

1. 除一般支持疗法外，应立即停用诱发本病的抗生素，轻症患者即可治愈。如果患者合并其他感染仍需使用抗生素，应根据药物敏感试验调整抗生素或选用抗菌谱较窄的抗生素。

2. 积极纠正水及电解质紊乱　根据失液量多少及时补充足够液体，并注意钾盐及钠盐的补充。可输血、输血浆或白蛋白以补充血浆蛋白的丢失。积极纠正酸中毒。

3. 积极抢救感染性休克。

4. 病因治疗　在大便培养及药物敏感试验得出结果之前，应及时改用抗生素。因难辨梭状芽胞杆菌对万古霉素和不吸收的磺胺药物最敏感，故应列为首选药物。其他可酌情应用红霉素、新型青霉素等。由于芽胞不易被抗生素杀灭，复发率约为20%~30%。

5. 用健康成人粪便作成等渗生理盐水混悬液作保留灌肠，以期迅速恢复肠道正常菌群比例。

6. 其他药物　如扶植正常肠道菌群生长的乳酶生、谷氨酸等，也可用促进胆盐吸收减少腹泻的考来烯胺（2~4g，3次/天），在肠内发挥离子交换作用与梭状芽胞杆菌毒素结合后排出。

本病如得到早期诊断和及时治疗，一般大都可以恢复。但如诊治较晚或某些暴发型则预后严重，死亡率可达20%~30%。疑有肠穿孔、腹膜炎时，应手术探查。偶尔病程晚期有可能出现中毒性结肠扩张，必要时须进行手术减压并行横结肠造瘘术。

六、肠放线菌病

放线菌病（actinomycosis）是由放线菌引起的慢性化脓性或肉芽肿性细菌感染。放线菌是革兰阳性兼性厌氧菌，最常见的是伊氏放线菌（*A. israeli*），其次为戈氏放线菌（*A. gerencseriae*）、内氏放线菌等。目前发病率在城市为5/10万，农村为城市的10倍，发病年龄、性别不限。以多发性瘘管和排出带有"硫黄样颗粒"的脓液为其特征。最常侵犯面部、颈部、腹部和胸部，腹部放线菌病多发生于回盲部。

【病因和发病机制】

放线菌为厌氧和微厌氧的革兰阳性、非抗酸性真菌，菌丝较一般霉菌丝为细，且可分裂，排列成放射状。在组织及脓液中表现为颗粒状，颗粒的外周菌丝末端形成菌鞘。放线菌分布于世界各地。在牛粪中颇为常见，人类则发病较少。其发病机制目前尚不清楚。在正常情况下，放线菌常寄生于正常人的口腔、龋齿及扁桃体隐窝内，并不引起发病。当组织损伤、感染时，如拔牙、肠道炎症、腹部手术及肠内异物等，由于局部缺氧及抵抗力低下，真菌可侵入组织并进一步生长繁殖，引起发病，故称之为内源性病因。放线菌通常沿结缔组织直接向周围蔓延扩散，很少经血管传播，经淋巴管扩散几乎从不发生。病灶附近的淋巴结炎不是由放线菌引起，而是继发细菌感染所致。

【病理】

腹部放线菌病约占放线菌病的1/40，最常受侵的部位是在阑尾附近盲肠周围，直肠、横结肠和乙状结肠受侵则少见，累及胃、十二指肠、胆囊者更为罕见。主要病理改变是慢性化脓性肉芽肿。吞入的放线菌侵入损伤坏死的消化道后，在黏膜下层成群生长繁殖，形成多发性化脓性肉芽肿。在脓汁中含有肉眼可见的放线菌黄色硫黄颗粒，其中心是细菌菌落，周围环绕放射状的棒状菌丝。病变可波及肠壁全层，少数甚至可达肠周围组织，如肠系膜、腹膜等。腹壁也可被累及，继发感染可形成瘘管，也可直接蔓延到肝脏，形成蜂窝状脓肿。显微镜下可见慢性化脓性肉芽肿样改变，脓肿中可见放线菌颗粒，颗粒的外围有中性粒细胞和大单核细胞的浸润，再外围为上皮样细胞、巨细胞、嗜酸性粒细胞和浆细胞，最外为纤维结缔组织。游走的吞噬细胞有时将放线菌菌丝带往邻近组织，形成新的脓肿。

【临床表现】

腹部放线菌病与其他疾病很难鉴别，诊断比较困难。

回盲部放线菌病表现为右下腹部隐痛和局部压痛、质硬肿块，向后侵犯腰肌可形成腰大肌脓肿，因腰大肌受刺激，发生右髋圆曲畸形。有时病变穿过腹壁，表现为瘘管，多见于阑尾切除术后，在腹部切口处出现1个或多个持久性瘘管。

直肠放线菌病形成肛周脓肿、坐骨肛门窝脓肿或直肠周围脓肿。可表现为腹泻、便秘、里急后重及脓性黏液便等。

胃及十二指肠的放线菌病可表现为不规则溃疡及炎性包块。

全身症状可有畏寒、发热、盗汗、体重减轻等。

【诊断与鉴别诊断】

本病的诊断依赖于真菌检查及组织病理学检查。发现典型的硫黄颗粒即可确诊为本病。可收集脓液直接寻找，或将脓液加等渗盐水调匀后以细纱布过滤，在滤过液中寻找相当直径1~3mm的硫黄颗粒（此为真菌菌落）。将颗粒置于玻片上压平，可见排列成放射状、周围有菌鞘的放线菌。真菌培养和病理切片也有助于诊断。动物接种实用价值不大。

青霉素治疗疗效好，结肠放线菌病在临床不但少见且诊断较为棘手，尤其是对于下腹部具有包块、无进行性消瘦者，即使CT、钡灌肠或肠镜疑为恶性肿瘤，但仍应与结肠放线菌病感染所致的包块相鉴别，必要时可使用大剂量青霉素试验治疗，以便甄别。

本病极易与阑尾炎、阑尾脓肿、回盲部结核、盲肠癌、腰大肌脓肿、女性盆腔炎症及肿瘤相混淆。在腹壁上任何亚急性、慢性脓肿，尤其是伴有慢性窦道者，均应考虑到本病。

29

【治疗】

1. 注意口腔卫生，拔牙后、腹部手术后发生感染应及时治疗。

2. 大剂量长疗程青霉素及磺胺药常可奏效。首选方案为静脉用氨苄西林每天50mg/kg，4~6周后改为口服阿莫西林0.5g，3次/天；或者静脉用青霉素G-10~20MIU/d，4~6周后改为青霉素V口服2~4g/d，疗程3~6个月。

3. 切除坏死组织及病灶，局部脓肿应及时切开，充分引流。在这些手术前后必须给予足够的有效抗生素治疗。

七、血吸虫病的外科

结肠血吸虫病是指血吸虫卵大量沉积于肠壁所引起的结肠病变。

尾蚴进入皮肤及黏膜后，经血液循环到达门静脉系统，大量成熟虫卵堆积于结肠黏膜下层，引起溃疡、坏死等急性炎症反应，甚至可形成嗜酸性脓肿。反复的组织破坏和修复，大量纤维组织增生，可形成假性结节、多发性息肉、肠壁增厚，最后导致肠腔狭窄。长期的炎症刺激，可导致黏膜上皮的间变。组织病理标本中发现血吸虫虫卵结节是诊断本病的金标准。

结肠血吸虫病可引起急性阑尾炎、结肠癌、肠梗阻（肠扭转、肠套叠）、肠穿孔、腹膜炎以及瘘管形成等并发症，往往需要外科手术治疗。

29

（一）血吸虫病并发急性阑尾炎

血吸虫病的并发症以阑尾炎最为多见。回盲部及阑尾血吸虫病的发病率较高，约占39.13%，在流行区，因急性阑尾炎而作切除的阑尾标本中，发现血吸虫卵者可高达31%~52.4%。可能是阑尾炎的诱因之一。一般认为血吸虫卵沉积于阑尾内，极少单独产生急性炎症，但由于虫卵所激起纤维组织增生，管腔狭窄、局部血液循环障碍，常使急性细菌性炎症化。这种急性阑尾炎在临床上与一般阑尾炎相似，唯一特点是病程进展快，由于阑尾壁僵硬而脆，易发生坏死、穿孔、阑尾脓肿及腹膜炎，一经诊断明确应及时手术，不宜观察。且由于盲肠和阑尾已有血吸虫病变导致肠壁增厚、僵硬等改变，手术中易牵破阑尾或因闭合阑尾残端困难而发生肠瘘。手术死亡率为5.3%，较一般阑尾炎高出很多。阑尾标本病理检查若证实为血吸虫病，术后应给予抗血吸虫病药物治疗。

有时，大网膜血吸虫病变或肠系膜血吸虫病变可被误诊为阑尾脓肿及腹腔内脓肿。

（二）结肠癌

血吸虫病结肠炎容易发生癌变已为大量资料所证实。在血吸虫的流行区，如患者出现肠道症状如梗阻、肿块和肠炎等，均应常规做直肠指诊或乙状结肠镜检查，以免延误对癌肿的诊断。另外，79%的血吸虫结肠病变位于直肠、乙状结肠或直肠乙状结肠交界处，即虫卵沉积最多的部位，而合并结肠癌者，70%的癌肿也位于上述部位，说明二者的好发部位是一致的。在伴有血吸虫的结肠癌同一标本中，可同时看到黏膜增生、间变到癌变各阶段的病理表现。

在发病年龄上，血吸虫病患者平均年龄为32.6岁，结肠癌的平均年龄为46.3岁，血吸虫病合并肠癌的年龄多在30岁左右，较单纯结肠癌小10岁左右。

关于血吸虫病合并结肠癌的发病机制目前尚不十分清楚。血吸虫可能促使结肠黏膜腺体上皮细胞发生基因突变，导致出现癌前期病变和癌变，长期虫卵堆积造成反复黏膜溃疡和修复、慢性炎症等均可进而导致腺体增生和息肉形成。

由于结肠血吸虫病伴肠道并发症临床症状缺乏特异性，临床诊断的误诊率较高。在大体标本上血吸虫病合并癌与单纯癌不易鉴别，只有采取组织做病理切片才能确诊。镜下可见在肠溃疡底面、息肉或癌肿间质中发现有存活或钙化的虫卵，并可发现非典型腺体和有癌变形态的息肉。可见血吸虫病结肠息肉或肉芽肿和肠癌有较密切的关系。

结肠血吸虫病并发肠癌的临床表现和一般结肠癌相似，可有腹痛、腹泻、排便习惯改变、便血、腹部包块和肠梗阻等。由于癌肿的发展均自黏膜层开始逐渐向外浸润，因此在开腹探查时，仅从肿块的浆膜面取组织做或组织检查，阴性结果不能排除癌变的存在。如已确认有癌变，应按结肠或直肠癌做根治切除术，在慢性血吸虫病肠炎基础上发生的癌，大部分细胞分化良好，恶性程度低，远处转移较少发生，经手术切除治疗预后较好。

（三）肠梗阻

多发生直肠和乙状结肠梗阻，小肠梗阻也可发生。小肠梗阻多为肠粘连所致；末端回肠的肉芽肿次之；肠套叠、肠扭转或肠外炎性肿块压迫则较少见，临床表现为慢性低位小肠梗阻，但也有表现为急性肠梗阻者。

在血吸虫病流行区，大肠梗阻的首次病因是血吸虫病，而在非流行区大肠梗阻的首位病因是癌肿，二者有明显区别。血吸虫病引起的大肠梗阻的原因多为肉芽肿所造成的肠腔狭窄。部位多在乙状结肠和直肠。表现为左下腹痛、腹泻、便秘、粪条变细、腹胀以及腹部肿块等。直肠指诊可发现直肠狭窄，常被误诊为癌。活体组织检查可发现虫卵引起的纤维组织增生性病变。大肠梗阻也多表现为慢性梗阻，少数患者可无任何前驱症状，开始即表现为急性完全性肠梗阻。

血吸虫病肠梗阻，无论大肠、小肠，急性、慢性均可发生穿孔，慢性穿孔则可形成内瘘。

血吸虫病肠梗阻的诊断除依据临床表现外，还要以流行区居住史和粪便检查为依据，虫卵检查阳性者可以相当肯定的诊断为血吸虫粘连性肠梗阻。X线下很难区别血吸虫病与其他慢性炎症，在X线下表现有肠壁僵硬、肠腔狭窄及边缘不齐、息肉样充盈缺损等，很难判断有无癌变，故尚须借助于内镜及病理组织学检查。结肠镜检查可见菜花样或溃疡性肿块，往往需取活检经病理学检测后才能与恶性肿瘤相鉴别。

慢性不完全性肠梗阻，应用抗血吸虫药物治疗后，随着炎症和肉芽组织消退常可使症状缓解。若为纤维性黏连、肠腔狭窄或肠外肿块压迫所致的肠梗阻则应行外科手术治疗。病变局限的慢性不完全性梗阻，应切除病变肠段行一期肠吻合。结肠梗阻是否一期切除吻合一直存在分歧，过去普遍认为右半结肠梗阻一期切除吻合，左半结肠梗阻需分期手术，主要原因为近端肠襻大量粪便积蓄，肠壁不同程度的扩张和组织水肿，一期切除吻合易发生吻合口瘘。但分期手术给患者带来肠造口的不便、增加了再手术痛苦、增加了医疗费用。因此，目前许多学者主张对左半结肠梗阻争取一期切除吻合。如急性完全性梗阻，尤其病变在乙状结肠或直肠、或病变不适于一期切除吻合者，可行急症近端结肠造口术，暂时缓解症状，日后再行二期手术，切除病变肠段。如系广泛粘连，松解困难，可行短路手术或肠造口术。在处理低位直肠病变时是否保肛门是关注的焦点，基本原则是凡良性病变均应予以保肛。

（四）其他并发症

血吸虫病所致的直肠膀胱瘘、直肠阴道瘘以及腹壁粪瘘等均少见。血吸虫病性肉芽肿（即息肉样病变）偶可引起下消化道大出血，有时也需要外科手术治疗。

（刘 刚 王鹏志）

第四节 克罗恩病

克罗恩病（Crohn disease，CD）是一种原因不明的胃肠道非特异性炎性疾病，从口腔至肛门各段消化道均可受累。末段回肠最常见。克罗恩病缺乏诊断的金标准，需要综合分析。临床表现以腹痛、腹泻、腹部包块、瘘管形成和肠梗阻等为主，可出现贫血、营养不良等全身表现，也可有关节炎、虹膜睫状体炎、坏疽性脓皮病等肠外表现。病理改变以胃肠道节段性或跳跃分布的非干酪性肉芽肿为特点。

曾被命名为：末端回肠炎、小肠结肠炎、节段性肠炎、肉芽肿性肠炎、壁层性肠炎、瘢痕性肠炎等，1932 年由 Crohn 首先报道，故命名为 Crohn 病，目前多被采用。

近年来本病的发生在国内外均有增高趋势，欧美国家发病率较高，北美为 20.2/10 万，欧洲 12.7/10 万，我国为 0.07/10 万～1.31/10 万。本病主要发生于青少年，18～35 岁为发病高峰，60 岁以后也可发病，男、女无明显差别，男性略多于女性。

【病因】

长期以来，对 CD 的病因和发病机制进行了广泛的研究，但至今无定论。目前认为是遗传、环境、感染以及免疫等多因素共同作用所致。由于该病好发于淋巴组织最丰富的末端回肠，且病理改变主要为淋巴组织阻塞及增生，因此认为致病因子主要作用于肠壁及肠系膜的淋巴组织中。

（一）感染因素

Crohn 怀疑本病是由类似结核菌的分枝杆菌引起。有人从切除的病变肠段和肠系膜淋巴结中培养出 Kansasii 分枝杆菌或与结核菌类似的分枝杆菌，接种于动物体内可产生非干酪性肉芽肿，从而认为分枝杆菌可能为本病的病因。但有人观察到这些分枝杆菌在一些非炎症性肠病或正常人的肠道组织中也存在，故不能肯定其为确切的致病因素。也有人认为本病与病毒感染相关，如麻疹病毒、诺如病毒。

（二）遗传因素

观察资料表明，CD 与溃疡性结肠炎（ulcerative colitis，UC）均与遗传因素有关。约 15% 患者的亲属罹患此病。目前认为 CD 为多基因病，同时也是遗传易感性疾病，患者在一定的环境因素作用下由于遗传易感而发病。近年来，全基因组关联分析已发现 71 个与 CD 相关的易感位点。

（三）免疫因素

CD 的发生可能与机体对肠道内各种抗原刺激的免疫应答异常有关。以下 5 点说明免疫异常在 CD 的发病机制中起重要作用：①炎性病变中有淋巴细胞、浆细胞和肥大细胞增生；②CD 可与其他免疫疾病同时存在；③本病有许多肠外表现，说明它是一个系统性疾病；④应用免疫抑制剂或激素可改善 CD 的临床症状；⑤可出现自身抗体、免疫复合物、T 细胞和吞噬细胞活力的异常。而机体缺乏对上述免疫反应“下调”的能力。

一些作者认为，由于肠内致病抗原与宿主肠上皮蛋白质之间有共同的抗原性，致机体的免疫系统也攻击自身的肠上皮细胞以及肠壁组织，这就是“自身免疫”学说。

有资料表明，肠内致病抗原除细菌和病毒外，也包括饮食成分，例如牛乳蛋白被认为对 CD 和 UC 有致敏作用，虽然这些蛋白质不一定是特异性的致病因素，但它们可以激发免疫反应。免疫球蛋白的分子生物学研究和 T 细胞受体基因的分析已表明肠壁内的淋巴细胞群体是多克隆的，可同时对多种抗原进行免疫应答，故难以区别原发和继发性免疫反应。

肠道菌群失调、肠屏障破坏、免疫失衡可能是 CD 发生的重要因素。CD 是一种典型的 Th1 型反应，多种因子参与了 CD 的发生。研究表明，CD 患者肠黏膜中效应 T 细胞（Th1 和 Th17）与调节性 T 细胞（Treg）之间比例失衡，并得到全基因组关联分析结果的支持，Th1 和 Th17 可分泌 IFN-γ、TNF-α、IL-17 和 IL-22，Treg 可分泌 IL-10 和 TGF-β，这将导致促炎因子与抗炎因子之间的平衡被打破，从而造成炎症损害和组织损伤。

29

（四）环境因素

CD 的发病率有地域和种族差异，其流行病学呈现出的时间和地理特征，表明环境因素在 CD 发病中起重要作用。CD 发病率以北欧、北美、英国等发达地区最高，这可能与工业化及西方化的生活方式相关。研究表明，在高发病率地区，来自低发病率地区的移民以及既往发病率较低的种族，其 CD 发病率也会增高。与 IBD 相关的环境因素很多，目前比较肯定的是吸烟与 CD 恶化有关。

（五）其他因素

包括阑尾切除术，口服避孕药，围生期管理及疫苗接种等。

【临床表现】

（一）消化系统表现

腹痛、腹泻和腹部包块是主要症状。

1. 腹痛　80%～90% 有腹痛，多位于右下腹或脐周，常伴有局部压痛。多为间歇性绞痛，进餐后加重，排便或排气后缓解。若腹痛持续加重，则提示病变进展或已出现内瘘等并发症。

2. 腹泻　85%～90% 有腹泻，每日 3～5 次，大便呈糊状或水样，可有黏液脓血便，直肠病变可有里急后重感。

3. 便血　一般无便血，在结肠受累时可有少量便血。胃、十二指肠及空肠受累时，偶有黑便。

4. 腹部包块　多位于右下腹或脐周，固定的腹部包块提示有粘连，多有内瘘形成。

（二）全身表现

发热、营养障碍、贫血，青少年可见生长发育迟缓。

（三）肠外表现

皮肤黏膜表现（口腔溃疡、结节性红斑和坏疽性脓皮病）、关节损害（外周关节炎、脊柱关节炎等）、眼部病变（虹膜炎、巩膜炎、葡萄膜炎等）、肝胆疾病（脂肪肝、原发性硬化性胆管炎、胆石症等）、血栓栓塞性疾病等。

（四）并发症

肠梗阻最常见，腹腔脓肿、瘘管形成是CD的特征性病变，分为内瘘和外瘘，前者可通向其他肠管、膀胱、阴道、输尿管、肠系膜等，后者通向腹壁、肛周皮肤。肛周病变包括肛周脓肿、肛瘘、皮赘、肛裂等。急性穿孔和消化道大出血少见，病程长者可发生癌变。

【辅助检查】

（一）实验室检查

常见血红蛋白和白蛋白降低、血沉和C-反应蛋白增高等；粪常规有红、白细胞及黏液。粪钙卫蛋白升高，与肠道炎症水平呈正相关，鉴别IBD与IBS时，阳性预测值为85%~90%。

29

（二）内镜检查

1. 结肠镜　结肠镜检查和活检是CD诊断的常规首选检查方法，镜检应达末端回肠，一般表现为节段性、非对称性的各种黏膜炎性，特征性表现为非连续性病变、纵行溃疡和卵石样外观。活检应包括末段回肠及各段结肠。

2. 小肠胶囊内镜　发现小肠黏膜异常较敏感，但缺乏特异性，可发生滞留。主要用于疑诊CD但结肠镜和小肠影像学检查阴性的患者。诊断小肠黏膜浅表损伤较MR和CT更敏感。

3. 双气囊小肠镜　直视下可以取活检和镜下治疗，指导诊断和鉴别诊断。

4. EGD镜　为CD的常规检查，尤其有上消化道症状。

（三）影像学检查

1. CT/MR肠道显像　是检查CD的标准影像学检查，可反映肠壁炎症改变程度、病变部位和范围、狭窄位置及其性质（炎性或纤维性狭窄），诊断腹腔内瘘管形成、脓肿或蜂窝织炎等。活动期CD典型的CT表现为肠壁增厚>4mm；肠黏膜和浆膜明显强化，呈“靶征”或“双晕征”；肠系膜血管增多、扩张、扭曲，呈“木梳征”；相应系膜脂肪密度增高、模糊；肠系膜淋巴结肿大等。同时，CT更有利于高位CD病变的诊断。MR有助于肛周病变的检查、确定瘘管类型和范围及其与周围组织的解剖关系。

2. 钡剂灌肠和小肠造影　前者被结肠镜替代，后者被CT和MR替代。对于肠管狭窄和铅管样改变及腹腔内瘘的诊断具有临床价值。

3. 腹部超声　对发现瘘管、脓肿和炎性包块具有一定价值，由于无创、价廉可用于疗效评价和随访。

（四）病理

1. 外科标本　应沿系膜对侧缘中行剪开肠管固定。取材应包括淋巴结、末段回肠和阑尾。推荐在肉眼可见病变处和大致正常处进行多处取材。对于肠壁穿透性改变和瘘管形成及可疑癌变应重点取材和记录。

病变肠段通常被正常肠段分开，通常无过渡，病变呈节段性的跳跃分布。受累肠段黏膜充血溃疡、浆膜炎性渗出，小肠CD可见脂肪缠绕，具有很高的诊断价值。早期病变为小的阿弗他溃疡，发生在黏膜内的淋巴滤泡上，肉眼检查相邻黏膜正常；当阿弗他溃疡扩大，可融合为深的纵行线状溃疡，边缘黏膜水肿，将非溃疡黏膜分隔呈岛状，形成典型的铺路石样改变，可见炎性息肉和假息肉，愈合的溃疡可留下瘢痕。瘘管形成多见于小肠和回结肠CD；透壁性炎症可形成纤维化和纤维肌性增生，导致肠管狭窄，肠壁增厚僵硬。

2. 镜下特点　非干酪样肉芽肿是最重要的诊断依据，为上皮样组织细胞（单核细胞/巨噬细胞）聚集构成，通常为圆形。一般没有Langhans多核巨细胞和坏死组织，但可见多核巨细胞；常见于固有层和黏膜下层，也可见于肌层、浆膜和系膜淋巴结。

（1）外科手术切除标本：透壁性炎；聚集性炎症分布，透壁性淋巴细胞增生；由于黏膜下层纤维化，纤维肌肉破坏和炎症造成黏膜增厚；裂隙状溃疡；肠壁和淋巴结非干酪样肉芽肿；黏膜下神经纤维增生和神经节炎；相对正常黏膜上皮杯状细胞分泌黏液。

（2）内镜活检：多部位深度黏膜取材十分重要。推荐至少取5个部位，包括直肠和末段回肠，每个部位至少2块组织，内镜下未见异常的黏膜也应取活检。隐窝结构异常，扭曲、扩张、分支和缩短；溃疡和炎性浸润，阿弗他溃疡、深在口疮样和线状溃疡、刀切样裂隙；局灶性慢性炎症，固有膜内淋巴细胞、浆细胞增生；非干酪样肉芽肿；上皮幽门腺化生。内镜活检诊断CD，有非干酪样肉芽肿至少再有1项其他形态学特点，就可以考虑确诊为CD，但要排除结核；未见非干酪样肉芽肿时，至少再有3项其他形态学特点，才能考虑确诊为CD。

（五）CMV检测

活动期CD，应对大溃疡底部肉芽组织进行免疫组织化学方法检测CMV。

WHO提出的CD诊断标准比较简明，便于临床实用，见表29-4-1。

【临床诊断】

CD缺乏诊断的“金标准”，诊断需要结合临床表现、内镜、影像学和病理组织学进行综合分析并随访观察。

疾病评估

CD确诊后，需对疾病评估，包括临床分型、疾病活动性、肠外表现及并发症。

1. 临床分型 推荐蒙特利尔标准确定 CD 的临床分型：

（1）确诊年龄（A）：A1≤16 岁，A2 17~40 岁，A3>40 岁。

（2）病变部位（L）：L1 末段回肠，L2 结肠，L3 回结肠，L4 上消化道，L4 可与 L1、L2、L3 同时存在。

（3）疾病行为（B）：B1 非狭窄非穿透，B2 狭窄，B3 穿透，B3p 肛周病变。

2. 疾病活动性 CD 活动指数（CDAI）可评估病情及疗效，临床上采用 Harvey 和 Bradshow 标准，见表 29-4-2。

3. 肠外表现和并发症

表 29-4-1 WHO 推荐 CD 诊断标准

项目	临床	放射影像学	内镜	活检	手术标本
①非连续性或节段性改变		+	+		+
②卵石样外观或纵行溃疡		+	+		+
③全壁炎性反应改变	+（腹块）	+（狭窄）	+（狭窄）		+
④非干酪样肉芽肿				+	+
⑤裂沟、瘘管	+	+			+
⑥肛周病变	+			+	+

注：具备①②③者为疑诊，再加上④⑤⑥之一可确诊；具备④者，只要加上①②③之两项亦可确诊

表 29-4-2 简化 CDAI 计算法

项目	分数				
	0	1	2	3	4
一般情况	良好	稍差	差	不良	极差
腹痛	无	轻	中	重	
腹部包块（医师确定）	无	可疑	确定	伴触痛	
腹泻	稀便每日 1 次记 1 分				
伴随疾病（关节痛，虹膜炎，结节性红斑，坏疽性脓皮病，阿弗他溃疡，裂沟，新瘘管及脓肿等）	每个症状记 1 分				

注：≤4 分为缓解期，5~8 分为中度活动期，≥9 分为重度活动期

【鉴别诊断】

1. 急性阑尾炎 急性阑尾炎典型临床表现是转移性右下腹疼痛，压痛局限于麦氏点，腹痛先于发热出现。

急性期回结肠型 CD 一般无转移性腹痛，压痛范围比较广泛，不局限于麦氏点，发热先于腹痛出现；追问病史有反复发作的腹痛、腹泻和低热时，更应考虑 CD。这种情况青年患者更多见，常误诊为急性阑尾炎而手术，术中发现与急性阑尾炎不符，应仔细探查末段回肠及其系膜，如发现一段或数段边界清楚的充血水肿肠襻，并伴有相应淋巴结肿大，应考虑 CD。

2. 肠结核 回肠结肠型 CD 与肠结核鉴别相当困难。干酪样坏死性肉芽肿为肠结核诊断的特异性指标，其在活检中的检出率很低，因此强调，在活检未见干酪样坏死性肉芽肿的情况下，鉴别诊断要依靠临床表现、结肠镜及活检进行综合分析。

下列表现倾向 CD 诊断：肛周病变，肛瘘、肛周脓肿；腹腔感染，瘘管、腹腔脓肿；疑为 CD 的肠外表现，反复发作口腔溃疡、皮肤结节性红斑等；结肠镜肠黏膜典型的纵行溃疡、卵石样外观、病变累及≥4 个肠段。

下列表现倾向肠结核诊断：伴活动性肺结核，PPD 试验强阳性；结肠镜肠黏膜典型的环形溃疡、回盲瓣口固定开放；活检见干酪样坏死性肉芽肿分布在黏膜固有层，数目多、直径大，有融合，抗酸染色阳性。活检组织结核分枝杆菌 DNA 检测阳性有助肠结核诊断，干扰素 γ 释放试验（如 T-SPOT、TB）阴性有助排除肠结核。

鉴别诊断仍有困难，可予诊断性抗结核治疗，2~4 周症状明显改善，2~3 个月后肠镜复查病变痊愈或明显好转，可作出肠结核的临床诊断。绝大多数肠结核切除标本可在病变肠段和/或肠系膜淋巴结病理组织学检查中发现干酪样坏死性肉芽肿而获病理确诊。

3. 小肠恶性淋巴瘤 病情进展较快。可较长时间局限在小肠，部分患者肿瘤可呈多灶性分布，与 CD 鉴别有一定困难。小肠系造影可见病变肠段内广泛侵蚀，呈较大的指压痕或充盈缺损；B 超或 CT 检查显示病变肠壁明显增厚、

腹腔淋巴结肿大。活检免疫组化可确诊，必要时手术探查可获病理诊断。

4. 缺血性结肠炎 便血是重要症状。多位于结肠脾曲的局部炎性病变，多发于50岁以上，多伴发心血管疾病。

5. 溃疡性结肠炎 腹泻为主要症状，黏液脓血或便鲜血多见，有时左下腹部可扪及增粗的结肠，见表29-4-3。

表 29-4-3 UC 与 CD 的鉴别

项目	UC	CD
症状	脓血便多见	有腹泻但脓血便较少见
病变分布	病变连续	呈节段性
直肠受累	绝大多数受累	少见
肠腔狭窄	少见，中心性	多见，偏心性
内镜表现	溃疡浅，黏膜弥漫性充血水肿、颗粒状，脆性增加	纵行溃疡、卵石样外观，病变间黏膜外观正常（非弥漫性）
活检特征	固有膜全层弥漫性炎性反应、隐窝脓肿、隐窝结构明显异常、杯状细胞减少	裂隙状溃疡、非干酪性肉芽肿、黏膜下层淋巴细胞聚集

6. 其他 如血吸虫病、慢性细菌性痢疾、阿米巴肠炎及其他感染性肠炎，出血性坏死性肠炎、放射性肠炎、胶原性肠炎、药物性肠病、白塞病、大肠癌，在鉴别诊断中亦需考虑。

【治疗】

治疗目标是诱导缓解、维持缓解、防治并发症，改善生活质量。

活动期的治疗

治疗方案的选择建立在对病情进行全面评估的基础上。治疗前要认真检查有无全身或局部感染，特别是使用激素、免疫抑制剂或生物制剂者。治疗过程中根据对药物的反应和耐受情况随时调整方案。

1. 一般治疗 强调戒烟与营养治疗。

（1）必须要求患者戒烟：继续吸烟会降低药物疗效，增加手术率和复发率。

（2）营养治疗：CD患者营养不良常见，注意检查患者体重和BMI，对铁、钙、维生素D和维生素B_{12}的缺乏作相应处理。对重症患者可予肠内外营养治疗。

2. 药物治疗

（1）根据疾病活动严重程度和部位选择治疗方案：

1）轻度活动性CD：氨基水杨酸类制剂和布地奈德。

2）中度活动性CD：激素是治疗的首选。激素与硫嘌呤类药物或甲氨蝶呤（MTX）合用。激素无效或激素依赖时加用硫嘌呤类药物或MTX。有研究证明这类免疫抑制剂对诱导活动性CD缓解与激素有协同作用，但起效慢，AZA在用药12~16周才达到最大疗效，其主要作用是在激素诱导缓解后，撤离激素继续维持缓解。生物制剂用于激素及免疫抑制剂治疗无效或激素依赖者，或不能耐受上述药物治疗者。在使用前必须排除淋巴瘤、结核等疾病。

3）重度活动性CD：病情严重、并发症多、手术率及病死率高，应及早采取积极有效措施处理。必须确定是否存在并发症，肠梗阻、肠穿孔及腹腔感染、机会感染，并及时治疗。静脉激素治疗。剂量为相当于泼尼松0.75~1mg/(kg·d)。最好是用琥珀酸氢化可的松q12h。英夫利昔单抗（IFX）可在激素无效时应用，亦可一开始就应用。合并感染者予广谱抗菌药物，纠正贫血和营养不良。必要时需手术治疗。

3. 手术治疗

（1）手术指征：包括肠梗阻，急性穿孔及腹腔脓肿，瘘管形成，大出血，癌变，内科治疗无效或药物不良反应严重影响生存质量。

（2）手术方法：根据CD病变部位、严重程度、全身状况、内科治疗情况及患者意愿，选择相应的手术方式，主要包括：病变肠管切除术、内镜下狭窄扩张术、狭窄成形术等。手术目的是缓解症状，主张“节省肠管”的原则。CD术后复发率极高，所以术后必须继续内科治疗，减少再手术次数，避免出现短肠综合征。

1）回结肠病变：

回盲部切除手术：出现肠梗阻症状，即使是缓解期，也应行手术治疗。病变累及肠管不超过40cm，处于中重度活动期（CDAI>220），即使患者对激素治疗反应良好，也无肠梗阻症状，往往在病程中也需要手术治疗，术后50%可能无须二次手术。回盲部切除术后出现吻合口狭窄，应优先选择内镜下狭窄扩张术，如果无效可再行狭窄成形术或肠管切除术。

经皮或开腹行腹腔脓肿引流术：伴发腹腔脓肿应优先选择经皮或开腹脓肿引流术和抗生素治疗，择期行肠管切除术。

2）回肠病变

内镜狭窄扩张术：适用于病变长度不超过4cm的轻中度肠管狭窄，手术成功率约为80%，可延迟甚至避免肠管切除。但2%可能发生穿孔及其他并发症，所以该手术应在24h均可实施手术的医疗机构进行。

狭窄成形术：适宜肠管狭窄长度小于10cm的病变。病变肠壁出现蜂窝织炎、癌变和活动性出血是该术式的禁忌证。在较短的肠段内出现多个狭窄，且切除后不会引起短肠综合征，更倾向于选择肠切除术。狭窄成形术安全并可节省肠管，但有报道发现在狭窄处易发生癌变，因此长期疗效还待随访。

肠管切除术：病变肠段切除术是CD手术治疗的传统术式之一，因其疗效较肯定而被广大外科医生所接受。传统观点认为，为了减少术后复发，肉眼观察切除的肠管两端应距病变 10cm 以上。

Fazio 等将 131 例拟行小肠肠段切除治疗的 CD 患者随机分成两组，其中肠管切除范围限于肉眼病变肠管两侧 2cm 组 75 例、切除范围达肉眼病变肠管两侧 12cm 组 56 例，术后随访发现，虽然“扩大切除”组的术后复发率稍低，但差异无统计学意义（25% vs. 18%）。也有学者提出，为减少术后复发，应采取术中快速冷冻切片确定切除范围，但是，Fazio 等的研究结果同样证实了，该方法对术后复发率和再手术率无影响。目前倾向于小肠 CD 肠管切除范围限于肉眼观察距病变肠管两侧 2cm。

3）结直肠病变

结肠局限性病变行结肠节段切除：结肠两段以上节段性病变和全结肠弥漫性病变行全结肠切除加回直肠吻合；全结肠直肠弥漫性病变行腹会阴联合结直肠肛门切除加永久性回肠造口。Tekkis 等进行的一项 meta 分析认为，结肠节段性切除术（segmental colectomy，SC）与全结肠切除、回肠直肠吻合术（ileorectal anastomosis，IRA）比较，术后复发率及并发症发生率无差异，但 IRA 术后复发的平均时间较 SC 推迟约 4.4 年。亦有研究表明，SC 和 IRA 术后复发率相似，但 SC 术后功能优于 IRA。

直肠局限性病变行直肠前切除术、低位前切除术及超低位前切除术或拉出术，尽可能保留肛门功能；直肠弥漫性病变，可行腹会阴联合直肠肛门切除，永久性乙状结肠造口。

（3）CD 外科治疗的相关问题

1）肠管吻合技术：CD 术后吻合口复发常起于其近端肠管，所以吻合口的直径是关键问题。侧侧吻合口直径远大于端端吻合和端侧吻合，术后吻合口狭窄造成肠梗阻症状出现的较晚，所以提倡吻合器侧侧吻合。对 712 例 CD 行肠切除术，分别采用吻合器端端和侧侧吻合，结果显示吻合器端端吻合发生吻合口漏及相关并发症的风险更高，而两组吻合口复发率无显著差异。近期一项前瞻性研究表明，手缝与吻合器侧侧吻合进行比较，二者安全性及复发率无显著差异，表明导致吻合口狭窄造成肠梗阻的原因，不在于吻合方法，而取决于吻合口直径。

2）腹腔镜技术的应用：腹腔镜技术娴熟的术者，可对首次接受手术治疗的回结肠型 CD 患者行腹腔镜回盲部切除术。对于更为复杂或者复发的患者，没有足够的证据支持腹腔镜手术为首选。

腹腔镜手术的优势在于肠道功能恢复快、住院时间短、术后并发症发生率低、术野体表美观等。一项长达 10 年的随机试验随访表明，开放和腹腔镜手术治疗回结肠型 CD，两组术后复发率相同。

3）全结肠直肠切除回肠贮袋肛管吻合手术（IPAA）：对于术前诊断为 UC，已行 IPAA 手术，术后大体标本诊断为 CD，所有证据表明，这种情况下术后并发症发生率更高，常出现吻合口狭窄或吻合口漏及肛门失禁，贮袋废弃率高达 50%，是 UC 和未定型结肠炎（indeterminate colitis，IC）患者的 6 倍，所以 CD 患者禁忌行 IPAA 手术。少数专家认为对于不伴有小肠和肛周病变的结肠型 CD，也可行 IPAA 手术，但遭到多数学者的强烈反对。

4）偶然发现的末端回肠炎或盲肠炎：行腹腔镜阑尾炎切除手术时，意外发现末端回肠炎或盲肠炎，很难与 CD 鉴别诊断，不应盲目切除病变肠管。应反复探查是否存在近端肠管扩张，肠壁典型 CD 表现，肠系膜脂肪包裹等，还要追问是否有肠梗阻症状。

5）CD 肛瘘无症状肛瘘无须处理，合并感染切开引流，当 CD 缓解后，肛瘘也可以缓解。

（韩洪秋　吕永成）

第五节　肠息肉病

通常认为在肠道广泛出现的突起性病变，数目 100 枚以上者，称为肠息肉病（polyposis of intestine）。按 Morson 的分类法可分为：①腺瘤性息肉病；②错构瘤性息肉病；③炎症性息肉病；④其他，即不具有上述 3 类息肉病的特性无法分类者。此种分类法反映了息肉病的病因病理特点，有实用价值。

一、腺瘤性息肉病

腺瘤性息肉病（adenomatous polyposis）包括家族性结肠息肉病（familial adenomatous polyposis，FAP）、Gardner 综合征、Turcot 综合征 3 种疾病。

（一）家族性结肠息肉病

FAP 是一种不大常见的遗传性疾病，它以在结肠和直肠发生大量的腺瘤性息肉为其特征，如不及时治疗，几乎所有的病例都要发生癌变，但由 FAP 引发的结直肠癌占全部结直肠癌的比例不足 1%。本病报道较早，对其认识是逐渐深化的。1882 年 Cripps 首先指出此病的遗传性质。1890 年 Handford 开始注意到本病癌变的特征。本病在人群中的发病率约 3/10 万～10/10 万，男女患病比例相似。

【病因及发病机制】

本病是一种常染色体显性遗传病，外显率接近 100%。由于生殖细胞染色体 5q21 上的肿瘤抑制基因-APC 基因突变，是本病发生及遗传的基础。该病是按照单基因常染色体显性遗传特征进行遗传的，没有性连锁（sex linkage）。高达 25%～30%的患者中无家族史及基因学证据可查询，这可能系发生新的基因突变或基因嵌合所致，以后再按上述的遗传规律将该病遗传给其后代。典型的 FAP 通过世代传递方式将 APC 突变遗传下去，衰减型家族性腺瘤样息肉病（Attenuated familial adenomatous polyposis，AFAP）更多是由于特发性 APC 突变所致，还有一部分具有典型 FAP 临床特征的人群是由于 MUTYH 基因突变所致。

1. APC 基因 正常 APC 基因是一个抑癌基因，定位于 5q21 编码区，由 15 个外显子构成，编码 309KD 蛋白。APC 蛋白在 Wnt 信号转导系统中充当核心角色。野生型 APC 下调 β-catenin 的表达，当 APC 基因突变或缺失导致相应蛋白异常时（很多结直肠癌中会出现）β-catenin 上调，导致其靶基因 c-myc 过表达，而 c-myc 则隶属于原癌基因家族。此外，APC 纯合子的缺失影响染色质接合，APC 对细胞迁移的作用在体内外实验中均得到证实。

2. 典型 FAP 患者 APC 基因突变往往发生在第 5 外显子和第 15 外显子 5′端，而 AFAP 的突变倾向于在 APC 基因 5′端和邻近第 1517 密码子的第 15 外显子 3′端或 1900 密码子远端。密码子 1250-1464 间发生突变，临床上表现为大量息肉出现。某些特异性位点突变则可以导致先天性视网膜色素上皮肥大（congenital hypertrophy of the retinal pigment epithelium，CHRPE），这种突变一般发生在第 9 外显子之后。密码子 1445-1578 间突变可能会导致严重的硬纤维瘤病。

3. MUTYH MUTYH-相关息肉病（MUTY human homologue gene-associated polyposis，MAP），系由 MUTYH 生殖细胞系双等位基因突变所致。该基因位于染色体 1p34. 1，包含 16 个外显子，编码 1 个高度保守的 DNA 转葡萄糖激酶。该酶负责去除活性氧氧化反应（reactive oxygen species，ROS）导致 DNA 损伤后产生的腺嘌呤残基，当 MUTYH 基因突变，导致 DNA 损伤的碱基切除修复系统功能障碍，进而促进结直肠癌的发生。MUTYH 最常见的两个错义突变位点分别为外显子 Y179C 和外显子 G396D。

【病理解剖】

家族性结肠息肉病的息肉弥漫分布于结肠和直肠，以往认为大肠以外的息肉不常见，但最近有不少关于伴发胃和小肠息肉的报道。息肉外观呈粉红色，表面为分叶状，大小不等，绝大多数直径小于 0. 5cm，大于 1cm 者不超过其总数的 0. 1%。腺瘤大于 1cm 者易恶变。腺瘤的数目平均为 1000 个，不少于 100 个。最多可超过 5000 个。一般将 100 个腺瘤这个数目作为家族性结肠息肉病与多发性腺瘤相区别的界限。

结肠息肉病的腺瘤不仅数量多，而且处于发生的各个阶段。这与非息肉患者的腺瘤的数目相对稀少而且处于相对成熟的阶段有区别。观察切除的结肠标本，既可以看到带蒂的典型息肉，也可以见到很小的无蒂的黏膜结节。镜下可以观察到腺瘤形成的组织学上的各个阶段。最早期的病变仅累及单个腺管，其特点是上皮细胞深染和复层化，黏液分泌减少，细胞分裂增加，形成腺瘤性腺管（adenomatous tubule）。继而相邻的腺管聚集成团。当病变累及 8~10 个腺管的宽度，肉眼即可见到在黏膜表面突出大约 1mm 直径的圆形隆起。此时开始具备一个小的腺瘤性息肉（adenomatous polyp）或称为腺管性腺瘤（tubular adenoma）的特征。偶尔，大片黏膜尤其是腺管上部呈现上皮增长，可发生广基的、无蒂的绒毛状腺瘤（villous adenoma）。结肠息肉多数在儿童时期出现，最常见的部位是直乙交界，表现为小的黏膜结节，随年龄增长逐步累及全结直肠。至 15 岁时大约 50%患者发展成为典型息肉，35 岁时 95%患者发展成为典型息肉。

通常典型息肉发现 10 年左右，可能出现息肉恶变。上述两种类型的腺瘤都可恶变，但以含有绒毛成分者为甚。如镜下发现上皮增生，层数多、极向明显紊乱、细胞间变及核分裂明显增多，腺体共壁以及侵犯黏膜肌层等应考虑为腺瘤恶变。多数患者 40~50 岁出现结直肠癌，但也散见儿童和老年人的报道。

【临床表现】

便血是最常见的症状，为鲜红色或果酱样大便，有时伴腹泻或大便次数增多。因慢性失血可继发缺铁性贫血。黏液便和腹痛较少见。少数患者因肠梗阻、肠穿孔、下消化道严重出血或晚期癌症而就医。

大多数患者 30 岁以后才出现症状。根据 St. Mark 医院的统计，先证者（propositus case）出现症状的平均年龄是 32. 9 岁，确诊为本病的平均年龄是 35. 8 岁。而通过先证者作为线索对其家系成员进行调查所追查出的患者，有症状和无症状的平均年龄分别为 25. 5 岁和 24. 8 岁。因此腺瘤发生于出现症状前大约 10 年。

本病具有较高的胃、十二指肠息肉的发生率（表 29-5-1）。大约 90%的 FAP 患者会发生胃底腺息肉（fundic gland polyps，FGP），其中 40%具有腺瘤样特征，但一般不会引起症状，没有恶变潜能。本病确诊后 10~20 年约 90%患者可出现十二指肠腺瘤样息肉，为多发的，直径 1~5mm 的小腺瘤，几乎没有症状，但有恶变的倾向。腺瘤尤其好发于十二指肠 2、3 段或壶腹周围，致使 FAP 患者中十二指肠或壶腹周围癌的发病率明显高于一般患者。壶腹部腺瘤患者还可以出现胰腺炎的表现。

表 29-5-1 FAP 患者十二指肠息肉病的 Spigelman 分类

	第一阶段（1 分）	第二阶段（2 分）	第三阶段（3 分）
息肉数目	1~4	5~20	>20
息肉大小（mm）	1~4	5~10	>10
组织学	管状腺瘤	管状绒毛状腺瘤	绒毛状腺瘤
异型性	低级别	低级别	高级别

0 期：0 分；Ⅰ期：1~4 分；Ⅱ期：5~6 分；Ⅲ期：7~8 分；Ⅳ期：9~12 分。Ⅰ期（1~4 分）代表病变较轻，而Ⅲ~Ⅳ期（7~12 分）提示较严重的十二指肠息肉病

小肠也可发生息肉，确切的发病率不详，主要受检查手段的影响。以双球囊小肠镜和胶囊内镜检查做评估手段，大约 30%~75%的 FAP 患者发现小肠息肉，多集中于近段

空肠和末段回肠。极少有恶变。在FAP女性患者中，特别是年龄小于35岁的患者罹患甲状腺癌的可能是正常人群罹患甲状腺癌的160倍。大约10%的FAP可合并侵袭性纤维瘤病（aggressive fibromatosis），又称为硬纤维瘤病（desmoid tumor）或韧带样纤维瘤。

【诊断与鉴别诊断】

对可疑的患者需行乙状直肠镜或纤维结肠镜检查，同时摘除数个息肉送病理化验；一般还需作双对比钡灌肠检查以明确整个结肠息肉的多少及分布情况。如息肉呈弥漫性分布，数目超过100个，活检证实为腺瘤，加上家族史则可确诊为本病。其他条件符合，虽没有家族史也不能排除本病，因可能有新的基因突变者出现。一旦发现先证者，应对其家系成员进行遗传学调查和定期随诊，以便早期发现新的病例。如条件许可，应行基因检测加以确认。

与典型的FAP患者不同，一部分相对轻型的FAP变异型患者，他们息肉数量较少（通常在10~100枚），主要累及近端结肠，很少累及直肠，诊断时年龄较大，平均44岁，恶变出现年龄较晚，平均56岁。临床上将这种FAP的变异型称为衰减型家族性腺瘤样息肉病（AFAP）。诊断此型较典型FAP相对困难，需要联合评估临床发现和DNA测序。

近年研究发现MUTYH-相关息肉病（MUTYH-associated polyposis，MAP），系常染色体隐性遗传疾病，多数患者表现为散发。患者多发结直肠腺瘤，通常>10个，<100个，该腺瘤不出现APC基因的突变，是由于MUTYH双等位基因突变所致。临床表现同AFAP和Lynch综合征类似或重叠，多位于近端结肠，组织学为低级别腺瘤。可伴发胃底腺息肉，呈良性表现；伴发十二指肠腺瘤恶变率较高。可有肠外表现。诊断依靠MUTYH分子遗传学基因检测。

一旦确诊为本病，尚须行上消化道检查以便发现胃、十二指肠的病变。先天性视网膜色素上皮肥厚作为本病的特征之一，有报道该病损在低级别腺癌中出现，所以眼底镜检也应列为常规。

本病须与消化道的各种息肉病，主要包括错构瘤性息肉病（Peutz-Jeghers综合征为代表）、家族性幼年性息肉病、炎症性息肉病、增生性息肉病相鉴别（表29-5-2）。

表29-5-2 胃肠道息肉病的鉴别诊断

病种	遗传方式	息肉组织学特征	息肉分布	息肉数	其他表现	恶变率
家族性结肠息肉病（FAP）	常染色体显性	腺瘤	结直肠为主	>100，平均1000个	—	极高，不治疗几乎100%发生结直肠癌
AFAP	常染色体显性	腺瘤	近端结肠为主	10~100	—	较低。有合并胃癌、乳腺癌、肝细胞癌的报道
MAP	常染色体隐性	腺瘤，可伴随增生性息肉，锯齿状腺瘤	近端结肠为主	10~100	皮脂腺肿瘤	有合并十二指肠癌、甲状腺癌、支气管肺泡癌报道
Gardner综合征	常染色体显性	腺瘤	结直肠为主	同FAP	软组织瘤，骨瘤和齿异常	同上，尚易发生十二指肠癌。壶腹周围癌
Turcot综合征	常染色体隐性	腺瘤	结直肠为主	<100	中枢神经系统恶性肿瘤	高
Peutz-Jeghers综合征	常染色体显性	错构瘤	全胃肠道，小肠为主，结肠次之	数十个~数百个	黏膜、皮肤色素斑	2%~3%恶变
幼年性息肉病（JPS）	常染色体显性	错构瘤	直肠、乙状结肠为主	数十个~数百个	—	38%结直肠癌；21%上消化道肿瘤风险
Cronkhite-Canada综合征	非遗传性	错构瘤	全胃肠道，胃和结肠为主，小肠次之	弥漫性~散在性生长	皮肤色素沉着，脱毛，指趾甲萎缩脱落	—

续表

病种	遗传方式	息肉组织学特征	息肉分布	息肉数	其他表现	恶变率
炎症性息肉病	非遗传性	肠道弥漫性炎性改变	结直肠为主	数十个~数百个	—	—
淋巴滤泡性息肉病	非遗传性	淋巴滤泡增生	结直肠为主	数十个~数百个	—	—
化生性（增生性）息肉病	非遗传性	腺管延长和囊性扩张，囊壁呈锯齿状	直肠、乙状结肠为主	散在性~弥漫性生长	—	—

【治疗】

治疗本病的根本目的是预防癌症和保持良好的生活质量。一般年龄16~18岁的FAP患者应该每年或更短时间内进行结肠镜检查（根据息肉的负荷量），如果暂时不想手术，应同期切除较大的腺瘤。此外还需根据Spigelman分级进行胃十二指肠息肉的监测。

推荐的胃镜监测的时间间隔，见表29-5-3。

表29-5-3 胃十二指肠息肉内镜检查间隔时间和治疗

Spigelman分期	内镜检查	备注
0期和Ⅰ期	每隔5年一次胃镜	
Ⅱ期	每隔3年一次胃镜	
Ⅲ期	每隔1~2年一次胃镜	考虑超声内镜；塞来昔布800mg/d
Ⅳ期	超声内镜（EUS）	考虑手术：保留胰腺或保留幽门的十二指肠切除

治疗的基本原则是采取手术方法切除病变的肠管以达到清除全部或大部腺瘤的目的。手术可分为3种：

1. 全结肠切除术和回直肠吻合术（ileorectal anastomosis，IRA） 切除全部结肠，将保留10~14cm的直肠与回肠吻合。此种保留直肠的手术适用于息肉无癌变的任何年龄患者，或结肠虽有癌变而直肠未受累的年轻患者。优点是保留了自然的排便功能，但腺瘤和癌赖以生存的直肠黏膜依然存在，直肠癌的威胁没有根除。因此除术前和术中须将直肠的腺瘤一一电灼外，术后仍须坚持每间隔6个月行一次直肠镜检查，并电灼新出现的腺瘤。如发生癌变则行直肠切除术。

2. 全直肠结肠切除术和永久性回肠造瘘术 直肠已有癌变的患者有施行此手术的指征，但一般主张即使直肠无癌变而结肠已有癌变的老年患者须将直肠与结肠一并切除。如勉强保留直肠，日后容易癌变。

3. 全结肠直肠切除、直肠黏膜剥除、回肠贮袋-肛管吻合术（ileal pouch anal anastomosis，IPAA） 手术切除全直结肠，保留下段2~3cm长直肠，切除直肠黏膜至齿状线，将回肠通过直肠肌管与肛管吻合。为改善回肠贮便功能，近年来学者们将回肠折叠成：J形、S形或W形的回肠贮袋，通过直肠肌管与肛管吻合。目前以J形贮袋应用较多。此类手术的优点为切除全部能癌变的大肠黏膜，同时保留了控制排便的括约肌功能。其缺点是合并症较多，如吻合口漏、盆腔感染、贮袋炎、小肠梗阻和性功能失调等，最后还有5%~10%的病例需改作永久性回肠造口。如果是直肠息肉数量较少的患者或女性患者考虑到IPAA术可能会影响生育，也可行全结肠切除回直肠吻合术，术后直肠腺瘤需每年1~2次内镜检查，行息肉切除。

（二）Gardner综合征

本病以肠息肉病伴有多发软、硬组织的肿瘤或异常为特征。1951—1953年Gardner等首先描述一种包括多发或弥漫性肠息肉病、骨瘤、纤维瘤和表皮样囊肿的综合征，后遂以其名命之。其遗传方式与家族性结肠息肉病相同，具有常染色体显性遗传特征。

本病与家族性结肠息肉病的主要区别是伴有软、硬组织的各类病变。在骨骼方面，最常见的是位于下颌骨的骨瘤，面骨以及颅骨的其他部位亦可发生。有时尚可见长骨皮质局限性增厚。牙齿的异常也颇为多见。软组织的病变最常见的有表皮样囊肿和皮肤的纤维瘤。此外亦可见侵袭性纤维瘤病，多见于术后肠系膜、腹壁及瘢痕组织区。本病常伴有胃、十二指肠或小肠息肉。十二指肠、壶腹周围恶性肿瘤的发病率较高。

本病与家族性结肠息肉病在结肠的表现没有区别，基本的病变都是腺瘤病。目前认为两种疾病的发生均缘于同一基因的突变。但由于表型的变异，致使Gardner综合征出现以硬纤维瘤和骨瘤为重要特征的种类繁多的临床表现。

本病的肠道症状与家族性结肠息肉病相同。但因有多种结肠外表现，当患者被诊断为结肠息肉病后，须确定有无结肠外病变存在。除一般查体外，还要包括上下颌骨、颅骨X线摄影，胃、十二指肠内镜检查等。一旦发现先证者，医生应劝其家系成员接受遗传咨询。鉴于下颌骨骨瘤是本病最常见的结肠外表现，因此需要对那些受本病威胁而在查体尚未发现有骨瘤的家系成员行下颌骨全景X线摄影，以便筛选出突变基因携带者。

本综合征的结肠息肉病的治疗与家族性结肠息肉病相同。但在手术治疗时保留直肠的指征要严格掌握，因此类患者在第2次手术切除直肠时常遇到直肠周围纤维化、盆底硬纤维瘤等困难。一般较小的骨瘤不需要处理。胃、十二指肠息肉发病率较高，应及时通过胃、十二肠镜切除或电灼。其他结肠外表现可分别情况给予处理。

（三）Turcot综合征

1959年Turcot报告了兄妹二人患结直肠腺瘤样息肉病并发中枢神经系统的恶性肿瘤的特殊病例，以后此种疾病被命名为Turcot综合征。本病非常罕见。对于本病遗传的传递方式仍有争议，一般认为可能系一种常染色体隐性遗传性疾病。其结肠腺瘤性息肉的数目常少于100个，且比家族性结肠息肉病的息肉为大。近年来其基因研究发现该病存在两个表型，一类来自于DNA错配修复基因hPSM2/hMLH1的突变，临床表现为神经胶质母细胞瘤；另一类来源于APC基因的突变，临床表现为神经髓母细胞瘤。

二、错构瘤型息肉病

由于胚胎发育过程中的分化和增殖异常，导致正常组织结构排列紊乱形成错构瘤。错构瘤性息肉病（hamartomatous polyposis syndromes，HPS）包括Peutz-Jeghers综合征（Peutz-Jeghers syndrome，PJS）；幼年性结肠息肉病（juvenile polyposis syndrome，JPS）；Cronkite-Canada综合征。

（一）Peutz-Jeghers综合征

本病是一种以消化道息肉病伴有皮肤、口唇和口腔黏膜色素斑沉着为特征的常染色体显性遗传性疾病，故又称遗传性胃肠道息肉病伴黏膜皮肤色素沉着症（hereditary gastro-intestinal polyposis with mucocutaneous pigmentation）。1896年Hutchinson首先报道一对孪生姐妹的口唇均有黑色素斑沉着，其同事Weber于1919年报道其中之一在20岁死于息肉所致的肠套叠。1921年Peutz首先描述此病，1949年Jeghers等阐明此病的显性遗传特征，以后本病即被称为Peutz-Jeghers综合征。

【病因】

本病系一种常染色体显性遗传疾病，家族中发病率为30%~50%。也可发现散发病例。基因定位于19p13.3，编码一种丝氨酸-苏氨酸激酶（STK11）。约60%PJS患者有STK11基因缺陷，该基因属于抑癌基因，其突变与PJS的错构瘤和色素斑形成有关，并可能增加其他部位出现良恶性肿瘤的危险性。

【病理解剖】

多发性息肉可分布于整个胃肠道，最多见于小肠（空肠多于回肠），其次为结肠及直肠，胃及阑尾较少见。数量以数十个至数百个不等。息肉大小不一，从数毫米无蒂的结节至直径超过5cm带蒂的肿物。外观上呈典型的多分叶状，表面乳突状隆起。它们不是真性肿瘤，而是由黏膜肌的平滑肌纤维为基质和分化良好的腺体及潘氏、杯状、嗜铬细胞异常混合构成的错构瘤。此种息肉一般被视为良性病变，但有研究报告PJS患者的息肉可以观察到错构瘤→腺瘤→腺癌的组织学证据，恶变率2%~3%。黑色素斑的组织学所见如下：表皮基底层、棘细胞层色素增加，基底层黑色素细胞数目增多。有人发现黑色素细胞集中在真皮乳头之上方。真皮上层噬黑素细胞数目亦增加。

【临床表现】

本病的主要临床表现为黏膜和皮肤黑色素沉着和胃肠道多发性息肉。

色素沉着发生早，常见于10岁以前的儿童。唇和口腔黏膜的病变在出生时或出生后头几年出现，且不消退；皮肤病变出现稍晚，当年龄大时可消退；色素沉着的部位主要在口唇和颊黏膜，而以下唇最多，有时亦出现在牙龈及腭部，舌部则很少。口唇周围皮肤以及眼睑、鼻孔周围皮肤均可发生色素沉着。色素沉着的另一主要部位是手足掌侧。少见于龟头、阴唇等处。色素通常是深褐色至黑色。大小为2~5mm，为圆形、椭圆形或不规则。不高出皮肤表面，呈散在性分布。

息肉病大多于青春期发病。可以没有症状或出现间歇性痉挛性腹痛。息肉出血则出现大便带血或黑便，偶尔可出现鲜血便。患者可因慢性失血而继发缺铁性贫血。

患者常以急性肠套叠的症状就诊。此时可表现为腹部绞痛、恶心和呕吐。腹部检查时可发现急性肠梗阻的体征，有时还能触及香肠状肿物。

需要注意的是本病胃肠道恶性肿瘤的发生率高于一般人群，主要是胃和十二指肠癌。一般认为本病患者中胃肠道外肿瘤的发生率高。常见的有卵巢肿瘤、乳腺癌、睾丸的精源细胞瘤、甲状腺瘤和胰腺癌等。

【诊断】

本病的临床表现比较特殊，诊断一般不难。凡具有口唇色素沉着、腹痛、便血和贫血等表现者应考虑到本病的可能。为确定诊断需行消化道钡餐造影和消化道内镜检查。此外，在小肠套叠手术时，应想到本病的可能。注意皮肤黏膜有无色素沉着，仔细检查胃肠道，避免漏诊。本病须与其他胃肠道息肉病鉴别。

【治疗】

鉴于本病基本上是良性疾病，如患者无明显症状可暂不行手术治疗。定期复查胃镜、结肠镜，对于胃、十二指肠和结肠内大于1cm的息肉应予以内镜下切除。也可通过钡餐、小肠系造影、钡灌肠气钡双重造影发现消化道息肉分布、大小、肠壁充盈缺损情况，对较大息肉可行肠镜下高频电切，必要时手术。除可减轻症状外，还可减少恶性肿瘤的发生。

对于常有腹痛，孤立息肉直径超过2cm或由于慢性失血已经引起明显贫血的患者，应施行择期手术。手术方法以切开肠壁摘除息肉为主，对于息肉集中的肠段亦可行肠部分切除术。因手术的目的是解决临床症状而不是根治，因此应尽量保留肠管长度，切忌作广泛肠切除，以免发生短肠综合征。

并发肠套叠者，应视为急症，及时行手术治疗。根据肠管有无坏死行肠切除或复位术。手术时应仔细探查胃肠道，对散在的小肠息肉应分别切开肠壁予以摘除。

【随访】

此类患者应长期随访，除监测息肉本身的并发症外，还应定期采用一些必要检查手段尽早发现胃肠道恶性病变及胃肠道外肿瘤。

（二）幼年性结肠息肉病

McColl于1964年报道首次报道，儿童发病为主，以胃肠道多发性息肉为特征的少见疾病，息肉主要分布于大肠，故称之为幼年性结肠息肉病（juvenile polyposis syndrome，JPS）。发病平均年龄6.2～7.3岁，成人亦有发生，仅占15%，男性居多。属于常染色体显性遗传性疾病，但也存在一些无家族史的散发病例。JPS患者发病分别有20%～30%与BMPR1A和SMAD4基因突变有关。

JPS息肉数目可从数十个到数百个，可遍布整个胃肠道，主要发生于远段大肠，小肠，胃亦可见。息肉大小不等，形态上息肉呈球形外观，有形成蒂的倾向。一般表面光滑，无分叶，呈淡红色，表面可有溃疡和出血。镜下特征是：黏膜固有层水肿肥厚伴炎性细胞浸润和腺管的囊性扩张，腺管上皮无异型。如息肉表面有溃疡时，间质可见。组织学上属于黏膜固有层间质成分形成的错构瘤型息肉。有时发现腺管由核深染的柱状上皮细胞所构成，呈现出腺瘤性息肉的特点。

本病于幼年时开始出现症状，表现为便血、黏液便、黑粪症、息肉脱垂、腹泻和腹痛，并可发生继发性贫血。诊断依靠内镜检查，Jass修订的诊断标准需具备如下三个条件之一：①结直肠发现5枚以上幼年性息肉；②全消化道出现幼年性息肉；③无论息肉数目的多少，但存在幼年性息肉病家族史者。无症状时不必治疗，有症状时可做息肉切除。部分患者终身存在患结直肠癌、胃癌可能，故推荐15岁开始，每3年行结肠镜、胃镜检查。

（三）Cronkhite-Canada综合征

本综合征首先由Cronkhite和Canada（1955）所描述。该征是以消化道息肉病合并皮肤色素沉着、脱毛、手指和足趾甲萎缩脱落等外胚层病变为特征。是一种获得性、非遗传性疾病。

息肉可分布在胃肠道任何部位，以胃和结肠为最常见，其次是小肠和十二指肠，食管罕见。息肉呈弥漫性分布，大小不等，但其直径多在0.5～1cm之间，大者可达2～3cm。息肉的组织学分类为错构瘤性息肉，具有幼年性息肉的特点。腺体呈囊性扩张、黏液潴留、炎细胞浸润及间质水肿等组织学特征。

色素沉着呈弥漫性分布于全身，为褐色或深褐色。外胚层病变还有指（趾）甲萎缩脱落和毛发脱落等。

本病大多于中年以后发病，无家族史。多以腹泻和腹痛为初发症状，其次是外胚层的病变，继而出现味觉异常。由于胃肠道的广泛病变，可导致大量的蛋白和电解质丢失。故低蛋白血症及钾、钙、镁缺乏的现象很常见。严重病例多于发病后6个月至1年死于恶病质。

根据本病发病年龄大，无家族史、息肉的分布特点，特有的外胚层病变以及腹泻、腹痛、低蛋白血症和电解质紊乱等临床特点，加上胃肠道蛋白丢失试验（^{131}IPVP或^{51}Cr-白蛋白试验）证实有胃肠道的异常的蛋白丢失，诊断不太困难。但须与其他胃肠道息肉病以及其他原因所致的蛋白丢失性肠病（protein-losing enteropathy）相鉴别。

本病一旦发病，进展很快，而且病情多危笃，故应尽可能早期诊断，早期治疗。需积极补充蛋白、电解质、维生素和矿物质以改善一般情况。有人采用糖皮质激素取得一定疗效。也有人建议借助仔细的X线检查以确定息肉密集的肠段以及蛋白丢失的放射性核素检查，选择最宜肠段行肠切除以减少肠道内蛋白的漏出。

三、炎症性息肉病

继发于肠道慢性炎症性疾病的息肉病，称之为炎症性息肉病（inflammatory polyposis）。多见于溃疡性结肠炎、克罗恩病、肠结核、阿米巴痢疾和血吸虫病的消退期和治愈期。

息肉多分布于结肠和直肠。息肉多为椭圆形或呈棒状、楔状等不规则形态。息肉的形成与病变愈合时肠上皮的再形成（re-epithelialization）有关；还与肠壁肌层纤维化收缩，黏膜下层水肿消退；炎症细胞浸润减轻等因素造成黏膜相对过剩有关。镜下可见息肉由比例不等的肉芽组织、浸润的炎细胞、不规则扩张的腺管和纤维组织所构成。这些息肉一般也称为假性息肉（pseudo-polyps）。

在西方，最常见的炎症性息肉病的原发疾病是慢性溃疡性结肠炎，在我国并发于血吸虫病的假性息肉病颇为常见，其组织学所见与上述相似，但息肉的黏膜下层常看到血吸虫卵。

这些息肉病在临床表现上和放射学检查方面容易与家族性结肠息肉病或其他类型的息肉病相混淆。但通过仔细地询问病史，尤其是进行息肉活检，是不难鉴别的。

治疗主要应针对原发疾病进行处理。

由于炎症或过敏免疫反应引起的胃肠道广泛的淋巴滤泡增生亦属于炎症性息肉病。此病可影响整个胃肠道或局限于大肠。常见于年轻人。息肉的直径大多在 1mm 左右，很少超过 3mm。息肉表面被覆盖着正常黏膜。于黏膜下和黏膜固有层的深部可见有滤泡形成的分化良好的淋巴组织。淋巴组织的外观类似淋巴结，但无包膜或淋巴窦。

本病为可逆性，可自行消退，不需治疗。但值得注意的是本病可与其他息肉病和家族性结肠息肉病合并存在而造成混淆。

四、增生性息肉病

增生性息肉病又称化生性息肉病（metaplastic polyposis）。指肠道弥漫性分布的小而无蒂的黏膜突起，直径约 3~6mm。息肉大多分布于大肠，尤其是乙状结肠远段和直肠。镜下可见腺管延长和囊性扩张，囊壁呈锯齿状。增生性息肉病为非遗传性疾病，没有肠道外表现。本病为良性疾病，常无症状，不需要治疗。

（付　强　尤胜义）

第六节　小肠肿瘤

小肠肿瘤（Tumor of the small intestine）不论其为恶性或良性，其临床表现都有某些共同之处，故在本节一并讨论，现将某些多见病理类型肿瘤分别加以介绍。

小肠虽占有胃肠道总长的 70%~80%，然小肠肿瘤较为少见，仅占胃肠道肿瘤的 5%，胃肠道恶性肿瘤中的 1%~2%是源于小肠。在早年的文献中，每 100 例胃与结肠癌，相应有 1 例小肠癌，这说明其发病率是比较低的。在临床实践中，小肠恶性肿瘤比良性肿瘤的发病率高，但在尸检材料中则恰恰与此相反。因为很多患良性肿瘤的患者，在生前并未显示出特殊症状，只是当患者因其他原因死亡后尸检中被发现。这也提示我们小肠良性肿瘤确切的数字要比其临床表现出来的多。小肠肿瘤发生在中年人者较多，性别上无区别。小肠肿瘤发生率低，据认为是与小肠内容物通过快、小肠黏膜细胞更新快、小肠内容物为碱性液状、肠壁内含有较高的 IgA 和小肠内细菌含量较低等因素有关。

天津医科大学总医院报道在 116 例原发小肠肿瘤中，良性为 16 例，恶性者为 100 例，二者之比为 1∶6.3。发病率与性别关系不大，发病年龄 40 岁以上者占 84.5%。

近年来病理学研究证实，胃肠道间叶肿瘤（mesenchymal tumors）典型的平滑肌肿瘤极少见，以往诊断的平滑肌源性肿瘤中的绝大部分来源于 Cajal 细胞，归划为胃肠道间质瘤（gastric intestinal stromal tumors，GIST）。

在 Wilson JM 等报告的一组 1721 例小肠良性肿瘤中，腺瘤占 505 例，胃肠道间质瘤占 454 例，腺瘤与胃肠道间质瘤均以回肠为多见，空肠次之。Wilson JM 等报告的2 169 例小肠恶性肿瘤中以腺癌最多（1002 例），位于十二指肠与空肠者占 80%，神经内分泌瘤则以回肠部最多见（84%）。

天津医科大学总医院资料显示，就发生部位来看，不包括十二指肠乳头肿瘤，上皮性肿瘤还是易于发生在十二指肠（40/52），淋巴性肿瘤好发于存有较多淋巴滤泡的末段回肠（14/21），间叶性肿瘤多发于十二指肠和空肠（24/32），可能与空肠肠壁较厚，Cajal 细胞丰富有关。就生长方式来看，上皮性肿瘤以腔内生长为主（41/52），容易发生出血和肠腔狭窄，间质性肿瘤以腔外生长为主（21/32），容易引起小肠折叠、扭转，而恶性淋巴瘤则腔内、腔外、壁间生长方式都可出现。

【病理】

1. 小肠腺瘤　亦称腺瘤样息肉、乳头状腺瘤、肠息肉、乳头瘤等。这一类良性肿瘤占所有良性小肠肿瘤的 1/3，是良性肿瘤中最常见者。在小肠的分布上无特殊差异。在临床上位于十二指肠的腺瘤与其他部位小肠不同，由于解剖部位固定的关系，在十二指肠的腺瘤多以消化道出血为主要表现，如肿物体积过大，则出现上消化道梗阻的症状。在其他部位小肠腺瘤则多由于并发肠套叠始被诊治。肿瘤可起源于肠黏膜的上皮、黏膜下层的腺体（特别是 Brunner 腺）、异位胰腺组织或来自胚胎残留的组织（如梅克尔憩室）。大体病理表现多为息肉样，有蒂或无蒂，大小也很不相同，少数为散在的小肿物。

2. 小肠腺癌　小肠腺癌以位于十二指肠者为多见，空肠及回肠的发病率则较低。在 100 例小肠恶性肿瘤中，腺癌约占 51%，38%位于十二指肠，4%位于空肠，9%位于回肠。肿瘤主要位于十二指肠空肠曲韧带附近，其次为回肠末端。在临床上，主要表现为消化道出血及肠梗阻，有一半的患者，在腹部可扪到肿块。位于末端回肠的腺癌与克罗恩病不易鉴别，位于此处的腺癌，往往形成肠管的环形绞窄，因此容易并发肠穿孔。病理类型为一般腺癌或黏液腺癌，向肠系膜淋巴结及肝脏转移。由于临床症状出现较晚，手术时多数患者已有转移，预后较差。

3. 小肠胃肠道间质瘤　GIST 是胃肠道最常见的间叶源性肿瘤，在生物学行为和临床表现上可以从良性至恶性，免疫组化检测通常表达 CD117，显示 Cajal 细胞分化，大多数病例具有 c-kit 或 PDGFRA 活化突变。小肠是 GIST 的好发部位，按照现行的诊断标准，以往所诊断的大多数平滑肌肿瘤（包括平滑肌母细胞瘤）实为 GIST；而曾被定义为胃肠道自主神经瘤（GANT）的肿瘤在临床表现、组织学形态、免疫表型和分子病理学上均与 GIST 相同，应归属于 GIST，也已不再作为一种独立的病变类型。间质瘤的基本诊断：①组织学上，依据瘤细胞的形态通常将 GIST 分为 3 大类：梭形细胞型（70%）、上皮样细胞型（20%）和梭形细胞-上皮样细胞混合型（10%）。少数病例可含有多形性细胞，常见于上皮样 GIST 内。间质可呈硬化性，尤见于伴有钙化的小肿瘤，偶可呈黏液样。②免疫组化检测 CD117 阳性率为 94%~98%，DOG1 阳性率为 94%~96%，其中 CD117 与 DOG1 具有高度一致性。多数梭形细胞 GIST（特别是胃 GIST）表达 CD34，但在小肠 GIST 中 CD34 可为阴性。

GIST 的生物学行为因患者而异，《2013 年版 WHO 软组织肿瘤分类》将其分为良性、恶性潜能未定和恶性三种类型。对于局限性 GIST 危险度的评估，应该包括原发肿瘤的部位、肿瘤大小、核分裂象以及是否发生破裂等。原发于小肠的 GIST 较原发胃的 GIST 预后差。

4. 小肠淋巴瘤　原发性小肠淋巴瘤一般较大，大部分病例多超过 5cm，可有多发性，并偶有较长肠段广泛浸润。在西方的统计中，有 60%~80% 小肠淋巴瘤是 B 细胞型的，在小肠远端尤其是回盲部，绝大部分是弥漫性大 B 细胞淋巴瘤（diffused large B-cell lymphoma，DLBCL）。大部分的儿童淋巴瘤是 Burkitt 型，是高级别小非分裂 B 细胞淋巴瘤。对不同分化表现型的恶性淋巴瘤的研究，是对传统形态分类作补充，这有利于诊断与分类，如小非分裂细胞淋巴瘤明显不同于大细胞与大细胞成免疫型淋巴瘤的原因，是由于很少表达 CD44 和 LFA-1 淋巴细胞黏附分子，基因重排的研究能对组织学不清的淋巴瘤进行分类，Bcl-2 肿瘤蛋白的表达能用来区别滤泡淋巴瘤与在肠黏膜下层的反应性生发中心淋巴瘤。

完善的分期，对病例预后和比较研究是相当重要的。临床分期依据，包括过去史、体格检查、红白细胞计数分类、胸片和肝、肾功能检查。CT 和 B 超是无损伤性检查，可估计腹腔内的情况。对高度复杂怀疑有系统浸润患者作骨髓活检或淋巴造影。目前常用有 Ann Arbor 分期，Ⅰ期淋巴瘤局限在单一部位；Ⅱ期肠淋巴瘤位于膈下，再分为两组亚型，有局部淋巴结参与为（Ⅱ1E）和远处淋巴结参与（Ⅱ2E）；Ⅲ期为淋巴瘤侵犯膈肌两侧；Ⅳ期为广泛浸润肝脾。亦有不同的补充分期方法。

淋巴瘤大体上可分为 4 种形态：①囊样扩张型（aneurysmal type），由于肿瘤在黏膜下层扩展，肠壁的肌层受到损害，时间久后逐渐呈现囊状扩张，有时可形成很大的囊腔；②缩窄型（环形绞窄），较少见。主要见于网织细胞肉瘤的病例；③息肉样淋巴肉瘤型，主要病变在黏膜下层，这种病理类型常为多发性病灶，最易引起肠管的套叠。亦有人称之为息肉样肠套叠性淋巴肉瘤；④溃疡型，这是较常见的类型，与第一种的发病率差不多。病变范围较小，为多发性，在临床上表现为出血与穿孔。除这 4 种单独的形态外，有时也可有不同的形态同时并存。

临床上这种肿瘤很少有特异性的症状，体重下降是一个较突出的表现，有的患者出现肠道吸收功能性障碍，肠穿孔比较少见，因有继发感染的存在，有相当一部分患者有发热的症状，极易与炎症性肠道疾病相混而被忽略，应引起特别的警惕。

5. 脂肪瘤　全部胃肠道的脂肪瘤约有一半位于小肠，发病率仅次于 GIST，好发部位为回肠。小肠脂肪瘤可表现为 4 种形态：单发的局限性肿物，多发而又分散的肿瘤，融合在一起的多发性脂肪结节及脂肪组织在黏膜下层浸润，而不形成肿瘤样结节。脂肪瘤主要来自肠壁的黏膜下层，一般不会长的很大。腔外生长的肿瘤起源于浆膜下层，这种脂肪瘤可达很大的体积。小肠的脂肪瘤容易引起消化道的出血。

6. 血管瘤　系来自血管或淋巴管，占小肠良性肿瘤的 7%。可以是单发的，也可以是多发的，呈局限性分布或弥漫性分布。肿瘤形态也极不一致，属海绵状血管瘤，也可以是毛细血管瘤样。肠血管瘤的患者，也常在肝及皮肤上发现血管瘤。在临床上的表现，主要为消化道出血，间断性的黑便或严重的失血性贫血，常在诊断上造成困难，见表 29-6-1。

表 29-6-1　小肠肿瘤的类型

细胞	黏膜来源		细胞	间叶来源	
	良性	恶性		良性	恶性
上皮细胞	管状腺瘤		Cajal 细胞	胃肠道间质瘤（GIST）	
	乳头状腺瘤	腺癌	淋巴细胞		淋巴瘤
	管状乳头状腺瘤		平滑肌	平滑肌瘤	平滑肌肉瘤
神经内分泌细胞	胃肠神经-内分泌肿瘤（GI-NEN）		神经与神经鞘	神经纤维瘤 神经鞘瘤	神经纤维肉瘤 恶性神经鞘瘤
			结缔组织	纤维瘤	纤维肉瘤
			脂肪组织	脂肪瘤	脂肪肉瘤
			血管组织	血管瘤 淋巴血管瘤	血管肉瘤
			其他	黑斑息肉病	转移病灶 恶性黑色素瘤

【临床表现】

小肠肿瘤由于缺乏特异性的临床症状，故在早期很难确诊，在未出现并发症以前，医生亦常按普通胃肠道疾病对待。一般常见的症状有：

（一）腹痛

80%以上的患者，有不同程度的腹痛，疼痛多位于中腹部或环绕脐部，有时亦可出现于左上腹及左下腹，个别患者表现为剑突下部位疼痛。疼痛为阵发性，发病之初为钝痛，逐渐加重变为刺痛或绞痛。疼痛初起不重，逐渐加强，常伴有腹鸣，患者感觉到有时聚时散的肿块在腹内游动。如病期较长，患者有时自己就能看到起伏的肠型，在腹部呈横行排列。每当疼痛发作达到高潮时，即出现恶心或呕吐，当肿物往下腹部窜动时，出现肛门排气，疼痛可得到暂时的缓解。上述症状反复出现。有的患者，亦可出现一段相当长时间的平息，似乎病已痊愈，但在再次出现时，上述的症状会比前次加重，呈现慢性、间断性而又是进行性的特点。腹部疼痛与所吃的食物种类无关系。有时经过一段时间的一般药物治疗能得到一定的缓解，这就更会造成诊断上的延误。以肠炎，肠道功能紊乱加以观察，由最初的腹痛出现到疾病确诊时间，有的患者可长达10个月以上。

（二）腹泻

约1/3的患者有腹泻症状。发病之初，大便次数并不增加，原来正常的粪便变为不成形便，无明显的黏液。随着病情的进展，大便次数增加，黏液增多，肉瘤的患者尤为多见。小肠肉瘤患者的1/2有腹泻的病史，在腹泻之前先有腹部的绞痛。血样便并不多见，一般无发热。因为腹痛、腹泻及患者进食的减少，体重日渐下降，患者感到全身乏力。

（三）腹内肿块

腹内肿块也是患者就诊的主要原因之一，29%的癌与65%的肉瘤患者，就诊时在腹部已能查到肿块的存在。肿物有轻度压痛，形态不规则，有结节感，中等硬度。在发病的初期肿块能活动，逐渐地活动度减少，最后完全固定。肿块是由增大的肿瘤、粘连聚积的大网膜与肠襻和增大成团的肠系膜淋巴结所组成。肉瘤患者组肿块出现的频率比癌瘤组患者为高，这与肿瘤的生长方式有关。一般肉瘤生长较快，在较短的时期内肿瘤即可达到相当大的体积，因此比较容易查出。在小肠肿瘤中，一旦出现肿块，往往预示着病变已进入晚期阶段。

（四）慢性失血性贫血

随着病变的进展，在肿瘤部位出现溃疡，引起慢性失血，故患者面色萎黄呈贫血貌。出血主要以小量持续性失血为主，大便潜血阳性，个别病例其病变位于近端空肠时可引起呕血。如有较大出血发生，则以黑便、柏油样便形式出现。贫血主要是因慢性失血及肠道吸收功能不良所致，小肠良性肿瘤亦可出现这种形式的消化道出血，这是由于黏膜出现溃疡所致，小肠黏膜有很强的自愈能力，在黏膜愈合之后，粪便的潜血亦随即消失。因此在良性肿瘤的患者，如能认真观察可观察到潜血呈间断性变化，而在恶性肿瘤则不然，表现为持续性的特点，在鉴别诊断上有重要参考价值。

除以上4种常见的临床表现外，约有1/3的患者伴有发热，温度一般不高，这主要是由继发感染所引起，也可能与某些肿瘤物质的重吸收有关。晚期患者可出现腹水及黄疸。值得注意的是，以上4个常见的表现，并无特定的规律性，也不能据此作出疾病诊断。在临床实践中观察到，患者多因出现急性并发症始来就诊，常见的并发症有以下3种：

1. 肠梗阻 60%的患者可并发肠梗阻。一般为部分性慢性肠梗阻，因此呕吐及腹胀不十分显著。肠梗阻的发生与小肠肿瘤的生长方式有关。从病理形态来看，小肠肿瘤的生长方式有3种。第1种生长方式是向肠腔内生长，肿瘤达到一定体积后，将引起肠梗阻。常见的梗阻形式为肠套叠，肿瘤本身作为套入肠管的头部。第2种生长方式为环肠壁生长，使肠腔缩小绞窄，梗阻近端肠管日渐扩张，一旦出现肠梗阻之后，多不易缓解，最易引起肠穿孔，导致全腹膜炎。第3种生长形式为浆膜下生长，向肠腔外扩展，并发肠梗阻的机会较少，如肿瘤与肠管、网膜粘连形成腹内肿块，可引起粘连性肠梗阻，如肿瘤诱发肠扭转可引起绞窄性肠梗阻，见图29-6-1。

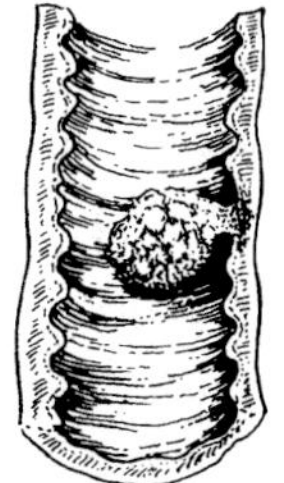
A.向腔内生长

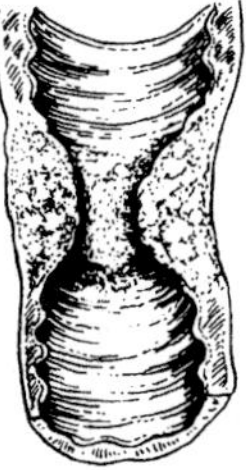
B.环肠壁生长

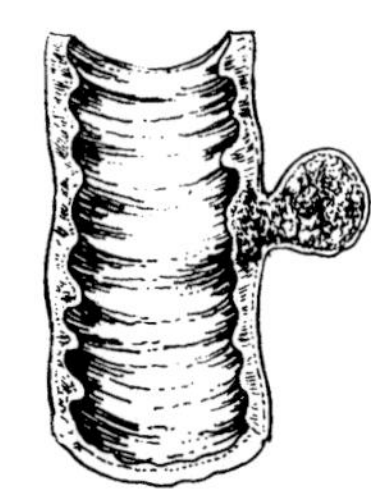
C.浆膜下生长

▶ 图29-6-1 小肠肿瘤的生长方式

2. 肠穿孔及腹膜炎 这也是小肠肿瘤的常见并发症之一。王鹏志等报告的128例小肠肿瘤中并发穿孔者24例，占18.3%。有7例肠穿孔是在肠梗阻的基础上发生的，其他病例则因肠肿瘤病变已属晚期侵犯了整个肠壁，继发感染而致肠管破裂，情况严重死亡率极高。

3. 消化道出血 小肠肿瘤所引起的大量出血并不少见。刘彤等报告的116例中有出血史37例，占31.9%。消化道出血的方式，除位于近端空肠的肿瘤者外，均无呕血表现，主要以黑便或柏油样便为主。并发肠套叠的病例，有时可出现紫天鹅绒样色泽或果酱样血便，但不如婴儿型肠套叠多见。

29

【诊断与鉴别诊断】

(一) 诊断

小肠肿瘤诊断的要点在于临床医生应对此病有高度的警惕性与责任心，不应认为小肠肿瘤是一种罕见病而掉以轻心。从临床诊断过程来看，患者从出现症状到确诊往往经历较长时间，几经周折虽已确诊，但病变多已届晚期。造成延误诊断的另一原因是，目前对此病尚缺乏较简易的特异性强的检查方法。目前所使用的检查方法，也多由于各专业之间缺少密切的配合，而未能充分发挥其效能。不少患者曾做过消化道钡餐检查而毫无所获，只是在各方面配合下，更细致的重复检查才得以确诊。如在上消化道检查中，当钡剂通过幽门之后，即不愿再作认真透视；在做小肠系统检查时，上午服钡，下午随诊，此时钡剂可能早已到达末端回肠，因此，位于十二指肠空肠曲附近的肿瘤，也就无法做出诊断。看来，在一定的情况下，临床医生与放射科医生的配合是十分必要的。

1. 消化道钡剂造影检查　在进行 X 线检查时应按下列顺序进行：

(1) 先拍摄一张腹部 X 线片，观察有无肠梗阻表现　如发现有液平及扩张的肠管，可根据扩张肠管的特点，大致作出病变部位的粗略估计。小肠肿瘤并发肠梗阻的机会较多，故冒然服钡检查是不当的，当怀疑病变位于末端回肠时，应先做钡灌肠检查。

(2) 为了发现小肠的早期病变最好采用分次服钡检查，即在吞钡后每间隔半小时透视一次。小肠肿瘤的 X 线表现包括肠管绞窄、充盈缺损、肠黏膜变形及破坏等，在并发肠套叠时可出现相应的影像。这些影像，常被充满了钡剂的彼此重叠的小肠所掩盖，这就需要检查者的技巧。尚须注意到，如在某段肠管中钡剂通过延缓，或出现扩张，而又不能很好解释其出现的原因时，很可能即为肿瘤的一种表现。小肠淋巴肉瘤，在消化道检查中，可显示出某些典型的征象，陈星荣报告 81 例小肠恶性淋巴瘤的 X 线表现，分为 3 型：

1) 肠壁型：此型又可分为弥漫型及局限型两种，其特点为沿肠管长轴弥漫浸润，肠黏膜皱襞横向增粗，没有绞窄如梗阻表现，肠壁轮廓呈手风琴风箱样扩张。由于恶性淋巴瘤破坏了肠壁的肌层和肠肌神经丛，同时又不伴有纤维组织增生，病变肠段成为一个张力下降的薄弱区域，可出现囊样扩张。

2) 肠外肿块型：肿块型可引起肠管外在压迫、黏膜皱襞拉长和歪斜，有时可看到坏死灶所形成的瘘管。

3) 史普鲁型 (Spruc)：此型少见，在肠系膜淋巴结受累后，引起淋巴道的堵塞，出现小肠吸收功能不良的 x 线表现。

(3) 如怀疑为末端小肠病变，则应作钡剂灌肠检查。

(4) 对于某些难定位的小肠肿瘤，特别是那些有消化道出血表现的肿瘤，在上消化道检查无所发现时，可进行双腔长管方法的观察与造影，使用米勒-阿伯管，当管端已通过幽门进入十二指肠之后，即把气囊充气，气囊即随肠管蠕动而顺序下行，每进入 10~20cm，即用注射器抽吸肠液（不要用力抽吸），检视有无新鲜血液出现，作潜血试验，一旦发现有新鲜血性液体或潜血变为强阳性时，即把管子固定，注入少量显影剂，透视检查摄片。作这种检查时，需要连续地观察对比，这种方法很有效，也不需要更多的设备，所需要的只是医护人员的耐心，专人监护，确是一个简易有效的方法。

2. 选择性动脉造影术　对出血性小肠疾病尤有价值，可根据其局限性肠管血运异常，或在某段肠管造影剂外溢而进行定位的诊断。

3. 小肠神经内分泌肿瘤的患者可经测定患者尿中 5-MLAA（5-羟吲哚乙酸）含量而帮助确诊。

4. CT 增强薄层扫描　患者空腹 8~10 小时，取仰卧位，平扫后做双期增强扫描，采用高压注射器，肘静脉注射 100ml 碘海醇，扫描层厚 2.5mm，必要时可做三维重建。

5. 双气囊小肠镜　根据患者临床表现和相关检查结果提示选择从口腔进镜或肛门进镜。当内镜抵达相应部位后仍未发现病变，即用黏膜下注射针向黏膜内注射 1%靛胭脂 0.5ml 数点，作为本次检查区域标记，择期改换进镜方式再行检查。

6. 探查　对那些高度可疑的患者一般检查不能确诊，患者又有一定的手术适应证时，应在出现肠梗阻或活动性消化道出血时，在做好准备的情况下，行开腹探查手术，腹腔镜探查有一定的临床意义和微创优势。要把小肠进行仔细的全面的检查，对可疑的组织进行快速的病理鉴定。在开腹手术时，把肠管分段提起，在手术台外侧，以强光透照之，即可清晰地看到肠内情况及肠壁的血管分布。近年来我们把结肠镜经一小切口置入肠腔，开动光源后，对肠管进行分段的检查，也比较简便有效。

(二) 鉴别诊断

小肠肿瘤往往还需要与其他腹腔疾病相鉴别，主要的有以下 3 种：

1. 腹腔结核症　特别是小肠结核的一些临床表现，与小肠肿瘤特别是恶性淋巴瘤有时很难加以区别。一般言之，淋巴瘤类的小肠肿瘤，对患者全身的危害性更大，全身消耗的改变更较显著。在 X 线的表现上，腹腔结核因炎症激惹小肠腔管多表现有痉挛，而淋巴瘤则表现为舒张状态，往往伴有风琴键样改变。肠结核如累及回盲部则更为典型，除 X 线典型的表现外，最主要的鉴别要点，在于整个病程的动态变化。肠结核的患者，在最后出现梗阻之前，一定有一个较长时间的腹腔结核症的病史，如腹泻、午后潮热等，当这些症状经治疗后，全身状态大为改善之时，反而出现了机械性肠梗阻的症状。在小肠肿瘤，特别是恶性淋巴瘤的患者，发热、腹泻和肠梗阻几乎是同时出现的，患者的全身状况也越来越恶化。

2. 卵巢肿瘤 女患者要与妇科疾病相鉴别。小肠肿瘤，特别在那些有腹内肿块的肿瘤，要与卵巢囊肿及其并发症如扭转相鉴别。在卵巢囊肿扭转时，发病更突然，没有全身消耗中毒症状，妇科盆腔检查多能作出正确的诊断。

3. 节段性小肠炎 这一鉴别有时很困难。发热、腹泻是其共同之处，在X线上此病与肠结核不易区别，肠管呈痉挛状态，这与淋巴瘤的患者是不同的，必要时只能靠剖腹探查相鉴别。

【治疗原则】

1. 对那些良性肿瘤，以肠部分切除术为标准手术，凡恶性肿瘤，病变局限尚无转移灶发现者，应作较广泛的肠段切除，两断端经病理鉴定是正常的肠组织为准，而后行肠管端端吻合术或功能性侧侧吻合。

2. 腹腔镜因为其创伤小，术野放大，术后恢复快等特点，在有条件的单位可以适当开展腹腔镜探查。凡经探查后确诊的小肠肿瘤，可以根据肿瘤部位，大小，性质及与周围组织脏器的关系决定行全腹腔镜、腹腔镜辅助抑或中转开腹小肠部分切除术。

3. 凡患淋巴瘤患者，手术恢复后，以患者不同的病理结果和全身情况，定出化疗或放疗综合治疗方案。

4. 小肠间质瘤术后辅助治疗的适应证 目前推荐具有中、高危复发风险的患者作为辅助治疗的适应人群。对于不同基因突变类型患者，辅助治疗的获益存在差异，c-kit外显子11突变与PDGFRA非D842V突变患者辅助治疗可以获益；同时，c-kit外显子9突变与野生型GIST能否从辅助治疗中获益有待进一步研究。而PDGFRA D842V突变GIST患者未能从辅助治疗中获益。推荐伊马替尼辅助治疗的剂量为400mg/d。治疗时限：对于中危患者，应至少给予伊马替尼辅助治疗1年；高危患者，辅助治疗时间至少3年；发生肿瘤破裂患者，应考虑延长辅助治疗时间。

（刘 健 刘 彤）

第七节 肠梗阻

一、肠梗阻的临床现状

肠梗阻（intestinal obstruction）是一种常见的外科急腹症，凡肠内容物不能正常运行或通过发生障碍时称之为肠梗阻，一旦肠管发生梗阻不但可以引起肠管本身解剖和功能上的改变，并可导致全身性生理紊乱。在临床上以腹痛、呕吐、腹胀及便闭为主要表现。我国较早记载类似肠梗阻症状的古典名著是《内经》及《金匮要略》，中医将其归属于“关格”“肠结”“积聚”等门类之中，医书《医贯》记载“关者下不得出也，格者上不得而入也”。《医学入门》中描述“关格死在旦夕，但治下焦可愈，大承气汤下之。”随着中西医结合的发展，肠梗阻成为中西医结合研究开展较早、效果较好的病种之一。

【病因学】

肠梗阻具有病因复杂、病情多变、发展迅速等特点。从20世纪60年代起，腹部外科疾病的病谱不断地发生变化，同时也使临床医师面临更复杂的局面。为了开展高层次的中西医结合研究，在吴咸中院士的指导下，天津市南开医院先后进行了3次较大规模的肠梗阻临床现状的调查研究工作，总病例数达到5923例，这是目前为止国内、外最大规模的肠梗阻病例统计研究。

第一次普查为1965—1978年，前三位病因为粘连性肠梗阻（占58.3%）、肠扭转（占7%）、肠道蛔虫病引起梗阻占5.1%；第二次普查为1979—2000年，前三位病因为粘连性肠梗阻（占51.7%）、肿瘤（占29.85%）、嵌顿疝（占6.46%）；第三次普查为2000—2008年，前三位病因为粘连性肠梗阻（占48%）、肿瘤（占32%），嵌顿疝（占7.4%）。具体数据，详见表29-7-1～表29-7-3。

表29-7-1 三组患者三类代表病因的分析

	年份	n	肠粘连	肿瘤	疝
1	1965—1978	2419	1409（58.3%）	67（2.8%）	71（2.9%）
2	1979—2000	1484	767（51.7%）	443（29.85%）	96（6.46%）
3	2001—2008	2020	970（48%）	646（32%）	149（7.4%）

表29-7-2 各阶段肠梗阻治疗效果

	n	平均年龄	治愈率（%）	好转率（%）	死亡率（%）
1	2419	50.6	50.72	45.8	4.2
2	1484	53.7	67.2	30.1	2.7
3	2020	62	78*	19.2#	2.8

注：和第1、第2阶段相比，*$p<0.05$，#$P<0.05$

表 29-7-3 各阶段中西医结合非手术疗效

	n	平均年龄	中西医结合非手术率（病例数）	非手术成功率（病例数）
1	2419	50.6	81.6%（1974/2419）	80.9%（1597/1974）
2	1484	53.7	88%（1306/1484）	91%（1188/1306）
3	2020	62	83.7%（1691/2020）	72%（1217/1691）*

注：和第 2 阶段相比，* $P<0.05$

调查结果：粘连性肠梗阻始终占据发病原因的第一位，但是近年来引起肠粘连的原因更为复杂，包括腹部多次手术、腹腔炎症、腹部放射和腹腔内化疗等。发病原因第二位是肿瘤引起的肠梗阻，而且所占比例逐步增高，从第一次普查的 2.8%持续升高到第三次普查的 32%。嵌顿疝诱发肠梗阻的比例始终位于第三位（7.4%），比第一次普查有明显上升（2.9%）。

【临床疗效】

20 世纪 80 年代，由于单纯性粘连性肠梗阻所占比例很高（>50%）、功能性肠梗阻比例较高（9.1%），以及肠套叠、肠扭转、肠蛔虫症等病种也占一定比例，中西医结合非手术治疗成功率很高（>80%）。近年来，随着肠梗阻病谱的变化，且腹腔粘连病理损害有逐渐复杂与严重的趋势，导致治疗越来越困难。

29

从表 29-7-1～表 29-7-3 可看出，三阶段统计中西医结合非手术率无明显差异，但成功率有所下降。在粘连性肠梗阻的病例统计中，大部分病例（>94%）可采用中西医结合非手术疗法治愈或缓解。少数病例（5%左右）采用常规的西医疗法或中西医结合疗法均告失败。部分得到缓解的病例（16%左右）中仍有将近半数处于慢性反复发作状态。显而易见，上述后两部分病例已成为临床难题，我们称之为复杂性肠梗阻（complicated intestinal obstruction，CIO）。

二、术后早期炎性肠梗阻

Stewart 等于 20 世纪 80 年代首先提出“术后早期小肠梗阻”（early postoperative small bowel obstruction，EPISBO）的概念。EPISBO 系指在腹部手术后早期（一般指术后 2 周），由于腹部手术创伤或腹腔内炎症等原因导致肠壁水肿和渗出而形成的一种机械性与动力性因素同时存在的粘连性肠梗阻。国外文献报道 EPISBO 发病率约为 0.69%～14%，以结肠或直肠手术后发病率较高，术后早期发生的肠梗阻约占术后肠梗阻的 20%，其中 90%是 EPISBO。

【病因和病理】

目前病因尚不十分清楚，认为 EPISBO 患者必须有近期腹部手术的病史，一般都接受过一次或多次腹部复杂手术，在手术后 1～2 周内起病。发病原因可能与胃肠道手术、短期内反复手术、广泛分离肠粘连、腹膜炎、肠排列、异物或坏死组织残留以及其他造成肠管浆膜面广泛受损的因素有关。

EPISBO 的主要病理改变为肠壁的炎性水肿和广泛的渗出、粘连。术中表现为：①广泛致密的腹腔粘连，分离十分困难；②肠壁炎性水肿，增厚易碎；③分离粘连时可见大量丝状物等。由此可见，EPISBO 的肠壁病理改变明显强于一般的创伤性反应结果。而 EPISBO 镜下病理表现为小肠黏膜下水肿、浆膜增厚、纤维组织增生和炎性细胞浸润等。

【临床表现】

常发病于术后 1～4 周，多数在 2 周左右。术后胃肠功能曾一度恢复，常已排气或少量排便，随后进食，但进食后很快出现梗阻症状。症状以腹胀为主，腹痛相对较轻或无腹痛；肠梗阻的症状、体征十分典型，但较少发生绞窄；虽有机械性因素，但大多数都与腹腔内炎症所致广泛粘连引起有关。查体腹部触诊有柔韧感，无明显的包块儿和/或肠襻；B 超可见肠管积气、积液、扩张伴有蠕动亢进。影像学 X 线摄片可发现多个气液平，并有肠腔内积液的现象；腹部 CT 扫描可见肠壁增厚，肠襻粘连聚集成团。

【诊断与鉴别诊断】

1. 诊断标准　根据病史、临床特征，结合腹部 B 超和 CT 多可诊断 EPISBO。周振理等总结 EPISBO 的诊断标准：①近期（1～4 周内）有腹部手术（特别是反复手术史）及重度腹腔感染和较大腹部创伤史，以术后 2 周内发病者最多见；②术后肠蠕动恢复，已有排气、排便，有时甚至已进食半流质，但又出现梗阻；③查体腹部可有膨隆，可有范围不同的压痛，而无明显肌紧张、反跳痛，腹部触诊有不同范围的柔韧感；肠鸣音减弱或消失；④腹部 X 线片可见多发气液平；⑤腹部 CT 可显示肠壁水肿、增厚，肠管之间粘连，肠腔积液和腹腔渗出等现象；⑥腹部 B 超可见肠管广泛粘连、水肿，肠壁增厚，肠蠕动差；⑦泛影葡胺消化道造影可见造影剂通过小肠困难，显示小肠运动缓慢、造影剂逆流、通过迟缓等征象。

由于炎性肠梗阻的病理损害以肠壁本身为主，常常表现为肠壁增厚和肠腔狭窄，见图 29-7-1。

2. 鉴别诊断　需要与粘连性肠梗阻、术后早期绞窄性肠梗阻、术后肠麻痹相鉴别。

【治疗】

（一）肠道减压治疗

经鼻型肠梗阻导管深部减压，能有效地降低梗阻近端肠管内压力，减轻水肿，有利于肠管的血运恢复，从而达到积极解除梗阻的目的。

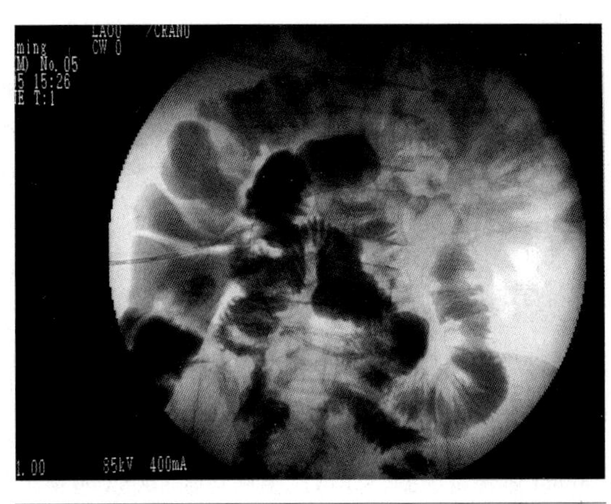

▶ 图 29-7-1　EPISBO 的消化道造影表现

患者袁某某，男性，59 岁。因复杂性肠梗阻行小肠排列术，术后一周出现 EPISBO。小肠系造影（泛影葡胺）显示小肠多发狭窄

（二）营养支持治疗

治疗早期进行全胃肠外营养支持，对于部分恢复肠功能的患者，可给予肠内营养制剂，绝大部分患者耐受良好，可缩短病程。

（三）生长抑素及肾上腺皮质激素治疗

生长抑素能够抑制胃肠道激素的释放和消化液的分泌，减少胃液及肠液的丢失时伴随的血浆蛋白丢失，防止营养状况恶化，减轻大量液体积聚导致的肠管扩张、缺血和肠屏障完整性的破坏。肾上腺皮质激素具有抗炎和减轻术后肠管粘连的作用，并促进肠壁水肿的消退。

（四）中医药治疗

1. 中药汤剂　通里攻下法的代表方剂大承气汤是目前治疗 EPISBO 的较好方剂。其他一些中药汤剂包括四君子汤、赭石薤白降气汤、五磨饮、莱菔承气汤等，也可取得良好疗效。

2. 针刺治疗　主要包括体针、耳针、电针及药物穴位注射。

3. 其他疗法　脐部外敷疗法是一种有效方法。

三、粘连性肠梗阻

粘连性肠梗阻（adhesive intestinal obstruction，AIO）是指由各种原因引起腹腔内肠粘连导致肠内容物在肠道中不能顺利通过和运行，属于机械性肠梗阻范畴。肠粘连多为腹部手术、炎症及创伤后等所形成。其形成的粘连带引起的肠管急性梗阻，肠内容物不能正常运行、顺利通过肠道，发生向肛门端传送障碍的病理性状态，其发生率约占各种类型肠梗阻的 40%～60%。

【病因】

（一）先天性粘连

约占粘连性肠梗阻病因的 2%～3%，多由胚胎发育异常和胎粪性腹膜炎所致。其中最典型的是腹茧症。腹茧症是一种罕见的腹部疾病，其临床特点为腹腔内部分或全部脏器被一层灰白色致密的纤维结缔组织所包裹，容易造成肠道完全或不完全性梗阻性病变。

（二）后天性

1. 损伤　①手术创伤是造成肠粘连的最主要的原因；②腹部创伤。

2. 炎症　①腹腔内炎症；②腹部放疗；③腹腔灌注化疗；④子宫内膜异位症；⑤结核性腹膜炎；⑥肠结核。

【病理生理】

粘连性肠梗阻具有特定的病理学特点：①肠管与肠管之间形成紧密粘连或粘连成团，导致肠管扭曲变形或折叠；②肠管与腹壁腹膜尤其是腹部切口部位的腹膜形成点状或片状粘连牵拉形成锐角；③腹腔内肠系膜牵拉呈带状或肠襻间肠襻与腹膜之间形成粘连束带，直接压迫肠管，或粘连带形成环状而导致内疝；④由于肠管局部粘连固定而引发肠扭转。

1. 肠道血液循环的改变　首先使肠壁的静脉回流受阻，肠黏膜淤血、缺血，使肠壁水肿加重；随着肠管的扩张加重，逐渐影响肠壁动脉供血，使肠壁缺氧、肠绒毛脱落、变性坏死，进一步加重了肠黏膜绒毛的损害，导致肠腔内渗液和出血。

2. 肠道分泌与吸收功能的改变　肠腔里的液体 80% 在小肠吸收。肠梗阻时，肠道血液循环障碍程度越重，肠道吸收能力越低，且梗阻近端严重扩张的肠管可引起肠道分泌增加，造成肠腔内液体大量积聚。

3. 水、电解质丢失，酸碱平衡失调　肠梗阻时肠道吸收功能明显下降而渗出分泌增加，可引起脱水、电解质紊乱。肠液丢失可引起代谢性酸中毒。

4. 肠道运动的改变　肠梗阻的梗阻近端肠管收缩频率和强度增加。

5. 肠道菌群的变化　肠梗阻时肠内容物滞留，并使调节肠内细菌的机制遭到破坏，细菌还可从淋巴和血液循环扩散到梗阻的近端，更影响了肠道的吸收功能，加重了从口腔摄入或从远端回肠和结肠逆流的细菌繁殖。其速度与梗阻时间和肠扩张范围成正比。

6. 感染　在梗阻以上的肠腔内细菌数量显著增加，细菌大量繁殖，而产生多种强烈的毒素。由于肠壁通透性增加，肠道细菌移位及细菌产生的大量毒素渗透至腹腔内引起严重的腹膜炎和感染、中毒，并经腹膜吸收引起全身中毒。

【临床表现】

肠粘连所致的急性完全性肠梗阻，其临床表现与其他原因引起的肠梗阻临床征象相同即痛、呕、胀、闭四大特征。肠粘连所致的不完全性肠梗阻为慢性肠梗阻表现，即间断性发作的腹胀或腹部胀痛，伴有排气排便不畅。

【诊断与鉴别诊断】

1. 诊断标准　目前公认的诊断标准：①有腹部手术（特别是反复手术史）或腹腔感染或腹部创伤史；②腹痛、腹胀、恶心、呕吐、停止排气排便等肠梗阻症状；③查体腹部可有膨隆，可有范围不同的压痛，而无明显肌紧张、反跳痛，肠鸣音亢进，有高调肠鸣、气过水声或金属音；④腹部X线片可见多发气液平；⑤腹部CT可显示肠腔积气积液和腹腔渗出等现象；⑥腹部B超可见肠管粘连，肠腔积气积液。

2. 鉴别诊断　最重要的是要和绞窄性肠梗阻鉴别，一旦诊断为绞窄性肠梗阻应立即手术治疗。

【治疗】

（一）非手术治疗

在非手术治疗期间，必须严密观察，严格把握手术时机，若症状体征不见好转反而加重即应中转手术治疗。

1. 肠梗阻导管治疗　经鼻型肠梗阻导管治疗效果较好，与传统的鼻胃管减压管相比有许多优点：可插至梗阻部位的近段肠管，减压后可使肠内潴留物吸引排出；直接降低膨胀肠管的压力，减少肠管生机受损；能同时进行影像学检查，判断梗阻部位、原因和程度；还可作为小肠内排列的支撑管，进行内排列术。

2. 纠正水、电解质紊乱和酸碱失衡

3. 药物治疗

（1）生长抑素：能广泛抑制消化液的分泌还能促进肠黏膜对消化液的吸收，可有效缓解因肠梗阻引起的症状；能减少肠梗阻时消化液的净分泌和降低肠黏膜的通透性，使肠梗阻时肠道细菌的易位呈明显的减少并对肠绒毛有保护作用。

（2）肾上腺皮质激素：减轻局部充血及减少体液外渗；减轻脏器缺血缺氧产生的水肿；抑制结缔组织增生，降低毛细血管壁和细胞壁的通透性，减少炎性渗出。

（3）促胃肠动力药：促进胃肠蠕动，使肠内容物顺利通过梗阻部位，达到解除梗阻的目的。

4. 中药治疗　中医认为肠腑阻结是肠梗阻的主要病机。肠腑气机痞塞，肠道不通，气阻于中。临床上根据局部的病理改变将其分为三期（或三型）：痞结期、瘀结期和疽结期。粘连性肠梗阻的中医辨证以痞结期为主，以瘀结期为辅。在有效的胃肠减压后，可酌情经胃管或肠梗阻导管小量、多次注入中药汤剂。经过近半个世纪的临床实践和实验研究，证实以大承气汤为核心的一组方剂，已成为中西医结合治疗肠梗阻的重要手段。由大承气汤衍生出的3个常用类方，分别适用于不同情况的肠梗阻。

（1）肠粘连松解汤：厚朴10g，木香10g，乌药10g，炒莱菔子15g，桃仁10g，赤芍10g，芒硝10g（冲），大黄10g。本方以理气药为主，兼顾活血化瘀，通里消胀，适用于轻型粘连性或不全性肠梗阻。

（2）复方大承气汤：大黄15g（后下），厚朴10g，枳实10g，芒硝10g（冲），炒莱菔子30g，赤芍10g，桃仁10g。本方主要作用为泻热通下，行气祛瘀。为天津市南开医院的经验方，用于腹胀重，腹痛严重的粘连性肠梗阻，以期迅速攻下成功。

（3）甘遂通结汤：甘遂末1g，桃仁10g，赤芍10g，牛膝10g，厚朴10g，大黄15g（后下），木香10g。本方主要作用是行气祛瘀，逐水通下，适用于肠腔积液较多的急性粘连性肠梗阻，而且周身情况较好者。

5. 灌肠治疗　可用中药复方承气汤或肠粘连松解汤200~300ml做保留灌肠，亦可用温肥皂水400ml灌肠。

6. 针刺治疗　腹痛选取中脘、天枢、内关、合谷、足三里、大横、腹结、大肠俞、脾俞、次髎；呕吐选取上脘、中脘、下脘、足三里、曲池、内关透外关。电针取上述体针穴位2对（如双天枢、足三里）腹部穴位为阴极，下肢穴位为阳极。方法是进针得气后，接电针，调好频率，强度以能耐受为度，留针20~30分钟，如症状不缓解，可隔2~3小时，再针1次。

7. 粘连性肠梗阻综合治疗方案（供参考）　见表29-7-4。

表29-7-4　粘连性肠梗阻综合治疗方案的时间安排

	时间安排	治疗措施
	准备阶段	胃肠减压，补充水分、电解质，纠正酸碱平衡失调
综合治疗阶段	7：00	经胃管/肠梗阻导管灌入液状石蜡100~200ml
	8：00	经胃管/肠梗阻导管给予通里攻下中药，闭管
	9：00	必要时行腹部颠簸疗法
	9：30	足三里穴位新斯的明注射，每侧0.25mg
	9：45	中药或肥皂水灌肠

（二）手术治疗

目的是解除肠梗阻，防止症状复发及最大限度保证术后生活质量。术式包括：①单纯粘连松解术；②坏死肠段切除吻合术；③短路手术；④造瘘术；⑤肠排列等。方式有开腹式和微创腹腔镜式。特别要强调的是：肠粘连可多处发生，手术中应注意探查，千万不能遗漏。因小肠造瘘后营养、水电解质平衡失调不易控制，多数学者主张应竭力避免采用小肠造瘘。

四、复杂性肠梗阻

复杂性肠梗阻（complicated intestinal obstruction，CIO）这一概念最早由天津市南开医院周振理教授于10余年前提出。在临床工作中，发现约有5%粘连性肠梗阻病例采用常规的西医疗法或中西医结合疗法均告失败；粘连性肠梗阻缓解病例中约有8%处于慢性反复发作状态。周振理依据其长年中西医结合治疗粘连性肠梗阻的经验总结，提出CIO这个概念。

【临床特点】

1. 腹部多次手术　由于外科学整体水平的不断提高和病谱的变化，使得腹部的再次手术不仅成为可能、而且也十分必要。但是，随之而来的结果是更多、更复杂的粘连性肠梗阻病例的出现。腹部多次手术的另一个后果是腹腔内解剖关系紊乱，使得再次手术治疗更加困难。

2. 原发病复杂　子宫内膜异位症、腹茧症、腹腔结核、炎性肠病等疾病本身就会导致腹腔广泛而致密的粘连。

3. 术中腹腔化疗或放疗　目前腹腔恶性肿瘤的发生率逐年上升，不仅导致腹部手术数量上升、规模扩大，而且还派生出许多辅助治疗方法，如腹腔化疗。最常使用的方法是向腹腔灌注化疗，其次是术中在相应的多个部位放置具有化疗作用的粒子。这两种方法对于预防术后肿瘤复发具有明显作用，但同时也造成了较为严重的腹腔粘连。接受腹腔放射性治疗的病例也明显增加，尤其妇科恶性肿瘤，继而造成放射性肠炎（radiation enteritis，RE）日益增多。

【病理生理特点】

由于长期反复发作和/或急症发作，尤其是手术治疗失败病例，除肠梗阻常见病理生理改变外，通常还伴有以下改变。

1. 肠源性内毒素血症　严重肠道膨胀时，肠腔内压力增高，肠壁静脉回流受阻，小动脉血流受阻，组织缺氧，加重肠组织的损伤，使肠腔中内毒素不仅通过扩张的毛细血管及淋巴管进入血液循环和淋巴管系统，而且尚可通过生理结构破坏了的肠壁组织而进入腹腔，经腹膜再吸收后而进入血液循环，导致严重的肠源性内毒素血症。

2. 腹腔间隔室综合征（abdominal compartment syndrome，ACS）　严重的肠梗阻直接导致腹腔内压力升高，继而造成腹腔内器官循环受阻，引发多器官功能不全。

3. 肠功能障碍（intestinal dysfunction，ID）　以往对于肠功能障碍的程度、周围器官的损害程度、梗阻解除后肠功能改善等问题关注较少。我们在临床观察到，复杂性肠梗阻患者由于长期反复发作和/或急症发作，尤其是手术治疗失败病例，常伴有肠功能障碍。由于肠道长期失用，患者免疫功能低下、营养状态差、肠道病理损伤严重，微循环障碍等，或者由于术后出现严重并发症如肠漏、腹腔感染、重要脏器损伤、低血容量休克等，是导致肠功能障碍的主要原因。肠梗阻后肠屏障功能的破坏、肠道菌群移位及内毒素血症是内源性感染难以控制的原因，而肠梗阻解除后肠屏障功能并不能立即修复，肠黏膜机械屏障的修复牵涉到肠黏膜上皮细胞的再生，绒毛上皮完整性以及黏液层的修复等。肠梗阻解除后，肠内化学环境的紊乱，肠内微生态失调等损害因素并不能立即消失，致病菌及有害大分子物质等仍可以继续进入循环系统。

4. 急性肺损伤　在机体出现过度炎症反应时，被激活的中性粒细胞、肺泡上皮细胞和单核-巨噬细胞和血小板等效应细胞，释放大量细胞因子和炎性介质，引起中性粒细胞、单核-巨噬细胞、血小板等向炎症区域趋化、游走、聚集，故肺脏细胞引起呼吸爆发，出现肺不张、动-静脉分流和难以纠正的低血氧，均是导致急性肺损伤的重要原因。

5. 营养不良　由于长期或反复发作肠梗阻，进食差及严重消耗，多数患者合并严重营养不良。

6. 免疫功能障碍　复杂性肠梗阻患者肠道内sIgA含量下降，肠黏膜内$CD3^+$淋巴细胞、$CD4^+$淋巴细胞及$CD4^+/CD8^+$比值均有显著性下降，肝细胞破坏，肠道免疫屏障严重受损。同时合并血浆$CD3^+$、$CD4^+$下降，导致机体免疫功能出现障碍。

【诊断】

1. 临床表现　复杂性肠梗阻通常有明确的急性机械性肠梗阻的临床表现，包括腹痛、腹胀、恶心、呕吐、停止排气排便。同时复杂性肠梗阻由于发病时间长，病情程度重，因此全身消耗严重。表现为身体虚弱，脉搏细数，眼眶深陷，四肢冰冷等现象。病情严重者甚至可出现恶病质。

2. 体征　望诊时通常可见肠型及蠕动波出现，听诊时可有高调肠鸣及气过水声和金属音。

3. 影像学检查

（1）腹部X线片：复杂性肠梗阻患者可能肠管内已完全被液体充满，因此腹部X线片上并没有明显的气液平面，但透视显示腹部密度升高，应予鉴别。

（2）腹部CT：随着螺旋CT的不断发展和广泛应用，螺旋CT可以在术前协助诊断CIO，已经成为小肠梗阻的重要检查方法。

（3）肠梗阻导管造影：选择肠梗阻导管治疗的患者，经过充分减压后，可通过导管择期进行消化道造影，能够比较清晰的对肠管的形态、蠕动及肠腔的变化情况进行观察，对梗阻的部位、程度、性质可以有较清晰的认识。

（4）腹部超声检查：在腹胀明显，肠腔内积气较多时B超受干扰较明显，因此应在肠梗阻导管治疗后，腹部情况好转后再行B超检查，可大幅提高诊断的准确性。

（5）下消化道造影：作为复杂性肠梗阻术前常规检查项目，目的是排除结肠梗阻因素。

4. 复杂的既往史　既往史常常具有以下几项特点（一项即可）：①腹部有2次以上手术史，尤其有因粘连性肠梗阻行手术治疗史；②曾接受过腹腔肿瘤根治术，并接受过放射性治疗；③曾接受过腹腔肿瘤根治术，并接受过术中或术后腹腔灌注化疗；④因子宫内膜异位症而接受过手术治疗；⑤诊断明确的腹茧症；⑥小肠结核或腹腔结核史。

【中西医结合治疗】

CIO是一类因为原发病复杂而导致腹腔粘连严重的机械性肠梗阻，与一般的粘连性肠梗阻不同，常规的非手术或手术治疗效果很差（近期失败或远期反复发作）。而且急症病例术后常伴有较高的并发症发生率和死亡率，根据天津市南开医院的早期临床研究，治疗 CIO 的并发症发生率达 28.6%，死亡率达 5.7%，属于腹部危急重症疾病。经过 20 多年的不懈努力，我们逐步摸索出适合于 CIO 的一套治疗方案，命名为"CIO 中西医结合三阶段治疗方案"，解决了 CIO 的治疗难题。治疗方案包括非手术治疗、手术治疗和术后康复三个阶段。

（一）第一阶段

CIO 首先采用非手术治疗，可使绝大部分病例得到缓解；如非手术治疗失败，则按照损伤控制理论，通过尽量小的手术（如肠造口减压）缓解急症状态。

1. 常规治疗　主要原则服从普外诊疗常规，还应关注以下几个方面：

（1）有效的小肠减压：先用鼻胃管行常规的胃肠减压，如果减压效果不佳，立即更换为经鼻型肠梗阻导管减压。导管先端带有气囊，可借助于肠蠕动到达梗阻部位，对梗阻的近端肠管直接实施减压。放置 24 小时后，可让患者正常饮水，以稀释肠内容物。

第一阶段的主要任务是基本缓解肠梗阻的急性状态，提供足够的时间以改善全身和局部状态，同时完善必要的检查，为择期手术做好充分准备。有效的鼻肠管减压是第一阶段的关键，详见图 29-7-2 和图 29-7-3。

（2）纠正水、电解质紊乱和酸碱失衡：补充液体的总量和种类须根据实际情况而定。

（3）利用肠梗阻导管行全消化道造影：经减压口注入 76%泛影葡胺，造影剂只能向肠管远端运行，造影剂此时浓度较高，能够比较轻清晰的对肠管的形态、蠕动及肠腔的变化情况进行观察，对梗阻的部位、程度、性质可以有较清晰的认识，有利提高术前诊断水平。

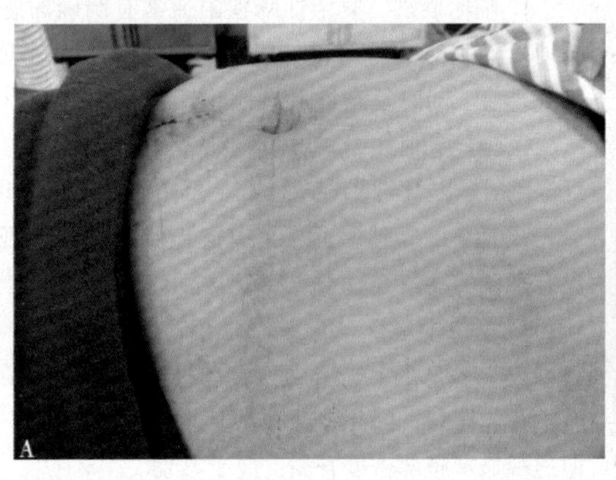

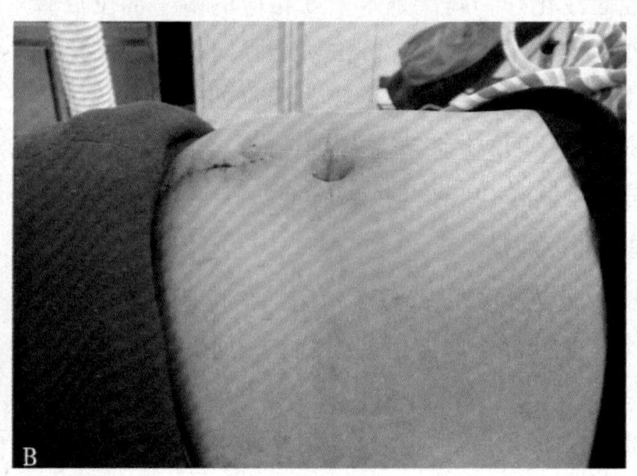

▶ **图 29-7-2　完全性肠梗阻的肠梗阻导管减压前后效果比较**

A. 侧显示减压前明显的腹部膨隆；B. 侧显示减压后腹部平坦。

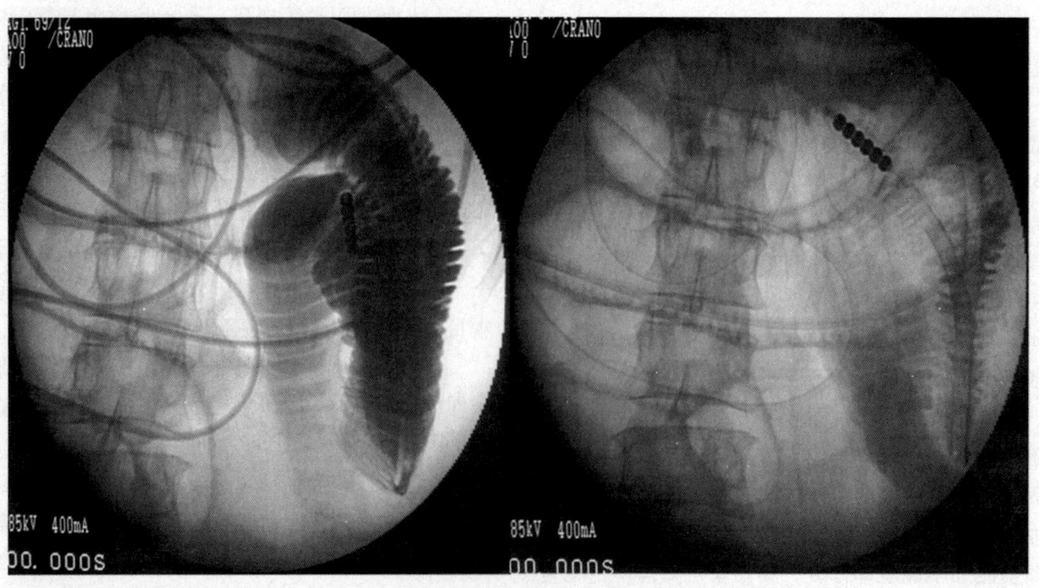

▶ **图 29-7-3　肠梗阻导管减压前后小肠造影结果比较**

图左侧显示减压前小肠明显扩张、大量积液积气；图右侧显示减压 30 分钟后，引出胃肠液 2000ml 左右，小肠扩张基本消失，肠腔空虚

2. 中药治疗　CIO 的中医辨证以痞结期为主，以瘀结期为辅。在有效的小肠减压后，可酌情经鼻胃管或肠梗阻导管小量、多次注入中药汤剂。根据中医辨证，选择肠粘连松解汤、复方大承气汤和甘遂通结汤。配合液状石蜡胃注、针刺足三里穴，肥皂水洗肠等。通过上述方法，可使90%以上患者病情得到缓解，将急症手术转化为择期或限期手术，同时为进一步明确诊断和治疗创造了条件。

3. 针刺疗法　以体针和电针为主，见粘连性肠梗阻章节。

4. 早期肠内营养治疗　对于放置经鼻型肠梗阻导管的CIO 患者，早期给予口服肠内营养制剂，可以明显增加肠道血液循环量，促进蠕动；并且可以维持 sIgA 的产生，减少肠道菌群的移位；改善胆道的引流，尽早恢复肝肠循环，从而有利于消化道功能的早期恢复。

通过第一阶段的治疗，可以使大部分病例的病情得到缓解，将急症手术转化为择期或限期手术，同时为进一步明确诊断和治疗方案创造了条件。

（二）第二阶段

CIO 患者术后主要问题是复发率较高，原则上应采用小肠内置管排列术（intestinal intutation placation，IIP），又称为改良的 White 手术，为小肠内固定手术。部分病例因肠粘连局限于腹腔某两个象限，术后其他象限的小肠还又可能出现成角畸形、扭转或内疝，所以应采用 IIP+小肠外固定术（Noble 手术），保证全部小肠都得到有效固定，我们称之为小肠双排列术。

1. 术前准备　小肠排列术治疗 CIO 是一项复杂的工作，要有充分的术前准备。除了临床腹部大手术的常规准备外，还应特别注意以下几个方面。

（1）调整术前全身状况：目标为生命体征平稳，主要化验室指标基本正常。

（2）明确肠梗阻部位：经过充分的影像学检查，明确了梗阻的部位，尤其关注肠道的多处梗阻（包括结肠梗阻）。

（3）肠梗阻原因：通过详细询问病史，结合影像学检查结果，基本可明确肠梗阻的发病原因。

（4）并发症的估计和预处理：①术中低血容量性休克：分离腹腔内广泛而致密粘连，可造成术中大量渗血，导致低血容量性休克。术前应备好充足的血浆、白蛋白和全血；②术中重要脏器损伤：结肠或膀胱损伤是较为严重的并发症；③肠瘘：由于 CIO 的全身和局部条件较差，容易出现延期性肠瘘。术前应进行有效的营养支持和胃肠道减压，尽量等待胃肠道功能完全恢复后再行手术治疗；④术后腹腔持续渗血：部分病种因肠粘连致密而导致分离后的创面渗血情况严重，要做好行预防性腹腔造口术的相关准备工作。

2. 小肠排列手术操作方法

（1）小肠顺行排列术：该术式为小肠排列术的常用术式，主要适用于肠粘连以下腹部和盆腔为重的病例。在空肠近段 10~15cm 处造瘘或经胃造瘘，置入内支撑管，按顺序由空肠至回盲部，通过回盲瓣进入升结肠，见图 29-7-4。胃造瘘时因在导管穿出腹壁后，将胃壁与腹壁缝合固定。空肠造瘘时应将导管经横结肠系膜穿出到上腹部，然后再从腹腔穿出，同时注意关闭横结肠系膜孔周围的所有间隙。顺行法拔管时不易出现造口瘘。

（2）小肠逆行排列术：该术式主要适用于肠粘连以上腹部为重的病例。常规切除阑尾，经其残口造瘘逆行插入导管，经回盲瓣进入小肠，末端插至十二指肠水平段（图 29-7-5）。为防止小肠蠕动恢复而导致的导管近段移位，应将导管前端的水囊注满后放入十二指肠，同时用可吸收缝线将导管与肠壁固定。术后一周左右将水囊排空，以避免出现十二指肠梗阻。

（3）小肠双排列术：该术式主要适用于肠粘连仅仅局限在上腹部或下腹部病例。在小肠内置管排列术的基础上，自 Treitz 韧带或回盲部开始，每间隔 20~25cm 间断缝合相邻小肠浆肌层进行外固定，见图 29-7-6。外固定时仅仅缝合浆膜层，尽量避免缝合全层。

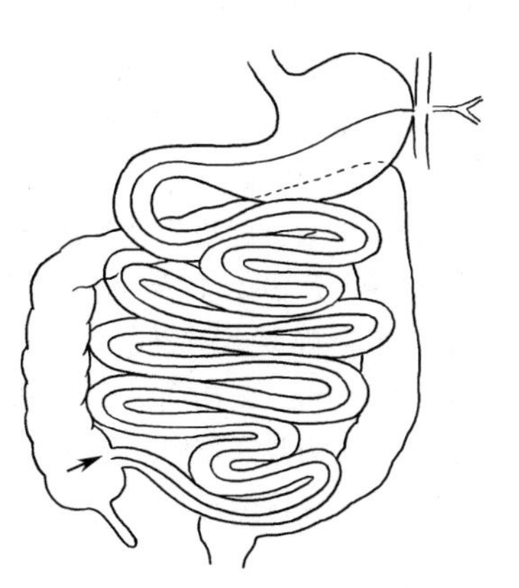

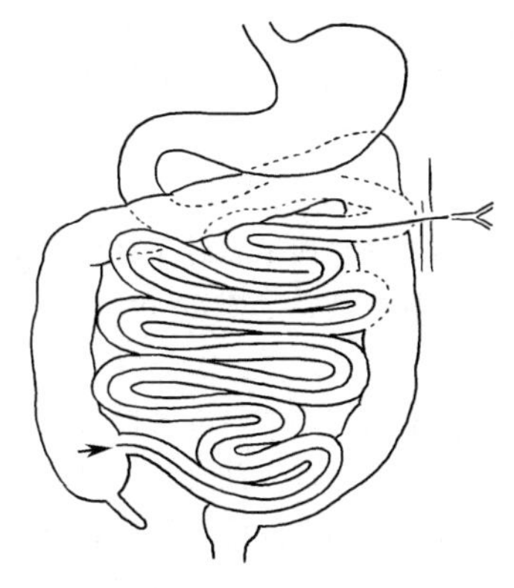

▶ 图 29-7-4　小肠内置管排列（顺行排列）术示意图

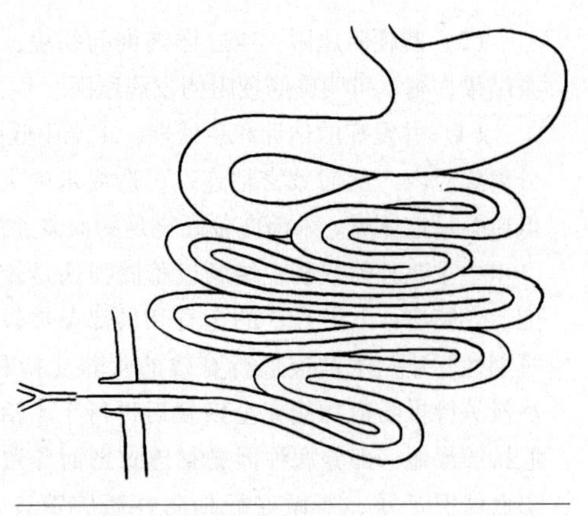

▶ 图 29-7-5 小肠内置管排列（逆排列）术示意图

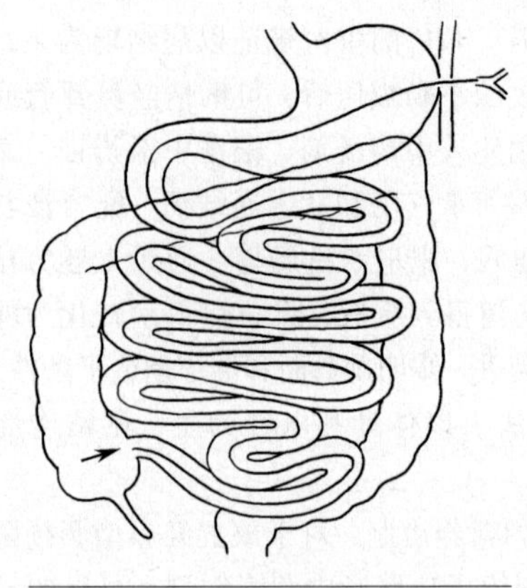

▶ 图 29-7-6 小肠内支撑+外固定排列（双排列）术示意图

（4）术前已放置的导管的处理：术前已安放了经鼻型肠梗阻导管的患者，小肠排列手术时无须另放置小肠排列管。如果术中发现剩余小肠的长度较长，不能内支撑全部小肠。此时可拔出该导管，重新放置排列管。

（5）腹引管的放置：手术结束前必须放置相应的腹腔引流管，宁多勿少。

29

3. 预防性腹腔造口术

（1）适应证：本术式主要用于比较复杂、需要多次进腹清创的腹腔感染病例。

（2）首次关腹时的操作：在完成针对原发病症的相应手术操作过程后，选择适当尺寸的腹壁疝修复专用复合补片（聚四氟乙烯+聚丙烯）覆盖在腹膜和后鞘上，光滑面向腹腔内，网格面向外，应用悬吊缝线使补片与腹腔内腹壁贴紧，用减张线一层关腹，并打活结。

（3）再次进腹的指征：①术后出现严重腹腔感染、消化道瘘、肠坏死或内出血等并发症，诊断正确必须再次手术者；②未明确诊断，但经观察高度怀疑出现严重并发症者，如不明原因高热和/或腹引管流出较多消化液、脓液或新鲜血性液体。

（4）再次进腹的方法：在 SICU 病房，给予适量镇静剂和止痛剂。常规消毒，铺单。打开手术切口的减张缝线活结，钝性分离皮下组织、浅筋膜，剪开补片后分离补片下组织，探查腹腔。具体方法同初次剖腹探查术。操作完成后，将腹壁的减张缝线再次打活结，关闭切口。

（5）无须再次开腹患者的处理：如果患者在首次手术后病情平稳，继续给予术后常规处理，定期伤口换药，直至伤口Ⅰ期愈合拆线。

（6）最终腹腔关闭：若腹壁缺损不大，可潜行游离皮肤与皮下组织，在补片之上缝合腹壁或去除补片，修复缺损。部分病例腹腔内病灶处理完善后，经伤口换药，自补片上生长出新鲜的肉芽组织，同时皮肤、皮下组织逐渐愈合，自行关腹。

（三）第三阶段

1. 术后营养支持　术后合理营养支持可改善患者的预后。术后早期主要通过肠外营养给予机体补充各种营养素；只要胃肠道功能恢复，即可给予 EN，减少 PN 支持，并过渡到完全 EN。

2. 营养免疫治疗　术后营养免疫治疗可以上调损伤后机体免疫反应、控制炎性反应、改善氮平衡和蛋白质合成。营养免疫制剂主要包括谷氨酰胺、精氨酸、ω-3 脂肪酸、核苷和核苷酸、中链三酰甘油、膳食纤维等。必要时可给予胸腺肽等免疫制剂。

3. 中药治疗　CIO 患者术后由于肠梗阻已被解除，ID 的特点更为突出。临床上治疗 ID 的中医药方法很多，并获得一定效果，其中以通里攻下法应用的最为广泛。

（1）由于复杂性肠梗阻患者术前病程持续时间长，消耗严重，手术规模大，对机体打击较大，根据中医“大病必虚”、“久病必虚”的观点，术后的主要问题已经不再是肠梗阻，而是严重的营养不良和免疫功能损害，所以此时的中医症候应属于“脾虚证”，而不是“里实热证”。脾虚证的现代研究结果表明，它对机体主要的损害在于：①脾失健运，影响了营养物质的消化、吸收和运输，进而导致营养不良这一系列病理生理改变；②脾为之卫的功能损害，“内伤脾胃，百病由生”，机体整体和局部免疫功能受到损害，进而出现一系列相关结果。显而易见，此时使用健脾法比通里攻下法更符合中医辨证论治原则。

（2）和胃健脾法常用方剂：①四君子汤：党参 10g，白术 10g，茯苓 10g，甘草 10g。本方主要作用为益气健脾，常用于术后脾胃虚弱者；②补中益气汤：黄芪 15g，当归 10g，党参 10g，柴胡 3g，白术 10g，甘草 5g，升麻 3g。本方主要作用为益气升阳，调补脾胃，常用于术后元气亏损、中气不足，脾胃虚弱者。

五、恶性肠梗阻

恶性肠梗阻（malignant bowel obstruction，MBO）是指原发性或转移性恶性肿瘤造成的肠道梗阻，为恶性肿瘤终末期，已失去根治性手术的机会。随着肿瘤的发病率逐年增高，治疗手段的丰富，经济条件的好转，晚期肿瘤患者生存期在逐渐延长，在晚期腹部肿瘤患者中 MBO 的发生相当普遍，呈增长趋势。本节仅讨论小肠的 MBO。

【病因和病理】

1. 原发肿瘤及梗阻部位　据国外文献统计晚期原发或转移肿瘤并发肠梗阻的发生率为 5%~43%，常见原发肿瘤为卵巢癌（5.5%~51%）、结直肠癌（10%~28%）和胃癌（30%~40%）。小肠梗阻（50%~61%）较大肠梗阻（33%~37%）常见，20%以上的恶性肠梗阻同时发生大肠和小肠梗阻。

2. 病因　晚期腹盆部恶性肿瘤患者，肠梗阻是常见的并发症。肿瘤局部复发、腹腔内广泛种植、腹腔内转移为 MBO 主要原因，局部复发是最常见的原因。

肿瘤复发转移所致肠梗阻的机制如下：①复发或转移瘤直接侵犯肠管造成肠腔狭窄，造成的机械性肠梗阻；②复发和转移肿瘤压迫肠管造成肠腔狭窄，造成的机械性肠梗阻；③复发和转移肿瘤侵犯后腹膜内脏神经造成的肠管蠕动障碍所形成的麻痹性肠梗阻。

3. 病理生理学改变　肠道内液体“分泌-吸收”平衡的破坏是 MBO 各种病理生理变化的关键环节。当肠道分泌的大量肠液不能被肠壁吸收，加重肠管扩张，使恶性肠梗阻患者形成“分泌-扩张-再分泌”的恶性循环，水、电解质大量分泌到肠道中，并从肠道丢失或潴留于肠管中，体内循环量下降。肠内容物的进行性增加，导致梗阻近端肠管收缩运动加剧，梗阻肠段肠管的“扩张-分泌-运动”导致临床的恶心、呕吐、腹痛、腹胀等临床症状。恶性肠梗阻一旦发生“分泌-扩张-分泌”、“扩张-分泌-运动”的恶性循环，将引发一系列严重的恶性肠梗阻病理生理变化和临床表现。如图 29-7-7 所示。

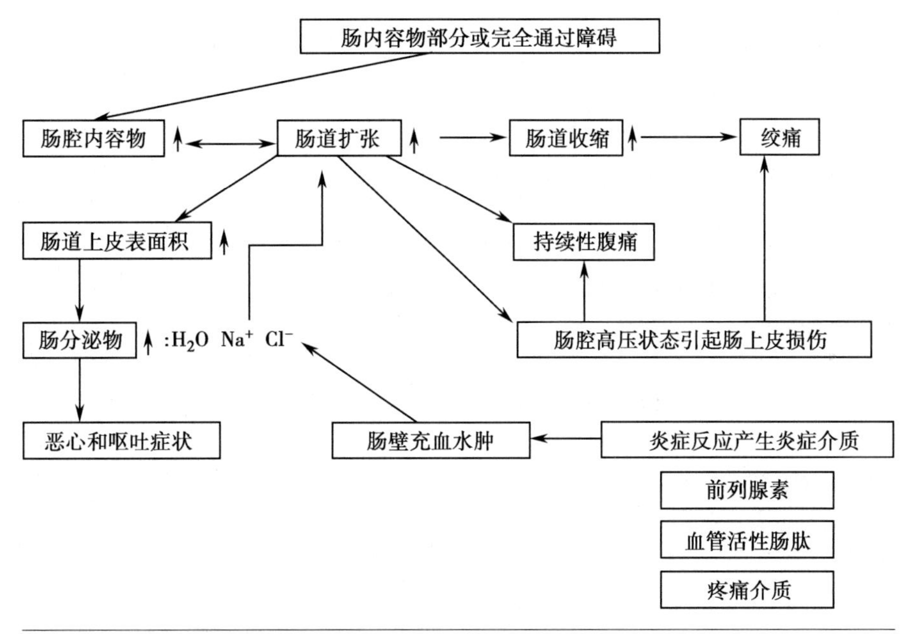

▶ 图 29-7-7　恶性肠梗阻的扩张-分泌-运动过程

【临床表现】

1. 症状　MBO 患者症状可随病情进展而从不全性肠梗阻逐渐恶化为完全性肠梗阻，患者所表现出的症状与肠梗阻发生部位及程度有关，也与患者耐受性等方面相关。同时多合并与肿瘤相关的临床表现。

（1）腹胀：多呈进行性加重。早期只是轻度腹胀，腹胀症状反复发作，经过 3 个月到 1 年发展为完全性机械性肠梗阻。后期很多患者合并腹水，加重了腹胀症状。

（2）腹痛：由于梗阻以上部位的肠管强烈蠕动，表现为阵发性绞痛；由于合并肿瘤腹腔广泛转移，肠管的痉挛性疼痛常与腹腔肿瘤性疼痛相叠加，解痉治疗常不能缓解。

（3）呕吐：胃癌吻合口复发患者还可出现呕血。

（4）排气排便减少或消失：发展成为完全性肠梗阻时，完全停止排气排便。

（5）与肿瘤相关的临床症状：膀胱癌、输尿管癌术后肿瘤复发的患者常表现为排尿困难、血尿、尿中有血块。胃癌术后复发的患者可出现呕血、呕咖啡色胃液、上腹胀满。结肠癌术后复发的患者可出现血便、腹部包块、贫血等。子宫癌术后复发的患者出现阴道出血。肝癌术后复发的患者出现右上腹疼痛、右上腹肿块等。

2. 体征

（1）全身情况：患者常合并慢性营养不良、消瘦、贫血，甚至恶病质，严重者常伴有脱水表现。

（2）腹部体征：早期表现为腹部饱满或腹部膨隆，叩鼓音，全腹散在压痛或没有压痛，无反跳痛。后期部分患者可触及包块，或腹壁包块，部分患者腹部膨隆消失，代之是腹部变硬，失去正常腹部弹性。

【实验室及其他检查】

1. 实验室检查　因血液浓缩，可出现血红蛋白及血细胞比容升高，尿比重升高；由于呕吐及长期禁食，常出现电解质紊乱；血气分析可出现酸碱失衡。

2. 立位腹部 X 线检查　诊断肠梗阻的首选方法，但 MBO 患者立位腹部 X 线片可见或不可见气液平面。

3. 腹部彩色超声检查　近年来腹部超声检查被越来越多的临床医生应用于肠梗阻 MBO 的诊断，但超声检查对判断肠梗阻的部位和病因比较困难，同时，超声检查诊断的准确性与超声医生的诊断水平和经验直接相关。

4. CT 检查　CT 检查不但可发现原发肿瘤或复发肿瘤等占位性病变，而且在判断梗阻原因及梗阻部位上有重要参考价值。尤其是增强 CT 扫描结合高分辨薄层分析，可提高对肿瘤复发、腹腔种植灶的检出率。MBO 患者的 CT 常表现为壁腹膜增厚、结节、肿块；网膜混浊、结节、饼状及囊样表现；系膜结节增厚、粘连以及腹水。

5. PET-CT　是 PET 扫描仪和螺旋 CT 设备功能的一体化完美融合，临床主要应用于原发或复发肿瘤的早期诊断。在复发肿瘤早期尚未产生解剖结构变化前，即能发现隐匿的微小病灶（大于 5mm），可以帮助判断肠梗阻是否由恶性肿瘤复发转移所致。

29

6. 磁共振（MRI）检查　可以进行多方位、多角度的成像，以进一步明确 MBO 的梗阻部位和梗阻性质。国外有学者比较了 MRI 和 CT 在小肠疾病诊断中的作用，研究表明 MRI 诊断准确率为 73%，CT 则为 60%，MRI 优于 CT。随着 MRI 技术的迅猛发展和广泛普及，MRI 在 MBO 诊断的临床应用会更加广泛。

7. 胃肠造影　包括上消化道造影、小肠系造影、经鼻型肠梗阻导管造影和结肠气钡双重造影。胃肠造影对于肿瘤复发转移所致肠梗阻的梗阻范围和部位及胃肠运动有良好的诊断价值。

【诊断与鉴别诊断】

1. 诊断要点　①恶性肿瘤病史；②既往未行或曾行腹部手术、放疗或腹腔内灌注药物治疗；③间歇性腹痛、腹胀、恶心、呕吐等症状，伴或不伴肛门排气或排便；④腹部体检可见肠型、腹部压痛、肠鸣音亢进或消失；⑤腹部 CT 或腹部 X 线片可见肠腔明显扩张和多个液平面。

2. 鉴别诊断　应与绞窄性肠梗阻、粘连性肠梗阻、粪石性肠梗阻、痉挛性肠梗阻、血运性肠梗阻、肠扭转及肠套叠相鉴别。

【治疗】

MBO 患者以非手术治疗为主，手术治疗为辅。治疗目标：改善生活质量是第一位，延长生存时间是第二位。

（一）非手术治疗

1. 快速解除腹胀症状　MBO 患者常以急性肠梗阻为首要表现来就医，根据创伤控制外科的理念，快速解除肠道梗阻，恢复肠管功能是首要任务。主要方式包括①放置鼻胃管；②胃镜下放置十二指肠金属支架，适用于晚期恶性肿瘤导致的十二指肠梗阻，如胰头癌侵犯十二指肠所致梗阻；③胃镜辅助放置经鼻型肠梗阻导管，主要适用于肿瘤复发导致的急性小肠梗阻及肿瘤晚期缓解症状，提高生活质量；④经胃镜辅助胃造口（PEG）和胃镜辅助肠内营养管置入（PEJ）；⑤腹水穿刺置管引流，用于腹水所致腹胀患者；⑥经腹壁小肠穿刺置管引流，对于一些晚期肿瘤导致小肠多段多处梗阻的患者，预期生存时间 1 月以内而腹胀严重影响生活质量者，经患者及家属同意可采取这种“极端”治疗手段，需在 B 超或 CT 协助定位下完成，但治疗风险高，并发症多，疗效不肯定。

2. 纠正电解质紊乱及酸碱平衡失衡　对于严重的低钾血症患者，应进行中心静脉泵入补钾，有学者研究认为匀速补钾不超过 1g/h 时，是安全的。

3. 营养支持　肠外营养（PN）只适用于不能进食的患者和作为肠内营养不足的补充，不应作为 MBO 患者的常规治疗。对于长期营养不良患者，给予营养支持时应预防“再喂养综合征”的出现。

4. 药物治疗

（1）止痛药：包括阿片类药和抗胆碱药，应遵循 WHO 癌症疼痛治疗指南，规范化、个体化用药。

（2）止吐药：包括促动力药，中枢止吐药，镇静药和抗组胺药。

（2）激素类药：常用于止痛或止吐治疗的辅助用药，同时能够减轻全身中毒反应，退热。但由于用糖皮质类激素存在不良反应的风险，使用激素时需要权衡其利弊风险。

（4）抗分泌药物：抗胆碱药物能够抑制胃肠道腺体分泌。而生长抑素可以减少胃肠道分泌、调节胃肠道功能、降低肠道运动，从而有效控制患者的恶心、呕吐症状。在肿瘤复发引起肠梗阻的早期，生长抑素类似物还可能通过抑制患者病理生理过程中的“分泌-扩张-运动”过程，从而逆转肠梗阻。

（5）质子泵抑制剂：可抑制胃液分泌。

（6）肿瘤的辅助用药：主要通过调节免疫力，增强患者抵御肿瘤的能力。

5. 心理治疗　MBO 患者多为恶性肿瘤终末期，严重的疼痛和症状持续不缓解容易影响患者心理，患者常常感到痛苦和恐惧、悲观、绝望。除了合理药物的治疗，医护人员还需进行心理辅导和心理治疗，及时做好宣教工作，耐心解释，取得患者与家属的信任与理解，增强治愈疾病的信心，使患者能够自觉配合医护人员进行治疗。

（二）手术治疗

手术治疗的指征、方法选择等并无定论，存在高度的经验性和主诊医师的选择性。手术治疗的症状缓解率为 42%～85%，并发症发生率为 9%～90%，死亡率为 9%～40%，复发率为 10%～50%。因此，手术只承担辅助治疗的角色。

1. 手术适应证

（1）肿瘤进展程度：没有腹腔广泛的肿瘤转移。

（2）梗阻部位：上消化道没有梗阻，或者存在梗阻但是可以通过短路手术（胃-空肠吻合术）或金属支架植入术解决梗阻。

（3）正常肠管长度：小肠仅有1处梗阻，或者存在多处梗阻但是有条件采用短路手术解决，最后有效小肠长度在200cm左右。

（4）大肠状态判断：大肠无梗阻，或者有梗阻但是可以通过短路手术（回肠-结肠侧侧吻合术）或金属支架植入术解决梗阻。

2. 手术方案

（1）姑息性切除术：适用于梗阻部位可切除的MBO患者。

（2）捷径手术：适用于梗阻部位无法切除、多段多处肠梗阻或不能耐受姑息性切除手术的患者。

（3）肠造口术：由于局部或全身状态的原因，不能实现肠道完整通畅的手术。

（三）中医治则治法

从实证、虚证、虚实夹杂证三个方面考虑，肿瘤早期、中期以实为主，晚期以虚为主，或虚实并见。

1. 内治法　治疗MBO不能单纯为缓解肠梗阻而治疗，也不应拘于一方一药，应集消、补、破、泻于一体，掌握理气化痰、破瘀散结、扶正固本三大关键。应遵循“急则治其标，缓则治其本”原则，辨证施方，因病或因症止痛。主要的方剂为复方大承气汤、大黄䗪虫丸、西黄丸、枳实导滞丸等。

2. 中药灌肠法　传统汤剂口服的给药方法受到限制，常采用直肠给药法。直肠给药法是经肛门插入导尿管或吸痰管约20~30cm深，经导管缓慢滴入灌肠药物，注药后保留1小时，其目的是使直肠黏膜充分吸收药物，而起到治疗效果。

3. 针灸、穴位按揉　可选双侧脾俞、胃俞、大肠俞、天枢、足三里及中脘、曲池、气海等。针灸治疗主要以行气通腑为主。

4. 脐疗　用中药（麝香、冰片、生莪术、生三棱、木香、生水蛭）敷脐治疗MBO，可改善症状。

六、绞窄性肠梗阻

绞窄性肠梗阻（Strangulated intestinal obstruction）是指在肠梗阻的同时合并有血运障碍，如嵌顿疝、肠套叠、肠扭转等，往往合并有肠系膜受压、肠系膜血管栓塞或血栓形成，无论肠系膜血管受压或缺血，常在短时间内发生肠管坏死。绞窄性肠梗阻是普通外科常见的急腹症之一，其病因复杂、病程进展快、死亡率高，严重绞窄性肠梗阻的死亡率达10%左右。

【病因和病理】

1. 病因

（1）肠扭转：由于手术后粘连、梅克尔憩室、乙状结肠冗长、先天性中肠旋转不全及游离盲肠等，肠襻在本身重量增加或剧烈运动时，肠管的某一段肠襻沿一个固定点旋转而引起。肠扭转后肠腔受压而梗阻，压迫影响肠管的血液供应，因此，肠扭转所引起的肠梗阻多为绞窄性闭襻型梗阻。

（2）肠套叠：肠套叠是指一段肠管套入与其相连的肠腔内，并导致肠内容物通过障碍。原发性肠套叠多发生于小儿，继发性肠套叠多发生于成人。成人的肠套叠多发生在有病变的肠管，如良性或恶性肿瘤、息肉、结核、粘连以及梅克尔憩室。被套入的肠段进入鞘部后，肠系膜也被牵入，肠系膜血管受压迫，造成局部循环障碍，逐渐发生肠管水肿，肠腔阻塞，套入的肠段被绞窄而坏死。

（3）腹内疝：腹腔内容物、肠管自其原来的位置，经过腹腔内一个正常或异常的孔道或裂隙脱位到一个异常的腔隙者称为腹内疝。在临床上较为少见，尚未出现症状的腹内疝临床上多难以确诊。腹内疝可造成胃肠道梗阻，甚至发生绞窄性肠梗阻，如不能及时诊断和处理，可造成严重后果。

（4）嵌顿性腹外疝：是指肠管进入疝囊后，因内环口狭窄，不能自行复位而停留在疝囊内，继而发生血液循环障碍，造成绞窄性肠梗阻。

2. 病理　绞窄性肠梗阻是由急性肠梗阻演变发展而来，其主要病理生理改变为肠管扩张、肠管血运障碍、体液和电解质的丢失、肠道菌群和运动改变、感染、休克和毒血症，同时发生肠壁缺血、肠管坏死、肠穿孔等病理改变。这些改变的严重程度视梗阻部位的高低、梗阻时间的长短、发生绞窄肠管的范围以及肠壁血液供应障碍的程度而不同。

【临床表现】

1. 症状　绞窄性肠梗阻可发生于单纯性机械性肠梗阻的基础上，其症状主要表现为腹痛、腹胀、呕吐、停止排气排便以及全身中毒症状和休克。尤其腹痛呈剧烈绞痛，不能忍受，其特点为：①波浪式的由轻而重，然后又减轻，经过一平静期而再次发作；②腹痛发作时可感有气体下降，到某一部位时突然停止，此时腹痛最为剧烈，然后有暂时缓解；③腹痛发作时可出现肠型或肠蠕动，患者自觉似有包块移动；④腹痛时可听到肠鸣音亢进，有时患者自己可以听到；⑤呕吐不能使腹痛腹胀缓解。

2. 体征　肠扭转时腹部多不对称，少数患者可触及包块；当绞窄性肠梗阻出现穿孔、血性腹水时，可出现移动性浊音；绞痛发作时，肠鸣音亢进。有气过水声、金属音。肠鸣音由亢进逐渐减弱或消失。

【实验室及其他检查】

1. 实验室检查

（1）血常规：白细胞计数和中性粒细胞明显高于正常。

（2）肌酸激酶（CK）及其同工酶（CK-MB）：小肠黏膜及平滑肌线粒体中的CK含量丰富，当发生绞窄性肠梗阻时，细胞缺氧、酸中毒造成细胞膜的通透性不可逆性增加，以致酶大量的释放，早期即进入血液，导致血液中的CK、CK-MB不同程度增加。CK及CK-MB检测诊断早期绞窄性肠梗阻极有意义，特异性高。

（3）血浆D-二聚体（D-dimer）：对血管血栓形成性疾病有早期快速诊断意义。绞窄性肠梗阻患者比单纯性肠梗阻患者血清D-dimer明显升高，D-dimer被认为是急性肠缺血的早期诊断标志。

2. 其他检查

（1）X线检查：当X线腹部X线片征象为肠管排列集中在中腹部或一侧呈花瓣样、咖啡豆状排列，肠襻跨度较小，还可出现假肿瘤征和空回肠转位等改变，应考虑为绞窄性肠梗阻。

（2）B超检查：当出现以下情况：①一段蠕动极弱或不蠕动的扩张肠管；②腹腔内液性游离暗区出现早并急剧增加；③连续观察病变肠管5分钟无蠕动可以确定为无活力肠管；④肠系膜上动脉末期舒张压降低，同时阻力指数增加。应考虑为绞窄性肠梗阻。

29

（3）CT检查：如在CT图像上见到以下图像时，应考虑为绞窄性肠梗阻：①漩涡征；②“双晕征”或“靶征”；③肠厚壁复合体；④血性腹腔积液或肠液；⑤门脉气栓或肠壁间积气。同时CT能鉴别粘连、肿瘤、炎性狭窄、粪石嵌顿等不同原因所致肠梗阻，也能鉴别肠壁血管病变、肠系膜血管病变以及肠间隙病变所致的肠绞窄缺血，在绞窄性肠梗阻的诊断中价值高于腹部平片和B超。

（4）磁共振：肠绞窄缺血的影像特征：①肠壁环形增厚（扩张肠襻壁厚）≥2mm；②肠壁强化异常；③局限性肠系膜积液或水肿；④肠壁、门静脉或肠系膜上静脉内积气；⑤大量腹腔积液。

【诊断与鉴别诊断】

1. 诊断　以下情况应诊断为绞窄性肠梗阻：①急骤发生的剧烈腹痛持续不减，或由阵发性绞痛转变为持续性腹痛，疼痛的部位较为固定。若腹痛涉及背部提示肠系膜受到牵拉，更提示为绞窄性肠梗阻；②腹部有压痛，反跳痛和肌紧张，腹胀与肠鸣音亢进则不明显；③呕吐物、胃肠减压引流物、腹腔穿刺液含血液，亦可有便血；④全身情况急剧恶化，毒血症表现明显，可出现休克；⑤X线平片检查可见气液平面及肠襻，梗阻部位以上肠段扩张并充满液体，状若肿瘤或呈“C”形面被称为“咖啡豆征”，在扩张的肠管间常可见有腹水；⑥B超提示出现一段蠕动极弱或不蠕动的扩张肠管；腹腔内液性游离暗区出现早并急剧增加；连续观察病变肠管5分钟无蠕动可以确定为无活力肠管；肠系膜上动脉末期舒张压降低，同时阻力指数增加；⑦CT提示漩涡征；“双晕征”或“靶征”；肠厚壁复合体；血性腹腔积液或肠液；门脉气栓或肠壁间积气。

2. 鉴别诊断　应与单纯性肠梗阻、麻痹性肠梗阻、消化道穿孔、急性阑尾炎、急性胰腺炎等病鉴别。

【治疗】

一旦明确绞窄性肠梗阻，应及早实施开腹手术治疗。延误了手术时机，即使手术切除坏死肠段，严重的腹腔感染将使并发症及病死率大大增加。

1. 手术治疗的原则　绞窄性肠梗阻手术治疗首先应解除其梗阻的原因；然后根据病变肠段的缺血坏死情况，决定是否行肠切除；最后尽量多保留肠管，防止术后出现短肠综合征。

2. 手术方式的选择

（1）肠扭转：①肠扭转复位固定术；②坏死肠段切除术；③一期肠造口、二期手术还纳术；④冗长系膜缩短术。

（2）肠套叠：①肠套叠复位固定术；②病变肠段切除术；③肠造口术。

（3）腹内疝：①疝环松解术；②病变肠段切除术；③肠造口术。

（4）腹外疝嵌顿：①疝内容物还纳、腹外疝修补术；②病变肠段切除、疝环关闭术。

七、肠梗阻与多器官功能不全综合征（MODS）

【基本概念和发病机制】

1. MODS的基本概念　20世纪70年代，Artheur E. Baue首先提出“渐进性或序贯性多系统功能衰竭”，基本上阐明了多器官功能衰竭（multiple organ failure，MOF）的三大特点：①原始损伤可导致远隔器官的功能损害；②远隔器官的损害呈序贯性变化；③不同部位、不同种类的原发病所导致的此类损害有着明显的相似过程。1992年，欧美共识会议提出了“多器官功能障碍综合征”（multiple organ dysfunction syndrome，MODS）的概念，已被广泛接受，沿用至今。MODS着重表明机体处于重要脏器损害、但有可能逆转的状态，比MOF更具有临床指导意义。

2. MODS发病机制探索　①使动因素。感染被认为是诱发MODS的重要因素，而一些急腹症，如肠梗阻、尤其是较复杂较危重的肠梗阻也可诱发MODS，也是导致死亡的主要原因；②重要环节。全身炎症反应综合征（systemic inflammatory response syndrome，SIRS）作为机体的正常保护机制，如果反应过度，可成为MODS的重要环节。在很多情况下，原发病诱发的SIRS已经造成了机体重要器官的损害，但是机体尚能耐受，不会导致MODS。如果此时机体再承受新的打击（如手术创伤、腹腔感染、休克等），很容易导致MODS。人们将此称之为“第二次打击”。第二次打击的种类多种多样，机制复杂。另外MODS发生或加重的因素还有以下几种：缺血再灌注损伤，肠屏障功能损害，免疫系统损害，急性代谢障碍，严重营养不良等等。

【肠梗阻与MODS】

1. 机械性肠梗阻导致的MODS　机械性肠梗阻导致的

肠膨胀、腹压升高、体液丧失、感染、毒血症、营养不良、低血容量性休克，以及术后出现的肠瘘、腹腔感染都可导致MODS。尤其在急性肠梗阻时接受急症手术治疗，无异于机体接受第二次打击。机械性肠梗阻诱发MODS的临床特点与以往的大多数报道有明显差别，即首先受损脏器（系统）不是心、肺、肾或肝脏，这无疑同肠梗阻本身的病理生理改变特点有关。

2. MODS导致多的麻痹性肠梗阻　在MODS发生和进展的过程中常常发生麻痹性肠梗阻，表现为腹胀，肠鸣音减弱或消失等。国内一项全国性的多中心研究表明MODS患者的胃肠功能损伤的发生率高达78.8%，因此，MODS患者胃肠功能损害发生率高、后果严重，是影响MODS结局的最常见因素。

【预防与治疗肠梗阻导致的MODS】

1. 尽量避免急症手术　急性肠梗阻应首先采用非手术疗法缓解急性状态，避免急症手术对机体的二次打击。急性机械性肠梗阻可以导致一系列病理生理改变，进而提高手术风险，其主要原因是水电解质紊乱、营养不良、免疫功能障碍和腹腔脏器的病理改变。大量的报道显示，急症手术并发症发生率和死亡率都明显高于择期手术。

2. 充分做好术前准备　机械性肠梗阻的病理生理改变特点决定了术前准备的重要性，术前充分调节内环境紊乱、纠正营养不良、减少机体应激反应，并充分制定手术预案，避免手术打击及术后并发症导致的MODS发生。

3. 预防术中低血容量性休克　复杂性肠梗阻或急症手术治疗的肠梗阻由于腹部解剖关系紊乱，手术创伤大、创面多、渗血多。同时由于患者术前营养状况较差，常常导致低血容量性休克。如果出现严重的低血容量状态，应该立即暂停手术，快速补充血浆、全血、白蛋白等胶体溶液。同时应该调整手术方案，根据术前的检查结果，考虑进行较为简单的短路手术。

4. 控制感染　感染是诱发MODS的最常见原因，急性机械性肠梗阻手术后腹腔感染发生率较高，尤其是术中腹腔污染严重时。因此，术中应避免肠内容物漏入腹腔，术后一旦出现不明原因的发热，应该尽快明确发生原因，及时更换敏感抗生素。在排除肺感染或切口感染的情况下，应想到腹腔感染的可能。如果影像学检查发现腹腔脓肿的存在，立即进行穿刺引流。

5. 改善营养状况　MODS时，体内营养物质大量消耗，以分解代谢为主；而营养不良常导致机体抵抗力下降。正确补充水电解质、糖、脂肪乳、氨基酸和蛋白质对预防和治疗MODS十分重要。对于肠梗阻没有解除或肠功能尚未恢复时期，首选PN；当肠功能恢复后，应及时改为EN。

6. 改善机体免疫　免疫调理治疗在外科危重症的作用十分重要，针对肠梗阻的免疫治疗大多采用比较缓和的治疗。需要指出，积极改善机体的营养状态也是改善免疫功能的方法之一。

7. 中药疗法　吴咸中等通过长期的临床观察和实验研究，发现机械性肠梗阻术后早期应用以大承气汤为代表的通里攻下法中药，具有改善胃肠道功能、改善腹腔脏器血流、保护肠屏障、预防MODS的作用。周振理等人认为复杂性肠梗阻术后患者，常存在肠黏膜损害、脾虚、免疫功能下降，在肠梗阻术后早期使用EN+健脾承气汤（四君子汤+复方大承气汤），可以改善了患者的营养状况，术后CD4和CD4/CD8水平上升，而血浆D-乳酸和DAO的水平明显下降，减少了术后MODS的发生。

（周振理　杨士民）

第八节　肠　瘘

肠瘘（Intestinal fistula）是一种较常见的外科病理状态，凡因各种原因所形成的肠道之间的异常交通、肠管与其他器官之间或肠道与体表之间的病理通道，皆属于肠瘘的范畴。在需要外科治疗的肠瘘中，约2/3～3/4继发于炎症及手术后。随着基础外科的进展及肠瘘处理方法的改进，肠瘘的治疗结果已不断有所改善。孙健民等综述国外的报道，在20世纪50、60年代及70年代，平均死亡率分别为62%、41.2%及24.5%。国外近年关于肠瘘的报道，死亡率仍在15%～20%。国内南京军区南京总医院报告的1168例（1971—2000年）中，仅死亡65例，死亡率为5%，为疗效最佳的一组报告。在肠瘘的处理上，既是需要医务人员细心的观察及耐心的治疗，也是对外科工作者基础知识与处理技巧的考验。本节主要对小肠外瘘的有关问题加以讨论，十二指肠瘘及结肠瘘在此从略，对于特异性病理性肠瘘则分别在有关疾病中叙述。

【病因】

绝大多数小肠外瘘的发生与炎症及胃肠道手术有关。南京军区南京总医院的报告资料表明，72.6%的肠瘘发生在手术后，并多发生在一些常见的手术之后。手术前已经存在的病理改变，如腹腔内严重感染，广泛的肠管粘连，使正常解剖标志难以辨认，全身营养状态不良，皆可成为促进肠瘘发生的客观因素。但也有一些肠瘘的发生，显然与手术适应证选择不当或操作粗暴有关，这类肠瘘本来是可能防止的。

关于小肠瘘发生的具体病理过程可分为以下4种情况：

1. 肠吻合口破裂　常见的吻合口破裂原因，除患者周身情况不良及吻合技术欠佳之外，主要是由于局部组织供血不良、水肿、感染、局部张力过大，以及肠吻合口的远端梗阻未完全解除等原因所致。

2. 分离肠粘连时的损伤　在分离粘连时损伤肠管，修补后发生的肠瘘是另一个肠瘘的常见原因。有的病例在粘连分离时只损伤浆肌层，但由于水肿及血运障碍，在术后出现肠瘘。故对粘连较重而又累及的肠段不长时，应考虑切除粘连肠团，利用病理损害较轻的远近端进行肠吻合。

这样既可避免因分解粘连所造成的肠管损伤，又有助于预防术后再次梗阻。对于有广泛粘连的肠梗阻，术前最好放置双腔长管，以便进行有效的肠腔减压，对于预防分离粘连时的损伤是有帮助的。

3. 继发于术中肠管切开减压　术中作肠管切开减压．也可导致肠瘘的发生。应该强调指出，在手术中进行肠管穿刺或切开减压，一般很难达到有效的减压，因而不能完全消除手术操作中所遇到的困难，故对切开减压严格掌握。在需行肠切除的病例，可利用断端通畅地排除肠内容物以达到有效的减压。

4. 继发于腹壁切口裂开　由于腹壁切口裂开，肠管外露，感染，或因张力缝线安置失当，或在更换敷料时损伤肠管，均可引起肠瘘的发生。

【诊断与分类】

（一）诊断

肠瘘的诊断比较容易。在胃肠道手术后，凡出现以下几种情况时，即应考虑到肠瘘的可能。

1. 腹部切口或引流管出现多量渗液者。

2. 自切口或引流管出现胆汁样液体、排出气体或引流出类便气味液体者。

3. 手术后原因不明的持续性腹痛或发热。

4. 出现膈肌刺激（如呃逆）、盆腔刺激或腹膜炎体征者。

当发现上述可疑情况时，应及时对切口及患者周身情况进行认真的检查。适当拆除缝线，观察有无感染及积液，必要时进行胸、腹部X线检查及B型超声波检查。一般经过短时间的观察多可作出肯定的判断。如一时不能完全排除肠瘘，可先按早期肠瘘对待，患者禁食，安放胃肠减压。

对于病情已经稳定、炎症已经局限的肠瘘，为了进一步了解肠瘘的部位、大小及肠瘘近远端肠管的情况，可进行以下特殊检查辅助肠瘘的诊断。

1. 口服染料检查　常用炭末、亚甲蓝、靛胭脂等，根据染料出现在瘘口的时间及量的多少，来判断瘘的位置的高低及瘘的大小。

2. 瘘管造影　经瘘管插入导管注入造影剂，可以帮助了解肠瘘的部位、大小、瘘管的走行方向，以及周围肠管的情况等。

3. 胃肠钡剂检查　有助于了解瘘的部位、瘘的大小及瘘远端有无梗阻等。

（二）分类

对于肠瘘可以不同的角度进行分类，常用的分类方法有以下几种：

1. 按病因分类　可分为损伤性、炎症性或肿瘤性等几种。对于那些慢性、经久不愈的肠瘘，通过活检判定其病理性质是十分必要的。

2. 按解剖部位分类　可根据瘘的原发部位而命名。如十二指肠瘘、空肠瘘、回肠瘘等。有人把十二指肠以下的小肠瘘统称之为肠系膜小肠瘘，对于空肠瘘亦有人命名为高位小肠瘘，对于末端回肠瘘，则称之为低位小肠瘘。这种分类主要着眼于可能引起的水分、电解质失衡的性质及程度，便于指导临床治疗。

3. 根据肠瘘与皮肤的关系　可分为间接肠瘘（亦称为复杂性肠瘘）及直接性肠瘘（单纯性肠瘘）。一般在瘘的始发阶段多为间接性肠瘘，肠内容物聚集在腹腔某处而间接地引流到腹外，这种肠瘘对患者的危害性最大。

4. 根据瘘的形态　可分为唇状瘘及管状瘘。前者系指肠黏膜部分外翻与皮肤周边愈着呈唇状而得名，这种瘘多不能自愈。管状瘘则不然。这种分类对治疗有指导意义。

5. 根据肠瘘发生在肠管的侧面还是断端　可分为侧壁瘘与端瘘。如十二指肠残端瘘，十二指肠侧壁瘘。

6. 根据空腹时经瘘口24小时内流出量的多少，可分为高流量肠瘘（500ml以上）及低流量瘘（小于500ml）。

7. 根据瘘的数目多少而分为单发性与多发性肠瘘。

总之，这些分类都是从某一个侧面出发而提出的分类，其目的是为了对瘘的各个方面作出估量以便于指导临床治疗。因此，当肠瘘发生后，经过一个阶段的紧急处理，要尽可能对已发生的肠瘘作出定性、定位及定量的诊断，综合以上的各种分类，作出全面的综合判断，以便安排好相应的治疗计划。

【病理与病理生理】

肠瘘对局部的损害和全身的影响，受许多因素的影响，其中最主要的因素是瘘的位置高低、流量的大小及引流的通畅程度。肠瘘一旦发生后可引起下述病理损害及生理紊乱。

1. 腹膜炎及腹腔脓肿　肠瘘发生后，肠内容流入腹腔，对腹膜产生强烈刺激。高位小肠的高流量肠瘘，由于肠内容含有大量的胆汁及胰液，对腹膜的刺激极为明显，可引起急性弥漫性腹膜炎，如不及时引流可导致中毒性休克，甚至在短期内死亡。如肠瘘的位置较低、瘘口小、流量低，则先引起局限性腹膜炎，随后发展为腹腔脓肿。脓肿引流后形成肠外瘘，经过全身及局部治疗瘘多能自行关闭而治愈。但如引流不及时或不通畅，感染可继续加重，甚至发展为败血症及多器官衰竭。腹膜炎及腹腔脓肿是肠瘘早期最主要的病理损害，早期发现及时引流就可中断其发展，为下一步治疗提供有利的条件。

2. 液体、电解质丢失及酸碱平衡紊乱　通过肠瘘每天可丢失液体及电解质，给患者造成程度不同的生理紊乱。高位小肠的高流量肠瘘丢失液量很大，如未能及时补充，数日内即可出现明显的脱水及酸碱平衡紊乱，严重者可发生周围循环衰竭、低血容量休克，甚至死亡。低位小肠的低流量肠瘘对全身影响较小，适当补充后多能维持平衡。

3. 营养不良　由于消化液的不断丢失、进食困难，再加上消化吸收障碍，患者多出现程度不同的营养不良。这种改变，高位肠瘘亦较低位肠瘘为突出，患者日渐消瘦、体重减轻、器官萎缩。不但伤口难于愈合，而且由于免疫功能的低下，抗御感染的能力亦日益降低。营养不良如果得不到积极的改善，可因过度消耗而出现恶病质，也可因并发感染而死亡。

4. 瘘口周围皮肤的损害　因受消化液中消化酶的消化腐蚀，瘘口周围的皮肤常出现潮红、糜烂及剧痛，也可因腐蚀瘘口周围、腹腔内或消化道内的血管而出现出血。低位肠瘘对皮肤的损害较轻，但由于肠液的刺激，亦可在瘘口周围皮肤发生湿疹及皮炎，或发生疖肿及蜂窝织炎等软组织感染。

5. 肠瘘本身的病理改变　肠瘘发生后其发展变化与最后结局，总是与肠瘘所在部位的肠管与邻近组织的病理情况密切相关的。在肠瘘发生的早期阶段，肠瘘附近的肠管多有水肿及炎症，并常伴有相应的动力障碍，因而导致肠内容物淤滞及肠内压增高。由于上述病理改变的存在，往往在一个阶段内，可使瘘继续增大，从瘘口丢失的肠液亦增加。经过引流及其他治疗措施之后，肠壁炎症及水肿逐渐消退，周围组织的炎症亦减轻，肠道的通畅性恢复，肠瘘亦随之缩小，流出量亦开始减少。肠瘘周围形成粘连，随着肉芽组织的增生形成管状瘘，最后瘘管被肉芽组织填充并形成纤维瘢痕而愈合。上述过程就是通常所见到的瘘由小变大，再由大变小，经过妥善的处理而终于自然关闭的过程。还有一些肠瘘虽然未能自然闭合，但随着时间的推移逐步从复杂瘘转变为单纯瘘，为进一步治疗创造了条件。这些肠瘘主要是深在的肠瘘。在瘘的初期阶段，由于引流不畅容易在腹腔内形成脓肿或较大的积液腔。在引流得到改善之后，感染减轻，脓腔缩小，形成管状瘘，或者位置较深的肠瘘逐渐表浅化，肠瘘部位外翻的黏膜与腹壁伤口边缘靠拢，形成唇状瘘。

根据上述肠瘘发生后的全身与局部病理变化过程，为了便于指导临床治疗，可以把整个病理过程及治疗过程分为3个阶段。

第1阶段：从肠瘘的发生到病情开始稳定的一段时间，一般为2~3周。这一阶段的主要矛盾是腹膜炎、腹腔脓肿及丢失大量肠液所造成的脱水及酸碱平衡紊乱。在治疗上应针对上述几个矛盾采取积极的措施，力争病情早日稳定。

第2阶段：腹膜炎已得到控制，脓肿已被引流，肠液的丢失开始减少，病情相对稳定。随着病期的延长，营养问题将转为主要矛盾，应把减少肠液的丢失及补充营养，促进肠瘘的缩小及伤口愈合放在重要地位。如此阶段旷日持久，仍可能发生其他并发症，甚至导致患者衰竭而死亡。

第3阶段：周身情况从稳定走向好转，体重开始增加。瘘口局部随着肉芽组织的增生及瘢痕的形成逐渐缩小，大部分管状瘘可自行闭合，不能自然闭合的管状瘘及唇状瘘，也具备了进行修补手术的条件，经过必要的准备可以择期进行手术治疗。

【治疗】

肠瘘的治疗可分为局部治疗与全身治疗两个方面，应根据不同阶段的病理特点，把局部治疗与全身治疗有机地结合起来，方能收到良好的治疗效果。

（一）第1阶段

此阶段的主要治疗包括以下几点：

1. 作好患者的思想工作，稳定情绪。当患者出现腹膜炎症状或发现大量肠液外流后，患者多感恐惧，情绪波动，烦躁不安。医务人员应及时并恰如其分地向患者及家属解释病情，进行安慰及鼓励，使患者树立信心，在治疗上进行充分的合作。在许多治疗成功的病例中，患者自身所起的作用及家属所给予的密切配合是不能低估的。医务人员则应对治疗肠瘘的复杂性与长期性要有充分的思想准备，不能抱有“速战速决”的幻想，认真地对待每一项具体治疗措施，务必不再发生疏漏失误，尽最大努力缩短疗程，提高疗效。

2. 改善引流，控制感染。由于腹膜炎及腹腔脓肿是本阶段的主要矛盾，故首先应建立通畅的引流及合理使用抗菌药物以控制感染。在此阶段肠瘘所在部位的肠管存在着炎症、水肿等病理改变，故任何试行缝合或压迫堵塞肠瘘的企图，不但无益，反而可能加重已有的病理变化，使病情更加复杂。如切口已经感染，可拆除部分缝线敞开切口，探明脓腔部位，安放导管进行引流；如消化液自手术中留置的引流管流出，可视引流的通畅与否再决定是否需要进行进一步的处理，如引流不畅则应扩大原来的引流切口，根据脓腔的方向及部位，重新放置合适的引流管；在腹腔的其他部位发现的脓肿，则应选择适当的进路进行引流。为了能把脓液及外漏的消化液及时引出，可采用双套管连续负压装置持续引流，待脓腔已开始缩小，引流量也逐渐减少时，再改用单管引流。

3. 补充水分、电解质，纠正酸碱失衡、进行营养支持。这是第1阶段非常重要的治疗措施，除及时补充水分及电解质外，静脉高价营养疗法应提早进行。大量的临床观察及实验研究证实，静脉高价营养不但能补充所需的热量及营养物质，而且能抑制胰腺的分泌，对于高位、高流量肠瘘也是一项有意义的治疗措施。由于外周静脉补充营养受到输液量及浓度的限制，很难满足治疗高流量肠瘘的需要，故近年来多采用中心静脉插管，有效地补充所需的热量、氨基酸、脂肪乳剂及各种维生素。通过这种治疗，能够较快地达到氮的正平衡，从而可促进肠瘘的愈合。应用时要加强对患者的监护，定期检查各项血、尿指标，进行代谢监测，根据病情的变化修订营养方案。

4. 合理地选用抗生素，消除腹腔炎症。针对肠道内的常见菌种，选用适当的抗生素，单药常用含β内酰胺酶抑制剂的药物如哌拉西林他唑巴坦、头孢哌酮舒巴坦等；碳青霉烯类药物如厄他培南，亚胺培南/西司他丁，美罗培南等；喹诺酮类的如莫西沙星等。因为肠瘘多为合并厌氧菌的混合感

29

染，故甲硝唑、替硝唑等常被选做联合应用的药物。

（二）第 2 阶段

当瘘已完全形成，流出量不再增加或开始减少，瘘附近的感染已经控制，患者周身情况已趋稳定时，即可转入第 2 阶段的治疗。第 2 阶段除继续进行全身营养支持疗法外，应积极加强局部治疗。在肠瘘的局部治疗上，容易出现两种偏向：一是在瘘的初期过于急躁，企图匆忙地处理局部，往往事与愿违，使瘘扩大病情更加复杂；二是在第 2 阶段，对瘘的处理放任自流，未进行积极的局部处理，拖延了时间，造成了患者的长期消耗。

关于局部处理方法黎介寿曾作过详细的介绍，可根据瘘的具体情况加以选用。

1. 外堵法　此法主要适用于管状瘘。首先要测定瘘管的长度、大小及位置，使堵塞物恰好接近瘘孔所在部位，长期阻止肠液外流，促进肠瘘的闭合。

（1）使用医用黏合胶（2-氰基丙烯酸丁酯或异丁酯）黏合的方法：将胶直接灌入直径小于 1cm 的瘘管内，胶即迅速凝固，2~3 周后渐被排出或松动之时将其拔除。如病例选择得当经过 1 次或几次粘堵之后，瘘即可愈合，见图 29-8-1。

（2）水压法：选择直径合适的导管放入瘘管内，其长度略短于瘘管全长，使其距肠壁瘘口约 1~2cm，导管接输液瓶，持续均匀地滴入无菌等渗盐水，以 1000ml/24h 为度，并置放在距伤口 1m 左右高度以维持一定的压力。这样的压力可对抗肠液自瘘口外溢，同时达到使局部处于清洁的状态，促进肉芽组织生长。如漏液渐少，可更换较细导管直到盐水不再进入肠腔，然后拔除。一般需 3 周左右。这种方法适用于细长且较直的瘘管。

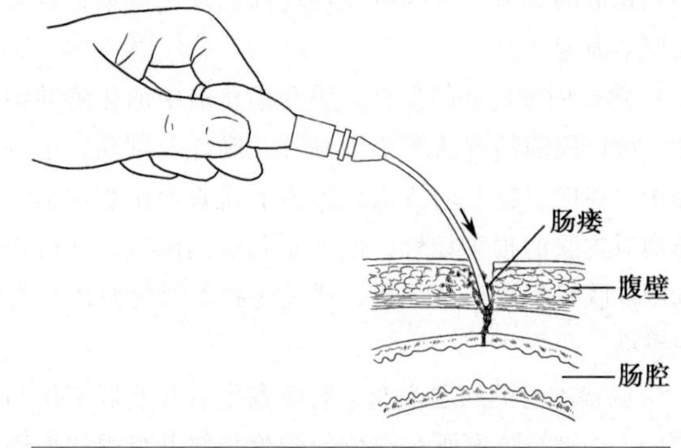

▶ 图 29-8-1　医用粘和胶粘堵肠瘘示意图

（3）管堵法：在瘘道内放入一直径大小合适的一端闭合的管子，顶端距肠瘘内口约 1cm，使肠液不向外漏，如从导管周围仍有少量外漏时，可在导管外注入少量黏合剂，以补充管堵之不足。

2. 内堵法　本法主要适用于唇状瘘。这一方法的优点是能保持肠管的通畅，有利于恢复肠道营养且便于管理。使用硅橡胶片，从肠腔内将瘘口自内堵住，在肠瘘外口使用一个固定架以保持内堵硅橡胶片的位置。黎介寿使用这种方法，取得较满意的效果。在得不到硅橡胶片时亦可用一般的软橡胶片代替之，见图 29-8-2。

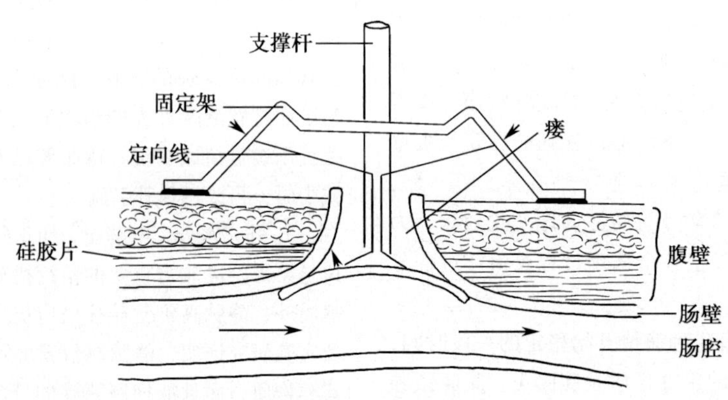

▶ 图 29-8-2　外固定式硅胶片内堵肠瘘示意图

在局部治疗时，尚需注意患者皮肤的清洁卫生，不应使用多种有刺激性的药膏，以免引起药物过敏性反应。如患者体质好，应帮助患者洗浴，这对肠瘘的愈合也是有好处的。采用局部理疗，保护局部皮肤，也是可以选用的治疗方法。

（三）第 3 阶段

为瘘的修复性手术治疗阶段。一般肠瘘经过前两个阶段的治疗，大部分患者已闭合治愈，尚有一部分病例，全身情况虽已日趋好转，但肠瘘仍不能自然闭合，探讨其原因有下列几种情况：①肠瘘口太大，成为一个完全性瘘，虽经各种方法处理仍不能闭合者；②在肠瘘的远端梗阻病变未能解除，使肠瘘难于闭合者；③有一些管状瘘，瘘管已完全上皮化，难于粘连封闭者；④有异物存留或属于特异性病理性瘘，难于闭合治愈者。

1. 手术适应证　凡有以上情况存在时，用一般方法很难收到好的效果，即或暂时封闭，也多一再反复。因此，在经过 1~3 个月的一般治疗后，如肠瘘仍无闭合的趋势时，应考虑进一步的治疗。以下条件可作为选择手术治疗的参考：

（1）患者全身情况稳定或已显著改善，体重已在恢复。

（2）患者的贫血及低蛋白血症已得到纠正。

（3）患者重要脏器功能良好，无施行修复肠瘘手术的禁忌证者。

（4）局部组织较好，炎症及水肿已消除。

（5）引起肠瘘的腹内原发疾病已经治愈，腹内的急性炎性病理改变已基本消散，腹腔粘连已局限者。

2. 手术原则 这类手术是一种没有固定术式的手术，要根据每个患者的具体情况来选择最佳的手术方法。手术原则是切除肠瘘及其周围的瘢痕肉芽组织，为瘘口修复或肠切除吻合创造良好的愈合条件。还应充分地考虑到修复失败的可能性，作出适当地安排，不至于使治疗陷入更加被动的局面，态度要积极而又稳妥，手术的规模宜小不宜大。

3. 术前准备 在手术前应进行充分的术前准备，应包括以下内容：

（1）术前要作瘘液及切口部位的细菌培养，以便更合理地选用抗生素类药物。

（2）对局部皮肤要进行妥善的准备，如有皮炎必须进行治疗使之完全治愈，手术前数日采用物理及药物方法使周围皮肤保持清净。

（3）按常规准备肠道，彻底排除结肠粪便，这一方面便于术后管理，同时也有助于预防结肠损伤，万一在术中损伤结肠，由于肠道已经过充分的准备，也可以进行修补缝合。

（4）肠瘘发生后，瘘的远端肠管，特别是结肠，长时期处于功能静止状态，术前要注意到这一点，可通过灌肠等方法促进其功能恢复，对于减少术后并发症可能是有益的。

4. 手术方式 手术方式很多，过去多主张分期手术，即先将肠瘘旷置，建立正常的肠管通道；第2期再将肠瘘切除。在现代条件下，分期手术已较少采用，多主张1期手术，切除病变的肠管后同时进行修复或吻合。在皮肤准备时，可经瘘口分别向近、远端肠管插入导管，以便于辨别方向。应在距瘘口稍远一点处切开皮肤，并一并切除附近的瘢痕组织。开腹后进行必要的探查是不可缺少的一个步骤。在分离受累肠段附近的粘连后，借助事先插入的导管找到近、远端肠襻并切断之，暂时用止血钳夹两个断端，随后切除肠瘘及部分肠管，再进行两断端的端端吻合。在吻合口的附近应放置引流，以备失败时，作好引流的准备。对于那些有广泛肠粘连的病例，在松解粘连之后，可考虑施行肠排列手术，以预防肠梗阻的发生。肠排列的方法可根据术者的经验来选择，但编者认为先向肠内插入长导管，以后再进行排列比较安全。术后（或在手术前几天）开始静脉高价营养治疗，对保证吻合口的安全愈合，有着肯定的意义。

纵观外科医生对肠瘘的处理，可能存在着3种倾向。在瘘的初期阶段，容易有急于求成的思想，故有不少患者在这一阶段多次手术，使病情更加复杂。在病情稳定后，可能产生放任自流的思想，未能采取有效的治疗方法促进肠瘘的闭合，拖延了治疗时间。在最后的手术治疗中，又易出现盲目乐观的情绪，对手术的困难及可能发生的问题估计不足，没有做好手术可能失败的思想准备，因而未能提出有效的预防措施。黎介寿将肠瘘的处理简要地归纳为3个字即“引”、“堵”、“修”，提出了在肠瘘不同阶段的治疗要点，但还需要强调的是，改善营养及控制感染应贯穿在整个治疗过程之中。在营养问题上，静脉营养有着突出的价值，但只能作为暂时性供给手段，我们要从实际出发，千方百计地建立经肠道的营养途径。这种途径更为安全，而且在经济上多数患者亦能承受。

肠瘘的治疗工作，大家已有一定的共识。自20世纪80年代以来，出现了些新的药物，合理的在整个治疗过程中，序贯的配合使用，将会进一步改善此病的预后。

生长抑素在瘘的初始阶段，对减少瘘液的丢失是有利的。在瘘的修复阶段，对那些小的侧壁瘘及部分管状瘘，使用生长激素，将会促进这些有可能自愈的瘘达到痊愈的目的，在瘘的手术修复肠吻合时，生长激素也会起到好的作用，减少吻合口漏的发生，这些药物的配合使用，将是今后我们临床实践的新课题。

第九节 盲襻综合征

【概述】

因外科手术或其他原因，在肠道上有盲襻形成并出现相应症状者，称之为盲襻综合征（blind loop syndrome）。常见的症状包括：①部分性肠梗阻的症状；②并发肠穿孔及肠瘘；③全身性中毒及营养吸收不良症状（贫血及营养不良）。历史上很早就有人论述盲襻与这些症状之间的关系。1959年Reilly和Card将其正式命名为盲襻综合征，其特点是肠内容物淤滞，细菌繁殖过度，因此又称小肠淤滞综合征，淤滞肠襻综合征（stagnant loop syndrome）；小肠被污染综合征；细菌过度繁殖综合征（bacterial overgrowth syndrome）。在我国1964年曾宪九等对17例行肠管侧口吻合捷径式手术患者，作了较详尽的观察，并通过动物实验，对此综合征的发病机制与预防措施作了详细的讨论。Frank P等总结了76例肠侧侧吻合术后的盲襻综合征，对其临床表现及诊断进行了分析。在某些肠狭窄及肠憩室的患者中亦可以出现上述表现，这些患者虽然没有明显的盲襻存在，但由于长期狭窄，在梗阻近端一段极为扩张的肠管内，聚集着大量肠内容物，其后果与肠道盲襻相似。肠管侧侧吻合后的盲襻综合征，其症状的严重程度，与原来病变梗阻的程度、吻合口的部位、吻合口的大小与数目，以及盲襻的长短等因素有密切关系。

【症状】

盲襻综合征的三组症状：

（一）部分性肠梗阻

这是一组很明显与典型的临床症状，患者有部分性肠梗阻的一般表现，如：腹痛、腹胀、肠鸣亢进及肠型等，症状多出现在下午及傍晚，患者每日仍有稀便排出。这些症状在手术后出现的早晚，主要取决于原发病变梗阻程度的轻重。梗阻越完全，症状出现得越早。在已作过肠切除（连同原来病变肠管在内），肠管远端已缝闭的病例，新形成的盲襻越长，症状也就越明显。症状的轻重还与吻合口的大小有关，如吻合口过小或术后吻合口绞窄，盲襻虽不长，症状也会较早出现而且比较明显。在肠管侧侧吻合术时，虽然已注意了肠道运动的方向，但正常的生理性肠蠕动，仍然引导肠内容物沿原来的肠管方向前进。如果在侧侧吻合处远侧肠腔尚能通过（亦即梗阻不完全），情况更是如此，大部分肠内容物仍将被运送至此段肠腔内，导致肠内的淤滞状态，只有少部分肠内容物通过新作的吻合口而排出，如侧侧吻合处的远侧完全不能通过成为一盲端，当肠内容物输送至此而受阻时，则引起强烈的肠逆蠕动，可使一部分肠内容物逆行至吻合口处通过，这种排空方式的效率是较差的。由于肠内容物淤积，肠管逐渐扩张，遂有大量细菌的繁殖及肠道内的感染，在肠黏膜上形成多发性溃疡。因此，盲襻越长，排空效率越低，淤积的内容物愈多，肠管也越来越扩张，肠梗阻的症状与体征亦愈加明显，见图 29-9-1。

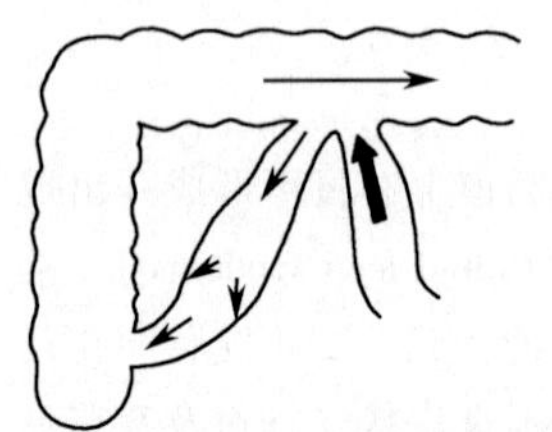
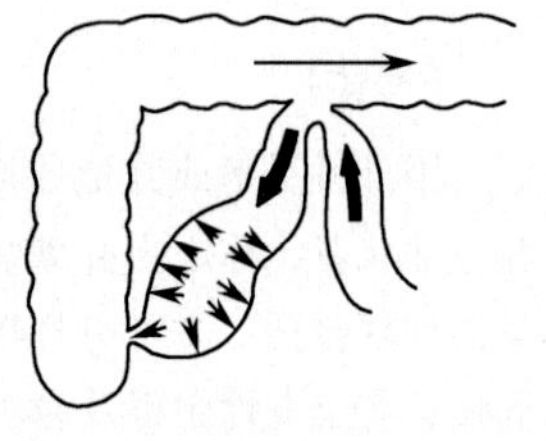

▶ 图 29-9-1 盲襻综合征示意图

（二）肠穿孔与肠瘘

这是一种很严重的并发症，多与盲襻内溃疡及感染等因素有关。

（三）营养吸收障碍及贫血

由于盲襻内细菌的繁殖、感染及多发黏膜溃疡的出现，引起慢性中毒及贫血。引起贫血的机制也是多方面的：由于吸收障碍，使造血必要的维生素缺乏，抑制叶酸的正常合成，抑制维生素 B_{12} 的吸收和利用；食物的发酵或分解，引起肠炎及腹泻，影响营养物质的吸收；细菌毒素的吸收；盲襻内多发生溃疡可引起慢性或急性大量失血。这种贫血多为混合性贫血，骨髓象呈现巨幼红细胞增生。这种贫血与恶性贫血不同，患者胃游离酸多为正常，与脂肪吸收不良性贫血亦不同，患者无明显脂肪吸收障碍的表现。

【诊断】

盲襻综合征的诊断一般并不困难，其诊断依据为：

1. 病史 临床遇有腹泻、脂肪泻、体重减轻或巨红细胞贫血的患者，尤其是老年或有腹部手术史及前述病因有关病变者，应考虑小肠细菌过度生长而进一步检查。

2. 全小肠 X 线摄片 可发现盲襻、瘘管、憩室、狭窄或其他病变，以及小肠淤滞、运动减退或假性肠梗阻等。

3. 小肠液细菌培养 系诊断细菌过度生长的必要条件。

4. ^{14}C 木糖呼气试验 被推荐为反映小肠吸收功能首选的方法，因其敏感性和特异性俱佳，使用方便安全。

5. 抗生素治疗试验 患者接受 1 个疗程抗生素治疗后，脂肪和维生素 B_{12} 的吸收改善，症状好转，支持诊断。

6. 小肠内镜和小肠活检 有助于明确病因，活检可有斑状黏膜病损，固有层细胞浸润及绒毛增厚变钝。

【鉴别诊断】

盲襻综合征要和以下情况进行鉴别：

1. 应用大量抗生素后菌群失调。
2. 胃窦部切除后胃泌素缺乏。
3. 次全或全胃切除术后，内因子缺乏。
4. 短肠综合征，维生素 B_{12} 吸收不良，同时有胆盐肠肝循环阻断，肠菌生长过多。
5. 原发性小肠吸收不良综合征。

【治疗】

对盲襻综合征应注意预防，对于那些必须进行手术治疗的肠道疾病，争取在切除病变肠管之后行端端肠管吻合术。现在由于有了较好的术前准备与麻醉技术，患者多能承受较长时间及较复杂的手术操作，因之捷径式手术（如回肠横结肠吻合术）应尽量避免。如必须作肠管侧侧吻合术时，要尽可能减少盲襻的长度或行两个平行的端侧吻合。

对于已发生盲襻综合征的病例，冒然进行手术的危险性是比较大的，要充分做好术前的准备。纠正贫血及低蛋白血症，在给患者叶酸及维生素 B_{12} 及肠道抗生素治疗后，症状多能有所改善。经过较好的准备后可考虑手术治疗。切除盲襻肠管后，多能取得满意的远期疗效。

（刘 健 刘 彤）

第十节 短肠综合征

小肠广泛切除后，引起严重的吸收和营养障碍的临床综合征，称之为“短肠综合征”（short bowel syndrome），其主要表现为进行性营养不良、严重腹泻、脂肪痢、脱水、电解质和代谢紊乱等，儿童可影响发育，如不积极治疗可危及生命。

究竟切除多少小肠方能引起严重的吸收和营养障碍？

在一般情况下，切除30%小肠对机体无明显影响，切除50%虽对消化吸收有较大影响，但机体多能在一定时间内通过代偿而恢复。切除70%以上小肠常造成严重的吸收不良，如不积极治疗或处理不当可导致死亡。因此一般把70%以上的小肠切除称为小肠广泛切除。由于小肠长度在不同个体之间变化范围较大（成年人活体259~631cm），因此，近年来不少学者主张以残存小肠100cm作为小肠广泛切除的标志（新生儿残存75cm者）。小肠切除后引起的吸收和营养障碍，除与切除长度有关外，还与切除小肠的部位、是否保留回盲瓣以及年龄、病因等因素有极大关系。

小肠广泛切除的原因：短肠综合征常见于需行小肠广泛切除以挽救生命的危重疾病。这些情况有：

（一）肠管的血运障碍

包括各种绞窄性肠梗阻，在我国以小肠广泛扭转最为多见，其次为内疝；肠系膜上动脉血栓形成或栓塞以及肠系膜上静脉血栓形成；急性坏死性小肠炎等。

（二）广泛的肠粘连

粘连成团引起肠梗阻，难于分离或在分离中造成多发穿孔，需进行广泛肠切除者。

（三）病变广泛的克罗恩（Crohn）病

由于多次切除肠管可导致短肠综合征。

（四）其他

如原发于肠系膜或盆腔的恶性肿瘤，需同时切除大量小肠者，此外，还有腹部外伤需行广泛肠切除者。

新生儿常需行小肠广泛切除术的病因，有先天性肠闭锁、继发于肠回转不全的肠扭转及胎粪性梗阻等。

【小肠广泛切除后的病理生理】

小肠是人体中最重要的吸收营养物质的场所。小肠除吸收经过消化的糖类、蛋白质和脂肪外，还吸收水分、电解质、矿物质和维生素。吸收作用开始于十二指肠和空肠，而当食糜到达回肠时，通常已吸收完毕。回肠起储备的作用。凡未被空肠吸收完全的营养物质，特别是脂肪皆由回肠吸收。但回肠仍有其独特的功能，即能主动地吸收胆盐和维生素B_{12}。

小肠广泛切除后，必然会影响营养物质的吸收，从而产生一系列病理生理变化。由于小肠吸收面积锐减，大量消化液进入结肠，超过结肠所能吸收的限度，引起腹泻。在手术后数天内，每天从大便排出液体量常超过2.5L，从而造成水和电解质平衡失调。

小肠广泛切除后对糖类的吸收由于吸收面积减少和残存小肠的二糖酶活性降低而减少；单糖主动转运的吸收也因细胞数量减少，以及胃酸分泌过多肠内容酸化使葡萄糖的吸收率降低。

在正常情况下，当食糜到达回肠时，氨基酸已完全吸收。小肠广泛切除后，蛋白吸收不良的程度与小肠切除的长度是成正比的（Wilmore，1969）。1966年Winawer等报告1例尚存18cm小肠的患者，进食的蛋白质有75%丢失。

小肠广泛切除术后，脂肪的吸收障碍要比糖和蛋白质更为严重。其吸收不良原因除吸收面积减少和肠内容通过小肠时间明显缩短外，还与胆盐缺乏所致的脂肪消化不良有关。胆盐在回肠末段吸收，手术切除过多的回肠，可以导致胆盐吸收不良而破坏了胆盐的肠肝循环。若切除回肠不超过100cm，肝脏可以代偿地增加胆盐合成；但切除超过此长度，则胆盐分泌减少。当小肠缺乏胆盐时，不能使脂肪酸和甘油三酯形成微胶粒（micelles），引起脂肪吸收不良，出现脂肪泻并伴有脂溶性维生素（A、D、E和K）以及钙的吸收障碍。此外，胆盐在加强胰脂肪酶的水解作用和促进脂肪酸在肠黏膜细胞中的再酯化作用，也因胆盐的缺乏而削弱。

不能吸收的脂肪酸在结肠经细菌的作用形成羟脂肪酸（hydroxy fatty acid），它与蓖麻油中的脂肪酸相似，可以刺激结肠黏膜分泌水和电解质引起水泻。此外，小肠广泛切除后早期，不能被吸收的胆盐经结肠细菌分解及脱羟基作用（dehydroxylation）形成的脱氧胆酸（deoxy cholic acid）亦可刺激结肠诱发腹泻。

回肠也是主动转运维生素B_{12}的场所，回肠切除过多可造成维生素B_{12}的缺乏。

在小肠切除病例中，如合并回盲瓣切除，除了破坏括约作用外还丧失阻止结肠微生物进入小肠的屏障作用。如进入小肠的细菌迅速繁殖，则在原来病理生理变化的基础上，又加上了肠污染综合征（CSBS）的病理生理改变，使脂肪和/或维生素B_{12}的吸收不良进一步加重。小肠广泛切除术后数小时内即可出现胃酸分泌过多。其原因目前尚不清楚，可能是：①术后刺激胃酸分泌的物质增多，特别是高胃泌素血症。Dunn等观察到狗行小肠广泛切除术后，幽门部的胃泌素细胞增生，基础胃酸分泌亦明显增加；②存在于小肠的抑制胃酸分泌物质（促胰液素、缩胆囊素、肠抑胃素、肠高血糖素和抑胃多肽）减少。胃酸分泌过多可以加剧腹泻和脂肪泻，降低残存小肠的吸收能力，甚至可以引起吻合边缘溃疡导致吻合口的破裂。自1970年Hoffmann等首次揭示了肠病与高草酸尿症之间的关系后，近几年来关于肠源性高草酸尿症以及因此而发生草酸型肾结石的报道已不少见。回肠切除术后也易引起肠源性高草酸尿症。其发病率有人统计可高达53%。回肠切除超过40cm以上即有发生此症的可能。一般切除肠段越长，发病率越高，高草酸尿的程度也越严重。其发生原因目前认为：当回肠切除过多时，脂肪吸收不良，大量脂肪酸与钙离子结合由粪中排出。正常情况下草酸在肠腔内一般与钙离子结合形成难溶性的草酸钙，不易被吸收。当肠腔内钙离子浓度低下时，大部分草酸则形成易溶于水的草酸盐。于是肠管以被动弥散形式增加对草酸的吸收。由于结肠是吸收草酸的主要场所，故在同时切除结肠的患者，结石的发生率会下降。

小肠广泛切除后残存肠管的代偿：动物试验证明，小肠广泛切除后，可见到残存小肠黏膜细胞增生，腺凹细胞的增殖带扩大，绒毛肥大，肠腔扩张，肌层的厚度增加。Hanson 等（1971）及 McDermott 等（1976）采用^{3}H-胸腺嘧啶核苷标记细胞核、放射自显影的研究方法，发现分别切除近段小肠 70%和 40%的大鼠，其回肠腺凹的长度和增殖细胞的数量增加。有丝分裂指数增加，上皮细胞从腺凹向绒毛尖端的移行率（migration rate）加快，整个细胞周期略有缩短。一些动物的代偿性变化发展很迅速。行空肠切除的大鼠，两天内中肠就可发生代偿性细胞增殖。回肠绒毛增长至最大高度仅需两周。小肠切除后，残存肠管的反应程度除与切除部位有关外（回肠的代偿性变化要比空肠显著），也与切除肠管量有关，切除越多，变化也越大。绒毛被视为肠黏膜的功能单位。肠切除后，绒毛数量不变，但细胞数量增多，从而增加肠黏膜的吸收能力。此外，切除大鼠的回肠可以导致结肠黏膜的增生。

人的代偿过程比较缓慢，要到 1 年 90%的绒毛才能达到最大的高度。1965 年 Porus 通过人的小肠黏膜活检证实，广泛小肠切除术后，每单位长度绒毛的上皮细胞数量增加。临床研究可以观察到残存小肠的功能代偿。Schwartz 等（1955）报道脂肪吸收在切除术后 1～2 个月增加 40%～62%。Dowling 等（1966）采用肠段灌注技术检查证实，葡萄糖吸收可随着时间的推移而增加。Weinstein 等（1969）发现空肠吸收钠和水的能力与对照组比较增加接近两倍。

29

一般认为，肠腔内营养在促进残存小肠的结构和功能的代偿起着重要作用。Feldman 等将切除 50%近段小肠的狗，给予经口喂养，6 周后发现回肠扩张伴有黏膜增生及绒毛平均高度增加，这些变化与葡萄糖吸收增加相符合；而仅依靠静脉营养的狗，无功能代偿的表现，且绒毛平均高度反而下降。小肠内营养物质是通过刺激胆汁和胰液的分泌促进肠黏膜的增生的。

有人用连接血管的大鼠联体及狗的 Thiry-Vella 瘘的实验证实，体液因素对残存肠管的代偿同局部刺激一样重要。

除肠腔内营养和胰液-胆汁分泌对残存肠管的局部激刺外，一些体液因素包括肠道内外激素影响小肠切除术后适应性变化也不容忽视。此外，尚有一些营养物质在促进残存小肠代偿方面起作用，现叙述如下：

1. 胃泌素　以往一般认为胃泌素对于维持小肠的结构和功能有着重要作用。目前的研究证实胃泌素及合成的五肽胃泌素可使胃和十二指肠的黏膜增生，但对空回肠黏膜的代偿性变化不起作用。

2. 缩胆囊素　该激素可预防进行 TPN 实验动物的肠黏膜绒毛萎缩，它不能直接作用于肠黏膜，而是通过刺激胰、胆分泌影响肠黏膜的代偿过程。

3. 肠高血糖素　人类的肠管是产生肠高血糖素的场所，特别是末段回肠。在碳水化合物和长链甘油三酯的刺激下释放该激素，它反过来刺激鸟氨酸脱羧酶，引起聚胺（腐胺、亚精胺和精胺）的增加，促进 RNA 和 DNA 的合成，细胞增生和肠黏膜的代偿。

4. 表皮生长因子　表皮生长因子（EGF）是主要的肽类生长因子，主要产生于颌下腺、十二指肠的 Brunner 腺体和小肠的 Peneth 细胞。它能增加 DNA 和 RNA 的合成，促进从胃到结肠的消化道黏膜的增殖。胃肠外予以 EGF 证实对肠道黏膜的代偿是有益的。肠腔的 EGF 的作用目前尚不清楚，但业已证实该激素可被胰酶消化，乳类蛋白例如酪蛋白可封闭这些酶的活性部位，从而保留了 EGF 的作用。

5. 前列腺素　前列腺素（PG）E_2 对实验动物小肠、盲肠和结肠有强大的营养效应。但目前尚缺乏应用于临床短肠综合征的报告。

6. 谷氨酰胺　谷氨酰胺对小肠和结肠细胞和其他快速分裂的细胞是重要的支持物。它是合成嘌呤和嘧啶所需氮的供体，因此对核酸的合成和细胞的增殖起重要作用；谷氨酰胺可增强小肠和结肠细胞活性与肠黏膜屏障功能，防止细菌易位并促进残存小肠的代偿性增生。谷氨酰胺在通常的营养液中不稳定，除非改用丙氨酰谷氨酰胺。

7. 精氨酸　研究发现广泛小肠切除的鼠，饲料中添加的精氨酸成为不可缺少的营养物质。最近猪的动物实验，提示肠上皮细胞能合成精氨酸，它进一步促使肠的聚胺合成，以维持肠黏膜的完整和增生。

8. 短链脂肪酸　短链脂肪酸（$SCFA_s$）通常是进食后进入结肠的碳水化合物和纤维多糖经厌氧菌发酵而产生。醋酸盐、丙酸盐和丁酸盐是主要的 $SCFA_s$，被结肠吸收并在结肠上皮细胞内代谢。Koruda 等人（1986 年）证实在要素膳中加入果胶，一种纤维多糖，可以在结肠中充分地发酵而形成 $SCFA_s$，从而改善了广泛小肠切除术后的空、回肠和结肠的适应性代偿。随后的胃肠外营养补充 $SCFA_s$ 和盲肠注入 $SCFA_s$ 的动物实验，证实 $SCFA_s$ 补充疗法可减轻广泛肠切除术后行 TPN 治疗的黏膜萎缩并改善非特异性免疫功能。

【临床表现】

小肠广泛切除术后，其临床经过可分为 3 期。

第Ⅰ期：急性期，手术后 1～3 个月。由于手术后立即出现的大量腹泻，导致水及电解质平衡紊乱，严重危及患者生命。腹泻于手术后立即出现，第 2 和第 3 周达到高潮。每日大便次数多达 7～8 次，其量超过 2.5L。患者出现乏力、少尿以及脱水、电解质缺乏及酸碱平衡失调的临床表现。因低血钙和低血镁，偶可出现 Chvostek 或 Trousseau 征，甚至手足抽搐。

第Ⅱ期：适应期，此期一般延续数月至 1 年。此时手术后早期的严重并发症已过去，腹泻逐渐减轻，水和电解质紊乱问题不再危及生命，患者主要表现为营养不良。患者体重逐渐减轻，消瘦，亦可出现水肿。可因各种维生素和矿物质缺乏而出现其相应的临床表现，如夜盲症、周围神经炎、凝血障碍所致的出血倾向、贫血以及骨软化症等。

第Ⅲ期：稳定期，一般指手术 1 年以后。患者由于得到比较充分的代偿，情况稳定，体重开始回升，多维持在略低于术前的水平上。给予低脂的常人饮食可不引起腹泻。但仍有脂溶性维生素、钙和其他微量元素缺乏的表现。如回肠已广泛切除则有维生素 B_{12} 缺乏的表现。部分患者有高草酸尿症。

【诊断与实验室检查】

有小肠广泛切除的病史，伴有吸收及营养不良的临床表现，实验室检查有吸收不良的证据，诊断为短肠综合征没有困难。但重要的是，应根据病程的不同阶段，结合必要的实验室监测，了解各种营养物质缺乏情况并判断是否存在一些不利因素，诸如胃酸分泌过多、胆盐缺乏、细菌过度繁殖以及胰腺功能不全等，以便采取措施，进行针对性治疗。常用的检查包括以下两类：

1. 实验室检查 通常的实验室发现有：血液电解质紊乱及酸碱平衡失调，负氮平衡，血浆蛋白、脂类及凝血酶原可降低，贫血（缺铁性或成巨红细胞性），类脂含量增多，小肠对糖、蛋白质、脂肪的吸收试验均降低。

2. X线钡餐造影 此项检查除核实残存小肠长度外，还可了解通过时间，肠黏膜皱襞及肠腔情况，以便与日后对照比较。

【治疗】

（一）内科治疗

第Ⅰ期：除预防和处理腹部手术后可能出现的感染等并发症外，治疗的重点是及时纠正水、电解质和酸碱等各方面的紊乱并早期给予完全胃肠外营养。

手术后头几周，应根据胃肠减压量、大便量及尿量，连续的血浆电解质检查，体重测量，积极补充液体和电解质。应尽早给予完全胃肠外营养。原则上能源和氮源的供给应从小量开始，逐步加大热能和氨基酸入量，热量可达到30kcal/(kg·d)。而氨基酸为1.3g/(kg·d)。热：氮=125：1~150：1。使负氮平衡逐步得到纠正。注意补充微量元素及维生素。如系采用氨基酸-葡萄糖系统应注意补充必须脂肪酸。应定期进行氮平衡、血糖及血浆电解质等有关项目的监测；注意中心静脉插管的护理，防止与插管有关及胃肠外营养的并发症。

在应用肠内营养时，患者可能有腹泻的现象，可加用抑制肠蠕动的药物如洛哌丁胺（易蒙停）、地芬诺酯（苯乙哌啶）或含有阿托品的复方苯乙哌啶等，现在很少用鸦片制剂。对胃酸分泌过多，使用抗胆碱药物和制酸剂可能有效，前者亦可缓解腹泻。但目前认为西咪替丁等组胺 H_2 受体拮抗剂以及质子泵抑制剂治疗小肠广泛切除术后胃酸分泌过多效果显著。经过一段时间这种表现可以减轻。

第Ⅱ期：残存肠管开始出现代偿变化，腹泻次数趋于减少。此期的治疗重点是在保证足够营养摄入的前提下，逐步用肠腔内营养代替静脉营养。一般可先采用要素饮食作为过渡。患者须经胃镜放置鼻肠营养管，如事先已行空肠造口者，则可通过此途径喂养。输注从1/4浓度开始，每小时25ml。在不加重腹泻的情况下逐步加大浓度和容量。一般用重力滴注即可。采用商品要素饮食很方便，每80g溶于300ml水中，每1ml产生热量1kcal，成人的营养液剂量可达到2000~3000ml。随要素饮食剂量的增加，逐渐减少以至最后撤除静脉营养。一些要素饮食含有的氨基酸如谷氨酰胺在促进残留小肠的适应性代偿有很重要的作用。在此期仍应进行有关化验项目的监测。

南京军区南京总医院解放军普通外科研究所从1985年至2004年治疗短肠综合征116例，其中58例在1996年前应用营养支持治疗，结果优良者16例（27.6%），完全经口服日常饮食，他们的残留小肠>70cm，而且保留有回盲部；结果良好者18例（31.0%），以口服饮食为主，并补充<500kcal/d的肠内营养制剂，其残留小肠≥50cm，有或无回盲部；结果较好者9例（15.5%），主要是依赖口服肠内营养制剂≥1000kcal/d，其残留小肠<50cm，有或无回盲部；效果差者15例（25.9%），仍然依靠肠外营养，其残留小肠<50cm，无回盲部或年龄>60岁。

在患者食欲逐渐恢复过程中，应早日恢复经口进食。可给予高蛋白低脂适量碳水化合物的少渣饮食。尽可能做得美味可口，少量多餐。重视喂养技术，每可取得事半功倍的效果，尤其在婴幼儿更为重要。为预防脂肪摄入不足，可采用中链脂肪酸（MCT）代替通常的脂肪乳制剂，因前者不需要微胶粒形成（micelle formation）即可吸收。

如腹泻已被控制，可逐渐增加通常的脂肪乳制剂入量，并加用胰脂酶以助消化吸收。此类患者乳糖不易消化吸收，故乳制品应逐渐增加。

如患者仍有胃酸分泌过多，可继续给予西咪替丁，利用此药降低胃酸分泌和小肠腔的氢离子浓度，有助于改善对脂肪酸、蛋白和碳水化合物的吸收。

此期还应注意补充维生素，尤其是脂溶维生素和维生素 B_{12}。患者一般易缺钙，应额外补充，其他如镁和铁等也应注意补充。可服用含有多种维生素和矿物质药物制剂。

第Ⅲ期：此期多数患者对正常饮食已能适应，但有些患者仍有脂肪吸收不良现象，故应适当控制脂肪摄入。饮食中应经常补充矿物质和脂溶性维生素以及维生素 B_{12}，此外，如发现高草酸尿症，应吃低脂低草酸盐饮食，此措施不能奏效可采用考来烯胺（cholestyramine）治疗。

此期仍应定期进行有关化验项目的监测，以了解肠道的消化吸收情况。根据检查结果调整饮食成分，以确保患者健康。

（二）营养康复治疗

广泛小肠切除导致短肠综合征，如残留小肠仅50~70cm，常需全胃肠外营养以维持生命。近年来一些学者采用外源性给予特异的生长因子（生长激素GH）和肠道特异性营养素（谷氨酰胺Gln）以及含纤维素的低脂肪饮食，对残存肠管产生营养性和再生性作用，增加肠管的功能和营养吸收。Wilmore等应用此种疗法截止到2000年已治疗约200例成年短肠综合征患者，取得较满意疗效。其中45

例空-回肠<50cm 并保留部分结肠的 TPN 依赖成年患者经1.8年的随访，50%脱离了胃肠外营养。南京军区南京总医院于1995—2004年在此基础上稍加改进，亦即从短肠综合征的代偿期开始即应用这一治疗方法，并且在整个治疗过程中，以肠外营养与肠内营养同时进行，逐渐去除肠外营养，取得满意的效果。44例患者的残留肠段是15～75cm，保留回盲部；或是30～120cm无回盲部。治疗结束时，无一再需要肠外营养，其中34例随访2年以上。11例继续进日常饮食或是日常饮食加肠内营养制剂≤500g，19例以肠内营养制剂为主≤1000g/d，添加口服饮食，仅2例在排便次数增多时，需增加肠外营养，2例死于原有的晚期肝硬化、肝衰竭。这一组患者用 rhGH0.05mg/(kg·d) 3周，谷氨酰胺为0.6g/(kg·d)，3周或更长一些时间，肠康复治疗的效果好于单纯的营养支持，并认为肠康复治疗应在肠代偿期的早期应用；年轻患者的效果较好；残留小肠较长而且保留有回盲部者效果较好；如有需要，肠康复治疗可以重复。

（三）外科治疗

29

以往鉴于短肠综合征难于处理，内科治疗效果不佳，不少学者进行了一些动物试验，试图通过延迟小肠排空和增加小肠表面面积的技术以达到增加吸收功能和改善预后的目的。近年来，由于对短肠综合征的病理生理变化及残存肠管的代偿情况有了进一步了解，再加上术后处理的不断改进，本病的预后已有显著改善。只要患者有足够的小肠（成年患者每千克体重1cm残余小肠），经过正确和耐心治疗，大部分或部分患者于1年左右时间可以不依赖 TPN 或减少 TPN 的需要量。如果短肠综合征发生两年经过治疗仍不能控制腹泻、吸收，不能脱离肠外营养及营养障碍严重者，方考虑手术治疗。现将一些手术分述如下：

1. 迷走神经切断及幽门成形术　Frederick（1965）及 Leonard（1967）的临床报道证实，此手术对于降低胃液及胃酸分泌，减轻腹泻，促进小肠吸收功能等方面确有一定疗效。此手术可与小肠切除同时进行或择期施行。但因小肠广泛切除术后早期胃的过度分泌是暂时的现象，且可以用药物控制，故此手术的意义还值得商榷。

2. 逆蠕动肠管植入术　早在1896年 Mall 首先在狗身上行不同长度的肠倒置术，因后果不佳，此项试验长期未被人们所重视。直到1953年 Hammer 等倒置十二指肠成功，方陆续引起一些学者对此项研究的兴趣。Singleton 和 Rowe（1954）研究狗小肠倒置的最宜长度，发现小肠倒置长度小于0.635m（24英寸）的狗可存活到3个月。此后，一些学者指出狗小肠倒置的理想长度大约为0.1524m（6英寸）。Hammer 等（1955）首先发现小肠广泛切除术同时行肠管倒置可改善动物的存活。他们对切除3/4小肠的狗行0.0254m（1英寸）长的肠管倒置，结果均存活。从20世纪60年代开始，学者们做了不少动物实验并开始应用于临床，证实此法有效。其主要作用是：由于倒置肠管逆蠕动的作用，使肠内容通过小肠的时间延长，增加肠内容与肠黏膜表面接触的时间，改善吸收功能，改变肠道的肌电活动并打乱了肠道内分泌。Aires 和 Barros D'Sa 用狗行较详细的研究，再次证实倒置组的狗比起对照组通过时间延长，脂肪吸收及体重有明显改善，存活时间显著延长。Digalakis 等则在动物实验中证实：与对照组比较，小肠倒置术能有效减缓小肠运输，并加强剩余肠道的代偿能力，但不影响体质量。Thompson 等的研究结果显示：小肠倒置术后患者对手术效果的满意率为78%。但 Thompson 等报道了9例施行小肠倒置患者的临床资料，其中仅4例效果较好可脱离肠外营养。

此项手术自从应用于临床后，取得一定的效果。Fedorak 近年收集30余例施行此种手术的文献报告，大约70%的患者疗效良好。术后在通过时间、水分、电解质、脂肪的吸收以及氮平衡均有所改善。手术时注意应在残存小肠远端的部位行倒置肠段植入，倒置肠管最宜长度为10～12cm。可采用 Rygick 和 Nasarov 法进行吻合，见图29-10-1，此法简便易行不用扭转肠系膜。

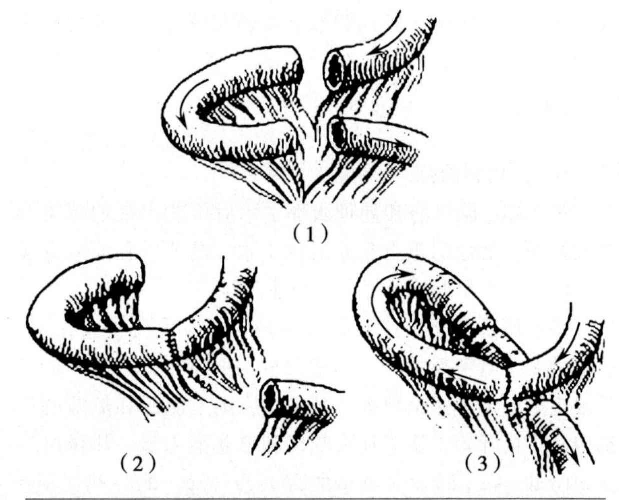

▶ 图 29-10-1　逆蠕动肠管植入术

然而，这一方法显然不符合生理，是人工造成慢性肠梗阻，时间稍长，上段肠段扩张，肠壁增厚，且有慢性炎症，食糜贮留的时间过长易诱发细菌繁殖，食糜腐败、发酵，从而产生毒素，导致患者产生一系列症状，如腹痛、腹胀、恶心、呕吐、低热等，并且有明显营养不良现象，甚至有骨骼脱钙、尿路结石、肝功能受损等现象，不得不再次手术，将间置的逆蠕动肠段切除，但患者的机体已遭受损害，难以逆转。南京军区南京总医院朱维铭等报道了6例接受逆蠕动肠段间置的短肠综合征患者，因并发症严重而不得不再次手术，将逆蠕动肠段切除。不幸的是有2例因机体情况过差，无再次手术的条件而死亡。因此，在无有效的手术方式出现以前，短肠综合征不宜用延长食糜通过时间等手术方式来治疗。

3. 建立循环肠襻手术　其原理是，肠内容在通过肠管时可沿环形肠襻循环数次，增加肠内容与肠黏膜表面接触时间而改善吸收功能。Redmond 等（1964）、Mackby 等（1965）及 Simon（1969）报道在大量肠切除术后建立循环肠襻的个别病例，均获得延长生存，减少体重丢失的效果。由于发表的病例少，难于评价，但也有人担心此项手术容易造成淤滞，促使细菌过度繁殖而加重吸收不良。

4. 人工瓣膜成形术　方法较多，较简易的方法是将外翻的远段肠管套入近段肠管，形成人工瓣膜。人工瓣膜术通过制作人工瓣膜或括约肌，引起近段肠管的梗阻和扩张，打乱正常肠蠕动、阻止肠内容物过快通过，以及阻止结肠内容物反流。动物实验结果表明：人工瓣膜及人工括约肌可延长肠内容物通过时间，提高吸收能力，改善预后，但对肠道代偿不起作用。人工瓣膜如人工乳头瓣膜效果不佳，可导致完全肠梗阻、肠套叠及瓣膜坏死等并发症。将剩余小肠的远端制作人工肠套叠，是目前人工瓣膜术最常用的方法。Zurita 等报道了 20 例施行人工套叠瓣膜术，该术式与 Ricotta 瓣膜组比较，患者腹泻症状明显好转，体质量减轻症状也得到了改善。上述研究结果表明：人工套叠瓣膜术在人工瓣膜术中应优先考虑。该术式应注意人工套叠肠管过短则无效，套叠过长则易产生肠梗阻。但人工瓣膜能否达到天然瓣膜的效果及其远期疗效仍有待进一步的研究结果验证。

5. 结肠间置术　即将小肠横断后，可在小肠近端间置顺蠕动结肠或在远端间置逆蠕动结肠，以延缓小肠排空时间。但 Sigalet 等的动物实验结果显示：结肠间置术在改善机体营养状况方面并不满意。Thompson 等的研究结果也表明：14 例施行结肠间置术患者手术效果满意者仅有 8 例，其他 6 例症状无改善并最终死于败血症或肝衰竭。因此，因结肠间置术并发症较多，死亡风险高，不应作为治疗短肠综合征首选术式。

6. 小肠缩窄与延长术　发生短肠综合征后，剩余肠管常见代偿性扩张，此类患者则适宜行小肠缩窄与延长手术。此种术式不仅可使小肠变细改善肠蠕动，减轻肠道淤滞和细菌繁殖；还能延长小肠的长度改善其吸收功能。手术方式包括 Bianchi 手术、连续横向肠成形术（serial transverse enteroplasty，STEP）以及补片法等。

Bianchi 手术是指沿肠系膜两支血管间的间隙向肠系膜对侧纵行切开肠管，重新吻合形成两段分别带有系膜血管的肠管，再同向端端吻合两段小肠，从而将肠管长度增加 1 倍，见图 29-10-1。Bianchi 对 20 例行 Bianchi 手术的患者进行长期随访其结果表明：11 例患者术后死于肝衰竭或其他肠外营养并发症，9 例生存患者中 7 例脱离了肠外营养。目前，已有超过 100 例 Bianchi 手术的报道，Bianchi 手术有效延长了肠管长度，80% 的患者营养状况得到了改善，20% 的患者术后有肠缺血及吻合口瘘等并发症发生。Sudan 等对 43 例行 Bianchi 手术的患者进行了长达 24 年的随访研究结果表明：术后有 50% 的短肠综合征患者脱离肠外营养，10% 患者需行小肠移植术，其余患者仍无法脱离肠外营养。

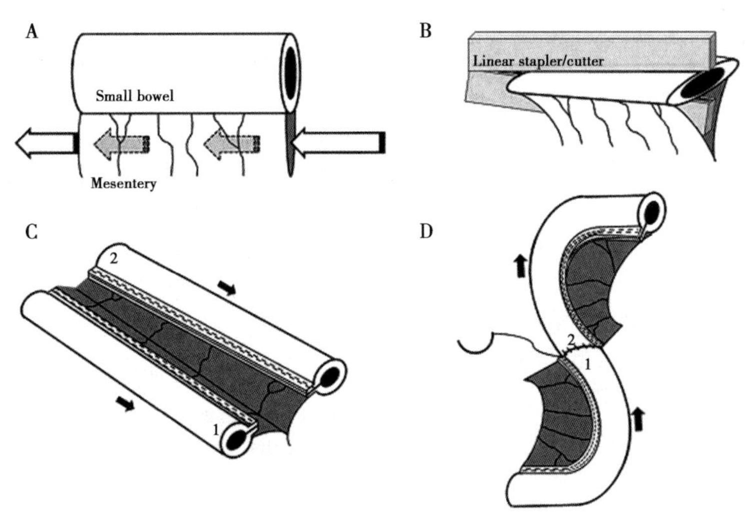

▶ 图 29-10-2　Bianchi 手术过程

A. 分离肠系膜两支血管之间的间隙；B. 纵行离断肠管；C. 离断后的肠管；D. 肠吻合

2003 年，Kim 等在动物实验中提出了 STEP 手术，该术式采用缝合器沿肠系膜侧及其对侧将肠壁横向切开一系列平行的小口并纵向缝合，使原来扩张的肠管变成“z”字形，在恢复肠管口径的同时也显著延长了肠管的长度，手术操作简单易行又避免了 Bianchi 手术切开缝合操作烦琐的缺点。继而 Thompson 和 Sudan-201 的研究结果表明：70 例施行 STEP 术患者，有 80% 的患者临床疗效满意，10% 发生肠梗阻等并发症，5% 最终进行了小肠移植术。STEP 手术可促进肠道吸收，有效改善患者营养状况，这与 Bianchi 手术的疗效相似，同时其并发症发生率低于 Bianchi 术。

补片法是一种促进小肠新黏膜生长的方法，即在空肠上段作一切口，以结肠片段作补片，或在全层肠壁缺损处采用结肠浆膜、腹壁肌瓣、假体等其他材料进行修复，促进小肠黏膜长入并覆盖补片，从而增加小肠消化吸收面积。目前此种方法仅处于动物实验研究阶段，手术过程也受小肠部位、修补材料和生长因子等因素的影响，临床应用尚不成熟。

7. 小肠移植术 长期依赖肠外营养或肠外营养治疗失败的短肠综合征患者可考虑小肠移植术。其手术适应证主要包括中心静脉导管反复感染、中心静脉通路丧失以及肠衰竭引起肝功能损害的患者。有研究者对小肠移植进行了分类：①单独小肠移植术；②肝肠联合移植术；③腹腔多器官簇移植术，移植物包含肝、小肠、胰腺和胃。

目前，全球范围内短肠综合征患者施行小肠移植例数已超过2000例，患者1年生存率为64%~89%，5年生存率为33%~76%。大型移植中心的患者术后生存率远高于世界平均水平。美国匹兹堡大学医学院的研究结果表明：患者小肠移植术后1、5年生存率分别为91%和75%。我国小肠移植术起步较晚，随着外科技术及免疫抑制治疗方案的改进，小肠移植术后患者的生存率也逐年提高，1994—1996年其1年生存率为20%，1999—2006年提高至33%，2007—2009年进一步提高至60%。小肠移植术的疗效显著，Mazariegos等报道了1177例小肠移植术，其中27.6%的患者出院时仍依赖肠外营养，1年后肠外营养依赖患者仅有9%，5年后为3.8%，这说明小肠移植术可使大部分患者脱离肠外营养。Sudan及Gupte和Beath的研究结果均表明：小肠移植术后患者生命质量总体优于肠外营养依赖患者，小肠移植效价比优于肠外营养。但短肠综合征患者施行小肠移植术仍面临以下问题：感染、排斥反应、淋巴瘤、技术失败、多器官衰竭以及其他问题。

随着小肠移植术疗效显著提高，小肠移植术后患者生命质量及性价比优于肠外营养，小肠移植的适应证应适当放宽。小肠移植不应该仅仅作为肠外营养治疗失败后的挽救措施，而应作为提高患者生命质量的治疗措施之一，在患者不能脱离肠外营养时就应纳入考虑范围之内。

外科手术在治疗短肠综合征中的作用逐渐得到外科医师的认可。非移植手术治疗需要严格筛选患者，其中小肠缩窄与延长术治疗效果较佳，可作为有手术适应证患者的首选。随着小肠移植术成功率的提高，小肠移植术也备受重视，不能脱离肠外营养的患者应尽早考虑行小肠移植术。

（刘 健 刘 彤）

第十一节 肠易激综合征

肠易激综合征（Irritable Bowel Syndrome，IBS）是一种常见的功能性肠病，以反复发作的腹痛或腹部不适为主要症状，排便后可改善，经常伴有排便习惯改变，但又缺乏形态学、组织学、细菌学及生化代谢方面的异常。本征最早于1820年由Powell报道，其特征是肠道功能的易激惹性（irritability）。本征多见于中青年人，其世界范围患病率占普通人群的5%~25%，中国人群患病率5%~8%，严重影响患者的生活质量和正常的工作。所以，受到国内外学者的广泛重视。

根据功能性胃肠病罗马Ⅲ诊断标准，IBS可分为腹泻型（diarrhea-predominant irritable bowel syndrome，IBS-D）、便秘型（constipation-predominant irritable bowel syndrome，IBS-C）、混合型（IBS-M）和不定型（IBS-U）。

【病因及发病机制】

肠易激综合征的病因和发病机制尚未完全阐明。普遍认为可能存在多种因素。目前受到广泛重视的有精神（心理）应激因素，内脏感觉异常，肠道动力异常，免疫内分泌系统紊乱，脑-肠轴功能紊乱，肠道微生态改变等因素。

（一）精神（心理）应激因素

各种应激对胃肠道运动功能都具有广泛的影响，其中以结肠的功能紊乱持续的最久，在解除应激后很长时间里仍难以恢复。这不仅存在IBS患者，也同样见于正常人。不过IBS患者的阈值更低，表现得更敏感，更突出，更持久。大量资料表明，很多IBS患者都有心理障碍或精神的异常表现。症状的出现和加重之前常有遭受各种应激事件的经历。因症状而求医者较有症状不求医者相比，多有从小养成的赖医倾向和更多地有心理障碍，并对应激的反应更为敏感和激烈。所以，很多学者认为IBS是一种心身疾病。精神因素在IBS发病时可能有两种机制。一种认为IBS是机体对各种应激事件的超常反应，另一种是精神因素并非直接病因，但可诱发或加重症状，促使患者就医。

支持精神因素与IBS发病有关的证据有：①到医院就诊的IBS患者中，伴有焦虑、抑郁、恐惧等精神因素，甚至有神经质、癔症、妄想、对抗等精神病学异常的发生率明显高于有IBS症状但未就诊者及无IBS症状的对照组；②精神状态的改变能诱发IBS症状的产生或复发，约65%的IBS患者精神症状出现于肠道症状之前；③实验研究发现，当IBS患者受到某些精神因素刺激时，可发生胃肠电活动、胃肠运动等胃肠运动功能紊乱；④抗抑郁等精神治疗可缓解部分IBS患者的临床症状。

但是，也有一些证据否认精神因素与IBS的发病有关。①非IBS胃肠功能紊乱性疾病（如非溃疡性消化不良、慢性便秘等）、乳糖不耐受症患者，伴有精神因素或精神病学异常的发生率与IBS患者相似；②没有一种特定的精神因素及某一种人格个性类型见于全部或大部分IBS患者；③有些IBS患者精神状态完全正常。

（二）内脏感觉异常

内脏感觉异常是IBS最主要的发病机制。主要表现在：

1. IBS患者对胃肠道充盈扩张、肠肌收缩的疼痛阈值明显降低。

2. 黏膜及黏膜下的传入神经末梢兴奋性降低。

3. 高级中枢对外周传入信息的感知异常。

（三）免疫内分泌系统紊乱

消化系统是一个大的内分泌器官，很多病症的发生和胃肠道激素的分泌状态密切相关。已有研究证实，IBS 患者餐后腹痛可能与缩胆囊素（CCK）有关。临床发现，CCK 阻滞剂能缓解餐后腹痛。此外还发现，给 IBS 患者静注 CCK，其直肠、乙状结肠电节律改变为以每分钟 3 次的节律为主。IBS 患者，餐后 CCK 分泌的高峰延迟至餐后 40～80 分钟，与餐后胃肠反射推迟的时间一致。还有研究发现 IBS 患者晨起皮质醇水平升高，应激后呈现低水平反应状态，患者对外界刺激的易感性增强，说明 IBS 患者的排便情况可能与晨起血清皮质醇水平相关。研究还发现，IBS 患者结肠黏膜内分泌细胞的分布密度减少，有可能是导致肠神经系统活化受限，从而产生各种 IBS 症状的病理生理机制。

（四）脑-肠轴功能紊乱

肠道的神经支配与调节是通过肠神经系统、自主神经系统和中枢神经系统三者在不同层次相互联系、相互协调实现的，这个复杂的神经-内分泌网络称为脑-肠轴。以脑-肠轴为物质基础的脑肠间的交互作用关系称之为脑-肠互动。视觉、嗅觉等外源性输入信息或情感、思维等内感性信息通过中枢神经系统传出神经冲动影响肠道感觉、运动及分泌功能，而内脏感应也可以通过肠神经系统影响中枢神经系统的感知和情绪。自主神经系统在脑-肠轴中起桥梁作用，研究发现不同亚型的 IBS 患者存在自主神经功能异常，可能是导致 IBS 患者出现不同症状的主要病理机制。胃肠道和中枢神经系统双重分布的多种小分子肽类物质，称之为脑-肠肽，主要包括舒血管活性肽、P 物质、神经肽 γ、神经降压素、降钙素基因相关肽等，它们在外周和中枢广泛参与胃肠道生理功能的调节。

（五）肠道微生态改变

在临床实践中观察到，一些具有 IBS 症状的患者发病前曾患有细菌性痢疾，经针对细菌性痢疾的治疗后，痢疾症状缓解，细菌学检查转为阴性，但逐渐发生 IBS 症状。此外，阿米巴肠病、肠血吸虫病、肠蛔虫症等感染性肠病患者常在原发病治愈后出现 IBS 症状。可能是由于肠道感染改变了肠道菌群及肠道对各种刺激的反应能力所致。感染后 IBS（post-infectious IBS，PI-IBS）是近年研究热点，由于 PI-IBS 患者的肠道菌群存在差异，导致结肠黏膜存在低度炎症，进而诱发肠道免疫系统活化，导致 IBS 相关症状出现。

【病理生理】

IBS 曾被认为是生物心理的疾病，是心理因素，胃肠动力和食物传导异常共同作用的结果。研究发现 IBS 常伴有胃肠敏感性增加和肛门直肠功能的异常，调整这些异常也是我们治疗的目的。

有人认为，功能性肠病患者内脏输入神经和传入神经信息在中枢的识别能力的改变对自体内脏感觉和运动功能都是重要的。在便秘型和腹泻型 IBS 患者，分别表现为迷走神经功能的异常和交感、肾上腺素能神经功能异常。

最近，很多学者研究重点集中在感染性胃肠炎后可能存在的神经免疫的反应上。这种反应可导致胃肠感觉和运动功能异常。他们认为微细的炎性反应，如肠神经系统的浸润都有助于 IBS 的发生。

某些 IBS 患者还有碳水化合物的不耐受表现，这种表现同时也加重 IBS 的症状。糖类的不耐受性现象往往由患者的种属决定。如乳糖不耐受向现象在葡萄牙人和黑人发生率最高，而果糖和山梨醇的不耐受在北欧血统人中常见。

IBS 患者回肠对胆汁酸特别敏感。此外，应激和情绪的变化对 IBS 患者的胃肠道功能有明显的影响，往往加重 IBS 的临床症状。

综上所述，IBS 是一种较复杂的疾病，其病理生理学改变并非一致，呈多样性，有些机制还没有被揭示。目前认为其病理生理学的特征是对多种生理性和非生理性刺激的反应性增高。主要的表现有：

（一）胃肠动力学异常

1. 食管和胃　下食管括约肌的压力降低，三相收缩增加，食管下段扩张耐受性差。胃食管反流，胃排空延缓多见。

2. 小肠　腹泻型患者白天的移行性综合运动（MMCs）出现次数增多，空肠段出现较多簇状波，回肠推进性收缩增多；腹泻型患者小肠转运加快，而便秘型减慢。

回盲部：转运速度异常，腹泻型加快，腹胀明显者减慢。

3. 结肠　①肌电：正常人进食后结肠平滑肌的峰电位立即增加，30 分钟达到高峰，50 分钟后静息下来。而 IBS 患者在前 30 分钟内增长缓慢，70～90 分钟才达到高峰；②动力学：腹泻型患者乙状结肠腔内压力降低，而便秘型患者压力增高；③胃结肠反射：进食后结肠运动增强的持续时间明显延长；④对胆汁酸、新斯的明、CCK 刺激的动力学反应增强；⑤腹泻型患者的近端结肠通过时间缩短，而便秘型患者延长。

4. 直肠和肛门　直肠对气囊扩张的耐受性差，易引起过强收缩和腹痛。便秘型患者肛管直肠压力升高，肛门括约肌对直肠扩张的反应迟钝，排便时外括约肌异常收缩。

5. 胆囊　给予 CCK 静脉注射后，便秘型患者收缩较正常人增强、腹泻型减弱。

（二）其他

1. 结肠黏膜黏液分泌增多。

2. 由于小肠转运增快，胆汁酸和短链脂肪酸等物质吸收不充分。

3. 小肠黏膜对刺激性物质的分泌性反应增强。

【临床表现】

肠易激综合征并无特异性的临床表现。所有的症状均可见于器质性胃肠病。其主要的症状为大便习惯的改变和腹痛。

（一）大便习惯改变

大便习惯的改变是IBS的一个重要的症状。IBS引起的肠道功能的异常往往在青年时出现。仅有一小部分患者从小就出现肠道功能紊乱。这种肠道功能异常往往逐渐加重，最终出现典型的便秘、腹泻和便秘腹泻交替的3种典型症状。

1. 便秘　便秘是很难定义的一个症状，包括主观的症状和客观的指标。客观指标是每周排便次数3次或少于3次。主观症状为排便困难和排便疼痛。大便的软硬也是一个很难评价的指标。一般来说，大便习惯的改变包括3个方面：大便次数、大便的质地和排便的难易程度。

便秘可发生在IBS早期，呈进行性加重。迫使患者常常依赖于泻药和灌肠来维持大便的排出。因大便在结肠内存留的时间过长、水分吸收的过多而引起大便干硬。由于结肠、直肠的痉挛状态，引起便块的直径变小，往往形容为铅笔杆或束带样大便。另外，结肠袋强烈收缩，形成块状、球状大便，有如羊粪球样大便。随着便秘症状的加重，腹痛也越来越显著。排便后可能有腹痛的缓解，但常常有排便不尽的感觉，迫使患者进行反复的排便动作，有时排便的时间持续数小时。

2. 腹泻　客观上，腹泻比便秘更难定义。一般来讲腹泻的含义包括大便次数的增多（每日超过3次）及大便性状的改变（稀便、糊状或水样便）。每日大便3次，并无不适者很难做出腹泻的诊断。相反，每日1次大量稀水便的患者不能排除在腹泻之外。往往测定肠道运动功能的状态有助于腹泻的诊断。

IBS的腹泻类型主要是少量多次的稀便，排便前往往有窘迫感和里急后重的感觉。便后这些症状消失，也有部分患者不伴腹痛，极少有患者在睡眠中因腹痛、腹泻而致醒。少数患者粪便中含有少量未被消化的食物残渣。最典型者，腹泻常发生在清晨和进食后。最开始排出是正常大便，接着是软便，最后是大量稀便。除乳糖不耐受的患者外，食后腹泻的程度和进食的量有关，而同进食的种类关系不大。腹泻可持续数十年，但极少因腹泻而发生消化不良、脱水、水电解质紊乱和酸碱平衡失调。小儿和青春期患者也不会因腹泻而影响生长发育。

3. 便秘与腹泻交替　引起便秘与腹泻交替出现的原因之一是因为消化道运动功能紊乱的程度不稳定，或在病程中受到的刺激各异，肠道的反应不同所致。另一原因可能是医源性的。腹泻患者乱用止泻药可导致便秘，而便秘患者使用泻药不当又可引起腹泻。部分患者经过一段时间后便秘腹泻交替后转变为持续腹泻或持续性便秘。

（二）腹痛

腹痛是IBS最常见的症状。腹痛的性质可多种多样，有隐痛、胀痛、痉挛痛、烧灼痛、钝痛、刀刺样痛、刺痛，以胀痛、钝痛为常见。有的患者在腹部钝痛的基础上出现刺痛、刀割样痛。腹痛可很轻，也可很重，可局限在腹部的一象限，也可在全腹部。但最常见是在左下象限和整个下腹部。一般无放射痛，严重时伴有腰背痛。结肠扩张能诱发IBS患者腹痛。

疼痛常发生在进食后，排便后缓解。疼痛一般不在夜间发作，这一点可同肠器质性病变和炎症性病变相鉴别。

（三）腹胀、嗳气和排气增多

腹胀是IBS患者常见的症状。有些患者述大量嗳气和肛门排气。有时腹胀是患者最主要的症状。很多患者清晨时即觉腹胀，到下午和晚上越来越重。虽然某些IBS患者诉说有大量的气体排出，但实际测量发现其气体排出的总量仍在正常范围之内。还有研究显示，即使IBS患者肠腔内的气体很少，患者还有腹胀的感觉。这些都说明这类患者腹胀感的产生是因肠道对气体的耐受性下降，并非是肠腔内的气体明显增多所致。但也有研究表明通过CT的连续观察某些IBS的患者1天中的腹围可有3~4cm的改变。所以，IBS患者腹胀的原因可能有肠腔内气体增多和肠管对气体的耐受性降低两种因素存在。

（四）其他消化道系统症状

25%~50%的IBS患者有消化不良、烧心、恶心、和呕吐等症状，44%~51%患者有食管病变的症状。食管下括约肌静息压力的下降，食管体部收缩功能的异常可能是这些症状产生的原因。研究还发现IBS患者胃、小肠和胆囊的运动功能异常。

（五）全身症状

IBS患者症状的出现和加重常与精神因素或遭遇应激状态有关。部分患者可伴有自主神经功能紊乱，以及心理精神异常的表现，如失眠、焦虑、心悸、手心潮热、抑郁、紧张、多疑、敌意等。

【诊断与鉴别诊断】

因为IBS没有特异性的临床表现，没有特异性的实验室指标，也没有大体形态学，组织学和细菌学及生化代谢的异常，常不易与一些品质性、炎性疾病鉴别。IBS诊断首先是强调详细采集病史，分析和把握其临床特征，有步骤地进行检查，谨慎地排除可能的品质性疾病。诊断做出后还要注意随访，一般至少要2年，以确保诊断的准确性。

（一）诊断线索

诊断IBS的主要线索是病史。详细地询问病史，凡缓慢起病，反复发作或慢性迁延，临床表现为腹痛、便秘或腹泻，无特异性指征，即应考虑IBS诊断。

29

（二）诊断标准

到目前为止，尚无严格、确切、实用、特异性的诊断标准。

1. Manning 等 1978 年提出的标准，至今仍被广泛应用。Manning 的诊断标准是：①便后腹痛减轻；②腹痛时伴大便次数增多；③腹痛时排泄稀便；④明显腹胀。

2. 1988 年罗马会议提出了诊断 IBS 的罗马标准。该标准也是根据症状判定的，具体为：

（1）腹痛，可在便后缓解，或伴有大便次数和性状的改变。

（2）具有以下 2 项或 2 项以上排便方面的异常：①大便次数改变；②大便性状改变（干、稀、水样）；③排便过程改变（便急、窘迫、排便不尽感）；④黏液便。

（3）腹胀。

3. 1986 年我国学者根据自己的临床经验和我国国情，拟定了 IBS 临床诊断标准和科研病例选择标准。为我国的 IBS 研究奠定了基础。

（三）诊断程序

应主张以下的诊断程序：

1. 首先根据病史和临床特征作出初步诊断　可行 B 型超声波及消化道 X 线钡餐或钡灌肠造影检查，有条件者行纤维结肠镜检查。诊断较明确者可试行诊断性治疗并进一步观察。不提倡一开始就做拉网式的详查。

2. 对于诊断可疑和症状顽固、治疗无效患者，应选择以下方法进一步检查，一方面可进一步明确诊断，另一方面可发现症状产生的可能机制，有利于进行针对性更强的治疗。这些检查包括：①甲状腺功能测定；②乳糖氢呼吸试验；③粪便培养；④72 小时粪便脂肪定量；⑤上消化道内镜检查和抽取胃、十二指肠液镜检、培养，排除小肠菌污染征和某些寄生虫感染；⑥小肠造影；⑦胃肠通过时间测定；⑧肛门直肠压力测定；⑨排粪造影；⑩食管、胃、十二指肠压力测定；⑪腹部 CT，MR，MRCP；⑫ERCP；⑬^{75}Se-类胆碱牛磺酸试验（用于观察有无胆汁酸吸收不良）；⑭肠腔放置气囊扩张试验。

（四）鉴别诊断

在鉴别诊断方面，腹痛位于上腹部或右上腹者，应与胆囊、胰腺及十二指肠疾病相鉴别。肝胆胰超声波检查无创伤并可多次复查，值得提倡。上消化道钡餐造影及胃镜检查可排除胃十二指肠病变，必要时可行上腹部 CT、MRCP 或逆行胆胰管造影排除肝、胆、胰疾病。如腹痛位于下腹部，伴有排尿异常或月经异常者，应与泌尿系统疾病及妇科疾病鉴别。腹痛位于脐周者，需与肠道蛔虫症相鉴别。

以腹泻为主要症状者，应与感染性腹泻和吸收不良综合征相鉴别。如便常规检查发现大量白细胞、红细胞、脓细胞、大量黏液，提示感染性腹泻。应进一步做细菌培养及寄生虫学检查，明确感染原因。与吸收不良的鉴别需作吸收不良试验和粪脂检查。IBS 与乳糖不耐受症的鉴别应选用乳糖吸收试验及氢呼气试验。

对于以便秘为主的 IBS，应与药物不良反应所致的便秘，慢性便秘及结肠器质性疾病相鉴别。通过详细询问病史，充分了解药物作用及不良反应。停药后便秘改善有助于药物所致便秘的诊断。结直肠器质性疾病所致的便秘主要见于肿瘤和各种炎症所致的肠腔狭窄。除特有的临床表现外，X 线钡灌肠及纤维结肠镜检查是确诊的主要手段。

【治疗】

因 IBS 的病因和发病机制还不十分清楚，迄今尚无根治的方法。IBS 无器质性病变，治疗的主要目的是纠正病理生理改变，缓解症状，减少复发。IBS 的病因、病理、自然病程及临床表现存在异质性，单一治疗难以奏效。现今治疗基本只限于对症处理。药物应用在于特异性地减轻某些症状，不作为首选，且避免长期使用。处理这类患者时首先应耐心解释，消除疑虑，取得患者的高度信任和充分合作。这是取得良好疗效的重要前提。治疗上应对每个患者进行认真的分析，确定发病因素和可能出现的主要病理反应，选择个体化和分级化的治疗方法。并在治疗过程中严格观察患者对治疗的反应，谨慎地把握尺度，避免矫枉过正。

治疗的措施大致有以下几方面：①对症处理为主；②寻找并消除促发因素，包括饮食治疗和精神、行为治疗；③矫正与症状相关的病理生理基础，如改善胃肠运动功能，解除肠管痉挛，减少肠内产气积气等。

（一）饮食治疗

目前尚无一种特定的食谱及摄食规律适用于所有的 IBS 患者。饮食疗法的原则是减少对消化道的不良刺激，避免食物过敏反应和少摄入能在消化道内产气的食品，如奶制品、大豆、扁豆、卷心菜、洋葱、葡萄干等。应避免过分辛辣、甘、酸、凉、粗糙等刺激性食物。多食易消化，营养丰富的食物。便秘患者多摄入富含纤维素的食品和水果。对有过敏者的 IBS 患者，应避免摄入海鱼、海蟹等可能引起过敏的食品。对疑有乳糖不耐受症者，应避免大量饮牛奶及摄入大量的牛奶制品。细嚼慢咽，少嚼或不嚼口香糖，戒烟或减少吸烟量可减少吞入消化道内的气体。少饮碳酸饮料和少吃富含乳糖、豆类的食品可减少食物在消化过程中或在肠道中被细菌分解而产生的大量气体。高脂肪食物抑制胃排空、增加胃食管反应、加强餐后结肠运动。苹果汁、梨汁、葡萄汁可能引起腹泻。高纤维素食物（如麸糠）可刺激结肠转运，对改善便秘有明显效果。通过饮食疗法可减少消化道气体，对减轻腹胀和腹痛有一定作用。

（二）心理治疗

精神因素在 IBS 发病中占有重要的地位中，所以，心理治疗特别重要。首先医生要取得患者的信任，建立友善的关系。每次和患者接触时都应耐心，向患者耐心讲解本病的发病原因，病理过程和良性愈后。打消转为恶性病症，尤其是恶性肿瘤的顾虑。提高对治疗的信心，以便积极配合治疗。

对于有抑郁、精神高度紧张、焦虑等患者，可给予三环类抑郁药，如阿米替林 10~25mg，3 次/天或每晚 1 次；多塞平 25mg，2~3 次/天，或每晚 1 次；脱甲丙米嗪 50mg，1~3 次/天或每晚 1 次。也可选用镇静药，如地西泮 2.5~10mg，3 次/天，苯巴比妥 15~30mg，2~3 次/天，氯丙嗪 10~25mg，2~3 次/天。使用这些药物可缓解精神症状和腹部症状。

（三）抗痉挛和抗胆碱药物

抗胆碱药可阻断肠平滑肌细胞乙酰胆碱调节下的去极化反应，临床上常常用来治疗 IBS 的腹痛和餐后腹痛的治疗，也用于腹泻的治疗。对于便秘为主的患者，精神因素明显及某些女性患者疗效较差。国内临床常用的药物有颠茄、阿托品、山莨菪碱和丙胺太林等。其副作用有尿潴留，心率加快，口干，青光眼等。

（四）钙离子拮抗剂

可以松弛痉挛的胃肠平滑肌。这类药物（如硝苯地平）常用于治疗 IBS 患者的腹痛。最近研究发现，有些钙离子拮抗剂，如匹维溴铵、奥替溴胺，可选择性地作用于消化道平滑肌，特别是小肠和结肠，被称为选择性消化道钙离子拮抗剂。如匹维溴铵仅作用于胃肠道平滑肌，对心肌、血管平滑肌无明显作用。匹维溴铵阻滞平滑肌细胞表面电位依赖性钙离子通道，能使 IBS 患者胃肠平滑肌峰电位数量减少，解除平滑肌痉挛，抵制餐后结肠运动反应，减轻无益的肠道痉挛性收缩，增强生理性蠕动，对很多药物引起的胃肠平滑肌收缩也有抑制作用。匹维溴铵的用法是，50mg/次，3 次/天，疗程为 2~4 周。

（五）胃肠动力相关药物

洛哌丁胺，又名易蒙停，2~4mg，4 次/天，可抑制肠蠕动，止泻效果良好。多潘立酮是一种多巴胺受体阻滞剂，可促进胃、十二指肠排空和减弱胃结肠反射，每次 10mg，3 次/天。西沙必利通过对 5-HT_3受体的拮抗和 5-HT_4受体的激动来增加肌间神经丛节后纤维的乙酰胆碱的释放，对全胃肠动力有刺激作用。用法是每次 10mg，2~4 次/天。红霉素可作用于胃动素受体，刺激胃、小肠和结肠运动，并已开发出其强效衍生物 Motilide，可能有类似西沙必利的作用。β-受体阻断剂，如普萘洛尔，可增强直、乙状结肠的收缩，使肠腔内压力升高，可试用于腹泻型患者。

（六）激素和胃肠肽制剂

这方面的研究工作刚刚起步。生长抑素的类似物善宁（octreotide）可抑制大多数胃肠激素的释放，从而减少胃肠运动过程中的某些刺激因素。近来发现它可以提高 IBS 患者的痛阈。阿片肽拮抗剂纳洛酮和 nalmefen glucoronide 及 CCK 拮抗剂 loxiglumide 对减轻腹痛和改善排便有一定作用，但目前尚处于试用阶段。Leupromide 是一种促性腺激素类药物，可影响女性排卵周期，对伴随于女性月经周期出现或加重的症状如恶心、胃排空减慢、大便紊乱、腹痛等有一定疗效。

综上所述，IBS 的治疗多为对症疗法，目前尚无根治的措施。同时，因临床表现的多样性也很难用一种方法治疗所有患者。最近 Camilleri 提出了治疗 IBS 的方案可以借鉴。

（付 强 尤胜义）

第十二节 其他肠疾病

一、肠憩室

肠憩室可发生在肠管的任何部位，在小肠可分为 3 种：十二指肠憩室、末端回肠憩室（梅克尔憩室）及空肠憩室。在结肠也可出现在结肠的不同部位，但以乙状结肠最为多见（80%）。小肠的前两种憩室已在有关章节中叙述，不在此重复，本段只讨论空肠憩室及结肠中的乙状结肠憩室。

（一）空肠憩室

【发病率】

本病患者的发病年龄较大，一般在 50 岁左右，男女比例 2.5∶1。尸检材料的发病率只有 0.1%~1%，在放射线检查资料中，发病率亦不大于 1%。

【病因与病理改变】

1. 病因 本病的病因目前尚不明确，局限性肠壁结构异常及肠腔内压力增高是主要致病因素。空肠憩室主要发生在 Treitz 韧带下 80cm 以内的空肠系膜缘。发生憩室的肠段肠壁多有增厚及扩张，肠蠕动亦增强，憩室部位以下的肠管蠕动却减弱。其病理机制是①腹壁肌肉收缩致肠管内压力增高挤压肠管；②肠系膜血管出入肠壁肌层形成局部相对薄弱区；③进食粗粮，食量大或进食不久即参加劳动；④小肠运动功能不协调。

2. 病理改变 空肠憩室一般发生在肠系膜缘；憩室多为多发性；呈袋状结构向肠壁外膨出；憩室大小不一，壁薄呈半透明状，含多发憩室的肠段常扩张和肥大，常伴发其他消化道憩室，以结肠憩室最为多见。

【临床表现】

空肠憩室通常无特异症状，但可引起慢性临床表现和急性并发症：①腹痛、腹胀、恶心、呕吐、腹泻等一般消化道症状；②并发肠梗阻，病因包括肠套叠、肠扭转、炎症粘连等；③憩室炎或憩室溃疡，可导致穿孔及脓肿的形成，或出现腹膜炎；④消化道出血，一般为慢性出血，但亦可出现大量出血，甚至出现呕血现象；⑤营养障碍，憩室内细菌繁殖消耗维生素 B_{12}，以致发生巨红细胞性贫血。

【诊断】

由于空肠憩室无何特异性症状，故诊断十分困难，多数患者在消化道钡剂、CT 检查时偶然发现，或当其并发穿孔、消化道出血时，在手术中得到确诊。

【治疗】

空肠憩室如果无明显临床症状，可不进行积极治疗。本病多因并发症在手术中确诊，通常应将该段肠管切除行一期端端吻合术。对憩室炎反复发作而内科治疗无效者可行病变肠段切除术。此病的预后一般是良好的。

（二）乙状结肠憩室

乙状结肠憩室是西方老年人群常见疾病之一，发病率与年龄呈正相关。随着我国人口老龄化和饮食结构的改变，预计本病的发病率有逐渐增加的趋势。乙状结肠憩室多无特殊的症状，但可出现严重的并发症。

【发病机制与肠管的病理改变】

憩室可出现在结肠任何部位，但以乙状结肠为最多，憩室多位于结肠的系膜缘与对系膜缘的结肠系带间。关于其发生原因，一般认为是一种神经肌肉功能失调的结果，炎症是继发性的，但炎症可加剧病理的发展。下述各种因素在发病上亦起着一定的作用：①结肠肠腔内压力升高；②肠壁局部组织软弱（由于肠壁肌肉不正常的收缩造成肠壁肌肉厚度的不均衡状态）；③成串的结肠分节运动（segmentation），在结肠造成一个两端关闭的多数小囊，使局部肠腔内压高也是重要因素。高纯度、低粗纤维的食物，可增强结肠的分节运动。反之，高纤维食物在结肠内可形成量大而又不太黏稠的肠内容物，当结肠腔内压升高时，对这种不大黏稠的肠内容物较易推向前方，结肠的压力随之也相应地减低下来。我国发病率较低的原因之一，即可能与我们的饮食习惯有关。

结肠肠壁上的结肠系带变粗，肠壁环形肌增厚，使结肠收缩变短，肠腔内充满着聚集在一起的黏膜皱襞。结肠排空减慢时，易引起慢性炎症，当憩室形成后，上述病理改变将进一步加重。

【结肠憩室的临床表现】

单纯的结肠憩室并不引起特殊的临床症状，只表现为排便习惯上的改变。大便次数可能增多，左下腹部可有轻度不适感、胀满感，或疼痛，大便中黏液较多。当发生憩室炎时，患者可有低热及腹泻，亦可出现下消化道出血，使患者全身健康恶化。此时腹痛多加剧，主要位于左下腹部，大便为褐红色，量大，排便前无何异常，在连续排便2~3次后略感轻松。一旦憩室并发穿孔，迅速出现局限性或弥漫性腹膜炎，病情急剧恶化。

【诊断与鉴别诊断】

当一老年患者，有上述症状时，应常规进行下消化道的内镜及钡剂检查，多能作出诊断。关键在于临诊医生对此病应有充分的认识。此病需与结肠癌、阑尾炎及结肠慢性炎症相鉴别，通过上述检查，多能作出明确的判断。

【治疗】

对那些没有并发症的患者，主要是全身支持疗法及局部药物治疗，如有下列情况时，应考虑手术治疗。

（1）反复发作的局限性炎症，即憩室炎（diverticulitis）及憩室周围炎（peri-diverticulitis）。

（2）出现持续性疼痛性肿块，表示已有穿孔、瘘管及脓肿形成者。

（3）与恶性肿瘤难于鉴别者。

（4）X线显示乙状结肠有变形及绞窄者。

（5）肠梗阻或大量出血。

当憩室炎并发肠穿孔、梗阻或大量出血时，需行急症手术治疗，其中包括乙状结肠切除、近端结肠造口术（Hartmann术）、腹腔引流术等。近年应用腹腔镜下腹腔灌洗和引流术有逐步取代开腹肠段切除和造口术的趋势。有报道认为急性穿孔性乙状结肠憩室炎无须切除肠段也可以被逆转，但仍需大量的经验证实该治疗的有效性。

二、放射性肠炎

放射性肠炎（radiation enterocolitis，RE），是盆腔、腹腔腹膜后恶性肿瘤经放射治疗引起的肠道并发症。随着放疗在恶性肿瘤中应用的普及，RE的发病率呈逐年增加趋势。RE可以累及小肠、结肠和直肠。尤以子宫颈癌患者最为多见。放射性直肠炎远比放射性小肠炎为多见，其发病率可达20%，但其症状的轻重及病理损害的程度有很大的差异。放射性小肠炎的发病率比较低，为1%~9%，但诊断比较困难，并发症也比较多，可以引起脓毒症、全身炎性反应综合征及多器官功能障碍综合征，给患者带来严重后果。

放疗对肠管造成损害至临床出现症状的时间，极不一致，常发生于放疗后数月至数年不等，多数认为RE发病期在放疗发生后的6~24个月。

【病因】

放射性肠炎的致病因素如下：

1. 照射量或照射野过大　这是引起肠管损害的主要原因。RE的发生率与放射剂量呈剂量依赖性，当放射剂量为45Gy时，约5%患者出现RE症状，当放射剂量达65Gy时，RE发生率高达50%。由于肿瘤杀灭剂量与正常组织的最大耐受剂量之间的安全范围很小，极易造成肠道正常组织和菌群的损伤，导致RE的发生。

2. 患者身体的胖瘦对肠管损害的发生也有一定的影响外照射时，要注意到组织最后穿透剂量。另外由于患者存在个体差异，同一合理剂量，对某些人就可能出现过量的问题。所以必须在治疗过程中，严密观察患者的反应。

3. 放射性小肠炎的危险因素　多数均有过剖腹探查或盆腔部手术及盆腔炎症的病史，这就可能使某一段肠管与盆壁发生粘连固定，因此在行放疗时，这一段肠管就会比那些活动大的肠管接受到更多的放射线。为了减少这一并发症，对此类患者应适当地减少照射剂量。

【病理变化】

主要为肠黏膜和血管结缔组织受损，可分为急性、亚急性和慢性3个阶段。急性期在放疗后2个月内发生，上皮细胞增殖和成熟异常，隐窝细胞有丝分裂减少，肠黏膜变薄，绒毛缩短，毛细血管扩张、水肿，炎性细胞浸润。亚急性期在放疗后2~12个月发生，黏膜下小动脉内皮细胞肿胀，形成闭塞性脉管炎，黏膜下层纤维增生，平滑肌透明变性。慢性期通常在放疗12个月之后，出现肠壁和血管的进行性纤维化，受累黏膜糜烂、溃疡、肠壁增厚，管腔狭窄，甚至出现肠壁穿孔或瘘管形成。

在损害较严重的病例中，肠壁上的血管表现出动脉内膜炎、血栓形成等变化，影响肠壁组织的血供。在肠黏膜上出现单发或多发性溃疡，最初为浅表性损害，以后逐渐加深，形成穿透性溃疡。溃疡边缘锐利，基底面覆以不健康的灰褐色肉芽组织，由于肠道内细菌感染因素的参与，病变愈发复杂。手术探查时，发现肠管呈现散在的灰白色水肿增厚区域，在其上可见到扩张的毛细血管。肠管虽然增厚但却极为脆弱，很易破裂。相应的肠系膜有明显的肥厚、水肿及短缩。放射性直肠炎的改变，通过内镜可观察到肠黏膜普遍的水肿充血，有广泛的散在性的小出血点，分泌物比较多，直肠壁增厚但缺乏弹性。病变部位与正常组织的分界线是渐行的，病变严重的区域即为与子宫颈最邻近的部位。

29

【临床表现】

在直肠主要为里急后重、便血及黏液便。在小肠的症状很不一致，一般表现为：①慢性腹痛，以脐为中心的痉挛性疼痛；②肠道吸收功能紊乱，出现便秘或腹泻，但以腹泻为多见，病期长的患者可出现缺铁性贫血；③肠道出血，有时表现为大量出血；④因并发症而出现的症状，如穿孔后所致的腹膜炎，或与邻近器官形成的内瘘或外瘘等；⑤肠梗阻的表现，因肠管粘连狭窄所致。

【诊断】

放射性直肠炎的诊断一般困难。凡妇科或盆腔部经过放射治疗的患者，一旦有直肠刺激症状出现时，即应考虑到这一可能性。要做内镜检查，以排除直肠本身或转移肿瘤的存在。放射性小肠炎的诊断就比较困难，不易确诊。钡剂消化道的检查，可发现肠管有局限性增厚及僵硬的表现，黏膜粗糙，肠管绞窄及扩张，但不具有典型的变化特征。

【治疗】

放射性肠炎一般不需手术治疗，当治疗无效或出现严重的并发症时，如出血过多或有梗阻、穿孔、肠瘘等，应考虑手术治疗。一般的病例可根据放射性肠炎的临床症状及发病机制给予选择性药物治疗：肠黏膜保护剂、促肠黏膜代偿药物、抗炎药物、细胞膜保护剂、肠道益生菌、生长抑素等。围术期应注意营养支持，评估远端肠管有无狭窄，以减少术后并发症，提高手术成功率。手术时病变肠管的去留和切除的范围尚存争议。多数学者倾向于适当扩大，切除肠管的两断端应选择在已正常表现的肠管的6~10cm距离处。如条件许可切除的肠管断端作快速病理检查，以确认断端的正常与否，然后再行肠吻合术，不然很难保证肠吻合的正常愈合。

三、肠气囊肿

肠气囊肿（pneumatosis cystoides intestinalis，PCI）是一种罕见的良性疾病，由Du Vernoi 1730年首次报道。本病的特点是在胃肠道的某些部位，主要是在肠壁的黏膜下或浆膜下出现含有氢气、氮气和二氧化碳等气体的积气囊肿。囊肿是肉色、微透明，直径从0.5~0.8cm大小不等，间或有更大者，密集排列，有时在肠系膜根部及大网膜上亦可看到。病变最常见于结肠，其次为小肠。常无典型临床表现，易漏诊和误诊。

【发病率】

此病发病率很低，故在文献上多为个案报道。1933年我国董秉奇等报道了此病并作了一组动物实验，1956年李温仁等收集到当时国内外报道的262例，Koss 1952年综合报道的数字为255例。1982年秦民报道新疆喀什地区肠道气囊肿123例，可能与环境地理及饮食因素有关。

【病理】

病理表现为气囊肿多位于黏膜下层或浆膜下，呈圆形或椭圆形。可密集分布，亦可散在分布，镜下可见囊肿壁由薄层纤维组织构成，囊内被覆单层扁平上皮或立方上皮，可能来自淋巴管，囊肿周围有炎性细胞浸润及纤维结缔组织增生。

【病因及发病机制】

关于本病的病因尚无定论，曾提出3种发病学说尚待进一步证实。

1. 机械损伤学说　有人注意到，本病多发生于有胃肠道慢性疾病的患者，如消化性溃疡病并发幽门梗阻及慢性部分性肠梗阻，可达83%之多。胃肠道梗阻及肠腔内压力增高可能是发病的主要原因。气囊肿的形成可能有3种情况：①肠壁黏膜因肠管高度膨胀而出现微细的破损；②在肠壁内有局限性细菌性感染灶存在，成为肠黏膜的一个弱点；③肠壁内有溃疡形成。在上述病理损害的基础上，消化道内的气体进入淋巴管，使其扩张而形成囊肿。当然，这种解释也不是完善的，因为它无法说明为什么囊肿也可发生在梗阻的较远部位。

2. 细菌感染学说　在肠黏膜有损害时，可有大量产气厌氧菌生长，该类细菌侵入肠壁后不断繁殖，产生的气体逐渐聚积而形成囊肿。

3. 营养失调学说　有学者认为肠气囊肿主要为扩张的淋巴管，正常淋巴液中含有碳酸盐的成分。在营养失调时肠腔内发酵产生的酸性物质作用于碳酸盐，分解出二氧化碳气体，他与血液中的氮气交换，致使囊肿中亦含有氮气的成分。随着CO_2的分解及与氮交换的增加，淋巴管内的气体亦不断增加而形成气囊肿。

4. 肺源性学说 支气管哮喘和慢性支气管炎等使肺泡内压力升高，肺泡破裂，肺内的气体通过破裂的肺泡穿过纵隔进入腹膜后间隙，沿大血管周围的筋膜间隙下行到腹膜，再沿肠系膜血管到达肠壁形成气囊肿。

多数作者认为，本病的发生并非单一因素所致。在解释发病原因时秦民等认为，当有幽门梗阻时，胃内酸性食物进入肠道困难，小肠内容是碱性状态，pH 升高，二糖酶的活性受到抑制，使二糖得不到分解与吸收，细菌利用双糖发酵而产生气体，回肠内细菌较多，故气囊肿多发生在回肠。因此，单纯的消化道梗阻还不能造成此病，细菌及营养方面的因素可能更为重要。

【并发症】

肠气囊肿可引起下列各种并发症：

1. 肠梗阻 肠气囊肿可引起肠扭转，或因囊肿感染形成肠粘连，如囊肿过大并突向肠腔内，还可以堵塞肠管而引起梗阻。

2. 穿孔后形成腹膜炎。

3. 消化道出血 由于囊肿压迫静脉，引起静脉回流障碍，甚至造成肠壁部分坏死而出血。

4. 引起原因不明的气腹，而误行手术。

【诊断】

本病的诊断一般较困难，主要依靠 CT、消化道造影、内镜超声等影像学检查，很少能在手术前得到确诊。通常是在出现并发症或因其他疾病施行手术时始被发现。对于那些原因不明的气腹患者，或慢性肺部疾病患者出现腹胀、腹痛等难以用其他病因解释时应考虑本病。由于结肠镜的应用，对于结肠的肠气囊肿有可能在术前得到确诊，对于小肠的病变则帮助不大。

【治疗】

对于本病的治疗，由于本病属于良性病变，故不宜进行广泛的手术治疗。当本病伴有消化道梗阻时，应以矫治消化道梗阻为主，肠切除手术只限于那些病变比较局限的病例。部分肠切除后，行端端吻合术。对于那些病变过于广泛，而又无梗阻性病变者，应尽量行保守治疗。紧密随诊观察。

四、原发性小肠溃疡

原发性小肠溃疡（primary ulcer of the small intestine）亦称之为单纯性小肠溃疡（simple ulcer of the small intestine）或非特异性小肠溃疡（nonspecific ulcer of the small intestine），一般系指原因不明的小肠溃疡，或者在病理上表现为非特异性炎症改变的小肠溃疡。

自 1795 年 Bailli 第一次报告此病后，文献上陆续有少量病例报告，到 1948 年 Evert 等收集了 130 例，1963 年 Watson 复习文献总例数已达 170 例。1964 后 Iindholmer 等及 Baker 等发现小肠溃疡的发生与口服噻嗪类利尿剂及氯化钾有密切的关系，引起了医学界的普遍重视。美国曾组织了国内外 440 所医院对此问题进行研究。通过对 484 例患者的分析，发现其中 57% 的患者曾接受过利尿剂或氯化钾的治疗，而氯化钾肠溶片是最常用的药物。实验观察也表明，最小剂量的氯化钾（0.5～1.0g）就可引起典型的溃疡。从此服用氯化钾肠溶片可以引起小肠溃疡已被证实。有人称此种溃疡为氯化钾溃疡（potallium chloride ulcer），对于未服用氯化钾而出现的小肠溃疡的发病原因仍处于推测阶段。过去认为外伤、胃液或胃蛋白酶的消化作用、感染及小肠的胃黏膜异位等可能为发病原因。近年来又注意到动脉硬化、高血压等心血管疾病与本病的关系。总之，对本病的确切原因尚缺乏足够的证据。

原发性小肠溃疡位于空肠或回肠。好发部位为空肠近端或回肠远端。多为单发，亦有多发者。溃疡多位于肠系膜缘的对侧，可为圆形、卵圆形或线状，氯化钾溃疡则多为环状溃疡。溃疡的大小不等，直径可从 0.5～4cm，以 1～2cm 者居多。溃疡的边缘多呈斜平，基底可覆盖以炎性肉芽组织，周围黏膜可有轻度水肿。在病理切片上，病变主要侵犯黏膜下层，除黏膜坏死及溃疡形成外，还伴有炎性细胞浸润及结缔组织增生。除穿孔者外，一般不侵犯肌层及浆膜，但有时亦可在肌层看到程度不同的纤维化改变。在疾病的发展过程中有的并发穿孔、出血或瘢痕收缩而形成梗阻。

本病可发生于任何年龄，但大多数在 50 岁以上。在欧美等国家，男女之比为 3∶1，在日本则性别的差别不明显。

大多数病例均在发生肠梗阻、穿孔或出血等并发症后，在开腹手术中才得到确诊。手术前的症状多不典型。常见的症状有腹胀、肠鸣、阵发性绞痛及嗳气等，亦可出现腹泻、便血（或大便潜血）及贫血等症状。自觉症状轻重程度与持续时间的长短可有很大差别，有的可持续数年，亦有的一直到手术前始终无明显症状。

为了提高本病的诊断水平，以下几点可作为诊断的参考：

1. 有反复的食后腹痛，但胃、十二指肠 X 线及内镜检查未发现异常者。

2. 有消化道出血或长期大便潜血病史，但在食管、胃、十二指肠、大肠 X 线或内镜检查未发现病变者。

3. 正在服用或曾经服用过利尿剂及氯化钾的患者，出现腹痛、恶心呕吐及间断性腹胀等症状时，应高度怀疑到本病的可能。

4. 有溃疡病穿孔的临床表现，但在开腹手术时未发现胃、十二指肠有病变者。

对于已经发生并发症的小肠溃疡，手术是唯一有效的治疗方法，切除患部后，施行小肠对端吻合。是否需要腹腔引流或腹膜腔灌洗须视腹腔污染的程度而定。手术前后治疗与肠梗阻相同，需用胃肠减压，补充液体及电解质，选用适当的抗生素，必要时给予输血。

随着外科技术的进步及抗生素的合理应用，本病的死亡率已显著降低。

术后再发者很少，预后良好。

【附】非特异性多发性小肠溃疡症（nonspecific multiple ulcers of the small intestine）

这是一个目前尚未完全确定的疾病，目前原因不明。自1966年以来，日本学者岗部、崎林及原等已先后报告30余例。发生于幼年或青年，病变主要在下部回肠，但不侵犯回肠末端。在黏膜上肉眼可见轮状或斜行的多数浅表溃疡，溃疡的宽度与长短不等，溃疡分界清楚，有黏膜集中的现象。受累肠管可伴有程度不同的狭窄，肠管间无粘连、脓肿或瘘管形成。与原发性非特异性小肠溃疡不同，不引起肠梗阻或穿孔。

由于从溃疡面长期持续性出血（便血或潜血），从而引起高度贫血、低蛋白血症及水肿。临床上主要表现为面色苍白、易疲劳及心悸等贫血症状。可伴有腹痛，多在饭后出现，为钝痛或阵发性绞痛，部位不定。病程长及病情重者，影响发育及成长，且可并发肺结核、脂肪肝及骨软化等。

目前对此病尚无特效疗法，针对贫血及低蛋白血症可给予铁剂、输血或静脉高营养。外科治疗后多复发。

五、肠巨吻棘头虫感染

巨吻棘头虫（macracanthorhynchus hirudinacens）首先由Pallas于1776年报告，本虫的终宿主是猪，以其坚实的角质小钩固定于猪的小肠壁上，引起局部溃疡及炎症，因而影响猪的生长发育。本病在各国均有流行，在我国也普遍存在。1964年以来我国辽宁、山东、河北、内蒙古、河南等省陆续有人感染巨吻棘头虫的散在报告。它可引起腹痛、发热，此外，还可引起肠梗阻及肠穿孔腹膜炎等外科急腹症。

巨吻棘头虫为雌雄异体。成虫呈乳白色圆柱形。在头端有一类圆锥形的突起，名曰吻突，其上有5~6排纵行交错的吻钩，用以固定于宿主的肠壁。虫体的尾端外逐渐的变细。雄虫较小，约5~10cm长，宽0.3~0.5cm，体表有环行纹。雌虫较大，可达20~65cm长，0.4~1.0cm宽。虫卵为褐色椭圆形，有4层包膜，其内有幼虫。虫卵排出体外后，在土壤中，其生活力可保持数年之久。虫卵被中间宿主如金龟子幼虫吞食后，在消化酶的作用下孵出棘头蚴。棘头蚴穿破金龟子幼虫的消化道进入其体腔，发育成棘头体。此种感染的甲虫经蛹至成虫的阶段都具有感染能力。当猪、狗或人吞食此种甲虫后，棘头体即从甲虫体腔中钻出，以其吻突上的角质钩固定于宿主肠壁上而感染。

中间宿主的种类很多，约达30种，主要是金龟子等甲虫类。金龟子的生活史要经过卵、幼虫、蛹、成虫的各个阶段。土壤中的金龟子卵，在适宜的温度、湿度下开始孵化，孵化出幼虫即潜入土壤中，以农作物的根等腐殖质为食，在含有多量厩肥的土壤中，最宜于金龟子幼虫的发育，因此吞食巨吻棘头虫虫卵的机会也就较多。在温暖潮湿的条件下，它即爬移到浅层土壤中，如猪将其吞食后，遂感染棘头虫病。

人如何感染棘头虫尚不十分清楚，有可能是吞食某些甲虫引起的。原苏联伏尔加河流域曾一度出现居民感染棘头虫较多的报告，据说由于当地居民有生食一种叫粉吹金龟子的习惯引起的。我国辽宁有一种叫大牙锯天中的甲虫，夏秋之际，雨后从土壤中大量孵出，当地居民有捕食的习惯，被认为是人感染此病的来源。河北省有一种称之为"油壳螂"的一种金龟子甲虫，其幼虫在夏季化蛹，短期内羽化为成虫，成虫出土后，于晚间大量飞出进行交尾及觅食。由于其趋光性强，又不能远飞，多坠落于路灯照耀的地面上。当地儿童及成人，常于7~8月份大量捕食之。这可能是人感染棘头虫的原因。

人虽不是最良终宿主，但棘头虫在人体小肠中可发育成成虫。由于其角质小钩固定于肠壁上，并侵入肠壁内，易造成溃疡及穿孔。故较一般肠道蠕虫感染症状为重。常有发热，消化不良、腹痛、消瘦等症状，造成肠穿孔等外科严重并发症者也屡有报告。

本病的诊断，首要是熟悉本病。注意检查大便中的虫卵及排出的虫体，并注意与蛔虫相鉴别。夏秋季，对有嗜食某些甲虫类习惯的患者，其末梢血中嗜伊红细胞增加，伴有腹痛、腹泻、便血、低热而又无其他原因可寻者，应注意到本病的诊断。对已有肠穿孔而行手术探查的患者，应详细检查肠管，行必要的肠管切除术。

药物治疗：四氯乙烯、山道年、灭虫宁、驱虫净等有驱虫的效果，可试用。在预防方面，应注意粪便的无害化处理，宣传不食一切甲虫等，是预防人感染巨吻棘头虫的有效措施。

（尤胜义 付 强）

参考文献

1. 钟一鸣，谷秀梅，刘恩，等. T细胞斑点试验辅助诊断不同部位肺外结核感染的应用. 中华医院感染学杂志，2014，(17)：4415-4417

2. Weng MT，Wei SC，Lin CC，et al. Seminar Report From the 2014 Taiwan Society of Inflammatory Bowel Disease (TSIBD) Spring Forum (May 24th，2014)：Crohn's Disease Versus Intestinal Tuberculosis Infection. Intest Res，2015，13(1)：6-10

3. 朱庆强，吴晶涛，陈文新，等. 克罗恩病与肠结核的临床表现和内镜及CT特征分析. 中华全科医师杂志，2012，11(10)：765-769

4. Zhao XS，Wang ZT，Wu ZY，et al. Differentiation of

Crohn's disease from intestinal tuberculosis by clinical and CT enterographic models. Inflamm Bowel Dis, 2014, 20 (5): 916-925

5. Pulimood AB, Amarapurkar DN, Ghoshal U, et al. Differentiation of Crohn's disease from intestinal tuberculosis in India in 2010. World J Gastroenterol, 2011, 17 (4): 433-443
6. 杨洪范. 肠伤寒穿孔手术治疗预后的影响因素分析. 医学综述, 2012, (19): 3286-3288
7. Mcelroy SJ, Underwood MA, Sherman MP. Paneth cells and necrotizing enterocolitis: a novel hypothesis for disease pathogenesis. Neonatology, 2013, 103 (1): 10-20
8. Neu J. Necrotizing enterocolitis. World Rev Nutr Diet, 2014, 110: 253-263
9. Pammi M, Abrams SA. Oral lactoferrin for the prevention of sepsis and necrotizing enterocolitis in preterm infants. Cochrane Database Syst Rev, 2015, 2: D7137
10. Deshpande G, Rao S, Patole S, et al. Updated meta-analysis of probiotics for preventing necrotizing enterocolitis in preterm neonates. Pediatrics, 2010, 125 (5): 921-930
11. 张彦红, 王慧, 李凤娥. 伪（假）膜性肠炎的诊断及治疗进展. 医学综述, 2015, 21 (8): 1401-1403
12. 张春礼. 急腹症术后并发伪（假）膜性肠炎的临床研究. 中华普通外科杂志, 2013, 28 (7): 547-548
13. 叶春翠, 谭诗云, 罗小芳, 等. 胃肠血吸虫病的临床、内镜表现及病理学特征分析. 中华全科医师杂志, 2013, 12 (5): 385-387
14. 马先仕, 肖绪鹏, 曹志新. 结直肠血吸虫病合并肠梗阻的外科治疗（附21例报告）. 临床外科杂志, 2010, 18 (6): 430-431
15. 丁杰, 廖国庆, 张忠民, 等. 腹腔镜与开腹消化性溃疡穿孔修补术比较的 Meta 分析. 中国胃肠外科杂志, 2011, 14 (10): 785
16. 韦飞景, 叶素萍, 雷练昌. 完全腹腔镜下胃大部切除术手术配合体会. 微创医学, 2013, 8 (6): 774
17. Wainstein DE, Tüngler V, Ravazzola C, et al. Management of external small bowel fistulae: challenges and controversies confronting the general surgeon. Int J Surg, 2011, 9 (3): 198-203
18. Bures J, Cyrany J, Kohoutova D, et al. Small intestinal bacterial overgrowth syndrome. World J Gastroenterol, 2010, 16 (24): 2978-90
19. Amin SC, Pappas C, lyengar H, et al. Short bowel syndrome in the NICU. Clin Perinatol, 2013, 40 (1): 53-68
20. Wall EA. An overview of short bowel syndrome management: adherence, adaptation, and practical recommendations. J Acad Nutr Diet, 2013, 113 (9): 1200-1208
21. Koffeman GI, Hulscher JB, Schoots IG, et al. Intestinal lengthening and reversed segment in a piglet short bowel syndrome model. J Surg Res, 2015, 195 (2): 433-443
22. 兰平, 何小文. 克罗恩病的外科治疗策略. 世界华人消化杂志, 2010, (29): 3121-3124

第三十章 阑尾疾病

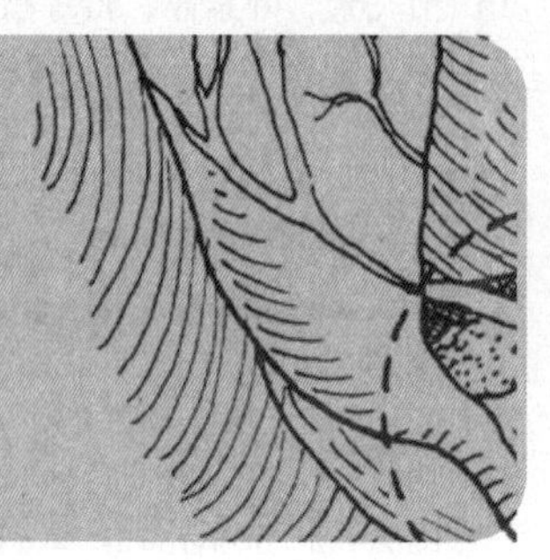

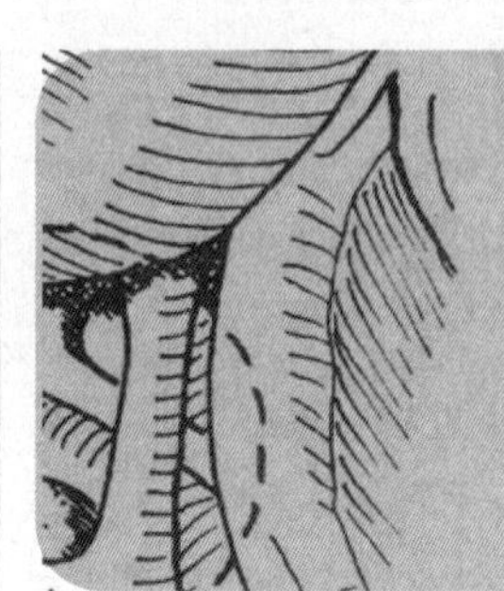

第一节 概 述

一、阑尾疾病的临床现状

阑尾疾病是普通外科常见的疾病，占普通外科收治患者总数的9%左右。是普通外科急腹症中的常见病种。可以分为急性阑尾炎、慢性阑尾炎、阑尾炎性包块、阑尾周围脓肿、阑尾黏液囊肿和阑尾肿瘤等。天津市南开医院的研究显示，急性阑尾炎占阑尾疾病总数的60.56%，慢性阑尾炎占阑尾疾病总数的24.39%，阑尾炎性包块占阑尾疾病总数的6.32%，阑尾脓肿占阑尾疾病总数的6.72%，阑尾黏液囊肿占阑尾疾病总数的1.41%，阑尾肿瘤占阑尾疾病总数的0.6%。在这其中阑尾炎性疾病占阑尾疾病总数的97.99%，占绝大多数。因此，解决好阑尾炎性疾病的诊断和治疗，也就基本解决了阑尾疾病的诊断和治疗。阑尾肿瘤所占比例最小，但是其所产生的后果最为严重，临床上应高度重视。

二、阑尾的位置

（一）常见部位

阑尾一般位于右髂窝内，但变化较大，因人而异。阑尾根部的体表投影通常为脐与右髂前上棘的中外1/3交界处，即麦氏点（McBurney），见图30-1-1。阑尾的位置除随盲肠的位置可以有所改变外，在盲肠位置正常时，由于阑尾尖端是游离的，可以有几种不同位置。

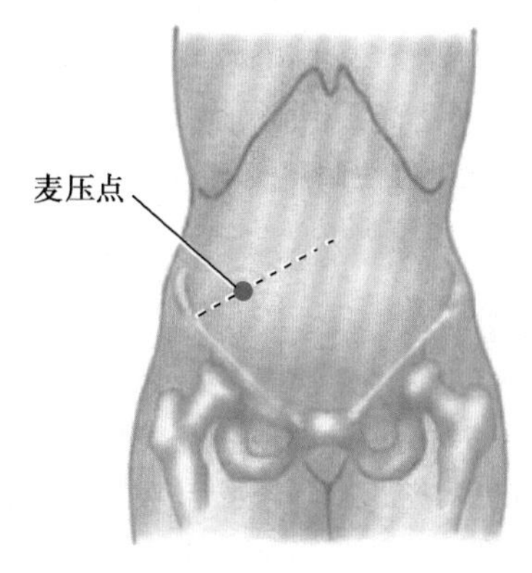

▶ 图30-1-1 阑尾解剖示意图

（二）阑尾不同位置

1. 盲肠后位 阑尾在盲肠和升结肠的后方。

2. 盲肠侧位或下外侧位 阑尾位于盲肠和侧腹壁的沟中，尖端向上即为侧位，尖端向下则为下外侧位。

3. 回肠前位或回肠后位 阑尾尖端指向脾脏，但有的在回肠前面，有的在回肠后面。

4. 盆腔位 阑尾尖端伸向盆腔。

5. 异位 偶见位于肝下或位于后腹膜后面的阑尾，见图30-1-2。

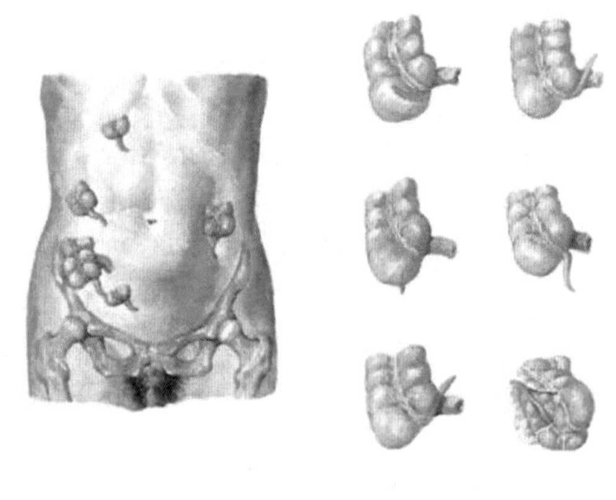

▶ 图30-1-2 阑尾不同位置示意图

三、阑尾的血液供应

阑尾的动脉是回结肠动脉的终末分支，无交通支，该动脉的痉挛、受压或栓塞容易引起阑尾缺血坏死。阑尾的静脉也是回流入回结肠静脉，最后入门静脉，阑尾炎的细菌脓栓可以引起化脓性门静脉炎，也可以进入肝脏形成肝脓肿。

四、阑尾的神经和淋巴

阑尾接受腹腔动脉周围的腹腔丛分出的迷走神经和交感神经纤维。阑尾壁有丰富的淋巴网，淋巴管沿阑尾系膜内血管方向回流入回结肠淋巴结。

阑尾的组织结构和结肠相似，有黏膜层、黏膜下层、肌肉层、浆膜层。黏膜上皮有杯状细胞，分泌黏液。阑尾在儿童和青年时期具有发达的淋巴组织，在淋巴组织内有许多滤泡，能分化、转输具有免疫活性的淋巴细胞。因而阑尾在这个时期是对机体体液免疫有关的重要器官。但到成人后此种具有免疫活性的淋巴细胞已在全身淋巴结和脾脏定居，而代替阑尾淋巴滤泡的功能，故一般阑尾切除后对人体影响不大。

第二节 急性阑尾炎

急性阑尾炎（acute appendicitis）是外科急腹症中最常见的一种疾病，一般占外科住院患者的10%左右。任何年龄均可发病，以10~40岁年龄组发病为多。接近70%的急性阑尾炎患者年龄小于30岁。男性发病较女性为高，约为1.4∶1。

急性阑尾炎属于中医学“肠痈”范围，在历代医家著作中有着详尽的记载，《素问·厥论》曰：“少阳厥逆，……发肠痈。”公元200年汉朝张仲景著《金匮要略》，对汉以前治疗肠痈的经验从理、法、方、药诸方面进行了总结概括，书中所列大黄牡丹皮汤至今仍是治疗急性阑尾炎的有效方剂。

自1958年以来，吴咸中教授等人对本病开展了中西医结合研究。他们在手术与非手术疗法的选择、手术时机的确定、中医辨证论治的规律、并发症的防治等方面都获得明显成果，同时对作用机制的研究和中药剂型的改革也进行了深入探讨。据大组病例报告，约有70%左右的患者可经非手术疗法治愈，给阑尾炎的治疗又开拓了一条新的途径。

【病因病理及发病机制】

（一）西医病因病理

1. 病因

（1）神经反射因素：阑尾炎的发病和神经系统活动有着密切关系。神经调节的失调以及胃肠道功能活动障碍时，导致阑尾壁肌肉和血管的反射性痉挛，使阑尾管腔梗阻和供血障碍，甚至形成血栓，易造成细菌感染。

（2）阑尾管腔梗阻：因异物堵塞、瘢痕狭窄、阑尾扭曲、淋巴组织增生等原因使阑尾腔发生完全或不完全性梗阻，阑尾内压力增高，阑尾壁的血运障碍，以致继发细菌感染，导致阑尾炎。

30

（3）细菌感染：阑尾腔内存在致病菌，当黏膜有损害时，细菌由损害处侵入阑尾壁而发生炎症或当上呼吸道感染以及机体存在某些细菌感染病灶时，细菌可经血液循环到达阑尾而引起阑尾炎。致病菌多为肠道内的革兰阴性杆菌和厌氧菌。

2. 病理 根据临床过程和病理解剖学变化，急性阑尾炎在病理上可分为三种类型。

（1）急性单纯性阑尾炎：急性单纯性阑尾炎是急性阑尾炎的病变早期，病理变化较轻。镜下可见阑尾壁各层水肿，血管扩张充血，一般黏膜下层较明显，血管周围有中性多核白细胞浸润。

（2）急性化脓性阑尾炎：阑尾肿胀，浆膜面失去光泽，浆膜层高度充血，附着脓性渗出物，阑尾各层因炎症浸润变脆，黏膜有明显坏死灶及溃疡，阑尾腔内积脓，其病变可累及全阑尾或局限于远端，并可发生局限坏死穿孔。镜下除一般炎症改变较剧外，阑尾壁中可见小脓肿形成，黏膜被破坏而有溃疡。

（3）坏疽性及穿孔性阑尾炎：阑尾壁因坏死而呈暗紫色或灰黑色，阑尾变粗，阑尾壁变薄并失去光泽和组织弹性，腔内蓄积黑褐或黑红色臭脓，腔内压力大，很容易穿孔破裂，其病变多累及全阑尾包括系膜，少数患者坏疽病变亦可局限在梗阻的远端。穿孔部位多在阑尾根部和尖端，穿孔如未被包裹，感染继续扩散，则可引起急性弥漫性腹膜炎。镜下可见阑尾各层坏死、炎症、栓塞，出血等相兼的病变。

（二）中医病因病机

中医认为，本病系因饮食不节、劳倦过度、情志不畅或败血留滞等原因，导致湿热内蕴，阻于肠胃，气血凝滞，肠络不通，故腹痛阵作。气滞则痛无定处，初为绕脐痛，血瘀则痛有定处。右下腹为阑门所在，故此处疼痛最甚。

急性单纯性阑尾炎在中医辨证分型中属于瘀滞型，该型以气滞血瘀为重点，热象不显著，该型可表现为气滞重和血瘀重两种类型。急性化脓性阑尾炎在中医辨证上属于蕴热期，是在气滞血瘀的基础上进入化热阶段，热蕴肠中，由于化热的基础不同可有湿热和实热两种不同表现。急性坏疽性阑尾炎在中医辨证上属于毒热期，此期为化热炽盛阶段，热甚腐脓，有脓毒症的表现，并容易出现变证。

【临床表现】

（一）症状

1. 腹痛 腹痛是急性阑尾炎的主要症状。典型的腹痛多起始于上腹或脐周围，经过数小时至24h左右，转移至右下腹，这是由于阑尾的炎症穿透浆膜，引起腹膜炎症所致，这种转移性腹痛是急性阑尾炎的特点。约有70%-80%的患者有此典型症状。

少数患者无典型的转移性腹痛或腹痛部位开始于腰部、会阴部、腹股沟部、大腿部等，这些患者虽然开始腹痛部位不同，但最后一般都出现右下腹的定位性腹痛。

2. 胃肠道症状 在急性阑尾炎中，恶心呕吐为仅次于腹痛的常见症状，通常在出现腹痛后短时间内出现恶心，可伴有或不伴有呕吐，属神经反射性呕吐，吐物多为食物，恶心重吐物不多。

3. 全身症状 发病初期可有头晕、头痛、身倦、四肢无力等营卫不和气血失调的先驱症状。炎症明显后可出现发热、脉数、尿黄、口渴等内热的征象。单纯性阑尾炎体温一般在37-38℃之间，化脓性或坏疽性阑尾炎可在38-39℃之间，少数坏疽性阑尾炎可有寒战高热，体温可达40℃以上。

（二）体征

1. 一般征象 体温正常或升高；急性阑尾炎早期气滞血瘀阶段，舌苔白薄，脉弦或弦紧；化热以后舌苔转黄，热甚者可出现黑燥苔，脉象转数，弦数、滑数或洪数。

2. 局部征象

（1）压痛：压痛是急性阑尾炎的最重要体征，压痛以阑尾所在部位最明显，一般位于右下腹髂前上棘的内侧，临床常用的体表标志定位点有二：一为右髂前上棘与脐孔连线中外1/3交界点，名为麦氏点（McBurney点）；二为左右髂前上棘连线的右1/3与中1/3交界点，为兰氏点（Lanz点）。

（2）腹膜刺激征象：腹膜壁层受刺激后可出现防御性肌紧张，但在阑尾未穿孔前一般不出现腹肌紧张而呈现腹壁肌肉的敏感现象。敏感现象表现为开始检查触及右下腹时有抵抗感觉，经适应以后或改以轻柔操作后，腹肌仍可松软下来。这个特点可和真性腹肌紧张做出鉴别。单纯性阑尾炎一般不出现腹肌过敏和抵抗，而重型阑尾炎则可能出现明显的腹肌抵抗。

(3) Blumberg 征（反跳痛）：用手指在阑尾部位渐次施压，然后突然抬手放松，此时患者感到该区腹内剧痛为阳性。

(4) 腰大肌紧张试验：将左手按在患者右下腹，适当加压后，抬高患者右下肢，如果产生右下腹痛或腹痛较原来加重为阳性，表示发炎的阑尾靠近腰大肌。

(5) 闭孔肌试验：患者平卧，右腿屈曲并内旋髋关节，如能引起腹痛加剧为阳性，表示系盆腔位阑尾炎。

(6) Rovsing 征（结肠充气实验）：用手按压患者左下腹，挤压结肠，如出现右下腹疼痛为阳性。很多患者当按压左下腹的手突然放松时，也可出现右下腹疼痛。

(7) 直肠指检：在直肠右侧上方有压痛，表示阑尾发炎而位置较低。

(8) 经穴触诊：急性阑尾炎患者中 60%-80% 在足三里穴附近有压痛，两侧均可出现，以右侧明显而多见，压痛部位多在足三里和上巨虚两穴之间，称“阑尾穴”。

【实验室及影像学检查】

（一）实验室检查

1. 血常规检查　血常规检查常显示白细胞计数及中性粒细胞多有增高。约有 70% 患者白细胞计数 $>10\times10^9/L$，但也有 10% 左右的患者白细胞计数低于 $10\times10^9/L$。因此，白细胞计数不高亦不能否定阑尾炎的诊断。

2. 急性时相蛋白　C 反应蛋白是非特异性急性时相蛋白，并刺激细胞介导的免疫和趋化，在急性阑尾炎中会增高，并与疾病的严重性成一定的比例，一般来说炎症越重，C 反应蛋白越高。降钙素原是机体对炎症和手术状态的应答，并且随感染的严重性而增高。有研究表明降钙素原更有助于诊断细菌性感染。相比化脓性阑尾炎，降钙素原在穿孔性阑尾炎和坏疽性阑尾炎中会明显增高。

（二）影像学检查

腹部彩色多普勒检查是目前最常用的检查手段，超声检查常可有以下几种表现：①显示阑尾管壁层，横断面可见“靶环征”；②明显肿大的管状结构；③浆膜层增厚，欠规整，长轴呈手指状偏低回声，横切仍可显示“靶环征”；④阑尾正常结构消失，阑尾明显肿大壁增厚，厚度不一、层次不清，管壁连续性中断；⑤周围较多积液。

腹部 CT 检查对急性阑尾炎的诊断是一种敏感准确的手段。其关键是找到阑尾，当阅片时发现回盲部周围管状结构，中心可见气体、钙化灶、根部与“回盲部”相连、直径 >0.6cm 时，应高度怀疑急性阑尾炎的存在。一项 Meta 分析表明，CT 诊断阑尾炎的敏感性为 0.94，特异性为 0.95。因此 CT 有很高的阴性诊断价值，尤其有助于诊断不清的患者除外阑尾炎。不过阑尾炎早期的 CT 检查可能看不到典型的影像学表现，在鉴别困难时，经过 24 小时观察，可复查 CT。

【诊断与鉴别诊断】

（一）急性胃肠炎

急性胃肠炎往往有饮食不当的病史，且多以吐泻为主，吐泻先于腹痛，腹部压痛范围较广，多在脐周围，压痛的程度不恒定。大便化验检查可有脓细胞及未消化食物残渣。

（二）急性肠系膜淋巴结炎

本病多见于儿童，常有上呼吸道感染病史。右下腹压痛范围较大，而且偏向中线。

（三）克罗恩病

克罗恩病的腹痛多为阵发性绞痛，走窜不定，无典型的转移性腹痛，可伴有腹泻，大便内可有红细胞、白细胞及脓细胞，体征也较广泛，有时可触及肿胀、痉挛或粘连的肠管。

（四）溃疡性结肠炎

盲肠区域的溃疡早期一般不如急性阑尾炎的起病急，恶心呕吐也不明显，患者常有腹泻病史。

（五）急性盆腔炎

多发生在已婚妇女，病起下腹，可逐渐向上扩延，往往牵及到腰骶部，腹痛以下腹为主，尤以两侧耻骨联合上方最明显。白带增多或变为脓性，臭味大，镜检有脓细胞，盆腔检查多有阳性发现。

（六）卵巢囊肿蒂扭转

卵巢囊肿蒂扭转引起的腹痛位置偏低，腹痛为阵发性，早期就可出现脉速或轻度休克现象。一般疼痛重而体征相对较轻，盆腔检查可发现右侧与卵巢相连的囊性肿物，超声检查也可提供鉴别诊断有价值的结果。

（七）右侧输尿管结石

一般输尿管结石腹绞痛，并常向会阴部及大腿内侧放射，腹部体征不明显，叩击肾区可引起剧烈疼痛。此外，可伴有尿频、尿痛或肉眼可见血尿等症状。尿液检查急性阑尾炎发现以白细胞为主，而尿路结石多以红细胞为主。X 线摄片约有 90% 可发现阳性结石。

【治疗】

（一）西医治疗

1. 非手术治疗

(1) 适应证：急性单纯性阑尾炎、轻型化脓性阑尾炎、妊娠早期和后期急性阑尾炎、高龄合并有主要脏器病变的阑尾炎均可采用非手术疗法。

(2) 治疗方法：①清淡饮食或半流质；②静脉支持，

30

纠正水电解质紊乱；③使用广谱抗生素，包括抗厌氧菌药物。一般应用原则为早期、有效、足量、安全；④有肠麻痹时可行胃肠减压。

2. 手术治疗

（1）适应证：①急性化脓性，坏疽性阑尾炎，临床表现严重者；②急性阑尾炎穿孔并发弥漫性腹膜炎并有休克现象；③梗阻性阑尾炎；④经非手术治疗症状未见缓解甚至病情恶化者。

（2）手术方法：手术治疗急性阑尾炎的主要方法是阑尾切除术，腹腔渗液较多者应放置腹腔引流管。弥漫性腹膜炎的腹腔冲洗是必需的，而且冲洗量应该比较充足，腹引管的置放数量也应酌情增加。

1）开腹阑尾切除术：一般选择右下腹麦氏切口、经腹直肌切口或腹直肌旁切口入腹，沿结肠带找到阑尾，结扎阑尾动脉，切除阑尾，根部双重结扎，距根部 0.5cm 处荷包缝合，将阑尾根部埋入盲肠，擦拭腹盆腔，如果腹腔感染严重，则放置引流管，而后缝合伤口。

2）腹腔镜阑尾切除术：随着科技进步的日新月异，20 世纪 80 年代，法国外科医师 Philipe Mouret 完成首例腹腔镜胆囊切除术，德国妇科医生 Semm 完成首例腹腔镜阑尾切除术，宣告外科手术自此进入微创时代。但是直至 20 世纪 90 年代，腹腔镜阑尾切除术才被众多临床医生所接受，目前已广泛应用于临床。

我们采用 3 孔法，一般于脐上做 1cm 弧形切口，气腹针穿刺入腹腔注入 CO_2，10mmTorcar 由此穿入腹腔，腹腔镜由此进入，另一 10mm Torcar 由左下腹穿入，于耻骨上四指位置，5mm Torcar 由此穿入腹腔。沿右侧结肠带找到阑尾，解剖阑尾系膜，可吸收夹夹闭阑尾动脉，游离系膜至阑尾根部，圈套器在距盲肠 0.5cm 处结扎根部，切除阑尾并电灼阑尾残端，擦拭腹盆腔，如果腹腔感染严重，则放置引流管，而后缝合伤口。

腹腔镜的应用首先有利于明确诊断。对于术前诊断不确定的阑尾炎，腹腔镜检查有助于提高准确率，避免了不必要的剖腹探查术。采用腹腔镜实施阑尾切除术与传统的开腹阑尾切除术相比，优点多于缺点，详见表 30-2-1。

表 30-2-1 腹腔镜和开腹阑尾切除术对比

腹腔镜优点	开腹手术优点
诊断其他疾病	手术时间缩短
疼痛减轻	手术室费用降低
住院时间缩短	腹腔内脓肿少见
伤口感染率低	住院成本降低
日常活动恢复快	

（3）术后处理：阑尾切除术后，最初 24 小时，因为不能进饮食需给以静脉补液。24 小时后麻醉恢复即可鼓励患者早期下床活动，术后可给理气消胀、活血通便中药或针刺，以促使胃肠功能早日恢复，胃肠功能恢复后，可根据食欲情况逐步给予饮食。因急性单纯性或慢性阑尾炎而行阑尾切除术者，术后可不用抗生素。而术前体温高，腹腔已有粘连和渗液的重型阑尾炎，术后仍应给予抗生素治疗，抗生素的选择应以对革兰阴性杆菌有效的广谱抗生素为佳，足量应用，待体温正常，胃肠功能恢复即可停止使用，不宜无原则久用。

（二）中药疗法

1. 瘀滞型

（1）证候：气滞重则腹痛绕脐走窜，腹胀便结；血瘀重则痛有定处，痛处拒按或出现包块。尿清或黄，脉象弦紧或涩或细，舌苔白，舌质正常或有紫斑。

（2）治法：以通里攻下、行气活血为主，清热解毒为辅。

（3）方药：阑尾化瘀汤主之：金银花 15g，川楝子 15g，延胡索 10g，丹皮 10g，桃仁 10g，木香 10g，大黄 15g（后下）

2. 蕴热期

（1）证候：腹痛，右下腹压痛加剧，低热或午后发热（热重于湿者高热），口干渴，腹痛重，口臭，便结，尿黄，脉弦数，舌苔黄干舌尖红，湿热重可伴有头眩晕，热而不扬，恶心较重，口渴而不欲饮，胸脘痞闷，四肢无力，便溏而不爽，尿黄浊、脉弦滑或滑数，舌苔黄腻。

（2）治法：以清热解毒和行气活血并举，辅以通里攻下或渗湿利尿。

（3）方药：阑尾清化汤主之：金银花 30g，蒲公英 30g，丹皮 15g，赤芍 12g，川楝子 10g，桃仁 10g，生甘草 10g，大黄 15g（后下）。

3. 毒热期

（1）证候：发热或恶寒发热，少数可有寒战高热，口干渴，口臭，面红目赤，唇干舌燥，呕恶不能食，腹胀痛拒按，甚者腹皮硬，大便秘结，小便赤涩，尿少或有尿痛，脉洪滑数或弦数，舌苔黄燥或黑苔，舌质红绛或尖红。

（2）治法：以清热解毒、通里攻下为主，行气止痛为辅。

（3）立法处方：阑尾清解汤主之：金银花 30g、蒲公英 30g、冬瓜仁 30g、丹皮 15g、赤芍 15g、木香 10g、川楝子 10g、生甘草 10g、大黄 30g（后下）。

（三）针灸疗法

对单纯性阑尾炎可用做主要疗法，对其他各类阑尾炎可用做配合疗法。常用穴位急性单纯性阑尾炎可取足三里、上巨虚或阑尾穴，配右下腹压痛最明显处的阿是穴。恶心呕吐重者可加上脘、内关；发热者可加曲池、合谷。急性腹膜炎可加取中脘、天枢。阑尾周围脓肿可取肿块正中处阿是穴，配足三里或阑尾穴；也可取肿块周围围刺，一般可针刺三四点。近年发展起来的穴位激光照射针治疗，也逐渐为患者所接受。

（四）外敷药疗法

外敷药主要用于配合治疗，一般腹膜炎患者可外敷消炎散，阑尾脓肿包块可外敷双柏散、消炎散。（消炎散：芙蓉叶、大黄各120g，黄芩、黄连、黄柏、泽兰叶各250g，冰片10g。共研细末备用，用时用黄酒或75%酒精调成糊状，按照炎症范围大小敷于患处，每日更换1-2次；双柏散：大黄、侧柏叶各2份，黄柏、泽兰、薄荷各1份。共研细末，以水蜜调煮成糊状，外敷于肿块处的腹壁上，范围要大于肿块，还可配合热敷。其中芙蓉叶具有清热凉血、消肿排脓之功效；黄芩清热燥湿，泻火解毒；黄柏清热燥湿。起到软坚下结，清湿热和滞，攻坚破结，涤三焦胃肠湿热、活血、消肿排脓的功效。）

最近，有报道称外敷消炎散如能配以局部微波理疗，则效果更好。因为短波作用部位较深，具有促进血液循环，促进炎症物质吸收的作用，同时也能增加吞噬细胞的功能，对炎症的控制有较好的疗效。消炎散在短波透热理疗后，作用于局部药力更宜渗透，效果更加明显。

（五）注意事项

1. 密切观察病情变化　由于阑尾的特殊解剖生理特点，致使炎症发展很快。因此，在用药1-2天内密切观察临床症状体征的变化，一旦保守治疗无效，则应及时改为手术治疗。

2. 灵活用药　不要过分拘泥于临床的分期分型，应在基础方上依临床症状、体征灵活加减。

【转归】

（一）基本痊愈

大部分急性单纯性阑尾炎痊愈后，可不留解剖上的明显改变。少数黏膜损害较重者，可遗留瘢痕，也可以形成阑尾腔的狭窄。

（二）管腔狭窄

轻型化脓性阑尾炎治愈后，可不形成管腔狭窄。但化脓炎症重者，常可造成阑尾腔的狭窄或闭塞。

（三）包块形成

阑尾坏疽或阑尾周围脓肿，因为组织破坏严重，痊愈后阑尾可能形成无腔的纤维条索或被吸收而消失。有时也可因阑尾根部坏死后管腔闭塞，阑尾远端形成纤维增生管壁变厚的炎症肿块。

（四）肠粘连

形成腹膜炎者，除阑尾本身改变外，还可发生腹腔内粘连。

七、阑尾切除术后并发症的防治

（一）切口感染

切口感染为阑尾切除术后最多见并发症，特别是重型阑尾炎或穿孔伴腹膜炎的手术切口感染率更高。

切口感染的最常见原因为术中切口的污染、切口牵拉损伤过重和伤口积血也是造成感染的有利因素。降低阑尾切口感染率，应该注意几点：①早期诊断、早期治疗，以减少阑尾化脓穿孔后的感染威胁；②严格执行术野皮肤的清洁准备和消毒；③采用适当的麻醉方式。一般不易采用局麻，因局麻镇痛不全，增加手术难度，容易污染切口；④选择最易暴露阑尾的切口，减少术中寻找阑尾的困难；⑤术中动作轻巧，严格注意无菌操作，妥善保护切口；⑥合理应用抗生素。

术后体温升高、切口的静止疼痛，常常是切口感染的早期征象。术后应即时定期检查切口，如果发现切口皮下有分离现象或切口内有红肿积液时，应即时拆线引流，不要延误拖延以免感染范围进一步扩散。

（二）内出血

较多见原因为系膜处理不当或系膜水肿变脆，结扎过紧而断裂出血，常造成早期腹腔内出血；其次为阑尾残端结扎不牢而脱落或过紧而断裂，术后可出现便血。较少见者尚有盲肠壁血管损伤而出现肠内或腹腔内出血，损伤腹腔内血管（刺伤髂动脉静脉或肠系膜血管或拉破大网膜血管等）。至于因分离粘连造成的渗血一般多能自止。

鉴于以上造成出血的原因，术中应当仔细妥善处理好阑尾系膜和残端，为防止术后扎线脱落可用双重结扎或缝扎。对可能发生出血的病例，尤其凝血机制异常出血而出现休克时，应立即进行开腹止血。

（三）肠梗阻

急性阑尾炎术后出现肠梗阻最常见原因是粘连性肠梗阻，合并腹膜炎的病例尤为明显。少见原因是术后早期炎性肠梗阻，多见于弥漫性腹膜炎术后。绝大部分病例均可通过非手术治疗而得到完全缓解，轻易不进行手术干预。如果有绞窄性肠梗阻出现，诊断明确后应尽快手术治疗。这种情况多见于腹腔粘连形成的肠管内疝。

（四）腹腔脓肿

常发生在穿孔性阑尾炎手术后，多因腹腔脓液较多、清除不净、当引流而未置引流或引流物放置不当或术后引流管拔除过早所致。对腹腔脓液多、污染重、炎症较重的病例可采用剖腹探查切口，以便彻底清洗腹腔，预防术后腹腔脓肿的形成。

腹腔内脓肿一经确诊应以非手术引流为主。可根据不同部位施以不同的引流方法，膈下或腹腔内脓肿可采用穿刺抽脓或穿刺置管引流的方法。对盆腔低位脓肿可经直肠或阴道引流。

（五）肠瘘

肠瘘是少见但后果严重的术后并发症，多发生在病理改变比较严重的阑尾炎病例，尤其是阑尾根部炎症较重者。此时，需要仔细而恰当地处理阑尾根部，放置有效的引流管，并与家属做好充分沟通。

第三节 几种特殊情况下的急性阑尾炎

一、小儿急性阑尾炎

急性阑尾炎是小儿腹部外科的常见病。发病年龄以6~12岁最多。以春秋季节多发。病死率略高于成人，0.7%~2.4%，小儿时期急性阑尾炎有以下一些特点：①机体防御能力弱，炎症反应剧烈，容易出现高热，中毒症状常较严重；②6岁以下婴幼儿常缺乏典型的转移性右下腹疼痛的症状，且腹痛症状和腹部体征也往往不固定，故临床急性阑尾炎的误诊率很高；③小儿阑尾淋巴组织丰富，阑尾壁很薄，发炎后淋巴水肿严重，故多有阑尾腔梗阻存在很容易穿孔。因小儿大网膜发育不全，穿孔后多形成腹膜炎，很难粘连局限形成脓肿。

【临床表现】

1. 腹痛 腹痛范围常较广泛；且有时腹痛不是首发症状。

2. 消化道症状 消化道症状常明显而突出，呕吐可为首发症状，呕吐程度较重且持续时间也长，可因呕吐量大，不能进饮食而产生脱水和酸中毒。有时可出现腹泻，而出现大便秘结的少见。

30

3. 全身症状 全身症状较剧烈，发热出现早，且常可高达39-40℃，甚至出现寒战发热，热甚惊厥抽搐。

【诊断要点】

1. 高度重视 小儿出现右下腹痛即应考虑到阑尾炎之可能，应做必要的检查或观察。腹部体征在诊断上有较大价值。如果反复检查均可发现右下腹有明显的压痛，则对确定诊断很有价值。肛门指检在小儿有一定困难，但在鉴别肠炎、痢疾、肠套叠等疾病时确有实际价值，故在诊断中不能从简。

2. 辅助检查 在病史和体检不能明确诊断时，CT对诊断的准确性很有帮助。一项研究显示，对疑似阑尾炎的病例，CT比超声更灵敏（CT为97%，超声为44%），更特异（CT为94%，超声为93%），更准确（CT为94%，超声为76%）。但是，为了让患儿尽量不接受CT照射，可采用腹部超声检查，必要时可以动态观察。

【鉴别诊断】

需特别注意与急性胃肠炎、肠蛔虫症、肠套叠、痢疾、急性肠系膜淋巴结炎、原发性腹膜炎等相鉴别。

【治疗】

诊断一经明确，原则上应采取手术治疗。个别病例由于各种原因不能接受手术治疗，可行中西医结合非手术治疗。

二、老年急性阑尾炎

【临床特点】

1. 病理变化较重 老年人血管、淋巴常有退行性改变，故阑尾发炎后容易发生坏死、穿孔。

2. 免疫功能低下 老年人反应力低下，故临床症状、体征常和病理改变不一致。症状和体征常较病理改变为轻，症状持续时间长，白细胞增加的程度不如年轻患者明显。老年人往往就诊较晚，所以在就诊时多数已有坏疽穿孔或已形成脓肿，65岁以上患者阑尾穿孔的发生率高达50%。

3. 并存疾病较多 老年人常常合并有其他重要脏器的病理改变或潜在疾病，如心、肺、肾等方面的疾病，而这些疾病又常是致死的原因。在一组病例中，年龄大于80岁的患者穿孔性阑尾炎的死亡率高达21%。

【临床表现】

急性阑尾炎在老年人有时起病症状常不突出，腹痛可逐渐发生而较轻，呕吐也可不发生。因此，有时缺乏恶心呕吐和转移性右下腹痛等典型病史；甚至发热也不明显。阑尾穿孔后能局限形成肿块者，一般预后较好，但穿孔后形成腹膜炎，甚至出现肠麻痹或出现中毒症状者，则表示炎症较剧，病情凶险，往往预后也差。

【诊断与鉴别诊断】

一般诊断不难，但在个别病期晚，症状不典型的患者则常发生误诊或难诊，应提高警惕。鉴别诊断中，有腹膜炎时常需和溃疡病穿孔、中毒性炎性肠疾病等做鉴别；有肠梗阻时则需区别动力性肠梗阻和机械性肠梗阻；有右下腹包块时需和盲肠癌、肠套叠等鉴别。除阑尾炎的诊断问题外，对患者的一般情况需给予特别注意，如水电解质是否有紊乱，心血管、肺、肾等脏器是否有其他病变，并在治疗中予以充分重视。

【治疗】

急性阑尾炎的一般治疗原则也适用于老年期患者，只是在治疗中对全身状态必须给以足够重视，对其他重要脏器功能应有充分了解和必要治疗，这是降低老年人急性阑尾炎死亡率的重要环节。

三、妊娠期急性阑尾炎

妊娠期急性阑尾炎并不少见，且死亡率较一般人为高，死亡率约为2%左右，胎儿死亡率约为20%。

【病因特点】

1. 阑尾位置改变 随着妊娠期子宫逐渐增大，阑尾的位置也因子宫的推挤而逐月有所改变。阑尾位置改变的方向为随子宫的胀大而向上向后改变。

2. 体征不典型 妊娠期急性阑尾炎穿孔后腹膜炎，由于腹部体征不典型，腹部压痛和腹壁肌肉紧张可以不明显，故容易延误诊断和治疗。在妊娠和分娩过程中随时可以导致炎症的扩散。由于从出现症状到明确诊断的时间较长，故阑尾穿孔率高。因此，严重地影响妇女和胎儿的安全。

3. 感染不易局限　由于子宫胀大及大网膜游动受限，阑尾化脓穿孔后不易局限；腹腔脓液多少不易判断；且容易并发腹腔多发脓肿；由于盆腔充血，血循旺盛，也容易出现毒血症、败血症等全身炎症扩散的严重并发症。

【临床表现】

妊娠早期急性阑尾炎的症状和体征可与非妊娠期阑尾炎临床表现一样。妊娠中后期因子宫胀大在体征上则可有一些变化，随阑尾的位移压痛点也发生部位变化，如果阑尾移到子宫外后方，则腹部体征可不明显而出现右腰部压痛；因子宫张大而腹肌紧张可不明显，但一般反跳痛仍可明显查出。妊娠后期阑尾向上移位可至右上腹，患者可能出现右上腹痛和右肋下疼痛，在妊娠后期常合并便秘、腹胀，则更会增加查体上的困难。妊娠中后期有时因炎症刺激可出现子宫阵缩，更增加了症状和体征的复杂性。

【诊断与鉴别诊断】

妊娠期急性阑尾炎的诊断具有很大的挑战性。因为恶心、食欲不振和腹痛可能是阑尾炎和正常妊娠的共同表现。而且阑尾位置发生改变，给查体增加了很多困难。及时诊断和积极恰当的治疗是降低妊娠期阑尾炎死亡率的关键。

1. 症状　有恶心呕吐和腹痛的妊娠妇女，应首先考虑阑尾炎的可能，如果孕前曾有阑尾炎病史者，更应疑及此病。

2. 体征　查体时应仔细反复检查，并应想到妊娠期阑尾炎的特点。如在右下腹或右侧腹有明显固定的压痛点，则急性阑尾炎的可能性很大。

3. 会诊　当怀疑急性阑尾炎诊断时，应留院观察，和妇产科医生一起会诊观察，以期明确诊断。

4. 其他措施　如疑有腹膜炎时，可做腹腔穿刺检查；右下腹有包块时，可做超声波检查，以判明肿块性质以及和子宫的关系。

在鉴别诊断中，除一般急性阑尾炎诊断中需鉴别的疾病外，在妊娠初期当子宫不太大时需和异位妊娠相鉴别。当子宫胀大后，原有子宫附属器官的病变可发生扭转而引起急腹症情况，这些情况需和急性阑尾炎相鉴别。在以上妇科疾病鉴别中，B 型超声波检查具有重要价值。

【治疗】

妊娠期急性阑尾炎应及时诊断和积极治疗，以避免病情进展。急性单纯性阑尾炎，无论在妊娠初、中、后期均可应用非手术疗法，中药以清热安胎为主，不宜过多应用破血药和峻下药。如果经药物非手术治疗，病情加重或 1~2 天不见好转时，则应考虑改行手术治疗。其他病理类型的急性阑尾炎，则应以手术治疗为好。

妊娠期急性阑尾炎手术治疗时，应根据子宫大小、压痛部位来选择恰当切口；手术操作要轻，尽量减少对子宫的刺激，最好不放腹腔引流管；切口应妥善保护，防止污染，以预防切口疝的形成，术前后选用合适抗生素，以期迅速控制感染，减少并发症。对临产期的坏疽和化脓性阑尾炎以及穿孔性阑尾炎原则应手术治疗，但对妊娠和分娩的安排和处理则需依患者的具体情况和产科医生共同权衡利弊审慎研究决定。

第四节　阑尾周围脓肿

【概述】

阑尾周围脓肿（periappendiceal abscess）指因阑尾急性炎症以后，在阑尾周围所形成的脓肿或炎性包块，可因阑尾位置的不同而出现在腹部的不同部位。最常见部位是右下腹髂窝部，也可发生在盆腔、右腰侧盲肠后侧位，腹膜后部位和右肝下区域，发生在不同部位可有不同的临床表现和发展变化过程。

阑尾周围脓肿的形成有两种方式：一为阑尾在穿孔前形成粘连包裹，但阑尾炎症病变继续进展，以致坏死化脓而形成进展型阑尾周围脓肿，临床症状体征也往往较明显。这类脓肿多见于盲肠后位，盲肠侧位或回肠后位的坏疽性阑尾炎。另一种阑尾周围脓肿系穿孔后经过粘连局限，在炎症局限过程中出现的阑尾周围脓肿，多见于回肠前位、盲肠端位的化脓性阑尾炎，这是一种向愈型阑尾脓肿。

临床上有一部分阑尾周围脓肿实际脓液不多，主要为炎性粘连团块，经过积极非手术治疗多恢复较快，应称谓“阑尾包块”，以资和阑尾周围脓肿相鉴别。然而真正形成脓肿者应具有脓腔壁、脓腔、脓液等典型结构。

【临床表现】

（一）病史

一般多有典型的阑尾炎病史，形成脓肿后，腹痛较开始时期可有不同程度的减缓。

（二）发热

发热明显，轻者为炎性包块，重者为脓肿形成，可伴有全身中毒症状。周身无力，食欲不佳，舌苔黄腻或黄干，舌质发暗或有瘀斑，脉象弦数、滑数或细数，尿黄。多数患者有大便燥结等炎症性全身表现，少数迁延日久的晚期患者，则常表现低热、消瘦、贫血、精神不佳、表情淡漠、皮肤粗糙、脱水等中毒消耗症状。

（三）腹部肿块

多在右下腹近髂窝处可触肿块，少数出现在右侧腹股沟区，右侧腹或右上腹。有压痛，固定，无明显边缘，所以肿块多呈半圆形。脓液较多的脓肿多呈圆形、平滑、张力较大，有囊性感。脓液少的炎性包块则质地较硬、实性、表面不平的肿块。脓肿大小不一，小者如鸡卵大，大者可超过腹部一个象限，有时经过非手术治疗，服药后，大便通下，而肿块明显缩小。如为腹膜后或盆腔脓肿，则难以触及包块，但应有相应部位的深压痛。

【诊断与鉴别诊断】

具有典型急性阑尾炎病史，在右下腹部可触及典型肿块，一般不难诊断；但欲早期诊断和鉴别脓肿与包块以及了解脓肿大小范围和脓肿液体多少，则应该应用超声波诊断。在临床诊断中仍需和一些相似疾病加以鉴别：

（一）盲肠结核

盲肠结核可在右下腹出现肿块，但盲肠结核多有较长病史，大便不规则，腹泻和便秘交替，便中有黏液，并有午后潮热、夜间盗汗、食欲不振等症状．钡灌肠检查可发现不规则充盈缺损等。

（二）阑尾类癌

本病常可并发阑尾炎，检查时右下腹有肿块，鉴别上较困难。凡遇右下腹实质性肿物，逐渐长大，无脓或少脓者，应提高警惕，必要时可手术做病理检查。

（三）盲肠癌

虽然右下腹有肿块，但多无急性阑尾炎病史，其他炎症表现也不明显，钡餐或钡灌肠检查多能确诊。

（四）右侧卵巢囊肿蒂扭转

囊性感明显，有向下或向左的移动性。一般炎症表现轻微，盆腔检查多有阳性发现，腹部超声波检查很有价值。

（五）肠套叠

肠套叠肿块多有一定移动性，其软硬度也随肠蠕动而有软硬不同的变化，局部一般无腹膜炎体征，钡剂灌肠检查可以确诊。

【治疗】

阑尾周围脓肿应以非手术疗法为主。中医中药疗法对阑尾周围脓肿有较满意疗效，近期治愈好转率达98.5%，远期疗效属于良好和尚好者也在85%以上，从治疗过程及住院天数看，中西医结合的治疗方法显优于手术疗法和抗生素疗法。

（一）中医治疗

以内服中药汤剂为主的非手术疗法，仍按急性阑尾炎分3期的辨证治疗方法。患者应绝对卧床休息，取半卧位；一般可给予流质或半流质饮食，而炎症较重有腹胀者则应禁食；凡发热和进饮食不足者，可适当补液；抗生素的应用可根据具体情况决定，一般血象不高可以不应用抗生素。

1. 针刺疗法　针刺主要用为配合疗法，局限良好的阑尾周围脓肿或包块可配合使用针刺。围绕肿块周边取2~4穴，炎性包块也可在肿块中央取一穴，针刺捻转得气即止，不留针，每周两次。

2. 外敷中药疗法　阑尾周围脓肿早期，炎症表现较明显时可配合外敷芙蓉散。芙蓉散（芙蓉叶、泽兰、黄柏、黄芩、大黄、冰片）以黄酒为引，调成糊状，敷于患处，其中芙蓉叶具有清热凉血、消肿排脓之功效；黄芩清热燥湿，泻火解毒；黄柏清热燥湿。起到软坚下结，清湿热和滞，攻坚破结，涤三焦胃肠湿热、活血、消肿排脓的功效。

3. 中药治疗　中医辨证属热血相结而成。所以，治疗当以清热、凉血、活血化瘀为主。一般病程早期炎症表现仍较明显时可在三期辨证用药的基础上加清热、凉血、活血药物，如红藤、丹皮、赤芍等。当进入瘀滞期则可逐步减少清热解毒药物，分级加用活血化瘀消肿块的药物。一般用红藤、丹皮、桃仁、红花、赤芍等即可很快使肿块缩小，当病程后期炎症已不明显仅留下硬肿块时则可加用三棱、莪术，以加强破血消块的力量。如果用活血化瘀药肿块消散较慢时，则需根据辨证做一些药味加减，表现气滞明显者加木香、厚朴、香附等理气药；有气血虚弱表现者可加生黄芪、当归等补气养血药物。根据辨证加减后，可加快肿块的消散过程。

（二）西医疗法

1. 穿刺抽脓及穿刺置管引流术　非手术药物疗法对脓肿大、脓液多、张力大的脓肿疗效较差。经过抽脓减压后则能更好地发挥中药治疗效果。经引流管可以进行冲洗或局部应用抗生素。引流脓液减少后，可经管造影，脓腔消失即可拔管。内服中药再配合穿刺抽脓或置管引流绝大多数脓肿均可治愈。

2. 手术疗法　阑尾脓肿反复发作，不能除外阑尾占位或盲肠占位病例，在完成充分术前准备后行手术探查。

（张 楠　罗连成）

第五节　慢性阑尾炎

慢性阑尾炎（chronic appendicitis）在阑尾切除术中，除各种急性阑尾炎外，居第2位原因。慢性阑尾炎虽为临床常见病，但确诊并不容易，不适当地扩大阑尾切除术，其结果不但不一定满意，甚至可给患者造成痛苦，故应引起临床注意。

【病因和病理】

造成以右下腹痛为主要症状的慢性阑尾炎的病因是较复杂的。主要是由于阑尾管壁纤维结缔组织增生，阑尾扭曲并与周围组织粘连，导致管腔狭窄闭塞等急性炎症消退后遗留病变造成的。慢性阑尾炎主要分为原发性慢性阑尾炎和继发性慢性阑尾炎两种，其中原发性慢性阑尾炎发病时症状不明显同时病情发展相对缓慢，一般情况下持续时间较长且发病过程中无反复性发作；继发性慢性阑尾炎多为首次发作急性阑尾炎时经非手术治疗而愈，但是有遗留临床症状，之后多次发作无法彻底治愈。

（一）阑尾的先天异常

如阑尾细长或阑尾弯曲扭结，管腔或开口部狭窄等均可造成阑尾腔排空障碍，潴留的内容刺激黏膜可导致慢性炎症。

（二）急性炎症的迁延

急性阑尾炎后，可遗留下阑尾形态学的改变，如管腔绞窄或闭塞，阑尾壁炎性细胞浸润和组织增殖，炎症粘连扭曲。

（三）阑尾本身及周围组织的其他病变的影响

如血吸虫病，蛲虫在阑尾的寄生，粪石或其他异物的刺激或阻塞，结核、肿瘤和其他炎性肠病等均可成为慢性阑尾炎的病因。

（四）盲肠功能失调

因移动盲肠或盲肠慢性炎症致盲肠功能失调，盲肠经常有气体和粪便滞留，容易产生阑尾腔的逆流而引起慢性炎症。

【临床表现】

（一）急性迁延型

过去有不同类型的急性阑尾炎病史，非手术疗法治愈后。如果发作时具有急性阑尾炎的所有表现，则称之为复发性急性阑尾炎；如果发作时仅表现为右下腹痛，不发热，白细胞计数不升高，在右下腹仅有局限性深部压痛，则诊为复发性慢性阑尾炎。

（二）慢性发作型

临床表现主要为发作性右下腹痛，多发生于饱食及暴急奔跑之后，发作时右下腹绞痛，少数为胀痛，有时可伴轻度恶心或呕吐。发作时右下腹可有轻度压痛及反跳痛，但从无急性炎症表现。

除此之外，临床常能见到表现为右下腹持续绵绵作痛，疼痛范围较大，症状持续时间很长，有时或伴有低热、便秘、腹胀或腹泻，还有的患者伴有月经失调、食欲不佳或周身不适。腹部压痛部位不固定，或压痛范围较广。

【诊断与鉴别诊断】

慢性阑尾炎发病率的高峰年龄为20-40岁青壮年男女。临床确立诊断的主要依据为典型的右下腹疼痛和局限的右下腹麦氏点压痛。对以往有明确的急性阑尾炎病史，以后有不断的右下腹疼痛和局限的麦氏点压痛的病例，一般诊断不难，而那些症状不典型或症状较复杂的病例，则诊断很难确定。需与下述疾病鉴别。

（一）肠道系统疾病

肠道结核病、肠系膜淋巴结炎、克罗恩病、慢性结肠炎、慢性痢疾、盲肠淤滞症等。

（二）肠道外疾病

慢性输卵管炎、慢性盆腔炎、输尿管结石、精索慢性炎症、睾丸神经痛、慢性前列腺炎等。

【治疗和预后】

明确诊断的慢性阑尾炎可选用腹腔镜或开腹的方式进行阑尾切除术，一般能获满意效果。术前一定做好鉴别诊断，对症状较重，而确诊又实属困难，又有手术治疗指征者，应首选腹腔镜探查，以利于彻底探查和处理腹内其他病变，根据术中情况选择是否中转开腹。

第六节 阑尾黏液囊肿

阑尾黏液囊肿（mucoeele of the appendix）是阑尾的一种少见病，约占阑尾疾病的0.2%左右。黏液囊肿不是一个真正的病理诊断，而是包括单纯性囊肿，黏液性囊腺瘤、黏液性囊腺癌、腹膜假黏液瘤等多种疾病。这些疾病都能够形成黏液囊肿，因此临床上需要作出更准确的诊断。

【病因和病理】

阑尾黏液囊肿实际是阑尾腔的积液，其病因为阑尾根部梗阻所致。形成囊肿还需有两个条件：①梗阻远端黏膜有继续不断的分泌能力；②无致病菌存在，不致形成化脓性阑尾炎。

阑尾根部内腔梗阻后，远端黏膜不断分泌黏液，阑尾逐渐胀大，阑尾壁逐渐纤维化而具有一定弹性和韧性。也有一种囊壁呈乳头状排列的囊腺瘤，当其穿破阑尾壁后，具有分泌黏液功能的杯状细胞随黏液进入腹腔而发生腹膜种植，形成腹膜假性黏液瘤。潴留性阑尾黏液囊肿也可出现一些继发改变，个别病例可发生囊肿内出血，溃疡炎症的改变，也有的发生囊肿扭转、坏死；也可因粘连或压迫而导致肠梗阻。

【临床表现】

早期囊肿较小时无症状，囊肿较大者临床上可出现似慢性阑尾炎的症状，如部位不固定的脐旁、右下腹或上腹胀痛不适，右下腹可有压痛。也有的囊肿较大而无自觉症状，而以右下腹肿块为唯一主诉者。如出现继发感染，将出现急性阑尾炎的症状，出现扭转时肿块急剧增大，同时伴有腹痛、恶心、呕吐等。

【诊断】

较小的囊肿多在剖腹术中偶然发现，较大囊肿常需与阑尾周围脓肿、卵巢囊肿、肠系膜囊肿等相鉴别。临床如想到此病，术前做钡灌肠造影检查和超声波检查，可能对确诊有所帮助。如有溃破和腹膜种植，则需和黏液囊腺瘤鉴别，但肉眼是难于鉴别的。

【治疗】

阑尾黏液囊肿应以手术切除为恰当的治疗方法。根部较细者和阑尾切除术一样；如囊肿根部较粗或紧贴盲肠壁者，则需将部分盲肠壁和囊肿一并切除，分两层缝合盲肠壁的切口。术中应避免囊肿破裂，同时对手术野进行保护，避免阑尾腔内的黏液形成种植。如在术前已破裂而发生腹膜种植者，则需将黏液及种植累及的组织一并切除干净。

第七节 阑尾肿瘤

阑尾肿瘤（tumors of the appendix）较少见，约占阑尾疾病的0.6%。阑尾虽小，但可发生各种良性和恶性肿瘤。在临床上发现的阑尾肿瘤以恶性者多见。

在阑尾良性肿瘤中有平滑肌瘤、纤维瘤、神经瘤、脂肪瘤、神经节细胞瘤等。在恶性肿瘤中最常见者为类癌，其次为腺癌，肉瘤也可发生。

高达50%的阑尾肿瘤患者可以出现阑尾炎的症状和体征，而行阑尾切除术。而且阑尾肿瘤伴有阑尾炎者并不少见。通常直到术后病理检查时才能够诊断阑尾肿瘤。

一、阑尾类癌

类癌是起源于原始胃肠道神经内分泌组织的肿瘤。这些细胞与其他胃肠道细胞一样起源于相同的子代细胞，而非先前认为的神经嵴。最常见部位是阑尾，其次为回肠。阑尾类癌（carcinoid tumor of the appendix）在临床上较少见，但却是发生在阑尾的最常见肿瘤，占阑尾肿瘤的80%以上。在阑尾的恶性肿瘤中，类癌比腺癌进展慢，预后较好，5年生存率接近90%。

30

【临床表现】

多见于中青年，常因阻塞阑尾腔引起急慢性阑尾炎，少数患者出现类癌综合征。

【诊断与治疗】

阑尾肿瘤的术前确诊是困难的，多数是因为阑尾炎行阑尾切除术时偶然发现，由于大多数阑尾类癌位于阑尾的先端，类癌引起阑尾炎仅占25%左右。类癌的恶性度与肿瘤大小有关，淋巴结侵犯和远处转移非常少见，除非肿瘤直径大于2cm。组织学上，阑尾类癌分为杯状细胞和典型类癌，杯状细胞的死亡率较高，但仍低于腺癌。

手术治疗应根据原发肿瘤的大小、部位、浸润程度、淋巴结有无受累等因素决定手术方式。肿瘤直径<1cm者可行单纯阑尾切除术；直径>2cm者其转移率高达20%-85%，需常规行右半结肠切除术；比较有争议的是肿瘤直径在1-2cm者，多数学者认为此类肿瘤如位于基底部并侵及浆膜、发生淋巴结转移可能性大且条件允许者应行右半结肠切除术。对于年轻患者和侵及阑尾根部的类癌，考虑到恶性程度的增加，一些学者建议行右半结肠切除术。

二、阑尾腺癌

阑尾腺癌（adenocarcinoma of the appendix）的发病率不高，平均发病年龄为55.6岁。临床阑尾腺癌有两种不同类型。

（一）囊肿型阑尾腺癌

此型肿瘤为分化较好具有分泌黏液功能的腺上皮细胞构成，为阑尾腺癌中多见的类型。肿瘤在腹内形成软的肿块，内含大量黏液物质，但肿瘤细胞很少，肿瘤细胞可在腹膜面直接种植播散。

（二）结肠型阑尾腺癌

此型为少见型腺癌，和结肠癌相似，有肿块型、溃疡型和浸润型。晚期常发生淋巴或血行转移。

病理类型分为黏液型和克隆型两大类。克隆型较少见，分泌黏液的可能性很小，多表现为因阑尾腔梗阻导致的阑尾炎。与结肠癌相似，阑尾腺癌分为Dukes A、B、C、D期，5年生存率分别为100%、67%、50%和6%。最佳的治疗是右半结肠切除术，如果是在阑尾标本病理检查时发现，建议再次手术治疗。

三、阑尾肉瘤

阑尾肉瘤（sarcoma of the appendix）较为罕见。肉瘤的发病年龄为2~74岁。

四、阑尾假黏液瘤

阑尾假黏液瘤（pseudomyxotma of appendix）可以种植于腹膜形成腹膜假黏液瘤而扩散全腹腔，具有恶性肿瘤的特点，但与阑尾黏液囊肿不易区别，只有并发腹膜转移或切除病理检查后才可鉴别。其发病率为阑尾黏液囊肿的1/10。腹膜种植可引起肠粘连梗阻，常因此手术而发现。阑尾假黏液瘤术前诊断较为困难，多数因腹部包块或有肠梗阻而引起注意。患者多数有腹痛、体重减轻、腹部包块等症状，或有急性阑尾炎的表现。可能有腹围增加，提示有腹腔转移。弥漫性腹膜假黏液瘤高度提示恶性，一项研究表明，95%的腹膜假黏液瘤患者有黏液性囊腺癌。治疗为彻底手术切除，切除所有病灶包括已种植的组织和器官。对已广泛腹腔转移的病变，除应尽可能清除外，还可以行药物腹腔灌注。某些中心提倡扩大的一次性切除，包括网膜切除以及对于复发病例的反复减瘤治疗。

第八节 阑尾套叠

阑尾套叠（intussusception of the appendix）于1859年由Mckidd首报1例，以后不断有一些报道。曾有人统计其发病率约为0.004%。多发生在青少年。

【发生原因】

引起套叠的因素，其一为阑尾根部发育异常，所谓

"胎儿畸形盲肠"，阑尾根部与盲肠的连接处呈延续状，即根部开口广阔或因阑尾壁很薄而蠕动力较强；其二为阑尾腔内有息肉状肿瘤、粪石等，成为诱发套叠的因素。

【类型】

阑尾套叠的类型有 3 种：①阑尾—阑尾型；②阑尾—盲肠型；③复杂型。临床上属于前两种类型者，开始可为慢性过程，阵发性右下腹痛，恶心呕吐；当合并炎症时，和急性阑尾炎的临床表现无异。属后一类型者则表现为肠梗阻症状，肠黏膜有出血时可排出果酱样大便，腹部可触及腊肠状肿物，当腹痛发作时，肿物可变硬。X 线钡灌肠检查可对诊断有帮助。

【治疗】

临床上多以急性阑尾炎或肠套叠的诊断而行手术治疗。术中如能复位可行常规阑尾切除术，合并肿瘤或有炎症水肿不能复位者，可行阑尾及部分盲肠切除术。阑尾翻入盲肠内不能复位者，也可切断阑尾系膜，在阑尾根凹陷部做荷包缝合，任其在盲肠内坏死脱落排出。钡灌肠复位法．对阑尾套叠部分较难以成功，故应以手术治疗为主。

（张 楠 钟 岗）

参考文献

1. 吴孟超，吴在德. 黄家驷外科学. 北京：人民卫生出版社，2010，1571

2. 周振理，袁红霞. 中西医结合胃肠病学. 武汉：华中科技大学出版社，2009，414

3. 李春阳，付强，张辉. 不同途径给予中药保守治疗急性单纯性阑尾炎 46 例. 中国实验方剂学杂志，2013，19（11)：299

4. 陈清海，梁婧，路军华. 中医药综合疗法治疗慢性单纯性阑尾炎 40 例. 河南中医，2012，32（6)：729

5. 谢永华. 阑尾脓肿保守治疗研究进展. 中国药物经济学，2014，3（1)：107

6. 赵冬雨，成丽娅，沈红，等. 中药内服外敷治疗化脓性阑尾炎术后并发腹腔脓肿. 中国实验方剂学杂志，2013，19（10)：328

7. 陈少华. 慢性阑尾炎的诊断和治疗体会. 中国医药指南，2013，11（12)：578

8. 周湛帆，田德清. 急性化脓性阑尾炎手术治疗及术后抗感染治疗的临床研究. 中外医学研究，2012，10（9)：32

9. Schellekens DH，Hulsewe KW，van Acker BA，et al. Evaluation of the diagnostic accuracy of plasma markers for early diagnosis in patients suspected for acute appendicitis. Acad Emerg Med，2013，20：703

10. Casarotto A，Zarantonello FR，Rebonato M. Appendectomy in women. Is the laparoscopic approach always better than the "open" approach in uncomplicated appendicitis?. Surg Laparosc Endosc Percutan Tech，2014，24（5)：406-409

11. Garba ES，Ahmed A. Management of appendiceal mass. Ann Med，2008，7（4)：200

12. Brochhausen C，Turial S，Kirkpatrick JC，et al. Acute appendicitis：A continuing challenge for both clinicians and pathologists. African Journal of Paediatric Surgery，2011，8（2)：145

13. 高原，孔棣. 中西医结合非手术治疗阑尾炎性包块. 中国实验方剂学杂志，2013，19（10)：315

14. 钟岗，周振理，张楠. 阑尾脓肿的中西医结合治疗效果评价. 中国中西医结合外科杂志，2015，21（1)：32

15. 钟岗，张楠. 腹腔镜手术在治疗慢性阑尾炎合并慢性胆囊炎中的优势. 中国中西医结合外科杂志，2015，21（2)：128

16. 黄长河，熊学荣. 阑尾肿瘤治疗临床研究. 外科理论与实践，2010，15（3)：293

17. 黄灵娟，李保东，蔡建辉，等. 阑尾类癌的临床特征与外科治疗. 肿瘤防治研究，2006，33（11)：60

18. 郑永志，王东，李兆申. 经自然腔道内镜手术. 世界华人消化杂志，2009，17（7)：1753

19. Puig S，Staudenherz A，Felder-Puig R，et al. Imaging of appendicitis in children and adolescents：useful or useless? A comparison of imaging techniques and a critical review of the current literature. Semin oentgenol，2008，43：22-28

20. Brown JJ，Wilson C，Coleman S，et al. Appendicitis in pregnancy：an ongoing diagnostic dilemma. Colorectal Dis，2009，11（2)：116-122

21. Hansson J，Korner U，Khorram-Manesh A，et al. Randomized clinical trial of antibiotic therapy versus appendectomy as primary treatment of acute appendicitis in unselected patients. Br J Surg，2009，96：473-481

22. Andersson RE，Petzold MG. Nonsurgical treatment of appendiceal abscess or phlegmon：a systematic review and meta-analysis. Ann Surg，2007，246：741-748

第三十一章
结、直肠及肛管疾病

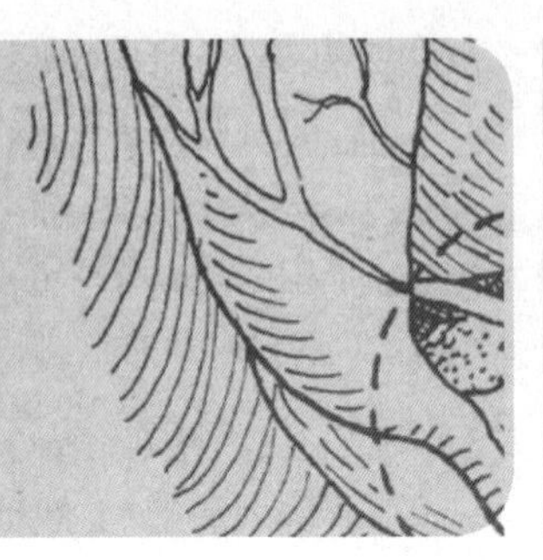
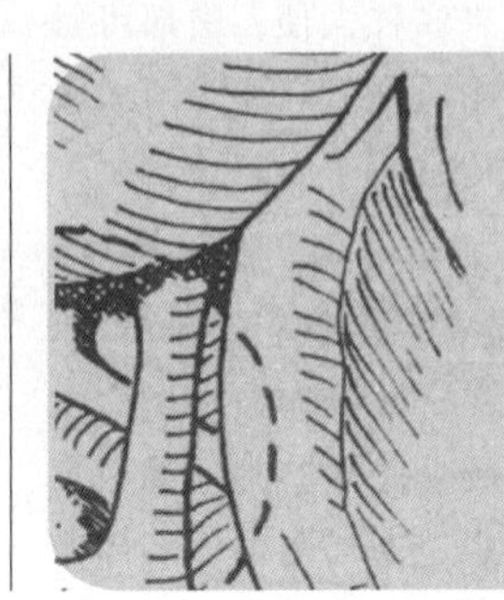

第一节　解剖与生理

一、结　肠

结肠起自回盲瓣，包括盲肠、升结肠、横结肠、降结肠及乙状结肠，下接直肠，全长约 150cm（120～200cm）。结肠各部分直径不一，由回盲部的 7.5cm 自上而下逐渐变细，至乙状结肠仅为 2.5cm。结肠有三个解剖标志：①结肠带：为结肠外层纵肌排列成的 3 条纵形肌束。②结肠袋：由于结肠带比结肠短 1/6，所以结肠带之间的肠壁缩成囊袋状，称结肠袋，在盲肠、升结肠、横结肠较为明显。③肠脂垂：由肠壁黏膜下的脂肪组织聚集而成，在结肠壁上，尤其结肠带附近有多数脂肪垂，一同为腹膜包裹，有时含脂肪太多，可诱发肠扭转或引起肠套叠。

盲肠在成人长约 6cm，为腹膜内位器官，故活动度较大，一般位于右侧髂窝内，但也可能异位于肝脏下方、盆腔或游离于腹腔内。盲肠与升结肠连接处有回盲瓣，其顶端有阑尾，阑尾长约 5～7cm，最长可达 20cm，直径约为 5mm。由于阑尾同样为腹膜内位器官，其位置多变，常位于盲肠后位、盆位、盲肠下、盲肠外侧、回肠前和回肠后，但三条结肠带的汇合点通常都定位于阑尾，这对于术中寻找阑尾很有帮助。

升结肠长约 15cm，从回盲部向上至结肠肝曲，升结肠为腹膜间位器官，前面和两侧面被覆腹膜，后面借 Toldt 筋膜与后腹壁脏器隔开，在肝右叶的内脏面，升结肠向内侧同时稍微向下转向形成结肠肝曲。该部位由肾结肠韧带维系固定，其后面与右肾下极相邻，内侧后方有十二指肠降部，行右半结肠切除术时，要注意防止十二指肠的损伤。

横结肠长约 45cm，为腹膜内位器官，胃结肠韧带向下在其对系膜缘与横结肠系膜重叠，继续向下形成大网膜。横结肠两端相对固定，其中段有 10～15cm 宽的区域活动性很大，以至于横结肠的最低点可达下腹部。横结肠与降结肠交界处，称为结肠脾曲。脾曲曲折度较大，借膈结肠韧带将其悬吊固定于膈肌，由于脾区位置高且深，解剖脾曲时易出血，需要高度谨慎，可选择先沿着降结肠向上及沿着横结肠由中线向侧面解剖至脾曲的方式来解剖脾曲。

降结肠长约 25cm，与升结肠相似，为腹膜间位器官，其前面与两侧被覆腹膜，后面借 Toldt's 筋膜与左肾、股神经、精索/卵巢血管隔开，内侧有输尿管，行左半结肠切除术时应注意防止左肾及输尿管的损伤。

降结肠以下为乙状结肠，与横结肠一样均为腹膜内位器官，其长度差异与其他结肠相比较大，有的长达 90cm，成人一般为 40cm 左右，由短而窄的系膜固定于左下腹，呈 Ω 形，故在重力影响下易于发生扭曲。左侧输尿管紧邻乙状结肠系膜根部向下方走行，手术时要注意避免损伤。

二、直　肠

直肠为乙状结肠向下的延续，直肠的近端和远端存在争议。解剖学家认为直肠乙状结肠连接点在第三骶骨水平，但是外科医生认为是骶骨角。同样，外科医生认为直肠远端位于肛管直肠环，而解剖学家认为是齿状线。直肠长12～15cm，有三个弯曲，上下两端向右侧突出，中间向左侧突出。这些弯曲与腔内的皱褶相一致。两个位于右侧的皱褶通常在距肛缘 7～8cm 及 12～13cm 处，而左侧的皱褶在距肛缘 9～10cm 处，此处褶皱位置恒定，相当于腹膜反折平面，是检查和手术的标志。直肠上 1/3 前面及两侧均被腹膜包绕，中 1/3 仅有前面被腹膜覆盖，下 1/3 完全位于腹膜外。在男性，前腹膜反折发生在距肛缘 7～9cm 处，而在女性，腹膜反折发生在距肛缘 5～7.5cm 处。

直肠没有真正意义上的系膜，但在外科医生中“直肠系膜”这个词被广为使用，这里主要指直肠周围的疏松组织，这些组织在后方较厚，内有肠系膜下动脉终末支，并被固有筋膜包裹，由于直肠系膜里没有重要的功能性神经通过，所以直肠癌手术时去掉直肠系膜不会发生相关神经后遗症。直肠占据着骶骨凹，在尾骨末端前下方 2～3cm 处急剧向后成角穿过肛提肌成为肛管。女性的直肠前方与子宫颈和阴道后壁相邻，男性的直肠前方与膀胱底、输精管、精囊、前列腺相邻。与直肠相关的筋膜有四种。直肠与骶骨之间有直肠固有筋膜鞘，内有血管、神经和淋巴等。直肠侧韧带底部与骨盆侧壁相连，顶部与直肠侧壁相连，侧韧带大多是由结缔组织、神经及淋巴组成，但有 25% 的人包含有直肠中动脉，手术时该处尽量结扎。直肠固有筋膜后方有骶前筋膜，它是盆腔内壁静脉的增厚部分，它覆盖了骶骨和尾骨凹、神经、骶正中动脉和骶前静脉。由于骶前筋膜下方有骶前静脉，在该筋膜的深部解剖有出血的可能。由于血管残端回缩至骶孔和骶前静脉系统的高静水压这两个因素，一旦出血，处理起来比较棘手，甚至能够危及生命。直肠骶骨筋膜是一个前下方向的厚层筋膜，是骶前筋膜在肛管直肠环水平上在直肠固有筋膜上的投射，该筋膜通常被称为 Waldeyer 筋膜。直肠膀胱筋膜（Denovillier 筋膜）与盆筋膜相延续分为前后两层：前层包在精囊和前列腺的后面，又称为前列腺鞘；后层紧贴直肠前壁并与直肠韧带相延续。在女性直肠前壁借直肠阴道筋膜与子宫及阴道后壁毗邻，直肠膀胱筋膜或直肠阴道筋膜前层与后层之间的潜在间隙称为骨盆直肠间隙。在直肠切除术中，分离直肠前壁应在两层筋膜间隙中进行，否则易穿破肠壁。直肠环肌层在肛管上、中段显著增厚形成内括约肌，直肠纵肌与肛提肌下端的肌纤维联合附着在肛门周围的浅筋膜上，形成外括约肌。

三、肛　管

肛管为消化道的末端，关于肛管的定义有两种。解剖学或胚胎学中，肛管包括从肛缘到齿状线水平，长约1.2~1.5cm，而外科学或功能性肛管则包括从肛缘到肛管直肠环，长度大约为3~3.5cm。肛管直肠环位于直肠壶腹部的末端，是较高管腔内压的起始部位。由于耻骨直肠肌把直肠下端向前牵引，所以肛管的方向是向后向下，同直肠纵轴几乎成直角。肛管两侧是坐骨肛门窝，前方男性有尿道和前列腺，女性有会阴体和阴道后壁，后有尾骨。肛管的括约作用主要依靠肛管内括约肌及外括约肌。内括约肌属于不随意肌，排便时有力的收缩促使肛管排空，外括约肌属随意肌，包括深部、浅部及皮下部，具有控制排便的作用。

肛管的皮肤部分由改良的鳞状上皮细胞组成，具有薄、表面光滑、色白以及缺少毛发和腺体的特点，这部分用肛门梳或梳状带来定义，在肛裂时该梳状带裂开，代表肛门内括约肌的痉挛，手术时切除后会造成肛管皮肤缺损、黏膜外翻和腺液外溢。

肛管内侧面有四条线（图31-1-1）：①肛皮线：也称肛门缘；②肛白线：内括约肌下缘与外括约肌皮下部的交界处，也称括约肌间沟，宽约0.6~1.2cm，距肛门缘1cm，肉眼并不能辨认；③齿状线：在肛白线上方，距肛缘2~3cm；④肛直线：又称肛直颈内口，是直肠颈内口与直肠壶腹部的交界处，在肛管直肠环平面上，也是肛提肌的附着处。肛管由上述四条线分为三带：皮带位于肛皮线与肛白线之间；痔带位于肛白线与齿状线之间；柱带位于齿状线与肛直线之间。

31

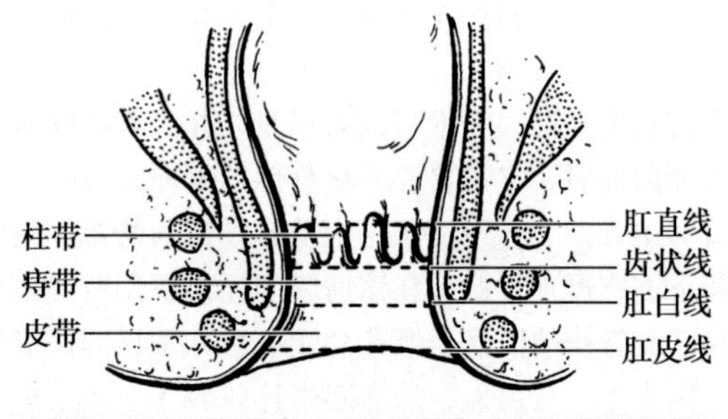

▶ 图 31-1-1 肛管内腔面划分

齿状线是内外胚层的移形区，其上下方的上皮、血管、淋巴和神经来源完全不同，其区别在于：①齿状线上方由直肠上、下动脉供应；齿状线下方由肛管动脉供应。②齿状线上方静脉回流经直肠上静脉丛入门静脉；齿状线下方静脉经直肠下静脉丛通过肛管静脉回流入腔静脉。③齿状线以上淋巴引流主要入髂内淋巴结或腹主动脉周围淋巴结，齿状线以下淋巴引流主要入腹股沟淋巴结及髂外淋巴结。④齿状线以上被覆黏膜，为复层立方上皮，受自主神经支配，无疼痛感，齿状线以下被覆皮肤，为移形扁平或复层扁平上皮，受阴部内神经支配，疼痛敏锐。齿状线还是排便反射的诱发区。

肛管内壁由于直肠下端缩窄，肠壁黏膜褶皱成隆起的纵行皱襞，皱襞突出部分叫肛柱，一般有8~10个，长1~2cm。肛柱底之间有半月形皱襞，称肛瓣。肛瓣与肛柱之间形成的隐窝叫肛窦，肛窦有导管与肛腺相连，是肛腺分泌腺液的开口。肛瓣、肛柱、肛窦的数目相同，多位于后正中部，所以85%的肛窦炎发生在后部。肛柱与肛管连接的部分有沿齿状线排列的三角形上皮突起，称肛乳头。当有炎症刺激、损伤或长期慢性刺激时肛乳头增生变大，形成肛乳头肥大或肛乳头瘤。肛腺是一种连接肛窦下方的外分泌腺，不是每一个肛窦都有肛腺，一般成人有4~10个，新生儿可多达50个，多数肛腺集中在肛管后部，两侧较少，前侧缺如。有人提出，肛窦炎是继发一切肛周疾病的祸根。95%的肛瘘起自于肛腺感染。

肛垫的概念由1975年Thomson首次提出，肛垫是肛管内齿状线上一宽1.5~2.0cm的环状区（图31-1-2，该区厚而柔软，有10个左右肛柱纵列于此，为一高度特化的血管性衬垫。肛垫由扩张的静脉窦、Treitz肌、弹性组织及结缔组织构成，多呈右前、右后、左侧三叶排列，表层为单层柱状上皮和移行上皮，有丰富的感觉神经，是诱发排便的感觉中心，起到诱发排便感觉、闭合肛管、节制排便的作用。其中Treitz肌是肛垫的网络和支持结构，它有使肛垫向上回缩的作用，该平滑肌断裂时可使肛垫下移，形成痔。

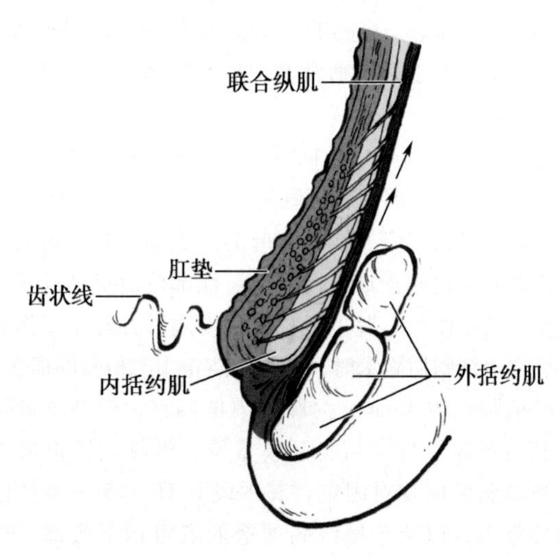

▶ 图 31-1-2 肛垫

四、肛门及肛门皮肤

肛门是消化道末端的开口，位于臀部正中线，在Minor三角中间，平时闭合成前后纵裂，排粪时张开呈圆形，直径约3cm，前方有会阴浅筋膜和会阴体肌，切断后会使肛门向后移位，后方由肛尾韧带固定于尾骨尖，如切断肛尾韧带，会造成肛门向前移位。

肛门周围一些放射性皱褶，皮内有很多乳头、皮囊、汗腺和皮脂腺，腺管容易阻塞，引起感染，生成脓肿和瘘管。肛门皮肤松弛，手术时容易牵起，因而如切除过多皮肤易造成肛门狭窄。肛门部神经丰富，感觉敏锐，手术时疼痛明显。

五、肛管直肠周围肌肉

肛管直肠周围肌肉分为随意肌和不随意肌，前者在肛管之外，包括肛管外括约肌、肛提肌与耻骨直肠肌，后者在肛管壁内，包括肛管内括约肌及联合纵肌，过去认为耻骨直肠肌是肛提肌的一部分，近年来，有学者提出耻骨直肠肌是独立的肌肉，上述肌肉维持肛管的闭合和开放。

（一）肛管内括约肌

内括约肌是直肠环肌延续到肛管部增厚变宽而成，肌束为椭圆形，长约3cm，厚约0.5cm，环绕外科肛管上2/3周，肛管内括约肌作为一种平滑肌，处于持续的收缩状态，成为抵御粪便和气体不自主排出的天然屏障（图31-1-3）。体格检查时可触及内括约肌的下缘，即括约肌间沟的上缘，大约在齿状线下1.2cm处。手术时切断内括约肌不会引起大便失禁，且能因为松解而消除内括约肌痉挛而引起的术后疼痛。

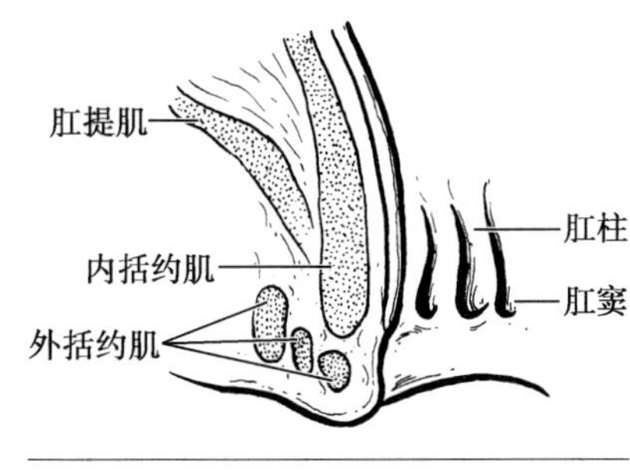

▶ 图31-1-3　肛管内括约肌

（二）肛管外括约肌

外括约肌是围绕肛管的椭圆形肌管，被直肠纵肌和肛提肌纤维穿过，受肛门神经和会阴神经支配，其作用是在静止时呈持续收缩，闭合肛管，防止外物进入，在排便时松弛肌肉，使肛管扩张，协助排便或随意控制切断粪便，终止排便肛管外括约肌包含三个部分，即皮下部、浅部和深部。也有人将其分为两个部分：深部（对应前文的深部括约肌和耻骨直肠肌）和浅部（对应前文的皮下部和浅部）。实际上，所谓皮下部、浅部和深部之间的分界线并不是非常清楚。1980年埃及学者Shafik提出3个U形肌襻系统，即尖顶襻（外括约肌深部和耻骨直肠肌）、中间襻（外括约肌浅部）和基底襻（外括约肌皮下部），并提出三肌襻的作用表现在闭合肛管、蠕动性排便和单襻节制三个方面，但在临床实践中并没有得到证实。肛管外括约肌更像是一个肌肉单元，由肛尾韧带向后连接至尾骨，向前连接至会阴部，而不是分为层或板状。尽管如此，肛管外括约肌在男女之间布局中的差异已有描述。在男性，肛门外括约肌的上半层被前方的联合纵肌包绕，而下半层被其交叉环绕。在女性，整个肛管外括约肌被来源于联合纵肌和肛管内括约肌的组合肌纤维包裹。

（三）联合纵肌

联合纵肌呈纵行位于内外括约肌间隙，成人长2～3cm，厚0.2cm，联合纵肌分出外侧分支纤维、下行分支纤维和内侧分支纤维，以网状肌性结缔组织纤维，将外科肛管各部分连接成一个整体。

1. 外侧分支　外侧分支纤维向下穿过耻骨直肠肌、外括约肌深部和浅部，并将这两部分网状交织，难于区分，同时以纤维筋膜包绕耻骨直肠肌和外括约肌，外侧分支纤维向下向外延伸到坐骨直肠间隙的脂肪组织内。

2. 下行分支　下行分支包括括约肌间隔纤维及皱皮肌，前者是联合纵肌末端向内括约肌下缘和外括约肌皮下部之间分出的致密分支纤维，后者是联合纵肌末端呈扇形分支穿过外括约肌皮下部的纤维束，其将外括约肌皮下部分成3～5部分，其纤维止于皮下，皱皮肌有协助外括约肌皮下部闭合肛门的作用。

3. 内侧分支　内侧分支以齿状线为界分为内上支和内下支，呈扇形向肛管中心走行。内上支又叫Treitz韧带，呈扇形穿过内括约肌及黏膜下层，直至黏膜层，以右前、右后及左侧为厚，纤维之间含丰富的窦状静脉，其作用是固定肛垫，Treitz韧带松弛或断裂时肛垫下移形成痔。内下支又叫Parks韧带或肛管悬韧带，呈扇形直达肛管上皮下，位于肛管皮肤和内括约肌之间，下端与括约肌间隔纤维相连，上端与Treitz韧带相连，呈白色肌性结缔组织，对连接、固定肛管上皮和内括约肌有重要作用，此韧带松弛或断裂时内痔发展为混合痔。

联合纵肌的功能包括将肛门直肠与骨盆连接，作为一个骨架支撑并将肛管的各种组织缚在一起，起到固定肛管位置的作用。另外，联合纵肌以及它延伸至括约肌平面的部分将相邻的组织分割为几个区域，在肌间形成4个括约肌间间隙：最外侧间隙、最内侧间隙、外层与中间层之间间隙及内层与中间层之间间隙，所有这四个间隙向下均汇总于中央间隙，括约肌间隙是感染沿直肠和肛管蔓延的主要途径，同时这些分隔在分隔血栓外痔和控制脓毒症方面也起着一定的作用。最后，联合纵肌在控制肛门排便，尤其是强化肛门的密闭性中起着一定的作用。

（四）肛提肌

肛提肌，又称骨盆横膈膜，是一对宽大、对称的薄片组织结构，起自盆骨侧壁，向下向后向内，止于肛尾缝两侧肌腱，前部有肛提肌裂孔，后有肛尾缝，上面盖以盆膈筋膜，将膀胱、直肠或子宫隔离，下面覆以肛门筋膜，并成为坐骨肛门窝的内侧壁。肛提肌由三块横纹肌构成，分别为耻骨直肠肌、耻骨尾骨肌、髂骨尾骨肌。还有第四条肌肉是坐骨尾骨肌或尾骨肌，但它不一定出现，在人类已经退化，仅仅是骶棘韧带表面的一些肌纤维肛提肌由其骨盆面的骶神经根（S2-4）及其下面阴部神经的会阴支支配。

耻骨尾骨肌起源于耻骨后部和闭孔肌筋膜前部，在背侧沿着肛门直肠连接处在肛尾缝与对侧肌纤维交叉，最后至骶4和尾1的前面。髂骨尾骨肌起源于坐骨棘、闭孔肌筋膜后部，向内下方进入尾骨和肛尾缝。

肛提肌裂孔位于两块耻骨尾骨肌之间，呈椭圆形，中间有直肠下段、尿道、男性的阴茎背静脉、女性的阴道通过，裂孔韧带起源于骨盆筋膜，使裂孔内的脏器聚在一起，并且防止肛提肌收缩时孔内脏器被压缩。

耻骨直肠肌是强有力的U形横纹肌，将直肠肛门连接处悬吊于耻骨后方，是维持肛门自制的关键性肌肉，是肛门括约肌群中最重要的组成部分。耻骨直肠肌处于肛提肌最中间位置，位于耻骨尾骨肌内侧，联合纵肌外侧，下面与外括约肌深部相邻。由于耻骨直肠肌和外括约肌深部之间的间隙不清，并且两者有共同的神经支配（阴部神经），有人认为耻骨直肠肌是肛门外括约肌的一部分，而不属于肛提肌复合体。解剖学和系统发育学研究显示，耻骨直肠肌可能是肛提肌的一部分，也可能属于肛门外括约肌。胚胎学研究发现X，耻骨直肠肌与髂骨尾骨肌和耻骨尾骨肌有共同的原基，但在发育的不同时期与肛门外括约肌没有任何的联系。另外，神经生理学研究显示，这些肌肉的神经支配并不相同，刺激骶神经引起同侧耻骨直肠肌的肌电活动，但对肛门外括约肌无效。近年来，该争议被修改为耻骨直肠肌既属于肛提肌，也属于肛门外括约肌。

肛直角是由于耻骨直肠肌对外科肛门及直肠连接处的悬吊而造成的，约90°~100°，该角度对控制排便起重要作用，术中若损伤耻骨直肠肌，可发生肛管后移，肛门失禁或直肠脱垂。所以，术中不能切断耻骨直肠肌。

31

（五）肛管直肠环

外括约肌浅部和深部以及耻骨直肠肌围绕联合纵肌和内括约肌，环绕肛管直肠连接处所形成的肌环称肛管直肠环（图31-1-4）。此环后方比前方发达，前部比后部稍低，指诊时在后方和两侧能触及U形绳索感，其作用是维持肛门的自制功能，控制排便，平时处于收缩状态，排便时松弛。手术时如切断肛管直肠环，可引起完全性肛门失禁。对于高位肛瘘，可采用挂线术，可避免肛门失禁的后遗症。

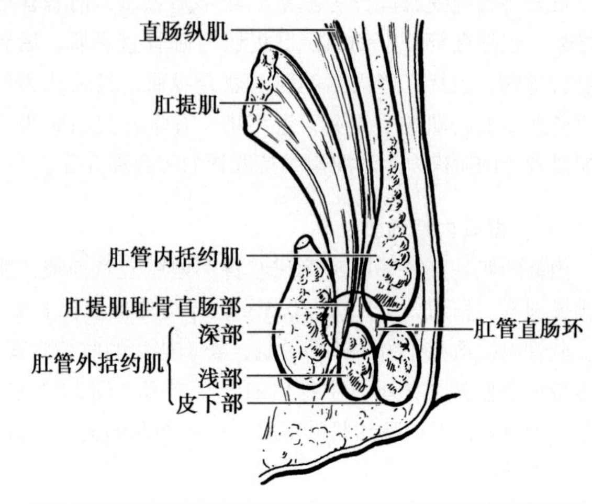

▶ 图31-1-4 肛管直肠环

六、肛管直肠周围间隙

肛管直肠周围有许多潜在的间隙，这些间隙内充满脂肪结缔组织，神经分布很少，感染后容易发生脓肿。与肛管和直肠关系密切的潜在间隙以肛提肌为界分为两部分，肛提肌以上有骨盆直肠间隙和直肠后间隙，肛提肌以下有坐骨直肠间隙、肛周间隙、括约肌间间隙、肛管后深间隙、肛管后浅间隙等（图31-1-5）。

骨盆直肠间隙上为腹膜，下为肛提肌，内侧为直肠，外侧为闭孔内肌筋膜，骨盆直肠间隙脓肿可能是隐窝感染

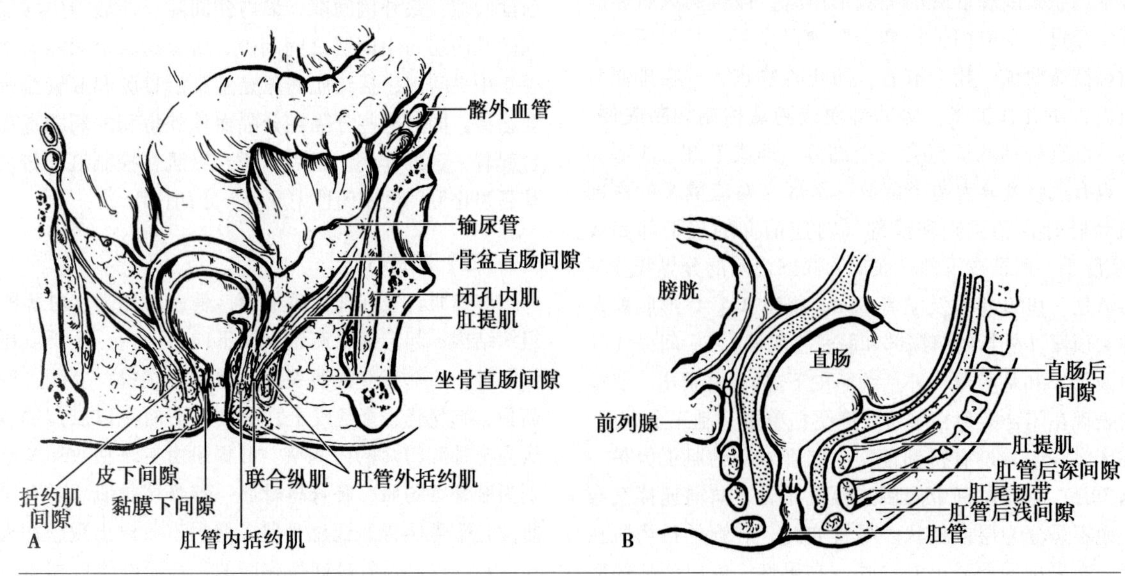

▶ 图31-1-5 肛管直肠周围间隙

A. 冠状面；B. 矢状面

向上扩散所致，也可能起源于骨盆感染。直肠后间隙又叫骶前间隙，前为直肠固有筋膜，后为骶前筋膜，两侧为直肠侧韧带，下为直肠骶骨韧带，上为腹膜后腔的延续，骶前间隙是胚胎发育残留的部位，较少有骶前肿瘤的出现。由于其上方开放，脓液可向腹膜后扩散，此间隙与两侧骨盆直肠间隙相通，脓液也可向两侧骨盆直肠间隙蔓延，形成高位蹄铁形脓肿。

坐骨肛门窝被坐骨肛管横膈再分为两个间隙：坐骨直肠间隙和肛周间隙。坐骨直肠间隙包括坐骨肛门窝的上2/3部分，呈锥形，左右各一，上为肛提肌，下为肛周间隙，内为肛管括约肌，外为闭孔内肌，前为尿生殖膈和会阴横肌，后为臀大肌，左右间隙通过后方肛管后深间隙相交通，发生脓肿时可向肛管后深间隙蔓延，形成C形脓肿，此间隙最大，可容纳60ml脓液，如脓液超过90ml，提示脓肿已蔓延至对侧形成蹄铁形脓肿，或提示向上穿透肛提肌进入骨盆直肠间隙形成哑铃型脓肿。在坐骨直肠间隙外上方，阴部神经和阴部内血管在阴部管（Alcock管）内走行。坐骨肛门窝内有脂肪、直肠下血管和神经。肛周间隙围绕着肛管的下部，在内括约肌下缘与肛周皮肤之间，包括皮下间隙及中央间隙，内有外括约肌皮下部、外痔静脉丛、皱皮肌以及脂肪组织，该部位是肛周血肿、肛周脓肿和肛瘘的典型发生地，该间隙向外与坐骨直肠间隙相通。

括约肌间间隙是位于肛门内、外括约肌之间的一个潜在的间隙，被联合纵肌纤维分隔成四个间隙，它在肛周脓肿的发生中有着重要的意义。该部位是大多数肛腺的开口所在地，括约肌间间隙向下汇总于中央间隙，是感染沿肛管扩散的重要途径。

肛管后浅间隙位于肛尾韧带和皮肤之间，肛管后深间隙位于肛尾韧带和肛尾缝之间，上为肛提肌，下为外括约肌浅部，两侧与坐骨直肠间隙相通，发生脓肿时可出现低位蹄铁形脓肿。

七、血管、淋巴、神经

（一）血管

1. 动脉　结肠的血液供应分为两个部分（图31-1-6），右半结肠由肠系膜上动脉供应，分为3支，分别为回结肠动脉、右结肠动脉、中结肠动脉右侧支。回结肠动脉在靠近回盲部分成升支及降支供应盲肠、阑尾、升结肠近段及回肠末端约6cm的肠管，其升支同右结肠动脉的降支相吻合，降支在回肠末端与小肠动脉相吻合，但该处的吻合支较少，手术时如结扎回结肠动脉，需一并切除回肠末端约10cm的肠管以保证吻合口的血液供应。右结肠动脉向右跨越下腔静脉、右侧精索动静脉/卵巢动静脉及右侧输尿管，在靠近升结肠处分成升、降两支供应升结肠及肝曲。结肠中动脉的右支与右结肠动脉升支相吻合供应横结肠。左半结肠由肠系膜下动脉分出的左结肠动脉及乙状结肠动脉供应。左结肠动脉跨越左侧精索动静脉/卵巢动静脉、肠系膜下静脉及左侧输尿管，在靠近降结肠处分成升支及降支，升支与结肠中动脉的左侧支相吻合（Riolan吻合），供应横结肠左半、脾曲及降结肠近段，降支与乙状结肠动脉第1支相吻合供应降结肠远段。乙状结肠动脉一般为2~4支，每支又分升支与降支，分别与邻近的左结肠动脉或乙状结肠动脉的相应分支吻合，从而形成一个动脉弓供应降结肠远段及乙状结肠。从回盲部至乙状结肠，结肠动脉各支之间相互吻合在结肠内缘形成沿结肠肠管方向的边缘动脉，并由此再分出动脉直支至肠壁内，即结肠终动脉。

31

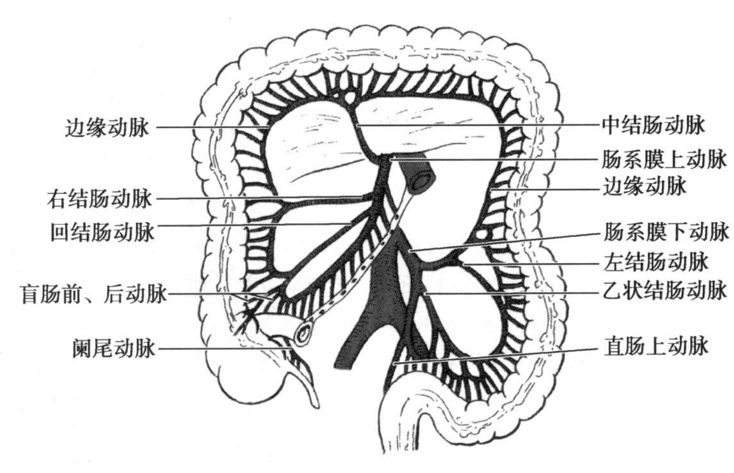

▶ 图31-1-6　结肠的动脉

肛管直肠的血液供应主要来源于直肠上动脉、直肠下动脉及骶中动脉（图31-1-7）。直肠上动脉是肠系膜下动脉的终末支，在直肠上段的后面分成左右两支供应直肠大部分，走行于直肠后壁的直肠系膜之中。直肠下动脉由髂内动脉前干分出，在骨盆直肠间隙内沿直肠侧韧带上方进入直肠。肛管主要依靠肛门动脉供血。直肠上、下动脉、骶中动脉及肛门动脉之间，在直肠黏膜下层和肛管皮下层内部有丰富的吻合支。

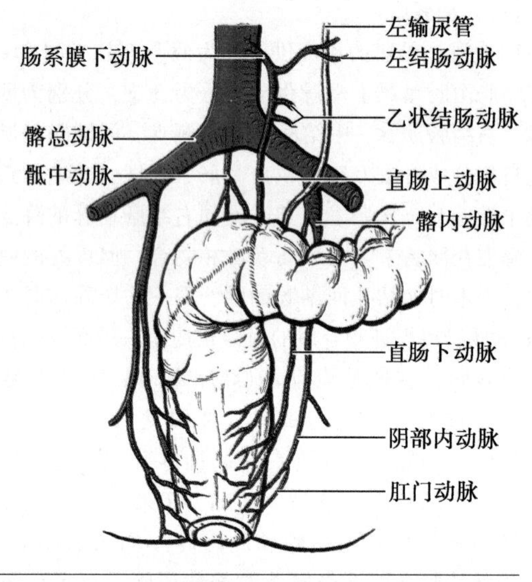

▶ 图 31-1-7 肛管直肠的动脉

2. 静脉 结肠静脉的分布大致与相应的动脉并行，结肠中静脉、结肠右静脉和回结肠静脉合成肠系膜上静脉入门静脉，左半结肠静脉经乙状结肠静脉和左结肠静脉回流至肠系膜下静脉，在肠系膜下动脉外侧向上到十二指肠空肠由外侧转向内，在胰腺后方入脾静脉，最后入门静脉。

31

肛管直肠各静脉与其相应的动脉并行，以齿状线为界分为两个静脉丛：痔内静脉丛和痔外静脉丛，痔内静脉丛在肠壁外汇合成直肠上静脉经肠系膜下静脉进入门静脉系统，痔外静脉丛在肠壁外汇合成直肠下静脉和肛门静脉，分别经阴部内静脉及髂内静脉进入下腔静脉。痔内静脉丛与痔外静脉丛相互交通吻合成网，使门静脉与体静脉相通。

（二）淋巴

结肠的淋巴系统主要与结肠动脉伴行，以回盲部最多，乙状结肠次之，肝曲和脾曲较少，降结肠最少，分为壁内丛、中间丛和壁外丛。壁内丛包括黏膜、黏膜下层、肌层和浆膜下淋巴丛，壁外丛包括肠壁外的淋巴管和淋巴丛，中间丛为连接壁内丛和壁外丛的淋巴管。

肠系膜淋巴结分 4 组：①结肠上淋巴结：位于肠壁脂肪垂内，沿结肠带最多，在乙状结肠最为显著；②结肠旁淋巴结：位于边缘动脉附近及动脉与肠壁之间；③中间淋巴结：位于结肠动脉周围；④中央淋巴结：位于结肠动脉根部及肠系膜上、下动脉周围，再引流至腹主动脉周围淋巴结。

直肠肛管的淋巴引流以齿状线为界分为上、下两组。在齿状线上方，上组自直肠黏膜下层、肌层及浆膜下的淋巴管网在肠壁外组成淋巴丛，经壁外淋巴网有向上、向两侧、向下三个引流方向：沿直肠上动脉至直肠后淋巴结，再到乙状结肠根部淋巴结及肠系膜下动脉根部淋巴结；向下在直肠侧韧带内沿直肠下动脉向两侧引流达髂内淋巴结；向下穿过肛提肌到坐骨直肠间隙，沿肛门动脉、阴部内动脉旁淋巴结至髂内淋巴结。在齿状线下方，下组汇集肛管、括约肌及肛门周围皮下淋巴管网，向下外经会阴及大腿内侧注入腹股沟淋巴结，最后到髂外及髂总淋巴结；向周围穿过坐骨直肠间隙沿闭孔动脉引流到髂内淋巴结。上、下两组淋巴间相互交通，直肠肛管癌以向上转移为主要扩散途径，当上行淋巴管为癌栓阻塞时亦可向两侧及腹股沟淋巴结转移。

（三）神经

结肠的神经为自主神经，含有交感神经及副交感神经两种纤维。右半结肠和左半结肠的神经支配有所不同，右半结肠由来自肠系膜上神经丛的交感神经纤维和来自迷走神经的副交感神经纤维支配；左半结肠由来自肠系膜下神经丛的交感神经纤维和来自盆神经的副交感神经纤维支配。交感神经纤维有抑制肠蠕动和使肛门内括约肌收缩的作用，副交感神经有增强肠蠕动，促进分泌，使肛门内括约肌松弛的作用。

齿状线以上直肠肛管由交感神经和副交感神经双重支配（图 31-1-8）。交感神经来自骶前（上腹下）神经丛，该丛位于骶前，腹主动脉分叉下方，在直肠固有筋膜外形成左右两支，向下走行到直肠侧韧带两旁，与来自骶交感干的节后纤维和第 3-4 骶神经的副交感神经形成盆（下腹下）神经丛。骶前神经损伤后精囊、前列腺失去收缩能力，不能射精。副交感神经纤维来自盆神经，分布于直肠、膀胱和海绵体，是支配排尿和阴经勃起的主要神经，所以亦称勃起神经。

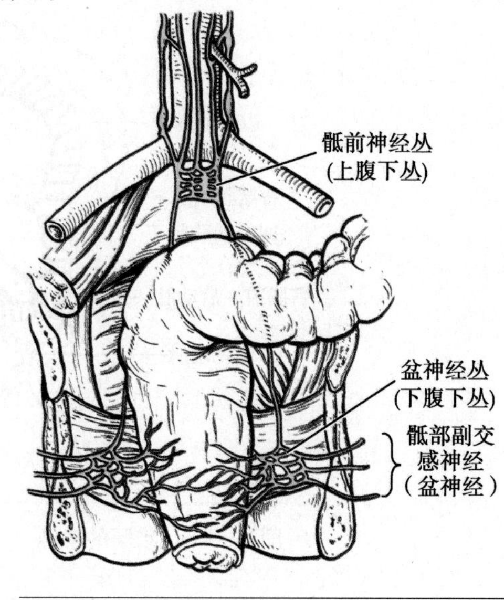

▶ 图 31-1-8 直肠的神经支配

齿状线以下肛管由阴部内神经的分支支配，这些分支主要包括肛门神经、前括约肌神经、会阴神经、肛尾神经（图 31-1-9），其中，对肛门功能起主要作用的是肛门神经，其与肛门动脉伴行，通过坐骨肛门窝，分布于肛提肌、外括约肌及肛管周围皮肤，其感觉纤维异常敏锐，痛觉敏感。

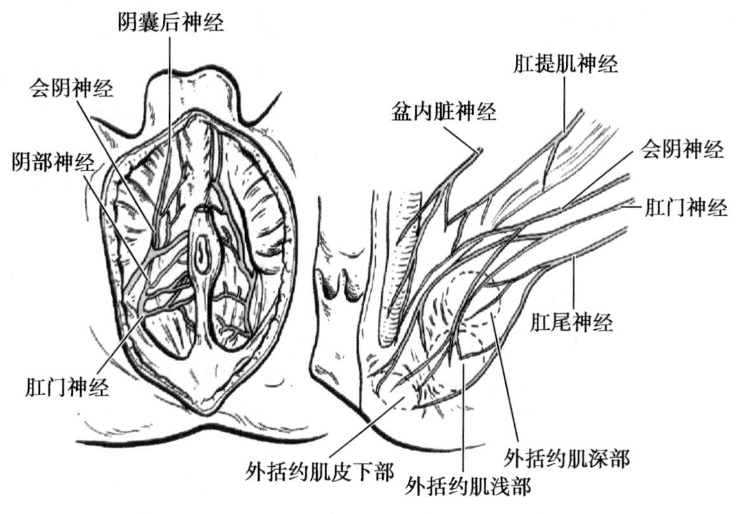

▶ 图 31-1-9 肛管的神经支配

八、生 理

结肠具有吸收、消化、分泌、储存和排泄功能，另外，结肠也有运动和屏障功能。

结肠通过吸收和分泌水、电解质调节机体水、电解质平衡。结肠黏膜面积约 2000cm^2，参与吸收的主要为结肠黏膜上皮细胞，隐窝细胞也有部分吸收功能，但以分泌为主。机体每日摄入约 1.5～2L 水，加上消化系统分泌的唾液、胆汁、胰液和肠液，共约 9～10L，约 90% 被重吸收，仅 100～150ml 随粪便排出。升结肠吸收水分能力最强，因此，右半结肠切除术后较左半结肠切除术后腹泻程度更重。Na^+的吸收主要在结肠，正常情况下吸收 Na^+和 Cl^-，分泌 K^+和碳酸氢盐，每天进入结肠的 Na^+95%被重吸收，结肠切除后，极易出现脱水和低钠血症。Cl^-主要通过近端结肠上皮细胞表面的 Cl^--HCO_3^- 通道完成，结肠酸性环境可促进 Cl^-的吸收，腹泻时丢失最为严重的是 HCO_3^-。K^+的吸收是被动转运过程，近端结肠分泌 K^+，远端结肠和直肠则吸收 K^+。结肠也参与尿素的代谢，每天约 0.4～1g 尿素进入结肠，结肠菌群将之转化为氨，连同结肠腔内食物氮转化的、脱落黏膜分解的和菌群代谢产生的氨，大部分经上皮细胞表面吸收循肝-肠循环进入肝脏，重新转化成尿素。

结肠同样发挥消化和吸收功能，结肠主要吸收多种复杂的糖类和小肠不能吸收的蛋白质，不同于小肠，结肠的再消化主要依赖发酵完成。约 10%的糖类未能消化进入盲肠，结肠内的 400 多种以厌氧菌为主的菌群可有效分解这些糖类，其终产物是短链脂肪酸，主要为丁酸（15%）、丙酸盐（25%）和醋酸盐（60%）。细菌对复杂糖类的分解主要在升结肠和近端横结肠，远端结肠的短链脂肪酸浓度仅为近端结肠的 30%。小肠内不能吸收的蛋白质则主要在远端结肠分解，发酵的蛋白质主要产生氨、酚类、吲哚类和硫，这些物质对机体有危害性，可能与结肠癌和溃疡性结肠炎有关。部分蛋白质分解产物也为细菌生长提供了氮源。发酵产生的二氧化碳、氢、甲烷等则经肛门排出。到达结肠的脂肪不能被消化吸收，随粪便排出。短链脂肪酸对结肠的健康至关重要，结肠内每天产生 150～600mmol（平均 400mmol）的短链脂肪酸，超过 95%生成后即刻被应用，机体每日所需 5%～15%的能量来源于此。

结肠蠕动通过结肠壁环行肌肉的收缩和舒张来完成，粪便处的结肠壁环行肌肉收缩，而此时远端的肌肉舒张，可将粪便顺着结肠向远端蠕动，粪便在结肠内推进的速度大约是 1cm/h。交感神经抑制蠕动，副交感神经促进蠕动。近年来，随着对全身炎性反应和多器官功能不全的深入研究，肠屏障功能不全在上述病理生理状态下的作用引起越来越多人的重视，已有研究证实急性呼吸窘迫综合征的发生、急性重症胰腺炎后期的腹腔感染与肠屏障功能下降关系密切。

直肠具有吸收、分泌和排便功能。直肠能吸收水、氯化钠、葡萄糖、氨基酸、胆盐和一部分药物，直肠黏膜内杯状细胞分泌碱性黏液，能保护黏膜，利于排便。平时直肠基本无粪便，排便时，乙状结肠内的粪便下行入直肠，使直肠膨胀，引起便意和肛门内括约肌反射性松弛，通过反射弧，大脑指令松弛肛门外括约肌，同时通过增加腹压，将粪便和气体排出体外。肛管功能仅仅是作为排泄粪便的通道。直肠下段对排便反射尤为重要，在直肠保肛手术时要引起充分的重视。

第二节 检查方法

一、受检体位

肛管直肠检查常取以下体位：

（一）左侧卧位

患者左侧卧位，头部略前屈，身体呈蜷曲状，臀部靠近床沿，两腿向腹部屈曲，右腿放于左腿前方，髋关节屈90°，膝关节屈90°，充分暴露肛门。这是常用的检查和治疗体位，特别适用于全身衰弱和不能起床的患者。

（二）膝胸位

患者双膝跪于检查床上，头颈部及胸部垫枕，双前臂屈曲于胸前，头偏向一侧，双膝屈起，臀部抬高，脊柱与床约呈45°。这是检查直肠肛管的最常用体位。肛门部显露清楚，适用于直肠指诊、肛镜检查、乙状结肠镜检查及术后换药。

（三）折刀位

患者俯卧于检查床上，髋关节屈于床端，大腿下垂，两膝跪于床端踏板上，床头放低，抬高臀部，充分暴露臀部。此体位的优势在于可减少肛门部静脉充血引起的出血；直肠由盆腔向上移位，便于检查和手术；避免流出粪便和脓血，污染肛门部；手术操作方便，暴露生殖器较少。适用于肛门直肠检查及骶骨部和肛门部手术。

（四）截石位

患者仰卧于专用检查床上，双下肢抬高并外展，屈髋屈膝。此体位是肛门手术最常用的体位。

（五）屈膝仰卧位

患者仰卧床上，屈膝弯腿，双手紧抱两膝，可增加腹压，使乙状结肠和直肠下降。

（六）蹲位

患者取下蹲排大便姿势，向下努力增加腹压，尽量使肛门外挺。用于检查内痔、脱肛、直肠息肉、直肠脱垂、直肠狭窄或肿瘤等。

（七）弯腰扶椅位

患者向前弯腰，双手扶椅，露出臀部。此体位不需特殊设备，节省时间。

二、视 诊

常用体位有弯腰扶椅位、左侧卧位、膝胸位和截石位。检查者左手牵起患者一侧臀部，暴露肛门部，观察肛门处有无脓、血、粪便及黏液。按排出物的性质、数量及部位，可推定病灶的所在。内痔和肛裂常见有血液；脓肿瘘管可见脓血；肛门失禁常有粪便；直肠狭窄或直肠脱垂常有黏液。再将肛门部擦净，查看有无红肿、外痔、脱出性内痔、肿瘤、肛瘘外口、表皮剥脱、瘢痕和湿疹。有时肛门部毛内可见寄生虫。然后以两拇指按于肛门两侧，向两侧分开，嘱患者用力屏气或取蹲位，有时可看到内痔、息肉或脱垂的直肠从肛门脱出，尤其是蹲位并用力作排便样动作，对诊断环状内痔的价值很大。

三、指 诊

指诊是临床常用的一种既简单易行又最有效的检查方法，不能省略，对及早发现肛管和直肠癌的意义重大。

检查者戴好手套，右手示指涂以润滑剂（凡士林油或液状石蜡），扪肛门周围，观察有无急性炎症、触痛、波动或瘢痕。如皮下有索状硬条，由瘘管外口走行向肛门，表示肛瘘。然后指腹在肛门口轻轻按摩待患者放松后，示指滑入肛内，切忌突然将示指插入，引起括约肌痉挛。示指进入肛管后注意测试肛管括约肌的松紧度，正常时直肠仅能伸入一指并感到肛门括约肌环缩，在肛管后方可触及肛管直肠环；检查肛管直肠壁有无触痛、波动、肿块及狭窄，触及肿块需要确定其大小、形状、位置、硬度及能否推动；直肠前壁距肛缘4~5cm处男性触及直肠壁外的前列腺，女性可触及子宫颈；根据检查要求，必要时做双合诊检查。退出手指后，观察指套有无血迹或黏液，若有血迹而未触及病变，应行乙状结肠镜检查。

四、肛门镜检查

肛门镜是检查和治疗肛门直肠疾病的重要工具。临床上常用的肛门镜有筒式、二叶喇叭式等。用于肛门和低位直肠病变的检查，能了解低位直肠癌、痔、肛瘘等疾病的情况。

检查方法：检查之前先行直肠指诊，然后右手持镜拇指顶住镜芯，润滑肛门镜后用左手拇指、示指将两臀分开，显露肛门口，用肛门镜头部按摩肛缘，使括约肌放松。再朝脐部方向缓慢插入，通过肛管后改向骶岬，避免损伤和压迫直肠前壁和前列腺，再伸入直肠壶腹，将镜芯拔出。如镜芯顶端有鲜血，表示伸入时直肠前壁黏膜有轻微损伤；如有很多脓血，表示直肠黏膜有炎症。照入灯光，缓慢退出，边退边观察，观察黏膜颜色，有无溃疡、出血、息肉、肿瘤及异物等，注意查看内痔部位及大小、肛窦、肥大乳头、肛瘘内口等。

五、乙状结肠镜检查

乙状结肠镜的问世给临床检查提供了一个非常好的

工具。乙状结肠镜检查可发现直肠指检无法触及的位置较高的肿块，同时能够对可疑病变取组织活检以明确诊断。约70%以上的大肠癌可用乙状结肠镜直接看到，应广泛使用这种检查，以达到预防和早期发现直肠癌和乙状结肠癌的目的。

（一）检查指征和禁忌证

1. 指征

（1）便血或黑便。

（2）肛管直肠肿块。

（3）超过5~10天治疗不见好转的腹泻或复发性腹泻。

（4）肛门排脓或黏液。

（5）肛门、会阴、下腹或腹部找不到原因的长期疼痛。

（6）排便习惯改变。

（7）肛管直肠手术前检查。

（8）直肠和结肠疾病做细菌或活组织检查。

（9）观察直肠和结肠疾病的进展。

（10）无法诊断的慢性贫血或长期发热。

（11）电灼息肉。

（12）通过结肠造口检查结肠。

2. 禁忌证

（1）大肠梗阻及肛门狭窄。

（2）大肠内异物未取出。

（3）精神病患者及不能合作的患者。

（4）心力衰竭或体质极度衰弱。

（二）检查前准备

1. 器械　乙状结肠镜检查包一套、冷光源、长棉拭子、液状石蜡、止血剂、明胶海绵或10%硝酸银或孟氏溶液、生理盐水、标本瓶。

2. 检查前一天流质，检查前4小时口服50%硫酸镁50~80ml，然后2h内饮温水1000ml，排尽粪便后即可作检查。必要时可作清洁灌肠。

3. 有腹泻或肠痉挛者可于术前口服或静脉注射阿托品0.5mg，但应该注意禁忌证。

4. 查血常规、凝血酶原时间、血小板计数，如有异常应暂缓检查，以防出血。

5. 插入乙状结肠镜前需先行直肠指检，了解局部病变情况，必要时可先行肛门镜检查。

（三）操作方法

常用膝胸位、折刀位或左侧卧位。

1. 向前　将肛镜头端朝向脐部缓慢插进5cm，左右旋转逐渐插进直肠腔，取出镜芯，打开光源，装上接目镜和橡皮球。

2. 向后　在直视下将镜管改向骶部插入8cm处可看到三个直肠瓣，中间一个常在右侧，上下两个常在左侧。

3. 向左　镜管插入至直肠顶端。

4. 向右　用镜管拨开肠腔，在15cm处可见肠腔变窄且有较多黏膜皱襞，此即直肠与乙状结肠交界部。

5. 再向前　将镜管转向脐部缓慢插入乙状结肠至30cm为止。如肠镜进入盲袋或黏膜隐窝内，看不到肠腔，肠镜较难推进，绝不可盲目强行插入，以防发生肠穿孔。可将肠镜退回几厘米，从多方向寻找肠腔后，再继续插入乙状结肠。

退镜观察：左右上下旋转镜头，边退边观察全部肠腔，注意黏膜颜色、有无充血、溃疡、息肉、结节、肿瘤、出血点及分泌物等改变。疑有溃疡、息肉、肿瘤时用病理钳在其边缘钳取组织送检。钳取后创面若有出血，用棉球蘸肾上腺素、明胶海绵或止血散压迫止血。

（四）并发症

1. 腹膜反应　由于检查刺激腹膜，患者下腹持续疼痛、腹胀、体温升高。一般短时间可以消失，有时引起乙状结肠水肿。

2. 穿孔　多由于用力太猛，未在直视下推进乙状结肠镜，大肠有病变，肠壁脆弱，打进空气太多，张力过大等。穿孔常在前壁，由乙状结肠镜可以看到穿孔，有时在破口内可见小肠、网膜和肠脂垂。患者感觉下腹深部刺痛，如下床站立，肩部和背部疼痛，有时有休克症状。腹部放射学检查，腹腔有游离气影。

3. 其他并发症　如出血、菌血症、循环衰竭、全身抽痛和眩晕等。

六、纤维结肠镜检查

可显著提高结直肠疾病的检出率和诊断率，并可进行息肉摘除、下消化道出血的止血、结肠扭转复位、结直肠吻合口良性狭窄的扩张等治疗。有一定的并发症，如出血、穿孔等。

七、X线检查

胸部影像学检查肺部结核或肿瘤转移；静脉肾盂造影检查输尿管移位和肾盂积水；骨盆影像学检查可检查有无骨质破坏，骶骨和尾骨损伤或骶骨关节炎等。

（一）排粪造影

这是用来诊断功能性出口梗阻所致排便困难的X线检查，如耻骨直肠肌肥厚、耻骨直肠肌痉挛、直肠内套叠、直肠前膨出、盆底下降、乙状结肠或小肠疝等所致的排便困难。

钡剂灌肠到盲肠后嘱患者排便，然后保留肠内容，再用最大力量排空直肠，再保留肠内容，做4种功能照相。由照片测定肛管直肠角度。成人坐位肛管直肠角是95°~105°，排粪时可达150°。再由肛管轴到直肠轴画一连线并沿耻骨到尾骨下端画一连线，测定2个轴移位，成人移位是耻骨尾骨距离的60%。正常肛管直肠角靠近耻骨尾骨线。

31

（二）肛管直肠角测定

左侧卧位，屈髋 90°，由导管将 50ml 50% 硫酸钡溶液注入直肠，去导管后将带有金属链的直径 2cm 塑料球放入直肠，球在直肠壶腹，链在肛管和臀裂并在肛门缘后方会阴皮肤上放一金属标记。当患者休息时，最大收缩括约肌时和向下用力时，侧卧照相。测定由钡显出直肠轴与金属链指出肛管轴之间的肛管直肠角并可测定肛管直肠角与耻骨尾骨线的距离，测定会阴下降程度。

八、电子计算机断层扫描（CT）

CT 在结直肠癌的分期、结肠炎性或感染性疾病的诊断、肠梗阻及术后并发症的诊断中有重要价值。CT 是检查肛管、直肠和乙状结肠癌的灵敏方法。可发现骶前、盆侧壁、盆器官和淋巴结侵犯情况。确定癌的大小、肠壁内和直肠周围扩展范围。可早期发现结、直肠癌局部复发、远处转移、输尿管移位和梗阻、腹膜后腺瘤、肾上腺肿块、肾盂积水。CT 对肿瘤是否侵犯到附近的组织及侵犯程度的诊断价值较高，如 Miles 手术后会阴部及盆底的肿瘤，CT 检查可得到早期诊断；对于 Dixon 术后吻合口癌的局部复发，通过 CT 检查也可达到早期诊断。手术前、后扫描可帮助制定治疗方案并可在 CT 引导下以针吸活组织检查。

31

九、MRI 检查

可以清楚地显示肛门括约肌及盆腔脏器的结构，在肛瘘的诊断及分型、直肠癌术前分期以及术后复发的鉴别诊断方面具有重要的价值，优于 CT。

十、超声波检查

传统的直肠腔内超声能清晰地显示直肠壁的各层结构，主要用于直肠恶性肿瘤的诊断，而肛管腔内超声与之不同，它是近年来用于肛肠科的新技术，能清晰地显示肛管周围复杂的解剖结构，具有无创伤、操作简单、价格低廉的优点，对肛肠动力学改变的疾病，特别是低位肛周脓肿、肛门失禁的诊断有着重要的参考价值。嘱患者排空粪便，调试好仪器后，取左侧卧位。先做指诊了解括约肌张力及润滑肛管，将已润滑带水体的探头轻柔地插入肛内，同时打开显示器。肛管的上、中、下三个部分在超声下显示不同的组织结构特点。肛管上部可显示耻骨直肠肌、内括约肌和外括约肌的深部；肛管中部可显示内括约肌和外括约肌的浅部；肛管下部可显示外括约肌皮下部和肛尾韧带。检查时一般按上、中、下三个平面顺序进行。正常可见直肠腔、精囊、前列腺、膀胱或子宫、直肠黏膜、黏膜下层、环肌和纵肌、浆膜下层、浆膜或周围组织。

十一、肛管直肠压力检查

可分以下 3 种：

（一）肛管压力测定

肛管静息压由肛门内、外括约肌的张力性活动和肛垫组成。肛管静息压通常是应用静态拖出技术记录距肛缘 6、5、4、3、2、1cm 处的压力，其正常值是（5.39±1.67）kPa［（65±17）cmH_2O］。肛管收缩压是由肛门外括约肌收缩产生，是肛门最大收缩压与静息压的差值。通过静态拖出技术，分别记录距肛门 6、5、4、3、2 和 1cm 处的压力增量，在每一个层面让被检者最大努力收缩括约肌并持续 3 秒钟，同时避免其他肌肉收缩，尤其是臀部肌肉，也要避免增加腹腔内压力，以减少由此引起收缩压的假性增高。其正常值是（12.54±5.59）kPa［（128±57）cmH_2O］。

（二）直肠肛管抑制反射

直肠扩张时，内括约肌反射性松弛，导致直肠内压力迅速下降。正常情况下，向连接气体的导管内快速注入50~60ml 空气，出现短暂的压力升高后，肛管压力迅速明显下降，呈陡峭状，然后缓慢回升到原水平。出现上述变化则称为直肠肛管抑制反射。

（三）直肠输注盐水测压

是向直肠内连续注入生理盐水，观察括约肌仍能保持控便的能力，记录初始漏水的时间、注水量及总漏水量，正常人可以耐受 1.5L 的注水量而无明显的漏水。排便失禁患者由于括约肌功能减退或直肠顺应性降低，通常在注水 250~600ml 后出现漏水。该检测应用较少，但可用其客观地评估排便失禁患者及其手术、药物治疗效果。

十二、肌电描记法

肌电图（EMG）用于测定外括约肌和耻骨直肠肌运动单位潜伏期和肌纤维密度。肌电图的针形电极可分为单纤维电极和同心/集成电极两种：①单纤维针形电极每次仅可记录一个运动单位，纤维密度增加（运动单位成组）多提示去神经化后的神经再生，单纤维 EMG 结果在独立检测者中有高度的可重复性。②同心/集成针形 EMG 每次可检测将近 30 个运动单位，可发现多相及延长的动作电位潜伏期，作为肛门外括约肌神经再生的证据。排便失禁患者较正常人更容易出现高神经纤维密度及延长的动作电位潜伏期等 EMG 表现，但 EMG 检测的肛门外括约肌去神经化的程度与排便失禁的程度并无相关性。

十三、肛管感觉定量测定

一支导管有 2 个铂电极，间隔 1cm，电流横过电极，每次增加 0.5mA，达到患者知觉阈。由肛管远端、中部到近端3个部位测定。正常值远端是5mA，中部3.6mA，近端4.6mA。急性肛裂远端阈明显降低，痔和神经性失禁明显增高。

十四、化验检查和全身检查

检查粪便颜色、硬度、有无脓血、黏液或其他异常现象。粪便细菌培养、原虫检查，包括阿米巴、血吸虫。粪潜血检查、血常规检查、出血及凝血时间、血沉及血浆蛋白。肛管直肠癌及广泛脓肿，血沉可以很快。全身检查注意有无腹胀、肠蠕动、腹块、肝脾大、腹股沟淋巴结、皮疹和关节炎。内痔出血，检查贫血的原因。复杂肛瘘检查大肠炎症或其他部位结核病变。直肠息肉应检查口颊黏膜和手足皮肤黑色素斑点，注意其他部位骨瘤和软组织瘤。恶病质表示已近晚期。全身疾病对选用治疗方法有重要关系。

第三节 先天性畸形

一、先天性巨结肠症

此为小儿最常见的先天性消化道畸形之一，表现为功能性肠梗阻的疾病。1886年irschsprung首先描述2例新生儿由于肠道功能不完善引起结肠扩大及其远端收缩绞窄，后被命名为希尔施普龙病（Hirschsprung disease，HD）。1920年Dalla Valle开始注意到肠壁神经丛中神经细胞的发育与肠运动功能之间的关系。1948年Swenson等确定了先天性巨结肠症的远端无神经丛细胞的发病学说，本病发病机制才逐步明确，命名为先天性巨结肠症（congenital megacolon），也有人称之为结肠无神经节细胞症。该病为一种胃肠道发育畸形，发病率为1/5000～1/2000，男、女之比为3∶1～4∶1。有遗传倾向。

【病因】

先天性巨结肠（HD）属于肠神经系统（ENS）发育异常性疾病，病理基础为肠神经嵴细胞（GNCC）迁移障碍导致的肠神经节细胞缺如。主要包括Auerbach神经丛（位于纵行肌与环行肌之间），Henle神经丛（位于黏膜下层）及Meissner神经丛（位于黏膜层与环行肌之间）的节细胞缺失。这些细胞的缺失使受累肠段丧失蠕动能力而处于痉挛状态，形成功能性绞窄和肠梗阻，以致粪便通过困难。又因肠壁内脏感觉、运动神经系统的缺陷，失去正常的直肠反射性收缩和肛门括约肌松弛，而使粪便排出困难，淤积在近端结肠内，发生代偿性肠壁肥厚及肠腔扩张，形成巨结肠。目前各国学者认为神经节细胞发育停滞原因如下：

（一）遗传易感性

HD患者存在多种基因和信号通路的表达异常。主要包括RET信号转导相关基因、内皮素相关基因、转录调节因子及凋亡抑制基因等。胶质细胞源性神经营养因子（GDNF）是RET信号转导相关基因家族成员之一，其编码蛋白组产物在神经系统的发育、生长、损伤及修复等过程中发挥重要作用。GNCC迁移障碍是HD发病的主要原因。GNCC迁移过程受到多个信号系统的调控，包括受体酸氨酸激酶（RET）/胶质细胞源性神经生长因子（GDNF）、内皮素受体B（EDNRB）、Notch、SOX10、PHOX2B等。

此外，HD肠管中存在表观遗传学变化，包括甲基化、甲基化转移酶、miRNA的变化等。表观遗传学机制在HD的发病中具有重要意义，可能参与了HD的发病过程。

Bodian认为本病属多基因遗传，男性需要的基因阈低，故多发。

（二）环境因素

胚胎期间当肠管扭转，套叠所致梗阻造成肠壁缺血，进而使该肠壁神经母细胞发育缺陷。从神经发育障碍分析，可解释这一发育停顿越早，无神经节细胞肠段越长。由于尾端乙状结肠及直肠是神经母细胞最后深入的肠段，故此等部位为最常见的发病部位。

肠壁内神经节细胞由胚胎早期源于神经嵴的母细胞在胚胎发育的第6～12周沿迷走神经干自上而下移行，最终在肠壁内逐渐发育而来。多数研究人员认为神经嵴细胞在迁移前具有多能干细胞特征，因而其具体迁移方式、迁移位置及迁移后发育与分布容易受到肠壁内微环境因素的影响。人类巨细胞病毒（HCMV）感染是造成新生儿先天性缺陷的一个重要原因。HCMV感染宫腔可以造成胎儿多系统损伤，特别是神经系统。如胎儿在发育早期被HCMV感染可以造成肠壁局部微环境变化，进而影响肠壁神经系统的发育。另外，肠壁的缺血缺氧、感染、炎症等因素亦与HD的发病有关。

【病理生理】

正常肠管的运动由肌间神经丛中的神经元，即神经节细胞支配，与副交感神经纤维即节后胆碱能神经元相连接。肠壁本身的内脏感觉和运动系统，能自主地发动和调节肠管蠕动。无神经元细胞肠管的肌间丛和黏膜下神经丛中神经节细胞缺如，丧失了对副交感神经的调节，直肠环肌不断受到副交感神经兴奋的影响而呈痉挛状。此外，副交感神经纤维增生，释放乙酰胆碱，胆碱酯酶活性增强，加重了肠管的痉挛状态。也有的学者认为，绞窄段痉挛性收缩与交感神经节后纤维（肾上腺素能神经）增生也有关系，临床上表现为功能性肠梗阻。通过结肠内压力测定，见到扩张肠段内蠕动正常，痉挛段肠管内呈持续的高张力，括约肌也处于紧张状态而丧失正常排便反射，在结肠内压力超过痉挛段和内括约肌张力时，才能排出少许粪便及气体。

【解剖分类】

在形态学上HD可分为痉挛段、移行段和扩张段三部分。病变肠管呈严重痉挛，近端通过呈漏斗状的移行段至扩张段，此处神经节细胞分布逐渐趋向正常，但结肠扩张，肠壁极度肥厚，环状纤维增厚，丧失柔软性和结肠袋。有时黏膜出现溃疡，肠壁肌间神经节细胞呈空泡变性。无神经节细胞分布的肠段长短不一，最常见的类型包括结肠和大部分乙状结肠，近80%的先天性结肠疾病为此类型。约10%的患者无神经节细胞分布的肠段延续至结肠脾曲或降结肠上段。全结肠神经节细胞缺失症发生在8%～10%的患者。按照无神经节细胞肠段延伸范围，可分为4型：①超短型：仅局限于直肠下段；②短段型：病变自肛门向上达乙状结肠远端部位；③长段型：病变之肠段，延伸到降结肠以上；④全结肠型：肠段包括全部结肠及部分回肠末端。

【临床表现】

（一）症状

多数在出生后2～3天开始出现症状，主要症状包括：

1. 延迟排出胎便　常于生后48小时内无胎便或排出少量胎便，生后2～3天出现低位肠梗阻的症状，经洗肠后症状可暂时缓解，但数日后又重复便秘。个别病例于初生时排出正常胎便，数日后才出现便秘现象。

2. 腹胀　出生后随着吞咽空气而发生腹胀，少数可表现为极度膨胀，腹部皮肤发亮，并可见到肠型及蠕动波，有时可触及扩张的肠襻。经洗肠排便排气后，腹胀能很快缓解，但不久腹胀又重复出现。有时便秘与腹泻反复交替。

3. 呕吐　常与便秘、腹胀的轻重呈正比，多数吐胃内容物。因经常呕吐，可发生继发性脱水、消瘦、发育营养均差，面色苍白，贫血貌。腹胀明显时，脐孔可以外翻，因经常便秘、腹胀，可使横膈抬高，严重时可影响呼吸及循环系统功能。

31

（二）肛门指诊

可触及呈痉挛状态的直肠内括约肌，直肠壶腹部空虚，短型巨结肠，示指可达移行区，能摸到包绕手指顶端的缩窄环，当手指退出时，有大量稀便和气体喷射状排出。

（三）并发症

1. 小肠结肠炎　为最常见的并发症，发病率为30%～50%，为小儿巨结肠最严重的并发症。关于小肠结肠炎的原因，多数人认为与大量粪便长期潴留、细菌感染及严重腹胀导致的肠壁循环障碍有关。近年有人提出小肠结肠炎与局部免疫损害有关。严重结肠炎时，结肠局部分泌IgA的细胞数目和分泌量均明显减少和降低。免疫球蛋白IgA在肠道中起着一种天然保护膜作用。减少时加重肠壁损伤。患儿排出大量水样奇臭粪便，虽有腹泻，但腹胀并不减轻。有时伴有呕吐咖啡样液、高热及严重水、电解质紊乱。重症肠炎可在短期内死于中毒性休克。

2. 腹膜炎　肠炎可引起腹膜刺激征象，腹腔有炎性渗出，临床上很像化脓性腹膜炎。

3. 肠穿孔　多见于新生儿，常见的穿孔部位为乙状结肠和盲肠。有时因在洗肠时使用过硬的肛管而引起医源性肠穿孔。

4. 继发感染　如败血症、肺炎等。

【诊断】

（一）临床症状

依据临床症状，如延迟排出胎便、顽固性便秘、腹胀、肛门指诊时的特殊表现，诊断先天性巨结肠症并不困难，为了详细了解病情可作下列特殊检查。

（二）X线检查

1. 直立位腹部X线片　为新生儿肠梗阻之常规检查，摄片前不作肛管排气或洗肠。X线片可见腹部普遍胀气，结肠比小肠更为严重，盆腔段肠管常不充气，为一结肠低位梗阻的表现。

2. 钡灌肠造影　是最常见的检查方法。新生儿时期，在发病的早期由于近端肠管的代偿性扩大尚未形成，故近端肠管的变化多不明显。约在出生后1个月左右，才能见到绞窄与扩大肠管间的移行区。痉挛段结肠的袋形消失，变平直，无蠕动。扩张段伴有肠炎时，结肠黏膜呈不规则锯齿状，结肠肠腔扩大，袋形消失，蠕动减弱。移行段呈猪尾状（pigtail），蠕动到此消失。第2天透视检查在结肠内尚有钡剂存留。全结肠型巨结肠，显示肠管直径正常，但结肠长度变短，且缺乏蠕动。钡灌肠检查确诊率达90%以上。对超短型巨结肠在检查时多无法显示绞窄段与移行段，需用直肠肛管测压或组织化学方法检查帮助确诊。

（三）B超检查

腹部超声检查对新生儿HD的诊断提供了有力工具，该项检查技术可以在一定程度上代替下消化道造影检查。但是该检查的结果与超声医生水平（临床经验和解剖学知识水平）存在很大关系，受人为因素影响较大。

（四）直肠内压测定

1964年Collaglan等报告，在巨结肠的患儿，直肠虽明显扩张，但由于内括约肌不出现松弛，故内压增高。检查法：清洁洗肠后，将双腔气囊导管插入直肠5～6cm，导管顶端气囊20ml，间隔2cm为内括约肌气球，球径1.5cm，容量3ml，充气后连接测压装置。正常小儿在静止时可看到肛门管的收缩波，2～3秒后，可见内括约肌压力有下降现象，以后缓慢地恢复到基线。巨结肠患儿，直肠扩张刺激后，并不出现内括约肌压力下降，仅显示收缩压力增高。对短段型巨结肠，采用直肠内括约肌压力测定，有一定诊断价值，直肠内压力正常为1.18kPs（12cmH_2O）。但是2周内新生儿可出现假阴性，故不适用。

（五）直肠黏膜组织化学检查

先天性巨结肠症的直肠壁内，无髓的副交感神经纤维释放的乙酰胆碱酯酶增多，活性增强，副交感神经纤维变粗增多，故利用乙酰胆碱酯酶染色，可见到大量增粗的胆碱酯酶神经纤维，沿着肠腺延伸或缠绕着肠腺伸向黏膜层，且染色变深。患儿测定值较正常儿高出5～6倍，但对新生儿的诊断率较低。

（六）肌电图测定肠肌的波形

正常波形为慢波和快速小棘状波，巨结肠波形低矮、光滑、缺少峰形电位。

（七）直肠活体组织检查

可直接证实壁间神经节细胞缺如，此为一损伤性检查，临床上较难开展。

【鉴别诊断】

1. 新生儿期须与先天性直肠、结肠、回肠闭锁相鉴别　钡剂灌肠检查显示细小结肠为肠闭锁的特点，且直肠排出物为少量浅灰色分泌物，无正常胎便。

2. 胎便堵塞综合征　亦为需进行鉴别的疾病之一。由于胎粪黏稠，呈圆锥形堵塞于直肠下段，可引起结肠梗阻。经一次洗肠后，即可排出大量胎便，症状可完全缓解，无反复便秘现象。

3. 新生儿肺炎、脐部感染或腹膜炎等可引起腹胀、呕吐、出现类似巨结肠的症状，应加以鉴别。

4. 先天性甲状腺功能低下，在新生儿和婴儿期易发生腹胀、呕吐等症状，常误诊为先天型巨结肠。应用甲状腺素等治疗，可以减轻便秘，使直肠及乙状结肠的扩张逐渐消失。

【治疗】

近年来对先天性巨结肠症的病理生理的认识逐步深入，诊断技术及治疗方法也不断改进。在新生儿和婴幼儿阶段，一般先用非手术疗法，维持营养及发育，争取在合适的时机进行根治手术，很少采用结肠造瘘术。

（一）非手术疗法

结肠减压和生理盐水灌洗是最重要的新生儿急救措施。对新生儿的巨结肠患儿，须精心护理，包括保温、解除腹胀和便秘，定期扩肛及洗肠、口服缓泻剂等。洗肠液用25-30℃生理盐水，用一较粗的软肛管，轻柔地送入扩张的结肠段内。用注射器将温盐水注入结肠，每次50~100ml。反复灌注和抽吸，同时按摩腹部，使结肠内气体和粪便不断排出，并使水分尽量排出，以防吸收后引起水中毒。如有粪块不易同时，可加用混合洗肠液（甘油15ml；50%硫酸镁30ml，生理盐水45ml，共90ml），按30ml/kg体重注入。在并发肠炎时，应注意纠正水、电解质失衡，每日洗肠2~3次，此时禁忌进行任何手术治疗。结直肠灌洗可能挽救婴儿的生命，但不是理想的长期治疗方式。一旦病理诊断明确，必须继续行结肠灌洗为手术治疗做准备。

（二）手术治疗

手术目的是切除病变肠管，解除梗阻状态。目前，治疗该病的手术方法较多但手术的终极目标均为切除病变痉挛肠管，使其余肠道恢复正常生理功能，消除相关临床症状。手术原则为尽可能一次性手术达到根治目的，如患儿全身情况较差，情况危急且不能耐受较大手术时可考虑分期手术。主要术式有：

1. Duhamel巨结肠根治术　1957年Duhamel提出了“结肠切除-直肠后结肠拖出术”，该术式相对复杂且需要特殊的医疗器械。由于该术式常遗留有部分病变肠壁不能完全切除，术后并发症及后遗症较多，常有污粪的表现，自主排便稍差，目前已经弃用。

2. Soave根治术　是目前最常见的术式，该手术设计更接近患儿病理生理解剖，避免了直肠周围解剖和由于盆腔器官失神经支配造成的潜在的负面影响，与Duhamal比较更为简单安全，术后并发症及后遗症明显减少。Soave术式为将无神经节细胞的结肠做黏膜下分离，保留浆肌层。将结肠由剥除黏膜的直肠肌鞘内拖出在齿状线以上吻合，与正常结肠浆肌层间断缝合。手术经肛门完成，或同时经腹腔镜进行。

3. 神经干细胞移植　近年来随着神经干细胞研究的不断深入，神经干细胞移植在治疗HD治疗领域方面发挥越来越重要的作用。

（三）中西医结合治疗

1. 耳针　具有调节自主神经系统功能的作用，可选用肾、交感、皮质下、直肠上段等穴位，留针30分钟，每日1次。

2. 人参液和ATP交替注射大肠俞及肾俞穴　据报告，人参有类似乙酰胆碱的作用，注射后可使肠蠕动功能增强，促进排便。

3. 内服中药　因大便不通，腹大如鼓，常采用行气通下法，常用郁李仁、火麻仁、厚朴、枳壳等；因气虚阳衰，运化失司，气滞血瘀，而腑气失降者，宜用补气导滞法，常用党参、黄芪、巴戟天、九香虫、枳壳、桃仁、红花等。可连服1~2个月，每日1剂，在不同阶段根据辨证选用不同的方剂。

4. 采用特别扩肛器扩肛治疗　扩肛器长15cm，直径1.9~2.5cm，将扩肛器进入痉挛肠段的上方，越过移行区，每日扩张1次，持续半小时，1个月为1个疗程。武汉医学院第二附属医院采用上述中西医结合疗法治疗了一批病儿，观察1~6年，疗效满意者达75.6%，最适用于短段型新生儿和婴儿巨结肠。指征为：①年龄在1岁以内，绞窄段局限于直肠部位；②年龄大于1岁，周身情况良好，绞窄段肠管局限于直肠远端部位；③病变累及直肠远端，但便秘不重，病情轻者。

二、肛管直肠先天性畸形

肛管直肠先天性畸形（congenital anorectal malformation）是指有肛管和直肠狭窄、闭锁或肛门异位。有的有通于阴道、尿道、膀胱或会阴部的瘘管。占新生儿的1/5000，男孩比女孩多见。约25%~75%身体其他部分有先天性畸形。常引起肠梗阻，如不及时治疗，可造成死亡。

31

【生理解剖】

肛管与尾骨、前方的会阴部、女性的阴道壁或男性的尿道后方的最低点密切相关。坐骨和坐骨肛门窝位于肛管的两侧。脂肪、直肠下血管和神经，这些组织环绕着坐骨肛门窝进入肛管壁（图 31-3-1）。肛管和直肠由内胚层、中胚层和外胚层发生。胚胎发育 4~200mm 时期，即 4 周至 6 个月期间，泌尿生殖道与直肠道分离，发育成外生殖器和肛管。4~16mm 时期，两侧中胚层的皱襞融合成泌尿直肠隔，将内胚层泄殖腔膜分成两部，前部是泌尿生殖窦，以后成泌尿生殖器官；后部是后肠，演变成直肠。泌尿直肠隔的生成是由顶部向尾部融合，最后与泄殖腔膜或肛膜融合。如有发生不全，则形成直肠与泌尿生殖器官相通的瘘管。阴道后壁由泌尿生殖窦的上皮生成，如有先天性缺损，则成直肠阴道瘘。后肠向尾部移行到会阴，外胚层泄殖腔或原始肛道由外向内生长。会阴和肛管在肛管与肛门板下方形成，以后肛膜溃散，形成肛管与肛门，直肠与体外相同。如肛膜溃散不全或原始肛道与后肠未能连接，则形成肛管、直肠狭窄或闭锁。后肠是沿肛提肌隧道到会阴，如肛提肌隧道发育不全，后肠可在隧道上方形成盲端或在泌尿生殖道内成瘘。

【分类】

Ladd 和 Gross 根据畸形的形态，将先天畸形分成 4 类：①肛管直肠狭窄；②肛门由一薄层组织遮盖；③直肠下端与会阴有一距离，肛门部有凹陷，常并有瘘管；④肛门、肛管和括约肌正常，肛管上部闭锁，有时只隔一层薄膜，有时直肠末端较高。Santulli 和 Kiesewetter 提出国际分类，表明发育来源、临床形态、部位高低，便于选择治疗方法、评价和比较各类畸形的治疗效果，见表 31-3-1。

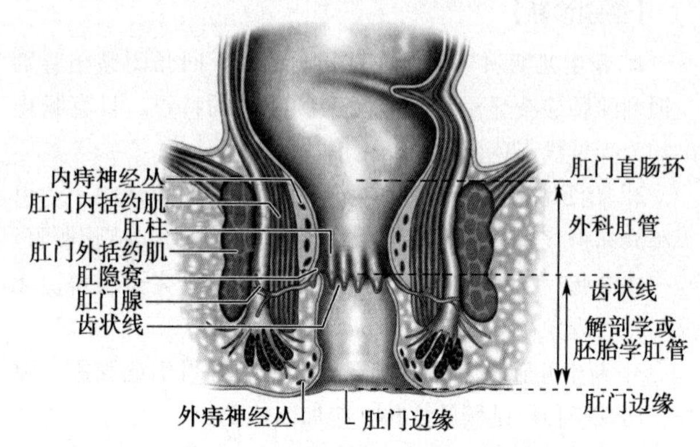

▶ 图 31-3-1 肛管

表 31-3-1 肛管直肠先天性畸形国际分类

	男性	女性
低位（经肛提肌）	肛门位置正常 1. 肛狭窄 2. 完全覆盖肛门	肛门位置正常
	肛门位于会阴 1. 肛皮肤瘘（不完全覆盖肛门） 2. 会阴前部肛门	肛门位于会阴
		肛门位于外阴 1. 肛外阴瘘 2. 肛前庭瘘
中位	肛门发育不全 1. 无瘘 2. 有瘘-直肠尿道球部瘘	肛门发育不全 1. 无瘘 2. 有瘘 （1）直肠前庭瘘 （2）低位直肠阴道瘘
	肛直肠窄	肛直肠窄
高位（肛提肌上方）	肛直肠发育不全 1. 无瘘 2. 有瘘 （1）直肠尿道瘘 （2）直肠膀胱瘘	肛直肠发育不全 1. 无瘘 2. 有瘘 （1）高位直肠阴道瘘 （2）直肠泄殖腔瘘 （3）直肠膀胱瘘
	直肠闭锁	直肠闭锁

续表

	男性	女性
其他	肛膜闭锁 泄殖腔外翻 其他	肛膜闭锁

【病理和临床表现】

（一）低位畸形

主要是异位肛门和覆盖肛门。

1. 异位肛门　常见的有前庭肛门和肛前庭瘘或外阴异位肛门。二类外观相似，但前一类的瘘口在阴道后部，肠管与阴道平行向上；后一类的瘘口在外阴内面，肠管在皮下，行向肛门。肛闭锁并有低位直肠阴道瘘的瘘口在处女膜下方。异位肛门的肠管通过有正常肛提肌和耻骨直肠肌悬带，肠管下端变厚，在肛管后方成内括约肌。如移行不良不甚显著，可成会阴前部肛门，异位肛门常有狭窄。

2. 覆盖肛门　胚胎期间外侧生殖皱襞在女性形成大阴唇，在男性形成阴囊。如皱襞在后方融合，形成薄膜，覆盖于肛管下部，即成覆盖肛门，常有开口于阴囊或阴茎的瘘管，薄膜下方可见绿色胎粪，成肛门皮肤瘘。如薄膜完全覆盖肛门，成完全覆盖肛门；如薄膜使肛管变小变窄，成肛管狭窄。女性的覆盖薄膜可将肛门牵向阴唇系带，与肛外阴瘘相似，覆盖肛门的括约肌正常。

（二）中位畸形

肛管狭窄和位于低位延及高位之间的畸形，常见以下几类：①肛管狭窄，肛门外观正常，肛膜未完全溃散，在肛管上端有环状狭窄，有的纤维变广泛，侵及内括约肌；②漏斗肛门，肛管和直肠联接处狭窄，肛皮肤与直肠黏膜直接相连，中间无移行上皮，形成窄环，环内有纤维化的内括约肌，无外括约肌，耻骨直肠肌正常，肛管成漏斗形；③无瘘的肛发育不全或肛管闭锁，直肠已到盆底，由耻骨直肠肌围绕，但未与肛门相通，皮肤完全覆盖肛门；④肛发育不全直肠尿道球部瘘，由于内侧生殖皱襞过度融合形成，有的有尿道下裂；⑤直肠前庭瘘，瘘口在处女膜下方，仅由一细管向上通过盆底，进入直肠壶腹，探针检查由瘘口不能探向后方，可与肛前庭瘘鉴别。

（三）高位畸形

肛管直肠发育不全，直肠盲端在盆底上面，但无肛管，也无内括约肌。直肠开口于尿道的前列腺部，成直肠尿道瘘或开口于阴道后穹隆，成高位直肠阴道瘘。肛提肌发育良好，但未下降到直肠下方，耻骨直肠肌悬带的位置比正常较高，虽有外括约肌，但功能不良。中间缝变厚、无肛门凹。这类畸形直肠可开口于膀胱或尿道膜部或阴道后壁下部。直肠成为盲端或由纤维带连于盆底，有的缺少一部分直肠或无直肠。常见以下3类：①直肠闭锁：直肠盲端较高，有的肛管正常，上方直肠闭锁；②直肠泄殖腔瘘：在女性可见一个通入球形腔内的外口，腔的前部有尿道后部有直肠，尿道和直肠之间常有两个子宫口；③泄殖腔外翻：耻骨连合分离和对裂的生殖器，可见外翻的膀胱被肠管分成两半。

【诊断】

每一新生儿出生后应立即检查肛门和会阴部有无异常，然后注意有无肠梗阻，由阴道或尿道排出气体或胎粪，确定是何类畸形。低位畸形可见肛门异位和瘘管开口部位；中部的指诊摸到肛管狭窄或肛膜；高位的会阴部无肛门，由阴道上部瘘口流出胎粪，瘘口表示直肠末端的位置。

（一）无瘘畸形

检查肛门位置，肛门括约肌和肛提肌的收缩能力。如肌肉活动较差，坐骨结节间距不到2.5cm，多是高位直肠闭锁。有的肛门部有一凹陷或皮皱，婴儿哭时和用力时括约肌部位外凸，则为冲动。一指放于肛门部，一指轻压腹部，指下可有冲动感。抬高臀部，肛门部叩诊，可得空响。如有冲动感和叩诊空响是肛门闭锁。

X线检查可确定高位和低位畸形，患儿生后6~20小时，肛门窝皮肤放一金属标记，将患儿倒立2~3分钟，轻拍其腰背部，使肠内气体升至直肠盲端。然后行放射摄影，测定直肠盲端与肛门皮肤的距离，在1.5cm以下的是低位畸形。侧位X线片可显示气影与骨骼标志的关系，耻骨联合下缘与尾骨尖的连线正在耻骨直肠肌悬带上方，若气形在线上方的表示高位畸形，在下方的是低位畸形。由会阴注射造影剂检查比较准确。患儿侧卧位，以长针由会阴部刺入，直到吸出气体和胎粪，注入10~15ml，20%造影剂，可见直肠盲端的清楚影像，并可检查瘘管。尿道、阴道和直肠摄影可帮助诊断。

（二）有瘘畸形

尿布上有胎粪痕迹，会阴部有胎粪和瘘，表示畸形并有瘘管。女孩轻压腹部，如由处女膜内流出胎粪是直肠阴道瘘，由处女膜外流出的是肛前庭瘘。会阴瘘的后方有向心皱纹和有收缩运动的肛门窝。靠近肛门的会阴瘘可见瘘的后缘有收缩运动，前缘被推向前。瘘的位置可用探针检查，由瘘口插入探针，向后方探查。如在肛门窝中心部或其后方皮下摸到探针顶端为低位瘘；如在皮下摸不到探针顶端或顶端在肌肉深处，肛门收缩时又不能摸到的是中位瘘；如探针不能探向后方，直行向上的多是高位瘘。高位瘘应照相检查，注射器针嘴插入瘘口并顶紧瘘口，注入造

31

影剂，可见扩张的直肠与针嘴的距离及其与耻骨和尾骨连线的关系。此法可与会阴瘘合并先天巨结肠相鉴别，肛管狭窄的周围有正常括约肌，周围皮肤有均匀的放射皱纹，刺激时有向心收缩运动，可与会阴瘘鉴别。

直肠尿道瘘尿布上有线状胎粪痕迹。低位和中位闭锁并发的直肠尿道瘘，会阴部常有冲动感。探针插入尿道，在肛门窝皮下摸到探针顶端的是低位直肠尿道瘘；如在肛门窝前方摸到探针，任何部位摸不到探针顶端，表示瘘管的位置较高。直肠膀胱瘘会阴部无冲动，肛门畸形的患儿应常规导尿检查，放出尿内混有胎粪的是直肠膀胱瘘。如无尿放出，拔出导尿管后，管内和管外都有胎粪的是直肠尿道瘘。

（三）其他畸形

肛管直肠畸形常并有胃肠道畸形。食管闭锁或狭窄呕吐频繁，饮水有呛咳和阵发性发绀，不能插入胃管，如能插入胃管摄影，可见闭锁和狭窄的位置。小肠闭锁倒立位摄影，直肠内无气体，立位可见少数大型液平面。另外，也可伴有先天性心脏病等。

【治疗】

治疗目的是解除肠梗阻、切除瘘管和重建肛门直肠功能。根据直肠肛管畸形的类型不同，治疗方法亦不同，但都必须手术治疗。手术前要测定会阴部神经和盆部肌肉神经是否完好。

31

（一）低位畸形

治疗低位肛管直肠畸形首先是要在保证排便功能良好的前提下恢复其正常的会阴外观，同时手术时应尽量保留直肠盲端及瘘管，这样可以最大限度的保存发育不全的内括约肌，以便获得较好的排便功能。对于无瘘管的低位畸形必须在新生儿期处理，一期会阴肛门成形术可取得较好的效果，有瘘管的患儿可以延期至患儿发育情况良好时再择期手术治疗。

（二）中高位畸形的治疗

1. 一期肛门成形术　大量研究表明一期肛门成形术的排便控制情况要明显优于分期手术。所以，国内外均有学者主张对中高位的肛管直肠畸形采取一期手术，可节约医疗资源，患儿痛苦小，费用少，并且家长依从性好。

后矢状入路肛门直肠成形术（posterior sagittal anorectoplasty，PSARP）PSARP术式能够使解剖结构充分暴露，明显减少手术创伤，提高患儿的生存质量，并且可以用于复杂畸形的治疗以及其他手术所致大便失禁的补救。

腹腔镜辅助下一期肛门成形术（laproscopically assisted anorectoplasty，LAARP）近年来，随着腹腔镜技术的不断完善和提高，腹腔镜技术用于新生儿疾病的范围在不断扩大。LAARP下对盆底解剖结构一目了然，便于处理各种瘘管，对患儿打击小，术后恢复快。但是，LAARP手术也有其局限性，合并多器官畸形，早产儿、极低体重儿、营养发育差不能耐受手术打击的患儿均不宜开展一期腹腔镜辅助下肛门成形，需要行肠造瘘术先挽救生命。

2. 结肠造瘘术　对于严重畸形患儿，如果医院条件和医生经验技术不允许，结肠造瘘术是一种可供选择的简单的应急手术，3个月后再重建直肠肛门及泌尿生殖道，最后行结肠闭瘘术。造瘘口位置和方式的正确选择，对减少术后并发症和提高二期手术的成功率至关重要。近年来，学者普遍认为Pena的降结肠双筒分开造瘘术为理想的结肠造口术，即在降结肠开放两个不同的造口。造口之间要有一定距离以容纳造瘘袋。黏液瘘远端的结肠应足够长以便修复时可以拖出。结肠造口术完成2~4周后，应行高压远端结肠造影检查，即通过远端结肠注入水溶性对比剂，划定远端结肠解剖结构，建立准确的解剖诊断。

第四节　痔

痔是最常见的肛肠疾病。肛垫的支持结构、静脉丛及动静脉吻合支发生病理性改变或移位称为内痔；齿状线以下静脉丛的病理性扩张或血栓形成称为外痔；内痔通过静脉丛吻合支与相应部位的外痔相互融合称为混合痔。痔确切的发病率很难统计，很多患者已经有了临床症状但并不去就诊，任何年龄都可生痔，随年龄增长，发病率逐渐增高，痔的症状也逐渐加重。据不完全统计，痔手术占肛肠外科手术的50%以上，是肛门手术中最基本的手术。

【病因】

痔的致病原因还未完全清楚，静脉回流障碍、肛垫脱垂、饮食结构和行为因素等均是导致痔症状恶化的因素。

静脉回流障碍：在正常应力情况和排便时痔充血，接着就会恢复正常，但如果患者内痔部分承受应力时间延长，如慢性便秘、妊娠、慢性咳嗽、盆腔肿物、盆底功能障碍或腹水状态等，由于腹内压增高，内痔静脉回流受阻，内痔就会持续淤血。也会呈现和慢性便秘相同的状况。门静脉高压症与痔的发生无直接关系。

肛垫脱垂：1975年Thomson指出痔由肛垫形成，包含血管、结缔组织、Trietz肌和弹性纤维构成。Trietz肌起于联合纵肌，对痔起到支撑作用，将痔固定于内括约肌。这些支持组织一旦变弱，痔就会变得越来越有移动性并可以出现脱垂，痔脱垂后，静脉回流受阻，痔体积增大，痔支持组织就会进一步弱化，形成恶性循环。

饮食结构和行为方式也是产生痔症状的因素。低纤维饮食使得大便干硬、便秘，从而使痔组织承受过多应力，使痔组织脱垂。干硬大便还能损伤局部组织，引起出血。如厕习惯和排便方式被广泛认为可以影响痔症状的进展，长时间坐便使得痔组织承受更长时间的应力。

便秘可以加重痔的临床症状，而腹泻和肠运动增快也会引起相同的结果。区别于其他因素，高龄是一个独立的影响因素，组织学证据表明Trietz肌随着年龄的增长，支持作用逐渐下降。

湿热学说：中医学论痔是湿热所致，大肠湿热应随粪便排出，如排出不畅，蓄积日久，肛门和直肠受其毒害，则生成痔。

【分类】

按痔所在解剖部位分为3类：

1. 内痔　发生在齿线上方、被覆直肠黏膜，常位于直肠下端左侧、右前、右后位置。根据痔的脱垂程度将痔分为四度：Ⅰ度—内痔位于肛管内，不脱垂；Ⅱ度—大便时内痔脱出肛门外，可自行还纳；Ⅲ度—内痔脱出，需用手协助还纳；Ⅳ度—内痔脱出无法还纳。

2. 外痔　发生在齿线下方，被覆肛管皮肤。外痔分为血栓性外痔、结缔组织性外痔、静脉曲张性外痔和炎性外痔。

3. 混合痔　发生在齿线附近，有内痔和外痔两种特性。当混合痔逐步发展，痔块脱出在肛周呈梅花状时，称为"环形痔"。

【临床表现】

内痔可能表现为便血、脱出、疼痛、瘙痒和肛周不洁等。

1. 便血　特征性的内痔便血为大便时鲜红色血便，患者往往描述为卫生纸染血、便盆内滴血或者喷血。内痔出血一般发生在排便结束时，由于大便损伤了增大的痔组织从而导致出血。该症状必须和血与大便混合的混合血便相鉴别，后者往往预示着结直肠恶性肿瘤。

2. 痔脱出　内痔内脱垂可引起便后充盈感、便急、或排便不尽感。如果内痔完全脱垂，患者会感到肛门外肿块，常常引起肛周潮湿或污染。当黏膜脱垂时，黏液、血、大便可以污染肛周。脱出的内痔可自动还纳或需用手协助还纳。

3. 疼痛　单纯性内痔无疼痛，可有肛门部坠胀感。如有嵌顿、感染和血栓形成则有疼痛。

4. 瘙痒　痔脱出时分泌物增多，刺激肛门周围皮肤，引起瘙痒。

外痔可以表现为肛周多余组织、包块、便血或者便后清洁困难，另外外痔可以引起肛周炎症，症状往往没有内痔那么严重，部分患者表现为轻微的肛门急性疼痛，这种疼痛往往在腹泻或便秘以后出现，有时也可以没有明显的诱因。

【诊断和鉴别诊断】

痔的诊断主要依靠病史和肛门直肠检查。

详细询问病史，包括排便习惯、便秘、腹泻、便急、便频以及便血情况等。比如混合血便和排便习惯改变，往往预示着恶性病变，慢性腹泻引起肛门疼痛往往提示克罗恩病，肛周包块流脓往往提示脓肿或肛瘘，不伴有便血或脱垂的慢性肛门瘙痒往往提示皮肤炎症，大便后肛门疼痛往往提示肛裂等，如有间断性出血或肿块脱出，应想到内痔。

肛门直肠检查时视诊可以分辨外痔、皮赘、内痔脱出、直肠脱垂、皮肤损伤、肛裂、肛瘘、脓肿、肛管癌、皮疹或皮炎。对硬结、压痛区、包块或外痔血栓应仔细触诊。如为痔，可见突出肿块，其下部被覆皮肤，上部被覆黏膜，上方黏膜可见灰白色鳞状上皮，部分严重患者可见局部溃烂。指诊发现肛门松弛，部分患者可触及软块或纵行褶皱。

直肠镜或肛门镜检查发现在齿线上方可见曲张静脉突起或圆形痔块，红紫色，黏膜光滑，有时可见出血点或溃烂。

【治疗】

痔的治疗就是针对痔临床症状的治疗，由于痔组织是正常解剖结构的一部分，没有必要全部去除。痔的治疗措施分为三大类：①保守治疗，包括饮食疗法和行为治疗；②门诊治疗；③手术治疗。治疗时应遵循以下三个原则：①无症状的痔无须治疗；②有症状的痔无须根治；③以非手术治疗为主。

（一）保守治疗

在痔的初期，增加纤维进食、增加饮水、改变不良排便习惯即可改善症状，不需特殊治疗。坐浴治疗缺乏客观证据支持，然而，许多患者感到坐浴可以缓解痔的症状，考虑到坐浴成本低、风险小，还是应该继续向患者推荐坐浴疗法。

（二）注射疗法

注射疗法是一种内痔固定技术，这种门诊治疗技术是应用化学药剂来形成局部纤维化并将痔固定于内括约肌，同时，硬化剂破坏内痔血管，使得痔缩小。临床有多种硬化剂，常见硬化剂包括5%苯酚植物油、5%奎宁尿素水溶液、4%明矾水溶液等。治疗时在齿状线近端1~2cm处的内痔基底部或接近基底部注入2~3ml硬化剂。硬化剂应注入黏膜下层，尽量避免注入黏膜层或肌层，后者会引起局部黏膜脱落，从而导致溃疡形成或引起剧烈疼痛。注射疗法的并发症通常是由于将硬化剂注射到了错误的解剖间隙，从而引起严重的炎性反应，形成脓肿，引起尿潴留，甚至阳痿。

（三）红外线凝固疗法

适用于Ⅰ度、Ⅱ度内痔，红外线凝固疗法采用红外辐射产生热量，使蛋白凝固，局部纤维化、瘢痕形成，从而将内痔固定。该疗法复发率高，且相比套扎疗法昂贵，目前临床应用不多。

（四）胶圈套扎疗法

适用于Ⅰ度、Ⅱ度及Ⅲ度内痔，是一种最常用的内痔门诊治疗方法。由于其疗效好，安全性高，成本低，临床上被广泛采用。胶圈套扎术的治疗原理是通过将一个橡胶圈置入内痔根部，使痔缺血坏死，诱发炎症反应，局部纤维化，从而将内痔固定。胶圈套扎器种类很多，主要有牵拉套扎器和吸引套扎器两类。一次套扎多个痔核是安全的，没有证据表明会明显增加术后并发症。但一次性套扎多个痔核术后相对较痛，出于这个原因，一些外科医生会选择先套扎一个痔核，间隔一段时间后，再套扎更多的痔核。

（五）手术治疗

对于非手术治疗无效、症状进行性加重、不适合非手术治疗或外痔严重需要手术切除的患者以及合并其他肛门直肠疾病的患者，如肛裂、肛瘘或脓肿，此时应行痔切除术。另外，无法忍受门诊治疗或抗凝治疗的患者需要确切止血时也适合手术治疗。外科手术治疗方法主要有痔切除术和 PPH 术，对于血栓性外痔，采用血栓剥离术。

痔切除术的安全性和有效性经受了数十年的考验，相对于其他治疗方法，仍是手术的标准。痔切除术的方法很多，根据切除痔核后肛管直肠黏膜以及皮肤是否缝合分为开放式和闭合式痔切除术两大类。由于闭合式痔切除术存在伤口愈合不良需要再次敞开的风险，目前国内主要采用开放式痔切除术，具体方法如下：取截石位、折刀位或侧卧位，骶管麻醉或局麻后扩肛至 4~6 指，充分显露痔块，钳夹提起痔块，取痔块基底部两侧皮肤 V 形切口切开，将痔核与括约肌剥离，根部钳夹后贯穿缝扎，离断痔核。齿状线以上黏膜用可吸收线缝合，齿状线以下皮肤创面用凡士林纱布填塞，丁字带加压包扎。

吻合器痔上黏膜环切术（PPH 术）：主要适用于Ⅲ~Ⅳ度内痔、多发混合痔、环状痔及部分合并大出血的Ⅱ度内痔。另外，对于直肠黏膜脱垂、直肠内套叠以及Ⅰ~Ⅱ度直肠前突的患者，也适用于该术式。其方法是通过吻合器环形切除齿状线上 2cm 以上的直肠黏膜 2~3cm，从而将下移的肛垫上移并固定。目前该术式已在国内外广泛应用，临床疗效良好。对于不需要完全环形切除直肠黏膜的患者，可采用经该术式改进的选择性痔上黏膜切除术（TST 术）。

血栓性外痔剥离术：该术式特异性针对血栓性外痔，于局麻下梭形切开痔表面皮肤，通过挤压或剥除的方式将血栓清除，伤口可一期缝合，但大多数外科医生选择伤口内填塞凡士林纱布后加压包扎。

其他治疗方法如内痔插钉术、内痔扩肛术、环状切除术（Whitehead 术）以及冷冻疗法等由于疗效以及安全性等原因，在临床上已逐步被淘汰。

【手术后并发症的预防与处理】

痔切除术后常见并发症包括：尿潴留、出血、粪便嵌塞、肛门狭窄、肛门失禁以及感染等。

尿潴留：由于麻醉、术后疼痛、肛管内填塞纱布、前列腺肥大等因素，术后尿潴留发生率较高。手术后限制液体，尽早取出肛管内纱布，会阴部热敷，鼓励患者站立排尿等方式可减少尿潴留，也可皮下注射新斯的明，必要时导尿。

出血：术后严重迟发性出血不到 5%，但出血仍是常见的痔切除术后并发症。原发性出血是指手术后 48h 内出血，这可能更多和技术因素相关。而迟发性出血主要考虑与感染有关。针对大量出血，需在麻醉下找到出血点，结扎或缝合止血。如弥漫性出血，可采用压迫止血，同时补液及抗感染治疗。

粪便嵌塞：因肛门部疼痛不敢排粪，导致直肠内蓄积粪块。手术后半流质粗纤维饮食，口服液状石蜡，可防止便秘。一旦出现粪便嵌塞时可采用液状石蜡保留灌肠，然后用盐水灌肠，必要时手辅助排便。

肛门狭窄：多因过多切除肛门部皮肤或结扎过多黏膜引起。术后 10 天左右开始扩肛，每周 1 至 2 次，直至大便恢复正常。

肛门失禁：多因括约肌损伤过多、大面积损伤黏膜致排便反射器破坏、肛门及周围组织损伤过重至瘢痕形成，肛门闭合功能不全等引起。术中尽量减少组织损伤，避免大范围瘢痕形成，注意保留足够的黏膜皮肤，保留排便感受器，预防术后肛门失禁。对于完全性肛门失禁可行手术治疗，但疗效欠佳。

第五节 直肠和肛管炎性疾病

一、肛管直肠周围脓肿

肛管直肠周围脓肿是指直肠肛管周围软组织或其周围间隙发生的急性化脓性感染，并形成脓肿。脓肿破溃或切开引流后常形成肛瘘。肛管直肠周围脓肿简称肛周脓肿或肛旁脓肿，和肛瘘是炎症病理过程的两个阶段，急性是脓肿，慢性是肛瘘，为了便于诊断和治疗分别叙述。肛管和直肠下部周围疏松结缔组织丰富，容易感染生成肛管直肠脓肿。可发生于任何年龄、任何职业，男性多见于女性，从年龄来看，有两个发病高峰期：婴幼儿期和青壮年期。常为混合感染，主要是大肠埃希菌、变形杆菌、葡萄球菌和链球菌，有时可见结核分枝杆菌。近来培养发现多由厌氧菌如拟杆菌和产气荚膜杆菌所引起。

【解剖】

成功治疗肛周脓肿和肛瘘最重要的是理解并熟练掌握肛管直肠周围间隙解剖结构。肛周间隙位于肛缘周围，它向肛管的下方延伸至两侧坐骨肛门窝，和括约肌间隙相通。坐骨直肠间隙从肛提肌向会阴延伸。其前界是会阴浅横肌；后界是臀大肌的后缘及骶结节韧带；内侧缘是外括约肌和肛提肌；闭孔内肌形成其内侧缘。括约肌间间隙位于内外括约肌间，下方和肛周间隙相连，上方是直肠壁。肛提肌上间隙上界是腹膜，侧壁是骨盆壁，外侧是直肠壁，下界是肛提肌。肛管后深间隙位于尾骨尖的后方，在肛提肌下方和肛尾韧带的上方之间。

在齿状线水平，肛腺管开口于肛隐窝。大约 80% 的肛腺位于黏膜下，8% 的肛腺进入内括约肌，8% 的进入联合纵肌，2%进入括约肌间隙以及1%穿过内括约肌。

【病因】

肛管直肠脓肿多由肛窦炎和肛腺感染所引起。肛腺开口于肛窦，位于内外括约肌之间。因肛窦开口向上，呈口袋状，存留粪便易引起肛窦炎，感染延及肛腺后导致括约肌间感染。肛管直肠周围脓肿也可继发于肛周皮肤感染、损伤、肛裂、内痔、药物注射、骶尾骨骨髓炎等。克罗恩病、溃疡性结肠炎及血液病患者易并发肛管直肠周围脓肿。

【病理】

肛腺感染后在内括约肌与外括约肌之间生成脓肿，然后沿联合纵肌纤维向下到肛门，形成肛门周围脓肿。向内经肛窦穿入肛管，向外穿过外括约肌到坐骨肛门窝，成坐骨肛门窝脓肿。

【分类】

根据脓肿侵犯的位置，以肛提肌为界，可分为低位脓肿和高位脓肿两类。低位脓肿常见的有肛周皮下间隙脓肿及坐骨直肠间隙脓肿，前者可见肛门皮肤有明显的局限性红、肿、热、痛的包块，后者红肿包块较深且见明显的臀部两侧不对称；高位脓肿常见的有骨盆直肠间隙脓肿、直肠黏膜下间隙脓肿、直肠后间隙脓肿。高位脓肿的共同特点是肛门剧痛而外观正常，即症状与体征不相符。

【临床表现与诊断】

（一）肛周脓肿

肛门周围脓肿最常见，占肛窦肛腺肌间脓肿的80%，其85%是低位肌间脓肿。常位于肛门后方或侧方皮下部，一般不大。主要症状为肛周持续性跳动性疼痛，全身感染症状不明显。病变处明显红肿，有硬结和压痛，脓肿形成可有波动感，穿刺抽出脓液。指诊在齿线和肛门缘摸到有触痛的肿块，直肠和坐骨肛门窝无异常。常在肛门皮肤溃破流脓，有的蔓延到坐骨肛门窝。

（二）坐骨肛门间隙脓肿

又称坐骨肛门窝脓肿，也比较常见。多由肛腺感染经外括约肌向外扩散到坐骨直肠间隙而形成，也可由肛周脓肿扩散而成。由于坐骨直肠间隙较大，形成的脓肿亦较大而深，容量约为60-90ml。发病时患者出现持续性胀痛，逐渐加重，继而为持续性跳痛，排便或行走时疼痛加剧，可有排尿困难和里急后重；全身感染症状明显，如头痛、乏力、发热、食欲不振、恶心、寒战等。早起局部体征不明显，以后肛门患侧红肿，双臀不对称；局部触诊或直肠指检时患侧有深压痛，甚至波动感。如不及时切开，脓肿多向下穿入肛管周围间隙，再由皮肤穿出，形成肛瘘。

（三）骨盆直肠间隙脓肿

又称骨盆直肠窝脓肿，较为少见但很重要。多由肛腺脓肿或坐骨直肠间隙脓肿向上穿破肛提肌进入骨盆直肠间隙引起，也可由直肠炎、直肠溃疡、直肠外伤所引起。由于此间隙位置较深，空间较大，引起的全身症状较重而局部症状不明显。早起就有全身中毒症状，如发热、寒战、全身疲倦不适。局部表现为直肠坠胀感，便意不尽，排便时尤感不适，常伴排尿困难。会阴部检查多无异常，直肠指诊可在直肠壁上触及肿块隆起，有压痛和波动感。诊断主要靠穿刺抽脓，经直肠以手指定位，从肛门周围皮肤进针。必要时做肛管超声检查或CT检查证实。

（四）其他

有肛管括约肌间隙脓肿、直肠后间隙脓肿、高位肌间脓肿、直肠壁内脓肿（黏膜下脓肿）。由于位置较深，局部症状大多不明显，主要表现为会阴、直肠部坠胀感，排便时疼痛加重；患者同时有不同程度的全身感染症状。直肠指诊可触及痛性肿块。

【治疗】

肛周脓肿的治疗原则是：脓肿一旦形成，应及时切开引流，以免“养痈为患”。

（一）非手术治疗

1. 抗生素治疗　选用对革兰阴性菌有效的抗生素。
2. 温水坐浴。
3. 局部理疗。
4. 口服缓泻剂或液状石蜡以减轻排便时的疼痛。

（二）手术治疗

脓肿切开引流是治疗直肠肛管周围脓肿的主要方法，一旦明确诊断，应立即切开引流。手术方式因脓肿的部位不同而异。

1. 肛门周围脓肿　切开引流需在局麻或骶麻下进行，在波动最明显处作与肛门成放射状切口，放出脓液，以示指伸入脓腔分离纤维隔，使引流通畅。不需要填塞以保证引流通畅。

2. 坐骨肛管间隙脓肿　切开引流需在腰麻或骶管麻醉下进行，取截石位或侧卧位，在脓肿波动最明显处用粗针头先作穿刺，抽出脓液后，在该处作一平行于肛缘的弧形切口，用手指探查脓腔，清理脓腔。用圆头探针在脓腔内探查，探针自内口穿出并引出肛门外，沿探针自切口内端至内口切开皮肤全层及少许皮下组织。将橡皮筋的一段系在探针头部，从感染通道引出并收紧、结扎，完成切开引流+挂线术。

3. 骨盆直肠间隙脓肿　切开引流需在腰麻或骶管麻醉下进行，取截石位或侧卧位。距肛门2.5~3cm处做前后方纵切口，术者左手示指伸入直肠内探查脓肿位置并做引导，右手持弯血管钳经皮肤切口向脓肿方向钝性分离，穿过肛提肌进入脓腔，按前后方向撑开排脓。再将右示指伸入脓腔，分开肛提肌以扩大引流。脓液排出后可用抗生素冲洗脓腔，放置引流并缝合固定，以防其滑入脓腔内。

对于暴发肛管直肠周围蜂窝织炎患者，因蔓延迅速，可发生感染休克和心血管意外，危及生命。多发生在糖尿

31

病、血液病、慢性肾衰竭、营养不良、免疫低下的患者或全身衰弱的老年人。给予输液、输血、大剂量青霉素类、氨基苷类和特殊抗厌氧菌的抗生素，待培养确定菌种后，给特殊抗生素。类固醇可于手术前给药1次，6~8小时后再给1次；有时做暂时性结肠造口，使粪便完全转向，防止粪便污染伤口。

【并发症】

肛周脓肿的并发症如下：

1. 复发 坐骨肛门窝和括约肌间脓肿患者切开和引流的复发率为89%。肛门直肠周围脓肿复发的原因包括：脓肿邻近的解剖间隙遗留感染灶；初发脓肿引流时存在没有诊断的瘘管和脓肿；以及脓肿引流不完全。

2. 肛门外疾病 如化脓性汗腺炎或者藏毛窦脓肿的下方扩展，其他应该怀疑的原因有克罗恩病、结核、HIV感染、肛周放线菌病、直肠重复畸形、性病淋巴肉芽肿、损伤、异物、直肠癌穿孔等。

3. 肛门失禁 脓肿切开引流时由于医源性括约肌损伤或不恰当的伤口护理可造成失禁。

4. 肛门直肠周围坏死性感染 少数情况下，肛门直肠周围脓肿可以导致坏死感染和死亡。

5. 相关的因素 包括诊断和处理的延迟、病原体的毒性、毒血症和迁徙性感染或者潜在性疾病。

二、肛 裂

31

肛裂是齿状线以下肛管皮肤的溃疡，患者最常见的主诉是排便剧痛及鲜血便，它是一种常见病，Mazier、Bennett报告该病多见于30~40岁的中年人，儿童和老人较少。男性和女性发病率相同。肛裂的方向与肛管纵轴平行，长约0.5~1.0cm，75%的肛裂发生在后正中线，25%以上的女性和8%的男性的肛裂在前中线。肛裂多为单发，当肛裂发生在非典型位置或多个肛裂并存时，应该明确是否合并其他潜在的复杂疾病，如克罗恩病、梅毒、艾滋病或肛门癌等。

【病因】

肛裂的病因存在较大争论，可能与多种因素有关，现分述如下：

（一）解剖学原因

外括约肌中环起于尾骨，在前交叉，在肛管后方和前方留有间隙。肛提肌大部分附着于肛管两侧，前部及后部较少，因此肛管前部和后部不如两侧坚强，容易损伤。肛管和直肠形成角度，使肛管后部承受粪便压迫较大；肛管后部中线的血供给缺乏，弹性较差，都是造成肛裂的因素。先天性肛管狭窄、直肠结肠炎、结核也是生成肛裂的因素。

（二）损伤

粪便干硬或有异物，排出时可损伤肛管，如有感染，不能愈合，形成肛裂。便秘患者常服缓泻药物，引起肛门挛缩，如忽然排出干硬粪便，可损伤肛管；便秘也常使愈合的肛裂复发。肛管因慢性炎症充血，引起内括约肌纤维组织增生，妨碍括约肌松弛，肛管容易受到损伤破裂。扩张肛门方法不当，肛门部手术，分娩时肛门损伤，都可以引起肛裂。

（三）感染

肛窦炎、肛乳头炎和痔是感染的主要原因。肛窦感染经腺管进入肛腺，在肛管皮下组织内生成脓肿，脓肿破溃形成肛裂。Shafik认为肛管皮肤破裂可使黏膜下层内的肛窦上皮细胞暴露于裂底，这种上皮碎片有异物作用，反复感染，生成慢性肛裂。

【病理】

初起是肛管皮肤纵行裂口，有的裂到皮下组织，位于肛瓣与肛缘之间，内括约肌下部的浅面，裂与内括约肌之间有一层纵肌，如裂到内括约肌，裂底可见环形内括约肌纤维。如分开肛管，则成椭圆形溃疡，边缘整齐，底浅有弹性，有很少或无肉芽组织，如施以适当治疗，可以治愈。因内括约肌挛缩，裂口边缘闭合，影响引流，周围充血，内括约肌及其邻近组织有纤维变，边缘变厚变硬，不整齐，底硬无弹性。内括约肌纤维暴露于裂底，轻微刺激可引起剧烈疼痛，肛裂加深，有时发生脓肿，裂下端皮肤因有炎症，浅部静脉及淋巴回流受阻，发生水肿和纤维变，形成结缔组织外痔。上端肛窦和肛乳头因炎症和纤维变，成肥大乳头。内括约肌下缘纤维变明显，变厚变硬，呈灰白色，失去弹性，影响肛管松弛，肛管压力增高。作者曾总结慢性肛裂的病理改变，有裂口、前哨痔、肛窦炎、肥大乳头、纤维化的内括约肌下缘、裂底部有一短小瘘管等6种改变。

【分类】

1. 急性肛裂 发病时期较短，裂口新鲜，底浅，边缘整齐，无瘢痕形成，有明显触痛。常在肛管后部，前部较少，也有的在其他部位。

2. 慢性肛裂 症状持续8~12周，其特点表现为溃疡肿胀和纤维化，典型的炎症表现为裂口远端的前哨痔和裂口近端的肛乳头肥大。另外，在裂口的基底部常可看见内括约肌纤维。肛皮肤角化不全，内括约肌有硬化。

3. 肛门周围皮肤裂 肛门周围皮肤有表浅的线状放射形裂口，裂口短小，不到肛管，围绕肛门，有急性和慢性。肛门瘙痒症常见于慢性线状溃疡。

【临床表现】

1. 疼痛 疼痛是肛裂的主要症状，尤其是排便后疼痛，其轻重和持续的时间长短不同，常是阵发性的，多因排粪引起。粪便通过肛管，刺激肛裂内神经末梢，立刻感觉肛门内撕裂疼痛或烧痛，粪便排出后数分钟至10余分钟疼痛减轻或不感觉疼痛，这个时期成为疼痛间歇期，是肛裂疼痛独有的特性。然后因内括约肌痉挛收缩，又引起剧烈疼痛。疼痛轻重因裂口大小和深浅不同，常持续数分钟至10余小时。当括约肌疲乏松弛，疼痛减轻，但仍有肛门酸痛，之后停止，这是疼痛的一个周期。排便、喷嚏、咳嗽或排尿，都能引起这种疼痛周期。

2. 出血 出血是常见症状，出血量一般不多，通常也只是在卫生纸上发现少量鲜红色血液。

3. 便秘 因恐惧排粪疼痛而不愿排粪，因此排粪习惯改变，引起便秘，因便秘又使肛裂加重，成一恶性循环。

4. 瘙痒 因肛门部有分泌物，使会阴部皮肤潮湿不洁，引起瘙痒，皮肤有表浅裂口。

【诊断】

询问排粪疼痛病史，有一特性的疼痛间歇期和疼痛周期，即不难诊断。肛门紧缩，有前哨痔，其基底部常见裂口，表示慢性肛裂。暴露肛门可见裂口下端，用探针轻触，可引起疼痛。因括约肌痉挛，指诊常引起剧烈疼痛，有时需在麻醉下检查。肛管内可摸到裂口，慢性肛裂边硬、底深、无弹性，上部可摸到肥大乳头。窥器检查见卵圆形溃疡，急性的边整齐，底红色；慢性者边缘不整齐，底深，灰白色。肛管基础压明显升高。

肛门周围皮肤裂的急性或慢性表现不明显，括约肌挛缩和触痛少见。溃疡性结肠炎引起的肛裂，疼痛剧烈，裂口迅速变宽加深，感染明显，可生成脓肿和瘘管，常有腹泻。肉芽肿性结肠炎的肛裂与溃疡性结肠炎肛裂相似，但裂口更广泛，疼痛较轻。应做乙状结肠镜和活组织检查。结核性溃疡应做活组织检查和豚鼠接种。另外梅毒性肛裂和上皮癌应按其特性鉴别。

【治疗】

按症状的轻重不同，症状较轻和无严重并发症者用姑息疗法，慢性、长期和裂底可见括约肌的患者需手术治疗。

（一）姑息疗法

使用姑息疗法可以治愈急性肛裂和肛周皮肤裂，慢性肛裂可缓解症状。①服用车前子纤维和软便药物，如液状石蜡、麻仁滋脾丸等，使大便松软，保持大便通畅；②热水坐浴，保持肛门清洁，可使用肛门栓剂或肛裂软膏，缓解内括约肌痉挛及消炎，促进肛裂愈合。③针灸取长强和白环俞穴，有时肛门后方注射 0.5%普鲁卡因。

（二）肛门括约肌松弛剂

根据肛裂患者括约肌张力增加的理论，目前有很多研究测试了多种肛门括约肌松弛剂，减少最大休息肛门压力，增加局部血液循环，促进肛裂的愈合。

1. 各种硝酸盐配方 如硝酸甘油软膏（NTG）、硝酸甘油（GTN）和硝酸异山梨酯，局部外用治疗肛裂的愈合率略优于安慰剂，但其仍用于肛裂治疗：50%的慢性肛裂能愈合，这与局部外用一氧化氮供体有关，而且在外用硝酸甘油过程中，疼痛明显减轻。但一项新的关于药物治疗肛裂的 Cochrane 系统评价显示，硝酸甘油治疗肛裂的治愈率仅略优于安慰剂，增加剂量并不能提高治愈率。最主要的不良反应是头痛，20%~30%的用药患者出现此症状。这种不良反应与剂量相关，并导致 20%的患者终止治疗。虽然并发症较少，但外用一氧化氮供体的肛裂患者复发率显著高于手术患者。

2. 口服和局部使用钙通道阻滞剂 包括硝苯地平和地尔硫䓬（DTZ）：钙通道阻滞剂可以口服形式或局部治疗肛裂。外用钙通道阻滞剂比硝酸盐并发症少，而口服钙通道阻滞剂也可以治疗肛裂，但治愈率较外用低，不良反应发生率较高。

3. 其他括约肌松弛剂 如肾上腺素拮抗剂；局部毒蕈碱的受体激动剂，即氯贝胆碱、磷酸二酯酶抑制剂、肉毒杆菌毒素等。

但是，这些药物的疗效仍存在很多争议，最近的一项研究指出：慢性肛裂治疗的一线药大多数是方便、便宜的。而另一个研究得出结论：药物治疗慢性肛裂，可以有机会治愈，略胜于安慰剂，但远没手术有效。

（三）手术疗法

慢性肛裂或急性肛裂姑息治疗无效，应手术治疗。

1. 括约肌牵张术 Recamier 用牵张术治疗肛裂，因方法简单，手术后不需特殊处理，以后很多医生用这种疗法，适用于急性肛裂。局部麻醉常不能彻底牵张括约肌，故多用全身麻醉。先用两示指用力牵张肛门，再伸入两中指，向前后牵张，特别要牵张肛管后壁，使内外括约肌暂时瘫痪数日至 1 周，疼痛消失，肛裂愈合，但因撕裂一些括约肌纤维，常有渗血，肛门周围变色。有的发生肛门周围水肿、血栓外痔和内痔脱出。此技术可能会导致某些并发症，如失禁，继发于弥散的括约肌损伤，且复发率高。最近的研究采用气动气球扩张术治疗肛裂，发现这种技术有效且安全、没有检测到括约肌损伤。

2. 侧方内括约肌切开术（LIS） 美国结肠和直肠外科医生协会（ASCRS）对肛裂治疗建议 LIS 作为难治肛裂的外科治疗措施。Eisenhammer 首次引入了内部括约肌切开术。LIS 可分为开放技术和闭合技术。开放技术是利用电刀或其他器械在内括约肌表面切开。闭合技术是放置小手术刀如海狸叶片到内括约肌间沟，小心地切开内括约肌。将叶片放置到黏膜下层的空间，然后旋转向内括约肌，大多数发现把刀放在内括约肌间沟更为可取。一些回顾性研究支持 LIS 作为治疗肛门裂首选手术方法，采取开放或闭合没有显著的差异。一个关于开放和闭合 LIS 随机研究，近期并发症在两者相似，但在长期并发症开放手术 55%，闭合手术为 20%。同样，在肛门控制方面开放和闭合括约肌切开术问卷评估更倾向于闭合 LIS。排气排便失禁已经成为 LIS 术后一个常见的并发症。关于失禁的原因可能与 LIS 切开内括约肌的方式和程度有关。

3. 肛裂切除术 Gabriel（1930）首创切除手术 肛门周围皮肤做三角形切口，其高度超过 4cm，底在肛门周围，尖在肛管，将皮片和连同肛裂切除。然后切断一部分肌肉并牵张括约肌，伤口由内向外愈合。作者加以改进，局部麻醉，扩张肛门，以钳牵起肛裂下端或结缔组织外痔下端的皮肤，以剪切开，向上靠近肛裂边缘瘢痕组织切开肛管皮肤黏膜，将裂底部瘢痕组织由下方内括约肌分离，尽管保留正常皮肤和黏膜，避免损失括约肌，向上分离到齿线上方，以丝线结扎。将肛裂、炎症肛窦、肥大乳头和外痔完全切除。肛裂深处有时有一短小瘘管，如有遗漏，未加处理，将影响伤口愈合，肛裂复发。因此，应用钩探针检查肛裂是深部组织内有无瘘管，如发现瘘管，也有切开。最好做后方内括约肌切开术并向外延长切口，以便引流。切除术效果良好，其他手术治疗无效时，切除术可以治愈。有时缝合伤口，可以缩短治愈日期，但常有感染、不能一期愈合。Hughes 切除后立即植皮，但成活率不高。

治疗方案总结：治疗肛裂方法多种多样，但目前还没有得出一个令人信服的治疗方案。手术是药物治疗无效的进一步选择，而未经药物治疗的患者也可以直接选择手术。在最近的关于药物治疗和外科括约肌切开术的系统回顾中，Nelson 发现 GTN 治疗效果明显好于安慰剂治疗，但复发很常见。钙通道阻滞剂与 GTN 的功效相当，但副作用更少。Nelson 得出结论，其他的治疗措施的疗效都不如外科括约肌切开术，手术治疗有很低的肛门失禁风险。Nelson 还回顾了所有用于治疗肛裂手术结果得出结论，肛门后方内括约肌切开术或许应该抛弃，同时开放和闭合 LIS 似乎同样有效。考虑到这些数据，我们的实践来快速治疗肛裂，从局部用药或注射剂和手术括约肌切开术取决于未来肛门失禁的发现评估。

31

三、肛 瘘

肛瘘是肛门周围和直肠下部的瘘管，一端通于皮肤，一端通入肛管或直肠。管壁由增厚的纤维组织形成，管内有肉芽组织。肛瘘占肛管直肠疾病的 1/4。多见于 30～40 岁的中年人，男性多见，这可能与皮脂腺分泌旺盛有关。只有一端开口的称窦或盲窦。

【病因】

大部分肛瘘由肛管直肠脓肿破溃或切开排脓后形成。有的由外伤如火器伤或穿刺伤而得。少数是盆腔炎症由肛门部穿出造成。脓肿不愈，形成肛瘘，有几种因素：肛管直肠脓肿约 90% 由肛窦肛腺感染引起，脓肿破溃或切开后，肛腺仍继续感染，伤口不愈；由肛裂或其他原因引起的脓肿，肠内的感染物质反复感染脓腔，生成肛瘘。有时脓腔内有异物，可使脓腔不能愈合。另外破口缩小，瘘管迂曲不直，括约肌活动及局部组织营养不良，也是形成肛瘘的因素。

【病理】

脓肿破溃或切开，脓腔缩小，成为管状，破口缩小，形成瘘管。肛瘘由外口、瘘管、支管和内口组成。外口是瘘管通向肛周皮肤的开口，有的靠近肛门，有的离肛门较远，有的是 1 个，有的数个。由外口的大小和数目，可推断肛瘘的种类。如外口小，距离肛门缘 2.5cm 以内，表示瘘管位置较浅；如外口较大，内有很多肉芽组织，表示瘘管较深，多是坐骨肛门窝内或通过肛管直肠环上方的瘘管。如外口形不整齐，潜行性边缘，周围皮肤红紫色，多是结核性瘘管；外口靠近肛门，距肛门缘 1cm，探针检查，瘘管与肛管平行，多半是低位括约肌间瘘。原来脓肿破溃或切开的外口，称原发外口，是主要瘘管的末端。如继续感染，又生成脓肿，破溃后则成继发外口，继发外口是支管的末端。

瘘管是连接内口与原发外口的管道，有的笔直，有的弯曲，有的是一个分支，有的有很多分支。瘘管可向上侵入骨盆直肠间隙，向后侵入直肠后间隙，向前到会阴，由一侧围绕肛管到对侧。有时绕过肛管直肠环上方，也有的在括约肌外侧。瘘管与内外括约肌和肛管直肠环的关系，对手术十分重要，手术前和手术时应查清瘘管的位置，避免手术造成肛门功能不良。

支管是主要瘘管引流不畅，在其周围生成脓肿，破溃后形成，如屡次感染化脓，可形成很多支管。手术前应注意支管的分布，检查支管并加以处理。如有遗漏，可引起伤口不愈合或复发。

内口是初期感染生成肛瘘的入口，绝大多数在肛窦内及其附近，约 80% 在肛管后部正中线的两侧。内口也可在直肠下部或肛管的任何部位，但多在白线附近。绝大多数有 1 个内口，极少数有 2、3、4 个内口，如有 2 个内口，表示有 2 个瘘管，各有内口通入肛管，但这类瘘管少见，Hill 在 626 例肛瘘中占 4%，Mazier 在 1000 例中占 2%。一般内口较小，可摸到变硬的凹陷，有的内口较大，形态不规则。根据作者 560 例肛瘘手术分析，认为肛瘘都有内口，切开或切除内口是治愈肛瘘的关键。如未找到内口或处理失当，则不能完全治愈肛瘘。因此，手术前要反复检查内口的位置，手术时必须处理，才能使肛瘘治愈。

【分类】

肛瘘的分类方法较多，现将简单适用的分述如下：

（一）4 类分法

Parks 按肛瘘发病机制、瘘管行径与外括约肌与耻骨直肠肌的关系，便于采用不同手术方法和统计治疗效果，分为 4 类。

1. 括约肌间肛瘘 这种瘘是肛周脓肿发展的结果。瘘管走行在括约肌间隙。这是最常见的肛瘘，大约占所有肛瘘的 70%。瘘管上行到直肠壁可形成高位盲窦。而且瘘管也可以开口于低位直肠。感染可以进入括约肌间隙并且终止成盲窦，没有下行扩散到肛缘，亦即没有外口。感染也可以自括约肌间隙扩展到盆腔到达肛提肌以上。括约肌间瘘也可以是由于盆腔脓肿下行表现为肛周区域的感染症状。

2. 经括约肌肛瘘 此类肛瘘通常来源于坐骨肛门窝脓肿，大约占所有肛瘘的 23%。瘘管从内口通过内外括约肌到达坐骨肛门窝，这时如果瘘管向上的分支通过坐骨肛门窝的顶点或通过肛提肌到达盆腔可形成高位盲瘘。经括约肌瘘的另一种类型是直肠阴道瘘。

3. 括约肌上瘘　此类肛瘘来源于肛提肌上脓肿，占肛瘘的5%。瘘管经括约肌间到达耻骨直肠肌以上，在侧方弯曲向下到坐骨肛门窝再到肛周皮肤。也可以形成盲道及导致蹄铁瘘。

4. 括约肌外瘘　这种类型占肛瘘的2%。瘘管从肛提肌以上的直肠开始，穿过肛提肌经过坐骨肛门窝到达肛周皮肤。这种肛瘘可能是异物穿透直肠至肛提肌、会阴的刺伤、克罗恩病、癌或者处理上述疾病引起的。但是最常见的原因是肛瘘手术暴力探查引起的医源性损伤。

（二）3类分法

Eisenhammer按致病原因和瘘管行径将肛瘘分为3类：括约肌间瘘，有高位和低位并包括浅部蹄铁形瘘；经过括约肌瘘，包括坐骨肛门窝蹄铁形瘘；非肛窦和肛腺来源的肛瘘。

（三）复杂肛瘘、高位肛瘘、低位肛瘘

复杂肛瘘包括直肠壁内有螺旋形瘘管，手术困难的瘘，有高位支管的经过括约肌瘘，有支管的括约肌上方瘘，肛提肌上方蹄铁形瘘，多次手术造成的高位瘘。瘘管在肛提肌和肛管直肠环上方的称高位肛瘘，在其下方的称低位肛瘘。这种分类对临床无重要意义。因高位瘘手术有的简单，效果也好，有的手术困难或造成肛门失禁。

【临床表现】

流脓是主要症状，脓液多少因瘘管的长短和多少不同，新生的瘘管流脓较多，因外口封闭，瘘管内有脓液积存，局部肿胀疼痛，封闭的瘘口破溃后，又有脓液流出，疼痛减轻。患者还经常主诉排便疼痛，因内口处肉芽组织增生导致出血、局部隆起、肛门部瘙痒等。部分患者还有发热、乏力等全身症状。

【诊断】

有肛管直肠脓肿史，破溃或切开，伤口不愈，常流脓液，应想到有肛瘘存在。外口常在肛门周围，在皮肤表面呈一凹陷或一凸起，有的外口内有肉芽组织。浅的瘘管在皮下可摸到绳状索条，以指轻压，由外口流出脓液。深部或高位瘘管，坐骨肛门窝内或肛管直肠环附近有硬的瘢痕，有时在直肠壁内摸到索条。内口常在齿线附近或在直肠下部，可摸到硬结，硬结中央凹陷。确认肛瘘后，检查瘘管的行径和方向，推断是何类瘘管并尽量寻找内口。有人认为很多肛瘘无内口，其实检查方法不当，未找到内口。兹将检查的方法，分述如下：

（一）用钩探针检查

以内窥器张开肛管，内口常在红肿发炎的肛窦或肛管壁上的凹陷或硬结内。用钩反复检查，则不难找到内口。此法简单准确，作者数十年来应用此法检查，均能找到内口。

（二）探针检查

若直瘘，将探针由外口探入，示指尖按在齿线附近，可得内口，但弯瘘或复杂瘘管，行径弯曲，探针不易通过，不能用探针检查。探针偏软，不可用力过猛，以免穿破管壁，引起感染或造成假的内口。

（三）注射色素

常用亚甲蓝5%水溶液，直肠内放1块纱布，将亚甲蓝溶液由外口注入瘘管，同时用内窥器查看肛窦，如有染色溶液由肛管流出或纱布染色，表示有内口存在，但因瘘管弯曲，括约肌收缩，可使瘘管闭合，亚甲蓝溶液不能通过内口进入直肠。如亚甲蓝溶液注入瘘管周围软组织内，手术时则不能辨认正常组织和病变组织。

（四）瘘管造影

注射30%~40%的碘油或12.5%碘化钠溶液于瘘管内，照相可见瘘管分支，但因括约肌收缩，阻碍碘油进入瘘管，有时不能显影。瘘管造影不能鉴别高位坐骨肛门窝及肛提肌上间隙的脓肿，而且，由于缺乏精确的标志，内口的水平也很难判定。

（五）按Goodsalls定律推定

通过肛门画一横线，如外口在此横线前方，瘘管呈直线走向肛管，且内口位于外口的相应位置。若外口在肛门横线后方，瘘管常呈弯曲形，内口多在后正中的齿状线附近，总体来说，外口离肛缘越远，越可能伴发深部复杂瘘管。Cirocco和Reilly发现外口在后方的肛瘘是较符合Goodsalls定律。而外口在前方的肛瘘71%的瘘内口在前正中，因此准确性欠佳。

（六）直肠腔内超声

直肠腔内超声可以显示原发瘘管和肛管括约肌的关系并且能够确定内口的位置。它可以帮助鉴别复杂肛瘘，并且可以辅助评估复杂的脓肿以利恰当的引流。一项前瞻性研究对比了直肠腔内超声和直肠指诊的作用，发现腔内超声检查能够发现大部分的括约肌间和经括约肌的瘘管，但不能够检测到表浅的瘘管、括约肌外和括约肌上瘘管或者继发的肛提肌上的肛提肌下瘘。

（七）磁共振成像（MRI）

MRI在评价复杂肛瘘和既往手术导致解剖改变的患者中有价值。因为MRI能够提供括约肌的多维显影，能够容易鉴别肛提肌上和肛提肌下病变。MRI能够精确的描绘原发瘘管，也能显示继发扩展的病变部位。由于内口的位置可以根据瘘管近端的括约肌间隙推断，MRI是能够提供最精确的内口定位的影像技术。

【治疗】

肛瘘自行愈合者很少，手术是主要疗法。手术的方法很多，但其原则是消除瘘管，不再复发，尽可能减少括约肌损伤，保护肛门功能。

（一）肛瘘切开术和切除术

此种方法多用于处理简单的括约肌间瘘和低位经括约肌瘘，患者取折刀位，通过探针确定内口位置，完全明确瘘管走行，利用电刀或手术刀切开，充分引流，将肛瘘的内口、瘘管、外口、支管和瘢痕组织切开或切除，使肉芽组织由伤口底部向外生成。由于完全切除瘘管组织，造成伤口较大，括约肌两侧断端缺损较大，使得愈合时间较长，便失禁发生的可能性较大，目前肛瘘切除术已不被推荐使用。

（二）挂线疗法

将尖端有孔的软探针由外口伸入瘘管，按瘘管行径，适当弯曲探针，示指按于齿线，使探针由内口进入肛管或直肠，再将探针弯曲，由肛门拉出。将丝线或橡胶线穿入探针孔内，再将探针拉回，随着探针将线由外口牵出，将瘘管以线扎紧，隔数日紧线 1 次，以机械性压力，使管壁缺血坏死，直到缚线脱落，成一开放伤口，自行愈合。

（三）纤维蛋白胶

由于纤维蛋白胶治疗肛瘘简单无创，能够避免肛瘘切除术造成的大便失禁，因此看起来是很好的方法。可以单独使用或联合黏膜瓣前移术使用。如同肛瘘切除术那样，先确定瘘管以及内口和外口，瘘管搔刮干净，通过一个 Y 形连接管向瘘管内注入纤维蛋白胶，使整个瘘管充满蛋白胶并能从内口处发现。注射管缓慢退出使整个管道充满蛋白胶。外口处放置凡士林纱布。但此种方法的愈合率较低，但由于并发症少且可以多次重复而不危及控便能力，所以可考虑作为初始治疗。

31

（四）肛瘘栓

最近报道使用自冻干猪小肠黏膜下层制成的生物栓治疗复杂性肛瘘。肛瘘栓可以封闭瘘管内口和填充瘘管。适应证包括：①经括约肌肛瘘；②如果使用传统手术有造成失禁可能的括约肌间肛瘘，如炎性肠病患者；③括约肌外肛瘘。禁忌证包括：①有持续脓肿存在的肛瘘；②存在感染的肛瘘；③对此类产品过敏的患者；④不能辨别内口和外口的肛瘘患者。后者是肛瘘栓的绝对禁忌。有研究表明，肛瘘栓治疗低位肛瘘的愈合率达 70%～100%。但对复杂性肛瘘的疗效较差。早期报道肛瘘栓治疗克罗恩病肛瘘的愈合率达 80%。

（五）括约肌间瘘管结扎术

Rojanasakul 等于 2007 年提出括约肌间瘘管结扎术（ligation of intersphincteric fistula tract，LIFT），此方法经括约肌间隙入路，确认括约肌间瘘管，紧靠内括约肌结扎瘘管以实现内口关闭，并切除部分括约肌间的瘘管，清除其余瘘管组织，缝合修补外括约肌缺损。该术式操作简单，括约肌损伤较小，目前在国内已逐渐推广应用并得到改良。患者术前行机械性肠道准备，术中取俯卧折刀位。肛门镜插入肛管。手术方法：①确认内口；②在瘘管上方的括约肌间沟取 1.5～2.0cm 的弧形切口；③使用电刀分离至括约肌间平面，注意靠近外括约肌以免损伤内括约肌和直肠黏膜；④牵开内括约肌和外括约肌。切开括约肌间瘘管，用 3-0 的可吸收缝线结扎靠近内口的瘘管；⑤靠近缝线结扎瘘管；⑥根据注射或探针检查至外口行瘘管切除；⑦搔刮肉芽组织；⑧通过内括约肌间切口缝合外口；⑨3-0 可吸收线缝合切口。王振军等将 LIFT 和脱细胞材料填充结合起来，形成了一种兼备两者优点的方法（LIFT-Plug），弥补了国外将 LIFT 与生物补片相结合的 BioLIFT 方法开放瘘管愈合时间长的缺点。

各类肛瘘治疗方法：

1. 括约肌间瘘　这类肛瘘的瘘管在内外括约肌之间，可向下至肛门缘，内口在齿线附近，外口在肛门缘。这类肛瘘最多，也称低位肛瘘。有的在内括约肌与直肠纵肌之间向上，在直肠壁内成一盲端。有的穿入直肠，则有 2 个内口，一在齿线附近，一在直肠，外口在肛门缘，容易误诊为括约肌外侧瘘。高位括约肌间瘘，探针由外口伸入直行向上，有的可探入直肠，探针紧靠肛管内壁，可与括约肌外侧瘘区别。有的无外口，瘘管在直肠环肌和纵肌之间成为盲端或穿入直肠。也有的向外穿破到肛提肌上方。

低位括约肌间瘘，确定内口后，切开内括约肌下半部分，使瘘管开放。高位括约肌间瘘，直肠壁内高位支管成盲端的瘘管，可将内口和下部瘘管切开，使上部瘘管引流通畅，有时需要切开上部瘘管，将内括约肌完全切开。穿入直肠的瘘管，可将瘘管完全切开。无外口的瘘管，可在直肠内切开瘘管及其在肛管的内口。总之这类肛瘘治疗简单，不常影响肛门功能。有时忽视上方支管，影响治愈；有时误认为其他类肛瘘，手术造成不必要的伤害。

2. 经过括约肌瘘　瘘管由肛管中部向外，经过外括约肌到坐骨肛门窝，然后由肛门周围皮肤穿出。大多数由外括约肌下部穿过，也有的在耻骨直肠肌下方穿过。穿入坐骨肛门窝后，可分成上下 2 支，下支由肛门周围，上支向上到坐骨肛门窝顶部。有的再向上穿过肛提肌，形成骨盆直肠瘘。在肛管中部常可摸到瘢痕。由外口伸入探针，可达瘘管上端，在直肠壁外可摸到探针。

穿过外括约肌下部的瘘管，需切开内括约肌下部和外括约肌下部。耻骨直肠肌下面的瘘管，需切开内括约肌下部和全部外括约肌。穿到坐骨肛门窝顶部和肛提肌上方的瘘管，将下部瘘管切开，使上部瘘管引流通畅，上部瘘管可以治愈。

3. 括约肌上方瘘　这类肛瘘较少，约占 5%，瘘管在括约肌之间向上，到耻骨直肠肌上方，向外绕过肛管直肠环，再向下入坐骨肛门窝，由肛门周围穿出。有的由支管到肛提肌上方，这种支管可围绕直肠下部称高位蹄铁形肛瘘，因瘘管绕过肛管直肠环上方，可摸到半环形瘢痕。在内口下方切开瘘管。应采用分期方法切断肛管直肠环。

4. 括约肌外侧瘘　这类肛瘘少见，约占 2%，瘘管由会阴部向上，经坐骨肛门窝和肛提肌，然后穿入直肠或盆腔，瘘管在肛管外侧，由会阴部外伤或直肠内异物穿破直肠造成的瘘，肛管内无内口。由经过括约肌瘘的继发瘘管穿入直肠生成的瘘，有 2 个内口，原发内口在肛管中部，继发内口在直肠。由盆腔炎症、肉芽肿性结肠炎、溃疡性结肠炎、乙状结肠憩室炎向下穿过肛提肌，由会阴穿出，这种瘘管在肛管和直肠均无内口。

由外伤和直肠内异物造成的括约肌外侧瘘，需切开肛管直肠环和全部内外括约肌。由盆腔炎症生成的瘘管，切除盆腔有病变的结肠，瘘管可以自愈。由经过括约肌瘘生成的瘘管，因直肠内压力，使黏液和粪便经常流入瘘管，加重原发内口感染。治疗应消除直肠内压力和感染 2 种原因，处理 2 种内口。可用分期挂线，将直肠内瘘管逐渐下移到肛管，成括约肌上方瘘，再按括约肌上方瘘处理。有时做暂时性结肠造口术，减少直肠内压力，防止感染，再切开下部瘘管。单纯缝合直肠内口，虽有时治愈，但也常失败。

5. 蹄铁形肛瘘　瘘管围绕肛管或直肠下部，由一侧到对侧，成半环形如蹄铁而得名。常有一个内口，在齿线附近，通入肛管。在肛门周围、会阴部和臀部可有很多外口。也常有很多支管。在肛门前方的称前部蹄铁形瘘，在后方的称后部蹄铁形瘘，后部的比前部的多见，位置较深。瘘管有的在括约肌之间，有的在坐骨肛门窝内，也有的在肛提肌上间隙。先寻找内口，再由外口将主要瘘管及其支管一一切开，切断肛管直肠环应分期手术，如有蔓延到黏膜下的瘘管，应同时切开。有的瘘管未绕过肛管直肠环，而在其后方和上方，需切断后面尾骨的肌肉，肛管直肠环不常受到损伤。常用几个伤口，避免损伤神经和肛门功能。

【并发症】

肛瘘手术的早期并发症包括：尿潴留、出血、粪便嵌塞和血栓性外痔。晚期并发症包括便失禁、疼痛、出血、瘙痒以及切口愈合困难等。

便失禁是较为严重的并发症，术后因疼痛、炎症的影响发生的肛门失禁者较多，多在 2~3 天内恢复，而肛瘘术后永久性便失禁的发生和术中括约肌损伤程度以及原来存在的括约肌损伤和肛管瘢痕有关。据报道肛瘘切除术后轻微的控便异常为 18%~52%。其中复杂肛瘘、高位内口、后位内口及继发瘘管是发生便失禁的危险因素。而挂线术在控便方面有很好的结果，有文献报道，失禁的发生率为 12%，而且随着内口位置增高而增加。纤维蛋白胶及肛瘘栓对控便则没有影响。

通过注意手术和术后随访的细节，这些并发症可以减少到最小程度。

【复发】

肛瘘切开术的复发率为 0~18%。复发原因包括没有准确找到内口或没有正确处理侧方或上方的继发瘘管。不能准确找到内口可能是由于瘘管迂曲、内口自然愈合以及微小内口所致。继发瘘管容易被忽略，由于这种原因导致的复发占总复发人数的 20%。

第六节　结、直肠息肉与息肉病

结直肠息肉（polyps of colon and rectum）是结直肠内有黏膜覆盖质软的良性肿瘤，较小的息肉多为黏膜下隆起的结节，较大的多为有蒂的肿物突入肠腔。Reder 在 55 876 例常规乙状结肠镜检查中，息肉发病率是 5.1%。大肠息肉中近 50%是直肠息肉。单个或少数分散的称结直肠息肉，如多发息肉（临床常用标准为 100 枚以上）聚集在结直肠的称为息肉病（polyposis of colon and rectum），其发病原因，组织学表现，生物学特性，癌变率和预后均不同；多与遗传因素密切相关，可采用基因分析方法进行诊断，但目前临床上尚未普及与推广。

【分类】

（一）结直肠息肉

1. 新生物性（肿瘤性）息肉　又称为腺瘤性息肉，腺瘤性息肉是结肠息肉中最常见的瘤性息肉（占所有息肉的 50%~67%），现已被明确为癌前病变，与结直肠癌发生直接相关。一般认为结直肠癌大多数经过腺瘤的过程，摘除腺瘤性息肉可减少结直肠发生，因此腺瘤性息肉也是结直肠癌筛查的主要目标。结直肠腺瘤发生率与结直肠癌发生率正相关性已得到流行病学的证实。

腺瘤分为三种类型，即管状腺瘤（tubular adenoma）、绒毛状腺瘤（villous adenoma）和管状绒毛状腺瘤（tubulovillous adenoma）（亦称混合型腺瘤）；其中以管状腺瘤最多见，发病率分别为 75%~90%、7%~15%和 5%~10%。他们都是有恶变可能的低度不典型增生病变，大体上，这些病变可能是有蒂的或是广基底的无蒂腺瘤，可能单发或多发，广基腺瘤的癌变率较有蒂腺瘤高；腺瘤越大，癌变的可能性越大；腺瘤结构中绒毛状成分越多，癌变的可能性也越大。虽然这些分类方法有助于判断息肉的癌变可能性，但是三类腺瘤的治疗方法是相同的，所有这种分类并不具备临床意义。

2. 错构瘤性息肉　错构瘤性息肉是正常组织的异常排列，用于指那些细胞排列异常但无异型性增生的结肠肿物，这些息肉通常被认为极少癌变，但是当染色体发生错位就会引起的息肉变化进而增加癌变风险，如：幼年性息肉病综合征（JPS），Peutz-Jeghers 综合征（PJS），PTEN 错构瘤综合征（PHTS），多激素瘤综合征 2B，遗传学息肉综合征，Cronkhite-Canada 综合征，基底细胞母斑综合征，以及多发性神经纤维瘤。主要的错构瘤类型可以分为两类：幼年性息肉和 Peutz-Jegher 型息肉。其中以幼年性息肉为主，常见于幼儿，大多在 10 岁以下，成人亦可见。60%发生在距肛门 10cm 内的直肠内，呈圆球形，表面光滑，有长蒂，蒂部盖以正常黏膜，其体部的为肉芽组织，多为单发，病理特征为大小不等的潴留性囊腔，显微镜可见大量特征性的结缔组织，腺体增生，扩张成囊状，间质也有增生，其中间有黏液样物质并有急性和慢性炎症细胞浸润，也常有嗜酸性粒细胞浸润。息肉内缺乏黏膜肌，因此容易自行脱落和退化。

3. 炎性息肉 炎性息肉是肠腔内的正常或者近似正常结肠黏膜或者黏膜下层的岛状或者丘状突起，所以并不认为它是真正的“息肉”。他们常与结肠的慢性炎症过程有关，最多见于溃疡性结肠炎、克罗恩病、肠阿米巴病等疾病刺激形成，也可以是结肠增生性炎症，感染或者缺血因素引起。息肉的症状包括出血和腹泻，难以区分于导致息肉生长的根本症状。极少情况下，较大的炎性息肉（巨大炎性息肉病）可导致肠梗阻或者肠套叠。

4. 化生性息肉 也称增生性息肉，直肠黏膜斑块状结节，直径1~2mm，通常小于5mm。各年龄段均可发生。黏膜腺管变长并有囊状扩张，内层柱状上皮逐渐减少，杯状细胞减少。黏膜变厚，浆细胞和淋巴细胞增多，可见黏膜肌碎片，无有丝分裂现象。常无症状，无何影响。这类息肉应与小型腺瘤和淋巴瘤鉴别，常不需要治疗。

（二）结直肠息肉病

1. 家族性腺瘤性息肉病（familial adenomatous polyposis）是常染色体显性遗传病，目前发病原因不明。常在青春发育期直肠或结肠内出现100枚以上息肉状腺瘤，部分有结肠外表现，如胃、十二指肠、肌肉和骨的肿瘤等。多见于青年，在童年或青春期前不常出现症状，癌发病率很高。据报道发现该病的平均年龄为29岁，发生恶变的平均年龄为39岁。如直肠内超过20个息肉，特别是群集或绒毯式息肉，电灼不能完全切除的多发息肉患者，应做结肠直肠切除。

2. Peutz-Jeghers 综合征 亦称黑斑息肉病，是一种少见的显性遗传性疾病，Pentz 和 Jeghers 首先报道，特点为胃肠道多发性息肉伴口腔黏膜、口唇、口周、肛周及双手指掌、足底黑色素沉着。息肉大小不等，小的数毫米，有蒂，大的可达5cm。显微镜下是错构瘤，细胞排列正常，黏膜肌有树枝状畸形，息肉内有平滑肌纤维，正常分化的杯状细胞，无增生改变、多在青春期出现症状，腹泻和便血。女性患者5%有卵巢肿瘤。应与家族性腺瘤息肉病鉴别，这类综合征有无癌变，目前仍有争论。Bussey 报道14例黑斑息肉综合征的胃和小肠的息肉有癌变。Linos 对48例随诊平均33年，未发现癌变，生存率与普通居民相似。应做姑息切除，切除大的息肉时，尽量少切除肠管。

3. Gardner 综合征 Devie 和 Bussey 提出结肠息肉、骨瘤和结缔组织囊肿综合征。Gardner 和 Stephens 详细叙述。这类综合征有息肉病，骨瘤和软组织肿瘤3种表现。这3种不同肿瘤共有一种支配基因，是遗传来的家族病。这种息肉发生癌变的年龄比家族性息肉病癌变年龄晚，60岁前后癌变发病率最高。骨瘤多在下颌骨和颅骨，长骨少见。软组织瘤有多发皮脂腺囊肿和硬纤维瘤，其发病原因目前不明，常与外伤和刺激有关系，因癌发病率高，应早期治疗息肉，其他肿瘤可局部切除。

消化系统各类息肉病的鉴别诊断如表31-6-1所示。

表31-6-1 胃肠道息肉病的鉴别诊断

病种	遗传方式	息肉组织学特征	息肉分布	息肉数	其他表现	恶变率
家族性结肠息肉病	常染色体显性	腺瘤	结、直肠为主	>100	—	极高，不治疗几乎均发生恶变
Gardner 综合征	常染色体显性	腺瘤	结、直肠为主	>100	软组织瘤，骨瘤和齿异常	同上，尚易发生十二指肠癌、壶腹周围癌
Turcot 综合征	常染色体隐形	腺瘤	结、直肠为主	<100	中枢神经系统恶性肿瘤	高
Peutz-Jegher 综合征	常染色体显性	错构瘤	全胃肠道，小肠为主，结肠次之	数十个到数百个	黏膜、皮肤色素斑	2%~3%恶变
幼年性结肠息肉病	常染色体显性	错构瘤	直肠、乙状结肠为主	数十个到数百个	—	少数患者可发生结、直肠癌
炎症性息肉病	无遗传性	肠道弥漫性炎性改变	结、直肠为主	数十个到数百个	—	—
淋巴滤泡性息肉	无遗传性	淋巴滤泡增生	结、直肠为主	数十个到数千个	—	—

续表

病种	遗传方式	息肉组织学特征	息肉分布	息肉数	其他表现	恶变率
Crokhite-Canada综合征	无遗传性	炎症性假性息肉，伴有腺体囊性扩张和黏液潴留	全胃肠道，胃和结肠为主，小肠次之	弥漫性—散在性生长	皮肤色素沉着，脱毛，指（趾）甲萎缩脱落	—
化生性（增生性）息肉病	无遗传性	腺管延长和囊性扩张囊壁呈锯齿状	直肠、乙状结肠为主	散在性—弥漫性生长	—	—

【检查方法与诊断】

大部分结直肠息肉无特异性临床表现，部分表现为排便次数增加、便血、排便不尽感、黏液便，少数发生肠梗阻、穿孔。常在结肠镜检查或钡剂灌肠检查时发现，有家族性、遗传性息肉或息肉病的患者可通过家庭随访和定期检查发现新患者。该病的检查方法主要有：

（一）大便潜血检查

假阴性率较高，诊断价值有限。

（二）X线钡剂灌肠检查

可通过钡剂的充盈缺损发现大肠息肉。

（三）内镜检查

为发现和确诊结直肠息肉的最重要手段，包括直肠镜、乙状结肠镜和结肠镜检查。一般主张行纤维全结肠镜检查。内镜检查不仅可观察结直肠黏膜的微细病变，重要的是可取材进行病理学诊断以确定病变的性质，取材应为整个息肉或多处钳取活组织，取材后应标记好息肉的头部、基底和边缘。病理学诊断是确定进一步治疗的关键因素。

【治疗原则】

应根据息肉的部位、性质、大小、多少、有无并发症及病理性质决定治疗方案。主要的治疗方法有内镜治疗、手术治疗和药物治疗。小息肉一般在行结肠镜检查时予以摘除并送病理检查。直径>2cm的非腺瘤性息肉可采用结肠镜下分块切除。直径>2cm的腺瘤，尤其是绒毛状腺瘤应手术切除。

（一）内镜治疗

为目前常用的方法。适应证为：

1. 各种大小的有蒂息肉和腺瘤。

2. 直径小于2cm的无蒂息肉和腺瘤。

3. 多发性腺瘤和息肉，分布散在，数目较少。部分无蒂息肉可以通过黏膜下注水或者葡萄糖肾上腺素切除，绝大部分错构瘤样息肉也可通过内镜下治疗。常用方法为内镜下套扎或者电切，此外，微波、氩气凝固术、激光治疗等切除手段也见于文献报道。对于较大息肉或者无蒂息肉，内镜联合腹腔镜治疗也取得了较好的效果。

（二）手术治疗

病理检查若发现腺瘤癌变，再进一步确认是表面癌变还是有深层的浸润，若没有深层浸润、未侵犯小血管和淋巴、分化程度较好、切缘无残留，摘除后不必再做外科手术，但是应密切观察，长期随访。一旦病理发现有深层的浸润，则必须追加外科手术，以确保彻底切除病变。主要的手术方式有，结直肠切除肛管吻合重建术和经腹全结肠切除后回肠直肠吻合。

（三）药物治疗

研究表明非甾体抗炎药、钙剂能减少结直肠息肉的复发，但是通常需要联合内镜治疗，并定期进行随访。

家族性腺瘤性息肉病如不治疗，最终会发生癌变，因此应尽可能在青春期内确诊并接受根治性手术。治疗本病的基本原则是采取手术方法切除病变的肠管以达到清除全部或大部腺瘤的目的。根治性手术的方式是结肠、直肠中上段切除、下段黏膜剥除，经直肠肌鞘行回肠肛管吻合术。

Peutz-Jeghers综合征较少发生恶变，手术难以全部切除。如患者无明显症状可暂不行手术治疗。但对纤维内镜检查能够看到的息肉应予以处理。对于常有腹痛或由于慢性失血已经引起明显贫血的患者，应施行择期手术。手术方法以切开肠壁摘除息肉为主，对于息肉集中的肠段亦可行肠切除术，因患者有可能需要多次手术，切记做广泛肠切除，以免发生短肠综合征。并发肠套叠者，应视为急症，及时行手术治疗。

Gardner综合征的治疗与家族性结直肠息肉病相同。但在手术治疗时保留直肠的指征要掌握严一些，因此类患者在第2次手术切除直肠时常遇到直肠周围纤维化、盆腔纤维瘤等困难。一般较小的骨瘤不需要处理。胃、十二指肠息肉发病率较高，应及时通过胃、十二指肠镜切除或电灼。其他结肠外表现可分别进行处理。

炎性息肉的治疗应针对原发疾病进行处理，为可逆性，炎症刺激消退后，息肉可自行消失，不需治疗；增生性息肉为良性病变，常无症状，不需治疗。

第七节 结肠癌

大肠癌（colorectal carcinoma）为我国常见的恶性肿瘤之一，据GLOBOCAN 2012资料显示，我国结直肠癌发病253427例，位于肺癌、胃癌、肝癌和乳腺癌之后，居第5位；死亡139416例，位于肺癌、肝癌、胃癌和食管癌之后，居第5位。从世界肿瘤流行病学调查中可以看出，澳大利亚、新西兰、欧洲和北美的结直肠癌发病率最高，而西非、中非和中南亚发病率最低。我国结直肠癌以50~70岁年龄段的发病率为最高，50岁以下及80岁以上发病率较低，中位发病年龄在45~50岁，男性发病率明显高于女性。近年来的统计资料表明，在胃癌、食管癌发病率下降的同时，大肠癌发病率却在不断增高，其中尤以结肠癌增加更为明显。近年来我国结肠癌的总发病率已超过直肠癌，改变了长期以来大肠癌中以直肠癌为主的格局。目前我国结直肠癌的好发部位依次为直肠、乙状结肠、升结肠、降结肠和横结肠。

【病因】

对于结肠癌的病因目前尚未完全明确。近年来多采用队列及配对调查方法对饮食、生活习惯及体格素质等因素与结肠癌的发病关系进行分析，同时也注意了环境影响、遗传、结肠腺瘤、慢性炎症等癌前状态及免疫功能缺陷因素的影响。

31

（一）饮食及环境因素

其在北美、西欧和澳大利亚发病率相对高，在非洲和亚洲相对低。根据这个发现提出了Burkitts假说：不同人群中的饮食差异，特定的纤维素和脂肪摄入导致了世界各地不同区域的结直肠癌的发病率的差异。

脂肪和红色肉类：饮食中肉类及脂肪含量高时，刺激肠道大量分泌胆汁，导致肠道中胆汁酸和胆固醇的含量增加，而高浓度的胆汁酸具有促癌作用。其促癌机制为：①促进肠黏膜细胞、癌细胞增生；②致DNA损伤及干扰DNA代谢；③抑制肠黏膜固有层淋巴细胞增生，减弱免疫功能等。同时，在胆汁酸增高的情况下摄入高蛋白，会被肠道细菌降解产生致癌性的氨基酸产物。无论在实验性结肠癌或临床结直肠癌病例中，粪便中胆汁酸和胆固醇代谢产物的含量均明显高于对照组或正常人。进食高脂饮食国家的人群的结直肠癌的发病率要高于进食低脂饮食的国家的人群。而同时目前多项研究指出红色肉类的摄入与结直肠癌存在相关。红色肉类富含铁元素，一种促氧化剂。食物中的铁会增加肠道内的自由基产物，而这些自由基会导致肠黏膜的慢性损伤或增加致癌物。在人类，红色肉类的摄入以剂量响应模式刺激N-亚硝基的产物。因为许多N-亚硝基的产物是公认的致癌物，所以这是红色肉类与结直肠癌相关的潜在机制。经过明火烹调或加热完毕的肉类会产生杂环胺和多环芳烃等产物，这些产物在动物实验中是存在致癌性的。已有多篇Meta分析指出红色肉类的摄入与结直肠癌的发生存在关系。

膳食纤维：饮食中另外一个重要的因素是纤维素的含量。饮食中膳食纤维的含量也是CRC发病的重要因素，高膳食纤维可降低CRC发病机制的可能原因是其可吸收水分，增加粪便体积，稀释粪便中致癌物浓度，纤维可以加快肠道传输，便于其排出。但是目前关于膳食纤维对预防结肠癌的发生仍存在很多争论，两项美国的大宗队列研究发现，并没有证据证实膳食纤维能减少结肠癌的发生。而有的学者指出全谷物纤维可能对结直肠癌有预防作用，此外，纤维摄入本身可能没有预防作用，但可能与许多其他健康的生活方式以及其他健康饮食的成分有关（比如大量蔬菜，低脂肪和低肉类）。与观察实验相比，随机研究缺少实验结果显示这可能是其中的原因。然而干预实验可能因实验周期太短而无法显示其效果。

肠道菌群：随着微生态学的发展，肠道菌群与CRC的发病关系得到了越来越多的重视。健康人体肠道内的细菌种类有成百上千种，这些寄生在人体肠道中的微生物在维持健康方面有重要作用，如营养、能量代谢、免疫功能等。研究表明，CRC患者的肠道菌群出现失调状态，粪便中的检查表现为厌氧菌与需氧菌的比值明显下降。另外，与健康人的肠道标本相比，具核梭杆菌在CRC患者肠道中的比值很高。肠道菌群失调致CRC发生的可能机制为：肠道菌群通过慢性炎症刺激促进结直肠癌发病；肠道菌群通过酶与代谢产物致癌。同时，该学者还提出，益生菌能改善肠道菌群结构，影响肠道代谢，降低诱发CRC的风险。

病例对照研究表明，叶酸和维生素D均可降低大肠癌发病的相对危险度。长期叶酸缺乏可导致胃肠道细胞核变形，甚至发生癌前病变。国内有学者通过实验发现，叶酸缺乏可能与CRC的发生有关，其可能的机制是叶酸可导致肠黏膜上皮细胞的DNA甲基化状态发生改变。另外，葱、蒜类食品对机体的保护作用愈来愈受到人们的关注，实验证实大蒜油能减少甲基胆蒽引发的大肠黏膜损伤，临床流行病研究也证实喜于进食蒜类食品者的大肠癌发病率相对较低。与此相反，进食腌制食品可以造成大肠癌发生的相对危险度增高，从高至低增高危险度的分别是直肠癌、左半结肠癌、右半结肠癌。有学者认为腌制食品的致癌作用是由于食品腌制中产生的亚硝酸类化合物有关，而高盐摄入只是一种伴随状态。油煎和烘烤食品也可以增加大肠癌的发生风险，蛋白质在高温下所产生的甲基芳香胺可能是导致大肠癌的重要物质。

（二）个体因素

由流行病学研究得到的大肠癌易患因素中，可以归因于个体因素的原因十分复杂，可能需涉及个人体态、生活嗜好、体力活动、既往手术等多个方面。

肥胖似乎会增加男性和绝经期女性的结肠癌风险。在肥胖人群中，结直肠癌风险增加了两倍，其中一项机制是许多肥胖患者存在胰岛素抵抗。胰岛素抵抗会导致外周高血糖并增加胰岛素生长因子肽活性增加。高 IGH-1 水平与细胞增生有关，并增加结肠肿瘤的风险。

在 2001 年的文献的综述显示吸烟与结直肠腺瘤的关系存在正相关，吸烟者腺瘤的风险大约是非吸烟者的 2~3 倍，而流行病学研究显示烟草与结直肠癌风险存在联系，吸烟者所吸入的烟雾中富含肼类烃合物和苯并芘，这二者均可引起大肠癌的发生，特别是在动物实验中已可复制相关模型。

另外，对照分析结果表明，体力活动较大者罹患大肠癌的可能性较小。研究认为中等强度的职业体力活动有助于防止结肠癌的发生，体力活动影响结直肠癌发生风险的生物机制并不清楚，增加体育锻炼会导致胰岛素敏感性和 IGF 水平的改变，而且胰岛素和 IGF 潜在参与到结直肠的致癌过程中。其他可能的机制包括体力活动对前列腺素合成的影响，对抗肿瘤免疫防御的影响和减少活动相关的身体中的脂肪。这些机制通常可能是多因素的。

目前国内外很多学者在研究胆囊切除术与结直肠癌的关系，但目前仍存在争论。胆囊切除术后，在粪便中可以检测到的胆酸盐的数量在增加，其可能在结肠致癌过程中起作用，但也可能与发生胆石症相关的饮食和生活方式因素与结直肠癌风险的关系极易混淆。前期的胆囊切除术并不是腺瘤形成的危险因素。其与结直肠癌的联系也是不确定的，但可能与近端结肠癌更相关。

随着心脑血管患者增多，服用阿司匹林与结直肠癌之间的关系也逐渐被人们所关注。研究证据显示使用阿司匹林或其他非甾体类抗炎药物对所有分期的结直肠致癌过程（异常隐窝灶，腺瘤，癌症和结直肠癌的死亡）都有保护作用。非甾体类抗炎药的抗肿瘤机制并不完全清楚，但可以确定的是花生四烯酸依赖和花生四烯酸非依赖途径均有所涉及。因为化疗预防药物需要在普通人群广泛应用以最终减少肿瘤的风险，应用阿司匹林或非甾体类抗炎药的化学预防风险可能会超过其益处。正常服用阿司匹林或非甾体类抗炎药的患者可能会发生严重的胃肠道并发症。此外，COX-2 抑制剂存在潜在的心脏毒性，因此将其用于化学预防是不受支持的。有很多学者评估了用非甾体类抗炎药或 COX-2 抑制剂预防结直肠癌的成本效益，发现这些成分的化学预防作用无法有效地节省成本。

原发性免疫功能缺陷的患者恶性肿瘤发病率约为普通人群的 1000 倍。脏器移植患者因长期使用免疫抑制剂，恶性肿瘤发病率也较高。将癌细胞植入健康人体一般较难生长和发展，如机体免疫功能低下或长期使用免疫抑制剂（如硫唑嘌呤、泼尼松、或在脏器移植后施行脾切除术、胸腺切除术、或投入抗淋巴血清等以增加免疫抑制治疗效果）使体内的免疫监视功能受到破坏，则恶性肿瘤发生机会大为增加。根据美国移植处的资料，脏器移植后恶性肿瘤的发病率为 5%~6%，约大于同龄普通人群的 100 倍，术后生存时间越长，恶性肿瘤发生率越高，每年递增 5%，9 年后可达 44%。

（三）癌前病变

结直肠瘤腺与结直肠癌之间关系较为密切，欧美大肠癌高发地区大肠腺瘤的发病率也较高。日本宫城县 50 岁以上的尸检标本中，有 26.8%可见到大肠腺瘤，而大肠癌高发区的夏威夷，50 岁以上的日本移民尸检中，63.3%可发现大肠腺瘤。与大肠癌有关的两种腺瘤是绒毛状腺瘤及管状腺瘤。Rhoad 观察到有腺瘤的每平方厘米大肠黏膜上发生癌的机会要比正常黏膜高 100 倍。典型的绒毛状腺瘤基底广，表面呈绒毛状、有显著恶变倾向，40%~50%浸润癌蕴育于其中。管状腺瘤与结肠癌的发病年龄、性别及好发部位相同。从病理组织学上也观察到管状腺瘤有不同程度的非典型性增生，随着管状腺瘤的增大，细胞非典型性增生及浸润性癌的发生率也迅速增高。腺瘤直径小于 1cm 时，非典型细胞占细胞总数的 3%，若直径超过 2cm，非典型细胞占 28%。Ando（1991）用分子生物学方法研究大肠癌发生与腺瘤的关系：正常黏膜及伴轻度非典型增生的腺瘤无 c-k-ras2 密码子 12 突变；伴中度非典型性增生的腺瘤突变占 8.1%；伴重度非典型增生的腺瘤突变占 83.3%；原发性大肠癌突变占 26%；转移癌突变占 23.1%，伴重度非典型性增生的腺瘤的 C-K-ras2 基因 12 密码子突变率明显高于原发癌及转移癌，提示大肠癌可能并非由重度非典型增生的腺瘤发展而来。尽管如此，一般认为腺瘤恶变与其病理类型、不典型增生程度、位置、数目及大小有关。

大肠的慢性炎症也是导致大肠癌的重要因素，其主要包括炎症肠病、血吸虫性结肠炎。长期罹患炎性肠病的患者其结直肠癌风险更高，溃疡性结肠炎存在巨大的癌症风险；对于长期患病，病变广泛的患者来说，全结肠切除术是最有效的预防结直肠癌风险的方式。其他一些手段包括内镜监测异常的病变或使用一些化学预防药物。内镜检查通常适用于全结肠炎病史超过 10 年并且不希望切除全结肠的患者。有证据显示溃疡性结肠炎患者给予化学预防结直肠癌是可能的。5-ASA 产物可能会减低溃疡性结肠炎患者发生恶变的比率。其他的一些药物包括叶酸，钙，以及合并原发性硬化性胆管炎患者给予熊去氧胆酸。克罗恩病与结直肠癌的进展存在联系的观点是有争议的。一些研究显示，结直肠癌进展的风险在罹患广泛克罗恩病的患者中是增加的。其增加的风险似乎与溃疡性结肠炎相似。然而，最近的一些基于人群的研究却显示其作用要更弱。在血吸虫病流行区，血吸虫感染与大肠癌有明显相关性。据浙江嘉兴市第一医院报道，在 314 例大肠癌患者中，有 96.1%合并血吸虫病，在 3678 例晚期血吸虫患者中，发现大肠血吸虫性肉芽肿 241 例，占 6.6%，其中继发性大肠腺癌者占 62.7%。苏州医学院报告的 60 例血吸虫性大肠炎手术切除标本上，53%有Ⅰ-Ⅱ级间变，7%发生原位癌。多数发生于乙状结肠及直肠，即虫卵沉积最多的部位，从病理组织学上尚可观察到从黏膜增生到癌变的渐进过程。

（四）遗传因素

Duke 在 1913 年就注意到结肠癌有家族性集聚现象，据估计至少 20%~30%的大肠癌患者中家族遗传因素起着重要的作用。与遗传有关的病变，在一项最近的包括 59 项研究的 meta 分析中，一个一级亲属罹患结直肠癌的患者发生结直肠癌的 RR 值为 2.24（95%CI 2.06~2.43），超过两个一级亲属罹患结直肠癌的患者其 RR 值为 3.97。作者曾对 2 例先后发生了 3 次及 6 次癌的患者进行了细胞遗传学检查发现其染色体结构畸变率达 36.5%（$P<0.01$）、二倍体数较正常人少（$P<0.05$），姐妹染色单体互换率高于正常人（$P<0.01$），并伴有免疫功能低下，说明对高危患者应用细胞遗传学方法进行分析，是研究大肠癌病因学的一种有效手段。

发病机制

癌的发生是细胞生长、更新的生理过程的病理扩展，正常的结肠黏膜上皮细胞约 5~6 天更新一次，新生的细胞在到达黏膜表面时已停止了脱氧核糖核酸（DNA）的合成及细胞增殖活动。

大多数大肠癌通常发生在良性腺瘤性肿瘤基础之上。按照 Morson 的观点需经历正常上皮黏膜、异常增生、腺瘤、恶变，直至发生腺癌这样一个漫长的过程，进程长者可达 10 年以上。其发展过程中涉及多种基因的突变和甲基化的发生，癌的发生是原癌基因激活和抑癌基因失活的综合性累积效应。Ras 基因（包括 Ha-ras、KI-ras、N-ras 等）的点突变是伴随恶性病变的重要生物学变化，但与肿瘤的临床生物学行为无明显关系。APC 基因位于 5 号染色体（5q）的长臂上，被认为是结直肠癌致癌过程的管家基因，APC 基因的变异会导致癌症的发生。APC 基因的变异发生在 50%散发的腺瘤和 75%散发的结直肠癌病例中。P53 基因为肿瘤抑癌基因，其缺失或点突变能使该基因失活，对人类恶性肿瘤的发生可能起决定性作用，Shirasawa（1991）用体外基因扩增技术（polymeras chain reaction，PCR）及变性梯度凝胶电泳方法发现 p53 基因在腺瘤型息肉、家族性结肠及结肠癌标本的斑点杂交中均有突变。故 p53 基因突变是大肠癌发生、发展中最常见的基因变化之一。大肠癌是研究肿瘤多步发展的一个很好的模型，腺瘤型息肉是癌的前驱形式，癌家族综合征的特点是结肠上有许多息肉，可利用它做连续分析。第 5 号染色体长臂 2 区 1 带（521）上有 2 个基因 APC（Adenomatous polyposis coli）、MCC（mutated in colorectal cancer），以及另外一种抑癌基因 DCC（deleted in colorectal cancer）的突变或缺失也与腺瘤向腺癌转变密切相关。

由腺瘤转变为腺癌可能是大肠癌发生的重要途径，但并不能囊括所有大肠癌发病机制。从正常肠黏膜不经腺瘤阶段，直接恶变生成腺癌（denovo）也是一不容忽视的发病机制。使用微卫星标记物可以证明存在于 HNPCC 患者的 FCC（familial colorectal cancer）基因决定着大肠癌的易感性，与 DNA 频繁发生复制误差有关。

【病理】

结肠癌的发病部位以乙状结肠癌为最高，以下依次为右半结肠、横结肠、降结肠。多为单发，但在结肠不同部位同时发生、在不同时期先后发生或合并其他脏器癌瘤者亦非鲜见。

（一）形态学分类

根据 1982 年全国大肠癌病理研究协会组讨论决定，将大肠癌分为早期癌及中晚期癌两大类，结合其大体形态再分为若干不同类型。

1. 早期结肠癌分为：

（1）息肉隆起型（Ⅰ型）：多为黏膜内癌（M 癌），又可分为有蒂型（Ip）及广基型（Is）。

（2）扁平隆起型（Ⅱa 型）：多为黏膜下癌（SMV 癌），形似盘状。

（3）扁平隆起溃疡型（Ⅲ型）：也有称为Ⅱb+Ⅱc 型，呈小盘状隆起，中央凹陷为一浅表溃疡，亦属于黏膜下层癌。

2. 进展期结肠癌分为：

（1）隆起型：瘤体较大，呈球状、半球状、菜花样或盘状突起，向肠腔内生长，表面易发生溃疡、出血及继发感染，多见于右半结肠。较少累及周围肠壁，肠腔狭窄较少见。临床常见贫血、毒素吸收后的中毒症状及恶病质等。一般生长缓慢，浸润性小，局部淋巴转移也较晚，预后较好。

（2）浸润型：肿瘤沿肠壁周径浸润生长，常见于左半结肠，因含结缔组织较多质较硬，故又称为硬癌。多伴纤维组织反应，引起肠腔狭窄。一般生长较快，易导致急性肠梗阻，淋巴转移较早，恶性度高，预后较差。

（3）溃疡型：约 50%以上的结肠癌属于溃疡型，可以在肿块型基础上瘤体表面坏死脱落形成溃疡、也可以从开始即表现为溃疡型病变。周围浸润较广，早期侵犯肌层，易发生穿孔、出血等并发症。此型根据溃疡的外形和生长情况又可以分为两类，一类是局限溃疡型，由不规则的溃疡形成，貌似火山口状，边缘隆起外翻，基底为坏死组织，肿瘤向肠壁深层浸润性生长，恶性程度较高；另一类是浸润溃疡型，肿瘤向肠壁深层浸润性发展，与周围组织分界不清，中央坏死，为底大的深在溃疡，边缘黏膜略呈斜坡状抬高，形状与局限性溃疡明显不同。

（二）组织学分类

根据 2010 年 WHO 对结肠肿瘤的组织学分类，结肠癌可分为：①腺癌；②黏液腺癌；③印戒细胞癌；④鳞癌；⑤腺鳞癌；⑥髓样癌；⑦未分化癌；⑧其他；⑨不能确定类型的癌。

（三）恶性程度

根据 Broders 分级，将结肠癌分为 4 级（表 31-7-1），其中：Ⅰ级指 2/3 以上癌细胞分化良好，属高分化，恶性程度低；Ⅱ级指 1/2~2/3 癌细胞分化良好，属中分化，恶性程度较高；Ⅲ级指癌细胞分化良好者不足 1/4，属低分化，恶性程度高；Ⅳ级指未分化癌。细胞学本身的分化程度虽然是肿瘤恶性程度重要标志，但并不完全，组织结构的异型程度、肿瘤组织浸润能力和血管生成能力都在不同的程度上影响着肿瘤的恶性程度。

表 31-7-1 结直肠癌组织学分级标准

（依据 2010 版 WHO 标准）

标准	分化程度	数字化分级	描述性分级
>95%腺管形成	高分化	1	低级别
50%~95%腺管形成	中分化	2	低级别
0~49%腺管形成	低分化	3	高级别
高水平微卫星不稳定性[c]	不等	不等	低级别

注：①此分级标准针对于腺癌；②未分化癌（4 级）这一类别指无腺管形成、黏液产生、神经内分泌、鳞状或肉瘤样分化；③MSI-H。

（四）播散途径

结直肠癌有多种播散、转移方式，主要包括直接浸润、淋巴转移、血行转移及种植转移等 4 种途径播散。

1. 直接浸润 肿瘤可向三个方向上发生局部浸润与扩散：①沿肠管纵向扩散，速度较慢，一般局限于 5cm 范围内，很少超过 8cm；②沿肠管水平方向环形浸润，一般浸润肠管周径 1/4 需 6 个月，浸润 1/2 周径需 1 年，浸润一周约需 2 年；③肠壁深层浸润，从黏膜向黏膜下、肌层和浆膜层浸润，最后穿透肠壁，侵入邻近组织器官，肠壁深层浸润深度是目前常用结肠癌分期的基础，如 Duke 或 TNM 分期。

2. 淋巴转移 是扩散和转移的主要方式，结肠的淋巴引流一般通过 4 组淋巴结，即结肠上淋巴结、结肠旁淋巴结、中间淋巴结及中央淋巴结（图 31-7-1）。结肠壁存在淋巴管，因此淋巴管浸润与肿瘤肠壁浸润深度有相关性。T1 肿瘤淋巴管浸润率为 9%，T2 上升至 25%，T3 则达到 45%。大多数分期系统都包含了对 T 分期和淋巴结转移的评价，并且预后与总分期有相关性。结肠淋巴回流与静脉相伴行，最终汇入门静脉流入肝脏。因此结肠癌常出现肝转移。

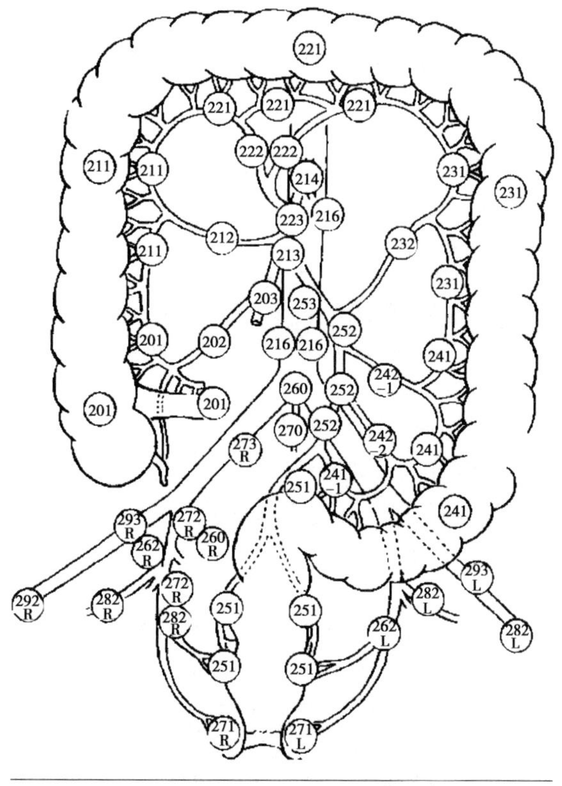

▶ 图 31-7-1 日本国立癌研究会大肠淋巴结分组

3. 血行转移 结肠癌通常较少侵入动脉，但侵入静脉却十分常见。结肠的静脉回流分别经上、下静脉汇入门静脉。癌细胞继续经门静脉进入体循环，进而播散至全身，如肺、骨、脑等脏器转移。但在极少数病例中也发现了首先出现肺或骨转移的现象。

4. 种植播散 浆膜阳性的肿瘤有可能会出现腹膜种植，肿瘤细胞通过盆腔腹膜种植到各种器官组织。最常出现种植的有卵巢，网膜，浆膜或腹膜表面，可形成 12mm 大小的白色硬质结节，外观酷似粟粒性结核，广泛的腹膜种植常伴有血性腹水。

此外，还有极少数肿瘤通过浸润神经周围间隙或神经鞘，沿着结肠的神经播散。多项试验证实出现神经侵犯的患者预后变差。

【分期】

最初的直结肠癌分期是由 Cuthbert Dukes 在 1930 年提出的，后经过不断地修订，该系统将直结肠癌分为 A，B 和 C，D 四个阶段。

Dukes 分期：

A 期：癌细胞局限于肠壁内。

B 期：癌细胞浸出肠壁，其中 B1 期肿瘤浸润部分肌层，B2 期肿瘤渗透全层，均无淋巴结转移。

C 期：在 A、B 的基础上淋巴结有转移，其中癌灶邻近淋巴结转移属 C1 期，肠系膜淋巴结或肠系膜血管根部淋巴结转移属 C2 期。

D 期：远处有癌细胞转移。而目前 TNM 分期是首选的结直肠癌分期标准；TNM 分期系统是 1950 年由国际抗癌联盟（UICC）首先提出，1978 年美国癌症分期和疗效总结联合委员会（AJC）建议在人肠癌分期中使用的。其中三个字母分别代表三个系统的首字母，即 T 为肿瘤浸润深度，N 为淋巴结受累，M 为远处转移。基于 T，N，M 的组合，能够对给定肿瘤以相应的Ⅰ至Ⅳ分期。以下为 2009 年 AJCC 第七版 TNM 分期：

31

Tx　原发肿瘤无法评价

T0　无原发肿瘤证据

Tis　原位癌：局限于上皮内或侵犯黏膜固有层

T1　肿瘤侵犯黏膜下层

T2　肿瘤侵犯固有肌层

T3　肿瘤穿透固有肌层到达浆膜下层，或侵犯无腹膜覆盖的结直肠旁组织

T4a　肿瘤穿透腹膜脏层

T4b　肿瘤直接侵犯或粘连于其他器官或结构

区域淋巴结（N）

Nx　区域淋巴结无法评价

N0　无区域淋巴结转移

N1　有 1~3 枚区域淋巴结转移

N1a　有 1 枚区域淋巴结转移

N1b　有 2~3 枚区域淋巴结转移

N1c　浆膜下、肠系膜、无腹膜覆盖结肠或直肠周围组织内有肿瘤种植，无区域淋巴结转移

N2　有 4 枚以上区域淋巴结转移

N2a　4~6 枚区域淋巴结转移

N2b　7 枚及更多区域淋巴结转移

远处转移（M）

M0　无远处转移

M1　有远处转移

M1a　远处转移局限于单个器官或部位（如肝脏、肺、卵巢和非区域淋巴结）

M1b　远处转移分布于 1 个以上的器官或部位或腹膜转移

根据以上含义，第七版国际 TNM 分期的具体标准见下表，见表 31-7-2。

表 31-7-2　解剖分期和预后期别

预后期别	T 分期	N 分期	M 分期	Dukes 分期	MAC 分期
0	Tis	N0	M0	-	-
Ⅰ	T1	N0	M0	A	A
	T2	N0	M0	A	B1
Ⅱ A	T3	N0	M0	B	B2
Ⅱ B	T4a	N0	M0	B	B2
Ⅱ C	T4b	N0	M0	B	B3
Ⅲ A	T1-T2	N1/N1c	M0	C	C1
	T1	N2a	M0	C	C1
Ⅲ B	T3-4a	N1/N1c	M0	C	C2
	T2-3	N2a	M0	C	C1/C2
	T1-2	N2b	M0	C	C1

续表

预后期别	T分期	N分期	M分期	Dukes分期	MAC分期
ⅢC	T4a	N2a	M0	C	C2
	T3-4a	N2b	M0	C	C2
	T4b	N1-2	M0	C	C3
ⅣA	任何T	任何N	M1a	-	-
ⅣB	任何T	任何N	M1b	-	-

注：(1) cTNM是临床分期，pTNM是病理学分期；前缀y用于接受新辅助（术前）治疗后的肿瘤分期（如ypTNM），病理学完全缓解的患者分期为ypTON0cM0，可能类似于0期或Ⅰ期。前缀r用于经治疗获得一段无瘤间期后复发的患者（rTNM）。

Dukes B期包括预后较好（ⅡA）和预后较差（ⅡB、ⅡC）两类患者，Dukes C期也同样（任何淋巴结转移阳性）。MAC是改良Astler-Coller分期。

(2) Tis包括肿瘤细胞局限于腺体基底膜（上皮内）或黏膜固有层（黏膜内），未穿过黏膜肌层到达黏膜下层。

(3) T4的直接侵犯包括穿透浆膜侵犯其他肠段，并得到镜下诊断的证实（如盲肠癌侵犯乙状结肠）。或者位于腹膜后或腹膜下肠管的肿瘤，穿破肠壁固有基层后直接侵犯其他脏器或结构，例如降结肠后壁的肿瘤侵犯左肾或侧腹壁，或者中下段直肠癌侵犯前列腺、精囊腺、宫颈或阴道。

(4) 肿瘤肉眼上与其他器官或结构粘连则分期为cT4b。但是，若显微镜下该粘连处未见肿瘤存在则分期为pT3。V和L亚分期用于表明是否存在血管和淋巴管浸润，而PN则用以表示神经浸润（可以是部位特异性的）。

【临床表现】

结肠癌多见于中老年人，30~69岁占绝大多数，男性多于女性。早期症状不明显，中晚期患者常见的症状有腹痛、消化道刺激症状、腹部肿块、排便习惯及粪便性状改变、贫血及慢性毒素吸收所致的全身症状，以及肠梗阻、肠穿孔等。

（一）症状

1. 腹痛及消化道刺激症状　多数患者有不同程度的腹痛及腹部不适，腹痛的类型、定位以及疼痛强度多有不同，如结肠肝曲癌可表现为右上腹阵发性绞痛，类似慢性胆囊炎。一般认为，右半结肠癌疼痛常反射至脐上部；左半结肠癌疼痛常反射至脐下部。当出现肿瘤较大出现梗阻时，此时腹痛多为绞痛，并与进食相关，常在餐后出现，多为脐周或中腹部，而当癌瘤穿透肠壁引起局部炎性粘连，或在慢性穿孔之后形成局部脓肿时，疼痛部位即为癌肿所在部位。

2. 排便习惯及粪便性状改变　为癌肿坏死形成溃疡及继发感染的结果。首先表现为排便次数增加或减少，有时腹泻与便秘交替出现，排便前可有腹部绞痛，便后缓解，有时出现便中带血，血的颜色则与肿瘤的位置相关。特征性的改变还包括粪便变细，形状不规则，稀便。这一变化主要取决于肿瘤位置，右半结肠肿瘤因管腔大、粪便含水量多故出现症状较晚；但左半结肠因管腔狭小、粪便成形故出现时间较早。

3. 腹部肿块　一般形状不规则、质地较硬、表面呈结节状。横结肠和乙状结肠癌早期有一定的活动度及轻压痛。升、降结肠癌如已穿透肠壁与周围脏器粘连，慢性穿孔形成脓肿或穿破邻近脏器形成内瘘时，肿块多固定不动，边缘不清楚，压痛明显。但要注意的是，有时梗阻近侧的积粪也可表现为腹部肿块。

4. 贫血及慢性毒素吸收症状　癌肿表面坏死形成溃疡可有持续性小量渗血、血与粪便混合不易引起患者注意，从而导致出现贫血。同时也因毒素吸收及营养不良出现贫血、消瘦、乏力及体重减轻。晚期患者有水肿、肝大、腹水、低蛋白血症、恶病质等现象。如癌肿穿透胃、膀胱形成内瘘也可出现相应的症状。

5. 肠梗阻和肠穿孔　多为肿瘤中晚期症状，因肠腔内肿块填塞、肠管本身狭窄或肠腔外粘连、压迫所致。多表现为进展缓慢的不完全性肠梗阻。梗阻的早期患者可有慢性腹痛伴腹胀、便秘，但仍能进食，进食后症状较重。经泻药、洗肠、中药等治疗后症状多能缓解。经过较长时间的反复发作之后梗阻渐趋于完全性。当结肠癌发生完全性梗阻时，因回盲瓣阻挡结肠内容物逆流至回肠而形成闭襻性肠梗阻。从盲肠至梗阻部位的结肠可以极度膨胀，肠腔内压不断增高，迅速发展为绞窄性肠梗阻，甚至肠坏死穿孔，引起继发性腹膜炎。位于盲肠、横结肠、乙状结肠的癌肿在肠蠕动剧烈时可导致肠套叠。

【诊断】

（一）疾病史和家族史

1. 结直肠癌发病可能与以下疾病相关：溃疡性结肠炎、结直肠息肉病、结直肠腺瘤、克罗恩病、血吸虫病等，应详细询问患者相关病史。

31

2. 遗传性结直肠癌发病率约占总体结直肠癌发病率的6%，应详细询问患者相关家族病史 遗传性非息肉病性结直肠癌、家族性腺瘤性息肉病、黑斑息肉综合征、幼年性息肉病等。

（二）体格检查

腹部体征与病程进展关系密切。早期患者无阳性体征；病程较长者腹部可触及肿块，也可有消瘦、贫血、肠梗阻的体征。对于怀疑结肠癌的患者也应常规行肛门指诊，可明确是否合并有距肛门8cm以内的病变，同时可明确有无盆腔种植转移。

（三）实验室检查

血常规检查可了解有无贫血。粪常规检查应注意有无红细胞、脓细胞。结肠癌粪便隐血试验多为阳性，粪便隐血试验简便易行可作为大规模普查的方法，如消化道癌肿行根治术后，粪便隐血试验呈持续阳性反应，应高度怀疑癌肿复发或在消化道其他部位又发生新的癌肿。血清肿瘤标志物测定，结肠癌患者在诊断、治疗前、评价疗效、随访时必须检测癌胚抗原（CEA）和糖链抗原19-9（CAI9-9）；有肝转移患者建议检测AFP；疑有卵巢转移患者建议检测CAl25。目前CEA、CAl9-9在对术后复发监测和预后判定方面的作用得到较好的认可。

（四）内镜检查

乙状结肠镜及纤维结肠镜是诊断结肠癌的重要方法。乙状结肠镜镜身长30cm，约75%～80%的直肠、乙状结肠癌均能通过乙状结肠镜检查发现，而纤维结肠镜检查可观察整个结肠，对诊断钡灌肠不易发现的较小病变甚为重要，可明确肿物大小、距肛缘位置、形态、局部浸润范围。同时结肠镜可以进行病理活检进行确诊。但要注意的是结肠肠管在检查时可能出现皱缩，因此，内镜所见肿物远侧至肛缘的距离可能存在误差，建议结合CT、MRI或钡剂灌肠检查明确病灶部位。

（五）影像学检查

1. 结肠钡剂灌肠检查 特别是气钡双重造影检查是诊断结直肠癌的重要手段，可了解全结肠情况。钡灌肠的X线表现与癌肿大体形态有关：肿块型表现为肠壁充盈缺损、黏膜破坏或不规则；溃疡型较小可见龛影，较大时该处黏膜完整性遭到破坏；浸润性累及部分肠壁一侧缩小、僵硬，如病变浸润肠管全周则呈环形狭窄。但疑有肠梗阻的患者应当谨慎选择。

2. 超声检查 超声检查可分为经腹壁超声检查和内镜超声检查（EUS）。经腹部超声检查可了解患者有无肿瘤复发转移，具有方便快捷的优越性。EUS可以清晰显示肠壁黏膜、黏膜肌层、黏膜下层、固有肌层和浆膜层，有助于对肿瘤浸润深度的判定，其正确率可达到80%左右。

3. CT与MRI检查 CT检查可以帮助临床医生了解肿瘤的位置、对周围组织、器官有无侵犯，是否合并远处转移，进行术前分期。MRI可以弥补CT的不足，能更易于了解肿瘤对周围脂肪组织的浸润程度。近年来，由CT或MRI可进行消化道重建成像，被称为“放射内镜”，可以清晰显示肿物的主体状态和向深层的浸润情况。

4. PET/CT检查 不推荐常规使用，但对于病情复杂、常规检查无法明确诊断的患者可作为有效辅助检查。术前检查提示为Ⅲ期以上肿瘤，为了解有无远处转移，推荐使用。

5. 排泄性尿路造影检查 不推荐术前常规检查，仅适用于肿瘤较大可能侵犯泌尿系统的患者。

6. 病理组织学检查 病理学活组织检查仍为明确占位性病变性质的金标准，组织病理学检查能对恶性细胞的分化程度、组织结构进行进一步的确认，有助于治疗方案的确定。病理活检诊断为浸润性癌的患者进行规范性结直肠癌治疗。而确定为复发或转移性结直肠癌时，推荐检测肿瘤组织Ras基因及其他相关基因状态以指导是否可采取靶向药物治疗。

7. 开腹或腹腔镜探查术 当出现下述情况时，则建议行开腹或腹腔镜探查术：①经过各种诊断手段尚不能明确诊断且高度怀疑结直肠肿瘤；②出现肠梗阻，进行保守治疗无效；③可疑出现肠穿孔；④保守治疗无效的下消化道大出血。

【筛查】

目前有明确证据证明，筛查及切除结直肠腺瘤可预防结直肠腺癌，并且监测早期的肿瘤可减低此病的死亡率。腺瘤和早期肿瘤通常没有症状。而当肿瘤生长足够大并引起症状时将导致不良预后。因此，对无症状人群的筛查更加重要。而在国外和国内的多地已开展了相关工作。

美国癌症协会建议对平均风险的人群从50岁（黑人应在45岁开始）开始进行筛查。筛查建议包括以下几点：①每年一次高灵敏度的粪便潜血试验或粪便免疫试验；②每5年一次乙状结肠镜检查；③每5年一次气钡双重造影检查；④每5年一次CT检查；⑤每10年一次结肠镜检查；⑥粪便DNA测试（没有指定的时间间隔）。

【治疗】

以手术切除癌肿为主的综合治疗法仍是当前治疗结肠癌的主要而有效的方法，化学治疗、放疗治疗、生物治疗的效果有待于进一步评价，近年来推崇了术前化疗、术前放疗等新辅助治疗（neo-adjurent therapy）增加了对晚期大肠癌根治切除机会，但对早期和进展期大肠癌是否值得贻误手术时机去完成术前治疗亟待商榷。

（一）治疗原则

就结肠癌的临床治疗水平而言，结肠癌治疗方案各地区或不同等级医院仍难能统一，但以下治疗原则已为多数学者认同，并证实可有效减少患者痛苦，提高生存率。

1. 对于T1期的结肠癌建议局部切除。而直径>2.5cm的绒毛状腺瘤癌变率高，推荐行结肠切除联合区域淋巴结清扫。

2. 肿瘤局限于肠壁，且无明显淋巴结转移时，进行标准的结肠癌根治性手术就可达到彻底根治目的。而当癌肿侵破肠壁浆膜或已伴有区域淋巴结转移时，在施行根治性手术的基础上还要在术中及术后使用辅助治疗，以除去难以避免的微转移灶或脱落的癌细胞。

3. 对晚期结肠癌，如果患者一般情况允许，也需要采取积极的治疗态度。对局部癌肿比较固定，手术切除比较困难，但无远处转移者，应采用新辅助化疗等方法使局部肿瘤降期（down staging），争取完成比较彻底的根治手术，对已有远处转移但原发灶尚能切除的患者，应争取尽量切除原发肿瘤，对癌肿局部情况较好，但伴有单发性远处转移灶者，可力争行转移灶的一期或二期切除；伴有多发性转移灶者，应进行综合治疗。

4. 对于确实无法根治性切除的肿瘤，应争取切除主要瘤体进行姑息性手术（palliative operation）；对于无法切除的患者为解除或预防梗阻进行短路手术或造瘘手术等减症性手术。

（二）手术治疗

1. 手术适应证和禁忌证

（1）适应证：①全身状态和各脏器功能可以耐受手术；②肿瘤局限于肠壁或侵犯周围脏器，但可以整块切除，区域淋巴结能完整清扫；③已有远处转移（如肝转移、卵巢转移、肺转移等），但可以全部切除，酌情同期或分期切除转移灶；④广泛侵袭或远处转移，伴有梗阻、大出血、穿孔等症状应选择姑息性手术。

（2）禁忌证：①全身状态和各脏器功能不能耐受手术和麻醉；②广泛侵袭和远处转移，无法完整切除，无梗阻、穿孔、大出血等严重并发症。

2. 术前准备及术后处理

（1）术前准备：一般性准备，应了解有无出血倾向及药物过敏史，检查及纠正贫血、低蛋白血症以保证吻合口愈合；检查并纠正水、电解质及酸碱失衡；全面了解心、肝、肾等重要脏器功能；对合并高血压、心脏病、糖尿病、甲状腺功能亢进等患者必须使并发症迅速控制后再进行手术治疗。

肠道准备一直以来被认为是患者术前准备必不可少的一部分。机械清肠和口服抗生素能够降低结肠内厌氧菌和需氧菌的浓度，保证术后吻合口一期愈合，并降低伤口感染的发生率。但近年对这种观点存在很多争论甚至是全盘否定。多篇近期前瞻性随机试验质疑，与适时静脉应用恰当的抗生素相比，肠道准备无额外的获益。Bucher等所做的一项Meta分析对比了565例进行机械肠道准备的患者和579例未行肠道准备的患者，除一项研究外其他所有研究均证实机械肠道准备组有更高的吻合口漏发生率。但在国内外尚未完全一致认同时，仍应重视术前肠道准备。对于无梗阻的患者术前不必禁食，可于术前2天起进食流质饮食，同时给予静脉补液，维持水电解质平衡。术前一天口服泻药，如聚乙二醇电解质散等。对伴有不全性梗阻或慢性梗阻的患者不宜使用泻药。

（2）术后处理

1）胃肠减压：胃肠减压应持续进行，直到术后2~3天，患者无腹胀，肠鸣音已恢复，已有肛门排气为止。在应用胃肠减压期间，每日应经静脉补充必要水、葡萄糖、电解质、维生素，保持水、电解质平衡，补充血容量，注意各重要脏器功能状态。

2）饮食：肛门排气后可开始进流质，如无腹胀再改为半流质，一般在两周后可进少渣普通饮食。

3）抗生素：已有许多临床试验证明，术前预防性使用全身抗生素后，术后没有必要再继续应用抗生素。如确实术中发生肠内容物沾染，可在术后极短时间内再应用抗菌药物1-2次，但切忌过长时间应用。在选择抗生素时，应根据细菌流行学情况，抗生谱应覆盖G^-杆菌和厌氧菌。

4）引流管的处理：腹部引流一般留置48-72h，如渗液量少，非血性、无感染迹象，即可予以拔除。

5）结肠造口的处理：对单腔造瘘应注意造口处肠黏膜的血运情况，有无出血、缺血、坏死、回缩及周围感染等情况现象。造口周围皮肤用氧化锌软膏保护。术后以低渣饮食为主，防止腹泻，训练患者养成定时排便习惯。

3. 手术方式　结肠癌的手术方式和切除范围应根据癌肿的部位、病变浸润和转移的范围以及有无肠梗阻等情况而定。就手术方式和手术效果而言，结肠癌手术分为局部切除、根治性手术（medical operation）和包括减荷手术、减症手术在内的姑息性手术。

（1）局部切除：对于T1N0M0结肠癌，建议局部切除。术前检查属T1或局部切除术后病理提示T1，如果切除完整且具有预后良好的组织学特征（如分化程度良好，无脉管浸润），则无论是广基还是带蒂，均不推荐再行根治性手术。如果是带蒂，但具有预后不良的组织学特征，或者未完整切除，或标本破碎、切缘无法评价，则推荐行结肠切除术加区域淋巴结清扫。

（2）根治性手术（图31-7-2）：应将原发性病灶与所属引流淋巴结整块切除。为了减少及防止肿瘤复发，应遵循以下原则：①切缘应保证足够的无瘤侵犯的安全范围，切除肿瘤两侧包括足够的正常肠段。如果肿瘤侵犯周围组织或器官，需要一并切除，同时要保证切缘足够以清除所属区域的淋巴结。切除肿瘤两侧5-10cm正常肠管已足够，但为了清除可能转移的肠壁上、结肠旁淋巴结，以及清除系膜根部区域淋巴结，结扎主干血管，故实际切除肠段的范围应根据结扎血管后的肠管血运而定。②完全清除区域淋巴结；③避免挤压肿瘤；④防止肠腔内播散。

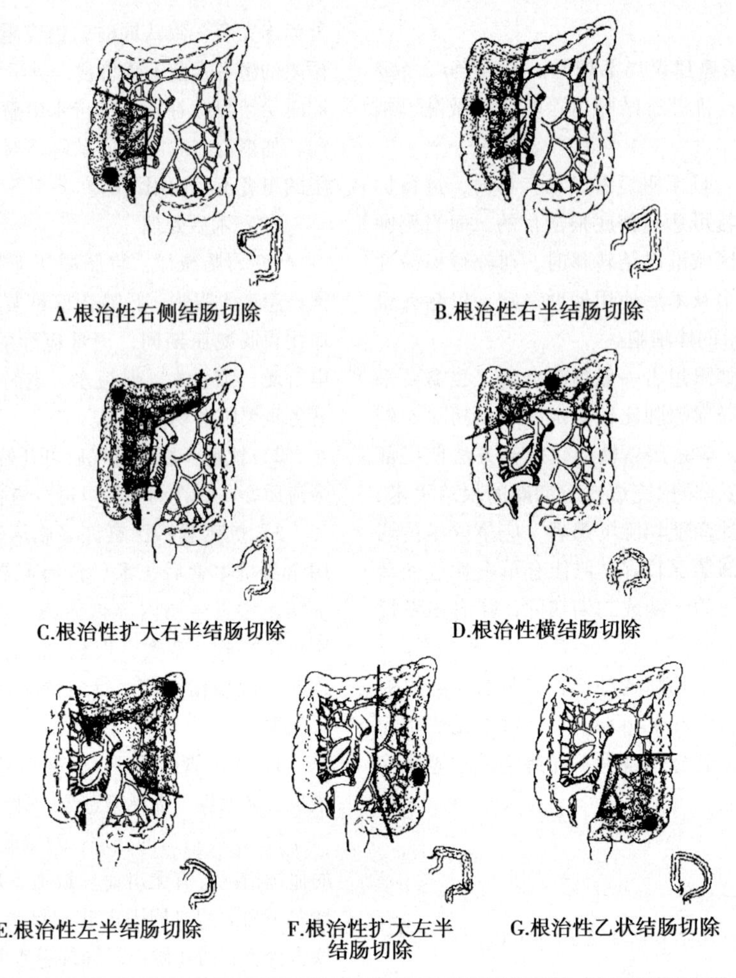

▶ 图 31-7-2 结肠癌根治术模式图

根治性手术术式由切除肠段的部位、个体相对长度和系膜淋巴结清扫程度决定，由于结肠癌的跳跃式淋巴结转移并不罕见，所以大多数学者建议以清扫到系膜血管根部淋巴结（即第三站淋巴结，D3 为结肠癌的标准根治手术，称为 D3 式结肠癌根治术。

1）根治性右半结肠切除术：适用于盲肠、升结肠、结肠肝曲癌。切除范围包括回肠末端 10~15cm、盲肠、升结肠、横结肠肝曲和部分横结肠，连同有关的肠系膜及其中的淋巴结。在肠系膜根部切断回盲肠动脉、右结肠动脉、结肠中动脉右支或主干，暴露肠系膜上静脉外科干（surgical trunk）以清扫肠系膜根部淋巴结，然后做回肠与横结肠对端吻合术。根据具体切除肠段情况和离断血管情况，根治性右半结肠切除术也有一些变形。如针对盲肠癌可不切断结肠中血管，并保留肝曲，此术式有学者称为右侧结肠切除术。而在肝曲癌时往往要离断结肠中血管主干，于近脾曲切断肠管，被称为扩大右半结肠切除术。

2）根治性横结肠切除术：适用于横结肠癌。切除范围包括肝曲、脾曲的整个横结肠，连同系膜及其中淋巴结、胃结肠韧带及其淋巴结一并切除。在根部切断结肠中动脉，然后做升结肠与降结肠对端吻合术。

3）根治性左半结肠切除术：适用于结肠脾曲、降结肠。切除范围包括横结肠左半、降结肠、部分乙状结肠，自根部切断左结肠动脉、乙状结肠动脉。在乙状结肠全部切除时，也可从根部切断肠系膜下支脉，然后做横结肠与直肠对端吻合术。和结肠肝曲癌手术类似，在处理脾曲癌时可离断结肠中血管左支，近肝曲离断肠管，实行扩大左半结肠切除术。

4）根治性乙状结肠切除术：适用于乙状结肠癌。切除范围包括降结肠远端、乙状结肠和乙状结肠直肠曲，自根部离断肠系膜下动、静脉，以更方便清扫肠系膜下血管根部淋巴结。做降结肠直肠吻合，如降结肠张力较大，可游离脾曲以保证吻合口处于无张力状态，防止发生吻合口漏。

在实际操作中，如肠襻切除不充分，肠系膜保留过多，或未从血管干根部切除等，都会影响手术的疗效。另一方面，当淋巴管被癌细胞栓塞后，随着淋巴流向的改变可出现逆向性转移或累及邻近肠襻的结肠旁淋巴结，因此必须按照根治性手术的要求去操作才能达到根治目的。在升、降结肠切除时，必须在 Toldt 筋膜深面游离结肠系膜才能保证根治性手术的彻底性，但要十分注意后腹壁血管和输尿管，以防发生损伤，标本的整块切除（en bloc）、Turnbull

等提出的无触瘤手术（no-touch isolation）、顺行结肠切除、术中局部化疗等手段无疑提高了根治性手术的质量，确保了根治的彻底性。凡结肠癌与周围脏器有炎性粘连、癌性浸润、穿破到其他脏器或肝脏有局限性转移时，只要有可能切除均应与原发病灶一起切除。近年来，结肠癌的同时性或异时性肝转移采用肝切除手术积累了许多经验，成绩斐然，患者术后生存时间与 Dukes C 期的预期生存时间相仿，从而改变了长期以来对结肠癌肝转移治疗上的消极态度和预后上的悲观观点。

腹腔镜技术在结直肠手术中应用已超过 15 年。然而直到 2004 年多中心前瞻性随机试验 COST 结果的发表开始，它才广泛应用于结直肠癌的治疗。许多研究证实了腹腔镜技术的短期获益，比如肠道功能的快速恢复、住院时间的缩短，以及麻醉用药的减少。同时 2007 和 2009 年，英国 CLASICC 和欧洲 COLOR 试验均报道结肠癌腹腔镜和开腹结肠切除的各分期生存率和复发率相当。CLASICC 试验包括生存质量评分，而且再次证明腹腔镜与开腹结肠切除术二者无差异。两项试验均证实存在与腹腔镜结肠切除相关的明显的学习曲线。因此在经验充足的情况下，腹腔镜结肠切除术应用于右侧或左侧的结肠癌是安全的，而且提供了与开腹结肠切除术相似的预后。目前尚无关于横结肠癌腹腔镜切除的数据。最新的机器人手术在结直肠癌手术中也逐渐应用，但需要更多的数据。

（3）姑息性手术：如结肠癌已浸润到盆壁、已有腹膜广泛种植、弥漫性肝或肺转移等，均属晚期已无根治的可能。其中 95%以上的患者在三年内死亡。姑息性手术只能减轻症状、延长生存时间。姑息性手术包括局部切除、短路手术以及近端结肠造瘘等，应根据患者的不同情况加以选用。

（4）紧急性手术：结肠癌所致的完全性肠梗阻或肠穿孔等，应在适当准备（补充血容量、纠正脱水、纠正酸中毒及电解质紊乱、胃肠减压）后紧急手术治疗。

1）梗阻性结肠癌的手术处理：急性结肠梗阻导致梗阻近端肠管膨胀，其内大量排泄物堆积。与之相关的近端肠管菌群过度繁殖及可能存在的血运破坏，是典型的需要切除和近端造瘘的主要因素。有条件的医院可首先使用内镜下放置自扩张金属支架处理急性结肠梗阻的患者，能作为择期手术的桥梁，使可手术癌症患者的急诊手术转变为择期手术。试验显示支架作为手术的桥梁，有助于减少吻合口漏的发生率、减少伤口感染率，缩短住院时间。

对于无法进行放置肠道支架或放置失败的患者应在胃肠减压，补充容量、纠正水电解质紊乱和酸碱平衡失调后，宜早期进行手术。盲肠癌如引起梗阻时，临床上常表现为低位小肠梗阻的征象。虽然发生坏死穿孔的危险性似乎较小，但梗阻趋向完全性，无自行缓解的可能，故亦以早期手术为宜。在手术处理上可遵循下列原则：①右侧结肠癌并发急性梗阻时应尽量争取做右半结肠切除一期吻合术；②对右侧结肠癌局部确已无法切除时，可选作末端回肠与横结肠侧侧吻合术-内转流术（短路手术）；③盲肠造口术由于减压效果不佳，目前已基本被废弃；④左侧结肠癌引起的急性梗阻在条件许可时应尽量一期切除肿瘤。切除手术有 3 种选择，一是结肠次全切除，回肠乙状结肠或回肠直肠吻合术；二是左半结肠切除，一期吻合、近端结肠失功性造口术，二期造口关闭；三是左半结肠切除，近远端结肠造口或近端造口，远端关闭，二期吻合；⑤对肿瘤已无法切除的左侧结肠癌可选作短路手术或横结肠造口术。

2）结肠癌穿孔的处理：结肠癌并发穿孔大多发生在急性梗阻后，少数亦可发生在癌肿穿透肠壁溃破。不论其发生的机制属哪一种都是极其严重的临床情况，急性梗阻时发生的穿孔大多发生在盲肠，由于肠腔内压力过高导致局部肠壁缺血、坏死而穿孔，此时将有大量粪性肠内容物进入腹腔，产生弥漫性炎性粪性腹膜炎，并迅速出现中毒性休克。因此感染和中毒将成为威胁患者生命的两大因素。至于癌肿溃破性穿孔则除粪汁污染腹腔外，尚有大量癌细胞的腹腔播散、种植。因此即使闯过感染和中毒关，预后仍然不佳。在处理上首先强调一旦明确诊断即应急诊手术，同时加强全身支持和抗生素治疗。手术原则为不论哪一类穿孔，都应争取一期切除癌肿，右侧结肠癌引起穿孔者可一期吻合，左侧结肠癌并发穿孔者切除后，宜近侧造口。对癌肿溃破而不作切除的病例，结肠造口宜尽量选在肿瘤近端，并清除造口远端肠腔内粪便，以免术后粪便随肠蠕动不断进入腹腔。

4. 转移灶的处理原则

（1）肝转移：完整切除必须考虑肿瘤范围和解剖部位。切除后，剩余肝脏必须能够维持足够功能。不推荐达不到 R0 切除的减瘤手术。无肝外不可切除病灶。新辅助治疗后不可切除的病灶要重新评估其切除的可能性。当所有已知的病灶均可做消融处理时可考虑应用消融技术。全身化疗无效或化疗期间肝转移进展，可酌情选择肝动脉灌注化疗及栓塞化疗，但不推荐常规应用。当确定原发灶能够得到根治性切除时，某些患者可考虑多次切除转移灶。

（2）肺转移：肺转移的外科治疗原则为：原发灶必须能根治性切除（R0）；有肺外可切除病灶并不妨碍肺转移瘤的切除；完整切除必须考虑肿瘤范围和解剖部位，肺切除后必须能维持足够肺功能；某些部分患者可考虑分次切除；无论肺转移瘤能否切除，均应考虑化疗；不可手术切除的病灶，可以消融处理（如能完全消融病灶）；必要时，手术联合消融处理；肺外可切除转移病灶，可同期或分期处理；肺外有不可切除病灶不建议行肺转移病灶；推荐多学科讨论后的综合治疗。

5. 影响吻合口愈合的因素　为使根治性手术获得成功，除加强术前准备、术后处理、控制感染外，吻合口的安全性尚依赖于保持肠管良好的血运、正确的操作技术及吻合口无张力。结肠由垂直进入肠壁的终末血管所供应，右侧结肠因有回结肠动脉、右结肠动脉及结肠中动脉的右支相互连接成网，故血运较好。左结肠动脉与结肠中动脉左支

31

因联络线太长，与乙状结肠动脉、痔上动脉间侧支吻合更少，在行根治性手术时因结扎血管干及清除动脉旁淋巴结进一步破坏了肠壁的血液供应。由于左半结肠血运较差，在采用离断肠系膜下血管的乙状结肠根治术及直肠癌根治术时，尤应妥善保护降结肠的边缘血管弓，必要时可使用动脉类实验性暂时阻断肠系膜下动脉30分钟，如降结肠近端无缺血表现，再行血管断离。手术时对颜色苍白发暗、终末血管无搏动的肠管应予以切除，肠管的对系膜缘亦多切除些。操作应轻柔，吻合口缝线的疏密应适度，不宜缝扎过紧。

6. 手术过程中癌细胞扩散途径及预防　在手术操作过程中，癌细胞可经肠壁、肠腔、静脉、淋巴扩散，也可脱落种植于腹膜及吻合口，因此需要采取必要的预防措施，以提高手术效果（图31-7-3）。

（1）操作宜轻柔，避免挤压触摸癌肿。先用布带结扎癌肿两端肠管，如技术上可能，在解剖及分离受累肠段之前，先结扎其于根血管，吻合前用抗癌液冲洗肠腔。

（2）肠管切缘应距癌肿10cm，以保证断端无癌细胞残留，避免局部复发及肠壁内扩散。

（3）从探查开始即给予抗癌药静脉滴注，可用5-氟尿嘧啶10mg/kg体重，以减少经血行扩散。

（4）术中所用之针线用抗癌药液浸泡，减少创面种植，局部以抗癌药或低渗液（无菌水）冲洗以破坏脱落的癌细胞，关闭腹腔前应更换器械手套。

术中严格遵守癌外科原则可显著提高结肠癌根治术的5年生存率。

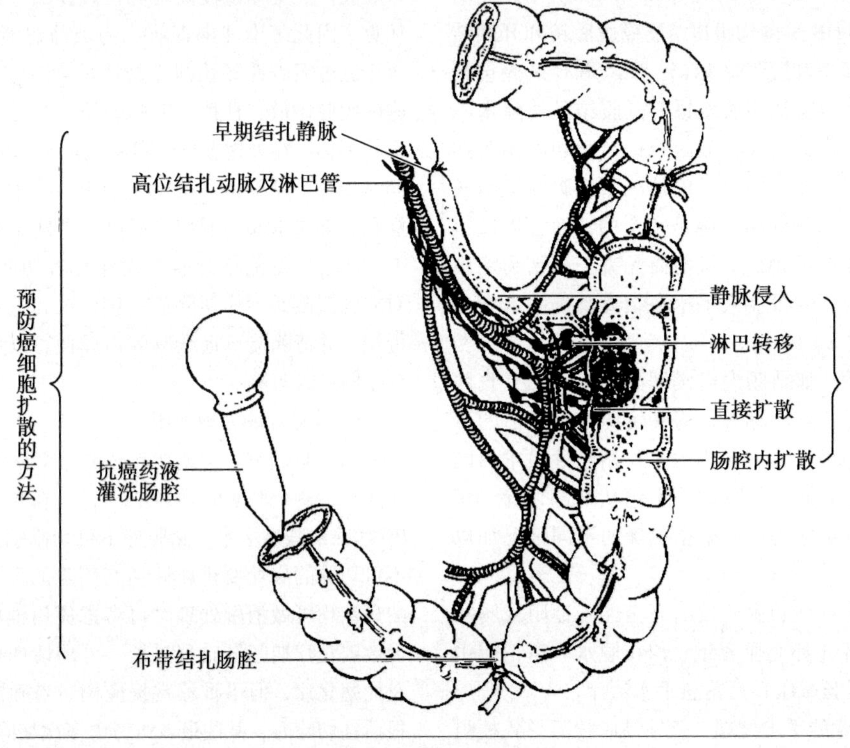

▶ 图31-7-3　手术过程中癌细胞的扩散途径及预防

7. 术后并发症及其预防和处理

（1）切口裂开及感染：常见于营养不良，贫血及低蛋白血症患者。切口有积血也是导致切口裂开和感染的常见原因，多发生于术后5~14天。切口一旦裂开多有粉红色液体渗出或肠管膨出，此时应消除患者的恐惧心理、以无菌纱布垫覆盖伤口防止肠管进一步大量膨出，立即将患者送手术室在适当麻醉下对腹壁皮肤及外露肠管进行消毒，将肠管送回腹腔以张力缝线全层缝合腹壁。如切口部分裂开可将肠管送回后在腹壁无张力的情况下使两侧对合以宽胶布固定。无论缝合或固定切勿将肠管或网膜夹于两侧切缘内。术后应补充全血或白蛋白，用抗生素有效地控制腹腔感染。

切口感染多与切口被肠内容物污染、脂肪或肌肉集束结扎或电刀应用造成坏死有关。术中妥善保护切口、操作细致轻柔、术前规范预防应用抗生素是防止感染发生的关键，一旦发生切口感染，应尽早拆除缝线，敞开伤口充分引流，作者体会使用碘伏纱条覆盖被感染的创面有助于伤口的愈合。

（2）非吻合口性肠梗阻：可发生于肠切除、肠造口术时对肠系膜关闭不全，小肠进入孔隙形成的内疝。乙状结肠切除过多时膀胱后出现较大的空腔，如小肠坠入与周围粘连则可形成梗阻。因此，术中注意缝合肠系膜空隙以防小肠脱出。一旦确诊应立即手术探查并矫正之。

（3）吻合口漏：为结肠癌手术的严重并发症。多见于结肠癌合并肠梗阻术前肠道准备不充分；患者有贫血或低蛋白血症；吻合口血运不良，吻合口张力过大或缝合不够严密等。常发生于术后4-9天。如吻合口漏发生在腹腔内，表现为弥漫性腹膜炎，全身中毒症状十分明显，应立即引流，同时作吻合口近侧结肠造口。如漏发生在盆腔，则出现明显的直肠刺激症状，引流处有粪便排出，但腹痛、发热等症状可不明显。时间较长的可形成盆腔脓肿甚至直肠阴道瘘。处理时应加强局部引流，控制感染，根据破口大小决定是否需要作横结肠造口术。

（4）吻合口绞窄：在结肠癌手术中并不多见，多源于吻合口术后水肿、机体低蛋白性营养不良，一般需2~3周多能在水肿消退后自行缓解。吻合手术操作对吻合口绞窄的产生也具有一定的作用。作者体会，使用断端对合型吻合（layer to layer）可有效防止肠壁断端内翻过多，加之水肿造成吻合口绞窄。

（5）结肠造口并发症：由于术中损伤了结肠边缘动脉，腹壁切口太小或拉出肠管及系膜太短，张力太大，均可发生结肠造口坏死。如坏死范围较大，应再次手术切除坏死肠管重新作结肠造口。如腹壁切口太小，或该处感染后瘢痕挛缩可引起造口绞窄。如绞窄处能通过小指可定期扩张造口，如不能通过小指则需要新造。

（6）假膜性肠炎：多发生于术后2~5天。临床表现为剧烈腹泻排出大量暗绿色浑浊的稀薄液体，有时含坏死的黏膜组织。因肠液及电解质大量丢失，患者很快进入脱水、酸中毒、休克。治疗时首先补充血容量；维持水、电解质平衡，纠正酸中毒；停止原来使用的抗生素改用对难辨梭状芽胞杆菌、金黄色葡萄球菌有效的抗生素，如万古霉素和甲硝唑等；严重时可插肛管注入正常人粪便混悬液以恢复肠道内的菌群比例。

8. 手术死亡率　近年来因对结肠癌的认识不断提高，术前准备比较充分，手术操作的改进及加强术后管理，手术死亡率已大为下降。在肿瘤专科医院死亡率为1.7%~1.8%。在综合性医院因患者病情较复杂（如有合并症的紧急手术较多，合并心脑血管疾病、高血压、糖尿病等），患者对手术的耐受能力低下，手术死亡率可高达6%~7%。

（三）化学治疗

作为结肠癌综合性治疗的一部分，化疗亦常被采用，能提高根治术后患者的生存率。化学治疗应根据患者肿瘤原发部位、病理学分期、分子指标及术后恢复状况来决定。推荐术后8周内开始。

辅助化疗的原则：

1. Ⅰ期（T1-2N0M0）或者有化疗禁忌的患者不推荐辅助化疗。

2. Ⅱ期结直肠癌的辅助化疗。Ⅱ期结直肠癌患者，应当确认有无以下高危因素：组织学分化差（Ⅲ或Ⅳ级）、T4、血管淋巴管浸润、术前肠梗阻或肠穿孔、标本检出淋巴结不足（<12枚）。

（1）Ⅱ期结直肠癌，无高危因素者，建议随访观察，或者单药氟尿嘧啶类药物化疗。

（2）Ⅱ期结直肠癌，有高危因素者，建议辅助化疗。化疗方案推荐选用5-FU/LV、卡培他滨、5-FU/LV/奥沙利铂或CapeOx方案。

（3）建议有条件者检测组织标本MMR或微卫星不稳定性（microsatellite instability，MSI），如为错配修复缺陷（dMMR）或微卫星不稳定性（MSI-H），不推荐氟尿嘧啶类药物的单药辅助化疗。

3. Ⅲ期结直肠癌的辅助化疗。Ⅲ期结肠癌患者，推荐辅助化疗。化疗方案推荐选用5-FU/CF、卡培他滨、FOLFOX或FLOX（奥沙利铂+氟尿嘧啶+醛氢叶酸）或CapeOx方案。

氟尿嘧啶（5-fluorouracil，5-FU）：是结直肠癌中应用最广，疗效较为可靠的国际公认药物，但单剂治疗的反应率仅为10%~20%，有效时间持续小于1年，对生存率并无影响。大量资料显示肿瘤细胞如果暴露在大剂量高浓度5-FU中或长时间持续暴露在5-FU中，5-FU的抗癌活性会明显提高，这些资料支持延长肿瘤细胞暴露于5-FU中的给药方法是合理的，但持续静脉滴注的方法仅在欧洲被广泛接受，而美国则由于静脉推注较之更为方便和花费较低而未被接受，此外，持续静脉滴注还有需留置中央静脉导管，从而产生相关的并发症等缺点。目前国内采用经外周静脉留置导管便携式化疗泵的方法，避免了住院、卧床静脉滴注和留置中心静脉导管及由此引起的并发症。

亚叶酸钙（leucovorin，LV）具有使5-FU增效作用，其作为生物化学调节剂的作用愈来愈为人们所重视，通过对一项包括9个临床试验、1400例患者的综合分析，表明5-FU/LV联合治疗的反应率为23%，明显较单用5-FU（反应率11%）高，但二者的中位生存期并无差异。当用于辅助治疗时，5-FU/LV联合治疗可明显提高术后5年生存率。故5-FU/LV联合治疗被国际第一个公认作为结直肠癌术后辅助化疗的标准方案和进展期结直肠癌的一线化疗方案。

31

具体应用时有许多方案，最广泛的为美国Mayo Clinic方案和欧洲的DeGramont方案：①Mayo Clinic方案：LV 20mg/(m^2·d)静脉推注，5-FU 425mg/(m^2·d)静脉推注，每天一次，每四周连用5天为一个疗程。可以将5天药量溶解于5%葡萄糖溶液或生理盐水中至240ml，然后灌注在250ml化疗泵中，以2ml/h的速度自动滴注。②De-Gramont方案：LV 200mg/(m^2·d)静脉滴注2小时，5-FU 400mg/(m^2·d)静脉推注，然后5-FU 600mg/(m^2·d)静脉滴注24小时，每两周连续给药2天，作为一个周期，2个周期为一个疗程。也可以灌注于250ml化疗泵中，以5ml/h的速度自动滴注，但应调整药物剂量，LV应按20mg/(m^2·d)给予，因为如果按200mg/(m^2·d)会引起严重的口腔溃疡，5-FU的总剂量也应由原方案中的1000mg/(m^2·d)改为750mg/(m^2·d)，避免发生严重的毒副作用。

卡培他滨（capecitabine）商品名为希罗达（Xeloda），是新一代的5-FU前体（氟尿嘧啶氨基甲酸酯），口服后可以迅速吸收，在肝脏内被代谢成5′脱氧-5-氟胞苷（5′-DFCR）

和5′脱氧-5-氟尿苷（5′-DFUR）两种没有细胞毒性的中间代谢产物，它们进入肿瘤细胞后，通过胸腺嘧啶磷酸化酶（TP）的作用，迅速转化成5-FU，而正常细胞缺乏TP酶，不会产生5-FU，因此具有选择性产生和发挥作用的特点。此外，卡培他滨还具有模拟持续滴注的作用，疗效高、耐受性好，使用方便，其单药疗效可以与5-FU媲美。卡培他滨的给药方案有：①卡培他滨2000mg，每日2次，服用14天停7天为一个疗程；②希罗达1250mg/(m^2·d)，分两次口服，相当于1000mg，每日两次，连服4周，为一个疗程。目前美国FDA已经批准卡培他滨作为Ⅲ期结肠癌术后辅助化疗的标准方案之一。

第三个被国际批准的是MOSAIC的FOLFOX方案，即奥沙利铂（Oxaliplatin）+5-FU/LV，采用De-Gramont的两周方案。两周为一周期，两周期为一个疗程，术后应用6个疗程。鉴于卡培他滨已被证明不但疗效不比5-FU/LV差，更具毒副作用轻、使用方便等优点，故也可用XELOX方案。

化疗注意事项：治疗期间加强营养，配合用升血小板及白细胞的药物，加用激素，如泼尼松以动员处于静止状态的癌细胞（G0期细胞）进入细胞增殖周期，增强抗癌药的杀伤能力。配合免疫治疗（免疫球蛋白、左旋咪唑等）刺激免疫可提高患者的抵抗力及耐受力。用药期间定期检查血常规、肝功能，如消化道反应明显应暂停给药。

（四）靶向性药物

31

在过去的几年中，对于转移性结肠癌患者的治疗可以采用针对特定的肿瘤蛋白的单克隆抗体。这些抗体也能用于辅助治疗。已有多处中心进行了表皮生长因子受体抗体（西妥昔单抗）和血管内皮生长因子抗体（贝伐珠单抗）的研究，并取得一定了阳性结果。尤其是对于晚期结直肠肿瘤患者，靶向治疗正发挥着重要的作用。多项Ⅱ、Ⅲ期临床试验结果表明，针对EGFR通路的抗EGFR单克隆抗体和针对VEGF通路的贝伐单抗为代表的两类靶向药物应用于晚期结直肠癌患者，可以延长PFS及OS。应用前应监测相关基因表达及突变情况，如KRAs、EGFR、BRAF等。

（五）放射治疗

当前，辅助放疗在结肠癌治疗中的确切作用仍不确定。目前尚无数据支持把辅助放疗确定为一个公认的结肠癌治疗辅助疗法。放射治疗仅限于以下情况：局部肿瘤外侵固定无法手术；术中局部肿瘤外侵明显，手术无法切净；晚期结肠癌骨转移或其他部位转移时的姑息止痛治疗；术中发现肿瘤无法切除或切净时，可考虑术中局部照射配合术后放疗；除晚期结肠癌姑息止痛治疗外，结肠癌的放疗应基于5-FU之上的同步放化疗。结肠癌辅助放疗的潜在风险，特别是辐射损伤周围器官（例如，小肠）的风险很大。对存在局部复发高风险的结肠癌患者，根治术后可采用个性化的治疗方案。

（六）生物治疗

所谓生物治疗包括免疫治疗和基因治疗两部分。基因治疗是指用正常或野生型基因矫正或置换致病基因的一种治疗手段，达到基因置换、修正或修饰、失活的目的。基因治疗是目前肿瘤治疗的最为理想方式，但将其应用于临床尚待许多问题的解决。

免疫治疗是以细胞免疫或体液免疫的方法消灭癌细胞，监护癌肿复发，从理论上讲也是治疗癌症的理想方法。它没有手术切除所带来的破坏性及功能障碍，也不像化疗、放疗对正常细胞的普遍杀伤力，因而是一种相对无损伤性治疗。但实践中免疫疗法的效果是有限的，因机体的抗癌能力只能消灭少量的癌细胞（1~10）×10^5（100~1000万/mm^3），如临床发现直径1cm的癌肿，其癌细胞数大约为10×10^7（10亿），早已超过机体免疫所能控制的范围。因此免疫治疗只能配合手术切除、放疗、化疗以消灭残余的癌细胞。目前多以非特异性免疫佐剂（adjuvants）刺激免疫系统，增强患者对自身癌肿的免疫反应。常用的卡介苗（BCG）、棒状杆菌属（corynebacterium parvum）、卡介苗的甲醇提取残渣（MER）、levamisole、多核苷酸（polynucleotide）。也可用被动免疫获得抗血清、免疫活性细胞及单克隆抗体等，如LAK细胞、白细胞介素、干扰素，甚至血管生成抑制因子（angiostatin）等。

（七）中医中药

目的在于扶正祛邪，配合手术、化疗以增强机体抵抗力。半枝莲、白花蛇舌草、山蘑菇也有抗癌作用。

【预后】

重视结肠癌的高发因素、提高早期结肠癌诊断率，改善进展期结肠癌的发现时间，拓宽晚期结肠癌的治疗手段，是延长结肠癌患者生存时间的关键，随着诊断水平的提高、治疗手段的拓宽，结肠癌患者生存时间多年徘徊的局面即将改变。结肠癌的预后较食管癌、胃癌等为佳。其生长较缓慢，恶性程度较低，转移发生较晚，且肠管游离度大切除率高。不经治疗的结肠癌，自症状出现后平均生存期为9.5个月（4周到6年）。在影响预后的诸多因素中，以癌细胞分化程度及扩散范围最为重要。分化程度较好的腺癌比黏液癌预后好；低分化癌因病程进展快、淋巴结转移率高，预后最差。作者统计：Ⅰ期癌根治切除术后5年生存率92.5%，10年生存率53.6%；Ⅱ期癌5年生存率61.7%，10年生存率31.7%；Ⅲ期癌5年生存率33.3%，10年生存率29.2%。影响预后的其他因素，如患者年龄、癌肿部位、单发或多发、治疗方式及患者的免疫功能等。

【预防】

（一）改变饮食习惯

减少食物中肉类及脂肪含量，食物不宜过于精细，要多吃蔬菜、水果及含粗纤维、维生素A、C的食物。同时保持规则排便习惯，忌烟及减少环境污染也有助于大肠癌的预防。

（二）早期处理结肠腺瘤

Gilbertsen对45岁以上无症状的人群，每年做5次乙状结肠镜检查并切除所发现的腺瘤，25 年中共检查 18158 人，结果低位大肠癌的发病率比预期的减少了 85%。Lee 报道美国结肠镜发病率上升，但直肠癌的发病率在近 25 年中下降了 26%，这与广泛开展乙状结肠镜检查及积极治疗有关疾病密切相关。

（三）加强对结肠癌高发人群的定期检查

对结肠癌高发人群定期检查有助于降低结肠癌的发病率和死亡率。约 2%～7.8%的大肠癌患者同时或异时性大肠多发源癌，常见于消化道的其他部位及泌尿生殖系统，可同时发生，也可以先后发生。近年来随着手术死亡率的下降及术后生存期延长异时性多发源大肠癌的发生率亦随之增加。结肠癌术后在剩余结肠上发生癌的机会较正常人群增加 3 倍。Pok 报告一组 2157 例大肠癌患者，其中生存期超过 5 年的约 1/3 继发结肠或结肠以外的恶性肿瘤，发生次数有的达 4～5 次（1 例患者在先后施行手术的两位外科医生都已故去而他还健在）。因此不能忽视大肠癌患者的术后定期随访工作。

（四）积极治疗血吸虫病

在血吸虫病流行地区约 10.8%的大肠癌合并血吸虫病，因此积极防治血吸虫病是预防大肠癌的有效措施。

（五）对有免疫功能缺陷的患者更应提高警惕，要定期检查。

第八节　直肠癌

一、直肠腺癌

直肠癌（carcinoma of rectum）是发生在乙状结肠直肠交界处至齿状线连接处的癌，绝大部分是腺癌，生长迅速，容易转移和复发。直肠下段腺癌可向下扩展，侵犯肛管，有的有肛门突出。

【流行病学】

直肠癌在世界范围内一直广泛存在。数据显示，近 30 余年来，欧美发达国家和亚洲的日本和新加坡等发达国家结直肠癌的发病率和死亡率呈下降趋势，考虑主要得益于更好的癌症预防、早期诊断与治疗，但是中国等亚洲发展中国家仍然在逐年上升。男比女多见，多发生于 30～60 岁，20 岁以下的较少，然而，最近 Singh KE 等发现青年人结直肠癌的绝对发生率虽然远远低于 50 岁及以上的人群，但青壮年发病率正在上升，而 50 岁及以上的人群下降。

【病因】

发病原因目前不明，但有些有关因素：①生癌患者有遗传得到易感性，如受某种刺激，使细胞迅速生长成癌；②直肠管状腺瘤、管状绒毛腺瘤和绒毛腺瘤可发生癌变，家族性腺瘤息肉病最后发生腺癌；③慢性直肠炎、慢性溃疡性结肠炎和肉芽肿性结肠炎可发展成癌；④血吸虫病虫卵沉积可诱发癌变，盆腔恶性肿瘤放射治疗后，直肠发生原发癌变；⑤外界致癌物质随饮食进入肠道或在场内由细菌代谢生成致癌质，如胆盐分解产物可以致癌。Burkitt 等报道饮食习惯与大肠癌发生有关系，高脂肪和高肉类甲基胆蒽增多和纤维素少的食物，容易便秘，高浓度甲基胆蒽与肠黏膜接触时间延长，增加致癌作用。多纤维粗糙食物，粪量增多，通过肠道较快，大肠癌发病率低。另外，吸烟、饮酒、代谢综合征、体力活动少及肥胖或高 BMI 等考虑为高危因素。

【病理】

初期是黏膜下层增厚或息肉内硬结，逐渐扩展长大，形成同类型癌。

（一）大体形态分型

1. 菜花型或息肉状癌　多发生在直肠壶腹，大的成球状肿块，突入肠腔，不常向肠壁深层浸润，表面有大小结节，生长迅速，引起坏死，常成溃疡，转移较晚，预后较好。

2. 溃疡型　表现为恶性溃疡，边缘硬不整齐，向外翻转，底硬常有坏死。沿肠壁横向扩展，可呈环状，引起狭窄。多向肠壁深处浸润，侵犯邻近器官，转移较早。

3. 环型或狭窄型　开始是分离的恶性溃疡，围绕肠壁蔓延，最后两侧边缘连合成环状溃疡。同时沿直肠纵向扩展，可达 5～8cm，多见于直肠乙状结肠的连接处。

4. 弥漫浸润型　肠壁有弥漫性增厚，硬如皮革，扩展范围至少 5～8cm，大部分盖以正常黏膜，但有的部位常有溃疡。溃疡性结肠炎常发生这一类型癌，早期即有转移。

5. 黏液癌　常是大型并有大量凝胶表现的癌，有广泛溃疡和浸润。边缘隆起呈结节状。生长缓慢，转移较晚，但局部侵犯较广泛，不易切除彻底，切除后常有局部复发。

（二）组织学分型

世界卫生组织（WHO）直肠癌分为 7 型。

1. 腺癌　由腺上皮组成，有腺管、腺泡或乳头组织，结构一致，分泌黏液。

2. 黏液腺癌　含有一定量的黏液，甚至肉眼常可见到黏液，至少有 50%细胞外黏蛋白物质。

3. 未分化癌　不是由腺体形成，也无细胞外黏液，细胞类型一致或是多形的。

4. 印戒细胞癌　也称黏液细胞癌，有很多孤立细胞，充满黏液和有丝核分裂，特性是细胞内有大量黏液。

5. 鳞状上皮癌　有鳞状上皮、必有细胞内桥和角质。

6. 腺鳞癌　有腺结构和鳞状上皮。

7. 未分型癌　不能分为以上分型的癌。

（三）分期

Dukes 根据直肠癌的直接蔓延范围和淋巴转移分为 A、B、C 期；A 期肿瘤局限于直肠壁内，未扩展到直肠外组织、无淋巴结转移；B 期直接扩展到直肠外组织，无淋巴结转移；C 期淋巴结已有转移。Dukes 又提出原发肿瘤附近只有少数转移淋巴结的为 C1；如有结扎直肠上血管或肠系膜下血管附近有转移淋巴结的为 C2。改进 Dukes 分期是手术发现有远处转移、局部有广泛侵犯或淋巴结蔓延，不能治愈的为 D。Kirklin、Asther 和 Coller 改进分期：A 期局限于黏膜，即原位癌；B1 期侵犯黏膜肌，但未穿通，无淋巴结转移；B2 期穿过黏膜肌，扩展到肌层，无淋巴结转移；C1 期即 B1 或 B2 限于肠壁，但有淋巴结转移；C2 期穿透肌壁各层，有淋巴结转移。还有 TNM 分类：T 是原发肿瘤，N 是局部淋巴结，M 是远处转移。

Dukes 分期是常用评定治疗效果的标准，虽有些改进的分期，但对预后价值有一定限度。Dukes 发现约 1/3C 期患者生存 5 年，B 期的 20% 5 年内因癌死亡。手术前症状时期长短与分期无大关系，手术标本用放射线分期比较准确。

NCCN 直肠癌指南采用美国癌症联合协会（AJCC）提出的 TNM 分期系统，其对直肠癌的预后有更好的指导意义。具体分期见以下两表（表 31-8-1、表 31-8-2）。

表 31-8-1 TNM 分期（AJCC，2009 第七版）

T- 原发瘤分期
Tx 原发肿瘤不能评估
T0 无原发肿瘤证据
Tis 原位癌：上皮内或黏膜固有层
T1 肿瘤侵犯黏膜下层
T2 肿瘤侵犯固有肌层
T3 肿瘤侵犯浆膜下或侵犯无腹膜被覆的结肠或直肠旁组织
T4 肿瘤穿透腹膜脏层膜和/或直接侵犯其他器官或结构
T4a 肿瘤穿透腹膜表面
T4b 肿瘤直接侵犯其他器官或结构
N 区域淋巴结
Nx 区域淋巴结不能评价
N0 无区域淋巴结转移
N1 1~3 个区域淋巴结转移
N1a 有 1 个区域淋巴结转移
N1b 有 2~3 个区域淋巴结转移
N1c 无区域淋巴结转移，但在浆膜下、肠系膜、无腹膜覆盖结肠或直肠周围组织内有单个（或多个）癌结节（卫星灶）
N2 ≥4 个区域淋巴结转移
N2a 4~6 个区域淋巴结转移
N2b ≥7 个区域淋巴结转移
M 远处转移
M0 无远处转移
M1 有远处转移
M1a 单个器官或部位发生远处转（如肝、肺、卵巢、非区域淋巴结，如髂外和髂总淋巴结）
M1b 多个器官或部位发生远处转移或腹膜转移

表 31-8-2 TNM 分期及 Dukes 分期

分期	T	N	M	Dukes	MAC
0	Tis	N0	M_0	—	—
I	T_1	N0	M_0	A	A
	T_2	N0	M_0	A	B_1

续表

分期	T	N	M	Dukes	MAC
ⅡA	T_3	N0	M_0	B	B_2
ⅡB	T_{4a}	N0	M_0	B	B_2
ⅡC	T_{4b}	N0	M_0	B	B_3
Ⅲ	任何 T	N1，N2	M0	C	
ⅢA	$T_1 \sim T_2$	N1/N1c	M_0	C	C_1
	T_1	N2a	M_0	C	C_1
ⅢB	$T_3 \sim T_{4a}$	N1/N1c	M_0	C	C_2
	$T_2 \sim T_3$	N2a	M_0	C	C_1/C_2
	$T_1 \sim T_2$	N2b	M_0	C	C_1
ⅢC	T_{4a}	N2a	M_0	C	C_2
	$T_3 \sim T_{4a}$	N2b	M_0	C	C_2
	T_{4b}	N1～N2	M_0	C	C_3
ⅣA	任何 T	任何 N	M_{1a}	—	—
ⅣB	任何 T	任何 N	M_{1b}	—	—

（四）传播方式

直肠癌可由一种方式传播，或几种方式同时传播。

1. 直接浸润　①在肠壁内癌边缘向各方蔓延，横向蔓延比纵向更快，直肠壶腹癌侵犯肠周 1/4，需 6 个月，侵犯全周需 2 年。显微镜下可见沿黏膜下层、肌层、浆膜下和筋膜下的淋巴丛扩展。Westhues 发现逆向扩展不超过癌下缘远侧 15～20mm。Quer 等认为肠壁内远侧扩展有限，但退行性发育高的癌，肠壁内扩展可达数厘米。Grinnell 发现晚期癌扩展十分广泛，甚至一般病例有时可达 40mm。②沿肠壁扩展的同时，可经过黏膜下层和肌层，到周围脂肪或腹膜。如癌在直肠后壁，可通过固有筋膜，侵及瓦尔代尔筋膜；晚期可侵及骶丛，骶骨和尾骨。腹膜外直肠前壁可穿过德农维利筋膜，侵及前列腺、精囊、膀胱或阴道后壁及子宫颈。腹膜反折上方癌可向前及两侧扩展，侵及腹膜。

2. 经腹膜蔓延　腹膜腔内播散是直肠癌的重要蔓延方式，早期直肠癌在原发肿瘤附近腹膜上有散在的癌斑块，这种斑块是腹膜下淋巴管播散。晚期腹膜有广泛播散。最后到大网膜和附近器官。

3. 壁外淋巴蔓延　直肠癌最重要的传播方式是沿肠壁外淋巴管蔓延，引起淋巴结转移。癌侵入直肠周围淋巴窦后，可向上、两侧和向下 3 个区域扩展：①向上扩展常见，先侵及直肠后淋巴结，再向上到沿直肠上血管及肠系膜下血管的淋巴结和乙状结肠系膜根部淋巴结，最后到腹主动脉前面及其两侧淋巴结。有的下部淋巴结无转移，上部淋巴结已有转移。癌下方淋巴结转移少见。②向两侧经侧韧带内和盆腹膜与肛提肌间淋巴管，到髂骨淋巴结。直肠腹膜外部分的晚期癌常有髂内淋巴结转移；腹膜内部分的髂内淋巴结转移少见。③向下可穿过括约肌、肛门周围皮肤和坐骨肛门窝脂肪到腹股沟淋巴结。淋巴转移发病率与原发癌的大小和位置无大关系，但与分级有重要关系。

31

4. 静脉扩散　这种传播是内脏转移的常见原因，影响生存率的最主要因素，未发生淋巴转移前，癌侵入黏膜肌时，可侵入静脉，癌细胞经门静脉到肝或由髂静脉或其他静脉到肺及其他器官。死亡病例的 1/3～1/2 有肝转移。Goligher 在 893 例直肠癌开腹中发现肝转移的占 11.5%，另有隐性肝转移，合计 25.8%。Bacon 和 Jackson 在 600 例直肠或结肠远段癌中，肺转移是 5%，骨 6%，脑 1.3%。

5. 神经鞘转移　癌浸润神经周围，可沿神经鞘扩展。复发的直肠癌多因神经周围受到侵犯。神经侵犯可引起疼痛，表示预后不良。

6. 种植转移　这种传播仍有争议。脱落的癌细胞可种植在腹膜上，成转移癌结节，如种植在吻合处和手术伤口处可引起复发。Rosenberg 认为脱落的癌细胞都无活力，不能生长。

【临床表现】

早期有的无症状，有的有排便习惯改变，即排便正常的人，发生便秘或腹泻，感觉排便不净或便后有不适感觉。便血是常见症状，血量多少不等，大量出血少见。时日长久，腹泻或便秘加重，肛门和直肠有胀满感觉，里急后重。大型或环形癌可有腹痛和腹胀等肠梗阻症状。如侵犯直肠周围，排便时肛门疼痛。晚期侵及骶神经丛，有骶尾部和坐骨部疼痛。侵及膀胱或前列腺，有膀胱或尿道炎症状。另有食欲不好，体重减轻，周身疲倦，呈恶病质。

【诊断】

早期诊断主要是详问病史和周身检查，大多数病例可用指诊发现。指诊不能触到的可做乙状结肠镜检查并取活组织检查，容易得到正确诊断。

（一）指诊

早期是边缘清楚的扁平硬结，以后成质脆结节状隆起，边缘外翻和底深的恶性溃疡。低位癌可摸到溃疡及其上方黏膜；高位癌虽不能直接触及，有时隔着肠壁触到肿块。注意癌的位置，活动程度，蔓延范围。并注意癌下缘与肛管直肠环、子宫颈、前列腺或尾骨的关系。女患者应做阴道检查。如癌的上方或下方黏膜变硬，表示蔓延广泛。有时在直肠后方触到淋巴结。如癌有深陷溃疡，直肠固定并与膀胱、前列腺，阴道和骶骨粘连，表示已属晚期。有时由下腹部和直肠做同时检查或直肠阴道双合诊检查侵犯范围。指诊十分重要，约75%~90%直肠癌可以指触到，但有些因未做指诊延误诊断。

（二）直肠镜和乙状结肠镜检查

直肠下段后壁直肠镜检查比乙状结肠镜更方便。查看肿瘤边缘，溃疡底部的坏死和结节，周围黏膜颜色，上方有无息肉或肿瘤。确定癌的类型、位置、侵犯范围、活动程度。测定癌下缘和上缘与肛门缘的距离。

31

（三）影像学检查

CT扫描对评估侵犯邻近器官的直肠癌非常准确，但对于评估小的初期病灶，CT扫描有许多限制；腔内超声和腔内MRI为形式的腔内影像在直肠癌的准确术前分期方面非常有用；MRI检查可显示肿瘤在肠壁内的浸润深度，对直肠癌的诊断及术前分期有重要价值。MRI技术联合腹骨盆CT作为所有直肠癌的基本影像学检查；PET-CT检查（positron emission tomography computed tomography，正电子发射计算机断层显像-CT）：针对病程较长、肿瘤固定的患者，为排除远处转移及评价手术价值时，评估治疗方案提供帮助；钡剂灌肠检查对直肠癌的诊断价值不大，但乙状结肠镜检查不满意，怀疑有多发性癌或上方有其他病变时，应做钡剂灌肠检查。

（四）肿瘤标志物检查

癌胚抗原（carcinoembryonic antigen，CEA）是目前公认的对大肠癌诊断和术后监测有意义的肿瘤标记物，但它对早期结、直肠癌的诊断价值不大。

（五）活组织检查

每一病例均应做活组织检查，确定是何类肿瘤及其恶性程度，提示选择手术方法和推断预后。应有癌边缘深处或底部取得组织，如结果阴性，应重复检查。肿大的腹股沟淋巴结应取几个较硬的检查，明确炎症或转移。

（六）周身和腹部检查

确定周身情况、心、肺、肝、肾功能。锁骨上和腹股沟淋巴结转移、腹内肿块、肠梗阻表现、肝肿大和腹水。应与直肠类癌、胃癌或卵巢癌盆腔转移，子宫颈癌、前列腺癌、直肠和乙状结肠憩室，肠炎症疾病，血吸虫病鉴别。

【治疗】

直肠癌治疗仍以手术为主，放射治疗、化学治疗、靶向治疗及中草药为辅的综合疗法。手术方式取决于肿瘤的位置，侵犯深度和术前评估是否发现转移，合理地利用现有干预手段，最大限度地根治肿瘤、最大限度地保护脏器功能和改善患者的生活质量。

手术方法选择：

1. 腹会阴联合切除术　Miles早在1908年根据肛管直肠癌淋巴传播范围，将可能被癌细胞侵犯的组织完全切除，提出这种手术，因此也称麦氏手术。切除乙状结肠及其系膜，肠系膜下血管、直肠上血管、淋巴结、直肠、肛管、全部括约肌、肛提肌、坐骨肛门窝内脂肪、肛门周围皮肤、尾骨肌和一部分盆腹膜，做腹部结肠造口。因切除比较彻底，成为标准手术。不论肿瘤大小、位置高低、恶性程度，均可做此手术，治愈率高，死亡率也低，但不能切除骶骨前、髂骨内外血管附近、闭孔内的淋巴组织和肠系膜外淋巴结。因此盆内常有复发。

（1）腹部手术：常用平卧位，荷包缝合肛门。有耻骨至脐上3~5cm腹中线切口或中线旁左侧切口。作者常用中线旁右侧切口，做造口时距离腹部切口较远，放自制牵开器有时困难，但可减少小肠由切口脱出。开腹后，在肿瘤上方以布带结扎肠管，将氟尿嘧啶30mg/kg体重，溶于50ml盐水，注入直肠壁内或直肠腔内，防止癌细胞播散。先探查腹腔，如肝内肿块、腹主动脉旁和乙状结肠系膜淋巴结、结肠肿瘤，然后探查直肠膀胱或子宫陷凹，检查癌的位置、粘连或固定，再将小肠推入上腹或放入橡胶袋内，置于腹外。牵起乙状结肠，切开乙状结肠外侧腹膜，向下沿骨盆侧壁并绕过膀胱或子宫下段到对侧。在切开直肠右侧腹膜并向上到肠系膜下动脉起点上方和十二指肠第3段下缘。暴露肠系膜下动脉起点，避免损伤两侧输尿管。切断肠系膜下动脉的位置，按淋巴结的分布不同，一般在左结肠动脉起点下方结扎切断，然后结扎切断其静脉。如肠系膜下动脉附近已有肿大的淋巴结，应在动脉起点做高位结扎切断并避免损伤骶前神经根。将整块组织和直肠由主动脉、下腔静脉，腰椎和骶骨前面分离，直到尾骨尖。手术床头放低15°~20°，将直肠由精囊和前列腺或阴道分离，靠近盆骨侧壁结扎切断两侧直肠侧韧带，将直肠完全游离。然后在血液循环良好处切断乙状结肠，两端用丝线结扎，放入橡胶袋内，远段放入骶前凹内，近段做结肠造口。腹膜外肠造口在髂骨上棘与脐连线中点，做一直径3~4cm圆形切口，切除皮肤和皮下组织，切开腹外斜肌腱膜，分开肌肉，但不切开腹膜。然后牵起乙状结肠外侧腹膜切口的外缘，用手指分离腹膜外间隙，绕过腹侧内壁向前列腺壁圆形切口处，做一隧道。将乙状结肠经过隧道，由圆形切口牵出，距离皮肤4~5cm处修剪结肠断端，向外翻转与皮肤缝合。腹膜内造口如前做圆切口，切开腹膜。以荷包缝线闭合乙状结肠与腹侧壁的间隙，再将肠由切口牵出腹外，有时将肠脂垂缝于腹外斜肌腱膜，修剪断端，翻转与皮肤缝合。最后缝合盆腹膜和缝合腹壁。Foustel 和 Henning 报道磁性闭合人工节制造口是将含有钐钴的磁性环置于腹壁内，将结肠断端由磁性环拉出，做结肠造口。另有一含钐钴的帽放于造口，因磁性吸引，使帽与造口闭合。这种造口效果不甚满意，仍需实践总结。

（2）会阴部手术：截石位或左侧卧位，围绕肛门做椭圆形切口并向后延到尾骨尖。肛癌和直肠下部癌切口距肛门缘5~6cm，直肠上部癌可距3~4cm，切开皮肤，沿尾骨前缘切断肛尾韧带和括约肌。将示指伸入直肠后间隙，向两侧分离，靠近盆壁切断两侧肛提肌，将乙状结肠和直肠牵出切口。将肛管和直肠下端由尿道、前列腺或阴道分离。然后将乙状结肠、直肠、肛管、肛提肌、坐骨肛门窝脂肪和皮肤切除。如阴道后壁已有侵犯，应同时切除。由会阴部切口一侧或耻骨上方做穿刺切口，将2条胶管放入骶骨前方，连于持续吸引的闭式引流，使盆腔不存积液体，然后分层缝合会阴部切口。Haxton 主张不缝合盆腹膜，盆内液体可入腹腔，以利吸收。Ruckley 主张由胃大弯分离一部分大网膜，牵入盆腔，固定于盆内，填塞骶前间隙。如止血不好或有粪便沾染，可部分缝合切口或填塞切口。两组同时切除常用截石位-垂头仰卧位，微屈髂关节和膝关节，两腿外展。一组由腹部手术，结扎肠系膜下动脉后，另一组开始会阴部手术。手术步骤和方法与麦氏手术相同，两组同时手术可看清手术步骤、缩短手术时间和麻醉时间，不改变体位，更好暴露大的固定肿瘤，止血准确，但腹部和会阴部手术野会受到牵制，腹部和会阴部同时出血是其缺点。Marks 等认为此手术死亡率高，手术后并发症也多。作者认为切断两侧直肠侧韧带，完全游离直肠后，开始会阴部手术。腹部医生做结肠造口，缝合腹壁，这样也不能延长手术时间。

2. 保留括约肌直肠切除术　从1950年以来距肛门缘6~11cm中1/3直肠癌保留括约肌手术增多，占直肠癌和直肠乙状结肠连接处癌切除的30%~55%，并逐年增多，有人报告高达79.5%。保留括约肌和腹会阴联合切除大量病例分析比较，按分期和分级的手术死亡率、局部复发率、5年和10年生存率，两种手术无明显差别。太低位的有肛门功能不良，7cm以下的复发率高。直肠下部癌，身体肥胖，盆骨窄小，吻合困难，不能做低位前切除的病例，可做拉出切除、结肠肛管吻合术和腹骶切除术。

保留括约肌手术向上切除范围腹会阴联合切除相似，癌下缘远侧切除距离有不同意见，多数认为是5cm，分化不好的切除6cm，但直肠癌向远侧扩展的较少，远侧扩展的多数病例不到2cm，扩展更远的常是高度恶性，属于C期，有侧方转移。超过1.5cm的即使全直肠切除，生存也不到5年。C期不论切除距离长短，几乎都死于远处转移。侧方有转移的病例已失去根治机会。切除不同距离随诊，对比检查，局部复发，远处转移和5年生存率都无差别。近些年来有些作者认为可以切除远侧较短的肠管，2~3cm作为安全边缘，分化不良的尽量切除较长距离。退行发育高度活动的病例不应做低位保留括约肌手术，但分化不良的高位癌，应切除远侧较长的肠管。有肝转移的可做姑息手术。

（1）前切除术：适用于恶性低、小型、无周围侵犯和盆骨宽的病例。已穿通肠壁的不应该做根治前切除术，只能做姑息切除。低位前切除开腹探查，游离乙状结肠和直肠与腹会阴联合切除相同。将直肠游离到肛提肌，用直角钳夹于直肠癌下方。然后切除乙状结肠、直肠、肿瘤及其淋巴组织。由肛门插胶管清洗直肠下段，然后取下直角钳，切去钳夹过的肠管，修剪直肠和乙状结肠断端，做端对端或端侧吻合。单层或双层吻合有很多争议，有些医生用单层代替常用的双层吻合，有的认为双层吻合安全，有的认为低位单层吻合裂开发病率低。作者认为内层用肠线或单股合成线全层连续内翻缝合，外层丝线褥式缝合并注意缝合黏膜下层，安全可靠。盆腔内安放持续吸引闭合式引流，腹膜外引流应放于骶骨前方。不缝合盆腹膜，吻合附近不放引流或取一片有蒂大网膜围绕缝合，防止吻合裂开。如吻合困难，手术区有严重污染或肠壁血供有怀疑，可做暂时性结肠造口术。最后缝合腹壁、由肛门放入软胶管到吻合口上方6~7cm，或单纯扩张肛门，使括约肌暂时瘫痪，防止吻合处承受直肠内气体和液体的张力。EEA吻合器是双层吻合，PKS吻合器是单层吻合。距直肠和结肠断端边缘6mm，分别放以荷包缝线，由前方开始，包括肠壁全层，针孔距离6mm，或用荷包缝合器做荷包缝线。将吻合器由肛门伸入直肠；其顶部与肩部分离4~5cm，在直视下拉紧结扎直肠荷包缝线，使黏膜翻入肠腔，再将结肠断端套于吻合器顶部，结扎结肠荷包缝合线。顺时针旋转滑轮，使顶部与肩部靠紧到1~2cm。然后突然强压扳机，U形钉成为B形，钉在直肠和结肠壁内，同时环状切除一部分肠壁。然后逆时针旋转滑轮，取出吻合器。有时需缝合数针，加固吻合，不缝盆腹膜，盆腔放持续吸引闭式引流。吻合器吻合时有时也有困难，切除愈低，裂开愈多。美国结肠直肠学会243名外科医生3594次吻合器吻合的并发症分析，手术中有吻合漏、直肠撕裂、吻合失败和出血，占15.1%；手术后有盆腔脓肿和血肿，占3.8%；晚期有狭窄和肛门失禁，占13.9%。高位前切除用于腹膜反折上方7~10cm的肿瘤，游离乙状结肠和直肠与低位前切除相似，但不游离直肠前方和切断侧韧带。切除结肠、直肠以及肿瘤，吻合与低位相同。如由肛门伸入吻合器做高位吻合困难时，也可切开结肠由上方伸入吻合器吻合。盆腔放持续吸引闭式引流。

（2）Turnbull-Cutait 腹肛门拉出切除术：Turnbll 和 Cutait 提倡这种手术，腹部与低位前切除相似，但需要较长

31

的肠管拉出肛门，有时需游离降结肠和脾曲。将直肠游离到肛提肌，据肛门缘 4~5cm 处，夹以角钳。冲洗直肠后，于直肠的前方和后方各放支持缝线，切除直肠和肿瘤后将支持缝线由肛门牵出。使直肠翻出肛门，再用手指扩张肛管，使肛管外翻，然后将结肠经外翻的直肠和肛管拉出到直肠断端边缘外 7.5cm，并将结肠浆膜与直肠断端缝合。粗胶管放入结肠，以丝线结扎固定。盆腔放持续吸引闭式引流，最后缝合腹壁。手术后 10~14 天切断外突的直肠和结肠，将结肠断端与直肠黏膜缝合后推入肛门。这种拉出手术效果较好，肛门功能比较满意。

（3）Bacon-Babcock 腹肛门切除保留括约肌手术：这种手术由 Babcock 1932 年首创，由 Bacon 推广。由腹部游离乙状结肠到括约肌上方，会阴部手术牵开肛门，在齿线下 0.3cm 环形切开肛管皮肤并与内括约肌分离。向上到内括约肌上方。在直肠环肌下端后中线切开直肠，分离肛提肌与外括约肌之间的间隙，游离的直肠周围组织，再切断肛提肌，将已游离的直肠和乙状结肠拉出肛门。距肛门缘 5~7cm 切断结肠，切除直肠以及肿瘤并将括约肌缝于结肠周围。突出结肠放入胶管，用线结扎。10 天后切除多余的结肠，将断端与肛管皮肤边缘缝合。这种手术肛门功能满意，周锡庚对这种手术加以改进，将肛管皮肤和直肠黏膜向上分离到肛提肌上方，切断直肠，进入盆腔，再将直肠及其肿瘤拉出肛门，保留全部括约肌和肛提肌。

（4）Parks 腹肛管切除结肠肛管或结肠直肠套式吻合术：Parks 改进腹肛门拉出切除术，不做外翻，在肛管直肠上端吻合。腹部与腹肛门拉出切除术相同，切除结肠和直肠及其肿瘤，将湿纱布垫放于盆腔。用三叶窥器牵开肛管，显露直肠断端，直肠和肛门后壁。黏膜下层内注入 1∶200 000 肾上腺素盐水溶液，使黏膜由内括约肌和直肠环肌分离，在齿线上方 1cm 横行切开黏膜向上分离，将后部黏膜切除。同法将前部及两侧黏膜完全切除。修剪结肠断端并放 4 条支持缝线。再牵开肛管，将支持缝线拉出肛门，使结肠拉入肛管并将结肠断端与肛管黏膜内括约肌吻合。再由腹部将直肠与结肠浆膜缝合。手术容易，盆内并发症较少，功能也好。

（5）Ravitch 腹肛管切除保留肛管、括约肌和肛提肌手术：Ravitch 用此手术治疗息肉病，以后用于治疗直肠癌。手术与 Bacon 手术相似，腹腔内游离乙状结肠和直肠到肛提肌、会阴部在齿线上方 0.5cm，环形切开黏膜，在直肠环肌下缘切断直肠，保留肛提肌和括约肌的完整。将肠管拉出肛门，切除直肠和肿瘤后，将乙状结肠与肛管上端吻合。

（6）Pannett 腹骶切除术：Pannett 于 1953 年首先做这种手术，Localio 又加以提倡。右侧卧位，左肩和胸部向右倾斜，腹部斜切口。腹部与腹肛门拉出切除相同。在血供给良好处以布带结扎肠，放入直肠后方，缝合腹壁。冲洗直肠后，对着骶骨尾关节做一横切口，切除尾骨，切开肌肉和筋膜，将乙状结肠和直肠及其肿瘤牵出切口，切除后吻合，送入盆腔。由骶部引流盆腔，最后缝合切口。暴露较好，容易吻合，不破坏盆底肌肉和神经。

（7）Akerman 经耻骨切除吻合术：Akerman 于 1979 年做这种手术，高瀚于 1983 年做了改进。腹部切口到耻骨连合，暴露耻骨和耻骨结节。切断阴茎悬韧带，以线锯从耻骨结节外侧切除楔状耻骨，将膀胱和前列腺与直肠游离，切断直肠册韧带，游离直肠，切除直肠和肿瘤，直肠与乙状结肠吻合。

3. 腹会阴切除肛管和括约肌重建术　是手术腹会阴联合切除直肠后重建肛管、括约肌和肛门。

（1）作者腹会阴切除肛管和肛门括约肌成形术：作者于 1960 年做这种手术。按麦氏手术的要求，广泛切除肿瘤及其可能侵犯的组织，将乙状结肠下牵做成肛管，移植股薄肌代替肛门括约肌，在肛门原位做成肛门。适用于直肠下段癌、肛管癌和肛门癌。腹部游离与保留括约肌手术相同，会阴部切除范围与腹会阴联合切除相同。将乙状结肠、直肠和肿瘤由会阴部切口牵出，使乙状结肠沿骶骨前面向下并弯向前到伤口前端。缝合切口后部的结缔组织和肛提肌断端。使乙状结肠在缝合处的后部切口上面与骶骨形成角度。再将乙状结肠由切口前部弯向下，曲成 90°，做成肛管。然后距切口皮肤边缘 2~3cm，将乙状结肠浆膜与周围组织缝合，在肠壁周围与皮下组织之间形成一环形深沟。取下一侧股薄肌，将肌肉通过股上部切口与会阴切口前端的隧道，拉到环形沟内，再环绕乙状结肠并通过会阴切口与对侧耻骨结节间的隧道，由耻骨结节牵出，以备固定。然后切除乙状结肠、直肠和肿瘤，将结肠断端与皮肤缝合，做成肛门。最后牵紧股薄肌肌腱，固定于耻骨结节。

（2）Beger 大肠平滑肌移植肛门重建术：Beger 于 1982 年经腹会阴联合切除直肠肿瘤，将乙状结肠牵出会阴切口并将乙状结肠下端 3~5cm 黏膜完全剥除，只留肌层，成一肌筒。再将一半肌筒向近侧外翻，牵张肌筒包绕乙状结肠周围另一半肌筒同法处理。于是乙状结肠下端有 3 层肌肉，外 2 层围绕肠壁全周。然后将翻转的肌管推向盆底，切除多余的黏膜，并将肌肉和黏膜连接处于肛门皮肤缝合。

（3）王平治带蒂臀大肌重建肛管括约肌手术：按腹会阴手术切除直肠癌，将结肠由肛门切口牵出，由坐骨结节上方 3cm，股骨大粗隆下 3cm，向外一侧作一 L 形切口，由臀大肌下缘分离 4cm 宽臀大肌肌瓣，和与臀大肌连接的部分股外侧肌，长约 20cm。再将肌瓣经过皮下隧道到会阴切口，围绕结肠下端，固定于坐骨结节及肛提肌边缘。2~3 周后切除多余的结肠并将结肠断端与皮肤成形，做成肛管和肛门。

4. 局部切除　局部切除术在对部分有选择性的早期直肠癌患者治疗中仍有重要作用。主要是按癌的大小、部位、分级、侵犯深度，活动度来选择病例。需严格把握以下手术指征：肿瘤侵犯肠周径<30%；肿瘤大小<3cm；切缘阴性（距离肿瘤>3mm）；肿瘤活动，不固定；肿瘤距肛缘 8cm 以内；仅适用于 T1N0M0 肿瘤；内镜下切除的息肉，伴癌浸润，或病理学不确定；无血管淋巴管浸润（LVI）或神经浸润；高-中分化；治疗前影像学检查无淋巴结肿大的证据。手术方式分为经肛门局部切除术、Kraske经骶尾部入路手术、经括约肌入路手术、经肛门镜微创手术。与传统的经肛手术相比，经肛门镜微创手术具有较低的局部复发率和较高的总体生存率。

5. 直肠癌的辅助治疗　在有效提高手术切除率、降低患者术后复发等方面有非常重要的作用。

（1）放射治疗：术后放疗适用于晚期患者、手术未达到根治或者复发的患者，提高局部控制率和生存率。

（2）化疗药物：作为直肠癌的辅助治疗手段可有效提高患者的生存率。给药途径有动脉灌注、静脉给药、门静脉给药等多种方式。直肠癌化疗的新辅助治疗使用以5-FU为主的方案。

（3）其他治疗：随着对肿瘤疾病研究的深入，治疗方式也日益丰富如免疫治疗、肿瘤疫苗和基因治疗等。

二、直肠类癌

直肠类癌少见，占胃肠道类癌的1/10～1/15，多发生于40～60岁成年，青年少见。Gosset和Masson发现起源于肠黏膜腺内的肠嗜铬细胞，因有嗜银性，也称嗜银性细胞癌。这种细胞在胚胎发生学上来源于神经嵴或由胰腺剩件、胚胎组织异位，肠肌神经丛而来，属消化道内分泌肿瘤。

【病理】

早期是黏膜和黏膜下层内结节突起或息肉样突起，质硬，活动，黄色或灰色，黏膜平滑，直径小于2cm。随后可伴有黏膜糜烂溃疡，有的侵犯肌层，转移到淋巴结或由血液循环到肝和其他器官。恶性发病率为8%～14.5%。有的在消化道其他部位也有类癌，也常伴有其他恶性肿瘤。

【临床表现与诊断】

直肠类癌早期无症状，常由乙状结肠镜检查发现。常见症状有便秘、腹泻、排便习惯改变、体重减轻、便血和疼痛，极少发生类癌综合征。直径不到2cm，活动的肿瘤，多是良性；超过2cm，固定的肿瘤，多是恶性，活组织检查可确定良性或恶性，并可与腺癌鉴别。

【治疗】

良性类癌可做局部切除，包括肿瘤周围的正常黏膜和黏膜下层，定期随诊检查。明显恶性的应做根治性切除。局部复发的应做根治手术，如肝、肺或骨已有转移，手术治疗多无效。

第九节　肛管及肛周恶性肿瘤

一、鳞状细胞癌

鳞状细胞癌由肛管和肛门周围鳞状上皮发生，发病率占肛管直肠癌的1%～6%，Morson发现在4396例直肠癌中鳞状细胞癌占3.5%，肛门肛管恶性肿瘤的50%是鳞状细胞癌。男与女发病率相同。在齿线上方或齿线的称肛管癌，在齿线下方的称肛门周围癌。也有以肛门为中心，直径6cm圆形区内的称肛门周围癌，在肛管的称肛管癌，肛管癌比肛门周围癌多见。肛门周围癌多见于男性，肛管癌女性多见。常由肛瘘、痔、手术瘢痕、湿疣、化脓性汗腺炎、潜毛囊肿等长期慢性刺激或损伤引起。人类乳头瘤病毒虽然不能导致肛管或肛周鳞状细胞癌的发生，但它却是必需的。

【病理】

早期是肛管或肛门周围皮肤变厚或是小结节突起、底硬、皮肤干燥，活动，逐渐与皮下组织粘连。以后表面糜烂，生成溃疡，边缘突起，向外翻转，周围有颗粒状结节。可侵犯到会阴、阴囊、阴唇和腹股沟淋巴结，也可由静脉传播。肛管癌分化较差，角化少，恶性高，沿直肠淋巴管向上侵犯直肠周围和肠系膜内淋巴结，早期转移，预后不良。肛门周围癌分化良好，角化多，恶性低，不常转移，预后良好。如有转移，常转移到腹股沟淋巴结，但多是直接蔓延到肛门周围组织和括约肌，晚期可侵犯前列腺和膀胱。

【分期】

肛管癌占据肛管周缘或肛管长度1/3内，括约肌无侵犯的为T1期；占据肛管周缘1/3或浸润外括约肌为T2；扩展到直肠或直肠周围组织，但未穿入邻近组织为T3；扩展和穿入肛管邻近组织为T4。肛门周围癌表浅，直径不到2cm为T1；直径2～5cm，很少深部浸润是T2；直径超过5cm和深部浸润是T3；侵犯邻近组织的是T4。

【临床表现】

肛管癌常有排便习惯改变和次数增多，如排便不净的感觉、便血、疼痛、里急后重、粪便细窄甚至排便失禁，少数患者是没有症状的。不幸的是，大部分患者被诊断为晚期。早期是局部溃疡，表现不整齐、质硬，分泌物增多，有的是息肉样或蒂状肿块，晚期成环状狭窄。肛门周围癌常有肛门部不适和瘙痒。肛门缘有小形肿块，生长缓慢，一般不痛，如侵犯肛管或括约肌则有疼痛、后成溃疡，局部有触痛，分泌物稀淡如水，混有血丝。溃疡底有灰白色坏死，边缘突起，向外翻转，紫红色，有颗粒结节，并容易结痂和出血。腹股沟有肿大的淋巴结。

【诊断】

肛门部瘙痒、刺痛、皮肤或瘢痕变硬，理应引起注意。形成大的溃疡，边缘变硬和突起，不难诊断。指诊确定其向上蔓延范围，有的成环状狭窄，有的侵犯阴道后壁，形成溃疡或直肠阴道瘘。肿大的腹股沟浅部淋巴结有的是化生改变或炎症，临床上与癌转移的淋巴结，无明显区别，应取几个淋巴结做活组织检查，密切随诊。有的在腹股沟韧带上方摸到髂外淋巴结。早期局限的病变应与乳头状瘤、湿疣、血栓外痔、肛裂和肉芽肿性溃疡鉴别。活组织检查可确定诊断并可与腺癌或其他肿瘤鉴别。

31

【治疗】

按肿瘤生长的位置，向上侵犯直肠黏膜或局限于肛门周围皮肤，有无腹股沟淋巴结转移，采取不同的手术方法、放疗、化放疗等治疗。

手术治疗：

（一）腹会阴联合切除或腹会阴联合全切除肛管和括约肌成形术

肛管鳞状细胞癌常由直肠淋巴管蔓延，转移到直肠后淋巴结，并沿直肠上血管和肠系膜下血管转移。Gabriel 发现在 67 例肛管鳞状细胞癌中有这些淋巴结侵犯的占 43.3%。Sauer 和 Bacon 认为该病可沿直肠下血管侵犯髂内淋巴结。因此应做根治切除术，并应扩大切除肛门周围皮肤，脂肪和肌肉。女患者应切除阴道后壁。手术合用放疗和化疗效果较好。

（二）局部切除术

肛门周围鳞状细胞癌不常向上蔓延到直肠淋巴结，而向腹股沟淋巴结转移。因此，齿线下方的鳞状细胞癌不常做直肠切除术：肿瘤不超过 2cm×2cm，活动，无粘连，低度恶性，可做局部广泛切除或电灼切除、最少切除边缘外 2.5cm 和一部分肌肉，保留括约肌功能。不能支持根治大手术的患者，可姑息治疗。放疗对肛门周围鳞状细胞癌效果也好。

31

（三）腹股沟转移淋巴结处理

腹股沟淋巴结转移发病率不同，大约为 8%～42%。Wolfe 和 Bussy 统计肛门周围癌是 42%，肛管癌是 37%。肛管癌常先侵及直肠下部淋巴结，肛门周围癌一般先侵及腹股沟淋巴结，然后侵及闭孔和髂内淋巴结，也有未侵及腹股沟淋巴结或直肠下部淋巴结时髂淋巴结已有转移。应按淋巴结的侵犯范围，手术切除直肠的标本内有无直肠下部淋巴结转移，肿瘤恶性程度，予以不同处理。

如腹股沟淋巴结有明显转移，但直肠下部淋巴结未受侵犯或侵犯很少，肿瘤分化良好的病例，可在根治切除 5～6 周后，再做腹股沟淋巴结整块切除。如腹股沟淋巴结和直肠下部淋巴结都有严重侵犯，分化不好，只能做姑息手术，以免发生腹股沟恶性溃疡，继发出血，下肢和外生殖器象皮症。无腹股沟淋巴结转移的病例，应每月复查，长期严密随诊，因转移淋巴结可在 2 年内迅速长大，如发现转移，应及时切除。切除时应先探查腹腔，然后确定是否切除腹股沟淋巴结。

浅部腹股沟淋巴结摘除，在腹股沟韧带下方 2.5cm，与韧带平行，做与韧带等长的斜切口并于切口内端向下开一 10cm 长的垂直切口。翻开皮片，暴露腹前壁下部和股前部。沿伤口周围切开深筋膜，将脂肪组织、筋膜和淋巴结有下方的肌肉，股神经和股血管分离，整块切除。然后结扎切断大隐静脉，缝合皮肤。

深部摘除切口与浅部摘除切口相同，但在切口外端向上做 13～15cm 长的垂直切口。如浅部手术切除到股管，再切断腹股沟韧带，并由腹股沟皮下环切开腹股沟管，切开腹内斜肌和腹横肌。将腹膜由髂凹推向上内，暴露髂骨、腰肌，髂外和髂总血管，向上到髂总血管分叉处。摘除血管附近和闭孔内肌内侧的脂肪和淋巴结。再缝合肌肉、筋膜和腹股沟韧带。然后切断缝匠肌上端，移植于股血管的浅面，最后缝合皮肤，皮下放置引流。

化疗：最初的放疗在治疗肛管鳞状细胞癌时是很有效的，因为肿瘤对放疗是极其敏感的，但随着放疗的增加引起的并发症同时改变。严重的后期并发症包括肛周的坏死、狭窄、溃疡、腹泻、里急后重、大便失禁、膀胱炎、尿道狭窄和小肠梗阻等并发症。

化放疗：在 1974 年，Nigro 引进化放疗予肛管鳞状细胞癌的治疗，证实通过和保留括约肌相同的局部控制和生存率，避免结肠造瘘。各种放射剂量（30～60Gy）和化放疗方案被应用。

二、基底细胞癌

基底细胞癌发生在肛门周围有毛的皮肤内，发病率低。综合 Buie、Morson、Goligher 的 8000 例肛管直肠恶性肿瘤中只有 4 例，占 0.2%。

【病理】

初起是皮肤内小的丘疹，表面平滑，有时呈鳞状，生长缓慢。然后生成溃疡。逐渐向周围蔓延，不常侵犯肛管和括约肌，也不常转移。肿瘤内细胞无明显退行性变，有不同程度角化，有时中央钙化。如癌内有鳞状细胞，称鳞状基底细胞癌或基底细胞样癌。腹股沟淋巴结转移少见，有时是因炎症肿大。

【临床表现】

症状与鳞状细胞癌相似，如肛门部酸痛、排便习惯改变、瘙痒、出血、排出黏液，里急后重。常见肛门缘溃疡，边缘不规则，硬，稍突起，1cm×2cm 大小。做活组织检查可确诊。

【治疗】

小型局限的（一般直径小于 2cm）可局部切除，切除肿瘤及其周围 1cm 正常皮肤和深部组织，有时需切除一部分括约肌。如侵犯广泛可做直肠切除。这种癌对放射线很敏感，可用放射治疗。5 年生存率高，复发可再次行切除治疗。

三、恶性黑色素瘤

肛管直肠恶性黑瘤少见，占大肠恶性肿瘤的 0.4%～0.8%，直肠恶性肿瘤的 1.66%，肛门部恶性肿瘤的 6.7%。多发生在大于 70 岁的患者，女性多于男性。生长迅速，恶性程度极高，早期发生转移。

【病因和病理】

肛管移行区是由齿线向上 1cm 宽的环行区，但有很大变异，有的在齿线下方，有的在环行区上方。区内有黑色素细胞和内分泌细胞，可发生恶性黑瘤或类癌。恶性黑瘤由黑色素细胞发生，这种细胞来源，目前还有争论，多认为由外胚层上皮面来；有的认为胚胎时期间质细胞由真皮层移位到上皮内，或由神经脊而来。多数发生在齿线附近，在黏膜下迅速向上蔓延到直肠壶腹，呈蕈状肿瘤。瘤内有大多角形表皮样细胞、梭状细胞和多核巨细胞。色素多少不等，有的无黑色素。小的肿瘤即可由淋巴和血流播散到肺、肝、脑、骨、淋巴结和皮肤。局部侵犯肛门直肠周围组织较少。

【临床表现与诊断】

常见症状有便血、疼痛、里急后重和排便习惯改变等。蕈状或结节状，表明溃烂，质硬固定。肿瘤上方直肠黏膜有黑色斑点。有的带蒂，表面平滑，棕黑色，突入肛管与血栓外痔相似。容易误诊，须提高警惕。活组织检查可诊断。有的在痔标本内发现。

【治疗】

对广泛切除和宽阔局部切除有不同意见，腹会阴切除的生存率比局部切除没有提高，腹会阴切除和两侧腹股沟淋巴结摘除也未提高生存率。患者大多死于肿瘤转移。多不主张做腹股沟淋巴结摘除。化疗常见达卡巴嗪（氮烯咪胺）为主与白细胞介素 2 和/或干扰素合用。主要是早期诊断，早期切除，但治愈困难，虽有生存超过 5 年的病例，但生存率很低。

四、一穴肛原癌

肛管一穴肛原癌，少见，齿线上方狭窄环形区是内胚层泄殖腔和外胚层肛道的遗迹。由此区移行上皮发生的癌，称一穴肛原癌。Herrmann 于 1880 年首先发现由肛管和直肠连接处一穴肛的残留发生的癌。Grinvalsky 和 Helwig 名为移行细胞一穴肛原癌。其组织与肛管鳞状细胞癌和直肠腺癌不同。症状和体征与肛管鳞状细胞癌和直肠腺癌相似，女性多见。围绕直肠和肛管蔓延，广泛侵犯肛管和直肠周围组织，恶性程度高，转移早而快。应早期做根治切除手术，但预后不良，5 年生存率低。

根治切除治疗效果，肛管直肠癌是由于麻醉和手术前后处理的改进，提高了手术效果。根据 1950 年以来几组大宗病例报道，将几种常用手术的死亡率、5 年生存率和复发率，分述如下。

（一）手术死亡率

腹会阴联合切除是 2.1%~7.1%，两组同时手术 3.1%~8.6%。前切除 4.2%~7.3%，距肛门缘 6~10cm 是 9%。腹肛门拉出切除术 3.4%~5.7%。据 Hughes 在 1951~1978 年间手术 1395 例分析，腹会阴联合切除 531 例手术死亡率 6.3%，前切除 461 例是 8%，拉出切除 403 例是 6%。我国手术死亡率 0.5%~3.1%。

（二）5 年生存率

腹会阴联合切除是 51.6%~53.8%。两组同时手术 52.7%~55.8%。Stearns 和 Deddish 认为高位结扎肠系膜下动脉和切除髂内淋巴结未改进 5 年生存率并增加并发症；Bacon、Grinnell 认为可提高 5 年生存率 3.9%~5%。盆腔内脏切除可提高生存率。前切除是 53%~66.7%，距肛门缘远端 11~16cm 的生存率为 70%。腹肛门拉出切除是 52.7%~58%。我国 5 年生存率是 53.1%~58.3%。

（三）复发率

腹会阴联合切除后局部复发 9.7%~24%，远处转移 15.2%~19.7%。直肠下 1/3 的癌比中和上 1/3 的复发率高，C 期比 A 和 B 期复发率高。前切除局部复发 7.3%~35.7%。远处转移 7.1%~14.2%。腹肛门拉出切除局部复发是 22.8%。

第十节 盆底疾病

一、直肠突出

直肠前壁、直肠阴道隔和阴道后壁向前突入阴道，称直肠前突。也有的男性做过前列腺切除手术，发生向后方突出，多见于中年和老年，常并有其他肛肠病变，引起排粪困难和时有排粪感等症状。按突出的深度分为 3 种，轻度突出是 0.6~1.5cm，中度 1.6~3cm，重度的超过 3cm。按突出部位的高低又分为高位、中位和低位 3 型。Pucciani 等对女性直肠前突的两种类型进行了描述，Ⅰ型是膨胀型，Ⅱ型是位移型，发现与Ⅰ型相比Ⅱ型发生阴道下垂的概率高，用手辅助排便更频繁，肛门压迫更低，黏膜内套叠更多。位移型直肠前突可能是直肠下降的结果。

【病因和病理】

高位突出是生殖器官完全脱垂的一部分，可同时存在肠突出、膀胱突出和子宫脱垂。由肛门括约肌上方 7~8cm 开始，阴道上 1/3 也有扩张。常由于盆底和阴道的支持组织和子宫支持韧带松弛，子宫下降造成。也有由于直肠子宫陷凹的最下部腹膜沿子宫颈和阴道后部下降，突入阴道，形成伴有肠突出的高位直肠突出。

中位突出最多见，位于肛提肌平面上方。由肛门括约肌上方开始向上 3~7cm，有的大型中位突出可合并有高位突出。常由多产、难产和妇科手术造成。腹内压力增高，直肠前壁进行性膨胀，使直肠下段环肌纤维分离，肌肉变薄，直肠阴道隔松弛引起直肠向前突出。排粪时粪便进入突出内不能由肛门排出，停止用力后粪便又可回入直肠，引起排粪困难，使突出加深加重。

低位突出是由于会阴严重撕裂和分娩时过度用力，使肛提肌和球海绵体肌的会阴附着处和阴道下部撕开，造成会阴体缺陷引起的阴道外翻。肛门括约肌和会阴常有异常。由于只是阴道黏膜下裂伤，尚未累及直肠，也称为假性直肠突出。

【临床表现】

主要症状为出口梗阻型便秘，盆内沉重感和疼痛，排粪困难，有的患者必须由阴道用指压迫阴道后壁帮助排粪。如发生直肠炎则有出血、排出黏液和里急后重。有的出现节制性功能紊乱。

【诊断】

指诊直肠前壁张力减弱和松弛，可摸到凹陷。阴道内可触及软块。排粪造影检查在用力时可见直肠壁经直肠阴道隔向前突出，有的包括一部分直肠壶腹突出，排出钡剂后直肠内有残留钡剂。肛门功能检查常见括约肌紧张过度，这可与巨结肠症和肛门功能不良鉴别。

【治疗】

无症状的直肠突出不需要治疗。有症状的先保守治疗，但不应长期服用泻药和灌肠，一般对症状能有不同程度的改善，如症状无好转和疗效不明显的应手术治疗。高位、中位和低位3型直肠突出的手术方法不同。手术前需确定突出范围和伴有的各种病变。手术时需修补各种缺陷。直肠前突的手术修复通常分为经肛和经阴道两种途径。经腹修复直肠前突通常与其他更严重的骨盆器官下垂手术一起进行。

31

（一）高位突出手术

常经阴道修补，手术前需灌洗阴道数日，留置导尿管。

截石位，以艾利斯钳夹于阴道后壁向两侧牵开阴道。在阴道后壁中线由会阴向上在突出的最高点开一纵切口，切入阴道直肠间隙，分离直肠前壁与阴道后壁的粘连组织，显露阴道直肠间隙。分离阴道后壁，可见膨胀的直肠。在直肠前壁横行穿入3~4条折叠缝线，结扎后使直肠折叠。再用1~2层缝线缝合，使膨出的直肠缩小，重建直肠阴道隔。

将突出器官复回盆腔，牵起疝囊边缘，将疝囊全部切除。缝合直肠子宫陷凹，修补盆底缺陷。

由切口下部将括约肌和耻骨直肠肌断端的周围组织游离，牵紧耻骨直肠肌两端做重叠褥式缝合，同法将肛门括约肌重叠褥式缝合。重建阴道下部会阴体。修剪阴道切口和直肠阴道隔，对合切口并保证阴道正常宽度。由切口上端向下到会阴缝合切口，阴道内放凡士林纱布引流。留置导尿管数日。口服抗生素，防止伤口感染。

（二）中位突出手术

中位直肠突出最常见，手术方法较多。

1. 直肠内修补术　这种手术能同时切除下垂的直肠黏膜和直肠内的病变，是常做的效果较好的手术。手术前需做肠道准备，有以下手术方法：

（1）Sullivan手术：1968年开始做这种手术，切除直肠前部黏膜，折叠缝合肛门外括约肌深部和肛提肌。牵开肛管和直肠，在齿线上方1cm横行切开直肠黏膜。牵起切口上缘黏膜，在黏膜下层用剪刀向上分离到距肛门缘8~10cm，再向两侧分离，显露直肠。在直肠壁垂直穿入几条折叠缝线，在缝线每5mm处穿过直肠肌层，深到直肠阴道隔，但不可穿透阴道黏膜。结扎各条折叠缝线成为肌肉横嵴或纵嵴，重建直肠前壁，同时切除至少纵长6cm直肠黏膜。下牵上部黏膜与下方黏膜横行间断缝合，直肠内不放压迫敷料。

（2）Khubchandani手术：分层折叠松弛的直肠阴道隔修补突出。在直肠前壁沿齿状线开长1.5~2cm的横切口，在切口两端向上各开一长7cm的纵切口，做成一底宽包括直肠黏膜和肌层的黏膜肌肉片。将黏膜肌肉片由直肠阴道隔分离，向上分离到直肠阴道隔最薄处上方。上翻黏膜肌肉片，将直肠阴道隔横行间断缝合3~4针，修补直肠前方缺损。将直肠阴道隔横行穿入几条折叠缝线，结扎缝线使直肠阴道隔纵行折叠。再垂直缝合3~4针使直肠前壁缩短。切除多余的黏膜，修剪黏膜肌肉片。将黏膜肌肉片下缘与齿状线切口间断缝合，同时缝合两侧切口。

（3）Shepaya手术：缝合肛提肌修补直肠阴道隔。在直肠前壁中线由齿状线上方向上开一长5~6cm的纵切口。切开黏膜下层显露直肠阴道隔。在黏膜下层向两侧分离1~2cm，显露两侧肛提肌。用铬肠线将肛提肌内缘间断缝合3~5针，修补和加固直肠阴道隔。切除多余的黏膜，间断缝合伤口。

（4）改良Sullivan手术：于1992年Cali报道经直肠折叠直肠阴道隔修补中位直肠突出。牵开肛管和直肠将直肠突出复回。在直肠前壁中线开一纵切口，向上到直肠突出的顶端。于黏膜下向两侧分离做成黏膜片，片的远端在肛门括约肌的正上方，近端在突出的顶端，两侧分离黏膜片至少是直肠圆周的1/4。在中线将折叠缝线穿入直肠阴道隔和结缔组织，结扎后纵行重建直肠阴道隔。切除多余的黏膜使黏膜边缘对合平坦。冲洗伤口和止血后用铬肠线将全部伤口缝合。

（5）Block直肠内消除缝合修补术：1986年Block用锁扣缝线缝合直肠突出组织，阻断突出的血液供给，使组织坏死脱落成为一窄伤口，以后逐渐愈合。适用于有症状的有或无其他病变的轻度和中度突出。牵开肛管和直肠，复回突出。用血管钳夹于突出，牵向肠腔。用带铬肠线的大圆针在齿线上方由突出一侧穿过突出全层和对侧全层，紧紧结扎。将缝线向上做纵行连续锁扣缝合直到突出上端。牵紧各扣的锁扣缝线在突出上端紧紧结扎。较大突出如上法锁扣缝合到突出上端，扎紧后再返回做锁扣缝合，在突出下端扎紧。

经肛修复直肠前突从而缓解排便功能障碍和出口梗阻的有效率达80%~98%。然而远期结果为5年半后50%的患者症状再发。这种再发到底是出口梗阻症状的再发，还是直肠前突的解剖学再发，或者两者都有，目前还不清楚。其他像使用单排吻合钉去除直肠前突，减少肠套叠的技术，如单排经肛吻合器切除脱垂联合会阴肛提肌成形术（STAPL）和双排经肛吻合器直肠切除（STARR），分别在术后20个月时改善出口梗阻的症状达76%和88%。而缺少术后拍粪造影和磁共振使得解释为什么直肠前突的减小改善了临床症状变得比较困难。VanLaarhoven等发现患者的症状和直肠前突减小的程度无关，这又提示了改善患者症状还有其他因素。

2. 阴道内修补术　经阴道修复直肠前突或阴道后缝合术主要由妇科医生完成，采用以下四种技术之一：①肛提肌（耻骨直肠肌）或直肠阴道肌肉的再靠近；②直肠阴道隔的位置特异性修复；③直肠阴道隔和肛提肌筋膜的再靠近；④使用移植物或网状物后位修补直肠阴道缺陷。以上所有技术都要在阴道后壁切开一道口子，然后将直肠和阴道壁之间的平面区分开来。一旦暴露充分后，采用各种技术加固直肠阴道隔膜。总的来说，高达50%的性交困难是由肛提肌引起的，目前已不采用这种技术，取而代之的是纵向或横向修复直肠阴道隔，可以使用移植物或网状物，也可以不使用。直肠阴道隔的位置特异性修复由Richardson提出，被描述为直肠阴道隔中的“断裂”处，后者可以引起直肠前突。根据“断裂”点的位置和范围，出现了各种不同类型的直肠前突，在高位“断裂”时直肠前突可能进入直肠阴道水平。当直肠前突大于4cm、阴道下垂、自身组织较差、阴道和膀胱联合下垂时需要使用生物移植物和人造网状物来修复。总而言之，使用移植物或网状物来修复直肠前突是安全的，但是其优势和效用相对于已有的修复方法还不确定。

3. 低位突出手术治疗　是做会阴缝合术，重建会阴体。牵开阴道，在会阴部开一纵切口，切开会阴皮肤和一部分阴道黏膜。牵开切口，将肛门括约肌和耻骨直肠肌由周围组织分离。将耻骨直肠肌两端牵到中线，做重叠褥式缝合。再将肛门括约肌两端同法分离，做重叠褥式缝合，最后缝合伤口。

二、肛管直肠脱垂

肛管直肠脱垂是肛管、直肠和乙状结肠向下移位。只是黏膜下脱，称不完全脱垂；直肠各层下脱，称完全脱垂。如脱入直肠，是内脱垂；脱出肛门，称外脱垂。各种年龄均可发病，但1～3岁儿童发病率最高，5～6岁后很少见。成年多是完全脱垂。西方国家女性比男性多见，我国男性比女性多见。对女性而言，发病率随年龄的增长而增加，可能是由于女性的分娩、长期用力排便和/或从解剖学角度而言女性有更加宽大的骨盆。而在男性中发病年龄大约在20-40岁之间，呈现年轻化趋势，且男性通常存在发病诱因（如肛门闭锁或既往手术史）。按脱垂程度分为3级：第1级是肛管和直肠黏膜下脱；第2级是直肠各层下脱；第3级是直肠和乙状结肠脱出肛门较长较大，有时伴随肛管外翻。第2和3级是肠套叠，为完全脱垂。

【病因】

发病原因还未完全明确，不完全脱垂和完全脱垂发病原因不同。

（一）不完全脱垂

儿童常因骶骨尚未成形，直肠和肛管成直管状态。病后营养不良，坐骨肛门窝内脂肪减少，失去支持直肠作用。如有便秘，腹泻或百日咳等病，常常用力使黏膜下脱。成年不完全脱垂常因3期内痔，直肠息肉和肿瘤引起黏膜下脱，痔和肛瘘手术，会阴裂伤可造成黏膜外翻。另外括约肌松弛，神经系统疾病，肛提肌和括约肌瘫痪也是不完全脱垂的原因。

（二）完全脱垂

有几种学说，但没有一种能完全解释清楚。Jeannel、Moschcowitz认为完全脱垂是滑动性疝，直肠膀胱或直肠子宫陷凹太深，成为疝囊，腹内压力使直肠前壁突入直肠壶腹，然后经肛管脱到肛门外。1912年Moschcowitz发表了直肠下垂是一种盆底疝的病理生理学理论，提出直肠筋膜支持的减少如何导致“滑动性疝”，意思是滑出直肠外。他将两根手指放在直肠前壁可以防止直肠下垂，而当他放在直肠后壁时却不能。他的研究显示手指稳定直肠前壁恢复了直肠到某种筋膜的再固定，并称之为“横肌”；这很有可能是指直肠阴道隔，后者被认为在将直肠和阴道固定于骨盆侧壁和会阴体中起着重要作用。Shann认为完全脱垂是肠套叠，Broden和Snellamn、theverkauf分析完全脱垂电影摄影的内脏活动，发现脱垂初期是直肠套叠，距肛门缘6～8cm处开始，套叠顶部逐渐向下到直肠下部，然后脱出肛门。Jeannel、Ripstein认为直肠固定不牢和可动性异常是脱垂的因素。Porter用肌点描记法检查盆底和肌管肌肉，发现完全脱垂患者直肠正常膨胀时，外括约肌和肛提肌有抑制现象，认为括约肌与排粪反射失调是脱垂的原发因素。Shafik认为脱垂由腹内压力长期增高和肛提肌功能不良引起。

【病理】

不完全脱垂是直肠下部黏膜与肌层分离，向下移位，形成皱褶。有的是部分黏膜，有的全周下脱。如脱出肛门，突出黏膜常成环形，紫红色、有光泽，表面有出血点；脱出时间长，黏膜增厚，呈紫色，有时有糜烂。完全脱垂是椭圆形，脱出部分较长。因括约肌收缩，静脉回流受阻，黏膜红肿，常有糜烂。后期直肠由骨盆后壁分离，乙状结肠下脱，括约肌和肛提肌松弛，肛管增大。脱垂内有时有小肠。如脱出后长时间未能复回，肠壁可发生坏死、出血，甚至破裂。

【临床表现】

初期常有便秘，排粪无规律，感觉直肠满胀，排粪不净。排粪时有肿物脱出，可自行缩回。时间长久，喷嚏，咳嗽，行走和用力都可脱出，需用手送回。常有大量黏液污染衣裤。因损伤和溃疡，可引起出血和腹泻。肛门和直肠感觉迟钝。Ihre发现内脱垂症状变化无常，排粪后感觉未完全排空，仍持续用力排粪。因乙状结肠在直肠内反复下降和回缩，会阴或股后部钝痛。因套叠肠腔变窄，引起顽固性便秘，常服泻药，也不见效，有的患者有神经病症状。利用膀胱排便造影和磁共振的临床研究支持以下的假说：随着盆内直肠的下降和解剖学线性排列的丧失，一系列的结直肠症状将会出现。早期恶化的痔疮和黏液排出症状可能与直肠黏膜脱垂有关。随着直肠从盆底下垂得越远，排便不尽、需要上托或用手指辅助排便的症状越明显。在直肠下垂的进展期，肛门或阴道内组织膨出的症状以及骨盆局部和部分区域压迫或疼痛的症状随着肠疝，直肠和阴道下垂而加重。

【诊断】

首先应区分脱垂是属于完全脱垂还是不完全脱垂。完全脱垂可以通过其同心环及沟槽来辨识，这有别于黏膜脱垂所表现出的放射状沟槽。在体格检查时还应检测肛周皮肤浸渍及脱落的表皮。深入彻底的直肠指诊对于检测伴发的肛管病变、充分评估肛管静息压和肛门括约肌的压力以及评估耻骨直肠肌的功能都是必要的。

不完全脱垂排粪时有黏膜脱出肛门，排粪后自行缩回。可见红色环形肿块，突出肛门2~5cm，肿块中央有向外放射形沟，是直肠黏膜脱出。如摸不到沟的是肛管内层，随着下脱并可见肛门瓣和肛乳头。内脱垂宜用侧卧位或蹲位检查，直肠壶腹摸到折叠黏膜，柔软，上下活动。直肠镜可见直肠内有折叠黏膜。

31

完全脱垂如已复回，大部分患者肛门松弛，肛管内可见松弛黏膜。如牵开臀部，肛门开张。指诊括约肌松弛，肛管直肠环收缩无力，甚至伸入2~3指，也无不适或疼痛。患者用力时，先有黏膜脱出，然后脱出大的红色肿块，有层层折叠的环形皱褶，椭圆形，直径5~10cm，长达10cm左右，其前部比后部脱出的大且长，黏膜下可见扩张静脉。两层黏膜之间可摸到肌层。有时脱垂内有小肠，有肠鸣音，叩诊鼓音。未脱出时，直肠内摸到光滑活动肿块，脱下部分与肠壁之间有环形沟。直肠镜可见脱出部分塞满肠腔，应做乙状结肠镜，排粪摄影检查，肌点描记法和测压法检查。

Parks提出会阴下降综合征与直肠脱垂有关系。因盆底肌肉的紧张减退，肌力下降，引起直肠功能和排粪功能紊乱与梗阻感觉，会阴酸痛，排粪频繁，不能排出气体。指诊肛门紧张减低，耻骨直肠肌下降，肛管上部成漏斗形，直肠前壁向下突出。肌点描记法可见肌肉紧张有异常。隐性直肠脱垂综合征是青年人的疾病，常有里急后重，便血和黏液并有便秘，排粪用力，腰部和肛门疼痛以及夜遗尿。指诊直肠壶腹有息肉样肿物，乙状结肠镜直肠前壁黏膜水肿，有红斑和颗粒，有时有孤立溃疡，有的黏膜正常，排粪摄影可见直肠上部套叠。

对于直肠脱垂患者的进一步评估是有指导意义的。结肠镜检查或者是气钡结肠造影下的可屈性乙状结肠镜检查都可被运用来排除或定位任何与直肠脱垂相关的黏膜异常。而对于完全脱垂患者的进一步评估通常没有必要运用到排粪造影，因为完全脱垂很容易被确诊；但是排粪造影在评估直肠内部脱垂或者直肠肛管套叠时是必不可少的，同时排粪造影在评估盆底肌肉组织时也是必要的。由于慢性脱垂通常会损害肛门内括约肌从而导致肛管静息压减弱，因此可以运用肛门测压术来评估括约肌功能。

【治疗】

按脱垂不同，采用不同疗法。

1. 姑息疗法 排粪宜有定时，蹲踞时间不可太长，避免便秘和腹泻，服缓泻药。直肠内注入液状石蜡或植物油30~60ml，每日2次。治疗慢性肠炎或肠道寄生虫。针刺长强、百会和足三里。如肛门脱垂，应立即送回。如脱出时间较长，脱垂充血，可用侧卧位，脱垂黏膜上涂以润滑剂，用薄软纸包裹指尖，将脱垂推入直肠。回复后再将手指伸入肛管，将脱垂推到括约肌上方。如回复困难，可在麻醉下推回。脱出很长的第3级脱垂，用胎盘钳夹一块棉花，蘸以油剂，伸入直肠，向上到乙状结肠弯曲部，缓慢上推乙状结肠，可以回复。

2. 注射疗法 常用两种方法：

（1）黏膜下注射：将5%~10%酚植物油或甘油溶液或5%盐酸奎宁尿素水溶液注射到直肠黏膜下层，使黏膜与肌层粘连。注射方法：①直肠内注射，直肠镜伸入直肠，直肠下段黏膜下层内注入药液2~4处，由上向下，起点愈高愈好，向下止于齿线上方。每处注入1~2ml，隔1~2周注射1次。儿童和老年脱垂效果良好；②点状注射，适用于成年完全脱垂。将脱垂脱出肛门，以盐水冲洗黏膜，涂以抗菌溶液。用细针将药液注入黏膜下层，每处注射3~5滴，先将脱垂最高位置，向下止于齿线上方，注射点的距离约1cm，将脱出部分全部注入药液。按脱垂大小，注射点多少不同，常注射数十处，药液容量15~30ml。注射完毕后，将脱出部分送入肛门。卧床数日，镇痛药止痛，每日服液状石蜡1次，下床后热水坐浴，避免蹲踞用力。

（2）直肠周围注射：在肛门与坐骨结节连线中点和肛门与尾尖连线中点，将有刺激性药液注入直肠周围，引起炎症，使直肠固定。直肠周围注射常有剧烈疼痛，有时发生感染和脓肿、直肠坏死和出血。作者认为黏膜注射可收到同样效果。

3. 手术疗法 手术目的，不完全脱垂是切除多余的黏膜，使直肠腔缩小，黏膜与肌层牢固粘连。完全脱垂是封闭直肠膀胱或直肠子宫陷凹，固定直肠，缩短直肠和乙状结肠，缝合肛提肌，修补盆底，切除一段直肠和乙状结肠，修补括约肌。应根据患者的全身状况和病情严重程度选用特定的术式，但是也可以在相应术式的基础上进行一些合理的改进。对于年长的、全身情况差的患者可以通过经会阴部手术得到很好的治疗，因为该术式可以在区域阻滞麻醉或局部麻醉的情况下进行。全身情况好且排便规律的成年人可以采用经腹部直肠固定伴或不伴乙状结肠切除术，或者采用经会阴部直肠乙状结肠部分切除伴或不伴肛提肌成形术。肠道功能在手术计划的制定过程中起着重要的作用。伴便秘的患者应主要采取经腹部分直肠乙状结肠切除加直肠固定术；伴大便失禁者可行经腹直肠固定术也可行经会阴脱垂肠管切除加肛提肌成形术。对于复发者，则应首先分析以前治疗失败的原因再选择治疗方式，因为之前治疗所保留的血供将会限制现在的术式选择。有很多手术方法，兹将常用和效果较好的手术分述如下：

（1）不完全脱垂和轻型完全脱垂手术

1）黏膜切除缝合术：切除一部分直肠黏膜，使直肠缩小，黏膜与肌层粘连固定。适用于不完全脱垂。将脱垂牵出肛门，由齿线上方到脱垂上部，用止血钳夹起，纵行切除一部分黏膜，用丝线连续缝合。同时切除2~5处。

2）纵切横缝术：使直肠缩短，避免手术后狭窄，适用于第1和第2级脱垂。脱垂牵出肛门，在脱垂前面由齿状线上方2.5cm向上做5~6cm长的纵切口，切开黏膜，将黏膜由肌层分离。再将切口牵向两侧，纵切口成横口。切除多余黏膜，将黏膜与肌层缝合，然后缝合切口。后面手术相同。最后将脱垂推入直肠。

（2）成年完全脱垂手术

1）Graham手术：Graham主张将腹部直肠膀胱陷凹或直肠子宫陷凹清除，在直肠前方缝合肛提肌。

开腹后牵起乙状结肠，暴露直肠膀胱或直肠子宫陷凹，由腹主动脉分叉处向前向下切开直肠右侧腹膜，沿盆缘到陷凹前方。再沿左侧髂总动脉切开直肠左侧腹膜，弯向内到陷凹与右侧切口相连。将直肠同前方和后方的组织分离，结扎切断两侧直肠侧韧带，暴露位于直肠后方及其两侧的耻骨直肠肌并缝合3~4针。这样可修复盆底损缺并使直肠复回到骶骨凹内。然后将盆腹缝于直肠，消除凹陷、盆腔内腹膜外安放引流管，最后缝合腹壁。Palmer为了加强肛管直肠向前的角度，在直肠后方缝合耻骨直肠肌。Graham手术是在骨盆深部操作，常遇到困难，有时需做腹会阴联合手术。分析近来文献305手术病例，死亡率0.7%，复发率11.7%。

2）Orr手术：Orr主张用2条阔筋膜带将直肠固定于骶骨岬。由股部阔筋膜取2条筋膜带，长10~12cm，宽1~2cm。在骶骨岬处横行切开腹膜，暴露筋膜。将2条筋膜带缝于直肠，左侧筋膜带通过乙状结肠系膜到直肠右侧。向上牵紧直肠，将2条筋膜上端固定于骶骨岬上方筋膜。然后缝合盆底腹膜，闭合直肠膀胱或直肠子宫陷凹，然后缝合腹壁。Loygue着重完全游离直肠，用2条尼龙网带代替阔筋膜固定，并闭合陷凹。1953—1970年140例手术，2例死亡，复发完全脱垂的5例，复发率3.6%。温赞铭主张由腹直肌前鞘取下2条筋膜带，代替阔筋膜带。

3）腹内1期手术：作者于1960年提倡该术，开腹后牵起直肠，在右侧输尿管内侧，由骶骨岬向前向下到直肠膀胱或直肠子宫陷凹切开腹膜，切口横过陷凹底，到直肠左侧并弯向上4~5cm，切开直肠左侧腹膜，将直肠处周围组织游离，后方到尾骨尖，前方到前列腺或阴道上方，不切断直肠侧韧带。上牵直肠，将直肠后壁缝于骶前筋膜。缝线是左右2行，每行2~3针，然后牵紧直肠，结扎缝线。提起陷凹前方遮盖膀胱或子宫的腹膜，在正中线与原切口垂直切开，将腹膜缝于直肠前壁，闭合陷凹。然后横行折叠直肠和乙状结肠的前壁和侧壁，折叠缝合2~3行，每行5~6针，使肠缩短2~3cm。每行间隔2~3cm，再将盆侧壁腹膜缝于直肠前壁，闭合直肠两侧陷凹，加强固定直肠。术后卧床1~2周，控制排粪4~5天，然后每日服液状石蜡。

4）埃维龙海绵移植术：Wells用埃维龙海绵片治疗完全脱垂，以后有些作者加以改进。海绵片厚3mm，长16cm，宽11cm，将四角切去一个方块，海绵片成十字形，穿成很多小孔，以盐水浸湿扭干。开腹后将直肠由骶骨分离到尾骨尖，有时切断侧韧带上半。子骶前筋膜中线穿上5~6条缝线，缝线距离2cm，下方在最低部位，上方在骶骨岬。将海绵片放于直肠后两端应留2~3cm宽的间隙，以免肠腔狭窄。最后用盆腹膜遮盖海绵片和直肠。有时发生感染，海绵片成为异物，形成瘘管。有的脱垂复发，根据Morgan的150例和Penfold的101例分析，手术死亡率2.6%~5.9%，感染率2.6%~3.9%，复发完全脱垂2.3%~3.1%，复发不完全脱垂8.6%~33%。

5）Ripstein手术：开腹切开直肠两侧腹膜，将直肠由骶骨前方分离，向上牵紧直肠。将宽5cmTeflon网悬带围绕直肠，两端缝于骶骨岬下方5cm中线两侧的骶前筋膜和骨膜，并将悬带边缘缝于直肠前壁及其侧壁。不修补盆底，再缝合直肠两侧腹膜切口，缝合腹壁。这种手术可发生粪嵌塞梗阻、感染和悬带滑脱并发症，复发率2.3%，并发症发生率16.5%。

6）前切除：手术与直肠上段癌相同，但应游离直肠到肛管直肠环，暴露直肠与肛提肌连接处。切除直肠和一部分乙状结肠，留7cm直肠残段，吻合后，女性患者将盆腹膜同子宫和阔韧带后方分离，缝于骶骨和结肠前面，消除直肠子宫陷凹，有的将直肠固定于骶前筋膜。

7）会阴直肠和乙状结肠部分切除术：脱出时间较长，因肿胀和粘连不能复回，或肠管发生坏死，宜做切除吻合。在脱垂前面，距肛门缘2.5cm，围绕脱垂开一半环形切口，切开肠壁至腹膜，结扎血管，切开脱垂前部外层腹膜，暴露脱垂前部的内层腹膜并将内层腹膜与外层腹膜缝合，闭合腹膜腔。再横行切开前部内层肠壁到肠腔并将其肌层与黏膜缝合。脱垂后面同法切开缝合。这样将脱出肠管完全切除吻合，然后将直肠推入肛门。

8）Delorme手术：脱垂完全牵出后，黏膜下注入盐水，距齿线1~2cm环形切开黏膜到黏膜下层，将黏膜由肌层分离到脱垂顶部并将黏膜切除。然后将6条缝线由脱垂底部黏膜边缘穿入，经过肌层，由顶部黏膜边缘穿出，然后结扎，使肌层折叠，黏膜对合。此法缺点是未能治疗解剖学缺欠，复发率高。

9）Cant-Miva 黏膜折术和肛管缩窄术：此种手术适用于老年体弱完全脱垂和不完全脱垂患者，将脱垂完全牵出后，用止血钳尖部夹于黏膜及其下层，将不吸收的缝线穿过黏膜下层，围绕钳的尖部结扎，做成结节。由脱垂最上部开始，围绕脱垂做环形结扎，每一环形线上做成4~6个结节，如此向下到齿线附近。黏膜结节数目按脱垂大小不定，有时100个，使黏膜缩短，脱垂变小，再将脱垂复回。然后肛门前方和后方各开一约1cm切口，通过切口将筋膜带或硅橡胶网带围绕肛管上部周围，使肛管缩小。肛管内伸入示指，将带缝合固定。Ara 报道这种手术治疗206例完全脱垂，复发率14%。

（3）经腹腔镜手术：近年来，腹腔镜被广泛运用于结直肠手术，且腹腔镜手术的适应证脱垂的经腹部术式中，如直肠固定术、切除直肠固定术及补片修补技术。通常，与传统术式相比而言，两者的成功率与并发症发生率类似，但经腹腔镜手术的住院时间更短且术后恢复更快。Ashari 等统计报道了其在10年期间采用腹腔镜下直肠切除术治疗的117例直肠脱垂患者的病历。死亡率为0.8%、并发症发生率为9%；对其中的77位患者平均随访62个月。完全性直肠脱垂的复发率为2.5%，而黏膜脱垂的复发率为18%。Dulucq 等评估了77位行腹腔镜下经腹直肠后悬吊固定术（Wells 术的变式）的患者的预后。他们仅遇到一例因粘连而需要转换术式行经腹部手术的，以及两例发生轻微术中并发症但经腹腔镜下成功处理的。长期随访（34个月）发现仅有一例患者直肠脱垂复发，而90%的患者其术后情况令人满意。Solomon 等取40位直肠全层脱垂病例，随机分成腹腔镜组合开腹手术组进行研究。据研究证实，尽管腹腔镜手术用时偏长，但腹腔镜组的并发症发生率更低且住院时间更短。经过24个月的随访观察，开腹手术组有一例复发而腹腔镜组无一例复发。Purkayastha 等于2005年报道了一项 meta 分析研究，用来对比分析经腹腔镜直肠固定术及经腹部直肠固定术这两者治疗直肠脱垂的疗效，该 meta 分析涉及6项研究及195个病例（其中98人行开腹手术、97人行腹腔镜手术）。结果显示，腹腔镜手术和传统的开腹手术，两者在并发症发生率及复发率上并无显著差异。与开腹手术相比，尽管腹腔镜手术的手术时间更长，但是其平均住院时间要比开腹手术缩短约3.5天。

总而言之，对于实施复杂的腹腔镜手术有经验且技术熟练的外科医师，他们还是愿意采用腹腔镜来治疗直肠脱垂。在不久的将来，随着机器人技术的使用率增高，机器人技术可能会在众多直肠脱垂的治疗方式中起到显著的作用。在将来，经自然孔道内镜术（NOTES）可能也可用于治疗直肠脱垂。

总 结

为直肠脱垂患者选择最佳的治疗方案前应详细评估患者所并发的肠道功能障碍。关于治疗效果，因年龄、脱垂程度和治疗方法不同，效果不同。儿童和老年不完全和完全脱垂，直肠内黏膜下注射可以治愈，虽有少数复发，可再注射治疗。成年完全脱垂，黏膜下点状也可得到好的效果。因脱垂原因不明，成年完全脱垂手术方法很多，Boutsis 于1974年统计有80余种手术。Moore 认为手术后脱垂复发大部分是在1年以内，有些在2年内，很少2年后复发。因此，应在2年后评价手术效果。肛管缩窄术和单纯陷凹闭合术复发率最高，约占50%。Davidian 曾统计各种手术复发率，单纯陷凹闭合147例中复发率46.2%，会阴直肠乙状结肠切除术659例是39.7%，单纯悬吊术217例是18.9%。Craham 手术408例是6.4%，前切除197例是3.6%。埃维龙海绵移植105例是1.9%。Parks 认为脱垂患者排粪长时间用力，会阴下降，阴部神经受到牵拉损伤，可引起肛门功能不良。手术前肛门功能不良的患者，手术后可改进和恢复，可用电刺激帮助恢复，但大部分患者不能改进，应手术治疗肛门失禁。

第十一节 肛门失禁

肛门失禁是由于肛门部肌肉和神经损伤或其他疾病引起不能随意控制排出粪便和气体，是严重影响人们生活质量和心理健康的重要疾病之一，分为完全性失禁（不能控制干便、稀便和气体）和不完全性失禁（能控制干便，不能控制稀便和气体）。1999年美国肛门失禁治疗共识会议将肛门失禁定义为年龄至少4岁，反复出现的不能控制的排粪至少1个月；认为不带有粪质的气体溢出不构成失禁，但是影响生活质量的频繁气体溢出应给予治疗。肛门失禁的人群发病率约为1.4%~18%，而养老院人群甚至可高达50%。此外，由于血管皮肤和肛门周围皮肤缺损或皮肤感受器损伤，影响肛门括约肌的反射收缩作用。有时有少量稀便、黏液和气体流出是感觉性失禁。盆底肌肉变性造成会阴下降和阴部神经牵拉损伤，外括约肌功能不良，引起的失禁是自发性失禁。

【病因】

引起肛门失禁的病因很多，大致分为两类：

1. 肛门括约肌完整但功能不良 包括直肠脱垂、炎性肠病和脊髓损伤或外周神经损伤等神经性疾病。

2. 肛门括约肌损伤或结构不全 包括先天性肛门括约肌发育不良、生产时损伤、直肠肛门手术损伤以及外伤等。

【病理生理】

正常肛门节制由感觉、运动和反射共同完成，综合有5种因素：①肛管和肛管直肠连接处对感觉刺激的反应；②耻骨直肠肌悬带使肛管与直肠成80°~90°，保持直肠贮器功能；③肛管是一前后裂缝，腹内压力传到肛管直肠连接处，肛管有扑动瓣作用；④耻骨直肠肌和内括约肌协调作用和肛管内层湿润黏着，使肛管闭合严密；⑤外括约肌暂时对抗排粪反射的随意收缩功能。如有一种因素或几种因素受到破坏，则引起肛门功能不良。

切断肛管直肠环和括约肌，肌肉断端分离，失去控制排粪能力，以后肌肉断端之间及其周围生成瘢痕，肌肉收缩和松弛无力，不能紧闭肛门，有的肛管和肛门形成纵沟，收缩肛门时粪便由沟外流。如损伤广泛，因瘢痕造成肛管和肛门畸形，肌肉被瘢痕包绕，肛门经常开张，不能闭合。如在肛管和直肠下端后部切开或损伤，肛管和直肠的角度消失，破坏直肠的贮器功能。运动神经损伤、肌肉瘫痪；感觉神经或感受器损伤，引起反射障碍。长期肛管直肠脱垂的机械损伤，括约肌和耻骨直肠肌受牵扯变长，肌纤维受到破坏，但未完全断裂；神经也受长期牵拉受到损伤，引起感觉和运动功能不良。

【临床表现】

患者不能随意控制排泄粪便和气体，会阴部常有黏液刺激皮肤，完全失禁排粪次数增多，肠蠕动时粪便即由肛门流出，用力和咳嗽也能流出，睡眠时不知不觉中有粪便流出，染污被褥。不完全失禁粪便有时无失禁，粪便稀时则不能控制。患者注意力经常集中控制肛门，防止粪便外流，但稍不注意时，如横过马路，躲避汽车或劈腿牵扯肛门时，粪便即可流入裤内。感觉失禁不流出大量粪便，粪便稀时，在排粪前常溢出少量粪便或粘渍，腹泻时更为显著，肛管压力减低，肌电描记异常。

【诊断】

（一）病史

主要询问引起肛门失禁的原因、失禁的严重程度、肛门直肠部有无手术史、受伤史、排便次数及粪便质地、有无神经系统。代谢方面的疾病以及泌尿系统方面的疾病等病史。常见肛门失禁一般有肛门损伤或手术病史。自觉肛周皮肤感觉迟钝，不能随意控制气体、液体、甚至成形粪便。

（二）视诊

完全性肛门失禁，视诊肛门闭合不全，常见肛门张开呈圆形，或有畸形、缺损、瘢痕，肛门部排出粪便、肠液，用手牵开臀部，肛管完全松弛呈圆形。有时肛管部分缺损，瘢痕形成，从圆孔处可以看到肠腔；不完全性肛门失禁，肛门闭合不严，腹泻时也可在肛门部有粪便污染，用手牵开臀部，肛门呈不完全性松弛或有部分手术瘢痕等。

（三）直肠指诊

可了解肛管括约肌张力、肛管直肠环收缩力，嘱收紧肛门时括约肌收缩乏力或完全消失；也可触到肌肉断端、瘢痕、肛管缺损。

（四）内镜检查

肛门镜检可了解痔疮及黏膜脱垂情况。直肠镜检查可观察肛管部有无畸形、肛管皮肤黏膜状态、肛门闭合情况。结肠镜可观察有无结肠炎、Crohn 病、息肉、肿瘤等疾病。

（五）肛管直肠内压测定

用于判断括约肌收缩能力、功能状态，有助于选择治疗方法，失禁患者肛管收缩压、静息压下降，内括约肌反射松弛消失，直肠顺应性下降。

（六）肌电图测定

可确定随意肌、不随意肌功能改变及其神经损伤或恢复程度。失禁患者肛周括约肌群整体兴奋性下降。

（七）肛门内超声检查

往往是诊断括约肌损伤的最佳手段，对直肠肛门生理的研究起到指导治疗的作用。由有经验的医生操作肛门超声检查对肛门内、外括约肌损伤诊断的敏感性和特异性可达 100%。

（八）排粪造影

采用放射成像的方法描述排便行为，提供排便时连续的图像以及再次过程中盆底动态变化情况。研究排便过程中直肠形态和肛直角变化，并证实一些临床检查中未发现的异常。肛门失禁患者中，排粪造影主要证实粪便不完全排出，医生可以由此判断是否存在充盈性便失禁。

（九）结肠镜

肛门失禁患者做内镜检查是非常有必要的，可以了解肠腔内有无病变，以及有无炎性肠病存在导致粪便控制力和直肠顺应性改变

31

【治疗】

肛门失禁虽不直接威胁生命，但造成身体和精神上的痛苦很大，严重的干扰正常生活和工作，应积极治疗。

（一）非手术治疗

非手术治疗，包括生活方式、饮食调节及药物治疗，通常被认为是改善肛门失禁症状的首要治疗方法，尤其对于轻度患者。

1. 有研究表明，吸烟和缺乏运动与肛门失禁有关，减肥可以改善肥胖妇女的肛门失禁症状。

2. 低纤维高脂肪饮食可能导致排稀粪，排稀粪或腹泻又经常加重肛门失禁的症状；而增加纤维素摄入可以促进固体粪便的形成，从而改善症状。增加膳食纤维摄入有助于控制轻度肛门失禁的症状。大便成形药物包括高纤维饮食、欧车前（纯天然水溶纤维素）和甲基纤维素。增加膳食纤维可加强肠道水分的吸收从而改善粪便连贯性。膳食纤维推荐量是 25~30g/d。

3. 除补充纤维素，一些止泻药可能对部分粪便不成形的肛门失禁患者有效，包括洛哌丁胺，地芬诺酯，阿托品和可待因等，其中以洛哌丁胺最为常用，其止泻的同时可提高肛门括约肌静息压。

4. 对于某些患者，灌肠、泻药和栓剂能帮助清空肠道，

减少排便后的渗漏。而对于小部分能耐受的患者，肛塞能缓解大便失禁的症状。

5. 通常建议药物治疗无效的患者尝试生物反馈治疗，作为一种肌肉训练疗法，它安全、廉价、长期有效，且无不良反应，包括盆底训练、数字反馈、电刺激、球囊和肛门测压或者超声反应监测等多种方法。然而，生物反馈疗法常需要患者和有经验的治疗师共同参与，且需坚持数周甚至数月。

6. 目前认为肛门失禁的保守治疗和外科治疗间存在缺口。虽然存在争议，但是越来越多的人相信，射频能量传输和注射疗法可以填补这个缺口。对内括约肌传输射频能量波目的在于诱发局部胶原蛋白重构，从而增加内括约肌强度，以获得更好的控便功能。此法可用于保守治疗失败后不愿或不适合外科治疗的轻中度肛门失禁患者，也可用于括约肌缺陷或先天性肛门失禁患者。

7. 注射疗法是治疗肛门失禁的另一种方法，可注射材料包括胶原蛋白，硅胶，自体脂肪，戊二醛，炭衣微粒，聚糖酐透明质酸凝胶等材料，此方法操作简单，门诊即可完成，无不适且并发症少。可用于保守治疗失败的轻中度肛门失禁患者。其填充效果并不一定长期有效，可能需要术后门诊复查时视病情重复注射。

8. 骶前神经刺激最初用于治疗尿失禁，经过改良后发现可有效治疗肛门失禁，同时对肛门括约肌没有直接影响，可用于中重度肛门失禁的治疗。有研究发现，粪便稠度和手术检测阶段的低刺激强度与骶前神经刺激治疗的成功率相关；而年龄、性别、病因和生理学检查结果并不影响骶前神经刺激的有效性。骶前神经刺激可能的作用途径有三种：①刺激躯体-内脏反射，直接影响肛门括约肌，调节传入神经。也有假说认为，其可能促进肛门括约肌从快肌转化为慢肌，从而减少肌肉疲劳，但并没有在接受骶前神经刺激的人群中得到证实。②感觉改变，包括更高直肠容量下的直肠充盈感和排粪冲动感改变。③诱导结肠逆行传输，减慢肛门失禁患者的结肠传输速度。目前已经得出了骶前神经刺激治疗肛门失禁的长期结果，其疗效明显优于药物治疗。

（二）手术治疗

肛管直肠手术应注意避免损伤肛管直肠环和括约肌，保留肛管皮肤，防止肛门失禁。如有损伤，应立即修补。如伤口感染，应在6-12月内修补。肛门失禁主要是手术治疗，手术目的是回复直肠、肛管、肌肉和肛管皮肤的正常解剖学和生理状态。使直肠成为一个大且能扩张的贮器，重建肛管和直肠的角度，修补肌肉或移植肛管皮肤，应按发病原因或损伤范围，采取不同的手术治疗。

1. 肛门括约肌修补术　对于有重度临床症状和明确肛门外括约肌损伤的患者，括约肌修补被认为是合理的选择。肛门外括约肌修补对于有局部外括约肌损伤的患者通常起到实质性的帮助，然而，其疗效在长期随访中逐渐逊色。手术后的辅助生物反馈治疗可改善生活质量和协助维持疗效。

手术步骤：①按肛门缝合伤口术前准备，取截石位，骶麻或鞍麻生效后在括约肌断裂瘢痕外侧做一环形切口；②用剪刀游离皮瓣，分离括约肌断端的瘢痕组织，保留两端断端上的部分瘢痕，以防缝合时因牵拉撕裂肌纤维；③用组织钳拉拢两断端，检查肛门松紧度适合（用两根指顺利进入为度，或用肛门镜塞入肛内做支撑），即用丝线分别进行端端间断缝合数针；④用丝线间断缝合皮下及皮肤切口，切口内置引流条，用外酒精纱布包扎加压固定，术后按肛门缝合伤口护理换药。3天后拔除引流管，7天拆线。

2. 肛管括约肌折叠术 Blaisdell　主张做前部括约肌折叠术，为了防止感染于1961年做阴道内括约肌折叠术。适用于肛管直肠脱垂或老年括约肌松弛造成的失禁，但有的效果不良。

手术步骤：①按肛门缝合伤口术前准备。取截石位，骶麻或鞍麻，肛周碘伏消毒，于肛门左侧距肛缘1cm处做一3cm长弧形切口，游离肛缘皮瓣，暴露外括约肌皮下部；②用中弯钳挑起外括约肌皮下部肌束，并以末节顺利纳入肛内为度，以丝线将肌束间断贯穿缝合3针；③将折叠的肌束间断缝合固定在周围肌膜上；④间断缝合伤口，酒精纱布包扎，按肛门缝合伤口护理换药。

（1）肛门前方括约肌折叠术：肛门前方距肛门1~2cm，沿肛门缘做半圆形切口，将皮肤和皮下组织向后翻转，可见外括约肌由肛门两侧向前、向内行向会阴体。再向齿线分离，看清两侧外括约肌与内括约肌间的三角间隙，缝合两侧外括约肌，闭合间隙，使肛管紧缩，然后缝合皮肤。

（2）肛门后方括约肌折叠术：肛门后方做环行切口，暴露内外括约肌，将内括约肌和肛管折叠缝合外括约肌，最后缝合皮肤。

3. 肛门括约肌成形术　将肌肉或筋膜移植于肛管周围，代替或加强括约肌功能，多用股薄肌、臀大肌、会阴浅横肌和阔筋膜，也有用缝匠肌、半膜肌、内收长肌、耻骨直肠肌、耻骨肌或肛提肌。适用于括约肌完全破坏、先天无括约肌、中枢神经疾病或肛管直肠神经损伤造成的失禁。

股薄肌是股内侧最浅部的肌肉，起于耻骨联合下部前缘和耻骨弓上半，向下在股上部成为带状，其下部成为圆形肌腱，向下经过股骨内髁后下方，弯向前绕过胫骨内髁成为扁腱，在胫骨内髁下方止于胫骨内面，是比较理想的括约肌替代品，现以此为例，介绍括约肌成形术手术步骤：①按肛门部缝合伤口术前准备，取仰卧位，连续硬膜外麻醉，左大、小腿备皮，严格无菌消毒，铺巾，分别在大腿内侧上1/4处（隆起的长收肌下方）、下1/4处（膝关节内上方6~7cm）、胫骨粗隆内下方2~3cm处，左纵形切口（切口长度5~6cm）。②以手指或剥离器经三切口游离股薄肌肌束，完整剥离肌腱根部并切断之。从前方切口将股薄肌束拉出，保护好肌束内的血管和神经，以温盐水纱布巾包裹待用。缝合中、后切口；③取截石位，于右耻骨结节处、肛门前、后正中线分别距肛门 2cm 处，各做纵切口长约 3cm，并用血管钳和经切口在括约肌间沟以上围绕肛管钝性分离一周，再从肛门前正中切口经皮下分别与右耻骨结节切口和左大腿上 1/4 切口钝性分离相交通，形成一与股薄肌粗细相当的隧道；④经肛门前正中切口，将股薄肌断端拉入隧道，沿隧道绕肛管一周后，到达右耻骨结节切口引出；⑤理顺股薄肌肌束，牵拉有一定张力时，将断端肌腱缝合固定在右耻骨骨膜上；⑥缝合所有皮肤切口，后正中切口放引流条，酒精纱布包敷缝合口，术后按肛门缝合伤口护理换药，7 天拆线；⑦术后给流质饮食数日，逐渐改为普通饮食，卧床 2~3 日，全身使用抗生素 7 日。控制排便 5 日，此后每日早餐后盐水灌肠，训练定时排便。会阴部伤口每日换药。对直肠癌低位前切除术应用本术式的患者，应严密随访，每 3 个月检查 1 次，包括全身检查、直肠检查、直肠镜检及腔内超声等。早期复发仍可行腹会阴联合切除术。

4. 皮肤移植肛管成形术　适用于感觉性失禁，将带蒂皮片移植于肛管内，恢复肛管感觉。

手术步骤：①术前禁食，备皮，清洁洗肠，鞍麻后取左侧卧位，肛周及臀部用碘酒、酒精消毒，铺治疗巾，肛门内反复用 0.1%氯己定液消毒，右手持手术刀，在肛门相当截石位 8 点外 3cm 处切开皮肤组织，呈放射状向臀部延续切口，长约 20cm，再在切口上侧 9 点距肛缘 3cm 同样切开皮肤组织，两个切口之间的间距为 2cm，平行切至前一个切口的终点，使两切口之间皮瓣游离；②去掉皮瓣底部脂肪组织，左手拉住游离皮瓣远端，右手持手术刀刮掉皮瓣表层的体毛及表皮组织。在肛门缘 12 点、6 点距肛口 1.5cm 以外各做 2cm 皮肤切口，再由 12 点切口插入，从 6 点切口拉出，再从 6 点切口插入，从 8 点原切口拉出；③把拉入的皮瓣适度拉紧，以肛门可纳入末端为度，切除多余的皮瓣，末端缝合固定在切口皮下组织内；④12 点、6 点切口间断缝合，然后把取皮瓣组织部位的创面呈间断缝合固定，切口处留置引流条，外敷酒精纱布，胶布固定。术后按肛门缝合伤口换药护理。

5. Parks 肛门后方盆底修补术　自发失禁扩张术引起的失禁和肛管直肠脱垂直肠固定手术后仍有失禁的患者，适用此种手术。

手术步骤：①按肛门缝合伤口术前准备，取折刀位，骶麻或硬膜外麻醉生效后，在肛门后方皮下组织内注入 1∶20 000肾上腺素生理盐水溶液，距后正中肛缘 4~5cm 处，向肛门两侧做到 V 字形皮肤切口；②将皮瓣向前方牵引，锐性分离皮下组织，显露和确认肛门内、外括约肌间沟。有时肛门外括约肌已萎缩，肉眼识别外括约肌与内括约肌有困难，可采用电刀刺激的方法，由于肛门外括约肌是横纹肌，电刀刺激后会强力收缩，据此可和肛门内括约肌区别分离肛门内、外括约肌间沟；③将内、外括约肌间沟分离后，将内括约肌和肛管牵向前方，向上分离到耻骨直肠肌及肛提肌上缘，暴露直肠后壁及两侧约 2/3 周的肠壁，这个部位的直肠壁较薄，注意不要造成穿孔；④依次将两侧肛提肌、耻骨直肠肌及肛门外括约肌用非吸收缝线间断缩缝 4~5 针，线不宜太细，打结时亦不宜过度收紧，以免损伤已萎缩的肛门外括约肌；⑤缩缝后，特别是耻骨直肠肌的缩短，使肛管直肠角前移，恢复正常角度；⑥创面用抗生素溶液洗净后，皮下置细引流管，缝合皮下组织、皮肤。

6. 人工肛门括约肌　只有严重肛门失禁且具备基本智力和操作能力的患者才考虑行人工肛门括约肌替代手术。手术适应证包括：肛门裂伤、严重的产伤和先天性肛门闭锁；禁忌证包括：克罗恩病、局部感染史、放疗史、会阴部组织质量差、严重便秘及伴有失禁的肠易激综合征。因骶前神经刺激和人工肛门括约肌替代术后患者的排粪功能和生活质量评分，较肌肉转移手术和动态股薄肌成形术后改善明显，适用于严重肛门失禁患者的治疗。

严格的无菌操作和充分的肠道准备对于减少人工肛门括约肌替代术后感染风险至关重要。人工肛门括约肌替代是一个充满液体的系统，由人工括约肌环、储水球囊和控制阀通过管道连接构成。这些部件需经会阴、下腹部横切口和大阴唇或阴囊切口分别植入。人工括约肌环型号需根据肛管的周长和宽度选取，植入后注意保留足够的末端组织以避免感染和坏死。手术结束控制阀测试正常后注入液体约 40ml 液体。术后 4~6 周内暂不使用人工肛门括约肌，以便手术伤口充分恢复。成功完成人工肛门括约肌替代术治疗的患者，功能和生活质量改善良好。肛门测压结果显示，人工括约肌环充满时患者肛门静息压正常。超过 3/4 患者肛门自主功能改善，2/3 患者获得正常的肛门自主功能。人工肛门括约肌替代术后并发症仍然较高，其中感染和装置失灵是最常见原因，并高达 50%患者需要外科干预，减少了肛门失禁人群的总体获益。综合考虑潜在风险和获益非常重要，人工肛门括约肌替代对于一些严重肛门失禁患者也许仍然是理想的治疗选择。

7. 顺行节制性灌肠　1990 年，Malone 等首先报道了顺行节制性灌肠，用于控制成人或者儿童排便失禁，以儿童为主。手术指征包括：神经性疾病，如儿童脊柱裂，便秘和结肠运动障碍所致的充溢性肛门失禁，神经源性尿失禁和肛门失禁需同时行泌尿外科手术。目前此法有多种供选择的灌肠入口，如阑尾、回肠、盲肠和左半结肠。最常采用的方法是将阑尾翻转并固定于脐部或右下腹壁皮肤上，留置导尿管约 3 周，避免入口闭合，此后患者本人或家属每天或每隔几天用自来水、生理盐水或灌肠溶液灌洗结肠，并视情况调整时间间隔和灌肠液量。

8. 排粪转流造口　结肠或回肠造口可彻底改善肛门失禁症状。结肠造口是治疗肛门失禁的标准造口方式，但结肠传输功能障碍患者也可考虑回肠造口。很多患者可应用腹腔镜造口以缩短康复时间。虽然结肠造口风险，如出血、麻醉相关心肺并发症和造口疝等，但对于严重肛门失禁仍然是安全有效的治疗手段。同样适用于其他治疗手段失败

31

的患者。虽然很多患者过于担心护理困难和严重造口疝等，但对于严重肛门失禁仍然是安全有效的治疗手段。适用于影响个人形象和社会活动而拒绝长期使用结肠造口。

（王西墨 杨 东）

第十二节 溃疡性结肠炎

溃疡性结肠炎（ulcerative colitis，UC）是一种原因尚不十分清楚的发生于结、直肠的慢性非特异性炎症性疾病。以直肠和乙状结肠最常见，病变多局限于黏膜层和黏膜下层。临床表现以腹泻、黏液脓血便、腹痛为主，缓解和复发交替进展的慢性难治性疾病。

世界各地均有本病发生，年发病率最高的是欧洲，达24.3/10万，其次为北美，达19.2/10万，我国为0.3/10万~2.22/10万。患病率欧洲为505/10万，北美为249/10万，我国为11.6/10万。UC发病有种族差异，白种人比有色人种发病率高4倍；而白种人中，犹太人种比非犹太人高；有色人种和地中海地区较低。UC最常发生于青壮年期，根据我国统计资料，发病高峰年龄为20~49岁，男女性别差异不大（男+女比约为1.0∶1~1.3∶1）。

【病因】

病因至今不明，由遗传、环境、感染、免疫等多种因素共同导致的疾病。

31

（一）遗传因素

研究表明，5.7%~15.5%的UC患者，其一级亲属也患有UC。同卵双胞胎患UC的发病一致率为6%~13%，这证明了遗传因素与UC的关系。近年来，全基因组关联分析也证明了多个与UC有关的易感位点，如*ECM1*、*STAT3*等。由于本病的发病有一定的种族差异，也反映可能与遗传素质有关。近年来用转基因方法在动物体内注入与人自身免疫性疾病有关的HLA-B27基因，成功地制作出类似人类UC的模型。

（二）环境因素

与CD类似，UC发病也与环境因素有关，但不同的是，吸烟对UC可能起保护作用。

（三）感染因素

UC发病可能与感染有关，肠内细菌多是继发侵入，破坏黏膜。有人认为溶菌酶和黏蛋白酶是原发因素，UC患者粪内溶菌酶浓度增高，能溶解保护肠黏膜的黏液，使肠黏膜暴露于粪便，引起继发感染。在UC患者病变的肠段中分离出一种物质，其大小近似于病毒颗粒，将其注入动物肠段可出现类似的病变。也有人怀疑难辨梭状芽胞杆菌的毒素可能与本病的复发和活动性有关，但也可能细菌和毒素的存在是一种继发性感染。目前认为，肠道细菌在UC发病机制中的作用如下：①UC菌丛的组成和空间分布与对照组存在明显差异；②在肠道免疫系统中，一些共生菌株在黏膜内环境稳态和成熟方面起重要作用；③不同的细菌存在变异诱导UC。

（四）免疫因素

有研究发现某些侵犯肠壁的病原体和人结肠上皮细胞的蛋白质之间有共同的抗原性，从而推论患者的结肠黏膜经病原体重复感染后可能诱导体内产生对于自身结肠上皮具有杀伤作用的抗体、免疫复合物或淋巴细胞反应。支持这一论点的论据为：①近年来发现在UC患者的肠上皮中存在一种40kDa抗原，可产生具有特异性的抗结肠上皮的抗体，其抗体属于IgG1和IgG3亚型，具有产生补体和抗原—抗体复合物的活性；②患者的淋巴细胞和巨噬细胞被激活后，可释放多种细胞因子和血管活性物质，促进并加重组织炎症反应；③患者肠黏膜内淋巴细胞数量可增多，并对自身的肠上皮具有细胞毒作用，同时T细胞的免疫抑制功能减弱。上述免疫异常是病因还是炎症的后果，有待进一步研究。

UC作为一种非典型的Th2型反应，涉及肠屏障破坏、肠道菌群失调、免疫反应失衡等各方面。当肠道上皮的紧密连接以及覆盖其表面的黏液层被破坏，肠道上皮通透性增加，对肠腔内抗原的摄取增多。巨噬细胞及树突状细胞就会通过TLR识别这些在正常状态下的非致病菌，从而导致NF-κB等通路激活，产生大量的促炎因子。研究表明，UC患者肠道内非经典的NKT细胞增多，后者可分泌IL-5和IL-13。IL-13可介导上皮细胞的细胞毒作用、细胞凋亡，导致上皮屏障的破坏。

（五）其他

精神心理因素、变态反应、自主神经紊乱、缺乏营养、代谢失调等也被认为与发病有关。

【临床表现】

（一）消化系统表现

1. 腹泻　持续或反复发作，严重者每日排便10次以上，黏液脓血便是UC最常见症状，常伴腹痛和里急后重。有时以下消化道大出血为主要表现。

2. 腹痛　腹痛一般较轻，为隐痛，病变广泛或病情严重者可有绞痛，多位于左下腹，便后缓解。

（二）全身表现

中、重度患者可伴有发热、营养不良、贫血等。

（三）肠外表现

皮肤黏膜可表现为口腔溃疡、结节性红斑和坏疽性脓皮病；关节损害可表现为外周关节炎、脊柱关节炎等；眼部病变可表现为虹膜炎、巩膜炎、葡萄膜炎等；肝胆疾病可有脂肪肝、原发性硬化性胆管炎、胆石症等；血栓栓塞性疾病等。

（四）并发症

1. 中毒性巨结肠　是严重的并发症，常见诱因为低血钾、服用可待因、地芬诺酯（苯乙哌啶）以及阿托品等抗胆碱能药物、服用蓖麻油等泻剂，肠镜和钡剂灌肠检查也可诱发。扩张的结肠多在横结肠和脾曲。患者病情急剧恶化，出现毒血症明显，精神萎靡或谵语，间歇性高热，水、电解质、酸碱平衡紊乱。腹部很快膨隆，压痛，鼓音，肠鸣音减弱或消失。由于结肠快速扩张，肠壁变薄，血运障碍，常发生肠坏死穿孔，死亡率高达30%~50%。

2. 大出血　结直肠黏膜广泛渗血，一次出血量很多，可反复发作，出血量可达数千毫升，甚至出现休克。据统计，UC占下消化道出血中的8.3%。

3. 肠穿孔　多发生于慢性复发和重度UC患者，造成弥漫性腹膜炎，死亡率较高。

4. 癌变　病程10年以上、全结肠广泛病变以及青少年、儿童期发病者，其癌变发病率明显增高。有报道，患病10、20和30年后，癌变率分别为2%、8%和18%。癌变可发生在全结肠的任何部位，5%~42%为多中心癌，多为低分化黏液腺癌，呈皮革状浸润肠壁生长，预后差。UC患者应每年行肠镜检查，多处取活检，早期发现癌变。

5. 肠腔狭窄　是晚期并发症，管壁僵硬，呈铅管样改变。但很少造成肠梗阻。

6. 形成瘘　病变穿透肠壁，导致病变肠腔与其他肠腔或空腔脏器相通，形成内瘘；与皮肤相通形成外瘘。

7. 肛周疾病　最常见周围脓肿和肛瘘，严重腹泻可导致混合痔脱出。

【辅助检查】

（一）实验室检查

粪常规和培养不少于3次，常规检查血常规、血清白蛋白、电解质、血沉、C-反应蛋白、免疫全项等。粪便钙卫蛋白、血清乳铁蛋白等亦可作为辅助检查指标。应用免疫抑制剂维持缓解治疗时病情恶化，或重度UC患者，进行艰难梭菌或巨细胞病毒感染检查具有一定意义。

（二）结肠镜

结肠镜检查及活检为诊断本病的主要依据，应达回肠末段，了解病变范围及其界限，并多段多点取活检。本病为连续弥漫性分布，镜下多从直肠开始逆行向上蔓延：①黏膜血管纹理模糊、紊乱或消失，充血、水肿、质脆、自发或接触性出血，脓性分泌物附着，黏膜粗糙、呈细颗粒样改变；②病变明显处可见弥漫性、多发性糜烂或溃疡；③可见结肠袋变浅、变钝或消失，假息肉和桥黏膜形成等。重度急性发作期应先行腹部X线检查，了解肠管情况，需要行结肠镜检查时，禁忌喝泻药，慎重取活检，避免大出血及穿孔，最好在腹膜返折以下取活检。超声内镜检查有助于UC和CD的鉴别诊断。

（三）影像检查

出现肠腔狭窄，结肠镜无法通过时，可行钡剂灌肠或CT/MRI结肠显像，有助于了解结肠受累范围和病变程度。可呈现结肠袋消失，结肠管腔绞窄、缩短、僵直呈铅管状改变，也可见多发息肉成像。重度UC不适于进行钡剂灌肠检查，应选择CT/MRI更安全。

（四）病理检查

1. 外科标本　病变主要从直肠起病，向近端发展，呈弥漫性连续性分布，无跳跃区，左半结肠受累多于右半结肠，也可出现倒灌性回肠炎。病变黏膜与正常黏膜分界清楚，黏膜呈颗粒状改变，有浅表溃疡；重度UC可以形成黏膜表面剥蚀，向下穿过黏膜肌层，多数出现炎性假息肉。晚期结肠袋减少或消失，结肠缩短。

2. 镜下改变　弥漫连续的隐窝结构异常、上皮异常、炎性浸润、缺乏肉芽肿。隐窝结构异常是诊断UC的重要指标，包括分支、扭曲、萎缩、减少、表面不规则。上皮异常包括潘氏细胞化生和黏液分泌减少。全黏膜层炎性浸润包括固有膜内炎性细胞和嗜酸性粒细胞增多，基底部浆细胞增多及淋巴细胞聚集以及间质改变。基底部浆细胞增多是早期诊断UC具有高度预测价值的指标。活动期可见固有层内中性粒细胞浸润，隐窝炎和隐窝脓肿，黏液分泌减少。

【临床诊断】

UC诊断缺乏金标准，主要结合临床表现、内镜、病理组织学进行综合分析，在排除感染性和非感染性结直肠炎基础上做出诊断。

（一）诊断要点

在排除其他疾病基础上，①具有UC典型临床表现者为临床疑诊，安排进一步检查；②同时具备上述结肠镜和/或放射影像特征者，可临床拟诊；③如再具备上述黏膜活检组织病理学特征和/或手术切除标本病理检查特征者，可以确诊；④初发病例如临床表现、结肠镜及活检组织学改变都不典型者，暂不确诊，应予随访。

（二）疾病评估

1. 临床分型

（1）初发型：无既往病史首次发作。

（2）慢性复发型：临床缓解期再次出现症状。

2. 病变范围　根据蒙特利尔UC病变范围分类，可将UC分为以下三种类型：

（1）E1直肠型：结肠镜下所见炎性病变累及的最大范围局限于直肠，未达乙状结肠。

（2）E2左半结肠型：病变累及左半结肠，脾区以远。

（3）E3广泛结肠型：病变累及结肠脾区以近乃至全结肠。

3. 按严重程度分类　UC病情分为活动期和缓解期，根据改良的Truelove和Witts疾病严重程度分类标准将活动期分为轻、中、重度（表31-12-1）。

4. 肠外表现与并发症。

表 31-12-1 溃疡性结肠炎严重程度评估

观察项目	轻度	重度
排便（次/天）	<4	≥6
便血	轻或无	重
脉搏（次/分）	正常	>90
体温（℃）	正常	>37.8
血红蛋白	正常	<75%正常值
红细胞沉降率（ESR）（min/h）	<20	>30

注：中度介于轻度、重度之间

【鉴别诊断】

UC 需与慢性细菌性痢疾、阿米巴肠病、肠结核和血吸虫病等感染性肠炎相鉴别。轻症仅有便血，可被误诊为内痔，应予警惕。另外要与结肠息肉、大肠癌、结肠憩室炎、克罗恩病、缺血性结肠炎、胶原性结肠炎、放射性肠炎、白塞病、过敏性紫癜和肠易激综合征等疾病鉴别。

【治疗】

内科治疗目标为诱导缓解并维持缓解，促进黏膜愈合，防治并发症，改善生活质量。约 30%的 UC 患者需要手术治疗，可以达到治愈。

（一）一般治疗

31

充分休息，避免疲劳及精神过度紧张。给予易消化、少渣、少刺激及营养丰富的饮食，病情严重者应禁食，完全胃肠外营养。补充足够水分、电解质、维生素及微量元素，贫血者给予输血，补充铁剂及叶酸。益生菌有益于维持缓解，暂停服用牛奶及乳制品。

（二）药物治疗

1. 活动期

（1）轻度 UC：氨基水杨酸制剂是主要用药，无效或病变广泛，可口服激素。氨基水杨酸制剂和激素保留灌肠，常用于 E1，可减轻症状，促进溃疡愈合。口服和局部联合用药疗效最佳。

（2）中度 UC：足量氨基水杨酸类制剂一般治疗 2~4 周，症状控制不佳，特别是病变较广泛者，应及时加用激素。激素无效或依赖，可采用硫嘌呤类药物（AZA 和 6-MP）。激素和免疫抑制剂治疗无效、激素依赖、不能耐受上述药物副作用，可用英夫利昔单抗治疗。

（3）重度 UC：首选静脉激素治疗，氢化可的松 300~400mg/d，一般治疗 5 天仍无缓解，应转换治疗。①首选药物再选手术，静脉滴注环孢素（CsA）：2~4mg/(kg·d)，4~7 天无效应及时手术治疗。近年文献报道英夫利昔单抗用于拯救性治疗具有一定疗效。②首选手术治疗。著者更倾向于后者，因为前者再手术后并发症发生率较高，严重影响预后。继发感染时应静脉给予广谱抗生素和甲硝唑。禁用可诱发结肠扩张的药物。

2. 缓解期　经规范治疗后活动期缓解，必须用氨基水杨酸制剂维持治疗 3~5 年或更长。也可用免疫抑制剂和英夫利昔单抗维持治疗，但副作用较多且价格昂贵。激素只能用于诱导缓解，禁忌用于维持缓解。

中药、白细胞洗涤术、干细胞移植、粪菌移植等治疗方法的疗效有待进一步研究。

（三）手术治疗

1. 手术适应证

（1）急诊手术适应证：有 5%的患者需要行急诊手术。①肠壁穿孔或邻近穿孔；②中毒性巨结肠；③大量便血；④急性重度患者，规范内科治疗的同时病情继续恶化，或 48~96 小时病情无明显解。

（2）限期手术适应证：①癌变或疑似癌；②病变的肠黏膜上皮细胞轻到重度异型增生。病程与癌变率呈正相关，患病 5、10 和 15 年，癌变率分别为 5%、12%、24%。

（3）择期手术适应证：①规范的内科治疗无法控制症状；②不能达到可接受的生活质量；③导致儿童生长发育障碍；④对皮质类固醇激素抵抗或依赖；⑤不能耐受治疗药物的毒副作用；⑥发病初期药物治疗无效，病程持续 6 个月以上症状无缓解或 6 个月以内多次复发；⑦肠管狭窄，呈铅管样改变；⑧肠镜检查病变自直肠蔓延超过乙状结肠或广泛病变；⑨合并肠外并发症（虹膜炎、大关节炎、化脓性脓皮病等）。

①至⑤统称为难治性溃疡性结肠炎，临床最常见，对于手术时机目前在我国内外科是争议的焦点，需要达成共识，避免错过最佳手术时机。

2. 术前常规检查

（1）化验室检查

1）血常规、凝血功能；

2）尿常规、粪常规+潜血、粪便菌群分析；

3）肝肾功能、血糖、血脂、血气。白蛋白水平<35g/L、近期体重下 5kg 以上提示术后并发症（如吻合口漏）的发生率远高于一般患者，前白蛋白、转铁蛋白、纤维结合蛋白、视黄醇结合蛋白等对近期营养状况更加有意义。血浆总胆固醇水平低是评价患者缺乏性营养不良的敏感指标，其预测价值优于低蛋白指标，应作为常规检查。

4）免疫功能检查，包括自免肝、C-反应蛋白、血沉等，除外合并肝、胰等其他脏器免疫性疾病；

5）感染性疾病筛查，包括肝炎、梅毒、艾滋病、结核、巨细胞病毒、真菌等；

6）评价疾病活动度的粪钙卫蛋白。

（2）影像学检查

1）上消化道和小肠钡剂造影、全腹 MRI（图 31-12-1），CD 可累及全消化道，UC 仅累及结直肠。

2）全结直肠气钡双重造影（图 31-12-2）、CT 虚拟结肠镜（图 31-12-3），诊断结肠铅管样改变。

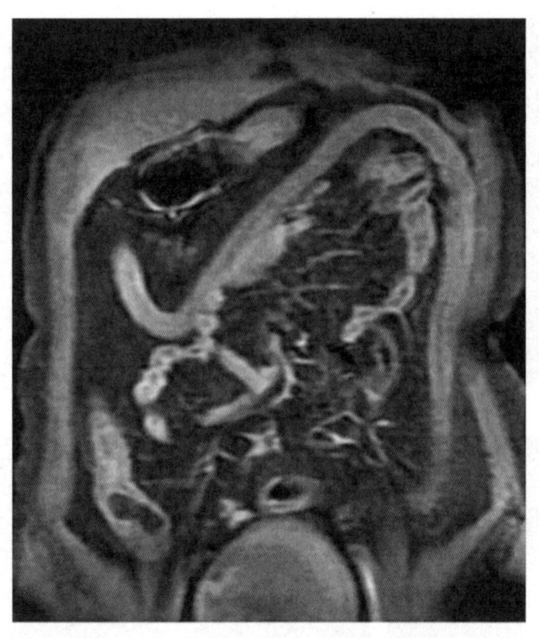

▶ 图 31-12-1　全腹 MRI 全结肠铅管样改变

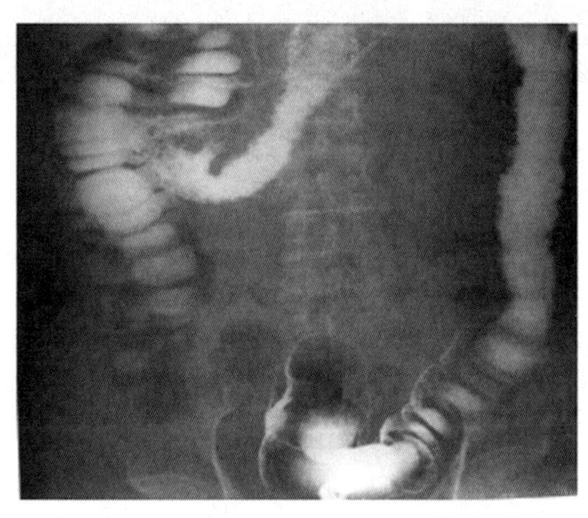

▶ 图 31-12-2　全结肠直肠气钡双重造影　横结肠和降结肠铅管样改变

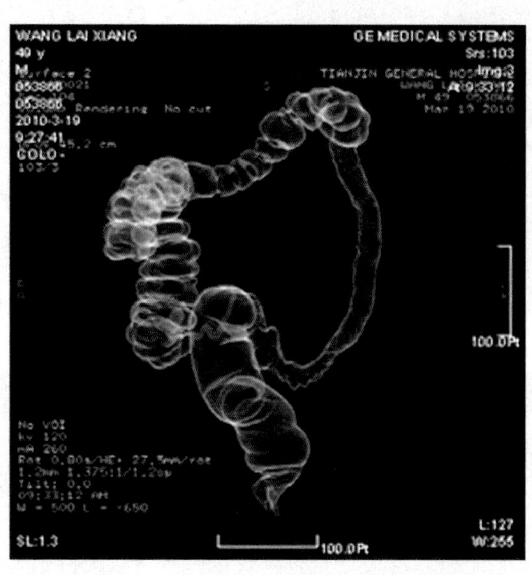

▶ 图 31-12-3　CT 虚拟结肠镜

3）结肠超声检查（图 31-12-4），根据肠壁厚度和血流分支情况判断炎性分级，从而诊断缓解期或复发期。肠壁厚>4mm，无血流为 1 级，伴点状或短血流为 2 级，伴长血流为 3 级，血流延伸系膜为 4 级。

（3）内镜检查

1）胃镜，除外 CD 或淋巴瘤。

2）结肠超声内镜（图 31-12-5），CD 累及肠壁全层，UC 仅累及黏膜层和黏膜下层。

（4）病理活检：UC 黏膜上皮溃疡、糜烂，腺体萎缩、增生、甚至消失，隐窝脓肿多见；黏膜下层炎性细胞浸润，一般肌层很少受累（图 31-12-6）。CD 黏膜上皮一般完整，腺体病变不显著，但肌层大量炎性细胞浸润，可见散在多发的非干酪样坏死性肉芽肿，这一点与结核较大融合的干酪样坏死性肉芽肿可以鉴别诊断。

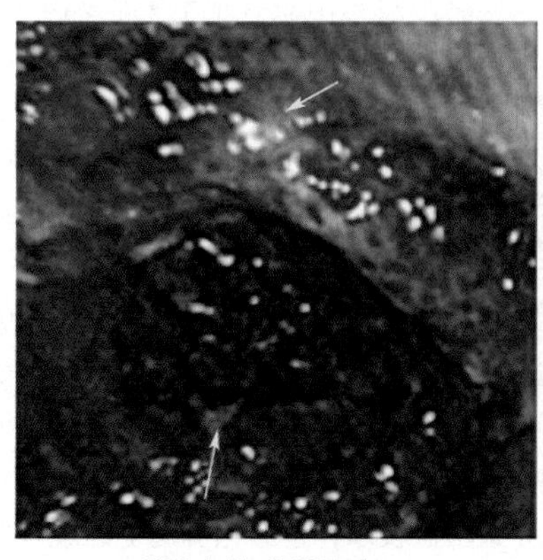

黏膜水肿,大量渗出

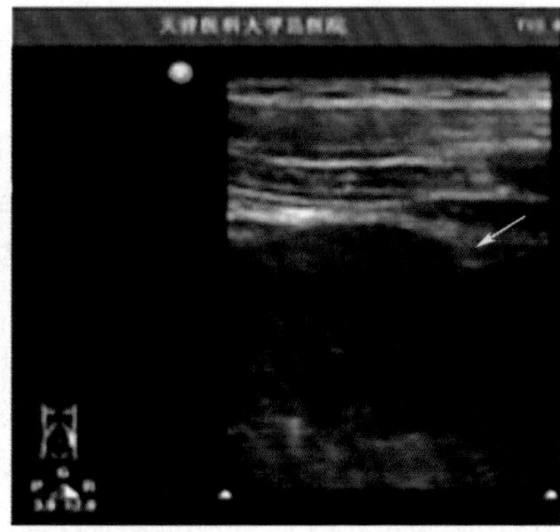

肠壁增厚，层次消失

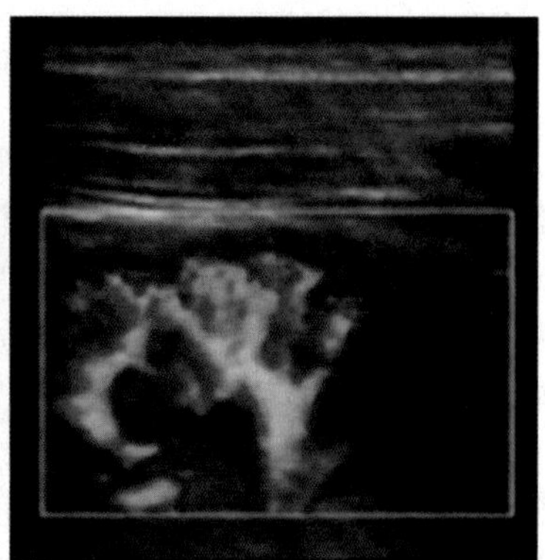

长分支状血流延伸肠系膜

▶ 图 31-12-4　腹部结肠超声检查　复发期，活动度 4 级

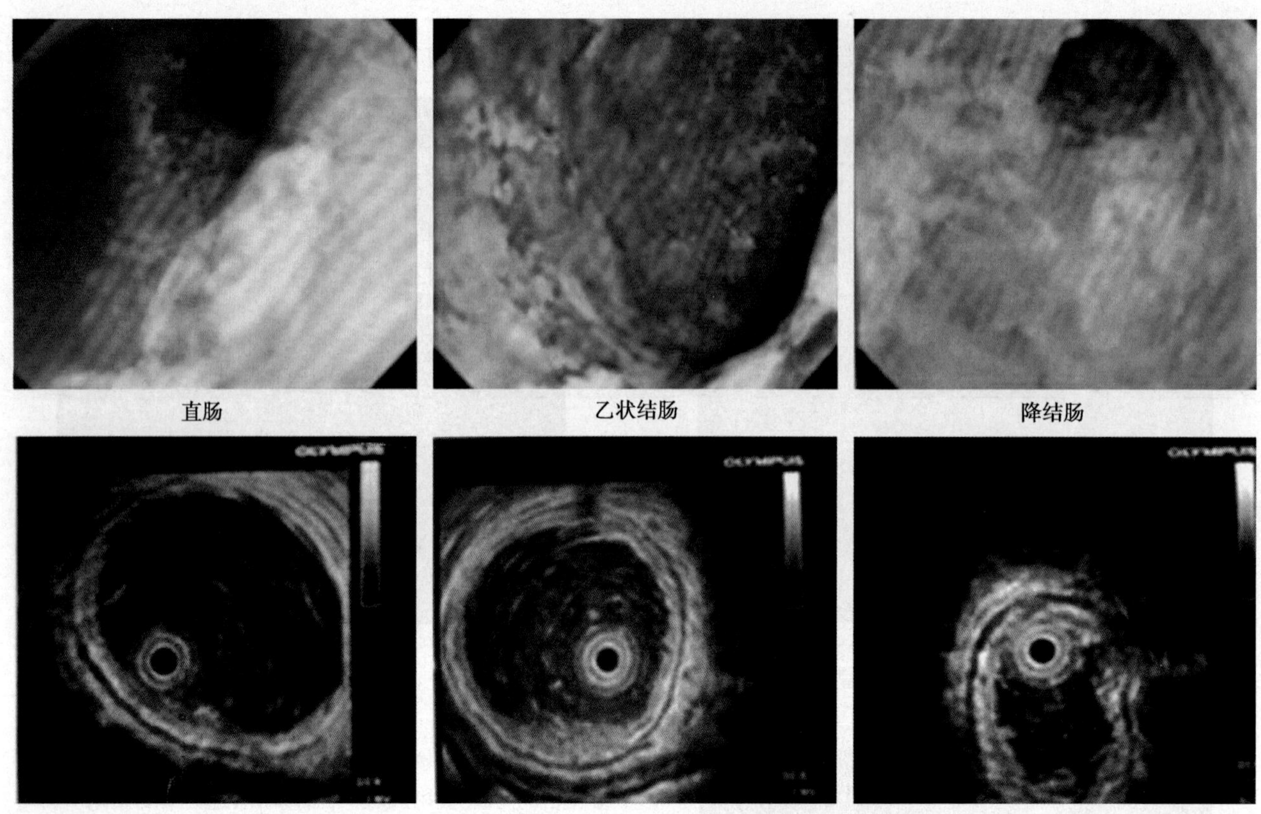

▶ 图 31-12-5 超声结肠内镜

黏膜糜烂充血覆脓苔，黏膜层增厚，累及黏膜肌层，黏膜下层和固有肌层完整，降结肠狭窄

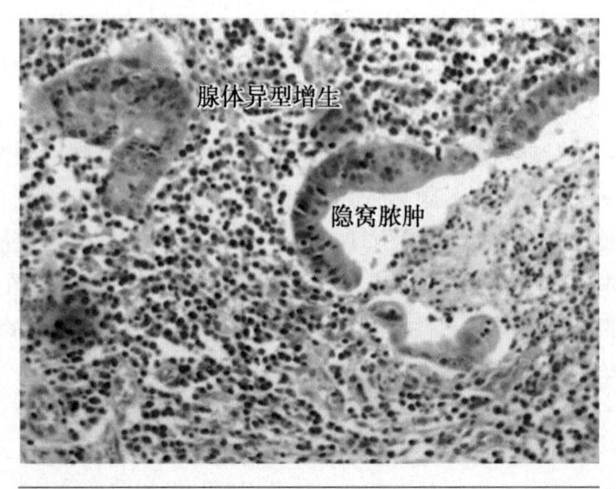

▶ 图 31-12-6 内镜下黏膜活检病理

（5）肛门功能检查：术前必须检查肛门括约肌功能，对是否行 IPAA 手术有指导作用。直肠静息压力<40mmHg，可能出现肛周皮肤粪染，术后患者生活质量下降，对 IPAA 的满意程度也下降。大于 50 岁患者，括约肌功能低下，造口还纳后自主排便能力较差。

（6）营养评估和食物不耐受检查：营养评估应用主观全面评价法和微型营养评定法，均采用国际通用的调查表。SGA 分级标准主要包括 8 个方面：近 2 周内体重变化、饮食摄入量、胃肠道症状、活动能力大小、应激反应程度、皮下脂肪减少、肌肉消耗和踝部水肿等。人体测量指标包括体重、身高、三头肌皮褶厚度、上臂围、上臂肌围、体质指数。食物不耐受检查，对个性化饮食指导具有重要意义，是当前欧洲各国研究的热点。人群中至少 50% 个体对某些食物产生不同程度的不良反应，排在前 3 位的食物为鸡蛋、蟹和牛奶。有些 UC 患者主诉进食某种食物后自觉症状加重。

3. 手术方法

（1）腹会阴联合全结肠直肠肛门切除，腹壁永久性回肠单腔造口：Brooke 于 1944 年首先报道该术式（图 31-12-7），彻底切除了病变部位，消除了复发和癌变的风险，对 UC 的外科治疗具有划时代的意义，是最经典的术式。

然而，由于外置回肠造口袋给患者带来生活及社交上的诸多不便，故医生们纷纷对其改良，最著名的是 Kock 于 1972 年设计的可控制式回肠造口贮袋，即在回肠末端设计 1 个 S 形贮袋，用于储存粪便，并用导管连接腹壁回肠造口，通过生物瓣控制排便（图 31-12-8）。Kock 回肠造口贮袋的应用为回肠贮袋肛管吻合手术的产生奠定了基础。

（2）全结肠及部分直肠切除，回肠直肠吻合：1949 年，Ravitch 和 Sabiston 推荐了经腹全结肠及直肠部分切除，直肠下段黏膜剥除，回肠经直肠肌鞘拖出与肛管吻合手术，该术式存在较多缺陷。第一，由于直肠黏膜炎性浸润，需剥离的黏膜过长，导致出血较多，也难免有病变黏膜残留；第二，直肠肌鞘较长，极易形成肌间脓肿，导致肛门括约肌环感染及瘢痕化，其顺应性消失，出现肛门功能障碍，引起失禁或狭窄，甚至既失禁又狭窄。

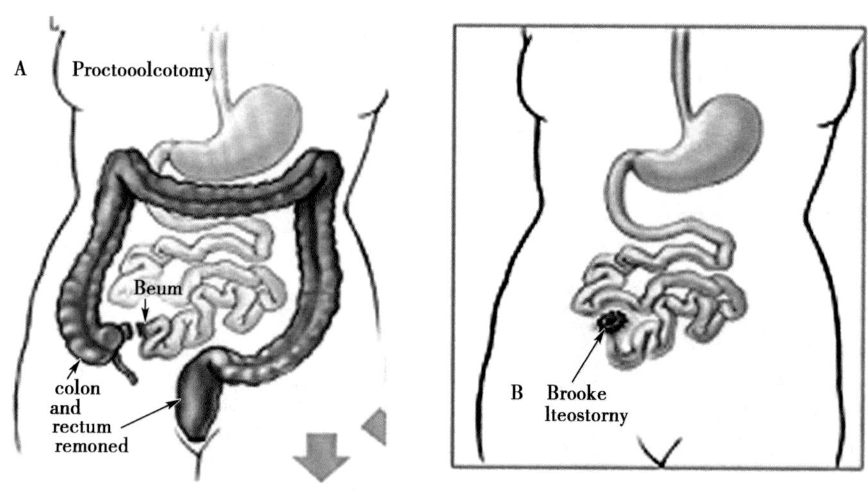

▶ 图 31-12-7 全结肠直肠切除，腹部回肠永久性造口

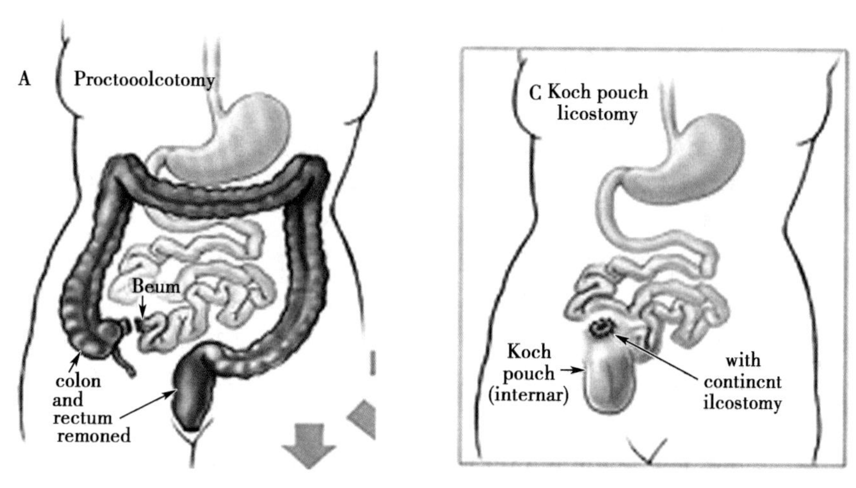

▶ 图 31-12-8 全结肠直肠切除，腹部回肠永久性贮袋造口

为了保留肛门功能，免除腹壁永久性回肠造口的痛苦，20 世纪 60 年代初期开展了全结肠切除，回肠直肠吻合。虽然该术式保留了肛门功能，但残留的直肠是复发和癌变的危险因素；回肠与病变的直肠吻合，吻合口漏发生率较高。

（3）全结直肠切除回肠贮袋肛管吻合手术（ileal pouch-anal anastomosis，IPAA）：目前 IPAA 被国际学界公认为是治疗 UC 的标准术式。UC 病变的靶器官是全结直肠黏膜，完全切除病变的靶器官可以达到治愈。全结直肠切除，腹壁回肠永久性造口是经典的手术方法，虽然患者得到了治愈，但术后终身残疾，降低了生活质量。IPAA 不仅切除了病变的靶器官结直肠，而且保留了肛门功能，使患者不仅得到了治愈，而且还提高了术后生活质量，降低了复发和癌变的风险。IPAA 开创了 UC 现代外科治疗的新时代。1978 年 Parks 和 Nicholls 在全世界首先报道了该术式（图 31-12-9）。

4. 解析 IPAA 手术

（1）IPAA 手术禁忌证

1）绝对禁忌证：包括疑为或确诊为克罗恩病或淋巴瘤；肛门功能不良、肛门括约肌损伤或 60 岁以上的患者；反流性回肠炎导致回肠末端切除；低位直肠癌变或癌转移的患者；已行永久性回肠造口的患者。

2）相对禁忌证：长期大剂量激素或免疫抑制剂治疗后。目前我国较多激素依赖的 UC 患者都用激素维持治疗，导致组织水肿，机体蛋白合成能力减低，术后组织愈合较差，所以许多外科医生强调必须完全停用激素才可以手术，然而这是不现实的。因为一旦停用激素，这些患者势必复发，所以不得不在使用激素的同时进行手术，但要尽可能将激素使用剂量降到最低。

生物制剂停用不足 12 周。文献报道，生物制剂在体内 12 周完全代谢，有些 UC 患者在生物制剂治疗过程中病情进展，此时是否转至外科治疗是一个两难的选择，需要根据患者具体病情决定，这是对结直肠肛门外科医生临床经验和外科技能的考验。

（2）IPAA 分期手术

1）一期手术：一次完成全结直肠切除回肠贮袋肛管吻

合手术，无须预防性腹壁回肠双腔造口。对于病程短、未使用过大剂量激素和免疫抑制剂治疗，而且营养状况较好，处于缓解期的患者，可一期完成 IPAA。由于欧美国家内科治疗限度掌握较好，所以接受一期 IPAA 的患者较多，而我国极少。一期 IPAA 手术，术后并发症少，住院时间短，医疗费用低，应该是我们追求的目标。

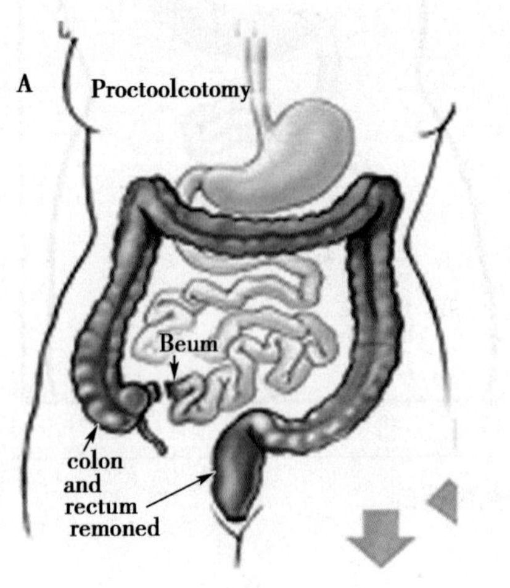

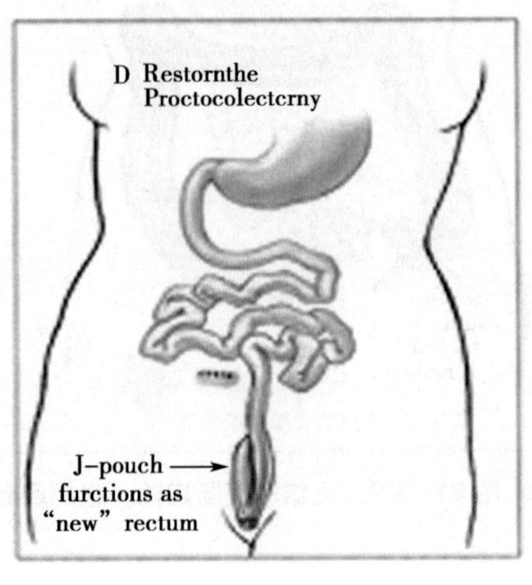

▶ 图 31-12-9 全结肠直肠切除，回肠贮袋肛管吻合

2）二期手术：对于病程较长，长期使用激素或免疫抑制剂，贫血及低蛋白血症的患者，机体愈合能力差，可能出现吻合口漏。所以需要采取分期手术。一期手术行全结直肠切除，回肠贮袋肛管吻合术，腹壁预防性回肠双腔造口，预防出现吻合口漏时盆腔感染。一般一期术后 3~6 个月行第二期回肠双腔造口还纳手术。由于我国 UC 患者术前病史较长，激素使用较多，一般状况较差，所以二期 IPAA 手术较多。

31

3）三期手术：年轻 UC 患者接受急症手术时，既要降低手术风险，又要考虑今后生活质量，三期手术是较好的选择。一期手术有两种方法：第一，只行回肠末端单腔或双腔造口，保留回结肠动脉，保证二期手术能够完成贮袋制作；第二，行全结肠及腹膜返折以上直肠切除，回肠末端单腔造口，保留回结肠动脉。第一种方法术后仅 38% 的患者症状可以得到缓解，如果不能缓解，还需要再行第二种方法；如果第二种方法术后残留直肠继续出血，可以用阴道纱条填塞止血。著者更倾向于选择第二种方法。一期术后 3 至 6 个月行二期手术，即切除残留的全结直肠，回肠贮袋肛管吻合，腹壁预防性回肠双腔造口。一般二期术后 3 至 6 个月行第三期回肠双腔造口还纳。分三期手术可以控制手术风险，保证生命安全，提高术后生活质量，加大二期手术难度。欧美国家 UC 患者极少在急症状态下接受手术，如果需要，一般行全结肠直肠肛门切除，腹壁永久性回肠造口，极少行三期手术。随着免疫抑制剂和生物制剂的应用增加，三期手术也会增加。

（3）IPAA 手术要点

1）手术体位及切口：患者麻醉前清醒状态下摆成双下肢前倾外展截石位，请其感觉一个最舒服的体位，特别是膝关节，因为 IPAA 手术时间一般为 5~6 小时，既往有腓骨神经压迫损伤的报道。行左侧腹直肌旁正中切口，有利于结肠脾区的分离；选择右下腹预防性回肠造口，可减少切口污染。

2）结直肠切除：术者首先站在患者分腿处，取头高右转体位，将小肠放入盆腔。于大网膜无血管区进入小网膜腔，沿无血管区向左侧分离大网膜前后叶至结肠脾区，直视下切开脾结肠韧带及左侧腹膜至降结肠，锐性分离结肠系膜，避免脾脏损伤。于左结肠动脉第一分支处结扎、切断，保留较多结肠系膜，以利于全腹膜化；如果沿结肠壁结扎血管易出血，亦会延长手术时间。

转换患者为头高平卧体位，于小网膜腔沿无血管区向右侧分离大网膜前后叶至结肠肝区，直视下切开肝结肠韧带及右侧腹膜至升结肠，锐性分离结肠系膜，避免十二指肠损伤。于中结肠动脉第一分支处结扎切断。直视下锐性分离回盲部及阑尾。

根据回肠贮袋制作具体情况决定回结肠动脉的处理方法。术者换位至右侧，患者取头低平卧位，将小肠放入上腹。提起乙状结肠，于卵圆孔处切开乙状结肠及直肠左侧腹膜至腹膜返折处，同法切开右侧腹膜至腹膜返折处，两边对合。直视下锐性游离骶前间隙、分离直肠前壁与阴道后壁、切断两侧肛提肌。避免双侧输尿管、生殖血管、骶前神经（特别是下腹下神经）的损伤，保证术后具有良好肛门功能、性功能和排尿功能（图 31-12-10）。术者右手肛门指诊与左手示指在盆腔对顶检查，确认直肠下端前后左右均游离至肛门括约肌上缘。由于患者长期使用大剂量激素，导致血管收缩能力差，渗透性增加，术中渗血较多，所以必要时用干纱垫填压骶前间隙，可压迫止血。另外，在切除结肠时即输注血浆，切除直肠时可以减少盆腔渗血。

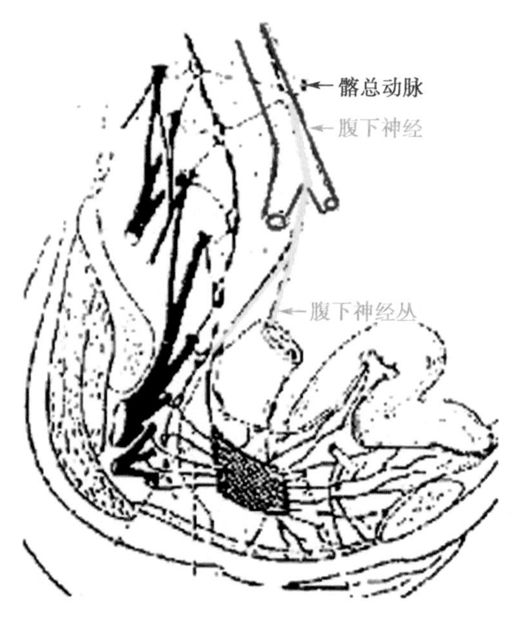

▶ 图 31-12-10　骶前神经

3）回肠贮袋制作：回肠贮袋有J型、H型、S型、W型四种（图31-12-11）。贮袋类型根据回结肠动脉长度和回肠末端肠管的长度而定，一般长15～20cm。因为J型贮袋制作简单，使用的肠管较短，返折的肠管是逆蠕动，术后储便功能较好，所以选择较多。

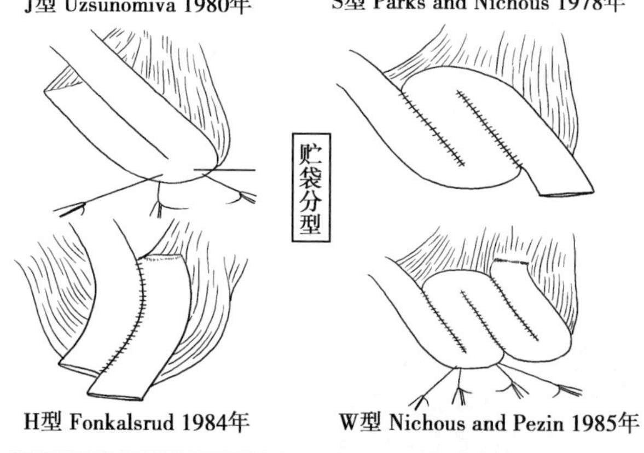

▶ 图 31-12-11　贮袋分型

目前国外在制作J型贮袋时，为了使贮袋与肛管松弛吻合，往往选择结扎回结肠动脉，造成只有回肠动脉分支单一供血，极易造成肠管缺血，出现贮袋炎（图31-12-12）。作者在制作J型贮袋时保留回结肠动脉及其回肠支，保证了两路供血，避免了缺血的可能，显著降低了贮袋炎发生率（图31-12-13）。国外文献报道，贮袋术后5年贮袋炎发生率大于50%，作者手术统计的结果则小于5%。

十字切开无血管区，将小肠系膜游离至胰腺下缘，

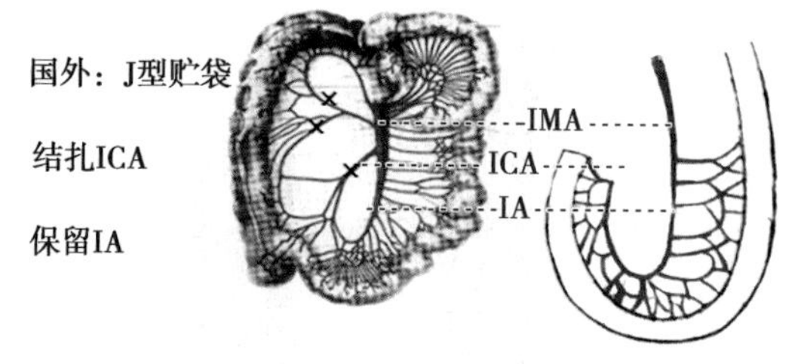

▶ 图 31-12-12　结扎回结肠动脉

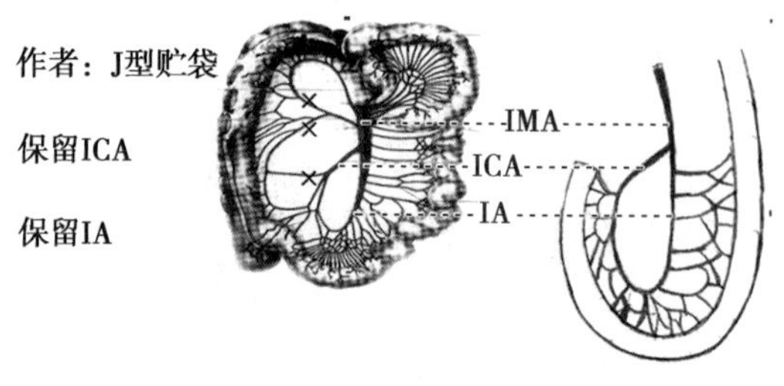

▶ 图 31-12-13　保留回结肠动脉及其回肠分支

充分松解末端回肠。将回肠对折，单襻长度约15～20cm，最低点可达耻骨联合下4～6cm，确认回肠贮袋与肛管可行无张力吻合。于回肠对折最低点切开肠壁，置入80mm直线切割吻合器，确认无系膜挤压，行侧侧吻合两次（图31-12-14）。经贮袋出口灌注生理盐水200～300ml，将贮袋充盈，确认吻合处无液体漏出，将贮袋内液体吸出，呈淡血性，确认吻合处无活动性出血（图31-12-15）。于贮袋出口行荷包缝合后将胶管插入贮袋内，系紧荷包缝合线，并将贮袋自肛门拉出。如果末端回肠不够长，可行H型贮袋，但必须保留回结肠动脉及其回肠支。于末端回肠20cm处切断肠管，输入肠管远端3～5cm作为输出端，于回肠中间切开肠壁，分别向近端和远端行侧侧吻合，将中间切口再闭合（图31-12-14）。由于S型和W型使用肠管较长，制作复杂，必须手缝，所以现在很少采用。

4）回肠贮袋与肛管吻合：回肠贮袋与肛管吻合的方法有手缝吻合和双吻合器吻合，吻合的部位有肛直线和齿状线。不同的吻合方法和位置，术后肛门功能不同，这与肛管的解剖特点有关。

肛管解剖：肛管有三条解剖标志线，肛缘、齿状线和肛直线。肛缘与齿状线之间的区域称为齿线下区，管内覆以移行和复层扁平上皮，具有脊神经，痛觉敏感，称为皮肤肛管，即解剖肛管。齿状线与肛直线之间的区域称为齿线上区，即ATZ区，混合覆以立方、移行和扁平上皮，具有自主神经，感觉末梢丰富，具有痛、冷、压、触、摩擦等多种感受器，使肛门对气体和液体具有精细控便和排便功能。肛缘至肛直线包括齿线下区和上区，管壁全部由肛门括约肌环包绕，称为括约肌肛管，即外科肛管。肛门括约肌环是复合肌群，包括内括约肌、外括约肌、耻骨直肠肌和联合纵肌（图31-12-16）。

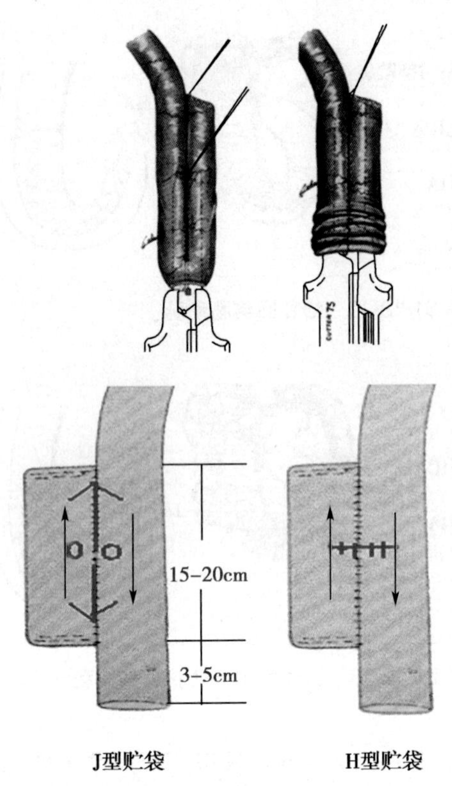

▶ 图 31-12-14　贮袋制作

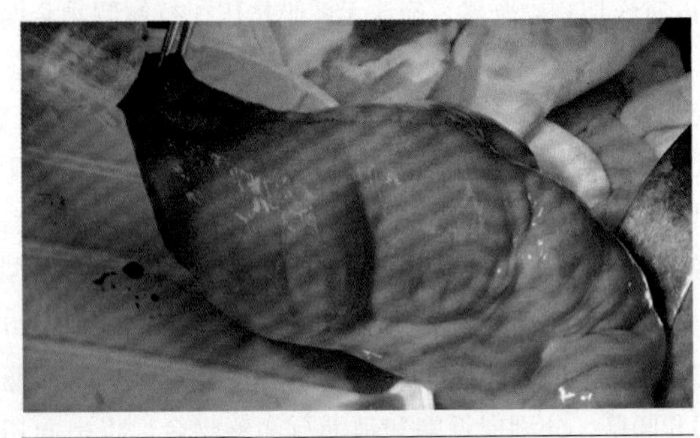

▶ 图 31-12-15　J 型贮袋储水试验

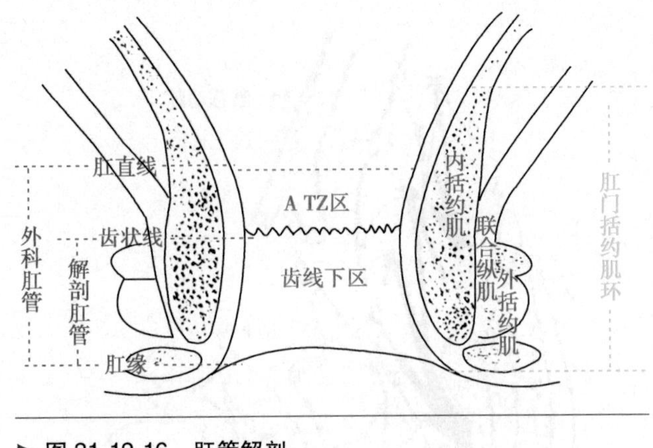

▶ 图 31-12-16　肛管解剖

肠贮袋与肛直线手缝吻合：笔者经多年临床实践与观察，创新了回肠贮袋与肛直线手缝吻合（图 31-12-17）。将 270°肛门镜置入肛门直肠内，在肛直线处切开直肠黏膜，于直肠后壁向近端游离 2cm，切断黏膜下肠壁，将全结肠直肠拉出，再游离直肠前壁黏膜。用可吸收线连续缝合吻合回肠贮袋和肛直线，使吻合口可容纳示指。该方法保留了完整肛门括约肌环，肛门自制功能良好；保留了完整 ATZ 区，肛门精细排便功能良好；同时无直肠黏膜残留，降低了复发和癌变风险，提高了术后生活质量（图 31-12-18）。

5）回肠贮袋与齿状线手缝吻合：这是早期 IPAA 回肠贮袋与肛管吻合的方法。在齿状线切开直肠黏膜，其他步骤与肛直线手缝吻合相同。该方法保留了完整肛门括约肌环，肛门自制功能良好；无直肠黏膜残留，降低复发和癌变风险；但是完全切除了 ATZ 区，肛门精细排便功能不良，术后肛门皮肤湿疹，影响生活质量。

6）双吻合器吻合回肠贮袋与肛管：吻合器吻合不能直视下切断直肠。为了保留完整肛门括约肌环和 ATZ 区，吻合器需放置较高位置，术后可保证肛门自制功能和精细排便功能良好；但是会有直肠黏膜残留，增加复发和癌变风险

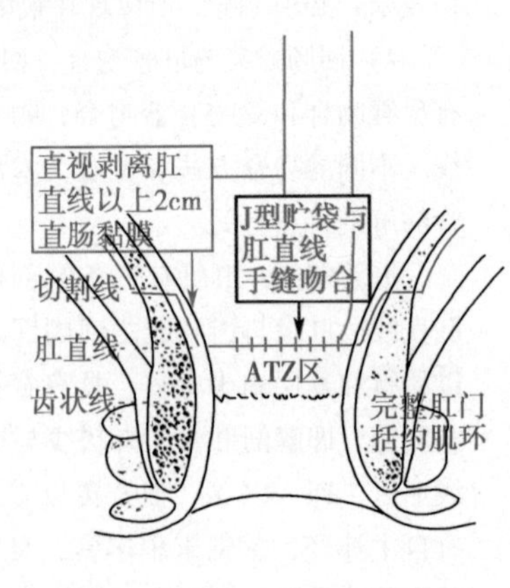

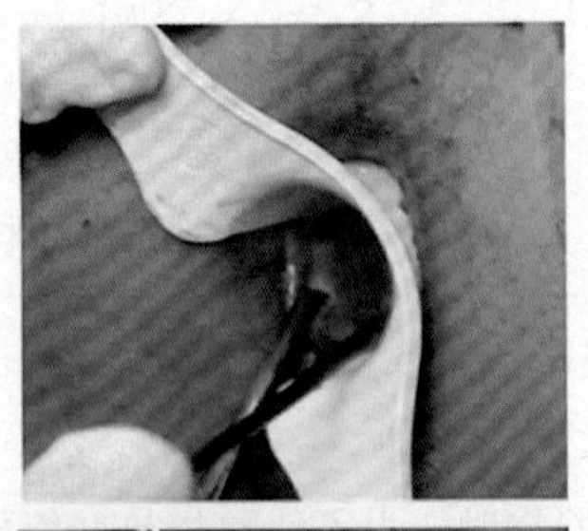

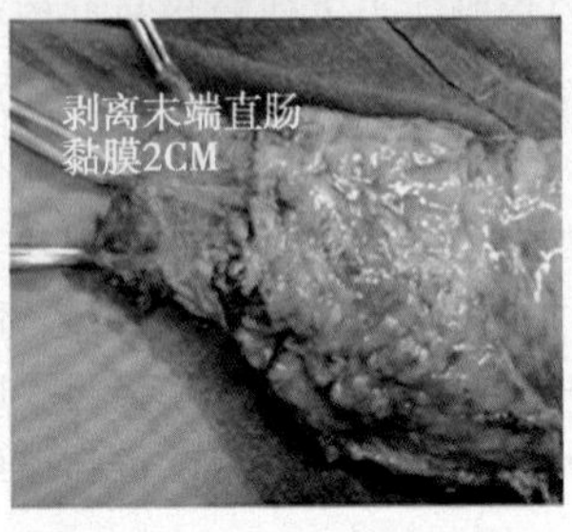

▶ 图 31-12-17　回肠贮袋与肛直线手缝吻合

31

（图 31-12-19）。为了避免直肠黏膜残留，将吻合器需放置较低位置，则会损伤部分肛门内括约肌，术后肛门自制功能欠佳（图 31-12-20）。

7）尽量完全修复腹腔腹膜：因为 IPAA 手术损伤大，完全腹膜化是为了避免术后出现广泛的腹腔粘连和内疝，预防肠梗阻。

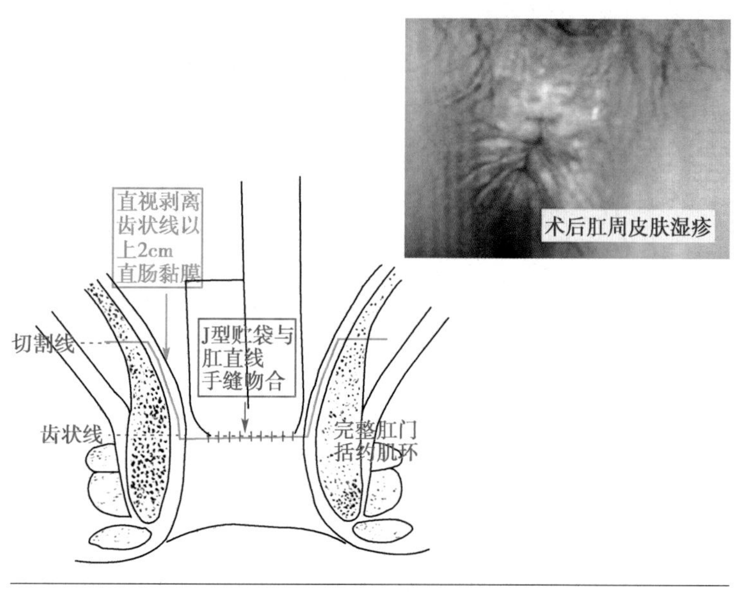

▶ 图 31-12-18　回肠贮袋与齿状线手缝吻合

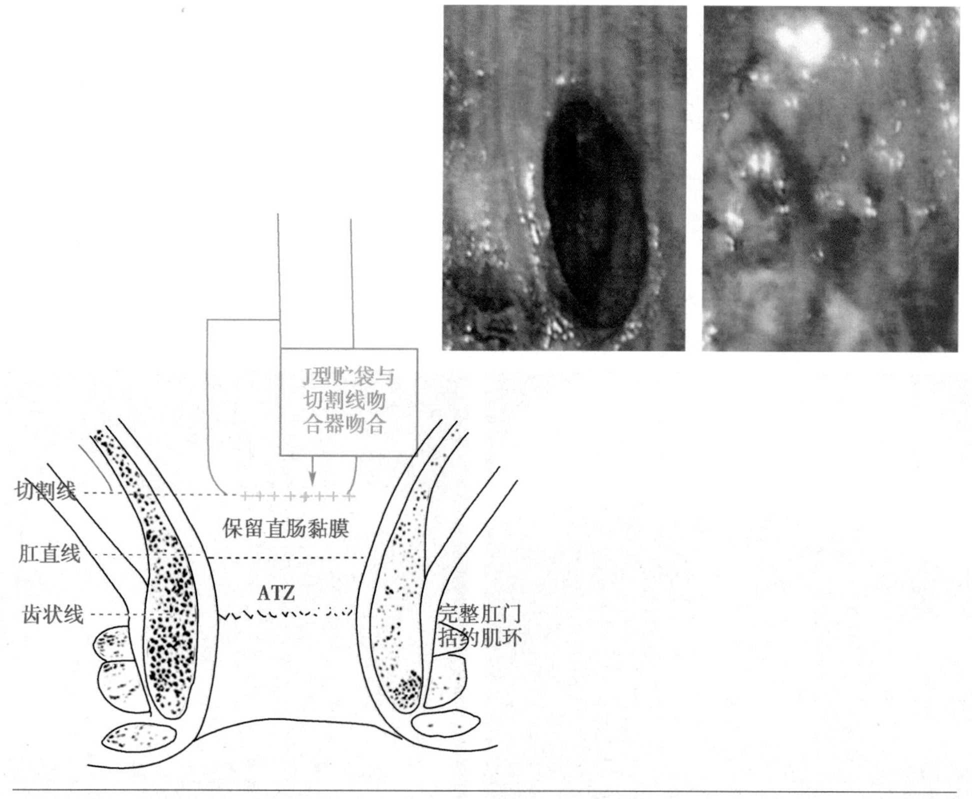

▶ 图 31-12-19　吻合器放置较高，直肠黏膜残留

31

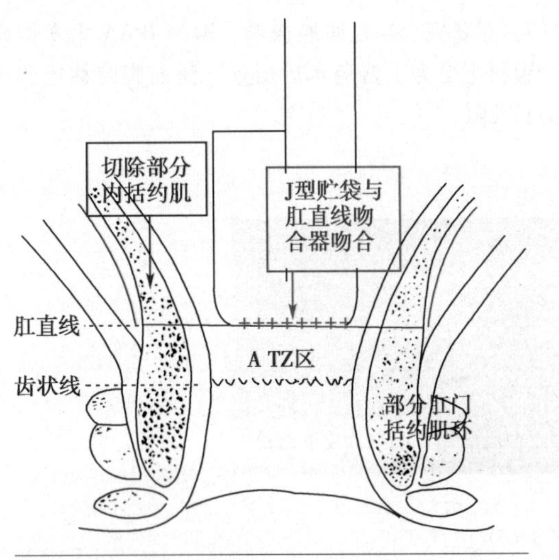

▶ 图 31-12-20 吻合器放置位置较低，损伤部分肛门内括约肌

8）回肠双腔造口还纳手术：一般在前期术后3~6个月完成。术前必须行电子结肠镜检查和回肠贮袋病理活检，除外贮袋炎；排粪造影和贮袋肛门压力测定，评价回肠贮袋顺应性和肛门自制功能。如果排粪造影出现贮袋吻合口漏，或电子结肠镜出现溃疡、贮袋炎表现，都应推迟回肠双腔造口还纳的时间（图31-12-21~图31-12-23）。回肠双腔造口还纳手术一般用80mm直线切割吻合器行回肠侧侧吻合，操作简单，减少吻合口狭窄发生（图31-12-24）。

（4）IPAA术后常见并发症及治疗方法

1）吻合口瘘：吻合口瘘可以发生在回肠侧侧吻合处和贮袋肛管吻合处，一般术后一周内出现。术前患者营养不良，长期大剂量使用激素是主要原因，吻合技术缺陷亦可导致。改善营养状态，充分引流，冲洗贮袋，一般6个月可以愈合，也有长期不愈合的。

2）感染：腹部切口感染与患者术前营养不良，长期大剂量使用激素有关。术后合理肠外营养可以改善营养状态；每日静脉输入20g白蛋白和10mg托拉塞米可以改善组织水肿，促进切口愈合。术中肠腔破溃，污染腹腔是造成腹腔感染的主要原因，术中一旦腹腔污染应及时作细菌培养和药物敏感试验，以便术后尽早合理使用抗生素。

3）贮袋瘘、贮袋阴道瘘和吻合口狭窄：主要是吻合技术有缺陷造成、一般迟发。贮袋与肛管手缝吻合不严密，或吻合过紧，导致吻合组织缺血坏死，形成肛门周围感染，切开引流或自行破溃后形成贮袋瘘，严重的可以影响肛门括约肌功能，应该注重术后患者肛门不适的主诉，及时指诊检查，可以早期发现和治疗。贮袋阴道瘘多发生在手缝吻合直肠前壁时，牵挂阴道后壁所致，或关闭吻合器时将阴道后壁一并加入，所以一定要注意保护阴道后壁。吻合口狭窄是由于吻合口缺血所致；手缝锁边吻合回肠贮袋和肛管常出现吻合口狭窄，连续或间断缝合并不断扩肛，使吻合口能容纳1~2指可避免。

4）残端直肠炎：直肠黏膜切除不完全，反复出现少量脓血便，电子肠镜显示吻合口远端黏膜糜烂出血，美沙拉秦栓纳肛是有效的治疗方法。

5）贮袋功能不良：贮袋吻合口瘘可导致盆腔感染，使贮袋顺应性降低，导致贮袋储粪量减少，排便和控便功能不良，所以预防性回肠造口的重要临床价值在于可以减轻或避免贮袋吻合口漏发生时导致的盆腔感染。

6）贮袋炎：贮袋炎为远期并发症，国外报道IPAA术后5年以上有50%出现贮袋炎，主要病因是贮袋菌群失调，厌氧菌过度生长所致。表现为脓血便、里急后重、排便次数增加；肠镜显示黏膜糜烂、溃疡和出血，严重者可能需要废弃或切除贮袋，行腹部永久性回肠造口。目前国际公认甲硝唑和左氧氟沙星联合用药是治疗贮袋炎最有效的方法。作者对128例IPAA术后患者随访5年以上，贮袋炎发生率低于5%，我们认为这与中国人习惯吃熟食和软食有关，也与作者在贮袋制作时保留回结肠动脉及其回肠支有关，保证贮袋有回肠动脉和回结肠动脉的双路供血。近期有学者报道，贮袋炎与贮袋供血不足有关。

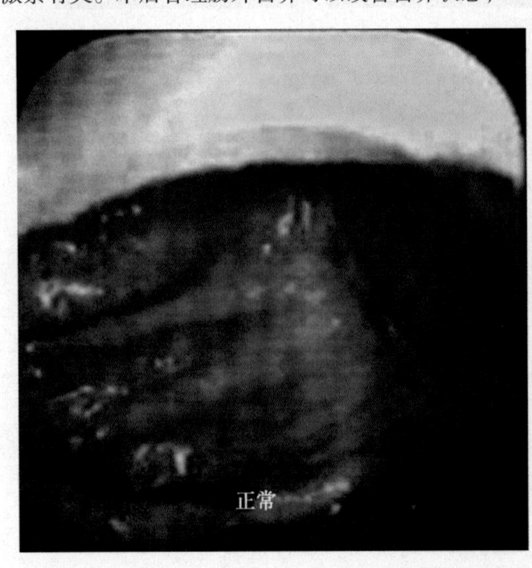

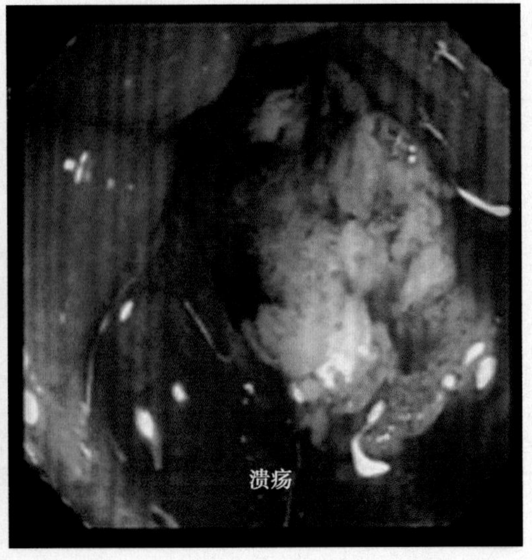

▶ 图 31-12-21 电子结肠镜检查回肠贮袋

31

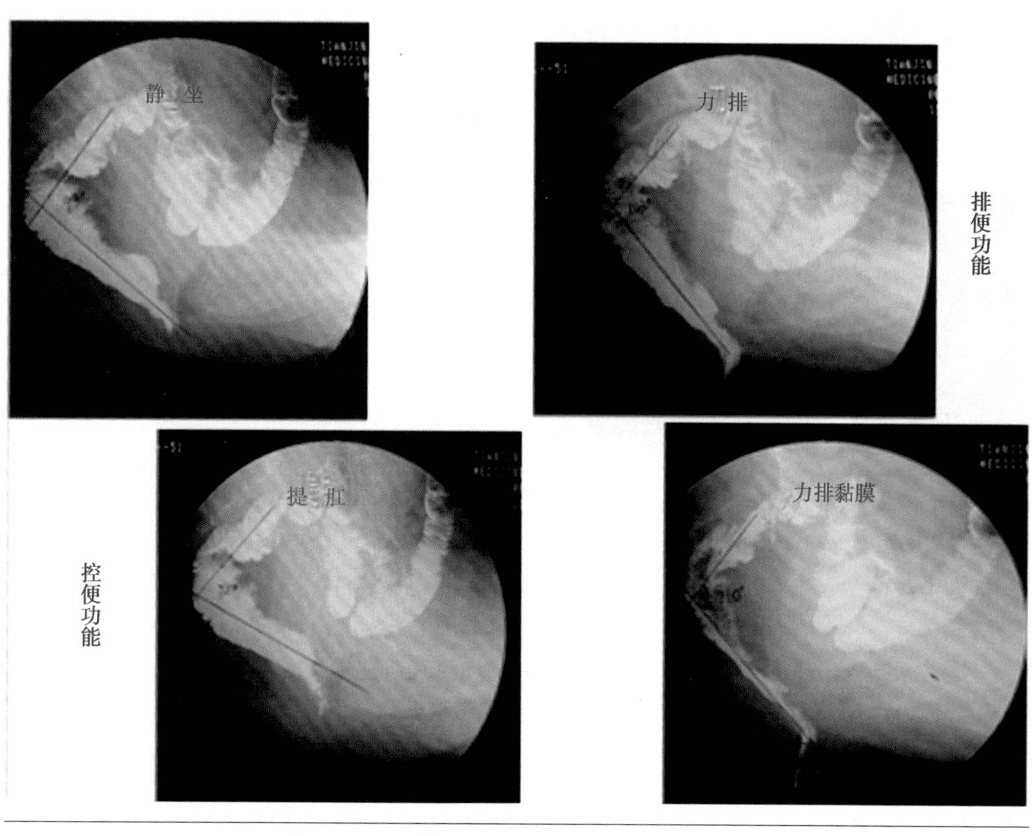

▶ 图 31-12-22　回肠贮袋排粪造影，排便和控便功能良好

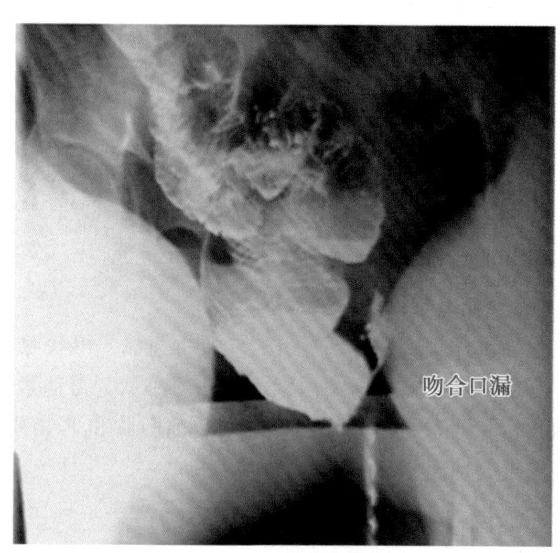

▶ 图 31-12-23　回肠贮袋排粪造影吻合口漏

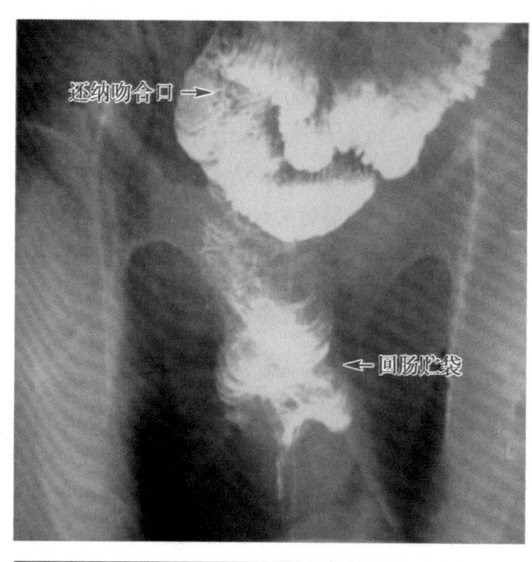

▶ 图 31-12-24　回肠双腔造口还纳术后经肛门钡剂造影

7）水吸收障碍导致的腹泻：结肠的主要功能是进一步吸收水分和电解质，使粪便成形、储存和排泄。全结肠直肠切除术后机体水吸收减少，粪便在体内停留时间缩短。所以术后早期可能出现腹泻，经蒙脱石、利尿、补充电解质、益生菌等对症治疗后，回肠可以结肠化，回肠绒毛变短变粗，一般术后6个月后80%的患者，24小时排便次数为3～5次，其中夜间排便0～1次（图31-12-25）。

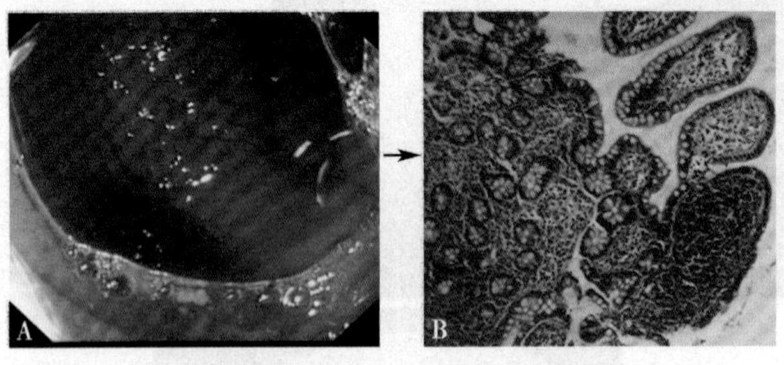

▶ 图 31-12-25 回肠贮袋结肠化

A. 肠镜：黏膜皱襞变粗变少，无贮袋炎；B. 病理：回肠黏膜绒毛结构变短

8）慢性肾上腺皮质功能减退导致的腹泻：UC患者术前长期大剂量糖皮质激素治疗，可导致慢性肾上腺皮质功能减退，使皮质醇分泌不足，胃蛋白酶和胃酸分泌减少，影响消化吸收，出现腹泻。血浆皮质激素降低和ACTH增高是诊断的重要依据，后者更稳定可靠。其腹泻特点是：主要发生在小肠；多为吸收不良，分泌性水样便，无脓血，可含有脂肪或电解质；胃肠蠕动加速，肠鸣音亢进，无腹痛或轻度腹痛；抗生素治疗无效，激素替代治疗后症状缓解，口服氢化可的松20mg、每12小时1次，缓慢减量，治疗至少6个月。24小时入量不超过2500ml，其中包括1000ml电解质口服液（1000ml水，食糖20g，食盐3.5g，碳酸氢钠2.5g），如果粪便量仍大于1000ml，尿量少于1000ml，应隔日输液1000ml，预防水电解质酸碱平衡紊乱。

9）维生素B_{12}缺乏导致贫血：食物中的维生素B_{12}与蛋白质结合进入人体消化道，在胃酸、胃蛋白酶及胰蛋白酶的作用下，维生素B_{12}被释放，并与胃黏膜细胞分泌的一种糖蛋白内因子（IF）结合形成维生素B_{12}-IF复合物，在回肠被吸收。维生素B_{12}-IF复合物促进红细胞的发育和成熟，使机体造血功能处于正常状态，预防恶性贫血。IPAA术后早期因为排便次数较多，维生素B_{12}-IF复合物在回肠吸收减少，极易出现恶性贫血。减少排便次数是解决这一问题的最好方法，因此要对症治疗，严重腹泻时可以口服肠蠕动抑制剂。

10）泌尿系结石：正常人每天排尿量1000～1500ml，IPAA术后出现腹泻可导致尿量减少，是形成泌尿系结石的主要原因，术后应该密切观测尿量，及时对症治疗是最好的预防措施。

11）性功能和排尿功能障碍：虽然UC是良性疾病，但分离直肠后壁时，也必须在骶前间隙脏层和壁层之间直视下锐性分离，这样才能保证骶前神经无损伤，避免术后出现性功能和排尿功能障碍。

12）不孕不育：文献报道女性患者行IPAA术后60%不孕，主要是术后盆腔黏连导致输卵管不通所致。男性患者行IPAA术后可能出现逆行射精。在性发育时期长期大剂量激素治疗，可以导致性器官功能发育障碍，也可以造成不孕不育。术前将卵子和精子储藏是解决不孕不育的有效方法。

（韩洪秋）

第十三节 慢性便秘

便秘（constipation）不是一种疾病，而是症状群。符合罗马Ⅲ功能性便秘诊断标准的为功能性便秘；其他疾病或消化道器质性病变导致的排便障碍为继发性便秘。

【流行病学】

流行病学调查发现，便秘的发病率随年龄增长而升高，成年人为2.5%～7.9%，60岁以上高达22%。美国的调查结果发现：①约400万以上的美国人患便秘；②便秘在所有消化道症状中占首位；③每年有200万～300万人服用泻药；④出院患者诊断中，便秘诊断为92 000人/年；⑤每年有900人死于便秘或与便秘相关疾病；⑥女性便秘是男性的3倍多；⑦65岁以上便秘明显增多；⑧有色人种是白人的1.3倍；⑨美国南部比其他地区便秘患病率高；⑩低收入和教育水平低的家庭便秘患病率高。据此认为，便秘的原因除饮食纤维素含量和精神因素外，公共卫生、自然环境等也是相关因素。我国成年人慢性便秘的患病率为4%～6%。

【病因】

便秘的病因很复杂，治疗前必须明确，才能达到较好的疗效（表31-13-1）。

【辅助检查】

（一）实验室检查

包括血常规、电解质、肝肾功能、血糖、甲状腺功能等；有条件还应检测相关激素，包括胃泌素、胃动素、缩胆囊素、升糖素、生长抑素、血管活性肠肽和P物质等。常规检查粪常规和隐血试验。

（二）消化道功能检查

1. 结肠传输试验 检测结肠传输是否延缓，至少有两次传输时间延长，才能诊断慢传输型便秘。使用泻药和开塞露一周后，口服20粒不透光标记物，连续3天每天拍立位腹部X线片1张，观察标记物在结直肠内存留的粒数，72小时后标记物存留>20%（存留粒数/20%）为传输时间延长。

表 31-13-1　便秘病因与相关因素

原因	疾病
机械性梗阻	消化道肿物、狭窄、外压，憩室病，巨结肠，肠扭转，腹部手术史
神经系统疾病	自主神经病，帕金森病，脊髓病变，脑血管疾病，认知障碍/痴呆
内分泌/代谢疾病	糖尿病，甲状腺功能减退，甲状旁腺功能亢进，多发性内分泌瘤病Ⅱ型，卟啉症（紫质病），重金属中毒，高钙血症，高镁血症，低钾血症，低镁血症，低钙血症，低钠血症
胃肠道功能紊乱	肠易激综合征，盆底痉挛综合征，痉挛性肛门直肠痛
免疫系统疾病	淀粉样变性，皮肌炎，硬皮病，系统性硬化
饮食	液体摄入不足，低纤维饮食，厌食症
药物	抗抑郁药、抗精神病药、抗癫痫药、抗震颤麻痹药、阿片类药、止泻药、抗组胺药、解痉药、钙拮抗剂、利尿剂、单胺氧化酶抑制剂、拟交感神经药、含铝或钙的抗酸药、钙剂、铁剂、非留体消炎药、长期服用泻剂
精神心理疾病	抑郁症、焦虑症

2. 肛门直肠压力测定　用微型传感器测量肛管直肠静息压和最大收缩压，评估肛门直肠收缩和感觉功能。正常排便时直肠压力上升，肛管压力下降，使粪便排出。模拟排便时，监测到直肠压力下降，肛管压力上升，形成直肠抑制反射，可导致出口梗阻型便秘。

3. 排粪造影或动态盆腔 MRI

Marieu 等对排粪造影进行了深入的研究。通过排粪造影可测量以下数据：

（1）肛管直肠角：肛管管腔轴线与直肠下缘之间的夹角。耻骨直肠肌的张力大小决定角度。正常情况下，静息时为 92°（±1.5°），力排时为 137°（±1.5°）。

（2）盆底下降程度：耻尾线可作为盆底的假想平面。肛管直肠交界处距耻尾线的垂直距离称肛上距，它代表静态盆底下降的程度，正常应<3cm。

（3）骶直间距：侧位像，骶骨、尾骨前缘至直肠后缘的距离，正常<2cm。

排粪造影主要用于诊断出口梗阻型便秘，是选择手术方法的重要依据。可发现以下几种影像学变化：

（1）直肠前突：女性患者，远端直肠前壁向阴道方向突出形成一个大盲袋。

（2）直肠内套叠：近端直肠套入呈漏斗状，鞘部呈环状囊袋，呈直肠黏膜脱垂，严重者可进展为直肠脱垂。常合并直肠前突。

（3）会阴下降：肛上距>3cm，导致内疝。

（4）盆底肌痉挛：力排时肛直角不增大，耻骨直肠肌压迹明显。

（5）骶直分离：骶直间距>2cm。

4. 球囊排出试验　评估肛门直肠对球囊的排出能力，正常人应在 60 秒内排出球囊。可作为功能性排便障碍的筛查方法。

5. 肛门直肠肌电检查　用同心针电极检测内、外括约肌和耻骨直肠肌的电生理活动情况。每一肌肉都可分别测得静息、收缩及力排时的肌电图像。可以鉴别便秘是肌源性还是神经源性。

6. 全消化道钡剂造影　评估上消化道和小肠动力，了解是否存在小肠下垂和结肠冗长。

31

（三）电子结肠镜和组织病理学检查

排除结肠器质性病变，深度取病理活检，有助于肠壁神经病变和退行性病变的诊断。

（四）精神心理评估

排除心理疾病。

【诊断】

详细询问病史，包括发病时间、年龄、病程、饮食习惯、排便习惯、粪便形状、服药情况、腹部手术史、与便秘相关的其他疾病史等。

认真进行常规专科体格检查。直肠指诊可以排除肛门和直肠器质性病变，包括痔、瘘、裂及肛周感染；直肠肿物等。也可以了解肛门排便功能，包括模拟排便时肛门括约肌环的松弛状态及粪便性状等。

依据临床表现及电子结肠镜排除继发性便秘。对于功能性便秘患者，再通过消化道功能检查确诊功能性排便障碍（表 31-13-2）。

（一）功能性便秘分型

1. 慢传输型便秘（slow transit constipation，STC）　结肠推进无力，传输试验时间延长，肛门直肠功能无异常。年轻女性多见，排便次数<3 次/周，无便意，粪便坚硬。

表 31-13-2 罗马Ⅲ功能性便秘的诊断标准

疾病名称	诊断标准
功能性便秘	1. 必须包括下列 2 项或 2 项以上：①至少 25%的排便感到费力；②至少 25%的排便为干球粪或硬粪；③至少 25%的排便有不尽感；④至少 25%的排便有肛门直肠梗阻感和/或堵塞感；⑤至少 25%的排便需手法辅助（如用手指协助排便、盆底支持）；⑥每周排便少于 3 次 2. 不用泻药时很少出现稀便 3. 不符合 IBS 的诊断标准
功能性排便障碍	1. 必须符合功能性便秘的诊断标准 2. 在反复尝试排便过程中，至少包括以下 3 项中的 2 项：①球囊逼出试验或影像学检查证实排出功能减弱；②压力测定、影像学或肌电图检查证实盆底肌肉（如肛门括约肌或耻骨直肠肌）不协调收缩或括约肌基础静息压松弛率<20%；③压力测定或影像学检查证实排便时直肠推进力不足

诊断前症状出现至少 6 个月，且近 3 个月符合以上诊断标准

2. 出口梗阻型便秘（outlet obstruction constipation，OOC） 也称排便障碍型便秘或功能性排便障碍（defecatory disorder）。可分为不协调性排便和直肠推进力不足 2 个亚型。主要表现为排便时费力、费时，肛门直肠堵塞感，便后不净感，需手法辅助排便等。结肠传输试验无异常。排粪造影可显示会阴下降、盆底痉挛综合征、直肠内套叠、直肠前突等。

3. 混合型便秘（mixed constipation，MC） 慢传输型和出口梗阻型便秘同时存在。

31

4. 正常传输型便秘（normal transit constipation，NTC） IBS 便秘型。

（二）功能性便秘严重程度

1. 轻度 症状较轻，不影响日常生活，短时间用药即可恢复正常排便。

2. 重度 也称为难治性便秘，症状重且持续时间长，严重影响生活、工作，依赖药物治疗或药物治疗无效。

3. 中度 介于轻、重度之间。

【治疗】

（一）非手术治疗

功能性便秘首选非手术疗法。

1. 调整饮食结构和生活习惯 增加早餐量，多饮水，多食粗纤维、蔬菜和水果，食入适量脂肪，增加活动量，培养定时排便或有便意即刻排便的习惯。

2. 合理用药 药物治疗便秘，应停服刺激性泻药，可口服适量液状石蜡、乳果糖及吸水性容积缓泻剂（植物纤维素、魔芋制剂等）。酌情洗肠。

治疗功能性便秘的药物有通便药，包括容积性泻药、渗透性泻药、刺激性泻药，还有促动力药、促分泌药和灌肠药及栓剂等（表 31-13-3）。

表 31-13-3 治疗功能性便秘药物循证医学证据

类型	药物	证据等级和推荐水平
容积性泻药	欧车前	Ⅱ级，B 级
	聚卡波非钙	Ⅲ级，C 级
	麦麸	Ⅲ级，C 级
	甲基纤维素	Ⅲ级，C 级
渗透性泻药	聚乙二醇	Ⅰ级，A 级
	乳果糖	Ⅱ级，B 级
刺激性泻药	比沙可啶	Ⅱ级，B 级
	番泻叶	Ⅲ级，C 级
促动力药	普卢卡必利	Ⅰ级，A 级

注：世界胃肠组织便秘指南（2010 年）

（1）渗透性泻药：聚乙二醇可显著改善粪便性状，增加排便次数，缓解便秘症状；副作用较少，耐受性良好。聚乙二醇疗效优于乳果糖和替加色罗，成为治疗功能性便秘的首选用药。更有回顾性研究表明，应用聚乙二醇治疗2年仍然有效。

（2）促动力药：5-羟色胺调节内脏感觉，促进肠道动力和分泌。普卢卡必利是高选择性的5-HT4受体激动剂，心血管副作用较小。

（3）促分泌药：鲁比前列酮、利那洛肽。

（4）其他：μ-阿片受体拮抗剂，如甲基纳曲酮、爱维莫潘。研究表明，此类药物可治疗阿片引起的便秘，而对IBS-C无效。其他还有双歧杆菌、乳酸菌等益生菌；秋水仙碱等。

3. 心理治疗　内脏神经属自主神经，环境和情绪变化都会影响肠道的运动功能，心理治疗不可忽视。

4. 康复治疗　康复治疗包括电刺激、运动疗法、生物反馈等，对排便协同失调具有一定疗效。改善腹肌、直肠、肛门括约肌的协调性，提高直肠的感觉性能。生物反馈疗法用于治疗盆底肌功能障碍，降低直肠感觉的阈值，训练括约肌收缩与舒张的协调运动。生物反馈治疗无副作用，药物治疗无效可选用，且该方法不会造成病情恶化，也不会对未来其他治疗方法造成影响。混合型功能性便秘可先行生物反馈治疗，无效再考虑加用泻药。

（二）手术治疗

大部分功能性便秘患者通过非手术治疗使症状得到缓解，但仍有5%～10%难治性便秘最终需要手术治疗。由于缺乏高级别的循证医学证据，手术治疗功能性便秘一直存在很多争议。目前存在的问题是文献报道的新术式有效率高，复发率也高，可重复性较差；经典有效的术式较少，普及也不够。著者经过多年的临床实践，采用部分结肠直肠切除，盲肠直肠吻合，盆底悬吊治疗混合型便秘疗效最好，创伤小，并发症少，恢复快，应该推广普及。长期出口梗阻型便秘排便不净，可以抑制结肠蠕动；长期慢传输型便秘粪便干硬，排便费力可导致盆底功能改变，两者互为因果，最终都进展为混合型便秘，所以分别单一手术疗效不佳。

1. 手术适应证

（1）符合罗马Ⅲ诊断标准。

（2）纤维结肠镜检查排除器质性病变。

（3）除外内科相关疾病（糖尿病、甲低、神经系统疾病等）和心理、精神相关疾病。

（4）病程超过5年，经内科系统治疗2年以上无效。

（5）严重影响生活，患者手术意愿强烈。

（6）STC和MC至少2次结肠传输试验符合慢传输标准（72小时后大肠标记物存留>20%）。

（7）肛门功能测定，MC和OOC符合功能性出口梗阻型便秘；STC必须排除功能性出口梗阻型便秘。

2. 手术方法

（1）功能性混合型便秘：行结肠次全及部分直肠切除，盲肠直肠吻合，盆底修复。手术要点：①结肠次全切除，保留盲肠；②保留回结肠动脉；③游离直肠，保留两侧肛提肌；④距腹膜返折5cm切断直肠；⑤逆行旋转盲肠与直肠端端吻合；⑥直肠悬吊，在吻合口以下直肠前壁与子宫或膀胱后壁固定，直肠后壁与侧腹膜固定；⑦游离腹膜至吻合口以上，与直肠前壁和侧壁固定（图31-13-1）。

31

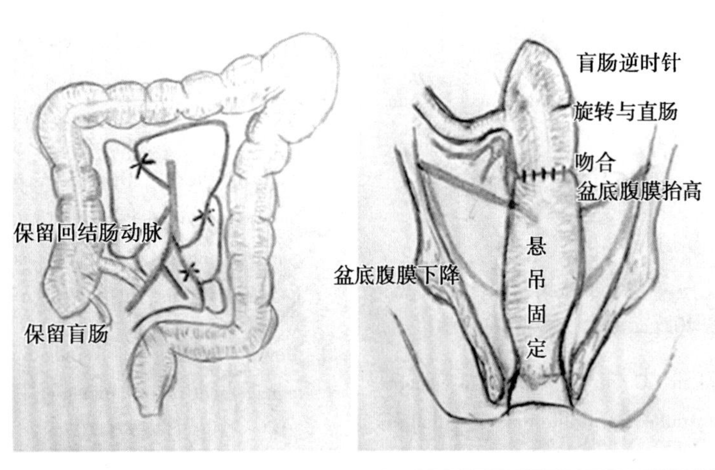

▶ 图31-13-1　功能性混合型便秘手术示意图

该手术的优点是：①切除慢蠕动的结肠，解除慢传输型便秘；悬吊直肠，修复松弛的盆底，解除出口梗阻型便秘，所以术后复发率低。②保留末端回肠有利水电质、胆盐及维生素B_{12}的吸收；保留回盲瓣可以控制小肠液丢失，保留盲肠和部分直肠可以储存粪便，所以术后无严重腹泻。

（2）功能性慢传输型便秘

1）全结肠切除，回肠直肠吻合术：国外多采用，成功率为90%，是治疗STC最有效的手术，但术后恶性腹泻发生率高，需长期服用止泻药。

2）结肠次全切除，盲肠直肠吻合术：著者多采用，其优点见 MC。

3）结肠部分切除术：此术式只切除功能障碍的结肠，创伤相对较小，术后并发症较少；目前不能准确界定病变范围，术中切除病变肠管可能不足，复发率较高。

4）回肠或阑尾造口顺行灌注术：在阑尾/回肠/盲肠行造口，顺行灌注生理盐水，容易发生倒灌。患者生活质量差，仅部分症状缓解。

5）结肠旷置术（末端回肠直肠吻合）不切除结肠，行末端回肠与直肠侧侧或端侧吻合，该术式创伤小，术后恢复快，但远期多发生闭襻性肠梗阻。

（3）功能性出口梗阻型便秘

1）直肠前突修补术　经直肠或阴道修补。

2）直肠黏膜内脱垂（直肠黏膜套叠）可采用经腹直肠悬吊术；经肛门黏膜下注射硬化剂，直肠黏膜间断缝扎术，吻合器痔上黏膜环切术。

3）耻骨直肠肌综合征可采用耻骨直肠肌部分肌束切断缝合术。

（韩洪秋）

参考文献

1. Liu Q, Zhu HY, Li B, et al. Chronic clomipramine treatment restores hippocampal expression of glial cellline—derived neurotrophic factor in arat model of depression. J Affect Disord, 2012, 141 (2-3): 367-372

2. Furione M, Roguoni V, Cabano E, et al. Kinetics of human cytomegalovirus (HCMV) DNAemia in transplanted patientselpressed in international units as determined with the Abbott Real Time CMV assayand an in-house assay. J Clin Virol, 2012, 55 (4): 317-322

3. Feamn ER. Molecular genetics of colorectal cancer. Annu Rev Pathol, 2011, 6: 479-507

4. 杜燕夫. 腹腔镜全结肠切除术. 中国实用外科杂志, 20ll, 31 (9): 852-854

5. 狄连君，陈有享，赵逵，等. 阿司匹林预防结直肠腺瘤的 Meta 分析. 重庆医学，2011，40（19）：1889-1891

5. Singh KE1, Taylor TH2, Pan CG, et al. Colorectal Cancer Incidence Among Young Adults in California. J Adolesc Young Adult Oncol, 2014, 3 (4): 176-184

6. NCCN. Rectal cancer clinical practice guidelines in oncology. 2015

7. Edge SBB DR, Compton CC, Fritz AG, Greene FL, Trotti A AJCC Cancer Staging Manual. 7th ed. New York: Springer, 2010

8. 陈孝平. 外科学. 北京：人民卫生出版社，2011：548-549，590-591

9. 王吉耀. 内科学. 北京：人民卫生出版社，2012：459-470

10. 中华医学会消化病学分会炎症性肠病学组. 炎症性肠病诊断与治疗的共识意见（2012 年 · 广州）. 胃肠病学，2012，17（12）：763-781

11. 中华医学会病理学分会消化病理学组筹备组. 中国炎症性肠病组织病理诊断共识. 中华病理学杂志，2014，43（4）：268-274

12. 兰平，何小文. 克罗恩病的外科治疗策略. 世界华人消化杂志，2010，18（29）：3121-3124

13. Molodecky NA, Soon IS, Rabi DM, et al. Increasing incidence and prevalence of the inflammatory bowel diseases with time, based on systematic review. Gastroenterology, 2012, 142 (1): 46-54 e42; quiz e30

14. Ye L, Cao Q, Cheng J. Review of inflammatory bowel disease in China. Scientific World Journal, 2013 (2013): 296-470

15. Foxman EF, Iwasaki A. Genome-virome interactions: examining the role of common viral infections in complex disease. Nat Rev Microbiol, 2011, 9 (4): 254-264

16. Baumgart DC, Sandborn WJ. Crohn's disease. Lancet, 2012, 380 (9853): 1590-1605

17. Neurath MF. Cytokines in inflammatory bowel disease. Nat Rev Immunol, 2014, 14 (5): 329-342

18. Ng SC, Bernstein CN, Vatn MH, et al. Geographical variability and environmental risk factors in inflammatory bowel disease. Gut, 2013, 62 (4): 630-649

19. Van Assche G, Dignass A, Panes J, et al. The second European evidence-based Consensus on the diagnosis and management of Crohn's disease: Definitions and diagnosis. J Crohns Colitis, 2010, 4 (1): 7-27

20. Mowat C, Cole A, Windsor A, et al. Guidelines for the management of inflammatory bowel disease in adults. Gut, 2011, 60 (5): 571-607

21. Dignass A, Van Assche G, Lindsay JO, et al. The second European evidence-based Consensus on the diagnosis and management of Crohn's disease: Current management. J Crohns Colitis, 2010, 4 (1): 28-62

22. Chandra R, Moore JW. The surgical options and management of intestinal Crohn's disease. Indian J Surg, 2011, 73 (6): 432-438

31

23. Ordas I, Eckmann L, Talamini M, Baumgart DC, Sandborn WJ. Ulcerative colitis. Lancet, 2012, 380 (9853): 1606-1619

24. Matricon J, Barnich N, Ardid D. Immunopathogenesis of inflammatory bowel disease. Self Nonself, 2010, 1 (4): 299-309

25. Bernstein CN. Treatment of IBD: where we are and where we are going. Am J Gastroenterol, 2015, 110 (1): 114-126

26. 陈孝平. 外科学. 北京: 人民卫生出版社, 2011, 602-604

27. 中华医学会外科学分会结直肠肛门外科学组, 中华医学会消化病学分会胃肠动力学组. 中国慢性便秘诊治指南(2013, 武汉). 胃肠病学, 2013, 18 (10): 605-612

28. 向雪莲, 侯晓华.《2013 年中国慢性便秘诊治指南》重点解读. 中国实用外科杂志, 2013, 33 (11): 940-942

29. 赵劢, 谭至柔. 成年人慢性便秘流行病学的研究现状. 世界华人消化杂志, 2014, 22 (7): 939-944

30. Lindberg G, Hamid SS, Malfertheiner P, et al. World Gastroenterology Organisation global guideline: Constipation--a global perspective. J Clin Gastroenterol, 2011, 45 (6): 483-487

31. Bove A, Pucciani F, Bellini M, et al. Consensus statement AIGO/SICCR: diagnosis and treatment of chronic constipation and obstructed defecation (part I: diagnosis). World J Gastroenterol, 2012, 18 (14): 1555-1564

32. Bove A, Bellini M, Battaglia E, et al. Consensus statement AIGO/SICCR diagnosis and treatment of chronic constipation and obstructed defecation (part Ⅱ: treatment). World J Gastroenterol, 2012, 18 (36): 4994-5013

31

第三十二章 肝脏疾病

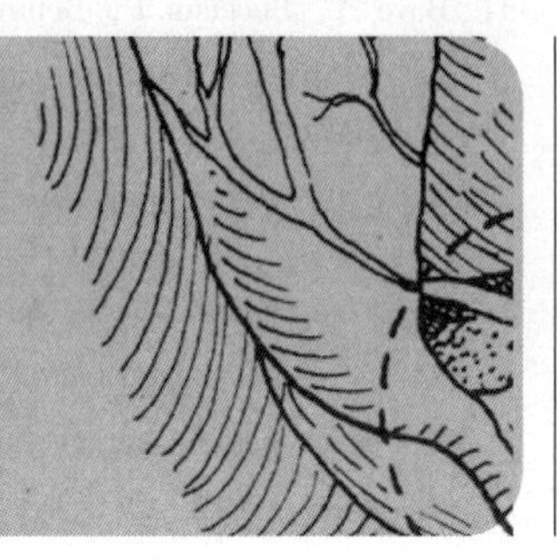
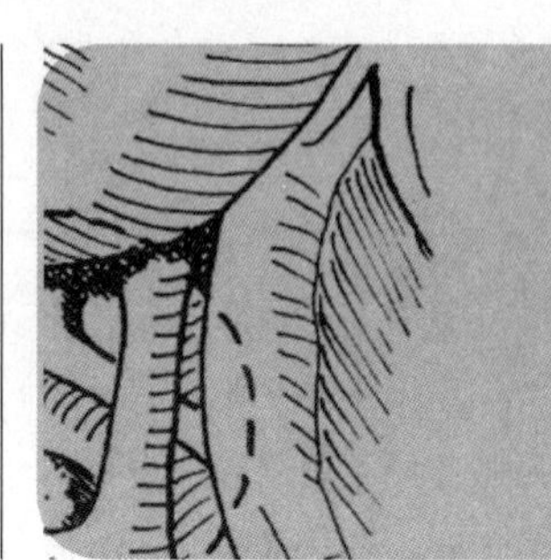

第一节　肝脏解剖

一、胚胎学

肝脏起源于前肠的内胚层和横膈膜的中胚层。在 25mm 的胚胎，即大约 4 周时，在前肠和卵黄柄相交处的腹侧发生憩室样突起，称肝憩室，此即是以后衍化形成肝脏和胆囊的始基。在胚胎早期，两个卵黄静脉经过肝原基进入心脏的静脉窦，后者连接一对来自胎盘的脐静脉。随着胚胎的生长，肝憩室的头部衍化为肝脏，尾部形成胆囊和胆囊管，基底部形成胆总管（图 32-1-1）。在胚胎后期，卵黄静脉形成门静脉和肝静脉；脐静脉与以后形成的门静脉左支吻合，并延续为静脉导管直接和下腔静脉相通，成为胎儿和母体间物质交换的主要途径。当胎儿出生后，脐静脉和静脉导管均闭塞，分别成为肝圆韧带和静脉韧带，在镰状韧带的末端游离缘处连接肝脏到脐和前腹壁。肝圆韧带中的脐静脉仍可能经扩张使其通至门静脉左支，从此插管到门静脉以作诊断性的检查或治疗。腹系膜前部形成镰状韧带、左右冠状韧带的前叶和左右三角韧带的一部分；腹系膜的后部形成肝胃韧带、肝十二指肠韧带、左右冠状韧带的后叶和左右三角韧带的一部分。这些韧带起到固定肝脏的作用。

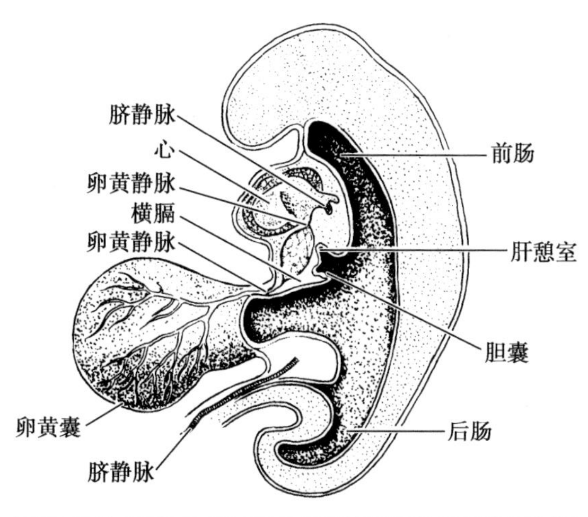

▶ 图 32-1-1　肝憩室的起源（4mm 胚胎）

二、组织学

肝实质表面被覆以由胶原和弹力组织构成的肝纤维囊，也称之为 Glisson 囊（the Glisson capsule）。该纤维囊在肝门处发达，并包裹肝门处门静脉、肝固有动脉、胆管及其分支、淋巴管、神经组织等，形成一层结缔组织鞘，又称 Glisson 鞘，随着血管和胆管分支伸入肝实质，构成小叶间结缔组织，将实质分隔成许多肝小叶，称为 Glisson 系统。肝细胞以中央静脉为中心单行排列成板状，称为肝板（hepatic plate）。肝板大致呈放射状，相邻肝板吻合连接，形成肝血窦或窦状隙，血窦壁由内皮细胞组成，含有一种定居于肝内具有强大吞噬功能的 Kupffer 细胞。内皮细胞是构成肝血窦壁的主要成分，细胞扁而薄，含核的部分凸向窦腔。扁薄的胞质有许多直径 0.1~2μm 大小不等的窗孔，小窗孔常聚集成群，形成筛样结构，孔上无隔膜。内皮细胞间常有 0.1~0.5μm 宽的间隙。因此肝血窦通透性大，血浆中除乳糜微粒外，其他大分子物质均可自由通过，这有利于肝细胞摄取血浆物质和排泌其分泌产物。血窦内皮细胞与肝细胞之间有宽约 0.4μm 的狭小间隙，称窦周隙（perisinusoidal space）或 Disse 间隙，窦周隙也是互相通连网状通道。它是肝细胞与血液之间进行物质交换的场所。窦周隙内有一种散在的细胞称星状细胞（贮脂细胞或称 Ito 细胞），它在肝脏正常微环境中，细胞内形成脂滴，以摄取和贮存维生素 A 功能为主；在病理状况下，贮脂细胞增多并转化为成纤维细胞，合成胶原的功能增强，与肝纤维增生性病变的发生有关。肝细胞板呈单层排列且与肝窦紧密地联系在一起，以便于营养物质和代谢产物的最充分地交换。显微镜下可见肝实质呈现界限不甚清楚的小叶分布。在每个小叶的中心是中央静脉。门静脉和肝动脉经过一系列分支、再分支以后，直接排入肝窦。血窦腔大而不规则，血液从肝小叶的周边经血窦流向中央，汇入中央静脉，中央静脉排血到逐渐增大的小叶下静脉和肝内静脉，汇集到 2~3 只大的肝静脉，出肝后进入下腔静脉，流入心脏。从肝门进出的门静脉、肝动脉和肝管，在肝内反复分支，伴行于小叶间结缔组织内，在数个肝小叶之间，是结缔组织的汇集点，其中含有上述三种伴行管道的断面，称为汇管区，或三联体。每个肝小叶的周围一般有 3~4 个门管区，门管区内主要有小叶间静脉、小叶间动脉和小叶间胆管，此外还有淋巴管和神经纤维。小叶间动脉还分出小支，供应被膜、间质和胆管。胆小管（bile canaliculi）是相邻两个肝细胞之间局部胞凹陷形成的微细管道，直径 0.5~1.0μm，胆小管内的胆汁从肝小叶的中央流向周边。胆小管于小叶边缘处汇集成若干短小的 Hering 管，Hering 管与小叶间胆管相连，小叶间胆管向肝门方向汇集，最后形成左、右肝管出肝（图 32-1-2、图 32-1-3）。

32

三、肝细胞的亚微结构

近年来随着电子显微镜的广泛应用，对肝细胞的亚微结构日趋了解（图 32-1-4）。有不少肝脏疾病首先是或主要是肝细胞亚微结构-细胞器的损害。

（一）细胞膜

厚度约 1.0×10^{-8}m，是由双层类脂分子所组成的膜状结构，其间镶嵌各种蛋白质分子。在膜表面还复有一层黏多糖物质，称为多糖被。肝细胞膜有 3 种形式，反应了它们不同的功能和与周围不同的关系：

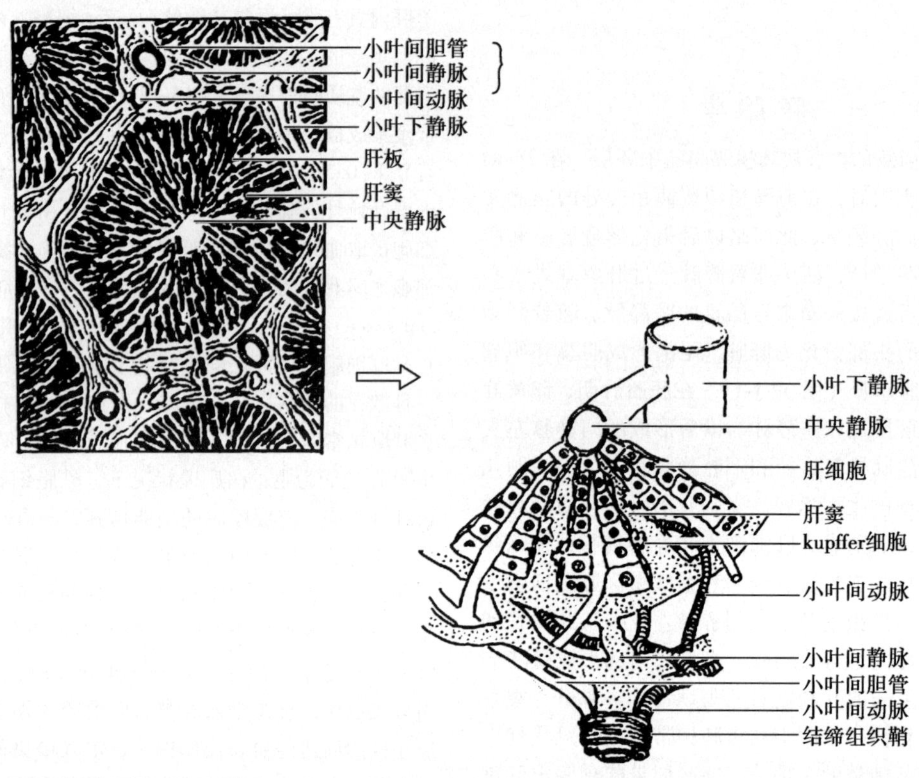

▶ 图 32-1-2 肝脏的组织结构

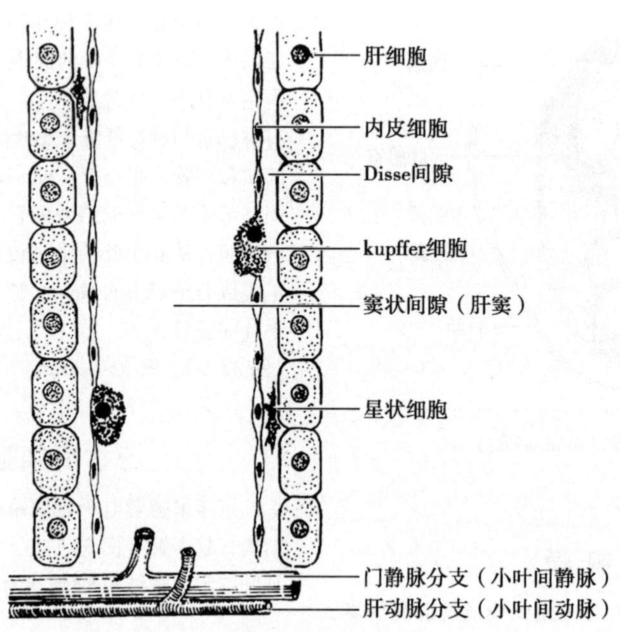

▶ 图 32-1-3 肝窦状间隙示意图

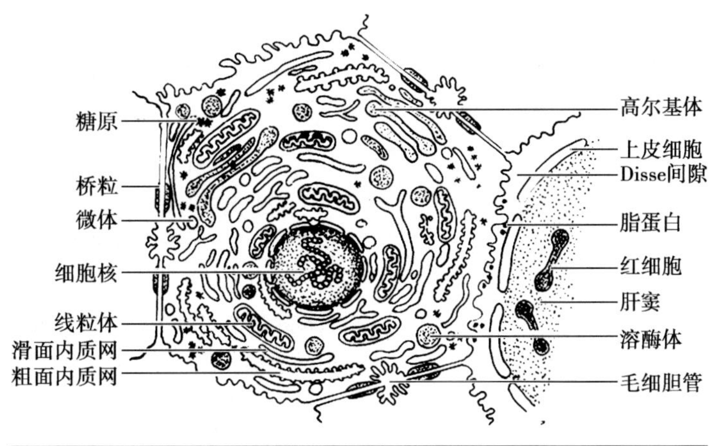

▶ 图 32-1-4 肝细胞电镜下超微结构

1. 介于两个相邻肝细胞之间的膜 两个相邻肝细胞处的膜较平直，两膜间的间隙约 1.5×10^{-8}m。有时细胞膜呈指状突起，插入相邻的细胞膜的间隙，好像栓钉相互连接。

2. 面向肝窦的细胞膜 此膜是有很多向肝窦突出的微绒毛，因而使肝细胞膜与备注接触面积增大，有利于肝细胞与血液进行物质交换。微绒毛对肝细胞的吸收、分泌和排泄均起重要作用。肝窦壁由 Kupffer 细胞和内皮细胞组成。肝窦与肝细胞微突间有潜在的空隙，即 Disse 间隙，其中含有网状的胶原纤维、星状细胞和无髓神经纤维。

3. 毛细胆管壁的细胞膜 该处细胞膜是形成毛细胆管的壁，其伸展性较肝窦面的膜为小，亦有微绒毛，但数量较少，且较短。在毛细胆管的两极，各有接连复合体和桥粒，把相邻的细胞膜扣紧，阻止毛细胆管内的胆汁流入狄氏间隙和肝窦。

（二）细胞质

1. 线粒体 肝细胞内含有很多线粒体，一个细胞的线粒体在人类约 400～800 个。线粒体有双层界膜，内膜向内折形成许多嵴，将线粒体划分为若干个相连的小房。嵴似乎有增加表面积的作用。线粒体的内腔充满基质。嵴膜上有许多球形小体，称为基粒或氧化体。

线粒体的主要功能是将物质彻底氧化产生能量。糖、氨基酸、脂肪的最终分解产物-乙酰辅酶 A，都在线粒体内进入三羧酸循环，进行彻底氧化。三羧酸循环的脱氢反应与脱氢体系相偶连，氢原子经过一系列的递氢体，最后与氧化合为水。每转移一对氢原子给氧，即可通过氧化磷酸酶产生 3 个 ATP。此外，脂酸的分解与合成氨基酸的转氨基作用和尿素合成等，也在线粒体内进行。各种酶类在线粒体内有一定分布定位，基质内含有三羧循环、脂肪酸和氨基酸代谢的酶类，膜上则含有细胞呼吸和氧化磷酸化的酶及递氢辅酶，它们在膜上有固定排列，使电子能够有效地和迅速地通过呼吸链。线粒体可以肿胀、断裂、融合或消失。总之，线粒体是肝细胞进行氧化和贮存能量的中心。

2. 内质网 为膜性结构的囊泡和细管，排列成网状，有的呈扁平形，有的呈扩张的囊泡。内质网可分为以下两种类型：①粗面内质网，在网壁外面附有核糖蛋白体，表面粗糙呈颗粒状，是生成蛋白的场所；②滑面内质网，表面光滑无颗粒，在肝细胞内的数量比粗面内质网要少。滑面内质网与糖原合成和分解密切相关，药物代谢酶娄和胆固醇合成所需的部分酶类，也存在于滑面内质网。胆红素与葡萄糖醛酸的结合亦认为在滑面内质网中进行。

3. 核糖体（核蛋白体） 是由核糖核酸（RNA）和蛋白质组成的椭圆形颗粒。细胞内的核糖体有的是附着于内质网的外面，组成粗面内质网，有的游离于细胞质内。核蛋白体是细胞内蛋白质生物合成的主要构造，有人比之为“制造蛋白质的工厂”。现在已知，附着于内质网上的核蛋白体和游离于细胞基质中的核蛋白体的不同，前者主要是合成某些专供输送到细胞外面的分泌蛋白质，如血浆蛋白、酶原或肽类激素等，而游离核蛋白体主要合成分布于胞质中或供细胞本身生长所需要的蛋白质。

4. 高尔基体 是一些紧密重叠在一起膜性囊状结构，有的为扁平囊，有的末端扩大成大小不等的囊泡，这些是功能活动不同阶段的形态表现。肝细胞的高尔基体是内质网结构的一种特殊转化形式。高尔基体的主要功能是对一些物质起到积聚、加工、输送和分泌的作用。例如粗面内质网内形成的某些蛋白质，在此加工为脂蛋白和糖蛋白，分泌到血液中。高尔基体也参与胆红素、胆盐等胆汁成分的分泌。它对于细胞膜表面的抗原决定簇形成，也有关系。

5. 溶酶体 溶酶体也是膜性结构的胞质细胞器。它所含水解酶种类广泛，色括蛋白质、糖、脂类等物质的水解酶。在正常情况下，它们被溶酶体的脂蛋白膜包围，限制其与细胞质内其他成分发生作用。在肝细胞的溶解和坏死过程中，溶酶体发生改变，其中的酶类释出，使肝细胞内成分溶解，肝细胞坏死。溶酶体是细胞内的“清道夫”，具有分解异物、消除病菌和清除已破坏的细胞器以及分泌某些物质等作用，而最后达到保护细胞生存的作用。溶酶体系来自高尔基体的囊泡，所含物质是在粗面内质网的核糖体上合成的。

6. 微体 也是一种特殊的膜性结构细胞器，其特征是含有多种生成过氧化氢的氧化酶以及分解过氧化氢的过氧化氢酶。前者是氧化酶占微体酶总量的60%，其作用是使相应底物的氧分子成为直接受氢体，生成过氧化氢。过氧化氢是对细胞有害的物质，微体中占总酶量40%的过氧化氢酶和过氧化酶，可使之分解解毒。由于微体中的酶是和过氧化氢的形成和破坏有关，故也称之为过氧化体。微体的作用还了解不多，可能与调节过氧化氢的生成和分解、糖原异生作用有关。

（三）细胞核

人类肝细胞含有1~2个胞核，位于细胞中央，有膜，核内有染色体和核仁。

1. 核膜　由两层单位膜构成。有些地方两层膜相互融合并出现小孔，核内外物质可以交换。核膜外层与内质网相连，亦可附有核糖体颗粒。

2. 染色质和染色体　主要是由螺旋状的脱氧核糖核酸（DNA）和蛋白质（组蛋白和非组蛋白）组成。人肝细胞内含有46个染色体，它在有丝分裂时才能清楚看出。肝细胞内的DNA主要集中在染色体中。平时DNA代谢非常缓慢，只有在有丝分裂时，核内DNA才进行大量合成，核内DNA增加1倍。再生肝细胞和肝肿瘤肝细胞核，合成DNA甚为活跃，可出现多核肝细胞，表示细胞生长和分裂异常迅速。

3. 核仁　胞核内含有1~2个大核仁，主要含RNA和蛋白质。核仁RNA有合成蛋白质的能力。核仁又和RNA的合成和积累有关。特别是核糖体RNA（rRNA）系在核仁内合成。

32

肝实质细胞内各种亚微结构之间的关系甚为密切，彼此分工又密切合作，形成肝细胞完整而统一的生理功能。

四、大体解剖

肝脏是人体的最大实质性器官，其重量约1200~1600g，占人体平均体重的2%~3%，它占据右季肋部和上腹部的大部分。肝脏略呈不规则楔形，右侧钝厚而左侧偏窄，外观可分左、右、前、后四缘和膈、脏两面。它的上面与膈肌底面相符合，而它的下面依附于上腹内脏器官。肝脏的位置主要依靠腹内压来维持。

（一）肝脏在体内的位置

肝脏大部分位于腹腔的上部和及右季肋部，少部分位于左季肋部，上界与膈穹隆一致，在右腋中线起自第7肋，向内上方经右锁骨中线平第5肋，续向左于前正中线经胸骨体延伸至左第5肋间，左锁骨中线稍内侧。肝下界与肝前缘一致，起自右腋中线第11肋，沿右侧肋弓下缘，至右侧第8、9肋软骨结合处，继续斜向左上方，经左侧第7、8肋软骨结合处，连上界左端；下界于前正中线突出剑突下约3cm肝脏的位置可随呼吸上下移动，当吸气时，肝脏可随横膈的下降而下移。在正常情况下，右肋缘下不能触及肝脏，但对肺气肿或内脏下垂者，往往在右肋像下扪到肝脏边缘，此时应注意与病理性肝肿大相鉴别。

（二）肝脏与毗邻脏器的关系

肝脏的膈面与横膈相贴，右侧与右肺相邻，左侧与心包、心脏及左肺底的小部分相毗邻。脏面于右侧与十二指肠、胆囊、横结肠和右肾及肾上腺等器官相毗邻，左侧与食管腹段、胃及胰相毗邻。相邻脏器在肝表面出现相应的压迹。尾状叶和第10~11胸椎相对应，在其左后方隔以右膈下动脉和右膈肌脚与腹主动脉相邻。在腔静脉窝处有下腔静脉经过，其右侧为肝裸区，在裸区稍上方与右侧肾上腺紧邻（图32-1-5）。

（三）肝脏的韧带

韧带为前腹壁、膈肌和腹部内脏到肝脏的腹膜反折所形成，以起到固定肝脏的作用（图32-1-6）。

1. 肝圆韧带（the ligamentum teres/round ligament）　该韧带起自脐移行至脐切迹，经镰状韧带游离缘达脐静脉窝止于门静脉左干的囊部与静脉韧带相连，是脐静脉在出生后闭塞而成的纤维索，而静脉韧带是静脉导管闭塞而成，止于肝左静脉下壁。

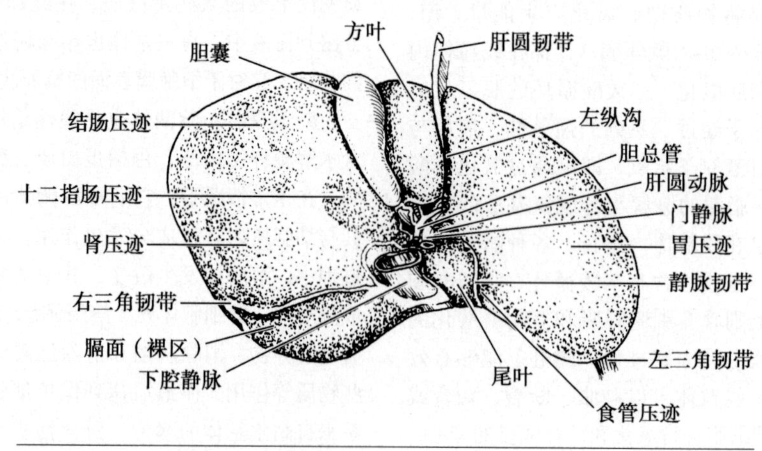

▶ 图32-1-5　肝脏的脏面结构

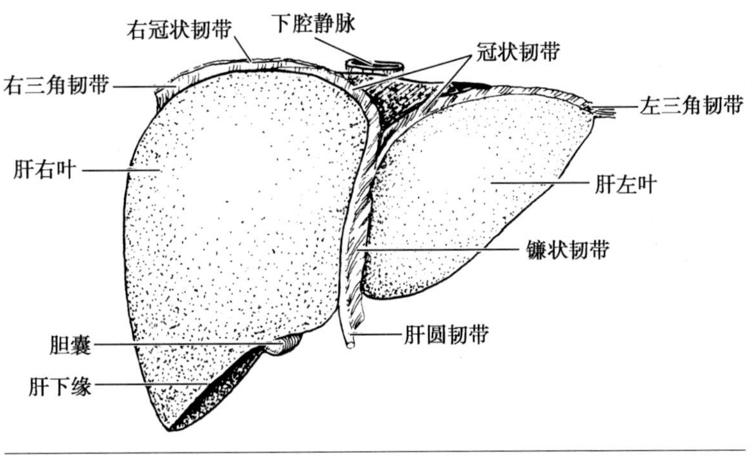

▶ 图 32-1-6 肝脏的膈面结构

2. 镰状韧带（the falciform ligament） 是圆韧带向膈面延伸形成，韧带下端与脐切迹和肝圆韧带相连，上端向后上方延伸与冠状韧带相移行。韧带前缘与腹前壁和横膈相连接，深层肝实质内有左门静脉矢状部走行，为左内叶与左外叶分界标面标志。

3. 冠状韧带（coronary ligaments） 该韧带是由肝脏膈面和脏面被膜反折至横膈而成，分为右冠状韧带和左冠状韧带。韧带分前后两叶，前叶为镰状韧带向左、右延续部分，在肝的右后顶部，右冠状韧带两叶之间有一部分无浆膜区域，称为肝裸区。

4. 三角韧带（triangular ligaments） 位于肝脏的左、右两角。分左、右三角韧带，为左、右冠状韧带前后两叶延伸汇合而成，并与膈肌相连。

5. 肝胃韧带（gastrohepatic ligament） 该韧带起自胃小弯与肝脏脏面的静脉韧带相连接，其右缘移行至肝十二指肠韧带。它由两层腹膜汇合而成，韧带很薄，内有血管及神经分布，故又称为小网膜。

6. 肝十二指肠韧带（the hepatoduodenal ligament） 位于肝的横沟与十二指肠第1段之间，左侧接肝胃韧带，右缘游离，后方是网膜孔。此韧带由两层腹膜组成，在两层腹膜内含有肝固有动脉、门静脉主干、胆总管、神经纤维、淋巴管和淋巴结等，又称肝蒂。

7. 肝肾韧带（the hepatorenal ligament）肝右叶脏腹膜于肝后面近下缘处形成反折包被右肾上部及右肾上腺，位于肝与右肾上腺和右肾之间。分离此韧带时，应注意勿损伤右肾上腺血管。

8. 肝结肠韧带（the hepatocolic ligament）此韧带位于右肝下缘与横结肠肝曲之间。

9. 静脉韧带（ligamentum venosum） 亦称为Arantius韧带，Arantius导管为胎儿时期静脉导管，出生后即萎缩。萎缩形成的肝静脉韧带即为Arantius导管的纤维化残存物。其被小网膜附着并紧贴于肝静脉韧带裂中，从门静脉左支（胎儿时期左脐静脉注入处）连接至下腔静脉肝中/左静脉干注入处。离断静脉韧带易于分离肝左静脉，因此利用Arantius韧带可进行第二肝门左侧手术的暴露。

10. 肝下腔静脉韧带（inferior vena cava vein ligament） 又称Makuuchi韧带（图32-1-7），尾叶与肝下腔静脉韧带相连，围绕下腔静脉，联接到右肝，是右肝和尾叶间Glisson鞘延伸联接形成，内含肝实质组织。在右半肝切除时，此韧带必须切断才可以显露右肝静脉。韧带内含有小门脉三联，切断时应先钳夹离断，后予以缝扎，防止术后出血。

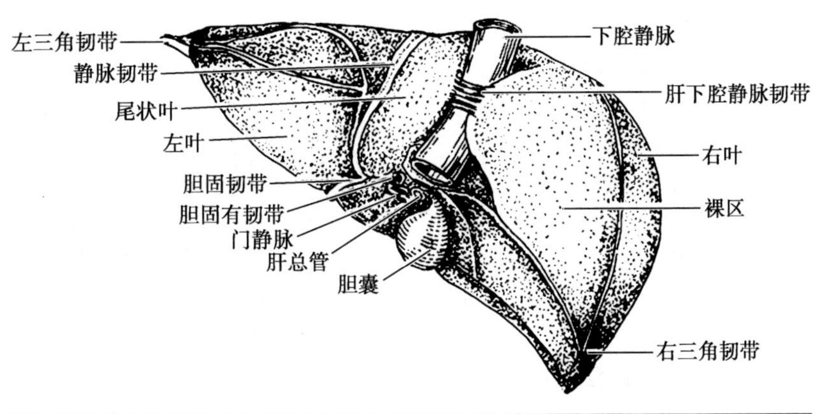

▶ 图 32-1-7 肝下腔静脉韧带

（四）膈下区

膈下区是指横膈之下、横结肠及其系膜以上的一个大间隙，肝脏居于其中。肝脏及诸韧带将膈下区分成若干间隙，有肝上间隙和肝下间隙。肝上间隙被镰状韧带分为右肝上间隙和左肝上间隙，右肝上间隙又被右冠状韧带和右三角韧带分为右前肝上间隙和右后肝上间隙。肝下间隙被肝圆韧带和静脉韧带分为右肝下间隙和左肝下间隙，左肝下间隙又被肝胃韧带（小网膜）分为左前肝下间隙和左后肝下间隙（小网膜囊）。这些间隙加上肝后上部冠状韧带前后叶之间的肝裸区，具有重要的临床意义。

（五）分叶和分段

根据肝表面解剖标志与肝内管道分布的关系，作为肝分叶、分段的基础。肝内有若干平面缺少 Glisson 系统，这些平面是肝内分叶的自然界线，称为肝裂。肝脏有 3 个主裂，2 个段间裂和 1 个背裂。

我国目前普遍采用的 Couinaud 分段法是依据 Glisson 系统在肝内的分支和肝静脉系统的走行进行划分的。以 3 支肝静脉作垂直平面形成纵行主裂（正中裂、左叶间裂及右叶间裂），以左、右门静脉主干将肝脏分为 2 个半肝、4 个区（sector）、8 个肝段（segment）。Glisson 系统即肝门静脉、肝动脉、胆管在肝内的分支被结缔组织纤维鞘包绕而形成的三联管道系统，似树枝状分布于肝内。肝的各段均有 Glisson 系统的一个分支供血，并引流胆汁，而位于各段之间的肝静脉则引流相邻肝段的回血。因此每一个段可视为肝的功能解剖单位。Couinaud 肝段划分法为肝脏病变的临床影像学诊断提供了解剖学基础，并对肝脏外科具有重要的指导意义。

1. 正中裂　此裂在肝的膈面，起自胆囊切迹，向后上方抵于肝左静脉进入下腔静脉处，即 Cantlie 线。在肝的脏面，以胆囊窝和腔静脉窝（即下腔静脉）连线为界。它将肝脏分成左、右两半，并将尾状叶分成左、右两半，右半肝要比左半肝大些，约占全肝重量的 60%。裂的平面内有肝中静脉经过，因此，在肝内可用肝中静脉作为左、右半肝的标志。

2. 左叶间裂　此裂起自脐切迹，向后上方抵肝左静脉进入下腔静脉处。膈面以镰状韧带附着线为界，稍偏向左侧，脏面则以左纵沟和静脉韧带为标志，将左半肝分为左外叶和左内叶。在裂内有肝左静脉的叶间支经过。

3. 右叶间裂　此裂位于正中裂右侧，起自肝的右下缘，相当于胆囊切迹与肝外缘的外、中 1/3 交界处，斜向右后上方抵肝右静脉进入下腔静脉处，为一接近水平位的斜裂，在肝表面无明显标志。它将右半肝分成右后叶和右前叶。在裂的平面内有肝右静脉通过。

4. 左段间裂　此裂位于左外叶内，起自肝左静脉进入下腔静脉处，与左叶间裂交成锐角，然后斜行向外侧抵于肝左缘的后、中 1/3 交界处，将左外叶分为上、下两段。在裂的平面内有肝左静脉的段间支经过。

5. 右段间裂　此裂位于右后叶内，在脏面起于肝门的右切迹，横过右后叶抵于肝右缘的中点，并将右后叶分成上、下两段。

6. 背裂　此裂位于肝脏后上缘的中部，尾状叶的前方，是肝静脉进入下腔静脉处，也是第 2 肝门所在。它在肝脏上极形成一弧线，将尾状叶和其他肝叶隔开。

中华外科学会于 1960 年根据以上肝裂将肝脏分成五叶四段，即左外叶、左内叶、右前叶、右后叶和尾状叶。左外叶和右后叶又各分为上、下两段（图 32-1-8）。

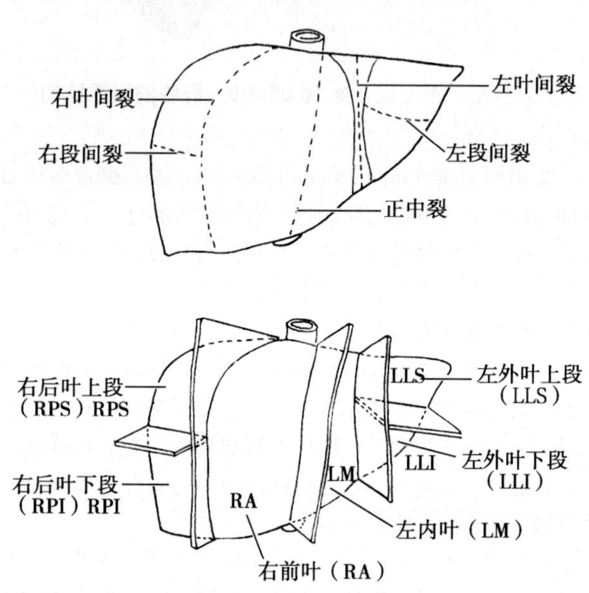

▶ 图 32-1-8　1960 年中华外科学会肝脏分叶的命名

在国际外科界，学者们对肝脏分叶、分段所持观点颇不一致。1957 年法国的 Couinaud 提出将肝脏划分为 8 段的主张（图 32-1-9）。这种肝段划分法已被部分肝脏外科医师所接受，此命名法于欧洲和亚洲广泛应用。

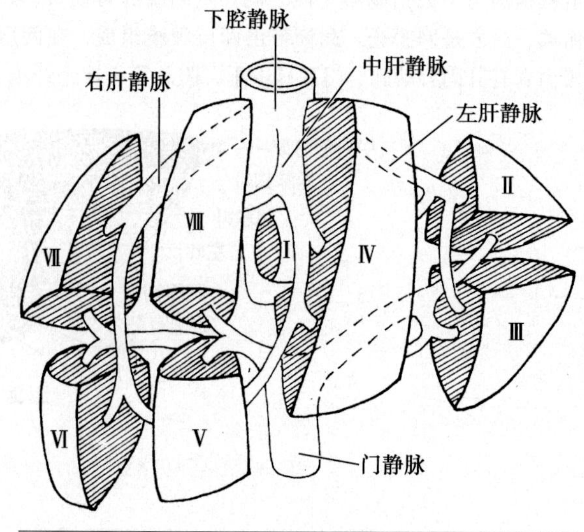

▶ 图 32-1-9　肝脏 Couinaud 分段法

32

根据Couinaud的观点，尾状叶为第1段，左外叶分为Ⅱ、Ⅲ段，左内叶为第Ⅳ段，右前叶分为第Ⅴ、Ⅷ段，右后叶分为第Ⅵ、Ⅶ段。在膈面八个段按顺时针排列，在脏面按逆时针排列（图32-1-10）。

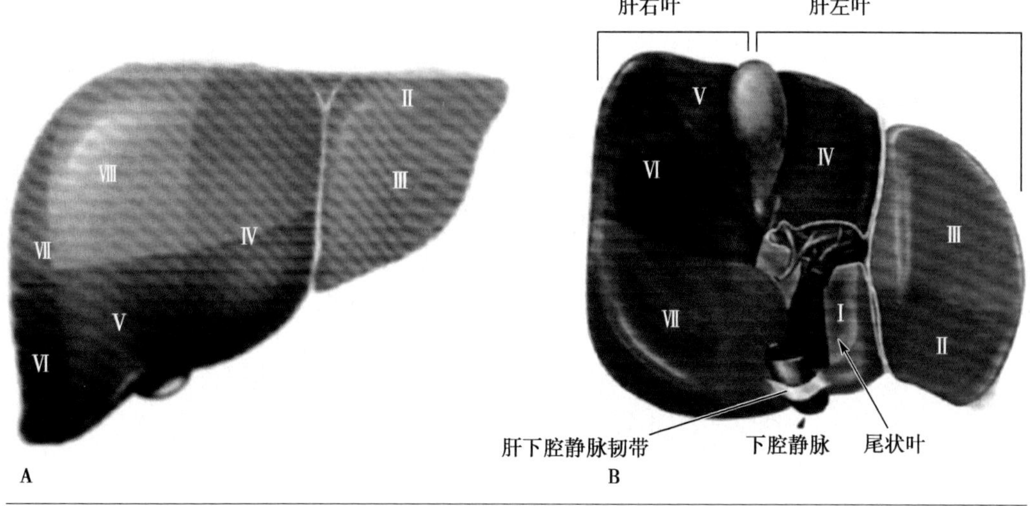

▶ **图32-1-10　肝脏Couinaud分段法，膈面（A）及脏面（B）排列**

同年美国的Goldsmith和Woodburne根据肝静脉的分布提出他们的肝段命名法，即4个段及一个独立的尾叶。1982年Bismuth在Couinaud肝脏8段法基础上，结合Goldsmith相Woodburne肝段命名法，采用亚段（subsegment）代替Couinaud的段，将Ⅳ段分为Ⅳa段和Ⅳb段，这更符合肝脏的功能分段。1993年Soyer建议世界各国统一使用Couinaud提出并经Bismuth修改的肝段解剖命名法。尽管出现了各种新的肝脏分段观点，但以Glisson系统的三联管道分支供血并引流胆汁，以肝静脉为段间界限并引流相邻肝段的回血的Couinaud肝段划分法仍然是现代肝脏分段研究的解剖学基础。肝脏外科临床医师应深入认识肝脏解剖，降低术中风险，减少术后并发症。

1998年，解剖命名联合委员会（the Federative Committee on Anatomical Terminology，FCAT）建议使用Couinaud门静脉/肝静脉分段法。将Ⅰ段定义在尾状叶，剩下的Ⅱ~Ⅷ段，以Ⅱ段为起始位置，在肝膈面以顺时针方向依次排列。2000年国际肝胰胆协会（International Hepato-Pancreato-Biliary Association，IHPBA）在Brisbane提出了国际统一的肝脏解剖及外科手术命名方法，如right hemiliver = right hepatectomy，right anterior section = right anterior sectionectomy，segments 1-9 = segmentectomy。

Takasaki等根据肝内Glisson系统提出肝脏血供来源于Glisson系统的3个二级分支，每个二级分支供应1个肝段。因此，肝脏被分为3部分：左段、中段和右段。同时，还有一直接受一级分支营养的额外部分，称为尾状叶。这3个肝段体积几乎相同，各约占肝总体积的30%，剩余的10%为尾状叶。该研究认为肝左静脉是肝中静脉的一个分支，故段间平面内只有肝右静脉和肝中静脉，而来源于尾状叶的许多肝短静脉围绕在下腔静脉周围，直接流向下腔静脉。肝脏各分段比较见表（表32-1-1）。

（六）肝脏的血液循环

肝脏是腹腔内脏中唯一有双重血液供应的器官。一是门静脉，主要接受来自胃肠和脾脏的血液；另一种是腹腔动脉的分支肝动脉。血供丰富，全肝血流量每分钟1500ml，其中门静脉占入肝血流的75%，肝动脉占入肝血流的25%。门静脉与肝动脉伴行入肝后，反复分支，在肝小叶周围形成小叶间静脉和小叶间动脉，进入肝血窦中（肝毛细血管），再经中央静脉，注入肝静脉，最后进入下腔静脉汇入心脏。

1. 门静脉

（1）门静脉是没有瓣膜的静脉：它是由肠系膜上静脉和脾静脉在胰头后面汇合而形成，经由十二指肠第1段后部并通过肝十二指肠韧带，达到肝门并分为左和右两个分支。并通过胃冠状静脉、幽门静脉、副胰静脉、胰十二指肠静脉及胆囊静脉，接受来自胃的大部分、十二指肠和胰头以及胆囊的血液（图32-1-11）。成年人门静脉约长5.5~8.0cm，其内径约1cm。

（2）门静脉的特点：门静脉系统的两端均属毛细血管网，因而构成身体内独立的循环系统。并与体循环之间有4处主要交通支：即胃冠状静脉与食管下端静脉丛吻合，通过奇静脉人上腔静脉；肠系膜下静脉到直肠上静脉和直肠下静脉与肛门静脉吻合，经过阴部内静脉人下腔静脉；脐旁静脉和腹壁上、下深静脉相吻合，然后分别汇入上、下腔静脉；在腹膜后，肠系膜静脉分支和下腔静脉分支相吻合（Retzius静脉），进入下腔静脉。在门静脉高压时，则吻合支气管扩张，大量门静脉血流经吻合支进入体循环，尤其是食管下端静脉扩张，壁变薄，可破裂，导致大出血。由于门静脉内无瓣膜，故用脾静脉或肠系膜上静脉与体静脉作分流手术时，可对门静脉高压起到减压作用。

32

表 32-1-1 肝脏各分段法比较

		尾状叶		左半肝				右半肝			
Healey 分段法（1953）	段（segment）	尾状段		左外		左中		右前		右后	
	亚段（subsegment）	左	右	左外上	左外下	左中上	左中下	右前下	右前上	右后下	右后上
Goldsmith 分段（1957）	段（segment）	尾状叶		左外		左中		右前		右后	
	亚段（subsegment）			左外上	左外下	左中上	左中下	右前下	右前上	右后下	右后上
Couinaud 分段法（1957）	扇区（sector）	尾状叶		左外		左旁正中		右旁正中		右外	
	段（segment）	Ⅰ		Ⅱ		Ⅲ	Ⅳ	Ⅴ	Ⅷ	Ⅵ	Ⅶ
中华外科学会（1960）		尾状叶		左外叶		左内叶		右前叶		右后叶	
				上段	下段					下段	上段
Bismuth 分段法（1982）	扇区（sector）	尾状叶		左后		左前		右前中		右后外	
	段（segment）	Ⅰ		Ⅱ		Ⅲ Ⅳa Ⅳb		Ⅴ Ⅷ		Ⅵ Ⅶ	
Takahashi	segment	尾状叶		左叶				中叶		右叶	
FACT（1998）	扇区（sector）	尾状叶		左外		左中		右中		右外	
	段（segment）	Ⅰ		Ⅱ Ⅲ		Ⅳ		Ⅴ Ⅷ		Ⅵ Ⅶ	
IHPBA（2000）Brisbane	扇区（sector）	尾状叶		左外		左中		右前		右后	
	段（segment）	Ⅰ		Ⅱ		Ⅲ Ⅳ（以门静脉分支为基础）		Ⅴ Ⅷ		Ⅵ Ⅶ	
	扇区（section）	尾状叶		左外		左中		右前		右后	
	段（segment）	Ⅰ		Ⅱ Ⅲ		Ⅳ（以胆管及动脉分支为基础）		Ⅴ Ⅷ		Ⅵ Ⅶ	

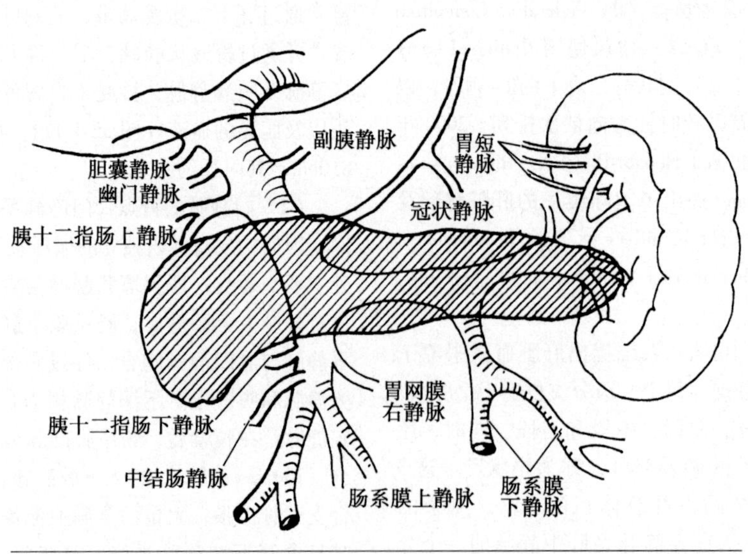

▶ 图 32-1-11 门静脉系统属支

（3）门静脉的属支：门静脉位于肝十二指肠韧带内，其右前方有胆总管，左前方有肝动脉。门静脉主干（main portal vein，MPV）抵达肝门处分成左、右两支。门静脉左干（left portal vein，LPV）较长，自门静脉主干分出后，沿肝门横沟走向左侧，至左纵沟处进入肝实质内，一般可分为横部、角部、矢状部和囊部，沿途发出分支供应肝左叶各段及尾状叶左侧。门静脉右干（right portal vein，RPV）较左干短，自门静脉主干分出后，走向肝门横沟右侧，沿肝门右切迹进入肝实质，分为右前支（RAPV）和右后支（RPPV），分布于整个右半肝及尾叶右侧。门静脉主干大体解剖分型为四型：Ⅰ型 正常型，占85%；Ⅱ型 MPV在肝门处呈三分叉型直接分出LPV、RAPV、RPPV；Ⅲ型 MPV先分出RPPV，继续向右前走行分出LPV、RAPV（或RAPV起自门静脉左支）；Ⅳ型 缺乏RPV或RAPV或RPPV，供右肝Ⅴ～Ⅷ段的段支直接起自MPV或LPV（或缺乏LPV，供应左肝Ⅱ～Ⅳ段的段支直接起自RPV或RAPV）。门静脉变异较多（16～33%）掌握门静脉的解剖变异特点，对肝脏切除及肝移植手术有重要意义。

门静脉在肝内反复分支，最后在肝小叶间形成小叶间静脉，与肝动脉的小分支一起进入肝小叶内的肝血窦（又称肝窦状隙），经中央静脉汇入小叶下静脉，最后经肝静脉进入下腔静脉。

2. 肝动脉　肝动脉从腹腔动脉发出后，为肝总动脉，先后分出胃右动脉和胃十二指肠动脉，形成肝固有动脉，在肝、十二指肠韧带内与门静脉、胆总管共同上行。肝固有动脉位于胆总管的内侧，门静脉前方，在未进入肝门前，即分成左、右肝动脉（图32-1-12），肝动脉在肝内的分支、分布和行径，基本上与门静脉一致。肝动脉及其分支的变异相当多见（16%～36%），就是在肝内的分支和分布，也有许多不同类型。肝动脉变异的分类见表（表32-2）

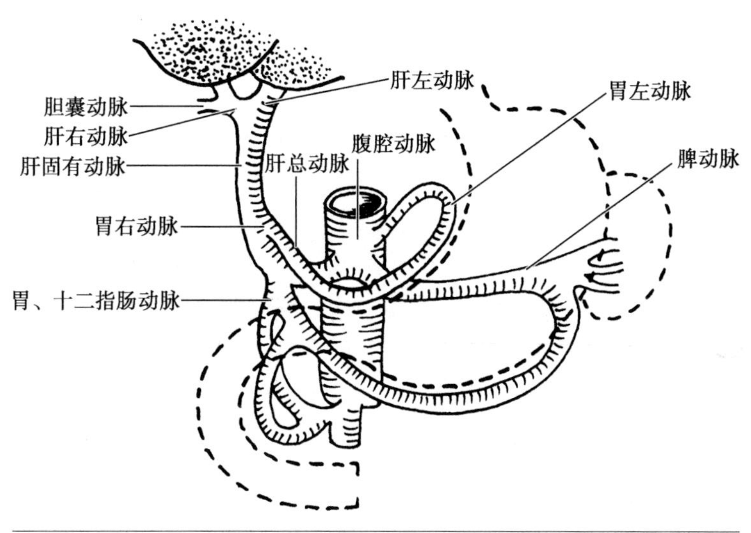

▶ 图32-1-12　肝动脉在肝外的分支

表32-1-2　肝动脉变异Michel分型

类型	发生率（%）	变异情况
Ⅰ	55～64.5	CHA发出HPA，HPA发出RHA，LHA
Ⅱ	5.5～10	replaced LHA发自LGA
Ⅲ	11	replaced RHA发自SMA
Ⅳ	1～1.5	replaced RHA和LHA
Ⅴ	4～8	accessory LHA发自LGA
Ⅵ	1～7	accessory RHA发自SMA
Ⅶ	1～1.5	accessory RHA和LHA
Ⅷ	3～4	replaced RHA和accessory LHA或replaced LHA和accessory RHA
Ⅸ	3～4.5	CHA发自SMA
Ⅹ	0.5	CHA发自LGA

注：CHA：common hepatic artery，肝总动脉；HPA：hepatic propria artery，肝固有动脉；LHA：left hepatic artery，肝左动脉；RHA：right hepatic artery，肝右动脉；LGA：left gastric artery，胃左动脉；SMA：superior mesenteric artery，肠系膜上动脉

32

3. 肝静脉 肝静脉包括左、右、中3支主要肝静脉和一些直接开口于下腔静脉的小肝静脉，又称肝短静脉。3支主要肝静脉位于肝的后上缘（即第2肝门处）直接注入下腔静脉（图32-1-13）。肝中静脉与肝左静脉分开汇入下腔静脉占35%~41%，两者共干后汇入下腔静脉者占59%~73%。肝右静脉为优势引流者占85%，引流全肝体积48%±6%；肝中静脉引流占优势为15%，引流全肝体积40%±8%；肝左静脉引流未见占据优势者，其引流体积21%±4%。

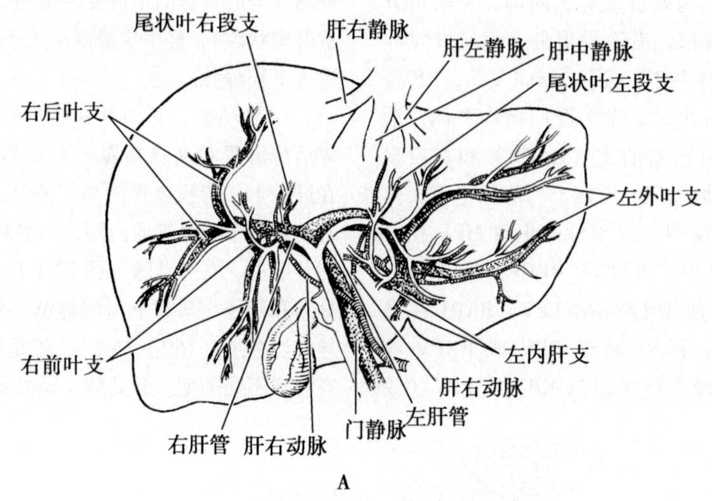

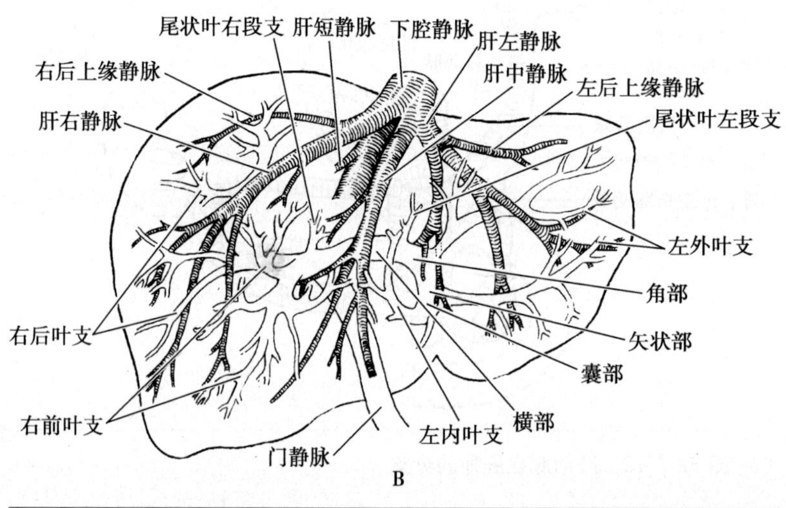

▶ 图 32-1-13 肝脏的血管分布

（1）肝左静脉（left hepatic vein，LHV）：起始于左外叶的前下缘向后上方行走，偏左叶间裂左侧，开口于下腔静脉，约有半数可与肝中静脉汇合后进入下腔静脉。它主要接受来自左外叶的静脉回血。LHV的主要属支有左后上缘静脉、左叶间静脉和内侧支。LHV合成后，走向右后上方，多数与肝中静脉共干汇入下腔静脉。

（2）肝中静脉（middle hepatic vein，MHV）：走在正中裂内，接受左内叶和右前叶的静脉回血。肝中静脉主要引流左内叶（Ⅳ段）和右前叶（Ⅴ和Ⅷ段）肝脏血流，当MHV存在变异时也可以引流部分第Ⅵ段或者第Ⅲ段肝脏。MHV的主要属支有右前属支、左前属支和前下属支，右前属支恒定出现，一般有上、下两支，主要回流段Ⅷ腹侧部的静脉血。MHV肝外长度2.4~10.8mm（5.4mm±1.3mm）；MHV注入下腔静脉处口径6.9~18.9mm（11.8mm±2.6mm），约14%的病例MHV的血管直径大于肝右静脉，MHV同时引流左右半肝，位于肝脏正中裂，是左或右半肝切除的准确标志，一般选取距离肝中静脉左侧或者右侧1cm处作为切线。但是在行亲体肝移植供肝切取时，只能将MHV主干分配给一侧肝脏，如果是肝右静脉引流为主，则MHV给予供体和受体均可接受；如果是MHV引流为主，则肝静脉尽量保留在供肝。

（3）肝右静脉（right hepatic vein，RHV）：走在右叶间裂内，开口于下腔静脉。肝右静脉是肝静脉中最大的1支，主要收集右后叶支和部分右前叶支的回血。肝右静脉的主要属支有右后上缘静脉、右前属支（来自Ⅷ段背侧部）和后下属支。右后上缘静脉回流Ⅶ段后上和Ⅷ段的部分血液，一般在肝右静脉的根部汇入其右后壁，有时直接汇入下腔静脉的右后壁。右前属支恒定出现，引流Ⅷ段背侧部的静脉血，直接注入肝右静脉的根部或近侧部。后下属支主要引流Ⅶ段和部分Ⅵ段的静脉血，走向左前汇入肝右静脉的右后壁，往往有 2~3 支较大的属支。

（4）肝右下静脉（inferior right hepatic vein，IRHV）：IRHV 是汇入下腔静脉最下端直径> 1mm 的静脉，引流第Ⅵ、Ⅶ肝段和部分第Ⅰ段，不同文献报道出现率为 18%~100%。1~2 支，1 支静脉出现率为 83%，直径 1.0~9.0mm。该静脉位于右肾上腺静脉下方 14mm 左右，走行方向平行于肝右静脉，从右向左，从尾侧向头侧斜行汇入下腔静脉下 1/3 段前或右前壁。肝右静脉直径愈大，其直径愈小，反之，肝右静脉直径愈小，则直径愈大。管径粗大时二者呈现“假平行管征”（pseudo- parellel duct sign），易被误诊为扩张的肝管。右前叶肝切除时，如肝右静脉受影响，切断后可通过粗大肝右后下静脉保证右后叶的静脉回流不需要重建。在活体肝移植时，大于 5mm 的 IRHV 必须得到保护和重建，它的存在还能决定肝中肝静分配。

（5）肝上静脉陷窝：位于膈下肝面肝右静脉和肝中/左静脉共干之间的分界标志。肝右静脉和共干稍隆起，其间形成凹陷（图 32-1-14）。为 liver hanging manoeuvre 肝后隧道的上界，分离后有利于肝右静脉的分离及肝后隧道的建立。

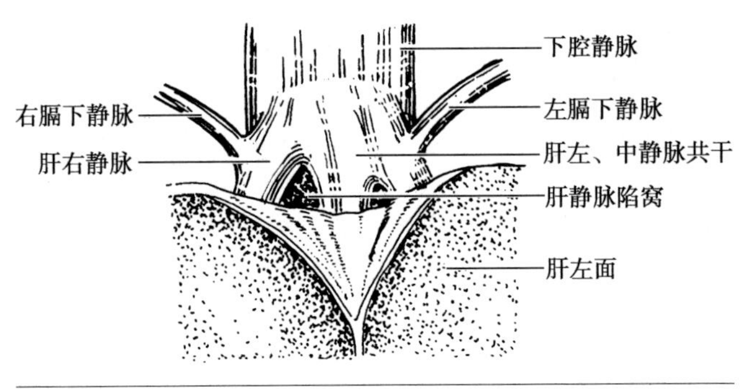

▶ 图 32-1-14 肝静脉陷窝

4. 肝短静脉（short hepatic veins，SHVs） 引流肝脏的静脉血液除 3 支主肝静脉外，在肝的后面下腔静脉两侧还有两组短小静脉，直接进入下腔静脉的左、右前壁。肝短静脉也被称作肝小静脉（small hepatic veins，SHVs），管径悬殊，数量不等，平均 17 支，直径 1mm 以上的静脉平均有 4~8 支，主要汇集尾状叶和右后叶脏面区血液。肝短静脉汇入肝后下腔静脉多集中于中、下 1/3 段，肝后下腔静脉中上 1/3 肝右下静脉水平以上肝短静脉之间有一无血管区域，位于下腔静脉前方 10~11 点位置，此无血管区宽 0.5~1.5cm，长 4.1~7.8cm，称为肝后间隙，又称 Couinaud 间隙。这一解剖特点被 Belghiti 利用为 liver hanging manoeuvre 的肝后间隙隧道，通过肝后隧道建立绕肝阻断带，安全的进行绕肝提拉前入路法半肝切除术。

（七）肝脏的淋巴管和神经

1. 肝脏的淋巴管 肝脏淋巴系统的主要功能是输出蛋白质。肝内淋巴管分深、浅两组，肝的淋巴主要经深淋巴管输出。深淋巴管开始于小叶的毛细淋巴管，伴随肝内 Glisson 系统和肝静脉系统，分别抵于第 1 和第 2 肝门。经第 1 肝门输出的淋巴管在肝、十二指肠韧带内注入肝门淋巴结，然后输入腹腔淋巴结，再经肠淋巴管至乳糜地而入胸导管。经第 2 肝门输出的淋巴管注入下腔。

静脉附近的淋巴结，注入后纵隔淋巴结。肝门淋巴结沿肝动脉分布，其中以位于胆囊管与肝总管交界处和位于十二指肠上胆总管旁的淋巴结比较恒定。

2. 肝脏的神经 肝十二指肠韧带内自主神经纤维，形成神经丛，分为肝前丛与肝后丛。肝前丛的交感神经来自左腹腔神经节，其节前纤维来源于左侧交感神经干上第 7~10 胸神经节。副交感神经直接由左迷走神经发出。肝后丛的交感神经来自右腹腔神经节，节前纤维来源于右侧交感神经干上第 7~10 胸神经节。副交感神经由右迷走神经发出，穿过右腹腔神经节内，分布到肝后丛。肝前、后丛均发出分支到肝外胆道系统，大部分神经纤维随肝动脉进入肝内。肝动脉和门静脉由交感神经支配，而胆管系统则同时受交感和副交感神经调节。

此外，右膈神经的感觉神经也分布于冠状韧带、镰状韧带及附近的肝包膜内。尚有部分纤维与肝前、后丛结合，随肝丛的纤维分布到肝内及肝外胆管系统。因此，肝胆疾病引起的肝区痛和胆绞痛，可放射至右肩部引起放射性痛，是与右膈神经传入中枢有关。

（八）肝门区的解剖

肝脏有三个肝门，第三肝门为肝短静脉汇入下腔静脉区域，第二肝门为肝静脉汇入下腔静脉区域。第一肝门即通常所指的肝门，在肝脏脏面，位于横沟，横沟是一深而窄的横向裂隙，长约 4cm，宽约 1.2cm。前界为肝Ⅳb 段下缘，后界是尾状叶，右侧是右切际，左侧为脐静脉窝。由 Glisson 系统（即肝门静脉、肝动脉、胆管在肝内的分支被结缔组织纤维鞘包绕而形成的三联管道系统）组成的肝蒂经横沟入肝。肝门右端的胆囊窝及肝后面的腔静脉沟与左侧的脐静脉窝及静脉韧带裂隙与横沟共同形成 H 形的结构。在肝门处，门静脉、肝动脉和胆管分成相应的分支，分别进入左、右半肝内。因此，在肝门处的横沟到左纵沟处可以分离出通向左半肝的所有血管和胆管分支；从肝门处的横沟到右切迹，可分离出通向右半肝所有血管及胆管分支。右肝管在前方，右门静脉在后方，右肝动脉在胆总管后面

32

或前面到达肝门切迹。在到达右切迹前还分出 1 支胆囊动脉。在这里由胆囊管、肝总管和肝脏下缘三者构成一个三角区，称胆囊三角（Calot 三角），内有淋巴结、右肝动脉和胆囊动脉（图 32-1-15），有时还有副肝管或迷走右肝动脉在此三角内经过。因此，此处是胆囊切除术时的重要解剖部位，也是右半肝切除时应注意的解剖关系。

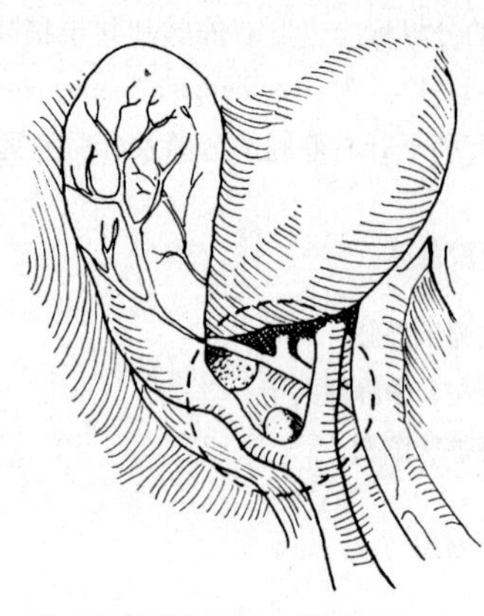

▶ 图 32-1-15 胆囊三角

1. 小网膜孔（foramen of Winslow） 是肝十二指肠韧带（包括肝固有动脉、门静脉、胆总管及淋巴组织、神经组织等）后方，连接腹腔和小网膜腔的通路。在此水平，三种管道的位置关系是：肝固有动脉居于左缘，胆总管居于右缘，门静脉位于二者后方。肝切除时肝蒂内的血管可被控制在拇指与示指之间，阻断肝十二指肠韧带即可全肝入肝血流阻断，所谓 Pringle manoeuvre，是由澳大利亚外科医生 James Hogarth Pringle 提出的，广泛用于肝切除手术，减少了肝切除术中的出血。

2. Rouviere 沟 是肝门右侧的肝裂，分隔Ⅴ段和Ⅵ段，内可见右后肝管，右肝脏面唯一表面解剖标志，出现率 76.7%。分为开放型、融合型、缺失型，Rouviere 沟及其延长线可为肝外胆管水平的参照线，胆囊切除时以 Rouviere 为导向解剖胆囊后三角，确保所有操作在 Rouviere 沟以上，可充分辨认总肝管与胆囊管的关系，可降低术中胆管损伤的概率。

3. 肝门板（hepatic hilar plate system） 肝门板系统由一层纤维鞘及其包绕的血管和胆管系统其周围的淋巴组织、神经组织、小血管网等构成，肝内和 Glissonian 鞘延续，肝外部分和肝十二指肠韧带延续。1957 年 Couinaud 首次提出了肝门板概念，1994 年 Blumgart 的著作中进一步肯定了这一概念。包括门板（hilar plate）、胆囊板（cystic plate）、脐板（umbilical plate）、Arantian 板（Arantian plate），门板在肝门部由 Glissonian 鞘及其周围的淋巴组织、神经组织、小血管网等及附近结缔组织共同形成，上界为肝Ⅳb 段，右端至右肝管Ⅱ级支 Glisson 鞘起点，与胆囊板相连，左端至左肝管Ⅱ级支 Gilsson 鞘起点与脐静脉板及 Arantius 板相延续（图 32-1-16）。Couinaud 认为胆管和肝动脉包绕在此系统内，而门静脉由一层疏松结缔组织鞘包绕，这就是为什么肝动脉及胆管分支可以较容易的与门静脉分离。解剖肝门板可以分离解剖控制左/右肝蒂，对肝切除具有重要的意义。通过降低肝门板技术可以使肝门部结构下降，使胆管及门静脉重建易于完成。

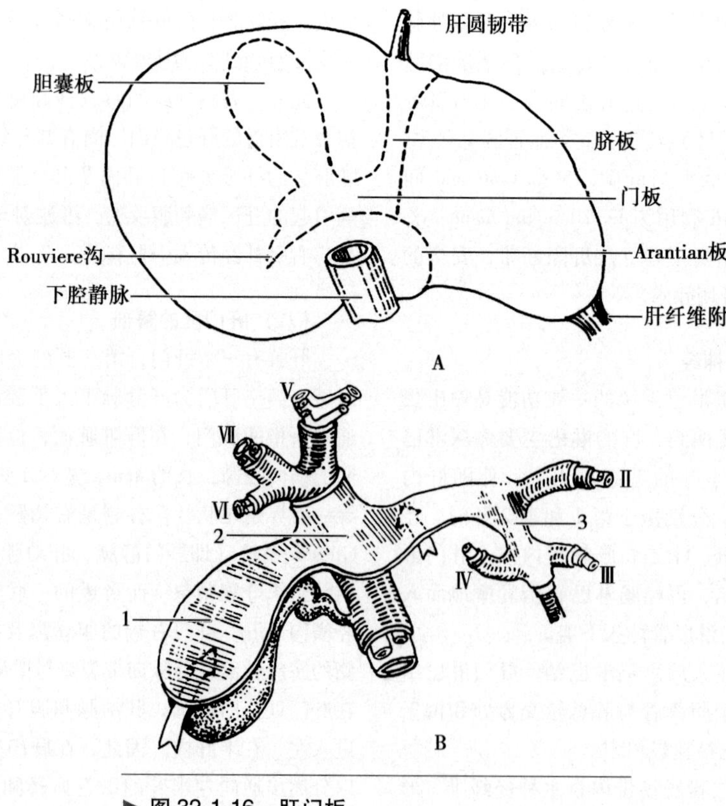

▶ 图 32-1-16 肝门板

（张金卷 杜 智）

第二节 肝脏的生物化学

肝脏是维持机体活动和内环境稳定的最重要脏器之一，其功能十分复杂，在消化、吸收、排泄、生物转化以及各类物质的代谢中均起着重要的作用，被誉为“物质代谢中枢和机体的化工厂”。肝脏如此重要与复杂的功能是和其特有的结构密切相关。肝脏具有肝动脉和门静脉的双重血液供应，血窦丰富，肝细胞膜通透性大，有利于物质交换；肝细胞内有大量的线粒体、内质网、微粒体及溶酶体等，已知肝脏内的酶有数百种以上，而且有些酶是其他组织中所没有或含量极少的，以适应肝脏活跃的生物氧化、蛋白质合成、生物转化等多种功能。例如合成酮体和尿素的酶系、催化芳香族氨基酸及含硫氨基酸代谢的酶类主要存在于肝脏中。肝脏通过肝动脉获得充足的氧以保证肝内各种生化反应的正常进行，通过胆道系统与肠道沟通，将肝脏分泌的胆汁排泄至肠道。

一、肝脏在物质代谢中的作用

（一）肝脏在糖代谢中的作用

肝脏是调节血糖浓度的重要器官之一。肝脏能将从消化道吸收的单糖转变为糖原并贮存起来（糖原合成作用），当机体需要时就将糖原分解为葡萄糖（糖原分解作用），通过血液将葡萄糖送到全身组织。肝脏也是糖异生的主要器官，可将甘油、乳糖及生糖氨基酸等转化为葡萄糖或糖原，在剧烈运动及饥饿时尤为显著。还能将果糖及半乳糖转化为葡萄糖，作为血糖的补充来源。肝脏也是将葡萄糖彻底氧化，产生能量的重要场所。空腹时，血糖处于较低水平，肝内糖原逐渐被分解为葡萄糖并释放入血，使血糖维持相对稳定。餐后血糖浓度升高，肝脏能摄取血液内的葡萄糖，以糖原形式贮存起来，血糖浓度越高，肝脏摄取葡萄糖的量越多。当血糖浓度为 8.3mmol/L（150mg/dl）左右时，肝脏摄取与释放葡萄糖的速率达到相对平衡。过多的糖则可在肝脏转变为脂肪并可加速磷酸戊糖循环等，从而降低血糖，维持血糖浓度的恒定。因此，严重肝病时，由于大量肝细胞坏死导致肝内糖原储备锐减；同时由于粗面内质网上葡萄糖-6-磷酸酶受到破坏，使残存的少量肝糖原不能分解为葡萄糖；此外，还可能由于肝损害使胰岛素灭活减少，患者易出现低血糖。另一方面，有些患者尤其是肝硬化，可能因为胰高血糖素、生长激素等引起的胰岛素抵抗状态，或由于胰岛素受体数量及其亲和力的改变，可导致所谓肝源性糖尿病。

此外，肝脏可利用糖的分解供给维持正常功能所需的能量，并为肝细胞合成其他物质时提供必要的原料，保证肝细胞内核酸和蛋白质代谢，促进肝细胞的再生及肝功能的恢复。通过磷酸戊糖循环生成磷酸戊糖，用于 RNA 的合成；加强糖原生成作用，从而减弱糖异生作用，避免氨基酸的过多消耗，保证有足够的氨基酸用于合成蛋白质或其他含氮生理活性物质；肝细胞中葡萄糖经磷酸戊糖通路，还为脂肪酸及胆固醇合成提供所必需的 NADPH。通过糖醛酸代谢生成 UDP-葡萄糖醛酸，参与肝脏生物转化作用。

（二）肝脏在脂类代谢中的作用

肝脏含脂类 3%～5%，包括磷脂、甘油三酯、脂肪酸、胆固醇和胆固醇酯，其中以磷脂为主。肝脏在脂类的消化、吸收、分解、合成和运输等代谢以及调节血脂浓度均起重要作用。

1. 脂肪代谢　肝脏是氧化分解脂肪酸的主要场所，也是人体内生成酮体的重要器官。肝内脂肪酸的更新率很快，肝脏内分解的脂肪酸主要来自脂肪组织的脂库。肝内脂肪酸分解可通过 β-氧化反应和 ω-氧化途径，但前者为主要途径，即脂肪酸和 CoA 在 ATP 的参与下，经脂酰 CoA 合成酶催化后并与肉碱结合，在线粒体内进行 β-氧化反应，被氧化为乙酰辅酶 A 并产生大量能量。乙酰辅酶 A 缩合生成的酮体不能在肝脏氧化利用，而经血液运输到其他组织（心、肾、骨骼肌等）氧化利用。

2. 甘油三酯和脂蛋白的形成与转运　一分子的 a-磷酸甘油与两分子的脂酰 CoA 形成磷脂酸后，再与另一分子的脂酰 CoA 结合形成甘油三酯。甘油三酯与载脂蛋白结合，形成脂蛋白入血。

3. 磷脂的代谢　肝脏还是合成磷脂的重要器官。先合成磷脂酸，然后与胆碱、ATP、CTP 作用，形成磷脂。肝内磷脂的合成与甘油三酯的合成及转运有密切关系。磷脂合成障碍使肝内脂肪不能顺利运出，且脂肪合成增加，将会导致甘油三酯在肝内堆积，形成脂肪肝。

4. 胆固醇的代谢　肝脏合成的胆固醇占全身合成胆固醇总量的 80% 以上，是血浆胆固醇的主要来源。肝脏能分泌胆汁，其中的胆汁酸盐是胆固醇在肝脏的转化产物，能乳化脂类、可促进脂类的消化和吸收。肝脏还合成并分泌卵磷脂-胆固醇酰基转移酶（LCAT），促使胆固醇酯化。因此当肝细胞受损时，血浆胆固醇的酯化作用减弱，血浆胆固醇总量不一定有变化，但血浆胆固醇酯浓度下降。临床上可根据血清胆固醇酯的含量推测肝功能损害程度。

肝脏还是清除胆固醇的重要器官，它的清除途径除将胆固醇氧化为胆汁酸外，还可以将胆固醇直接经胆管由肠道排泄。因此在胆道阻塞时，由于胆固醇排泄受阻，血浆胆固醇总量增多。临床上测定血浆胆固醇总量和胆固醇脂含量，可以了解肝细胞的功能，而且有助于鉴别是肝细胞性（胆固醇酯减少）黄疸还是阻塞性（总胆固醇增多）黄疸。

5. 胆汁酸代谢　胆汁酸由胆固醇转变而来，这也是胆固醇排泄的重要途径之一。胆汁中的胆汁酸按结构可分为两大类：一类为游离型胆汁酸包括胆酸、鹅脱氧胆酸和少量的石胆酸；另一类是上述游离胆汁酸与甘氨酸或牛磺酸结合的产物，称之为结合型胆汁酸。从来源上可分为初级胆汁酸和次级胆汁酸。以胆固醇为原料直接合成的胆汁酸称为初级胆汁酸，包括胆酸和鹅脱氧胆酸。由胆固醇转变为初级胆汁酸的过程很复杂，需经过多步酶促反应完成。羟化反应是限速步骤，7α-羟化酶是限速酶，需细胞色素P450及NADPH、NADPH-细胞色素P450还原酶参与反应。随胆汁流入肠腔的初级胆汁酸在协助脂类物质消化吸收的同时，一部分在肠道细菌作用下，转变为次级胆汁酸，包括脱氧胆酸和石胆酸。

肠道中的胆汁酸约有95%被肠重吸收即“胆汁酸的肠肝循环”。胆汁酸肠肝循环的生理意义在于使有限的胆汁酸重复利用，促进脂类的消化与吸收。胆汁酸构型上具有亲水和疏水的两个侧面，能降低油水两相间的表面张力，扩大脂肪和脂肪酶的接触面，促进脂类的乳化与消化。

（三）肝脏在蛋白质代谢中的作用

1. 蛋白合成　肝内蛋白质的代谢极为活跃。肝脏合成多种蛋白质，如白蛋白、凝血酶原、纤维蛋白原及血浆脂蛋白所含的多种载脂蛋白等，故肝功能严重损害时，常出现低蛋白血症及凝血机制障碍。

肝脏合成的蛋白质虽然种类很多，但是在数量上白蛋白的合成是最重要的。在正常成人，每天由肝细胞内质网合成白蛋白大约200mg/kg体重，血清白蛋白的半寿期为14~17天。肝脏是合成白蛋白的唯一器官，肝脏白蛋白的合成是限速的，在白蛋白大量丧失的情况下白蛋白合成的速率可以成倍地增加。合成的白蛋白从肝细胞粗面内质网转运到光面内质网和高尔基体，然后再转运到肝窦状隙。当肝脏损害时，白蛋白的合成和释放受损害通常比分解代谢更为明显，但由于白蛋白的半寿期较长，血清白蛋白的明显下降可能发生在肝损害数周之后。故白蛋白水平并不是反映肝脏损害的敏感指标。

32

肝脏还合成多种凝血物质如纤维蛋白原、凝血酶原和因子Ⅴ、Ⅶ、Ⅷ、Ⅸ、Ⅹ、ⅩⅢ，它们的半寿期比白蛋白短的多。因此，当输注新鲜血液时，凝血酶原水平只是短暂地升高。与白蛋白不同的是，不是所有的球蛋白都是由肝细胞合成的。绝大部分的α和β-球蛋白是由肝细胞产生的，而大部分的γ-球蛋白是由肝窦、脾脏和骨髓的单核-巨噬细胞制造的。

白蛋白分子量较小且数量多，是维持血浆胶体渗透压的重要因素，占血浆总胶体渗透压的80%左右。严重肝脏疾病时，白蛋白明显降低，血浆胶体渗透压下降，这是引起水肿或产生腹水的重要原因之一。另外血浆白蛋白还和体内许多物质（如胆红素、色氨酸、钙、铜、锌等离子、多种激素）结合，起到运输和调节作用，在代谢上起很重要的作用。研究发现引起肝性脑病的原因之一为血浆游离色氨酸增加，即没有和白蛋白结合的色氨酸增加。游离色氨酸容易通过血脑屏障入脑转变为5-羟色胺，后者抑制脑细胞功能。严重肝病时，白蛋白水平下降，加之血浆游离脂肪酸升高且与白蛋白结合，抑制白蛋白和色氨酸的结合，血浆游离色氨酸增加，因而容易发生肝性脑病。

2. 氨基酸代谢　肝脏在血浆蛋白质分解代谢中，亦起重要作用。肝细胞表面有特异性受体可识别某些血浆蛋白质（如铜蓝蛋白、α1-抗胰蛋白酶等），经胞饮作用吞入肝细胞，被溶酶体水解酶降解。而蛋白所含氨基酸可在肝脏进行转氨基、脱氨基及脱羧基等反应进一步分解。肝脏中有关氨基酸分解代谢的酶含量丰富，体内大部分氨基酸，除支链氢基酸在肌肉中分解外，其余氨基酸特别是芳香族氨基酸主要在肝脏分解。

肝硬化患者，通常表现为血浆芳香族氨基酸（苯丙氨酸、酪氨酸和游离色氨酸）明显升高，而支链氨基酸（缬氨酸、亮氨酸、异亮氨酸）明显下降，支链氨基酸与芳香族氨基酸的比值明显下降。急性重型肝炎患者，血浆中除支链氨基酸浓度可正常或轻度下降外，其他必需及非必需氨基酸均显著增高，尤以蛋氨酸浓度明显升高。严重肝病时，血浆氨基酸分析谱会发生变化，其原因在于：①某些氨基酸的分解代谢过程必须或主要在肝内进行，肝脏损伤时这些氨基酸的代谢便可能发生障碍，如蛋氨酸中硫的氧化以及芳香族氨基酸氧化，尤其是酪氨酸的氧化，都必须在肝细胞内进行，故严重肝病时这些氨基酸升高。急性重型肝炎时，由于肝细胞坏死和细胞膜损伤，大量氨基酸释放入血。支链氨基酸则主要在肝外组织代谢，所以这些氨基酸血浓度并不升高甚至轻度下降，而在慢性肝衰竭时则明显下降。②血浆氨基酸浓度还受到胰腺内分泌激素的调节。由于肝功能不全或门腔静脉侧支循环的形成，致使胰岛素在肝内灭活减弱，血液循环中高浓度的胰岛素可增强骨骼肌对支链氨基酸的摄取和降解，故血浆支链氨基酸浓度明显下降。其次，肝脏为胰高血糖素的主要靶器官，当肝功能不全时，肝糖原异生不足，大量氨基酸积蓄，刺激胰高血糖素分泌增加；而胰高血糖素的急剧增加使血浆胰岛素/胰高血糖素比值明显下降，使机体处于分解代谢状态。在分解状态下，使更多氨基酸从内源贮存库如肌肉和肝脏中释出，血浆中芳香族氨基酸浓度进一步升高，形成恶性循环。

Fischer认为，血浆氨基酸失衡可能和肝性脑病的发病机制有关，并提出血浆支链氨基酸/芳香族氨基酸比值的概念。血浆中支链氨基酸和芳香族氨基酸经同一载体转运系统通过血脑屏障进入脑内，相互具有竞争性。脑内各种氨基酸的含量，不仅与血浆相应氨基酸的绝对浓度有关，还受到这两组氨基酸间浓度比值的影响。随着血浆支链氨基酸浓度下降，芳香族氨基酸浓度升高，支链氨基酸/芳香族氨基酸比值逐渐变小，芳香族氨基酸通过血脑屏障进入脑内量逐渐增多，后者转变为假性神经介质如苯乙醇胺和β-羟酪胺以及抑制神经物质5-羟色胺逐渐增多，从而干扰脑细胞功能诱发肝性脑病，故有人称芳香族氨基酸为“毒性”氨基酸，而支链氢基酸能减少芳香族氨基酸通过血脑屏障进入脑内，故称之为“保护性”氨基酸。慢性肝性脑病患者，外源性地提供高浓度的支链氨基酸，有利于肝性脑病的改善。不仅如此，由于支链氢基酸还有抗蛋白分解代谢的作用，因此，它对肝功能的恢复及肝细胞再生也有重要作用，同时应用于手术患者可以促进伤口的愈合。

3. 尿素的合成　蛋白质代谢中，肝脏还具有一个极为重要的功能：即将氨基酸代谢产生的有毒的氨通过鸟氨酸循环的特殊酶系合成尿素。尿素循环所需酶存在于肝脏，严重肝损害时，尿素合成能力受抑制。

慢性肝病时，可以通过以下多种途径引起血氨升高：①肝功能明显损害，尿素合成可能减少，因而 NH_3 的清除减少；②肝硬化合并门静脉高压症。在门静脉和腔静脉之间出现侧支吻合，这些门腔分流将使 NH_3 直接入肝，从而导致血氨增高；此外，机体通过脑、肺和肌肉等多种组织清除氨的程度受动静脉分流的影响，而动静脉分流在慢性肝病时是经常存在的。③肠道存在过多如来自出血和食物蛋白的含氮物质，通过细菌对氨基酸的除氨基作用，会形成大量的 NH_3；④肝功能失代偿伴代谢性碱中毒和低血钾时，氨产生增多。体内氨有两种形式，即离子铵（NH_4^+）和游离氨（NH_3），这两种形式可因酸碱度的变化而互相转换，碱中毒时游离氨增多而可使毒性增强。

脑细胞对氨极为敏感，氨中毒主要干扰脑的能量代谢。肝性脑病患者的血氨常有增高，降低血氨后神志可清醒。但部分肝硬化患者（尤其是门静脉高压分流术后），虽有长期高血氨症，但并不都发生昏迷。血氨水平与肝性脑病的严重程度并不成比例。除氨直接对脑神经元的毒性作用，有人对氧中毒学说进行了补充，认为肝硬化和门腔静脉分流术后患者的高血氨症，可通过增加脑内芳香族氨基酸的浓度，使脑内神经介质代谢发生紊乱，间接地促进肝性脑病。

（四）肝脏在维生素代谢中的作用

肝脏在维生素的贮存、吸收和利用等方面具有重要作用。肝脏是体内含维生素较多的器官，其中肝脏中维生素A的含量占体内总量的95%，它们在肝脏中，多以辅酶或辅助因子参与机体的物质代谢。如维生素PP参与构成辅酶Ⅰ和Ⅱ，参与生物氧化过程；泛酸是辅酶A的组成部分；维生素B6合成磷酸吡哆醛，参与氨基酸代谢等。

肝脏所分泌的胆汁酸盐可协助脂溶性维生素的吸收。肝胆系统疾病，可伴有维生素的吸收障碍。肝脏还可参与多种维生素的代谢转化，如将β-胡萝卜素转变为维生素A，将维生素D3转变为25-（OH）D_3。

（五）肝脏在激素代谢中的作用

许多激素在发挥调节作用后，主要在肝脏内被分解转化，从而降低或失去其活性。某些水溶性激素（如胰岛素、去甲肾上腺素）与肝细胞膜上的受体结合而发挥调节作用，同时自身则通过肝细胞内吞作用进入细胞内，而游离态的脂溶性激素则通过扩散作用进入肝细胞。雌激素、醛固酮与肝内葡萄糖醛酸或硫酸酯等结合而灭活，抗利尿激素亦可在肝内被水解而灭活。肝病时，由于对激素“灭活”功能降低，使体内雌激素、醛固酮、抗利尿激素等水平升高，可出现男性乳房发育、肝掌、蜘蛛痣及水钠潴留等现象。胰岛素、胰高血糖素的灭活减弱，可导致高胰岛素血症和高胰高血糖素。甲状腺素包括 T_3 和 T_4，T_4 在肝细胞内经微粒体的脱碘可转化为 T_3。慢性肝病时，由于此过程的减慢，可出现所谓低 T_3 综合征。

二、胆红素代谢

胆红素是胆汁中的主要色素，肝脏在胆红素代谢中起着重要作用。

（一）胆红素的生成及转运

胆红素是一种四吡咯色素，其前身为血红素或其他铁卟啉化合物。胆红素的来源主要有：80%左右来源于衰老红细胞中血红蛋白的分解；小部分来自造血过程中红细胞的过早破坏以及非血红蛋白血红素（如肌红蛋白、过氧化物酶、过氧化氢酶及细胞色素等）的分解。

体内红细胞不断更新，衰老的红细胞由于细胞膜的变化被单核-巨噬细胞识别并吞噬，在肝、脾及骨髓等单核-巨噬细胞中，血红蛋白被分解为珠蛋白和血红素。血红素在微粒体中血红素氧合酶催化下，生成胆绿素。线性四吡咯的胆绿素在胞液中胆绿素还原酶的催化下，迅速被还原为胆红素。用X线衍射分析胆红素的分子结构表明，胆红素分子内形成氢键而呈特定的卷曲结构，把极性基团封闭在分子内部，使胆红素显示亲脂、疏水的特性。从单核-巨噬细胞释放出的胆红素在生理pH条件下是难溶于水的脂溶性物质，游离状态时能自由透过细胞膜。在血液中主要与血浆白蛋白结合成复合物进行运输，这种结合增加了胆红素在血浆中的溶解度，便于运输；同时又限制胆红素自由透过各种生物膜，使其不至对组织细胞产生毒性作用。某些有机阴离子如磺胺类、脂肪酸、胆汁酸、水杨酸等可与胆红素竞争与白蛋白结合，从而使胆红素游离出来，过多的游离胆红素可与脑部基底核的脂类结合，并干扰脑的正常功能，可引起胆红素脑病（核黄疸）。

（二）胆红素在肝脏中的代谢

胆红素在肝脏中的代谢过程包括肝细胞对胆红素的摄取、结合胆红素的形成与排泄。血中胆红素以“胆红素-白蛋白”的形式输送到肝脏，很快被肝细胞摄取。肝脏能迅速从血浆中摄取胆红素，主要与肝细胞内两种载体蛋白Y蛋白和Z蛋白密切相关，这两种载体蛋白能特异性结合包括胆红素在内的有机阴离子。胆红素被载体蛋白结合后送至内质网，肝细胞内质网中的胆红素-尿苷二磷酸葡萄糖醛酸转移酶，可催化胆红素与葡萄糖醛酸以酯键结合，也有小部分与硫酸根、甲基、乙酰基、甘氨酸等结合，即形成结合胆红素。结合胆红素较未结合胆红素脂溶性弱而水溶性增强，与血浆白蛋白亲和力减少，故易从胆道排出，也易透过肾小球从尿排出。胆红素在内质网经结合转化后，在细胞质内经过高尔基复合体、溶酶体等作用，运输并排入毛细胆管随胆汁排出。

（三）肠肝循环

结合胆红素随胆汁排入肠道后，在回肠末段和结肠经肠道细菌作用，由β-葡萄糖醛酸酶催化水解脱去葡萄糖醛酸，再逐步还原成为尿胆素原族化合物。大部分尿胆原随粪便排出，小部分可被重吸收入血，经门静脉进入肝脏，经转变后由胆道排泄入肠腔，此过程称为胆色素的肠肝循环。在此过程中，少量尿胆原可进入体循环，经过肾小球滤出，由尿排出。

（四）血清胆红素与黄疸

血清胆红素按其性质和结构不同可分为两大类型。凡未经肝细胞结合转化的胆红素，即其侧链上的丙酸基的羧基为自由羧基者，为未结合胆红素；凡经过肝细胞转化，与葡萄糖醛酸或其他物质结合者，均称为结合胆红素。它们对重氮试剂的反应不同，未结合胆红素由于分子内氢键的形成，必须先加入酒精或尿素破坏氢键后才能与重氮试剂反应生成紫红色偶氮化合物，所以又称“间接胆红素”。而结合胆红素不存在分子内氢键，能迅速直接与重氮试剂反应形成紫红色偶氮化合物，故又称“直接胆红素”。

正常人血清总胆红素含量为1.7~17.1μmol/L或不超过17.1μmol/L（1mg/dl），凡能引起胆红素的生成过多，或使肝细胞对胆红素处理能力下降的因素，均可使血中胆红素浓度增高，称高胆红素血症。一般血清中胆红素浓度超过34.2μmol/L时，肉眼可见巩膜或皮肤黄染；有时血清胆红素浓度虽超过正常，但仍在34.2μmol/L以内，肉眼尚观察不到巩膜或皮肤黄染，称为隐性黄疸。凡能引起胆红素代谢障碍的各种因素均可形成黄疸，根据其成因大致可分3类：①因红细胞大量破坏，单核-巨噬细胞系统产生的胆红素过多，超过肝细胞的处理能力，因而引起血中未结合胆红素浓度异常增高者，称为溶血性黄疸；②因肝细胞功能障碍，对胆红素的摄取结合及排泄能力下降所引起的高胆红素血症，称为肝细胞性黄疸；③因胆红素排泄的通道受阻，使胆小管或毛细胆管压力增高而破裂，胆汁中胆红素反流入血而引起的黄疸，称梗阻性黄疸。

32

三、肝脏的生物转化作用

肝脏能将一些内源性或外源性非营养物质进行化学转变，从而增加它们的极性或水溶性，易于随胆汁或尿液排出，该过程称为生物转化。内源性物质系体内代谢中产生的各种生物活性物质，如激素、神经递质、氨、胆红素等；外源性物质系由外界进入体内的各种异物，如药品、食品添加剂、色素及其他化学物质等。通常经生物转化后，其生物活性或毒性降低，所以曾将此种作用称为“生理解毒”。但有些物质经肝脏生物转化后其毒性反而增强，许多致癌物质通过代谢转化才显示出致癌作用，因而不能将肝脏的生物转化作用一概称为“解毒作用”。

虽然其他组织如肾、胃肠道、肺、皮肤及胎盘等也可进行一定的生物转化，但以肝脏其生物转化功能最强，在肝细胞微粒体、胞液、线粒体等部位均存在有关生物转化的酶类，肝脏是生物转化的主要器官。肝脏内的生物转化反应主要可分为氧化、还原、水解与结合等四种反应类型。有人将前3种反应称为第一相反应，将结合反应称为第二相反应。肝脏中的多种酶类参与上述过程。微粒体氧化酶系，又称混合功能氧化酶，在生物转化的氧化反应中占有重要的地位，可催化多种有机物质进行不同类型的氧化反应，系由细胞色素P450、NADPH、NADPH-细胞色素P450还原酶等组成，其中以细胞色素P450最为重要，具有多种同工酶。此外，肝细胞内还存在其他氧化酶类如单胺氧化酶系酶类和脱氢酶。除了氧化反应外，物质还可通过还原反应或水解反应进行代谢。肝微粒体中存在着由NADPH及还原型细胞色素P450供氢的还原酶，主要有硝基还原酶类和偶氮还原酶类，还原的产物为胺。如硝基苯在硝基还原酶催化下加氢还原生成苯胺，偶氮苯在偶氮还原酶催化下还原生成苯胺。肝细胞中有各种水解酶如酯酶、酰胺酶及糖苷酶等，分别水解各种酯键、酰胺键及糖苷键。

经过第一相反应的产物，常常需要再进行结合反应，某些物质可直接进行结合反应。结合反应可在肝细胞的微粒体、胞液和线粒体内进行。含有羟基、羧基或氨基等功能基的非营养物质，与葡萄糖醛酸、硫酸、乙酰基、甲基、甘氨酸、谷胱甘肽等基团结合，掩盖了作用物上某些功能基团，同时增加水溶性，有利于排出体外。葡萄糖醛酸结合反应是最为重要和普遍的结合方式，胆红素、类固醇激素、吗啡、苯巴比妥类药物等均可在肝脏与葡萄糖醛酸结合而进行生物转化。

肝脏的生物转化作用受年龄、性别、肝功能状况、药物及遗传等因素的影响。新生儿因其肝脏发育尚不健全，对药物及毒物的转化能力不足，易发生药物及毒素中毒。老年人因器官退化，药物转化能力降低，易出现副作用。某些药物如苯巴比妥可诱导转化酶的合成，使肝脏的生物转化能力增强；另一方面由于多种物质在体内转化代谢常由同一酶系催化，所以同时服用多种药物时，应注意它们之间的相互作用。此外，肝细胞受损时，对许多药物的摄取、转化、排泄等功能发生障碍，易积蓄中毒，故肝病患者用药要特别慎重。

（韩 涛 郑丽娜）

第三节 临床常用肝功能试验的原理与意义

临床上惯称的“肝功能试验”着重是检查肝胆疾病引

起的血液生化改变。随着人们对疾病认识的深入，肝功能试验的范围不断扩大，有人甚至还提出，包括病毒标志、肝癌标志物等在内的反映肝病现状和疾病标志物的“广义肝功能试验”。本节主要介绍传统的肝脏生化试验，并简要介绍某些定量肝功能试验、肝癌标志物与肝纤维化指标。

一、血清酶学检查

肝脏含酶丰富，其酶蛋白含量约占肝脏总蛋白量的2/3。正常人血清中酶含量很低，肝病时，酶含量常有所改变，血清酶学检查在肝胆疾病的诊断及指导治疗方面具有重要意义。

从临床角度，肝脏血清酶学检查大致可分为以下几类：

（一）主要反映肝实质细胞损害的酶类

1. 血清转氨酶　人体内转氨酶有数十种，其中临床上应用最多的是丙氨酸氨基转移酶（ALT）和门冬氨酸氨基转移酶（AST）。它们对诊断肝细胞的损伤是很灵敏的，但用单项转氨酶升高来诊断肝病则可靠性欠佳，一定要摒除其他脏器的损害结合临床其他检查来诊断，因为临床上许多肝脏以外的疾病亦可使其增高，如胆道梗阻、心脏疾病、肾脏病、肌肉损伤等。血清转氨酶的参考值为ALT<40U/L，AST<40U/L。由于检测方法不同及定义正常值时参考人群的潜在差异，不同实验室之间使用的标准也可能存在一定差异。正常新生儿因肝细胞膜通透性大，转氨酶比成人高出2倍，出生后3~6个月降至成人水平。丙氨酸氨基转移酶大多存在于胞质内，易于释放，其在线粒体内的含量少且不稳定；而门冬氨酸氨基转移酶有两种同工酶，分别位于胞浆基质和线粒体内，其中线粒体型AST活性占肝脏AST总活性的80%左右。肝炎病毒或有毒化合物损害肝细胞时，可导致血清转氨酶水平的升高。但应注意不能单凭其升高的程度来判断肝病的严重程度。如重型肝炎患者，由于肝细胞大量坏死导致转氨酶的合成能力及活性降低，可出现胆红素持续升高而转氨酶水平下降，即“胆酶分离现象”，提示预后不良。另外，肝硬化患者的血清转氨酶水平一般升高不显著。

2. 血清谷胱甘肽S-转移酶　谷胱甘肽S-转移酶（GST）是一组与肝脏解毒和结合功能有关的小分子蛋白，又称胆红素结合蛋白，富含于肝细胞胞质，由于其分子量比丙氨酸氨基转移酶小，更易透过胞膜入血，故诊断慢性和轻度肝损害较丙氨酸氨基转移酶更为敏感，且有人认为其增高幅度与肝脏病理变化有较好的一致性，测定谷胱甘肽S-转移酶对预测肝坏死有参考价值。

3. 血清胆碱酯酶　它主要由肝细胞合成，肝实质细胞损害时，胆碱酯酶可降低；如持续下降常提示预后不良。它是反映肝脏贮备功能、判断肝病预后的一个有用指标。

4. 血清腺苷脱氨酶　腺苷脱氨酶是一种核酸分解酶，广泛存在于人体。肝细胞内90%的腺苷脱氨酶存在于胞质。肝细胞受损时，血清腺苷脱氨酶值升高，其变化大致同转氨酶；梗阻性黄疸时变化不大或仅轻度升高。

5. 乳酸脱氢酶　乳酸脱氢酶（LDH）是糖酵解过程中的重要酶，广泛存在于人体组织及肿瘤组织，测定乳酸脱氢酶总活性无特异性，而其同工酶的分布有一定的组织特异性，LDH_1主要来自心肌，LDH_5主要来自肝及横纹肌。肝硬化患者若乳酸脱氢酶活性增强，应注意并发肿瘤的可能性。

6. 谷氨酸脱氢酶　谷氨酸脱氢酶是一种较特异的肝线粒体酶，主要分布于肝小叶中央区，酒精性肝病谷氨酸脱氢酶升高明显。

（二）主要反映胆汁淤积的酶类

1. 血清碱性磷酸酶　碱性磷酸酶（ALP）是一组催化磷酸单酯水解的酶类，为细胞膜结合，广泛存在于骨、肝、肠、胎盘等组织中。妊娠3个月后，胎盘型ALP进入血液循环，可达到正常的2~3倍，并在分娩后持续升高数周。14岁以前的儿童及婴幼儿血清ALP水平高于成年人。正常人血清内的碱性磷酸酶主要来自于肝脏和骨骼，参考值为40~160U/L。不同年龄，其参考值范围有所差异。导致ALP升高的原因很多如结石或肿瘤所致的胆管部分梗阻、原发性硬化性胆管炎、原发性胆汁性肝硬化、淀粉样变性等肝脏浸润性疾病以及骨髓纤维化等多种肝外疾病。苯妥英钠等药物也可引起ALP升高。胆汁淤积、肝内炎症和肝内占位性病变，其血清碱性磷酸酶升高，这主要是由于胆道梗阻时，靠近胆小管区的肝细胞合成碱性磷酸酶增多，而不是过去认为的单纯胆道排泄受阻所致。此外，骨病时碱性磷酸酶也增高，同工酶的测定有助于鉴别。排除正常妊娠和生长期等生理因素以及骨骼疾病，血清ALP明显升高常提示肝胆疾病。如血清ALP明显升高，多提示胆汁淤积相关疾病，血清ALP活性轻度升高则亦可见于其他肝脏疾病。单项ALP升高或以ALP升高为主的肝生物化学指标异常可见于多种情况，需要结合转氨酶、血清胆红素、γ-谷氨酰转肽酶（GGT）等指标进行综合分析。GGT和ALP同时显著升高，强烈提示ALP升高来源于肝胆疾病。

2. γ-谷氨酰转肽酶　γ-谷氨酰转肽酶（GGT或γ-GT）分布在多种组织包括肾、胰、肝、脾、心、脑及生精管等多种组织的细胞膜上，其作用是将谷胱甘肽的γ-谷氨酰基转移给其他的氨基酸，为细胞膜结合酶。参考值为10~60U/L。血清GGT升高主要见于肝胆疾病，酒精性肝病升高显著。急性肝炎患者若γ-谷氨酰转肽酶持续升高，常提示可能转为慢性肝病。此外，γ-谷氨酰转肽酶同工酶Ⅱ可辅助诊断肝细胞癌。GGT的临床价值还在于它有助于判断ALP升高的组织来源，因为GGT活性在骨病时并不升高。

3. 血清亮氨酸氨基肽酶　亮氨酸氨基肽酶是一种蛋白酶，分布于肝、胰、肾等多种组织。

肝、胆、胰疾病时，血清亮氨酸氨基肽酶可明显升高。测定血清亮氨酸氨基肽酶的临床意义大致同碱性磷酸酶，不同的是骨病时血清亮氨酸氨基肽酶不升高。

32

4. 血清5′-核苷酸酶 为作用于5′-磷酸单核苷酸的磷酸酯水解酶，诊断肝胆疾病的意义大致同碱性磷酸酶，骨病时不升高。

二、蛋白质代谢试验

（一）血清蛋白测定

1. 总蛋白、白蛋白及球蛋白 血清总蛋白含量的参考值为60~80g/L，白蛋白含量的参考值为35~55g/L，球蛋白含量的参考值为20~30g/L，白蛋白/球蛋白比例为1.5~2.5。

肝病时总蛋白含量一般变化不大，严重肝坏死、肝硬化时可降低。肝硬化患者若总蛋白小于60g/L，预后较差。白蛋白是反映肝脏蛋白质合成功能的常用指标，但由于其半寿期较长，约14~17天，故白蛋白并不是反映急性肝损害的敏感指标。一般认为，白蛋白减少是肝硬化的特征，失代偿期肝硬化更为明显，对于慢性肝病和严重肝损害患者有助于预后的估计。通过对肝硬化患者的预后进行多因素生存分析发现，白蛋白水平具有独立的预后意义，而且在所观察的多项指标中对预后判断价值较大。但值得注意的是，其他蛋白质摄取不足或损失过多的慢性疾病如重度营养不良、慢性腹泻、长期蛋白尿等，亦可有上述变化。肝硬化时可出现白蛋白/球蛋白倒置，球蛋白升高，但临床上常可以见到部分患者并不出现此变化，而且一些免疫性疾病也可球蛋白升高，白蛋白/球蛋白倒置。

2. 前白蛋白 前血清白蛋白亦由肝脏合成，相对分子质量为61 000，半衰期只有1.9天，故血清前白蛋白是反映肝脏蛋白质合成的敏感指标。多数肝病患者前白蛋白水平明显降低，随着病情的好转而升高，故动态观察其变化，有助于判断肝病的预后。失代偿期肝硬化，尤其肝衰竭患者前白蛋白降低更为明显。

3. 蛋白电泳 此项检查的临床意义与白、球蛋白测定相似，且更为灵敏。血清蛋白醋酸纤维素薄膜电泳参考值显示白蛋白占62%~71%，α_1-球蛋白占3%~4%，α_2-球蛋白占6%~10%，β-球蛋白占7%~11%，γ-球蛋白占9%~18%。参考值可因实验室条件而有所差异。肝硬化较特异的血清蛋白电泳图像为β-γ桥的出现，即β区和γ区连成一片，其出现是由于肝硬化患者常有多克隆性免疫球蛋白，尤其是IgA的升高使两区不易分开所致。肝硬化尤其是有腹水的患者，白蛋白显著降低而γ-球蛋白显著增高。

4. 其他血清蛋白的测定 α_1-抗胰蛋白酶蛋白为常规蛋白电泳α_1-球蛋白的主要成分，测定其的主要价值在于诊断α_1-抗胰蛋白酶蛋白缺乏症。测定血清铜蓝蛋白主要用于诊断肝豆状核变性，该病患者血清铜蓝蛋白值可显著降低，但铜蓝蛋白值的高低与病情严重程度并不一致。免疫球蛋白的测定对肝病无特异性，但对于病情的判断有一定意义。肝病患者可有所升高，不同类型的肝病其免疫球蛋白的变化存在差异。自身免疫性肝病尤其是自身免疫性肝炎可出现免疫球蛋白水平明显升高，具体可参见相关疾病的诊治指南。

（二）蛋白质代谢产物的测定

1. 血氨 体内氨来源于氨基酸的脱氨基作用；肠内细菌分解蛋白质产生的氨，也可经门静脉吸收。正常情况下，90%以上的氨经鸟氨酸循环形成尿素。血氨的正常参考值因测定方法不同而有所差异，且标本检测是否及时等多种因素会影响检测结果。空腹动脉血氨相对比较稳定可靠。肝功能不全时，尿素形成减少，尤其是存在广泛门-体分流时，门静脉内氨可直接进入体循环，导致血氨水平的升高，临床上可出现肝性脑病。氨中毒学说是肝性脑病发病机制之一，但有相当一部分肝性脑病血氨并不升高，其发病可能与神经递质的异常以及糖、电解质代谢紊乱等多种因素有关，对这种患者而言，血氨的测定不能作为诊断肝性脑病的主要依据。

2. 血浆游离氨基酸的测定 肝脏是氨基酸代谢的重要场所。体内大多数氨基酸如芳香族氨基酸（苯丙氨酸、酪氨酸、色氨酸）经肝脏降解，而支链氨基酸（缬氨酸、亮氨酸、异亮氨酸）可不经肝脏．在肌肉等肝外组织中分解。正常情况下，支链氨基酸与芳香族氨基酸之间维持一定比例，即Fisher比率（或支链氨基酸/芳香族氨基酸比值），其参考值为3~3.5。值得注意的是，在通常测定氨基酸时的酸化处理会破坏色氨酸（碱性氨基酸），故计算支链氨基酸/芳香族氨基酸比值时，不计色氨酸。

肝病患者常有血浆氨基酸代谢紊乱，尤其是严重肝损害时，由于支链氨基酸与芳香族氨基酸体内代谢的差异，常导致血中前者浓度降低、后者浓度升高，从而引起支链氨基酸/芳香族氨基酸比值的下降。肝病患者的氨基酸分析有助于了解肝细胞的功能和/或肝细胞坏死程度，对于肝病的诊断、鉴别诊断和预后的判断以及指导肝病的氨基酸疗法具有较大的参考价值。支链氨基酸/芳香族氨基酸比值是反映肝实质细胞功能的敏感指标，它与白蛋白、胆碱酯酶、凝血酶原活动度等反映肝细胞功能的指标呈正相关。严重肝坏死时，可伴有血浆蛋氨酸显著升高，支链氨基酸/芳香族氨基酸比值下降。支链氨基酸/芳香族氨基酸比值的动态变化有助于预后的判断，如比值逐渐上升，预后较好；反之，则预后较差。肝细胞性黄疸患者的支链氨基酸/芳香族氨基酸比值多降低，而肝外梗阻性黄疸多不降低。

三、胆红素代谢试验

肝细胞具有摄取、结合和排泄胆红素的功能，胆红素在肝内的变化是其代谢的中心环节，故胆红素代谢试验对于了解肝脏功能，尤其是鉴别有无黄疸具有重要意义。

（一）血清胆红素

正常人血清总胆红素浓度为1.7~17.1μmol/L。血清胆

32

红素分为结合胆红素和非结合胆红素类型。虽然血清胆红素的测定，有助于临床上了解有无黄疸、黄疸的程度及变化过程，且部分反映肝细胞受损程度及胆道梗阻，但尚不能有效区分黄疸类型。血清结合胆红素的价值主要在于诊断非结合胆红素增高的疾病，该类患者血清总胆红素升高，而结合胆红素基本正常，它与总胆红素的比值小于20%。虽然理论上认为胆汁淤积性黄疸，其结合胆红素在总胆红素中所占比例高于肝细胞性黄疸，但事实上两类黄疸有重叠，故在鉴别诊断上应具体分析。

（二）尿胆红素和尿胆原的测定

正常人尿胆红素定性为阴性，如尿中出现胆红素，则提示有肝胆疾病的存在。测定尿胆红素的意义在于：①快速筛选临床上可疑的黄疸病例；②急性病毒性肝炎黄疸前期，它为最早出现的阳性指标之一；肝炎恢复期，它可在黄疸完全消退前即消失，故有助于病毒性肝炎的早期诊断及预后的估计；③黄疸患者若尿胆红素阴性，常提示非结合胆红素血症，因尿中胆红素为结合胆红素。正常人尿中仅含少量尿胆原，尿胆原增多多见于胆红素产生过多如溶血、肝细胞功能受损。

四、凝血酶原时间的测定

纤维蛋白原、凝血酶原等多种凝血因子是由肝脏合成的。凝血酶原时间（prothrombin time，PT）是综合反映凝血因子Ⅶ、Ⅹ、Ⅴ、Ⅱ、Ⅰ等活性的临床常用指标。肝功能不良或胆汁淤积性黄疸时PT可延长，后者肌注维生素K后可纠正。目前临床上常用如下方法表示：同时报告患者及正常对照的秒数，参考值为11～14s，通常比对照延长4s为异常。PT延长并非肝病特异性表现，尚见于先天性凝血因子缺乏、纤溶亢进、弥散性血管内凝血、服用抗凝药和异常抗凝血物质。此外，凝血酶原时间活动度（prothrombin time activity，PTA）也是临床实验室常见的报告方式，即PTA=对照PT值×0.4÷（患者PT值-对照PT值×0.6）×100%，参考范围为75%～100%，一般认为重型肝炎（肝衰竭）若PTA<30%，预后极差。由于组织凝血活酶试剂的敏感性是影响PT测定结果的重要因素，目前国际上多采用国际标准化比率（INR）来表述，在终末期肝病模型（MELD）计算公式中也采用INR值反映肝脏的凝血功能，此外，有关慢加急性肝衰竭诊治共识中，也常将INR异常列入诊断的标准之一。此外，凝血因子Ⅴ的水平，对于评价肝衰竭状态具有一定的参考意义。

五、糖代谢试验

虽然肝病时糖代谢会发生变化，但缺乏特异性和敏感性。血糖降低多见于严重的急性重型肝炎、原发性肝癌和肝糖原累积病；血糖增高多见于血色病及肝硬化患者。肝硬化患者多存在葡萄糖耐量试验异常，但无特异性诊断价值，仅作为了解肝脏疾病时糖代谢障碍的一种方法。肝病患者口服葡萄糖耐量试验可见6种曲线：正常型、低平型、高峰型、高坡型（糖尿病型）、趋高型、寻常低尾型。

六、脂类代谢试验

肝脏在脂类代谢中具有重要作用，它是合成、分解、代谢脂类的重要器官，脂类的消化吸收有赖于胆汁酸盐的分泌。故肝胆疾病时，必然会引起脂类代谢的改变。

（一）血清胆固醇

正常人血清胆固醇的参考值为2.84～5.68mmol/L，胆固醇酯约占总胆固醇的70%。该值可因年龄、性别和膳食习惯而有所差异。肝细胞疾病时，由于胆固醇酯化所需的磷脂酰胆碱胆固醇酰基转移酶合成减少，故血清胆固醇酯降低，且与肝细胞坏死的严重程度有关。阻塞性黄疸患者的血清总胆固醇量升高，而且一般主要为游离胆固醇水平的升高，如并发肝细胞损害，胆固醇酯的绝对含量也可降低。

（二）血清甘油三酯

正常人血清甘油三酯参考值为0.56～1.70mmol/L。肝内胆汁淤积和肝外胆道阻塞性黄疸患者可升高明显。肝衰竭时，由于肝脏不能酯化脂肪酸合成甘油三酯，可导致血清甘油三酯水平的降低。

（三）血清脂蛋白

肝实质细胞受损时，由于肝脏合成载脂蛋白A异常和/或合成磷脂酰胆碱胆固醇酰基转移酶的减少，可导致α-脂蛋白、前β-脂蛋白含量的降低，尤其是α-脂蛋白。梗阻性黄疸时，血清中可出现脂蛋白X，它是临床上识别胆汁淤积的标志物之一。

（四）胆汁酸

胆汁酸是胆汁的主要成分之一，正常人空腹时血清含量很低，一般在5μmol/L以下，餐后可升高2～6倍，肝胆疾病时可明显升高。肝细胞损害时，肝脏合成胆酸能力下降，而鹅去氧胆酸变化不大，故血清胆酸/鹅去氧胆酸比值下降，常小于1，胆汁淤积性黄疸时，该比值升高。

七、综合评分系统

临床上，目前我国肝病手术患者多存在肝硬化，因此，上述单一指标很难准确评估肝脏功能的代偿状态，常需要结合多种指标进行肝脏功能及患者预后评估。对于肝硬化患者而言，目前常用的评估体系主要有Child-pugh与MELD评分系统。

Child-pugh评分系统综合了与肝脏功能相关的临床及生化指标，由白蛋白、胆红素、凝血酶原时间、腹腔积液和肝性脑病程度等指标构成，根据患者积分值可将肝脏功能分为Child-pugh A、B、C三个等级，其中A级，5~6分；B级，7~9分；C级：10~15分。肝切除的适应证应选择Child-pugh A级患者，B级患者选择肝切除应该慎重，C级患者不适合施行任何术式的肝切除。

终末期肝病模型（model for end stage liver disease，MELD）评分系统最初用来预测接受经颈静脉门-体静脉分流术的肝硬化患者的短期生存时间，其减少了Child-pugh分级中主观因素的影响，目前被认为可以较准确判定终末期肝病患者病情的严重程度和预后，已被临床广泛应用。MELD评分=9.6×ln（肌酐mg/dl）+3.8×ln（胆红素mg/dl）+11.2×ln（凝血酶原时间国际标准化比值）+6.4×病因（胆汁淤积性和酒精性肝硬化为0，病毒等其他原因肝硬化为1），结果取整数。MELD评分可以用来预测肝硬化患者肝切除术后肝脏功能衰竭的风险，当MELD评分>11分时，术后出现肝脏功能衰竭的概率高，术后MELD评分的动态变化有助于预测发生肝脏功能衰竭的可能性。

八、定量肝功能实验

定量肝功能实验是通过测定肝脏对某些外源性化合物的清除能力来了解肝脏贮备能力。目前应用的外源性化合物大致可分为两种：一种在体内不经代谢而直接排出，如吲哚氰绿、磺溴酞钠等，其清除与肝脏血流有关。另一种是经肝细胞内某些酶进行代谢而清除的药物，如利多卡因、咖啡因等，其清除与功能性肝细胞的容量密切相关，主要反映肝脏代谢功能的变化。

肝脏的贮备功能主要由以下3方面决定的：有功能肝细胞总数；血-肝交换；微粒体功能。半乳糖清除试验主要反映有功能肝细胞总数，吲哚氰绿试验主要反映血-肝交换情况。氨基比林清除试验、咖啡因清除试验与利多卡因及其代谢产物（monoethylglycinexylidide，MEGX）试验主要反映微粒体功能（P450系统）。每种定量肝功能试验都有其优缺点，联合应用各种定量肝功能试验，能更好地反映肝脏的贮备功能。

32

其中，吲哚氰绿（ICG）试验对于肝功能的判断较为敏感，且较安全，极少引起过敏反应，在临床上广泛应用于肝血流量的测定和肝功能的评价。ICG是一种合成的三羰花青系红外感光深蓝绿色染料，在血液中与血清白蛋白、β-脂蛋白结合，被肝脏摄取，然后以游离形式分泌到胆汁，经肠、粪便排出体外，不参加肝、肠循环与生化转化，也不从肾脏排泄。ICG排泄的快慢取决于肝脏功能细胞群数量和肝脏血流量。通常以注射后15分钟血清中ICG滞留率（indocyanine green retention rate at 15min，ICGR15）或ICG最大清除率（indocyanine green maximum removal rate，ICGRmax）作为量化评估肝脏储备功能的指标。ICGR15对肝硬化患者肝切除的预后判断价值已经得到证实。在Child A级患者中ICGR15>14%，则肝切除手术风险增大；若ICGR15>20%，则超过2个肝段的大范围肝切除的风险很大。一些学者据此提出了基于ICGR15的肝切除安全限量评估系统。值得注意的是，ICGR排泄速率受肝脏血流量影响较大，门静脉栓塞和肝内动、静脉瘘等引起的肝脏血流异常以及胆红素水平升高、胆汁排泌障碍或者应用血管扩张剂等也会影响结果的准确性。

九、肝纤维化的血清学检查

肝纤维化是慢性肝病尤其是肝硬化的重要病理特征，是各种慢性肝损害进展为肝硬化的必经途径。因此有必要了解肝纤维化的检查方法。至今肝活检仍然是诊断肝纤维化最可靠的方法，但由于肝穿刺的盲目性、取材不够等原因存在一定误差，且因其创伤性，多数患者不愿接受，动态观察更为困难。超声、CT等多只能在肝纤维化晚期、肝硬化时才能出现异常图像，因此不可能作为早期诊断。近年来，瞬时弹性成像（TE）、磁共振弹性成像（MRE）、声辐射力脉冲（ARFI）成像等一系列肝纤维化无创性检测技术不断涌现，尤其TE已成为公认的较好的无创肝纤维化评估方法在临床广泛应用，但其受肝脏严重炎症、高胆红素等多种因素的影响，解读检测结果时需要具体分析。

肝纤维化实质上是细胞外基质的过度沉积，由于其合成与降解代谢失衡所致，其代谢产物与相关的酶入血，可作为肝纤维化标志物，其异常改变较早，有利于早期诊断，并且能动态观察。目前常用的血清肝纤维化指标主要有：

1. Ⅲ型前胶原氨基端肽（PⅢP） 是Ⅲ型前胶原裂解下来的氨基端片段，其含量反映胶原的代谢情况，当其合成旺盛时，血清水平升高。肝硬化晚期因纤维合成与降解不活跃时，PⅢP水平反而较前下降。

2. Ⅳ型胶原 Ⅳ型胶原网状结构中不仅含Ⅳ型胶原的主三螺旋区，也含其氨基端的四聚体（PⅣ-ⅣNP，7S胶原）和羧基端的二聚体（PⅣCP）。它们是反映基底膜胶原更新率的指标，慢性肝病患者血清Ⅳ型胶原主三螺旋区、7S胶原和PⅣCP的增高程度，与组织学上的肝纤维化程度相关。

3. 层连蛋白（LN） 层连蛋白是基底膜成分中的主要糖蛋白，在肝内与Ⅳ型胶原共同分布，大量沉积则引起肝窦毛细血管化，故其血清值被认为是反映基底膜更新率的指标，可反映肝窦的毛细血管化和汇管区纤维化。血清LN对判断肝纤维化的敏感性、特异性和正确率分别为63%、98%和92%，但其敏感性不及PⅢP和7S胶原。有报道肝病患者血清LN水平还与门静脉高压有一定相关性。

4. 透明质酸（HA） 是一种糖胺多糖，由间质细胞合成，主要由肝内皮细胞摄取和降解，可反映肝纤维化和肝损伤。有人报道肝病患者若HA>250ng/ml，诊断肝硬化的准确率可达80%以上，但要注意炎症对其存在一定的影响。

此外，肝硬化患者可出现胶原降解酶（基质金属蛋白酶，MMPs）及其抑制物（TIMPs）、细胞因子的变化。有人发现肝病患者 TIMP-1 水平较正常人明显升高，且与 PⅢP、Ⅳ型胶原密切相关。TIMP-1 升高与胶原酶活性减少两者呈负相关，因此，检查血清中的 TIMP-1 和胶原酶的活性具有一定价值。

但由于细胞外基质成分繁多，其形成机制复杂。因此，仅测定某一种成分不可能正确判断肝纤维化，必须合理地联合几种成分测定才有临床诊断意义。目前临床上多采用Ⅲ型前胶原肽（PⅢP）、层连蛋白（LN）或Ⅳ型胶原和透明质酸（HA）组成联合测定谱，有人认为血小板计数也有利于肝纤维化的诊断。此外，解读血清学指标时，应当密切结合临床来评价。

十、肝癌标志

肝癌，尤其是原发性肝细胞癌在我国发病率较高，因此有必要在此简要介绍一下肝癌的血清学标志，以示重视。

尽管肝癌的血清学标志物是关注的热点，新的指标不断涌现，但对于目前指标的临床诊断价值尚存在争议。近年的欧美国家相关的指南，肝癌的诊断更多依赖于影像学，不再将甲胎蛋白（AFP）作为筛查必需指标，但我国的肝细胞癌（HCC）大多与 HBV 感染有关，与西方国家 HCC 的常见致病因素存在差异，结合我国的国情和研究结果，我国仍将 AFP 作为常规监测与筛查的指标。尽管有多种肝细胞癌辅助诊断的血清标志物，但迄今为止，血清 AFP 及其异质体仍是诊断肝癌的特异性强的重要辅助指标，普遍应用于我国肝癌的普查、早期诊断、术后监测和随访。AFP 诊断肝细胞癌的标准各家略有差异，但多数学者认为对于 AFP≥400μg/L 超过 1 个月，或≥200μg/L 持续 2 个月，排除妊娠、生殖腺胚胎癌和活动性肝病，应该高度怀疑肝癌，并需要同期进行影像学检查进行验证。如 AFP 低浓度持续阳性（连续 2 个月测 3 次以上，均在 50～200ng/ml 之间）的患者是肝癌高发人群，且部分已是亚临床肝癌，要重视对甲胎蛋白低浓度的动态观察。值得注意的是，尚有30%～40%的肝癌患者 AFP 检测呈阴性。肝内胆管细胞癌、高分化和低分化 HCC，或 HCC 已坏死液化者，AFP 可不增高。因此，仅靠 AFP 不能诊断所有的肝癌。对于肝病患者，尤其要强调需要定期检测和动态观察，并且要借助于影像学检查，必要时结合病理学活检等手段来明确诊断。

此外，其他可用于 HCC 辅助诊断的标志物还有多种血清酶，如异常凝血酶原（DCP）、α1-L 岩藻糖苷酶（AFU）、高尔基体蛋白 73（GP73）、DKK1 蛋白、γ-谷氨酰转肽酶同工酶Ⅱ、碱性磷酸酶同工酶Ⅰ等。联合检测多种尤其是特异性较强的标志物，可有助于提高肝癌诊断的阳性率。

十一、肝脏疾病的特殊检查方法

肝脏疾病的诊治有时尚需要结合病理、影像、内镜检查、放射介入等检查。它们在相关章节及专著中有详尽描述，故在此仅作简要介绍。肝活体组织学检查是获得病理学诊断的唯一途径，可在手术或腹腔镜下进行，也可经皮定位或在超声、CT 引导下穿刺，对肝病的诊断具有重要意义，但在临床工作中应了解其也存在一定的创伤性与误差。选择性动脉造影，对于肝内占位性病变的诊断与治疗具有重要意义，肠系膜动脉造影在诊治原因不明的消化道出血方面占有一定地位。门静脉造影与测压对于门静脉高压的程度尤其是受阻的部位、门腔静脉分流的主要部位及血流情况的估计，对于门静脉高压症出血治疗方案的选择有一定帮助。胃镜检查对于食管胃底静脉曲张的早期发现要优于钡餐检查，且可同时进行内镜下治疗，也有助于上消化道出血的鉴别诊断。逆行胰胆管造影、经皮肝穿刺胆系造影在胆道梗阻的诊断与治疗方面占有一席之地。随着超声、CT、MRI 等影像技术的发展，它们在了解肝、胆、脾、胰等脏器形态、占位性病变的定位诊断方面发挥越来越重要的作用。瞬时弹性成像技术已成为公认的肝纤维化无创性检测手段，其他无创肝纤维化评估技术不断涌现，但我们应当注意这些检查在疾病的诊断等方面均存在一定的局限性。

临床上，准确评估肝脏储备功能，对于治疗方案的合理选择，降低患者尤其是肝硬化患者的术后病死率具有十分重要的意义。目前倾向于同时应用多种方法对肝脏储备功能进行综合评估，除临床常用的肝功能化验检查外，常采用的方法包括 ICGR15、Child-pugh 评分、MELD 评分、肝实质及脉管病变影像学评估、肝脏体积测量等。

总之，肝功能试验的种类繁多，常用的肝胆疾病筛选试验主要涉及反映肝细胞损伤、胆汁淤积、肝纤维化程度与病情估计、肝病原因等方面，应根据临床需要，有目的地选择试验项目，切忌滥开化验单。临床上检测肝功能试验的目的在于：①筛选肝胆疾病；②协助鉴别黄疸；③了解全身疾病等多种因素对肝脏功能的影响；④估计肝脏损害的严重程度和预后。在评价肝功能试验时，应当注意由于肝脏功能贮备及代偿能力较大，某些肝功能试验正常，并不能否认肝胆疾病的存在。一种试验可能反映肝功能的一个侧面，应根据需要合理选择几个项目，意义更大，单因素分析肝功能较片面；多数肝功能试验的特异性不强，某些肝外疾病也会出现异常结果，肝功能试验的结果受取材、检验方法、试验人员等多种因素的影响，应注意区分。肝功能试验的解释必须密切结合临床、病理、影像等，才能发挥应有的作用。

（韩 涛　钱绍诚）

第四节　肝 脓 肿

常见的肝脓肿（abscess of the liver）按病因分有细菌性或化脓性肝脓肿和阿米巴性肝脓肿两种。前者系由化脓性细菌感染，后者则由阿米巴原虫感染所致，其中以细菌性肝脓肿最常见，占肝脓肿发病率的 80%。美国肝脓肿发病率27/100万~41/100万，我国肝脓肿发病率为57/100万。

一、细菌性肝脓肿

【病因】

细菌性肝脓肿（bacterial liver abscess）（亦称化脓性脓肿）为肝脏以外存在感染病灶，经不同途径细菌到达肝脏形成脓肿。细菌侵入肝脏的途径如下：①胆道感染。此途径最多见。因胆道感染很常见，尤其是胆管结石合并胆管炎，化脓的胆汁上行到肝内胆管，在肝内小胆管可能形成多数小脓肿；②血行感染：凡门静脉引流区域存在化脓性感染病灶，细菌均可经门静脉进入肝内形成多发脓肿。痔感染或盆腔感染亦有可能。周身化脓性感染当有菌血症或脓毒血症时，细菌亦可经肝动脉进入肝内。但由门静脉引起者要比肝动脉来源为多；③淋巴感染。肝顶裸区部分与膈肌相连，肝与胸腔有淋巴交通，故胸腔感染可通过淋巴管引起肝脏的感染。肝邻近器官的感染亦可通过淋巴系统侵入肝脏。④开放性肝脏外伤性破裂，或者由邻近器官破溃直接侵入，细菌可直接进入肝脏引起感染形成肝脓肿。⑤还有约占10%~15%不明原因的肝脓肿称隐匿性肝脓肿。

【病理】

化脓性肝脓肿单发的多为较大脓肿，而多发脓肿一般为多个小脓肿，有时多个小脓肿互相融合形成稍大的脓肿。致病细菌多为大肠埃希菌、肺炎克雷伯杆菌、金黄色葡萄球菌，也可合并厌氧菌混合感染。在美国和欧洲国家，肝脓肿的病原菌主要是链球菌和大肠埃希菌，在我国和亚洲地区肺炎克雷伯杆菌引起的肝脓肿逐渐增多，目前已逐渐取代大肠埃希菌成为导致肝脓肿的主要病原菌。

32

【临床表现】

细菌性肝脓肿的诊断常因缺乏典型的症状和体征，易被误诊和漏诊而延误治疗。患者起病急，发冷、高热可达40℃以上，觉上腹部及肝区痛，呈持续性钝痛或胀痛，有时可伴右肩不牵涉痛。但是具有典型表现的患者仅占约30%。肝顶部脓肿破溃可形成膈下脓肿。感染严重时周身中毒症状明显，可出现全身炎性反应综合征（SIRS）、感染性休克及多器官系统功能衰竭（MODF），恶心、食欲不振、大量出汗，如果继发胸腔积液还可以伴有胸痛或者呼吸困难。局部体征可触知肝大并有压痛，肝区有叩击痛。

糖尿病是肝脓肿的危险因素之一，伴有糖尿病的患者更容易出现恶心与呕吐等症状，体温>38.5℃的可能性更高，容易形成多发脓肿，而且形成产气脓肿的概率更高，脓肿复发率、SIRS和MODS的发生率均高于非糖尿病患者。由肺炎克雷伯杆菌所引起的肝脓肿更容易产生侵袭综合征，表现为除肝脏的感染，肝外脏器如肺部，中枢神经系统和眼部都是常见肝外侵及器官，眼内炎和脑膜炎是两个最常见的肝外感染表现，如果伴有肺栓塞或脓胸导致病死率明显增加。

【鉴别诊断】

肝脓肿的诊断还要注意以下情况：①除外胆囊和胆道感染、右膈下脓肿、右下叶肺炎及脓胸等情况。②需要和肝脏良性占位如阿米巴性肝脓肿、肝囊肿合并出血及感染、肝棘球蚴病、肝结核、炎性假瘤、错构瘤、囊腺瘤等相鉴别。③要除外肝脏恶性占位如肝癌、胆管癌、囊腺癌、肝转移癌及肿瘤囊性变。

【化验室检查】

白细胞升高，明显核左移，甚至可高达（20~30）×10^9/L，中性粒细胞90%以上。肝功能异常者可表现为血清转氨酶、碱性磷酸酶轻度升高，黄疸少见，急性期患者血液细菌培养阳性。脓肿穿刺物细菌最具有特异性的诊断性检查，多为灰白或灰黄或带血性的浑浊脓液，脓液培养结果可分离出多种致病菌，文献报道对糖尿病合并细菌性肝脓肿的病原学，均以肺炎克雷伯氏菌最常见，因此血糖的检测尤为重要。C-反应蛋白（CRP）是肝脏内皮细胞合成的炎症蛋白，不仅可以迅速、准确、敏感地反映炎症的程度，还可以作为监测治疗效果的重要指标。血清降钙素原（PCT）是一种诊断细菌性感染的细胞因子指标，目前已被广泛运用于感染性疾病的诊疗中。细菌性肝脓肿患者，体内降钙素原含量会明显升高，因此，血清降钙素原能够用于早期检测，能够有效掌握患者的病情发展及预后。

【影像学检查】

1. X线检查　可见右侧膈肌升高、固定、呼吸运动消失，右侧胸腔可能有反应性积液。

2. B型超声波　在肝内可见多数小的液平，即可作为确定性诊断。B超具有无创，经济、方便等优点，不仅可以测定脓肿部位、大小及距体表深度，还可以确定脓肿是否液化，并引导穿刺置管引流，因此B超已成为首选的影像学检查，其敏感性可以达到96%。

3. CT　平扫一般呈圆形或卵圆形低密度区、边界清楚，有时可见一圈密度高于脓腔，但低于正常组织的低密度环，脓肿密度低而均匀，CT值为2~36HU，增强后CT扫描，脓肿壁可呈环状强化，其密度高于邻近的正常肝实质，而脓腔及周围水肿无强化，呈不同密度的环形强化带即呈环靶征。CT对肝脓肿诊断敏感性更高，可达到98%。

4. MRI　肝脓肿脓液具有较长的T_1和T_2弛豫时间，急性肝脓肿在T_1加权图像上呈圆形或卵圆形低信号区，信号强度可略有不均，在T_2加权图像上，急性肝脓肿可呈大片高信号区，是肝组织广泛水肿和脓液所致。脓肿壁因炎症充血带及纤维肉芽组织而呈等或者稍高信号。增强MRI扫描在动脉期脓肿壁即可出现强化，但程度较轻，而脓肿周围肝实质因充血可见明显片样强化，脓腔不强化，呈“晕环样”。放射性核素肝扫描因不能看出较小的脓肿，故其诊断价值不如以上二者准确。

【治疗】

根据病情采取综合治疗，包括内科保守治疗、经皮经肝穿刺引流、手术及中医中药治疗。

1. 内科保守治疗　3cm 以下的小脓肿或早期肝脓肿尚未完全液化的患者给予内科保守治疗。包括全身对症营养支持、积极控制血糖、根据经验选用广谱抗生素等，如第 3 代头孢菌素，必要时可选用含 β-内酰胺酶抑制剂的复合制剂如头孢哌酮/舒巴坦、哌拉西林/他唑巴坦等。根据细菌培养和药敏结果回报后选择敏感抗生素。同时治疗原发疾病和伴发疾病，如胆道疾病等。对于伴有 SIRS 或者 MODS 者，应积极抗休克、抑制炎性反应，必要时采用持续血液滤过来清除体内炎性介质和毒素。

2. 经皮穿刺肝脓肿引流　采用 Seldinger 技术，可在 CT 或超声引导下作穿刺或置管引流。其操作方法经济、简便易行、微创、有效等优点，目前已成为肝脓肿治疗的首选治疗方法。尤其适合于单个液化较大脓肿，对具有分隔及多发脓肿可分次处理。

3. 外科引流与外科切除　包括开腹手术与腹腔镜肝脓肿手术。早期肝脓肿的治疗以开腹手术引流为主，但手术并发症发生率和手术死亡率均较高。目前主要适于穿刺置管引流不畅，病情控制效果不佳者；需同时处理原发病变者（如合并胆道疾病）；已发生脓肿穿破胸、腹腔或胆道等情况。包括经腹腔切开引流术、腹膜外脓肿切开引流术、后侧脓肿切开引流术、病变肝叶切除等。外科切除适于病程长的慢性厚壁脓肿，用切开脓肿引流的方式，难以使脓腔塌陷，长期残留无效腔，创口经久不愈者；肝脓肿切开引流后，留有窦道长期不愈，流脓不断，不能自愈者；合并某肝段胆管结石，肝内因反复感染、组织破坏、萎缩，失去正常生理功能者等情况。

4. 中医中药治疗　作为内科治疗的一部分，贯穿整个治疗过程，可采取清热解毒、活血化瘀等。

二、阿米巴性肝脓肿

【病因】

肠道受阿米巴感染，阿米巴侵入肠壁静脉经门静脉到达肝脏破坏肝组织形成较大脓肿。但询问阿米巴肝脓肿（amebic abscess of liver）患者的病史，只约 1/3 过去有阿米巴痢疾的病史。因只有左侧结肠阿米巴才易有痢疾症状，右侧结肠有阿米巴感染时肠内的血液和脓性物质与大便混合不易被发觉。

【病理】

溶组织性阿米巴（ameba histolytica）在肝内能破坏肝细胞和小血管，故阿米巴肝脓肿多为巨大的单一脓肿，也可有多发性，但少见。由于肝组织和小血管的破坏，典型的阿米巴肝脓肿的脓液为巧克力色。但也有例外情况，当患者长期卧床，脓肿内的固体成分沉淀到脓肿的下部，在做肝穿刺抽脓时如穿刺针只达到脓肿的上部，则抽出脓液也可能是草绿色的。肝脏两侧均能发生阿米巴脓肿，但 80% 发生在右肝。有人解释肠系膜上静脉的血液多进入右肝，肠系膜下静脉的血液多进入左肝。肠系膜上静脉引流结肠的长度大于肠系膜下静脉所引流的长度。阿米巴是需氧的，它附着在脓肿周围的部位，故在穿刺或引流的脓液中找不到阿米巴。当切开引流数日后阿米巴脱落到脓肿内方能找到。阿米巴肝脓肿是无菌的，如有细菌混合感染则其临床表现与化脓性脓肿相似。

【临床表现】

多为中年男性，起病比化脓性肝脓肿略缓，但也有的病例是在阿米巴痢疾急性期并发的。症状包括寒战高热，持续或间歇发作，但体温比化脓性脓肿略低，在 38～39℃左右。如继发感染则温度达 40℃以上，少部分患者可伴发黄疸。患者多主诉上腹或肝区疼痛，深呼吸或咳嗽时加重，伴纳差、乏力、体重减轻等。如破入腹腔、胸腔可导致全腹膜炎、脓胸等。肝阿米巴脓肿与腹前壁粘连并溃破到腹前壁肌层内，临床表现为上腹的可复性肿物，不发热，可误诊为胸壁结核、寒性脓肿。查体多在肋下可触及肿大肝脏或肿块，有触痛。

【化验室及特殊检查】

白细胞及中性粒细胞增高，也比化脓性脓肿低，一般白细胞在（10~20）$\times10^9$/L 之间。血清学阿米巴抗体阳性。X 线检查右膈肌升高、固定、失去呼吸运动。在肝脏肿块处或肝压痛点最明显处穿刺抽出巧克力色脓液即可确诊，穿刺抽取脓液查阿米巴滋养体可进一步明确诊断。但现在首选诊断方法为 B 型超声波检查，可见肝内有较大的占位性病变，内为脓液，并可看到脓肿之大小、位置及数目，对患者的干扰又小，CT，MRI 检查和细菌性肝脓肿影像相同，放射性核素肝扫描亦可见到肝内有较大的占位性改变。两种肝脓肿的鉴别（表 32-4-1）。

【并发症】

阿米巴肝脓肿的主要并发症为穿破。穿破至腹腔则表现出急性全腹痛及弥漫性腹膜炎之症状，应立即手术引流脓腔及腹腔。在腹膜炎手术探查如找不到病因时，必须探查肝脏排除肝脓肿破裂。肝顶部之脓肿与膈肌粘连则能破入胸腔形成脓胸。患者突然胸部疼痛及呼吸困难，亦需立即手术引流脓腔及胸腔。如穿破前膈肌上面已与肺底粘连，则脓肿能穿入肺内形成肺脓肿，如穿入气管则大量脓液进入气管造成窒息很快死亡。

【鉴别诊断】

主要与细菌性肝脓肿、肝癌、膈下脓肿相鉴别。与膈下脓肿临床表现很相似，但原发性膈下脓肿很少，多为继发于上腹部手术术后、腹腔内炎症或穿孔、外伤等。在询问病史时应注意患者在此次发病前有无溃疡病穿孔、化脓性阑尾炎、胰腺炎及腹部外伤等情况。现在 B 型超声波可清楚地定位脓肿是在肝内或膈肌下间隙。

表 32-4-1 肝化脓性及阿米巴脓肿的鉴别

症状及检查	化脓性	阿米巴性
起病	急，全身炎症反应重，多有胆道感染等病史	略缓，多有痢疾病史
体温	升高明显，甚至 40℃以上	38~39℃
血液检查	白细胞及中性粒细胞比例明显升高，血培养可阳性	稍轻，血清阿米巴抗体阳性，如无感染细菌培养阴性
影像学检查	多发小脓肿	单发大脓肿
粪便检查	(-)	约 1/3 可找到阿米巴滋养体或包囊
脓液	多为黄白色，细菌培养可阳性	棕褐色、无臭味，可找到滋养体，如无感染细菌培养阴性

【治疗】

在 20 世纪初所有阿米巴肝脓肿均用手术切开引流治疗，当时死亡率很高，自 1933 年依米丁（emetine 吐根素）用于抗阿米巴治疗后，主要为内科治疗，即给予依米丁、氯喹、甲硝唑、及喹诺酮类等抗阿米巴药物，附加间断由脓肿穿刺抽脓，效果很好，死亡率大为下降，症状很快得到控制，脓肿亦逐渐消失。较大脓肿可在 B 超引导下行穿刺引流，脓液送检细菌培养及药敏实验，并送检原虫。病程较长，一般情况较差应给予全身支持治疗。但在以下情况仍需手术引流。①脓腔太大，为预防破裂宜早行手术引流；②脓肿穿破到腹腔或胸腔，如前所述需急症手术，引流脓肿和胸腹腔；③脓肿合并化脓菌感染，即混合感染，此时临床表现与化脓性感染相似，症状严重，亦需手术引流；④反复穿刺抽脓及药物治疗后，症状仍不好转，此时多为脓液黏稠度大或脓腔为哑铃形穿刺不易抽尽；⑤左肝脓肿，因肝左叶比右叶小，穿刺时有将脓肿穿破之顾虑。

32

外科手术引流方法：首先根据 B 型超声波检查结果设计切口的位置，切口愈能接近脓肿愈好，腹直肌切口或肋缘下斜切口均可，进入腹腔暴露肝脓肿后用盐水纱垫把腹腔其他器官保护好。在脓肿靠下部的位置做一切口，吸尽脓腔内的脓液，再用生理盐水洗净。将一较粗的橡胶管放入脓腔经腹壁另一切口引流至腹腔外接一无菌地瓶。用可吸收缝线在脓肿引流管周围做一荷包缝合，将引流管固定以防脱落。在靠近引流管由肝出口附近另置一腹腔引流。肝脓肿穿破到腹腔者术式同前但切口需稍大，把腹腔内脓液吸净再洗净腹腔，另在下腹放置引流。脓肿穿破到胸腔者腹腔术式亦同上，再另做一胸部切口，洗净胸腔后做一闭式引流。脓肿穿破至肺内者，肺内脓腔亦需引流或做受累部分肺局部切除。

（张金卷 郑 云）

第五节 肝囊肿

肝囊肿（cyst of the liver）按其病因是否为寄生虫引起和多发或单发分为以下几种：①非寄生虫性孤立性肝囊肿；②非寄生虫性多发性肝囊肿，即多囊肝；③寄生虫性肝囊肿，即肝棘球蚴。

一、非寄生虫性孤立性肝囊肿

以往认为非寄生虫性孤立性肝囊肿发病率较低，如今随着腹部影像技术的不断发展和普及，肝囊肿发病率逐渐增加，无症状的肝囊肿并不少见，尸检检出率为 1%，B 超及 CT 检出率不同文献报道为 2.5%~4.75%，其中 61.2%为单纯性肝囊肿，其中 92%以上患者的年龄超过 40 岁，而 60 岁以上的发病率明显增加。女性更为常见，无症状患者女性与男性的比率为 1.5：1，有症状患者女性与男性的比率为 9：1。

【病因与病理】

非寄生虫性孤立性肝囊肿的病因可分为先天性、肿瘤性、外伤性及炎症性 4 种，其中先天性多见，其他原因所致者均少见。囊肿又有单房与多房之分，以单房囊肿为多见。

先天性肝囊肿病因目前尚未完全清楚，多数学者认为在胚胎发育时局部胆管或淋巴管因炎症上皮增生阻塞，导致管腔内容物潴留，逐渐形成囊肿。肿瘤性囊肿主要包括囊腺瘤和囊腺癌。外伤性囊肿为肝挫伤后肝实质产生血肿，血肿液化坏死后形成一假性囊肿，囊肿壁无上皮内衬。炎症性肝囊肿为肝内胆管多发结石阻塞或炎症狭窄梗阻，在梗阻以上或两段梗阻之间的胆管囊性扩张，乃肝内结石的并发症。后两种均系假性囊肿，治疗方法亦不同，在诊断时需加以鉴别。

非寄生虫性孤立性肝囊肿多发生于肝右叶。囊肿的大小差异很大，囊内为浆液，不与胆管想通，所含液体由数毫升至十余升。此种囊肿发生于肝实质内，较大囊肿突出于肝表面。囊肿突出肝脏部分的表面为肝脏腹膜所覆盖，表面光滑呈圆形或椭圆形，有少数囊肿与肝脏脏面相连呈悬垂状。囊壁内衬以柱状或立方上皮，外层为纤维组织。周围肝组织因受压而发生萎缩变性。囊内液体多为清亮透明，不含胆汁；若肝囊肿曾经合并囊内出血、感染等并发症，囊液可变为棕褐色混浊液。

【临床表现】

本病虽多为先天原因，中年以后女性多见，因需相当长时间囊内液体才能达到足够数量。

大多数非寄生虫性孤立性肝囊肿是无症状的。多为无意中或查体时被医生发现右肋缘下或上腹有一肿物。较大囊肿可能出现压迫症状，如压迫胃肠道可出现饭后上腹不适，向上压迫胸腔可能有气短，不能平卧等。囊肿压迫下腔静脉可引起双下肢水肿，压迫门静脉可导致门静脉高压症，囊肿压迫胆管引起黄疸。囊肿若发生出血、继发感染可有上腹痛及发热等。

查体可发现在上腹或右上腹可触及一无痛性肿块，随呼吸移动，表面光滑有韧性或囊性；有时可触及肝边缘，因囊肿将肝向下推移所致。化验室检查无异常，肝功能试验一般为正常。

【影像学检查】

1. B 型超声波　是最简单而准确的诊断方法，典型表现为肝内单个或多发圆形边界清楚的无回声区，壁薄且光滑。它可明确囊肿的部位、大小、并可与肝、腹腔囊肿，肝棘球囊肿等相鉴别。其敏感性和特异性均超过 90% 以上，是首选的诊断方法。

2. CT　平扫单纯性肝囊肿呈单发或多发低密度影像，边缘光滑锐利（图 32-5-1），其 CT 值范围约在 10~15HU，增强后扫描肝囊肿不强化。如发现囊肿分隔多腔或囊腔内有乳头状突起，并有强化时，应考虑囊腺瘤或囊腺癌的可能。

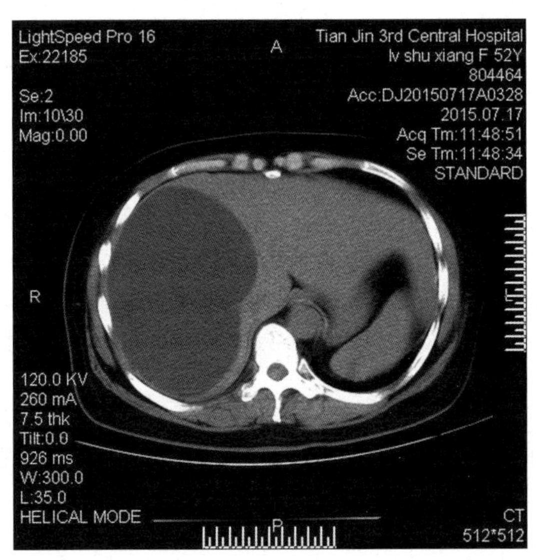

▶ 图 32-5-1　肝囊肿 CT 平扫

3. MRI　肝囊肿具有很长的 T_1 和 T_2 弛豫时间，在 T_1 加权图像上较大肝囊肿一般呈极低信号区，信号强度均匀，边界清楚锐利，T_2 加权图像上，肝囊肿呈均匀高信号，边界清楚。

【治疗】

本病发展缓慢，绝大多数单纯性肝囊肿保持无症状，较小囊肿可用 B 型超声波检查定期观察。较大囊肿因能压迫邻近肝组织导致萎缩，具有压迫症状或感染、出血等并发症时，以手术治疗为宜。

1. 手术方法　包括开腹或腹腔镜下手术。随着腹腔镜技术的日益成熟，具有微创、恢复快、复发率低等的优点，目前已被广泛应用于有症状的单纯性肝囊肿的治疗。①囊肿切除术，囊肿多与正常肝组织之间有较清楚的界限，能较容易地从肝脏解剖出来将囊肿完全切除，将肝断面缝合；适于单纯性肝囊肿诊断不够明确、不能排除胆管囊腺瘤（癌）以及合并感染出血等情况患者；②肝叶切除术，囊肿如位于左外侧叶可将左外侧叶与囊肿一并切除；因肝叶切除手术风险较高尤其适于考虑囊腺瘤或囊腺癌患者。③囊肿开窗术，适用于较表浅的囊肿。如囊肿与周围肝组织粘连紧密不易分离，或囊肿位置接近肝门或第 2 肝门处可将囊肿壁剪开，吸尽囊内容，再用甲醛溶液涂布在囊内壁，破坏囊内壁上皮，用生理盐水洗净后，放粗硅胶管于囊腔内引流，以后囊壁受腹腔内脏器压迫自然闭合，引流管无分泌物后拔除。肝囊肿开窗术中应尽量选择低位、无肝实质的囊壁处，尽量切除多一些囊壁（>1/3）；应先穿刺抽液确认不含胆汁后才能实施；囊壁应以氩氦刀、电凝等破坏内皮细胞，消除其分泌功能。

2. B 型超声、CT 定位引导经皮穿刺注射硬化剂治疗肝囊肿　在很多单位已经成为常规治疗方法。是经 B 型超声波，CT 定位引导经皮穿刺至囊腔，将囊内液体抽吸后，注入无水酒精，方法简便，尤其在彩色多普勒超声显像，更具有其优越性，因囊内分隔，产生大量强回声干扰，往往影响辨别针尖位置，彩色多普勒超声波显像则可克服这一不足，而且还可以避开（血管及重要脏器结构，降低出血等严重并发症发生机会。该方法具有创伤小、恢复快、简便易行等优点。缺点是治疗后肝囊肿复发率仍较高，反复治疗有并发感染可能，尤其是对巨大肝囊肿。囊液内含有胆汁疑与胆道相通者则不适于此方法治疗；合并感染或压迫胆道引起黄疸患者，可先穿刺减压，病情明确后再进一步处理。

32

二、非寄生虫性多发性肝囊肿

非寄生虫性多发性肝囊肿又叫多囊肝或肝囊性病。本病为先天性原因，多囊肝是一种常染色体显性遗传病。目前已知与多囊肝相关基因包括：独立型多囊肝基因 PRCKSH、SEC63，多囊肾病基因有 PKD1 与 PKD2。多囊肝好发于女性。因肝内管道系统的连接异常，在肝内形成无数的潴留性囊肿。管道畸形主要为淋巴管异常，囊内液体为淋巴性。

【临床表现】

患者多无黄疸，此与先天性肝内胆管闭锁不同。本病有时合并其他脏器的多发性囊肿，如肾、胰、肺、脾等。本病与单发囊肿相似，出现症状多在中年以后。首先出现的症状是上腹及右肋下肿块，不痛，除囊肿很大能出现压迫症状外无其他异常。随着病情进展，肝内囊肿不断增大、增多，患者逐渐出现加重的腹胀、餐后饱胀、食欲减退、恶心甚至呕吐，可扪及上腹部包块；囊肿压迫胆管可引起黄疸；压迫下腔静脉时，患者可出现下肢水肿等症状；晚期可引起肝衰竭。

【影像学检查】

B 型超声波和 CT 检查可见到肝内有无数大小不等的囊肿（图 32-5-2），囊肿彼此相连，多呈簇状分布，多房融合成分隔，之间多无正常肝组织，囊肿所占肝体积 50%以上。

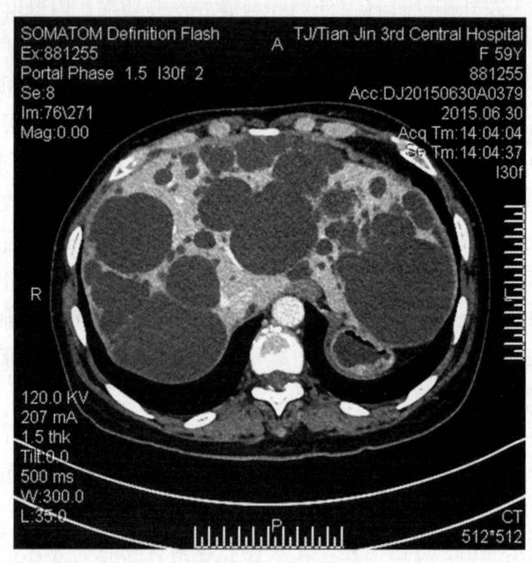

▶ 图 32-5-2 多囊肝 CT 门静脉期

【分型】

Gigot 等于 1997 年提出根据 CT 扫描所显示的肝内囊肿数目、大小及剩余肝实质量将多囊肝分为以下 3 型：Ⅰ型是指肝内有数目<10 个的大囊肿（直径>10cm）；Ⅱ型是指肝内弥漫分布多发、中等大小的囊肿，数目>10 个，但还剩余较多量正常的肝实质；Ⅲ型是指肝内弥漫分布多发、小至中等大小的囊肿，且仅剩余少量正常的肝实质。

【治疗】

本病的最后转归为多为囊肿压迫肝组织萎缩最后导致肝功能不全，外科手术不能得到根治。超声引导肝囊肿穿刺抽液、硬化剂注射治疗，起到暂时缓解症状的目的。对囊肿较大有压迫症状者可做开腹或腹腔镜手术，对大囊肿逐一做开窗术，以后囊内液体溢至腹腔内可通过腹膜吸收，能达到延缓病程和解除压迫的作用。可用于 Gigot Ⅰ型、部分Ⅱ型的多囊肝患者，为暂时姑息治疗。开腹或腹腔镜下肝囊肿切除术，适用于肝功能好、至少有部分肝脏没有明显病变的 GigotⅡ型、Ⅲ型的多囊肝患者；多囊肝有肝功能不全的威胁，不合并其他器官多囊性变者，是肝移植的适应证。合并多囊肾导致肾功能不全的必要时可行肝肾联合移植术。

三、寄生虫性肝囊肿

寄生虫性肝囊肿主要指肝棘球蚴病，又称肝包虫病。棘球蚴病 70% 发生于肝脏；约 20% 发生于肺部；发于心、脑、肾脏、眼眶、骨髓腔者约占 10%。肝棘球蚴病包括囊型与泡型两类：大多数为囊型棘球蚴病，即细粒棘球绦虫的蚴侵入肝脏引起的单房型棘球蚴病；少部分为多房型棘球绦虫的蚴引起的多房型棘球蚴病，即泡型棘球蚴病。本病在世界范围内均有流行，为畜牧区常见病，好发地区包括中亚、我国西北、西南地区、俄罗斯、澳洲、南美、地中海区域、中东及非洲等地。近年随着旅游贸易发展，频繁的人口流动等影响，分布更加广泛，使该病逐渐成为全球性公共卫生问题。

【病因与病理】

棘球蚴病是由棘球属（*Genus echinococcus*）虫种的幼虫所致的疾病。目前被公认的致病虫种有细粒棘球绦虫（*Echinococcus granulosus*）、多房棘球绦虫（*E. multilocularis*）、伏氏棘球绦虫（*E. Vogeli Rausch*）、少节棘球绦虫（*E. Oligarthrus*）。其形态、宿主和分布地区略有不同，我国主要以细粒棘球绦虫最为常见，少部分为多房棘球绦虫。

细粒棘球绦虫终末宿主是犬，羊、猪、牛以及人为其中间宿主。主要感染途径为与犬的密切接触。成虫长数厘米，具有头节、颈、一个未成熟体节、一个已成熟体节与一个妊娠体节。成虫寄生于犬小肠，妊娠体节破溃后，虫卵随粪便排出、常附着于犬的皮毛。与犬接触的人类容易经口直接感染，或通过人畜共饮水源间接感染。虫卵经小肠孵化后进入门静脉，70% 在肝脏中被滤出，形成囊肿，其余可能透过肝脏侵入，发于肺、心、脑、肾脏、眼眶、骨髓等处。细粒棘球绦虫引起的囊型棘球蚴病多为囊球形、充满无色囊液的单房型囊肿。囊壁分为内囊与外囊，内囊分为内外两层，内层为白色具有弹性的生发层，外层为非上皮细胞化的角皮层。这种寄生虫性囊肿逐渐生长，导致宿主组织异物反应，遂包裹空囊周围形成很厚的纤维组织层，也就是外囊。

囊内充满无色液体，上层漂浮着大量带蒂、有生殖细胞的子囊与头节，称为囊沙，子囊由生发层生出，子囊又生出头节。囊液内营养成分被子囊与头节消耗，导致虫体死亡，囊壁钙化。囊液也含有毒素，使宿主产生过敏反应。包虫囊生长缓慢，病程较长，临床多见囊肿小至 200～500ml，大至超过 10，000ml 不等。随着囊肿生长，囊壁可能破裂，头节排出至周围组织形成继发性囊肿，此外还经常会形成囊内分隔及母囊周围的囊肿。

关于细粒棘球绦虫病的免疫反应机制已经有大量研究，早期囊肿发展过程中，细胞免疫主要涉及巨噬细胞、中性粒细胞及嗜酸性粒细胞，感染早期的 IgE，IgG2 与 IgG4 水平显著增高，IgE水平增高与过敏反应相关，会引起包括皮肤瘙痒、荨麻疹、过敏性休克等症状。细粒棘球绦虫病还可以诱导TH1与TH2反应，TH1细胞因子，尤其IFN-γ是水平升高；而TH2细胞因子，例如IL-4，IL-5与IL-6水平也显示升高。但是通常来说，TH1与TH2反应为互相抑制的，因此二者为何均被诱导机制尚不明确。而在患者经过化疗、外科手术后，TH2反应迅速下降，TH1反应占据主要地位。

【临床表现】

1. 症状与体征 本病多见于畜牧区居民，患者常有多年病史，男性居多。因为囊肿生长缓慢，在肝脏内直径每年生长大概1~5mm左右，所以大多患者早期没有症状。至逐渐长大则可能产生各种压迫感。具体症状与囊肿的大小、数目、位置及周围器官组织有关。例如位于肝上部的囊肿，因横膈上抬可能影响呼吸，而位于肝下部囊肿则可能压迫胆道、胃肠道、门静脉而相应引起黄疸、胆囊增大，恶心呕吐，门脉高压症等表现。

囊肿破裂除了可能引起过敏反应外，还会导致继发性囊肿。如果破裂入胆道引起剧烈胆绞痛和黄疸，破入腹腔引起剧烈腹痛和腹膜炎，破入胸腔引起胸膜炎或支气管瘘或支气管-胆管瘘。5%~40%患者的囊肿会出现感染并发展为肝脓肿。有部分学者统计胆道穿孔发生率在90%以上。此外还会出现荨麻疹、皮肤瘙痒、呼吸困难、咳嗽、发绀等现象，晚期患者可有贫血、消瘦、乏力等表现。

2. 实验室检查 血常规嗜酸性粒细胞增多，若囊肿破入消化道，则粪便或呕吐物中可能发现虫卵。包虫囊液皮内试验（casoni test）具有简单、易行、阳性率高（90%~95%）等优点。间接血凝试验可显示包虫囊液或膜的特异性IgM抗体，阳性率为89%，敏感性与特异性较高，交叉反应少，假阳性率低，目前已经广泛应用。Weiberg补体结合试验阳性率为80%~90%，缺点为囊肿切除后半年左右时间或棘球蚴死亡时，该实验结果可靠性较差。

【影像学检查】

1. B型超声检查 超声检查简单便宜，敏感性比较高，但特异性稍差，浆液性良性囊肿、脓肿、肿瘤可能会显示出相似影像。因此可作为对疫区筛查及术后检测的首选手段。根据发育阶段的不同，可将肝包虫囊肿分为5型，Ⅰ型：单纯囊液积聚，Ⅱ型：Ⅰ型伴有囊壁分裂，Ⅲ型：Ⅰ型伴有囊内分隔，Ⅳ型：囊内杂乱回声，Ⅴ型：囊壁增厚。声像图为囊肿壁呈内外双层结构，囊腔一般为无回声区。若内囊破裂，可见囊液中弯曲折叠的回声带，形似“水百合花”形，液性暗区充于内外囊间，塌陷或浮动于囊液中的内囊壁；单纯型囊壁底部可见细小光点堆积（棘球蚴砂），改变体位可移动，一个大的囊腔内，可出现大小不一、数目不等的圆形或椭圆形小囊，此为（棘球蚴病特有的囊中囊征象）；囊壁呈强回声甚至“蛋壳样”改变提示为钙化。

2. CT 可对囊肿进行准确定位，泡球蚴型肝棘球蚴病CT下无明显界限，常呈类实质斑块状，其内可见弥散分布的点状、斑片状钙化影及病灶内坏死腔呈岩洞样改变。若囊肿破入胆管，则CT显示肝内胆管扩张，肝实质内树枝状低密度影，胆总管内可显示“串球”样低密度影。若囊肿破裂，则内囊分离形成双层囊壁“双边征”内囊。

3. MRI T_1加权图像上呈单发或多发，圆形或卵圆形低密度影，边界清晰。T_2加权图像上呈高信号，母囊信号强度高于子囊。MRI检查具有比CT更好的特异性，该检查能够更好地显示囊肿的形态与密度。在对泡型棘球蚴病的影像学评估中，MRI也能更好地显示其相对于CT的优越性。

【诊断】

肝棘球蚴病的诊断一般根据有无疫区生活史，有上腹部囊性肿块，病程较久而健康状况可者，应怀疑肝棘球蚴病。结合包虫抗体实验和影像学诊断即可诊断肝棘球蚴病。在鉴别诊断中，需注意囊肿合并感染者往往诊断为肝脓肿而忽视肝棘球蚴病，若囊肿破入胆道后子囊与碎屑堵塞胆道时，可误诊为胆石症，以上情况需结合病史参考。

【治疗】

肝棘球蚴病的治疗目的包括：①彻底清除寄生虫；②阻止复发；③降低病死率及发病率。因此要对患者的病情进行准确评估。包括囊肿的数量、大小、部位、囊肿胆管是否相通等，此外还要考虑患者的身体条件以及外科与介入科医生技能熟练度。

肝囊型棘球蚴病的治疗方法主要有三种：药物治疗和手术（开腹或腹腔镜）治疗与穿刺治疗。手术仍被认为是治疗肝棘球蚴病最有效的方法，也是唯一有望根治肝棘球蚴病的治疗方法。

1. 穿刺治疗 当患者已经不能耐受手术，且包虫侵犯多个器官，又伴有感染，可以采用经皮穿刺囊肿引流缓解症状；对于泡型肝包虫无法根治性切除，又不具备做肝移植的条件但又造成胆道梗阻者，可以行PTCD缓解症状。

2. 手术治疗 手术方法：包括非根治性手术与根治性手术。

（1）非根治性手术：

1）内囊摘除术与外囊部分切除术：切口一般选择在上腹包块隆起较显著处，充分显露病变部位后，先用过氧化氢溶液（或10%甲醛溶液）纱布垫在包虫周围，避免在手术操作过程中囊液外流导致过敏性休克。用包虫穿刺针穿刺包虫囊腔，并用吸引器连接于穿刺针将其囊液吸出，将囊壁切开取出内囊，然后用过氧化氢溶液（双氧水）反复冲洗包虫囊腔并擦洗囊壁，注意有无胆汁，缝合囊壁内的毛细胆管，将大网膜填入以消灭残腔，可在残腔内放置孔胶管一根穿于体外，术后引流管内无明显引流物，夹闭引流管2天左右若患者无明显不适即可拔管。该术式简单安全，但因残留部分外囊，故复发率高；且易发生胆漏。

32

2）肝脏部分切除术：其优势在于切除病灶彻底，没有残腔的产生。适用于局部多发病灶和大病灶，包虫囊壁厚，合并囊内感染或者囊壁并发其他病症，能够耐受此手术患者均可行肝脏部分切除术。治疗囊型棘球蚴病时，相对于保守的手术，积极的肝切除术应该是优先被考虑的。病灶巨大，剩余肝脏不能够代偿者，是该手术的禁忌。

3）姑息切除术：该法是针对晚期复杂的泡型肝棘球蚴病，包虫已侵犯重要血管或胆道系统，造成胆道梗阻或静脉回流障碍，患者又不具备做肝脏移植的条件，通过切除大部分病灶后再配合药物治疗，使患者的症状得到缓解，甚至临床症状消失。目前通过观察，做姑息切除的患者生存时间和生活质量并不低做肝脏移植的受体，但姑息切除患者的治疗费用要远远低于肝脏移植所需要的巨额费用。

（2）根治性手术：肝切除术：根治性方法，囊性和泡型均适用。由于肝泡状棘球蚴病行为方式类似慢性生长的肝癌，故又称虫癌，自1985年起肝移植被广泛应用于治疗该病，Koch等报道5年生存率为71%，无复发的6年生存率可达58%，肝棘球蚴病外科处理失败或多次手术导致肝衰竭者也可考虑行肝移植术。

3. 药物治疗 在肝脏广泛受损，患者高龄孕妇，存在其他合并症，难以手术的复杂囊肿，部分稳定或已经钙化的囊肿以及患者拒绝手术的情况下，可以考虑药物治疗。苯并咪唑的复合衍生药物，阿苯达唑（albendazole，ALB）和甲苯达唑（mebendazole，MZB）已经被7个随机对照临床试验所研究。从1984年到1986年，世界卫生组织在欧洲进行了2个多中心研究，比较ALB与MBZ，发现两者的临床疗效相似，但MBZ需要更高的剂量，且疗程不固定。Franchi等的随机对照临床试验结果提示ALB的临床疗效优于MBZ。在一篇系统评价中，我们可以认为ALB优于安慰剂，该药可以使疗程缩短，在口服3个月的疗效后，通过影像学观察囊肿减小程度，发现具有更好的疗效与治愈率。当然，已经发表的7篇文献中，有5篇认为单独应用ALB治疗肝棘球蚴病，治愈率不到60%。而联合手术治疗，则治愈率大于90%，因此可以认为，苯并咪唑衍生物单独应用无法消除病灶。ALB，剂型分乳剂，胶囊和片剂等，一般乳剂效果好于片剂和胶囊。

（张金卷 孙 伟）

第六节 门静脉高压症

门静脉高压症（portal hypertension）是指由各种原因导致的门静脉系统压力升高所引起的以食管静脉曲张、脾亢、腹水三大临床特征为主要表现的一组症候群。门静脉高压症导致的食管静脉曲张破裂出血病死率较高。目前针对门静脉高压症食管胃曲张静脉破裂出血的治疗方法很多，包括药物、内镜、经颈静脉肝内门-体分静脉流术、断流术、肝移植等。

【肝血流动力学改变】

（一）门静脉循环及其交通支

门静脉系统是在腹腔脏器与肝脏两个毛细血管网之间的低压流灌的静脉系统，血管内无静脉瓣。门静脉压力的高低是由腹腔内脏循环的供血量与肝脏血液流出道的阻力二者的关系决定的。当经肝脏的血流阻力不变，而门静脉的血流量增加时，门静脉的压力亦可升高，反之亦然。

门静脉由肠系膜上、下静脉和脾静脉汇合后组成。从解剖学来看，门静脉的属支可分为脾胃区和肠区，两者之间有着较清楚的界限。脾胃区引流胃和脾及一部分胰腺的静脉，这些静脉进入脾静脉和冠状静脉。肠区由肠系膜上静脉引流小肠和右半结肠的血液。肠系膜下静脉引流左半结肠的血液进入门静脉．有人曾认为，分流手术需要分流的血液主要是食管下端和胃底的静脉，即脾胃区血液，无必要分流全门静脉的血液。Warren于1967年提倡选择性分流术，即只分流脾胃区而不分流全门静脉系统。其方法是保留脾脏，在近肠系膜上静脉处切断脾静脉，近肝端缝扎，近脾端与肾静脉做吻合，同时结扎冠状静脉及右胃网膜血管。该手术称之为选择脾肾分流或远端脾肾分流。这种手术从理论上来看是可取的，但通过长时间实践，Warren本人也发现这种分流并未能达到选择性分流的目的。原来的侧支循环被阻断后，还会有新的侧支循环的形成。因此，还必须从门静脉系统的整体来考虑分流手术的设计，方能取得预期的疗效。

门静脉与体静脉之间有四组交通支，形成门体之间的侧支循环。平时这些交通不发达，当门静脉高压症时，这些交通支将扩张形成静脉曲张，起着自动分流的作用。四组侧支循环是：

1. 胃底及食管下端黏膜下、冠状静脉与奇静脉之间的侧支循环。

2. 直肠下端痔上静脉与痔下静脉之间的侧支。

3. 腹壁交通支，脐静脉与腹壁静脉之间的侧支。在有肝硬化时此交通支气管扩张，从体外可以见到，为肝硬化的体征之一。

4. 腹后壁交通支，肝右叶上面裸区与膈肌之间，后腹膜与腹后壁之间有广泛的交通支，当门静脉梗阻时这些交通支就扩张形成侧支循环，缓解门静脉的高压状态。

通过这些自行发展的门体分流，将门静脉内尚未经过肝脏解毒的血液分流到体循环，可能产生肝性脑病。食管下端及胃底黏膜下静脉曲张使表面遮盖的黏膜压迫变薄，经外力或腹腔用力静脉内压力升高等原因破裂，即可引起大出血，为门静脉高压症主要死亡原因之一（图32-6-1）。

进入肝脏的血管有两个，即肝动脉和门静脉，在正常情况下，它们供给肝脏血液的比例约为3∶7。在肝硬化门静脉高压症时，肝动脉的供血量代偿地增加，两者之比变为1∶1。俄罗斯生理学家ECK在狗做门腔静脉吻合术后，实验动物在较短时间发生严重的低蛋白血症和肝衰竭，称为 ECK 瘘或 ECK 瘘现象。但在肝硬化患者做门腔静脉吻合不立即发生 ECK 瘘现象，因已有肝动脉供血的代偿性增加，门腔吻合后肝血液循环未明显减少之故。

（二）门静脉高压症的发生机制

门静脉、肝动脉和胆管平行由肝门进入肝脏。进入肝后又逐渐分支，最后门静脉终末分支和肝动脉末梢分支一起进入肝小叶的肝窦。在进入肝窦前，门静脉和肝动脉的小支之间有动静脉短路存在。当肝窦以上有梗阻时，动静脉短路开放，肝动脉血由此进入门静脉，结果使肝动脉对肝脏的血液供给减少，肝血流量降低，肝细胞的营养受损，同时又增加了门静脉的压力。窦后梗阻在分流术后，肝动脉血因肝流出道受阻不能由肝静脉输出，肝内众多的动静脉短路开放，大量肝动脉经分流吻合口进入周身静脉，等于肝脏变成一个大的动静脉瘘，因之易发生分流术后脑病及肝衰竭（图 32-6-2）

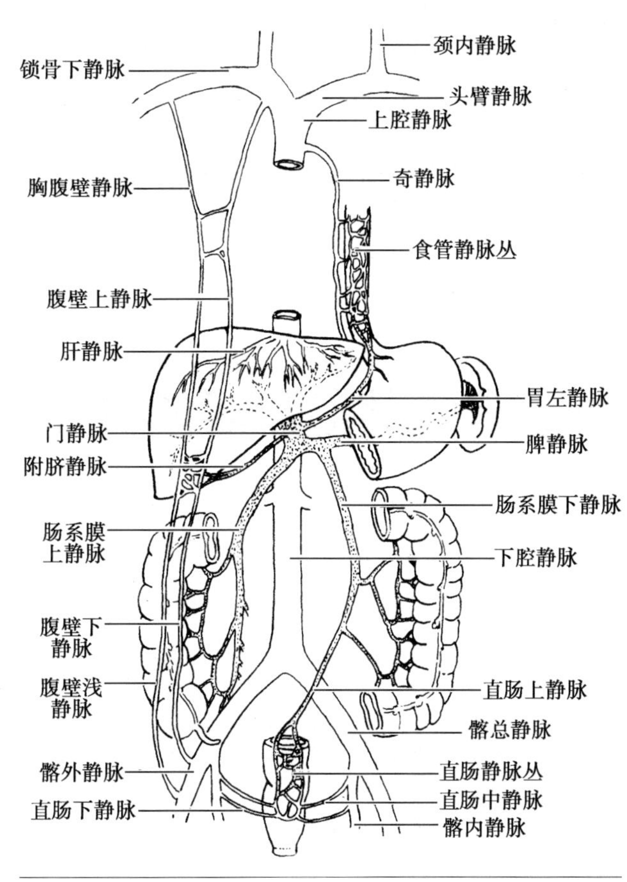

▶ 图 32-6-1　门静脉循环及其交通支

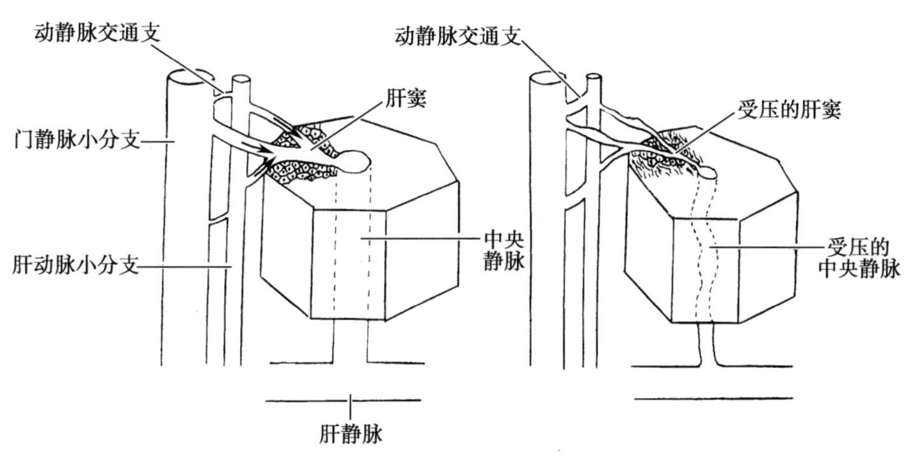

▶ 图 32-6-2　正常肝与肝硬化时肝小叶的血液供应

32

肝小叶为肝脏的基本单位，它为多边形，当中为小叶中心静脉。由此向小叶边缘放射形排列无数肝细胞条索，两个肝细胞条索之间的间隙为肝窦，其内面衬以内皮及库普弗细胞。血液通过肝窦，进行复杂的生物化学过程，以后进入小叶中心静脉，再汇合成较大静脉，最后形成肝静脉进入下腔静脉。门静脉高压症如梗阻位于肝窦之前，称为窦前梗阻，包括肝外门静脉和肝内门静脉分支。前者有先天及后天性门静脉血栓形成及外在压迫等；后者以血吸虫病为代表。因血吸虫卵寄生在门静脉末梢分支及汇管部形成肉芽组织，但肝静脉无梗阻，即肝血液输出道无障碍，肝血流量减少量不大，预后好，手术效果也好。肝窦以上的梗阻称为窦后梗阻，多为肝炎后肝硬化引起，由于肝小叶纤维化压迫肝窦，使肝窦变形，并进而形成很多假小叶，压迫小叶中心静脉和肝静脉支，肝脏血液流出道受阻，肝血流量大为减少。肝细胞因血供不足而受损较大，预后不好，分流术后肝血流量更为降低，效果不佳。

（三）门静脉血流方向

在正常情况下，门静脉血流向肝脏方向流动，在门静脉高压症时，门静脉血流部分为向肝血流，部分为离肝血流。产生离肝血流的原因是窦后梗阻，肝流出道受阻，由于压力差的原因部分肝动脉血经过动静脉交通支流入门静脉，再经侧支循环的交通支流入腔静脉系统。分流术后门静脉血流则由吻合口流入腔静脉系统，使肝血流量降低。检查门静脉血流方向的方法有以下几种：

1. 用彩色多普勒超声波法能很准确查出血流方向。

2. 通过肝静脉导管做肝静脉造影，如为窦前梗阻则显示出向肝血流，肝窦普遍充盈，但门静脉及其分支不显影，如为窦后梗阻，可见门静脉及其分支显影，即为离肝血流。

【病因与分类】

学者们曾从不同角度对门静脉高压症进行了分类，由于分类的侧重点不同分类的方法亦各异，但分类的主要根据还是阻塞的部位。常用的几种分类方法（表 32-6-1）。

表 32-6-1 几种常用的门静脉高压症分类

作者	分类	
Sherlock	原发性	
	窦前性	肝外
		肝内
	肝内肝硬化	
	肝静脉阻塞	
Dolle	肝前型	
	肝内型	窦前
		窦后
	肝后型	
Fiedel	窦前型	肝前
		肝内
	窦后型	肝内
		肝后
Whipple	肝前型	
	肝性	
	肝后型	

如果将病因及阻塞部位（肝内、肝外、窦前、窦后）结合起来，可将门静脉高压症分为 6 大类。

（一）肝外窦前梗阻

可能的病因有以下几种：

1. 先天性门静脉闭锁。
2. 新生儿脐炎。
3. 脐静脉炎（继发于腹腔内感染）。
4. 高凝状态（红细胞增多症、血小板增多症）。
5. 血液淤滞（肝硬化、严重腹水）。
6. 外伤后血栓形成。
7. 邻近器官炎症（胰腺炎、小肠结肠炎）。
8. 机械梗阻（肿瘤压迫、门静脉周围淋巴结炎、胰腺炎）。

（二）肝内窦前梗阻

可能的病因有以下几种：

1. 血吸虫病。
2. 先天纤维化。
3. 髓样细胞增殖紊乱（霍奇金化病、髓样白血病）。
4. 类肉瘤病（sarcoidosis）、戈谢病（Gaucher disease）。
5. 砷中毒。
6. 原发胆汁性肝硬化。

（三）窦性梗阻

常见的病因有以下 4 种：
1. 肝脂肪变性。
2. 中毒性肝炎。
3. Wilson 病。
4. 肝硬化。

（四）肝内窦后梗阻

这是最常见的类型，占门静脉高压症的大多数：
1. 酒精性（营养性）肝硬化。
2. 坏死后肝硬化。
3. 继发性胆汁性肝硬化。
4. 血质沉着病（Hemochromatosis）。

（五）肝外窦后梗阻

亦称肝后性门静脉高压症，可分为两大类：
1. Budd-Chiari 综合征
（1）静脉梗阻性疾病。
（2）高血凝状态（阵发性血红蛋白尿、口服避孕药等）。
（3）外伤后。
（4）感染。
2. 心脏原因
（1）缩窄性心包炎。
（2）慢性充血性心力衰竭。

（六）高血流门静脉高压症

肝前性门静脉阻塞多为先天性，发病机会较少。肝窦性阻塞多为急性肝炎所引起，一过性者居多，如不转为慢性肝炎，可自行恢复。肝内窦前阻塞主要为血吸虫病所引起，肝内窦后性阻塞在我国多为肝炎后或坏死后肝硬化引起，欧美国家则多为酒精性肝硬化。我国长江流域过去门静脉高压症多为血吸虫病引起，北方则主要为肝炎后肝硬化。现南方各省血吸虫病已基本控制，门静脉高压症由晚期血吸虫病和肝炎后肝硬化引起者约各占一半。

Budd-Chiari 综合征近来发病率有所增高，虽分类在门静脉高压症内，但一般另做讨论。

【临床表现】

门静脉高压症在我国较常见，多见于中年男性，病情进展缓慢。其临床表现由两组病状所组成：一组是慢性肝炎、肝硬化及血吸虫病本身的病状；另一组则是门静脉高压症所引起的继发症状，如脾大和脾功能亢进，食管静脉曲张破裂出血及腹水等。

（一）脾大及脾功能亢进

脾大小不等，巨脾有时可达脐下，脾大同时伴有程度不等的脾功能亢进，血小板可降至 $30\times10^9/L$ 以下，白细胞降至 $3\times10^9/L$ 以下，红细胞也下降，如血小板严重下降，患者可有出血倾向，牙龈及鼻出血，妇女月经过多。

（二）食管及胃底静脉曲张

多在食管下 1/3 和胃底，严重病例可累及整个食管，钡餐食管造影和内镜检查可以确诊。曲张静脉破裂即发生大出血。因食管黏膜下曲张静脉缺乏疏松结缔组织支持，故一旦破裂不易自行停止，常发展为大出血。出血的表现形式与出血量及出血速度密切相关，如出血速度快、出血量大可以发生呕血，如出血速度慢、出血量少，则表现为柏油样便或黑便。出血量大的患者可发生眩晕、血压下降及脉搏加快等血容量不足的表现，严重者可导致低血容量休克。肝硬化合并食管静脉曲张患者约 1/3 发生大出血，初次大出血约 50% 死亡，第 2 次约 40% 死亡，第 3 次出血约 30% 死亡，多因出血诱发肝衰竭而死亡。发生第 1 次出血后多在两年内再次出血。

（三）腹水

腹水为晚期肝硬化的表现，大量顽固腹水预后不佳。腹水的产生有多种原因：门静脉压力升高，使门静脉系统毛细管的过滤性增加；肝硬化血浆白蛋白降低，血浆胶体渗透压降低；醛固酮和抗利尿激素在体内潴留引起钠和水的滞留；窦后梗阻肝流出道受阻，肝淋巴液渗出增加。大量腹水腹胀明显，影响呼吸和进食，体内水和电解质重新分布，如血钠明显降低，预后不良。轻度腹水查体时不易发现者，B 型超声波检查可帮助确诊。

（四）体征

患者一般显示营养不良，可有肝病面容，有朱砂掌，可伴有男性乳房增生，胸前有蜘蛛痣，前腹部有静脉曲张，下肢因低蛋白血症有指压性水肿。可能有腹水征、脾大，肝是否增大不定。患者有以上症状及体征，再结合肝炎接触史或肝炎病史，血吸虫地区生活或嗜酒史，即不难做出肝硬化和门静脉高压症的诊断。

（五）特殊检查

1. 血象　有脾功能亢进时所有血细胞均减少，以血小板和白细胞为最明显。

2. 肝功能检查　肝功能有不同程度的损害，麝香草酚浊度试验阳性，血清蛋白降低，白蛋白与球蛋白比例倒置，血胆红素可升高，凝血酶原时间延长。如 SGPT 升高则表示肝病仍处于活动状态。坏死后及酒精性肝硬化肝功能损害比血吸虫肝硬化严重。

3. 食管钡餐 X 线检查和内镜检查　可发现食管及胃底静脉曲张及其程度。

4. 超声波检查　对肝硬化的确诊很有价值，可见肝脏肿大或缩小，边缘不平，超声反射增强，门静脉扩张或有栓塞。还可测量脾的大小、腹水的有无及多少。

【肝血流动力学检查】

患者确诊为门静脉高压症之后，除应了解其致病原因外，还必须进行必要的肝血流动力学检查，以判别为窦前阻塞还是窦后阻塞以及肝血流量的情况。这些情况不但有助于判断预后，而且对于治疗方案的选择也有重要价值。

（一）门静脉压测定

1. 手术时测定 选择大网膜静脉或胃网膜右静脉穿刺或插入细塑料管，接水压管或压力表进行测量。以第 2 腰椎前缘即门静脉部位为基点。2. 45kPa（25cmH_2O）为正常界限，正常均在此以下，超过 2. 45kPa（25cmH_2O）即为门静脉压升高。天津医科大学检查 90 例非门静脉高压症的门静脉压力，其数值波动在 0. 588～1. 18kPa（6～12cmH_2O）之间，平均为 1. 12kPa（11. 4cmH_2O）。67 例门静脉高压症患者为 1. 08～4. 90kPa（11～50cmH_2O），平均 2. 74kPa（27. 9cmH_2O）。39 例有呕血病史患者平均为 2. 84kPa（29. 0cmH_2O），28 例无呕血史患者平均为 2. 7kPa（27. 5cmH_2O），18 例无静脉曲张者平均为 2. 373kPa（24. 3cmH_2O）。脾切除后平均下降 0. 91kPa（9. 2cmH_2O），脾肾静脉吻合后又下降 0. 42kPa（4. 3cmH_2O）。

白求恩医科大学对 243 例肝硬化门静脉高压症患者，在手术中测定了自由门静脉压（FPP），范围为 1. 57～8. 33kPa（16～85cmH_2O），平均（3. 52±0. 085）kPa [（35. 9±0. 87cmH_2O）]，显著高于正常值。他们还证明，FPP 的高低与患者的食管静脉曲张、出血与腹水的发生率成正比（表 32-6-2）。

表 32-6-2 自由门静脉压与患者临床表现的关系

FPP		例数	并发症发生率（%）		
kPa	mmHg		静脉曲张	出血	腹水
3. 2kPa	<24	23	48. 3	26. 1	21. 7
3. 2～4. 53	24～34	140	63. 6	39. 3	25. 7
4. 5	>34	71	80. 3	49. 3	43. 7

2. 脾穿刺法 脾髓压力（SP）相当于门静脉压力，在行脾穿刺测压的同时，还可通过脾穿刺针注入显影剂做脾门静脉造影。肝外阻塞可显示出梗阻的部位，能清楚地看到食管静脉曲张及其程度。通过显影剂在肝脏的廓清时间还可判断肝内梗阻的严重程度。

3. 脐静脉法 在脐上做小切口分离出脐静脉放入导管到门静脉左支，用以测压和造影。

4. 经皮经肝门静脉导管法（PTP） 经右腋中线穿刺进入门静脉内，放入导管测压及造影，并可经此导管注入栓塞剂到胃左静脉或胃短静脉，以达到治疗食管曲张静脉出血的目的。

（二）肝静脉压力梯度测定

大量研究证实，肝静脉压力梯度（hepatic venous pressure gradient，HVPG）测定具有重要的临床应用价值，是公认的评价门静脉高压症的金标准。1951 年 Myers 首次提出肝静脉楔压（wedged hepatic venous pressure，WHVP），即通过测量肝窦压来间接反映门静脉压力。但由于在正常肝脏及肝前型门静脉高压患者中测得的 WHVP 较实际门静脉压力偏低，同时 WHVP 易受到腹腔内压力影响导致测量偏差，因此又提出了 HVPG 的概念。HVPG 为 WHVP 与肝静脉游离压（free hepatic venous pressure，FHVP）的差值，反映了门静脉与腹腔内腔静脉之间的压力差，HVPG 去除了腹腔内压力对测量结果的影响，因此能更好地反映门静脉压力。目前测量 HVPG 常用穿刺部位有肘前静脉、颈内静脉及股静脉，测量方法有导管法和球囊法。

正常人 HVPG 为 1～5mmHg（1mmHg＝0. 133kPa），HVPG<10mmHg 时，患者一般不出现门静脉高压症状，称为亚临床型门静脉高压症；HVPG≥10mmHg 时即可诊断为临床型门静脉高压症，此时患者可出现门静脉高压症的临床表现如食管胃底静脉曲张、腹水、门静脉高压性胃病。

HVPG≥10mmHg 是形成食管胃底静脉曲张的条件。HVPG>12mmHg 患者曲张静脉破裂出血的概率增高。HVPG>16mmHg 的患者生存率降低。HVPG>20mmHg 是治疗曲张静脉破裂出血后失败的重要预测因素。2007 美国肝硬化胃食管静脉曲张及出血防治指南中指出：HVPG（出血发生 24 小时内测定）≥20mmHg 和<20mmHg 患者早期再出血或止血失败的概率分别为 83%和 29%；而 1 年死亡率分别为 64%和 20%，同时 HVPG>20mmHg 也是选择行经颈静脉肝内门-体静脉分流术的一个指征。

目前非选择性 β 受体阻滞剂已在临床广泛应用于预防门静脉高压食管胃底静脉曲张患者的首次出血及出血控制后再次出血，HVPG 的检测被认为是评估药物治疗效果的金标准。经过治疗 HVPG 降至 12mmHg 以下或者 HVPG 降低基线水平超过 20%者被认为药物应答。

HVPG 测定对于门静脉高压患者的诊断、预测患者病情、制定个体化治疗方案及判断治疗效果等方面具有重要的临床意义，HVPG 测定是一项安全有效的临床操作，相信随着技术的进步和人们对 HVPG 认识的不断深入，HVPG 测定会得到更广泛的临床应用。

（三）肝血流量测定

肝血流量对预后有很大意义。凡肝血流量正常或与正常相差不大者预后良好，手术效果也好。肝血流量远低于正常者则预后不佳，手术效果也多不满意。测定方法有以下6种：

1. BSP清除法 利用Fick原理，放置肝静脉导管，在对侧上肢静脉定量滴注输入BSP溶液，30分钟后待体内BSP分布达到平衡状态，每10分钟取周围静脉和肝静脉血，共6次，测定每份标本BSP含量，按一定公式求出全肝血流量。

渡边用此法测定的结果是，正常人全肝血流量约1.0~1.5L/min，其中门静脉血占60%~80%，平均为75%，肝动脉血占20%~40%，平均为25%。在肝硬化患者中，肝外分流量至少占门静脉血流量的50%。WHVP升高者肝血流量降低较多，WHVP正常者肝血流量降低较少。

2. 廓清试验 此法实际上属于肝脏排泄分泌功能的测定方法。常用^{131}I孟加拉玫瑰红、半乳糖及靛青绿（ICG）进行静脉注射，随后测定这些试剂在血中的消失情况。由血中消失曲线求出肝血流量。当然，用此法测定出的肝血流量是间接的，是有效肝血流量，包括网状细胞和肝细胞的功能，故其测定结果将受到肝功能的制约。

3. 术中测定 手术中在肝、十二指肠韧带解剖出门静脉、肝动脉，用电磁血流计直接测定，此法较准确，但如不做门腔分流手术则无法进行。

4. 电解式组织血流计 在手术中，将组织血流计的有关电极刺入肝组织内，通电后由电解作用产生氢气，从氢气在组织内被清除的速度计算出肝血流量。此法的误差较大。

5. 彩色多普勒超声波测定 在体外测定门静脉直径和血流速度，即可得出门静脉血流量。由仪器所带电脑可直接读出结果，对患者不具干扰性，可反复检查，是目前最方便的测定方法。

6. 肝动脉血流量的测定 可用彩色多普勒超声波测定，肝血流量测定具有以下临床意义：

（1）一般正常人的全肝血流量（EHBF）为13.3~30ml/s占心输出量的25%~40%，其中门静脉血流量（PVF）占2/3左右，肝动脉血流占1/3左右。肝动脉与门静脉血流量之比（HA：PV）为0.33。肝硬化时EHBF下降约20%~50%，HA：PV比值升高。Steegmitter用电磁血流计测定正常人EHBF为26ml/s，其中PVF为21.5ml/s，占80%。HAF为5ml/s，占20%；HA：PV为0.26。肝硬化时EHBF为16.6ml/s，下降36.1%。其中PVF为11ml/s，占66%；HAF为5.6ml/s占34%，HA：PV为0.52。Prict报告正常人HA：PV为0.36，肝硬化时为0.51，说明肝硬化时EHBF减少，PVF减少，而HAF却有明显增加，对PVF减少起代偿作用。造成EHBF减少的主要原因为：①门静脉、肝静脉受压、容量减少，并且因肝窦及窦后静脉血流受阻，使门静脉阻力增加；②肝内动静脉交通支的开放，使门静脉阻力进一步增加；③广泛的门静脉体系统侧支循环形成，增加了分流量，减少了肝血流；④肝动脉不能完全代偿门静脉的血流减少使EHBF下降。EHBF的测定对门静脉高压症的分期、选择术式及估计预后有一定意义。

（2）正常人肝动脉血流（HAF）平均为5~8.3ml/s，占EHBF的20%~40%平均为25%。Reyndds用电磁电流计法测得为1.5~18.3ml/s，平均6.9ml/s，Smith用同法测得平均为5.8ml/s。HAF受体液因素和局部机械因素调节。肝硬化时，可增加HAF来弥补因PVF下降所造成的EHBF下降。肝动脉的这种代偿机制有十分重要的临床意义。绝大多数学者认为在阻断肝动脉时，门静脉的血流量增加不明显，而在阻断门静脉或分流术后肝动脉的血流量有不同程度的增加，增加程度约20%~100%，个别可在165%。个体差异较大，说明肝动脉的代偿能力不同。HAF的增加程度对选择术式、判断预后有重要的临床意义。Burchell等分析47例PCS术后HAF的变化，结论①HAF术前平均（364±21）ml/min，术后平均（582±34）ml/min，增加有显著差异；②术后HAF增加大于1.7ml/s者30例，无1例死亡，增加小于100ml/min者17例有7例死亡；③10年生存率前者为40%后者为零；④术后发生脑病者，HAF平均增加1.8ml/s；而未发生脑病者，HAF平均增加275ml/min，二者有显著性差异。所以有人主张在术中阻断门静脉后测定HAF，如HAF增加小于1.7ml/s者，则不宜行分流术，如做分流则应行门静脉动脉化来弥补门静脉血流的减少。

（3）正常人门静脉血流量约10~20ml/s左右，脾静脉血流量（SVF）占25%左右。肝硬化门静脉高压时PVF下降，血流速度减慢，直径、截面积增大，肝硬化严重时可出现逆肝血流。但也有学者认为肝硬化门静脉高压时PVF与正常人比较无明显差异或明显增多，因此目前对肝硬化门静脉高压时PVF的改变还有争议。门静脉血流速度正常人约为15cm/s左右，肝硬化时下降一半左右。门静脉的截面积正常在1.0cm^{2}以下，肝硬化时增大。PVF与肝硬化的病因无关，与肝功能关系也不能确定。但减少程度不同。PCS术PVF减少最多，DSRC症的诊断意义不大，但测定门静脉的充血指数（CI）却有价值。CT=门静脉截面积/门静脉血流速度。肝硬化时CI为正常人的2.5倍，CI对肝硬化门静脉高压的诊断的敏感度为67%。

（四）肝内短路测定

肝内短路是指直接通过门静脉和肝静脉间或肝动静脉之间的吻合支，而不经过肝窦的血流量所占的比率。

1. 经肝静脉注入半乳糖 在一定浓度下，半乳糖由肝脏完全清除，根据末梢动脉血、肝静脉血中浓度和每分钟尿中排泄量来计算。由肝静脉注入半乳糖10mg，以200mg/min速度注入，40分钟体内达到平衡。每10分钟由肝静脉及周围动脉采血。

肝内短路率=H/P

32

全肝血流量=IM-VM/(P-H)(1-0.4Hct)/100

肝内短路血流量=全肝血流量×肝内短路率

H=肝静脉血浆中半乳糖浓度

P=周围动脉血浆中半乳糖浓度

IM=1分钟间注入量

VM=尿中1分钟间排泄量

门静脉高压症患者肝内短路率为39%，肝内短路血流量为248ml/min。

2. 以^{131}I标记的人血清白蛋白测定（CA^{131}I） 以碘化钾200mg/d共3天，初步阻滞甲状腺后，静脉内注射CA^{131}I 1~2ml含有大约0.1mg/kg体重的胶体白蛋白和15~20nCi的^{131}I，在注射后3、4、5、6、8、10、20和30分钟从股动脉的聚乙烯导管分别取血6ml，放入肝素化的试管中；另从股静脉插管至肝静脉，用和动脉取血相同的方法取血。首先测定注射的CA^{131}I的活性，而后将抽取的标本放在3000r/min离心机中离心15分钟后放在5000次/分的闪烁计数器中计数测定标本血浆中CA^{131}I的活性（PTA），用三氯乙酸加速沉淀碘化结合蛋白，其上清液重新计数，得到的是自由的^{131}I（PFI）。由PTA-PFI得到的是结合蛋白的活性。注射后10分钟内未见到自由的^{131}I碘化物。将所得数值取半对数并以时间为横坐标分别绘图，推知斜率，并按以下公式计算：

$$K=\frac{\text{In}2}{T_{1/2}}=\frac{0.693}{T_{1/2}}$$

$$\text{MHBF}=\text{Kmin}^{-1}\times\text{血容量}$$

$$E（\%）=\frac{P_{OA}-H_{OA}}{P_{OA}}\times100$$

$$\text{THBF（mL/s）}=\frac{\text{MHBF}}{P_{OA}}\times100$$

K：CA^{131}I每分钟从血中清除的常数

MHBF：最低肝血流量

E：肝脏对CA^{131}I的提取率

P_{OA}=动脉血中时间为零时CA^{131}I的活性

H_{OA}=肝静脉血中时间为零时CA^{131}I的活性

THBF=全肝血流量

此方法测定的肝血流量在正常受验者和肝病患者中调查，在正常受验者中，这种方法是有效的而不用肝静脉插管，通过肝脏这一途径清除的CA^{131}I平均为94%。在肝硬化患者，当门静脉开放时，肝清除的胶体平均为75.8%，但若门腔静脉吻合术后，可上升至89.6%，因此推测在肝硬化患者因肝内分流而减少了肝排除CA^{131}I，它们绕过库普弗细胞进入体内的“ECK瘘”。肝静脉导管可以估计分流量。

（五）肝外短路血流测定

肝外短路率是指通过门体静脉系统侧支循环的血流量所占的比率。向脾内注入放射性碘标记的人血清白蛋白，测定腕动脉出现的放射线，正常在21~27秒出现一峰，有肝外短路时，在其前出现一峰，两峰面积之和与第1个峰（短路和峰）的面积之比即为肝外短路率。当门静脉压高于3.528kPa（36cmH_2O）时，肝外短路率在35%以上，易发生呕血。

（六）门静脉造影

1. 经脾门静脉造影 经脾穿刺测压后将76%泛影葡胺注射液60ml于10秒内注入脾髓，从第3s开始，每间隔2秒摄片1张，共摄6~8张。在门静脉高压症可见门脾静脉及其属支明显扩张迂曲。在肝前门静脉梗阻时通过此造影法可清楚看出梗阻部位。由肝廓清时间即显影剂存肝内完全消失的时间可间接了解肝内梗阻情况。门静脉显影后其影像逐渐消失而肝脏显影。正常肝脏显影在5~10分钟内消失，如显影剂在肝脏廓清时间延长则表示有肝内梗阻。如在30分钟以上则可能为肝内肝静脉梗阻，即窦后梗阻。

2. 脐静脉造影 由闭锁的脐静脉放入导管进入门静脉后除可测压外亦可造影。

3. 经皮经肝门静脉造影（PTP） 经皮经肝穿刺门静脉测压后插入导丝将导管插至脾静脉中部，注入造影剂，作门静脉造影，亦可观察分流术后吻合口是合通畅。

4. 经动脉门静脉造影 采用seldinger法穿刺股动脉插入导丝，借助电视屏幕将导管推至腹主A，并使导管的弯头侧向腹侧，在T_{12}~L_1水平范围内上下移动，当有勾住感时，注入少量造影剂，以确定所进入的动脉后，用自动注射泵以3.2kg/cm^{2}压力，高速注入泛影葡胺60ml，同步进行连续摄片，片序为3、5、7、9、11、13、15、17、20和23s各1张，湿片显影满意后拔去导管，在股动脉穿刺点压迫10~15分钟，置砂袋包扎局部制动24小时。

门静脉正常X线显像：在系列片中依次显示动脉像、毛细血管像和静脉像，由肠系膜上或脾静脉汇入门静脉干，后者在肝内逐级分支变细最终入肝窦而显示肝影。门静脉高压、肝硬化时，肝内门静脉分支受压变形，虽粗细不均或扭曲。肝外部分门静脉左右支、门静脉干、肠系膜上和脾静脉，尤其是后者则相应增宽；侧支以胃冠状静脉头向侧支最多见，其次，胃底部胃壁间静脉曲张。造影剂由脾或肠系膜上静脉进入门静脉和肝内分支的动态过程，反映出血流的向肝性；如造影剂流向侧支完全不进入肝内，表现为主干不显影或显著变细，周围常围绕以迂曲的侧支，则为完全性逆肝血流；如大部分造影剂流向侧支，但肝内门静脉分支仍可显影，则提示为部分性逆肝血流。根据肝内门静脉分支显现多少可反映肝门静脉灌注情况。肝硬化时肝动脉代偿性扩张，显示为动脉干、支增粗、伸长和末梢血管密度增加，肝硬化程度严重者，肝内可呈螺旋征和双轨征。此方法可获得有关门静脉干、支口径通畅与否，侧支及血流方向、涉及范围、肝灌注状态等血流动力学信息。

5. 数字减影血管造影（DSA） 采用西门于双“C形臂数字减影血管造影系统”施行DSA检查，国产76%泛影葡胺，用量为40~60ml，可经皮穿股动脉插管行动脉性门静脉造影或经皮穿刺股静脉插管行肝静脉造影。DSA通过电子计算机进行一系列图像数据处理，使图像分辨率增强而显示更加清楚。在动脉性门静脉造影时，能依次连续显示动脉像、毛细血管像和静脉像，明确提示肝硬化、脾肿大等相应病变，排除肝、胰等脏器肿瘤。清楚地观察造影剂在门静脉内流动的动态情况，获得门静脉干支直径、形态、通畅与否、有无病变、侧支血流方向、出血部位与肝灌注等资料。

6. 增强CT扫描和磁共振血管成像　在门静脉高压症患者，均可清楚地显示门静脉系统及门体侧支循环影像，其中磁共振血管成像更全面、准确地反应门静脉系统和门体侧支循环的开放程度。

【治疗】

门静脉高压症外科治疗的目的在于治疗或预防门静脉高压症所引起的并发病，如脾功能亢进，食管曲张静脉破裂出血及腹水等。对于引起门静脉高压症的原发疾病仍需采用内科治疗。

（一）手术的适应证

门静脉高压症手术治疗的最主要目的为预防及治疗食管曲张静脉破裂出血。出血的治疗可分为急症手术止血和出血停止后的选择性手术两种。急症手术将在下节中专门讨论，本节着重讨论有出血史患者的择期手术治疗。门静脉高压症患者一旦出血，大多数在1~2年内还会再次出血，因此对有出血史者应视为手术适应证，对有食管静脉曲张而无出血史的患者，应否施行预防手术现在还有争论。择期手术在患者肝脏功能代偿状态较好时施行，可减少并发病和降低死亡率。通常采用国际通用的Child肝功能分级标准（表32-6-3），但它对肝功能的评定稍嫌粗糙。1983年中华医学会外科学会武汉会议制订的门静脉高压症肝功能分级标准较为详细（表32-6-4），按肝功能分级，凡child A、B级和中华医学会Ⅰ、Ⅱ级患者可较安全地通过手术，Child C级和中华医学会Ⅲ级手术危险性较大，不宜手术。但应知肝功能分级是手术时机选择的标准，而不是手术的绝对适应证或禁忌证。门静脉高压症患者肝功能变化较大，现为C级或Ⅲ级，经过积极的内科治疗可能转变为A、B级或Ⅰ、Ⅱ级，届时又可安全地施行手术，但明显黄疸、严重持续腹水，很难耐受手术治疗。

表32-6-3　Child肝功能分级（1964年）

	A	B	C
血清胆红素（μmol/L）	<34.2	34.2~51.3	>51.3
血清白蛋白（g/L）	>35	30~35	<30
腹水	无	易控制	难控制
神经系统病变	无	轻微	重，可有昏迷
营养状态	佳	尚可	衰竭

表32-6-4　中华医学会外科学会门静脉高压症肝脏分级标准

项目	分级标准		
	Ⅰ	Ⅱ	Ⅲ
血清胆红素（μmol/L）	<20.5	20.5~34.2	>34.2
血清白蛋白（g/L）	≥35	26~34	≤25
凝血酶原时间延长（s）	1~3	4~6	>6
SGPT	<100	100~200	>200
赖氏单位	<40	40~80	>80
腹水	无	少量，易控制	大量，不易控制
肝性脑病	无	无	有

（二）手术方法

用于门静脉高压症的手术方法很多，可分为脾切除术、门-体静脉分流术、门-奇静脉断流术和肝移植等手术。现将常用的手术方法简介如下：

1. 脾切除术　对门静脉高压症脾大合并脾功能亢进，施行脾切除术治疗能收到很好的治疗效果。术后次日白细胞即开始上升，最高可达（20~30）$\times10^9$/L，术后两周血小板可升高到（700~800）$\times10^9$/L以后两者逐渐降低到正常范围。术后需经常复查血小板至正常时为止，如血小板升高到1000×10^9/L以上，应给予适当的抗凝药物以免发生凝血。脾切除后可以减少门静脉系统血量的2/5，门静脉压也相应降低，故可能有预防出血的作用。天津医科大学总结脾切除病例，凡术前无出血史者随诊5年以上无1例出血，术前有出血史者术后随诊有70%的患者未再出血。但因脾切除后仍有相当部分患者继续出血，故一般不宜采用脾切除作为预防出血之治疗措施。

2. 门-体静脉分流术　即在门静脉与体静脉之间建立一静脉吻合，把高压的门静脉血分流到体静脉，使门静脉压力下降、食管静脉曲张消退或减轻，以预防或治疗出血。常用的分流术式见图32-6-3。

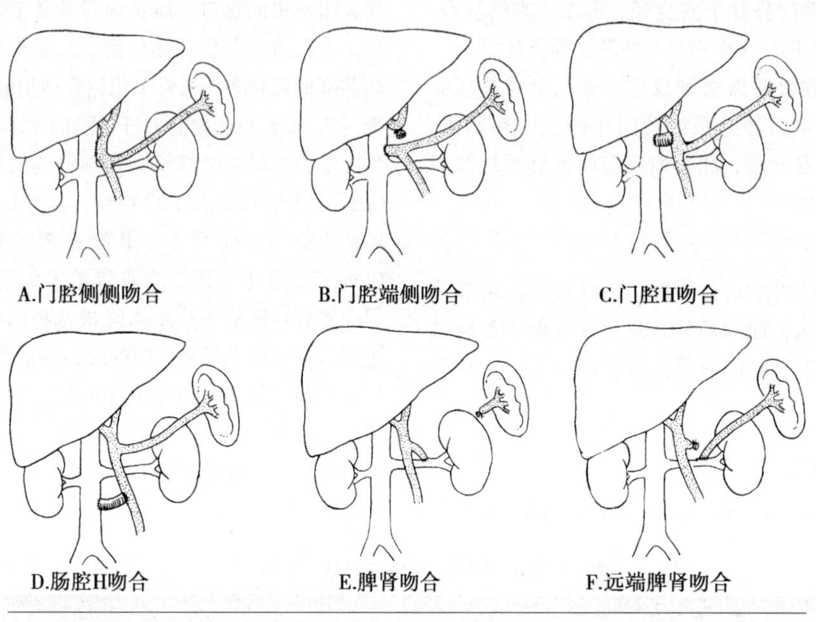

▶ 图32-6-3　各种门-体静脉分流术

（1）门-腔静脉分流术：将门静脉与下腔静脉吻合，为Whipple于1945年首先施行。吻合方式又分为端侧吻合和侧侧吻合，端侧吻合不能减轻肝窦压力，现做侧侧吻合者居多，期待尚有一部分门静脉血能进入肝脏。因为分流术后大量门静脉血进入体静脉，易引起肝性脑病和肝衰竭。现所做手术多为限制性分流，即小口径吻合，吻合口直径不超过1.2cm（见图32-6-3A~C）。

（2）脾肾静脉吻合：该手术于1945年由Blackmote首先施行。先切除脾，将脾静脉近肝端与左肾静脉做端侧吻合。以后又有一些改良术式，如在脾、肾静脉之间用人工血管搭桥吻合，把胰腺游离将脾静脉反转直接与下腔静脉吻合等。因脾肾静脉吻合口径小，分流量比门-腔静脉吻合小，吻合口血栓形成机会大，故分流效果不如门腔分流，但术后脑病和肝衰竭的机会比门腔分流为小。天津医科大学观察分流术后患者，门腔吻合术后再出血者约占10%，脑病约20%；脾肾吻合正相反，术后再出血者约占20%，脑病约10%（见图32-6-3E）。

（3）肠系膜上静脉与下腔静脉吻合：简称肠腔吻合。最早期的做法是把下腔静脉在其分为髂总静脉处切断，结扎腰静脉，将下腔静脉上提，通过结肠系膜与肠系膜上静脉做端侧吻合。该手术多用于脾切除或脾肾静脉吻合术后又发生大出血者。因脾切除后门静脉内易有血栓形成不能再做门腔吻合，即用于再出血而非首选手术。这种手术方式缺点较多，故以后又进行了改进。在肠系膜上静脉与下腔静脉之间，用人工血管搭桥即H型吻合或进行侧侧吻合。因肠腔吻合能使胰腺内分泌物质即所谓向肝物质仍然直接进入肝脏，并且手术方法比前简单，因之现在已可作为首选手术（见图32-6-3D、图32-6-4）。

（4）远端脾肾静脉吻合：亦称选择性脾肾分流术。自倡用分流术以来，许多外科医生都把分流术作为治疗门静脉高压症的首选手术，但经过多年实践，发现分流术后患者虽很少再出血，但其远期生存率与对照组相比并未明显延长。对照组患者远期死于大出血者多，分流组患者远期死于肝衰竭者多，说明分流术后肝血流量减少易发生肝衰竭，这是分流术后远期死亡的主要原因。Warren于1967年提倡用远端脾肾吻合代替门腔分流。该手术不切除脾脏，分离脾静脉在近肠系膜上静脉处切断，脾静脉的远端与左肾静脉做端侧吻合。同时结扎冠状静脉和右胃网膜血管，术后使食管下端及胃底的静脉经胃短静脉至脾，再由脾经脾肾静脉吻合分流至体静脉，即选择性分流（见图32-6-3F）。

手术只分流胃脾区的血液，术后不影响肝血流量，减少术后肝细胞的营养障碍，可能有助于防止肝衰竭的发生。Warren的主张是很吸引人的。1984年warren总结450例和世界上其他25个医院1000余例的治疗结果。手术死亡率平均为9%，脑病发生率14%，5年生存率酒精性肝硬化为50%~60%，非酒精性肝硬化70%~80%，血管通畅率99%，再出血率7%。但以后Warren发现，这种手术还不能真正达到选择性分流的目的。除胃壁有丰富的侧支循环外，在靠近脾肾静脉吻合口附近的胰腺静脉因流压的关系，以后必将发达使胰腺静脉从脾肾吻合处直接进入体静脉。

（5）冠腔吻合：把冠状静脉直接与下腔静脉吻合。因解剖关系常需用一段较长的静脉或人造血管搭桥，手术操作较难，术后远期吻合口血栓形成的机会亦大，故采用此种术式者少。

3. 门-奇静脉断流术及食管下端、胃底横断术（联合断流术）　由于分流手术有上述缺点，从20世纪60年代末一些学者倡用门-奇静脉断流术。断流术是将食管下段与胃近端血管完全切断，使胃近端及食管下端无血管化，阻断门静脉与奇静脉间的交通，以消灭食管曲张静脉，达到止血目的且不影响肝血流量。手术方法种类较多，甚至有取代分流术之势。典型的断流手术为Hassab法，切除脾，切断结扎胃小弯上1/2血管并游离食管下端5cm，这样胃近端及食管下端均达到无血管化（图32-6-5）。为了取得更可靠的止血效果，不少外科医生又作了改进，在完成断流后，还切开胃或食管下端，用缝扎、胃肠吻合器、枪式切断器等法，阻断食管或胃壁的血管，称之为联合断流术。最近亦有人报告不切开胃腔，用连续锁式缝合阻断胃上部的血管，而取得良好疗效（图32-6-6）。武汉市同济医院曾报告门-奇静脉断流术112例，手术死亡率7.1%，近期出血3.6%；随诊远期出血：预防性手术组为4.5%，治疗性手术组为14.5%，远期死亡9.3%，远期脑病2.2%。钡餐检查表明，食管静脉曲张得到改善者占90%。日本Sugiurs报告联合断流671例，手术死亡率4.9%，10年生存率72%（择期手术），再出血1.5%，无脑病发生。近期，朱继业等提出了保脾断流术治疗门静脉高压症。由于传统断流术中脾切除操作难度大，出血多，相关死亡风险高，因此并不是所有断流术都包括脾切除。既往多次发生食管胃底静脉曲张破裂出血，内镜及药物治理效果不佳或存在禁忌，以及既往未发生过出血但出血风险较高且存在内镜或药物治疗禁忌是保脾断流术的绝对适应证。2008—2011年，北京大学人民医院肝胆外科成功完成27例保脾断流治疗门静脉高压症上消化道出血，其中24例患者随访时间为8~57个月。术后总体并发症发生率为33.3%（9/27），其中肝性脑病发生率为3.7%（1/27）。该患者因上消化道大出血，失血性休克行急诊手术治疗，术前已出现肝性脑病表现。术后3例患者新发门静脉血栓，经华法林规律抗凝治疗后血栓溶解，1例患者于急诊手术围术期死亡。24例行择期手术的患者无死亡。获得随访的24例患者均未再次出血。对于合适的患者，保脾断流的近期及远期止血效果理想，术后并发症较少，是一种理想的断流手术方式。

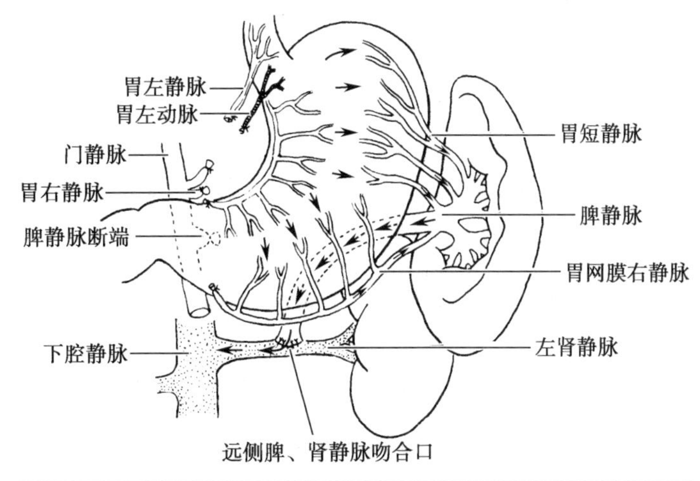

▶ 图32-6-4　远端脾肾分流的血流方向

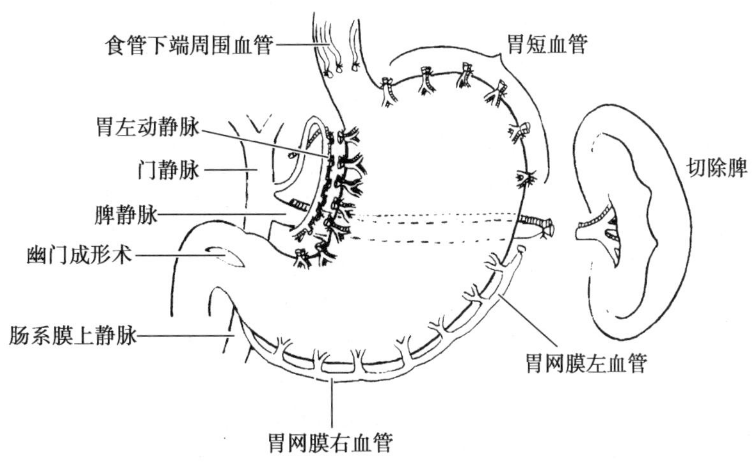

▶ 图32-6-5　Hassab断流术

32

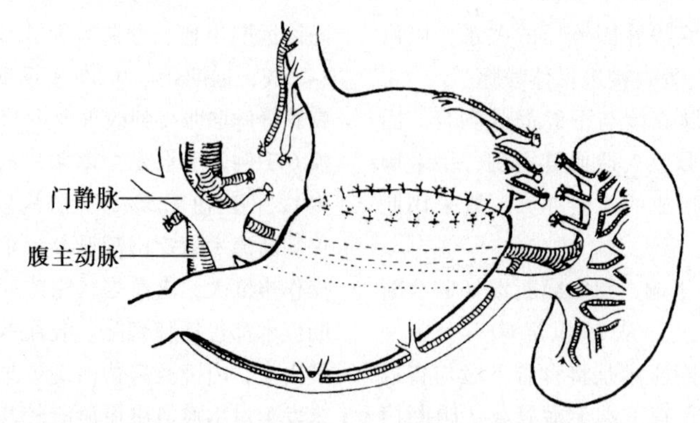

▶ 图 32-6-6 完全性门-奇静脉断流术（Romasso-Tevers 法）

4. 原位肝脏移植 由于移植外科技术和免疫抑制治疗经验的积累，肝脏原位移植术已成为治疗终末期肝病的常规手术。其中终末期肝硬化是最重要的适应证，文献报道占所有肝移植一半左右，肝移植在治疗和防止出血的同时，是从根本上解决病因的唯一方法，可以纠正肝脏损害、血流动力学异常，移植成功后不存在再出血、脑病和肝衰竭问题。是治疗肝硬化门静脉高压症最彻底的方法。

据报道 Child C 级肝硬化门静脉高压症患者，分流术后 1 年存活率是 30%～70%，5 年存活率 13%～35%，而原位肝移植术后 1 年存活率为 70%～85%有经验的单位已达 90%，作者认为，在原位肝移植技术成熟的单位，根据患者具体条件应积极开展这项工作。我国肝硬化患者多与乙型肝炎相关，虽然预防肝炎复发、再感染已有高效价乙肝免疫球蛋白与拉米夫啶（lamivudine）或恩替卡韦（entecavir）等治疗措施，并为世界多数移植中心采用，收到较好的疗效，但肝移植存在供体短缺的问题，不能满足临床需求，且费用昂贵，还应继续观察，积累临床经验。

32

（三）其他治疗方法

1. 经内镜注射硬化剂治疗 1933 年 Mayo clinic 的 walter 首先用硬化剂经内镜注射到食管曲张静脉内止血，但直到 1970 年以后随着新型内镜的问世才广泛使用。开始仅用于出血急症治疗，以后又应用于止血后的继续治疗直至曲张静脉完全消失。此为直接作用于出血部位的治疗方法，不影响肝脏功能。注射技术有 3 种：第 1 种是把硬化剂直接注射到曲张静脉内引起血栓形成；第 2 种是在曲张静脉之间注射，使邻近食管黏膜下产生水肿，反复注射使表面黏膜变厚变硬预防再出血；第 3 种为联合法，兼用以上两法。使用硬管及纤维内镜均可。曲张静脉旁注射的并发病比静脉内注射稍多，有黏膜坏死和溃疡，以从食管狭窄相下咽困难等。在每一曲张静脉注射 6～8ml，每次注射 3 处，共 18～24ml，注射点选在食管胃连接处稍上方。曲张静脉旁注射用 0.5%或 1% polidocanol 或 Aethoxysclerol，在每个曲张静脉间注射 0.5～1.5ml，每 1～2 周反复注射 1 次，直至曲张静脉完全消失。以后每半年复查食管 1 次，如又发生再重复注射。注射硬化剂治疗对急症大出血是很好的止血方法。上海医科大学瑞金医院成功率达 82%。但用注射疗法消灭曲张静脉则比较困难，因复发出血，患者可能需终生治疗。

2. 内镜下食管曲张套扎术（endoscopic esophageal varix-ligation，EVL） 1990 年 Stiegmann 应用于临床，操作简单、创伤性小、止血效果确切每次可完成 5～8 个结扎，分为单个皮圈套扎法，和多个皮圈套扎法，目前临床已普遍应用，由于比硬化剂对食管运动影响少，且不加重门静脉高压胃病，已有取代硬化剂治疗的倾向。

3. 冠状静脉栓塞术

（1）经皮经肝冠状静脉栓塞术：静脉穿刺技术与 PTC 相似，只需把针穿入门静脉内，随即注入少量显影剂，证实穿刺针部位和曲张静脉部位。改换导管并前进到冠状静脉，注射栓塞剂氰基丙烯酸乙酯 8～10ml，或注入明胶海绵碎块、自家凝血块或细小钢丝圈等，使冠状静脉血栓形成。如有通向胃短静脉的曲张静脉也应一并栓塞之。用此法控制急症出血成功率可达 90%。

（2）开腹胃冠状静脉栓塞术：开腹后游离冠状静脉，暂时阻断其近肝端，向远端注射氰基丙烯酸乙酯，该药遇水即凝固，能使断流范围的静脉均行栓塞。开腹栓塞既可用于急症止血，也可作为确定性治疗用于周身条件不好不能进行其他手术的患者。西安医学院报告 84 例，1 例死亡，再出血 4.9%，无脑病，食管曲张静脉改善者占 87.9%。但此法有栓塞剂进入肺和脑的报告。

4. 经颈静脉肝内门静脉分流术（TIPS） 是微创治行门静脉高压症一种方法，自 Colapinto 首先应用于临床，TIPS 技术发展很快，从早期的单一肝内分流通道到分流双通道，甚至多通道，手术成功率逐渐提高，具有损伤轻，对患者打击小，止血效果确实的优点，运用于肝功能和一般情况差的患者，可以取得较好的近期疗效。最新的门脉高压共识（Baveno V 版）中提到：在初次药物和内镜治疗之后，有治疗失败高危风险的患者（如 Child-Pugh C 级<14 分或者 B 级伴有活动性出血），应考虑 72 小时内（理想上≤24 小时）早期 TIPS 治疗。有 β-受体阻断药使用禁忌证或者治疗失败并且无法行非分流性治疗的患者，应考虑 TIPS。

5. 药物治疗　垂体后叶素可降低门静脉压力，长期以来用于食管曲张静脉破裂大出血的止血治疗。但该药作用时间短并有周身血压升高的副作用。现与交感神经β-受体阻断药合用，避免垂体后叶素的副作用，常用的药物有异丙基肾上腺素、硝普钠（nitroprusside）和硝酸甘油。垂体后叶素 0.4U/(kg·min)，静脉注射，硝普钠 1~5μg/min，硝酸甘油 4 μg/min。近来有报告使用分解缓慢的长效降低门静脉压力的药物，如 Gly-pressin、普萘洛尔、生长抑素（somatostatin）用于不适合做择期手术的患者长期服用，有效率 70%。

（四）关于外科治疗方法的评价

门静脉高压症治疗方法繁多，从各种分流术不同形式的断流术，到原位肝移植术从药物治疗到栓塞、硬化治疗，内镜套扎、TIPS 手术大有使人眼花缭乱之感。从另外一个角度来看，治疗方法繁多也说明到目前为止尚无一个理想的治疗方法。门静脉高压症病因不同，发病机制各异，患者肝功代偿情况差别很大，再加上经治医生的熟练程度不同，对某些治疗方法进行严格的对比也是相当困难的。摆在外科医生面前的实际问题是，要从众多的治疗方法中找出一个切实有效的治疗方法，或者订出一个合理的治疗方案，根据患者的不同情况进行合理的选择。

裘法祖教授早在 1987 年总结我国多年来对门静脉高压症的研究工作，他认为在以下几个问题上已经取得了一致的意见。这些问题是：

1. 外科治疗的主要目的是针对食管曲张静脉破裂大出血，而不是改善肝脏本身病变。

2. 肝功能很差，有黄疸、腹水的患者应采用非手术治疗。

3. 手术以损伤小，又能有效止血者为准。

4. 手术不应减少门静脉的血流量，需保持门静脉向肝的灌注。

还有几个问题尚未取得统一的认识。这些问题是：

1. 是否应行预防性手术？

2. 是选择分流术还是断流术？

3. 哪种分流手术和哪种断流手术更为合理？

4. 原位肝移植术是治疗终末期肝硬化门静脉高压症理想的方法。但根据我国国情哪些患者应选择这种手术术式治疗，是应关注的问题。

断流术与分流术因其手术设计原理不同，因此手术效果也存在差异。最初 Sugiura 报道 Sugiura 手术（ETs）手术死亡率仅为 5.2%，其中肝功 Child A 级的零死亡，Child B 级的为 2%。总体再出血率低于 5%。但 Tajiri 等对 DSRS 与断流术进行的比较却显示：在 DSRS 组没有出现食管静脉曲张，而 ET 组则 5 年和 10 年的复发率为 31.6% 和 52.5%；但 5 年和 10 年肝性脑病发生率 DSRS 组（30.4% 和 30.4%）明显高于 ET 组（0 和 5.6%）；5 年生存率和 10 年生存率两组则没有明显差异。Yin 等对门脉高压症手术疗效 meta 分析提示：断流手术的再出血率显著高于分流手术，但分流手术的肝性脑病发生率却高于断流手术。各家比较的结果存在差异，这可能与手术的规范、病例的选择等因素有关。但基本达成共识的是：①分流手术在降低门静脉压力、预防再次出血方面较断流手术效果好，但术后肝性脑病发生率高于断流手术；②断流手术对于术后维持肝脏血流灌注较分流手术效果更好，这也利于肝功能的维护。因此对于断流术与分流术的选择还要根据患者个体情况和手术指征做出优化决策。

选择性分流因为仅仅部分分流胃脾区的门脉血流，因此在理论上更优于非选择性分流手术。Galambos 等对选择性和非选择性分流手术效果进行了比较，在手术死亡率、吻合口堵塞发生率以及再出血率等方面二者无差异，但在肝性脑病发生率上则选择性分流组优于非选择性分流组，术后对肝功能的维持选择性分流组优于非选择性分流组。Rikkers 等的前瞻性研究得出了相同的结论，同时通过血管造影比较认为二者在术后远期吻合口堵塞率上并无差异。Millikan 等对 55 例门脉高压症患者进行前瞻性研究中却得出相反的结果，其非选择性分流引流口堵塞率高达 30%，显著高于选择性分流组，这也导致其结果显示选择性分流的再出血率明显低于非选择性分流。Yin 等有关门脉高压症外科手术疗效的文章进行 meta 分析显示：选择性分流和非选择性分流手术之间再出血率、肝性脑病发生率无统计学差异；晚期（10 年）死亡率方面各术式之间均无显著差异。根据王正峰等检索 1980—2011 年有关断流术、分流术、分流断流联合术治疗门静脉高压的文献进行统计并行 meta 分析。纳入了 4250 例符合筛选条件的患者，结果显示远期存活率：联合组高于断流组（OR = 1.73，95% CI 1.23~2.44，$P<0.01$），分流组与断流组相当（OR = 0.87，95%CI 0.63~1.2，$P=0.40$），联合组与分流组相当（OR = 1.73，95%CI 0.95~3.13，$P=0.07$）；再出血率：分流组低于断流组（OR = 0.46，95%CI 0.35~0.61，$P<0.01$），联合组低于断流组（OR = 0.25，95%CI 0.18~0.35，$P<0.01$），联合组与分流组相当（OR = 0.72，95%CI 0.40~1.29，$P=0.27$）；肝性脑病发生率：分流组高于断流组（OR = 3.57，95%CI 2.43~5.23，$P<0.01$），联合组低于分流组（OR = 0.37，95%CI 0.20~0.69，$P<0.01$），联合组与断流组相当（OR = 1.58，95%CI 1.02~2.43，$P=0.04$）综合来看，基本可以达成共识的是：①选择性分流和非选择性分流的分流效果相当。②选择性分流较非选择性分流更有利于肝功能的维护。

其实，由于门脉高压的发生机制复杂，病情严重程度不一，术者的手术经验和熟练程度各异，因此各个治疗中心的手术规范及标准难以统一。不同术式的设计理论依据不同，手术难度、风险以及费用各自不同，因此每种术式都存在自身的优点以及缺陷，目前尚无法断言哪一种术式最理想。

（王毅军　宋继昌）

32

第七节 食管曲张静脉破裂出血的外科治疗

【病因、发病率及死亡率】

食管曲张静脉破裂急性大出血是门静脉高压症的临床表现之一。其原发病在我国南方半数以上为血吸虫病所致之肝硬化。北方则大多数为肝炎后肝硬化。欧美国家以酒精性肝硬化为多见。如美国的肝硬化患者90%是酒精性肝硬化。

肝硬化患者伴有食管静脉曲张者占22.5%~63%。Turcoff认为肝硬化患者只有50%发生食管静脉曲张，出血者只占静脉曲张患者1/3（25%~35%），但亦有人报道在食管静脉曲张患者中，有50%~60%并发大出血。

食管曲张静脉出血占上消化道出血的3%~25.4%，居第2位。据国内1篇15个单位的综合报告，上消化道出血中溃疡病出血占48.7%；食管曲张静脉出血占25.4%；胃炎占4.5%；胃肿瘤占3.1%；其他原因出血占18.3%。在上消化道出血中食管曲张静脉破裂出血的死亡率最高。在肝硬化患者中约1/3病例死于食管曲张静脉出血。食管曲张静脉出血死亡率可高达43%。初次出血死亡率为53%（亦有报道为73%）。内科非手术疗法生存率仅14%~17%。可见肝硬化食管曲张静脉大出血的治疗仍然是当今急待解决的重大问题。

曲张静脉破裂出血的诱因：增高的门静脉压和粗大的曲张静脉是食管曲张静脉出血的基本因素。曲张静脉的大小、血管壁的厚薄及血管壁外组织的抗力，决定了曲张静脉血管壁的应力，是曲张静脉破裂的物理基础。诱发出血的因素至今尚未明确。曾有人认为胃液反流引起的食管黏膜糜烂是出血的重要诱因。在食管曲张静脉出血死亡病例的尸检中可见到50%的病例有食管炎、但此种黏膜的改变可能是休克时的循环衰竭、双囊三腔管的压迫和刺激或为死亡后的改变。

Tabagcholi和Dawson发现在肝硬化患者中，不少患者胃酸分泌正常甚至减少。Dogradi在35例食管曲张静脉出血病例中发现，亚急性糜烂性食管炎占10.2%、急性糜烂性食管炎占2.7%，食管溃疡占0.9%。

以上资料可以说明胃液反流与食管新膜糜烂不是诱发出血的主要因素。近年来的试验证明，曲张静脉内流体静压的骤然改变可能是诱发曲张静脉的重要原因。引起食管下端曲张静脉内流体静压改变的因素有呃逆、恶心、呕吐和咳嗽等。食管损伤及溃疡也可以是诱发出血的原因。

【诊断】

完整的食管曲张静脉出血的诊断需要回答3个问题：

1. 患者有无肝硬化。
2. 有无门静脉高压和食管静脉曲张。
3. 出血是由于食管或胃底曲张静脉破裂而不是其他原因。值得注意的是肝硬化患者有29.3%合并有胃、十二指肠溃疡。溃疡出血亦为上消化退出血最常见原因，故应与之鉴别。食管曲张静脉出血病例中有25%为急性胃黏膜病变或溃疡出血，如误认曲张静脉出血给予手术将会造成很大错误。

【临床表现】

大多数患者以骤然大量呕血到医院就诊。常有患者进食、咳嗽、恶心、呕吐、呃逆或情绪变化时发病。大量呕血时血色鲜红，呕血后不久即可有柏油便或暗红色血便。出血常可引起休克及肝性脑病。多数患者呈现肝病所特有的临床表现，如鼻出血、牙龈出血、面色灰暗并色素沉着。还可有黄疸、肝掌、蜘蛛痣、肌萎缩、下肢水肿、腹壁静脉怒张、肝脾大和腹水等。也有不少患者并不完全具备这些特征。

患者多有肝炎或血吸虫病史。有些患者既往有上消化道出血史，出血发作间歇其不一。食管静脉曲张患者一旦出血在1年内再出血的机会超过90%。个别患者出血间歇期可长达13年。

【实验室检查】

患者入院后应立即检查血尿便常和血型，肝肾功能试验与血液生物化学分析，血气分析及乙肝表面抗原等免疫学检验。

上消化道钡餐检查：待出血已得到控制，病情稳定1-2周后，可作上消化道钡餐检查。可为90%以上的食管静脉曲张患者确定诊断，并有助于上消化道出血的鉴别诊断。钡餐检查可显示食管轻度扩张，黏膜像紊乱钡柱号S状弯曲。曲张静脉可呈现泡沫样或虫蚀样充盈缺损。静脉曲张通常以食管下端最为显著，病变也可累及胃底乃至全食管。国人门静脉高压症胃底静脉曲张较欧、美人多见。由于食管收缩可使局部曲张静脉空瘪而影响曲张静脉显影，故应在食管松弛时或蠕动过后再摄片。卧位观察较立位好。连续摄片可增加曲张静脉显影阳性率。亦有人主张用右旋糖酐静脉快速滴注（6%右旋糖酐生理盐水1000ml于30~40分钟内输完），可增高门静脉压以利曲张静脉显影。抗胆碱能药物也可有同样作用。

为了便于判断静脉曲张程度及评价外科治疗效果，黄耀权等主张将钡餐检查食管静脉曲张所见，按其累及范围及静脉曲张程度分为4级与4度。

曲张静脉累及范围可分为4级：

A级：累及胃底。

B级：累及食管下段。

C级：累及食管中下段。

D级：累及全食管。

静脉曲张程度可分为4度：

零度：食管黏膜显示正常。

轻度：食管下端黏膜像轻度紊乱，可有小的虫蚀样改变。

中度：静脉曲张范围较广，黏膜柱可呈 S 状弯曲与泡沫样充盈缺损，但其直径<0.5cm。

重度：全食管呈蛇皮样改变，曲张静脉所显示的充盈缺损直径>0.5cm。

内镜检查：此法简单易行，可在急诊室床旁进行检查。现已普遍作为急件上消化道出血的常规检查。疑为曲张静脉出血的患者中，至少有 30%内镜检查无食管静脉曲张。故应注意与非静脉曲张出血疾病相鉴别。

急症内镜检查最好在出血发病 24 小时内进行可获较高阳性率（93.9%），48 小时内检查阳性率降到 74.1%。急症内镜检查并发症发生率为 2.5%。检查前需用冰盐水彻底洗胃，直至返回的水清亮时再做检查。检查期间仍应继续灌洗。内镜检查可对出血原因及部位作出明确诊断。对神志障碍或昏迷患者检查时应予气管内插管预防误吸。

脾门造影与脾测压：这一检查对食管曲张静脉出血患者不常需要，但在疑为肝外门静脉梗阻时脾门造影可显示门静脉系统与查明梗阻部位。作脾门造影时可测量脾髓压推测门静脉压。脾髓压 2.45kPa（<25cmH_2O）不常发生食管曲张静脉出血。1.96kPa（<20cmH_2O）极少发出血。有腹水、黄疸与凝血功能障碍应列为禁忌。仅有 1%~2%的患者做此检查后因严重出血而需输血。

常用的各种特殊检查法有其各自的优点与适应范围，如能正确选用可以大大提高上消化道出血诊断的准确性。有资料报道钡餐检查对食管静脉曲张诊断阳性率为 96%，假阳性 4%。一旦食管静脉曲张被证实，其他病变造成出血的机会不超过 10%。但 X 线检查只能揭示曲张静脉存在，表浅病变则易遗漏。内镜检查可在急性出血情况下直接观察到出血病变对于鉴别诊断帮助较大。选择性动脉造影为一种提示出血部位的方法，对于原因不明的消化道出血可以选用。

【治疗】

急性食管曲张静脉破裂大出血死亡率很高，死亡的主要原因是失血性休克和大量出血所造成的肝、肾损害。因此，治疗的关键在于控制出血、预防再出血和保护肝脏功能。治疗方法的选择应根据患者身体条件和出血情况而定，但迄今尚无一种公认的理想治疗方法。

（一）内科疗法

1. 迅速补充血容量防治休克　积极以全血补充失血。宜采用 24 小时内的新鲜血，因肝硬化患者缺乏凝血因子并伴有蛋白凝血因子异常，加以大多数患者皆有血小板减少，大量输入库存血往往会加重凝血功能障碍。此外，现已发现肝硬化患者红细胞内缺乏 2，3-双磷酸甘油酸（2，3-DiPhosphoglyceric acid），缺乏此物质可影响红细胞对组织的氧转运。由于库存血中 2，3-双磷酸甘油酸进行性降低，故应采用新鲜血，这不但可纠正凝血功能障碍，且可改善出血患者的组织缺氧。除了补充失血外，尚应给予维生素 K 和止血药物，还应补充钙剂。不少报告表明食管曲张静脉出血患者至少有半数病例需补血 2.5L 以上方能存活。

应严密观察各项生命指征、血细胞比容、尿量及中心静脉压变化，并准确估计失血量，及时了解血气分析变化。这些指标可为纠正休克、维持循环系统稳定和内环境平衡提供可靠依据。

2. 防治肝性脑病　肝病并发神志障碍的机制尚未完全明白，可有多种因素导致肝性脑病。血氨升高、脑缺氧、低钾血症及过量使用镇静药均可引起神志障碍。大量失血时肝脏血液灌注不足及组织缺氧加重了肝细胞损害。因而鸟氨酸循环发生障碍使血氨升高。肠内积血被细菌腐败产生大量氨通过门静脉系统的侧支循环进入体循环，是血氨升高的另一因素。血氨升高可导致肝性脑病。

对肝性脑病防治除了给予高浓度葡萄糖和大量维生素外，应积极清除肠道积血和给肠道抑菌剂，以减少氨的形成与吸收。可经三腔管或胃管用低温盐水灌洗胃腔积血，然后用 50%硫酸镁 60ml 与新霉素 4g 由胃管注入；亦可口服 10%甘露醇溶液致泻或盐水清洁灌肠。

忌用肥皂水洗肠，因碱性环境有利于氨的吸收。此外尚可用新霉素 2g 溶于 200ml 水，或米醋 50ml 加水 100ml 保留灌肠。半乳糖甘-果糖口服或灌肠也可减少氨吸收。脱氨药物如乙酰谷氨酰胺与谷氨酸盐合用以及左旋多巴（对抗假性神经递质制剂），均可用于防治肝性脑病。支链氨基酸对维持患者营养及防治肝性脑病有重要价值。

3. 纠正低血钾与代谢性碱中毒　食管曲张静脉出血患者可因呕吐（吐血）、胃肠吸引从胃腔灌洗等因素造成低血钾与碱中毒。手术创伤或因服用利尿剂均可增加尿钾丢失加重低血钾症。缺钾可加重或导致碱中毒。故患者入院后应注意纠正低血钾和代谢性碱中毒。低血钾的危害已为人们所共知，但碱中毒对机体的影响更为重要。①由于碱中毒使氧血红素离解曲线左移而阻碍了氧向组织中的释放；②碱中毒与低血钾共同作用促使心律失常，对服用洋地黄的患者影响尤著；③使氨中毒的可能性增加并增加氨通过血脑屏障；④细胞外液钙离子水平下降，患者可发生痉挛。

4. 止血措施

（1）药物止血

1）血管加压素（vasopressine）：可使内脏小动脉收缩血流减少，因而门静脉血回流量减少，可使门静脉压降低 30%~50%。给药后多数患者可暂时止血，但在 8 小时内未进行手术的病例，多数仍可再出血。

血管加压素可经周围静脉滴注或做选择性肠系膜上动脉插管连续滴注。后者旨在使血管加压素在内脏血管内直接而持续地发挥作用。近年来的研究表明，选择性动脉插管滴注加压素常伴有心排出量降低，腹主动脉血氧分压下降，门静脉氧分压下降和血压上升。其初期控制出血效果虽好，但不如周围静脉给药简单和安全。

血管加压素 20U 溶于 10%葡萄糖 200ml，由静脉在 20~30 分钟内滴完。药物作用持续 1 小时左右，必要时 4 小时后再重复给药，如仍不止血，再次给药亦难奏效。长时间

32

用此药可影响重要器官的血液灌注，对冠心病患者应慎用。亦有人主张用较小剂量连续滴注，以图延长止血期。肠系膜上动脉加压灌注加压素的速度一般为 0.2U/min。

八肽加压素（octapressine pheny loamine lysine-vasopressine）对门静脉有选择性降压作用，较少引起体循环血管收缩。有人试用 Arfo-ned R 0.1%溶液，以一定速度静脉滴注产生控制性低血压，使患者血压降至 9.33~10.7kPa（70~80mmHg）可使门静脉压降低 31%，以控制食管曲张静脉出血。

联合应用血管收缩剂和血管扩张剂（如硝酸甘油）可加强降低门静脉压作用，并减少和防止垂体后叶素对全身血管以及消化道的影响。

2）奥曲肽（octreotide，善得定）：为人工合成的生长抑素，作用与生长抑素相似，半衰期为 1~2 小时，可选择性减少门静脉血流量和曲张食管静脉内血流量，降低肝静脉楔压，控制出血，其止血率、止血速度，均明显优于垂体后叶素。急诊可用 0.1mg 加 20%葡萄糖 20ml 内静脉直接注射，再以 0.5mg 溶于 5%葡萄糖 1000ml 静脉滴注，维持 24 小时，以后用量逐渐减少，可连续用药 3 天。

3）普萘洛尔（propranolol）：1980 年 lebrec 最早发现普萘洛尔可使门静脉压下降。普萘洛尔连续口服可持久地降低门静脉压，有效地治疗和预防食管曲张静脉出血。普萘洛尔为非选择性心脏 β-受体阻断药，可使肝动脉收缩阻力增加肝血流量减少，似对门静脉直接影响不大。服用普萘洛尔可使心脏在安静状态下的心率减少 25%，因而心搏量减少，门静脉血回流量减少，压力降低血流缓慢，有利于出血自停。门静脉压下降幅度可达 25.6%~29.4%。普萘洛尔使肝血流量减少对肝脏的合成代谢及解毒能力可能有影响。有人报告用普萘洛尔后血氨升高，故肝硬化患者用 β-受体阻断药应慎重。心力衰竭、哮喘和不稳定糖尿病患者应忌用。也有资料说明预防性使用 β-受体阻断药未能改善生存率。

4）钙通道阻滞剂：粉防已碱（tetrandrine）可使平滑肌松弛，门静脉血管阻力降低，使门静脉静脉压下降。

（2）食管胃低温止血法：低温疗法可使局部血管收缩并消除胃液消化活力，可获得暂时止血。在胃低温疗法的病例未发现门静脉压的变化。方法是用 10~14℃生理盐水 200ml 加肾上腺素 16mg 经胃管灌洗胃腔。这只是临时措施不宜长时间使用。

（3）双囊三腔管压迫疗法：1930 年 Westphal 首先介绍了球囊压迫疗法，后经 Sengstaken 和 Blake-More（1950）加以改进方得到普及，即现今广泛采用的双囊三腔管压迫疗法。借充气球囊分别压迫食管及胃底曲张静脉，可使70%~75%患者获得暂时止血。但有 60%病例于去除球囊压迫后又复出血。因此，应用三腔管压迫疗法的价值仅仅是为了暂时止血与减少失血量。该疗法主要适用于以下情况：①作为术前准备减少失血量与稳定患者情况的暂时措施；②由于技术原因不能做硬化剂注射治疗或对药物治疗无反应者；③注射硬化剂疗法失败而患者不适合手术者。

应正确使用双囊三腔管，球囊安放位置要准确，充气及牵引力量要适度，否则球囊压迫无效或因滑脱造成窒息。还应避免长时间压迫致使食管黏膜坏死。一般主张牵引压迫 12h 后放掉气囊气体（先开放食管囊后开放胃囊），观察 20~30 分钟如仍有出血再向气囊充气（先将胃囊充气，后给食管囊充气）。三腔管留置时间最多不超过 72 小时，必要时可适当延长留置时间。气囊放气后观察 24 小时如无出血即可拔管。拔管时先放掉囊内气体并口服液状石蜡，之后徐徐拔管。

这一疗法效果不能令人满意。拔管后又复出血而被迫手术的病例死亡率显著上升。过去曾用三腔管压迫作为食管曲张静脉破裂出血的首选非手术治疗，现只用它作为手术准备期间暂时止血的过渡方法，而以注射方法或套扎作为首选的非手术治疗方法。对压迫止血效果不满意的患者应及时手术治疗。此疗法的并发症有肺感染、食管破裂与窒息等。应加强护理避免并发症的发生。

（4）内镜止血

1）硬化剂注射疗法（sclerotherapy）：硬化剂注射疗法在国内外已广泛应用于治疗食管曲张静脉出血。尤其在日本和欧美国家已把这一疗法作为治疗食管静脉曲张出血的首选方法。其他各种治疗方法只是在硬化剂疗法失败时才选用。

急症硬化剂疗法可以在初次诊断性内镜检查时立即进行或推迟到非手术疗法控制了出血后再使用。立即注射止血成功率为 65%，延期注射止血率为 90%。如在药物止血失败后再做硬化剂注射其止血效果较差（止血成功率为 55%）。硬化剂注射治疗需要高度熟练的技巧，如能成功可获得立即止血效果。近期再出血率 30%左右。本疗法优于单独使用三腔管压迫疗法或药物疗法，后二者止血成功率仅 40%~50%。三腔管压迫与药物治疗失败者可选用硬化剂注射疗法。此疗法尤其适用于不能承受手术的肝功能Ⅲ级患者。

常用硬化剂有凝血酶，5%鱼肝油酸钠和油酸己胺等。国内有试用中药制剂作硬化剂亦可获得较好效果。在美国大多数医疗中心采用血管内注射法，而欧洲则多采用血管旁注射法或二者相结合的注射法。有人认为血管内注射法优于血管旁注射法。

经内镜确定食管静脉曲张部位后，即可注入硬化剂，每处注射 3~5ml。总量不超过 30~50ml。内镜外加一透明管鞘注射硬化剂的方法已普遍应用。出血初期注射硬化剂止血成功后，需在 3 天或 1 周后重复注射，以后每隔 1 个月注射 1 次，以免血管腔硬化角度出血，10%病例可发生局部。如经注射治疗后未再出血、食管溃疡、食管狭窄、食管坏死穿孔与纵隔炎等并发症。Sodium tetraclecy 与酒精合用可减少食管溃疡的发生。经两次或多次注射治疗仍未能控制出血，则应考虑手术治疗。硬化剂注射疗法治疗食管曲张静脉出血效果已肯定。但这一疗法是否能改善生存率

32

目前尚有争议。意大利的研究者们对于预防性注射硬化剂疗法颇感兴趣。

2）经内镜食管曲张静脉结扎术：Stiegmann（1986）创用橡皮圈结扎曲张静脉治疗食管静脉曲张出血，其方法是在贲门上5cm内结扎6~8个部位的曲张静脉，出血多数可停止。这一方法安全易行，无注射硬化剂引起的并发症，肝功能属Child C级患者亦可采用此法。现已广泛应用于临床。

（5）经皮经肝穿刺曲张静脉栓塞法：经皮经肝门静脉穿刺插管注射血凝块、止血聚合体或硬化剂（如50%葡萄糖加纤维蛋白酶）于冠状静脉，使食管胃底曲张静脉闭塞。这一技术操作较困难，常需较长时间才能将导管插入冠状静脉，成功率不高。国外已很少应用。

（二）外科手术疗法

硬化剂注射疗法和套扎疗法虽已广泛用于治疗食管曲张静脉出血，提高了内科非手术治疗早期待活率。但控制出血后常可复发出血。有资料证明该疗法不能改善生存率。美国的研究表明硬化剂疗法有较高死亡率和较多再出血率。死亡病例中75%与出血有关。故一旦内科非手术疗法未能有效地控制出血而患者情况允许时应积极采用手术治疗。避免延误手术时机。

外科手术治疗急性食管曲张静脉破裂大出血的目的在于控制出血与极力避免术后再出血，可能同时切除功能亢进的巨大脾脏。作者认为以下情况应考虑手术治疗：①初次大出血甚为猛烈，非手术疗法未能有效地控制出血；②内科非手术疗法虽曾控制出血但近期又复出血；③反复出血，出血间歇期短，或曾有少量多次出血又骤然大量出血者。此等情况内科非手术疗法常不能奏效。

手术方式大体分急症分流术和门-奇静脉断流术两类。前者可降低门静脉压，后者不降低门静脉压只切断食管胃底黏膜下反常血流。由于分流术减少了肝脏血液灌注其远期效果并不优于门-奇静脉断流术。急症分流术要求患者具备较好条件，且死亡率高达50%，而急症门-奇静脉断流术近期死亡率为36%。故从20世纪70年代以来，国内外对急性出血病例需手术治疗时大多主张采用急症门-奇静脉断流术和脾切除术。

彭德恕等总结门-奇静脉断流术优点如下：①近期死亡率、远期再出血率不高于其他术式。如患者情况危重可保留脾脏仅结扎脾动脉和做门-奇静脉断流术；②远期效果好，生存病例远期随访无死于肝性脑病者。术后无肝性脑病发生；③手术创伤较小，操作简单，适应证宽，只要无多量腹水，无显著黄疸及肝性脑病均可采用这种手术。

1. 门-奇静脉断流术

（1）食管、胃黏膜下曲张静脉结扎术

1）经胸食管曲张静脉结扎术：1984年Borema首先介绍这一方法。手术从主动脉弓至膈裂孔作纵切口暴露食管。剖开食管常可见3个大的柱状黏膜凸起，将曲张静脉作多个间断缝合结扎，并在两个结扎间注入硬化剂以栓塞曲张静脉。此手术控制和预防出血效果欠佳，故现已很少采用。

Crile（1950）所设计的经胸食管曲张静脉结扎术，先游离食管下端及贲门，结扎周围血管并将食管下端前壁横断，继而缝合结扎后壁黏膜下曲张静脉，最后再将食管前壁缝合。曾作脾切术与门-奇静脉断流术或分流术，膈下有粘连的再出血病例可选用此法。

2）经腹胃底曲张静脉结扎术：此手术方法在1956年由兰锡钝等首次提出。由于我国门静脉高压症胃底静脉出血者较多，加之此手术较简单，故在20世纪60年代国内较多采用。但此手术止血可靠性差，有些病例术中可见食管仍有血液流出。术后缝线脱落可再次出血，近期和远期再出血率均较高，且易引起膈下感染，故现已很少采用。

（2）食管下端胃底横断或切除术

1）经胸食管横断术（Walker）：此手术较复杂，并发症亦多，常影响食管下端功能。现已很少采用。

2）经腹腹段食管黏膜横断吻合术（平岛）：本术式模仿Walker经胸食管横断术，手术安全易做，控制和预防出血效果好，且不影响食管下端功能。

该手术分4步进行：①脾切除；②切断胃左血管，断离近半个胃血管；③腹段食管黏膜横断；④幽门成形术。腹段食管黏膜横断术是在第2步操作完成后游离食管下端，以一个软直角钳在膈下水平夹住食管并以Doyen钳夹住食管胃连接处。自贲门上方1cm处向上作4cm纵行切口仅切开肌层，暴露黏膜层。以边切边缝的方法横断及吻合食管黏膜1周，而后缝合肌层纵行切口。将胃管通过吻合口至胃腔左半侧，最后作幽门成形术。左膈下方置两个引流管。术后死亡率为11.1%。

3）贲门胃底切除加幽门成形术：此于术较复杂，并发症多。用于术后再出血而又不能做分流术的病例。

4）膈下胃横断术（Tanner，1950）：此术式较为彻底地切断食管下端和胃底曲张静脉的反常血流，故对控制出血与预防再出血效果较好。国内较多采用。在完成脾切除与结扎胃左血管后，在贲门下5cm处将胃底横断并重新吻合。由于胃底切断吻合后形成较坚实的瘢痕环，故能达到持久止血目的。此外，在切断胃底反常血流后门静脉压升高，则可促进肝门及腹膜后侧支循环并有利于肝功能的改善。

此手术有腹腔污染与吻合口瘘的可能。吻合时应注意两端的血液循环，缝合要严密。术后留置胃管3~4天。据武汉医学院资料，手术死亡率21%。多因肝衰竭而死亡。随访3/4病例未再出血。再出血者常为少量黑便。术后复查食管曲张静脉大部分消失或明显减轻。

（3）贲门胃底周围血管离断，胃冠状静脉结扎与脾切除术：Hassab（1960）积极主张扩大食管胃周围血管离断范围。即于脾切除后结扎胃冠状静脉主干或切除包括胃左动静脉在内的小网膜组织。食管下端游离6~8cm并将近半胃周围血管离断。该手术虽能较彻底离断食管下端与胃周围血管，但未能切断胃及食管黏膜下血管，加之门静脉高压症患者胃黏膜下动静脉短路开放，故黏膜下血管仍可有异常血流；因此 Hassab 手术断流亦不很彻底。术后再出血率不比其他断流术低。

(4) 联合断流术：Sugiura（杉浦）术式为近年来有代表性的联合断流术式。此手术将肺下静脉平面以下的食管贲门旁血管全部切断并横断食管下端，同时做脾切除及幽门成形术。该手术原是经胸进行，但在日本和我国多数主张采用经腹 Sugiura 联合断流术。更有主张不做食管下端横断术，用胃壁环行缝扎术以阻断黏膜下反常血流。由于 Sugiura 手术切断了食管下端及近半胃周围血管，黏膜下血管的反常血流亦被切断，故断流较彻底再出血率较其他断流术为低。黄耀权等曾介绍在施行食管下段与近半胃广泛血管断离的基础上，再补加胃浆肌层环行切开缝扎黏膜下血管，可进一次阻断黏膜下曲张静脉的反常血流。即于胃小弯侧距贲门 4~5cm 处环行切开前后胃壁浆肌层达胃周径之 3/4（近大弯侧浆肌不切开），暴露黏膜下血管予以缝扎。尔后将浆肌层切口缝合。此法与胃底横断术比较无腹腔污染及胃瘘之虑。

青木春夫联合断流术与经腹 Sugiura 手术近似，即脾切除后将食管下端胃底周围血管断离，并于贲门下 3~4cm 处环行缝扎胃壁和作迷走神经切断与幽门成形术。作者体会经腹 Sugiura 手术如能保留迷走神经，以类似高选迷走神经切除方法作食管下段与近半胃周围血管离断术，再加上食管下端管状吻合器横断吻合或作胃浆肌层环行切开黏膜下血管缝扎术，不但断流较为彻底，而且可保留胃窦功能免做幽门成形术。有人认为迷走神经切断与幽门成形术可加重胃黏膜病变。此外，术前如能给患者做食管钡餐或内镜检查，可根据曲张静脉的部位选择食管下端横断或胃黏膜下血管环行缝扎术；如食管静脉曲张显著胃底无明显静脉曲张．可作食管下端横断术，如食管胃底静脉曲张均显著，以胃黏膜下血管环行缝扎术为宜。

(5) 经腹胃冠状静脉栓塞法：刘效恭等（1985 年）创用直视下胃冠状静脉栓塞与脾切除术。这一术式是在脾切除后，向冠状静脉分支内注入 8ml TH 胶（a 氰基丙烯正辛酯），使胃冠状静脉分支及胃黏膜下曲张静脉闭塞。手术虽简单但有远处栓塞可能，故未能推广。马绍华等（1989 年）介绍胃冠状静脉插管滴注硬化剂防治胃底食管曲张静脉出血。术中作冠状静脉主干或分支插管，术后每天经导管滴注 50%葡萄糖 100~200ml，2~3 小时滴完。连续 7~10 天。近远期效果良好。

2. 门-体静脉分流术

(1) 急症门腔分流术：此术式能有效地降低门静脉压控制食管曲张静脉出血，为急症门-体静脉分流术中较理想的术式。近期止血率达 90%，远期再出血率低于 10%。但手术死亡率较高，约近 50%。此外由于门腔分流术减少了肝血流量所以远期效果不佳，术后肝性脑病及肝性脑病发病率高。限制性门腔分流术能较少地减少肝血流量，取得较好的近远期疗效。近数年来更创用限制环确保了限制性门腔分流的口径，改善了近远期疗效。为降低急症分流死亡率应掌握以下适应证：①窦后梗阻门静脉血流量<700ml/min 宜选用门-奇静脉断流术；②患者年轻，一般情况良好。经输血血压维持在 12.0kPa（90mmHg），尿量 20~50ml/h；③肝功无明显异常，无黄疸、腹水及肝性脑病。此外，术者技术熟练和具有应有的设备，亦为手术所必需的条件。

(2) 脾腔分流术：此术式一般应用于择期手术，亦有用于急性出血病例取得成功者。近远期止血率达 90%。但此手术操作较复杂，费时较多，急性出血病例很少能耐受。

根据天津市第一中心医院统计，急诊门-奇静脉断流术于术死亡率为 36.36%，择期手术死亡率为 5.65%。这一结果说明择期手术死亡率可显著降低。故对急性出血病例宜先用硬化剂注射或套扎疗法等内科综合治疗措施，如能控制出血，以后施行择期手术最为理想。

肝硬化患者是“代谢破产者”，对麻醉、输血及其他药物治疗都缺乏适应性。手术创伤及由于失血引起的长时间低血压和低氧血症均可加重肝脏损害，故应注意维护肝脏功能。如手术控制了出血，则肝性脑病是术后死亡的主要原因。腹水与 SGOT 升高对死亡率有重要影响。严重的肌萎缩和肝性脑病有更高的死亡率。由于肝硬化患者有 33%~84%（平均 63%）死于上消化道出血，30%死于肝性脑病，而肝性脑病又常为出血的后果，故积极治疗出血是挽救患者生命之关键。有的资料证明，除严重肝功能障碍外，黄疸与肝性脑病并不影响手术死亡率。因此，对急诊手术应持积极态度，不可由于肝功条件而失去可能挽救患者生命的手术机会。黄疸、腹水、肝功能严重损害者（Child C 级），手术死亡率高达 60%~70%宜采用硬化剂注射或套扎疗法。但当非手术疗法效果不佳而患者情况允许时，也应及时手术治疗。积极的手术有可能挽救一些肝功能Ⅲ级的患者。

手术治疗门静脉高压症食管曲张静脉出血只是为了控制出血和预防出血，而肝硬化却沿着它自身固有的进程继续进展。迄今各种手术均不甚理想，手术的打击又可加重肝硬化的进程。近年来，欧、美等国家认为肝硬化门静脉高压症食管曲张静脉出血是肝硬化晚期表现，是肝移植的适应证。肝移植可去除门静脉高压症的根本原因——肝硬化，可有效地防止再出血。近远期疗效均较满意。他们主张凡有反复出血临床表现的临近晚期的肝硬化，如患者健康状况尚可，应考虑肝移植术。

总之，鉴于食管曲张静脉大出血的急症外科手术治疗有效率高于死亡率和再出血率高，硬化剂注射或套扎疗法已逐渐成为首选方法，更由于肝移植不但能去除门静脉高压症的根本病因，而且能有效地防止再出血，硬化剂注射和套扎疗法和肝移植术已向既往治疗食管曲张静脉的传统手术——门-体静脉分流术与门-奇静脉断流术提出了挑战。

（三）急症手术患者的术后治疗

1. 术后监护　术后患者需给予监护，严密观察生命指标和进行各项实验室检查以了解患者心及肺功能、肝及肾功能、血容量、体液、电解质与酸碱平衡情况，发现问题及时进行处理。

2. 液体疗法　由于肝硬化患者在出血或手术前往往已有水潴留和排出障碍，出血和手术创伤促使肾对钠和水的保留而加重了已经存在的体液失调，故对此等患者术后应限制液体摄入。对体液的丢失主要以10%葡萄糖液补充。每日液体摄入量限制在1500~2000ml以内。钠的补充仅需补偿胃管的丢失，每天很少需要超过30~40mmol/L。钾仅补充尿钾的丢失即可，但应保持血钾于4~5mmol/L。若有酸碱平衡失调亦应积极纠正。此外，还应根据需要补充血浆、白蛋白和新鲜血。

急症门腔分流术术后的体液疗法应注意热量的补充，常需给浓缩葡萄糖氨基酸液。尤其应注意支链氨基酸的补充。肠内和肠外营养在手术前后的治疗中有重要价值。

3. 防治感染　肝硬化患者体质虚弱，在大量失血、手术创伤以及脾切除术后。患者免疫功能可进一步下降，术后感染率高，尤以左膈下感染为多见。膈下感染的预防应注意术中充分止血，以脾、肾韧带覆盖脾床创面，还要作充分的膈下引流。引流管一般可在术后2-3天拔除，不要留置过久，若有腹水应及时拔管并缝合引流之戳口。肺感染是肝硬化出血患者常见的并发症和死亡原因，由于肝硬化患者常有心肺功能异常和广泛的动静脉短路存在，故术后应持续给氧5~7天，并鼓励患者翻身、咳嗽和深呼吸等胸部体育疗法。必要时给予间断正压呼吸。预防性的抗生素要依据患者具体情况来选择。

4. 预防高排出量心力衰竭和肺水肿　肝硬化门静脉高压症患者血容量可较正常人多30%~50%。由于血管张力与外周阻力降低，动静脉短路的存在，故心输出量往往增加，使患者的血液循环处在高动力状态。门腔分流术可加重患者血液循环高动力状况。因此在老年和重症肝病患者，易发生高排出量心力衰竭和肺水肿。肝硬化患者水和钠的潴留也是导致肺水肿的重要因素。术后应严格记录液体出入量与限制液体摄入，以防止循环负荷过重。有人提出测量患者术前和术后心输出量，如呈高动力状态（每分钟心输出量超过6L），在任何心力衰竭症状未出现前即可给予洋地黄化。若出现水过多表现则应给利尿剂。

5. 防治胃黏膜病变与应激性溃疡出血　门静脉高压症患者术后上消化道出血不少是胃黏膜病变出血或应激性溃疡出血。故应与静脉曲张出血相鉴别。胃黏膜病变与应激性溃疡不同，前者为门静脉高压症引起的胃黏膜改变，黄志平等对57例门静脉高压症患者的胃镜检查结果证明，有急性胃黏膜糜烂者占47.3%，并发现其发生率与静脉曲张的程度密切相关。门静脉高压症胃黏膜病变的发生是因门静脉高压使胃黏膜更趋于缺血以致黏膜血流量降低和血氧饱和度降低。此外，由于病变黏膜黏液分泌减少和黏膜前列腺素（PG-E2）含量降低，使黏膜防御功能降低，黏膜屏障功能破坏，H^+反渗，导致胃黏膜病变发生。病变黏膜呈现水肿充血、红色斑点或黏膜表面片状剥脱糜烂，重者可致出血。

对术后胃黏膜病变出血的治疗应以非手术治疗为主。抗酸剂及H_2受体阻滞剂效果常不明显。近年来主张以降低门静脉压和保护胃黏膜为目的的药物治疗。如普萘洛尔、丹参、汉防己甲素和前列腺素等亦可对出血部位黏膜局部用药，如孟氏液口服或经内镜局部喷洒等。

应激性溃疡大出血非手术治疗失败时可手术治疗。门腔分流术后可出现高胃酸分泌，故术后应避免刺激性饮食，如有症状应给予制酸剂等药物治疗。有人主张门腔分流术后，在拔除胃管后即应开始抗酸治疗并持续终身。

6. 肝衰竭　肝衰竭是术后最常见的死亡原因。出血和手术创伤可加重肝损害，故几乎所有的患者在术后2~3天均可出现肝功能恶化的现象。其中许多患者的肝损害在一定时间后可逐步改善，有些患者则可不断恶化并发展为肝性脑病。术后早期出现的肝性脑病多由肝细胞损害所致，并非因肠道氨吸收或门体分流所致之氨中毒。门腔分流术术后肝性脑病的发病较其他术式为高。目前对肝性脑病尚无理想的治疗方法，力所能及者只是支持疗法和对症治疗，如提供高热量、补充支链氨基酸、使用肠道制菌剂和清除肠道积血等。血液净化、血浆置换及杂化型（生物型）人工肝，在国内外已成功地应用于临床，为治疗肝衰竭增加了新的治疗方法，亦为等待供肝的重症肝衰竭患者提供了“桥接”的治疗措施。

7. 肾衰竭　继发于食管曲张静脉出血和急症手术术后的肾衰竭通常有两种类型。一是由于低血压期间肾血流灌注不足，肾小管坏死所致之急性肾衰竭。其表现为少尿、氮质血症、高钾血症、低尿比重和低渗透压，尿钠增加、尿中出现管型与红细胞；其二是由于肝失代偿使肝代谢发生障碍和解毒功能下降所致肾损害-肝肾综合征：这两处肾衰竭都应忌用利尿剂，因可加重肾小管损害，血管活性物质可改善肾血流量，但不会有重大成效。血液透析能较好地改善患者情况。肝与肾损害并存时死亡率高。

（王毅军　邹连庆）

第八节　布-加综合征

布-加综合征（Budd-Chiari syndrome，BCS）是由肝静脉（HV）和/或其开口以上段下腔静脉（IVC）阻塞性病变引起的不伴或伴有下腔静脉高压为特点的一种肝后性门脉高压症。最早由Budd和Chiari提出，Budd首先报道了3例肝静脉血栓形成，后Chiari描述了肝静脉开口处的原发性闭塞。故后人将此征称Budd-Chiari综合征。Okuda等从历史背景、临床病理学表现、流行病学、病因学方面比较了下腔静脉闭塞症和BCS的不同。认为IVC阻塞与经典的BCS应分开，建议废弃布-加综合征这一名称而代之以可以包括阻断部位、病理形态及病因学的新命名。

32

【病因、病理及病理生理】

（一）病因学

布-加综合征的病因复杂多样，约 30%～40%可发现其基础病变，为继发性 BCS；大部分患者原发于 HV/IVC 局部的病变，为原发性 BCS。

继发 BCS 病因为外在压迫或机械性阻塞导致肝静脉和/或下腔静脉的阻塞，包括肿瘤、包虫囊肿、外伤血肿、大结节、阿米巴脓肿、纤维粘连带的压迫。

原发性 BCS 的病因包括先天性发育异常、血栓形成、免疫紊乱、中毒、感染等。

1. 先天发育异常　肝段下腔静脉由卵黄静脉的近心段及肝内部分血窦融合而成。在融合过程中有的窦壁或小静脉壁未消失，随着胚胎的发育逐渐形成膜状结构。下腔静脉瓣通常为半月状内膜皱襞，若胚胎期某些因素致畸而形成筛状瓣，或 Chiari 网的网眼过小，形成近似膜状结构，附壁血栓机化使下腔静脉狭细。因先天性发育异常者发病早，最早者 2.5 岁。

2. 血栓形成　易发生血栓性疾病（红斑狼疮、口服避孕药、原发性骨髓增生症、红细胞增多症、阵发性夜间血红蛋白尿、妊娠、高凝状态、结缔组织病和感染等）的患者，发生下腔静脉和肝静脉血栓形成。血栓机化形成膜，机化的大小决定膜的厚薄。血栓易发生于下腔静脉肝段的原因，与横膈的呼吸运动损伤血管的内膜有关，另外肝静脉和下腔静脉连接时成直角，血流漩涡正发生于这段，咳嗽可加重这种机械性损伤。

另外，免疫功能紊乱、某些毒物中毒、腹腔内的感染可导致本综合征。

32

很长时间以来，人们就已经认识到，BCS 发病的易感因素、解剖学类型在东西方国家间有很大差异（表 32-8-1），列举了这些不同之处。腔静脉的膜性闭塞在西方很罕见，但在中国、日本、印度这些东方国家以及南非却很常见。在西方，单纯的肝静脉主干血栓形成比 IVC 血栓形成或者闭塞要常见得多，而在印度、中国和日本，IVC 闭塞则远多于单纯性肝静脉闭塞。在北美，急性 BCS 多发，慢性 BCS 则较少见；而在东方可以观察到相反的情况。在西方，妊娠期和产褥期很少发生 BCS，而在印度，妊娠是 BCS 的主要诱发因素。感染性疾病的发生率也有相似的差异性，比如阿米巴肝脓肿，这种病在西方很罕见，但却经常见诸于来自印度的关于 BCS 的报道。此外，在普遍服用避孕药的美国，BCS 的发生经常与服用这类药物相关，而在东方国家中这种病例少见，因为这些国家的女性服用避孕药的要少得多。

（二）流行病学

本病以男性患者多见，男女之比约为 2∶1，发病的高峰年龄为 20～40 岁。日本 1990 年的调查显示，BCS 患病率为 214/10 万，每年约有 20 例新病例被发现。国内尚无有关 BCS 的详细流行病学调查资料，但北方报道的病例略多于南方。汪忠稿等于 1988 年对山东某县作了 68 万人口的调查，发现其发病率为 6.4/10 万。

表 32-8-1　东西方在 BCS 易感因素和解剖类型方面的差异

特征	西方	东方
IVC 膜性闭塞	罕见	很常见
肝静脉闭塞占优势	+	−
IVC 闭塞占优势	−	+
急性 BCS 优势	+	−
慢性 BCS 优势	−	+
妊娠/产褥期发病	不常见	常见
感染	罕见	常见
口服避孕药	很常见	不常见

（三）病理

分为急性期和慢性期。BCS 的急性期病理表现为：病变的血管壁充血、水肿、急性炎性细胞浸润，如为感染所致，可发现相应的病原菌；肝脏明显肿大，呈暗红色，肝损害常不均匀，可累及一支或多支肝静脉，受累区肝坏死明显，镜下主要表现在中央小叶萎缩、出血性坏死，肝窦扩张。BCS 的慢性期病理表现为：病变的下腔静脉壁及隔膜有纤维组织增生；肝变小、变硬，外形不规则，尾叶明显增大。中央小叶纤维化最显著，纤维索条从中央瘢痕区向外呈现网状扩展，窦旁纤维使得肝窦扩张，小叶中央静脉内可见栓塞；小叶间纤维组织增生，周围肝细胞再生显著时形成假小叶，最终导致肝硬化。

（四）病理生理

布-加综合征的主要病理生理因素为肝静脉回流受阻、肝静脉压力明显升高造成肝中央静脉和肝静脉窦扩张、淤血，进而导致门静脉高压。如果累及下腔静脉则产生下腔静脉高压。血流不断通过肝动脉和门静脉进入肝脏，而肝静脉血又不能回流入右心，必然引起门静脉压力不断升高，在肝静脉血无出路的情况下，血浆流入肝淋巴间隙，导致超负荷的肝淋巴液通过肝纤维囊漏入腹腔，形成顽固的、难以消退的腹水。由于肝脏充血、压力增高，导致肝和脾脏肿大，食管和胃底静脉曲张等门静脉系统压力增高的表现。同时，小肠静脉淤血，引起消化不良。此时如肝静脉回流得以解决，病变便可回逆。若此种病理状态不予解决，日久后纤维组织不断增生，最终也可继发肝硬化，少数可形成肝癌。下腔静脉阻塞不仅引起双下肢、会阴部肿胀和胸腹、腰背部静脉曲张，尚可致肾静脉回流受阻，并导致肾功能不全。由于血液淤滞在下半躯体，回心血量明显减少，心脏缩小。因心输出量减少，患者常有心悸，甚至轻微活动即可引起心慌、气短等心功能不全症状。

肝静脉的流出道梗阻可出现病理性的侧支通路，包括体循环、门体循环、肝内通路，下腔静脉阻塞后自下肢和盆腔的血流经侧支血管回流到右心房，其较常见的途径有：①经髂总静脉→腰升静脉→奇静脉、半奇静脉→右心，这是最常见的途径；②输尿管静脉丛→左卵巢静脉或左精索静脉→左肾静脉→腰静脉、腰升静脉→半奇静脉→右心；③髂外静脉→腹壁下静脉、腹壁上静脉与乳内静脉的吻合支→锁骨下静脉→上腔静脉→右心；④髂静脉回旋支→腹壁浅静脉→胸外静脉→腋静脉；⑤髂内静脉→直肠静脉丛→肠系膜下静脉→脾静脉→门静脉；⑥脐旁静脉→肝静脉。

【诊断与鉴别诊断】

（一）诊断

1. 临床表现

（1）急性 BCS 的表现：患者起病突然，腹痛、腹胀较重，部分患者出现发热。随即出现肝肿大、腹水、下肢水肿、腹壁静脉曲张、尿少、程度不同的肝脏损害。严重者出现休克或肝衰竭，短期内死亡，部分患者经治疗后转为慢性期。

（2）慢性 BCS 的表现

1）肝静脉血液回流障碍：患者出现乏力、腹胀、食欲下降、恶心甚至呕吐，部分患者出现肝区或脐周的疼痛，以胀痛或钝痛为主。体检发现肝脏肿大，部分患者脾脏肿大，腹水严重者腹部膨隆，不能平卧，生活不能自理。少数患者出现胸腔积液，门脉高压、食管、胃底静脉曲张破裂可致消化道出血。

2）下腔静脉血液回流受阻：患者出现下肢酸胀感、水肿，严重者出现全下肢、会阴部及腹壁水肿。患者下肢皮肤出现色素沉着，甚至形成溃疡。患者胸腹壁及腰背部皮下浅静脉扩张、迂曲，血流自下向上流，部分患者出现下肢静脉曲张，少数患者出现精索静脉曲张。

3）回心血流量不足的表现：患者可出现心慌、气短、头晕，并有尿少、尿色加深，这些症状多见于腹水量多、下肢水肿明显者。

继发性 BCS 的患者还有原发疾病的临床表现。

单纯的肝静脉阻塞者，以门静脉高压症状为主，合并下腔静脉阻塞者，则同时出现门静脉高压和下腔静脉阻塞综合征的症状。下腔静脉阻塞后，侧支循环建立，胸、腹壁及腰背部静脉扩张和曲张，以部分代偿下腔静脉的回流。腰背部静脉曲张和血流向上的下腹壁静脉曲张不是单纯门脉高压症所能引起，而恰恰提示下腔静脉阻塞性病变。晚期患者由于腹水严重，为减轻症状而反复腹腔穿刺行腹腔减压，蛋白不断丢失，最后死于严重营养不良、食管曲张静脉破裂的消化道大出血，或肝、肾衰竭。为判断患者的严重程度，估计预后和手术治疗的结果，汪忠稿将本病分为四期（表 32-8-2）。

有门静脉高压表现并伴有胸、腹壁，特别是背部、腰部及双侧下肢静脉曲张者，应高度怀疑为布-加综合征。

表 32-8-2　布-加综合征的临床分期

临床分期	Ⅰ	Ⅱ	Ⅲ	Ⅳ*
生活质量	好	尚可	差	不能自理
腹水	无或轻度	中度	重度	严重或难以控制
食管静脉曲张	无或轻度	中度无出血	重度或出血	急性呕血
血浆白蛋白 g/L	>3.5	3.4~3.0	2.9~2.5	<2.4
胆红素 μmol/L	<20.5	20.6~41.0	41.1~51.2	>51.3
营养状况	好	尚可	差	恶病质
手术危险性	小	中等	高	很高

* 包括肝性脑病和氮质血症

2. 实验室检查

（1）血尿常规及有关血液检查：由于脾大、消化道出血和缺铁等因素，约 20%~40%的患者贫血、白细胞和血小板降低，少数患者出现不同程度的蛋白尿。肝功能多为轻度异常，少数患者肝功能障碍严重。血液系统疾病、免疫功能紊乱的患者血液学检查可表现出其原发病的特征。

（2）腹水检查　多为漏出液，呈淡黄色，少数可呈乳糜性腹水、血性腹水。40%患者腹水黏蛋白试验阳性。腹水细胞多正常，少数腹水白细胞达（2.5~5.0）$\times 10^9$/L。腹水蛋白含量 10~60g/L，平均 32.1g/L，糖和氯化物正常。合并腹腔感染时腹水细胞升高，呈渗出性腹水的特征。

（3）肝穿活检　病理活检可见红色斑点状的静脉区与苍白的门管区相区别，镜下见小叶中央区肝静脉周围有充血及血窦扩张，有的中心静脉周围肝细胞坏死，慢性病例肝细胞索中的肝细胞被红细胞取代是本综合征的特征性改变，晚期形成肝硬化时也见肝血窦扩张。

3. 影像学检查

（1）B 型超声：B 型超声是简单、可靠、方便的无创性筛选手段。诊断准确率达 90%以上。B 型超声也可在健康检查时发现早期布-加综合征。超声多普勒是诊断布-加综合征的首选方法。

使用二维超声观察肝静脉是否通畅，注意其管径、走向、有无交通支和血栓；测量肝静脉宽度；观察有无副肝静脉，并测量其管径；检查肝后段下腔静脉入房处有无狭窄膜状物或血栓。再进一步使用彩色多普勒血流显像（CDFI）及彩色多普勒能量图（CDE）观察肝静脉血流方向、流速及频谱形态，鉴别是狭窄还是闭塞；用同样方法观察下腔静脉及副肝静脉血流速度和频谱形态。超声多普勒表现有：①肝静脉内无血流或逆向血流，肝静脉部分或全部不显示，肝静脉与下腔静脉连续中断；②门静脉有向肝血流或离肝血流或无血流，腔内血栓；③下腔静脉腔内无血流或逆向血流或缓慢血流或双向平行血流。血栓、尾叶增生压迫下腔静脉，非尾状叶所致的长段下腔静脉受压，严重局限性狭窄伴网状改变。

结合超声与DSA表现，针对介入治疗的需要，根据阻塞部位、形态，B超将BCS分为下腔静脉膜型、下腔静脉节段型、肝静脉型和混合型。

彩色多普勒超声检查方便快捷、价廉无创，术后的患者可不定期随访观察疗效，诊断布-加综合征已得到临床肯定。尤其是血管内放置支架者，超声不仅能清楚显示支架的形态、管径、内部回声，还可以观察支架内及两端血管内的血流状况。而MRI常因金属支架被列为禁忌，CT又会因金属伪影影响观察。目前布-加综合征术后观察疗效的首选检查方法仍为超声。

（2）血管造影：诊断本病的最好方法为下腔静脉造影。采用Seldinger技术经股静脉插管，将导管经导丝导入下腔静脉，在高压注射器注射造影剂的同时施行连续摄片。也可同时经颈静脉或贵要静脉途径，插入另一导管经上腔静脉和右心房导入下腔静脉上端。两根导管同时注入造影剂，以便清楚地显示病变的部位、梗阻的程度、类型及范围，对治疗具有指导意义。经皮肝穿刺行肝静脉造影，可显示肝静脉有无阻塞，除具有上述方法同样的意义外，在适当病例，可作扩张和支架治疗，还可帮助预测手术效果及预后。

（3）CT表现：BCS的CT表现取决于肝静脉流出道阻塞的发病急缓、时间的长短和阻塞的部位。急性BCS肝脏增大，由于肝实质明显充血，平扫肝脏呈弥漫性低密度改变。增强扫描肝门附近的肝实质呈斑片状强化，而周边部的肝组织则强化不明显。

在亚急性期或慢性期，肝脏缩小，边缘呈结节状，但尾叶往往增大，因为尾叶的血流直接通过多条小静脉回流到下腔静脉，而不受大的肝静脉阻塞的影响。平扫时在肝脏的周边部或萎缩的肝叶由于局部肝组织的坏死或纤维化常可见到斑片状、楔形、不规则形低密度影。增强扫描在肝脏的中央部分出现斑片状强化，周边部呈低密度，延迟扫描时密度逐渐趋于均匀，整个肝脏呈等密度改变，被认为是BCS的较为特征性的CT表现。肝尾叶往往表现为均匀强化。慢性BCS的肝内可出现良性再生结节和肝癌，前者常为多发，而且直径较小，CT平扫呈高密度影，增强扫描时结节强化明显。

增强后肝静脉不显示是一个重要征象，以肝右静脉多见；肝静脉和下腔静脉之间的连续性中断，以肝左静脉和肝中静脉多见。有时可以直接显示静脉内的栓塞呈低密度影，管腔周围有强化边。当肝静脉内充填有低密度的栓塞时，常伴有肝脏弥漫性低密度改变。下腔静脉内有血栓时则见管腔内低密度的充盈缺损，增强扫描时更为明显。

肝内的侧支血管有两种形式，通过包膜下血管与体循环相交通，阻塞的肝静脉与未阻塞的肝静脉之间交通。侧支血管表现为“逗号”样或迂曲粗大的血管影，走行无规律。

肝外侧支血管的出现率达95%，CT常可显示的肝外侧支循环有：①左肾静脉→半奇静脉通路；②腰升静脉→奇静脉通路；③腹壁浅静脉通路；④膈下静脉→心膈周围侧支血管；⑤副肝静脉。奇静脉和半奇静脉扩张常见，常被误认为主动脉旁肿块或肿大的淋巴管。腹壁静脉曲张在增强扫描时明显，在CT图像上腹壁下静脉分布于腹壁内侧，腹壁浅静脉分布于腹壁后外侧。心膈周围静脉可表现为左心膈角处血管性肿块，沿着左心室的左缘上升。当肝静脉阻塞时部分患者通过右下肝静脉（副肝静脉）代偿，使得肝的静脉血流回流到下腔静脉，表现为肝右叶的下份有粗大的血管与下腔静脉的右侧壁相连接。肝炎后肝硬化的侧支血管常出现在肝外。主要表现为门体循环通路，而BCS则在肝内和肝外都能显示侧支血管，是BCS与肝炎后肝硬化的重要鉴别征象。

BCS的其他CT表现有腹水、脾脏增大、胆囊增大等。螺旋CT扫描对于BCS的肝实质、肝静脉、下腔静脉和侧支血管显示有更大的优势，CTA的使用能更直观显示血管情况，有助于评价治疗效果的随访。

CT检查的不足：无法显示下腔静脉的隔膜，对肝内侧支血管的显示不如超声、MRI。

（4）MRI表现：MRI具有多参数、多平面、利用流空效应、显示血管情况、无创等优点，轴位可显示肝静脉在肝内的走行和汇入下腔静脉的情况以及肝内侧支循环的有无，矢状位和冠状位则宜于显示下腔静脉的走行及形态、肝脏与邻近器官的相互关系。MRA可以更为直接显示血管情况，有利于了解大血管的情况以及与右房的解剖关系，对于选择治疗方法和制定介入或手术方案有较大的帮助。

MRI可以显示CT扫描所见的肝脏表现，急性期肝弥漫性肿大，T_2加权像上肝脏充血和坏死区表现为高信号。慢性期肝脏的萎缩和尾叶的增大能很好地被显示，肝实质的信号不均匀，是由于局限性的肝脏充血、中央小叶坏死和含水量增加导致长T_1和T_2的异常信号，而在T_1加权像和T_2加权像上均呈低信号的则是纤维化所致。反转序列显示的低信号是低表充血带，在较短的T_2时尾叶有相似的表现。MRI有助于鉴别BCS伴有的肝内病灶。再生结节多表现为T_1加权像和T_2加权像上均呈高信号，信号均匀，而

肝癌则多表现为 T_2 加权像上呈高信号，信号不均。

MRI 可清楚地显示下腔静脉和肝静脉主干，尤其是右肝静脉和中肝静脉；肝静脉狭窄或肝静脉影不显示，下腔静脉狭窄、阻塞，下腔静脉隔膜，在冠状位或矢状位显示最佳。血管内的血栓表现为管腔内的异常信号，SE 序列呈长 T_1 和长 T_2 信号，采用不同的回波有助于鉴别慢血流和血栓。肝内侧支血管，在 SE 序列表现为"逗号样"的血液流空影，也可表现为网状或"蜘蛛网"状血管影，走行无规律。

肝外侧支血管显示，奇静脉、半奇静脉、胃底静脉丛、腹壁静脉、膈下静脉等表现为管径增粗或迂曲扩张的血管影，MRI 可获得与 CT 增强扫描相似的效果。副肝静脉呈粗大扭曲的血管影自肝右叶的下部汇入下腔静脉。脾脏增大、腹水亦可显示。

MRI 检查不足：MRI 不利于显示小血管的异常，有时对于慢血流和血栓鉴别较为困难。对疑有 BCS 的患者行 MRI 检查时宜采用多平面、多序列扫描，有利于对下腔静脉、肝静脉和侧支血管的显示。

（二）临床分型

根据起病急缓分为急性和慢性，按其病因分为原发性和继发性，目前多根据病变类型分类，如 Hirooka 分为 7 种类型，分型最详细，并阐明了下腔静脉、肝静脉的病理特征和相互关系，但较复杂。国内孙衍庆提出的分类方法亦较繁琐（A 型为单纯肝内静脉阻塞或闭塞型；B 型为膈段高位下腔静脉阻塞型，B_1 型仅有膈段下腔静脉阻塞。包括隔膜状阻塞与节段型血栓静脉炎的缩窄——完全闭塞或不全阻塞，B_2 型的阻塞部位在右心房或右心房的下腔静脉开口处，C 型为肝静脉下腔静脉混合阻塞型，C_1 型是三支肝静脉完全闭塞和膈段高位下腔静脉在肝静脉开口上方或上下方也有阻塞的病例，C_2 型膈段下腔静脉有阻塞，但只有肝左或只有肝右静脉的闭塞。C_3 型膈段下腔静脉以下有广泛的缩窄或闭塞，病变向下直达髂静脉分支上方，肾静脉也受侵犯）。汪忠稿将其分为三种类型，以隔膜为主的局限性狭窄或阻塞型（Ⅰ型）、弥漫性狭窄或阻塞型（Ⅱ型）及肝静脉阻塞型（Ⅲ型）。此法简便易行，适合于临床诊断、的治疗的要求。

（三）鉴别诊断

布-加综合征是一种少见疾病，早期诊断与治疗仍然是目前临床面临的难题。误诊率为 71.7%，平均误诊时间 5.3 年。在出现这些症状与体征（肝脾大、腹水、门静脉高压、食管胃底静脉曲张以及胸腹壁和下肢静脉曲张）之后的患者，如不采取积极的治疗措施，不仅生活质量低下，其 5 年生存率仅 10%左右。相当一部分患者可通过介入放射学血管成形术或血管外科方法得到有效的治疗，达到缓解症状、改善生活质量及延长生存时间的目的。

1. 肝硬化　肝脾大是布-加综合征最主要的临床表现，与肝炎肝硬化有症状重叠，但治疗方法和预后不尽相同。52.5%的患者被误诊为肝硬化，二种疾病的鉴别诊断应引起医师的高度重视。诊断病毒性肝炎肝硬化，病毒标记要呈阳性反应。所以凡遇到有临床肝硬化表现、病毒学标记呈阴性者，应做进一步血管影像学检查，包括超声多普勒、血管造影和 CT 等。

2. 大隐静脉曲张、神经性皮炎、精索静脉曲张　布-加综合征以下肢病为主要表现，以首发症状就诊者占 10.8%。包括下肢水肿、下肢色素沉着、下肝静脉曲张、下肢皮肤溃疡，同时具备上述症状者占 84.8%。临床有肝硬化表现的患者，若有下肢病变。要高度怀疑布-加综合征的可能，应进一步做下腔静脉及肝静脉超声多普勒检查，下腔静脉血管造影，以明确诊断。

误诊的原因主要有：①BCS 在临床上较少见，临床医生对该病认识不足；②过分依赖 B 超、CT 检查报告，未能将肝、脾大、腹水、下肢水肿及胸腹腰背浅静脉曲张等联系起综合分析。

避免误诊的措施：①对不明原因的肝大、腹水、肝功能正常或异常者要考虑到本病的可能。②重视体格检查是鉴别肝硬化和 BCS 的重要方法。由于下腔静脉血流受阻，下腹部静脉血由下向上从上腔静脉回流入右心；而肝硬化时曲张的腹壁静脉以脐为中心呈离心性排列，引流方向也呈离心性。③结合临床表现，辩证地使用、分析影像学检查。④BCS 时肝脏组织学均可呈现特征性变化，只要临床排除心源性因素，肝活检一般均可做出明确诊断。

3. 静脉闭塞性疾病（venous occlusive disease，VOD）　VOD 是类似于 BCS 的一组疾病，但患者涉及完全不同的人群，促成此类疾病的因素也截然不同。与 BCS 不同的是，VOD 发生在肝内肝静脉的小叶下分支、肝静脉终末支以及肝窦，其病理过程涉及血管内皮细胞损伤导致内皮下层硬化，接着继发血栓形成，从而引起这些小血管的闭塞。VOD 可由一系列毒素、抗肿瘤药物以及肝脏放疗引起。在西半球，VOD 最常见的病因是骨髓移植。

【治疗】

新鲜血栓可用溶栓疗法，溶栓不成功者宜作分流手术，最近也有采用 TIPS 分流术。无下腔静脉阻塞存在时，门腔静脉分流适宜于大多数的病例，有下腔静脉阻塞时下腔静脉-右心房分流术最常用。如阻塞膜很薄可以手术或血管成形破膜。

目前治疗布-加综合征的手术方法大致分为六类；①间接减压术，包括腹膜腔-颈内静脉转流术和胸导管-颈内静脉重新吻合术。②断流术（包括经食管镜硬化法）。③各种促进侧支循环的手术，如脾肺固定术。④直接减压术，包括各型肠系膜上静脉与下腔静脉或前二者与右心房之间的转流手术。⑤病变根治性切除术。⑥肝移植术。

（一）局限性下腔静脉阻塞或狭窄（Ⅰ型）的治疗

1. 下腔静脉局限性阻塞伴肝静脉通畅者的治疗

（1）首先采用球囊导管扩张和必要的内支撑架安置术；

32

用Seldinger途径，自股静脉插入带阀导管鞘，以特制的塑料或金属破膜器或激光纤维，在活检钳的协助下谨慎地对阻塞进行穿破，然后用球囊导管施行扩张，最后被扩开的部分常为病变最严重之处（葫芦状狭窄处）。一般要反复扩张数次，以获稳定疗效。如若扩张后有回缩现象，应在最大程度扩张后放置直径合适的内支架。

（2）经右房手指破膜术：当阻塞不能被穿破时不应强行穿破，可择期采用经右房手指破膜术。手术方法：开胸显露右心房，将左手示指或戴球囊的示指逐渐伸入右房，手指确切地到达阻塞病变所在，经其中心部使之穿破，并以手指或同时充起球囊施行环状扩张。当不能对阻塞部施行穿破时，可用特制的血管扩张器经置于股静脉的带阀导管鞘插入至阻塞部，以施行“会师”式穿破。

（3）经右房破膜与经股静脉会师式破膜、扩张和内支架术：即在上述“会师”性穿破、扩张术后，在伸入右房的指尖定位下，将内支架置于合适的位置。此法不仅有继续扩张的作用，且可将残余病变压向管壁。

（4）下腔静脉-右心房人工血管转流术：当采用上述方法阻塞病变仍不能被穿破时采用。用带外支撑环的人工血管下端与下腔静脉端侧吻合，人工血管通过右膈前缘的戳口，上端与右房端侧吻合术。

（5）根治性矫正术：由于扩张和支架法的问世，适于此术者已明显减少。局限性阻塞，伴新鲜血栓形成，且纤溶药溶栓无效时，或阻塞段达1~6cm（如为血栓病例，也适于长段病变），或在肝静脉开口阻塞必须解决的场合，或局部异物（如纤维激光头端折断），或小儿病例均为手术指征。手术方法：患者左侧卧位，取右第六肋间或肋床切口，推开右肺，在相当于膈神经位置纵切心包，游离并置带套过心包内段下腔静脉，切开膈肌，在肝裸区显露下腔静脉5~8cm长。可用股-股或髂-髂部分性体外循环或用自家输血法或细胞回收器，使术中术野得到清晰的显露，在直视下将病变彻底切除，并将可能发生的大量失血回输。同时探查肝静脉开口，清除阻塞物。在肝静脉开口不能找到者，可在下腔静脉内做肝实质切开和条状肝组织切除，至见肝静脉活跃涌血为度。酌情采用下腔静脉切口直接缝合或补片缝合或置内支架后缝合法。

2. 局限性下腔静脉阻塞伴肝静脉阻塞的治疗　球囊导管扩张和内支架法解决下腔静脉阻塞，如食管静脉曲张或腹水在1~3个月内仍无明显好转，则需行经皮经肝穿刺肝静脉造影、肝静脉球囊导管扩张和内支架术，如不成功则行肠系膜上静脉--下腔静脉转流术。也可应用上述根治性手术。

（二）下腔静脉长段阻塞或狭窄（Ⅱ型）的治疗

尽管患者存在双下肢静脉回流障碍，但在绝大多数患者，食管静脉曲张出血和顽固性腹水为患者致死的主要原因。此时以缓解门脉高压的方法常可明显缓解病情和恢复轻体力劳动。下肢肿胀可用压力差型医用弹力袜进行治疗。所用手术方法有：

1. 肠系膜上静脉-右心房人工血管转流术。

2. 脾静脉-右心房人工血管转流术　当肠系膜上静脉因以往手术或其他原因不能施行时采用。

3. 门静脉-右心房人工血管转流术　除上述原因外，对曾做脾切除者只好应用此术。但对肝明显肿大者难完成此术。

4. 肠系膜上静脉-颈内静脉经胸骨后人工血管转流术。

5. 肝静脉流出道成形术。

（三）下腔静脉通畅而肝静脉阻塞（Ⅲ型）的治疗

急性患者应先试用纤溶疗法，取经皮经肝穿刺途径则更好。慢性病例应先做经皮经肝穿刺肝静脉造影，如属主肝静脉开口阻塞，可先试用扩张和内支架术。当以上方法无效时，可取肠-腔、脾-肾、门-腔静脉转流术中的一种方法进行治疗。

（四）其他

肝衰竭、肝性脑病发作或继发严重肝硬化病例，肝移植可能为唯一有效的治疗途径。

只有对那些全身情况异常衰竭，不能耐受手术的晚期患者或拒绝手术的患者才采取非手术治疗。主要包括对症治疗、尿激酶溶栓及中药治疗。

（五）治疗方法的选择

随着放射介入医学的发展，介入支架治疗膜性布-加综合征取得了很大的成功，介入与手术治疗膜性BCS各有优缺点，二者有时可为互补，正确选择适应证为提高疗效、减少并发症及复发率的关键。

直视下病变隔膜切除术能够达到下腔静脉外瘢痕的游离，病变隔膜的切除及腔内的扩张，同时对肝静脉的膜性闭塞或狭窄者可行手指破膜或扩张。由于术后不残留病变隔膜组织，不易形成血栓而复发。手术有效率高，复发率低。为预防复发，对下腔静脉有狭窄者，应行修补成形术。对复发病例，可行脾静脉-颈内静脉转流术或肠系膜上静脉-颈内静脉转流术。

根治性病变隔膜切除术较介入治疗损伤大、出血多、住院时间长及费用多为缺点。

介入治疗的优缺点：介入治疗虽然达到了下腔静脉内的扩张、病变隔膜的破裂，但对病变隔膜未予切除，下腔静脉外的瘢痕压迫未能彻底松解，术后由于瘢痕收缩压迫下腔静脉及静脉内血栓形成，复发率高。对复发病例可行根治性隔膜切除术或肝段下腔静脉与心包外下腔静脉转流术等，对下腔静脉隔膜为斜膜或厚膜的病例扩张后置入内支架或行手术治疗，能够预防复发。与手术组比较，介入治疗损伤小、出血少、住院时间短，费用少且可反复扩张为其优点。

膜性BCS介入或手术治疗的适应证：

理论上对所有膜性BCS均应首选介入治疗，但在介入治疗的适应证选择上应注意以下几点：①下腔静脉膜性梗阻至少有1支主肝静脉通畅，或第3肝门处有代偿扩张开放的副肝静脉；②对下腔静脉膜性梗阻伴有肝静脉膜性梗阻的患者应同时行下腔静脉和肝静脉成形术；③对主肝静脉通畅的病例，应避免放置下腔静脉内支架，内支架可堵塞肝静脉开口，引起继发性肝静脉闭塞；④对主肝静脉闭塞，第3肝门处副肝静脉扩张开放的病例，于下腔静脉内放置内支架，可取得一定疗效；⑤对下腔静脉梗阻为斜或厚膜的病例，膜上往往有坚韧的瘢痕，不易破膜，且容易造成并发症，效果亦欠佳。穿刺2~3次破膜未成功者，应改行手术治疗；⑥下腔静脉内有血栓的病例禁忌作介入治疗。

直视下病变隔膜切除术适用于所有膜性BCS主肝静脉通畅或副肝静脉扩张开放的患者。但对所有膜性BCS患者均行手术治疗，似无必要。手术因其固有的缺点，故仅适于以下患者：①介入治疗失败者；②下腔静脉内有血栓者；③介入治疗后复发者。理论上介入治疗复发者，可再次扩张，但在复发病例的手术中观察到，大部分患者下腔静脉内有血栓形成，再次扩张已不可能，故仅能选择手术治疗；④下腔静脉内为斜膜的患者，往往在下腔静脉病变隔膜周围有坚韧的瘢痕，有时斜膜延伸至肝静脉，行介入治疗复发率高，最好行手术治疗。

【预后】

本症的预后与病理类型和病情轻重有直接关系，其中隔膜型效果最好，肝内型效果最差。1989年统计，Ⅰ、Ⅱ期患者较好，可无手术死亡，Ⅲ期患者手术死亡率9%，Ⅳ期患者的预后较差，术后病死率可达21%。若就诊较晚，保守治疗者，半年内的病死率可高达87%。

（舒桂明　宋继昌）

参考文献

1. Sherif R. Z. Abdel-Misih, Mark Bloomston. Liver Anatomy. Surg Clin N Am, 2010, 90 (4): 643-653

2. Tiffany Hennedige, Gopinathan Anil, Krishnakumar Madhavan. Expectations from imaging for pre-transplant evaluation of living donor liver transplantation. World J Radiol, 2014, 6 (9): 693-707

3. 范应方，蔡伟，方驰华. 肝脏分段解剖及其研究进展[J]. 中国实用外科杂志，2014，34（11）：1105-1108

4. Masakazu Yamamoto, Satoshi Katagiri, Shun-ichi Ariizumi, et al. Glissonean pedicle transection method for liver surgery. J Hepatobiliary Pancreat Sci, 2012, 19: 3-8

5. 杨世忠，董家鸿. 肝中静脉解剖及其临床意义. 中国实用外科杂志，2011，31（1）：100-102

6. Tohru Utsunomiya, Mitsuo Shimada. Modified hanging method for liver resection. J Hepatobiliary Pancreat Sci, 2012, 19: 19-24

7. 罗昆仑，方征，余锋，等. 肝后隧道手术高危区的解剖特点及临床应用研究. 中国普通外科杂志，2012，21（1）：1-4

8. 刘允怡. Glissonian鞘与肝门板. 实用器官移植电子杂志，2014，2（4）：211

9. 蔡华杰，叶百亮，韩宇，等. 腹腔镜胆囊切除术中Rouviere沟解剖定位及其应用价值研究. 中国实用外科杂志，2012，32（3）：229-231

10. 中华医学会肝病学分会. 中华医学会消化病学分会. 常用肝脏生物化学试验的临床意义及评价共识. 中华消化杂志，2010，30（5）：331-340

11. 董家鸿，郑树森，陈孝平，等. 肝切除术前肝脏储备功能评估的专家共识（2011版）. 中华消化外科杂志，2011，10（1）：20-25

12. 中华人民共和国卫生部. 原发性肝癌诊疗规范（2011年版）. 临床肝胆病杂志，2011，27（11）：1141-1159

13. 中华医学会消化病学分会. 中华医学会肝病学分会. 中国肝性脑病诊治专家共识意见（2013年）. 中华肝脏病杂志，2013，21（9）：641-651

14. Chaiteerakij R, Addissie BD, Roberts LR. Update on biomarkers of hepatocellular carcinoma. Clin Gastroenterol Hepatol, 2015, 13 (2): 237-245

15. European Association for the Study of the Liver. EASL-ALEH Clinical Practice Guidelines: Non-invasive tests for evaluation of liver disease severity and prognosis. J Hepatol, 2015, 63 (1): 237-26

16. 尹大龙，刘连新. 细菌性肝脓肿诊治进展. 中国实用外科杂志，2013，33（9）：793-794

17. 李晓晶，汪波，熊辉. 糖尿病合并肝脓肿的临床特点及其感染细菌分布. 中国临床药理学杂志，2015，31（3）：232-234

18. Wang J, Yan Y, Xue X, et al. Comparison of pyogenic liver abscesses caused by hypermucoviscous Klebsiella pneumoniae and non-Klebsiella pneumoniae pathogens in Beijing: A retrospective analysis [J]. J Int Med Res, 2013, 41 (4): 1088-1097

19. Lin YT, Wang FD, Wu PF, et al. Klebsiella pneumoniae liver abscess in diabetic patients: association of glycemic control with the clinical characteristics. BMC Infect Dis, 2013, 13: 56

32

20. Slaughter MR. Use of percutaneous drainage for treatment of pyogenic liver abscess . JAAPA, 2013, 26 (1): 43-46

21. Grosso G, Gruttadauria S, Biondi A, et al. Worldwide epidemiology of liver hydatidosis including the Mediterranean area. World J Gastroenterol, 2012, 18 (13): 1425-1437

22. Maoz D, Greif F, Chen J. Operative treatment of hepatic hydatid cysts: a single center experience in Israel, a non-endemic country. ISRN Surg, 2013, 2013: 276-807

23. Concepción Gomez i Gavara, Rafael López-Andújar, Tatiana Belda, et. al Review of the treatment of liver hydatid cysts. World J Gastroenterol, 2015, 21 (1): 124-131

24. 陈哲宇. 肝包虫病的治疗. 中国普外基础与临床杂志, 2015, 22 (2): 129-130

25. Birnbaum DJ, Hardwigsen J, Barbier L, et al. Is hepatic resection the best treatment for hydatid cyst?. J Gastrointest Surg, 2012, 16 (11): 2086-2093

26. 殷晓煜. 肝脏良性囊性占位性病变的规范化治疗. 中国实用外科杂志, 2014, 34 (9): 808-811

27. 刘连新, 梁英健. 非寄生虫性肝脏囊性疾病的诊断与治疗. 中华消化外科杂志, 2015, 14 (2): 99-101

28. Lantinga MA, Gevers TJG, Drenth JPH. Evaluation of hepatic cystic lesions [J]. World J Gastroenterol, 2013, 19 (23): 3543-3554

29. Andreas Bakoyiannis, Spiros Delis, Charina Triantopoulou, Christos Dervenis. Rare cystic liver lesions: A diagnostic and managing Challenge [J]. World J Gastroenterol, 2013, 19 (43): 7603-761

30. Choi HK, Lee JK, Lee KT, et al. Differential diagnosis for intrahepaticbiliary cystadenoma and hepatic simple cyst: significance of cystic fluid analysis and radiological findings. J. Clin. Gastroenterol, 2010, 44: 289-293

31. 韩圣华, 陈燕凌. 有并发症的非寄生虫性肝囊肿的诊治. 中国普通外科杂志, 2009, 18 (7): 765-767

32. 秦建民, 谢德红, 殷佩浩, 等. 腹腔镜治疗肝囊肿的指征及手术操作技巧. 肝胆外科杂志, 2010, 18 (1): 34-36

33. 丛伟, 周宁, 陈静杰, 等. 多囊肝的外科治疗. 肝胆外科杂志, 2011, 19 (1): 9-10

34. 门静脉高压症食管胃曲张静脉破裂出血治疗技术规范专家共识 (2013 版). 中华消化外科杂志, 2014, 13 (6): 401-404

35. 纪旭, 董家鸿. 门静脉高压症的外科治疗进展. 中国医师杂志, 2014, 增刊: 228-230

36. 王正峰, 周光文. 中国 4250 例门静脉高压症手术的 meta 分析. 中国普通外科杂志, 2012, 27 (8): 643-649

37. 董家鸿. 精准外科时代门静脉高压症的外科治疗策略. 中华消化外科杂志, 2013, 12 (11): 811-813

38. 李振, 张春清. 肝静脉压力梯度测定的临床应用. 中华消化病与影像杂志. 2013, 3 (3): 1-3

39. 朱继业, 倪彦彬. 保脾断流术治疗门静脉高压症. 中华消化外科杂志, 2013, 12 (11): 820-822

40. 韩明瑞, 陈宇峰, 陈德烽, 等. 改良 Sugiura 术治疗门静脉高压 70 例分析. 临床外科杂志, 2011, 19 (5): 316-317

41. 王其, 刘飞龙, 张志伟, 等. 改良联合断流术治疗食管胃底曲张静脉破裂出血. 中华普通外科杂志, 2015, 30 (2): 104-107

42. 郑鸾鸾, 柏明, 韩国宏, 等. 肝硬化急性静脉曲张出血的治疗现状. 中华消化杂志. 2015, 35 (2): 136-137

43. 胡平方, 谢渭芬. 肝硬化门静脉高压性出血的防治: 从外科到内科. 胃肠病学, 2014, 19 (2): 65-69

44. 刘浔阳. 肝硬化门静脉高压症患者出血的预防与治疗. 中华肝胆外科手术学电子杂志, 2013, 2 (2): 131-132

45. 许长起, 武阿丽, 张建雷, 等. 快速康复外科理念在肝硬化门静脉高压症患者初步应用的对照研究. 中华肝胆外科杂志, 2012, 18 (1): 27-29

46. 李志伟, 张培瑞, 张绍庚, 等. 门静脉高压症断流术的争议. 中华消化外科杂志, 2013, 12 (11): 823-826

47. 吴志勇, 陈炜. 门静脉高压症外科治疗的现状与展望. 中华普通外科杂志, 2010, 25 (9): 697-701

48. 吴晔, 卞策, 汪忠镐, 等. 门静脉高压症异位曲张静脉出血的研究进展. 中华普通外科杂志, 2014, 29 (8): 654-656

49. 唐承薇. 乙型肝炎肝硬化门静脉高压患者诊治策略——理论、实践与共识. 中华消化杂志, 2011, 31 (7): 492-495

50. Dhiraj Tripathi, Adrian J Stanley, Peter C Hayes. UK guidelines on the management of variceal haemorrhage in cirrhotic patients. Gut, Online First, published on May 12, 2015 as 10. 1136/gutjnl-2015-309262

51. Cong Dai, Wei-Xin Liu, Min Jiang. Endoscopic variceal

32

ligation compared with endoscopic injection sclerotherapy for treatment of esophageal variceal hemorrhage: A meta-analysis. World J Gastroenterol, 2015, 21 (8): 2534-2541.

52. de Franchis R, Baveno V Faculty. Revising consensus in portal hypertension: report of the Baveno V consensus workshop on methodology of diagnosis and therapy in portal hypertension. Hepatol, 2010, 53 (4): 762-768

53. Luoto T, Pakarinen M, Mattila I, et al. Mesoportal bypass using a constructed saphenous vein graft for extrahepatic portal vein ob-struction--technique, feasibility, and outcomes. Journal of pediatric surgery, 2012, 47 (4): 688-693

54. Belghiti J, Jarnagin WR, DeMatteo RP, et al. Surgery of the Liver, Biliary Tract, and Pancreas. 4th ed Elsevier Inc., 2012

55. Orloff MJ., Orloff MS, Orloff SL. Budd-Chiari Syndrome and Venoocclusive Disease//Jarnagin WR. Blumgart's Surgery of the Liver, Biliary Tract, and Pancreas. 4th ed. Elsevier Inc, 2012: 1188

56. Mohty M, Malard F, Abecassis M, et al. Sinusoidal obstruction syndrome/veno-occlusive disease: current situation and perspectives-a position statement from the European Society for Blood and Marrow Transplantation (EBMT). Bone Marrow Transplant., 2015, 50 (6): 781-789

57. Corbacioglu S, Kernan N, Lehmann L, et al. Defibrotide for the treatment of hepatic veno-occlusive disease in children after hematopoietic stem cell transplantation. Expert Rev Hematol, 2012, 5 (3): 291-302

58. Corbacioglu S, Cesaro S, Faraci M, et al. Defibrotide for prophylaxis of hepatic veno-occlusive disease in paediatric haemopoietic stem-cell transplantation: an open-label, phase 3, randomised controlled trial. Lancet, 2012, 379 (9823): 1301-1309

59. Plompen EP, Valk PJ, Chu I, et al. Somatic calreticulin mutations in patients with Budd-Chiari syndrome and portal vein thrombosis. Haematologica, 2015, 100 (6): e226-228

60. Seijo S, Plessier A, Hoekstra J, et al. Good long-term outcome of Budd-Chiari syndrome with a step-wise management. Hepatology, 2013, 57 (5): 1962-1968

61. Orloff MJ, Isenberg JI, Wheeler HO, et al. Budd-Chiari syndrome revisited: 38 years' experience with surgical portal decompression. J Gastrointest Surg, 2012, 16 (2): 286-300

第三十三章 肝癌的外科治疗

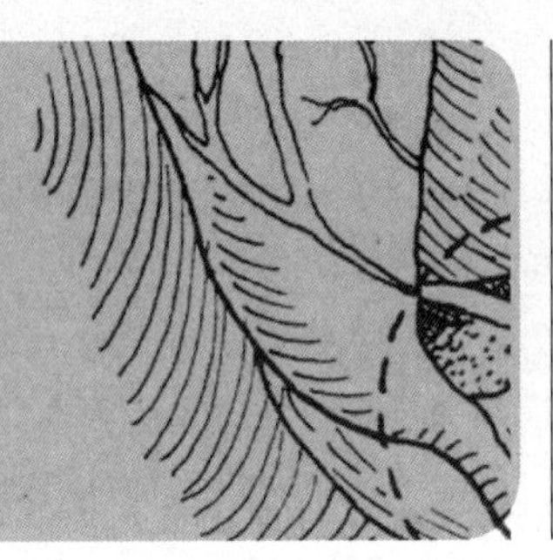
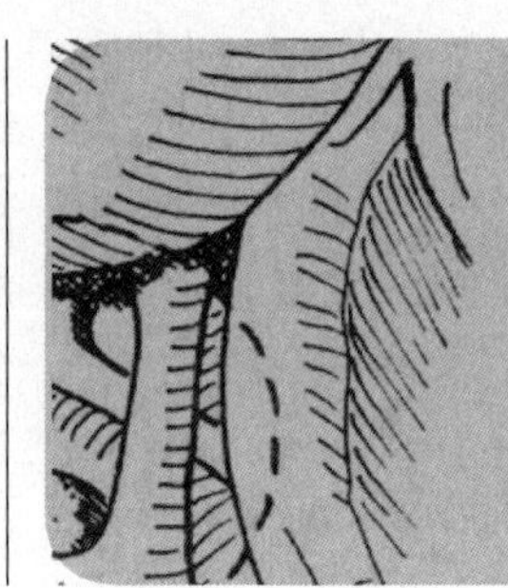

第一节　肝脏手术的历史回顾

公元前2600年《黄帝内经》记载了最早关于肝脏肿瘤临床特征的描述，而关于肝脏手术治疗的记载，可以追溯到公元前5世纪的希波克拉底对于肝脓肿切开引流手术的描述，他写道“用刀子切开肝脏脓肿，流出的液体如果是白色清亮的，患者就可以康复，如果是酵母油样的，患者将会死亡”，Celsus在公元1世纪左右也作了相同的描述，同时对于希波克拉底和早期希腊人在阿米巴肝脓肿切开引流方面的记载给予了肯定。从此之后关于肝脏外科的记载似乎停止了，直到17世纪。但那个时代的记载显示对于肝外伤，人们普遍认为是不可手术的。最早关于成功的肝外伤的外科治疗是17世纪早期的Hildanus，一个年轻人由于跌倒，身上的佩剑扎进了他的腹部，部分肝脏从伤口中脱出并伴发大出血，Fabricius Hildanus切除了这部分肝脏，年轻人得救了。3年后年轻人由于其他原因死亡，死后的尸检发现，肝脏部分缺如，并形成了瘢痕。1716年，Berta成功施行了相同的手术，一个精神病患者自己将刀子扎入右季肋部，肝脏的右叶自切口处突出，Berta切除了肝突出部分，患者获得了康复。John Thompson记述了在滑铁卢战役中成功救治12名肝外伤士兵的情况。1850年Samuel Cooper在外科教科书中描述了肝脏外伤，他写道“肝脏的外伤和心脏的外伤一样致命”，他也同时发现肝外伤后的胆瘘却通常不会致命。1870年，Bruns切除了1例在普法战争中因枪击受伤的随队军医的肝脏破裂部分。但直到此时，外科医生仍然不会在剖腹探查的时候精细的控制肝脏的出血，因此肝脏的手术仍然被认为是致命的。1887年Elder发表的文章描述了543例肝外伤，所有的患者均未经过外科治疗，他将肝外伤分成开放伤和钝伤，外伤的原因有高空跌落、枪伤和刀剑伤。有趣的是右肝的外伤6倍于左肝，膈面2倍于脏面。总的死亡率是66%，开放伤是58%，钝伤是78%。当时对于肝外伤的标准治疗方案是非手术治疗。

随着麻醉学、细菌学和无菌观念的进步，大大提高了择期腹腔手术的安全性，使得腹部手术迅速发展，1881年Billroth成功完成了第一例胃切除，1882年Langenbuch完成了第一例胆囊切除，外科医生们开始向肝脏外科的领域进军了。Tillmanns（1879），Gluck（1883），Ponfick（1889）和von Meister（1894）先后通过动物实验逐步建立了肝切除的原则，这些实验证实肝实质是可以离断的，并且75%的肝脏可以成功切除，残肝可以代偿性增大，并达到其原来的体积。

第一例择期肝切除的具体时间已经无从考证，但是可以知道的是1886年11月间，Lius切除了肝左叶一个实质性有蒂肿瘤，当他想将肿瘤的蒂缝到腹壁时，蒂缩回了腹腔，患者术后6小时死于瘤蒂残端出血。德国的Langenbuch被认为是第1位成功施行择期肝切除术的外科医生，他于1887年1月13日切除了重达370g的肝左叶上一带蒂“腺瘤”，术后几小时因腹腔出血再次手术止血，患者最终成功康复。Tittany（1890年）是第一位报道因肿瘤施行肝切除病例的美国医生。手术是用剪刀和烙铁进行的，但术后证明该肿块并非肿瘤，而是结石所致的炎性肿块。Lucke于1891年第一个完成左叶肝癌的切除。Keen被认为是第1位真正意义上成功实施肝切除术的美国外科医生，他于1892年切除了肝右叶边缘的一个3.5英寸的囊腺瘤，术中应用了肿瘤根部的结扎技术，1897年切除了一例肝血管瘤，1899年又切除了一个肝左叶巨大的原发性肝癌。据Keen统计（1899年），包括他自己的病例，当时已有75例肝肿瘤切除的报告。Wendel于1910年为一例原发性肝肿瘤患者施行了真正意义上的近似右半肝切除术（沿Canflie线切除），患者术后存活了9年。当时Wendel结扎了肝门部的肝右动脉和右肝管，但没有设法在肝外结扎右门静脉，故还不是现代意义上的规则性肝叶切除术。1940年Cattel切除了第一例结肠的肝转移癌。1943年Wangensteen完成了第一例因胃癌直接侵犯肝脏而行肝胃联合切除。

而在此后的40年里，肝脏外科技术一直无重大进展。直到20世纪40年代后期，随着抗生素的问世、输血技术的应用、麻醉技术的改进，特别是对肝脏解剖的系统研究，才大大推动了肝脏外科的发展。

一、规则性肝切除的发展

早在1654年Glisson在《肝脏解剖》一书中，首次揭示了肝内解剖结构，并对肝段的解剖作了首次描述。但这一发现被忘记了将近三百年。Rex在1888年提出了肝叶的概念。过去关于肝脏分界的老的概念是Cantlie1898年提出的以镰状韧带为界的左右肝的概念，后来他发现肝的左右叶是对等的，由胆囊窝至下腔静脉窝的平面分开，所以后来此平面被称为Cantlie线，这一理论随后又被Hjorstjo、Healey和Schroy进一步引申，在局部解剖和肝内胆管系统的基础上提出了右肝分为前后两个段，左肝分为内外两个段。在此解剖学理论基础上使得规则性肝切除（左半肝切除、右半肝切除和左外叶切除）成为可能。1899年Keen完成了首例肝左外叶癌的切除，当时由于解剖概念的模糊，该手术被当作了左半肝切除。1948年Raven报道了第一例左外叶肝转移癌的切除，术中先后切断左三角韧带、左冠状韧带，肝外分别结扎了门脉左支、左肝管和肝左动脉，肝外分离切断左肝静脉，然后离断肝实质。1952年Lortat-Jacob和Robet报道了肝外离断出肝和入肝血管后施行右半肝的切除。1953年Seneque报道了第一例肝棘球蚴病（包虫病）的左半肝切除。Lortat-Jacob、Seneque和Pack（1953）的规则性肝叶切除奠定了肝脏外科的基础。Goldsmith和Woodburne（1957）强调肝叶切除术应严格遵循肝脏内部的解剖，并正式提出规则性肝叶切除术（regular hepatic lobectomy）的概念。50年代后期，Quattlebaum强调广泛肝切除手术的要素，包括：充分暴露、人肝血管结扎、完全游离肝脏、钝器分离肝实质。这些处理观点至今仍具重要意义。

二、现代肝脏外科手术的发展

三个方面的重大进步，推动了现代肝脏外科的发展。

（一）技术的发展

超声、CT和磁共振以及术中影像学检查的发展使得术前术中能精确评估肝脏切除范围，尽可能保留残肝功能，同时围术期的处理的进步也使得肝切除的死亡率大幅度下降，甚至现在出现了大宗零死亡率的报道。

（二）功能性肝段概念的提出

1955年，Couinaud经过大量的尸肝解剖和肝脏管道铸型标本研究，根据肝内门静脉和肝静脉分布规律，提出肝脏的功能性分段，将肝脏分为两个半肝，四个扇区（sector）和八个段，各段按顺时针方向以Ⅰ~Ⅷ的罗马数字标识，其中尾状叶为第1段，每一肝段形成一独立的肝段胆管血管蒂或称门管三联（portal triad），可以作为一个外科单位切除。由于Couinaud将每个段视为功能上的一个独立单位，因此对肝脏外科手术的改进产生了重大影响，也大大提高了肝脏外科手术的安全性。Ton That Tung首先报道了Ⅰ段联合左叶的切除。Caprio最先报道了Ⅳ段的切除。Bismuth报道了Ⅵ段的切除；Ton That Tung报道了Ⅷ段的切除；Ton That Tung和Bismuth分别报道了Ⅵ、Ⅶ段的两段切除；Bismuth报道了Ⅳ、Ⅴ段的切除；Mancuso报道了Ⅴ、Ⅵ段的切除；Couinaud报道了胆囊癌的Ⅳ、Ⅴ、Ⅵ段的切除。

33

（三）肝切除技术的进步

切口的选择、肝脏的暴露、出入肝脏血流的控制和肝实质的离断等方面技术的不断进步也使得肝切除成为一项安全可靠的手术方法。针对不同方法的发展及来源会在相应的章节作进一步的叙述。至20世纪60年代，肝脏外科已有较大发展，不仅能施行简单的局部肝切除术，而且能够进行复杂的肝右三叶切除术，甚至肝移植术（Starzl，1963）。

（四）我国肝脏外科的发展

20世纪50年代以前，国内未见有关肝切除术的报告。1958年，夏穗生、裘法祖以及孟宪民先后报告了肝切除治疗原发性肝癌的经验，至1960年7月，国内已施行各类肝切除197例，发展迅速。这些手术大都是根据Lortat-Jacob的方法而施行的规则性肝切除。当时的手术病例均为大肝癌，加之规则性肝切除方法复杂、费时。术中出血量大，以致手术成功率较低，死亡率高达30%以上。鉴于此，吴孟超于60年代对肝癌肝切除技术作了一些改进，即：①常温下反复多次阻断第一肝门法控制切肝过程的出血；②不解剖肝门作非规则性肝切除。由于技术上的简化，使肝切除术便于推广。70年代汤钊猷等在上海、江苏等地将AFP诊断技术应用于原发性肝癌的普查，发现了一大批肿瘤直径小于5cm的肝癌。这些小肝癌病例经手术切除治疗，术后5年存活率明显提高，达70%左右，使肝癌的外科治疗获得了明显进步。80年代，由于接受了Couinaud肝脏8段分法的观点，在临床上开展系统的肝段切除术（陈孝平、吴在德、裘法祖，1989），这一期间由于影像技术的发展，汤钊猷等将大肝癌经介入治疗缩小后，再行二期手术切除，获得了一定的治疗效果。同时，陈汉等（1984）对肝切除术后复发的病例，积极开展再次切除手术，为提高肝切除治疗效果开辟了新的途径。90年代，由于现代影像技术的推广作用，人们对肝脏外科解剖更加熟悉，手术技能也有了很大程度的提高，加之麻醉和围术期处理的进步，肝切除术已经成为一项广泛开展的安全常规的手术。

第二节 肝癌外科手术适应证和禁忌证

一、手术切除的适应证

（一）一般情况

1. 患者一般情况

（1）患者一般情况较好，无明显心、肺、肾等重要脏器器质性病变。

（2）肝功能正常，或仅有轻度损害，按肝功能分级属A级；或肝功能分级属B级，经短期护肝治疗后肝功能恢复到A级。

（3）肝储备功能（如ICGR15）基本在正常范围内。

（4）无不可切除的肝外转移性肿瘤。

2. 局部病变情况

（1）符合以上患者一般情况中1~4项的下述病例可做根治性肝切除。

1）单发肝癌，表面较光滑，周围界限较清楚或有假包膜形成，受肿瘤破坏的肝组织少于30%（可通过CT或MRI测量）；或虽然受肿瘤破坏的肝组织大于30%，但无瘤侧肝脏明显代偿性增大，达全肝组织的50%以上。

2）多发性肿瘤，肿瘤结节少于3个，且局限在肝脏的一段或一叶内。

（2）符合以上患者一般情况中1~4项的下述病例仅可作姑息性肝切除。

1）3~5个多发性肿瘤，超越半肝范围者，作多处局限性切除；或肿瘤局限于相邻2~3个肝段或半肝内，影像学显示，无瘤肝脏组织明显代偿性增大，达全肝的50%以上。

2）位于肝中央区（肝中叶，或Ⅳ、Ⅴ、Ⅷ段）肝癌，无瘤肝脏组织明显代偿性增大，达全肝的50%以上。

（3）肝门部有淋巴结转移者，如原发肝脏肿瘤可切除，应作肿瘤切除，同时进行肝门部淋巴结清扫；淋巴结难以清扫者，可术中行射频消融、微波、冷冻或注射无水乙醇等，也可术后进行放射性治疗。

（4）周围脏器（结肠、胃、膈肌或右肾上腺等）受侵犯，如原发肝脏肿瘤可切除，应连同受侵犯脏器一并切除。远处脏器单发转移性肿瘤（如单发肺转移），可同时作原发肝癌切除和转移瘤切除术。

（二）原发性肝癌合并门静脉癌栓和/或腔静脉癌栓的手术指征

1. 患者一般情况　要求同肝切除术。

2. 局部情况

（1）按原发性肝癌肝切除手术适应证的标准判断，肿瘤是可切除者。

（2）癌栓充满门静脉主支和/或主干，进一步发展，很快将危及患者生命者。

（3）估计癌栓形成的时间较短，尚未发生机化者。

上述病例适合作门静脉主干切开取癌栓术，同时作姑息性肝切除。如作半肝切除，可开放门静脉残端取癌栓，不必切开门静脉主干取栓；如癌栓位于肝段以上小的门静脉分支内，可在切除肝肿瘤的同时连同该段门静脉分支一并切除。如术中发现肿瘤不可切除，可在门静脉主干切开取癌栓术后，术中作选择性肝动脉插管栓塞化疗或门静脉插管化疗、冷冻治疗或射频治疗等。合并腔静脉癌栓时，可在全肝血流阻断下，切开腔静脉取癌栓，并同时切除肝肿瘤。

（三）原发性肝癌合并胆管癌栓的手术指征

1. 患者一般情况　基本要求同肝切除术。应注意的是，这种患者有阻塞性黄疸，故不能完全按表33-3-1判断肝功能分级，应强调患者全身情况、A/G比值和凝血酶原时间等。

2. 局部情况

（1）按原发性肝癌肝切除手术适应证的标准判断，肿瘤是可切除的。

（2）癌栓位于左肝管或右肝管、肝总管、胆总管。

（3）估计癌栓形成的时间较短，尚未发生机化。

（4）癌栓未侵及健侧2级以上胆管分支。

上述病例适合作胆总管切开取癌栓术，同时作姑息性肝切除。如癌栓位于肝段以上小的肝管分支内，可在切除肝肿瘤的同时连同该段肝管分支一并切除，不必经切开胆总管取癌栓。如术中发现肿瘤不可切除，可在切开胆总管取癌栓术后，术中作选择性肝动脉插管栓塞化疗、冷冻治疗或射频治疗等。

（四）原发性肝癌合并肝硬化门静脉高压症的手术适应证

1. 患者一般情况

（1）患者一般情况较好，无明显心、肺、肾等重要脏器器质性病变。

（2）肝功能正常，或仅有轻度损害，按肝功能分级属A级，或肝功能分级属B级，经短期护肝治疗后肝功能恢复到A级。

（3）肝储备功能（如ICGR15）正常范围。

（4）无不可切除的肝外转移性肿瘤。

2. 局部情况

（1）可切除的肝癌

1）有明显脾肿大、脾功能亢进（WBC低于3×10^9/L，血小板低于50×10^9/L）表现者，可同时作脾切除术。

2）有明显食管胃底静脉曲张，特别是发生过食管胃底曲张静脉破裂大出血者，可考虑同时作贲门周围血管离断术；有严重胃黏膜病变者，如患者术中情况允许，应作脾肾分流术或其他类型的选择性门腔分流术。

（2）术中发现为不可切除的肝癌

1）有明显脾大、脾功能亢进（WBC低于3×10^9/L，血小板低于50×10^9/L）表现，无明显食管胃底静脉曲张者，作脾切除的同时，在术中作选择性肝动脉插管栓塞化疗、冷冻治疗或射频治疗等。

2）有明显食管胃底静脉曲张，特别是发生过食管胃底曲张静脉破裂大出血，无严重胃膜病变，可作脾切除，或脾动脉结扎加冠状静脉缝扎术；是否作断流术，根据患者术中所见决定。肝癌可术中作射频或冷冻治疗，不宜作肝动脉插管栓塞化疗。

二、手术切除的禁忌证

如果手术指征掌握恰当，手术效果理应满意。但在一些情况下，手术风险加大、死亡率高，并不能延长生存期。下列情况不宜手术：

1. 严重肝硬化或肝萎缩。
2. 严重肝功能异常，尤其是胆碱酯酶低于4000、A/G倒置和/或PT延长。
3. 肝细胞性黄疸。
4. 不可控制的腹水。
5. 肿瘤过大，余肝较少。
6. 肿瘤广泛播散或散在全肝多结节型。
7. 门脉主干及肝内门脉同时有癌栓。
8. 远处多发转移。
9. 其他严重心肺肾等疾病。

对部分条件较差的患者，可积极准备条件，待时机成熟，再行手术切除。但对绝大多数患者，应果断放弃手术，改用其他姑息性外科或非手术方案。

第三节 术前检查与准备

完善的术前准备对于肝切除手术的顺利实施、减少术后并发症、延长生存期是十分必要的。我们针对肝储备功能的评估、术前门静脉栓塞和常规术前准备这三个方面介绍肝脏切除术的术前准备。

一、术前肝储备功能的评估

肝衰竭是肝切除术后严重的并发症之一，也是导致术后近期死亡的主要原因，而术前准确的评估肝储备功能对于预测肝衰的发生、选择治疗方案、指导术式有极为重要的作用。

肝储备功能是指受检者健存的所有肝实质细胞功能的总和，临床上大多依赖于肝功能生物化学检查，如转氨酶水平、血清胆红素、白蛋白、前白蛋白、凝血酶原时间，但常用的肝功能检查并不能准确估计肝脏的储备功能，因此也无法准确预测肝脏所能承受的切除范围。肝储备功能的评估除常规的生化检查之外，还应包括反映肝细胞生物转化及解毒功能的外源物质的清除试验、肝脏活检病理、CT评估肝脏容积，以及肝脏血流动力学变化及代偿机制。但目前为止，如何根据肝脏储备功能来决定所能切除的最大肝脏体积，尚未有统一标准。

（一）Child-Pugh 分级

我国肝癌患者肝硬化的合并率高（80%~90%），肝癌治疗方法的选择和预后在很大程度上取决于肝功能的代偿水平。虽然有接近半个世纪的历史，但 Child-Pugh 分级仍为多数学者认为是首选的并且是最为重要的术前肝储备功能的评估方法（表 33-3-1）。一般认为，Child-Pugh 分级为 A 级的患者肝储备功能正常，可承受各种肝切除术，B 级患者肝功能损失达 50%以上，肝切除量限制在 15%左右，C 级肝储备功能损失在 80%以上，一般不宜手术。经过积极的护肝治疗可使部分 B 级和 C 级的患者达到 A 级和 B 级。美国纽约纪念医院的 Blumgart 认为该分级具有简单明确、可重复性好、可靠和易于计算等特点，且在最新的研究中，这一分级被证实是提示肝癌切除预后的一个独立因素。对于 70 例肝硬化并且 Child 分级在 B 和 C 级的患者，仅有 10 例接受了肝切除手术，且无一例获得术后长期存活。同时他们认为对于 Child A 级肝硬化患者，ALT 超过正常 2 倍、TBIL 大于 2mg/dl，也是肝切除术后肝功能失代偿的独立危险因素。另外有报道门脉压和血小板计数也是肝切除预后的危险因素。

表 33-3-1 Child-Pugh 肝硬化分级标准

	1 分	2 分	3 分
血清胆红素（μmol/L）	<34	34~51	>51
血清白蛋白（g/L）	>35	28~35	<28
腹水	无	少量，易控制	多量，不易控制
肝性脑病	无	轻	重
凝血酶原时间延长（s）	<4	4~6	>6

注：A 级：5~6 分；B 级：7~9 分；C 级：10~15 分

33

Child 分级用于预测肝硬化患者术后的肝脏功能具有一定的意义，它与肝硬化患者术后并发症的发生率和死亡率有一定的相关性，但单独运用该分级并不能很好的评估手术后肝衰竭的风险。国内学者提出对于肝硬化患者，Child-Pugh 分级为 A 级，但肿瘤巨大占据半肝甚至三叶，此类患者治疗选择的难点在于 TACE 往往难以取得较好疗效，而手术切除又可能导致残余肝的肝功能失代偿。对此术前肝功能试验可作为治疗选择的标准，如前白蛋白接近或处于正常水平，γ-球蛋白≤26%，可将肝切除术作为首选；Child-Pugh 为 B 级，肿瘤可切除，既要考虑到肝功能的因素，亦要考虑到肿瘤大小带来的切除范围的因素，积极的保肝措施是手术治疗的前提。①对早期肝癌（≤5cm），肝功能经保肝治疗有好转者，可考虑手术切除；②对早期肝癌，肝功能可转变，但肿瘤位于肝实质深部且接近于第一、二、三肝门者，优先考虑微创治疗；③对于肝癌（≥5cm）并伴有血管侵犯者，TACE 等治疗为宜；Child-Pugh 为 C 级，或不可逆的 B 级者，如为早期者，肝移植为首选；肿瘤条件差者，如肿瘤>5cm、数目多于 3 个或有血管浸润等，仅能接受中西医结合的抗肿瘤和支持治疗。

Child—Pugh 肝功能分级评价肝功能状况，虽然方法简单方便，但其最大的局限性在于它只能反映肝实质损害的严重程度和肝代偿功能的现状，而不能正确预测机体在受到外来侵袭（如手术）时的肝储备功能潜在不全的状态。不足之处体现在：①不能评价显著的实验室异常，如胆红素为 3mg/dl 与 20mg/dl、白蛋白为 28g/L 与 16g/L 的患者计相同的分值，但从临床上观察其预后可截然不同；②未给予正确权重，如白蛋白为 34g/L 的患者与 2 级脑病的患者均计 2 分，总分值相同时两者的预后可以相似也可以相差甚远；③难以对腹水与脑病作出正确的分级且它们随着治疗而改变；④较客观地指标如白蛋白、PT 在实验室内部与实验室之间由于检测方法与试剂的不同而表现差异。

（二）肝功能评估的实验室检测

在评估合并肝硬化患者的手术风险方面，近年来开始采用一些实验室的肝功能储备指标（表 33-3-2）。一些主要在肝内代谢的外来物质清除率可以较准确和量化的反映肝脏的代谢功能，进而评估肝脏的储备能力。肝脏的清除功能与肝脏灌注、物质从血液到肝脏的运输、肝脏体积、肝细胞的数量和肝酶的含量有关。这些方法仅能反映出肝脏某一方面的情况，如反映肝微粒体功能的氨基比林呼吸试验，反映胞液功能的半乳糖清除能力，反映肝脏血流和肝脏灌注功能的山梨醇和吲哚靛青绿清除试验。这些物质的代谢需要细胞色素 P450 酶的参与，因此吸烟或某些药物会影响试验结果。廓清和耐受试验虽然不能替代传统的 Child-Pugh 评分，但在一定程度上能为传统的肝功能储备评估提供更有用的信息。现将国际上常用的一些检测方法作以说明，其中吲哚靛青绿清除试验应用最为广泛。

表 33-3-2 评估肝功能储备的试验

试验方法	
廓清和耐受试验	金胶体
氨基比林呼吸试验	硫胶体
吲哚靛青绿廓清试验	胆汁分泌
Bromosulpthalein（BSP）廓清试验	玫瑰红钠琼脂
半乳糖耐受试验	肝二乙酸（HIDA）
胆汁酸耐受试验	靶向受体
β-羟丁酸/乙酸异丙酯	新半乳糖血浆白蛋白（NGA）
功能性显像和血流测定：摄取/耐受试验	半乳糖血浆白蛋白（GSA）

1. 吲哚靛青绿（ICG）排泄试验 吲哚靛青绿（ICG）是一种深蓝绿色染料，经静脉注入血液中能与血清蛋白结合，选择性地被肝脏摄取后以游离的形式分泌至胆汁。其不参与肠肝循环，不经肾脏排泄，血浓度易于测定。它排泄的快慢取决于肝细胞受体的量和肝细胞功能，从而可以间接估计肝细胞总量，反映肝储备功能。肝癌及肝硬化患者肝细胞量减少，吲哚靛青绿 15 分钟潴留率（ICGR15）升高。目前认为 ICGR15<10%，可切除两个或两个以上肝段或 30%的肝组织；ICGR15 为 10%～20%，仅能切除一个肝段或最多 15%肝组织；ICGR15>20%，即使切除一个肝段，手术风险也较大。Makuuchi 报道以 ICGR15 为主的术前肝储备功能评估方案（图 33-3-1）可以更准确预测切除肝脏的体积，显著减少术后肝功能失代偿的发生和由此引起的死亡。

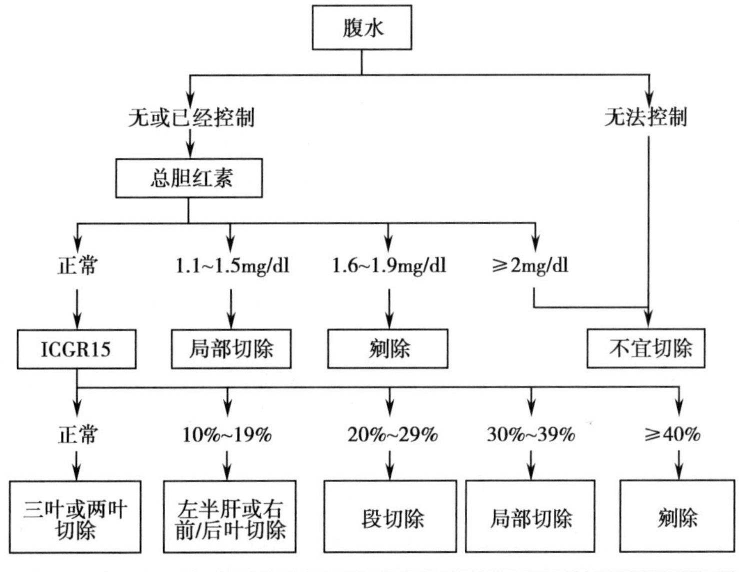

▶ 图 33-3-1 ICGR15 为主的术前肝储备功能评估方案

2. 氨基比林呼气试验（ABT） 氨基比林的主要代谢途径是在肝脏细胞色素P450酶的催化下，去除N位上的两个甲基生成氨基安替比林，甲基则生成二氧化碳。通过检测呼出气中CO_2（用^{13}C或^{14}C标记）来反映肝脏细胞色素P450酶的功能。肝硬化患者ABT值明显降低，若结合临床生化指标，能增加Child-Pugh分级对肝衰竭死亡诊断的准确性。肝炎后肝硬化患者的ABT值与Child-Pugh分级显著相关且在Child A、B、C级患者中存在差异，它能反映肝脏的功能储备和预后。但也有学者持不同观点，认为它对于预后的评估并不优于Child-Pugh评分，甚至有学者认为它并不与肝癌切除术后的死亡有相关性，Fan ST认为对于预后的预测ABT要差于ICG检测。而且发现胆管癌造成的梗阻性黄疸也会使ABT的值异常，而且和减黄手术后的死亡率无相关性。ABT作为反映肝脏储备能力的手段也存在其局限性。细胞色素P450可受许多内外因素诱导或抑制，如吸烟、药物等，间接影响ABT结果。

3. 利多卡因代谢试验（MEGX） MEGX的检测是近年来开展的一种用于检测肝脏储备功能的较好方法，因其准确快捷的特点，在国外已被应用于临床肝脏外科及肝移植领域，尤其被用作决定等待肝移植术先后顺序的标准。利多卡因代谢试验是利用利多卡因在体内经肝脏细胞色素P450代谢产生单乙基甘氨酰二甲苯胺（monoethylglycinexylidide，MEGX），测定血中MEGX水平来判断肝脏储备功能。试验的方法为静脉注射利多卡因1mg/kg体重，15分钟后在对侧前臂抽取静脉血用免疫荧光法测定MEGX水平，正常值>50ng/ml。利多卡因清除率受肝脏血流量的影响，因而影响血流的药物可能会干扰实验的结果。有报告肝硬化患者血MEGX水平降低，在Child A级患者中，MEGX<25ng/ml和>25ng/ml相比，前者更可能出现术后肝功能不全，故作者建议MEGX<25ng/ml的患者术前应进行细致的评估，肝切除范围应仅限于楔形肝部分切除术。MEGX还可以用来预测TACE后肝衰竭的危险，有研究显示13% TACE术后肝衰竭的患者术前MEGX指标异常，在此方面MEGX比ICG更为灵敏。但该检测药物的药代动力学非常复杂，干扰因素较多，又是会和Child评分之间有交叉覆盖。不同的研究中测量时间从15分钟到30分钟不等，也有学者认为测定注射60分钟后血MEGX水平可能更加敏感。

4. 动脉血酮体比测定（AKBR） AKBR是测定动脉血中酮体、乙酰乙酸、β-羟丁酸的比率，了解肝脏线粒体的能量代谢功能。Kazue认为AKBR≥0.7时，线粒体功能正常，ATP产生足够，患者能耐受任何手术；0.4<AKBR<0.7时，线粒体膜损害，酮体生成增加，ATP不足，此时患者只能耐受肝段或局部肝切除术；AKBR<0.4时，线粒体受损害严重，氧化磷酸化停止，不能产生ATP，患者不能耐受任何肝切除术，即使最小的手术也可能导致肝衰竭而死亡。肝切除术结束时测定AKBR<0.4提示患者预后不良，死亡率高达50%~100%。但现在越来越多的学者对其是否能精确反映肝脏线粒体的氧化还原状态持怀疑态度，也有学者认为该指标于肝切除术后死亡率并无相关性，因为实验结果会受到吸氧治疗的干扰。

5. 功能性核素显像 应用各种显像剂的核素显像评估肝功能储备已经有多年的历史，应用的显像剂包括硫胶体、金胶体、玫瑰红钠琼脂和肝二乙酸（HIDA）等，通过测定它们在单核-巨噬细胞系统的摄取与分泌，来反映肝脏的功能。最近最有发展潜力的显像剂是放射性标记的合成去唾液酸糖蛋白受体。去唾液酸糖蛋白受体（ASGPR）是一种存在于人和哺乳动物肝细胞表面的特异性受体。用锝标记的去唾液酸糖蛋白类似物半乳糖化人血清白蛋白（^{99m}Tc-GSA）作为配体用SPECT扫描测定肝脏ASGPR量正在被临床逐步运用，并认为是不受胆红素等影响。已经有大量的文献证实其在预测肝脏功能中与ICG廓清、CP评分有明显的正相关性，可以测定功能性肝脏体积，认为对于确定手术范围和预测术后情况比肝体积测定更有意义，但其是否能提供更多、更精确的评估预测尚难定论。

但所有的实验无一能精确预测临床切除结果的可变性，因而也没有一项实验室的肝功能评估检查优于传统的Child-Pugh评分。

（三）肝体积的测量

肝癌切除术后肝功能失代偿与剩余的肝脏体积密切相关，近年利用CT三维成像技术尤其是多层螺旋CT（multiple slice spiral CT，MSCT）不仅能测量出术前全肝体积、预切肝体积、肿瘤体积，还能测出实质性肝脏切除比例及剩余肝体积。切除率的公式为：肝切除率（%）=（切除体积-肿瘤体积）/（肝脏总体积-肿瘤体积）×100%。Kubota建议正常肝的患者可耐受的非肿瘤部分肝切除为60%，ICG-R15介于10%~20%的患者可耐受的非肿瘤部分肝切除为50%，对于ICG-R15介于10%~20%的患者如果切除非肿瘤部分的肝脏达到60%，术前的门静脉栓塞（PVE）有助于增加残肝的体积。Shirabe认为接受右半肝切除的乙肝或者丙肝患者，如果残肝体积低于250ml/m^2，术后35%的患者会出现肝衰竭，出现肝衰的患者与是否有肝硬化或者ICGR-15检测异常以及术中失血量无关，而与有无糖尿病相关。Yigitler等认为不伴肝硬化的患者接受肝切除，术后肝衰的发生与残肝体积无显著相关性，但肝功能恢复正常和住院时间却与肝切除体积相关，因而建议如果残肝体积<30%，术前建议行PVE治疗。Shoup认为对于没有肝硬化的患者接受三叶切除，残肝体积<25%的术后90%出现肝脏功能失常（胆红素升高、凝血酶原时间延长）和残肝体积>25%的患者相比有统计学意义（$P<0.0001$）。这些患者的术后并发症发生率和住院时间明显延长。然而该方法的敏感性较低，一些患者虽然残肝体积超过25%甚至40%，仍然会出现肝脏功能异常。因此他认为残肝体积计算不能准确评估肝脏储备功能。

因此有的学者开始设想是否可以将某些肝脏功能评估

方法结合起来，建立一个评分系统，使得肝切除术后的肝脏储备功能的预测更加精确和具有可重复性。Yamanaka 基于 398 例接受各种不同程度肝切除的患者，在 17 项术前评估参数的回归分析的基础上得出一个计算公式，其中包括 CT 残肝体积计算、ICG 廓清实验和患者的年龄等。公式如下：分数 = -84.6 + 0.933 肝切除率（%）+ 1.11 ICGR15 + 0.999 年龄。分数超过 55 分为危险状态，45～55 分为临界状态，小于 45 分为安全状态，随后 10 年的验证中发现，7 个危险状态中接受肝切除的患者术后 6 个死于肝衰竭，15 个临界状态接受肝切除的患者 5 个死于术后肝衰，376 个安全状态接受肝切除的患者仅有 26 个死于术后肝衰。

正如许多外科医生所断言，目前没有一种方法能精确判断肝切除的安全界限，也没有一种方法能将所有的外科治疗手段拒之门外。如前所述，许多实验参数能够提供术后出现肝衰竭危险的范畴，但仍然不能精确到 100%，这势必会造成某些患者能因手术切除获益而被实验剔除。一方面随着手术技巧的提高和术后管理的进步，肝切除患者术后出现肝衰竭的风险将大大降低，另一方面未来的肝脏储备功能的评估指标必将是在临床、影像学和实验室检查技术综合评价基础上建立的数学模型。

（四）术前门静脉栓塞

针对肝切除术后可能因为残肝不足造成的肝衰竭，Kinoshita 于 1986 年首先报道了一种在肝切除前经皮经肝穿刺门静脉栓塞的方法（portal vein embolization，PVE），作为此类患者的术前准备，使剩余肝体积增大，二期再手术切除，帮助患者平安度过围术期，取得了满意的效果。1990 年 Makuuchi 报道了一组合并慢性肝病和肝硬化的肝癌患者，术前行 PVE，大大提高了手术切除率和安全性，他认为 PVE 安全，不增加肝切除难度，术后肝衰竭的发生率较低。实际上早在 1920 年 Rous 和 Larimore 就发现结扎兔子的门静脉分支，可导致受累肝叶的萎缩和非受累肝叶肥大这一现象。后来在 1975 年 Honjo 等对 20 例不能行肝脏切除的肝癌患者试行门静脉分支结扎治疗，结果结扎了门静脉的肝叶和位于其中的肿瘤发生了萎缩而非结扎肝叶增生肥大。这都为 PVE 技术的发明提供了理论依据。90 年代只有少数的病例在日本和法国开展，近年来已经成为欧美国家一项普遍开展的手段，在我国应用的尚不广泛。

1. PVE 的适应证　估计肝切除范围广泛，肝切除后余肝体积较小，以及手术复杂等，术后有可能产生肝衰竭者均为 PVE 指征。可用于原发或继发、良性或恶性肿瘤，特别是一叶多发性肿瘤而对侧肝叶较小者。

2. PVE 的禁忌证　肝脏左右两叶均存在肿瘤；肿瘤侵犯门静脉主干或主干有血栓者；ICG15>20%，肝硬化严重，肝再生率低，PVE 后仍难达到手术要求。

3. PVE 的方法及栓塞材料　目前行 PVE 主要有两种方法，一种经回结肠静脉门静脉栓塞，即行剖腹手术，从回结肠静脉插入导管至门静脉，然后行门静脉造影，确认肝内门静脉解剖，然后在 X 线透视下栓塞拟切除肝叶的门静脉分支。另一种方法经皮经肝穿刺门静脉栓塞，即在 B 超引导下穿同侧或对侧门静脉插入导管在透视或 DSA 下行门静脉造影及其分支的栓塞（常为门静脉右支栓塞）。栓塞的部位及范围根据肿瘤的位置及肝实质受损的情况而定。常用的栓塞材料有聚乙烯醇（polyvinyl alcohol，PVA）微粒，无水乙醇，纤维蛋白胶，明胶海绵，凝血酶，钢圈与碘油等，也有人混合使用上述材料。各种栓塞剂的栓塞作用无显著性差异。

4. PVE 术后并发症　行 PVE 的患者大多于术后 2～4 周即可施行范围足够大的治愈性肝切除，且术后过程平稳，死亡率及并发症发生率很低，若行经皮肝经穿刺 PVE 处理则可能会出现穿刺后出血、门静脉动脉瘘、胆管血管瘘、非切除肝叶栓塞及感染等并发症，技术性并发症发生率为 0～10%，包括需要再穿刺的病例，没有严重的并发症的报告。Abdalla 统计了 250 例 PVE 术后的肝切除，不伴肝硬化的患者围术期死亡率 0～6.5%，伴肝硬化的患者围术期并发症死亡率 6%～7%。并发症发生率小于 15%，低于或相似于不行 PVE 的肝切除，可见对于边缘性肝切除的患者术前的 PVE 治疗并不会增加手术的风险。术前一侧门静脉栓塞 2～4 周后，对侧肝脏体积可以增加 20%～40%，使预期的术后残留肝体积代偿性增大，从而降低半肝以上肝切除的手术危险。术前门静脉栓塞扩大了手术的适应证，提高了原发性肝癌和多发肝转移癌的切除率。但目前对于术前门静脉栓塞仍有争议，有学者证实由于栓塞侧肝动脉供血的代偿性增加和对侧肝实质的增生可以刺激肿瘤的生长，也有资料显示大范围肝切除术前行门静脉栓塞与更高的肝外转移的发生率相关，对于结直肠癌肝转移可以加速肿瘤生长并缩短无瘤生存期。虽然有些学者认为对于无肝硬化的肝脏，残肝体积低于 25% 是术前行门静脉栓塞的指征，但究竟术后残肝体积最小值为多少时才不会发生肝衰竭目前还无法确定。因此术前门静脉栓塞的实施须针对每位患者的具体情况进行。一般认为对于无基础病变的肝脏，术后发生肝衰竭的可能性很小，所以术前门静脉栓塞仅用于极量肝切除或同时进行胃肠道手术的患者。而合并肝硬化、肝脏局部化疗、大面积脂肪变性、胆汁淤积的患者，在进行半肝以上切除术前可以考虑行门静脉栓塞。对于栓塞后对侧无代偿增生的患者，提示肝再生能力差，不宜行半肝切除。

二、术前检查与准备

充分的术前检查及准备是减少手术合并症及提高疗效的重要因素之一。

（一）术前常规检查

1. 血常规、血凝常规。
2. 尿常规。
3. 大便常规及隐血。

4. 肝肾功能。

5. 血清 AFP、血清乙丙肝标志物检查。

6. 血糖。

7. X 线胸片。

8. 心电图；动态心电图或者超声心动。

9. 食管钡餐透视　必要时摄片，以了解食管静脉曲张情况。

10. 60 岁以上老人及肺功能不全者应常规检查。

（二）术前复习影像学资料

影像学资料有助于肿瘤的定位及定性诊断。外科医师阅读影像学资料可以进一步明确手术的必要性并对其可切除性、难度及安全性进行充分的估计。外科医师不应该等待术中探查后确定方案，而应手术前心中有数。

1. B 超检查　术前 1 周内外科医师应亲自参加 B 超检查 1 次，其观察内容包括：

（1）肿瘤的大小、位置、数目、边界是否清楚，余肝是否仍有病灶。如为深部或肝门区肿瘤，应检查肿瘤与第一、二、三肝门及与大血管的关系，包括与门脉左右支及主干，肝左、肝右、肝中静脉及下腔静脉关系。

（2）肿瘤与邻近脏器的关系：包括胃、脾、胆囊、肾脏、膈肌和胆总管等。

（3）肝脏大小、硬化程度如肝萎缩或肝硬化严重程度与化验检查是否相符。

（4）腹水：B 超是检查腹水最简单而准确的方法，除注意肝前腹水外还应注意膀胱直肠凹处是否有腹水。如发现腹水应予以处理或改变手术方案。

（5）门静脉癌栓情况：门静脉癌栓的部位、大小等，如分支癌栓，还可考虑施行相应门静脉与肿瘤一同切除。

2. 复习 CT 资料　CT 片使外科医师更容易直观地了解肿瘤及其周围情况。外科医师应术前多次阅读 CT 片。其内容与 B 超相比较是否吻合，以便对切除必要性、可能性、危险性做到心中有数。

3. 肝脏的磁共振对于发现较小的病灶，建议常规术前行平扫加强化 MRI 检查，确定病灶的可切除性。随着无创影像学技术的迅速发展，作为有创检查手段的动脉造影已经不再作为术前的常规检查，更多是作为在介入治疗时评估病灶范围和治疗效果时应用。

（三）术前常规准备

1. 改善全身营养状况　注意休息并给予高糖、高蛋白、高维生素饮食，积极纠正营养不良、贫血、低蛋白血症。纠正水、电解质平衡紊乱；对于糖尿病患者术前应用胰岛素治疗，并积极控制血糖。

2. 护肝治疗　静脉滴注能量合剂、维生素 K_1、维生素 C 及护肝药物等，白蛋白过低者，输新鲜血液、白蛋白或血浆等。避免使用对肝有害的药物。

3. 预防感染　肝手术前或麻醉开始时使用广谱抗生素，以预防术中术后感染发生。合并其他脏器感染时，要提前及时给予大量有效抗生素。

4. 不再采用传统的备皮方法（会阴部备皮），仅将手术区过多的体毛去除。

5. 术前晚口服番泻叶或者甘露醇洗肠 1 次，对于肝硬化不严重，肝功能良好的患者，笔者一般不再灌肠。

6. 饮食　术前晚可进流质，术前 4 小时禁食水。

7. 放置胃管　术前放置胃管目的：①便于术中抽空胃液，加强显露；②便于术后恢复胃肠功能，尤其是左叶巨大肿瘤切除后；③便于观察术后上消化道出血。

8. 嘱吸烟患者应绝对禁烟。如有咳嗽咳痰者，可予止咳化痰，必要时可应用抗生素等治疗。

9. 了解女患者月经情况　通常手术应安排在月经间期进行。

10. 备血　以新鲜血为宜，其含有一定量的凝血因子，避免大量输注库存血引起的凝血障碍。

第四节　肝癌手术的麻醉

肝癌切除术时麻醉的考虑应包括如下几点：①患者肝脏功能是否能够耐受手术和麻醉的影响；②麻醉药物与肝脏功能的相互影响；③肝脏对手术中肝动脉和门静脉阻断的耐受能力；④围术期保肝治疗对减少肝衰竭的价值；⑤肝癌患者合并其他疾病对麻醉选择的考虑。

一、术前患者的评价

肝癌切除术患者术前评价是提高手术和麻醉安全性的重要因素，客观确切的术前评价对麻醉选择和术后转归的估计具有指导意义，因此，详尽的术前检查，及测试肝脏功能的特殊检查是非常必要的。由于肝脏的功能非常复杂，肝脏的代偿能力强大，所以在判断检查结果时应注意综合分析和判断，有些主要指标需要特别注意，如血清白蛋白含量、血清谷丙转氨酶高于正常值的 10 倍时、血清胆酸增高、凝血延长等一般表示肝脏功能下降，可能影响对手术和麻醉的耐受能力。同时也影响麻醉药物在体内的效能和代谢。此外，肿瘤的位置、大小、是否合并肝硬化、手术难度等也会影响对患者的评价。具体评价方法请见相应的参考资料。

二、麻醉方法的选择

可以采取全身麻醉、硬膜外麻醉、硬膜外联合全身麻醉等 3 种方法。一般肝脏切除术对麻醉的要求与其他腹部手术类似，3 种麻醉方法均可采用，但如果手术需要打开胸腔，或手术范围广泛，硬膜外麻醉似乎难以满足手术的需要，因此需要全麻。硬膜外麻醉联合全麻是目前国内外较为推崇的麻醉方法，其可以减少静脉麻醉药物的用药量，减轻了麻醉药物对肝脏的负性作用。同时硬膜外可以部分降低机体对手术刺激产生的应激反应，减少手术对患者的打击，有利于患者的术后恢复，减少术后并发症，而且硬膜外隙的导管可以保留用于术后镇痛治疗。有些肝脏手术对麻醉的要求较高，尤其肿瘤位置与下腔静脉的关系密切，需要在半离体的条件下行肝癌切除，此时需要阻断肝脏的血供和下腔静脉回流，对麻醉的要求很高，因为完全阻断下半身的血液回流可以导致约50%的血液不能回到右心房，这时患者往往会出现中心静脉压剧降，心输出量不足，血压有时难以维持。目前有两种方法选择，一种是采用体外循环的方法将下肢和肝脏回心血量经离心泵转流到腋静脉回到心脏。另外一种可以尝试直接完全阻断肝脏水平以下的静脉回流，通过在阻断前对循环的调整和阻断后快速补液、给予收缩外周血管的药物维持血压。具体采用何种方式应根据患者的身体状况和阻断后患者循环反应情况选择。一般静脉血转流的方法对循环的影响较小但手术过程较复杂，需要对患者肝素化，也会损失部分血液，增加了对患者的创伤部位，有少数患者会产生插管静脉的损伤。直接完全阻断的方法对身体循环的影响较大，但对患者不会增加新的创伤。应根据手术类型和患者基本情况全面考虑，药物选择以期对肝脏的毒性和肝血的影响为准，麻醉技术和麻醉管理较药物选择更为重要。

（一）连续硬膜外麻醉

患者基本情况正常，肝功能无异常，尤其无出凝血异常与血小板减低，手术作部分肝肿物切除，可选择此方法。选择 $T_8 \sim T_9$ 穿刺，向头侧放置管，平面控制在 $T_5 \sim T_{11}$，术中要加用杜氟或氟芬合剂或神经安定镇痛剂，减少牵拉反射。酰胺类局麻药在肝脏代谢，由血浆代谢酯酶分解，血浆胆碱酶来源于肝脏，肝功能受损后，胆碱酯酶减少，酰胺类局麻药量蓄积，故应慎用。

（二）全身麻醉

此方法使用于各种肝脏手术尤其切除范围广泛的手术可用全凭静脉麻醉、吸入全麻和静息复合麻醉。此方法较为安全可及时对手术中各种突发意外情况的发生。因为丙泊酚对肝功能几乎无影响，所以，静脉输注丙泊酚（包括诱导维持）复合少量芬太尼、肌松剂等是一个比较理想的麻醉药选择方案。

三、麻醉实施和监测

主要内容包括以下方面：①动脉压监测、中心静脉压监测：同时读取数据，即在血压发生变化时，同时监测中心静脉压的变化，有助于判断循环波动的原因。②血气分析：术前、阻断肝血管前、肝血管后、开放肝血管后、手术结束后。③心排血量监测：有条件可以观察心输出量，有助于对循环紊乱的判断。④心电监测：术中有突发心脏骤停、心律失常的可能。⑤血氧饱和度和呼气末 CO_2 监测：防止缺氧和二氧化碳潴留，肝功能不全对缺氧更敏感，肝功能不全时可能并存分肺分流，如出现缺氧量加重肝脏损害，麻醉中二氧化碳蓄积可使肝血流下降一半左右，故应保持呼吸道通畅和供氧。控制呼吸是应注意压力适度，否则可因胸内压增高而影响肝血流量。硬膜外麻醉时，尤要控制好麻醉平面，注意及时面罩吸氧。⑥围术期出凝血功能的监测。⑦肝功能监测。⑧抽血查血糖、尿素氮、肌酐、钾、钠、氯、钙、红细胞计数、血红蛋白、血细胞比容。⑨凝血功能的监测，全血激活凝血时间（ACT）及时了解术中循环中肝素活性状态。⑩肾功能监测。

四、麻醉后注意事项

肝切除术后的并发症包括败血症、肺炎、呼吸功能衰竭、出血、肝脏功能衰竭等，另外保护肾脏功能也非常重要。这些并发症也与患者的营养供给不足、术后体温过低、麻醉过深、苏醒时间延长等有关，须在术后注意对症处理，而镇痛治疗有助于患者顺利恢复。

（一）呼吸系统治疗

注意尽早拔管，及早使患者苏醒。拔管前一定要注意吸除气管内和口腔内的分泌物，待肌松完全恢复后，方能拔出气管导管，苏醒期尽量平缓避免躁动的发生。麻醉后最好回到苏醒室，由专门麻醉医师看护，一般丙泊酚（异丙酚）静脉麻醉较吸入麻醉术后躁动发生率偏低，为防止吸入麻醉术后躁动可术中适量增加芬太尼等镇痛药的使用，最好用 TCI 靶控输入镇痛药和丙泊酚。加强患者护理，定期翻身拍背，给予雾化吸入，防止肺不张。术后镇痛治疗可以减少患者咳嗽、拍背、翻身等肺部活动造成的疼痛，减少肺部并发症的发生。

（二）营养及液体治疗

肝癌患者术前一般存在营养不良，电解质和酸碱平衡有可能存在紊乱，注意术后调整，良好的营养支持可以减少术后并发症和帮助机体恢复。调整水与电解质紊乱可以消除严重心律失常、保护肾脏功能。

（三）保护肾脏功能

围术期肾功能不全是麻醉和手术的严重并发症，由于手术对循环的影响和对肾脏血流的干扰，需要特别注意保护，尤其对于术中需要阻断肝门血管及下腔静脉的患者更需要注意对肾脏的监测和保护。手术时麻醉医师有责任维持好血流动力学稳定和生命器官灌注。急性肾衰是肾脏对低血压、低血容量和（或）脱水等急性缺血侵袭的反应。血容量不足和心衰均引起肾血管收缩，使肾血流减少。术中注意减少循环紊乱的程度和持续时间，同时使用多巴胺和（或）利尿剂有利于改善血液流变学和组织血流。使用甘露醇可以对肾脏产生冲洗作用，减少坏死细胞碎屑在肾小管内堆积，甘露醇可以减轻内皮细胞肿胀，改善内髓质血流，因此可保护缺血后肾功能。此外，甘露醇还清除自由基。呋塞米（速尿）对肾低灌注部分的髓襻髓质厚壁段升支有保护作用，呋塞米明显增加肾血流，是通过前列腺素介导的。联合用药可相互加强，最终增加氧供、减少氧需。

（四）体温过低

阻断下腔静脉或下肢静脉血转流的患者注意低温问题，尤其在术中行体温监测，给予保温治疗，术后及时将体温恢复至正常范围内。

（五）术后镇痛

术后疼痛对患者的影响是多方面的，疼痛可以增强患者术后的应激反应；可以限制患者的通气；增加肺部感染的机会；导致内分泌和体内代谢紊乱；影响胃肠道功能的恢复，引起尿潴留；疼痛还可以抑制免疫系统的活性，降低机体抵抗能力。一方面增加了机体感染的机会。另外影响患者的远期疗效。因此对术后镇痛从多个角度分析均有利于患者的恢复，但肝脏手术的特殊性要求术后镇痛的方式适合患者的具体需求。大多数文献认为，硬膜外给药的方法最适合肝脏手术后镇痛，因为该方法镇痛效果好，对肝脏功能影响最小，也有利于保护肾脏功能。目前国内外广泛采用PCA泵的方法给予术后镇痛治疗，下面给予简要描述：

1. PCEA给药模式　PCEA主要有3种给药模式：①单纯PCA给药；②持续注药；③背景加PCA给药。Komatsuc采用双盲和随机的方法，研究对比了单纯PCA给药和持续注药止痛效果及副作用，结果认为在静息时止痛效果相似，活动或咳嗽时持续注药方法优于单纯PCA给药，而副作用并无明显的增加。背景加PCA给药，止痛效果并不优于持续注药方法。

2. PCEA药物配伍原则　阿片类药物应用于硬膜外途径已经超过15年，许多临床医师被其良好的止痛效果所鼓舞，进行了广泛的应用和临床研究，随后发现存在如延迟性呼吸抑制、呕吐和瘙痒等并发症。近年来的文献表明，合理的配伍和使用不同种类的止痛剂，可以增加止痛效果，避免严重并发症。

3. 单独使用阿片类药物用于硬膜外途径控制术后疼痛，可以获得良好的疼痛缓解，但在患者活动时常不能得到满意的效果。阿片类药物复合使用局麻药，可以提高止痛效果和减少副作用。复合使用可乐定，可以减少阿片类药物的剂量。

4. 常用药物的选择　吗啡是阿片类药物中最为经典的止痛药，硬膜外使用吗啡的剂量是静脉用量的1/5，产生作用的起效时间较脂溶性阿片类药物稍长些。PCA使用止痛效果可靠，由于存在延迟性呼吸抑制的问题，主张小剂量（1~2mg），小容量（1~2ml）给药，并不降低止痛的效果。吗啡硬膜外给药的止痛质量较静脉给药的途径好，表现在患者术后活动时的止痛效果更好。但吗啡复合使用可乐定较芬太尼复合布匹卡因的止痛效果差，副作用大和费用更多。芬太尼是一种脂溶性的强阿片制剂，硬膜外使用剂量是静脉的50%。由于其吸收迅速并具有一定的全身效应，芬太尼的止痛显效时间较快。由于在脑脊液内的浓度较低，发生延迟性呼吸性抑制的可能性较少。使用时硬膜外导管的位置接近疼痛的脊髓阶段效果更好。亦有人认为，硬膜外腔置管的位置与止痛结果无明显的关系。单独使用芬太尼随剂量的增加，副作用也明显的增多。大量的文献表明，芬太尼复合布匹卡因可以获得良好的止痛效果，并减少用药量和副作用。芬太尼硬膜外腔给药的止痛效果、改善患者术后通气等方面均优于静脉。局麻药用于硬膜外腔给药具有良好的止痛作用，随着给药浓度和容量的增加，止痛作用增强，同时副作用也增加，甚至是严重的副作用。布匹卡因加用芬太尼可以减少副作用，增加止痛效果，弥补两类药物单独使用时存在的不足。可乐定是一种高脂溶性的α_2受体兴奋药，作用部位在脊髓。应用小剂量可乐定可以产生镇痛作用，并与吗啡产生协同作用。但存在心血管副作用、容易蓄积和急性疼痛止痛不佳等问题，目前临床使用并不广泛，在芬太尼复合布匹卡因较吗啡加可乐定用于术后止痛的对比研究中，前者从止痛质量、副作用和费用等方面均较后者优越。

5. PCEA的副作用　包括呼吸抑制、恶心呕吐、皮肤瘙痒、尿潴留。一般与药物的配伍和剂量有关，吗啡出现呼吸抑制的机会更大些，芬太尼很少出现呼吸抑制问题。这些副作用可以用纳洛酮拮抗，但须注意的是纳洛酮的剂量和给药方式，大剂量快速给药容易导致患者疼痛突然暴发，使患者非常痛苦和恐惧，一般可以采用小量如0.2mg加入生理盐水20ml内缓慢注射，观察呼吸变化，如呼吸恢复至10次以上可以停止给药，但仍需注意患者的呼吸变化。很多文献表明，PCEA的止痛效果较PCIA好，但PCEA的技术复杂性和风险均高于PCIA。由于阿片类药物的选择、给药方式不同，给药的剂量和容量不同，不同种类药物的配伍等因素，都会影响术后疼痛的控制效果和副作用的发生率。因此合理的选择给药种类、剂量和配伍显得格外重要。首先应考虑的问题包括药物的选择，阿片药物到达作用局部的浓度，PCEA和PCIA止痛效果的比较，患者的舒适与风险的权衡和比较。从众多的文献分析可以认为，局麻药配合阿片类药物可以获得良好的止痛效果，低浓度的布匹卡因加上小剂量的芬太尼可以得到良好的止痛和较小的副作用。

五、低中心静脉压在肝切除术中的应用

中心静脉压（central venous pressure，CVP）是指胸腔内上腔静脉和下腔静脉入右心房处的压力，是反映右心房的前负荷的指标。CVP的正常范围为5~12cmH_2O。正常情况下如果CVP<5cmH_2O，常提示右心房充盈不佳或血容量不足。CVP的高低受以下四个因素影响：①静脉的回心血量；②心脏的收缩力；③循环血容量的充盈状态；④静脉壁的功能状态。其中任何一种因素的改变均可导致CVP的

改变。低中心静脉压（low central venous pressure，LCVP）的概念：目前其确切定义还未规范，一般是指 CVP ≤ 5cmH_2O。即使 CVP 低到 0～4cmH_2O 水平，通常也不会导致显著的全身低血压，所以通过某种方式使 CVP 降到适宜的范围却不影响动脉血压，不发生低动脉血压，这就是低中心静脉压方法要到达的目标。目前将 LCVP 确定在≤ 5cmH_2O 的水平是通过对肝脏切除手术中失血量的研究分析而得出来的。而肝静脉内的压力与 CVP 又有着直接的联系，因而通过降低 CVP 来减少肝静脉压力，使肝窦内压力降低，可减少肝切除术横断肝实质时的出血量。在术中维持较低的 CVP 还可使腔静脉及其分支静脉塌陷，有利于肝脏游离，便于肝脏后部和主要静脉的解剖，即使损伤了肝脏血管也便于止血。

实施方法：一般情况下通过严格控制术中的液体输入即可达到低中心静脉压，全麻诱导完成后采取 15°头低倾斜位，静脉液体减少至 1ml/(kg・h)。保证尿量不少于 25ml/h 或收缩压不小于 90mmHg，并在其过程中维持 CVP 不超过 5cmH_2O。如果上述方法不能将 CVP 降低到 5cmH_2O，可以适当加入麻醉药控制，通过静吸复合异氟烷和芬太尼麻醉维持。异氟烷是麻醉气体中对心脏抑制最轻而血管扩张作用明显的麻醉剂。镇痛药芬太尼很少导致严重的低血压，只有少数情况下才需要从静脉内输注硝酸甘油。当出血量超过全身血容量的 20%时仍应输血。肝脏切除后完成止血后，利用晶体液和 6%的羟乙基淀粉来恢复血容量，如果患者的 Hb<80g/L，应该输入浓缩红细胞或自体血来增加 Hb 浓度。Jones 等对 100 例行肝切除术患者术中的失血量进行观察，发现平均为 450ml（25～8000ml）。48 名 LCVP 患者的平均失血量为 200ml，其中仅 2 人需要输血。Cuninghom 等人也通过对 100 例用 LCVP 技术辅助的不同类型的肝切除术患者术中失血量进行观察：肝脏区段切除、肝叶切除、广泛右肝切除、广泛左肝切除平均失血量分别为 450、700、1100、1500ml，比未采用 LCVP 技术的肝切除术中出血量明显减少。由此可见，在肝切除手术中，使用 LCVP 可显著减少各种类型肝切除手术的失血量，减少对输血的需要和输血量，降低患者术后死亡率。LCVP 辅助的肝切除术中，除了 CVP 穿刺置管并发症外，有关 LCVP 引起并发症的报道很少。Mslendez 等研究表明，在用 LCVP 辅助的肝切除术后，虽然有 70%的患者出现明显的一过性的氮质血症，但仅有 3%的患者血清肌酐浓度持续增高。Jones 等报道了 40 例患者在 LCVP 辅助下，有 2 人在手术中发生空气栓塞。空气栓塞的原因是：静脉开放且静脉内的压力小于周围大气压。在肝脏手术中，切肝时肝断面暴露在空气中，加上 LCVP 负压抽吸的作用，可使空气通过这些静脉破口迅速进入体内，从而导致空气栓塞的发生。因此在肝脏切除手术中采用 LCVP 技术可以有效减少肝切除术中失血量。维持 LCVP 可以防止下腔静脉张力过大，有利于肝脏游离。

第五节 肝切除术概念及基本操作

一、肝切除术种类及命名

（一）规则性肝叶或分段切除术

以肝脏解剖的分叶或分段范围，以相应血管为界限，进行肝组织切除，称规则性肝叶或分段切除术。

（二）非规则性肝切除术

以切除病灶为中心，不按解剖分叶或段为界，称为非规则性肝切除术。

肝切除术式种类：肝切除术式是根据解剖分段来命名的，由于不同的解剖分段方法，命名方法也不尽相同。欧洲多采用 1957 年 Couinaud 的方法，根据 Couinaud 肝段命名系统，左右半肝以 Cantlie 线为分界，左半肝又以肝圆韧带的肝内嵌部分和镰状韧带为分界，分为其右侧的Ⅳ段和左侧的Ⅱ、Ⅲ段；右半肝依照右肝裂分为Ⅷ、Ⅴ段和Ⅶ、Ⅵ段。Ⅰ段具有独立的动脉血供和胆汁、静脉引流系统，从功能上将尾状叶视为独立叶（表 33-5-1）。

二、手术体位及切口

大多数肝脏手术，因为很少开胸，并不需要取特殊的体位，故很少考虑患者的体位问题。一般取仰卧位，如果采用 LCVP 技术，体位应采用头低 15°位，右上肢外展，腹部保持轻度过伸位。麻醉设施也极为重要，需行气管内麻醉。除双臂放置动脉监控及主要抗容量灌注导线外，尚需有标准心电图监护与插入 Swan-Ganz 多腔热敏导管。术中采用经皮氧测试仪监控也具有很大作用，同时需置入 Foley 导尿管。将患者放在温暖的床垫之上，左臂紧靠躯体放好，并予包裹保护。

较小的肝左外叶肿物可以采用上腹正中切口，左内叶或者右半肝肿物传统上取双肋缘下与上腹部正中切口（Mercedes 切口）进入腹腔，彻底全面地探查腹腔脏器及肝脏病变后，再决定是否还需向两侧延长切口。右半肝切除时，切口延至右腋中线，以便于接近与控制肝下腔静脉。最近也有报道采用右侧 L 形切口效果等同于 Mercedes 切口，术后切口疝的概率反而要明显降低（图 33-5-1）。

开腹后，必须采用牵开器充分显露肝脏。将强力牵开器固定于手术床上，最终使手术野得以固定并将胸廓向斜上方提起，对手术暴露非常重要，女性患者一般较易做到，男性患者较女性患者略困难，可将右肋下切口适当延长。肿瘤广泛侵及膈肌时也可行开胸术。一般认为，除非肿瘤累及膈肌，一般不需开胸（表 33-5-2）。

表 33-5-1 肝切除术分类及命名（Couinaud 命名系统）

肝切除术的名称			肝切除术包含的肝段
规则性肝切除	半肝切除	右半肝切除术	Ⅴ Ⅵ Ⅶ Ⅷ
		左半肝切除术	Ⅱ Ⅲ Ⅳ
	肝叶切除术	肝右叶切除术	Ⅳ Ⅴ Ⅵ Ⅶ Ⅷ（Ⅰ）
		肝左叶切除术	Ⅱ Ⅲ
	肝段切除	Ⅰ段切除术	
		Ⅳ段切除术	
		Ⅴ段切除术	
		Ⅴ、Ⅷ段切除术	
		Ⅵ、Ⅶ段切除术	
		Ⅱ、Ⅲ段切除术	
	扩大性肝切除术	左肝扩大切除	Ⅱ Ⅲ Ⅳ Ⅴ Ⅷ（Ⅰ）
		右肝扩大切除	Ⅳ Ⅴ Ⅵ Ⅶ Ⅷ（Ⅰ）
非规则性肝切除	根据肿瘤的部位、大小行楔形切除术、剜除术等		

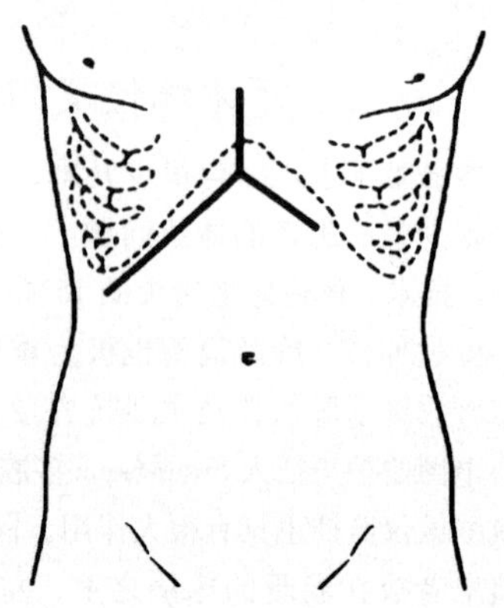

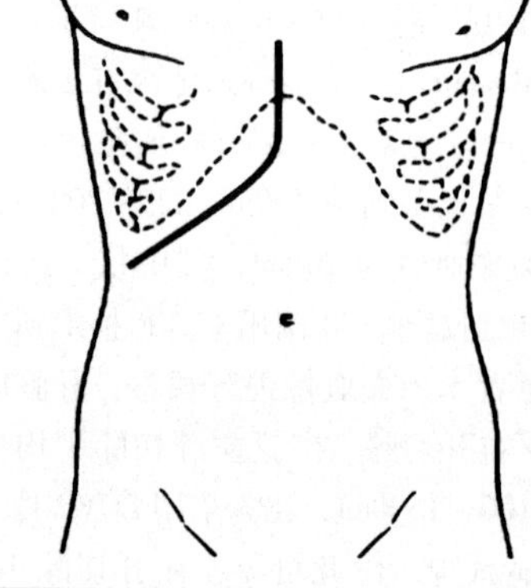

▶ 图 33-5-1 肝切除手术切口选择

表 33-5-2 手术操作与体位及切口选择

手术操作	体位	切口选择
右半肝切除术	平卧，右侧抬高 15°	右肋缘下斜切口
扩大右肝切除术	平卧，右侧抬高 15°	双侧肋缘下拱形切口或倒 T 切口
左外叶切除术	平卧位	左侧肋缘下向右肋下延伸
扩大左肝切除术	平卧位	双侧肋缘下拱形切口或倒 T 切口

注：术中常规采用双侧悬吊式框架拉钩，以获得充分暴露

三、肝脏的游离

首先离断肝圆韧带，双侧7#丝线结扎。打开小网膜腔，游离肝十二指肠韧带。贴近肝脏打开肝-结肠韧带及右侧三角韧带，注意后方的右肾上腺静脉汇入下腔静脉。一定要贴近肝脏打开右侧冠状韧带，以避免出血，靠近裸区时膈肌非常薄（paper like），可用手指或纱垫轻推，加锐性分离，避免损伤。有时右后叶肿瘤侵犯膈肌或曾经破溃，不要盲目分离，否则易造成肝脏或膈肌严重出血。可以先游离其他部分，待出血能够控制时再游离膈肌或切除部分膈肌。膈肌创面的出血，细小的可以电灼止血，一般主张将打开的创面缝合止血，因膈肌不停的呼吸运动可使出血不止。现在也可以采用前入路肝切除法，在后面的章节加以详述。右后叶的充分游离往往需要打开下腔静脉韧带，可避免过度牵拉造成下腔静脉与右后叶间肝短静脉的撕裂。一般主张贴近腹壁游离镰状韧带，以尽量保留镰状韧带。暴露第二肝门时，要充分打开镰状韧带，其上端左右冠状韧带汇合处距离下腔静脉可达3~4cm，有时害怕损伤第二肝门而没有完全游离。左侧三角韧带的打开，可以纱垫填塞在贲门与左三角韧带之间，选无血管区直接电刀打开，若没有明显的门静脉高压，断端可以不结扎。

四、肝血流阻断技术

1908年，Pringle在美国的《外科年鉴》杂志（*Annals of Surgery*）上发表了一篇文章，名为“肝外伤止血札记”（Notes on the arrest of hepatic hemorrhage due to trauma.），报告了8例肝外伤患者，4例在手术前已死亡，1例拒绝手术，3例施行了剖腹术，手术时Pringle用他的拇指和手指捏着肝蒂以暂时停止出血使伤处能够看得清楚，虽然此3例患者皆随后死亡，但Pringle用了3只兔子做实验来证明他的设想是正确的。Pringle的论文发表后，很快便得到了响应，此一止血方法便成为肝脏外科的突破，至今仍然常用，并被后来称为Pringle手法（Pringle maneuver）。50年代由于Lortat-Jacob和Robet首先报道了肝外离断出肝和入肝血管后施行右半肝的切除，使得在肝外控制出入肝血管的技术得以被重视。随后的50年间，这一技术的逐渐成熟与推广应用，使得超大体积肝切除术中出血量大大降低，从而使肝切除的术后死亡率与患病率显著下降，肝切除已经成为一项安全可靠的技术。尽管随着新的医疗器械的发明和活体肝移植技术的成熟，使得人们在肝切除的时候甚至可以不通过阻断肝门，来实现超大体积的肝切除，但肝血流阻断技术在一段时间内仍然是肝脏切除过程中必不可少的一个步骤。

（一）入肝血流阻断（Inflow vascular control）

1. 肝蒂的阻断（Hepatic pedicle clamping HPC） 自从Pringle首次报告HPC技术后该技术长期广泛应用于肝外科手术（图33-5-2）。

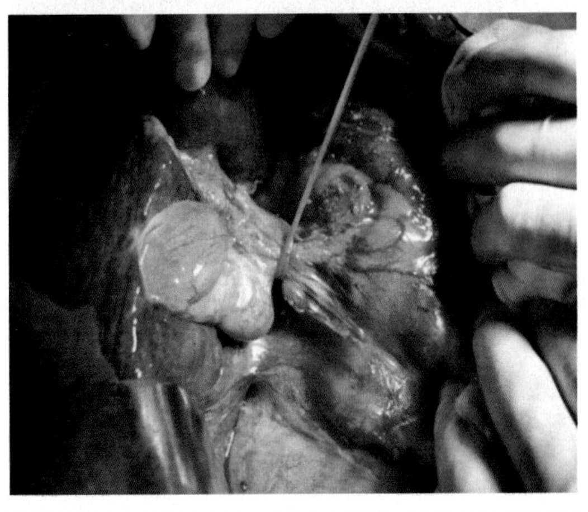

▶ 图33-5-2 Pringle法肝门阻断

围绕着该技术有众多的基础和临床的研究证明HPC可明显减少肝切除术中失血，有助于保护残存肝脏功能。Dixon通过meta分析的方法对其分析后得出以下结论：①肝切除术中应用HPC较不用HPC切肝可明显减少失血；②如阻断时间在1小时以内，间歇和持续阻断效果一样；③当合并肝硬化或手术时间很长时则应用间歇HPC为宜。

我国肝癌患者多伴有肝硬化，因此笔者的经验是尽可能采用间歇阻断，硬化严重的患者每次阻断肝门5分钟，开放复流1分钟；硬化较轻的患者每次阻断肝门15分钟，开放复流2分钟。应用间歇HPC术中开放复流前应结扎、缝扎处理好肝断面主要脉管，以免在复流期间造成大量失血，笔者多采用200#或者300#钛夹离断肝实质，较大的血管可以得到确切的处理，较小的血管渗出可以在腹流时采用较大棉纱垫按压创面或者电刀电灼止血。也有学者主张在HPC期间应用甲泼尼龙40mg或地塞米松5~10mg，开放血流后若血压平稳则用呋塞米20mg，有助于减轻肝脏的缺血再灌注损伤。肝硬化肝脏对缺血损伤敏感，故有人主张切肝时不阻断血流，但对于位置特殊的病例，HPC可以明显减少术中失血，我们认为术前肝功能ChildA级者均可耐受一定时间的HPC，采用短时（5~10分钟）间歇PTC是安全可行的。而那种认为HPC可能严重损伤肝脏而在术中不用HPC切肝的观点是片面、甚至是错误的。因为术中持续大量失血和低血压状态对肝脏，甚至其他脏器可能产生更严重的损害，缺血再灌注损伤多半发生在较长时间的肝门阻断（20分钟以上），因此对于肝硬化患者首选间歇性肝门阻断。

2. 半肝血流阻断 半肝血流阻断是仅阻断拟切除之半肝血流，从而保护残留肝叶不受缺血损伤（图33-5-3），半肝血流阻断的方法如下：

（1）右半肝血流阻断：先切除胆囊，保留胆囊管的结扎线并向左侧牵引，肝动脉右支在肝总管后方穿过，分离出肝

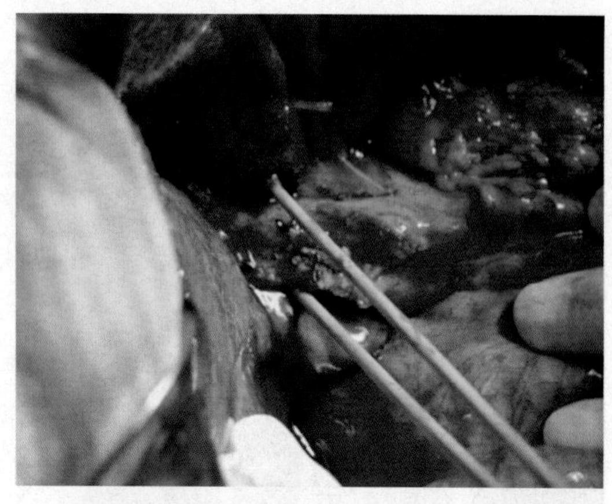

▶ 图 33-5-3 半肝血流阻断

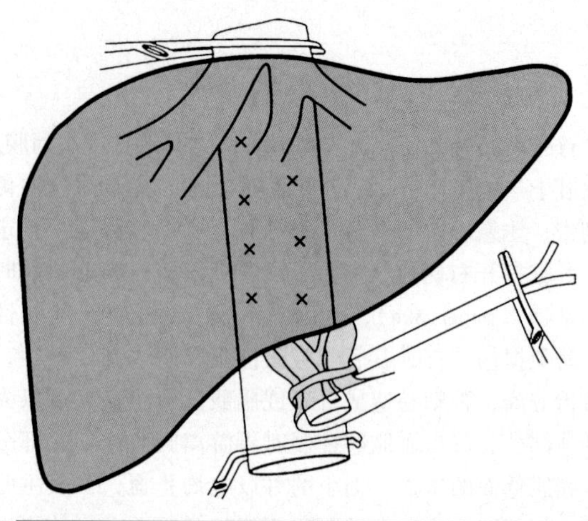

▶ 图 33-5-4 全肝血流阻断

动脉右支，结扎切断，在其后方可以分离出门静脉右支，并结扎切断，因为右肝管变异较多，多半不在肝外处理。

（2）左半肝血流阻断：打开小网膜囊至肝十二指肠韧带左缘，近肝的肝十二指肠韧带左缘表浅处可以摸到明显动脉搏动，打开肝十二指肠韧带组织，分离出肝左动脉，结扎切断后，在其后方可以分离出门静脉左支，结扎切断，左肝管一般同样在肝内处理。

（3）还可以采用在肝门板上方将Ⅳb 段肝实质被膜打开 1cm，然后再将尾状突的肝被膜打开 1cm，自上而下用中号 Kelly 钳自肝内穿出，不一一分离 Glinson 鞘内的门静脉和肝动脉。但此方法为盲目钝性分离置入阻断带，因肝门移位、受压和脉管可能存在变异，此法有较高的损伤风险，我们主张解剖第一肝门分别阻断门静脉和肝动脉。由于肝内血管交通丰富，行半肝血流阻断切肝时出血较 PTC 时要多，一旦发现控制出血不满意，应即时改行 PTC，以减少术中失血。

（4）半肝血流阻断和 PTC 技术一样，仅能控制入肝血流，对肝静脉出血则无法控制，因此，当肿瘤巨大或已累及主肝静脉（HV）或下腔静脉（IVC）时，还应考虑加行 IVC 或 HV 的阻断。

（二）入出肝血流阻断（inflow and outflow vascular control）

1. 全肝血流阻断（total vascular exclusion，TVE） 全肝血流阻断，即同时阻断第一肝门，肝上、肝下下腔静脉，使肝脏与体循环隔离，在肝脏完全停止血液循环状态下切肝，又称无血切肝（图 33-5-4），TVE 的最大优点是使肝切除更安全，术中出血更少，并可有效防止因损伤 HV 或 IVC 引发的空气栓塞。但全肝血流阻断对于全身血流动力学影响较大，但约有 10%~12%的患者出现动脉压的下降，25%出现肺动脉压的降低，40%~50%出现心脏指数的降低，50%出现心律的加快，10%~15%左右的患者不能耐受 IVC 阻断，使术后并发症增加。TVE 主要用于累及或邻近 HV 及 IVC 的中央型或巨大肿瘤的切除或者 IVC、HV 内癌栓取出，防止 HV 或者 IVC 可能损伤的安全措施备用，不建议术中常规应用。

2. 保持下腔静脉通畅的全肝血流阻断 传统上认为在肝外暴露分离肝静脉非常危险，分离过程中肝静脉的撕裂往往会造成难以控制的大出血，但是随着对肝脏解剖的深入认识和外科手术技巧的提高，在肝外分离控制三条肝静脉已经成为一项安全可行的技术。入肝血流加肝静脉的阻断不仅能达到全肝血流阻断的效果，并且能保持下腔静脉的通畅（图 33-5-5），降低了因为全身血流动力学改变带来的相应的并发症。关于肝静脉的暴露与分离详见肝切除术式的章节。

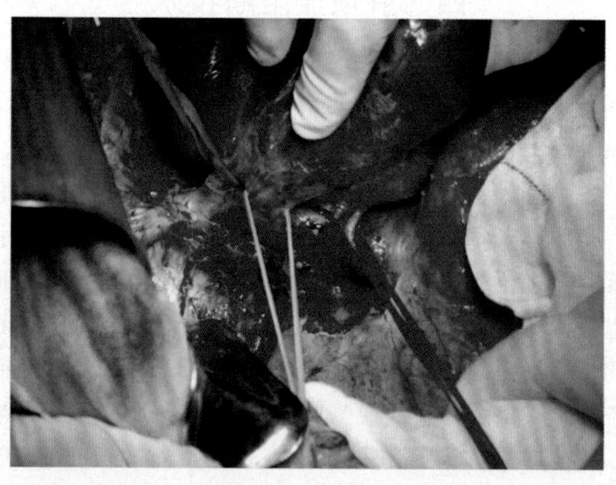

▶ 图 33-5-5 保持下腔静脉通畅的全肝血流阻断

3. 术中肝下下腔静脉阻断 在行常规肝切除时肿瘤靠近肝静脉或者第二肝门，手术中可能会出现肝静脉损伤，出现肝静脉反流性出血，可以采用术中临时阻断肝下下腔静脉的方法，应用该方法后中心静脉压通常会下降 75%，从 13mmHg 可以降到 4mmHg，体循环压只下降 10%，一般不需要特殊的麻醉监护，机体也有很好的耐受性。机体对于肝下下腔静脉的阻断耐受良好的原因不明，可能从以下几个方面解释：a. 应用该方法前中心静脉压往往偏高，阻断后对回心血量减少有限；b. 膈静脉、腹膜后静脉和肾上腺静脉的回流补充作用；c. 肾上腺素经肾上腺静脉回流对血压维持所起的作用。肝下下腔静脉阻断是常规 Pringle 法的重要补充，简便易行，而且安全有效。

（三）绕肝提拉法（liver hanging maneuver）

右肝肿瘤侵犯膈肌或者过于巨大，切除时不能充分游离，一旦出现大出血往往难以控制。1981 年，Couinaud 在肝脏研究中发现，肝脏和下腔静脉之间不但有疏松的网状间隙，而且在汇入下腔静脉的静脉之间有一无血管区。2001 年 Belghiti 发明了绕肝提拉法（liver hanging maneuver）：利用置于下腔静脉前面的弹力提拉带环绕肝脏将其提起，在肝脏未游离的情况下通过前入路进行右半肝切除术。该方法先切断肝脏，再离断肝周韧带，避免了因游离肝脏，搬动肿瘤造成的撕裂出血和因旋转、牵拉和挤压肝脏造成的肿瘤扩散。同时通过提起牵拉带阻断切面血流，利于分离和保护下腔静脉，这种方法一经发表，迅速在肝脏手术中采用开来。Belghiti 总结 201 例行该方法的患者，仅有 2%出现失败出血，3 例由于肝被膜的撕裂，两例由于损伤到肝短静脉，但都经过按压后自然止血，因此该方法是安全可行的。具体方法是：

1. 切除胆囊和肝门预置阻断带。

2. 分离出肝右静脉和肝中静脉，显露肝上静脉陷窝，再往下分离 2cm。

3. 暴露肝下下腔静脉，沿下腔静脉前面往上分离，如果遇到细小尾状叶静脉可离断结扎，肝右下静脉分离、不结扎。

4. 在肝右下静脉左侧，紧贴尾状叶后方、下腔静脉前方并沿其中线，伸进长血管钳，向头侧分离推进到肝右静脉和肝中静脉之间，约 4～6cm，带出弹力提拉带（图 33-5-6）。

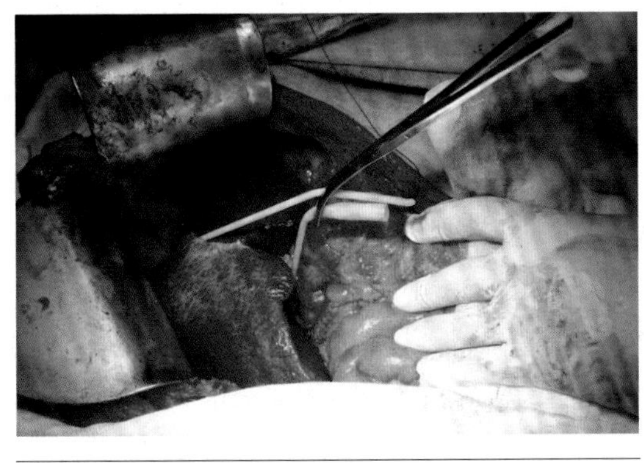

▶ **图 33-5-6 绕肝提拉法肝血流阻断**

（四）离体肝切除术

离体肝切除术是因为肿瘤位置位于门腔静脉之间，采用常规方法切除，可能造成手术中大出血的风险，将病肝完整切下，体外切除肿瘤，然后将余肝原位植回的技术，是随着肝移植技术的不断完善和进步而发展起来的一种切肝新技术。体外切肝只是手术的一部分，它还包括全肝血流阻断，低温灌注和门静脉转流技术。因此，离体肝切除术是一种复杂而又高风险的外科技术，它利用肝移植术中的低温灌注和静脉转流技术，避免了肝缺血损伤和肿瘤特殊部位的限制，兼有现代肝切除和肝移植术两大技术特征。至今文献只有少数病例报道。我院曾成功完成一例，具体详见相关章节。

总之，肝切除时控制血流的方法多种多样，具体应用哪种方法要根据患者的一般情况、有无肝硬化、肿瘤的大小、位置来作以选择，原则就是在尽可能保护残肝功能的基础上尽可能采用简单有效、而且止血效果最好的方法。

五、肝实质的离断

断离肝实质是肝切除术的重要步骤之一，良好肝断面的处理是减少肝切除术中出血和术后胆瘘、出血等并发症的重要环节。传统的肝实质离断方法主要有钳夹法、指捏法等，近年来，相继问世的各种先进的切割工具和新型肝断面处理材料弥补了传统切肝手术中的不足，简化了肝实质断离及肝断面处理方法，在很大程度上减少了肝切除术术中和术后的并发症。

（一）钳夹法和指捏法

即切开肝包膜后，用小号的 Kelly 钳捏碎断离肝组织，逐渐由浅入深，遇有血管或胆管时予以结扎切断。也有用手指或刀柄代替钳子以断肝。

上述方法的最大优点是无须使用特殊器械，简单快捷。此方法的缺点是当分离接近重要的管道结构时，难以分辨和分离钳夹的管道。指捏法操作显得较为粗糙，小的血管和胆管会被撕裂，对肝组织的损伤较大，断面止血效果较差。

（二）超声切割止血刀（ultrasounic-harmonic scalpel，UHS） 33

UHS 的原理就是利用超声波使金属刀头振动，导致与之直接接触的组织细胞内的水分汽化，蛋白质氢链断裂，细胞崩解重新融合，组织被凝固后切开，刀头与组织蛋白接触，通过机械振动导致组织内胶原蛋白结构破坏，造成蛋白凝固，进而封闭血管达到止血目的，可封闭细小血管（≤5mm）。其优点是：①具有分离、切割及止血于一身的功能；②由于采用超声切割凝固原理，没有电流通过机体，不会发生传导性组织损伤，提高了手术安全性；③工作时切割（或凝固）部位的组织温度低于 80℃，向周围组织热传递范围仅为 1mm，产生的热效应低，对周围组织损伤远远小于激光和电刀，可以避免深度的组织热损伤。缺点是：直接切割肝实质时能量不易集中在要封闭的较大血管，也不易凝固结缔组织的血管如肝静脉，因而肝脏断面止血效果较差，因而较大血管仍需钳夹或者缝扎切断，同时操作费时。而且有研究显示使用超声切割止血刀在肝切除时的术中出血量及术后并发症方面并不优于传统的钳夹法。该器械目前多应用于腹腔镜外科，但也逐步被其他的肝实质离断设备如 ligasure 所替代。

（三）超声吸引刀（cavitron ultrasonic surgical aspiration，CUSA）

CUSA是利用超声的空化效应即含水量较大的肝组织中的微小气泡在超声波作用下发生一系列动力学过程，包括振荡、扩大、收缩乃至崩溃，此过程中产生的压力粉碎肝组织，而不易对弹性纤维组织及胶原纤维组织产生作用，从而保护含纤维组织多的肝内血管、胆道和神经，再用乳化冲洗液，并经负压吸引将打碎的肝组织吸出，然后，逐一钳夹、切断、结扎这些暴露的裸露管道，使手术少出血或不出血，周围组织损伤小，准确切除病变肝组织。美国的Hodgson在1984年首先应用于肝切除，现已在欧美各国及日本广泛应用。它主要由振动、灌注和吸引三大部分组成，三者之末端导管均安装在一类似笔状的可用手握持的手术刀头内。CUSA的优点是：①可以解剖出细小的血管，显著减少手术的出血量、术中输血量，从而减少了术后肝衰竭的发生；②最大限度地保留了残肝的功能，从而增加了肝癌的手术切除率；③可以很清楚地分离出左右肝胆管，在肝门胆管癌的根治手术中具有重要意义；④多数情况下可以不阻断肝门，避免了肝脏的缺血再灌注损伤。CUSA的不足之处在于其切割速度较慢，较传统的断脏技术所需时间明显延长，特别是对于伴有肝硬化的患者，切割速度更慢。同时CUSA击碎肝细胞时可能使肝炎病毒随着飞沫四溅，有造成肝炎传播的潜在危险。CUSA价格昂贵，使其难以在基层医院推广应用。

（四）水射刀（water jet disector）

水射刀类似CUSA，不过是利用细小的高压水束来打碎肝组织，保留肝内管道系统，进行肝切除。它的优点是能精细解剖，精确保护血管和胆管、无任何热损伤、切肝时不用阻断肝门、分离冲洗和液体抽吸一体化，手术视野清晰。缺点包括：部分严重的肝硬化肝组织较坚韧，在安全压力范围内，水刀难以切割，切肝时间明显延长。另外，操作不慎易引起水溅、水雾和气泡，水溅在断面有癌组织时易致癌细胞播散，污染手术室环境。

（五）TissueLink射频刀

TissueLink射频刀是将产生的射频能量集中在刀头端附近，电能通过持续滴注的盐水传递到肝组织内，随之电能转换成热能，加热肝组织，进而凝固和封闭肝组织及其内的管道。直径小于5mm的管道均可闭合；无须另行结扎，止血迅速、可靠，能减少术中和术后出血，同时也能防止胆漏发生；较大的管道则应该单纯结扎或缝扎。该装置的优点是止血可靠，低温刀头，集组织止血、解剖、管道永久闭合功能于一体，无须与其他止血器械同时使用，也无须行肝门阻断。同时该装置体积小，携带方便，可与大多数外科电流发生器相兼容，价格适宜。其不足处是切割速度较慢。

（六）LigaSure血管封闭系统

LigaSure血管闭合系统是应用实时反馈技术和智能主机技术，输出高频电能结合血管钳口压力，使人体组织的胶原蛋白和纤维蛋白熔解变性，血管壁熔合形成一透明带，产生永久性管腔闭合。研究表明，LigaSure血管闭合系统产生的闭合带比其他所有以能量为基础的融合方式都坚固。可达到与缝线结扎相似的强度。可承受三倍的正常收缩压。可闭合直径7mm以内的任何动、静脉，而超声刀、双极电凝只能闭合3mm以下的动脉。因此有人利用它来进行肝实质的离断，使用方法和tissue Link射频刀类似。其不足处也是切割速度较慢。

（七）多功能手术解剖器（PMOD）

彭淑牖教授将高频电刀、吸引器和推剥器相结合的多功能解剖器。用其推剥头刮扒组织，刮碎并吸除组织碎屑，将肝组织内管道结构解剖出来予以结扎切断，遇有小的出血可随时电凝止血。特点是集刮碎、钝切、吸除、电凝四项功能于一体。笔者单位也曾应用，但感觉肝内管道的暴露，并不像CUSA或者水射刀可以大小管道一概保留，而需要术者有很好的肝外科基础和较强的控制能力，用力较大的时候就会碰断小的管道。

目前应用在临床上离断肝实质的仪器还有微波刀、激光刀、高能超声聚焦刀等等，应用范围较窄。

随着现代技术的不断进步，形形色色的离断肝实质的仪器还会诞生，但是只有在洞悉肝脏解剖，熟练地掌握最基本的肝脏离断技术的基础上，先进设备的辅助作用下才会使术者如虎添翼。

六、术中超声与腹腔镜探查分期

肝癌由于生长迅速，因此根治性切除是与预后相关的独立因素，对于原发性肝癌的姑息性切除并不优于保守治疗已经为广大医师所认可，因而术前准确评价是否能做到根治性切除至关重要，术前的影像学检查仍然存在着敏感性不够高的缺陷，因而术中超声和腹腔镜探查分期越来越受到广大肝胆外科医师的重视。

（一）术中超声

术中超声（intraopertative ultrasound，IOUS）国外在20世纪80年代初就应用于肝脏手术中，1985年Castaings在对常用于肝癌的几种影像检查方法进行比较后，认为术中超声精确度高于术前超声和选择性动脉造影。尤其肿瘤直径<1cm时表现尤佳。但随着放射诊断技术的进展，特别是多时相螺旋CT（hCT）引进后CT变得越来越精确，MRI也发展迅速；新脉冲定序，较短探测时间的屏气成像，和含超顺磁性离子氧的造影剂使肝脏成像发生革命，术前检查的敏感性显著增强，术中超声失去了其应受的重视。但随着术中超声技术的改进，尤其是术中专用高频、高分辨率探头的应用显示出了其在诊断的灵敏度和特异度方面的优越性，术中超声迎来了新的机遇。术前超声经腹腔检查，由于皮肤皮下组织、肌肉、肋骨及肠道气体的干

33

扰，导致声波衰减和散射，很大程度上影响了超声成像质量，而术中超声可以将频率高、体积小的探头直接置于腹腔脏器、血管或胆道上进行探测。克服了体外超声检查的不足，增大了分辨力与扫描范围。从而提高了对微小病变的显示率。术中超声的应用不仅可以发现术前影像学检查遗漏的微小病灶，还能进一步确定肿瘤的位置、数目以及肿瘤与周围血管之间的关系，并能在超声引导下对深层小肿块进行活检，从而为外科医师提供有用的信息，有利于手术的决策。在术中超声探查的过程中如果发现肿块侵犯血管或者存在子灶，均必须在手术台上修正原来的切肝策略。Zacher J 报道术中超声对肝肿瘤的定性诊断与 CT、螺旋 CT、MRI 等影像检查一致。对肝肿瘤诊断方面，术中超声的敏感性明显高于其他影像检查。肝癌患者中 CT、螺旋 CT、MRI、术中超声的敏感性是 76.9%、90.9%、93.0%、99.3%。在 52 例肝细胞肝癌中 3 例患者的 3 个额外病灶在手术探查中发现，而 7 例患者的 10 个病灶只有通过 IOUS 才发现。7 例患者由于术中的额外发现而放弃了手术切除，3 例患者由于术中发现而改变了术式，通过比较肝脏恶性肿瘤诊断敏感性发现，IOUS 与 CT、螺旋 CT、MRI 相比有显著性差异（$P<0.01$）。因此，他认为 IOUS 可以明显地提高肝癌手术的根治率，也能够降低术前影像学检查的漏诊率，避免不必要的姑息手术。IOUS 在外科手术决策方面起到十分重要的作用，是肝脏影像诊断的金标准，应该在肝脏外科中广泛应用国外一些医院已列入常规，应用较普及；国内只有在一些较大的肝胆中心应用，尚未重视和普及，天津肿瘤医院已经将术中超声作为术中一项常规技术。

术中超声也有其弱点，就是对于肝包膜下区域的探查不是很理想，是超声检查的盲区。因此，在探查过程中用手探查全肝表面也是必需的。此外，肿瘤的肝内播散通常先通过门静脉在一个肝段内进行，因而近年来规则性段切除的优势也愈加显现，防止术后的复发、残肝血供的保护作用均优于不规则性肝切除。肝叶因为有肝表面的解剖标记，较容易鉴别，肝段因为没有特别明显的标记，不易划分，因此可以在 B 超引导下找到确认肝段的门静脉，然后用带有气囊的导管将这支门静脉阻断。这时在肝表面就会显示出这支门静脉所支配肝脏的缺血，或者在这支门静脉内注射亚甲蓝，使肿瘤区域染色而获得切除。

（二）腹腔镜探查分期

腹腔镜分期是评估胃肠道肿瘤微小转移灶的一项重要手段。尽管对于腹膜腔或者肝表面转移灶的检出具有很高的敏感性，腹腔镜检查对于局部晚期或者淋巴转移的情况往往效果较差。因而选择合适的病例进行腹腔镜检查时非常重要的。

原发性肝癌是常见的腹部恶性肿瘤之一，尽管目前的治疗手段多种多样，根治性切除仍然是唯一的获得远期生存的方法。但是原发性肝癌的手术切除率约为 15%～30%，绝大多数患者因为肝外的转移或者肝内的肿瘤播散而不能切除。同时我国的原发性肝癌患者多数伴有肝炎肝硬化背景，肝硬化存在与否与硬化程度也是决定手术切除与否和切除范围的重要因素。尽管近几十年来术前的影像学检查飞速发展，但仍然有一部分患者在术中发现术前影像学检查没有发现的肿瘤而不可切除。并且术前的实验室检查与影像学检查也不能完全准确评估肝硬化患者的肝脏储备功能，使得有一些术前评估认为可以行手术切除，但术中发现患者硬化程度并不能耐受手术。文献表明腹腔镜探查分期使 16%～39%的肝癌患者避免了不必要的开腹探查，经证实的不能手术切除的患者其中 60%～81%是由腹腔镜鉴别出的，因此该技术具有相当高的准确率。Fan 报道了最大宗的一组自 1994 年至 1998 年 198 例可手术切除的原发性肝癌患者进行术中腹腔镜分期的结果。31 例（16%）经由腹腔镜及腔镜超声（LUS）证实不能手术切除，而避免了无谓的开腹探查，另有 21 例经开腹证实不能手术切除，准确率 60%。腹腔镜检查平均耗时 20 分钟，无任何相关并发症。腹腔镜发现不能手术最多的原因是肝内转移和肝硬化合并残肝体积不足。其他的原因还包括腹腔种植转移、淋巴转移、邻近器官受累和血管侵犯等。31 例行腔镜探查的患者没有术后相关并发症，而 21 例经开腹探查证实不能手术切除的患者，7%出现术后相关并发症，并有 1 例死亡。纽约纪念医院的一组数据显示，60 例拟行根治性切除的患者经过常规腹腔镜探查分期后发现 13 例患者（22%）不能行手术切除，而免除了开腹探查，5 例术中发现无法切除，而被腹腔镜忽略，准确率为 72%。13 例腔镜发现不能手术的患者中，9 例是由于肝硬化比术前估计得严重，而且残肝体积不足；3 例由于肝内转移；1 例由于 LUS 发现门静脉受侵。5 例腔镜遗漏而开腹探查发现不能手术的患者中，2 例为淋巴结转移，1 例为血管侵犯，1 例为腹腔种植，1 例为肝内转移。所有腔镜探查的病例均无术后相关并发症，开腹探查的患者中术后有 1 例死亡。

腹腔镜检查可发现许多 B 超、CT 检查不能发现的肿瘤，但在某些情况下，比如肝内较深处的转移灶、淋巴与血管的侵犯腹腔镜超声较之单纯腹腔镜又具优越性。Rahusen 等对比研究了单纯腹腔镜与腹腔镜超声后得出结论：腹腔镜超声是检测结直肠癌肝转移最敏感的方法：该作者用腹腔镜联合腹腔镜超声从 47 例结直肠癌患者中检出 18 例肝转移患者，占 38%，其中仅 6 例单独应用腹腔镜检查确定，而另 12 例则是由腹腔镜超声发现的；同时得出 CT、腹部超声及腹腔镜超声对肝转移的敏感性分别为 69%、68%和 89%。腹腔镜超声对确定不能切除肿瘤的准确率为 89%，明显优于其他所有的影像学技术。荧光腹腔镜可发现直径小于 lmm 的腹腔内转移性肿瘤。其原理是在腹腔内注入光敏剂 δ-氨基乙酰丙酸（ALA），注射后 ALA 很快积聚于肿瘤组织，利用适当波长的光照射腹腔，观察发出的荧光来判断肿瘤组织的存在，可发现普通腹腔镜不能发现的微小转移瘤。

总之，随着越来越多先进手段的应用，肝脏切除术不再是一门单一的手术方式，术前的影像学检查，肝脏储备功能的评估，腹腔镜探查分期和术中超声的结合应用，使得肝胆外科医生不仅能更安全、有效地实施这一术式，而且也避免使某些患者经历不必要的痛苦。

七、各种肝切除术的手术操作

（一）以肝叶为基础的肝切除术

1. 右半肝切除术　右半肝切除是指切除肝中静脉右侧，肝右静脉及门静脉右支供应的所有肝段组织，包括Ⅴ、Ⅵ、Ⅶ、Ⅷ段（图 33-5-7）。

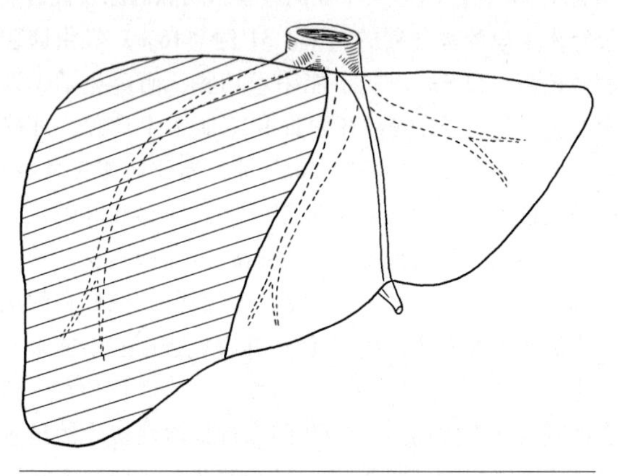

▶ 图 33-5-7　右半肝切除

离断肝圆韧带、镰状韧带，继续向后分离至肝静脉汇合处，此后再转向右侧，游离右三角韧带、冠状韧带，暴露肝裸区，打开肝结肠韧带，至下腔静脉右缘，自下向上结扎切断若干肝短血管，有时右肾上腺和肝脏关系密切，无法钝性分离，可用电刀锐性分离，注意肾上腺静脉从右侧注入下腔静脉侧壁，逐渐将右半肝游离。游离第一肝门前，通常先切除胆囊，胆囊管残端缝扎线保留向左侧提起，在其后方可以分出肝右动脉，结扎切断，肝外游离门静脉右支（图 33-5-8），右肝管因为解剖变异较大，我们通常建议在肝内切断，确保肝左叶结构的完整。也可以在肝组织内分离右侧 Glisson 鞘。寻找、确认肝左、中静脉与肝右静脉间固有的裂隙，从肝左、中静脉与肝右静脉出肝处插入血管钳于该裂隙中，在肝外游离肝右静脉；也可以在切肝同时在肝内处理肝右静脉。

左右肝的分界为肝正中裂，其在肝表面的投影为胆囊床的中点向后延续达下腔静脉左缘。但最准确的分界线可通过阻断肝右叶的 Glisson 鞘显示出来。行右半肝切除时可于正中裂处，通常为肝中静脉的右侧 2mm 处打开肝实质，防止正好劈肝时切在肝中静脉上。

我院也通常采用简化半肝血流阻断行右半肝切除，手术操作简洁。其方法为：经肝门 Glisson 鞘前肝Ⅳb 段实质行一长 2cm 切口，并于其后方尾叶处再行 2cm 切口，用示

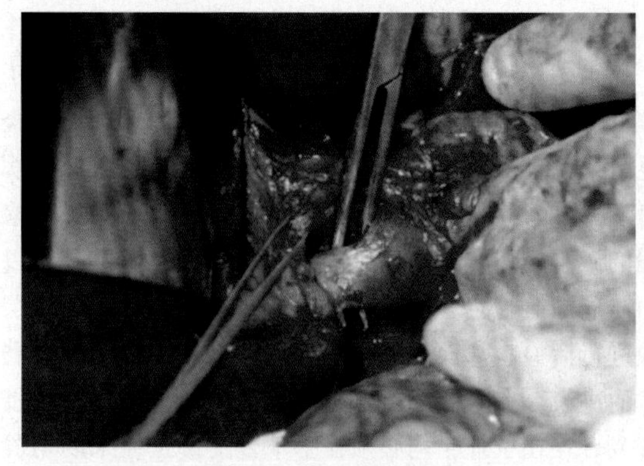

▶ 图 33-5-8　门静脉右支的游离

指或直角钳顺行穿进右肝 Glisson 鞘，引入牵引带，控制右肝入肝血流，行此操作时建议第一肝门预置阻断带，防止误伤肝内变异血管产生的大出血。

也有人采用先分离缝扎右肝管方法，轻轻牵开右肝管，即可显露出其下方的肝右动脉。确认为肝右动脉无误后，紧靠其入肝处双重结扎。辨别清楚门静脉分支后，用弯曲血管钳钳夹其右支，于两把弯曲血管钳之间离断或者采用 Endo-GIA 切断。

右半肝切除术中最关键的步骤是将右半肝从肝静脉进入下腔静脉的附着处游离下来。首先缝扎肝脏与下腔静脉侧面、前面间的所有交通支。因为这些交通支较短、无伸缩性，应用 3-0 缝线悬吊轻轻牵拉，并用小弯曲血管钳在其近下腔静脉端钳夹或采用钛夹钳夹后切断。于结扎缝线间即可安全地将它们离断，快到达肝右静脉时，在其外侧有肝腔静脉韧带覆盖，因其中有小的血管，建议使用 Endo-GIA 切断只有切断肝腔静脉韧带后，肝右静脉才能显露出来。

对肝右静脉进入下腔静脉处的解剖分离需要非常小心。将右半肝转向左上方，肝右静脉便呈轻度伸展状态，这样可将钝弯曲血管钳在不损伤下腔静脉的情况下，绕过粗大的肝右静脉。在此步手术时也可通知麻醉医师。让其将呼吸调至高呼气末正压呼吸（PEEP）状态，以避免误伤血管后导致空气栓塞。

一旦绕过了肝右静脉，即可将血管钳穿过它。夹住肝右静脉的基底部与部分下腔静脉壁，用 4-0 缝线缝扎肝右静脉近肝端。近下腔静脉端用 4-0 单股缝线连续缝合，但勿影响下腔静脉的回流，也可用血管切割闭合器（Endo-GIA）切断同时闭合肝右静脉，笔者现在多采用 Endo-GIA 进行切断。

此步骤完成后，右半肝已经完全无血供，呈去血管化。用电刀切开肝包膜，用超声吸引刀或钳夹法切开分离肝实质，行肝实质离碎技术来确认血管和胆管结构（图 33-5-9）。通常可见到回流入肝中静脉的一横支较粗的静脉，须予以缝扎。如肝内处理肝右静脉，则在切肝时创面的上方深面可见粗大的肝右静脉。

33

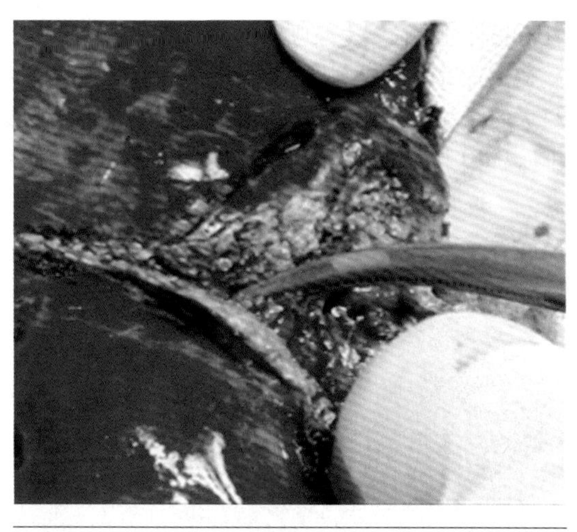

▶ 图 33-5-9 钳夹法离断肝实质

对于肝功能正常、手术顺利的患者，一般主张收紧肝十二指肠韧带上的止血带，阻断肝门部血流，当然，这也同时阻断了左肝叶门静脉、左肝动脉的血供，因为即便有肝血流完全离断，仍然会有从左侧反流的血液从断面流出。但由于手术切除及缝扎切面大分支的过程，一般不会超过15~20分钟，所以本方法能节省时间并可减少术中出血。笔者更愿意采用间断阻断方法，即阻断第一肝门10分钟后，松开阻断2分钟，如此反复进行，可以有效地减少出血并减少长时间阻断引起的肝脏损害。

完全切除右半肝后，仔细检查切面，可采用电凝、红外线凝固或氩气束凝固等方法处理小的渗出，也可用纤维蛋白胶、残余镰状韧带或Gerota筋膜来处理切面。但是，最主要的是在切开肝实质时采用缝扎的方法处理任何一出血点。除非覆盖肝切面，通常情况下不建议采用网膜覆盖创面或者断面对拢缝合的做法。关腹前必须对该部位置腹腔引流，并应该牢记有15%的右半肝切除的患者，术后几天内还需行胸腔引流。对膈肌广泛分离的患者，尤其对右上1/4部位行二次手术的患者更应该注意这种反应性的胸腔积液。

2. 右肝扩大切除术（右三叶切除术） 右肝扩大切除术切除范围为全部右半肝与附加左内叶（Couinaud Ⅳ段）。本手术所切除肝组织的范围为极限范围，切除了有功能肝组织的75%。但是，当右半肝病变扩展到左内叶，并已发展到需行右半肝扩大切除时，左外叶往往已发生代偿性增大，因此切除的有功能的肝组织实际不足75%。在任何情况下均应避免左外叶的肝缺血损害。术中用手探查或超声波检查可确定血管有无受侵，以及肿瘤的范围或转移情况。

充分游离肝右叶方法同肝右叶切除术，进而解剖肝门。切断胆囊管、肝右动脉、门静脉右干。肝门部肝动脉的分支时有解剖学上的变异，因而在结扎、切断肝右动脉之前，必须确定肝左动脉不受影响。切断右肝管之后，沿肝门向左侧解剖分离。继续游离左侧Glisson鞘以确认供应左内叶的分支，一般认为其发自肝方叶底部的左支Glisson鞘的前方或上方，其后方有尾叶支，须予以保留。

将右半肝轻柔地转向左侧，显露出直接引流人下腔静脉的附属肝静脉支。仔细确认每一肝静脉支，为了安全起见，在靠近腔静脉端处用一弯曲血管钳钳夹，并仔细缝扎肝短静脉。如此，可渐渐显露出肝后表面及下腔静脉的前壁，确认出肝右静脉。为行右半肝扩大切除，必须离断肝脏进入腔静脉前壁的所有肝静脉支。

充分游离肝右静脉入腔静脉处肝外部分肝右静脉后，在直视下，于肝中、肝右静脉间轻柔地置入一弯曲血管钳，钳夹肝右静脉，用4-0 Prolin线重复缝合两残端。此时，腔静脉的右侧表面已被完全显露游离。将仍然相互连接的右半肝从腹面向上托起，显露出其后表面。从右后侧轻轻牵开，显露肝中静脉，用一小弯曲血管钳予以钳夹，离断后用4-0或5-0 Proline缝线行连续缝合。在缝合肝中静脉的开口时，应避免牵拉肝左静脉，以造成肝左静脉狭窄。至此，除了紧靠左外叶的小部分左内叶外，这右半肝及左内叶已被完全去血管化。

不需阻断左外叶血供，距镰状韧带右侧0.5cm切开肝实质，可用钳夹分离或用超声吸引刀，逐一结扎保留侧血管、胆管。

切开肝实质后，镰状韧带右侧遗留一相对较小的切面，其上出血点及小的胆漏易于被发现，应予以相应处理。与标准左或右半肝切除后的遗留切面相比，该切面诱发并发症的危险性要低得多。可置入网膜及用结肠肝曲充填右膈下遗留的巨大腔隙。

3. 左半肝切除术 左半肝切除包括第Ⅱ、Ⅲ、Ⅳ段肝脏，通常不含第Ⅰ段尾状叶，但如肿瘤较大或累及尾状叶，可联合尾状叶切除。其区别在于将尾状叶与Ⅳ段分离还是与Ⅷ段分离，一般认为其与Ⅷ段分离更为复杂。行正规左半肝切除时，将切除约40%~45%有功能的肝组织。

患者仰卧位，取双肋缘下及向上延长的正中切口或经上腹正中切口入腹腔，如行上腹正中切口须明确并不进行扩大的左半肝切除。可先行胆囊切除。显露肝门，触摸肝动脉搏动并解剖显露肝左动脉，离断肝左动脉以便确认门静脉（图33-5-10），左肝管笔者一般建议肝内离断，也有部分作者喜欢肝外分离切断。

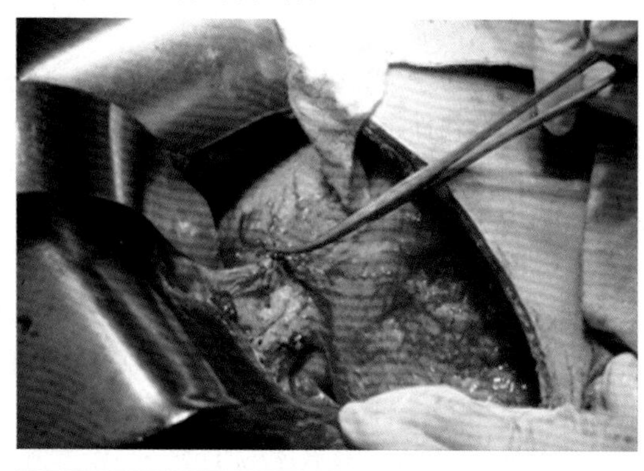

▶ 图 33-5-10 分离结扎肝左动脉

33

明确门静脉的左、右分支，距分叉处远端 1cm 以上离断，以避免损伤右肝管道。如果不包括尾状叶行左半肝切除，也可将近门静脉分支处的一供应尾状叶的门静脉分支加以保留（图 33-5-11）。

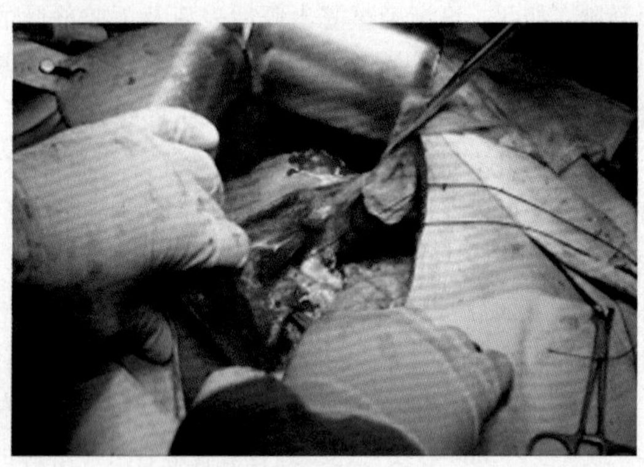

▶ 图 33-5-11 暴露切断肝左门静脉

在肝门结构解剖清楚后，从肝中静脉的左侧进入肝实质，向后方下腔静脉的左侧方向进行分离，在肝实质后方的较深部可达肝左静脉。达第一肝门水平则向左侧水平分离肝实质，将Ⅳ段与尾叶分离，完整切除左半肝。

4. 左半肝加尾状叶切除术 尾状叶受累通常表明肝下腔静脉回流的受阻或者肝静脉被侵及，术前需进一步行强化 CT 及静脉造影，或术中行超声检查以明确其可切除性。

左半肝加尾状叶的切除，须将尾状叶与第Ⅷ段肝脏分离，因此明显增加了手术操作的难度。本手术仅在肿瘤组织侵及尾状叶，或尾状叶有转移性病变时实施。

手术开始采用上述的左半肝切除步骤。解剖肝门结构，切断小网膜后显露出尾状叶。将肝左外叶翻向右侧，打开尾状叶左侧和下腔静脉之间的腔静脉韧带，结扎或缝扎切断尾叶于左侧回流入下腔静脉的一些小静脉，将尾状叶自腔静脉的附着处游离下来。将左侧 Glisson 鞘与尾叶分开，将尾叶完全与肝下下腔静脉分离。少数情况下，尾状叶远远伸向下腔静脉的后面，并有丰富的大小不一的肝短静脉分支，需用血管钳钳夹离断并缝扎。

肝实质的切开与左半肝切除不同的是达第一肝门水平时，继续沿原切除线即正中裂达腔静脉左缘，尾叶已与腔静脉分开，切除尾叶。如在切除过程中遇到肝中静脉可向左分离即可发现肝左静脉，予以切断缝扎（图 33-5-12、图 33-5-13）。

5. 左肝扩大切除术（左三叶切除术） 左肝扩大切除术范围为全部左半肝与右前叶、尾状叶，包括左半肝和第Ⅰ、Ⅴ、Ⅷ段（图 33-5-14、图 33-5-15）。

本手术切除的肝组织为整肝体积的 65%～70%术前应对肝功能有很好的评估，一般应在正常范围，在任何情况下。均应该避免右后叶的缺血损害，需行左肝扩大切除的疾病常为巨大的原发性肝肿瘤或多发性转移性肝脏疾病。除了术前 CT、MRI 检查对肿瘤进行评估外，必要时可行腹腔血管造影，了解肝动脉、门静脉的解剖结构。

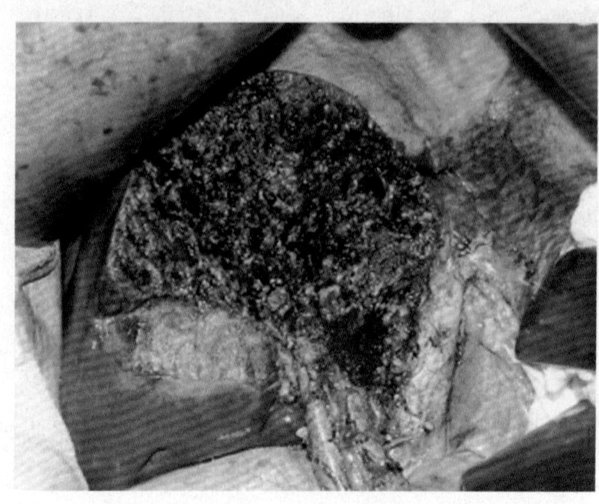

▶ 图 33-5-12 左半肝加部分尾叶切除后的创面

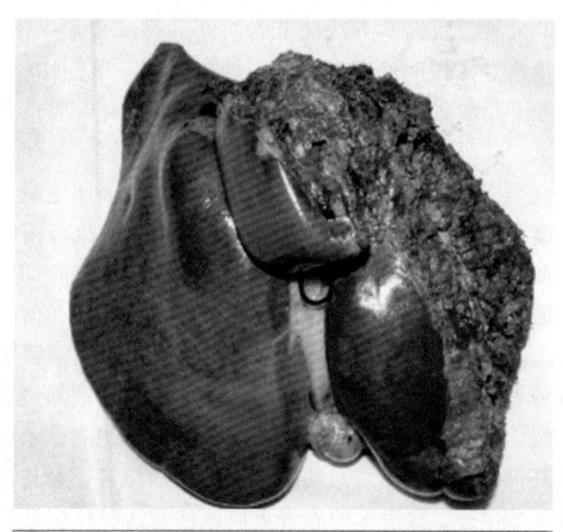

▶ 图 33-5-13 左半肝加部分尾叶切除的标本

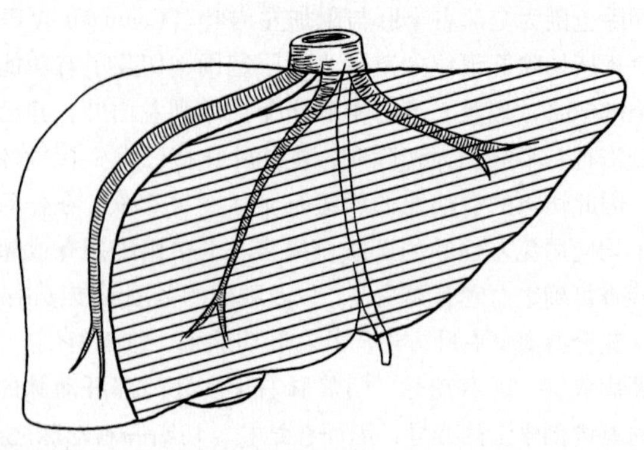

▶ 图 33-5-14 左三叶切除范围

33

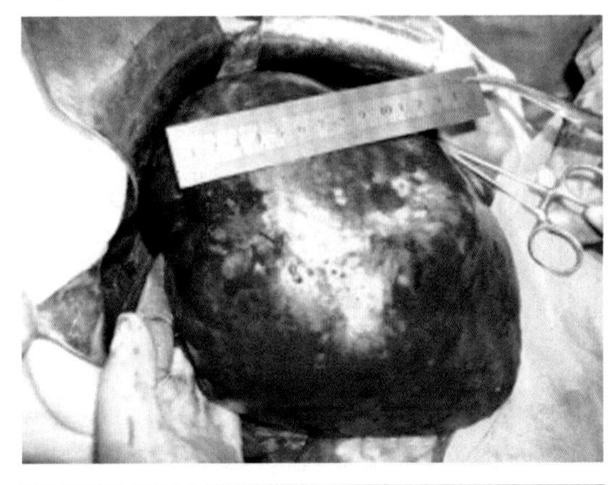

▶ 图 33-5-15　需要行左三叶切除的肿瘤

充分游离肝左右叶韧带，常规切除胆囊，随之解剖肝门，分离出肝左动脉、门静脉左支，并分别予以切断结扎，左肝管可在肝内离断。从左向右分离尾叶与肝下下腔静脉前方之间的小静脉，从右向左分离右肝与下腔静脉之间的肝短血管，可于肝外钳夹切断缝扎肝左、肝中静脉的共干，也可于分离肝实质后在肝内钳夹结扎肝中、肝左静脉。

分离右侧 Glisson 鞘，找到右前叶和右后叶分支，阻断相应分支以准确界定右侧裂的位置。这时应注意右后叶胆管的解剖位置，右后叶胆管通常走行在右前叶 Glisson 鞘的后方，因此在切断右前叶 Glisson 鞘时，应尽量远离右主干，最好分别结扎切断Ⅴ、Ⅷ段管道。如果肝外分离右前叶和右后叶分支比较困难，也可采用超声刀肝内解剖分离。

在右侧裂左侧 1~1.5cm 切开肝实质，并注意保护肝右静脉，对其引流右前叶（Ⅷ、Ⅴ段）的小静脉、小胆管应仔细结扎或缝扎，剖面仔细止血。切除的方向为向后向左，达下腔静脉的前方，移除标本（图 33-5-16、图 33-5-17）。

（二）以段为基础的肝切除术

以肝段为单位施行的肝切除术是一种有效并临床最常用的手术方法。其手术中对肝段的血供处理准确，操作方便。

1. 第Ⅱ、Ⅲ段切除　即肝左外叶切除术（图 33-5-18）。当确定病变局限于左外叶，则可行该切除术。

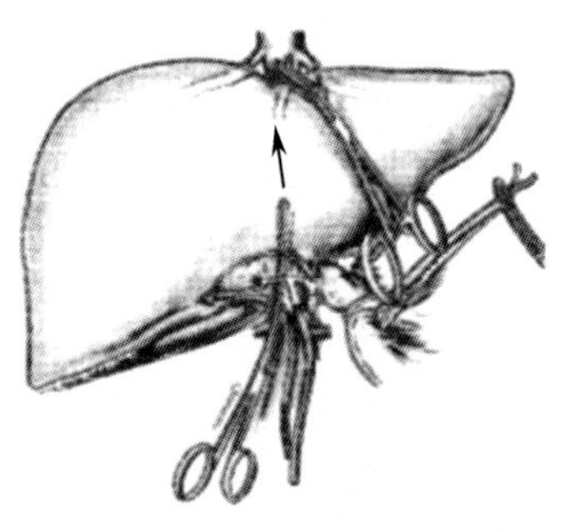

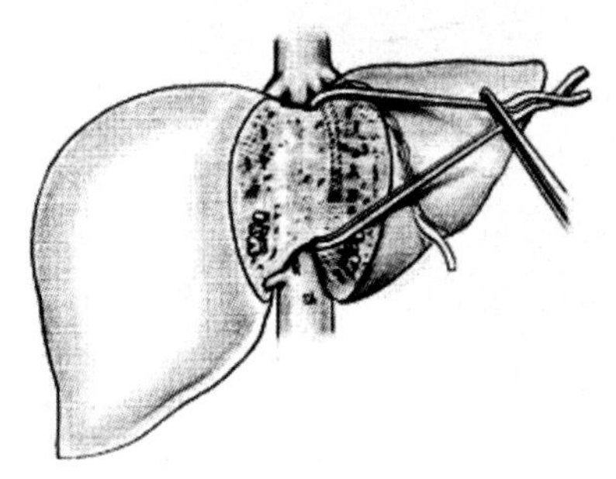

▶ 图 33-5-16　Belghiti 绕肝提拉肝切除术示意图

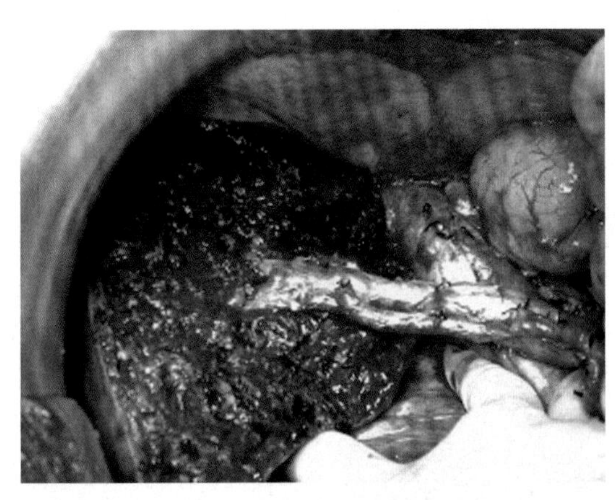

▶ 图 33-5-17　行左三叶切除后的创面

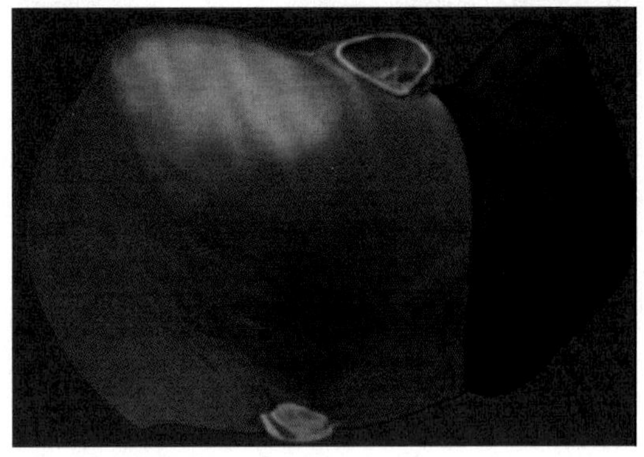

▶ 图 33-5-18　左外叶切除范围

该手术可采取双侧肋缘下切口，其优势在于术中可以根据手术探查的情况扩大肝切除的范围。如肿瘤较小并局限，亦可采取上腹正中切口。肝左外叶切除界限容易确定，上方右界为镰状韧带，下界为脐裂，后界为小网膜与尾叶相隔。用牵开器充分显露左肝叶，距肝下缘 2cm 离断圆韧带，断镰状韧带、左三角韧带、冠状韧带。显露出肝左静

33

脉的前后左缘，其右缘可于分离肝实质时进行，以免损伤肝中静脉。牵引已离断的圆韧带可以充分暴露膈面肝脏，分离肝左外叶与左内叶间的连接部（肝桥）。距离镰状韧带左侧0.5cm，平行镰状韧带打开肝包膜，分离肝实质，其下方约4cm可见第Ⅲ段的Glisson鞘，距其1~3cm可见第Ⅱ段Glisson鞘，分别予以切断缝扎。通常第Ⅲ段的入肝管道有若干支，而第Ⅱ段的Glisson鞘只有1支。进一步分离肝实质可达切面后上方，仅留肝左静脉未处理，分离后予以双重结扎或缝扎。

也可采用肝外切断Ⅱ、Ⅲ段Glisson鞘，方法是：向上提起肝圆韧带，充分显露肝脏的脏面的左纵沟，打开表面的被膜，可以分别结扎切断，根据缺血区再进行肝实质的离断，同时，但往往比较费时，因此对于左外叶的切除，因为肝脏表面有很清楚的解剖关系，现在笔者更倾向于阻断第一肝门后，在肝内处理出入肝的血管（图33-5-19、图33-5-20）。

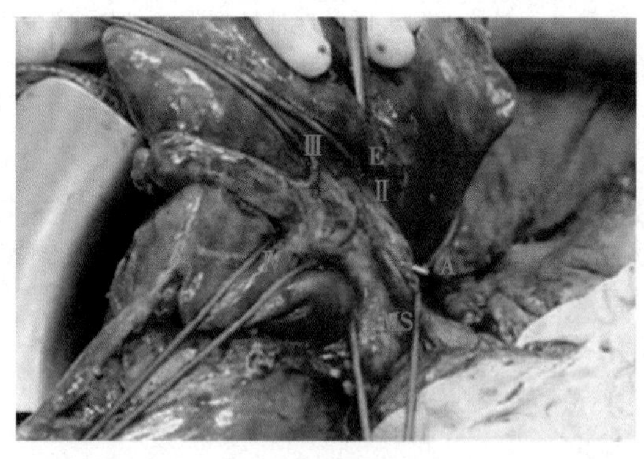

▶ 图33-5-19 分出Ⅱ、Ⅲ段Glisson鞘

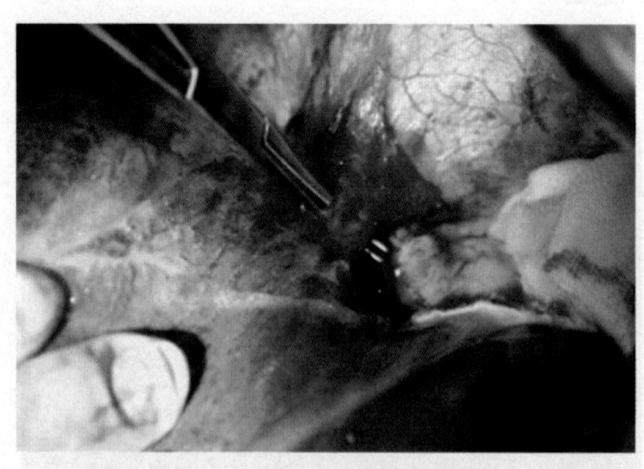

▶ 图33-5-20 肝左静脉也可在肝外分离出

2. 第Ⅱ段切除 首先切断Ⅲ段与Ⅳ段在肝圆韧带前方的桥式连接，进而分离Ⅱ、Ⅲ段间肝实质组织，注意保护返回第Ⅳ段的门静脉（图33-5-21）。只切断结扎第Ⅱ段的Glisson系统，以Ⅱ、Ⅲ段间的肝左静脉支为界行Ⅱ段切除。也可采用如上所述先肝外分离出Ⅱ段Glisson鞘的方法再进行切除。

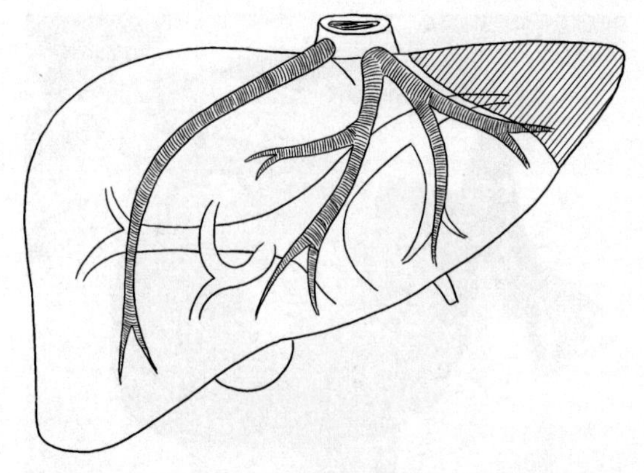

▶ 图33-5-21 肝Ⅱ段切除范围

3. 第Ⅲ段切除 Ⅲ段的切除范围主要为肝左静脉主支与镰状韧带之间的肝组织（图33-5-22、图33-5-23）。注意保护肝左静脉在Ⅱ、Ⅲ段之间的主支，其引流第Ⅱ段的血液回流。在肝左静脉主支和镰状韧带之间常有单独引流Ⅲ段血流的脐静脉，相对细小，应注意识别。也可采用如上所述先肝外分离出Ⅲ段Glisson鞘的方法再进行切除。

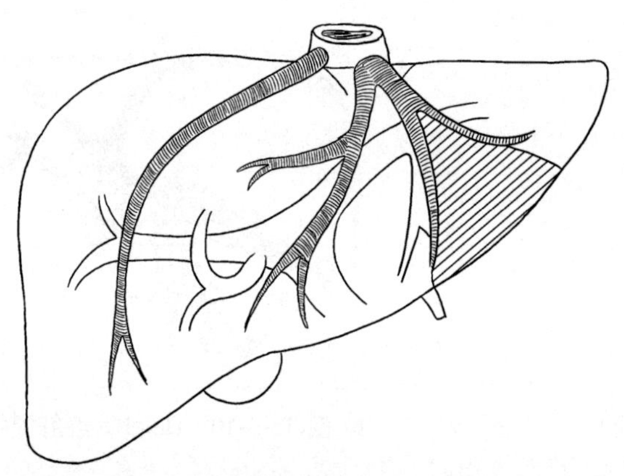

▶ 图33-5-22 肝Ⅲ段切除范围

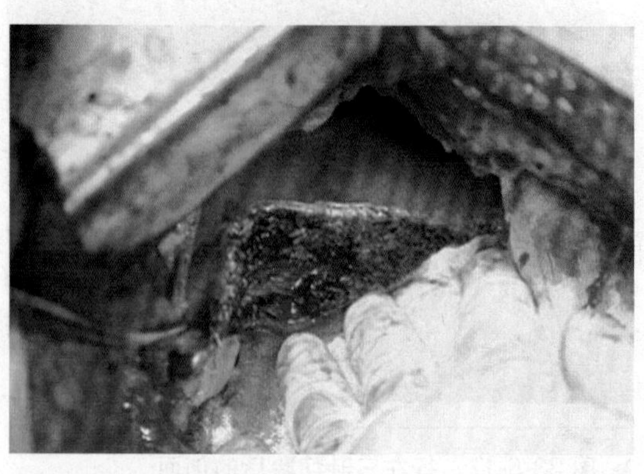

▶ 图33-5-23 肝Ⅲ段切除创面

4. 第Ⅳ段的切除 Ⅳ段位于肝主裂与肝圆韧带之间（图33-5-24），在肝主裂内有肝中静脉走行，以此为界与第Ⅴ、Ⅷ段相邻；以镰状韧带与第Ⅲ段相邻；后方与第Ⅰ段

相连接。从临床角度，方叶指第Ⅳ段的下段，以肝门横沟为界。要完整切除Ⅳ段非常困难，因为Ⅳ段的后部虽然体积很小，只占Ⅳ段的20%，但其与下腔静脉关系密切，一旦损伤难以控制。在行Ⅳ段切除时，术者应以左手抵在肝门横沟水平，肿瘤在左手掌心前方，术中以此指示切除范围，避免肝门损伤及后方下腔静脉的损伤。行Ⅳ段切除，先分离门静脉左支、肝左动脉、胆管，于肝圆韧带内侧分离出左内叶第Ⅳ段的2~3支门静脉分支。该血管是供应Ⅳ段的主要血管，应仔细结扎或缝扎，注意保护供应肝左外叶的血管和胆管。然后再行主裂分离，注意保护肝中静脉，通常可于主裂偏左2mm处进行，结扎切断肝中静脉第Ⅳ段的分支。一旦损伤肝中静脉主支，应力求修补，可以5-0的Proline线连续缝合。Ⅳ段切除最困难的是其后方与尾状叶相连，无明显分界线。一般以第一肝门的水平为界。Ⅳ段切除下方创面常为三角形。

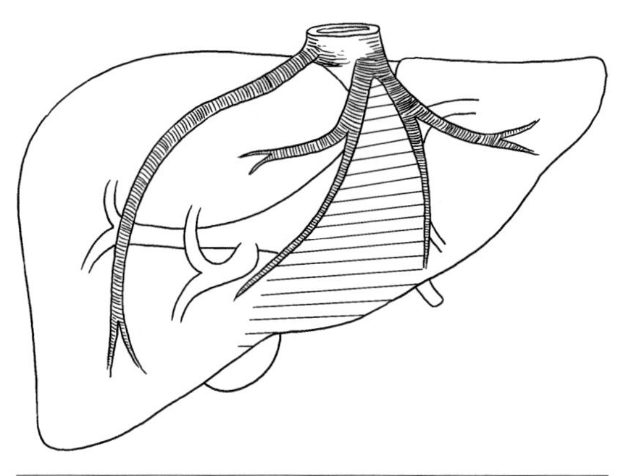

▶ 图33-5-24　肝Ⅳ段切除范围

5. 第Ⅴ、Ⅷ段的切除　第Ⅴ、Ⅷ段位于肝右前叶，位于肝主裂和右裂之间。肝右静脉位于右侧，走行在肝右裂内，肝中静脉位于左侧。第Ⅴ、Ⅷ段切除的要点是既要保留肝中静脉，也应保留肝右静脉（图33-5-25）如果肿瘤累及肝中静脉需切除肝中静脉时，应同时切除第Ⅳ段。右前叶的Glisson鞘多为独立走行的，并直径在1cm以上，其与右后叶的Glisson鞘的空间位置呈垂直状态。术中要充分游离右三角韧带，右冠状韧带达下腔静脉，完全游离右半肝。完全打开镰状韧带达第二肝门水平，分清肝右静脉、肝中静脉及肝左静脉。完全打开肝结肠韧带，由下向上依次处理肝短静脉。进而分离出右肝Glisson鞘，分辨出右前叶支，钳夹观察肝右前叶颜色变化，该步骤可在B超引导下进行。在对右前叶分辨困难时可先辨认第Ⅵ段分支，相对容易，再逆行确认右前支。沿肝主裂右侧0.2cm切开肝实质，避免损伤肝中静脉，一般在肝实质切面上方均有一横行较粗的静脉，为第Ⅷ段引流血管如肝中静脉，注意缝扎。再分离右裂，距右裂0.5cm切开肝实质，避免损伤肝右静脉，其切开方向为下腔静脉的右缘，可将Ⅴ、Ⅷ段切除（图33-5-26）。

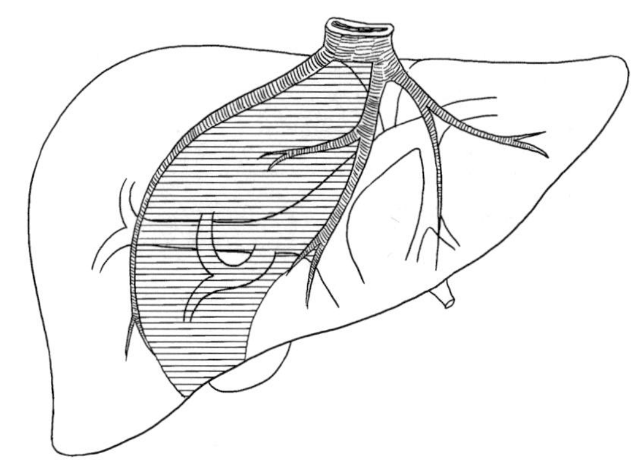

▶ 图33-5-25　肝Ⅴ、Ⅷ段切除范围

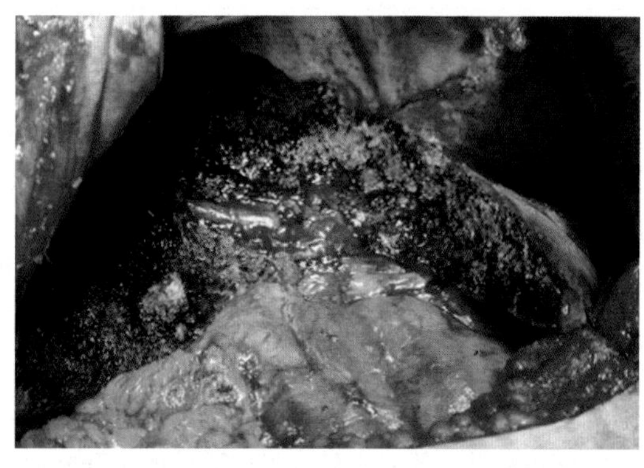

▶ 图33-5-26　肝Ⅴ、Ⅷ段切除创面

6. 第Ⅴ段的切除　第Ⅴ段位于右前叶的下段，在右肝裂和主裂之间（图33-5-27）。第Ⅴ段的Glisson系统供应为1~3支，其静脉回流经肝中和肝右静脉引流。其中30%病例在右后叶Glisson系统发出1支供应Ⅴ段。手术要点为常规切除胆囊，Ⅴ段切除不需分离肝的任何韧带，分离、解剖第一肝门，确认第Ⅴ段的Glisson鞘，钳夹，观察肝相应部位颜色变化（图33-5-28），并结扎切断。同样在左侧距主裂0.2cm，距肝右裂0.2cm切开肝实质，避免损伤肝中静脉和肝右静脉，可将Ⅴ段切除。

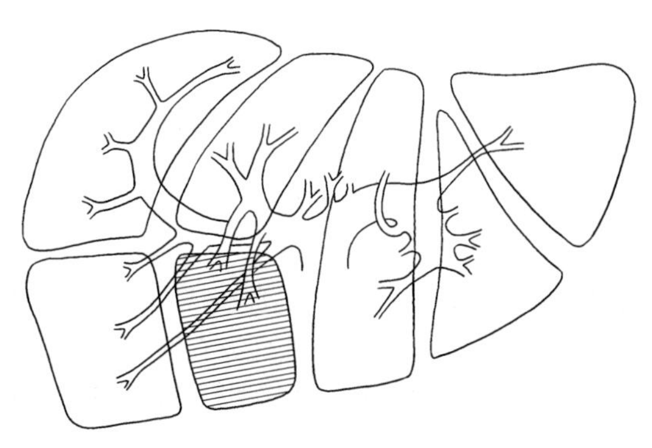

▶ 图33-5-27　肝Ⅴ段切除范围

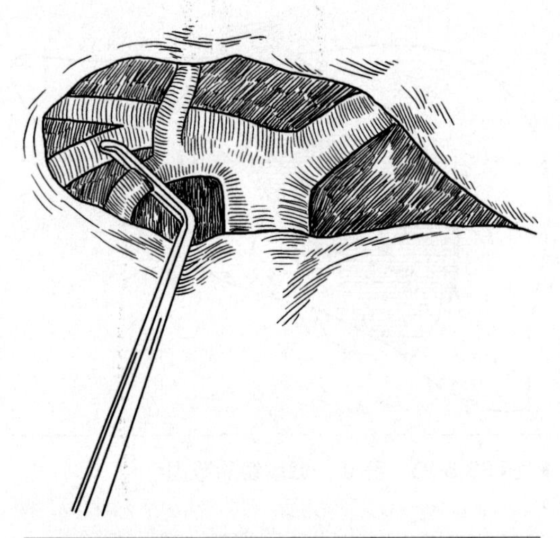

▶ 图 33-5-28 钳夹肝Ⅴ段 Glisson 鞘

7. 第Ⅷ段切除 一般Ⅷ段的确切范围在肝表面很难辨认，其左缘为主裂，右缘为右裂，后缘为右冠状韧带，前缘为第一肝门入肝的水平，在肝内位于肝右静脉的左侧。肝中静脉的右侧（图 33-5-29）。在其后方，左侧为下腔静脉，右侧为尾状叶。第Ⅷ段病变多数累及肝中静脉。手术要点先分离出第一肝门，完全游离镰状韧带达第二肝门水平，游离右三角韧带、冠状韧带，完全游离右半肝。逐一处理切断肝短静脉，使右半肝入下腔静脉的小静脉逐一切断、处理。分离出肝右前叶的 Glisson 鞘主干，一般长 1cm，试钳夹可见左右半肝界限清楚，再分离出第Ⅴ段支，即可判明第Ⅷ段分支，进而钳夹第Ⅷ段支。随着主裂和右肝裂的界限分清，将第一肝门完全阻断（Pringle 法），沿主裂和右裂切开肝实质，右裂切开的上缘达冠状韧带，按照原来判明的 Glisson 系统的走行离断肝实质，将第Ⅷ段切除。

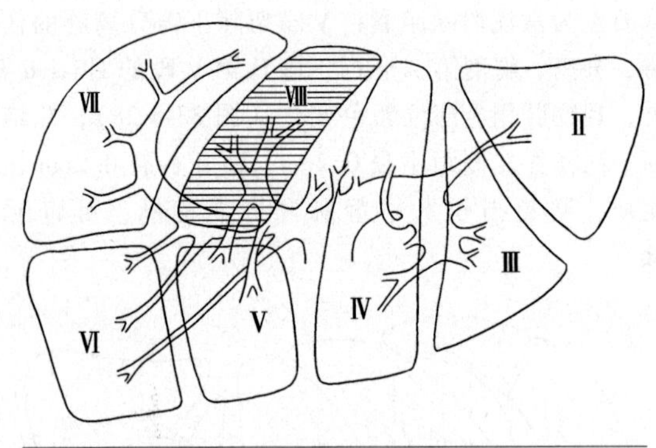

▶ 图 33-5-29 肝Ⅷ段切除范围

8. 第Ⅵ段和Ⅶ段的切除 第Ⅵ段和Ⅶ段构成了肝右后叶，其位于肝右静脉的右后方右肝裂右侧（图 33-5-30）。由于第Ⅵ段有 1 支静脉直接回流入下腔静脉，故肝右静脉损伤时不一定导致第Ⅵ段和Ⅶ段肝组织淤血和坏死。第Ⅵ段和Ⅶ段切除，需充分游离肝右叶。术中 B 超可帮助确认第Ⅵ段和Ⅶ段的 Glisson 系统走行，结扎、切断。肝实质的分离距肝右裂偏右 0.5cm，防止肝右静脉的损伤。第Ⅶ段的上方为冠状韧带与下腔静脉的汇合处，于肝内处理肝右静脉的横支。

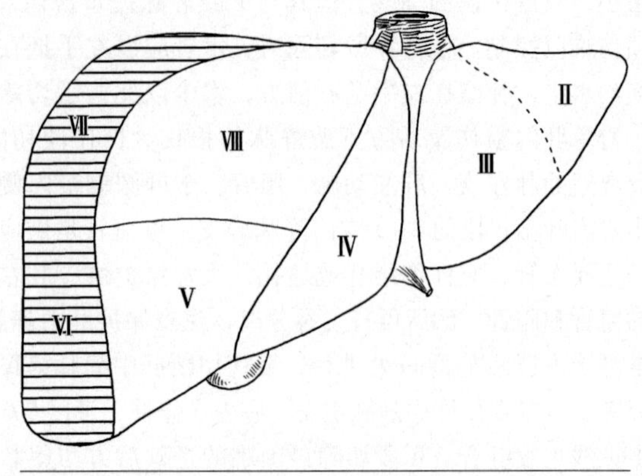

▶ 图 33-5-30 肝Ⅵ、Ⅶ段切除范围

9. 第Ⅵ段的切除术 第Ⅵ段位于肝的右下方，在肝右裂的右后方，第Ⅴ段的后方，第Ⅶ段的下方。肝右静脉的末支部分引流第Ⅵ段，其 Glisson 系统分支供给第Ⅵ段，一般为 2~3 支，其中 1 支直接起源于肝右主干。手术要点为首先分离右冠状韧带，经胆囊床和尾状叶处进入右肝 Glisson 鞘分离出的Ⅵ段支（图 33-5-31）。如果该方法有困难，可沿肝右裂切开肝实质，在肝内确认Ⅵ段支或借助 B 超辨认。第Ⅵ段和Ⅶ段支一般较难暴露，可利用分离出Ⅴ、Ⅷ段（右前叶）支，保护该支后，余支即为第Ⅵ段和Ⅶ段支，再切开右肝裂，即可确认第Ⅵ段支。在切肝过程中，辨认引流的肝右静脉第Ⅵ段分支并结扎切断。冠状横行切开第Ⅵ段和Ⅶ段之间的肝组织，将第Ⅵ段切除。

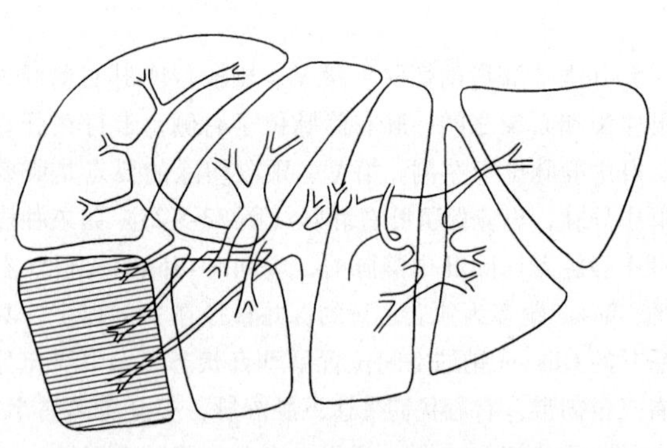

▶ 图 33-5-31 肝Ⅵ段切除范围

10. 第Ⅶ段的切除术 第Ⅶ段是较大的段，位于肝右后方，下腔静脉的后方，右肝裂的右后方，以肝右静脉与第Ⅷ段为邻，下方与Ⅵ段为邻。静脉回流入肝右静脉。手术要点为右肝需完全游离，需要打开下腔静脉韧带，避免术中过度牵拉下腔静脉。一般在分离出第一肝门 Glisson 鞘的右前支后，钳夹即可观察肝表面颜色变化而确认右后叶Ⅶ段与Ⅷ段的界线（图 33-5-32）。钳夹第Ⅵ段即可分清Ⅶ段与Ⅵ的界线，也可借助 B 超确认肝右静脉，其为第Ⅶ段和Ⅷ的分界。如行第Ⅶ段切除，保护第Ⅵ段静脉回流是手术

的关键。肝实质的切开应距肝右静脉0.5cm处，在该部位肝右裂一般为横行。分离肝门Glisson鞘直达第Ⅶ段分支，钳夹该支，Ⅷ段颜色变暗。Glisson系统第Ⅶ段支为唯一的独立的1支，按照其分布区域行第Ⅶ段的切除。

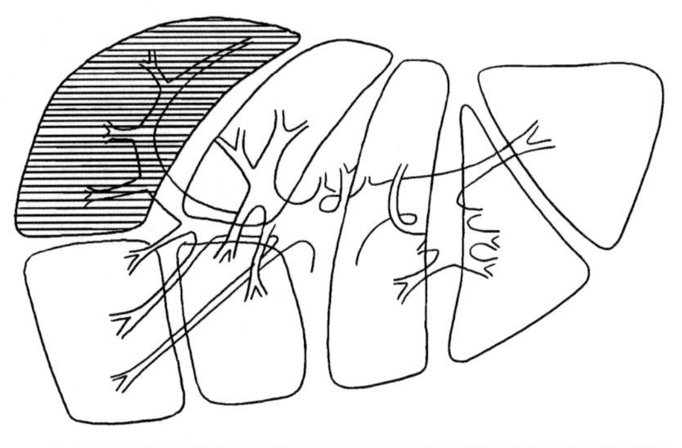

▶ 图33-5-32　肝Ⅷ段切除范围

11. 第Ⅰ段（尾状叶）的切除　尾状叶的切除是各段切除中较困难的，随着高位胆管癌根治术要求第Ⅰ段的切除，第Ⅰ段肝切除在临床上应用较广。该段位于下腔静脉的前方，大部分位于中线左侧，前方为小网膜，后方为腹主动脉，左前方为Ⅱ、Ⅲ，上方有肝中、肝左静脉，下方为肝左、右Glisson系统，前方为Ⅳ段（图33-5-33），右侧为下腔静脉的前缘。与左右肝的Glisson系统关系紧密。尾状叶的血供大部分来自左支，小部分来自右支。静脉回流直接汇入下腔静脉。Ⅰ段切除，有左入路法、右入路法、双侧入路法和劈肝前入路法。因为尾状叶大部分位于肝脏的左侧，因此左入路法最为常见。充分游离肝左外叶，切开小网膜，其Ⅰ段的分界较其他段容易辨认。尾裂是Ⅳ段与尾状叶的分界，与Ⅷ段分界于腔静脉前缘。分离肝门左右Glisson系统汇合处，其困难在于如何分离Ⅰ段与腔静脉。尾状叶有一层腹膜与下腔静脉分隔开，将肝左外叶翻向右侧，自尾状叶后方置一无损伤血管钳，由下向上延伸，钝性加锐性分离。腔静脉与尾状叶之间的小静脉应逐一结扎、切断，如静脉过短，可缝扎静脉入腔静脉处，再切断。切开左外叶与尾状叶间的肝组织。向上分离时应注意肝中，肝左静脉位于尾状叶的上方，分离前方与Ⅳ段后部的肝组织，其右方与Ⅶ段连接的肝组织很少，切开后第Ⅰ段即可切除。

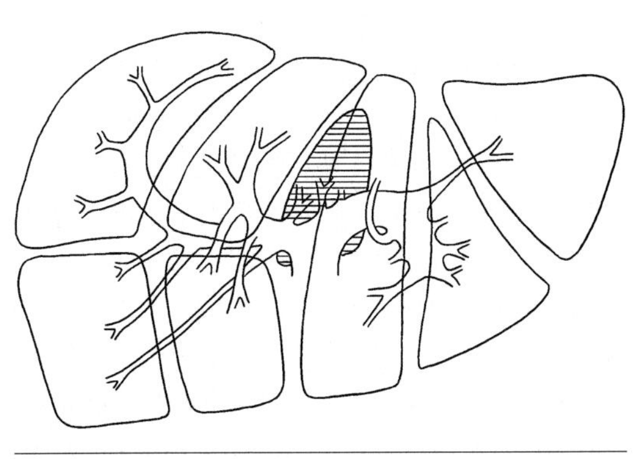

▶ 图33-5-33　肝Ⅰ段切除范围

12. 第Ⅰ段和其他段联合切除术（图33-5-34）　有些情况下，肿瘤位于尾状叶，但要先切除第Ⅳ段后再行尾状叶切除可能更容易进行，如肿瘤位于尾状叶左侧，没有跨越腔静脉，先行左外叶切除，将尾叶暴露而易于切除。在胆囊癌根治切除术时，常要求Ⅳ段、Ⅴ段和Ⅰ段的联合切除。

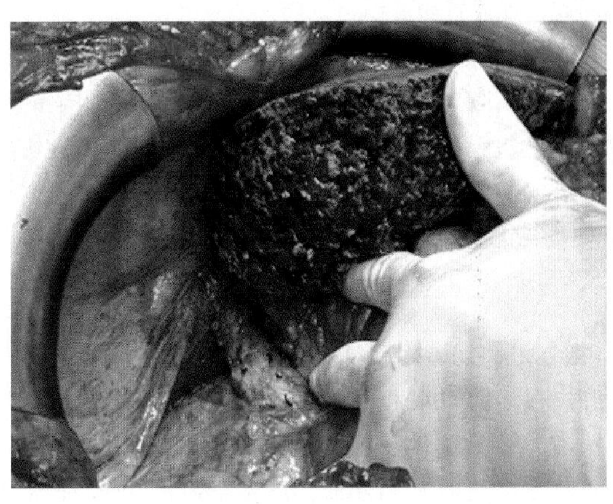

▶ 图33-5-34　尾叶联合右三叶切除的创面

13. Ⅳ、Ⅴ、Ⅷ段切除　也称作肝中叶切除（图33-5-35）。包括Ⅳ段入肝血流的阻断和右前叶入肝血流的阻断，肝中叶切除首要是要打开肝板，是第一肝门下降，使得Ⅳ段和右前叶Glisson系统能得以充分而安全的游离，具体分离技术可见前面所述，切除界限为左右纵沟之间的肝组织。

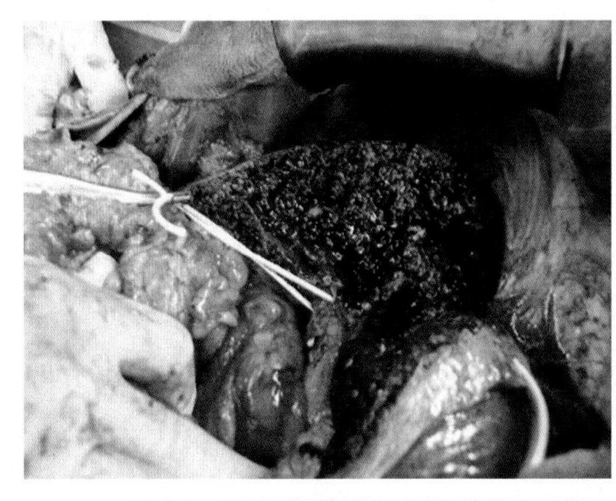

▶ 图33-5-35　肝中叶切除

（三）肝局部切除和楔形切除术

目前我们主张以肝段或肝叶为基础的规则性肝切除术，但对于体积较小的肝脏表浅的肿瘤、转移瘤或肝硬化严重无法承受规则性肝切除术，可采取楔形切除或部分肝切除。如果肿瘤体积较大，位置较深，或与肝脏重要血管邻近，则尽量采取规则性肝切除，以免损伤管道引起难以控制的出血或残留肝脏的血运及胆汁引流障碍。

1. 楔形切除　以4号不吸收线及长圆弯针或直针在距肿块左右两侧约2~4cm处作4个8字缝合，作为肝切除时的牵引线，在两个8字缝合间距线缘约0.5cm处切开肝包膜，以小号Kelly钳轻轻夹碎肝实质，显露肝内管道，钳夹、切断实质内的胆管和血管，并逐一结扎。相对传统中号Kelly钳离断肝实质，笔者采用此方法切除病灶后，通常创缘采用电刀电凝止血即可，并不需要对拢缝合，较小的创面不需常规放置腹腔引流。

2. 部分切除术　多数为不规则性的肝部分切除。首先阻断肝十二指肠韧带上的入肝血流，然后按照预定的切除范围切开肝包膜，钝性分离法分开肝实质，钳夹、切断所遇到的肝实质内的管道结构。遗留的肝脏创面可根据情况缝合对拢或经仔细止血后创面不对拢缝合，腹腔放置引流。

（四）肝癌切除术后复发的再切除

肝癌根治性切除术后复发早已被人们所重视，复发率各家报道不一。国内一组病例统计，肝癌切除术后1、3及5年复发率分别为11.0%、45.4%及55.3%。肝癌术后复发早期常为单个肿瘤，因此为再切除取得较好疗效提供可能。文献报道，97例肝癌根治性切除术后复发再切除病例，如从第一次手术开始算，1、5及10年生存率为94.8%、51.2%及25.5%。其中5例生存已超过10年，最长17年。

复发肿瘤再切除的基本条件包括：①复发肿瘤为单个或局限；②无门静脉癌栓；③无远处转移。

对于术后多发肿瘤及姑息性切除术后残存肿瘤，再切除手术不延长生存期。

复发肿瘤再切除的效果决定于复发肿瘤的大小或病期的早晚。复发再切除后长期生存的病例，复发肿瘤平均大小为5.0cm，最大8.0cm。两次手术间隔4年至16年不等，一般认为复发肿瘤发现距上次手术间隔时间愈长，效果愈好。为能及早发现复发肿瘤，每两月复查B超及AFP一次非常必要。

（五）肝癌的二期切除

也叫二步切除。某些病例在肝动脉结扎加插管化疗等治疗后，其肿瘤可以坏死、缩小，而缩小的肿瘤经二步切除可获得长期生存。根据上海医科大学附属中山医院资料显示，共有40例肝细胞癌患者在肝动脉结扎加插管综合治疗后获得二期切除，这些患者的5年及10年生存率高达68.4%和45.6%。多种途径包括外放射、内放射、导向治疗及TAE等均可使肿瘤缩小，甚至达到二期切除的要求。

二期切除的条件包括：①肿瘤缩小至远离大管道或手术较为安全的程度；②根据影像学检查及AFP下降提示肿瘤坏死、形成包膜致肿瘤细胞活跃程度降低，使切除后复发可能性减小；③余肝未见播散灶；④无远处转移。

二期切除为一些不能一期切除或切除效果不好的大肝癌及肝门区肝癌患者带来希望。但二期切除的可能性仅10%~20%，不能任意扩大指征，使本可一步手术解决问题的患者接受二期切除，延长治疗时间，甚至丧失根治的机会。

八、腹腔镜肝切除术

1987年3月Philip Mouret完成了世界上第一例腹腔镜下胆囊切除术（LC），由此开创了微创外科蓬勃发展的新纪元。腹腔镜手术具有局部创伤小，全身反应轻，术后恢复快等优势，备受外科医生和患者的青睐，在临床上得到越来越广泛的应用。对即使在开腹进行手术时，尚且被视为有风险和难度的肝切除术，进行腹腔镜下切除也已成为可能。LC问世之后仅隔4年Reich等（1991）就首次作了腹腔镜下肝良性肿瘤的切除（Laparoscopic hepatectomy，LH）的报道。1993年Wayand和Woisetschlager完成了腹腔镜下肝脏Ⅵ段转移癌切除术，这是对肝脏恶性疾病的首次尝试。1996年Azagra等对一腺瘤患者施行了左外叶（Ⅱ、Ⅲ段）切除术，为世界上首例规则性LH。国内，周伟平等于1994年率先开展LH。近年，蔡秀军等报道了右半肝切除，刘荣等报道了完全腹腔镜下的胆管癌骨骼化切除（左半肝）、右半肝切除、复发性肝癌再切除等高难度手术，使我国的LH水平有了实质性飞跃。然而，至2001年全世界LH仅约200例。至2004年全球报道的LH病例约为700例。近年来，LH已普遍开展，并取得了很大的进展。

（一）LH的适应证

孤立、局灶性的病变位于肝Ⅱ、Ⅲ、Ⅳb、Ⅴ、Ⅵ段是LH的最佳适应证，但随着腹腔镜技术的技术进一步的成熟，完全腹腔镜下的左半肝或者右半肝切除均得以实现，但作为广泛的临床适应证尚需时日，另外切除病变时需要解剖第一或者第二肝门的情况在腹腔镜下也得以进行，其他如患者的一般状况或者肝肾功能的状况同开腹肝切除术。

（二）手术方式

根据腹腔镜在肝脏切除过程中的方式，LH可分为完全腹腔镜肝切除（total laparoscopic hepatectomy，TLH）、手助腹腔镜肝切除（hand-assisted laparoscopic hepatectomy，HALH）。完全腹腔镜肝切除指手术从肝脏探查、游离到病灶切除等全过程均在腹腔镜下完成，其特点是切口及创伤小，但由于缺乏手的对肝脏的牵拉作用，暴露较困难，手术难度大，手术时间较长，而且一旦发生出血，不易控制。HALH是根据手术需要，在腹部作一切口，通过（HandPort）进入一只手来帮助手术操作，切口及创伤程度比TLH大，但由于引入了手的对肝脏的牵拉作用，有助于术野的暴露，可加快手术速度，降低手术难度。一旦发生出血，能及时控制。如果标本的大小与手助切口大小正好相当，HALH只是提前作了切口，不需额外增加切口的长度。HALH需要特定的装置，目前市场所用手助装置大部分为一次性进口产品，价格较昂贵，很大程度上限制了

HALH 的使用。

（三）手术步骤

患者取 Trendelenburg 位，根据病灶的位置，患者轻度左侧或者右侧卧，季肋部垫高。脐周围 1～2cm 置 10mm Trocar 为观察孔，建立 CO_2 气腹，腹内压设置在 12mmHg 以下，常规行腔镜下探查，30°腹腔镜可以提供广泛的视野，是施行 LH 的基本器械。探查内容包括：肝脏有无多发病灶，有无腹腔种植转移灶，有无腹水，肝脏硬化程度等，如有腔镜下超声，更可探查肝脏深部有无微小病变，以利于手术决策。左叶病变 trocar 位置（图 33-5-36），右叶病变 trocar 位置见图，通常需要 4-5 个内径 5～12mm Trocar。

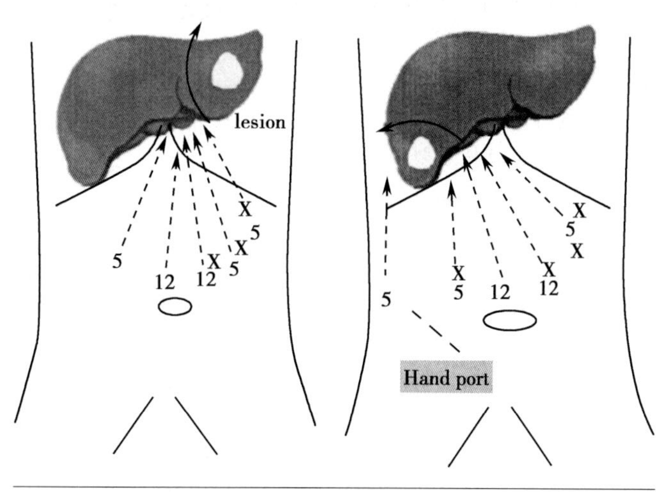

▶ 图 33-5-36 Trocar 放置的位置

游离肝脏，根据探查结果确定手术方案，在肝脏表面用电刀划出预切线，联合应用超声刀、Ligasure、电刀等器械逐步切断肝脏，其中较小的管道用钛夹夹闭；较大的管道应用直线切割闭合器（Endo-GIA）切断，肝断面仔细止血，必要时用生物蛋白胶封闭创面，将标本装入一次性取物袋，经扩大的穿刺孔（约为标本直径的 1/2）完整取出。切开标本检查肿瘤是否完整切除，切除范围是否达到根治标准，必要时送术中冷冻切片病理检查进一步证实，冲洗腹腔，较小的肝脏切除，可以不常规放置引流管。

研究表明，LH 的出血量、输血率、并发症发生率、死亡率与开腹肝切除（open hepatectomy，OH）相当；在排气及进食时间、镇痛药使用、住院时间、重返工作时间、满意度等指标方面明显优于 OH，而手术时间略长，手术费用较高。这些研究表明，LH 是安全可行的。王刚等比较了 LH 及 OH 的费用，显示 LH 直接费用较高，但间接费用低，总费用略低于 OH，表明 LH 有良好的经济效益。

肝脏因其特殊解剖生理特点，腹腔镜技术在肝外科治疗中的应用一直较为缓慢，肝脏的腹腔镜切除术成为难度最大的腹腔镜治疗技术。目前需根据医院条件、术者经验和水平谨慎开展此手术，有丰富的开腹切肝经验者才能尝试，同时需严格选择病例，灵活应用各种切肝方法及断面处理方法以减少术中出血，保证手术的安全性，减少手术并发症，确保手术顺利进行。但 LH 同样具有其他腹腔镜手术创伤小、恢复快等微创特点，同时有利于疾病诊断，顺应了时代的要求。尽管目前发展比较缓慢，但应用微创技术实施肝切除术仍将是历史发展的必然趋势。随着有效仪器的研发，经验的积累和技术的成熟，尤其是手助腹腔镜技术的应用，LH 必将朝着蓬勃发展的道路前进，近年来机器人肝切除也逐渐用于临床。

九、离体肝切除术

随着对肝脏解剖认识的深入，传统上认为肝脏禁区的尾状叶肿瘤、巨大的肝癌或与下腔静脉或者主肝静脉关系密切的肿瘤均可以得到有效的切除，1966 年 Heaney、1974 年 Fortner 先后使用常温下全肝血流阻断无血切肝术和血管隔离低温灌注无血切肝术，使得这些术中面临大出血风险的手术的安全系数大大提高。然而全肝血流阻断切肝术在肝脏原位操作，肝脏后方显露困难，对侵犯肝静脉汇入下腔静脉及肝后段腔静脉包绕性病灶，难得以根治性切除。因此 1988 年德国医生 Pichlmayr 在世界上首次采用完全离体肝切除，将肝脏搬出体外，将病灶切除后，再还原于腹腔之中的自体肝移植术。同年吴孟超在国内外首先提出了部分离体——半离体肝切除的设想，1992 年国内的丁义涛首次在国内实施常温下半离体肝切除。（半）离体肝切除术需要外科医生同时具备肝切除与肝移植的技巧，因此自发明以来，国内外应用较少，国内仅南京鼓楼医院、解放军总医院、中南大学湘雅三医院和天津市肿瘤医院有少量的病例报道。现将该技术应用情况总结如下：

（一）手术适应证

主要适用于复杂的良恶性、原发或者继发的（结直肠转移）巨大中央型肝肿瘤或需要重建肝脏血管及两者并存的病例，包括位于肝静脉与下腔静脉汇合处、肝后下腔静脉本身或毗邻的肿瘤，侵犯肝后下腔静脉的肿瘤，距门静脉近或者侵犯门静脉的肝胆肿瘤，Bismuth Ⅳ型肝门胆管癌等肿瘤。

（二）手术步骤

1. 全离体肝切除　建立全肝血液转流及肝脏冷灌注后，在血管阻断钳近肝侧切断肝上下腔静脉、肝下下腔静脉、门静脉、肝动脉及胆总管，迅速将肝脏及相连的肝段腔静脉移出腹腔，置于冰水浴中，在体外持续或间断灌注的无血状态下切除肝脏的肿瘤，手术切除的程序方法依病变的性质、部位、大小和血管受累情况而变更，其技术要点如下：①解剖分离应从必须保留的肝脏结构开始，亦可先解剖常规切除可能会受到损伤的结构；②按肝脏叶段的解剖进行精确的切除，确保余肝及其流入道和流出道血管的完整性，防止离断余肝血管而造成余肝缺血坏死；③受累的主肝静脉、肝后段腔静脉可作血管壁的部分或一段血管切除，血管缺损用自体或人造移植物进行修复重建，肝脏再植前必须细致检查，确认余肝断面血管已妥善结扎、作部分切除的近肝大血管已得到完善的修复。可通过门静脉、肝动脉及胆道各自的主要管道进行灌注。以进一步确定漏血或开放的血管、胆管并于处理。需特别注意的是来自主肝静脉壁上细小裂孔的渗漏可成为余肝再植后大出血的来源，需仔细处理；④手术应遵循肝移植的原则。例如，胆管不宜过度骨骼化。以免影响其再植后血供而发生胆道并发症；⑤尽可能缩短肝脏体外手术时间，以减轻肝损害。低温灌注对缺血肝脏的保护作用也有一定限度。自体余肝原位再植：其程序和方法与同种异体肝移植相同。肝上下腔静脉、肝动脉或门静脉吻合后，即可开放入肝血流。体外肝脏切除术的手术方法与同种异体原位肝移植基本相同，但其技术难度较前者更大。

33

2. 半离体肝切除　建立全肝血液转流及冷灌注后，离断肝静脉蒂，肝脏以肝十二指肠韧带与机体相连。但能够移出于切口外，使得位于肝脏背部的病灶及受累的肝后腔静脉得到充分的显露而便于手术处理。离断肝静脉蒂的方法有多种：①在主肝静脉根部切断肝静脉，开放其在下腔静脉的开口，结扎切断所有肝短静脉；此法操作复杂费时，容易发生肝静脉、肝短静脉和下腔静脉大出血；②同时切断肝上和肝下下腔静脉，此法操作相对简便．发生大出血的危险性小；③只切断肝上下腔静脉或肝下下腔静脉，此种更为简便的方法也能将肝脏旋转移出于切口外，达到充分显露肝脏背部及便利手术处理的要求具体采用何种离断肝蒂的方法，应根据病灶的部位、大小、与主肝静脉和肝段腔静脉的解剖关系以及肝切除的范围来选择在肝脏半离体状态下，对肝脏深部病灶及受累的主肝静脉、肝段腔静脉进行精确的切除和修复。肝部分切除完成后，将肝脏复位，据肝静脉蒂的离断方式，作肝静脉与下腔静脉、肝上或肝下下腔静脉吻合重建。在做肝静脉与下腔静脉吻合时，可将肝静脉吻合于原下腔静脉上的相应肝静脉开口；如吻合困难则可关闭原开口，在下腔静脉上另作切口与肝静脉相吻合。

体外（离体）肝手术是将原位肝移植技术用于肝切除手术，使常规手术方法难以切除的第二和第三肝门区及侵犯下腔静脉的肝脏恶性肿瘤得以手术切除。值得注意的是这种手术往往引起较严重的肝脏缺血再灌注损伤，以致肝衰竭，最终导致手术失败。随着麻醉、重症监护及器官保存技术的提高，半离体肝切除余肝自体移植术的可行性大大增加，但仍属风险极大的手术，术后并发症多，死亡率高，开展此项手术要求手术设备完善，手术医师兼备肝脏肿瘤外科和肝脏移植外科的操作经验。

十、前入路肝切除

对于瘤体巨大、位置深在、或者侵犯膈肌、紧贴下腔静脉的肿瘤，采用传统的肝切除手术入路（切断肝周韧带，再分别阻断出入肝的血流，然后再离断肝实质的方法），不仅难度较大，而且粗暴的游离容易导致严重的并发症。如过度搬动病肝，易导致瘤体破裂和肝右叶静脉，尤其是肝右下静脉的撕裂，导致无法控制的大出血等。并且切除过程中翻动挤压瘤体很有可能造成医源性的肿瘤播散。随着对肝脏解剖结构的不断认识及各种新的手术器械的临床应用，特别是通过活体肝移植的发展，CUSA 在临床肝切除中的应用，不阻断入肝血流的肝切除成为可能，因而前入路肝切除这一肝切除的新方法应运而生。

（一）前入路肝切除的历史

有关前入路肝切除术的原则，法国学者 Launois 认为 Ton That Tung 于 1962 年就进行了详细介绍。1977 年 Lin 等首先报道先切断肝实质然后游离并移除病肝方法成功切除了 5 例右肝，因其手术次序与常规肝切除术相反，故称为逆行肝切除术。但切断肝实质前需先从下腔静脉右侧伸入肝钳以控制出血，盲目插入肝钳不仅易损伤丰富的侧支循环和肾上腺等周围结构，而且切除范围受限，故未能推广。1990 年和 1992 年 Ozawa 等介绍采用“非常规入路”肝切除术治疗进展期肝癌。1996 年香港大学外科 Lai 和日本学者 Shimahara 等第一次报道应用了“前入路肝切除”的名称。2000 年香港大学外科在 1996 年报道 25 例前入路右肝切除术治疗肝癌的基础上，再次报道了 54 例采用前入路右肝切除术和 106 例采用常规方法手术的大肝癌患者治疗经验及其随访结果。2001 年 Azoulay 等详细介绍了前入路右肝切除术或扩大右肝切除术技术，并报道了在 14 例患者中应用情况。2001 年 Belghiti 等又介绍了一种“肝脏悬吊法前入路肝切除术”及其在 32 例右肝切除术患者中的应用情况，对前入路肝切除方法进行了技术改进，为控制 Lai 等设计的前入路手术中肝脏断面深处的流血，利用止血钳插入肝后下腔静脉前间隙，建立肝后隧道并留置弹力带或 Fr8 导尿管，提拉肝脏辅助下达到局部肝血流控制、在不游离肝脏的情况下完成了右半肝切除术。此外，亦有一些学者采用前入路途径经正中裂劈开肝实质进行尾叶肿瘤切除术。

（二）手术适应证

香港大学选择前入路右叶肝切除术的手术指征为：①由于肿瘤体积大，或肿瘤浸润邻近解剖结构（如腹后壁、右侧横膈、或右侧肾上腺等）使游离翻起肝右叶困难；②当肿瘤直接压迫下腔静脉，常规肝切除术有潜在危险性时；③尽管可以游离肝脏，但翻转肝右叶可能扭转肝蒂引起对侧肝脏缺血时。近来作者又将前入路肝切除术的指征进一步扩大为在剖腹探查后手术医师认为分离肝实质前难以游离肝脏，或游离肝脏存在危险、困难的所有患者。经实践，我们认为，该技术可适用于：①侵犯横膈或切除时不能游离的右肝巨大肿瘤；②活体肝移植活体供肝切取、背驼式肝移植病肝切取；③中央型肝癌、高位胆管癌；④尾状叶和或亚段肿瘤切除。

（三）手术步骤

1. 前入路法　切口选择双侧肋缘下切口或倒T字形切口，探查腹腔。决定进行肝切除术后，分离切断肝圆韧带和肝镰状韧带。根据第一肝门解剖情况选择：①在第一肝门能够解剖时应先分离切断胆囊动脉和胆囊管，分别解剖出右肝管、肝动脉右支和门静脉右支，或沿肝门部肝板与Glisson鞘间隙分离出右侧肝蒂，放置阻断带，在可以确定完成右叶肝切除术时也可分别离断右侧Glisson鞘内三管。②在第一肝门不能解剖时，可以于肝十二指肠韧带放置阻断带。沿肝脏正中裂自肝脏前缘向下离断肝实质直至下腔静脉，离断过程中采用超声吸引刀（CUSA）完成，所有肝实质内小血管、胆管均予以结扎，在无超声吸引刀时也可采用蚊式钳钳夹法完成肝实质的离断。右侧肝管、肝动脉和门静脉右支切断后给予可靠的缝扎。多数作者主张在肝实质内处理右肝静脉，肝中静脉是否处理根据肝切除的范围决定。当需要切除的右肝完全从下腔静脉上分离后，分离切断右肝周围韧带，如冠状韧带、右三角韧带等，必要时一并切除受累的右侧部分膈肌，整块移出切除的右肝（图33-5-37）。

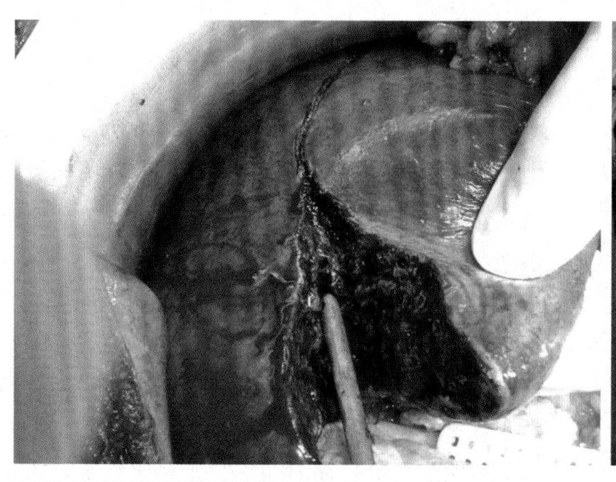
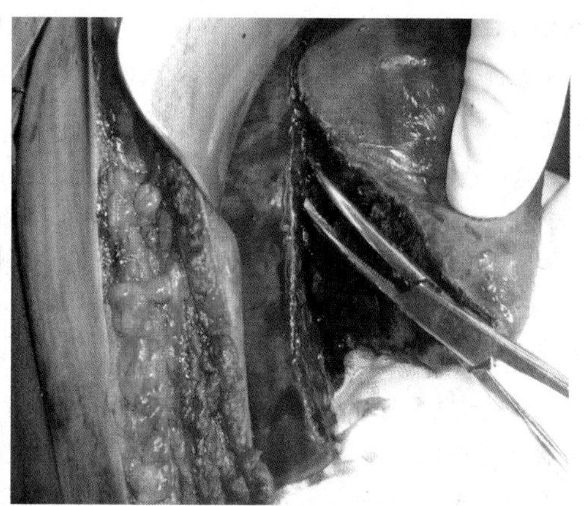

▶ 图 33-5-37　前入路肝切除进行肝实质的离断

2. Belghiti绕肝提拉肝切除术（也称 Liver hanging maneuver）　利用置于下腔静脉前面的弹力提拉带环绕肝脏将其提起，在肝脏未游离的情况下通过前入路进行右半肝切除术。具体方法是：①在第1肝门能解剖时，沿肝门板与Glisson鞘间隙分离出左右肝蒂，可选择性放置阻断带，或离断右侧Glisson鞘内三管；在第1肝门不能解剖时，可通过肝十二指肠韧带放置阻断带；②分离出肝右静脉和肝中静脉，显露肝上静脉陷窝，再往下分离2cm；③暴露肝下下腔静脉，沿下腔静脉前面往上分离，如果遇到细小尾状叶静脉可离断结扎，肝右下静脉分离、不结扎；④在肝右下静脉左侧，紧贴尾状叶后方、下腔静脉前方并沿其中线，伸进长血管钳，向头侧分离推进到肝右静脉和肝中静脉之间，约4~6cm，带出弹力提拉带；⑤提起绕肝弹力提拉带，沿肝中裂劈开肝脏，分离肝实质至下腔静脉前面；⑥分离、结扎相应肝短静脉和下腔静脉韧带、结扎肝静脉、分离韧带，必要时一并切除受累的部分膈肌，整块移出切除的肝脏标本。最关键的步骤是肝后隧道的建立（图33-5-38）。

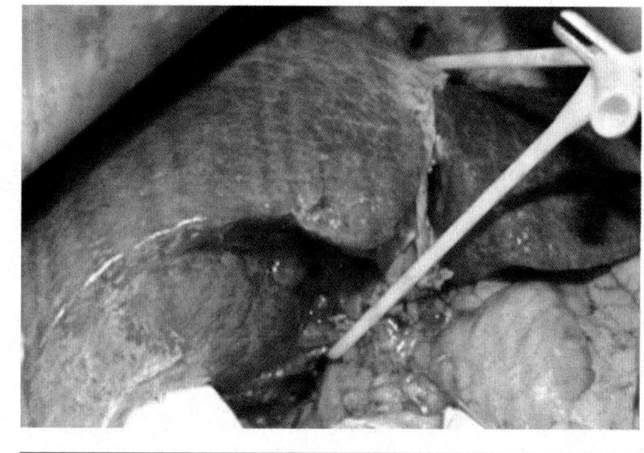

▶ 图 33-5-38　Belghiti 绕肝提拉肝切除术

（四）前入路肝切除的优缺点

该项手术操作的优点很多，我们总结如下：①肝切除过程中很少挤压肿瘤，减少了医源性肿瘤脱落转移或血行转移机会；②在肝切除过程中不需要反复翻转肝脏，减少肝实质的缺血，最大限度地保持残留肝脏的功能；③减少术中出血量，避免了大量出血造成的术后肝功能损害。④增加了肝癌切除率，使累及横膈、腹后壁、右肾上腺或与这些组织紧密粘连的肝癌患者得到了肿瘤切除机会。并且 Belghiti 在前入路肝切除上改良发展而来的绕肝提拉肝切除术更有利于更好地暴露肝切面，使肝表面到下腔静脉的切面距离最短、最准确，切面整齐，使深而厚的中央面变浅变薄；同时通过提拉牵拉带可以阻断切面血流，利于分离和保护下腔静脉，易控制肝和下腔静脉之间的平面，并可避免损伤肝中静脉、肝左静脉共干或肝右静脉。

但是前入路肝切除存在一定的技术要求，目前并不是所有外科医师都能掌握，适合于有一定肝切除术经验的手术者，同时离断肝实质时需要非常仔细，有静脉出血时应及时采用细针缝合止血。Belghiti 的肝脏悬吊法前入路肝切除术在下腔静脉和肝脏之间放置吊带仍存在引起出血的风险，在临床工作中，我们也使用该项技术进行肝脏肿瘤切除，该术式并发症主要是出血，为细小尾状叶静脉和肝实质撕裂。Belghiti 等报道 201 例患者中 3 例出血（1%），Kokudo 等报道 71 例患者中 1 例（1%）出血，均压迫自行停止，后改用常规方法完成肝切除。Ettorre 等报道 24 例患者中 1 例出血（4%），自行止血停止后继续分离肝后隧道。

近年来，该项技术被国内外专家逐渐应用于临床，近年 Liu 等进一步报道了 54 例肝癌患者前入路右肝切除术经验和随访结果，并与 106 例同期采用常规肝切除术方法的肝癌患者进行比较，结果显示前入路组患者术中出血量和输血量明显减少、住院期间死亡率降低、肺转移的发生率减低，而无瘤生存期和全组累计生存率显著优于常规肝切除术组患者，前入路组患者未输血的比例也明显高于常规肝切除术组患者。2003 年，Ettorre 等报道将绕肝带提拉法应用于原位肝移植患者肝切除的最后阶段，用于保护 IVC。Ettorre 认为此法能更好地暴露肝上静脉，阻断肝上静脉交汇处，避免下腔静脉的阻断，同时能为肝后静脉提供较大的吻合面避免吻合口及流出道的狭窄。2003 年，彭淑牖在绕肝带提拉法基础上进一步将其改进，并用于 6 例高难度肝切除术，均获成功。2007 年 Belghiti 等报道通过肝后下腔静脉前间隙穿过绕肝带行 201 例半肝切除，其中 3 例因放置提拉带时有出血而放弃此法，余 198 例成功放置提拉带安全行半肝切除。

综上所述，前入路肝切除是一种符合肿瘤外科手术原则的肝切除技术，临床应用上要灵活地和传统的肝切除术相结合，对进一步提高肝癌外科疗效有一定临床意义。

十一、术后管理及常见并发症处理

手术切除是治疗肝癌最为有效的手段。然而肝切除是一风险性很高的手术。文献报道，肝切除术后并发症发生率和手术死亡率分别为 23.4%~40.0%和 1.6%~7.5%。在我国，肝癌患者大多数有慢性肝病史。合并肝硬化者高达 85%以上，肝癌肝切除术后更易出现并发症。故此，加强术后管理成为肝癌手术后的重要内容。

术后治疗主要以保肝、预防感染、止血、维持水电平衡、加强支持治疗、制酸和促进肝细胞再生为原则。另外还要密切观察心、肺、肝、肾的功能变化。

（一）术后管理

1. 禁食与饮食　术后常规禁食。一般手术后第二天左右，胃肠功能开始恢复，此时可进水；以后逐渐恢复正常饮食。饮食注意照顾个人习惯，无须特殊或高档补品。肝脏手术不同于消化道手术，不必严格控制饮食。但要求饮食量由少到多，由稀薄到稠厚，易消化、高营养。

2. 体位及活动　一般要求患者平卧，膈下引流管接尿袋后放于身体右侧床边自然引流，无须负压吸引。对有左侧卧位睡眠习惯的患者应劝其暂时不用此种体位。因左侧卧位不利于右膈下引流通畅。术后第 1~2 天可逐渐翻身活动。

3. 保持膈下引流通畅　为防治膈下积液及感染，应保持膈下引流通畅。左侧卧位、导管反折、血块堵塞均影响引流。如引流液逐渐减少且颜色变淡，提示膈下渗液减少且引流通畅。在术后第 3~5 天，当引流液少于 10~20ml 时，可拔除引流管。如引流液色淡且逐渐增多，提示腹水形成，应尽早夹闭或拔除引流管。如引流液为金黄色，提示胆漏形成，此时应延缓拔除引流管或更换其他较细导管继续引流。如导管内血块堵塞，应及时用注射器注入生理盐水，冲开血块，继续引流。拔除引流管后应将创口液体擦净，预置缝线扎紧，以防腹水漏出及伤口感染。

4. 肝功能　肝癌术后通常伴有转氨酶升高，但巩膜无明显黄染。血清总胆红素升高不超过 100μmol/L，且逐渐消退，此属正常恢复或提示肝功能损害在可接受范围内。血清胆红素是反映肝功能损害及提示预后好坏最重要的指标。当巩膜明显黄染且逐渐加深、血总胆红素>100μmol/L、脉搏细速，舌质红、无津液、特别是不伴转氨酶增高时，常提示肝功能损害严重且预后不良，应予及时处理。白蛋白及总蛋白在正常范围以下或 A/G 倒置常诱发腹水的发生，应及时予以纠正。

5. 体温　肝癌术后恢复正常者，一般体温不超过 38℃。如体温超过 38℃以上，持续不退或呈弛张热，应寻找原因。首先应考虑外科并发症，特别是切口及膈下积液、感染。此时应密切查看伤口，B 超下观察膈及手术区积液。伤口感染及膈下感染常伴白细胞增高。胸腔积液也可致体温增高，但一般白细胞在正常范围之内。只有在排除外科并发症以后才把注意力集中在肺炎等内科并发症上，并注意更换抗生素。单纯加强抗生素而未仔细寻找病因并予以针对性处理将不利于身体恢复。

6. 甲氰咪呱　由于肝硬化患者多存在胃酸分泌过多和门静脉高压性胃炎加上手术后的应激反应容易引发术后上消化道出血。所以术后近期需给予制酸药物减少胃酸分泌。

（二）常见并发症及处理

1. 腹腔出血　术后腹腔内出血多与肝外科技术水平有密切关系。常见的原因有：①术中止血不彻底；②血管结扎脱落；③肝断面部分肝组织坏死，继发出血；④出血倾向，凝血功能障碍。出血部位可来自肝断面、裸区、三角韧带、肾上腺及胆囊窝等。出血量的大小及速度可通过患者全身状况、肤色、脉搏及强度、橡皮管引流量等进行综合判断。

处理原则主要为止血、输血等内科治疗。若经保守治疗，短时间内出血量无减少或增多，应考虑再手术探查。大多数出血的原因均是由于肝的剥离面与断面渗血，再手术时清除积血后，以盐水棉垫压迫，或用纤维止血纱布、生物蛋白胶、明胶海绵覆盖创面，以及小心缝扎出血点，即可达到止血目的。要防止手术后出血，首要的是必须在断肝过程中细致结扎每一条管道，其次肝断面还应该有较完善的处理，包括采用不同的方法封闭肝断面；褥式缝合、高频电力或氩气刀的烧灼、化学黏合剂的封闭断面等。

2. 肝衰竭　是肝切除术后最严重的并发症，也是造成死亡的主要原因。其发生原因主要为：①肝脏基础较差，如严重肝硬化、肝萎缩及肝功能异常；②手术打击较大，如肝切除量大、出血多、输血多或肝门阻断时间长；③医生经验不足，对手术后果缺乏判断力。绝大多数肝癌患者均合并有乙型肝炎感染后肝硬化，术前均有不同程度的肝功能损害，故除严格掌握手术适应证外，术前应给予适当的保肝、支持治疗，以提高患者的肝储备功能。术中根据肝硬化程度确定切除范围，对肝硬化较严重的患者应避免施行较大范围的肝切除，同时，应严格控制肝门阻断的时间，术后应给予充足的吸氧，以提高门静脉血氧含量；同时给予极化液、氨基酸、人血白蛋白等，对半肝切除或术中肝门阻断时间较长的患者可适量给予糖皮质激素，可起到稳定肝细胞膜和促进肝组织再生的作用。

肝衰竭主要表现有三方面：肝性脑病、黄疸及腹水。一般肝性脑病发生率甚低，血清胆红素异常升高后果最为严重。黄疸的处理主要是应用保肝药物。部分学者主张用激素以提高机体应激能力并减少肝细胞的破坏，有时可缓解病情并度过危险期。腹水较为常见，如处理及时，大多可缓解。腹水的处理，主要是血浆及白蛋白的补充，适当应用利尿药。严格掌握手术指征是预防此种并发症的最好方法。

预防肝衰竭的方法：①术前正确估计肝储备能力，严格掌握切肝的适应证。②肝硬化患者，常温下肝门阻断的时间一般每次以5分钟内为宜，间断3~5分钟再作阻断，严格掌握切肝量，仅作不规则性切除，一般距瘤周边1cm即可。③手术中采用能减少出血、暴露清楚的断肝技术，避免损伤邻近肝癌的较大血管，超声刀、刮吸法断肝都是值得采用的技术。

3. 消化道出血　主要为上消化道出血，原因有：①肝癌合并肝硬化门静脉高压症，食管胃底静脉曲张破裂出血；②急性胃黏膜病变，导致胃或十二指肠、食管发生急性黏膜糜烂和溃疡。

常在术后5~14天发生。主要表现为黑便及内出血症状。一般进行相应处理可逐渐康复。当出血量较大，内科保守治疗无效时，可行胃镜检查并在直视下止血。虽不能避免术后应激性胃黏膜病变的发生，但应努力控制其进一步发展成大出血。对高热不退、全身情况不稳定、高龄患者及术后合并感染、肠蠕动恢复后仍无食欲或出现持续黑便者，在积极治疗原发病、消除应激因素的同时，应常规进行早期预防性用药，如：抗酸性药物、改善微循环及保护胃黏膜药。另外，应特别强调乌司他丁类药物对术后并发应激性溃疡大出血的预防作用。

4. 胆瘘　胆瘘是肝切除术的常见合并症。胆瘘发生原因：①肿瘤靠近胆管，损伤胆管难以避免。②切除肿瘤过程中，所遇管道未完全结扎，或结扎不牢，导致胆汁渗漏（切除结束未常规用干纱布检查是否有胆漏发生）。③术中发现微小胆漏，未予重视或未予彻底缝闭。

一般只要引流通畅，胆总管无梗阻的情况下，胆瘘经保守治疗多能治愈。胆瘘关键是预防：①在切肝的过程中要有良好的暴露，才能细致结扎每一条管道。对第一肝门附近的手术，应时刻警惕胆瘘的发生，切肝过程中所遇管道均应结扎牢靠。②肝切除后，常规用干纱布检查断面，看有无纱布的黄染，可及时发现胆瘘。③胆漏应在术中予以处理，牢靠缝闭，肝断面应防止大块的缝扎，以减少手术中肝组织的坏死。

5. 膈下积液及感染　膈下积液是肝切除术后较常见的并发症，主要原因在于腹腔引流管放置位置不当，致引流不充分或不通畅。术后患者抵抗力下降，如不及时处理，易导致膈下脓肿。

术后3天仍有发热、体温在38.5℃以上者，排除肺不张及肺炎等因素后，高度提示有膈下积液，应即刻行B超检查。一旦发现有膈下积液，可在B超引导下行穿刺抽液。如发现抽出的积液中混有胆汁，则应置管引流。如已形成膈下脓肿，除了穿刺置管引流外，每天应用庆大霉素和甲硝唑进行冲洗。

膈下积液及感染的预防：①游离右肝时止血应彻底。②膈下橡皮管引流必须通畅。③引流液较多时不应过早拔除引流管。

6. 胸腔积液　胸腔积液是肝癌切除术后常见的并发症之一。右肝肿瘤切除术后易发生胸腔积液。原因可能是在游离裸区、右冠状韧带、切除肝实质过程中，较左肝更容易对第二肝门和膈肌造成牵拉和锐性离断损伤。病变刺激使膈肌以上胸膜出现炎症反应，尤其是手术后肠道胀气、腹水形成，相对正压的腹内压就可驱动肝断面含有胆汁的渗出液或腹水进入负压胸腔内，并可刺激胸腔渗出增加，最终产生胸腔积液。患者表现为术后低热不退，有时胸闷或呼吸不畅。B超检查和胸透均可证实胸腔积液的存在。少量胸腔积液（<100ml）大部分患者术后均存在。可密切观察，暂不处理。1周后可以自行吸收。胸腔积液较大者，可引起胸闷、呼吸困难和发热症状。应在B超的定位下，行胸腔穿刺抽胸腔积液，并发中等量到大量胸腔积液时，经多次胸腔穿刺抽液仍不能缓解时，应考虑行胸腔闭式引流。

（李　强　李慧锴）

第三十四章 胆道疾病

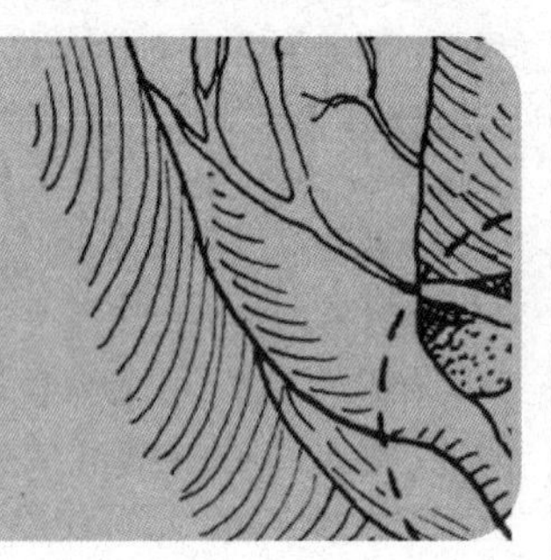
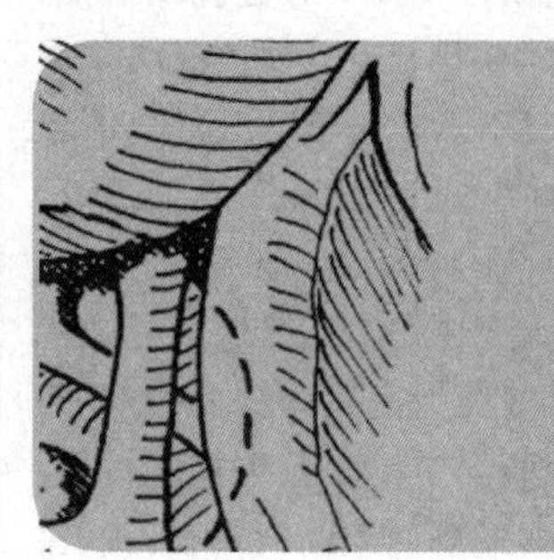

第一节　胆道解剖生理概要

胆道系统通常以左、右肝胆管汇合处为界，分为肝内与肝外胆管两部分，肝内胆管包括左、右肝胆管及肝叶、肝段及尾段胆管分支；肝外胆管包括胆囊、胆囊管、肝总管、胆总管和壶腹部。

为便于叙述，现分肝内胆管、肝外胆管和胆囊及胆囊管3部分简介如下。

一、肝内胆管

肝内胆管起源于肝内毛细胆管，逐渐变粗并合并成尾段胆管、肝段胆管和左右肝胆管，后者在肝门横沟内结合成肝总管。

肝内胆管与门静脉，肝动脉的分支走行相一致，三者均被包围在结缔组织鞘内（Glisson鞘），称Glisson系统。

肝内胆管按照肝脏的分叶命名，分为左、右肝胆管（第1级分支），右前叶、右后叶、左内叶和左外叶肝胆管（第2级分支），肝段胆管（第3级分支），尾状叶亦分左右肝段胆管（图34-1-1）。

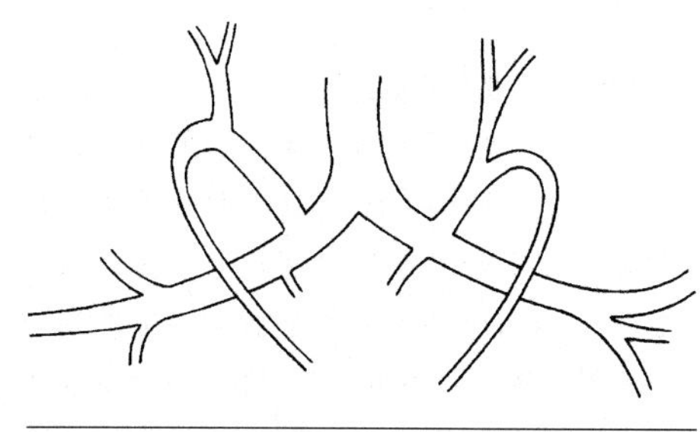

▶ 图34-1-1　肝内胆管分支概况

（一）左肝胆管

左肝胆管引流左半肝的胆汁，由左外叶和左内叶的肝管汇合而成，并连接来自尾状叶的左支段肝管。一般左肝管较右肝管为长，其类型不恒定、变异较多。

（二）右肝胆管

右肝胆管引流右半肝的胆汁，由右前叶和右后叶胆管汇合而成，并联接来自尾状叶右支段的短管。

二、肝外胆管

肝外胆管可划分为肝总管和胆总管两部分。

肝总管是由左、右肝管汇合而成，长约3cm，直径约0.5cm。在组织学上，肝总管由黏膜层、黏膜下层、肌层和浆膜层组成。黏膜层衬托以单层柱状上皮细胞，黏膜下层含有较多的弹力纤维组织，肌层有括约肌作用，这些肌纤维称Mirizzi括约肌，浆膜层有较多的血管、淋巴和神经组织。

胆总管自肝总管与胆囊管汇合后起始，至十二指肠乳头部终止，全长7~8cm。胆总管的直径为0.6~0.8cm。组织学上的结构与肝总管相类似，唯肌层较缺乏。

胆总管的全程分为以下4部分：

（一）十二指肠上段

自胆囊管与肝总管结合部以下，至十二指肠上缘，长约3cm。这一段胆管与肝总管均在肝、十二指肠韧带内，是胆道手术经常暴露的部位。

（二）十二指肠后段

位于十二指肠降部的背面，长约1~2cm。该段与下腔静脉和门静脉相邻近。

（三）十二指肠下段

因通过胰头或紧贴胰头后面进入十二指肠，亦称胰段，长约3cm。该段逐渐变细，且管腔的黏膜有瓣状皱襞，容易发生结石嵌顿。

（四）十二指肠内段

即通过十二指肠壁，开口于肠腔内，也称壁内段。该段有括约肌的约束，称为远端狭窄段（narrow distal segment，NDS），其长度变异很大，有人测量在7~38mm之间。胆总管在开口之前，内腔常轻度扩大，称Vater壶腹或十二指肠壶腹。由于开口部的十二指肠黏膜是膨隆的，称十二指肠乳头。

（一）胆总管括约肌

位于胆总管的末端，又可分为胆总管上和下括约肌两部。胆总管上括约肌居于肠外，为一列肌弓，包绕胆总管，呈漏斗状；胆总管下括约肌为一列粗环肌束。该括约肌可控制胆汁的排泄。

（二）胰管括约肌

位于胰管的末端，为一肌环带，但明显者仅占1/3。该括约肌可控制胰液的排泄。

（三）壶腹括约肌或Oddi括约肌

由两种肌纤维组成：①纵行肌纤维；②环状肌纤维。在胆管与胰管呈共同管道的情况下，该括约肌能控制胆汁与胰液的排泄。

三、胆囊及胆囊管

胆囊是梨形的囊腔，长为5~8cm，宽2~3cm，容量30~50ml。借助于疏松的结缔组织附着于肝右叶底面的胆囊窝内。在体表投影上，相当于右侧锁骨中线与右侧第6或第10肋软骨交叉处或相当于右侧腹直肌外缘交界处。

胆囊通常分为底、体、颈三部分。它们之间没有明确的分界线。底部呈球状，一般是游离的；体部是胆汁的主要储存处，紧靠在肝表面的胆囊床上，仅有少数情况胆囊大部分游离，悬垂而下，称为游离胆囊或“系膜”胆囊；胆囊体与颈部连接处呈漏斗状，由于部分囊壁向外凸出而形成一个囊袋，称之为Hartmann袋。这一囊袋为胆囊结石最易停留处。颈部下段变细与胆囊管相接。胆囊管长约2~4cm，内径约0.2~0.4cm，胆囊管的黏膜呈螺旋样皱襞，称Heister瓣。胆囊管的肌纤维构成环状带，称胆囊颈部括约肌，有助于胆汁的流通和调控。胆囊袋通过胆囊管与胆总管汇合。按照其汇合方式的不同，可将其分为3种类型：①角型：常见，约占2/3。即胆囊管与肝总管以锐角的形式汇合；②平行型：胆囊管与肝总管并行一段距离，再汇合；③螺旋型：胆总管可由前方或后方绕至肝总管左侧开口。后两种类型在手术中易于肝总管或胆总管的误伤。Calot将胆囊管、肝总管、胆囊动脉三者形成的三角区称为Calot三角。这一三角区是一个较小的范围。其后，一些作者将其边界有所扩大：其上界为肝下缘，内侧为胆管，外侧为胆囊管。不难看出Calot三角警示外科医生在该范围内手术时不要损伤胆总管，而胆囊三角则说明在该区域中有肝右动脉、胆囊动脉、副肝胆管、肝总管等，是肝胆手术的关键部位，应仔细解剖。

胆囊由浆膜、浆膜下、肌肉、黏膜下和黏膜5层组成。胆囊底部与体部的平滑肌较为丰富。底部与体部含有椭圆形的黏膜腺，腺体位于肌层之外，腺管能过肌层开口于黏膜。在慢性胆囊炎时由于腺体增生，使整个肌层下出现各种形状的腺窦，称之为Rokintanski-Aschoff窦，当胆囊压力升高时可发生穿孔，引起胆汁性腹膜炎。

四、胆道的血运、淋巴及神经

胆道的动脉主要来自肝动脉及其主要分支——胆囊动脉，也有部分患者的血运来自肝脏的胆囊床。胆囊动脉起始部位可有变异，多起源于肝右动脉，有少数患者可起源于肝总动脉、肝左动脉、胃、十二指肠动脉或迷走肝动脉等。胆囊动脉走行也常有变异，约80%的患者在胆囊管处通过Calot三角走向胆囊，约5%在此三角以外（图34-1-2）。

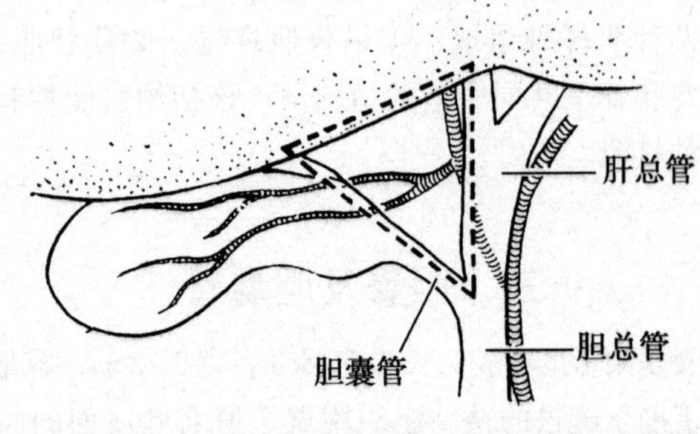

▶ 图34-1-2 胆囊三角

胆囊动脉走行于胆囊管水平后，分前后两支，前（浅）支分布于胆囊的腹膜被覆面，后（深）支供给胆囊床无腹膜被覆部分，前后两支彼此吻合。

胆囊动脉的支数可有不同，据国内的统计报告胆囊动脉为一支者占70.20%±2.13%，二支者占29.35%±1.36%，三支者极少见，仅占0.45%±0.19%。因此，胆囊手术时不能认为胆囊动脉已结扎，就不会发生出血。

胆道的静脉一般与动脉并行，形成血管丛，在胆囊颈部的左侧形成较大静脉，血液流入肠系膜上静脉后，再回流至门静脉。值得提出的是大约2%的静脉与5%的胆囊动脉位于胆总管前方。

胆道的淋巴系统也较丰富。胆管的淋巴结比较复杂。胆管上部的淋巴，经由肝门部淋巴结、腹腔淋巴结，肠淋巴干、乳糜池，而后注入胸导管。胆囊的淋巴结除部分直接流向肝脏外，多集中到胆囊颈部的淋巴结（12c），当胆囊有炎症时可明显增大，12c淋巴结也是胆囊癌的前哨淋巴结，胆囊与胆管下端的淋巴回流多数情况下与胰头背侧淋巴结汇合后，直接注入腹主动脉周围淋巴结。

胆道的神经支配来自交感神经、副交感神经和来自脊髓神经的膈神经。交感神经与腹腔神经丛；副交感神经由迷走神经的分支进入腹腔神经丛和肝神经丛；膈神经与内脏神经有联系。

胆道功能主要是输送与储存胆汁。然而，胆汁的生成和作用、胆道的输送和储存作用是十分复杂的。

（一）胆汁的生成和作用

胆汁的生成是一个复杂的过程，是由肝细胞和胆微管不断分泌的。在消化期间，胆汁分泌明显增加，自主神经系统的活动和某些胃肠激素的分泌均有加强，后者有胰岛素、促胰岛素、胰高血糖素、前列腺素、缩胆囊素、血管活性肠肽、生长抑素、P物质、促甲状腺素释放激素等。

胆汁的成分复杂，与肝脏及身体的代谢过程有关，同时也受消化周期的影响，肝胆汁和胆囊胆汁的成分也不尽相同。胆汁的主要成分除水分之外，主要的固体成分有：胆红素、胆盐、磷脂和胆固醇等，此外还含有少量的电解质（钾、钠、钙）等。

1. 胆红素　溶于胆汁内的胆红素，使胆汁呈金黄色。血液循环中衰老的红细胞被破坏后释放出血红蛋白，又经单核-巨噬细胞的处理而形成胆红素。此外，还有少量胆红素来自未成熟的血细胞，过剩的血红蛋白及肌红蛋白等。在正常情况下，成年人每天约有250mg胆红素经肝细胞排出。这种经过肝细胞的结合胆红素，在肠道内经细菌作用，还原成尿胆原，再氧化成尿胆素，其中一部分经门静脉再返回肝脏（即胆红素的肝肠循环）。

2. 胆盐　胆汁中的胆酸以钾盐及钠盐的形式存在，统称胆盐。胆酸是胆固醇的代谢最终产物，胆固醇代谢加速时，胆汁中的胆盐增加。胆酸在肝细胞内与氨基结合后，通过胆汁排出。这类结合胆酸主要有胆酸、去氧胆酸、鹅去氧胆酸和石胆酸。胆酸在肠道内，经细胞的作用而水解，将这种游离胆酸重新吸收至肝脏（胆酸的肝肠循环）。

34

3. 胆固醇　胆汁中的类脂质，除胆固醇外，尚有卵磷脂、脂肪酸、中性脂肪等。其中卵磷脂与胆盐能使固醇保持溶液状态。若三者的比例失调，胆盐减少，则可出现胆固醇过饱和的胆汁，导致胆固醇沉淀。

（二）胆管的功能

胆管主要有分泌黏液和输送胆汁的两种作用。

胆管的黏膜具有分泌黏液的隐窝，黏液能保护黏膜，以免受胆汁的侵蚀，并有润滑作用，有助于胆汁在胆管内的流通。

胆管输送胆汁的作用比较复杂。因受胆管括约肌的控制，胆汁流向与胆道内压力梯度相关。已有研究报道，肝胆管压力为（40.18±6.08）kPa，胆总管压力为（33.76±5.85）kPa，胆囊压力为（26.95±9.34）kPa，十二指肠腔内压力为（7.11±1.44）kPa，肝胆管与十二指肠腔内压差为29.4～34.3kPa。一般在空腹时，Oddi括约肌维持了胆道压力，肝内胆汁排出受压力学影响，首先进入胆囊内，胆总管压力此时大于胆囊压力，故不会有太多的胆汁排出；进食或受适当的刺激时，则Oddi括约肌松弛，胆囊收缩，胆囊管舒张，胆汁排出加速，与胆管内胆汁一起流向十二指肠。

（三）胆囊的功能

胆囊具有储存、浓缩、排胆和分泌功能。

1. 储存　胆囊的主要功能是储存胆汁。在空腹时，胆囊舒张，胆汁进入胆囊。

2 浓缩　胆囊能使肝胆汁浓缩6～10倍，这是胆囊壁吸收其中的水分和氯化物的结果。

3. 分泌　胆囊壁每24小时分泌约20ml稠厚的黏液，除有保护胆囊的黏膜不受胆汁侵蚀外，也有利于胆汁的排出。

4. 收缩　胆囊的收缩自胆囊底开始，逐渐移向胆囊管，从而使胆汁排入胆管内。

（四）胆汁分泌与排出的调节

能促使胆汁分泌与胆道运动的因素很多，大致可分为神经支配和激素调节两类：

1. 神经调节　目前对神经支配在胆汁分泌中的作用了解的甚少，并存有不同的见解。刺激迷走神经或迷走神经兴奋可引起胆汁分泌增加，其作用原理与迷走神经兴奋，引起某些消化道激素（如促胰液素、胰高血糖素和胰岛素等）的释放有关。此外，迷走神经兴奋还能引起胆囊的收缩和Oddi括约肌的舒张；切断迷走神经则使胆囊的紧张性降低，胆汁排出减慢。交感神经对胆汁的分泌与运动功能的影响，不甚明显。

2. 激素调节　影响胆汁与胆道运动的激素也甚多。其中，最突出的是缩胆囊素（CCK）与促胰液素（secretin）。这两种激素都能引起胆汁的分泌，使胆汁中的HCO_3^-含量增高，同时引起胆囊收缩、Oddi括约肌松弛，促使胆汁排泄。此外，胃泌素对胆汁的分泌也具有一定的刺激作用并使胆囊收缩；胰高血糖素能使肝胆汁增加，但能降低胆囊与Oddi括约肌的张力，其他尚有雨蛙素（caerulein）、血管活性肠肽、胃动素等，均对胆汁的分泌与胆道的运动，具有刺激作用。

某些药物对胆囊的排空功能也有明显的影响，例如阿托品、吗啡等有抑制胆囊的收缩作用；硫酸镁、甘露醇、山梨醇和某些中药（金钱草、茵陈、栀子、郁金、乌梅等）有利胆作用。

对胆道运动功能发生影响的还有各种的病理状态，如过度的精神刺激、腹腔内各种疾病，如胰腺炎、阑尾炎、结肠炎等。

（崔乃强　崔志刚）

第二节　先天性胆道畸形

一、先天性胆囊变异

胆囊先天性变异（congenital anomalies of gallbladder）的种类较多，可单独出现，也可有数种变异或与胆管的变异同时存在。外科医生应熟悉胆囊的各种变异，以避免手术中发生意外。

（一）胆囊数量的变异

胆囊缺如、双胆囊畸形、三胆囊畸形等。

（二）胆囊形状的变异

分隔胆囊、分叶胆囊、鸭舌帽胆囊、葫芦形胆囊、胆囊憩室等。

（三）胆囊位置的变异

肝内胆囊、左位胆囊、游动胆囊、横位胆囊等。

（四）胆囊管的变异

胆囊管的位置随胆囊的位置而变化。此外，有胆囊管过长或过短、双支胆囊管等。

胆囊变异一般没有临床症状，若合并胆囊炎、胆石症，则有实际意义。

胆道图像检查多能得出准确的术前诊断。胆囊造影及B超声波检查常能偶然发现这类变异。在诊断有困难时，也可行内镜逆行性胆胰管造影术（ERCP）或磁共振胆胰管造影（MRCP）。

症状不明显的胆囊变异，不需要特殊治疗。若合并有胆囊炎、胆囊结石或影响胆囊的排空功能者，则需采用手术治疗。

二、胆管变异

左、右肝管变异较少，较少发现胆囊管开口于右肝管者。无右肝管、右肝管汇入胆囊管等罕见。

副肝管：副肝管也被称为副胆管，这一概念在20世纪50年代被提出以来，经历了很大的发展。目前，通常将副肝管定义为肝外部分的叶或段肝管，其主要源于肝实质的某一叶，也可由某一段肝管低位与肝外胆管汇合形成的，独立于其他的肝内胆管。另外广义的副肝管还包括迷走胆管和胆囊胆管（Luschka 管）。副肝管的胚胎学定义认为在胚胎50天时当胆管被渐渐牵向背侧下方时，本应该在肝内的分支却下降到肝外形成的。Hayes 等人根据副肝管汇入肝总管的位置，将其分为右副肝管和左副肝管，日本学者通过肝铸模型标本的研究，发现右后叶胆管的发生率较高。副肝管是肝门部的一个重要解剖学异常，出现率10%~20%。Moosman 曾调查250名患者，其中16% 在 Calot 三角发现副肝管。由于副肝管的常见和复杂的解剖位置变异，容易在胆道或者胆囊手术中受到损伤。它的开口越低，越接近于胆囊管开口，就越易受到损伤；而开口于胆囊者，肯定会被切断。熟悉这种变异对于预防胆囊切除术中副肝管损伤有重要意义。

三、先天性胆道闭锁

先天性胆道闭锁（congenital biliary atresia）是一种少见的新生儿疾病。有人统计在10 000个出生婴儿中，有1例胆道闭锁患儿。

本病的发病原理目前尚不清楚，显然是胎儿在胚胎发育过程中胆管发育停顿的结果。胚胎时胆道为一实体，而后逐渐演化成完整的空腔。这种演化过程在某一阶段停顿，即可出现不同部位胆道闭锁。如胆囊闭锁，可形成纤维组织条索，有时变现为与胆管隔绝的空隙，内含少量透明黏液，没有胆汁。为便于临床诊断与治疗，通常将胆道闭锁分为以下3型：

（一）肝外型

病变主要累及肝外胆管，但范围不同，有的全部肝外胆管包括胆囊均闭锁；有的局限在肝总管或胆总管下端，胆囊可完全闭锁，亦可仅留有一个空隙。

（二）肝内型

病变主要累及肝内胆管，闭锁程度也不尽相同，可局限于左右肝管或左肝管或右肝管，亦可全部肝内胆管受累。

（三）弥漫型

病变累及肝内外胆管，闭锁程度不一，有的部分变现为完全闭锁，另一部分表现为部分闭锁或狭窄。

据临床统计，多数病例为肝内型与弥漫型胆道闭锁，能够采用外科手术治疗的胆道闭锁只占少数，大约80%~90%的病例无法进行手术治疗。

【临床表现】

大约75%的胆道闭锁新生儿在出生后两周发现持续性黄疸，无波动，粪便呈灰白色，尿如浓茶。新生儿出生后2~3个月内，患儿的营养和发育渐受影响，出生4~5个月后则明显恶化，易合并感染，如腹泻、上呼吸道感染、出血等。

查体：早期一般营养情况尚好，后期可有维生素不足表现，如出血倾向、眼干燥症等。腹部多明显膨胀，肝脏极度增大，质地坚硬。后期多有脾肿大和腹水。

【实验室检查】

可有轻度贫血、尿胆原阴性、胆色素试验阳性。肝功能检查可有明显变化，如血清胆红素与黄疸指数明显增高，凡登白试验直接阳性，凝血酶原减少，凝血时间延长。十二指肠引流无胆汁。

【影像学检查】

B型超声、CT、MRCP 对本病有明确的诊断价值，对病变部位也有准确的提示。

【治疗】

确诊该病者，要进行手术探查。手术时间宜在出生后2~3个月。然而，手术成功率较低，且多限于肝外型闭锁，死亡率亦高。

术前的准备（营养的补充、贫血的恢复等）十分重要。手术方法有胆管内引流术，如胆管空肠吻合、胆管或胆囊、十二指肠吻合等。也有实行肝外侧叶切除、肝肠吻合的报告，有条件的单位可采用肝脏移植。

四、先天性胆总管囊性扩张症

先天性胆总管囊性扩张症（congenital choledochal cystic dilatation）是一类以肝内和（或）肝外胆管囊性扩张为特征的先天性疾病，常合并胆管结石、胆管炎，其癌变率是普通人群的20~30倍。对于本病有多种不同命名，过去称为胆总管囊肿，现多称为先天性胆总管囊性扩张症。单纯肝内胆管的囊性扩张，称 Caroli 病。该病多见于儿童，但也见于成年人。亚洲地区多见，其中我国与日本为多。

【病因】

本病的病因尚不明确。可能与三个因素有关：

1. 胆总管壁的自主神经发育不全，致使胆管壁薄弱及扩张。

2. 胆总管远端的梗阻 通常是先天性的狭窄，同时再存在胆管壁的薄弱，致使胆管扩张。若从肉眼所见，可见胀大胆总管，大小不一，一般在500~2000ml之间，有时可达5000ml。囊肿壁可因炎症而充血或是纤维化增厚，甚至钙化。镜检可见平滑肌及结缔组织，但无上皮。囊肿内的胆汁可因感染而变为混浊或成脓性。成年人胆总管囊性扩张常伴有胆石症或有恶性变。囊肿的远端胆管常有狭窄。

3. 胰胆管汇合部的解剖异常（abnormal pancreatic-biliary junction，APBJ） 这是当前更多被接受的学说，支持

APBJ 的依据有：①胆道内淀粉酶含量明显增高；②60%～90%的病例存在胆胰肠汇合部异常；③胰管和胆管囊肿之间存在压力梯度；④囊肿壁黏膜呈慢性炎症改变。

该病常引起梗阻性黄疸。故可有肝肿大和充血，病程较久者可引起胆汁性肝硬化或胰腺病变。

【分型】

本病的分类尚不统一。根据位置、形状和胆管扩张的类型，曾提出几种分型系统。最为广泛接受的是 1977 年 Todani 对最初 Alonso-Lej 的描述进行修改后的 Todani 分型，包括五种类型（图 34-2-1）：

Ⅰ型：肝外胆管梭形或囊性扩张，累及肝总管和胆总管。

Ⅰa：囊性扩张；Ⅰb：节段性扩张；Ⅰc：肝外胆管弥漫型扩张。

Ⅱ型：胆总管憩室样扩张（choledochal diverticula）T，位于十二指肠以上。

Ⅲ型：胆总管末端膨出（choledochele）。

Ⅳ型：肝内胆管和肝外胆管的囊性扩张。

Ⅳ-A：肝内外胆管囊状扩张；Ⅳ-B：肝外胆管多发囊状扩张。

Ⅴ型：肝内胆管囊状扩张症（Caroli 病）。

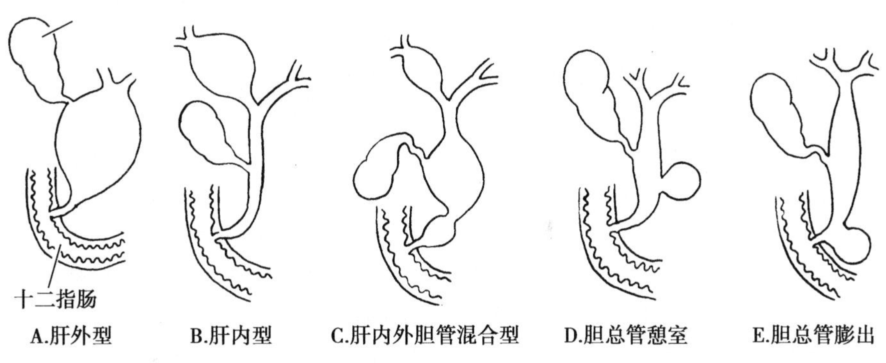

▶ 图 34-2-1 先天性胆总管囊性扩张症 Todani 分型

Caroli 病也可作为一种独立性疾病，有人根据肝损害的程度分为单纯性和合并肝硬化两种类型。国内黄志强等从外科治疗原则的差别，依据 Caroli 病肝内囊肿的解剖位置分布特点，分为 4 型：Ⅰ型局限型；Ⅱ型弥漫型；Ⅲ型中央型；Ⅳ型合并胆总管囊肿型。该分型简洁实用，对外科治疗具有指导意义。

【并发症】

肝内胆管扩张症的并发症种类有：

1. 胆石症 可由于胆汁淤积、胆管感染引起。

2. 肝硬化 临床上有肝硬化症状，如肝肿大、肝功能异常等。

3. 胆管癌 可能在长期胆汁淤积的基础上，发生恶性变。临床上有进行性病情加重，如肝肿大、恶病质等。

4. 胆管炎 变现为反复发作的胆管炎症状，如腹痛、发冷发热，也可有轻度黄疸。

5. 肝脓肿 临床上有肝脓肿的症状。

【临床表现】

本病的典型表现是腹痛、腹部包块、黄疸三联征。儿童更多表现为黄疸和/或肿块，而成人先天性胆总管囊性扩张可能是偶然发现或有症状时发现，其症状与囊肿长期存在及并发症有关，如化脓性胆管炎、胰腺炎、扩张胆管内结石和/或扩张胆管恶变等，会出现黄疸、发热寒战、恶心呕吐，但三联征同时出现者少。

体格检查：可有轻度或中度黄疸。在右上腹可有不同程度的压痛，因成人腹壁较为坚实，大多数患者的腹部包块扪及不清，仅部分患者可触及包块，包块不活动，有囊性感。

【临床检查】

检查方法有以下几方面：

（一）实验室检查

非发作时，无阳性所见；急性发作时，白细胞计数增高；血清胆红素和酶学水平（谷丙转氨酶，碱性磷酸酶、γ-谷氨酰转肽酶）常增高，为梗阻性黄疸的表现。

（二）超声波检查

B 型超声波可见囊肿相应处的巨大液性暗区。B 型超声波检查准确、快捷、无创，又可多次重复检查，为常规检查项目之一。若与内镜逆行性胆胰管造影（ERCP）或 MRCP 联合使用，更有助于本病之诊断。

（三）内镜逆行性胆胰管造影术（ERCP）

如插管成功可显示出囊肿的大小和轮廓，但更要注意同时伴随的胆管狭窄、结石及恶性变。虽然这种直接胆管造影技术有提供诊断信息的优势（如细胞刷或活检），但也存在缺点，即导致严重的操作相关并发症。

（四）经皮肝胆道穿刺术（PTC）

PTC 可获得良好的胆道影像，但因其有可能造成出血、胆漏，引起胆汁性腹膜炎，故这种方法均应在做好手术前准备的情况下进行。

（五）磁共振胆胰管成像（MRCP）

MRCP 是一种无创性检查技术，可清晰地显示囊肿大、小部位，有无胆道狭窄，是否有结石存在及恶变可能。

（六）CT

CT 能显示出肝脏轮廓、胆道扩张的部位程度、胆管壁厚度、胆管有无结石，并能判定有无恶变、是否伴有肝硬化、肝脓肿、转移病灶等。

【治疗】

未经治疗的先天性胆总管囊性扩张症可以继发胆管炎、梗阻性黄疸、胆石症、胆汁性肝硬化、肝脓肿、胰腺炎等，还可以发生囊肿自发性破裂和癌变，因此现在多主张一旦临床确诊应尽早手术治疗。

手术方法的选择原则取决于：①手术创伤的大小及难度；②从病理生理角度分析该手术的优缺点；③手术治疗的近期与远期疗效。

1. 囊肿外引流术　多用于囊肿继发严重感染、囊肿破裂、伴有肝功能严重损害或全身情况不良的患者，作为第一期手术，待情况好转后再进一步处理。

2. 囊肿内引流术　这类手术可起到较好的胆汁引流作用。其中手术方法可有囊肿胃吻合术、囊肿十二指肠吻合术和囊肿空肠 Roux-en-Y 吻合术三种。由于囊肿存有恶变可能，已不采用这一术式。

3. 囊肿切除术　这是目前最多采用的术式。只要胆管周围没有严重的粘连，切除囊肿多无困难，但要注意囊肿下缘残留过长可出现蛋白栓、胰腺炎及残留囊肿组织癌变。而囊肿下缘过度剥离，易招致胰漏、胰腺炎，甚至腹腔血等严重并发症。在囊肿切除后，远段胆管予以缝扎关闭，通常要在肝门区肝总管处，与空肠相吻合。吻合方法有两种：①胆管空肠 Roux-en-Y 吻合术，方法较为简单，可利用肝总管的端与空肠的端或侧壁行吻合，再行一个空肠的端侧吻合；②肝总管空肠襻式吻合术及空肠-空肠。

34

Caroli 病的治疗比较困难，特别是弥漫性肝内胆管扩张症的各种治疗方法均难以达到满意的治疗效果。

1. 非手术疗法　ENBD 和 B 型超声波指引下的经皮肝穿刺胆管引流术（PTCD）是较好的治疗方法，常可使并发的胆管炎得以缓解，为进一步治疗创造有利条件。

2. 手术疗法　要根据囊肿的位置与范围而定、若囊肿位于左、右肝管的一侧，最好行肝叶切除，以防恶性变；若行肝叶切除有困难时，可在肝表面上切开囊肿，取尽其中的结石，然后行囊肿空肠 Roux-en-Y 吻合术；若同时伴有胆总管的囊性扩张，可行囊肿、胆总管空肠双重 Roux-en-Y 吻合术。当患者出现门静脉高压症终末期肝病时，根据病情可考虑肝移植术。

（崔乃强　崔志刚）

第三节　胆道运动障碍

胆道运动障碍（dyskinesia of the biliary tract）又称胆道运动紊乱（motor disorder）或张力障碍（dystonia）或协同失调（dyssynergia），是由于自主神经或消化道激素的调节功能失调，引起的胆道运动功能障碍，而导致胆汁流入十二指肠发生的异常非器质性病变。胆道运动障碍实际上是胆道疾病中的常见病理状态，由于对本病缺乏认识，可能误诊为胆石症或胆道蛔虫病而行手术，有的病例延误诊断而发展成为 Oddi 括约肌狭窄或并发胆道感染、急性或慢性胰腺炎等。

【病因和病理】

本病的病因目前尚不十分明确。很显然，胆道的运动功能与自主神经系统和消化道激素有关。当迷走神经受刺激或过度兴奋时，可引起胆囊收缩和 Oddi 括约肌松弛。交感神经对胆道影响较弱。脂肪饮食进入十二指肠后刺激肠黏膜分泌缩胆囊素，也可引起胆囊收缩。因此，正常人在消化期间，迷走神经兴奋、胆囊收缩和 Odd i 括约肌舒张三者之间是相互协调的，如果一方发生异常，就会导致本病的发生。

通常将胆道运动障碍分为原发性与继发性两类：

（一）原发性胆道运动障碍

消化道和肝胆系统无器质性病变，单纯表现为胆道运动障碍。这类疾病常与精神紧张、过度疲劳、精神抑郁、月经或妊娠、营养状况欠佳、肠道寄生虫等因素有关。

（二）继发性胆道运动障碍

系继发于消化道、肝胆疾病或胆道手术后的胆道功能失调。临床表现本病的主要症状是剑突下或右上腹疼痛，其程度不一。然而，仔细了解这类腹痛，可发现有其特点：①腹痛常有发病诱因，如神经刺激、月经周期等；②腹痛不伴有发热、白细胞增多等感染现象；③腹痛常突然发生，给予或不给予治疗亦可停止；④腹痛常向上腹部或肩背部放射；⑤腹痛程度一般较胆石症轻（也有类似胆道蛔虫病之胆绞痛者），腹痛持续时间较胆石症的胆绞痛为短；⑥腹痛发作可伴有恶心呕吐、食欲减退、上腹胀满等消化道症状。

病程长的胆道运动障碍，可引起器质性病变，如继发胆囊炎、胆管炎时，可有发热、轻度黄疸等；继发胰腺炎时，可出现胰腺炎的症状及体征，血、尿淀粉酶多增高。

【诊断与鉴别诊断】

该病的诊断主要依靠以下几方面：

1. 典型症状与体征　若年轻女性，无其他器质性病变，且具有上述临床特点时，可考虑本病。

2. 十二指肠引流　该法对胆道功能紊乱的诊断有一定

的帮助。如B胆汁出现晚，应考虑胆囊运动无力或胆囊管痉挛；如B胆汁流出时间过长，应怀疑胆囊运动亢进。

3. B型超声 是一种清晰、简便的显示胆囊形态、容积和胆囊功能的方法，可以得出与胆囊造影相同的结果。根据胆囊的形态与容积并通过胆囊功能试验，可推测出病变的部位与程度。若胆囊较大或呈“懒惰”状下垂、收缩不良，则为张力减弱型胆道运动障碍；若胆囊较小、呈圆形，进脂餐后改变不大或明显变小，则为痉挛型或运动亢进型胆道运动障碍。

4. 其他检查方法 内镜逆行胆胰管造影术、同位素诊断等，只是在特殊情况下，方考虑使用。

【治疗】

胆道运动障碍的治疗要根据病情而定。有规律的生活、避免过度劳累、精神愉快、适当的饮食调理是不可缺少，有时随着环境、年龄的变化，可以自然缓解。

（一）非手术疗法

1. 镇静药物 情绪不稳定或失眠者，可用地西泮、水合氯醛等。

2. 解痉药物 对于痉挛性或运动亢进型胆道运动障碍，可用亚硝酸甘油、阿托品、654-2、硫酸镁等。

3. 促进胆囊收缩药物 对于张力减弱型胆道运动障碍，可用稀盐酸合剂、维生素B_1、复合B族维生素以及消化药胰酶等。有报道试用新斯的明，也有一定效果。

4. 中药治疗 根据辨证论治的原则，可分3型：

（1）肝郁气滞型：多为高张力型胆道运动障碍，主证有善怒，胁痛或上腹窜痛，脘胀嗳气，舌淡苔白或腻，脉弦细或紧，治以舒肝解郁，佐以活血化瘀。常用方剂有：

逍遥散：柴胡、当归、白芍、白术、薄荷、茯苓、甘草。

柴胡疏肝汤：柴胡、枳壳、杭芍、川芎、香附、甘草。

芍药甘草汤：杭芍、甘草。

（2）肝胆湿热型：相当于胆道运动障碍合并有继发感染，主证有腹痛拒按，口苦，咽干，嗳腐，便结，尿赤，舌红、苔黄或腻，脉弦滑或数，治以清肝胆湿热。常用方剂有：

大柴胡汤：柴胡、黄芩、半夏、白芍、枳实、生姜、大枣、大黄，加栀子、泽泻等。

薏苡仁汤：薏苡仁、瓜蒌仁、丹皮、桃仁、白芍。

（3）脾胃两虚型：相当于低张为型或病程较长的胆道运动功能障碍，主证有腹痛绵绵，喜按喜热，食少便溏，心悸晕眩，虚烦少眠，月经不调，舌淡苔白或少苔，脉弦细或虚无力，治以健脾补肾，常用方剂有：

参苓白术散：党参、茯苓、白术、枸杞子、黄精、茯苓、甘草。

补中益气汤：黄芪、白术、陈皮、升麻、柴胡、人参、当归、甘草。

（二）手术疗法

1. 手术适应证 在有下列情况下，要考虑手术治疗：

（1）胆道运动障碍非手术治疗不见好转者。

（2）合并有明显器质性病变者。

（3）胆囊管综合征。

2. 手术方式 要视病情而定，要慎重进行，也有人认为手术治疗是禁忌的：

（1）胆囊切除术：用于胆囊或胆囊周围有炎症患者。

（2）Oddi括约肌切开成形术：适用于高张型胆道功能紊乱，可以解除括约肌痉挛。随着十二指肠镜技术的发展和ERCP技术的普及，这项操作多采用EST的方式，切开时，只切开共同括约肌部分即可。

（3）迷走神经切断术：高张力型胆道功能紊乱可切断胃肝韧带，以切断右侧迷走神经；对低张型胆道功能紊乱可采用膈下途径切断迷走神经（Mallet-Guy手术）。

（4）胆道周围神经剥脱术：用于高张型胆道运动障碍。

以上两种手术疗效不肯定，在临床中已不开展。

（崔志刚 崔乃强）

第四节 胆道感染

胆道感染（infection of biliary tract）是泛指胆道系统的急性或慢性感染。这是一类十分常见的腹部疾病，大约占普通外科住院患者的10%左右。胆道感染与胆石症常同时并存，互为因果，互相影响。

一、急性胆囊炎

急性胆囊炎（acute cholecystitis）是胆囊的急性炎症，其中多并有胆囊结石。该病的确切发病率尚难统计，根据天津市南开医院近5年住院患者的统计，因急性胆囊炎行胆囊切除术约占胆道手术的17%。

34

急性胆囊炎的病因复杂有多种致病因素，如胆汁淤积、胆道梗阻、代谢障碍、细菌感染、神经因素等。梗阻与感染是其中主要的病理基础。根据胆囊壁的病变程度及细菌感染的种类可以分以下几类：

（一）急性单纯性胆囊炎

胆汁的细菌培养可能为阴性，只有半数左右的病例可有细菌生长，通常为大肠埃希菌（大肠杆菌）与链球菌、金黄色葡萄球菌为主。胆囊壁的组织学改变，主要表现在黏膜层的炎症反应，如黏膜水肿、充血、水肿与中性粒细胞浸润。

（二）急性化脓性胆囊炎

胆囊胆汁细菌培养阳性，细菌的种类也是混合性感染，有20%~40%病例伴有厌氧菌感染。胆囊壁的组织学改变可侵及到全层，除水肿，充血外，黏膜可有坏死或溃疡形成，胆囊壁有血管与淋巴管的扩张，胆囊浆膜有渗出与邻近脏器的粘连等。

(三) 急性坏疽性胆囊炎

除了混合性细菌感染外，大约80%以上的病例可伴有厌氧菌的感染，胆囊壁的组织学改变为胆囊壁的坏疽，甚至穿孔，形成胆汁性腹膜炎。由于厌氧菌的存在，胆汁带有粪臭味和气体。

除此以外，尚有气肿性胆囊炎与酶性胆囊炎，临床中时有遇到。

(四) 急性气肿性胆囊炎 (acute emphysematous cholecystitis or pneumocholecystitis)

此病是较少见的一种类型，自1901年Storz首次报告、1920年Friedrich首次在X线检查确诊。这种胆囊炎的致病菌往往是产气荚膜杆菌 (clostrisium welchii)，并常与需氧菌一起造成混合性感染。临床上在胆囊壁和胆囊内有气体存在。

(五) 酶性胆囊炎 (enzymic cholecystitis)

也称化学性胆囊炎是由于解剖学上的胆管与胰管“共同管道”，胰液进入胆道内引起的化学性刺激。临床上对胆汁的检测可有淀粉酶的存在。

【临床表现】

(一) 症状

腹痛、恶心呕吐及发热是急性胆囊炎的3大主要症状。

腹痛部位在右上腹胆囊区，常向腰背部放射，为持续性，常有阵发性加重，但腹痛的强度则因人而异。腹痛剧烈、呈持续性，表示为梗阻性或化脓性胆囊炎，老年人则因痛阈差异，病理特征与临床症状不相一致。腹痛发生不久，常有恶心呕吐，吐出物为胃与十二指肠内容物，频频呕吐表示病变严重。发热为胆囊炎引起的全身反应；高热寒战见于坏疽性胆囊炎或胆囊积脓。

(二) 体格检查

要从全身与腹部两方面进行。

1. 全身检查　要注意黄疸与血压、脉搏、体温。黄疸在急性胆囊炎中也较常见。当胆囊管发生梗阻或影响胆总管时，可出现轻度一过性黄疸。当胆囊炎症发展到一定程度时，可影响全身功能，如出现体温明显升高、脉搏加快、呼吸加快、血压下降时，表示胆囊病变严重，为胆囊严重化脓、坏死、穿孔的征象，甚者出现“胆道休克”。

2. 腹部检查　通常上腹部的呼吸运动常有不同程度的限制，有时可见到胀大的胆囊。腹部触诊在右上腹可出现压痛、反跳痛及肌紧张；当病变严重时，“腹膜炎三联征”可扩大全上腹或全腹部。Murphy征呈阳性。

【诊断与鉴别诊断】

(一) 诊断

急性胆囊炎的诊断一般并无困难。仔细了解病史、病程，结合症状与体征，即可作出诊断。尤其在黄疸、右上腹痛和触到胀大胆囊同时出现时，诊断无疑。

诊断困难时，可借助实验室检查、B超和X线检查加以确诊或除外其他疾病。

1. 实验室检查　除一般情况极差衰竭病例，多有白细胞和中性粒细胞计数增多。血清谷-丙转氨酶可有轻度增加，少数病例可有血清胆红素增高。中、老年患者常伴有血糖升高。

2. B型超声波诊断　可清楚看到胆囊的大小、胆囊壁的增厚以及胆囊结石所显示的光团与声影。若发现胆囊周围有渗液，则是坏疽性胆囊炎的特征。

3. X线检查　有少数病例胆囊区X线片可见到胀大胆囊的阴影或胆囊内有阳性结石。除发病早期外，无论排泄性或逆行性胆管造影均应在急性发病后两周内进行。

4. 其他检查方法　腹腔镜检查对急性胆囊炎的诊断有很大意义。在腹腔镜的直视下可见到充血、水肿的胀大胆囊，严重病例可见胆囊壁的坏死及腹腔渗液。还可同时行腹腔镜胆囊切除术，也可胆囊穿刺胆囊造影，了解胆道内部的病变。

(二) 鉴别诊断

急性胆囊炎需与下列疾病相鉴别：

1. 先天性胆总管囊性扩张症　该病由于胆总管远端尚有狭窄并继发感染，出现右上腹痛、恶心呕吐、发热，甚至黄疸，极类似急性胆囊炎。B型超声波检查极易做出鉴别诊断。内镜逆行性胆胰管造影术 (ERCP) 或磁共振胆胰管成像 (MRCP)，更易显出扩张的胆总管。

2. 胃十二指肠溃疡穿孔　穿孔早期，可表现为右上腹剧烈疼痛，类似急性胆囊炎，但腹痛范围可很快扩大，类似胆汁性腹膜炎。腹部X线片和腹腔穿刺术有明显的诊断意义。

3. 急性胰腺炎　该病多有右上腹痛、恶心呕吐，有时伴有黄疸，极类似急性胆囊炎。然而，胰腺炎可有淀粉酶升高。B型超声波检查有助于这两种病的鉴别。

4. 急性肠梗阻　该病可有腹痛、恶心呕吐、便秘等，有时类似急性胆囊炎，但急性肠梗阻可有腹胀、高调肠音或气过水音、腹部X线片可见有肠管积气及气液平面。

5. 高位急性阑尾炎　位于肝下的急性阑尾炎，腹痛位于右上腹，有恶心呕吐、发热等，类似急性胆囊炎，但高位急性阑尾炎的腹痛可能先始于上腹或脐周围，右下腹也常有压痛。B型超声波检查有助于鉴别。

6. 肝脓肿　肝脓肿，特别是位于胆囊床附近的肝脓肿，可有右上腹痛、发热及消化道症状，类似急性胆囊炎。然而，肝脓肿的发热寒战较为突出，全身消耗较明显，CT、MRI及B型超声波检查有助于鉴别。

7. 其他　需与急性胆囊炎相鉴别的疾病尚有许多内科性疾病，如右侧肺炎及胸膜炎、传染性肝炎、右肾绞痛、急性胃炎等。

【治疗】

急性胆囊炎的治疗原则目前尚存在分歧。有主张早期手术，有主张延期手术。以中草药为主的中西医结合方法，是一种有效的疗法。

（一）适应证

根据我国的特点，将胆道感染的治疗分为以下3类，选择治疗方法：

1. 凡经非手术疗法可以治愈的病例，优先采用中西医结合非手术疗法，待急性症状消退后，再进行详细检查，摸清情况再确定治疗方针。此类患者包括：

（1）急性单纯性胆囊炎、化脓性胆囊炎。

（2）一般情况较好的急性梗阻性化脓性胆管炎，以及胆道蛔虫病引起的胆管炎。

（3）急性胆囊胰腺炎，无胰腺出血及坏死的临床表现者。

2. 凡需急症手术治疗的患者，住院后经过积极准备，立即施行手术或经短期准备施行早期手术。此类患者包括：

（1）伴有中毒性休克的严重胆道感染。

（2）坏疽性胆囊炎或胆囊结石颈部嵌顿甚至并发胆囊积脓、胆囊穿孔者。

（3）非手术治疗效果不佳，甚至加重者。

3. 病史长、反复发作、胆道已有明显的器质性病变者，在急性症状控制后行择期手术。如结石性胆囊炎、较大的原发性胆总管结石、胆道感染合并有Oddi括约肌狭窄等。

（二）非手术疗法

1. 一般疗法　轻度患者可服流质，严重者要禁食并给以输液或纠正水与电解质的平衡紊乱。

2. 中药疗法　根据中医辨证，我们将急性胆囊炎分为气滞、湿热和毒热（或脓毒）三型，见表34-4-1。

表34-4-1　急性胆囊炎的中医辨证分型

分型	主证	舌苔及脉象	病理
气滞型	右胁酸痛或窜痛，不发热，腹软	舌质淡红或微红，脉弦细或弦紧	相当于胆绞痛和急性单纯性胆囊炎
湿热型	右胁痛，多发冷发热、身黄目黄，尿黄浊或赤涩，便结	舌质红，苔黄腻或厚，脉弦滑或洪数	相当于化脓性胆囊炎、胆源性胰腺炎和AOSC
毒热型（脓毒型）	右胁灼痛，口干渴，寒战，高热，腹胀而满，尿短赤，大便燥结	舌红或绛，苔黄燥或有芒刺，脉弦滑数或细数	相当于坏疽性胆囊炎、AOSC伴有败血症或休克

（1）清胆行气汤：用于气滞型胆道感染。

组成：柴胡、黄芩、半夏、枳壳、香附、郁金、延胡索、木香各10g，杭芍15g，大黄10g（后下）。

（2）清热利湿汤：用于湿热型胆道感染。

组成：柴胡15g，黄芩、半夏、木香、郁金、猪苓、泽泻各10g，茵陈30g，大黄15~30g（后下）。

（3）清胆泻火汤：用于毒热型胆道感染。

组成：柴胡15~30g，黄芩15g，半夏、木香、郁金各10g，板蓝根30g，龙胆草10g，生大黄15~30g（后下），芒硝15~30g（冲服）。

3. 针刺疗法　可选用阳陵泉、足三里、内关、期门、日月、章门、胆俞、中脘。

4. 其他辅助疗法　抗生素、止痛药、胃肠减压，酌情用于严重病例。

5. 经皮肝胆囊引流术（PTBD）　在B超或CT引导下，在锁骨中线或腋前线经皮和肝刺入胆囊内并置管引流术。

（三）手术疗法

急性胆囊炎的手术疗法由于急性炎症和可能存在的解剖变异有时在技术上是很困难的，因此要认真对待。常用术式有：

1. 开腹胆囊切除术　是急性胆囊炎的基本术式，也是根治术式。只要周身情况较好、局部病变允许时，争取行胆囊切除术。对胆囊切除有困难者，可行胆囊部分切除术。若手术中发现有胆总管增粗或胆总管内有结石或蛔虫以及胰头增大者，宜行胆总管探查术。

2. 腹腔镜胆囊切除术　一般认为急性胆囊炎发病72小时内胆囊壁只有充血水肿，局部粘连疏松，胆囊三角结构易于分离显露，故急性胆囊炎在早期（72小时内）行腹腔镜胆囊切除术是可行的。

3. 胆囊造瘘术　是一种姑息性手术，往往在手术3个月后，需行第2次手术。因此，有人反对这种实行这种手术，或者认为要限制这种手术的实行，只是在以下3种情况下，方考虑实行：①患者的周身情况极差，不能接受其他手术者；②局部病变严重或解剖关系不清难于接受其他手术者；③估计患者存活时间不能超过3个月者。目前该方法已经逐渐被PTBD所替代。

二、慢性胆囊炎

慢性胆囊炎（chronic cholecystitis）是一种较为常见的胆囊慢性炎症性疾病，除胆囊壁有慢性改变外，尚有功能障碍，因而在诊断与治疗上存在一定分歧。

【分类与病因】

根据慢性胆囊炎的病因与病理，可分为以下两大类：

（一）结石性胆囊炎

胆囊内存在结石（详见本章第五节“胆石症”）。

（二）非结石性胆囊炎

这类胆囊炎原因又有不同，有细菌或病毒感染引起，有胆盐或胰液消化酶引起的化学性胆囊炎，有胆囊管狭窄或功能障碍引起慢性胆囊炎。

有一种无石性胆囊炎，多出现在危重病伴器官衰竭时。胆囊增大，壁变厚可达 1cm，B 超下可有明显“双边影”，有人认为是多脏器功能衰竭中的肝胆系统衰竭。

胆囊管或胆总管的梗阻常是慢性胆囊炎的发病基础。当胆道发生梗阻时，胆囊内压力升高，胆囊体积增大。由于胆囊的反复慢性炎症，胆囊壁有纤维组织增生，出现萎缩性胆囊炎。

慢性胆囊炎还常伴有胆囊周围的一些病变，如胆囊周围炎、胆道消化道内瘘等。

【临床表现】

慢性胆囊炎没有特异的症状与体征，大致可归纳为以下几种综合征：

1. 慢性胆囊炎急性发作　这类患者诊断较易，可有长短不同的胆囊炎病史，发作时与急性胆囊炎无明显差别。

2. 隐痛性胆囊炎　可表现为持续性或间断性右上腹痛并常误诊为慢性肝炎、十二指肠溃疡等。

3. 消化障碍性胆囊炎　表现为餐后上腹饱胀感、腹胀、嗳气或呃逆等，也常误诊为其他慢性消化道疾病。

4. 隐性胆囊炎　无临床症状，在手术或尸检时偶然发现并经组织学检查得以证实。

【诊断与鉴别诊断】

34

慢性胆囊炎的临床诊断比较困难，诊断标准也有分歧，往往需结合病史，加以诊断。

慢性胆囊炎的病史常不典型，特别是无典型病史或夹杂其他疾病的慢性胆囊炎在诊断上更应慎重。

在非发作期的病例中，实验室检查常无帮助。

胆道图像检查有决定性的诊断价值。胆囊造影在多数情况下可显示胆囊扩大，胆囊内可见到阳性或阴性结石。在排泄性胆囊造影失败时，可进行内镜逆行性胆管造影术（ERCP）。

B 型超声波检查对胆囊病变的准确率达 90% 以上，且是非侵入性检查方法，应作为首选。在超声图像上可显示胆囊的大小、壁的厚度、胆囊功能以及其中的结石等。

慢性胆囊炎尤其要与胆囊功能紊乱相鉴别。因为腹腔的许多疾病可影响胆囊的功能、出现胆囊功能紊乱。

需与慢性胆囊炎相鉴别的疾病尚有溃疡病、十二指肠炎或憩室、结肠炎、慢性阑尾炎、慢性胰腺炎等。

【治疗】

根据病因病理的不同，可采用不同的治疗方法。

（一）非手术疗法

非手术疗法对于控制急性症状、改善胆囊和消化功能有一定的作用。

1. 饮食调节　可根据患者的饮食习惯进低脂肪、高维生素类易消化的食物。

2. 利胆药物　酌情使用 33% 硫酸镁溶液、去氢胆酸、胆酸钠、苯丙醇（利胆醇）等。

3. 解痉药物　颠茄、阿托品、普鲁苯辛等。

4. 中药疗法　以疏肝解郁、和胃止痛为主，进行辨证施治。有热者，酌加清热之剂；有湿者，酌加利湿或燥湿之品。常用方剂可参考本章“胆道功能紊乱”节。

5. 针刺疗法　主穴：阳陵泉、足三里、内关、中脘等。

（二）手术疗法

对于症状较明显或反复发作者以及伴有胆囊结石者，要考虑手术治疗，予以胆囊切除术，效果较好。对无结石性慢性胆囊炎以及不能除外胆道功能紊乱者，则手术治疗要慎重。对于因肝病、胃肠疾病引起的胆囊功能不良，表现有慢性胆囊炎表现者，要经过适当时期的药物治疗，临床症状确无好转者，方考虑手术治疗。

三、急性胆管炎

急性胆管炎（acute cholangitis）是常见的腹腔感染之一，临床上常常诊断为胆道感染。早在 1897 年 Charcot 曾描述了腹痛、发热寒战及黄疸的症状。随后，Rogers 在尸检中注意到化脓性胆管炎、胆道梗阻与肝脓肿的关系。

【分类】

目前，对急性胆管炎的认识还不一致，也没有统一的分类方法，但从临床实践中来看，大致可分为以下 4 类：

1. 急性胆管炎或急性单纯性胆管炎（acute or simple cholangitis，AC）　临床上有胆道梗阻与感染表现。胆汁非脓性，清亮，细菌计数在 10×10^3/ml 以下。

2. 急性化脓性胆管炎（acute suppurative cholangitis，ASC）　除胆道梗阻与感染外，胆汁为脓性，细菌计数在 10×10^5/ml 以上。

3. 急性梗阻性化脓性胆管炎或重型急性胆管炎（acute obstructive suppurative cholangitis，AOSC，或 acute cholangitis of severe type，ACST）　除 ASC 的特征外，还有休克或神志障碍。

4. 急性高位梗阻性化脓性胆管炎或重型急性肝胆管炎（acute high obstructive suppurative cholangitis，AHOSC，or acute hepatocholangitis of severe type，AHCST）　为肝脏的一叶或一侧肝胆管发生梗阻与严重感染。

由于 AOSC 与 AHOSC 是腹部外科中的 3 大危重之一，本书将单独加以介绍。

【病因和病理】

（一）病因

急性胆管炎多为继发性，其病因大致可分以下几种：

1. 胆管结石 该类结石性胆管炎最为多见，结石梗阻胆管后常继发细菌感染。结石多为胆色素钙结石。

2. 寄生虫污染 以蛔虫为最多见，蛔虫将肠细菌带入胆道，加之蛔虫毒素的刺激和胆管梗阻，从而发病。目前我国因卫生状况不断改善，肠道蛔虫发病率已降至很低，胆道蛔虫发病已极为少见。

3. 胆道狭窄 可继发于十二指肠乳头狭窄或手术后造成之胆管狭窄。对于胆管结石引起的胆管炎，也多有胆管狭窄的存在，两者互为因果。

4. 细菌感染 来自各方面的细菌，如肝脏、胆囊、十二指肠、胰腺或血行播散等，进入胆管而引起炎症。在正常情况下，胆管内可能存在少量细菌而不发病，在机体抵抗力低下或有胆管有梗阻时，则引起发病。

5. 其他 较少见的原因还可能有病毒感染（来源于病毒性肝炎）、化学性或酶性胆管炎（在胆胰管合流异常的情况下，胰液进入胆道而引起炎症），以及胆管肿瘤、慢性胰腺炎、粘连团块等引起的胆管炎。

（二）病理变化

急性胆管炎的病理变化可概括为以下几方面：

1. 胆管 胆管病理损害的轻重与梗阻、感染的程度有关。通常可见到胆管扩张、胆管壁增厚、充血、水肿、炎性细胞浸润，但多以黏膜层的病变为主。严重者可有胆管壁的坏死、穿孔。胆汁可变成混浊或脓性，梗阻时间长者，可呈白色胆汁。由于肝内胆管感染引起的胆道出血，也是临床上可以遇到的一种严重并发症。

2. 邻近器官 由于胆道感染的扩散，向上可引起肝实质的损害，向下引起胰腺的炎症。病情严重者还可引起远隔系统或器官的损害，详见本节“急性梗阻性化脓性胆管炎”。

【临床表现】

急性胆管炎的临床表现可有很大差异。临床上肝外胆道梗阻导致的胆道感染时主要表现为上腹疼痛、高热寒战和黄疸的 Charcot 三联征，严重者伴发感染性休克及神志改变称 Reynolds 五联征。

（一）腹痛

腹痛是急性胆管炎的主要症状，多位于剑突下偏右侧。肝胆管梗阻引起之胆管炎，其腹痛位于肝区或右上腹。腹痛的性质多为持续性伴有阵发性加重。常向背部或右肩部放射。

（二）恶心呕吐

腹痛发生后不久即可发生，但呕吐后不能使腹痛缓解。呕吐的内容物为胃液或十二指肠液，若蛔虫引起者，可呕吐蛔虫或在呕吐物中查到蛔虫卵。

（三）发热与寒战

急性胆管炎的发热程度不一，高热时常伴有寒战，表明病变侵犯肝内胆管，为细菌内毒素吸收的表现。

（四）黄疸

黄疸为胆管炎的重要表现。大约有 70% 的患者可有程度不同的黄疸存在。体格检查常为急性病容，或因急性腹痛而呻吟不已，或因高热寒战而蜷缩颤抖。多有程度不同之脱水或酸中毒，巩膜与皮肤可有黄染。舌红苔黄腻或黄燥，脉弦数或滑。剑突下或上腹部多有明显压痛，当出现胆管周围炎时，可有反跳痛及肌紧张。但要注意到在老年人和较肥胖患者，其腹部体征常不十分明显。腹壁较薄的患者有时能触到胀大的胆囊，肝脏多肿大，有触痛。

【诊断与鉴别诊断】

急性胆管炎多有反复发作的病史，有的做过胆道造影检查或有胆道手术史，故一般诊断并无困难。

实验室检查对本病的诊断可提供不少帮助。除白细胞计数及中性粒细胞增加外，尿胆红素可呈阳性。谷丙转氨酶多呈轻度增高，有黄疸时除血胆红素增高外，血清碱性磷酸酶和 γ-谷氨酰转肽酶多有升高。

B 型超声检查为必不可少的诊断方法。可发现胆道系统扩张，如能证实有胆道内结石或蛔虫的存在，更有助于胆管炎的诊断。

胆道 X 线造影（包括排泄性与逆行性造影）需在急性症状消退两周后进行。

需与急性胆管炎相鉴别的有肝脓肿、病毒性肝炎、急性胰腺炎、胆道蛔虫病等。

【治疗】

急性胆管炎的治疗可参照本章“急性胆囊炎”和“急性梗阻性化脓性胆管炎”的治疗原则进行。

由于胆管的部位较深，病变又常复杂交错，非手术疗法又能控制绝大多数病例，因此非手术疗法应作为急性胆管炎的首选治疗手段。在严重病例，解除梗阻是各种治疗的前提，在紧急情况下视情采用 PTCD 或 ENBD 是非常有效的方法。病情缓解后对胆道系统进行详细的检查，对于需要进行手术治疗的患者，择期进行手术。由于病情已经稳定便于选用针对性强的根治性手术，不但能减少并发症，降低死亡率，而且还能提高远期疗效。

非手术的治疗方法包括液体疗法、抗生素的应用、解痉止痛药物的应用、中草药、针刺等中西医结合的综合疗法。

手术疗法用于非手术疗法不能控制的急性胆管炎、反复发作的胆管炎以及胆道有明显梗阻因素者。胆总管探查与引流术是急性胆管炎的基本术式，还可根据病情选用胆道内引流术。

四、急性梗阻性化脓性胆管炎

急性梗阻性化脓性胆管炎（AOSC），是胆道感染中最严重的一种疾病，具有发病急骤、病情重、变化快、并发症多和死亡率高等特点，因而有人主张把AOSC作为一种独立疾病，以便引起人们的重视。

AOSC是1961年由Glenn所命名，在我国原发性胆总管结石和蛔虫污染高发地区，AOSC的发病率可以占胆道疾病的15%以上。

【病因和病理】

AOSC的病因与病理特点虽与急性胆管炎相同，其基本发病因素不外胆管梗阻和细菌感染，但其病理损害极其严重，且常有其他系统和器官的功能损害和衰竭。

（一）病因

1. 胆道梗阻 以胆道结石与胆道狭窄最为常见。

（1）胆管结石：多发生在胆总管的下端有胆色素钙结石，结石多少和大小不一，有时合并有胆囊结石或肝内胆管结石。胆囊结石，尤其是颈部大结石可导致肝总管受到压迫而引起胆道梗阻，称为Mirizzi综合征。

（2）胆道狭窄：各种原因导致的胆道狭窄可因胆汁排泌不畅、逆行性细菌感染而引起胆道完全性和不完全性梗阻。其原因近年来已由炎性、先天性等转至医源性、外伤性。狭窄与感染互为因果，并加重梗阻程度。

（3）其他原因：腹部周围肿瘤发病率的升高，恶性梗阻所致胆道感染的发生率也在不断增加。除此之外，蛔虫感染地区的胆道蛔虫症、硬化性胆管炎、先天性胆管囊状扩张等也是胆道梗阻的成因。

国内外学者注意到胆道梗阻与胆道压力的关系。在动物实验中证明，当胆道压力超过1.96kPa（$20cmH_2O$）时，注入胆管内的大肠杆菌就会出现在胸导管；当压力超过2.45kPa（$25cmH_2O$）时，就会出现菌血症；当压力超过3.53～3.73kPa（$36～38cmH_2O$）时，肝脏分泌胆汁的功能就完全停止，胆道内压升高至$>30cmH_2O$（$1cmH_2O=0.098kPa$）时，细菌和毒素可通过毛细血管和淋巴系统进入全身循环，这种胆管静脉反流（cholangiovenous reflux）是AOSC并发一系列全身并发症如严重的脓毒血症，甚至发生感染性休克或多器官功能损害的根本原因，也是导致良性胆道疾病患者死亡的主要原因。

2. 胆道感染 AOSC的致病菌为革兰阳性与阴性细菌的混合感染，此外尚有厌氧菌。

（1）革兰阴性杆菌：大肠埃希菌（大肠杆菌）是AOSC的主要致病菌，胆汁培养的阳性率可达80%以上。其次为副大肠杆菌、绿脓杆菌、变形杆菌等。值得提出的是有人测定胆汁内毒素的浓度，可超过正常浓度的20倍。

（2）革兰阳性球菌：包括金黄色葡萄球菌、链球菌等，其培养阳性率约占20%～40%。

（3）厌氧菌：AOSC时的厌氧菌感染率是较高的，可达80%～100%，目前由于培养技术所限，文献报告的阳性率在50%左右。厌氧菌主要包括革兰阴性杆菌的脆弱类杆菌和梭状芽孢杆菌，少数为革兰阴性球菌（韦荣球菌）和革兰阳性球菌（消化球菌）。

（二）病理变化

AOSC的主要病理变化有以下4个方面：

1. 胆道 胆管直径多增粗，甚者可达3cm以上，胆道压力增高，胆管内有脓性胆汁，甚者为胆管积脓。在胆管的不同部位常有狭窄，部分患者中常可发现结石、肿瘤或蛔虫。胆管黏膜表面为絮状物所覆盖，胆管壁有水肿、充血，常有糜烂或溃疡。胆囊除少数病例萎缩外，多显著增大，且有急性胆囊炎的改变。

2. 肝脏 肝脏肿大，色紫红、暗红或褐绿，表现充血、水肿。感染严重时可有肝内多发性肝脓肿。肝脏显微镜检查可见肝细胞肿胀，大小不一，胞质疏松，肝细胞索紊乱，肝窦扩张，胆管内及周围有中性粒细胞及淋巴细胞浸润。

3. 肝周围病变 AOSC引起的肝周围病变也是不可忽视的。肝胆管的炎症可引起肝周围炎；肝表面的脓肿可破裂形成胆汁性腹膜炎或与膈肌粘连，甚至穿破膈肌形成肺脓肿、脓胸或化脓性心包炎。

4. 败血症和中毒性休克 由于胆道压力增高和大量细菌繁殖，细菌及其毒素可通过胆管—静脉反流，进入血液循环，引起败血症和中毒性休克，随之可发生一系列病变，如肝、肾衰竭、弥散性血管内凝血、中毒性脑病等。

近年来认识到，AOSC为多器官衰竭（multiple organ failure，MOF）或多器官功能不全综合征（multiple organ dysfunction syndrome，MODS）的原因之一，累及的器官愈多，死亡率亦愈高。

AOSC的病因病理可概括如图34-4-1。

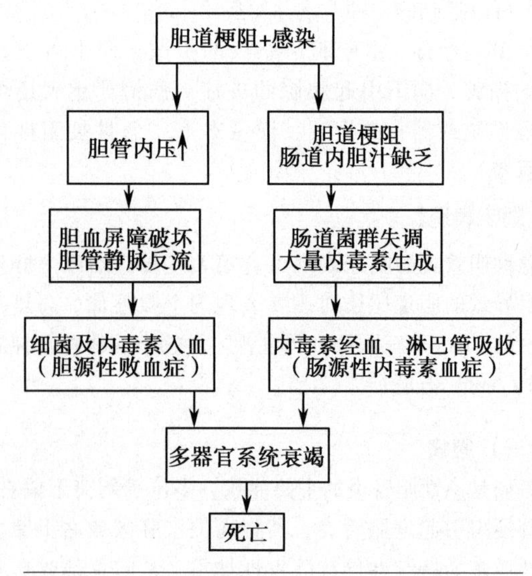

▶ 图34-4-1 AOSC病因与病理示意图

【临床表现】

AOSC的诊断标准尚不统一。有人认为，凡具有明显的典型的三联征（腹痛、寒战发热与黄疸）者，即应考虑到

34

AOSC的可能，不一定等待休克的出现；有人认为除三联征之外，必须有血压降低；还有人认为除三联征之外，还应加上中毒性脑损害。目前，多数人认为，AOSC的诊断标准应是四联征或五联征（Reynald）。

（一）急性胆道感染症状

AOSC的发病早期，多有右上腹痛、恶心呕吐，随之出现寒战与发热。热型多为弛张热，常是多峰型，高热之前常有寒战。当胆管梗阻到一定程度时，出现黄疸。实验室检查发现这类黄疸为梗阻性，同时合并有肝细胞损害。查体可发现剑突下及右上腹有明显之压痛及肌紧张。多有胆囊胀大、肝肿大。

（二）中毒性休克

一般在发病后24小时左右，出现烦躁不安、脉搏加快、呼吸急促、四肢及口唇发绀，随之血压下降，出现休克。同时并有脱水、电解质紊乱、酸中毒、尿少或无尿等。

（三）中毒性脑损害

在休克前后出现烦躁不安、嗜睡、谵妄、神志不清，以及昏迷等中枢神经系统症状。晚期病例可出现凝血机制障碍、弥散性血管内凝血（DIC）、肝、肾综合征等。

根据以上临床表现，华西医科大学（现四川大学）冉端图提出以下分类很有帮助（表34-4-2）。

【诊断与鉴别诊断】

AOSC的诊断一般并无困难。一个胆道感染病例，若出现Charcot三联征，则要考虑AOSC的存在，若同时出现休克或Reynald五联征，则确诊无疑。在临床诊断中，AOSC常有以下特点：

表34-4-2 AOSC的分类

临床分型	临床表现	治疗原则
Ⅰ单纯	1. 感染症状 2. 明确的过去史 3. 右上腹剧痛（区别其他上腹部） 4. 肝大、叩痛 5. 黄疸或AKP增高 6. B型超声波显示胆管扩大，有蛔虫或结石 7. ERCP或PTCD或手术发现胆管高压或脓性胆汁	非手术治疗 中西医结合 注意观察休克及时有效减压 Ⅰ=1（或2）+（3~6任一项） Ⅰ=7+1
Ⅱ休克	8. 低血压，<10.7kPa（80mmHg）或脉压<2.67kPa（20mmHg） 9. 皮肤色泽，甲皱变化 10. 神志变化 11. 脉搏快 12. 电解质紊乱，酸碱失衡等	及时减压，PTCD，手术引流注意肝内胆管梗阻 Ⅱ=1+（8或9）+（10~12任一项）
Ⅲ肝脓肿	13. 弛张热>39℃，WBC>20×10^9/L，中性>90% 14. 败血症 15. 难纠正的内环境紊乱 16. 胆道减压引流后症状不好转 17. 超声波导向穿刺吸脓 18. 手术中穿刺可疑脓肿及脓或活检证明	口服药，门静脉插管滴药切开引流，穿刺抽脓，滴药，肝切除 Ⅲ=Ⅰ或Ⅱ+（13~15任一项） Ⅲ=17或18
Ⅳ多器官衰竭	19. ECG心肌损害，血压脉搏不稳 20. 呼吸窘迫>30次/分面罩给氧不改善PaO_2<8.00kPa（60mmHg） 21. BUN、Cr等增高 22. DIC 23. 肝功能减退 24. 消化道出血，应激溃疡 25. 内环境紊乱，不能改善或稳定	监护治疗 Ⅳ=Ⅰ或Ⅱ或Ⅲ（19~25任一项）

34

（一）临床特点

多有胆道病史或胆道手术史。据统计，AOSC 有胆道病史者达 80% 以上。发病年龄以壮年为多。发病急骤，病情发展迅速。

（二）实验室检查

白细胞计数明显升高，一般为 20×10^9/L 以上，中性粒细胞也明显升高。若白细胞计数低于正常时，表明感染极度严重、机体抗病能力极差，预后更为不良；肝功能检查有血清胆红素，尤其是直接胆红素升高，血清谷-丙转氨酶、碱性磷酸酶与 γ-转肽酶升高；血 pH 值下降，少数患者血尿素氮和肌酐升高。

（三）B 型超声波检查

B 型超声波检查对诊断与治疗有很大帮助。可见到增粗的胆总管、增大的胆囊，还可见到胆道内的结石，也常发现胆道外的渗出液。

（四）其他检查方法

有人报告经皮肝胆道造影引流术（PTCD）对 AOSC 有诊断与治疗价值，内镜逆行性胆胰管造影（ERCP）对胆道内部情况的了解十分重要。需与 AOSC 相鉴别的疾病中，内科疾病有右下大叶肺炎、右侧胸膜炎、急性病毒性肝炎等，外科疾病有肝脓肿、重型急性胰腺炎、溃疡病急性穿孔等。MRCP 具有无创性，对胆道扩张的病例图像清晰，并可重复检查，对诊断有一定价值。

【治疗】

关于 AOSC 的治疗，目前仍存在很大分歧。有人主张：本病一经确诊应尽快采用手术治疗，理由是持续存在胆道梗阻、感染、败血症、内毒素血症等可引起较高的死亡率。持反对意见的人认为，急症手术的死亡率并不低，且胆道内病变往往不能 1 次根除，因而主张在积极的全身治疗与监护，尽快纠正患者的全身情况，在 3 天内行早期手术。中西医结合治疗 AOSC，区别不同的情况，使多数患者变急症手术为择期手术，除能降低死亡率外，多能 1 次手术予以根治。特别是近年来介入放射学的开展，如经皮肝穿刺胆道引流术（PTCD）、内镜鼻胆管引流（ERBD）、内镜括约肌切开术（EST）等，为 AOSC 的非手术疗法扩大了应用范围。

治疗 AOSC 要注意处理好以下 3 方面的关系：①全身治疗与局部治疗的关系；②手术治疗与非手术治疗的关系；③西药治疗与中药治疗的关系。

（一）全身治疗

无论采用哪种治疗方法，全身治疗都是不可忽略的，而且要求迅速有效。此外，必须在有现代设备的条件下进行监护治疗，包括血气检查、心肺功能的监护、留置导尿管等：

1. 抗休克　当患者处于休克状态时，首先要抢救休克。包括补充有效循环血容量（第 1 个 24h 给予 4000～7000ml）、纠正酸中毒（给予 5% 碳酸氢钠溶液）、改善微循环，可给予丹参注射液、参脉注射液等，必要时可给激素、强心剂或升压药物。

2. 中药与针灸　根据中医辨证，AOSC 属于胆道感染的毒热或脓毒期，但热深厥深，四肢逆冷。在中药的应用上以大柴胡汤辅以清热解毒、清热利胆、通里攻下中药，但要注意以下几点：

（1）重用清热解毒药：常用药如金银花、连翘、蒲公英、紫花地丁、野菊花、夏枯草、黄芩、黄连、龙胆草等。

（2）重用通里攻下药：大黄用量可加大至 30～60g，务必使大便通畅，以每日 3～4 次为宜。

（3）清热利胆药：常用药物有茵陈、栀子、金钱草等，以增加胆汁流量、疏通胆道。

（4）在驱邪的同时注意扶正：除依靠输液及西药外，中药扶正对抗休克有较好作用，常用生脉散、参附汤或四逆汤。

一些单位报告，中药配合针刺右侧期门、日月，每次刺激 30 分钟有止吐、利胆、抗菌等作用。

3. 控制感染　抗生素的应用是非常重要的措施，对改善休克、防止并发症的出现，都十分重要。抗生素的使用原则是选用在胆道和血液中浓度较高，同时又对肝、肾功能无损害的品种。

随着抗菌药物在临床的广泛应用，在药物筛选和诱导的双重作用下，胆道感染的病原菌谱及其药物敏感性也发生了变化。诸多文献显示，近年来胆道感染的病原菌种类有增加的趋势，但仍以革兰阴性菌为主，其中大肠埃希菌占主导地位，其次为肺炎克雷伯菌属和铜绿假单胞菌；肠球菌属所占比率有所上升，而且在肠球菌属中有粪肠球菌逐年减少，而屎肠球菌逐年增多趋势；另外真菌感染、厌氧菌感染也有报道。革兰阴性菌的药敏情况从总体上看对头孢类、青霉素类和喹诺酮类都有很高的耐药率，对碳青霉烯类、阿米卡星、β-内酰胺类加酶抑制剂、氨基糖苷类抗菌药物的耐药率保持在较低的水平。革兰阳性菌对替考拉宁、万古霉素、利奈唑胺等药物的敏感率较高，而对红霉素、呋喃妥因、氨基糖苷类、喹诺酮类的敏感率较低。

（二）急症非手术胆道减压法

近年来先进技术与器械的运用，急症非手术胆道减压方法发挥愈来愈大的作用。这些方法大致有：

1. 胆囊穿刺置管术　详见“急性胆囊炎”。

2. 经皮肝胆道引流术（PTCD）和经皮肝胆囊引流术（PTGD）　经皮肝胆道引流术是在经皮肝、胆道造影术（PTC）的基础上发展起来的。最好是在超声波或 CT 导向下进行。当特制的套管针刺人胆管后，可引出脓性胆汁，再放入胆道内塑料管行持续引流。由于胆道压力下降，胆道感染可迅速控制。胆道造影后，可再进行手术治疗。

3. 内镜鼻胆管引流术（ENBD）　施行 ENBD 可使急性

症状得以缓解，天津市南开医院应用此法治疗了大量重症胆管炎的患者，取得了成功的经验。对于少数因结石嵌顿在壶腹部的AOSC可行内镜括约肌切开术（EST）。切开后常可见到嵌顿结石，用导管向上推动结石可流出脓性胆汁。插入塑料管，从鼻孔中引出，作持续引流。

（三）手术疗法

急症手术仅适用于病情十分严重，休克不能纠正或怀疑有胆囊穿孔等严重并发症者。因此，手术范围不能过大，时间不能过长。手术方式多为胆囊造瘘术、胆总管探查引流术。

早期手术是经过短期的积极治疗之后，水、电解质紊乱和酸碱失衡已得到纠正，经抗感染等治疗，全身情况已经稳定，此时进行手术患者多能较好地耐受。除胆总管探查取石、取虫外，常能同时切除胆囊，如情况允许也可行胆道内引流术。

择期手术是在急性症状消退和胆道彻底进行检查后所进行的手术。由于手术的针对性强，除难于取尽的肝内胆管结石外，多能较彻底地清除结石、胆管狭窄等病变，或行胆肠内引流手术，取得更为满意的远期疗效。

五、慢性胆管炎

慢性胆管炎（chronic cholangitis）是在反复发作的胆道感染基础上发生的疾病，临床上也十分常见。慢性胆管炎的原因多为胆管慢性梗阻与感染。胆管梗阻的原因可能为胆管狭窄、胆管结石等；胆道感染可能来自十二指肠，如胆道蛔虫的污染，也可能来自淋巴或门静脉。由于胆道手术例数的大幅增加，医源性胆道损伤已成为胆道狭窄的重要病因。作为补救手术所进行的胆肠吻合术，能导致大量的胆道逆行性感染，因此构成了慢性胆管炎的主要来源。

慢性胆管炎的病理轻重程度不一。轻者在大体标本上几乎无任何改变；病程较久时，可见胆管壁明显增厚，胆管内有混浊胆汁。胆囊也常有慢性炎症和胆管周围炎。胆汁的细菌学检查常有革兰阴性杆菌或阳性球菌生长。影像学上可见胆管壁增厚，CT常可见胆管腔内有气体，MRCP可见胆树呈“枯枝”状。

慢性胆管炎的临床表现多种多样。大致可分为以下5种类型：

（一）消化不良型

主要表现为消化不良症状，如食少、厌油、腹胀、嗳气等。

（二）腹痛型

主要表现为右上腹痛，一般不剧烈，隐隐作痛，少数情况下可有胆绞痛或伴有恶心呕吐。

（三）低热型

临床上常表现为原因不明的低热，查体时可有肝肿大和右上腹深压痛。

（四）黄疸型

临床上主要有黄疸，程度为轻型，有时为间歇性或伴有轻度右上腹痛。

（五）隐型

临床无明显症状，手术或尸检中偶然发现。

慢性胆管炎的治疗有非手术与手术疗法，一般情况下多采用非手术疗法，如中药、抗生素、利胆剂、解痉剂等。长期治疗不愈并发现胆道有明显梗阻病变或伴有结石，或炎症时应考虑手术治疗，切除病灶，引流胆管。

（崔乃强　崔志刚）

第五节 胆石症

胆石症（cholelithiasis）是胆道系统的常见病，因急性症状而住院的胆石症占外科急腹症的第2~3位。

【流行病学】

胆石症的发病率在不同地区、国家及民族差别很大。在美国成年人中胆石症。可达10%，其中印第安人的发病率更高。北欧、中美与南美皆为高发地区，日本的成年人中胆石症的发病率低于5%，而在东非胆石症极为少见。亚太地区原发性胆管结石的发病率明显高于欧美国家。黄耀权等调查天津市胆石症的总自然发生率为8.2%，并发现易患因素是：①胆囊结石易患因素与年龄、居住地、性别和营养有密切关系，P值均<0.05，其密切关系，其顺序：年龄>居住>性别>营养；②胆管结石发生率与农民、居住地、年龄和工人有密切关系，其顺序：农民>年龄>居住地>工人；③胆囊合并胆管结石自然人群发生率与居住地、工人、营养和年龄四种易患因素有关，其顺序为居住地>工人>营养>年龄。

西方国家的胆石症以女性，40岁以上肥胖者为多见，胆固醇结石为主。

我国胆石症患者女性稍多于男性，年龄范围较宽。据国内尸检材料统计，胆石症检出率约为7%，80岁以上的老年人可高达23%。根据国内26个省市146所医院经手术治疗的11 298例的分析，胆囊结石最为多见，共5967例，占52.8%；胆囊、胆总管结石1245例，占11.0%；肝外胆管结石2268例，占20.1%；肝内胆管结石1818例，占16.1%，原发性肝内、外胆管结石发病率为36.2%，较20世纪60年代报告的50%已有所降低。胆石症患者占普外住院患者总数的10.05%。在这一大组病例中，男3707例，女7635例，男女之比为1∶2。在西北及华北地区，男女之比为1∶3，但在华南地区则为1∶1。发病年龄最小者仅3岁，最高者为92岁，平均年龄为48.5岁。胆石症发病的高峰年龄为50~60岁。在我国的西安、兰州等西北地区以胆固醇为主要成分的胆囊结石为多，胆囊癌的发病率亦较高。

近年来，在我国一些中心城市胆囊结石与原发性胆管结石的比例已经发生了明显的变化。胆囊结石与胆管结石的比例，在北京为 3.4∶1，在上海为 3.2∶1，在天津为 4.5∶1。胆固醇结石在天津市占 64.8%，在上海占 71.4%，北京地区胆固醇结石与胆红素缩石之比为 1∶0.98，但在广大农村、边远地区及个别胆石症高发地区，仍以胆管结石及胆红素结石为最常见。这些情况显然与食品结构及结石的发病原因不同有关。

【病因与发病机制】

胆石症形成的机制是十分复杂的。近年的研究表明，临床上常见的两大类结石（胆色素与胆固醇结石）的形成机制不同。

（一）胆色素结石

胆色素结石多呈棕色或橘色、不定形、大小不一、易碎、切面呈层状，常遍布于肝内、外胆管系统。胆石的成分，以胆色素钙为主，胆固醇的含量一般不超过 20%。

胆色素结石形成机制与胆道的慢性炎症、细菌感染、胆汁淤滞、营养因素等有关。常见的致病因素有复发性化脓性胆管炎、胆道阻塞、胆道寄生虫病（最常见的是胆道蛔虫病和中华分支睾吸虫感染）。感染是导致结石形成的首要因素，感染细菌主要是肠道菌属，大多数患者的胆汁培养均有细菌生长，其中最主要的是大肠埃希菌，厌氧性细菌亦较常见。胆汁淤滞是原发性胆管结石形成时的必要条件之一，因为只有在淤滞条件下，胆汁中成分才能沉积并形成结石。引起胆汁淤滞的原因是多方面的：胆总管下端炎症、狭窄是常见的原因，有时胆总管下端可能并无机械性梗阻，但并不排除由胆管炎所引起的胆管下端水肿和 Oddi 括约肌痉挛时所致的功能性梗阻，在梗阻的近端，胆道内压力升高，胆管扩张，胆流缓慢，因而有利于结石形成。在此种情况下，胆道寄生虫病能促使结石形成，在不少患者中可见到以虫体或虫卵为核心所形成的结石。

正常胆汁中，胆红素主要是水溶性的胆红素二葡萄糖醛酸酯的结合型胆红素，但结石中的胆红素主要是不溶于水的游离胆红素。因而，胆汁中结合型胆红素的去结合化是形成结石的原因。胆道感染时，大肠埃希菌属和一些厌氧杆菌感染能产生β-葡萄糖醛酸酶，此酶在 pH 为 7.0 条件下，能将结合型胆红素水解生成游离胆红素，游离胆红素与钙离子结合形成不溶于水的胆红素钙，形成了胆色素结石。另外，胆汁中有来自组织的内源性葡萄糖醛酸苷酶，它的最适 pH 为 4.6，在适宜情况下，亦能水解胆汁中的结合型胆红素。此外，胆汁中的黏蛋白、酸性黏多糖、免疫球蛋白等大分子物质，炎性渗出物，脱落的上皮细胞、细菌、寄生虫、胆汁中的金属离子等，均参与结石的形成。

（二）胆固醇结石

该类结石与胆固醇代谢障碍有关。种种原因使胆固醇含量增多和/或胆盐、卵磷脂减少，使胆固醇浓度相对增多，则胆固醇就会从胆汁中析出而形成结石。1968 年 Admirand和 Small 用三角坐标来表示胆汁中胆固醇、胆盐和卵磷脂的相互关系（图 34-5-1）。三角坐标中的任何一点都同时反映 3 种物质在胆汁中的含量百分比（指其中一种物质占三种物质总含量的百分比）。正常胆汁的各点都应在三角坐标的曲线以下（图 34-5-1A 点），而胆固醇和混合结石患者的各点都在曲线上或曲线以上（图 34-5-1B 点）。

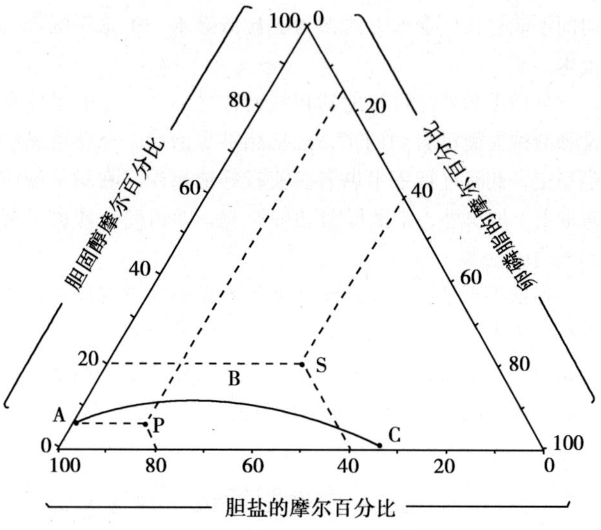

▶ 图 34-5-1 Small-Admirand 三角坐标

造成过饱和胆固醇沉淀的原因与以下因素有关：①肝脏胆固醇代谢异常；②肝肠循环障碍使胆酸池缩小；③饮食因素；④胆囊黏膜上皮脱落、雌性激素的影响等。

然而，近年来许多学者的研究发现，不但胆固醇结石患者胆囊胆汁中的胆固醇多呈过饱和状态，而且约有40%~80%的正常人胆囊胆汁也常是过饱和的。此外，肝胆汁的胆固醇浓度往往比胆囊胆汁高得多，胆固醇结石却大都在胆囊内形成。这样，人们已认识到 Admirand- Small 三角还不能充分地说明结石形成的机制。近十年来胆固醇结石形成机制的研究主要在以下方面：

1. 胆汁动力学平衡体系的研究 胆固醇在胆汁中主要以微胶粒（micelles）和泡（vesicles）两种形式维持其溶解状态。微胶粒由胆固醇、磷脂、胆盐组成。泡是胆固醇、磷脂组成的复合体，两者相互联系，可以相互转化，在胆汁中形成一个动力学平衡体系，对胆固醇的溶解和析出起调节作用。泡可以溶解 80%以上的肝胆汁中的胆固醇，是胆汁中胆固醇溶解及转运的主要形式。薄片（lamellae）是新发现的胆固醇、磷脂组成的聚合体，可以溶解一部分胆固醇，其作用机制尚待进一步研究。胆盐通过转运蛋白所产生电化学梯度分泌进入毛细胆管，而胆固醇与磷脂结合，以泡的形式由细胞支架（微管、微丝等）转运通过毛细胆管上皮细胞细胞膜，两个过程在一定程度上相互独立。当泡进入肝胆汁后，才与胆盐相互作用形成微胶粒，在成石性胆汁中泡与微胶粒同时存在。在某些情况下，如胆汁胆固醇分泌增加，胆盐分泌减少，以及某些促成核因子作用下等。胆固醇可以从微胶粒向泡转移，并使泡体积增大，不稳定，并容易发生聚集融合，从单层小泡到大泡进而形成复层大泡，析出胆固醇晶体，并可进一步形成胆固醇单水结晶，而单水结晶的生长和聚集是胆固醇结石的雏形。各种研究表明，由于胆汁胆固醇动力学平衡体系被破坏而产生的胆固醇过饱和是结石形成的基础。

2. 胆固醇过饱和胆汁产生的机制　过饱和胆汁是胆固醇结石产生的先决条件。80%的胆固醇在肝脏代谢，而胆固醇结石患者肝胆汁成核时间比胆囊胆汁短，故而肝脏是胆固醇过饱和胆汁的产生场所。过饱和胆汁产生的机制很复杂，主要有以下几个途径：

（1）胆固醇分泌增加：目前认为造成胆固醇分泌增加的因素主要有：①HMG-辅酶A还原酶活性增高，导致肝细胞合成分泌胆固醇增加。20世纪70年代，Salen G、Cogne等发现胆固醇结石患者的HMG-辅酶A还原酶活性增高，以后Key、Maton等也从不同角度证实了这一结果；②酰基辅酶A-胆固醇酰基转移酶（acyl coenzyme A-cholesterol acyltransferase，ACAT）的系统活性降低，致使胆固醇转化为胆固醇酯减少。ACAT是胆固醇酯化过程中的限速酶，广泛存在于肝脏及胆囊黏膜中，20世纪80年代以来，陆续报道ACAT在胆固醇结石患者的肝脏中活性降低，从而致使游离胆固醇分泌增加，促使结石形成；③脂类代谢紊乱：20世纪80年代以来，不少学者报道胆固醇结石患者存在着明显的脂类代谢紊乱，主要是：低密度脂蛋白（low-density lipoprotein，LDL）及乳糜微粒（chylomicron，CM）含量和/或具有活性的受体数目增加；极低密度脂蛋白胆固醇（very low densitylipoprotein-cholesterol，VLDL-C）含量增加；胆固醇逆向转运的载体高密度脂蛋白（HDL）含量和/或其在肝细胞膜上的受体数目减少；④由于7-α羟化酶活性降低，导致胆固醇合成胆酸减少，胆固醇分泌过多，年龄是一个重要因素。

（2）胆酸代谢障碍：胆汁酸是胆汁的主要成分，也是胆固醇体内代谢的最终产物。在肝细胞内质网微粒体酶系统作用下，胆固醇可逐步衍化为胆酸，7-α羟化酶为这一过程的限速酶。大部分胆固醇结石患者存在胆酸代谢障碍，主要表现在：①肝脏合成胆酸下降：胆酸合成主要受限速酶胆固醇7-α羟化酶及另外两个关键酶：12-α羟化酶、27-羟胆固醇-7-α羟化酶的调节，也受胆固醇以及肝脏胆酸流量的反馈调节。胆固醇7-α羟化酶、12-α羟化酶等都是细胞色素P450家族成员（CYP7A），在胆固醇结石患者中活性降低；②胆盐肠肝循环被破坏：对胆汁酸代谢动力学变化与胆固醇结石病的关系有过不少研究，表明胆盐肠肝循环被破坏可使体内胆酸池下降，从而导致结石形成；③胆盐成分改变：近年来国内外学者对胆盐成分变化对成石的影响进行了一系列的研究。胆固醇结石胆汁中去氧胆酸（DCA）的比例增加；胆酸（CA）鹅去氧胆酸（CDCA）比例升高；甘氨结合胆酸增多而牛磺结合胆酸减少（G/T比例升高）。

3. 促、抗成核因子　肝胆汁的胆固醇饱和度比胆囊胆汁高，但胆固醇结石很少在肝胆管内形成，从而提示在胆囊胆汁中存在着促成核因子，而40%～80%正常人胆囊胆汁为过饱和胆汁，却未形成结石，所以胆囊胆汁中还存在着抗成核因子。

（1）促成核因子：能促使胆固醇结晶析出的胆汁蛋白质中，有黏蛋白性和非黏蛋白性的糖蛋白，而后者有选择性与刀豆蛋白凝结素A结合的特性。大部分为免疫球蛋白、磷脂酶、纤维连接蛋白等。①黏蛋白：胆囊黏膜上皮细胞分泌一种黏蛋白，可促使胆固醇成核。过饱和胆汁、胆盐、前列腺素、阿司匹林及炎症刺激等均可影响黏蛋白分泌。黏蛋白分泌过多时，可形成黏性弹力凝胶（viscodastic gel）具有很强的胶着性，可使胆固醇结晶处于胶体状中，并促使其产生聚集，也有可能促进泡融合，形成复层泡，并减弱泡之间的排斥力；②免疫球蛋白：Harvey等分离、提纯了ConA结合蛋白，其中一部分被证实为免疫球蛋白，主要为IgM和IgA以后，这一研究小组的报告指出IgG也具有明显的促成核活性，在胆固醇结石存在的胆囊胆汁中，IgG的平均浓度是色素结石组或对照组的3倍，并且与CSI关系密切，当CSI处于1.2～1.4时IgG浓度最高。胆盐，尤其是DC可刺激IgG分泌，就成核活性而言，IgM>IgG>IgA；③其他促成核糖蛋白：近年来，国内外学者应用亲和层析、高效液相等技术，提纯到许多具有促成核活性的糖蛋白；如：130kDa糖蛋白，42kDa糖蛋白，纤维连接蛋白等。

（2）抗成核因子：20世纪80年代初，Seuell等人就在胆固醇结石患者的胆囊胆汁中发现多种载脂蛋白，Ktbe等将Apo Ai、Apo A2加入模拟胆汁中，可使成核时间延长1倍。另外，12、58、63kDa的糖蛋白，以及胆汁蛋白的片段等被认为具有抗成核作用。

4. 胆囊动力学异常　早在1856年Meckel von、Hensbach就已提出胆汁淤滞是胆石一个重要发病因素。

胆囊运动过缓导致胆囊剩余容积增大，当胆囊胆汁处于过饱和状态，且滞留在胆囊内时间过长时，可沉淀在胆囊黏膜表面，并且刺激黏蛋白的分泌，促使胆固醇成核。大量的动物实验表明，在结石形成之前，胆囊收缩力就已减弱。Carey等发现，正常人50%的肝胆汁进入胆囊，另50%排入十二指肠；而在胆固醇结石患者中，只有30%肝胆汁进入胆囊，70%则排入十二指肠，从而说明胆固醇结石患者胆囊排空容积减少，利用现代影像技术，如超声波、核素扫描等发现胆固醇结石患者的空腹胆囊容积、餐后或静注缩胆囊素（CCK）后残余容积均较正常人大，胆囊排空也延迟。

5. 胆固醇结石的免疫学研究　胆固醇结石患者往往伴有急、慢性胆囊炎提示感染也可能是胆石形成的重要因素，在炎症反应中，细胞因子充当了一个重要角色。TNF-α可以使肝细胞摄取胆酸，特别是牛磺胆酸减少。IL-6可抑制体外原代培养的肝细胞摄取胆盐，还抑制牛磺胆酸的转运蛋白以及 Na^{+}-K^{+}ATP 酶的活性，TNF、IL-2、IL-4 等可降低细胞色素 P450（如 CYP2A、CYP3A 等）的活性，而胆酸合成的限速酶 7-α 羟化酶就是 CYP7a。

6. 胆固醇结石的分子遗传病因学研究　胆固醇结石患者有明显的家族聚集倾向。多数学者认为，胆固醇结石是具有遗传背景的多基因疾病。与胆固醇结石成因关系密切的 7-α 羟化酶、载脂蛋白、胆固醇转运蛋白等均发现存在基因多态性。寻找胆固醇结石成因的独立候选基因已成为当前的一个研究热点。

（三）黑色结石

近年来黑色结石受到普遍的重视，有人称之为第 3 结石。根据日本东北大学第一外科的报告，在 20 世纪 60~70 年代，黑色结石仅占 10%以下，但到 20 世纪 80 年代已增加到 22%，现在已知，黑色结石的形成往往与并存的疾病背景和施行过某些特定的手术有关。

1. 肝硬化与胆石　根据佐藤寿雄的报告，在肝硬化的患者中并发胆石者为 13.3%，约为一般成年人的两倍。在这些结石中黑色结石占半数以上。在推论肝功能障碍与黑色结石形成的关系时，作者认为：肝硬化患者常有高胆红素血症，有利于结石的形成；另外，由于充血性脾肿大及脾功能亢进，可增加红细胞的破坏及溶血或为黑色结石的来源。

2. 溶血性黄疸与胆石　溶血性黄疸的患者，由于高胆红素血症存在常并发胆囊黑色结石。在佐藤寿雄报告的因溶血性黄疸而施行脾切除术的 58 例中，有 28 例（48%）已发生胆石，其中黑色结石 23 例，占 82%。

3. 胃切除术后的胆石症　许多报告证实在胃次全切除术后胆石症的发病率明显增高。佐藤寿雄等对胃切除前没有胆石的 300 例，进行了术后随访，术后发生结石者 58 例，占 19.3%。樱庭等对 120 例因胃癌而进行胃次全切除术的患者进行了随访。在随访半年以上的 43 例中，有 11 例发生了结石，发生率为 26%。一些作者认为，胃切除术后的时间与胆石发生率之间似无明显的关系，术后两年之内胆石的发生率已达 20%左右，说明在术后短期内即开始有结石形成。从结石的部位来看，仍以胆囊结石为主。从结石种类来分析，黑色结石约占 40%，其次为胆固醇结石，胆色素钙结石约占 17.4%。樱庭等的研究表明，在胃切除术后胆囊收缩功能低下，多呈弛缓性扩张，经过 3~6 个月后运动功能才大体上恢复到术前水平。该作者认为胆囊收缩功能低下，胆汁排出延缓，进而引起炎症，是术后结石形成的主要原因。如果对胃癌的患者进行胆道周围淋巴结清除术，由于胆囊周围粘连，会进一步加重排空障碍，从而结石形成的机会也进一步增加。

4. 心脏瓣膜替换术后的结石　瓣膜替换术后胆石的发生率明显增高。Mevendins 报告，胆石的发生率高达 31%，均为黑色结石。佐藤寿雄等对日本东北大学胸外科进行过瓣膜替换手术 1 年以上的 103 例患者进行了随访观察，发生胆石者 17 例，占 16.5%。替换机械瓣膜的胆石发生率高于生物瓣。因机械瓣更易产生溶血。结石以黑色结石为主。

除上述 4 种特殊情况外，有的报告还表明，在Ⅳ型高脂血症胆石的发生率增高。Ahl-learg 等的研究表明，此类患者肝 HMG-辅酶 A 还原酶的活性增高，约为正常人的两倍，故此类患者的胆汁多属于胆固醇超饱和胆汁，这可能是胆石发生率高的主要原因。糖尿病患者胆石发生率亦较高。佐藤寿雄等报告，男性发生率为 14%，女性为 16%。成石的原因可能是多方面的，有人认为与糖尿病患者胆囊收缩功能低下有关，还有人报告糖尿病患者胆汁酸浓度下降，从而引起胆固醇的超饱和。

【病理生理】

胆石症发生后，可引起胆道系统、肝脏以及全身一系列病理解剖及病理生理改变，主要有：

（一）胆囊

由于胆石的长期刺激及继发感染可引起急性或慢性胆囊炎，胆囊管发生梗阻后可导致胆囊积水，若继发细菌感染，则可形成胆囊积脓。胆囊坏死穿孔后则出现胆汁性腹膜炎。胆囊颈部结石可对肝总管形成压迫，甚至导致肝总管梗阻、坏死、穿孔，临床上可发生感染、黄疸，称为米瑞兹（Mirizzi）综合征。

（二）胆管

胆管结石造成胆管梗阻后使胆汁流通不畅，出现胆道压力增高，临床上表现为梗阻性黄疸。若有继发性细菌感染则可出现轻重不同的胆管炎。

（三）肝脏

胆石症引起的继发性肝损害与胆石的部位、胆管梗阻的程度与持续时间有关。据临床肝脏活体组织检查所见，胆管结石的患者几乎百分之百、胆囊结石则有 70%以上的患者肝脏形态学改变，病变程度可由轻微的炎细胞浸润直至胆源性肝脓肿、间质性肝炎、局灶性肝萎缩病和胆汁性肝硬化。

（四）全身损害

当胆石症并发严重感染及梗阻性黄疸时，可引起败血症等一系列全身性损害，甚至导致多器官系统衰竭（图 34-5-2）。

【胆石症的分类】

（一）根据结石形态特点分类

1. 结石部位　①胆囊结石；②胆总管及肝总管结石；③肝内胆管结石。

2. 结石大小　①泥沙样结石及微结石（横径<0.3cm）；②小结石（横径<0.5cm）；③中结石（横径 0.5~1.5cm）；④大结石（横径≥1.5cm）。

3. 结石形状　圆形、梭形、多角形、不规则形等。

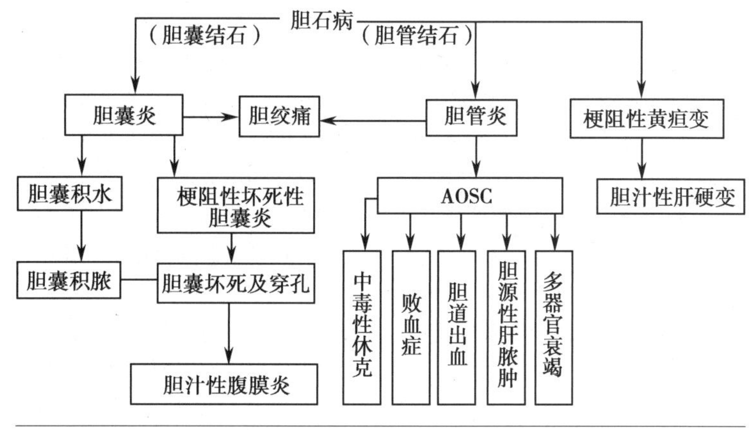

▶ 图 34-5-2 胆石症的病理变化示意图

4. 结石数量 单发结石、多发结石。

（二）根据结石成分和结石表面、剖面的特点分类

1. 放射状石 灰白、透明，剖面呈放射柱状，由结晶组成，核心多为少量色素颗粒团块。

2. 年轮状石 多为棕黄色，切面有放射状结晶，同时具有多个同心圆的深棕色年轮纹，此年轮纹非真正层次不能分离。

3. 岩层状叠层石 淡黄或灰白，呈致密光滑的叠层状，可以剥离，实体镜下为片状胆固醇结晶组成，各层间夹有细线状结构，为胆红素颗粒或黑色物质组成。

4. 铸形无定形石 多为深棕色结石，其形态由于所在解剖部位不同而各异，切面无定形结构。电镜下为大量胆红素颗粒和一些胆固醇结晶所构成。

5. 沙层状叠层石 剖面呈松弛的同心圆层状，为大小相仿的胆红素颗粒组成，各层间被白色颗粒分离，经定性大部分为胆固醇，少数结石的间隔为黑色物质所组成。

6. 泥沙状石 棕色、易碎、小块或泥沙状，电镜下皆为稀疏的胆红素颗粒集聚。

7. 黑色结石 即所谓“纯色素”石，见于胆囊内，直径约为0.5cm，黑色有光泽、硬、表面不规则，切面如柏油状。电镜下为片状颗粒状结构，排列极为致密。

第1~3类结石的主要成分为胆固醇，此类结石多发生于胆囊内。第4~6类结石主要成分为胆红素钙结石，此类结石可以发生在胆道的任何部位，但以肝内胆管与胆总管为多见，结石无一定形状，有时呈泥沙或胆泥状，硬度不一，常易压碎。

（三）根据中医辨证特点分类

1. 气滞型（肝郁气滞型）。
2. 湿热型（湿热蕴结型）。
3. 毒热型（热毒积聚型）。
4. 血瘀型（肝郁血瘀型）。

（四）根据临床特点分类

1. 胆囊结石

（1）无症状胆囊结石。

（2）有症状胆囊结石（绞痛性、急性及慢性胆囊炎）。

（3）胆囊与胆管结石：①以胆囊结石症状为主的胆石症；②以胆管症状为主的胆石症。

（4）伴有严重并发症的胆囊结石：①胆囊管狭窄；②胆囊积水；③胆囊积脓；④胆囊胰腺炎；⑤Mirizzi 综合征；⑥并发胆囊癌的胆囊结石；⑦并发 Oddi 括约肌狭窄的胆囊结石。

2. 胆管结石

（1）胆总管下端结石：①伴括约肌狭窄；②无括约肌狭窄。

（2）胆总管结石。

（3）肝内胆管结石：①右肝管结石；②左肝管结石；③多发性肝内胆管结石。

（4）胆囊与胆管结石。

（5）伴有严重并发症的胆管结石：①梗阻性黄疸；②急性梗阻性化脓性胆管炎（AOSC）；③胆管炎性肝脓肿；④胆道出血；⑤胰腺炎；⑥胆汁性肝硬化；⑦并发胆管癌变。

（五）胆囊结石的 B 型超声分类

CT 和 B 型超声波均能够初步满足这种分类的要求。由于 B 型超声波费用低廉且可进行多次重复检查，故更受到医学界的重视。

日本千叶大学第一内科土屋幸浩等提出了如下的分类方法，很有参考价值。

1. 大结石 直径在 1.0cm 以上的结石为大结石，根据其超声影像的特点分为 3 型：

（1）Ⅰ型结石：胆石表面呈现较浊回声的光团影像，向内部逐渐减弱，结石下面可出现声影，根据光团的形状又可分为Ⅰa（球型）、Ⅰb（半月型）及Ⅰc（新月型）。此类结石为胆固醇结石，无钙化。

（2）Ⅱ型结石：在结石的浅部出现一个狭窄的强回声光团，伴有一个强声影此为Ⅱa，如在结石的中心部又出现一个强光点则为Ⅱb。多为伴有钙化的混合结石，呈层状结构。

（3）Ⅲ型结石：结石虽可显示，但光团较弱，声影亦较模糊不清。此类结石为色素结石，多容易伴有细菌感染。

2. 小结石　直径在1.0cm以下的结石属于小结石，多发性为主，根据其占据胆囊容积的大小及结石群体结构又可分为：①充满型结石；②堆积型结石；③游离型结石；④浮游型结石及⑤块状型结石等5类。充满型结石及堆积型结石除表示结石数量多以外，也反映胆囊运动功能已经丧失或严重障碍。小结石容易引起胆囊管的梗阻及容易引发胰腺炎。

【临床表现】

胆石症的症状和体征与胆石的部位、大小、胆管梗阻的程度以及并发症的有无等因素有关，现将主要临床表现分述如下。

（一）临床症状

1. 腹痛　腹痛是胆石症的主要临床表现之一。胆石症发作时多有典型的胆绞痛，为上腹和右上腹阵发性痉挛性疼痛，伴有持续性加重，常向右肩部或肩胛部放射。腹痛的原因是胆石从胆囊移动至胆囊管或胆管内结石移动至胆总管下端或从扩张的胆总管移行至壶腹部时结石嵌顿所引起。由于胆囊管或胆道梗阻使胆囊或胆管内压升高，胆囊或胆总管平滑肌扩张及痉挛，企图将胆石排出而产生剧烈的胆绞痛。90%以上的胆绞痛为突然发作，常发生在饱餐、过劳或激烈运动之后。除剧烈胆绞痛外，患者常表现坐卧不安；甚至辗转反侧，心烦，常大汗淋漓，面色苍白，恶心呕吐。每次发作持续时间可以数十分钟到数小时。如此发作往往需持续数日才能完全缓解。疼痛缓解和消失表示结石退入胆囊或嵌顿于胆管下端的结石移动或通过松弛的括约肌排出胆道，此时其他症状亦随之消失。由于结石所在部位的不同，腹痛的临床表现特征也有所不同。

（1）胆囊结石：胆囊内结石（尤其是较大结石）不一定均产生绞痛，有的可以终生无症状，称之为安静胆囊结石（silent gallstone）。胆囊颈部结石极易引起急性梗阻性胆囊炎。胆囊袋，又称哈德门袋（Hartmann pouch），是胆囊颈部一个袋状结构，极易堆积结石而产生胆绞痛。除胆绞痛外，还可出现恶寒、发热等感染症状，严重病例由于炎性渗出或胆囊穿孔可引起局限性或弥漫性腹腔炎，因而出现腹膜刺激症状。部分病例可在腹部检查时触及胀大的胆囊。如结石不大或胆囊管直径较粗时，从胆囊排出的结石进入胆总管，但可能嵌顿在壶腹部引起胆绞痛、梗阻性黄疸、化脓性胆管炎，甚至出血性坏死性胰腺炎。

（2）胆总管结石：约75%的患者有上腹部或右上腹部阵发性剧烈绞痛，继疼痛之后约70%的患者出现黄疸，黄疸的深浅随结石嵌顿的程度而异，且有波动性升降、如胆石阻塞胆道合并胆道感染时，可同时出现腹痛、寒战与高热、黄疸三联征症状。病变在胆总管时，疼痛多局限在剑突下区，如感染已波及肝内小胆管时，可出现肝区胀痛和叩击痛。

（3）肝内胆管结石：常缺乏典型的胆绞痛，发作时常有患侧肝区持续性闷胀痛或叩击痛，伴有发热、寒战与不同程度的黄疸。一侧肝内胆管结石多无黄疸。如结石位于肝右叶疼痛可放散至右肩及背部；左侧肝胆管结石放散至剑突下、下胸部。如结石梗阻于肝左、右胆管或二、三级胆管，亦可引起高位梗阻性化脓性胆管炎的表现。

2. 胃肠道症状　胆石症急性发作时，继腹痛后常有恶心、呕吐。呕吐内容物为胃内容物，此后腹痛并不缓解。急性发作后常有厌油腻食物、腹胀和消化不良等症状

3. 寒战与发热　与胆道感染的程度有关：胆囊炎多继发于胆囊结石，它们之间有互为因果的关系，可出现不同程度的发热，梗阻性坏疽性胆囊炎可有寒战及高热，胆管结石常并发急性胆管炎，而出现腹痛、寒战高热和黄疸三联征。当胆总管或肝内胆管由于结石、蛔虫和胆管狭窄等造成胆管急性完全梗阻时，胆管扩张，胆管内压升高，管腔内充满脓性胆汁，大量细菌和内毒素滞留于肝内，通过肝窦状隙进入血液循环而导致败血症和感染性休克，此种病变称之为急性梗阻性化脓性胆管炎（AOSC）。典型的AOSC除上述三联征外，还可出现血压降低（四联征），如再出现神志障碍则称之为Reynald五联征。

4. 黄疸　胆囊结石一般不出现黄疸，但约有10%的患者可以出现一过性黄疸。发生黄疸的原因可有以下几种：①胆囊炎同时并发胆管炎或结石排出至胆总管；②肿大的胆囊压迫胆总管，引起部分性梗阻，即Mirizzi综合征；③由于感染引起肝细胞一过性损害，在合并胆总管结石时，约70%以上的患者可以出现黄疸，黄疸呈波动性，如不清除结石或解除梗阻，虽经各种药物治疗亦消退很慢，迁延日久可引起胆汁性肝硬化。

（二）体格检查

胆囊结石的体征与胆道梗阻的有无及炎症的严重程度密切相关。

1. 全身检查　在发作期呈急性病容，感染严重者有体温升高及感染中毒征象，如伴有呕吐或进食困难可有脱水、酸中毒表现，当引起胆道梗阻时巩膜与皮肤有黄染。

2. 腹部检查　胆囊结石的腹部压痛多局限于剑突偏右侧或/和右上腹胆囊区，胆囊复发性梗阻时可触及胀大的胆囊，随着炎症的加重，也可出现肌紧张与反跳痛。莫菲征在胆囊结石引起的胆囊炎中多呈阳性。

胆管结石的腹部压痛多在剑突下偏右侧，可能触及胀大的胆囊；位于肝内胆管的结石压痛在右肝区，有时伴有肝肿大；左肝管结石压痛位于剑突或左上腹部。

【诊断与鉴别诊断】

（一）诊断

根据病史、体检及必要的特殊检查，胆石症的诊断多无困难。对于少数缺乏明确病史及典型症状的病例，特别是老年患者，需借助于超声波或X线检查加以确诊。在出

现梗阻性黄疸时，要结合实验室和其他胆道图像检查加以确诊。对胆石症的诊断，不能仅仅满足于是否有胆石的初级层次诊断，还应对结石的部位、结石的大小及数目、胆囊的形态与功能改变、胆总管下端（包括 Oddi 括约肌）有无梗阻，以及是否合并有其他并发症等作出明确的判断。现将常用的诊断方法及检查程序分述如下：

1. 病史与临床表现　除无症状的胆石症外，70%以上的患者有典型的胆绞痛或胆道感染的病史，部分患者可有胆道手术史。为了能全面明确胆石症的诊断，必须仔细询问胆绞痛发作的情况，以及胆绞痛与其他症状如恶心呕吐、发热寒战、黄疸等之间的关系。腹部检查要注意压痛点的位置、右上腹饱满和胀大的胆囊。

2. 实验室检查

（1）在胆石症的发作间歇期，实验室检查多无阳性发现。

（2）发作期的检查所见与急性胆囊炎、急性胆管炎或 AOSC 相同。

（3）如出现梗阻性黄疸可见血清胆红素增高，血清碱性磷酸酶和 r-谷氨酰转肽酶升高。黄疸持续时间较长，可有不同程度的肝功能损害，严重者可出现凝血机制障碍。对梗阻性黄疸患者要按“半急症”对待，尽可能在较短时间完成各项检查并采取有效的治疗措施。

3. 十二指肠引流液检查　十二指肠液中查到胆沙或胆固醇结晶，有助于诊断，若查到细菌或寄生虫卵则更有参考价值。胆汁缺乏说明胆囊管有梗阻或者胆囊功能已经丧失。

4. 超声波检查法　该法是一种无创伤性的检查方法，是胆石症的首选诊断方法。除能发现胆石的光团和声影外，还能了解胆管扩张的程度、胆囊的大小和炎症程度，对疾病能做出定性定量的诊断，对选择治疗方法很有帮助。

5. 内镜逆行胆胰管造影术（ERCP）　ERCP 为一种诊断与介入治疗的理想方法。ERCP 常能显示胆管的内部病变，如结石阴影、胆管扩张的程度以及胆管下端有无梗阻等。

6. 经皮肝穿刺胆道造影术（PTC）　是梗阻性黄疸的重要检查方法。一般在 CT 或 B 型超声波导向指引下进行 PTC，可显示胆管扩张的程度和梗阻部位。肝内胆管扩张达 0.5cm 以上者，PTC 的成功率可达 95%上。

7. 手术中胆管造影、胆道镜检查与 B 型超声波检查 胆管结石的术中检查也十分重要，除常规检查外，应用手术中胆道造影与胆道镜检查可以大大减少残余结石的发生率。胆道镜检查还能直接观察胆道黏膜，做出胆管炎的形态学分类，对胆管的其他病变，如胆管狭窄、肿瘤等也能作出准确的判断。

术中 B 型超声波检查已在越来越多的临床单位中应用于临床。此种检查方法更便于肝内胆管结石的定位，同时还可较具体的了解肝、胰等邻近器官的病理损害，对于提高胆石症的手术效果有十分重要的实用价值。值得注意的是，上述几种特殊检查除需要有专用设备外，进行这些检查还延长了手术时间，增加了手术污染的机会，故应严重选择适应证，注意无菌操作，以免给患者增加额外负担。

（二）鉴别诊断

胆石症的鉴别诊断亦十分重要。

1. 发作期需要鉴别的疾病　先天性胆总管囊性扩张、胆道蛔虫病、胆道运动障碍、溃疡病穿孔、胰腺炎、肠梗阻、右侧肾结石、右下肺炎或胸膜炎等。

2. 非发作期需要鉴别的疾病　肝炎、肝硬化、肝或胆囊癌、胆管癌、壶腹周围癌、慢性胰腺炎、胰腺癌等。值得提出的是，胆石症常常伴发或继发于许多其他消化道疾病，如肝硬化、溃疡病、先天性胆总管囊性扩张、胆囊癌等。这些都增加胆石症的诊断与鉴别诊断上的困难性。

【治疗】

回顾我们治疗胆石症的历史，不难发现，20 世纪 50 年代以前基本上是采用外科手术治疗，20 世纪 60 年代在中草药治疗的基础上出现了排石疗法，20 世纪 70 年代许多单位开展了溶石疗法。之后，随着现代化诊断设备与技术的引进，人们发现原来采用的中药治疗对某些病例存在较大的盲目性，疗效也不肯定。而对于胆道感染、胆道功能性疾患疗效甚佳，因此在中西医结合围术期、胆道感染、胆道术后应用中药防止结石再生等方面有广泛应用并获良好临床结果。

1. 治疗方法的选择　胆石症治疗方法的选择，要根据患者的周身情况，发病原因，以及结石的位置、大小、伴随的病变等，进行合理的选择，有时还需要几种治疗方法配合使用。

（1）胆囊结石，原则上宜采用手术治疗，但也要区分不同情况，灵活对待。

1）无症状胆囊结石：对这类结石是不是需要施行预防性胆囊切除术，目前尚有不同意见。主张不做胆囊切除术的理由是，这类患者术前无症状或仅有轻微上腹部疼痛，如贸然手术，于术后症状有时比术前还要多。多数外科医生认为，凡确属在查体中发现的无症状结石，均可采用定期随诊的方法进行观察，待有明确的手术指征时再考虑手术。口服溶石药物对肝功能有一定损害，一般不主张采用。如有急性发作，应立即进行手术治疗，切除胆囊。

2）症状性胆囊结石：①伴急性胆囊炎的胆囊结石：除并发急性梗阻性坏疽性胆囊炎的胆囊结石需采用急性期手术治疗外，多数病例均先采用中西医结合非手术治疗以控制急性症状。然后进行胆道系统的全面检查，根据检查结果再决定施行手术治疗或非手术治疗。②伴慢性胆囊炎的胆囊结石：若患者已有反复发作，胆道系统检查有多发或较大结石者，宜采用手术治疗。对于 3mm 以下的微小结石，直径小于 0.5cm 的小结石，有人认为是一种危险结石，因游动性大，容易嵌顿在胆囊管内或引起胰腺炎等严重并发症，宜早期手术。③胆囊结石伴有继发性胆总管结石：

这类结石原则上宜采用手术治疗，但在具备较好内镜条件的单位，应先行内镜括约肌切开术（EST），先取出胆总管结石然后再行腹腔镜胆囊切除术，可缩小手术范围，减少住院时间。④伴有严重并发症的胆囊结石：这类结石应及时采用手术治疗，术前应尽量将病变的性质和程度判定清楚，以便选用合理的手术术式并最大限度地避免手术并发症的发生。

（2）胆管结石，胆管结石的适应证选择，大致可分为两类情况：

1）非手术治疗适应证：肝胆管泥沙样结石、胆总管结石直径小于2.0cm，均可采用十二指肠镜取石，一些内镜中心具有胆道镜的“子母镜”，更可以取出肝内胆管的结石。

当胆总管下端的狭窄段不超过2cm，结石直径不超过2cm者，可先行经内镜括约肌切开术（EST），用网篮取出结石，对较小分散的结石可给予复方大柴胡汤以增加胆汁分泌，冲刷胆道，可取得良好的治疗效果。较大结石可采用液电碎石或激光碎石的方法一次或数次取出结石。据天津市中西医结合急腹症研究所一组病例统计，在施行EST及中药治疗的115例中，排出结石者114例，占99.1%，其中完全排净者105例；结石排净率为91.3%。

2）手术治疗的适应证：对于有一叶或一段肝组织萎缩、肝内胆管多发结石、伴有胆管（肝内或肝外）狭窄以及其他并发症的胆管结石，应采用手术治疗。

2. 非手术治疗方法

（1）排石疗法

附：胆道排石汤（天津市中西医结合急腹症研究所）：用于各型胆石症。

组成：金钱草、茵陈各30g，郁金、木香、枳壳各10g，生大黄10g（后下）。

在20世纪80年代，有人将具有疏肝利胆、通里攻下作用的中药与具有解痉止疼效果的针刺疗法和能促进排便作用的硫酸镁按时间顺序联合给予，称之为排石的“总攻疗法”，以增加疗效，见表34-5-1、表34-5-2。

表34-5-1 胆道排石汤的随证加减

症状与体征	加减药物
气滞痛重者	川楝子、延胡索各10g，广木香加至30g
胃热甚者	金银花30g，连翘30g，板蓝根30g
胃热甚，脉洪舌绛	生石膏30g，知母30g，天花粉10g
湿热发黄	茵陈30~60g，栀子10g
恶心，呕吐	代赭石30g，竹茹10g
腹胀	厚朴10g，枳实10g
食欲不振	陈皮、蔻仁、焦曲麦各10g

表34-5-2 总攻疗法的改良（天津医科大学）

时间	措施
8：00	中药1剂，水500ml
9：00	针刺右期门，日月（15分钟）
9：15	脂餐，33%硫酸镁溶液

该种“排石”方法在20世纪七八十年代广为应用，对适应证选择较好的病例有一定疗效，但在排石过程中还应密切观察病情变化。如患者先有腹痛加重，随后突然缓解、体温下降或黄疸消退，往往提示为排石现象；若腹痛持续不止，体温升高，脉搏加快，血压下降，黄疸加重，则是病情加重，服用通便药物时，切忌太过，对体质虚弱者还要适当补液。排石过程中还进行常规的大便筛石。遇有结石过大、严重胆道感染、结石与胆管壁粘连等情况，排石可能无效，应及时中转手术。

（2）溶石疗法：胆石的溶解剂亦具备以下条件：①具有促进胆固醇、胆色素的溶解能力；②对身体无毒；③能与胆石较长时间接触或能维持一定的浓度。

胆囊结石的溶石疗法：目前最常用口服溶石剂是鹅去氧胆酸（chenodeoxy-cholic acid，CDCA）和熊去氧胆酸（urodeoxycholic acid，UDCA）。胆囊结石的溶解剂只对无钙化的胆囊胆固醇结石效果较好，而且结石的直径在0.5cm以下、胆囊功能较好的病例。CDCA的开始剂量为每天1000mg，然后减至每天500mg。近年不少报告指出：CDCA并非治疗胆石症的理想药物，因为溶石率较低（一般在20%左右）、服药时间长（一般要服半年到1年）、停药后结石还会再度形成。重要的是此类胆酸制剂对肝功能有一定损害，要每月进行肝功能检查，一旦有肝功能异常即应停药。

（3）内镜在胆石症治疗中的作用：由于现代科技的发展，内镜性能的不断改善，在胆石症的治疗中也发挥越来越明显的作用。

内镜取石的途径有：①经十二指肠镜取石：用网篮或取石钳取石；②胆道镜或经皮肝胆道镜取石：胆道镜取石已相当普遍，可手术中取石，亦可手术后经过T型管窦道进行取石。经皮肝胆道镜取石多用于胆管狭窄或不能接受再次手术的病例；③经腹腔镜胆道镜取石术，即“二镜联合”取石术：这种技术已在一些有条件的医疗中心应用于胆管结石中。首先在腹腔镜下切开胆总管，再以胆道镜进行胆道探查、取石。该术式不仅可用于肝外胆道结石的患者的治疗，亦可用于肝内胆管结石患者。其疗效确切，恢复快，住院时间短，已获得成熟经验；④碎石疗法：多用于胆道术后的残余结石中，可通过十二指肠镜进行，其碎石方法有：a. 机械碎石；b. 电气水压碎石；c. ND-YAG激光碎石。

（4）胆囊结石的体外冲击波碎石：体外冲击波碎石自1985年开始应用于临床，最初始于德国慕尼黑大学，现已有不少国家开始应用。最初的体外冲击波碎石装置由冲击波发生装置，超声波或X线装置、浴漕、脱气及给水装置以及油压悬动台等。新一代的碎石装置已不必以水浴方式进行操作。体外冲击波碎石主要适用于以下几种情况：①无钙化的胆固醇结石；②单发结石或最多不超过3个的多发结石，最大直径不超过2.5～3.0cm；③当患者体位变化时，可见移动的结石；④胆囊功能较好，适合于服用溶石剂者；⑤无严重系统疾病又能耐受冲击波治疗者。患者在硬膜外或全身麻醉后先用B型超声波捕捉结石，随后移动悬动台对好冲击波焦点，再次用B型超声波或X线核对位置。发射冲击波约1800次，治疗时间为20～45分钟，冲击波治疗后2h可经口进食，次日生活可转为正常。

在冲击波治疗1周前开始口服溶石剂，每日CDCA及UDCA各300mg，一般需服用以碎石完全排净后3个月为止。

根据德国Sackmann的报告，97例患者进行了101次冲击波碎石治疗，除1例外均取得了良好的碎石效果。碎石的排出还需要一定的时间：1个月内排净者仅30%，3个月为56%；6个月为75%。在碎石及排石的过程中患者可出现一定的反应，在Sackmann报告的病例中，有36例（37.1%）有偶发的肚腹痛，有一个患者并发了轻度胰腺炎。

经近30年的临床应用，体外碎石并未显示出早期报道的临床疗效。日本村田等人的报告表明，B型超声Ⅰa型胆石消失率最高，可达70%，Ⅰb型为38.9%，Ⅰc型则仅为15.4%。结石愈大消失率愈低，10～14mm结石的消失率为83.3%，15～19mm者为61.5%，20～24mm者为35%，25～29mm者仅为33.3%。

体外冲击波碎石为胆囊结石的治疗开辟了一条可能的新途径，但还必须正确地选择治疗适应证及进一步改进碎石及排石措施，否则也难取得满意的疗效。

3. 手术疗法　手术疗法是治疗胆石症十分重要的手段。由于我国胆石症在发病上的一些特点，如肝内胆管结石多、胆管狭窄多等，在胆石症的手术疗法上也积累了十分丰富的经验，治疗效果也不断提高。

手术时机：胆石症的手术时机，应根据胆道伴随病变的不同情况来选定。在可能的情况下，应尽量选择择期手术，避免急症手术。只是在胆道伴随有严重急性病变、难于用非手术疗法控制时，方考虑急症或早期手术，如胆囊结石伴有急性坏疽性胆囊炎，胆管结石并发急性梗阻性化脓性胆管炎等。

在有下列两种情况时，可考虑分期手术：

（1）胆囊结石的分期手术：胆囊结石并发急性坏疽性胆囊炎，因患者周身情况较差或伴有其他重要器官并发症或因胆囊周围解剖关系不清，难于采用胆囊切除术时，可先行经皮肝胆囊穿刺引流术（PTGD）或胆囊造瘘术，待病情好转后（一般为术后3个月左右），进行第2次手术。

（2）胆管结石的分期手术：在胆管结石合并急性梗阻性化脓性胆管炎（AOSC）或急性高位梗阻性化脓性胆管炎（AHOSC）时，以及布满胆管的肝内与肝外胆管结石（还常伴有胆管狭窄或肝叶的萎缩等），也很难采用1期手术予以解决。第1期手术通常要解决严重的感染或对肝脏影响较大的肝内梗阻问题，第2期手术再解决胆道的残余结石或建立新的胆肠引流。

【特殊类型的胆石症】

认识不足可能延误诊断造成不良后果，有代表性者为以下几种。

（一）Mirizzi综合征

是一种较少见的良性胆道梗阻性疾病，多指胆囊结石在胆囊颈或胆囊管嵌顿及其炎症压迫胆总管所引起的胆道狭窄甚至梗阻等病理损害。Mirizzi综合征发生率低，占同期胆囊切除术的1.0%～2.7%。造成Mirizzi综合征必须具备3个条件：①较大的胆囊结石嵌顿于胆囊Hartmann袋内；②胆囊管与肝总管并行；③由于胆石的压迫及胆石部位的长期慢性炎症，致使肝总管狭窄、内瘘等继发病理损害。根据病理改变选择外科治疗方法。Csendes等给Mirizzi综合征进行了分型：Ⅰ型：胆囊颈部或胆囊管结石嵌顿压迫肝总管；Ⅱ型：胆囊胆管瘘形成，瘘口直径小于胆管周径的1/3；Ⅲ型：瘘口直径不超过胆管周径的2/3，胆囊结石可部分进入胆管；Ⅳ型：胆囊胆管瘘损及胆管全周，胆石可部分甚至全部进入胆管形成梗阻。近年也有学者将Mirizzi综合征分为两型：Ⅰ型为无瘘型，Ⅱ型倒为有瘘型，他们认为这样更有利于手术方法的选择。

Mirizzi综合征有以下特点：患者年龄较大，多有反复发作的胆管炎。腹痛多为隐痛，黄疸常为轻度一过性。血清胆红素、SGPT、AKP升高。B超不能详尽的描述胆道的解剖而且过多依赖操作者的经验，一般多可见胆囊颈部解剖关系不清，胆囊腔变小，壁增厚，有较大结石于胆囊颈部，多提示本病存在。ERCP和MRCP被认为是描述胆系的最佳检查手段，但有潜在的并发症。MRCP是一种新型的非创伤性检查，能很好地显示胆系的正常及异常解剖，故诊断价值亦较高。

对于无胆囊胆管瘘的Ⅰ型患者采用单纯胆囊切除即可，对于已经发生胆囊胆管瘘者手术原则为切除病变的胆囊，取尽结石，解除胆道梗阻，修复胆道损伤及胆管引流。Mirizzi综合征胆囊常萎缩，Calot三角与肝、十二指肠韧带严重粘连，解剖关系不清。术中常见的副损伤为胆管横断，从胆囊底开始分离胆囊，直至胆囊颈或结石嵌顿部上方。切开胆囊，取出结石，术中尽量保留胆囊颈部与胆管联接的部分，并用此部分胆囊壁组织修补胆总管瘘口缺损。该方法安全可靠，并发症少。肝外胆道直径较扩张者亦可行胆总管-空肠Roux-en-Y术。

（二）十二指肠壶腹部结石

壶腹部结石可引起多样的临床表现。游动性结石可引起反复的胆绞痛、梗阻性黄疸；嵌顿性结石则引起持续性黄疸，需与壶腹周围癌相鉴别；伴有感染的壶腹结石常为化脓性胆管炎的病理基础；有胆胰管合流异常的患者，壶腹结石易诱发胰腺炎，有时可导致严重后果。据统计，壶腹部结石约占肝外胆道良性疾病的10%左右，随着ERCP及MRCP的广泛应用，术前确诊率已明显提高。这类结石一般不大，直径多在1cm以下，但由于结石的反复刺激及炎性反应，常伴有乳头及括约肌狭窄，故肝内外胆管的扩张多较明显。临床上必须对壶腹部结石的病理特点及临床表现有充分的认识，以便能作出及时的诊断及合理的治疗。

（三）并发胆内瘘的胆石症

包括胆囊十二指肠瘘、胆囊结肠瘘及胆总管十二指肠瘘等。

胆囊十二指肠瘘约占胆肠内瘘的80%。结石性胆囊炎的存在是其发病的基础。特别是在胆囊管梗阻时，胆囊周围纤维素性渗出或脓性渗出造成其与邻近的十二指肠粘连。炎症反复发作并在胆石嵌顿、压迫的情况下，使胆囊内压增高、局部血液循环障碍，继之胆囊壁与粘连的十二指肠壁之间坏死、穿孔，形成内瘘。还有人认为胆囊结石的直接压迫即可导致胆囊壁与邻近十二指肠壁的坏死而形成内瘘。胆囊十二指肠瘘的临床表现无特异性，多表现为结石性胆囊炎的症状，即间断性右上腹和上腹部疼痛，大多数在术中发现。对于反复出现胆管感染症状的胆囊结石患者，以及并发结石性肠梗阻的患者，应注意胆瘘特别是胆囊十二指肠瘘的存在。胆囊十二指肠瘘多发生在胆囊底部与十二指肠第1段之间，如瘘口直径较大胆石可经十二指肠排出，胆石症的症状可有所缓解。但有时还会出现逆行性感染的症状，需进行手术处理。胆囊十二指肠瘘手术治疗的原则是切除胆囊、清除结石、切断瘘管、修补十二指肠瘘口。

胆囊结肠瘘主要见于结肠肝曲部，主要表现是胆道感染，经常出现难于解释的发冷发热，在胃镜、十二指肠镜、ERCP或钡餐造影时得到证实。胆总管十二指肠瘘的发生率可能比预计的要稍高，近年来随着十二指肠镜的广泛应用，被证实的胆总管十二指肠瘘已屡见不鲜。多位于乳头部上方，为圆形或椭圆形的瘘口，结石可由该瘘口排出，但如瘘口不大或结石过大，不能使胆管结石排出，需施行手术治疗。

（四）胆石性肠梗阻与Bouveret综合征

胆石性肠梗阻是指胆道结石进入肠道所引起的机械性肠梗阻，临床表现多变，在各类肠梗阻中最为隐蔽。胆石性肠梗阻的发生率在胆石症中低于1%，占机械性小肠梗阻的1%～3%，女性多于男性，年长者多见。胆石性肠梗阻可表现为急性或慢性、高位或低位、完全或不完全性肠梗阻。在有胆石症或胆道手术史的患者中，尤其在肠梗阻时，同时伴有黄疸或胆囊、胆管积气时，要想到本病之可能。结石性胆囊炎、胆肠内瘘是其病理基础。细小的胆石可随肠蠕动推进随肠内容物自行排出体外，不引起梗阻。只有最小直径大于2.5cm的胆石才会造成阻塞。胆结石嵌塞部位以末端回肠占多数，为70%，其次为空肠占27%，十二指肠占1%～3%。

Bouveret综合征是胆石性十二指肠梗阻，也是胆石性肠梗阻中较多见的一种类型。本征由Bouveret于1896年首先报道。本征也以老年人多见，症状常不典型。通常是在胆石症长期发作的基础上，先发生胆道十二指肠瘘，结石排出后又堵塞十二指肠，引起十二指肠梗阻症状，如腹痛、呕吐、脱水、电解质紊乱和氮质血症等。若结石嵌顿在十二指肠球部，呕吐物为胃内容物；若结石嵌顿在十二指肠其他段，呕吐物为胆汁样。

Rigler描述了胆石性肠梗阻腹部X线片的4点特征：①胆道积气；②肠梗阻；③肠腔内有结石影像；④既往发现的胆道结石消失。超声检查不但可诊断胆石性肠梗阻，而且可精确显示结石的部位，比腹部X线片敏感。典型的超声检查结果包括：①积液的肠腔内结石的位置；②胆囊病变严重；③胆道积气。很多情况下，超声检查即可对结石性肠梗阻作出明确诊断而不需要更多的检查。CT扫描在急腹症的辅助检查中应用越来越广泛，Rigler标准对该项检查同样适用。螺旋CT扫描可以显示扩张的积液、积气肠管和积气的胆道及肠道内结石影，尤其是阴性结石，诊断胆石性肠梗阻的敏感度、特异度及准确度分别可达93%、100%和99%。

胆石性肠梗阻手术治疗的目的包括去除异位结石、解除肠梗阻和修补胆肠内瘘。长期以来人们对该病的具体手术治疗方法存在争议。一般两种手术方案：一种是肠管切开取石的同时行胆囊切除、胆肠瘘修补，即所谓一期手术；另一种是手术分二期进行，一期解除梗阻，二期修补内瘘、切除胆囊。

（五）胆心综合征（Bilio-Cardiac syndrome）

1977年前苏联学者Horpa首先提出关于胆心综合征的概念、发病原因及手术适应证。他认为，在胆道疾病过程中，由于胆汁淤积、胆道内压力升高、肝组织损害、心肌抑制因子（MDF）等的产生，以及水电解质、酸碱平衡失调，会引起心脏自动调节缺陷或心肌缺血等，这是出现胆心综合征的病理基础。临床上以老年患者多，常误诊为“冠心病”、“心绞痛”等。胆心综合征患者多有较长的胆道疾病史，单纯采用血管扩张药治疗多无效。如在手术后近期就得到明显改善，应考虑为本综合征。

（六）老年人结石性胆囊炎

我国已进入老年社会阶段，老年急性胆囊炎患者逐年增多，老年患者急性胆囊炎主要是胆囊结石导致胆囊管或胆囊壶腹梗阻所致，而胆囊结石的发病率随着年龄的增长而增加，70岁以上人发病率为13%～50%，80岁以上人发病率为38%～53%，而且老年人胆囊穿孔的危险性则高达40%～70%，老年人急性胆囊炎急症手术死亡率高达14%～19%。

1. 老年人胆囊结石合并急性胆囊炎临床特点

（1）并发症多：主要包括心脑血管疾病、呼吸系统疾病、糖尿病、肝脏病、肾脏病等。大多数老年患者同时存在两种以上的内科合并症，增加了围术期病情的复杂性和手术的风险。

（2）症状、体征不符：老年患者发生急性胆囊炎时，往往症状较轻，不如年轻人明显，可能与老年患者对疼痛的反应性降低有关。

（3）病情发展快：胆囊动脉为终末动脉，老年人常伴有动脉粥样硬化、血管壁狭窄甚至闭塞，加之血液黏滞度增加，在梗阻性胆囊炎时就会加重胆囊壁血运障碍。同时老年人免疫力下降、抗感染能力差，在胆囊急性炎症时容易发生胆囊化脓、坏疽，甚至穿孔。

（4）容易误诊：国内报道误诊率可高达 22.3%。由于老年人反应能力差，往往对痛觉迟钝，症状隐蔽，加之老年患者合并症多，急性胆囊炎容易与肺炎、心绞痛、右腰腿痛或消化不良相混淆，使诊断更加困难。而且在高龄患者合并症比较多的情况下，在治疗中也容易忽略急性胆囊炎的发生。

2. 治疗时机和治疗方法的选择　老年人由于通常合并重要脏器的功能衰退，一旦患病或发生应激状况时，重要器官的代偿功能不足，容易发展成危重状态，甚至危及生命，手术后并发症的发病率也更高。并且老年胆囊疾病患者大多具有病程时间长、反复发作致使胆囊萎缩或粘连严重、胆囊内结石大且多、可能癌变的特点，也增加了手术切除的难度，因而老年结石性胆囊炎应早期诊断并积极早期手术治疗。老年急性结石性胆囊炎患者，在纠正患者全身情况的基础上，若患者一般情况稳定，首选早期（发病时间 <72 时）手术，而不是急症手术，这样既可以降低病死率，又可以缩短平均住院时间。对发作间歇期的老年结石性胆囊炎，应尽可能施行择期手术，绝不能以年龄为手术指征或禁忌手术的标准。手术方式选择应遵循黎介寿指导的“腹部损伤控制性手术”的理念，根据患者全身状况和胆囊局部条件采取符合病情的“个体化”手术方式，包括腹腔镜胆囊切除术（laparoscopic cholecystectomy，LC）、开腹胆囊切除术、部分胆囊切除术和胆囊造瘘术等。

腹腔镜胆囊切除术（LC）与开腹胆囊切除术（OC）比较，具有创伤小 、痛苦少 、恢复快 、对生理干扰轻、住院时间短等优点，已经成为治疗胆囊良性疾病的金标准。鉴于老年结石性胆囊炎发病特点，如无明显手术禁忌，LC 手术应尽量在发作时间 <72 小时（最好 <48 小时）内完成。超过 72 小时后，组织炎症、水肿加重，创面渗血，胆囊积脓，甚至局部坏疽，Calot 三角区结构紊乱，甚至呈冰冻样粘连。行 LC 时，气腹形成不宜太快，流量在 1.5～2.0L/min，压力维持在 10～13mmHg 左右。术毕尽量排空腹腔内二氧化碳气体，减少一过性高碳酸血症的发生。手术操作要熟练，缩短手术时间，尽量不要超过 100 分钟，以减少气腹时腹腔高压对患者心肺功能的影响。术中应确认胆囊管和胆囊壶腹的解剖关系，手术操作要轻巧，避免过分牵拉胆囊管，以防引起迷走神经反射导致心率的变化。对于 Mirizzi 综合征、胆囊三角冰冻样粘连、解剖关系不清、分离困难、操作风险较大时，或胆囊动脉出血经常规方法无法止血时，应果断、及时中转开腹。中转开腹是为了保证手术质量，减少手术副损伤，避免手术并发症。

由于老年患者多有病情反复发作史，因此胆囊局部粘连较为严重，特别是胆囊三角可能辨别不清，因此手术难度明显增大。术中要仔细分离粘连，一定要辨明“三管一壶腹 ”的关系，离断胆囊管的原则是“宁伤胆囊，勿伤胆管 ”。传统开腹胆囊切除术时，对于胆囊炎症严重、粘连或萎缩的情况下，不强求完整切除胆囊，可采取胆囊大部切除术，残余胆囊黏膜可用电凝或超声刀破坏，文献显示该术式的疗效及安全性、可行性是肯定的。

对于急性发作的老年结石性胆囊炎，处理原则是简单、快速、解决问题。如发生胆囊壁坏疽、穿孔，粘连严重、解剖不清，加之患者全身状况尤其是心肺功能不能耐受长时间手术时，可取出胆囊结石后行胆囊造口术，不要强行剥离胆囊局部以免引起胆管瘘，在病情稳定后可择期再行胆囊切除术。如患者存在休克等严重情况，或心肺等重要器官功能无法耐受手术及麻醉打击，无法接受手术的情况下，可在超声引导下行经皮经肝胆囊穿刺置管引流术，以尽快缓解胆囊内压力，减轻炎症，改善血运，避免坏疽、穿孔、腹膜炎的发生。

3. 围术期的处理

（1）术前准备：老年患者多合并各种不同内科疾病，因此术前准备既要有普遍性，又要有个体化。针对老年患者，需要注意的是要进行心脏风险评估和呼吸功能检测，确定患者心肺功能对手术的耐受性，该工作要和麻醉师及心脏、呼吸专科医师共同进行。对并存疾病给予有效治疗，如有效控制糖尿病，改善心功能，控制心律失常，改善呼吸功能等，使老年人身体功能相对好转，在能耐受手术和麻醉的情况下接受手术治疗，以减少并发症的发生及降低死亡率。对于平时因内科疾病服用药物的，也要进行调整。口服降糖药的，术前要改用胰岛素皮下注射，以更好控制血糖，减少糖尿病并发症。口服阿司匹林等抗血小板药物的，需要术前 5~7 天停药，以减少术中及术后手术创面出血。口服华法林等抗凝药物的，应在术前 5 天改用低分子肝素皮下注射，至术前 24 小时停药，术后 24 小时酌情恢复。对老年患者进行静脉血栓栓塞症风险评估，对中、高危人群，术前要给予抗凝治疗，术中要用间断气囊加压装置促进下肢血压回流，防止下肢深静脉血栓形成。

（2）术后处理：采取快速康复外科（fast tract surgery，FTS）理念，减少疼痛刺激及手术应激反应，限制性液体输入。术后采用中西医结合方式，给予通里攻下、清热解毒、活血化瘀中药及针刺治疗能有效地恢复胃肠功能，使患者尽快恢复饮水、进食，可在一定程度上促进肠蠕动的恢复，保护肠黏膜，同时进食还能促进门静脉循环、加速器官功能的恢复。术后早期床上及下床活动，有利于胃肠道及心肺功能的恢复和降低泌尿系感染发生率，也降低术后静脉血栓栓塞症的风险。同时注意心、肺、肾等重要器官功能的保护，控制血糖并防止低血糖。另外要加强护理，医护人员应对患者术后活动进行系统的计划和组织，与患者多进行沟通，制定术后活动计划表，确保患者每天顺利完成康复训练目标。

【手术方法】

胆石症的手术方法甚多，要根据结石的部位与胆道的病理改变来选定。手术原则是在清除结石的同时，还要解决胆汁的引流问题。对于已不能恢复生机或已丧失功能的器官，如无功能的胆囊、萎缩的肝叶等，亦应同时切除。

临床上常用的手术方法，大致可分为以下几类：

1. 胆囊手术　包括胆囊造瘘术与胆囊切除术。

2. 肝外胆管手术　包括胆总管探查与引流术、经十二指肠 Oddi 括约肌成形术、胆总管十二指肠吻合术、胆管空肠 Roux-en-Y 吻合术、间置空肠胆管、十二指肠吻合术等。

3. 肝门及肝内胆管手术　包括经肝门肝内胆管切开探查取石术、经肝实质肝内胆管切开取石术、肝门与肝内胆管狭窄的成型术、肝叶切除术等。

各种术式的适应证与操作要点请参见本章第十二节胆道常用手术要点。

（崔乃强　吴咸中）

第六节　原发性硬化性胆管炎

原发性硬化性胆管炎（primary sclerosing cholangitis, PSC）是慢性胆汁淤积性疾病，其特征为肝内外胆管炎症和纤维化，进而导致多灶性胆管狭窄。大多数患者最终发展为肝硬化、门静脉高压和肝功能失代偿。PSC 是一种少见的胆道疾病，但近年来的报道有日渐增多的趋势。1924 年法国医生 Delbet 首先报道，又称 Delbet 病。一般的报告，其发病率占胆道手术的1%以下。

34

【病因和病理】

本病的发病原因尚不清楚。目前大致有以下 5 种说法：

（一）自身免疫学说

认为原发性硬化性胆管炎与自身免疫有关的理由是，该病可同时伴有自身免疫性疾病，如腹膜后纤维化、硬化性甲状腺炎、溃疡性结肠炎等。此外，胆管壁存在自身免疫性抗体。血液中嗜伊红细胞增多．有时血清内免疫球蛋白尤其是 IgG_4 升高，用类固醇药物治疗常可得到改善，这些都支持自身免疫学说。

（二）感染学说

认为大肠埃希菌的毒素或病毒可通过门静脉或淋巴系统进入胆道，作用于胆管造成慢性炎症，随后出现纤维化和胆管梗阻。原因之一是，大约 1/3～2/3 的患者合并溃疡性结肠炎。

（三）恶性肿瘤

认为 PSC 是一种发展缓慢的胆管癌或者该病可转化为胆管癌。有人在尸检中证实了这种可能性。

（四）其他因素

有人认为与类圆线虫感染有关；还有人认为该病与酒精中毒有关。

（五）综合性因素

近来有人发现，PSC 的发生并非单一因素所引起，而是某些综合性因素的结果。

PSC 发生后，胆管的病理变化包括胆管壁慢性炎症、纤维组织增殖与硬化、管腔缩窄变细等 3 种。从而造成胆汁淤积（细菌培养可呈阳性）和胆管周围炎，门静脉区可有炎细胞浸润和纤维组织增生。梗阻时间过久可产生胆汁性肝硬化。最后导致门静脉高压、食管曲张静脉破裂出血，以及肝、肾衰竭。

【临床表现】

PSC 没有特异的症状与体征，主要表现为进行性黄疸，其他症状可有右上腹痛、食欲不振或恶心呕吐、发热、皮肤瘙痒、体重减轻等。然而，由于病变部位的不同，临床表现可略有差异。病变在肝内胆管呈弥漫性者，主要表现为黄疸，但无胆管扩张及胆囊肿大，伴有血清转氨酶升高，常误诊为病毒性肝炎；病变侵犯胆囊管以下的胆总管时，除黄疸外，常有肝肿大和胆囊胀大，类似胰头癌。

常见的体征有右上腹压痛，很少有反跳痛与肌紧张。常有肝肿大，质硬、表面光滑。有时脾肿大。全身体征除黄疸外，可有轻度脱水及营养不良表现。晚期患者可有腹水与水肿。

【分类】

PSC 目前尚无统一的分类，Caroli 将该病分为两大类型：

（一）节段性硬化性胆管炎

根据侵犯的部位又可分为肝管结合部狭窄、肝总管狭窄和硬化性胆总管炎（sclerosing choledochitis）。

（二）弥漫性慢性硬化性胆管炎

病变侵犯到肝外与肝内胆管，胆囊与胆囊管也可同时受累。

我们根据病变侵犯的部位拟分为以下 3 型：

1. 弥漫型 PSC　指肝内与肝外胆管均有侵犯。

2. 肝内型 PSC　指病变主要侵犯肝内胆管。

3. 肝外型 PSC　指病变主要侵犯肝外胆管，其中可有节段性狭窄或较弥漫的狭窄；胆囊常受累。

也有人将 PSC 分为胆汁淤滞型、肝脾肿大型和胆管炎症型。

【诊断】

对 PSC 的诊断尚未形成统一的标准，目前多采用 Mayer

的7条标准：即①进行性、无痛性黄疸；②无胆道结石；③以前无胆道手术历史；④胆道系统管壁有广泛性、跳跃性增厚和狭窄；⑤较长期随访证实无恶性病变；⑥活检确定无原发性胆汁性肝硬化；⑦可伴有后腹膜纤维化、溃疡性结肠炎、局限性回肠炎等，但有人认为这一条标准不一定必备。

随着诊断方法的进步，未经手术而得到确诊的病例日益增多，“不通过手术探查难于明确诊断”的局面已经过去。结合作者的体会，提出非手术与手术病例的诊断标准（表34-6-1）。

表34-6-1 PSC的诊断标准

非手术病例	手术病例
1. 进行性、无痛性黄疸	1. 胆管变硬呈条索状，外径不粗，但胆管壁增厚，管腔细，可有胆管周围组织硬化
2. 无胆结石	2. 胆管壁病理检查有典型的组织学变化
3. 无胆道手术史	3. 肝组织活检能除外胆汁性肝硬化
4. 通过适当随访无恶性肿瘤	
5. B型超声波的典型特征	
6. ERCP有典型特征	
7. 能除外传染性肝炎、胆汁性肝硬化等疾病	

根据该病的发病特点、肝功能检查（与梗阻性黄疸类似），再配合胆道图像检查，多在术前能得出准确的诊断，其中尤以B型超声波检查、ERCP和MRCP更能为诊断提供可靠的根据。

（一）血液生化检查

胆红素测定多为中、重度增高，SGPT轻、中度增高，AKP与γ-GT中度增高，胆固醇中度增高，病程较长者A/G倒置。

（二）B型超声诊断

典型的声像图是胆道管腔明显狭窄，一般<4mm，胆管壁明显增厚，回声增强，累及胆囊时可见胆囊壁增厚，排空功能减弱。此外，在声像图上无结石及肿瘤存在。

（三）内镜逆行性胆胰管造影术（ERCP）

典型表现是十二指肠乳头扁平，有韧性感；胆管明显狭窄，胆管壁僵硬，呈“疏、枯、秃”状，有人形容为“枯树枝”样改变。

（四）磁共振胆胰管显影（MRCP）

MRCP与ERCP诊断PSC的准确性以及判断是否存在肝内胆管狭窄具有相似的诊断价值，但ERCP更有助于判断肝外胆管梗阻及严重程度。因此欧洲肝病学会（European Association for the Study of the Liver，EASL）建议对于怀疑为PSC的患者首先行MRCP，不能确诊时可考虑ERCP。美国肝病学会（American Asociation for the Study of Liver Diseases，AASLD）推荐：有胆汁淤积生化特征的患者，建议行间接的（MRCP）或直接的（ERCP）胆管造影以明确PSC诊断。

（五）手术探查或穿刺活组织检查

是最终的诊断方法。需与PSC相鉴别的疾病有淤胆型肝炎、良性胆管狭窄和胆管癌等。

（六）其他检查方法

文献中尚有报道，胆道镜检查与手术后T管造影的诊断方法。这些检查方法只能应用于手术病例。

【治疗】

PSC的治疗原则是减轻胆管梗阻、控制感染、保护肝脏和治疗并发症。治疗方法大致可分为3类：

（一）内科疗法

包括激素疗法（有抗炎及抑制纤维组织增生）、广谱抗生素（有控制和预防感染作用）、抗组胺药（有抗过敏作用）、免疫抑制剂（抑制自身免疫）、利胆药（促进胆汁分泌）、保肝药物等。

（二）中医药疗法

根据PSC的主要症状，可分初、中、后3期，根据不同病期的特点进行辨证施治。

1. 初期　正气尚足，表现为脾胃湿热发黄，黄如橘色，尿赤，舌红。治以清热利湿为主。

2. 中期　开始出现正气不足之病象，舌胖或无苔，脉细，应在清热利湿的基础上佐以补气扶正之剂。

3. 后期　为邪实正虚，黄而晦暗，水肿，神志恍惚，多为危象。治宜健脾理气、活血利湿。

笔者常用的中药见表34-6-2。

表 34-6-2 PSC 的中药选择

治则	中药
清热利湿	红藤、丹皮、黄芩、茵陈、栀子、蒲公英、龙胆草、泽泻等
活血化瘀	赤芍、桃仁、红花、丹参、郁金、延胡索、蒲黄、五灵脂、穿山甲、皂刺、三棱、莪术、大黄等
理气解郁	柴胡、木香、厚朴、枳实、莱菔子、青皮、川楝子、乌药、杭芍等
健脾扶正	党参、黄芪、白术、熟地、当归、枸杞子、沙参、麦冬、石斛、神曲、鸡内金等

（三）内镜治疗

当胆管存在显著狭窄（胆总管直径≤1.5mm 或肝胆管直径≤1.0mm），导致胆管炎、黄疸、瘙痒、右上腹痛或生化指标恶化时，需考虑行内镜治疗。内镜治疗的常用的方法有括约肌切开、导管或球囊扩张、支架置入等。内镜治疗显著狭窄之前应进行细胞学刷检和/或内镜活检，以除外同时合并恶性肿瘤。

（四）外科疗法

往往比较困难，疗效也不甚理想。对弥漫型和肝内型 PSC，目前尚无合适的手术术式。根据病变部位可试行以下手术：

胆管狭窄切除术和胆管内膜剥出术：适用于肝外局限型狭窄，只有极少数病例可能施行该类手术。

胆肠吻合术：对胆管下端狭窄，在无切除可能时，可酌情行胆囊、十二指肠吻合术、胆总管、十二指肠吻合术或肝总管空肠 Roux-en-Y 型吻合术。狭窄位置较高的 PSC 或者可能行肝内胆管空肠吻合术。

肝移植：由于缺乏有效的药物，肝移植是 PSC 终末期唯一有效的治疗手段。PSC 肝移植的适应证主要为门脉高压并发症、慢性肝衰竭、生活质量减低，还包括有些 PSC 特异性的指征，如难治性细菌性胆管炎、皮肤瘙痒、早期胆管癌。匹兹堡大学报告了 216 例 PSC 患者施行肝移植术结果。与同期 926 例 PSC 患者比较，肝移植术的患者生存期明显高于后者。目前已公认晚期 PSC 患者为肝移植治疗最成功的疾病之一，手术生存率大于 90%，5 年生存率大于 80%。对于 PSC 患者，肝移植术的适应证为肝功能不全和/或食管静脉曲张并有反复消化道出血。目前倾向于早期行肝移植术。

34

【特殊类型的硬化性胆管炎】

IgG4 相关硬化性胆管炎（IgG4-related sclerosingcholangitis，IgG4-SC）

（一）概念及临床特征

IgG4-SC 是以胆管壁 IgG4 阳性浆细胞浸润和明显纤维化为特征的一种硬化性胆管炎，其中约 90% 的患者同时合并Ⅰ型自身免疫性胰腺炎（autoimmune pancreatitis，AIP），而 60%～80% 的 AIP 伴发 IgG4-SC 造成的梗阻性黄疸。IgG4-SC 多累及大胆管，临床主要表现为梗阻性黄疸，胆管造影可见局灶性或多发性胆管狭窄，与原发性硬化性胆管炎（primary sclerosing cholangitis，PSC）、壶腹周围癌或胆管癌相似，并且环形、对称的胆管壁增厚不仅出现在狭窄的部位，而且也会出现在胆管造影正常的位置。但超声内镜检查可见弥漫性、对称性胆管壁环形增厚，其内外壁光滑且回声均匀，同时非狭窄节段（近端扩张胆管或胆管造影无异常节段）胆管壁也有增厚（大于 0.8mm），此与胆管癌明显不同，且 IgG4-SC 应用激素治疗有效。

（二）诊断标准

对于合并 AIP 或其他 IgG4 相关疾病的患者，如有硬化性胆管炎影像学表现及血清 IgG4 升高，即可诊断 IgG4-SC。IgG4-SC 必须与原发性硬化性胆管炎和胆管癌相鉴别，还要排除继发性硬化性胆管炎。对于 IgG4-SC 的诊断基于以下标准：①典型的胆道影像学表现：胆道影像发现肝内和/或肝外胆管弥漫性或阶段性狭窄伴胆管壁增厚；②血浆 IgG4 水平升高达 135mg/dl 或更高；③同时存在胆道以外的 IgG4 相关疾病：自身免疫性胰腺炎、IgG4 相关腹膜后纤维化等；④典型的组织病理学特征：a. 明显的淋巴细胞和浆细胞浸润和纤维化；b. IgG4 阳性浆细胞浸润：每高倍视野大于 10 个；c. 席纹状纤维化；d. 闭塞性静脉炎。确诊条件：①+③；①+②+④a+ ④b；④a+④b+④c；④a+④b+④d；拟诊条件：①+②+激素治疗有效；疑诊条件：①+②。

若临床表现不典型，可考虑行组织学检查。若无胰腺或其他器官病变，则必须通过组织学检查才可明确诊。组织学检查可选择十二指肠壶腹部、胆管或肝脏。壶腹部活检造成的组织学损伤最小；内镜下经乳头部胆管活检可协助除外胆管癌；肝活检对存在肝内胆管狭窄者有一定意义。但很难通过活组织检查获得足够的胆管组织以检查有无 IgG4-SC 的特征，因而可以采用日本胰腺学会（Japan Pancreas Society，JPS）-2011 AIP 的诊断方法，将激素治疗有效作为确诊 IgG4-SC 的附加诊断标准。

（崔乃强　崔志刚）

第七节　胆道寄生虫病

胆道寄生虫病是指寄生于胆道的寄生虫或其他部位的寄生虫进入胆道而引起的胆道疾病。随着防治寄生虫病的广泛开展，这一类疾病可以消灭或降低到最低限度。

由于寄生虫侵犯胆道的方式不同，可分为以下 3 类，见表 34-7-1。

表 34-7-1 胆道寄生虫的种类

寄生虫的来源	寄生虫的种类
寄生于胆道的寄生虫	华支睾吸虫、肝片吸虫
寄生于肠道的寄生虫进入胆道	蛔虫、贾弟鞭毛虫、姜片虫
寄生虫间接影响胆道	棘球蚴、血吸虫

本节重点介绍流行较广的胆道蛔虫病，其他寄生虫只作简要介绍。

一、胆道蛔虫病

胆道蛔虫病（biliary ascariasis）在 2000 年前是肠蛔虫的常见并发症。在我国沿海和农村蛔虫污染严重的地区，发病率较高，个别边远地区甚至占胆道疾病的首位。该病多见于儿童及青壮年，女性多于男性。

【病因与发病机制】

蛔虫寄生于小肠中下段，具有钻孔的习惯，蛔虫上窜进入胆道与以下因素有关：

（一）胃肠功能紊乱

发热、恶心、呕吐、腹泻、妊娠等，可引起胃肠功能紊乱，促使蛔虫上窜，钻入胆道而发病。

（二）胆道功能紊乱

Oddi 括约肌的松弛或关闭不全，也可为蛔虫进入胆道提供条件。

（三）胃酸过低

胆道蛔虫病的患者多有胃酸过低，由于蛔虫在生活习性上喜碱厌酸，因而上行到十二指肠而发生胆道蛔虫病。

（四）服驱蛔药物剂量不足

蛔虫因受到药物的刺激而盲动，上行到十二指肠。此种情况多见于儿童服用山道年片剂之后。

【病理改变】

蛔虫进入胆道后，可引起以下病理改变：

（一）Oddi 括约肌痉挛与乳头炎

蛔虫窜入胆道后，首先引起 Oddi's 括约肌的强烈痉挛，随之而发生剧烈腹痛；反复发作可引起乳头炎或乳头括约肌炎，少数病例可引起乳头括约肌狭窄。

（二）胆道感染与梗阻性黄疸

蛔虫进入胆道后，将肠道内的细菌带入胆道，其中主要为革兰阴性杆菌，再加虫体的阻塞，可发生胆管炎、胆囊炎、肝脓肿、胆道出血、胰腺炎，以及梗阻性黄疸，一般黄疸程度较轻。

（三）形成胆道结石

死亡蛔虫残体或虫卵可成为胆道结石的核心，伴随的细菌感染可使结合胆红素水解为非结合胆红素，进而与钙结合形成不溶解的胆红素钙质及胆色素结石。

【临床表现】

常见症状为右上腹痛、恶心呕吐。早期病例，腹痛为阵发性“钻顶样”剧烈绞痛，患者辗转反侧，四肢厥冷，全身出汗。发作后如正常人。呕吐物为胃内容物或胆汁，常有蛔虫呕出。后期病例，因由胆道感染可出现发热或寒战、黄疸。

查体时，仅在剑突下偏右侧有深压痛，体征与剧烈绞痛不相符合为本病特点。合并感染时，可有明显压痛、胆囊胀大、肝脏肿大、体温升高等。黄疸的出现与蛔虫数量的多少，不一定成正比。单条蛔虫如胆管不扩张，可出现黄疸；多条蛔虫而胆管扩张时，亦可不出现黄疸。由于蛔虫很少能造成胆管的完全梗阻，因此黄疸的程度较轻，且多为一过性。

化验检查多属于正常或仅有轻度白细胞计数升高和嗜酸性粒细胞增加。粪便和胃液检查常有蛔虫卵。

【诊断与鉴别诊断】

根据上述典型症状与体征，结合蛔虫病史，正确诊断率可达 90%以上。在诊断有怀疑时，以下检查的发现有助于诊断：十二指肠引流液镜检有蛔虫卵或引流管吊出蛔虫；十二指肠钡餐造影于胆总管开口部有条索状阴影；静脉胆道造影胆管内有虫体阴影；B 型超声波发现胆管内有条状声影；纤维十二指肠镜观察到乳头内有蛔虫。

在临床诊断中，为了便于选择治疗方法，常要对以下情况进行判断：

（一）蛔虫与胆石的并存

胆管结石的病人，较易发生胆道蛔虫，这种情况约占胆道蛔虫病的 10%左右。患者的年龄多较大，且有胆石症的病史，再有钻顶样疼痛及吐蛔史，要考虑到蛔虫与胆石的并存。

（二）蛔虫的数量

根据临床统计，单条蛔虫占多数，约有 30%左右的病例为多条蛔虫。据国内文献报告，手术中取出的蛔虫可达数百条以上。这类患者，由于胆管极度扩张，故持续性胀痛较阵发性绞痛更为明显。

（三）蛔虫的部位

当蛔虫刚钻入十二指肠乳头内，由于 Oddi 括约肌的强烈痉挛，则出现剧烈的胆绞痛并伴有频繁的恶心呕吐；当蛔虫完全进入胆道内，绞痛程度减轻，疼痛的间歇期也延长；进入肝内胆管可出现肝区痛；进入胆囊内可出现右上腹胆囊区的疼痛。

（四）蛔虫的存活情况

当蛔虫死亡于胆道内，则胆绞痛会消失，代之以隐隐腹痛或有低热。

（五）并发症的有无

除胆道感染外，尤其要重视急性胰腺炎的存在。因为胆道蛔虫病常伴有水肿性胰腺炎而被忽视。

以上判断，B型超声波检查可提供可靠的证据。B型超声波可发现与胆道蛔虫并存的病变，也可看清蛔虫的数量、部位以及蛔虫的活动情况。

需与本病相鉴别的疾病有胆石症、急性胰腺炎、急性肠梗阻、溃疡病、心绞痛、胃痉挛等。

【治疗】

中西医结合分型有助于指导临床治疗。一般可分为蛔滞、蛔热、蛔火、蛔隐4型，详见表34-7-2。

表34-7-2 胆道蛔虫病的辨证分型

分型	病机	主证	舌脉	病理
蛔滞	蛔虫入胆，肝胆气郁	上脘顶痛，汗出肢冷恶心呕吐，痛后如常人，腹软喜按	苔白，脉弦紧或沉弦	相当于单纯性胆道蛔虫病
蛔热	滞久化热，湿热蕴结	发热或寒热往来，口苦咽干，或有黄疸，便结尿黄，腹痛拒按	苔黄或黄腻，脉弦滑或滑数	相当于胆道蛔虫并发胆道感染
蛔火	热盛化火，热入营血	神昏高热，腹胀尿赤，呕血便血，腹硬拒按	舌质红绛，苔黄燥，脉细数或欲绝	相当于胆道蛔虫并发急性胆囊炎，急性梗阻性化脓性胆管炎
蛔隐	-	-	-	蛔虫死于胆道，尚未排出，但还未引起并发症者

绝大多数胆道蛔虫病可通过中西医结合非手术疗法治愈，仅少数病例需手术治疗。

（一）非手术疗法

根据临床分型，蛔滞型应以安蛔止痛为主；蛔热型应安蛔与清热并重；蛔热病情严重，应纠正水和电解质平衡紊乱，采取有效措施控制感染，改善周身情况，中药应采用通里攻下、清热解毒的药物，必要时进行手术治疗；蛔隐型要利胆排虫，防止残体形成结石。具体方法包括：

1. 针刺疗法　常以足三里、阳陵泉为主穴，采用强刺激手法或用电针治疗，亦可选用内关、中脘、鸠尾、胆俞、胆囊穴、太冲、迎香透四白等；耳针取神门、交感、胆、肝找敏感点。在腹痛缓解前每日针刺3~4次，每次留针（或点刺激）30~60分钟；腹痛缓解后减少针刺次数。

2. 中药治疗　急性期以安蛔止痛为主，后期以利胆驱蛔为主，常用方剂有：

（1）乌梅丸（汤）：用于急性期，安蛔止痛效果较好。

方剂组成：乌梅、黄连、黄柏、党参、当归各10g，附子、桂枝、干姜、川椒各6g，细辛3g。水煎服，每日1剂。

（2）驱蛔汤1号：为安蛔并用方剂。

方剂组成：槟榔、使君子、苦楝皮根各30g 乌梅5枚，木香12g，枳壳10g，川椒、细辛、干姜各3g，元明粉10g（冲服）。

（3）驱蛔汤2号：用于治疗胆道死蛔虫，兼有化虫作用。

方剂组成：柴胡、茵陈、牡蛎各15g，栀子、木香、枳壳、郁金各10g，枯矾3g。便秘者加生大黄10g（后下）。

（4）驱蛔汤3号：具有驱虫作用，用于胆道蛔虫病后期。

方剂组成：槟榔、使君子、苦楝皮根各30g 雷丸、川朴、枳壳各10g 生大黄10g（后下）。

根据辨证可作如下加减：腹痛重时加延胡索、川楝、川芎、当归；发热者加金银花、连翘、丹皮、夏枯草等。

3. 解痉镇痛剂　可用阿托品、654-2、吗啡与阿托品等，必要时4~6小时重复使用。

4. 抗生素　严重感染时，可用广谱抗生素，如喹诺酮类药物与头孢类抗生素等。

5. 经十二指肠镜取出术　有条件的单位可采用此种取虫术，奏效迅速。有Oddi括约肌狭窄者应行EST。

6. 其他简易治法

（1）阿司匹林0.5~1g，每日3~4次或每6小时1次。

（2）33%硫酸镁30ml，每日3~4次。

（3）食醋60ml或加少许花椒煮开后一次服用。

（4）氧气驱蛔、腹部按摩、背部叩击等法，亦可使用。

（二）手术疗法

手术疗法只限于有并发症的胆道蛔虫病或非手术治疗无效者。

1. 手术适应证

（1）胆道蛔虫病并发严重胆道感染，非手术治疗不见效者，如并发急性梗阻性化脓性胆管炎、化脓性胆囊炎等。

（2）胆道蛔虫病并发蛔虫性肝脓肿、胆囊或胆管穿破、急性出血性胰腺炎、胆道出血等非手术治疗难于治愈者。

（3）多条胆道蛔虫难于取净者。

（4）胆道蛔虫病并有胆道结石者。

2. 手术方式

（1）基本方式：胆总管探查取虫并行胆总管引流术为基本形式，若发现有胆总管结石宜同时取出。对诊断不清者可考虑行手术中胆管造影或胆道镜检查。

（2）附加手术：胆道蛔虫病手术中要行肝脏按摩，加速肝内胆管的蛔虫排出；伴有胆囊炎或胆囊结石者，可同时行胆囊切除术；术中若同时发现十二指肠乳头狭窄时，可行经十二指肠括约肌切开成形术；并发肝脓肿、胆囊或胆管穿孔、胆道出血等，要作相应的处理。

二、其他胆道寄生虫病

（一）胆道华支睾吸虫病（clororchis sinensis of biliary tract）

是寄生于人体内肝胆管、胆道及胆囊内的寄生虫病。在广东等沿海地区有流行。人类在食入含有华支睾吸虫囊蚴的鱼后，幼虫在十二指肠中冲破囊壳逸出，然后窜入胆道，成虫体吸着胆管内壁，嗜食黏膜分泌物。虫体增大后可引起胆管的堵塞和招致细菌感染，出现急性胆囊炎或胆管炎的发作。有时虫体过多，可引起梗阻性黄疸。

在治疗上，除手术取虫和胆总管引流外，可用氯喹林治疗。

（二）胆道肝片吸虫病（Fascinla hepatica of biliary tract）

为家畜中常见的蠕虫病。当幼虫于体内移行时，肝、脾、胰都会受到机械性的损害，虫体逐渐长大，阻塞胆管并分泌“毒素”，以致发展为慢性胆管炎。当虫体移行时，还可导致细菌感染，发生脓肿。

（三）胆道贾弟鞭毛虫病（Giardia lamblia of biliary tract）

是一种寄生在消化道内的鞭毛虫。当包囊被人吞食后，在十二指肠中脱囊而出，可进入胆道内寄生，引起胆囊炎或胆管炎。

（四）胆道棘球蚴病（*Echinococcus* of biliary tract）

胆道棘球蚴病（胆道包虫病）是一种分布较广的人兽共患的寄生虫病。人类感染棘球绦虫的幼虫后，多在肝脏、肺脏等器官发病。肝包虫囊肿可向邻近器官（包括胆管）穿破。向胆管内穿破的囊肿常含有子囊，阻塞胆管引起胆绞痛、梗阻性黄疸或囊腔继发感染，引起胆囊炎、急性梗阻性化脓性胆管炎。无子囊的肝包囊虫病穿破后，囊液可经胆管排出，自家清除而愈。由于胆汁潴留、包囊碎屑长期刺激，有形成胆结石的可能。

（崔志刚　崔乃强）

第八节　胆道损伤与狭窄

胆道损伤（bile tract injury）与胆道狭窄（biliary stricture）是常见的胆道外科严重问题，处理不当，常常带来不良后果。

【病因和病理】

胆道损伤有外伤性和医源性两类损伤。外伤性胆道损伤又有贯通性和非贯通性两种，前者由于利器刺伤或枪、弹等火器伤直接自体外与胆道贯通，造成开放性损伤，多同时伴有其他组织和器官的损伤；后者为来自外部的暴力，为腹部闭合性损伤。外伤性胆道损伤的部位可有胆囊和胆管（详见第二十六章腹部损伤）。医源性胆道损伤，多为胆总管或肝总管的损伤。

本节只讨论医源性胆管损伤与医源性胆管狭窄两部分。

（一）医源性胆管损伤

胆管损伤发生于胆道本身的手术者为数最多，占90%以上，其他也可发生于胃、胰腺等手术过程之中。

胆道手术时发生胆管损伤的原因很多，而且往往是几种因素同时造成的。然而，经验丰富和富有警惕性的外科医生可以大大减少胆管损伤的发生。归纳起来，发生胆管损伤的原因有：①缺乏必要的解剖学知识，不能识别胆道的解剖变异；②麻醉不满意、腹肌过紧或助手不利，致使暴露不佳；③操作不当或过于粗暴；④严重粘连或炎症，致使解剖关系辨认不清；⑤术中因胆囊动脉出血，盲目钳夹止血或大块组织缝扎止血所造成的损伤。

根据胆管损伤的情况不同，可有部分损伤及胆总管横断损伤两种。

（二）医源性胆管狭窄

手术后肝外胆管狭窄多继发于胆管手术之后，其次与胃次全切除术、胰腺手术有关。为便于了解胆管狭窄的复杂性，可列表加以说明（表34-8-1）。

【临床表现】

（一）医源性胆管损伤

若在手术过程中未发现胆管损伤，则手术后可有3类表现：

1. 胆汁型性腹膜炎　是由于胆管损伤后，胆汁流入腹腔所致。病人有发热、腹痛、腹肌紧张等腹膜炎表现。若腹腔引流通畅，则流出胆汁，随后可形成胆瘘。

2. 梗阻性黄疸　见于胆管横断结扎引起的胆管损伤。一般在手术24小时后出现黄染并逐渐加深，随之出现消化不良、皮肤瘙痒、大便灰白等症状。肝功能检查可发现梗阻性黄疸的特征。ERCP可发现胆管横断的部位。PTC也可发现胆管横断的部位及损伤近端的扩张胆管。

3. 晚期胆管狭窄　部分病人在手术后较长时间才出现黄疸或胆管炎的症状。此种情况多见于胆总管部分损伤，亦可因胆管壁部分缺血、坏死或引流管放置不当所引起。

（二）手术后胆管狭窄

如上所述，胆管横断结扎与手术后近期出现梗阻性黄疸，部分损伤引起的胆管狭窄，或有反复发作的胆管炎症状或表现有轻度不同的黄疸。

表 34-8-1 医源性胆道狭窄的分类

分类	
根据病因	1. 创伤后狭窄
	2. 胆肠吻合术后狭窄
	3. 原发性硬化性胆管炎
	4. 继发性炎性狭窄
根据狭窄的位置	1. 高位狭窄
	2. 低位狭窄
根据狭窄程度	1. 完全性狭窄
	2. 部分性狭窄
Bismuth 分型	Ⅰ型：低位狭窄，残余肝外胆管>2cm
	Ⅱ型：高位狭窄，残余肝外胆管<2cm
	Ⅲ型：肝门部狭窄
	Ⅳ型：肝管部狭窄
	Ⅳa：左肝管狭窄
	Ⅳb：右肝管狭窄
	Ⅴ型：合并副肝胆管狭窄
根据临床经过	1. 伴有胆瘘
	2. 伴有黄疸
	3. 伴有胆管炎
	4. 伴有胆汁性肝硬化与门静脉高压症
	5. 伴有肝肾衰竭

【预防及治疗】

（一）预防

手术性胆管损伤与狭窄大部分是可预防的。根据前述之发生原因，在术中如能重视以下 3 点，将会大大减少胆管损伤及狭窄的发生。

1. 腹腔镜胆囊切除术（LC） 随着腹腔镜外科的开展，LC 已成为医源性胆道损伤的首位原因，清晰地解剖胆囊三角，不过度牵拉胆囊以免胆管成角是预防关键（详见相关章节）。

2. 切口要适当，暴露要清楚 胆管手术的切口不宜过小，一般采用右侧经腹直肌切口，上至肋弓，必要时向左拐至剑突下，多能满足胆道手术的需要。采用右肋缘下斜行切口亦可取得满意的暴露。手术中助手要配合好，使手术野暴露清楚，争取在明视下分离及结扎胆囊动脉及胆囊管。

3. 熟悉胆道解剖的常与变 胆道的解剖变异甚多，熟悉胆道解剖的各种变异，对预防胆道的损伤具有重要意义。

4. 手术操作轻柔，避免术中出血 胆道的损伤也多与术中操作粗暴有关，特别是手术中出血时，盲目进行钳夹止血或大块缝扎止血，极易造成这种损伤。

（二）治疗

手术性胆管损伤与狭窄的治疗是胆道外科中的困难课题，对病理的辨识及手术操作均提出了很高的要求。

1. 医源性胆道损伤 手术过程中若能及时发现胆管损伤，应立即进行修补手术，大多预后良好。手术方式有以下几种：

（1）单纯修补术：适用于胆管的部分性损伤。宜使用细肠线作数针间断缝合，如损伤范围不大，缝合满意，最好常规放置 T 型管。如损伤的范围较大，为了预防胆瘘及手术后胆管狭窄，可在胆管损伤之近侧或远侧切开胆总管，安放 T 型管，T 型管的一臂要通过缝合的损伤部位，以便起到引流与支撑的双重作用。

（2）胆总管端端吻合术：适用于胆总管的横断损伤。吻合时要求良好的黏膜对合，为了减少张力，往往需要游离十二指肠侧腹膜，以减小胆总管的两端张力。为防止胆总管的狭窄，也常常要在损伤之近侧或远侧切开胆总管，安放 T 型管，并要求在 6~12 个月后拔管。

（3）内镜逆行性胆道支架引流（endoscopic retrograde biliary drainage，ERBD）3. ERBD 支撑内引流是一种内支撑防止胆道再狭窄形成的有效方法。一般支架可放置 6 个月更换一次，视情放置 1 年或更长时间。

（4）其他手术方式：为保持胆管的畅通性，在一些特殊情况下，还应施行更为复杂的手术，如肝门胆管空肠 Roux-en-Y 吻合术。

2. 胆管狭窄 胆管狭窄的修复手术难度较大，预后亦较差，因而要求更高，特别要强调手术方法的选择合理和手术技术的得当。凡胆管狭窄的位置高，手术次数多、黄疸持续时间长，预后则更差。

（1）胆总管成形修复术（Heineke-Mikulicz 成行修复术）：适用于胆总管的局限性狭窄。实际上是一种“纵切横缝”的方法，使胆总管口径扩大，术后一定要在狭窄之一侧胆管内放入 T 型管（图 34-8-1）。

（2）胆道消化道重建术 这类手术方法甚多，要根据不同的狭窄部位选择合适的方式。

1）胆总管十二指肠吻合术：适用于胆总管下端的狭窄。常用于胆管扩张直径大于 2cm 者。

2）胆管空肠 Roux-en-Y 吻合术：是较常用的术式，适用于肝门以下的胆管狭窄。

3）其他术式：胆管狭窄扩张术、U 型管或 Y 型管引流术等。

（3）经皮肝胆管穿刺引流术（PTCD）与经皮肝胆管支撑引流术（PTABD） 在某些尚不适于手术或术前黄疸较重需要减黄时，可考虑实行。

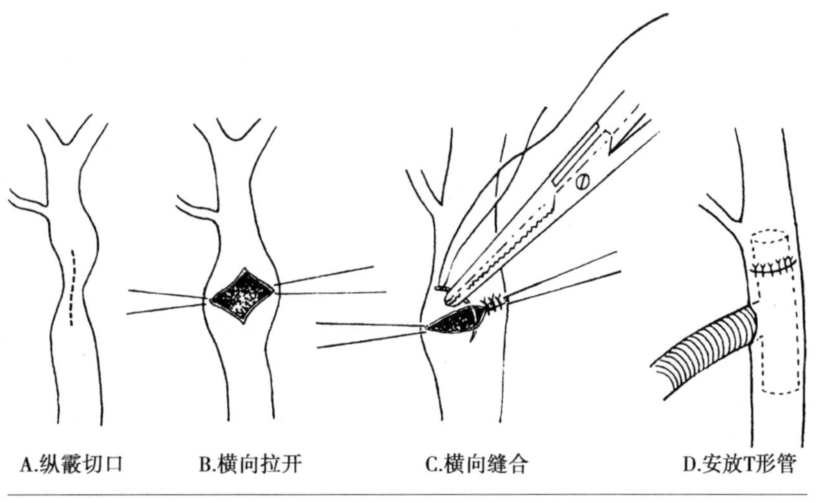

▶ 图 34-8-1　胆总管成形修补方法

（崔志刚　崔乃强）

第九节　胆道出血

胆道出血或血胆病（Hemobilia）并不是一种罕见的疾病。早在1954年Glisson首先描述了本病，然而近几十年来才逐渐对它的病因病理、临床特点及治疗等有了较清楚的认识，治疗成功的报告也日渐增多。我国1958年黄文首先报告用肝动脉结扎术治疗胆道大量出血。1962年夏穗生报告用肝切除术治疗急性肝内胆道大出血。

胆道出血的发病率尚没有可靠的统计，大约占胆道疾病的1%~5%，但在胆道蛔虫与胆管结石高发的地区，胆道出血亦较多见，其发病率可能仅次于溃疡病出血、食管静脉曲张破裂出血，占上消化道出血第3位或第4位。胆道慢性小量出血与急性大量出血的临床表现完全不同。胆道小量出血确较常见，但无特异性症状，多被原发性疾病所掩盖。胆道急性大量出血，由于发病急，症状重，常引起低血容量休克，且有周期性出血的特点，已受到临床医生的广泛重视。

【病因和病理】

胆道出血的病因有多种，国内外报到的病因也不同。Sandblom（1973）收集世界文献的546例中，外伤（包括交通事情、手术创伤等）引起的出血共260例，占47.7%，感染性因素153例，占28.1%，胆囊结石55例，占10.1%，动脉瘤40例，占7.3%，肿瘤28例，占5.1%，原因不明者9例，占1.7%。我国的胆道出血，70%以上与肝内胆管结石和胆道蛔虫有关，即多为感染性胆道出血。其他原因尚有外伤、肿瘤等。来自肝外胆道的出血可能有胆管炎、胆管损伤以及坏疽性胆囊炎等。

根据上述发病原因，可将胆道出血分为3类。

（一）感染性胆道出血

系指继发于胆道蛔虫病及胆管结石的胆道出血，在我国占首位。

肝内胆管与肝动脉、门静脉关系密切，并行走行，当胆管病变累及血管壁时，可使二者相同引起胆道内出血。

并发于急性胆囊炎或胆总管结石的肝外胆管出血，则胆管黏膜的炎症及溃疡往往是出血的原因。

（二）外伤性胆道出血

多见于腹部闭合性损伤引起的肝脏中央性肝破裂。当肝脏实质破裂后，裂伤处或缝合填塞治疗后，未能有效控制出血，有时因坏死的肝组织脱落使血管溃破而发生胆道出血。

（三）其他原因的胆道出血

1. 肿瘤破溃出血　原发性肝癌、肝海绵状血管瘤、肝动脉瘤以及胆管瘤，可向胆管内穿破引起胆道出血。

2. 诊断性或治疗性肝穿刺　肝穿刺活检、经皮肝穿刺胆道造影术（PTC）或引流术（PTCD）偶尔可刺穿肝血管及胆管，引起胆道出血。

【临床表现】

腹痛、消化道出血（呕血或便血）和黄疸是胆道出血的主要症状。多数病人尚可有发热和寒战。

胆道出血的腹痛常起始于上腹部，开始仅为不适和灼热感，随即发生上腹部剧痛，有时向肩背部放射。这种腹痛是由于凝血块堵塞胆管和Oddi括约肌强烈痉挛所致。当胆道压力升高后，促使凝血块排出，此时腹痛消失，不久就出现消化道出血现象。通常以呕血为多见，随后有黑便。已行胃大部切除术者，通常黑便多于呕血。当出血量达到一定程度时，血容量减少，血压降低，出血的血管则收缩，出血会自然停止。通过治疗（有时不经治疗）后，血容量逐渐得以补充，血压再度升高，随即可再发生腹痛及消化道出血。这种周期现象一般间隔5~7天，可反复数次。胆道出血病人，由于有不同程度的胆道梗阻，故通常会有轻度黄疸；由于病人有不同程度的胆道感染，也会有不同程

34

度的发热或寒战。体检时，通常在右上腹有轻度压痛，胆道梗阻时可触到胀大的胆囊，反跳痛与肌紧张多不明显。怀疑胆道出血的病人，要注意检查巩膜及皮肤的黄染。

【诊断】

典型的胆道出血，诊断并无困难，但如对该病的特点缺乏认识，亦可造成长期误诊，甚至在经过1~2次手术后方被确诊。

（一）病史

胆道出血常有明确的病因，如感染性胆道出血可有胆道蛔虫或胆管结石的病史；外伤性胆道出血则有腹部外伤或有肝穿刺史。

（二）典型的症状与体征

在上消化道出血中，凡有右上腹痛或有黄疸时，特别是有胆囊胀大时，对诊断本病很有帮助。

（三）B型超声波检查

可帮助发现胆道的病变，如胆管内的结石、蛔虫、肝脓肿或肿瘤、胆囊胀大与胆管扩张等。

（四）选择性动脉造影术（digital subtraction angiography，DSA）

因出血来自肝动脉者最多，采用数字减影技术进行DSA可发现动脉胆管瘘的部位或血管分布的异常，不仅为进一步治疗提供可靠依据并可针对出血部位进行栓塞止血治疗。

（五）其他

肝功能检查在胆道出血时，多有程度不同的改变，特别是胆红素增高和酶谱的改变有一定意义。内镜逆行性胆胰造影术（ERCP）对胆道出血的诊断有一定的帮助。也有人应用门静脉造影可发现静脉胆管瘘。

【治疗】

34

胆道出血病人多危重，病情较复杂，治疗常十分困难要根据病因及病理特点，全面考虑，以达到止血目的。尽管在治疗方法上存在着分歧，无论手术或非手术病例，都有成功与失败的可能，因此，要慎重选择适应证。通常宜先采用非手术治疗，不能控制出血时，方考虑手术治疗。

（一）非手术疗法

1. 适应证选择　非手术疗法对于胆道出血，既是治疗手段，又是在治疗过程中进一步明确出血病因、病变特点，同时也是为手术治疗做好一切准备的过程。只要病情允许，均应先采用非手术治疗。

2. 治疗方法

（1）扩容疗法：输血、输液以维持必要的血容量，并注意水与电解质的平衡和热量的供给。

（2）中药治疗：根据中医对消化道出血的认识，多因肝胆炽热，迫血妄行所致。

为便于使用中药，可将胆道出血分为若干类型，辨证论治。

1）肝胆实热型：见于胆道出血之早期，病者体质强壮，有发热口干苦、尿赤、便结、舌红苔黄或腻、脉弦或数。治以龙胆泻肝汤或大柴胡汤加减。清肝泻火中药有龙胆草、黄芩、栀子、板蓝根等，清热利湿中药有车前子、泽泻、茵陈等，止血中药如花蕊石、蒲黄、藕节炭、棕榈炭、三七等。

2）气血亏损型：见于病程已久或体质素虚的病人，面色苍白，少气无力，舌质淡，苔薄白、脉沉细无力。治宜益气摄血，可用归脾汤及十全大补汤加减，佐以止血之品，常用药物有太子参、黄芪、当归、白芍、白术、熟地、阿胶等，止血药可用茜草、大小蓟等。

3）阴虚内热型：见于阴虚阳亢的病人，治以和胃降逆，益气养阴。可用旋覆代赭汤加减，同时合用沙参、麦冬、花粉、玉竹、西洋参等以生津液养胃阴。如病人不断呃逆呕吐，可加用柿蒂、刀豆、姜竹茹等。

4）止血药物：常用者有维生素K_1，每日10~20mg或维生素K_3，每日8mg。其他尚可选用静脉止血剂酚磺乙胺、血凝酶等。

5）抗生素：为控制胆道感染，需酌情选用适当的广谱抗生素，如喹诺酮类、大环内酯类、头孢菌素类药物等。应注意细菌学观察，并根据药敏试验指导抗生素应用。

6）局部用药：术后有T型管患者，可采用经T管注药方法。据文献报道，注药的种类多种，如肾上腺素或去甲肾上腺素或麻黄碱、过氧化氢溶液等。注药时可做轻微冲洗，注药后要关闭引流管适当时间。

7）动脉栓塞疗法：这是在选择性动脉造影术基础上发展起来的疗法。这种疗法的优点有：①只要发现动脉胆管瘘的部位，注入栓塞剂多能准确止血；②不需剖腹手术；③有腹腔广泛粘连、全身情况较差等手术禁忌证者，栓塞疗法不受限制；④并发症少，仅有全身不适、腹痛及发热，个别者可发生器官缺血与坏死。

（二）手术疗法

1. 适应证选择　当出血难于停止时，要考虑手术治疗。

（1）伴有出血性休克，不易纠正者。

（2）反复大出血，超过两个周期者。

（3）经查明出血病灶，估计非手术疗法不易治愈者。

手术时间应根据病人的情况而定，一般要进行充分准备之后进行早期手术或择期手术。考虑不周进行匆忙的急症手术，往往达不到预期的效果。

2. 术中探查　胆道出血的术中探查十分重要。主要目的是要明确胆道出血的诊断和查明胆道出血的部位。

（1）肝脏触诊：胆道出血多因肝脏肿瘤、肝内胆管结石与感染引起，故仔细检查肝脏十分重要。要注意肝脏表面有无局限性粘连、肝叶有无肿大（尤其是一侧肝叶肿大），要仔细触摸肝实质内的肿块及胆管内的结石。

（2）肝外胆管的探查：对肝外胆道必须进行认真的探

查，方法是：第一，胆囊或胆管穿刺对抽出的胆汁，进行仔细的观察，如胆汁是否为血性或混浊，立即送化验室，检查有无细胞；第二，必要时切开胆总管，显露左、右肝管开口部，在直视下观察出血来自何侧肝叶。

（3）术中胆道镜检查：可以明确看到胆管病变的性质、范围、出血原因等，但不能发现胆管血管瘘。

（4）术中B超：术中B超可以探查病变部位、性质，应用多普勒超声可发现异常血流，以助于对胆道出血的性质、病变范围、出血状况等进行诊断。

3. 手术方法

（1）胆囊切除术：胆道出血来自胆囊本身，行胆囊切除术无疑能达到理想的效果；胆管出血，若胆囊内积血，也应予以切除。切除之胆囊，要剖开进行仔细检查，如胆囊黏膜有无溃疡或可疑的出血点。

（2）胆总管探查与引流术：对肝外胆道出血，行胆总管探查与引流术对胆道梗阻因素的解除（如蛔虫、结石）和胆道感染的控制具有一定的作用。当切开胆总管时，若发现胆总管黏膜有出血点，可用苯酚或硝酸银烧灼，必要时也可用丝线缝扎止血。

肝内化脓性病变引起的胆道出血，也应行胆总管的探查与引流，若发现结石与蛔虫应尽量取出，胆总管的引流加上术后的抗感染治疗，出血多可能自然停止，若出血点与门静脉较大的分支相通，则该术式不能控制出血，术后可能继续出血。

（3）肝动脉结扎术：在动脉造影栓塞（DSA）广泛开展前，这种术式应用较多，认为该术式是疗效较好、方法较简单的一种术式，但在胆道出血的治疗中，目前尚有较大的争论，主要分歧是：

1）肝动脉结扎的部位与疗效的关系：在正常情况下，肝脏的血液供应仅有25%来自肝动脉，故结扎肝动脉以减少肝脏的血液供应，对胆道出血会有一定效果。然而，临床上可以看到肝动脉结扎后有些病例的效果较好，有些病例则手术后仍有出血，甚至需行第2次手术。这可能与肝动脉结扎的部位有关。肝动脉结扎的部位越靠近肝脏，立即止血率越高，但造成肝性脑病的可能性也越大。

2）对胆管血运的影响：临床上可见到肝动脉结扎后发生肝性脑病，因而认为肝动脉结扎可造成肝缺氧，加重肝脏感染，导致肝衰竭。但事实上，除了肝脏血运减少之外，胆管的血液供给严重减少，甚至出现胆管坏死、严重胆汁瘀滞，是导致肝衰竭的主要原因。

3）肝叶切除术：肝切除治疗胆道出血的效果较好，有人推荐为胆道出血首选的治疗方法。然而必须具备以下几种条件，才能取得较好的效果：第一，出血部位来自一侧的肝叶或胆管，病变局限，如肝外伤、肝内胆管结石及蛔虫、肿瘤、肝脓肿等；第二，患者的周身情况较好，能接受该手术造成的损伤；第三，手术者对肝切除术有一定的经验。

（崔乃强　崔志刚）

第十节　胆囊息肉样病变

胆囊息肉样病变（polypoid lesions of gallbladder，PLG），也称胆囊隆起样病变（apophysis lesions of the gallbladder，ALG），是由胆囊壁向腔内局限性隆起的一类病变的总称。本病的病因有多种，性质也有良性与恶性之别，介于炎症与肿瘤之间，故单列一节称之为胆囊息肉样病变为妥。

过去，胆囊息肉的病例报告不多，只在胆囊造影、手术中或术后病理偶尔发现。自从B型超声波检查广泛应用以来，发现的病例明显增多。

【病因和病理】

本病的病因目前尚不十分清楚，可能与胆固醇代谢障碍、胆囊炎症关系最为密切。本病的分类尚未统一，1984年Weedon提出的分类较为实用。

（一）胆固醇性息肉

此类息肉最为常见，占全部胆囊息肉样病变的60%以上。特征是胆囊黏膜面有淡黄色小结节突起，大小以3～6mm为多见，常有一个纤细的蒂与黏膜相连，触之易脱落。可为单发或多发，伴有或不伴有胆囊结石。镜检特征为黏膜皱襞固有膜内有大量泡沫细胞积聚，突出表面覆盖有柱状上皮。

（二）炎性息肉

亦为良性息肉，表面光滑，多为单发，约5～8mm大小。镜检见息肉状物由新生的毛细血管或纤维细胞和慢性炎症细胞组成。肉芽组织表面覆盖腺上皮。可同时伴有慢性胆囊炎及结石。

（三）腺瘤样息肉

包括乳头状腺瘤和单纯性腺瘤，前者在胆囊黏膜表面出现乳头状赘生物，镜检可见赘生物呈树枝样分支结构，表面覆以单层立方上皮或枝状上皮，在丰富的间质结缔组织内分布着较多的囊性腺体；后者基底较宽，没有明显的蒂，隆起部分呈颗粒状，多为单个发生，镜下隆起部分系由密集的衬以柱状上皮或立方上皮的腺腔所构成，部分腺体可见黏液分泌。

（四）胆囊肌腺病与肌腺瘤

肌腺病也称肌腺体增生性胆囊炎，病变多位于胆囊底部，局部囊壁增厚，一般为5～12mm，切面呈蜂窝状。镜下见病变区罗-阿窦深达黏膜下层及肌层。窦腺内衬以柱状上皮，呈腺样结构。周围为增厚的平滑肌纤维包裹，如病变范围广、弥漫，称肌腺病，如病变较局限形成结节，称为肌腺瘤。

（五）混合性息肉

具有上述两种以上病变的息肉。

至于胆囊息肉样病变与慢性胆囊炎、胆囊癌的关系，尚有不同意见。由于本病多伴有慢性胆囊炎，故有些病变很可能是胆囊炎症的基础发展而来的。腺瘤样息肉和肌腺病发生癌变的机会较多。

【临床表现】

本病以女性为多，男女之比为 1∶4~1∶9。年龄以中年为多见。

临床上一般无症状，多在体检或因其他疾病进行 B 型超声波检查时发现。本病的症状多较轻微。表现有右上腹不适或微痛。可有胀痛或胀气、厌油、消化不良等。合并胆囊炎或接近胆囊颈部者，则可出现胆绞痛或胆囊炎的临床表现。偶有息肉脱落，可导致一过性黄疸和急性胰腺炎。发生恶变时症状逐渐加重，晚期可有消瘦、体重减轻或右上腹肿块等，如扩展到胆管则可能出现梗阻性黄疸。

【诊断与鉴别诊断】

（一）B 型超声检查

是本病最理想的检查方法，其阳性率可达 90% 以上，可以了解病变的大小、形态、数量以及所在部位，对于手术前诊断有重要的指导意义。B 型超声的图像特征通常是胆囊大小正常，囊壁可稍增厚，与囊壁紧贴着乳头状或结节状小光团，不移动，不伴声影。由于 B 型超声可反复进行检查，故可作为动态观察的手段。

（二）CT 检查

虽也可显示胆囊息肉的位置、大小等，但由于检查费用高，阳性率不如 B 型超声波，故只在临床诊断有困难时，才考虑使用。

胆囊息肉样病变的鉴别诊断也十分重要。通常要与以下疾病相鉴别：

1. 胆囊结石　微小的胆囊结石，也可显示胆囊壁上的小光团，但单发者少。可随体位而移动者是两者鉴别要点。

2. 胆囊癌　如前所述，胆囊息肉样病变与胆囊癌的关系目前尚不清楚，故两者的鉴别尚有困难。当胆囊黏膜表现为乳头状或息肉状时，影像提示范围较大，多超过 1cm，胆囊壁亦常有变厚。

胆囊息肉样病变依靠 B 型超声波诊断虽较容易，但对其病理类型的鉴别尚有困难。

【治疗】

对待胆囊息肉样病变的治疗态度尚不一致。主张积极手术者认为，本病有恶性变之可能，故一旦发现应手术切除胆囊为宜。多数人认为，应针对不同情况选择手术与非手术疗法。

（一）非手术治疗

对无症状患者年龄较轻，单发与小于 1cm 之息肉样病变，可定期 B 型超声波随访，同时采用中药治疗，治以疏肝清热、活血化瘀之剂，对炎性息肉可能有效。对症用药，如解痉止痛剂酌情使用。抗生素无必要使用。

（二）腹腔镜胆囊切除术

这种内镜治疗的技术，日益得到普及。应该说胆囊息肉是腹腔镜胆囊切除术的最佳适应证，因为胆囊息肉时的胆囊壁变化最轻，胆囊周围多无粘连、胆囊壁较软、胆囊大小多在正常范围之内。只要病人没有其他方面的禁忌证，可考虑腹腔镜胆囊切除术为首选治疗方法。

（三）手术治疗

1. 手术适应证　①有临床症状或病人的思想顾虑较大者；②伴有胆囊其他病变者，如胆囊功能不良、胆囊壁厚、胆囊有结石等；③病人的年龄偏大，手术切除以防恶变；④息肉较大，>1cm 或基底较宽或多发息肉；⑤通过随诊息肉有增大与增多者。

2. 手术方式　视息肉性质、部位与范围而定：①胆囊切除术：适用于病变局限在胆囊的息肉；②胆囊及扩大切除术：适用于经术中病理证实有恶变之息肉，应依照胆囊癌处理方式手术，如胆囊切除加肝门淋巴结清扫，胆囊切除加部分肝脏或部分胆管切除术等。

（崔乃强　崔志刚）

第十一节　胆道肿瘤

胆道的良性肿瘤十分少见，但目前胆道恶性肿瘤有增加的趋势。

一、胆道良性肿瘤

胆囊的良性肿瘤以乳头状瘤、腺瘤为多见，其他有脂肪瘤、肌瘤、黏液瘤、神经纤维瘤等。该类肿瘤多见于中年妇女。临床症状与慢性胆囊炎相似，可有轻度或间歇性疼痛，可有消化不良或体重减轻，部分患者无明显症状。肿瘤堵塞胆囊管可出现急性胆囊炎，肿瘤溃破，也可引起胆道出血。

胆道影像学检查可发现胆囊壁上有透明的小缺损，易误诊为胆石症；B 型超声检查也可见有大小不等、形状不同的高回声区，但与胆石不同的是不伴有声影；CT 检查有助于确诊。

胆管良性肿瘤也以乳头状瘤与腺瘤为多见，其他有脂肪瘤、纤维瘤、神经瘤、黑色素瘤、黄色瘤、混合瘤、类瘤、肉芽肿等。临床表现主要为梗阻性黄疸。B 型超声，经皮肝穿刺胆道造影、内镜逆行性胆胰管造影多误诊为胆管癌。

治疗宜采用手术方法，胆囊良性肿物宜行胆囊切除术，胆管良性肿瘤宜切除肿瘤或连同胆管切除，行胆管重建术。

二、胆囊癌

胆囊癌（carcinoma of the gallbladder）是临床上常能遇到的一种胆道肿瘤，在美国该病约占消化道肿瘤的第五位，在我国约占消化道肿瘤的第六位。据文献报道，胆囊癌占全部胆道手术的1%~2%，在同期胆道疾病的构成比平均为1.53%，在同期普通外科疾病的构成比平均为0.28%。该病以老年女性为主，男女比约1∶1.98，平均年龄57.5岁，发病率随年龄增长而升高，5年存活率大约为5%。

【病因和病理】

胆囊癌的病因不明。探讨胆囊癌的病因可能与以下因素有关：

（一）胆囊炎症与胆囊结石

大多数学者认为，胆石症与胆囊癌的发生高度相关。68%~98%的胆囊癌病人伴有胆石症，结石直径>3cm比<1cm的病人患胆囊癌风险高10倍。其中机制有以下几种解释：①结石的长期存在会对胆囊黏膜表面产生直接的机械刺激；②胆石症会影响胆囊的正常功能，并导致慢性炎症；③胆囊壁的严重钙化，甚至瓷化胆囊的发生会使胆囊癌的发生率可达20%。因此对直径大于3cm，病程达10~15年的胆囊结石应高度提高警惕，此类病人应该定期随访。

（二）胆囊癌的发生还与年龄，女性，肥胖，妊娠等因素相关

大量研究表明女性胆囊癌患病率为男性的2~8倍，尤其是伴肥胖、年龄>40岁、月经初潮年龄早、多次妊娠史、生育年龄较高的女性，主要是雌激素和孕激素的升高导致的。

（三）化学物质的刺激

可能促使胆囊癌的发生，如胆固醇代谢的异常、胆汁的刺激，也有人认为，在细菌的作用下，可形成胆蒽和甲基胆蒽等致癌物质。

（四）其他因素

饮食因素、寄生虫感染、遗传因素、胆囊腺瘤的癌变等也可能有关，文献报道胆囊腺瘤的恶变率为1.5%。也有人认为，胆囊癌的发生为综合性因素。

胆囊癌多位于胆囊颈部，其外观各不一致，大体上可分为以下两类：

1. 浸润性硬性癌　胆囊壁有广泛增厚、变硬，高低不平。常向邻近组织浸润，有时与慢性胆囊炎的纤维组织增生很难鉴别，往往在病理检查后方能证实。

2. 乳头状癌　胆囊外观变化不明显，触之似有异物感，癌肿突出在胆囊腔内或有胆囊增大现象，当胆囊切除后剖开胆囊时，可清楚地看到癌肿。

组织学检查可分为以下几类：

1. 腺癌　最为多见，大约占胆囊癌的70%~90%，其中又可分为浸润型（硬化型）、黏液型（胶质型）、乳头状腺癌3种。

2. 鳞状上皮癌　大约占胆囊癌的3%，来自胆囊黏膜的上皮化生。

3. 未分化癌　约占7%。胆囊癌一般转移较早，因胆囊与肝脏紧密相连，胆囊周围又有丰富的淋巴结。转移部位有肝门、胃小弯、胰、十二指肠，也可直接浸润肝脏。晚期病人，可发生远处转移。

【临床表现】

胆囊癌的临床表现与慢性胆囊炎相类似，由于常伴随有胆囊结石，发作时与急性胆囊炎及结石病相似，也有少数病人，无明显临床症状。

临床上以腹痛、腹块、黄疸和发热为主要表现。腹痛多为持续性隐痛，位于右上腹胆囊区，少数病人有剧烈胆绞痛或完全无腹痛。腹块多为无痛性肿块，可随呼吸运动而上下移动。发热多为低热，合并感染时，可有高热。黄疸为癌肿阻塞胆管所致，为进行性加重。出现体重减轻、乏力、肝肿大、腹水或明显黄疸及恶病质时，提示胆囊癌已发展到晚期。

【诊断】

胆囊癌尚无理想的早期诊断方法。多数患者因胆囊炎、胆石症行手术时发现或在术后的病理检查时证实。

临床上可从以下几方面确定胆囊癌之诊断：

（一）病史特点

过去有胆囊炎或胆绞痛反复发作的病史，但近来疼痛规律发生改变，如疼痛由绞痛转为持续性疼痛，或在右上腹胆囊区触及包块者，尤其是40岁以上之女性，要想到本病之可能。

（二）实验室检查

早期病例无特殊异常。晚期可有血红素降低、低蛋白血症；合并感染时，可有白细胞计数增加；合并梗阻性黄疸时，肝功能表现异常。

（三）B型超声波检查

常能提供可靠的诊断依据，也是胆囊癌的首选诊断方法。常发现胆囊壁一侧向腔内突出的肿块回声，不伴声影，不随体位移位。

（四）X线检查

MRCP与CT检查会有较大的帮助，可发现胆囊占位与毗邻脏器的关系。

（五）选择性动脉造影术

可发现胆囊动脉的异常，如胆囊体积增大、胆囊动脉的分支增加、不规则的胆囊壁有异常血管、新生血管、胆囊区血池等。

（六）手术探查

早期胆囊癌不仔细检查标本，易被忽略。在检查标本时，如发现胆囊壁有部分区域增厚或黏膜不平或在胆囊壁普遍增厚的基础上，有部分区域明显变硬时，要考虑到本病之可能。晚期病例，胆囊癌肿明显或胆道周围已有肿大淋巴结时，则可确诊无疑。

需与胆囊癌进行鉴别的疾病有肝癌、胆囊结石、急性与慢性胆囊炎、胆囊黄色肉芽肿等。

【防治】

由于胆囊癌与胆囊结石的关系密切，因此切除有结石的胆囊，可防止胆囊癌的发生。也要重视胆囊炎的治疗，炎症对胆囊结石的形成及癌变的发生都有一定的关系。

胆囊癌一旦确诊，应采用手术治疗。手术方式的选择决定于：①肿瘤的大小及浸润深度；②胆囊床的肝浸润程度；③胆道周围淋巴结的转移程度；④胆道周围邻近器官的浸润情况。

胆囊癌的手术切除率一般在50%左右，而远期治疗效果则不够满意。据文献报道，胆囊切除术治疗胆囊癌的3年治愈率只有10%左右。黄疸的出现是胆囊癌预后较差的一个标志，常预示疾病晚期，存活率低，因而是手术治疗的相对禁忌证。

根据胆囊癌的发展，其外科治疗可分以下3类：

1. T_1a期胆囊癌　当胆囊癌没有浸出肌层与浆膜且无淋巴转移（T_1a期）时，一般认为单纯胆囊切除即可。

2. T_2期胆囊癌　指癌肿较大或胆囊床已受到浸润，争取做胆囊切除术、肝Ⅳ、Ⅴ段切除术及淋巴结清扫术伴或不伴胆管切除。术后结合辅助治疗并监测。

3. T_3期胆囊癌　指癌肿已有广泛扩散，不能切除者，可考虑采用以下措施：①肝动脉结扎术；②肝动脉或静脉化疗泵应用，以便术后进行化疗；③化疗：可以选择吉西他滨配合铂类药物联合化疗；④中药治疗：根据辨证可用活血破瘀、疏肝理气等治则。常用药物在柴胡、黄芩、牡蛎、半边莲、半枝莲、白花蛇舌草、郁金、川楝子、丹皮、茵陈、栀子等。也可配成丸药，长期服用。处方：露蜂房、土鳖虫、全蝎、蛇蜕、当归、山慈姑各30g，生黄芪、半枝莲各60g，蜈蚣10条、生甘草30g，共为细末，炼蜜为丸，每丸10g，每日2~3丸。

三、胆管癌

胆管癌（cholangiocarcinoma）统指胆管系统衬覆上皮发生的恶性肿瘤，按所发生的部位可分为肝内胆管癌（intrahepatic cholangiocarcinoma，ICC）和肝外胆管癌（extrahepatic cholangiocarcinoma，ECC）两大类。ICC起源于肝内胆管及其分支至小叶间细胆管树的任何部位的衬覆上皮；ECC又以胆囊管与肝总管汇合点为界分为肝门部胆管癌和远端胆管癌。2010年美国癌症联合委员会（the American Joint Committee on Cancer，AJCC）发布的第七版TNM分期系统正式将ICC从肝癌中分离出来，同时将ECC分为肝门部胆管癌和远端胆管癌。

胆管癌与胆囊癌的发病规律有所不同，胆管癌男性多于女性，约1.3∶1，平均发病年龄较胆囊癌小。肝外胆管癌多于肝内胆管癌，肝门胆管癌也称为Klatskin肿瘤，是最常见的肝外胆管癌。胆管癌的尸检发现率为0.3%，美国胆管癌总发病率大约为每年1.0/10万，新发病例每年3000人。

【病因和病理】

（一）发病原因

胆管癌的病因目前不明，可能与以下因素有关，包括高龄、胆管结石、胆管腺瘤和胆管乳头状瘤病、Caroli病、先天性胆总管囊性扩张、病毒性肝炎、肝硬化、原发性硬化性胆管炎（primary sclerosing cholangitis，PSC）、溃疡性结肠炎、化学毒素、吸烟、肝片吸虫或华支睾吸虫感染等。

（二）胆管癌的癌前病变

胆管癌常见癌前病变包括：①胆管上皮内瘤变（biliary intraepithelial neoplasia，BillN）：按其异型程度由轻至重分为BillN-1、BillN-2和BillN-3，BillN-3通常被视为原位癌；②导管内乳头状肿瘤（intraductal papillary neoplasm，IPN）；③胆管微小错构瘤（biliary micro-hamartoma）。

（三）病理类型

从解剖上分类，可将胆管癌分为远端、近端或围肝门。围肝门区域的胆管癌占2/3。

1. 肝内胆管癌（ICC）

（1）大体类型：肿块型、管周浸润型和管内生长型。胆管囊腺癌是一类以形成囊腔为特征的肝内胆管肿瘤，手术切除预后较好。

（2）组织学类型：腺癌最常见。偶可见腺鳞癌、鳞癌、黏液表皮样癌、类癌及未分化癌等类型。

2. 肝外胆管癌（ECC）

（1）大体类型：息肉型、结节型、硬化缩窄型和弥漫浸润型。结节型和硬化型倾向于侵犯周围组织；弥漫浸润型倾向于沿胆管扩散；息肉型可因脱落而发生转移。

（2）组织学类型：95%以上的胆管癌是腺癌，组织学亚型包括胆管型、胃小凹型、肠型。少见类型有黏液腺癌、透明细胞腺癌、印戒细胞癌、腺鳞癌、未分化癌和神经内分泌肿瘤等。

肝门部胆管癌可进一步分类，以指导临床，其中最常应用分类方法是Bismuth-Corlette分类法。Ⅰ型是指肿瘤侵犯肝总管；Ⅱ型是指肿瘤侵犯左右肝管分叉部位，尚未侵犯肝内胆管；Ⅲ型是指肿瘤侵犯左右肝管部位，其中Ⅲa型系指肿瘤侵犯右肝管，Ⅲb型系指肿瘤侵犯左肝管；Ⅳ型是指肿瘤已侵犯左、右肝管（图34-11-1）。

【临床表现】

无痛性黄疸是本病最常见的症状。可见皮肤及巩膜明显黄染，重度黄疸时皮肤呈深黄晦暗，无光泽。可发现不同程度的贫血。腹部检查应注意以下几个方面：

（一）肝脏肿大

随着瘀胆的发生，肝脏都有程度不同的肿大，多呈一致性肿大。边缘整齐。

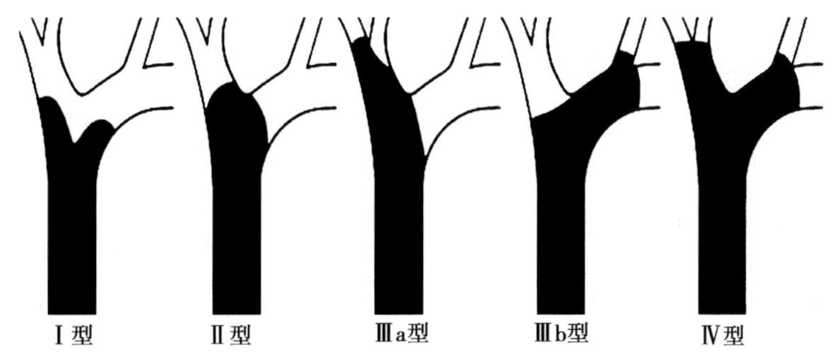

▶ 图 34-11-1　肝外胆管癌分型

（二）胆囊胀大

在胆管中 1/3 及下 1/3 发生的癌肿，常可触到胀大的胆囊或右上腹饱满。B 型超声波检查可测知胆囊增大的程度；癌肿生长于胆囊在肝总管开口近端时，胆囊空瘪。

（三）脾肿大、腹水等均为晚期表现

【诊断与鉴别诊断】

（一）诊断

胆管癌的早期诊断比较困难，当诊断明确时，病情常已超过早期。临床诊断可根据以下几方面提供的征象：

1. 临床表现　凡中年以上及老年人出现原因不明的黄疸并逐渐加深，伴有消化道症状及消瘦者，应怀疑本病之可能。随着黄疸加重，大便色浅、灰白，尿色深黄及皮肤瘙痒。出现右上腹痛、畏寒和发热提示伴有胆管炎。

2. 实验室检查　血、尿检查可提示为梗阻性黄疸，如胆红素、碱性磷酸酶、γ-谷氨酰转肽酶升高，转氨酶可升高，伴有胆管炎时会显著升高。晚期病人可有贫血及低蛋白血症。长期胆道阻塞可以导致脂溶性维生素（维生素 A、维生素 D、维生素 E 和维生素 K）减少，凝血酶原时间延长。

胆管癌无特异性的肿瘤标志物，仅 CA19-9、CA125、癌胚抗原（CEA）有一定参考价值，尤其是胆道减压后，CA19-9 水平持续升高，提示胆管癌。

3. B 型超声检查　对胆管癌的诊断有很大帮助，为首选检查。在梗阻近端，特别是肝内胆管，常可见到明显的扩张。胆囊的大小要根据肿瘤的位置而定。ICC 可能显示出肝内局限性肿瘤的影像，由于不伴有声影可与胆石相鉴别。超声可以显示胆管内及胆管周围的病变，评价门静脉受侵程度。

4. 经皮肝胆管造影术（PTC）、经内镜逆行性胆管造影术（ERCP）及磁共振胆胰管成像（MRCP）　这些方法，均可显示胆管腔内的变化。通常 ERCP 适用于了解梗阻部位以下胆道情况，而 PTC 则适用了解梗阻部位以上的胆道情况。磁共振血管成像可显示肝门部血管受累的情况。几种方法的联合使用，可准确判断出肿瘤的位置与侵犯的范围，有助于制定治疗方案。

5. 螺旋 CT　动态螺旋 CT 能显示肝内胆管细胞癌的特有征象、扩张的胆管和肿大的淋巴结。增强 CT 扫描有助于较好地显示肝门部肿瘤与肝动脉或门静脉的关系。动脉期图像有助于评价肝动脉解剖以及肿瘤与肝动脉的关系，并助于评价胆系受累程度。

6. 超声内镜　对远端胆管肿瘤所致的胆道梗阻，可选用超声内镜引导细针对病灶和淋巴结穿刺行活组织检查。

7. 胆道母子镜　与 ERCP 相比，胆道母子镜的优势是可进行准确的活组织检查。

8. 手术探查　可确定胆管癌的大小、侵犯范围、有无转移等。诊断有困难者，可借助胆道镜进行肉眼观察钳取组织进行病理检查。

（二）鉴别诊断

需要与胆管癌进行鉴别的疾病有毛细胆管性肝炎、胰头癌、胆囊癌、胆总管结石、原发性硬化性胆管炎等。

1. 毛细胆管性肝炎　因常表现为无痛性进行性黄疸，故与早期胆管癌相混淆，但该病无胀大的胆囊，肝功能检查有谷丙转氨酶的明显增加，药物治疗 2~3 周后黄疸能改善。在用 B 型超声波检查之后，这两种疾病的鉴别多无困难。

2. 胰头癌　与胆管癌的症状相类似，但胰头癌的黄疸持续性增高，不会有波动，发热及消化道症状也不如胆管癌突出。

3. 胆囊癌　与胆管癌的症状有时相似，特别是晚期胆囊癌可侵犯胆管，晚期胆管癌也常累及胆囊。然而，胆囊癌早期无黄疸，有时可在右上腹发现包块。

4. 胆总管结石　胆总管结石合并黄疸时，较难与胆管癌相鉴别，特别是胆管癌合并结石时，鉴别诊断更为困难。通常胆石症多有胆绞痛及胆道感染病史，黄疸多为间歇性。

5. 原发性硬化性胆管炎　其临床征象很相似与胆管炎、往往需要依靠手术探查加以证实。胆道的图像诊断（B 型超声波、ERCP 等）有助于两者的鉴别。

【防治】

胆管癌尚没有可靠的预防方法，但对胆道结石、胆道感染的积极治疗，可能起一定的作用。胆管癌的预后较差。未行胆管引流者，一般存活 5~6 个月；行胆管引流者，确诊后存活期平均 8~12 个月；行根治术者也只有少数可存活

3年以上。

胆管癌的治疗较为困难，因肿瘤位置较深，常涉及肝门处较大血管，故手术切除率很低，一般在20%左右。根据肿瘤的不同位置，可选择不同手术方法。

（一）肝内胆管癌的手术治疗

术前应评估是否存在肝脏多发病灶，有无淋巴结转移或远处转移，因为超出肝门部的淋巴结转移和远处转移是手术切除的禁忌证。手术通常情况下施行肝大部分切除术，但是只要可以满足切缘阴性，施行肝脏楔形切除、段切除及扩大切除也都可以考虑。“2015年胆道肿瘤NCCN临床实践指南”强调行肝门部淋巴结清扫术是合理的，因为不仅可以提供胆管癌的分期信息，还能在一定程度上评估预后。

肝内胆管癌的肿瘤大小对术后存活率无明显影响，有影响意义的因素是肿瘤的数量、血管侵袭与否和淋巴结的状态，且肿瘤数目和血管侵袭只有在 N_0 时有明显的指导意义。

（二）肝外胆管癌的手术治疗

肝外胆管癌行手术治疗的基本原则是实现切缘阴性的完整切除和区域淋巴结清扫术，对于远端胆管癌需行胰十二指肠切除术，近端胆管癌需行肝大部分切除术。极少数情况下，中段肿瘤可以仅切除胆管和区域淋巴结。

对于术后余肝体积可能较小的病人，手术前建议行胆管引流（ERCP或者PTC）或者一侧门静脉栓塞。对于未播散的局部晚期肝门胆管癌，肝移植是唯一可能治愈的手段，5年存活率为25%~42%。

（三）化学治疗

对不能手术切除或伴有转移的进展期胆管癌，主要推荐吉西他滨（gencitabine）联合铂类抗肿瘤药（顺铂、奥沙利铂等）和/或替吉奥的化疗方案，加用埃罗替尼（erlotinib）可增强抗肿瘤效果。上述方案也可作为新辅助化疗，可能使不能切除的肿瘤降期，获得手术切除的机会。

34

（四）中药治疗

同“胆囊癌”。

（五）放射治疗

对不能手术切除或伴有转移的胆管癌患者，植入胆管支架+外照射放疗的疗效非常有限，但外照射放疗对局限性转移灶及控制病灶出血有益。也有学者报告，在胆管引流后，进行放射治疗30~60Gy时，可延长术后的生存时间。

（崔乃强 崔志刚）

第十二节 胆道常用手术要点

一、胆道手术前准备与术后处理

胆道手术前准备：这是关系到胆道手术成败的关键。

（一）收集病史

术前对病史的了解，有助于进行充分的术前准备、合理选择术式及保证手术治疗的效果。如根据腹痛的情况、有无发热寒战及黄疸的程度等，可对手术的难易及探查的范围作出预测；根据其他病史，特别是心、肺、肝、肾等，可对病人对手术的耐受能力作出恰当的评价，了解过去有无药物过敏史，对麻醉选择及术后用药很有帮助等。

（二）术前检查

包括以下3个方面：①周身检查：包括对患者的一般观察，心、肺、肝、肾等重要器官的功能检查。危重病人要注意水电解质平衡和代谢方面的检查，黄疸病人要注意凝血功能的检查；②腹部检查：视诊要注意黄疸程度，有无蜘蛛痣及腹壁静脉曲张。腹部呼吸运动与右上腹有无包块；触诊要注意右上腹或剑突下的压痛、反跳痛与肌紧张，范围愈大，程度愈重，表明病变愈重。此外，还要注意能否触及胀大的胆囊；肝、脾是否肿大；叩诊要注意有无移动性浊音；听诊时注意有无肠音减弱或消失；③胆道病变的特殊检查：胆道B型超声波检查和MRCP应用最为普遍。对于病情复杂的病人，为了详细了解肝内外胆管的形态变化及胰腺有无病理改变，在病情允许的情况下，应作ERCP或PTC检查。对于无肝内胆管扩张的病例应首选ERCP，对于有肝内胆管扩张的病例则应首选PTC。CT检查对肝内胆管及胆囊的检查，其可靠性与B型超声波相仿，但对胰腺则优于B型超声波，可根据需要加以选用，不宜作为常规的检查方法。选择性肝动脉造影只有在怀疑肿瘤时才可加以考虑。

（三）术前常规处理

急症手术病人要纠正水电解质紊乱及酸碱失衡，危重病人可给予静脉高营养治疗；感染严重和需进行较大范围的手术时，术前应给予抗生素；有梗阻性黄疸时，要肌注维生素K，黄疸严重者，可先行经皮肝胆道造影引流术（PTCD）或内镜逆行胆道引流术（ENBD）作为减黄措施；术前1天常规备皮，服镇静剂及泻药或洗肠，手术当日禁食水、胃肠减压等。

二、胆囊手术

（一）胆囊造口术

1. 适应证 原则上应尽量避免采用这种术式，但在个别情况时，可以考虑采用：

（1）急性胆囊炎，因局部炎症严重、紧密粘连、解剖关系不清，以及高龄患者有周身严重病变，不能耐受胆囊切除术者。

（2）胆囊疾病，伴有黄疸及感染，胆囊胀大，说明梗阻位于胆总管下端，因局部或周身情况又不能进行胆总管切开引流者。

（3）急性出血坏死性胰腺炎，需进行胆道引流减压者。

（4）壶腹周围癌因黄疸严重需要解除黄疸，为根治术创造条件者。

（5）某些胆道损伤。

2. 手术步骤及要点

（1）选用右上腹腹直肌切口或肋缘下斜切口，长度不宜过大，一般为5~8cm。

（2）打开腹腔后，要吸尽渗液、分离局部粘连，尽快找到胀大的胆囊，周围用纱布垫保护好，在胆囊底部行荷包缝合，再用粗针注射器在荷包缝合内进行穿刺。当吸出混浊的胆汁后，在穿刺处切开胆囊。在切开之前，也可尽可能吸出胆汁，以减轻胀大胆囊的张力。

（3）胆囊切开后，尽可能取净胆囊内结石，可同时进行术中胆道镜检查及取石，但要注意尽量不要损伤胆囊黏膜。

（4）将蕈形引流管或foley管放入胆囊内，将荷包缝合线收紧打结。为防止引流管周围遗漏胆汁，可再加一层荷包缝合。

（5）胆囊引流管从右肋缘下引出体外，胆囊底部引流管周围可与腹壁相固定。

（6）胆囊造口引流管，再固定于皮肤上。

（7）根据病情需要，可在胆囊下方再安放腹腔引流管。

（二）胆囊切除术

1. 适应证

（1）急性化脓性坏疽性和梗阻性胆囊炎。

（2）反复发作的慢性胆囊炎，有胆囊壁增厚和胆囊功能明显障碍者。

（3）有症状的胆囊结石，包括胆囊结石的并发症，如胆囊穿孔、胆囊积水、胆囊积脓、胆囊胰腺炎、继发性胆总管结石和梗阻性黄疸等；无症状的胆囊结石为胆囊切除术的相对适应证，对于巨大结石或多发结石，如无手术禁忌证，病人又积极要求手术治疗者可进行手术治疗。

（4）胆囊良性及恶性肿瘤。

（5）其他：胆囊有腺肌增生症、胆囊外伤性破裂、胆道消化道吻合术后等。

2. 禁忌证

（1）胆道功能紊乱。

（2）目前原因不明、胆道病理改变尚未查清的梗阻性黄疸。

（3）某些内科疾病（慢性肝炎、慢性阑尾炎等）伴随的胆囊症状。

（4）患有某些严重内科疾病，不能接受麻醉及手术者。

3. 手术步骤和要点（开放性胆囊切除术，OC）

（1）切口：一般采用右上腹腹直肌切口；对肥胖者可用右侧肋缘下斜切口。

（2）探查程序：先探查右肝（注意肝顶部）、左肝、脾脏、胃、十二指肠与胰腺，最后探查胆囊与胆管。急症手术，如胆囊病理改变明显，亦可不探查其他脏器。

（3）胆囊切除的方法

1）颈底切除术：适用于选择性手术。该法的主要优点是首先结扎胆囊管与胆囊动脉，可避免胆囊内的小结石挤入胆总管和减少胆囊床的出血。

手术的步骤是首先暴露胆囊三角区，切开胆囊管周围的浆膜，在胆囊淋巴结附近寻找胆囊动脉，予以双重结扎后切断。寻找胆囊管，予以穿线结扎，但不要切断。当胆囊完全游离后再切断胆囊管，这种方法可预防胆总管与副肝胆管损伤。其次，再从胆囊底部，距肝缘约0.5cm处切开胆囊浆膜（也可先在浆膜下注入生理盐水再切开浆膜），向胆囊两侧的浆膜下分离后，用剪刀剪开。遇有血管出血，予以钳夹及结扎。然后，从胆囊床上分离胆囊，但要注意有小血管，发现时予以结扎。分离到胆囊颈部时，要注意有无副肝胆管的存在，当胆囊完全游离后，要查看胆总管的位置，即胆囊管汇入胆总管的上、下两端，辨认无误时，靠胆总管0.5cm处予以结扎并切断。胆囊管断端的常用结扎方法有二：①贯穿缝合加结扎；②8字结扎（图34-12-1）。

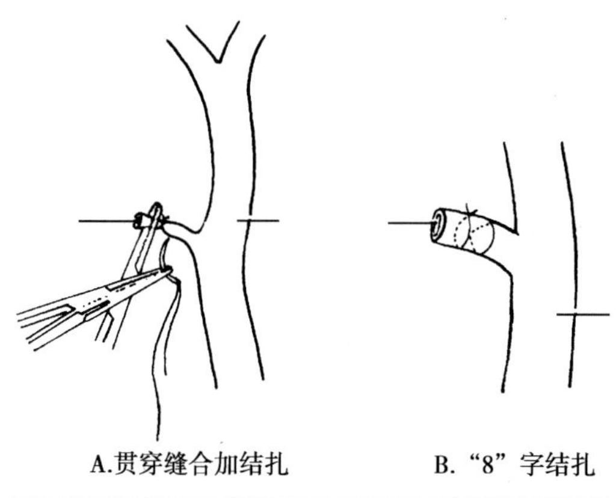

▶ 图34-12-1　胆总管残端的"8"字结扎方法

A. 注意结扎线靠近胆总管，结扎线远端行贯穿缝合；B. 注意"8"字结扎不在一个平面上

最后，将胆总管周围之浆膜和胆囊床之浆膜予以缝合，以减少粗糙面和术后出血。上述操作完成后，要用生理盐水冲洗腹腔，安放腹腔引流管。若手术顺利，手术创面不大时也可不安放引流管。

2）底颈切除术：适用于肥胖患者或因局部炎症严重胆囊三角区难于暴露者。先从胆囊底部切开浆膜及游离胆囊，逐步向胆囊颈部前进。因胆囊动脉未予先结扎，故一般渗血较大，遇到活动性出血应分别进行止血及结扎。在游离胆囊时，注意不要夹破胆囊。在分离到胆囊颈部时，要注意胆囊三角区有胆囊动脉，若发现时予以妥善结扎与切断。最后，结扎与切断胆囊管，其方法以及胆囊床的处理、腹腔引流与颈底法相同。

3）特殊情况下的胆囊切除术：①胆囊大部切除术：适宜于坏疽性胆囊炎和解剖关系不清的萎缩性胆囊炎。方法是先将胆囊切开，取出胆囊内结石，用左手示指伸入胆囊腔内，在示指的指引下，游离胆囊。当分离到胆囊颈部时，往往由于严重粘连分离更为困难，如强行分离则易造成大出血或胆管损伤。为了防止意外损伤可先将已经游离的胆囊壁剪下，剩余的胆囊壁黏膜用锐匙搔刮后，涂以苯酚或碘酊使之破坏。仔细止血后，安放引流管。②浆膜下胆囊切除术：适用于胆囊周围有严重粘连的病例。通常先在胆囊底部距肝脏约1cm处切开胆囊浆膜，然后围绕胆囊行浆膜下分离，遇有血管出血要仔细结扎。若游离胆囊有困难时，可切开胆囊，在左中指指引下游离胆囊。

（三）腹腔镜胆囊切除术（laparoscopic cholecystectomy，LC）

详见第十一章。

三、肝外胆管手术

（一）胆总管切开探查与引流术

1. 适应证

（1）根据术前病史及检查结果

1）病史中有典型胆绞痛、发热寒战，尤其有黄疸或黄疸病史者。

2）影像诊断有胆外胆管异常，如在B型超声波、ERCP、PTC等发现有胆管增粗、胆管内有结石、肿瘤或蛔虫影像者。

（2）手术中发现以下情况可视情探查胆总管

1）胆总管扩张，直径在1.5cm以上。

2）胆总管内可触到或怀疑有结石、蛔虫、肿瘤等。

3）胆总管管壁明显增厚、变硬或有坏死、穿孔。

4）胆总管穿刺抽出混浊或脓性胆汁。

5）胆囊内有微小结石并疑有小结石进入胆总管时。

6）胰头有增大、变硬者。

7）既往有黄疸病史者。

2. 手术步骤及操作要点

（1）切口：右上腹经腹直肌或正中旁切口，肥胖病人可用右肋缘下斜切口。

（2）显露胆总管：确认胆总管的位置：胆道初次手术时，常能看到扩张的胆总管或通过Winslow孔触到胆管内的结石或肿瘤。一般说来，确认胆总管并无困难，但在再次手术的病例，或因胆囊及胆管周围炎引起明显粘连的病例，确认胆总管有时会遇到不少困难。对于此类病人应采取以下措施：①切开肝、十二指肠韧带的浆膜，分离周围组织，寻找胆总管；②穿刺辨认胆总管，见到胆汁吸出，可按针头方向提示部位切开胆总管前壁。

（3）切开胆总管：先用小圆针细丝线做2针牵引线，在其间切开小口，见到胆汁流出，再扩大切口，其长度一般为1~1.5cm。切口的位置要根据病情而定。若病变在胆总管下端，切口可选在胆总管、十二指肠上部；若病变在肝内胆管，则切口要尽量向上，选在肝总管处，必要时再向上延长，切开左、右肝内胆管。

（4）检查胆总管：要依靠医生的丰富经验，真正了解胆总管情况。单纯依靠手指的触诊是不够的。

1）胆总管壁的异常：如有增厚、硬化、肉芽组织增生等异常，可进行组织学检查。

2）术中胆道镜探查：术中胆道镜检查是胆道探查最准确的方法，可清楚地观察到肝内外胆管形态、有无狭窄及扩张、有无结石及肿瘤。如有结石可用取石网篮取石，如结石较大可采用液电碎石或激光碎石。

3）器械探查：对肝内胆管一般可采用导尿管注水的方式，观察冲洗液中有无感染的胆汁、血液或结石；对肝外胆道可应用取石钳轻轻钳取，观察有无肿瘤或结石，然后再用胆道扩张器探查了解十二指肠乳头有无狭窄。

（5）取出结石：通常切开胆总管时，用手挤压结石或用结石钳较易取出结石。结石较多时可用结石匙取石。借助于胆道镜取石，不但可在直视下取石减少损伤，而且有助于防止胆道残余结石的发生。在取结石时，要注意上、下两端的结石：

1）胆管远端结石：可用取石钳夹取，也可用结石匙取石，较多的小结石可用导尿管冲洗。

2）胆管近端（肝内胆管）结石：通常胆总管的切口要向上扩大，必要时要切开左侧或右侧的肝内胆管。取石的方法有：①用取石钳从胆总管切口取石；②借助于胆道镜取石；③切开肝实质取石；④必要时行肝外侧叶切除，通过左侧肝胆管逆行取石。

（6）安置引流管：胆总管探查后通常要安置胆管内的T型管与腹腔引流管。对于安置胆管内的引流管尚有不同的观点。个别学者主张采用原位缝合方法，不安置引流管，但多数人认为常规安置比较安全。引流管的种类也不限于T型管，根据病变特点还可使用导尿管、Y型管、U型管等。腹腔引流管通常安置在胆囊床及胆总管切开部位，从右上腹部引出体外。

（二）经十二指肠Oddi括约肌切开术与成形术

1. 适应证

（1）十二指肠壶腹或Oddi括约肌狭窄。

（2）十二指肠壶腹结石嵌顿。

（3）不能取净的肝内胆管结石。

2. 方法

（1）寻找十二指肠乳头：有两种途径：①按照插入胆总管内的胆道探子或扩张器指引的方向，在十二指肠腔内可看到或触到突出的十二肠乳头。一般十二指肠乳头位于十二指肠降段中、下1/3交界处。若乳头狭窄不严重，胆道探子或扩张器可伸入十二指肠；②首先切开十二指肠，直接在十二指肠内侧壁寻找乳头。可用无齿镊子或血管钳轻轻夹起十二指肠后壁，有时用手指也可能到乳头状结节，即乳头开口部。

（2）切开或成形术：用两把直蚊氏钳在乳头的外、上方（相当于时针11点方向）夹住乳头前壁，之后可插入有槽探针，并将两钳间切除之三角形乳头组织要送病理学检查（图34-12-2）。在切除之两侧边缘用细针予以贯穿缝合。之后根据狭窄段长度再次钳夹、切开括约肌、缝合。切开长度一般以1.0~1.5cm为宜。为了防止切开过长发生十二指肠后壁瘘，可在楔形切除之顶端作一"8"字形缝合。

在切开或成形Oddi括约肌时，注意勿损伤胰管开口部，在切开或成形之后要探查胰管开口，如有狭窄时应同时作胰管开口部成形术，即在胰管的开口部向后上方剪开。

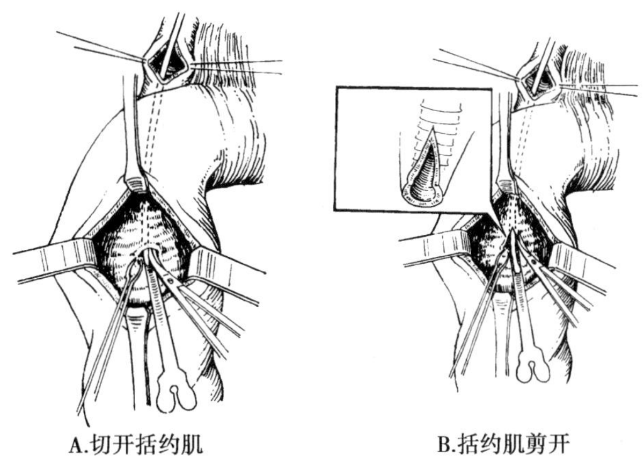

▶ 图34-12-2 经十二指肠Oddi括约肌切开成型术

（3）缝合十二指肠：根据术者习惯，可采用横切横缝、纵切纵缝、斜切横缝等。第1层用全层内翻连续或间断缝合，第2层浆肌层间断缝合，必要时可再将附近的网膜缝盖于切口上。在缝合十二指肠时要注意两点：①缝合要严密，以免发生十二指肠瘘；②缝合时内翻的肠壁组织不宜过多，以免引起十二指肠狭窄。

（4）常规切除胆囊。

（5）行胆总管探查时，要安放与胆总管直径相适应的T型管。

（6）冲洗腹腔后，安放腹腔引流管，逐层缝合腹壁切口。

（三）胆管空肠Roux-en-Y吻合术

1. 适应证

（1）先天性胆道畸形：胆总管下端的胆道闭锁、先天性胆总管囊性扩张，未切除或切除囊肿之后的胆道重建。

（2）胆总管损伤：腹部创伤或医源性胆总管损伤，因胆总管下端解剖不清、粘连或狭窄，不能行胆管对端吻合或胆总管十二指肠吻合时，可行胆管空肠Roux-en-Y吻合术。

（3）原发性胆总管结石及胆管良性狭窄：原发性胆总管结石伴胆总管下端狭窄和原发性胆总管下端狭窄，因狭窄段较长或有十二指肠瘀滞证，不适于行胆总管、十二指肠吻合术或Oddi括约肌切开成形术者。

（4）胆源性胰腺炎：胆囊结石合并胰腺炎或胆囊结石合并胰腺炎有胆管扩张，切断胆总管行胆管空肠端端或端侧吻合术，以达到"胆胰分流"。

（5）恶性肿瘤：壶腹周围癌引起的胆道梗阻，无条件行根治术时，可行该术式以解除梗阻性黄疸。

2. 禁忌证

（1）胆总管暴露不清或胆总管过细，行该术有困难者。

（2）空肠因严重粘连，无法游离者。

（3）患者周身情况极差，不能耐受较长时间手术者。

3. 手术步骤与要点

（1）切开胆总管与探查胆总管远端的方法同前。

（2）胆总管的准备

1）切断胆总管：一般在胆总管十二指肠上部，即胆囊管汇入胆总管的远端切断；切断胆总管时，应注意预防门静脉的损伤。

2）胆总管的远端，用丝线做贯穿或连续缝合予以封闭。

3）胆总管的近端的后壁不宜游离过多，以免影响血运，一般游离1cm左右即可。

4）胆总管口径过细，不适合与空肠进行吻合时，可将胆总管前壁纵行切开，以扩大胆总管吻合部口径。

（3）空肠的准备

1）在Treitz韧带以下25~30cm处，选择适当的空肠系膜血管弓予以切断、结扎，以使远端空肠能达到肝门处且不产生张力。

2）关闭远段空肠。

3）根据小肠和结肠系膜的长度，决定采用结肠前或结肠后两种吻合法。结肠前法将远端空肠从结肠前拉向肝门处进行吻合，但不能过紧，以免横结肠充盈后压迫空肠或空肠压迫横结肠。此外，空肠系膜后方的空隙应缝合封闭以防内疝的发生。结肠后法要在横结肠系膜无血管区戳孔，将远端空肠拉至横结肠上，提到肝门处进行胆肠吻合，并关闭结肠系膜孔。

（4）胆管空肠吻合：将空肠断端缝合关闭，在距封闭端3~5cm处，做与胆管直径相应大小之切口，然后进行全层与浆肌层之间的二层吻合。

为确保手术的成功，凡遇下列情况时可在吻合口内安放支撑引流管：①吻合不够牢固，有发生吻合口瘘的可能时；②吻合口较小，有发生吻合口狭窄的可能时；③肝内胆管有结石，需通过引流管窦道进行胆道镜取石时。

引流管安放的方法有二：①距吻合口约10cm左右之空肠处在缝完后壁之后，插入引流管并以双荷包缝合将引流管固定于吻合口上，以免导管滑脱；②在吻合之近端肝总管放置T型引流管，其一臂通过吻合口。

（5）空肠Roux-en-Y吻合：在胆总管空肠吻合口下30~40cm处，与近端空肠段端行端侧吻合。通常缝合4层，2、3层为全层缝合，1、4层为浆肌层缝合。为确保肠内容向下走行，要在空肠两个肠襻之间缝合3~5针，使之靠拢

(图 34-12-3)。为防止胆肠吻合后的肠液向胆道的反流，有人将该肠襻保留至 60cm。为防止空肠向胆管内逆流引起感染，有人在空肠壁上做一人工套叠，即在空肠壁上用细丝线间断缝合浆肌层 1 周，造成 2.5cm 的套叠，但不缝合肠系膜以免损伤肠系膜血管。

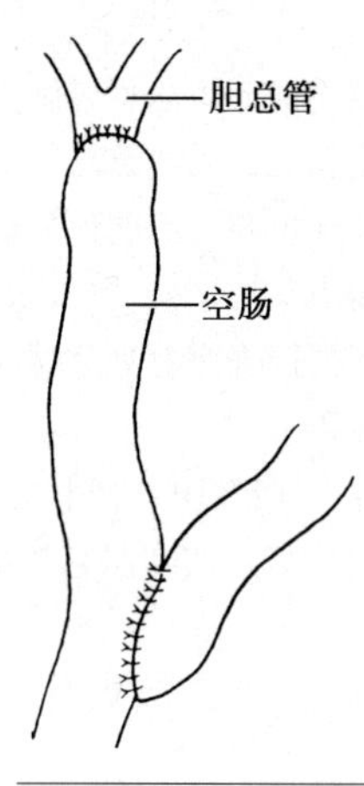

▶ 图 34-12-3 胆管空肠 Roux-Y 吻合术的空肠襻处理

(四) 三镜联合术式

胆囊结石合并胆管结石的复杂性胆石症通常采用开腹手术胆囊切除，胆管探查。近十几年随着腹腔镜胆囊切除技术及内镜技术的迅速发展，一部分复杂性胆石症患者，采用先经十二指肠镜网篮取出胆管结石然后行腹腔镜胆囊切除的术式，减少了对病人的手术创伤。但对于十二指肠镜治疗困难的病人，例如结石过大，数量多或 Oddi 括约肌解剖异常的或治疗失败的，则必须开腹胆囊切除，胆管探查。天津市南开医院全国胆胰疾病治疗中心，采用三镜联合治疗复杂性胆石症取得成功。为微创治疗复杂性胆石症建立了一种新术式。

1. 三镜联合术式的特点

(1) 完全微创 胆囊切除，胆管探查术全部在腹腔镜下完成。

(2) 100%取净结石 术中胆道镜的使用可在直视下取出结石，保证无残石发生。

(3) 无外引流管，术中不放置 T 管引流，直接缝合胆管减少胆汁的丢失，缩短了病人术后恢复的时间。

2. 适应证

(1) 胆囊结石合并胆管结石，胆管结石直径>1.5cm 者。

(2) 胆囊结石合并胆管结石数量多，需多次经十二指肠镜取石者。

(3) 胆囊结石合并胆管结石，胆总管下端 Oddi 括约肌狭窄段长度<2cm 者。

3. 禁忌证

(1) 不宜行腹腔镜胆囊切除术的患者。

(2) EST 手术禁忌者。

4. 手术要点

(1) 首先经十二指肠镜行 EST 术后防止 ENBD (经鼻胆肠引流管)。其在术前可以使胆汁通畅的引流入十二指肠中，缓解胆道阻力，减少胆道的炎性水肿，降低手术的难度和风险，术后对胆总管起支撑作用，避免 T 管引流，缩短了住院时间。

(2) 腹腔镜胆囊切除术，胆总管探查术。

(3) 术中胆道镜在直视条件下取出胆道内结石。

四、肝内胆管手术

肝内胆管手术主要针对以下 3 种病理改变：①肝内胆管结石的取石术；②针对胆管狭窄而施行的成形术；③针对左外侧叶萎缩而施行的肝叶切除术。

(一) 肝内胆管结石的取石术

1. 手术类别

(1) 经肝门肝内胆管切开探查取石术：肝内胆管结石要尽可能通过肝门部胆管切开取石，因为这种方法较为简单，多可获得成功。同时也可发现和处理肝内胆管经常伴有的胆管狭窄。术中采用胆道镜联合探查取石更能提高手术效果。

(2) 经肝实质肝内胆管切开取石术：适用于肝胆管第 2 级分支以上的结石。这种手术多用于肝左叶肝内胆管结石，因左肝叶实质较薄，常可在肝表面触到结石。因而能准确的选择切开部位，达到预期的目的。术中 B 型超声波的应用有利于探知结石的部位，以确定切开部位。

2. 手术步骤与要点

(1) 经肝门肝内胆管切开探查取石术：首先，按常规方法切开胆总管取出胆总管结石，然后向肝门侧延长胆总管的切口到肝总管上端，常可取出肝内胆管结石。必要时也可向左右肝胆管延长切口，呈 Y 字形。在切开胆管壁时，常有小动脉出血，要用细丝线缝扎止血。在延长左肝管切口时，常遇到较粗的血管横跨于左肝管的前面，故应缝扎及切断该血管，以便更充分地显露左肝管。结石取尽后如不需行内引流术，可安放 T 型管，缝合胆总管壁，如需行内引流术，可按前述胆肠吻合方法进行操作。

(2) 经肝实质肝内胆管切开取石术：在肝表面确定结石的最表浅部位。为便于暴露肝左叶，应先切断肝圆韧带、肝镰状韧带、左肝冠状韧带和左三角韧带。术者以左手握住肝左外侧叶，以拇指固定最表浅的结石部位，然后用右手的手术刀切开肝包膜并用手术柄钝性分离肝实质，遇有出血可与缝扎。直到肝胆管周围结缔组织鞘清楚地暴露肝胆管后，在牵引线指示下，沿胆管的走行切开，用取石钳夹出结石。再用取石钳向上下两侧取出剩余的结石，必要时用注洗器通过尿管冲洗结石碎片。结石取净后，肝胆管内放入 T 型管，缝合胆管壁与肝组织。

（二）肝内胆管狭窄的处理

肝内胆管狭窄是肝内胆管结石经常伴随的病理改变，单发者居多，有时为多发性。胆管狭窄常位于左肝管及右肝管的开口部，有时也发生在肝总管的上端和肝内二级以上的胆管。肝内胆管狭窄的手术比较复杂，常常是不定型的，难度较大，效果较差。常采用的手术方式有以下几种：

1. U 型管或 Y 型管引流术　U 型管引流主要用于难于施行成形术或施行胆管吻合术的肝内胆管狭窄患者。这种引流方法的优点是不易滑脱，引流管可以长期保留，并可更换。U 型管的放置方法是在探明胆管狭窄的位置并取净结石后，用特制的引导探针的一头与引流管固定，另一端通过肝内胆管的一个分支，从肝脏的膈面或肝脏面穿出肝包膜拉出引流管，并根据胆道病变的特点在引流管的中断剪开 3~5 个侧孔，引流管的另一端从胆总管且开口引出体外，形成类似 U 字样。U 型管可以放于右肝管，也可放于左肝管，也可左右各放一管，称双 U 型管引流（图 34-12-4）。

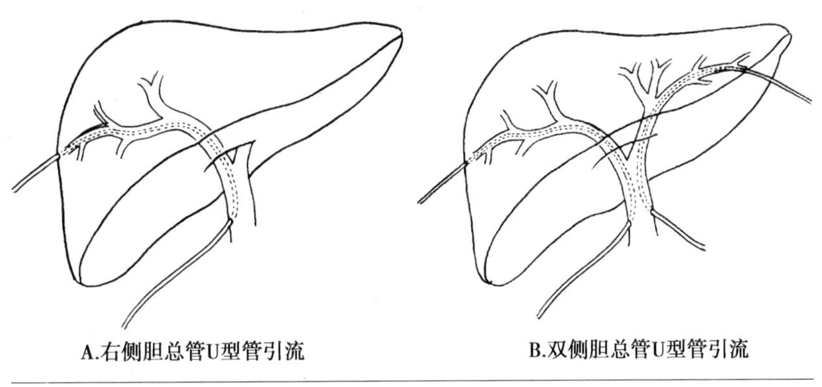

A.右侧胆总管U型管引流
B.双侧胆总管U型管引流

▶ 图 34-12-4　胆管的 U 型管引流

更换 U 型管时，先将管的一端消毒干净，然后再用消毒过的同样导管连接牢固。将管的另一端徐徐外拉，将新更换的导管徐徐送入到适当位置上。Y 型管引流用于左右肝内胆管开口处均由狭窄的病例。Y 型管上端的两臂分别放入左右肝内胆管，从胆总管引出体外，但此管不能更换。

2. 肝胆管狭窄成形术　用于左右肝管开口部狭窄的病例。在充分暴露肝门部胆管之后，按常规方法在肝总管部切开胆管并向上探明胆管狭窄的部位与性质。在探针或血管钳的引导下，向左侧或右侧的胆管纵行切开。若狭窄以上有结石者予以清出。切开的狭窄部用细丝线做间断横行缝合（图 34-12-5）。

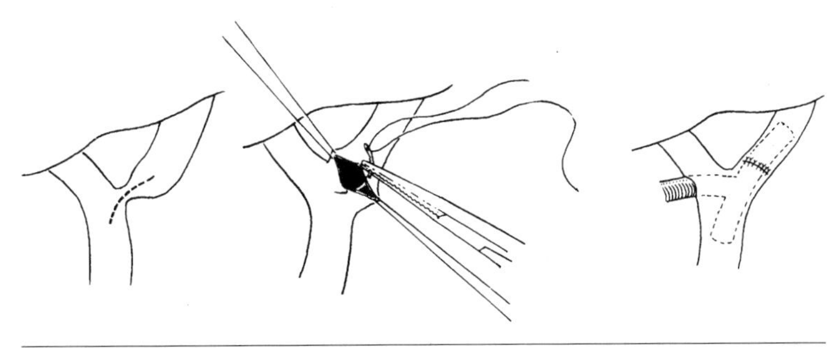

▶ 图 34-12-5　肝管狭窄的成形术

为防止成形术后的胆管再狭窄，要放置 T 型管。T 管的一臂伸向成型侧的肝内胆管。

3. 肝内胆管空肠吻合术　这是一类较为困难的手术，方法不当常达不到理想的效果。通常可分为周围型肝内胆管空肠吻合术，即指肝内胆管的末端与空肠相吻合，常用术式有 Longmire 手术、Soupalt 手术和中央型肝内胆管空肠吻合术（指左右肝胆管与空肠相吻合，代表性的术式有肝方叶切除术等）。近年来随着营养支持和围术期管理水平提高及手术技术的不断精准化，Longmire 手术和 Soupalt 手术基本已被废弃不用，多被半肝切除、肝内胆管-空肠吻合所取代。

（1）Longmire 手术：亦称左侧周围型肝内胆管空肠吻合术，适用于：①肝外胆管狭窄无法行肝门部胆管空肠吻合术者；②左肝管开口部狭窄或梗阻，无法从肝门处予以解决者；③左肝管结石，无法从肝门处或经肝实质切开取净者。

方法是首先游离肝左叶，包括切断与结扎肝圆韧带、剪开镰状韧带和左侧三角韧带，将肝左叶尽可能暴露清楚。于镰状韧带左侧 1cm 处，即相当于肝左外侧叶分界处切开肝实质。通常采用边切肝边结扎的方法，即切开肝包膜后，以刀柄分离肝脏，见到小胆管或血管时，予以切断结扎，必要时可在肝截面上缝扎。当找到扩张最大的胆管（以肝左外叶的上、下段胆管分叉处最好）时，予以分离，距肝截面 1~1.5cm 长切断。再继续切肝时，要注意靠近第 2 肝门处有肝左静脉，要予以缝扎，注意止血。切除肝左外叶后，将肝截面的粗大胆管予以蔽开，取出其中的结石，若口径较细，可切开一侧胆管壁，扩大口径。然后，按空肠 Roux-en-Y 吻合方式切断空肠，提取远端空肠通过结肠后（也可结肠前）与肝左叶之胆管相吻合。吻合方法也可有端端吻合和端侧吻合两种方法。后者要关闭空肠之断端，在侧壁上开口。吻合口尽可能大些。为避免吻合口狭窄与吻合口瘘，可向肝左叶的肝管内插入硅胶管或橡胶管，另一端通过空肠壁引出，行体外引流。吻合完毕后，要将空肠浆膜再与肝左叶截面的肝被膜做间断缝合，以减少粗糙面和防止胆瘘。最后，按常规方法，将近段空肠断端与远端空肠侧壁做 Roux-en-Y 肠吻合。

按类似的方法，也可行右侧肝内胆管空肠吻合术，将解决肝门部右肝管的狭窄。关键是找到扩张的右肝管。方法是在胆囊床外侧纵行切开或楔形切除一块肝组织或在右侧肝脏的外侧角切除部分肝组织，以暴露出一支较粗的肝管进行吻合。

（2）肝方叶切除术：适用于：①肝门处有严重粘连，无法暴露左、右肝胆管的病例；②高位胆管癌或胆囊癌累及肝组织者。

方法是首先切断肝周围韧带，充分游离肝脏使其向下，得以满意暴露。阻断肝血流后，再切开肝脏。左侧切线为镰状韧带外侧 1cm 处，右侧切线为胆囊窝内侧或外侧（胆囊癌）。行楔形切除方叶肝实质和中央区肝胆管，显露出左、右肝内胆管。然后再分别施行左、右肝胆管空肠端侧吻合术（图 34-12-6）

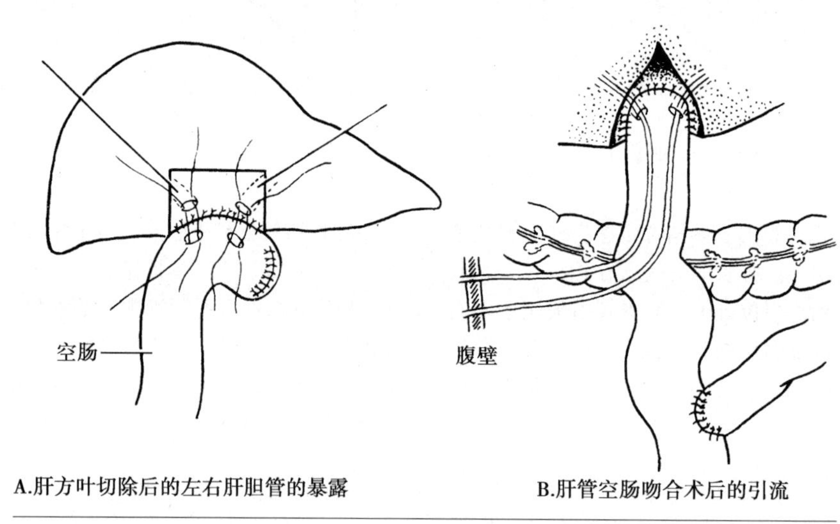

A.肝方叶切除后的左右肝胆管的暴露　　B.肝管空肠吻合术后的引流

▶ 图 34-12-6　肝方叶切除术及胆管空肠吻合术

34

（3）肝内胆管病变的肝叶切除术：详见第三十二章肝脏疾病。

五、胆道再次手术

这是一类胆道外科非常常见的手术，患者曾有胆道手术历史，但由于自身和/或医生的原因，仍存在或再度出现胆道狭窄、结石、胆道感染等，常需再次手术。

（一）适应证

1. 胆道术后综合征　胆道术后出现腹痛、黄疸及发热寒战等反复发作，经非手术疗法难于治愈时，应查明病变的性质、部位，选择适当时机进行再次手术。详见本章第十二节胆道术后综合征。

2. 胆道术后并发症　该类并发症有多种，可分为早期和后期并发症两类。胆道术后早期并发症多与手术技巧和胆道本身病变的性质有关，主要包括胆瘘和出血。其中部分病例需在早期进行再次剖腹探查术。胆道术后晚期并发症包括胆管狭窄与扩张、再生或残余结石，可伴有肝组织萎缩等。

3. 胆道的分期手术　由于病情或病理特点的需要，有些胆道手术不能一次完成，只能分期进行。此类再手术应称为“计划性胆道再手术”。

（1）胆囊造瘘术后或经皮肝胆囊穿刺引流术后的胆囊切除术：某些严重的急性化脓性胆囊炎或胆囊积脓，由于胆囊周围炎症明显、解剖关系不清，难于进行胆囊切除术者；由于周身情况差，不能耐受胆囊切除术者；由于术者自身技术能力不能安全切除胆囊者，均可在急性炎症消退及周身情况好转后进行再次手术。

（2）急性化脓性梗阻性胆管炎急症胆管引流术后的再次手术：AOSC 急症手术包括 PTCD、ENBD 及开腹胆管探查 T 管引流术等，其目的在于引流胆道、解除胆道高压及控制感染，而对胆管的梗阻病变往往不能 1 次解决，胆管内的结石也难于在急症手术时彻底清除。因此，待病情好转后应进行胆道造影，进一步明确胆道病理改变，进行再次手术彻底根治。

（3）其他：某些严重的梗阻性黄疸，有时需先行胆道引流，待黄疸减轻、肝功能改善后行再次手术；肝内胆汁滞留性脓肿，也需先引流脓肿及胆道减压，待情况好转后行再次行根治性手术。

（二）手术步骤与要点

1. 切口选择　要根据以往手术次数、切口愈合情况及再次胆道手术的术式而定。通常可按以下原则选择：①右侧经腹直肌切口，原则上以经原切口为主，但再次手术切口可适当延长，以免切口下有严重粘连影响进入腹腔；②原为右侧经腹直肌切口，也可改用右侧肋缘下斜切口；③原切口有切口疝者，仍应选用原切口，以便同时进行疝修补术。

2. 暴露肝外胆道　对于胆囊造瘘的患者，沿着胆囊造瘘管的方向分离粘连，通常不难暴露胆囊。对于胆囊已切除需直接寻找胆总管时，则可能遇到较大麻烦。首先，要寻找肝脏的前缘，沿肝脏面由浅入深，由前向后，逐渐分离粘连。其次，为清楚地识别胆道的解剖关系，要尽可能的暴露肝、十二指肠韧带和小网膜孔。为了寻找胆总管，常需进行试探性穿刺，沿着穿刺针的方向，继续解剖周围的软组织。当确定胆总管无疑时，方可按常规方法切开胆总管。根据病变部位或手术的需要，常要向上暴露肝门部胆管或向下暴露胆总管的远端。暴露肝门部胆管有 3 种方法：其一是切开胆总管后，沿着肝总管的方向，向上暴露；其二是在胆管外，从肝脏面向深处或在肝包膜下分离肝门部粘连，以显露肝门部胆管；其三是肝方叶楔形切除，方法见本节肝门、肝内胆管手术。

胆总管、十二指肠吻合术和肝外胆管空肠 Roux-en-Y 吻合术后再手术时的胆总管暴露，由于粘连和组织挛缩，肝门结构上移，肝外胆道变短，使操作困难。有时需切开空肠壁，寻找到肝外胆管，以注射器穿刺确认，在 2 针牵引线间打开胆管。通过术中胆道镜，不仅有助于发现肝外胆道，更可以进行胆道探查及取石。

3. 胆道再手术后的引流与支撑　胆道再手术时因分离粘连创面较大，要常规安放腹腔引流管。胆道内也常因解除胆道高压、控制胆道感染、扩张狭窄的胆管、吻合口的支撑及防止胆瘘等需要而安放胆道内引流管。常用的引流方式有：①胆管的 T 型管引流；②经肠管的引流；③经肝的胆管引流；④U 型管引流等。

胆道再手术的引流时间，一般要长于首次手术，一般为 4~6 周，用于狭窄胆管的扩张及吻合口的支撑，通常要保持 6 个月至一年。如系胆道肿瘤也可放置永久性金属支架。

4. 腹壁切口的缝合　由于切口瘢痕组织的形成、肌肉萎缩、严重的感染，缝合要求较高，注意避免感染与切口疝等并发症的发生，有时需要补片修补。

（崔乃强　崔志刚）

附：胆囊切除术后综合征

胆囊切除术后综合征（postcholecystectomy syndrome，PCS）是指手术切除胆囊后原有的症状没有消失，或在此基础上又有新的症状发生的症候群，包括轻度非特异性的消化系症状，如上腹部闷胀不适、腹痛、肩背部疼痛不适、消化不良、食欲减退、恶心或伴呕吐、嗳气、大便次数增多等和特异性胆道症状，如右上腹剧痛、胆绞痛、发热、黄疸等，归纳起来大致以下几类：①疼痛；②感染；③胆管梗阻；④消化不良等。早期对于该病的原因未能明确，但随着影像学、内镜技术的发展，特别是 CT、MRCP、内镜技术包括内镜超声（endoscopic ultrasound，EUS）和 ERCP 的发展，绝大多数 PCS 患者能够明确病因并得到有效治疗。

【发病特点】

本病发病率各家报告不一，PCS 大约 10%~30%，但随着临床经验的积累与诊断技术的提高已有所降低。与胆道手术相同，该病女性多于男性。一项研究中发现女性的发生率为 28%，男性为 15%，发病年龄以 30~50 岁为最多。小儿与老年也可见到。据临床统计，大约 70% 左右的病例出现在第 1 次手术后的 1 年以内。也有术后即有症状或术后多年方出现症状者。多数病例经过 1~2 次胆道手术，个别病例手术次数可达 3、4 次或更多。发病前的术式多数发生于胆囊切除术和胆总管探查术后，也可发生于胆总管十二指肠吻合术、Oddi 括约肌切开成形术等胆肠吻合术后。

【病因】

（一）病因分类

胆道术后综合征的病因有多种，通常可分为以下 3 类：

1. 与胆道手术无关的疾病

（1）错误或不完全的诊断（不是胆道原因），如慢性胃炎、结肠炎等。

（2）并存的肝脏、胆道胰腺疾病：①肝脏疾病（肝炎、肝硬化）；②狭窄性胆管炎；③Oddi 括约肌狭窄；④胰腺炎；⑤被漏诊的相关部位新生物。

2. 与手术有直接或间接关系的疾病　胆总管损伤包括损伤及损伤后狭窄；残留或再发胆管结石（肝外与肝内）；胆囊管残留过长或再生胆囊（reformed gallbladder）；手术后肠粘连。

3. 胆道功能紊乱　是一种以中年女性为多见的右上腹疼痛，发作时与胆绞痛难以鉴别，常伴有恶心、呕吐。患者较为敏感，疼痛可与情绪、寒冷、刺激等因素有关。常以胆绞痛行胆囊切除、EST 等，病情反复。作者曾分析 163 例胆道术后综合征的原因，详见表 34-12-1。

（二）常见病因

现将胆囊切除术后综合征的常见病因简述如下：

1. 胆道结石　是胆囊炎切除术后综合征的最常见病因。大约占胆道再次手术病例的 50% 左右。根据胆管结石的发生情况，可分为两类：

34

表 34-12-1 163 例胆道术后综合征的病因分析

病因	例数
胆道结石	55（33.8%）
肝外胆管结石	20
肝外胆管结石+乳头狭窄	19
肝外胆管结石+残余胆囊管	3
肝外胆管结石+胰腺炎	3
肝内胆管结石	4
可疑胆管结石	6
胆道感染	38（23.3%）
胰腺炎	21（12.9%）
乳头狭窄	16（9.8%）
胆道功能紊乱	5（3.1%）
胆道蛔虫病	3（1.8%）
胆囊管残端过长	2（1.2%）
胆管损伤	1（0.6%）
胆瘘	1（0.6%）
胆管癌	1（0.6%）
肠粘连	4（2.5%）
原因不明	16（9.8%）
合计	163（100.0%）

（1）残留结石：指手术中未能取净的结石，又可分为两种情况：

1）可避免的残留结石：指术中探查不仔细或技术不熟练，位于胆总管内的结石未行探查而被遗漏者。

2）难于避免的残留结石：指术中探查有肝内胆管结石，但限于取石技术上的困难，很难彻底清除或由于病情危重，不允许详细探查或取石，不得不留待下次手术解决者。

（2）再发结石：指手术时已将结石取净，以后又发生的结石。如在第 1 次手术中或手术后，未经过胆道的详细检查，很难判断为残留结石还是再发结石。

结合临床上的特点，一般残留结石多在手术后 1 年内发病，而再发结石则发病时间较晚，有人认为在两年以上出现症状者可定为再发结石。

无论残留结石还是再发结石，出现的症状可因结石部位不同而有所差异。肝内结石以右季肋痛、发热寒战为主，也可有黄疸；胆总管结石可有反复发作的胆管炎症状；壶腹结石有剑突下痛，伴有持续性黄疸；残留胆囊管结石有右上腹阵发性痛或隐痛，常无发热和黄疸，但伴有胆管狭窄时则可出现。

2. 胆道感染　胆囊切除术后发生胆道感染的原因可有两种情况：

（1）胆道原有的病变未能清楚或又出现新的病变，如胆管结石、狭窄或寄生虫。

（2）胆肠吻合术后发生的上行性感染。这类病例常表现为反复发作的右上腹痛、发热、恶心呕吐，有时可有轻度黄疸。

3. 急性或慢性胰腺炎　胆源性胰腺炎的解剖基础是“共同通道”。胆管与胰管形成共同管道进入十二指肠者约占人群的 70%～80%。胆道术后出现胰腺炎大致有两种情况：

（1）原为胆源性胰腺炎，胆囊切除后胰腺炎仍然存在，表现出胰腺炎症状。

（2）因胆道病变继发胰腺炎，这类病例可出现反复发作的上腹痛、恶心呕吐，伴有血尿淀粉酶升高。慢性胰腺炎则可有消化不良症状，淀粉酶测定常不升高。

4. Oddi 括约肌狭窄　多为继发性。也有两种情况：即伴有胆管结石和无胆管结石的括约肌狭窄。临床表现轻者仅为胆绞痛，剑突下偏右侧有压痛，可无发热，针刺或注射解痉止痛药物后多能缓解；重者表现为胆道感染或急性梗阻性化脓性胆管炎。

5. 胆囊管残端过长　这一情况多由手术者经验不足或胆囊管开口过低造成，尤其在急性期进行手术，胆囊颈部粘连较严重，不易分离是其主要原因。一般胆囊管残留过长不会引起症状，但如在残留的胆囊管中有结石或胆管下端有梗阻或结石时，则可出现右上腹胀痛或有感染症状。但由于残余胆囊的存在，多可产生胆汁流动异常，出现涡流，可再生结石。

6. 胆道功能紊乱　以年轻女性多见，可因精神因素或内分泌功能紊乱所诱发。表现为阵发性右上腹痛，伴有腹胀、多汗、心率快等，但无感染症状，X 线检查或超声波检查无阳性所见。

7. 其他　较少见的原因还有胆管损伤、胆瘘、胆管癌、胆管旁淋巴结炎的压迫等。

【诊断】

凡是胆道术后综合征的病例均应进一步探讨其病状发生原因。这要结合病史的特点、查体和辅助检查所见，才能对综合征的发生原因作出确切的分析。近年来，随着胆道图像检查的广泛应用，使这一综合征的诊断水平不断提高。

（一）仔细了解病史特点

胆囊切除术后综合征的病史多较长，常有多次住院治疗和在不同医疗单位进行检查和治疗的病史。根据作者所见之病例，有 1～3 次住院史者占 83.4%，4～10 次者占 14.1%，>10 次者占 2.5%。在了解该类病例的病史时，要注意分析腹痛的位置和性质的改变，有无梗阻性黄疸和感染症状。这些情况对病因探求常会引起重要作用。

34

（二）仔细地体格检查

患者每次发作的病理基础不同，临床表现亦会有所差异。因此要注意发作时的体征。有发热、脉快则为感染，有黄疸则多为胆管梗阻；腹部的压痛部位和程度也常不同。肝、脾肿大也有参考意义。

（三）辅助检查

发作时的白细胞计数、血或尿淀粉酶的测定，不可缺少。肝功能的变化可了解肝脏损伤的程度，特别是酶学检查（谷-丙转氨酶、γ-谷氨酰胺转肽酶）对胆管阻塞的诊断很有帮助。

（四）胆道图像检查

包括B型超声波、胆道造影、内镜逆行性胆胰管造影、经皮肝穿刺胆管造影术、磁共振胆胰管成像术等，对提供胆道内中的病理病变有很大意义。

【预防与治疗】

（一）预防

多数的胆囊切除术后综合征是可以预防或可以得到早期治愈的。为减少该综合征的发生，以下几方面问题，值得注意：

1. 积极开展中西医结合治疗胆道疾病的方法，掌握好手术适应证，尽可能减少急症胆道手术，对需行紧急手术者要选择好手术方式。

2. 胆道影像学检查　尽可能在充分弄清胆道病理改变之后，选择适当的手术或提示的手术方式，对于胆道疾病应争取进行胆道镜检查、MRCP、ERCP或胆压测定、流量测定等，有助于提高胆道手术的治疗效果。

3. 提高胆道手术的技巧是很重要的一环。我国胆道疾病较为特殊，肝内病变较常见，因而手术难度较大，对术者的手术技巧要求亦高。大量的临床实践证明，在有丰富的胆道手术经验医生指导下进行的有胆道经验较丰富的胆道手术，术后发生胆道术后综合征的机会较少。

（二）治疗

胆道术后综合征的治疗的目的是消除病因、通畅胆道引流、控制感染，单纯的“对症治疗”常得不到良好的结果，治疗方法可有非手术与手术两种。

1. 非手术疗法

（1）非手术疗法的适应证：①胆管结石，直径小于1cm，胆管下端又无狭窄者；②胆道感染，尚无明显胆管梗阻者；③急性或慢性胆囊胰腺炎；④胆道蛔虫，非手术疗法可以驱除者；⑤胆道功能紊乱。

（2）非手术疗效方法：①一般疗法：包括饮食管理，周身情况严重者予输液，纠正水、电解质与酸碱失衡；②中药治疗：可参考胆道感染、胰腺炎、胆道蛔虫病等疾病，辨证施治；③针刺疗法：用以止痛、调节胆道功能；④其他：抗生素、解痉止痛剂等酌情使用。

2. 手术疗法

（1）手术适应证：①反复发作的胆管较大结石、怀疑为壶腹嵌顿结石、伴有胆管狭窄的胆结石，以及反复发作的肝内胆管结石；②反复发作的胆道感染，尤其伴有胆管狭窄者；③慢性胰腺炎有壶腹或胰管梗阻者；④其他，用非手术疗法不能治愈者。

（2）手术方法：根据病变情况，有胆囊者行胆囊切除术，病变在胆管者行胆总管探查术或各种胆肠吻合术等。

（崔乃强　崔志刚）

参考文献

1. Dabbas N，Davenport M. Congenital choledochal malformation：not just a problem for children. Ann R Coll Surg Engl，2009，91（2）：100-105

2. 梁斌，黄晓强，董家鸿. 先天性胆管囊状扩张症外科治疗的争议与进展. 军医进修学院学报，2011，32（11）：1176-1179

3. 中华医学会外科学分会胆道外科学组. 急性胆道系统感染的诊断和治疗指南（2011版）. 中华消化外科杂志，2011，10（1）：9-13

4. 付由池. 残留胆囊的诊断与治疗. 中国普外基础与临床杂志，2010，17（4）：311-313

5. 朱爱军，石景森. 胆囊切除术后综合征的再认识. 中国普外基础与临床杂志，2010，17（4）：314-316

6. 石景森. 进一步提高胆囊切除术后残留病变的防治. 中国普外基础与临床杂志，2010，17（4）：309-310

7. Andreotti G，Hou L，Gao YT，et al. Reproductive factors and risks of biliary tract cancers and stones：a population-based study in Shanghai，China. Br J Cancer，2010，102（7）：1185-1189

8. Edge SB，Byrd DR，Compton CC，et al. AJCC Cancer Staging Manual.（7th ed）. New York：Springer，2010

9. Farges O，Regimbeau JM，Fuks D，et al. Multicentre European study of preoperative biliary drainage for hilar cholangiocarcinoma. Br J Surg，2013，100（2）：274-283

第三十五章 胰腺疾病

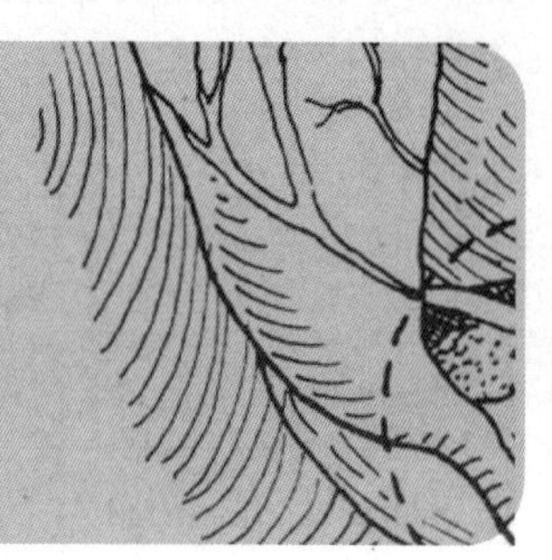
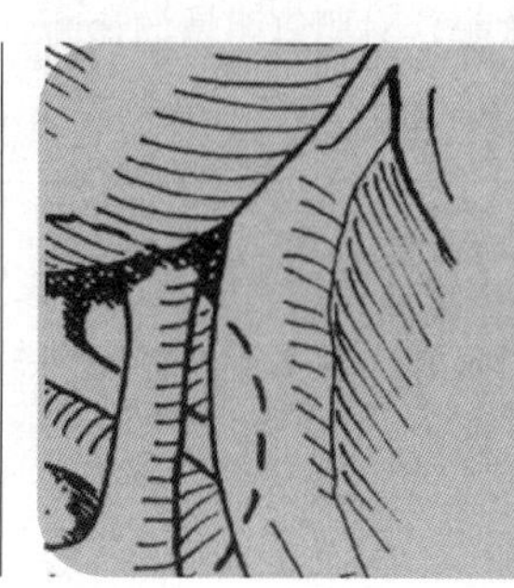

第一节　胰腺的解剖与生理

胰腺是人体内具有内、外两种分泌功能的最大腺体。在人体解剖上，胰腺是一个质地较软、微带黄色的长形腺体，位于上腹腹膜后间隙，横行于第1、2腰椎平面。成人胰腺长17~20cm，胰头部宽3~4cm，厚1.5~2.5cm，向胰尾部逐渐变细，重量82~117g。胰腺前面有腹膜覆盖，构成小网膜囊的后壁。胰腺分头、颈、体、尾4部，各部之间无明显界限，胰头被十二指肠环绕，两者之间有大量小血管通过。胆总管下端穿过胰头或紧贴其后面进入十二指肠。胰头后部向下方突出部分称为钩突，肠系膜上动、静脉从钩突通过。胰腺颈部短而窄，其后与门静脉相依。体与尾部延长至脾门处，被脾动、静脉包绕，与脾、左肾上极及肾上腺相邻（图35-1-1）。

一、胰管系统

在胰实质内有主胰管与副胰管。主胰管在胰实质内靠近后面并贯通胰腺全长，引流大部分胰液；副胰管引流胰头腹侧的胰液。主胰管与副胰管变异甚多，常见者有4种（图35-1-2）。

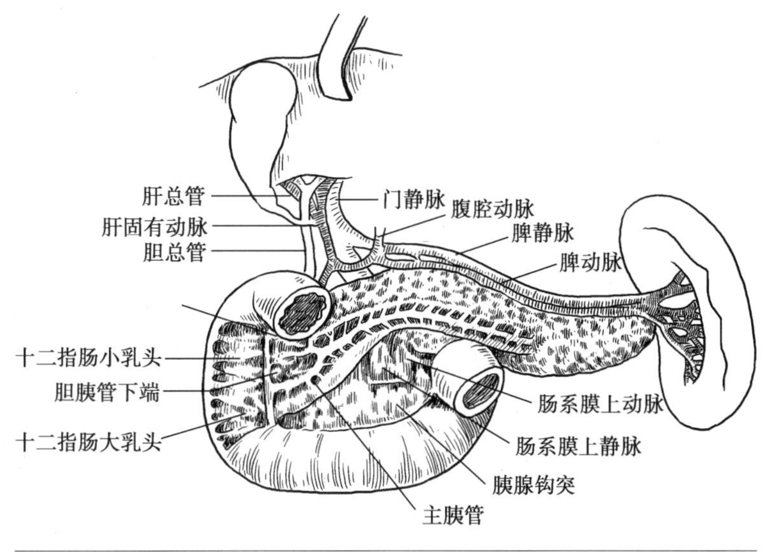

▶ 图35-1-1　胰腺及其周围血管示意图

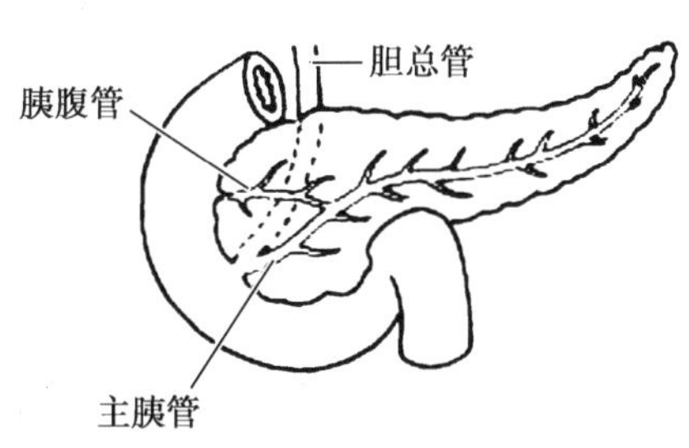

A.最常见的胰管解剖

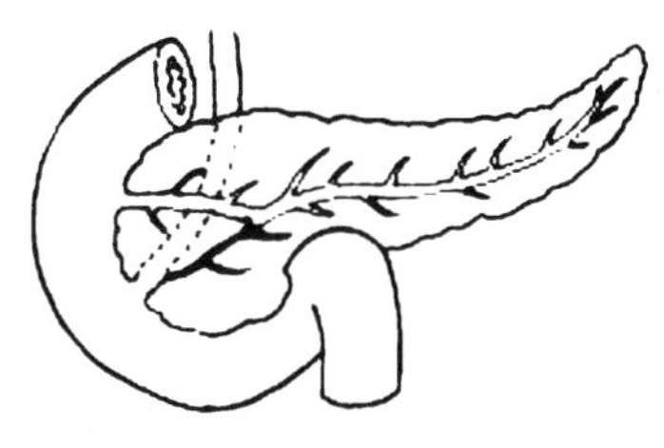

B.主胰管闭锁，副胰管引流全部胰液

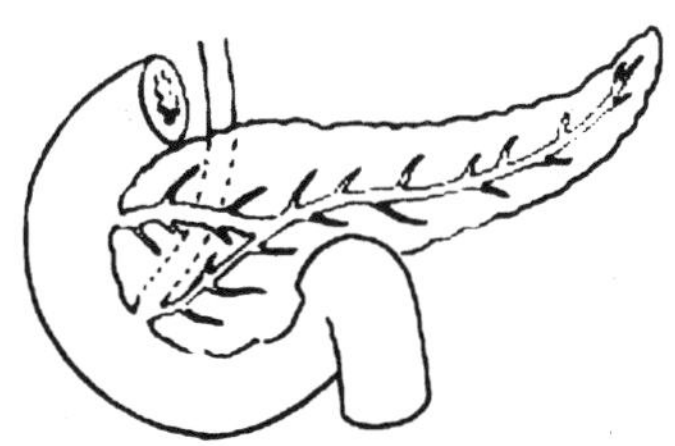

C.副胰管引流大部胰液，主胰管只引流胰头部胰液

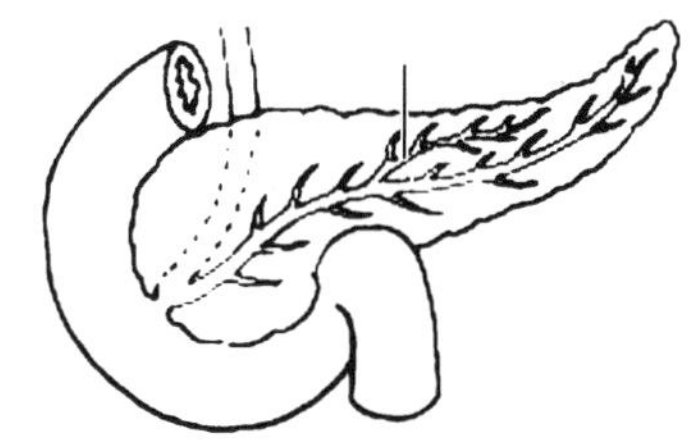

D.主胰管与副胰管在胰腺中部汇合

▶ 图35-1-2　胰管的解剖及其变异

35

80%以上的胆总管与主胰管汇合后形成一段共同通路，共同开口于十二指肠降段内侧。但也有少数变异，如胆总管与主胰管未汇合而分别开口于十二指肠。这种分别开口可互相靠近，亦可相距较远。近年来日本学者对胆、胰管汇合方式进行了深入的研究。凡共同通路较短、胆、胰管汇合于十二指肠肠壁以内，能够受到 Oddi 括约肌控制者，称之为正常汇合（图 35-1-3A）；共同通路过长、胆、胰汇合于十二指肠肠壁以外者，称之为异常汇合（图 35-1-3B）。凡具有以下 3 项中的两项者即可确定为异常汇合：①在直接胆管造影上显示共同通路已超越 Oddi 括约肌者；②直接胆管造影显示共同通路长于 1.5cm 者；③胆汁中淀粉酶水平超过 10 000IU 者。

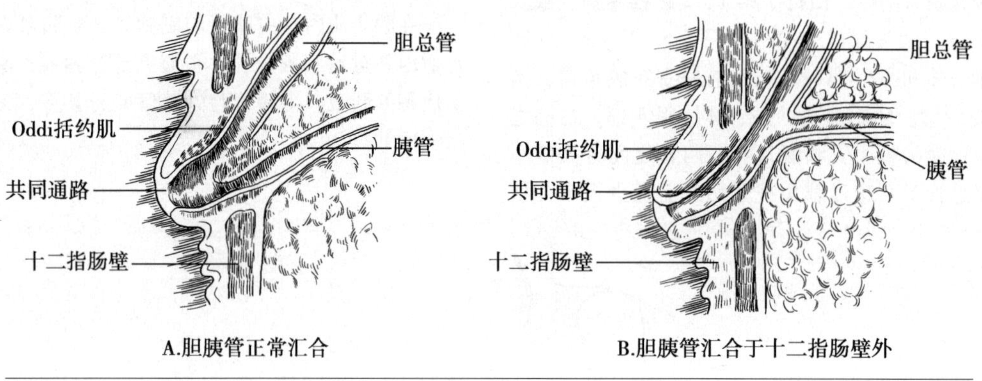

▶ 图 35-1-3 胆胰管的正常与异常汇合

二、动 脉

胰腺的动脉有 2 支，分别来自胃十二指肠动脉和肠系膜上动脉。来自前者的动脉称之为胰十二指肠上动脉，沿胰头上缘分布在胰前面和后面，分别命名为胰十二指肠上前动脉和胰十二指肠上后动脉；来自后者的动脉称为胰十二指肠下动脉，沿胰头下缘分布在胰头前面和后面，分别命名为胰十二指肠下前动脉和胰十二指肠下后动脉。这些血管在十二指肠内侧壁与胰头间相互吻合，包绕胰头。胰体及胰尾部是由腹腔动脉或脾动脉分出的胰背动脉及其分支胰横动脉双血管供应，还有从脾动脉分出的胰支、胰大动脉和胰尾动脉。上述动脉的起点，走行和分支变异甚多。

三、静 脉

胰腺的静脉与上述同名动脉并行，分别汇入脾静脉、肠系膜上静脉，最终至门静脉。

四、淋 巴

胰腺的淋巴管和淋巴结非常丰富，其头、颈部引流至肠系膜上动脉根部的胰、十二指肠淋巴结群，体与尾部引流至胰腺淋巴结群，然后注入腹腔淋巴结。

五、神 经

胰腺的感觉神经为腹腔神经丛的分支；其外分泌功能受迷走神经的支配。

六、组 织 学

胰腺为多数被疏松结缔组织包围的小叶所构成，每个小叶由胰腺细胞构成。腺细胞由数个至数十个腺泡细胞（acinar cell）和腺细胞中心细胞（centroacinar cell）所构成。这些细胞形成腺泡腔与胰毛细管相通，胰毛细管汇集成小叶间胰管，小叶间胰管再汇集成胰管，以引流胰液。

在腺细胞之间，有一些小细胞群，称为胰岛细胞（cell of langerhans islet）。至少由 A、B、δ 等 8 种以上不同功能的细胞组成。

胰腺外分泌的主要功能是分泌消化酶，参与食物的消化。当胰腺外分泌功能受到损害时，食物的消化吸收将受到严重的影响。胰腺还能分泌多种内分泌物质，参与代谢及调节消化功能，当出现异常时也会引起相应的疾病。

（一）胰腺的外分泌

胰液为无色、无臭、透明的液体。黏稠度低，由于碳酸氢盐浓度较高，故呈碱性，pH 为 8.2~8.5，比重 1.010~1.015，健康成人每日分泌 700~1500ml。胰液的成分如下：

1. 水 约占 94%~98%。

2. 电解质 主要的阳离子是 Na^+ 和 K^+，其浓度与血浆相似，其他阳离子尚有 Ca^{2+} 和 Mg^{2+}。主要阴离子是 Cl^-、HCO_3^-。

3. 酶类 胰腺的腺细胞可分泌多种酶进入胰液内。按其所作用的物质可分为以下三大类：

（1）蛋白分解酶：包括胰蛋白酶原（trypsinogen）、糜蛋白酶原（chymotrypsinogen）、弹性蛋白酶（elastase）、核糖核酸酶（ribonuclease）、前羟基肽酶（procarboxypeptidase）。

（2）碳水化合物分解酶：包括淀粉酶（Amylase）、麦芽糖酶（Maltase）、乳糖酶（Lactase）等。

（3）脂肪分解酶：包括脂肪酶（lipase）、酯酶（esterase）、卵磷脂酶（lecithinase）、磷脂酶 A（phospholipase A）。

（二）胰腺外分泌的调节

胰腺外分泌的调节是受神经和激素的双重控制，两者也是相互联系的。

1. 神经调节　按照引起分泌的刺激作用，分为头、胃、肠 3 相。

（1）头相：食物的色、香、味和所伴随的声音等通过非条件性和条件性反射引起迷走神经兴奋，促使胰腺分泌。此期分泌主要是胰酶从腺细胞排入腺腔或管腔。

（2）胃相：食物进入胃后，使胃腔膨胀，刺激迷走神经，并通过幽门黏膜的反射释放胃泌素（gastrin），从而加强了头相的反射作用。

（3）肠相：胃的酸性食糜进入十二指肠后，刺激十二指肠黏膜分泌促胰液素（secretin）和促胰酶素（CCK-PZ）增加胰液的分泌（图 35-1-4）。

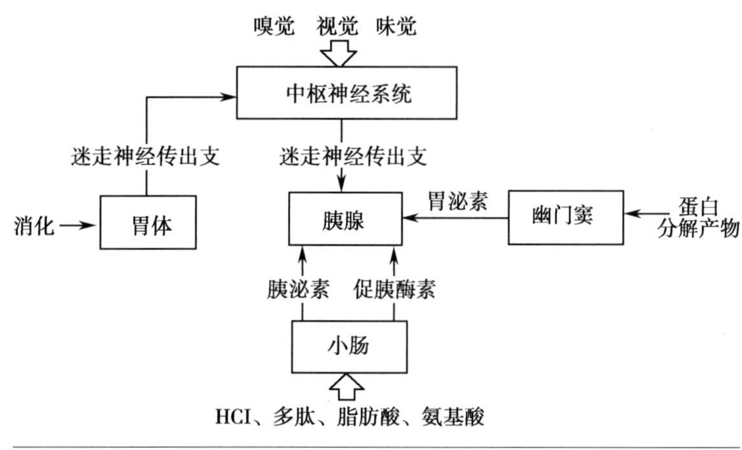

▶ 图 35-1-4　胰腺外分泌调节示意图

2. 激素调节　十二指肠黏膜所分泌的促胰液素和促胰酶素吸收到血液中，引起胰液分泌的内容不同。促胰液素主要是使胰腺分泌水和电解质，促胰酶素主要是促进腺细胞分泌胰酶和小量的电解质，也能引起胆囊收缩。此外，胰腺的外分泌还可直接或间接受其他一些激素的影响，如舒血管肽（VIP）可使胰液分泌增加，而肠抑胃肽（GIP）、胰高血糖素（glucagon）及胰多肽（PP）则显示为抑制作用。

（三）胰腺的内分泌

现已确定的胰腺激素有多种，其中主要有：

1. 胰岛素（insulin）　是 1889 年 Mehring 等首先发现，并在 1921 年获得提取成功，是由胰腺 B 细胞所分泌。胰岛素是调节机体各种营养物质代谢的主要激素之一，主要是促进各种供能物质——糖和脂肪的贮存，促进蛋白质和核酸的合成。胰岛素缺乏时，引起明显的代谢障碍，血糖水平升高，大量糖从尿中排出，称为糖尿病。

2. 胰高血糖素（glucagon）　1923 年 Collip 等提取成功，后又证实为胰腺 A 细胞所分泌。该激素能使肝糖原分解和异生，升高血糖水平。

3. 胃泌素（gastrin）　1905 年由 Edkins 所发现，是胰岛素 Δ 细胞所分泌，主要能促进胃酸的分泌，也有增加胰腺外分泌和肠道分泌的作用。

4. 其他　胰岛素还可分泌一些其他物质，如血管活性肠肽、生长抑素、胰多肽、神经降压肽等。

第二节　先天性胰腺畸形

一、环形胰腺

环形胰腺（annular pancreas）是一种较少见的先天性畸形。1818 年 Tidemann 首先在尸检中发现，1862 年 Ecker 首先报告，迄今 Pubmed 相关文献中仅有 600 余条，但多为个案报告。

环形胰腺可不引起症状，出现症状多在儿童及婴儿时间。据统计每 10 000~40 000 个新生儿中有 1 例。男女之比为 2∶1。少数病例可在成年时始出现症状。近年来成人环形胰腺的报道逐渐增多。

【病因和病理】

胰腺是由十二指肠背侧与腹侧的两个始基随着十二指肠向左、向右旋转融合而成。环状胰腺是在胚胎发育中所形成的先天性畸形，关于这种异常的确切病因目前尚未完全清楚。主要有两种解释：一种认为在发育过程中（第 5~7 周），由于位于十二指肠腹侧始基，未能随着十二指肠旋转而与背侧始基融合所致；另一种说法则认为是由于腹侧与背侧始基同时肥大，因而形成环状带，将十二指肠第 2 段完全或部分围住，造成梗阻。环状胰腺含有正常的腺泡和胰岛组织，但也有一部分患者仅为纤维组织。胰腺内的导管可单独开口于十二指肠而不与主胰管相通。

环状胰腺除常引起十二指肠梗阻外，还可并发以下病理改变，引起相应的临床症状：

（一）胃、十二指肠溃疡

可能与环状胰腺的压迫和胃液长期潴留有关。

（二）胰腺炎

因胰腺导管的异常，使胰液淤积或因胆汁逆流至胰腺所致。

（三）胆道梗阻

临床上较少见，患者出现黄疸，胆道检查可发现胆总管扩张，病程久者可继发结石。

（四）其他部位的先天畸形

约 70% 的新生儿和婴幼儿患者同时可伴有其他部位的畸形。

【临床症状】

环状胰腺的临床表现与十二指肠受压的程度和所伴随的其他病理改变密切相关。上腹痛是十二指肠梗阻的主要症状，呈阵发性，进食后腹痛加重，呕吐后可缓解。呕吐物为胃十二指肠液，含有胆汁，这是与幽门梗阻相鉴别的要点。上消化道造影可发现十二指肠第 2 段有环形狭窄，胃与十二指肠球部扩张。

伴随的并发症有溃疡病、慢性胰腺炎和梗阻性黄疸等，胃与十二指肠破裂十分少见。此外，环状胰腺还常伴有其他先天性疾病，如伸舌样痴呆、食管闭锁、食管气管瘘，畸形足及先天性心脏病等。

根据典型的症状和体征，以及上消化道钡餐造影所见，作出环状胰腺的诊断并不困难，但在新生儿时期要与先天性十二指肠闭锁相鉴别，成年人要与十二指肠结核、十二指肠球后溃疡和十二指肠恶性肿瘤相鉴别。

【治疗】

35

对于没有症状或症状不明显的环状胰腺，可不必手术。一旦出现症状，应进行手术治疗。手术方法可分三类：

（一）环状胰腺切断术或切除术

分离或切除胰腺可造成胰腺损伤或胰瘘，有时可造成十二指肠损伤。由于长期压迫十二指肠已形成狭窄时，分离与切除环状胰腺并不能解除梗阻，故多不主张施行此种手术。

（二）胃大部切除、毕Ⅱ式吻合术

这种术式可用于成年人的环状胰腺，尤其适用于合并胃、十二指肠溃疡者。必要时附加迷走神经切断术。

（三）短路手术

这类手术的术式有很多种，可根据解剖位置、病变性质来决定。

1. 十二指肠与十二指肠侧侧吻合术　这是一种操作较容易、治疗效果较好的术式，可作为首选的术式。该术式能完全解除十二指肠梗阻，而且没有损伤胰管及发生胰瘘的危险，同时又能保持胃的功能，比较符合生理。

2. 十二指肠空肠 Roux-en-Y 型吻合术（结肠前或结肠后）　该术式也具有十二指肠与十二指肠侧侧吻合的优点，但在手术时要注意以下几点：①吻合口宜选择十二指肠最低点，以免形成盲襻；②吻合口不宜过小，以免形成狭窄；③吻合时空肠不要扭转成角，以免形成梗阻。

3. 十二指肠空肠侧侧吻合术　该术式也具有上述优点，术中注意事项同十二指肠空肠 Roux-en-Y 型吻合术。

4. 胃空肠吻合术　该术式不能很好地解除十二指肠梗阻，除十二指肠周围有紧密粘连无法施行其他捷径手术外，一般不宜采取。

二、异位胰腺

异位胰腺（heterotopic pancreas）亦称迷走胰腺（aberrant pancreas）或副胰（accessory pancreas），是指生长于其他异常部位的孤立的胰腺组织，与正常胰腺既无解剖上的联系，又无血管联系，属于一种先天畸形。

异位胰腺组织可见于腹腔的任何部位，以胃与十二指肠最多，约占半数以上，其他为空肠和 Meckel 憩室，偶尔见于胆囊、脾脏、脐孔以及肠系膜。

异位胰腺组织的直径多为 1～2cm，位于黏膜下，中央凹陷，常有胰管开口。显微镜所见为正常胰腺组织，约 1/3 的病例可见胰岛。

异位胰腺多无临床症状，可在手术或尸检中偶然发现。由于生长于某些特殊位置或发生其他病理变化时，可出现以下几类临床病象：

（一）引起梗阻症状

如幽门梗阻、肠梗阻或肠套叠。

（二）引起出血症状

如胰腺出血、消化道出血。

（三）引起炎症症状

如胰腺炎、憩室炎。

（四）其他

引起血糖过低和发生恶变。

在异位胰腺发生继发病理改变引起明显症状时，应施行手术治疗。如胃次全切除术、肠切除术、憩室切除术等。若在其他手术过程中，偶然发现异位胰腺，在不影响原定手术和切除异位胰腺并不困难的情况下，尽可能予以同时切除。若术中可疑有癌变时，则应扩大切除范围。

三、胰腺囊性纤维化

胰腺囊性纤维化（cystic fibrosis of the pancreas）是一种

新生儿的先天性胰腺广泛囊性病变，首先由 Andersen（1938）确定为独立疾病。本病十分罕见，在欧美发病率略高。

该病的病因尚不明确。由于胰腺腺泡萎缩，间质纤维组织增生，胰腺的外分泌减少，胰液黏稠，胰蛋白酶亦缺乏，致使胎粪稠厚，出现腹胀、呕吐、肠鸣音亢进等肠梗阻表现，称为胎粪性肠梗阻（meconium ileus）。肠管中的干燥粪块也可引起肠扭转、肠穿孔以及胎粪性腹膜炎。

此外，由于呼吸道黏膜的分泌也减少，常表现有慢性咳嗽、黏稠痰和反复发作的呼吸道感染。

治疗主要是对症疗法。预后不良，很少存活到 30 岁以上。

第三节　急性胰腺炎

急性胰腺炎（acute pancreatitis）是常见的外科急腹症之一。其发病率仅次于急性阑尾炎、胆囊炎、急性肠梗阻，而居于急腹症的第 3~5 位。近年来随着我国人民饮食习惯改变和物质生活的不断提高，加之我国胆囊疾病的不断增加，该病的发病率亦有所增加。

急性胰腺炎多发生于 20~50 岁之间，女性略高于男性，男女之比为 1∶1.7。其病因、病理尚不完全清楚。在各类胰腺炎中，坏死性胰腺炎病势凶险，治疗困难，病死率高，目前仍是腹部外科中的难治性疾病。

【病因】

急性胰腺炎的病因比较复杂，在不同的国家和地区，其发病原因也不完全相同。概括起来有以下几个主要方面：

1. 胆道疾病　Opie 在 1901 年提出胆道疾病合并胰腺炎的“共同管道”学说（common channel theory），即结石阻塞共同管道造成胆汁，特别是感染性胆汁反流到胰管中，引起急性胰腺炎。后来又认识到乳头括约肌的痉挛和括约肌开口纤维化，引起胰腺炎，这是功能性共同管道学说的扩展。根据目前资料，在因胆石而施行手术的患者中，有 4.8%发现有胰腺炎，如对胆石长期不进行治疗，将有 36%~63%的患者可并发急性胰腺炎。1974 年 Acosta 等报告在 36 例病发于胆石症的急性胰腺炎中，34 例从大便排出了结石，如在发病 2 天内进行手术，75%患者壶腹部可见结石嵌顿，故使人们对一过性胆石嵌顿引起急性胰腺炎的重要性有了进一步的理解。从全部胰腺炎看来，以胆道疾病作为诱因的比例，各家报告不一，一般认为约占 50%，占急性胰腺炎病因的首位。胆道感染时，Oddi 括约肌处发生水肿和反应性痉挛，造成胆汁的排泄不畅；感染的胆汁逆流到胰管，促进胰酶活化，进而引起胰腺炎。Anderson 等认为通过淋巴直接感染胰腺腺泡周围间隙，也是造成急性胰腺炎的因素之一。在某些卫生条件较差的地区，胆道蛔虫病仍然是急性胰腺炎的常见原因。其发生机制系因蛔虫嵌顿与十二指肠瓦特壶腹部，或因感染胆汁逆流入胰管；少数患者为蛔虫直接进入胰管（称胰管蛔虫病）或蛔虫卵沉积于胰腺组织内，使胰管组织增生并形成蛔虫卵性肉芽肿。

十二指肠降段憩室，尤其憩室位于乳头附近，直接影响到十二指肠的运动功能，不仅增高十二指肠内压，使胆汁、胰液排出不畅，而且易使十二指肠液反流至食管，增高胰管内压及激活胰酶，导致胰腺的自体消化，故十二指肠憩室亦可成为急性胰腺炎的重要病因之一。有人报告 75 例明确诊断的急性胰腺炎，其中 17 例有十二指肠憩室，占 23%。

2. 酒精　大量饮酒已成为急性胰腺炎的常见病因之一，据报道占 10%~75%。我国由于饮食结构的改变与嗜酒者日渐增多，胰腺炎的病因学也大有西化倾向。

酒精性胰腺炎的发病机制是十分复杂的。目前较为一致的看法是酒精会增加胃黏膜胃泌素的分泌，从而增加胃酸分泌。胃酸则直接或间接地作用于十二指肠黏膜，增加促胰液素（secretin）和促胰酶素（CCK-PZ）的释放。刺激胰腺外分泌部分，促进胰酶分泌增加。酒精又能增加十二指肠内压和乳头括约肌的收缩压，并使括约肌痉挛，瓦特壶腹区充血水肿，因此胰液排泄不畅。长期饮酒可造成胰腺外分泌液改变，在胰管中产生蛋白沉淀物，并可阻塞胰管，引起胰腺炎症。实验研究还证明，酒精可直接引起胰腺细胞胞质变性、线粒体肿胀、类脂堆积、胰管上皮损伤等（图 35-3-1）。

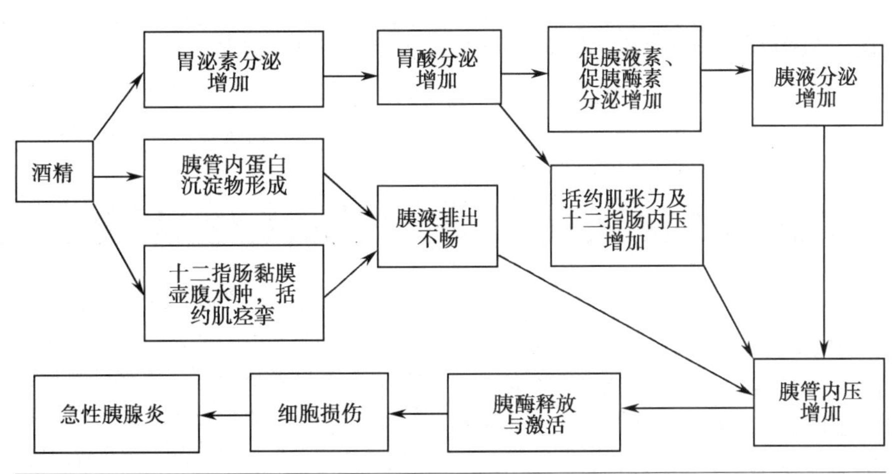

▶ 图 35-3-1　酒精性胰腺炎发病机制示意图

3. 高脂血症　高脂血症使血液黏稠度增高，血清脂质颗粒阻塞胰腺血管，导致胰腺微循环障碍，胰腺缺血、缺氧。血清甘油三酯水解释放大量有毒性作用的游离脂肪酸，引起局部微栓塞的形成及毛细血管膜的损害。

高钙血症如甲状旁腺功能亢进、多发性骨髓瘤或维生素D中毒时，钙离子可刺激胰腺分泌、激活胰酶，在碱性胰液中易形成结石、钙化，阻塞胰管，肾细胞癌因甲状旁腺素样多肽物质水平增高亦可诱发急性胰腺炎。

4. 精神因素　大约10%的患者胰腺炎的发病与精神因素有关，其确切发病机制目前尚不清楚。可能是由于精神因素的刺激使神经调节紊乱，导致胰腺分泌及Oddi括约肌运动功能失常所致。

5. ERCP引起的胰腺炎　在经内镜逆行性胆胰管造影之后，经常出现一过性无症状的血淀粉酶升高，这种现象可能与注射造影剂时胰管内压增高有关。根据大组病例报告，在ERCP之后并发急性胰腺炎者在0.5%～5%之间，此种胰腺炎称之为注射性胰腺炎。典型的症状为上腹痛，亦可伴有恶心、呕吐，实验室检查可见血、尿淀粉酶升高。大多数患者属于轻症胰腺炎，且多能自愈，但也有极少数患者发展为出血性坏死性胰腺炎，甚至导致死亡。为了预防此种并发症的发生，在造影的过程中应进行严密的透视监测，防治注射压力过高和过度充盈（overfilling）。一些单位主张ERCP前后给予奥曲肽（sandostatin）以减少ERCP所致急性胰腺炎，而循证医学研究结果未能证明此类药物的预防作用。

6. 感染因素　某些急性传染病如伤寒、猩红热、败血症等严重全身感染，某些腹腔感染如胆管感染、急性阑尾炎等，均可能成为急性胰腺炎的病因。某些病毒与胰腺有特殊的亲和力，也可造成胰腺炎，如腮腺病毒等。

7. 其他因素　腹部钝挫伤、刺伤、弹片贯通伤等对胰腺的直接损伤可引起急性胰腺炎。粗暴的腹部手术探查固然可引起急性胰腺炎，但也发现一些腹腔外手术，如甲状腺、前列腺、脑手术后发生的急性胰腺炎。其发生机制除直接损伤胰腺外，术中胰腺缺血、附近组织充血、水肿、手术期间患者过度紧张、迷走神经兴奋等都是可能的原因。钱允庆报告这类患者占15.5%。其他尚有些患者服用激素引起“类固醇性急性胰腺炎”；代谢紊乱、营养障碍、胰腺血管病变所致的血管阻塞、妊娠、自身免疫的改变等均可诱发急性胰腺炎。还有一部分患者找不出明显的致病因素，故称之为“特发性胰腺炎”（idiopathic pancreatitis）各家报告不一相差甚大，可占4.8%～40%。

表35-3-1列举了急性胰腺炎的常见病因，根据我院研究发现，近年来胰腺炎病因以胆道疾病为最多，其后依次是酒精性胰腺炎和高脂血症性胰腺炎。

表35-3-1　急性胰腺炎的常见病因

类别	内容
胆道疾病	胆石症、胆囊炎、胆道蛔虫病
酒精中毒	急性与慢性
代谢、物理性因素	高脂血症、高钙血症（维生素D中毒、甲状腺功能亢进、多发性骨髓瘤、乳腺癌、胰岛细胞癌转移等）、甲状旁腺功能亢进、低温
胰腺疾病	胰腺癌、胰腺转移癌、胆管蛔虫、内镜逆行胰管造影术后
十二指肠疾病	十二指肠狭窄、Crohn病、十二指肠乳头旁憩室、狭窄性乳头炎、十二指肠溃疡、输入襻综合征
手术及创伤	胰、胆、胃手术后，腹部穿透伤、钝器伤
肾脏疾病	肾衰竭、肾移植
血管及免疫性疾病	动脉硬化、红斑狼疮、类风湿关节炎、口眼外生殖器综合征
药物	肾上腺皮质类固醇、雌激素、避孕药、利尿剂（呋塞米、依他尼酸钠）、苯乙双胍、苄丙酮香豆素、左旋门冬酰胺酶、水杨酸盐、右旋丙氧吩、安宁、西咪替丁、硫唑嘌呤、对乙酰氨基酚、氯化汞等
其他	蝎毒、病毒性感染（Coxsackie B病毒感染、腮腺炎病毒、ECHO病毒等）

35

【发病机制】

急性胰腺炎不是因细菌感染而引起的炎症，它是由于某种原因时胰酶在胰腺组织内被激活，从而导致的自体消化过程。这种自体消化不仅限于胰腺，而且可波及周围组织。胰酶及胰酶复合物进入血行后，可引起其他器官损害，甚至多器官系统衰竭，是一个严重全身疾病。

长期以来，学者们对急性胰腺炎的发病机制曾提出不同学说，但很难用一种学说来解释多种胰腺炎的发病过程。近年来，有的学者提出了防御机制与致病因素失衡学说，已逐渐为大多数人所接受。这一学说认为，在胰腺内具有不同形式的自身防御机制，能有效地防止胰酶的激活和对胰腺组织的自体消化。胰酶在胰腺内以酶原的形式存在，进入十二指肠方被激活。当防御机制遭到破坏，或由于某些原因胰液分泌异常亢进，或胰酶在胰腺腺泡中被激活时，才引起胰腺组织的自体消化，导致急性胰腺炎的发生（表35-3-2）。

表 35-3-2 在胰腺炎的发病中防御机制与致病因素

防御机制	致病因素
1. 胰管括约肌防止胆汁及十二指肠液向胰管逆流	1. 合流异常或远端发生梗阻，胆汁向胰管逆流
2. 胰管内压高于胆管及十二指肠内压	2. 胰液分泌亢进
3. 胰管上皮被覆黏液发挥屏障作用	3. 胰酶在胰腺腺泡中被激活
4. 多数胰酶进入十二指肠后方被激活	4. 胰腺实质遭到破坏
5. 胰腺组织、胰液及血液中含有蛋白酶抑制物	5. 细菌或病毒感染

急性胰腺炎早期始动病因极为复杂。在胰腺炎中，各种因素所致的胰酶激活导致胰腺自身消化仍是急性胰腺炎发生乃至发展的核心。胰腺炎的发病过程又不完全取决于胰酶的消化，胰腺血液循环与其发展关系密切。近年来的临床与实验研究还揭示了细胞内信号传导、组织炎性介质在急性胰腺炎中有重要的介导作用。

（一）酶学变化在急性胰腺炎发病过程中的作用

众多研究显示，在急性胰腺炎时，胰蛋白酶、糜蛋白酶、组织蛋白酶、淀粉酶、脂肪酶、弹力蛋白酶、溶酶体酶、超氧歧化酶、磷脂酶 A_2、酪氨酸激酶、核糖核酸酶等活动性均有增加，且与胰腺炎严重程度显著相关。其中最为重要的是胰蛋白酶（trypsin）、磷脂酶（phospholipase A_2，PLA_2）、胰弹性蛋白酶（pancreatic elastase，PE）。

1. 胰蛋白酶　在结扎大鼠胆胰管诱导的急性胰腺炎模型中，胰蛋白酶原激活肽在胰腺组织中显著增高，且早于胰腺腺泡细胞破坏。因此，提示胰腺内蛋白酶的激活与胰腺炎的发生有关。胰蛋白酶在胰腺腺体中以酶原形式存在，可为肠激酶所激活，组织蛋白酶亦可在 pH 低于 4.5 时激活胰蛋白酶原。胰蛋白酶激活胰腺中其他胰酶原，从而导致胰腺炎的发生、发展（图 35-3-2）。

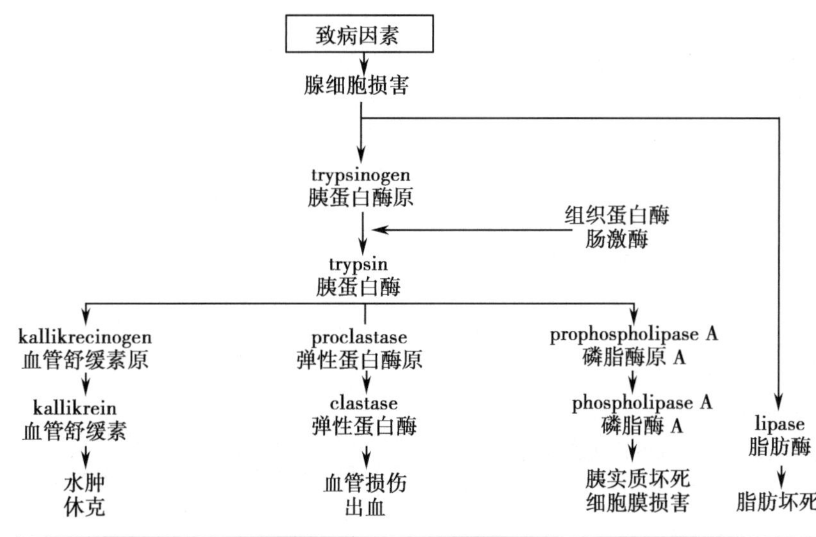

▶ 图 35-3-2 胰酶的激活与自身消化示意图

2. 磷脂酶 A_2　磷脂酶 A_2（phospholipase A_2，PLA_2）以无活性的酶原形式自胰腺腺泡分泌至胰管，然后在十二指肠内被胰蛋白酶和胆盐激活而形成 PLA_2。实验表明将 PLA_2 直接注射入动物胰管仅引起轻度腺泡坏死，而将胆汁与 PLA_2 混合注射，则引起胰腺广泛坏死。PLA_2 是一种脂肪分解酶，可使血磷脂和卵磷脂变为溶血性卵磷脂，具有强烈的细胞毒作用，使胰腺细胞膜崩解，导致脂肪和胰腺实质坏死，同时也可裂解肺泡内磷脂类物质而导致肺表面活性物质大量破坏而发生急性呼吸窘迫综合征（ARDS）。最近有人应用免疫组化法发现大鼠急性胰腺炎肾小管上皮细胞间有 PLA_2 过度沉积，表明肾脏的损伤也与 PLA_2 有关。PLA_2 也是花生四烯酸降解过程中的关键酶，其许多中间产物，如血小板活化因子（PAF）、血栓素 A_2（TXA_2）等都直接和间接参与胰腺炎的发生及重症化程度。

3. 弹性蛋白酶　弹性蛋白酶（elastase）在急性胰腺炎发病过程中，胰弹性蛋白酶和粒细胞弹性蛋白酶都起重要作用。胰弹性蛋白酶（pancreatic elastase，PE）是胰腺腺泡分泌的一种肽链内切酶，PE在胰液中的浓度是血中浓度的100倍，故又被认为是一种外分泌酶。实验性胰腺炎大鼠血清PE浓度明显升高，而病变组织中PE含量降低，并与胰腺坏死程度正相关，提示PE在急性胰腺炎中起重要作用。中性粒细胞活化后可释放出粒细胞弹性酶（granulocyte elastase）除具有PE相同的作用外，更重要的还可进一步激活中性粒细胞，促使释放多种炎性介质而加重炎症反应。

（二）胰组织血供在急性胰腺炎中的作用

研究发现，胰腺炎的发生和发展不完全取决于胰酶的消化，胰腺缺血/再灌注（I/R）起很大作用。

1. 胰腺缺血是引起急性胰腺炎重要的始动因素之一 Popper等通过钳夹胃、十二指肠动脉使水肿型胰腺炎发展成为出血坏死型。Preffer等应用微血栓子阻断胰血管血流可导致严重的胰腺炎。Robbert等发现，继发于休克和体外循环的早期胰腺炎患者胰腺小叶的末梢部位出现坏死，并认为这种微循环改变是急性胰腺炎发病的最初因素之一。人和实验动物的增强CT扫描显示，急性胰腺炎早期微循环灌注的减少与其严重程度，尤其是坏死区域的发展密切相关。上述研究结果表明，胰腺血流量下降所致的胰缺血可导致组织出血坏死，是急性胰腺炎重症化的启动因素之一。也有人认为胰腺炎的最基本发病机制是胰腺腺体内酶对胰腺组织的自我消化，这一过程不仅破坏了胰腺组织，也同时对胰腺腺泡的供应血管也有破坏，减少组织血流。由于腺泡的供应动脉是终支动脉，这一病理过程将加重胰腺的缺血、坏死。

2. 急性胰腺炎时，胰腺缺血的机制

（1）血管活性物质的作用已知血栓素 A_2（TXA_2）、前列环素（PGI_2）为一对血管张力调节物质，前者有缩血管作用，后者则有扩血管作用。急性胰腺炎血浆 PGI_2/TXA_2 比值减低，且与胰腺血流量下降程度呈正相关。说明 TXA_2、PGI_2 平衡失调可能参与到了急性胰腺炎的胰腺缺血。血小板活化因子具有收缩血管，致血小板聚集的作用，测定急性胰腺炎大鼠血浆血小板活化因子浓度呈显著增高，应用血小板活化因子受体拮抗剂BN 52021可显著增大大鼠胰腺血流量。内皮素为迄今发现的缩血管作用最强的一种多肽物质，有人将外源性内皮素注射入犬体内，发现胰腺血流量下降，且呈剂量依赖性。

（2）组织器官的血流量取决于其灌注压、相关舒缩状态及血液黏度：研究结果显示，在犬急性胰腺炎的动物模型中，血液黏度、血浆黏度、血小板聚集率均显著增高，红细胞电泳迁移率下降，表明异常的血液流变学改变可导致胰腺毛细血管内皮细胞损伤、微血流阻力增大，特别是微静脉及小静脉中血流阻力增大、血流淤滞、血栓形成，进而发生组织缺血。

（三）炎性介质在急性胰腺炎发病中的作用

急性胰腺炎的病理过程始终与多种炎性介质的活化、释放有密切关系，其中氧自由基、肿瘤坏死因子（TFN）、血小板活化因子（PAF）、白三烯（LT）、白细胞介素（IL）等尤为重要。

1. 氧自由基 氧自由基（oxygen derived free radical）是指氧分子氧化还原为水的一系列中间过程中所产生的中间产物，主要包括氧自由基（O_2）和羟自由基（OH）。Sanfey（1984）等用狗离体胰腺灌注法首次研究了氧自由基与急性胰腺炎的关系，发现不同原因引起的急性胰腺炎氧自由基水平均有增加，因而推测自由基所致胰腺损伤是各种病因所致急性胰腺炎的共同发病环节。Guice等进一步应用氧自由基清除剂超氧化物歧化酶（SOD）及过氧化氢酶（CTA）可明显减轻雨蛙肽诱导的胰腺炎的胰腺重量，抑制胰腺细胞中DNA和RNA含量的增加，减轻胰腺组织病理变化，提示了氧自由基在急性胰腺炎发病中的作用。Nonaka运用电子旋转共振分光技术直接测定氧自由基含量，发现CDE诱导的急性胰腺炎胰腺组织中氧自由基含量增高，从而直接证实了上述结论。急性胰腺炎时氧自由基增高的原因可能有以下4个方面：①胆汁酸盐、胰蛋白酶及糜蛋白酶激活黄嘌呤氧化酶，该酶催化次黄嘌呤而产生大量 O_2^-；②其他炎性介质及损伤的血管内膜细胞均可活化血小板而释放 O_2^-；③磷脂酶 A_2、其他炎症介质（如血栓素等），趋化大量中性粒细胞并通过“呼吸爆发”而产生 O_2^-；④组织缺血、缺氧时从线粒体呼吸链中泄漏的氧自由基增多，超过SOD的清除能力，且ATP生成减少致黄嘌呤脱氢酶转化为黄嘌呤氧化酶增加。

2. 肿瘤坏死因子 肿瘤坏死因子（TNF）是一类重要的炎症、免疫反应调节物，主要由单核、巨噬细胞产生。TNF可促进磷脂酶 A_2 的活化，促进花生四烯酸分解，促进多种炎症介质释放与激活。在急性胰腺炎患者的血浆中，TNF的浓度显著升高，也提示TNF在疾病发展中的作用。

3. 血小板活化因子 血小板活化因子（PAF）与脂质代谢有密切关系，其化学结构为乙酰甘油醚磷酸胆碱，是磷脂酶 A_2 限速释放酶。PAF可导致急性胰腺炎的血流动力学改变，有人认为PAF可能就是“心肌抑制因子”（MIF）。阿托品可保护机体免遭PAF打击的损害，可能提示PAF通过胆碱能神经机制介导急性胰腺炎。

4. 白三烯 白三烯（Leukotrienes，LT）是花生四烯酸代谢产物，具有强烈的生物活性。TNF、PAF、LPS、PLA等均促进其合成与释放。LT有显著增加毛细血管通透性、收缩血管、抑制心肌收缩、引起支气管平滑肌痉挛等作用，并对中性粒细胞有强烈的趋化作用。

5. 前列腺素 前列腺素（prostaglandins，PG）是一类广泛分布的具有多种生物活性κ物质。1976年，Glazer发现急性胰腺炎模型家犬的血液及腹水中PG显著升高。近年来一些学者发现，急性胰腺炎时 PGI_2 和血栓素 TXA_2 之间关系失衡。其失衡可导致血流动力学和血流供给失衡，从而使急性胰腺炎加重。应用 TXA_2 合成酶抑制剂能减轻胰腺的病理损害，并提高实验动物的生存率。

6. 急性胰腺炎的细胞内信号传导　研究表明胰腺炎的早期为急性反应期，机体可分泌多种急性反应蛋白，包括C-反应蛋白（CRP）、热休克蛋白（HSP）、胰腺炎相关蛋白（PAP）等。这些蛋白的产生是NF-κB（核因子-κB）介导的结果。研究发现雨蛙素制作的急性胰腺炎模型中，胰腺组织中NF-κB激活，致使靶基因表达增加，如E-Selectin、P-Selectin、ICAM-1、VCAM-1 Mrna表达增加，促使粒细胞在炎症组织胰腺中积聚，并释放包括TNFα、IL-1B、IL-8在内的炎性介质。这些细胞因子与炎性介质将造成胰腺组织及远隔器官的损伤。在坏死性胰腺炎中LPS通过刺激NF-κB并释放一系列细胞因子和炎性介质是造成器官损伤的重要途径。

在胰腺炎进展过程中，坏死的胰腺、胰周组织继发感染是导致胰腺炎病情进一步恶化和器官损害的重要因素。BÜChler等在一组204例急性胰腺炎患者中，86例（42%）为坏死性胰腺炎，其中57例（66%）为无菌性坏死，29例（34%）为伴细菌感染性坏死。其中感染性坏死性胰腺炎患者的病死率为24%，而无菌性坏死性胰腺炎为1.8%。

【临床表现】

急性胰腺炎的临床表现差异甚大。多数患者表现有腹痛、腹胀、恶心呕吐三联征，其他尚有发热、便秘、腹泻等。常见的体征为腹部压痛、反跳痛与肌紧张等腹膜炎征象，其他尚有黄疸、腹部肿块或腹水、肠鸣音减弱甚至消失等。临床上尚可见少数特殊类型的急性胰腺炎，如无痛性胰腺炎（painless pancreatitis），多在尸检时发现，而临床上无明确的症状。又如暴发性或猝死性胰腺炎（“戏剧胰”），可在发病后突然或数分钟、数小时内死亡，临床上很难得到确诊，更难于得到及时抢救。也有少量患者表现为心、肺、肾、脑等脏器功能衰竭，故很多作者认为胰腺炎是一种变幻多样的全身性疾病。

（一）腹痛

腹痛是急性胰腺炎的最主要症状，其发生与胰管的梗阻、胰腺肿胀所致的包膜牵张或渗液刺激有关。腹痛多突然发生，表现为剧烈腹痛，多为持续性，且逐渐加剧。严重者烦躁不安、弯腰坐起、身体前倾。腹痛多向肩背部放射，患者常自觉上腹及腰背部有“束带感”。腹痛的程度与病变的程度多相一致，但老年或体弱者腹痛较轻。腹痛的位置与病变位置有关，如主要病变在胰头，腹痛则以右上腹为主，并向右肩背放射；若病变在胰腺颈、体部，腹痛则以上腹正中部为主；当胰尾病变时，腹痛以左上腹为著，并向左肩背部放射。

一般水肿性胰腺炎，腹痛多为持续性伴有阵发性加剧，采用针刺或注射解痉药物能使腹痛缓解；若为坏死性胰腺炎，则腹痛十分剧烈，常伴有休克，一般止痛方法不能奏效。

（二）恶心呕吐

80%的患者有此症状。在发病初期出现的较频繁呕吐，多系反射性呕吐。与胃肠道疾病不同，呕吐后腹痛不能缓解。呕吐的频度与病变严重程度相一致。水肿性胰腺炎有恶心及数次呕吐，而坏死性胰腺炎，则呕吐频繁剧烈，呕吐物多为食物及胆汁，呕吐蛔虫者，多为并发于胆道蛔虫病的胰腺炎；含血液时，表示已并有消化道并发症。

（三）腹胀

多因肠道积气积液所致。水肿性胰腺炎可无腹胀或仅有轻度腹胀；坏死性胰腺炎由于脂肪坏死、腹腔渗液和广泛的腹膜炎反应，可引起麻痹性肠梗阻，发生严重腹胀。胰头部的炎症可造成十二指肠梗阻，胰腺前方的横结肠亦可因炎症刺激而局部麻痹。

（四）黄疸

大约有20%的急性胰腺炎患者出现不同程度的黄疸。其主要原因是：①胆道疾病引起胰腺炎，影响胆汁排泄而产生黄疸；②胰头因炎症而肿大，压迫胆总管下端引起黄疸。一般认为黄疸越重，表示病情越重，预后不良。

（五）手足抽搐

手足抽搐为血钙降低所致。在坏死性胰腺炎时，大量含酶渗液渗入腹腔，由于脂肪酶的作用使大网膜及腹膜上的脂肪组织被消化，分解为甘油及脂肪酸，脂肪酸与钙结合为不溶性脂肪酸钙，因而使血清钙浓度下降。如血清钙低于2mmol/L则提示病情严重，预后不良。

（六）皮肤瘀斑

急性胰腺炎患者脐周皮肤出现蓝紫色瘀斑，称为Cullen征；如在两侧腰部出现棕黄色瘀斑，称为Grey Turner征。此类瘀斑在日光下方可见到，因而易被忽视。发生机制可能是血液内被激活的酶类穿过腹膜、肌层进入皮下所致。患者多有血性腹水。只见于坏死性胰腺炎。

【并发症】

急性胰腺炎的全身并发症主要包括休克、全身炎性反应综合征（SIRS）、多器官功能不全综合征（MODS）、败血症（Sepsis）等。急性胰腺炎的局部并发症则包括急性液体积聚（acute fluid collection）、急性胰腺坏死（acute pancreatic necrosis）、胰腺假性囊肿（pseudocyst of pancreas）和胰腺脓肿（pancreatic abscess）。

（一）休克

胰腺炎早期出现休克，常提示有大块胰腺坏死。在天津市中西医结合急腹症研究所的一组病例中，坏死性胰腺炎伴休克者达30%左右。患者皮肤呈大理石斑样青紫，四肢湿冷，脉细弱。心率增快至100次/分以上，血压下降，脉压变小。休克的出现与以下几方面因素有关：①有效循环血量锐减；②血流动力学的改变；③其他重要器官功能低下；④不能进食及呕吐引起体液和电解质的大量丢失。在胰腺炎发生后，胰腺内多肽类血管活性物质，如一氧化氮、血管舒缓素、缓激肽、前列腺素等释放入血，使末梢血管扩张，血管通透性增加，加之胰腺周围的渗出和炎性刺激，使大量液体潴留在属于第3间隙的肠腔、腹腔及腹膜后间隙，造成有效循环血量的锐减，故有人将急性胰腺炎视为一腹腔烧伤，可在6小时内丢失循环血量的20%~30%。在急性出血坏死性胰腺炎病人血浆中存有心肌抑制因子，可造成心肌损害，抑制心脏收缩，导致心力衰竭。近年来有人发现在急性胰腺炎时，心脏指数升高和周围血管阻力降低的现象，犹如败血症时血流动力学的改变。还有人报告在急性胰腺炎时，肝血流量可骤减40%左右，使氧化磷酸化的能量代谢过程下降，ATP产量减少。

（二）SIRS和MODS

现已认识到急性胰腺炎过度炎症反应是导致SIRS/MODS的关键。急性胰腺炎虽然是一个腹腔器官的局部炎症，但由于胰腺组织细胞坏死或感染时，胰腺组织内和血液中单核-巨噬细胞被激活，释放出多种促炎细胞因子，如TNFα、IL-1、IL-6等时，再度激活血管内皮和中性粒细胞等启动炎症反应，当粒细胞被过度激活之后，再产生大量促炎介质释放，引起过度炎症反应。尽管机体有抑制和下调促炎因子释放的内源性抗炎因子以局限炎症的全身反应，但仍不足以对抗如此大量的促炎细胞因子。粒细胞自身吞噬囊泡不能将富含炎症介质的颗粒成分及时隔离封闭，导致中性粒细胞弹力酶、氧自由基等炎性介质向细胞间质逸出，并使细胞外基质中各种成分降解，细胞遭到破坏。因此机体内稳态丧失，引发了促炎细胞因子及瀑布反应，最终将导致循环和远隔器官的损害。引起SIRS/MODS。在过度炎症反应过程中，革兰阴性细菌内毒素介导炎性细胞亦产生大量炎性细胞因子，并不断使疾病重症化。在天津市南开医院一组145例重症胰腺炎的病例观察中发现，其血内毒素水平、TNFα、IL-1、IL-6水平均有明显上升，轻型胰腺炎则未见显著升高。在受损器官的研究中发现，急性胰腺炎最易受损器官为肺，本院数据提示其损伤率在重型急性胰腺炎中高达53.8%，其中为外周循环、胃肠道等。

（三）肺损害发生率较高的原因有以下几方面：

1. 腹痛、腹胀、膈肌升高及胸腔渗液导致气体交换量不足。

2. 胰腺坏死释放出大量毒性物质，尤其是磷酸酯酶A_2可导致肺表面活性物质减少，从而破坏了肺泡的稳定性，引起肺泡塌陷，肺顺应性下降及肺不张，使肺内右向左的分流增加和弥散力降低。

3. 近年来有人研究认为，胰腺炎时所产生的氧自由基对肺毛细血管内皮具有毒性作用，可引起间质性和肺泡性肺水肿，从而促成呼吸衰竭。

4. 天津市中西医结合研究所近年研究发现：肠道淋巴系统可将肠管腔内细菌及内毒素快速输送至肺，导致肺损伤。

在呼吸衰竭的早期，仅表现为呼吸频度轻度增加，但在体检及胸片上均无明显改变，血气分析时可能已有低氧血症存在。有些患者虽无低氧血症，但有因过度换气所致的呼吸性碱中毒，此时应给予充分注意。如在鼻导管给氧的条件下，氧分压仍低于8.0kPa（60mmHg）时，应考虑有呼吸衰竭存在的可能，并应适时使用呼吸机治疗。

（四）大量研究已显示胃肠道是MODS的始动部位和靶器官

研究发现休克、低血容量等状态下，胃肠道血流显著下降。因为肠绒毛中央小动脉与邻近的小静脉之间存在着一种对流或交换（countercurrent exchange），所以，自绒毛基底到顶端形成不同的氧分压梯度，绒毛顶端氧分压最低，易受低灌注和缺氧性损伤。当肠黏膜受损伤后，肠黏膜通透性增加并导致细菌与内毒素移位，并可因此导致MODS。

已知正常情况下，胃黏膜能有效地防止H^+自胃腔向组织间的扩散，维持胃液H^+与黏膜Na^+中间的梯度。这种有效的屏障作用来源于：①完整的胃黏膜细胞排列；②胃黏膜细胞分泌黏液；③胃黏膜血流的间质中H^+的稀释与弥散。在急性胰腺炎时黏膜下血流减少、前列腺环素（PGI_2）产生减少，胃黏膜细胞能量匮乏，加之应激状态下造成的胃酸增加，导致应激性溃疡。在天津市南开医院的一组资料中，胃肠道功能不全者达22.8%。

（五）急性肾衰竭

重症胰腺炎伴发急性肾衰竭者并不少见，在Gardan报告的41例患者中，急性肾衰竭发生率为15%，首都医院报告15例出血坏死性胰腺炎，9例有BUN增高，其中8例死亡。急性胰腺炎并发肾衰竭的主要原因是：①休克和低血容量造成的肾血流量下降和肾小球滤过率降低；②胰腺炎的毒性产物及血管活性物质影响毛细血管通透性及肾小管对氧的摄取利用。急性肾衰竭易发生于急性胰腺炎发病后的前5天，以第3~4天为最多；③胰腺炎时腹膜腔及腹膜后形成高压，及腹腔室间隔综合征（ACS），可使肾血流量急剧下降，导致肾功能损害甚至衰竭。

（六）胰性脑病

胰腺炎时所发生的一般脑神经症状、精神运动性兴奋及抽搐发作等称之为“胰性脑病”。其发病率在3%~25%之间，多见于男性，坏死性胰腺炎为水肿性胰腺炎的7倍。可持续24小时或数周。极少数患者因明显精神症状就诊，有的甚至被误诊或转入精神病院治疗。出现胰性脑病的患者，预后不良，死亡率高达40%。临床表现多样，可见头痛、意识障碍、抽搐、脑膜刺激征等。脑电图可见异常，主要为广泛性慢波，同步性θ波及δ波暴发等。胰腺脑病的机制目前尚不清楚，有人认为因大量胰酶进入血液循环，使脑血管出现病变，如静脉瘀血、小出血灶和软化灶等，另外，神经细胞中毒、水肿及代谢障碍，也可能是出现脑病的病理基础。

（七）糖尿病

大约有8%~35%患者出现一过性高血糖。血糖水平大多在7.2~8.3mmol/L之间，可能与胰岛A细胞受到刺激分泌过高的高血糖素有关，但如血糖持续升高，则应考虑到胰腺广泛坏死，胰岛B细胞分泌胰岛素不足之可能。天津市南开医院资料为19.1%。

（八）局部并发症

主要包括以下4种：

1. 急性液体集聚（acute fluid collection） 发生在急性胰腺炎的早期，位于胰腺内或胰周，无囊壁包裹的液体积聚。

2. 急性胰腺坏死（acute pancreatic necrosis） 系指胰腺实质的弥漫性或局灶性坏死，多伴有胰周脂肪坏死。可根据坏死的胰腺有无细菌感染，将其分为无菌性和感染性胰腺坏死。增强CT是诊断胰腺坏死的最佳方法。坏死区域的增强密度不超过50HU。

3. 胰腺假性囊肿（pseudocyst of pancreas） 急性胰腺炎形成的有纤维组织或肉芽组织囊壁包裹的胰液积聚。常在急性胰腺炎的第4周以后出现。多在小网膜囊内。

4. 胰腺脓肿（pancreatic abscess） 胰腺或胰周的包裹性积脓。

【临床表现】

（一）全身表现

1. 体温、血压、脉搏、呼吸 多有发热，发热的高低与病变的严重程度多相一致。水肿性胰腺炎，可不发热或仅有不超过38℃的低热。坏死性胰腺炎可出现高热。若发热不退，则可能已有并发症出现，如胰腺脓肿及腹腔脓肿等。其他生命体征，在水肿性胰腺炎可显著改变，但在坏死性胰腺炎，则有脉搏快、呼吸频数和不同程度的血压下降，甚至休克等。

2. 黄疸 因胆道疾病诱发的急性胰腺炎或胰头肿大压迫胆总管时，可出现不同程度的皮肤、巩膜黄染。一般多为轻度到中度黄染，重度者较少。

（二）腹部体征

急性胰腺炎的腹部体征与病变程度相一致。水肿性胰腺炎一般仅有上腹部压痛，有或无腹膜刺激征。视诊可见腹部平坦，但坏死性胰腺炎可因肠麻痹而腹胀，并发胰腺囊肿或脓肿时，可出现局部性隆起。患者常有不同程度的上腹部压痛、反跳痛和肌紧张。压痛部位与病变部位一致。病变在胰头者，压痛主要在上腹及剑突下；病变在胰尾者，压痛在左上腹；病变累及全胰腺者，全上腹均有压痛。在坏死性胰腺炎时，由于腹腔渗液多，常在全腹有压痛、反跳痛和肌紧张。

在急性胰腺炎时，上腹部有时可扪及肿块。肿块的原因可能有：①胀大的胆囊，位于右上腹胆囊区；②肿大的胰头，位于右上腹及剑突下但位置较深；③胰腺脓肿或囊肿多为圆形之囊性肿物；④水肿的炎性组织，如大网膜、麻痹水肿的肠管等。肠胀气时，叩诊呈鼓音，腹腔有渗液时，可测出移动性浊音。听诊可发现大多数患者肠音减弱，当出现肠麻痹时，则表现为“安静腹”。

在某些重症患者中，胸腔内亦出现反应性渗出，以左侧为多见，可引起肺不张和呼吸困难。

【实验室检查】

（一）常规化验检查

根据胰腺炎的严重程度，白细胞计数一般在（10~20）×10^9/L之间。继发感染严重者还可更高，并出现明显核左移。由于呕吐及大量腹腔渗出常有大量液体丢失，故多伴有血液浓缩，血细胞比容增加，可达50%以上。出血坏死性胰腺炎可在无显性出血的情况下，血红蛋白明显低于正常。尿常规化验应当注意有无尿糖，如尿糖较多，还应检查酮体。当病情严重影响肾功能时，尿中可出现蛋白、红细胞和管型。

（二）酶类检查

1. 血、尿淀粉酶测定 90%以上的患者血清淀粉酶升高，一般在发病后1~3小时即开始增高，24小时血清淀粉酶达峰值。如采用Somogyi法，正常值范围为40~180U/dl。血清淀粉酶如超过500U/dl才有诊断意义。若采用Winslow法，正常值范围为8~12U/dl，血清淀粉酶要超过256U/dl才有诊断价值。尿淀粉酶出现较晚，一般在发病后24小时升高，如超过250~300U/dl（Somogyi法）或128U/dl（Winslow法），即有诊断价值。血清淀粉酶在3~4天内下降至正常。尿淀粉酶下降较缓慢，一般可持续1~2周。如果淀粉酶持续不降或呈波浪形，提示已有并发症出现。值得注意的是，淀粉酶的升高与病变的程度并不完全一致。有些坏死性胰腺炎，由于胰腺组织大量破坏，淀粉酶反而不升高。

2. 淀粉酶清除率和淀粉酶肌酐清除率比值 1957年Saxon、1969年Levitt提出急性胰腺炎时肾脏淀粉酶清除率增加，故可用此项检查鉴别胰腺炎和高淀粉酶血症。一般，淀粉酶清除率与肌酐清除率平行，与肾小球滤过率相关。在胰腺炎时肾清除淀粉酶较肌酐为多。目前已成为一项诊断急性胰腺炎的常用试验。其计算公式为：

淀粉酶肌酐清除率=（尿）淀粉酶浓度/（血）淀粉酶浓度×（血）肌酐/（尿）肌酐×100

其正常值为1%~5%，>6%即有意义。据认为，这一测定有3个优点：①比值升高持续的时间比血淀粉酶可长数天；②不受高血脂的影响；③比值正常者可排除胰腺炎的诊断，但最近的资料表明，这一比值升高对急性胰腺炎并非特异，在骨髓病、烧伤、糖尿病酸中毒、心脏手术及肾衰竭等患者亦可升高，因而认为实用价值不大，但我们认为，如果将血、尿淀粉酶与淀粉酶肌酐清除率比值三者结合起来，可以进一步提高诊断水平。

3. 淀粉酶同工酶的测定 可以区别来源于胰腺、唾液腺或其他脏器的淀粉酶，提高诊断的特异性。

4. 清脂肪酶的测定 在发病24小时后升高，可持续

5~10 天，超过 1U/dl（Cherry-Crandall 法）或 Comfort 法 1.5U，有诊断价值。

（三）电解质

1. 血清钙　在发病后两天，血钙开始下降，坏死性胰腺炎患者血钙可降至 2mmol/L 以下，提示病情严重，预后不良。

2. 血清钾　多数患者血钾降低，病情严重者降低尤为明显。

（四）血糖

急性胰腺炎发作时，可有短期血糖升高，主要取决于受累胰岛的范围和程度。病愈后血糖大多可恢复正常，即使坏死范围较大，临床上亦可不出现糖尿病。

（五）胆红素

当肿大的胰头压迫胆总管或胆道有梗阻时，胆红素可升高，但多为轻度升高，升高的程度与梗阻的程度一致。

（六）C-反应蛋白（C-reactive protein，CRP）

CRP 是组织损伤和炎症的非特异性标志物，多与疾病重症度的判定有关。近几年来，有关 CRP 与急性胰腺炎之间的关系报道甚多。CRP 的检测有助于评估急性胰腺炎重症度，CRP>250mg/L 常提示胰腺广泛坏死。Puolakkainen 报道，急性胰腺炎入院后 1 天，出血坏死型胰腺炎组 CRP 的平均值为 280mg/L，急性水肿型胰腺炎组为 45mg/L，且 CRP 值得变化与急性胰腺炎的预后分数呈正相关。但由于目前各家使用测定方法不一，观察时间及胰腺炎严重程度标准的差异，故其结果不一致。综合报道的结果认为，CRP 诊断胰腺坏死的敏感性达 67%~100%。因此，测定 CRP 对重症胰腺炎的诊断、病情监控及 CT 扫描的筛选较为简单而快速。

（七）其他尚有一些指标可用于疾病重症程度判定

1. 正铁血红白蛋白（methemalbumin，MHA）　一般认为，急性胰腺炎起病后 12 小时血清 MHA 可呈阳性反应。Lankisch 对 90 例急性胰腺炎患者进行了 MHA 及 Ranson 诊断指标的测定，发现 MHA 阳性者均为出血坏死型胰腺炎，死亡率 36%，而 MHA 阴性者死亡率 6.2%。在 MHA 阳性的急性胰腺炎中并发肺、肾病变的发生率较 MHA 阴性者高；而 Ranson 诊断指标超过 4 项以上者，其病死率及并发症发生率与 MHA 阳性者相当。据此认为，MHA 阳性较 Ranson 诊断指标更有助于早期判别重型急性胰腺炎。

2. 白细胞介素-6（interleukin 6，IL-6）　IL-6 为一急性反应相蛋白。Heath 测定了 24 例急性胰腺炎患者（其中 10 例重型，14 例轻型），发现所有病例 IL-6 的值均较对照组高，其值得变化与同时测定的 CRP 值得变化呈显著的正相关。入院时 IL-6 值能明显地分出轻型与重型，而 CRP 则不能。因此认为，IL-6 的检测有助于早期识别重型急性胰腺炎，并可预测疾病的预后。IL-6 浓度>130U/ml（ELISA 法），诊断重型胰腺炎的敏感性为 100%，特异性为 71%；而同组资料 CRP 的敏感性为 90%，特异性为 79%，且 IL-6 高峰值较 CRP 早。

3. 胰腺炎相关蛋白（pancreatitis-associated protein，PAP）　1992 年，Orelle 等报道，在胰腺移植的患者胰液中存在一种蛋白质。继而，他又在大鼠急性胰腺炎和人急性胰腺炎的血清中分离出此蛋白，命名为 PAP。Lovanna 动态检测 98 例急性胰腺炎患者血清 PAP 浓度，发现在无并发症组中入院时 PAP 浓度处于正常范围者（<10μg/L）占 34%。动态测定 PAP，在无并发症组、有并发症组及致死组中，PAP 的峰值浓度分别为 22.2、963.0、1436.0μg/L，表明 PAP 的改变与疾病的严重度相关。在疾病的恢复期，PAP 浓度则逐渐下降。因此认为，检测急性胰腺炎患者 PAP 可预测有无并发症，动态评估疾病严重度，以及提示患者的恢复情况。

4. 胰蛋白酶原活性肽（trypsinogen activated Pepsin，TAP）　TAP 是胰蛋白酶原被活化形成胰蛋白原，后者再被活化形成胰蛋白酶而释放出的一个含 5 个氨基酸的多肽。Gudgeon 应用放射免疫法测定 55 例急性胰腺炎患者尿中 TAP 含量，并同时与 CRP 及 Ranson 诊断指标比较，发现 TAP 诊断重型胰腺炎的准确率为 87%，敏感性为 80%，特异性为 90%，均明显优于 CRP 和 Ranson 诊断指标。

【影像学检查】

水肿型胰腺炎的 X 线检查一般没有特殊表现，重症胰腺炎的 X 线检查可以有以下特征：

（一）X 线胸片

可见两侧膈肌中度升高，或有少量至中等量的胸腔积液，或可见下肺野盘状不张。

（二）腹部 X 线片

可发现：

1. 局限性肠麻痹　左上腹的一段小肠或横结肠扩大充气。

2. 结肠中断　即在结肠脾曲或降结肠上端的结肠影像突然消失，这是由于胰液外溢到网膜囊内压迫结肠所致。

3. 充气的胃及十二指肠有外压切迹　可能是肿大的胰头或假性囊肿压迫所致。

4. 网膜囊内液平面　位于第 2、3 腰椎左侧，严重者可见腹腔内散在液平，伴广泛肠麻痹。

5. 胰腺、胰腺旁、胆囊区的钙化影或不透光的结石阴影。

（三）CT 检查

重型胰腺炎是选用 CT 检查的适应证。初期可见胰腺增大，密度不匀，当病情进一步发展时可见左肾前筋膜增厚，在横结肠系膜部位出现团块，这些征象提示感染已向腹膜后扩展。当出现假性囊肿时，可在胰腺周围出现壁厚薄不均匀的囊状包块。CT 增强扫描是急性坏死性胰腺炎的最可靠、有特异性的诊断方法，其准确率可达 95%以上。CT 增强扫描不仅能了解病变的部位、范围、胰外浸润、脓肿形成及病变演进的情况，帮助明确胰腺坏死的诊断，同时对该病的监测和预后的判断也有肯定的作用。同样为急性坏死性胰腺炎选择治疗方法提供了极大的方便。

（四）超声检查

B 型超声可较清晰地描出胰腺的轮廓，测定其肿大程度。在急性胰腺炎时，由于炎症水肿使超声波更易透过胰腺组织，故一般回声较低，胰腺呈弥漫性增大，界限清楚，内部有光点反射，但较稀疏。炎症消退后，上述变化约持续 1~2 周即可恢复正常。当有腹腔渗液时，B 型超声波可估计渗液的多少及其分布情况，为进行腹腔穿刺或置管引流提供导向。若出现囊肿或脓肿，则在相应部位出现液性暗区，如有坏死组织，则在该处出现反射光点。

（五）腹腔穿刺

对于出血坏死性胰腺炎腹腔穿刺是一个有用的辅助诊断方法，如吸出血性浑浊液体，淀粉酶含量明显增高时，多可做出明确的诊断。当腹腔渗液量较多时，可在 B 超或 CT 导向下置管引流或进行腹腔灌洗。

【诊断标准】

当急性胰腺炎具有典型症状与体征，结合淀粉酶测定及影像检查，诊断多无困难，但在疾病的早期或因病情复杂，症状及体征不典型时，则难于做出明确的诊断。因此，凡遇到急腹症时，都要考虑到本病的可能，并随着病情的发展和对治疗的反应，仔细观察各种体征及实验室检查结果，来不断补充与完善诊断。值得指出的是，急性胰腺炎可继发于其他疾病，如胆道疾病、某些手术之后等。因此，急性胰腺炎的表现可能被原发疾病所掩盖，不进行仔细分析，会造成疏漏。当胰腺炎的诊断一旦做出时，必须对其轻重程度与病理类型做出相应的诊断。长期以来国内外学者致力于胰腺炎重症度的判定。

（一）Ranson 诊断标准

Ranson 积极主张采用腹腔灌洗治疗重型胰腺炎，他提出 5 项入院时的早期指标及 6 项入院后 48 小时内出现的指标，作为判断预后的参考（表 35-3-3）。Ranson 的分析法已被许多学者所采用，但这个方法不利于入院当时对病情轻重的判断，另外，如果脱离开对患者症状、体征（特别是生命体征）的分析也难于避免片面性，因此在 2000 年起逐渐被其他判定标准取代。

（二）日本难治性胰腺炎疾病调查研究班标准

该调查研究班于 1987 年制定了如下标准：急性胰腺炎临床诊断标准共 3 条：①急性腹痛发作，伴有上腹部压痛或腹膜刺激征；②血中、尿中或腹水中胰酶含量上升；③图像检查、手术所见或尸解病理检查证实有胰腺炎症病变。在以上 3 项中，必须具备第①项，在②③项中具有其一者就可诊断为急性胰腺炎。

表 35-3-3 影响急性胰腺炎预后的临床指标（Ranson）

入院早期指标	入院后 48 小时
1. 年龄>55 岁	6. 血细胞比容减少 10%以上
2. 血糖>11.2mmol/L	7. 血钙低于 2mmol/L
3. 血清 LDH>5.8μmol/(s·L)	8. 动脉血氧分压低于 8kPa（60mmHg）
4. WBC>16×10^9/L	9. BE>-4mmol/L
5. SGOT>41675nmol/(S·L)	10. BUN>1.8mmol/L
	11. 在 48 小时内体液丢失大于 6L

注：少于 3 项者死亡率 0.9%；3~4 项者死亡率 18%；5~6 项者死亡率为 50%；7~9 项者死亡率为 90%

重症：①全身情况不佳，有明显的循环功能不全及全身重脏器功能不全；②腹膜刺激征、麻痹性肠梗阻、大量腹水；③临床化验：以下各项中有两项以上异常者：WBC≥20×10^9/L；Ht≥50%（输液前）或≤30%（输液后）；BUN≥12.5mmol/L 或肌酐≥176.8μmol/L；FBS≥B 11.2mmol/L，Ca^{2+}≤1.87mmol/L；PaO_2≤8kPa（60mmHg）；BE≤-5mmol/L；LDH≥11.7 μmol/(s·L)。

以上 3 项中，任何一项符合，都可判定为重症。

中度：①一般情况尚好，无明显的重要脏器功能不全；②局限在上腹或轻度波及全腹的腹膜刺激征；③化验指标仅有一项异常或均正常。

轻度：①全身情况良好，无重要脏器损害；②上腹部局限性腹痛、压痛、轻度的腹膜刺激征，超声波与 CT 所见仅有胰腺肿大。

上述重度判定标准，原则上只适用于发病 5 日以内的病例。病期超过 5 日以上的病例，凡出现以下并发症者均应判定为重症：①消化道出血、腹腔内出血、重度感染（败血症）、DIC（出血倾向）；②超声波、CT 证实有胰腺脓肿或腹腔内脓肿。

在上述各种重度分类法中，日本难治性胰腺疾病调查研究班的分类法，吸收了 Hollender 的分度法与 Ranson 的多因素分析法的优点，由于胰腺炎中重度患者多同时伴有全身多器官损伤，是一种全身性疾病，故没有在重症度判定度上广泛应用。

（三）APACHEⅡ评分

如前所述胰腺炎是一个全身性疾病，能引起多个器官和脏器受损。故将APACHEⅡ评分系统用于胰腺炎重症度的判定将对其诊断、治疗均有极大的临床价值（表35-3-4）。一般将其评分大于或等于8分者定为重症胰腺炎。

表 35-3-4 APACHEⅡ评分表

年龄评分 APS						
参数	分值					得分
	4	3	2	1	0	
年龄（岁）	≥75	65~74	55~64	45~54	≤44	
急性生理学评分（APS）						
参数	分值					得分
	4	3	2	1	0	
直肠温度（℃）	≥41	39~40.9	—	38.5~38.9	>35.9	
	≤29.9	30~31.9	32~33.9	34~35.9	—	
平均动脉压（mmHg）	≥160	130~159	110~129	—	70~109	
	≤49	—	50~69	—	—	
心率（次/分）	≥180	140~179	110~139	—	70~109	
	≤39	40~54	55~69	—	—	
呼吸频率（次/分）	≥50	35~49	—	25~34	12~24	
	≤5	—	6~9	10~11	—	
氧合作用	当 FiO_2<0.5 时用 PaO_2；FiO_2≥0.5 时用肺泡-动脉氧分压差［(A-a) DO_2］					
PaO_2（mmHg）	<55	55~60	—	61~70	>70	
DaO_2（mmHg）	>500	400~500	200~400	—	<200	
血液酸碱度	血液酸碱度以动脉血 pH 为好，无血气分析则用静脉血 HCO_3^- 代替					
动脉血 pH	≥7.7	7.6~7.69	—	7.5~7.59	7.33~7.49	
	≤7.14	7.15~7.24	7.25~7.32	—	—	
或 HCO_3^-（mmol/l）	≥52	41~51.9	—	32~40.9	22~31.9	
	<15	15~17.9	18~21.9	—	—	
血 Na^+（mmol/l）	≥180	160~179	155~159	150~154	130~149	
	≤110	111~119	120~129	—	—	
血 K^+（mmol/L）	≥7.0	6~6.9	—	5.5~5.9	3.5~5.4	
	<2.5	—	2.5~2.9	3~3.4	—	
Cr（急性肾衰时加倍）(mol/L)	≥309	176~308	124~175	—	53~123	
	—	—	—	53	—	
血细胞比容（%）	≥60	—	50~59.9	46~49.9	30~45.9	
	<20	—	20~29.9	—	—	
白细胞计数（$\times10^9$/L）	≥40	—	20~39.9	15~19.9	3~14.9	
	<1.0	—	1.0~2.9	—	—	
Glasgow 昏迷评分	等于15减去实际GCS分值					

附表：格拉斯哥昏迷（GCS）评分表

内容	反应	分数
运动	可按指令动作	6
	能确定疼痛部位	5
	对疼痛刺激有肢体退缩反应	4
	疼痛刺激时肢体过屈（去皮质强直）	3
	疼痛刺激时肢体过伸（去大脑强直）	2
	疼痛刺激时无反应	1
语言	对人物、时间、地点等定向问题清楚	5
	对话混淆不清，不能准确回答有关人物、时间、地点等定向问题	4
	言语不当，但字意可辨	3
	言语模糊不清，字意难辨	2
	任何刺激均无语言反应	1
睁眼	自发性睁眼反应	3
	声音刺激有睁眼反应	2
	疼痛刺激有睁眼反应	1

将三类得分相加即得到 GCS 评分。GCS 量表总分范围为 3~15 分，正常为 15 分，总分低于 7 分者为浅昏迷，低于 3 分者为深昏迷。

【鉴别诊断】

本症应与急性胆囊炎、胆石症、胆道蛔虫病、胃及十二指肠穿孔及肾绞痛等进行鉴别。

（一）急性胆囊炎与胆石症

腹痛较急性胰腺炎为轻，位于右上腹胆囊区，常向右肩背部放射，血尿淀粉酶正常或稍高；如伴有胆管结石，其腹痛程度较剧烈，且往往伴有寒战、高热及黄疸。

（二）胆道蛔虫病

胆道蛔虫病发病突然，多见于儿童及青年，腹痛位于剑突下偏右方，呈剧烈阵发性绞痛，患者常自述有“钻顶感”。疼痛发作时，辗转不安、出大汗、手足冷、痛后如常人。其特征为“症状重，体征轻”。血尿淀粉酶正常，但合并胰腺炎时，淀粉酶则升高。

（三）胃及十二指肠溃疡穿孔

为突发之上腹剧痛，迅速遍及全腹，腹呈板状，肠音消失，全腹有压痛及反跳痛、肌紧张。肝浊音界缩小或消失。腹部 X 线片如有气腹存在，更有助于明确诊断。

（四）急性肾绞痛

为阵发性绞痛，可向腹股沟部及会阴部放射，如有膀胱刺激征及血尿，更有助于诊断。

（五）肠系膜血管栓塞

有严重的腹胀及腹痛，但腹痛一般较胰腺炎为轻，多位于中腹部，常有休克。多有心血管疾病病史。可有大量腹腔渗液，有肠坏死者，伴恶臭，淀粉酶不高或轻度升高。

【中医分期分型】

在过去的 30 余年中，我们将急性胰腺炎的主要病理过程归纳为肝郁气滞及肝病及脾，并在此基础上发展为湿热、实热等不同证型。根据中医脏腑辨证及病理病因辨证将胰腺炎分为 4 种，见表 35-3-5。

表 35-3-5 急性胰腺炎的辨证分型

分型	临床特点	舌象	脉象	病理
肝郁气滞	上腹或左上腹痛，无明显腹胀	舌质淡红，苔薄白或黄白	弦细或紧	水肿性胰腺炎
脾胃实热	腹满痛拒按，口干渴，尿短赤	舌红苔黄厚腻或燥	洪数或弦数	坏死性胰腺炎或较重的水肿性胰腺炎
脾胃湿热	上腹胀痛，拒按尿短赤，多有黄疸	舌质红，苔黄腻	弦滑或数	多为胆源性胰腺炎
蛔虫上扰	持续性腹痛伴阵发加剧，间歇如常人，多有吐蛔虫	红花舌，苔白或微黄腻	弦紧或弦数	蛔虫性胰腺炎

35

20世纪90年代以来，根据大量临床观察，总结出重型胰腺炎的中医辨证规律，见表35-3-6。

SAP初期以非感染性MODS为主要表现，中医辨证多为少阳阳明合病或阳明腑实证，严重病人可表现为结胸里实证。治疗上除全身支持治疗外，重用通里攻下，每日保持排便3次以上。这样不仅消除腹胀，更可减少细菌及内毒素移位，防止胰腺及胰周坏死组织感染，可使病人不经过进展期直接由初期进入恢复期，实现跨期治疗，而缩短了病程，减少并发症发生率和死亡率。

表35-3-6 重型急性胰腺炎的中医辨证分期

病程分期	病期	病理改变	临床表现	中医见证
初期（全身反应期）	7~10天	胰酶血症，缺血再灌注，炎症反应，胰腺坏死	腹膜炎，肠麻痹，SIRS/MODS	少阳阳明合病或阳明腑实证
进展期（全身感染期）	4~6周	胰腺/或胰周坏死组织感染	脓毒症MODS/MOF	毒热炽盛，气营同病，气血同病、热结腑实
恢复期	感染控制后	内分泌紊乱，外分泌不足	体质虚弱，残留胆胰疾病	邪去正虚

【治疗】

在过去的20余年中，对急性胰腺炎的治疗存在较大的争论，曾一度主张“规则性胰腺切除”或早期进行“腐胰清除术”。但不论哪种手术均未能改变治疗面貌，病死率均在30%以上。我们20世纪90年代初开始对重型急性胰腺炎采用辨证分期及分期论治，适时介入手术的方法取得了较满意的结果。上海瑞金医院对坏死性胰腺炎也积累了丰富的经验，提出采用个体化治疗方针，即对有明显感染或有并发症者作早期手术，而对尚无明显感染和并发症者尽量争取晚期手术。中西医结合治疗出血坏死性胰腺炎也积累了一些经验，也有许多成功的报告，其治疗规律、治疗原理尚需进一步阐明。

（一）非手术治疗

1. 适应证　轻度急性胰腺炎宜采用非手术治疗，对于急性胆源性胰腺炎，也应尽可能先采用非手术疗法，待急性症状消退后，进行详细的胆道检查，并弄清病理改变，再施行择期手术。对于周身情况尚好的出血坏死性胰腺炎，应采用非手术疗法，在下述情况下多有治疗成功的可能：①全身情况尚稳定，休克较易纠正，缺氧经鼻管或面罩给氧后，能得到纠正者；②虽有弥漫性腹膜炎体征，但B型超声波检查结果提示腹腔积液主要局限于上腹部者；③胆道正常或胆道疾病处于静止状态；④患者年龄小于60岁。

2. 治疗方法

（1）抗休克及液体疗法：重症急性胰腺炎常在早期就出现休克，因而抢救休克是治疗中最迫切的问题。重症急性胰腺炎时，在胰腺周围、腹膜后间隙及腹腔内有大量渗出，可造成血浆的大量丢失；再加上由于血管活性多肽物质的作用，引起血管扩张及毛细血管通透性的增加，可丧失有效循环量的30%~40%，故应根据病人的情况，快速输入电解质盐溶液、血浆、人体白蛋白、右旋糖酐等血浆增量剂等，以恢复有效循环血量及纠正血浓缩。如有酸碱平衡失调，亦应及时纠正之。为了监测血容量及心脏功能，安放中心经脉插管及时测定中心静脉压，放置保留尿管，随时了解尿排出量及测定其比重，对于保证抗休克治疗的安全进行是十分必要的。应避免依赖血管收缩药来提升血压，只有在血容量已基本补足，酸中毒也基本纠正，血压仍偏低时，在排除心脏功能不足之后，方可考虑应用升压药物。

（2）营养支持：在重症急性胰腺炎时，由于大量消化酶的释放，胰腺周围和腹膜的大量炎性渗出，可造成严重消耗（被描写为“腹腔烧伤”）。因此，需要采用完全胃肠外营养（TPN）。它有抑制胰腺分泌的作用。近年来早起肠内营养的应用，已证实对重症急性胰腺炎的预后有益，因此多采用内镜下放置鼻肠管的方法给予肠内营养。对于手术后病人，如已实施空肠造瘘术，应在肠蠕动功能恢复后采用胃肠道营养（TEN）。这种营养支持疗法是近年来重型胰腺炎死亡率明显降低的原因之一。对于高脂血症性胰腺炎，应用营养支持时要注意避免脂肪应用。

（3）抑制胰腺分泌：从理论上来看，减少胰酶分泌，从而减轻胰酶对胰腺组织的自体消化，对胰腺炎的治疗是十分必要的。具体方法有以下几种：

1）禁食与胃肠减压：禁食可减少胃酸与胰液的分泌，胃肠减压还能保持胃内的空虚、预防和治疗腹胀，但对轻度胰腺炎不必常规使用。

2）抑制胰腺分泌药物：具有抑制胰腺分泌作用的药物有多种，其中最常用的是抗胆碱能药物。该类药物不但有抑制胃酸分泌的作用，还可减轻Oddi括约肌痉挛，常用阿托品、654-2等。H_2受体阻断剂也是可以选用的药物，如奥美拉唑（洛赛克）、西咪替丁（甲氰咪胍）等。这些药物对胰腺分泌无明显地直接作用，但该类药和抗酸剂的应用可预防应激性溃疡的发生，并因此间接抑制胰液分泌。

3）抑制胰酶活性药物：作为抗胰酶剂使用的这类药物能抑制胰蛋白酶、糜蛋白酶及胰舒血管素的活性，早期及大剂量应用可能取得一定的效果。其中抑肽酶（Trasylol）具有抗蛋白酶及胰血管舒缓素的作用，可抗弹性蛋白酶，可抑制蛋白酶、血管舒缓素、糜蛋白酶及胞浆素；FOY 为非肽类化学合成剂，可抑制蛋白酶、血管舒缓素、凝血酶原、弹性蛋白酶等；5-FU 可抑制磷脂酶 A。生长抑素及其衍生物在急性胰腺炎的治疗有肯定的疗效。大量临床和实验室研究证实生长抑素可抑制胰腺外分泌，防止胰腺炎。目前临床上多应用善宁治疗，结果表明其病死率及并发症发生率均有所下降。

4）镇痛解痉剂：除较轻的病例外，急性胰腺炎多有严重的腹痛，应给予有效的止痛处理。止痛方法有二：一是药物止痛：常用哌替啶 50~100mg 肌内注射，吗啡 10mg 与阿托品合用肌内注射；二是普鲁卡因神经阻滞：方法有静脉滴注、口服、肾周围脂肪囊、交感神经或硬膜外阻滞等。这类方法只用于顽固疼痛病例。

5）抗生素：急性胰腺炎为胰酶的自体消化引发的疾病，理论上不需常规应用抗生素，近年来多数临床指南均指出：预防应用抗生素并不能减少坏死感染和病死率。但在重症急性胰腺炎的治疗中，普遍主张升阶梯应用抗生素可起到预防继发性感染及防止并发症等作用。继发于重症胰腺炎的感染多为混合感染，故应联合用药，特别是选用广谱抗生素。对抗生素选择应考虑病原菌对抗生素的敏感性及穿透胰组织的能力、前者可由胰腺组织培养后药敏试验确定，后者影响因素较多，如①血胰屏障，即抗生素进入胰腺组织所通过的结构，为细胞膜成分。因生物膜富含多量脂类，极性较小，脂溶性抗生素易通过；②抗生素与血清蛋白结合力。一般认为两者结合力越低，抗生素游离程度越高，胰腺组织中抗生素浓度越高。根据临床与动物试验研究发现氨基糖苷类及青霉素、氨苄西林均不能很好地透入胰腺组织达到杀菌、抗菌作用。喹诺酮类药物在胰腺中有较高浓度，与血液中浓度比为 0.87，加之该类药物为光谱抗生素，临床上较为常用。克林霉素（clindamycin），为脂溶性抗生素，对 G^+性菌及多种厌氧菌均较敏感。胰液中高峰浓度为 4.1μg/ml，为血清浓度的 43%，大大超过了抑制所有厌氧菌和 G^+球菌所需要的浓度。亚胺培南/西司他丁钠（泰能）为近年合成的广谱抗生素，对 G^+、G^-及厌氧菌均有效。静脉注射后胰/血药物浓度比为 0.43，但反应杀菌效应及胰腺穿透力的效能系数（EF）高达 0.98，故认为有较强的杀菌效应。头孢噻肟、头孢唑肟、美洛西林和哌拉西林对革兰阴性菌有较强的杀菌作用，对 G^+菌及厌氧菌则较弱。胰/血浓度分别为 0.32、0.32、0.27 和 0.49；EF 值分别为 0.78、0.76、0.71 和 0.72，故临床上应列为二线药物。甲硝唑对厌氧菌有较强的杀菌作用。为脂溶性，与血清蛋白结合力较低，易透过血胰屏障，是首选药物。

在急性胰腺炎抗生素应用时间问题上目前尚有争议。一些报道认为预防性应用抗生素不能防止坏死胰腺组织感染。一般认为以下 4 种情况下，应使用抗生素：①伴有明显感染征象的胆源性胰腺炎；②Ranson诊断指标 3 项或 3 项以上阳性；③合并呼吸、泌尿系感染；④需手术介入。

6）中医药治疗：用中药治疗急性水肿性胰腺炎及胆源性胰腺炎已经积累了丰富的经验，治疗结果也是令人满意的。根据中医辨证可将急性胰腺炎分为肝郁气滞、脾胃实热、脾胃湿热及蛔虫上扰等 4 型。肝郁气滞与脾胃实热型最为常见，应治以疏肝理气及通里攻下，可选用清胰汤Ⅰ号为主方，再根据不同症状及脉舌的表现随证加减。

清胰汤Ⅰ号（天津市南开医院方）：柴胡 15g，黄芩、胡连各 10g，白芍 15g，木香 10g，大黄 15g（后下），芒硝 10g（冲服）。水煎服，每日 1 剂，分 2 次服。重症患者每日两剂，分 4 次服。

脾胃湿热型多见于胆源性胰腺炎，多有黄疸，舌质红，苔黄腻，脉弦滑或数，应治以疏肝理气及清热利湿。可在清胰汤Ⅰ号的基础上，加用龙胆草、茵陈及金钱草等清热利湿药物。

蛔虫上扰型系胆道蛔虫病引起的急性胰腺炎，应治以疏肝理气及驱蛔安蛔，以清胰汤Ⅱ号为主方，随证加减。

清胰汤Ⅱ号（天津市南开医院方）：柴胡 15g，黄芩、胡黄连、木香各 10g，槟榔、使君子、苦楝皮根各 30g，细辛 3g，芒硝 10g（冲服）。

针刺可作为辅助治疗方法之一，用于止痛、消胀、控制恶心呕吐及降低发热等。常用的穴位有足三里、下巨虚、内关、阳陵泉及地机等。一般采用强刺激手法，亦可采用电刺激法。

对重症急性胰腺炎，中药可作为一个辅助疗法应用于发病的不同阶段。在初期针对麻痹性肠梗阻，常以通里攻下法为主，代表的方剂有大陷胸汤及大承气汤等；进展期多采用清热解毒及活血化瘀法，以控制感染及促进腹腔渗液的吸收；恢复期患者多表现出一派虚象，故应以健脾补气及滋阴养血为主。

（二）手术治疗

手术的目的不外引流腹腔渗液、清除坏死的胰组织和除去致病原因等。

1. 适应证　尽管对手术适应证的选择还有争论，但主要用于以下几种情况：

（1）重症胰腺炎伴有严重休克、弥漫性腹膜炎、持续性肠麻痹或某些非手术疗法难以克服的并发症，如腹腔高压形成腹腔室间隔综合征（ACS）、腹腔内大出血、胰腺脓肿等。

（2）胆源性胰腺炎，临床发现胆囊胀大，胆管下端结石嵌顿等形成胰腺炎的病因未能去除，持续发生作用时。

（3）反复发作的胰腺炎，证实有十二指肠乳头狭窄或胰管狭窄及结石者。

2. 手术时机

（1）急症手术：用于患者有危急情况者，如严重休克、ACS、腹腔内大出血等。

（2）早期手术：主要用于非手术疗法未见好转或坏死

性胰腺炎有发展趋势者。早期手术的时间没有严格的限制，一般要在全身功能紊乱得到基本纠正之后进行为宜，但也有人主张在发病后10~14天进行手术，认为此时坏死组织的分界线已经清楚便于清除。

（3）后期手术：针对胰腺炎后期出现的并发症所采取的手术，如引流胰腺脓肿，对胰腺假囊肿施行内引流术、肠瘘切除、修补术等。

3. 手术方法 急性胰腺炎的手术方法常无定型，需要根据病情与术者的经验而定。根据临床上的应用情况，大致分为直接手术（在胰腺本身进行的手术）和间接手术（亦称外围手术，在胰腺以外器官进行的手术）两种。根据手术的目的，又可分为针对急性期病变所采取的手术和为了解除某些并发症而在后期所采用的手术（表35-3-7）。

表35-3-7 急性胰腺炎的手术方式

	直接手术	间接手术
用于急性期	胰包膜切开术 胰床引流术 腐胰切除术 胰腺切除术	胆道手术（胆囊、胆管、十二指肠乳头） 三重造瘘术 胸导管引流术
用于并发症	胰腺脓肿引流 胰腺假囊肿内引流 胰瘘手术	胃肠吻合术 肠管切除术

现对主要手术方式简介如下：

（1）胰包膜切开术：提倡这种手术的学者认为，该手术可以减轻胰腺的张力，有助于改善胰腺的血运和减轻腹痛；反对这种手术的学者认为，该手术尚未规范化，切开的深度也难于掌握，切开过深可引起难以处理的胰瘘，并可能导致腹后壁蜂窝织炎的加重。因此，要根据实际情况掌握，若胰腺肿胀不明显，不必实行胰被膜切开术；在肿胀严重时可考虑实行。

（2）胰床引流术：在出血坏死性胰腺炎发作时，往往有不同程度的胰腺周围炎（Peripancreatitis），胰腺本身的渗出、出血、坏死及继发感染等也易向胰周扩展，因此就需要对胰腺周围进行彻底的引流。

（3）腐胰切除术（sequestrectomy）：这是一种不定型的术式。手术方法如同骨髓炎手术清除腐骨组织一样，将坏死组织清除，以防止严重感染与坏死病灶的发展。术中与术后要注意局部出血的发生。

（4）胆道手术：在急性胰腺炎的手术过程中，探查胆道是一个不可忽视的重要方面。发现有胆道病变时，应尽可能一同加以处理。在胆管与胰管“共同管道”学说指导下，有人认为即使胆道正常也应行胆囊造瘘术，以减少胰管的压力。

胆道手术包括胆囊造瘘术、胆囊切除术、胆总管探查及引流术（或取石或取虫）、经十二指肠Oddi括约肌切开形成术等。

4. 微创技术在重症急性胰腺炎中的应用

（1）放射学介入技术：由于固态的胰腺坏死通常伴有液体成分（坏死后胰腺或胰周的液体积聚），传统的放射介入技术被认为是有用的，尤其是决定在脓毒症得到控制后再进行延迟的坏死组织切除术的情况下。超声和CT可以发现胰腺的病变，放射介入的形式可用于定义坏死的程度和成分，使操作设备的部位可视化，决定治疗过程的有效性。通过CT导向可以进行穿刺引流和/或腹腔灌洗。

（2）内镜腹腔镜技术：1996年Gagner第一次描述了坏死性胰腺炎内镜治疗，该文采用腹腔镜清除胰腺。过去十年来，胰腺坏死组织清除术内镜方法已被广泛应用，包括腹腔镜、腹膜后腹腔镜、经胃可弯曲内镜、经皮内镜胃造瘘术、腹膜后肾镜、胆道镜。依据镜的类型，这一系列内镜技术可分为：腹腔镜、经皮肾镜、可弯曲性内镜的使用。

5. 腹腔灌洗在重症胰腺炎中的应用 近年来，腹腔灌洗在重症急性胰腺炎治疗中的应用越来越受到重视。腹腔灌洗可独立应用，也可在手术之后留置导管做手术后灌洗。

（1）腹腔灌洗的作用：将腹腔内的渗出液（含有大量胰酶和毒性物质的炎性渗液）通过灌洗液的稀释、冲洗之后随同灌洗液同时排出体外，能有效地减少胰酶对腹膜的进一步损害和减少毒素的吸收；在灌洗液中如加入抑制胰酶的药物、抗感染药物以及激素等，可在一定程度上对出血坏死性胰腺炎发挥治疗作用，减轻胰腺组织的进一步损害。

（2）灌洗方法：根据导管安放的位置及灌洗范围，可分为全腹腔灌洗及局部灌洗。

1）全腹腔灌洗：在腹部手术完毕之后，在腹腔的上下部安放引流管，设灌洗液的入口与出口；也有在上腹部安放一个引流管，外接三通管，可轮流进行灌洗。

2）局部腹腔灌洗：是将引流管安放在小网膜腔内（胰腺周围），进行小网膜腔内的灌洗。

3）局部低温灌洗：这种局部灌洗方法是将灌洗液冷却到6~8℃之间，液体流出后的温度可达12℃以上。

4）腹腔镜灌洗：有人报道，在腹腔镜观察出血坏死性胰腺炎以确定诊断之后，通过腹腔镜置入腹腔内引流管，当引流之后再注入灌洗液，可以达到较好的治疗效果。

（3）灌洗液的配制：各作者报道的灌洗液内容并不完全一致，主要含有以下成分：

1）基础溶液：多以0.9%的生理盐水为主。

2）抗生素。

3）胰酶抑制剂。

4）其他：包括碳酸氢钠及其他电解质。

（崔乃强 崔云峰）

第四节 慢性胰腺炎

1878年Friedrich首先报告具有结缔组织增生、胰腺实

35

质细胞萎缩和消失的慢性胰腺炎。曾有人认为，慢性胰腺炎并非仅局限于胰腺本身的慢性炎症，而是包括急性胰腺炎的治愈过程、反复发作的急性或亚急性胰腺炎、慢性胰管炎、胰腺实质变性与萎缩以及间质增生等多种病变在内的慢性胰腺病（chronic pancreatopathy）。1946 年 Comfort 等提出了慢性复发性胰腺炎的概念。目前主流观点认为，慢性胰腺炎是由多种病因造成的一种进行性、破坏性的炎性疾病，胰腺发生实质损伤、组织纤维化钙化，出现弥漫性或节段性的改变，最终导致胰腺内、外分泌功能不全，表现为腹痛、营养不良、糖尿病等多种临床症状。

1963 年在马赛召开的胰腺炎专题讨论会上讨论了慢性胰腺炎的分类，将慢性胰腺炎分为慢性复发性胰腺炎和其他慢性胰腺炎两型，实际二者仅有临床表现上的不同，没有病理学依据。1971 年在日本召开的胰腺炎疾病研讨会上，制定了临床诊断标准试行草案，包括：①组织学诊断明确；②X 线明确胰腺钙化；③胰腺外分泌功能检查提示显著的功能低下。上述 3 项中有一项即可做出慢性胰腺炎的诊断。1983 年日本消化器病学会慢性胰腺炎检讨委员会在上述基础上补充了两项：④经胰管造影或胰腺影像检查得到确诊者；⑤伴随胰酶外逸而出现的上腹痛、压痛持续 6 个月以上，在胰腺功能、胰管造影、影像诊断或胰腺组织学上显示有异常所见者。该标准还规定，凡在①~④项中具有一项者可诊断为慢性胰腺炎（Ⅰ群），具有第⑤项者则为慢性胰腺炎（Ⅱ群）。我国胰腺指南 2012 版将慢性胰腺炎分为四型，Ⅰ（急性发作型）Ⅱ（慢性腹痛型）Ⅲ（局部并发症型）Ⅳ（内外分泌功能不全型）。然而，由于慢性胰腺炎的临床概念较为宽泛，目前还没有一种可以被广泛接受的慢性胰腺炎的诊断标准和诊断流程。

慢性胰腺炎的发病率在世界范围存在明显地区差异。西方国家平均每年每 10 万人中新发 10~16 例，印度每 10 万人中有 100 多例，多为热带性胰腺炎。随着急性胰腺炎发病的增加，我国慢性胰腺炎的发病率在逐年增加，每 10 万人中的发患者数，从 1996 年的 3.08 例至 2003 年已增至 13.52 例，以东部发达地区增长速度最高。从确诊的病例来看，男性多于女性，男女之比为 1.86：1，平均年龄 48.9 岁，以 40~60 岁左右中年人居多。

【病因和病理】

慢性胰腺炎是一种多因性疾病。其中比较明确的病因有以下几种：

1. 急性胰腺炎　据临床统计，慢性胰腺炎中，约有 10%~20% 的病例在既往史中有急性胰腺炎的发作。这可能与急性胰腺炎遗留的某些病理改变有关，如胰管的梗阻、继发性感染及胰腺的纤维化等。

2. 胆道疾病　慢性胰腺炎伴有胆道疾病者，约占 10%~40%。其中以胆石症为多见，其他可有胆囊炎、胆管炎、胆管狭窄等。胆道疾病引起慢性胰腺炎的机制与急性胰腺炎相同，大致有共同管道学说、污染胆汁或十二指肠液逆流等，但多为继发性胰腺炎。

3. 酒精中毒　在工业发达国家的某些地区，酒精中毒引起的慢性胰腺炎可达 80% 以上，但一般在 20%~60% 之间，酒精引起慢性胰腺炎的发病机制是多方面的，酒精可引起胃酸分泌增加，进而促进胰腺分泌功能亢进；酒精可引起壶腹部水肿及 Oddi 括约肌痉挛，影响胰液排泄或导致胆汁逆流；慢性酒精中毒还可造成胰腺腺泡的直接损害。

4. 其他　尚有腹部外伤或手术、寄生虫、胰腺先天性疾病、高脂血症、高钙血症、自身免疫性疾病、营养不良、吸烟、遗传因素等。

临床上，大约有 10%~40% 的病例临床上检查不出原因，成为特发性慢性胰腺炎。在发病早期胰腺体积可增大、变硬，可局限在胰头、胰体尾或波及整个胰腺；在后期胰腺多萎缩。

【病理】

慢性胰腺炎组织学检查可见：

1. 不规则的纤维化　伴随着胰腺实质细胞的破坏出现较广泛的纤维化，胰管及其分支常有不同程度的狭窄与扩张。

2. 胰腺钙化　多为沉积在胰管内构成胰结石的前驱物质，但也可沉积在胰实质内，多见于慢性胰腺炎的后期。

3. 胰岛萎缩或消失　病变累及胰岛时，早期可表现为肿大与增生，后期则胰岛萎缩，甚至消失。

此外，还可能包括急性胰腺炎的后期病理改变，如坏死、水肿、出血、脓肿以及胰腺假性囊肿、胰性腹水等。

【临床表现】

慢性胰腺炎的临床表现极不一致。轻者可无症状，称之为无痛性胰腺炎（painless pancreatitis）。而其引起症状的原因，多与胰腺实质损害及胰管迂曲狭窄有关。

（一）症状

1. 腹痛　为最常见的症状，约占全部病例的 50%~85%。多因高脂饮食、饮酒诱发，腹痛的位置多在上腹部，病变在胰头者以右上腹为主，病变在胰尾者以左上腹痛为主。常向肩背部放射。腹痛的程度极不一致，轻者上腹隐隐作痛，发作时类似急性胰腺炎，也可产生剧烈腹痛。早期多为间断性，随着病情进展，往往发展为持续性腹痛。20%~45% 的患者往往有胰腺内外分泌功能不全表现，但却没有腹痛症状。因此，腹痛并不能作为慢性胰腺炎的确诊依据。

2. 消化道症状　多有消化不良症状，如上腹胀满、食欲不振、恶心或呕吐、大便异常。脂肪泻为该病后期的特有表现，乃胰腺外分泌功能受严重破坏所致。

3. 体重减轻　在部分病例较为突出，常误诊为胰腺癌。

4. 如合并胆道梗阻、十二指肠梗阻、胰腺假性囊肿、胰源性门静脉高压及胰源性胸腹水，胰源性糖尿病等并发症，则会有其他相应临床表现。

（二）体征

多在上腹部有不同程度的压痛，发作时更明显，严重时伴有肌紧张和反跳痛。大约60%的病例 Mallet-Guy 征阳性（即按压左上腹时，腹痛向左肩部放射）。腹痛多伴有后背痛，有时可扪及腹部包块，这种炎性包块体积小、位置深，只有在腹壁较薄的患者，在空腹时方能扪及，多伴有压痛。当该病影响到胆道或伴有胆道疾病时可出现黄疸。轻度及一过性黄疸居多，常伴随腹痛发作而出现，随着腹痛的好转而消失。

【诊断与鉴别诊断】

（一）诊断

1. 病史与临床特点　慢性复发性胰腺炎皆有反复发作的病史，诊断较易，而慢性胰腺炎症状多不典型，诊断也较难。临床中除5%左右的病例没有症状外，多有不同程度的腹痛，尤其呈带状或向肩背部放射者，更应引起重视。此外，慢性胰腺炎的患者，还常伴有消化不良、腹泻等胃肠道症状，少数患者以糖尿病症状为主，通过详细综合检查方能确诊。

2. 胰腺外分泌与内分泌障碍的检查　胰腺外分泌功能检查：主要通过测定重碳酸盐、胰液和胰酶分泌量来判定。分为直接与间接两种。直接外分泌试验是利用胃肠激素直接刺激胰腺，测定胰酶和胰液的分泌量。该法较为准确，但是由于需置管于十二指肠、耗时等弊端，临床上未被广泛应用。间接外分泌试验是通过试餐刺激胃肠激素分泌，刺激胰腺的分泌，或通过口服某种物质，或通过测定粪便中糜蛋白酶、弹力蛋白酶、脂肪等。包括 Lundh 试验和非插管间接胰腺外分泌试验。其中非插管间接胰腺外分泌试验包括 BT-PABA 试验、胰腺月桂酸荧光素试验、粪脂测定、粪糜蛋白酶测定、粪弹力蛋白酶-1 试验、双标记录 Schiling 试验、^{13}C-甘油三酯呼吸试验等。间接试验具有痛苦小、费用较低、省时的优势，近年来发展较快，试列举如下：

（1）十二指肠引流：除物理性质外，测定碳酸氢盐与酶的含量有诊断意义。

（2）胰腺分泌试验（PST）：用促胰酶素及促胰液素刺激胰腺的分泌，收集十二指肠液测定碳酸氢盐浓度、胰酶含量及胰液量。如3项均降低或减少，可确诊为胰腺外分泌功能障碍。如3项中有一项降低，PABA 排泄率低于正常值或血中胰酶刺激试验呈阳性时，可定为异常。该项检查因需要十二指肠引流术，再给予促胰酶素刺激，临床未能普及应用。

（3）粪便检查：如发现脂肪颗粒、脂肪酸结晶、肌纤维，表示胰腺外分泌功能降低。

（4）BT-PABA 试验：原理是胰腺分泌的胰蛋白酶能使 N-苯甲酰-L-酪氨酸-对氨基苯甲酸（BT-PABA）中芳香族氨基酸羟基侧肽链裂解出对氨基苯甲酸（PABA）。裂解释放出的 PABA 经小肠吸收，在肝脏乙酰化，形成乙酰氨基苯甲酸及少量对基马尿酸，进入血液循环后经肾脏排出。所以，测定尿中排出的 PABA 含量，可间接反映胰腺的外分泌功能。正常成人 PABA 在尿中的排泄率在60%以上。当有胰腺外分泌功能不足时，PABA 的排泄率则在60%以下。

胰腺内分泌功能检查：胰腺内分泌功能下降导致胰源性糖尿病，其诊断标准为糖化血红蛋白≥6.5%，空腹血糖≥7mmol/L，其他指标包括血清胰岛素及 C 肽等。

3. 胰腺影像学检查

（1）超声及增强超声检查：因其具有安全、经济、实用的特点，应作为初筛的检查方法。通常可发现：①胰腺体积的增大或萎缩；②腺体回声增强；③胰腺结石的强光团及声影；④胰管的扩张（>3mm）。超声造影主要用于鉴别慢性胰腺炎与胰腺癌，胰腺癌患者在造影时能清晰地显示肿瘤微循环灌注的特征，和肿瘤轮廓。慢性胰腺炎表现为胰腺实质回声增强，及造影剂分布、排出的特征为"慢进慢出"，因此易于与胰腺癌相鉴别。

（2）CT 检查：是慢性胰腺炎首选检查方法。对中晚期病变诊断准确度较高，可清晰显示胰腺的轮廓和内部结构，胰腺钙化、胰管结石，实质变薄，胰周显示不清，主胰管呈串珠样扩张伴胰腺实质的萎缩及假性囊肿形成等征象。

（3）磁共振成像（MRI）和磁共振胰胆管成像（MRCP）：MRCP 可以清晰显示慢性胰腺炎中胰管的不规则扩张、狭窄、分支胰管扩张、胰管结石及假性囊肿，诊断的敏感度明显高于 B 超及 CT。

（4）内镜逆行性胆胰管造影术（ERCP）：能显示胰管的形态改变，如胰管的狭窄、扩张、迂曲、变形、胰管内的结石等。但因其为有创性，建议在诊断困难或需要内镜下治疗时选择使用。

（5）选择性动脉造影术（SAG）：可见到胰腺血管有不规则的扩张、变形或血管分布减少，或不显影，对慢性胰腺炎与胰腺占位性病变在鉴别诊断中有一定价值。

（6）胰腺放射性核素扫描：由于慢性胰腺炎可致^{75}Se-蛋氨酸的吸收浓聚功能降低，胰腺可呈局限性或弥漫性放射性减低，也可显示出胰腺的体积。准确率在70%左右。

（7）其他方法：对该病的诊断常有意义，如腹部 X 线片（对胰钙化、伴发的胆石症可有价值）、上消化道钡餐造影（对了解胃、十二指肠受压情况可有帮助）、低张力十二指肠造影、超声内镜、CT 灌注成像等。

（二）鉴别诊断

该病需要鉴别的疾病有：

1. 胃、十二指肠溃疡　溃疡病与该病的临床表现常类似，需依靠详细的病史、消化道钡餐造影及内镜来进行鉴别。

2. 胆道疾病　胆道疾病与慢性胰腺炎常同时存在并互为因果，需依靠 B 型超声波、CT，磁共振等进行鉴别。

3. Zollinger-Ellison 综合征　本病为胰岛胃泌素瘤引起的上消化道顽固性溃疡和腹泻。慢性胰腺炎只为胰腺外分泌功能不足引起的消化障碍。依靠胃液分析、B 型超声波、

35

CT、内镜等检查不难作出鉴别。

4. 胰腺癌 该病常合并慢性胰腺炎，而慢性胰腺炎也有演化为胰腺癌的可能。因此在鉴别诊断上往往很困难，甚至在术中也要依靠活体组织检查方能确诊。通常是依靠B型超声波、CT、ERCP或选择性动脉造影加以鉴别。应该指出的是：超声内镜（EUS）对胰腺癌及慢性胰腺炎有较大的诊断价值，除可在图像上加以鉴别外，还可以获得细胞学证据。

【治疗】

慢性胰腺炎的治疗包括一般疗法、药物疗法与内镜治疗及手术疗法。

（一）一般疗法

进行精神与心理治疗，使患者能正确对待此慢性疾病，树立坚强的治疗信心，同时要避免精神刺激与紧张。在饮食管理上要严禁烟酒，避免刺激性、高脂肪食物。服用蛋白质丰富而又容易消化的食物。可以补充脂溶性维生素及微量元素，营养不良者可以给予肠内外营养支持。有糖尿病或脂肪泻者，根据需要进行饮食调理。

（二）药物治疗

1. 控制腹痛的药物 急性发作时使用一般止痛药物，多可取得明显效果，但对于慢性顽固性腹痛常较困难。包括解痉止痛药物，胰酶制剂及阿片类镇痛药。2003年的亚太共识会上将胰酶制剂作为慢性胰腺炎镇痛的一线治疗药物，然而该镇痛效果仍存在争议。长期应用阿片类止痛药物需注意其不良反应，可产生胃轻瘫、药物依赖及痛觉过敏现象。此外，若以上方法均无效果时，可以考虑使用腹腔神经丛阻滞治疗。

2. 胰酶制剂 用于胰腺外分泌功能不足时。最好用复合性消化酶。

3. 抗酸药 慢性胰腺炎患者胃酸过高或胰酶替代治疗效果不佳者，建议应用质子泵抑制剂，可以抑制胃酸，提高胰酶制剂疗效。

4. 奥曲肽 可以降低缩胆囊素释放，从而镇痛和抑制胰酶分泌，缓解部分经过止痛抑酸及胰酶替代治疗无效的患者疼痛症状。

5. 若确诊为自身免疫性胰腺炎，则首选糖皮质激素治疗。

6. 中药治疗 该病急性发作期的辨证施治与急性胰腺炎相类似。因慢性胰腺炎往往反复发作，久病多虚、久病多瘀，故缓解期在治疗上要注意调和肝胃与活血化瘀，补虚不忘祛实。

（三）内镜治疗

主要适用于Oddi括约肌狭窄、胰管开口狭窄、胰管结石及继发性胆管狭窄以及胰腺假性囊肿等。治疗方法包括Oddi括约肌切开成形、胰管扩张、胰管支架植入术、胰管取石术，胆管支架植入、假性囊肿引流及EST联合体外震波碎石（ESWL）等。内镜治疗的优点在于治疗相对简单、微创、恢复时间短、疗效确切。缺点在于往往需要多次治疗，故远期生存质量不如手术治疗，且内镜治疗不能起到根本性的解除病灶的作用。

（四）手术疗法

慢性胰腺炎的外科治疗通常适用于难以承受药物治疗和其他治疗方法的患者。90%以上的患者，疼痛是主要的手术指征。在有些情况下，手术是为了缓解胆道或胃肠道梗阻，排除内部有症状的假性囊肿，或是由于慢性胰腺炎的血管并发症，如继发于脾静脉血栓的胃静脉曲张破裂出血。

几十年来的国际协作使得许多胰腺方面的手术不断发展。这些手术包括导管引流，实质组织的切除，或是切除和引流两者的结合。手术方式的选择取决于病变胰腺解剖形态的改变。对于许多患者而言，胰头部的病理学表现似乎对疾病有很大贡献，因为胰头部有时被认为是慢性胰腺炎的"起搏器"，尤其是在胰头部有大量炎症性肿块表现的时候。其他的表现是，在主胰管或导管分支处出现大范围区域性的狭窄和扩张，偶尔胰头或胰尾也会出现病变。胰腺手术的技术要求较高，而且术后发病率和死亡率风险也很高。虽然对于特定的患者，手术之后即刻的结果是令人满意的，但是在5年的随访中，只有85%的患者能达到持久性疼痛缓解。另外，手术治疗应该个性化，经常遇到的临床和解剖情况也应纳入手术治疗的考虑范畴。

1. 手术适应证 对慢性胰腺炎的手术治疗必须持慎重态度。手术前要尽可能地查清病因，对病理损害的程度作出必要的估计，在这个基础上明确手术的目的及拟采取的手术方式。手术适应证可有以下几种：

（1）合并胆道疾病，用非手术疗法难于治愈者。

（2）胰管结石、胰管狭窄伴胰管梗阻而反复发作者。

（3）压迫邻近器官引起胆道狭窄、十二指肠狭窄或门静脉高压症者。

（4）已出现胰腺假性囊肿、胰源性胸腹水、胰瘘等并发症者。

（5）不能除外胰腺恶性肿瘤者。

（6）顽固性腹痛药物治疗无效者。

2. 手术疗法 可分直接手术与间接手术两类。直接手术是针对胰腺病变进行的手术包括引流术、胰腺切除术以及多种联合术式（表35-4-1）。

3. 手术方法选择

（1）胆道手术：慢性胰腺炎伴有明显的胆道疾病时，可根据病情采取胆囊切除术、胆总管探查引流术；伴有胆总管下端狭窄或乳头括约肌狭窄的病例，可采用不同种类的胆道内引流术，如括约肌切开成形术、胆总管十二指肠吻合术、胆总管空肠吻合等。据临床报告，伴有胆囊结石的慢性胰腺炎，行胆囊切除术后90%以上的病例可获得好转，伴有胆管病变者，施行相应的处理后，80%左右的病例可获得良好的疗效。

(2) 胃肠道手术：慢性胰腺炎伴有十二指肠溃疡或幽门梗阻的病例，可采用胃大部切除术。毕Ⅱ式较毕Ⅰ式对减少胰腺分泌、降低胰管内压力、减轻腹痛的作用为好。对少数伴有十二指肠排空障碍的病例可酌情行胃或十二指肠空肠吻合术。根据迷走神经对胰液分泌的影响，对某些胃酸或胰液分泌过多患者（常合并有十二指肠溃疡），可行迷走神经切断术用于减少胃酸分泌。

表 35-4-1 慢性胰腺炎的手术方法

间接手术	直接手术
胆道手术	胰腺切除术
胆囊切除术	胰体尾部切除术
胆总管探查术	胰腺中段切除
括约肌切开成形术	胰十二指肠切除术
胆肠吻合术	全胰切除术
胃肠道手术	胰管肠道引流术
胃大部切除术	联合术式（切除+引流）
胃空肠吻合术	胰腺囊肿引流术或切除术
神经系统手术	胰腺瘘管结扎手术、瘘管空肠吻合术
迷走神经切断术	
内脏神经切断术	
腹腔神经节切除术	
胰头神经切除术	
脾切除术	

(3) 胰腺切除术

1) 胰体尾部切除术：适用于胰管狭窄、结石及炎性病变在胰腺体尾部者。有保留脾脏与切除脾脏两种术式，但前者在技术上比较困难。

2) 胰腺中段切除术：适用于胰腺颈体部局限性炎性包块，胰头正常，胰尾部为继发性梗阻改变。吻合时胰腺近端关闭，远端与空肠吻合。或行空肠与两侧胰腺断端吻合。(Ω 吻合)

3) 胰十二指肠切除术：适用于胰头炎性肿块伴胆胰管及十二指肠梗阻；怀疑恶变；胰头部胰管分支多发结石，内镜不能解决的 Oddi 括约肌狭窄。

4) 全胰腺切除术：适用病变累及全胰腺者，但手术操作较困难，死亡率较高，术后糖尿病的控制亦较困难，要慎重选择。

5) 胰管肠道吻合术：适用于胰管梗阻引起之慢性胰腺炎。自 1957 年 Duval 报告以来，陆续有多种改良方法。无论选择何种术式，都应首先注意适应证的选择，否则不能取得良好的效果。

6) 联合术式（引流+胰腺切除）：切除胰头病变组织，解除胆胰管梗阻并进行胰管空肠吻合。主要包括 Beger 术及改良术式、Frey 术、Izbicki 术及 Berne 术。

7) 其他术式：胰管切开取石术适用于胰管结石病，胰腺囊肿或脓肿引流术适用于胰腺炎的并发症。合并胰瘘需行瘘管结扎或瘘管空肠吻合术。

（崔乃强 崔云峰）

第五节 胰 瘘

胰瘘（pancreatic fistula）是一个与大胰管相连的瘘管，长短不一，深而弯曲，最长可达 20~25cm。如瘘管与体内邻近脏器相通称之为胰腺内瘘，如瘘管经皮肤和外界相通称之为胰腺外瘘。

【病因和病理】

（一）病因

以下几种情况是发生胰瘘的主要原因：

1. 急性坏死性胰腺炎腹腔引流术后。

2. 累及胰腺的穿透性溃疡切除术后，脾切除术或脾肾静脉吻合术中损伤胰腺者。

3. 胰腺囊肿袋形引流术后。

4. 胰腺活检、胰管切开取石、胰腺肿瘤摘除术或胰十二指肠切除术后。

5. 十二指肠乳头括约肌成形术损伤胰管者。

6. 上腹部外伤尤其是胰腺贯通伤累及胰管者。

（二）病理

由于外漏的胰液中含有较高浓度的已被激活的酶，故在形成通畅引流之前，可在腹腔内引起多种继发性病理损伤。在章峰等报告的 12 例胰瘘中，曾发生各种并发症 15 例次，其中 1 例死亡。Jordon 报告的 16 例胰、十二指肠切除术后的胰瘘中，5 例发生腹腔内出血，4 例死亡。可见充分认识胰液外漏可能引起的严重病理损害，采取有效的措施处理好并发症，是提高胰瘘临床疗效的关键所在。

【并发症】

胰瘘的并发症多见于胰瘘的早期，常见者有以下几种。

（一）腹腔感染及脓肿

胰液积存在腹腔内消化周围组织，造成组织坏死，坏死组织不但妨碍胰液的引流，并且也成为细菌繁殖的基地。腹腔感染使患者出现一系列感染中毒症状，加重了体力消耗。腹腔感染可进一步发展为腹腔脓肿和败血症，感染严重的病例甚至出现应激性溃疡、肠麻痹、多器官功能衰竭等危及生命的严重并发症。

（二）腹腔内出血

这是由于胰腺或其周围组织受到胰液消化腐蚀而破坏

的结果，一般出血量较大，并且难于控制，严重者可以导致患者死亡。

（三）胰腺假性囊肿

胰瘘引流不畅或引流管拔出过早是形成假性囊肿的重要原因。其中一部分较小的囊肿有可能经过适当的处理自行消失，大部分患者则需要在条件成熟时施行内引流手术。

（四）液体及电解质平衡失调

胰腺外瘘每天丢失大量胰液，如未能及时补充可造成液体、电解质及酸碱平衡失调，再加上大量胰液丢失影响正常的消化吸收，将导致营养障碍。

【诊断】

根据病史，瘘管情况及漏出液的性质，多能作出诊断。然目前诊断标准尚不统一。国际胰漏研究组定义为胰腺吻合口不能愈合/闭合，或与吻合口不相关的胰腺实质漏，即术后3天或3天以上腹腔引流液中淀粉酶水平高于血清中上限3倍以上可确诊。

（一）病史

患者有上腹部手术或外伤史或有胰腺附近腹腔引流史。

（二）瘘管深而长，瘘口周围皮肤有炎性反应

流出液为清亮、透明、无味液体，呈强碱性，胰酶含量高。

（三）瘘管造影检查

可明确瘘管的部位、范围，如果瘘管与大胰管相通则更有助于明确诊断。

（四）确定胰瘘的诊断需要进一步除外其他各种瘘

1. 胃肠道瘘的瘘出液为胃液或肠液，口服炭末或亚甲蓝后可在瘘口发现炭末或亚甲蓝。
2. 胆道瘘的瘘出液为胆汁，注入碘造影剂可见胆道显影。
3. 尿道瘘也可用碘化物造影作出诊断。
4. 乳糜瘘可见瘘出液为乳糜液。

【治疗】

如前所述，在胰瘘的早期，胰液外溢造成的危害最大，出现并发症的机会也最多。因此，对于胰瘘的早期治疗应当将清除坏死组织建立通畅的引流、预防及有效的控制感染放在首位。待通畅的引流已经形成，腹腔感染已得到控制，再根据患者的具体情况，采取不同的治疗方法，促进胰瘘的闭合。根据国内外报道，50%～80%的胰瘘经过非手术治疗可以自愈，故应先进行非手术疗法。只有经过6个月至1年以上治疗后仍不见愈合时方考虑手术治疗。

（一）非手术治疗

主要包括以下几方面：

1. 适当禁食，可以考虑全胃肠外营养，条件允许话，可考虑远侧空肠进行肠内营养。
2. 维持体液、电解质平衡和血液生化的正常。
3. 瘘管周围皮肤涂以氧化锌软膏加以保护，避免皮肤发生糜烂。
4. 减少胰液分泌，以促使其愈合。使用生长抑素及其衍生物持续静脉滴注，可以减少胰瘘流出量，利于瘘管愈合。
5. 补充胰酶制剂或将收集的胰液过滤后经十二指肠管再注入，以维持消化功能。
6. 放射疗法　应用放射线照射胰腺，使胰腺组织受到放射性损伤，抑制胰腺外分泌功能，由于胰液分泌终止，使胰瘘闭合。这种放射性损伤是可逆的，一般在数周之后可以恢复，并且不影响胰腺内分泌功能。首都医院曾用^{60}钴照射取得了预期的效果。
7. 黏合剂封堵疗法　国外文献报告在胰瘘窦道内插入导管，冲洗、洗净窦道内容物后，注入3～6ml高纯度氯丁二烯乳状液，再注入12.5%醋酸0.5～1.5ml，拔出导管，使胰瘘被聚合物封闭。其后再用阿托品、5-FU等抑制胰液分泌，使通向胰瘘的胰腺组织萎缩。

（二）手术疗法

对非手术治疗不能奏效者，应考虑手术治疗，主要有以下几种手术方法：

1. 游离胰管外侧段，将其外口与胃或肠管吻合，使外引流变为内引流。
2. 将瘘管全部游离，自靠近胰腺处切断封闭。
3. 游离整个瘘管，在其根部将瘘管连同带瘘管的远端部分胰腺一并切除。
4. Oddi括约肌成形术。
5. 胰液内引流术　对有胰管近端梗阻或累及主胰管者，可行胰空肠吻合、胰、十二指肠吻合或胰管胆总管十二指肠吻合术。

【预防】

胰腺手术后一旦发生胰瘘，危害很大、处理也困难，所以预防胰瘘的发生更为重要。

1. 术前改善患者营养状况，纠正贫血和低蛋白血症。如存在黄疸，需术前减黄，以改善肝功能，但需注意减少感染可能，否则将增大胰瘘发生率。
2. 手术中避免损伤较大的胰管，如已损伤必须予以结扎。
3. 掌握正确的缝扎技术，处理胰腺的创面或残端时，缝扎不可过密。
4. 妥善处理好胰腺残端与空腔吻合。在行胰腺残端空肠端端套入吻合时，胰管残端放置支撑管，以利胰液排出，可有效地预防胰瘘的发生。
5. 放置合适的腹腔引流管，使术后的渗液流出体外，有利于创面或吻合口的愈合。
6. 术后适当延长禁食和胃肠减压时间。一般胃肠减压

可维持一周左右，禁食10天左右，有助于预防胰瘘的发生。

7. 术后维持足量有效循环血容量。纠正贫血，补充白蛋白。给予肠外营养。应用生长抑素及其衍生物减少胰腺分泌。

第六节 胰腺结石病

胰腺结石病（pancreatolithiasis）或胰石病是一种极少见的疾病。它常常是慢性胰腺炎的并发症或最终结局，故多作为慢性胰腺炎的一种类型。

胰腺结石病有两种类型：①胰管结石，指结石生长于胰管内，可阻塞胰液的引流，复发性胰腺炎为其主要的临床表现；②胰腺钙化（pancreatic calcification），钙化位于胰腺的实质内，可不表现出胰腺炎的症状。

该病男性多于女性，以40~50岁为多见。

【病因和病理】

（一）病因

本病的真正原因尚不十分明确，胰液中某些蛋白质分泌异常形成微蛋白栓以及胰液中碳酸钙过饱和析出是胰腺结石形成的两个不可或缺的因素。现已发现一些与本病有关的因素，其中有以下几方面：

1. 酒精中毒　临床资料统计，该病患者多有酗酒历史，且与饮酒量大、饮酒时间长有关。研究资料还表明，酗酒可改变胰酶和消化液的成分，长期酗酒还会引起低蛋白血症和肝功能障碍，促进胰上皮脱落及钙质沉积，进而发展成胰腺结石病。

2. 慢性胰腺炎　该病与慢性胰腺炎可能有因果关系。慢性胰腺炎由于反复发作，可引起胰管肿胀、狭窄、闭塞，影响胰液的引流。胰液本身也有质与量上的变化，促使磷酸钙盐、碳酸钙盐浓度增加，饱和后沉淀成石。结石一旦形成后，阻塞胰管，影响胰液的引流，促成胰腺炎症的反复发作。因此，有慢性胰腺炎患者不一定有胰腺结石，而胰腺结石病患者，必定由于慢性胰腺炎的存在。

3. 营养不良　该病可见于营养不良地区。据认为低蛋白血症可引起胰腺外分泌减少、胰组织萎缩，促进胰腺结石病的发生。

4. 其他因素　有报道，该病可能与甲状旁腺功能亢进症、胆道感染、胰腺寄生虫病以及遗传因素有关。

（二）病理

胰腺结石病的病理变化，可概括为以下3个方面：

1. 胰腺本身的病理变化　早期胰腺呈水肿及肿胀，晚期则多萎缩、纤维化；胰管有扩张及狭窄。

2. 结石特征　单发者少见，多发者多见；大小不等，小者如粟粒，大者如胡桃，甚至更大；形状有圆形、卵圆形、棒形、三角形等；颜色呈灰白或淡黄色；质地较硬；结石成分多由碳酸钙、磷酸钙和蛋白质组成，有微量钠、磷、镁。

【临床表现】

（一）腹痛

在发作时，可出现类似胆绞痛或胰腺炎的腹痛，腹痛可向腰背部放射。常伴有恶心呕吐。腹痛多为持续性。多因进食脂肪类食物所引起。

（二）脂肪泻和消瘦

由于胰腺外分泌功能不足，常有脂肪泻和消瘦。

（三）黄疸

当伴随的慢性胰腺炎引起胆总管下端狭窄时，可出现黄疸。

（四）糖尿病

较常见，因胰腺炎反复发作使胰岛遭到破坏所致。

（五）腹部体征

当急性发作时，上腹部可有不同程度的压痛、反跳痛与肌紧张。Mallet-Guy征（按左上腹部时疼痛向左肩部放射）或呈阳性。伴发胰腺囊肿时，上腹部可触到肿块。

【并发症】

本病的并发症主要与并存的慢性胰腺炎有关，当累及胰岛时，可出现糖尿病；当胰腺组织遭到破坏并累及主胰管时，可发生胰腺假性囊肿，还有少数患者并发胰腺癌。

【诊断与鉴别诊断】

由于本病都伴有慢性胰腺炎，故在早期多按复发性胰腺炎进行诊治。但对病程较长的患者，如能提高对胰管结石的认识，进行必要的检查，及时作出诊断还是可能的。

（一）B型超声波检查

能较准确的发现结石的光团与扩张的胰管，并对结石的大小、位置与数量作出判断。

（二）腹部X线片

因结石多不能透过X线，故在腹部X线片上可显示出结石的大小、位置与数量。

（三）经内镜逆行性胆胰管造影术（ERCP）

可从胰管内部形态看出胰管的直径（扩张与狭窄）以及结石的大小、位置与数量，但对胰腺钙化则帮助不大。

该病需与胆道结石、肾与输尿管结石、肠系膜淋巴结钙化相鉴别。在腹痛发作时，需与溃疡病穿孔、肠系膜动脉栓塞、肠梗阻等疾病相鉴别。

【治疗】

（一）非手术治疗

在发病早期或急性发作时，应采用非手术疗法。包括：

解痉止痛剂（阿托品或654-2）、胰腺分泌抑制剂、抗生素及中药等。

（二）内镜治疗

内镜下治疗胰管结石，包括胰管括约肌切开、气囊或网篮取石、胰管狭窄扩张及支架置入等手段。可以取出结石，解除梗阻。适用于靠近胰头部结石或者狭窄病变。

（三）手术治疗

如结石已充分形成，阻塞胰管，并引起胰腺炎反复发作者。应采用手术治疗，手术方式可分为两类：

1. 针对胰腺结石的术式　要视结石的位置而定：

（1）经十二指肠 Oddi 括约肌切开取石术：适用于胰管结石，其位置接近于壶腹部者。

（2）胰体尾切除术：用于体尾部胰管结石及位于体尾部的胰腺钙化。若切除后胰管有扩张时，可行 Duval 手术。

（3）直接切开胰实质与胰管取石术：适用于胰头体部的胰管结石且有胰管扩张者。通常在切开胰管取出结石后，施行胰管空肠吻合术。

2. 针对胰腺结石并发症的术式　包括胰腺假性囊肿与胰腺癌的手术治疗。请参阅有关章节。

第七节　胰腺囊肿

胰腺囊肿（pancreatic cysts）是由多种原因所致之胰腺囊性病变。可分为真性囊肿和假性囊肿两类。真性囊肿较少见，一般囊肿较小，多不引起临床症状，往往在尸体解剖和手术中偶然发现。假性囊肿较真性囊肿多见，多在胰腺外伤和急性胰腺炎之后发生。囊肿由渗出液和胰液被包裹而成，体积较大，多有较明显的临床症状。

一、真性囊肿

由胰腺组织发生，囊肿在胰腺内生长，其壁来自胰管或腺泡上皮组织，囊壁内层以胰腺上皮细胞为衬里，囊液内常有胰液存在。由于囊肿内压力过高、炎症或胰酶的消化作用，作为衬里的内皮细胞可渐渐失去原来的结构，在临床上不易与假性囊肿相区别。

（一）先天性囊肿

多见于小儿，为胰腺导管、腺泡发育异常所致。囊肿较小，呈单房或多房，腔内含浅黄色囊液，胰酶活性不高。囊壁为单层柱状或立方上皮被覆，其周围的胰腺组织多无明显炎症与粘连。

（二）潴留性囊肿

其发病原因多为急性或慢性炎症所致的胰管狭窄或阻塞，引起分泌液潴留形成囊肿，多为单发。也可因结石、寄生虫或肿瘤阻塞胰管而形成囊肿。

（三）增生性囊肿

系因胰管或腺泡组织内上皮细胞增生，致使分泌物潴留形成囊肿。

先天性囊肿体积较小，多无明显症状，一般不需要积极治疗。潴留性囊肿常并发于胰腺炎及胰管结石，症状明显、诊断明确者应采取手术治疗。增生性囊肿在术前很难与潴留性囊肿相鉴别，其治疗原则与治疗方法可参照潴留性囊肿。不管哪类真性囊肿，凡不能排除胰腺囊肿瘤及囊腺癌时，应列为手术适应证，早期施行手术治疗。

二、假性囊肿

假性胰腺囊肿是继发于胰腺炎或胰腺损伤后的并发症，70%以上由急性胰腺炎引起，部分患者由于外伤、慢性胰腺炎等引起。

假性囊肿是界限清楚的液体积聚体，无相关组织的坏死，发病后4周多可见。在原亚特兰大分类中，假性囊肿被定义为由纤维组织壁包绕的胰液收集体，并没有提到它是否还可以包含固体成分。在实践中，病变是不包含坏死物的液体积聚液，它成熟时（>4周）最好称为假性囊肿，或包含坏死物的坏死后积聚液，它成熟时（>4周）最好称为包裹性坏死（walled-off necrosis，WON）。

【发病机制与分类】

胰腺假性囊肿由胰管破裂引起，它可由急性胰腺炎（10%～15%病例出现）、创伤或慢性胰腺炎时导管阻塞（20%～40%病例）造成。富含酶的分泌液外漏引起明显的炎症反应，见于腹膜，腹膜后组织，及邻近脏器浆膜。结果是液体被肉芽组织和纤维组织包裹起来，纤维组织随着时间推移逐渐成熟。如果胰腺导管与胰腺假性囊肿持续连通，假性囊肿体积会继续扩大，有时直径甚至达20～30cm。假性囊肿的内容通常是一种比较清澈的水性液体。然而，如果伴有出血，它可能包含血凝块成为黄变。在感染的情况下，囊肿将含有脓液。如果液体积聚液由胰腺坏死发展而来，它包含固体组织，它不应该被称为假性囊肿而是包裹性坏死（WON）。

钝性外伤性假性囊肿倾向于发生在胰颈和胰体前端，因为导管受伤的地方穿过脊柱。慢性胰腺炎，假性囊肿被认为继发于胰管梗阻。假性囊肿通常位于纤维化腺体内，有时很难与胰腺残留囊肿区分。后者形成于胰管的渐进扩张，且管道倾向于保留上皮层里衬。

1991年 D'Egidio 提出了胰腺假性囊肿的分类，该分类包括的关键特征前面已讨论过（表35-7-1）。Ⅰ型假性囊肿继发于急性胰腺炎的一次发作，与正常的胰管解剖相关，很少与胰管相通。Ⅱ型假性囊肿继发于急性或慢性胰腺炎发作，胰管病态但不狭窄，胰管和假性囊肿经常相通。Ⅲ型假性囊肿继发于慢性胰腺炎，均与导管狭窄有关，胰管与假性囊肿相通。

35

表 35-7-1 胰腺假性囊肿 D'Egidio 分类和主要治疗方案

	背景	胰管	导管-假性囊肿相通	主要治疗
Ⅰ型	急性坏死后胰腺炎	正常	不相通	经皮引流
Ⅱ型	慢性胰腺炎急性发作	非正常（无狭窄）	半数相通	内引流或切除
Ⅲ型	慢性胰腺炎	非正常（狭窄）	相通	导管减压式内引流

【并发症】

随着现代影像学应用，无症状假性囊肿的诊断比例升高。结果是胰腺假性囊肿的并发症的风险可能降低，因为此前是基于症状诊断的假性囊肿。大约10%的病例出现并发症，假性囊肿的四个主要并发症是感染，破裂或内瘘、出血、和压迫效应。

假性囊肿最初是无菌的，感染发生率高达25%。感染假性囊肿败血症症状是引流感染内容物的指征。这可以通过经皮穿刺引流，但有持续性胰外瘘的风险，或内引流到胃或小肠。

假性囊肿破裂可侵蚀到邻近胃肠道，这样囊肿可能消退或可能留下囊肠瘘或胰管胸膜/支气管瘘。囊肿破裂到消化道可引起明显的出血，囊肿破裂到腹膜导致胰性腹水及急性腹痛和肌肉强直（化学性腹膜炎）的典型症状。

胰腺假性囊肿相关性出血可危及生命，存在几个引起出血的重要原因。出血可能发生继发于囊肠瘘的发展引起的肠黏膜的糜烂，患者可表现为呕血、黑便。更严重的是直接侵蚀重要的内脏血管，包括脾、胃十二指肠和中结肠血管（Middle Colic Vessels）。胰酶（尤其是对弹性蛋白酶）作用于血管壁可导致血管壁变薄，形成动脉瘤和假动脉瘤。这种情况有很高的死亡率（可高达20%），局部感染增加出血风险。如果时间与患者病情稳定性允许，急诊选择性内脏血管造影检查的出血部位，并试图阻塞出血点。不然，必需实施急诊外科手术，包括缝合出血血管及假性囊肿的内或外引流。临时可切除假性囊肿，可有效预防再出血。

大的囊肿可产生压迫效应，从而产生早饱感（胃）、部分或完全性肠梗阻（十二指肠，胃出口，食管胃交界部，小或大肠罕见）、胆汁淤积（胆管）和静脉血栓形成（门静脉，肠系膜上静脉，脾静脉），导致门静脉或节段性高血压及静脉曲张。当囊肿大于6cm时压迫效应明显。

【病理】

急性胰腺炎或外伤后，胰腺实质或胰管破裂，胰液外溢，炎性渗出，加之血液和坏死组织等液体聚积于网膜囊内，刺激周围器官的腹膜，引起纤维组织增生并形成囊壁，而形成囊肿。由于无上皮细胞覆盖囊壁内衬，故为假性囊肿。囊肿形成时间一般需两周以上，囊壁成熟时间为4~6周左右。囊肿的大小与原有胰腺病变的程度有关，壁的厚薄与形成的时间成正比。囊液含蛋白质、坏死组织、炎性细胞、纤维素等，呈浑浊状，浅棕色，淀粉酶含量很高。囊液含量可由数十毫升至数千毫升不等。囊性破裂，可引起腹膜炎、腹腔内出血和胰性腹水；囊肿可形成瘘管或穿透横膈而导致胰性胸腔积液；少数患者的囊肿可穿破到胃肠道内而自然形成内引流。

【诊断】

（一）临床表现

1. 腹胀、腹痛　此系囊肿本身的症状。几乎全部患者都有程度不同的腹胀和腹部钝痛，疼痛的范围与囊肿的生长位置有关，常牵扯至左肩背部。这是由囊肿对胃肠道的压迫，囊肿牵涉腹膜，刺激腹腔神经丛及囊肿本身的炎症等所引起。阵发性疼痛可能系胆绞痛所致。

2. 腹块　95%的病例可在上腹部扪及肿块，圆形或椭圆形，边界不清，不随呼吸移动，有时可触知囊性感。

3. 胃肠道症状　上腹饱胀不适，食后加重，食欲不振，时有恶心呕吐。可能因囊肿对胃及十二指肠的推挤压迫所致，另一方面也与胰腺外分泌功能不全有关。患者可因进食减少而体重下降。

4. 其他表现　如囊肿压迫胆总管，则可引起梗阻性黄疸；压迫十二指肠和胃窦部可引起幽门梗阻，压迫下腔静脉可引起下肢水肿；压迫门静脉系统可能出现腹水；囊肿并发感染时可伴有发热、寒战；如囊肿内有急性出血，表现为囊肿迅速增大和休克等出血征象；囊肿破裂可引起腹膜炎和休克；伴胰岛功能不足时，可发生糖尿病。

（二）临床检查

1. 实验室检查　部分患者血清及尿淀粉酶水平升高，尤其在早期囊壁未成熟之间为然，这是由于囊内液体淀粉酶含量高，被吸收入血的结果。

2. 影像诊断　腹部X线片可见胃和结肠气泡影移位，偶见胰腺部位及其附近有钙化影。胃肠钡餐造影则可见到胃、十二指肠、横结肠移位及压迹。

3. B型超声波检查　由于简便易行，无创，不仅能定位，还能确定性质、大小等，已作为本病的主要诊断手段。B型超声波还可用作追踪观察，观察其动态变化。

4. CT检查　可以获得囊肿的部位、大小及毗邻的详细情况，也可以了解胰腺破坏的情况。但由于CT检查费用较高，一般认为应以B型超声波检查为首选。

【治疗】

胰腺囊肿的治疗有非手术疗法和手术疗法两种。

关于假性囊肿的治疗有两个重要规则。第一，囊性肿瘤不能被视为假性囊肿；第二，当下游的胰管阻塞，残余的胰管阻塞等情况出现时，不能选择外引流假性囊肿，以防胰外瘘的发生。治疗方法取决于囊肿、胰管的性质（见表 35-7-1），以及患者的健康情况。专家的水平和各种治疗方式的经验也同样重要。

如何选择胰腺假性囊肿的治疗方式取决于多种因素，包括囊肿的大小、数目、位置、主胰管是否堵塞或与假性囊肿相通，是否存在假性囊肿并发症（表 35-7-2）。在实践中，Ⅰ型假性囊肿通常给予保守处理。如果假性囊肿患者出现症状或感染，应考虑经皮引流。Ⅱ型假性囊肿最好行内部引流，尤其在胰管和囊肿相通时。内镜，腹腔镜及影像学方法是临床应用中新出现的。Ⅲ型假性囊肿应考虑给予引流同时行胰管减压、缓解胰管狭窄。

表 35-7-2　胰腺假性囊肿的治疗措施

治疗措施	举例
开放性手术	胰囊肿胃吻合引流术 囊肿十二指肠吻合引流术 Roux-En-Y 型吻合术 远端胰切除术±脾切除术 内引流
腹腔镜方法	胰囊肿胃吻合引流术 囊肿十二指肠吻合引流术 Roux-En-Y 型吻合术 远端胰切除术±脾切除术 内引流
放射介入方法	经皮引流 经皮胃引流
内镜	经十二指肠乳头胰腺导管支架 经胃支架 经十二指肠支架

1. 非手术疗法　适用于囊肿形成的早期，主要采用活血化瘀、理气开郁中药，促使囊肿内的积液吸收消散，辅以通里攻下中药可提高疗效。伴感染者应加用抗生素或服用清热解毒药物。有人采用超声导向穿刺的方法治疗胰腺囊肿获得成功，但易形成胰瘘和出血等并发症，故应严格选择病例。

2. 手术治疗　是治疗胰腺囊肿的主要方法。对非手术疗法无效的病例，均应在囊壁充分形成后进行手术治疗，一般在发病后 2~4 个月后手术为宜。此时囊肿壁已较厚，便于施行各种内引流手术，成功率亦较高。

天津市南开医院将胰腺囊肿手术分为 3 类：急症手术、早期手术和择期手术。

（1）急症手术：适用于出现危及生命的并发症，如囊肿破裂、出血、继发感染、囊肿形成等。

（2）早期手术：适用于有胆道梗阻、十二指肠梗阻或机械性小肠梗阻者。

（3）择期手术：适用于病情稳定，囊壁已成熟者，经过充分的准备，选择最佳时机进行内引流术。

手术方式有两种：

（1）外引流术：作为急症手术用以治疗囊肿破裂、出血及感染。其优点为手术简单，安全但术后多形成胰瘘或囊肿复发，仍需要在病情稳定后进行内引流手术。

（2）内引流术：即将囊肿与胃肠道进行吻合，建立一个内引流通道。手术的原则是吻合口要够大，吻合口的位置应处于囊肿最低点，以防止引流不畅。内引流的主要术式有囊肿胃吻合和囊肿空肠 Roux-En-Y 吻合术。

（3）经皮穿刺置管引流术：在超声、CT 引导下经皮插入导管进行持续引流，可插入多根，同时可以冲洗。该方法具有创伤小、操作简单、迅速改善患者状况等特点。指征如下：①囊肿巨大，有压迫症状；②囊肿感染；③快速增大的囊肿；④囊肿合并持续不能缓解的疼痛；⑤估计不能耐受手术者；⑥部分病例在保守治疗的同时可采取穿刺引流的联合治疗方案。

（4）内镜引流：主要应用胃镜或十二指肠镜通过超声内镜的引导进行囊肿与胃、十二指肠的内引流。

第八节　胰腺寄生虫病

胰腺寄生虫病较少见。胰腺包虫囊肿、血吸虫病仅有个别报告。但在我国某些蛔虫污染较重地区，胰腺蛔虫病并非罕见。通常有胰管蛔虫病与胰腺蛔虫卵性肉芽肿两种形式。

一、胰管蛔虫病

【病因】

该病的发生原因与胆道蛔虫病相类似。可能因高热、饥饿、呕吐、妊娠、驱虫药物使用不当等原因，促使蛔虫上窜，加上蛔虫有钻孔习性，故钻入十二指肠乳头内，再进入胰管中。

蛔虫钻进胰管，首先引起 Oddi 括约肌的强烈痉挛，随后出现胰管梗阻与继发感染，严重者可并发急性胰腺炎。进入胰管的蛔虫可能自行退出或被排出，也可能死在胰管内，其残骸可成为胰管结石的核心。

【诊断】

本病的临床表现类似胆道蛔虫病，唯其腹痛更加剧烈，且呈持续性。因多伴有急性胰腺炎，腹部体征多较明显。通常上腹部有明显压痛、反跳痛与肌紧张。

本病的诊断不借助于辅助检查方法，难以确立。在以下情况，要考虑本病之可能：

1. 胆道蛔虫病患者，伴有急性胰腺炎症状与体征者。
2. 急腹症患者，上消化道钡餐检查有十二指肠蛔虫者。
3. 纤维十二指肠镜检查十二指肠乳头部有蛔虫嵌顿者。

35

4. 手术探查中，应注意胰管开口部的蛔虫，必要时取胰液查蛔虫卵。

【治疗】

本病的早期可按胆道蛔虫病的原则进行治疗，即解痉止痛、利胆、消炎、驱虫等。若症状与体征不见缓解，可手术探查。手术方式有以下几种：

1. 经十二指肠探查取虫术　若蛔虫嵌顿在十二指肠乳头部，取虫并无困难；若蛔虫已进入胰管内，必要时可进行乳头切开与胰管开口部切开。

2. 经胰腺胰管切开取虫术　该手术要在诊断确立的情况下进行，因切开胰管时可发生出血及术后的胰瘘，故应慎重。

3. 胰尾切除术　只使用于蛔虫在胰尾部胰管内，而且胰腺的病理损害严重的病例。

二、胰腺蛔虫卵性肉芽肿

胰腺蛔虫卵性肉芽肿是蛔虫带入或在胰管内产生的虫卵逆流至胰腺实质内，形成异性蛋白的过敏反应所致。该病较少见，只有个案报告。

临床多表现为原因不明的上腹痛或胰腺炎的发作，伴有恶心呕吐。可有上腹压痛或反跳痛。上腹可触及局限性包块，常误诊为胰腺癌而行手术。

实验室检查在发作期可有白细胞计数升高，血或尿淀粉酶升高。

治疗在发作时可参照急性或慢性胰腺炎的治疗原则。必要时手术探查，但常误诊为胰腺癌而行手术切除。

兹将笔者所见 1 例引述如下：

患者女性，59 岁，工人。因上腹痛伴有恶心呕吐 3 天入院。无发热，大便干。查体：上腹部有明显压痛，轻度肌紧张。白细胞计数轻度增高，尿淀粉酶测定 1024U（Winslow 法），诊断为急性胰腺炎。

入院后给以输液，服中药清胰汤加减，症状与体征很快好转、治疗一周以后，发现上腹部有边界不清的肿物，后逐渐变为清楚，约有 10cm×12cm 大小，但略软，由于当时尚无 B 型超声波检查方法，遂以慢性胰腺炎不除外胰腺癌的诊断进行手术探查。术中切断胃结肠韧带，在胰腺体部前面发现该肿物，呈浅白色，结节状。立即行冷冻切片检查，发现有大量蛔虫卵。明确诊断后关闭腹腔，术后按常规处理。肿物逐渐缩小，最后消失。随访数年，患者情况良好。

（崔云峰　崔乃强）

第九节　胰腺肿瘤

胰腺肿瘤以恶性为多见，良性者少见。因胰腺有外分泌和内分泌两大类组织结构，故临床上经常将胰腺肿瘤分为胰腺外分泌肿瘤和胰腺内分泌肿瘤。

胰腺外分泌肿瘤（表 35-9-1）是指来源于胰岛细胞以外的胰腺组织的肿瘤。良性肿瘤极为罕见，文献中只有散在的脂肪瘤、纤维瘤、血管内皮瘤、淋巴管瘤的个案报道，比较多的是胰腺囊腺瘤。胰腺外分泌腺的恶性肿瘤包括癌和肉瘤，肉瘤非常少见。

胰腺内分泌肿瘤系指来自胰岛细胞的肿瘤。随着放免技术的发展和对此类疾病认识的不断加深，胰腺内分泌肿瘤的报告日见增多。

表 35-9-1　原发性胰腺外分泌肿瘤 WHO 分类

A. 良性
  1. 浆液性囊腺瘤（16%）
  2. 黏液性囊腺瘤（45%）
  3. 导管内乳头状黏液腺瘤（32%）
  4. 成熟囊性畸胎瘤

B. 交界性
  1. 黏液性囊腺瘤伴中度异生
  2. 导管内乳头状黏液腺瘤伴中度异生
  3. 实性假乳头瘤

C. 恶性
  1. 导管腺癌
  2. 浆液性或黏液性囊腺癌（29%）
  3. 导管内黏液性囊腺瘤

一、胰腺囊性肿瘤

胰腺囊性肿瘤（cystic neoplasms of the pancreas，PCNs）是指一类因胰管或腺泡组织上皮细胞增生，致使分泌物潴留而发生的肿瘤性囊性病变。临床比较少见，仅占胰腺囊性病变的 10%～15%，占全部胰腺肿瘤的 1% 左右。本病好发于中年，绝大多数患者年龄在 30～60 岁之间，女性多于男性，男女之比为 1∶9。目前 PCNs 的 WHO 分类包括浆液性囊性肿瘤（Serous Cystic Neoplasm，SCN）、黏液性囊性肿瘤（mutinous cystic neoplasm，MCN）、导管内乳头状黏液性肿瘤（intraductal papillary mutinous neoplasm，IPMN）、实性假乳头状肿瘤（solid pesudopapillary tumor，SPT）、腺泡细胞囊腺癌、导管腺癌囊性变和胰腺内分泌肿瘤囊性变等。其中 SCN、MCN、IPMN 和 SPT 约占 Pcns 的 90%，它们具有不同的临床病理学特点。

【病因和病理】

本病病因不清。可发生于胰腺各部，以体尾为多见。据资料统计，体、尾部约占 70%，头部约占 30%。囊肿一般较大，直径可在 1～20cm 之间，呈圆形或分叶状，有完整的纤维包膜，囊壁一般较薄。切面为多房性，房腔大小不一，不与胰管相通。囊液为不同浊度、不同黏度、不同色泽的液体，如伴有出血，可呈血色或棕褐色，一般不含消化酶。房间隔较薄，内壁光滑或有乳头形成。镜下可见囊壁为单层扁平上皮、立方上皮或高柱状上皮。房间隔由纤维组织组成。15%～20%的囊腺瘤可有钙化。

胰腺囊腺瘤可发生恶变，为胰囊腺癌。一般认为被覆柱状上皮的囊壁恶变可能性较大，乳头状囊腺瘤可视为癌前期病变。恶变过程较长，可达数年至数十年。

【临床表现】

因囊腺瘤生长较缓慢，病程较长，故可长期无临床症状。上腹部钝痛和上腹部包块，是最常见的临床表现。腹痛多为钝痛或隐痛，呈持续性，多无放射痛。多数患者可在上腹部发现肿块，一般较大，呈圆形或椭圆形，表面光滑，或呈分叶状，无压痛，可有不同程度的活动度。

10%～15%的患者合并胆石症。据资料分析，胰腺囊腺瘤患者中胆石症的发病率是一般成年女性的3倍。体尾部囊腺瘤可压迫脾静脉，形成区域性门脉高压致脾大和腹水。头部的巨大囊腺瘤可压迫胆总管引起黄疸及肝肿大等。约10%的患者可出现糖尿病，这是由于囊腺瘤不断增大，压迫胰腺组织使胰岛功能减退所造成的。

影像诊断中以B型超声波最有价值，可以提示肿物的边界、大小、性质、部位及毗邻。超声内镜（EUS）能更清晰地扫查，并可进行针吸活检，因此，对诊断及治疗方案的制定有较大临床意义。CT亦可确定肿物部位和性质。ERCP检查在一些病例中可间接提示囊肿的部位。上消化道钡餐检查可间接提示肿物的来源及与周围组织的关系。

该病应与胰腺假性囊肿相鉴别。胰腺假性囊肿多继发于急性胰腺炎或外伤之后，囊腔较大，无囊壁，多为单房性。囊液淀粉酶含量高。因此，对上腹痛，上腹包块，同时伴有胆道疾病，B型超声波提示胰腺的囊肿者，应考虑到本病。若诊断仍有困难，进行手术探查是很必要的。

【治疗】

胰腺囊腺瘤的根治方法是切除囊腺瘤及其所在的胰腺，不宜进行内引流或外引流。其原因包括：单纯内或外引流不可能消除囊肿；胰腺囊腺瘤有恶变可能；外引流术后必然造成长期外瘘。

体尾部囊腺瘤可作为胰体尾切除术（参看本书有关章节）。胰头部的囊腺瘤，较小的可局部切除，较大的应行胰、十二指肠切除术。

二、胰腺癌

胰腺癌（carcinoma of the pancreas）是一种较常见的恶性肿瘤，其发病率近年来有增加的趋势。2013年，在美国估计有45 220人被确诊为胰腺癌，死亡大约有38 460人，胰腺癌死亡居男性肿瘤第4位（仅次于肺癌、前列腺癌和结直肠癌），同时也居女性肿瘤死亡第4位（仅次于肺癌、乳腺癌和结直肠癌）。发病率居男、女肿瘤第7、8位。胰腺癌发病率在两性中几乎相同，研究显示，中国胰腺癌发病率呈上升趋势，其中农村地区上升明显，城市地区上升速度略缓，到2015年总体上升趋势有所减缓，但短期内胰腺癌仍然是主要癌症之一。虽然目前已有CT、MR、ERCP、EUS-FNA等诊断方法，但由于胰腺位于腹腔中较深的位置，起病隐匿，胰腺癌的早期诊断仍然十分困难。临床症状出现时往往已经到了晚期，患者的5年生存率仅为5%～10%，中位生存期为诊断后5~6个月。

【病因】

该病病因不清，目前研究认为与下列因素有关。

（一）亚硝胺的致癌作用

经大量动物实验证实，亚硝胺类物质有强烈的致癌作用。若将这些致癌物质直接植入动物胰腺，很容易诱发胰腺癌。在人和动物的胃中，亚硝胺可由仲胺和亚硝酸盐合成，若鱼类食品中含有的仲胺和用作防腐剂的亚硝酸盐同时被食用，则可能自胃中形成亚硝胺。只要食入的致癌物质有足够长的时间，就有引起胰腺癌的可能性。

（二）食物

某些含丰富脂肪和蛋白质的食物，可能加速胰腺细胞的运转，从而增加了胰腺对致癌物的敏感性。饮用咖啡与胰腺癌发病关系明显，若假定不饮用咖啡的危险性定为1.0，则每日饮用咖啡1~2杯，3~4杯和5杯以上的相对危险性分别为2.1、2.8和3.2。

（三）其他

另有人报告吸烟、糖尿病、慢性胰腺炎及胰腺结石可能是诱发胰腺癌的病因，但尚无直接证据。

【遗传学】

胰腺致癌因素包括很多通过遗传或者后天获得的基因突变。目前K-ras癌基因是胰腺癌最常见的突变基因，约90%肿瘤患者K-ras基因突变301。由于这一突变也见于癌前病变，所以通常认为K-ras基因突变发生得很早，且对肿瘤的发展也是十分必要。K-ras突变从胰腺癌的血浆、粪便、胰液和穿刺标本的DNA中测出，这一提示了突变的K-ras基因可以作为选择性人群胰腺癌诊断的基础。和表皮生长因子受体（EGFR）的同族的Her-2/neu癌基因在胰腺癌中也是过表达的。Her-2与信号传导通路有关，可以促进细胞的增生。很多抑癌基因包括p53、p16、DPC（Smad4）和BRCA2在胰腺癌中发生缺失或者突变。大部分胰腺癌患者都有三种或者以上的基因的突变。

估计超过10%的胰腺癌的发生是遗传的易患胰腺癌的基因所导致的。直系家属有胰腺癌的家族史能够导致胰腺癌的发病风险呈两倍的增加。能够导致胰腺癌风险增加的少见家族性肿瘤综合征包括BRCA2、家族性不典型多发痣-黑色素瘤综合征、遗传性胰腺炎、家族性腺瘤性息肉（FAP）、遗传性非息肉性结肠癌、P-J综合征和运动失调性毛细血管扩张症。

除了癌基因和抑癌基因的突变，已经了解到胰腺癌的生长因子和生长因子受体的表达也可畸变，其中包括表皮生长因子、成纤维细胞生长因子、转化生长因子β、胰岛素样生长因子、肝细胞生长因子、血管内皮生长因子。

许多胃肠道激素和生长因子影响正常胰腺外分泌细胞的生长。这一现象也提示了这些多肽也可能影响胰腺癌的生长。这一假说在细胞培养和实验动物学的研究中已经得到了证实。新药如埃罗替尼、西妥昔单抗（EGFR受体抑制剂）、贝伐单抗（血管上皮生长因子受体抑制剂）以及针对其他生长因子的药物已经进入了临床实验。在最近的临床实验中运用这些药物联合标准的化疗，然而观察到接受治疗的胰腺癌患者总生存率并没有明显的改善。

【病理】

胰腺癌可能也是阶梯式的细胞变化的过程，如同结肠癌也是经历了从增生性息肉发展成侵袭性癌的过程。胰腺癌周围的系统性组织学评估揭示了癌前病变即胰腺上皮内瘤样病变的存在（图35-9-1）。胰腺上皮内瘤样病变分为三个阶段。他与侵袭性癌拥有同样癌基因的突变和同样的抑癌基因的缺失，并且这些异常发生的频率随着细胞不典型性和组织结构紊乱的发展而增高。在胰腺癌尚能被预防或者治愈的阶段检测出这些癌前病变是目前胰腺癌研究的重要目标。

胰腺癌好发于胰头部，约占70%~80%，可为多中心或胰内播散。

90%以上的胰腺癌为导管腺癌，主要是从导管的立方上皮细胞发生而来。这种癌多为纤维性硬癌或硬纤维癌，肿瘤坚实，浸润性强，无明显的边界。切面常为灰白色。由于胰腺与十二指肠、胃、横结肠、肠系膜根、胆总管下端关系密切，故胰腺癌极易侵犯这些邻近脏器并出现相应症状。其他来自导管细胞的癌还有乳头状腺癌、囊腺癌、鳞状上皮癌、胶样癌及混合癌等。

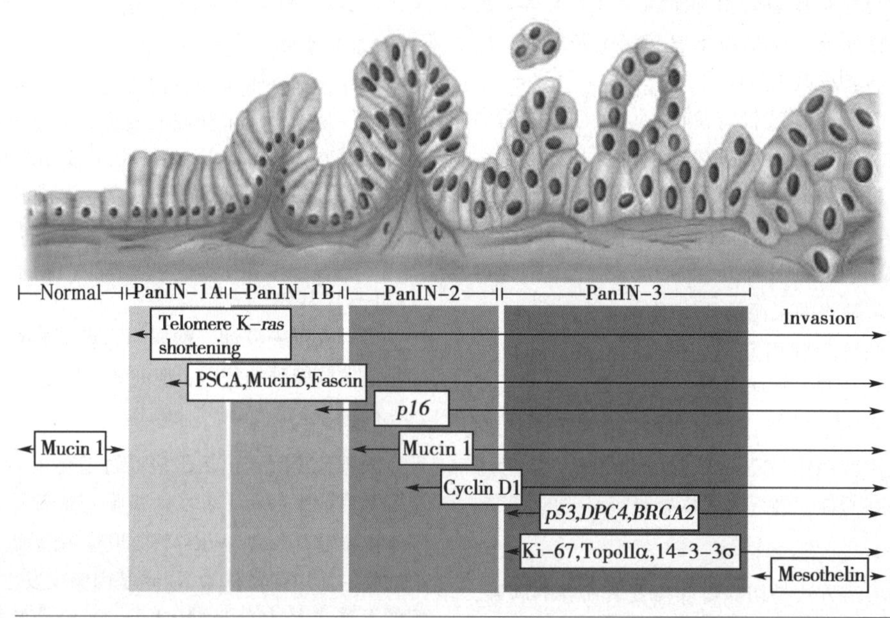

▶ 图35-9-1 胰腺上皮内瘤变（PanIN）

除导管细胞癌外，尚有腺泡细胞癌、未分化癌及并存癌等。

胰头癌常早期侵犯胆总管，在癌肿距胆总管有相当距离时，也可有明显的围管浸润。这并非是癌组织的直接蔓延，而是胰头癌通过胰内淋巴管的转移性扩散而达到胆总管壁。这种早期经淋巴管扩散方式可能是胰腺癌预后不良的重要原因。

【胰腺癌TNM分期】

胰腺癌的准确分期非常重要，他可以准确定量化评估结果，和在不同研究机构之间进行比较。胰腺癌的TNM分期见于表35-9-2（引自Springer-Verlag New York，2002年，第六版）。T1：肿瘤直径≤2cm且局限于胰腺内；T2：直径>2cm且局限于胰腺内；T3：肿瘤已侵袭至胰腺之外，但没有侵犯腹腔干或肠系膜上动脉；T4：肿瘤已侵犯腹腔干或肠系膜上动脉，不可切除。淋巴结没有转移的T1和T2肿瘤是Ⅰ期（ⅠA和ⅠB）。更广的侵犯如T3的肿瘤为ⅡA期，只要有淋巴结转移即为ⅡB期。局部进展的不可切除的T4肿瘤如果没有转移灶为Ⅲ期，有远处的转移灶如肝或肺的转移为Ⅳ期。

【临床表现】

胰腺癌的早期症状无特异性。

胰腺癌的主要症状为上腹痛、上腹饱满不适、黄疸、食欲不振及消瘦等。

1. 腹痛　是胰头癌最常见的症状。以往强调胰头癌的典型症状是无痛性进行性黄疸，实际上以无痛性黄疸为首发症状的病例，仅占10%~30%。早期发生的腹痛是由于肿瘤阻塞了胰管及胆管，胰液、胆汁排泄受阻所致。由于痛觉的个体差异及肿瘤生长部位的不同，疼痛的性质和程度亦有所不同。可表现为不适、闷胀或酸痛。顽固性腰背部疼痛表明癌肿已侵犯后腹壁及腹腔神经丛，标志着癌肿已届晚期。

2. 黄疸　梗阻性黄疸是胰头癌最突出的症状，可出现于90%的患者。在那些不以黄疸为首发症状的患者中，其首发症状距黄疸出现平均间隔时间为3个月，最长达22个月。因此很多学者认为黄疸的出现对胰腺癌来说，至少已不是早期。如等黄疸出现时才考虑胰腺癌，势必使一部分患者丧失了早期治疗的时机。但也有部分患者黄疸出现较早，这是由于胰腺癌有围管浸润的生物学特性。

表 35-9-2 胰腺癌分期

原发肿瘤（T）	
TX	原发肿瘤无法评估
T0	没有原发肿瘤证据
Tis	原位癌
T1	肿瘤局限于胰腺内，最大直径≤2cm
T2	肿瘤局限于胰腺内，最大直径>2cm
T3	肿瘤侵犯至胰腺外，但未累及腹腔干或肠系膜上动脉
T4	肿瘤累及腹腔干或肠系膜上动脉（原发肿瘤不可切除）
区域淋巴结（N）	
Nx	区域淋巴结无法评估
N0	无区域淋巴结转移
N1	有区域淋巴结转移
远处转移（M）	
Mx	远处转移无法评估
M0	无远处转移
M1	有远处转移

分期	T	N	M	描述
IA	1	0	0	局限胰腺内≤2cm
IB	2	0	0	局限于胰腺内>2cm
ⅡA	3	0	0	肿瘤侵犯至胰腺外，但未累及腹腔干或肠系膜上动脉
ⅡB	1-3	1	0	有淋巴结转移但未累及腹腔干或肠系膜上动脉的肿瘤
Ⅲ	4	任何一个	0	侵及动脉肿瘤（不可切除）
Ⅳ	任何一个	任何一个	1	远处转移的肿瘤

引自 Exocrine pancreas，in：American Joint Committee on Cancer：AJCC Cancer Staging Manual，6th ed. New York：Springer，2002：157.

胰腺癌所致之黄疸多呈渐进性，随着黄疸的加深尿色渐深，直至酱油色；大便色渐呈陶土色。因胆盐在体内刺激皮肤，致皮肤瘙痒，遍体抓痕。

胰腺体、尾部癌无明显黄疸。

3. 食欲减退和体重下降　患者食欲多有明显改变，厌食油腻和动物蛋白饮食。患者多出现明显体重下降。

4. 急骤发生的糖尿病，有学者称之为“三型糖尿病”。

5. 其他症状　全身乏力是癌症患者的共同表现，但在胰腺癌患者尤为明显。一些患者可自述扪及腹块，这些肿块可能是肝脏、胀大的胆囊及癌肿本身。

肿大的肝脏多表面光滑、质硬，有癌转移者，呈不规则形，并可有结节。

根据Courvosier定律，无痛性黄疸的患者，多伴有胆囊胀大，是胰头癌或壶腹周围癌的特征。但我国原发性胆总管结石多见，因胆石阻塞胆总管下端而发生胆囊肿大者亦较多见。当然胆囊不肿大者并不能排除胰腺癌。

胰腺部位深在，如扪及肿块，说明已不是早期，甚至已侵犯周围重要脏器，手术根治的机会很小。

腹水的出现多因癌肿的腹膜转移、低血浆蛋白症、门静脉受压或血栓形成。

【诊断与鉴别诊断】

（一）诊断

胰腺癌应争取做到早期诊断和早期治疗。胰腺癌的早期诊断有赖于临床医生的高度警惕性，重视对患者早期症状的分析和研究。凡40岁以上的患者，在短期内出现持续性上腹部痛或闷胀，食欲明显减退，消瘦，经一般检查已排除胃、肠、肝脏疾病，则应高度怀疑胰腺癌的可能，应进行详细检查。而上腹部持续性隐痛、进行性消瘦、胆囊肿大乃至黄疸的出现则是胰腺癌中、晚期的临床表现。常用的诊断方法如下：

1. 体格检查　除常规检查外，应特别注意有无黄疸，淋巴转移，肝脏大小，胆囊是否胀大，有无腹块等。

2. 实验室检查　胰腺癌伴有胆道梗阻者，血清胆红素可显著增高，主要为直接胆红素含量增高。血清碱性磷酸酶、转肽酶亦有升高。特异性抗原如癌胚抗原（CEA）、甲胎蛋白（AFP）、CA-199等，CA19-9水平>100kU/L，诊断胰腺癌的准确性>90%，还可用于判断预后及检测治疗过程。

3. 影像学诊断

（1）B型超声波扫描：是首选的检查方法，具有安全无创、简便易行、可反复追踪随访等优点。早期可见胆道系统扩张，胆囊胀大，胰管扩张。对肿瘤本身也可发现异常。一般肿瘤直径在1cm以下者不易被探知，2cm以上者被发现的可能性较大。检查时大量饮水可提高胰腺图像的清晰度，有利于胰腺癌的诊断。

（2）CT检查：对疑为胰腺癌的患者可采用CT作为重要诊断手段。其诊断准确性高于B型超声波可达80%以上。可以发现胆道系统扩张和直径1cm的肿瘤，并可发现有无肝脏、腹膜后淋巴结的转移和癌肿浸润。这些都有助于在术前判断肿瘤切除的可能性。因此，虽检查费用较高，仍为医生们乐于采用的检查方法之一。

（3）逆行性胆胰管造影（ERCP）：经纤维十二指肠镜插管入胆管或胰管，注射对比剂，使胆管及胰管显影进行诊断。在操作过程中还可观察十二指肠降段及乳头，并感知插管时乳头的韧度。胰腺癌的患者胰管显影常有中断，胰头癌患者胆道系统扩张，并因“围管浸润”及癌肿的直接生长，造成胆管末端狭窄。在胰管与胆管均受累的情况下，两管的距离因癌肿浸润收缩而拉近，表现为“双管征”，是胰头癌在ERCP检查中的特征。

（4）上消化道造影：对早期胰腺癌的诊断准确性较低，仅在中、晚期方可发现一些间接征象。如十二指肠环扩大、“倒3征”等。低张力十二指肠造影可提高诊断的阳性率。主要表现为十二指肠内侧壁僵直，黏膜中断，肠腔狭窄、小齿状或结节状凹陷等改变，对诊断胰头癌有重要意义。

（5）选择性动脉造影：能较早期发现肿瘤位置、范围、性质及于大血管的关系。对预测肿瘤能否切除很有价值。小肿瘤可使动脉牵直，或被推移而弯曲，或呈不规则扩张。大的癌肿可侵犯邻近动脉，如胃、十二指肠动脉及肠系膜上动脉。腺体癌可侵犯脾动脉、腹腔动脉、胃左动脉和肠系膜上动脉。肠系膜上动脉根部和腹腔动脉受侵则表示肿瘤已届晚期，不能切除。

（6）经皮细针穿刺细胞学检查：可在B型超声波或CT导向下，对肿瘤进行穿刺，反复抽吸，立即进行细胞学检查，有人报道其阳性率高达90%左右。

（7）内镜超声成像（endoscopic ultrasonography，EUS）：EUS是诊断胰腺小肿瘤的最佳、创伤最小的检查，通过内镜顶端的高频超声头可发现小肿瘤，并能观察淋巴结和血管浸润情况。EUS能够发现<2mm的胰腺内病变，并能确定病变与周围组织的解剖关系，同时超声内镜引导下科对可疑的病灶行细针穿刺和针细细胞学等诊断技术。

（8）正电子发射断层成像（PET-CT）：主要价值在于辨别胰腺展位的代谢活性，另外在发现胰腺外转移方面也具有明显优势。

（9）腹腔镜探查：是胰腺癌术前综合分期的检查手段之一。

（10）十二指肠镜检查：胰腺癌直接侵犯十二指肠时，十二指肠检查可发现病变。

（二）鉴别诊断

在鉴别诊断方面应注意以下几点：

1. 上腹部隐痛或饱胀不适，应于胆囊炎、胆囊结石、慢性胃炎、慢性胰腺炎等相鉴别。

2. 出现黄疸时应与黄疸性肝炎相鉴别。胰头癌患者临床被误诊为肝炎者屡见不鲜。在临床检验中，肝炎与胰头癌在黄疸初见时都可见到转氨酶和血清胆红素的升高，尔后，随着时间的推移，胰头癌患者的转氨酶逐渐下降，而胆红素继续上升，出现“胆酶分离”现象。这有助于与肝炎的鉴别。B型超声波和CT也都能对此进行鉴别，肝炎患者的肝脏可表现为肿胀，但肝内胆管不扩张，而胰头癌患者胆道系统多有扩张。

3. 黄疸时需与胆石、胆道良性狭窄、急、慢性胰腺炎相鉴别。B型超声波、CT、和ERCP检查能为鉴别诊断提供依据。

4. 胰腺癌出现腹部肿块时，应与腹膜后肿瘤、肾肿瘤等进行鉴别。

【治疗】

胰腺癌的治疗和其他消化道癌的治疗原则相同，能切除的病例要争取作手术切除。

针对胰头癌，应进行标准的胰十二指肠切除术，需完整切除钩突系膜；肠系膜上动脉右侧、后方和前方的淋巴脂肪组织。消化道重建需行胰腺残端和空肠、空肠和胆道、胃和空肠进行吻合。吻合口的安排及胰腺吻合的方法各家的做法不一。为防止胰瘘，多数主张将胰腺残端套入空肠，可根据胆道梗阻、消化道梗阻情况行胆管空肠Roux-en-Y吻合术和胃空肠吻合术。在某些情况下，如患者的条件极差，无法耐受内引流术，或因技术条件不能进行该手术时可行经皮肝穿刺外引流和通过内镜放置胆道内支架、胰管内支架和肠道内支架。

对胰体尾癌应行胰体尾和脾切除术；部分肿瘤较小的患者，可考虑腹腔镜胰体尾切除术。肿瘤累及全胰或胰腺内有多发病灶，可以考虑全胰切除术。

与单纯手术相比，术后辅助化疗具有明确的疗效，可以防止或延缓肿瘤复发，提高术后长期生存率，因此，积极推荐术后实施辅助化疗。术后辅助化疗方案推荐氟尿嘧啶类药物（包括替吉奥胶囊以及5-FU或吉西他滨单药治疗）；对于体能状态良好的患者，可以考虑联合化疗。

胰腺癌由于发现晚、恶性程度高、转移早，手术切除率低，术后5年生存率很低，预后很差。早期诊断及早期手术治疗是今后提高5年生存率的重要途径。

三、胰腺内分泌肿瘤

胰腺内分泌肿瘤（pancreatic endocrine neoplasm，PEN），约占原发性胰腺肿瘤的3%。依据激素的分泌状态和患者的临床表现，分为功能性和无功能性胰腺神经内分泌肿瘤。无功能性PEN约占PEN的75%~85%，功能性PEN约占20%。常见的功能性PEN包括胰岛素瘤、胃泌素瘤、胰高糖素瘤、血管活性肠多肽分泌瘤、生长抑素瘤等（表35-9-3）。

表35-9-3 胰腺内分泌肿瘤分类

肿瘤名称	细胞类型	分泌激素	良性（%）	单发（%）	合并MEN（%）
胰岛素瘤	B细胞	胰岛素	95	90	5
胃泌素瘤	G细胞	胃泌素	40	30	25
高糖素瘤	A细胞	胰高血糖素	40	70	5
肠肽瘤	D1细胞	血管活性肠肽	10	60	5
生长抑素瘤	D细胞	生长抑素	10	60	5
胰多肽瘤	PP细胞	胰多肽	25	60	15
神经张力素瘤	NT细胞	神经张力素	50	85	10
类癌	EC细胞	5-羟色胺	>90	—	10

（一）胰岛素瘤

胰岛素瘤（insulinoma）为胰岛B细胞肿瘤，占胰岛细胞肿瘤的70%~75%。

【病理生理】

胰岛素瘤一般较小，直径在1~2.5cm者占82%左右。肉眼表面光滑，呈圆形或椭圆形，偶为不规则形。一般呈粉红色或暗红色，质略硬，边界清楚。肿瘤细胞含胰岛素，大约每克瘤组织含10~30U，多达100U（正常胰腺组织每克含胰岛素1.7U）。镜下见瘤细胞呈多角形，细胞界限模糊，胞浆稀疏透亮。核圆或椭圆形，大小一致，染色质均匀细致，核仁一般不见。瘤细胞成团排列，与毛细血管关系密切，呈小结节或岛状。瘤细胞可呈腺腔样排列为圆形，呈菊形团状。瘤细胞亦可呈片状分布。胰岛素瘤细胞在电镜下可见其分泌颗粒具有B颗粒特征。胰岛素瘤可为良性或恶性，但单纯从形态学上难以确认，其最可靠的指标是有无转移。

胰岛素瘤引起的临床症状与血中胰岛素水平有关，但更重要的是胰岛素分泌的生理反馈的失控，而不单纯是胰岛素分泌过多。在生理条件下，正常的血糖浓度是血中胰岛素与胰高血糖素调节的结果，当血糖浓度下降时，胰岛素的分泌受到抑制，胰高血糖素的分泌增加，当血糖降至1.94mmol/L（35mg/dl）时，胰岛素分泌停止。在胰岛素瘤患者中，这种反馈完全丧失，瘤细胞可无控制地产生胰岛素，因而发生低血糖。

【临床表现】

胰岛素瘤的典型临床表现为低血糖发作，常在空腹时发生，通常呈现4组症状：

1. 意识障碍 系因低血糖所致脑组织缺乏葡萄糖引起的精神恍惚、昏睡、甚至昏迷等，也可表现为头脑不清，反应迟钝、智力减退等。

2. 交感神经兴奋的表现 为低血糖引起的代偿性反应，如面色苍白，肢冷出汗，心悸，手足颤软等。

3. 精神异常 是低血糖多次发作后大脑皮质受到损害和进一步抑制的结果，严重者有明显的精神症状。故有部分人多次就诊于精神病院。

4. 颞叶癫痫 与癫痫大发作相似，为最严重的神经精神症状，发作时知觉丧失，牙关紧闭，四肢抽搐，大小便失禁。

【诊断】

根据典型的 Whipple 三联征诊断多无困难。即：①自发性、周期性发作的低血糖症状，昏迷及神精神症状，每于空腹或劳动后发作者；②发作时血糖低于 2.7mmol/L（50mg/dl）；③口服或静脉注射葡萄糖后，症状可立即消失。但并非全部患者都有非常典型的症状。饥饿试验、甲苯磺丁脲试验均有助于诊断。最好测定发作时或空腹周围血中胰岛素含量，并同时测定血糖值，则有更大的诊断价值。选择性动脉造影的阳性率可达 75%，但易遗漏很小的肿瘤。经皮肝门静脉系置管分段取血测胰岛素（percutaneous transhepatic portal catheterization sampling，PT-PC）结果和肿瘤部位相符率可达 88%，结合选择性动脉造影，术前定性定位诊断正确率可达 90% 以上。B 型超声波的术前检查不很理想，术中检查对寻找肿瘤可能有一定帮助。

【治疗】

诊断确定后，成人患者应尽早手术治疗，摘除肿瘤。长期低血糖发作可使脑组织，尤其是大脑造成不可恢复的损害，对转移性胰岛细胞癌也有一定疗效。

手术中强调无糖输液和随时性监测血糖。应用 Kocher 手法充分探查胰腺，如有术中 B 型超声波，结合手法探查尤为理想。肿瘤组织全部切除后，血糖可比未摘除前高 2 倍，未见升高者需等待 90 分钟后才能认为肿瘤未完全摘除，应继续寻找，如病理检查证实为胰岛增生，往往需要切除 80% 以上的胰腺组织。

（二）胃泌素瘤

胃泌素瘤（gastrinoma）亦称促胃液素瘤，其发病率在胰岛细胞肿瘤中仅次于胰岛素瘤，但任属少见疾病。胃泌素瘤的特点是高胃泌素血症，大量胃酸分泌和顽固性上消化道溃疡。1955 年 Zollinger 和 Ellison 报告两例原发空肠溃疡合并胰岛非 B 细胞瘤，详细地叙述了这种疾病的临床表现，故以后被称为卓-艾综合征（Zollinger-Ellison syndrome，ZES）。

【病理生理】

35

能分泌胃泌素的肿瘤可来源于胃窦部 G 细胞和胰岛 D 细胞，以后者为多见。该病 60%～70% 为恶性，20%～30% 的胃泌素瘤患者同时存在其他内分泌肿瘤（多发性内分泌腺瘤Ⅰ型，MEN-Ⅰ）

肿瘤的大小不等，直径约 0.2～2cm 或更大，但大多数小于 1cm。单发和多发各占 50%。约有 10% 的病例，虽然有典型表现，但找不到肿瘤，只见到胰岛细胞增生或有微小腺瘤。

在光学显微镜下，胃泌素瘤很像类癌。癌细胞排列成行、成片或成巢。少数病例极似胃癌的 G 细胞。有些胃泌素瘤单凭光学显微镜检查，难于同其他胰岛细胞瘤区别，也难于区分良性及恶性。最肯定的鉴定方法是测定肿瘤内的胃泌素含量。

因恶性病例占 60% 以上，在明确诊断时已有转移，常见的转移部位是局部淋巴结和肝脏，个别可能转移至脾、骨、腹壁等。

胃泌素瘤患者血中胃泌素多高于 500pg/ml 由于胃泌素可刺激壁细胞泌酸，可引起消化性溃疡。正常人当胃液 pH 低于 2.5 时，胃窦部即不释放胃泌素，但胃泌素瘤不受 pH 影响，也不受神经支配，因而可使胃酸不断分泌，pH 继续下降。由于胃泌素还有营养胃肠黏膜或胰腺的作用，可致黏膜肥大和增生，其壁细胞数量也较正常人高 4～6 倍、更进一步增加了胃酸分泌量，引起胃、十二指肠及空肠溃疡。

另外，由于胃酸分泌增加，大量水和电解质进入肠道；空肠内 pH 下降，损害肠黏膜，易发生“酸性肠炎”，并且在酸性条件下，胰酶原不被激活，酶活性下降，引起胰源性腹泻；胆汁在酸性环境下沉淀，不能促进脂肪乳化和微胶粒形成，妨碍了脂肪吸收，由此可造成腹泻和脂肪泻。

【临床表现】

胃泌素瘤可发生于任何年龄，多见于 50 岁左右，男稍多于女，男女之比为 3∶2。主要临床表现是消化性溃疡和腹泻，并可有溃疡手术后复发史（约 20%），约有 60% 的患者并发溃疡出血、穿孔、幽门梗阻。在 MEN-Ⅰ患者中，甲状旁腺瘤或增生占第一位，血钙上升，其次为垂体肿瘤、胰岛素瘤、肾上腺和甲状腺的肿瘤。约有 10% 的患者以腹泻为突出的临床表现。

【诊断与鉴别诊断】

诊断主要从高酸分泌和高胃泌素血症入手。

1. 胃液分析　由于胃泌素的大量释放，基础酸分泌（BAO）大大增加，68%～85% 的病例 BAO>15mmol/h，如在减酸手术后 BAO>5mmol/h，就更有意义。由于在基础状态下，壁细胞已受胃泌素刺激而处在高功能状态，故最大酸分泌（MAO）与基础分泌差别缩小，70% 以上胃泌素瘤患者 BAO/MAO>0.6，夜间胃液量常超过 1000ml，酸量超过 100mmol。

2. 血清胃泌素测定　正常值为 200pg/ml 以下，大于 500pg/ml 即可诊断，大于 1500pg/ml 常提示肿瘤已有转移。

3. 激发试验　在临床上可疑本病，但血清胃泌素及胃液分析都处于其他疾病重叠的情况时需采用胃泌素的某些激发因素进行激发试验，以协助诊断。经常采用的是胰泌素激发试验，钙激发试验、蛙皮素激发试验及标准试餐试验等。

4. 定位诊断　精确的定位有助于治疗的实施。B 型超声波与 CT 对该病的诊断率仅为 20% 左右。选择性动脉造影的诊断率可达 40%。近年来，经门静脉插管测定门静脉系各段中胃泌素的水平，有助于肿瘤的定位。

该症主要应与胃窦 G 细胞增生和胃切除术后窦部黏膜残留相鉴别，主要方法为激发试验。

【治疗】

1. 内科治疗　H_2 受体阻断剂问世后，改变了以全胃切除术作为治疗胃泌素瘤的唯一方法。此类药物可阻止组胺和胃泌素刺激壁细胞的泌酸作用，能极大地减少胃酸分泌，消除腹泻，愈合溃疡。同时也是全胃切除术前必要的准备。西咪替丁（cimitidine）2.4～6g/d，雷尼替丁（ranitidine）600～1700mg/d。应随时测定胃酸分泌量，使胃酸保持在10mmol/h以下。不能单靠自觉症状判断疗效，无症状时，也许已有溃疡及并发症。

2. 手术治疗　由于60%以上的胃泌素瘤为恶性，40%有转移，20%在胰内为多发，15%为胰腺弥漫性腺瘤病，并且70%无法发现或切除肿瘤，故肿瘤的实际切除率低于20%。再由于肿瘤的生物学特征与靶器官有密切关系，取消靶器官不仅可使原有的临床症状消失，少数情况下，肿瘤还可能萎缩。因此在行全胃切除术后，从根本上消除了产胃酸的器官，解决了溃疡及某些严重的并发症，延长了寿命。有些患者可较长时期生存。

3. 化疗　约有50%全胃切除患者最终死于肿瘤转移，故对晚期转移瘤应作化疗。5-FU，链佐星（streptozocin）及多柔比星（阿霉素）单独或联合应用可取得较好疗效。

（三）其他种类胰岛细胞肿瘤

1. 胰高血糖素瘤　是一种罕见的胰岛A细胞肿瘤。1966年由Mc Gavran首先报道，我国仅有2例报告。其主要临床表现为坏死性迁移性红斑的皮肤改变，其他尚有口角、唇、舌等部位的慢性炎症，指甲松动等。患者可有精神压抑、体重减轻的表现。其红斑形态不定，先起红斑，后生水疱，泡破结痂，愈合后有色素沉着。多见于腹股沟部、会阴部、臀部等处。很多患者为皮肤科医生首先发现。

本病的皮肤病变原因尚无定论，有人认为系缺乏锌所致；有人认为是胰高血糖素对皮肤本身的致病作用，还有人认为胰高血糖素使血浆中丙氨酸转化糖所致。个别患者有家族史。

临床上可根据前述临床表现及以下实验室诊断对本病进行判定：①血清胰高血糖素水平超过30pmol/L；②糖耐量试验呈糖尿病曲线；③血清锌水平显著下降；④血浆丙氨酸水平下降；⑤皮肤活检可见表皮有坏死和溶解，真皮正常；⑥静脉输入精氨酸，0.5g/kg，经30分钟可使胰高血糖素大量释出。另外影像诊断，如B型超声波、CT和选择性动脉造影有助于对肿瘤的定位，PT-PC技术测定胰高血糖素可以对手术切除有指导价值。

治疗方法与其他胰岛细胞肿瘤相同，恶性已有转移者可采用补锌、补充氨基酸的方法，并可采用链佐星（链脲霉素）化疗。

2. 血管活性肠肽瘤　亦称胰VIP瘤，系Vasoactive Intestinal Polypeptide Tumor的简称。因患者大量水泻及低钾亦称WDH（Water Diarrhea Hypokalemia，WDH），还有称为胰性霍乱者。

VIP瘤的临床特点是大量水泻、脱水、低钾、低镁。腹泻的特征为量多、黏液少、无血，通常可高于1L/24h，多者可达6L/24h。临床上还可有无力、恶心呕吐、抽搐、腹痛等。由于VIP有抑制胆囊收缩的作用，加之脱水、胆汁浓缩，胆石的发生率很高。脱水严重者可发生肾小管坏死及肾衰。约有半数血钙上升，可能是有MEN-1型肿瘤，同时存在甲状旁腺功能亢进，也可能VIP瘤分泌一种能使血钙升高的多肽。

VIP瘤的诊断主要是由图像诊断和血中VIP浓度测定而定。患者血中VIP水平多远远超过正常水平的30pmol/L。治疗方法主要为手术切除，无法切除者可口服链佐星和泼尼松龙。

3. 生长抑素瘤　属罕见肿瘤，由胰岛D细胞发生。由于该肿瘤分泌大量的生长抑素，抑制了胃酸分泌和胰腺的内外分泌，故临床可见低胃酸、贫血、消化不良、脂肪泻等。由于生长抑素可抑制缩胆囊素（CCK），故部分患者可有胆石。诊断方法也是影像诊断和血中生长抑素的测定。治疗方法与其他胰岛细胞肿瘤相同。

其他胰内分泌肿瘤还有胰多肽瘤（pancreatic polypeptide tumor，Ppoma），胰腺类癌、P物质瘤等。

（崔乃强　崔云峰）

第十节　胰腺疾病常用手术要点

【术前准备】

由于胰腺解剖部位深在，周围毗邻复杂，加之发病后常造成严重的全身紊乱和合并症，故必须有充分的术前准备。需要进行手术治疗的胰腺疾病包括：①先天性疾病；②急性或慢性炎症及其合并症，如脓肿、囊肿等；③肿瘤；④外伤等四大类。胰腺手术可分为急症与择期两种。急症手术主要包括急性出血坏死性胰腺炎、外伤等；择期手术主要包括先天性疾病，肿瘤及某些急性胰腺炎的合并症，如胰腺囊肿及慢性胰腺炎等。

（一）胰腺急症手术

患者多有弥漫性腹膜炎，水和电解质以及酸碱平衡紊乱。大多患者有不同程度的血容量不足和全身中毒症状，部分患者出现休克。针对以上情况，需要采取以下措施：

1. 首先应纠正水、电解质及酸碱失衡，快速补液，严重的患者应予以输血。如有休克，应积极抗休克治疗，必要时应边抗休克，边进行手术治疗。缺氧患者应给予氧气吸入。

2. 要投予有效的广谱抗生素以控制感染的发生或蔓延。应用抗生素时要充分考虑到其他重要脏器，如肝、肾的功能状态，还应注意到可能并存的厌氧菌感染问题。

3. 要给予有效的胃肠减压，以减少术前、术后患者因肠麻痹而发生的腹胀，预防麻醉恢复前因消化液的误吸而引起的窒息或肺并发症。

4. 要保证手术前、手术中及手术后能顺利输液的静脉进路。这对围术期的治疗措施的落实极为重要。应建立中心静脉通道。

5. 在治疗过程中要尽快了解包括心、肺、肾、肝、脑等重要脏器的功能状态，以便在治疗中加以注意与保护。对胰腺损伤的患者，要详细了解受伤部位，受力部位及方向，认真体检，以免遗漏可能发生的其他部位的复合伤。对急性出血坏死性胰腺炎，手术时机尚有争议，一般认为在发病后 10 天到两周内进行手术较为适宜。理由是在术前可充分进行全身支持、多器官功能的调查了解，对术后的恢复有重大价值。并认为过早手术不易分清坏死组织的界限，过晚手术胰组织坏死向胰外扩散，或胰腺组织遭到酶性渗液的损害而处于“冰封状态”。但近来，也有一些学者主张早期手术，即一旦诊断明确，立即进行手术。认为可阻止病变进一步恶化，可挽救一部分病情发展较快的患者的生命。

（二）择期手术

此类患者术前情况虽比急症手术为佳，但仍可有程度不同的黄疸、贫血及营养障碍，故应根据患者的具体情况，进行妥善的准备。胰腺头部肿瘤及部分胰腺炎患者存在不同程度的黄疸。由于胰液和胆汁的排出受阻，从而影响了脂类的消化和吸收，长期梗阻的患者可造成维生素 K 及依赖维生素 K 的凝血因子的缺乏，已发生纤维蛋白溶解现象。因此，手术前、后必须注射维生素 K 及保肝治疗。由于严重黄疸的患者手术危险性增加，故不少单位术前应用经内镜逆行胆管引流（ERBD）或经皮肝穿刺胆管引流术（PTBD），以降低胆红素，使围术期得以安全度过。但最近，大多数作者认为，在血清胆红素不超过 256. 5mmol/L（15mg/dl）时，手术前使用 ERBD 或 PTBD 在治疗率、术后并发症发生率及手术死亡率等方面与手术前不使用者无显著差异，并且，前者的住院费用高于后者。胰腺肿瘤患者由于长期胆管梗阻，胆压上升，肝功能多受到一定影响。有相当患者存在着不同程度的营养不良、低蛋白血症和贫血。胃泌素瘤患者可因反复消化道出血而严重贫血；环状胰腺造成十二指肠梗阻，可丢失大量体液并造成水、电解质紊乱。均应在术前予以积极纠正。

【急性胰腺炎的手术要点】

（一）直接手术

1. 胰腺被膜切开减压及腹腔引流术　一般经右上腹腹直肌切口进入腹腔，按常规进行探查，以明确诊断。腹腔内多有大量血性渗液，大网膜上可见淡黄色蜡点样脂肪皂化斑，可有不同程度萎缩，肠管扩张，浆膜面上有不同程度的炎症表现。切开胃结肠韧带后，可见肿胀的胰腺，显示不同程度的水肿、充血、出血和坏死。

为了减少毒素经腹后壁的吸收，改善胰腺血运，防止病变向胰周围扩张，多数人主张行胰腺被膜切开减压术。沿胰腺长轴进行适当深度的切开，切开后可用止血钳钝性分离，以避免切开过深损伤胰管。同时应将十二指肠外侧之后腹膜切开，游离胰头部，切开胰腺上、下缘的腹膜，钝性分离进入胰腺后方及横结肠、小肠系膜根部的腹膜后间隙，并在胰腺周围和后方充分引流（图 35-10-1）。张圣道主张术后对胰床进行持续灌洗，他们采用两个双腔套管，一个在胰头，另一个在胰尾，一面持续负压吸引。灌洗液采用腹膜透析液或生理盐水加少量抗生素。每日灌洗量为 10 000~20 000ml。近年来，大多数学者认为除非腹膜后腔压力高，形成 ACS，并导致肾血流灌注受到影响，出现少尿甚至无尿时方行此类手术。

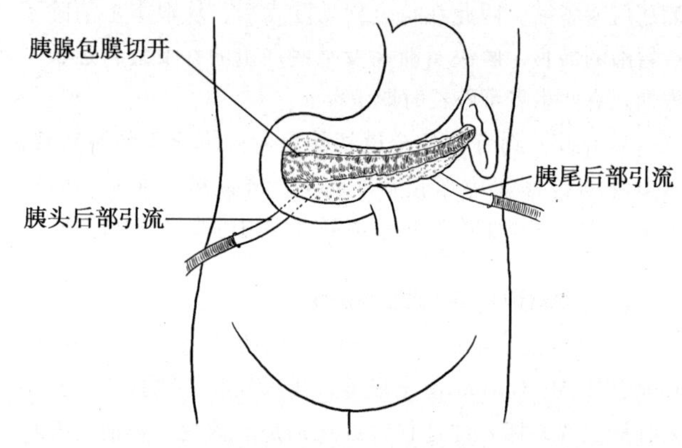

▶ 图 35-10-1　急性胰腺炎的被膜减压及胰床引流术

2. 胰腺切除术　包括规则性胰腺切除和坏死胰腺清除术。对前者，目前一些人推荐此法，由于血栓形成及栓塞，出血不多。其方法为将结肠的肝曲及脾曲向下游离，这样既处理了胰外侵犯，又可显露胰腺下缘。找到胰腺深面的间隙，用手指作钝性分离，逐步扩大胰后间隙的范围，自右向左直至脾肾韧带，并切断之。将胰尾与脾脏一起翻转，按计划平面进行切除。根据我们的体会，在重型胰腺炎的急性期应尽量避免规则性胰腺切除。胰腺坏死组织清除术，是近年来推广的手术方法之一。不论胰腺坏死范围的大小，坏死弥散或集中，只要是坏死灶，都应清除。如果坏死灶清除不彻底，会引起严重感染和坏死的发展。术毕行胰床引流及腹腔灌洗。

（二）间接手术

主要包括相关的胆道手术，如胆囊切除、胆总管探查取石及引流术、括约肌切开成形术；胸导管引流术等。有人主张在重型胰腺炎时进行“三造口”术，即胃造口术，胆囊或胆总管造口术及营养性空肠造口术（详见有关章节）。国内外多个 RCT 研究表明：坏死性胰腺炎的规则性胰腺切除不能降低患者死亡率，因此将坏死组织清除术作为主要治疗手段。随着内镜、腹腔镜、肾镜的发展，已有多家报告将上述内镜单一或联合应用于坏死组织清除、脓肿引流获得良好效果。

【胰腺切除术】

（一）胰、十二指肠切除术（Whipple 手术）

1. 适应证　①壶腹癌；②胆管末端癌；③胰头癌；④十二指肠癌。

2. 禁忌证　①肝转移；②腹腔动脉淋巴结转移；③门静脉、肠系膜上血管、肠系膜根部受侵犯；④医务人员缺乏进行胰十二指肠切除术的经验。

3. 操作要点

（1）切口：多选择右上腹经腹直肌切口或正中切口。

（2）明确诊断：进入腹腔后，首先要肯定诊断。如系壶腹周围癌，胆囊常常胀大到正常 3~4 倍以上，扪不到结石，在胰头部或壶腹部可扪及肿瘤。胰头癌一般很硬，出现黄疸时大多已生长较大，不易漏诊。壶腹癌体积多较小，如不能肯定其性质时，应将十二指肠切开，直接对其性质进行判定，必要时应行冷冻切片活组织检查。对难以定性的胰头肿块，也应将胃结肠韧带切开，进行病理学检查。

（3）探查：主要为确定局部的侵犯范围及有无远处转移，以判断肿瘤能否切除。

1）首先探查腹腔内各个脏器，包括肝、脾、胃、十二指肠及横结肠，随后探查腹腔动脉及腹主动脉旁淋巴结；图 35-10-2 再将手伸入盆腔，探查有无卵巢或盆腔种植。将横结肠提起，了解胰腺癌是否已浸润到肠系膜根部，沿肠系膜上血管扩散。如有肿瘤转移或扩散则不应行根治性切除手术。

2）然后探查肿瘤的局部情况，以最后决定能否彻底切除。胰头部的探查顺序应由外侧开始，逐步向内进行。其目的在于了解肿瘤是否仍局限在腺体之内，如已侵及门静脉、肠系膜上血管、腹腔动脉及下腔静脉等重要组织，即应认为已经失掉彻底切除的机会。

3）外侧探查：在十二指肠第 2 段外侧切开腹膜，以剪刀将十二指肠第 2 段与胰头外侧组织一起掀起。如癌肿已与后方的下腔静脉、腹主动脉不能分开时，说明该部已明显受累，应放弃切除手术；如肿瘤明显地局限于壶腹部，则可施行切除术；如肿瘤不大，但不能肯定有无门静脉侵犯时，可小心地继续向前分离，但在确认肿瘤能切除之前，不进行任何切断胰腺的操作，否则将使外科医生进退两难。

4）下侧探查：完成外侧的探查及分离后，进行下侧探查。将胃结肠韧带充分切开，使胰头得以充分显露。在胰头下缘切开后腹膜，显露肠系膜上动、静脉，并以手指轻轻由此分入胰腺，将胰腺后壁与肠系膜上动、静脉分开。如肿瘤已侵犯腺体之外，则后壁与肠系膜上动、静脉之间不能分开，应放弃根治手术的企图。如勉强分离可引起难以控制的大出血。

5）上侧探查：如经外侧、下侧探查证明肿瘤可以切除，则可进行此步探查。先将小网膜彻底切开，在幽门及十二指肠上缘切断及结扎胃右动脉及其外侧的胃、十二指肠动脉。注意切勿结扎肝动脉。至此胰腺上缘仅余胆总管和门静脉。在胰腺上缘用手指钝性分离，向胰腺后方插入，在正常情况下，可将门静脉与胰腺后壁分开，如果再用一指沿肠系膜血管向上探查，两指相遇于胰腺后部，则说明癌肿并未侵入重要血管。至此可基本肯定肿瘤可以切除。

（4）切除：首先扩大胰腺外、上、下部分的后腹膜切口，使之彼此连接。将横结肠肝曲向下游离，使被横结肠系膜所覆盖的十二指肠水平段得以充分显露。在操作过程中，注意勿损伤结肠中动脉。结扎、切断胰、十二指肠下动、静脉。

1）切断胆总管：一般在十二指肠上缘处切断胆总管，以保证癌肿的彻底切除和吻合便利。

2）切断胃窦：其目的在于癌的彻底根治，同时也有助于防止术后吻合口溃疡的发生。一般要求切除全部胃窦。近年来，也有人提倡保留胃窦及幽门的胰、十二指肠切除术，主要并发症为胃潴留，需要较长时间的胃管留置。

3）切断胰腺：在胰腺予切断线的远、近侧的上下缘，分别以丝线予以缝扎，以减少切断胰腺时的出血。然后以手指在胰腺后方抵住，渐次切断胰腺。切断时应将胰管长度尽量保留长于残胰长度，以利吻合时插管。

4）离断上段空肠：胰腺切断后，切断 Treitz 韧带，在距韧带 5~10cm 处切断空肠。其近端用粗丝线做荷包缝合或用手套保护，并将十二指肠第四段与近端空肠一并在肠系膜血管下方拖向右侧。至此，仅有胰腺钩突部与肠系膜上血管相连接。

5）断钩突：钩突与肠系膜上血管关系密切，有的甚至将肠系膜血管包绕在内，并有不少小血管分支由肠系膜上血管进入胰头。在分离时稍不留意，即能撕裂血管，引起大量出血。术者可用左手示指和中指放在胰头部之后，左手拇指在胰头部之前，仔细分离出胰头部和钩突部的边缘，再一一钳夹切断，不致损伤血管。切除全部钩突。

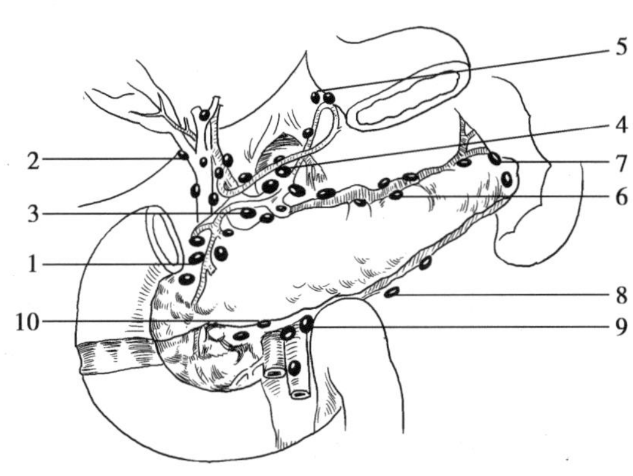

▶ 图 35-10-2　胰腺的淋巴引流（前面观）

1. 幽门下淋巴结；2. 肝淋巴结；3. 右胰上淋巴结；4. 腹腔淋巴结；5. 胃小弯淋巴结；6. 左胰上淋巴结；7. 脾门淋巴结；8. 胰下淋巴结；9. 肠系膜上淋巴结；10. 横结肠系膜淋巴结

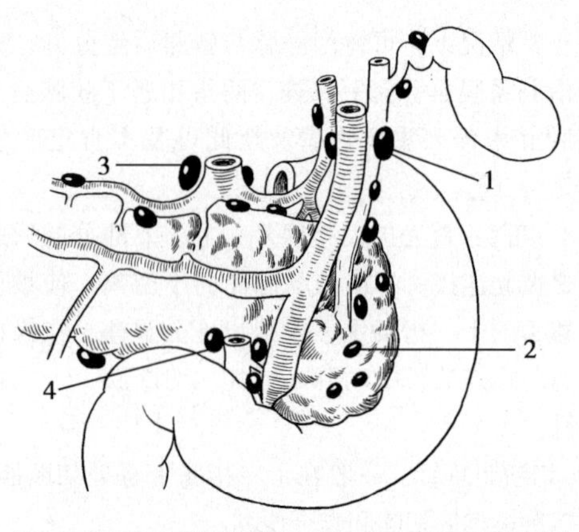

▶ 图 35-10-3 胰腺的淋巴引流（后面观）

1. 肝淋巴结；2. 胰后淋巴结；3. 腹腔淋巴结；4. 肠系膜上淋巴结

（5）消化道重建：在癌肿被整块切除之后，胃、胆、胰、空肠应按照生理需要进行消化道重建，并应符合以下几个原则：①尽量恢复正常生理功能；②防止食物进入胆管或胰管；③防止由于胃液与食物混合后直接进入空肠而引起空肠溃疡。根据上述原则，目前常被采用的重建的方法有3种：①Child法，包括结肠后空肠-胰腺残端吻合，在距次吻合数厘米处，以胆总管（或胆囊）与空肠行端侧吻合及结肠前胃空肠吻合（图35-10-4A）；②Whipple法，与Child法相似，其不同者为将空肠残端上提，经结肠后与胆总管行端口吻合，而胰腺残端在此吻合之下方与空肠行端侧吻合，然后行胃空肠端侧吻合（图35-10-4B）；③Cattell法，即将空肠残端在结肠前与胃残端行端端吻合，在距胃肠吻合处20cm左右，将胰腺残端和胆总管残端分别与空肠行端侧吻合（图35-10-4C）。为防止逆行感染，在胃、空肠吻合口与胰、胆管空肠吻合口之间行空肠近端与远端的侧侧吻合术；近年来一些作者推荐保留幽门的胰、十二指肠切除术。其主要方法为不切断胃、十二指肠动脉，在小弯处尽量清除淋巴结。保留幽门，在幽门静脉远端约2cm处切断十二指肠。消化道重建时多采用Child法或Whipple法。据报道该法由于保留幽门，术后营养较好，生存质量较高。但由于手术不可避免地切断了迷走神经，胃排空在术后近期出现障碍，故应同时行胃造瘘术，以减少鼻胃管的痛苦。

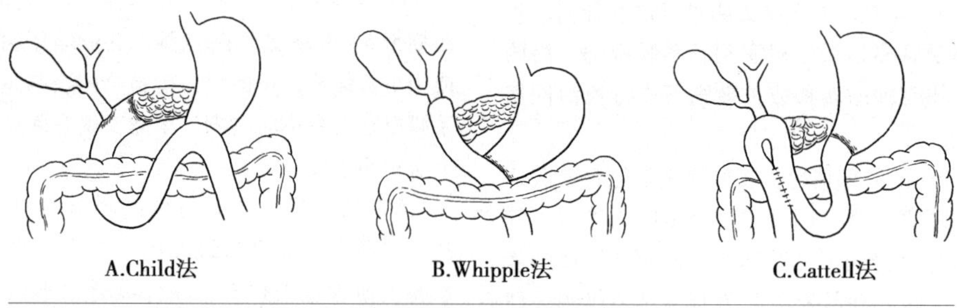

▶ 图 35-10-4 胰十二指肠切除术后的消化道重建术式

（二）胰体、尾切除术

1. 适应证

（1）局限于胰体、尾部的癌，经探查证实能够切除者。

（2）胰腺体、尾部良性肿瘤或囊肿，有可能施行切除者。

（3）肯定胰岛细胞瘤的诊断，探查时虽未发现肿瘤，但有极大可疑存在于胰腺体、尾部者。

（4）体尾部出血坏死性胰腺炎、体尾部局限性慢性胰腺炎，需进行手术切除者。

2. 操作要点

（1）切口：多取上腹部横切口或旁正中切口。如术前已决定行胰体、尾切除，选用左旁正中切口也是适宜的。

（2）探查：进入腹腔后切开胃结肠韧带，决定是否能够切除及确定切断线的位置。

（3）胰体、尾部的游离：沿胰尾部向头部切开上下缘的后腹膜，并逐渐将胰尾部及体部与脾动、静脉一起与后腹膜分开。如果切除需在胰头附近，要以手指分入胰腺与门静脉、肠系膜上血管之间，使胰体、尾部完全游离。

在决定切除胰腺时，应先切断、结扎脾动静脉及胰腺本身上下缘血管。然后再予以切断线处切断胰腺，将胰腺远端及脾脏一并移出。在切断胰腺时，应尽量寻找胰管，进行单独处理，一般予以结扎。胰头残余部分应仔细止血，以褥式缝合法将残端全部缝合。一般须在胰腺残端部位放置引流管。

【全胰腺切除术】

1. 适应证　一般认为全胰切除只用于可以切除的胰腺肿瘤。实际上其适应证还可扩大一些，包括：①胰腺头、体或尾部的癌；②其他原发性恶性胰腺肿瘤，如APUD瘤、囊腺癌和肉瘤等；③高胰岛素症，手术中未能发现明显的肿瘤；④小儿高胰岛素症（婴儿胰岛细胞增生症）；⑤某些累及胰腺大部或重要部位的外伤；⑥慢性胰腺炎患者应用Puestow手术不能控制疼痛者；⑦急性暴发性胰腺炎有全胰坏死者。其中，对慢性胰腺炎的患者应采取细胞学检查以排除肿瘤。

2. 操作要点

（1）切口：沿胰腺长轴作上腹部斜切口，以利于暴露十二指肠外侧、胆道和胰腺。对肋角狭窄的病例，可作正中切口或右上腹旁正中切口，必要时加用左侧横切口。

（2）对手术可能性的估计：经探查，如发现远处转移、大血管受侵犯（特别是门静脉、肝动脉或肠系膜上动、静脉）或癌的扩展超出了通常胰腺切除的范围时，则不能切除。

（3）切开十二指肠第2段的外侧腹膜，进行Kocher操作，游离十二指肠（参考胰、十二指肠切除术）。

（4）将胃结肠韧带自横结肠上分离下来，充分暴露胰腺。

（5）切除胆囊，并在胆囊管汇入处上方切断胆总管，近端备吻合用，远端予以缝扎。

（6）切断脾肾韧带，将脾从其后外侧游离。

（7）在胃网膜血管的左右部分交界处将胃切断，以增加胰腺的显露，并减少长期存活的患者吻合口溃疡的发病率。切断胃右动脉和胃、十二指肠。

（8）在腹腔干分出脾动脉处结扎脾动脉，切断之；在脾静脉汇入门静脉处结扎切断之。

（9）钝性分离胰腺钩突与门静脉之间的组织，结扎其间的小静脉；结扎钩突与肠系膜上动脉之间的分支，结扎切断胰、十二指肠下动脉。

（10）游离上部空肠，将其经肠系膜血管的后方推向右上腹，并在此切断空肠。

（11）消化道重建：经上述游离后，可整块切除脾、全胰、十二指肠、胃的远端，切除后将空肠与残胃及胆总管分别进行吻合，完成重建（图35-10-5）。

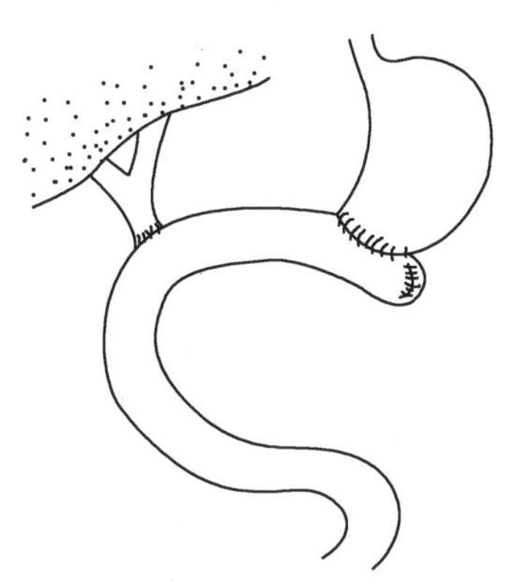

▶ 图35-10-5 全胰切除术后的消化道重建

慢性胰腺炎的手术：慢性胰腺炎的病因繁多，病理改变多样，故手术方式亦有多种多样。一般可分为：①去除原发病因，如胆道疾病；②解除胰管梗阻；③解除或减轻疼痛。其中最常应用的术式是胆囊切除、胆总管探查、Oddi括约肌切开成形术（见有关章节）；胰管切开术，胰管空肠吻合术，胰腺切除术（见第九节胰腺切除术）和内脏神经切除术。

【胰管切开术和胰管空肠吻合术】

1. 适应证

（1）慢性胰腺炎合并胰管结石。

（2）胰管有多处狭窄，在狭窄的远端胰管广泛扩张。

2. 手术要点

（1）麻醉、体位和切口与一般胰腺手术相同。

（2）切开胃结肠韧带，充分暴露胰腺。

（3）结合ERCP、B型超声波等检查，探查胰腺内有无结石。必要时切开胰腺下缘的后腹膜及十二指肠的侧腹膜，用手仔细扪诊以确定有无结石及结石的部位、大小和数量。近年来术中B型超声波的应用为该病的术中诊断提供了很大的方便。

（4）沿胰腺长轴横形切开胰管，并以取石钳钳取胰管内结石或以探针探查胰管有无狭窄与扩张（图35-10-6A）。

（5）如经探查证实胰管有多处狭窄，可用剪刀剪开全部胰管及胰腺组织，使胰管敞开后，出血点应仔细缝扎止血（图35-10-6B）。

（6）敞开的胰管可进行胰管空肠吻合术在进行空肠空肠Roux-En-Y吻合（图35-10-6C）。

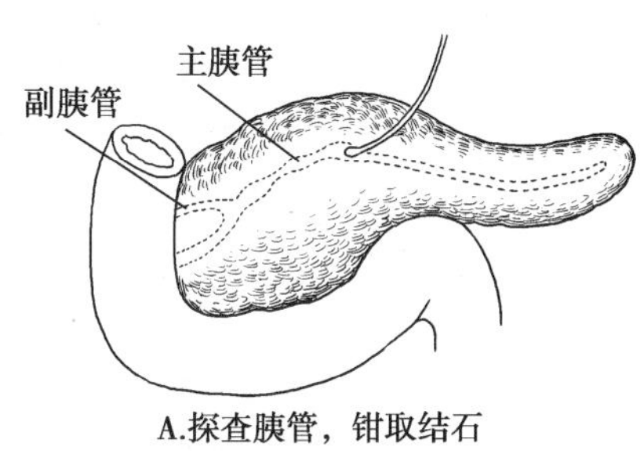

A.探查胰管，钳取结石

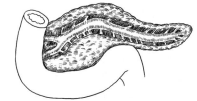

B.全部切开胰管

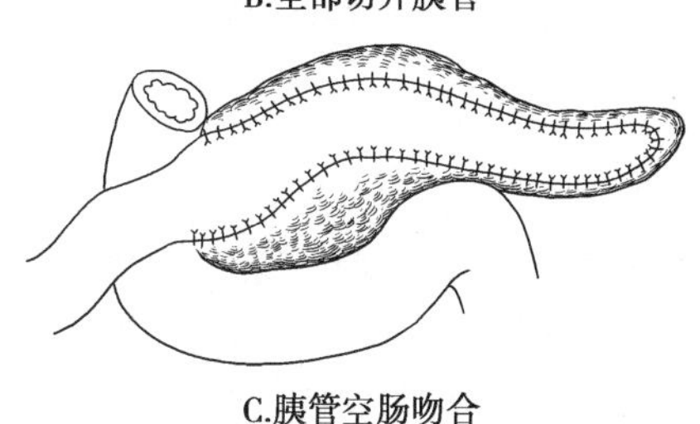

C.胰管空肠吻合

▶ 图35-10-6 胰管切开和胰腺空肠吻合术

【内脏神经切断术】

1. 适应证 在慢性胰腺炎剧烈持续性疼痛，又无法施行胰腺手术的情况下，才考虑用内脏神经切除术以解除剧烈疼痛。对某些不能切除之肿瘤亦可采用。

2. 操作要点

（1）剖腹后切开十二指肠侧腹膜，游离十二指肠及胰头，并将其翻向左侧，以暴露下腔静脉。游离下腔静脉内侧，将左肾静脉以上部位的下腔静脉牵向外侧，显露右腹腔神经节至胰头背侧之神经纤维束，以血管钳钳夹、切断结扎。

（2）切开胃结肠韧带，暴露胰腺，在胰腺下缘后腹膜上作一横切口，分出肠系膜上动、静脉。将肠系膜血管牵向外侧，即可见一扇形神经纤维束，予以切断、结扎。

该种手术远期效果较差，现已较少采用。近年来，有人采用腹腔神经丛阻滞疗法，效果良好。其方法是在X线配合下，将针刺入第1腰椎体前外侧的内脏神经部位，每次注射70%的酒精10ml。注射后常规平卧24小时，以防止可能出现的体位性低血压。

【胰管结扎术和栓塞术】

胰管完全阻塞后，可使胰腺的外分泌发生萎缩，但胰岛不受影响，故可用来治疗胰腺炎。

1. 适应证　顽固疼痛的慢性胰腺炎。

2. 操作要点

（1）切开十二指肠侧腹膜，行Kocher操作，在降段与水平段交界附近切开十二指肠，寻找十二指肠乳头，行括约肌切开成形术，并找到胰管开口，仔细予以缝扎。

（2）另有人主张在胰颈部离断胰腺，将远端胰腺管结扎，缝合残面。再把胰头部分切除，仅在十二指肠内侧留下新月状的一小片胰腺组织。

（3）由于上述方法操作较复杂，且易发生胰瘘，故很少采用。有人采用丙烯盐酸胰管内注射进行阻塞而得到良好的效果。其后又有人用醇溶蛋白（prolamine）及烷基-A-氰基丙烯盐酸注射均获成功。近年来，又采用经内镜胰管插管注射阻塞剂，使治疗更趋于简单易行。

【胰腺囊肿的手术】

（一）胰腺囊肿外引流术（造袋术）

1. 适应证　胰腺囊肿继发感染，病情严重，不能耐受其他手术；或囊壁甚薄而脆及囊壁粘连广泛，不能行内引流时可采用本法。

2. 操作要点

（1）进入腹腔后，探明囊肿的范围大小及四周情况，有无切除或内引流的可能，如有可能应尽量避免外引流术。

（2）选择囊肿向外突出最明显处，先行穿刺，证实囊肿无疑。然后在囊肿突出部的最低点作2针牵引线，其间插入套管，将囊肿内容物尽量吸尽，在扩大引流口，以手指进行囊内探查。具有上皮组织增生突起的真性囊肿有恶变之可能，应尽可能切除。剪一部分囊壁组织做病理检查。

（3）将囊壁切口与腹膜作间断缝合，使囊肿成为一袋状，袋口与外相通（图35-10-6）。

（4）以阴道纱条填塞所造之袋内，务使袋内各曲折部位都以纱布填满，纱条头引出腹外。

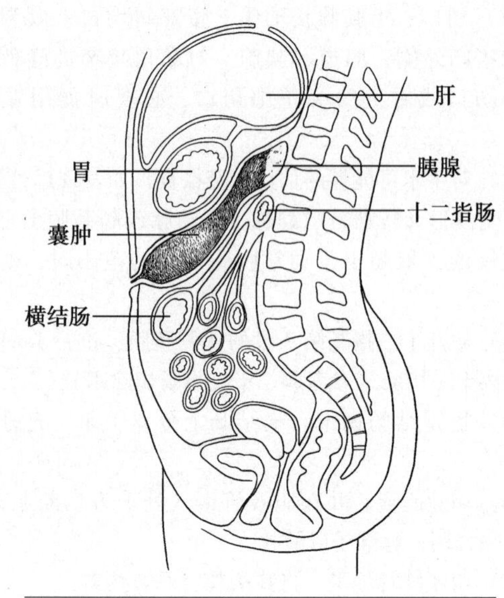

▶ 图35-10-7　胰腺囊肿外引流术（造袋术）

（二）胰腺囊肿十二指肠吻合术

1. 适应证　适于胰头部囊肿。

2. 操作要点

（1）进入腹腔后，切开胃结肠韧带，充分暴露囊肿，在囊肿最低部位置牵引线。

（2）在囊肿上做与十二指肠走行平行的切口3cm，吸净液体，探查囊肿及取囊肿壁送病理检查。

（3）在囊肿切口与十二指肠相应处，将囊肿与十二指肠进行吻合，若囊壁较厚，可作两层缝合。

（三）胰腺囊肿空肠Roux-En-Y吻合术（图35-10-8）

囊肿空肠吻合既能引流囊液又能有效地防止肠道内容物反流至囊肿，是目前最为理想的一种内引流术。

1. 适应证　当胰腺囊肿体积较大，无法切除时均可采用本法。

2. 操作要点

（1）进入腹腔、探明囊肿部位，并经穿刺明确诊断。

（2）提起横结肠，在结肠系膜无血管区纵行剪开系膜约4~5cm，备用。

（3）在Treitz韧带下15~20cm处分离切断肠系膜，在相应部位切断空肠，将近端保护好，远侧端经横结肠系膜孔上提至囊肿处做吻合。

（4）在囊肿的最低位，切开囊肿，吸净囊液，以手指探查囊内，如为多房性，应予以分开。扩大切口约4cm，剪除部分囊壁，使之为梭形。剪除标本送病理。

（5）将远侧端空肠与囊肿行端端或端侧吻合。

（6）在距吻合口约25~30cm的空肠远端与空肠近端行端侧吻合（图35-10-8）。

（7）将横结肠系膜切开处及空肠系膜处缝合，以防内疝。

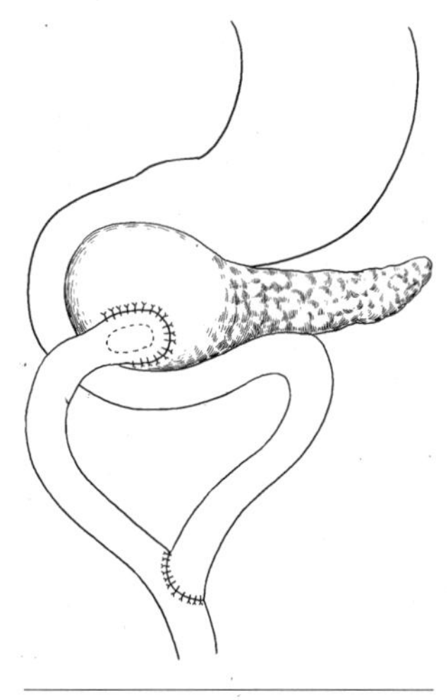

▶ 图 35-10-8 胰腺囊肿空肠 Roux-En-Y 吻合术（图示为结肠后吻合）

【胰岛素瘤切除术】

1. 适应证 对有症状的胰岛素瘤，一经确诊均应及早手术治疗。对胰岛素瘤已有转移的病例，不能手术者，可用药物治疗。

2. 手术要点

（1）术前准备：除血糖水平的检测外，外周血空腹免疫反应性胰岛素（IRI）水平的测定对明确诊断很有意义。但对手术而言，术前的肿瘤定位对肿瘤的发现与切除极有价值。曾宪九应用经皮肝穿门静脉置管分段取血 IRI 测定（percutaneous transhepa-tic portal catheterization sampling，PT-PC）提高了肿瘤定位的准确性。如配合选择性血管造影及术中 B 型超声波，将有利于提高区域定位的准确性。

（2）麻醉：多采用连续硬膜外麻醉。

（3）切口：采用上腹部横切口或上腹部弧形切口，肋角狭窄的患者可用左上腹旁正中切口或加左侧横切口。

（4）探查：仔细探查整个胰腺，如已有肿瘤的定位诊断，也要详查。因为多发性胰岛素瘤占 10%。尚应探查有无肝脏转移，有无淋巴转移。

术前未定位者，应行 Kocher 操作，游离十二指肠和胰头，而后将胰下缘后腹膜切开，详细检查整个胰腺。若遇有褐红、暗红、褐黄色，质稍硬的肿块，应行冷冻切片或针吸活检，明确诊断。

（5）手术方法：①单纯肿物切除：对小、单发、表浅者适用；②胰体、尾切除术：适用于肿瘤位于体尾部者；③渐进式体尾切除术：术中经探查仍不能发现肿瘤，进行盲目尾体切除。切除自尾部开始，没切除一段，均送病理检查及血糖、血胰岛素测定，直至血糖升高，血胰岛素下降时为止。一般肿瘤切除后半小时血糖上升，平均每小时上升 1.3mmol/L（24mg/dl）。若采用 PT-PC 法将使结果更为满意。

具体手术操作，详见胰体尾切除部分。

【胰腺手术后的处理及并发症的防治】

（一）胰腺手术后的处理

与一般腹部手术相同，胰腺手术后应禁食水、给予鼻胃管减压和静脉输液，一般需给予广谱抗生素。对各种引流物的性质、数量进行密切观察。注意有无出血、胆瘘，胰瘘等并发症。由于胰腺疾病的患者多有黄疸、营养不良及内分泌变化，故在处理上尚应注意以下几点：

1. 维生素 K 的补充。

2. 保肝治疗 黄疸患者的肝功能多有损害，若为重度黄疸，胆管引流应在术后持续一段时间。

3. 保肾治疗 重症胰腺炎及并发黄疸的慢性患者，肾脏灌流量和肾小球滤过率降低，加上手术的打击，术后易发生急性肾功能不全。故应补充足够的溶液，保持一定的尿量，必要时给予呋塞米利尿。

4. 营养支持 必须给予足够的热量，以保证患者恢复，必要时应给予一段 TPN 治疗。

（二）并发症的防治

胰腺手术的并发症最常见的是胰腺炎、胰腺囊肿、胰瘘、膈下感染、胆瘘等，部分患者可出现高血糖或低血糖。

1. 胰瘘 是胰腺手术中最常见的并发症，约占全部并发症的 40%~50%。多发生于急性胰腺炎的减压术、腐胰清除术和胰腺切除等手术之后。如在术中仔细缝扎，小心避开主胰管、缝合胰腺断面，可使其发生率降低。术后增加营养支持，如 TPN，是防止胰瘘的另一种有效方法。

2. 胆瘘 由于胰头部的操作或胰腺的外围手术所致。防止措施为仔细操作和通畅的胆道引流。

3. 低血糖和高血糖 部分患者出现暂时的高血糖，可用胰岛素进行调整；部分患者出现低血糖，应考虑胰岛素瘤未完全切除，应补充足量的葡萄糖。

（崔乃强 吴咸中）

参考文献

1. 金涵弢，王俭. 腹胰发育相关胰腺、十二指肠变异. 肝胆胰外科杂志，2010，22（5）：380-383.

2. 边芳. 磁共振胆胰管成像评价胰胆管汇合分型与胰腺炎发病的关系. 郑州大学，2013.

3. 赵苏苏，余泽前，王剑蓉，等. 异位胰腺的临床特点及病理特征：附 36 例报告. 中国普通外科杂志，2013，22（3）：337-339.

4. Engjom T，Erchinger F，Tjora E，et al. Diagnostic Accuracy of Secretin-Stimulated Ultrasonography of the Pancreas Assessing Exocrine Pancreatic Failure in Cystic Fibrosis and Chronic Pancreatitis. Scand J Gastroenterol，2015，50（5）：601-610.

5. Wilschanski M, Novak I. The Cystic Fibrosis of Exocrine Pancreas. Cold Spring Harb Perspect Med, 2013, 3 (5): A9746.

6. 中华医学会消化病学分会胰腺疾病学组,《中华胰腺病杂志》编辑委员会,《中华消化杂志》编辑委员会. 中国急性胰腺炎诊治指南(2013,上海). 中国实用内科杂志, 2013, 33 (7): 530-535.

7. 崔乃强. 中西医结合治疗胰腺炎临床与基础与研究. 武汉: 华中科技大学出版社, 2009: 97-99.

8. Vohra R, Miller G. Effect of Type of Alcoholic Beverage in Causing Acute Pancreatitis. Br J Surg, 2012, 99 (2): 302.

9. Mirtallo JM, Forbes A, Mcclave SA, et al. International Consensus Guidelines for Nutrition Therapy in Pancreatitis. JPEN J Parenter Enteral Nutr, 2012, 36 (3): 284-291.

10. 施长鹰,吴志勇. 慢性胰腺炎诊断与外科治疗. 中国实用外科杂志, 2009, 29 (8): 686-689.

11. 苗毅,刘续宝,赵玉沛,等. 慢性胰腺炎诊治指南(2014). 中国实用外科杂志, 2015, 35 (3): 277-282.

12. Suchsland T, Aghdassi A, Kuhn K, et al. Predictive Factors For and Incidence of Hospital Readmissions of Patients With Acute and Chronic Pancreatitis. Pancreatology, 2015, 15 (3): 265-270.

13. 赵玉沛. 重视慢性胰腺炎的规范化诊治. 中国实用外科杂志, 2011, 31 (9): 763-766.

14. 苗毅,蒋奎荣. 慢性胰腺炎合并胰管结石的诊断和治疗. 中国实用外科杂志, 2011, 31 (9): 800-803.

15. 李兆申. 我国慢性胰腺炎临床流行病学特征. 中国实用外科杂志, 2011, 31 (9): 770-772.

16. 王兴鹏,张汝玲. 慢性胰腺炎的病因和发病机制. 中国实用外科杂志, 2011, 31 (9): 778-780.

17. Mayerle J, Hoffmeister A, Werner J, et al. Chronic Pancreatitis-Definition, Etiology, Investigation and Treatment. Dtsch Arztebl Int, 2013, 110 (22): 387-393.

18. Xia X, Huang C, Cen G, et al. Preoperative Diabetes As a Protective Factor for Pancreatic Fistula after Pancreaticoduodenectomy: A meta-Analysis. Hepatobiliary Pancreat Dis Int, 2015, 14 (2): 132-138.

19. Korolev MP, Fedotov LE, Avanesian RG, et al. [Modern Methods Of Low-Invasive Treatment Of The Stricture And Damage Of The Pancreatic Duct, Pancreatolithiasis]. Vestn Khir Im I I Grek, 2014, 173 (2): 66-71.

20. Wayne AS, Mouser PJ, Brum DE. Pathology in Practice. Pancreatolithiasis. J Am Vet Med Assoc, 2013, 243 (7): 971-973.

21. Siegel R, Naishadham D, Jemal A. Cancer Statistics, 2013 . Cacancer J Clin, 2013, 63: 11-30.

22. Ma C, Jiang YX. Trend and Prediction on the Incidence of Pancreatic Cancer in China . Chin J Epidemiology, 2013, 34 (2): 160-163.

23. Baron TH, Kozarek RA. Preoperative Biliary Stents in Pancreatic Cancer-Proceed with Caution . N Engl J Med, 2010, 362 (2): 170-172.

24. Jemal A, Bray F, Center M M, et al. Global Cancer Statistics. CA Cancer J Clin, 2011, 61 (2): 69-90.

25. Witkowski ER, Smith JK, Tseng JF. Outcomes Following Resection of Pancreatic Cancer. J Surg Oncol, 2013, 107 (1): 97-103.

26. Bosetti C, Lucenteforte E, Silverman DT, et al. Cigarette Smoking and Pancreatic Cancer: An Analysis from the International Pancreatic Cancer Case-Control Consortium (Panc4). Ann Oncol, 2012, 23 (3): 1880-1888.

27. Wei-Guo H, Xi-Wang L, Qi-Ping L. Expression Of Sonic Hedgehog Signaling Pathways in A Rat Model of Chronic Pancreatitis. Saudi Med J, 2010, 31 (1): 14-17.

28. Neoptolemos JP, Stocken DD, Friess H, et al. A Randomized Trial of Chemoradiotherapy and Chemotherapy after Resection of Pancreatic Cancer. N Engl J Med, 2004, 350 (12): 1200-1210.

29. Strosberg J, Gardner N, Kvols L. Survival and Prognostic Factor Analysis of 146 Metastatic Neuroendocrine Tumors of the Ocrinology, 2009, 89 (4): 471-476

第三十六章
脾脏疾病

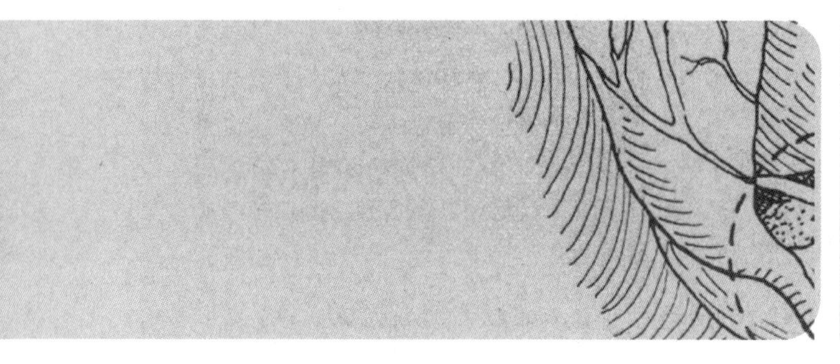
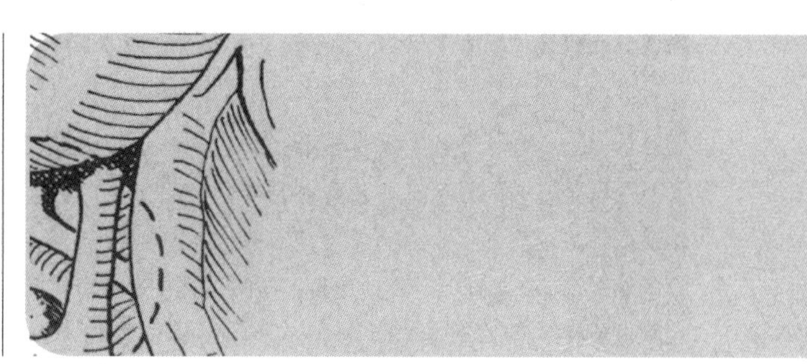

第一节　脾脏的外科解剖

脾脏（spleen）是人体最大的淋巴器官。它属于腹膜内脏器，正常情况下隐于左上腹，由9~11肋骨保护。脾脏的长轴与左侧第10肋骨平行。体位的变动可以影响脾脏的位置：站立时脾脏可以下移约2.5cm，但是仍然不应该在肋缘下触及，一般在临床上将在肋缘下触及到脾脏视为脾脏增大，而且体积增大1倍。

一、脾脏的形态

脾脏在外观上呈蚕豆状的椭圆形，约有本人的拳头大小，略显扁平。由于血液丰富（其血液循环量约占心输出量的5%）而呈紫红色。质地较脆，易破。其表面被覆一层包膜。成年人的脾脏长约13cm，宽约8.5cm，厚约3cm。男女的脾脏大小略有差异，男性脾脏的重量平均在130~150g（女性在100~250g）。脾脏略呈凹凸，凹面为脏面，中央有脾门。凸面为膈面，与膈肌、左下胸壁相邻。80%人脾脏前缘有2~3个脾切迹。脾切迹是脾脏所特有的，在左上腹巨大肿物检查时常常可借此进行鉴别诊断。脾脏的下缘与结肠相邻，与凹面相邻的主要器官是胃、胰、肾，凸面与膈肌相邻。

二、脾脏的固定

由脾动、静脉构成的管状结构被结缔组织包绕形成脾蒂。另外，借助脾胃韧带、脾肾韧带、脾膈韧带和脾结肠韧带，脾脏与周围器官相固定。脾蒂和韧带将脾脏固定在左上腹并处于肋骨的保护之下。个别人可因韧带缺乏或松弛、脾蒂过长而形成游走脾。有人还可见到胰尾与脾之间的脾胰韧带。

三、脾脏的血管

脾脏的供养血管主要是脾动脉。脾动脉发自腹腔干，是腹腔干的最大分支。自发出点开始几乎是呈水平状走行于胰腺后上方的横沟中。在接近脾门处发出胃短动脉和胃网膜左动脉，在脾门外分为2~3支进入脾脏并逐渐分支。脾动脉的总长度平均12cm，直径为5~6mm。脾脏的静脉在脾内逐渐汇总后，以2~4个属支出脾门，汇合成脾静脉。与脾动脉伴行，沿途收纳胃短静脉、胃网膜左静脉、胃后静脉。肠系膜下静脉及来自胰腺的一些小静脉，在胰颈的后方与肠系膜上静脉汇合形成门静脉。脾静脉主干长度约为8cm，直径可达1.5cm，直径明显大于脾动脉。经脾静脉回流到门静脉的血液约占门静脉血量的25%（10%~40%），因而门静脉高压时分流脾脏的血液或切除脾脏可以降低门静脉的压力。

36

四、脾脏的淋巴管

不像其他内脏器官存在丰富而健全的器官内淋巴管，脾脏仅在脾被膜及脾门附近较大的小梁处存在淋巴管。其出脾门后即汇入来自胃大弯和胰腺的淋巴管，分别注入脾门淋巴结和胰腺上缘淋巴结，最后注入腹腔淋巴结。

五、脾脏的神经

脾脏的神经主要起自腹腔神经丛。左肾上腺丛也有分支参与组成脾丛，与脾动脉伴行进入脾。左膈丛也可经脾胃韧带进入脾脏。临床上脾脏病变时出现的左肩部疼痛（Kehr征）即为左膈神经受到刺激所致。迷走神经亦参与脾脏的支配活动。

六、与脾脏手术相关的解剖

近年来，经过解剖学家的不懈努力，对脾脏的应用解剖学有了进一步的了解。这对脾脏的手术，特别是对保脾手术有极大的帮助。可以说各种保脾手术都是在对脾脏血管解剖及分区等知识的了解基础上发展起来的。

（一）脾动脉

除少数人的脾动脉是发自腹主动脉或肠系膜上动脉等外，绝大多数都是发自腹腔干，见图36-1-1。自发出后按其行程可分为4段：胰上段、胰段、胰前段和脾门前段。其总的长度约为12cm，直径约为5~6mm。脾动脉的脾门前段发出终末支进入脾脏内。脾动脉的终末分支主要存在两种类型，即集中型和分散型。

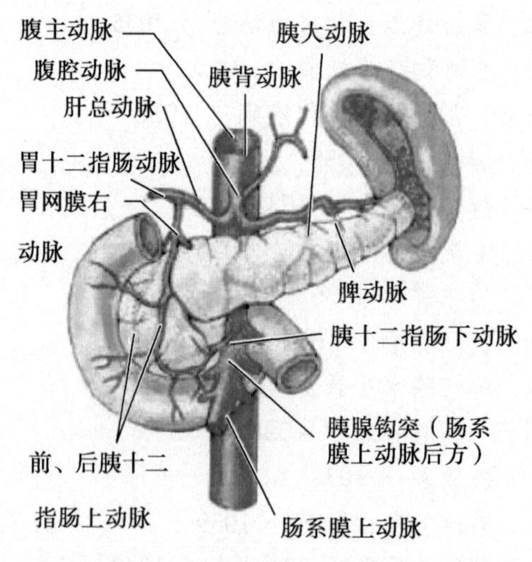

▶ 图36-1-1　脾动脉的解剖：起源于腹腔干
（引自：Moore KL，Agur AMR，Dalley AF. Essentail Clinical Anatormy. Wolters Kluwer Health，2014）

1. 集中型　约占总数的 30%。特点是脾动脉的终末分支在距脾门较短的距离（0.6~2.0cm）内比较集中地进入脾门。脾动脉的主干较长，终末支（即脾叶动脉）较短，分支数较少。

2. 分散型　约占总数的 70%。特点是终末支的发出点距脾门较远（约 2.1~6.0cm），而且常分成 2~3 支进入脾门。脾动脉的主干较短，终末支较细较长。有的终末支在进入脾门前可再分出脾段血管。

（二）脾极血管

脾脏的上极或下极常存在不经过脾门而直接进入脾上级或脾下极的血管。脾上极动脉的出现率为 12%~65%，平均为 32%。多数直接发自脾动脉主干，少数发自脾的上叶动脉，极个别直接由腹腔动脉发出，亦称之为第 2 脾动脉（出现率 2%）。上极动脉也可发出胃短动脉，并借此与胃的血液循环相通。脾下极动脉的出现率为 22%~82%，平均为 44%。下极动脉可发自胃网膜左动脉或脾下叶动脉，也可直接发自脾动脉主干，见图 36-1-2。

脾脏上述的动脉特点与脾脏手术关系密切。集中型者的全脾切除时脾动脉易于处理结扎。而分散型者可能便于处理的是二级脾蒂，即分别结扎脾动脉终末血管更安全。另外在了解了胃短动脉来自脾上极或者脾上叶血管后，对胃大部切除术或胃极量切除术后、仅以胃短动脉供应残胃血运的患者做脾切除时，应考虑保留脾上极或脾上叶血管，以避免阻断这唯一的血供。脾极血管是脾脏重要的侧支循环。当欲结扎脾动脉而又不希望发生脾坏死时，应保留胃网膜左动脉和胃短动脉这两个侧支来源。脾极血管破裂出血又存在单独的脾极动脉时可以考虑保脾手术：结扎脾极动脉或按脾极血管的供应区做规则性的脾极切除。

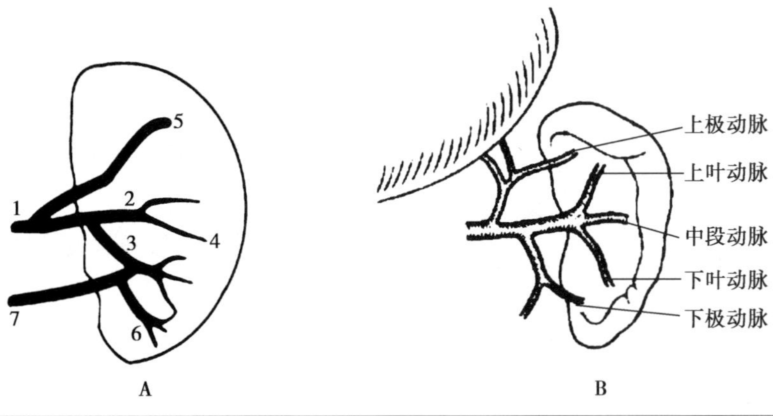

▶ 图 36-1-2　脾叶段血管划分

1. 脾动脉主干；2. 脾上叶动脉；3. 脾下叶动脉；4. 脾中段动脉；5. 脾上极动脉；6. 脾下极动脉；7. 胃网膜左动脉

[图 A 引自：荣万水，姜洪池. 脾脏血管的外科解剖学研究近况. 中华肝胆外科杂志，1999，5（4）：279-281；图 B 引自：姜洪池，荣万水. 脾内血管的应用解剖学研究. 中华肝胆外科杂志，2000，6（5）：330-333]

脾静脉与动脉伴行，多数情况下在脾动脉的后下方。少数者可以和动脉互相盘绕走行。

（三）脾的叶段血管

脾脏的血管在离开脾动脉主干后，分为脾叶和脾段血管。这些血管在脾内形成特有的节段结构，因此在解剖形态上有其独立性。这一特点为脾部分切除提供了形态学基础。

1. 脾叶动脉　脾叶动脉是脾动脉的终末支，也是脾动脉的一级分支。以分为 2 支脾叶动脉的 2 支型最为常见（在综合统计分析 2100 多例中占 85.58%），3 支型次之（占 12.87%），1 支型和 4 支型均比较少见，见图 36-1-3。脾叶血管多数分布在脾外。做脾叶切除时，在此处结扎脾叶血管易于完成，而 1 支型者往往存在一定困难。

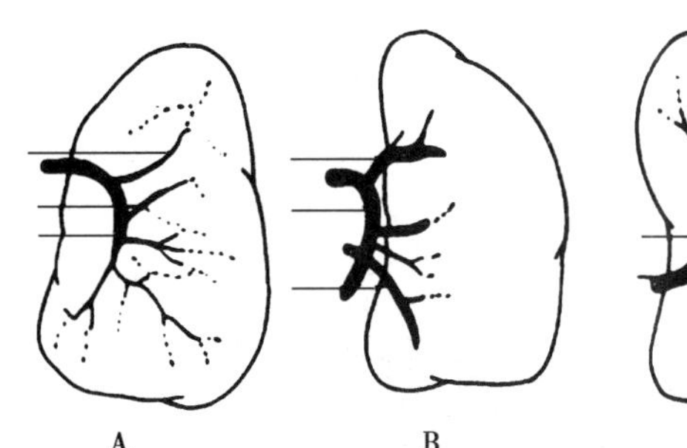

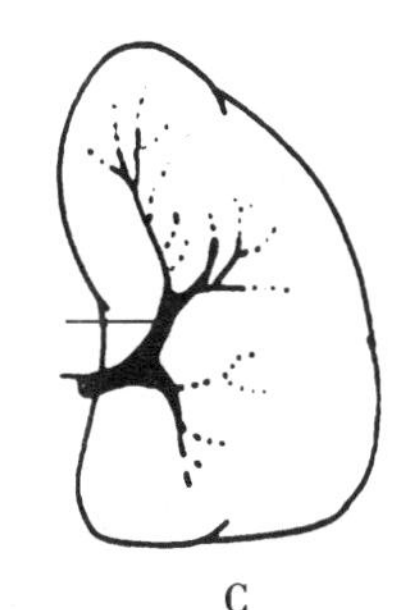

▶ 图 36-1-3　脾叶动脉的分型

A. 1 支型；B. 2 支型；C. 3 支型；

[引自：荣万水，姜洪池. 脾脏血管的外科解剖学研究近况. 中华肝胆外科杂志，1999，5（4）：279-281]

2. 脾段血管　一般情况下脾叶动脉在进入脾脏后分出脾段动脉（二级分支）。通常每支脾叶动脉分出1~3支脾段动脉，以垂直方向进入脾脏。每支脾段动脉供应相应的一个脾段组织。虽然脾段动脉存在3~8段型，但是以4段型最多（超过50%）。他们分别为脾上段，脾中上段，脾中下段和脾下段动脉。其他以3段型或5段型次之，见图36-1-4。

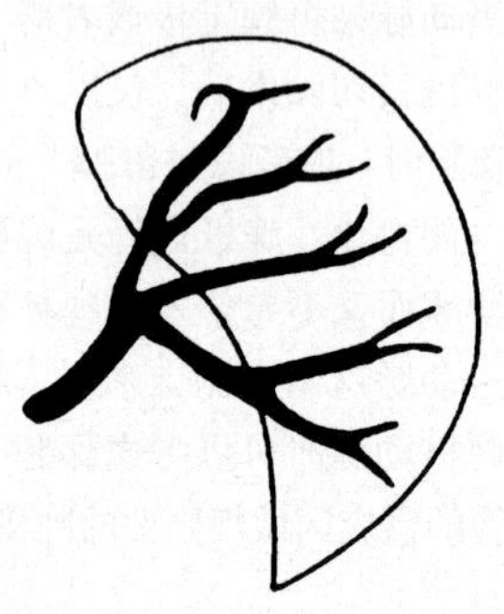

▶ 图 36-1-4　脾段血管的划分

［引自：荣万水. 姜洪池. 脾脏血管的外科解剖学研究近况．中华肝胆外科杂志. 1999，5（4）：279-281］

脾段动脉进一步分为三级分支，即亚段动脉，约为9~21支（平均16支）。脾的亚段动脉依次可再分出小梁动脉（四级分支），中央动脉（五级分支），笔毛动脉（六级动脉）。经髓动脉，鞘动脉及毛细血管动脉进入脾窦，并经毛细血管的静脉端依次回流到脾静脉。

（四）脾脏的区域划分

Dixon按脾实质内血管的走行分布情况及规律，将脾脏由脏面到膈面划分为3个区域：脾门区，中间区和周围区，见图36-1-5。该区域划分为临床上使用不同手术方法处理不同的脾损伤，提供解剖学依据。脾的厚度平均3.6cm。脾门区为脾叶、脾段血管及亚段血管所在和经过之处。中间区为小梁血管、中央动脉和小静脉分布之处。周围区为笔毛动脉、髓动脉和血窦分布处。中央区和周围区的厚度各约为1~1.4cm，由于周围区缺少较大血管，可以进行黏合、缝合等处理脾损伤。

36

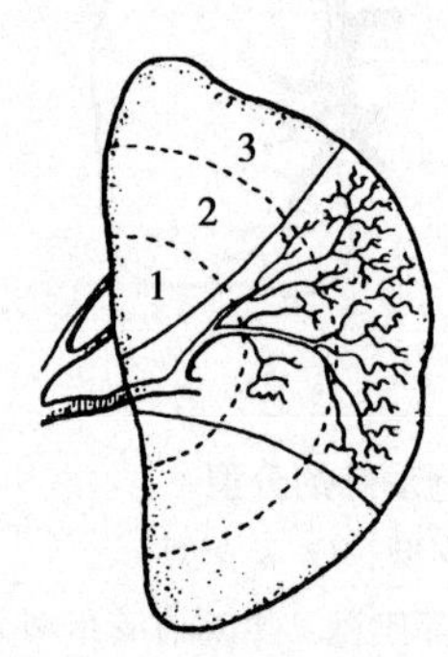

▶ 图 36-1-5　脾脏的分区

1. 脾门区；2. 中间区；3. 周围区

（五）脾脏的发育

人胚胎形成的第4周，在消化管胃的背侧系膜内出现脾脏的原基。此时的原基仅是一个小的增厚区。随着时间不断分裂增生，脾原基逐渐增大膨出。在3个月时，在已形成的脾脏被膜、小梁和实质的网状支架的基础上，脾窦开始出现。同时，在脾实质内开始出现造血干细胞和巨噬细胞。4个月时，来自胸腺和骨髓的T淋巴细胞和B淋巴细胞出现在脾内。脾脏内的造血干细胞形成红细胞、粒细胞和血小板，显示造血功能。此时的脾组织就像骨髓组织，但没有白髓和红髓之分。造血功能在胎儿第5个月后，迅速地被胎儿的肝脏和骨髓所代替。当造血功能丧失后间充质细胞形成红髓，淋巴组织代替动脉外膜内的结缔组织形成白髓。7个月时，脾被膜和小梁内平滑肌及纤维结构增多。虽然此后脾脏造血停止，但是在某些病理条件下，脾脏的红髓仍可通过髓样化生来变成类似红骨髓样的结构，从而恢复一定程度的造血功能。

（张　晖　许大辉）

第二节　脾脏的生理功能

人们对脾脏及功能的探索由来已久。作为体内大型的实质脏器，脾脏受损的机会较多。长期以来为了挽救伤者的生命，常常需急诊手术切除脾脏。切除脾脏的成年人能够很好地生存。这使得人们认为脾脏是人体生存的非必需器官。这种对脾脏的传统认识持续了许多年。自1952年King和Schumacker报道了5例发生在脾切除术后的全身性凶险感染（overwhelming post-splenectomy infection. OPSI）后，人们对脾脏在免疫方面作用的认识得以提高，也带动了外科医生对脾脏切除观念的改变。

一、脾脏的造血功能

在胎龄3~5个月，逐渐发育起来的脾脏是胎儿的主要造血器官。脾内的造血细胞可以分化成各种造血细胞。来自胸腺和骨髓的淋巴细胞在脾内逐渐成熟。5个月以后，脾脏造血功能逐渐减弱，脾小结仍保留产生淋巴细胞和单核细胞的功能。出生后脾脏继续保留产生淋巴细胞和单核细胞的功能。在正常情况下脾脏已经转化成为淋巴器官，但是脾脏的髓外造血能力并未丧失，只是暂时停止。一旦机体需要紧急造血时，脾脏仍能恢复其造血功能。

二、脾脏的储血功能

在成人，去除血液后的脾脏重约80g。含血的正常脾脏重约130~150g。两者重量相差较大，再加上脾脏类似海绵样的结构，使脾脏具有一定的储血功能。但是在生理情况下，脾脏储血功能所起的作用是有限的。这是因为人脾包膜和小梁的平滑肌较少，而且生理情况下不发生收缩。只有当紧急需要时（如急性失血、注射肾上腺素收缩药物等）脾脏才发生收缩，这时驱入循环的血量对机体的帮助也是有限的。但是在脾脏病理性增大情况下，储血量几乎可以达到全身血容量的20%。

脾脏有明显的储存血小板的功能。以核素Cr标记法进行的试验证明在脾脏内储存的血小板可达全身量的1/3，这种储存是动态的、交换式的储存。当脾脏肿大时脾内储存的血小板数量会明显地增加，而脾切除后，除血小板的破坏减少外，血小板也因失去了储存场所在外周血中计数增加。

三、脾脏的滤血和破血功能

脾脏的循环血量非常丰富，流经脾脏的血液为250～300ml/min，约占心输出量的5%左右。每天流经脾脏的血液近300L。脾脏对流经它的血液成分进行“滤过、破坏和清除”。

进入脾窦的血液流速较慢，当血液中的细菌、异物及衰老的血细胞进入到红髓的边缘带和脾窦处时，单核细胞和巨噬细胞便将其捕获，吞噬。有实验证明血液中注入的染料颗粒会迅速地在脾脏的巨噬细胞内见到。脾脏除了可以滤过并清除血中的“异物”，同时还可以滤过并破坏自身衰老的血细胞（主要是红细胞）。脾切除术后的情况证明：脾脏是破坏红细胞的重要场所。在正常情况下只有衰老及不合格的红细胞被破坏。但在某些病理情况下，脾脏也可以破坏正常的红细胞。

正常的红细胞易于变形，因此在通过直径只有3μm的脾窦基膜小孔时可以不受损伤地进入脾窦。红细胞在脾窦处遭到破坏的原因有2种：①红细胞的变形能力下降及形态异常（如过大或球形变），通过脾窦的能力降低；②脾窦的基膜孔的滤过作用使得局部环境变化（缺乏葡萄糖、Ph降低），使得红细胞能量耗竭，细胞膜脆性增加。

红细胞被巨噬细胞捕获后即被溶酶体消化，分解成珠蛋白和血红素。珠蛋白可分解形成氨基酸，而血红素被分解成铁、二氧化碳和胆绿素，铁被储存或再利用成为造血原料。二氧化碳经肺呼出。胆绿素在肝内处理后排出体外。

要求脾脏必须具备一定的体积，才能胜任和完成滤血和破血的功能。目前提出的保脾手术要求在可能的情况下应保留脾脏的1/4～1/3。相反，对于存在脾脏破血功能过度的有关疾病，须将脾脏全部摘除（包括隐藏副脾），才能解决脾功能亢进问题。

四、脾脏的免疫功能

脾脏是机体最大的外周淋巴器官，占有全身淋巴组织总量的1/4左右。同时也是人体主要的免疫应答场所。脾脏在出生后1年左右发育基本成熟，它的免疫功能主要是由淋巴细胞完成。具有吞噬功能的淋巴细胞约60%为B淋巴细胞和40%T淋巴细胞。抗体主要在脾脏内产生。

脾脏免疫主要分为非特异性免疫和特异性免疫两大类。前者主要是通过吞噬作用来完成免疫功能的，后者主要是抗原物质刺激产生的免疫应答实现的。

（张 晖 崔乃强）

第三节 常见脾脏外科疾病

一、脾损伤

见第二十六章腹部损伤。

二、脾功能异常

（一）脾功能亢进（hypersplenism）

脾功能亢进是指可以通过脾切除缓解或纠正的，由于脾功能增强而导致的各种异常，包括：血液成分减少，特别是白细胞和血小板减少；骨髓代偿性增生；脾脏增大。Chauffard在1907年最早使用脾功能亢进这个概念。

脾功能亢进可分为原发性和继发性两类。

1. 原发性脾功能亢进　原发性脾功能亢进病因不明，可能与先天或家族性因素有关。1939年Doan和Wiseman描述的原发性脾功能亢进，以中性粒细胞减少和脾肿大为主要表现。后来一种、多种或全部血液成分减少也被纳入到本病的概念中，伴轻度的脾肿大，女性患者多见。其临床表现依不同血液成分减少而不同，常见的包括：贫血，反复感染，发热，口腔溃疡，瘀血斑点，脾肿大。外周血检查可显示白细胞减少或不同程度的全血细胞减少，但缺少白血病或骨髓增生的证据。骨髓涂片可显示全血细胞增生。脾切除对治疗有效。

原发性脾功能亢进的诊断是排除性诊断，只有在排除其他诊断后才能成为可能。确定诊断后，应考虑施行脾切除以改善血液方面的异常。

2. 继发性脾功能亢进　继发性脾功能亢进涉及多种疾病，共同特征是脾脏肿大。可引起脾功能亢进的疾病按性质可分为炎症性，充血性，代谢性，肿瘤性等。这些疾病的临床表现除脾大和不同程度的血细胞方面的异常外，尚有各种原发疾病的表现，如伤寒，疟疾等炎症性患者有发热表现；门静脉高压，肝硬化，脾静脉栓塞等患者存在腹水、腹胀、腹痛等；代谢性疾病患者存在皮肤、骨骼和神经等方面的异常；肿瘤性疾病可由血液系统或周围组织来源肿瘤引起，可伴有原发肿瘤方面的症状。

在继发性脾功能亢进中，大多数疾病可以施行脾切除并取得较好的疗效。但是就血栓形成的血小板减少性紫癜，β—地中海贫血，某些白血病等而言，切脾的治疗效果并不理想，故手术适应证有高度的选择性。

（二）脾功能低下（Hyposplenism）

脾功能低下的典型患者是无脾者，患者易患感染，严重者可发生脾切除术后暴发感染（OPSI），并常可致命。脾功能低下患者的脾脏可以是正常大小，也可以萎缩或肿大。外周血中存在棘红细胞、高铁红细胞、靶形细胞、点彩红细胞、Heinz 小体、Howell-Jolly 小体等典型无脾的表现以及淋巴细胞，单核细胞和血小板的增多。经同位素^{99m}Tc 扫描可以证实脾萎缩。

导致脾功能低下的常见疾病有溃疡性结肠炎，毒性甲状腺肿，慢性镰状红细胞性贫血，血红蛋白 S/C 疾病，结节病以及使用二氧化钍胶质及长期使用皮质醇激素等。

三、游走脾与脾扭转

脾脏脱离其左上腹的正常解剖位置而位于腹腔的其他位置称为异位脾。当脾脏呈活动状态并且能够恢复其固有位置者，称为游走脾。游走脾比较罕见，据文献报道，在所有脾切除患者中，诊断游走脾者只占 0.2%~0.3%。男女均可发病，以 20~40 岁育龄妇女和儿童多见。

【病因和病理】

起支托固定作用的脾周韧带发育异常或松弛，在脾脏重力作用的牵拉下脾脏离开其原解剖位置而成为游走脾。本病多发生于伴有脾肿大的中年经产妇。在妊娠后期激素影响下韧带变的松弛，如果再加上脾肿大的重力作用，便可能产生游走脾的形成条件。腹壁肌肉和内脏的支撑固定作用减弱以及某些慢性疾病所致的脾肿大也是疾病原因之一。

游走脾的游走范围变异较大，这主要取决于脾脏的大小、脾蒂的长短、脾周韧带松弛程度以及脾周有无粘连。临床报道的病例中，多数位于左上腹，也有位于盆腔或右下腹者。无粘连的游走脾游离范围较大，不固定；反之则固定。游走脾可因体位，运动以及外力影响，发生以脾蒂为中心的扭转。扭转的程度不一，报道有 90°~2160°（1/4~13 周）者，一般 360°~1080°（1~3 周）。因脾蒂中包含脾脏血管，一般脾脏发生 > 270°扭转后即可引起血运障碍，进而发生脾梗死。

【临床表现及诊断】

游离程度较轻的患者症状常不明显。往往表现为腹部下坠不适，自觉平卧时减轻。个别患者自己可扪及左侧肋缘下有一肿物，但时有时无。

脾周韧带过于松弛，脾蒂较长，脾脏增大增重而脾周没有明显粘连者，可以在腹部的任何位置出现一肿物，一般认为扪及切迹的圆形实性肿物是脾脏特有的征象。当伴有脾扭转时会出现严重的腹部疼痛。国内外的报道发生脾扭转的可能性在 20%~50%间。反复、不完全扭转造成脾脏萎缩或渗出，可形成脾与周围器官和组织的粘连。肿大、异位的脾脏还可引起压迫症状。部分患者就是以压迫症状为主诉而来就诊的，如胃受压引起的呕吐，肠受压引起的梗阻，膀胱直肠受压出现的尿频尿急，排尿排便障碍或误认为腹腔的恶性肿瘤。当患者在剧烈运动后，或体位变动情况下突然出现剧烈腹痛，继而出现恶心，呕吐，可能伴有休克。这是游走脾急性扭转的表现，也是一部分游走脾患者的首诊原因。由于游走脾的临床表现多变，程度不一，以脾扭转就诊患者的腹痛严重而又紧急，临床中不易诊断。但是如果接诊医生了解此病并对此保持一定的警惕，仔细查体，若发现腹部肿物；能触到脾切迹；肿物能够向左上腹推动而向其他部位移动时阻力增加；脾浊音界消失；中年已产妇女应怀疑此病。如能为患者紧急行 B 超，CT、MR 或 DSA 造影及同位素^{99m}Tc 扫描检查，都可以发现脾区缺少正常脾脏，而腹部肿物却呈现脾脏的形态或功能的特点。本病的术前误诊率高。据统计，术前确诊率仅为 4.4%。

【治疗】

目前推荐手术治疗游离脾。无症状的游走脾，诊断明确且不伴有明显的脾肿大以及儿童（尤其 4 岁以下）患者可暂不行手术治疗。随着腹腔镜外科的发展，此类患者可行腹腔镜脾固定术或开腹脾固定术，尽量争取保脾治疗。对于有脾肿大，伴有明显的压迫症状者考虑择期行脾切除术以防止发生脾扭转。若考虑有寄生虫感染的可能，因此一般不宜保留脾脏。对已发生脾扭转而脾脏正常者，可在脾切除后行脾组织移植。当脾脏发生梗死时应行脾切除术。

四、脾脓肿

脾脓肿（splenic abscess）是脾脏的化脓性感染，多继发于全身性感染。本病在临床上比较少见，最早由 Grand 和 Mousel 在 1885 年报道。据报道，脾脓肿发生率不足 0.7%。各年龄段均有发病，但以青壮年为多，男女发病率约为 2∶1。

【病因、病理及分类】

脾脓肿按感染来源在临床上分为 3 类：①转移性脾脓肿，约占 75%（多数为菌血症的结果）；②外伤和梗死引发的脓肿，约占 15%；③邻近器官化脓性感染侵袭脾脏所致的脾脓肿，约占 10%。按脓肿的数量将脾脓肿分为：①多发性脓肿：多数为全身性细菌感染，如菌血症，败血症，细菌性心内膜炎，伤寒等疾病的并发症；②单发性脓肿。按感染细菌的种类分类：革兰阴性需氧菌和厌氧菌的感染发生率较高，多数细菌的混合感染率较高。在需氧菌中，链球菌、葡萄球菌和沙门菌属细菌所占比例较高。按导致脾脓肿的原发疾病分类：①感染性，约占 70% 以上；②非感染性，约占 1/4；③医源性，近年来介入性栓塞治疗或脾动脉结扎等保脾手术后发生脓肿的情况时有发生。

带菌的栓子经血液循环进入脾脏后，在脾脏原有疾病或全身抵抗力降低的情况下可发生细菌的定植。也可发生在脾损伤，包膜下血肿或中央型脾实质真性破裂的血肿内发生感染。前者多为多发性脓肿；后者多为单发性脓肿，但较少见。脓肿因有脾组织的破坏、出血等情况，脓液较黏稠，呈棕褐色。早期的脾脓肿多不伴有脾周粘连。当炎症未能控制，脓肿向外扩展，炎症终将波及脾脏表面及脾周组织，进而导致粘连，甚至外侵发生破溃，形成腹膜炎或瘘。少数可穿透膈肌造成脓胸。脾脓肿作为一个感染源也可经血液途径将自身的菌栓，运送到全身的其他部位，引起新的转移性脓肿。

【临床表现】

寒战，高热，左上腹疼痛是脾脓肿最主要的临床表现，可伴有恶心，呕吐及食欲不振。左上腹疼痛多同时伴有压痛，反跳痛，皮肤皮下水肿，腹肌紧张，局部多能触及一边界不清的包块。多数患者在发病的初期表现为原发疾病的症状及败血症、菌血症等脓毒血症的临床表现，随后出现左上腹痛及左肩放射痛，疼痛在深呼吸时加重，左侧季肋部及下胸部叩击痛明显。

【辅助检查】

多数患者的外周血白细胞及中性粒细胞有明显升高（患者原有脾功能亢进引发的白细胞减少除外），细胞核左移并伴有中毒颗粒。约 70% 多发脓肿患者的血培养结果阳性，但有时血培养并不能完全反映脾脓肿内多种细菌感染的情况。单发脓肿的血培养阳性率低于多发脓肿者。

B 超可见脾脏增大，脾内低回声或无回声暗区，有时可在脾区内看到气体的强回声（B 超还可在做治疗时为穿刺抽脓作定位指导）。

在透视或 X 线片上可见到左膈肌抬高、模糊，运动度下降，左下肺炎、左侧胸腔积液，甚至肺不张。左侧胃泡向内下方移位，左上腹可出现气液平。

由于 CT 可以十分精确地区分组织的密度，因此在脾脓肿的诊断中很有价值。典型的表现为脾内出现局限性或多发性的低密度区，低密度区内可有分层现象。增强后脓肿壁可出现环状强化。低密度区的 CT 值变化较大。如果脾内出现气体影则是脾脓肿的特征表现。另外，CT 还可清楚地辨认脾内脓肿和脾周脓肿。

【诊断】

在寒战，高热，白细胞增高等全身性感染症状后出现左上腹痛，同时伴有左肩部疼痛。左上腹查体发现压痛，反跳痛，肌紧张，左肋下和左上腹边界不清的压痛性肿物，左季肋部明显的叩击痛时，应考虑脾脓肿的可能。因脾脓肿是少见病，在初期时缺乏特异性的表现，医生对本病的警惕性是最为重要的诊断前提。所幸的是现代影像技术可以提供直接的诊断依据。

【治疗】

1. 非手术治疗　全身性的抗生素和支持治疗。

（1）选择能够覆盖常见感染细菌的有效抗生素。可考虑使用广谱抗生素，也可联合应用头孢类，氨基糖苷类和抗厌氧菌药物。如在确诊时已有血培养及药敏试验的结果，可用作参考性指导。切记脓肿内的多种细菌不大可能在血培养中完全显示出来。抗生素治疗的持续时间应足够长，必须将局部和全身感染的病情完全控制后方可停药，一般需要超过 2 周。

（2）营养支持，必须兼顾纠正水、电解质平衡，贫血和低白蛋白血症。为补充营养，肠内营养的给予是必要的。

2. 手术治疗　主要是针对病变局部的处理。

（1）脾切除：包括脓肿在内的脾脏切除是一种理想的治疗。

（2）脾脓肿切开引流：在患者情况较差、不能忍受脾切除术或客观上不具备切脾条件时采用。引流管要足够粗，但不要太硬。引流时应避开胸腔和避免造成腹腔感染扩散。多孔硅胶管加负压或双套管引流效果较好。

（3）腹腔灌洗：术中发现脓肿已破溃入腹腔时，除了彻底冲洗腹腔外，应放置多根胶管。一方面便于术后引流，另一方面可行抗生素灌洗治疗。药物可以采用甲硝唑或替硝唑+氨基糖苷类抗生素+生理盐水，也可参照脓液培养的药敏试验结果选用。灌洗应持续到腹腔感染情况得到很好控制（腹膜炎消失，肠鸣音恢复）以后。

（4）B 超引导的穿刺置管引流及脓腔灌洗：当患者不能耐受开腹手术，或已证实脾周粘连手术切脾困难较大时，可在 B 超定位引导下穿刺并置入 1 根 8~10F 的留置导管，以便引流灌注冲洗之用。这种方法可能发生穿刺出血和引流管堵塞。如果此法不能很好地控制病情发展，则应果断的采用开发手术引流。

【预后】

由于脾脓肿多数是严重全身感染的并发症，因此病死率较高。虽然现代影像技术和抗生素已使总死亡率有所下降，但仍高达 1/3。积极的抗生素治疗，营养支持，及时手术是治疗的关键。患者死亡的主要原因是全身化脓性感染及脓肿的并发症，尤其是未能及时诊治的老年患者。

五、脾动脉瘤

随着人口老龄化以及动脉硬化发病率的不断提高，动脉瘤的发病率也在增加。在内脏动脉瘤中，脾动脉瘤（splenic artery aneurysm）的发病率最高，约占 2/3。1770 年 Beaussier 首次通过尸检发现此病。本病的发病率很低，文献报道的脾动脉瘤发病率约为 1%，若合并门静脉高压者可达 10%左右。

本病女性多见，男女比例为 1∶4，年龄多在 50~70 岁间。多产妇，动脉硬化，门静脉高压，肝硬化和脾静脉血栓者是脾动脉瘤的高发人群。相当一部分人的脾动脉瘤的诊断是在动脉瘤破裂以后手术时发现的。

【病因】

目前脾动脉瘤的确切病因并不清楚，但是考虑主要与下列问题有关：脾动脉壁内层和中层的纤维结缔组织及弹力纤维缺欠甚至缺如；动脉硬化导致的内膜透明变性或钙化；肝硬化，门静脉高压的脾脏瘀血，纤维组织增生使动脉压力增高同时也使脾动脉壁发生结构改变并最终导致扩张和动脉瘤形成；妊娠不但改变动脉壁的结缔组织，而且还使血容量增加和充血。

【病理】

脾动脉瘤的大体病理可见脾动脉囊状或球形扩张，直径超过 1cm。镜下可见血管硬化，中层纤维化、变性，内弹力纤维层钙化、破裂或消化。动脉瘤多数为直径在 3.0cm 以内的单发瘤。当直径超过 2.0cm 时即有破裂危险，发生动脉瘤破裂者死亡率可达 25%~70%。

【临床表现及诊断】

大多数的脾动脉瘤没有症状。部分患者可存在左上腹及左肩部疼痛，上腹部和左上腹有时可以听到血管杂音。X 线片可以见到左上腹犹如“碎鸡蛋壳”样的钙化痕迹。腹腔动脉或选择性脾动脉造影、彩色双向超声多普勒、CT、MR 检查均可获得明确的诊断依据。

脾动脉破裂：脾动脉瘤破裂时患者表现为突发腹痛，腹腔内出血和失血性休克。如破入空腔脏器，则表现为消化道大出血。

患者很少能在查体时发现腹部肿物，如在左上腹发现血管杂音便应怀疑本病，结合影像学检查结果，诊断并不难。如发现患者有“跳痛”感时，应考虑到脾动脉瘤的破裂可能，尤其是妊娠期妇女应高度重视，应马上手术。另外约有 1/8 的脾动脉瘤患者合并有其他的动脉瘤，临床医生应予以注意。

【治疗】

脾动脉瘤一经诊断，即应积极手术治疗。

手术指征：①已出现左上腹痛者；②妊娠发现脾动脉瘤或脾动脉瘤发现妊娠者；③脾动脉瘤直径超过 2.0cm 或原有肿瘤近期有增大趋势者。

多数脾动脉瘤发生于脾动脉主干，可将动脉瘤切除或结扎，首选脾动脉瘤结扎。如能保留胃短动脉和胃网膜左动脉供血，则不影响保留脾脏及其功能。

近年来随着介入治疗的发展，对脾动脉瘤患者可试行数字减影血管造影及栓塞术（DSA）以阻断血流，常可获得满意的临床效果。

对于脾动脉瘤位于脾门或已侵入实质者可同时切除动脉瘤和全脾后，正常脾组织片回移植。若瘤体与周围组织，特别是与胰尾粘连时，可考虑部分胰尾切除。

36

六、脾切除术后暴发感染

早在 1919 年 Morris 和 Bullock 就提出脾切除术后患者对感染的易感性增高，当时并未引起人们重视。1952 年 King 和 Shumacker 首先报道了先天性溶血性贫血脾切除术后 2 年内 5 例发生严重感染，其中 2 例死亡。该文引起人们的重视。后人证实，外伤性脾切除术后患者发生严重感染的危险比正常人高 60 倍，以脾切除术后儿童发生率最高，尤其是 4 岁以下的小儿。资料显示，恶性疾病与血液系统疾病患者切脾后暴发性感染的发生率较创伤患者高。脾切除后暴发性感染（也称为凶险性感染）（overwhelming post-splenectomy infection，OPSI）的主要表现脓毒症（spesis），肺炎和脑膜炎。

OPSI 的确切机制不清。目前认为可能与脾切除术后促吞噬素，裂解素水平以及血清 IgM 的水平下降，补体活化的通路受损以及对细菌特别是肺炎球菌的吞噬清除功能明显下降有关。患者血培养结果半数以上存在肺炎链球菌，但病人却没有明确的原发病灶。

典型病人多为平素健康个体，多发生于脾切除术后 2 年内，部分可发生于术后 5 年内。常在轻度的上呼吸道感染后发作。几个小时内患者即可发生恶心，呕吐，头痛，意识障碍，休克及昏迷。病人可在 24 小时内死亡。实验室检查可发现有低血糖、酸中毒及弥散性血管内凝血（DIC）等情况。3/4 患者血培养阳性，其中肺炎链球菌约占 50%以上，其他的细菌包括：脑膜炎奈瑟菌，大肠埃希菌和流感嗜血杆菌等。尸检常可发现肾上腺出血。

【预防】

由于 OPSI 具有发病率低，暴发性，进展快的特点，早期诊断比较困难，因而病人几乎无法得到有效和及时的治疗，死亡率高达 50%~70%。有人提议预防性应用抗生素和注射细菌疫苗进行预防接种。前者主要应用青霉素类；后者主要应用多价肺炎球菌疫苗。但最重要的是应该告诫患者和家属，脾切除术后患者出现上呼吸道感染症状时应及时就医，正确认识患者所面临 OPSI 的风险。

【治疗】

一旦患者出现 OPSI 的症状，应立即给予大剂量的青霉素或其他能够覆盖主要致病菌的抗生素。补液及纠正水电解质紊乱。出现休克者应给予积极地抗休克治疗。

（张 晖　许大辉）

第四节 脾脏肿瘤

一、脾囊肿

脾囊肿（cysts of the spleen）是指各种原因导致的脾脏囊性病变的总称。有人认为其应属于脾脏肿瘤病变范畴，但是一些作者认为某些囊肿不应属于肿瘤范围。

人类认识脾脏囊性病变是比较早的。早在 1789 年 Berthelot 就首次报道了包虫性脾囊肿。1829 年 Andral 描述脾囊肿的寄生虫性和非寄生虫性的区别。脾囊肿总的发病率是比较低的。

多数脾囊肿是由寄生虫引起，以包囊虫多见。非寄生虫性囊肿多是外伤后的继发改变，属于肿瘤范畴的真性囊肿是非常少见的。

【分类】

自从 1940 年 Fowler 提出脾囊肿分类以后，已有多种分类方案（如 1958 年 Martin，1983 年 McDure 和 Altemer，

1990年王永起）。王永起分类包括真性、假性和寄生虫性囊肿，见表36-4-1、表36-4-2。

表36-4-1　脾囊肿分类（McDure和Altemer，1983）

真性囊肿	上皮型，皮样，表皮样，内皮型，淋巴管瘤性，多囊病性，某些浆液性，寄生性，包虫性
假性囊肿	出血性，浆液性，炎症性，急性感染坏死性，结核性，梗死、坏死、变性，液化性

表36-4-2　脾囊肿分类（王永起，1990）

寄生虫性囊肿	棘球蚴囊肿，血吸虫微丝蚴肉芽
真性囊肿	表皮性囊肿，皮样囊肿，单纯性囊肿
假性囊肿	继发性脾囊肿

【临床表现及诊断】

寄生虫性囊肿以中青年多见，真性囊肿患者的年龄偏小，假性囊肿可发生于任何年龄。小的囊肿大多数患者没有临床症状。只有囊肿发展到一定程度时（>4cm）才可能出现症状，如左上腹隐性胀痛，邻近器官受压的症状，消化不良，腹胀，膈肌受刺激而出现左肩痛等。合并感染者可有发热。查体可发现左上腹肿物，叩诊脾区浊音扩大，左膈升高。脾功能亢进的患者会有贫血的表现。

X线片可以见到左膈肌升高，脾周器官不同程度受压，以及钙化的囊壁。CT及B超可以发现脾脏增大和脾内占位（低密度占位/液性暗区）。病灶区域的密度不均或有增高，与囊肿的内容物性质有关。通常病灶呈圆形或椭圆性。CT强化检查在不同的囊肿中表现不同：包虫性囊肿可以出现囊壁强化，也可见到钙化。真性囊肿多不出现强化。假性囊肿可以出现也可以不出现强化，要视具体情况而定。

血常规及生化检查常无特殊异常。Casoni实验是对棘球蚴病的特异性检查，阳性率可达90%，但是当囊内出现化脓或坏死后可无此反应。补体检测结合Ghedini-Weinberg实验阳性率约在70%~80%。

影像学检查发现脾内圆形或椭圆形占位是诊断的主要依据。

【治疗】

由于脾囊肿有破裂的可能，而且一旦感染的囊肿破裂，可引发腹膜炎或腹腔内出血以及穿破膈肌。因此多数学者认为对于较大的囊肿应考虑积极手术治疗。

对于非寄生虫性囊肿，可以采取全脾切除（较大的囊肿），部分脾切除（较小、较局限的囊肿），包膜下囊肿切除加网膜填塞或囊肿开窗置管引流（条件较差或者脾周粘连者）。全脾切除术后可取正常部分脾组织做脾片移植。

对于寄生虫性囊肿，尤其是棘球蚴病囊肿（echinococcosis），可以采取全脾切除术或囊肿摘除术。由于囊壁较厚，可在减压囊肿后将其剥除。在抽吸囊内液体时，注意保护囊肿周围的腹腔，必要时插入吸引器防止囊液溢出。囊内的液体溢出到周围腹腔可引起下列后果：①头节或子囊会在腹腔内种植，造成日后复发；②囊内液体被腹膜组织吸收可引起过敏性休克。在吸净囊内液体后用1%~2%福尔马林液或20%高渗盐水做囊内浸泡，10分钟后再将液体吸出。也可打开囊腔，用有5%~10%福尔马林的纱布擦拭内壁，彻底消灭残留的子囊和头节，随后剥离囊肿内壁，残腔可用劈裁的大网膜进行填塞。近年的试验提示，可用3%过氧化氢（双氧水）进行囊壁的浸泡，较甲醛溶液（福尔马林）安全，可达同样效果。全脾切除时，术中应小心操作，防止囊肿破损。由于囊内液体进入腹腔可造成过敏性休克而致死，或导致腹腔内广泛种植。因此禁止采用诊断性穿刺或介入性经皮穿刺置管引流。

对于非寄生虫性的囊肿可以考虑介入性经皮穿刺。抽吸囊液后，注射硬化剂。这些方法适用于单发的良性囊肿。恶性囊肿应做全脾切除。

二、脾脏的良性肿瘤

真正的脾脏良性肿瘤比较罕见。

【分类与临床表现】

由于脾脏内的组织起源不同，肿瘤的种类较多。临床上常见3种：血管瘤、淋巴管瘤和错构瘤。

（一）血管瘤

由于胎生阶段的血管发育异常所致。扩张的血管呈海绵状。故也有人将其称为海绵状血管瘤。本病可以与肝脏中的血管瘤同时存在，此种情况亦称血管瘤病。

（二）淋巴管瘤

由囊性扩张的淋巴管构成，由发育不全或被堵塞的淋巴管不断扩张而形成。

（三）错构瘤

主要是正常脾组织的组合比例失常，缺少脾小梁与脾小体。多为圆形或椭圆形，边界清楚，但无包膜，切面呈灰白色或浅红色。

总的来说脾脏的良性肿瘤缺乏特异性症状和体征。除非肿瘤体积增长过大过快，多数病例在影像学检查或术中才被发现。体积过大的脾良性肿瘤可产生压迫症状，少数存在脾功能亢进而出现贫血、出血性表现。多数情况下影像检查可以发现脾内占位，可以是单发或多发。虽然定位准确，但往往不能定性。造影检查可以明确诊断血管瘤。

【治疗】

对于小的无症状、诊断明确的脾脏良性肿瘤可先不予治疗，密切随访，定期复查，对于大的或在观察中生长的脾良性肿瘤，应手术探查，酌情行全脾或部分脾切除，国外已有腹腔镜手术治疗的报道。已经明确诊断的脾良性肿瘤，肿瘤位置局限者，可行部分脾切除。全脾切除患者的正常部分脾脏可以考虑脾片移植。脾脏良性肿瘤预后较好。但是较大的血管瘤，特别是累及脾门时，有自发性破裂的可能。此类累及脾门的脾血管瘤自发性破裂出血，可严重危及生命。

三、脾脏的原发性恶性肿瘤

脾脏的原发恶性肿瘤在临床上发病率较低。天津市肿瘤医院统计了1956~1992年间的86160例恶性肿瘤患者中，脾肿瘤24例（占0.03%），其中恶性肿瘤12例（占0.015%）。但是脾脏的恶性肿瘤在临床上并不少见。1997年，詹世林对国内50种期刊、69家医院在1981~1995年间的统计进行总结，发现脾脏恶性肿瘤194例。其中原发恶性肿瘤95例（占48.97%），转移性肿瘤45例（占23.20%），血管肉瘤30例（占15.46%）。在脾脏的原发恶性肿瘤中占比例最大的是恶性淋巴瘤，其次是肉瘤以及软组织来源的恶性肿瘤。

（一）恶性淋巴瘤

脾脏原发的恶性淋巴瘤约占脾脏恶性肿瘤的2/3以上。病变脾脏可呈结节状改变，也可是弥漫性受累。严格来讲，脾脏的原发恶性肿瘤不应包括全身性肿瘤累及脾脏的患者，如全身性霍奇金病及非霍奇金淋巴瘤，但是这两种病是可以单发于脾脏的。脾恶性淋巴瘤的Ahamann分期：Ⅰ期：瘤组织完全局限于脾内者；Ⅱ期：累及脾门淋巴结者；Ⅲ期：累及肝及淋巴结者。但是从临床实用角度看，对Ⅱ期和Ⅲ期患者鉴别是否为脾脏原发恶性肿瘤存在一定困难。

（二）血管肉瘤

脾窦内皮细胞恶性增生形成的肿瘤。脾脏内可见紫红色坚实结节，常为多发，伴出血坏死，易发生经血途径传播的广泛转移。

（三）软组织来源的恶性肿瘤

是指一类软组织来源的恶性肿瘤，包括纤维肉瘤、梭形细胞肉瘤以及恶性纤维组织细胞瘤。这些组织细胞来源的肿瘤发生于脾脏的机会极少。在镜下病理表现各有特点。

36

【临床表现】

像其他恶性肿瘤一样，脾脏恶性肿瘤患者早期也无特殊症状。后期的症状主要表现在脾脏不断增大，以致发展为巨脾。脾脏的表面不光滑，呈大小不等的结节状。触诊时无法触及脾裂和脾的正常形态。增大的脾脏常伴有疼痛并压迫邻近器官而产生症状。也可有发热，消瘦，乏力，贫血等表现。自发性破裂者可有腹腔内出血及失血性休克的突出表现。

【诊断】

影像学方面可以给诊断提供重要依据，尤其是CT或MR，可以确定脾脏的大小、质地以及与周围器官的关系和淋巴结受累等情况。明确同层面的肝脏是否受累。消化道、泌尿系统以及腹腔其他部位的常规检查，排除脾外组织和器官的病变。因为脾脏原发恶性肿瘤的确定诊断需要明确这一点。诊断主要依据：①患者的症状和体征主要表现在脾脏；②排除了全身性疾病所导致的脾肿大；③明确排除邻近器官的病变累及脾脏。

【治疗】

脾脏原发恶性肿瘤一经诊断，即应考虑是否有机会施行全脾切除术。只要有机会就应该争取对病变局限在脾脏的患者进行手术治疗，术后根据病理结果给予放疗或化疗。据文献报道，脾原发性恶性淋巴瘤经脾切除与综合治疗后，5年生存率有望达到30%。但是对晚期已有远处转移的患者，手术切除的效果不佳。脾脏原发恶性肿瘤的自发性破裂并不少见，而且容易造成致死性的内出血以及腹腔内肿瘤的播散性种植，需紧急开腹止血。即便止血成功，预后也极差。

四、脾脏的转移性肿瘤

人们以往认为脾脏很少发生转移瘤，但是实际上脾脏发生转移性肿瘤的机会并不少。在詹世林的统计资料中即可看出，在194例脾脏恶性肿瘤中转移瘤有45例（占23.20%）。大多数的原发病变是癌。虽然脾脏好发血行转移，但是目前多数学者认为脾脏也像其他器官一样，可以存在淋巴途径和邻近器官的直接转移。脾脏的转移癌病灶以多发结节（大结节或微小结节）和弥漫性浸润病变为常见，而邻近的转移则以脾被膜和被膜下受累为多。

脾脏之所以使人认为很少发生癌转移，其一是因为其自身存在免疫防御能力。与肝脏及淋巴结相比，脾脏转移癌的发生率确实较低。另外，在影像学不发达时代，缺乏症状的脾转移癌，除在术中被发现外，很少引起人们的注意。晚期全身情况的恶化以及其他器官转移病变的症状突出，相应的掩盖了脾脏的症状。

原发灶可以来源于全身各个器官，多来源于上皮系统的恶性肿瘤，如乳癌、肺癌、恶性黑色素瘤、卵巢癌等经血行转移的较多，而腹腔内病变可经淋巴途径或侵犯种植转移。脾转移的同时多伴有全身其他部位的转移，少数情况下乳腺癌、卵巢癌的脾转移为唯一转移灶。

【诊断】

脾脏的转移癌很少具有特殊的临床症状，患者多只有原发癌的症状表现。脾增大不像脾的原发恶性肿瘤那么明显，而且疼痛和触诊时的结节感也不那么突出。只有脾增大到一定程度才会出现临床脾大的征象，个别患者也可以有脾功能亢进的表现。结合原发病的病情，患者可有贫血、消瘦等恶病质以及胸腹腔的积液。当发生肿瘤自发性破裂时，可以出现腹痛、腹胀，失血性休克等表现。

诊断的手段主要依赖影像学检查，B超，CT和MR均可以发现脾内多发的实性占位，诊断率在90%以上。但对于粟粒样的微小、多发病灶，影像学很难发现。对质地与脾组织相近而又发生在脾脏边缘的转移病灶，B超容易漏诊。上述两种情况需在术中才能确认。

【治疗】

临床发现脾脏存在转移肿瘤时，说明病程已达晚期，手术应慎重。脾脏转移灶作为唯一早期表现时，可在原发病灶手术与全身综合治疗的基础上考虑全脾切除，术后根据病理结果调整全身治疗。对于已经有全身广泛血行转移或已伴有腹腔内广泛淋巴结转移者，手术已无意义。自发性破裂导致内出血时，应急诊手术，可行脾切除或脾动脉结扎。

（张 晖 崔乃强）

第五节 与脾切除治疗有关的其他疾病

一、遗传性球形红细胞增多症

遗传性球形红细胞增多症（hereditary spherocytosys，HS）是一种常染色体遗传性疾病，是一种比较常见的由于红细胞膜异常所致的溶血性贫血。Minkowski 于 1900 年首次描述本病。本病家族中可有数人发病，多数为女性。发病时的轻重程度不一，轻者可以不被发现，重者需要经常输血。30%~50%的患者可并发胆石症，成人可达 85%，以胆色素结石为主。病人除了贫血以外，还可见到黄疸（具有波动性）和脾肿大。

本病的根本原因是红细胞膜缺乏红细胞定形素，影响细胞膜的骨架成分，使红细胞的形状及可逆性的变形能力发生变化。因此红细胞的表面积变小，无法保持红细胞双面凹盘的形状，而变成球形。同时由于其变形能力降低，无法通过脾窦间隙，最终被单核-巨噬细胞吞噬。由于病人的红细胞具有这种异常，将其输给正常人仅能存活 4~15 天，而正常人的红细胞输给本病患者则存活时间正常。

【诊断依据】

阳性家族遗传史（可达 70%），不同程度的贫血，不伴有胆色素尿的黄疸，脾肿大。外周血中的小球形红细胞增多（可大于 10%），网织红细胞增多（可高达 20%，在急性发作后能达 60%）以及红细胞渗透脆性增加（在 0.5%盐水中开始溶解，0.32%盐水中可完全溶解）和抗人球蛋白 Coombs 试验阴性。骨髓象红细胞系增生，晚幼和中幼红细胞占有核红细胞的 20%~60%，核分裂多见。外周血小球形红细胞和红细胞脆性增高，贫血，黄疸，脾大和阳性家族史即可使诊断成立。在儿童中发现有胆石症提示有球形红细胞增多症的可能，应做外周血涂片检查。

脾切除术可以纠正溶血（去除红细胞破坏场所），但是无法改变红细胞形态的异常。术后异常形态的红细胞生存时间可逐渐正常。如术前已证实胆石症的存在，可以酌情在行脾切除术的同时切除胆囊。

二、遗传性椭圆形细胞增多症

遗传性椭圆形细胞增多症（hereditay elliptocytosis，HE）也是一种常染色体显性遗传性疾病。与球形红细胞增多症相比，发病较少见。与球形红细胞增多症相同，本病也是由于红细胞膜的骨架结构异常所致。已证实其缺陷包括红细胞定形素链的连接受损以及蛋白 4.1 的不足。

本病的诊断要点：患者可以无症状，也可表现为轻度的溶血性贫血，脾肿大和黄疸。外周血和骨髓的涂片检查可以发现椭圆形红细胞增多，可达 25%（正常小于 15%）。

对无症状者可以不考虑手术。但是对于有临床症状的患者可以考虑脾切除术。脾切除的效果比较满意。脾切除术虽可以纠正溶血，但无法改变红细胞的结构异常。

三、地中海贫血

地中海贫血（thalassemia）为常染色体显性遗传性疾病。从字面上讲 Thalassemia 是指海洋性贫血，但是在临床中多使用地中海贫血。本病在 1925 年分别由 Cooley 和 Lee 描述：儿童，脾大伴有贫血及特殊的骨髓改变。根据我国进行的血红蛋白病调查结果，本病在我国分布较广，主要在儿童和青少年中发病。

由于人体血红蛋白中的珠蛋白共有 4 条链（α、β、γ、ζ），它们无论是各自出现合成异常还是组合式异常，均可以在临床上造成珠蛋白合成异常疾病。在临床上最主要和最常见的为 α 和 β 型地中海贫血。它们的基因分别位于 16 号染色体短臂上和 11 号染色体短臂上，而 γ 和 ζ 基因则与 β 连锁存在。从血红蛋白结构的角度看，本病是相关的珠蛋白链合成减少或完全消失，结果造成红细胞内的血红蛋白含量极低，红细胞形状比正常红细胞小（小红细胞症），而无关的珠蛋白链合成正常，因此造成相对过剩。临床上纯合子的患者病情较严重，如重型 β-地中海贫血（Cooley 贫血）常致儿童夭折。杂合子的患者症状较轻，往往无须特殊治疗。

除个别类型外，地中海贫血有相似的临床表现，可以无症状，也可表现为贫血，轻度的黄疸，反复的发热，明显的肝脾肿大，儿童的生长发育迟缓以及由于幼红细胞增生引起骨骼髓腔扩张，骨质变薄。另外可因贫血及反复输血所致的含铁血黄素沉积引发各种症状，如心脏扩大，皮肤色素沉着，小腿溃疡，胆石症，肝硬化脾功能亢进，糖尿病和心律失常等。

【实验室检查】

外周血涂片检查可见小细胞、低色素性贫血，可见到靶形细胞，红细胞渗透脆性降低，网织红细胞增多。骨髓检查红细胞系增生活跃。另外不同类型的地中海贫血还有一些特征性的改变：轻型 β-地中海贫血者 Hba2 升高，半数以上患者 HbF 轻度增高。重型 β-地中海贫血者 HbF 明显增高，可达 90%，Hba2 可减少或正常。α-地中海贫血（亦称标准型）可在少数患者中检测到 Hb H 包涵体。Hb H 病除了可以容易检测出 Hb H 包涵体外，可以在血红蛋白电泳检测时出现快泳的 H 带或 Bart 碎片。

【治疗】

轻型地中海贫血无须治疗。而特重型的治疗效果又很差，主要是对症处理。首先应预防感染。对轻度贫血者可给予叶酸，对贫血严重的可以定期或不定期的输血，以保持血红蛋白在一个满意的水平。这个水平应视情况而定，高量或超量输血除了维持血红蛋白在大于 100g/L 或 Hct 大于 35%（主要以输注红细胞）外，还可以抑制骨髓的红细胞系增生及铁在体内的堆积。对 β-地中海贫血可以给予铁螯合剂（去铁胺）以减轻铁在体内的堆积和对心脏等器官的毒性。对 HbH 患者应避免使用氧化剂。

脾切除：HbH 者的指征为：①Hb 小于 80g/L；②巨脾伴脾功能亢进或有压迫症状；③51Cr 标记红细胞寿命短，而红细胞的破坏位于脾；④年龄大于 3 岁。此型患者的切脾效果较好。β-地中海贫血者的指征为：①巨脾伴脾功能亢进或有压迫症状者；②大量反复输血，效果欠佳；③^{51}Cr 测定脾脏破坏红细胞为主者。脾切除治疗 β-地中海贫血者的效果不肯定，应慎重选用。

四、自身免疫性溶血性贫血

自身免疫性溶血性贫血（以下简称自免溶血性贫血）（autoimmune hemolytic anemia，AIHA）也称获得性溶血性黄疸。1904 年 Donath-Landsteiner 在阵发性寒冷性血红蛋白尿患者的血清中，发现了一种能与自身红细胞发生特异反应的溶血素。1946 年 Boorman 报道患者直接 Coombs 试验（+），说明患者红细胞表面上包被有不完全抗体，使自免溶血性贫血的概念得以建立。现在人们认为是由于原发性或继发性原因导致机体产生针对自身红细胞抗体而使红细胞破坏所造成的。根据抗红细胞抗体同红细胞结合所需的最适温度，人们将自免溶血性贫血分为温抗体型和冷抗体型两种。本病以温抗体型为多。

温抗体型主要是 IgG 起作用。它使致敏的红细胞在脾脏内滞留并破坏。冷抗体型（冷反应型）的抗体一般是 IgM，主要在外周循环中与红细胞结合。通过补体介导的机制迅速引发血管内溶血或通过肝脏对致敏的红细胞进行破坏。

目前发现自免溶血性贫血的溶血过程可与多种疾病（如支原体肺炎，病毒感染，慢性淋巴性白血病，传染性单核细胞增多症，艾滋病等）和药物（如青霉素，头孢菌毒，奎尼丁，对氨基水杨酸及若干种磺胺）有关。能够明确相关原因的应成为“继发性”。对不存在上述相关的疾病和用药者称为“原发性”。

自免溶血性贫血可以发生在任何年龄，女性多见。主要有溶血性贫血的一般表现：贫血，网织红细胞增多，红细胞生存时间缩短，脾肿大（也可表现为肝肿大）和波动性黄疸。继发性患者还可有原发病的表现。本病可表现为急性发病。但多数存在慢性进展过程。

【诊断要点】

除了上述的贫血症状外，外周血涂片可见到数量不等的幼红细胞与少量的铁幼粒细胞，网织细胞增多。骨髓呈增生现象，幼红细胞增多。抗人球蛋白 Coombs 试验阳性。如四个月内无输血及特殊药物应用史，结合上述临床和化验室发现，可以考虑温抗体性自免溶血。对于临床症状符合但是 Coombs 试验阴性，糖皮质激素治疗有效者可考虑为 Coombs 试验阴性的自身免疫性溶血性贫血。

【治疗】

除了治疗原发性疾病以外，输血、糖皮质激素、免疫抑制剂和中药等是本病的主要治疗方法。温抗体型者由于红细胞的破坏及 IgG 的生成的主要场所都是在脾脏，因此脾切除术的效果明显。冷抗体型者因红细胞的破坏是在血液循环和肝脏内，故切脾治疗一般无效，溶血性贫血的程度和症状一般较轻，可以不予治疗，总体预后较温抗体型好。保暖和支持是主要治疗方法。输血应慎重，以防致死。激素治疗效果不佳时，可给予苯丁酸氮芥（瘤可宁）或环磷酰胺。继发于病毒感染或某些药物的治疗预后较好，恶性病或胶原病等引发的预后较差。

切除脾脏的指征：①温抗体型原发性自免溶血性贫血者，特别是药物治疗无效或长期用药停药后复发者；②糖皮质激素治疗效果不满意者；③Evans 综合征；④51Cr 测定红细胞主要破坏场所在脾脏者。

五、Evans 综合征

Evans 综合征（Evans syndrome）是指同时患有自身免疫性溶血性贫血和原发性血小板减少性紫癜。它是 1949 年 Evans 和 Duane 首次介绍 11 例自身免疫性溶血性贫血患者中有 1 例伴有血小板减少性紫癜后人们逐渐认识的。

按机体自身抗体抗原反应的最适温度可分为温抗体和冷抗体两型。根据与补体结合与否，温抗体型（IgG 型）又可分为二型（结合补体型的红细胞在肝内被破坏，而非结合补体型的红细胞破坏场所是在脾内）。冷抗体型（IgM 型）一般都与补体结合，故其破坏也在肝脏。机体产生的自身免疫性抗体有多种，Evans 综合征主要指受红细胞和血小板抗体影响为主的疾病。过去认为多数患者找不到明确原因。近年来随着诊断技术的提高，大多数患者可以找到原发疾病或存在致病药物的应用史。

【临床表现及诊断】

女性多见。急慢性患者的表现不一。急性患者可见发热，黄疸，腹痛，明显贫血以及各种形式的出血。慢性患者的发病和进展均较缓慢，可有低热，嗜睡，食欲不振，贫血及出血表现。多数患者有不同程度的肝脾肿大和淋巴结肿大。

外周血中的血小板、红细胞及血红蛋白低于正常，网织红细胞增高。在骨髓涂片中红细胞系及巨核细胞增多。尿胆素阴性。Coombs 试验（+）。抗血小板抗体及抗核抗体等可阳性。冷抗体型者的冷凝集试验阳性。如有原发病，还可有相应的阳性发现。

综合溶血性贫血，出血的症状体征，血小板减少，Coombs 试验（+），间接胆红素增高，抗血小板及抗核抗体阳性，除外血栓性血小板减少性紫癜后诊断即可成立。

【治疗】

肾上腺皮质激素为常用治疗，尤其是对温抗体型患者而言，常作为首选治疗方式。用药后 2/3 患者病情可缓解，但是停药后可有复发。

1. 免疫抑制剂　用于抑制免疫球蛋白的产生。常用药物有 6-硫基嘌呤等嘌呤合成抑制剂，但其疗效较慢，副作用较大，可用于类固醇治疗效果不佳者。

2. 脾切除　特点是疗效迅速。对温抗体型 Evans 综合征的效果明显，但是对于肝内破坏的补体结合型效果不佳。在切除脾脏后，由于去除了红细胞的破坏场所和自身免疫抗体的产生场所，红细胞有望在 24~48 小时内升高，而血小板的数量回升较慢。对不适于脾切除患者，可给予成分输血及中药治疗。

六、原发性血小板减少性紫癜

原发性血小板减少性紫癜（idiopathic thrombocytopenic purpura，ITP）也成为免疫性血小板减少性紫癜。它属于血小板减少性疾病，有原发性和继发性之分。继发性者多可找到病因：如急性感染（近年来多见于病毒感染）后，药物中毒，抑制或过敏，白血病及霍奇金病等。未找到任何致病原因者可考虑为原发性。

本病的特征是：黏膜和皮肤的出血性瘀斑，血小板减少以及骨髓中的巨核细胞数正常或增加。女性和儿童多发。

有人认为本病的发病原因是由于血小板在骨髓制造后携带有相关抗体，当其进入脾脏后被识别、滞留和破坏。另外也有人认为脾脏产生的某些物质抑制骨髓的巨核细胞发育成血小板也是其原因之一。产生血小板相关抗体（PAIgG）的主要场所是在脾脏。

【临床表现】

本病有慢性与急性两种类型，二者可以相互转换，尤其是慢性患者可以急性发作。

1. 急性患者　儿童多见。突发黏膜和/或皮肤紫色瘀斑，有的可出现颅内出血、内脏出血。

皮肤的出血斑多见于肢体伸侧面和躯体的前面。当出现颅内出血时，可有颅内高压和昏迷的表现。

2. 慢性患者　不定期的黏膜出血（牙龈、鼻腔），皮肤瘀点。患者可有贫血，乏力以及低热的症状。女性成年患者可表现为月经过多。症状可自行缓解，也可反复发作，时好时坏。

【实验室检查】

外周血的血小板计数减少，严重者可降至数千水平，血小板相关抗体升高。骨髓中的巨核细胞正常或增多。

【诊断】

上述的出血表现和相关的实验室检查异常，排除各种原因的继发性血小板减少后，诊断即可成立。一般情况下脾脏增大不明显。

【治疗】

1. 内科治疗　主要为肾上腺皮质激素（泼尼松或地塞米松）和人丙种球蛋白治疗。

2. 脾动脉介入性部分栓塞术。

3. 脾切除　目前认为脾切除对大多数 ITP 者治疗有效，但是切脾的时机，尤其是急性患者的切脾时机目前尚未统一。多数人意见趋向于只要大剂量肾上腺皮质激素或人丙种球蛋白治疗无效者，即应考虑切脾治疗。因为大出血，尤其是颅内大出血的危险高于脾切除。

（1）脾切除术的指征：①慢性 ITP 病程超过 6 个月（病程在半年内，尤其是儿童有自行缓解的可能）；②内科药物治疗无效；③血小板计数过低（低于 2.5×10^9/L）而且伴有颅内或其他部位大出血者；④需长期大量服用激素或有用药禁忌者；⑤51Cr 检测证明血小板滞留破坏主要在脾（脾肝比为 2∶1）者。

（2）围术期的处理及注意事项：术前应视需要给予全血及血小板；手术前一天及手术当天的激素剂量加倍，并改为肌内注射，术后逐渐减量至完全停药；围术期足量使用抗生素；术中仔细寻找副脾并全部切除；术后定期检测血常规，血小板计数和血小板相关抗体。

七、慢性再生障碍性贫血

慢性再生障碍性贫血（以下简称慢性再障）（chronic aplastic anemia，CAA）是各种原因所致的骨髓干细胞及造血系统损伤。骨髓中的红髓被脂肪代替同时伴有全血细胞减少。本病男女均可发病。

【临床表现】

主要为贫血、出血和感染的临床表现。

【诊断要点】

①外周血中全血细胞减少，网织红细胞计数减少；②至少有一个部位的骨髓增生减低，骨髓非造血细胞增多；③除外其他原因的全血细胞减少。

【治疗】

1. 再生障碍性贫血的脾切除治疗问题　Eppinger 在 1913 年最早使用脾切除术治疗急性再生障碍性贫血。急性再障（或称重型再障Ⅰ型）切脾治疗基本无效。慢性再生障碍性贫血的切脾治疗效果大致在 60%左右，疗效与手术

36

指征选择有关。脾切除术可以减轻溶血，延长血小板的寿命和增加血输出量，但不能改善骨髓的病变。

2. 慢性再生障碍性贫血的切脾指征 包括：①至少一个部位的骨髓增生较活跃；②红细胞系不减少；③长期内科治疗无效；④51Cr 检测红细胞或血小板的寿命缩短而且主要以脾破坏为主。

八、Gaucher 病

Gaucher 病是三种类脂质增多综合征中的一种，同属于类脂质代谢障碍。与 Hand-Schullei-Christain 病和 Niemann-Pick 病不同的是，Gaucher 病可以从脾切除术中获益。

Gaucher 病是一种罕见的家族性疾病，由 1882 年 Gaucher 首先描述此病而得名。本病因网织细胞内有大量的脑苷脂贮积导致肝脾肿大，表现为继发性出血和贫血，皮肤色素沉着以及骨质的特殊改变。女性为多，男女比例 1∶2.3。本病大体上可分为三型（依据葡萄糖脑苷脂酶活性缺陷的差异）：①成人慢性非神经病型：此型较常见，主要表现为脾功能亢进，脾肿大和骨损害；②急性儿童神经病型：主要表现为脾肿大及严重的神经异常，如颈项僵直，斜视，角弓反张；③青少年性：发病年龄主要在青少年期，兼有成人慢性型特征。有神经功能障碍表现但是进展缓慢。

【病因和病理】

目前认为本病是葡萄糖脑苷酯酶活性缺乏，无法将葡萄糖脑苷脂水解为葡萄糖和酰基鞘氨醇。由于葡萄糖脑苷脂沉积在单核-巨噬细胞系统致使其广泛增生，导致肝脾肿大。单核-巨噬细胞系统的细胞内充满葡萄糖脑苷脂的代谢物-角糖脂（kerasin）。本病为常染色体隐性遗传。

【临床表现及诊断】

本病儿童型的发病较急，可因神经系统出血而出现颈项僵直，角弓反张，患者可在短期死亡。成年型发病较隐匿，可因脾大而表现为腹部肿物，或因脾梗死而出现剧烈腹痛。皮肤暴露部位（头，颈，手，小腿）可见棕褐色色素沉着。股骨下端或椎骨有改变，表现为骨直径变大，骨皮质变薄，骨质疏松。全血或血部分成分减少，患者可以出现鼻衄，皮肤紫斑。

36

骨髓、肝脾或淋巴结等组织中找到 Gaucher 细胞：呈圆形或梭形，直径约 20~80μm，有一个或数个小而偏心的细胞核，内含多量的脑苷脂及其代谢产物。经苯胺蓝染色，胞浆内可见波浪形原纤维。由于 Gaucher 细胞不能被 Smith-Dietrich 染脂法着色，故可与 Niemann-Pick 细胞相区别。能够找到 Gaucher 细胞对诊断有确定意义。

【治疗】

对 Gaucher 病的治疗，目前尚无令人满意的方法。当患者存在脾大和脾功能亢进的表现及压迫症状时，应采取切脾治疗，可以纠正脾功能亢进，改善贫血及出血症状。成人手术效果较好，但是类脂质在皮外组织沉积的趋势不会被改变。进行性贫血，急性出血和严重感染可导致死亡。

九、Felty 综合征

Felty 综合征（Felty syndrome）为临床罕见病，包括严重的类风湿性关节炎，粒细胞减少和中度脾肿大三联症状。1924 年 Felty 首次报道 5 例该病患者。本病的另一特点是容易反复发作严重的感染，发热和下肢慢性溃疡。

主要的诊断依据：临床类风湿性关节炎的征象和脾肿大。实验室检查血清类风湿因子阳性，外周血粒细胞计数减少。患者可能存在粒细胞抗体。若要得出本病的诊断，必须排除类风湿关节炎合并有其他原因的脾肿大以及粒细胞减少，如血液病、肝硬化等。

本综合征对肾上腺皮质激素的治疗反应不一，其他药物对其治疗效果不佳。脾功能亢进症状明显，而且反复严重感染和久治不愈的下肢溃疡患者应考虑脾切除。脾切除后患者的粒细胞有望在 48~72 小时内改善，其结果可长期得到保持。

十、慢性充血性脾肿大

慢性充血性脾肿大（Banti syndrome）又称 Banti 综合征，是意大利病理学家 Banti 在 1883 年首先报道的。1934 年 Larrabee 主张称之为充血性脾肿大。有人认为本病是由于门静脉纤维化引起门静脉血流受阻，最终导致门静脉高压。故应该属于肝外型门静脉高压范畴。本病好发于青年女性。

本病的特点是脾明显增大，表现为贫血、白细胞、血小板计数减少，呕血、腹水、腹胀、腹泻厌食等。X 线钡餐检查发现食管和胃底静脉曲张。疾病后期可以发生肝硬化。

【临床表现及诊断】

患者多在 35 岁以下发病，起病隐袭。消化道出血可为首发症状。腹壁可见曲张的侧支静脉血管。脾脏中度肿大。贫血或全血细胞减少。骨髓检查可有增生活跃的表现。具备脾大，外周血和骨髓检查改变和食管静脉曲张的表现，排除其他原因导致的脾肿大后，即可考虑本病的诊断。

【治疗】

本病无特殊的药物治疗。一般治疗包括输血和补充铁剂。手术切脾及分流是改善症状的治疗。脾切除可改善脾功能亢进的症状以及减轻门静脉压力，控制消化道出血和腹水。当已经出现肝硬化后，手术可改善症状但不能改变肝硬化。所以应当根据当时患者肝功能评估患者对手术的耐受性，权衡利弊，慎重分析后选择具体的术式。

十一、原发性骨髓纤维化

原发性骨髓纤维化（primary myelofibrosis）是一种以脾

明显肿大，外周血中可见到幼稚粒细胞与有核红细胞，骨髓进行性纤维化和髓外造血为主要特征的慢性骨髓增生性疾病。本病的病因目前尚不清楚。一般认为是成纤维细胞的持续增生引起正常造血功能进行性损害，最终导致骨髓硬化和纤维化。

患者的主要临床表现是贫血症状、脾肿大及脾功能亢进症状，如乏力、面色苍白、脾区肿物。少数患者有鼻出血、紫癜等出血表现。另外也可见到肝脏肿大及门静脉高压。实验室检查表现为贫血，白细胞减少，约1/3患者有血小板减少。外周血涂片可见未成熟的红细胞，而且大小不等，异性红细胞增多并有较多的泪滴状红细胞。约30%～50%患者在X线检查可见骨硬化症的表现。

本病的进展缓慢，目前无特效治疗，治疗的重点主要是改善贫血以及脾肿大引起的症状。目前对于是否采取脾切除的意见并不统一。传统上认为本病不宜采取脾切除，而且切脾后肝脏可能会迅速增大。但是有一些临床实践证明切脾有一定的疗效。因此有人倾向认为：①药物（首选羟基脲）治疗效果不佳者；②疼痛性脾肿大；③巨脾引起脾功能亢进或压迫症状者；④长期、大量输血仍不能使血红蛋白保持在60g/L，同时肾上腺皮质激素及丙酸睾酮治疗效果不佳者；⑤并发门静脉高压，食管静脉曲张破裂出血者；⑥年轻人可以考虑切脾。部分人切脾后症状改善以及出血量减少。对于脾切除术后发生血小板过度升高，可以采用羧基脲治疗或血小板分离技术，均可取得较好的效果。对于活动性肝病，严重肺及心血管疾病，血小板计数偏高者不宜行脾切除术。

另外还有一些疾病可以因脾脏切除术而获益，包括血栓性血小板减少性紫癜，非霍奇金淋巴瘤，毛细胞性白血病，慢性髓性白血病，慢性淋巴性白血病，传染性单核细胞增多症等。对这些疾病患者切除脾脏，往往只能达到解除脾脏增大产生的压迫症状和改善脾功能亢进，减少输血的次数和数量，大多不能根治疾病本身。

（张晖 许大辉）

第六节 脾手术

脾手术（operation of the spleen）是治疗脾脏疾病的重要手段，由一系列的手术组成。人们尝试做脾手术的历史由来已久。最早的脾手术可以追溯到1590年，当时有人为1例开放性腹部损伤脾部分外露的患者做了脾切除。到1892年Riegner为腹部闭合性损伤脾破裂患者施行脾切除术。自1911年Kocher提出切脾无害以后，脾切除术成为治疗脾破裂的标准手术并在世界各地广泛实施。1952年King和Schumacker指出脾切除术后易发生全身暴发性感染（overwhelming postsplenectomy infectin，OPSI），得到外科医生的认可。人们对脾脏在免疫方面的作用的认识不断提高。20世纪60年代以后，人们将保留脾脏功能、减少脾损伤这两种要求逐渐统一了起来。由于同期人们对脾脏血供的应用解剖学特点的深入了解，使得临床上除了脾切除术以外，出现了多种保脾性手术。时至今日脾脏手术的发展仍未停止。

截至目前，脾的手术包括：全脾切除，脾部分切除（半脾切除、脾段切除或称规则性脾切除和不规则性脾切除），脾缝合术，脾黏合止血（包括生物胶黏合、物理凝固），脾移植（带血管全脾移植和部分脾移植，脾组织移植），脾网套（或捆扎）止血，脾动脉结扎，腹腔镜脾切除，脾介入栓塞止血。

全脾切除术是治疗脾脏疾病经常使用的手术，特别是严重的脾损伤，巨脾和各种慢性脾疾病。急症情况下的外伤性脾切除与择期的巨脾切除是有差别的。只有充分了解和掌握两者的不同点和共同点，才能将手术的风险降到最小。

一、急症脾切除

【适应证】

脾外伤性破裂，自发性脾破裂，游走脾扭转等。

术前准备：由于大部分急症脾切除都是在脾脏有出血的情况下进行的，因此病人是否存在休克、血容量不足和酸碱失衡情况，是必须要关注的。应该在积极的抗休克、扩容和纠正酸碱失衡治疗下实施麻醉和手术。有时需要手术与抗休克和扩容同时进行。只有将出血控制后，才能彻底纠正休克和低血容量。因此术前必须建立有效的静脉通道和备血，安放胃肠减压管和导尿管，初步纠正低血容量和休克。

【麻醉】

对于有多发伤，不能排除多器官损伤时应选择全麻。在监护控制条件较好的前提下，全麻是比较安全的。硬膜外麻醉因其可扩张血管，可能导致血压进一步下降，应该慎用，另外也不便于临时扩大手术范围。如情况紧急可在局麻加肋间神经阻滞下完成，但是麻醉效果较差。

【体位与切口】

一般情况下取平卧位左腰背部垫枕，必要时将床左侧稍抬高。左侧旁正中切口或左侧经腹直肌切口进腹可以满足暴露脾脏的需要，必要时附加横行切口。左侧肋缘下斜切口暴露脾脏效果较好，但不便于扩口和解决下腹部病变，不宜使用。

【手术方法】

进入腹腔后，先吸净积血。当前大多医疗单位采用血液回收机回收腹腔积血，如术中证实无空腔脏器损伤时，可经过滤洗涤后将回收的血液回输。过于陈旧的血液不应回收。脾损伤者常在左上腹发现血凝块。无法吸净积血预示脾脏破裂严重或有脾门血管的损伤出血。此时术者可将右手伸到脾脏的后上方，将脾挽在手中，然后将脾缓缓的向右、前、下方翻转，尽量使脾脏托出切口。同时由助手将大纱垫填塞到脾窝的位置。经过术者的直接触摸往往可大致判断脾脏破裂的程度。如已证明无法保留脾脏，则应以脾蒂钳在脾门和胰尾之间准确的钳夹控制出血。在情况不确切时可先将大纱垫填塞压迫。快速地打开网膜腔，在胰腺上缘的脾血管处以无损伤钳钳夹或在血管下方穿一条橡胶管以控制出血。对那些术中出血严重者应本着“救命第一，保脾第二”的原则，果断切除脾脏。游离脾结肠、脾胃和脾肾韧带后基本就可以结扎脾蒂完成脾切除。为了安全起见，结扎脾蒂应采用三钳法，应尽量分别缝扎脾蒂的动静脉。对于损伤较轻者可施行保脾手术。在完成脾脏的充分暴露后，即可酌情进行黏合、缝合修补及部分脾切除。有时需要几种方法联合使用。切除脾脏时应避免胰尾损伤，有时胰尾部与脾门关系密切，应在该部位放置引流。脾切除或保脾完成后，要认真缝扎止血并在左上腹及局部放置1~2根引流管。此时可对全腹进行仔细的检查，以防止遗漏损伤。如果没有合并其他空腔脏器损伤时，经处理后的回收血液即可回输。

关腹前应再次检查脾蒂残端及脾床区域有无活动性出血或渗血。保脾性手术应仔细查看保留部分脾脏的血供是否良好，断端是否渗血，黏合是否牢靠确切，如无问题在局部防止软胶管引流。对全脾切除术后是否放置引流有不同意见。对脾损伤切脾者，作者的意见认为还是放置为妥，因为除脾本身的损伤外，脾周组织常伴有挫伤。

对无原发性脾疾病的年轻全脾切除者，可将切除的脾脏切成脾片，做脾片移植。去除脾包膜后，将其切成（2~4）cm×（1~3）cm×（0.3~0.5）cm的薄片，总量占脾的1/4~1/3。移植的部位多选在大网膜。术中如发现副脾应予以保留，可不行脾片移植。

【附】脾破裂的分级标准：目前尚无统一标准

（一）Feliciano1985年在Schackford1981年三级分类的基础上剔除5级分类以及分级手术指导

1级，包膜撕裂或轻度的脾实质裂伤：缝合修补；

2级，包膜撕脱缝合修补和局部应用止血剂；

3级，严重的脾实质破裂或穿透枪弹伤或刺伤：缝合修补或脾切除；

4级，严重的脾实质星状破裂或脾门损伤：部分脾切除或脾切除；

5级，脾粉碎性或多发性损伤：脾切除。

（二）美国创伤外科协会的脾损伤程度分级（1994年）

Ⅰ级：静止性被膜下血肿<10%表面积，被膜撕裂深达实质，损伤深度<1.0cm，无腹腔出血。

Ⅱ级：静止性被膜下血肿10%~50%表面积，静止性实质内血肿直径<5.0cm或被膜撕裂出血，实质撕裂深度13cm，未累及小梁血管。

Ⅲ级：被膜下扩张性血肿或实质内血肿，出血性被膜下血肿或被膜下血肿>50%表面积，实质裂伤深度>3.0cm或累及小梁血管。

Ⅳ级：实质内血肿破裂有活动性出血，撕裂累及累及脾段或脾门血管，照成游离的无血管脾块>25%总体积。

Ⅴ级：完全粉碎或撕脱，脾门撕裂，全脾无血管。

（三）第六届全国脾外科学术研讨会（2000年，天津）**“脾损伤程度分级标准”**

Ⅰ级：脾被膜下破裂或被膜及实质轻度损伤，手术所见脾裂伤长度≤5.0cm，深度≤1.0cm。

Ⅱ级：脾裂伤总长度≥5.0cm，深度≥1.0cm，但脾门未累及，或脾段血管受损。

Ⅲ级：脾破裂伤及脾门部或脾脏部分离断，或脾叶血管受损。

Ⅳ级：脾广泛破损或脾蒂，脾动静脉主干受损。

二、择期脾切除

【适立证】

主要是脾功能亢进，充血性脾肿大，门静脉高压脾大，血液病，脾肿瘤，脾脓肿，以及脾包膜下血肿。

（一）术前准备

此类患者的术前准备应该根据患者的具体情况。大多数患者术前需要备血，备血量不少于两个单位。有水电解质紊乱者应提前予以纠正。存在凝血功能异常或障碍时应预先纠正或备好术中的纠正物。术前建立快速输血补液的静脉通道，最好是深静脉通道，并备好加压输血设备及必要人员。食管静脉曲张患者放置胃管时应小心。术前安放尿管。

（二）麻醉

全麻或连续硬膜外麻醉均可以满足手术需要。如果采用胸腹联合切口时最好选择全麻。体位及切口：平卧位或左侧抬高的卧位。切口以左侧肋缘下斜切口或L形切口为宜，一般都能达到良好暴露并能满足包括分流、断流在内的各种手术。如果预计脾周粘连严重需做膈肌切开，也可选择胸腹联合切口（第7、8肋间）。近年来由于悬吊拉钩的广泛应用，能够在术中提供良好的暴露，避免开胸，进而减少对呼吸功能的影响。

（三）手术方法

1. 小而无粘连的脾切除　这种脾切除可以在开腹后先将脾周韧带切断结扎。在离断脾肾韧带后，即可将脾取出腹腔。在三钳法断脾蒂的基础上二次结扎脾蒂残端，并以7#或4#丝线分别贯穿缝扎脾动脉和脾静脉。

2. 巨大脾脏或脾与膈肌有广泛粘连　打开腹腔后一旦发现这种情况，应马上做好相应的准备：将术野暴露调整到最佳状态，并取血备用。先将网膜囊打开，暴露胰腺上缘的脾动脉和脾静脉。仔细解剖脾动脉并以7#线及4#线双重结扎。失去动脉供血后的脾脏开始逐渐变小变软。此时可静脉注射或直接脾组织内注射肾上腺素 0.5~1.0mg，以增加脾的收缩，但是可能会引起血压升高和心率加快，应予注意。当脾脏的体积缩小后即可在脾后方填垫纱布垫，逐步地将脾托出腹腔。在此同时逐一切断脾周韧带。由于大的脾韧带内可能有扩张的血管，切断的韧带残端均应结扎或缝扎。将连同胰尾和脾蒂在内的脾脏搬出腹腔后，应在胰尾和脾门之间分离切断脾蒂，尽可能避免损伤胰尾。如果脾膈的粘连不那么紧密，也可以通过分离结扎、电凝或氩气刀分离处理。如果粘连十分紧密，根本无法分开时，可在游离脾胃韧带和脾结肠韧带后，分别缝扎脾上下极的侧支供血。然后打开脾包膜，快速地行包膜下脾切除，将有粘连的脾包膜保留在粘连处。切除脾脏后，认真缝扎脾床、胰尾、腹后壁等处的渗血，保证止血确切。检查脾窝处无明显渗血，胰尾和胃底无损伤即可放置引流关腹。

三、部分脾切除

虽然脾部分切除在理论上分为规则性和不规则性，但是在术中有时很难按照血管供应划分来操作。大多数情况下是行不规则性切除。

【适应证】

脾损伤局限在半脾或一侧脾极，局部脾血肿，脾修补后发生血运障碍或横行断裂伤及脾脏局部的良性肿瘤。近年来有人尝试给门静脉高压脾功能亢进的患者行脾大部切除，保留脾的下极。

（一）术前准备

根据患者情况酌情按照急症和择期脾切除术前准备处理。部分脾切除的需血量可能要超过全脾切除者。

（二）麻醉

全麻或硬膜外阻滞麻醉是较好的麻醉方法。

（三）体位和切口

平卧位，在左侧脾区部位垫枕。切口采取暴露较好的左肋缘下切口或左侧探查切口（左旁正中切口或经腹直肌切口）。探查证实为脾损伤需做部分脾切除时，附加横切口呈 L 状或“⊢”状以满足充分暴露的需要。

（四）手术方法

经探查后考虑可能行脾部分切除，暴露脾脏时应小心谨慎，不要造成脾脏新的损伤。除了良好的暴露外，操作动作应该轻柔。最好借助自动拉钩，避免手工拉钩时的疲劳和误动。

术者右手轻柔持续地向前、向右、向下搬动脾脏，并不断地将纱垫填于脾后。当脾周韧带限制脾移动时，可以逐步将韧带切除，使脾游离。将脾脏被搬出腹腔后即可确定脾破损的全部详细情况，并能确定部分脾切除的范围。正常大小的脾脏被保留部分应不少于原脾的 1/3。因为太少的脾脏无法承担其功能。如果患者存在门静脉高压脾功能亢进，可以仅保留脾脏的下极。

以拟切除线为界，对切除侧的韧带和血管进行切断处理。如果患者体型较瘦，脂肪组织不多，可以辨认脾门区的血管。但是当患者较胖时，辨认有一定困难。这时可用较为精细的直角钳或扁桃钳，贴近脾脏逐步结扎脾门区域的脾叶、段血管。要注意，操作间隙可能只有不到 1cm。随着逐步结扎血管，脾脏失去血液供应的部分就会出现明显的缺血线。一旦该区域达到拟切线，说明血管的处理已毕，此时拟切除部分的脾破损伤口出血明显减少。

对脾的实际切除线应在缺血线向正常供血方向后退约 0.5cm。切除方法可先采用微波固化再切除，也可以用传统的刀柄分离或直角钳分离，然后丝线结扎血管结构，直到完成全部切线处脾组织的处理。

去除切除部分后，残脾伤面可能有少量的渗血，可以用肝针和丝线行 U 缝合。如果担心脾组织被切割，可以在缝针处加垫可吸收性止血纱布、网膜或肌肉组织。结扎时术者与助手必须通力合作，结扎的力度以能够达到基本止血即可。脾断面的处理可以采用大网膜包裹或用被切除的脾脏被膜，经剥离后覆盖在脾残面上，并固定边缘。如已切断脾周韧带，保留的脾脏只与脾蒂相连时，为防止发生扭转应将脾周韧带的边缘与原位固定。

检查手术区域有无活动性出血。如对脾叶血管残端的结扎有怀疑时可在结扎线外再做一缝扎。冲洗腹腔后在脾周放置 1~2 支胶管引流。应避免放置较细的输液塑料管，因为新鲜的出血可以凝固堵塞引流管而达不到“站岗”和引流的目的。去掉左肋下脾区的枕垫，分层缝合切口。

（五）注意事项

1. 如果术中发现有多器官损伤或空腔器官损伤，应果断放弃部分脾切除改为全脾切除。

2. 如果游离脾脏造成新的损伤，而且不能很快缝合或黏合处理（这在初期经常会遇到）时，应马上改为全脾切除。

3. 部分脾切除经常与脾缝合术联合使用。

4. 所使用的引流管不要直接接触残脾的断面，引流管一定要质地柔软。

四、脾缝合

【适应证】

脾脏浅而小（深度小于 1.5cm）的裂伤，包括外伤、医源性损伤。

（一）术前准备

基本同急诊脾切除。除了准备 1~2 个单位全血及补液通道外，还应准备好止血药，包括静脉用药和局部用药，如血凝酶（立止血）、血速凝和凝血胶、止血纱布等。

（二）麻醉

全麻或连续硬膜外麻醉。

（三）体位和切口

平卧位，在左侧肋下脾区垫枕。左肋缘下斜切口或左侧探查性切口，必要时加横切口。在自动拉钩协助下能很好地暴露脾脏。

（四）手术方法

经探查后，将脾脏向右、前、下方搬出并用指捏或无损伤钳夹控制脾蒂，直视下找到破裂。可以用肝针和丝线（不可吸收线）缝合裂口。缝合可以是间断缝合，也可以是连续缝合，特别是需要在裂口内填塞网膜或止血海绵时，结扎的力度应适当，防止割裂脾组织。如果把握不大者，可以在缝针处加垫网膜或肌肉组织后再结扎。对脾裂口的边缘出血较多处也可以先做水平褥式缝合止血，待两个边缘出血被控制后再在褥式缝合处作间断缝合裂口。缝合完成后还要注意检查有无其他的裂口，防止遗漏损伤未处理，导致术后的再出血。脾的上极和后缘易漏诊。彻底冲洗腹腔，仔细检查确实无其他出血后，在脾周放置引流，分层缝合切口。

（五）注意事项

一旦术中发现空腔脏器破裂应放弃修补。如患者情况差，存在生命危险时，不要一味追求缝合，应以保命为第1要务，迅速切除全脾。如果结扎时割裂脾组织会造成新的裂伤及更多的出血，可考虑部分脾切除，甚至全脾切除。因为有时切割脾组织裂口出血可能很难控制。手术缝合时也可以结合使用局部止血纤维或喷涂止血胶。术中和术后应考虑给予静脉止血药，以促进凝血。术后72h内应严密观察有无再出血，超过此时间段引流液量较少的可以考虑拔除脾周的引流。

五、脾动脉结扎

单纯的脾动脉结扎在临床并不是十分常用。因其手术操作简单，同时又保留了脾的完整性以及脾的部分功能，存在一定的临床价值。由于结扎了脾动脉，降低了脾动脉的压力，减少了脾的供血，从而可使脾的出血停止。近年来在脾外伤治疗方面积累了一定的经验，但因止血后再出血、感染等并发症的发生率较高，治疗价值仍存在争议。

【适应证】

脾功能亢进，门静脉高压，外伤性脾破裂。脾动脉结扎治疗外伤性脾破裂的手术适应证：脾门附近的脾裂伤或多处脾裂伤，修补困难，在术中经控制脾门血管后脾张力降低，出血逐渐停止而又无脾脏血运障碍者，脾动脉结扎有可能保留部分脾脏；脾包膜下血肿，有破裂或延迟破裂可能者。

脾动脉结扎治疗外伤性脾破裂的手术禁忌证：多处脾破裂，结扎脾动脉后，脾组织有缺血坏死可能或脾周侧支韧带已被离断者；合并其他部位严重损伤，如胃肠道穿孔、胰肾破裂，老年人合并心血管疾病或糖尿病者。自发性脾破裂多数存在病理基础，也不宜采用此术式。

【手术方法】

术前准备、麻醉及体位同部分脾切除术。术中探查后决定行脾动脉结扎术后，应先在脾门附近以无损伤钳夹闭或用手捏住脾动脉，初步证实控制脾动脉能够控制出血。解剖胰腺上缘的脾动脉，打开动脉鞘，便于结扎脾动脉，减少脾静脉损伤机会。观察脾脏有无血运障碍后，结扎脾动脉。用不可吸收线双重结扎是永久性的。如用可吸收线，特别是肠线，阻断只是暂时的，当肠线吸收后血管可以再通。

在结扎脾动脉并基本控制住出血后，可附加裂口缝合术或黏合渗血的伤面，也可利用生物黏合剂将网膜粘贴在脾的表面。冲洗伤口无活动性出血即可放置引流，缝合切口，结束手术。

【注意事项】

结扎脾动脉时应该保留来自胃短动脉和网膜左动脉的两个重要的侧支供血来源，以保证脾脏不失活。对于结扎脾动脉后仍不能控制脾脏出血者应将全脾切除。在巨脾切除之前，为了缩小脾脏和减少出血而预先结扎脾动脉不属于本术式范畴。

六、腹腔镜脾切除术

随着腹腔镜胆囊手术的普及开展，人们开始将腹腔镜手术的应用范围扩大到脾脏。1991年Delatire做了第1例腹腔镜脾切除术。自此人们打破了腹腔镜下大器官手术的禁区。我国的脾脏腹腔镜手术紧跟世界潮流，1994年由许红兵、仇明等开始应用。

腹腔镜手术的特点为视野较广，探查腹腔各部分基本不受切口的限制，如果有并存胆囊疾病需同期行胆囊切除，可避免切口设计方面的困难及创伤。

【适应证】

脾囊肿、脾血管瘤等脾良性肿瘤需行脾脏切除的疾病；与脾功能亢进有关的血液病需行脾切除者；外伤性脾破裂病人生命体征平稳，估计出血不迅猛者。腹腔镜脾切除的基本条件包括：体外B超提示脾脏长径≤15cm；脾周围或腹腔无广泛粘连者。

【禁忌证】

肝功能较差，门脉高压症性脾肿大需同时行分流或断流术者；外伤性脾破裂出现休克，估计出血较为迅猛者；广泛腹腔或脾周围粘连者；脾长径超过15cm的巨脾；存在不能耐受二氧化碳气腹的心肺疾病；脾的恶性肿瘤。上述禁忌证只是相对禁忌证，随着腹腔镜技术的成熟及器械的改进，特别是“手辅助腹腔镜手术（hand assisted laparoscopic surgery，HALS）”的出现和普及，以上禁忌证将会成为适应证。

【术前准备】

一般同于开腹脾切除，术前应放置胃管和尿管。对于继发性脾功能亢进所致的血小板减少或凝血功能障碍者应在术前予以纠正。

【麻醉】

一般采用静脉复合麻醉。

【手术要点】

患者的体位多采用头高位并左侧抬高30°~45°。术者站在患者的右侧，气腹压力一般2kPa±。可以采用5孔法完成：A点在脐下缘，此点为放置腹腔镜，0°及30°镜。B点在左侧锁骨中线肋缘下方，此点为主操作孔。其他三孔可设置在剑突下，剑突与脐之间及左侧腋前线肋缘下方或左侧中腹部。分别放置5mm打孔器。

进入腹腔后，打开胃结肠韧带，找到胰腺上缘的脾动脉并将其游离。游离后的脾动脉可以用打结结扎或血管夹夹闭。使用牵开器牵拉胃大弯，使脾胃韧带稍有张力，用血管夹分别夹闭胃短动脉各支，然后予以切断。有条件者可用超声刀或Endo-GIA处理胃短血管及脾胃韧带，以超声刀或电凝切断脾结肠韧带。注意避免热损伤结肠造成术后肠瘘。此后在脾蒂的后方分出间隙，插入Endo-GIA，闭合脾蒂并予以离断。无条件者可用腹腔内粗丝线缝扎的方法来处理。分别切断脾结肠韧带，脾膈韧带和脾肾韧带，至此把全脾游离。

脾脏的取出方法有2种：一种是在左肋缘下做一3~5cm的小切口，将脾置入保护袋内经此口取出；一种是在收集袋内将脾打成碎块，经腹壁打孔处取出。

生理盐水冲洗脾窝局部，检查并确认无出血，尤其是脾蒂残端务必处理牢靠。然后于脾窝处放置引流胶管并经左肋缘下孔引出。缝合腹壁穿刺孔前可给局麻药局部浸润封闭（0.25%布比卡因）。

【注意事项】

①脾损伤切脾时应注意保护副脾。②血液病或脾功能亢进者切脾时必须仔细寻找副脾并予以切除。③血液病切脾后将脾取出时应尽可能防止保护袋或收集袋破裂，防止脾种植，以免术后复发。④Endo-GIA处理脾蒂血管时，有可能发生关闭不严以及动静脉瘘的可能。⑤对胰尾探入脾门区者，游离时要注意电凝或切断时尽量靠近脾门防止损伤胰尾。⑥术后应保持胃肠减压通畅，防止胃胀。24小时后情况允许可进食流质饮食。⑦血液患者术后应注意肝功能、凝血功能及血小板计数。⑧患者术后常规应用抗生素。

【腹腔镜脾切除术的优缺点比较】

优点：美观，手术视野较宽，术后恢复较快，住院时间较短。

缺点：费时，技术要求较高，花费较高，巨脾手术困难，副损伤的机会在操作不熟练阶段稍高。

七、脾移植

随着人们对脾脏功能的不断了解和器官移植技术的日益发展，脾移植逐渐成为可能。脾脏的移植给一些患有遗传性疾病的患者带来了希望。

【分类】

1. 根据移植组织和量分　全脾移植，部分脾移植，脾组织移植和脾细胞移植。

2. 根据供脾来源分　自体脾和与异体脾移植。

【适应证】

（一）全脾移植

目前全脾移植主要适用于血友病以及恶性肿瘤晚期：供体的来源主要是异体（尸体和活体）。

（二）部分脾移植

主要适用于外伤性脾破裂的儿童。在脾破裂手术中确认脾脏的叶段尚可保留，有完整的叶段供应血管。这部分脾脏经修整后可考虑移植回体内。

（三）脾组织移植

目前常用的术式是在成人或儿童外伤性脾破裂脾切除后，利用脾脏组织切成大小合适的脾片回植。主要适合如下情况：①严重的脾破裂；②多处深而大的脾破裂，无法进行脾缝合、修补或部分切除者；③脾门撕裂，脾蒂血管离断，发生紧急大出血者；④脾蒂血管损伤合并脾上部损伤者；⑤外伤性迟发型脾破裂，部分脾组织尚有活力者；⑥闭合性腹外伤，无空腔脏器破裂者。

（四）脾细胞移植（亦称脾悬液输注）

目前主要用于：①血友病A，也有少数血友病B的报道；②晚期肝癌及其他恶性肿瘤；③同一供体器官移植前诱导免疫耐受，以增长移植器官的存活期；④其他：先天性免疫缺陷症，Gaucher病等。

【主要移植方法】

1. 全脾移植　全脾移植是将完整的脾脏带供养血管移植。移植的部位以右侧髂窝处的异位移植为主。异位全脾移植最早在1960年报道，由Woodurff治疗丙种球蛋白缺乏症患儿，当时手术成功，但无功能。在1969年Hathaway报道亲体脾移植。手术后Ⅷ：C的水平由0%上升到25%。但是术后第4天，移植脾破裂被迫切除。1973年Groth报道1例全脾移植治疗血友病，保持功能44天后被排斥。我国开展的有2例有功能存活8年，系国际最佳水平。

2. 切取供脾　尸体供脾的切取，一般取“+”字形切口进腹。如为单器官切取者，分别在腹腔动脉干和门静脉插管。以1~4℃的WMO-1号液或UW液做灌洗，灌洗满意后完整取脾脏将其置入0~4℃的保温装置内，尽快送到手术现场。在低温下重新灌洗直到脾静脉的洗出液清亮。注

36

意在其后的修剪中不要过多地剥离脾的上下极组织。修剪过程及修剪后脾脏应移植保存在冰水中。亲体供脾的切取，一般取左侧肋缘下切口进腹。然后从脾脏的凸面插入手缓缓地、均匀持续地用力以手掌托起脾脏，以大纱布垫填入。逐渐将脾向右托出腹腔，先将脾胃韧带钳夹切断。将脾向右前翻转的同时细心地切开脾肾韧带游离脾脏。小心分离脾蒂，除保护胰尾外，还要在尽量不损伤血管的情况下游离出4~5cm长度的脾动脉和脾静脉以供移植吻合用。经脾动脉注入含有肝素30~50mg的生理盐水50~100ml（约等于脾脏的血容量）后，同时分别结扎脾动脉和脾静脉。切下脾脏，即刻用1~4℃的WMO-1号液灌注脾动脉直到脾静脉流出的液体呈清亮为止。然后进行修整，此过程脾脏应置于冰水的保护中。

3. 移植手术　接受移植的患者（受体）平卧位。全麻或连续硬膜外麻醉满意后，常规术野消毒并选取右下腹弧形或L形切口。切口不进入腹腔，向内钝性推移腹膜，游离出输尿管加以保护。显露出髂血管，主要选用髂总静脉和髂内动脉段的髂动脉即可。

移植的脾脏分别与静脉和动脉重建。脾静脉与髂总静脉做端侧吻合，可以用3-0或4-0的血管缝合线。脾动脉与髂内动脉的吻合，多数人采用5-0血管缝合线端一端吻合。吻合后依次开放静脉和动脉，脾脏在开放动脉的同时应马上变红。可以经静脉注入肾上腺素来观察脾脏的收缩，从而证实脾脏是否具有功能。脾的位置放正并检查血管无扭曲等情况后，利用脾周韧带的残留部与腹膜后固定。如有脾被膜的撕伤渗血可以利用局部止血药物贴附止血。腹膜后的渗血可以压迫止血。脾的上下极附近各放一根胶管引流。关闭切口。

4. 部分脾移植　部分脾移植主要是半脾或大部脾的移植。移植脾的来源有亲体脾和自体脾。前者主要用以治疗血友病等先天性疾病。1992年哈尔滨医科大学附属第一医院的劈裂式脾移植，使供、受体各保留半脾，供、受双方均享有脾功能。供、受体残脾断面可按部分脾切除术的方法处理。在存在凶险出血的损伤脾切除后，脾脏还能利用时，可考虑将破损严重的部分切除并进行适当修补后移植到髂窝部。这样需在髂部重做切口，并且应根据具体情况选择吻合血管的方式。在开放吻合血管后应观察受脾的供血，如血运满意，则放置引流，关闭切口，结束手术。

5. 脾组织移植　在脾脏因损伤严重，为挽救生命而不得已切除脾脏。可将切除脾的1/3~1/4切成脾片移植。方法为将脾包膜去除后切脾呈（2~4）cm×（1~3）cm×（0.3~0.5）cm大小，以肝素冰盐水浸泡洗涤后，平放在网膜的前后片之间，或放在网膜的边缘并将网膜的边缘上翻包裹脾片组织作固定。也可以放在腹壁的肌肉层内。前者的方法脾片易成活，后者的方法成活率低但术后易用B超观察。这种移植方法简单易行，而且已经有人在术后利用同位素检测到成活脾组织具有功能，同样也有人在再次手术时探察证实脾组织成活并且体积增加。目前国内许多医院开展了这种手术。

6. 脾细胞移植　供脾来自胎脾、尸脾、外伤以及门静脉手术时的切除脾。经过4℃平衡液灌洗满意后，去除脾包膜及脾门部的纤维脂肪组织，将脾切成1cm×0.5cm×0.5cm的碎块，与冰水混合成2∶1的比例后，经细胞悬液器制备处理。制成品加入ACD液，在低温下保存备用。供使用的悬液中的活脾细胞应不少于2/3。一次输入悬液250~500ml，含有活脾细胞（10~50）×10^9/100ml。一个正常成人的脾脏可以制备成供2~3人使用的悬液。在输注中悬液内加用地塞米松5~10mg，在输入前还可常规输用氢化可的松100~200mg。输注悬液的速度应由慢到快，并密切观察。输注的途径多选择周围静脉。如与手术结合，也可利用门静脉系统的血管输入。本移植法可以重复进行。

【移植后的问题】

虽然器官移植的进展很大，但是在临床上仍有许多问题有待解决，脾移植也不例外。供体来源少，器官移植后的排斥反应和长期的免疫抑制治疗，移植脾的远期功能情况等是异体脾移植的主要问题。自体脾组织移植后是否能保有全部的原脾功能，目前尚不能证实。脾细胞移植是移植中最简单的，它的问题是有功能的持续时间较短，Ⅷ：C的升高持续时间平均8个月。部分人输注后Ⅷ：C无反应。

移植术后治疗包括免疫抑制治疗和抗感染治疗、抗凝治疗。前者一般以环孢素为主的联合用药。后者多给予抗菌作用较强的三代头孢类抗生素并加用抗厌氧菌药物。

八、脾的介入治疗

脾动脉栓塞：1973年Maddison首先应用全脾栓塞为肝硬化门静脉高压后脾功能亢进患者治疗。因其术后严重的并发症与较高的死亡率，全脾栓塞基本废弃。Spigos在1979年首创部分脾栓塞治疗脾功能亢进，提倡用部分脾栓塞来减少脾梗死及坏死，保留部分脾结构及脾功能。Jonasson于1985年将其用于同种肾移植，有效控制了急性排斥反应。部分脾栓塞的优点是可以重复治疗，无全脾栓塞术后严重的并发症、较高的死亡率及手术切除脾脏导致的严重感染。

【适应证】

血液病，脾血管瘤，肝癌，肝炎，脾损伤出血，门静脉高压，脾功能亢进，巨脾术前准备。

【禁忌证】

肝硬化伴顽固性腹水及原发性腹膜炎，肝功能较差者（Child C级者）。引起门静脉高压/脾功能亢进的原发疾病处于终末期者；脓毒症或其他的严重感染。凝血酶原时间低于70%正常范围者，术前应予以纠正。

【方法】

（一）部分脾栓塞

利用Seldinger技术穿刺股动脉，置入导丝和导管。导管进入腹腔动脉和脾动脉后，再进一步进入脾动脉的终末支血管。注入少量造影剂，以显示选择的供血血管是否满意。不满意可以重新选择。如果选择的血管满意便可以固定导管。

将已做好消毒准备的明胶海绵剪成（1～2）mm×（1～2）mm的细小碎块。总量约半块明胶海绵即可（每块6cm×2cm×0.5cm）。加入庆大霉素8～16×10^4U及适量的生理盐水后注射到被选择的脾动脉内。注射后栓塞效果是否满意，可以用造影剂显示出来，对栓塞不满意时可以重复进行栓塞。最大限度的栓塞范围应当控制在70%左右为宜。范围过大时可能造成脾功能丧失太多，而且容易发生脾脓肿等继发感染。

部分患者栓塞后疼痛剧烈，难以忍受，有时连麻醉性镇痛药物都不能缓解。后来改用经高压后的明胶海绵条（直径为1mm左右，长度为海绵片的全长），6～7条。捻紧后经注射器与生理盐水一起推注。以注入少量造影剂来证实栓塞的满意程度。如不理想，可以继续栓塞其他的脾叶段血管直至满意为止。脾功能亢进患者通过此方法治疗后脾功能亢进情况控制比较满意。脾脏被栓塞的范围直接影响日后脾功能亢进症状消失的程度。栓塞的程度越大，后期脾功能亢进症状消退的越明显。如果全脾栓塞则可完全消除脾功能亢进的症状，但是栓塞后的并发症也明显增多。

（二）全脾栓塞

全脾栓塞是分别将脾动脉的所有终末分支予以栓塞。这种方法治疗脾脏疾病已经很少使用，原因是术后的并发症较多、较重。脾动脉干栓塞术是用较大的栓塞物，如专用的不锈钢圈。只栓塞脾动脉主干，保留来自脾上下极侧支的供血（即胃短动脉和胃网膜左动脉的供血）。这样既保留了部分脾功能又降低了脾的压力，减少脾的充血。本法可用于巨脾术前准备的患者，但是不太适用于脾损伤的患者。

【并发症】

（一）术中并发症

主要是：①穿刺部位出血、血肿。特别是患者因肝脾病变，术前多有凝血功能的异常。因此应该在穿刺时尽量减少不必要的损伤。术后应给予稍长时间的局部按压，并做局部加压包扎。患者平卧24小时。②栓塞物反流到脾以外，如逆流到胃、胰、肝脏等腹腔动脉系统。如果逆流的过多过快，还有可能进入腹主动脉，造成肠、肾等各种脾外组织或器官栓塞。在多数情况下由于胃、肠、肝、胰等器官供血来源比较丰富，逆流的栓塞物不太多，故而不会引起明显的临床症状。但是如果是较大的栓塞物栓塞肾动脉这样单一供血的器官，则可能造成临床症状及处理上的困难。

（二）术后并发症

①发热：介入性脾栓塞后多数患者有一段时间的发热，一般在39℃以下，给予对症处理及非甾体类解热镇痛药物可以控制，一般1周左右即可逐渐恢复正常；若超过39℃，持续时间超过7天，应考虑感染的可能。②脾脓肿及脾周感染：脾栓塞治疗后由于脾缺血而发生梗死，可以造成无菌性坏死，继发感染。门静脉血液带菌以及导管和明胶海绵带菌均可作为细菌侵入脾脏的途径。脾动脉栓塞减少或中断供血后，脾脏清除细菌的能力降低。这些都对脾脏发生感染起一定的作用。因此除了精确控制栓塞范围，防止发生严重脾梗死外，同时还应严格执行无菌操作。明胶海绵经高压灭菌，灭菌后的海绵稍硬，易于塑形成条及经注射器推注。另外，在溶有明胶海绵的液体内加用抗生素以及在介入治疗的围术期预防应用抗生素。对已经发生局限性脓肿者可以在B超定位引导下穿刺引流；③左侧胸腔积液及左下肺感染：同脾手术后一样，介入治疗后，由于刺激反应容易发生左侧胸膜渗出及胸腔积液。一般液体的量不太多。左下肺的炎症或肺不张多为局部呼吸受抑制，排痰能力减弱所致。除了给予抗生素以外，加用呼吸道雾化吸入，深呼吸和加强排痰等措施多能控制该并发症。此时也要注意膈下情况的处理，当膈下存在一个脓肿病灶的情况下，膈上的病变很难被有效的控制；④脾静脉血栓形成：当动脉被栓塞后，脾静脉的血液流速明显减慢，加之脾功能亢进被控制后血小板常有明显升高。这使脾静脉容易发生血栓。在部分脾栓塞后密切关注血小板数量变化情况，必要时加以控制，可以避免其发生。作者认为当血小板持续超过600×10^9/L时，应考虑给予口服血小板抑制剂或输注抗凝剂，如低分子右旋糖酐。有时因为术后体温升高的原因，给予吲哚美辛等非甾体类解热镇痛药也可起到抑制血小板的效果。如果血小板计数超过1000×10^9/L则应根据具体情况给予小剂量抗凝药或在有脾静脉血栓形成的证据时加用溶栓治疗，但有造成脾梗死及胃肠道出血的可能。因此必须慎重使用；⑤腹痛及胸痛：介入栓塞后多数患者有一定程度的胸腹痛。多数是由于脾脏缺血梗死所致，并使膈肌和腹壁受到刺激的原因。给予镇痛药物（非甾体镇痛药或麻醉性镇痛药）多可以控制，数天后症状常逐渐缓解。⑥其他罕见并发症，包括肾损害，多为可逆性。肝损害、胰腺炎、脾破裂和门静脉血栓等。

（张 晖 崔乃强）

36

参考文献

1. 陈孝平，汪建平. 外科学. 第8版. 北京：人民卫生出版社，2013

2. 吴孟超，吴在德. 黄家驷外科学. 第7版. 北京：人民卫生出版社，2008

3. Courtney M，Townsend. JR，et al. Sabiston Textbook of Surgery. 19th ed. Saunders，2012

4. Kapan M，Gumus M Onder A，et al. A wandering spleen

presenting as an acute abdomen: Case report. J Emerg Med, 2012, 43 (5): e303-e305

5. El Bouhaddouti H, Lamrani J, Louchi A, et al. Torsion of a Wandering Spleen. Saudi J Gastroenterol, 2010, 16 (4): 288-291

6. Soleimani M, Mehrabi A, Kashfi A, et al. Surgical treatment of patients with wandering spleen: Report of six cases with review of the literature. Surg Today, 2007, 37: 261-269

7. Al-Habbal Y, Christophi C, Muralidharan V. Aneurysms of the splenic artery—a review. Surg J R Coll Surg Edinb Irel, 2010, 8 (4): 223-231

8. Pasha SF, Gloviczki P, Stanson AW, et al. Splanchnic artery aneurysms. Mayo Clin Proc, 2007, 82 (4): 472-479

9. Yazici P, Aydin U, Ersin S, et al. Hamartoma-a rare benign tumor of the spleen: a report of four cases. Eurasian J Med, 2008, 40 (1): 48-51

10. Crema E, Etchebehere RM, Gonzaga MN, et al. Splenic lymphangioma: a rare benign tumor of the spleen treated by laparoscopic surgery. Arq Bras Cir Dig, 2012, 25 (3): 178-179

11. Zulfiqar AA, Andres E. Treatment of idiopathic thrombocytopenic purpura in the elderly: A challenge for geriatricians. Geriatr Gerontol Int, 2015, 15 (7): 928-929

12. Mesa RA1, Nagorney DS, Schwager S, et al. Palliative goals, patient selection, and perioperative platelet management: outcomes and lessons from 3 decades of splenectomy for myelofibrosis with myeloid metaplasia at the Mayo Clinic. Cancer, 2006, 107 (2): 361-370

13. Teffer A. Primary myelofibrosis: 2014 update on diagnosis, risk-stratification, and management. Am J Hematol, 2014, 89 (9): 915-925

14. Nyilas Á, Paszt A, Simonka Z, brahάm S, et al. Laparoscopic splenectomy is a safe method in cases of extremely large spleens. J Laparoendosc Adv Surg Tech A, 2015, 25 (3): 212-216

15. Bai YN, Jiang H, Prasoon P. A meta-analysis of perioperative outcomes of laparoscopic splenectomy for hematological disorders. World J Surg, 2012, 36: 2349-2358

16. Ardestani A, Tavakkoli A. Laparoscopic versus open splenectomy: The impact of spleen size on outcomes. J Laparoendosc Adv Surg Tech A, 2012, 23: 760-764

17. Koconis KG, Singh H, Soares G. Partial splenic embolization in the treatment of patients with portal hypertension: a review of the english language literature. J Vasc Interv Radiol, 2007, 18 (4): 463-481

18. Abdella HM, Abd-El-Moez AT, Abu El-Maaty ME, et al. Role of partial splenic arterial embolization for hypersplenism in patients with liver cirrhosis and thrombocytopenia. Indian J Gastroenterol, 2010, 29 (2): 59-61

19. Guan YS, Hu Y. Clinical application of partial splenic embolization. Scientific World Journal, 2014, 2014: 961345

第三十七章
腹膜后间隙疾病

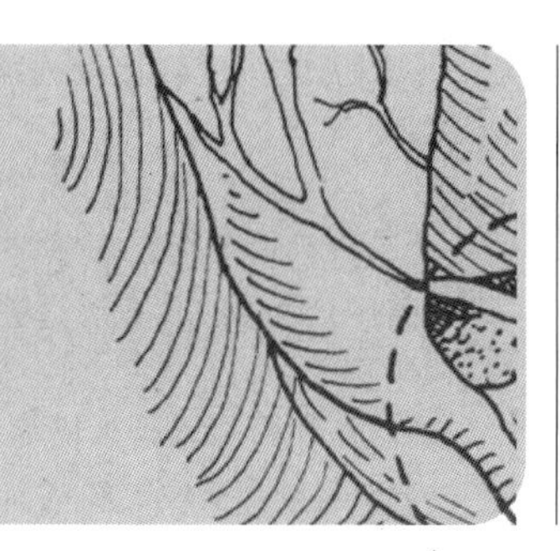
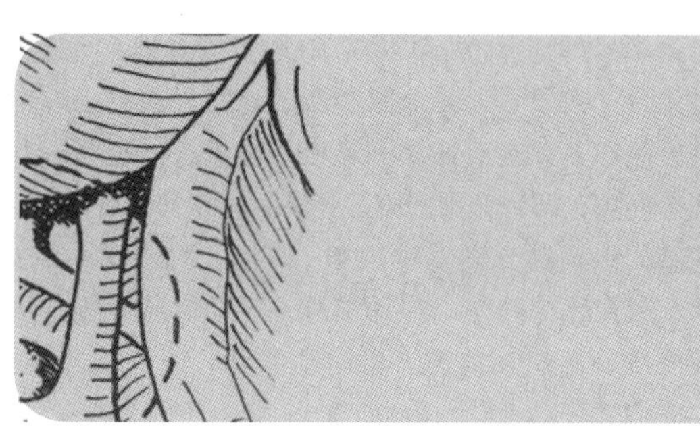

第一节 腹膜后间隙的外科解剖学

腹膜后间隙一般是指壁腹膜与后腹壁之间的区域。这个潜在的间隙前面为壁腹膜、右肝裸区、部分十二指肠、升降结肠及直肠、后面为椎体、腰大肌、腰方肌、腹横肌，以及骶骨、腰大肌和梨状肌。其上界为膈肌，下界为盆腔；侧界上自第12肋骨尖，中至髂嵴、下达闭孔内肌。间隙内主要器官为肾、输尿管、肾上腺和胰，一些大血管、淋巴组织和神经组织，并富有脂肪和疏松结缔组织。腹膜后腔可分为三个间隙，即肾旁前间隙、肾周间隙和肾旁后间隙。

有些结构很容易经腹膜外显露，如肾上腺、肾、输尿管、膀胱、腰交感神经链、脾动静脉、肾动静脉、腹主动脉、下腔静脉、髂总动静脉、髂内动静脉、髂外动静脉、胰腺、腹股沟管等。

进入腹膜后间隙的手术途径有三种：①经腹腔；②主要经腹膜后；③经胸腹联合切口。

经腹腔进入腹膜后间隙的途径，可根据疾病的部位及病理类型选择合适的腹部切口，后腹膜可直接在下腔静脉或腹主动脉之前切开，或经小网膜腔在肾上腺区的前面切开。Kocher手法是将十二指肠侧壁的腹膜切开，掀起十二指肠，即可显露后腹膜区。另一常用的方法是将结肠旁沟部腹膜切开，游离结肠以显露肾、下腔静脉、腹主动脉或交感神经干。切开脾肾韧带可显露腹膜后脾、胰及腹主动脉上部，切口下延并游离结肠可显露主动脉全长。沿小肠系膜根部的左缘切开，并转向上切开升结肠外侧的腹膜，可使肾以下的腹膜后间隙全部显露。

腹膜后途径较常用的切口是前外侧斜切口，可显露肾以下的结构，如输尿管、下腔静脉、交感神经链、髂内、外血管与淋巴结等。肾及肾上腺手术常用途径是后路，应注意检查胸膜下缘与第12肋的关系。显露膈下内脏神经及腹腔神经节可选用腰后切口，切开腰背筋膜及腹横筋膜将骶棘肌及腰方肌向内侧牵开而显露。

经胸腹联合切口显露腹膜后区是在膈后作较短的切口，经胸作交感神经切除，必要时扩大切口作肾或肾上腺肿瘤切除。

只要技术上能够做到，应尽量采取腹膜外途径，优点较多，术后并发症亦少。显露腹膜后间隙时应注意勿损伤输尿管，分离粘连时注意勿损伤十二指肠、胰腺、肾静脉、变异的下腔静脉及腹主动脉的大小分支。

第二节 腹膜后疾病的影像诊断方法

诊断腹膜后疾病，如出血、感染、纤维化与肿瘤，除根据其临床表现来推论其病理性质外，对病变的范围也应在手术之前弄清。因此，腹膜后疾病的影像学诊断有着特殊的重要意义。

【影像学检查】

（一）腹部X线片、前后位及侧位

比较观察两侧腹膜脂肪线、两侧腰大肌影及脊柱侧弯情况。

（二）排泄性尿路造影与逆行尿路造影

观察肾与输尿管移位或被包裹情况（常需加摄侧位X线片）。

（三）钡剂胃肠道（钡餐与钡灌肠）**检查**

观察上消化道或下消化道移位情况。

（四）骶前氧或二氧化碳充气造影

常能勾画出病变的轮廓。

（五）淋巴造影

在考虑淋巴系统肿瘤时施行。

（六）血管造影（腹主动脉造影或下腔静脉造影）

可观察血管受累、移位或被包裹情况。

（七）超声检查

经前腹部超声检查常受肠内气体、钡剂之干扰而影响检查效果。经腰部或侧腹部检查需积累经验以提高诊断水平。

（八）计算机体层摄影CT

（九）磁共振成像（MRI）

此法可获得三维图像，对于大血管结构的勾画较好，不受骨骼（肋骨与脊柱）的干扰，没有条状伪影，优于CT；但因扫描层厚较大，有的部位清晰度不如CT。

（十）PET-CT

可帮助检测病变的代谢程度，作SUV值的测定，但检查费用昂贵。

【内镜检查术】

（一）胃肠内镜检查术

（二）腹腔镜检查术

经过选择的病例可将腹腔镜通过肝胃韧带或胃结肠韧带进入腹膜后间隙的部分区域进行观察。

（三）内镜超声（EUS）

能清楚显示腹膜后病变，其引导下的细针穿刺活检术（EUS-FNA）能更安全、更精确地获取病理学资料，已成为一种有效的组织学诊断工具。

第三节　腹膜后间隙感染

腹膜后间隙内主要为疏松结缔组织与脂肪，此处的感染极易蔓延成蜂窝织炎或脓肿。不同部位的感染有不同的病名，如胰腺脓肿、肾周围脓肿、髂窝脓肿等。盲肠后位阑尾穿孔形成阑尾脓肿，其位置可能在腹膜后间隙。肾外伤尿外渗或肾痈均可引起肾周围炎或脓肿。溃疡性结肠炎、结肠憩室或结肠癌穿孔，可造成腹膜后间隙感染。致病菌多为化脓菌，以大肠埃希菌、葡萄球菌和链球菌为常见。

临床表现与其他严重感染相同，全身症状如发热、畏寒、头痛、无力、白细胞计数升高等。局部体征有肿胀、压痛、叩击痛，可出现腰大肌刺激征，即患侧髋关节屈曲内旋。腰大肌试验阳性（使患侧大腿后伸时感觉疼痛）说明病变已刺激腰大肌。X 线片可见脊柱侧弯，凹向患侧，患侧腰大肌影模糊，患侧腹膜脂肪线模糊。如怀疑脓肿形成，应作诊断性穿刺吸脓确定诊断，或做超声检查确定脓肿位置。

感染的早期宜采用中医或西医方法积极控制感染，使炎症局限或消散。如已形成脓肿，应及早切开引流，切口的位置以能进入脓腔而不通过游离腹腔为宜。

第四节　腹膜后纤维化

本病是一种病因未明的腹膜后结缔组织的非特异性、非化脓性炎症。腹膜后纤维化不常见，与过敏症或自身免疫病相似，可能是全身特发性纤维化的一种表现，其他部位可有过敏性脉管炎、Riedel 甲状腺炎、硬化性胆管炎、眼眶内假瘤、纵隔纤维化等，甚至主动脉瘤粥样硬化、红斑性狼疮、雷诺病、结节性多动脉炎、全身性血管炎等。霍奇金病、其他淋巴瘤、肉瘤、类癌、癌瘤等都可以引起恶性腹膜后纤维化。有报告在服用治疗偏头痛的药物美舍吉特（methysergide 甲基麦角酸丁醇酰胺）后发生腹膜后纤维化。

病理为不同厚度的、扁平坚实的灰白色纤维斑块，最多发生在骶骨岬部，常为两侧对称性，也有仅一侧受累。病变可向上伸展到肾蒂，甚至进入纵隔，向下则波及盆腔。分界常很清楚，无包膜。纤维化发展可包裹受累部位的血管和输尿管使之梗阻，但不侵犯管壁。

最重要的临床问题是纤维化过程包裹输尿管使输尿管缩窄，造成尿路梗阻症状与体征取决于有无输尿管狭窄、狭窄程度及有无尿路感染。临床表现可以较轻，有腰部和下腹部持续钝痛、疲乏无力、食欲不振，伴恶心呕吐及体重减轻；严重时有难以描述的腰痛，甚至尿毒症或脓毒症。

腹膜后纤维化的诊断在无尿毒症时可行排泄性尿路造影术、CT 及磁共振成像检查。典型发现为单侧或双侧肾盂积水及输尿管近段积水，输尿管向内侧移位与远段输尿管（第 4~5 腰椎水平）受外压的迹象。

治疗分非手术与手术两大类，对梗阻不严重，仅有轻度肾功能不全的患者可试用非手术治疗，停用麦角衍生药物，使用类固醇激素如泼尼松龙等。数星期后仍无反应者宜手术治疗。狭窄严重或合并感染，需行紧急肾切开造口术。择期手术方式常为双侧输尿管松解术，有效地使输尿管成为腹腔内器官，这种手术效果良好。只有在一侧肾脏已完成破坏而另侧肾功能正常时才做患侧肾切除术。自体移植术可作为手术治疗腹膜后纤维化的选择方法，此术的血管与输尿管并发症发生率不超过 5%。

IgG4 相关性腹膜后纤维化（RPF）是一种慢性炎症性自身免疫病，以血清 IgG4 水平升高，IgG4 阳性浆细胞浸润组织器官为特征的疾病，活体组织检查可以确诊，可使用中等剂量糖皮质激素治疗。

第五节　原发性腹膜后肿瘤

原发性腹膜后肿瘤一般不包括肾、输尿管、肾上腺和胰的原发肿瘤及肠道的腹膜后淋巴结转移性肿瘤。

【分类】

位于腹膜后间隙的肿瘤按性质分为良性与恶性两大类；按其起源有中胚层、神经组织、泌尿生殖嵴和胚胎残余等多种（表 37-5-1）。

【临床表现】

腹膜后肿瘤的病理类型很多，临床表现也多种多样，但也有一些共同的症状和体征。

（一）占位症状

一般肿瘤在生长初期多无明显症状，所以在确诊以前往往已发展较大，出现占位症状。患者自己或患儿家长发现腹部肿块，肿块因出自腹膜后，触诊常固定；实质性较囊肿性较多，有时触及肿块前的肠管故有囊性感的错觉。

（二）压迫症状

肿瘤压迫附近器官组织产生一系列症状，如腹胀、呼吸困难、进食减少、尿频、腹水、阴囊囊肿、下肢水肿、腹壁静脉曲张或精索静脉曲张等。

（三）疼痛

约半数患者有腹痛、背痛、和下肢痛、下肢知觉减退和麻木等。

（四）全身症状

体重减轻、发热、无力及恶病质、贫血等。

【诊断】

计算机断层摄影术仍是发现腹膜后肿瘤的最有效方法，还能提供肿瘤扩展范围及能否切除的证据。磁共振成像术对于确定肌肉和血管组织有更大价值，CT 与 MRI 二者相辅相成。血管造影有助于诊断腹膜后肿瘤和定位。

表 37-5-1 原发性腹膜后肿瘤的分类

来源	良性肿瘤	恶性肿瘤
中胚层		
脂肪组织	脂肪瘤	脂肪肉瘤
平滑肌	平滑肌瘤	平滑肌肉瘤
结缔组织	纤维瘤	纤维肉瘤
横纹肌	横纹肌瘤	横纹肌肉瘤
淋巴管	淋巴管瘤	淋巴管肉瘤
淋巴结	淋巴瘤	淋巴肉瘤、网织细胞肉瘤、霍奇金病
血管	血管瘤	血管内皮肉瘤
	血管外皮瘤	血管外皮肉瘤
间叶组织	间叶瘤	间叶肉瘤
	黄色肉芽肿	
神经组织		恶性神经鞘瘤
神经鞘	神经鞘瘤（schwannoma）	神经纤维肉瘤
神经纤维	神经纤维瘤	神经母细胞瘤、节细胞神经母细胞瘤
交感神经	神经节细胞瘤	恶性嗜铬细胞瘤
嗜铬组织	嗜铬细胞瘤	恶性非嗜铬性副神经节瘤
化学感受器	非嗜铬性副神经节瘤（腹膜后体瘤）	癌
	异位肾上腺皮质瘤	精原细胞瘤、绒毛膜上皮癌
泌尿生殖嵴	囊肿	恶性畸胎瘤
胚胎残余	畸胎瘤 皮样囊肿 脊索瘤	恶性脊索瘤 肾胚胎瘤（Wilms 瘤） 未分化癌、未分化肉瘤 未分化恶性肿瘤
杂类	囊肿 异位消化道激素肿瘤 多发性内分泌肿瘤	消化道激素恶性肿瘤 多发性内分泌肿瘤

【治疗】

原发性腹膜后肿瘤常在侵及神经或内脏时才被发现，或生长到较大时才得到确诊。当明确诊断时已经很大，仅有少数病例能够切除而治愈，但手术切除仍是主要的治疗方法。对待每个患者都应考虑手术，至少可做活体组织检查及估计切除的可能性，不宜轻易放弃手术机会。能进行广泛切除而获得根治者仅占 20%，手术死亡率为 10%～20%。恶性淋巴瘤对放射治疗敏感，其他肿瘤多经血流转移，对放射治疗不敏感，化学治疗亦多无效。生存期的长短主要取决于肿瘤的生长潜力和手术切除肿瘤的彻底程度。对经选择的病例，次全切除也能较大程度地延长生命，对某些生长缓慢的病变还可反复进行不完全性切除术可提高患者生存率，改善生活质量。

37

第六节 经腹膜后途径大血管手术

目前经腹膜外途径对腹主动脉及其分支进行择期手术已日渐增多。此途径适用于：主动脉旁路（搭桥）术、动脉内膜剥脱术、脾肾动脉分流术、肾自体移植术，动脉瘤矫治术。此途径有许多优点，由于躲开游离腹腔，医源性切破肠腔的机会较少，故移植术后污染的可能性降低；手术时间较经腹腔前路大为短缩；腹主动脉瘤经腹膜后途径也不干扰近端吻合前方的主动脉周围组织。

（王西墨 张毓青）

参考文献

1. Vaglio A, Palmisano A. Prednisone versus tamoxifen in patients with idiopathic retroperitoneal fibrosis: an open-label randomized controlled trial. Lancet, 2011, 378: 338-346.

2. Miah AB, Hannay J, Benson C, et al. Optimal management of primary retroperitoneal sarcoma: an update. Expert Rev AnticancerTher, 2014, 14 (5): 565-579.

3. Osman S, Lehnert BE, Elojeimy S, et al. A comprehensive review of the retroperitoneal anatomy, neoplasms, and pattern of disease spread. Curt Probl Diagn Radiol, 2013, 42 (5): 191-208.

4. de Jong K, Poley JW, van Hooft JE, et al. Endoscopic ultrasound guided fine needle aspiration of pancreatic cystic lesions provides inadequate material for cytology and laboratory analysis: initial results from a prospective study. Endoscopy, 2011, 43 (7): 585-590.

第三十八章 腹部大血管疾病

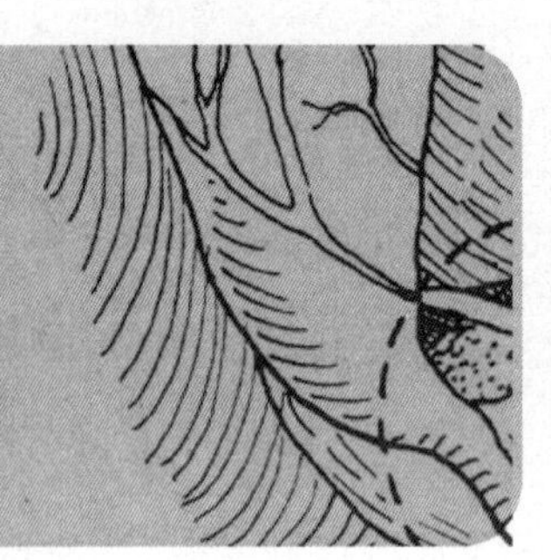

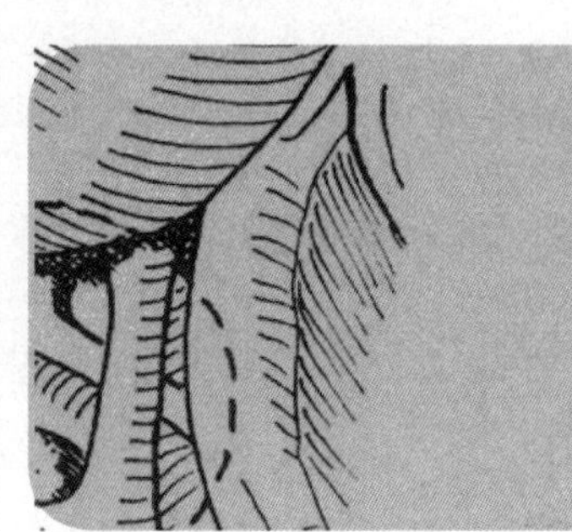

第一节　腹主动脉瘤

腹主动脉瘤（Abdominal Aortic Aneurysm，AAA）是指腹主动脉直径增大 50% 以上呈瘤样扩张的一类疾病。临床上一般将累及肾动脉开口水平以下腹主动脉者归于腹主动脉瘤，而累及腹主动脉脏支的主动脉者归属于胸腹主动脉瘤。腹主动脉瘤好发于老年男性，男女之比为 10∶3。常见的病因为动脉粥样硬化，其他少见病因包括动脉先天性发育不良、动脉中层囊性变性、创伤、感染、结缔组织病等。常见致病危险因、高龄、男性等。

【临床表现】

多数患者无症状，常因其他原因查体而偶然发现。典型的腹主动脉瘤是一个向侧面和前后搏动的膨胀性肿块，半数患者伴有血管杂音。少数患者有压迫症状，以上腹部饱胀不适为常见，十二指肠受压可发生肠梗阻。

症状性腹主动脉瘤多提示需要手术治疗，其症状主要包括：

（一）疼痛

为破裂前的常见症状，多位于脐周及中上腹部。动脉瘤侵犯腰椎时，可有腰骶部疼痛，若近期出现腹部或腰部剧烈疼痛，常预示瘤体濒临破裂。急性破裂的患者除突发腰背部剧烈疼痛外，往往伴有休克表现。

（二）休克

急性破裂的患者除突发腰背部剧烈疼痛外往往伴有出血性休克，甚至在入院前即死亡。若破入后腹膜，出血局限形成血肿，腹痛及失血休克可持续数小时或数天，但血肿往往有再次破裂入腹膜腔致死可能。

（三）胃肠道大出血

动脉瘤瘤体偶尔可破入十二指肠引起胃肠道大出血。

（四）心力衰竭

动脉瘤瘤体破入下腔静脉，产生主动脉—腔静脉瘘，导致大量血液快速回心引起心力衰竭。

（五）下肢急性缺血

瘤体内伴有血栓者，血栓脱落可造成下肢动脉栓塞引起下肢急性缺血。

【辅助检查】

（一）腹部 X 线片

有时可见到卵壳形钙化阴影，可提示诊断。

（二）彩色多普勒超声

对腹主动脉瘤的诊断很有价值，探查动脉瘤的准确性高，可发现腹主动脉的管腔增粗，清晰地显示其外形及附壁血栓等，为目前查体筛选的主要诊断方法。但受肥胖、进食及检查者经验等因素影响。

（三）腹部 CT 平扫

可作为腹主动脉瘤的筛查诊断手段。

（四）CTA

CTA 是腹主动脉瘤最常用的检查手段，与超声检查相比，可以更清晰地显示腹主动脉瘤的全貌及其与周围组织结构的关系，以及有无腹膜后血肿等。其诊断准确率可达 100%。并作为术前评估腹主动脉瘤腔内修复术能否施行及获取支架选择依据的主要手段。

（五）MRA

MRA 也可以作为腹主动脉瘤的诊断手段并进行术前评估。但由于检查时间长、患者处于狭窄密闭空间、患者身体内不能有金属异物等要求，临床相对少用。对于肾功能不全的患者，可以考虑行 MRA 检查。

（六）DSA

因为 DSA 为有创性检查，一般主要作为腹主动脉瘤腔内修复术中的评估手段。破裂动脉瘤患者往往需要根据 DSA 结果来获取能否进行腔内治疗的数据。

【治疗】

腹主动脉瘤的治疗方法包括开放手术治疗（open surgery，OS）、腔内治疗（endovascular aneurysm repair，EVAR）和杂交手术（hybrid surgery，HS）治疗。开放手术治疗是传统的治疗方法，创伤大、围术期并发症多、死亡率高。EVAR 是治疗腹主动脉瘤的微创手术方式，其特点是创伤小，避免了传统手术所带来的巨大创伤和痛苦，降低了患者心、肺等重要脏器并发症的发生率和死亡率，尤其对于一些有严重合并症、预期不能耐受传统开腹手术或手术后可能出现严重并发症的高危病例提供了治疗的机会。随着“烟囱技术”、“开窗技术”等的成熟和分支支架及多层裸支架的出现，使得越来越多原本需要行开腹手术治疗的复杂腹主动脉瘤倾向于腔内治疗。另外，对于某些累及内脏动脉而不适合行腔内治疗、且合并其他严重疾病不能行开放手术治疗的患者，为了减少手术创伤并为微创腔内修复手术创造条件，可应用联合开放手术和腔内修复术的杂交技术来治疗。天津医科大学总医院 2008 年至 2015 年共手术治疗 328 例患者，其中腔内及杂交手术 266 例，开放手术 62 例。30 天围术期死亡率开放手术组为 8.06%（5 例）、EVAR 组为 1.50%（4 例），30 天重要脏器并发症率开放手术组为 20.97%（13 例）、EVAR 组为 4.51%（12 例），显示出 EVAR 治疗在围术期的巨大优势，特别适合于高龄、全身情况不适宜开放手术的患者。而从远期并发症来看，开放手术组为 1.61%（1 例），而 EVAR 组为 8.27%（22 例），EVAR 治疗仍有不足，需要不断完善。目前尚无逆转动脉瘤发展的药物治疗，控制血压、心率、血脂、戒烟等措施可在一定程度上控制动脉瘤直径的增加。

（一）开放手术治疗

腹主动脉瘤切除、人工血管置换术是治疗此病的经典术式。

1. 手术适应证

（1）不具备腔内治疗适应证的腹主动脉瘤患者；

（2）60岁以下、可能为马方综合征患者及全身情况能够耐受全麻及开放手术者；

（3）症状紧急的破裂、濒临破裂的腹主动脉瘤患者。

2. 手术并发症 包括"松钳低血压"、术后腹腔内出血、吻合口假性动脉瘤及吻合口肠瘘、腹腔脏器医源性损伤、乙状结肠缺血、下肢动脉缺血、感染等。

（二）腔内治疗

目前腔内治疗的适应证越来越广泛、很多既往的禁忌证随着腔内技术及器械的进步已经被突破。

1. 手术适应证

（1）近端瘤颈直径18~28mm、长度大于15mm、瘤颈与动脉瘤长轴的角度小于60度，瘤颈与肾动脉上方主动脉轴的角度小于45度。

（2）远端锚定区长度大于10mm、直径在7.5~20mm之间。

（3）支架输送入路无严重狭窄、扭曲。

2. 术后并发症

（1）内漏：内漏指EVAR后被封闭的瘤腔内持续有血流进入，可以分为以下四型：①Ⅰ型内漏指由于近段锚定区（Ⅰa）或远端锚定区封闭不佳（Ⅰb）导致血流进入瘤腔，导致瘤腔内压力持续增高进而可能导致瘤体破裂。一旦发现，需要通过在近端或远端加延长物来纠正，或沿瘘口置入弹簧圈或纤维蛋白胶。如仍有内漏，需要尽早中转开腹手术。②Ⅱ型内漏指通过分支动脉（如腰动脉、肠系膜下动脉等）返血进入瘤腔。大多数可以随时间延长自行形成血栓而封闭瘤腔，一般观察1年如仍有内漏并瘤体增大可通过导管行选择性分支动脉栓塞或直接穿刺瘤体置入弹簧圈或纤维蛋白胶。③Ⅲ型内漏指由于支架血管破损或扭曲造成接口处渗漏，需要立即通过介入或手术纠正。④Ⅳ型内漏指由于支架血管通透性高引起血液进入瘤腔。⑤另外，有些患者在EVAR后瘤腔持续增大，通过CT扫描未发现有明显内漏，有学者称其为内张力（endotension）。

（2）支架移植物闭塞：发生闭塞的重要原因是支架远端流出道存在狭窄未进行处理，或移植物扭曲成角。妥善处理支架远端流出道狭窄病变、覆膜支架远端植入金属支裸支架作为外支撑并减少血管移植物扭转均可降低移植物闭塞的发生率。

（3）支架移植物感染：最常见原因是感染性动脉瘤行EVAR术后，手术污染也是重要原因。处理原则与人工血管移植后并发感染相同。

（4）瘤颈扩张：EVAR后近端锚定区的主动脉会随时间延长而进一步扩张，从而可以导致支架移植物向远端发生移位。所以，AAA患者行EVAR后需要定期接受CTA随访。随访间期一般为术后3、6、12个月，以后每年一次。如果影像学资料发现瘤体进行性增大，需要行进一步检查以明确原因。

（戴向晨）

第二节 胸腹主动脉瘤

胸腹主动脉瘤（thoracoabdominal aortic aneurysm，TAAA）是指累及腹主动脉脏支的主动脉瘤，病变同时累及胸主动脉和腹主动脉。胸腹主动脉瘤的平均年龄在59~69岁之间，男女比例为3∶1。

【病因和病理】

动脉粥样硬化性、囊性中层坏死或退行性变性、主动脉夹层分离、创伤、细菌感染、真菌和梅毒、先天性遗传因素和自身免疫性疾病是胸腹主动脉瘤的主要病因。而高血压、高龄、吸烟、COPD，高血脂等是发病的危险因素。

目前普遍采用的胸腹主动脉瘤分型为改良Crawford分型，即Safi分型（图38-2-1）。Ⅰ型：左锁骨下动脉至双肾动脉以上之间；Ⅱ型：左锁骨下动脉以远的主动脉；Ⅲ型：第6肋间动脉以下的主动脉；Ⅳ型：第12肋间动脉以下的主动脉；Ⅴ型：第6肋间动脉至双肾动脉以上之间。

【临床表现】

胸腹主动脉瘤患者早期无不适症状，多在胸腹部查体过程中发现。随着瘤体的增大，压迫周围的组织与器官或阻塞远端动脉时出现症状。

【辅助检查】

因为缺乏特异症状和体征，胸腹主动脉瘤往往在做其他检查时被发现。CTA是评估TAAA患者的标准。

【治疗】

TAAA开放手术自20世纪50年代开展以来，直到现在其围术期死亡率和并发症发生率仍然很高。对于血管外科医生来说仍是一大挑战，出血多、手术时间长、截瘫、肾衰等一系列并发症困扰临床工作开展。常用两种开放手术术式，包括Debakey法和Crawford法及其改进术式。近年来，腔内修复术在胸主动脉瘤和腹主动脉瘤已占据主导地位，但腔内修复术在胸腹主动脉瘤还没有成型产品，只是少数中心在应用开窗技术和分支技术进行临床治疗。现在处于开放手术、腔内修复术（包括开窗技术、分支支架技术和多层裸支架技术）和内脏动脉去分支化的杂交手术并存的局面。手术的适应证包括：①瘤体直径>5cm；②生长速度每6个月>5mm；③有临床症状，包括有压迫症状和疼痛预示先兆破裂等；④假性动脉瘤和感染性动脉瘤；⑤患者心、肺、肾等主要脏器功能良好，可以耐受修复术者。

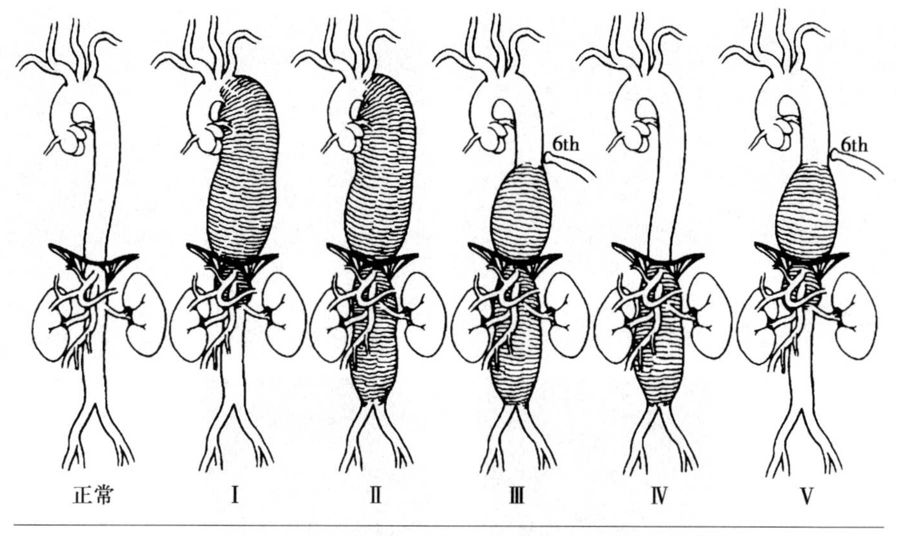

▶ 图 38-2-1　Safi 分型

（罗宇东　戴向晨）

第三节　内脏动脉疾病

一、内脏动脉瘤

所谓内脏动脉，是指供应胃肠道、肝、脾及胰腺的动脉。内脏动脉瘤（viseral artery aneurysm，VAA）即为腹腔干、肠系膜上、肠系膜下动脉及各自分支处的动脉瘤。VAA 在临床中较为少见，发生率约为 0. 1%～2%，其中以脾动脉瘤比例最高，约为 60%，肝动脉瘤为 20%、肠系膜上动脉瘤 5. 5%、腹腔动脉瘤 4%、胃网膜动脉瘤 4%，空肠、回肠、结肠动脉瘤 3% 、胰十二指肠动脉瘤 2%、胃十二指肠动脉瘤 1. 5%。因肾动脉瘤处理方法与内脏动脉瘤相似，所以将其在此一起论述。

【病因和病理】

内脏动脉瘤的病因尚不清楚，可能与动脉粥样硬化、血管炎症、感染、创伤等因素有关。72% 的脾动脉瘤是真性动脉瘤，多表现为囊性且发生在动脉分叉或脾门处。最常见的发病原因是动脉粥样硬化、门静脉高压伴脾肿大和胰腺炎引起的假性动脉瘤。脾动脉瘤在多胎妊娠妇女中有较高发病率，其原因在于妊娠时脾动脉血流增加，雌激素水平改变导致血管壁弹力纤维断裂、平滑肌细胞丧失和内弹力层破坏。近 50% 的肝动脉瘤是假性动脉瘤，腹部闭合性损伤或肝胆介入手术是其发生的常见原因。而肝外段肝动脉瘤则多为真性动脉瘤，常见于肝总动脉，发病原因与动脉粥样硬化有关。1/3 的肠系膜上动脉瘤由细菌性心内膜炎等心血管感染性疾病产生脓毒性栓子，造成肠系膜动脉感染、破坏所致，致病菌包括非溶血性链球菌、葡萄球菌和一些革兰阴性菌等。

【临床表现】

多数内脏动脉瘤在破裂前常无任何症状，或者偶然在影像学检查时发现。逐渐增大和进展性的内脏动脉瘤，有时可有腹痛或者可触及腹部搏动性肿块，腹部听诊可闻及血管杂音。动脉瘤可以向腹腔破裂导致出血性休克，或穿向邻近器官或组织结构，诸如胰腺或胃肠道，出现相应消化道出血症状，肾动脉瘤破裂可出现血尿与高血压。必须注意的是脾动脉瘤破裂与妊娠分娩有关，95% 的脾动脉瘤破裂发生于妊娠妇女。此外脾动脉瘤破裂时约 25% 患者有特征性的“二次破裂”现象，即开始破裂时出血仅局限于小网膜囊内，然后大量出血经网膜孔或穿破小网膜进入腹腔，导致出血性休克。

【影像学检查】

超声检查是最基本的无创检查方法，不仅能提供动脉瘤的解剖信息，而且能反映动脉瘤实时血流动力学变化，由于腹腔气体、肥胖等原因，造成超声诊断的敏感性降低，特别是瘤径较小的内脏动脉瘤无法诊断。CT 则可弥补这些不足，即使瘤径非常小、部位非常深的动脉瘤均能清晰显示，而且能清楚显示与周围的解剖关系。MR 可达到 CT 类似的影像学效果，并能重建动脉瘤三维空间关系。动脉造影是诊断内脏动脉瘤的金标准，是血管腔内手术的先决条件。此外，在血管走行异常或其他影像检查有疑问时，动脉造影检查具有不可替代的特殊作用。瘤体较大的内脏动脉瘤可压迫胃肠道，应用胃肠腔内超声可辨别动脉瘤或胰腺假性囊肿。

【治疗】

（一）手术指征

1. 不论瘤体大小，所有假性动脉瘤、有症状、瘤体快速增大、育龄或妊娠妇女、肝移植或门腔分流患者。

2. 瘤体大于 2cm 的无症状患者。

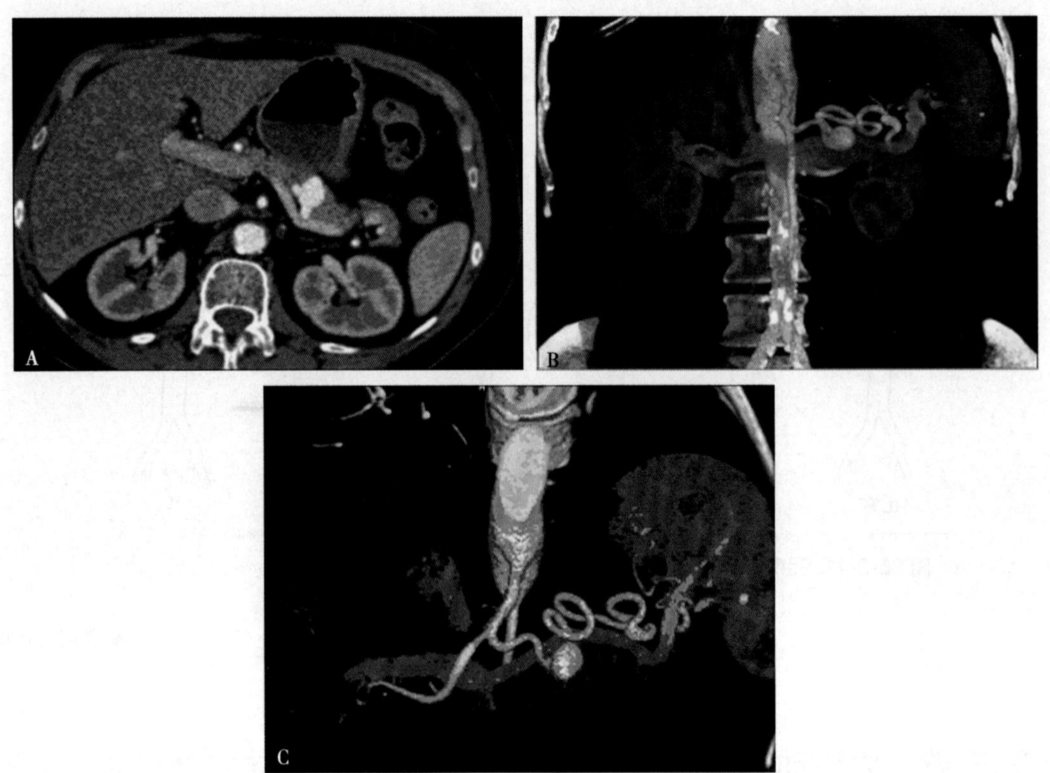

▶ 图 38-3-1 脾动脉瘤 CT 强化及血管重建影像

3. 不论瘤体大小，所有的肝动脉真性动脉瘤。

4. 不论瘤体大小，所有腹腔干、肠系膜上和胃胰十二指肠动脉瘤。

5. 瘤体大于 1cm 伴难治性高血压的肾动脉瘤患者。

6. 无动脉硬化病因或多发动脉瘤患者。观察随诊指征：瘤体小于 2cm 的不伴高危因素的脾、肾动脉瘤患者。

（二）手术方法

1. 传统外科手术 动脉瘤切除、结扎和/或血管重建。手术的技术成功率在 75%~100%。

2. 腔内治疗技术 VAA 腔内治疗是目前治疗内脏动脉瘤的主要手段。其目标是在降低瘤腔内压力防止动脉瘤破裂的前提下，应尽可能保留正常血管，减少副损伤。

（1）栓塞治疗：栓塞术是治疗内脏动脉瘤最常用的腔内治疗方法，多用于对囊状 VAA 或非重要供血动脉处 VAA 的处理，主要包括动脉瘤腔填塞和瘤体流入、流出道栓塞两种方法（图 38-3-2~图 38-3-4）。栓塞使用的材料有多种，包括弹簧圈、凝胶、PV 颗粒以及血管封堵装置。弹簧圈是目前最常用的栓塞材料，它由不锈钢或铂金构成主体，附着涤纶纤维，能够很快诱发血栓形成。绝大多数 VAA 都可以通过弹簧圈进行栓塞。对于宽瘤颈的 VAA，也可采用支架辅助弹簧圈栓塞术，即先跨过瘤颈植入一裸支架，再通过支架网眼往瘤腔内填塞弹簧圈以封闭动脉瘤，这样可有效避免异位栓塞并发症。若 VAA 所累血管非重要供血动脉，则可通过栓塞瘤体流入道和流出道的方法封闭动脉瘤，该方法称为“三明治法”或“隔离技术”。为了防止弹簧圈在管腔内移位，一般应选择直径至少大于栓塞处管径 2mm 或超过 50% 的弹簧圈。

栓塞后的并发症包括栓塞不确切引起的瘤体进一步扩大、弹簧圈移位造成的异位栓塞、瘤体破裂，以及栓塞后器官梗死表现，如发热、恶心、呕吐、白细胞增多及脏器脓肿等。

（2）支架植入术：覆膜支架植入术是治疗 VAA 最合理的方式（图 38-3-5~图 38-3-7），其在隔绝动脉瘤的同时，保证了受累动脉管腔的通畅，尤其适合无足够侧支循环、末端脏器不能耐受载瘤血管急性闭塞的 VAA 的处理。内脏动脉纤细、扭曲的解剖特点是制约这一技术应用的主要因素。目前虽然有 Fluency（Bard 公司，美国）、Jostent（Abbott 公司，美国）、Wallgraft（Boston 公司，美国）、Viabahn（Gore 公司）等多款支架可用于 VAA 的修复，但由于缺少足够细且柔顺的输送系统，该技术仅在部分合适的病例当中应用。裸支架在 VAA 治疗方面主要充当辅助弹簧圈栓塞的角色（图 38-3-8）。裸支架植入后，在一定程度上也改变了瘤体血流动力学特点，能够促进血栓形成，因此有人采用多层裸支架技术对 VAA 进行修复，并取得满意效果，一种由多层钴合金纤维编织而成的三维网孔自膨式支架在修复 VAA 中的表现令人振奋。应用支架修复 VAA 时，应保证瘤体近远端有足够的锚定区，如近端无充分锚定区，覆膜支架也可以通过覆盖载瘤血管起始部来实现对瘤体的隔绝。对于远近端锚定区血管管径不一致的 VAA，使用球扩式支架的效果要优于自膨式支架，但如果远近端管径差别较大，球扩式支架也往往无法完全封闭瘤腔，需使用弹簧圈栓塞。

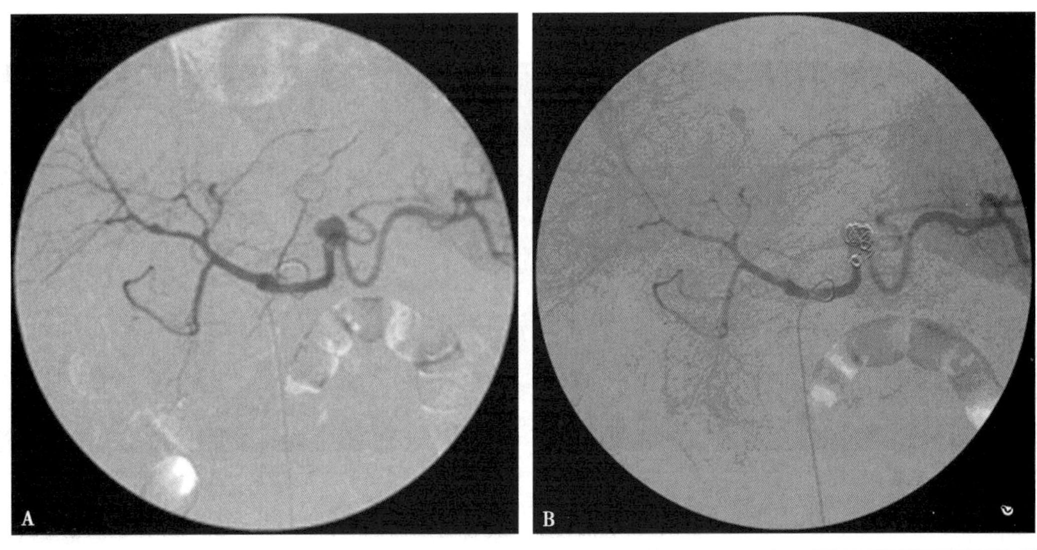

▶ 图 38-3-2　应用“三明治法”栓塞脾动脉瘤

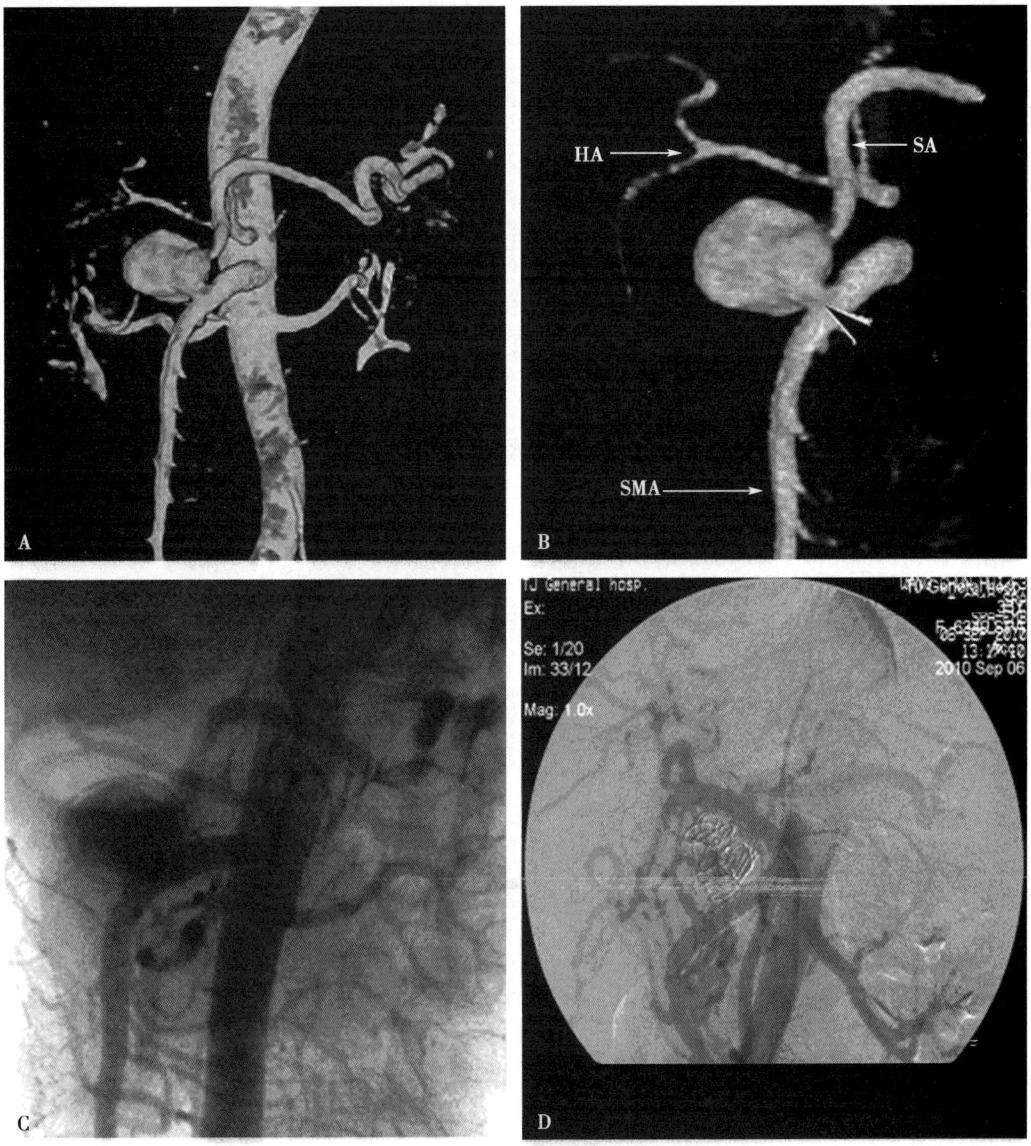

HA
SA
SMA

▶ 图 38-3-3　支架辅助弹簧圈栓塞起源于肠系膜上动脉的异位脾动脉瘤

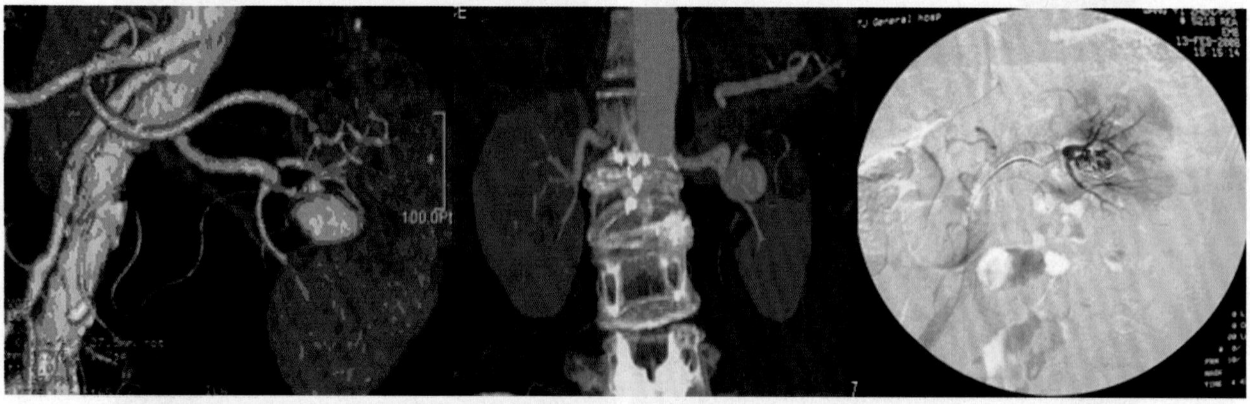

▶ 图 38-3-4 肾动脉瘤 CT 图像及导管进入肾动脉瘤腔内应用弹簧圈栓塞动脉瘤

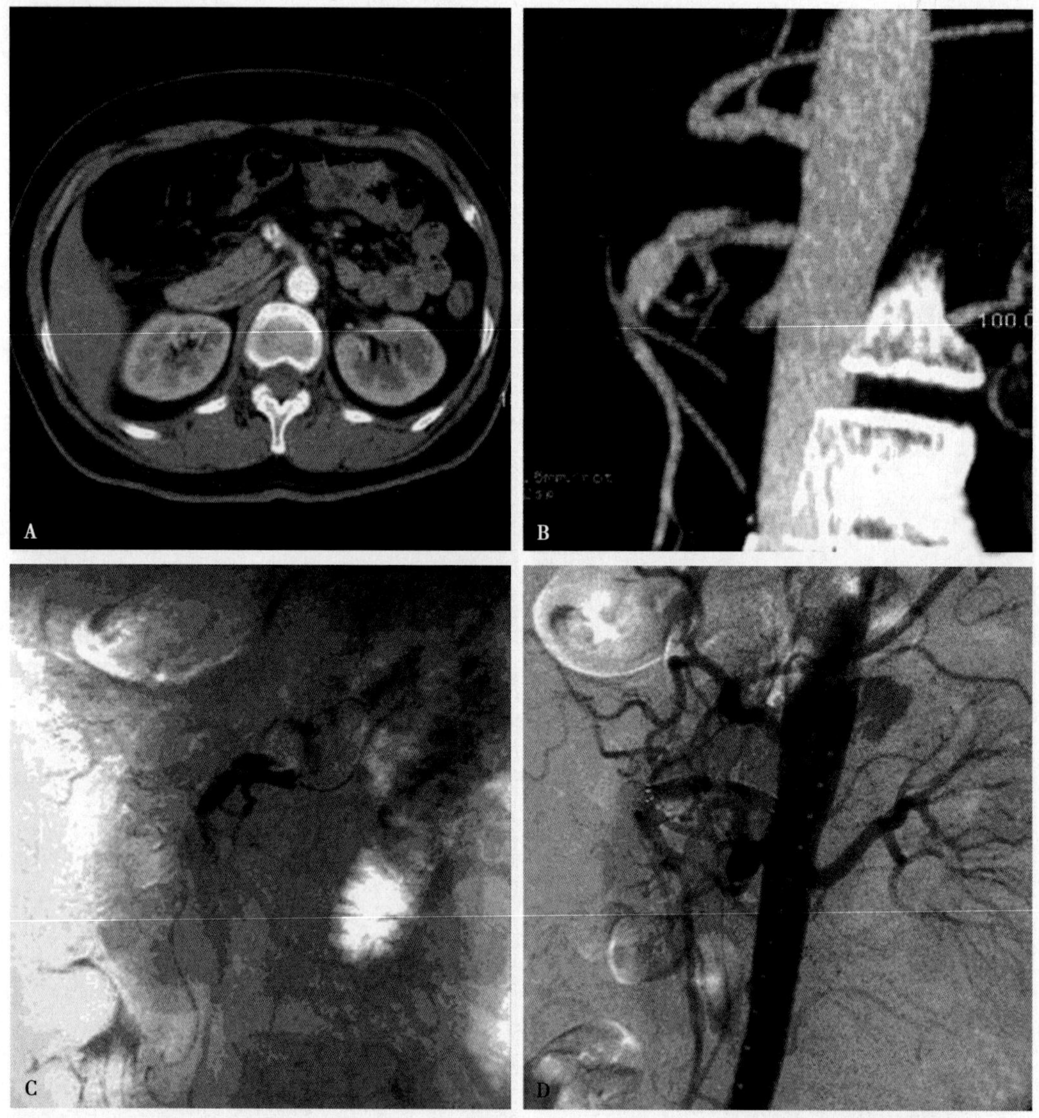

▶ 图 38-3-5 覆膜支架治疗肠系膜上动脉动脉瘤（1）

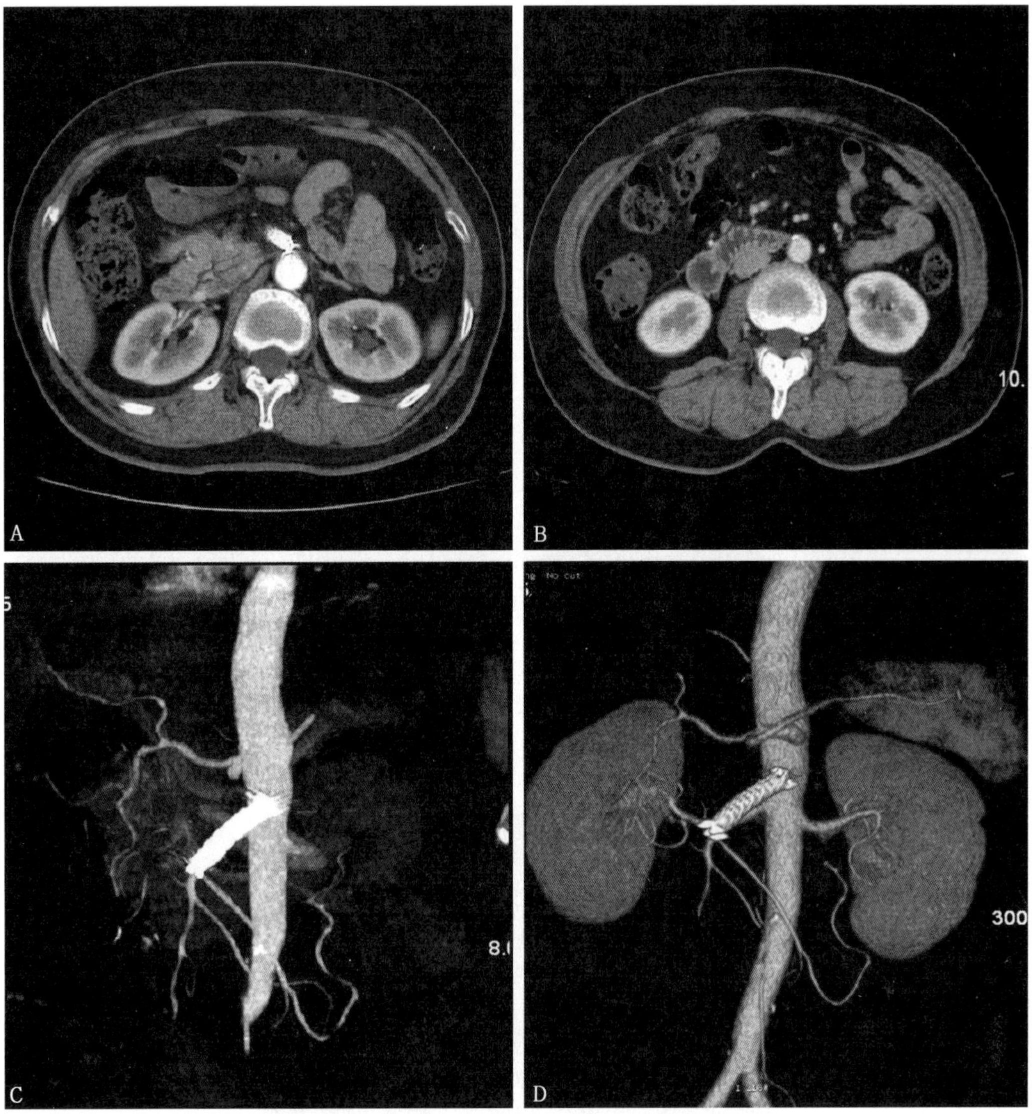

▶ 图 38-3-6　覆膜支架治疗肠系膜上动脉动脉瘤（2）

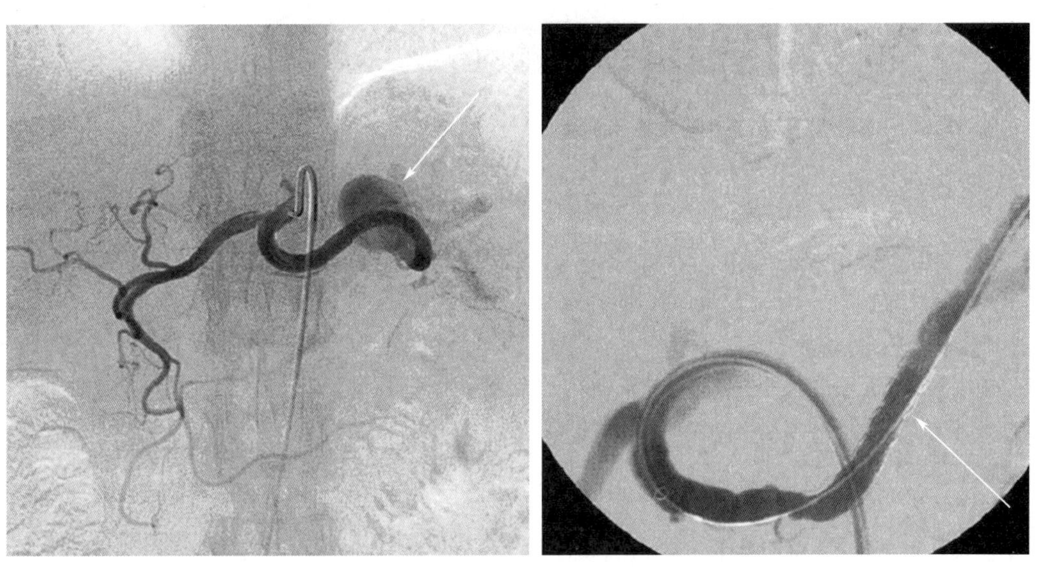

▶ 图 38-3-7　覆膜支架治疗脾动脉瘤

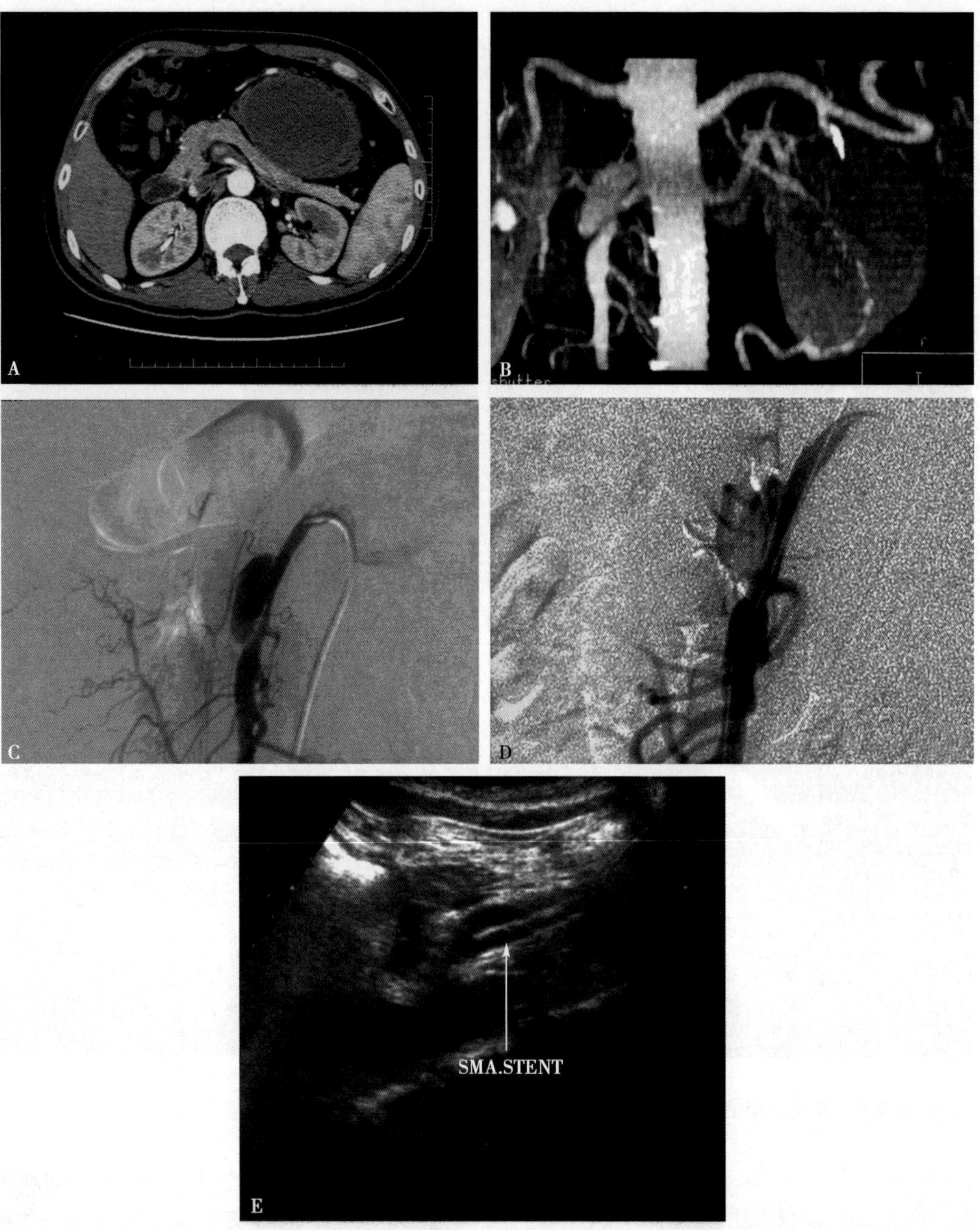

▶ 图 38-3-8 裸支架治疗肠系膜上动脉动脉瘤

二、肠系膜动脉闭塞性疾病

（一）急性肠系膜上动脉栓塞

急性肠系膜上动脉栓塞是各种栓子脱落经血液循环至肠系膜上动脉并滞留其末端，导致该动脉供血障碍，供血肠管发生急性缺血性坏死。

【病因】

肠系膜上动脉栓塞的栓子主要来源于心脏，如心肌梗死后的附壁血栓、亚急性细菌性心内膜炎的瓣膜赘生物、风湿性心脏瓣膜病变处的赘生物和左右心耳附壁血栓的脱落等；亦可来源于大动脉粥样硬化的附壁血栓或粥样斑块的脱落和脓毒血症的细菌性栓子等。

【临床表现】

肠系膜上动脉栓塞发生急骤，突发剧烈腹痛，伴有频繁呕吐。初期时腹痛症状和体征不相符，腹痛剧烈而腹部体征轻微。当患者出现呕吐血性水样物，或腹泻出暗红色血便时，腹痛症状减轻，但却出现腹膜炎体征，此时提示肠管已发生坏死。随病程进展患者可出现周围循环衰竭的征象。

【实验室检查】

1. 血常规 白细胞计数明显升高，多在（25～40）×

10^9/L。

2. 血细胞比容　因有血液浓缩，血细胞比容升高。

3. 血气分析　pH 下降、SB 下降，BE 呈负值，二氧化碳结合力代偿性下降等，提示有代谢性酸中毒发生。

4. 血清酶学检查　可见血清 LDH、SGOT、SGPT、CPK 升高。

【影像学检查】

1. X 线检查　腹部 X 线片在早期无特殊表现，影像可见大小肠均有轻度或中度扩大充气，但可协助排除其他疾病。晚期由于肠腔和腹腔内大量积液，腹腔普遍密度增高。

2. 多普勒超声检查　根据血流方向及速度，判断栓塞的部位。

3. CT 扫描　增强 CT 可明确肠系膜上动脉中断以及肠壁缺血改变。

4. 选择性腹腔动脉造影　肠系膜上动脉选择性造影显示造影剂突然中断，形成“新月征”。

【诊断与鉴别诊断】

患者既往多有心房颤动病史或动脉栓塞的病史。突发的剧烈腹痛，而体征轻微，伴有呕吐和暗红色血性便。结合临床表现，化验室检查，全腹增强 CT 显示肠系膜上动脉远端无造影剂充盈即可诊断。

肠系膜动脉栓塞需与一些腹部其他脏器引起的急腹症相鉴别：消化道溃疡穿孔、急性胰腺炎、肠扭转、肠套叠、卵巢囊肿扭转、急性阑尾炎等。此外，尚需与肠系膜动脉血栓形成和痉挛相鉴别。前者起病缓慢，血栓往往形成在肠系膜上动脉的开口处，造影剂在距主动脉 3cm 以内即发生中断；后者是血管痉挛引起，造影剂检查见不到有明显的梗阻部位。

【治疗】

无论何种原因造成的急性肠系膜上动脉栓塞，大部分患者均需要急诊手术剖腹探查，重建肠系膜上动脉血供，以防止或减少肠坏死，见图 38-3-9。根据栓塞的程度和肠管坏死的范围选用肠系膜上动脉取栓术、坏死肠管切除术等术式。

在肠管已发生大面积不可逆性坏死时应尽快首先切除坏死肠襻，减少毒素吸收。对于缺血肠管行取栓术恢复血运后，可用热盐水纱布湿敷缺血状态的肠管 15～20 分钟，然后，根据肠管色泽、蠕动和动脉搏动情况，判定肠切除的范围。若无法准确判断缺血肠管的活力，或肠管出现散在点状缺血，则可以暂时关闭腹腔，待 24 小时后二次探查时再决定是否切除坏死肠管及切除范围。

近年来，随着介入技术的进步，有学者报道在此疾病早期尚无肠管坏死时可应用肠系膜上动脉持续性置管溶栓，以及机械性血栓清除装置（如 Rotarex 及 Angiojet），部分患者可以免于开放手术。但当疑似肠管坏死时，还是应该立刻剖腹探查。

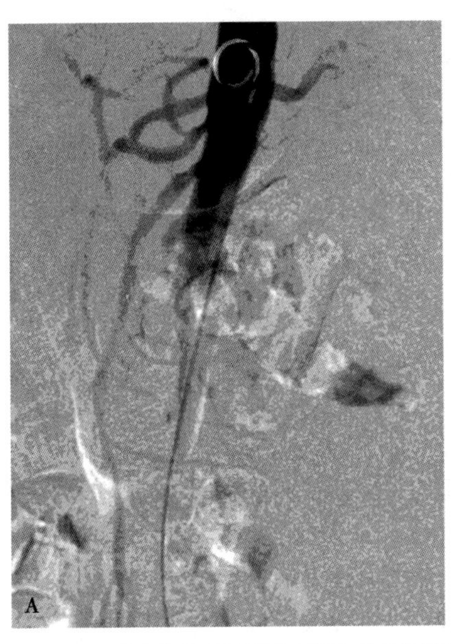

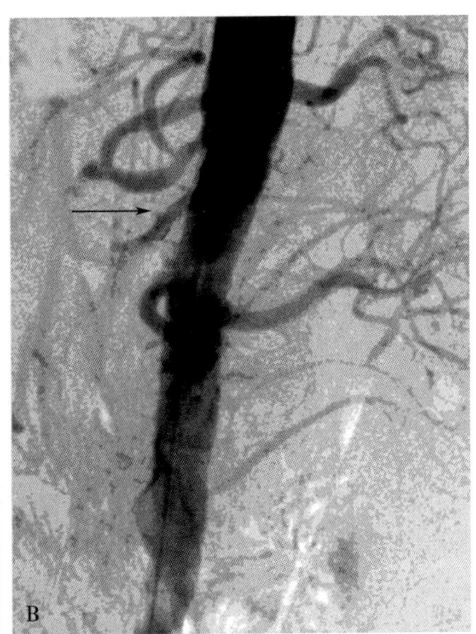

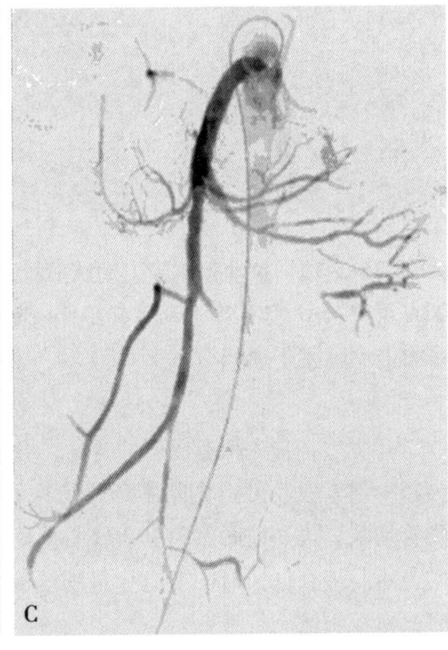

▶ 图 38-3-9　急性肠系膜上动脉栓塞

DSA 可见：A. 肠系膜上动脉远端中断（箭头）；B. 经手术取栓后，肠系膜上动脉血运恢复；C. 选择性肠系膜上动脉造影见主干通畅

（二）急性肠系膜上动脉血栓形成

急性肠系膜上动脉血栓形成是在严重动脉硬化性闭塞的基础上逐渐发生的，在一定的诱因下形成血栓，包括心肌梗死、心力衰竭、脱水、心律失常及大量利尿剂的使用。少数患者由于自发性、孤立性肠系膜上动脉夹层导致血栓。此外，肠系膜血管移植术后，血管创伤、血液凝固状态的改变亦可促使血栓形成。由于病变常开始于肠系膜上动脉起始部，因此受累肠管的范围较急性肠系膜上动脉栓塞更

加广泛。

【临床表现】

急性肠系膜上动脉血栓形成起病较，急性肠系膜上动脉栓塞的病情进展略缓慢，往往有“腹部间歇性跛行”病史。早期腹痛、腹泻、体重减轻等营养不良是主要体征，一旦血栓形成供应肠管的血液中断，即可出现剧烈的腹痛。进一步发展就会出现肠坏死及腹膜炎等急腹症表现。

【诊断与鉴别诊断】

老年人，在具有“腹部间歇性跛行”病史基础上，突发剧烈腹痛伴消化道症状及血便，结合腹部CT扫描及选择性血管造影可做出诊断。但需要与急性肠系膜上动脉栓塞和其他急腹症相鉴别。

【治疗】

目前外科手术是治疗急性肠系膜上动脉血栓形成最为有效的方法。手术方法有：取栓及内膜剥脱术；用自体静脉或人造血管搭桥行转流术，包括顺行腹主动脉-腹腔干及肠系膜上动脉转流术、逆行髂动脉-腹腔干及肠系膜上动脉转流术。

虽然上述方法可以有效地解决肠系膜上动脉闭塞，但手术创伤较大，不适于急症状态下全身状况欠佳的高龄患者。随着腔内介入技术的不断发展，杂交手术在很大程度上减少手术的风险，同时可以得到良好的治疗效果，即肠系膜上动脉切开取栓及局部内膜剥脱后，逆行肠系膜上动脉起始闭塞段球囊扩张、支架植入术。Milner于2004年首次报道了用杂交手术技术治疗急性肠系膜上动脉血栓形成。随后Wyers及Stout等学者及天津医科大学总医院普外科也相继报道了杂交手术成功治疗急性肠系膜上动脉血栓的病例，见图38-3-10。

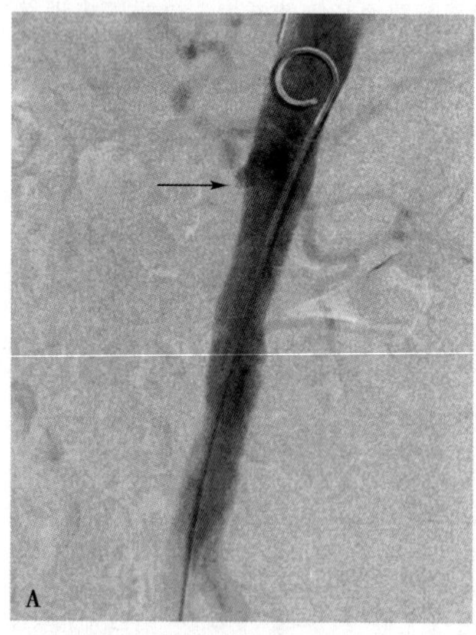

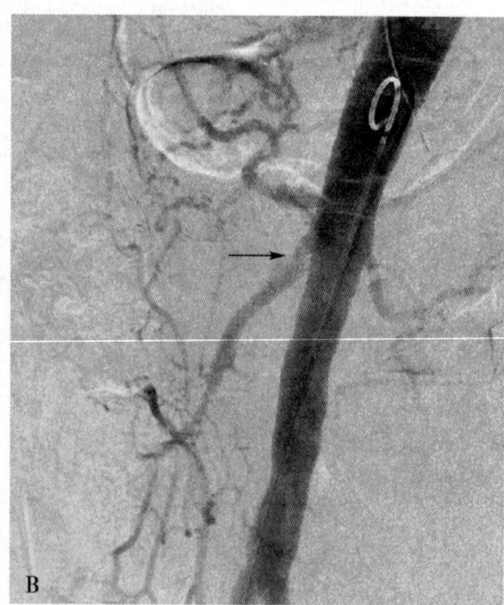

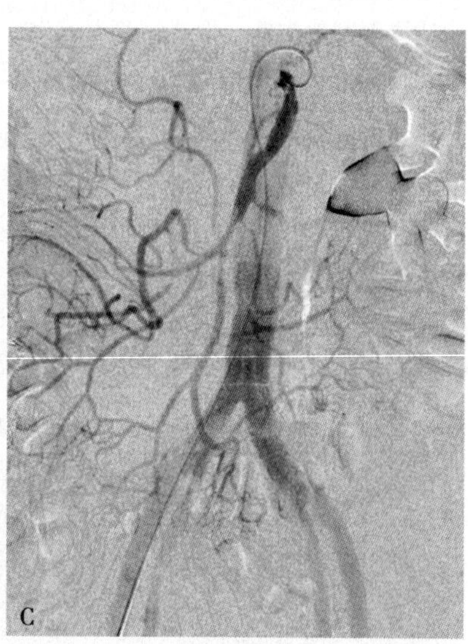

▶ 图38-3-10 急性肠系膜上动脉血栓形成

DSA可见：A. 肠系膜上动脉起始部中断（箭头）；B. 经杂交手术后，肠系膜上动脉血运恢复（箭头）；C. 选择性造影见肠系膜上动脉主干通畅

开腹后，首先探查肠管的情况，对于大量坏死的肠管，为减少毒素吸收可以先阻断坏死肠管的血运回流或做坏死肠管切除，再开通肠系膜上动脉来挽救缺血未坏死的肠管，避免短肠综合征。对于疑有生机的肠管，可进行24~48小时二次探查或肠管外置。

（三）非闭塞性肠系膜血管缺血（NOMI）

38

非闭塞性肠系膜血管缺血是一种由肠系膜上动脉痉挛所引起的急性肠缺血，约占急性肠系膜缺血的20%，病死率高。本病临床表现不典型、诊断困难和合并其他全身严重疾病。最早定义非闭塞性肠系膜血管缺血是从尸检中发现患者小肠坏死，而动脉或静脉未见明显闭塞性改变。肠系膜血液循环研究表明，肠系膜血管收缩、组织缺氧、缺血再灌注损伤，均可引起非闭塞性肠系膜血管缺血。

【病因】

非闭塞性肠系膜血管缺血的关键是肠系膜上动脉痉挛，与持续的心输出量减少和低氧状态有关，是脓毒症、充血性心衰、心律失常、急性心肌梗死和严重的失血等疾病的一种终末期表现。Boley研究表明，肠系膜上动脉血流减少50%时，肠系膜循环初期会出现血管扩张，肠系膜循环血流减少，持续数小时后，因调节系统负荷过重，血管再次收缩，阻力增高。这种肠系膜血管收缩在持续状态后是不可逆的。

【临床表现】

可与急性肠系膜上动脉或静脉闭塞相似，以老年人更多见。

1. 早期表现 ①腹痛：非闭塞性肠系膜缺血的腹痛，

较急性肠系膜上动脉栓塞或血栓形成轻，疼痛的程度、性质和部位各不相同，20%~25%患者无腹痛。②腹胀和消化道出血：无明显原因的腹胀和胃肠出血，可能是非闭塞性肠系膜缺血及肠坏死的早期表现。

2. 肠坏死表现　肠梗死有突发的严重腹痛、呕吐、急骤血压下降和脉速。常见发热，水泻或肉眼血便，肠鸣音减弱，以后则消失。腹部有局部或广泛触痛、反跳痛和腹肌紧张，提示全层肠壁坏死，预后不良。

【诊断】

有内脏血液循环下降的疾病，如果出现不能解释的腹部症状与体征，应高度怀疑本病的可能。高危人群：①急性心肌梗死伴有休克、充血性心衰、心律不齐；②烧伤伴有血容量减少；③脓肿、胰腺炎；④失血性休克；⑤正在使用肾上腺素α受体兴奋药和洋地黄类具有收缩内脏血管功能的药物。

突然发作的剧烈腹部绞痛，伴水泻或血便，发热、肠鸣音减弱或消失；腹部有腹膜炎体征。结合选择性血管造影的特异性肠系膜上动脉痉挛的表现做出诊断。

【治疗】

1. 非手术治疗　①积极去除病因及诱发因素，纠正心功能不全，改善患者心脏功能和维持血流动力学稳定，慎用血管收缩药物和洋地黄类药物，采用血管舒张药降低心脏前、后负荷，解除血管痉挛。②扩张血管：经动脉造影导管，输入罂粟碱、高血糖素、前列腺素E及妥拉唑林等，可有效地扩张血管，改善血供。同时观察全身和局部的临床症状，必要时再次动脉造影，观察肠系膜上动脉血流情况。

2. 手术治疗　患者若病情不能缓解，且出现白细胞增高、胃肠道出血、肠腔内积气等时，则需急诊行剖腹探查手术。手术目的在于判断受累肠管活力和切除可能坏死的肠段。术中可见坏死肠管色泽灰暗、肠腔扩张、肠壁水肿、蠕动消失等。若坏死肠管界限清楚，可行一期肠切除肠吻合术，否则外置坏死肠管。

（四）慢性肠系膜缺血

慢性肠系膜缺血又称为Ortner综合征，是指反复发作的餐后剧烈阵发性上腹部绞痛或脐周疼痛。由于内脏动脉慢性阻塞而引起的临床症状，其发病隐匿，早期无特异性临床症状，一旦发生明显特征性表现，则即为晚期，死亡率高。

【病因】

95%以上是由动脉粥样硬化导致内脏动脉狭窄、闭塞而引起。当肠系膜上动脉闭塞时，远端血供可以通过胰十二指肠下动脉与胰十二指肠上动脉的沟通从腹腔动脉获得，也可通过结肠边缘弓从肠系膜下动脉来获得。肠系膜下动脉和髂内动脉之间可以通过直肠中动脉和直肠下动脉相互沟通。因此，只有两个或更多的内脏动脉阻塞后才会出现临床症状。

【临床表现】

慢性肠系膜缺血经典的三联症为餐后腹痛、恐食症及体重减轻。多发于老年女性，患者进食后15~30分钟出现弥漫性腹部绞痛，2~3小时后达到高峰，后逐渐消退，可向背部放射，又称为“腹部间歇性跛行”。

【诊断】

此病诊断首先需要排除腹部恶性肿瘤性疾病。当出现典型的“三联症”，多伴有其他系统动脉粥样硬化表现，包括冠心病、肾动脉硬化等，结合影像学检查可做出诊断。

【治疗】

1. 内科治疗　治疗原发病，消除病因。轻症患者首先内科保守治疗。少量多餐，以扩张血管，减低血液黏滞度及抑制血小板黏附、聚集为原则，应用硝酸异山梨酯、单硝酸异山梨酯、硝苯地平、前列腺素E以及罂粟碱、己酮可可碱和肠溶阿司匹林等口服药，改善肠管血液循环，缓解临床症状。

2. 手术治疗　当内科保守治疗无效时，应考虑手术治疗。血管重建是治疗慢性肠系膜缺血最为有效的方法之一。目前认为，至少纠正两根内脏动脉的供血才可以获得满意的治疗效果。而纠正的内脏动脉首选腹腔动脉，再选择肠系膜上动脉，最后考虑重建肠系膜下动脉。常采用的手术方式有动脉内膜剥脱、自体大隐静脉、股浅静脉或人工血管旁路移植术。

动脉旁路术包括顺行腹主动脉-腹腔干及肠系膜上动脉转流术和逆行髂动脉-腹腔干及肠系膜上动脉转流术两种术式，见图38-3-11、图38-3-12。顺行主动脉旁路术符合生理、不需完全阻断腹主动脉、避免了开胸，但暴露腹腔干上方腹主动脉相对困难且创伤较大。逆行主动脉旁路的技术要求较简单、手术创伤较小、对肾功能影响小，但因为逆行旁路术的血管角度易造成扭曲和再狭窄。

随着介入技术不断进展，单纯腔内治疗以及杂交手术为慢性肠系膜缺血的治疗开辟了一条新的途径。杂交手术包括开放手术治疗和腔内治疗两部分，是传统外科技术和腔内介入技术的结合，目的在于减小创伤、缩短时间、避免内脏缺血。当顺行开通内脏血管失败时，可开腹暴露病变血管的远端，局部内膜剥脱，逆向通过PTA/S的手段开通闭塞段血管。由于此病的病变段血管多位于开口处，因此通常需要两个方向的入路，可以明显提高闭塞血管的再通率。在我们治疗经验中，在患者年龄偏高、体质较差的情况下，如腔内治疗无法成功，可采取杂交术式，也取得了较好的治疗效果。杂交手术扩大了慢性肠系膜缺血的手术适应证，是治疗慢性肠系膜缺血的发展趋势。

（五）急性肠系膜上静脉血栓形成

急性肠系膜上静脉血栓形成（acute superior mesenteric venous thrombosis）诊断虽容易明确，但手术时机把握往往比较困难。早期、充分的抗凝治疗是外科临床治疗的关键，重点和难点是何时进行外科手术干预。

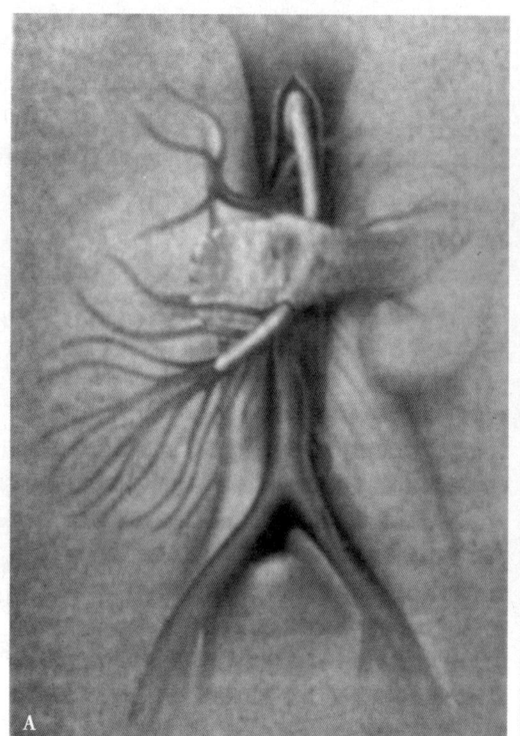

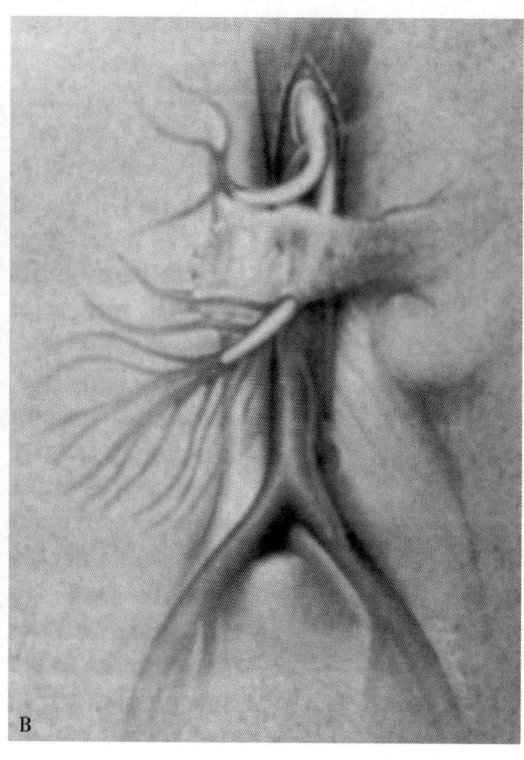

▶ **图 38-3-11 顺行搭桥**

A. 顺行腹主动脉-肠系膜上动脉转流；B. 顺行腹主动脉-腹腔干及肠系膜上动脉转流

（引自：Taylor LM，Porter JM. Treatment of chronic intestinal ischemia. Semin Vasc Surg，1990，3：195）

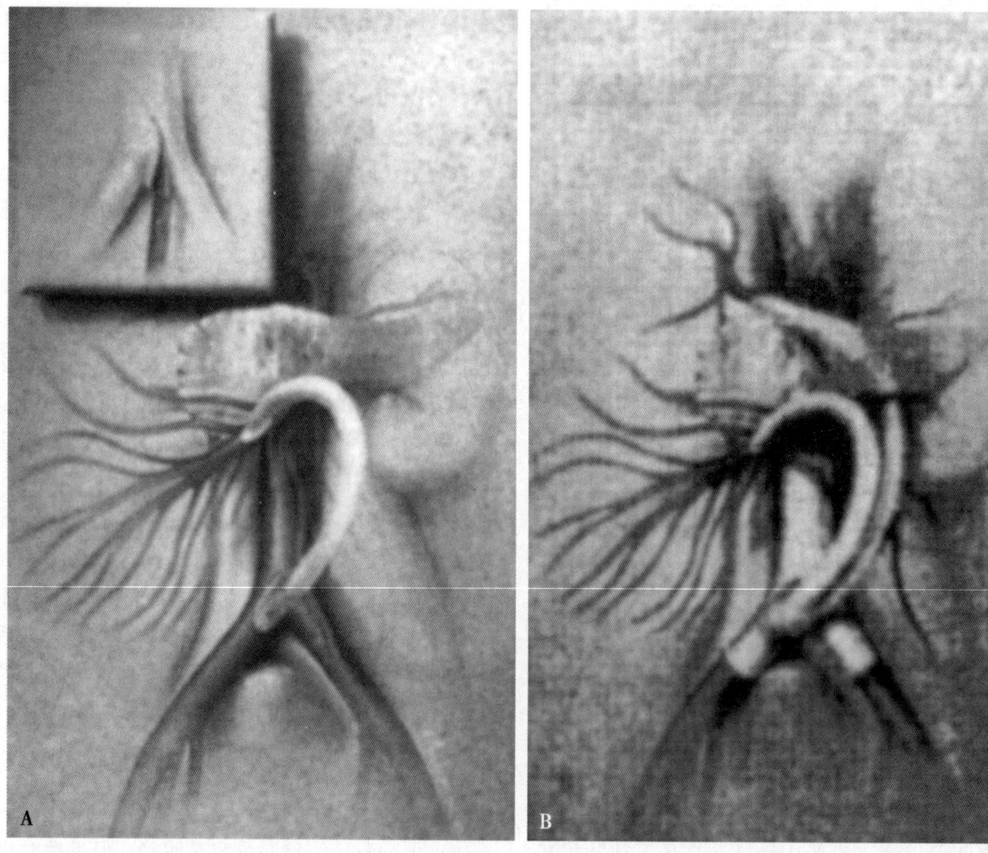

▶ **图 38-3-12 逆行搭桥**

A. 逆行腹主动脉-肠系膜上动脉转流；B. 逆行腹主动脉-腹腔干及肠系膜上动脉转流

（引自：Taylor LM，Porter JM. Treatment of chronic intestinal ischemia. Semin Vasc Surg，1990，3：193）

【病因】

肠系膜上静脉血栓形成分为原发性和继发性两种。前者原因不明，发病率占 10%~20%，这些患者中近半数曾患过周围静脉血栓性静脉炎，因此该病可能是血栓性静脉炎的一种特殊类型。80%以上合并血液瘀滞或高凝状态的疾病。后者常继发于：①肝硬化或肝外压迫引起门静脉充血和血液淤滞；②腹腔内感染如化脓性阑尾炎、盆腔炎等；③某些血液疾病如真性红细胞增多症，以及口服避孕药等所致的高凝状态；④腹外伤或手术所致的创伤，病情严重，往往伴有休克；⑤腹腔恶性肿瘤直接压迫阻断肠系膜静脉血流；⑥先天性凝血功能异常，如遗传性抗凝血酶Ⅲ缺陷症、遗传性蛋白质 C 缺陷症、遗传性蛋白质 S 缺陷症、遗传性纤维蛋白原减少症等，此种多见于年轻患者，既往有深静脉血栓形成病史。

【临床表现】

急性肠系膜上静脉血栓形成发病缓慢，临床表现多有腹痛，腹部不适，厌食、排便规律改变（腹泻或便秘）等前驱症状。随着本病进入进展期，病程发展速度明显加快，多突然出现剧烈腹痛，伴有腹胀、恶心、呕吐咖啡样物质或出现血便。随后出现腹膜炎体征，甚至出现休克，危机生命。

【实验室检查】

化验室检查表现为白细胞计数显著升高，血红蛋白和红细胞比积升高，血清磷酸盐、淀粉酶及肌酐磷酸激酶升高，常有代谢性酸中毒发生。

【影像学检查】

1. X 线检查　腹部 X 线片显示肠道积气、扩张或气液平面。

2. 彩色多普勒　可早期发现肠系膜血管内的血栓，特别是门静脉内有血栓时阳性率可达 100%。

3. CT 扫描　可显示肠系膜上静脉及门静脉的血栓形成，正确率在 90%以上。

4. 选择性肠系膜上动脉造影　动脉造影只能提供本病的间接征象。选择性肠系膜上动脉造影的静脉相对诊断具有较大意义，少数患者可以显示门静脉或肠系膜上静脉内血栓形成，而大部分则表现为静脉相延迟或无静脉相。

【诊断】

此病的早期诊断有一定困难，但对于伴有肝硬化、门静脉高压的患者及先天性凝血功能异常及血液系统疾病的患者，临床出现腹痛、呕吐咖啡样物质及血便的患者应早期怀疑此病，结合彩色多普勒及腹部增强 CT 可明确诊断。

【治疗】

MVT 的治疗原则包括：密切观察病情变化；禁食、胃肠减压，营养支持治疗；早期、积极的抗凝，溶栓治疗。大多数患者采取保守支持治疗，并积极进行抗凝、溶栓治疗均取得良好的治疗效果，多数患者免于肠管坏死。抗凝治疗通常应用低分子肝素或华法林治疗，溶栓治疗通常应用尿激酶，每日 40 万~80 万 U，监测纤维蛋白原。在治疗期间，部分患者胃肠减压物会出现少量的咖啡样物质及出现混有肠道黏膜的黑便，考虑黏膜坏死脱落，无须停用抗凝及溶栓治疗。对于有可疑肠管坏死及全身中毒症状加重的患者，则采取积极的剖腹探查、坏死肠管切除，减少毒素的吸收。对于生机可疑的肠管可以暂时保留，行肠系膜上静脉切开取栓手术，术后 24~48 小时二次探查，再决定是否切除此段肠管，或将此段肠管外置，观察血运情况。手术中尽可能保留可疑肠管，减少短肠综合征的发生。

溶栓治疗包括系统性溶栓及接触性溶栓两种方式。因系统性溶栓临床效果不确切，而且出血的风险较高，目前已很少在临床应用。近年来随着介入技术的进步和发展，经不同的途径进行直接或间接静脉内插管溶栓、导管取栓等方法取得了长足的进步。经肠系膜上动脉插管，间接肠系膜上静脉和门静脉溶栓；经肝/经颈静脉（TIPS）门静脉、肠系膜上静脉插管溶栓治疗；穿刺门静脉分支成功后插入导管，做门静脉及肠系膜上静脉造影，确定诊断及了解堵塞范围后，抽吸血栓，置管持续溶栓。对于早期血栓形成的病例，积极的插管溶栓治疗是有效的治疗策略之一。

对于继发性肠系膜上静脉血栓形成的患者，约半数合并有获得性或先天性凝血机制异常，因此需要长期或终生抗凝治疗。

（范海伦　朱杰昌）

第四节　下腔静脉及髂静脉疾病

一、下腔静脉平滑肌瘤病

静脉内平滑肌瘤病（intravenous leiomyomatosis，IVL）是一种少见的特殊类型子宫肿瘤。该肿瘤组织学上呈良性增生，但是具有侵及静脉和淋巴管的不良生物学行为，常常超出子宫范围，沿宫旁静脉、髂静脉延伸达下腔静脉，甚至累及右心或肺动脉，成为心脏内平滑肌瘤病（intracardiacleiomyomatosis，ICL）。该病多见于生育年龄期妇女，20~80 岁，平均 45 岁左右。

【病因和病理】

目前血管内平滑肌瘤病的确切病因尚不清楚。大部分观点认为起源于子宫肌层，由子宫平滑肌瘤向血管腔内侵袭形成。

肉眼标本特点：子宫不规则增大，子宫壁及宫旁阔韧带可见多发结节状、条索状红色肿物，质地较韧，表面光滑，切面呈灰白色或紫褐色，结节周围扩大的脉管与正常组织分界不清，血供丰富，腔隙内肿物似蠕虫祥，可游离在血管腔内或与血管壁相连，易拉出，抽出后可见光滑的管腔壁和少量浆液。延伸到下腔静脉和心房肿物的性质与盆腔肿物相似（图 38-4-1）。

目前已经通过解剖学证实 IVL 在血管内的延伸途径主要有两条：双侧子宫静脉-髂内静脉-髂总静脉-下腔静脉，这类患者较多，约占总数的 50%；卵巢静脉-肾静脉-下腔静脉，约占总数的25%；沿双侧髂静脉同时生长者占7.3%。

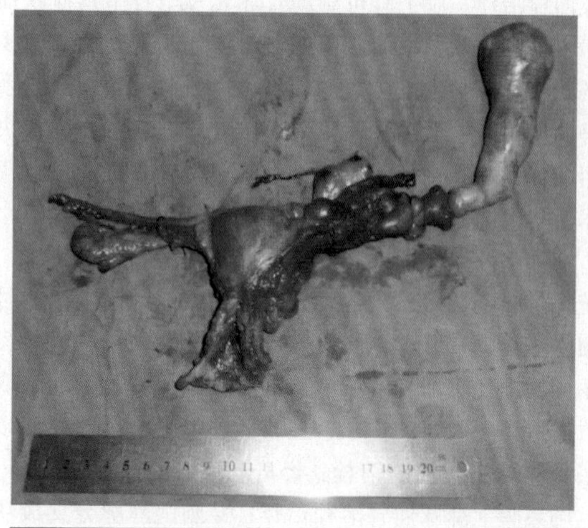

▶ 图38-4-1 手术标本：子宫、双附件完全切除，肿瘤沿左侧子宫壁、左阔韧带，左卵巢静脉，左肾静脉，下腔静脉，延伸至右心

与恶性肿瘤侵犯血管或血行转移的表现不同，许多表现均显示血管内平滑肌瘤是一种静息缓慢生长的肿瘤。根据病变的范围和程度所造成的生理障碍不同，IVL肿瘤表面均覆盖着光滑的内膜或内皮，局限在血管腔内结节样蔓延生长。

【临床表现】

IVL本身无特异的临床体征，其临床表现也因随病变累及的范围和程度不同而有很大差别。由于IVL系良性病变，生长缓慢，阻塞的静脉都能得到代偿，常常已经累及心脏，许多患者才出现症状。

【诊断方法】

1. 超声检查 是筛查IVL的首选方法 超声检查多提示子宫体积明显增大，宫旁组织不规则混合回声结构；髂内静脉、髂总静脉及下腔静脉扩张，但管腔大部分被肿物占据，静脉内血流变细，右心内有索条状肿物回声与下腔静脉内异常回声相连续延伸，部分患者可随心搏动在右心房室间移动。

2. CT增强检查及CTV 能准确、直观地描述静脉内占位情况，确定肿瘤进入下腔静脉部位，显示代偿的侧支血管，直观全面地显示肿瘤的延伸路径，对确定手术方案、判断预后有重要意义，见图38-4-2、图38-4-3。另外CT可以排除静脉腔内其他疾病，如肾细胞癌等肿瘤累及腔静脉血管。

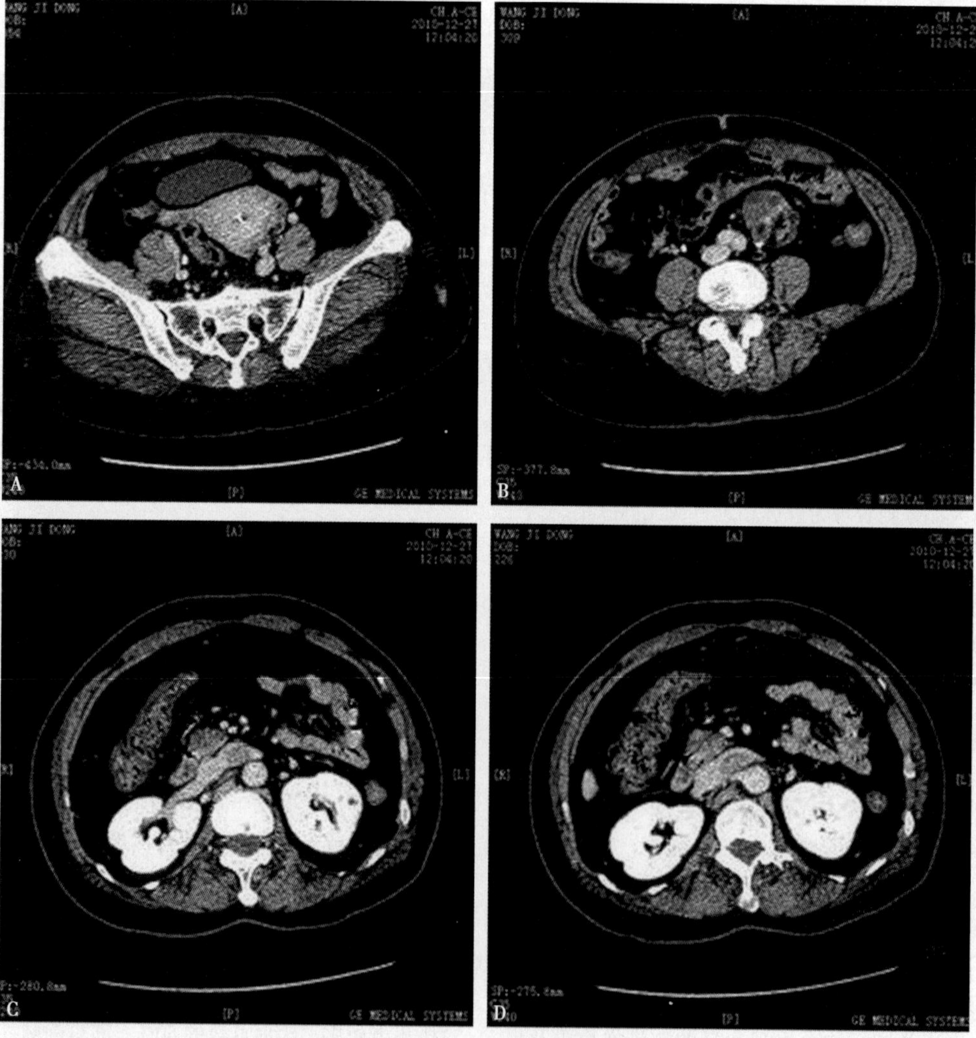

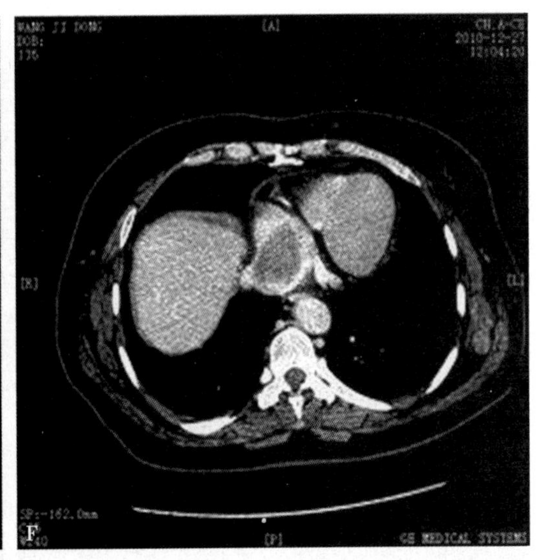

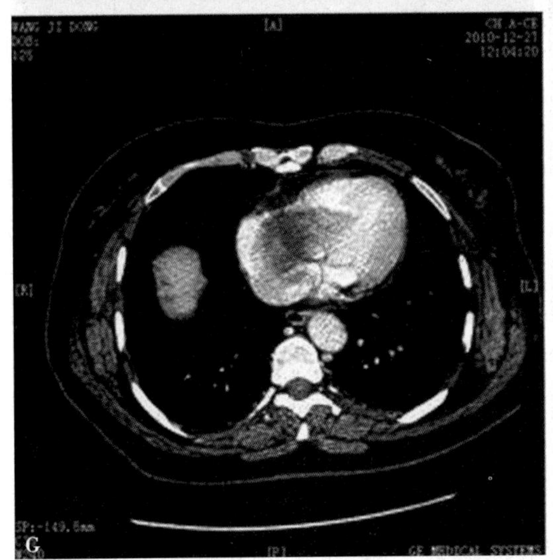

▶ **图 38-4-2　下腔静脉平滑肌瘤病 CT 强化为延迟后期**

A. 子宫左侧增厚，强化程度低于子宫，呈低密度结节影，宫旁有肿物；B. 腹主动脉分叉水平，腹主动脉左旁肿物；C 和 D. 左肾静脉内肿物；E. 肝静脉水平，下腔静脉内肿物；F. 膈上右心房交界，下腔静脉内肿物。G. 右心内肿物

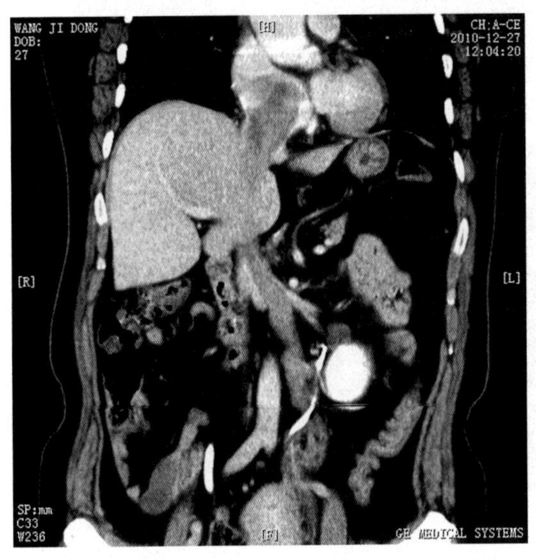

▶ **图 38-4-3　下腔静脉平滑肌瘤病二维 CTV 清晰显示子宫左侧肿物沿左卵巢静脉、左肾静脉、下腔静脉至右心**

3. MRI 检查　具有良好的软组织分辨力，多平面成像能提供全面的解剖信息，清晰显示静脉内肿块、输尿管与盆腔肿块的关系（图 38-4-4）。另外，MRI 显示心脏肿块具有独特优势。MRI 在表现肿瘤生长及鉴别诊断上优于 CT 检查，MRI 检查不仅能对血管平滑肌瘤病作出正确诊断，还能准确描述病变范围，观察病变复发。MRV 技术可取代传统静脉造影和 CT 扫描用于肿瘤术前评价，是非常有应用前景的成像手段。

【治疗】

血管平滑肌瘤病生长缓慢，预后好。但肿瘤栓塞增加了该病的风险性，如果不及时采取干预措施，肿瘤侵入心脏，可能引起机械性梗阻，导致死亡。手术是治疗血管内平滑肌瘤病的最主要方法，激素治疗也能在一定程度上抑制肿瘤生长及复发。

1. 手术治疗　IVL 手术的原则是彻底切除肿瘤，达到治愈的目的。若无法完全切除，则尽可能多地切除肿瘤以缓解症状。另外对于血管内平滑肌瘤病的盆腔病变，也要

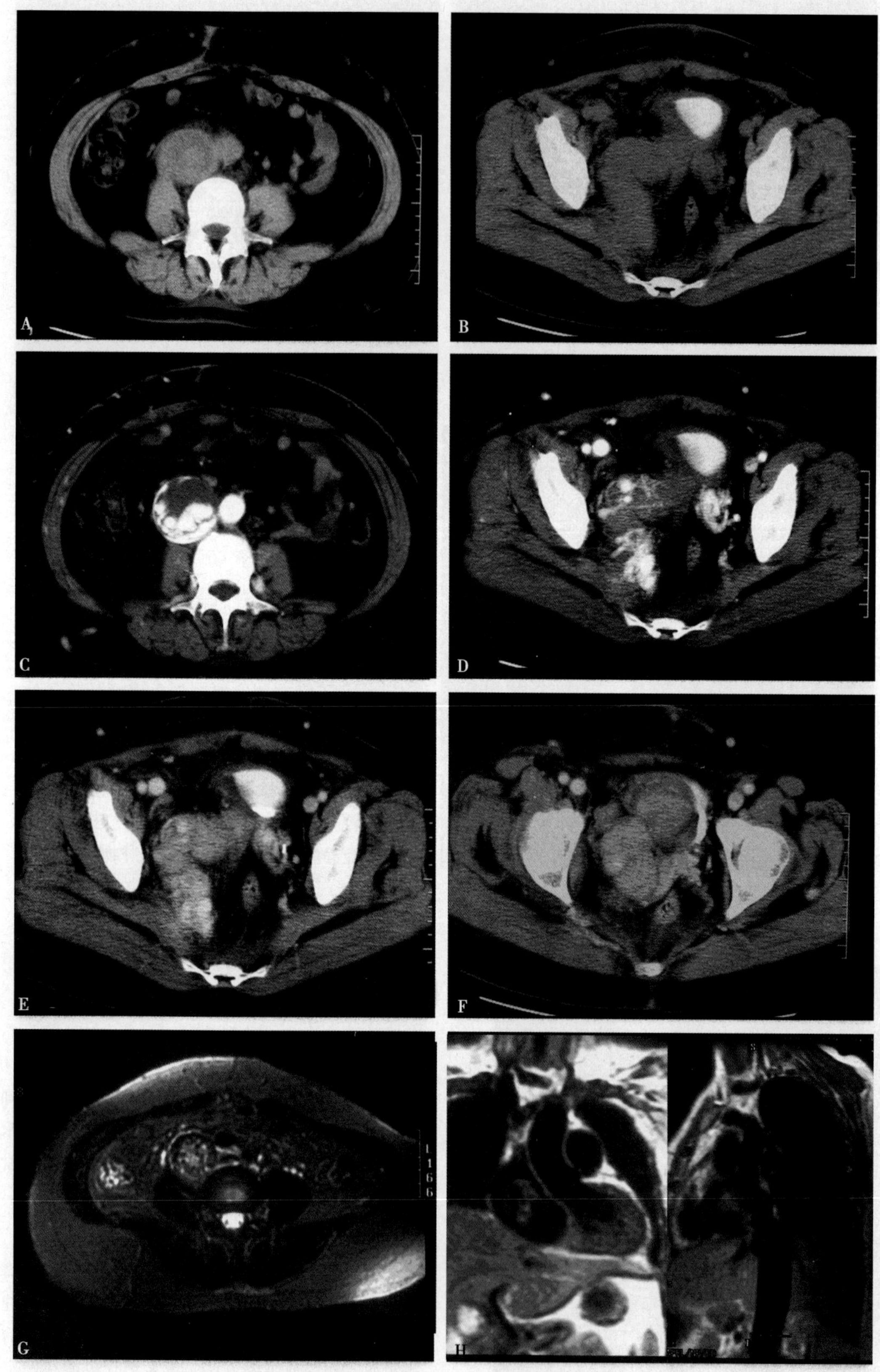

▶ 图 38-4-4 下腔静脉平滑肌瘤病 MR 影像表现

下腔静脉增宽，腔内可见纵行不规则软组织信号，右心房内亦可见不规则软组织信号影，盆腔可见明显软组织信号影

尽量彻底切除。手术包括三个部分：①在体外循环的保护下，心脏内肿物摘除或将心脏内肿物推至下腔静脉后加以控制；②下腔静脉内瘤体摘除；③盆腔子宫及其肿物加双附件的切除，同时切除受累的髂内静脉和/或卵巢静脉和盆腔内其他静脉。如病变范围涉及胸腔、腹腔和盆腔，是否一期或分期完成，这需要术者们做好术前的预判及依据术中情况裁定。这包括患者年龄、各脏器功能和影像学的评估，其手术难度主要由瘤栓与血管壁的粘连程度、盆腔肿物的范围所决定。一期手术要求麻醉技术高、手术时间长、手术创伤大，加之肝素引起的凝血功能障碍，术中、术后相关并发症发生率亦增加。分期手术避免了上述的不足，肿瘤的缓慢生长保证了两次手术间期的安全性。但存在直视手术后残留瘤栓脱落致肺动脉栓塞的风险，并且增加了分期手术的痛苦和住院费用。分期手术间隔时间 4~6 周。对于年轻或要求保留卵巢者，可保留病变较轻一侧卵巢，但需尽量抽出肉眼可见的瘤栓。

2. 激素治疗　对于不能手术，手术残留肿瘤和术后复发的血管内平滑肌瘤患者，行抗雌激素治疗也是重要的治疗手段之一。目前 IVL 抗雌激素治疗药物包括他莫昔芬、甲羟孕酮、GnRH 激动剂（GnRHa）等，临床观察其具有抑制静脉瘤栓生长，使转移灶或肿瘤暂时退缩等作用。但抗雌激素治疗效果目前存在争议，仍需大样本应用和观察，当前抗雌激素治疗仅作为不能手术、术后残留肿瘤或术后高风险复发患者的辅助治疗。

二、布-加综合征

布-加综合征（Budd-Chiari syndrome，BCS）是由肝静脉和/或其开口以上下腔静脉阻塞性病变引起的一种肝后性门脉高压症。1845 年和 1899 年 Budd 和 Chiari 分别描述了本病，故称 Budd-Chiari 综合征。

【病因和病理】

总体上，西方国家以肝静脉血栓阻塞为主，大多有明确的基础病因，而在亚洲和南非地区则以下腔静脉的膜性梗阻多见。目前多数学者认为，不同的病变部位发病原因可能不同。

局部病理改变表现为肝静脉主干和肝段下腔静脉的膜性梗阻、血栓形成或栓塞、癌栓栓塞、狭窄、闭塞、索带嵌压、肿瘤或其他占位性病变的压迫等。继发性病理改变包括肝静脉回流障碍的病理改变及下腔静脉血液回流障碍的病理表现。

【分型】

目前 BCS 分型种类繁多，但临床实用性不强，推荐采用简单分型法，即分为肝静脉型、下腔静脉型及混合型。在中国，BCS 以下腔静脉肝静脉同时阻塞的混合型最多见，肝静脉阻塞而下腔静脉通畅的肝静脉型次之，单纯下腔静脉阻塞较少见。下腔静脉病变以膜性阻塞多见、短节段闭塞次之，长节段闭塞少见，均可合并血栓形成。肝静脉病变以膜性阻塞多见，短节段闭塞次之，长节段闭塞少见，亦可合并血栓形成。

【临床表现】

本病男性多见，男女之比约 2∶1。发病年龄则视病因不同而异，因先天性发育异常者，发病较早，所见最早者 2.5 岁，但多发于 20~40 岁。因后天原因致病者则发病年龄较晚。BCS 的临床表现与肝静脉和下腔静脉阻塞的部位、程度、数量、时间、有无侧支循环的建立和代偿能力之间有着密切的关系。

1. 肝静脉回流障碍的临床表现　主要是一系列门静脉高压的症状和体征。包括食欲缺乏，恶心、呕吐，腹水，肝脏肿大，腹痛、腹胀，脾脏肿大，黄疸，消化道出血，腹壁静脉曲张，肝性脑病。

2. 下腔静脉阻塞的临床表现　下腔静脉阻塞后，回心血流受阻，下腔静脉压力升高，导致不同组织和器官的功能障碍，从而使 BCS 的临床表现变得复杂化。包括双下肢水肿、静脉曲张、色素沉着及慢性溃疡，乏力或双下肢无力，胸腹壁静脉曲张以及活动后心悸气喘。

3. 其他症状和体征　下腔静脉阻塞后引起髂内静脉血流障碍，女性患者可表现为月经不规律或不孕和习惯性流产，男性由于精索静脉淤血可出现阳痿。门静脉高压可导致脾脏肿大和脾功能亢进，出现白细胞和血小板减少。贫血的原因可能为消化道出血以及胃肠道淤血等。少数女性患者可出现呆滞、反应迟钝等精神症状，可能与氨代谢有关。

【诊断】

1. 结合病史和临床表现，本病的诊断不难，关键是对以下情况应有足够的警惕：

（1）无病毒性肝炎、长期酗酒、心力衰竭和心包炎病史，肝功能检查转氨酶基本正常，乙肝病毒表面抗原阴性而临床上出现门静脉高压者。

（2）出现两下肢对称性水肿、色素沉着、静脉曲张和长期不愈的溃疡者。

（3）腹壁和背部出现粗大、扭曲的曲张静脉，且呈纵向走行或伴有腰骶部静脉曲张时。

（4）出现循环、消化、内分泌等多系统症状和体征而长期未能明确诊断者。

2. 影像学检查　包括彩色多普勒检查、CT 检查、MRA 检查和血管造影检查。

（1）彩色多普勒检查：肝静脉阻塞的声像图表现包括：肝静脉膜样阻塞、狭窄、闭塞和肝内静脉间血管交通支形成。下腔静脉阻塞的声像图表现主要包括：下腔静脉膜样狭窄、阶段性狭窄和闭塞。

（2）CT 检查：除可明确显示肝脏大小、形态、密度和血管自身大小、形态和密度外，肝静脉主干全程闭塞时，肝静脉显示不清或不显示；肝静脉开口处阻塞时表现为密度较低的管状条索影向第二肝门处汇集，扩张的肝静脉之间可见交通支影。增强扫描肝静脉不显示以及肝内出现粗大的侧支血管或血管断面影。下腔静脉阻塞表现为下腔静脉肝后段变细或不显影，同时可见显示下腔静脉闭塞段长度。增强扫描可见闭塞远端的下腔静脉由于腔内压力升高呈圆形，且管径增大，部分病例可见下腔静脉血栓影。CT检查不能直观地显示下腔静脉隔膜是目前存在的不足之处。

（3）MRA检查：肝静脉开口处阻塞可在MR图像中表现为肝静脉主干的扩张和肝内交通支形成。肝静脉主干狭窄或全程闭塞时，可见肝静脉主干纤细、消失，不显影，下腔静脉阻塞合并血栓形成时，可明确显示。

（4）血管造影：该方法是诊断BCS的金标准。

【治疗】

传统的治疗方法主要是采用外科手术和药物保守治疗，自20世纪90年代中期开始，以介入为主的微创治疗逐渐在临床得到普及和发展，已成为BCS治疗的主要方法。

保守治疗主要针对急性下腔静脉或肝静脉血栓病例，包括抗凝、溶栓、针对原发病因进行的治疗。外科治疗分为开放的外科手术和微创介入治疗两类，临床上根据不同的类型，采用不同的方法。

目前认为，治疗原则是首选介入治疗，如果介入治疗失败或无适应证，则选择根治性手术，最后考虑各种搭桥手术。

1. 介入治疗　临床上根据不同的类型采用不同的方法。

（1）经皮腔内血管成形术（percutaneous intraluminal angioplasty，PTA）：对于下腔静脉和肝静脉狭窄或闭塞首选治疗方法是球囊扩张，这是治疗BCS的基本技术，其可重复性强，亦不影响血管支架植入，所需器材较简单。特别是对于膜性病变，可达到治愈的目的。PTA的适应证：①肝静脉或肝段下腔静脉隔膜；②肝静脉或肝段下腔静脉主干局限性狭窄或闭塞。PTA禁忌证：①肝静脉或下腔静脉主干广泛性狭窄或闭塞；②由肝尾状叶肥大所致的假性下腔静脉狭窄；③肝静脉或肝段下腔静脉内有大块新鲜血栓。

（2）肝静脉或下腔静脉内支架植入术：是治疗BCS的主要技术，是在球囊扩张基础上，于病变段植入一金属支架，起长期支撑作用，使其保持一定的直径和远期通畅。目前国内学者达成的共识：对肝静脉或下腔静脉的膜状阻塞，单纯球囊导管扩张即可满足治疗要求，而对节段性狭窄或闭塞，再狭窄发生率较高者，主张植入金属支架。下腔静脉支架植入指征：下腔静脉或肝静脉节段性狭窄或闭塞；下腔静脉隔膜球囊扩张后狭窄部位回缩30%以上；下腔静脉隔膜球囊扩张后随访发现再狭窄；下腔静脉阻塞远端有大块陈旧性血栓。

（3）BCS介入治疗的并发症：其发生率与操作的熟练程度、所用器材和术者的经验有关。主要并发症包括心包积血或纵隔血肿、心脏压塞和心脏停搏，急性肺动脉栓塞、下腔静脉穿孔引起的腹腔内大出血、术后再狭窄等。

2. 开放手术　大致可分为以下六类：①病变根治性切除手术；②直接减压术：包括各型肠系膜静脉或下腔静脉或前两者与右心房间的转流手术；③间接减压术：包括腹腔-颈内静脉转流术和胸导管-颈内静脉重新吻合术；④各种断流术，包括经食管硬化疗法；⑤各种促进侧支循环的手术；⑥肝移植术。目前在临床上常用的是前两种手术。

三、髂静脉受压综合征

髂静脉受压综合征（iliac vein compression syndrome，IVCS）是指髂静脉受到前方髂动脉和后方腰骶椎的压迫造成的髂静脉粘连狭窄，又称Cockett综合征或May-Thurner综合征。常见为右髂动脉压迫左髂静脉造成管腔狭窄及腔内粘连形成或内膜增生。可造成下肢静脉曲张及深静脉瓣膜功能不全甚至深静脉血栓形成，主要表现为下肢水肿、浅静脉曲张和皮肤营养代谢障碍。左下肢DVT约50%与IVCS有关，临床常以下肢深静脉血栓为首发表现。

【临床表现】

IVCS症状主要表现为两种方式。一种为下肢深静脉血栓的急性症状；另一种为长期静脉高压产生的慢性静脉功能不全表现。

1. 急性期　表现为突发下肢肿胀、疼痛、肢体皮肤温度升高等。有学者通过比较一组右下肢深静脉血栓、左下肢股静脉血栓发现，左侧孤立的髂股静脉血栓病例中IVCS发生率明显高于其他患者。血栓形成后，髂静脉受压段及束带周围进一步发生炎症和纤维化，使髂静脉血栓形成后再通困难，髂静脉长期处于闭塞状态而难以治愈。

2. 慢性期　主要为慢性下肢静脉高压现象，如下肢肿胀、浅静脉曲张、皮肤色素沉着和湿疹以及经久不愈的小腿溃疡或静脉性跛行等症状。女性的腰骶生理性前凸较男性更加明显，可表现月经期延长和月经量增多。男性患者可表现为精索静脉曲张和不育。

【特殊辅助检查】

1. 超声检查　超声检查对于非梗阻性血栓在股静脉水平可能不会产生异常多普勒血流，因而对于诊断IVCS敏感性欠佳。

2. CT检查　螺旋CT检查可排除外源性压迫，如恶性肿瘤、血肿等。在显示充盈缺损时提示急性血栓，慢性梗阻时显示侧支情况。有学者通过CT观察下肢深静脉血栓患者，横断面显示左髂总静脉被右髂总动脉压迫征象。CTV技术可提供清晰的IVCS图像。

3. 磁共振静脉成像　MRV除显示血管本身病变外，还可显示静脉血栓的范围、血管的解剖位置关系，如动脉与静脉的关系、动静脉与腰骶椎的关系、侧支血管情况等，为明确诊断提供重要依据。

4. 静脉造影　检测IVCS的金标准仍然是静脉穿刺造影。临床上常采取股静脉穿刺造影对髂静脉压迫综合征进行诊断，而且能够有效的反映出受压髂静脉阻塞程度和周围侧支循环的基本情况，且能够反映出髂静脉内压力情况。

传统足背静脉造影难以在髂静脉获得造影剂浓聚，股静脉或腘静脉穿刺造影能使髂静脉系统充分显影。

5. 静脉压测定　在静息状态下，髂静脉受压段近、远端压力梯度约大于2mmHg，运动时患侧静脉压升高3mmHg以上属有意义差别。

6. 血管内超声　血管内超声是近年发展起来的新技术。对于确定IVCS闭塞的原因、评价髂外静脉慢性血栓变化、确定腔内治疗的位置，测量管径以及确定支架和血管壁关系有帮助。

【治疗】

1. 内科保守治疗　症状轻微或无症状的IVCS可采取抬高患肢、穿循序减压弹力袜等措施缓解症状，口服阿司匹林、双嘧达莫（潘生丁）或华法林等预防深静脉血栓形成。

2. 手术治疗　外科手术治疗的原则是：①恢复左髂总静脉血流通畅；②防止术后再狭窄发生。术后近期效果较好，但手术创伤大、并发症多、远期效果不确切。

3. 腔内介入治疗　血管腔内介入技术主要包括静脉腔内球囊扩张、支架植入和滤器保护下的静脉腔内导管直接溶栓治疗及机械性血栓清除等新方法。介入治疗创伤小，术中行血管造影可以直接评价静脉通畅、流速、血流动力学及侧支代偿情况。导管直接溶栓可形成较高局部药物浓度，治疗效果确切，可以最大限度保留瓣膜功能。静脉内粘连结构可由静脉腔内球囊扩张和支架植入解除，植入支架对髂动脉影响较小，中期通畅率高，能有效缩短住院时间，大有取代外科治疗趋势。有学者报道IVCS合并急性和慢性症状患者植入支架1年通畅率分别是93.1%和100%。

（罗宇东　冯　舟）

参考文献

1. Hazim JS, Tam TH, Anthony LE, et al. Thoracoabdominal Aortic Aneurysms. //Rutherford RB. Vascular Surgery. 6th ed. Philadelphia: Elsevier, 2005: 1490-1511
2. Canaud L, Karthikesalingam A, Jackson D, et al. Clinical outcomes of single versus staged hybrid repair for thoracoabdominal aortic aneurysm. Journal of Vascular Surgery, 2013, 58 (5): 1192-1200
3. 符伟国，岳嘉宁. 胸腹主动脉瘤杂交技术应用. 中国普外基础与临床杂志，2011，18（10）：1024-1026
4. 赵纪春，陈熹阳. 胸腹主动脉瘤治疗方式选择. 中国血管外科杂志（电子版），2013，5（4）：198-200
5. 竺挺，符伟国，王玉琦. 慢性肠系膜动脉缺血性疾病手术治疗术式探讨. 中国实用外科杂志，2013，33（12）：1075-1076
6. Zhu JC, Dai XC, Fan HL, et al. A hybrid technique: intra-arterial catheter-directed thrombolysis following the recanalization of superior mesenteric artery in acute mesenteric ischemia. Chin Med J (Engl), 2013, 126 (7): 1381-1383
7. Stout CL, Messerschmidt CA, Leake AE, et al. Retrograde open mesenteric stenting for acute mesenteric ischemia is a viable alternative for emergent revascularization. Vasc Endovascular Surg, 2010, 44: 368-371
8. Chen Y, Zhu J, Ma Z, et al. Hybrid technique to treat superior mesenteric artery occlusion in patients with acutemesenteric ischemia. Exp Ther Med, 2015, 9 (6): 2359-2363
9. Byun SJ, So BJ. Successful aspiration and thrombolytic therapy for acute superior mesenteric artery occlusion. J Korean Surg Soc, 2012, 83 (2): 115-118
10. PisimisisT, OderichGS. Technique of hybrid retrograde superior mesenteric artery stent placement for acute-on-chronic mesentericischemia. Ann Vasc Surg, 2011, 25 (1): 132. e7-11
11. Thomas Zeller, Aljoscha Rastan, Sebastian Sixt. Chronic atherosclerotic mesenteric ischemia (CMI). Vascular Medicine, 15 (4): 333-338
12. Sise MJ. Mesenteric ischemia: the whole spectrum. Scandinavian Journal of Surgery, 2010, 99: 106-110
13. 田庄，方理刚，李康福，等. 延伸至心脏的静脉内平滑肌瘤7例并文献复习. 中国心血管杂志，2011，16（2）：125-127
14. 宋士秋，张健群，谢进生，等. 右心系统子宫静脉平滑肌瘤病的诊断与外科治疗. 中华胸心血管外科杂志，2012，28（2）：76-78
15. 张韬，张小明，沈晨阳，等. 侵犯心脏的静脉内平滑肌瘤病的诊疗经验. 中华医学杂志，2011，91（28）：1957-1959
16. 李震. 布加综合征手术治疗策略进展. 国际外科学杂志，2014，41（12）：805-807
17. 中华医学会外科学分会血管外科学组. 深静脉血栓形成的诊断和治疗指南（第二版）. 中华普通外科杂志，2012，27（7）：605-607

第三十九章 器官移植

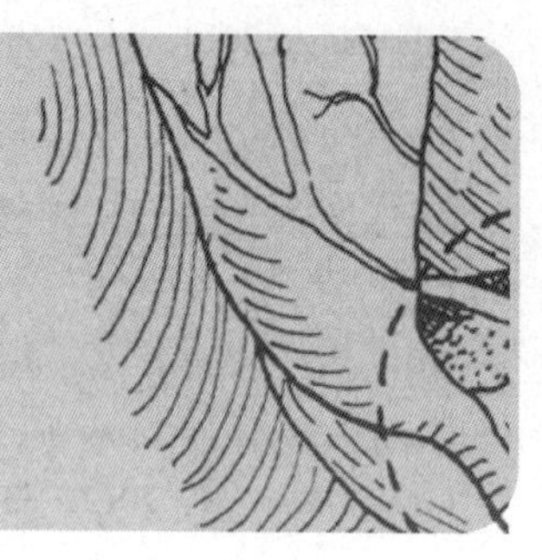
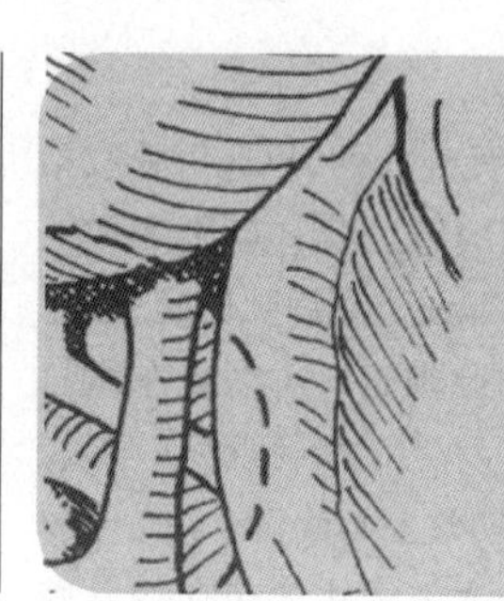

第一节 概 述

器官移植（organ transplantation）是治疗终末期器官衰竭或先天性脏器异常，从而使患者恢复正常生活质量的最佳选择。移植（transplantation）是指将一个个体的细胞、组织或器官用手术或其他的方法，植入自己体内或另一个体的某一位置，包括细胞移植、组织移植和器官移植等多种形式。器官移植的含义是将健康的器官移植到另一个人体内的手术，以取代患者体内已损伤的、病态的或者丧失功能的相应器官。器官移植的概念提出于公元前，在中国和希腊都有用器官互换治疗疾病的神奇传说记载。真正的器官移植实验研究开展于18世纪，直至20世纪初叶才有通过血管重建以恢复移植物血供的器官移植。1912年法国外科医生Alexis Carrel被授予诺贝尔医学奖，以表彰他在利用血管吻合技术恢复移植器官血供和功能中的贡献。1936年俄国的Voronov首开肾移植先河，受体于术后48小时死亡。1954和1959年，Murray分别施行同卵双生间和同种异体间肾移植获得成功，标志着器官移植走向临床应用。随即，各种脏器移植临床研究工作相继展开，Woodruff的脾移植（1960年）、Starzl的肝移植（1963年）、Detterling的节段小肠移植（1964年）和Kelly的节段胰腺移植/胰肾联合移植（1966年）分别被誉为相应腹腔脏器移植的开篇之作。器官移植已挽救了数以百万计患者的生命，单一脏器功能衰竭或相关几个脏器功能衰竭已不是不治之症。但是，由于难以克服的免疫排斥反应、继发多源性感染、移植脏器功能恢复障碍、供体缺乏，以及医疗费用昂贵，许多脏器的移植效果并不令人满意而且严重影响器官移植的成功实施。

根据移植免疫反应的供、受体遗传背景差异，器官移植可分为同质移植（isotransplantation）、同种移植（allotransplantation）和异种移植（xenotransplantation）三种不同形式。其中，同种异体移植是临床脏器移植的主要类型，然而组织相容性匹配供体的缺乏是导致同种异体移植器官免疫排斥反应发生的重要因素。移植免疫反应具有不同的强度和不同的攻击方向。移植物源细胞提供大量的异体抗原引起的宿主细胞对移植物的攻击称为排斥反应（graft rejection，GR）或宿主抗移植物病（host versus graft disease，HVGD）。免疫排斥反应可分为超急性排斥反应、加速性排斥反应、急性排斥反应和慢性排斥反应四种类型。如果移植大量移植物源免疫活性细胞也可造成移植物淋巴细胞对受体组织进行攻击，比如发生在骨髓移植和小肠移植中的免疫反应，称为移植物抗宿主病（graft versus host disease，GVHD）。移植免疫排斥反应是器官移植术后最为常见的并发症，也是影响器官移植成功的最主要因素。以抗体介导的免疫排斥反应（antibody-mediated rejection，AMR）为例，传统认为抗体主要介导超急性排斥反应，但目前证实抗体在急性和慢性排斥反应中也发挥着关键的作用。其主要机制是抗体结合移植物血管内皮细胞，并激活补体，补体结合抗体后发生顺序激活，产生攻膜复合物，杀伤血管内皮细胞。虽然免疫抑制剂的进展防止了超急性和加速性排斥反应的发生，减少了急性排斥反应的发生率进而显著增加了移植物的一年存活率，但是AMR仍是当今造成早期及晚期移植物丢失，影响移植器官长期存活的主要障碍。临床上大于30%的器官移植受者是预致敏患者，其体内具有由先前细菌/病毒感染，反复多次输血，多次妊娠以及先前移植失败等因素所诱发的大量记忆B细胞和/或抗HLA抗原的抗体。预致敏患者在缺乏“脱敏”治疗的情况下，凭借其体内预制抗体或记忆B细胞产生的抗体快速产生AMR，并导致移植物丧失。AMR的特点是移植受体循环系统中抗原特异性抗体显著升高，移植物内微血管血栓形成及补体C4d沉积。目前AMR被国际移植界同道视为基础和临床研究的热点和难点问题。

在器官移植史上，环孢素A（Cyclosporine A，CsA）等免疫抑制剂的问世和应用、UW保存液的发明、外科手术技术提高以及危重病医学等相关学科的发展使得临床同种异体器官移植得到了飞速发展，各种脏器移植效果都有了显著的提高。20世纪80年代以来出现了数目可观的长期存活的移植受者，使器官移植成为公认的治疗终末期脏器功能衰竭的方法之一。根据最新器官获取和移植网（Organ Procurement and Transplantation Network）的统计数据，肝移植物、胰腺移植物、肠移植物、肾移植物的1年存活率分别为83%、83%、70.76%、90.11%；5年存活率分别为67.7%、67%、51.44%、70.89%。根据全球移植中心名录资料统计，器官移植后移植物长期存活时间肝移植33年；胰腺移植19年；小肠移植16年；肾移植29年。以CsA为代表的免疫抑制剂的发现和临床应用从本质上改变了排斥反应难于控制的局面，不仅使移植术后排斥反应控制率成倍增长，而且使以前难以成功的脏器移植，如小肠移植，有了较长时间存活的报道，所以被誉为器官移植发展的里程碑。CsA是一种11肽的环状化合物，从多孢木霉菌和柱孢霉菌这两种真菌中偶然发现，动物实验和临床应用均证明其可以延长移植物在体内存活时间。他克莫司（tacrolimus，FK-506）也是从土壤真菌中分离出的大环内酯类抗生素，亦可结合或抑制细胞质内的钙调素相关蛋白，IL-2和其他淋巴因子的合成，其免疫抑制效力较CsA强10倍以上。许多临床和实验研究都证实，FK-506较CsA能明显延长异体移植物的存活时间，并可逆转一些难治性排斥反应。随着雷帕霉素（rapamycin，RAPA）、吗替麦考酚酯（mycophenolate mofetil，MMF）、咪唑立宾（mizoribine，MZ，bredinin）、以及日益丰富的多克隆和单克隆抗淋巴细胞抗体（如抗淋巴细胞球蛋白和OKT3等）的相继拥入，极大程度地丰富了移植工作者治疗急性排斥反应的手段。

器官保存（organ preservation）是使供移植用的器官在离体无血供的状态下保持活力的措施。器官的妥善保存是器官移植成败的关键因素，细胞外液型保存液中含有的非渗透物质能有效避免发生细胞肿胀。1969 年 Collins 发明应用仿细胞内液型溶液进行脏器冷灌注以来，国际上运用细胞内液型溶液原理研制了多种保存液，较为通用的有 Collins 液、Eurocollins 液、Sacks Ⅱ 液、Ross 液和我国武汉的 WMO-Ⅰ号液、上海的 HC-A 液等。临床实践证明，上述液体有一定的脏器特异性，对小肠、肝脏的保存时间远不及肾脏那样长。1988 年，美国 Wisconsin 大学的 Belzer 创制了一种新的细胞内液型保存液，取名为 UW 液，以其保存胰腺、肾脏可达 72 小时、肝脏可达 24 小时、小肠可延至 10 小时以上。UW 液的应用，不仅提高了移植物保存质量，延长了保存时间使长距离，甚至洲际运送成为可能，而且彻底改变了器官移植的工作状态，为提高移植成功率提供了可贵的帮助。

供体短缺仍然是影响器官移植发展的重要因素。同种移植供体器官一般可来自活体供体、脑死亡供体和无心搏供体。亲属活体供体不仅可以为患者提供一高质量移植物，而且同胞间移植在理论上有 25%的机会不应出现移植免疫反应，还可以大大缓解供体不足的矛盾，所以应予大量提倡。但获取术后对供体健康不能产生不良影响是使用活体供者移植物的原则。脑死亡供体应是最多见的器官提供者，宣布脑死亡后可在呼吸、循环支持下细致地进行器官切取和原位灌注，移植物无热缺血损伤。在我国由于脑死亡法未能确立，无心搏供体为主要的器官提供者，移植物质量在一定程度上受到影响。建立区域性或国际性供、受体联系网络，防止供体浪费是目前解决器官短缺问题的最为现实可行的手段。由于同种移植脏器的匮乏，许多学者致力于异种移植研究，但其受到严重排斥反应、伦理道德制约和可能传播动物特有疾病等方面的限制。一般而言，由于灵长类动物与人类最为接近，应该是异种移植的首选供体。但现在绝大多数研究使用猪，以此达到来源广泛、减少伦理压力、器官大小相近、易于控制物种间疾病传播和比较容易进行基因工程改造等目的。因为受体体内含有大量针对异种移植物血管内皮的预存抗体，在移植物血运恢复瞬间将即刻发生不可逆性超急性排斥反应，表现为移植物色泽迅速暗红青紫、质地变软、失去充实的饱满感、同时功能完全丧失。超急性排斥反应确实让人生畏，但近年来在其防治方面出现了初步的曙光。首先，对供体动物的修饰研究证实了减弱超急性排斥反应的可能性，使用人类衰变加速因子（decay accelerating factor DAF）的转基因猪和选育低表达半乳糖基转移酶的转基因猪都能防止超急性排斥反应的发生。另外，封闭或使用层析方法去除人类异种抗体、使用眼镜蛇毒因子等补体抑制剂避免补体反应等方法，同样具有防止超急性排斥反应的发生的作用。但是，近年来在抑制异种移植急性和慢性排斥反应方面的研究结果并不尽如人意。2009 年在意大利威尼斯举办的国际异种移植大会上，只有猪到灵长类动物的胰岛细胞异种移植结果得到相对肯定，但由于异种器官移植的顽固性排斥反应，大多数中心延缓了对其的研究进程。

移植物慢性功能丧失是移植领域亟待进一步解决的问题，其可导致使移植物生存时间低于受者生命存活时间，往往需要再次移植，从而进一步加剧了供体短缺的紧张局面，增加了移植医疗费用。慢性排斥反应、移植物缺血性再灌注损伤后发生的细胞凋亡增加，以及移植物在异体宿主中表达的某些因子异常造成的衰变加速，都可能导致移植物慢性功能丧失，其中慢性排斥反应的作用已被肯定。慢性排斥反应是一种病程进展缓慢、多呈隐匿经过、移植物功能逐渐减退的排斥反应，多发生于移植术后 6~12 个月，特别是 1 年以后，是当前影响移植物长期存活主要原因，此型排斥反应是抗供体特异性循环抗体使移植物血管内皮细胞损伤、免疫球蛋白和补体在毛细血管沉积、血管平滑肌增生呈洋葱皮样变，这种以体液免疫过程为主的排斥反应最终导致移植物慢性缺血，出现移植物纤维化、体积缩小和功能丧失。一般临床症状并无特异，既可有急性排斥反应经历，也可直接出现渐进性移植物功能衰退，目前尚无有效的预防和治疗方法，术后长期服用小剂量抗凝和活血化瘀药物可能有一定的预防作用。

强制性终身免疫抑制剂的使用与移植患者药物毒性反应，全身感染和恶性肿瘤的发生密切相关。因此，迫切寻找新型免疫疗法对实现移植患者的抗原特异性移植免疫耐受极其重要。移植免疫耐受是指利用短期治疗在阻止移植物免疫识别和排斥并诱导移植物长期存活的同时，维持机体有效的免疫反应以防御感染和肿瘤的发生。目前基于对免疫细胞共刺激信号通路封闭，淋巴细胞消耗和/或细胞因子抑制等调控机制的研究，已发现了一些具有诱导移植免疫耐受潜能的方案。移植免疫耐受是延长移植器官寿命的关键措施之一。在临床中个别患者虽然自行停掉免疫抑制剂却不发生免疫排斥，呈现“不用药、不排斥、不感染”这种特殊的免疫状态，被称为免疫耐受。免疫耐受状态的出现不仅有明显的个体差异，而且与移植器官种类有关，譬如诱导肝移植术后的免疫耐受就较小肠移植来得容易。由于免疫耐受可以显著延长移植物寿命、减少移植费用，所以多年来一直是器官移植研究的热点之一，但由于其易变参数众多，直至目前还只是处于实验研究阶段。移植免疫耐受的发生需要一定的条件，目前有多种理论企图阐述其机制，但均有其尚不完善之处，其中，供、受体细胞嵌合学说、过路白细胞的归巢和再教育学说、免疫平衡学说和克隆凋亡学说等都从不同侧面描述了免疫耐受的发生过程。

移植医疗费用昂贵是一国际性问题，在我国这样一个发展中国家尤显重要，妥善降低移植费用将有助于器官移植的进一步开展。就目前情况看，充分利用我国传统医学特色，筛选出一些成分稳定、效果可靠、简单易行的中药，如雷公藤、冬虫夏草等，作为免疫抑制治疗的辅助药物，可减低免疫抑制剂的用量，不仅可以减少免疫抑制药物的费用，而且可以减少免疫抑制药物的副作用。使用辨证施治的原则，采用中草药调整受体围术期状态，缩短重症监护、治疗时间，也可达到降低移植费用的目的。在器官移植中使用我国传统中医药学应该成为中西医结合治疗的新领域。相信经过不懈努力一定会研发出更为安全、有效、毒副作用小且费用低的新型免疫抑制方案，从而在防止和治疗器官移植免疫排斥反应、诱导移植物免疫耐受形成、实现移植受体长期存活等方面得到实质性的长足进展。

（王 浩 王鹏志）

第二节 肝移植

自1963年Starzl将肝移植（liver transportation）应用于临床以来，至今已广泛应用于各种类型的终末期肝衰竭的治疗。中国肝移植注册（China liver transplant registry，CLTR）数据显示，从1993年1月1日至2013年3月26日，中国大陆累计实施肝移植手术24 025例，其中活体肝移植（living donor liver transplantation，LDLT）开展1721例，心脏死亡器官捐献移植（donation after cardiac death，DCD）开展906例。

一、肝移植的历史

异位肝移植的动物模型是Welch（1955）首先报道的，Cannon（1956）报道了犬原位肝移植模型。同期Goodrich、Moore和Starzl等也报道了动物模型的制作经验，动物模型的实验研究为临床人类肝移植奠定了基础。

1963年3月Starzl首次报道了3例原位肝移植，几乎同期还有Calne、Bismuth等也有临床应用报道，但初期均无长期存活者，最长者仅有23天。至1967—1968年才有报道存活半年至1年以上的患者。1976—1977年Starzl与Calne分别报道生存超过1年的肝移植33例，并有6年以上生存者，这极大地激励了外科同道们的热情。

1978年环孢素A（cyclosporin A）应用于临床，为肝移植术后长期存活拓宽了道路。

随着肝移植技术的不断完善以及UW保存液的应用进一步改善了肝移植的成功率，增加了各类型终末期肝病患者接受肝移植的信心。随着肝移植的进展，生存期不断延长，1年生存达90%以上，5年生存率达80%，最长生存者达31年。国内较大移植中心肝移植围术期病死率已降至5%以下，受者的术后1、5、10年生存率已分别达到90%、80%和70%。

肝移植多采用原位肝移植术式，即切除病肝再把移植肝置于肝的原位，辅助肝移植又称异位肝移植，是在不切除患者肝脏的情况下，将移植肝放在腹腔的其他部位。活体肝移植实际是减体积活体肝移植，是以健康人部分肝脏为供体，这为解决供肝来源不足提供了一个新的选择。

二、肝移植的适应证与禁忌证

（一）适应证

肝移植适应证几乎囊括了所有的终末期肝病。概括地说肝移植的两大类适应证分为：

1. 因为肝病估计生存时间短于1年。
2. 病人不能耐受严重肝病所导致的生活质量下降。

（二）禁忌证

肝移植禁忌证有：

1. 病人不能耐受手术（如心、肺功能较差）。
2. 病人不可能术后存活（如严重感染）。
3. 移植后存活时间过短（如肿瘤转移）。
4. 病人不能接受较差的术后生活质量（如抑郁症等）。
5. 手术在技术层面上不可能（如严重门静脉栓塞）。
6. 病人不愿手术。

三、术前检查和受体准备

有关肝脏疾病本身和全身包括心理的各项检查应列为术前工作常规，大多数肝脏恶性肿瘤和终末期肝病病人均有不同程度营养不良，术前应予纠正。肝移植对病人和家属都可造成心理压力，尤其对术前有心理疾病的病人，要进行全面的心理评估。高龄是肝移植术后死亡的独立因素，但是全球各大移植中心没有移植年龄上限。还需了解病人既往手术史，腹部手术会增加移植难度。要全面探究病人细菌、真菌和病毒感染情况。当然，病人心肺等重要脏器功能都需要检查。

在等待移植期间，病人应尽可能维持自身最佳状态，纠正维生素缺乏，要接受高蛋白、高热量饮食。有肝性脑病的也不应该限制高蛋白饮食，要在放开饮食的基础上增加控制脑病的治疗。提高血白蛋白含量等措施控制腹水。食管胃底静脉曲张破裂出血比较棘手，可选择曲张静脉套扎，注射硬化剂可导致移植术后食管周围脓肿，移植前经颈静脉肝内门体分流效果需要进一步评价。

四、受体的选择

出现常规治疗无效的门脉高压并发症的肝病病人和伴有肝性脑病、高胆红素血症、肝衰竭导致生活质量严重下降的病人均有肝移植适应证。肝移植的绝对禁忌证较少。严重心肺疾病，肝外恶性肿瘤，肝外来源的不可控制感染等均不能进行肝移植。

五、供肝的选择、获取与保存

理想的供体为稳定血流动力学、各方面均健康仅脑部受损的脑死亡病人。恶性肿瘤、周身性感染、肝炎病史者均不适合做供体。还应考虑供体移植物的大小是否能被受体接受，ABO 血型相容和组织细胞毒性交叉配合应无反应。

在移植器官协调员确认器官捐献者后，立即开始对供体的术前准备工作。供体肝切取多采取从胸剑突下至耻骨联合的正中切口，如为联合器官切除，则可行剑突向上切开胸骨的胸腹联合切口。

经典的供肝切取程序：切断、结扎肝圆韧带，镰状韧带和左右冠状韧带和左右三角韧带。并对肝脏可否用作供肝做出明确的判断。游离供者两肾及下腔静脉，主动脉，但保留双肾的血管及输尿管，在切除肝以前将肾切除供肾移植用。从肝上解剖下腔静脉直至膈肌水平，结扎切断左右和后膈静脉。围绕肝下下腔静脉解剖至肾静脉处，切断结扎肾上腺静脉，继而解剖胆总管，尽可能从远端开始，把十二指肠向左前方翻转，于胆总管在进入十二指肠处切断，胆管周围组织保留越多越好，以增强其血运。再从腹主动脉开始解剖肝总动脉，将胃、十二指肠动脉和胃右动脉在与肝动脉交界处结扎切断，注意肝动脉的异常，约占 15%～20% 的肝动脉从肠系膜上动脉或腹主动脉发出。最后解剖门静脉，结扎切断胃冠状静脉，钝性解剖门静脉至肠系膜上静脉与脾静脉连接处。切开肾下腹主动脉前壁并插入灌注管，用冷 UW 液灌注肝脏，与此同时将肝下下腔静脉切断。钳夹腹主动脉起始段，从主动脉切下腹腔动脉干并带一块主动脉袖。最后切断肝上下腔静脉，至此肝脏完全被离断。将供肝取出，放入 4℃UW 液内保存备修肝后移植用。

切下的肝脏低温保存在肝脏保存箱内，备用。

六、原位肝移植技术简介

（一）受体肝脏的切除

在供肝组手术者检查供肝正常，开始进行修整肝脏时，受体组的手术即开始进行。

1. 取上腹部人字形切口上至剑突，右侧可达右侧腋前线肋弓和髂前上棘中点以利于显露和游离右肝。利用腹部自动悬吊拉钩可使肝脏达到良好的显示。

2. 切除病肝的步骤，如图 39-2-1 所示。

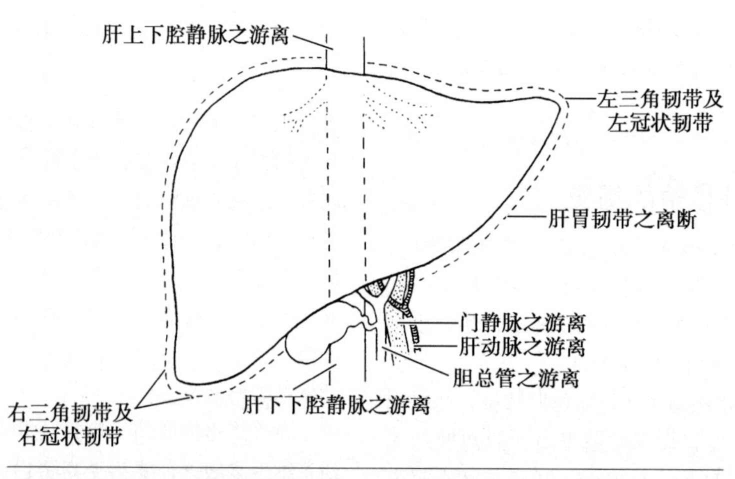

▶ 图 39-2-1 病肝切除示意图

3. 转流 可根据医生和手术中的情况确定是否行静脉转流（veno venous bypass，VVB）。

（二）移植肝植入术

原位肝移植是将移植肝放入原来切除病肝的位置并持续灌注。先吻合肝上下腔静脉后壁从腔内连续外翻双重垂直缝合，因后壁缝线不能再加固，故必须缝合周密，前壁做一连续缝合。其次吻合肝下下腔静脉，在吻合完毕前把移植肝内存留的残余液体及气体由吻合口放出 100～200ml，以防移植肝在低温灌注时所含有的高钾液体进入患者的周身循环。以后进行门静脉吻合，停止灌注及门静脉转流，修剪门静脉以免过长，用 Proline 缝线作门静脉吻合，吻合结束开放门静脉，待门静脉血管充分充盈后再将缝线打结。肝动脉吻合通常在受体的胃、十二指肠与肝固有动脉汇合处同供肝的肝动脉作端端吻合。至此所有血管均吻合完毕，去掉血管钳仔细止血。如肝血运良好，在 5 分钟内移植肝应有良好的红色和韧度，15 分钟内切口内应出现血块，凝血是肝移植最先出现的功能。最后重建胆道，供肝的胆管一点点地剪短直到断端有血渗出。受体胆总管在其分叉处切断，用探针探入十二指肠应无阻碍，做胆管端端间断吻合，在吻合口附近放腹腔引流。当受体胆总管吻合困难时应做 Roux-en-Y 胆管空肠吻合术。

七、其他类型的肝移植术式

（一）背驮式原位肝移植（piggyback orthotopic liver transplantation，PBOLT）

此术式在诸多改良的原位肝移植术式中占有较重要的地位。最初限于全肝移植，此后发展到应用于减体积性肝移植、劈离式肝移植、甚至在联合器官移植中应用。它要求受体具有良好的肝静脉的解剖条件，也要求术者熟练掌握第2、3肝门的解剖技术。本术式是Tzakis等于1987年报道应用于临床的，其要点是在下腔静脉前方游离、切除病肝，它保留了肝后下腔静脉的完整。在无肝期内仍能保持下腔静脉的完全回流，无须VVB，无肾静脉，下腔静脉的回流受阻。最初，病肝切除时的肝静脉（右，中，左）在入腔静脉处予以切断，然后利用此口与供肝的肝上下腔静脉行端端吻合，因发生Budd-Chiari综合征概率日增，Belghiti及Hesse先后报道了以供肝的肝上下腔静脉与受体的腔静脉的完整的壁行端侧吻合法，从而减少了Budd-Chiari综合征的发生。

（二）减体肝移植技术（reduced size liver transplantation，RLT）

此技术是鉴于成人供肝体积过大，用于儿童肝移植时腹腔无此容量，以Couinaud的肝分段法为依据将全肝分为Ⅰ~Ⅳ段、Ⅱ~Ⅲ段、Ⅴ~Ⅷ段进行移植。

Bismuth与Broelsch于1984年设计此种术式并做了报道。

（三）劈离式肝移植技术（splitting liver transplantation）

是一供肝劈离成两半分别移植给两位受体的肝移植的技术，1988年分别有Pichlmayr、Bismuth、Otte及Emond等报道了此术式的肝移植。

（四）成人活体肝移植技术

此术式是在难于推行脑死亡法的国家及供肝不足的情况下设计出来的，也可以说是活体减体积（或活体劈离式）肝移植技术，要求术者的技术更加精湛，必须保证供肝个体的生活无恙，又能确保受体的成活。

此项技术要求术者以肝内解剖极为熟悉为基础，同时要有良好的影像学技术的配合，实际技术操作要精确合理。确保供受体两个人的手术都成功和存活。

八、术后治疗

免疫抑制剂治疗

免疫抑制剂治疗关系着肝移植术后的成败，可称为器官移植术后治疗的核心环节，多主张从移植肝恢复血流即开始给药。

1. 以环孢素为主的三联用药方案　甲基泼尼松龙（methylprednisone），硫唑嘌呤（azathiopine，Aza），环孢素（cyclosporin，CsA）

（1）Methyl-Prednisone 1mg在手术室给予，以后每天维持量为50mg、每6小时1次，维持1周以后减至20mg、每6小时1次。再后每天减少20%的剂量，直至0.25mg/(kg·d)。

（2）Aza 1.5mg/(kg·d）静脉注射或口服。

（3）CsA 1~2mg/(kg·d）静脉滴注。

以后改为口服3~6mg/(kg·d)，血谷浓度维持在175~225ng/L。

2. 以FK 506为主的三联药方案（Prednisone+Aza+FK-506）方案　主要变化是以FK 506替代CsA，其作用约为后者的50~100倍，剂量为0.15mg/(kg·d）静脉滴注首次；以后改为口服0.15mg/kg，2次/天。

Aza的剂量、Pred的剂量及使用方法基本不变。

3. 其他类型免疫抑制剂

（1）OKT_3于1979年发现，它是从循环中CD3产生的特异性单克隆抗体IgG2A，它可通过对T淋巴细胞和CD3复合物来干扰抗原的识别物和信息的传递。具有极强的免疫抑制作用。

1981年应用于临床，剂量5mg用250ml生理盐水稀释，静脉快速滴注，疗程为10~14天。因OKT_3肾毒性较小，采用OKT_3治疗尤其对肾衰患者的肾脏有保护作用。

（2）吗替麦考酚酯（mycophenolate mofetil，MMF），也是一种真菌抗生素mycophenolate的提取物，1993年用于临床肝移植，口服1g，2次/天。平均用药20周（4~40周）。

（3）西罗莫司（sirolimus，雷帕霉素），剂量0.8~2mg/(kg·d）用于急性排斥反应的治疗。

九、肝移植术后并发症

（一）肝脏原发无功能

肝脏原发无功能，其发生率4%~20%，包括肝移植术后肝功能不全，胆汁分泌不足，凝血症，转氨酶持续升高，脑病及酸中毒等，死亡率高达80%~100%，除急症行肝脏再移植外几无回天之术。

（二）肝动脉血栓形成

移植的肝脏由于局部缺乏侧支循环，对肝动脉灌注十分敏感。

急性肝动脉血栓形成其发生率约为3%~20%。表现为转氨酶急骤升高，凝血酶原时间延长，脑病及血流动力学不稳定，胆道继发出现并发症。血管造影及彩色多普勒检查，或以螺旋三维CT成像可明确诊断。

肝动脉血栓形成可继发于肝动脉狭窄、肝动脉屈曲、异型输血及顽固性排斥反应发生，而肝动脉变异是否为其发生的先决条件目前尚无定论。

处理方法：肝动脉重建，肝动脉扩张及抗凝，肝动脉支架+抗凝；肝动脉取栓+扩张+抗凝治疗。然而术后血栓再形成仍是一个难题，其死亡率高达58%，唯一最有效的方法是再次肝移植。

（三）胆道并发症

胆道并发症发生率高达34%。

常见并发症：吻合口漏、吻合口狭窄及肝内胆道狭窄及慢性排斥反应所致的胆道消失综合征等。

其发生原因有ABO血型不合、肝动脉血栓后的必然并发症、肝脏缺血再灌注损伤、各种类型的免疫排斥反应后果等，也有一部分是外科技术因素所致的并发症。

处理：①对肝功能稳定，无全身衰竭的患者，多采用保守治疗。②有胆管感染、腹腔化脓及肝动脉损害的患者，多采用外科干预的方法进行治疗。

（四）感染及防治

OLT 术后 80%以上的患者发生不同程度的严重感染。也是术后早期死亡的重要原因。

以细菌感染最常见，其次是病毒和真菌的感染，通常以革兰阴性菌、巨细胞病毒及念球菌为常见。

感染发生虽与病人的免疫功能损害、抵抗力下降有关，但外科因素仍极为重要。如创伤大、手术时间长、再次开腹、并发症、肝动脉血栓及门静脉血栓等。

预防性应用阿昔洛韦、更昔洛韦及泛昔洛韦可减少巨细胞病毒感染的发生率。

为预防真菌感染，多采用氟康唑，或两性霉素 B 治疗。

必要时可减少免疫抑制剂的剂量，以提高机体抗感染能力。

此外，HBV 再感染发生率达 31%～87%，为减少其发生，目前使用拉米夫定（lamivudine）100mg/d，术后持续 1 年，疗效肯定。临床还推广使用，其 HBIG 乙肝免疫球蛋白有明显减低 HBV 再感染的概率的效果。

（五）关于各种类型的排斥反应问题

1. 超急排斥反应　在肝移植中较为少见，本文不予以专题论述。

2. 急性排斥反应　术后 6～10 天乃至术后 3 个月之内均有发生。发生率约 20%～51%，大量资料已证实肝移植后肝衰竭患者的肝活检标本，约有 50%证实发生了急性排斥反应。

组织学证明包括胆管损害、门静脉炎、肝细胞变性、灶状或片状坏死都是急性排斥反应的表现。

【临床表现】

发热、突发精神不适、萎靡、肝区及上腹区胀痛、肝区叩击痛、超声检查发现肝体积迅速增大，继而出现黄疸、胆汁量锐减，色淡稀薄，血胆红素升高，碱性磷酸酶，γ-谷氨酸、转氨酶、转肽酶、白细胞介素-2、β-微球蛋白亦升高。

细针肝穿活检：表现为汇管区存在活化淋巴细胞（大单核细胞、小淋巴细胞、浆细胞）浸润，并向肝窦实质和中央静脉周围浸润，以及胆管上皮、血管内皮损害（门静脉和中央静脉），肝间质性水肿和肝小叶中央周围淤胆。

【处理】

应用甲泼尼龙 20～30mg/(kg·d)，静脉滴注 2～5 天。再逐渐减到 0.3mg/(kg·d)。但对皮质激素的耐药患者，可改用抗淋巴细胞球蛋白（ALG）50～100mg 作冲击治疗 4～5 天；也可应用 OKT_3 2.5～5mg 10～14 天为一疗程，73%～88%的患者可得到逆转。

顽固性排斥反应的最终治疗是再移植。但有报道排斥反应后的肝脏再移植存活率明显减低。Shaw 及 Bvems 分别报道 1 年存活率为 42%和 33%。

3. 慢性排斥反应　常以胆汁淤积为临床表现伴随发生胆管退化综合征（又称为胆管消失综合征）为临床特征 病理表现为肝动脉分支内膜增厚，内含大量巨噬细胞，小叶间胆管消失，单核细胞浸润门静脉系统。小叶中央胆管胆汁淤积，形成网带状沉淀。使用免疫抑制剂几无任何效应。再次肝移植是挽救患者生命的唯一办法。

再移植是肝原发无功能（PNF）、HAT（肝动脉血栓）、慢性排斥反应所造成的肝脏不可逆性病变的患者彻底有效治疗选择。

肝脏再移植（liver retransplantation）1 年生存率可达 54%～79%。再次肝移植的时机对患者的预后影响至关重要。

总之，近 20 年来随着应用技术的改进和强化围术期管理以及抗排斥反应药物的合理应用，肝移植患者的预后有了显著改善。作为终末期肝病唯一的治疗方法，肝移植将会不断发展，使得移植术后长期存活率不断提高。

（田伟军　陈宝公）

第三节　小肠移植

小肠移植（small intestine transplantation）是指将异体的一段或全部小肠通过血管吻合的方式植入受者体内的一种外科治疗技术，可使肠外营养（parenteral nutrition，PN）支持失败的短肠综合征（short bowel syndrome）和终末期肠功能衰竭（end-stage of intestinal failure）患者有效维系生命，延长存活时间。

一、小肠移植的历史与现状

1959 年，Lillehei 提出了小肠移植的基本外科技术，分别以犬进行自体和异体移植，接受自体移植者尽管其肠管的淋巴和神经连接通路受到破坏，但移植小肠仍具有功能，而接受同种异体移植者会发生排斥反应，并于 7～10 天内死亡。

1964 年，Deterling 率先为一婴儿施行小肠移植手术开始了人类小肠移植的先河。截至 1972 年，全球共报告 8 例，皆因技术方面原因和不可控制排斥反应而宣告失败，此后无论在小肠移植的动物实验还是在临床实践上都处于基本停顿状态。

进入 20 世纪 70 年代末，环孢素（cyclosporine A，CsA）的问世使临床肾、肝、心等器官移植的成功率大为提高，小肠移植的动物实验又开展起来，同种异体猪小肠移植后实验动物存活时间显著延长。同时，大鼠等小动物的小肠移植研究不断提出了对排斥、移植物保存等方面有价值的实验总结，从而开拓了对移植免疫和药物使用规律的研究渠道，增强了人们对临床实践的信心。1985—1988 年，全球又施行小肠移植 7 例，最长 1 例存活 211 天，移植物有功能存活 206 天，有的移植小肠虽无功能但切除植入小肠后患者生命得以保全。

20世纪80年代末，Deltz节段小肠二期移植、Grant肝-肠联合移植、Starzl腹腔多脏器移植和Todo小肠-结肠移植等临床报道显示移植物有功能长期存活，90年代更强免疫抑制剂他克莫司（tacrolimus，FK-506）的临床应用，推动着小肠移植在此后的发展。

尽管如此，小肠移植仍是实体器官移植中完成例数最少的移植形式，也是最为困难的，病人和移植物存活一直落后于其他类别的器官移植。在美国，由于小肠移植长期效果进步缓慢、移植术后管理困难，加之对临床上出现肠功能衰竭病人医疗监管水平提高，实际小肠移植数量在近5年较以往减少了1/4，2012年全美由18个中心共完成106例小肠移植，而2007年共完成198例。与北美相反，南美、欧洲等区域的小肠移植数量尽管有限，但近年有上升趋势。

我国小肠移植实验研究由华中科技大学同济医学院于20世纪80年代中期首先开展，至今已有多家单位开展该课题研究。自1994年，南京军区总医院、天津医科大学总医院、第四军医大学西京医院等相继有实施临床同种异体单独小肠移植的报道。

二、小肠移植的适应证

由于小肠坏死及其他疾病而行的近全小肠切除，可导致肠内容物在肠道的运行时间缩短，使肠内容物的营养吸收不完全和大量消化液丢失，造成营养不良。切除小肠超过全肠长度80%，剩余小肠将无法满足机体代谢的营养需求，即可出现典型的短肠综合征。

在小肠疾病中，有些弥漫性病变累及肠道黏膜、黏膜下淋巴管可影响营养吸收，累及肠壁神经细胞及肌细胞可影响肠道运动，这些疾病最终都可造成肠道吸收功能下降，同样造成肠功能衰竭。此类患者消化道长度虽无减少，但单一经口进食不能维持机体营养需求，需要长期的PN治疗保证机体营养。

自20世纪60年代末，PN逐渐成为肠功能衰竭病人的主要治疗方式，特别是近10年来医学的进步大大提高了PN依赖者的生存率，无并发症的PN依赖者5年生存率达到87%。残余小肠功能经4~24个月的适应代偿可恢复一定自主功能，采用众多优化方案进行肠内营养（enteral nutrition，EN），增加了患者摆脱全静脉营养的可能性。各种PN营养制剂的改良、完善，科学的营养物质给予方法，引入临床使用的酒精扣或各种抗生素扣（ethanol lock or antibiotic locks）预防静脉管路感染，严格的静脉导管管理措施，这些进步也显著降低了PN依赖者肠功能衰竭相关性肝病（intestinal failure-associated liver disease）、危及生命并发症（life-threatening complications of PN）和致死性潜在疾病的发生率。对适宜患者，通过不同手术术式进行自体胃肠道重建手术（autologous gastrointestinal reconstruction），在充分保留残余小肠吸收面积的前提下，延长食物通过时间，增加自体肠道功能。尽管如此，目前据多中心资料统计肠功能衰竭需终生PN支持的患者中仍有19%~26%需要进行小肠移植。

小肠移植是治疗终末期肠功能衰竭可选方法之一，但近年来对肠功能衰竭的多学科处理程序的建立，使其多作为胃肠外营养支持失败的补救措施，以前所公认的小肠移植适应证发生了很大变化，已达成共识的小肠移植的适应证包括：

1. 肠功能衰竭伴发肝脏疾病　因为PN造成肝功能失常，表现为转氨酶和碱性磷酸酶升高，继而出现黄疸，病理改变为肝肿大、脂肪变性。其诱因众多，如过量葡萄糖输入、高剂量脂肪应用、长期大量地使用氨基酸制剂等，都可造成肝损害。

2. 静脉通道丧失　在使用PN支持过程中，出现2条或以上中央静脉通路因置管导致静脉血栓形成，丧失静脉穿刺置管通路，无法继续进行PN支持。

3. 反复发生导管相关性血行感染　输入PN的深静脉导管反复导致全身性感染，必须多次拔除静脉插管，特别是拔除的导管经培养证实出现有真菌感染者。

4. 超短肠综合征或胃肠道无法进行重建　超短肠综合征是指儿童在体小肠长度<10cm或成人<20cm，无法恢复胃肠道内在连续性，只能进行皮肤造瘘。

5. 完全性门静脉-肠系膜静脉血栓形成　病因众多且复杂，遗传性凝血功能紊乱也可参与门静脉血栓的形成，包括蛋白C、蛋白S和抗凝血酶缺陷等。

6. 累及肝门部、腹腔动脉和肠系膜根部的肿瘤　主要为一些生长缓慢或呈惰性表现肿瘤，如侵袭性纤维瘤病（Desmoid肿瘤）、神经-内分泌肿瘤等。

7. 冷冻腹腔、多发性小肠-皮肤瘘。

8. 小肠动力性疾病　假性肠梗阻等。

20世纪有研究表明，每100万人中有2人在等待进行小肠移植，其中婴儿占据半数。近年来，小肠移植人群结构发生不断变化，全球登记中心（The Organ Procurement and Transplant Network/Scientific Registry for Transplant Recipients）报告显示小肠移植候选者在2011年有60%超过18岁，而1998年仅有29%。同时，急需移植者从84%下降到69%，总体等待时间延长，每年移植率下降，从2005年94%的年移植完成率下滑到49%。

专业化肠功能衰竭诊疗中心可通过最大化和最优化应用药物和手术技术使患者得到较好结果，并能在各种非手术尝试失败后适时转诊进行小肠移植。

三、供受体匹配原则

（一）免疫学原则

供受体间组织抗原不相容，导致机体内发生一系列的免疫反应，是影响器官移植手术成功的主要因素之一。引起机体发生移植免疫反应的抗原被称为组织相容性抗原，在人类主要由ABO血型抗原和HLA组织抗原组成。同种异体小肠移植前常用于临床的免疫学筛选匹配试验包括：

1. ABO血型配型试验 在小肠移植术前首先要检测供受者红细胞血型是否互相匹配，按输血原则进行移植物/受体匹配。

2. 淋巴细胞毒试验 淋巴细胞毒试验是淋巴细胞交叉配合试验的一部分，可检测受体的血清与供体的淋巴细胞之间的配合程度，在室温下将供体淋巴细胞与受体血清混合，30分钟后在无关补体作用下使血清中抗体与相应抗原发生反应，导致淋巴细胞死亡，经过染色，在相差显微镜下计数死亡淋巴细胞百分比，死亡细胞低于10%方可进行移植。

3. 淋巴细胞混合培养 将供体和受体的淋巴细胞放在一起培养，观察淋巴细胞转化率的试验称为淋巴细胞混合培养。试验有单相法和双相法两种，将经丝裂霉素或照射处理已不会转化但仍保留抗原特性的供体淋巴细胞和未经处理的受体淋巴细胞一起培养为单相法，若放在一起培养的供、受体淋巴细胞均不经处理则为双相法。淋巴细胞转化率如超过20%，应放弃此次移植。

4. HLA配型 HLA抗原系统是与器官移植排斥反应密切相关的组织相容性抗原，在小肠移植领域中供/受体间的HLA配合显得更为重要。HLA系统共有HLA-A、B、C、D、DR、DP、DQ7个基因位点，抗原已达159种之多，使得HLA呈现多态性的特征，可有上亿种之多的表现型。

（二）非免疫学选择

1. 供体 年龄不超过50岁，体重、身体最好供受体相仿，移植物体积与受体应有器官相配，最好与受体同性别。供体重要脏器功能在生前应保持完好，无肠道疾病，无血管性疾病、高血压、血液病、恶性肿瘤、肝炎、巨细胞病毒感染及其他全身性感染和局部化脓性感染。

2. 受体 应严格把握小肠移植适应证，受者年龄不宜超过55~60岁。除肠功能衰竭及因其引起的相关疾病外，患者其他脏器功能良好，可耐受大型腹部手术，无感染性疾病。

四、移植物来源和小肠移植基本术式

（一）移植物供体分类

小肠移植的供肠既可来自于尸体供者（deceased donor），也可来自活体供者（living donor），前者包括脑死亡（donation after brain death，DBD）和心死亡供体（donation after cardiac death，DCD），选择顺序是DBD→DCD→活体血缘关系→活体夫妻关系→活体非亲属供者。

活体供肠的多来自父母、兄弟姊妹或夫妻之间，血缘性亲属活体供肠不仅可以为患者提供一段高质量的小肠，而且同胞间移植理论上有25%的机会不应出现移植免疫反应，还可以大大缓解供体不足的矛盾。值得提出的是，活体供者只能提供部分远端小肠作为移植物，手术获取过程必须安全可靠，保证供体术后不会出现肠功能不全表现。

尸体供肠仍是小肠移植的主要移植物来源，可根据移植要求一并提供腹腔其他脏器。目前，我国尚没有脑死亡相关法律，所以尸体供者主要来自符合《中国器官捐献分类标准3》，即脑-心双死亡标准。潜在的捐献者包括：①需要机械通气或循环支持的神经损伤、其他脏器功能衰竭，没有继续治疗和抢救价值的濒死者；②脑死亡患者家属提出撤除生命支持申请，会诊讨论明确无法避免死亡者。

（二）小肠移植基本术式

小肠移植是指包含着空回肠移植的腹腔脏器移植，从现有分类看所包括的基本术式尚未达到统一，根据大多数文献命名和2007年国际小肠移植学术会专家意见将小肠移植分为三种。

1. 单独小肠移植（isolated small bowel transplantation）移植物由全部空肠、回肠和肠系膜组成，见图39-3-1，活体供体提供的小肠移植物也可由含有肠系膜上血管主干分支的

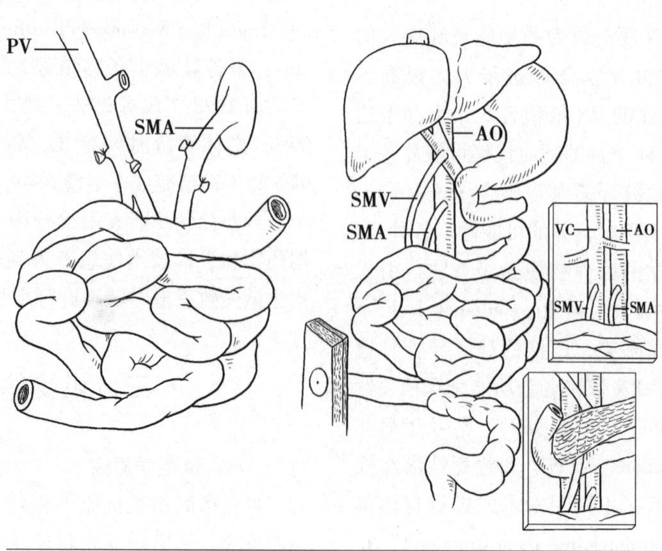

▶ 图39-3-1 单独小肠移植

部分回肠构成。单独移植小肠移植物的临床应用频率呈逐年上升趋势，2009年以后在众多小肠移植术式中已成为主流。

2. 肝-肠/肝-肠-胰联合移植（combined small bowel transplantation） 由于长期PN支持治疗出现肝功能严重损伤或肠衰竭同时伴有肝脏弥漫性疾病，需进行肝-肠联合移植，见图39-3-2，该术式多应用于婴儿，有报告认为同源肝脏的加入能减轻术后的排斥反应。但该术式在全部小肠移植各种术式中已经不在独占鳌头，由2007年占全部小肠移植的68%下降到2011年的39%。肝-肠联合移植被更广泛应用的肝-肠-胰联合移植（图39-3-3）所取代，移植物中含有胰头和十二指肠不仅保留了肝-肠联合血管吻合的优越性，而且避免了胆管重建，减少了术后并发症。

3. 腹腔多脏器移植（multi-visceral transplantation） 多脏器移植是指同时整块移植3个以上脏器以纠正患者各脏器的功能衰竭或解剖上的缺失，且在术后移植脏器必须体现其各自生理功能。腹腔多脏器移植最多涉及的器官是肝、胰和肠，且由于在该术式开展早期的适应证是因短肠综合征引发的肝衰竭等一系列并发症，故许多学者愿意将它归属于小肠移植范畴，见图39-3-4。根据被移植器官的不同，腹腔多器官移植包括多种形式：①共同移植前肠（肝、胆道、胰腺、胃和十二指肠）与中肠来源的小肠和右半结肠的经典腹腔多脏器移植；②不包括肝脏的腹腔多脏器移植，如消化道簇移植和胃肠胰移植；③仅替换胚胎前肠发育而来的器官，如仅包括肝、胆道、胰腺、胃和十二指肠的腹腔器官簇移植。

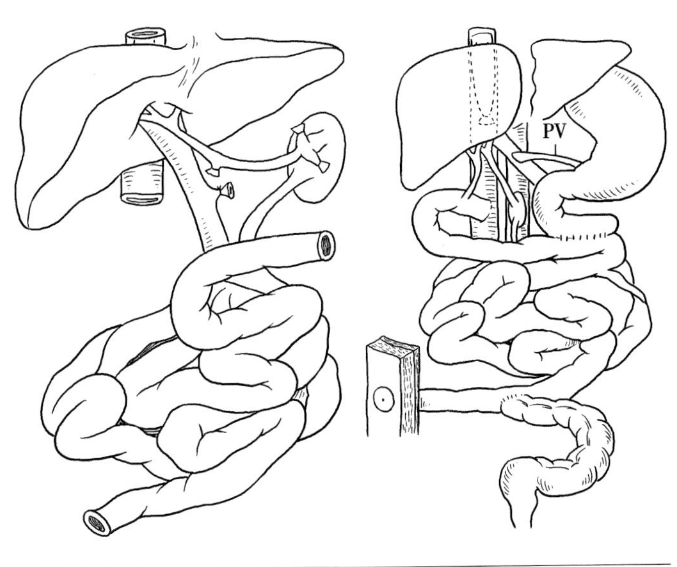

▶ 图39-3-2 肝-肠联合移植

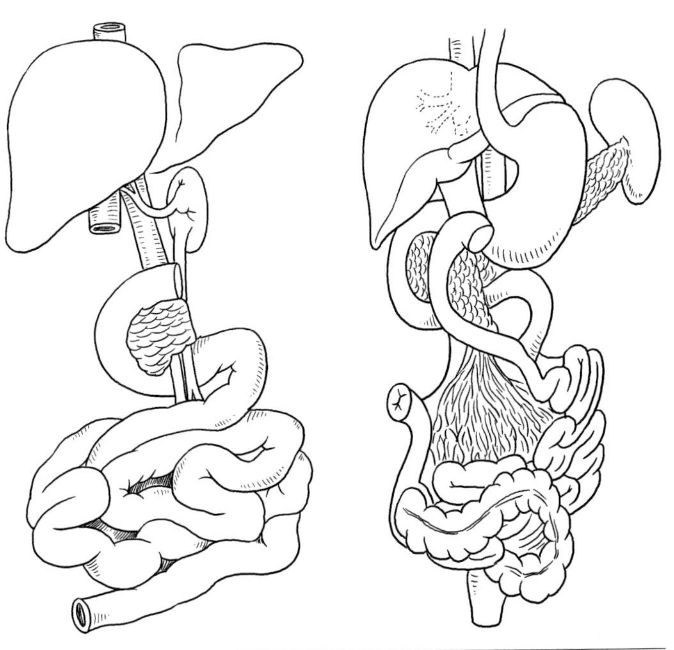

▶ 图39-3-3 肝-肠-胰联合移植

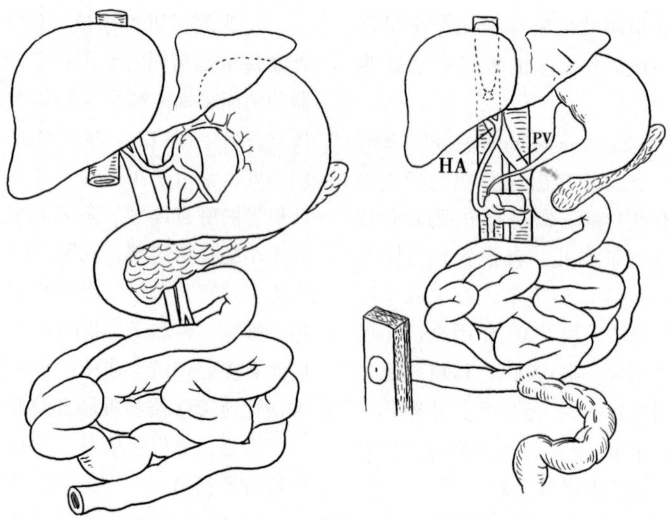

▶ 图 39-3-4 腹腔多脏器移植

五、移植物获取、保存、转运和修剪

（一）移植物切取手术

1. 尸体供体移植物获取手术　为充分利用供体的移植物资源救治多位患者，尸体供体多采用腹腔脏器和双肾共同灌注、联合切取和冷灌注台下分割的方式进行。

（1）DBD：是最多见的器官提供者，宣布脑死亡后可在呼吸、循环支持下细致地进行器官切取和原位灌注，移植物无热缺血损伤。

供体手术取大十字切口入腹，探查证实可得到相应移植物后开始切取手术操作。首先，离断肝脏、脾脏周围相应韧带，暴露肝上和肾下下腔静脉。随即，打开两侧侧腹膜，游离双肾和足够长度的输尿管，自左侧入路暴露腹主动脉，并打开膈肌暴露部分胸主动脉，远端腹主动脉游离至髂血管分叉水平。然后，于腹主动脉置入冷灌注导管，阻断胸主动脉，剪开肾下下腔静脉，以0~4℃器官保存液、100cmH_2O的灌注压力进行移植物灌洗。最后，封闭离断消化道，视情结扎、离断结肠血管。待清亮灌洗液在下腔静脉流出，肝、小肠呈苍白色，彻底离断血管，获取移植物置4℃器官保存液中进一步分离、备用。

（2）DCD：是目前我国最多采用器官供体，在停止生命支持，确认供体心搏停止并宣布临床死亡后立即开始手术，尽量缩短移植物热缺血时间。

入腹后，立即自肾下腹主动脉水平置入冷灌注导管，打开膈肌阻断胸主动脉，剪开肾下下腔静脉，进行移植物冷灌洗，并向腹腔分撒冰屑降温。其余移植物获取手术步骤与DBD基本相同。

根据天津医科大学总医院进行移植物快速整块获取操作记录，移植物热缺血时间，即自心搏停止至血管冷灌注开始用时在5分钟以内，原位灌注下获取移植物的操作时间在10~15分钟以内，所获取的脏器移植物经组织电镜观察未见不可逆性组织细胞损伤。

2. 腹腔多脏器分离　整块切取的腹腔脏器移植物首先要分离双侧肾脏，离断肾脏的动、静脉，如可能在离断动脉时最好保留部分腹主动脉片，以备受体动脉吻合。其余腹腔脏器可按受体需要进行分离（图39-3-5）。

单纯小肠移植的移植物动脉可自发出肠系膜上动脉的腹主动脉进行切取，在不影响肝、胰等移植物具有完整血管以供吻合情况下，尽量包括腹主动脉片（Carrel patch）或保留腹主动脉袖（Carrel cuff），于根部离断并结扎胰十二指肠下动脉。静脉系统应在肠系膜上静脉与脾静脉交汇处近端离断，如需要利用胰腺为移植物给他人移植者，移植肠系膜上静脉离断部位亦可选择在胰腺下缘。

肝-肠联合移植无论移植物是否需要保留十二指肠和部分胰腺，由于肝、肠、胰门静脉共用关系十分紧密，胰腺一般不再作为单一移植物。

在不包括肝脏的腹腔多脏器移植，肝脏可予以分离后为其他受体使用，肝动脉离断部位可位于肝总动脉发出肝固有动脉和胃十二指肠动脉水平，以利用动脉分叉在肝移植动脉重建时修剪动脉片。在胃、肠、胰移植物侧结扎肝总动脉和胃十二指肠动脉。门静脉和胆管离断部位必须考虑到两个移植吻合的需要，不能顾此失彼。

3. 活体供体移植物获取手术　一般而言，活体供体只能提供单独部分小肠进行移植。供体除进行常规术前检查外，还应进行CT或MR的小肠造影、小肠成像和血管成像，以明确小肠长度、血管走行和分布，制定获取移植物的精确手术方案。取右中下腹经腹直肌切口或中线切口入腹，解剖近回肠末端的小肠系膜根部，游离肠系膜血管主干，如仅行单独小肠移植可在右结肠血管以远选取可提供100cm小肠血供的肠系膜上血管分支，如欲行小肠-结肠移植则可直接选用回结肠血管。在保留移植物血供条件下离断相应系膜和肠管，最后将预选的肠系膜上动、静脉分别离断。移植物离体后立即置4℃灌注液中，并进行离体血管灌注、肠腔灌洗。台上继续完成供体消化道重建。

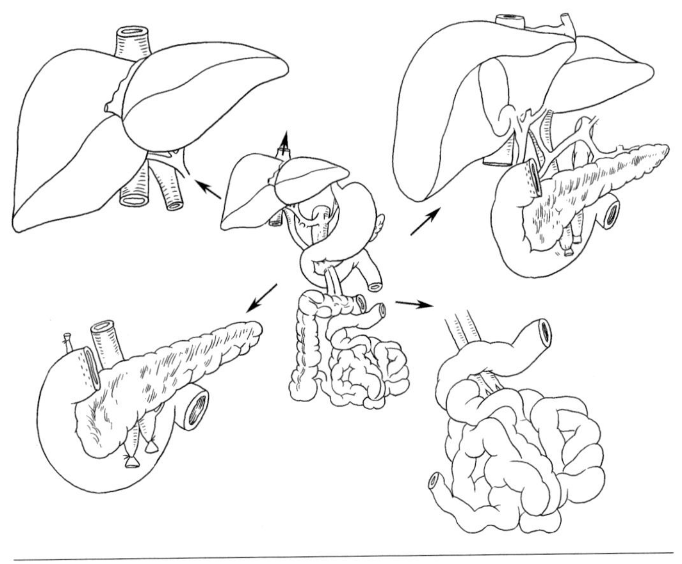

▶ 图 39-3-5 腹腔脏器分离模式

(二) 移植物保存与转运

小肠是热缺血损伤的敏感器官，虽小肠黏膜有较强的再生能力，但如损伤累及黏膜下层则极易造成术后吸收及屏障功能障碍。因此，要保证移植一个具有活性和功能健全的小肠，关键在于中断血液循环后迅速降温，尽量缩短热缺血时间，使热缺血变为冷缺血，目前国际通用保存液，如UW液和HTK液均可用于小肠移植物的血管灌注和器官保存，并为器官转运提供较长的时间保证。

移植物应尽快转运至受体手术室，减少冷缺血时间。在运输途中，应保持保存液的温度在4℃，注意不要温度太低使保存液冻结造成移植物冻伤。

(三) 移植物修剪

对尸体分剪移植物进行术前修剪十分重要，整个修剪过程应在维持4℃的器官保存液中进行，注意防止所修整血管过分骨骼化。

对单独小肠移植物需进行门静脉/肠系膜上静脉和肠系膜上动脉两个血管的修剪，保留含肠系膜上动脉的腹主动脉，根据吻合需要在台下制作成主动脉片或主动脉袖，如不便于在受体手术中进行的血管吻合可在此时进行移植物血管搭桥（conduit）。按需要离断胃肠道并关闭断端。用器官保存液再次灌注肠系膜上动脉，同时夹闭门静脉可见其充盈，无漏液。

对联合小肠移植物或多脏器移植物修剪应先解剖含腹腔动脉和肠系膜上动脉的腹主动脉，制作主动脉袖以便台上血管吻合。修剪肝上、肝下下腔静脉，按需要缝合关闭肝下下腔静脉。如不带肝脏的器官簇移植需修剪门静脉，肝-肠联合注意保持肠系膜上静脉和门静脉的完整与联系，肝-肠-胰联合移植应妥善离断胰腺并良好处理断端以防术后胰瘘发生。经胆囊再次灌洗胆管后切除胆囊。最后，用器官保存液灌注动脉，夹闭静脉流出道测漏。

六、受体术前准备

受体手术前应对其一般状况、营养状态、重要脏器功能及免疫功能、病原微生物感染情有详尽了解，以估计患者对手术的承受能力，有针对性地进行术前治疗可提高手术成功率。

(一) 术前检查

除常规术前检查外，对小肠移植受者还应完成以下评估：

1. 免疫功能检查　在细胞免疫检查项目中，应测定淋巴细胞CD3、CD4、CD8、CD20各亚群的百分比及CD4/CD8比值。体液免疫中测定IgG、IgM、IgA以及C3，C4的水平。

2. 病原微生物检查　包括血、尿、痰、咽拭子培养，各型肝炎抗体、抗原的血清检测，如有条件也可使用PCR方法检测HBV-DNA和HCV-RNA。进行血清单纯疱疹病毒抗体、巨细胞病毒抗体等疱疹类病毒检查，梅毒抗体检查，HIV相关检测。

3. 影像学检查　进行消化道造影观察现有小肠的长度、黏膜情况、有无肠腔扩张和狭窄，回盲瓣功能。超声波影像学检查了解肝、脾情况，门静脉直径、走行，腹腔内有无液性暗区。通过血管数字减影检查了解肠系膜上动脉、结肠中动脉、右结肠动脉、回结肠动脉及小肠动脉影像，在短肠时可有小肠动脉数目减少、小肠动脉移位。必要时使用多层螺旋CT或高场MR进行小肠造影、小肠成像和血

39

管成像。同时，也应观察胃排空功能变化和腹腔容积的大小。

4. 营养状态评估 通常应用的营养状态评价指标包括体重参数（BMI、实际体重/理想体重、肌酐/身高指数等），蛋白水平（血清白蛋白、转铁蛋白等短半衰期蛋白含量），淋巴细胞计数及细胞免疫状态测定，以及氮平衡试验。

（二）术前纠正性治疗

术前纠正性治疗的目的在于使患者在等待移植阶段身体条件不至于过多下降而不能耐受手术或在等待过程中死亡。应积极改善患者一般营养状况，按营养支持原则进行静脉营养，应特别注意纠正电解质及酸碱平衡紊乱。如有中度以上贫血应予输血，纠正凝血功能不良。注意肝、肾功能和凝血功能的维持。

（三）免疫抑制诱导和术前准备

术前一日应进行肠道准备，使用免疫抑制药物进行免疫诱导，常被使用的免疫诱导剂包括拮抗 CD25 的达克珠单抗（daclizumab）、拮抗 CD52 的阿仑单抗（alemtuzumab）、拮抗 CD20 的利妥昔单抗（rituximab）和抗胸腺细胞球蛋白，免疫抑制药物主要为他克莫司和皮质激素。

受体手术采用静脉复合麻醉，在麻醉后应进行各种置管，进行必要的有创生命体征监测，根据需要备静脉-静脉转流，在术前 30 分钟预防性使用静脉抗生素。

七、小肠移植手术操作原则

如前所述，小肠受体手术有多种方式，从活体供体提供移植物的单独节段性小肠移植到有些中心为防止腹泻进行附加部分结肠的移植，以及联合肝、胰的小肠移植和腹腔多脏器移植，手术操作繁杂，很难逐一叙述。但小肠移植的基本过程、血管吻合的基本技术、消化道重建的基本方式具有一致性，适用于所有术式的操作之中。

（一）移植场地准备

小肠移植受体手术切口并无统一规定，应视具体移植术式而定，一般应避免从最近一次手术切口入腹。小肠移植受体既往多经过数次手术，开腹后的操作重点是分离粘连、解剖残余肠管、充分暴露血管移植床。完成分离后，应认真了解腹腔脏器情况，测量残存小肠确实长度、形态、肠壁情况及结肠有无病理变化。

一经决定进行小肠移植手术，依所选手术类别进行场地准别，包括切除病变肠管。切除病变肝脏等器官以增大腹腔容积，按移植肝静脉回流重建方式的需要离断腔静脉。游离、暴露腹主动脉，了解腹主动脉情况，准备动脉吻合床，必要时使用供体动脉搭桥以减少对主动脉的控制时间。

受体手术可选用血管桥接方法简化血管吻合操作，以减少移植物热缺血时间，需根据移植物血管情况选择桥接血管。单独小肠移植时，移植物肠系膜上动脉带有腹主动脉片者可选用供体腹主动脉分叉处的腹主动脉桥接，对无腹主动脉片的肠系膜上动脉进行吻合者可选用髂总动脉进行搭桥，见图 39-3-6、图 39-3-7。联合小肠移植或多脏器移植时，将一段供体主动脉与受体腹主动脉端侧吻合桥接，或进行髂动脉与受体腹主动脉端侧吻合桥接，见图 39-3-8。完成血管搭桥吻合后，使用动脉钳控制吻合口远端的搭桥血管，缓慢松开腹主动脉侧壁钳解除对主动脉血流控制，检查吻合口情况，如有明显出血应予以补针。

（二）血管吻合和复流

血管吻合是器官移植受体手术的最为关键步骤，总体原则是带有肝脏的移植先进行静脉流出道重建，不带肝脏的移植先完成动脉流入道吻合。

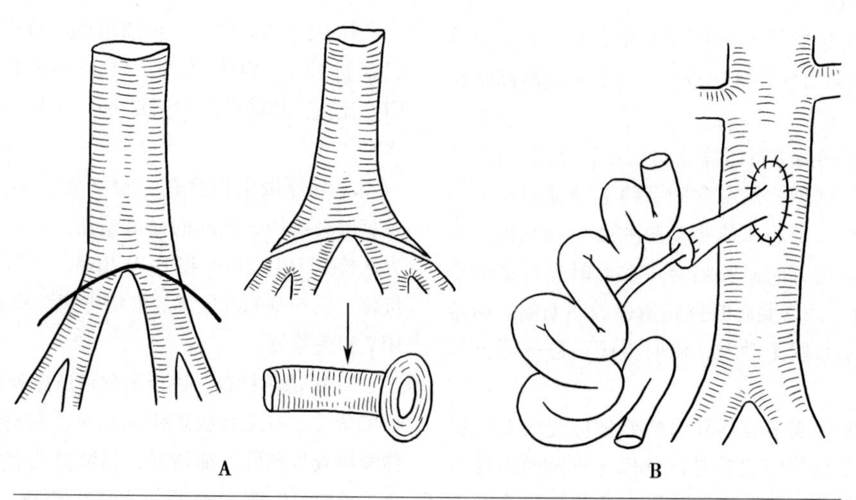

▶ 图 39-3-6 腹主动脉桥接

A. 腹主动脉分叉桥接血管修剪；B. 移植物腹主动脉片与桥接血管机舱盖式吻合

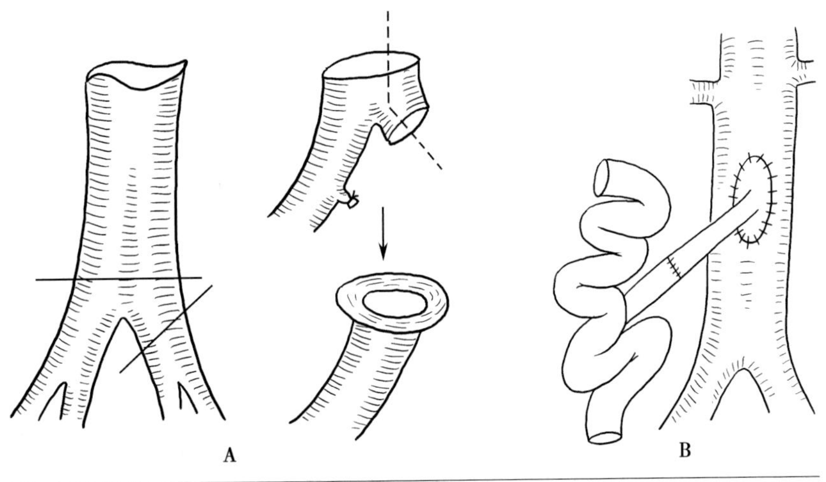

▶ **图 39-3-7 髂总动脉桥接**

A. 髂总动脉桥接血管修剪；B. 移植物肠系膜上动脉与桥接血管对端吻合

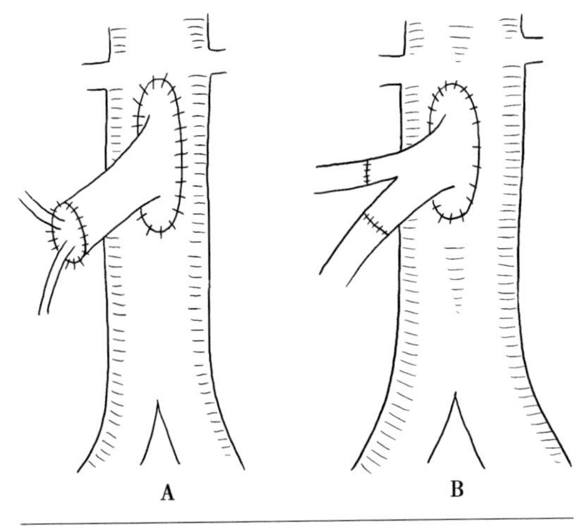

▶ **图 39-3-8 联合小肠移植和腹腔多脏器受体血管桥接**

A. 供体主动脉与受体腹主动脉端侧吻合桥接；B. 供体髂动脉与受体腹主动脉端侧吻合桥接

1. 单独小肠移植 移植物动脉与受体动脉吻合最常见的方式是将含有肠系膜上动脉的腹主动脉袖或腹主动脉片以端侧方式吻合于受体肾下腹主动脉前壁或采用对端方式吻合于搭桥血管。对于全部小肠和近端结肠缺如的患者也可采用于胰腺下缘离断肠系膜血管主干，直接进行对端吻合。为减少受体腹主动脉血流阻断时间、方便手术操作、减少移植物热缺血，现有许多中心采用血管搭桥方式建立小肠动脉血供。移植物静脉回流方式主要包括经门静脉系统回流和经体静脉系统回流两种方式，如果受体肠系膜上血管可以游离，应尽量使用门静脉回流方式。静脉吻合多采用端侧吻合完成，即使用血管夹或无损伤血管钳控制欲吻合受体血管血流，将移植物的门静脉或肠系膜上静脉血管为端直接吻合于受体肠系膜上静脉近端或肾水平以下的下腔静脉。部分开放静脉血流，检查静脉吻合是否漏血，吻合满意即逐渐开放动脉血供，使用温水喷洒小肠表面使其复温，此时小肠将变得红润。

2. 小肠联合移植和含有肝脏的多脏器移植 移植首先建立静脉回流，进行移植物腔静脉和受体腔静脉的吻合，最为经典吻合方式是进行移植物肝上下腔静脉与受体肝上下腔静脉吻合、移植物肝下下腔静脉与受体肝下腔静脉吻合。在打结前需将静脉钳夹闭吻合口的移植物侧，放松原控制静脉钳，使吻合口充盈，以保证预留适度的血管膨胀因子。受肝移植静脉回流重建方法的影响，肝/肠联合移植也出现改良术式，即将移植肝的肝下下腔静脉结扎，进行肝静脉背驼式（piggy-back）或腔静脉成形式（cavaplasty）肝上下腔静脉吻合。动脉吻合方式很多，需根据移植物血管情况和受体血管情况综合考虑，最理想的重建方式是将腹腔干和肠系膜上动脉一并吻合至肾下的腹主动脉前壁。如移植物无法获得同时含有腹腔干和肠系膜上动脉的腹主动脉袖片，也无法采用髂动脉分叉进行搭桥，也可将肝动脉和肠系膜上动脉分别吻合，肠系膜上动脉的吻合方式可参见单独小肠移植，移植物肝动脉可吻合于受体肝动脉。受体门静脉可吻合于移植物门静脉或自体的下腔静脉。逐渐开放动脉血流后，可见肝脏、小肠迅速红润，如发现移植肝肿胀应立即调整肝脏放置位置。

3. 不含肝脏的多脏器移植 首先按联合移植和含有肝脏的多脏器移植动脉重建的方法建立动脉流入道，然后将移植物门静脉端侧吻合于供体门静脉或采用供、受体门静脉端端吻合方式建立静脉流出道，最后建立受体门静脉回流。

（三）消化道重建

根据小肠移植的不同术式，消化道重建并无统一术式。单独小肠移植或小肠-结肠移植，移植物近端多选择自体肠管与移植肠管的对端或端侧吻合，移植物远端可选择自体肠管与移植肠管端侧吻合和移植肠管远端造瘘（Bishop-Koop 法），或移植肠管与自体肠管端侧吻合和自体造瘘术（Santalli 法），或移植肠管和自体肠管襻式造瘘等。含胃的多脏器移植需使用吻合器进行移植胃与自体食管吻合，并进行胃造瘘以在胃排空恢复前进行减压。肝-肠联合移植需要进行胆管重建，可按肝移植要求选择胆管吻合或胆肠吻合。

八、围术期监测与治疗

（一）围术期监测

小肠是一个巨大的淋巴库和细菌库，在术后可发生各种类型的移植免疫反应和各种病原微生物感染，加之小肠移植手术本身的创伤，患者术后极为衰竭，对其进行有效的围术期监护是十分必要的。

1. 生命指征监测　小肠移植后，患者应接受积极的术后监测，根据监测指标的变化予以相应治疗，以维持患者生命状态的平稳。其中，基本生命体征监测包括心律、呼吸、体温和尿量等，动脉压、中心静脉压、肺毛细血管楔压，氧饱和度和氧分压的变化，均应动态观察。记录腹腔引流和消化道液引流性质和数量。

2. 脏器功能监测　围术期脏器功能检测不仅包括被移植脏器功能，也包括受体自身重要脏器功能。小肠功能表现为消化、吸收、运动、屏障和神经-内分泌等方面功能，移植肠功能检查不仅可测定移植小肠的生理功能，而且也可作为早期排斥诊断的辅助指标。肠黏膜活检不仅可了解肠绒毛生长情况，而且可发现排斥反应。小肠绒毛是肠道吸收的重要部位，绒毛损伤后往往影响肠吸收功能，向移植小肠内灌注放射性核素标记的麦芽糖和乳糖，测定受体血中含量有助于对小肠吸收功能的了解。采用^{51}Cr-乙二胺四乙酸、^{99m}Tc-二乙三氨五醋酸或^{99m}Tc-多聚乙烯乙二醇可进行测定小肠的通透性，移植肠通透性增加多发生在术后早期和排斥反应时。无论移植是否包括肝脏，对肝功能、凝血功能、肾功能检测在小肠移植围术期监测中具有重要意义。

3. 受体免疫功能监测和药物浓度测定　受体免疫功能测定应包括细胞免疫和体液免疫，应根据测定结果调整免疫抑制治疗的剂量和方案。他克莫司血药浓度要求术后1月内维持血浆浓度20~30ng/ml，以后维持10~20ng/ml。

（二）围术期治疗

围术期治疗中，免疫抑制治疗、继发感染防治、营养支持、脏器功能维护4个方面相互影响、互为因果，构成术后治疗的中心环节。

1. 免疫抑制治疗　小肠移植免疫抑制治疗方案如前所述，他克莫司是小肠移植免疫抑制治疗的基本用药，比较常用的免疫抑制剂还包括前列腺素E1、吗替麦考酚酯（霉酚酸酯）和一些单克隆抗体。

2. 营养支持　小肠移植在术后供肠功能的恢复是一个缓慢的过程，合理的营养支持不仅是患者维持基本代谢的需要，而且尽早进行胃肠内营养也有利于肠黏膜屏障恢复，防止肠道细菌移位的关键所在。小肠移植术后的营养支持需经历一个由全胃肠外营养至胃肠内加胃肠外营养，最后过渡到全胃肠内营养的过程，一般术后3个月才可恢复完全经口进食。

3. 预防感染　由于长时间手术、消化道污染、免疫抑制治疗、质子泵抑制剂使用等诸多因素，小肠移植受体极易出现各种病原体感染，预防性应用抗生素对保证移植成功具有重要作用。另外，免疫抑制剂的使用也是导致术后感染的主要原因，使用免疫抑制剂的剂量与小肠移植术后感染密切相关。

4. 胃肠黏膜保护　包括胃黏膜和肠黏膜保护两部分，1，6-二磷酸果糖对治疗移植肠缺血缺氧损伤具有一定作用，静脉滴注H_2受体拮抗剂以保护胃黏膜，未使用肠内营养时可应用谷氨酰胺、短链脂肪酸以促进移植小肠黏膜再生。

辨证认识排斥与感染、免疫抑制与感染的相互关系，合理应用免疫抑制剂，在移植术后早期和逆转排斥反应而使用大剂量免疫抑制剂的同时正确选用抗生素和抗病毒药物至为重要。

九、小肠移植并发症

（一）手术相关并发症

移植手术相关并发症包括血管并发症、消化道吻合并发症、胃肠运动功能紊乱、原发性移植脏器无功能和胆胰并发症等。

1. 血管并发症　常见吻合口狭窄、血栓形成和漏血。狭窄和血栓形成的原因在于进行吻合的两血管口径间匹配不当、缝线错位或误缝对侧内膜、修剪不当造成内膜翘起及血管内膜损伤以及血管外壁裹入血管吻合部位或钳夹造成的血管内膜折断等。静脉吻合口狭窄极易在狭窄部位形成血栓，造成血流完全阻塞。

2. 消化道吻合并发症　小肠移植后最多见的吻合并发症包括吻合口漏、吻合口狭窄等，良好的血液供应是保证胃肠道愈合的重要条件，如发现漏口应予充分引流，加强肠外营养，适时进行再次手术。

3. 胃肠道运动功能紊乱　小肠移植术后早期的常见并发症，不仅可以发生在移植肠管，也可发生在受者自体胃肠道。由于小肠移植腹腔内手术操作范围广泛，系膜根部受损等原因，小肠移植术后许多患者出现肠淤积或麻痹性肠梗阻，表现为肠蠕动恢复延迟、腹胀，肠腔大量积气。

4. 原发性移植脏器失功　在包括肝脏的小肠移植中表现比较明确，在移植物血供良好的情况下出现移植肝脏的功能不良，出现凝血功能障碍、胆汁排泌不足等临床表现，应考虑出现原发性失功的可能。确认移植物无功能后，唯一的治疗方法就是再次移植。

5. 胆道并发症　主要发生在进行胆道重建的肝/肠移植患者，包括胆瘘、胆道狭窄和胆泥形成，严重者导致移植失败。胆道吻合口瘘是肝/肠联合移植发生胆瘘最多见的部位，通常与吻合技术和胆管血供不足有关。吻合口狭窄主要是由于手术技术原因引起，狭窄范围较局限，梗阻以上胆管弥漫性扩张，在内镜下放置胆管支架是有效的治疗方法之一。弥漫性胆道狭窄与缺血-再灌注损伤和胆汁淤积关系密切。

6. 急性胰腺炎和胰瘘　是移植物中包含胰腺的最为多见并发症。急性胰腺炎多与手术过程中过多触摸胰腺和术后 Oddi 氏括约肌功能障碍造成胰液排出不畅有关，其症状和诊治方法与非移植的胰腺炎雷同。对于胰瘘的处理，如果引流通畅可予以观察。

7. 消化道出血　小肠移植术后较为少见的并发症，可源于胃肠道吻合口出血、移植后血管并发症、肝功能不良和凝血功能障碍等多种原因。吻合口止血不良一般出现慢性小量出血，移植肝的肝功能不良和血小板减少所致的消化道出血在多脏器移植中最为常见，一旦发生消化道大出血必须查明原因，积极进行处理。

（二）其他并发症

1. 排斥反应　小肠移植不同于其他实质脏器移植，严重排斥反应的后果不仅造成移植物的功能丧失，而且可以造成移植肠肠壁完整性的破坏，导致肠腔内定植菌的迁徙、细菌易位，从而引发可危及患者生命的脓毒症。尽管使用诱导治疗明显减少了小肠移植的早期严重急性排斥反应，但严重排斥反应发生率仍大大超过其他实体器官移植，可导致 50%的死亡率。传统上治疗急性排斥反应采用类固醇激素冲击或抗淋巴细胞治疗，以控制 T 细胞介导的同种异体反应。近年来，在小肠移植排斥中抗体介导机制越来越多受到关注。移植物缺血损伤可能导致受体血清产生供体特异性抗体，从而介导发生抗体介导的排斥反应，但这一表现在移植肠活检病理中尚未都得到充分的肯定。尽管如此，现已证明与移植物和受体生存的相关因素包括：群体反应性抗体、供体特异性抗体、使用免疫诱导治疗和交叉配比试验结果。对急性排斥反应使用新型免疫抑制药物，如作用于细胞因子的英夫利昔单抗（infliximab），拮抗 B 细胞的利妥昔单抗、浆细胞的硼替佐米（bortezomib），以及针对补体的艾库组单抗（eculizimab），其在小肠移植急性排斥治疗的适应证正在进一步研究。

2. 多源性感染　任何一种小肠移植方案都有复杂的细菌、真菌和病毒感染的可能，这与小肠本身存在大量细菌、受体营养不良状态和免疫抑制剂造成免疫功能低下有密切关系。2/3 的小肠移植受者可能发生细菌血行感染，较没发生细菌感染者的 1 年生存率下降 15%。50%的细菌感染来自中心静脉导管，33%来自腹腔，腹腔来源的脓毒症可能继发于小肠被排斥而出现的肠源性感染。小肠移植后的抗生素相关性肠炎，即假膜性肠炎是由于大量使用广谱抗生素造成的急性肠道炎症，新植入小肠细菌菌群的不稳定和受体免疫功能低下也为其发生提供了条件，致使难辨梭状芽胞杆菌大量繁殖。免疫功能低下往往还导致真菌感染和病毒感染，深部真菌感染早期可缺乏临床表现，但预后险恶，常见的病毒感染为巨细胞病毒，以往报道其感染率可达 24%，新近报道小儿小肠移植后巨细胞病毒血症发生率为 11%、巨细胞病毒疾病发生率为 7%，且进展性巨细胞病毒疾病极易复发，并将移植后死亡提高了 11 倍。

3. 肾功能不全　2003 年，Ojo 等发现非肾移植后经常出现肾衰竭，且较其他实体脏器移植，小肠移植受体发生的风险似乎最高，移植后 5 年内可达 21.3%。最近一单中心研究显示 62 例小肠移植受者有 16%发生肾衰竭，预测指标包括术前肾小球滤过率低于正常值的 75%、术前 ICU 治疗和使用高剂量他克莫司。虽然没有多中心研究结果，但近年来诱导性免疫治疗的应用的确降低了他克莫司的免疫抑制水平，如何更好保护肾功能是目前一个重要课题。

4. 免疫抑制相关性恶性肿瘤　小肠移植后最为常见的恶性肿瘤是移植术后淋巴细胞增殖病，发生率为 13%，71%发生在移植术后 1 年，95%与发生 EB 病毒感染有关。该病更多见于儿童，病毒可侵染受体的 B 淋巴细胞，使其 DNA 发生突变，诱导 B 淋巴细胞增殖，经过再活化、多克隆增殖，从而形成在形态学上可以确认的 B 细胞单克隆淋巴瘤或淋巴细胞增生。成人移植术后也可见到非淋巴系统原发恶性肿瘤，发生率为 3.2%。

十、受体与移植物生存状态

小肠移植领域至今保持注册报告制度，全球 100%的参与小肠移植中心都在进行登记，每 2 年进行一次结果汇总。2005 年首次从 19 个国家的 61 个中心总结报告近 1000 小肠移植结果，最近一次是 2013 年在英国牛津举行的小肠移植会议报告来自 87 个中心 2887 例小肠移植。随着时间的推移，小儿小肠移植的移植物总体存活率连续 5 年持续提高，成人移植物存活率在近 10 年一直保持稳定。就最好的 1 年受体生存率和移植物存活率看，单独小肠移植分别为 77%和 65%，优于肝-肠联合移植的 60%和 59%，有经验中心甚至报告单独小肠移植受体 1 年存活率达到 86%～93%。但该优势在长期随访中并没能保持，术后 5 年肝-肠联合移植移植物存活率要高于单独小肠移植。在小儿小肠移植中，单独小肠移植的早期优势体现并不明显，自 2008—2012 年虽然儿童小肠移植数量在减少，但单独小肠移植受体 3 年存活率高于其他形式小肠移植。总之，多中心、大样本研究影响小肠移植受体和移植物存活的危险因素，特别是影响长期存活的根本原因，将会提高小肠移植的临床应用价值。

（刘　彤　王鹏志）

39

参考文献

1. Layec S, Beyer L, Corcos O, et al. Increased intestinal absorption by segmental reversal of the small bowel in adult patients with short-bowel syndrome: a case-control study. Am J

Clin Nutr, 2013, 97: 100-108

2. Squires RH, Duggan C, Teitlelbaum DH, et al. Natural history of pediatric intestinal failure: Initial report from the Pediatric Intestinal Failure Consortium. J Pediatr, 2012, 161: 723-728. e2

3. Mangus RS, Tector AJ, Kubal CA, et al. Multivisceral transplantation: Expanding indications and improving outcomes. J Gastrointest Surg, 2013, 17: 179-187

4. Sudan D. The current state of intestine transplantation: indications, techniques, outcomes and challenges. Am J Transplant, 2014, 14 (9): 1976-1984

5. van Dijk G, Hilhorst M, Rings E. Liver, pancreas and small bowel transplantation: current ethical issues. Best Pract Res Clin Gastroenterol, 2014, 28 (2): 281-292

6. Ruiz P. Updates on acute and chronic rejection in small bowel and multivisceral allografts. Curr Opin Organ Transplant, 2014, 19 (3): 293-302

7. Wester T, Borg H, Naji H, et al. Serial transverse enteroplasty to facilitate enteral autonomy in selected children with short bowel syndrome. Br J Surg, 2014, 101 (10): 1329-1333

8. 郑树森, 俞军, 张武. 肝移植在中国的发展现状. 临床肝胆病杂志, 2014, 30 (1): 2-4

9. Blumgart LH. Surgery of the Liver, Biliary Tract and Pancreas. 6th. Philadephia: Elsevier, 2015

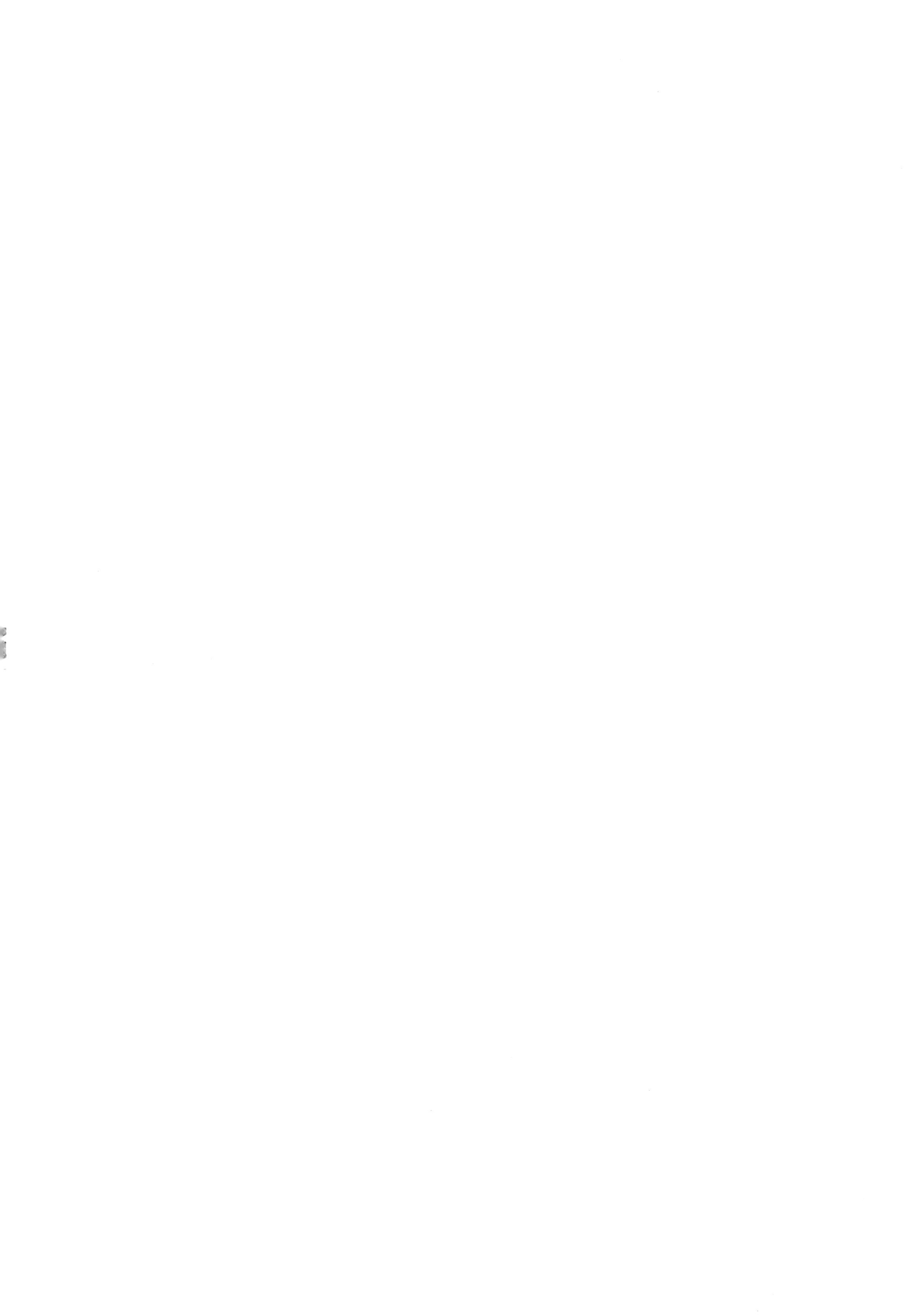